Gelenke – Wirbelverbindungen

Wolfgang Dihlmann
Axel Stäbler

4., vollständig überarbeitete und erweiterte Auflage

2230 Abbildungen
27 Tabellen

Georg Thieme Verlag
Stuttgart · New York

Anschriften:

Prof. em. Dr. med. Wolfgang Dihlmann
ehem. Chefarzt des Röntgeninstituts am
Allgemeinen Krankenhaus Barmbek
Hollenbek 17
22339 Hamburg

Prof. Dr. med. Axel Stäbler
Radiologische Praxis in der
Orthopädischen Klinik Harlaching
Grünwalder Straße 72
81547 München

Bibliografische Information der Deutschen Nationalbibliothek

Die Deutsche Nationalbibliothek verzeichnet diese Publikation
in der Deutschen Nationalbibliografie;
detaillierte bibliografische Daten sind im Internet über
http://dnb.d-nb.de abrufbar.

1. deutsche Auflage 1973 in der Reihe „Röntgen wer? wie? wann?"
2. deutsche Auflage 1982
1. englische Ausgabe 1985
3. deutsche Auflage 1987

Aktuelle Informationen finden Sie unter
www.thieme.de/detailseiten/9783134712049.html

Wichtiger Hinweis: Wie jede Wissenschaft ist die Medizin ständigen Entwicklungen unterworfen. Forschung und klinische Erfahrung erweitern unsere Erkenntnisse, insbesondere was Behandlung und medikamentöse Therapie anbelangt. Soweit in diesem Werk eine Dosierung oder eine Applikation erwähnt wird, darf der Leser zwar darauf vertrauen, dass Autoren, Herausgeber und Verlag große Sorgfalt darauf verwandt haben, dass diese Angabe **dem Wissensstand bei Fertigstellung des Werkes** entspricht.
Für Angaben über Dosierungsanweisungen und Applikationsformen kann vom Verlag jedoch keine Gewähr übernommen werden. **Jeder Benutzer ist angehalten**, durch sorgfältige Prüfung der Beipackzettel der verwendeten Präparate und gegebenenfalls nach Konsultation eines Spezialisten festzustellen, ob die dort gegebene Empfehlung für Dosierungen oder die Beachtung von Kontraindikationen gegenüber der Angabe in diesem Buch abweicht. Eine solche Prüfung ist besonders wichtig bei selten verwendeten Präparaten oder solchen, die neu auf den Markt gebracht worden sind. **Jede Dosierung oder Applikation erfolgt auf eigene Gefahr des Benutzers.** Autoren und Verlag appellieren an jeden Benutzer, ihm etwa auffallende Ungenauigkeiten dem Verlag mitzuteilen.

Rüdigerstraße 14
70469 Stuttgart
Deutschland
Telefon: +49/(0)711/8931-0
Unsere Homepage: www.thieme.de

Printed in Germany

Zeichnungen: Roland Geyer, Weilerswist; Werner Grosser, Ilshofen; Heike Hübner, Berlin
Umschlaggestaltung: Thieme Verlagsgruppe
Umschlaggrafik: Martina Berge, Erbach
Satz: Druckerei Sommer, Feuchtwangen
gesetzt aus Arbortext APP-Desktop 9.1 Unicode M150
Druck: Offizin Andersen Nexö Leipzig GmbH, Zwenkau

ISBN 978-3-13-471204-9 1 2 3 4 5 6

Mayday, Mayday war zu hören,
doch dann kam sie: Ariane

Vorwort zur 4. Auflage

Gewöhne dich daran, das, was ein anderer sagt, genau zu erfassen, und versetze dich so gut wie möglich in die Seele des Sprechenden.

Marc Aurel (Selbstbetrachtungen 6,53)

Die medizinische Bildgebung hat sich als lehrbare und erlernbare *Wissenschaft* entwickelt. Die – zeitgenössisch ausgedrückt – Dekodierung („it from bit"), früher sprach man von Ausschöpfung, der im Bildträger enthaltenen Informationen ist jedoch eine *Kunst*. Der Künstler schafft eine neue Realität – vielleicht konkrete Krankheit statt abstrakter Gesundheit auf dem Boden der normalen Anatomie. Daher wundert es nicht, in einem Anatomielehrbuch aus der ersten Hälfte des vergangenen Jahrhunderts etwa Folgendes zu lesen: „Ärzte ohne Anatomie(kenntnisse) sind wie Maulwürfe. Sie arbeiten im Dunkeln und ihrer Tagwerk Lohn sind Erdhügel." Dieses Aperçu könnte man zeitbezogener ausdrücken:

Radiologen ohne profunde Anatomiekenntnisse sind blind. Sie sprechen eine medizinische Fremdsprache und halten sich die Ohren zu, um die Enttäuschungen, Klagen und ... Verwünschungen der Überwiesenen und Überweisenden nicht zu hören.

Diesem Beispiel für *eine* der objektiven Prämissen erfolgreich praktizierter diagnostischer Radiologie gesellt sich die *individuelle Kunst des Radiologen* als eine Bezeichnung für sein „Können höherer und besonderer Art" (G. Schischkoff) hinzu. Diese individuelle Kunst der Bilddeutung ist an die Fähigkeit des praktischen Könnens gebunden, eine Vorgabe, die bereits in der 1. Auflage dieses Lehrbuchs dem Leser in Wort und Bild angeboten wurde. Sie beginnt mit der Deutung des Projektionsradiogramms, des ursprünglichen Röntgenbilds, und sublimiert sich in der Analyse der 3 computerassistierten Schnittbildverfahren. Die damit umrissene *technische* Evolution, wenn nicht Revolution der Bildgebung, führt zum (derzeitigen) Optimum der radiologischen Diagnostik des Gleit- und Stützgewebes.

Das altgriechische Wort „tẹ chne" impliziert ebenfalls Kunst, Können und Kenntnis (Meyers Enzyklopädisches Lexikon 1978). Das heißt, in der bildgebenden Technik manifestieren sich nicht nur Erkenntnisse und Fortschritte der Physik und Ingenieurwissenschaften, sondern ebenso das Können des diagnostischen Radiologen, der die „Maschinen" mit Leben erfüllt.

Fasst man den Versuch zusammen, in der Tätigkeit des diagnostischen Radiologen das individuell Künstlerische mit wenigen Worten zu betonen, so sollte auf die Verwandlung des monotonen Dunklen in die Polyphonie der Grautöne zwischen Schwarz und Weiß, also auf den gesteigerten objektiven und subjektiven Weichteilkontrast hingewiesen werden. Jeder Schatten ist letztlich auch ein Kind des Lichtes (Stefan Zweig), und nur wer Helles und Dunkles im Bild über alle Maßen erfahren und deuten kann, offenbart die Kunst in der diagnostischen Radiologie.

Gegenüber den Vorauflagen wurden einige praktisch wichtig gewordene Komplexe der Bildgebung bei Erkrankungen des Gleit- und Stützgewebes neu eingefügt – der Leser möge einen Hauch von Enzyklopädie verspüren – oder vergleichsweise ausführlich besprochen, darunter:

- Magnetresonanztomografie (MRT) und Computertomografie (CT)
- Szintigrafie
- Gelenkprothetik
- manuelle Medizin/Chirotherapie
- akquiriertes Hyperostosesyndrom (AHS)

Auch bei der Vorbereitung der 4. Auflage standen uns verschiedene Persönlichkeiten hilfreich zur Seite, denen wir auch an dieser Stelle unsere tief empfundene Dankbarkeit übermitteln möchten:

Herr Dr. med. Andreas Wolff in Hamburg, hervorragender Lehrer und praktizierender Manualtherapeut, vermittelte einem von uns in mehr als 12-jähriger Zusammenarbeit die Denkweise in dieser Heildisziplin und definierte und erläuterte die speziellen Anforderungen an den Radiologen.

Die Herren, Dr. med. Werner Lotz, Bad Oldesloe, und Professor Dr. med. Joachim Lotz, Göttingen, halfen uns nicht nur bei der Literaturrecherche, sondern lehrten einen von uns, dass im Zeitalter der IT schon der gefundene Weg das Ziel ist.

Frau Dr. med. Katharina Hufert und Frau Dr. med. Katja Sommer, Mitarbeiterinnen des damaligen Röntgeninstituts am Allgemeinen Krankenhaus Barmbek in Hamburg, haben die Bibliografie durchgesehen und so manchen Zitierungsfehler, der sich im Verlauf der Vorauflagen eingeschlichen hatte, korrigiert.

Drei Persönlichkeiten des Georg Thieme Verlags, den Herren Dr. Udo Schiller, Dr. Christian Urbanowicz und Frau Susanne Huiss M.A., danken wir nicht nur für ihre Hilfestellung bei der Vorbereitung, sondern auch für ihre Geduld und Nachsicht, da diese 4. Auflage aus verschiedenen (für uns objektiven) Gründen später als vorgesehen erscheint.

Hamburg und München, im Herbst 2010

Wolfgang Dihlmann
Axel Stäbler

Vorwort zur 1.–3. Auflage

Röntgendiagnostik sollte nur derjenige betreiben, welcher über ausreichendes Fachwissen – Kentnissse und Erfahrungen – verfügt oder sich doch bemüht, dies zu erwerben. Die zweite Voraussetzung einer effektiven Röntgendiagnostik ist die Fähigkeit und Möglichkeit, sich der modernen Röntgenuntersuchungsmethodik und Röntgentechnik bedienen zu können. Über die zweite Voraussetzung ist viel geschrieben worden – man denke nur an die Fortschritte der invasiven Strahlendiagnostik. Der Aufforderung des inzwischen verstorbenen *Rolf Glauners*, einen Beitrag zur Röntgendiagnostik zu leisten, der vor allem Wissen und nicht nur die Ergebnisse einer hochgezüchteten angewandten Technik vermitteln soll, bin ich gerne gefolgt. Dass sich hierzu die Röntgendiagnostik der Gelenkerkrankungen anbietet, ist kein Zufall, sondern trägt den Realitäten Rechnung; denn für eine einbändige umfassende Darstellung der Röntgendiagnostik des Gleitgewebes aus der Feder *eines* Autors gibt es bisher kein Vorbild. Eigene Erfahrungen, eine ausgiebige Schrifttumsdurchsicht und fruchtbare Gespräche mit auf Teilgebieten besonders erfahrenen Kollegen standen daher Pate bei der Niederschrift dieses Buches, das einen großen Leserkreis ansprechen soll: den Studenten in den klinischen Semestern, der in den verschiedenen Vorlesungen Patienten mit Gelenkerkrankungen – und damit auch Röntgenaufnahmen – sieht, ebenso wie den überweisenden Allgemeinmediziner, der hier auch die Indikation zur Röntgenuntersuchung der Gelenke findet und anhand dieses Lehrbuches die mitgeteilten Röntgenbefunde zu interpretieren lernt. Der fachbezogene Röntgenuntersucher, sei er Orthopäde oder sei er Chirurg, der Internist, Rheumatologe; Pädiater, Dermatologe, Neurologe oder vor allem der Radiologe sollen sich in diesem Buch eingehend über die allgemeinen und speziellen Probleme und über die Phänomenologie des wichtigsten bildgebenden Verfahrens zur Darstellung der Knochenverbindungen – und das ist die Röntgendiagnostik – genau informieren können. Deduktion und Induktion sind dabei die didaktischen Prinzipien des Textes, denen sich die von mir mühevoll gezeichneten Röntgenskizzen hinzugesellen. Röntgenskizzen haben Vor- und Nachteile. Zu den Vorteilen gehört, dass sie die Abstraktion, die Begriffsbildung, fördern. Auf Röntgenskizzen gibt es keine Störschatten. Im Gegenteil, das diagnostisch richtungsweisende Detail kann – schwarz auf weiß, weiß auf schwarz oder wie auch immer – besonders hervorgehoben werden. Der Blick des Betrachters wird auf diese Weise geschärft; Enagramme werden gesetzt. Ein Nachteil oder – besser gesagt – eine Selbstverständlichkeit ist jedoch, dass Röntgenskizzen kein Lehrbuch und keinen Atlas der Röntgendiagnostik des Gleitgewebes, die ausschließlich Reproduktionen enthalten, ersetzen können und sollen. Immerhin verspricht dieses Lehrbuch mit Röntgenskizzen eine umfassende Information, handliches Format und eine vergleichsweise günstige Preislage. Doch darüber möge der kritische Leser sich seine eigene Meinung bilden. Außerdem sei betont, dass in diesem Buch Fakten – Erkrankungen der Knochenverbindungen – aus der Sicht des Radiologen interpretiert werden, Interpretationen, die Vertreter anderer medizinischer Fachdisziplinen vielleicht nicht immer vollständig befriedigen mögen. Anregungen aus dem Leserkreis werde ich daher gerne Gehör schenken.

Erstmals erhält dieses Buch in seiner 3. Auflage einen integrierten zweiten Teil – Bildband. Im Bildband werden dem Leser Reproduktionen von Röntgenaufnahmen mit den verschiedensten krankhaften Befunden am Gleitgewebe und seiner nahen Umgebung vorgelegt, damit er sein im Text erworbenes, erarbeitetes oder rekapituliertes Wissen überprüfen, gewissermaßen den „Ernstfall" proben kann. Damit ändert sich der oben beschriebene Charakter dieses Lehrbuches durchaus nicht. Die Röntgenskizze bleibt sein charakteristisches Merkmal. Die aus der Möglichkeitenfülle ausgewählten Röntgenreproduktionen sollen eher die „Würze in der Suppe" sein; sie stellen die Verbindung zur täglichen Praxis her.

Wolfgang Dihlmann

Abkürzungen

A

ACE	Angiotensin converting Enzyme
ACM-Winkel	anatomischer Pfannendachwinkel
ACR	American College of Rheumatology
AC-Winkel	Azetabulumwinkel
AHS	akquiriertes Hyperostosesyndrom
AIDS	Acquired Immunodeficiency Syndrome
ALPSA-Läsion	Anterior labroligamentous periosteal Sleeve Avulsion
AMA	antimitochondrale Antikörper
ANA	antinukleäre Antikörper
ANCA	antineutrophile zytoplasmatische Antikörper
ANNRAD	aseptische, nicht neurogene, rapide artikuläre Destruktion
AO	Arbeitsgemeinschaft Osteosynthese
a.-p.	anterior-posterior
ATTR	transthyretinassoziierte Amyloidosen
AT-Winkel	Antetorsionswinkel

B

BCG	Bacille Calmette-Guérin = abgeschwächte lebende bovine Tuberkelbazillen
BMP	Bone morphogenetic Proteins
BSG	Blutsenkungsgeschwindigkeit

C

CAPS	cryopyrinassoziierte periodische Syndrome
CCD-Winkel	Zentrum-[Kaput-]Kollum-Diaphysen-Winkel
CCP	zyklisches zitrulliniertes Peptid
CDMP	Chondrocyte derived morphogenic Proteins
CE-Winkel	Zentrum-Ecken-Winkel
CFTR-Protein	Cystic Fibrosis transmembrane Conductance Regulator
CINCA-Syndrom	Akronym aus: chronic, infantile, neurologic, cutaneous, articular
CK	Kreatinkinase
CMC-Gelenk	Karpometakarpalgelenk
CREST-Syndrom	Akronym aus: Calcinosis cutis, Raynaud-Phänomen, Ösophagus (engl.: esophagus), Sklerodaktylie und Teleangiektasien
CRMO	chronisch rezidivierende (rekurrierende) multifokale Osteomyelitis
CRP	C-reaktives Protein
CRPS	komplexes regionales Schmerzsyndrom

D

d	Dezentrierungsstrecke
DIP-Gelenk	distales Interphalangealgelenk
DISH	diffuse idiopathische Skeletthyperostose

E

EBRA	1-Bildröntgenanalyse
ECT	Emissionscomputertomografie
ED-Winkel	Epiphysen-Diaphysen-Winkel
EMO-Syndrom	progressiver Exophthalmus, prätibiales Myxödem, Osteoarthropathia ossificans
EROS	erosive Osteochondrose
ET-Winkel	Epiphysentorsionswinkel

F

FAP	familiäre Amyloidpolyneuropathien
FCU	familiäre Kälteurtikaria
FMF	familiäres Mittelmeerfieber

G

GLAD-Läsion	Glenolabral articular Disruption

H

HAGL-Läsion	Humeral Avulsion of glenohumeral Ligaments
HbS	Hämoglobin S
HBV	Hepatitis-B-Virus
HE	Hounsfield-Einheiten
HIDS	Hyperimmunglobulinämie-D- und periodisches Fieber-Syndrom (Hyper-IgD-Syndrom)
HIG	humanes unspezifisches Immunglobulin
HLA-Komplex	Human Leucocyte Antigens
HR	hochauflösend
HTE-Winkel	Horizontal-Toit-externe-Winkel
HTLV	T-lymphotropes Virus
HW	Hüftwert
HWZ	Halbwertszeit

I

IC-Gelenk	Interkarpalgelenk
IGF	Insulin-like Growth Factor
IGHL	inferiores glenohumerales Ligament
IL	Interleukin
INEM	Isolated Neck Extensor Myopathy
INSPO	infektiöse Spondylodiszitis
IP-Gelenk	Interphalangealgelenk
IT-Gelenk	Intertarsalgelenk

K

KID-Syndrom	Keratitis, Ichthyosis, Deafnes (Taubheit)
KISS-Syndrom	kopfgelenkinduzierte Symmetriestörung

L

LADA-Diabetes mellitus	Late Onset autoimmune Diabetes in Adults
LBH-Aufnahme	Röntgenaufnahme im Stehen zur Beurteilung der Lendenwirbelsäule-Becken-Hüft-Statik
LIF	Leukemia inhibitory Factor
Lp	Linienpaare
LSMFT	liposklerosierender myxofibröser Tumor

M

MCP-Gelenk	Metakarpophalangealgelenk
MCTD	Mixed connective Tissue Disease, Mischkollagenose
MGHL	mediales glenohumerales Ligament
MHC	Major Histocompatibility Complex
3M-Syndrom	Minderwuchs, relative Makrozephalie, Mittelgesichthypoplasie
MT	Metatarsus
MTP-Gelenk	Metatarsophalangealgelenk
MTW	Metatarsalwinkel
MWS	Muckle-Wells-Syndrom

N

NCA	Non-specific cross-reacting Antigen
NOMID-Syndrom	Akronym: Neonatal-onset Multisystem inflammatory Disease

O

O	Ombrédanne-Senkrechte

P

p.a.	posterior-anterior
PCR	Polymerasekettenreaktion
PET	Positronenemissionstomografie
PFAPA-Syndrom	Akronym aus: periodische Fieberepisoden, aphthöse Stomatitis, Pharyngitis, zervikale Lymphadenitis
PIP-Gelenk	proximales Interphalangealgelenk
POEMS-Syndrom	engl. Akronym: Polyneuropathy, Organomegaly, Endokrinopathy, Monoclonal M-Protein, Skin Changes

R

ROI	Region of Interest

S

Sapho-Syndrom	Akronym aus: Synovitis, Akne, Pustulosis, Hyperostosis und Ostitis
SC	Speed Class
SE-Fosfore	Seltene-Erden-Phosphore
SGHL	superiores glenohumerales Ligament
SM	Shenton-Ménard-Linie
SPECT	Single Photon Emission computed Tomography
STIR	Short Tau Inversion Recovery

T

T	Tesla
TC	Tangente der distalen Kontur des Capitulum humeri senkrecht zur vorderen Humeruslinie, die als Sekante der Kapitulum-Humerus-Projektion nach distal verläuft
Tc-99m	^{99}Technetium
Tc-99m-HMPAO	Tc-99m-Hexamethyl-Propylen-Amin-Oxim
TEP	Totalendoprothese
TGF	Transforming Growth Factor
TLP	Tumor-like Cell Proliferation
TMT-Gelenk	Tarsometatarsalgelenk
TNF	Tumornekrosefaktor
TRAPS	Tumornekrosefaktorrezeptor-1-assoziiertes periodisches Syndrom
TTR	Transthyretin

U

UV	ultraviolett

V

VHL	vordere Humeruslinie
VR	Volume Rendering
vs.	versus

Inhaltsverzeichnis

Topografische bildgebende Diagnostik des Gleitgewebes ... 275

Allgemeine bildgebende Diagnostik des Gleitgewebes

1 Diagnostik des Gleit- und Stützgewebes mit bildgebenden Verfahren

Röntgenologische Verfahren

Physikalische Wirkung der Röntgenstrahlen

Natürliche Schwächungsunterschiede des Gleit- und Stützgewebes gegenüber Röntgenstrahlen ermöglichen die Röntgendiagnostik der Diarthrosen, der Synchondrosen, der Symphysen, der Syndesmosen und ihrer knöchernen Sockel.

Die effektive Ordnungszahl ist eine der Größen, von denen die **Schwächung der Röntgenstrahlen** abhängt. Die effektive Ordnungszahl spiegelt die atomare Gewebezusammensetzung wider und ergibt sich aus den prozentualen Gewichtsanteilen der vorkommenden Elemente. Knochen hat vor allem wegen seines Kalziumgehalts eine höhere effektive Ordnungszahl als die Synovialmembran, die Synovia, die fibröse Gelenkkapsel, der Gelenkknorpel und die Bänder (Tab. 1.**1**). Die Röntgenstrahlenschwächung hängt außerdem noch von der Dichte und Dicke der durchstrahlten Substanz sowie von der gewählten Wellenlänge der Röntgenstrahlen ab. Daher kann manchmal artikuläres Baufett, beispielsweise der infrapatellare Fettkörper im Kniegelenk, durch seine geringere Dichte und niedrigere effektive Ordnungszahl von den wasseräquivalenten Gelenkbestandteilen abgegrenzt werden. Die verminderte Röntgenstrahlenschwächung des infrapatellaren Fettkörpers offenbart sich als stärkere Schwärzung des Filmes (Abb. 1.**1**). Über Gelenkbinnenstrukturen, wie z. B. Menisken, oder über den Zustand der Gelenkkapsel bei vermuteter Ruptur oder Schrumpfung können künstlich geschaffene Schwächungsunterschiede Informationen liefern. Bei der **Arthrografie** wird beispielsweise Luft in das Gelenkkavum insuffliert und/oder ein jodhaltiges, wasserlösliches Kontrastmittel in den Gelenkbinnenraum injiziert.

Tab. 1.**1** Parameter der Röntgenstrahlenschwächung (nach verschiedenen Literaturangaben zusammengestellt).

	Effektive Ordnungszahl	Dichte (g/cm³)
Wasser	7,4	1,0
Weichteile (einschließlich Gleitgewebe)	7,42; 7,5	0,92–1,06; 1,0
Fett	6,0	0,92
Knochen	8,7–11,6; 15,0	1,13–1,19; 1,9
Luft	7,64; 7,7	0,0013
Jod	53	4,94

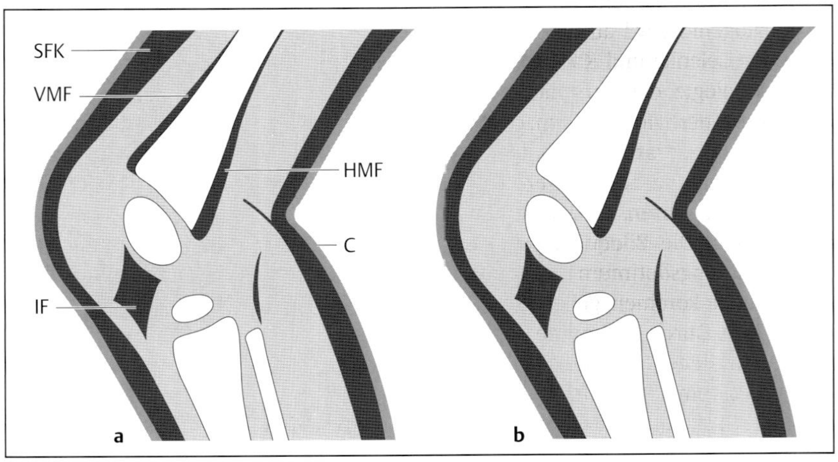

Abb. 1.**1a, b** **Seitliche Röntgenaufnahme des Kniegelenks (Kleinkind).**
a **Gesunder Status.** Die wasseräquivalenten Weichteile (Hyalinknorpel, Gelenkkapsel, Menisken, Muskulatur usw.) sind nicht zu differenzieren.
C Kutisschatten (Epidermis und Korium).
SFK Subkutaner Fettkörper (Bau- und Speicherfett).
IF Infrapatellarer Fettkörper (Baufett).
VMF Vorderer metaphysärer Fettstreifen (Baufett).
HMF Hinterer metaphysärer Fettstreifen (Baufett).
b **Röntgenologisches Frühstadium einer hämatogenen metaphysären Osteomyelitis, die sich ausschließlich anhand eines periossären Ödems zu erkennen gibt.** Periostreaktion und Kontur- sowie Strukturstörungen des Knochens folgen erst später. Der VMF ist vom Ödem durchtränkt. Dadurch ist er für Röntgenstrahlen wasser- bzw. weichteiläquivalent geworden, d. h. nicht mehr abzugrenzen.

Film-Folien-Technik in der Skelett- und Gelenkradiologie

Röntgenfilm

! Merke
Die konventionelle analoge diagnostische Radiologie mit Filmen und Verstärkungsfolien geht zunehmend zurück (Angerstein 2008) – auch durch den Übergang zu digitalen Techniken in der konventionellen diagnostischen Radiologie. Trotzdem gehören die Grundlagen der Film-Folien-Technik im Sinne der analogen Bildgebung zum Basiswissen des Radiologen.

Der Silbergehalt (AgBr) des Röntgenfilms ist nicht mehr der wichtigste Parameter der Bildgüte. Die Filmtechnologie jenseits der Silberhalogenidkristalle – gewünscht als Flachkristalle –, die Verstärkungsfolien und die Verarbeitungschemie bestimmen maßgeblich die Qualität der Röntgenaufnahme. Die zunächst laienhaft klingenden Worte „Bildgüte" und „Bildqualität" fassen alle Details und Kontraste – informationstheoretisch letztlich zu verstehen als kodierte Signale – zusammen, nach denen der anatomisch und pathoanatomisch vorgebildete Arzt sucht, wenn er einen Bildträger deutet – sofern er dies gelernt hat. Die Praxis entscheidet über die *subjektive* Bildqualität. „Ich erkenne nur, was ich kenne" – das ist die kognitive Grundlage der Röntgenbilddeutung. Zahlreiche physikalische, d.h. in Maß und Zahl nachprüfbare Parameter und neurophysiologische Gegebenheiten lehren, was wir überhaupt vom Röntgenbild und anderen Bildträgern an Informationen erwarten dürfen bzw. sollen oder müssen. Dafür gibt es die *objektiven* ärztlichen technologischen Qualitätsforderungen an den Bildträger, beispielsweise an den Röntgenfilm. Der Standardfilm (zur Abbildung des Gleit- und Stützgewebes) hat 2 Fotoemulsionsschichten und liegt angepresst zwischen 2 Verstärkungsfolien. Er wird in etwa 90s zur beurteilbaren Röntgenaufnahme bearbeitet. Ein Grenzwert von 8 g/m² Silberhalogenid wird auf den Standardfilmen zur Abbildung der Gelenke und Knochen nicht überschritten. Die Filmtechnologie der verschiedenen Hersteller gestattet es, schon innerhalb der Grenzen von etwa 2–6g Silbergehalt pro Quadratmeter Röntgenfilm Abbildungen der Bewegungsorgane zu erhalten, die den Anforderungen der objektivierbaren, d.h. messbaren Qualitätssicherung entsprechen. Die Bildqualität ist jedoch auf dem Weg zum Abbildungsoptimum „nach oben" offen. Um diesem Ziel näher zu kommen, gehen die Filmhersteller verschiedene Wege. Durch bestimmte Zusätze (organische Sensibilisatoren) in der Fotoemulsion kann die Empfindlichkeit des Filmes vom Ultraviolett-/Blaubereich über das ganze sichtbare Spektrum bis in den Infrarotbereich ausgedehnt werden.

Verstärkungsfolien

Vor Einführung der Glühkathodenröhre wurden für die Röntgenaufnahme der Hand 15 min Belichtungszeit benötigt (Illustrirte Zeitung 1896; 107: 231). Eine Ursache für diese lange Exposition ist die geringe Empfindlichkeit der fotografischen Emulsion für Röntgenstrahlen. Auch heute noch werden nur etwa 1–2% der dort auftreffenden Röntgenquanten zum Bildaufbau verwendet. Die Lumineszenz (genau: Fluoreszenz) der Verstärkungsfolie (kurz: Folie) trägt dagegen etwa 98–99% zur Schwärzung des Röntgenfilms bei, weil die Röntgenstrahlung in der Folie in weit höherem Maß absorbiert wird als im Röntgenfilm. Lumineszenz – kaltes Leuchten – heißt die Eigenschaft bestimmter chemischer Verbindungen, sog. Leuchtstoffe, auf Energiezufuhr mit Lichtemission zu reagieren, ohne dass gleichzeitig Wärme abgestrahlt wird. Schon 1897 wurde die Doppelfolie – sie besteht aus Vorder- und Rückfolie – eingeführt. Weil, wie bereits erwähnt, die Folie viel mehr Röntgenquanten absorbiert als der Röntgenfilm, verkürzt ihre Anwendung die Belichtungszeit. Dadurch verringert sich die Strahlendosis für den Patienten. Außerdem können deshalb auch kleinere Röhrenfoci verwandt werden. Dies reduziert die geometrische Unschärfe des Röhrenbrennflecks.

Betrachtungen über Verstärkungsfolien im Hinblick auf die Abbildungsqualität müssen davon ausgehen, dass die Zunahme der dosissparenden Verstärkungswirkung mit einer Abnahme der Bildqualität einhergeht. Je größer die Verstärkung durch die Folie ist, desto mehr trägt sie zur Unschärfe der abgebildeten Strukturen und Konturen bei: Folienunschärfe. Bei hochempfindlichen Film-Folien-Systemen addiert sich zur Folienunschärfe noch das Quantenrauschen (s.u.). Die Größe der Leuchtstoffkristalle – sie haben einen größeren Durchmesser als die kristallinen Silberhalogenide der Fotoemulsion – und die Schichtdicke bedingen die Folienunschärfe. Es gilt, dies sei wiederholt: Je größer die Verstärkungswirkung der Folie, desto geringer ihre Zeichenschärfe (und umgekehrt). Daher bleibt der Wunsch, trotz oder mit sehr hoher Verstärkung, d.h. Dosisersparnis, eine hervorragende Zeichenschärfe zu erreichen. Realiter wird jedoch (nur) eine aussagefähige Bildqualität bei adäquatem Strahlenschutz der röntgenuntersuchten Person verlangt. Das ist ein Kompromiss. Er impliziert, dass die Dosisminderung bei der Anwendung höchstverstärkender Folien von der Einschränkung der diagnostisch notwendigen Bildinformation limitiert wird.

Drei notwendige Bildinformationen werden aus ärztlicher Sicht gefordert (Stender 1995):

- **Charakteristische Bildmerkmale**, d.h. die Details und Kontraste organtypischer Bildelemente und Strukturen müssen bei normierter Einstelltechnik gut zu erkennen sein.
- **Wichtige Bilddetails** (des Gleit- und Stützgewebes), d.h. Einzelstrukturen, wie beispielsweise die subchondrale Grenzlamelle und ihre pathologischen Veränderungen an den konvexen Gelenksockeln sowie

die Kortikalis der Nagelfortsätze an den Fingerendphalangen, müssen beurteilbar dargestellt werden. Diese Prämisse gilt beim Stützgewebe (Gelenksockel) auch für die „röntgenologische" Spongiosastruktur, die als Ergebnis von Vielfachüberlagerungen der realen Spongiosatrabekeln entsteht.

- **Kritische Bildstrukturen** müssen zu erkennen sein, z.B. jene Bilddetails des Gleitgewebes, die darüber Auskunft geben, ob im Gelenkkavum eine Volumenzunahme (Erguss, Synovialisproliferation) vorliegt oder nicht. Gelenkweichteile und periartikuläre Weichteilstrukturen gehören daher zu den kritischen Bildstrukturen, deren Analyse mithilfe von intra- oder perikapsulärem Baufett an den meisten Gelenken gelingt. Die (wenn auch gering) differenten effektiven Ordnungszahlen und Dichtewerte von Gelenkweichteilen und Baufett – sofern physiologischerweise vorhanden – müssen sich im Röntgenbild widerspiegeln.

Diese ärztlichen Qualitätsforderungen können ergänzt werden: Der protektive Strahlenschutz darf den Informationsgehalt der Röntgenaufnahme nicht wesentlich einschränken und die Wahrscheinlichkeit von Wiederholungsaufnahmen nicht erhöhen. Ein Beispiel dafür ist die gewählte Größe und Lage des Ovarialprotektors bei Beckenübersichtsaufnahmen. Trotz notwendigem Ovarienschutz muss die Abbildung der Sakroiliakalgelenke gewährleistet sein. Information geht in diesen und anderen Fällen vor Strahlenschutz – verstanden als Regel mit Ausnahmen, wie „Gravidität nicht ausgeschlossen" oder Gravidität im Stadium des Organdeterminationszeitraums, soweit keine Lebensgefahr für die Erkrankte/Verunglückte besteht.

Die Dosissenkung durch den Einsatz von Folien lässt sich mithilfe des Dosisbedarfs in der Filmebene (ausgedrückt in µGy, gemessen ohne Rückstreuung) quantifizieren. Dies sei hier, aus physikalischer Sicht kursorisch, für den praktischen Umgang mit Film-Folien-Systemen hinreichend erläutert:

Die Empfindlichkeit der Film-Folien-Systeme wird unter Anwendung folgender Formel ermittelt:

$$K_S = 1000\,\mu Gy/S$$

K_S = Dosisbedarf des Bildempfängers
S = Empfindlichkeit (engl.: Speed)

Es gilt:

$$S = 1000\,\mu Gy/K_S$$

Dies gilt allerdings nur mit dem Hinweis, dass die Empfindlichkeit S vor allem durch niedrige Röhrenspannungen (≤ 65 kV) bei lichtemittierenden Verstärkungsfolien abnimmt. Der Dosisbedarf für identische Schwärzungen steigt dann an.

Mithilfe der angeführten Formeln wurden zu Handelszwecken und damit unter Berücksichtigung der technischen Produkttoleranzen bei den Komponenten des Bildempfängersystems, unter Beachtung der subjektiven Erkennbarkeit von Belichtungsunterschieden am Filmbetrachtungsgerät sowie in Anlehnung an die genormte Abstufung der mAs-Produkte zeitgenössischer Röntgengeneratoren, Empfindlichkeitsklassen (SC, Speed Class) gebildet. Sie unterscheiden sich um den Faktor 2, z.B. SC 200, SC 400. In einer Empfindlichkeitsklasse sind 6 K_S in µGy und entsprechend 6 Nennwerte der Empfindlichkeit S zusammengefasst. Beispielsweise reicht für die SC 400 der Dosisbedarf K_S in der Filmebene von 1,69, abgestuft bis 3,35 µGy, bzw. der Nennwert der Empfindlichkeit S von 560, abgestuft bis 320. Die Empfindlichkeitsklasse SC 200 umfasst abgestuft die Nennwerte der Empfindlichkeit von 280–160 S. Sie entsprechen 3,36–6,68 K_S in µGy. Diese verhältnismäßig grobe Abstufung innerhalb einer Empfindlichkeitsklasse SC hat zur Folge, dass aus der SC-Angabe kein definitiver Schluss auf die Bildempfängerdosis gezogen werden kann und die SC sich nicht zur Festlegung der Aufnahmeparameter eignen. Sie sind letztlich Hilfsmittel zur Qualitätssicherung und ihrer Implikationen, wie „niedrige" Patientenexposition und „gute" Bildqualität. Deshalb sind den Empfindlichkeitsklassen Grenzwerte des visuellen Auflösungsvermögens (= Erkennbarkeitsgrenze der Ortsfrequenzen, ausgedrückt in Linienpaare Lp/mm) zugeordnet. Der Grenzwert soll in der Regel ≥ 2,4 Lp/mm sein, damit kleine Details auch beim Gebrauch der Standardfolien (s.u.) sichtbar bleiben. Er darf jedoch unterschritten werden, wenn die Strahlenexposition bewusst niedrig sein soll und der Informationsverlust keine „kritischen Bildstrukturen" (s.o.) betrifft. Dieser unter Umständen tolerable Informationsverlust kann u.a. die Folge des Quantenrauschens bei hoch- und höchstempfindlichen Film-Folien-Systemen sein. Bei ihnen reichen schon „wenige" Quanten zur Filmschwärzung aus, sodass die diskontinuierliche (statistische) Quantenemission, namentlich bei gleichmäßigen geringen Schwärzungen, d.h. „leichten" Grautönen, auf der Röntgenaufnahme zu Störsignalen führt. Sie offenbaren sich in einer „statistischen" Strukturierung des Bildes. Diese Störsignale sind nach im Schrifttum niedergelegten Erfahrungswerten bei Film-Folien-Systemen auf der Basis Seltene-Erden-Phosphore ab ≤ 1 µGy in der Filmebene zu erwarten. Das Quantenrauschen kann schon beim Betrachten der Röntgenaufnahme vor dem Leuchtschirm sichtbar werden. Bei Lupenvergrößerung fallen weitere, unter Umständen informationsstörende Rauschereignisse auf, die mit der Kornstruktur des entwickelten Silbers und mit der Körnigkeit der Leuchtstoffschicht in Zusammenhang stehen.

Unter Berücksichtigung dieser messbaren Größen der Empfindlichkeit gelten bei Erwachsenen folgende Leitlinien hinsichtlich der Empfindlichkeitsklassen (SC) der anzuwendenden Film-Folien-Systeme:

- Halswirbelsäule: SC 200–400
- Brustwirbelsäule: SC 400
- Lendenwirbelsäule a.-p.: SC 400
- Lendenwirbelsäule seitlich: SC 400–800
- Becken und Kreuzbein: SC 400
- Hüftgelenk, Oberschenkel: SC 400
- Schulterregion, Oberarm, Rippen, Sternum, Kniegelenk, Unterschenkel: SC 200–400

- Ellenbogen, Unterarm, oberes Sprunggelenk, Fußwurzel: SC 200
- Hand, Finger, Vorfuß, Zehen: SC 200

In der pädriatischen Röntgendiagnostik besteht die Tendenz, die nächsthöhere Empfindlichkeitsklasse der Film-Folien-Systeme zu wählen. Darüber hinaus erlauben „spezielle Fragestellungen“ (Stender 1995), z.B. in der Rheumatologie oder bei metabolischen Erkrankungen des Gleit- und Stützgewebes, auf hochauflösende Film-Folien-Systeme (SC <200) überzugehen. Bei diesen beispielhaft angeführten Erkrankungsgruppen könnte an den Händen und Füßen die dosiserhöhende feinzeichnendere (hochauflösendere) Film-Folien-Klasse SC 100 erreicht werden, indem eine Doppelfolie SC 100, oder die SC 200, nur als Rückfolie verwendet wird. Bei der zuletzt genannten Alternative sollte allerdings nur ein 1-schichtiger Röntgenfilm eingesetzt werden. Anderenfalls kommt es zur Durchbelichtung und Schärfenminderung. Aus diesen Beispielen geht hervor, dass sich die Empfindlichkeit von Klasse zu Klasse jeweils halbiert bzw. verdoppelt (s.o.). In dem genannten Beispiel einer „speziellen Fragestellung“ erhöht sich der Grenzwert des visuellen Auflösungsvermögens von 2,8 auf 3,4 Lp/mm und gibt damit einen Anhalt für die bessere Wahrnehmungsmöglichkeit kleiner Details. Die Beachtung der vorgeschriebenen standardisierten Empfindlichkeitsklassen der Film-Folien-Systeme (einschließlich ihrer Verarbeitung nach der Exposition) vermittelt in der Praxis unter Berücksichtigung der adäquaten Brennflecknennwerte (0,6≤1,3) und ebenso der adäquaten Fokus-Film-Distanzen einen Eindruck der Qualität einer angefertigten Röntgenaufnahme. Weitere, noch genauere Kenntnisgrößen haben Bedeutung als physikalische Parameter der strahlen- und bilderzeugenden Systeme, deren Überprüfung in Abständen in der Regel von anderen (nicht ärztlichen) Stellen durchgeführt wird.

> **! Merke**
> Zum Begriff „Empfindlichkeit der Film-Folien-Systeme“ sei für die Praxis zusammengefasst, dass die Philosophie des geltenden Rechtes grundsätzlich dahin geht, die technischen Voraussetzungen für eine möglichst niedrige Strahlenexposition des mit Röntgenstrahlen Untersuchten bei gleichzeitiger guter Bildqualität zu schaffen, ohne die tatsächliche (absolute) Patientenexposition zu ermitteln. Dies gilt allerdings sinnvoll nur für Film-Folien-Systeme; denn ein wesentliches technisches Merkmal der digitalen Aufnahmesysteme ist die Entkoppelung von Bildaufnahme und -wiedergabe. Daher besteht bei ihnen kein fester, sondern ein manipulierbarer Zusammenhang zwischen Bildempfängerdosis und Filmschwärzung, soweit überhaupt ein Filmbild erstellt wird.

Über die Empfindlichkeitsklassen der Film-Folien-Systeme hinaus muss der Radiologe entscheiden, welche Folienleuchtstoffe er zur Kontaktbelichtung des Röntgenfilms bevorzugen will. Zur Wahl stehen Kalziumwolframatverstärkungsfolien ($CaWO_4$) und vor allem Folien auf der Basis der Seltene-Erden-Phosphore (SE) und anderer, neu entwickelter Phosphore (Yttrium-Tantalate).

$CaWO_4$-Folien

Der kristalline Leuchtstoff Kalziumwolframat ist ein sog. Reinstoffphosphor, der ohne Beigabe von Aktivatoren – Fremdmolekülen – nach Absorption von Röntgenquanten zur Lumineszenz angeregt wird. Er sendet dabei ein kontinuierliches Lichtspektrum mit Betonung des Blauviolettbereichs aus und eignet sich daher für blauempfindliche Röntgenfilme. Blaulichtempfindliche Filme sind praktisch vom Markt verschwunden (Angerstein 2009). Entsprechendes gilt für die Kalziumwolframat-Folien. Die grünemittierenden Verstärkungsfolien haben sich durchgesetzt, doch auch sie werden in absehbarer Zukunft der digitalen Technik weichen.

Seltene-Erden-Folien

„Seltene Erden“ ist die Bezeichnung für die Oxide der Metalle der Seltenen Erden. Ende des 18. Jahrhunderts wurde von J. Gadolin die Yttererde entdeckt. Schon im 19. Jahrhundert erkannte man, dass diese Minerale aus Gemischen eng verwandter metallischer Elemente bestehen. Unter ihnen dominieren Lanthan – (griech.: lanthánein = verborgen sein) – mit der Ordnungszahl 57 und die Lanthaniden bei der Verwendung in SE-Folien, sei es als Leuchtstoff, sei es als Aktivator oder gleichzeitig als Träger beider Funktionen. Die Lanthaniden umfassen 14 Elemente mit den Ordnungszahlen 58–71 im Periodensystem der chemischen Elemente. Im chemischen Verhalten zeigen Lanthan und die Lanthaniden weitgehende Gleichheit. Die Ableitung der Bezeichnungen „Lanthan“ bzw. „Lanthaniden“ spielt nicht auf ihre Seltenheit, sondern auf die technischen Schwierigkeiten bei der Isolierung der einzelnen Elemente aus den natürlich vorkommenden Mineralgemischen an. Lanthan ist an der Luft unter „Normaltemperaturen“ verhältnismäßig beständig, da eine sich sehr schnell bildende farbige Oxidschicht vor weiterer Oxidation schützt. SE-Folien emittieren kein kontinuierliches Lichtspektrum, sondern senden Lichtpeaks aus, d.h., die maximale Lichtemission gruppiert sich um bestimmte Wellenlängen. So bildet grünes Licht bei Gadolinium und manchen Lanthan enthaltenden Folien einen starken Emissionspeak, sodass für die meisten SE-Folien grünsensibilisierte Röntgenfilme benutzt werden. Bei den Fotonenenergien für die Abbildung der Bewegungsorgane haben SE-Folien gegenüber dem Leuchtstoff Kalziumwolframat bestimmte Vorteile, so die erhöhte Röntgenquantenabsorption und die damit in Zusammenhang stehende vermehrte Lichtemission. SE-Folien haben daher einen besseren Wirkungsgrad als $CaWO_4$-Folien.

> **! Merke**
> Auf einen Nenner gebracht, heißt dies, dass mit SE-Verstärkungsfolien bis zu 50% Dosis gespart werden können.

Ultraviolettempfindliche Film-Folien-Systeme

Leuchtstoffe auf der Basis von Yttrium-Tantalat emittieren bei Einwirkung von Röntgenquanten überwiegend ultraviolette Strahlung. Die Absorptionsfähigkeit liegt in der gleichen Größenordnung wie bei den SE-Leuchtstoffen. Der Vorteil der UV-Film-Doppelfolie-Systeme lässt sich unter Berücksichtigung der geschilderten Normierung der Empfindlichkeit in S- und SC-Klassen zusammenfassen: Mit einem UV-Film-Folien-System SC 400 kann in etwa die Bildqualität, ausgedrückt in SC 200, erreicht werden. Eine entsprechende Relation gilt für die UV-Folie SC 200 zur Bildqualität SC 100 und SC 100 zu SC 50. Die zuletzt genannten Empfindlichkeitsklassen eignen sich besonders zum Nachweis diskreter Veränderungen durch Arthritiden und metabolische Erkrankungen des Stütz- und Gleitgewebes (an den Händen und Füßen). Die Abstimmung der UV-Folien auf spezielle UV-empfindliche Filme ist zweckmäßig, da die mögliche Verwendung blauempfindlicher Filme eine Dosiserhöhung mit sich bringen würde.

Für die Skelettröntgendiagnostik entwickelte Film-Folien-Systeme

Bei diesen Systemen wird durch zusätzliche Modifikation am Aufbau des Röntgenfilms eine Verbesserung der Bildqualität für spezielle Anwendungsbereiche erzielt:

- 2 unterschiedliche Emulsionsschichten (sog. asymmetrischer Film)
- unter jeder Emulsion 1 Sperrschicht, die den Übergang des Folienlichts auf die 2. Emulsion verhindert (Anti-Cross-over-Schicht).

Bei der Kombination mit Verstärkungsfolien auf der Basis von SE-Leuchtstoffen und durch Verwendung von tafelförmigen Silberhalogenidkristallen in der Filmemulsion werden eine stärkere Absorption des Folienlichts erzielt und die Reflexionsfolgen des Folienlichts (Cross-over-Effekt) verhindert. Es resultiert eine verbesserte Systemschärfe bei reduzierter Dosis (Freitag et al. 1995).

Eine andere Filmtechnologie zur Steigerung der Bildschärfe u.a. durch Reduktion des Cross-over-Effekts geht von *2 verschiedenen Fotoemulsionen auf jeder Seite des Schichtträgers* aus. Oberflächennah – also schichtträgerfern – befindet sich eine als hochempfindlich eingestufte Emulsionsschicht, oberflächenfern – also schichtträgernah – eine geringer empfindliche Fotoemulsion. Dadurch haben die beiden hochempfindlichen Emulsionen einen größtmöglichen Abstand voneinander. Das Streulicht in der 1. hochempfindlichen Emulsion wird in der unmittelbar angrenzenden, geringer empfindlichen Emulsionsschicht absorbiert. Nach Durchstrahlung des Schichtträgers erreicht überhaupt nur ein kleiner Anteil des Cross-over-Lichts die 2. schichtträgernahe, geringer empfindliche Emulsion, um dort wiederum effektiv absorbiert zu werden. Bei dieser Filmtechnologie wird das Cross-over-Licht praktisch eliminiert, und die hochempfindliche Emulsionsschicht liefert eine hohe Bildschärfe.

Kassettentechnologie

Die Röntgenfilmkassetten sollen den Film zuverlässig vor Lichteinfall schützen und den die Bildschärfe fördernden engen und gleichmäßigen Kontakt zwischen Folie und Film gewährleisten. Aluminiumkassetten bestehen an der Vorderseite aus etwa 1 mm Aluminium. Dies führt zu einer Aufhärtung der Röntgenstrahlung, die – namentlich bei niedrigen Röhrenspannungen zur Darstellung kleiner Knochen und Gelenke und in der Pädiatrie – nennenswert ist. Kassetten aus kohlefaserverstärktem Kunststoff vermeiden die Aufhärtung zu kurzwelligeren Röntgenstrahlen. Außerdem wurde nachgewiesen, dass sie die Bildqualität günstig beeinflussen und die Patientendosis senken.

Digitale Lumineszenzradiografie

Die konventionelle analoge Projektionsradiografie ist eine Film-Folien-Radiografie. Der Röntgenfilm dient zugleich als Empfänger-, Speicher-, Darstellungs- und Beurteilungsmedium. Bei der **digitalen Projektionsradiografie** lassen sich die aufgezählten technischen Schritte *einzeln* optimieren.

Die **digitale Lumineszenzradiografie** stützt sich auf eine wiederverwendbare Speicherfolie (daher auch **„Speicherfolienradiografie“** genannt) die das Strahlenbild aufnimmt. Die Speicherfolie befindet sich in einer Kassette. Speicherfolie und Kassette werden in den gängigen Formaten angeboten und lassen sich an allen konventionellen Röntgenarbeitsplätzen einsetzen. Nach der Belichtung der Speicherfolie wird das latente Bild in einem speziellen Lesegerät von einem energiezuführenden Laserstrahl abgetastet und dadurch eine Lichtemission – die Lumineszenz – bewirkt. Die weitere Verarbeitung des emittierten Lichtes führt schließlich zu digitalen Signalen und damit zu einem digitalen Datensatz. Das digitale Bild baut sich aus Bildpunkten (Pixel) auf, denen je 1 Zahlenwert zugeordnet wird. Dieser Zahlenwert gibt den mittleren Grauwert innerhalb des Bildpunkts wieder. Die Bildpunkte bilden ein Raster, die Bildmatrix. Die Größe der Bildpunkte hat einen Einfluss darauf, ob kleinste, diagnostisch wichtige Bilddetails wiedergegeben und aufgelöst werden können. Die digitale Lumineszenzradiografie benutzt – je nach Kassettenformat – Pixelgrößen von 0,1–0,2 mm. Obwohl damit nicht die Ortsauflösung der Film-Folien-Projektionsradiografie erreicht wird, hat es sich gezeigt, dass diese Pixelgrößen für die Aufnahmen des Stütz- und Gleitgewebes hinreichend klein sind. Dies ist auch auf den Umstand zurückzuführen, dass die digitale Lumineszenzradiografie den Vorteil anbietet, feinste Kontrastunterschiede sichtbar zu machen. Sie hat also eine hohe Kontrastauflösung.

Ebenso wie die Einstelltechnik für die verschiedenen Knochen und Gelenke normiert ist, genauso führt die *standardisierte digitale Bearbeitung* zu einem Ausgleich von Belichtungsunterschieden; z.B. verhindert sie an der Hand die Überschwärzung der distalen Phalangen und ihrer Weichteile. Die mögliche *Bildnachbearbeitung*, beispielsweise in Form der elektronischen Kantenanhebung (Detailkontrastanhebung) oder der Kontrastharmonisierung – Letztere gleicht zu große Kontrastunterschiede elektronisch aus –, kann automatisch oder manuell ohne Anfertigung einer neuen Röntgenaufnahme zu einem Informationsgewinn über das Aufnahmeobjekt führen. Die Ausschnittsvergrößerung gehört ebenfalls zur möglichen Nachverarbeitung. Durch inadäquate Kantenanhebung können sog. Überschwingartefakte entstehen, d.h. Randsäume, wodurch beispielsweise diskrete Periostreaktionen der Entdeckung entgehen können. Diese Überschwingartefakte sind jedoch leicht zu erkennen und abzustellen.

Aus Abb. 1.2 geht der vergleichsweise große Belichtungsumfang der Speicherfolie hervor. Dadurch können Über- und Unterbelichtungen ausgeglichen werden. Die Linearität des digitalen Systems wird in Richtung der Dosis und des Signals 0 nur – summarisch ausgedrückt – vom Bildrauschen begrenzt. Das heißt, gewollt (oder ungewollt) mit reduzierter Dosis belichtete Speicherfolien lassen sich noch zu kontrastreichen Aufnahmen verarbeiten. Obwohl durch eine Dosisreduktion das Rauschen im Bild ansteigt, sind bei bestimmten Fragestellungen, bei denen es nicht auf die Erkennbarkeit feinster Strukturen ankommt, z.B. bei Stellungskontrollen von Frakturen, erhebliche Dosiseinsparungen möglich. Elektronisch nicht ausgleichbare Überbelichtungen spielen in der Praxis keine Rolle. Kein examinierter medizinisch-technischer Radiologieassistent wird die Hand wie eine Lendenwirbelsäule belichten wollen. Die in dieser Abbildung ebenfalls eingezeichnete Schwärzungskurve einer Film-Folien-Kombination beliebiger Gradation zeigt im Gegensatz zum digitalen System, dass nur der mittlere (nahezu) geradlinige Bereich (weitgehende) Linearität zwischen Schwärzung und Dosis garantiert. Die gekrümmten Abschnitte sind für die Bildgebung nicht geeignet, da dort die Strahlenkontraste zu meist nicht mehr wahrnehmbaren Schwärzungskontrasten umgesetzt werden.

Ein weiteres Verfahren zur digitalen Projektionsradiografie ist die **digitale Flachdetektorradiografie** (**digitale Direktradiografie**). Verwendet werden großflächige Halbleitermatrixelemente, die eine verbesserte Empfindlichkeit gegenüber Röntgenstrahlung aufweisen.

Ein Röntgen-Flachdetektor besteht aus 1 Mio. bis 9 Mio. Detektorelementen mit resultierender Matrix von 1000 × 1000 bis etwa 3000 × 3000. Dies entspricht einer Kantenlänge des einzelnen Detektorelements von 139 µm, 149 µm, 170 µm oder 200 µm und bestimmt die räumliche Auflösung eines Detektorsystems. Mit diesen Größen der Detektorelemente wird eine mittlere Auflösung von 3–3,5 Linienpaaren pro Millimeter erreicht.

Bei der digitalen Flachdetektorradiografie erfolgt die Umwandlung der Röntgenquanten entweder direkt in elektrische Signale beim Auftreffen auf eine Selenschicht oder zunächst in Licht – beim Auftreffen auf eine Cäsiumjodid-Szintillatorschicht – und dann über Fotodioden aus amorphem Silizium in Stromimpulse. Diese Stromimpulse werden als Grauwert dargestellt und ergeben ein direktes und fast sofortiges Röntgenbild.

Die Empfindlichkeit eines Röntgensystems wird durch die Quanteneffizienz (DQE = detective quantum efficiency) abgebildet. Sie beschreibt den Wirkungsgrad, mit dem auftreffende Röntgenstrahlung (Röntgenquanten) in Signale umgewandelt werden. Sie ist bei Flachdetektorsystemen bedeutend höher als bei Film-Folien- und Speicherfoliensystemen. Nur bei einer hohen DQE ist eine Dosisreduktion möglich. Ein vergleichbar gutes Signal-Rausch-Verhältnis kann daher bei Detektorsystemen mit einer niedrigeren Dosis als bei Film-Folien- und Speicherfoliensystemen erreicht werden.

Flachdetektoren sind in der Stärke von Röntgenkassetten erhältlich. Sie können die Bildinformation über Kabel oder drahtlos per Funk übertragen und sind daher auch für Bettaufnahmen bei liegenden Patienten verwendbar. Die höhere Quanteneffizienz mit verbesserter Bildqualität bei gleicher Dosis oder reduzierter Röntgenstrahlenexposition bei gleicher Bildqualität ist der wesentliche Vorteil der Flachdetektorsysteme gegenüber allen anderen projektionsradiografischen Abbildungsmethoden.

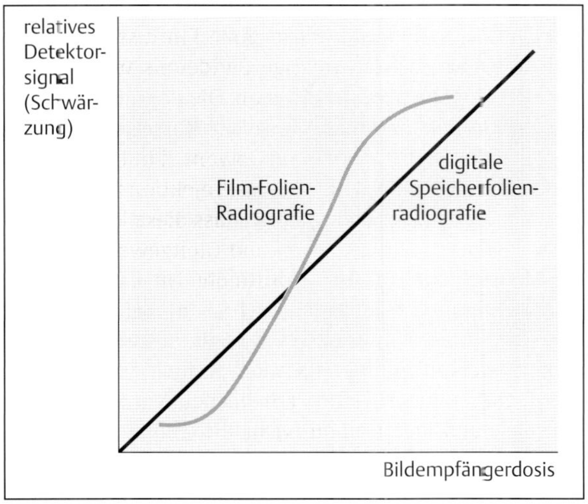

Abb. 1.2 **Vergleich der Film-Folien- und der digitalen Speicherfolienradiografie.** Schematische Darstellung des Vergleichs zwischen der Schwärzungskurve eines analogen Film-Folien-Systems mit dem Schwärzungsbereich der Unter- (untere Krümmung) und Überbelichtung (obere Krümmung) und dem grundsätzlich linearen Verhältnis zwischen Dosis und Detektorsignal eines digitalen Radiografiesystems. Bei der Film-Folien-Radiografie gewährleistet nur der mittlere, nahezu geradlinige Kurvenabschnitt eine weitgehende Linearität zwischen der Dosis auf dem Film und seiner Schwärzung. Die Gradation (Neigung gegen die x-Koordinate; sie bestimmt die Änderung der Schwärzung bei Änderung der Dosis) wurde willkürlich gewählt.

Merke

Die *wichtigsten* faktischen oder potenziellen Vorteile der digitalen Projektionsradiografie mit Speicherfolien oder als Flachdetektorradiografie (digitale Direktradiografie) lassen sich zusammenfassen:

- keine Fehlbelichtungen durch großen Belichtungsspielraum
- verringerte Patientendosis möglich bzw. (Flachdetektorradiografie) üblich
- digitale Bildverarbeitung mit der Möglichkeit zur Ausschnittsvergrößerung und Kontrastharmonisierung
- digitale Archivierung und Bildübertragung
- Bildspeicherung ermöglicht Kopien ohne Informationsverlust gegenüber dem Original

Konventionelle Tomografie

Über die Tiefe und Tiefenausdehnung eines pathologischen Röntgenbefunds informiert die **konventionelle Tomografie**. Je größer der Schichtwinkel (Belichtungswinkel) ist – dies soll als pauschale Aussage verstanden werden –, desto dünner wird die scharf dargestellte Objektschicht (bei 30–40° etwa 1 mm). Die **Zonografie** – Tomografie mit Schichtwinkeln von etwa 3–8° und pluridirektionaler Verwischung – eignet sich bei Skelettuntersuchungen allenfalls zur Sternumdarstellung (wegen des Angulus sterni sive Ludovici). Die *lineare* konventionelle Tomografie des Stütz- und Gleitgewebes ist eher obsolet einzuordnen. Akzeptabel wäre die lineare Verwischung bei Skeletttomografien nur dann, wenn die lineare Verwischung mit der „Längsachse" des Aufnahmeobjekts, z. B. des Prothesenstiels am Femur oder am Tibiakopf, annähernd übereinstimmt. An den Sakroiliakalgelenken trifft diese Prämisse nur für das sog. Ohrläppchen der Facies auricularis an beiden artikulierenden Knochen, also nur für einen Teil dieses Gelenkpaars, zu. Auch die konventionelle Tomografie mit *mehrdimensionalen* Bewegungsformen des Röntgenstrahlers hat heute kaum noch Platz unter den bildgebenden Verfahren des Stütz- und Gleitgewebes. ■

Computertomografie

Die Computertomografie (CT) stellt einen Bereich des Körpers in Form digitaler Schichtbilder – vorzugsweise von Körperquerschnitten – dar. Mit dieser Feststellung wird allerdings die bildgebende Leistungsfähigkeit der CT nur sehr unzulänglich beschrieben. Leitgedanke für die Computertomografie ist die Berechnung von Schichtbildern durch Anwendung eines Computers, wobei die Darstellung frei von jeglicher informationsstörender Überlagerung sein und quantitative Informationen enthalten soll. „Frei von jeglicher informationsstörender Überlagerung" bedeutet bei der Computertomografie, dass eine scharf abgebildete Körperschicht ohne Überlagerung durch Verwischung benachbarter Objektdetails erhalten und die Weichteilverschmierung in der Schichtebene vermieden wird.

Merke

Es sei daran erinnert, dass sich bei der konventionellen Tomografie Schicht- und Verwischungsbild auf der Schichtaufnahme überlagern!

Die Berechnung der Grauwerte des einzelnen Bildelements (= Pixel) auf dem Computertomogramm stützt sich auf digital erfasste transversale Projektionen der darzustellenden Schicht. Diese werden aufgenommen, indem sich das Detektionssystem und die Röntgenröhre gemeinsam mindestens 180° um den Patienten bewegen und eine Körperschicht aus vielen Richtungen projizieren. Für die folgende Schicht wiederholt sich dieser Vorgang.

Zur Computertomografie gleichsam „Schicht für Schicht" kam inzwischen die ein ganzes Volumen erfassende **Spiral-CT**. Bei der Spiral-CT umkreist die Röntgenröhre gemeinsam mit dem Detektorsystem den Patienten mehrmals. Dabei wird die Ebene, die durch Detektorsystem und Fokus der Röntgenröhre definiert ist, kontinuierlich relativ zum Patienten verschoben. Die Berechnung der Schnittbilder erfolgt aus dem so gewonnenen 3-dimensionalen Datensatz.

Merke

Summarisch lassen sich die technisch gegebenen Vorteile der Spiral-CT folgendermaßen darstellen:

- Berechnung der Schichten aus einem Volumendatensatz
- verkürzte Untersuchungsdauer
- multiplanare Schnitte – das sind Schnitte in Richtungen, die bei der Datenerfassung nicht in der Projektionsebene verlaufen
- Möglichkeit der 3-dimensionalen Darstellung

Die **Mehrschicht-Spiral-CT (Multidetektor-CT, MDCT)** ist eine Weiterentwicklung der CT-Technik. Sie ermöglicht eine simultane Akquisition von sehr dünnen, 16 und mehr Schichten in einer Rotationsperiode der Röntgenröhre. Dies führt zu einer erheblichen Verkürzung der Scan-Zeit und liefert einen hochauflösenden (s. u.) Volumendatensatz mit (annähernd) isotropen Voxeln. Die reduzierte Scan-Zeit ermöglicht eine bewegungsfreie

Akquisition der Rohdaten als unabdingbare Voraussetzung für die Erstellung hochwertiger Sekundärreformatierungen: multiplane Reformatierungen, MPR, für koronare und sagittale Darstellungen. Sie sind beispielsweise von Vorteil bei schwer traumatisierten Patienten und bei Untersuchungen von sich bewegenden Objekten, wie z. B. dem Herz.

Der Spiralcomputertomograf gehört zu den „hochauflösenden" (HR) Computertomografen. Diese informationsverbessernde „Hochauflösung" der Gewebs- und Organdetails lässt sich allerdings auch mit Computertomografen, die nach anderen technischen Prinzipien entwickelt wurden, erreichen. „Hochauflösung" setzt eine Verkleinerung des Bildelementdurchmessers, z. B. auf 0,25 mm, voraus. Dies wird durch Verminderung der Abtastbreite bzw. Verringerung der Distanz zwischen den einzelnen Detektoren erzielt. Die Breite der Röntgenstrahlung durch Kollimation in der z-Koordinate, die senkrecht zur Schnittebene zumeist parallel zur Körperlängsachse verläuft, bestimmt die reale Schichtdicke. Bei einem vorgegebenen, d. h. für unsere Augen tolerablen statistischen Bildelementrauschen führen kleine Schichtdicken zu einer höheren Strahlendosis für den Patienten. Das bedeutet, mit der Abnahme der Anzahl von Röntgenquanten durch die Wahl einer kleineren Schichtdicke bekommen deren statistische Emissionsschwankungen – ihre Fluktuation – den Charakter von Störsignalen. Sie werden durch eine höhere Dosis über die Zeit reduziert, da auf diese Weise die Quantenzahl wieder ansteigt. Dabei gilt, dass eine Reduktion des Rauschens auf die Hälfte eine Dosiserhöhung auf das 4-Fache erfordert. Diese Erhöhung der Exposition des Patienten ist bei kleinen Schichtdicken nötig, um 2 physikalisch-technische Prämissen der Computertomografie zu erfüllen, nämlich, dass die feinen Dichtedifferenzen (Kontrastauflösung) und Detailveränderungen (Ortsauflösung) im berechneten Bild objektgerecht wiedergegeben werden. Diese Prämissen sind Güteparameter des Computertomogramms. Sie gewährleisten, dass die CT-Zahlen ortsunabhängig ein konstantes Verhältnis zu den gemessenen Schwächungswerten aufweisen. Die hier gebrauchten Ausdrücke „Dichte" (Tab. 1.**2**) und „CT-Zahl" bedürfen einer Erläuterung.

Dichte/CT-Zahl

Bei der CT wird die gewählte Körperschicht aus vielen Winkelpositionen von der Röntgenstrahlung durchsetzt. Die durchschnittliche Schwächung im 3-dimensionalen Volumenelement (= Voxel) registrieren Strahlungsdetektoren. Das Voxel-Volumen, dieser Pleonasmus sei hier erlaubt, hängt von der Schichtdicke (gewöhnlich 1–10 mm), von der Matrixgröße (Zahl der Bildpunkte) und vom Durchmesser des bei der Datenerfassung abgetasteten Feldes ab. Die Schwächung der Röntgenstrahlen erfolgt bei den zur CT benutzten Wellenlängen durch

Tab. 1.**2** Visuelle Einschätzung der Dichte im CT und Signalintensität im MRT (nach Reiser et al. 2004).

Gewebe Organ Substrat	CT	MRT T1w	MRT T2w
Discus intervertebralis			
normal	hypodens[1] (immer „dunkel")	hypointens (immer „dunkel")	hyperintens (immer „hell")
„Degeneration"	stark hypodens	intermediär/hypointens	hypointens
Ligamente/Sehnen			
normal	hypodens	hypointens	hypointens
Entzündung	hypodens	intermediär	intermediär
Ruptur	hypo- bis isodens[1]	intermediär	hyperintens
Fettgewebe	hypo- bis isodens	hyperintens	hyperintens
Knochen			
Kompakta	hyperdens[2] (immer „hell")	hypointens	hypointens
Spongiosa	hyperdens	nicht darstellbar	nicht darstellbar
Knorpel			
Faserknorpel	isodens[1]	hypointens	hypointens
Hyalinknorpel	isodens	intermediär	intermediär
Muskel	isodens	hypointens	hypointens
(reines) Ödem	hypodens	hypointens	hyperintens
„Wasser"/wässerig	isodens	hypointens	hyperintens
Kontrastmittel	hyperdens	hyperintens	–
„Kalziumsalze"	hyperdens	intermediär/hypo-intens	intermediär/hypointens

[1] Weichteilfenster
[2] Knochenfenster

Fotoabsorption und Streuung und wird von der effektiven Ordnungszahl der Atome im Voxel bestimmt. Außerdem ist die Körperdichte (g/cm^3) ein weiterer Schwächungsparameter für Röntgenstrahlen. Die physikalische Dichte steht in annähernd linearer Relation zum Schwächungswert. Die Gewebe- bzw. Organdichte ist für den Anatomiekundigen eine anschauliche Kenngröße. Die Vorstellungen über die gemessene und die „anatomische Dichte“ haben offensichtlich zu einer praktisch bewährten Präferenz der Gewebs- und Organdichte bei der computertomografischen Dokumentation und Kommunikation geführt. Der Ausdruck „Dichte“ impliziert im CT daher stillschweigend die gesamten Interaktionen der Röntgenstrahlen mit der durchstrahlten Materie.

Einerseits werden anatomische und pathologische Strukturen im CT vergleichend als *iso-*, *hypo-* und *hyperdens* bezeichnet. Andererseits sei daran erinnert, dass Detektoren die mittlere Schwächung der durchstrahlten Volumenelemente registrieren und dass diese Größe mittels umfangreicher Rechenprozesse im Computer verarbeitet und primär zu einem Zahlenbild – digitalen Daten – aus den durchschnittlichen Schwächungswerten der Voxel zusammengesetzt wird. Das unanschauliche computertomografische Zahlenbild lässt sich mit einer Landkarte vergleichen, auf der die Höhen über dem Meeresspiegel Punkt für Punkt metrisch wiedergegeben werden. Tatsächlich spiegeln Landkarten, die auch Höhenunterschiede der Erdoberfläche berücksichtigen, diese Differenzen in abgestuften Farbtönen wider. Entsprechend wird das computertomografische Zahlenbild am Monitor Helligkeitsstufen zugeordnet und erscheint auf dem CT als Grautonbild zwischen „Schwarz“ und „Weiß“.

Monitor und Film sind 2-dimensionale Gebilde. Daher repräsentieren auf ihnen 2-dimensionale, sehr kleine Bildelemente den Durchschnitt der Schwächungswerte aller durchstrahlten 3-dimensionalen Voxel. Die meist quadratischen Pixel bilden auf dem Computertomogramm ein schachbrettartiges Bildraster – eine Matrix –, das vom visuellen System des Menschen nicht in einzelne Bildpunkte aufgelöst werden kann, sondern als kontinuierliches Bild erscheint. Der Informationsgehalt des CT wird jedoch nur dann voll ausgeschöpft, wenn auf ihm nicht nur Iso-, Hypo- und Hyperdensität vergleichende Maßstäbe sind, sondern den unterschiedlichen Bildbereichen auch CT-Zahlen (Schwächungs-, Dichtewerte) zugeordnet werden: Je heller der Grauton, desto stärker die Schwächung der Röntgenstrahlen, desto höher der Dichtewert. Tatsächlich repräsentiert die CT-Zahl die im jeweiligen Voxel vorliegende Elektronendichte, d. h. die im Volumenelement enthaltene Gesamtzahl der Elektronen in den Atomhüllen. Beim Dichtewert wird von per conventionem festgelegten Fixpunkten auf der Grauwertskala ausgegangen. Wasser erhält den CT-Dichtewert 0, und bei Röntgenstrahlerspannungen, wie sie bei der CT angelegt werden, ergibt sich für Luft der Dichtewert um –1000, gemessen in Hounsfield-Einheiten (HE, HU, H). Der Wert für Knochen geht in Abhängigkeit von seiner physikalischen Dichte vom Richtwert +250 bis über +1000 HE hinaus. Fettgewebe hat eine Dichte bis –200 HE, Exsudat (serofibrinöser Gelenkerguss) von etwa +20 HE, eitriger Gelenkerguss um +30 HE. Ein blutiger Gelenkerguss treibt, je nach der Blutkonzentration und seinem „Alter“ (der Hämoglobingehalt – das Eisen – beeinflusst die CT-Zahl), die positiven Hounsfield-Einheiten noch weiter in die Höhe und lässt sie ohne Nachblutung mit der Zeit wieder auf „serofibrinöse“ Dichtewerte abfallen. Weichteilgewebe haben Dichtewerte bis etwa +80 HE. Sie variieren in Abhängigkeit vom Wassergehalt und vom Fettanteil. Grundsätzlich überschneiden sich daher die CT-Zahlen von Weichteilgeweben und Organen, sodass bei ihnen nicht eindeutig vom Dichtewert auf die Gewebsart geschlossen werden kann. Außerdem gilt, dass der gemessene CT-Wert sich zur Gewebeidentifikation umso besser eignet, je größer und homogener das gemessene Areal, die „Region of Interest“ (ROI), ist. Bei Strukturen, die kleiner als die Schichtdicke sind, verhindert der Partialvolumeneffekt eine genaue Messung. Das Voxel wird dann nämlich nur teilweise vom zu messenden Gewebe ausgefüllt. Wenn Weichteilgewebe z. B. von dichtem Knochen oder anderem dichtem Material umschlossen ist, so beeinträchtigt die Aufhärtung der Röntgenstrahlung eine exakte Messung der gewebecharakteristischen CT-Zahl. Aufhärtungsartefakte können darüber hinaus entstehen, wenn sehr dichtes Material sich in der Nähe des zu untersuchenden Details befindet. Metallische Endoprothesen sind mit Röntgenstrahlung nicht durchstrahlbar und können einerseits nicht nur zu Bildstörungen (Artefakten) führen, sondern verfälschen auch die CT-Werte der Umgebung. Andererseits lassen sich die Metallartefakte (z. B. Gelenkprothesen) mit Software-Techniken weitgehend eliminieren.

Elektronische Fenstertechnik

Das visuelle System des Menschen unterscheidet 100 Grautöne (!) zwischen Schwarz und Weiß. Würden diese Grautöne den über 2000 Graustufen des gesamten CT zugeordnet, so wäre die visuelle Informationsausschöpfung stark eingeschränkt. Diagnostisch wichtige kleine Unterschiede in den CT-Werten würden derselben Graustufe zugeordnet und so verschluckt. Dem wirkt die **elektronische Fenstertechnik** bei der Bilddarstellung entgegen. Fenstertechnik bedeutet, dass ein kleiner Bereich von CT-Werten ausgewählt wird. Die Fensterweite ist der Wertebereich, also der Ausschnitt der CT-Skala, der dem visuellen System dargeboten wird. Die Fensterlage ist der Mittelwert dieses Bereichs auf der CT-Skala. Durch die Fenstertechnik entsteht eine im Vergleich zum herkömmlichen Röntgenbild 100-fache oder sogar noch höhere Kontrastverstärkung. Wählt man z. B. eine Fensterweite von 80 und eine Fensterlage von +40, so werden Weichteile, die in diesem Bereich liegen, kontrastreich dargestellt. Knochen erscheint dann weiß, das Lungen- und Fettgewebe schwarz; denn CT-Werte oberhalb des gewählten Fensters werden weiß wiedergegeben, CT-Werte unterhalb des gewählten elektronischen

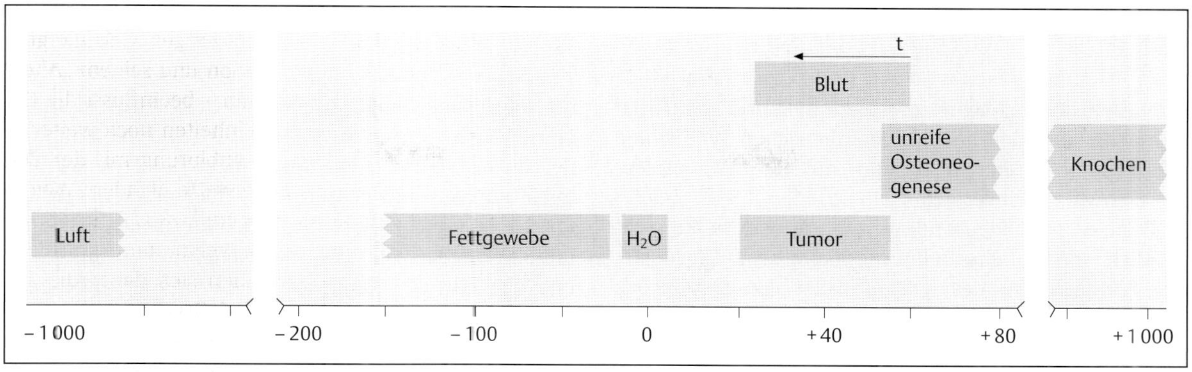

Abb. 1.3 **Proportionen der lokalen Elektronendichte in Hounsfield-Einheiten (HE).** Entsprechend muss die Breite des elektronischen Fensters gelegt werden (Fensterlage = Fensterbreite/2, t = Abnahme der Blut-HE mit dem „Alter" der Blutung [Skala nicht linear], Tumor = solides Gewebe [ohne „Kalk"]).

Merke:

Im Computertomogramm wird Kontrast als Differenz von Hounsfield-Einheiten gemessen!

Fensters dagegen schwarz. Man kann so Weichteil- oder Knochenfenster einstellen. Die zweckmäßige Fensterweite und -lage richtet sich daher nach dem darzustellenden Körperbereich und der klinischen Fragestellung (Abb. 1.3). Schmale Fenster führen zu einer kontrastreichen Darstellung. Sie stellen jedoch pathologische Befunde außerhalb des Minimal- und Maximalwerts des Fensters nur im Umriss oder überhaupt nicht dar. Breite Fenster dienen der Übersicht, führen zu geringen Kontrasten und können kleine Unterschiede in der Schwächung maskieren.

Indikationen

Die **Indikationen der CT des Gleitgewebes** einschließlich der knöchernen Gelenksockel erstrecken sich aus topografischer Sicht vom Kiefergelenk über den Schultergürtel an den Armen mindestens bis zum Canalis carpi und über das Achsenskelett einschließlich des Beckens an den Beinen bis zu den Tarsalia/Metatarsalia. Die hohe Kontrastauflösung erlaubt darüber hinaus die qualitative und quantitative (HE-bezogene) Beurteilung der periossären Weichteile, wozu auch der Discus intervertebralis und der Inhalt des Spinalkanals gehören. Zwei- und 3-dimensionale Reformatierungen (Rekonstruktionen) – d.h. Berechnung von Bildern in einer anderen als der aufgenommenen Schnittebene – erlauben ergänzende sagittale Computertomogramme (MPR) bzw. veranschaulichen den präoperativen knöchernen Situs, namentlich zur Anfertigung individueller Gelenkprothesen, z.B. bei malignen Tumoren.

Die **Arthro-CT** ist ein Beispiel für die interventionelle CT-Methodik. Sie hat ihren Platz besonders am Schulter-, Knie- und oberen Sprunggelenk, beispielsweise zur Darstellung von Gelenkknorpelulzera der Patella.

Am Hüft- und Schultergelenk können bestimmte Winkel (der Antetorsionswinkel des Femurhalses bzw. der horizontale Pfannenneigungswinkel bei der habituellen Schulterluxation und der Retrotorsionswinkel des Humerus) mithilfe der CT gemessen und an der Wirbelsäule beispielsweise die Spinalkanalstenose erkannt und quantifiziert werden. Die Messung des Tibiatorsionswinkels ist ebenfalls eine CT-Indikation. Zu den häufigeren interventionellen CT-Indikationen gehört auch heute noch die Myelo-CT. Diese kombinierte Untersuchungsmethode erleichtert beispielsweise die Differenzierung zwischen Asymmetrien und Verlagerung von Nervenwurzeln gegenüber physiologischen Seitendifferenzen, doppelten Radizes und Wurzelzysten. Die alleinige Myelografie mit nicht ionischem Kontrastmittel behauptet sich vor allem als Funktionsmyelografie.

Diese Aufzählung von wichtigen Indikationsbeispielen veranschaulicht die praktische Bedeutung der CT des Gleit- und Stützgewebes, ohne deren Einsatz die bildgebende Diagnostik nicht mehr auskommt. Diese Feststellung gilt auch dann, wenn der untersuchende Arzt die Vorteile anderer bildgebender Techniken alternativ nutzen kann oder vorzieht. So ist die räumliche Auflösung bei der CT meist jener der klassischen Röntgenaufnahme unterlegen. Durch dünne Schnitte und Verfeinerung der Matrix ist diesem Nachteil entgegenzuwirken, wie das Beispiel der Untersuchung des Felsenbeins und der Gehörknöchelchen zeigt. Für die CT spricht vor allem die hohe Kontrastempfindlichkeit. Dadurch macht sie gegenüber der Projektionsradiografie um Größenordnungen geringere Schwächungsunterschiede mithilfe der elektronischen Fenstertechnik diagnostisch zugänglich.

Magnetresonanztomografie

Die Bezeichnung „Magnetresonanztomografie" (MRT) hat sich gegenüber den anfangs gebräuchlichen Synonymen „Kernspintomografie" (KST) und „nukleare Magnetresonanz" (NMR) durchgesetzt.

Ohne dieses bildgebende Verfahren ist es heute nicht möglich, eine umfassende morphologische Diagnostik der Erkrankungen des muskuloskelettalen Systems zu betreiben (s. Tab. 1.**2**). Hinzu kommt, dass die MRT-Bildgebung ohne ionisierende Strahlung erfolgt. Die MRT stößt jedoch bei der Darstellung des Stütz- und Gleitgewebes auf Grenzen. Beispielsweise sei auf die starren Kristallgitter im Knochengewebe und auf den grundsätzlichen ökonomischen Aufwand verwiesen. Anfängliche technische Beschränkungen der MRT, wie die Matrixdimension mit schlechter Ortsauflösung und die sich daraus ergebenden, kompensierend verlängerten Messzeiten, sind allerdings inzwischen korrigiert worden.

Technische Grundlagen für die MRT des muskuloskelettalen Systems

Bei zeitauflösenden angiografischen Serien und der Abbildung bewegter Organe bzw. bei einer dafür notwendigen Atempause ist die sehr schnelle Bildgebung der entscheidende Schlüssel für eine gute Bildqualität. Dazu sind sehr starke Gradientensysteme mit kurzer Anstiegszeit erforderlich. Bei der Abbildung des Stütz- und Gleitgewebes kommt es vielmehr auf die Auflösung und den Gewebekontrast an. Daher sind die verwendete Magnetfeldstärke und damit die zu akquirierende Signalstärke von größerer Bedeutung als starke Gradientenfelder und kurze Anstiegszeiten. Für die muskuloskelettale Bildgebung muss deshalb eine möglichst hohe Magnetfeldstärke zur Verfügung stehen. Magneten mit niedriger Feldstärke (≤ 0,2 Tesla) liefern für viele diagnostische Fragestellungen bei Erkrankungen des Stütz- und Gleitgewebes nicht die erforderliche Bildqualität. Aber nur dann ist die MRT das bildgebende Verfahren mit dem höchsten Weichteilkontrast.

Spulen

Um Aufnahmen hoher Qualität von Gelenken und der Wirbelsäule zu erzielen, werden Oberflächenspulen verwendet. Neben Rundspulen sind zirkular polarisierte Spulen, die Signale aus einer 2. Ebene empfangen, gebräuchlicher Standard. Um die Signalausbeute weiter zu erhöhen, werden zunehmend Phased-Array-Spulensysteme mit mehreren kleineren Spulenelementen verwendet, die gleichzeitig über mehrere Kanäle Signale an den Bildrechner senden. Gebräuchlich sind Wirbelsäulen-Phased-Array-Spulen und Phased-Array-Spulen für das Becken mit 4 und mehr Segmenten, Handgelenkspulen mit 4 Kanälen und Phased-Array-Spulensysteme für die Kopf-Hals-Region. Auch für die Schulter sind solche Systeme verfügbar. Für das Kniegelenk, das Sprunggelenk und den Vorfuß („Kaminspule") werden entsprechende Systeme zunehmend zum Einsatz gelangen.

Ein grundsätzlicher Vorteil einer Aufnahmetechnik mit Phased-Array-Spulen liegt in der Möglichkeit, eine parallele Bildakquisition durchzuführen. Wenn das Sensitivitätsprofil von Aufnahmespulen in einem Phased-Array-Spulensystem bekannt ist und diese Spulen in Phasenkodierrichtung angeordnet sind, dann kann die Messzeit um den Faktor 2–4 verkürzt werden bzw. die gewonnene Zeit in eine erhöhte Auflösung investiert werden. Die technische Entwicklung geht dahin, hochqualitative Gelenkuntersuchungen an einem Hochfeldmagneten unter Verwendung von Phased-Array-Spulensystemen und der Anwendung einer parallelen Bildgebungstechnik durchzuführen.

Sequenzen

Fast alle Erkrankungen des muskuloskelettalen Systems führen zu einer vermehrten Ansammlung bzw. Einlagerung von Flüssigkeit. Ein Trauma löst Ödembildung und Einblutung in Knochengewebe, Weichteilgewebe oder Faserstrukturen aus. Eine Entzündung verursacht ein Entzündungsödem (sprich: Exsudat), Hyperämie und Vaskularisation. Ein Tumor ist in vielen Fällen von einem peritumoralen Ödem umgeben. Außerdem haben Tumoren – mit Ausnahmen – oft reichlich wasserhaltige Zellen. Die Ausnahmen betreffen vor allem zellreiche Geschwülste. Die protonenbasierte magnetresonanztomografische Bildgebung ist in der Lage, diese vermehrten Ansammlungen freier Protonen sensitiv aufzuspüren und darzustellen.

Bei der kontrastreichen Abbildung von freiem Wasser stören fettgebundene Protonen. Sie ergeben jedoch auf wassersensitiven, T2-gewichteten Aufnahmen unter Verwendung einer schnellen Spinechotechnik mit Auslesung mehrerer Echos pro Anregung (TURBO-Spinecho, FAST-Spinecho) ebenfalls hohe Signalintensitäten.

> **! Merke**
> Daher haben Techniken, mit denen das Fettsignal unterdrückt oder eliminiert werden kann, eine zentrale Bedeutung in der muskuloskelettalen Bildgebung erlangt.

Die Eliminierung der Signalkomponente fettgebundener Protonen kann auf 3 verschiedene Modi erfolgen: frequenzselektiv, relaxationszeitabhängig und durch Gegenphasierung.

Frequenzselektive Fettsignalunterdrückung

Die frequenzselektive Fettsignalunterdrückung nützt die etwas unterschiedlichen Anregungsfrequenzen von fett- und von wassergebundenen Protonen aus. Da die Resonanzfrequenz von der Feldstärke abhängig ist (bei zunehmender Feldstärke wird die Resonanzfrequenz größer), wird der Unterschied in den Anregungsfrequenzen von fett- und wassergebundenen Protonen mit zunehmender Feldstärke ebenfalls größer. Eine frequenzselektive Fettsignalunterdrückung kann daher nicht bei Niederfeldsystemen (0,2 Tesla), sondern erst ab einer Feldstärke von 0,5 Tesla erreicht werden und erfolgt umso zuverlässiger, je höher die Feldstärke ist. Zur Erzeugung detailgenauer und kontrastreicher wassersensitiver Aufnahmen haben sich auf Protonendichte gewichtete Sequenzen mit frequenzselektiver Fettsignalunterdrückung und leicht verlängerten Echozeiten bewährt. Dann ist es nicht erforderlich, wie bei normaler T2-Gewichtung lange Echozeiten abzuwarten, da der ‚T2"-Kontrast durch die Unterdrückung des Fettsignals erfolgt. Sehr lange Echozeiten führen nämlich zu einer unnötigen Zerstörung von transversaler Magnetisierung und damit zu einem schlechteren Signal-Rausch-Verhältnis. Vielmehr sind Echozeiten zwischen 30 und 45 ms vorzuziehen.

Relaxationszeitabhängige Fettsignalunterdrückung

Die Verwendung von „Inversion-Recovery-Sequenzen" erlaubt, die Signale von Geweben mit einer *definierten Relaxationszeit*, wie z.B. Fettgewebe, zu unterdrücken. Diese relaxationszeitabhängige Fettsignalunterdrückung unter Verwendung von „Inversion-Recovery-Sequenzen" mit kurzer Inversionszeit („Short Tau Inversion Recovery, STIR") ist eine sehr robuste Methode zur Elimination des Fettsignals. Die Wahl der geeigneten Inversionszeit ist abhängig von der Magnetfeldstärke. Dabei werden Inversionszeiten von 80–180 ms eingesetzt. Nachteile dieser STIR-Sequenzen sind das niedrige Signal-Rausch-Verhältnis, die dadurch notwendige hohe Schichtdicke, die große Schichtlücke und die verhältnismäßig langen Messzeiten. Außerdem ist es erforderlich, in der Regel Aufnahmen mit T1-Gewichtung in derselben Schichtebene zu akquirieren, um eine entsprechende anatomische Orientierung zu ermöglichen. STIR-Sequenzen haben eine höhere spezifische Sensitivität im Nachweis von wassergebundenen Protonen im Vergleich zu PD-gewichteten fettunterdrückenden Sequenzen, liefern aber eine deutlich schlechtere räumliche Auflösung und erfordern längere Messzeiten. Ein grundsätzlicher Vorteil ist hingegen die Möglichkeit, diese Sequenzen auch bei sehr niedriger Feldstärke anwenden zu können.

Gegenphasierung

Eine in der Praxis vernachlässigte Methode zur Reduktion des Fettsignals ist die Anwendung gegenphasierter Sequenzen. Bei Gradientenechosequenzen entscheidet die Echozeit, ob zum Zeitpunkt der Bilderzeugung (Echo) die Magnetisierungsvektoren der fett- und der wassergebundenen Protonen in die gleiche Richtung zeigen („in Phase") oder in die entgegengesetzte Richtung ausgerichtet sind („out of Phase"). Im 1. Fall, der die normale Situation in der Bildgebung darstellt, werden die Signale der fett- und wassergebundenen Protonen eines Voxels addiert, im 2. Fall subtrahieren sich die Signale voneinander. Bei der Anwendung gegenphasierter Sequenzen stellt sich in Knochenabschnitten mit rotem Knochenmark das normale Knochenmark weitgehend signalfrei dar. Krankhaft veränderte Bezirke mit erhöhtem Wassergehalt, wie z.B. Ödeme, oder erhöhtem Fettgehalt, werden signalreich abgebildet. Die signalarme bzw. -freie Darstellung von hämatopoetischem Knochenmark beruht auf der Anwesenheit von wasser- und von fetthaltigen Zellen im gleichen Bildgebungsvoxel. Da in hämatopoetisch aktivem Knochenmark fett- und wassergebundene Protonen in ähnlicher Konzentration vorhanden sind, erfolgt die Signalsubtraktion auf annähernd 0. Diese Sequenzen werden deshalb auch als „subtrahierende" Sequenzen bezeichnet.

Darstellung von Verletzungen

Wenn im Rahmen einer akuten Verletzung eine morphologische Schädigung am Knochen, in den Weichteilen oder an Bindegewebsstrukturen auftritt, so führt dies zur Einblutung und/oder Ödembildung. Erforderlich ist dann die Anfertigung von sog. „Wasserbildern", d.h. die Durchführung von STIR-Sequenzen und/oder protonendichtegewichteten, frequenzselektiv fettsignalgesättigten Sequenzen. Ist die Verletzung klinisch und/oder röntgenologisch zu lokalisieren und sollen Faser-Band-Strukturen an Gelenken, die (subchondrale) Kortikalis oder der Anulus fibrosus und/oder die Längsbänder der Wirbelsäule mit hoher Auflösung gut beurteilbar dargestellt werden, haben sich protonendichtegewichtete Aufnahmen ohne Fettsättigung bewährt. Sie übertreffen in diesen Fällen T1-gewichtete Aufnahmen. Letztere sind lediglich zur anatomischen Zuordnung von Veränderungen bzw. zur Differenzierung von fetthaltigen Strukturen erforderlich. Auch für die Differenzierung einer ödematösen Knochenmarkdurchtränkung vom Knochenmarkersatz durch Tumorgewebe sind nicht kontrastverstärkte, T1-gewichtete Spinechoaufnahmen sehr hilfreich. Zur Unterscheidung einer bakteriell bedingten Osteomyelitis von reaktiven Knochenmarkveränderungen sind ebenfalls T1-gewichtete Sequenzen erforderlich.

MRT Knorpeldarstellung

Der hyaline Gelenkknorpel ist mit Ausnahme des retropatellaren Knorpels eine Struktur, die eine Dicke von 0,5–2 mm aufweist. Entsprechend hoch sind die Anforderungen an eine MR-tomografische Darstellung. Da Spinechosequenzen wegen des sich verschlechternden Signal-Rausch-Verhältnisses nicht mit Schichtdicken unter 2 bzw. 2,5 mm eingesetzt werden können, ermöglichen 3D-Gradientenechosequenzen mit Anregung eines Volumens die nachträgliche Berechnung von Schichten mit einer Dicke von 0,5–1 mm. Dadurch wird eine Abbildung von Knorpelläsionen ohne Teilvolumeneffekte möglich. Diese Gradientenechosequenzen (z. B. FLASH, FFE) werden mit einer frequenzselektiven Fettsignalunterdrückung kombiniert oder als Sequenzen mit isolierter Wasseranregung angewendet. Auf diese Weise wird es möglich, den hyalinen Knorpel zu segmentieren und entsprechende Knorpelvolumina zu berechnen. Solche Verfahren sind auch für Langzeitstudien z. B. im Rahmen einer degenerativen Gelenkerkrankung oder zur Beurteilung der Wirkung von Knorpeltherapeutika von Interesse. Einen günstigen Gewebekontrast für die Knorpeldarstellung lässt sich auch mit Doppelechosequenzen mit einer „Steady-State"-Magnetisierung (z. B. DESS) erreichen, bei denen der Gelenkknorpel intermediär, Ergussflüssigkeit signalreich und der Knochenmarkraum signalärmer abgebildet werden.

In der täglichen Routine hat sich gezeigt, dass Bezirke mit Knorpelschwund, einschließlich der „Knorpelglatze", und Riss- und Ulkusbildungen an Hochfeldystemen sehr gut mit Spinechosequenzen (PD fat) erfasst und abgebildet werden. Bewährt haben sich hierzu protonendichtegewichtete schnelle Spinechosequenzen mit frequenzselektiver Fettsignalunterdrückung und einer Schichtdicke von 3 mm oder entsprechende Sequenzen ohne Fettsignalsättigung. Die Anwendung einer Fettsignalunterdrückung eliminiert einerseits „Chemical-Shift"-Artefakte, die in Frequenzkodierrichtung auftreten. Andererseits zeichnen sich Sequenzen ohne Fettsignalunterdrückung durch eine besondere Schärfe der Darstellung aus. Obligat ist die Anwendung einer erweiterten Messmatrix. Bewährt hat sich eine Matrixgröße von 384 × 384.

Szintigrafie

γ-Kamera und Radiopharmaka sind die wichtigsten Voraussetzungen für die Szintigrafie des Stütz- und Gleitgewebes. Die nuklearmedizinische Diagnostik ist eine Funktionsdiagnostik mit beschränkter Abschätzungsmöglichkeit der Morphologie. Die bildhafte Darstellung – das Szintigramm – wird daher zum Lokalisationsdiagnostikum normaler oder gestörter Biokinetik der ärztlich zu beurteilenden oder klinisch suspekten Zellverbände, Gewebe oder Organe.

γ-Kamera

Die γ-Kamera ist ein technisches System, dessen grundsätzliche physikalische Funktionsabläufe sich simplifiziert auf folgende näher zu erläuternde Stichworte reduzieren lassen:

- radioaktiv emittiertes γ-Quant
- Lichtquant mit Ortsadresse
- Fotoelektron
- Elektronenlawine
- elektrisches Signal
- Energiediskrimination
- Aufbau der Häufigkeitsverteilung von Ortsadressen zum Foto-Scan oder nummerisch farbkodierten oder 1-farbigen Szintigramm

Messtechnische Grundlagen

Der Kameramesskopf – es gibt auch Doppelkopfkamerasysteme – ist das Kontaktsystem zur γ-emittierenden Patientenregion. Die wichtigsten technischen Komponenten des Messkopfs sind der Szintillationskristall und die Fotomultiplier. Sie bilden den Strahlungsdetektor. Der scheibenförmige Szintillationskristall besteht am häufigsten aus thalliumdotiertem Natriumjodid. An seiner Rückfläche ist er flächendeckend mit Fotomultipliern besetzt, die durch ein Lichtleitsystem mit ihm verbunden sind. Der Messkopf hat eine Bleiabschirmung, die verhindert, dass γ-Quanten den Kristall erreichen, die nicht zum Szintigrammaufbau beitragen. An seiner patientennahen Seite befindet sich die Optik des Strahlungsdetektors, der Kollimator. Er kann als Bleiabschirmung betrachtet werden, die von Bohrungen durchsetzt ist. Diese Bohrungen sind auf die Stirnfläche des Szintillationskristalls gerichtet und verlaufen meist parallel: Dann handelt es sich um einen Parallellochkollimator. Die Bohrungen gewährleisten, dass nur γ-Quanten den Kristall erreichen, die annähernd lotrecht auf seine Oberfläche treffen. Form und Durchmesser der Bohrungen bestimmen die räumliche Auflösung (Ortsauflösung). Mit zunehmendem Bohrungsdurchmesser steigt die Messempfindlichkeit, d. h. die Zahl der einfallenden und daher messbaren γ-Quanten. Gleichzeitig wächst die Konturunschärfe einer „punktförmigen" radioaktiven Quelle, da auch schräg einfallende Quanten registriert werden. Daher sind die handelsüblichen Kollimatoren technische Kompromisserzeugnisse.

Die Septendicke zwischen den Bohrungen – die Bohrungswandung – beeinflusst auch ihre unerwünschte Penetration durch γ-Quanten, sodass verschiedene Kollimatortypen zur Verfügung stehen, deren Septendicke den energetischen Einsatzbereich bestimmt.

Zur korrekten Wiedergabe der Radioaktivitätsverteilung im untersuchten Körperbereich trägt nicht nur der Kollimator, sondern auch eine nachgeordnete elektronische Schaltung bei: der Impulshöhenanalysator mit einem vorgewählten Energiefenster. Er schließt beispielsweise γ-Quanten von der Messung aus, die durch Streuereignisse Energieverluste erlitten haben – dieser Vorgang wird als Diskrimination bezeichnet.

Im Szintillationskristall werden die dort eintreffenden primären γ-Quanten und Compton-Streuquanten durch Fotoabsorption in Lichtblitze umgewandelt. Der Ausdruck „Blitz" deutet an, dass die Emission des sichtbaren Lichtes ein sehr kurzzeitiges Ereignis ist (Größenordnung 10^{-6} s). Diese impulsartige Lichtemission im Kristall wird durch die Fotomultiplier (Sekundärelektronenvervielfacher) in elektrische Signale umgewandelt. Der Fotomultiplier ist eine Elektronenröhre mit einer Kathode – Fotokathode –, die nach Einstrahlung eines Lichtquants ein Elektron freisetzt (Fotoelektron). Dieses tritt in das Röhrenvakuum über und erreicht infolge angelegter Spannung die 1. Prallelektrode (Dynode). Beim Auftreffen auf diese Dynode verfügt das emittierte Elektron bereits über so viel kinetische Energie, dass aus ihr mehrere Elektronen für die Beschleunigungsstrecke zur nächsten Dynode austreten. Das Vervielfachungssystem des Fotomultipliers ist so angelegt, dass die jeweils folgende Dynode ein höheres positives Spannungspotenzial als die vorhergehende hat. Dadurch steigt die Elektronenbeschleunigung konsekutiv mit der Anzahl der passierten Dynoden an. Entsprechendes gilt für die Anzahl der Elektronen. Auf diese Weise entsteht aus einem Fotoelektron eine Elektronenlawine, die von der Auffanganode abgesaugt wird und dort ein elektrisches Signal auslöst. Die Amplitude dieses Stromstoßes ist der im Szintillationskristall auftretenden Lichtquantenmenge und damit der absorbierten γ-Energie direkt proportional. Der bereits erwähnte, als Diskriminator wirksame Impulshöhenanalysator setzt bei analoger Schaltung an dieser Verarbeitungsstelle ein. Bei digitaler Datenverarbeitung wird die Diskriminatorschaltung durch eine mathematische Zahlenanalyse ersetzt. Prinzipiell wird nur das durch Diskrimination als gültig befundene Signal weiterverarbeitet und schließlich abgebildet. Dabei ist zu berücksichtigen, dass mehrere Multiplier jede einzelne Szintillation registrieren. Der γ-strahlenemittierende 3-dimensionale Körperteil liefert dadurch nach der elektronischen Datenverarbeitung, u.a. durch die Verknüpfung unterschiedlicher Ausgangsamplituden der Fotomultiplier, 2-dimensionale Ortsadressen. Die Häufigkeitsverteilung dieser Ortsadressen gibt also Informationen über die örtliche Verteilung des Quantenflusses im Szintillationskristall und führt auf diese Weise zum Szintigramm. Die skizzierten ersten Schritte der Datenentstehung und der Verarbeitung absorbierter γ-Quanten zu einem elektrischen Signal und ihrer von mathematischen Algorithmen geleiteten Rekonstruktion zur Informationsquelle Szintigramm erfolgt in der Zeit. Während dieser Zeit – Totzeit – kann der Detektor keine weiteren Absorptionsereignisse messen. Zählverluste sind daher grundsätzlich nicht zu vermeiden. Auch aus diesem technisch bedingten Grund ist die applizierte Radioaktivität immer größer als die zur Messung, d. h. Bildgebung, ausgenützte.

Statische Szintigrafie

Die statische Szintigrafie ist eine 1-Phasenszintigrafie. Das auf diese Weise gewonnene planare Szintigramm gibt die räumliche Verteilung eines Radionuklids 2-dimensional wieder, und zwar zu einem bestimmten Zeitpunkt unter Vernachlässigung der Radioaktivitätsänderung während des Szintigrafievorgangs. Die statische Szintigrafie ist daher eine Szintigrafie in der langsamen Funktionsphase, z. B. bei der Skelettuntersuchung 2–4 h nach der Injektion.

Planare Technik

Die planare Szintigrafie des (gesamten) Skeletts setzt sich entweder aus Einzelszintigrammen der abzubildenden Körperregionen zusammen, oder das Szintigramm ist eine Ganzkörperabbildung, zu der sich der Messkopf über den Körper bewegt, oder die Patientenliege ist der bewegte Teil. Zur planaren Skelettszintigrafie gehört ein ventraler (vorderer) und dorsaler (hinterer) Scan (zumindest des Beckens, der Wirbelsäule mit Rippen und des Schädels). Bei szintigrafisch nachweisbaren *fokalen* Radionuklidakkumulationen am Fuß, in der Knie- und in der Beckenregion, z. B. im Sakrum, ist oft ein zusätzlicher seitlicher Szintiscan zur genauen Lokalisation des „Fokusses" erforderlich. Dies gilt auch für die szintigrafische Beurteilung von Prothesen großer Gelenke. Auch bei der 1-Phasenszintigrafie kann von besonders interessierenden Körperregionen (ROI) die Radioaktivität quantitativ erfasst und beispielsweise als Quotient ausgedrückt werden.

Falls die Skelettszintigrafie als 1-Phasenmethode eingesetzt wird, zeigt sie unspezifisch an, ob eine uni- oder multilokuläre fokale Störung des physiologischen Knochenumbaus mit positiver Bilanz vorliegt. Sie informiert also über die (reaktive) Osteogenese. Die Skelettszintigrafie hat eine höhere Sensitivität als die Röntgenuntersuchung. Jedoch kann ein „röntgennegatives" Knochentrauma (Fissur, Fraktur) in den ersten posttraumatischen Tagen auch szintigrafisch stumm sein. Der Einbau der anwendungsüblichen Radiopharmaka in die Knochenmatrix erfolgt nämlich als Funktion der Zeit nach dem Trauma, d. h., die posttraumatisch einsetzende reparative Osteogenese muss erst anlaufen. Das setzt einerseits *mindestens* ein 48- bis 72-h-Intervall voraus. Diese Prämisse gilt auch für ausschließliche Periostverletzungen. Andererseits zeigt die Skelettszintigrafie unter Berücksichtigung des geforderten posttraumatischen Intervalls Fissuren oder Frakturen in röntgenologisch schwierig beurteilbaren Skelettabschnitten, wie Karpus, Tarsus, Rippen und Steißbein, sensitiv an oder schließt sie aus. Dabei gilt die Ausnahme, dass Frakturen der Schädelkalotte in ihrer Mehrzahl szintigrafisch stumm bleiben. Umgekehrt speichern Regionen mit hohem Kollagengehalt, z. B. die Insertionen in der nahen Umgebung des Angulus inferior scapulae, physiologischerweise osteotrope Radionuklidverbindungen vermehrt. Dies hängt mit der zusätzlichen Kollagenaffinität dieser Radiopharmaka zusammen. Wird die Skelettszintigrafie zur Verlaufsbeurteilung des multiplen Myeloms (Plasmozytoms) eingesetzt, so muss damit gerechnet werden, dass sich röntgenologisch erkennbare Herde szintigrafisch stumm verhalten. Wahrscheinlich hängt dies mit der Freisetzung eines die Osteoklasten aktivierenden Mediators durch die Myelomzellen zusammen. Aber auch ein osteoblastenhemmender Stoff wird diskutiert.

! Merke

Die ökonomischen und strahlenhygienischen Vorteile der 1-Phasenskelettszintigrafie offenbaren sich beim präoperativen Staging und bei der Nachsorge von malignen Tumoren mit der Tendenz zur Knochenabsiedlung. Entsprechendes gilt bei Polytraumapatienten und klinischem Verdacht auf Kindesmisshandlung („Battered-Child"-Syndrom). In diesen Fällen dient die 1-Phasenskelettszintigrafie als Informationsbasis für die gezielte Röntgenuntersuchung.

Erwähnt sei, dass die 1-Phasenskelettszintigrafie auch zur **szintigrafischen Vergrößerungstechnik** eingesetzt werden kann, und zwar mithilfe des Pinhole-Kollimators. Zu den Indikationen der Vergrößerungsszintigrafie gehört der Morbus Perthes. Schmerzen und Bewegungseinschränkung im Hüftgelenk können sich Wochen bis einige Monate vor dem röntgenologischen Initialbefund bemerkbar machen; die Szintigrafie dagegen kann in dieser Zeit schon pathologisch ausfallen. Der Szintigrafiebefund des Morbus Perthes ist ein quer verlaufender, breiter, bei geringer Ausdehnung des Knochentods auch nur keilförmiger Speicherdefekt des proximalen Femurendes mit einer (scheinbaren) Radionuklidanreicherung im medialen Epiphysenbereich (MRT jedoch spezifischer). Letzterer wird durch die physiologische Anreicherung und topografische Überlagerung der Hüftpfanne vorgetäuscht (s. Abb. 14.**57**). Der Speicherdefekt springt besonders ins Auge, weil er kranial und kaudal von verstärkter Radionuklideinlagerung begrenzt ist, die den Wachstumszonen der Hüftpfanne und des Femurs entspricht. Eine weitere Indikation zur Szintigrafie beim Morbus Perthes kann zur Erkennung der metachronen Ischämie im kontralateralen Femurkopf gestellt werden. Bei etwa 10 % der Perthes-Patienten entwickelt sich nämlich konsekutiv ein Morbus Perthes auf der Gegenseite. Sogar im klinisch asymptomatischen und röntgenologisch unauffälligen Initialstadium kann der typische Speicherdefekt auftreten.

Tomografische Technik

Die Emissionscomputertomografie (ECT) liefert überlagerungsfreie szintigrafische Schnittbilder. Zu ihren technischen Merkmalen gehören die schrittweise oder kontinuierliche Rotation des Messkopfs (oder mehrerer Messköpfe) und leistungsstarke Computer. Letztere haben nicht nur die Aufgabe, die Erfassung, Speicherung und Verarbeitung der Messdaten zu gewährleisten, sondern steuern und überwachen die Messgeräte im Sinne einer vielfältigen internen Qualitätskontrolle, z. B. in Form von Prozessoren als Korrekturelektronik für die Linealisierung der Energie- und Ortsauflösung. Diese Aufgaben übernehmen solche Prozessrechner zwar auch bei dem γ-Kameratyp in planarer Aufnahmetechnik. Jedoch umfasst die Qualitätskontrolle bei der ECT mehr Parameter (Kenngrößen und Leistungsmerkmale) als bei der planar abbildenden γ-Kamera. Die technische Grundprämisse für ECT ist nämlich ein in planarer Technik korrekt arbeitender Kameramesskopf, dem sich die SPECT-inhärenten Güteparameter addieren (SPECT ist das Akronym von Single Photon Emission computed Tomography). Die SPECT-Technik setzt nämlich Radionuklide voraus, die beim Zerfall Einzelphotonen aussenden, wie z. B. das metastabile ^{99}Technetium (^{99m}Tc; griech.: technetós = künstlich gemacht). Für die Bildqualität sind besonders die Realität der Energiefenstereinstellung, die Linearität der Ortungselektronik (vor allem bei SPECT-Systemen mit mehreren rotierenden Messköpfen) und die Homogenität, d. h. die gleichmäßige γ-Quantenausbeutung an jeder Stelle des Kamerasichtfelds, von Bedeutung. Die Mindestgröße für das Kamerasichtfeld ist abhängig vom untersuchten Organ. Bei der Szintigrafie des Stütz- und Gleitgewebes soll die Fläche des Sichtfelds mindestens 1200 cm^2 betragen. Bei den SPECT-Systemen muss auch die mechanische Stabilität gewährleistet sein. Nur dann bleibt das Rotationszentrum genau auf das Zentrum der Bildmatrix justiert.

! Merke

Werden die Güteparameter, namentlich bei der SPECT-Technik, nicht hinreichend beachtet und kontrolliert, so müssen Bildartefakte, schlechtere Auflösung und reduzierter Kontrast in Kauf genommen werden.

Die Systeme zur planaren Szintigrafie geben die Radioaktivitätsverteilung in einem Körpervolumen auf einer Bildfläche wieder. Ein 3-dimensionales Strahlungsvolumen wird also 2-dimensional visualisiert. Die ECT stellt dagegen eine quasi 2-dimensionale Schicht des γ-Strahlung emittierenden Körpervolumens 2-dimensional dar. Diese simplifizierende, aber anschauliche Betrachtungsweise setzt voraus, dass die Objektschicht sehr dünn ist und daher messtechnisch als 2-dimensional betrachtet werden darf – die „Dicke des Messstrahls" bestimmt die Dicke der Objektschicht. Dabei wird die Prämisse angestrebt, dass die örtliche Radioaktivitätsanreicherung möglichst viele, d. h. möglichst dicht nebeneinander liegende „Messstrahlen" emittiert und diese unter möglichst vielen Winkeln registriert werden. Bei der ECT gilt ebenfalls die Voxel-Pixel-Zuordnung auf der Bildmatrix, wie sie bei der Transmissions-CT (Röntgenstrahlungs-CT, kurz: CT) beschrieben wurde (s. S. 8). Durch die Datenerfassung aus verschiedenen „Blickwinkeln" (Projektionen) – der Detektor rotiert um das strahlende Körpervolumen – wird die Datenerfassung quantitativ maximiert, und – summarisch betrachtet – rekonstruiert der hochleistungsfähige Prozessrechner aus dieser Datenmenge die Emissionstomogramme. Die γ-Strahlendetektion aus verschiedenen Winkeln in Bezug auf das emittierende Körpervolumen führt einerseits zu einem Kern mit hoher Signaldichte. Andererseits werden die Signale auch über die ganze Bildfläche „verschmiert". Durch den Einsatz verschiedener, nach mathematischen Prinzipien arbeitender „Filter" gelingt es, solche Störeffekte und aus den Rohdaten resultierende emissionsstatistische Bildfehler zu eliminieren, jedenfalls so weit, dass die im Emissionstomogramm dargestellte Schicht weitgehend überlagerungsfrei wiedergegeben wird und die im Tomogramm abgebildete Radioaktivitätsverteilung der Realität möglichst nahe kommt.

Die SPECT-Technik sollte obligat bei der Suche nach fokalen Prozessen im Bereich der Schädelbasis und im Gesichtsschädel angewandt werden. Sie empfiehlt sich aber auch an der Wirbelsäule und an großen Gelenken zur Diagnose und Lokalisation umschriebener Knochenläsionen. Bei bestimmten Sportarten kann sich in der Pars interarticularis des Wirbelbogens als Ausdruck einer Stressläsion eine Spondylolyse entwickeln. Auch schon bevor die röntgenologisch erkennbare Spaltbildung eingetreten ist (Stressfraktur), wird bei diesen Leistungssportlern, beispielsweise Kunstturnern und Wasserspringern, durch SPECT die funktionelle Stressadaption des physiologischen Knochenumbaus (s. Stressphänomene, Kap. 10 „Stressfolgen am Skelett") in der Interartikularportion sicht- und lokalisierbar.

Radiopharmaka zur Szintigrafie des Stütz- und Gleitgewebes

Voraussetzung für die weite Verbreitung der Szintigrafie des Stütz- und Gleitgewebes war die Einführung eines niederenergetischen γ-Strahlers mit kurzer effektiver Halbwertzeit, der als chemische Verbindung in das Skelett eingeschleust und dort fixiert wird. Deswegen sind mit ^{99m}Tc markierte Phosphatverbindungen mit hoher Gewebs-Clearance, z. B. Phosphonate, die osteotropen Radiopharmaka der Wahl geworden. Technetium (Tc) ist ein silbergraues Schwermetall mit der Ordnungszahl 43 im Periodensystem der Elemente. In der Natur kommt es nur in äußerst geringen Mengen vor und wird daher für seine Anwendung künstlich hergestellt. Aus ^{99}Molybdän (^{99}Mo) bilden sich durch Atomkernumwandlung unter Emission von β-Strahlung ^{99}Tc und ^{99m}Tc. Der Buchstabe „m" am Nuklidsymbol steht für Metastabilität bzw. für das Adjektiv „metastabil" und bedeutet Abstrahlung von γ-Energie beim weiteren Zerfall. Das bedeutet, beim β^--Zerfall des ^{99}Mo verbleiben manche Tochteratomkerne in einem angeregten Zustand. Die Anregungsenergie wird *verzögert* als γ-Strahlung abgegeben, und erst dann wird bei diesen Atomen der Grundzustand ^{99}Tc erreicht. ^{99m}Tc sendet γ-Quanten von 140 keV aus und zerfällt mit einer *physikalischen* Halbwertszeit (HWZ) von 6,02 h. Der physikalischen HWZ liegt ein statistisches Geschehen zugrunde. Parallel dazu finden im inkorporierten Organismus biologische Transportvorgänge statt. Beispielsweise werden in den ersten 2–3 h nach Injektion etwa 50 % des ^{99m}Tc-Radiopharmakons über die Nieren ausgeschieden – glomerulär filtriert. Daher sind für die Skelettszintigrafie bei Erwachsenen im Durchschnitt 600–700 MBq, bei Kindern etwa 5–7 MBq/kg Körpergewicht notwendig. Die biologische Elimination (*biologische* HWZ) führt zu einer zusätzlichen Substanzabnahme des Radionuklids im Organismus. In der Praxis ist es daher sinnvoll, zur Senkung der Dosis an der Harnblasenwand und den Gonaden die Trinkmenge des Patienten *nach der 1. Stunde nach der Injektion* zu erhöhen und damit die Blasenentleerung zu fördern. Aus der physikalischen und biologischen HWZ ergibt sich die dosimetrisch wichtige *effektive* HWZ. Sie ist immer kürzer als die kleinere der beiden anderen Halbwertszeiten.

Zu den biologischen Determinanten für die Anreicherung der ^{99m}Tc-Phosphatkomplexe im Skelett sowie in knochenbildenden und kalzifizierenden Regionen gehören:

- Perfusion
- Kapillarpermeabilität
- Oberfläche des Knochens und seiner Vorstufen über die Adsorption an die Matrix (daher reichert sich das osteotrope Pharmakon in der Spongiosa stärker an als in der kompakten Knochensubstanz)
- regionaler Knochenmetabolismus (Osteogenese)
- Nierenfunktion

Die biochemischen Eigenschaften des intakten ^{99m}Tc-Phosphatkomplexes bedingen die Osteotropie und nicht etwa ausschließlich der phophorhaltige Ligand – Liganden sind Substanzen, die mit Metallen Komplexverbindungen eingehen. Die Reifezeit der Knochenmatrix erfolgt in der Zeit, sodass sich die reaktive Osteogenese, z. B. nach einer Fraktur, szintigrafisch erst nach 2–3 oder sogar noch mehr Tagen zu erkennen gibt. Positive lokale Szintigrammbefunde in kürzerer Zeit spiegeln daher das osteotrope Radionuklid intravasal oder in der extravasalen Flüssigkeit wider.

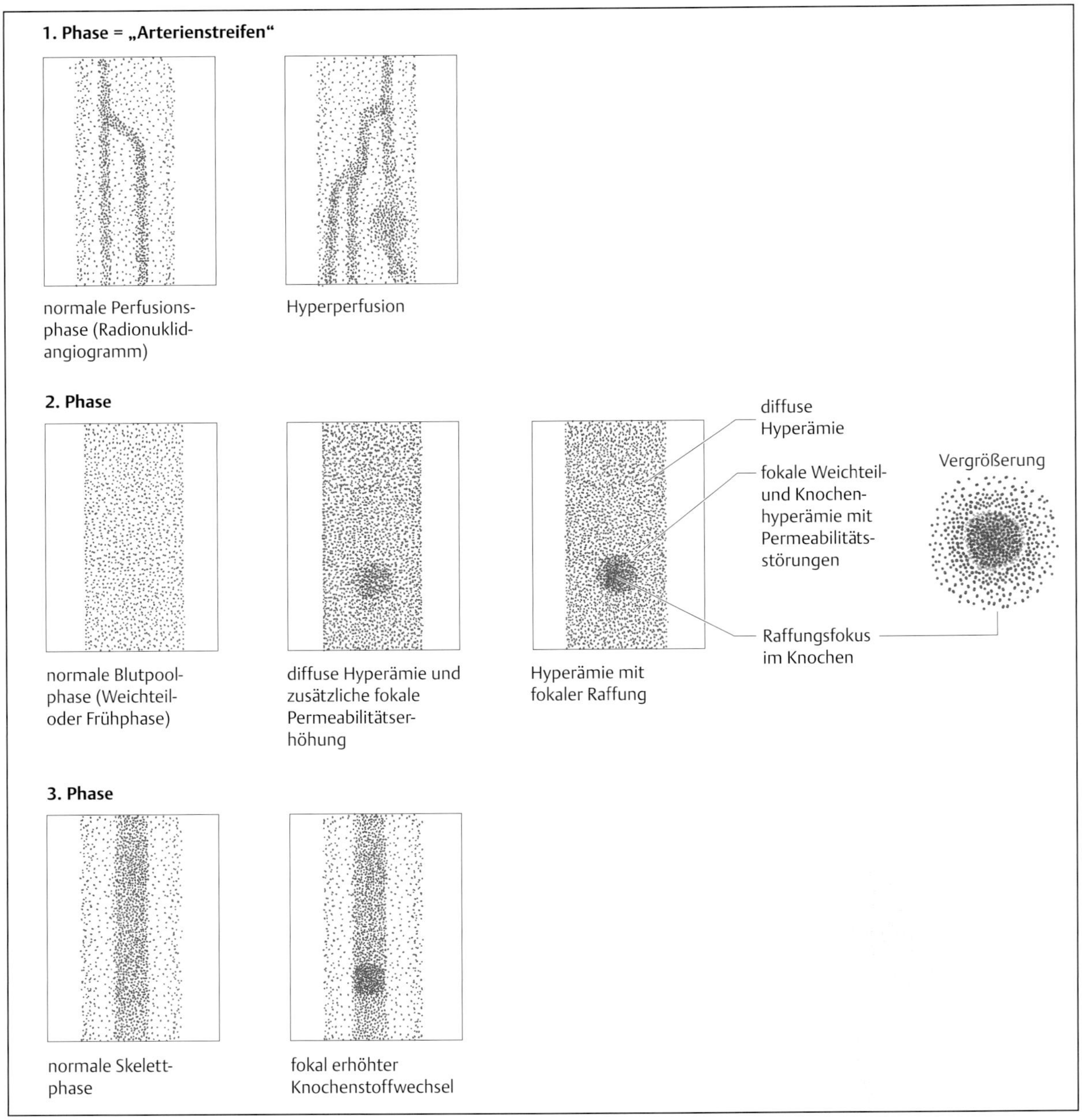

Abb. 1.**4** **Schematische Darstellung der 3-Phasenszintigrafie im proximalen Extremitätenbereich mit dickem Muskelmantel.** *Links im Bild:* Normalbefunde, *rechts:* pathologische Befunde, wie beispielsweise bei exazerbierter posttraumatischer Ostitis). Die **diffuse** Hyperämie in der Blutpoolphase ist wenig spezifisch. Beispielsweise spiegelt sie am Oberschenkel bei einer Gelenkprothesenszintigrafie die (gesteigerte) Muskeldurchblutung wider. „Raffung“ des Radiopharmakons bedeutet, dass sich örtlich nicht nur Hyperämie und Störung der Kapillarpermeabilität zu erkennen geben, sondern dass gesteigerte Osteoblasten-/Osteoklastenaktivität schon in dieser Phase beginnt, den Tracer an sich zu reißen. Dies wird vor allem bei Kamerasystemen mit hoher Ortsauflösung und nummerischer Farbkodierung sichtbar (s. Abb. 1.**5**: Zwei „rote Foci“ in der Blutpoolphase, die identisch mit 2 „roten Foci“ in der 3. Phase sind). Je früher und stärker sich die „Raffung“ zeigt, desto aktiver ist der pathologische Prozess.
Bei der 2-Phasenskelettszintigrafie werden die Weichteil- oder Frühphase (Perfusion, Blutpool) und die Skelettphase (Spätphase) beurteilt.

Dynamische Szintigrafie

Die Kinetik eines Radiopharmakons wird grundsätzlich durch seine Verteilung in der Blutbahn, durch seine Gewebsanreicherung und durch seinen Einbau in den Metabolismus des Zielgewebes bestimmt. Mit Anwendung der Mehrphasenszintigrafie wird versucht, diese Vorgänge schwerpunktmäßig in der Zeit darzustellen. Bei der Skelettszintigrafie kommt vor allem die 3-Phasenszintigrafie als dynamische Methode zur Anwendung (Abb. 1.**4**):

- *Phase 1:* In dieser Phase wird die arterielle Perfusion des Radionuklids nach Bolusinjektion direkt vor der γ-Kamera in schneller Folge (Sekundenbereich) im Bild und/oder als Zeit-/Aktivitätskurve festgehalten. Die Abbildung bzw. Aufzeichnung der ROI erfolgt – soweit die Anatomie und das Sichtfeld der γ-Kamera dies zulassen – bilateral-symmetrisch. Die 1. Phase wird als (arterielle) Perfusions- oder Einflussphase oder Radionuklidangiografie bezeichnet. Sie erlaubt die (vergleichende) Beurteilung der Durchblutung in der ROI – Hyperämie: ja/nein? – und hilft auch bei der topischen Differenzialdiagnose von (stark) vaskularisierten primären Weichteilveränderungen gegenüber Knochen- und Gelenkprozessen.
- *Phase 2:* Die 2. Phase der 3-Phasenszintigrafie ist die Blutpoolphase (Früh-, Weichteilphase). Die Akquisition der Frühaufnahmen erfolgt, unmittelbar im Anschluss an die 1. Phase, 3–10 min nach der Bolusinjektion. Die Blutpoolphase spiegelt die Durchblutung in den kleinen Arterien, Kapillaren und Venen wider *und* gibt Auskunft über die Kapillarpermeabilität – beantwortet also vorzugsweise die klinisch wichtige Frage nach Hyperämie und dem Ausmaß der Extravasation. Die angefluteten Tracer-Moleküle passieren die Kapillarwände und befinden sich auf dem Weg zum Knochengewebe. Je mehr Radionuklidmoleküle angeflutet werden – bei Hyperämie –, desto größer ist der Gradient zwischen intra- und extravasaler Tracer-Konzentration. Dann treten vermehrt Radionuklide in den Extravasalraum über. Darüber hinaus begünstigt eine entzündlich erhöhte Kapillarpermeabilität zusätzlich die Tracer-Extravasation und damit die regionale γ-Emission. Außerdem wird bei hoch aktiven (entzündlichen) Prozessen ein besonderes Phänomen beobachtet: der im nummerisch farbkodierten Szintigramm besonders auffallende „rote Fokus" in der Blutpoolphase. Bei hoch aktiver Osteoblasten-/Osteoklastentätigkeit beginnen diese schon in der Blutpoolphase, den Tracer an sich zu reißen. Der „rote Fokus" in der 2. Phase des Farbszintigramms ist dann topisch mit demjenigen der 3. Phase identisch (Abb. 1.**4** und Abb. 1.**5** zeigen solche „roten Foci").

  Mit Doppelkopfkamerasystemen und/oder hoher Vorschubgeschwindigkeit lässt sich die Blutpoolphase im Ganzkörperszintigramm darstellen und wird als *Frühszintigramm* subsumiert, Phase 1 und 2 werden also zusammengefasst. Bei klinisch bekannten, röntgenologisch diagnostizierten und dokumentierten polytopen Gelenkerkrankungen können auf diese Weise aktiv entzündete Gelenke von erkrankten Gelenken in Remission unterschieden werden. Entsprechendes gilt für Polyarthrosen, nämlich die Erkennung der durch Detritussynovitis aktivierten Arthrosis deformans.

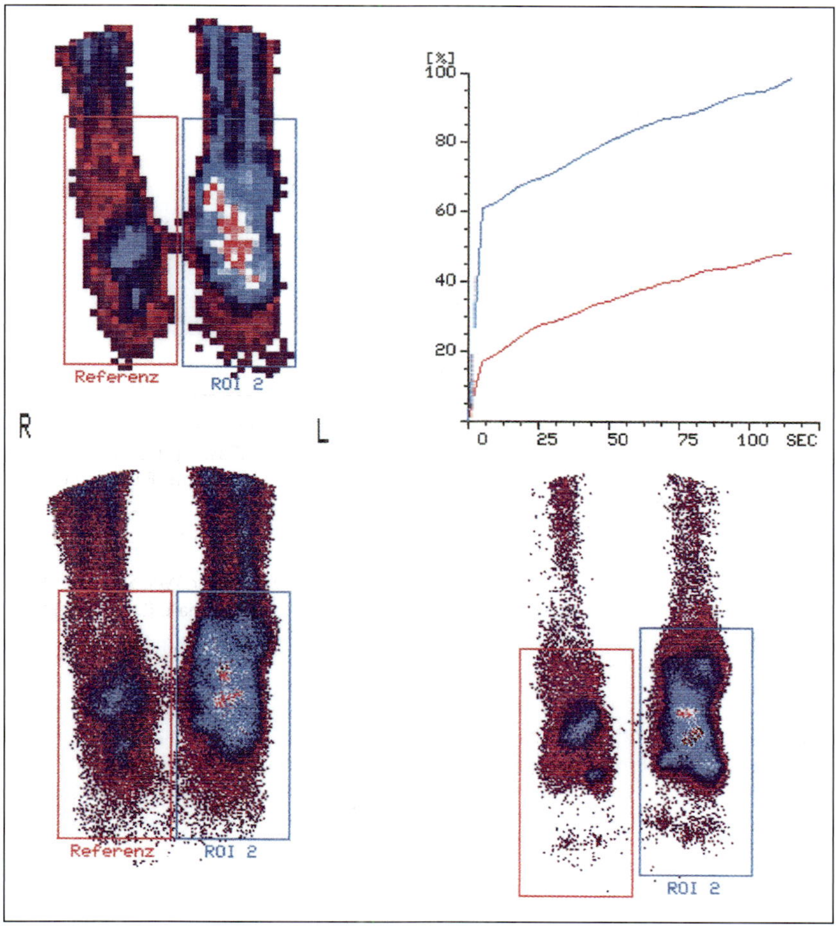

Abb. 1.**5** **Positives 3-Phasenszintigramm im linken Tarsometatarsal-(TMT-)bereich bei infektiöser Arthritis, die im Rahmen der Immunschwäche infolge HIV-Infektion entstanden ist.** Siehe die topisch identischen 2 „roten Foci" in der 2. und 3. Szintigrafiephase. Sie zeigen an, dass der lokale Knochenumbau bereits in der Blutpoolphase beginnt: sog. (vorzeitige) fokale Tracer-Raffung (vgl. Abb. 1.**4**).
Im Fotoscan stellen sich die Foci entsprechend dar.

- *Phase 3:* Die Szintigrafie wird bei dieser Phase – sie ist als Mineralisations-, Spät- oder Skelettphase bekannt – 2–4h nach der Injektion durchgeführt. Die Spätaufnahmen mit der γ-Kamera spiegeln überwiegend den Knochenstoffwechsel wider. Im Abschnitt „Statische Szintigrafie" (s. S. 15 ff) wurde auf sie näher eingegangen, da sie methodisch der 1-Phasenszintigrafie entsprechen.

Die wichtigsten Indikationen zur 3-Phasenszintigrafie mit *positivem* Ausfall in allen 3 Phasen seien zusammengefasst:

- floride Arthritis
- aktive ossäre Infektionen
- aktivierte Arthrose
- Frakturheilung in den ersten posttraumatischen Wochen
- Stressbefunde an den Extremitäten
- „Wachstumsstadium" heterotoper (Weichteil-)Ossifikationen
- floride (aktive) Fibroostitis (Enthesitis) im Gegensatz zur szintigrafisch stummen Fibroostose
- Sudeck-Syndrom, vornehmlich im Frühstadium
- die meisten primären malignen Knochentumoren

Benigne Knochentumoren gehen in der Regel nicht mit vermehrter Perfusion und vergrößertem Blutpool einher, es sei denn, dass Komplikationen, wie eine pathologische Fraktur oder eine maligne Transformation, eingetreten sind. Beim Osteoidosteom kann die 3-Phasenszintigrafie jedoch positiv ausfallen. Auf grundsätzliche Indikationen der Skelettszintigrafie wurde schon auf S. 15 ff eingegangen. Sie betreffen allerdings eher die 1-Phasenszintigrafie.

! Merke

Als Regel sollte gelten, nach jeder 3-Phasenszintigrafie, also bei lokalisierter Fragestellung, eine Ganzkörperszintigrafie in der Knochenphase anzuschließen. Die Strahlenexposition des Patienten wird dadurch nicht erhöht, und unter Umständen werden Zusatzinformationen über das Skelett gewonnen.

Entzündungsszintigrafie

Mittels 3-Phasenszintigrafie gelingt es, die Durchblutung der Gelenkweichteile einschließlich ihrer unmittelbaren Weichteilumgebung und der gelenktragenden Knochenanteile sowie den physiologischen oder beschleunigten Knochenumbau zu beurteilen. Akute und floride chronische Arthritiden zeichnen sich durch Hyperämie und erhöhte Gefäßpermeabilität sowie reaktiv vermehrten Knochenumbau aus. Entsprechendes gilt für Ostitiden und Osteomyelitiden. Folgende Beispiele sollen dies an der Hand erläutern.

Beispiel: Differenzialdiagnose Arthralgie/Frühstadium der rheumatoiden Arthritis

In diesem Beispiel geht es um die szintigrafische Differenzialdiagnose zwischen (Poly-)Arthralgien und dem Frühstadium der rheumatoiden Arthritis (mit geringen exsudativen Erscheinungen, d.h. geringem, röntgenologisch stummem Gelenkerguss, fehlenden Präerosionen und Erosionen).

! Merke

Arthralgie wird definiert als Gelenkschmerz, der sich klinisch und bildgebend *nicht* objektivieren lässt, obwohl die Patienten oft nicht nur Gelenkschmerzen, sondern auch das Gefühl einer gleichzeitigen Weichteilschwellung (an den Händen) verspüren.

Solche wandernden Arthralgien können vielfältige Ursachen haben, z.B. beim primären Fibromyalgiesyndrom (oft dabei Bewegungsschmerzen) – es gehört zum Weichteilrheumatismus – oder bei klinisch (noch) inapparenten Virusinfektionen auftreten. Die differenzialdiagnostische Abklärung der Arthralgien ist Aufgabe des Klinikers.

Die 3-Phasenszintigrafie kann auch folgende krankhafte Konstellationen diagnostisch klären, stößt dabei jedoch gelegentlich an die Grenzen ihrer Erkenntnismöglichkeit: Im Röntgenbild finden sich Zeichen der Heberden-Arthrose an den distalen Interphalangealgelenken (DIP), Schmerzen werden aber auch an proximalen Interphalangealgelenken der Hände (PIP), an Metakarpophalangealgelenken (MCP) und im Karpus angegeben. Diese Gelenke sind röntgenologisch normal abgebildet. Bei positivem 3-Phasenszintigramm an den PIP, MCP und Karpalgelenken ist in 1. Linie an eine der Polyarthrose aufgepfropfte rheumatoide Arthritis – **Pfropfarthritis** – zu denken.

Eine röntgenologisch nachweisbare Arthrose, wo auch immer lokalisiert, mit positivem 3-Phasenszintigramm an den Extremitäten ist entweder durch eine Detritussynovitis aktiviert – aktivierte Arthrose – oder eine Sekundärarthrose bei schleichender chronischer rheumatischer Arthritisform (Anamnese? Klinik einschließlich Serologie?).

Diagnostische Schwierigkeiten können auftreten, wenn nach dem Röntgenbefund an den Händen eine mehr oder weniger ausgeprägte Polyarthrose aller Fingergelenke – 3-Etagenarthrose – und des Karpometakarpalgelenks I (CMC I) vorliegt und das 3-Phasenszintigramm positiv ist. In diesem Fall muss die Differenzialdiagnose „aktivierte Polyarthrose" oder „Frühstadium einer Pfropfarthritis" gestellt werden. Der DIP-Befall gehört nicht zum manuellen Befallsmuster der rheumatoiden Arthritis. Dies ist jedoch eine Regel, die im Einzelfall durch Ausnahmen bestätigt wird. Die klinisch-serologischen Befunde liefern in diesen Fällen die entscheidenden diagnostischen Parameter.

Beispiel: Diagnose entzündeter Gelenke und Knochenbereiche

Außer den ^{99m}Tc-Phosphatkomplexen wurden und werden noch spezielle Verbindungen des ^{99m}Tc und anderer Radionuklide zur Diagnose entzündeter Gelenke und Knochenbereiche synthetisiert und beispielsweise zur Diagnose der schleichenden tiefen Gelenkprotheseninfektion oder der Infektion nach Diskusoperationen eingesetzt. In der Regel werden diese szintigrafischen Verfahren angewandt, wenn durch die 3-Phasenszintigrafie und MRT (Metallinkorporation) kein überzeugender Entzündungsnachweis oder -ausschluss im Stütz- und Gleitgewebe gelingt. Die Entzündungsszintigrafie spiegelt mehr oder minder sensitiv und spezifisch folgende feingeweblichen und pathobiochemischen Vorgänge bei der Entzündung schwerpunktartig wider (Tab. 1.3).

Extravasation mit lokaler Phagozytose durch ^{99m}Tc-Nanokolloid aus humanem Serumalbumin

In den Chargen überwiegen Kolloide mit einem Durchmesser von weniger als 30 nm gegenüber größeren Partikeln. Aber auch die Kolloide unter 30 nm sind normalerweise nicht diffusionsfähig. Sie dringen vielmehr passiv durch entzündungsvermittelte Dehiszenzen des kapillären Endothels und der unter dem Kapillarendothel befindlichen Basalmembran – über interzelluläre Lecks – in das Zielgewebe oder -organ ein. Dort werden sie von den Zellen des mononukleär-phagozytären Systems (Synonym: retikuloendotheliales System) phagozytiert. Nach Injektion von 370–550 MBq Radioaktivität als Bolus wird zunächst unmittelbar danach ein szintigrafisches Perfusionsstudium durchgeführt, und etwa 45 min nach der Injektion schließen sich statische Szintigramme der suspekten Region in mehreren Projektionen an.

Organe und Gewebe mit hohem Anteil von Zellen des mononukleär-phagozytären Systems, z. B. Leber, Milz und Knochenmark, stellen sich bereits im normalen Nanokolloidszintigramm gut dar. Daher wird ^{99m}Tc-Nanokolloid auch zur **Knochenmarksszintigrafie** eingesetzt, um dort die Aktivität des mononukleär-phagozytären Systems zu beurteilen, z. B. seine lokale Destruktion durch „Fremdzellen". Im MRT zeigen hämatopoetisches Knochenmark, Fettmark und Tumorinfiltration ein differentes Signalverhalten. Also konkurrieren MRT und Knochenmarksszintigrafie bei der medullären Tumorinfiltration und bei der Expansion des Knochenmarks. Der zuletzt genannte Begriff lässt sich aus dem physiologischen Verteilungsmuster des Knochenmarks ableiten. Beim Neonaten ist das Knochenmark grundsätzlich hämatopoetisch aktiv. Bis zum Erwachsenenalter konvertiert das blutbildende Knochenmark nach und nach zentripetal zum Fettmark. Daher beschränkt sich beim Erwachsenen das hämatopoetische Mark regelhaft nur noch auf das Stammskelett, den Schädel und die proximalen Drittel von Humeri und Femora. Fettmark der Extremitäten kann jedoch bei erhöhtem Bedarf an Blutzellen bei hämatologischen Erkrankungen, z. B. bei myeloproliferativen Krankheiten, rekonvertieren, d. h. sich wieder nach peripher ausdehnen. Der *indirekte* Hinweis auf eine periphere Markexpansion ist bereits dem Szintigramm mit osteotropen Radiopharmaka zu entnehmen. Bei dieser Szintigrafiemethodik wirkt nämlich nicht nur die Osteotropie, sondern auch die Durchblutung als Determinante der Radioaktivitätsverteilung, und das blutbildende Knochenmark ist stärker durchblutet als das Fettmark. Die periphere Markexpansion zeigt sich daher als auffallend starke symmetrische Radionuklidaufnahme im proximalen Humerus und Femur und in den epiphysären Knochensockeln von Femur und Tibia im Kniegelenk. Natürlich ist die Knochenmarksszintigrafie bei der medullären Tumorinfiltration sensitiver als die Skelettszintigrafie, jedoch zeigt Letztere zusätzlich pathologische Frakturen an. Außerdem können Fettmarkinseln im hämatopoetischen Knochenmark der Anlass zu Fehldeutungen im Knochenmarksszintigramm sein.

Tab. 1.3 Entzündungsszintigrafie bei Gelenk- und Knochenerkrankungen (in Anlehnung an Schümichen 1997).

Radiopharmakon	Dominierender Mechanismus	Wartezeit (nach Injektion)	Aktivität (MBq)
^{99m}Tc-Antigranulozyten MAB (anti-NCA 95)	Leukozytenmarkierung in loco inflammationis	4–24 h	500–600
^{123}I-Antigranulozyten MAB (anti-NCA 95)	Leukozytenmarkierung in loco inflammationis	4–24 h	75–200
^{99m}Tc-Antigranulozyten FAB (anti-NCA 90)	Leukozytenmarkierung im Blut, aktive Diapedese, Markierung in loco inflammationis	> 3 h (24 h)	200–350
^{111}In-oxinmarkierte Leukozyten	aktive Diapedese, Chemotaxis	4–24 h	10–20
^{99m}Tc-HMPAO-markierte Leukozyten	aktive Diapedese, Chemotaxis	(1), 4 h	200–350
^{99m}Tc-Nanokolloid	passive Diapedese	0–1 min (Perfusionsstudium), etwa 45 min	370–550
^{111}In- (^{99m}Tc-)IgG (HIG; polyklonal)	Exsudation	bis 24 h, mit ^{99m}Tc, z. B. 1, 4, 24 h	18,5 (350–500)
^{67}Ga-Zitrat	Rezeptorbindung	48–72 h	75–200

Zur Knochenmarkszintigrafie eignet sich auch die Immunszintigrafie mit ^{99m}Tc-markierten Granulozytenantikörpern. Ein Spezialfall für die Anwendung dieser Szintigrafiemethode ist das *Frühstadium infektiöser Wirbelsäulenerkrankungen* (Gorres et al. 1996). Bei dieser Methode wird ein mit ^{99m}Tc markierter muriner monoklonaler Antikörper verwendet (etwa 500–600 MBq), der das Non-specific cross-reacting Antigen 95 (NCA 95) an der Oberfläche menschlicher Promyelozyten, Myelozyten und ausgereifter neutrophiler Granulozyten bindet. Methodisch wird bei klinischem und röntgenologischem Verdacht auf das Frühstadium einer infektiösen Spondylodiszitis (auch im Fall einer postoperativen Infektion) folgendermaßen vorgegangen: Beginn mit 1-Phasenszintigrafie (^{99m}Tc-Phosphatkomplex, etwa 600 MBq). Falls sich im suspekten Wirbelsäulenbereich ein Areal erhöhter Radionuklidaufnahme über 2 Wirbel in der Skelettphase darstellt, wird 2 Tage später die Immunszintigrafie angeschlossen. Die zugehörigen Szintigramme werden 4–6 h nach der Injektion des Radiopharmakons angefertigt und nach etwa 24 h ergänzt. Typisch für die infektiöse Spondylodiszitis ist die Isotopie einer vermehrten Radionuklidaufnahme im Skelettszintigramm und einer rundlich konfigurierten Zone verminderter Radioaktivität – kalte Läsion – im Knochenmarkszintigramm. Letztere muss in 2 Wirbeln mit Kontakt zum Diskusraum lokalisiert sein und hat im Frühstadium der Spondylodiszitis nicht beide Wirbel in ihrer vollen Ausdehnung ergriffen. Die verminderte Aktivität im floride entzündeten Gebiet erklärt sich u. a. durch die verringerte Zelldichte im ödematös (exsudativ) durchtränkten Knochenmark und aus der „Flucht" der Granulozytenvorstufen aus der Entzündungszone. Außerdem spiegelt sie die sog. 3-Schichtung bakterieller Infektionen im Knochengewebe wider:

- zentrale Kernzone mit Nekrosen, Fibrinniederschlag und Granulozyten
- mittlere Zone, in der Lymphozyten und Plasmazellen dominieren
- Außenzone aus fibrösem Knochenmark, Faser- und lamellärem Knochengewebe

! Merke

Die beschriebene Szintigrafiekombination ist in Einzelfällen als ein aufwendiges Alternativverfahren zur MRT einzustufen.

Antigen-Antikörper-Reaktion mit dem Tc-markierten murinen Granulozytenantikörper NCA 95

Intakte markierte monoklonale Antikörper, die gegen das Epitop NCA 95 auf Granulozyten gerichtet sind, binden überwiegend in loco. Monoklonale Antikörperfragmente gegen das Epitop NCA 90 binden dagegen sowohl im Blut als auch in loco. Dadurch wird der Entzündungsnachweis gesteigert; denn aktive Diapedese markierter Granulozyten durch Chemotaxis und die Markierung in loco, d. h. im entzündeten Gebiet, erhöhen die Rate der markierten Granulozyten. Die Szintigrafie wird nach mindestens 3 h Wartezeit durchgeführt. Grundsätzlich gilt für den Leukozytendurchtritt durch die Kapillarwand, dass er von der aktiven Diapedese der verformbaren Leukozyten gegenüber den „starren" Nanokolloiden gefördert wird. Außerdem ist die Chemotaxis der pathophysiologische Magnet für die Migration der weißen Blutkörperchen in aktiv entzündlich reagierenden Geweben und Organen. Nach Anwendung dieser Entzündungsszintigrafie empfiehlt sich, 3–4 Wochen später im Serum des Patienten nach Antimausantikörpern zu fahnden, um bei evtl. geplanter Wiederholungsszintigrafie möglichen Überempfindlichkeitsreaktionen aus dem Wege zu gehen und/oder die fehlende Darstellung infolge Antigen-Antikörper-Reaktion von NCA 95 mit Antimausantikörpern falsch zu deuten. Das ^{99m}Tc-Nanokolloid und der markierte Granulozytenantikörper NCA 95 haben verschiedene Zielzellen im Knochenmark, zum einen die Phagozyten, zum anderen blutbildende Knochenmarkzellen. Werden Letztere durch eine systemische Erkrankung verdrängt, beispielsweise durch die Osteomyelofibrose, so kommt es zur zentralen Knochenmarkreduktion und zur peripheren Markexpansion. Diese Expansion (s. o.) lässt sich mit dem markierten Granulozytenantikörper NCA 95 nachweisen, nicht aber unbedingt mit den Nanokolloiden. Ein Ausfall der medullären Hämatopoese muss nämlich nicht mit einem Verlust der Phagozytosefunktion einhergehen.

Extravasation des ^{99m}Tc-markierten, humanen unspezifischen Immunglobulins (HIG) in das entzündete Gewebe oder Organ

Pathobiologische Ursache dafür ist die dort erhöhte Kapillarpermeabilität. Außerdem erfolgt die Bindung der Immunglobuline über ihr Fc-terminales Ende an Fc-Rezeptoren ortständiger Monozyten. γ-Kameraaufnahmen werden innerhalb von 24 h nach der Injektion (350–500 MBq), z. B. 1, 4 und 24 h, angefertigt. Die HIG-Methode eignet sich besonders zum Nachweis entzündeter Gelenke.

Chemotaxispräferenz und komplexe Pathophysiologie der Tracer-Aufnahme

Die Entzündungsszintigrafie mit ^{67}Galliumzitrat (75–200 MBq; Abb. 1.**6**) und mit ^{111}Indium markierten autologen Leukozyten (10–20 MBq, ^{111}In-markierte Zellen) hat ähnliche Sensitivität und Spezifität wie die ^{99m}Tc-Verfahren zum Entzündungsnachweis, geht jedoch mit einer nennenswert erhöhten Exposition des Patienten einher. Die wesentlichen Energiepeaks des ^{67}Ga liegen bei 93, 185, 300 und 394 keV, die physikalische HWZ bei 78 h. ^{111}In hat eine physikalische HWZ von 2,8 Tagen. Als γ-Emissionen werden 171 und 245 keV genannt (im Schrifttum variieren die Angaben über die Peaks der γ-Energien von ^{67}Ga und ^{111}In in der für die Praxis, z. B. die Kollimatorwahl, unwesentlichen 3. Stelle). Die Bezeichnung „Gallium" leitet sich vom Namen des Entdeckers P. E. Lécoq de Boisbaudran ab (franz.: le coq = der Hahn = lat.: gallus).
Die Aufnahme von ^{67}Ga im entzündeten Gewebe ist ein komplexer Vorgang. Da das Metall Gallium eine Affinität

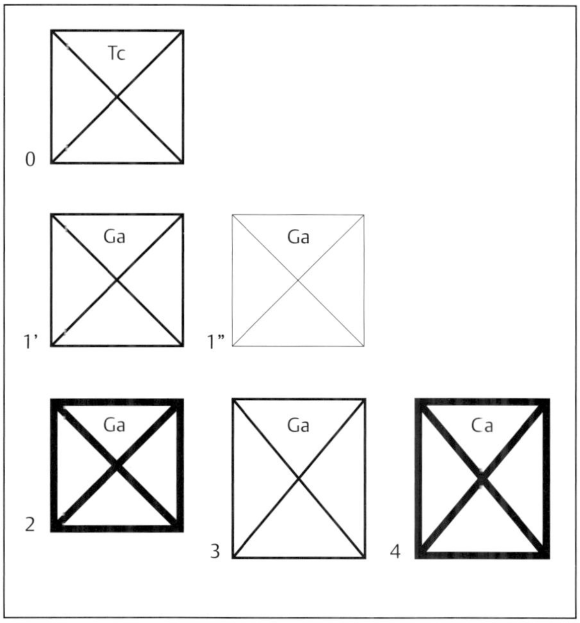

Abb. 1.6 **Konstellation der kombinierten ^{99m}Tc-Phosphatkomplex- und ^{67}Ga-Szintigrafie zur Beantwortung der Frage, ob z. B. bei einer chronisch-rezidivierenden Osteomyelitis/Ostitis oder schmerzhaften Alloarthroplastik eine (schleichende) floride Infektion abläuft.** Die ^{99m}Tc-Szintigrafie kann als 1- oder 3-Phasenszintigrafie durchgeführt werden. Zum Vergleich dient die Skelettphase. Folgende Ga-Tc-Konstellationen sind möglich (Dihlmann et al. 1991):

1' = 0 oder 1" ≠ 0 Isotope, kongruente, isointense oder hypo-intense Galliumakkumulation im Prothesenbereich im Vergleich zur ^{99m}Tc-Phosphatkomplexanreicherung = keine Entzündungskonstellation.

2 ≠ 0 Isotope, kongruente, hyperintense Galliumakkumulation = Entzündungskonstellation.

3 ≠ 0 Isotope, inkongruente, isointense Galliumakkumulation = Entzündungskonstellation.

4 ≠ 0 Isotope, inkongruente, hyperintense Galliumakkumulation = Entzündungskonstellation.

Falsch-positive Entzündungsmuster können bei aseptischen Entzündungen (Abräum- und Einheilungsvorgängen) vorkommen, sind aber auch bei Fremdkörperreaktionen und Pseudarthrosen (Trochanter maior) möglich. Falsch-negative szintigrafische Entzündungsmuster werden kurzfristig nach Antibiotikumtherapie beobachtet. Die strengen Entzündungskonstellationen bei ^{67}Ga-Zitrat werden bei anderen ^{99m}Tc- oder ^{111}In-markierten Entzündungsindikatoren nicht verlangt. Gewöhnlich wird nur die Isotopie des Entzündungssuchers und der ^{99m}Tc-Phosphatverbindung vorausgesetzt.

zum Transferrin hat, bindet es überwiegend an Transferrin und diffundiert sowohl als ^{67}Ga-Transferrin als auch als freier ^{67}Ga-Rest über die erhöhte Kapillarpermeabilität in das entzündete Gewebe. Lactoferrin – ein aus degranulierenden neutrophilen Granulozyten freigesetzter Eiweißkörper – hat eine noch höhere Affinität zum ^{67}Ga als Transferrin. Die ^{67}Ga-Lactoferrin-Verbindung kann von Makrophagen phagozytiert werden. Daher eignet sich ^{67}Ga besonders zur Lokalisation von chronischen Infektionen, z. B. bei der schleichenden tiefen Infektion des Endoprothesenlagers. Schließlich bindet ^{67}Ga an niedrigmolekulare Bakterienproteine (ähnlich wie Eisen) und reichert sich auch auf diese Weise im infizierten Gewebe an. Die γ-Kameraaufnahmen werden 48 und 72 h nach der Injektion angefertigt.

^{111}In ist nicht lipophil und kann daher Zellwände erst nach Bindung an bestimmte Chelatbildner als „-oxin", „-tropolonat" oder „-azetylazeton" durchsetzen. Chelate sind – allgemein ausgedrückt – zyklische Verbindungen, bei denen sich z. B. Metallatome an der Ringbildung beteiligen. Indium ist ein schneidbares metallisches Element, dessen Bezeichnung vom Indigo (lat. indicum) herrührt. Intrazellulär bindet ^{111}In an Eiweißstoffe, während die lipophile Verbindung überwiegend aus der Zelle herausdiffundiert. Die lipophile ^{111}In-Verbindung erlaubt eine Leukozytenmarkierung mittels Präparation in vitro. Die Szintigrafie erfolgt etwa 4 und 24 h nach der Reinjektion.

Das zur Untersuchung der regionalen Hirnperfusion entwickelte ^{99m}Tc-Hexamethyl-Propylen-Amin-Oxim (^{99m}Tc-HMPAO) ist ebenfalls ein lipophiler Komplex und kann daher in die Leukozyten, vornehmlich die Granulozyten, penetrieren. Intrazellulär entsteht ein vergleichsweise gering lipophiler Komplex, der das Hinausdiffundieren behindert. Auch dieses Verfahren erfordert eine Präparation der Leukozyten in vitro. Es werden 200–350 MBq reinjiziert. Die empfohlene Szintigrafie, 1 h nach Injektion, zeigt Radioaktivität zumindest in den Lungen, der Leber, der Milz und im Knochenmark. Dieses Frühszintigramm ist eher das Abbild des sinusoidalen Blutpools im Knochenmark. Die Leukozytenmigration in entzündete Regionen ist eine Funktion der Zeit und der örtlichen „Sättigung" der Zellzahlen. Daher wird ein (2.) obligates Szintigramm der suspekten Region etwa (3-)4 h nach Reinjektion angefertigt. Hyperintense lokale ^{99m}Tc-HMPAO-Anreicherung im Vergleich zum Frühszintigramm spricht für Entzündung. Entsprechendes gilt für die fokale Kongruenz mit der Skelettphase der ^{99m}Tc-Phosphatszintigrafie.

Entzündungen sind überall dort im Organismus möglich, wo ein reagibler Gefäß-/Bindegewebsapparat vorhanden ist. Die Entzündungsszintigrafie gilt daher grundsätzlich ubiquitär. Soll sie Informationen über eine Entzündung im Gleit- oder/und Stützgewebe geben, so wird zur topischen Diskrimination eine 3-Phasenszintigrafie mit ^{99m}Tc-Phosphatkomplexen vorausgeschickt, evtl. auch nur eine 1-Phasenszintigrafie (am Stammskelett). Trotzdem bleiben biologische Irrtumspotenziale, die dem Untersucher bekannt sein müssen. Wird beispielsweise eine chronisch-rezidivierende Osteomyelitis mit Antibiotika vorbehandelt, so kann die Entzündung zurückgedrängt werden, ohne ausgeheilt zu sein. Ein falsch-negatives Entzündungsszintigramm ist dann möglich. Daher sollten etwa 6 Wochen nach (lokaler) Antibiotikabehandlung abgewartet werden, bevor eine (Kontroll-)

Szintigrafie Auskunft darüber geben kann, ob die Infektion beherrscht wurde oder nicht. Entzündungsszintigrafien, die sich vor allem auf die lokale Phagozytoseaktivität stützen, wie die ^{99m}Tc-Nanokolloidmethode, können falsch-negative Aussagen liefern. Sie zeigen die erhöhte Phagozytosefähigkeit an; jedoch kann die Infektion manchmal die Phagozytoseaktivität negativ beeinflussen, oder die lokale Phagozytosekapazität ist bereits gesättigt.

! Merke

Große praktische Bedeutung hat die Bildgebung einschließlich der Szintigrafie bei der Gelenkprothetik zur Erkennung ihrer Komplikationen erlangt. Die Röntgenbildanalyse und die Szintigrafie bedürfen in diesen Fällen einer gemeinsamen Besprechung (s. Kap. 4 „Bildgebung einschließlich Szintigrafie bei Gelenkendoprothesen“).

2 Pragmatische Regeln für die Röntgenuntersuchung des Gleit- und Stützgewebes

Überlegungen zur Einstelltechnik

Ebenen der Röntgenaufnahmen

> **! Merke**
> **Regel:**
> Routinemäßig werden Röntgenaufnahmen in 2 senkrecht aufeinander stehenden Ebenen angefertigt.
> **Ausnahme dieser Regel:**
> Die Aufnahme in der 2., senkrecht zur 1. stehenden Ebene ist nicht möglich. *Beispiel:* Sakroiliakalgelenk.

Die Ebenen beider Röntgenaufnahmen bilden einen spitzen Winkel miteinander, um den Informationsgehalt zu steigern. *Beispiel:* Hand als Ganzes abgebildet zur Diagnose entzündlicher, degenerativer oder traumatischer Gelenkveränderungen. Außerdem zeigt die Erfahrung, dass die Einstelltechnik für die 2. Röntgenaufnahme sich manchmal nach der klinischen Fragestellung richten muss. *Beispiel Hüftgelenk:* Die sog. axiale, z.B. mediolaterale (lateromediale) Aufnahmetechnik dieses Gelenks bzw. des Femurkopfs und -halses wird vor allem beim Verdacht und zur Stellungskontrolle der Schenkelhalsfraktur sowie zur Operationsplanung der dysplastischen Hüfte gewählt, die Aufnahme nach Lauenstein (Froschposition) beim frühen Morbus Perthes und zur Frühdiagnose der Koxarthrose (Plaque-Zeichen), die Aufnahme im „Falschprofil" beim Formenkreis der kongenitalen Hüftluxation.

Annähernd rotationssymmetrische oder vielflächige Aufnahmeobjekte – dazu gehören die meisten Gelenke – sollten, namentlich bei Gutachten und forensischen Fragestellungen, sogar in **mehr als 2 Ebenen** röntgenuntersucht werden, um die Aussagemöglichkeiten des Röntgenbilds voll auszuschöpfen. Beispielsweise umfasst die Röntgenuntersuchung des Kniegelenks auch die Tangentialaufnahme der Patella.

Schließlich gibt es noch folgende technische Möglichkeiten einer optimalen Röntgendiagnostik bei Gelenk- und Wirbelsäulenerkrankungen:

- Verringerung der geometrischen Unschärfe durch Wahl eines möglichst kleinen Röhrenbrennflecks bei adäquatem Fokus-Film-Abstand. Die diagnostischen Standardröntgenröhren (für fernbediente Untersuchungsgeräte) haben häufig Brennflecknennwerte von 0,6 und ≤ 1,3. Diese Zahlen stehen für die in Millimetern ausgedrückte Seitenlänge des optisch wirksamen quadratischen Brennflecks. In der Praxis sind jedoch Abmessungstoleranzen (ohne Widerspiegelung im Brennflecknennwert) erlaubt, die der Belegung des Brennflecks mit den beschleunigten Elektronen, d.h. ihrer Intensitätsverteilung, angepasst sind.
- Am Rastertisch und -wandgerät sollen objektangepasste Filmformate angewandt und soll auf exakte Einblendung des Objekts geachtet werden.
- Der Fokus-Film-Abstand wird bei leistungsfähigen Systemen zur Röntgenstrahlenerzeugung mit Übertischanordnung am Rastertisch oder -wandgerät im Regelfall mit 115 cm (100 bis ≥ 150 cm), am Rastertisch bei Kassettenlage auf der Tischplatte mit 105 cm (100–120 cm) gewählt. Die in Klammern angegebenen Fokus-Film-Distanzen können die Bildqualität, beispielsweise bei Wirbelsäulenaufnahmen im Stehen, verbessern.
- Gebrauch von sog. **Verlaufsfolien**: Objektgerechte Belichtung des Röntgenbilds, dabei Wahl einer Gradation, die alle interessierenden Objektdetails im visuell auswertbaren Schwärzungsbereich wiedergibt.

Paarige Röntgenuntersuchung

Paarig angelegte Knochenverbindungen sollen „paarig" unter den gleichen technischen Aufnahmebedingungen (Patientenlagerung, Einstelltechnik, Belichtungsdaten usw.) röntgenuntersucht werden. Dies hat Vorteile; z.B. ist die Demineralisation in der Umgebung (entzündlich oder reflexdystrophisch) erkrankter Gelenke oder Knochen früher und sicherer durch den Vergleich mit der gesunden Seite zu erkennen. Persistierende Knochenkerne, gestörte (verzögerte oder beschleunigte) Knochenentwicklung, Apophysenlösungen, Ab- und Ausrisse und akzessorische Knöchelchen, leichte Gelenkfehlstellungen usw. sind durch Vergleich mit dem nicht betroffenen kontralateralen Gelenk und seiner Umgebung sicherer zu identifizieren. Bei gehaltenen (gedrückten) Aufnahmen (s.u.) informiert die (gehaltene) Röntgenaufnahme des **gesunden** Gelenks über die normale passive Bewegungsmöglichkeit. Dem potenziellen Informationsgewinn durch die Röntgenuntersuchung der gesunden Seite stehen einerseits strahlenhygienische und ökonomische Einwände, d.h. steht die Maxime gegenüber, die Röntgendiagnostik so viel wie nötig, aber so wenig wie möglich einzusetzen: ALARA-Prinzip. Andererseits gestattet der Kommentar zur Gebührenordnung für Ärzte die Röntgenuntersuchung des gesunden gegenseitigen Gelenks, wenn die Diagnosefindung und die Differenzialdiagnose dadurch begünstigt wird.

Am Beispiel der Hand sei dies näher erläutert, was mutatis mutandis auch für andere Skelettteile gilt:

1. Beim klinischen Verdacht auf ein Knochen- oder Gelenktrauma der Hände wird die betroffene Hand bzw. der betroffene Handteil in 2 Ebenen röntgenuntersucht. Die Röntgenuntersuchung der unverletzten Hand ist **nur** in denjenigen Fällen indiziert, bei welchen erst der Seitenvergleich (Varianten, Anomalien usw.) die Diagnose sichern kann. Die 2. Untersuchung – die Röntgenaufnahme der unverletzten Hand in 1 Ebene – schließt sich also grundsätzlich erst an die *frustrane* Befundung der Aufnahmen in 2 Ebenen der traumatisierten Hand an.
2. Spezialeinstellungen, z.B. zur Frage einer Skaphoidfraktur oder beim klinischen Verdacht einer knöchernen Verletzung des Canalis carpi usw., sind supplementäre Röntgenuntersuchungen **nach** der Routineaufnahmemethodik in 2 Ebenen.
3. Die konventionelle Tomografie irgendeines Skelettteils ohne vorausgehende native Projektionsradiografie ist ein „Kunstfehler". Bei CT- und MRT-Indikationen am Gleit- und Stützgewebe gilt diese Feststellung – *nur mit Einschränkung.*
4. Einseitige Gelenk- oder Knochenschmerzen oder -anschwellungen ohne vorausgegangenes Trauma erfordern eine dorsopalmare Röntgenuntersuchung beider Hände (und nicht nur von Handteilen) in 1 Ebene auf 1 Film. Diskrete Weichteilveränderungen, Entkalkungen sowie unscharfe Trabekelstrukturen in den Gelenksockeln sind im Frühstadium häufig erst durch den Seitenvergleich zu erkennen. Die Darstellung beider Hände (Vorfüße) auf 1 Film und mit 1 Belichtung garantiert bei richtiger Zentrierung den Ausschluss aufnahmetechnisch bedingter Seitendifferenzen der Abbildung, durch die beispielsweise gelenknahe Entkalkungen vorgetäuscht werden können. Die 2. Aufnahmeebene der Hand bei Gelenkerkrankungen ist nicht mehr als fakultative, sondern als obligate bildgebende Maßnahme einzustufen (Schorn u. Lingg 2002)! Ob die Schrägaufnahme der Hand in 45°-Halbsupination oder in „Zitherspielerhaltung" erfolgt, muss im Einzelfall vom Arzt (und nicht von der technischen Assistenzkraft) entschieden werden:
   - Beispielsweise bringt die 45°-Halbsupinationsaufnahme zusätzliche Informationen über das Os pisiforme bzw. über das Gelenk zwischen Os pisiforme und Os triquetrum. Als Empfehlung gilt daher, bei Gelenkerkrankungen für die Röntgenaufnahme in der 2. Ebene die 45°-Halbsupinationsaufnahme zu wählen – ein handelsüblicher Schaumstofffkeil garantiert die Winkelgrade; maximale aktive Abduktion und Extension im Daumensattelgelenk verhindern desinformierende Überlagerungen.
   - Die „Zitherspielerhaltung" ist zur Diagnose von Handskeletttraumen als Einstelltechnik für die 2. Ebene vorzuziehen.

Der (vermutlich) kranke Gelenkteil soll möglichst filmnahe gelagert werden. Je kleiner der Aufnahmeobjekt-Film-Abstand ist, desto schärfer sind nach den Gesetzen der Zentralprojektion die Konturen; die Vergrößerung nimmt ab und die Detailerkennbarkeit steigt. *Beispiel:* Bei Verdacht auf Patellafraktur ist die p.-a. (posterior-anteriore) Röntgenaufnahme des Kniegelenks mit filmnaher Patella der üblichen a.-p.(anterior-posterioren) Aufnahme vorzuziehen.

Bildgebung arthralgischer/fibromyalgischer Schmerzzustände

Arthralgien

! Merke

Arthralgien – sie treten in der Regel als **Polyarthralgien an den Extremitäten** auf – sind Gelenkbeschwerden, die sich makromorphologisch und daher auch klinisch (inspektorisch, palpatorisch) und bildgebend *nicht* objektivieren lassen.

Persistierende Polyarthralgien können mit einem hohen Leidensdruck einhergehen. Die verursachende beispielsweise Virus- oder ursächliche bakterielle Infektion, wie Yersiniosen, Shigellosen, Chlamydienerkrankungen usw. müssen sich nicht immer klinisch offenbaren – der infektbegleitende oder -reaktive Charakter der Polyarthralgien wird dann einerseits nicht erkannt, weil keine entsprechenden bakteriologischen und/oder serologischen Untersuchungen angestellt werden. Andererseits ist der Krankheitsbegriff „reaktive Arthritis" viel geläufiger als deren formes frustes: die „reaktiven Arthralgien". Außerdem gibt es Polyarthralgien, die keine ätiologischen und pathogenetischen Beziehungen zu Infektionen haben, sondern mit irgendeiner anderen (unbekannten oder noch nicht bekannten) Ursache in Zusammenhang stehen. Die Praxis zeigt, dass solche Patienten manchmal „ut aliquid fiat" zur bildgebenden Untersuchung kommen. Dann sollte an den Grundsatz gedacht werden, nicht „hinter den Schmerzen her zu röntgenuntersuchen", sondern zunächst eine bildgebende Methode mit hoher Sensitivität für (schwelende, klinisch nicht objektivierbare)

Gelenkerkrankungen einzusetzen. Die (2- oder 3-Phasen-) Skelettszintigrafie mit knochenaffinen Phosphatkomplexen ist in solchen Fällen angezeigt. Ihr negativer Ausfall offenbart summarisch und zweifelsfrei Arthralgien/Polyarthralgien und gibt dem überweisenden Arzt die Gedankenfreiheit für andere, nicht bildgebende, z. B. immunologische oder auch metabolische Untersuchungen, oder bringt ihn auf die Spur paraneoplastischer Gelenkbeschwerden. Die positive 3-Phasenszintigrafie beweist allerdings noch nicht eine entzündliche Gelenkerkrankung. Aktive Stressbefunde (auch ohne Kallusformation), Frühstadien von (entzündlich-rheumatischen) Fibroostitiden sowie die „warme" (entzündliche) Frühphase von Reflexdystrophien (häufig mit Gelenkerguss) gehen ebenfalls mit einer positiven 3-Phasenszintigrafie einher. Diese Aussage gilt namentlich für die Fußregion, die Prädilektionsort für die 3 genannten Läsionen ist.

Fibromyalgie

Zu den chronischen Schmerzsyndromen, die (aus retrospektiver Sicht) mit falscher Indikation zur bildgebenden Untersuchung des Gleitgewebes und seiner Umgebung überwiesen werden, gehört die Fibromyalgie. Bisher gibt es zwar klinische Klassifikationskriterien, jedoch sind weder die pathoanatomischen, -physiologischen und -biochemischen Grundlagen noch die Ätiologie und Pathogenese dieses polytopen Schmerzsyndroms im Bereich der Bewegungsorgane genau bekannt oder allgemein anerkannt.

Dieses als **Weichteilrheumatismus** eingeordnete chronische Schmerzsyndrom tritt bei Frauen und älteren Menschen häufiger auf als bei Männern und jüngeren Personen. Die Fibromyalgie gibt sich an 3 klinischen Hauptkomplexen zu erkennen:

1. **Schmerzphänomene:** Generalisierte chronische (mindestens 3 Monate währende) Schmerzen am Bewegungsapparat an mindestens 3 Lokalisationen; und zwar werden Schmerzen in der rechten oder linken Körperhälfte, oberhalb und/oder unterhalb der Taille und/oder am Stammskelett (häufig einschließlich des Schultergürtels und des Beckenrings) gefordert. Die Patienten berichten oft dem konsultierten Arzt, dass ihnen „alles wehtäte". Ihre gestörte Befindlichkeit kann aber auch von Kreuzschmerzen und/oder Nackenbeschwerden oder diffusen Rückenschmerzen dominiert werden. Manchmal werden *subjektiv empfundene Gelenkschwellungen* und auch Kopfschmerzen angegeben. Ein wichtiges Schmerzkriterium der Fibromyalgie sind Stellen mit mechanischer, d. h. palpatorischer Hyperalgesie; im englischen Sprachgebiet heißen sie „Tenderpoints". Diese drucksensitiven Punkte liegen im Muskel-Sehnen-Übergang, an den apophysären Sehneninsertionen oder den Knorpel-Knochen-Grenzen und sind topografisch festgelegt (American College of Rheumatology). Summarisch aufgezählt, gehören dazu:
   - große Muskeln des Schultergürtels
   - Nackenmuskeln
   - Muskeln der Arme (etwas distal vom Epicondylus lateralis humeri)
   - oberer äußerer glutäaler Quadrant
   - Trochanter maior
   - Bereich am medialen Kniegelenkspalt (Fettpolster)
   - Knorpel-Knochen-Grenze des 2. Rippenpaars

   Von 18 möglichen, topografisch definierten Druckschmerzpunkten müssen bei der Fibromyalgie mindestens 11 eine erhöhte palpatorische Schmerzempfindlichkeit zeigen, die wahrscheinlich auf eine veränderte Schmerzwahrnehmung zurückgeht.
2. **Funktionsstörungen:** Zum 2. klinischen Hauptkomplex gehören funktionelle (vegetative) Abweichungen an verschiedenen Organsystemen. Beispielsweise haben etwa ⅔ der Patienten (van Santen-Hoeuftt 1996) eine Darmfunktionsstörung im Sinne eines schmerzhaften irritablen Darm- bzw. Kolonsyndroms mit Obstipation und/oder Diarrhöen. Zu den vegetativen Störungen gehören auch „kalte" oder „feuchte" Hände sowie eine „trockener" Mund.
3. **Psychopathologische Abweichungen:** Den 3. klinischen Hauptkomplex der Fibromyalgie bilden psychopathologische Phänomene, wie Schlafstörungen, schnelle Ermüdbarkeit, rasche Erschöpfbarkeit, das Gefühl der Überforderung (im Sinne einer dauernden Stresssituation) sowie depressive Verstimmungszustände. Psychiatrisch orientierte Ärzte diskutieren, ob die Depression als Folge oder als Ursache der chronischen Schmerzzustände auftritt.

Vor allem die beschriebenen fibromyalgischen Schmerzphänomene und ihre klinischen Begleitkomplexe Nr. 2 und 3 können die Diagnostik einschließlich der Bildgebung in verschiedene Richtungen drängen, die aber für den Arzt und den Patienten in frustrierenden diagnostischen Sackgassen enden. Im Schrifttum sind aus dieser Situation abgeleitete Ausdrücke wie „Ärzteodyssee" oder „Doctor Hopping" geprägt worden, und der Patient läuft Gefahr, als Simulant oder „Rentenjäger" diskriminiert oder als „psychisch" überlagert (auch von Radiologen) eingeschätzt zu werden.

> **! Merke**
> Die Fibromyalgie ist grundsätzlich eine Ausschlussdiagnose!

Der Verdacht auf dieses chronische Schmerzsyndrom ohne entzündlichen Hintergrund kommt jedoch auf, wenn eine *auffällige Diskrepanz* zwischen einer subjektiven Beschwerdensymptomatik mit hohem Leidensdruck und fehlenden objektivierbaren Befunden besteht. Beispielsweise gehören dazu normale Laborwerte, aber auch die Ergebnisse bildgebender Untersuchungen. Letztere offenbaren bei der Fibromyalgie entweder keine Auffälligkeiten oder decken pathologische Befunde auf, die als Ursache des fibromyalgischen Schmerzsyndroms nicht infrage kommen. Dies gilt für die **primäre Fibromyalgie**. Von einer **sekundären Fibromyalgie** wird/wurde gesprochen, wenn sich die fibromyalgischen Symptome nach erfolgreicher Therapie der bekannten konkomitierenden Grundkrankheit zurückbilden oder doch weitgehend bessern.

Differenzialdiagnostisch werden dem generalisierten Schmerzsyndrom Fibromyalgie „regionale“ Schmerzsyndrome gegenübergestellt, die als **myofasziales Schmerzsyndrom** – mit palpablen Schmerzpunkten in den Muskelbäuchen (engl.: Discrete muscular Triggerpoints) – und als **berufliches Überlastungssyndrom** (Carette 1996) bekannt geworden sind. Sie gehören ebenfalls zu den Kontraindikationen für die medizinische Bildgebung, verlocken jedoch dazu, wenn im Schrifttum zu lesen ist, dass beim beruflichen Überlastungssyndrom (Occupational Overuse Syndrome; Synonym: Repetitive Strain Injury) zuerst Handgelenkbeschwerden auftreten, die sich innerhalb von Tagen bis Wochen über den Unterarm und den Schultergürtel bis zum Nacken ausbreiten, und wenn auf die psychischen Begleitphänomene, wie Schlafstörungen, allgemeine Erschöpfung und auf das Gefühl des „Gestresstseins“, nicht geachtet wird.

Auch beim begründeten klinischen Verdacht auf eine (makromorphologisch nachweisbare, d.h. bildgebend erfassbare) *polyartikuläre* Erkrankung sollte man **nicht „hinter den Schmerzen her röntgen“**, sondern zunächst solche Aufnahmen wählen, die mit einem Minimum an Aufwand (und Strahlenexposition) eine möglichst große Zahl **schmerzhafter** Gelenke abbilden, also Hand- oder Fußaufnahmen. Außerdem zeigt die Erfahrung, dass die rheumatoide Arthritis, die klinisch wichtigste Polyarthritis, sich nicht nur am häufigsten an den Gelenken des Vorfußes und an der Hand manifestiert, sondern dort schon im Frühstadium regelhaft an ganz bestimmten Gelenken auftritt. Das bedeutet, diese Polyarthritis hat ein differenzialdiagnostisch wichtiges Befallsmuster (vgl. Abb. 11.**19**) an diesen Stellen des Gleitgewebes. Auch die Arthritis psoriatica zeigt sich mit einem manuellen und podalen Befallmuster.

! *Merke*

Schmerzen werden allerdings nicht immer am Ort ihrer Entstehung empfunden. Beispielsweise rufen Erkrankungen des Sakroiliakalgelenks häufig Schmerzen in der Inguinalregion hervor, also in der Nähe des Hüftgelenks, oder erstrecken sich an der Oberschenkelhinterfläche bis zur Kniekehle (Pseudoischalgie). Hüfterkrankungen lösen oft ausstrahlende Schmerzen im Kniebereich aus. Würden in diesen Fällen nur die schmerzenden Regionen röntgenuntersucht werden, so käme es leicht zur Fehldiagnose, die nur der Kundige vermeiden kann.

Gilt es jedoch, die Aktivität einer bereits diagnostizierten polyartikulären Erkrankung zu beurteilen, so wird man vorzugsweise Gelenke röntgenuntersuchen, die besondere Beschwerden bereiten. Einen „routinemäßigen“ röntgenologischen Gelenkstatus chronischer Erkrankungen des Gleitgewebes gibt es nicht!

Röntgenaufnahmen ohne/unter Belastung und in „Funktion“

Röntgenaufnahmen ohne Belastung

Röntgenaufnahmen im Liegen

Diese geben die Morphologie – die Form, die Konturen und die Strukturen des Gleit- und Stützgewebes – wieder.

Röntgenaufnahmen unter Belastung

Röntgenaufnahmen im Stehen

Solchermaßen angefertigte Aufnahmen informieren zusätzlich noch über die statische Situation einer Knochenverbindung. Sie sind daher besonders an der Wirbelsäule den Aufnahmen im Liegen vorzuziehen und können auch an den unteren Extremitäten von Vorteil sein. Beispielsweise ist das Ausmaß einer Gelenkknorpelzerstörung an der Verschmälerung des röntgenologischen Gelenkspalts abzuschätzen und der Zustand des Kapsel-Band-Apparats an der Stellung der artikulierenden Knochen zueinander beurteilbar. Auf Röntgenaufnahmen der Kniegelenke im Stehen wird dies genauer erkannt als auf Röntgenaufnahmen vom liegenden Patienten. Zum Vergleich zwischen rechts und links sollen einerseits zur a.-p. Röntgenuntersuchung beide Kniegelenke gleichzeitig auf 1 Film belichtet werden. Andererseits sind Gelenkknorpeldicke und Zustand des Kapsel-Band-Apparats und damit auch die Achsenverhältnisse noch besser zu beurteilen, wenn die Röntgenuntersuchung bei 1-Beinstand erfolgt, auf dem zu prüfenden Gelenk also die Last des gesamten Körpers ruht. Ähnliche Überlegungen gelten für das obere Sprunggelenk und für das Fußgewölbe. Die Aufnahmemethodik sollte daher der klinischen Fragestellung „flexibel" angepasst werden!

Gehaltene (gedrückte) Röntgenaufnahmen

So genannte gehaltene (gedrückte) Röntgenaufnahmen – auch unter dem Terminus **„Stressaufnahmen"** subsumiert – sind angezeigt, wenn an Extremitätengelenken eine abnorme Beweglichkeit, meist eine Instabilität nach Bandverletzungen, klinisch vermutet wird *und* in der Stellung ihrer größten Verschieblichkeit nachgewiesen werden soll. Dabei gewährleisten entsprechend konstruierte Geräte eine *definierte Belastungsgröße*, die oft mit dem (den) traumatisierenden Vektor(-en) in Richtung, Ziel, Maßzahl und Maßeinheit übereinstimmt. Eine Vergleichsstressaufnahme der gesunden Seite ermöglicht die Abgrenzung einer konstitutionellen Bandschwäche bis hin zum Ehlers-Danlos-Syndrom oder – unter Berücksichtigung der Anamnese – die Annahme einer asymptomatischen persistierenden „alten" Bandschädigung (auf der Gegenseite).

Röntgenaufnahmen unter Gewichtsbelastung

Im Stehen angefertigte Röntgenaufnahmen unter Gewichtsbelastung geben Auskunft über die Kapsel-Band-Stabilität der Akromioklavikulargelenke, der Schambeinfuge und der Sakroiliakalgelenke. Zur Prüfung der Akromioklavikulargelenke werden beide Seiten durch gleichzeitiges Tragen eines Gewichts (je 3–4 kg) belastet. Über die Stabilitätsprüfung der Beckenverbindungen s. Abb. 18.**179**.

Funktionsröntgenaufnahmen

Die Hauptaufgabe der Gelenke ist ihre Bewegungsfunktion. Sie kann an den peripheren Gelenken vor allem als aktive und passive Beweglichkeit klinisch geprüft werden. Auch am Achsenskelett konkurrieren die **Funktionsröntgenaufnahmen** mit der klinischen Mobilitätsuntersuchung. Dabei wird auf den Funktionsaufnahmen *in Bewegungsendstellung*, z. B. in maximaler Anteflexion und maximaler Retroflexion, sowohl auf die globale Beweglichkeit des jeweiligen Wirbelsäulenabschnitts geachtet, als auch die Mobilität und Stabilität der einzelnen Bewegungssegmente beurteilt. Funktionsröntgenaufnahmen werden unter verschiedenen, im Folgenden beispielhaft geschilderten **Indikationen** angefertigt.

Zervikale Funktionsröntgenaufnahmen in Anteflexionsendstellung

Diese sind beispielsweise nach Beschleunigungstraumen angezeigt, um *frische* diskoligamentäre und kapsuläre Verletzungen nicht zu übersehen (Abb. 2.**1**).

> **! Merke**
> *Aktive* Retroflexionsaufnahmen sind unmittelbar nach dem Trauma kontraindiziert. Eine Ruptur des hinteren Wirbelsäulenlängsbands würde ein dorsales Wirbelabrutschen begünstigen. Die Medulla spinalis wäre bedroht. Wenn sich sofort oder im näheren zeitlichen Zusammenhang (Stunden) mit dem Trauma Schluckstörungen und/oder eine Spinalsymptomatik entwickeln, dann ist zur Hämatomsuche ein posttraumatisches MRT obligatorisch.

Als Spielart des Normalen wird bei Kindern und Adoleszenten manchmal eine Hypermobilität – **Pseudosubluxation** – des 2., seltener auch des 3. Halswirbels beobachtet. Sie offenbart sich auf Funktionsaufnahmen in Ante- und Retroflexion an einer abnormen Ventralverschiebung, manchmal auch Dorsalverschiebung, von C2 auf C3 bzw. C3 auf C4. An diese Variante sollte gedacht werden, wenn bei Kindern zur Frage einer traumatischen oder entzündlichen Gefügelockerung in dieser Region *röntgenologisch* Stellung genommen werden soll.

Halswirbelsäulenfunktionsaufnahmen in maximaler Ante- und Retroflexion

Solche Aufnahmen informieren auch über die Stabilität des Atlantodentalgelenks mit dem Lig. transversum atlantis, der atlantoaxialen Wirbelbogengelenke, wenn Patienten mit juveniler idiopathischer Arthritis und rheumatoider Arthritis über Beschwerden im oberen Wirbelsäulenabschnitt – Nackenschmerzen und Steifheit – klagen oder bei ihnen spinale Ausfallserscheinungen auftreten. Bei Erwachsenen zeigt die Erweiterung des Atlantodentalspalts auf mehr als 3 mm, bei Kindern und Jugendlichen auf mehr als 4 mm die **ventrale (vordere) Atlasdislokation** (Synonym: **-subluxation**, -luxation; Abb. 2.**2**) und damit die Gefahr einer Kompressionsmyelopathie an. Die dafür kritische Atlantodentaldistanz liegt bei > 10 mm. Das ventrale Atlasabgleiten stärkeren Grades führt außerdem zu einem Hochsteigen der Densspitze über die Foramen-magnum-Linie in das Hinterhauptloch – **vertikale Densdislokation** (Abb. 2.**2**; s. auch Abb. 18.**11** und Abb. 18.**137**). Dadurch wird der Hirnstamm gefährdet (vgl. das Stichwort „rettende Denserosion"). Schließlich kann bei der ventralen Atlasdislokation die Durchblutung der Aa. vertebrales intermittierend gedrosselt werden. Weitere Ursachen der ventralen Atlasdislokation sind die Arthritis psoriatica, das Reiter-Syndrom bzw. die reaktive Arthritis, die Behçet-Krankheit und die Spondylitis ankylosans, ferner das rheumatische Fieber und chronische

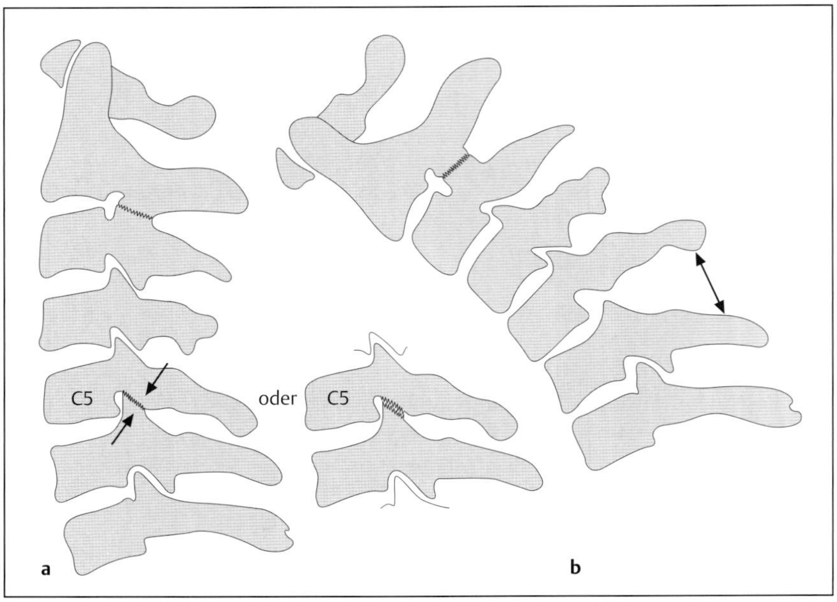

Abb. 2.**1a, b** **Beispiel für das Informationspotenzial einer zusätzlichen Funktionsröntgenaufnahme der Halswirbelsäule in Anteflexion gegenüber der statischen seitlichen Röntgenaufnahme** (Einstellmerkmal [nicht gezeichnet]: harter Gaumen horizontal). Zustand nach Beschleunigungstrauma, seitdem Nackenbeschwerden, besonders beim Vorwärtsbeugen der Halswirbelsäule.

a **Seitliche Halswirbelsäulenaufnahme in Normalhaltung.** Der Gelenkspalt des Wirbelbogengelenkpaars C 5/6 ist nicht dargestellt *(Pfeile)*. In der Regel projizieren sich auf der seitlichen Halswirbelsäulenaufnahme nur die Gelenkspalten C⅔ nicht frei, da die beiden Gelenke in diesem Segment leicht nach vorn konvergieren (s. Abb. 18.**8**), während in den anderen Segmenten die Gelenkspalten frontal ausgerichtet sind. Es gilt daher: Wenn irgendein Spalt der Wirbelbogengelenkpaare C 3/4 bis C 6/7 auf der *seitlichen* Röntgenaufnahme in Normalhaltung *nicht* frei projiziert ist bzw. sich verschmälert und unscharf konturiert darstellt und – umgekehrt – der Spalt des Wirbelbogengelenks C⅔ sich als freier Spalt darstellt, besteht der *Verdacht* auf eine Gelenkfehlstellung oder Missbildung der Processus articulares (s. dann die *a.-p.* Halswirbelsäulenaufnahme zur Frage der Rotationsfehlstellung [s. Abb. 18.**23**]).

b **Die Funktionsaufnahme in Anteflexion** zeigt eine Gefügelockerung C 5/6 im Sinne einer Hypermobilität (s. Kap. 18 „Achsenskelett", Abschnitt „Gestörte bewegungssegmentäre Mobilität"), erkennbar an einer unphysiologischen gegenseitigen Verschieblichkeit und Distanzierung der Gelenkfortsätze, einer Ventralverlagerung des Wirbelkörpers C 5 und dem auffälligen „Klaffen" der Dornfortsätze C 5 und C 6 *(Doppelpfeil)*.
Röntgendiagnose: Mindestens Kapselriss der Wirbelbogengelenke, begründeter Verdacht auf Interspinalbandriss sowie Diskusschädigung C 5/6. Da das Unfallereignis schon einige Wochen zurückliegt, wäre die normale Darstellung des prävertebralen Fettstreifens und der Retropharyngealbreite – nicht eingezeichnet – diagnostisch nicht zu verwerten. Ein prävertebrales Hämatom hätte sich sehr wahrscheinlich schon resorbiert. MRT zur Sicherung der Röntgendiagnose erforderlich.

Arthritiden beim systemischen Lupus erythematodes, die Gicht, die multizentrische Retikulohistiozytose, die Chondrocalcinosis articularis, die Tuberkulose (medizinhistorisch: „malum suboccipitale"), unspezifisch-bakterielle Infektionen, manche Osteochondrodysplasien, z. B. die Chondrodysplasia punctata, ferner die Mukopolysaccharidosen I Hurler und IV Morquio, die Mukolipidose III, das Winchester-Syndrom, das Down-Syndrom (Trisomie 21, Mongolismus), die Neurofibromatose Typ 1 sowie Traumen mit Ruptur von Gelenkkapseln und Ligamenten, ferner okzipitozervikale Entwicklungsstörungen, z. B. Denshypoplasien, die Densaplasie, das Os odontoideum oder die Aplasie des vorderen Atlasbogens. Wenn die Ursache einer ventralen Atlasverschiebung nicht zu erkennen ist, wird sie als „idiopathisch" eingestuft. In der Regel gelingt jedoch die summarische Klassifikation der ventralen Atlasverschiebung als angeboren, traumatisch und als erworbener Begleitbefund von Pharynxinfektionen (s. Grisel-Syndrom) oder Gelenkentzündungen.

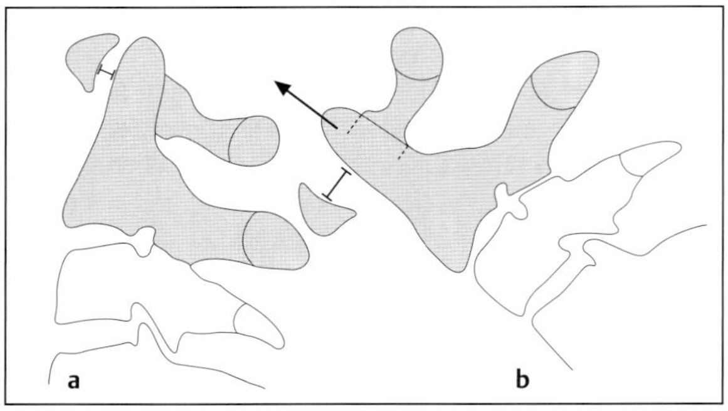

Abb. 2.**2a, b** **Seitliche Halswirbelsäulenaufnahme im Stehen oder Sitzen.**

a **Normalhaltung**, Ausschnitt. Atlantodentaldistanz fraglich vergrößert, außerdem gestörtes Alignement der Spinolaminarlinie (vgl. Abb. 18.**122** und Abb. 18.**136**) bei C 1 und C 2. Daher Funktionsbildgebung indiziert.

b **Funktionsröntgenaufnahme in Anteflexion.** Erheblich vergrößerte Atlantodentaldistanz, also eindeutig ventrale Atlas(-sub-)luxation, außerdem Hochstand der Densspitze (Tendenz zur vertikalen Densdislokation in Abhängigkeit vom Ausmaß des ventralen Atlasabgleitens, *Pfeil*; s. Abb. 18.**137**).

Zervikale und lumbale Funktionsröntgenaufnahmen in stärkster Vorwärts- und Rückwärtsbeugung

Diese Röntgenaufnahmen (Abb. 2.**3**) geben Auskunft darüber, ob Wirbelsäulenverletzungen zu einer Instabilität in der Sagittalebene geführt haben oder ob sie stabil ausgeheilt sind. Desgleichen informieren sie über die postoperative Stabilität einer Wirbelfusion.

Lumbale Funktionsaufnahmen in Ante- und Retroflexion

Auf lumbalen Funktionsaufnahmen in Ante- („Katzenbuckel" ohne Beugung der Hüft- und Kniegelenke) und Retroflexion (Hohlkreuz ohne Beugung der Kniegelenke) kann beurteilt werden, ob ein ventrales Wirbelgleiten (Spondylolisthesis, Pseudospondylolisthesis) instabil oder stabil ist. Instabile ventrale Wirbelverlagerungen neigen zu weiterem Abgleiten. Außerdem kann schon die Hin-und-her-Bewegung des Wirbels der Anlass für Beschwerden sein, und zwar unabhängig davon, ob eine **intravertebrale** oder eine **intervertebrale** abnorme Beweglichkeit dominiert (s. Abb. 18.**64** und Abb. 18.**65**). Erstere zeigt sich bei der Spondylolisthesis zwischen Wirbelkörper und oberem Gelenkfortsatz einerseits und Wirbelbogen, unterem Gelenkfortsatz und Dornfortsatz andererseits. Letztere geht bei der Pseudospondylolisthesis vom verbildeten Wirbelbogengelenkpaar oder/und vom unterhalb gelegenen Diskus aus. Degenerative Kapselverknöcherungen und/oder ausgeprägte degenerative Verformungen der Processus articulares bei der Pseudospondylolisthesis „stabilisieren" die pathologische Mobilität. Außerdem können bei der Spondylolisthesis antalgisch-reflektorische Anspannungen der autochthonen Spinalmuskeln die Mobilität der gesamten Lendenwirbelsäule herabsetzen (Pearcy u. Shepherd 1985).

Zu den häufigsten Indikationen der Funktionsröntgenaufnahmen gehören *mono- oder oligotope Fehlstellungen zervikaler und lumbaler Bewegungssegmente.* Stichworte wie „Hypermobilität", ferner „Hypo- und Amobilität" (Blockierung) sind Schmerz- und damit Krankheitspotenziale, die in diesem Buch definiert und besprochen werden. Ihre Ursache sind vor allem *degenerative Diskopathien*, aber auch funktionelle und strukturelle Störungen der *Wirbelbogengelenke.* Diese Feststellung und die daraus abgeleitete Indikation für Funktionsröntgenaufnahmen bedürfen einer näheren Begründung (s. auch Kap. 18 „Achsenskelett", Abschnitt „Mobilität und Dysmobilität der Halswirbelsäule"):

Wirbelfehlstellungen – erkennbar auf Röntgenaufnahmen in Normalhaltung – *müssen* durch Funktionsröntgenaufnahmen ergänzt werden, wenn sie nach dem Beschwerdenbild und der klinischen Untersuchung als algogen angeschuldigt werden und eine entsprechende Therapie vorgesehen ist. Diese Prämisse lässt sich aus den engen funktionellen Beziehungen zwischen dem Discus intervertebralis und dem zugehörigen Wirbelbogengelenkpaar ableiten; denn eine pathologische, bewegungssegmentale Hypermobilität, z. B. die Retrolisthesis eines Wirbelkörpers, wirkt sich funktionell auch auf die zugehörigen Wirbelbogengelenke aus. Deren Gelenkkapseln enthalten zahlreiche Rezeptoren, z. B. Proprio- und Nozizeptoren, von denen die Stellung und Funktion dieser Gelenke überwacht wird. Daraus ist abzuleiten, dass pathologische Afferenzen auch von den Kapseln der Wirbelbogengelenke ausgehen und über die autochthonen Wirbelsäulenmuskeln reflektorisch auf die primär diskogene Hpyermobilität algogen einwirken. Funktionsröntgenaufnahmen enthüllen dann nicht nur das wahre Ausmaß der Wirbelfehlstellung, sondern decken indirekt auch funktionelle Kompensationsstellungen *benachbarter* Bewegungssegmente auf (s. Abb. 18.**19**). Diese physiologischen bewegungssegmentären Kompensationsphänomene sind der auslösenden Bewegungsstörung entgegen-

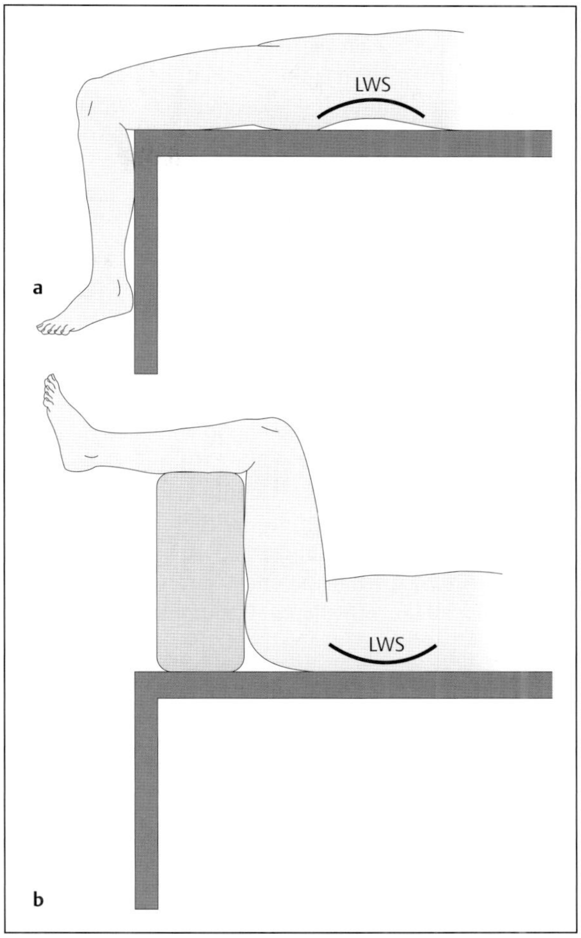

Abb. 2.**3a, b** **Funktionsröntgenaufnahmen der Lendenwirbelsäule (LWS) im Liegen bei horizontalem Strahlengang** (Rasterkassette oder Rasterwandgerät).
a **Relative Retroflexion.**
b **Relative Anteflexion durch Stufenlagerung.** *Vorteil:* Der Patient kann das Muskelkorsett des Körperstamms entspannen, da er sich nicht gegen die Schwerkraft aufrecht halten muss.

gerichtet. Eine kompensatorische Hypermobilität zum Ausgleich einer *benachbarten* bewegungssegmentären Mobilitätsstörung vermag mit der Zeit zu einer Überlastung des Diskus und/oder der zugehörigen Wirbelbogengelenke führen. Dann droht die „Degeneration" der überlasteten benachbarten Wirbelverbindung.

> **! Merke**
> Die degenerative Diskopathie kann „anstecken"!

Gefügelockerungen – sich äußernd als Hypermobilität – und amobile (blockierte), endblockierte oder hypomobile Bewegungsstörungen (s. Kap. 18 „Achsenskelett", Abschnitt „Gestörte bewegungssegmentäre Mobilität") können auftreten, bevor die Diskusdegeneration zu einem nennenswerten Diskusmasseverlust geführt hat, der sich röntgenologisch als Diskushöhenabnahme zu erkennen gibt. Retro- und Anterolisthesis des Wirbelkörpers oberhalb einer degenerativ geschädigten Zwischenwirbelscheibe ohne röntgenologisch apparente Diskushöhenabnahme ist möglich. Dann offenbaren Funktionsröntgenaufnahmen *den Schweregrad* (s. Abb. 18.**20**) *der algogenen Bewegungsstörung.*

> **! Merke**
> Daher gilt: Falls die diffuse Diskusdegeneration in irgendeinem Stadium überhaupt als algogenes Potenzial anerkannt wird, gehören Funktionsröntgenaufnahmen zum bildgebenden Repertoire.

Abb. 2.**3** gibt eine Alternativmethode für lumbale Funktionsröntgenaufnahmen (Ante-, Retroflexion; Synonyme: Inklination, Reklination) wieder, die entsprechende diagnostische Informationen wie die Funktionsröntgenaufnahmen in Vorwärts- und Rückwärtsbeugung des stehenden Patienten liefert.

Zervikale und lumbale Bewegungsdiagramme

Diese dienen zur quantitativen Einschätzung der gestörten Bewegungsfunktion. Zervikale Funktionsröntgenaufnahmen in **passiver** Ante- und Reflexion – gehalten durch den Arzt mit Strahlenschutzhandschuhen und -schürze mit langen Ärmeln und Bleiglasbrille – ergeben genauere Bewegungsdiagramme als aktive. Die passiven (gehaltenen) Bewegungsausschläge sind etwa 2–3 Grad größer. Auf diese Weise lässt sich eine größere Anzahl hypermobiler und eine geringere Anzahl hypomobiler Bewegungssegmente erkennen (Dvorak et al. 1988). Die Schmerzhemmung ist also ein wichtiger Faktor bei der quantitativen Einschätzung von Funktionsröntgenaufnahmen. Bei Begutachtungen sollte dies berücksichtigt werden. Allerdings müssen folgende *Kontraindikationen des passiven Funktionsstudiums* beachtet werden:

- akutes Trauma
- vermutete Hypermobilität durch Entzündung
- Tumor oder Missbildung

Funktionsaufnahmen zur Prüfung der Seitenneigung und Rotation der gesamten Halswirbelsäule und der Kopfgelenke

Diese Funktionsaufnahmen bedürfen einer genauen Schilderung (s. Kap. 18 „Achsenskelett", Abschnitt „Globale Mobilität", und Abb. 18.**15**). Auch Schnittbildverfahren, wie die CT, werden gelegentlich zum Nachweis einer Rotationshyper- oder Rotationshypo- bis Rotationsamobilität (Blockierung) empfohlen (Braunschweig et al. 1995) – namentlich bei der Begutachtung von Unfallfolgen, also bei forensischen Fragestellungen.

Das lückenlose Volumen-Scanning mit einem einzigen Datensatz lässt bei der Spiral-CT außer den typischen transversalen Schnitten auch zeitsparende Reformatierungen in der sagittalen (seitlichen) und koronaren (frontalen) Ebene sowie eine errechnete (3-dimensionale) Volumendarstellung zu. Um dieser Untersuchung den Charakter einer Funktionsprüfung zu geben, wird eine CT in 0-Stellung der Halswirbel durchgeführt und je eine Untersuchung der Halswirbelsäule in rechter und linker Rotationsendstellung angeschlossen. Die uniplanaren Reformatierungen anhand eines Spiraldatensatzes entsprechen den Abbildungen der Projektionsradiografie. Sie geben jedoch ein überlagerungsfreies Bild der knöchernen Strukturen wieder. Die 3D-Darstellung vermittelt genaue und leicht deutbare Einblicke in die Form und Stellung der Wirbelkörper und Wirbelbogengelenke, obwohl sie dem transversalen Computertomogramm gegenüber keine prinzipiell neuen Informationen liefert. Mithilfe der „konventionellen" CT ist es ebenfalls möglich, aus transversalen Schnitten durch dünne, evtl. überlappend gelegte Schichten Reformatierungen in anderen Ebenen des Raumes zu errechnen. Dies führt allerdings zu einer stärkeren Strahlenexposition des Patienten und setzt zur Vermeidung von Artefakten eine unbedingte Kooperation des Patienten voraus. Kooperation heißt hier, dass er seine Lage in der Zeit nicht verändern darf.

Funktionsaufnahmen der Lendenwirbelsäule in Seitenneigung

Funktionsaufnahmen der Lendenwirbelsäule in Seitenneigung (im Liegen oder Stehen, Abb. 2.**4**) vermitteln regelhaft – Regeln dienen zur Abschätzung ihrer Gültigkeit – Informationen über den Sitz der geschädigten algogenen anatomischen Struktur, die vornehmlich für die bereits auf Funktionsaufnahmen in Ante- und Retroflexion erkannte abnorme bewegungssegmentäre Mobilität und deren Schmerzpotenzial verantwortlich ist. Die Sei-

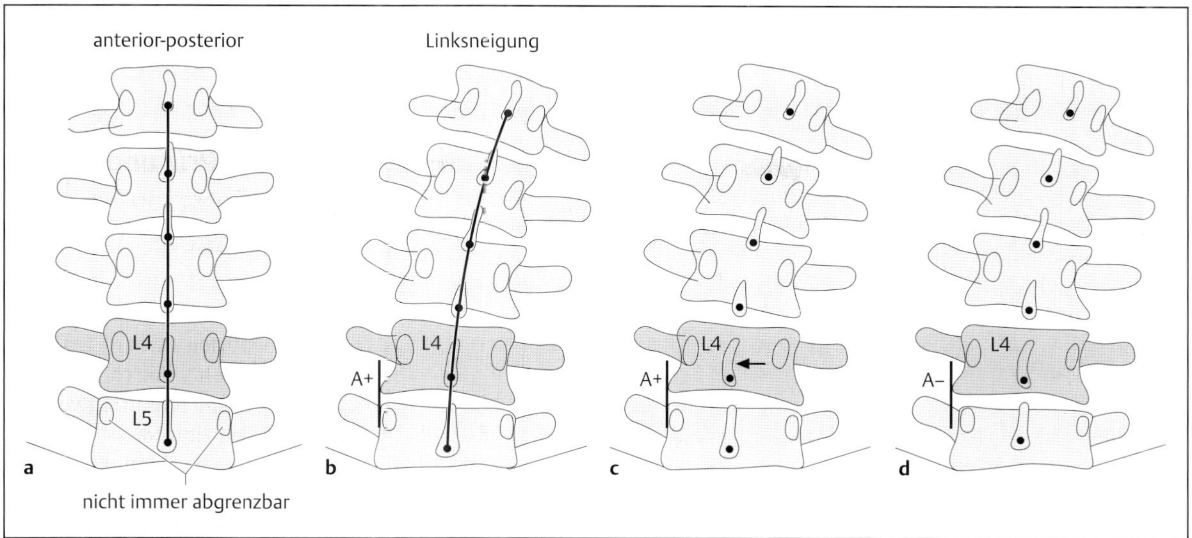

Abb. 2.4a–d **Funktionsröntgenaufnahme der Lendenwirbelsäule in Seitenneigung** *(nach links gezeichnet).*

a A.-p. Röntgenaufnahme in normaler Position.

b Linksseitenneigung bei Normobilität. Die Stellung der Gelenkfortsätze an den Wirbelbogengelenken erzwingt eine Bewegung um die z-Achse (Seitenneigung) und y-Achse (Rotation zur Konvexseite). Dadurch wandern die Processus spinosi von kaudal nach kranial harmonisch zunehmend und die Pedikelprojektionen („Augen") zur Konkavseite der Krümmung aus. Das Alignement der seitlichen Wirbelkonturen bleibt erhalten (A+).

c Pathologischer Befund. Der Dornfortsatz L4 wandert kontralateral, d. h. zur Konvexseite der Krümmung, aus *(Pfeil)*. Normales Wirbel-Alignement (A+).

d Pathologischer Befund. „Scherung" (Drehgleiten) zur Konvexseite der Krümmung (A–). Der Processus spinosus bewegt sich normal.

Eine weitere, nicht gezeichnete pathologische Befundmöglichkeit ist die Kombination aus **c** (s. Processus spinosus) und **d** (s. A–).

Die Befunde aus **c**, **d** und der Kombination aus beiden sind durch die **Regel von der Läsionsdominanz der 3 Wirbelverbindungen bei pathologischer bewegungssegmentaler Hypermobilität** erklärbar – dargestellt auf lumbalen Funktionsröntgenaufnahmen in Ante- und Retroflexion (nicht gezeichnet) sowie Seitenneigung nach links (gezeichnet) und rechts (nicht gezeichnet):

Die *dominierende diskogene* Gefügelockerung würde zur Retrolisthesis bei Retroflexion und zur lateralen „Scherung" (zum Drehgleiten zur Konvexseite der Krümmung, wie in **d** gezeichnet) führen. Dominieren bei der bewegungssegmentären Gefügelockerung (Hypermobilität) die hinteren Stabilisatoren, sind also vor allem *Wirbelbogengelenke geschädigt (gelockert)*, so kommt es bei Anteflexion zur Anterolisthesis und bei Seitenneigung zur homolateralen, d. h. zur Krümmungsseite gerichteten Wirbelrotation (der Processus spinosus wandert zur Konvexseite der Krümmung – wie in **c** gezeichnet – aus). Bei gleichzeitiger diskogener *und* arthrogener Gefügelockerung zeichnet sich ein Mischbild aus **d** (s. A-, Scherung) und **c** (kontralaterale Dornfortsatzauswanderung).

Merke

Lumbale Wirbelbogen-Dornfortsatz-Asymmetrien können Auswanderungen des Processus spinosus durch eine Gefügelockerung vortäuschen. Erst Funktionsröntgenaufnahmen in Seitenneigung nach links und rechts zeigen an, ob tatsächlich eine Gefügelockerung (Hypermobilität), wie beschrieben, vorliegt und ob diese permanent instabil oder stabilisiert (blockiert, fixiert) ist – analog zur Aussage der Funktionsröntgenaufnahmen in Ante- und Retroflexion über die instabile oder stabilisierte Gefügelockerung in der x-Achse (Querachse; s. Kap. 18 „Achsenskelett", Abschnitt „Chondrosis intervertebralis [Chondrose]").

tenneigung erfolgt durch Bewegung um die z-Achse (a.-p. Achse) und y-Achse (Rotation um die kraniokaudale Wirbellängsachse). Bei Normobilität verlaufen die Tangenten an den seitlichen Wirbelkonturen harmonisch. Die Fluchtlinie der lumbalen Dornfortsätze bewegt sich ebenso harmonisch von kaudal nach kranial, zunehmend zur Konkavität der Seitneigung – also homolateral –, d. h. die Wirbel rotieren von kaudal nach kranial, zunehmend zur Konvexität der Seitenkrümmung. Die Rotationskomponente zeigt sich auch an einem Auswandern der Bogenwurzeln zur Neigungsseite. Auf Abb. 2.4 sind die Projektionsverhältnisse bei lumbaler Normobilität und bei bewegungssegmentärer Hypermobilität wiedergegeben und in der Legende erklärt. Das bedeutet, aus dem Röntgenbild mit abnormer bewegungssegmentaler Hypermobilität auf den Röntgenfunktionsaufnahmen in linker und rechter Seitenneigung kann abgelesen werden, ob die Diskusdegeneration *oder* eine Schädigung der dorsalen Stabilisatoren (Wirbelbogengelenk, Ligg. flava, Dornfortsatzbänder) die dominierende Läsion für die bereits erkannte abnorme Mobilität auf lumbalen Ante- und/oder Retroflexionsröntgenaufnahmen ist (Dupuis et al. 1985).

Die **Röntgenkinematografie der Gelenke** (in Form der zeitgenössischen Videotechnik) bleibt wissenschaftlichen Fragestellungen vorbehalten und ist keine Routinemethode.

Wirbelsäulenganzaufnahmen im Stehen

Solche Aufnahmen haben praktische Bedeutung, da sich auf ihnen die statische Situation des Achsenorgans widerspiegelt. Zu den Voraussetzungen für Wirbelsäulenganzaufnahmen im Stehen gehört ein leistungsfähiger Röntgengenerator, der Aufnahmen bei einer Fokus-Film-Distanz bis zu 3 m zulässt, um die Wirbelsäule mit Teilen des Becken- und Schultergürtels auf Röntgenaufnahmen des Formats 20×96 oder 30×90 cm abzubilden. Die unterschiedliche Strahlenschwächung in den Wirbelsäulenetagen erfordert einen Dickenausgleich, z. B. durch eine Rasterkassette mit Verlaufsfolie. Häufig werden Kassetten-Film-Folien-Systeme mit einem Messgitter benutzt.

Röntgenaufnahmen zur Beurteilung der Becken-Bein-Statik im Stehen (LBH)

Diese Art von Aufnahmen (Abb. 2.**5**) hat mutatis mutandis entsprechende technische Voraussetzungen wie die Ganzaufnahmen der Wirbelsäule. Sollen dagegen summarisch eine Beinlängendifferenz und ihre Auswirkungen auf den Beckenstand, die Hüftgelenke und die Haltung der Lendenwirbelsäule dokumentiert werden, so gibt eine a.-p. Röntgenaufnahme im Stehen (Filmformat 36×43 cm, hoch) zur Beurteilung der Lendenwirbelsäule-Becken-Hüft-Statik (LBH-Aufnahme) darüber Auskunft. Die Beinlängendifferenz lässt sich durch die Tangente am Oberrand beider Femurköpfe und ihr Abweichen von der Horizontalen erkennen. Gemessen wird bei einer Beinlängendifferenz der Abstand zwischen den Horizontalen am Femurkopfoberrand des kürzeren Beines und am Oberrand des Caput femoris des anderen Beines in „Bildmillimetern/-zentimetern".

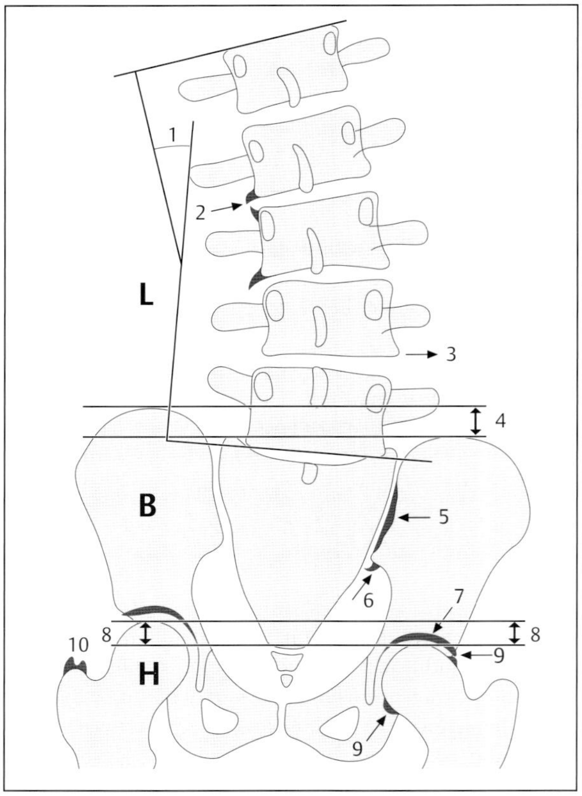

Abb. 2.**5** **Die Röntgenaufnahme zur Beurteilung der Lendenwirbelsäulen-Becken-Hüftstatik (LBH)** – im Stehen angefertigt – gibt die möglichen Folgen einer Beinlängendifferenz über die Jahre wieder (Filmformat 36×43 cm, hoch):

1 Skoliosewinkel nach Cobb (s. dort).
2 Spondylophyten, besonders an der Konkavseite der Haltungsskoliose.
3 Drehgleiten des 3. Lendenwirbels (im Bewegungssegment).
4 Hinsichtlich der Bestimmung einer Beinlängendifferenz ist dieser horizontale Tangentenabstand unzuverlässiger als Nr. 8 (Grund: Form und Höhe der Darmbeinschaufeln können im selben Becken differieren: biologische Varianz).
5 Sakroiliakalarthrose (mit Verschmälerungen des röntgenologischen Gelenkspalts und subchondraler Sklerose, besonders am Ilium); seltener entsteht eine Hyperostosis triangularis ilii (das sakroiliakale Stressphänomen, s. Abb. 18.**183** und Abb. 18.**184**).
6 Partielle degenerative oder traumatisch-reparative Ossifikation der vorderen sakroiliakalen fibrösen Gelenkkapsel (Überlastungsschaden).
7 Supercilium acetabuli vergleichsweise „höher" (s. Kap. 18 „Achsenskelett", Abschnitt „Hyperostosis triangularis ilii (et sacri): sakroiliakales Stressphänomen")?
8 Diagnose einer Beinlängendifferenz durch Messung des Abstands der Horizontaltangenten an den Femurköpfen; wegen des vergrößerten Femurkopfabstands vom Röntgenfilm (in Abhängigkeit von der Dicke des Muskelschlauchs und des subkutanen Fettgewebes) ist der gemessene Abstand (Bildmillimeter) größer als der reale Beinlängenunterschied; prinzipiell ist das kein Nachteil, denn vor allem die *Folgen* der Beinlängendifferenz sollen auf dieser Röntgenaufnahme offenbart werden.
9 Marginale Osteophyten und Verschmälerung des röntgenologischen Gelenkspalts in der Druckaufnahmezone (Koxarthrose).
10 Fibroostosen (s. dort) an den Insertionen des Trochanter maior.

Zur LBH-Röntgenaufnahme gehört eine seitliche Aufnahme der Lendenwirbelsäule im Stehen (Diskushöhensequenz usw.).

3 Einführung in die Arthritis- bzw. Synovitisdiagnostik

Synovialisirritanzien

Die Arthritis (Synovitis) tritt als Folge einer Gelenkschädigung auf, die von der Synovialmembran mit Hyperämie, Exsudation (Gelenkerguss, kapsulärem und periartikulärem Ödem), zellulärer Infiltration und Proliferation (Wucherung der Synovialmembran, Verdickung der fibrösen Kapsel) beantwortet wird. Gelenkschädigung bedeutet in diesem Zusammenhang, dass Synovialisirritanzien das physiologisch-biologische Geschehen dort „ungünstig" beeinflussen und in der Synovialmembran eine pathobiologische Reaktion anläuft, die vom Gefäß-Bindegewebe-Apparat getragen wird – die Arthritis bzw. Synovitis. Zu den arthritogenen Synovialisirritanzien gehören:

- hämatogene, durch Hautpenetration oder vom Gelenksockel her eingedrungene Bakterien
- andere Mikroorganismen
- nicht mehr fortpflanzungsfähige Mikrobenbruchstücke
- präzipitierte Biokristalle
- therapeutisch injizierte Mikrokristalle
- abgeschilferter Gelenkknorpeldetritus
- herausgebrochene Gelenkknorpeltrümmer und -fragmente
- mit der Zeit eintretender Abrieb an der Oberfläche von Gelenkprothesen
- körperfremdes Implantationsmaterial
- traumatisch oder durch Lipaseüberschwemmung bei Pankreasaffektionen in der Synovialmembran freigesetzte Lipide und Fettsäuren
- Synovialishämorrhagien

In das Gelenkkavum eingedrungenes Fremdmaterial, wie der schon erwähnte Prothesenabrieb, Silikon-Spacer-Fragmente und Knochenzementpartikel, können von der Synovialmembran aufgenommen und dadurch aus der Gelenkhöhle eliminiert werden. Dies kann über Phagozytose mit riesenzellenhaltiger Granulombildung ebenfalls eine chronische Gelenkentzündung auslösen, aber auch ohne entzündliche Reaktion ablaufen, wie die gelegentliche reaktionslose Aufnahme von (arthrotischen) Gelenkknorpelfragmenten diese „Reinigungsfunktion' der Synovialmembran im Hinblick auf das Gelenkkavum vor Augen führt. Die Synovialis ist offensichtlich leidensfähig, ohne sogleich entzündlich reagieren zu müssen.

> **! Merke**
> Mit anderen Worten: Die Arthritis hat eine Auslöseschwelle.

Bereits unterhalb dieser Schwelle gewährleistet nämlich der makrophagenähnliche M-Typ der Synovialisdeckzellen (Synoviozyten) – im Gegensatz zu den sezernierenden fibroblastenähnlichen F-Typ-Synoviozyten – die Phagozytose als Zellleistung zur Reinigung der Gelenkflüssigkeit.

Bei dieser Aufzählung wurde bewusst darauf verzichtet, auf bruchstückhaft bekannte, konklusiv ermittelte oder spekulative Synovialisirritanzien einzugehen, beispielsweise auf die initialen und perpetuierenden Irritanzien der rheumatoiden Arthritis, der klassischen Kollagenosen und der Spondylitis ankylosans. Offensichtlich begünstigt bei diesen Krankheiten das erbliche Terrain die summarisch als Immunentgleisung signierten zellulären und pathobiochemischen Vorgänge, die letztlich zur entzündlichen Zerstörung des Gleitgewebes und von extraartikulären anatomischen Strukturen führen – unabhängig davon, ob die pathologischen Immunantworten direkt gegen das „Selbst" oder primär gegen (infektiöse) Fremdantigene gerichtet sind.

Aber auch bei grundsätzlich und zweifelsfrei identifizierten Synovitisinitiatoren, z. B. bei humanpathogenen Mikroorganismen, sind Einzelheiten zu berücksichtigen, deren Vernachlässigung klinischen und therapeutischen Fehleinschätzungen sowie Falschinterpretationen der Bildträger Vorschub leisten würde.

Beispiel: Hämatogen eingeschwemmte oder durch erregerbeladene Makrophagen in die Synovialis eingeschleuste Mikroben siedeln sich zunächst dort an, ehe sie durch die synovitische Exsudation in die vermehrte Gelenkflüssigkeit (Gelenkerguss) ausgeschwemmt werden – die fehlende Basalmembran der Synovialisdeckzellen mag dies begünstigen. Möglich ist aber auch, dass beispielsweise Mykobakterien und Fungi sich in der Synovialmembran festsetzen, ohne in den Gelenkerguss überzutreten.

Daher kann eine infektiöse Arthritis erst ausgeschlossen werden, wenn die adäquate kulturelle Anzüchtung aus Erguss *und* bioptisch gewonnenem Synovialgewebe *sowie* die histologische Beurteilung, z. B. hinsichtlich Granulombildung, *und* die bakterielle Anfärbung der Gewebsprobe negativ ausfallen. Arthritogene Erregerbruchstücke oder -antigene können manchmal, namentlich bei den reaktiven Arthritiden, erst mittels *Polymerasekettenreaktion* (PCR) und verwandter Methoden nachgewiesen werden. Ferner ist bekannt, dass Mikroorganismen und Biokristalle eine topische Präferenz für vorgeschädigtes Gleitgewebe haben. *Beispiel:* Gichtanfall im Großzehenbereich nach banalem Trauma. Andere Erreger, beispielsweise die Borrelien der Lyme-Krankheit und Chlamydien, können in Makrophagen und Fibrozyten der tiefen Synovialisschichten trotz „erfolgreicher" Therapie überleben, sich in weitgehend inaktivem Zustand der Immunüberwachung entziehen und sich nach einer Latenzzeit – Scheinheilung – wieder synovitisch bemerkbar machen.

Feingewebliche Vorgänge

Die feingeweblichen Vorgänge der Arthritis spiegeln sich *röntgenologisch* wider:

- Die **arthritischen Weichteilzeichen** treten frühestens Tage bis Wochen nach Arthritisbeginn auf.
- Die **arthritischen Kollateralphänomene** geben sich Wochen bis Monate nach Arthritisbeginn zu erkennen.
- Die **arthritischen Direktzeichen** werden – je nach Aktivität der Entzündung – manchmal schon nach wenigen Wochen, bei chronischen Verläufen evtl. erst Monate bis Jahre nach Arthritisbeginn röntgenologisch sichtbar.

Allerdings kann jedes dieser Röntgenzeichen von anderen Krankheiten imitiert werden. Die arthritischen Röntgenzeichen bilden daher *einerseits* ein Mosaik, in das sich Anamnese, klinische Befunde und serologische, hämatologische und pathobiochemische Untersuchungsergebnisse sinnvoll einpassen. *Andererseits* vermitteln Kombinationen der 3 angeführten Gruppen von Röntgenzeichen schon für sich allein diagnostische Wahrscheinlichkeiten oder sogar röntgendiagnostische Sicherheit:

- Weichteilzeichen + Kollateralphänomene + Direktzeichen = Arthritis (++)
- Weichteilzeichen + Kollateralphänomene = Arthritis ([+] bis +)
- Weichteilzeichen + Direktzeichen = Arthritis ([+] bis +)
- Kollateralphänomene + Direktzeichen = Arthritis (+)
- Weichteilzeichen = Arthritis (- bis +)
- Kollateralphänomene = Arthritis (- bis [+])
- nur 1 Direktzeichen = Arthritis (- bis +)
- mehrere Direktzeichen = Arthritis ([+] bis ++)

Die **arthritischen Weichteilzeichen** treten im Zusammenhang mit einer Volumenvermehrung der Gelenkflüssigkeit und einer Durchtränkung der Synovialmembran, der fibrösen Gelenkkapsel und des periartikulären Gewebes auf. Sie können aber auch mit einer Volumenzunahme – also mit zellulärer Infiltration und Proliferation – der Synovialmembran in Zusammenhang stehen; denn medizinische Bildgebung gibt mehr oder weniger anschaulich die Makromorphologie wieder!

Ungenügende therapeutische Immobilisation und/oder Infektion im Frakturbereich begünstigen die Entstehung einer Pseudarthrose an den Diaphysen von Röhrenknochen. Zwei Arten von Pseudarthrosen sind bekannt: die **fibröse** und die **synoviale Pseudarthrose**. Der Verdacht auf eine synoviale Pseudarthrose sollte auf Röntgenaufnahmen geäußert werden, wenn der persistierende Spalt zwischen den Bruchenden mehr als ¼ des queren Röhrenknochendurchmessers ausmacht. Im Szintigramm mit osteotropen Radiopharmaka ist die synoviale Pseudarthrose mit hoher Wahrscheinlichkeit zu erkennen: Vermehrte Radionuklidaktivität zeigen die beiden Frakturenden, zwischen denen sich eine „kalte" Lücke – ein Photonendefizit – darstellt. Dann ist zu erwarten, dass anstelle von fibrösem Gewebe – fibröse Pseudarthrose – im Frakturspalt Hyalinknorpel, Synovialgewebe, eine fibröse Kapsel und vermehrte Kavumflüssigkeit – ein „Gelenkerguss" –, also die morphologischen Elemente eines Gelenks mit Erguss, entstanden sind. Eine entsprechende Aussage vermittelt das MRT. ■

Die **arthritischen Kollateralphänomene** sind Erfahrungsbefunde. Formal zeigen sie röntgenologisch den örtlichen Verlust von Kalzium- und Phosphormolekülen an – also eine Demineralisation –, von der die Schwächung der Röntgenstrahlen im Knochen nachhaltig abhängt. Tatsächlich spiegeln sie einen von der Arthritis ausgelösten kollateralen, d. h. benachbarten, beschleunigten Knochenumbau mit negativer Bilanz in der Spongiosa, der Kortikalis und der gelenknahen Kompakta wider.

Im angloamerikanischen Schrifttum wird der Terminus „Kortikalis" synonym für „Kompakta" gebraucht. Im Deutschen steht „Kortikalis" nur für diejenige schmale Knochenschicht, welche die Spongiosamaschen nach außen abschließt – sei es an den Gelenksockeln oder sei es beispielsweise an den röntgendiagnostisch wichtigen Nagelfortsätzen der Endphalangen. ■

Die **arthritischen Direktzeichen** offenbaren die zerstörerische Einwirkung des Gelenkergusses und/oder der entzündlich-proliferierenden Synovialmembran auf das artikuläre Gleit- und Stützgewebe einschließlich des Gelenkknorpels. Aber auch für die Entwicklung der arthritischen Direktzeichen gilt, dass Vorgänge, die an sich mit der arthritischen Reaktion nicht in direktem Zusammenhang stehen, das Auftreten, das Ausmaß und die Röntgenmorphologie dieser Zeichen beeinflussen können. Dazu gehört – namentlich bei chronischen Arthritiden – die oft unvermeidbare, wenn auch reduzierte Bewegung des Gelenks.

Zum Beispiel kann sich eine Arthritis mit *serösem* Gelenkerguss an den arthritischen Weichteilzeichen und den arthritischen Kollateralphänomenen zu erkennen geben. Gleichzeitig wird die Ernährung des Gelenkknorpels durch den serösen Erguss gestört. Der auf diese Weise geschädigte Gelenkknorpel ist unter Umständen der normalen Bewegungsbelastung nicht mehr gewachsen. Mit der Zeit bildet sich dann eine *paraarthritische* oder *postarthritische* Arthrose aus, deren Zeichen den Röntgenbefund bestimmen können.

Auch bei *langsam progredienten chronischen Arthritiden*, z. B. bei einer Koxarthritis im Verlauf der Spondylitis ankylosans, verdeckt manchmal eine paraarthritische Arthrose die röntgenologischen Entzündungszeichen. Diese Arthrose entsteht vor allem durch den traumatisierenden Einfluss der Bewegung auf den entzündlich geschädigten Gelenkknorpel: Gelenkknorpelschädigung + Bewegung = Arthrose(-röntgenzeichen).

Die artikulierenden Knochen eines entzündeten Gelenks nehmen reflektorisch diejenige Stellung ein, in welcher die Gelenkkapsel möglichst „entspannt" ist. Auf Röntgenaufnahmen wird beispielsweise in den auf diese Weise leicht flektierten MCP- und/oder PIP-Gelenken eine Gelenkspaltverschmälerung, also ein arthritisches Direktzeichen, vorgetäuscht. Außerdem erleidet der Gelenkknorpel durch Immobilisation (Inaktivität) einen (reversiblen) Wasserverlust, der sich manchmal als (reversible) Verschmälerung des röntgenologischen Gelenkspalts offenbart. Namentlich an der Hand und am Fuß kann dadurch bei bereits diagnostizierten Polyarthritiden ein entzündlicher Gelenkbefall dieses oder jenes weiteren kleinen Gelenks vorgetäuscht werden.

Arthritische Weichteilzeichen und ihre Differenzialdiagnose

Die arthritischen Weichteilzeichen zeigen ganz allgemein eine Volumenzunahme im Gelenkkavum und/oder in der Synovialmembran und der fibrösen Gelenkkapsel und/oder in der unmittelbaren Gelenkumgebung an. Die entzündliche Ursache einer solchen Volumenzunahme ist röntgenologisch daher in der Regel nur in Verbindung mit arthritischen Kollateralphänomenen und/oder Direktzeichen zu erkennen. Ebenso helfen die Anamnese, klinische Befunde und Untersuchungsergebnisse bei der Differenzierung zwischen einem beispielsweise entzündlichen, traumatischen oder tumorösen Gelenkerguss bzw. zwischen einer entzündlichen oder tumorösen Synovialisproliferation.

! Merke

Die Röntgenmorphologie der (arthritischen) Weichteilzeichen hängt von den örtlichen anatomischen Verhältnissen ab.

Daher gibt es Gelenke, an denen überhaupt keine (arthritischen) Weichteilröntgenzeichen beobachtet werden. *Beispiel:* Sternoklavikulargelenk. Im Gegensatz dazu sind Gelenke bekannt, an denen schon eine intraartikuläre Volumenzunahme von wenigen Millilitern röntgenologisch sichtbar wird (*Beispiele:* Ellenbogen-, Knie-, Talokruralgelenk). Besonders frühzeitig geben sich außerdem artikuläre und periartikuläre Volumenzunahmen an Gelenken zu erkennen, deren Weichteilkonturen schon normalerweise im Röntgenbild hervortreten (*Beispiele:* Phalangealgelenke).

An folgenden Gelenken manifestieren sich die arthritischen Weichteilröntgenzeichen auf Projektionsradiogrammen und/oder im CT:

- DIP- und PIP-Gelenke der Hände und Füße
- MCP-, Metatarsophalangeal-(MTP-)gelenke
- CMC-Gelenk I
- Karpalgelenke und distales Radioulnargelenk
- Ellenbogengelenk
- Schultergelenk
- Akromioklavikulargelenk
- Sakroiliakalgelenk (ausschließlich im Computertomogramm)
- Hüftgelenk
- Kniegelenk
- Talokruralgelenk
- Subtalargelenk (hinterer Bereich des unteren Sprunggelenks)
- vorderer, d.h. talonavikulärer Anteil des unteren Sprunggelenks
- Kuneonavikulargelenk
- TMT-Gelenk

Im MRT gibt sich der Gelenkerguss in jedem Gelenk durch starke Signalgebung in T2-gewichteten Sequenzen (s. auch STIR) zu erkennen. Darüber hinaus sind Synovialisproliferationen (evtl. nach Kontrastmittelinjektion) im MRT sichtbar. Die diagnostische und/oder therapeutische Relevanz und ökonomische Überlegungen entscheiden darüber, ob bei solchen klinischen Fragestellungen ein MRT indiziert ist oder nicht.

Arthritische Kollateralphänomene und die Differenzialdiagnose des regionalen Knochendefizits

Grundlegende Beobachtungen

Nomenklatur

In der knöchernen Umgebung entzündeter Gelenke kommt es gewöhnlich schon nach Wochen bis Monaten zu einer scharf oder unscharf strukturierten, fleckigen oder gleichmäßigen, unmittelbar subchondral und metaphysär auch bandförmigen, manchmal strähnigen Transparenzerhöhung für Röntgenstrahlen (Abb. 3.**1**), die im Schrifttum als **juxtaartikuläre Osteoporose** (sive **Osteopenie**) oder als **entzündliche Knochenatrophie** oder **entzündliche Demineralisation** beschrieben wird. Diese unterschiedliche Nomenklatur bedarf einer kritischen Besprechung.

Die Definition der **Osteoporose** (Die Osteoporosetherapie mit Natriumfluorid führt bei höchstens 50% der Behandelten zu Gelenkschmerzen mit gelegentlichen periartikulären ödematösen Schwellungszuständen [Kruse et al. 1978]) geht davon aus, dass ihr eine verringerte Knochenmasse pro Volumeneinheit und eine Verschlechterung der Mikroarchitektur zugrunde liegen, die über die geschlechtsbedingte und altersmäßige Norm hinausgehen. Diese Substanzminderung betrifft die organischen Bestandteile und Mineralanteile des Knochengewebes gleichermaßen. Trotzdem ist der osteoporotische Knochen spröder als normales Knochengewebe – unter diesem Gesichtspunkt liegt bei der Osteoporose eine Entgleisung des Knochenstoffwechsels vor. Die Osteoporose ist daher eine Stoffwechselkrankheit des Knochens (Weiske et al. 1998). Zur Osteoporose gehört außerdem – wie bereits erwähnt – eine im Röntgenbild scharf gezeichnete, veränderte Knochenmikroarchitektur. Sie kann sich makromorphologisch im Mazerationspräparat zu erkennen geben, fällt jedoch in jedem Fall mikromorphologisch

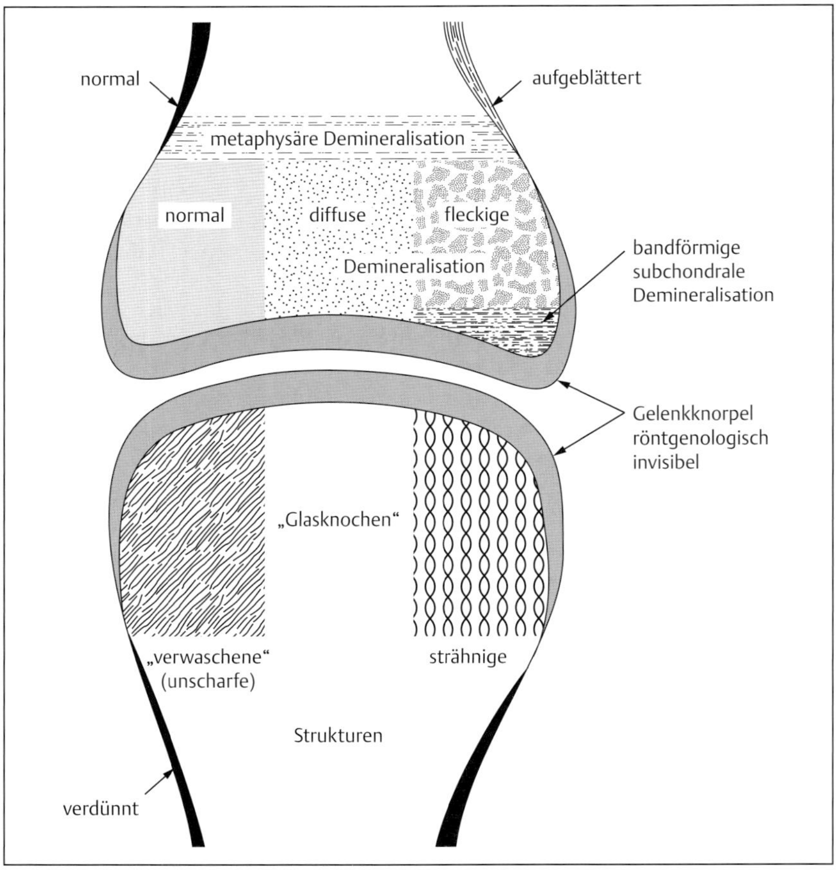

Abb. 3.**1** **Schema des Röntgenaspekts der arthritischen Kollateralphänomene im gelenknahen Knochen.** Das Symbol „normal" stellt die regelrechte Spongiosastruktur, Kompaktadicke und -struktur dar. *Demineralisation* steht für Erhöhung der Röntgenstrahlentransparenz durch Kalzium- und Phosphordepletion, sprich: Knochenumbau mit negativer Bilanz (Osteopenie). *Glasknochen* bedeutet eine hochgradige Demineralisation, sodass kaum noch Schwächungsdifferenzen zwischen dem Knochen und den umgebenden Weichteilen zu erkennen sind. Die bandförmige *metaphysäre Demineralisation* wird erst nach dem Schluss der epiphysären Wachstumsfuge im ehemaligen Fugenbereich beobachtet. Die *unscharfe Spongiosastruktur* zeigt ein akutes, kurzzeitig ablaufendes entkalkendes Geschehen an, bei dem manche Trabekeln schon demineralisiert, andere jedoch noch mehr oder weniger normal mineralisiert sind bzw. neu gebildete Trabekeln schon vollmineralisiert, teilmineralisiert oder noch mineralfrei sind. Eine Besonderheit der im Wachstumsalter entstandenen gelenknahen Demineralisation – entzündlicher und nicht entzündlicher (z. B. immobilisationsbedingter) Genese – ist ihr mit der Zeit entstehender strähniger Charakter. Dieser strähnige Strukturumbau der gelenknahen Spongiosa – die sog. *hypertrophische Knochenatrophie* – bleibt im Gegensatz zu den anderen arthritischen Kollateralphänomenen bzw. Immobilisationsfolgen auch nach abgeheilter Arthritis bzw. nach Remobilisation bestehen. Die hypertrophische Knochenatrophie ist als ein irreversibles Phänomen pathogenetisch allerdings nicht ausschließlich an Arthritiden und Immobilisation *im Wachstumsalter* und ihre Entstehung während des ganzen Lebens an das 3. Stadium der Reflexdystrophie gebunden. Sie wird gelegentlich auch nach längerer Immobilisation jenseits des Wachstumsalters beobachtet, z. B. im Fersenbein.

auf und trägt ebenfalls zur erhöhten Fragilität des osteoporotischen Knochens bei. Die aufgezählten Veränderungen der Knochenmasse und -qualität bergen ein Frakturrisiko. Ein Frakturereignis ohne vorangegangenes adäquates Trauma oder Neoplasmaanamnese ist das wichtigste klinische Suspizium der Osteoporose.

Die bisher gemachten summarischen Aussagen über die Osteoporose gehen davon aus, dass bei ihr die geregelte „konzertierte Aktion" der Osteoblasten und Osteoklasten – das sog. Remodeling – gestört ist; und zwar führt die Abnahme der osteoblastären Syntheseleistung zu einer Reduktion der Knochenmasse. Bei dieser Betrachtungsweise werden jedoch die Bedeutung der veränderten Knochenarchitektur und ihre formale Genese unterschätzt. Die Osteoporose führt nämlich nicht nur zu einer Verdünnung der Trabekeln in der Spongiosa und zu einer Verschmächtigung der kompakten Knochensubstanz. Vielmehr wird die Trabekelkontinuität durch osteoklastäre „Perforation" häufig unterbrochen; die Trabekeln werden mangelhaft oder überhaupt nicht miteinander verknüpft oder sogar resorbiert. Dies lässt den histomorphologisch beweisbaren Schluss zu, dass die Resorptionsleistung der Osteoklasten bei der Osteoporose gestört ist (Delling et al. 1993). Neben den „badewannenförmigen" Resorptionslakunen, die für das physiologische „Remodeling" charakteristisch sind, finden sich bei der Osteoporose eingestreute „Killerosteoklasten". Sie erzeugen Resorptionsgruben, die sich 100–150 µm in die Tiefe erstrecken – die normalen Resorptionslakunen dehnen sich nur etwa 60 µm tief aus. In diesem Zusammenhang treten Mikrofrakturen auf, deren trabekuläre Bruchstellen von Mikrokallus überbrückt werden. Darüber hinaus gibt es eine ausgeprägte Mikrokallusformation, die als konstruktive Stressadaption (s. dort), also ohne Frakturereignis, entsteht. Diese Mikrokallusbildungen – ob Reaktion, ob Adaptation – spiegeln die Fragilität bzw. Instabilität des Stützgewebes histomorphologisch genauer wider als der Knochenmasseverlust.

Vergleicht man die Schilderung der makro- und mikromorphologischen Befunde, die ossären Funktionsstörungen und ihre Folgen, z. B. das Frakturrisiko bei der Osteoporose, mit den arthritischen Kollateralphänomenen, so leuchtet ein, dass die arthritisch ausgelösten, röntgenologisch sichtbar gemachten Veränderungen in den Gelenksockeln (vgl. Abb. 3.1) definitionsgemäß keine Osteoporose sind. Der Ausdruck „arthritische juxtaartikuläre Osteoporose" ist daher eine Fehlbezeichnung.
Bei den Begriffen „entzündliche Knochenatrophie" und „entzündliche Demineralisation" werden willkürliche Parameter zur röntgenologischen Beschreibung des Substanzverlusts in den Gelenksockeln herangezogen. Unter „Atrophie" – Atrophie leitet sich von dem griechischen Wort für Ernährungsmangel ab – wird in der medizinischen Fachsprache eine Substanzabnahme, von der Zelle über das Gewebe bis zum Organ, verstanden. Dieser Begriff ist sowohl formal – Ernährungsmangel – als auch inhaltlich unpräzise. Bei manchen Organen, z. B. beim Gehirn und beim Muskelgewebe, steht Atrophie nämlich auch für visuell erkennbare Formveränderung. Die Atrophie des knöchernen Gelenksockels dagegen gibt sich beim Betrachten beispielsweise eines Autopsiepräparats von außen nicht zu erkennen. ■

Die Bezeichnung **„entzündliche Demineralisation"** spielt auf die arthritogene Depletion von Kalzium und Phosphor an und erlaubt den induktiven Schluss auf Verlust von Knochensubstanz in der Umgebung eines entzündeten Gelenks. Der Ausdruck „entzündliche oder arthritische Demineralisation" der Knochensockel eines Gelenks hält sich daher eher an die Gesetze der Logik als die Bezeichnung **„entzündliche Knochenatrophie"**.

! *Merke*
Genauere Vorstellungen über die histomorphologischen Vorgänge in den beiden Gelenksockeln bei einer Arthritis und deren Pathogenese vermittelt der Begriff **„arthritische (-s) Kollateralphänomen(-e)"** (Rutishauser u. Jacqueline 1959).

Als Begründung sei auf einige anatomische Erkenntnisse verwiesen:

Pathogenese der Entzündung

In die Epi- und Metaphyse treten Äste von Gelenkarterien ein (Tillmann 1987b). Dadurch ist eine humorale Verbindung zwischen der Synovialmembran und den knöchernen Gelenksockeln nachgewiesen. Außerdem werden die Gefäße des Knochens von markarmen und marklosen Nervenfasern begleitet (Tillmann 1987b), sodass neben der vasalen auch eine nervale Verbindung zwischen der Synovialmembran und den gelenktragenden Knochen anzunehmen ist. Die Spongiosatrabekeln sind im Gegensatz zur kompakten Knochensubstanz gefäßlos. Daher werden ihre an der Trabekeloberfläche befindlichen Osteoblasten und Osteoklasten vom Knochenmark her mit Nährstoffen usw. versorgt. Aus dem Knochenmark dringen Arteriolen in die Kompakta ein und verzweigen sich dort in Form der Volkmann- und Havers-Gefäße, die in den gleichnamigen Knochenkanälen verlaufen. Außerdem gibt es Anastomosen zwischen Haargefäßen der osteoblastenhaltigen Kambiumschicht des Periosts und den Kapillaren der oberflächlichen Kompaktaanteile. Stütz- und Gleitgewebe bilden also ein „fließendes" Kontinuum. Diese Feststellung gilt für Arterien und Venen. Mit Ausnahme des Periosts hat Knochengewebe keine Lymphgefäße.

Der physiologische Knochenumbau gewährleistet nach Wachstumsabschluss aus teleologischer Sicht die Adaptation des Stützgewebes an die wechselnden biomechanischen Bedingungen, wirkt der Materialermüdung entgegen, dient zur Reparatur von eventuellen Mikrofrakturen und spielt eine wichtige Rolle bei der Kalziumhomöostase des Organismus. Diese Geschehen steuern vor allem Hormone, namentlich Parathormon und Kalzitonin, sowie Kalziferole, vor allem 1,25-Dihydroxy-Vitamin D_3

(Kalzitriol). Tritt im benachbarten Gelenk eine Entzündung auf, so werden Entzündungsmediatoren auch in die Knochensockel eingeschwemmt. Sie beeinflussen dort direkt oder durch Interaktion mit den ubiquitären Hormonen den physiologischen Umbau überwiegend negativ, d. h. die Knochentrabekeln werden an den Wirkstellen der osteotropen Entzündungsmediatoren durch Osteoklasten abgebaut.

Bei der rheumatoiden Arthritis, die als *pathogenetisches* Musterbeispiel für die immunpathologische Entzündung und mutatis mutandis auch für andere Entzündungsmechanismen gilt, wurden zahlreiche, aus Zellen freigesetzte pathobiochemische Moleküle nachgewiesen. Dazu gehören vasoaktive, chemotaktisch wirksame sowie zell- und gewebsschädigende Substanzen – daher wird auch von einer „entzündlichen Suppe" gesprochen (Heymer 1988).

Zum Beispiel führen vasoaktive Mediatoren zur Gefäßerweiterung und zu erhöhter Permeabilität. Entzündungsmediatoren, darunter Prostaglandin E_2 und proinflammatorische (aus Makrophagen freigesetzte) Zytokine, wie Interleukin-1, -6, -15 und -17, sowie die Tumornekrosefaktoren (TNF) α und β stimulieren durch Induktion von Effektormolekülen auch den Knochenabbau im Gelenksockel. Die Syntheseleistung und Proliferation der Osteoblasten wird außerdem durch zytokinbedingt gesteigerte Stickstoffmonoxidsynthese in Osteoblasten sowie durch die TNF-induzierte Apoptose (s. dort) dieser Zellen gebremst.

Die pathogenen Biomoleküle finden ihren Weg von der entzündeten Synovialmembran zum Gelenksockel über den Gelenkerguss und über Gelenkknorpelzerstörungen oder werden über die Gefäßverbindungen zwischen der Synovialis und den gelenktragenden Knochen eingeschwemmt (Abb. 3.**2**). Ein weiterer Zugang der Entzündungsagenzien und damit der Effektorzellen und deren Mediatorsubstanzen findet im Schrifttum wenig Beachtung (Mohr 1996). Am Beispiel eines Röhrenknochens und des zugehörigen Gelenks sei dieser Zustrom erläutert:

Entzündungsinduktoren mögen sich im anströmenden Blut einer (kleinen) Gliedmaßenarterie befinden. Diese Arterie gibt einen Ast ab, der über den Canalis nutricius der Kompakta (Abb. 3.**3**, s. auch Abb. 3.**2**) das Knochenmark erreicht, sich dort auf- und absteigend ausbreitet und nach Wachstumsabschluss mit den Gefäßen der Epiphyse Anastomosen bildet. Von dem extraossären Hauptteil der Gliedmaßenarterie gehen auch Gefäße für die Gelenkweichteile, also auch für die Synovialmembran, ab.

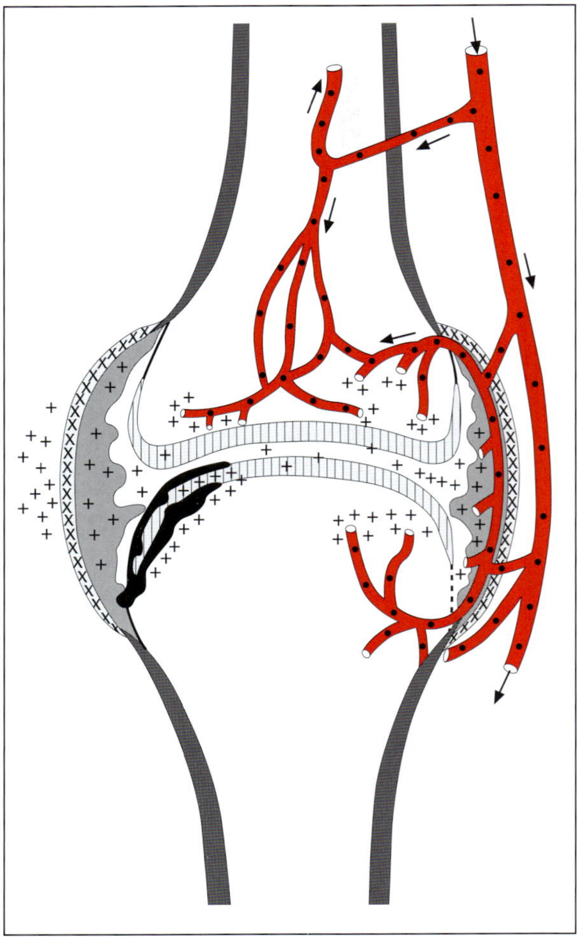

Abb. 3.**2** **Morphologische Grundlagen der arteriellen Anschwemmung von Entzündungsagenzien (-induktoren, Synovialisirritanzien)**, schematisch gezeichnet nach dem Prinzip „e pluribus unum".

•	In den Arterien anströmende Entzündungsagenzien.
→	Strömungsrichtung.
+	Effektorzellen, proinflammatorische Mediatoren, Knorpel- und Knochenabbau auslösende Enzyme usw.
x	Fibröse Gelenkkapsel.
---/-	„Nackte Zone" zwischen Synovialisansatz und Beginn des Gelenkknorpels; hier dringen die Gefäße und Zellen für die Pannusbildung durch Kortikaliskanäle in den spongiösen Gelenksockel ein.
rot	Arterien.
grau	Mäßige entzündliche Proliferation der Synovialmembran.
schwarz	Oberflächen- und Markpannus.

(Erguss nicht eingezeichnet)

Merke

Grundsätzlich erreichen auf dem Blutweg angeschwemmte Entzündungsagenzien daher das Knochenmark (der Gelenksockel) ebenso wie die Synovialmembran.

Der Zufall mag zu quantitativen Unterschieden der Entzündungsagenzien in den beiden Gefäßprovinzen führen, sodass die Entzündungsschwelle hier (z. B. in der Synovialmembran) oder dort (z. B. im Gelenksockel) nicht erreicht wird. Prinzipiell kann jedoch jede Arthritis von „2 Seiten" ihren Ausgang nehmen; d. h., diejenigen Entzündungsmediatoren und ihre Folgemoleküle, welche bei der Synovitis wirksam sind und über Synovialis-Knochenmark-Anastomosen das Knochenmark erreichen, stoßen auf identische Moleküle, die dorthin via Nutritialarterien eingeschwemmt wurden.

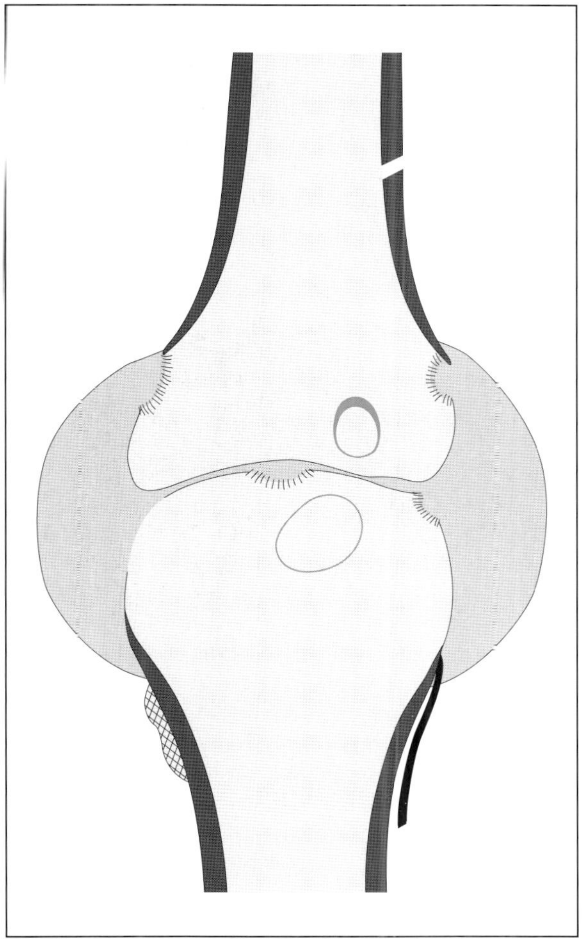

Abb. 3.3 **Röntgenologisch erkennbare Folgen (arthritische Weichteil- und Direktzeichen) der durch eingeschwemmte Entzündungsagenzien (s. Abb. 3.2) ausgelösten Synovitis/Arthritis.** Dargestellt sind Weichteilzeichen (Volumenzunahme im Gelenkkavum) und die zu den Direktzeichen zählenden Phänome, wie Präerosion (partieller Schwund der subchondralen Grenzlamelle), Erosion, Gelenkspaltverschmälerung, Periostreaktionen und Begleit- bzw. Signalzysten.

Bei chronischen Arthritiden mit Pannusbildung – die rheumatoide Arthritis ist wiederum das Paradigma – entfaltet dieses zellreiche, entzündlich formierte fibrovaskuläre Resorptivgewebe eine zusätzliche zerstörerische Wirkung auf den Gelenkknorpel – dann Oberflächenpannus genannt – und auf den Gelenksockel – dann als Markpannus bezeichnet.

Der Ansicht, der Pannus sei bei der rheumatoiden Arthritis das wichtigste Substrat bei der Gelenkknorpel- und -sockelzerstörung, ist allerdings widersprochen worden. Für Fassbender (1975, 1985) ist nicht der Pannus das destruktive morphologische Element. Vielmehr beschreibt er (und bildet ab) eine synoviogene Formation (mesenchymoide Transformation) unreifer, mitosereicher Zellverbände, die auch unter dem Begriff „Tumor-like Cell Proliferation" (TLP) zusammengefasst werden. Sie degradieren enzymatisch den Gelenkknorpel und dringen über die „nackte Zone" des Knochens zwischen Gelenkknorpel und Synovialisinsertion auch zerstörend in den Gelenksockel ein. Diese TLP-Zellverbände haben kein Stroma. Sie sind also nicht mit Versorgungsgefäßen ausgestattet. Die Mehrzahl der TLP-Zellen verblüht daher schon nach wenigen Tagen zerstörerischen Wirkens. Nur eine Minderheit dieser Zellen wandelt sich in Fibroblasten um und legt den histomorphologischen Grundstein für den Pannus. Der Pannus ist aus dieser Sicht zunächst ein „Aufräumgewebe" und dann ein Narbengewebe, denen die destruktive TLP-Phase vorausgeht. Die alternativen Einschätzungen des Pannus – zerstörerisches entzündliches Granulationsgewebe versus Aufräum- bzw. Narbengewebe – berührt die medizinische Bildgebung nicht. Sie ist die makromorphologische Widerspiegelung des mikromorphologischen Substrats und bildet daher eine ganz andere Dimension ab. Außerdem wird die geschilderte Pathobiochemie von dieser gegensätzlichen Diskussion über den Pannus nicht berührt. ■

Über die kausalen Beziehungen zwischen ätiologischem Agens, Mediatoren und Histomorphologie der Entzündung (Arthritis) gibt es keine Zweifel. Jedoch gilt es, 2 Möglichkeiten in dieser Kausalitätskette zu beachten:

1. Verschiedene Agenzien können verschiedene Mediatoren aktivieren, und dadurch entstehen histomorphologisch unterscheidbare Entzündungsbilder.
2. Verschiedene Agenzien aktivieren dieselben proinflammatorischen Mediatoren. Dann sind die histomorphologischen Entzündungsbefunde identisch.

In diesem Zusammenhang wird von spezifischer und unspezifischer Entzündung (Arthritis) gesprochen. Diese klassische Differenzierung berücksichtigt jedoch nicht andere Entzündungskategorien, wie akut/chronisch, exsudativ/proliferativ, diffus/granulomatös und nicht eitrig/eitrig. Die zuletzt angeführten Entzündungskategorien spiegeln sich manchmal sogar bildgebend wider. *Beispiel:* Eine Flüssigkeitsansammlung im Gelenk (Erguss) oder extraartikulär in den Weichteilen mit (wenigen, jedenfalls nicht massenhaften) *pleomorphen* Kalkschatten zeigt im Röntgenbild (oder CT) eine *eitrige* Arthritis bzw. eine Phlegmone oder einen Abszess an. Bisher wurde der Mikromorphologie die bildgebende Makromorphologie gegenübergestellt. Es gibt jedoch, wie das angeführte Beispiel zeigt, Ausnahmen, die den Schluss der Makromorphologie auf bildgebend unsichtbare entscheidende Details der Mikromorphologie mit hoher Zuverlässigkeit gestatten.

Pathogenese der arthritischen Kollateralphänomene

Die skizzierten anatomischen, pathobiochemischen und histomorphologischen Erkenntnisse begründen die zerstörerische Einwirkung der Arthritis auf das Gleitgewebe einschließlich der knöchernen Gelenksockel, erklären aber nicht die Entstehung und Mikromorphologie der arthritischen Kollateralphänomene. Kollateral heißt nebenständig oder benachbart; d. h., neben den pathobiochemisch induzierten, evtl. perpetuierten sowie sich (histomorphologisch) offenbarenden entzündlichen Zerstörungen spielt sich bei der Arthritis in den knöchernen Gelenksockeln ein weiterer (2.) pathologischer Prozess ab, der *nicht* auf zerstörerische Form- und Strukturveränderungen ausgerichtet ist: die arthritischen Kollateralphänomene. Zur Erklärung der Pathogenese dieser nicht zerstörerischen „Entknochung" der Gelenksockel des arthritisch erkrankten Gelenks werden Erfahrung, Reflexion (in Betracht Ziehen) und Spekulation herangezogen. Zur Erfahrung gehört, dass die akute Immobilisation eines Gelenks bei gelenknahen oder -ferneren Frakturen zu einem identischen Demineralisationsmuster in den Gelenksockeln führt wie akute/subakute Arthritiden. Die Immobilisation, d. h. Ruhigstellung, eines entzündeten Gelenks trägt daher zur Transparenzerhöhung der Gelenksockel durch die Entkopplung der balancierten Osteoblasten- und Osteoklastenaktivität relativ zugunsten Letzterer bei. Dies kann jedoch nicht die einzige Ursache der arthritischen Kollateralphänomene sein. In immobilisierten Gelenksockeln ist zwar Hyperämie nachzuweisen, jedoch nicht die charakeristische Histomorphologie der arthritischen Kollateralphänomene. Bei chronischen, über viele Jahre ablaufenden Arthritiden dagegen dürften allerdings die osteopenischen Folgen der beeinträchtigten Gelenkfunktion die Kollateralphänomene mehr und mehr dominieren. Die Gelenke werden zunehmend gebrauchsunfähig, da das Gleitgewebe einschließlich der Gelenksockel zerstört ist und bewegungsnotwendige Weichteile, z. B. Sehnen, Sehnenscheiden und Kollateralbänder, ebenfalls der Zerstörung anheimgefallen sind. Schließlich wird die generalisierte Demineralisation, das chronische Knochendefizit des *gesamten* Skeletts, bei Patienten mit rheumatoider Arthritis auf eine krankheitsspezifische katabole Störung des Kalziumhaushalts durch die rheumatoide Arthritis zurückgeführt. Darüber hinaus muss auch bei chronischen Polyarthritiden an verschiedene Risikofaktoren für ein generalisiertes Knochendefizit – Defizit ist die Folge einer negativen Bilanz, wo, wie und warum auch immer – gedacht werden. Dazu gehören Krankheitsdauer, reduzierte Beweglichkeit, konkomitierender altersbedingter Knochenabbau, Eintritt der Menopause bzw. des Seniums und Kortikosteroidtherapie.

Die Ansichten über die Pathogenese der arthritischen Kollateralphänomene stützen sich grundsätzlich auf die in Abb. 3.**2** wiedergegebenen oder aus ihr abzuleitenden vasalen Verbindungen zwischen Synovialmembran und Knochenmark der Gelenksockel und berücksichtigen auch die peri- und extravasalen Nervenfasern in der Synovialis und im Knochenmark (das Endost soll schmerzempfindlich sein [Tillmann 1987b]). Das histomorphologische Substrat der arthritischen Kollateralphänomene ist näher bekannt (Rutishauser u. Jacqueline 1959, Aufdermaur 1974) und spiegelt sich in einer Transparenzerhöhung der Gelenksockel gegenüber Röntgenstrahlen wider.

Die Histomorphologie des kollateral-arthritischen Knochenabbaus hat durch Befunde der MRT besondere Bedeutung erlangt und sei daher geschildert:
Der kollateral-arthritische Prozess beginnt in unmittelbarer Nähe der Entzündung bzw. des subchondralen Markpannus im Gelenksockel mit einer Wandverdickung der meisten Arteriolen. Durch Hypertrophie ihrer Muskelzellen und Wandödem mit Fibrozyteneinwucherung wird das Lumen der Arteriolen verengt und der Blutdurchfluss gedrosselt. Die Herabsetzung der Blutzufuhr entspricht funktionell einer Vasokonstriktion und wirkt sich stromabwärts als Ischämie aus. Der Blutstrom wird schließlich so verlangsamt, dass sich Kapillaren und kleine Venen erweitern, da sie prall mit Blut gefüllt sind. Bei diesen Befunden spielt die bei Reflexdystrophien beobachtete Öffnung von arteriovenösen Anastomosen und der dadurch bedingte Rückstau des Blutes eine pathogene Rolle (s. S. 46ff). Extravasate mit Erythrozyten können auftreten. In den Sinusoiden des Knochenmarks – das sind physiologisch erweiterte Kapillarstrecken – führt die Stase zu ihrer zunehmenden Erweiterung und zur Sedimentation der Erythrozyten. Eine *Plasmostase* mit möglicher Ausfällung von Eiweißkörpern entsteht. Plasmostasen *können* zu kleineren und größeren *Plasmostasepfützen* zusammenfließen und diese sich zu einem *interstitiellen Ödem* ausbreiten. Darüber hinaus kommt es in den Sinusoiden, in den Kapillarwänden und in der Adventitia von Arterien und Venen zu einer Vermehrung der (argyrophilen) retikulären Fasern – *Angioretikulose* genannt.
Entzündliche Befunde, z. B. Zellinfiltrate, werden im Gebiet der arthritischen Kollateralphänomene nicht beobachtet. ■

Plasmostase, Plasmostasepfützen und interstitielles Ödem sowie die Angioretikulose nehmen Einfluss auf den Knochenmetabolismus in den Gelenksockeln. Osteozyten können absterben, und Spongiosatrabekeln in Plasmostasebezirken werden resorbiert oder verdünnt („atrophisch"). Der gestörte physiologische Knochenumbau hat daher eine negative Bilanz; denn der reaktive appositionelle Anbau von Knochensubstanz setzt nicht an der gesamten Trabekeloberfläche an, sondern nur an umschriebenen Stellen der verdünnten Trabekeln. Auf diese Weise erscheinen sie knotig aufgetrieben: aus Sicht der Pathologen „knotige Atrophie" genannt. Dieser knotigen Spongiosaatrophie geht eine Spongiosierung der gelenknahen Kompakta parallel. Im akuten/subakuten Arthritisstadium und bei akuten Schüben chronischer Arthritiden erfolgt der Umbau zur knotigen Atrophie so überstürzt, dass manchmal das Osteoid voll mineralisiert, an anderen Stellen untermineralisiert oder minerallos geblieben ist. Im Röntgenbild zeigt sich die Summation aus diesen 3 „Trabekelarten" als unscharfe, wie verwaschen oder wolkig erscheinende Spongiosastruktur der Gelenksockel; darauf wurde schon hingewiesen. Der fleckige Aspekt der arthritischen Kollateralphänomene (Abb. 3.**4**) auf dem Projektionradiogramm des akuten/subakuten Arthritisstadiums bestätigt die histomorphologisch gewonnene Erkenntnis, dass die Kollateralphänomene und ihre Auswirkungen auf den physiologischen

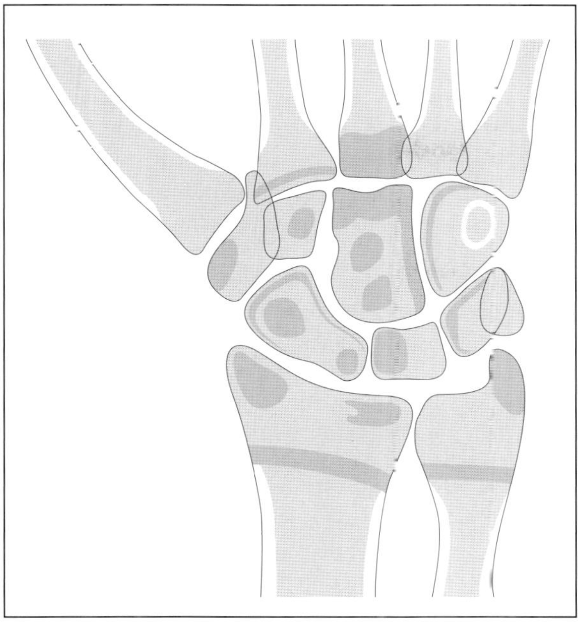

Abb. 3.4 **Röntgenaspekt des akuten regionalen Knochendefizits.** Beachte die *subchondrale* bandförmige Aufhellung und knochenwärts davon das angrenzende schmale „graue" Band (an einigen Karpalia gezeichnet), das *metaphysäre* „graue" Band, ferner den fleckig-inhomogenen Aspekt, d. h., das Trabekeldefizit beginnt im selben Knochen fokal. Erst im Verlauf fließen die „grauen" Foci zum *homogenen (diffusen)* Trabekeldefizit zusammen. Darstellung der Töne wie auf der Röntgenaufnahme. Die möglichen *unscharfen*, wie verwaschen erscheinenden Trabekelstrukturen des akuten Knochendefizits wurden nicht eingezeichnet.

Knochenumbau zunächst herdförmig auftreten, d. h. lokale Plasmostase, sodann Plasmostasepfützen und schließlich *mehr oder weniger* ausgedehntes Knochenmarködem. Die Plasmostase stört nicht nur den physiologischen Knochenumbau, sondern löst auch metaplastische Knochenneubildung aus, die einem „Ausguss" der durch Plasmostase erweiterten interstitiellen Räume entspricht. Auf diese Weise entstehen bizarr geformte Trabekeln. Im Ganzen gesehen erscheint die Architektur der Knochenbälkchen im Gebiet der arthritischen Kollateralphänomene ohne Zusammenhang und Ordnung – entsprechend der willkürlichen Ausdehnung der Plasmostasepfützen und des interstitiellen Ödems.

Die Histomorphologie der arthritischen Kollateralphänomene wurde bei der rheumatoiden Arthritis, beim peripheren Gelenkbefall der Spondylitis ankylosans, bei der bakteriellen Ostitis (Osteomyelitis) sowie im dystrophischen (2.) Stadium des Sudeck-Syndroms beschrieben. Diese Feststellung begründet, dass die arthritischen Kollateralphänomene eigentlich **phlogistische Kollateralphänomene** genannt werden müssten. Aber auch diese Bezeichnung beschreibt ihre Ätiologie noch nicht vollständig; denn Reflexdystrophien sind weder klinisch noch pathologisch-anatomisch als entzündlich einzuordnen. Die Beibehaltung des Terminus setzt also die Kenntnis voraus, dass die Kollateralphänomene keineswegs immer an eine Arthritis oder eine Knocheninfektion gebunden sind, sondern unspezifisch unter bestimmten pathologischen Prämissen (Arthritis, Ostitis und Reflexdystrophie wurden bisher histologisch untersucht) auftreten. Das Knochenmarködem – ein wichtiges Substrat der Kollateralphänomene – ist also ein unspezifisches Pathophänomen.

Knochenmarködem

Vor Einführung der MRT spielte das Knochenmarködem in der medizinischen Bildgebung diagnostisch eine untergeordnete Rolle, da es sich als Einzelmerkmal im Röntgenbild nicht zu erkennen gibt und im CT nur durch Dichtemessung im Markraum des Schaftes größerer Röhrenknochen (*Differenzialdiagnose:* Eiter, Tumorgewebe) erfasst werden kann. Die MRT weist freie Flüssigkeit im Knochenmark (freier Wassergehalt, vermehrte Protonenhäufigkeit, eventuelle Hyperämie und Hypervaskularisation einschließend) – subsumiert als Knochenmarködem – bei Wahl bestimmter Pulssequenzen sowohl im T1- als auch im T2-gewichteten Magnetresonanztomogramm nach. Manchmal gelingt der Nachweis des Knochenmarködems in der T1-gewichteten Untersuchungssequenz erst nach intravenöser Injektion eines paramagnetischen, sich auch extrazellulär ausbreitenden Kontrastmittels (Gadoliniumderivate).

Mittels MRT wurde schon bei folgenden pathologischen Zuständen bzw. Krankheiten ein Knochenmarködem nachgewiesen:

- infektiöse Arthritis
- bakterielle Spondylodiszitis
- Osteomyelitis (intra- und extraossäres Ödem)
- Fibroostitis (Enthesitis)
- aseptisches Postdiskektomiesyndrom
- Reflexdystrophie
- transitorische Osteoporose
- Osteonekrose, speziell am Femurkopf
- frühes Stadium des Morbus Perthes
- Grazilissyndrom
- manche benignen Knochentumoren
- maligne Knochentumoren
- tumorähnliche Knochenläsionen
- Knochenkontusion mit oder ohne mikrotrabekuläre Frakturen (engl.: Bone Bruise)
- Fissur
- Fraktur
- Stressbefunde
- akuter Knocheninfarkt
- Osteochondrose
- Arthrosen

Bei der rheumatoiden Arthritis, aber auch bei den Spondylarthropathien ist in den Frühstadien, wenn die Synovitis (Erguss) MR-tomografisch schon auffällt, nicht immer ein Knochenmarködem zu erkennen. Dies lässt sich aus den histologischen Befunden bei den Kollateralphänomenen ablesen (s. S. 41 ff). Dort wurde der Sukzedanvorgang „Plasmostase, gefolgt von Plasmostasepfützen, gefolgt von interstitiellem Knochenmarködem" beschrieben. Solange Plasmostase und/oder Plasmostasepfützen dominieren und das interstitielle Ödem sich (noch) nicht entwickelt hat, ist auch im MRT kein Ödem im Markraum der Gelenksockel nachzuweisen. Erst wenn Erosionen entstanden sind, wird mit großer Regelmäßigkeit im Knochenmark ein Ödem, das von den Erosionen ausgeht, MR-tomografisch sichtbar und bildet sich bei Abheilungstendenz der Erosionen zurück.

Als Erfahrung hat sich herauskristallisiert: Ein MR-tomografisch sichtbares Knochenmarködem führt spätestens nach 1–2 Wochen zu einer auch röntgenologisch sichtbaren Osteopenie. Eine Osteopenie kann jedoch auch ohne Knochenmarködem vorkommen. Dies wird besonders beim Morbus Sudeck im Stadium II und III deutlich.

! Merke

Das Knochenmarködem – diese Feststellung sei wiederholt – zeigt nur unspezifisch die erhöhte Permeabilität kleiner Knochenmarkgefäße, eventuelle Hyperämie und Hypervaskularisation einschließend, nach Einwirkung verschiedenster pathogener Stimuli an.

Inaktivitätsdemineralisation

Die Inaktivitätsdemineralisation bei Ruhigstellung eines Skeletteils, z. B. posttraumatisch oder postoperativ, lässt sich von den arthritischen Kollateralphänomenen (s. Abb. 3.**1**) röntgenologisch nicht unterscheiden, zumal sie, wie bereits betont, an der Entstehung der arthritischen Kollateralphänomene mitbeteiligt ist.

! Merke

Die Inaktivitätsdemineralisation geht jedoch *ohne* Schmerzen einher! Dadurch lässt sie sich sowohl von der Arthritis als auch von Reflexdystrophien (Sudeck-Syndrom usw.) *klinisch* abgrenzen.

Ergänzt sei, dass beim Sudeck-Syndrom im Stadium I (I/II) sehr häufig MR-tomografisch ein Gelenkerguss auffällt.

Akutes/chronisches Knochendefizit

Die arthritischen Kollateralphänomene im akuten/subakuten Arthritisstadium – das akute Knochendefizit (s. Abb. 3.**4**) – lassen sich im Röntgenbild von den Kollateralphänomenen chronischer Arthritiden unterscheiden:

- *Akute/subakute Arthritis:* fleckiger bis inhomogener Aspekt, unscharfe Spongiosatrabekeln, Bevorzugung der Subchondralregion (schmales, „unmittelbar subchondrales Aufhellungsband") und – nach Wachstumsabschluss – der Epiphysenfugennarbe (breiteres „metaphysäres Aufhellungsband"), spongiosierte gelenknahe Kompakta (vgl. Abb. 3.**1**)
- *Chronische Arthritis:* Bei dieser zeigt sich der kollateralarthritische Knochenumbau mit negativer Bilanz – das chronische Knochendefizit (Abb. 3.**5** und Abb. 3.**6**) – an einer diffusen Strahlentransparenzerhöhung mit scharf konturierten Trabekeln und an einer verdünnten Kompakta in der Gelenksockelnähe, die sich mit der Krankheitsdauer bei kleinen Röhrenknochen auf den gesamten Schaft ausdehnen kann.

Entsprechend lässt sich die Röntgenphänomenologie des akuten Knochendefizits vom chronischen Knochendefizit bei der Inaktivitätsdemineralisation unterscheiden. Akutes Knochendefizit meint, dass ein akutes Ereignis, beispielsweise eine Fraktur, zur sofortigen („akuten") therapeutischen Immobilisation zwingt; und dann entwickeln sich, wahrscheinlich begünstigt oder sogar hervorgerufen durch eine Hyperämie, diejenigen Umbauvorgänge, welche im Röntgenbild auch bei akuten Arthritiden und Reflexdystrophien sichtbar werden. Bei Frakturen gibt sich das Knochendefizit durch Inaktivität *zunächst* im distalen Fragment zu erkennen. Besonders bei großen und größeren Röhrenknochen fällt dies auf.

Das chronische Knochendefizit durch Langzeitimmobilisation entspricht phänomenologisch gesehen dem kollateralarthritischen Knochendefizit *chronischer* Polyarthritiden. Auch bei chronischer Immobilisation kann sich das Knochendefizit weiter entfernt von der Immobilisationsursache zu erkennen geben. Noch mehr gilt dieser Hinweis für chronische Polyarthritiden – das wurde schon erwähnt. Dann zeigen sich resorptive Knochenphänomene auch an der Kompakta (s. Abb. 3.**5**). Sie erscheint nicht nur verdünnt, sondern an der Innenseite treten flachbogige endostale Resorptionszonen auf. En face von den Röntgenstrahlen getroffen zeigen sich ovale bis rundliche Aufhellungen im Knochen. Sie gehen von den Havers-Kanälen aus und können zusammenfließen. Dann ähneln sie dem mottenfraßähnlichen, wurmstichigen Knochenabbau oder sogar Osteolysen – namentlich wenn sie von der Diaphyse auf die Metaphyse oder sogar auf die Epiphyse übergreifen. Besonders in solchen Fällen kann – speziell an großen Röhrenknochen – der Gedanke an ein Malignom, vor allem an ortsständige Knochenmarktumoren, wie das Plasmozytom, oder an maligne Lymphome, aufkommen; jedoch sind im CT die Fettdichte, im MRT das Fettsignal beim **aggressiven chronischen Knochendefizit** (s. Abb. 3.**6**) zu beachten.

Erwähnt sei, dass im Rahmen der Inaktivitätsdemineralisation auch subperiostale Knochenresorption vorkommen kann.

Die verschiedenen Resorptionsmuster des chronischen Knochendefizits der Kompakta – Entsprechendes gilt für die Spongiosa – sind an sich unspezifisch: *Mehrere* Ursachen führen zu *1* Resorptionsmuster, das allerdings krankheitsbezogene Schwerpunkte – zumindest im Frühstadium – haben kann.

Beispielsweise gibt sich die hyperparathyreote Stoffwechselentgleisung besonders auffällig und frühzeitig an der subperiostalen Knochenresorption („Konturzähnelung") der Radiusseite an den Mittelphalangen zu erken-

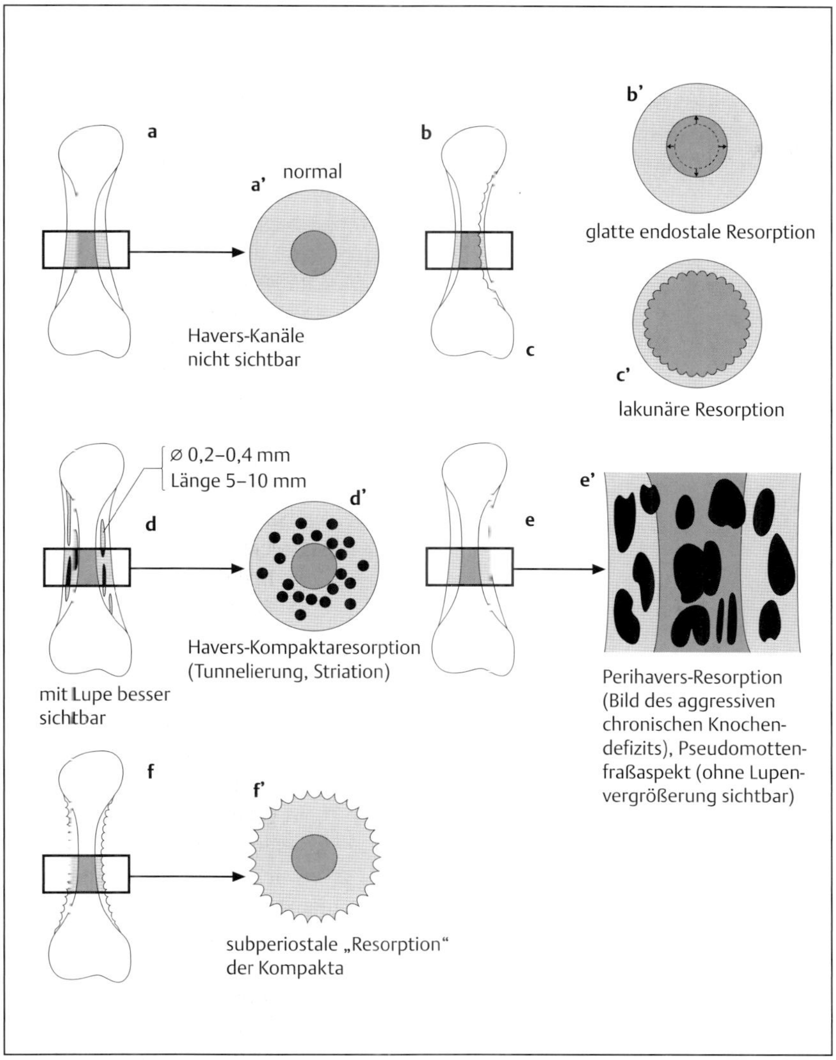

Abb. 3.**5a–f' Schematische Darstellung der verschiedenen Aspekte des chronischen Kompaktadefizits (kleiner Röhrenknochen, gezeichnet als Einzelbefunde; Kombinationsbefunde häufig).** Röntgenaufnahme und Diaphysenquerschnitt.
a und **a' Normalbefund.**
b und **b' Glatte Markhöhlenerweiterung.**
c und **c' Lakunäre Markhöhlenerweiterung** (die flachbogigen endostalen Lakunen nehmen mit der Größe des befallenen Knochens ebenfalls an Größe zu, bleiben aber flachbogig).
d und **d' Havers-Resorption**, d. h. resorptive Vergrößerung des Durchmessers der Havers-Gefäßkanäle *(Striation im Röntgenbild)*.
e und **e' Aggressive Perihavers-Resorption** mit Verschmelzen der erweiterten Kanäle bis hin zum (Pseudo-)Mottenfraßaspekt. Cave Fehldiagnose (besonders an großen Röhrenknochen) Plasmozytom, malignes Lymphom, Markhöhlenmetastasierung. Dieses *aggressive chronische Knochendefizit* offenbart sich häufig nur an einzelnen (großen) Röhrenknochen, manchmal bilateral, manchmal in axialer Ausbreitung an einer Extremität. **e** tritt oft in Kombination mit **c** auf, oder **c** bestimmt überhaupt das Röntgenbild des aggressiven chronischen Knochendefizits.
f und **f' Subperiostale Resorption.** Tatsächlich handelt es sich um eine (hyperparathyreote) Entkalkung, die nach adäquater Behandlung voll reversibel ist.

Merke:

b und **b'** (Markhöhlenerweiterung) + **d** und **d'** (Striation) sind Indikatoren für Knochenerkrankungen mit erhöhtem Umbau („Turnover-Beschleunigung"), nämlich Hyperparathyreoidismus, Hyperthyreose oder Akromegalie.
b und **b'** kommen isoliert auch bei verlangsamtem Knochenumbau, z.B. bei primären Osteoporosen (der 2. Lebenshälfte), vor (Meema 1977).
d und **d'** Kollaterale Striation (kleiner Röhrenknochen) bei chronischer Arthritis, aber auch bei Reflexdystrophien, Hyperparathyreoidismus, Hyperthyreose und Akromegalie: **Striation + erniedrigtes Kalziumphosphatprodukt im Serum (<23 in mg%) = Osteomalazie** (Meema 1977).
f und **f'** Hyperparathyreoidismus (dabei **d** oft vor **f**). Bei Erwachsenen ist eine Striation der Kompakta in den Dimensionen von **d** und **d'** immer ein krankhafter Befund, wenn mindestens die Hälfte der Kompaktadicke (des Metakarpusschafts II) eine solche Erweiterung der Havers-Kanäle zeigt (Meema 1977).

nen (s. Abb. 11.**91**), obwohl das gesamte Skelett betroffen ist. Der Terminus „subperiostale Knochenresorption", z. B. an den Schäften der Fingermittelphalangen, wird international verwandt. Tatsächlich handelt es sich um keine Knochenresorption! Vielmehr spiegelt sie eine subperiostale hyperparathyreote Demineralisation wider, die sich nach Regulierung der Kalziumstoffwechselstörung remineralisiert, also zur Normalisierung der Konturen führt.

Selten entstehen die analysierten Kompaktaresorptionsphänomene im Rahmen der primären Osteoporosen der 2. Lebenshälfte. Dies sollte bei alten Menschen bedacht werden, wenn sich an einem oder einzelnen (großen) Röhrenknochen tumorverdächtige Resorptionsmuster (vgl. Abb. 3.**6**) zeigen, die durchgeführten adäquaten Untersuchungen einschließlich Bildgebung keinen Tumornachweis erbrachten und eine chronische Stoffwechselerkrankung ausgeschlossen wurde.

Ergänzt sei hier, dass sich vor der Ausbreitung des chronischen Knochendefizits (durch Arthritis, Inaktivität, Reflexdystrophie) auf den Schaft (kleiner) Röhrenknochen manchmal das Bild der *relativen Diaphysensklerose* zu erkennen gibt; d. h., gegenüber den diffus demineralisierten Knochensockeln erscheint die normal mineralisierte Diaphyse „verdichtet“, wie sklerosiert.

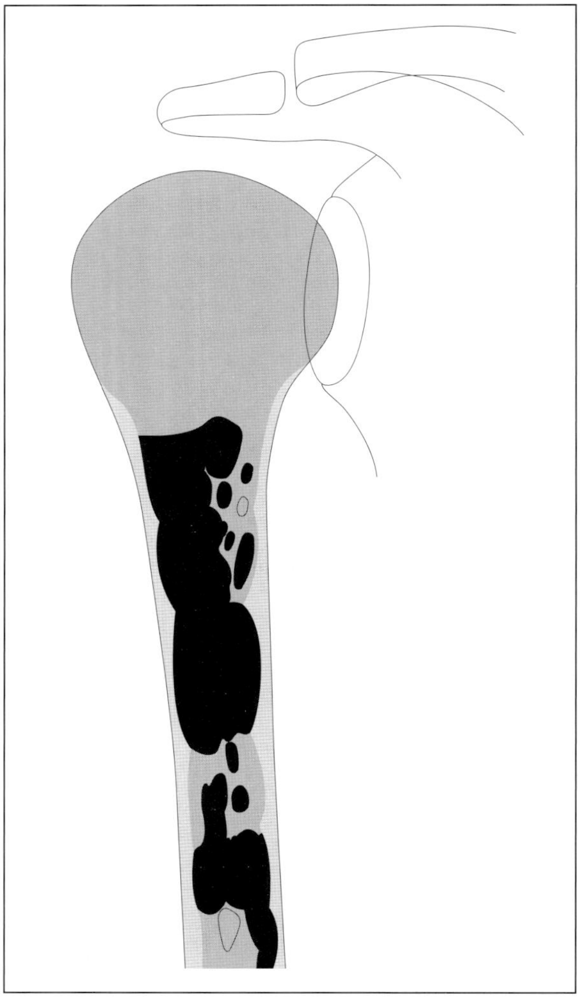

Abb. 3.**6** **Aggressives chronisches Knochendefizit (aggressive Osteoporose) bei einem 82-Jährigen.** Vor allem fallen ins Auge: flachbogige Resorptionsbuchten, die vom Endost der Kompakta ausgehen (en profil von den Röntgenstrahlen getroffen); en face stellen sie sich wie mottenfraßartige Aufhellungen oder größere Osteolysen dar.
Bildgebende Differenzialdiagnose (z. B. gegenüber dem Plasmozytom): MRT-T1w = homogenes Fettsignal bei Osteoporose, Knochenszintigrafie normal. Invasion des Fettmarks mit hypointensem Material (Tumorgewebe), Knochenszintigrafie positiv (bei schnellem Wachstum der malignen Plasmazellen können einzelne Osteolysen szintigrafisch „kalt“ sein).

Posttraumatischer pagetoider Knochenumbau

Ein seltenes posttraumatisches Phänomen ist der schmerzhafte, posttraumatische pagetoide Knochenumbau (Abb. 3.**7**). Wahrscheinlich gehört er zum Formenkreis der Reflexdystrophien (Rohner 1957, Aufdermaur 1977). Verlaufsbeobachtungen zeigen, dass sich in einer Knochenbruchnarbe Monate oder sogar Jahre nach dem Trauma ein strähniger, deformierender Knochenumbau vom Röntgenaspekt der Ostitis deformans Paget entwickeln *kann*. Histologisch lässt sich der Morbus Paget jedoch vom posttraumatischen „Pagetoid“ unterscheiden. Bei Letzterem fehlen nämlich die Hyperämie, die Knochenmarkfibrose und der verstärkte Knochenabbau. Die sog. Mosaikstrukturen sind daher nicht zu erkennen. Außerdem bleibt das „Pagetoid“ auch bei der medizinischen Bildgebung immer auf den vom Trauma betroffenen Knochenteil beschränkt.

Reflexdystrophie, Algodystrophie, Sudeck-Syndrom (komplexes regionales Schmerzsyndrom)

Terminologie

Mit einem lokalen oder regionalen Knochendefizit gehen auch krankhafte Zustände einher, die als **Reflexdystrophien** oder **Algodystrophien** bezeichnet werden. Aus historischer Sicht ist Sudeck (z. B. 1902 u. 1943) zwar nicht ihr Erstbeschreiber; seine verschiedenen Publikationen zum Thema waren jedoch der Anlass, diese Krankheitsgruppe näher zu erforschen – daher das Eponym **„Sudeck-Syndrom“**. Die Terminologie ist mit diesen 3 Synonymen allerdings noch nicht erschöpft. Immerhin sind diese 3 Bezeichnungen international akzeptiert und dienen als Kommunikationsbasis. Darüber hinaus werden weitere Krankheitsbilder mit eigener Terminologie im Schrifttum häufig den Reflexdystrophien zugerechnet, also als „Sudeck-Varianten“ diskutiert. Dazu gehören:

- Kausalgie
- Schulter-Hand-Syndrom
- adhäsive Kapsulitis
- transitorische Osteoporose
- die in engem oder längerem zeitlichem Zusammenhang auftretende Assoziation einer in der Regel bilateral-symmetrischen Polyarthritis mit Dupuytren-Kontraktur und (bösartiger) Ovarialgeschwulst (Medsger Jr. et al. 1982)

Die zuletzt angeführte Assoziation könnte allerdings, jenseits des Gedankens an eine Koinzidenz, auch als paraneoplastisches Phänomen eingeordnet werden, da bekannt ist, dass sowohl typische Reflexdystrophien als auch die Dupuytren-Kontraktur (engl.: Palmar Fasciitis)

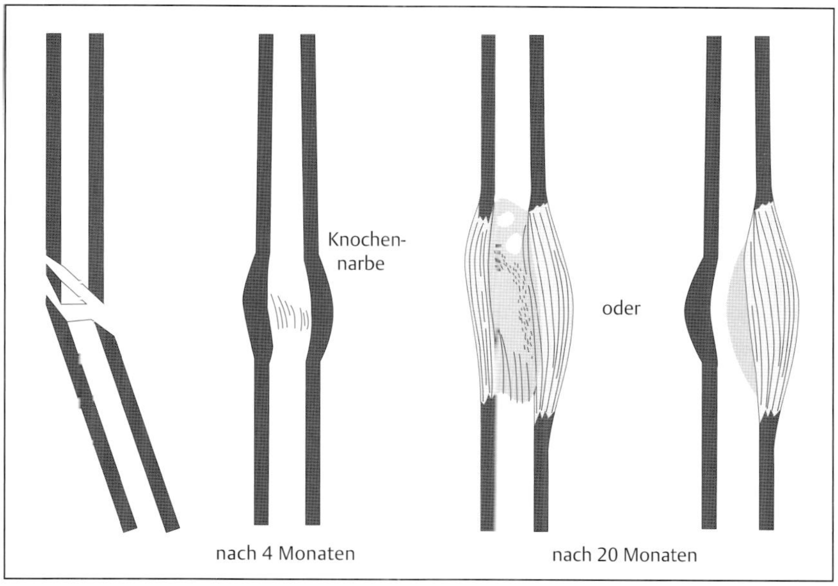

Abb. 3.7 **Entstehung eines posttraumatischen pagetoiden Knochenumbaus** (s. Text).
Röntgendiagnose: Zur Zeit der Fraktur ist die Knochenstruktur normal. Die Fraktur heilt ab. Der Paget-ähnliche Knochenumbau macht sich nach einem freien Intervall von Monaten bis Jahren im *früheren Frakturbereich* durch Schmerzen bemerkbar.

manchmal paraneoplastisch vorkommen. Berechtigt mag jedoch die Empfehlung der genannten Autoren sein, bei einer Kombination von Polyarthritis und Dupuytren-Kontraktur nach einem Ovarialtumor zu fahnden. Der schmerzhafte, posttraumatische pagetoide Knochenumbau (s. Abb. 3.7) wurde bereits als vermutliche Reflexdystrophie geschildert, d. h., seine Entstehung mit einer lokalen „Entgleisung" des vegetativen Nervensystems (s. u.) in Zusammenhang gebracht.

Irritationsfokus

Die überwiegende Mehrzahl der Reflexdystrophien entsteht als „Zweitschlag", d. h., sie schließt sich nach einem Zeitintervall von (selten) Tagen, gewöhnlich jedoch von mehreren Wochen bis einigen Monaten einem Primärereignis, dem **„Irritationsfokus"**, an. Mit ihm werden vor allem Weichteil-, Gelenk- und Knochentraumen – Kontusion mit oder ohne trabekuläre Mikrofrakturen, Distorsion, Luxation und traumatische Fraktur, Stressfraktur, ferner systemische Knochenerkrankungen mit erhöhter Fragilität (diffuse Osteoporose, Osteomalazie, Hyperparathyreoidismus, die verschiedenen Typen der Osteogenesis imperfecta, metaphysäre Dysplasie Pyle) – sowie operative Eingriffe einschließlich Arthroskopien identifiziert. Aber auch örtliche Infektionen, schädigende lokale Hitze- und Kälteeinwirkung sowie der Elektrounfall können zum „Irritationsfokus" werden. Zwischen dem Schweregrad und dem Ausmaß des auslösenden Ereignisses und dem Auftreten und reflexdystrophischen Verlauf bestehen jedoch keine Korrelationen.

Ein Irritationspotenzial für die Entwicklung einer Reflexdystrophie bergen auch manche zentralen und peripheren neurologischen Erkrankungen, intrathorakale Affektionen, beispielsweise auch der Myokardinfarkt, Thrombophlebitiden, Vaskulitiden sowie bestimmte Medikamente, wie langzeitig verordnete Tuberkulostatika (Schultern bevorzugt), Thyreostatika, Phenobarbital (bei Epileptikern, ebenfalls vorwiegend an den oberen Extremitäten), Cyclosporin nach Organtransplantation (besonders an den unteren Extremitäten) und auch die Hyperthyreose. Die zuletzt angeführte Stoffwechselstörung lässt den Gedanken aufkommen, dass metabolische Abweichungen zur Entstehung der Reflexdystrophien disponieren; denn auch Diabetes mellitus, Hyperlipidämie, Hyperurikämie bzw. die klinisch manifeste Gicht und chronischer Äthylismus sollen die Entstehung einer Reflexdystrophie begünstigen. Sogar eine besondere psychische Konstitution wird den Patienten mit Reflexdystrophien zugesprochen: Der Sudeck-Kranke neigt zu psychischer Traumatisierung; er ist emotionell labil, zeigt oft eine depressive Stimmungslage, ist ängstlich und wird von psychosomatischen Leiden geplagt. Auf dem Boden der disponierenden somatischen und psychischen Deviationen „wächst" manchmal die *idiopathische* Reflexdystrophie (das *spontane* Sudeck-Syndrom), d. h. die Reflexdystrophie ohne Primärereignis oder allgemeines, beispielsweise medikamentöses Irritationspotenzial. Darüber hinaus können sich idiopathische Reflexdystrophien aber auch bei völlig „normalen" Individuen entwickeln.

Vorkommen

Reflexdystrophien kommen in allen Altersgruppen vor, bevorzugen kein Geschlecht, treten monotop oder polytop von Anfang an oder nacheinander auf. Sie zeigen sich an den oberen Extremitäten häufiger als den unteren. Reflexdystrophien an der Wirbelsäule, im Sternum und in den Rippen sind seltene Ereignisse. An den befallenen Wirbeln kann es zur Kompression kommen. Jeder Wirbelkollaps in 1 oder mehreren Etagen, der in simultanem oder sukzessivem Zusammenhang mit einer Reflexdystrophie an den Extremitäten auftritt, ist verdächtig auf eine Zusatzlokalisation der Reflexdystrophie am Achsenskelett. Auch der **posttraumatische verzögerte Wirbelkollaps (Kümmell-Verneuil-Fraktur)** erweckt den Verdacht auf ein reflexdystrophisches Geschehen (DeQueker et al. 1986), und zwar aufgrund des Krankheitsverlaufs: oft nur Bagatelltrauma ohne pathologischen Röntgenbefund, nach Abklingen der Beschwerden monatelanges schmerzfreies Intervall, sodann in der betroffenen Etage erneute Beschwerden; im Röntgenbild zeigt sich ein mehr oder weniger ausgeprägter Wirbelkollaps: eine Wirbelsinterung. Pathogenetisch wird alternativ diskutiert, dass über eine traumatisch induzierte Ischämieepisode eine Osteonekrose zur verzögerten Sinterung führt.

Die Manifestation der Reflexdystrophie reicht von der ganzen Extremität über Extremitätenbereiche (Hand, Fuß) bis zu anatomischen Einzelelementen, wie Finger, Zehen und Patella. Ihr Verlauf limitiert sich von selbst, kann akut oder chronisch sein, zu reversiblen oder irreversiblen Schäden führen.

Pathogenese

Pathogenetisch ist gesichert, dass die zur Reflexdystrophie führenden pathobiologischen Mechanismen auf eine Störung des vegetativen Nervensystems mit vasomotorischer Fehlsteuerung zurückgehen. Die Dysfunktion des Sympathikus wird besonders hervorgehoben (daher der englischsprachige Terminus „Reflex sympathetic Dystrophy Syndrome"). Von den verschiedenen bereits erwähnten „Irritationsfoci" soll ein nozizeptiver Reiz ausgehen. Er wird über die sensiblen Fasern gemischter Nerven zum Hinterhorn des Rückenmarks und von dort zu den Zellen für das Sympathikussystem im Seitenhorn der grauen Substanz des Rückenmarks geleitet. Über efferente sympathische Leitungsbahnen in den Spinalnerven und mit Gefäßen erreicht der „Reiz" wieder die Peripherie. Als pathobiologische Effekte zeigen sich dort – summarisch ausgedrückt – Perfusions- und Permeabilitätsstörungen mit Ödembildung, anfangs funktionell; im weiteren Verlauf drohen jedoch irreversible Gefäßwandverdickungen. Letztere führen zu einer bleibenden Strömungsbehinderung in der Endstrombahn mit konsekutiver Atrophie der Haut, des Bindegewebes und der Muskulatur sowie im Knochen zu einer Störung des physiologischen Umbaus mit negativer Bilanz. Zwischen der initialen funktionellen Vasodilatation der Arteriolen, gefolgt von einer Konstriktion der Metaarteriolen und präkapillären Sphinkteren, der Öffnung der arteriovenösen Anastomosen mit retrograder Füllung der Venolen und dadurch passiver Kapillarerweiterung und hämostatischer Permeabilitätsstörung (Ödem) und dem möglichen Endstadium (Atrophie, Fibrose, bleibendes Knochendefizit) schieben sich weitere Stigmata der Reflexdystrophie. Daher werden klinisch-radiologisch 3 Stadien oder Phasen der Reflexdystrophie unterschieden, die sich im Ablauf jedoch überschneiden. Diese 3 Stadien spiegeln die komplette Reflexdystrophie wider. Darüber hinaus gibt es differenzialdiagnostisch schwierig einzuordnende inkomplette Formen mit Teilsymptomatik der kompletten Reflexdystrophie. Mono- oder oligosymptomatische reflexdystrophische Erscheinungsbilder mit Schmerzen und funktioneller Beeinträchtigung sind weitere diagnostische „Klippen" und können die adäquate Therapie verhindern. Bei Kindern dominiert einerseits häufig die diffus erhöhte Strahlentransparenz von Anfang an. Andererseits gibt sich manchmal bei ihnen überhaupt kein Knochendefizit zu erkennen.

Stadium I (hyperämisch-„entzündliches" Stadium, Initialphase)

Dieses Stadium beginnt nach dem bereits erwähnten schmerzfreien Intervall, sofern ein klinisch apparentes Primärereignis vorausging, mit Ruhe- und Bewegungsschmerz, die sich über den „Irritationsfokus" hinaus ausdehnen, z.B. bei einer Radiusfraktur loco typico in der ganzen Hand verspürt werden. Mehr oder wenig auffallende Hautrötung, Überwärmung, lokales Hitzegefühl und ein diffuses, derbteigiges Weichteilödem mit Bewegungsbehinderung treten hinzu. Angemerkt sei: Je dicker der Weichteilmantel ist, desto geringer sind die Hautveränderungen ausgeprägt, oder sie fehlen überhaupt. An der Hand fällt klinisch und röntgenologisch häufig eine antalgische Semiflexion der Fingergelenke auf. Erst nach 3–4 Wochen offenbart sich in Abhängigkeit von der „Knochendicke" und dem Ausmaß der Weichteilhülle im Röntgenbild ein feinfleckig-inhomogenes und subchondral schmales, bandförmiges akutes Knochendefizit. Die subchondrale Grenzlamelle ist mehr oder weniger ausgelöscht (Abb. 3.**8**). Die geschilderten klinischen und röntgenologischen Befunde vermitteln den Eindruck eines entzündlichen Geschehens, jedoch fehlen die hämatologisch-serologischen Entzündungsparameter.

> **! Merke**
> Als differenzialdiagnostischer Hinweis mag folgende Erfahrung dienen: Wenn im Heilungsstadium einer versorgten Fraktur oder eines anderen Traumas, also nach längst abgeklungenem (Fraktur-)Schmerz, nach (*mindestens* 4) Wochen erneut persistierende Schmerzen auftreten und pathologische Hautbefunde (noch) fehlen, muss an eine Spätinfektion oder Reflexdystrophie gedacht werden.

Vier Wochen nach einer Fraktur ist *in aller Regel* die posttraumatische Hyperperfusion abgeklungen. Wenn die 3-Phasenszintigrafie mit ^{99m}Tc-Phosphatkomplexen dann normal ausfällt – abgesehen von der vermehrten Radionuklidfixation des Frakturbereichs in der Spätphase –, ist eine Infektion oder Reflexdystrophie ausgeschlossen. Dann bleibt die Suche nach einer anderen Ursache für die Beschwerden.

Fällt die Fahndung nach signifikanten systemischen Entzündungsparametern negativ aus und geben sich im Röntgenbild keine Befunde zu erkennen, die für Periostitis, Osteomyelitis oder Ostitis sprechen, so muss an eine

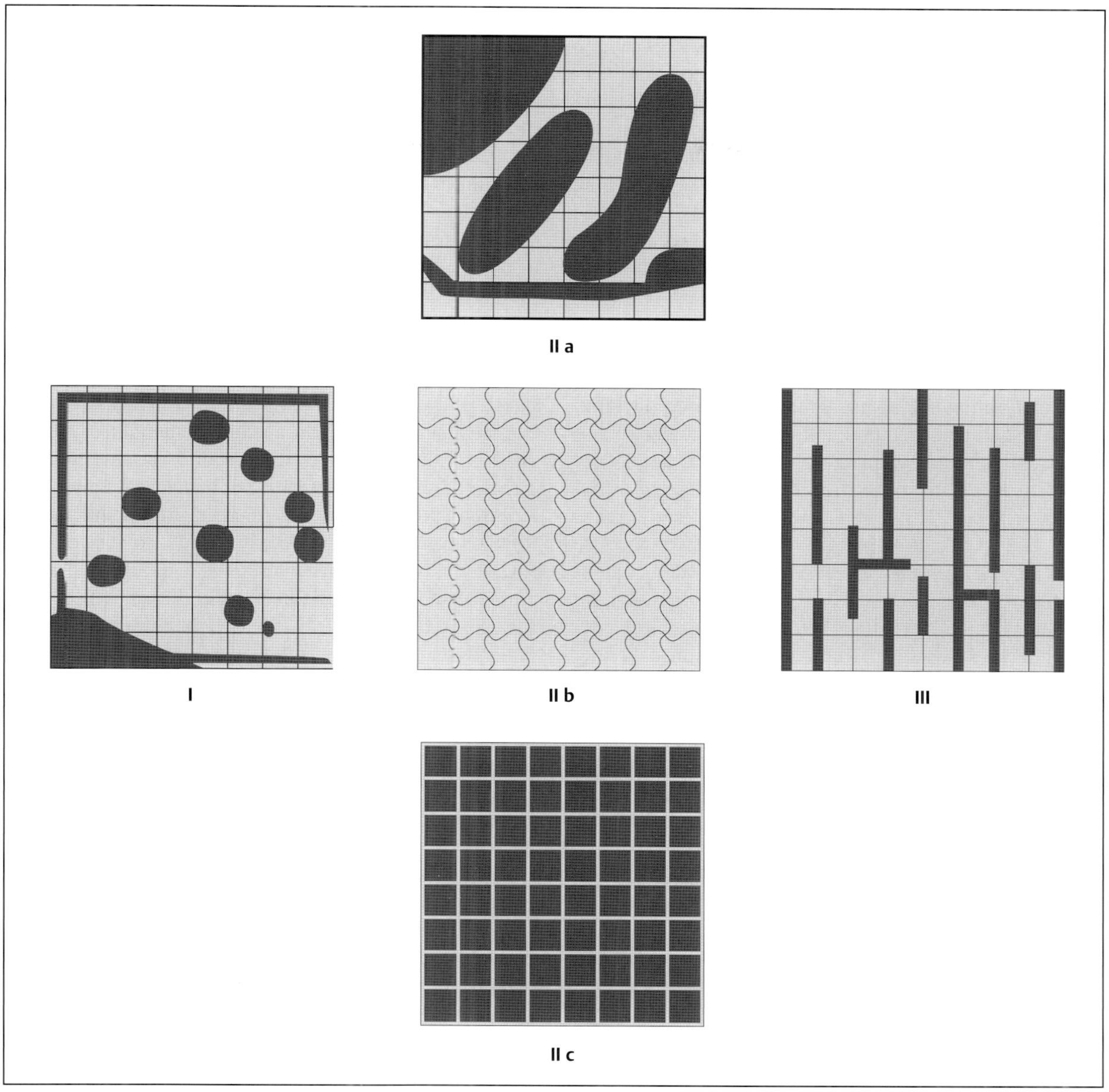

Abb. 3.8 **Schematische Darstellung der Knochendefizite in der Spongiosa bei Reflexdystrophien.** Die Differenzialdiagnose zwischen dem akuten oder chronischen Knochendefizit der arthritischen Kollateralphänomene oder als Inaktivitätsdemineralisation ist *klinisch* ohne Weiteres möglich – röntgenologisch sind die Röntgenleitbefunde jedoch weitestgehend identisch (vgl. Text).

Röntgenleitbefunde:

I Initialphase der Reflexdystrophie (bzw. akute Arthritis oder akute Immobilisation): feinfleckig-inhomogenes und subchondral schmales bandförmiges Knochendefizit (= Strahlentransparenzerhöhung). Grenzlamelle mehr oder weniger ausgelöscht.

II Dystrophisches Stadium bzw. subakute bis frühe chronische Arthritis: IIb oft zusammen/nebeneinander mit I, z. B. bei *subakuter* Arthritis. I-Konfluenz zu IIa = beginnende Chronifizierung des jeweiligen Krankheitsverlaufs. IIc = chronisches Krankheitsstadium. IIa = grobfleckig erhöhte Strahlentransparenz, Knochenkonturen wie mit dem „Bleistift nachgezeichnet" (= betont). IIb = unscharfe, wie „verwaschene" Trabekelzeichnung = Hinweis auf überstürzten Umbau mit negativer Bilanz, dadurch unregelmäßig verteilte Verkalkung des Osteoids (= unscharfe Trabekelkonturen im Röntgenbild). IIc = mehr oder weniger gleichmäßig erhöhte Strahlentransparenz der Gelenksockel.

III Deskription im Schrifttum als *hypertrophische Atrophie*, d. h., die stark rarefizierten Trabekeln sind kaum noch sichtbar; stehen gebliebene Spongiosatrabekeln, die Last oder Kraft übertragen, verdicken sich kompensatorisch. (Aus didaktischen Gründen Formalisierung aller Skizzen, die nicht immer der Schwärzung auf den Röntgenaufnahmen entspricht.)

Reflexdystrophie gedacht werden, wenn die 3-Phasenszintigrafie positiv ist. Positiver Ausfall meint im frühen Stadium der Reflexdystrophie eine Hyperperfusion in der *Einflussphase*, eine homogene Hyperämie der Weichteile des gesamten Schmerzbereichs, z. B. der Hand, in der *Frühphase (Blutpoolphase)* und eine vermehrte Radionuklidaufnahme der Knochen in der betroffenen Region mit periartikulärer Betonung während der *Spätphase*. Außerdem wird die Diagnose „Reflexdystrophie" gestützt, wenn in dieser Szintigrafiephase Gelenksockel, die von dem Trauma unmittelbar überhaupt nicht betroffen sind, beispielsweise am Ellenbogen und in der Schulter bei distaler Radiusfraktur, eine vergleichsweise vermehrte Tracer-Aufnahme zeigen. Im 2. und 3. Stadium der Reflexdystrophie rückt die diagnostische Bedeutung der Szintigrafie in den Hintergrund. Klinik und Röntgenbefund liefern dann die entscheidenden diagnostischen Parameter. Erwähnt sei jedoch, dass bei der Endatrophie (s. u.) ein verstärkter periartikulärer Tracer-Einbau in der Spätphase der Szintigrafie beobachtet wird.

Stadium II (dystrophisches Stadium)

In diesem Stadium, dessen Befunde mit einer venösen Stase in Zusammenhang gebracht werden, sind die klinischen Phänomene der entzündlich imponierenden Initialphase schon teilweise oder sogar weitgehend oder völlig zurückgegangen. Dystrophisch genannte Veränderungen schieben sich in den Vordergrund des klinischen Bildes, d. h., die Haut ist blass, marmoriert bis zyanotisch und hypotherm. Bei fortbestehenden oder bereits abnehmenden Schmerzen verspürt daher der Patient manchmal ein Kältegefühl. Brüchige Nägel und/oder beschleunigtes Nagelwachstum, lokaler Haarausfalll oder sein Gegenteil Hypertrichose gehören mit zum klinischen Spektrum. Die Spongiosatrabekeln sind teilweise grobfleckig-ungleichmäßig, teilweise schon homogen rarefiziert. Der Knochen erscheint dadurch grobfleckig bis homogen vermehrt strahlentransparent. Die Trabekelstrukturen werden im Röntgenbild mehr oder weniger unscharf wiedergegeben. Außerdem sind die Knochenkonturen betont: wie mit dem „Bleistift nachgezeichnet“. Dieser Röntgenbefund springt besonders an den Karpalia und Tarsalia ins Auge. Die Kompakta weist gegenüber der Spongiosa sowohl unter physiologischen als auch unter pathophysiologischen Bedingungen eine langsamere Umbaurate auf. Daher zeichnen sich frühestens im dystrophischen Stadium krankhafte Befunde auch an der kompakten Knochensubstanz ab. Endostaler Abbau an der inneren Kompaktaoberfläche, Erweiterung der Havers-Kanäle („Striation“) und subperiostale Knochenresorption sind in wechselndem Ausmaß im Röntgenbild sichtbar und münden im weiteren Verlauf in eine gleichmäßige Kompaktaverdünnung (der kleinen Röhrenknochen) ein. Das 1. und das 2. Stadium der Reflexdystrophie sind noch vollständig oder bis auf geringe Restzustände der geschilderten Befunde rückbildungsfähig. Dabei gilt die Regel (sie impliziert Ausnahmen): Je früher die adäquate Therapie einsetzt, d. h., je früher die Diagnose gestellt wird, desto günstiger ist die Prognose. Das voll ausgeprägte Stadium II darf etwa 2–3 Monate nach klinischem Beginn der Reflexdystrophie erwartet werden, falls die Therapie den Krankheitsverlauf nicht vorher bremst oder völlig zum Stillstand bringt.

Stadium III (Endatrophie)

Atrophie, Fibrose und Kontrakturen sind die klinischen Stigmata dieses irreversiblen, „ausgebrannten“ Stadiums der Reflexdystrophie. Koriumverdünnung (Korium = Dermis = Lederhaut) und Atrophie des subkutanen Fettpolsters führen zu einer dünnen, blassen und trockenen Haut („Glanzhaut“). Muskelatrophien sind zu erkennen. Gelenkkapselschrumpfungen und Sehnenkontrakturen, also kapsuläre und tendogene permanente Beugestellungen von Gelenken, lösen beim passiven Streckversuch Schmerzen aus. Durch diese Beugekontrakturen kann im ungünstigsten Fall die „neurotrophische Klaue“ entstehen. Die Knochensubstanz, Spongiosa stärker als Kompakta, ist im Stadium III so weit rarefiziert, dass einerseits das Röntgenbild des Glasknochens entsteht, d. h., Knochen und umgebende Weichteile sind annähernd gleich strahlentransparent. Andererseits haben sich in der rarefizierten Spongiosa stehengebliebene Trabekeln kompensatorisch verdickt. Dadurch zeigt sich das Röntgenbild der hypertrophischen Knochenatrophie.

Mit dem Hinweis auf Gelenkfehlstellungen durch Kapselschrumpfung wurde auf die Gelenkbeteiligung bei den Reflexdystrophien hingewiesen. Die aus Abb. 3.**2** ableitbaren engen vasalen und damit auch vegetativ-nervalen Beziehungen zwischen den Gelenksockeln und -weichteilen führen auch bei den Reflexdystrophien zu einer Beteiligung der vom Primärereignis nicht betroffenen Synovialmembran und der fibrösen Gelenkkapsel. Histologisch werden proliferierte Synovialisdeckzellen, Hyperämie und Gefäßproliferationen, Ödem, spärliche Zellinfiltrationen, Kollagenfaservermehrung, sogar Pannusformation und fibröse Ankylose nachgewiesen (Genant et al. 1975, Lagier 1983). Röntgenologisch sind in diesem Zusammenhang ein partieller Schwund der subchondralen Grenzlamelle, zarte Erosionen, eine Verdünnung des Gelenkknorpels und gelenknahe Periostreaktionen gesehen worden. Im CT oder MRT kann eine ödematöse (reversible) Verdickung der Gelenkkapsel sichtbar werden, desgleichen ein Erguss. Als Folge der reflexdystrophischen Gelenkbeteiligung können außer der Gelenkfehlstellung durch exzentrische Kapselschrumpfung eine „Chondrolyse“ (Hannequin et al. 1985), d. h. eine sich in kurzer Zeit entwickelnde Gelenkspaltverschmälerung, die auch nach Ausheilung der Reflexdystrophie bestehen bleibt, sowie knöcherne Karpalankylosen (Fischer 1986) auftreten. Diese seltenen Komplikationen sind ebenfalls Indikatoren für die Gelenkbeteiligung bei Reflexdystrophien.

Im Schrifttum wird im Hinblick auf die Bildgebung durch die MRT bei den Reflexdystrophien nach dem klinischen Bild summarisch von der „warmen“ Phase, die dem Stadium I entspricht, und von der „kalten“ Phase gesprochen. Die „kalte“ Phase umfasst die Stadien II und III. In der „warmen“ Phase lassen sich im MRT u. a. Synovialishypertrophie, Gelenkerguss, Knochenmarködem sowie verhältnismäßig häufig Trabekelfrakturen nachweisen. In der „kalten“ Phase der Reflexdystrophie sind diese pathologischen Befunde im MRT nicht mehr zu erkennen.

Differenzialdiagnose

Zur *klinischen* Differenzialdiagnose der Reflexdystrophien gehören 2 Syndrome, die bei neurotischen Persönlichkeiten beobachtet werden:

- Beim **Münchhausen-Syndrom** (Roig-Escofet et al. 1989) wird eine klinisch erkennbare, manchmal auch radiologisch nachweisbare Gesundheitsstörung vorgetäuscht bzw. artefiziell erzeugt, die einer Reflexdystrophie gleichen kann. Gewöhnlich entstehen die „reflexdystrophischen" Befunde durch wiederholtes, langzeitiges heimliches Anlegen einer Staubinde. Die explorierbare neurotische Deviation führt zur richtigen Diagnose.
- Das **Geballte-Faust-Syndrom** (Clenched Fist Syndrome) ist ebenfalls ein provoziertes Krankheitsbild auf dem Boden einer krankhaften Persönlichkeitsstruktur, das sich am Bewegungsapparat manifestiert. Dieses Syndrom gehört zur Differenzialdiagnose schmerzhafter Bewegungseinschränkungen an den Händen. Durch die fixierte starke Fingerflexion können eine konsekutive Schwellung, glänzende Haut und Hautläsionen auftreten. Passive Fingerstreckung ist nur unter Angabe starker Schmerzen möglich. Diagnostisch weist das Phänomen der paradoxen Fingerversteifung den Weg. Bei einem Streckdefizit der Finger anderer Genese, z. B. bei Reflexdystrophien, führt nämlich eine Beugung im Karpalbereich zu einer teilweisen Aufhebung der Fingerbeugung durch Sehnenzug; bei diesem Syndrom bleibt dabei die Fingerbeugestellung unverändert. Schmerzen bei passiver Flexion und Extension werden bei Reflexdystrophien angegeben. Beim Geballte-Faust-Syndrom schmerzt gewöhnlich nur die passive Extension der Finger. Ein Knochendefizit kommt bei diesem Syndrom nicht vor. ■

Bei der klinischen Erstmanifestation einer Reflexdystrophie müssen auch die Phlegmone, ein Kompartmentsyndrom und eine akute Thrombose differenzialdiagnostisch ausgeschlossen werden, bei schon längere Zeit bestehender Symptomatik das Karpaltunnelsyndrom und Lymphstauungen. Fein- bis grobfleckige Knochendefizite in den Gelenksockeln kommen nach radikal operiertem Mammakarzinom (mit Ausräumung der Achsellymphknoten) und nach Thrombosen vor. In diesen Fällen entsteht das Knochendefizit durch die konsekutive Lymphstauung.

Sympathisch unterhaltener Schmerz

Der „sympathisch unterhaltene Schmerz" (Derzwinkel et al. 1999) – im englischsprachigen Schrifttum: Sympathetically maintained Pain – tritt *nach Traumen mit Verletzung peripherer Nerven* auf. Der Schmerz wird im Innervationsbereich des geschädigten Nervs empfunden, äußert sich als Spontanschmerz (ohne orthostatische Komponente) und Allodynie (Schmerzangabe schon bei leichter und kurzer Berührung). Der Ausdruck „orthostatische Komponente" weist auf ein Phänomen hin, das bei Reflexdystrophien häufig beobachtet wird, nämlich die Linderung der Schmerzen bei Hochlagerung der befallenen Extremität und verstärkte Schmerzangabe beim Herunterhängen derselben. Die anderen Symptome und Befunde einschließlich des Knochendefizits der Reflexdystrophien geben sich beim „sympathisch unterhaltenen Schmerzsyndrom" *nicht* zu erkennen.

Kausalgie/Sudeck-Syndrom

Die Kausalgie gehört ebenso wie das nach Paul Sudeck benannte Syndrom zu den Reflexdystrophien mit negativer Knochenbilanz. Sie tritt nach partieller Nervenverletzung, vor allem des N. tibialis, des N. medianus und des N. ulnaris, auf. Diese Nerven haben einen größeren Anteil an autonomen Fasern. Klinisches Leitsymptom der Kausalgie ist der „Brennschmerz", der beim Patienten akustisch, visuell, taktil, vorstellungsbedingt und auch emotionell ausgelöst wird.

Schulter-Hand-Syndrom

Auch das Schulter-Hand-Syndrom (Steinbrocker u. Argyros 1958) – klinisch die Kombination einer kalzifizierenden oder ohne Apatitdeposition einhergehenden Periarthritis humeroscapularis mit einem Sudeck-Syndrom der Hand – ist ebenfalls eine Reflexdystrophie, also eine neurovaskuläre Störung mit vasomotorischer Fehlsteuerung und dystrophischen Folgeerscheinungen. Dieses *polyätiologische* Syndrom setzt einige Wochen bis Monate nach dem auslösenden Ereignis ein, beispielsweise nach einem Myokardinfarkt, nach einer zerebralen Massenblutung, einem Trauma, einer Pleura- oder einer Lungenerkrankung, um einige „Primärereignisse" anzuführen. Bei bilateralem Schulter-Hand-Syndrom sollte eher an Stoffwechselstörungen, beispielsweise Diabetes mellitus, und an die Nebenwirkung einer Langzeitbehandlung mit bestimmten Pharmaka, die bereits als Auslöser von Reflexdystrophien genannt wurden, gedacht werden. Manchmal ist die Anamnese „leer" (*idiopathisches* Schulter-Hand-Syndrom). In diesen Fällen kann das Schulter-Hand-Syndrom aber auch das paraneoplastische Phänomen eines klinisch inapparenten malignen Tumors sein. Röntgenologisch tritt, wie bei den anderen Reflexdystrophien, eine fleckige oder diffuse Demineralisation im Schulter- und Handbereich auf.

Adhäsive (retraktile) Kapsulitis

Die adhäsive (retraktile) Kapsulitis wird als Ausdruck eines reflexdystrophischen Geschehens gedeutet – daher oft posttraumatische Entstehung – oder als zytokininduziertes Geschehen angesehen. Der sich schleichend entwickelnde Prozess geht mit einer schmerzhaften aktiven und passiven Bewegungseinschränkung einher. Vor allem der Befall des Hüftgelenks, des Schulter- und des oberen Sprunggelenks (Murphy et al. 1977, Griffiths et al. 1985, Palladino u. Chan 1987) sowie des Radiokarpalgelenks wurde beschrieben. Das arthrografische diagnostische

Kriterium der adhäsiven (retraktilen) Kapsulitis ist das herabgesetzte Volumen der Gelenkhöhle. Dadurch kommt es bei der Einbringung des Kontrastmittels schon nach wenigen Millilitern zu einem starken Reflux entlang der liegenden Punktionskanüle. Beispielsweise fasst das normale Hüftkavum des Erwachsenen 14–20 ml Kontrastmittel, bei adhäsiver (retraktiler) Kapsulitis jedoch höchstens 10 ml. Für das obere Sprunggelenk gilt ein Fassungsvermögen um 10 ml als normal; bei obliteriertem vorderem und hinterem Rezessus reduziert es sich auf etwa 3–5 ml. Im Projektionsradiogramm fällt zunächst ein *fleckiges, später diffuses Knochendefizit* zumeist in beiden *Gelenksockeln* auf, das ohne oder mit konzentrischer, d.h. gleichmäßiger Verschmälerung des röntgenologischen Gelenkspalts einhergeht. Ursache dieser Gelenkspaltverschmälerung soll der immobilisationsbedingte Wasserverlust des Gelenkknorpels im „eingefrorenen" Gelenk („Frozen Shoulder") sein. Pathologisch-anatomische Ursache für die Bewegungseinschränkung ist ein fibröser Gelenkkapselumbau mit Hyalinisierung und kartilaginärer Metaplasie. Ferner werden ein Kapselödem, synoviale Hyperämie und eine histomorphologisch erkennbare Schädigung der elastischen Fasern beobachtet (Dihlmann u. Höpker 1992). Histologische Entzündungsphänomene in Form von Zellinfiltraten in der Synovialmembran sind nur gering ausgeprägt.

! Merke

Die adhäsive Kapsulitis ist eine fibrosierende und keine entzündlich dominierte Erkrankung (Bunker u. Anthony 1995)!

Die Fibrosierung kann im Schulterbereich auch das Lig. coracohumerale erfassen und zeigt sich besonders im axillären Rezessus („Axillary Pouch"). Das Attribut „adhäsiv" weist auf (keineswegs obligate) Verwachsungen des alterierten Kapselgewebes mit dem Gelenkknorpel hin. Am *Hüftgelenk* erübrigt sich die Arthrografie, wenn folgende Befundtrias erhoben wird (Dihlmann u. Höpker 1992):

1. Schleichend einsetzende, häufiger schmerzhafte als schmerzlose aktive und passive Bewegungseinschränkung ohne systemische Entzündungsparameter.
2. Nach Wochen bis Monaten entwickelt sich ein gelenknahes Knochendefizit mit oder ohne nicht erosive Gelenkspaltverschmälerung und eine frühzeitig nach Krankheitsbeginn nachweisbare vermehrte szintigrafische Radionuklidanreicherung.
3. Verdickung der gesamten Hüftgelenkkapsel im Computertomogramm auf mehr als 6 mm, kein (oder nur geringfügiger) Gelenkerguss, keine verkalkten oder verknöcherten Verdichtungen innerhalb des Kapselgewebes oder im Gelenkkavum.

Der Krankheitsverlauf kann sich spontan nach Monaten limitieren oder über Jahre ohne Remission voranschreiten. Für die Tendenz zur Spontanlimitierung („Auftauen des eingefrorenen Gelenks") spricht auch die bleibende Mobilisierungsmöglichkeit des betroffenen Gelenks in Narkose. Die adhäsive (retraktile) Kapsulitis gehört zu den Assoziationen z.B. des insulinpflichtigen Diabetes mellitus oder der Hypothyreose. Sie kommt aber auch ohne Krankheitsassoziation (idiopathisch, primär) vor.

Am Schultergelenk gelingt der bildgebende Nachweis der adhäsiven Kapsulitis auch mittels MRT (Emig et al. 1995, Connell et al. 2002, Sofka et al. 2008). Empfohlen wird häufig die intravenöse Kontrastmittelgabe (T1w) und überwiegend die Anwendung fettunterdrückender (T2w-) Sequenzen. Ein fast immer nachweisbarer Befund ist die Verdickung der glenohumeralen Gelenkkapsel (Membrana synovialis et fibrosa) auf mehr als 4 mm, und zwar anfangs durch die hyperämische (und ödematöse) Synovialmembran und dann auch und schließlich nur noch durch die narbig verdickte Capsula fibrosa (Sofka et al. 2008). Ein Enhancement im Bereich des axillären Kapselrezessus und des sog. Intervalls der Rotatorenmanschette zwischen M. supraspinatus und M. subscapularis (s. Abb. 13.**71**) sowie an den Ursprüngen des Bizepsmuskels durch dort entstandenes fibrovaskuläres Gewebe gehört ebenfalls zu den häufigen Befunden der adhäsiven Kapsulitis.

Dekalzifizierende Synovialchondromatose

Die dekalzifizierende Synovialchondromatose (des Hüft- und Kniegelenks) – Abb. 3.**9** – ist eine radiologische Differenzialdiagnose der adhäsiven (retraktilen) Kapsulitis, der transitorischen Osteoporose und der arthritischen Kollateralphänomene bei nicht erosiver Arthritis (Cayla et al. 1965). Sie teilt mit den genannten pathologischen Befunden das Knochendefizit und die vermehrte Radionuklidakkumulation. Häufig geht sie mit einer Verschmälerung des röntgenologischen Gelenkspalts und immer mit Gelenkbeschwerden einher. Im Röntgenbild geben sich vor allem das Knochendefizit und das eine oder andere verkalkte Kapselchondrom zu erkennen. Die Diagnose gelingt mithilfe der CT. Die Gelenkkapsel ist durch unverkalkte und daher im Einzelnen nicht identifizierbare Synovialchondrome (partiell) verdickt. Verkalkte Chondrome fallen in der Gelenkkapsel und im Kavum auf, und zwar auch dann, wenn sie bei geringerem Verkalkungsgrad im Projektionsradiogramm noch nicht sichtbar sind. Ein Gelenkerguss ist die Regel.

Magnetresonanztomografisch zeigen sich eine raumfordernd verdickte Gelenkkapsel mit punktförmigen Signalauslöschungen („Signal Voids") durch verkalkte Chondrome sowie Druckerosionen (Wittkop et al. 2002). Nach Kontrastmittelgabe kommt es in der Begleitsynovitis zur Anreicherung.

Komplexes regionales Schmerzsyndrom

Die Vielzahl reflexdystrophischer oder reflexdystrophisch-vermuteter Erkrankungen/Syndrome war der Anlass, eine international gültige Nomenklatur zu verabschieden, die im tagtäglichen, klinischen Umgang bisher wenig Resonanz gefunden hat: Das **komplexe regionale**

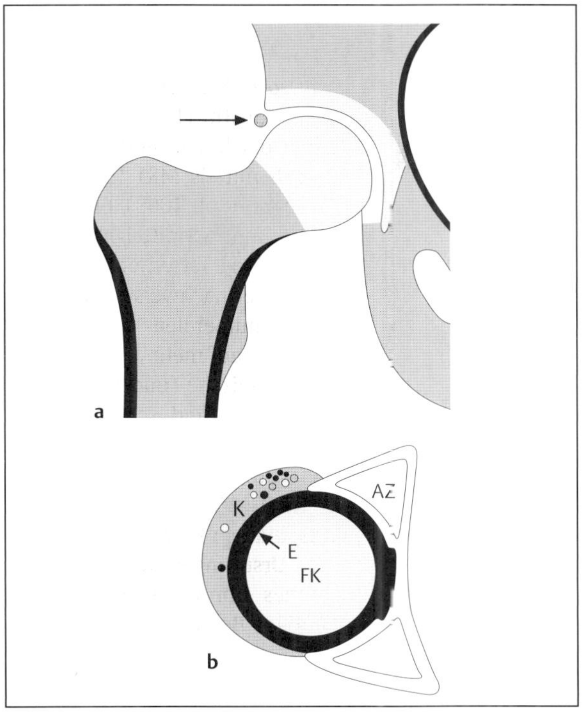

Abb. 3.9a, b **Nativröntgenbefund und CT bei dekalzifizierender Synovialchondromatose des rechten Hüftgelenks.**
a Knochendefizit des Femurkopfs und von Anteilen der Hüftpfanne. Der *Pfeil* zeigt auf einen diagnostisch vieldeutigen kalkdichten Schatten in den Weichteilen, der die „Spitze des Eisbergs" einer dekalzifizierenden Synovialchondromatose (unter Berücksichtigung des Knochendefizits) sein könnte, daher CT oder MRT. Hüftbeschwerden seit etwa 6 Monaten.
b Darstellung der Hüftgelenkweichteile im Weichteilfenster. Man erkennt die verdickte Gelenkkapsel (K>6 mm) mit einzelnen, unterschiedlich kalkdichten Foci (Synovialchondromen; AZ = Azetabulum, E = Gelenkerguss, FK = Femurkopf).
Diagnose: Dekalzifizierende Synovialchondromatose (die verkalkten Chondrome erscheinen als dichte Foci sowohl in der Kapsel als auch im Erguss (letztere Möglichkeit nicht gezeichnet); die unverkalkten Synovialchondrome geben sich an der allgemeinen Kapselverdickung oder direkt zu erkennen). Im MRT stellen sich auch die unverkalkten Chondrome gut dar.

Schmerzsyndrom (Complex regional Pain Syndrome, **CRPS**; Wehking 2007).

- **CRPS-Typ 1** entspricht einem charakteristischen Schmerzzustand, der sich zumeist nach Traumen der distalen Extremitäten ohne Mitbeteiligung größerer Nerven entwickelt, jedoch mit erkennbarer Alteration autonomer und trophischer Funktionen der betroffenen Region einhergeht. Selten wird das CRPS durch viszerale „Traumen", z. B. Myokardinfarkt, oder zentrale Läsionen, z. B. Hirninfarkt oder Querschnittlähmung, ausgelöst oder zeigt sich spontan.
- **CRPS-Typ 2** entsteht im Zusammenhang mit partiellen, klinischen und elektrophysiologisch nachweisbaren peripheren Nervenläsionen.

Eine Relation zwischen der Schwere des Traumas und der klinischen und bildgebenden Symptomatik besteht nicht.

Transitorisches Knochenmarködemsyndrom (transitorische Osteoporose)

Nomenklatur

Curtiss Jr. und Kincaid beschrieben 1959 die „Transitory Demineralisation of the Hip in Pregnancy". Andere Autoren ersetzten das Adjektiv „transitory" durch „transient" (Lequesne 1968) oder „wandernd" (Duncan et al. 1967) oder fügten noch das Attribut „schmerzhaft" (Langloh et al. 1973) hinzu, tauschten Demineralisation gegen Osteoporose aus oder ließen sowohl Hüfte als auch Schwangerschaft in der Krankheitsbezeichnung weg. Inzwischen hat sich **„transitorische** (engl.: transient) **Osteoporose"** (Hunder u. Kelly 1968) als Krankheitsbezeichnung durchgesetzt.

Ätiologie

Klinische Untersuchungsbefunde und Verlaufsbeobachtungen sowie bildgebende Verfahren, wie Röntgenaufnahme, Szintigrafie, CT und MRT, und die mikromorphologischen Substrate von Biopsien und Arthrotomien, vor allem aber die histologische Aufarbeitung eines vollständigen Femurkopf-Hals-Präparats (Dihlmann u. Delling 1985) führten zu einer weitgehenden pathologisch-anatomischen und pathogenetischen Klärung der transitorischen Osteoporose. Sie ermöglichten auch eine konsistente Krankheitssynthese mit therapeutischen Konsequenzen. Lediglich die Ansichten über die Ätiologie der transitorischen Osteoporose haben noch Vermutungscharakter. Dabei wird an eine Erkrankung aus dem Spektrum der Reflexdystrophien gedacht (Roig-Escofet et al. 1989). Folgende Befunde sprechen dafür: die spontane Heilungstendenz und die Erkenntnis, dass der Femurkopf-Hals-Bereich zwar die Prädilektionsstelle für die transitorische Osteoporose ist, sie aber ebenso Knie-, Talokrural-, Fuß-, Schulter- und Handgelenksockel ergreifen kann.

An Gelenken mit ausgeprägtem Weichteilmantel, wie Hüft-, Knie- und Schultergelenk, fehlen die Weichteilbefunde weitgehend, ebenso wie beim originären Sudeck-Syndrom. Tritt die transitorische Osteoporose jedoch am Fuß oder an der Hand auf, so ist eine Weichteilschwellung (Weichteilödem) die Regel.

Symptome/Auftreten

Die klinischen Erscheinungen der transitorischen Osteoporose beginnen banal-traumatisch oder *atraumatisch* mit Schmerzen, vor allem mit Belastungsschmerz. Ruheschmerz oder nächtliche Schmerzen kommen ebenfalls vor. Besonders am Kniegelenk lässt sich Druckschmerz des befallenen Knochens nachweisen.

Die Entstehung der transitorischen Hüftosteoporose haben nicht nur die Erstbeschreiber im letzten Trimenon der Schwangerschaft beobachtet, sondern auch andere Autoren. Im Ganzen gesehen tritt die transitorische Osteoporose bei Schwangeren – Gravidität ist lediglich ein Risikofaktor – und Nichtschwangeren, bei Männern – sie ist tatsächlich eine androtrope Erkrankung – und sogar bei Kindern auf. Bei Kindern droht in Abhängigkeit vom Alter eine lokale Wachstumsstörung (Nicol et al. 1984). Familiäres Vorkommen wurde beobachtet (Albert u. Ott 1983). Die transitorische Osteoporose zeigt sich sehr selten an 2 Gelenken gleichzeitig. Die Mehrzahl der Patienten macht diese spontan heilende Krankheit einmal im Leben durch. Bei einer Minderzahl „wandert" die transitorische Osteoporose im Laufe der Jahre, d.h., sie befällt andere Gelenke oder die kontralaterale Knochenverbindung. Aber auch ein „Rezidiv" am selben Gelenk kommt vor. Selten „meldet" sich die Zweitlokalisation, noch bevor die Erstlokalisation vollständig remineralisiert ist.

Diagnose

Der Schmerz führt den Patienten zum Arzt. Bei Graviden verbietet sich aus Gründen des Strahlenschutzes die Röntgenuntersuchung (zumindest des Hüftgelenks). In diesen Fällen ist entweder die MRT indiziert, oder bei niedrigem Leidensdruck wird die Röntgenuntersuchung erst post partum durchgeführt. Auf der Röntgenaufnahme von Gelenken mit größeren Gelenksockeln ist ein Knochendefizit frühestens 3–4 Wochen nach Schmerzbeginn visuell zu erkennen. Der Seitenvergleich mit der Röntgenaufnahme des schmerzfreien Gelenks begünstigt das Wahrnehmen des Knochendefizits. Überwiegend wird nur ein knöcherner Gelenksockel befallen, z.B. am Hüftgelenk der Femurkopf-Hals-Bereich. Tritt im Verlauf der transitorischen Osteoporose auch am Gelenksockelpartner eine erhöhte Strahlentransparenz auf, beispielsweise im Tibiakopf oder im Azetabulum, so spiegelt dieser Befund entweder eine schmerzbedingte Inaktivitätsdemineralisation wider, oder – viel seltener – beide Gelenksockel sind gleichzeitig an transitorischer Osteoporose erkrankt. Zumindest am Hüft- und am Kniegelenk (Dunstan et al. 1992) wurden diese Alternativen beobachtet und interventionell-therapeutische Konsequenzen daraus gezogen (s.u.). Das Knochendefizit entsteht im gesamten Gelenksockel gleichzeitig, daher gelegentlich die Krankheitsbezeichnung „transitorische **regionale** Osteoporose" (Abb. 3.**10** und Abb. 3.**11**), oder breitet sich im Laufe weniger Wochen von einem zunächst umschriebenen Bezirk erhöhter Strahlentransparenz auf den gesamten Sockel aus. Manche Autoren sprechen im zuletzt genannten Fall vom **„Zonaltyp"** der transitorischen Osteoporose (Lequesne et al. 1977), bei dem zunächst nur ein Bereich (eine „Zone") des Gelenksockels demineralisiert und das Knochendefizit sich erst im weiteren Verlauf auf den gesamten gelenktragenden Knochen ausbreitet. Ebenfalls rein deskriptiv ist der Begriff

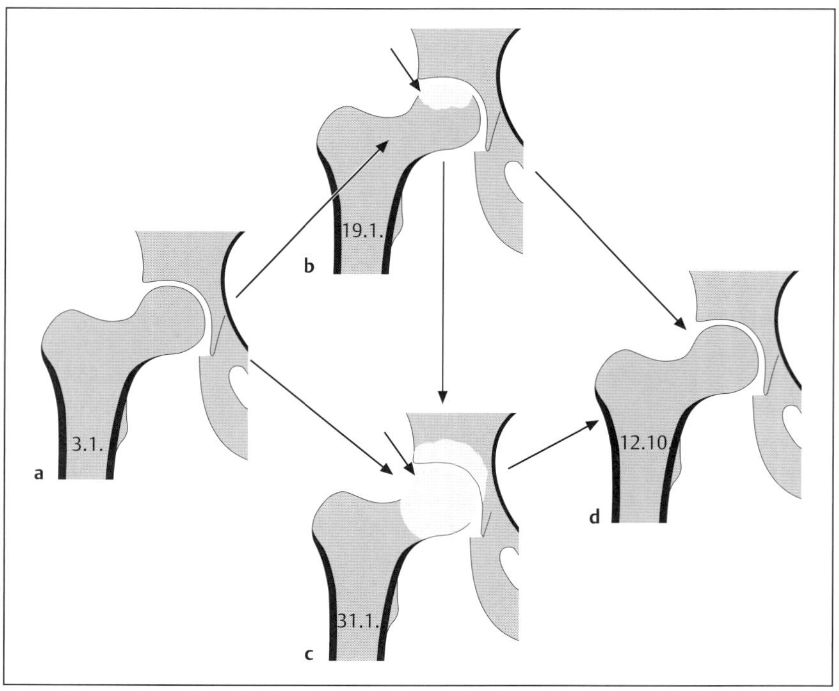

Abb. 3.**10a–d** **Verlaufsbeobachtung und formale Unterscheidung verschiedener Typen der transitorischen Osteoporose am Hüftgelenk.**
a – c – d
Entstehung und Ausheilung der *regionalen* transitorischen Osteoporose des proximalen Femurendes.
a – b – c – d
Entstehung des zonalen Typs (**a – b**), der sich im Verlauf zum *regionalen* Typ (**b – c**) ausbreitet und spontan abheilt (**c – d**).
a – b – d
Entstehung und Ausheilung der *parzellären* transitorischen Osteoporose (s. Text).
Inaktivitätsdemineralisation im Hüftpfannenbereich. Der röntgenologische Gelenkspalt verändert sich während des Verlaufs nicht.

Merke:

Die Auslöschung der subchondralen Grenzlamelle fällt am proximalen Femur zuerst am oberen Femurkopfanteil auf *(kurzer Pfeil)*. Hier entsteht durch die unmittelbar anliegenden Weichteile ein starker Kontrast, der die frühzeitige Erkennung des Grenzlamellenschwunds begünstigt.

„Radialtyp" (Abb. 3.**12**) zu verstehen, wenn nur 1 Strahl oder Teile davon an der Hand oder am Fuß von der transitorischen Osteoporose ergriffen werden. Auch in diesem Fall kann der Radialtyp persistieren und schließlich abheilen oder sich auf die ganze Hand bzw. den Fuß ausdehnen. Manchmal bleibt das Knochendefizit während des gesamten Krankheitsverlaufs auf 1 Teil des Gelenksockels beschränkt, beispielsweise auf 1 Femurkondylus. Dann handelt es sich um eine **parzelläre** transitorische Osteoporose (abgeleitet von „Parzelle"; Diethelm et al. 1986; s. Abb. 3.**11**). Diese formale Unterscheidung zwischen regionaler, zonaler, radialer oder parzellärer transitorischer Osteoporose ist daher möglich, aber nicht zwingend.

Ein wichtiges röntgendiagnostisches Merkmal stellt der an konvexen Gelenksockeln zu beobachtende Schwund der subchondralen Grenzlamelle dar. Er fällt besonders frühzeitig dort auf, wo die Knochenkontur in Weichteile projiziert wird (Abb. 3.**13**). Am Hüftgelenk kann eine *zarte Periostlamelle* am Kalzar, d. h. an der medialen Schenkelhalskontur, sichtbar werden. Ein differenzialdiagnostisch wichtiger Röntgenbefund ist die fehlende Verschmälerung des röntgenologischen Gelenkspalts während des gesamten Krankheitsverlaufs. Die (3-Phasen-)Szintigrafie fällt früher pathologisch aus, als das Knochendefizit im Röntgenbild sichtbar wird (Skelettszintigrafie = hohe Sensitivität, geringe Spezifität).

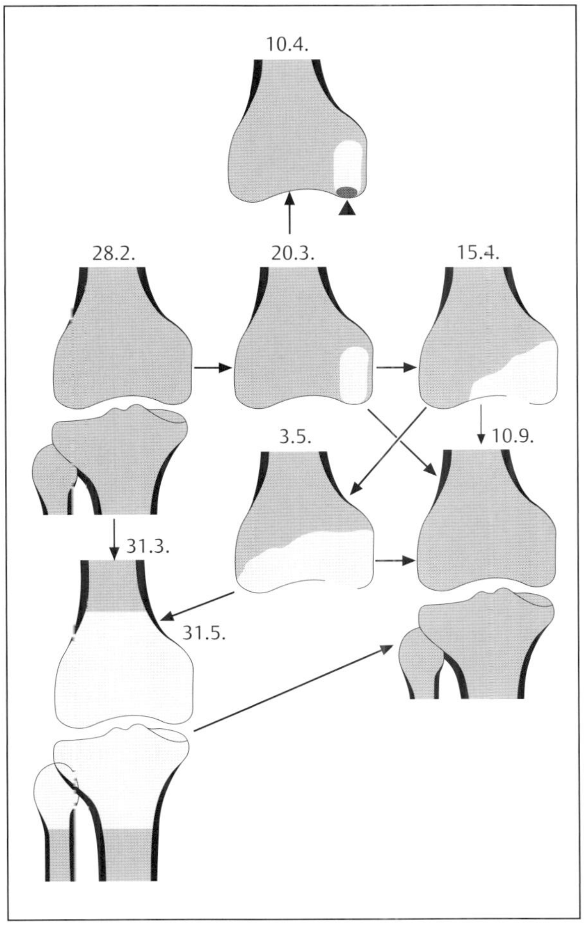

Abb. 3.**11** **Verlaufsmöglichkeiten der transitorischen Osteoporose am Kniegelenk** (Demineralisation = *hell*).

28.2., 20.3., 15.4., 10.9.	Parzellärer Typ am medialen Femurkondylus.
28.2., 20.3., 10.4.	Übergang in Osteonekrose *(Pfeilspitze)*.
28.2., 20.3., 10.9.	Parzellärer Typ.
28.2., 20.3., 15.4., 3.5., 31.5., 10.9.	Regionaltyp.
28.2., 31.3., 10.9.	Regionaltyp.

Merke

1. Die gleichzeitige Demineralisation im Tibia- und im Fibulakopf spiegelt eher eine Inaktivitätsdemineralisation in dem einen Teil als eine gleichzeitige transitorische Osteoporose in beiden Knochenteilen wider (Wahrscheinlichkeitsaussage).
2. Der befallene Knochenanteil, z. B. der mediale Femurkondylus, ist druckschmerzhaft.
3. Am Kniegelenk fällt die Demineralisation der subchrondralen Grenzlamelle nicht immer so deutlich auf wie am Femurkopf. Sie ist jedoch ein unspezifisches Merkmal der transitorischen Osteoporose.

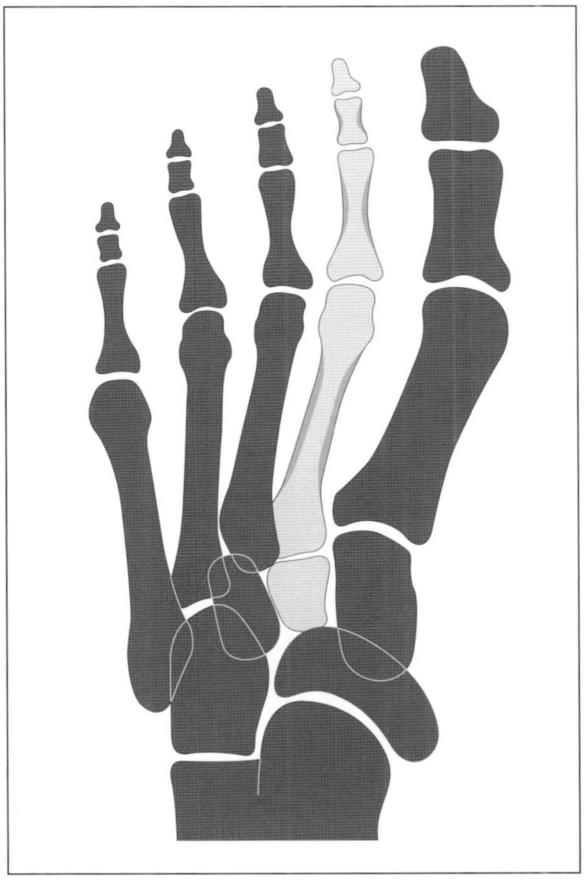

Abb. 3.**12** **Radialtyp der transitorischen Osteoporose mit Befall des 2. Strahles einschließlich des Os cuneiforme intermedium.** Gewöhnlich, aber nicht obligatorisch, breitet sich die transitorische Osteoporose auch in diesem Fall im Verlauf von 1–2 Monaten auf den gesamten (Vor-)Fuß aus. Klinisch bestand eine Schwellung des Fußrückens, jedoch keine Hautverfärbung.

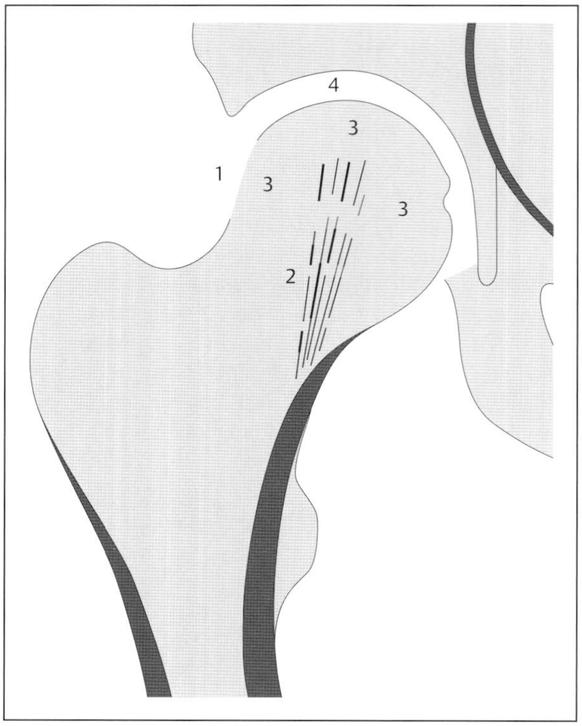

Abb. 3.**13** **Vier klassische Röntgenbefunde der transitorischen Osteoporose am proximalen Femurende.**

1. Der Schwund der subchondralen Grenzlamelle ist frühzeitig und am sichersten am oberen lateralen Femurkopfbereich zu erkennen und zeigt sich schließlich an der gesamten Femurkopfzirkumferenz.
2. Die Femurkopftrajektorien sind teilweise „verdämmert", unterbrochen und wechseln im Verlauf ihr Kaliber.
3. Unscharfe, mehr oder weniger stark demineralisierte Spongiosastruktur (nicht eingezeichnet).
4. Keine Verschmälerung des röntgenologischen Gelenkspalts (falls nicht unabhängig von der transitorischen Osteoporose eine Koxarthrose besteht).

! *Merke*

Patienten im mittleren oder jüngeren Lebensalter mit Gelenkbeschwerden ohne Unfallanamnese und ohne osteokatabole Medikation in der Vorgeschichte (anderenfalls *Differenzialdiagnose:* Stressbefunde noch ohne Kallusformation) mit **normalem** Röntgenbefund des schmerzenden Gelenks, aber positivem 3-Phasenszintigramm sind mit hoher Wahrscheinlichkeit an einer transitorischen Osteoporose erkrankt. Diese Wahrscheinlichkeit nimmt Sicherheitscharakter an, wenn im Seitenvergleich der Gelenksockel bereits ein Knochendefizit zeigt.

Etwa 3–4 Monate nach Schmerzbeginn steigt die Röntgenstrahlenschwächung im befallenen Knochenanteil wieder an. Spätestens 1 Jahr nach Einsetzen der Beschwerden hat sich der Röntgenbefund bei der überwiegenden Patientenmehrzahl vollständig normalisiert. Die Besserung der Beschwerden setzt schon vorher ein, oder sie klingen nach einigen Monaten völlig ab.

Das CT ist bei der transitorischen Osteoporose kein obligates bildgebendes Medium. Es deckt den häufig auftretenden Gelenkerguss (Dihlmann u. Thomas 1983), eine (reversible) Verdickung der Gelenkkapsel – histologisch: Ödem, geringe entzündliche Rundzelleninfiltrate = leichte Synovitis – und die rarefizierten Spongiosatrabekeln – Osteopenie – auf.

Neben klinischen Befunden (Arlet u. Ficat 1982) und histologischen Untersuchungsergebnissen (Arlet et al. 1981, Dihlmann u. Delling 1985, Dunstan et al. 1992) hat die MRT dazu beigetragen, eine 3-Stadiensynthese im Sinne des **„transitorischen Knochenmarködemssyndroms"** (Wilson et al. 1988, Hofmann et al. 1993) mit therapeutischen Folgerungen einzuführen, in die sich die transitorische Osteoporose einfügen lässt (Abb. 3.**14**):

- *1. Stadium:* Knochenmarködem bedeutet Zunahme der interzellulären Gewebsflüssigkeit durch Störung der Kapillarschranke. Dieses Ödem tritt oft als Begleiterscheinung vielfältiger Erkrankungen, Traumata oder sogar durch biomechanische Überlastung auf. In diesen Fällen handelt es sich um ein **sekundäres** Knochenmarködem. Beim Knochenmarködemsyndrom zeigt sich das Ödem als *1.* sichtbar werdendes pathologisches Substrat, dessen Ursache – die Kapillarwandschädigung – die Wirkung pathobiochemischer Substanzen widerspiegelt oder als Folge einer vegetativnervalen „Entgleisung" auftritt. Die Erklärung der Ätiologie und Pathogenese des Knochenmarködemsyndroms stützt sich nämlich auf die gleichen Fakten und Vermutungen wie die der Reflexdystrophien. Das **primär** schmerzhafte Knochenmarködem wird durch die MRT entdeckt (Wilson et al. 1988) und zeigt sich im Szintigramm an einem beschleunigten lokalen Knochenumbau. Der Röntgenbefund ist (noch) normal. Metaphorisch ausgedrückt, könnte man sagen, dass die Knochenzellen durch das Ödem „nasse Füße" bekommen haben. Das 1. Stadium des Knochenmarködemsyndroms kann spontan zurückgehen, d. h., der Patient verliert seine Schmerzen; MRT und Szintigramm normalisieren sich: „Die Füße sind wieder trocken". Das 1. Stadium kann aber auch in das 2. übergehen.
- *2. Stadium:* Das 2. Stadium des Knochenmarködemsyndroms äußert sich als transitorische Osteoporose. Sie ist tatsächlich eine reversible, da autoreparative Osteonekrose (Dihlmann u. Delling 1985) – metaphorisch ausgedrückt, ein Beinahe-Ertrinken (engl.: Near-Drowning) der Knochenzellen. Die transitorische Osteoporose bildet sich in der Regel spontan zurück, da sich neu gebildete Knochenbälkchen an rarefizierte vitale oder avitale Trabekeln anlagern (Abb. 3.**15**).
- *3. Stadium:* Das massive Knochenmarködem – grundsätzlich im T1-gewichteten MRT herabgesetzte Signalintensität, in der T2-Gewichtung (evtl. STIR-Sequenz) verstärkte Signalgebung – in den interstitiellen Markräumen und der erhöhte intrasinusoidale Flüssigkeitsgehalt können selten zum 3. Stadium des Knochenmarködemsyndroms überleiten: zum Osteozyten-/Osteoblastentod „durch Ertrinken", d. h. zur definitiven Osteonekrose. Diese Beobachtung wurde am Femurkopf gemacht, und es wurde versucht, ihr thera-

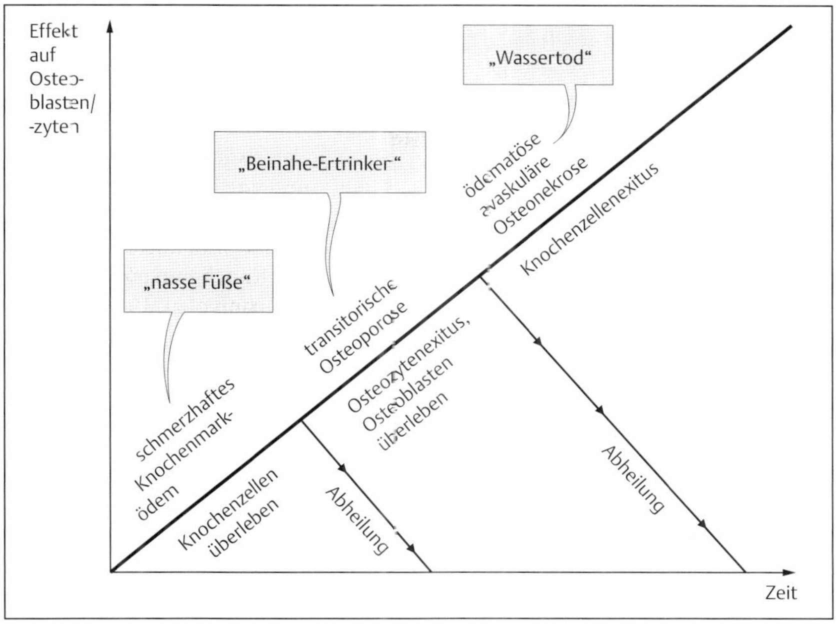

Abb. 3.**14** **Pathogenetische Metapher und eigene Arbeitshypothese des Knochenmarködemsyndroms (Noxe?).**

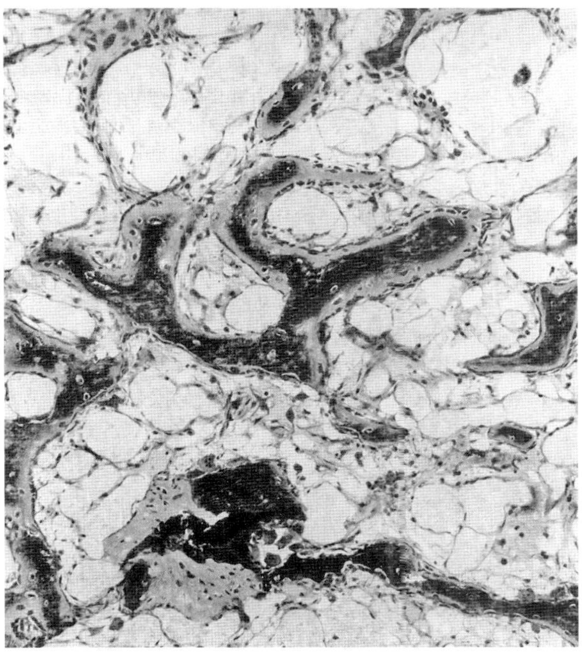

Abb. 3.**15** **Reparationsstadium der transitorischen Osteoporose des Femurkopfs.** Rarefizierte Femurkopfspongiosa, d. h. abgebaute Trabekeln, Ödem schon zurückgebildet, an überlebenden (vitalen) Spongiosabälkchen Anlagerung von neu gebildeten Knochen durch kubische Osteoblasten, zum Teil breites Osteoid, in unmittelbarer Umgebung der Knochenneubildung sehr weite Knochenmarksinus.
Resizierter Femurkopfhals, unentkalkt, Kossa-Färbung, 250× (Dihlmann u. Delling 1985).

peutisch mit einer Entlastungsbohrung dieses Skelettteils zu begegnen (Hofmann et al. 1993). Der Erfolg dieser therapeutischen Dekompression zeigt sich im Stadium der transitorischen Osteoporose an einem baldigen Rückgang der Beschwerden und einer schnelleren Rückbildung der Osteopenie. Das Knochenmarködemsyndrom im proximalen Femur ist jedoch nur eine pathogenetische Möglichkeit zur Entstehung der definitiven ischämischen Osteonekrose des Femurkopfs (s. Kap. 14 „Hüftgelenk", Abschnitt „Adulte ischämische [avaskuläre] Femurkopfnekrose"). In diesem Fall tritt sie als Folge eines erhöhten intraossären Druckes durch das Knochenmarködem auf.

Differenzialdiagnose

Klinisch und bildgebend müssen eine „rheumatische" und eine bakterielle Monarthritis ausgeschlossen werden:

- Blutsenkungsgeschwindigkeit (BSG) bei der transitorischen Osteoporose normal bis leicht beschleunigt
- steriler Gelenkerguss mit leicht erhöhten (nicht entzündlichen) Zellzahlen
- keine arthritischen Direktzeichen im Röntgenbild, mit Ausnahme der frühzeitigen Grenzlamellendemineralisation und einer ebenfalls möglichen geringen Periostreaktion

Beim zonalen und parzellären Typ der transitorischen Osteoporose ist die bildgebende Differenzialdiagnose vor allem gegenüber dem frühen Stadium einer Malignommetastase, einem Fibrosarkom oder einem primären Non-Hodgkin-Lymphom des Knochens zu stellen. Bei Kindern gehört die Coxitis fugax (s. Kap. 14 „Hüftgelenk", Abschnitt „Flüchtige Koxitis") zum differenzialdiagnostischen Spektrum der transitorischen Osteoporose.

Die Kombination einer „benignen" kompakten oder lamellären Periostreaktion (s. S. 91) mit einer *(epi-) metaphysär betonten Osteopenie* an großen Röhrenknochen sollte auch an einen *frischen* Knochen(-mark-)infarkt denken lassen. Diese manchmal diskrete Demineralisation kann dem Bild des typischen „alten" Knocheninfarkts (s. Abb. 13.**42** und Abb. 14.**92**) mit polymorpher heterogen-kalkdichter Strahlentransparenz lange Zeit vorausgehen. Die Tendenz zur Polytopie, manchmal bestimmte anamnestische Hinweise oder klinische Befunde (s. Kap. 16 „Gelenke des Fußes einschließlich des oberen Sprunggelenks", Abschnitt „Ischämische Osteonekrose der proximalen Epiphyse des Metatarsus I") müssen bei Schmerzen in den großen Extremitätenabschnitten *ohne* eindeutige pathologische oder normale Röntgendarstellung der Knochen und Gelenke auch den Verdacht auf einen *frischen* meta-/diaphysären, evtl. bis in die Epiphyse reichenden Knochen(-mark-)infarkt aufkommen lassen. Damit ist die Indikation zur MRT gegeben, und zwar zur Frage nach dem landkartenähnlich abgegrenzten *Doppelbandzeichen (Doppellinienzeichen*; s. Abb. 14.**91**). Zur bildlichen Definition dieses kernspintomografischen Phänomens s. Kap. 14 „Hüftgelenk", Abschnitt „Bildgebung bei der ischämischen Femurkopfnekrose"). Innerhalb des „Doppelbands" (der „Doppellinie") gibt die zentrale Infarktnekrose zunächst typische Fettsignale bei T1- und T2-Gewichtung. Umschriebene verflüssigte Nekroseanteile sind bei T2-Gewichtung signalreich, Hämorrhagien bei T1- *und* T2- Gewichtung ebenfalls signalreich und kalziumhaltige Niederschläge signalarm dargestellt.

Arthritische Direktzeichen und ihre Differenzialdiagnose

Die arthritischen Direktzeichen (Abb. 3.**16**) spiegeln nicht nur den Anfang und das Ende der entzündlichen **Gelenkzerstörung** wider, sondern auch dazwischen liegende Arthritisfolgen, die zu einer mehr oder weniger gestörten Morphologie und Funktion des erkrankten Gelenks führen.

Präerosion

Die Präerosion wird als Schwund der subchondralen Grenzlamelle definiert. Die Grenzlamelle baut sich aus einer schmalen Schicht verkalkten Gelenkknorpels – sog. Tidemark – und der tragenden Kortikalis auf (Abb. 3.**17**). Der verkalkte Knorpel entspricht der Wachstumsgrenze des knorpelig präformierten Skelettteils. An konvexen Gelenksockeln ist die subchondrale Grenzlamelle im Röntgenbild als „weiße" Linie – Gelenklinie – besonders gut zu erkennen und zu beurteilen. Dazu gehören beispielsweise die Metakarpus- und Metatarsusköpfe sowie die nicht vom Knochengewebe überlagerten Anteile des Femurkopfs. Wenn die Grenzlamelle an der gesamten Zirkumferenz des Gelenksockels „fehlt", handelt es sich um ihren totalen Schwund. Sind nur Anteile der Zirkumferenz ohne subchondrale Grenzlamelle dargestellt, so wird von partiellem Schwund der Grenzlamelle gesprochen. Da die subchondrale Grenzlamelle benachbarter Gelenke, z. B. an MCP- oder MTP-Gelenken, unterschiedlich breit angelegt sein kann, wird ihre Beurteilung durch Vergleich mit dem kontralateralen (gesunden) Gelenksockel erleichtert. Dies gilt vor allem für den totalen Grenzlamellenschwund bei manchen ossipenischen Osteopathien, wie beim Hyperparathyreoidismus bzw. bei der renalen Osteopathie mit osteomalazischer Komponente, bei der Rachitis und der Osteomalazie, aber auch bei nicht entzündlichen örtlichen Erkrankungen, wie typischen Reflexdystrophien, bei der transitorischen Osteoporose, im frühen Stadium der ischämischen Femurkopfnekrose und bei subchondralem Tumorwachstum. Außerdem kann die subchondrale Grenzlamelle konstitutionsbedingt, z. B. an Metakarpus- und Metatarsusköpfen, so schmal sein, dass sie auf Röntgenaufnahmen nicht abgebildet wird. Daher hat der Nachweis eines partiellen Grenzlamellenschwunds an einer Gelenkkontur größere röntgendiagnostische Bedeutung als deren vollständiges Fehlen. In Verbindung mit arthritischen Weichteilzeichen und bei klinischem Arthritisverdacht zeigt die (partielle) Grenzlamellenauslöschung an, dass die entzündliche Gelenkerkrankung von der nicht erosiven Arthritis in die prognostisch ungünstigere erosive Arthritis übergeht – daher das Synonym „Präerosion". Der entzündlich ausgelöste Schwund der subchondralen Grenzlamelle, sei es durch zerstörendes Granulationsgewebe (Pannus) oder eitriges Exsudat, sei es durch Demineralisation (z. B.) bei arthritischen Kollalateralphänomenen, ist ein pathobiologisches dynamisches Geschehen, das zur Erosion führen, nach Ausheilung der Arthritis aber auch „repariert" werden kann (Abb. 3.**18**).

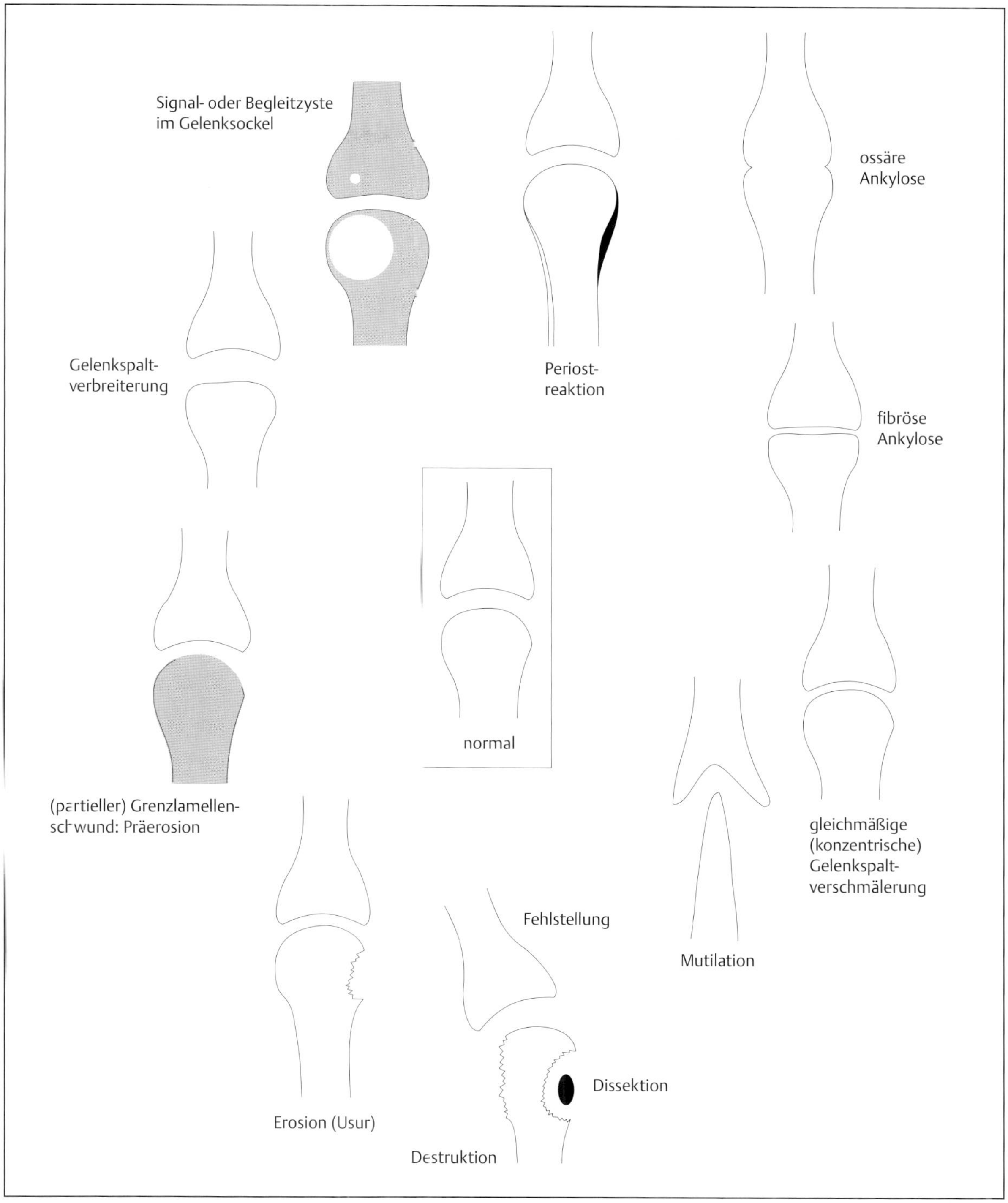

Abb. 3.**16** **Röntgenmorphologische und terminologische Übersicht der arthritischen Direktzeichen.**
Präerosion wird der partielle oder vollständige Schwund der subchondralen Grenzlamelle (s. Text) genannt.
Die **Erosion** ist ein zunächst kleiner, *oft* marginal sitzender Konturdefekt. Marginal bedeutet, dass sie von den Gelenkkapselrezessus ausgeht, also an der Gelenkknorpel-Knochensockel-Grenzzone auftritt. *Usur* wird als Synonym für Erosion gebraucht. *Destruktion* ist ein subjektiv betonter Ausdruck, d. h. eine im Verhältnis zur Größe des knöchernen Gelenksockels ausgedehnte (sehr große) Erosion. Die Wahl des Terminus „Erosion" statt „Destruktion" und umgekehrt ist letztlich eine semantische Entscheidung des Röntgenuntersuchers.
Dissektion ist ein randständiger, aus dem Knochenverbund herausgelöster toter Gelenksockelanteil, der an der arthritischen Demineralisation nicht teilnimmt und daher im Röntgenbild „dichter" erscheint als der übrige knöcherne Gelenksockel.
Mutilation (Verstümmelung) ist der stärkste Grad der arthritischen Zerstörung eines oder beider Gelenksockel. Mutilation und *ossäre* bzw. *fibröse* Ankylose sind die Endstadien der Gelenkentzündung. Weitere Erklärung der arthritischen Direktzeichen s. Text.

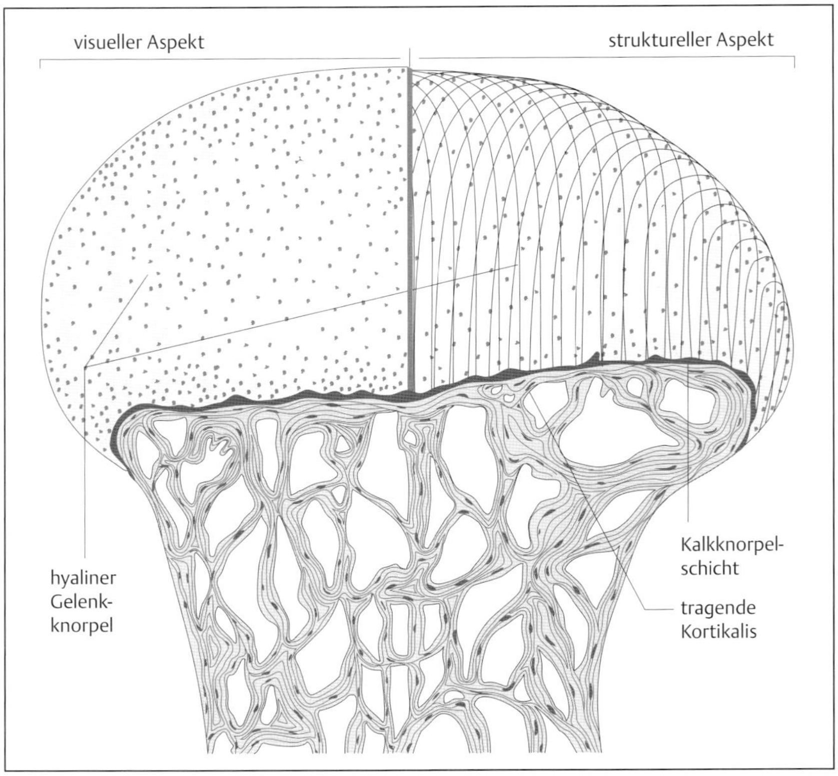

Abb. 3.**17** **Die subchondrale Grenzlamelle setzt sich aus der dünnen Kalkknorpelschicht und der tragenden Kortikalis zusammen.** Die Kollagenfibrillen des hyalinen Gelenkknorpels sind normalerweise im üblich gefärbten und lichtmikroskopisch betrachteten histologischen Schnitt nicht sichtbar („maskiert"; s. visueller Aspekt).
Unter pathologischen Bedingungen können sie mehr oder weniger sichtbar („demaskiert") werden (s. struktureller Aspekt). Siehe den arkadenartigen Verlauf der Fibrillenzüge, d. h., die Kollagenfibrillen ziehen in der tiefen Gelenkknorpelzone senkrecht oberflächenwärts. Mit der Annäherung an die Oberfläche verlaufen sie bogenförmig und schließlich an der Gelenkknorpeloberfläche tangential zu ihr. Im Alter und bei der Gelenkknorpeldegeneration verdicken sich die Kollagenfibrillen, und die Zahl der Chondrozyten nimmt ab.

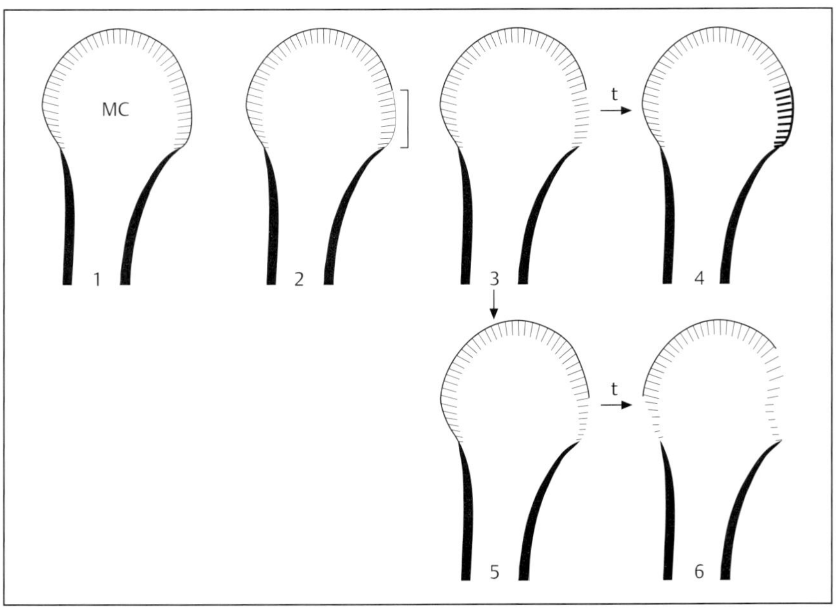

Abb. 3.**18** **Pathodynamik der subchondralen Grenzlamelle bei der Arthritis.**

1. Röntgenologische Wiedergabe einer normalen subchondralen Grenzlamelle an einem Metakarpuskopf (MC). Die subchondralen Spongiosabälkchen sind angedeutet.
2. Partielle Verdünnung der Grenzlamelle *(markiert)* an der Grenzzone von Gelenkknorpel und Knochen.
3. „Eröffnung" der subchondralen Spongiosaräume nach „Auslöschung" der Grenzlamelle.
4. Reparationsvorgänge nach Ausheilung der Arthritis. Die „reparierte" Grenzlamelle hat sich (oft unregelmäßig) verdickt, desgleichen die subchondralen Spongiosabälkchen.
5. Progrendienz der Präerosion (t = Zeit = Verlaufsbeobachtung) zur Erosion.
6. Die Erosion hat sich ausgedehnt. An der anderen Seite des Metakarpuskopfs ist nach dem Grenzlamellenabbau die Spongiosa „eröffnet".

Erosion, Destruktion, Arrosion

Die **Erosion** (Synonym: Usur) ist ein im Vergleich zur Gelenkgröße kleiner *intraartikulärer* Konturdefekt, die **Destruktion** eine ausgedehntere Zerstörung an einem oder beiden Gelenksockeln. Knöcherne Konturdefekte können auch außerhalb der Gelenksockel – *juxtaartikulär* – auftreten. Diese Lokalisationen werden häufig auf dem üblichen Bildformat für die jeweilige Knochenverbindung extraartikulär sichtbar. Darüber hinaus gehen auch Gelenkerkrankungen manchmal mit *extraartikulären* Konturdefekten (**Arrosionen**) einher, die als potenzielle Begleitbefunde bekannt sind oder sogar der nosologischen Zuordnung dienen.

! Merke

Im Prinzip, das allerdings im Schrifttum nicht immer eingehalten wird, gilt:

- intraartikulärer Konturdefekt = Erosion
- Defekt am Gelenk (unmittelbar außerhalb des Kapselansatzes) = juxtaartikuläre Erosion
- gelenkfernerer Konturdefekt = Arrosion

Röntgenbildanalyse der Erosion/Destruktion

Floride Erosion

Die floride Erosion (Abb. 3.**19**) zeigt ein aktives, konturzerstörendes Gelenkgeschehen an. Die Markräume der subchondralen Spongiosa liegen im Konturdefekt frei. Zur floriden Erosion gehört ein angrenzendes Knochenmarködem (Enhancement im Gadolinium-MRT). Die floride Erosion kann auch auf das intra- oder juxtaartikuläre Wachstum eines malignen Tumors hinweisen. Namentlich an größeren und großen Gelenken und bei monartikulärem Sitz ist dies differenzialdiagnostisch zu bedenken. Im Malignomfrühstadium fällt die reaktionslose Erosion im Projektionsradiogramm zwar auf; die Weichteilkomponente des knochennahen Tumors kann bei dickem Weichteilmantel jedoch der Abbildung entgehen. Erst Schnittbildverfahren mit hoher Dichteauflösung (MRT, CT) stellen die extraossären Tumoranteile dar, sei es, dass sie aus dem Knochen herauswachsen, sei es, dass sie im Weichteilgewebe entstehen und arrodierend den Knochen angreifen. Gutartige intra- oder extraartikuläre Weichteiltumoren führen durch ihr langsames expansives Wachstum an der erreichten Knochenoberfläche entweder zur Druckerosion (s. dort) bzw. -arrosion oder zur knochenbildenden Periostreaktion oder beeinflussen die Knochenkontur überhaupt nicht. Letzteres hängt vor allem von der Größe und vom Wachstumsdruck des

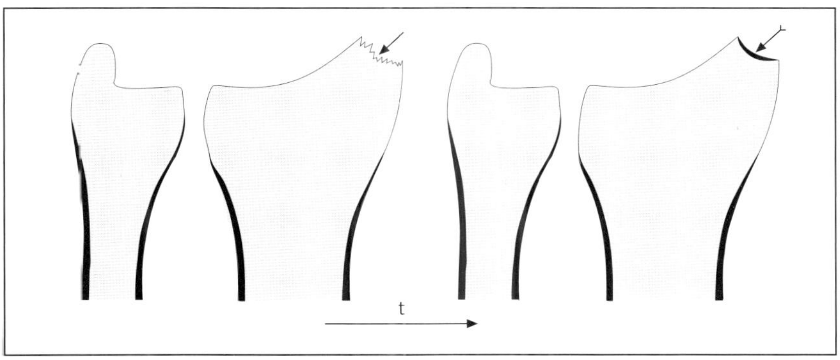

Abb. 3.19 **Prinzipieller Aspekt der floriden Erosion *(Pfeil)*,** die nach lokalem Abheilen der Arthritis einen Kortikalissaum zeigt *(geschwänzter Pfeil)* und dadurch zur geheilten (kortikalisierten) Erosion wird (t = Zeit = Verlaufsbeobachtung).

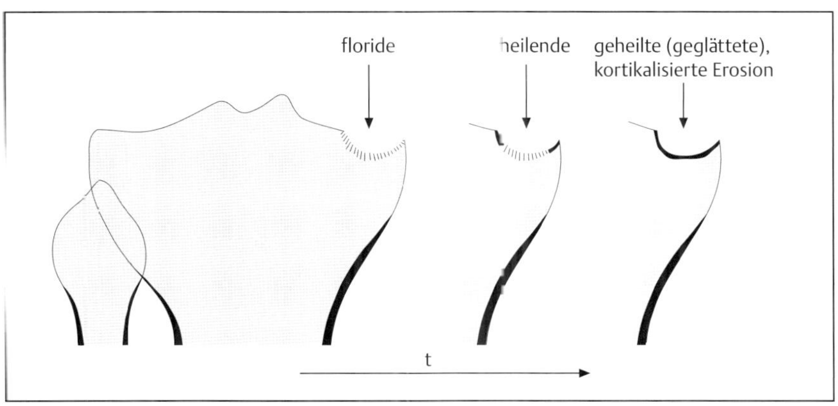

Abb. 3.20 **Abheilungsvorgang von der floriden über die heilende (teilkortikalisierte) zur geheilten (vollkortikalisierten) Erosion.** Der reparative Kortikalisrandsaum kann „dicker" sein als die unversehrte Kortikalis (t = Zeit = Verlaufsbeobachtung).

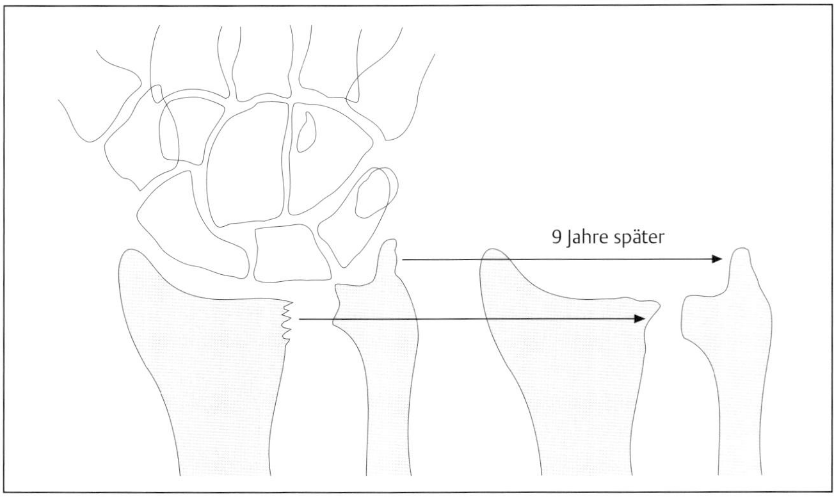

Abb. 3.**21** **Restaurierte Erosionen im Karpoantebrachialbereich.** Im Beobachtungszeitraum „restaurieren" sich das erodierte distale Radioulnargelenk und der erodierte Processus styloideus ulnae. Im Radioulnargelenk kommt es nicht nur zur Resorption des Ergusses – er führte zu einer Spreizung der Gelenksockel: Voraussetzung gleichzeitige arthritische Kapselbandschädigung –, sondern auch zur Rückbildung der Erosionen. An anderen (befallenen) Gelenken könnte es aber durchaus zu einer Progredienz der arthritischen Zerstörungen kommen. Verlaufsbeobachtung über 9 Jahre.

Merke:

Reparations- und Restaurierungsphänomene sind grundsätzlich die Zeichen *örtlicher* Remission. Die Indikatoren für die Aktivität/Inaktivität/Remission einer *systemischen* entzündlich-rheumatischen Gelenkerkrankung sind die serologischen Parameter und das Ausbleiben des klinischen und bildgebenden Befalls bisher unversehrter Gelenke.

Tumors ab. Auch bei (vermutlich) benignen extraossären Weichteiltumoren ist ein Kernspintomogramm unerlässlich. Auf diese Weise kann zwischen einem zystischen (liquiden) Prozess, beispielsweise einem Weichteilganglion, und einem soliden Tumor differenziert werden. Außerdem spricht ein Durchwachsen von Faszienzügen eher für Malignität, ein Kapselnachweis eher für die Gutartigkeit der Weichteilraumforderung.

Heilende und geheilte (kortikalisierte) Erosion

Wenn die Aktivität der Gelenkentzündung abnimmt oder erlischt, so zeigt sich die heilende oder geheilte Erosion (Abb. 3.**20**, s. auch Abb. 3.**19**). Sie erscheint als partielle – heilende – oder vollständige – geheilte – Abdeckelung des Konturdefekts, also als seine teilweise oder vollständige saumartige Kortikalisierung. Außerdem ist in der subchondralen Umgebung kein Knochenmarködem mehr im MRT nachzuweisen. Nimmt nämlich die Aktivität der erosiven Arthritis ab oder sistiert, so dominiert die reparative Tätigkeit der Osteoblasten den osteoklastischen Entzündungsprozess, und die in der Erosion freiliegenden Spongiosabälkchen werden „überdacht". Die heilende und die geheilte Erosion sind *lokale* Heilungsphänomene. An anderen erkrankten Gelenken der Oligo- oder Polyarthritis kann die Entzündung gleichzeitig durchaus voranschreiten.

Restaurierte Erosion

Dieses Attribut leitet sich aus Verlaufsbeobachtungen ab und besagt, dass die zerstörten („ausgelöschten") Anteile des betroffenen Gelenks wieder aufgebaut sind (Abb. 3.**21**). Zu solchen Restaurierungsphänomenen werden auch das Schwinden von arthritischen Begleitzysten und die Zunahme der röntgenologischen Gelenkspaltweite – Ersatz des zerstörten Hyalinknorpels durch Faserknorpel – gezählt. Die Entstehung einer restaurierten Erosion setzt nicht nur die lokale Ausheilung der entzündlichen Knocheninvasion voraus, sondern auch die mehr oder weniger wiederhergestellte Funktion des erkrankten Gelenks.

Proliferosion

Die Proliferosion (Synonym: ausgefranste Erosion; Abb. 3.**22**) ist ein Zeichen der Arthritis psoriatica. Viel seltener wird sie beim peripheren Gelenkbefall anderer Spondylarthropathien beobachtet. Die Proliferosion spiegelt ein Nebeneinander von osteoklastischer Zerstörung und osteoblastischer Knochenbildung in dem arthritischen Konturdefekt wider. Typisch dafür sind in der Tiefe und/oder am Rand der Erosion aussprossende Knochenbälkchen. Bei der rheumatoiden Arthritis und bei infektiösen Arthritiden kommt die Proliferosion nicht vor. Ihre Spezifität ist daher groß, ihre Sensitivität dagegen gering; denn die Arthritis psoriatica kann sich auch ohne Proliferosion manifestieren.

Bröckelerosion

Diese deskriptive Bezeichnung beschreibt einen erodierten knöchernen Gelenksockel, in dessen Erosion(-en) und/oder ihrer unmittelbaren Nähe pleomorphe Knochenbröckel sichtbar sind (Abb. 3.**23**). Im Gegensatz zur Osteochondrosis dissecans ist der aus der Erosion stammende Knochen in viele kleine Teile – *Bröckel* – zerfallen. Lassen die Bröckel überwiegend Knochenstruktur erkennen – Lupenbetrachtung! –, so muss die Differenzialdiagnose zwischen neurogener Osteoarthropathie – welcher Genese auch immer – und epiphysärer, randständig aufgetretener Ischämie gestellt werden. „Trophisch" gestörter Knochen und die Oberfläche des Knochensockels erreichende Ischämien, also abgestorbene Trabekeln, sind brüchig, d.h. mechanisch höchst vulnerabel und neigen zum Zerbröckeln. Wenn erosive Konturveränderungen an knöchernen Gelenksockeln mit kalziumhaltigen kleinen, vielgestaltigen Bröckeln einhergehen, die auch bei Lupenbetrachtung nicht als Knochenteilchen identifiziert werden können, sondern Kalziumausfällungen sind, so muss differenzialdiagnostisch vor allem die Gelenktuberkulose oder eine (akute) pyogene Gelenkinfektion erwogen werden. Eiter im Gelenkkavum oder auch extraartikulär, z.B. in einem Weichteilabszess oder bei einer Phlegmone, neigt zur amorphen Ausfällung von Kalziumsalzen.

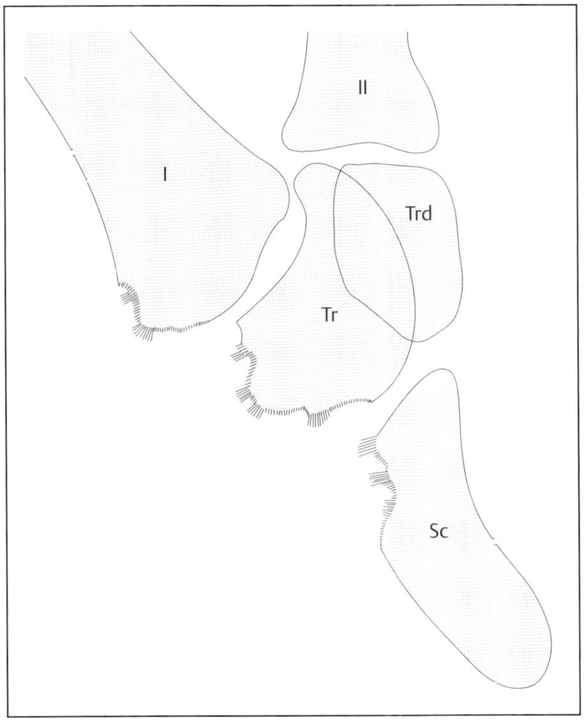

Abb. 3.**22** **Lupenbetrachtung einer Röntgenaufnahme der Hand bei Arthritis psoriatica zur Demonstration der Proliferosion (ausgefransten Erosion).** Charakteristisch sind der Erosionsaspekt (kleine Osteoproliferationen am Rande und in der Tiefe des erosiven Konturdefekts) und im Karpalbereich der Sitz am Trapezium (Tr) und Skaphoid (Sc; I = Daumenstrahl, II = Zeigefingerstrahl, Trd = Trapezoid).

Druckerosion/-arrosion

Dieser Konturdefekt kann an den knöchernen Gelenkanteilen – Gelenksockeln, dann Druckerosion – und extraartikulär (dann Druckarrosion) auftreten (Abb. 3.**24**). Er entsteht, wenn Knochen gegen Knochen „drückt", beispielsweise bei schweren Fehlstellungen an den Finger- oder Zehenstrahlen, aber auch beim Druck von pathologischem oder pathologisch verändertem Weichteilgewebe gegen den Knochen. Schließlich löst manchmal der hydrostatische Druck eines chronischen Gelenkergusses die Druckerosion aus.

Der chronische lokalisierte Druck auf den Knochen, d.h. sein Einwirken über die Zeit auf eine bestimmte Stelle seiner Oberfläche, führt zu 2 *synchronen* Röntgenbefunden, nämlich zum glatten Konturdefekt *und* zu einer gleichzeitigen, mit dem Knochenabbau Schritt haltenden Kortikalisumrandung – also zu einem mehr oder weniger ausgeprägten sklerosierten Randsaum.

Flachbogige juxta-/extraartikuläre Druckerosionen bzw. -arrosionen können durch subkutane Rheumaknoten der rheumatoiden Arthritis, durch Weichteilgichtophi, durch hypercholesterinämische Xanthome sowie durch die juxtaartikulären Knoten der multizentrischen Retikulohistiozytose entstehen. Lipome zwischen straff verbundenen Knochen, z.B. Metakarpalia oder Metatarsalia, interossäre kartilaginäre Exostosen, juxtakortikale Chondrome, die neoplastische Synovialchondromatose, (multiple) Hämangiome und das Klippel-Trénaunay-Syndrom, das Sarcoma Kaposi, Neurofibrome bei der Neurofibromatose (Typ 1), Fibrome (bei der tuberösen Sklerose), periostale Ganglien und Weichteilganglien, die pigmentierte villonoduläre Synovitis (bei Gelenkbefall seltener als bei Manifestation in Sehnenscheiden und Schleimbeuteln) rufen ebenfalls gelegentlich Druckerosionen/-arrosionen hervor.

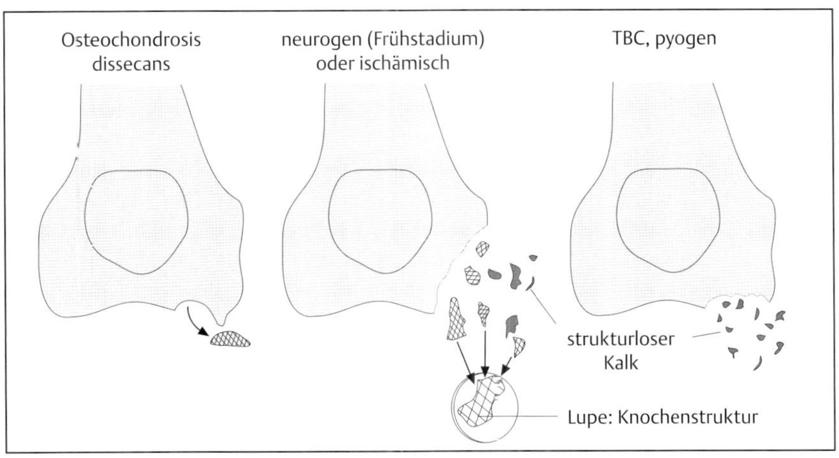

Abb. 3.**23** **Prinzip der Bröckelerosion bei verschiedenen Erkrankungen.** Neurogene Osteoarthropathien beginnen manchmal mit einer Erosion, die in eine Bröckelerosion übergeht, und dann breitet sich die anarchische Umgestaltung und Desintegration über den/die Gelenksockel aus (TBC = Tuberkulose).

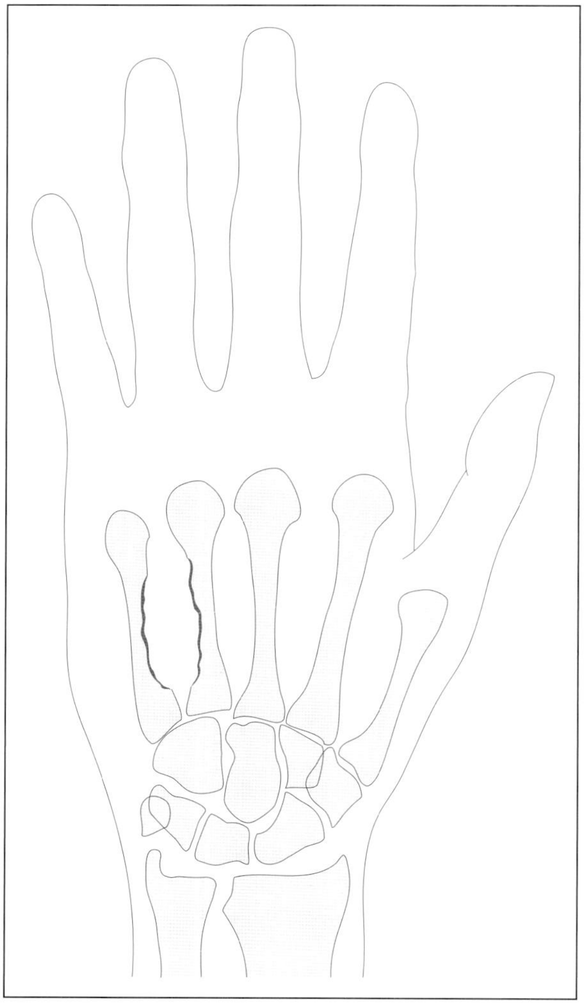

Abb. 3.**24** **Röntgendiagnose: Raumfordernder gutartiger Prozess zwischen den Metakarpalia IV und V.** Begründung: Der von den intermetakarpalen Weichteilen ausgehende pathologische Befund (histologisch: Fibrom) hat an den durch Kapsel-Band-Fesseln fixierten Mittelhandknochen zu typischen Druckarrosionen geführt, d. h., es sind flachbogige Konturdefekte mit synchroner *Randsklerose* entstanden, die im Einzelfall mehr oder weniger breit erscheint. Ein bösartiger Tumor würde den Knochen invadieren – zumindest an einigen Stellen –, d. h. reaktionslos arrodieren oder zu unscharfen Konturen führen und/oder eine „maligne" Periostreaktion (s. Abb. 3.**53** und Abb. 3.**54**) auslösen.

Ergänzt sei hier, dass der Verdacht einer Druckerosion/-arrosion durch angiomatöse Missbildungen einschließlich des Klippel-Trénaunay-Syndroms besonders dann aufkommt, wenn gleichzeitig eine Erweiterung des/der benachbarten Canalis (-es) nutricius (-i) zu erkennen ist. Solche Dilatationen des Nutritialkanals (an kleinen Röhrenknochen) werden z. B. auch bei der Lepra (s. Abb. 6.**12**), bei Hämoglobinopathien mit Sichelzellbildung, bei arteriovenösen Fisteln und bei der Camurati-Engelmann-Krankheit (der progressiven diaphysären Dysplasie) an den langen Röhrenknochen, viel seltener auch an kurzen Röhrenknochen und z. B. Tarsalia beobachtet.

Vasogene extraartikuläre Druckarrosionen können an den Wirbelvorderflächen durch die Pulsationen eines Aortenaneurysmas entstehen und bei der Aortenisthmusstenose an den Unterrändern der Rippen durch den Kollateralkreislauf über die Interkostalarterien hervorgerufen werden.

Loco-typico-Erosionen

Sie treten – das geht aus ihrer Bezeichnung hervor – an bestimmten Skeletteilen und in Abhängigkeit von der Gelenkmorphologie und -funktion auf. Verschiedene Pathogenesemöglichkeiten zeigen an, dass ihre Entstehung nicht ausschließlich an entzündliche Vorgänge gebunden ist. Zu den Loco-typico-Erosionen gehören:

- **Vogelschwingenerosion** an den PIP- und DIP-Gelenken der Hand (Abb. 3.**25a**, **b** und **c**): Sie tritt auf, wenn ein arthritischer oder arthrotischer Prozess, beispielsweise eine juvenile idiopathische Arthritis, eine rheumatoide Arthritis oder eine zur Aktivierung neigende Polyarthrose, remittiert ist oder völlig ihre entzündliche Aktiviät verloren hat. Dann formen sich die geschädigten Gelenksockel unter dem Einfluss der wieder möglichen ausgiebigen, weitgehend beschwerdefreien Motilität – Flexion und Extension – um. Die Vogelschwingenerosion entsteht.
- **Plus-Minus-Erosion** an PIP- und DIP-Gelenken der Hand (s. Abb. 3.**25e** und **f**): Sie gehört zu den Erscheinungsformen der erosiven Fingerpolyarthrose. Ihre formale Genese geht auf eine exzentrisch sitzende Erosion am distal gelegenen Gelenksockel zurück, die Minuskomponente, in die sich der gegenüber liegende proximale Gelenksockelrand des betroffenen Gelenks hineinschiebt, die Pluskomponente. Der exzentrische Sitz der Erosion führt meist zu einer auffallenden Achsenabweichung des Gelenks.
- **Supratuberkuläre Loco-typico-Erosion** (s. Abb. 13.**68**): Dieser typische kleine Konturdefekt entsteht im Bereich des Gelenkkapselansatzes am Collum anatomicum des Schultergelenks, und zwar zwischen dem Oberrand des Tuberculum majus humeri und dem Caput humeri. Sie hat immer einen synchron entstandenen Kortikalissaum; andernfalls zeigt dort ein Konturdefekt eine floride erosive Schulterarthritis an. Die supratuberkuläre Loco-typico-Erosion gilt als fakultatives Merkmal einer degenerativen Erkrankung der Rotatorenmanschette. Ihre Pathogenese ist nicht geklärt.
- **Suprapatellare Femurerosion loco typico** (s. Abb. 15.**92**): Diese flache Erosion zeigt sich an der Vorderfläche der distalen Femurmetaphyse dort, wo ihr die Bursa suprapatellaris aufliegt. Der Schleimbeutel kommuniziert fast immer mit dem Kniegelenkskavum. Über Jahre rezidivierende Gelenkergüsse blähen nicht nur diese Bursa auf, sondern können mit der Zeit zu einer flachbogigen Erosion mit mehr oder weniger breitem Kortikalissaum führen. Pathogenetisch gesehen ist dieser Loco-typico-Defekt eine juxtaartikuläre Druckerosion. Sie kommt am häufigsten bei degenerativen Erkrankungen des Gelenkknorpels

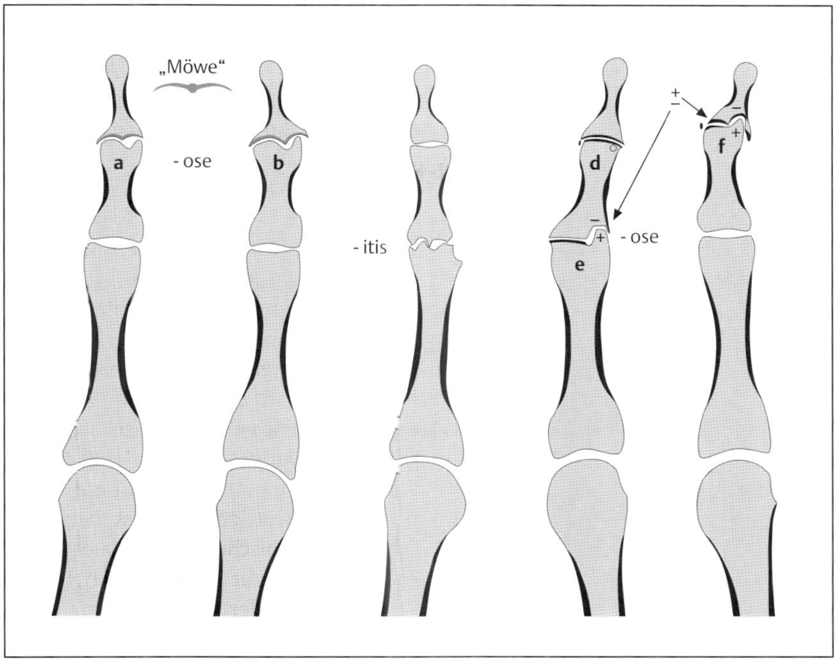

Abb. 3.**25a–f** **Loco-typico-Erosionen an DIP- und PIP-Gelenken.**
a und **b** **Vogelschwingenerosion** an den DIP-Gelenken als Erscheinungsform der erosiven (Poly-) Arthrose.
c **Vogelschwingenerosion** an einem PIP-Gelenk bei rheumatoider Arthritis.

Merke

Die Vogelschwingenerosion ist pathogenetisch eine Motilitätserosion, unabhängig von der zugrunde liegenden Gelenkerkrankung.

d **Typischer Röntgenaspekt der DIP-Arthrose.**
e **Plus-Minus-Erosion** an einem PIP-Gelenk als Erscheinungsform der erosiven Arthrose. Der exzentrische Sitz am Gelenksockel („Minuskomponente") führt zur Achsenabweichung.
f **Plus-Minus-Erosion** an einem DIP-Gelenk.

vor, die mit rezidivierenden Gelenkergüssen einhergehen.

- **Loco-typico-Erosion des Meniskusganglions** (Meniskuszyste, s. Kap. 15 „Knie- und Tibiofibulargelenk", Abschnitt „Meniskusganglien [Mensiskuszysten]", und Abb. 15.**70**): Durch ihren Druck – Flüssigkeit ist nicht kompressibel – rufen die Meniskusganglien an typischer Stelle, nämlich unmittelbar unterhalb der Tibiakante, eine Erosion – juxtaartikuläre Druckerosion – hervor. Entsprechend der Pathogenese als Druckerosion hat der Defekt eine Kortikalis bzw. eine schmale Randsklerose.
- **Achilloburs itisdefekt** (s. Abb. 16.**119**) Die Bursa tendinis calcanei (Achillis) ist ein Schleimbeutel zwischen der oberen Rückfläche des Fersenbeins und der Achillessehne. Die bilaterale, manchmal aber auch nur unilaterale Achillobursitis gehört zu den häufigen Phänomenen der Spondylarthropathien. Bei unilateraler isolierter Bursitis muss aber auch an eine hämatogene infektiöse Genese gedacht werden sowie bei bekannter Gichtanamnese an eine Bursitis urica. Selten tritt die Achillobursitis uni- oder bilateral bei der rheumatoiden Arthritis auf. Die entzündlich geschwollene Bursa führt bei chronischem Verlauf zu einer typisch lokalisierten Kalkaneusarrosion, Achillobursitisdefekt genannt. Er entwickelt sich als Folge des hydrostatischen Druckes der angeschwollenen Bursa und/oder entsteht durch Übergreifen der Bursitis auf den Kalkaneus, der oberhalb des Achillessehnenansatzes von Faserknorpel überzogen wird (Bywaters 1954). Daher kommt es trotz Übergreifens des entzündlichen Prozesses auf das Fersenbein an dieser Stelle zu keiner Periostreaktion. Der Achillobursitisdefekt ist manchmal kortikalisiert, manchmal ohne kortikalen Randsaum im Röntgenbild sichtbar. Darüber hinaus gibt sich die floride Achillobursitis im hinteren Kalkaneusanteil durch ein Knochenmarködem – nachweisbar im MRT – und dort auch durch einen lokal erhöhten Knochenstoffwechsel szintigrafisch zu erkennen. Grundsätzlich kann die Achillobursitis vor Erscheinen des Defekts sowohl röntgenologisch (s. Kap. 16 „Gelenke des Fußes einschließlich des oberen Sprunggelenks", Abschnitt „Enthesiopathien", u. Abb. 16.**119**) als auch sonografisch und im MRT erkannt werden.
- **Zentrale Erosion am Metatarsuskopf I** (Abb. 3.**26**): Diese Loco-typico-Erosion zeigt eine zentrale, d. h. im Kulminationsbereich der konvexen Rundung des Metatarsuskopfs I sitzende Osteochondrosis dissecans an. Selten wird bei der Röntgenuntersuchung das Dissekat noch im „Mausbett" abgebildet. Viel häufiger gibt sich der Prozess als zentrale Erosion des Metatarsuskopfs I zu erkennen, nachdem das kleine Dissekat „geboren" und resorbiert worden ist. Die Ursache für die typische Lokalisation der dissezierenden Ischämie des Caput metatarsi I ist nicht bekannt.

! Merke

Die Erfahrung lehrt, beim Nachweis einer zentralen Erosion am 1. Metatarsuskopf immer den Harnsäureserumspiegel zu bestimmen.

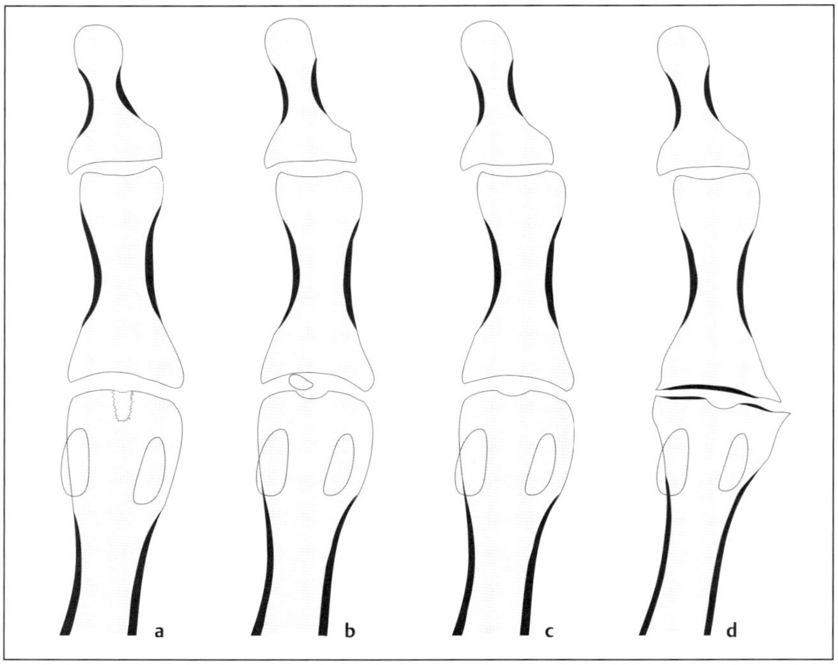

Abb. 3.**26a–d Stadien der zentralen Erosion am Metatarsuskopf I (4 verschiedene Patienten).**

Merke:

Zentrale Metatarsuskopferosion I ohne oder bei MTP-Arthrose I (vor allem Hallux-rigidus-Arthrose) → dann Harnsäureserumspiegel be-stimmen lassen.

- a **Zentrales Dissekat noch nicht disloziert**, jedoch erkennt man bereits eine zarte „Kontureinsenkung".
- b **Disloziertes Dissekat** in der Nähe der zentralen Erosion.
- c **Das Dissekat ist resorbiert.** Ins Auge springt nur die zentrale Erosion am Metatarsuskopf I (**c** und **d** werden viel häufiger angetroffen als **a** und **b**).
- d **MTP-Arthrose I mit zentraler Metatarsuskopferosion** (Koinzidenz? Kausaler Zusammenhang?).

- **Metabolische Erosion bzw. Arrosion** (s. Abb. 16.**93**): Dieser Konturdefekt geht auf eine Stoffwechselstörung zurück, die zu einer negativen Knochenbilanz geführt hat. Er manifestiert sich vor allem dort, wo das Stützgewebe intra- und extraartikulär einer starken physiologischen Beanspruchung ausgesetzt ist, beispielsweise starker Druck- oder Zugbelastung. Dies ist der Fall am Achillessehnenansatz oder an den Insertionen der ischiokruralen Muskeln. Die Krafteinwirkung bei der Gelenkbewegung kann an (kleinen) Gelenken Erosionen am Rand des Gelenkknorpels, d. h. am Kapselansatz, auslösen, beispielsweise an Metakarpusköpfen und/oder Karpalia. Ein Musterbeispiel für die Ursache metabolischer Erosionen bzw. Arrosionen ist der Hyperparathyreoidismus, sei er primär oder im Gefolge der Dauerhämodialyse bei terminaler Niereninsuffizienz aufgetreten. Solche metabolischen Konturdefekte – röntgenologisch bieten sie den Aspekt der floriden Erosion/Arrosion – bereiten keine Schmerzen. Ihre ätiologische Einordnung wird durch andere typischere Skelettmanifestationen des Hyperparathyreoidimus erleichtert, beispielsweise durch die subperiostale Demineralisation – inkorrekt auch subperiostale Knochenresorption genannt (zunächst an der radialen Seite der Fingermittelphalangen erkennbar). Metabolische Erosionen/Arrosionen beim primären Hyperparathyreoidismus bilden sich nach erfolgreicher operativer Entfernung des Nebenschilddrüsentumors zurück. Subchondraler Knochenabbau bei Speicherkrankheiten – Thesaurismosen – kann im Röntgenbild ebenfalls als Erosion imponieren (Ansell u. Bywaters 1957).
- **Enthesiopathische Erosion bzw. Arrosion:** In der Grenzzone zwischen den apo- und epiphysären Verankerungen straffer Kollagenfaserbündel der Sehnen und Bänder fehlt das Periost. Die Fasern gehen direkt in die Knochentrabekeln über. Anatomische Voraussetzung für bestimmte knöcherne Reaktionen, die unter der Bezeichnung „Enthesiopathien" (s. Kap. 9 „Enthesiopathien [Insertionstendopathie, Fibroostose, Fibroostitis sive Enthesitis]") zusammengefasst werden, ist jedoch, dass unmittelbar vor dem intraossären Eindringen der Faserbündel zwischen ihnen Knorpelzellen eingestreut sind, d. h., diese Übergangszone besteht definitionsgemäß aus Faserknorpel. Kommt es hier zu einem Entzündungsreiz, so wird der Faserknorpel von Gefäßen aus dem Knochenmark invadiert. Dies ist z. B. der Fall bei bestimmten entzündlich-rheumatischen Erkrankungen – vor allem bei den Spondylarthropathien. Bei der vaskulären, von Entzündungszellen begleiteten Invasion tritt ein allgemeiner physiologischer Vorgang in Kraft: Vaskularisiertes Knorpelgewebe verknöchert. Es zeigt sich dann der primärentzündliche Knochensporn (Sehnensporn): die **Fibroostitis (Enthesitis)**. Diese Aussage ist jedoch zu einseitig formuliert. Entzündung ist ein phasenhaftes Auf und Ab von Knochenneubildung und -abbau – also ein Knochenumbau. Am häufigsten überwiegt bei der Fibroostitisentstehung die Osteoneogenese, hier **produktive Fibroostitis** genannt. Manchmal bestimmt jedoch zumindest zeitweise der entzündlich induzierte Knochenabbau an der Sehneneinstrahlung das Bild: **rarefizierende Fibroostitis.** Dann zeigt sich im Röntgenbild die entzündliche enthesiopathische Erosion/Arrosion (Abb. 3.**27**). Manchmal steht sie im Vordergrund, beispielsweise am Sitzbein (ischiokrurale Muskeln). In anderen Fällen sind die produktive und die rarefizierende Fibroostitis nebeneinander sichtbar – dann meist mit Überwiegen der produktiven Komponente.

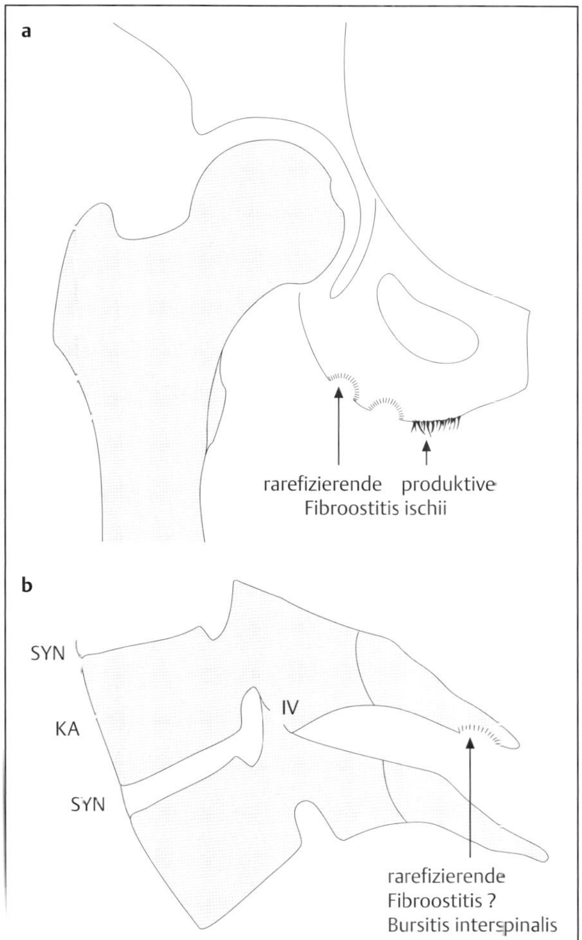

Abb. 3.**27a, b** **Beispiele für enthesiopathische Erosionen bzw. Arrosionen.**

a **Nebeneinander von rarefizierender und produktiver Fibroostitis ischii** bei Spondylitis ankylosans. Mischbild möglich.

b **Rarefizierende Fibroostitis** des Lig. interspinale am Dornfortsatz C5 oder Bursitis interspinalis. Unterscheidung durch MRT möglich (T2-gewichtete Sequenz → intrakavitärer Flüssigkeitsnachweis bei Bursitis). Patient mit fortgeschrittener Spondylitis ankylosans (SYN = Syndesmophyt, KA = Kastenwirbel, IV = knöcherne Ankylose der Wirbelbogengelenke).

Pseudoerosion bzw. -arrosion, tumorähnliche osteoperiostale Proliferationen

Diese Termini werden hier benutzt, um verschiedene, am wachsenden und ausgereiften Skelett zu beobachtende kortikalisierte „Konturdefekte" zu beschreiben. Sie treten als lokale Wachstumsstörungen oder -varianten (Spielarten des Normalen) oder tumorähnliche Läsionen auf und beanspruchen differenzialdiagnostisches Interesse. Das Attribut „tumorähnlich" soll betonen, dass diese Befunde kein autonomes Zellwachstum und dessen Folgen widerspiegeln oder erwarten lassen, sondern als örtliche, potenziell oder obligat rückbildungsfähige Störungen des Knochenwachstums oder variable Insertionsfurchen einzuordnen sind (Abb. 3.**28**).

Zu den tumorähnlichen gelenknahen Läsionen gehören auch umschriebene reaktive Prozesse sowie ätiologisch und pathogenetisch diskutierte umschriebene Phänomene am Skelett mit potenziellem Krankheitscharakter, jedoch ohne die von benignen oder malignen Knochentumoren über die Zeit zu erwartenden Folgen. Vor allem an den kleinen Röhrenknochen (Abb. 3.**29**) der Hände und Füße sind solche **osteoperiostalen Proliferationen** mit/ohne Weichteilschwellung bekannt. Häufig wird der Ausdruck **„floride reaktive Periostitis (fibroossärer Pseudotumor)"** im Schrifttum für diese Osteoproliferationen benutzt. Die **Türmchenexostose** (s. Abb. 11.**116**) gehört ebenfalls zu den periostalen, knochenbildenden gutartigen, selbstlimitierenden Prozessen an Finger- und Zehengliedern, die als scharf begrenzte, raumfordernde heterotope Knochenbildung bei intakter Kompakta und nicht zellulär infiltriertem Knochenmark definiert werden (Dhondt et al. 2006).

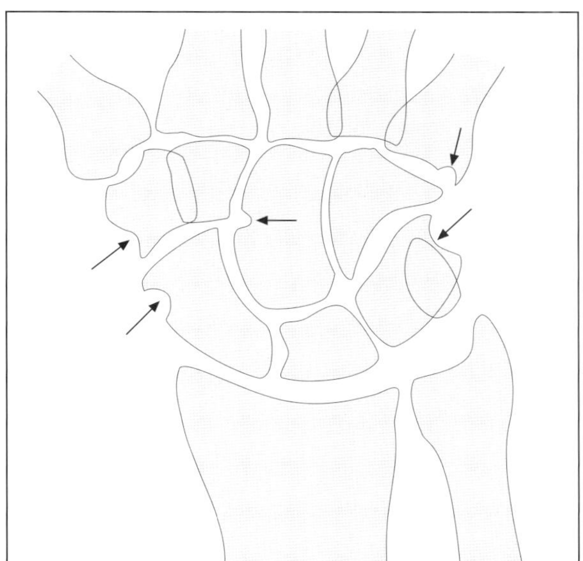

Abb. 3.**28** **Normale, allerdings variable Kerben oder Mulden im Handwurzelbereich (Pseudoerosionen).**

Metaphysäre Kortikalisirregularitäten

Diese Abweichungen von den normalen Knochenkonturen treten *im Wachstumsalter* an den Metaphysen langer Röhrenknochen auf. Röntgenologisch zeigen sie sich als millimeterflache, oft unregelmäßig konturierte, gelegentlich mit zarter Umgebungssklerose und/oder diskreter Periostreaktion einhergehende, etwa 5–30 mm sich ausdehnende Konturunregelmäßigkeiten oder -defekte (Abb. 3.**30**). Histologisch wird bei diesen Läsionen eine nicht tumoröse Proliferation periostalen Bindegewebes gefunden. Diese asymptomatischen Konturabweichungen werden gewöhnlich zufällig entdeckt, wenn beispielsweise nach einem Trauma in der knöchernen Umgebung gefahndet wird. Falls aus Unkenntnis dieser lokalisierten metaphysären Wachstumsstörung oder nach den klinischen Beschwerden des Patienten, die jedoch nicht auf die metaphysäre Kortikalisirregularität zurückgehen, der Verdacht des Frühstadiums eines aggressiven Prozesses, beispielsweise eines Osteosarkoms, oder einer Infektion aufkommt, sollte eine Skelettszintigrafie mit osteotropen Radionuklidverbindungen durchgeführt werden. Sie fällt bei den metaphysären Kortikalisirregularitäten und noch zu schildernden fibrösen metaphysären Defekten negativ aus. Das bedeutet, bei ihnen lässt sich kein fokal erhöhter Knochenstoffwechsel nachweisen. Die bildgebende Alternative ist das MRT: kein Umgebungsödem, kein abnormer Weichteilanteil bei den Kortikalisirregularitäten. Die Lokalisation mancher metaphysärer Kortikalisirregularitäten, beispielsweise am distalen Femur, stimmt topografisch mit den Insertionen des M. adductor magnus (Labium mediale lineae asperae) und den beiden Köpfen des M. gastrocnemius (proximal vom Condylus medialis oder Condylus lateralis femoris), am proximalen Humerus mit der Insertion des M. pectoralis an der Crista tuberculi maioris humeri überein. Wenn in diesen (und anderen) Insertionszonen im vermuteten kausalen Zusammenhang mit einer (banalen) örtlichen Unfalleinwirkung oder biomechanischen Überlastung metaphysäre Kortikalisirregularitäten oder ein fibröser Kortikalisdefekt entstehen, kann sich unter Umständen folgende klinische Konstellation ergeben (dokumentiert von Kumar et al. 1986): Nach einem (klinisch banalen) Trauma am Ende des jeweiligen Röhrenknochens halten die Beschwerden über Wochen an. Die daraufhin erstmals veranlasste Röntgenaufnahme zeigt Veränderungen, die formal 2 Ursachen haben können:

- Das Trauma hat zu Ausrissen der Sehnenfasern mit oder ohne Knochenpartikeln geführt und dabei eine (periostale) Blutung ausgelöst. Diese Verletzung mit Begleitblutung induziert innerhalb derselben und in ihrer unmittelbaren Umgebung reparative Phänomene. Sie zeigen sich an einer mehr oder weniger ausgeprägten unregelmäßigen oder multilaminären Periostreaktion und einer für die Kortikalisirregularität und den fibrösen Kortikalisdefekt (s. u.) ungewöhnlichen unregelmäßigen Vertiefung durch einsprossendes Bindegewebe mit diskreten Knochenschatten im Sinne einer Aufräumreaktion.
- Unter Berücksichtigung des jugendlichen Alters und der metaphysären Lokalisation könnte das Frühstadium eines Osteosarkoms, das durch die posttraumatische Röntgenuntersuchung zufällig entdeckt wurde, ursächlich verantwortlich sein.

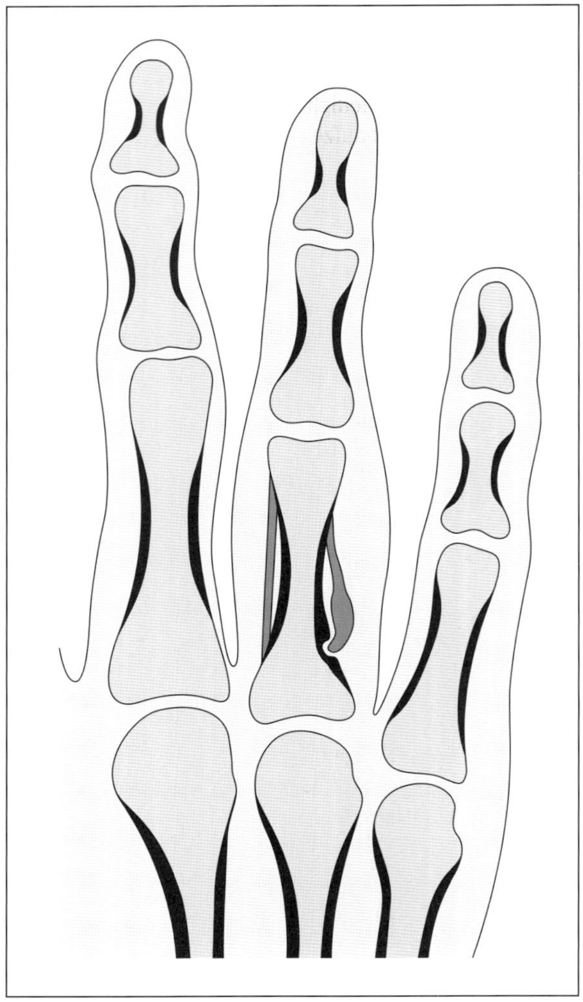

Abb. 3.**29** **Floride reaktive Periostitis der Finger und Zehen.** Mit der mehr oder weniger ausgeprägten Weichteilschwellung einhergehende banaltraumatische/atraumatische Periostreaktion *zunächst ohne Destruktion der Kompakta (Kortikalis*; Jambhekar et al. 2004). Im MRT Ödemnachweis im Knochenmark, in und zwischen benachbarten Weichteilstrukturen und im subkutanen Gewebe. Sowohl nach dem Röntgenbild als auch manchmal nach der Histopathologie drohen die *Fehldiagnosen* „Osteosarkom" oder „paraossales Osteosarkom" bzw. unter Berücksichtiung der schmerzhaften Weichteilschwellung und Hautrötung die klinische *Fehleinschätzung* als Osteomyelitis. Im Verlauf wird die Periostreaktion „solide" und nimmt den Charakter einer „bizarren paraossalen osteochondromatösen Proliferation" (Sundaram et al. 2001) an, die zu einer Druckarrosion am angrenzenden kleinen Röhrenknochen führen kann. Insgesamt ist der Prozess gutartig und verläuft selbstlimitierend.

Dann ist bei beiden Möglichkeiten eine MRT zur Frage von Tumorweichteilen oder sogar eine Sicherheitsbiopsie erforderlich. Die Szintigrafie würde in beiden Fällen positiv ausfallen, das CT lediglich den in diesem Fall 2-deutigen Kompaktadefekt aufzeigen.

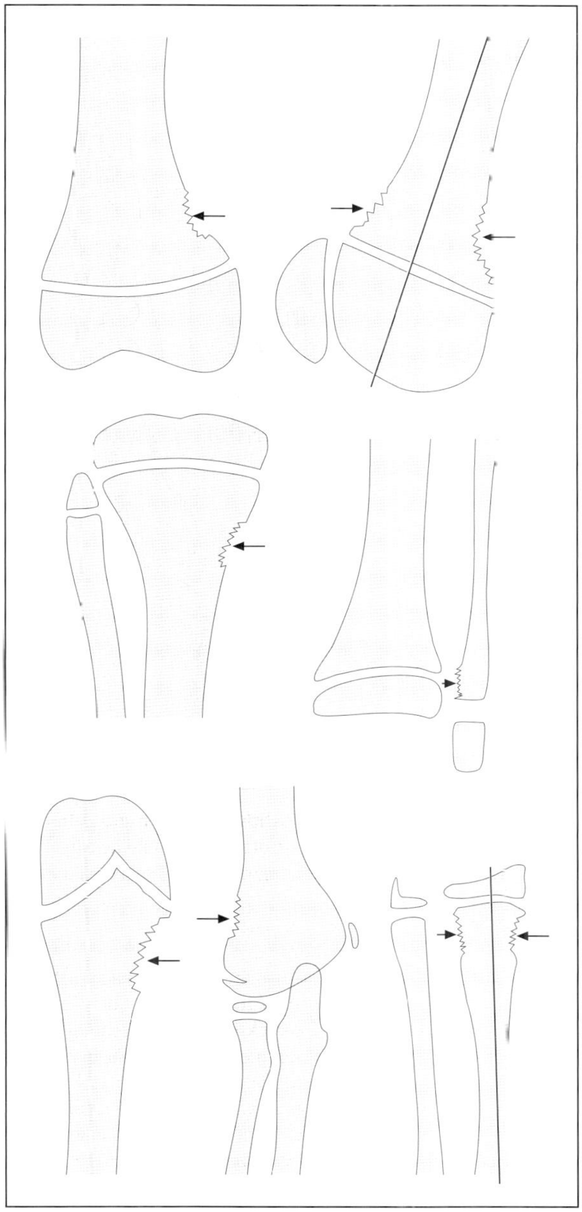

Abb. 3.30 **Metaphysäre Kortikalisirregularitäten im Wachstumsalter *(Pfeile)* sind örtliche Wachstumsvarianten oder passagere Wachstumsstörungen** (Keats u. Joyce 1984). Die bekanntesten Lokalisationen werden wiedergegeben.

Merke:

Diese Befunde sind szintigrafisch „stumm", jedoch reichert natürlich die offene Wachstumsfuge den osteotropen Tracer an.

Fibröser metaphysärer Defekt

Der fibröse metaphysäre Defekt (Abb. 3.**31**) könnte einerseits als „Plusvariante" einer metaphysären Kortikalisirregularität entstehen. Andererseits wird der fibröse metaphysäre Defekt als ein 2-Stadienphänomen beschrieben (Freyschmidt et al. 1981a u. b). Sein „1." Stadium ist der fibröse Kortikalisdefekt, sein „2." Stadium das nicht ossifizierende Knochenfibrom.

Der **fibröse Kortikalisdefekt** ist ein Befund des Wachstumsalters und wird gewöhnlich erst im 2. Dezennium entdeckt. Er liegt *exzentrisch* metaphysär, am häufigsten dorsomedial, viel seltener dorsolateral, vor allem im distalen Femur. Nach histologischen Untersuchungen entsteht der Defekt durch periostales faser- und zellreiches Gewebe, das in den darunter liegenden Knochen einwächst. Offenbar handelt es sich um eine örtliche (banal-traumatische?) Störung der Bildung und Modellierung des Metaphysenschafts.

Dem **nicht ossifizierenden Knochenfibrom** liegt eine fibroblastische Läsion zugrunde, die aus der kompakten Knochensubstanz in den Knochenmarkraum vordringt und die darüber liegende Kompakta (Kortikalis) vorwölben kann. Eine begleitende lamelläre Periostreaktion kommt vor. Im Röntgenbild stellt es sich als eine oft gelappte, *exzentrisch* zur Längsachse des Röhrenknochens

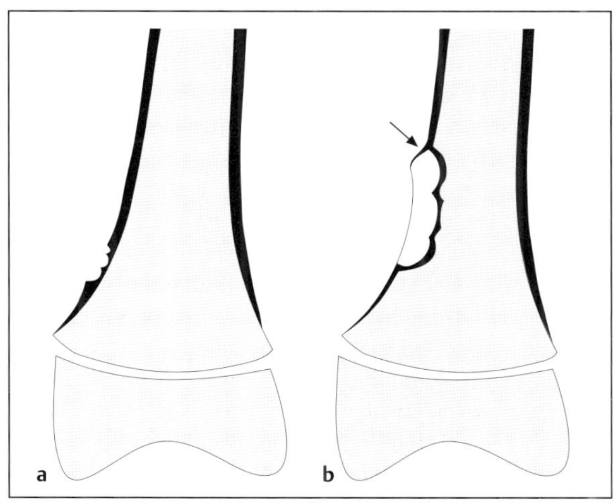

Abb. 3.**31 a, b** **Fibröser metaphysärer Defekt (als 2-Stadienphänomen aufgefasst).**
a **Fibröser Kortikalisdefekt.** Cave Verwechslung mit einem spikulabildenden aggressiven Prozess!
b **Nicht ossifizierendes Knochenfibrom.** Dieser meta-/diaphysäre Befund bleibt nicht auf die Kompakta beschränkt, sondern dringt in den Markraum ein. *Pfeil:* Leichte Expansion möglich.

Merke:

Mindestens in 1 Röntgenaufnahmeebene erkennt man die exzentrische (randständige) Lokalisation des nicht ossifizierenden Knochenfibroms. Eine maligne Transformation des nicht ossifizierenden Knochenfibroms wird nicht beobachtet – es sei denn, eine Koinzidenz läge vor.

orientierte meta-/diaphysäre Osteolyse dar, die sich von der Umgebung durch einen ovalen oder girlandenförmigen Skleroserand absetzt. Das nicht ossifizierende Knochenfibrom ist ein Röntgenbefund bei älteren Kindern und jungen Erwachsenen. Nach dem 30. Lebensjahr werden nicht ossifizierende Knochenfibrome nur sehr selten beobachtet. Nicht ossifizierende Knochenfibrome heilen nicht spontan aus, sondern fallen der Modellierung der breiteren Metaphyse zur schmäleren Diaphyse „zum Opfer". Man könnte diesen Vorgang als „Selbstausstoßung" aus dem Knochenverband bezeichnen. Nicht ossifizierende Knochenfibrome, die sehr langstreckig ausgebildet oder weit in die Diaphyse ausgewandert sind, werden durch die Diaphysenmodellierung nicht mehr „beseitigt". Sie „heilen" durch zunehmende knöcherne Durchbauung vom Rand her aus. Solche reparativen Verknöcherungsvorgänge nehmen dann osteotrope Radionuklide vermehrt auf! Dies spiegelt sich in der Skelettphase des Szintigramms wider.

Differenzialdiagnose des nicht ossifizierenden Knochenfibroms gegenüber der monostischen fibrösen Dysplasie: Letztere liegt *zentral* ossär; der Knochen zeigt eine Volumenzunahme; er gibt im Röntgenbild einen sog. Milchglasschatten.

Das **periostale Desmoid** ist – soweit diese Bezeichnung von den Pathologen überhaupt gebraucht wird – sehr wahrscheinlich eine (zellarme) Variante des fibrösen metaphysären Defekts (im Stadium fibröser Kortikalisdefekt), gehört also zu den tumorähnlichen umschriebenen Wachstumsstörungen an den langen Röhrenknochen – vor allem am distalen Femur im Bereich der Insertion des M. adductor magnus und am Ursprung des medialen Kopfes des M. gastrocnemius. Aus diesen topografischen Gründen wird angenommen, dass „mechanischer" Stress (Traktionsstress) bei physikalisch aktiven *Kindern* die Entstehung des periostalen Desmoids (engl.: Avulsive cortical Irregularity) auslöst (Posch u. Puckett 1998). Röntgenologisch stellt es sich als *oberflächliche Kompaktaarrosion* dar, manchmal mit diskreter Periostreaktion und häufiger mit irregulärer Kontur. Das Skelettszintigramm fällt in der Regel normal aus. Sehr selten wird eine minimal vermehrte Aufnahme des Tracers beobachtet. Im MRT kann ein benachbartes Knochenmarködem auftreten. Im CT sind keine Unregelmäßigkeiten der Spongiosatextur zu erkennen, da sich die Veränderungen auf die Kompakta beschränken. Ein bilateraler Nachweis der beschriebenen Befunde in den Femora schließt von vornherein sowohl ein tumoröses als auch ein infektiöses Geschehen aus.

Kondylenfurche am Femur

Die sog. Kondylenfurche am Femur (Abb. 3.**32**) gehört ebenfalls zu den Spielarten der Formgebung, die als Pseudoerosion klassifiziert werden. Sie stellt sich als Konturdefekt oder flache Impression dar. Differenzialdiagnostisch müssen vor allem ein „Mausbett" bei der Osteochondrosis dissecans, die Veränderungen bei spontaner

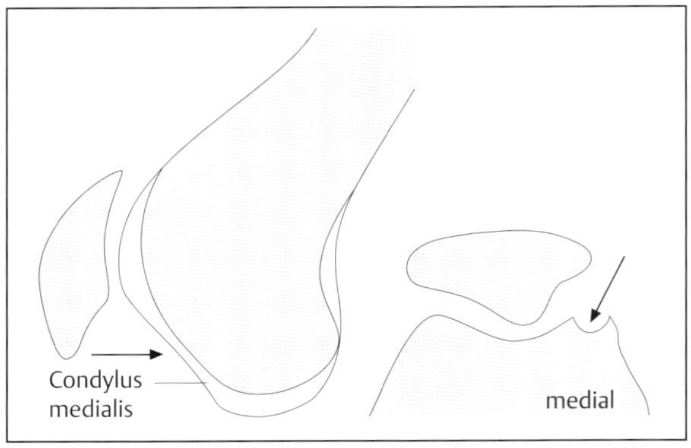

Abb. 3.**32** **Kondylenfurche am distalen Femur *(Pfeile)*.** Sie ist eine Spielart des Normalen und wird sowohl am medialen *(Pfeile)* als auch am lateralen Kondylus beobachtet. Entsprechend der Zentralprojektion stellt sich bei korrekter Lagerung des Patienten und Einstellung zur tibiofibularen Röntgenaufnahme der mediale Femurkondylus etwas größer und mit leicht unschärferen Konturen als der laterale dar.

Osteonekrose am distalen Femur (Ahlbäck-Syndrom) und eine Impressionsfraktur abgegrenzt werden.

Mutilation

Mutilation und Ankylose (Abb. 3.**33** und Abb. 3.**34**) sind die Endstadien der Arthritis.

Die arthritische Mutilation – Verstümmelung – erfasst nicht nur die Gelenkweichteile und die knöchernen Gelenksockel, sondern auch gelenkfernere Knochenbereiche, so an kleinen Röhrenknochen die Diaphyse. Kurze Knochen – Ossa brevia –, wie beispielsweise die Karpalia, können bei der Mutilation vollständig ausgelöscht werden. Das Erreichen des Mutilationsstadiums hängt von der Aktivität und Aggressivität des arthritischen Prozesses, von der Erkrankungsdauer und von der therapeutischen Ansprechbarkeit ab. Bei der rheumatoiden Arthritis kommen Mutilationen gewöhnlich erst nach Jahrzehnten, bei der Arthritis psoriatica und bei der multizentrischen Retikulohistiozytose dagegen manchmal schon nach wenigen Krankheitsjahren vor. Der Mutilationsausdehnung sind allerdings durch die Kapillarsprossungsreichweite in den entzündlichen Gewebsproliferationen und von der Umwandlungsmöglichkeit der Kapillaren in Arteriolen oder noch größere Gefäße her Grenzen gesetzt (Dihlmann et al. 1961). Daher werden arthritische Verstümmelungen vor allem an kleinen Gelenken (Hand, Fuß, distales Radioulnargelenk, Akromioklavikular- und Temporomandibulargelenk) sowie an flachen (dünnen) Gelenksockeln (Ellenbogenbereich) beobachtet. Entzündlich-rheumatische (Poly-)Arthritiden führen zu einer vollständigen Knochenresorption, sodass keine „Knochenreste" in den Gelenkweichteilen und ihrer nahen Umgebung sichtbar sind. Bei akuten/subakuten pyogenen Arthritiden, die unter den zeitgenössischen Therapiemöglichkeiten Mutilationen in der Regel erst bei verspäteter

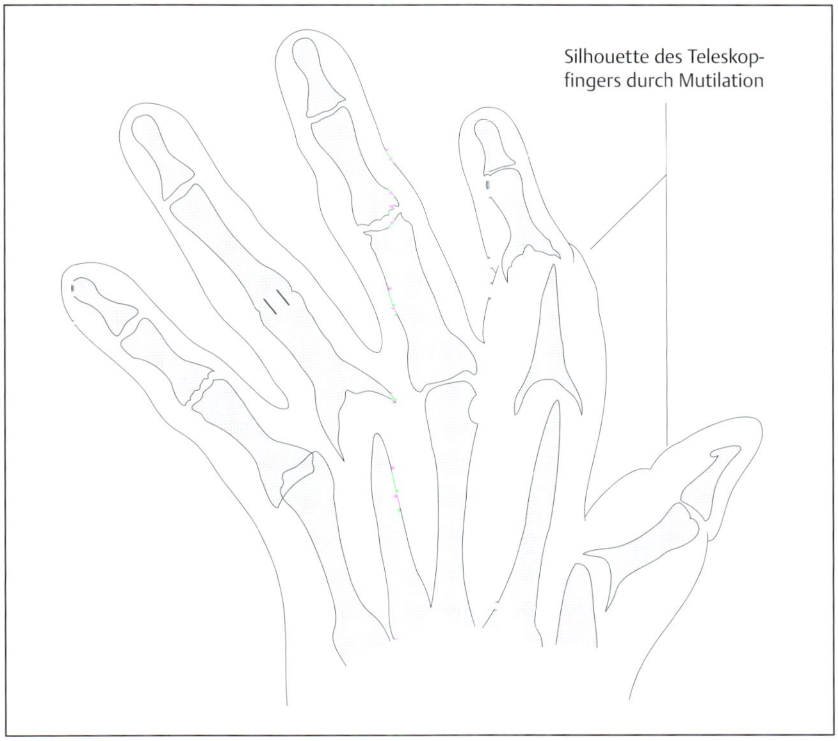

Abb. 3.**33** **Endstadium einer chronischen Polyarthritis** (hier: rheumatoide Arthritis) nach jahrzehntelangem Verlauf: Erosion, Fehlstellung, Mutilation, knöcherne Ankylose.
Klinischer Befund: Verkürzte Finger mit ausgeprägten Hautfalten, hypermobile Gelenke, beim Zug in Längsrichtung „verlängern" sich die Finger.

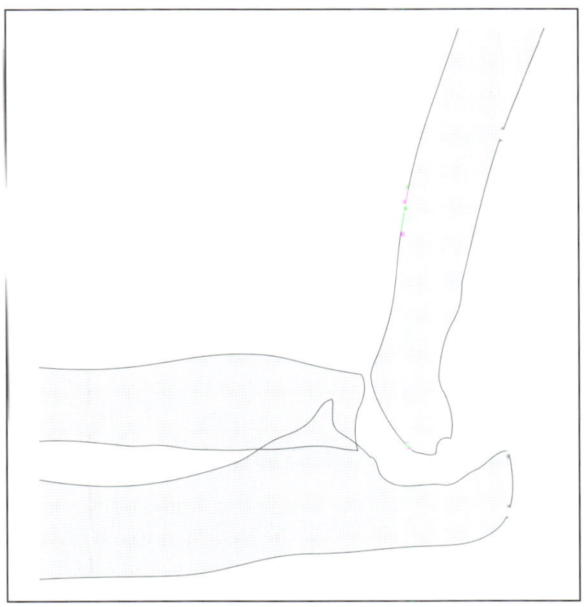

Abb. 3.**34** **Ellenbogenmutilation bei rheumatoider Arthritis**, die über 10 Jahre abläuft. Ohne Kenntnis der Anamnese und der Röntgenbefunde einer chronischen Arthritis an anderen Gelenken müsste nach dem Röntgenbild auch an eine neurogene Osteoarthropathie gedacht werden.

Diagnose und/oder Fehlbehandlung erwarten lassen, können dagegen Knochen- und Kalkbröckel in der Mutilationsumgebung zu erkennen sein.

Im Verlauf langjähriger chronischer rheumatischer Polyarthritiden werden auch **extraartikuläre Mutilationen** beobachtet, beispielsweise an den Processus spinosi (s. Abb. 18.**138**), den Endphalangen (s. Abb. 11.**40**) und den Rippen (s. Abb. 13.**25**). Von Mutilation wird bei entzündlichen Gelenkerkrankungen gesprochen. Entsprechende Veränderungen nicht entzündicher Erkrankungen werden als **„Osteolyse"** bezeichnet. Der Begriff **„Akroosteolyse"** ist ein topografischer Terminus ohne Berücksichtigung der Ätiologie und Pathogenese.

Die Identifizierung einer arthritischen Mutilation macht keine Schwierigkeiten, wenn, beispielsweise an der Hand oder am Fuß, auf der Röntgenaufnahme noch weitere Gelenke abgebildet werden. Bei einer chronischen Oligo- oder Polyarthritis sind dann nämlich noch andere arthritische Direktzeichen zu erwarten – Erosionen bis hin zu Ankylosen – und arthritische Weichteilzeichen zu erkennen. Wenn die Röntgenaufnahme nur ein (mutiliertes) Gelenk abbilden soll – Ellenbogen-, Schultergelenk usw. –, kommen jedoch folgende Fragen bzw. diagnostisch richtungweisende Gedanken auf:

- Langjährige Polyarthritisanamnese?
- Chronische Gelenkerkrankung, vielleicht erst einige Jahre, und gleichzeitige Hautkrankheit? Vor allem Psoriasis, sklerodermische Hautbefunde oder verfärbte papulonodöse Effloreszenzen der multizentrischen Retikulohistiozytose (s. Kap. 11 „Gelenke der Hand")?
- Die Sarkoidose (s. S. 135) befällt vielfältige Gewebe und Organe, darunter die Haut häufiger als das Stütz- und Gleitgewebe. Bei der chronischen Hautsarkoidose werden verschiedene, nicht juckende „Lupoide" beobachtet, deren Diagnose und Differenzierung dermatologisches Fachwissen voraussetzen. Die Prädilektionsstellen am Stütz- und Gleitgewebe sind bei der

chronischen Sarkoidose die Hände und Füße. Dort führen die nicht verkäsenden Epitheloidzellgranulome zu Osteolysen, zu Osteoplasien und zum Strukturumbau (s. Abb. 11.**57** bis Abb. 11.**61**). In diesem pathomorphologischen Zusammenhang kann es auch zu Mutilationen kommen. Sie treten artikulär im Bereich der Gelenksockel und extraartikulär z. B. an den Nagelfortsätzen – dort als Akroosteolysen bezeichnet – auf.

- Bei „leerer" Arthritisanamnese muss differenzialdiagnostisch an eine neurogene Osteoarthropathie (vgl. auch Kap. 6 „Arthropathien/Osteoarthropathien") mit reaktionslosen Osteolysen gedacht werden, um entsprechende klinische Untersuchungen anzuregen – darunter auch die Fragen nach der Familienanamnese und langjährigem Diabetes mellitus.
- Folgende Implikationen der neurogenen Osteoarthropathien müssen differenzialdiagnostisch bedacht werden:
  - Am Fuß der Tabiker und Patienten mit anderen (familiären) neurogenen Osteoarthropathien können sich an Druckstellen der Schuhe oder ohne erkennbare mechanische Ursache und bei der Syringomyelie, vor allem an den Händen als Folge örtlicher Hitzeschäden, torpide Weichteilgeschwüre mit schlechter Heilungstendenz entwickeln. Über solche Ulzera und/oder entstandene Fisteln kommt es manchmal an benachbarten Gelenken und Knochen zu bakteriellen Infektionen. In diesen Fällen sind daher auch bei neurogenen Osteoarthropathien *Osteolysen*, knöcherne Ankylosen und andere arthritische Direktzeichen zu erwarten. Im Kernspintomogramm geben sowohl das (sterile) Weichteilödem – ein potenzieller Begleitbefund neurogener Osteoarthropathien – als auch der (phlegmonöse und/oder intrakavitäre) Eiter auf T2-gewichteten (fettsupprimierten) Sequenzen identisch starke Signale. Trotzdem ist in diagnostischen Zweifelsfällen ein MRT indiziert. Starke Protonensignale bei den genannten Sequenzen im Markraum der (kleinen) Röhrenknochen (des Fußes, der Hand) zeigen mit hinreichender diagnostischer Sicherheit den Eiter bei Ostitis/Osteomyelitis/pyogener Arthritis an.
  - Periostreaktionen sind bei neurogenen Osteoarthropathien keine Indikatoren einer Infektion! Der brüchige, neurogen geschädigte Knochen neigt zu Infraktionen oder Frakturen einschließlich Stressphänomenen, die auch bei dieser Erkrankungsgruppe mit einer reparativen, manchmal überschießend starken periostalen Kallusbildung einhergehen können. Die Periostreaktion im Bereich einer neurogenen Osteoarthropathie ist daher kein zuverlässiger Indikator einer komplizierenden Gleit- oder Stützgewebsinfektion.
- Hinter der Totalosteolyse eines kleinen Knochens oder einer reaktionslosen Totalosteolyse einer gelenktragenden Epiphyse kann sich ein Tumor, vor allem eine Metastase oder ein ortsständiges (myelogenes) Neoplasma, verbergen. Bei solchem Verdacht muss die Indikation zur Skelettszintigrafie gestellt werden. Sie dient zum Aufdecken anderer maligner Skeletherde, die allerdings durch eine anschließende Röntgenuntersuchung bestätigt oder ausgeschlossen werden müssen. In diesem Zusammenhang sei daran erinnert, dass die Skelettszintigrafie sensitiver ist als die Röntgenuntersuchung.

> **! Merke**
>
> Es gilt die Regel: Szintigrafische Skelettfoci mit starker Akkumulation des Radio-Tracers bei Patienten ohne Traumaanamnese und chronischem mechanischem Stress, die einen normalen Röntgenbefund aufweisen, sind so lange als metastatisch verursacht anzusehen, bis das Gegenteil bewiesen ist oder der Verdacht bestätigt wurde, vor allem im **MRT** (Weichteilkomponente und/oder Kontrastmittelaufnahme). Das Intervall zwischen positivem Szintigramm und röntgenologischer Abbildung einer Absiedlung kann bis zu 18 Monate betragen!

Weitere röntgenologische Differenzialdiagnosen der monotopen arthritischen Mutilation, zu stellen im klinischen Kontext:

- Pseudo-Charcot-Gelenk (s. Kap. 6 „Arthropathien/Osteoarthropathien")
- aseptische (ischämische) Osteonekrose (s. Kap. 6 „Arthropathien/Osteoarthropathien")
- destruktive Pyrophosphatarthropathie (s. Kap. 7 „Dystope Kalziumniederschläge mit Krankheitspotenzial")
- Tophusmutilation bei der Gicht (s. S. 135)
- Milwaukee-Arthropathie (s. ANNRAD-Syndrom, Kap. 5 „Arthrosis deformans", Abschnitt „Subtypen der Arthrosis deformans")
- rapid destruktive Arthrose (s. ANNRAD-Syndrom, Kap. 5 „Arthrosis deformans", Abschnitt „Subtypen der Arthrosis deformans")
- massive Osteolyse Gorham-Stout (s. Kap. 6 „Arthropathien/Osteoarthropathien", Abschnitt „Sekundäre Akroosteolysen/Osteolysen")

Fibröse und knöcherne Ankylose

Die Gelenkversteifung tritt ein, wenn mindestens der Gelenkknorpel und die subchondrale Grenzlamelle dem arthritischen Geschehen zum Opfer gefallen sind. Auch das Blutergelenk kann zur Ankylose führen. Einerseits ist Blut ein „Gelenkknorpelfeind", andererseits zerstört nach Gelenkeinblutungen die resorptive Synovitis im Laufe der Zeit das Gleit- und Stützgewebe. Bei der fibrösen Ankylose befindet sich zwischen den artikulierenden Knochen anstelle des zerstörten Gelenkknorpels faserreiches narbiges Bindegewebe. Gewöhnlich sind dann noch (passive) Wackelbewegungen möglich. Unter dieser weitgehend aufgehobenen Beweglichkeit bauen sich die Gelenksockel, namentlich an statisch belasteten Gelenken, um, d. h. die Konturen der Gelenksockel erscheinen im Röntgenbild „begradigt" (entrundet; Abb. 3.**35**).

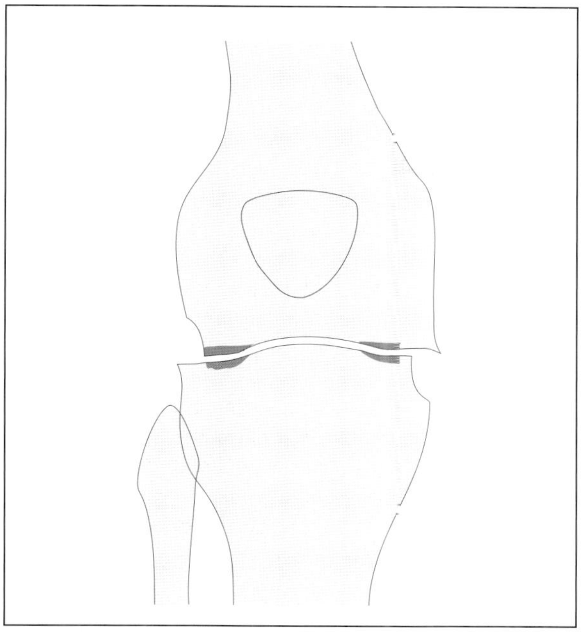

Abb. 3.**35** **Fibröse Ankylose nach Kniegelenksempyem, das lokal und systemisch mit Antibiotika behandelt worden ist.** Siehe die durch knöchernen Umbau „begradigten" (entrundeten) Konturen. Röntgenologischer Gelenkspalt, wenn auch erheblich verschmälert, erhalten.

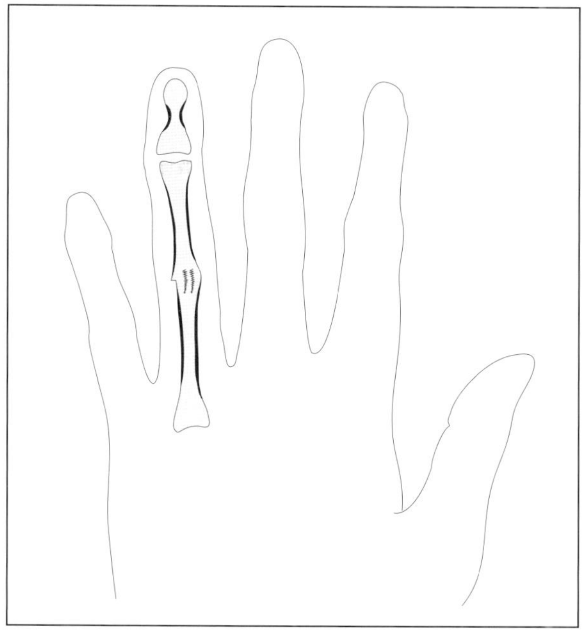

Abb. 3.**36** **Knöcherne Ankylose des PIP-Gelenks IV nach pyogener Arthritis (infizierter Wespenstich).** Röntgenbefunde, die gegen eine Gelenkaplasie sprechen: Ein Teil des distalen Gelenksockels der Grundphalanx „fehlt", d. h. er wurde von der pyogenen Arthritis zerstört (s. die Stufenbildung an der Kontur). Knöcherne Narbenzüge ziehen von der Grund- zur Mittelphalanx.

Die totale oder partielle knöcherne Ankylose eines Gelenks hebt die Beweglichkeit vollständig auf, da die artikulierenden Knochen vollständig oder teilweise knöchern verbunden sind. Die röntgenmorphologische Differenzialdiagnose der postarthritischen Ankylose (Abb. 3.**36** und Abb. 3.**37**) muss im Einzelfall gegenüber der angeborenen Synostose (Gelenkaplasie, s. Abb. 11.**1**) und der Arthrodese (Anamnese!) gestellt werden. Außerdem wurden knöcherne Karpalankylosen nach dem Sudeck-Syndrom beobachtet (Fischer 1986), desgleichen Ankylosen im Verlauf der Pachydermoperiostose und ihrer formes frustes (s. S. 72) sowie an den Sakroiliakalgelenken bei der Ostitis deformans Paget. Die zuletzt genannte Beobachtung zeigt auf, dass die Ankylose desto eher auftritt, je geringer die physiologische Beweglichkeit des Gelenks ist. Bei den Sakroiliakalgelenken heißt dies, dass die geringe physiologische Sakroiliakalmobilität das „Hindurchwachsen" der Ostitis deformans Paget und damit die knöcherne Versteifung begünstigt.

Angeborene Gelenksynostosen treten gewöhnlich bilateral auf. Sie lassen die erhaltene Grundform der Gelenksockel bzw. der jeweiligen Knochen erkennen. Außerdem werden in ihrer Umgebung häufig Hemmungsmissbildungen anderer Knochen(-anteile) beobachtet. Aplastische Gelenke zeigen auch an der eigentlichen Kontaktfläche eine normale Trabekelstruktur der unphysiologisch miteinander verbundenen Knochen. Bei der arthritischen Ankylose fallen dagegen an den Kontaktflächen der verschmolzenen Knochen bzw. Knochenanteile manchmal noch Reste der subchondralen Grenzlamelle und oft ver-

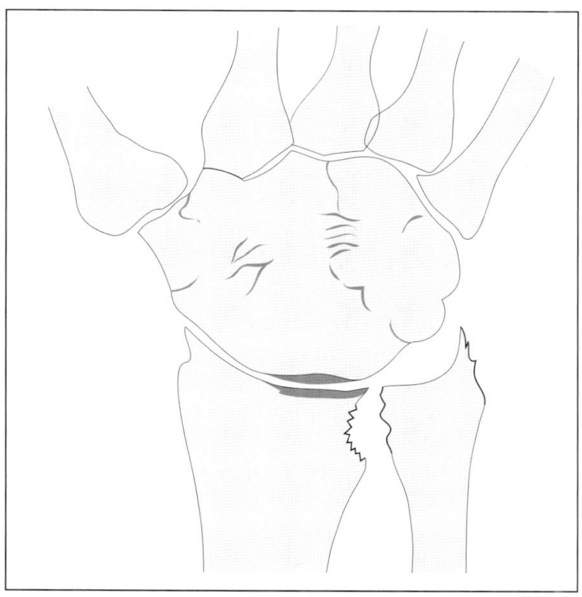

Abb. 3.**37** **Arthritisches Os carpale (nach langjähriger rheumatoider Arthritis).** Siehe die Reste der subchondralen Grenzlamelle, die narbig verstärkten Trabekelzüge, die sekundäre Karporadialarthrose, die erodierten Processus styloidei und das erodierte distale Radioulnargelenk. Bei dieser Röntgenmorphologie bestehen auch ohne Kenntnis der Vorgeschichte keine Zweifel an einer erworbenen (arthritischen) Ankylose.

dickte Trabekelzüge – Knochennarben – auf, und nicht nur an statisch belasteten ankylosierten Gelenken erkennt man verdickte Trajektorien, die von Knochen zu Knochen ziehen (s. Abb. 3.**36** und Abb. 3.**37**). Allerdings werden bei frühkindlich erworbenen knöchernen Ankylosen, beispielsweise bei juveniler idiopathischer Arthritis, durch die Entwicklungs- und Wachstumsvorgänge die interossären Narbenzüge oft umgebaut, und dadurch normalisiert sich die Knochentextur an den Kontaktflächen und die ihrer nahen Umgebung weitgehend. Ohne Berücksichtigung der Anamnese (vom Hörensagen der Eltern) und/oder von Arthritisröntgenbefunden an anderen Gelenken sind dann Aplasie und erworbene Synostose, namentlich kleiner Knochen – Karpalia, Tarsalia –, röntgenologisch nicht mehr sicher zu unterscheiden.

Die Arthrodese ist einerseits dem Patienten bekannt. Andererseits sind krankheitsbedingte oder operativ gesetzte Kontur- und Strukturabweichungen sichtbar. Die bildgebende Untersuchung soll in diesen Fällen über die klinische Prüfung hinaus die Festigkeit der gewollten Synostose bestätigen. Außerdem kann im Anschluss an die Röntgenuntersuchung, evtl. nach der CT (Fragestellung: Sequester?), die MRT zur Frage der Aktivität einer schon präoperativ vorhandenen oder durch den Eingriff entstandenen Infektion Informationen liefern.

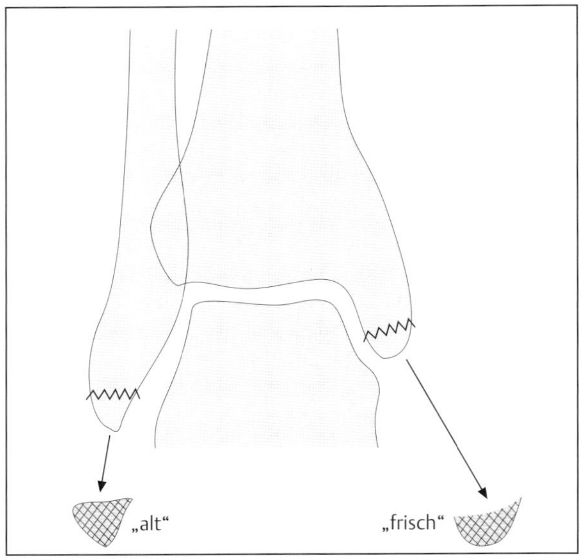

Abb. 3.**38** **Prinzipieller Röntgenaspekt des „alten" (konsolidierten) knöchernen Abrisses – er ist voll kortikalisiert – und des frischen Abrisses, der keinen kortikalen Saum zeigt** (evtl. Lupenbetrachtung).

Dissektion

Der Begriff „arthritische Dissektion" steht für einen durch Granulationsgewebe oder Eiter aus dem Verbund gelösten **randständigen** Teil des unmittelbar subchondralen Knochens. Das arthritische Dissekat ist nekrotisch und erscheint auf dem Röntgenbild verdichtet – je größer ein Dissekat ist, desto besser kann es in dieser Hinsicht beurteilt werden. Zur formalen Differenzialdiagnose der arthritischen Dissektion gehören:

- Der gelenknahe, vom **Knochengewebe umgebene, unspezifisch-osteomyelitische Sequester** (Osteomyelitisanamnese bzw. entsprechende klinische Befunde; bei chronischer Osteomyelitis entzündlicher Strukturumbau des befallenen Knochenanteils, bei akuter Osteomyelitis typisches „Wegschmelzen" des spongiösen Knochens; Aufhellungssaum um den abgestorbenen, d. h. verdichteten Sequester. Dieser Aufhellungssaum geht auf das umgebende Granulationsgewebe oder umspülenden Eiter zurück).
- **Sequester bei spezifischen Infektionen**, z. B. Tuberkulose. Darüber hinaus gibt es den Sarkoidosesequester.
- Der **Tumorsequester** ist ein kleiner abgestorbener Knochenteil innerhalb von Osteolysen, die unter dem Röntgenaspekt des Mottenfraßbilds oder der Tumorpermeation nach Lodwick entstanden sind. Meist handelt es sich um Befunde in Metastasenfeldern von flachen Knochen.
- Bei den **neurogenen Osteoarthropathien** – zeitgenössisch bedeutsam: langjähriger Diabetes mellitus – kommen Dissektionen vor, die unter dem Stichwort „Bröckelerosion" (s. Abb. 3.**23**) erwähnt wurden.
- **Osteochondrosis dissecans** (typische Lokalisationen, vor allem an konvexen Gelenksockeln).
- **Verkalkte Gelenkkapselchondrome** und **Kapselosteome.**
- **Persistierende Epi-** *oder* **Apophysenkerne** *(asymptomatisch, es sei denn traumatische „Lyse" mit unüblicher Distanzierung vom „Hauptknochen")*.
- **Akzessorische Ossikula** (asymptomatisch, loco typico, dadurch eigene Nomenklatur, vollständig kortikalisiert). Traumatische oder stressbedingte Kontur- oder Strukturveränderung, Dislokation: lokalisierbare Schmerzhaftigkeit.
- **Traumatischer Abriss oder Ausriss, traumatische Absprengung** („frisch": Trennstelle ohne Kortikalis; „alt": kortikalisiert; Abb. 3.**38**).

Verschmälerter röntgenologischer Gelenkspalt

Der verschmälerte röntgenologische Gelenkspalt spiegelt entweder einen Substanzverlust und/oder eine Dehydratation beider Gelenknorpellagen wider. Die arthritische Gelenkknorpelzerstörung, sei sie humoral oder durch Gewebsproliferationen verursacht, führt zu einer **gleichmäßigen – konzentrisch genannten – Gelenkspaltverschmälerung.** Bei chronischen Arthritiden wirkt sich die unvermeidbare Bewegung erkrankter Gelenke zusätzlich knorpelschädigend aus; denn in solchen Gelenken ist der arthritisch geschädigte Gelenkknorpel auch der physiologischen Belastung nicht mehr gewachsen und wird „abgerieben“. „Abgerieben“ ist insofern der adäquate Ausdruck, als zusätzlich die Schmierung der Gelenkflächen durch den entzündlichen Gelenkerguss ineffektiv wird – der Erguss verdünnt oder beseitigt sogar den Lubrikationsfilm auf der Knorpeloberfläche. In diesem Zusammenhang löst die Synovitis ein deletäres prozesshaftes Geschehen im Gelenk aus. Die entzündlich reagierende Synovialmembran liefert nicht nur zu wenig Nährsubstrat für den Gelenkknorpel, sondern „stiehlt“ den Chondrozyten den Sauerstoff (Tillmann u. Binzus 1969). Auch auf diese Weise schädigt die Synovitis den Gelenkknorpel. An sich gewinnen nämlich die Chondrozyten ihre zur Syntheseleistung notwendige Energie durch anaerobe Glykolyse. Knorpelzellen, deren Nährstoffzufuhr aus irgendwelchen örtlichen Gründen gestört ist, schalten zur Deckung ihres Energiebedarfs jedoch auf oxidative (aerobe) Verbrennung um (Fassbender 1983). Diese skizzenhafte, pathophysiologisch betonte Schilderung der indirekten synovitischen Gelenkknorpelschädigung wird ergänzt, wenn nicht potenziert, durch die synovitisbedingte Freisetzung von Mediatormolekülen, die eine direkte Knorpelzerstörung vermitteln. Dadurch wird die gesamte Oberfläche des Gelenkknorpels angegriffen: gleichmäßige (konzentrische) Gelenkverschmälerung durch die Synovitis (Arthritis).

Bei der Arthrosis deformans sui generis – **primäre Arthrose** im Gegensatz zur arthritischen Sekundärarthrose – zeigt sich die Verschmälerung des röntgenologischen Gelenkspalts an ungleichmäßig belasteten Gelenken (u.a. das Hüftgelenk) zunächst in der Druckaufnahmezone. Dann handelt es sich um eine exzentrische (asymmetrische) Gelenkspaltverschmälerung.

Die Substanzabnahme des Gelenkknorpels durch Dehydration ist überwiegend eine Inaktivitätsfolge – entsprechend dem Knochendefizit der zugehörigen gelenktragenden Knochen(-anteile) –, die sich ebenfalls als gleichmäßige Gelenkspaltverschmälerung zu erkennen gibt. Diese **„Inaktivitätsatrophie“** des Gelenkknorpels wird bei folgenden krankhaften Zuständen beobachtet:

- langzeitige Gelenkimmobilisation durch Nachbarschaftserkrankung des Stützgewebes
- schlaffe Lähmung der zugehörigen Muskulatur
- Amputation am gelenktragenden Skelettteil
- Reflexdystrophien (potenziell)
- (dys-)trophische Störungen im Rahmen neurogener Osteoarthropathien

Je nach der Prognose der Inaktivitätsursache kann sich diese konzentrische Gelenkspaltverschmälerung zurückbilden.

Die sog. **Chondrolyse** (vor allem des Hüft- und Schultergelenks) geht ebenfalls mit einer gleichmäßigen Verschmälerung des Gelenkspalts einher (s. Adoleszentenchondrolyse).

Auch die Ostitis deformans Paget der Hüfte mit Befall des Azetabulums zeigt sich mit gleichmäßiger Gelenkspaltverschmälerung und häufig mit einer Protrusio acetabuli. Bei Osteoarthropathien, wie Uratgicht, idiopathische Hämochromatose und Ochronose, und beim Blutergelenk wird der Gelenkknorpel mitangegriffen. Ob es zu einer gleichmäßigen (konzentrischen) oder ungleichmäßigen (asymmetrischen, exzentrischen) Gelenkspaltverschmälerung kommt, hängt ebenso wie bei der Arthrosis deformans von der Gelenkmorphologie ab.

Röntgendiagnostik

Das Erkennen der röntgenologischen Gelenkspaltverschmälerung wird durch Seitenvergleich mit dem entsprechenden paarig angelegten Gelenk erleichtert, sofern die kontralaterale Knochenverbindung nicht erkrankt ist. An den Händen und Vorfüßen ermöglicht der Vergleich mit den homolateralen Gelenken anderer Strahlen die frühzeitige Identifizierung der Gelenkspaltverschmälerung. Auf den Röntgenaufnahmen des erkrankten Gelenks in 2 Ebenen (Abb. 3.**39**) gelingt dies mit zunehmender Erfahrung auch in denjenigen Fällen, in welchen die Gelenkspaltverschmälerung der einzige pathologische Röntgenbefund des betroffenen Gelenks ist. Darüber hinaus sind in Tab. 3.**1** die Mittelwerte des röntgenologischen Gelenkspalts der wichtigsten Knochenverbin-

Tab. 3.**1** Mittelwerte des normalen röntgenologischen Gelenkspalts der wichtigsten Knochenverbindungen bei üblichem Fokus-Film-Abstand und normal gewichtigen Menschen (nach Heuck 1989). Röntgenologische Gelenkspaltweite heißt: beide Gelenkknorpeldicken + Vergrößerung durch den Objekt-Film-Abstand.
An statisch belasteten Gelenken gibt die Röntgenaufnahme im Stehen die Dicke der Gelenkknorpellagen und die Achsenverhältnisse genauer wieder als Aufnahmen, die im Liegen angefertigt werden.

Gelenk	Röntgenologischer Gelenkspalt (mm)
Sakroiliakalgelenk	3,0
Schambeinfuge	4,0–6,0
Hüftgelenk	4,0–5,0
Kniegelenk	4,0–8,0
oberes Sprunggelenk	3,0–4,0
Intertarsal-(IT-)gelenke	2,0–2,5
TMT-Gelenke	2,0–2,5
MTP-Gelenke	2,0–2,5
Interphalangeal-(IP-)gelenk der Großzehe	2,0
übrige Zehengelenke	1,5
Schultergelenk	4,0
Ellenbogengelenk	3,0
Radiokarpalgelenk	2,0–2,5
Interkarpal-(IP-)gelenk	1,5–2,0
MCP-Gelenke	1,5
Sternoklavikulargelenk	3,0–5,0
Kiefergelenk	2,0
Wirbelbogengelenk	1,5–2,0

dungen bei Erwachsenen unter Berücksichtigung der individuell wechselnden Objekt-Film-Distanz wiedergegeben.

Das zufällig oder gelegentlich posttraumatisch auftretende *intraartikuläre* **Vakuumphänomen** durch Austritt des im Blut gelösten Stickstoffs macht die Dicke der einzelnen Gelenkknorpellagen sichtbar.

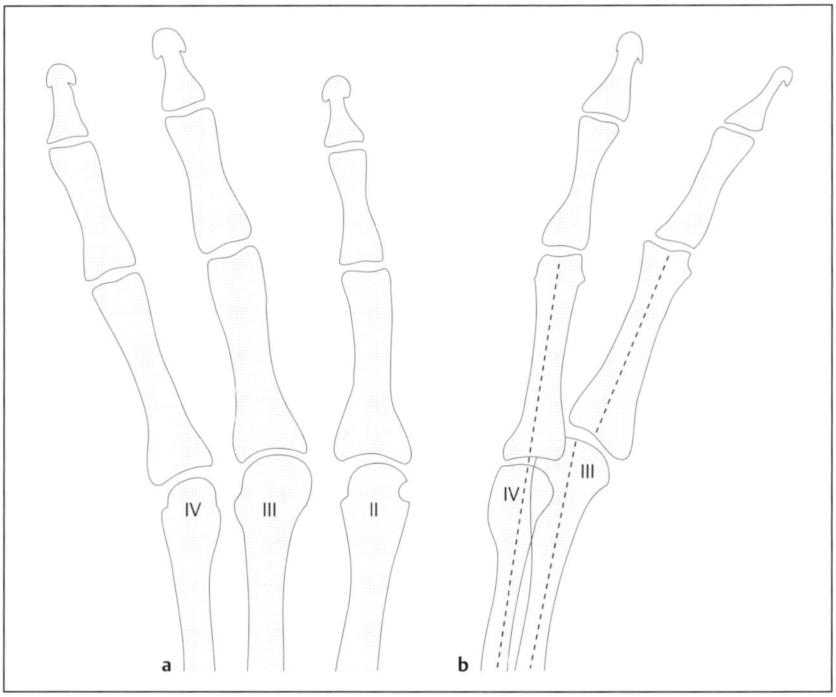

Abb. 3.**39a, b** **Linke Hand eines Patienten mit rheumatoider Arthritis.**
a **Ausschnitt aus der dorsovolaren Röntgenaufnahme der linken Hand** des Patienten (pathologische Röntgenbefunde: Erosion am Metakarpuskopf II, ulnare Deviation in den MCP-Gelenken, Verschmälerung des röntgenologischen Gelenkspalts im 3. MCP-Gelenk).
b **Ausschnitt aus der Schrägaufnahme derselben Hand in sog. Zitherspielerhaltung.** Der Gelenkspalt des 3. MCP-Gelenks ist normal breit. Die palmare Subluxation in diesem Gelenk täuscht auf der dorsopalmaren Aufnahme die Gelenkspaltverschmälerung also nur vor!

Die spontane **Gasansammlung in einem Gelenk – Pneumarthros** –, die über das Vakuumphänomen hinausgeht, zeigt an, dass in der arthritisch erkrankten Knochenverbindung eine Anaerobierinfektion abläuft, sich gramnegative Kolibakterien (Escherichia coli) angesiedelt haben und/oder ein (schlecht eingestellter) Diabetes mellitus den enzymatischen Glukoseabbau begünstigt.
Die **extraartikuläre Gasansammlung** kann ein traumatisches Hautemphysem (Emphysema subcutaneum) sein. Dieses ist unmittelbar nach dem Unfallereignis röntgenologisch und evtl. klinisch (Krepitation, Knistern) nachzuweisen. Bei Wunden überschreitet die eingedrungene Luft die penetrierende Verletzung kaum. Dislozierte Rippenfrakturen mit Lungenperforation und Schädelbasisfrakturen mit Beteiligung der Nasennebenhöhlen führen auch ohne Verletzung des Integuments zum Hautemphysem.
Lebensgefährdend sind dagegen vor allem Infektionen mit anaeroben Clostridien, besonders mit dem Clostridium perfringens. Diese **Gasbrandbazillen** bildet eine Vielzahl von Endotoxinen, die als Enzyme wirksam sind. Diese Toxine führen nicht nur örtlich zu schweren ödematösen und nekrotisierenden, d. h. histotoxischen Vorgängen, sondern auch bald zu schwerer Toxinämie mit der Gefahr des Exitus an toxischem Herz-Kreislauf-Versagen. Wichtige, wenn auch nicht obligate Voraussetzungen für das Angehen einer Gasbrandinfektion sind lokale Gewebsschädigungen mit anaeroben strukturellen Verhältnissen, wie beispielsweise Quetsch- und Schürfwunden, also offene Verletzungen mit der Gefahr einer Verschlechterung der örtlichen Durchblutung. Daher gehören auch die arterielle Verschlusskrankheit, der Diabetes mellitus und höheres Alter zu den prädisponierenden Faktoren der Gasbrandinfektion. Diese Infektion zeigt sich klinisch nach einer kurzen Inkubationszeit von wenigen Tagen an akutem (Wieder-)Auftreten des Wundschmerzes, an starker örtlicher Schwellung (Gasödem), graubrauner Wundverfärbung und einer süßlich-faulig riechenden Wundabsonderung. Entzündungszeichen, wie Hautrötung und lokales Hitzegefühl, sind nur gering ausgeprägt; dies gilt auch für die Erhöhung der Körpertemperatur. In kurzer Zeit entwickelt sich jedoch über Tachykardie und Blutdruckabfall ein schwerer toxischer Allgemeinzustand.
Die Gasbildung kündigt sich durch Krepitation beim Palpieren an *und* wird durch die **Röntgenuntersuchung** bestätigt. Im Röntgenbild zeigt sich eine charakteristische *Fiederung der Gasverteilung* entsprechend dem Verlauf der Muskelfasern.
Prognostisch günstiger als die Clostridieninfektion verlaufen der sog. **Gasabszess** oder die sog. **Gasphlegmone** (anaerobe Zellulitis), die meist auf Kolibakterien, anaerobe Streptokokken oder anaerobe Stäbchen der Gattung Bakteroides zurückgeht. Bei diesen Infektionen, die sich gewöhnlich nach einer Inkubationszeit von mehr als 4 Tagen klinisch bemerkbar machen, steht die starke Gasbildung, lokalisiert als Gasabszess oder diffus entlang den Bindegewebssepten und viel geringer intramuskulär, im Vordergrund des örtlichen klinischen und röntgenologischen Bildes, und die Allgemeinsymptome der Toxinämie fehlen.

Wenn Streptokokken zu einer **Myonekrose** führen (Oberstein u. Schwickert 1992), geht dieser Prozess, der ebenfalls verzögert nach einigen Tagen einsetzt, mit typischen lokalen Entzündungsbefunden einher. Darüber hinaus entleert sich ein faulig riechendes eitriges Exsudat. Gasbildung zeigt sich vor allem im wundnahen Bindegewebe. Die Gefahr einer toxischen Allgemeininfektion mit hohem Fieber droht erst im weiteren, nicht erkannten und behandelten Krankheitsverlauf. Klinische Hinweise auf Myonekrose sind der Anstieg der Kreatinphosphokinase im Blut und des Myoglobins im Blut und im Urin. Im CT offenbaren sich Myonekrosen durch das begleitende Ödem (Dichteabnahme gegenüber unversehrtem Muskelgewebe) und/oder durch intramuskuläre Gasbildung.

Die radiologische Differenzierung der geschilderten verschiedenen gasbildenden Infektionen ist in der Praxis, namentlich in den frühen Krankheitsstadien, unsicher. Die Radiologie leistet ihren Beitrag zur Diagnose gasbildender Weichteilinfektionen durch den röntgenologischen Nachweis von Gas in Weichteilgeweben oder im Knochen (gasbildende Knocheninfektion). Die CT ist dabei sensitiver als die Röntgenaufnahme!

Zur Differenzialdiagnose *lebensbedrohender Erkrankungen mit potenzieller Gasbildung in Weichteilgeweben* gehört auch die **nekrotisierende Fasziitis** (s. Kap. 8 „Fasziitisproblem"). Sie wurde zunächst als **Fournier-Gangrän** der Skrotalhaut und des Perineums beschrieben, ehe erkannt wurde, dass dieses Krankheitsbild auch an anderen Abschnitten des Körpers auftritt, beispielsweise im Gesäß, im Rücken, im Nacken und in den muskulösen Extremitätenbereichen. Bei Frauen wurde ein ähnliches Krankheitsbild, das von den Bartholin-Drüsen ausgeht, bei Kindern nach Zirkumzision gesehen. Das Fournier-Gangrän spiegelt bei der Mehrzahl der Patienten Mischinfektionen von anaeroben und aeroben Keimen wider, zu denen vor allem Mikroorganismen gehören, die auch normalerweise die Haut, das Rektum und die Urethra besiedeln. Aber auch an eine ursächliche Infektion mit Gruppe-A-Streptokokken wird gedacht. Offensichtlich begünstigen immunschwächende Erkrankungen, beispielsweise der (schlecht eingestellte) Diabetes mellitus, Neoplasien, Alkohol- und Drogenmissbrauch, aber auch Mangelernährung und HIV-Positivität, die Entwicklung der nekrotisierenden Fasziitis. Zu ihren bildgebenden Phänomenen gehört Gasbildung entlang den Faszienzügen bei mindestens 50 % der Fälle, und zwar nicht nur im subkutanen Bereich, sondern auch in tieferen Faszienlagen. Bei fehlendem Gasnachweis (trotz Einsatz des CT) wird eine Infektion durch Mikroorganismen, die kein Gas bilden können, angenommen. Kommt beim Kliniker der Gedanke an eine nekrotisierende Fasziitis auf, so können bildgebende Untersuchungen (CT, MRT) auffallende Verdickungen der befallenen Faszienzüge (Seitenvergleich!), fokale Flüsssigkeitsansammlungen ohne Spiegelbildung (Abszesse) oder Infiltration von Fettlagen (inhomogene Anhebung der Fettdichte bzw. der Signalintensität bei T2-Gewichtung) diesen Verdacht stützen. Das Krankheitsbild geht mit Fieber und Leukozytose einher. Schock und Kreislaufversagen können bei diagnostisch verschleppten Fällen zum Exitus führen, zumal dann, wenn die Entzündung, das Ödem und Zellnekrosen in den subkutanen Weichteilen zu Thrombosen arterieller und venöser Blutleiter mit sekundären Hautnekrosen geführt haben und diese Befunde nicht diagnostisch gewürdigt werden. Entsprechend gilt, dass Myonekrosen (erhöhter Blutspiegel der Kreatinphosphokinase) primär nicht zu den Befunden der nekrotisierenden Fasziitis gehören, sondern erst bei fatalen Verläufen zu erwarten sind, wenn der primäre Faszienbefall auf die anliegenden Muskeln übergreift. ■

Arthroskopie allgemein

Die **arthroskopische Betrachtung** bestimmter, d. h. einsehbarer Knorpeloberflächen, beispielsweise des Femoropatellarknorpels, hat Prämissen. Der Patient muss unter solchem Leidensdruck stehen, dass er das (geringe) Risiko einer Infektion bei dem minimalinvasiven Eingriff in Kauf nimmt. Außerdem muss eine visuell ableitbare Score-Bildung, die mit der minimalinvasiven Lokalbehandlung beim Eingriff erfolgreich korreliert, allgemein anerkannt sein. Sind diese Prämissen nicht erfüllt, so werden nach der Röntgenuntersuchung des betroffenen Gelenks in der Regel bildgebende Methoden eingesetzt, die eine strukturelle Beurteilung des Gelenkknorpels gestatten, jedoch die Art des therapeutischen Vorgehens zunächst offen lassen.

Arthro-CT und -MRT des Gelenkknorpels

Beim Abwägen der Vor- und Nachteile bildgebender diagnostischer Modalitäten, die über den Informationsgehalt der Röntgenuntersuchung hinausgehen, ist der im *ambulanten Patientengut* häufigste Krankheitsverdacht, nämlich die Chondropathia patellae (Gelenkknorpelerweichung = Chondromalacia patellae), ein wichtiges Krankheitspotenzial. Bildgebend sind mit dem Arthro-CT und -MRT Informationen über die Makromorphologie der Oberfläche des Retropatellarknorpels bei folgenden Patienten zu erhalten:

- Patienten mit retropatellaren Schmerzen, die sich beim Aufrichten aus der Hocke, beim Treppensteigen oder beim Bergabgehen verstärken oder überhaupt erst auftreten
- Patienten mit „Schneeballknirschen" beim Beugen der Patella unter Belastung (Krepitation)
- Patienten mit einem Reizerguss im Kniegelenk (Hauterwärmung)

Ulzera und/oder Fissuren (Abb. 3.**40**) des Gelenkknorpels und begleitende subchondrale Knochenläsionen werden vom Arthro-CT mit hinreichender Sensitivität und sehr hoher Spezifität (Hodler u. Resnick 1996) dargestellt. Darüber hinaus gehört der klinische Verdacht auf Verletzungen des Gelenkknorpels, insbesondere auf Sportverletzungen, zu den möglichen Indikationen des Arthro-CT.

Trotzdem ist die **MRT** – namentlich bestimmte Pulssequenzen (s. Kap. „Diagnostik des Gleit- und Stützgewebes mit bildgebenden Verfahren", Abschnitt „MRT: Knorpeldarstellung") – zur zeitgenössischen bildgebenden Standardmethode bei der Aufdeckung pathologischer Befunde des Gelenkknorpels und der Subchondralregion mit **speziellen Indikationen** (s. unten) geworden. Diese Feststellung impliziert ein hohes Signal-Rausch-Verhältnis, eine hohe Kontrastauflösung zwischen normalen und krankhaft veränderten Knorpelbereichen sowie einen starken Kontrast zwischen dem Knorpel und seiner Umgebung, namentlich der Synovia bzw. dem Gelenkerguss. Außerdem sollte die Sequenz dünne Schnitte kontinuierlich darstellen können. Unter diesen Prämissen liefert das MRT nicht nur Informationen über die Beschaffenheit der Gelenkknorpeloberfläche, sondern auch über die Knorpelstruktur und über pathologische subchondrale Knochenmarkbefunde, die im Zusammenhang mit Schädigungen des Gelenkknorpels aufgetreten sind, beispielsweise ein Ödem und Einblutungen. Die MRT hat sich bei einer Gelenkknorpeldicke von 0,5–1 mm bewährt. Die MRT-Untersuchung erfolgt ohne oder nach intravenöser (Anreicherung innerhalb von 90–120 min) oder intrakavitärer Applikation eines paramagnetischen Kontrastmittels. Verschiedene Pulssequenzen werden zur direkten Gelenkknorpelbeurteilung und zur Darstellung der subchondralen Regionen bevorzugt, beispielsweise Gradientenechosequenzen mit Fettsuppression und 3-dimensionaler Akquisition oder PDfatsat-Sequenzen.

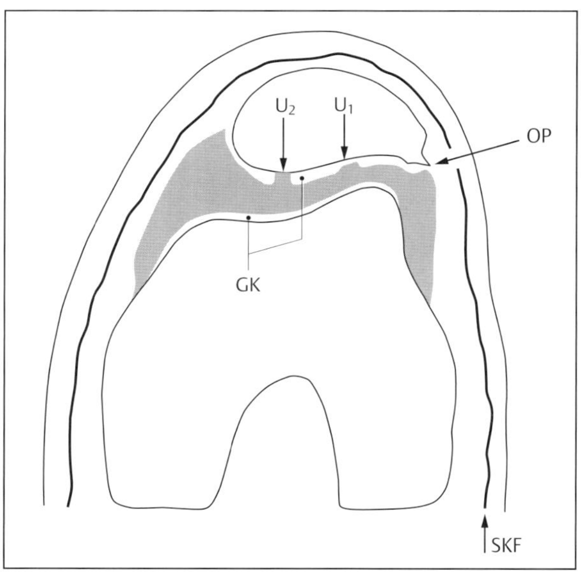

Abb. 3.**40** **Arthro-CT des Kniegelenks** (in diesem Fall mit 40 ml Luft als Kontrastmittel = *schwarz*; OP = marginaler Osteophyt, SKF = normale subkutane Fettlage).
Klinik: Retropatellarschmerzen, besonders stark beim Treppensteigen. Beim Palpieren erscheint die Patella leicht lateralisiert. Erguss tastbar.
Zusatzinformationen durch das Arthro-CT: Der Gelenkknorpel (GK) ist nicht verschmälert, d. h. es exixtiert kein diffuser Abrieb. Jedoch sind 2 unterschiedlich tiefe Gelenkknorpelulzera sichtbar (U_1 = flaches, U_2 = tiefes Gelenkknorpelulkus). Sie haben die subchondrale Grenzlamelle nicht durchbrochen. CT-Arthrogramme mit wasserlöslichem jodiertem Kontrastmittel stellen Gelenkknorpelulzera besser dar als Luftarthrogramme.

Mittels Ultraschall können die Dicke des Gelenkknorpels sowie seine Abgrenzung (scharf/unscharf) gegenüber der Umgebung beurteilt werden. Gelenkknorpel erscheint im Sonogramm als eine hypoechogene Zone; der subchondrale Knochen dagegen zeigt vermehrte Echogenität, soweit die Anatomie überhaupt eine sonografische Darstellung des Gelenkknorpels zulässt. ■

Fasst man die technischen Möglichkeiten zur Bildgebung des Gelenkknorpels zusammen, so bildet nach wie vor die Röntgenuntersuchung mit der Möglichkeit, die Dicke beider Gelenkknorpellagen indirekt zu beurteilen, die Grundlage der bildgebenden Untersuchung eines erkrankten Gelenks. Allerdings kann auf die Dicke beider Gelenkknorpellagen nur dort geschlossen werden, wo die Röntgenstrahlen den Knorpel tangential treffen! Die Röntgenaufnahme in der 2. Ebene erweitert daher die Informationen auch hinsichtlich des Gelenkknorpels. Darüber hinaus gibt es eine weitere Möglichkeit, aus dem Projektionsradiogramm verlässliche Schlüsse über den Zustand des Gelenkknorpels zu ziehen, und zwar gilt dies für degenerative Gelenkknorpelveränderungen:

! *Merke*
Die makromorphologisch erkennbare Knorpeldegeneration beginnt nämlich nicht mit gleichmäßigem Abrieb, sondern mit Knorpelulzera, die sich nicht als Verschmälerung des röntgenologischen Gelenkspalts widerspiegeln.

Die degenerativen Knorpelulzera korrelieren jedoch mit der Größe der marginalen Osteophyten (Dihlmann et al. 1979). Beispielsweise sind bei marginalen Osteophyten am Knorpelrand der Patella von mehr als 2 mm Höhe in 100 % der autoptisch geprüften Kniescheiben Gelenkknorpelulzera nachzuweisen. Patellarandosteophyten von bis zu 2 mm Höhe gehen in 80 % der Fälle mit Knorpelulzera einher. Ähnliche Korrelationen wurden am Hüftgelenk gefunden (Lingg u. Nebel 1982). Voraussetzung für die Entstehung der Knorpelulzera ist die Abstoßung des umschrieben nekrotisch gewordenen Knorpelgewebes – Detritus – in die Gelenkhöhle. Er stellt darüber hinaus ein Irritationspotenzial für die Synovialmembran dar, die mit einer Detritussynovitis reagieren kann: Es kommt zum klinischen Bild der aktivierten Arthrose. Aus dem pathomorphologischen Befund „Arthrosis deformans" wird also eine therapiebedürftige Krankheit (s. Kap. 5 „Arthrosis deformans", Abschnitt „Klinik der Arthrose"). Die direkte Darstellung des Gelenkknorpels mittels MRT und

Arthro-CT beschränkt sich auf spezielle Indikationen mit großem Informationsbedarf, beispielsweise auf das klinische Bild der Chondropathia (Chondromalacia) patellae mit normalem Röntgenbefund (vgl. Kap. 15 „Knie- und Tibiofibulargelenk").

Erweiterung des röntgenologischen Gelenkspalts

Die Erweiterung des röntgenologischen Gelenkspalts hat verschiedene Ursachen:

- An statisch nicht belasteten Gelenken kann ein größerer Erguss die artikulierenden Knochen hydraulisch auseinander drücken. Bei Erwachsenen setzt dies allerdings eine stärkere Schädigung des Kapsel-Band-Apparats oder seine angeborene Schlaffheit voraus. Bei Kindern ist diese Art der Spalterweiterung auch ohne solche morphologischen Prämissen möglich.
- An kleinen, statisch unbelasteten Gelenken offenbart sich das initiale Knorpelödem – die Knorpelschwellung – bei der Arthrose manchmal als Erweiterung des Gelenkspalts. Allerdings wird dieses Stadium nur selten röntgenologisch beobachtet; denn dadurch werden in der Regel keine Schmerzen ausgelöst. Daher besteht keine Indikation zur Röntgenuntersuchung, bzw. der Noch-nicht-Leidende sucht den Arzt nicht auf. Allenfalls bei bereits diagnostizierten progredienten Polyarthrosen der Hand kann sich an frisch befallenen Gelenken das Knorpelödem bzw. die -schwellung als Erweiterung des röntgenologischen Gelenkspalts durch Vergleich mit homo- oder kontralateralen Gelenken zu erkennen geben (s. Abb. 5.**2a**).
- Arthritisch mutilierte Gelenke mit völliger Zerstörung der Gelenksockel (s. Abb. 3.**33**) und schwere neuropathische Osteolysen zeigen „klaffende Gelenkspalten".
- Bei der Akromegalie verdicken sich unter hormonellen Impulsen nicht nur die korrespondierenden Gelenkknorpellagen, sondern es kommt an den Gelenkkanten zu Knochenproliferationen. Auf diese Weise entsteht das Röntgenbild einer „Arthrose mit weitem Gelenkspalt" (s. Abb. 15.**87**).
- Eine Erweiterung des röntgenologischen Gelenkspalts kann durch Randresorption an den Gelenksockeln vorgetäuscht werden: **Pseudoerweiterung des Gelenkspalts**. Dieser pathologische Vorgang kommt an straffen, d. h. wenig beweglichen Gelenken und Knorpelfugen bei verschiedenen entzündlichen und nicht entzündlichen Erkrankungen des Stütz- und Gleitgewebes vor. Dazu gehören die Pseudoerweiterung der Sakroiliakalgelenke und der Schambeinfuge bei der Spondylitis ankylosans und anderen Spondylarthropathien, beim autonomen und regulativen Hyperparathyreoidismus und bei der Osteomalazie. Gelegentlich führt eine parallel zum Gelenkspalt ausgerichtete subchondrale Osteolyse im Darmbein bei Absiedlungen maligner Tumoren zum Röntgenbild der sakroiliakalen Pseudoerweiterung. Beim Hyperparathyreoidismus entsteht die sakroiliakale Pseudoerweiterung durch dissezierende Fibroosteoklasie und wird von einer Gelenkknorpelnekrose begleitet (Dihlmann u. Müller 1973). Faserreiches Bindegewebe ersetzt den abgestorbenen Hyalinknorpel. Nach der Stoffwechselregulierung „heilt" die Pseudoerweiterung mit knöcherner Ankylose aus (s. Abb. 18.**162** und Abb. 18.**163**). Von der unscharf begrenzten, oft girlandenförmig projizierten sakroiliakalen Pseudoerweiterung – Entsprechendes gilt für andere Knochenverbindungen – muss die traumatische „echte" Gelenkspalterweiterung abgegrenzt werden (s. Abb. 18.**161**). Sie tritt nach Sprengung des Kapsel-Band-Apparats auf und zeigt scharfe Konturen an den klaffenden Gelenksockeln. Außerdem kommt es bei der traumatischen Gelenksprengung oft zu einer Verschiebung der Gelenksockel, am Sakroiliakalgelenk meistens zu einer Sakrolisthesis (s. Abb. 18.**161**).
- Die Pseudoerweiterung des Gelenkspalts wird bei der Arthritis psoriatica gelegentlich am IP-Gelenk der Großzehe beobachtet (s. Abb. 16.**37**), noch bevor das Mutilationsstadium erreicht ist.

Gelenkfehlstellungen und beeinträchtigte Gelenkbeweglichkeit

Deviation (Achsenabweichung), Subluxation und Luxation sind bei der Arthritis die Folgen einer Schädigung des Kapsel-Band-Apparats. Die Richtung der Fehlstellung wird von der statischen Gelenkbelastung, durch Sehnen- und Muskelzug, von der Morphologie und Pathomorphologie, z. B. Dysplasie, sowie von der arthritischen Zerstörung und vom Umbau der knöchernen Gelenksockel beeinflusst oder vorgegeben. Eine andere Ursache pathologischer Gelenkeinstellungen ist die reflektorisch ausgelöste oder unwillkürlich eingenommene gelenktypische, schmerzlindernde Schonhaltung mit weitmöglicher „Entspannung" der Gelenkkapsel. Ein Beispiel für diese schmerzbedingte passagere Gelenkfehlstellung ist die klinisch und röntgenologisch erkennbare Außenrotation, Anteflexion und Abduktion im akut/subakut erkrankten Hüftgelenk und bei der intrakapsulären Schenkelhalsfraktur mit (starkem) Hämarthros. Dadurch kann manchmal die standardisierte Röntgeneinstelltechnik des betroffenen Gelenks nicht angewandt werden. Degenerative Gelenkerkrankungen, namentlich im fortgeschrittenen Stadium, begünstigen durch *exzentrische* Schrumpfung der fibrösen Gelenkkapsel eine Fehlstellung – *Beispiel:* Heberden-Polyarthrose der DIP-Gelenke. Bei der Jaccoud-Arthropathie (s. Abb. 11.**46**), beim systemischen Lupus erythematodes (s. Abb. 11.**48**) und bei der progressiven Sklerodermie können sich Gelenkfehlstellungen entwickeln, die mit Kapselfibrosen in Zusammenhang stehen und das pathologische Gelenkgeschehen häufig phänomenologisch dominieren. Stichwort: röntgendiagnostische Disparität zwischen starker

Gelenkfehlstellung und (minimalen, fehlenden) erosiven Veränderungen an den Gelenksockeln.

Neurogene Osteoarthropathien und Traumen, ferner zahlreiche angeborene und erworbene Erkrankungen der knöchernen Gelenksockel, der Sehnen, der Sehnenscheiden, der Muskeln, der Bänder und Aponeurosen, der Haut und der Unterhaut können eine krankhafte Stellung der Gelenksockel zueinander verursachen oder begünstigen.

Zu den Gelenkfehlstellungen gehören auch die **Kontrakturen.** Ein Gelenk, dessen knöcherne Sockel den physiologischen, anatomisch vorgegebenen Bewegungsspielraum nicht ausnützen können, ist kontrakt. Der Ausdruck „Gelenkkontraktur" beschreibt daher eine Bewegungseinschränkung, die gewöhnlich von einer Fehlstellung – zumeist einer permanenten Beugefehlstellung (= Streckdefizit = Beugekontraktur) – begleitet wird. Kontrakturen gehen von *extrasynovialen* Weichteilen aus, sind myogen (z.B. spastisch oder schlaff paretisch, reflektorisch oder ischämisch bedingt), tendogen, werden durch erkrankte Aponeurosen verursacht, treten kapsulär oder dermatogen, z.B. durch Narben bedingt, auf.

Die **ischämische Volkmann-Muskelkontraktur** bei suprakondylärer Humerusfraktur im Kindesalter gehört zu den Kompartmentsyndromen (s.Kap.15 „Knie- und Tibiofibulargelenk", Abschnitt „Artikuläre und periartikuläre Verkalkungen und Verknöcherungen, Enthesiopathien, Bursopathien"). Mögliche Folgen dieser posttraumatischen Kompression der A. brachialis sind Karpalsynostosen.

Die **arthrogene Kontraktur** fixiert im Gelenk selbst bis hin zur bindegewebigen Verödung der Gelenkhöhle oder mit der Zeit sogar bis zur knöchernen Versteifung. Seltener führen intraartikuläre Frakturen zu einer knöchernen *Anschlagsperre* und damit zur Kontraktur. Entsprechendes gilt für Gelenkprothesen.

Bei vererbten Stoffwechselerkrankungen, wie der Mukolipidose Typ III, können *progrediente* Gelenkkontrakturen das klinische Bild maßgeblich prägen.

Beim insulinpflichtigen Diabetes mellitus zeigen sich manchmal **Gelenkkontrakturen ohne pathologischen Röntgenbefund** (vgl. diabetische Cheiroarthropathie).

Angeborene Kontrakturen gehören auch zum angeborenen Klumpfuß und zur Arthrogryposis.

Arthrogryposis multiplex congenita

Die nicht erbliche angeborene Gelenkstarre zeigt sich mit den klinischen Leitbefunden „Bewegungsarmut" des Neonatus und (fibrosierendem) „Muskelschwund" durch permanente, **nicht progrediente Kontrakturen.** Die Kontrakturen treten an mindestens 2, gewöhnlich jedoch an mehreren oder sogar allen peripheren Gelenken auf, an den unteren Extremitäten häufiger als an den Armen. Diese Gelenkversteifung geht mit einem Spektrum von mehr oder weniger ausgeprägten Missbildungen anderer Gewebe und Organe einher, darunter auch des Stützgewebes. Daher ist die Arthrogryposis multiplex congenita zunächst ein klinischer Befund, dem verschiedene Missbildungen und Entwicklungsstörungen zugeordnet werden, die sehr häufig der Bildgebung zugänglich sind. Dazu gehören: Aplasie, Hypoplasie, Dysplasie und Dystopie der Patella, Hüftluxation und Klumpfuß. Seltener werden Karpalsynostosen beobachtet. Folgende Befundtrias hat in Verbindung mit Gelenkkontrakturen frühdiagnostische Bedeutung (Christ u. Anders 1981):

- teratologische Hüftluxation mit Tendenz zur Bildung einer Sekundärpfanne in den ersten Lebensjahren
- Patellalateralisierung, -hypoplasie oder -aplasie
- Klumpfußdeformität

Diese Trias wird nämlich bei etwa 50% der Kranken beobachtet.

Die angeborene Bewegungseinschränkung – fibrosierende Gelenkversteifung in Flexion oder Extension – kann die Formbildung der knöchernen Gelenksockel stören (Abb. 3.**41**) und außerdem zu einem chronischen Knochendefizit im Sinne der sog. hypertrophischen Knochenatrophie führen. Dieser grobsträhnige defizitäre Spongiosaumbau ist ein polyätiologisches pathomorphologisches Phänomen – vor allem im Wachstumsalter (s.S.38). Die Osteopenie, Weichteilkontrakturen und Manipulationen an versteiften Gelenken begünstigen die

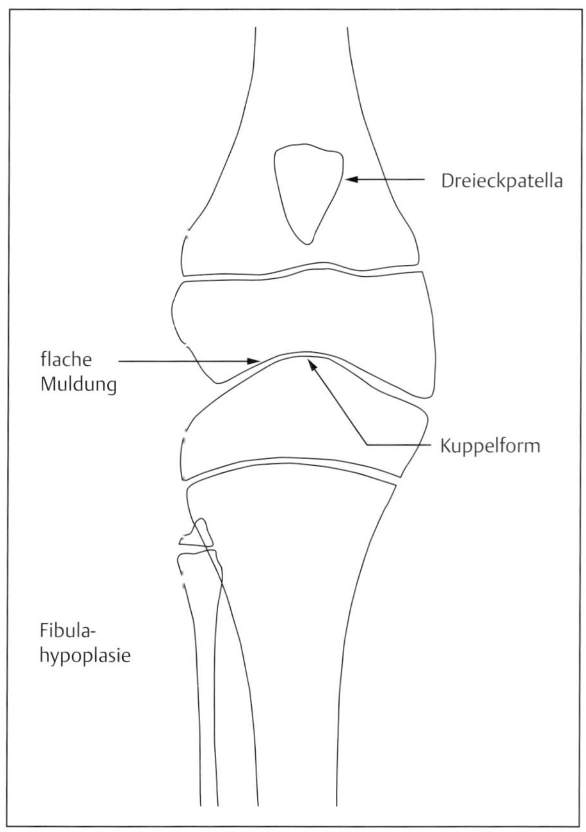

Abb. 3.**41** **Arthrogryposis multiplex congenita.** Die Beugekontraktur – also das Streckdefizit – täuscht auf der Röntgenaufnahme eine Verschmälerung des röntgenologischen Gelenkspalts vor. Die eingeschränkte Beweglichkeit hat im Verlauf des Wachstums zu *unspezifischen* Verbindungen der artikulierenden Knochen geführt (Patient 10 Jahre alt).

Entstehung von Frakturen. Falls sie bei Neugeborenen auftreten, werden sie leicht übersehen. Die Folge ist dann eine überschießende Kallusbildung.

Ehlers-Danlos-Syndrom (Cutis hyperelastica sive laxa)

Bei diesem Erbsyndrom werden 11 verschiedene Typen (Pope 1991) unterschieden, und zwar je nach dem klinischen Bild und dem pathobiochemischen Mechanismus der gestörten Kollagensynthese durch spezifische Enzymdefekte und dem Vererbungsmodus. Die Kollagendysplasie manifestiert sich als Bindegewebsschwäche an der Haut, der Muskulatur, den Gefäßen (z.B. Aneurysmen) sowie am Gleit- und Stützgewebe.

! Merke

Die klassische klinische Trias zeigt sich als Gelenkhypermobilität, Hyperelastizität der Haut und Hyperfragilität (Verletzbarkeit) des Bindegewebes.

Schwere Gelenkfehlstellungen, progrediente Neugeborenenskoliose (vor allem Typ VI), subkutane (dystrophische) Verkalkungen in Fettgewebsnekrosen und Hämatomen, je nach dem Typ auch Okzipitalhörner, abnorm geformte Ellenbogengelenke und Karpalfusionen (beim Typ V) können röntgenologisch dokumentiert bzw. erkannt werden, desgleichen die sekundären Arthrosebefunde an luxierten Gelenken. Die Überstreckbarkeit der Gelenke mit Luxationsneigung kann zu solch ausgeprägten „Verschleißfolgen" führen, dass – namentlich an größeren Gelenken – röntgenologisch der Eindruck einer neuropathischen Osteoarthropathie entsteht. Außerdem kommen Akroosteolysen vor. Beim Typ IV sind Akroosteolysen und Gelenkkontrakturen möglich.

Larsen-Syndrom

Zu den erblichen Syndromen mit multiplen Luxationen gehört auch das seltene Larsen-Syndrom (Prävalenz < 10^{-6}). Im Vordergrund seines Erscheinungsbilds steht die Schlaffheit der Gelenkweichteile einschließlich der Ligamente. Dies führt zu polytopen Luxationen, darunter sehr häufig, aber nicht obligat, das konnatale Genu recurvatum mit anteriorer Tibia-Fibula-Luxation. Ohne oder in direktem Zusammenhang mit der Bindegewebserkrankung stehen mögliche Gaumenspalten, Schallleitungsstörungen, Herzklappenfehler, Klumpfuß und Pes varus oder valgus. Die zu beobachtende Verformung der gelenktragenden Epiphysen – Gelenksockel – ist durch die Fehlbelastung der subluxierten oder luxierten Gelenke zu erklären. Schon unmittelbar nach der Geburt fallen Luxationen, vor allem des Kniegelenks, auf. Später geben sich die vielfältigen Anomalien an den Händen und Füßen klinisch und röntgenologisch zu erkennen. Die Bindegewebsschlaffheit führt auch an der Wirbelsäule, beispielsweise im oberen Zervikalbereich, zur Instabilität mit möglichen neurologischen Ausfällen, ferner zu Dysraphien, Spondylolysen, hypoplastischen Wirbelkörpern und thorakalen und/oder lumbalen Skoliosen.

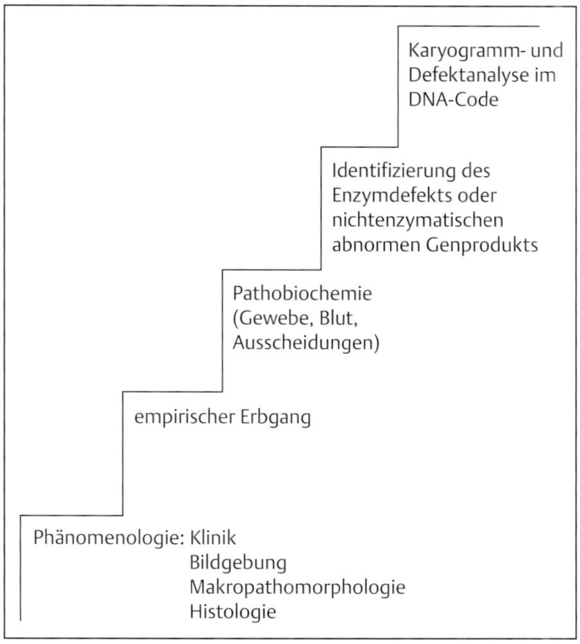

Abb. 3.**42** **Erkenntnisstufen mit zunehmendem Verständnis von konstitutionell-genetischen Störungen, z. B. des Stütz- und Gleitgewebes** (nach Giedion 1991b).

Das Larsen-Syndrom ist eine klinische Diagnose, die von multiplen Luxationen ausgeht und röntgenologisch bestätigt und/oder präzisiert wird. Auf diese Weise gelingt die Differenzialdiagnose gegenüber anderen Syndromen und Dysplasien mit polytopen Luxationen (vgl. Giedion 1991a), darunter auch das Ehlers-Danlos-Syndrom Typ III und VII. Die Differenzialdiagnose stützt sich auf die 5 grundsätzlichen Stufen des Erkennens, der Erkenntnis und des Verständnisses (Abb. 3.**42**) genetisch bedingter Störungen einschließlich des Stütz- und Gleitgewebes.

Alkoholembryopathie (fetales Alkoholsyndrom)

Alkohol und sein Metabolit Azetaldehyd sind teratogene Noxen, da sie zytotoxisch und mitosehemmend wirken. Chronisch alkoholabhängige Frauen bergen daher das Risiko, dass sich an ihren Nachkommen Schädigungen verschiedenster Gewebe und Organe in variabler Ausprägung – nach dem Mosaikprinzip – manifestieren. Alkoholkranke Väter beeinflussen dagegen die Entwicklung des Embryos bzw. Feten nicht. Das Gehirn des Embryos/Feten reagiert ebenso wie beim Erwachsenen gegenüber der Noxe Alkohol am empfindlichsten. Die alkoholbedingte embryotoxische Enzephalopathie (Löser 1982 u.1991) zeigt sich in voller Ausprägung mit neurologi-

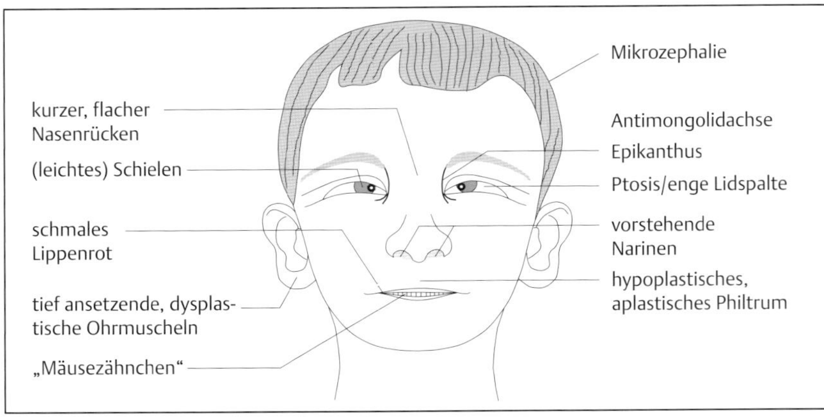

Abb. 3.**43** **Mehr oder weniger auffallendes phänomenologisches kraniofaziales Mosaik der Alkoholembryopathie: das Alkoholgesicht bei Kleinwuchs, Untergewicht und strukturellen und funktionellen Störungen des ZNS.** Nicht gezeichnet wurden „Mosaiksteine" wie die Mittelgesichtsabflachung durch Maxillahypoplasie und Mikrogenie (das fliehende Kinn ist nur im Profil zu erkennen, ebenso wie die nach hinten rotierten Ohrmuscheln).

Merke:

Die visuell erkennbaren „alkoholspezifischen" Gesichtsdysmorphien zeigen im Gegensatz zu den neurologischen und psychischen Stigmata einschließlich der kognitiven Defizite mit zunehmendem Alter eine Rückbildungstendenz. Dies fällt bei Nachuntersuchungen in der Adoleszenz und im jungen Erwachsenenalter auf.

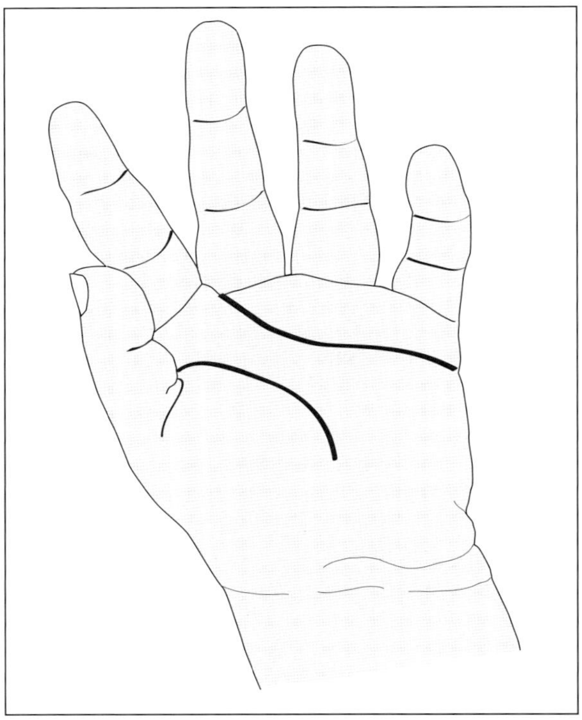

Abb. 3.**44** **Typisches Handlinienmuster der Alkoholembryopathie und Klinodaktylie.** Tief eingekerbte 3-Fingerfurche, die zur Zwischenfingerfurche knickartig umbiegt; eingekerbte Daumenballenfurche.

schen, mentalen und psychopathologischen Störungen. Dazu gehören auch geistige Retardierung und „emotionale Instabilität". Außerdem wird ein bestimmter Dysplasie-Dysmorphie-Komplex beobachtet, der mit prä- und postnataler Verzögerung des Körpergewichts (Untergewicht), des Längenwachstums (Kleinwuchs) und der Knochenkernentwicklung einhergeht. Kraniofaziale Dysmorphien einschließlich Mikrozephalus sind dabei „Steckbriefbefunde" der Alkoholembryopathie (Abb. 3.**43**). Bei ihr kommen vielfältige Gelenk-, Hand- und Fußanomalien vor, darunter die **Kontraktur** des Ellenbogengelenks (behinderte Streckung), die Einschränkung der Pronation und Supination der Hand durch radioulnare Synostose, eine herabgesetzte Flexionsmöglichkeit der MCP-Gelenke, Brachy-, Klino-, Kamptodaktylie – Beugekontraktur am 5., seltener am 4. Finger ohne knöcherne Veränderungen –, eine Hypoplasie der Endphalangen, Nagelhypoplasien sowie ein atypisches Muster der Handlinien (Abb. 3.**44**). Die teratogene Hüftluxation, Fusionen von 2 oder mehreren Halswirbeln (ähnlich dem Klippel-Feil-Syndrom und anderen infantilen/juvenilen Zervikalsynostosen; Tredwell et al. 1982), Skoliose sowie ein Pectus excavatum oder Pectus gallinaceum gehören ebenfalls zum Spektrum der Alkoholembryopathie. Nach urogenitalen Missbildungen und angeborenen Herzfehlern sollte gefahndet werden. Darüber hinaus gibt es die seltene Alkoholkardiomyopathie.

Neuere Erkenntnisse (Löser 1991) sprechen dafür, dass nicht nur die konsumierte Alkoholmenge über die Zeit den klinischen Schweregrad der Alkoholembryopathie bestimmt, sondern auch die individuelle zelluläre und metabolische Anpassungsfähigkeit – Alkoholtoleranz – von Mutter und Kind. Außerdem gibt es sog. **Alkoholeffekte**, d. h. an sich unspezifische Hirnleistungsdefizite, psychomotorische Störungen und verhaltensbezogene Abweichungen, die ohne erkennbare oder nur mit geringfügigen somatischen Phänomenen einhergehen. Diese Alkoholeffekte sind nur unter Berücksichtigung des mütterlichen Alkoholabusus ätiologisch einzuordnen. Dieser Abusus umfasst anamnestisch sowohl regelmäßiges Gewohnheitstrinken als auch exzessiven Alkoholgenuss in kurzer Zeit, episodenhaftes oder periodisches Trinken mit nachfolgender Nüchternheit über Tage bis Wochen und sog. soziales Trinken mit Alkoholmengen unter 50 g/Tag vor und nach Erkennen der Gravidität. ■

Anhang: Marfan-Syndrom

Das Marfan-Syndrom ist eine autosomal-dominante hereditäre Bindegewebserkrankung. Sie beruht auf mutationsbedingten Defekten der Fibrillin-1-Synthese und wirkt sich daher auf vielfältige Gewebe und damit anatomische Formationen aus, zumal diese Fibrillen obligate Bestandteile der elastischen Fasern sind. Das Marfan-Syndrom zeigt eine hohe genetische und damit klinische Variabilität mit phänotypisch überlappenden Manifestationen (Skelett, Augen, Herz/Kreislauf, Lungen, Integument). Sie werden zu diagnostischen Haupt- und Nebenkriterien unterschiedlicher Gewichtung geordnet bzw. zusammengefasst (Dieckmann et al. 2003). Am Skelettsystem sind visuell bzw. bildgebend u. a die Hühnerbrust (Pectus carinatum) und Pectus excavatum, eine Skoliose über 20° bzw. eine Kyphoskoliose, eine Spondylolisthesis, eine Protrusio acetabuli, eine **eingeschränkte Ellenbogenstreckung** (< 170°), der Pes planus und die lumbosakrale Duralektasie (vergrößerte Interpedikulardistanz, vergrößerter Sagittaldurchmesser des Spinalkanals mit oder ohne Scalloping) zu erkennen. Beispielsweise gehört die klinisch vergleichsweise bedeutungslose, aber diagnostisch wichtige lumbosakrale Duraektasie zu den diagnostischen Hauptkriterien (Raghunath et al. 1997), und *überbewegliche Gelenke* sind ein diagnostisches Nebenkriterium. Zu den lebensbedrohlichen Manifestationen des Marfan-Syndroms werden die Dilatation bwz. Dissektion oder das rupturierte Aneurysma der Aorta ascendens und im Bereich der gesamten Aortenlänge gerechnet (daher Überwachung des diagnostizierten Marfan-Syndroms bzw. der Verdachtssituation mittels Sonografie, MRT- und CT-Diagnostik).

Visuell können gemeinsam nachweisbare überlange Gliedmaßen bzw. Arachnodaktylie, überdehnbare Gelenke und eine „krumme" Wirbelsäule den Verdacht auf ein Marfan-Syndrom erwecken.

Zur Differenzialdiagnose des Marfan-Syndroms gehört das **Hypermobilitätssyndrom** (Grahame u. Hakim 2008). Die hereditär bedingte generalisierte „Gelenkschlaffheit" (= erweiterter, passiv nachweisbarer Bewegungsbereich) teilt das Syndrom mit anderen Erbsyndromen des Bindegewebes, beispielsweise dem Marfan- und dem Ehlers-Danlos-Syndrom, sodass Überlappungsmerkmale vorkommen. So können der *marfanoide Habitus* und damit auch die Überdehnbarkeit der Haut nachgewiesen werden (Abb. 3.**45**). *Es fehlen jedoch in jedem Fall lebensbedrohende Befunde* (Mishra et al. 1996), wie die Dilatation der Aortenwurzel einschließlich des Sinus Valsalvae, das Aneurysma dissecans aortae und die als Hauptkriterium eingestufte Linsenektopie. Anamnestisch oder als status praesens werden angegeben:

- Arthralgien (31 %, Mishra et al. 1996)
- Myalgien
- *häufige* Weichteilverletzungen
- am Gelenk beispielsweise Kapsel-, Bänder-, Sehnen- oder Muskelzerrungen
- Neigung zu rezidivierenden Subluxationen (das Gelenk „springt heraus und wieder herein")

Mono- und oligo- oder polytope Arthritiden beim Marfan-Syndrom, ausgelöst durch Überanspruchung (Dauertraumatisierung) der Gelenke und damit auch der Synovialmembran bei pathologisch erweiterter Bewegungsfreiheit, „Kreuzschmerzen" oder/und Zervikalgien geben Anlass zu gelenkbezogenen Fehldiagnosen, beispielsweise als juvenile idiopathische Arthritis oder rheumatoide Arthritis. Außerdem begünstigt der krankheitsbedingte erweiterte Bewegungsumfang der Gelenke die frühzeitige Arthroseentstehung.

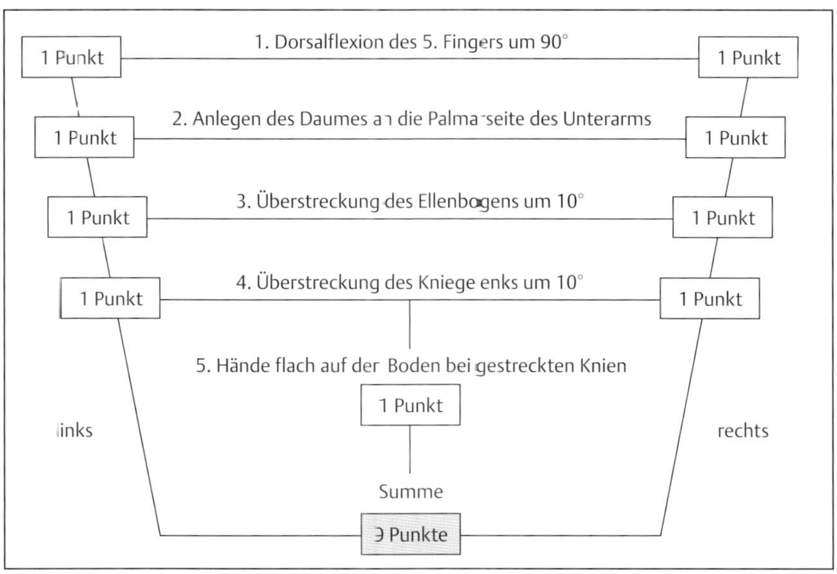

Abb. 3.**45** **Kriterien des marfanoiden Habitus im Sinne des 9-Punkte-Beighton-Score.** Nr. 1–5 werden links und rechts mit je 1 Punkt bewertet; ss = 9 (beide Hände flach auf dem Boden bei gestreckten Kniegelenken = 1 Punkt). Nr. 1–4 passiv provoziert. Die überproportionale Verlängerung der Phalangen und Metakarpalia wird mittels positivem Metakarpalindex erkannt: Länge zur Breite der Metakarpalia II–V bei Männern >8,8; bei Frauen >9,4. In diesem Score wird die *eingeschränkte Beweglichkeit der Ellenbogengelenke* (s. Text) nicht berücksichtigt. Im Einzelfall ist sie jedoch ein wichtiger Verdachtsindikator für das Marfan-Syndrom.

Periostreaktionen

Die Knochenhaut ist der reagibelste Anteil des Stützgewebes. Das Periost bedeckt den Knochen mit Ausnahme der gelenktragenden Flächen und der chondral-apophysären Sehnenansätze.

Am wachsenden Skelett lassen sich am Periost 3 Schichten unterschreiben.

- *1. Schicht:* Außen liegt dem Periost lockeres Bindegewebe an. Diese Adventitia stellt die Verbindung zwischen dem Knochen und den angrenzenden Geweben her.
- *2. Schicht:* Der mittlere Periostanteil – die Fibroelastika – baut sich aus straffem Bindegewebe auf, in dem Kollagenfasern gegenüber den elastischen Fasern überwiegen. Ein Teil der Fasern strahlt in die Kompakta ein und verbindet dadurch Periost und Knochen. Diese „queren" Faserbündel sind als Sharpey-Fasern bekannt.
- *3. Schicht:* Die tiefe Schicht der Knochenhaut liegt der Kompakta an. Diese Kambium- oder Osteoblastenschicht springt durch ihren Zellreichtum ins Auge. Drei Zelltypen lassen sich histologisch unterscheiden, nämlich die oberflächlich liegenden spindelförmigen, mesenchymalen Stammzellen, sodann die rundlichen Kambiumzellen – auch Osteoprogenitorzellen genannt. Aus den Osteoprogenitorzellen gehen die Präosteoblasten hervor, aus denen dann die reifen Osteoblasten entstehen. Diese Knochenbildner gewährleisten das appositionelle Knochenwachstum; gleichzeitig erfolgt zur Formerhaltung ein endostaler osteoklastärer Abbau. Das bedeutet, die physiologische Knochenneubildung nach Wachstumsabschluss verläuft an einen entsprechenden Knochenabbau gekoppelt: **Remodeling ist das morphologische Korrelat des ossären Turnover.**

Nach Wachstumsabschluss geht die 3-Schichtung der Knochenhaut verloren, und zwar auf Kosten der Kambiumschicht. Diese knochennahe Periostzone enthält dann nur noch wenige Zellen, die strukturell den Präosteoblasten gleichen. Die inaktiven („ruhenden") Präosteoblasten können sich teilen und im Bedarfsfall zu Osteoblasten differenzieren.

Ebenso wie der Knochen ist das Periost ein gut vaskularisiertes Gewebe. In der Knochenhaut verlaufen im Gegensatz zum übrigen Knochengewebe Lymphgefäße. Das Periost ist äußerst schmerzempfindlich, da in ihm markhaltige und marklose Nervenfasern verlaufen und endigen. Das Endost soll ebenfalls schmerzempfindlich sein; das Vorkommen von Schmerzrezeptoren im Knochengewebe selbst wird allerdings kontrovers diskutiert.

Arthritis und Periost, Pseudoperiostitis

Der unterschiedliche Periostaufbau im Wachstums- und Erwachsenenalter erklärt, warum bei Kindern die Knochenhaut schon auf geringe pathologische Reize mit Knochenbildung reagiert. Die arthritische Begleitperiostitis ist daher bei (Klein-)Kindern ein geläufiges Begleit- und Identifikationsphänomen. Bei (Klein-)Kindern sind die arthritische Gelenkspaltverschmälerung und Erosionen verhältnismäßig spät im Krankheitsverlauf zu erkennen. Daher müssen in diesem Alter bei **arthritisverdächtigen Periostreaktionen** folgende differenzialdiagnostisch wichtigen Fragen beantwortet werden, deren Antwort auch davon beeinflusst wird, ob die Periostreaktion mon- oder polyostisch auftritt:

- Klinisch und röntgenologisch primäre akute/subakute Arthritis (auch ohne erosive Befunde), deren perifokales Ödem oder periostal sich ausbreitender Ergusseiter (Empyem) zur Periostitis geführt hat? An kleinen Röhrenknochen spricht die Ausdehnung der Periostitis bis auf die Diaphyse nicht gegen eine arthritische Begleitperiostitis.
- „Akutes" Gelenkweichteiltrauma mit Hämarthros oder Trauma der Epiphyse oder der intrakapsulären Wachstumsfuge mit periostalem Hämatom?
- Periosttrauma mit Hämatom? Die Blutung kann sich als Weichteilschwellung an kleinen Röhrenknochen bis in die Nähe benachbarter Gelenke ausbreiten, ohne sie zu involvieren.
- „Primäre" akute/subakute bakterielle Periostitis, Ostitis oder Osteomyelitis mit Übergreifen auf das benachbarte Gelenk, d.h. infektiöse Begleitarthritis? Die infektiöse Zerstörung – Eiter – bahnt sich den Weg durch die Wachstumsknorpelplatte, oder Verschleppung der Erreger durch Vasa nutricia, die von der Metaphyse in die Epiphysen ziehen (Neonatus, Säugling).
- „Primäre" akute/subakute Periostitis, Ostitis oder Osteomyelitis mit steriler sympathischer Arthritis?

Diese Fragestellungen müssen mutatis mutandis häufig auch bei Patienten nach Wachstumsabschluss beantwortet werden. Die „notwendigen Abänderungen" betreffen vor allem den Schluss der knorpeligen Wachstumsfuge – dann ausgedehnte physiologische Anastomosierung des diaphysären mit dem epiphysären Gefäßsystem –, die völlige Verknöcherung des epiphysären Wachstumskerns und die herabgesetzte Reagibilität der adulten Knochenhaut. Die Reizschwelle für die pathologische periostale Knochenbildung beim Erwachsenen ist aus anatomischen Gründen (s.o.) heraufgesetzt. Daher sind arthritisbegleitende Periostreaktionen, die sich an kleinen Röhrenknochen bis auf die Diaphyse fortsetzen können, *bei Erwachsenen* einerseits selten zu beobachten. Andererseits muss bei ihrem Auftreten, d.h. bei epi-/meta-/diaphysären Periostreaktionen im Rahmen einer akuten/subakuten klinischen und evtl. röntgenologischen Arthritissymptomatik immer an die Manifestation einer Erkrankung aus dem Kreis der Spondylarthropathien gedacht werden (s. Kap. 11 „Gelenke der Hand“, Abschnitt „Enteropathische Arthritiden/Spondylarthropathien“).

! Merke

Die Spondylarthropathien neigen in jedem Lebensalter zur arthritisbegleitenden Periostreaktion.

Sogar *ohne* Arthritis oder bei einer Arthritis am Gleitgewebe anderer Knochen können bei dieser periostaffinen Erkrankungsgruppe entzündliche Reaktionen der Knochenhaut ohne Gelenksymptomatik auftreten, beispielsweise bei der chronischen Colitis ulcerosa oder bei der Enteritis regionalis Crohn. Bei den Spondylarthropathien und auch bei anderen entzündlichen Periostläsionen lässt sich die Aktivität (Floridität) der Periostitis aus der Röntgenmorphologie ableiten:

- Aktiver (akuter/subakuter) Prozess: singuläre, lamelläre Periostreaktion (vollständige oder unvollständige Periostschale im CT).
- Schubweiser Verlauf: mehrschichtige Periostlamellen (sog. Zwiebelschale).
- Chronisch verlaufender Prozess: solide, evtl. undulierende Periostreaktion von mehreren Millimetern Breite (Dicke).
- Sehr protrahierte Periostappposition: die periostale Apposition wird simultan zu ihrer Entstehung in die Kompakta eingebaut und der Knochen dem Remodeling unterworfen (s. o.). Dadurch kommt es zu einer *harmonischen Vergrößerung* kleiner (Röhren-)Knochen oder von Anteilen von ihnen, wie der **Kolbenphalanx**, der **„halben“ Kolbenphalanx**, der **Gelenksockel-** oder der **Sesambeinhypertrophie** (Abb. 3.**46**). Diese harmonischen Formveränderungen sollen in 1. Linie an die Arthritis psoriatica bzw. Arthritis psoriatica prae/sine psoriase, die den Spondylarthropathien zugerechnet wird, denken lassen!
- Remission/Abheilung: Die Periostreaktion wird abgebaut oder in den Knochen eingebaut. Praktische Bedeutung hat dieses Schwinden einer lamellären Periostreaktion bei der chronisch-rezidivierenden Ostitis/Osteomyelitis z. B. nach Schussverletzung oder offener Fraktur: Im Röntgenbild erkennt man den *unregelmäßig* strukturierten und wechselnd dichten, chronisch-entzündlichen Knochenumbau (röntgenologischer Aspekt der *Knochennarbe*). Ist jedoch irgendwo an seiner Kontur eine lamelläre Periostreaktion zu sehen, so lautet die Röntgendiagnose „noch aktive (floride) chronische Ostitis/Osteomyelitis“. Der gleichzeitige Nachweis eines Umgebungsödems im MRT würde diese Diagnose bestätigen. Kommt es zur Remission, so wird die oft zarte Periostreaktion abgebaut oder in den Knochen eingebaut, und die Lamelle schwindet. Auch der röntgenologische Nachweis eines „dichten“, in einer Granulationshöhle („luzenter Randsaum“) liegenden Sequesters zeigt an, dass die chronische Knocheninfektion das Narbenstadium (noch) nicht erreicht hat. Der Knochensequester gibt in allen MRT-Sequenzen kein Signal („schwarzes Loch“). Grundsätzlich schließt der kernspintomografische Nachweis eines intra- oder extraossären Ödems ein völliges Narbenstadium der Ostitis-Osteomyelitis aus.
- Im Schrifttum wird gelegentlich der Terminus **„Pseudoperiostitis“** benutzt. Dieser Begriff kennzeichnet einerseits (Forrester u. Kirkpatrick 1976) einen *rapiden subperiostalen* Knochenabbau bei Reflexdystrophien, (frakturbedingter) Immobilisation und in der Nähe akuter Arthritiden. An den kleinen Röhrenkno-

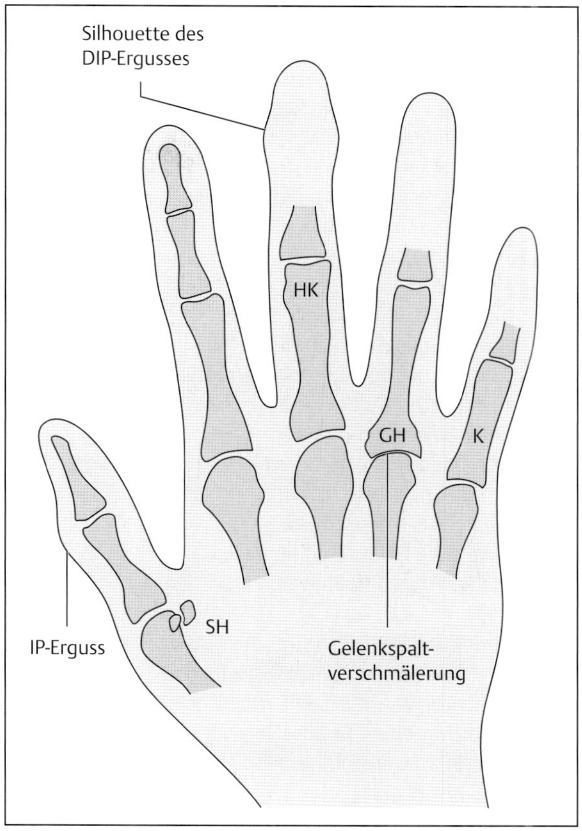

Abb. 3.**46** **Diagnosestellung bei Periostitis mithilfe der Röntgendiagnostik.**
Erster röntgendiagnostischer Blick: Oligoarthritis mit arthritischen Weichteilzeichen an 2 Gelenken (DIP = distales Interphalangealgelenk, IP = Interphalangealgelenk) und arthritischen Direktzeichen ohne erosive Komponente (Verschmälerung des röntgenologischen Gelenkspalts). Ein typisches Gelenkbefallsmuster ist nicht nachweisbar.
Zweiter röntgendiagnostischer Blick: die Kolbenphalanx (K), die halbe Kolbenphalanx (HK), die Gelenksockel- (GH) und die Sesambeinhypertrophie (SH) zeigen eine sehr langsam verlaufende Periostreaktion an. Deshalb verschmilzt die periostale Knochenneubildung sogleich mit dem Knochen. Die vorgegebene Form des jeweiligen Knochens bleibt weitgehend erhalten. Es fallen lediglich zarte Konturunregelmäßigkeiten auf. Häufig adaptiert sich der Gelenksockelpartner (s. beginnende periostale Formangleichung des proximalen Gelenksockels der Mittelphalanx III).
Diagnose: **Spondylarthropathie**, *in 1. Linie Arthritis psoriatica oder Arthritis psoriatica prae/sine psoriase. Bei diesen Patienten war anamnestisch eine Psoriasis vulgaris bekannt.*
Differenzialdiagnose: Die Kolbenphalanx kommt manchmal bei der chronischen Gichtarthropathie vor (Klinik, Uratserumspiegel; s. Abb. **11.80**).

chen der *Hand* und des *Fußes* erkennt man dann eine *zarte bandförmige* Aufhellungslinie parallel der Diaphysenoberfläche (Abb. 3.**47**), die bei flüchtiger Betrachtung eine lamelläre Periostreaktion vortäuschen kann. Andererseits sprechen manche Autoren von einer Pseudoperiostitis, wenn an ganz bestimmten Stellen des Skeletts, beispielsweise an den im Folgenden genannten, physiologische, formvariable Konturunregelmäßigkeiten zu erkennen sind (s. Abb. 3.**47**):

- Tuberositas deltoidea
- Pfannenhals der Skapula
- Collum chirurgicum des Humerus
- distale Humerusmetaphyse
- Linea aspera femoris
- Linea terminalis im Bereich der Hüftpfanne
- Tuberositas tibiae
- tibialer M.-soleus-Ansatz
- proximale Fibulametaphyse
- distale Tibiametaphyse

Die röntgendiagnostisch *mögliche* Unterscheidung einer Periostitis von einer Pseudoperiostitis ist praktisch ebenso wichtig wie die *nicht mögliche* röntgenologische Differenzierung einer periostalen von einer subperiostalen Flüssigkeitsansammlung (Hämatom, Eiter; Abb. 3.**48**).

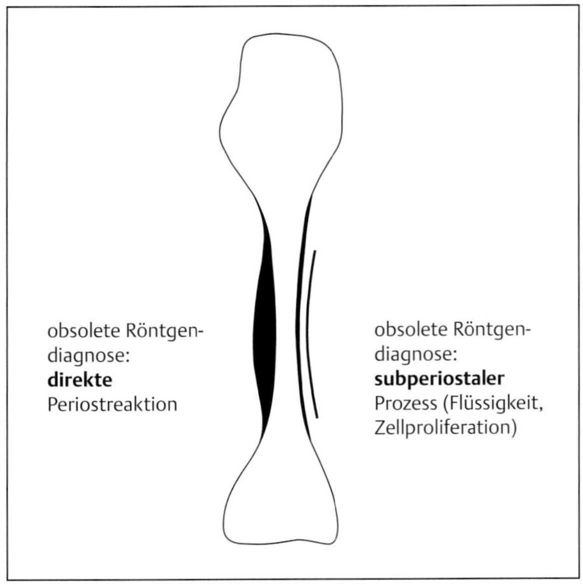

Abb. 3.**48** **Röntgenologische, topografisch ausgerichtete Unterscheidung einer direkten Periostreaktion von der durch einen subperiostalen pathologischen Befund (Hämatom, Eiter usw.) ausgelösten periostalen Knochenbildung überfordert die Informationsmöglichkeit der Röntgenaufnahme.** Die 3 Periostschichten im Wachstumsalter und die 2 Schichten des adulten Periosts sind nicht durch Grenzmembranen o. Ä. getrennt. Entscheidend für die Auslösung der Periostreaktion ist die Stimulation der Kambiumzellen, unabhängig davon, ob das Stimulans den subperiostalen, hämatogen-vaskulären oder den direkten (externen) Weg zur Kambiumschicht nimmt. Beispielsweise durchsetzt ein sog. subperiostales Hämatom immer auch das Periost, und umgekehrt erreicht das Periosthämatom auch den subperiostalen Knochen.

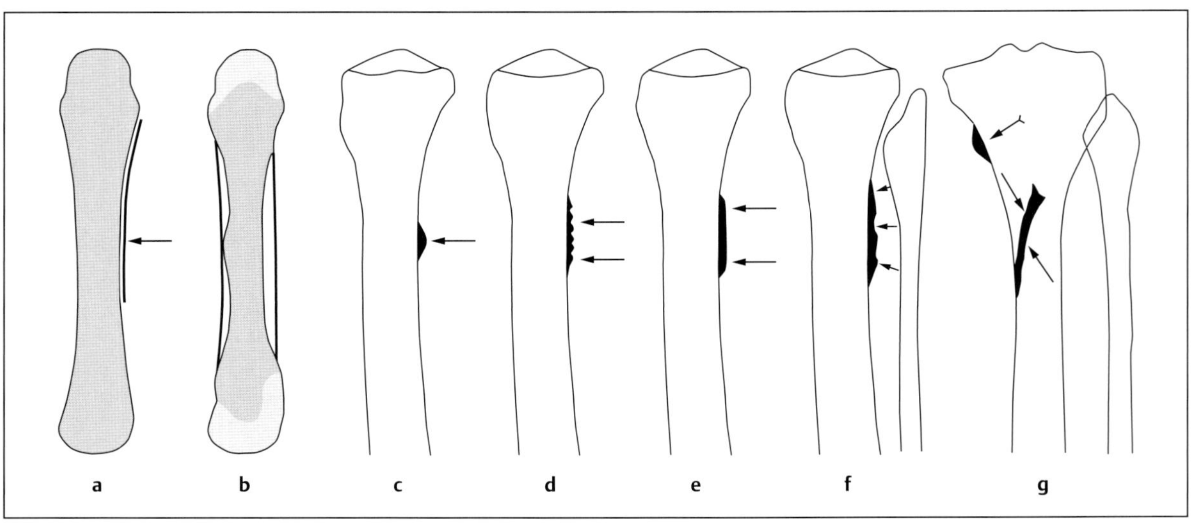

Abb. 3.**47a–g** **Metatarsus- und Tibiabefunde (Periostlamelle, Pseudoperiostitis).**
a **Polypathogenetische Periostlamelle** *(Pfeil).*
b **Pseudoperiostitis** durch rapides *bandförmiges* diaphysäres Defizit der Kompakta (unter der Knochenhaut) bei Reflexdystrophien, lokaler Immobilisation oder Arthritis.
c–g **Pseudoperiostitis** (Soleuslinie = formvariable Konturwulstung am Ansatz des M. soleus im proximalen Tibiaschaft; *Pfeile*). *Geschwänzter Pfeil* in **g** = potenzielle Randkontur der Tuberositas tibiae. Der Begriff „Pseudoperiostitis" steht bei **c–g** für physiologische, formvariable Konturunregelmäßigkeiten.

Knocheninfektion und Periost

Die Erreger von Infektionen gelangen in das Periost entweder direkt fortgeleitet, über entzündliche Knocheneinschmelzungen oder über den Blutstrom – über den arteriellen Zufluss oder über drainierende Venen oder Venennetze. Pathogene Mikroorganismen, die von außen das Knochengewebe erreichen, beispielsweise über eine Schussverletzung, müssen das Periost passieren. Auch die direkte Kommunikation der Gefäße in den äußeren Kompaktabereichen mit dem Gefäßnetz der Kambiumschicht des Periosts bzw. ihrer physiologischen Residuen (inaktive Präosteoblasten) begünstigt nicht nur die Beteiligung der Knochenhaut an der infektiös-entzündlichen Knochenreaktion, sondern führt auch zu einer Periostitis entlang der Knochenlängsachse, die weit über den infektiösen Knochenfokus hinausgehen kann (Abb. 3.**49**).

! Merke

Es gilt folgende Regel: Die *infektiöse* Periostitis breitet sich röntgenologisch erkennbar – da knochenbildend – über den ostitischen/osteomyelitischen Fokus hinaus nach distal und proximal in der Längsachse des Röhrenknochens aus. Die *neoplastisch* bedingte knochenbildende Periostreaktion bleibt zumindest bei Erwachsenen trotz des möglichen tumorinduzierten Ödems auf den tumorinvadierten Knochenbereich beschränkt, hat also die Tendenz, dort aufzutreten, wo Tumorzellenverbände das Periost erreichen.

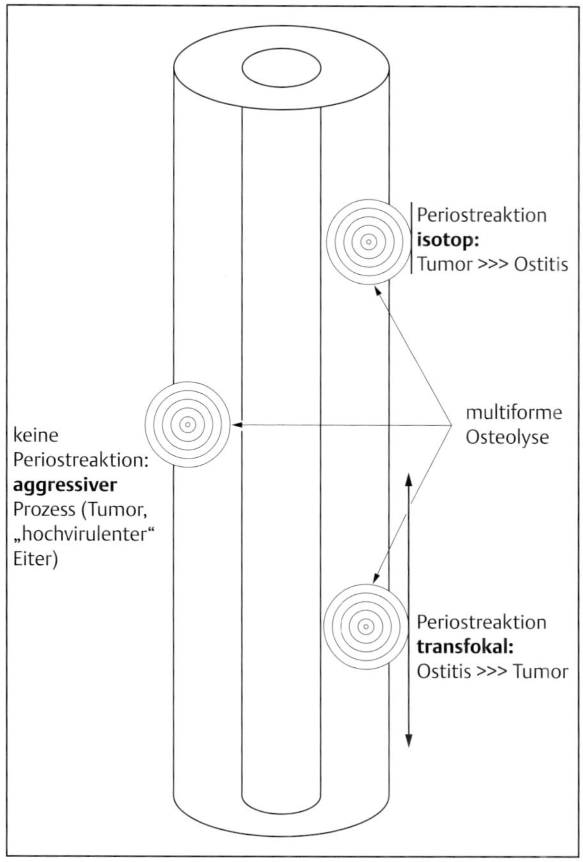

Abb. 3.**49** **Röntgendiagnostische Regel von der tumorinduzierten isotopen und ostitisinduzierten transfokalen Periostreaktion.** Die Regel gilt vor allem nach Wachstumsabschluss. Im Wachstumsalter, namentlich in der Kindheit, kann das Periost auf verschiedene fokale Stimuli stark, evtl. topisch überschießend reagieren. Für die MRT gilt einerseits diese Regel nicht unbedingt, da sich auch bei Tumoren ein transfokales Periostödem zu erkennen geben kann, ohne dass die knochenbildende Schwelle des Periosts erreicht wird. Andererseits ist das MRT die adäquate bildgebende Modalität, um den extraossären Tumoranteil zu erfassen. Durch entsprechende Sequenzen (evtl. mittels Kontrastmittelinjektion) gelingt die Unterscheidung zwischen Tumorgewebe und peritumoralem Weichteilödem. Darüber hinaus deckt das MRT Weichteiltumoren auf, die das Periost erreichen, dort eine Periostreaktion auslösen und bei dickem Weichteilmantel im Projektionsradiogramm nicht zu erkennen sind. Entsprechendes gilt für Weichteilinfektionen (Phlegmone), die von außen das Periost umspülen und eine kontinuierliche oder diskontinuierliche Periostreaktion auslösen können.

Ausnahme dieser Regel bilden *diskontinuierliche* Periostreaktionen durch Tumorzellen, die in Periostgefäße eingewachsen sind, dann vom Periostblutstrom in der Knochenlängsachse verschleppt werden und dort, wo sie angesiedelt sind, das Periost osteogen reagieren lassen. Die infektiöse Periostreaktion zeigt die Aktivität der Entzündung an. Dagegen lässt die perifokale Knochenneubildung – die Randsklerose/-hyperostose um die entzündliche Knocheneinschmelzung – erkennen, dass der Prozess zur Stabilisierung neigt und reparative Vorgänge sich röntgenologisch zu erkennen geben. Kommt die Knocheninfektion zum Stillstand, so bildet sich die entzündliche Osteolyse mit der Zeit zurück und wird durch reparatives Knochengewebe (**Knochennarbe**) ersetzt. Reparativ entstandener Knochen gibt sich in der Spongiosa an vergleichsweise unregelmäßigen, gewöhnlich dichteren Strukturen zu erkennen. Dabei gilt: Je jünger der Patient bei der aktiven Knocheninfektion ist, desto weniger oder überhaupt nicht mehr fallen später (nach Wachstumsabschluss) die Knochennarben im Röntgenbild auf. Manchmal weisen nur noch (diskrete) Formabweichungen auf die im jungen Alter durchgemachte Knocheninfektion hin. Entzündliche periostale Knochenlamellen werden im Rahmen der Ausheilung entweder *abgebaut* oder in die Kompakta *eingebaut*.

Die chronische, gewöhnlich in Schüben verlaufende Knocheninfektion führt zu einem lytisch-blastischen Umbau des Knochengewebes. Dann sind frische, d.h. lamelläre Periostreaktionen und der in einer Granulationshöhle liegende dichte Sequester wichtige röntgenologische Indikatoren der entzündlichen Reaktivierung bzw. der „schwelenden" Infektion. Darauf wurde schon hingewiesen. Die positive 3-Phasenszintigrafie bzw. die Entzündungsszintigrafie und die CT (z.B. Sequestersuche) sowie die MRT (Ödem? Sequester?) gehören ebenfalls zu den Aktivitätsindikatoren bzw. Diskriminatoren zwischen ausgeheilter oder reaktivierter chronischer Knocheninfektion und werden dabei durch den klinischen Befund (beispielsweise Hautrötung, Aufbrechen einer Fistel) unterstützt. Allerdings können die genannten klinischen Befunde auch auf Weichteilrezidive zurückgehen. In die-

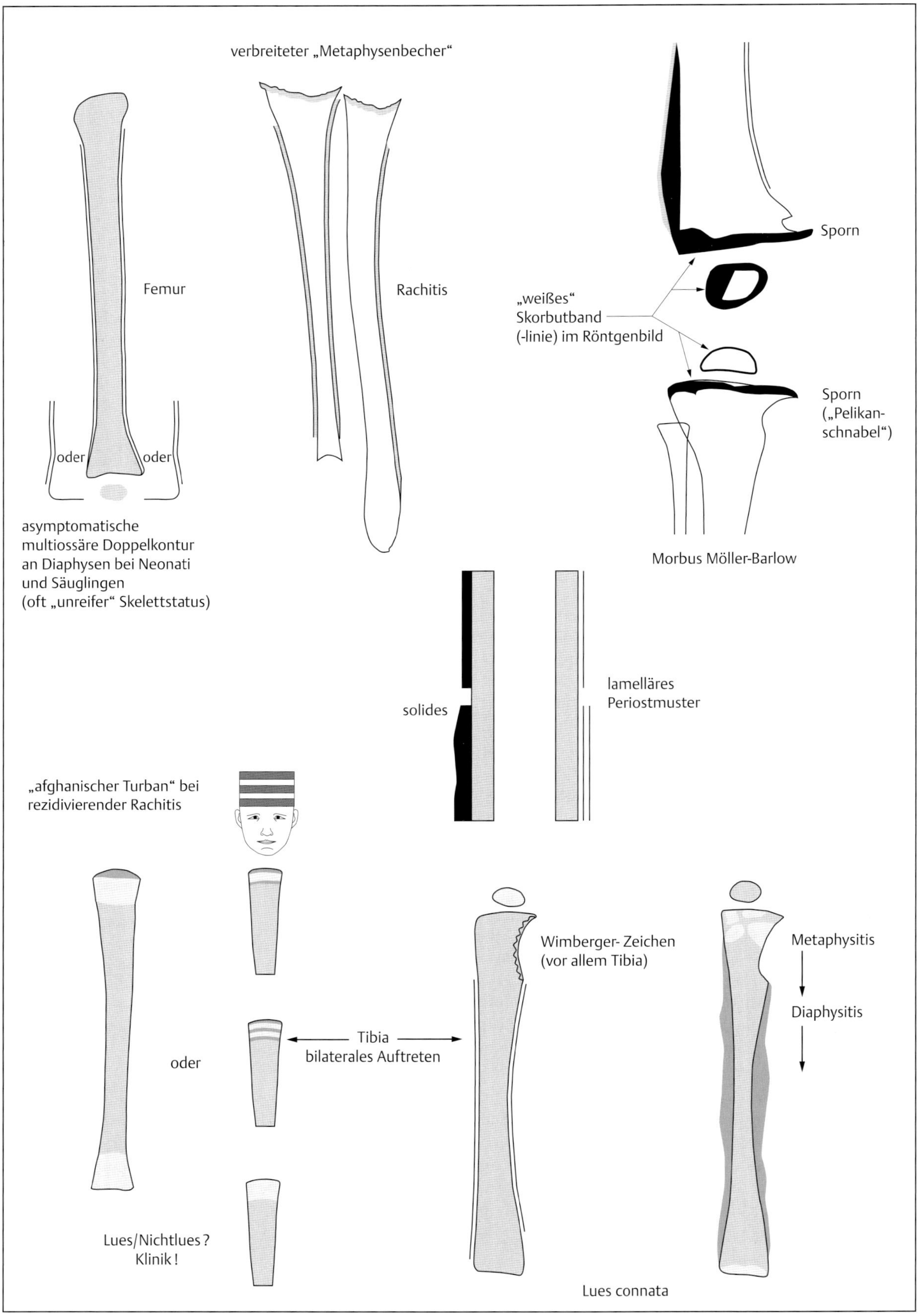
verbreiteter „Metaphysenbecher“
Femur
Rachitis
oder
oder
asymptomatische
multiossäre Doppelkontur
an Diaphysen bei Neonati
und Säuglingen
(oft „unreifer“ Skelettstatus)
Sporn
„weißes“
Skorbutband
(-linie) im Röntgenbild
Sporn
(„Pelikan-
schnabel“)
Morbus Möller-Barlow
solides
lamelläres
Periostmuster
„afghanischer Turban“ bei
rezidivierender Rachitis
oder
Tibia
bilaterales Auftreten
Wimberger- Zeichen
(vor allem Tibia)
Metaphysitis
Diaphysitis
Lues/Nichtlues?
Klinik!
Lues connata

Abb. 3.**50**

◄ Abb. 3.**50** **Neonatale oder frühe postnatale Periostreaktionen an langen Röhrenknochen, bei denen die Beachtung der näheren Umgebung, vor allem der Metaphyse, als differenzialdiagnostischer Diskriminator dient (s. Text).**

Merke:

Die distalen Anteile der Röhrenknochen wachsen schneller als die proximalen Enden. Daher treten Rachitisbefunde an den distalen Knochenabschnitten gewöhnlich früher auf. Außerdem zeigen sich Rachitisbefunde an der distalen Ulna früher als am Radius. *Grammatik:* Lues (Nominativ), Luis (Genitiv) usw. Daher lautet das Adjektiv (Attribut) luisch und nicht luetisch, wohl aber syphilytisch.

sen Zweifelsfällen ist manchmal der Einsatz des gesamten bildgebenden technischen Spektrums erforderlich, um den Status zu klären und dem Patienten einen chirurgischen Eingriff am Knochen zu ersparen oder dringend zu empfehlen.

Lues connata

Die konnatale Skelettlues tritt polytop auf. Seltener sind nur 2 oder 3 Knochen befallen, vor allem Tibia, Femur und/oder Humerus. Die Skelettbefunde der konnatalen Lues (Syphilis) durch diaplazentare Infektion mit der Spirochäte Treponema pallidum subspez. pallidum in der 2. Schwangerschaftshälfte gibt die Abb. 3.**50** einschließlich der wichtigsten Differenzialdiagnosen wieder.

Wichtige Röntgenfrühbefunde der konnatalen Lues sind quere metaphysäre Aufhellungsbänder/-streifen. Sie liegen unter der gewöhnlich verdickten (verdichteten) Metaphysenkontur (in Abb. 3.**50** sind die verdickte Metaphysenkontur in unmittelbarer Nähe der Wachstumsfuge und eventuelle weitere, quer verlaufende Verdichtungslinien *schwarz* gezeichnet). Da diese Röntgenbefunde nicht luesspezifisch sind, erfordert ihr Nachweis die Fahndung nach positiver Syphilisserologie und nach rezidivierender, da ungenügend behandelter Rachitis (s. Abb. 3.**50**; „Afghanischer-Turban-Zeichen“ oder „Ebbe-und-Flut-Zeichen“ genannt). Außerdem ist die anamnestische Befragung nach der Möglichkeit folgender Intoxikationen während der Schwangerschaft der Mutter oder im Wachstumsalter des Erkrankten einschließlich der Suche nach anderen klinischen usw. speziellen chronischen Intoxikationsbefunden erforderlich:

- chronische Bleivergiftung („Bleilinie“, „Bleiband“)
- chronische Fluoringestion
- toxische Phosphor-, Wismut-, Quecksilber-, Arsen- oder Lithiumaufnahme

Im weiteren Verlauf der konnatalen Lues – unbehandelt oder ungenügend behandelt – bestimmt luisches Granulationsgewebe die Osteodestruktion in der Metaphyse – **luische Metaphysitis.** Sie kann sich zur **luischen Diaphysitis** ausdehnen und von periostalen Reaktionen (**Periostitis luica**) begleitet werden – Letztere steht manchmal im Vordergrund des pathologischen Röntgenbilds. Ein randständiger, medial gelegener Defekt an der Metaphyse beider Tibiae ist als **Wimberger-Zeichen** bekannt geworden und hat eine hohe, wenn auch nicht absolute Spezifität (vgl. Abb. 15.**29**). Solche randständigen, (proximalen) metaphysären Konturdefekte kommen auch an anderen Röhrenknochen vor. In den Karpalia und Tarsalia offenbaren sich die Zeichen der luischen Infektion nur selten. Eher noch zeigt sich die luische Infektion an Metakarpalia und Metatarsalia mit den gleichen pathologischen Röntgenbefunden wie an den langen Röhrenknochen.

Die Differenzialdiagnose der polyostischen, unspezifischen pyogenen Knocheninfektion der ersten Lebensmonate gegenüber der Lues connata in diesem Lebensabschnitt stützt sich einerseits auf Wahrscheinlichkeitsüberlegungen – die konnatale Lues ist heute eine sehr seltene Erkrankung. Andererseits geben klinische Befunde (akutes Krankheitsbild, hohes Fieber, massive begleitende Weichteilschwellung), die Serologie und die bakteriologische Anzüchtung bei pyogenen Keimen die entscheidenden differenzialdiagnostischen Hinweise.

Lues acquisita (erworbene Skelettlues)

Im Tertiärstadium der Lues kann bei bisher ungenügender Therapie oder unbehandelten Patienten ein Röntgenbefund auftreten, der in jedem Fall den Lues-Ausschluss bzw. die Bestätigung dieser Infektion verlangt. Er spiegelt das isotope Mischbild einer soliden luischen Periostitis und Gummabildung wider. Das bedeutet, an einem langen Röhrenknochen, beispielsweise an der Tibia, zeigt sich eine solide Periostreaktion, häufig begleitet von einer endostalen Knochenneubildung mit Einengung des Markraums, und innerhalb der Periostreaktion sind polymorphe Aufhellungen sichtbar, die selten einen Sequester umgeben (Abb. 3.**51**). Die Aufhellungen in der Periostreaktion entsprechen Gummen.

Rachitis, Osteomalazie (Hypovitaminose D)

„Rachitis“ ist die allgemeine Bezeichnung für eine Osteopathie des Wachstumsalters durch Störung der regulären Knochenreifung und Mineralisation der Knorpelzellen und ihrer Stoffwechselprodukte an der Wachstumsplatte und ebenso am Osteoid. „Osteomalazie“ bedeutet ungenügende Mineralisation der organischen Knochenmatrix – also relative Osteoidvermehrung – *nach Wachstumsabschluss* bei regulärer ossärer Mikroarchitektur. Rachitis und Osteomalazie entstehen auf dem Boden eines direkten (nutritiven) oder eines indirekten Vitamin-D-Mangels. Der nutritiven Mangelsituation der Vitamin-D-Versorgung steht ein vielfältig gestörter indirekter Vitamin-D-Metabolismus im Organismus gegenüber. Dabei können auch genetisch induzierte Fehlsteuerungen eine pathogenetische Rolle spielen. Die Rachitis ist manchmal ein paraneoplastisches Phänomen. Die exogen induzierte

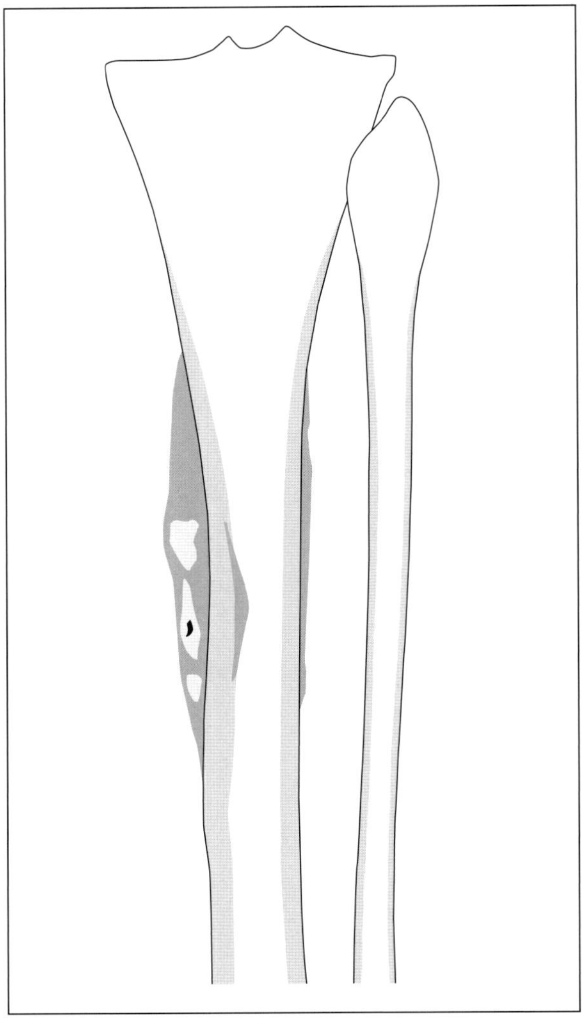

Abb. 3.**51** **Bisher nicht diagnostizierte und daher unbehandelte Tertiärlues an der Tibia eines Erwachsenen.**
Röntgenbefunde: **Nebeneinander** von solitärer Periostreaktion und geringerer Endostreaktion mit leichter Einengung der Markhöhle (Periostitis und Endostitis luica) **und** Gummen, d. h. polymorphe Aufhellungen, evtl. mit Sequester, innerhalb der Periostreaktion. Prädilektionsstellen: Tibia, Schädelkalotte, Klavikula.

Merke:

Bei dem abgebildeten Röntgenbefund ist einerseits die klinisch-serologische Verifizierung als Lues erforderlich. Andererseits muss differenzialdiagnostisch an das Adamantinom der langen Röhrenknochen, die fibröse Dysplasie und (tropische) Frambösie (durch Infektion mit der Spirochäte Treponema pallidum subspez. pertenue) gedacht werden. Die Spezifität dieses Kombinationsbefunds „leidet" unter der Möglichkeit, dass Periostitis und Gummen voneinander distanziert auftreten können – *hier* geografische Osteolyse = Gumma, *dort* (woanders am selben Knochen) Periostreaktion = Periostitis luica.

Rachitis gibt sich in der Regel schon wenige Monate post partum röntgenologisch zu erkennen. Die sog. Vitamin-D-refraktären Rachitisformen zeigen sich gewöhnlich erst bei älteren Kindern.

Röntgendiagnostische Stichworte der infantilen Rachitis (vgl. Abb. 3.**50**):

- Retardierte Knochen(-kern-)entwicklung.
- Systematisches Knochendefizit.
- Fehlende oder unscharfe Konturen der Epiphysenkerne und der apophysären Ossifikationszentren.
- Verbreiterte und „gebecherte" Metaphysen.
- Fehlende oder kaum sichtbare provisorische (präparatorische) Verkalkungszone – dort finden 3 Schritte der Osteogenese statt, nämlich die Verkalkung der interterritorialen Extrazellulärmatrix, sodann die Vaskularisation und anschließend der Abbau der mineralisierten und nicht mineralisierten Extrazellulärmatrix.

! Merke

Das Wiedererscheinen der provisorischen Verkalkungszone ist das 1. röntgenologische Heilungsphänomen der Rachitis. Sie zeigt sich als quer verlaufende Verdichtunglinie oder queres Verdichtungsband.

- (Lamelläre) Periostreaktion an den Schäften der Röhrenknochen.
- Spezieller Handröntgenbefund: Durch die Demineralisation der distalen Ulna- und Radiusmetaphyse „vergrößert" sich der Abstand zwischen den Unterarmknochen und den bereits verknöcherten Karpalkernen.
- Das Röntgenzeichen des afghanischen Turbans (Oestreich u. Ahmad 1994) entsteht bei rezidivierender, d. h. über die Zeit ungenügend behandelter Rachitis mit nachfolgender erfolgreicher Therapie, d. h. bei intermittiernder Rachitis bzw. Rachitisheilung. Dann wechseln in der Metaphyse horizontale (quer verlaufende) Bänder unterschiedlicher Knochendichte ab (vgl. Abb. 3.**50**). Dichte Bänder (Streifen) spiegeln die reparative Mineralisation der provisorischen Verkalkungszone wider – sind also Heilungszeichen der Rachitis –, Aufhellungsbänder den Rachitisrückfall. Dies kann sich wiederholen – entsprechend der Anzahl von Phasen des Vitaminmangels und der (vorübergehenden) Heilung. Das Attribut „afghanisch" weist daraufhin, dass der afghanische Turban gerade Seitenkonturen, der indische dagegen abgerundete („kurvige") Konturen hat.
- Bei ausgeprägter Hypovitaminose D jeden Alters und jeder Ursache erscheint im Röntgenbild die Spongiosazeichnung rarefiziert und durch Summation der kalziumhaltigen Trabekeln mit verdickten Osteoidauflagerungen unscharf, wie „verwaschen" *(Milchglasaspekt)*. Die herabgesetzte biomechanische Belastbarkeit *kann* sich als Knochenverformung zu erkennen geben (Verbiegung, sekundäre Protrusio acetabuli, „Kartenherzbecken", Keil-, Platt-, Fischwirbel, basilare Impression).

Skorbut (Möller-Barlow-Krankheit)

Chronischer Vitamin-C-Mangel führt zu einer schweren Störung der enchondralen Ossifikation. Pathologische Röntgenbefunde sind gewöhnlich erst vom 3. Lebensmonat an zu beobachten. Die Knieregion ist dafür ein bevorzugter Bereich. Die Pathogenese der krankhaften Röntgenbefunde (vgl. Abb. 3.**50**) geht auf folgende Vorgänge zurück: Die Osteoblasten bilden vermindert Osteoid. Die Mineralisation des Osteoids verläuft jedoch qualitativ und quantitativ normal, d. h. wenig Osteoid, relativ starke, da auf die normale, tatsächlich jedoch verringerte Osteoidmasse ausgerichtete Mineralisation. Dadurch entsteht eine „Übermineralisation" des durch den Vitamin-C-Mangel verminderten Osteoids. Diese Übermineralisation zeigt sich im Röntgenbild als Verdichtung der metaphysären und epiphysären Knochenbildungszone, bei Ersterer bandartig, bei Letzterer ringförmig.

Im Röntgenbild erscheint das „weiße" Skorbutband bzw. der „weiße" Skorbutring (in Abb. 3.**50** *schwarz* wiedergegeben). Als Frakturfolgen des übermineralisierten und dadurch spröden Skorbutbands treten an den Metaphysekanten spornartige Verbildungen auf, z. B. der gezeichnete „Pelikanschnabel". Die Osteoklastentätigkeit verläuft ohne Berücksichtigung des vermindert gebildeten Osteoids normal. Dadurch sind röntgenologisch eine Osteopenie und damit auch eine Verschmächtigung der Kompakta zu erwarten. Chronisches Vitamin-C-Defizit bedeutet auch hämorrhagische Diathese. Die vermehrte Brüchigkeit der Kapillaren führt zu Periostblutungen, und diese wiederum führen zu periostaler Knochenbildung.

Tumoren des Knochengewebes einschließlich des Periosts: Diagnose und Differenzialdiagnose

Folgende Beziehungen bestehen zwischen der pathologischen periostalen Knochenbildung und dem Tumorgewebe bzw. Tumorwachstum:

- Die röntgendiagnostische Regel von der tumorinduzierten isotopen und ostitisinduzierten transfokalen Periostreaktion (s. Abb. 3.**49**) muss beachtet werden.
- Röntgenologische Unterscheidungsmöglichkeit der „benignen" und „malignen" (aggressiven) Periostreaktion – abgeleitet von ihrer Abbildung und unter der Prämisse, dass gutartige Tumoren langsamer wachsen als bösartige Geschwülste. Der Ausdruck „benigne" ist nicht identisch mit der benignen Dignität (Histologie!) eines Tumors, sondern steht im jeweiligen Kontext für „langsam", „wenig zerstörend" und „wenig aktiv". Entsprechendes gilt für die Bezeichnung „maligner" (aggressiver) Röntgenaspekt eines pathologischen periostalen Röntgenbefunds (Abb. 3.**52**, Abb. 3.**53** und Abb. 3.**54**).

Die Bildgebung der vielfältigen Periostreaktionen im Zusammenhang mit Knochentumoren und tumorähnlichen Knochenläsionen lässt sich nur dann verständlich schildern, wenn auch auf die Makromorphologie – festgehalten durch bildgebende Untersuchungen –, die Biologie, die Pathogenese usw. dieser Geschwülste näher eingegangen wird. Außerdem sitzen Knochentumoren häufig in den gelenknahen Knochenanteilen, sodass die ausgelösten Beschwerden in Gelenknähe oder sogar im Gelenk empfunden werden. Manche Knochengeschwülste lösen eine **sympathische Synovitis** im benachbarten Gelenk aus, die den Patienten zum Arzt führt. Aus Gründen des mehr oder weniger vorgegebenen (üblichen) Filmformats für (z. B.) die Röntgenuntersuchung irgendeines Gelenks werden einerseits immer mehr oder weniger gelenknahe Knochenbereiche mitabgebildet. Andererseits gibt die Röntgenuntersuchung oder eine andere bildgebende Methode manchmal grundsätzlich einen Einblick in das Gleit- *und* Stützgewebe. Diese Feststellung betrifft vor allem das Stammskelett und die Extremitätenperipherie. Aus diesen pragmatischen Überlegungen wird nachfolgend eine skizzenartige Übersicht der wichtigsten Knochengeschwülste, mit oder ohne Periostreaktion wachsend, gegeben.

Pathogenese und Phänomenologie verschiedener Periostreaktionen

Die osteogene Periostreaktion zeigt sich entweder *exzentrisch* lokalisiert oder *zirkulär* an einem Knochenabschnitt. Dies hängt von der 2- oder 3-dimensionalen Ausbreitungsmöglichkeit des Agens ab. Beispielsweise können Flüssigkeiten, wie Exsudat, Transsudat oder Ödem (venöse Stauung bei Varikose), angeschwemmte Metaboliten, toxische osteogene Substanzen oder eine mechanische Instabilität sich eher zirkulär auswirken als ein exzentrisch umschrieben in der Spongiosa und/oder der Kompakta wachsender Tumor (vgl. Abb. 3.**49**). Periostale Blutungen *(nach Wachstumsabschluss)* treten gewöhnlich mit exzentrischer Periostreaktion auf, da die Gerinnung der Ausbreitung Grenzen setzt und das Periost altersbedingt fest mit der Kompakta verbunden ist.

Die *glatte, nicht unterbrochene singuläre Periostlamelle* (mehr oder weniger ausgedehnt entlang der Knochenoberfläche) oder eine ebensolche *Periostschale* (mehr oder weniger halbkugelig) kann folgendes Schicksal haben: Persistenz, Abhebung oder zunehmende Ausbeulung, Abbau und nachfolgend Verschmelzung mit der Kompakta zur soliden Kompaktaverdickung. Dies hängt von der Wachstumsgeschwindigkeit, vom Wachstumsdruck bzw. von der Aktivität, Abheilung bzw. Remission sowie von der Einwirkungszeitspanne und von der Art des verursachenden Agens ab.

Solide Periostformationen (eben, wellig, höckerig) sind Indikatoren einer langsam verlaufenden (chronischen) Perioststimulation. Der Knochen wächst im Periost sowohl kompakta- als auch weichteilwärts. Zunächst entsteht die distante Lamelle. Bei Persistenz des Periostreizes formt sich die Lamelle zur soliden Periostreaktion, die sich der Kompakta auflagert oder mit ihr verschmilzt oder von ihr durch einen schmalen Spalt getrennt – distanziert – bleibt. Letzteres zeigt entweder an, dass der Reiz von der Weichteilseite (paraossal, juxtaossär) einwirkt oder zwischen der soliden Periostformation und der Kompakta ein „raumforderndes" Gewebe, z. B. ein chronisches Ödem mit Fibrosierungseffekt, entstanden ist.

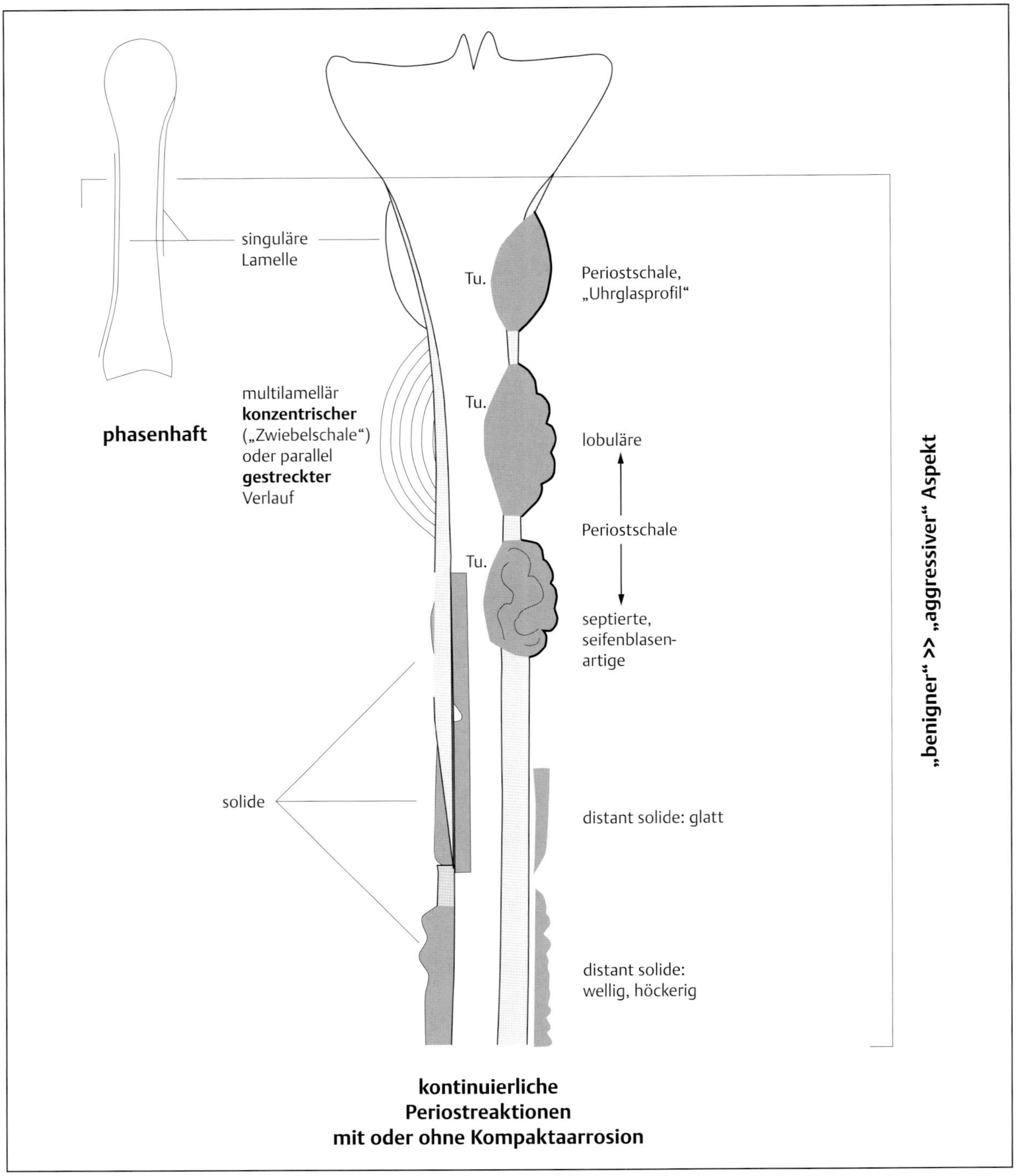

Abb. 3.**52** **Wahrscheinlichkeitsaussagen über die Wachstums- und Entstehungsgeschwindigkeit und Aktivität der verschiedenen Periostreaktionen und ihrer Ursachen im Röntgenbild** (Tu. = Tumor oder ein anderes Agens, das pathologische Knochenformationen auslösen kann). Bei der nicht tumorösen Pathogenese entsteht der benigne Aspekt in der Regel durch seröses oder serofibrinöses Exsudat. Der aggressive Aspekt spiegelt entweder schnelles Tumorwachstum oder die Einwirkung von Eiter oder traumatisch ausgelöste resorptive bis reparative feingewebliche Vorgänge wider.

Merke

Periostreaktionen zeigen sich im Röntgenbild erst nach der Mineralisation des periostalen Knochens. Je aktiver (akuter) und intensiver der pathologische Prozess abläuft, je kleiner („dünner") der befallene Knochen und je jünger der Erkrankte ist, desto früher gibt sich die Periostreaktion zu erkennen – frühestens nach 7–10 Tagen. Je kürzer eine singuläre Lamelle ist, desto bogenförmiger ihr Aspekt. Je langstreckiger ihre Ausdehnung, desto eher verläuft sie parallel zur Längsachse des Knochens. Entsprechendes gilt für multilamelläre pathologische Periostformationen.

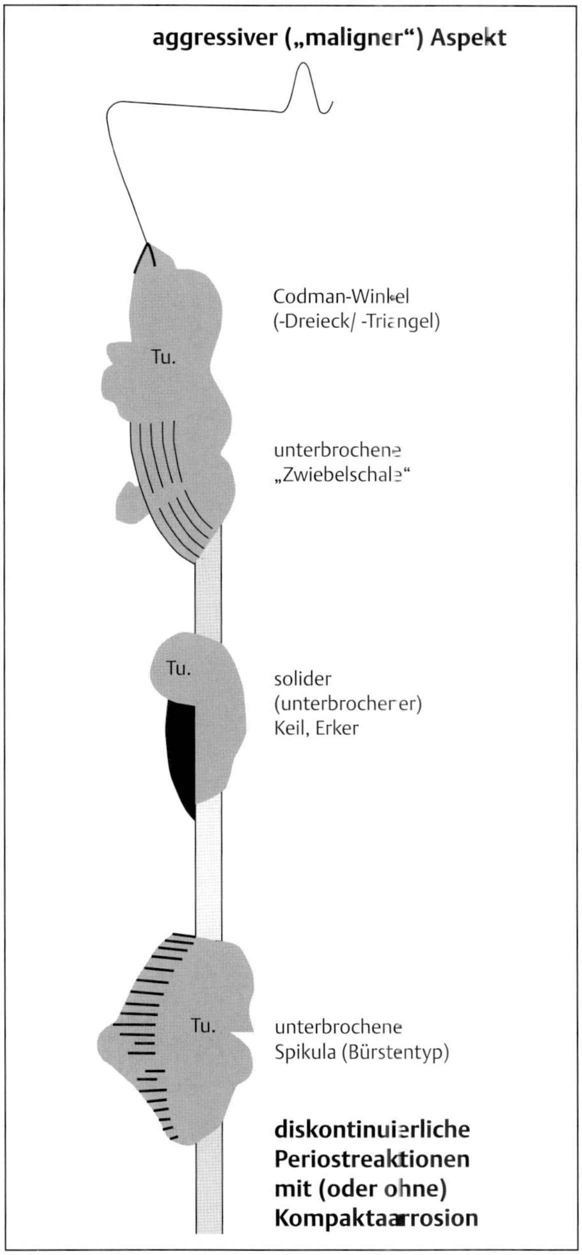

Abb. 3.**53** **Aggressiver Aspekt der verschiedenen Periostreaktionen** (Fortsetzung von Abb. 3.**52**; s. Text). Tumorweichteilschatten in Abhängigkeit von der Dicke der umgebenden Weichteile sichtbar/nicht sichtbar im Röntgenbild.

Die *gelappte (lobulierte, lobuläre) Periostschale* bildet sich, wenn innerhalb der osteogenen Läsion die Wachstumsgeschwindigkeit differiert.

Das *periostale Seifenblasenmuster* zeigt eine abnehmende Wachstumsgeschwindigkeit der Läsion an. Die knöchernen „Septen" zwischen den „Seifenblasen" entstehen, wenn das Gleichgewicht zwischen periostaler Knochenneubildung an der äußeren Oberfläche und Knochenabbau an der inneren Oberfläche zuungunsten Letzterem verschoben ist. Diese Erkenntnis bestätigt die formale Genese schalenartiger Periostreaktionen, dass nämlich parallel zur osteogenen Periostreaktion an ihrer inneren, d.h. knochenwärts gelegenen Oberfläche, ein Knochenabbau stattfindet. Der Entstehung von Periostschalen und multilamellären Periostreaktionen liegt daher ein dynamisches Geschehen von osteoblastischer Aktivität auf der Weichteilseite und osteoklastischer Aktivität auf der Kompaktaseite zugrunde. Bei den geschichteten Lamellen wirkt die Ursache (Entzündung, Wachstum von Zellverbänden) phasenhaft bzw. schubweise ein.

Ein maligner Tumor oder ein osteomyelitischer Prozess kann sich in den Havers- und Volkmann-Kanalsystemen an die Knochenoberfläche ausbreiten, dabei röntgenologisch unentdeckt bleiben und sich erst durch Periostreaktion zu erkennen geben. Dies wird zur Gewissheit, wenn (vor allem) die zentralen Anteile der Periostreaktion durchbrochen – abgebaut – werden und/oder alternativ das Periost über eine erkennbare Kompaktazerstörung erreicht und zur osteogenen Reaktion angeregt wird. Die aggressiven Weichteile – Tumorzellenverbände oder Eiter – werden vor allem im MRT direkt sichtbar.

Die Beschleunigung der Wachstumsgeschwindigkeit in einem Tumor führt zu **komplexen (kombinierten) Periostreaktionen**, beispielsweise bei der malignen Transformation eines benignen Tumors. Beim akuten Schub einer chronischen bakteriellen Osteomyelitis kann dies ebenfalls beobachtet werden.

Röntgenmorphologische Widerspiegelung der Wachstumsgeschwindigkeit einer Tumorosteolyse mit oder ohne tumorinduzierter Periostreaktion

Die von Lodwick definierten Wachstumsmuster (Abb. 3.**55**, Abb. 3.**56** und Abb. 3.**57**; s. auch Abb. 3.**60**) korrelieren mit der Überlebenszeit nach Therapie (Lodwick et al. 1980a, b). Dies unterstreicht die praktische Bedeutung der graduierenden Lodwick-Typen oder Lodwick-Grade.

Die diagnostische Ein- und Zuordnung bildgebender Befunde stützt sich bei Knochentumoren auf die Lokalisation im befallenen (Röhren-)Knochen – Differenzialtopik (Abb. 3.**58a** und **b** und Abb. 3.**59**) –, bei osteolytischen Läsionen auf die Röntgenkriterien der Lodwick-Graduierungen (Abb. 3.**60**; s. auch Abb. 3.**55**, Abb. 3.**56** sowie Abb. 3.**57**, die auch für osteoplastische Prozesse gilt) und auf den röntgenologischen Aspekt der möglichen Periostreaktion (s. Abb. 3.**52**, Abb. 3.**53** und Abb. 3.**54**). Die Beurteilung der unverkalkten/verkalkten und unverknöcherten/verknöcherten Tumormatrix (Abb. 3.**61**) kann ebenfalls zur Einordnung der Knochentumoren beitragen. Außerdem wird die Nosologie – einschließlich der Dignität – einer nachgewiesenen osteolytischen oder osteoplastischen Läsion im Skelett durch die Berücksichtigung verschiedener biologischer Daten und statistischer Erkenntnisse erleichtert. Präzisiert heißt das, bei der Beurteilung von Bildträgern müssen diese Grundlagen bekannt bzw. zur Hand sein *(wie nachfolgend skizziert)*:

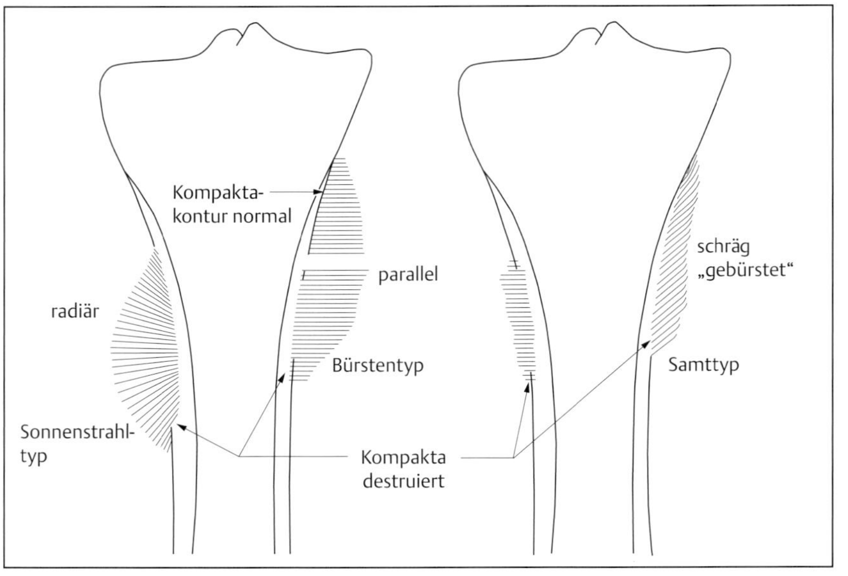

Abb. 3.**54** **Drei Projektionsformen der periostalen Spikula auf Röntgenaufnahmen.** Die periostalen Spikula (Plural von lat.: spiculum = Spitze, Stachel) (Lodwick 1966) orientieren sich bei ihrem Wachstum an den Gefäßverläufen. Ihnen liegt im histologischen Schnitt ein knöchernes Wabensystem zugrunde. Diejenigen Knochenzüge, welche zu den einfallenden Röntgenstrahlen parallel ausgerichtet sind, werden als Summation abgebildet. Zwischen den Spikula liegen die Zellverbände des Tumors oder rotes Knochenmark beim sog. **Bürstenschädel** bestimmter angeborener Hämoglobinopathien (Thalassaemia maior, Synonym: Cooley-Anämie). Spikula auf normaler Kompaktakontur stehen für schnelles Wachstum durch röntgenologisch nicht erkennbare Ausbreitung über das Havers-/Volkmann-Kanalsystem; Spikula auf dem Penetrationsmuster der Kompakta oder arrodierter Kontur bedeuten schnelles, aggressives Wachstum; Spikula auf oder aus solider oder lamellärer Periostreaktion herauswachsend stehen für sehr schnelles aggressives Wachstum, z. B. bei maligner Transformation eines gutartigen Tumors. In jedem Fall sind die Spikula signa mali ominis für den zugrunde liegenden Tumor!

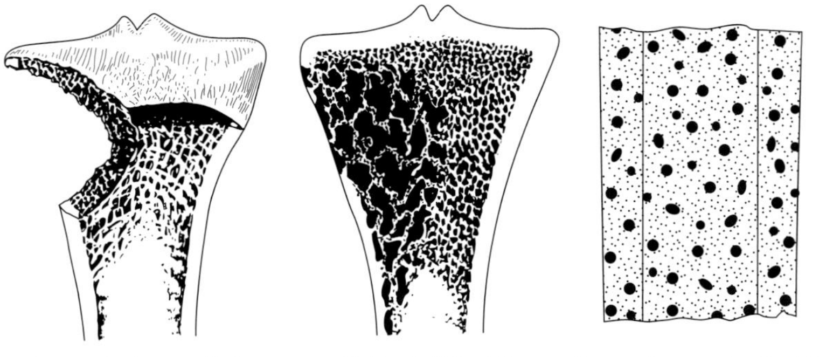

Abb. 3.**55** **Schematische Darstellung der Lodwick-Graduierungen über die Form-/Wachstumsrelationen der Knochengeschwülste bzw. fokaler knöcherner Destruktionsprozesse.** Die 3 röntgenologischen Grundmuster sind geografische Osteolyse, „Mottenfraßbild" und Permeation. Sie repräsentieren die unterschiedliche Wachstums- bzw. Zerstörungsgeschwindigkeit des jeweiligen destruktiven (osteolytischen) Knochenprozesses.

Merke:

Die röntgenologische Spongiosastruktur entsteht durch Vielfachüberlagerungen der realen Spongiosatrabekeln. In der Spongiosa kommt das Permeationsmuster sehr selten vor. Am häufigsten wird es noch bei Metastasen beobachtet, die szintigrafisch entdeckt werden, aber (meist) noch keine Beschwerden bereiten. Die Tumorzellen wachsen in diesen Fällen in den Knochenmarkräumen und stimulieren bereits die Osteoklasten. Die dadurch erweiterten Markräume verschmelzen jedoch noch nicht weiträumig miteinander. Erst beim Zusammenfließen der erweiterten Markhöhlen entsteht das Mottenfraßbild.

Chondroblastom

Das Chondroblastom (Abb. 3.**62**) baut sich aus chondroblastenähnlichen Zellen mit osteoklastenartigen multinukleären Riesenzellen, knorpeliger Interzellularsubstanz und Arealen fokaler Verkalkungen auf. Prädilektionsalter ist die 2. Lebensdekade. Vorzugstopik: Große Röhrenknochen, und zwar dort in der Epi- oder Apophyse häufiger als in der Epi-/Metaphyse. Letztere Lokalisation ist häufiger als ein ausschließlicher Metaphysensitz, der Sitz im befallenen Knochenteil exzentrisch häufiger als zentral. Endotumorale stippchenförmige oder amorphe Matrixverkalkungen (im CT besser dargestellt als im Projektionsradiogramm) kommen vor, desgleichen Septierung, distal von der Läsion gelegene Periostreaktion sowie Arrosion, Expansion oder Durchbruch der Kompakta/Kortikalis. Im MRT ist oft ein begleitendes Knochenmark- und/oder Weichteilödem (im Binde- und/oder Muskelgewebe) ähnlich wie beim Osteoidosteom zu erkennen. In seltenen Fällen führen Chondroblastome, die histologisch keinen Anhalt für maligne Transformation bieten, zu Absiedlungen – in den Lungen häufiger als in den Weichteilen (Röntgenbild der Myositis ossificans), seltener noch in der Leber (Riddell et al 1973, Green u. Whittaker

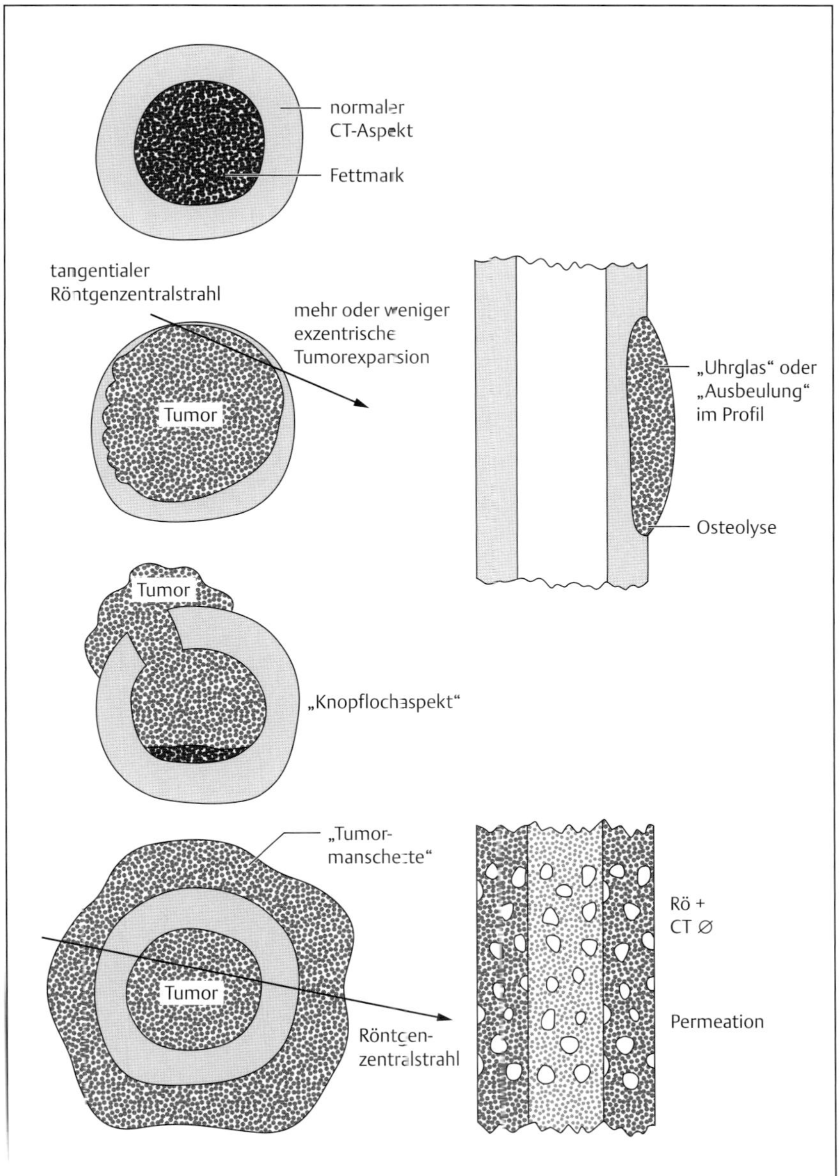

Abb. 3.**56** **Schematisch gezeichnete CT-Aspekte der Wachstumsmuster von Tumorgewebe im Röhrenknochen.** Das permeative Destruktionsmuster in der Kompakta stellt sich im CT nicht dar. Im Röntgenbild (Rö, *rechts unten*) ist es auch bei dickem Weichteilmantel sichtbar und zeigt die aggressive (schnelle) Wachstumsgeschwindigkeit des Tumors an (nach Brown et al. 1986).

1975). Das sehr seltene primäre Chondroblastom der Weichteile zeigt sich röntgenologisch und im CT ebenfalls wie die Myositis ossificans. Das Chondroblastom ist eine schmerzhafte Läsion, deren Beschwerden oft in das angrenzende Gelenk „projiziert“ werden. Darüber hinaus kann eine sympathische, nicht erosive Synovitis (Gelenkerguss) auftreten oder eine Synovitis durch Gelenkeinbruch entstehen. Ein Chondroblastom entspricht einer Lodwick-Graduierung I (runde oder ovale geografische Osteolyse), zumeist B oder C.

Bildgebende Differenzialdiagnose:

- Riesenzelltumor (etwa identische Lokalisation, vor allem nach Schluss der epi-/apophysären Wachstumsfuge)
- epiphysäres Enchondrom (Differenzialdiagnose bildgebend nicht möglich)
- Klarzellchondrosarkom (ebenfalls Lodwick-Grad IB–C)
- intraossäres Ganglion
- aneurysmatische Knochenzyste

Fibröse Dysplasie

Die fibröse Dysplasie ist eine tumorähnliche gutartige Knochenläsion, die sich an einem oder mehreren Knochen manifestiert. Tumorähnliche Knochenläsionen vermitteln klinisch und bildgebend den Eindruck eines Knochentumors. Sie breiten sich jedoch nicht tumorartig aus, neigen nach der Therapie nicht zum Rezidiv und grundsätzlich nicht zur Absiedlung. Sie verhalten sich daher nicht tumorartig, sondern nur geschwulstähnlich. Ätiologisch wird bei der fibrösen Dysplasie eine genetische Aberration (Mutation) diskutiert, deren Genprodukt (Protein) die Entgleisung der Knochenmorphologie auslöst. Das Charakteristikum der fibrösen Dysplasie ist nämlich

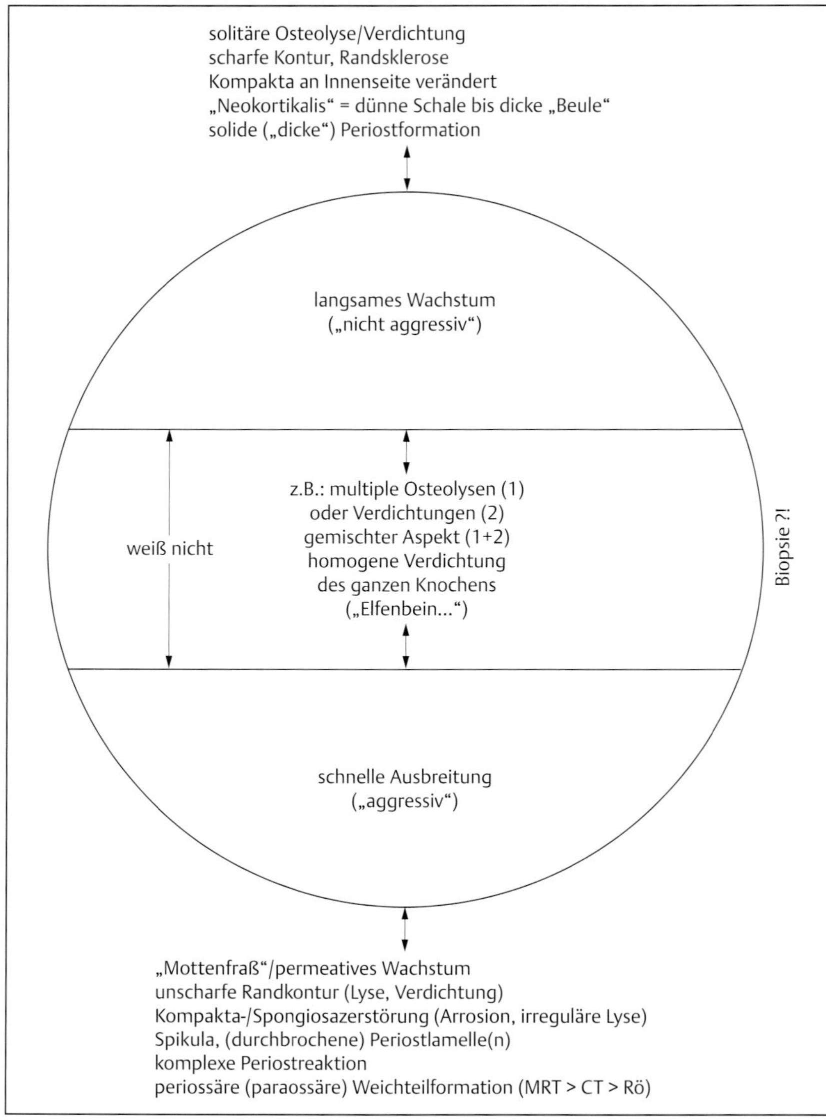

Abb. 3.**57** **Abschätzung der Wachstumsrate bzw. Aktivität/Aggressivität einer Knochenläsion** (nach Bohndorf u. Fischer 1995).

der Ersatz des normalen Knochengewebes durch faseriges Bindegewebe, das in kalziumarmen Geflechtknochen umgewandelt werden kann. Das Kalziumdefizit führt zu einer verminderten mechanischen Belastbarkeit. Daher werden Formveränderungen – „Verbiegungen“ – sowie pathologische Frakturen, vor allem Stressfrakturen an der Biegungskonvexität erkrankter langer Röhrenknochen, beobachtet. Im Laufe der Zeit treten manchmal in den fibrös-dysplastischen Knochen(-anteilen) fettige Regressionsvorgänge auf, oder sie wandeln sich zystisch um – dann ist die Differenzialdiagnose gegenüber dem Knochenlipom oder gegenüber Knochenzysten zu stellen. Im Rahmen der zystischen Umwandlung können auch aneurysmatische Knochenzysten entstehen. Monostisches Vorkommen der fibrösen Dysplasie ist häufiger als der polyostische Befall des Skeletts. Die fibröse Dysplasie beginnt im Kindesalter. In der überwiegenden Mehrzahl der Fälle sistiert die Größenzunahme mit Abschluss des Körperwachstums. Neue Läsionen treten nach Wachstumsabschluss nicht mehr auf. Spätere maligne Transformationen kommen vor, sind aber seltene Ereignisse (< 1%). Die monostische Erscheinungsform verläuft asymptomatisch und wird gewöhnlich erst im 2.-4. Dezennium zufällig entdeckt. Frühzeitige Diagnosen hängen vom Sitz der Läsion ab und offenbaren sich beispielsweise durch die Verformung und/oder pathologische Fraktur statisch belasteter Knochen. Schädelmanifestationen können nicht nur Verformungen – „Anschwellungen“ – auslösen, sondern auch Visusstörungen, Exophthalmus, Zahnverlust usw. hervorrufen. Bei der gynäkotropen polyostischen Form werden die Herde häufig schon in der 1. Lebensdekade entdeckt; denn mit der Zahl der Läsionen steigt das Risiko, Symptome auszulösen, schon aus statistischen Gründen an.

Bei Patienten mit fibröser Dysplasie werden manchmal Hautveränderungen beobachtet, und zwar vor allem landkartenartig angeordnete milchkaffeefarbene Pigmentationen (sog. Café-au-Lait-Flecke). Treten bei der fibrö-

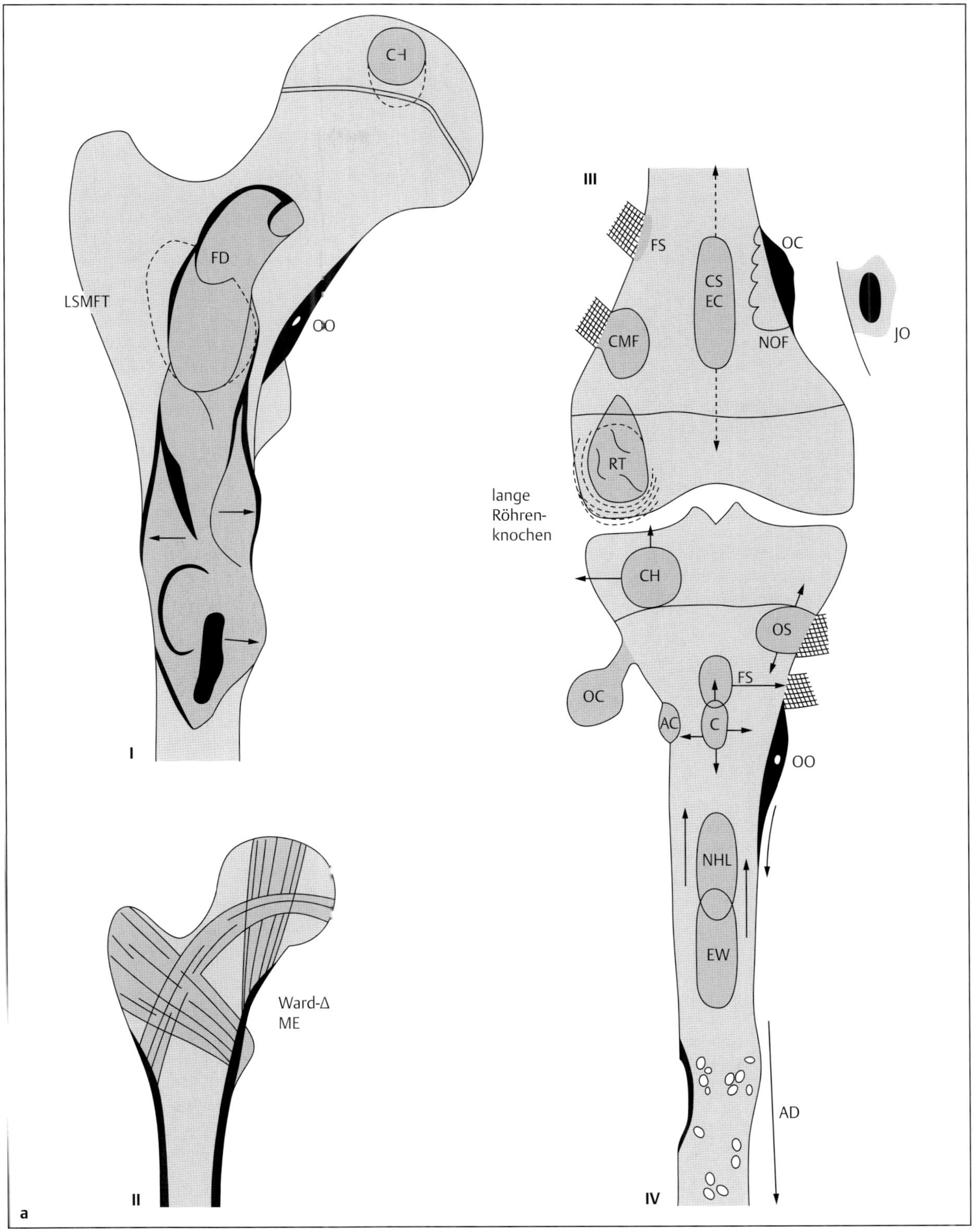

Abb. 3.**58a, b** **Differenzialtopik von Knochentumoren und geschwulstähnlichen Läsionen in großen Röhrenknochen** (Tipps, Kurzbeschreibung und Erkenntnistrends; Zeichenerklärung: > häufiger als..., ≈ etwa gleichhäufig wie...).

a I:

CH Chondroblastom, Synonym: Codman-Tumor.

FD Fibröse Dysplasie, spart am Femur gewöhnlich Epiphyse (-n) und Trochanteren aus (*Pfeile:* Expansion).

OO Osteoidosteom, hier in der medialen Schenkelhalskompakta, intertrochantär.

LSMFT Liposklerosierender myxofibröser Tumor, zu etwa 90% intertrochantär, bildgebend differenzialdiagnostisch oft unter „fibroossäre Läsion unbekannter Ätiologie" eingeordnet (s. Text).

(Fortsetzung siehe nächste Seite)

a II:

ME Metastase einerseits im Ward-Dreieck, dem Prädilektionsort im proximalen Femur; andererseits sollte jeder *atraumatische* Abriss des Trochanter minor (durch den Zug des M. iliopsoas begünstigt) bei Malignomanamnese den Verdacht auf eine Absiedlung in der (Inter-)Trochanterregion erwecken. Die Trajektorienverläufe treten in Abhängigkeit von der mit dem Alter zunehmenden Osteoporose immer deutlicher zutage. Kurzstreckige Auslöschung von Trajektorien: Metastasenverdacht oder frühes Stressphänomen.

III:

RT Riesenzelltumor, Synonym: Osteoklastom, Epiphyse, zumeist exzentrischer Sitz der Osteolyse (evtl. mit Binnenstrukturen, wie leistenartigen Verdichtungen), metaphysäre Ausbreitung möglich (oft in Trichterform, wie gezeichnet), Kortexexpansion, -perforation möglich, keine intratumoralen Verkalkungen.

CMF Chondromyxoidfibrom, exzentrischer Sitz, Tendenz zum Herauswachsen aus dem Knochen *(Gitter)*.

CS Primäres zentrales Chondrosarkom der Röhrenknochen, meta-/diaphysär.

EC Enchondrom, meta-/diaphysär, nach Abschluss des Körperwachstums Ausbreitung in die Epiphyse möglich, sehr selten primäres epiphysäres Enchondrom.

FS Primär periostales Fibrosarkom mit (ausgedehnter) paraossärer Ausbreitung (Gitter; s. auch FS in Teil **IV**).

NOF Fibröser metaphysärer Defekt, Typ nicht ossifizierendes Knochenfibrom, exzentrisch metaphysär und/oder meta-/diaphysär.

OC Breitbasiges sessiles Osteochondrom (s. auch Teil **IV**).

JO Juxtakortikales Osteosarkom (paraossär > periostal > Oberflächenosteosarkom), im Röntgenbild zentral dichter als in seiner Peripherie.

IV:

CH Chondroblastom, s. auch Teil **I**, exzentrisch > zentral.

OS Medulläres Osteosarkom, metaphysär mit Ausbreitungstendenz in die Dia- und/oder Epiphyse und/oder Weichteile *(Gitter)*, paraossäre Weichteilverknöcherungen; gemischtförmig osteolytisch-osteosklerotisch wachsend > rein osteolytisch ≈ rein osteosklerotisch > zystoid > multizentrisch (dann gewöhnlich osteosklerotisches Erscheinungsbild).

OC Osteochondrom (kartilaginäre Exostose), gestielte oder pilzartige Form, sessile (breitbasige) Form, intermediäre Form (weder rein gestielt noch rein sessil, also Mischbild); der „Stiel" wächst vom benachbarten Gelenk schräg weg.

FS Primäres zentrales (medulläres) Fibrosarkom mit Ausbreitungstendenz an die Knochenoberfläche (Periostreaktion) und in die Weichteile *(Gitter)*; seltenes periostales Fibrosarkom mit Ausdehnung in die tiefen Knochenanteile, Hauptmasse des Tumors in den paraossären Weichteilen (s. Teil **III**); Lokalisation metaphysär, meta-/diaphysär.

AC Aneurysmatische Knochenzyste, meta-/diaphysär, selten rein diaphysär oder rein metaphysär, überwiegend exzentrischer Sitz im Knochen, zarte periostale Uhrglaswölbung, Synonym: Eierschale (typisch, aber nicht beweisend).

C Solitäre Knochenzyste (1-kammerige, juvenile Knochenzyste), dia-/metaphyärer Prädilektionssitz, Tendenz zur Knochenexpansion.

OO Osteoidosteom, s. Teil **I**; Nidus (suchen), selten mehrere Nidi.

NHL Primäres Non-Hodgkin-Lymphom des Knochens (früher: Retikulosarkom, Retikulumzellsarkom), diaphysär und dia-/metaphysär, überwiegend in langen Röhrenknochen (besonders im Femur).

EW Ewing-Sarkom; vorwiegend Diaphyse bzw. Dia-/Metaphyse der langen Röhrenknochen (vor allem im Femur), in flachen Knochen (vor allem Ilium, Rippen, Sakrum, Pubis, Ischium).

AD Adamantinom der langen Röhrenknochen, zu 80 % in der Tibia, mittlere Diaphyse, multizentrisch imponierend, da langstreckig aufgereihte Osteolysen, falls exzentrisch liegend, dann dort Knochenauftreibung möglich; röntgenologische Differenzialdiagnose vor allem gegenüber der osteofibrösen Dysplasie (Campanacci) stellen. Sie ist wahrscheinlich eine in der (Tibia-)Kompakta lokalisierte fibröse Dysplasie des Kindesalters.

b Röntgenbefund wie bei einem liposklerosienden myxofibrösen Tumor (LSMFT) oder alternativ einem benignen (fibrösen) Histiozytom.

Begründung: Beschwerdefreier 54-jähriger Patient (Zufallsröntgenbefund), proximales Femur (Schafthalsbereich). Langsame Größenzunahme erkennbar an der breiten Randosteosklerose, keine Größenzunahme bei 2-jähriger Beobachtung. Für den LSMFT würde die MRT-Hyperinsensität auf wassersensitiven MRT-Sequenzen sprechen; dann Hinweis auf ausgeprägte myxomatöse Komponente.

Bildgebende Differenzialdiagnose: Inaktiver („alter") Herd der monostischen fibrösen Dysplasie.

Vorschlag des Radiologen: Bei bleibender Asymptomatik röntgenologische Kontrolle nach 2 Jahren, anderenfalls MRT (s. o.) und chirurgisch-orthopädisches Konsil.

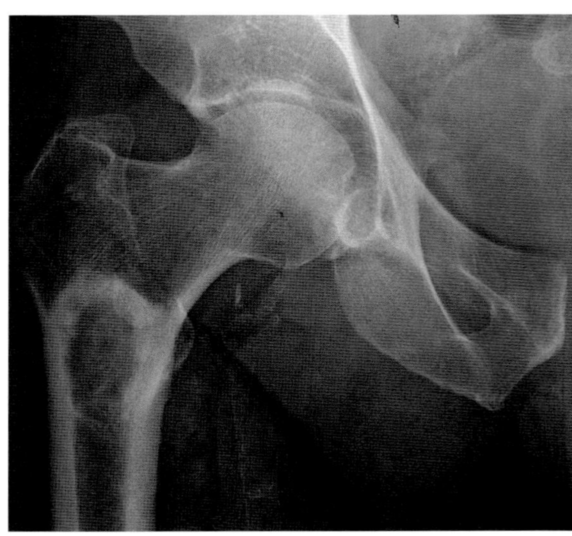

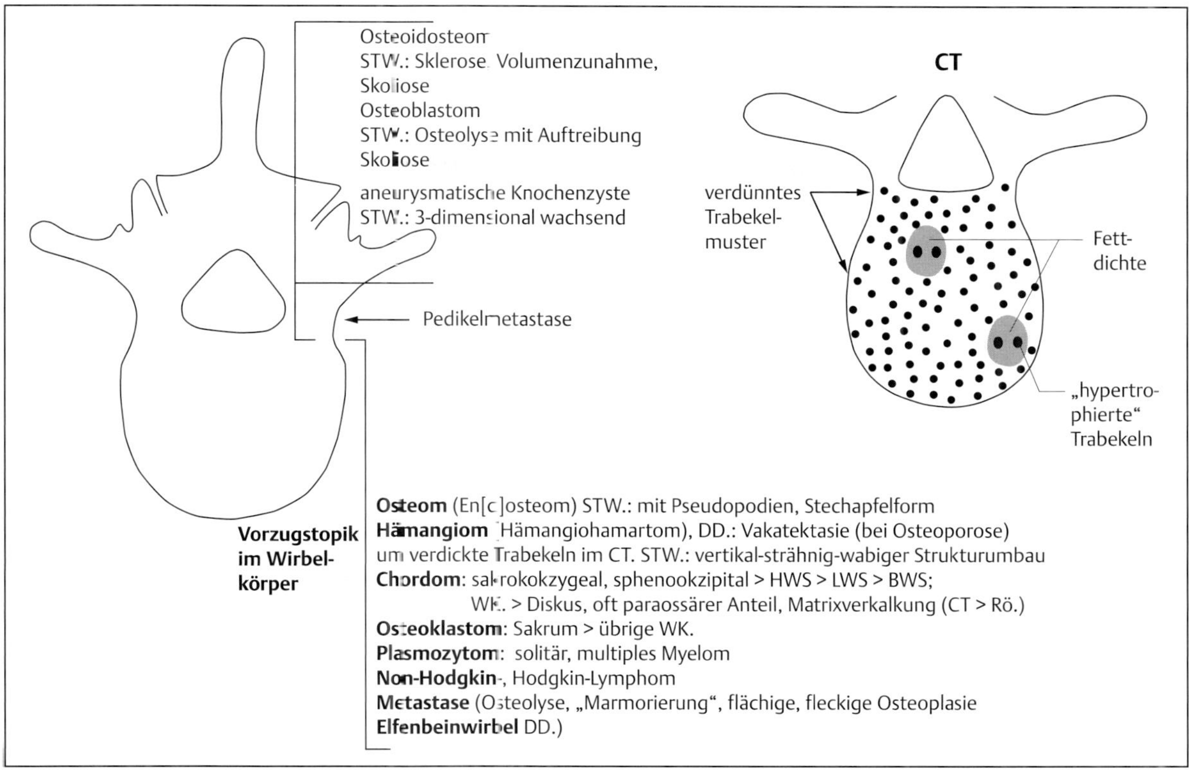

Abb. 3.59 **Topische Prädilektionen verschiedener Knochenläsionen im Wirbel.** Bezug auf Wirbelkörper, Bogenfuß (Pedikel) und Wirbelbogen mit knöchernen Anhängen (Processus, BWS = Brustwirbelsäule, CT = Computertomogramm, DD. = bildgebende Differenzialdiagnose stellen, HWS = Halswirbelsäule, LWS = Lendenwirbelsäule, Rö. = Röntgenaufnahme, STW. = Bild beschreibende Stichworte, WK. = Wirbelkörper, > = häufiger als, 3-dimensional wachsend = Übergreifen auf Nachbarwirbel möglich).

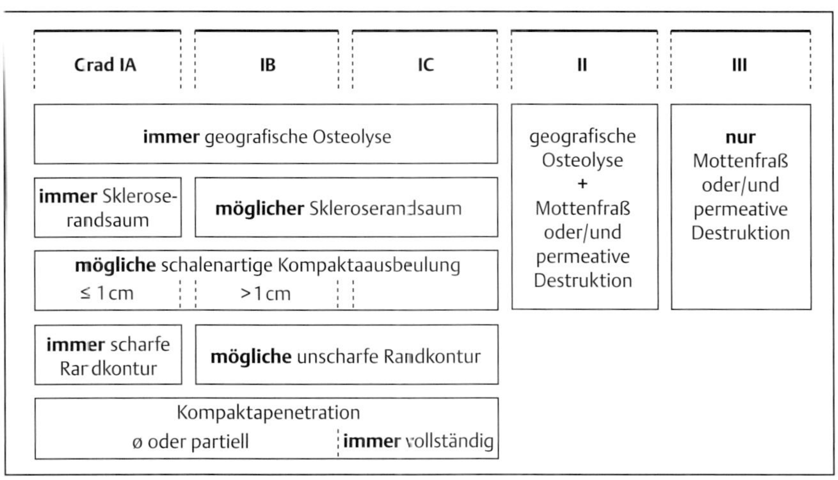

Abb. 3.60 **Nach praktischen Gesichtspunkten ausgerichtete Röntgenbildanalyse der (kurz gefassten) Lodwick-Graduierungen** (Lodwick et al. 1980a, b).

sen Dysplasie Café-au-Lait-Flecke und (weibliche) Pubertas praecox auf, so wird vom **McCune-Albright-Syndrom** gesprochen. Andere endokrine Störungen sind ebenfalls in Kombination mit der fibrösen Dysplasie beschrieben worden.

Die Prädilektionsstellen der monostischen fibrösen Dysplasie sind das meta-/epiphysäre Gebiet des proximalen Femurs (s. Abb. 3.**58a**), die Tibia und der Gesichtsschädel häufiger als die Schädelkalotte sowie andere flache Knochen, wie die Rippen und das Becken. Polyostische fibröse Dysplasien können mehr als die Hälfte des Skeletts befallen – dann auch Knochen, deren Erkrankung bei der monostischen Form kaum vorkommt.

Die Röntgenbefunde bei der fibrösen Dysplasie hängen vom Verhältnis der fibrösen zur knöchernen Komponente im jeweiligen Herd ab. „Jüngere“ osteolytische Läsionen, d. h. aktive Stadien, lassen Milchglasaspekt und Kompaktaverdünnung erkennen. Ältere, weniger

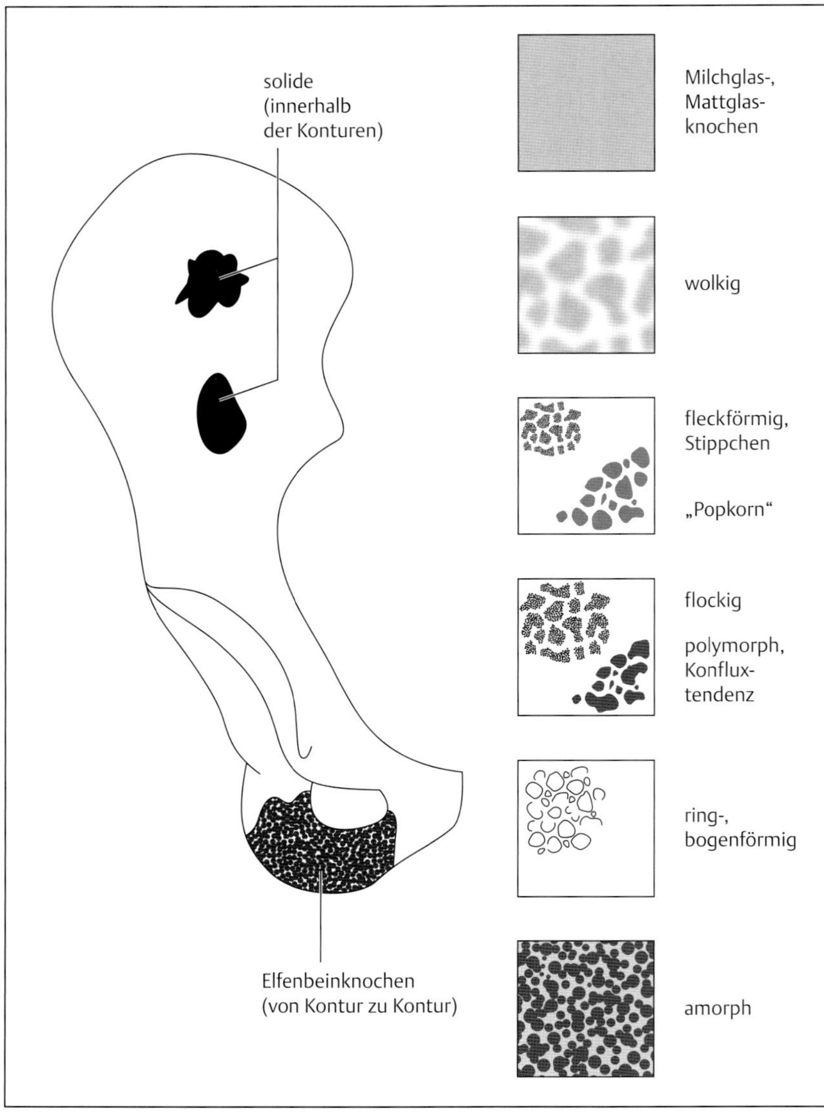

Abb. 3.**61** **Deskriptive Röntgenmorphologie der Verknöcherungen und Verkalkungen (in) der Tumormatrix.** Milchglasartige (mattglasartige), wolkige, solide oder elfenbeinartige (sehr dichte) Matrixverknöcherungen kommen bei *knochenbildenden* oder *Knochenbildung induzierenden Tumoren* vor, beispielsweise beim Osteom (z. B. Enosteom bis „herunter" zur Kompaktainsel), beim Osteoidosteom, beim Osteoblastom, beim Osteosarkom und bei der osteoplastischen Metastase. Der Mineralisationsgrad bestimmt die Dichte des entstandenen Knochengewebes. *Neoplastische Knorpelzellen* imitieren die physiologische enchondrale Ossifikation, nämlich Wachstum und Reifung der Zellen und Mineralisation der Knorpelmatrix. Die Stufe der Knochenbildung wird regelmäßig nur beim Osteochondrom erreicht. Bei den anderen Stufen der tumorinduzierten enchondralen Knochenneubildung entstehen durch ungeordnetes Zellwachstum und ungeordnete Reifung eher Verkalkungsmuster, die auf Röntgenaufnahmen vor allem fleck- und stippchenförmig, ring- oder bogenförmig erscheinen. Tumoren mit bindegewebig-faseriger Matrix können *metaplastische Knochensubstanz* bilden, die nach Menge und Mineralisationsgrad milchglasartig, flockig-wolkig, strähnig bis solide erscheint, beispielsweise im Frühstadium der fibrösen Dysplasie (= Milchglaspekt) oder im Spätstadium (= solide Knochendichte). *Dystrophische Verkalkungen* entstehen in nekrotischem Fettgewebe, wie z. B. im Knochenlipom, manchmal im Liposarkom oder im Knochen(-mark-)infarkt.

aktive oder inaktive Herde gehen eher mit Kompaktaverdichtungen und Dichtezunahme in den Osteolysen einher. Das Spektrum der Osteolysen reicht daher von reinen Osteolysen mit wabig-zystischen bis seifenblasenartigen Befunden über ihre Milchglasdichte bis hin zu uniformer erheblicher Knochendichte. Beim zuletzt genannten Aspekt kann von einer Osteolyse nicht mehr die Rede sein, zumal der sklerosierte Knochen – Schädelbasis und Gesichtsschädel seien besonders genannt – an Volumen zunimmt, aufgetrieben erscheint und beispielsweise Nasennebenhöhlen und/oder die Cavitas nasi einengt bzw. ausfüllt. Am Schädel wird bei einem Mischbild aus rundlichen, evtl. blasigen Osteolysen und großfleckigen Verdichtungen vom pagetoiden Typ der fibrösen Dysplasie gesprochen.

Klinische und radiologische Differenzialdiagnose: Der aktive Morbus Paget (Ostitis deformans Paget) geht mit einem erhöhten Serumspiegel der alkalischen Phosphatase einher. Die Entdeckung der Veränderungen in der 1. Lebenshälfte, oft sogar im jugendlichen Alter, spricht für die fibröse Dysplasie. Die monostischen osteolytischen Herde der fibrösen Dysplasie entsprechen in der Regel dem Lodwick-Grad IA häufiger als IB, d. h. geografische Osteolyse mit sklerotischem Randsaum, und aktive Herde der polyostischen Form eher dem Grad IB, manchmal auch IC.

Merke

Das CT-Charakteristikum der fibrösen Dysplasie ist das Fehlen eines paraossären Anteils oder Ausbruchs.

Diese Erkenntnis kann von hohem diagnostischem Wert sein, wenn beispielsweise bei einem monostischen Rippenbefall die manchmal sehr dünne Periostschale auf dem Projektionsradiogramm nicht zu erkennen ist, sich jedoch im CT darstellt. Bei der rein osteolytischen Form der fibrösen Dysplasie (mit noch fehlender oder nur geringer Bildung von Geflechtknochen) spricht das völ-

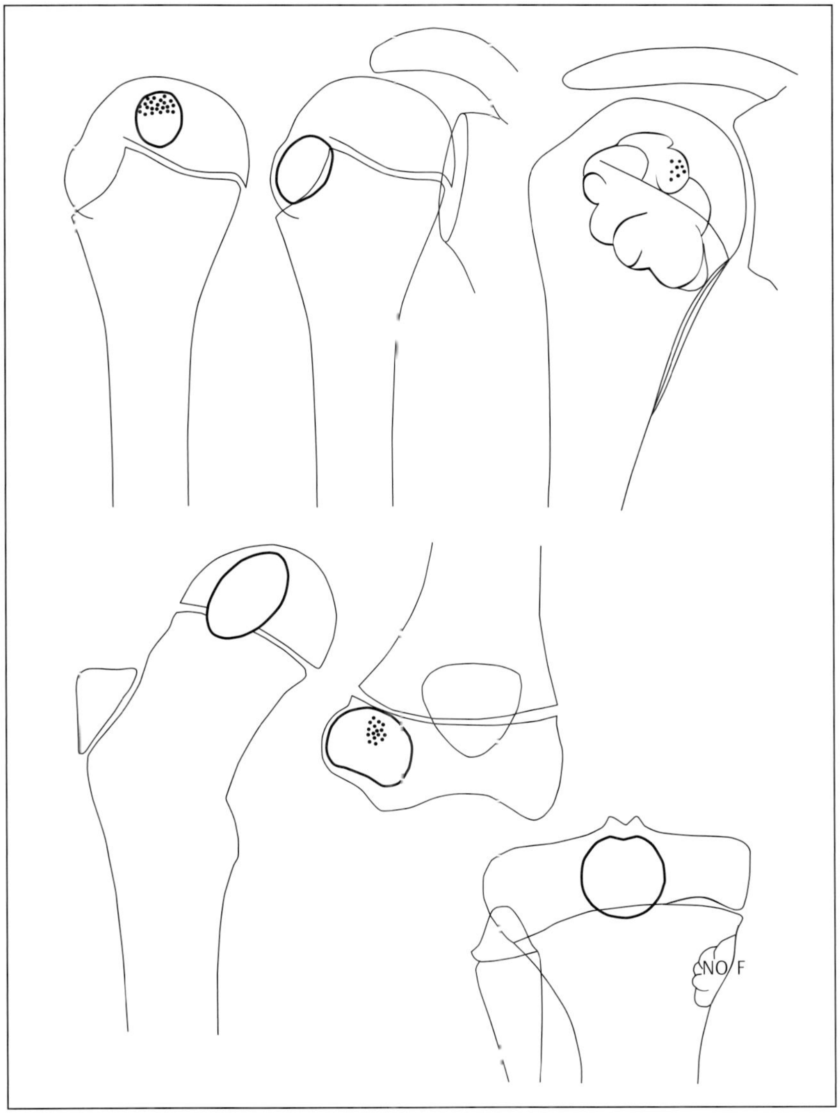

Abb. 3.**62** **Röntgenbefunde beim Chondroblastom** (Codman-Tumor; NOF = Koinzidenz mit einem fibrösen metaphysären Defekt Typ „nicht ossifizierendes Knochenfibrom").

Merke

Beim Ausbreiten einer solchen röntgenmorphologischen Läsion beiderseits der offenen epiphysären Wachstumsfuge differenzialdiagnostisch an eine (zystische) Knochentuberkulose denken – besonders bei ungeimpften Immigranten oder Asylanten!

lige Fehlen von mottenfraßartigen oder/und permeativen Randstrukturen gegen einen bösartigen Tumor bzw. gegen die maligne Transformation eines fibrösen Dysplasieherds. Solide oder ausgeprägte lamelläre Periostreaktionen und Verkalkungsherde kommen bei der fibrösen Dysplasie gelegentlich vor, z. B. als Stressphänomene bzw. dystrophische Verkalkungen oder Mineralisation in Knorpelherden. Sie haben jedoch keine bildgebende differenzialdiagnostische Bedeutung, da die diagnostischen Befunde der fibrösen Dysplasie die Röntgenmorphologie beherrschen. Zur röntgenologischen *Differenzialdiagnose* gehören formal folgende Erkrankungen:

- nicht ossifizierendes und ossifizierendes Knochenfibrom (Letzteres vorwiegend in der Mandibula und der Maxilla)
- solitäre Knochenzyste (s. dort)
- Umwandlung der fibrösen Dysplasie in eine aneurysmatische Knochenzyste (s. dort)
- Enchondrom
- Histiozytose X
- benignes (fibröses) Histiozytom
- (intertrochantärer) liposklerosierender myxofibröser Tumor (s. Abb. 3.**58a** und **b**)
- stark verkalkte Knochenlipome

Zur Differenzialdiagnose sei darüber hinaus Freyschmidt (1997) zitiert: „Die überwiegende Zahl fibrodysplastischer Fälle ist röntgenphänomenologisch so typisch, dass eine nennenswerte Differenzialdiagnose kaum in Frage kommt, insbesondere, wenn die Läsionen sich an den Prädilektionsstellen des Skeletts wie Femora, Tibiae, Schädel und Rippen präsentieren."

Osteofibröse Dysplasie Campanacci

Die osteofibröse Dysplasie Campanacci ist wahrscheinlich eine kortikale Variante der fibrösen Dysplasie des Kindesalters mit dem Lokalisationscharakteristikum Tibia, seltener Fibula und andere lange Röhrenknochen. Sie sitzt in der Kompakta („intrakortikal“ bzw. „kortikal“). Die Abgrenzung erfolgte aufgrund histologischer Befunde, die bei der originären fibrösen Dysplasie nicht vorkommen, nämlich aufgrund ausgeprägter Osteoblastensäume auf den Trabekeln des Geflechtknochens sowie aufgrund der mögliche Entstehung, d. h. dem potenziellen Umbau zu lamellären Knochentrabekeln. Der röntgenmorphologische Aspekt der osteofibrösen Dysplasie Campanacci lässt sich vom Adamantinom der langen Röhrenknochen mit Prädilektionstopik in der Tibia nicht unterscheiden (s. Abb. 3.**58**). Allerdings treten Adamantinome der langen Röhrenknochen kaum im 1. Dezennium auf. Da das Adamantinom als niedrigmaligner Tumor mit Neigung zum Rezidiv und zur Absiedlung eingestuft wird (Lodwick-Grad IB oder IC), sollte, namentlich bei (sehr) schmerzhaften Läsionen, aus differenzialdiagnostischen Gründen eine Probeentnahme erfolgen.

Osteoidosteom

Das Osteoidosteom ist ein gutartiger Tumor, der 2 Anteile hat: den Nidus (lat.: Nest) und die reaktive Knochenneubildung. Der Nidus ist die eigentliche Tumorformation (Wachstumszentrum). Seine Histomorphologie wird von einem zellreichen fibroblasten- und fibrozytenhaltigen, stark vaskularisierten Gewebe mit Osteoid und unreifem Knochengewebe geprägt. Definitionsgemäß soll der Nidusdurchmesser nicht mehr als 10 mm betragen. Tatsächlich ist dies eine statistisch abgeleitete Prämisse, die davon ausgeht, dass im histologischen Bild identische Nidi über 10 mm Durchmesser dem „größeren Bruder“ des Osteoidosteoms, dem Osteoblastom, zugerechnet werden. In der Praxis kommen jedoch gelegentlich röntgenologisch typische Osteoidosteome mit 15-mm-Nidi vor. Außerdem gibt es als Varianten auch multizentrische Osteoidosteome mit 2 und mehr Nidi und multilokuläre Osteoidosteome in mehreren Knochen desselben Patienten.

Etwa die Hälfte der Osteoidosteome zeigt sich im 2. Dezennium. Jenseits des 30. Lebensjahrs treten nur noch 10 % dieser Tumorart auf. Im Säuglings- und Kleinkindesalter werden kaum Osteoidosteome beobachtet. Bevorzugte Lokalisationen sind das Femur (vor allem der Schenkelhals und die Trochanterregion) sowie die Tibia. In abnehmender Häufigkeit werden das Fuß- und das Handskelett sowie die Wirbel – vornehmlich der Wirbelbogen mit seinen Fortsätzen – befallen.

Die klinische Symptomatik gruppiert sich um lokale Schmerzen, die sich besonders nachts bemerkbar machen oder verstärken und gut auf Salizylate, beispielsweise Azetylsalizylsäure (3 × 0,5–1 g über 3 Tage) und andere Antirheumatika ansprechen.

Der Röntgenbefund – Lodwick-Graduierung der Osteolyse IA – hängt vom Sitz des Osteoidosteoms ab:

- *Nidus in der Kompakta* (sog. kortikaler Nidus): Der unverkalkte Nidus in der kompakten Knochensubstanz kommt am häufigsten vor und wird von einer stärkeren ovalen oder spindelförmigen, asymmetrischen, selten manschettenförmigen, reaktiven periostalen und endostalen Sklerose (Hyperostose) umgeben. An (langen) Röhrenknochen kann sie so ausgeprägt sein, dass der Nidus auf Projektionsradiogrammen nicht mehr als Osteolyse erscheint. Dann sollte bei klinischem Verdacht mittels computerassistierten Schnittbildverfahren, beispielsweise CT (Abb. 3.**63**), oder szintigrafisch – sog. Double-Density-Sign (Abb. 3.**64**) – nach ihm gefahndet werden. Manchmal ist der Nidus so stark verkalkt, dass er sich im kompakten bzw. reaktiv entstandenen Knochen nicht mehr durch Schwächungsdifferenzen zu erkennen gibt. Im MRT fällt der Nidus im T2-gewichteten Bild und nach Kon-

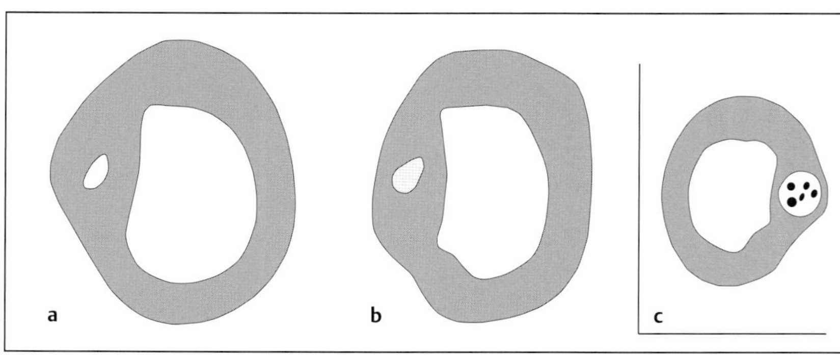

Abb. 3.**63a–c** **CT-Aspekt des Osteoidosteoms in der Kompakta und des intrakortikalen Chondroms.**
a **Unverkalkter Nidus.**
b **Leicht verkalkter Nidus.** Manchmal kann der Nidus gesprenkelt verkalken. Siehe auch die periostale und die besonders starke endostale reaktive Knochenneubildung.
c **CT-Aspekt des seltenen intrakortikalen Chondroms** (Rudman et al. 1998) mit scharf begrenzter Osteolyse, mit auch röntgenologisch auffallender (nicht abgebildet), umschriebener perifokaler, solider Periost- und Endostreaktion, (möglicher) Expansion und intratumoralen Verkalkungen. Die histologische Abgrenzung muss auch gegenüber dem intrakortikalen, niedriggradigen Chondrosarkom und dem intrakortikalen Osteosarkom erfolgen. Bei Letzteren ist eine zusätzliche lamelläre periostale und/oder endostale Reaktion zu erwarten.

Merke

Im dynamischen CT gibt sich der Nidus durch ein starkes und im Kurvenbild rasches Enhancement (+ >40 %) zu erkennen. Dieses Kontrastmittel-Enhancement ist ausgeprägter als beim eosinophilen Granulom, beim Chondroblastom und beim Brodie-Abszess. Im MRT geht das Osteoidosteom entweder ohne Randödem einher, oder die Läsion wird von einem Ödem umgeben, d. h. die extraossären Weichteile oder/und der Knochenmarkraum werden von einem Ödem durchtränkt.

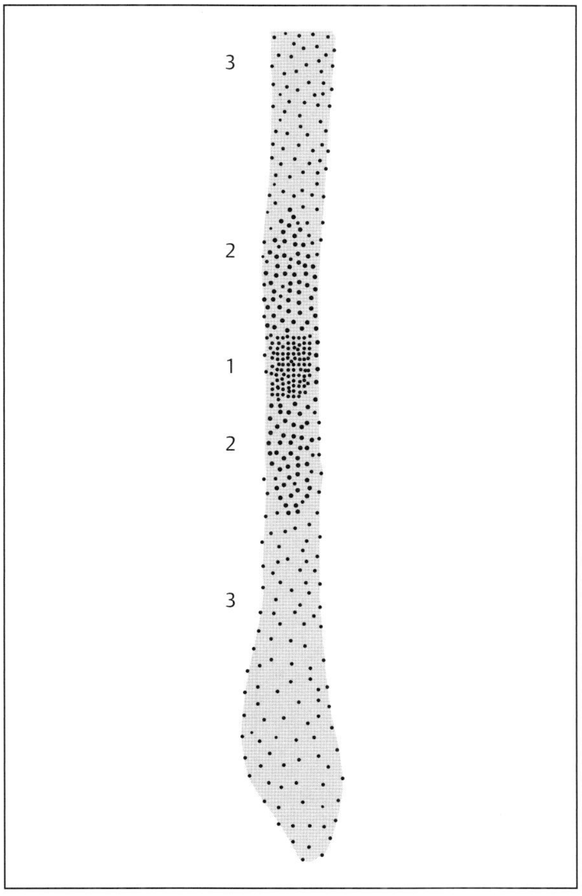

Abb. 3.64 **Szintigrafisches Double-Density-Sign (Doppeltes Dichtezeichen) des Osteoidosteoms in einem langen Röhrenknochen (Skelettphase).** Der Nidus nimmt das osteotrope Radionuklid stark auf (1), die reaktive Sklerose in geringerem Maße (2), aber immer noch stärker als der nicht beteiligte Knochenabschnitt (3).

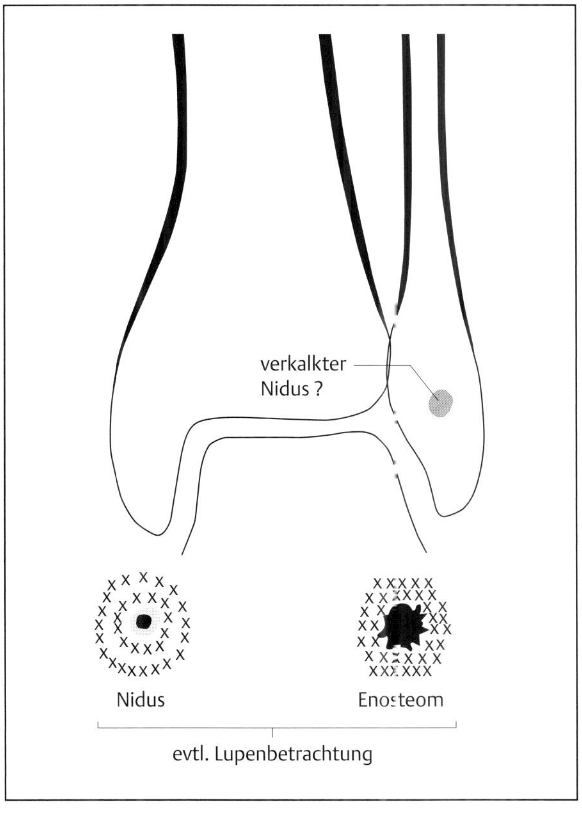

Abb. 3.65 **Zur bildgebenden Differenzialdiagnose zwischen dem verkalkten medullären Nidus des Osteoidosteoms (ohne röntgenologisch erkennbare reaktive Sklerose) und dem Enosteom (Kompaktainsel).** Vergleiche den unverkalkten schmalen Osteoidrandsaum („Halo"), den verkalkten medullären Nidusanteil und die (manchmal nur angedeutete) Stechapfelform des Enosteoms. Starke Radionuklidraffung des Nidus – im Mehrphasenszintigramm sind beim aktiven, d. h. „wachsenden" Osteoidosteom alle 3 Phasen bzw. die Früh- und die Skelettphase positiv. Bei der gezeichneten Größe des Enosteoms bleiben die 3 (2) Phasen negativ. Auch beim Riesenosteom (engl.: Giant Bone Island, Giant Osteoma) fallen die Perfusions- und die Blutpoolphase immer normal aus (Seitenvergleich zum entsprechenden unversehrten Knochen). Das Enosteom ist asymptomatisch; jedoch kann die Röntgenuntersuchung wegen anderer (z. B. schmerzhafter) Ursachen das Enosteom zufällig sichtbar machen. Die osteoplastische (Mono-) Metastase hat fast immer unscharfe Konturen und geht fließend in die normale Spongiosatextur über. Sie zeigt keine Stechapfelform oder füßchenartige Ausläufer. Die Krankheitsvorgeschichte ist zu beachten. Im Ganzkörperskelettszintigramm reißt die osteoplastische Absiedlung den osteotropen Radionuklidkomplex stark an sich. Außerdem können bei dieser Untersuchung weitere Absiedlungen aufgedeckt werden.

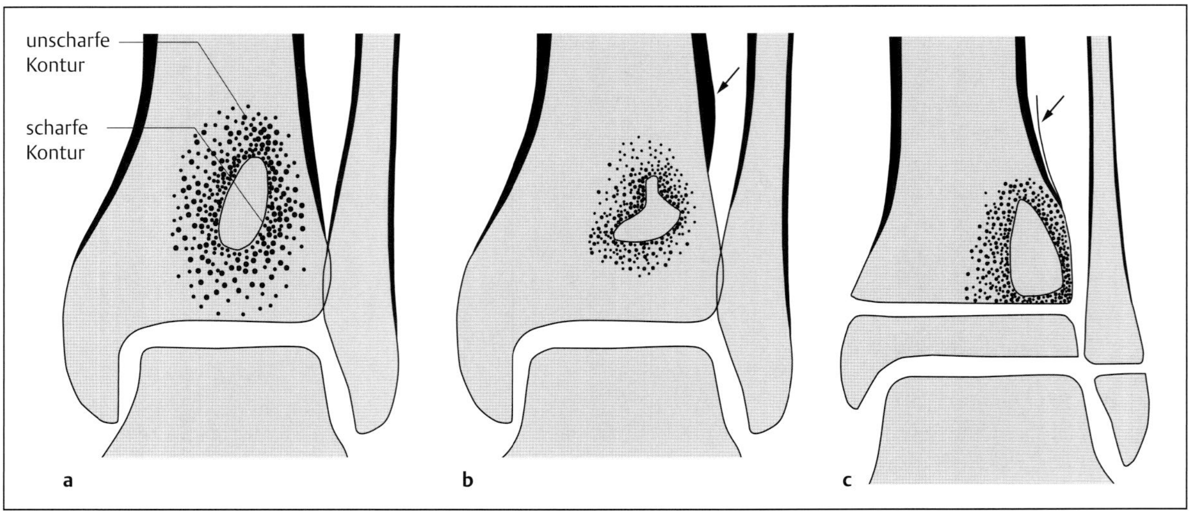

Abb. 3.**66a–c** **Differenzialdiagnose Brodie-Abszess/Plasmazellenosteomyelitis.**

a **Klassischer hämatogener metaphysärer Brodie-Abszess** mit breiter und dichter perifokaler Sklerose; solide Periostreaktion möglich.

b **Eher polygonale Osteolyse (Knocheneinschmelzung) mit nicht sehr ausgedehnter („schmaler") perifokaler Sklerose.** *Differenzialdiagnose:* atypischer Brodie-Abszess (Eiter in der Osteolysezone) oder **Plasmazellenosteomyelitis** (schleimige, nicht eitrige Flüssigkeit in der Knochenhöhle), evtl. Aspirationsbiopsie. Im MRT stärkere Signalintensität bei T2-Gewichtung in beiden Fällen. Histologisch überwiegen beim Brodie-Abszess die neutrophilen Granulozyten, bei der Plasmazellenosteomyelitis (im englischen Sprachraum: subakute Osteomyelitis) die namensgebenden Plasmazellen. Die nicht eitrige Plasmazellenosteomyelitis entsteht bei Ansiedlung wenig virulenter Mikroorganismen und guter allgemeiner und lokaler Abwehrlage. Begleitende („sympathische") nicht eitrige Synovitis bei beiden Erkrankungen möglich, desgleichen eine „benigne" Periostreaktion. *Pfeile:* Solide Periostreaktion (vgl. Abb. 3.**52**), im Wachstumsalter oft lamelläre Periostreaktion (s. auch **c**).

c **Röntgenaspekt der Plasmazellenosteomyelitis im Wachstumsalter.** Differenzialdiagnose gegenüber der chronischen rekurrierenden (rezidivierenden) multifokalen Osteomyelitis im klinischen und bildgebenden Kontext stellen (s. Kap. 13 „Gelenke des Schultergürtels", Abschnitt „Krankheitskomplex: akquiriertes Hyperostosesyndrom [AHS]").

Die klinische Differenzialdiagnose zwischen **a** und **b** ist schwierig, denn beide sitzen vorwiegend in der Metaphyse, zeigen lokal geringe oder fehlende klinische Entzündungssymptome oder -befunde (außer örtlichen Schmerzen) und mögliche, also nicht obligate serologische Entzündungsparameter. Beim Brodie-Abszess und bei der plasmazellulären Osteomyelitis wird das szintigrafische Double-Density-Sign (doppeltes Dichtezeichen) nicht beobachtet. Der Nidus des Spongiosaosteoidosteoms verkalkt sehr häufig. Sequester sind bei **a**, **b** und **c** sehr seltene Befunde.

trastmittelinjektion (T1-Gewichtung) durch hohe Signalintensität auf. Außerdem wird das Osteoidosteom häufig von einem perifokalen Ödem, zumeist auch in den nahen Weichteilen, begleitet.

- *Nidus in der Spongiosa* (medullärer Nidus): Der Spongiosanidus neigt besonders zur Verkalkung oder Verknöcherung (Abb. 3.**65**). Die Lokalisation in der Spongiosa bedeutet fast immer ein Auftreten in Gelenknähe. Dann kann er eine sympathische Synovitis auslösen, durch deren kollateralarthritische Demineralisation die reaktive Umgebungssklerose oft weniger auffällt. Typisch für den Spongiosanidus ist nicht nur seine Verdichtung, sondern, dass zwischen ihm und dem umgebenden Knochen ein schmaler Aufhellungssaum (Schwärzungssaum im Röntgenbild) liegt.
- *Subperiostaler Nidus:* Der oberflächennahe Nidus hat folgende Merkmale, nämlich: (1.) er verkalkt; (2.) er liegt direkt über einer „Grube" des anliegenden Knochens – erscheint daher wie aus dem Knochen ausgestoßen – und ist oft (3.) von einer zarten Periostschale umgeben (s. Abb. 16.**57**).
- *Intraartikulärer Nidus:* Diese Niduslokalisation in der subchondralen Spongiosa – Entsprechendes gilt für die subdiskale Lage im Wirbelkörper – zeigt sein „Bett" als Erosion, die von einer mehr oder weniger auffallenden reaktiven Sklerose begleitet wird. Subdiskal gelegen, kann er von einer halbkugeligen Sklerosezone umgeben sein, und bei strahlentransparentem (als Erosion dargestelltem) Nidus imponiert der Befund dann als (polyätiologische) hemisphärische Spondylosklerose (s. dort). Bei epiphysärer subchondraler Lage des Nidus kann das Osteoidosteom zu einer sympathischen Synovitis mit Gelenkerguss führen.

Bildgebende Differenzialdiagnose des Osteoidosteoms:

- *Stressperiostosen* (s. konstruktive Stressadaption) können ovale oder spindelförmige Form haben. Soweit eine Frakturlinie – meist senkrecht oder spitzwinklig zur Knochenlängsachse – überhaupt entstanden ist, kann sie von der Periostose (und der sie evtl. begleitenden endostalen Knochenbildung) ebenso überdeckt werden wie ein kleiner Nidus durch eine starke reaktive Knochenneoformation. Stressperiostosen nehmen das osteotrope Radionuklid in gleicher Weise vermehrt auf – auch im 3-Phasenszintigramm – wie das Osteoidosteom. Stressphänomene reagieren auf Belastung (z. B. Stehen oder Gehen) stärker als bei Ruhe. Beim Osteoidosteom ist dies überwiegend umgekehrt (Ruheschmerz). Stressphänomene im Knochen treten als Insuffizienzerscheinung (im „kranken" Skelett) gewöhnlich in der 2. Lebenshälfte auf, beispielsweise bei der Dauer- oder Langzeittherapie mit Kortikosteroiden, z. B. beim Asthma bronchiale. Stressphänomene als Überlastungsfolge im primär gesunden Skelett kommen in jedem Alter vor (Anamnese: beispielsweise Leistungs- oder Dauersport).

- Die *Kompaktainsel* hat vor allem an kleinen Knochen differenzialdiagnostische Bedeutung. Die Kompaktainsel wird zufällig entdeckt, da asymptomatisch, oder bei der Röntgenuntersuchung ohne Traumaverdacht bei unklaren Schmerzzuständen, beispielsweise im Hand- oder Fußskelett, erkannt. Die Kompaktainsel gibt grundsätzlich ein normales 3-Phasenszintigramm und ein normales 1-Phasenszintigramm – Letzteres jedenfalls an kleinen Knochen. Große Kompaktainseln – dann gewöhnlich als Enosteom oder sogar als Riesenosteom bezeichnet – können in Abhängigkeit von der Knochenmasse, vom Mineralisationsgrad und von ihrer Wachstumsaktivität den Tracer vermehrt in der Skelettphase aufnehmen. Das Double-Density-Sign (s. Abb. 3.**64**) fällt beim Osteoidosteom vor allem an größeren Röhrenknochen auf.
- Der klassische *Brodie-Abszess* in den (langen) Röhrenknochen (Abb. 3.**66**) sitzt in der Metaphyse, seltener in der Epiphyse – in jedem Fall jedoch in der Nähe der (geschlossenen) Wachstumsfuge. Solange sie offen ist, wird dadurch das Wachstum des befallenen Knochens gestört, beispielsweise die Wachstumsfuge vorzeitig geschlossen oder dort das Wachstum beschleunigt oder/und die Formmodellierung beeinträchtigt. Ein Osteoidosteom in unmittelbarer Nähe der Wachstumsfuge kann ebenfalls diese Wachstumsstörungen hervorrufen und fällt (allerdings in Abhängigkeit von der Größe und „Aktivität" des Nidus) im 3-Phasenszintigramm ebenfalls positiv aus. Das Double-Density-Sign ist beim Brodie-Abszess nicht bekannt. Beim Brodie-Abszess kommen gelegentlich Hautfisteln vor. Auch eine sympathische Synovitis oder bakterielle erosive Arthritis können auftreten. Serologische Entzündungszeichen sind manchmal, aber nicht obligat nachzuweisen, und evtl. lässt sich anamnestisch eine hämatogene bakterielle „Streukrankheit" ermitteln. Über die Differenzialdiagnose „Osteoidosteom" versus *„plasmazelluläre Osteomyelitis"* s. Abb. 3.**66**. Zum klinischen usw. Erscheinungsbild der *chronisch rekurrierenden (rezidivierenden) multifokalen Osteomyelitis* s. Kap. 13 „Gelenke des Schultergürtels", Abschnitt „Krankheitskomplex: akquiriertes Hyperostosesyndrom (AHS)".

Sklerosierende, lokalisiert auftretende Knochenerkrankungen ohne Nidus oder Einschmelzung (Osteolyse), darunter die chronische sklerosierende Osteomyelitis Garrè, die sog. Ostitis condensans claviculae oder die Hyperostosis triangularis ilii, sind Befunde, die manchmal ebenfalls in die bildgebende Differenzialdiagnose des Osteoidosteoms miteinbezogen werden müssen.

Osteoblastom

Beim Osteoblastom – zumeist Lodwick-Graduierung IB–C – ist bei vergleichsweise großem, stark vaskularisiertem, manchmal partiell unverknöchertem Nidus (Durchmesser > 10 mm) die perifokale reaktive Sklerose verhältnismäßig gering ausgeprägt (Abb. 3.**67**). Der Osteoblastomnidus – der eigentliche Tumor – nimmt mit der Zeit an Größe zu, d. h., der benigne Tumor wächst. Dagegen behält der Nidus des Osteoidosteoms seine Größe bei. An der Wirbelsäule ist der Nidus häufig als solcher nicht zu erkennen – dies gilt mutatis mutandis auch für das Osteoidosteom –, sondern imponiert z. B. im CT-Knochenfenster als unregelmäßig geformte, expansive Osteolyse von mehreren Zentimetern Durchmesser, die sich nach Gabe von intravenös injiziertem Kontrastmittel stark anfärbt. An der Wirbelsäule tritt das Osteoblastom viel häufiger auf als das Osteoidosteom. Prädilektionssitz ist beim Osteoblastom der Wirbelbogen mit seinen knöchernen Adnexen.

Die *differenzialdiagnostische Entscheidung* ist beim Osteoblastom schwieriger zu fällen als beim Osteoidosteom, da die Osteolyse (Nidus) das Bild beherrscht.

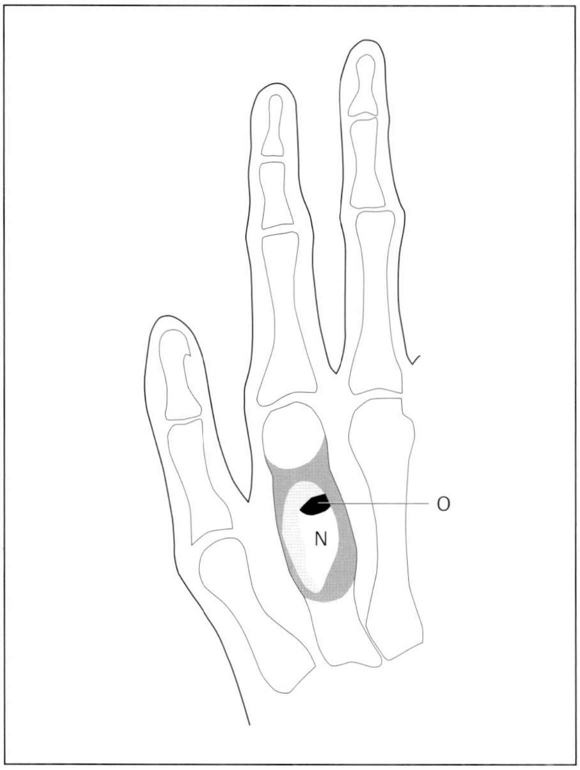

Abb. 3.**67** **Röntgenphänomenologie eines Osteoblastoms im Metakarpale II.** Siehe den großen Nidus (N) mit partieller Verknöcherung (O); (oft exzentrische) expansive, mäßig ausgeprägte reaktive Umgebungssklerose.
Regel: Etwa ⅔ des Osteoblastombefunds sind radioluzent; das übrige Drittel ist mehr oder weniger ossifiziert.

Zum differenzialdiagnostischen bildgebenden Spektrum gehören:

- aneurysmatische Knochenzyste
- Chondromyxoidfibrom
- Chondroblastom
- Riesenzelltumor (keine endotumoralen Verkalkungen)
- Enchondrom
- Osteosarkom
- entzündliche Knochenerkrankungen

Liposklerosierender myxofibröser Tumor

Dss Akronym „LSMFT" leitet sich von der Bezeichnung „liposklerosierender myxofibröser Tumor" ab. Er wird unter den fibroossären Läsionen als Entität mit Prädilektionssitz im intertrochantären Femurbereich (s. Abb. 3.**58a** und **b**) beschrieben (Kransdorf et al. 1999). Aus der Namensgebung geht hervor, dass der Tumor aus histologischer Sicht komplex aufgebaut ist. Die Läsion offenbart sich mit Schmerzen oder wird als asymptomatischer Zufallsbefund entdeckt. Im Röntgenbild erscheint sie als geografische Osteolyse mit *scharf* begrenztem, oft *breitem* Skleroserandsaum, also mit den Merkmalen langsamen Wachstums. Die Tumormatrix kann verstreut oder wolkenartig verkalken, aber auch intratumoral Knochensubstanz bilden. Bei möglicher ausgedehnter Mineralisation verschmilzt im Röntgenbild die Randsklerose mit dem dichten Tumorgewebe. Knochenauftreibung kommt an flachen Knochen vor. Der Fettanteil des Tumors gibt sich im Computer- oder Kernspintomogramm nicht zu erkennen. Die myxomatöse Komponente verursacht im nicht mineralisierten Tumorgewebe den niedrigen HE-Wert. Er liegt im Weichteilfenster des CT oberhalb der Fettdichte, aber unterhalb der Dichte der Skelettmuskulatur. Die hohe Signalintensität im T2-gewichteten MRT geht auf die myxomatösen Anteile des Tumors zurück. Im Ganzen gesehen zeigt dieser Tumor eine unspezifische heterogene Signalgebung und einen mehr oder weniger breiten signalfreien Rand. Szintigrafisch fällt eine mäßig erhöhte fokale Radionuklidakkumulation auf.

Riesenzelltumor (Osteoklastom)

Die Bezeichnung „Riesenzelltumor" (Osteoklastom) leitet sich einerseits von den histologisch nachweisbaren, zahlreichen osteoklastenartigen, gleichmäßig im Tumorgewebe verteilten Riesenzellen ab. Andererseits kommen Riesenzellen auch in anderen Knochentumoren vor. Sie sind daher für den Riesenzelltumor nicht pathognomonisch. Zu den Tumorzellelementen gehören auch fibroblastenartige (spindelförmige oder ovale) Stromazellen. Ihre Unreife beweist der geringe Kollagengehalt des Riesenzelltumors. Das Prädilektionsalter dieser Knochengeschwulst liegt im 3. und 4. Dezennium. Vor dem allgemeinen Wachstumsabschluss, insbesondere im 1. Dezennium, ist mit diesem leicht gynäkotropen Tumor nur sehr selten zu rechnen. Jenseits des Prädilektionsalters nimmt die Wahrscheinlichkeit, an einem Riesenzelltumor zu erkranken, zunehmend ab. Der Tumor gibt sich klinisch an lokalen Schmerzen zu erkennen. Der Riesenzelltumor offenbart sich typischerweise durch seinen exzentrischen Sitz in der Epiphyse der langen Röhrenknochen – am häufigsten (fast zu 50%) in der knöchernen Kniegelenksumgebung (s. Abb. 3.**58**). Manifestiert sich ein Riesenzelltumor selten noch vor dem Wachstumsabschluss, so wird oft eine metaphysäre Lage beobachtet. Nach der Lodwick-Graduierung lässt er sich als Osteolyse Typ IB und IC, bei aggressivem Wachstum als Typ II mit mottenfraßartigem Rand einordnen (Abb. 3.**68** und Abb. 3.**69**). In den beweglichen Wirbelsäulenabschnitten (Wirbelkörpern) kommt der Riesenzelltumor nur selten vor, im Sakrum und Ilium vergleichsweise häufiger. Sein Einbruch in das benachbarte Gelenk, das Durchwachsen des Sakroiliakalgelenks oder das Auftreten einer pathologischen Fraktur ist bei größeren Tumoren möglich. Der Riesenzelltumor neigt zum Rezidiv. Mit zunehmender Rezidivzahl nimmt das Risiko der malignen Transformation zu. Dann kann es vor allem zu Lungenmetastasen kommen. Der Riesenzelltumor wird daher als semimaligne eingestuft. Mittels CT und MRT lässt sich die lokale Tumorausbreitung besser darstellen als im Projektionsradiogramm, namentlich das paraossäre Wachstum, das Ausmaß der Gelenknähe oder der erfolgte Einbruch in die benachbarte Knochenverbindung (blutiger Gelenkerguss!). Der Gefäßreichtum des Riesenzelltumors offenbart sich im CT nach intravenöser Kontrastmittelinjektion. Entsprechend zeigt sich im MRT ein Anstieg der Signalintensität.

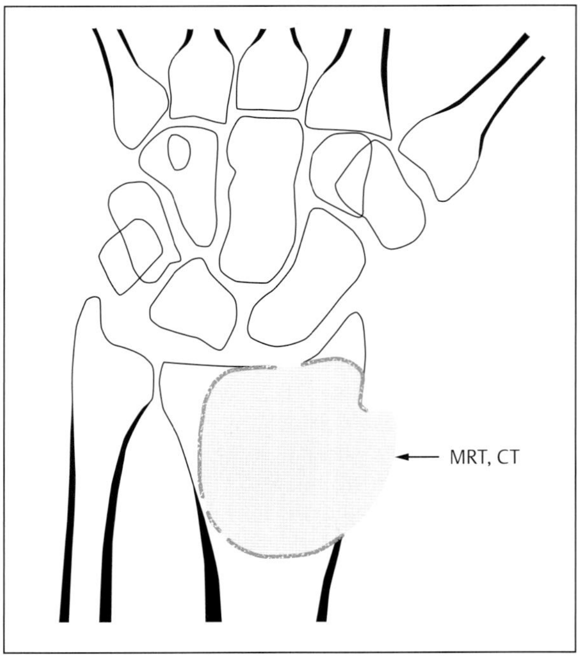

Abb. 3.**68** **Röntgenaspekt des aggressiven Wachstums bei einem Riesenzelltumor im Radius,** nämlich Zerstörung der Kompakta/Kortikalis, Ausbruch in die Weichteile (evtl. MRT), unscharf konturierter, zum Teil ausgelöschter Randsaum. Histologisch keine Malignitätskriterien (in diesem Fall), 5-jährige postoperative Beobachtungszeit ohne Rezidiv und ohne Absiedlungen.

Bei der *bildgebenden Differenzialdiagnose* des Riesenzelltumors müssen berücksichtigt werden:

- aneurysmatische Knochenzyste (hat ein anderes Prädilektionsalter: Kindesalter bzw. Wachstumszeit)
- Chondroblastom (auf Matrixverkalkungen achten, leistenartige Binnenstrukturen)
- solitäres Plasmozytom und osteolytische Metastase (Anamnese)
- Chordom im Sakrum
- brauner Tumor des Hyperparathyreoidismus (multilokulär; charakteristische andere Röntgenbefunde der

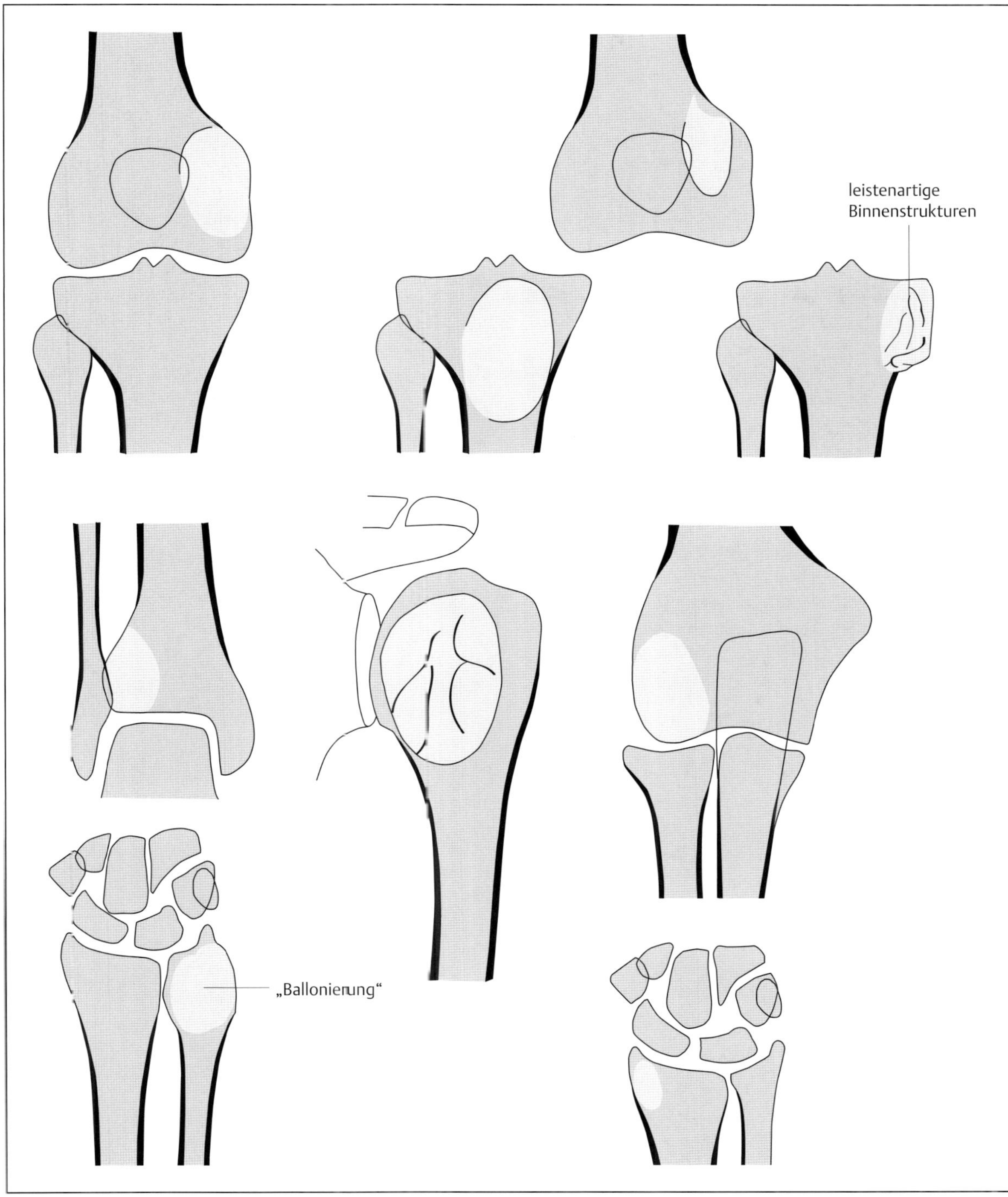

Abb. 3.69 **Erscheinungsformen des Riesenzelltumors auf Projektionsradiogrammen.**

Merke:

Die bildgebende Verdachtsdiagnose „Riesenzelltumor“ (Osteoklastom) setzt den serologischen Ausschluss des Hyperparathyreoidismus voraus (*Differenzialdiagnose:* Osteoklastom versus brauner Tumor).

hyperparathyreoten Stoffwechsellage suchen und Laborparameter prüfen)
- pigmentierte villonoduläre Synovitis – selten nur ein knöcherner Gelenksockel befallen, d.h. Osteolyse(-n) überwiegend auch im korrespondierenden Gelenksockel

Aus *histologischer Sicht* gibt es mehrere osteolytische Läsionen mit Riesenzellen. Dazu gehören neben dem Riesenzelltumor (Osteoklastom) das Chondroblastom, die aneurysmatische Knochenzyste und das *tumorähnliche reparative Riesenzellgranulom der Extremitäten* (in den Hand- und Fußknochen, mit einer statistisch abgeleiteten Verteilung – dies gilt vor allem an der Hand – von distal nach proximal abnehmend). Das reparative Riesenzellgranulom zeigt keinen Alterspeak, keine Geschlechtsprädisposition und keine obligate Traumaanamnese, obwohl ätiologisch sehr wahrscheinlich eine intraossäre Blutung den osteolytische Prozess auslöst. Die Läsion gibt sich an stärkeren Schmerzen zu erkennen. Eventuell, namentlich an den Phalangen, lässt sich eine druckschmerzhafte Schwellung tasten. *Röntgenologisch* zeigt sich die manchmal trabekulierte Osteolyse mit einer konzentrischen oder exzentrischen Auftreibung des befallenen Knochens. Das tumorähnliche Gewebe bricht einerseits bei der Beobachtungsmehrzahl nicht in die umgebenden Weichteile ein; daher ist in der Regel eine, wenn auch noch so zarte knöcherne (periostale und/oder kortikale) Umrandung zu erkennen. Andererseits sind sehr selten reparative Riesenzellgranulome beschrieben worden (Bertoni et al. 1998), die sich mit unscharfer Randkontur, Kompaktaauslöschung und Weichteilinvasion, also als aggressive Osteolyse, zu erkennen geben und den Röntgenbefund eines malignen Knochentumors vortäuschen (Biopsie). ■

Chondromyxoidfibrom

Das Chondromyxoidfibrom ist ein gutartiger chondrogener Tumor mit variabler fibröser und myxoider Komponente. Der leicht androtrope Tumor tritt in allen Altersgruppen auf; sein Prädilektionsalter umfasst die 2. und 3. Lebensdekade. Im Projektionsradiogramm offenbart er sich als rundliche, ovale oder gelappte und oft septierte geografische Osteolyse, die an langen Röhrenknochen exzentrisch-metaphysär sitzt (s. Abb. 3.**58**). Sie kann sich in die Diaphyse der langen Röhrenknochen, namentlich an ihrem Prädilektionssitz, den unteren Extremitäten, ausbreiten. Die Osteolyse vom Lodwick-Grad IB und C, häufiger als IA, ist glatt begrenzt und zeigt oft einen partiellen oder vollständigen Randsaum. Kommt es zur Kompaktaarrosion, so kann eine traubenförmige Kontur entstehen. Der exzentrische Tumorsitz begünstigt das Herauswachsen aus dem Mutterknochen – in diesem Fall entweder ohne oder mit sich vorwölbender Knochenumrandung bzw. hauchdünner Periostschale um den paraossären Tumorteil (CT). Beim Befall kleiner Röhrenknochen kann das Chondromyxoidfibrom den Knochen jedoch konzentrisch auftreiben. Klinisch macht sich der Tumor an lokalen Schmerzen und Anschwellung bemerkbar.

Differenzialdiagnose:
- Enchondrom (wenn ohne röntgenologisch erkennbare Verkalkungen wachsend)
- frischer Herd der (monostischen) fibrösen Dysplasie mit Milchglasdichte
- Chondroblastom (nur dann, wenn sich das Chondromyxoidfibrom in die Epiphyse ausdehnt)

! Merke
Bei der herauswachsenden Geschwulst mit Periostschale („Uhrglasaspekt") muss differenzialdiagnostisch vor allem an die aneurysmatische Knochenzyste gedacht werden.

Tab. 3.**2** MRT-Basisphänomene bei knorpelbildenden Tumoren (in Anlehnung an De Beuckeleer et al. 1996).

Tumor	Eigenschaften
Enchondrom	gelapptes Wachstum, periphere Kontrastmittelanreicherung (Enhancement), hohe Signalintensität auf T2-gewichteten Sequenzen, falls intratumorale Septen, dann dort geringere Signalintensität
Osteochondrom	Kompakta/Spongiosa und Knochenmark des Mutterknochens und der Läsion gehen harmonisch ineinander über, hohe Signalintensität der Knorpelkappe bei T2-Gewichtung, kein oder geringfügiges peripheres Enhancement, aufliegendes Perichondrium, evtl. aufliegende Bursa
niedriggradiges Chondrosarkom	gelapptes Wachstum (führt zum „Scalloping"), hohe Signalintensität bei T2-Gewichtung, dazwischen trennende fibrovaskuläre Septen mit niedrigerer Signalintensität auf T2-gewichteten Sequenzen, nach Gadoliniuminjektion im T1-gewichteten Bild stärkeres ring- oder bogenförmiges (kurvilineares) Enhancement der Septen (Bänder)
höhergradiges Chondrosarkom	Wachstum nur gering gelappt, intratumorale Nekrosen, dadurch mehr oder weniger inhomogenes Enhancement, kein septenförmiges Enhancement

Merke:

Ausdrücke wie „niedrig- bzw. höhergradiges Chondrosarkom" leiten sich von der histologischen Einstufung ab. Für diese Attribute kann auch stehen: niedrigmalignes und oder höhermalignes Chondrosarkom.

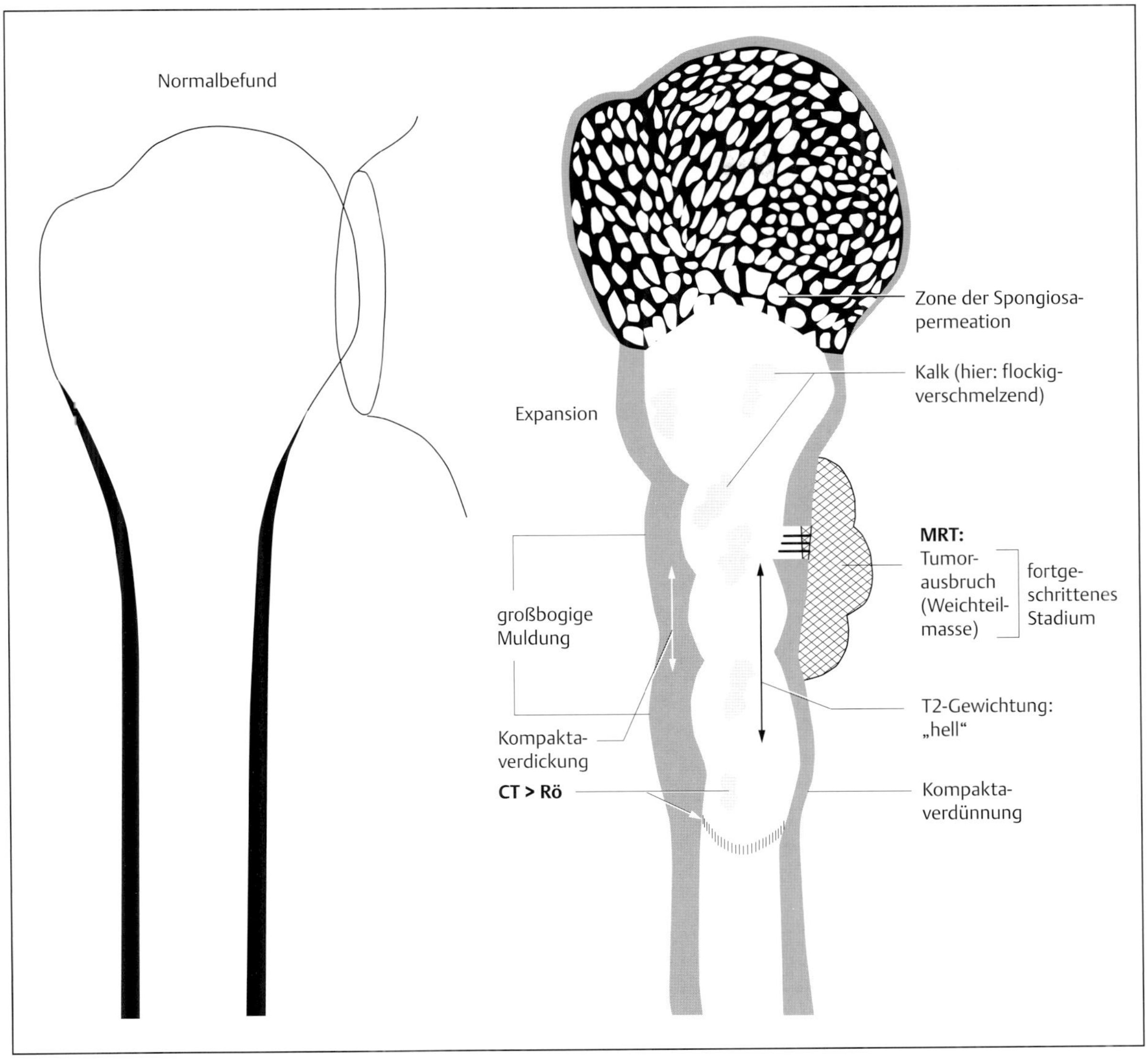

Abb. 3.70 **Röntgenbefunde beim primären zentralen Chondrosarkom.** Die Bedeutung des MRT- und CT-Einsatzes ist im Bild erwähnt. Die Skelettszintigrafie deckt polytope Befunde auf. Sie kann jedoch benigne von malignen knorpelbildenden Läsionen nicht abgrenzen. Der Tumorausbruch in die periossären Weichteile erfolgt über das Havers- und/oder Volkmann-Kanalsystem der Kompakta oder über eine (fokale) Kompaktadestruktion. Das CT stellt vor allem die intratumoralen Verkalkungen und die Kompaktaalterationen dar. Je hochgradiger ein Chondrosarkom histologisch eingestuft wird, desto geringer ausgeprägt sind die Matrixverkalkungen. Sie können gesprenkelt, flockig, ring-, bogenförmig oder popkornartig imponieren oder so diskret sein, dass sie erst im CT erkannt werden. Das wasserreiche Tumorgewebe gibt bei T2-Gewichtung ein starkes Signal; Verkalkungen stellen sich mit herabgesetzter Signalintensität dar.

Chondrosarkom

Das **primäre Chondrosarkom** wächst entweder aus der Markhöhle heraus – zentrales oder medulläres Chondrosarkom – oder selten an der Knochenoberfläche – peripher – und wird dann „juxtakortikales (Synonym: periostales) Chondrosarkom" genannt. Seine Zellen bilden Knorpelsubstanz, aber kein Osteoid oder Knochengewebe. Das tumoröse Knorpelgewebe kann sich myxomatös umwandeln, verkalken und sekundär verknöchern. Die histologische Differenzierung in 4 Grade korreliert mit der Prognose:

- *Chondrosarkom Grad I:* Das Knorpelgewebe ist ausdifferenziert. Das Wachstum erfolgt mehr expansiv als infiltrativ. Daher kann im Einzelfall die histologische Untersuchung zwischen dem Chondrosarkom und dem Enchondrom schwierig sein. Radiologische Befunde können zur Differenzialdiagnose zwischen beiden Alternativen beitragen (Abb. 3.**70** und Tab. 3.**2**).
- *Chondrosarkom Grad II:* Dieser Grad wird zwischen Grad I und III definiert – dies impliziert die Möglichkeit einer subjektiven Zuordnung.
- *Chondrosarkom Grad III:* Der Grad III entspricht histologisch und prognostisch einem wenig differenzierten

oder undifferenzierten Sarkom mit großer Absiedlungstendenz.

- *Chondrosarkom Grad IV:* Dieser Grad klassifiziert ein sog. dedifferenziertes Chondrosarkom mit sehr schlechter Prognose. Der Ausdruck „Dedifferenzierung" bedeutet, dass neben Tumoranteilen mit dem histologischen Grad I anaplastische Geschwulstbereiche nachzuweisen sind. Sie bieten nicht mehr den Aspekt eines knorpeligen Tumors, sondern können beispielsweise einem entdifferenzierten Fibro- oder Osteosarkom oder einem malignen fibrösen Histiozytom entsprechen. Solche Zellen wachsen aggressiver und setzen häufiger Metastasen als der Hauptteil dieses Chondrosarkoms.

Das **mesenchymale Chondrosarkom** ist ein weiteres hochgradig klassifiziertes Chondrosarkom mit ungünstiger Prognose. Seine Diagnose leitet sich aus histologischen Befunden ab.
Das sehr seltene **Klarzellenchondrosarkom** wird als ein niedriggradiges Chondrosarkom eingestuft. Nach der Lodwick-Graduierung entspricht es dem Typ IB–C. Dieses Chondrosarkom trägt die differenzialdiagnostische Bürde, röntgenologisch mit dem ebenfalls in Epi- und Apophysen wachsenden und oft mit Matrixverkalkungen einhergehenden Chondroblastom verwechselt zu werden – wenn der differente Alterspeak des Chondroblastoms (s. dort) und des Chondrosarkoms nicht beachtet wird. Prognostisch gesehen ist das Klarzellenchondrosarkom niedrigmaligne, seine Prognose also günstig, jedoch nicht so gut wie beim benignen Chondroblastom (vgl. dort).

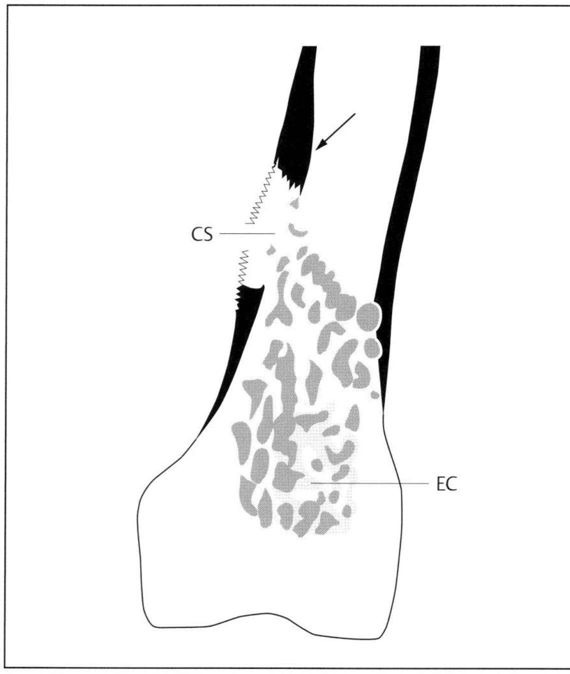

Abb. 3.**71** **Sekundäres Chondrosarkom (CS) durch maligne Transformation eines zentralen Enchondroms (EC).** Siehe die „zusammenfließenden" polymorphen Matrixverkalkungen und die „kurzbogigen" Muldungen (Scalloping) des EC. Im Bereich der sarkomatösen Transformation (CS) wurden die Verkalkungen bis auf kleine Reste abgebaut, die Kompakta arrodiert, periostal unscharf ausgebeult und zum Teil durchbrochen. Im MRT wären die ausgebrochenen Tumorweichteile genau abzugrenzen. Siehe auch die vom malignen Tumoranteil induzierte Kompaktaverdickung (*Pfeil*).

Das **sekundäre Chondrosarkom** (Abb. 3.**71**) entsteht auf dem Boden einer gutartigen knorpelbildenden Läsion – Enchondrom oder Osteochondrom. Seine bildgebende Differenzialdiagnose wird bei diesen Entitäten besprochen.

Der Alterspeak des primären, leicht androtropen Chondrosarkoms liegt im 6. Dezennium. Seine Prävalenz nimmt zu jüngeren Menschen hin so weit kontinuierlich ab, dass es in den ersten 10 Lebensjahren kaum beobachtet wird. Jenseits der 6. Lebensdekade tritt es jedoch noch in nennenswerter Häufigkeit auf. Das sekundäre Chondrosarkom ist seltener als das primäre und wird in allen Altersgruppen beobachtet, also auch bei jüngeren Menschen.

Etwa die Hälfte der primären Chondrosarkome sitzt im knöchernen Becken und im (proximalen) Femur. Dort und im Humerus sind die Meta- oder Diaphysen die Prädilektionsstellen bzw. breitet sich der Tumor von der Metaphyse in diaphysäre Abschnitte aus. Die Rippen und der Schultergürtel werden ebenfalls verhältnismäßig häufig vom primären Chondrosarkom befallen. Am Hand- und Fußskelett manifestiert sich das primäre Chondrosarkom selten – im Gegensatz zum Enchondrom, das sich vor allem an den Handknochen zeigt. An den großen Röhrenknochen tritt das Chondrosarkom als zentral gelegener Tumor auf. Das exzentrisch wachsende primäre Chondrosarkom dominiert an flachen Knochen. In den Beckenknochen werden beide Wachstumsformen etwa in gleicher Häufigkeit angetroffen.

Schmerz ist das Leitsymptom der Chondrosarkome. Er nimmt mit dem Tumorwachstum zu und steigert sich gewöhnlich in der Nacht. Das Enchondrom geht *viel seltener* mit mäßigen Schmerzen einher oder verläuft völlig asymptomatisch, es sei denn, als Folge des expansiven Wachstums ist (an kleinen Röhrenknochen) eine pathologische Fraktur eingetreten.

Die häufigsten bildgebenden Merkmale des primären zentralen Chondrosarkoms (im proximalen Humerus gezeichnet) sind in Abb. 3.**70** wiedergegeben. Folgende Befunde seien genannt, die sich überwiegend mit den Osteolysebefunden der Lodwick-Grade IA–C, selten II, manifestieren:

- Bei der Entdeckung liegt meist schon eine ausgedehnte Läsion vor; die Osteolyse ist selten vollständig, eher teilweise mit unscharfer Randkontur abgebildet oder sogar mit mottenfraßartigen Grenzen.
- Die Osteolyse zeigt an Zahl, Ausdehnung und Form wechselnde Verkalkungen (und Verknöcherungen). Bei höhermalignen Chondrosarkomen können Mineralschatten kaum auffallen oder auf nativen Röntgenaufnahmen nicht zu erkennen sein.
- Die Kompakta erscheint an manchen Stellen verdünnt, an anderen *verdickt*, die innere Kompaktakontur groß-

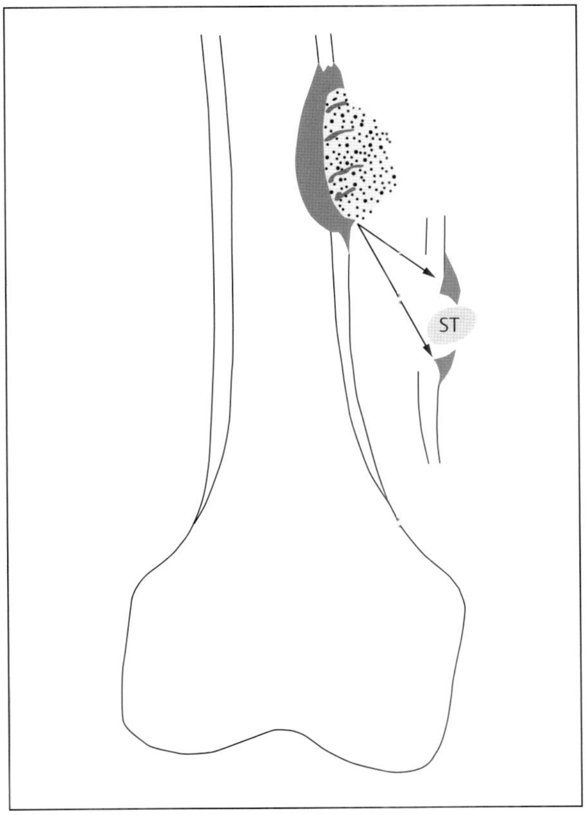

Abb. 3.72 **Röntgenbefund beim juxtakortikalen (periostalen) Chondrosarkom oder beim periostalen Osteosarkom.**
Befund: Sitz in der Diaphyse, „Untertassenprofil", juxtakortikale Weichteilmasse (röntgenologisch nur sichtbar an Knochen mit dünnem Weichteilmantel), perpendikuläre Mineralisationsschatten, starke Reaktion des Kompaktaendosts. Die Differenzialdiagnose der beiden Entitäten stützt sich vor allem auf die histologischen Befunde (der Nachweis von fokaler Osteoidbildung im nicht knorpeligen Malignomstroma würde den Tumor als Osteosarkom identifizieren; ST = sog. Stützpfeilerzeichen).
Dieses Phänomen ähnelt dem Codman-Dreieck, das vor allem beim Osteosarkom, bei der aneurysmatischen Knochenzyste und der chronischen eitrigen Osteomyelitis beobachtet wird. Das Stützpfeilerzeichen ist jedoch plumper geformt und zeigt sich in Begleitung einer juxtakortikalen und im typischen Fall nicht intramedullär wachsenden Läsion (MRT). Das Stützpfeilerzeichen – aufgeworfener oberer und/oder unterer Knochenrand des flachen Kompaktadefekts – kommt allerdings beim periostalen Chondrom häufiger als beim periostalen Chondrosarkom vor. Diese statistisch abgeleitete Aussage erfordert jedoch immer eine histologische Klärung.

bogig gemuldet (Scalloping) und annähernd symmetrisch expandiert.

- Die mögliche periossäre Tumorausbreitung nimmt über eine fokale Kompaktazerstörung oder entlang von Gefäßkanälen ihren Weg. Der Ausbruch in die Weichteile wird am sichersten im MRT entdeckt.

Das **juxtakortikale (periostale) Chondrosarkom** ist ein niedrigmalignes Neoplasma und wächst typischerweise in der Diaphyse der langen Röhrenknochen (Abb. 3.**72**). Das „Untertassenprofil" der Läsion (auch „Schüsselprofil" genannt), d. h. die flachbogige Arrosion der äußeren Knochenkontur, löst eine endostale Knochenneubildung aus. Selten wächst der Tumor in die Knochenmarkhöhle ein. Oft sind perpendikuläre, polymorphe Kalk-/Knochenschatten in der sich vorwölbenden Weichteilmasse (= Tumorgewebe) zu erkennen (MRT). Im weiteren Verlauf kann der Untertassendefekt durch Knochengewebe ersetzt werden und sich in die Weichteilumgebung vorwölben, bis diese Periostreaktion schließlich wieder vom Tumorgewebe unregelmäßig destruiert wird.

Die radiologische Differenzialdiagnose gegenüber dem periostalen Osteosarkom kann nicht sicher gestellt werden.

Die *bildgebende Differenzialdiagnose* „periostales Chondrom" versus „periostales Chondrosarkom" stützt sich vor allem auf folgende Röntgenbefunde: Das periostale (juxtakortikale) Chondroms hat folgende Eigenschaften:

- Es sitzt exzentrisch meta- bis diaphysär.
- Es kann die Kompakta leicht arrodieren.
- Es zeigt sich als Weichteilmasse (MRT) mit unscharfen und oft wie „verschwommen" erscheinenden Verkalkungen.
- Es ruft im Gegensatz zum periostalen Chondrosarkom – ebenso wie die überwiegende Zahl aller Chondrome – *keine* Schmerzen hervor.

Enchondrom

Das **solitäre Enchondrom** (Abb. 3.**73**) ist, ebenso wie alle anderen Erscheinungsformen des Chondroms, ein gutartiger Tumor, der ausgereifte Knorpelsubstanz bildet. Enchondrome in bestimmten Knochen (in den langen Röhrenknochen und im Beckenring) sind erfahrungsgemäß als potenziell bösartige Geschwülste einzustufen und entsprechend zu behandeln. Mit zunehmender Tumorgröße und steigendem Lebensalter sowie mit der Zahl der Enchondrome – Enchondromatose – beim Patienten steigt das Risiko, dass es sich nicht um ein Enchondrom, sondern um ein niedrigmalignes Chondrosarkom handelt bzw. sich ein solches aus dem Enchondrom transformiert hat. Diese Erfahrung gilt auch für Osteochondrome. Darüber hinaus stellt die histologische Unterscheidung zwischen Enchondrom und niedriggradigem Chondrosarkom auch für den Pathologen eine Herausforderung dar, wenn er die Diagnose aus (zu) wenig Biopsiematerial stellen soll. Gewöhnlich ist das niedriggradige (niedrigmaligne) Chondrosarkom sehr inhomogen aufgebaut, d. h. nicht überall im Tumorgewebe springen Zellreichtum, Zellpleomorphie, binukleäre große Zellen und zahlreiche Mitosen ins Auge.

Chondrome werden in allen Altersgruppen mit dem Peak im 3. und 4. Dezennium entdeckt.

Zu den seltenen Erscheinungsformen des Enchondroms gehören das **Enchondroma protuberans** (es wächst unter Abbau der Kompakta aus dem Knochen heraus) und das **periostale (juxtakortikale) Chondrom** (s. o.).

Die Mehrzahl der Enchondrome wird am Handskelett, namentlich an den Phalangen, beobachtet. An topischer Häufigkeit folgen mit Abstand das Femur, das Fußskelett und der Humerus. Mit Ausnahme des Schädels kann das Enchondrom im Einzelfall an allen Knochen auftreten.

Merke

Die klinische Erfahrung lehrt, dass Enchondrome nur selten mit Schmerzen einhergehen. Umgekehrt ist das „schmerzende Enchondrom" oft ein niedrigmalignes Chondrosarkom (Freyschmidt 1997): Schmerz als Indikator der Tumordignität!

Das Enchondrom imponiert röntgenologisch als geografische Osteolyse des Lodwick-Grads IA–B, die an langen Röhrenknochen vor allem in der Meta-/Diaphysenregion beobachtet wird. Nach Wachstumsabschluss des Patienten kann es sich in die Epiphyse ausdehnen. Die Osteolyse projiziert sich rundlich oder oval, liegt zumeist zentral im Röhrenknochen und zeigt Matrixverkalkungen. Diese treten herdförmig polymorph (Ring-, Bogen-, Sternfiguren, Popkornmuster) auf oder verschmelzen mehr oder weniger miteinander. Dann kann es im Röntgenbild zu sehr dichten Kalkschatten kommen. Demgegenüber sind die Matrixverkalkungen in kleinen Röhrenknochen eher spärlich ausgeprägt – einzelne Stippchen – oder fehlen ganz (im Röntgenbild). Das Tumorwachstum führt manchmal zur Kompaktaarrosion; selten wird sie durchbrochen, ohne dass sich eine extraossäre Weichteilmasse bildgebend nachweisen lässt (MRT). Das expansive Wachstum äußert sich an glatt konturierten endostalen Muldungen der Kompakta (Scalloping), die einen girlandenförmigen Aspekt haben können. Die Regel gilt, dass *kurzbogiges* Scalloping eher für ein Enchondrom, die *langbogige* endostale Kompaktamuldung eher für ein (niedrigmalignes) Chondrosarkom spricht. Enchondrome, die ausschließlich im Markraum (langer) Röhrenknochen wachsen und bei ihrer Entdeckung die Kompakta nicht erreicht haben, geben sich im Projektionsradiogramm ausschließlich an ihren Matrixverkalkungen zuerkennen. In diesen Fällen hat das CT eine differenzialdiagnostische Bedeutung gegenüber dem verkalkenden/verkalkten, also nicht mehr frischen Knochen(-mark-)infarkt (Abb. 3.**74**), wenn dieser röntgenologisch noch keinen demarkierenden Knochensaum zeigt bzw. das Enchondrom noch kein im Röntgenbild erkennbares Scalloping der Kompakta hervorgerufen hat. Zur MRT-Diagnose des frischen Knochen(-mark-)infarkts s. dort.

Summarisch sprechen folgende (röntgenologischen) „Negativkriterien" für ein zentrales Enchondrom:

- *keine* Kompaktaverdickung
- *keine* Expansionen der äußeren Kontur an einem *großen* Röhrenknochen
- *kein* paraossärer Weichteilschatten (MRT)
- *keine* flachbogige, sich in Längsrichtung ausdehnende endostale Muldung (Scalloping)

Jeder hier aufgeführte *positive* Nachweis begründet den Verdacht auf ein (niedrigmalignes) Chondrosarkom in einem (langen) Röhrenknochen.

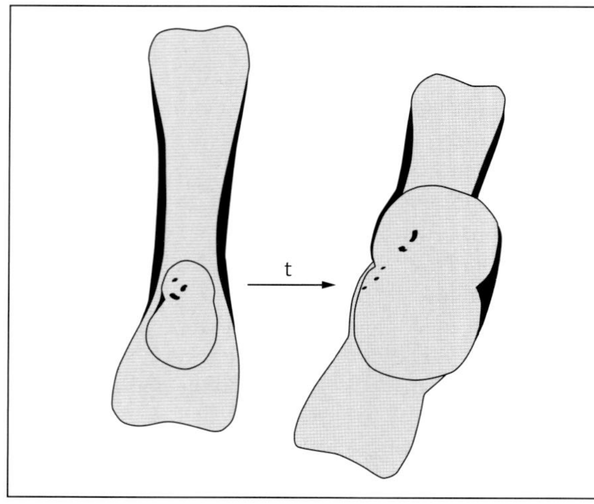

Abb. 3.**73** **Phalanxenchondrom.** Verlaufsbeobachtung über 4 Jahre (t, *Pfeil*). Differenzialdiagnostisch muss bei *nicht erkennbaren Matrixverkalkungen* an den Phalangen, aber auch an anderen kleinen (Röhren-)Knochen vor allem das reparative Riesenzellgranulom mit oder ohne vorangegangenem Knochentrauma, das Chondroblastom, die aneurysmatische Knochenzyste und das Osteoblastom erwogen werden; d. h., die histologische Untersuchung der Läsion führt von der Differenzialdiagnose zur Diagnose.

Merke:

Das Enchondrom an kleinen Röhrenknochen „verschont" gewöhnlich die unmittelbar subchondrale Region und treibt mit der Zeit den befallenen Knochenanteil auf: Expansionstendenz.

Im MRT geben gut- und bösartige Knorpeltumoren bzw. knorpelhaltige Anteile, beispielsweise die Knorpelkappe eines Osteochondroms (Synonym: kartilaginäre Exostose), wegen des hohen Gehalts an Wassermolekülen starke Signale in T2-gewichteten Sequenzen. In Abhängigkeit von der Zahl an Kalkfoci und ihrer Ausdehnung sind in den „leuchtenden" Tumoranteilen signallose/-arme Aussparungen sichtbar, die beim Enchondrom den perilobulären Verkalkungen entsprechen. Das Enchondrom zeigt in T1-gewichteten Sequenzen eine niedrige Signalintensität; Verkalkungen geben keine Signale. Bei der Differenzialdiagnose zwischen Enchondrom und niedrigmalignem Chondrosarkom mittels dynamischen MRT-Untersuchungen nach Gadoliniuminjektion soll bei Letzterem in T1-gewichteten Sequenzen ein sog. septales kurvilineares Enhancement durch Anfärbung fibrovaskulärer Bänder zwischen den läppchenartigen Knorpelproliferationen zu beobachten sein. Dieses Anfärbungsmuster kann jedoch die Probeexzision nicht ersetzen, wenn es in Zweifelsfällen darum geht, in einem langen Röhrenknochen das Enchondrom vom niedrigmalignen Chondrosarkom zu unterscheiden.

Wenn Enchondrome in einer Mehr- oder Vielzahl auftreten, wird von einer **Enchondromatose** gesprochen (Abb. 3.**75**, Differenzialdiagnose: Abb. 3.**76**). Die für die Praxis wichtigen definitiven Enchondromatosen werden folgendermaßen klassifiziert:

▶ *Ollier-Erkrankung*: Wahrscheinlich liegt eine Knorpeldysplasie diesen sporadisch auftretenden multiplen Enchondromen in den Röhren- und flachen Knochen mit Aussparung der Schädelkalotte und Wirbelsäule zugrunde. Sie treten oft einseitig bzw. mit Bevorzugung einer Körperhälfte auf. Die dysplastischen Knorpelfoci stammen vom Epiphysenknorpel, aber auch vom Periost oder Gelenkknorpel ab. Die Enchondrombildung im Bereich der Wachstumsfuge kann schwere Störungen des Längenwachstums (Verkürzungen) und Verbildungen der befallenen Knochen auslösen, beispielsweise im Bereich der distalen Epiphysenfuge der Unterarmknochen die Pseudo-Madelung-Deformität (s. Kap. 11 „Gelenke der Hand", Abschnitt „Anlage- und Entwicklungsstörungen"). Typische Röntgenbefunde der Enchondromatose (an den großen Knochen) sind säulenartige luzente Streifen, die sich durch das Längenwachstum von der Wachstumsfuge (Epi-, Apophyse) meta-/diaphysär ausdehnen (Abb. 3.**74** und Abb. 3.**75**). Bei der Ollier-Erkrankung (der multiplen Enchondromatose) geben sich Knorpelreste, die im Rahmen der enchondralen Ossifikation nicht verknöchern, wohl aber verkalken, als Kalkherde mit Puffmaisaspekt (Popkornbild) in Epi- und Metaphysen röntgenologisch zu erkennen (s. Abb. 15.**21**).

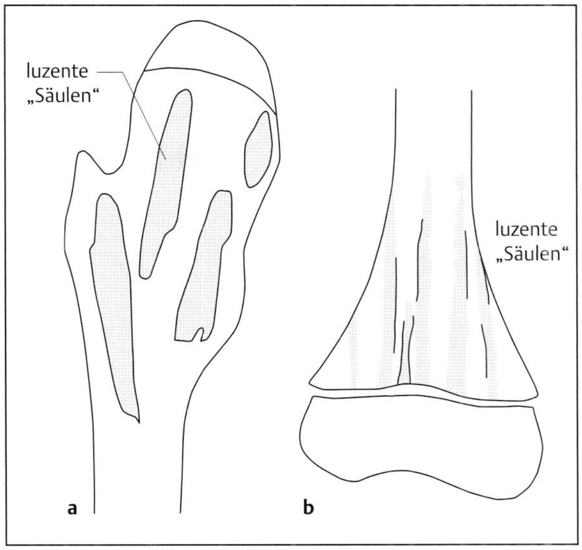

Abb. 3.**75a, b** **Enchondromatose.**
a **Enchondromatose (proximales Femurende)** mit Verbildungen (u. a. Coxa valga) und typischen radioluzenten „Säulen" (im Röntgenbild „schwärzer" als die Umgebung) durch das persistierende und wachsende Knorpelgewebe.
b **Enchondromatose (distales Femur)** mit typischen „schwarzen" Streifen („Säulen") im Röntgenbild.

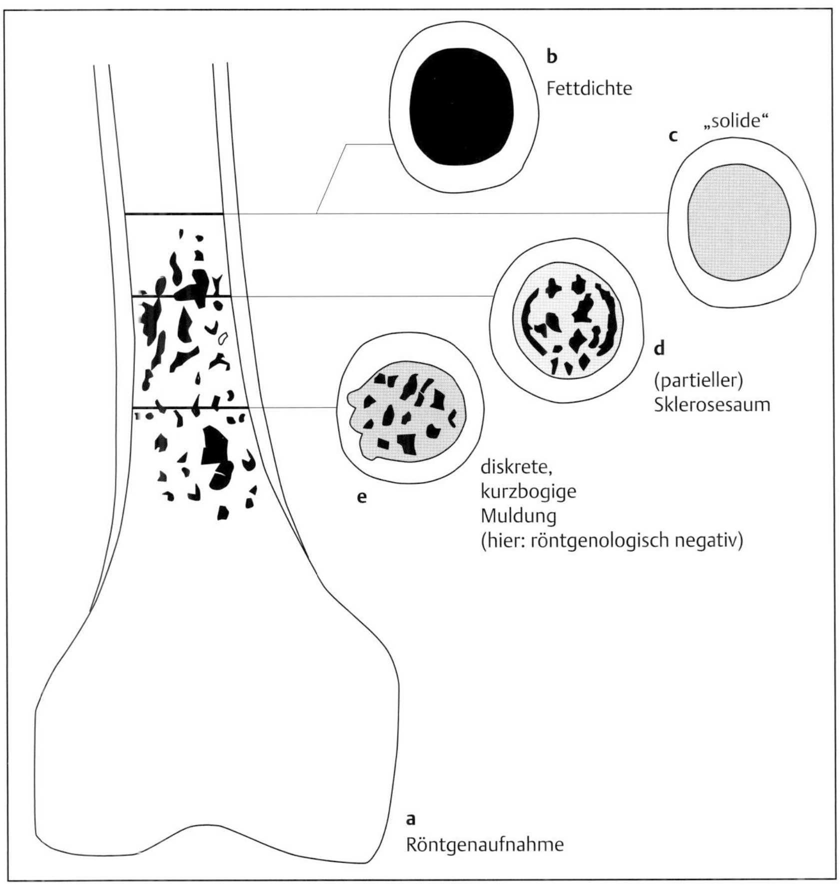

Abb. 3.**74a–e** **CT-Differenzialdiagnose zwischen Enchondrom und Knochen(-mark-)infarkt in einem langen Röhrenknochen (asymptomatischer Zufallsbefund).**
a **Röntgenaufnahme:** Meta-/diaphysäre polymorphe Verkalkungen in der Markhöhle. Differenzialdiagnose zwischen Enchondrom und verkalkendem/verkalktem älterem Knochen(-mark-)infarkt.
b **CT:** Direkt oberhalb der Kalkschatten keine Weichteildichte, sondern Fettdichte = *Knochen(-mark-) infarkt*.
c **CT:** Weichteildichte durch unverkalktes Tumorgewebe am oberen und/oder unteren Rand = *Enchondrom*.
d **CT:** „Partieller Sklerosesaum" (im Röntgenbild noch nicht zu erkennen): Hinweis auf einen älteren *Knochen(-mark-)infarkt*.
e **CT:** „Diskrete kurzbogige Muldung" der inneren Kompaktakontur (im Röntgenbild noch nicht zu erkennen): Hinweis auf das gelappte Wachstum eines *Enchondroms*, das in dieser Schnittebene die Kompakta bereits diskret arrodiert hat.

Merke:

Auf keinem CT-Schnitt ist eine Kompaktaverdickung sichtbar. Die partielle Verdickung der Kompakta („eingebaute" Endost- oder Periostreaktion) bei einer chondrogenen Läsion sollte immer den Verdacht auf ein primäres oder sekundäres Chondrosarkom erwecken (vgl. Abb. 3.**71**).

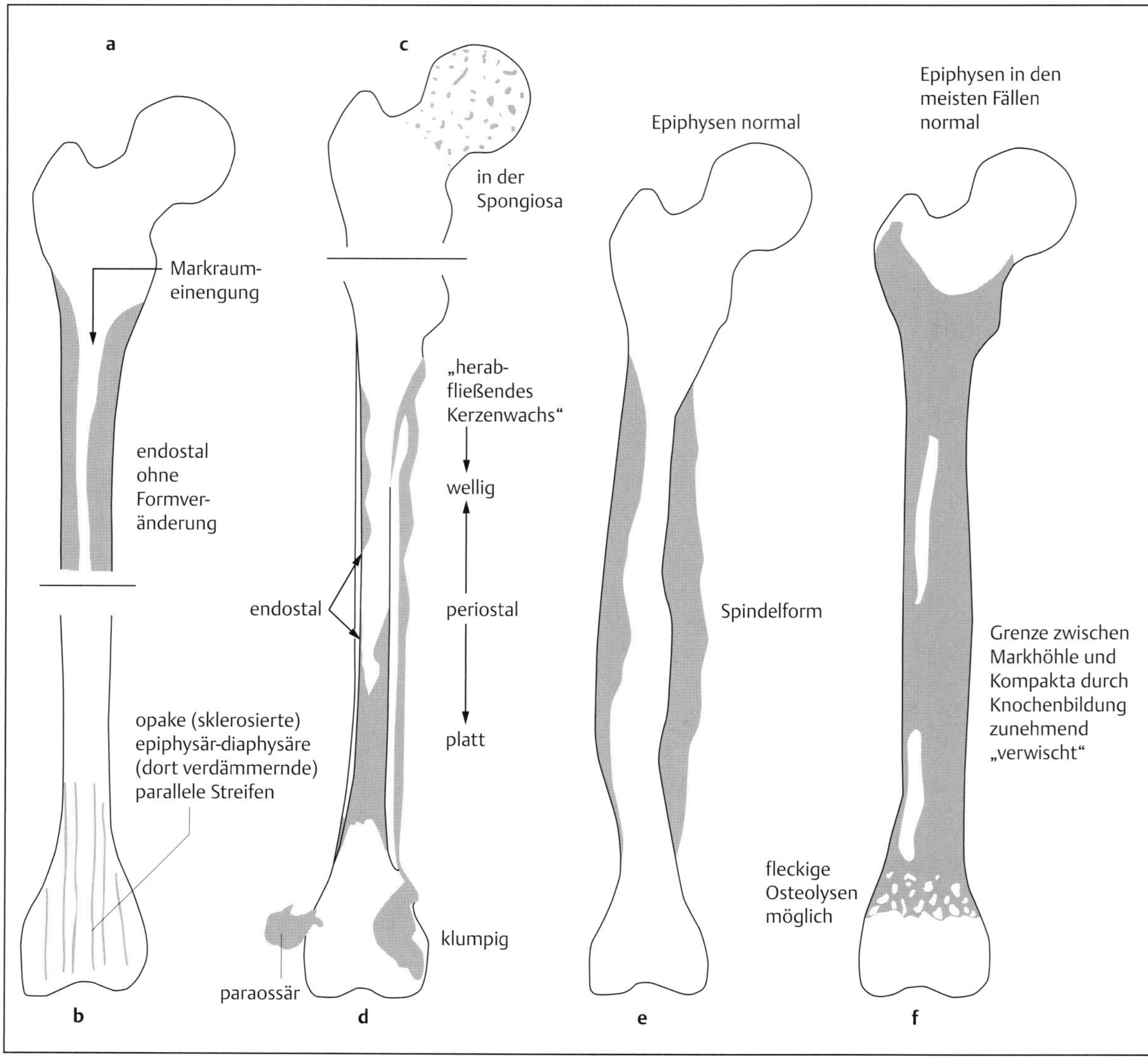

Abb. 3.**76a–f Streifige oder fleckige (runde, ovale, irregulär geformte) opake (hyperostotische) Grundmuster verschiedener Osteodysplasien im Gegensatz zu dem streifenförmigen/säulenartigen *luzenten* Grundmuster der Enchondromatose.**

a Endostale (kortikale) Hyperostose. Autosomal-rezessive Form = Typ van Buchem; autosomal-dominant = Typ Worth. Befallen sind lange und kurze Röhrenknochen, am Schädel besonders die Basis (dadurch Schwerhörigkeit, Fazialisparese möglich); hyperostotische Mandibula (dabei vergrößert einschließlich des Angulus mandibulae).
Bildgebende Differenzialdiagnose: Bestimmte Formen der **Osteopetrose (Marmorknochenkrankheit)**, die zu den sklerosierenden Knochendysplasien der enchondralen Knochenbildung mit gestörter (fehlender) Resorption des verkalkten Knorpels der unreifen (primären) Spongiosa gehört. Falls überhaupt symptomatisch, dann (bei der autosomal-dominanten, im Erwachsenenalter beobachteten Form) überwiegend endostale Osteosklerose, abnorme Knochenbrüchigkeit und Anämie. Ferner: **Camurati-Engelmann-Krankheit** (kurze Röhrenknochen selten beteiligt, distale Phalangen nie); **Pyknodysostose** (u. a. Hypo-/Dysplasien der Endphalangen mit Akroosteolyseaspekt, Nahtknochen in der Kalotte, Mikrognathie, Hüftdysplasie); **Sklerostose** (überwiegend bei Schwarzafrikanern), dabei differenzialdiagnostisch wichtig: Neigung zum Großwuchs, partielle oder totale Syndaktylie (vor allem des 2. und 3. Fingers).

b Osteopathia striata (Voorhoeve-Krankheit). Asymptomatisch, angeboren, dominanter Erbgang (?), Kombination mit anderen hyperostotischen Grundmustern möglich, z. B. mit **Osteopoikilie**, **Melorheostose**, **Osteopathia striata mit kranialer Sklerose**, ferner mit der **Camurati-Engelmann-Krankheit**. In diesen Fällen wird von einem Überlappungssyndrom im Sinne der **gemischten sklerosierenden Knochendysplasie** (Whyte et al. 1981) gesprochen. Außerdem Kombination der Osteopathia striata mit Skelettfehlbildungen, Zahnanomalien, Augenmissbildungen, Hautveränderungen (Goltz-Gorlin-Syndrom; vgl. Freyschmidt u. Freyschmidt 1996).

c Osteopoikilie. Zahlreiche fleckige (runde, ovaläre, irreguläre) Knochenverdichtungen von 1 mm bis wenigen Zentimetern Durchmesser, epi-/metaphysäre, also gelenknahe Lokalisation, hereditär, szintigrafisch „stumm“ (dadurch Differenzialdiagnose gegenüber multiplen lentikulären Metastasen), Kombination mit bestimmten lentikulären Hautveränderungen möglich (Freyschmidt u. Freyschmidt 1996)

(Fortsetzung siehe nächste Seite)

- *Metachondromatose:* Bei dieser Kombination einer Enchondromatose mit einer Osteochondromatose wird ein autosomal dominanter Erbgang angenommen.
- *Maffucci-Syndrom:* Diese sporadisch vorkommende Merkmalskombination setzt sich aus der Ollier-Erkrankung und multiplen Weichteilhämangiomen zusammen. Die kavernösen Hämangiome geben sich im Projektionsradiogramm an Phlebolithen – rundlichen Kalkschatten in den Weichteilen – zu erkennen. Typische Lokalisationen sind die Hand und die langen Röhrenknochen. Beim differenzialdiagnostisch abzugrenzenden *Klippel-Trénaunay-(Weber-)Syndrom* treten Weichteilhämangiome mit Knochenhypertrophie und ohne Enchondrome auf.

Enchondromatosen beginnen in der Kindheit oder Jugend und kommen mit dem allgemeinen Wachstumsabschluss hinsichtlich ihrer Größenzunahme zum Stillstand. Bis zu ⅓ der Patienten droht die maligne Transformationen irgendeines Enchondroms mit destruktivem Wachstum und Größenzunahme der Läsion.

◀ **d Melorheostose.** Nicht genetisch weitergegeben, nicht selten symptomatisch (chronische Schmerzen, Beugungseinschränkung der befallenen Extremitätenanteile). Manchmal begleitende Weichteilossifikationen und konkomitierende umschriebene, sklerodermische oder depigmentierte atrophische Herde (Freyschmidt u. Freyschmidt 1996). Ausbreitung der Melorheostose im Versorgungsgebiet sensibler spinaler Nervenäste wird angenommen (Murray u. McCredie 1979). *Röntgenmorphologische Differenzialdiagnose* bei monostischer Melorheostose: Verknöcherte periostale Blutung, Osteoidosteom in der kompakten Knochensubstanz, Myositis ossificans, paraossäres Osteosarkom, kortikales Osteom.

e Camurati-Engelmann-Krankheit (progressive Diaphysendysplasie). Hereditär (autosomal-dominant mit variabler Expression), oft dabei Muskelschwäche (verspäteter Gehbeginn bzw. Watschelgang), Auftreten im Kindesalter, sistiert später im jeweiligen Status, bilateral-symmetrisch, besonders an den unteren Extremitäten. Formal liegt eine *wellig imponierende* Verbiegung der Röhrenknochen möglich, ebenso Übergriff der Verdickung auf die Metaphyse. Volumenzunahme (Verdickung) der periostalen und endostalen Knochenbildung der Diaphysen vor. Der Markraum wird dadurch lokal eingeengt. Je nach der Krankheitsexpressivität auch Hyperostose in der Schädelkalotte und Mandibula. Die Muskelschwäche ist ein wichtiges Kriterium zur Abgrenzung gegenüber anderen hyperostotischen Osteodysplasien (kraniodiaphysäre Dysplasie, endostale Hyperostose; s. **a**). Zur klinischen und röntgenologischen Differenzialdiagnose s. Bartuseviciene et al. 2009.

f Lipoidgranulomatose (Morbus Erdheim-Chester). Systemische Cholesterinspeicherung in Histiozyten (besondere Verlaufsform der Histiozytose X?). Klassischer Befund: diffuse, manchmal inhomogene oder fleckige Dichte- und Dickenzunahme der Kompakta, dadurch mehr oder weniger aufgehobene Abgrenzung zwischen Kompakta und Markhöhle (besonders in den langen Röhrenknochen der unteren Extremitäten). Dichtezunahme auch an den Beckenknochen, selten (osteolytische) Veränderungen an den Rippen und Achsenskelettbefall. Osteolysen sind also grundsätzlich möglich. Knochenbefunde meist asymptomatisch, jedoch manchmal mit Symptomen einhergehend. Befall (histiozytäre Cholesterinspeicherung) in Weichteilorganen (Herz, Lungen, Pleura, Nieren) möglich.

Osteochondrom

Das Osteochondrom (**kartilaginäre Exostose**, Abb. 3.**77**; s. auch Abb. 3.**58**) tritt als monotoper Befund auf oder gibt sich als autosomal-dominant vererbte multiple kartilaginäre Exostosen (**kartilaginäre Exostosenkrankheit**) zu erkennen. Das Osteochondrom ist eine gutartige knöcherne Läsion. Sowohl bei solitärem Befund als auch bei oligo- oder polytoper Lokalisation wächst das Osteochondrom aus der Metaphysenspongiosa der Röhrenknochen heraus und kann sich durch das Körperwachstum meta-/diaphysär „verlagern". Am Schädelskelett einschließlich seiner Kalotte und an platten Knochen sowie an der Wirbelsäule werden Osteochondrome, namentlich bei multiplem Auftreten, ebenfalls beobachtet. Zur Entstehung der Osteochondrome wird einerseits diskutiert, ob es sich bei ihnen um einen von allgemeinen Wachstumsimpulsen abhängigen Tumor handelt, dessen Größenzunahme mit der Beendigung des Körperwachstums sistiert. Nur selten nimmt das Osteochondrom nach dem Schluss der Wachstumsfuge *langsam* an Größe zu. Andererseits ist es möglich, dass ein subperiostal „versprengter" knorpeliger Knochenkeim der Anlass für die Entstehung des Osteochondroms ist.

Die Namensgebung zeigt an, dass dem knöchernen Auswuchs eine Knorpelkappe aufsitzt. Im Wachstumsalter kann sie mehrere Zentimeter dick sein. Nach allgemeinem Wachstumsabschluss verknöchert sie und ist dann entweder gar nicht mehr nachzuweisen (inaktives

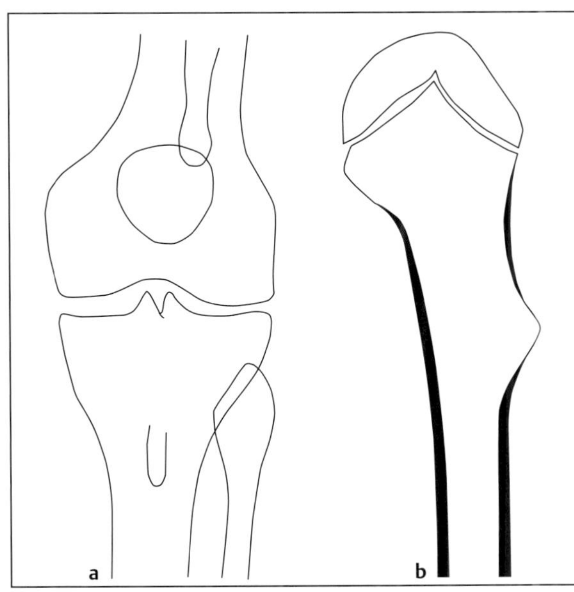

Abb. 3.**77a, b** **Gestieltes und sessiles Osteochondrom.**
a En-Face-Projektion des gestielten Osteochondroms, d. h. Hufeisen- oder U-Aspekt.
b En-Profil-Projektion eines sessilen Osteochondroms; s. den *harmonischen, d. h. fließenden* Übergang der normalen Humeruskompakta in die schmale, kompakte Knochensubstanz (Kortikalis) der sessilen kartilaginären Exostose. Entsprechendes gilt auch für die Spongiosa des Mutterknochens der sessilen oder gestielten kartilaginären Exostose.

Osteochondrom) oder nur noch wenige Millimeter dick. Auf T2-gewichteten Sequenzen stellt sich die Knorpelkappe als signalintensive Zone dar. Mit geringerem untersuchungstechnischem Aufwand ist sie auch sonografisch zu erkennen, und es gelingt dann außerdem, an zugänglichen Stellen des Körpers die Knorpelkappe von einer aufliegenden Bursa – evtl. Fragestellung: vergrößerter mechanisch irritierter (entzündeter) epiexostotischer Schleimbeutel? – zu unterscheiden. Solche epiexostotischen Bursen werden bei größeren Exostosen an mechanisch exponierten Stellen beobachtet.

Die Mehrzahl der solitären Osteochondrome bleibt asymptomatisch und wird mehr oder weniger zufällig, beispielsweise bei einer traumatologisch indizierten Röntgenuntersuchung des Mutterknochens oder des benachbarten Gelenks, entdeckt – in der Regel vor dem 30. Lebensjahr. Manchmal ist der Tastbefund durch den Patienten selbst, nämlich knochenharter Knochenauswuchs oder umschriebene Knochenverdickung, der Anlass für die Röntgenuntersuchung. Symptome können jedoch auftreten, wenn morphologische Umgebungsstrukturen, vor allem Gefäße oder Nerven, durch das Osteochondrom mechanisch irritiert werden oder der Exostosenstiel ein Trauma (Fraktur) erleidet. Vom Sitz multipler Osteochondrome hängt es ab – Entsprechendes gilt für die Enchondromatose und die Metachondromatose –, ob sie Wachstums- oder Entwicklungsstörungen der befallenen Knochen und ihrer näheren Umgebung induzieren, beispielsweise die Pseudo-Madelung-Deformität am distalen Unterarm (s. dort).

Weitere Komplikationen des Osteochondroms sind die gutartige und die bösartige Transformation, die von der Knorpelkappe ausgeht: epiexostotisches Chondrom oder sekundäres Chondrosarkom. Bei Letzterem handelt es sich zumeist um einen niedrigmalignen Tumor; Prädilektionsstellen sind der Becken- und der Schultergürtel. Beim *solitären* Osteochondrom liegt das Transformationsrisiko unter 1%; bei der *Exostosenkrankheit* ist das maligne Transformationsrisiko in der Knorpelkappe wesentlich höher.

! Merke

Wenn eine *symptomatische* kartilaginäre Exostose entdeckt wird, namentlich nach Wachstumsabschluss, so bewährt sich folgende Regel (Freyschmidt 1997): Bei Erwachsenen mit einem symptomatischen Osteochondrom, das im CT in seiner Knorpelkappe verstreut liegende Verkalkungen in Distanz zur knöchernen Basis – also in der Knorpelkappenperipherie – zeigt, muss der Gedanke an ein epiexostotisches sekundäres Chondrosarkom aufkommen.

An den Extremitätenknochen sind solche distanzierten Verkalkungen oft schon auf Projektionsradiogrammen sichtbar; im Becken- und Schultergürtel ist unter den angeführten Prämissen immer ein CT angezeigt (Abb. 3.**78**). Verkalkungen im knöchernen Exostosenstiel oder -sockel gelten ebenso wenig als Malignomkriterien wie polymorphe dystrophische Kalkablagerungen der Knorpelkappe, wenn sie sich von ihrer knochennahen Basis bis in die Kappenperipherie erstrecken. Darüber

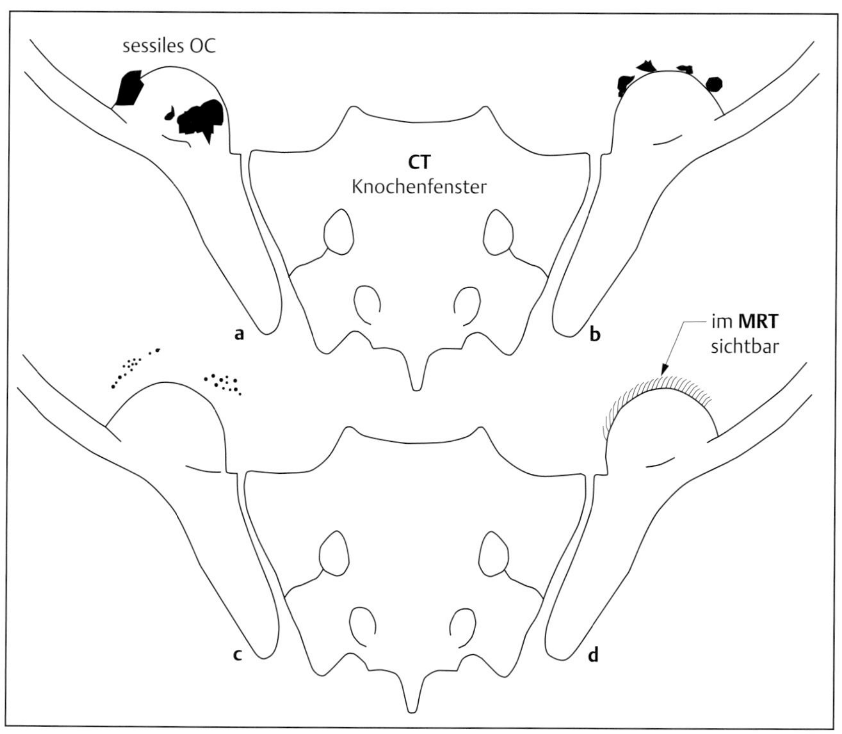

Abb. 3.**78a–d** **Sessiles Iliumosteochondrom (OC) im CT von Erwachsenen** (schematisch, „Kalk" *schwarz* wiedergegeben).

a **Dystrophische dichte Verkalkungen** im knöchernen Sockel, zum Teil auf die Basis der *(hier)* im CT nicht sichtbaren Knorpelkappe übergreifend: kein Malignitätsverdacht. Aber: Im CT gelingt der direkte Nachweis einer (unverkalkten) Knorpelkappe erst ab einer Dicke von >2 cm → *bei Erwachsenen* (>2 cm) den Verdacht auf ein sekundäres Chondrosarkom äußern. Bei einer Knorpelkappe <1 cm kein Malignitätsverdacht, bei einer Dicke zwischen 1 und 2 cm dann Beobachtung zur Frage: Wachstumstendenz?

b **Dystrophische Verkalkungen in einer nicht verdickten Knorpelkappe.** Die Anordnung der Kalkschatten lässt auf die Kappendicke schließen, d. h. die Kalkniederschläge reichen von der Basis bis zur Peripherie der Knorpelkappe: kein Malignitätsverdacht.

c **Ausschließlich periphere disperse Kalkschatten in der verdickten Knorpelkappe** eines Erwachsenen: Malignitätsverdacht.

d **Sessiles Osteochondrom mit nur wenige Millimeter dicker (normaler) Knorpelkappe** *(gestrichelt)* im MRT: kein Malignitätsverdacht.

hinaus ist im *Erwachsenenalter* eine Knorpelkappe von 10–20 und mehr Millimetern Dicke der Indikator eines dort lokalisierten, zusätzlichen pathologischen Geschehens – darunter auch das Sarkomsuspizium. Dieser diagnostische Grundsatz gilt für jede epiexostotische Weichteilmasse; denn beim benignen Osteochondrom kommt sie nicht vor. MRT (Dicke der Knorpelkappe, Weichteilmasse) *und* CT (Verkalkungstopik in der Knorpelkappe, Kompaktabeurteilung) gehören daher bei atraumatisch schmerzhaft gewordenen Osteochondromen zur obligaten erweiterten Bildgebung. Dies gilt vor allem im Erwachsenenalter, sollte aber auch während des Körperwachstums beachtet werden. Im Einzelfall bereitet im MRT die Unterscheidung zwischen Knorpelkappe mit chronischer epiexostotischer chronischer Bursitis oder epiexostotischer Weichteilmasse differenzialdiagnostische Schwierigkeiten, die auch im MRT nach Kontrastmittelinjektion nicht zuverlässig beseitigt werden. Eine solche epiexostotische Weichteilmasse kann das Wachstum eines dedifferenzierten Chondrosarkoms aus der Knorpelkappe anzeigen. Eine *gelappte* weichteildichte Knorpelkappe mit oder ohne Verkalkungen spricht nach Abschluss des Körperwachstums eher für ein epiexostotisches Chondrom als für ein sekundäres Chondrosarkom. Die Skelettszintigrafie trägt nicht dazu bei, ein „benignes“ Osteochondrom von einem „malignen“ mit hinreichender Sicherheit zu unterscheiden. Grundsätzlich gilt, dass der bildgebend begründete Verdacht auf eine der genannten diagnostischen Alternativen – epiexostotische chronische Bursitis, epiexostotisches Chondrom oder sekundäres Chondrosarkom – immer der Anlass für die chirurgische Intervention zur histologischen Abklärung (und Therapie) sein sollte.

Fibrosarkom

Das Fibrosarkom gibt sich im Knochen als medulläres (zentrales) oder periostales Neoplasma zu erkennen. Seine fibrogenen Zellen bilden ein Geflecht aus Kollagenfasern. Differenzierungen zu Knorpel- oder/und Knochengewebe kommen nicht vor. Dieser Tumor kann primär entstehen oder als sekundäres Fibrosarkom auf dem Boden einer anderen Läsion, beispielsweise einer Ostitis deformans Paget, eines Knochen(-mark-)infarkts, einer chronischen Osteomyelitis oder eines Osteoklastoms, wachsen. Außerdem wird das sekundäre Fibrosarkom im Knochen nach Strahlentherapie extraossärer Tumoren beobachtet.

Im 4. und 6. Dezennium tritt das primäre Fibrosarkom am häufigsten auf. Eine Geschlechtsdisposition besteht nicht. Die metaphysären oder meta-/diaphysären Abschnitte der großen Röhrenknochen sind bevorzugte Lokalisationen (s. Abb. 3.**58**), desgleichen das Darmbein und das Schädelskelett einschließlich der Kieferknochen.

Das Fibrosarkom des Knochens gibt sich an lokalen Schmerzen, manchmal auch an einer palpablen Schwellung zu erkennen. Offenbar treten diese subjektiven und objektiven Befunde verhältnismäßig spät auf; denn ein Großteil der Fibrosarkome wird an langen Röhrenknochen erst entdeckt, wenn der Tumor 5 und mehr Zentimeter Längenausdehnung erreicht hat. Daher sind spontane Frakturen keine seltenen Ereignisse.

Im Projektionsradiogramm spiegelt sich das aggressive Wachstum dieses Tumors an einer geografischen Osteolyse mit mottenfraßartigem Randbezirk oder reinem Mottenfraßbild oder Permeationsmuster wider – also Lodwick-Grad II oder III. Das medulläre Fibrosarkom hat die Tendenz, an die Knochenoberfläche zu wachsen, dort nur selten „maligne“ (aggressive) Periostreaktionen auszulösen (s. Abb. 3.**53**) und eher in die paraossären Weichteile einzuwachsen.

Beim periostalen Fibrosarkom ist die Kompakta mehr oder weniger zerstört. Der Tumor breitet sich hauptsächlich in den paraossären Weichteilen aus (MRT). Dabei sollte berücksichtigt werden, dass der Weichteilausbruch von einem peritumoralen Ödem (MRT) umgeben sein kann.

Für die Praxis gilt, dass bildgebend in der überwiegenden Mehrzahl der Fibrosarkome die Diagnose „maligner Knochentumor“ gestellt, seltener der Verdacht auf ein Fibrosarkom geäußert wird oder bei der Lodwick-Graduierung II oder III an Röhrenknochen eine bildgebende differenzialdiagnostische Eingrenzung auf das medulläre Fibrosarkom, das Non-Hodgkin-Lymphom und eine Knochenmetastase erfolgt. Zusätzlich sollte in diesen Fällen das **primäre maligne fibröse Histiozytom** (Lodwick-Grad II oder III) mit der Vorzugslokalisation in den Metaphysen langer Röhrenknochen (besonders der Knieregion) in die Differenzialdiagnose miteinbezogen werden. Ähnlich wie das medulläre Fibrosarkom kann dieser Tumor bei seiner Entdeckung schon eine Längsausdehnung von 5 und mehr Zentimetern erreicht haben. Viel seltener offenbart sich das primäre maligne fibröse Histiozytom mit dem Lodwick-Grad IC – also mit einem „benignen“ Röntgenaspekt als Hinweis auf langsameres Wachstum. Das sekundäre maligne fibröse Histiozytom entsteht, ähnlich wie das sekundäre Fibrosarkom, auf dem Boden eines anderen Knochentumors oder einer nicht tumorösen Läsion.

Das **nicht ossifizierende Knochenfibrom** wird von Freyschmidt und Mitarbeitern (1981a u. b) zusammen mit dem fibrösen Kortikalisdefekt unter dem Begriff **„fibröser metaphysärer Defekt“** zusammengefasst (s. Abb. 3.**31** und s. S. 69 f.). Nach der Lodwick-Graduierung entspricht er dem Typ IA, seltener IB.

Osteosarkom

Das **juxtakortikale Osteosarkom** offenbart sich als paraossales (Synonyme: parossales, paraossäres) Osteosarkom, als periostales Osteosarkom und als hochmalignes Oberflächenosteosarkom.

Das **paraossale Osteosarkom** wächst langsamer als das medulläre Osteosarkom. Dies spiegelt sich in seiner vergleichsweise günstigeren Prognose wider. Die Mehrzahl der Patienten erkrankt ohne Bevorzugung ihres Geschlechts in der 3. und 4. Lebensdekade. Wichtigste Lokalisation ist die distale Femurmetaphyse, namentlich die dreieckige Facies poplitea femoris N.A. (früher: Planum popliteum), weniger häufig die Metaphyse anderer langer Röhrenknochen. Klinisch gibt sich der Tumor dem Erkrankten an einer mehr oder weniger schmerzhaften harten Anschwellung zu erkennen.
Das osteoplastische Neoplasma wächst als Exophyt aus dem Knochen heraus. Darüber hinaus hat es in Abhängigkeit vom Zeitpunkt seiner Entdeckung einerseits die Tendenz, in die Knochenmarkhöhle einzuwachsen und andererseits sich pilzartig über die angrenzende, nicht erkrankte Kompakta auszudehnen. Zwischen diesem „Überhang" und der Kompakta liegt eine dünne Faserschicht, die häufig (gezielt) röntgenologisch, konventionell tomografisch und im CT als luzenter (strahlentransparenter) Spalt („Linie", Streifen) sichtbar wird. Das Tumorgewebe ist in Kompaktanähe (an der Basis, „zentral") dichter als an seiner in die Weichteile vorgewölbten Peripherie (Abb. 3.**79**). Peripher überwiegt nämlich das noch nicht vollständig mineralisierte Osteoid der Tumormatrix und schwächt die Röntgenstrahlen weniger als die zentralen Tumoranteile bzw. die Tumorbasis. Umgekehrt stellt sich die Myositis ossificans dar, in deren Mitte Weichteilgewebe überwiegt und deren Randbereich dichter, d. h. verkalkt oder verknöchert ist. Im Frühstadium des paraossalen Osteosarkoms muss die Differenzialdiagnose vor allem gegenüber dem sessilen Osteochondrom (s. dort) gestellt werden, außerdem gegenüber den nach distal in die Facies poplitea femoris divergierenden, manchmal sehr ausgeprägten Labra laterale et mediale der Linea aspera bzw. gegenüber den dort vorkommenden metaphysären Kortikalisirregularitäten und dem frühen fibrösen Kortikalisdefekt. An die raue Doppellinie der Femurrückseite heften sich Muskeln an.
Das **periostale Osteosarkom** entsteht vor allem im Diaphysenbereich langer Röhrenknochen (der unteren Extremitäten). Dieser osteoplastisch wachsende, juxtakortikal zentrierte Exophyt sitzt der Kompakta auf und kann sie arrodieren und verdicken. Er dringt in der Regel nicht in die Knochenmarkhöhle ein (MRT). Die Weichteilmasse dieses Tumors wölbt sich periossär vor und verkalkt polymorph. Außerdem verknöchert die Matrix mehr oder weniger dicht und induziert manchmal spikulaartige Knochenformationen.
Beide Geschlechter werden hauptsächlich im 2. und 3. Dezennium befallen. Die Prognose des periostalen Osteosarkoms soll etwas schlechter sein als die des paraossalen, aber günstiger als die des medullären Osteosarkoms.
Die bildgebende (röntgenologische) Differenzialdiagnose zwischen dem periostalen Osteosarkom und dem periostalen (juxtakortikalen) Chondrosarkom ist in der Regel nicht möglich (s. Abb. 3.**72**), wohl aber die Histologie dieser Entitäten. Zur Unterscheidung des periostalen Osteosarkoms vom sessilen Osteochondrom gilt, dass sich die Kompakta des Mutterknochens ohne Unterbrechung in das Osteochondrom fortsetzt.
Das **hochmaligne Oberflächenosteosarkom** ist ein sehr seltenes, prognostisch ungünstiges Knochenneoplasma. Der Tumor wächst ausschließlich an der Oberfläche. Er arrodiert weder die Kompakta noch die Knochenmarkhöhle. Histologisch ist das hochmaligne Oberflächensarkom nur durch seinen Sitz vom medullären Osteosarkom zu unterscheiden. ■

Die Tumorzellen des **medullären (zentralen) Osteosarkoms** (obsolet: osteogenes Sarkom) bilden unmittelbar Osteoid und Knochen. Diese Aussage gilt ebenfalls für das noch seltenere juxtakortikale und das extrem seltene intrakortikale Osteosarkom. Das medulläre Osteosarkom tritt entweder *primär*, d. h. in bisher gesundem Knochengewebe, oder *sekundär* auf dem Boden einer anderen Knochenerkrankung auf, beispielsweise bei der Ostitis deformans Paget oder im therapeutisch (mit-)bestrahlten Knochen. Daher ist das sekundäre medulläre Osteosarkom in höherem Lebensalter zu erwarten – beachte die langjährige Latenz der onkogenen Strahlenwirkung – als das primäre medulläre Osteosarkom. Dieser primäre Knochentumor zeigt sich nämlich am häufigsten im 2. und 3. Dezennium mit einem Prävalenzgipfel zwischen dem 15. und 25. Lebensjahr. Vor allem das Femur und die Tibia werden vom androtropen, primären medullären Osteosarkom befallen, und zwar weit überwiegend deren kniegelenknahe Metaphysen. Hier sitzt etwa die Hälfte aller medullären Osteosarkome. Die dritthäufigste Lokalisation dieser Geschwulst ist die proximale Humerusmetaphyse. Der Tumor wächst exzentrisch in der befallenen Metaphyse (s. Abb. 3.**58**). Das intrakortikale Osteosarkom befällt jedoch vorzugsweise die Diaphyse der langen Röhrenknochen.

Die Patienten werden durch lokale Schmerzen auf den Tumor aufmerksam. Manchmal wird der Schmerz im benachbarten Gelenk empfunden, z. B. im Kniegelenk – daher Darstellung auf der Röntgenaufnahme dieses Gelenks.

Der Röntgenbefund entspricht überwiegend dem Lodwick-Grad II, begleitet von der tumorbedingten Knochenneubildung. Sie entsteht im intra- und paraossären Tumorgewebe. Das rein osteolytisch wachsende medulläre Osteosarkom tritt als Lodwick-Grad II oder III, sehr selten als IC auf. Außerdem gehören sehr häufig aggressive („maligne") Periostreaktionen zum Röntgenbild des medullären Osteosarkoms (s. Abb. 3.**53** und Abb. 3.**54**).

Die Abgrenzung der intra- und extraossären Tumorausdehnung erfolgt mittels MRT. Bei dieser Bildgebung ist zu berücksichtigen, dass vom peritumoralen Ödem ähnliche Signale ausgehen. In der T2-gewichteten Sequenz zeigt sich das Tumorgewebe mit starker Signalintensität, sklerosierte Tumoranteile jedoch nur mit schwachem Signal. Bei T1-Gewichtung fallen nicht mineralisierte Tumorbereiche durch niedrige bis mittelstarke Signalgebung auf.

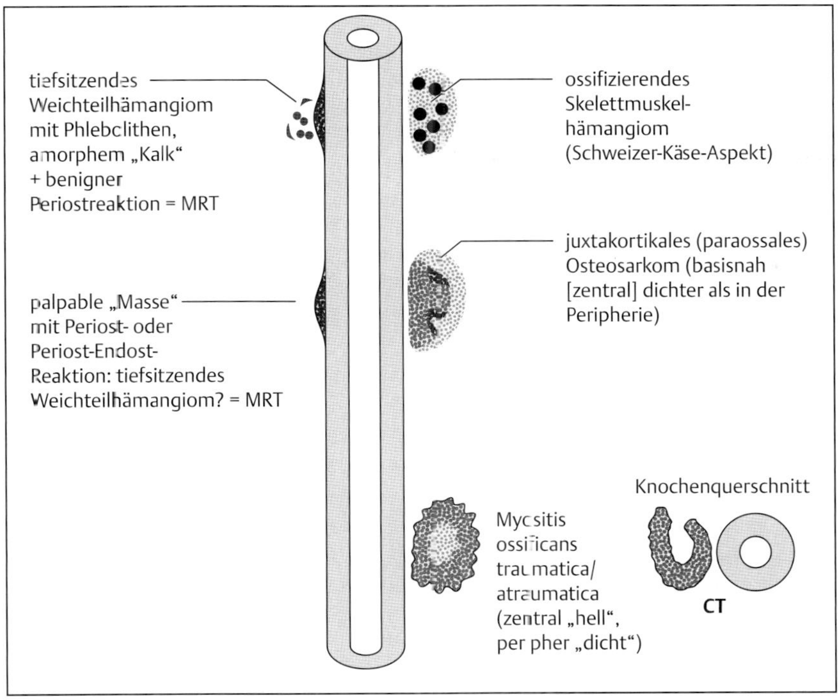

Abb. 3.**79** **Röntgendifferenzialdiagnose: Myositis ossificans localisata, juxtakortikales (paraossales) Osteosarkom, ossifizierendes Skelettmuskelhämangiom und tief sitzendes, knochennahes Weichteilhämangiom an den Extremitäten.** Der Schweizer-Käse-Aspekt des ossifizierenden Skelettmuskelhämangioms (vor allem bei Kindern und jungen Erwachsenen) ist zwar typisch, manchmal kommt es jedoch ausschließlich als knochennahe Phlebolithen oder amorphe oder bogige Verkalkungen (im Röntgenbild) und oft mit „benigner“ Periostreaktion zur Darstellung. Dann ist nur die Röntgendiagnose **„tief sitzendes Weichteilhämangiom“** möglich (s. Zeichnung). Eine Druckarrosion, ein trabekulärer lokaler Kompaktaumbau oder eine lokale Demineralisation und/oder ein endostaler solider Knochenanbau zur Markhöhle hin können zusätzlich sichtbar sein.
Klinik: Palpable schmerzhafte Verhärtung ohne Zusammenhang mit der Haut.
MRT: Heterogene Raumforderung in Knochennähe mit intermediärer bis hoher Signalgebung (T2-Gewichtung, Spinecho, Gradientenecho). Bei T1-Gewichtung fällt eine niedrige bis intermediäre Signalintensität mit eingestreuten Arealen hoher Signalgebung auf (Sung et al. 1998).
Lamelläre, nicht unterbrochene Periostreaktionen kommen manchmal bei der Myositis ossificans vor. Eine Myositis ossificans lässt sich ausschließen, wenn ein solcher Befund dem kompakten Knochen direkt aufsitzt.

Beim Verdacht auf ein medulläres Osteosarkom gehören die Skelettszintigrafie, Ganzkörper-CT oder -MRT zum bildgebenden diagnostischen Programm Sie sollen die Frage beantworten, ob ein synchrones multizentrisches Auftreten vorliegt oder ob außer dem eigentlichen Osteosarkom noch sog. Skip Lesions (engl.: to skip = hüpfen) entstanden sind, d.h. ob der Tumor im selben Knochen eine diskontinuierliche Ausbreitung genommen hat, oder ob das Osteosarkom schon in andere Knochen abgesiedelt ist. Außerdem gehört zur prätherapeutischen Bildgebung eine Thoraxuntersuchung in 2 Ebenen, unter der Fragestellung: röntgenologisch erkennbare Metastasen? Das Lungen-CT beantwortet diese Frage allerdings sensitiver als das Projektionsradiogramm.

Knochenzysten

Die **aneurysmatische Knochenzyste** ist eine tumorähnliche osteolytische Läsion (Lodwick-Grad IB, seltener IC). Die Bezeichnung leitet sich nicht vom histologischen Befund, sondern von der Auftreibung des befallenen Knochenabschnitts – an langen Röhrenknochen typischerweise exzentrisch (s. Abb. 3.**58**) – ab. Histologisch fallen blutgefüllte Hohlräume mit zwischengelagerten, reichlich vaskularisierten fibrösen Septen auf, die Osteoid, Knochengewebe und mehrkernige Riesenzellen enthalten. Diskutiert wird, ob die aneurysmatische Knochenzyste ein (reaktives) Epiphänomen ist (Freyschmidt 1997). Diese Ansicht setzt eine Grundläsion voraus, beispielsweise Gefäßmissbildungen mit Einblutung in den Knochen und nachfolgendem Knochenabbau. Auch die posttraumatische (subperiostale) Pathogenese nach Frakturen (im Kindesalter) wird erwogen. Den bisher geschilderten Ansichten steht die Klassifizierung der aneurysmatischen Knochenzyste als idiopathische (primäre) und symptomatische (sekundäre) Knochenläsion gegenüber. Die symptomatische aneurysmatische Knochenzyste entwickelt sich auf dem Boden, d. h. als Bestandteil eines benignen Knochentumors, einer malignen Knochengeschwulst, einer tumorähnlichen Läsion oder einer sog. Myositis ossificans.

Die aneurysmatische Knochenzyste ist ein typischer Befund des Kindes- bzw. Wachstumsalters. Bei Erwachsenen tritt sie selten auf.

Vorzugslokalisationen dieser tumorähnlichen Läsion sind die meta-/diaphysären Abschnitte der langen Röhrenknochen und die hinteren Elemente der Wirbel. In langen Röhrenknochen sitzt sie überwiegend exzentrisch, in kurzen Röhrenknochen eher konzentrisch. Im Wirbel kann sich die aneurysmatische Knochenzyste in horizontale Richtung, z. B. in den Wirbelkörper und in die umgebenden Weichteile, ausbreiten, aber ebenso axial, d. h. auf angrenzende Bewegungssegmente, übergreifen.

Lokale Schmerzen und tastbare Knochenauftreibung, an der Wirbelsäule Symptome und Befunde der Medulla-, Kauda- oder Radixkompression führen den Patienten zum Arzt.

Vor allem der exzentrische Sitz in den langen Röhrenknochen kann zu einer Auftreibung mit zarter, nicht unterbrochener Periostschale, evtl. erst im CT zu erkennen, führen. An platten Knochen ist die CT zum Nachweis der paraossären Weichteilausdehnung mit Periostschale unerlässlich. Mittels CT wird die Dichte der Osteolyse gemessen. Wegen des Blutgehalts liegt sie zwischen +60 und +70 HE. Die 1-kammerige juvenile Knochenzyste hat dagegen eine wesentlich geringere Dichte: etwa +10 bis +20 HE. Sowohl die periostale „Eierschale", die manchmal am Rande von einer soliden Periostreaktion „abgestützt" wird, als auch Schichtungsphänomene (sog. Fluid-fluid-Level im CT oder MRT – zumeist bei T2-Gewichtung) sind unspezifische, wenn auch häufige Befunde der aneurysmatischen Knochenzyste. In flachen Knochen stellt sich die Läsion oft als blasige, trabekulierte (mehrkammerige) Auftreibung dar. Als grundsätzlicher MRT-Aspekt der primären aneurysmatischen Knochenzyste gilt: Nachweis einer expansiven, (poly-)zyklischen, gut umschriebenen zystischen Läsion mit hypointensem Randsaum und kontrastmittelanreichernder Zystenwandung und evtl. periläsionalem Weichteilödem (Wörtler et al. 2000). Im Skelettszintigramm reichert sie das Radionuklid vermehrt an, d. h. der Knochenstoffwechsel ist dort gestört.

Die **solitäre (1-kammerige, juvenile) Knochenzyste** ist eine androtrope tumorähnliche Läsion. Sie bleibt oft asymptomatisch, wird evtl. zufällig bei einer Röntgenuntersuchung aus anderer Indikation entdeckt und kann sich – dies gilt für kleinere Zysten – spontan zurückbilden. Die symptomatische solitäre Knochenzyste gibt sich am häufigsten durch eine (schmerzhafte) Spontanfraktur klinisch zu erkennen. Aus pathologisch-anatomischer Sicht ist diese Zyste ein intraossärer, flüssigkeitsgefüllter Hohlraum mit einer auskleidenden Tapete. Die Namensgebung weist daraufhin, dass die Knochenzyste vor allem im 1. und 2. Dezennium beobachtet wird, und zwar am häufigsten meta-/diaphysär in langen Röhrenknochen, vorzüglich im Humerus und im Femur. Viel seltener treten solitäre Knochenzysten (z. B.) im Rückfuß (s. Abb. 16.**105** und Abb. 16.**106**) und im Becken auf – dann zumeist im Erwachsenenalter.

Röntgenologisch stellt sich die Zyste zentral im Knochen als ovaläre, gut abgrenzbare geografische Osteolyse mit Randsklerose dar (Lodwick-Grad IA–B). Eine Periostreaktion gehört nicht zum Bild der solitären Knochenzyste. Dadurch gelingt u. a. die Differenzialdiagnose gegenüber der aneurysmatischen Knochenzyste. Nach Frakturen der Zyste ist jedoch eine reparative Periostreaktion (Kallus) zu erwarten. Ein Knochenabszess kann bei Kindern eine solitäre Knochenzyste imitieren. Abgesehen von der mehr oder weniger auffallenden perifokalen Knochenverdichtung lässt in diesem Fall auch die entzündlich induzierte *transfokale* Periostreaktion (Lamelle; s. Abb. 3.**49**) die röntgenologische Differenzialdiagnose gegenüber der solitären Knochenzyste zu. Die solitäre Knochenzyste hat die Tendenz zur expansiven Ausbreitung, und zwar sowohl in der Längsrichtung als auch im Knochenquerschnitt. Die horizontale Expansion führt mit der Zeit zu einer konzentrischen (spindelförmigen) Auftreibung mit verdünnter Knochenwandung. Dadurch entsteht das Risiko der Spontanfraktur oder -infraktion. In diesem Zusammenhang wird das sog. *herabgefallene (dislozierte) Knochenfragment* (engl.: Fallen or floating Fragment) beobachtet (Abb. 3.**80**). Dieser Röntgenbefund geht auf einen *subperiostalen* Kompaktaausbruch nach innen zurück. Er zeigt durch seine Migration in abhängige Zystenanteile an, dass (1.) die Zyste aus einem zusammenhängenden (1-kammerigen) Hohlraum besteht und (2.) der Zysteninhalt nur wenig viskös ist bzw. die Zyste kein solides Tumorgewebe widerspiegelt. Im CT hat der Zysteninhalt Dichtewerte zwischen +10 und +20 HE. Dadurch gelingt die differenzialdiagnostische Abgrenzung gegenüber geografischen Osteolysen durch Faser- und Knorpelgewebe, wie beispielsweise gegenüber dem nicht ossifizierenden Knochenfibrom, der (monostischen) fibrösen Dysplasie und dem Enchondrom. Schichtungsphänomene (engl.: Fluid-fluid-Level) – vor allem im CT und MRT zu erkennen – sind unspezifische bildgebende Befunde. „Unspezifisch" heißt in diesem Kontext, dass Schichtungsphänomene in allen möglichen raumfordernden Läsionen des Knochen- und Weichteilgewebes auftreten können. In der solitären Knochenzyste sind Schichtungsphäno-

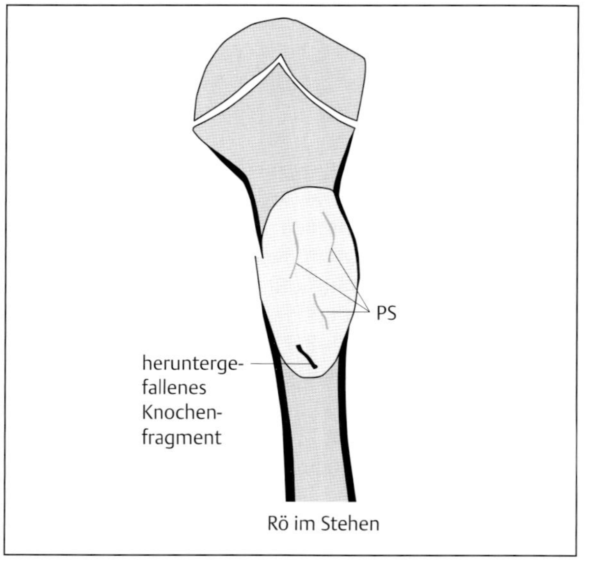

Abb. 3.**80** **Röntgenbefund einer solitären (1-kammerigen, juvenilen) Knochenzyste im Humerus mit Spontanfraktur.** Herabgefallenes Knochenfragment durch subperiostale Fraktur (Ausbruch aus der Kompakta). PS = Pseudosepten, Rö = Röntgenuntersuchung; s. Text).

Merke:

In **posttraumatischen Knochenzysten**, die sich nach intraossärer Penetration eines Fremdkörpers, der nicht vollständig entfernt wurde, über die Jahre entwickelt haben, kann der zurückgebliebene Fremdkörperanteil, je nach seiner Opazität, als herabgefallenes Fragment imponieren. Metallfremdkörper geben sich im Röntgenbild zu erkennen. Fremdkörper aus Holz sind im MRT abzugrenzen (z. B. durch Fettsättigung, T1-Gewichtung und intravenöse Applikation eines paramagnetischen Kontrastmittels): Randsignalgebung, kein zentrales Enhancement; der Fremdkörper selbst gibt ein schwaches Signal.

mene der Hinweis auf eine (ältere) Einblutung. Die Blutkomponente ist auch in aneurysmatischen Knochenzysten die Ursache der bei ihnen häufigen Schichtungsphänomene. Im intraossären Ganglion wird die Schichtung auf das Übereinander von myxomatösem und serösem Inhalt zurückgeführt. Eine Verkalkung der membranösen Zystenauskleidung und korallen- oder zementartige Verkalkungen oder Verknöcherungen des Zysteninhalts kommen bei solitären Knochenzysten selten vor. Ebenso selten werden knöcherne „Pseudosepten" beobachtet, die das 1-Kammersystem nicht beeinträchtigen, gelegentlich jedoch im Röntgenbild ein mehrkammeriges Aussehen vortäuschen.

Non-Hodgkin-Lymphom

Das Non-Hodgkin-Lymphom des Knochens tritt entweder primär in diesem Gewebe (obsolet: Retikulosarkom) oder als (sekundäre) ossäre Manifestation eines nodalen Non-Hodgkin-Lymphoms auf. Die Unterscheidung zwischen beiden Alternativen ist grundsätzlich problematisch; denn unter Umständen lässt sich trotz umfangreicher klinischer und bildgebende Diagnostik eine primäre Lymphknotenlokalisation zeitlich erst nach dem Knochenbefall nachweisen.

Die 2. Lebenshälfte ist das Prädilektionsalter. Das androtrope primäre Non-Hodgkin-Lymphom kann sich in jedem Knochen offenbaren. Im Bereich der Dia-/Metaphysen der langen Röhrenknochen wird das primäre Non-Hodgkin-Lymphom am häufigsten beobachtet (s. Abb. 3.**58**) und macht sich dort und anderswo im Skelett an Schmerzen und evtl. an lokaler Anschwellung durch seinen paraossären Tumoranteil bemerkbar. Begleitende Allgemeinsymptome, wie Fieber und Gewichtsabnahme, können sowohl für eine sekundäre Knochenmanifestation als auch für die Generalisation eines primären Non-Hodgkin-Knochenlymphoms sprechen.

Die Osteolyse entspricht im Röntgenbild der Lodwick-Graduierung Typ II oder III, d. h., diese Destruktionsmuster zeigen aggressives Tumorwachstum an. Gemischtförmige osteolytisch-osteoplastische Läsionen kommen ebenso vor wie rein osteoplastische Erscheinungsformen. Auch „benigne" und „maligne" Periostreaktionen (s. Abb. 3.**52** und Abb. 3.**53**) sowie paraossäre Ausbreitung gehören zum Spektrum der bildgebenden Phänomene. Bei gelenknaher Ausdehnung kann sich eine *sympathische Synovitis* entwickeln. Im MRT geben sich primäre Knochenlymphome muskelisointens in T2-gewichteten Sequenzen zu erkennen. Andere Knochentumoren, mit Ausnahme des ebenfalls muskelisointensen malignen fibrösen Histiozytoms, zeigen bei T2-Gewichtung eine signalintensivere Darstellung.

Die *bildgebende Differenzialdiagnose* hat verschiedene ätiologische Ursachen zu berücksichtigen. Bei älteren Menschen muss nach dem Röntgenbefund vor allem an Absiedlungen eines (unbekannten) Primärtumors und an das Fibrosarkom gedacht werden. Im Wachstumsalter sind das Ewing-Sarkom und das Osteosarkom wahrscheinlicher als das primäre Non-Hodgkin-Lymphom des Knochens. Unter Berücksichtigung des klinischen Bildes sollte die Abgrenzung gegenüber einer Osteomyelitis gelingen.

Die Skelettszintigrafie führt bei einem (vermutlich) monotopen Non-Hodgkin-Lymphom zum Ausschluss oder Nachweis einer Ausbreitung in andere Knochen. Vor der histologischen Identifizierung zeigt die starke Tracer-Akkumulation unter Berücksichtigung des genannten röntgenologischen Lodwick-Grads nur die monotope oder oligo-/polytope ossäre Lokalisation eines malignen Tumors an.

Im (Ganzköper-)MRT kann die Knochenmarkinfiltration durch Malignomzellen erkannt werden, noch bevor der Trabekelumbau – der Angriffsort der szintigrafischen Tracer – gestört wird.

Hodgkin-Lymphom

Beim Hodgkin-Lymphom (Morbus Hodgkin) kommt die primäre Knochenmanifestation sehr selten vor. Der sekundäre Knochenbefall lässt sich häufiger nachweisen. Die sekundäre Knochenbeteiligung hängt vom Typ der histologischen Klassifikation ab, d. h. prognostisch günstige histologische Erscheinungsformen gehen seltener mit einem Knochenmarkbefall einher als prognostisch ungünstigere. Röntgenologisch beherrschen Osteolysen des Lodwick-Grads II und III das Bild. Reaktive Knochenneubildung kann gemischtförmig osteolytisch-osteoplastisch auftreten oder z. B. als sog. Elfenbeinwirbel osteoplastisch völlig dominieren.

Ewing-Sarkom

Das Ewing-Sarkom gehört zur Gruppe der Rundzelltumoren (Rundzellsarkome). Dieser aggressive, mäßig androtrope, im Knochen wachsende Tumor wird weit überwiegend im 2. und 1. Dezennium diagnostiziert. Vor allem die Diaphyse und die Dia-/Metaphyse langer Röhrenknochen (Femur > Humerus und Tibia > Fibula) sind die Prädilektionslokalisationen. Sodann folgen an Häufigkeit das Darmbein, die Rippen (begleitender Pleuraerguss und Lungeninfiltrationen möglich) sowie die anderen Knochen des Beckenrings.

Der Tumor gibt sich an lokalen Schmerzen zu erkennen. Darüber hinaus zeigt er sich in Abhängigkeit von seiner Ausdehnung in die paraossären Weichteile als überwärmte Weichteilmasse und oft begleitet von Temperaturerhöhung, Leukozytose, Anämie, allgemeinem Krankheitsgefühl und Gewichtsabnahme.

! Merke

Daher gilt die Regel, das Ewing-Sarkom in jedem Fall von der akuten hämatogenen Osteomyelitis abzugrenzen (und umgekehrt).

Vornehmlich „maligne" Periostreaktionen (s. Abb. 3.**53** und Abb. 3.**54**) begleiten das ebenso aggressive mottenfraßähnliche oder permeative Destruktionsmuster (Lod-

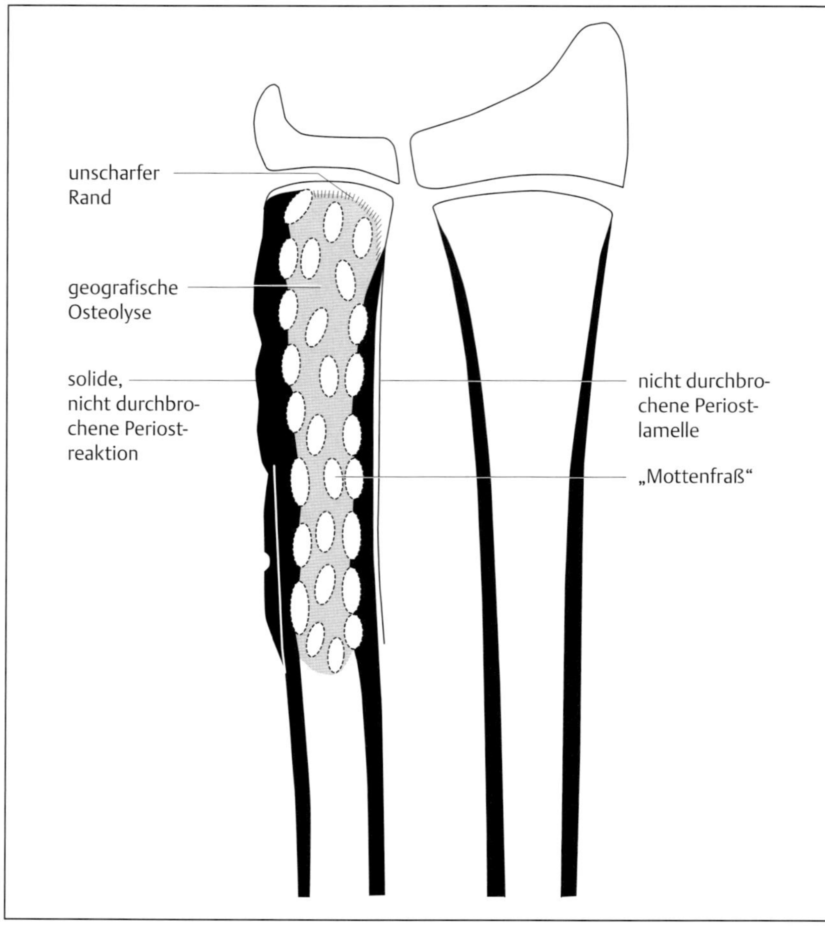

Abb. 3.**81** **Röntgenbildanalyse eines pathologischen Röntgenbefunds an der distalen Ulna** (Patient 14 Jahre alt, männlich, starke Schmerzen, Hautrötung mit Überwärmung, keine Fluktuation der Weichteilschwellung, keine Leukozytose, normales Differenzialblutbild).

Befunde:

1. Dia-/metaphysäre geografische Osteolyse mit Mottenfraßaspekt (Lodwick-Grad II).
2. Solide und auch lamelläre, nicht durchbrochene Periostlamelle, Kompakta nicht arrodiert.
3. Randsklerose, zum Teil scharf, zum Teil unscharf konturiert.
4. Keine Auftreibung der Ulna.

Beurteilung: Zeichen aggressiven Wachstums oder Agens, nicht aggressive („benigne") Periostreaktion. Lokale klinische, jedoch keine systemischen Entzündungsbefunde, keine Temperaturerhöhung gemessen (im MRT periossäres Ödem, kein Ausbruch in die umgebenden Weichteile).

Diagnose: Nur bildgebende Differenzialdiagnose möglich, nämlich eosinophiles Granulom > Ewing-Sarkom > akute hämatogene Osteomyelitis (> = wahrscheinlicher als). Probebiopsie, dabei Versuch der bakteriologischen Abklärung.

Histologische Diagnose: Eosinophiles Granulom.

Merke:

- *Eosinophiles Granulom:* vor allem Knochen und Lungen.
- *Morbus Hand-Schüller-Christian:* sehr typische Lokalisation: Schädelbasis.
- *Morbus Abt-Letterer-Siwe:* Prädilektion: abdominale Viszera.

wick-Grad II und III). Sklerotische Knochenalteration tritt häufig auf, namentlich an flachen Knochen. Paraossäre Tumoranteile lassen sich im CT und MRT nachweisen. Manchmal springen sie schon im Röntgenbild stärker ins Auge als die Knochenveränderungen. Im MRT ist die intraossäre Geschwulstausbreitung direkt sichtbar (bei T1-Gewichtung signalarm, stärkere Aufnahme des paramagnetischen Kontrastmittels; bei T2-Gewichtung signalreich, evtl. Signalabnahme in größeren Nekrosearealen des Tumors).

Zur *bildgebenden Differenzialdiagnose* gehören die akute hämatogene Osteomyelitis (s. o.), aber auch das eosinophile Granulom (Abb. 3.**81**). Neuroblastomabsiedlungen sind in den ersten 3 Lebensjahren zu erwarten; das Ewing-Sarkom tritt in den ersten 5 Lebensjahren kaum auf.

Im Einzelfall ist auch dann, wenn bildgebende und klinische Befunde für ein Ewing-Sarkom sprechen, vor der Therapie die histologische Abklärung notwendig.

Adamantinom der langen Röhrenknochen

Die zeitgenössische Bezeichnung für das **Adamantinom der langen Röhrenknochen** ist **„Adamantinom des Gliedmaßenskeletts"**, da es auch an kleinen Knochen beobachtet wird. Ergänzend zur Beschreibung in der Legende von Abb. 3.**58** seien hier erwähnt:

- Prädilektionsalter: 2.–5. Dezennium
- symptomatisch (Schmerzen, lokale Schwellung), selten asymptomatisch, dann zufällig entdeckt

Der Tumor wird als niedrigmaligne mit später Metastasierungstendenz eingestuft.

In Abb. 3.**58** wurden folgende Knochentumoren oder tumorähnliche Läsionen aus Gründen der Übersichtlichkeit nicht eingezeichnet:

Lipom

Das **intraossäre Lipom** sitzt am häufigsten in den Metaphysen der langen Röhrenknochen, beispielsweise im proximalen Femur. Zu seinem Vorzugssitz in der Skelettperipherie gehört das Fersenbein. Dort gibt sich das Knochenlipom – es wächst distal vom Tuber calcanei – an einem typischen Röntgenaspekt zu erkennen (vgl. Abb. 16.**105**), der im Prinzip bei allen Knochenlipomen zu erwarten ist. Das bedeutet, eine im Röntgenbild sichtbare geografische Osteolyse (Lodwick-Grad IA oder IB, also scharf begrenzt, Skleroserandsaum, evtl. expansiv wachsend) spiegelt mit hoher Wahrscheinlichkeit ein Knochenlipom wider, wenn sie im CT eine negative Dichte zeigt, sich auf T1-gewichteten Sequenzen durch stärkere Signalintensität ähnlich wie das Knochenmark auszeichnet und in ihr zentrale oder zentrifugale dystrophische Verkalkungen oder Verknöcherungen auffallen. Manchmal sind diese Kalkschatten so diskret, dass sie im Röntgenbild nicht zu erkennen sind, wohl aber im CT sichtbar werden.

Knochenlipome sind seltene Befunde. Häufiger dagegen kommen **paraossäre Weichteillipome** vor. Sie geben sich als umschriebene (fettdichte) Weichteilschwärzung im Röntgenbild zu erkennen, soweit ihre geringere Strahlenschwächung und die damit in Zusammenhang stehende stärkere Filmschwärzung nicht vom Weichteilmantel „verschluckt" wird, und zeigen sehr häufig dystrophische Verkalkungen.

Symptomatische intraossäre Lipome werden zumeist in der 4. oder 5. Lebensdekade beobachtet.

Asymptomatische Knochenlipome manifestieren sich im Skelettszintigramm aus anderer Indikation als mäßig vermehrte fokale Steigerung des Knochenstoffwechsels und können in den meisten Fällen röntgenologisch, sicherer noch im CT identifiziert werden. Im proximalen Femur (vgl. Abb. 3.**58**) kann bildgebend die Differenzialdiagnose gegenüber dem liposklerosierenden myxofibrösen Tumor nicht gestellt werden, wenn das Lipom mit ausgedehnten Verkalkungen einhergeht. Freyschmidt (1997) spricht dann summarisch von „fibroossären Läsionen unbekannter Ätiologie". Unter diesem Terminus, der sich auf den Aspekt bei der Bildgebung stützt, wird von ihm auch das **benigne fibröse Histiozytom** (Xanthofibrom, Xanthom, Xanthogranulom) subsumiert – in Diskussion: Entität oder Regressionsfolge einer anderen gutartigen Läsion? Zur Prädilektionstopik dieses Tumors gehört ebenfalls die Inter- oder Subtrochantärregion, jedoch kann er auch in anderen Knochen auftreten. Histologisch entspricht sein Aufbau dem fibrösen metaphysären Defekt (spindelzelliges fibröses Gewebe in wirbelartiger Anordnung mit multinukleären Riesenzellen, lipidbeladenen Histiozyten – Xanthomzellen – und Hämosiderinnachweis). Eine vom Pathologen als nicht ossifizierendes Knochenfibrom oder fibröser Kortikalisdefekt eingeordnete Läsion (zeitgenössisch als fibröser metaphysärer Kortikalisdefekt zusammengefasst) im Erwachsenenalter, d.h. jenseits des 30. Lebensjahrs, ist auch röntgenologisch ein benignes fibröses Histiozytom. Dieser Tumor tritt nämlich überwiegend epi- oder diaphysär auf, entspricht einer ovalen geografischen Osteolyse vom Typ Lodwick IA mit breitem Skleroserandsaum und zeigt im CT keine Fettdichte. Außerdem kommen benigne fibröse Histiozytome mit identischem Röntgenbefund auch in Knochen vor, die als Lokalisationen des fibrösen metaphysären Defekts nicht bekannt sind, wie beispielsweise Rippen, Darmbein oder Kreuzbein.

Die bildgebenden Informationen über den Verdacht der malignen Transformation eines Knochenlipoms zum **Liposarkom** oder der Verdacht auf das sehr seltene primäre Liposarkom sind von besonderer Bedeutung. Dieser Verdacht kommt auf, wenn sich eine computertomografisch als Fettgeschwulst identifizierte Läsion mit oder ohne Verkalkung röntgenologisch als Osteolyse des Lodwick-Grads II zu erkennen gibt, evtl. aus dem Knochen herauswächst und/oder Periostreaktionen auslöst.

Histiozytose X

Der Histiozytose X (Synonym: **Langerhans-Zellgranulomatose**) liegt eine herdförmige Ansammlung proliferierender Histiozyten (Langerhans-Zellen) in Begleitung von eosinophilen Granulozyten und mehrkernigen Riesenzellen zugrunde. Klinisch offenbart sich die Histiozytose X in 3 distinkten Krankheitsbildern:

- eosinophiles Granulom
- Hand-Schüller-Christian-Krankheit (mit zusätzlicher intrazellulärer Cholesterinesterspeicherung: Schaumzellen)
- Abt-Letterer-Siwe-Krankheit (röntgenmorphologisch spiegelt sich die aggressive diffuse Knochenmarkinfiltration nicht wider)

Zwischen dem eosinophilen Granulom und dem Morbus Hand-Schüller-Christian gibt es klinische und pathomorphologische Überschneidungen, beispielsweise auch hinsichtlich der spontanen oder therapeutisch induzierten Ausheilung. Dann entsteht eine fibröse Narbe, die röntgenologisch als Knochensklerose mit eingestreuten strahlentransparenten Herden imponiert und evtl. mit einer soliden, mit dem übrigen Knochen verschmolzenen Periostreaktion einhergeht.

Anschaulicher als die klassische Aufteilung der Histiozytose X in 3 Krankheitsbilder ist die folgende Einordnung der klinischen und radiologischen Befunde:

- mono-, oligo- oder polyostische chronisch-fokale Form
- akut disseminierte Form

Die akut disseminierte Histiozytose X geht mit gestörtem Allgemeinbefinden, Fieberschüben, Anämie, mehr oder minder auffallender Bluteosinophilie und beschleunigter BSG einher. Die Dissemination gibt sich darüber hinaus an einer Leber- und Milzvergrößerung sowie an Lymphknotenschwellungen zu erkennen. Außerdem kann die Ausstreuung zu einem auch röntgenologisch sichtbaren Befall des Lungeninterstitiums mit der Möglichkeit einer sekundären Wabenlunge führen. Als Abt-Letterer-Siwe-Krankheit verläuft die akut disseminierte Histiozytose X klinisch wie eine Sepsis. Sie zeigt sich in den ersten Lebensjahren und endet meist letal.

Das androtrope eosinophile Knochengranulom der klassischen Unterteilung der Histiozytose X manifestiert sich überwiegend im 2. und 3. Dezennium. Sein primäres Auftreten im Erwachsenenalter ist selten.

Zur Vorzugtopik seiner röntgenologisch erfassbaren Herde gehören die Schädelkalotte, das Stammskelett einschließlich dem Becken und die langen Röhrenknochen (Diaphyse > Metaphyse > Epiphyse).

Eosinophiles Granulom

Die solitäre Manifestation des eosinophilen Granuloms wird häufiger beobachtet als sein oligo- oder polytopes synchrones (Skelettszintigrafie) oder metachrones Vorkommen. Die runden oder ovalen Osteolysen können asymptomatisch bleiben oder mit Schmerzen und lokaler Weichteilschwellung einhergehen. Mit der Anzahl der Herde steigt die Häufigkeit der begleitenden klinischen Symptome.

Das Röntgenbild der geografischen Osteolyse entspricht der Lodwick-Graduierung Typ I oder II. Je aktiver ein Herd ist, desto geringer ist sein Skleroserandsaum ausgeprägt und desto unschärfer ist seine Randkontur – und umgekehrt. Durch Zusammenfließen der Osteolysen können in der Kalotte größere landkartenartige Defekte entstehen. Oft enthalten sie kleine Knochenreste: „Sequester". Die Wachstumsaktivität bestimmt auch an den Röhrenknochen den Röntgenaspekt. Daher reicht die Osteolyse durch ein eosinophiles Granulom vom scharf konturierten Herd mit oder ohne Randsklerose, mit oder ohne Expansion und mit oder ohne „benigne" Periostreaktion bis hin zur Osteolyse mit Mottenfraßmuster (s. Abb. 3.**81**). An der Wirbelsäule gehört das eosinophile Granulom im Kindesalter zur Differenzialdiagnose der Vertebra plana.

Der Befall des Keilbeins mit (einseitigem) Exophthalmus und Diabetes insipidus weist auf den Übergang zum Morbus Hand-Schüller-Christian hin. Diese Befunde werden durch den *Landkartenschädel* als Folge des Zusammenfließens größerer Osteolysen zur charakteristischen Trias der Hand-Schüller-Christian-Krankheit (des Vorschulalters).

Die *Differenzialdiagnose* (s. Abb. 3.**81**) muss an den Röhrenknochen zwischen der akuten hämatogenen Osteomyelitis, dem Ewing-Sarkom und dem eosinophilen Knochengranulom gestellt werden, wenn eine vom Mottenfraßmuster begleitete geografische Osteolyse mit Schmerzen, lokaler Überwärmung und Hautrötung einhergeht. Als differenzialdiagnostischer Hinweis auf das eosinophilie Granulom kann dienen, dass die solide, lamelläre oder geschichtete Periostreaktion nicht unterbrochen ist; denn das eosinophile Granulom breitet sich fast nie in die periossären Weichteile aus.

An der Wirbelsäule zeigen sich vor dem „Erreichen" der Vertebra plana Osteolysen, die im Kindesalter bioptisch von Neuroblastomabsiedlungen, bei Erwachsenen von Metastasen, primären Non-Hodgkin-Lymphomen und vom Chordom und in jedem Lebensalter von Infektionen (MRT, CT) abgegrenzt werden müssen.

Osteom

Das Osteom ist eine gutartige Läsion, die sich aus reifem Knochengewebe mit überwiegend lamellärer Struktur aufbaut und sehr langsam an Größe zunimmt.

Das **eburnisierte (strukturlose) Osteom** imponiert im Röntgenbild als ein scharf begrenzter knöcherner Herd, der fast immer am Schädel einschließlich der Nasennebenhöhlen beobachtet wird. Wenn der Tumor von der Lamina externa ausgeht, wölbt er sich nach außen vor. Beim autosomal vererbten **Gardner-Syndrom** mit pleiotropem dominantem Erbmodus variabler Penetranz treten Osteome vorwiegend am Schädel einschließlich der Nasennebenhöhlen, gemeinsam mit adenomatösen gastrointestinalen, besonders im Kolon wachsenden Polypen – obligaten Präkanzerosen – sowie kutanen und subkutanen Zysten und Tumoren (Atherom, Dermoidzyste, Fibrom, Lipom, Leiomyom), auf.

Paraossäre (auch paraossal oder juxtakortikal genannte) **Osteome** bilden dichte, rundliche, ovale oder lobuläre Knochenschatten vor allem an langen Röhrenknochen. Sie können paraossär oder periostal entstehen oder von der Kompakta ausgehen.

Das **medulläre Osteom** sitzt in der Spongiosa. Synonym werden folgende Bezeichnung gebraucht: Enosteom, Endosteom und Kompaktainsel (kleine, höchstens erbsbis bohnengroße Verdichtung); bei sehr großen medullären Osteomen wird auch vom Riesenosteom gesprochen. Im Röntgenbild dient ein typischer Befund zur Einordnung, nämlich ein Verdichtungsbezirk in der Spongiosa (zu groß, um von einer Kompaktainsel sprechen zu können), der kleine knöcherne Ausläufer (Pseudopodien, Morgensternaspekt, Stechapfelform) erkennen lässt (s. Abb. 3.**61**).

Zur wichtigsten *Differenzialdiagnose* gehört die **osteoplastische Metastase**. Sie hat keine kleinen knöchernen Ausläufer, sondern meistens unscharfe Konturen, die fließend in die knöcherne Umgebung übergehen. Bei multiplen osteoplastischen Absiedlungen entsteht im Röntgenbild ein „marmorierter" Spongiosaaspekt.

Zur röntgenologischen Differenzialdiagnose des eburnisierten Osteoms und der osteoplastischen Metastase – vor allem in platten Knochen auffallend – zählt der hyperostotische Knochenfokus im klinischen und röntgenologischen Kontext des **akquirierten Hyperostosesyndroms** (AHS; s. dort).

Kleine medulläre Osteome – Typ Kompaktainsel – nehmen im Skelettszintigramm den Tracer nicht vermehrt auf. Die Stoffwechselaktivität (Wachstumstendenz) und das Osteomvolumen bestimmen, ob sich das Osteom im Szintigramm widerspiegelt.

Maligne Gefäßtumoren

An maligne Gefäßtumoren soll auf Röntgenaufnahmen bei folgender Befundkonstellation gedacht werden: Multiple kleinere und auch größerer Osteolysen geben sich zu erkennen, zwischen denen nicht involvierte Knochenbezirke liegen. Das Röntgenbild entsteht durch die biologische Tendenz dieser Tumoren, sich entlang von Gefäßstrukturen auszubreiten (Abb. 3.**82**). Für gutartige **Skeletthämangiome** gilt als röntgenologischer und computertomografischer Verdachtsbefund das unmittelbare Nebeneinander von Aufhellungen (z. B. Seifenblasenaspekt, Bienenwabenmuster) in grob trabekulierten, unregelmäßig geformten Knochenstrukturen, evtl. mit Expansionstendenz im befallenen Knochen(-areal). Im MRT (T2-gewichtet) erscheint das Hämangiom infolge des langsamen Blutflusses als stark signalgebend.

Skelettszintigrafie, CT, MRT bei Tumorpatienten

Die Bezeichnung „isotope Isomorphie maligner Knochentumoren" (Holtz u. Gerstenberger 1975) geht von der Erfahrung aus, dass die Reaktion der Knochenbausteine einschließlich des Periosts bei primären Knochentumoren und -metastasen identisch – isomorph – sein kann. Die Frage nach einer Tumoranamnese an anderem Ort und nach dem Lebensalter muss daher neben der Lokalisation im tumortragenden Knochen (s. Abb. 3.**58**) bei der Auswertung bildgebender Darstellungen beantwortet werden. Knochenmetastasen siedeln sich aus statistischer Sicht vor allem in Abschnitten mit viel blutbildendem Knochenmark ab. Dies dürfte mit der altersabhängigen, auf das Stammskelett gerichteten Konversion des roten Knochenmarks zu Fettmark in Zusammenhang stehen; denn Ersteres ist besser durchblutet als das Knochenmark mit Überwiegen der Fettzellen. Knochenmetastasen wachsen daher vor allem in Wirbeln, Rippen und im Brustbein, im Becken, in den proximalen Humerus- und den beiden Femurenden, seltener im Schädelskelett. Knochenabsiedlungen sind wahrscheinlich aus hämodynamischen Gründen zunächst Knochenmarkfiliae. Deshalb bietet die Knochenmarkszintigrafie mit einer Kamera-Hardware, die digitale Speicherung und Bildbearbeitung ermöglicht, gegenüber der Skelettszintigrafie mit ^{99m}Tc-Phosphatkomplexen Informationsvorteile. In der Praxis dominiert bei der bildgebenden Metastasensuche im Skelett jedoch die Anwendung von ^{99m}Tc-Phosphatkomplexen. Sie wird als *1.* diagnostischer Schritt *prätherapeutisch* bei Tumoren mit besonderer Affinität zum Knochengewebe eingesetzt – daher vor allem beim Mamma- und Prostatakarzinom. Bei diesen Tumoren korreliert die Häufigkeit von Skelettabsiedlungen mit der lokalen Tumorausdehnung (ab pT2) und mit dem regionären Lymphknotenbefall (ab pN1).

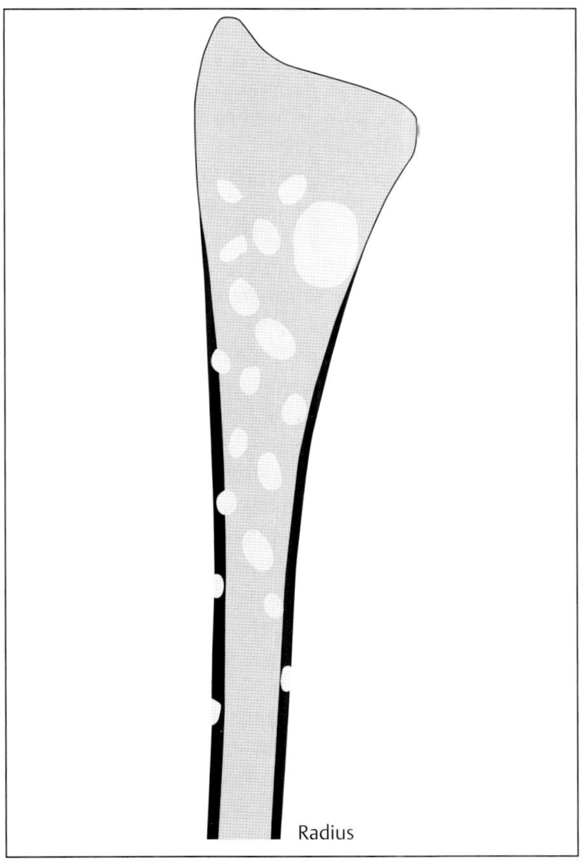

Abb. 3.**82** **Röntgenologisches Befundmuster, das den Verdacht eines malignen Gefäßtumors auslöst.** Man erkennt in einem Röhrenknochen „aufgereihte" Osteolysen, die zwischen normalen Knochenstrukturen liegen. Die Osteolysen (Lodwick-Graduierung Typ IC bis II) gehen von der Metaphyse aus und können von vielgestaltigen Periostreaktionen (nicht gezeichnet) begleitet werden.

> **! Merke**
> Die MRT ist bei der Entdeckung und Festlegung der Ausbreitung von Wirbelmetastasen sensitiver als die Skelettszintigrafie. Daher ist die MRT bei Malignompatienten mit sich in diesem Krankheitszusammenhang entwickelnden neurologischen Ausfällen – unabhängig vom Ausfall der Skelettszintigrafie – indiziert.

Beim Auswerten der Skelettszintigramme von Tumorpatienten müssen folgende Erkenntnisse berücksichtigt werden:

- Die Skelettszintigrafie ist ein hochsensitives bildgebendes Verfahren von geringer, da polyätiologischer Spezifität. Jeder fokal erhöhte Umsatz des Knochenstoffwechsels, namentlich die Aktivierung der Osteoblasten, kann zu einem positiven Szintigramm führen.
- Trotz geringer Spezifität der pathologisch vermehrten fokalen Tracer-Akkumulation können absiedlungsunverdächtige von absiedlungsverdächtigen Radionuklidanreicherungen unterschieden werden. Zu den *metastasenunverdächtigen* fokalen Radionuklidakkumulationen im Skelett gehören:
  - vermehrte Anreicherung beiderseits eines Discus intervertebralis (seitlicher Scan, evtl. ergänzt durch SPECT)
  - in beiden oder – je nach der Anatomie – 3 knöchernen Gelenksockeln erkennbare pathologische Aufnahme des Tracers
  - umschriebene vermehrte Anreicherung in der Tuberositas tibiae durch schmerzlose/schmerzhafte Überbeanspruchung der Insertion des Lig. patellae (Lokalisation im seitlichen Scan) sowie im TMT-Bereich (biomechanischer Stress – vermehrter Umsatz des Knochenmetabolismus – durch Senkung des Fußgewölbes)

- verstärkte Akkumulation in der Sakroiliakalregion ohne Seitendifferenz auf dem *posterioren* Scan
- vermehrte Aufnahme des Tracers in der/den Skapulaspitze(-n) = Angulus inferior scapulae
- auffallend vermehrte bilaterale Radionuklidspeicherung in der Sternoklavikular- und/oder Sternokostalregion der Rippe 1 (2) sowie im Manubrium sterni oder/und in der Sternumfuge ausschließlich auf dem anterioren Scan, also *ohne* visuell und ohne digitale Bearbeitung erkennbare Zeichen der γ-Strahlenemission an den entsprechenden Stellen des *dorsalen* Thorax-Scans bzw. auf dem *seitlichen* Scan (Sternum)
- perlschnurartige Tracer-Markierung des Knorpel-Knochen-Übergangs von (mehreren) Rippen bei *Erwachsenen*
- perlschnurartig übereinander angeordnete Radionuklidfoci in mindestens 2 Rippen (in 1. Linie nach [banalem] Trauma)
- ein- oder beidseitige fokale Akkumulation im Os temporale (M.-temporalis-Insertion)
- Anfärbung altersmäßig noch nicht geschlossener Wachstumsfugen der Röhrenknochen sowie der Knorpel-Knochen-Grenze der Rippen im Wachstumsalter
- Radionuklidaufnahme in der knöchernen Umgebung der Nasennebenhöhlen bei Sinusitisanamnese einschließlich zurückliegender Operationen (sagittales und seitliches Szintigramm)
- dentogene pathologische Tracer-Akkumulation im Unter- oder/und Oberkiefer (frontaler und seitlicher Scan)
- traumatische, röntgenologisch konsolidierte Fraktur in den vorangegangenen 2, höchstens 3 Jahren (noch längeres Intervall bei osteosynthetisch versorgten Frakturen mit noch liegendem Osteosynthesematerial möglich)
- Stressphänomene (s. dort) oder Skelettinfektion in der Anamnese
- bei atraumatischen extraartikulären Foci im Hand- und Fußbereich sollte berücksichtigt werden, dass nur etwa 0,1 % aller Skelettabsiedlungen dort vorkommen, und wenn doch, dann an der Hand am häufigsten in den Phalangen, an den Fußknochen vor allem im Talus.

! Merke

Grundsätzlich gilt, im diagnostischen Zweifelsfall, z. B. bei Schmerzen identischer Lokalisation, auch bei den angeführten Szintigrafiebefunden eine Projektionsradiografie, evtl. ergänzt durch CT oder MRT, durchzuführen.

▶ Im Falle einer szintigrafisch erkannten Skelettmetastasierung sollte die Projektionsradiografie, evtl. ergänzt durch ein CT, solcher Herde unbedingt durchgeführt werden, die aus anatomischer Kenntnis das Risiko einer pathologischen Fraktur mit Störung der Körperstatik oder beispielsweise auch mit Ausfällen des ZNS bergen.

▶ Bei ausgedehnter Skelettmetastasierung empfiehlt es sich, vor Beginn der medikamentösen Therapie dem Onkologen röntgenologisch eine sog. **Leitmetastase** in einer gut beurteilbaren Skelettregion, beispielsweise im knöchernen Becken, vorzuschlagen. An ihren Aspekt soll auf Projektionsradiogrammen/Szintigrammen die Wirkung der Therapie (Responder/Non-Responder) im Verlauf abgeschätzt werden.

▶ Das Knochengewebe kann funktionell auf verschiedene Noxen nur unspezifisch reagieren. Röntgenologisch spiegelt sich dies entweder überhaupt nicht oder als Osteolyse oder Osteoplasie wider. Die im Röntgenbild erkennbaren Reaktionsmöglichkeiten, evtl. noch genauer mittels Schnittbildverfahren zu identifizieren, sind hinsichtlich ihrer morphologischen Spezifität der Skelettszintigrafie überlegen. Das Skelettszintigramm – vorzuziehen ist das Ganzkörperszintigramm von vorn und hinten – fällt entweder negativ (normal) oder positiv (pathologisch) aus, d. h., die physiologische Umbauaktivität des Knochens (**morphologisches Remodeling, funktioneller Turnover**) verläuft lokal regelrecht (keine Metastase oder ausschließliche Markraumabsiedlung), ist krankhaft gesteigert oder vermindert. Bei der Metastasenfahndung weist die verstärkte fokale Radionuklidanreicherung bei Osteolysen auf eine erhöhte Aktivität der Knochenzellen am Rand der lytischen Läsion hin. Deren Tätigkeit kann jedoch durch eine hohe Wachstumsgeschwindigkeit oder/und durch Stoffwechselprodukte der Tumorzellen beeinträchtigt werden – dann treten im Szintigramm fotopenische Defekte (Cold Spots) auf, d. h., auch die physiologische Tracer-Belegung ist „ausgelöscht". Beim multiplen Myelom (Synonym: generalisiertes Plasmozytom, Morbus Kahler) kommt dies besonders häufig vor. Mindestens 60 % seiner osteolytischen Skelettbefunde sollen nicht mit pathologischen Aktivitätsanreicherungen einhergehen – sich entweder aus der physiologischen Radionuklidanfärbung der Knochen nicht abheben oder als Cold Spots erscheinen. Auch bei Skelettmetastasen, beispielsweise des follikulären Schilddrüsenkarzinoms, des undifferenzierten Bronchialkarzinoms und beim Mammakarzinom, ist eine solche visuell nicht erkennbare oder geringfügige Anfärbung oder Auslöschung des osteotropen Tracer-Bilds bekannt. Umgekehrt kann ein metastatisch induzierter diffuser Abbau der Spongiosatrabekeln röntgenologisch als lokale diffuse Osteoporose imponieren, sich im Szintigramm aber durch erhöhte Tracer-Aufnahme zu erkennen geben.

▶ Der **Superscan** ist eine bei üblicher Zeit- oder Zählvorgabe oder auf dem digitalen Scan auffallende Skelettraffung des osteotropen Radionuklidkomplexes im Schädel, im Stammskelett einschließlich des Beckens und in den Schäften der großen proximalen Röhrenknochen *ohne* szintigrafische Abbildung der Nieren und der Harnblase. Beim Superscan kann bildgebend von einer diffusen Skelettabsiedlung ausgegangen werden. Auch ein fortgeschrittener primärer Hyperparathyreoidismus oder eine renale Osteopathie könnten vorliegen.

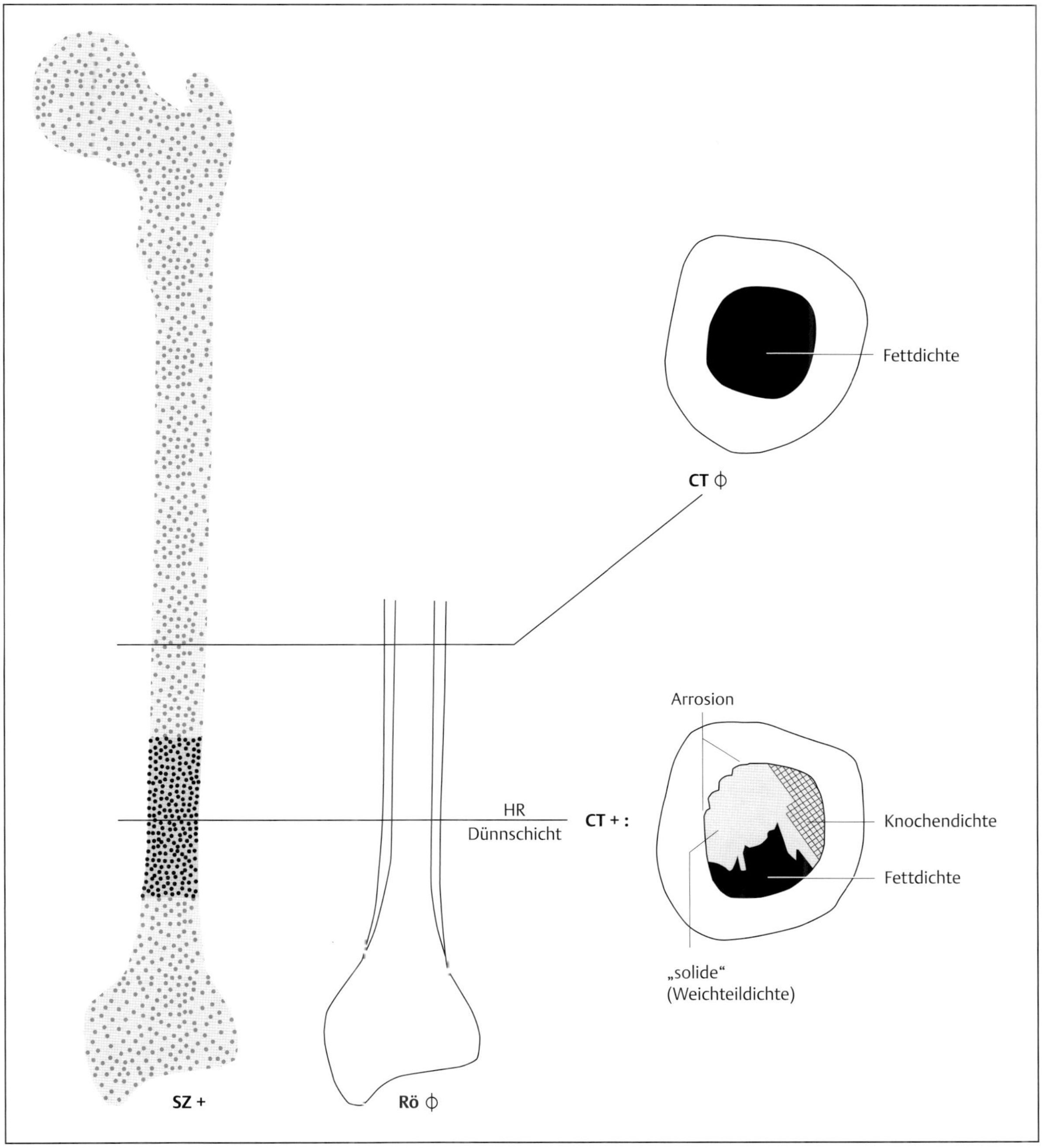

Abb. 3.**83** **Skelettszintigrafie z. B. in der Tumornachsorge.** Diaphysenfokus (SZ) im Femurschaft. Röntgenaufnahme (Rö) ohne pathologischen Befund. Computertomogramm (CT) oberhalb des Radionuklidfokus normal. In Höhe des pathologischen Knochen-Scans zeigen sich solides (Tumor-)Gewebe, eine endostale Arrosion sowie eine reaktive (endostale) Knochenbildung im Markraum: Metastasennachweis unter Berücksichtigung der Nachsorge eines skelettaffinen malignen Tumors bei einem atraumatischen Patienten (HR = hochauflösender Computertomograf).

Beim Superscan kann der Röntgenbefund normal sein. Im CT der Wirbel fällt durch die generalisierte Markraumabsiedlung manchmal ein Nebeneinander von feinen Osteolysen und Osteoplasien auf. Die Kombination eines Superscans mit starker Weichteilaufnahme des Tracers lässt an eine globale terminale Niereninsuffizienz mit hyperparathyreoter Stoffwechsellage denken. Auch in diesen Fällen kann eine zusätzliche starke fokale Radionuklidakkumulation auf braune Tumoren des Hyperparathyreoidismus und/oder auf Stressphänomene (durch die Osteomalazie[-komponente]) hinweisen. Perlschnurartig stark angefärbte kostochondrale Verbindungen erwecken beim Erwachsenen im Szintigramm den Verdacht auf eine Osteomalazie (-komponente) der metabolischen Knochenerkrankung.

Spezielle Indikationen zur CT und MRT bei der Tumor- und Metastasensuche

In (großen) Röhrenknochen verdrängt Tumorgewebe (Dichte > +30 HE) das im Markraum normalerweise vorkommende Fettmark der Diaphysen (Dichte bis −100 HE). Auch Knochenbildung ist dort mit dem CT zu identifizieren (Abb. 3.**83**).

Dem CT sind gegenüber Projektionsradiogrammen genauere morphologische Informationen bei fokaler Radionuklidanreicherung in bestimmten Knochen und Regionen zu entnehmen. Dazu gehören das Kreuzbein, die Sakroiliakalregion, der zervikothorakale Übergang und die Schädelbasis.

Die MRT ist die sicherste bildgebende Modalität zur direkten Beurteilung der intra- und extraossären Tumorausbreitung. Die Verteilung der Protonen in Wassermolekülen und die Zelldichte in den Knochenmarkräumen führen zu unterschiedlichen Signalintensitäten von hämatopoetischem Knochen- und Fettmark. Mineralisiertes Knochengewebe und Kalkdeposition haben ein starres Kristallgitter mit niedriger Protonendichte und sehr kurzer T2-Relaxationszeit. Die resultierende minimale Signalgabe stellt sich im MRT „schwarz" (dunkel) dar. Bei der Knochenmarkinfiltration durch Tumorzellen wird das Fettmark durch Gewebe mit höherer Zelldichte und höherem Wassergehalt ersetzt. Dies drückt sich in T1-gewichteten Sequenzen als Signalabnahme, bei T2-Gewichtung durch gesteigerte Signalgebung aus. Die T1-gewichtete Sequenz ist dabei aussagekräftiger, zumal sie nach intravenöser Applikation eines paramagnetischen Kontrastmittels eine Steigerung der Signalintensität erfährt. Bei T2-Gewichtung kann der *tumorindividuelle* Protonengehalt zu einer stärkeren Signalintensität, manchmal aber auch zu einer Signalintensität führen, die dem Knochenmark gleicht, und auf diese Weise die Absiedlungen maskieren. Durch Fettsuppression verbessert sich daher oft die diagnostische Aussage des MRT.

! Merke

Trotz dieser allgemeinen Schilderung der Signalgebung durch primäres oder abgesiedeltes Tumorgewebe bleibt die MRT eine weiterführende Zusatzuntersuchung oder ist bei der bildgebenden Beurteilung von manchen Knochentumoren generell nicht notwendig. Diese Aussage gilt auch für die CT.

In einem Spezialfall ist die MRT jedoch eine wichtige Indikation, nämlich zur Differenzialdiagnose der frischen (anamnestisch unbekannten) traumatischen bzw. der frischen osteopenischen (osteoporotischen) und der tumorbedingten Wirbelfraktur. Bei akuten Frakturen von Wirbeln mit normaler oder osteopenisch reduzierter mechanischer Belastbarkeit ist die Signalintensität des fettreichen Knochenmarks auf Spinechosequenzen weitgehend erhalten. Bei frischen Wirbelfrakturen kann die Signalgebung durch Blutung und Ödem allerdings davon zunächst abweichen. Tumorbedingte Wirbelzusammenbrüche geben unter Berücksichtigung der altersabhängigen Konversion des roten zu gelbem Knochenmark das eigentlich erwartete Fettsignal bei T1-Gewichtung signalärmer wieder; denn Tumorgewebe (zellreiches Gewebe mit erhöhter Zellzahl) hat das fettzellenhaltige Mark (weitgehend) ersetzt. Auf T2-gewichteten Sequenzen verstärkt Tumorgewebe in der Regel die Signalgebung mehr oder weniger (s. o. unter Fettsuppression).

Checkliste beim röntgenologischen Nachweis von Periostreaktionen

Eine nosologische Checkliste für die röntgenologische Abklärung von Periostreaktionen (Abb. 3.**84**) zeigt Tab. 3.**3**.

Abb. 3.**84** **Memosynopsis pathogenetisch und ätiologisch bekannter und pathomechanisch ungeklärter Periostreaktionen.** Unter **Vitamin-A-Intoxikation** sind auch die Nebenwirkungen der synthetischen Retinoide subsumiert. Eine Rückbildungstendenz nach Absetzen der Vitamin-A-Medikation ist möglich. Bei **Vitamin-D-Überdosierung** auf Weichteilverkalkungen achten, darunter auf Synovialisverkalkungen der Gelenke, Bursen und Sehnenscheiden (AHS = akquiriertes Hyperostosesyndrom, CRMO = chronische rekurrierende [rezidivierende] multifokale Osteomyelitis/Periostitis, i. w. S. = im weiteren Sinne). ▸
Der Begriff **„Koagulopathie"** umfasst auch die hereditären **Hämoglobinopathien** (mit Knochenmarkinfarzierung).
Zu den Pharmakonnebenwirkungen gehören auch die durch Prostaglandin (E1, E2-) induzierten, über die Zeit reversiblen Periostreaktionen. Indikation der intravenösen oder oralen Prostaglandinmedikation: Neugeborene oder Säuglinge mit komplexen zyanotischen Herzvitien mit Rechts-links-Shunt zum Offenhalten des Ductus arteriosus Botalli (präoperativ, bei klinischer Inoperabilität). Topik: Schlüsselbein und Rippen gewöhnlich zuerst, Diaphysen der langen Röhrenknochen, dort Ausbreitung auf Metaphysen möglich. Ferner Verbreiterung der Schädelnähte durch Verzögerung ihrer Verknöcherung.
Röntgenmorphologische Differenzialdiagnose der **Prostaglandinperiostose** *bei Säuglingen:* **Caffey-Syndrom** (Weichteilbeteiligung, auch Mandibulabefall möglich, selten bilateral-symmetrisch). Die **sekundäre hypertrophische Osteoarthropathie** wird bei zyanotischen angeborenen Herzvitien auch ohne Prostaglandingabe beobachtet. Die asymptomatische diaphysäre Periostreaktion der Neonati und Säuglinge tritt unabhängig von der Herzanamnese und der Prostaglandinmedikation auf.
Die **idiopathische Hyperostose mit Dysproteinämie** (Goldbloom et al. 1966) wurde in der Abbildung nicht hervorgehoben (Entität?), ferner seltene Enzymeinwirkungen (**„Enzymüberschwemmungen"**), die u. a. mit Periostreaktionen einhergehen können, beispielsweise Pankreatitiden, sowie **Enzymdefekte** (Beispiel: Morbus Gaucher).

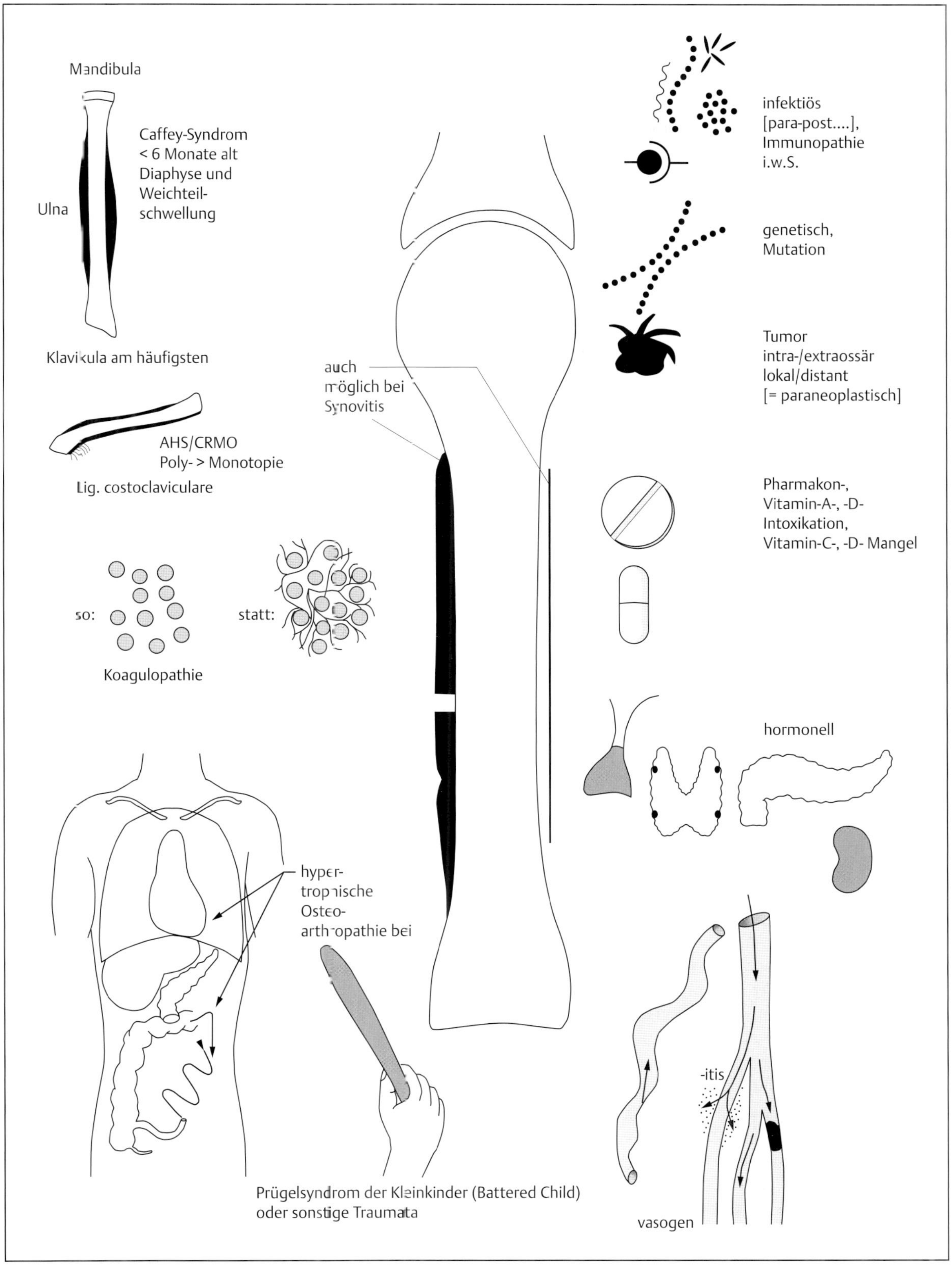
Mandibula
Caffey-Syndrom
< 6 Monate alt
Diaphyse und
Weichteil-
schwellung
Ulna
Klavikula am häufigsten
AHS/CRMO
Poly- > Monotopie
Lig. costoclaviculare
so:
statt:
Koagulopathie
auch
möglich bei
Synovitis
infektiös
[para-post....],
Immunopathie
i.w.S.
genetisch,
Mutation
Tumor
intra-/extraossär
lokal/distant
[= paraneoplastisch]
Pharmakon-,
Vitamin-A-, -D-
Intoxikation,
Vitamin-C-, -D- Mangel
hormonell
hyper-
trophische
Osteo-
arthropathie bei
Prügelsyndrom der Kleinkinder (Battered Child)
oder sonstige Traumata
-itis
vasogen

Abb. 3.**84**

Tab. 3.3 Nosologische Checkliste zum röntgenologischen Nachweis von Periostreaktionen.

1. Ist dem Patienten oder überweisenden Arzt eine „extraperiostale" allgemeine (systemische) Krankheit bekannt, die sich nach eigenen Erfahrungen oder Schrifttumsangaben auf die Knochenhaut auswirken könnte? In diesem Zusammenhang auch nach einer Dauermedikation des Patienten oder dem Vorliegen einer familiären Skeletterkrankung fragen.
2. Lässt sich in der Nachbarschaft des reagierenden Periosts klinisch und/oder bildgebend eine Gelenkkrankheit nachweisen?
3. Weicht die bildgebende Darstellung des subperiostalen Knochens vom Normalen ab?
4. Spielt sich in der unmittelbaren oder näheren Umgebung des reagierenden Periosts ein pathologischer Weichteilprozess ab? Das Erysipel und eine Phlegmone können Periostreaktionen auslösen. An eine (immunopathische) arterielle und auch venöse Vaskulopathie denken.
5. Ist die Periostreaktion ein lokaler (monostischer) oder ein sich an mehreren Knochen manifestierender Befund? Beim Verdacht auf das „Prügelsyndrom" der Säuglinge und Kleinkinder: Skelettszintigrafie.
6. Falls eine polyostische Periostreaktion vorliegt, muss die Frage beantwortet werden, ob der Befund bilateral-symmetrisch oder bilateral-asymmetrisch aufgetreten ist.
7. Genaue Röntgenbildanalyse durchführen, beispielsweise „benigne" oder „maligne" Periostreaktion? Eventuell diagnostisch weiterführende bildgebende Verfahren anwenden und deren Bildträger auswerten.

Zystische (kugelige) arthritische Osteolysen und ihre Differenzialdiagnose

Kugelige Osteolysen in den knöchernen Gelenksockeln haben vielfältige Ursachen. Aus pathologisch-anatomischer Sicht ist die *Zyste* ein flüssigkeitsgefüllter Hohlraum, der von einer mesothelartigen Tapete ausgekleidet wird. *Beispiel:* solitäre (1-kammerige, juvenile) Knochenzyste. Die *Pseudozyste* hat eine fibröse Wandung. Mit bildgebenden Untersuchungsmethoden ist eine Differenzierung zwischen beiden Alternativen nicht möglich. Daher werden beide Termini entweder synonym gebraucht oder der Ausdruck *„Geode"* gleichwertig benutzt. Entscheidendes semantisches Kriterium der 3 Bezeichnungen ist der flüssige Inhalt, (daher im diagnostischen Zweifelsfall: flüssiger Inhalt versus solides Gewebe in der kugeligen Osteolyse durch CT oder MRT). Im allgemeinen radiologischen Sprachgebrauch wird jedoch die kugelige Osteolyse ohne Berücksichtigung ihres „Inhalts" als zystische oder zystenartige Osteolyse beschrieben.

Arthritische Begleit- oder Signalzysten

Zystische Osteolysen im subchondralen Knochen treten bei Gelenkentzündungen als **arthritische Begleitzysten** neben anderen arthritischen Direktzeichen auf. **Arthritische Signalzysten** (Abb. 3.**85**) sind kugelige subchondrale Osteolysen, die als 1. arthritische Direktzeichen nachzuweisen sind. Sie können den arthritischen Weichteilzeichen und Kollateralphänomenen sogar vorausgehen – dann allerdings parallel zu *klinischen* Arthritisphänomenen. Der Pathomechanismus der arthritischen Signal- und Begleitzysten ist Abb. 3.**2** zu entnehmen. Dort wird von der Prämisse ausgegangen, dass arthritogene Agenzien in der Regel sowohl in die Synovialmembran als auch in den subchondralen Knochenmarkraum eingeschwemmt werden. Wenn ein arthritogenes Agens ausschließlich oder überwiegend in den Markraum einströmt, so zeigt sich sein Entzündungspotenzial (Zellen,

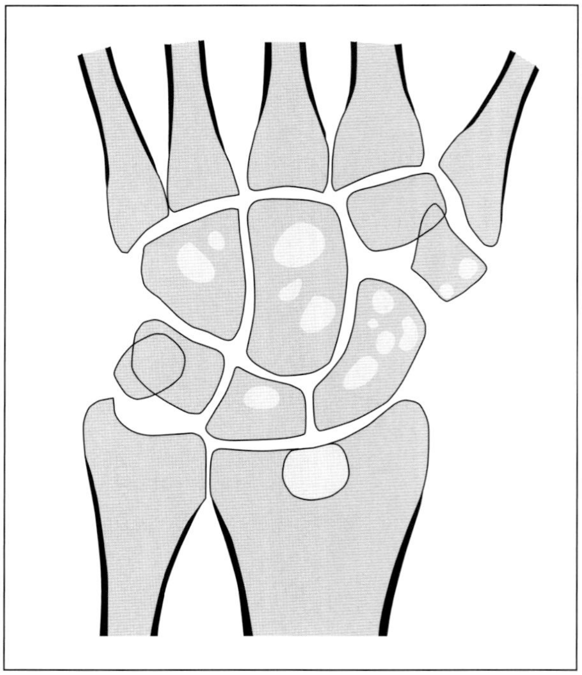

Abb. 3.**85** **Arthritische Signalzysten (bei einem Patienten im Frühstadium der rheumatoiden Arthritis).**
Anamnese: Seit etwa 6 Monaten im Bereich beider Hände nächtliche, aber gelegentlich auch tagsüber auftretende Schmerzen, mehrstündige Morgensteifigkeit an beiden Händen, serologische Entzündungsparameter, hochtitriger Nachweis der Rheumafaktoren im Serum.
Röntgenbefund (nur links gezeichnet): Zahlreiche zystische Osteolysen im Bereich der Rückhände, zum Teil ohne, zum Teil mit zartem Sklerosesaum. An einzelnen PIP-Gelenken (nicht gezeichnet) visuell und röntgenologisch arthritische Weichteilzeichen (spindelförmige Anschwellung).
Röntgenmorphologische Differenzialdiagnose gegenüber arthritischen Signalzysten: Vor allem Gicht, Sarkoidose, resorbierte fokale karpale Ischämien (bei älteren Menschen), multiple intraossäre Ganglien, (selten) zystische (produktive) Knochentuberkulose. Pigmentierte villonoduläre Synovitis (im Karpalbereich extrem selten).

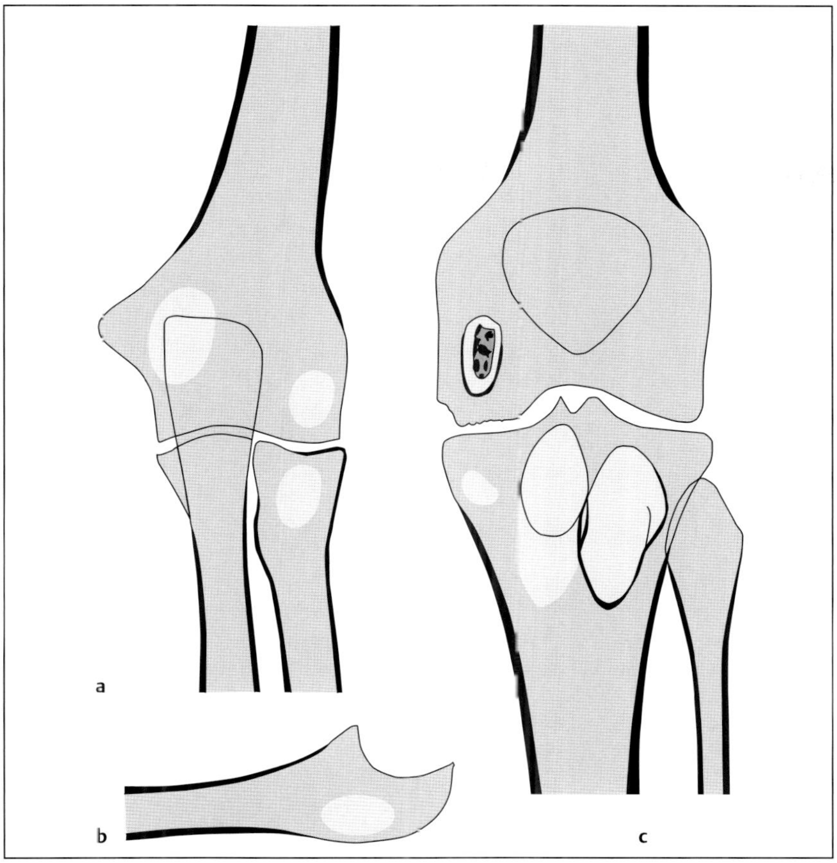

Abb. 3.**86a–c Makrogeoden am Ellenbogen- und Kniegelenk bei rheumatoider Arthritis.** Die Zugehörigkeit zur rheumatoiden Arthritis ist nur dann bewiesen, wenn am selben Gelenk (**c**) oder an anderen Gelenken Befunde aus dem Spektrum der arthritischen Direktzeichen bzw. Weichteilzeichen und Kollateralphänomene röntgenologisch nachzuweisen sind bzw. klinisch keine Zweifel am Vorliegen einer rheumatoiden Arthritis bestehen.

Merke:

Allgemein gilt, dass zystische Strukturauflockerungen *beiderseits* des Gelenkspalts eine Gelenkerkrankung anzeigen.

freigesetzte Mediatoren) an einer (entzündlichen) kugeligen Osteolyse: Die arthritische Signalzyste ist entstanden. Manchmal dominieren arthritische Zysten die anderen arthritischen Direktzeichen im gesamten Krankheitsverlauf, sei es, dass sie in großer Anzahl, beispielsweise an den MCP-, MTP- sowie Finger- und Zehen-PIP-Gelenken neben anderen arthritischen Direktzeichen auftreten, sei es, dass sie als *„Makrogeoden"* (Cabanel et al. 1973) oder (synonym) *„Riesenzysten"* (Magyar et al. 1974) imponieren. Prädilektionsgelenke für Makrogeoden sind bei der rheumatoiden Arthritis das Knie- und das Ellenbogengelenk (Abb. 3.**86**). Gelegentlich, nämlich dann, wenn die zystischen Zerstörungen in den Gelenksockeln das Krankheitsbild der rheumatoiden Arthritis bildgebend beherrschen, wird – analog zur zystischen (produktiven) Knochentuberkulose – von einer zystischen Form der rheumatoiden Arthritis gesprochen (Dijkstra et al. 1988). Den Inhalt arthritischer Signal- und Begleitzysten bilden entzündliches Granulationsgewebe bzw. Pannusformationen und/oder nekrotischer Detritus. Bei der rheumatoiden Arthritis zeigen sie manchmal den Aufbau der (subkutanen) Rheumaknoten oder werden histologisch als rheumatoide Nekrose (Uehlinger 1971) eingeordnet. Intraossäre Rheumaknoten (Rheumagranulome) zeichnen sich, ebenso wie an anderen Stellen des erkrankten Organismus, durch eine zentrale Nekrose, eine perinekrotische Bindegewebszellpalisade und ein zell- und faserreiches Randgebiet aus. Intraartikuläre und intraossäre Rheumaknoten und intraossäres Granulationsgewebe bzw. Pannusformationen können sich bildgebend als *(expansive)* Raumforderung zu erkennen geben.

Arthrosezysten

Die Arthrosezysten, d. h. zystische Gebilde an arthrotisch veränderten Gelenken, haben eine fibröse Wandung. An statisch belasteten Gelenken entstehen sie vorwiegend in der Druckaufnahmezone. Die arthrotischen Zysten werden *Geröllzysten*, gelegentlich auch Detritus- oder Druckzysten genannt. Sie sind Indikatoren einer verminderten oder völlig aufgehobenen Elastizität des Gelenknorpels, in deren Gefolge sich einerseits die Spongiosatrabekeln verdichten und im Röntgenbild als subchondrale Sklerose widerspiegeln. Andererseits kann es durch die erhöhte Druckbelastung infolge der herabgesetzten mechanischen Knorpelpufferung zu fokalen Knochennekrosen kommen. Im Schrifttum wird darüber hinaus diskutiert, dass über den degenerativ veränderten Gelenkknorpel (mit Knorpelulzera oder Fissuren) „knochenfeindliche" Synovia in den subchondralen Markraum eindringt und dort zu Knochenmark- und Trabekelnekrosen führt. Diese werden mehr oder weniger abgeräumt und durch eine muzinöse (fadenziehende) Flüssigkeit ersetzt. Die arthrotische Geröllzyste ist entstanden. Die Frage, warum eine *kugelig* geformte Osteolyse entsteht, lässt sich grundsätzlich, d. h.

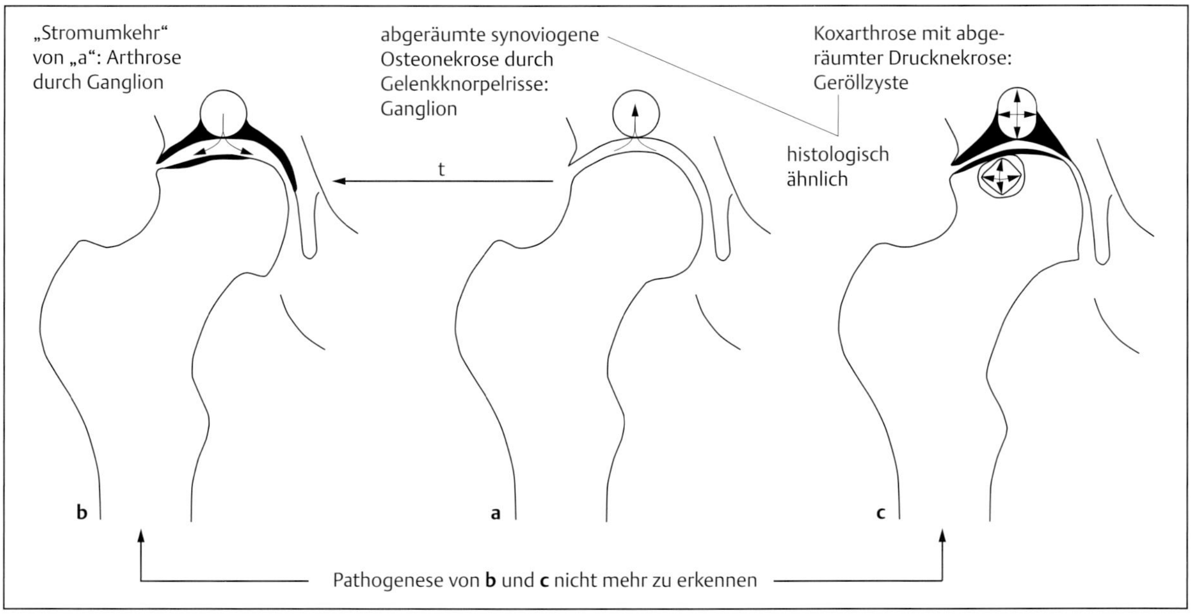

Abb. 3.**87a–c** **Pathogenetische Unterscheidung zwischen dem intraossären Ganglion und der arthrotischen Geröllzyste (an großen Gelenken).** Das intraossäre Ganglion und die arthrotische Geröllzyste gehen mit einer mehr oder weniger ausgeprägten Randsklerose einher. Auf die histologische Ähnlichkeit beider Befunde haben Schajowicz und Mitarbeiter (1979) hingewiesen. Die im gezeichneten Fall angenommene Verbindung zwischen Ganglion und Gelenkkavum lässt sich bildgebend gewöhnlich nicht darstellen (manchmal jedoch auf histologischen Serienschnitten). Die Ganglionpathogenese (in **a**) steht daher zur Diskussion (t = Zeit, Verlaufsbeobachtung).

auch bei anderer Pathogenese, mathematisch-physikalisch beantworten und damit biologisch deuten:

! Merke

Unter allen Körpern mit *identischem Volumen* hat die Kugel die *kleinste Oberfläche*, und von allen Flächen *identischen Flächeninhalts* umschließt die Kugeloberfläche das *größte Volumen*. Die Entstehung einer „pathologischen" Kugel ist daher aus teleologischer Sicht ein *biologischer Kompromiss* zwischen der Wirkung des osteolytischen Agens und der lokalen Abwehr- oder Abräumreaktion.

Intraossäres Ganglion

Zwischen den anderen Röntgenzeichen der Arthrose und den Geröllzysten besteht ein „quantitatives phänomenologisches Gleichgewicht". Dieses Gleichgewicht der arthrotischen Röntgenbefunde ist für den Betrachter gestört, wenn beispielsweise eine sehr große subchondrale Zyste neben der leichten Verschmälerung des röntgenologischen Gelenkspalts, eine geringe subchondrale Spongiosasklerose und kleine marginale Osteophyten auffallen oder subchondrale, evtl. ovale zystische Gebilde ohne die genannten Arthroseröntgenzeichen entstanden sind und/oder sich nicht in der Druckaufnahmezone entwickelt haben. Wird in solchen Fällen durch ein MRT oder CT (+10 bis +20 HE) ein zystisches, d.h. flüssigkeitenthaltendes Gebilde identifiziert, so muss differenzialdiagnostisch an das **intraossäre Ganglion** (Synonym: **subchondrale Synovialiszyste**) gedacht werden (Abb. 3.**87** und Abb. 3.**88**).

Die fibröse Auskleidung dieses Ganglions besteht aus Fibroblasten mit zum Teil myxoid aufgelockertem Kollagenstroma. Sternförmige Fibroblasten und Histiozyten können den Abschluss zum flüssigkeitsgefüllten (muzinösen bis geleeartigen) Hohlraum mit Resten mukoider Bindegewebsdegeneration bilden. Auf Schichtungsphänomene in intraossären Ganglien wurde bereits hingewiesen (s. S. 120). Ebenso sind in intraossären Ganglien und (solitären juvenilen) Knochenzysten Vakuumphänomene, also überwiegend aus Stickstoff bestehende Gasansammlungen infolge vergleichsweisem Unterdruck, beobachtet worden (Ehara et al. 1989).

Intraossäre Ganglien werden überwiegend bei Personen im mittleren Lebensalter entdeckt. Diese tumorähnliche Läsion gibt sich in der Regel durch Schmerzen zu erkennen. Prädilektionsorte, die Projektionsformen und die typische Randsklerose des intraossären Ganglions sind in Abb. 3.**88** wiedergegeben. Sehr selten treten intraossäre Ganglien bilateral-symmetrisch, z. B. in den Karpalia, auf. Dies lässt daran denken, dass nicht nur das transchondrale Eindringen „knochenfeindlicher" Synovia für die Entstehung eines intraossären Ganglions verantwortlich sein kann, sondern auch andere Pathomechanismen zur Entstehung dieser tumorähnlichen Läsion führen (Tanaka et al. 1995). Beispielsweise sollen lokale Ischämien im Knochenmark Nekrosefoci hervorrufen. Diese würden Fibroblastenproliferationen nach sich ziehen, deren mukoide Degeneration das intraossäre Ganglion generieren. Außerdem soll die Metaplasie mesenchy-

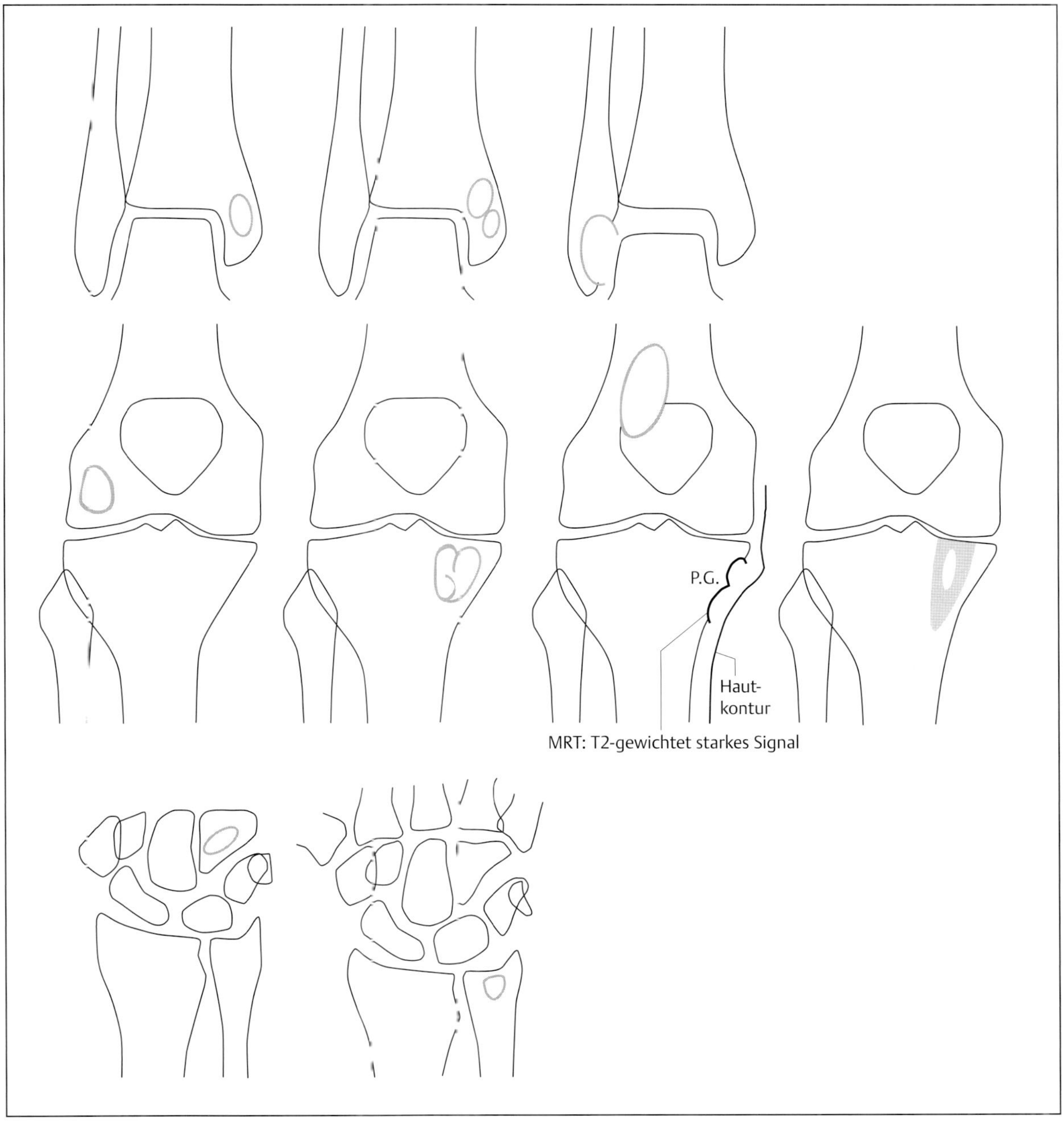

Abb. 3.88 **Röntgenphänomene und Vorzugslokalisationen des intraossären Ganglions.** Nicht gezeichnet wurde die häufige Lokalisation in Hüftgelenksnähe.

Merke:

Knochenganglien sitzen meist exzentrisch subchondral. Gegenüber (soliden) Tumoren sind Ganglien durch den flüssigen Inhalt im MRT und CT abzugrenzen. T2-gewichtete Sequenzen zeigen eine starke Signalintensität, T1-gewichtete Sequenzen eine intermediäre Signalgebung. Im CT werden Dichtewerte zwischen +10 und +20 HE gemessen (P.G. = periostales Ganglion durch mukoide Periostdegeneration mit Druckarrosion an der benachbarten Kompakta/Kortikalis).

maler Knochenmarkzellen zu synovialisartigen Zellen und/oder Fibroblasten die Ganglionentstehung einleiten. Auch herniiertes Kapselgewebe wird bei der Entstehung eines intraossären Ganglions diskutiert.

Periostales Ganglion

Intraossäre Ganglien können einerseits nach einem umschriebenen Kompaktaabbau einen extraossären Anteil haben (MRT). Andererseits führen **periostale Ganglien** regelmäßig zu einer flachen Druckarrosion der kompakten Knochensubstanz mit reaktiver Randsklerose sowie mit möglicher, nicht lamellärer, eher spikulärer Periostreaktion oder mit Randanhebung der Knochenhaut. Das periostale Ganglion entsteht im oder unter dem Periost durch mukoide Bindegewebsdegeneration und zystische Formierung. Je nach seiner Größe ist es als Anschwellung unter der Haut zu tasten. Das periostale Ganglion zeigt nicht nur im MRT (T2-Gewichtung) eine homogene starke Signalintensität, sondern präsentiert sich auch als gelappte (septierte) scharfrandige Masse, die weder die Weichteile noch den Knochen *invadiert*, sondern den Knochen druckarrodieren kann.

Zur *bildgebenden Differenzialdiagnose* des periostalen Ganglions gehören verschiedene andere Oberflächenläsionen des Knochens: das *periostale Chondrom* (Verkalkungen, CT- Dichte über +50 HE), das *periostale Osteosarkom* und das *periostale Chondrosarkom* (im Gegensatz zur meta-/epiphysären Vorzugslokalisation des periostalen Ganglions entwickeln sie sich gewöhnlich in Diaphysenmitte, mit „maligner“ Periostreaktion, Tendenz zur Weichteilinvasion und endostalen Knochenreaktion [s. Abb. 3.**72**]; jedoch manchmal inhomogene starke Signalintensität beim periostalen Osteosarkom im MRT). Das *Osteosarkom* zeigt sich als ausgedehnte intramedulläre Läsion im MRT oder CT sowie mit „maligner“ Periostreaktion im Röntgenbild, und ein *knochennahes Weichteilsarkom lässt eine Knochenarrosion* erwarten.

Zur bildgebenden Differenzialdiagnose der arthrotischen Geröllzyste s. auch Abb. 3.**89** (Entlastungszyste).

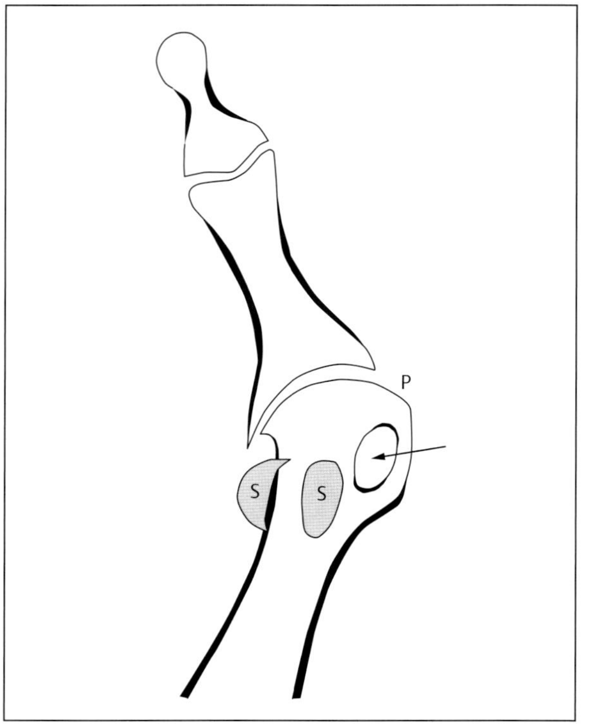

Abb. 3.**89** **Die sog. Entlastungszyste im Metarsarsuskopf I ist ein wichtiger differenzialdiagnostischer Befund beim Hallux valgus oder bei der Hallux-valgus-Arthrose.** Im Gegensatz zur arthrotischen Geröllzyste, die in der Druckbelastungszone des Gelenks auftritt, zeigt sie sich in der durch die Fehlstellung bedingten Druckentlastungszone, d. h. in der sichtbaren und tastbaren sog. Pseudoexostose. Ihr Nachweis sollte der differenzialdiagnostische Anlass sein, serologisch den Harnsäurestoffwechsel (Hyperurikämie?) und den Kalzium-Phosphat-Haushalt (brauner Tumor des Hyperparathyreoidismus?) zu überprüfen (P = Pseudoexostose des Hallux valgus durch das Vorspringen des Metatarsuskopfs I, S = Großzehensesambeine, *Pfeil* = Entlastungszyste, die nicht in der Druckbelastungszone aufgetreten ist).

Okkultes intraossäres Ganglion

Bei den schmerzhaften **intraossären Karpalganglien** wurde eine Besonderheit beobachtet: Dort gibt es nämlich röntgenologisch **okkulte intraossäre Ganglien** (Magee et al. 1995). Zu ihrer Diagnose führt folgendes bildgebendes Vorgehen: Der Patient gibt *atraumatisch* entstandene Karpalschmerzen an. Die klinische und röntgenologische Untersuchung fällt normal aus. Der nächste diagnostische Schritt sollte in solchen Fällen die Skelettszintigrafie sein. Zeigt diese Untersuchung eine vermehrte *fokale* Radionuklidanreicherung in den Karpalia an, so muss differenzialdiagnostisch vor allem an ein okkultes intraossäres Ganglion gedacht werden. Damit ist die Indikation zur MRT gegeben, falls diese Untersuchung nicht bereits unmittelbar nach der primären Röntgenbildgebung durchgeführt wurde. Durch sie wird das intraossäre Ganglion als flüssigkeitsgefülltes Gebilde identifiziert. Mit dieser Untersuchung können auch *posttraumatisch* entstandene Karpalbeschwerden mit normalem Röntgenbefund, beispielsweise eine okkulte Karpalfraktur, karpale Ligamentschäden und eine traumatische Schädigung des Discus articularis carpoulnaris – er hat den Charakter eines intraartikulären Bandes – entdeckt werden.

Posttraumatische Zyste

Posttraumatische Zysten treten im Bereich heilender oder bereits abgeheilter Frakturen auf. Sie manifestieren sich bei Kindern nach subperiostaler Fraktur als spontan abheilender, asymptomatischer, flüssigkeitsenthaltender Kompaktadefekt oder in jedem Alter als eine zentral im Knochen sitzende, sich expansiv vergrößernde zystische Osteolyse. Die posttraumatische Zyste geht dann mit

Beschwerden und Schwellung einher und birgt das Risiko der pathologischen Fraktur. Histologisch erweist sie sich als intraossäres, subperiostales, endostales oder intraspongiöses Hämatom, das Knochenresorption auslöst; oder – viel häufiger – zeigt diese Zyste den Aufbau einer (sekundären) aneurysmatischen Knochenzyste oder – viel seltener – die Morphologie einer solitären 1-kammerigen Knochenzyste. Röntgenologische Leitmerkmale sind der Knochenbruch und die in seinem Bereich aufgetretene zystische Osteolyse.

Zystische Knochentuberkulose

„Zystische Knochentuberkulose" wird eine produktive, nicht fistelnde Tuberkulose in der Spongiosa genannt, wenn nach Resorption des nekrotischen Knochens eine *Knochenkaverne* entsteht. Die zystische Knochentuberkulose gibt sich häufiger an mehreren statt an einer einzigen „Zyste", d.h. Knochenkaverne, zu erkennen (s. Abb. 16.**54**). Falls nicht bereits eine andere bestehende oder abgelaufene tuberkulöse Manifestation im Organismus bekannt ist (Anamnese!), muss bei der solitären Knochenkaverne die Differenzialdiagnose gegenüber gelenknahen gutartigen Tumoren oder tumorähnlichen Läsionen (entsprechend ihren im Einzelfall übereinstimmenden Vorzugslokalisationen) berücksichtigt werden.

Fallen die „Zysten" monartikulär neben oder ohne andere arthritische Direktzeichen auf, so müssen bei der Differenzialdiagnose auch die Makrogeoden der rheumatoiden Arthritis (mit atypischem Erstbefall, d.h. an größeren Gelenken) und die pigmentierte villonoduläre Synovitis abgegrenzt werden.

Bei Dialysepatienten mit terminaler Niereninsuffizienz können subchondrale kugelige Osteolysen durch **Amyloidablagerungen** vor allem in den Karpalia, aber beispielsweise auch im Humeruskopf und in der Hüftregion auftreten. Diese kugeligen Osteolysen werden gewöhnlich polytop beobachtet.

Eine weitere Differenzialdiagnose der zystischen Knochentuberkulose ist die **Lepra** (s. Kap. 6 „Arthropathien/ Osteoarthropathien", Abschnitt „Neurogene Osteoarthropathien nach Verletzung, bei gutartigen Tumoren, Degeneration oder entzündlicher Schädigung peripherer Nerven oder des ZNS"). Bei ihr verursachen intraossäre Leprome – dies sind granulomatöse Entzündungsherde, in denen Lepraerreger nachzuweisen sind – die „zystischen" Osteolysen.

Gichttophus

Gelenknahe kugelige Osteolysen sollten, wenn sie folgende Eigenschaften haben, immer der Anlass zur Bestimmung des Harnsäureserumspiegels sein:

- Sie gehen mit Gelenkbeschwerden einher.
- Sie treten in der Mehrzahl auf.
- Sie überschreiten an kleinen Knochen (Phalangen, Metakarpalia, Metatarsalia, Karpalia, Tarsalia) einen Bilddurchmesser von ≥ 5 mm.

Das ist eine röntgendiagnostische Regel zur Erkennung des **Gichttophus**, deren Ausnahme vor allem die rheumatoide Arthritis bildet.

Knochensarkoidose

Mit oder ohne Gelenkbeschwerden geht die aus medizinhistorischen Gründen als **Ostitis multiplex cystoides Jüngling** (s. Abb. 11.**57** und Abb. 11.**58**) bezeichnete Knochenmanifestation der Sarkoidose einher. Ihre multiplen zystenartigen Osteolysen breiten sich manchmal auf benachbarte Gelenke aus und zerstören sie: **mutilierende Form der Knochensarkoidose**. Neben den von der Sarkoidose induzierten kugeligen bis *herzförmigen* Osteolysen kommt es zu einem Strukturumbau des Knochens, der typischer für diese Krankheit ist als die an sich unspezifischen kugeligen Osteolysen (s. Abb. 11.**59** und Abb. 11.**60**).

Parasitäre oder durch Fungusinfektion bedingte zystische Osteolysen

Parasitäre Knochenabsiedlungen, beispielsweise durch den Echinococcus cysticus oder alveolaris, und **Fungusinfektionen**, z.B. Kokzidioidomykose, Blastomykose, Kryptokokkusmykose oder Sporotrichose, entwickeln oft zystische Osteolysen.

Die Ansiedlungen des Echinococcus cysticus in der Spongiosa geben sich zunächst als feine Osteolysen zu erkennen. Sie werden größer, konfluieren und haben einen **blasig-zystischen, wabig-septierten** oder **traubenartigen Aspekt.** Die befallene Kompakta wird expansiv abgebaut, und die sich langsam entwickelnde, mit der Kompakta verschmelzende Periostreaktion kann sich nach außen vorwölben. Wächst der Echinokokkus aus dem Knochen heraus, so kommt es zu Weichteilformationen in den intermuskulären Kompartmenten. Sie haben im CT Flüssigkeitsdichte (+10 bis +20 HE). Im MRT offenbart sich ebenfalls ihre real zystische (flüssigkeitenthaltende), mit dünner Bindegewebskapsel einhergehende Natur. Bei der Mischinfektion schlägt das Bild zum Röntgenaspekt der chronischen, allerdings nicht sequestrierenden, jedoch abszedierenden und weichteilpenetrierenden Osteomyelitis mit Überwiegen der entzündlichen sklerosierenden Knochenreaktion um. Im Allgemeinen geht die Ansiedlung des Echinococcus alveolaris mit der Neigung zu stärkerer Knochendestruktion einher als die des Echinococcus cysticus. Solange die parasitäre Destruktion des Knochens überwiegt, steht die röntgenologische Differenzialdiagnose gegenüber einer malignen Knochengeschwulst/ Metastase, einem chondrogenen Knochenneoplasma oder gegenüber der fibrösen Dysplasie im Vordergrund der Über-

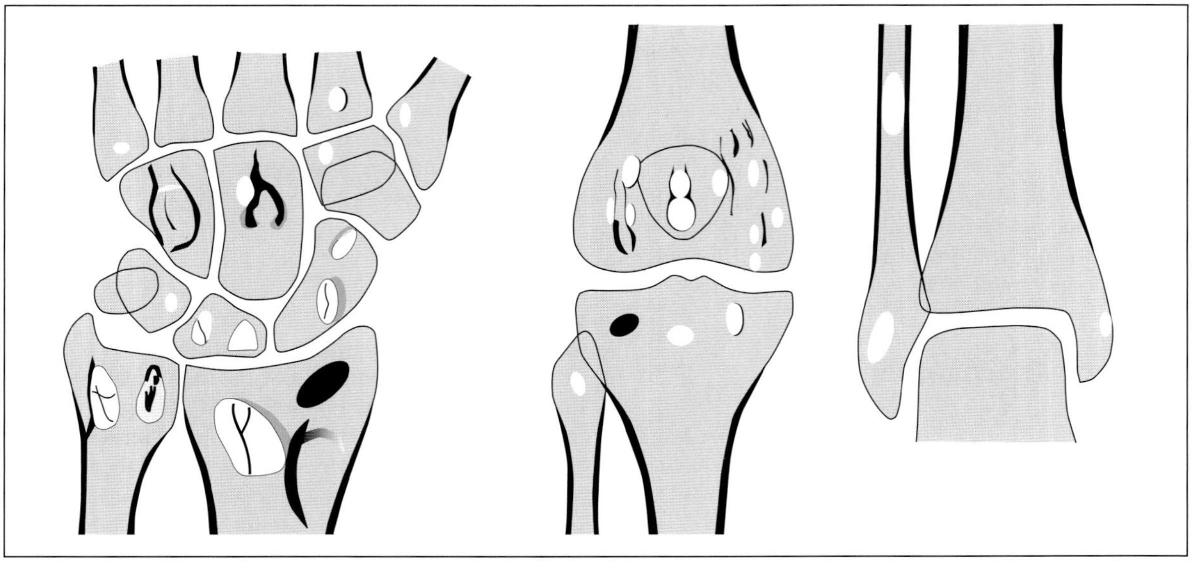

Abb. 3.**90** **Synopsis der Präsentationen der zystischen Angiomatose im Gliedmaßenskelett.**
Röntgenbefunde: Runde oder ovale Osteolysen, einige ohne sklerotischen Randsaum, andere mit mehr oder weniger breitem Randsaum, weitere mit partieller oder totaler Verknöcherung.
Bildgebende Differenzialdiagnose, fokussiert auf die Skleroseherde: multilokuläre maligne Lymphome, tuberöse Sklerose, Mastozytose, Sarkoidose, androtropes POEMS-Syndrom (Synonym: POEMS-Plasmozytom), dabei multiple oder solitäre Skleroseherde vor allem in den Wirbeln, aber auch an anderer Stelle. Allerdings erleichtern die jeweilig zugehörigen klinischen und anderen bildgebenden Befunde die nosologische Zuordnung.

Merke:

Bei der zystischen Angiomatose kommt es zu keiner Periostreaktion und keinem Ausbruch aus dem Knochen, d. h. eine periossäre Weichteilmasse ist bildgebend nicht nachzuweisen. Die Angiome können sich im Verlauf expansiv vergrößern (Schlecht et al. 1997).

legungen. Später dominieren die geschilderten chronischen osteomyelitischen Röntgenbefunde.
Die genannten Pilzerkrankungen führen zur Bildung chronisch-entzündlicher Granulome, die zu kugeligen Osteolysen neigen. Grundsätzlich entspricht das Röntgenbild bei der Knochenbeteiligung der vielfältigen Fungusinfektionen einer chronischen Osteomyelitis, die Gelenkbeteilgung einer chronischen Arthritis. Der kulturelle Nachweis des speziellen Pilzes führt zur Diagnose. ■

Zystische Angiomatose

Die zystische Angiomatose (Synonym: **diffuse Skelettangiomatose**) geht mit multilokulären, synchron auftretenden Angiomen einher und befällt das Skelett in etwa ⅔ der Fälle mit oder ohne Organ- oder Weichteilbeteiligung, Letztere vor allem im Nacken- und Achselbereich.

Extraossäre Angiome zeigen sich beispielsweise in der Leber, in der Milz, im Pankreas, in der Lunge, im Retroperitonealraum und im Mediastinum. Die möglichen Komplikationen dieser extraossären Zysten, wie Infektion der Lungenzysten, Hämoptoe, Pleura- und Perikardergussbildung usw., bestimmen entscheidend die Prognose dieser angiomatösen Fehlbildungen vom zystischen und kavernös-kapillären Typ. Selten wird ein familiäres Auftreten beobachtet.

■ Histologisch handelt es sich entweder um Hämangiome oder Lymphangiome oder um Kombinationsbefunde dieser beiden Alternativen, also grundsätzlich um flüssigkeitsgefüllte Hohlräume mit flacher Endothelauskleidung. ■

Das Spektrum der Röntgenbefunde reicht von zahlreichen runden oder ovalen, mit oder ohne sklerotischem Randsaum einhergehenden Osteolysen verschiedener Größe und Verteilung bis zum Honigwabenaspekt. In T2-gewichteten MRT-Sequenzen zeichnen sie sich durch starke Signalintensität aus. Das andere Ende des Befundspektrums bilden osteoplastische Herde. Dazwischen lassen sich Kombinationsbefunde einordnen. Diese Mischbilder zeigen sich mit unregelmäßig verbreiterten Skleroserandsäumen und/oder an mehr oder weniger ausgedehnter Ausfüllung der Zyste mit Knochengewebe. Bei völliger Ossifizierung des Angioms geht natürlich der Zystenaspekt verloren. Beim selben Patienten können zystische Läsionen und osteoplastische Herde nebeneinander auftreten (Abb. 3.**90**). Bei jungen Menschen sollen die zystischen Osteolysen dominieren, bei älteren Personen die zystische Angiomatose häufiger mit assoziierten osteoplastischen Herden einhergehen. In den Zysten

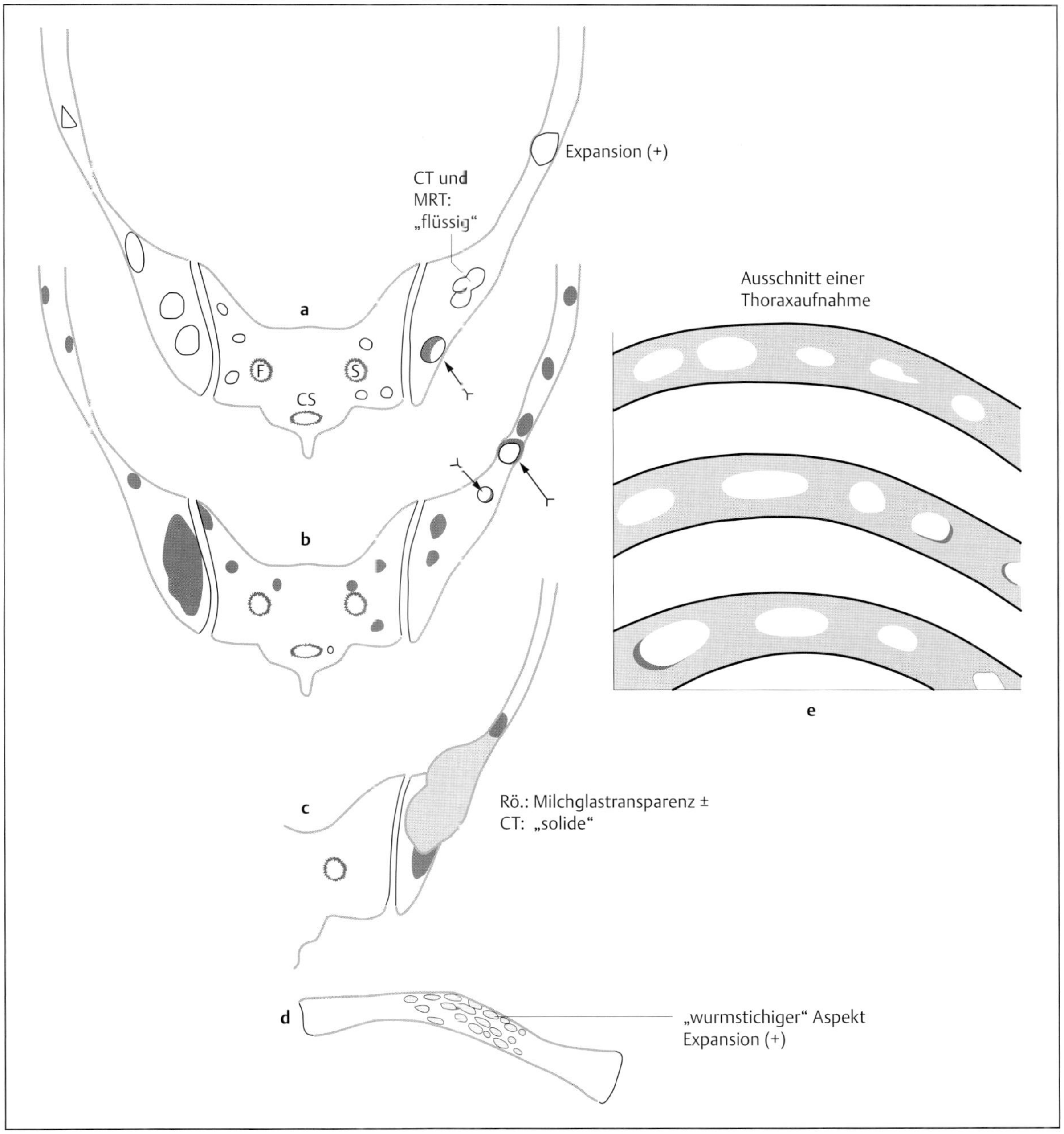

Abb. 3.91a–e **Zystische Angiomatose und ihre Differenzialdiagnose** (CS = Canalis sacralis, FS = Foramen sacrale, Rö. = Röntgenbefund, (+) = gering bis mäßig, ± = möglich, *geschwänzte Pfeile* = Beispiele für reparative [reaktive] Ossifikationsvorgänge in einzelnen Hämangiomen).

a Mit Flüssigkeit gefüllte zystische Befunde im Ilium und Sakrum, s. auch Zystenbildung mit Expansionstendenz im linken Darmbein.

b Im Röntgenbild multiple osteoplastische Herde im knöchernen Becken: *Klinischer Verdacht* auf osteoplastische Metastasen eines unbekannten Primärtumors. Im CT osteosklerotische Herde, daneben einzelne zystische (Dichtewerte um + 20 HE), mehr oder weniger ossifizierte Gebilde, s. *geschwänzte Pfeile*, die im Röntgenbild nicht zu erkennen sind. *Diagnose:* zystische Angiomatose im Stadium zunehmender reparativer (reaktiver) Verknöcherungen.

c CT-Aspekt einer monostischen fibrösen Dysplasie.

d Röntgenmuster eines leicht expansiven Monohämangioms in extravertebraler Spongiosa (Klavikula).

e Asymptomatische Osteolysen mit wechselnd ausgeprägtem Skleroserandsaum bei zystischer Angiomatose.

kann es zu Kalkniederschlägen kommen, die vielleicht als Regressionszeichen aufzufassen sind.

Am Achsenskelett (Wirbel, Becken, Schädel, Rippen) zeigt sich die zystische Angiomatose am häufigsten (Abb. 3.**91**). Extremitätenbefall, namentlich der großen Röhrenknochen, ist ebenfalls bekannt.

Symptomatisch kann die zystische Angiomatose beim Auftreten pathologischer Frakturen, darunter auch Kompressionsfrakturen an der Wirbelsäule, werden. Selten treten Skelettbeschwerden ohne solche Komplikationen auf. Die Mehrzahl der befallenen Personen bleibt vonseiten des Skeletts jedoch asymptomatisch. Die Befunde werden dann zufällig entdeckt.

Die *röntgenologische Differenzialdiagnose* (Schlecht et al. 1997) muss Erkrankungen berücksichtigen, die mit polytopen, rein zystischen, gemischt osteolytisch-osteoplastischen oder rein osteoplastischen Läsionen (s. Abb. 3.**91**) einhergehen. Außerdem werfen polytope, rein osteoplastische Läsionen differenzialdiagnostische Überlegungen, namentlich hinsichtlich osteoplastischer Metastasen (eines unbekannten Primärtumors), auf.

Weitere seltene Erkrankungen mit zystischen Osteolysen

Folgende seltene Erkrankungen, zu deren Röntgenbefunden rundliche (kugelige, zystische) Osteolysen gehören, seien angeführt:

Membranöse Lipodystrophie

Diese seltene hereditäre (wahrscheinlich autosomalrezessiv vererbte) Erkrankung wurde als polyzystische lipomembranöse Osteodysplasie mit sklerosierender Leukenzephalopathie beschrieben (Laasonen u. Lahdenranta 1981, Kocer et al. 1994). Die membranöse Lipodystrophie wird den Phakomatosen zugerechnet. Bildgebend gibt sich die Erkrankung an *bilateral-zystischen Osteolysen ohne Randsklerose*, mit zarten knöchernen Septen (in den Epiphysen der Röhrenknochen) und ohne Expansionstendenz zu erkennen. Die Osteolysen zeigen sich in den Karpalia – besonders dort fällt ihre vergleichsweise Größe auf – und Tarsalia (Talus) sowie in den knöchernen Gelenksockeln kleiner und großer Röhrenknochen, also in der Spongiosa. Diese zystischen Osteolysen (im CT Dichtewerte zwischen –30 und –75 HE) enthalten vornehmlich vitales und nekrotisches Fettgewebe sowie Konvolute von (PAS-positiven) zystenartigen membranösen Strukturen aus Mukopolysacchariden. Die beschriebenen, sich langsam vergrößernden Osteolysen werden in der Regel im 2. oder 3. Dezennium durch Schmerzen manifest, die häufig nach banalen Traumen oder körperlicher Überanstrengung auftreten.

Klinisch fällt bereits im 4. Lebensjahrzehnt eine zunehmende Hirnleistungsschwäche auf, die mit der Zeit in eine völlige Demenz einmündet. Außerdem geben sich motorische Störungen zu erkennen, die von Pyramidenzeichen bis zu epileptiformen Krampfanfällen reichen. Die Lebenserwartung der Patienten ist verkürzt. Bildgebend zeigt sich der Hirnprozess als Rindenatrophie mit verbreiterten Sulci und Ventrikelerweiterung als Folge des Verlusts an weißer Hirnsubstanz, an bilateral-symmetrischen Verkalkungen der Balsalganglien und einem Hydrozephalus. ■

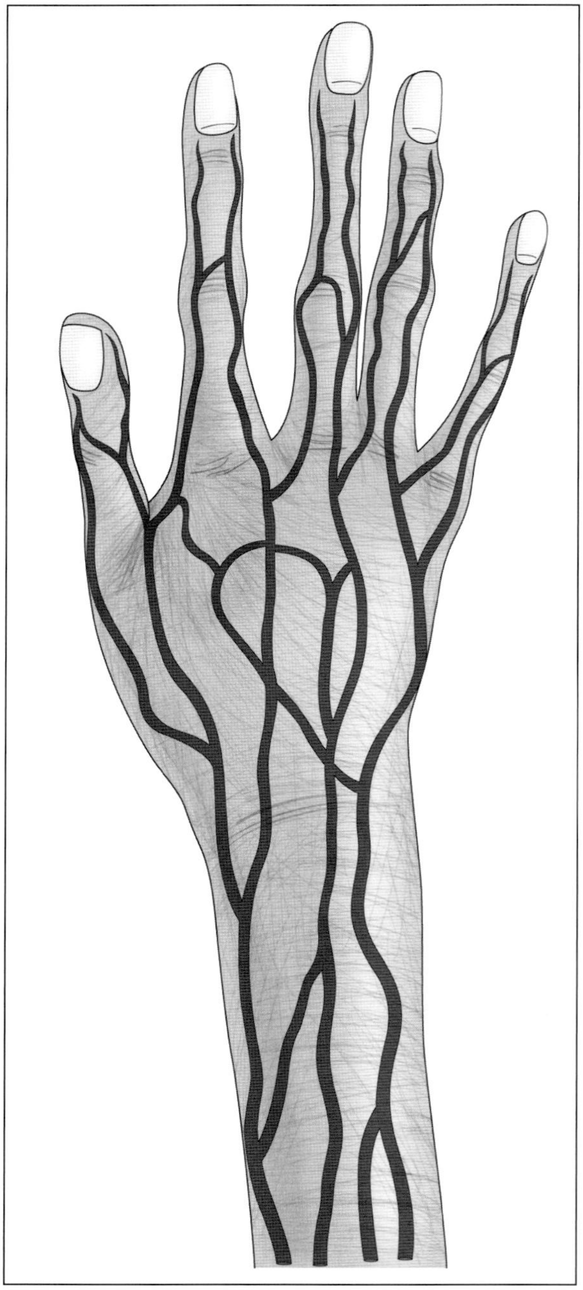

Abb. 3.**92** **Lipatrophischer Diabetes mellitus (visueller Aspekt).** Durch den Schwund des subkutanen Fettgewebes treten die oberflächlichen Venen sehr ausgeprägt hervor (sog. *Phlebomegalie*).

Die Synopsis aus bilateral-symmetrischen polytopen Zysten, vor allem an den Hand- und Fußknochen, *und* progredientem, präsenilem psychischem Verfall sollte den begründeten Verdacht der membranösen Lipodystrophie aufkommen lassen.

Lipatrophischer Diabetes mellitus

Der lipatrophische Diabetes mellitus (Griffiths u. Rossini 1975) ist auch unter dem Synonym **„generalisierte Lipodystrophie"** bekannt. Das Krankheitsbild ist ein metabolisches Syndrom und kann angeboren (autosomal-rezessiv vererbt) oder erworben auftreten. Generell handelt es sich um ein Insulindefizit, das mit allgemeinem Fehlen oder zunehmender Reduktion von Fettgewebe ohne metabolische Ketose einhergeht. Bei der angeborenen Form treten ein insulinresistenter Diabetes mellitus und eine Hypertriglyzeridämie auf, die sich im 2. Dezennium manifestieren. Hepatomegalie, Wachstumsstörungen im Sinne beschleunigten Wachstums und beschleunigter Skelettreifung, Muskelhypertrophie, Hirsutismus bei weiblichen Patienten, verstärkte Hautpigmentierung (Acanthosis nigricans oder dieser Hauterkrankung ähnelnde Pigmentstörungen mit schmutzig-braunem bis graupigmentiertem Kolorit und von papillomatös-keratotischem Aspekt) gehören mit zum klinischen Bild. Der Schwund des subkutanen Fettgewebes kann, z. B. am Unterarm und am Handrücken, zum Bild starker Abmagerung mit hervorspringenden subkutanen Venen, sog. **Phlebomegalie** (Abb. 3.**92**; Sasaki et al. 1992) führen und im Gesicht durch den Schwund des beiderseitigen Bichat-Fettpfropfs und hypoplastische Kieferhöhlen als **Totenfazies** imponieren. Auf der Abdomenübersichtsaufnahme im Liegen sind normalerweise die Nieren und der M. psoas sichtbar, da ihre Kapseln oder Faszien Fettgewebe enthalten, das die Röntgenstrahlen weniger schwächt als andere Weichteilgewebe. Durch die Fettgewebsreduktion beim lipatrophischen Diabetes mellitus werden sie auf Röntgenaufnahmen unsichtbar. Dies gilt auch für fetthaltige Faszien zwischen Muskeln in anderen Körperregionen. Im peripheren Skelett sowie im Becken- und Schultergürtel treten wahrscheinlich als „Ersatz" für den Fettmarkverlust osteoplastische und osteolytische Herde im spongiösen Knochengewebe auf. Die osteoplastischen Herde entsprechen dem Aspekt der Osteopoikilie bis hin zu osteoplastischen Metastasen. Die Kompakta kann verdickt sein. Im MRT geben die osteolytischen Foci bei T2-Gewichtung Flüssigkeitssignale.

Die Kombination von allgemeinem Fettgewebsverlust und osteoplastischen und osteolytischen Foci erinnert an die Kachexie bei einer fortgeschrittenen metastasierenden Malignomerkrankung. Dies muss differenzialdiagnostisch bedacht werden. Die *Differenzialdiagnose* der Knochenveränderungen in Verbindung mit den geschilderten klinischen Befunden gelingt in der Regel auch gegenüber der fibrösen Dysplasie, gegenüber Knochen(-mark-)infarkten und gegenüber der Ostitis deformans Paget.

> Der erworbene lipatrophische Diabetes mellitus (Typ II) tritt überwiegend bei Frauen auf. Beziehungen zwischen vorangegangenen Infektionskrankheiten, wie Keuchhusten oder Mumps, werden diskutiert. Dabei wird an die Schädigung übergeordneter zerebraler Zentren gedacht. ■

Im Ganzen gesehen muss beim bildgebenden Nachweis osteoplastischer Foci und osteolytischer Herde in Verbindung mit den Zeichen einer erheblichen Abmagerung des Patienten und einem Diabetes mellitus (Typ I oder II) der lipatrophische Diabetes in die Differenzialdiagnose miteinbezogen werden. Allerdings gibt es außer der generalisierten Form der Lipodystrophie eine familiäre partielle Lipodystrophie, bei der das subkutane Fettgewebe am Körperstamm normal verteilt ist, jedoch an den Extremitäten fehlt.

Multifokale Knochenmarkdystrophie

Die multifokale Knochenmarkdystrophie (Synonym: **multifokale Lipodystrophie**) wurde von Masshoff und Täger (1975) histologisch abgegrenzt. An großen Knochen, z. B. an der Schädelkalotte, im Femur und in der Tibia, aber auch an kleinen Knochen, treten mehr oder weniger unscharf begrenzte, zystenartige oder randständig als Erosionen/Arrosionen imponierende Osteolysen auf. Dieser ätiologisch unklaren Knochenaffektion liegt eine herdförmige Störung des Knochenmarkfettgewebes zugrunde, die sich pathologisch-anatomisch als Lipofibrose oder/und Liponekrose erweist. Dabei kommt es nicht nur zu einem Abbau der anliegenden Knochensubstanz, sondern in geringerem Maße auch zur Knochenneubildung. Ob es sich um eine Entität oder um eine forme fruste anderer „lipodystrophischer" oder „lipatrophischer" Affektionen handelt, ist bisher unklar. Darüber hinaus besteht die Möglichkeit, die Osteolysen in großen Knochen röntgenologisch als Malignomabsiedlungen oder als Plasmozytomherde fehlzudeuten.

Röntgenologische Fehldeutungen als rundliche Osteolysen

Diese sind auch bei bestimmten Aufhellungszonen oder -herden im Skelett möglich. Dazu gehören die in Abb. 3.**93** wiedergegebenen Befunde, nämlich Dicken- und Strukturvarianten des Knochens. Beispielsweise entstehen manchmal am Ansatz des Lig. patellae, also der bandförmigen Fortsetzung der Quadrizepssehne, an der Tuberositas tibiae „Berge und Täler". Die Täler können auf der a.-p. Röntgenaufnahme des Kniegelenks als umschriebene Aufhellungszonen erscheinen. Ähnlich entstandene rundliche Aufhellungen kommen an den Sehneninsertionen der Sitzbeine vor.

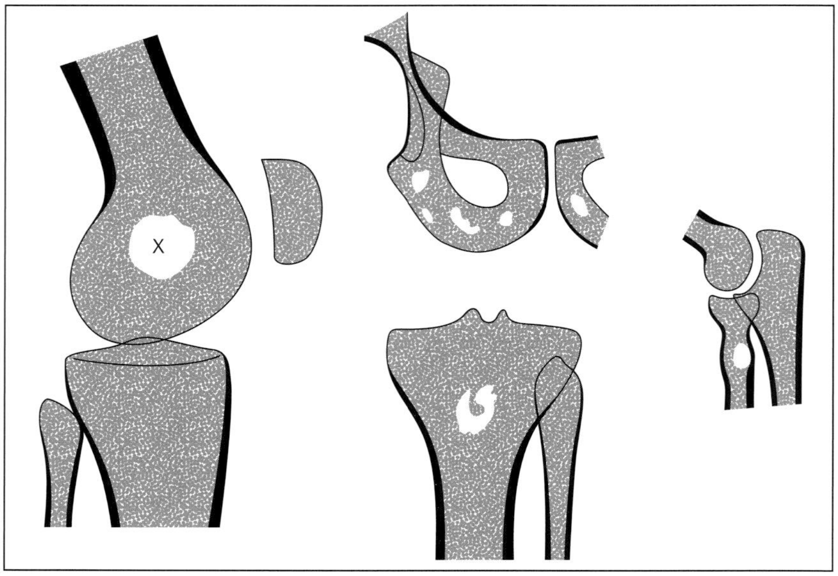

Abb. 3.**93** **Beispiele für gelenknahe, variable rundliche Aufhellungszonen im Knochen, die zu Fehldeutungen auf Röntgenaufnahmen führen können** (x = Ludloff-Fleck).

! Merke
Vorsicht: Nicht mit osteolytischen Metastasen verwechseln (bei anamnestisch bekannten osteotropen Neoplasmen; im Zweifelsfall: Skelettszintigrafie)!

Orthograd abgebildete Gefäßkanäle im Bereich der Fossa intercondylaris, die als Spielart des Normalen manchmal einen verhältnismäßig großen Durchmesser haben, können vor allem auf konventionellen Schichtaufnahmen als gruppierte Osteolysen der pigmentierten villonodulären Synovitis fehlgedeutet werden (Abb. 3.**94**).

Die auf S. 132 geschilderte biologische Deutung der Entstehung kugeliger Formationen macht es verständlich, dass solche Befunde auch im Knochen vielfältige Ursachen haben.

- Sie können (typisiert) das dominierende bildgebende Merkmal mit hoher Spezifität sein (Typ 1).
- Sie können im Rahmen des bildgebenden und klinischen Spektrums diagnostische Bedeutung haben (Typ 2).
- Sie können ein diagnostisch unspezifischer Nebenbefund im Vergleich zu anderen klinischen oder bildgebenden Merkmalen der jeweiligen Erkrankung sein (Typ 3).

Bei der diagnostischen Bewertung zystischer Gebilde im Skelett gibt es Überschneidungen und Kombinationsbefunde. Ein Beispiel für das Nebeneinander von bildgebenden Skelettbefunden vom Typ 1 und 2 ist das **Gorlin-Goltz-Syndrom** (Abb. 3.**95**). Diese zumeist als Phakomatose eingeordnete, autosomal-dominante Erbkrankheit gibt sich vor allem durch multiple, breitbasige, hautfarbene oder bräunlich pigmentierte Hauttumoren im Gesicht, am Nacken, am Körperstamm und an den proximalen Gliedmaßenbereichen zu erkennen, die in pigmentierte oder verhornende Basaliome übergehen. Daher wird synonym auch vom **Basalzellnävussyndrom** gesprochen. Aus dermatologischer Sicht gibt es eine nävoide Phase, die bereits in der Kindheit oder Pubertät auftritt, und eine onkogene Phase (Freyschmidt u. Freyschmidt 1996). Letztere ist im Übergang vom 2. zum 3. Dezennium zu erwarten. Diagnostisch von Bedeutung sind große, follikuläre und odontogene zystische Strukturauslöschungen in den Kieferknochen, vor allem in der Mandibula, und Zahnanomalien. Ebenso werden Rippenanomalien, Wirbelfehlbildungen mit oder ohne Skoliose, frontale und/oder parietale Hyperostosen sowie Falx- und Duraverkalkungen als Facetten dieses Syndroms beobachtet. Außerdem gehören ophthalmologisch und neurologisch fachärztlich feststellbare Abweichungen zum klinischen Bild.

Der Nachweis von *Kieferzysten* hat aus topografischen Gründen diagnostische Bedeutung, da sie manchmal

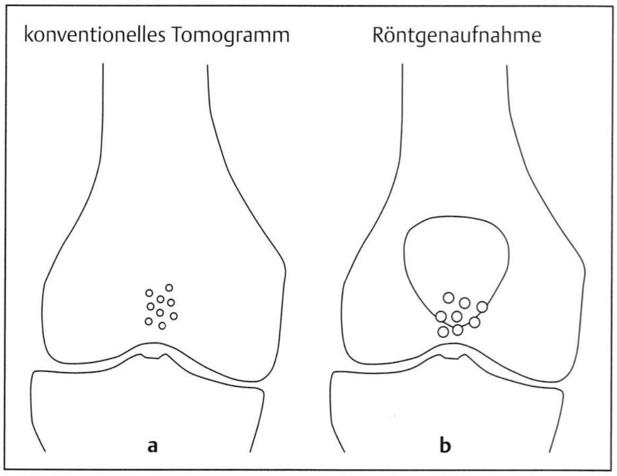

Abb. 3.**94a, b** **Orthograd abgebildete physiologische Gefäßkanäle im Bereich der Fossa intercondylaris femoris.**
a Beispielsweise auf einem **konventionellen Tomogramm**.
b Als Spielart des Normalen haben sie in diesem Fall einen großen Durchmesser und sind dann schon auf der **Nativröntgenaufnahme** als Ansammlung rundlicher Strukturaufhellungen sichtbar.

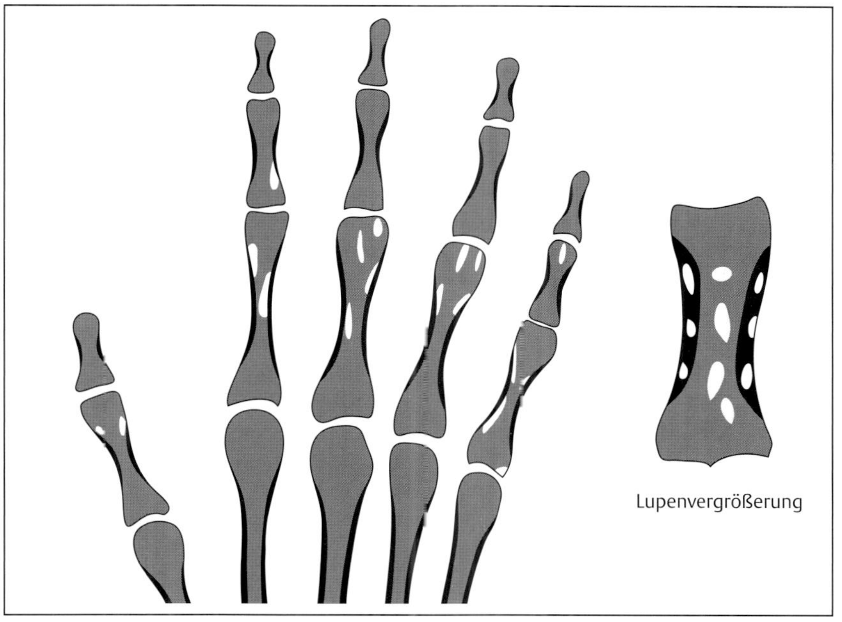

Abb. 3.**95** **Gorlin-Goltz-Syndrom (Basalzellnävussyndrom)**, in diesem Fall mit ovalen, oft als flammenförmig beschriebenen kleinen Osteolysen in Fingerphalangen einhergehend.

Merke:

Zu den Hauptkriterien des Syndroms gehören: Multiple Basalzellkarzinome oder 1 Basalzellkar-zinom vor dem 20. Lebensjahr, odontogene Kieferzysten (Mandibula häufiger befallen als die Maxilla), palmoplantare Grübchen („Pits"), Verkalkung der Falx cerebri, Rippenanomalien und Erkrankung bei Verwandten 1. Grades (Rupprecht et al. 2007). Das Medulloblastom sowie kardiale und ovariale Fibrome kommen als Nebenkriterien vor.

bereits vor den Hautveränderungen auffallen. Sie entsprechen dem diagnostischen Typ 2 der oben angeführten kugeligen pathologischen Skelettbefunde. An anderen Stellen des Skeletts sind „Knochenzysten" beim Gorlin-Goltz-Syndrom unspezifische bildgebende Befunde vom Typ 3, die manchmal mit fleckigen osteopoikilieartigen Strukturverdichtungen einhergehen. Zwischen Typ 2 und 3 stehen die möglichen flammenartigen Strukturauslöschungen (s. Abb. 3.**95**). Ovale bis flammenförmige „zystische" Osteolysen engen nämlich die Differenzialdiagnose ein. Sie kommen sowohl beim Gorlin-Goltz-Syndrom als auch bei metastatischen Fettnekrosen im Rahmen von Pankreasaffektionen und bei Hyperlipidämie (s. Abb. 11.**103**) vor.

Wegen der typisierenden Einteilung (Typ 1, 2 oder 3) bildgebender diagnostischer Merkmale, vor allem wegen der Eingruppierung als Typ 3, stellen die geschilderten Gelenk- und Knochenerkrankungen mit *kugeligen Osteolysen* eine subjektive Auswahl aus der Vielfalt der nosologischen Möglichkeiten dar.

Tuberöse Sklerose

Polytope periostale und endostale Knochenbildungen mit zystenartig imponierenden Strukturaufhellungen (Einordnung als Typ 2, manchmal 1, s. o.) ohne Gelenkbeteiligung gehören am Hand- und Fußskelett zu den Befunden der **tuberösen Sklerose (Morbus Bourneville-Pringle)**. Sie wird nosologisch den Phakomatosen zugerechnet und autosomal-dominant mit inkompletter Penetranz vererbt. Die Phakomatosen zeichnen sich durch polytope, lokal begrenzte, d. h. tumorartige, unvollständige oder abnorme Gewebsdifferenzierungen – sog. Hamartien – aus. Bei der tuberösen Sklerose sind *vor allem* folgende Organe befallen:

- *Nieren:* Angiomyolipome, Zysten.
- *Lungen:* Lymphangiomatose des Interstitiums bis zum Bild der Fibrose; Neigung zum Pneumothorax.
- *Gehirn:* knötchenartige verkalkende, subependymale Gliaproliferationen, namensgebende tuberöse Proliferationsherde der Glia im Kortex – CT zum Kalknachweis, MRT zur Darstellung der „Tubera".
- *Herz:* Rhabdomyome.
- *Augen:* Retinahamartome und pigmentfreie Flecken.
- *Haut*: An beiden Wangen und am Kinn zeigen sich schmetterlingsartig verteilt stecknadelkopfgroße, rötlich-gelbe Angiofibrome als Knötchen. Sie sind unter der Fehlbezeichnung „Adenoma sebaceum" bekannt. Außerdem kommen inverse „Café-au-Lait-Flecken" vor. Dies sind weiße, also depigmentierte Herde. Sie haben dieselbe Konfiguration wie die typischen (pigmentierten) Café-au-Lait-Flecke. Die sog. Chagrinleder-Haut, gemeint sind lederartige Hautareale von mehreren Zentimetern Durchmesser, ist am unteren Körperstamm ein Merkmal der tuberösen Sklerose.

Darüber hinaus werden auch subunguale Angiofibrome bei dieser Phakomatose beobachtet. Die Gehirnmanifestationen geben sich als Epilepsie und mit geistiger Retardierung klinisch zu erkennen.

Zu den beschwerdefreien Skelettabweichungen der tuberösen Sklerose gehören an den Händen und Füßen kleine und größere zystenartige, ovale oder unregelmäßig geformte Strukturaufhellungen, die den fokalen Ersatz des Knochens durch fibröses Gewebe widerspiegeln. Schließlich fallen periostale und/oder in die Kompakta eingebaute oder ihr aufgelagerte Knochenneubildungen wechselnder Dicke und Ausdehnung auf. In ihnen zeigen sich häufig ebenfalls ovale Aufhellungen oder randständige Konturdefekte durch Fibrome (Abb. 3.**96**). Schließlich führen Fibrome auch zu Druckarrosionen an den kleinen

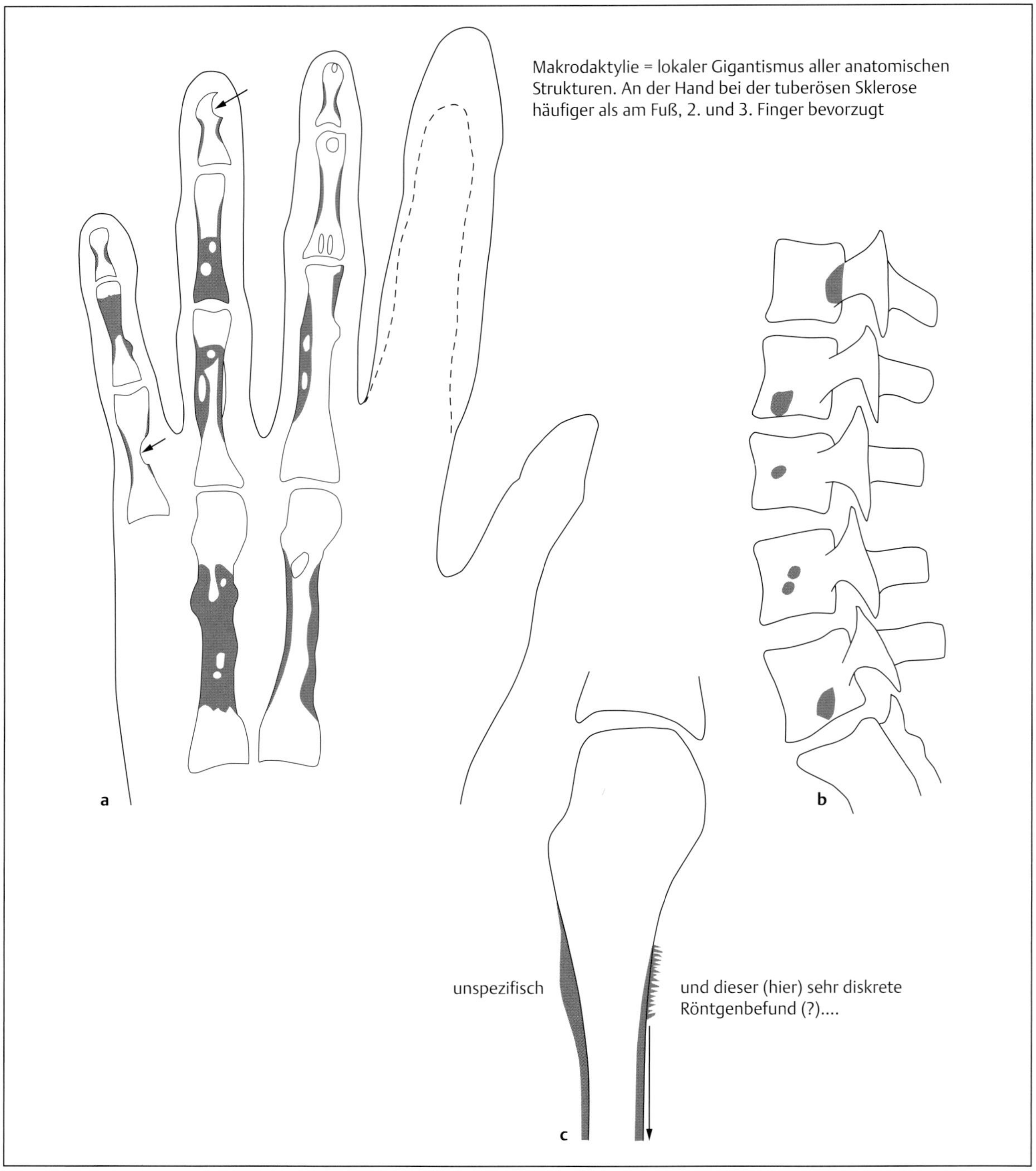

Abb. 3.**96a–c** **Tuberöse Sklerose.**

a **Röntgenologische Befunde an den Röhrenknochen der Hände (und Füße).** Diese haben hohe Spezifität, nämlich das Nebeneinander von pathologischen Periost- und Endostbefunden in Kombination mit rundlichen (kugeligen) oder ovalen Osteolysen innerhalb oder außerhalb der Kompaktaveränderungen. **Makrodaktylie** (der Phalangen, möglich auch noch der Metakarpalia oder zusätzlich des Unterarms als Begleitbefund). Die Makrodaktylie kommt ohne die anderen Befunde der tuberösen Sklerose auch bei der plexiformen Neurofibromatose, beim von-Hippel-Lindau-Syndrom (Phakomatose, dabei Angiomatose mit Schwerpunkt Retina), beim Klippel-Trénaunay-Syndrom und bei der Sturge-Weber-Krankheit (Phakomatose mit enzephalofazialem Schwerpunkt) vor. Weitere Makrodaktylien: Makrodystrophia lipomatosa (massive Zunahme des Fettgewebes mit Auswirkung auf alle anatomische Komponenten, MRT, Zehen/Finger), Proteus-Syndrom (Schädelanomalien, pigmentierte Nävi, Lungenzysten, intraabdominale Lipome), fibrolipomatöses Hamartom (Fettansammlung in der Nervenscheide, besonders des N. medianus). *Pfeile:* Druckarrosion durch Fibrom.

b **Rundliche osteoplastische Herde** *(hier)* **in den Lendenwirbeln**, *bei tuberöser Sklerose von geringer Spezifität, da vielfältige Differenzialdiagnosen (s. Text).*

c **Charakteristisch („Hahnenkamm") für die thyreogene Akropachie** (EMO-Syndrom), s. dort.

Röhrenknochen. Die geschilderten Befunde an den Phalangen und den Metakarpalia/Metatarsalia können diagnostisch richtungweisend sein; denn sie treten bei etwa 50% der Erkrankten auf (Kämmerer et al. 1971). Differenzialdiagnostisch kommen bei diesen Veränderungen vor allem die Sarkoidose und die Neurofibromatose Typ 1 mit intraossären Fibromen infrage.

Vielfältiger dagegen ist bei der tuberösen Sklerose die Differenzialdiagnose ihrer osteoplastischen Herde am Stammskelett und in der Schädelkalotte, deren Durchmesser im Millimeter- bis unteren Zentimeterbereich liegt, und die selten sogar zum Bild des Elfenbeinwirbels führen können. Sie spiegeln wahrscheinlich Osteome hamartomer Genese wider. Die Differenzialdiagnose der tuberösen Skleroseherde wird erleichtert, wenn beim Patienten die klassische, aber nicht obligate Trias, nämlich epileptiforme Anfälle und mentale Retardierung bekannt sind und das Adenoma sebaceum im Gesicht auffällt

Andernfalls sind formal folgende Differenzialdiagnosen zu erwägen, die real aber durch zusätzliche klinische und/oder bildgebende Abweichungen abzugrenzen sind:

- osteoplastische Metastasen einschließlich osteoplastischer Absiedlungen des osteosklerotischen Osteosarkoms
- Osteome
- Sarkoidose
- Mastozytose
- Morbus Gaucher (Osteosklerose als reaktives Phänomen, dabei u.a. Knocheninfarkte, Erlenmeyer-Deformität der distalen Femora)
- Ostitis deformans Paget
- Hyperparathyreoidismus
- maligne Lymphome
- osteosklerotisches multiples Myelom einschließlich des POEMS-Syndroms (POEMS-Plasmozytom)

Checkliste zur Abklärung bisher diagnostisch nicht eingeordneter Gelenkbeschwerden

Tab. 3.4 zeigt eine anamnestische, klinische und radiologische Checkliste (erweitert nach Schacherl) zur Beurteilung von bisher diagnostisch nicht eingeordneten Gelenkbeschwerden.

Tab. 3.4 Checkliste zur Beurteilung von bisher diagnostisch nicht eingeordneten Gelenkbeschwerden.

1.	Akut aufgetretene oder chronisch verlaufende Gelenkerkrankung? Bei akuter Gelenkerkrankung: Ist die Haut über dem befallenen Gelenk gerötet? Fieber?
2.	Mono-, oligo- oder polyartikuläre Manifestation?
3.	Asymmetrischer oder symmetrischer Befall bei oligo- oder polyartikulärer Krankheit?
4.	Ausschließlich kleine Gelenke, kleine und große oder nur große Gelenke ergriffen?
5.	Fällt ein Gelenkbefallmuster auf?
6.	Sind Röntgenbefunde mit hoher Spezifität zu erkennen und/oder topische Testgelenke befallen?
7.	Ausschließlicher Befall der unteren Extremitäten?
8.	Sind außer den krankhaften Gelenkbefunden zusätzlich noch extraartikuläre, bildgebende pathologische Phänomene, beispielsweise in Bursen, an Insertionen, Kalziumniederschläge – auch intraartikulär – oder Lymphknotenvergrößerungen im Lungenhilus sichtbar?
9.	Begleitender entzündlicher bildgebender Befund am/an den Sakroiliakalgelenk(-en) oder entzündliche/nicht entzündliche Befunde an der Wirbelsäule?
10.	Ist dem Patienten anamnestisch eine eigene Haut-, Urogenital-, Darm-, Augen- oder Stoffwechselerkrankung bekannt?
11.	Ist der Untersucher mit den klinisch-radiologisch infrage kommenden Krankheitsbildern, einschließlich den Begriffen „Befallmuster" und „Testgelenke", vertraut (Erwerb der Kenntnisse durch Ausbildung, Weiterbildung, laufende Fortbildung, Erfahrung) – ist er also darüber im „Bilde"? Im Zweifelsfall („Spezialisten" im Sinne von Jürgen Freyschmidt befragen). Dadurch ist kein „Gesichtsverlust", sondern vielmehr eine ethisch-moralische Anerkennung zu erwarten!

4 Bildgebung einschließlich Szintigrafie bei Gelenkendoprothesen

Ziel der Gelenkprothetik ist die Dauerfixation der Endoprothesenkomponenten. Dieses Postulat kann einerseits durch Komponentenlockerung und Infektion des knöchernen Prothesenlagers zunichte gemacht werden. Andererseits gibt es Kontraindikationen, die eine Gelenkprothesenimplantation überhaupt verbieten; dazu gehören beispielsweise ein sehr schlechter, nicht gelenkbezogener Gesundheitszustand, eine schwere periphere arterielle Verschlusskrankheit und ein aktiver Infektionsherd im Körper. Beim Vorliegen eines neuropathischen Gelenks muss im Einzelfall die Indikation/Kontraindikation gestellt werden.

Wurde nach dem Ausschluss von Kontraindikationen bei noch gutem Knochenstock und guter muskulärer Führung die Implantation einer Gelenkprothese aus der Sicht des Operateurs lege artis durchgeführt, so hat als postoperative Komplikation die Frühlockerung in den ersten 5 postoperativen Jahren besondere praktische Bedeutung erlangt (Katzer u. Löhr 2003).

Frühlockerung

Die **Diagnose der Frühlockerung, am Beispiel der Hüftendoprothese dargestellt**, stützt sich auf:

- Anamnese
- klinische Befunde
- Röntgendiagnostik, evtl. ergänzt durch die Skelettszintigrafie und die CT/MRT

Schaftlockerungen bereiten gewöhnlich stärkere Beschwerden als die Lockerung der Kunstpfanne. Anlauf- und Belastungsschmerzen dominieren bereits im Frühstadium der Lockerung das Beschwerdebild. Oberschenkelschmerzen beim Stehen und Gehen weisen einerseits auf die Schaftkomponente hin. Andererseits können sie bei zementfrei implantierten *festsitzenden* Prothesen in den ersten 2 postoperativen Jahren selbstlimitierend auftreten. Leistenschmerzen, die in das Gesäß ausstrahlen, zeigen in 1. Linie eine Pfannenlockerung an. In den Bereich des gleichseitigen Kniegelenks ausstrahlende Schmerzen sind vornehmlich Hinweise auf die Schaftkomponente. Mit zunehmender Prothesenlockerung verkürzt sich die maximale Gehzeit und/oder Gehstrecke. Außerdem klagen die Patienten über ein Unsicherheitsgefühl mit Sturzneigung des betroffenen Beines. Tritt eine vom Patienten bemerkte Beinverkürzung hinzu, so sind dies Verdachtsbefunde einer Kunstpfannenmigration und/oder einer Schaftsinterung.

Ohne sicheren Hinweis auf die betroffene Prothesenkomponente oder auf die Gesamtprothese gehen Lockerungen gewöhnlich mit einem Stauchungs-, Rüttel- und/oder Rotationsschmerz der entsprechenden Seite einher. Beinlängenunterschiede lassen sich verifizieren (Anamnese). Laboruntersuchungen (BSG, periphere Leukozytenzahlen und die sog. Linksverschiebung im Differenzialblutbild) und/oder die mikrobiologische Untersuchung des Gelenkpunktats sind beim klinischen Verdacht einer schleichenden tiefen Infektion des knöchernen Prothesenbetts auch wegen ihres Lockerungspotenzials indiziert.

Protheseninfektion

Postoperative Frühinfektion

Sie entsteht im unmittelbaren postoperativen Zeitraum und geht von einer Weichteilinfektion aus. Ihr Indikator kann ein Eitertropfen bei der Fadenentfernung oder ein kleines Hämoserom sein, das nach der Entfernung bzw. Entleerung in wenigen Tagen ausheilt. Dieser Weichteilinfekt birgt jedoch die Gefahr des Übergreifens auf das Prothesenlager, d.h. einer akuten oder subakuten, im ungünstigsten Fall chronifizierenden Ostitis/Osteomyelitis mit konsekutiver Prothesenlockerung. Das klinische Bild zeigt sich dann in typischer Weise an der Haut und in den übrigen Weichteilen (Calor, Rubor, Tumor, Dolor, functio laesa).

Septische tiefe Infektion

Diese seltene Komplikation des totalen Gelenkersatzes offenbart sich klinisch an einem akuten septischen Krankheitsbild mit Fieber, Schüttelfrost, schwerer Störung des Allgemeinbefindens und toxischen Organschäden. Nach längerem, symptomlosem postoperativem Intervall setzt es mit akutem Gelenkschmerz ein. Dieser akut auftretende Schmerz geht auf ein Gelenkempyem innerhalb des Kapselregenerats zurück. Angenommen wird, dass eine hämatogene Absiedlung hoch virulenter Keime aus gelenkfernen Entzündungsherden bei reduzierter oder auch ohne herabgesetzte Immunkompetenz des Organismus erfolgt ist.

Aseptische Lockerung und schleichende tiefe Infektion

Diese Komplikationen sind die wichtigsten, da häufigsten Gefahren für das Versagen der Dauerfixation. Beide Risiken, Lockerung mit oder ohne Infektion und umgekehrt, treten in der überwiegenden Mehrzahl der Fälle nach einem beschwerdefreien Intervall auf, das sich auf etwa 6 Monate bis mehrere Jahre nach der Implantation beläuft (s. Frühlockerung).

! Merke

Daher muss der Interpret szintigrafischer Befunde beim alloplastischen Gelenkersatz das postoperative Intervall kennen. Außerdem ist es nicht möglich, postoperative Szintigramme korrekt zu deuten, ohne über aktuelle Röntgenaufnahmen des ersetzten Gelenks zu verfügen.

Diese Informationen werden benötigt, um beispielsweise zu erfahren, ob das Implantat mit oder ohne Knochenzement verankert wurde oder ob eine *Hybridprothese* vorliegt. Bei der Hybridimplantation wird die Kunstpfanne ohne Knochenzement fixiert, beim Prothesenschaft jedoch ein organischer Polymerisand – Poly(methylacrylat, methylmethacrylat), mit Zirkoniumoxid zur Opazifikation versetzt – als Verbundwerkstoff verwandt. Die Röntgenuntersuchung in 2 Ebenen ist daher der *1. bildgebende Schritt*, um die Ursachen symptomatischer Gelenkendoprothesen zu erkennen. Diese bildgebende Maßnahme muss häufig durch die Szintigrafie ergänzt werden, um zur sicheren Diagnose als Voraussetzung für therapeutische Konsequenzen zu gelangen.

Zementierte Gelenkimplantation: Normale und abnorme Röntgenbefunde

Jede implantierte Gelenkprothese wirft die Frage auf, ob das grundsätzliche Postulat der Gelenkprothetik, die Dauerfixation der Prothesenkomponenten, erfüllt ist. Bei zementierten Endoprothesen müssen daher folgende Punkte bildgebend entschieden werden:

- Liegt zurzeit ein normaler postoperativer Aspekt – Kenntnis des postoperativen Zeitintervalls ist unerlässlich – vor?
- Finden sich Hinweise auf eine gestörte Einheilung?
- Sind abnorme Reaktionen zwischen Implantat, selbsthärtendem Knochenzement und Knochenbett aufgetreten, die bereits zu einer aseptischen oder septischen (infektiösen) Komponentenlockerung geführt haben oder in absehbarer Zeit führen könnten?

Der zuletzt genannte prognostische Schluss stützt sich auf die Kenntnisse von Risikofaktoren für zementfixierte oder zementfrei implantierte Endoprothesen, darunter vor allem auch auf die Länge des postoperativen Zeitraums bzw. die Risikozeit für die Frühlockerung, auf die Operationstechnik, z.B. den operativen Zugang, die Zementierungstechnik oder die Vorbereitung des Knochenlagers, aber auch auf die Erfahrung, dass aseptische Lockerungen häufiger bei Patienten mit (langjähriger) rheumatoider Arthritis und nach Revisionseingriffen auftreten. Der junge und körperlich aktive Patient wirkt ebenfalls als „Risikofaktor" für die Prothesenlockerung.

Daher sind formal 4 einzeln oder kombiniert bzw. interaktiv auftretende biologische Folgeerscheinungen oder physikalische Mechanismen bekannt, die eine Prothesenlockerung auslösen können:

- Infektion
- Implantatabnutzung mit oder ohne pathobiologische Reaktionen gegen Abriebpartikel
- Ermüdungserscheinungen an den Kontaktflächen
- mechanische Überlastung der Implantatkomponenten und/oder des knöchernen Prothesenlagers

Röntgenologische Lockerungsmerkmale

Folgende röntgenologische Lockerungsmerkmale sind bei zementfixierten Endoprothesen bekannt. Sie beziehen sich vor allem auf das Kunstgelenk der Hüfte (Dihlmann et al. 1991), lassen sich unter Berücksichtigung der Anatomie und der Funktion, die sich im Prothesen-Design widerspiegeln, aber auch auf die Endoprothese des Kniegelenks und anderer Gelenke (vgl. Fink et al. 1999: Endoprothese des oberen Sprunggelenks) übertragen.

Kompenentenwanderung

Eine Komponentenwanderung (Abb. 4.**1**) muss angenommen werden, wenn sich bei der Hüftendoprothese eine Pfannendislokation von mindestens 4 mm und/oder von mindestens 4° und/oder ein Einsinken des Prothesenschafts um mindestens 4 mm seit der 1. postoperativen Röntgenuntersuchung nachweisen lassen. Für die Einschätzung der Schaftsinterung gelten folgende Regeln:

1. Schon ein Einsinken der Schaftkomponente von > 1,5–2 Bildmillimetern in den ersten beiden postoperativen Jahren weist auf das *Risiko* der pathologischen Sinterung (vertikale Lockerung) hin und erfordert Röntgenkontrollen in 3- bis 6-monatigen Abständen.
2. Zementfrei implantierte Schaftkomponenten zeigen im Durchschnitt eine etwas stärkere Sinterung als bei Zementfixation.

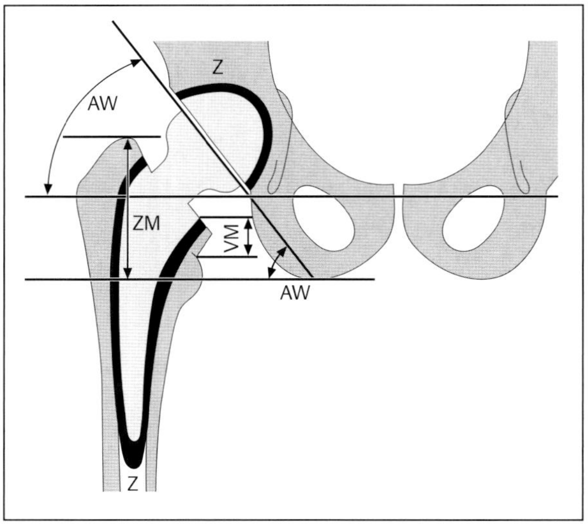

Abb. 4.**1** **Praktisch wichtige Röntgenometrien auf der a.-p. Beckenaufnahme bei Totalendoprothesen des Hüftgelenks.**

AW Azetabulumwinkel zwischen der Tangente an der Eingangsebene der Kunstpfanne und der Tangente an den kaudalen Konturen beider Köhler-Tränenfiguren. Der kaudale Schenkel des AW kann auch von der horizontalen Tangente am Tuber ischiadicum gebildet werden.

VM Vertikale Migrationsmessung: Einsinken der Schaftkomponente? Gemessen wird die Distanz zwischen der Horizontalen durch die superomediale Kante des Prothesenschafts und dem proximalen Ende des Trochanter minor. Verringert sich die Distanz im Verlauf mindestens um 4 Bildmillimeter, so zeigt dies das Einsinken („Sinterung") der Schaftkomponente an. Resorptionsvorgänge am Calcar femoris als Folge von Stressentlastung bleiben bei dieser Messmethode unberücksichtigt (vgl. Abb. 4.**9**).

ZM Zentrale (beckeneinwärts gerichtete) oder vertikale Migration der Kunstpfanne? ZM erfasst diese Prothesenwanderung durch den Nachweis einer Zunahme (≥ 4 Bildmillimeter) des Abstands zwischen den horizontalen Tangenten am Trochanter maior und am Tuber ischiadicum.

Z Knochenzement (die Messmethoden gelten auch für zementfrei implantierte Endoprothesen).

Die Veränderung der Kunstpfannenanteversion im Verlauf ist ebenfalls ein Lockerungsindikator (vgl. Abb. 4.**2** und Abb. 4.**3a**).

3. Die sekundäre Stabilisierung einer initialen Sinterung gemäß Nr. 1 ist häufiger im Verlauf nachzuweisen als die gleichmäßige oder schneller werdende Sinterung oder ein kurzfristig auftretendes Einsinken nach anfänglicher Stabilität. Diese Feststellungen bestätigen die Bedeutung postoperativer Röntgenkontrollen für die Erkennung der *pathologischen* Sinterung (= Lockerung). Die bei Verlaufsuntersuchungen erkannte Zunahme der Migrationsgeschwindigkeit ist ein Lockerungsindikator.

Besonders bei der Pfannenvermessung können Messfehler von mehreren Millimetern auftreten. Außerdem wird dort die Migration in Richtung der einfallenden Röntgenstrahlen nicht erfasst. Spezielle Methoden, beispielsweise die 1-Bildröntgenanalyse (EBRA; S. Dihlmann et al. 1994b), reduzieren den Messfehler bis in den Submillimeterbereich, setzen aber messtechnischen Aufwand voraus. Nicht nur die Veränderung der Kunstpfannenposition auf a.-p. Röntgenaufnahmen, sondern auch die in den Abb. 4.**2** und Abb. 4.**3a–d** gezeichneten Pfannenprojektionen können migrieren und röntgenologisch durch Verlaufsröntgenuntersuchungen erfasst werden.

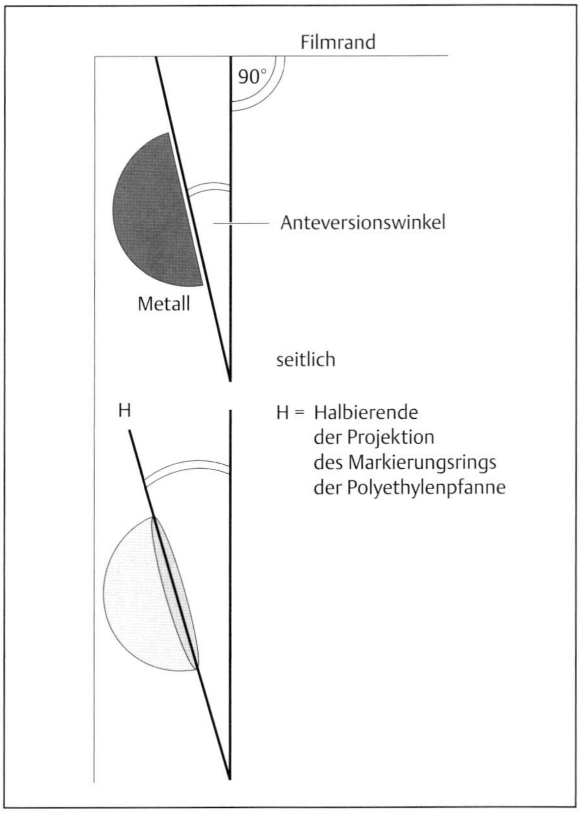

Abb. 4.**2** **Messung des Anteversionswinkels der Kunstpfanne (ohne oder mit Fixation durch Knochenzement) auf der seitlichen Röntgenaufnahme.**

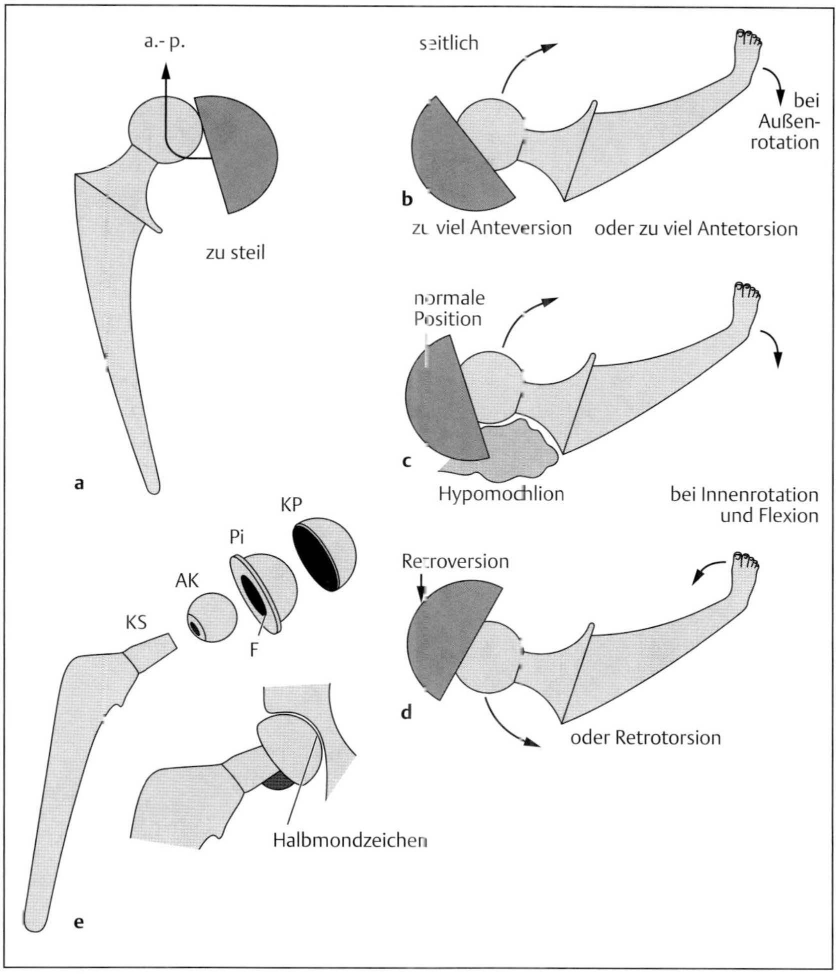

Abb. 4.3a–f **Implantationssitus und Operationsfolgen, die (rezidivierende) Luxationen der Femurschaftkomponente begünstigen** (nach Gächter 1989).

a Zu steiler Pfannensitz.

b Zu viel Pfannenanteversion oder Schaftantetorsion.

c Hervorgequollener Knochenzement oder Knochenvorsprünge, die bei bestimmter Beinstellung als Hypomochlion wirken und die Schaftkomponente heraushebeln. Entsprechendes gilt für solche Bildungen am vorderen Kunstpfannenrand.

d Retroversion der Pfanne oder Schaftretrotorsion. Nicht gezeichnet wurden folgende Luxationspotenziale: Glutäalmuskelinsuffizienz, Abriss oder Instabilität des Trochanter maior, Adduktions- oder Außenrotationskontraktur, neurologische Ursache, z. B. Paresen, Spastik.

e Modularendoprothese des Hüftgelenks (links), Halbmondzeichen (rechts, Crescent Sign nach White et al. 2005). Das dislozierte (rotierte), in den meisten Fällen frakturierte Pfanneninlay (Pi) zeigt sich als Halbmondzeichen. Der Aufsteckkopf (AK) ist nach kranial verschoben (vgl. Abb. 4.**6**). Patient: schmerzhafte, eingeschränkte Hüftmobilität, hörbares knirschendes Geräusch bei der Hüftbewegung.

KP: Kunstpfanne, Pi: Pfanneninlay (Polyäthylen), AK: Aufsteckkopf (Metall, Keramik), KS: konischer Schenkelhals, F: Flansch.

Merke:

Bei der Implantation der Hüftprothese sollen folgende Positionen der Komponenten angestrebt werden: Azetabulumwinkel 40 ± 5–10°, Pfannenanteversion 15 ± 10°, Schaftantetorsion 5–15°.

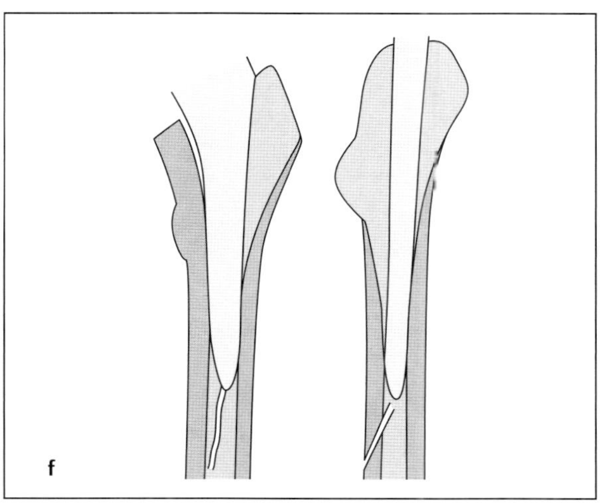

Abb. 4.3f **Nutritialkanal im Femur bei Zustand unmittelbar nach zementfreier Implantation einer Totalendoprothese (TEP) des Hüftgelenks.** *Differenzialdiagnose:* Berstungsfraktur im Femurschaft, die beim Eintreiben der Schaftkomponente entstanden ist.

Fraktur der Prothesenkomponente(n), des Knochens im Prothesenbereich oder/und des Knochenzements

Intraoperativ entstandene (und erkannte und evtl. gezielt versorgte) Fissuren oder Frakturen des knöchernen Prothesenlagers heilen gewöhnlich ohne Lockerungsfolgen ab. Postoperative Frakturen der Prothese, des Knochens oder des Verbundwerkstoffs – durch oder ohne akut einwirkende Kraft – führen häufig zur Komponentenlockerung oder sind die Folgen einer progredienten Lockerung. Beispielsweise ist ein Prothesenschaftbruch überwiegend die Folge einer proximalen Lockerung bei festem Sitz der distalen Schaftanteile. Frakturen von Fixationsschrauben treten häufig bei zementfreien Pfannenlockerungen auf. Entstandene Zementdiskontinuitäten (Frakturen, Querrisse) kommen bei der Totalendoprothese (TEP) des Hüftgelenks vor allem in Höhe des distalen Schaftdrittels vor. Zementfrei implantierte Schaftkomponenten werden in direktem Kontakt mit dem Femur verankert. Daher muss, falls nicht schon intraoperativ erkannt, besonders bei der postoperativen Röntgenaufnahme nach Schaftfissuren/frakturlinien gefahndet werden. Zur Differenzialdiagnose gegenüber einem Nutritialkanal des Femurschafts (Schiessel u. Zweymüller 2004) s. Abb. 4.**3f**.

Rezidivierende Luxationen des Femuranteils der Alloarthroplastik des Hüftgelenks

Diese begünstigen, falls keine operative Revision erfolgt, die Prothesenlockerung (s. Abb. 4.**2** und Abb. 4.**3**).

Osteolysen

Ovoide, kugelige oder längliche, an ihrem distalen und proximalen Ende rundlich abgesetzte Osteolysen im knöchernen Prothesenlager spiegeln eine aggressive granulomatöse Fremdkörperreaktion wider. Sie haben ein Lockerungspotenzial und bergen ein Frakturrisiko für das Prothesenbett, deren Realisierung von ihrer Größe, Anzahl und Lokalisation abhängt. Sie können das Prothesenlager expansiv auftreiben oder sich polyzyklisch vergrößern. Dann wird vom *granulomatösen Pseudotumor* gesprochen (Abb. 4.**4**). Die granulomatöse Reaktion ist die stärkste Gewebsantwort auf Abrieb oder Ablösung von Metall-, Knochenzement- und/oder Kunststoffpartikeln – Letzteres bei Endoprothesen, die nach dem Low-Friction-Prinzip von Charnley konstruiert sind (Abb. 4.**5** und Abb. 4.**6**). Daher handelt es sich nicht um eine „Zementkrankheit", wie zunächst vermutet wurde, sondern um eine „Partikelkrankheit", die ganz allgemein durch Partikel der implantierten Fremdmaterialien ausgelöst wird. Die Zahl, Größe, Verteilung und die chemische Zusammensetzung der freigewordenen Partikel bestimmen die Gewebsreaktion, die in den beschriebenen Osteolysen gipfelt. Möglicherweise spielt eine Metallüberempfindlichkeit bei dieser Gewebsantwort eine zusätzliche Rolle.

Solange (1 oder 2) fokale Osteolysen in der Kunstpfannenumgebung im Durchmesser 1 Bildzentimeter nicht überschreiten, nicht expandieren und ohne benachbarte signifikante Randsaumbildung, Sinterung oder Migration einhergehen, sind sie ohne klinische Infektionsbefunde kein Lockerungsindikator. Sie bedürfen jedoch der Röntgenkontrolle in 3- bis 6-monatigem Abstand zur Frage der Vergrößerungstendenz. Größenzunahme birgt ein Lockerungsrisiko (vgl. Abb. 4.**4**). Entsprechende Einschätzungen gelten für Osteolysen im Knochenbett der Schaftkomponente. Die grundsätzliche Entscheidung, bei größeren fokalen Osteolysen abzuwarten oder zu handeln, muss der (operierende) Kliniker treffen, da er auch den klinischen Lokalbefund und den Leidensdruck des Patienten mitberücksichtigt. Die Fremdkörperreaktion tritt an der Grenze von Knochenzement und Prothesenlager, Knochenzement und Prothesenmetall, Knochen und Pro-

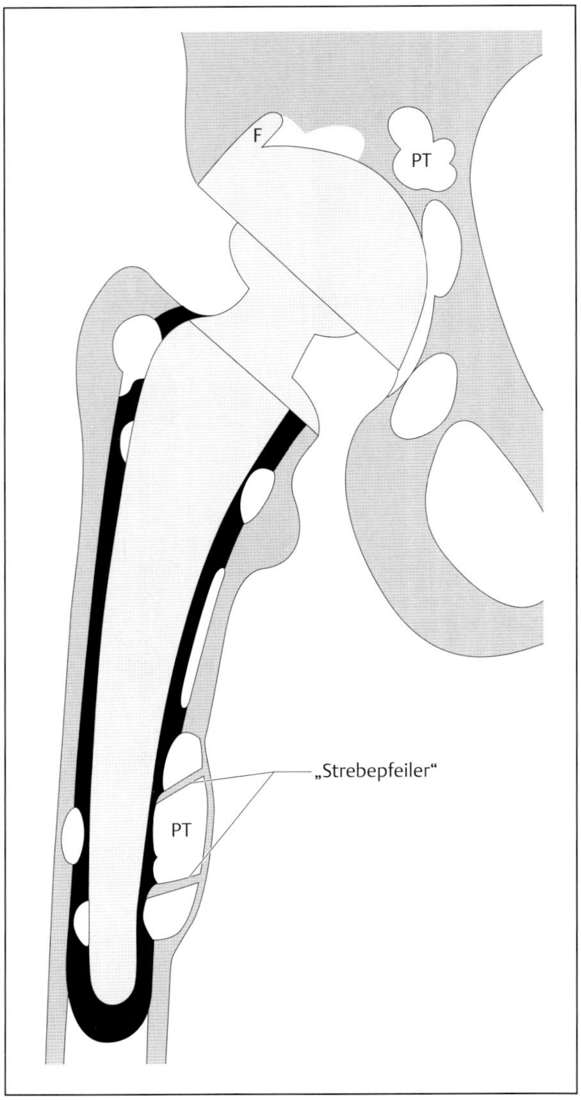

Abb. 4.4 **Hybridendoprothese des Hüftgelenks (Metallkunstpfanne mit Polyäthylen-Inlay, über Passsitz fixiert, Schaftkomponente einzementiert).** Verschieden ausgeprägte Fremdkörpergranulome, zum Teil „gewachsen" als *(expansiver)* granulomatöser Pseudotumor (PT), haben zur (aseptischen) Lockerung beider Komponenten ohne röntgenologisch erkennbare Komponentendislokation geführt (F = Fixationsdübel der Kunstpfanne).

Merke:

Fremdkörperreaktionen, die additiv mindestens 50 % der Komponentenkontur ergriffen haben, begründen die Annahme einer Komponentenlockerung. Fremdkörpergranulome können als runde oder ovale Osteolysen ohne oder mit Randsklerose, als langstreckige, evtl. expansive Defekte und als polyzyklische Osteolysen auftreten. Auch hinter einer bandförmigen Aufhellung kann sich eine granulomatöse Fremdkörperreaktion verbergen. Korrosions-, Abrieb- oder Zerrüttungspartikel führen nicht immer an ihrem Entstehungsort zur Fremdkörperreaktion. Sie können – offensichtlich bedingt durch einen postulierten periprothetischen Transportmechanismus – auch fernab von ihrem Ursprung Osteolysen in der Prothesenumgebung auslösen.

Perioperative Lufteinschlüsse im Knochenzement täuschen bei oberflächlicher Betrachtung des Röntgenbilds Fremdkörpergranulome vor. Sie stellen sich rund oder oval im regelrecht geformten Zementmantel dar.

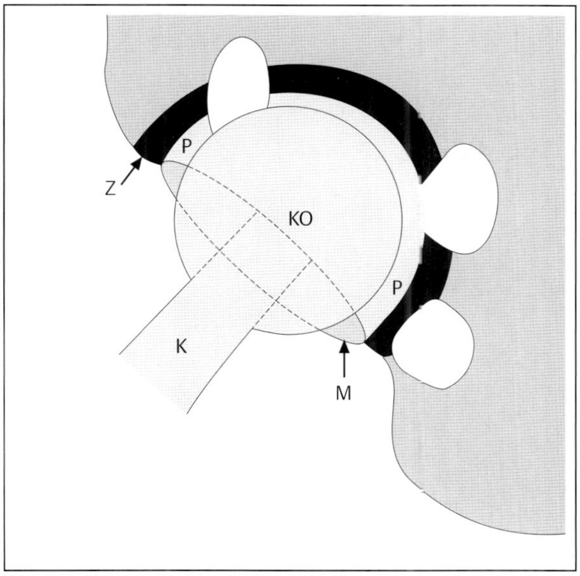

Abb. 4.5 **Mit Knochenzement (Z) implantierte strahlentransparente Polyäthylenpfanne (P).** Der Kugelkopf (KO) ist bei der gezeichneten Prothesengeometrie auf den Konus (K, „Schenkhals" der Schaftkomponente) aufgesteckt; M = Markierungsring der Polyäthylenpfanne). Der Kugelkopf besteht entweder aus Metall bzw. einer Metalllegierung oder wird aus Aluminiumoxidkeramik gefertigt. Dann ist der Metallkonus in der Kopfprojektion sichtbar. Der Keramikkopf ist vergleichsweise besser benetzbar, verbessert dadurch die hydromechanische Schmierung und verringert deshalb den Polyäthylenabrieb.

Die *Röntgenbildanalyse* deckt folgende pathologischen Befunde auf:

1. Drei größere Fremdkörpergranulome sind entstanden. Das Linke hat den Zement nicht nur in seiner Kulminationszone zerstört, sondern ihn auch vor oder hinter der Kunstpfanne ergriffen. Deswegen projiziert sich ein Teil der Osteolyse auf die strahlendurchlässige Kunstpfanne und wird zum Teil vom Prothesenkopf „verschluckt". Das mittlere Fremdkörpergranulom hat den Knochenzement durchsetzt und sich sehr wahrscheinlich in die Kunstpfanne ausgedehnt.
2. In der kranialen Kunstpfannentiefe liegt ein stärkerer Polyäthylenabrieb vor. Dies gibt sich an der exzentrischen Lage des Kopfimplantats in der Kunstpfanne zu erkennen. Normalerweise decken sich nämlich die Kreismittelpunkte von Kopf und Pfanne weitgehend, bzw. der entsprechend vergrößerte Kreis um das Kopfzentrum kongruiert mit der Grenze von Kunstpfanne und Verbundwerkstoff.

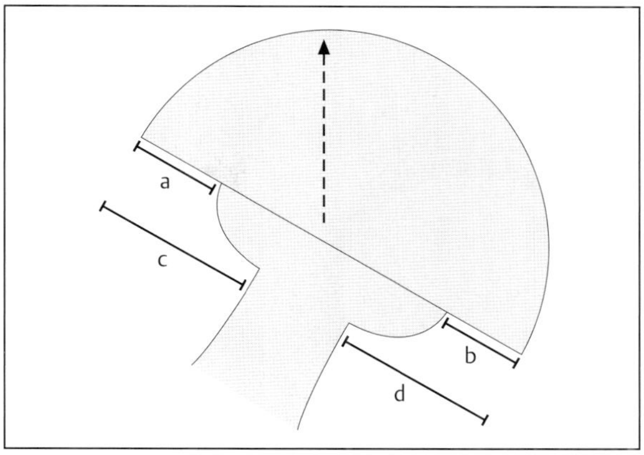

Abb. 4.6 **Erkennung des Abriebs am Polyäthylen-Inlay der Metallpfanne.** Polyäthylen intakt, dann a = b. Falls die Femurkopfkomponente nicht sichtbar ist, muss c = d sein. Durch Polyäthylenabrieb steigt die Kopfkomponente nach kranial-dorsal *(gestrichelter Pfeil)*; dann werden a ≠ b und c ≠ d.

thesenmetall sowie an den Grenzzonen des Polyäthylens auf.

Die Evolution und die verschiedenen Abstufungen der Einheilung und der Fremdkörperreaktion sind histologisch und histochemisch beschrieben worden: In den ersten postoperativen Wochen beherrschen nekrotische Gewebsteile und Fibrinniederschläge in den genannten Kontaktzonen das feingewebliche Bild. Sodann wachsen Gefäße in den Kontaktbereich ein, und Fibroblasten treten auf, bis allmählich eine fibröse Membran von 0,1–1 mm Dicke dem Knochenlager aufliegt. In voller Ausprägung, die allerdings nicht immer beobachtet wird, besteht diese fibröse Tapete zwischen Knochenlager und -zement aus 3 Lagen. Ihre knochenabgewandte Oberfläche ist papillär bis villös gestaltet und wird von 1- bis mehrschichtigen Synoviozyten (Deckzellen) ohne Basalmembran abgeschlossen. Die subsynoviale Mittelschicht besteht aus einem lockeren fibrovaskulären Bindegewebe mit vereinzelten histiozytären und 1-kernigen Zellinfiltraten. Die 3. Schicht liegt dem knöchernen Prothesenbett auf und setzt sich aus fibrösem Gewebe ohne Entzündungszellen zusammen. Bei zementfrei implantierten Prothesen wurde dieser synovialisartige Aufbau der möglichen fibrösen Einhüllung ebenfalls beobachtet (Berry et al. 1993). Für zementfrei implantierte Prothesen gilt, dass schon bei einer Formunschlüssigkeit zwischen Knochenlager und Prothese, die Relativverschiebungen ab 50–150 µm zulässt, eine faserige Bindegewebsschicht zwischen Knochen und Prothese auftreten kann (fibröse Stabilisierung).

Im Ganzen gesehen spiegelt der geschilderte histologische Aufbau eine nicht aggressive Gewebsformation wider. Sie beeinträchtigt jedoch die gleichmäßige Kraftüberleitung – Mikromotion kann die Folge sein. Die fibröse Zwischenlage bekommt allerdings ein besonderes Gepräge, wenn sich dort Fremdpartikel anreichern und mikroskopisch nachweisen lassen. Dann zeigen sich mehr oder weniger fokal angehäuft zahlreiche Histiozyten, Mastzellen, Makrophagen und von Makrophagen abgeleitete vielkernige Riesenzellen. Auf diese Weise bekommt die ursprünglich fibröse Membran im Extremfall, d.h. beim Auftreten großer Mengen von Abrieb- und Korrosionspartikeln, den histologischen Charakter eines Granuloms: Fremdkörpergranulom. Die phagozytierenden Zellen fangen die Partikel zwar ein, können diese inerten Materialien jedoch nicht „verdauen". Bei dieser frustranen Zelltätigkeit werden besonders in den durch die Pathogenaufnahme aktivierten Makrophagen verschiedene Mediatoren (Signalsubstanzen, Botenstoffe) und Enzyme gebildet und freigesetzt, die zu weiterer Makrophagenchemotaxis führen – sie locken sie also an. Darüber hinaus lässt sich die besondere Rolle der Makrophagen bei der Fremdkörperreaktion, die sich im Röntgenbild als unregelmäßig breiter *progredienter Randsaum* und mehr oder weniger große *Osteolysen* bis hin zum

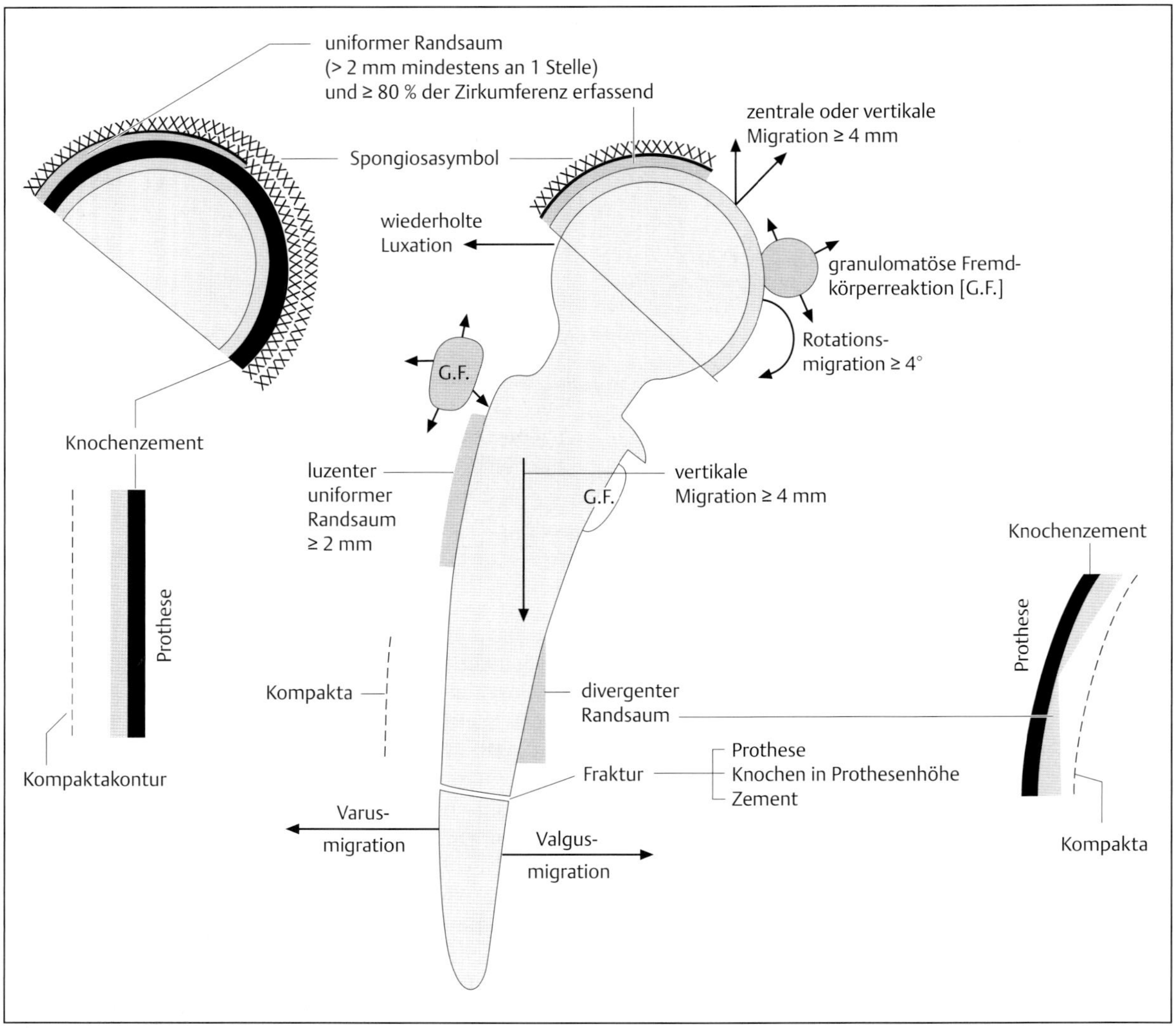

Abb. 4.7 **Schematisiert gezeichnete Röntgenbefunde mit Lockerungs- bzw. Migrationspotenzial für die Prothesenkomponenten bei zementfixierter und zementfrei implantierter Hüftalloarthroplastik** (XXX = Symbol für spongiösen Knochen, *Pfeil* = Richtung der Migration oder Ausdehnung, *gestrichelte Linie* = Hinweis auf...). Ob diese Potenziale realisiert werden, hängt von der Ausprägung der Röntgenbefunde ab, beispielsweise von Länge, Breite und Lokalisation des Randsaums, von der Form des Randsaums (divergent verlaufend ist ungünstiger als parallel), davon, ob die Migration in Millimetern oder Grad tolerabel oder intolerabel ist, und von der Zahl und Ausdehnung der granulomatösen Fremdkörperreaktionen (Abriebgranulome) bis hin zum expansiven granulomatösen Pseudotumor. Außerdem werden, namentlich bei zementfreier Implantation, spontane (sekundäre) Restabilisierungen nach initialer Sinterung beobachtet, also adaptive Knochenneubildungen als Selbstheilungsvorgänge.
Aus didaktischen Gründen wurde der protheseaufnehmende Knochen nicht gezeichnet oder durch Symbole nur angedeutet (z. B. Kunstpfannenumgebung). Bei zementfixierten Prothesenkomponenten kommen Randsäume sowohl zwischen Zementsubstanz und Knochenlager als auch zwischen Prothesenoberfläche und Zementhülle vor. Die quantitativen Angaben gelten für beide Alternativen des Implantationsmodus.

granulomatösen Pseudotumor zeigt, vereinfacht folgendermaßen wiedergeben:

- Inflammatorische Makrophagen können Knochengewebe direkt resorbieren.
- Aktivierte Makrophagen aktivieren Osteoklasten. Es gehört zur Zytokininwirkung, erreichte Zellen zu „aktivieren". Daher werden auch örtliche Osteoblasten stimuliert und Botenstoffe, beispielsweise Interleukin-6 und Prostaglandin E2, freizusetzen, die wiederum die Osteoklastendifferenzierung, ihre Reifung und ihre Tätigkeit anregen. Auch Fibroblasten können über ausgesandte Mediatoren die Osteoblasten zu dieser Freisetzung stimulieren.
- Makrophagen wandeln sich zu vielkernigen Osteoklasten um.

Unter den vornehmlich von aktivierten Makrophagen freigesetzten Botensubstanzen fallen große Mengen von Prostaglandin E2 (ein Stoffwechselprodukt der Arachidonsäure), proinflammatorische Zytokine, wie Interleukin-1 und der Tumornekrosefaktor α, sowie hohe Aktivitäten des Enzyms Kollagenase auf. Dieses Enzym legt die mineralisierte Knochenoberfläche frei, sodass sie zellulär resorbiert werden kann. Das Attribut „proinflammatorisch“ soll darauf hinweisen, dass solche Zytokine nicht nur die Knochenresorption dirigieren, sondern auch bei Entzündungsvorgängen wirksam sind. Das heißt, das Zytokinprofil, also die Zusammensetzung des freigesetzten Zytokingemischs, bestimmt die pathobiologische „Marschrichtung“.

Periprothetische Randsäume

Periprothetische Randsäume sind radioluzente Spalten, die bei zementfixierten Gelenkprothesen zwischen dem Knochenzement und dem knöchernen Prothesenlager und zwischen Knochenzement und der Prothesenkomponente auftreten können (Abb. 4.**7**). Randsäume an der Spongiosafront haben zur Spongiosa hin meist eine dünne Sklerosetapete.

Statischer Randsaum

Der statische, *uniforme* Randsaum verläuft annähernd parallel zu seiner Begrenzung. Seine Breite beträgt im Röntgenbild höchstens 2 mm und nimmt mit der Zeit nicht zu. Dieser Randsaum geht auf Knochen- und Zementresorption mit oder ohne Fibrose sowie Zementkontraktion zurück. Die Polymerisation des Verbundwerkstoffs ist ein exothermer Vorgang. Dadurch kann es zu einem Hitzeschaden der benachbarten Osteozyten im Prothesenlager kommen. Der nekrotische Knochen wird abgebaut und durch faserreiches Gewebe ersetzt. Darauf wurde schon bei der Evolution der Fremdkörperreaktion näher eingegangen. An Stellen besonderer Belastung kann sich das Fasergewebe zu Hyalin- oder Faserknorpel differenzieren. Faserknorpel wandelt sich manchmal in Knochengewebe um. Daher ist diese Art von Knochensaum nicht in jedem Fall röntgenmorphologisch zu beobachten.

Zur statischen Randsaumbildung trägt ein physikalischer Vorgang bei. Die Zementpolymerisation geht nämlich zunächst mit einer Volumenzunahme einher, die sich beim Erstarren des Verbundwerkstoffs zurückbildet – retrahiert, kontrahiert.

Progredienter Randsaum

Der progrediente Randsaum kann aus dem statischen Randsaum entstehen, beispielsweise bei vorgeschädigtem knöchernem Prothesenlager oder bei technisch und lokalisatorisch inkorrekter Einbringung oder Position der Prothesenkomponente. Dann hat er eine mechanische Ursache. Durch pathobiologische bzw. -biochemische Vorgänge, d. h. die bereits beschriebenen Fremdkörperreaktionen, kann sich ein progredienter Randsaum ebenfalls entwickeln. Der progrediente Randsaum verbreitert sich auf mehr als 2 Bildmillimeter bzw. hat diese Breite schon bei seiner Entdeckung überschritten. Dann droht Komponenteninstabilität (aseptische Lockerung) oder sogar die Komponentenwanderung (Migration).

! Merke

Aus der Erfahrung lässt sich die Regel ableiten, dass zementfixierten Endoprothesen umso mehr die aseptische Lockerung droht, je später im postoperativen Verlauf ein Randsaum auftritt und je weiter er sich längs der Kontaktzone ausdehnt. Ebenfalls zeigt die Erfahrung, dass eine inadäquate, d. h. zu geringe Menge an eingebrachtem Knochenzement ein Lockerungsrisiko birgt.

Divergierender Randsaum

Ein *langstreckiger* divergierender (Synonym: divergenter) Randsaum weist auf eine bereits eingetretene Migration (Synonyma: Wanderung, Dislokation, Makromotion) hin (Abb. 4.**8** und Abb. 4.**9**; s. auch Abb. 4.**7**).

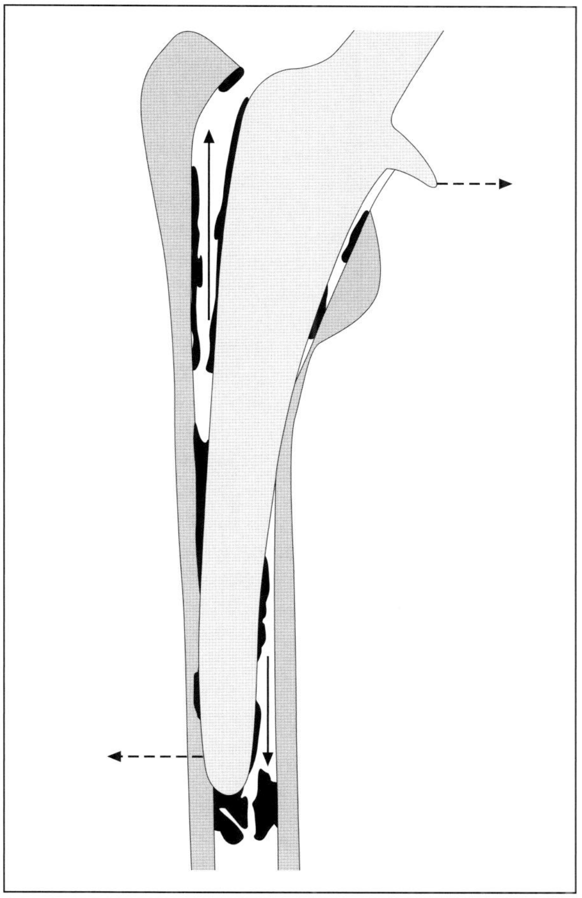

Abb. 4.**8** **Langstreckige und breite divergierende Randsäume *(Pfeile)* bei Varusmigration *(gestrichelte Pfeile)* einer mit Knochenzement implantierten Schaftkomponente.** Weitgehend zerrütteter und abgebauter Knochenzement *(schwarz)* und Kompaktaresorption. Migrationstyp II nach Gruen; s. Abb. 4.**14**.

Merke:

Der inkomplette oder visuell auffallend ungleichmäßig verteilte Zementmantel bzw. Zementmanteldicken unter 2 Bildmillimetern sowie ein fehlender Zementmantel der Schaftspitze bergen Lockerungsrisiken. Frakturen des Zementmantels zeigen die eingetretene Komponentenlockerung an.

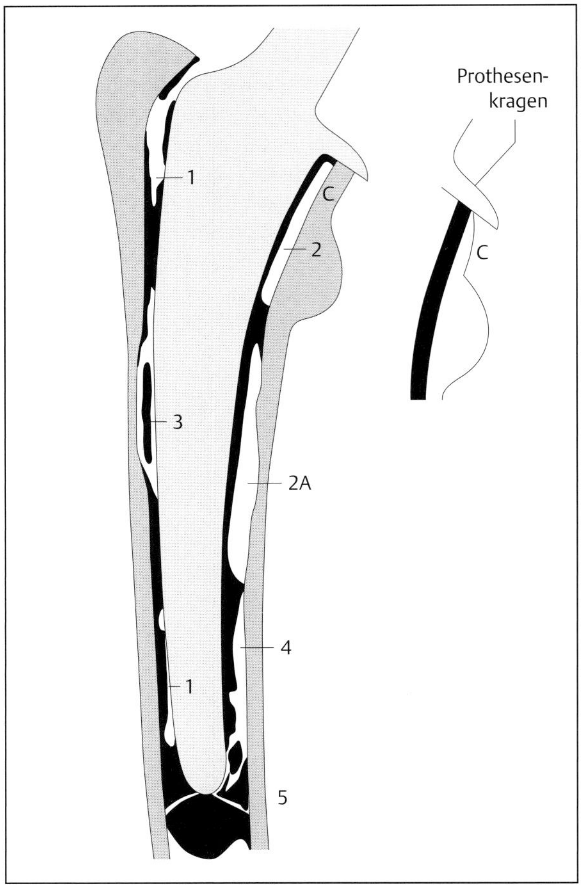

Abb. 4.**9** **Röntgenbefunde bei fortgeschrittener aseptischer Schaftlockerung einer zementfixierten Hüftendoprothese.** Zu erkennen sind: unphysiologisch breiter, zum Teil divergierender Randsaum zwischen Prothese und Knochenzement (1), breiter, uniformer Randsaum zwischen Zement und Knochenlager (2), zum Teil mit Knochenresorption (2A), Zementsequester (3), irregulär breiter Randsaum zwischen Knochenstock und Zement (4), Zementfrakturen in der Umgebung der Schaftspitze (5). Knochenzement ist *schwarz* eingezeichnet. Resorptionsphänome am Calcar femoris (C) sind für sich alleine keine Lockerungsbefunde, sondern spiegeln bei zementfixierten und zementfrei implantierten Protheseschäften eine Stressentlastung (engl.: Stress Shielding) wider (s. Abb. 4.**1**). Auch die diffuse Demineralisation des proximalen Femurs kann eine Stressentlastung anzeigen und wird besonders bei einem Prothesen-Design angetroffen, dessen Verankerung auf distale Krafteinleitung zurückgeht. *Rechts:* Kalkarresorption bei einem anderen Patienten.

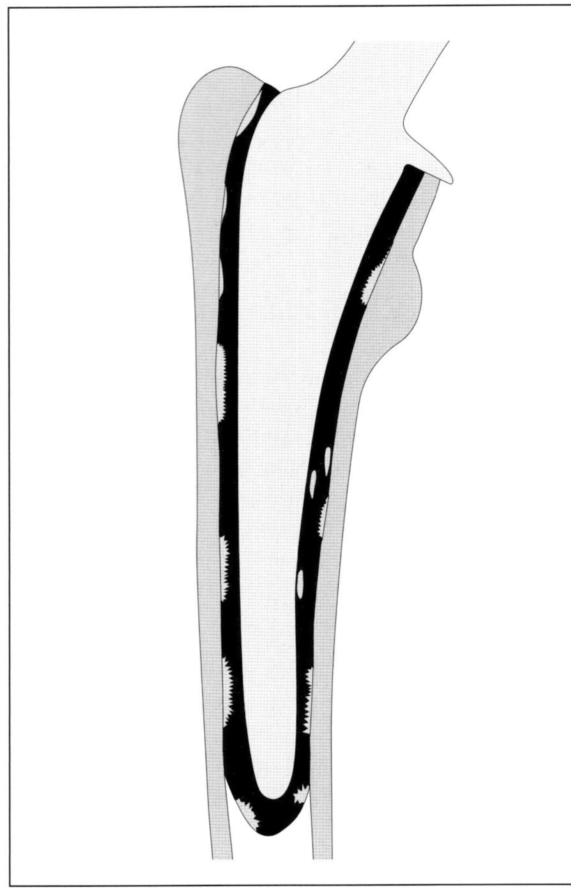

Abb. 4.**10** **Röntgenaspekt von Alterungsvorgängen im Knochenzement bei asymptomatischer stabiler Schaftkomponente, die vor etwa 13 Jahren implantiert wurde.** Der Befund „angeknabberter" oder „angefressener Verbundwerkstoff" zeigt die resorptive Potenz eines aseptischen fibrovaskulären Bindegewebes an, das in den physikalisch gealterten Knochenzement (resorbierend) einsprosst. Die eventuelle begleitende Osteopenie des Prothesenlagers wurde nicht eingezeichnet (vgl. Abb. 4.**11**).

Grundsätze zur Beurteilung linearer Randsäume

Bei der Beurteilung der linearen Randsäume gilt:

- *Zirkumferente* Schaftsäume (Röntgenunteruchung in 2 Ebenen!) bergen ein größeres Lockerungsrisiko als inkomplette, d. h. nur in 1 Ebene erkennbare Saumbildungen.
- Die Saumlänge, die Saumbreite (in Bildmillimetern) und die *progediente* Randsaumverbreiterung (Röntgenkontrolle in 3- bis 6-monatigem Abstand) vergrößern oder realisieren das Lockerungspotenzial.

Schleichend verlaufende tiefe Infektion des Prothesenlagers (Ostitis, Osteomyelitis)

Diese birgt ein hohes Lockerungspotenzial. Der Ausdruck „Lockerungspotenzial" soll andeuten, dass Infektionen nicht in jedem Fall mit einer Komponentenlockerung einhergehen. In diesem Zusammenhang sei eingefügt, dass selten *asymptomatisch* eingetretene und verlaufende aseptische Lockerungen vorkommen. Erwähnt sei außerdem, dass es einen Befund am Knochenzement asymptomatischer zementfixierter Prothesen gibt, der mit „angefressenem" oder „inhomogen dicht" gewordenem Verbundwerkstoff beschrieben werden kann (Abb. 4.**10**). Dieser Röntgenbefund ist kein Infektionszeichen oder Lockerungsindikator. Vielmehr handelt es sich um ein *potenzielles* Phänomen in Zusammenhang mit Alterungsvorgängen des Knochenzements

– einer organisch-chemischen Substanz – bei langjährig, gewöhnlich jahrzehntelang zurückliegender Implantation und entsprechend höherem Lebensalter des Prothesenträgers (Abb. 4.**11**).

Die schleichende tiefe Infektion des Prothesenbetts offenbart sich zunächst als ein lokalisiertes destruktives Geschehen im Knochen und im Knochenzement mit der Tendenz, sich zentrifugal auszubreiten. Wird dabei das periossäre Weichteilgewebe erfasst, so bilden sich Fisteln und/oder Abszesse. Sie stehen für die Diagnose „Infektion". Die Weichteilschwellung bei schmerzhafter Knieendoprothese ist kein sicherer Hinweis auf eine schleichende tiefe Infektion. Sie kommt auch bei biomechanisch ausgelösten Entzündungen der Neokapsel (Neosynovialis) und bei aseptischer Protheseninstabilität vor. Die Ausbreitung der schleichenden tiefen Infektion in der Kompakta und ihre zerstörerischen Phänomene – Zerbröckelung, Desintegration, Resorption bzw. Auflösung – des Verbundwerkstoffs führen schließlich zur Prothesenlockerung. Das bedeutet, es treten Röntgenbefunde auf, die von der aseptischen Lockerung her bekannt sind oder ihr ähneln (Abb. 4.**12**; s. auch Abb. 4.**9**). Namentlich die fortgeschrittene aseptische und die infektiöse Komponentenlockerung bieten ein sehr ähnliches Röntgenbild der Knochen-Zement-Zerstörung, allerdings mit dem Unterschied, dass der ursprüngliche ostitische/osteomyelitische Entzündungsherd in der Regel noch im Röntgenbild zu erkennen ist (vgl. Abb. 4.**13a** mit Abb. 4.**13b**). Darüber hinaus dienen zur Differenzierung von aseptischer Lockerung und Infektion bzw. infektiöser Lockerung die Kombination von 3-Phasenszintigrafie mit Entzündungsszintigrafie, die Beachtung klinischer Symptome und Befunde einschließlich serologischer Entzündungsparameter sowie der Keimnachweis.

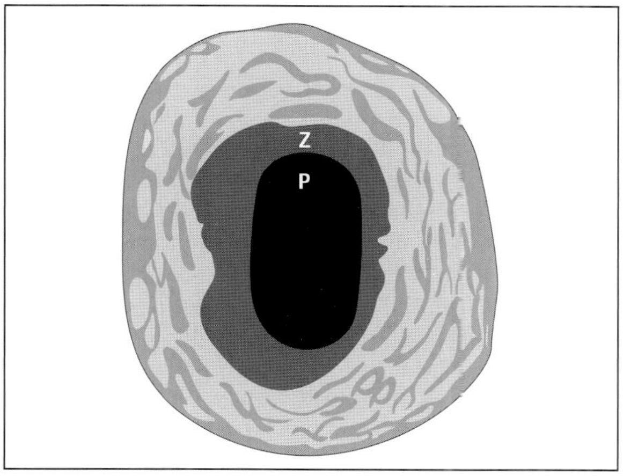

Abb. 4.**11** **Kontaktröntgenaufnahme des Querschnitts (etwa 5 mm dicke Scheibe) einer mit Zement (Z) implantierten Schaftkomponente (P).** Die Implantation liegt 15 Jahre zurück; 83-jährige Patientin. Die Prothese war zu Lebzeiten stabil. Die Kompaktaosteoporose im Prothesenlager imponiert auf der Röntgenaufnahme als zirkulärer Randsaum; man könnte nach dem Aspekt auf der Röntgenaufnahme auch von einer Erweiterung der Markhöhle sprechen. Die Oberfläche des Knochenzements erschien wie angeknabbert (vgl. Abb. 4.**10**).

Schleichende tiefe Infektionen in der spongiösen Knochensubstanz, beispielsweise im Tibiakopf nach der Implantation einer Knieendoprothese, zeigen Röntgenbefunde, die von der unregelmäßig begrenzten geografischen Osteolyse ohne oder mit Randsklerose bis zu feinfleckigen Osteolysen reichen. Der sklerotische Randsaum kann an der Aggressionsfront unterbrochen sein. Dies gibt sich besonders im MPR-CT zu erkennen. Eine lamelläre Periostreaktion wird gelegentlich bei tiefer Infektion sowohl über der Spongiosa als auch der Kompakta beobachtet. Am Kniegelenk kann der tragende Tibiakopf kollabieren, wenn er von der entzündlichen Zerstörung unterminiert wird.

Parallel zur Röntgenuntersuchung einer symptomatischen Gelenkendoprothese, womöglich mit röntgenologi-

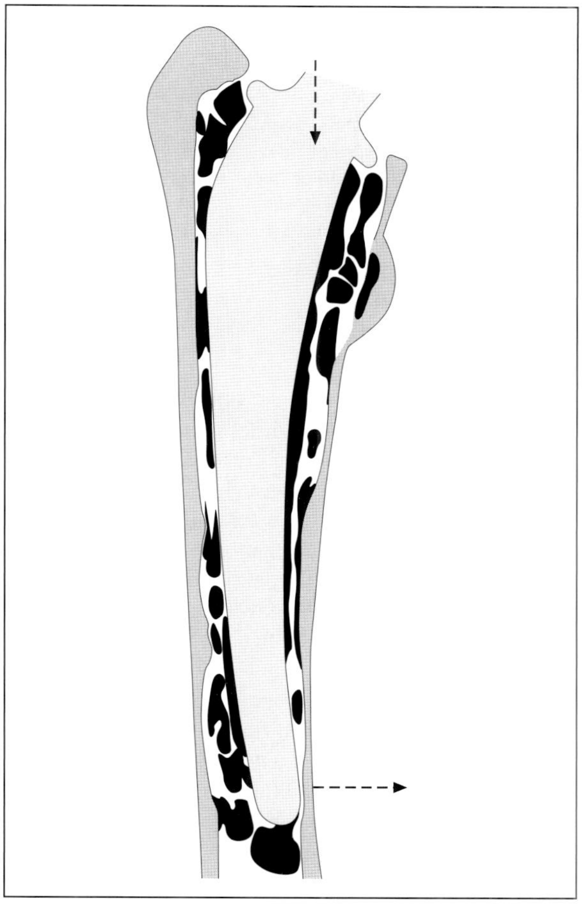

Abb. 4.**12** **Nach dem Röntgenbefund eindeutig gelockerte, mit Verbundwerkstoff implantierte Schaftkomponente, die in diesem Zusammenhang Makromotion (vertikale Migration, Valgusmigration, *gestrichelte Pfeile*) erkennen lässt.** Verdacht auf schleichende tiefe Infektion. Proximal und distal lateral fällt nämlich eine **völlige Desintegration des Knochenzements** (massives Zerbröckeln und Zersplittern) auf. Dort, wo der Zement besonders stark desintegriert ist, springt die Knochenresorption besonders ins Auge. Die Befunde erwecken den Verdacht, dass sich zwischen Metall, Zement und Knochenlager eine aggressive Flüssigkeit (Eiter) ausbreitet. Im Aspirat: Staphylococcus aureus. Der Patient hatte vor etwa 8 Monaten eine Impetigo contagiosa durchgemacht.

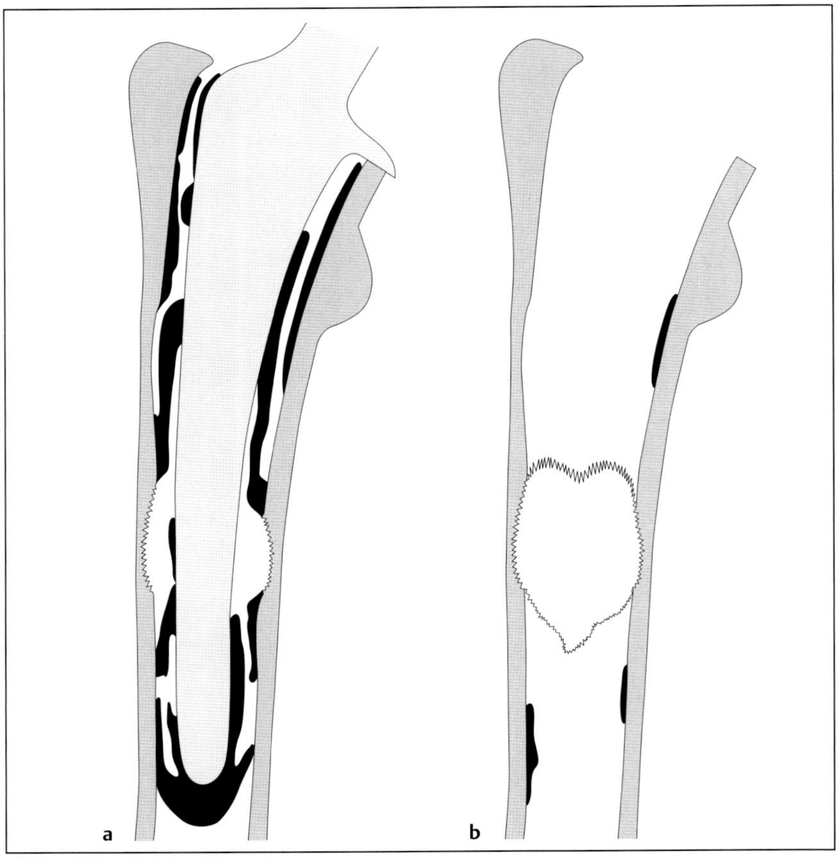

Abb. 4.**13a, b** **Lockerungsbefunde der zementfixierten Schaftkomponente.**

a **Vor allem Zerrüttung und Resorption (Randsäume) des Knochenzements sowie flache Kompaktaresorption**, ähnlich wie in Abb. 4.**9**. Darüber hinaus fällt an der Grenze zwischen mittlerem und distalem Komponentendrittel eine rundliche, unscharf begrenzte Osteolysezone auf (auch auf den Röntgenaufnahmen der 2. Ebene; nicht abgebildet). Sie zeigt einen positiven Befund bei der ^{99m}Tc-Nanokolloidszintigrafie.
Diagnose: Ostitischer Infektionsherd, der eine schleichende tiefe Infektion mit konsekutiver Komponentenlockerung anzeigt (in der Skizze wurde der unscharfe entzündliche Resorptionsrand durch unregelmäßige Konturen angedeutet).

b **Auf der Röntgenaufnahme nach der Explantation springt der ostitische Herd noch stärker ins Auge** (2-zeitige Prothesenaustauschoperation).

schem Infektionsverdacht oder definitiver Infektionsdiagnose, erfolgen die Versuche zur Keimidentifizierung. Dabei spielt die Aspiration von Gelenk- oder Spülflüssigkeit aus dem Kunstgelenk eine zentrale Rolle. Deren kulturelle Verarbeitung kann trotz in situ färberisch nachgewiesenen Keimen negativ ausfallen und umgekehrt. Die PCR ist sensitiver als die Mikroskopie. Weiterhin kann bakteriologisch nicht unbedingt zwischen Kontaminations- und Infektionskeimen unterschieden werden, und der Anteil von Mischinfektionen mit unterschiedlicher Antibiotikaempfindlichkeit ist hoch. Trotzdem gehört die Punktion des symptomatischen Kunstgelenks, beispielsweise der Hüfte oder des Knies, zum diagnostischen, manchmal sogar therapeutischen Repertoire.

> ***! Merke***
> Hinter jedem Lockerungsverdacht oder jeder Lockerungsdiagnose kann sich eine (larvierte) Infektion (engl.: Low Grade Infection) verbergen!

Bei „Low-Grade"-Infektionen durch hypovirulente Mikroorganismen oder bei sehr guter Abwehrlage können klinische Entzündungsbefunde und serologische Entzündungsparameter grenzwertig oder sogar negativ ausfallen. Umso wichtiger sind dann die Röntgenbildanalyse und das Ergebnis der Szintigrafie.

Regeln von Gruen: Anleitung zur Analyse der Lockerung des (zementierten) Prothesenschafts

Die von Gruen und Mitarbeitern (1979) aufgestellten Regeln beruhen auf einer Analyse der Pathomechanismen – Modi – bei der aseptischen Lockerung des Schaftes zementfixierter Hüftprothesen. Sie tragen zur röntgenologischen Frühdiagnose und Prognosestellung bei und zeigen eine fehlerhafte Operationstechnik, beispielsweise die mengenmäßig ungenügende Verwendung von Knochenzement, an, weisen aber auch auf eine inadäquat hohe körperliche Aktivität des Prothesenträgers im postoperativen Leben hin. Vier Modi werden unterschieden (Abb. 4.**14**) und dazu die Lockerung aus röntgenologischer Sicht interpretiert.

> ***! Merke***
> Lockerung wird definiert als Veränderung der mechanischen Integrität der lasttragenden zementierten (Femur-)Komponente, und zwar vor allem durch Desintegration – Fraktur – des Knochenzements und durch Spaltbildung – unphysiologisch breiter Randsaum – zwischen Prothese und Knochenzement oder Knochenzement und knöchernem Komponentenlager bzw. Prothese und Knochenstock.

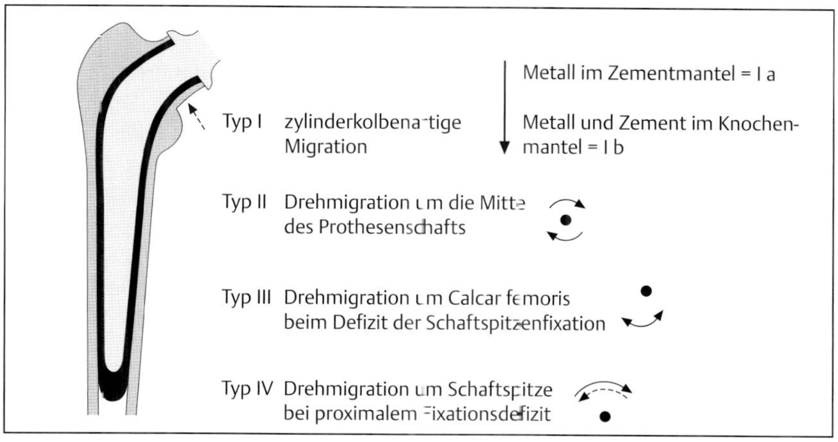

Abb. 4.**14** **Regeln von Gruen über die Pathomechanismen, die bei zementfixiertem Prothesenschaft der Hüftalloarthroplastik zur Komponentenlockerung und Makromotion (Migration) führen können.** Erläuterungen im Text; *gestrichelter Pfeil* = Calcar femoris; *schwarz* = Knochenzement. Typ II, s. Abb. 4.**8**.

Als Folge der Lockerung treten eine fortschreitende Randsaumverbreiterung mit Makromotion (Migration) der Prothesenkomponente, eine Zementfragmentation, eine Schaftfraktur der Prothese und sklerosierende Knochenreaktionen auf.

Modus I

Dabei handelt es sich um die zylinderkolbenartige Migration des Metalls im „Zementmantel" (Ia) oder des Metall-Zement-Verbunds im „Knochenmantel" (Ib). Ursache dafür sind die unvollständige Einbettung des Schaftes im Knochenzement oder das mechanische Versagen des medial-proximalen Zementlagers gegenüber der axialen Last. Dadurch verschiebt sich der Prothesenschaft nach distal.

Röntgenzeichen: Einsinken des Prothesenschafts über physiologische Werte hinaus (s. Abb. 4.11). Unphysiologisch breiter Randsaum (>2 mm) in der lateral-proximalen Zone, häufig begleitet von einer Zementfraktur am distalen Schaftende (Modus Ia).

Beim Modus Ib liegt ein Versagen des Verbunds an der Zement-Knochen-Grenzfläche vor. Dieser Modus zeigt sich an einem unphysiologisch breiten Randsaum, der größere Anteile oder sogar die gesamte Schaftzirkumferenz am Zement-Knochen-Interface erfasst hat und mit einem mehr oder weniger ausgedehnten sklerotischen „Halo" einhergeht.

Modus II

Der Modus II entspricht der Drehmigration des Prothesenschafts um die Femurschaftmitte. Dadurch wandert der proximale Anteil der Prothesenkomponente nach medial und gleichzeitig der distale Komponentenbereich nach lateral. Ursachen des Modus II der Prothesenschaftlockerung mit nachfolgender Makromotion (Migration) sind das Versagen der distalen Zementfixation und ein ungenügender Kalkarwiderstand. Im Verlauf nimmt die medial-proximale Migration zu, und durch „Wackeln" der Schaftspitze kann eine Fraktur der Zementhülle in der Nähe des virtuellen Drehpunkts auftreten. Grundsätzlich ist darüber hinaus der Knochenzement in der Prothesenschaftmitte durch die medial-proximale Migrationstendenz frakturgefährdet.

Röntgenzeichen: Dieser Modus beginnt in der Regel mit einem unphysiologischen Randsaum lateral-proximal, d.h. an der Prothesenschaftschulter. Der Modus II kann sich aus einem Modus Ia entwickeln, da die Fraktur des Knochenzements der Schaftspitze auch zum Modus Ia gehört. Je fortgeschrittener die Migration ist, desto mehr fällt im Röntgenbild die Varisierung der Prothesenschaftkomponente gegenüber dem Femur auf. Das „Wackeln" der Schaftspitze kann dort reaktiv Knochenbildung auslösen.

Modus III

Voraussetzung für die Drehmigration um das Calcar femoris ist die operationstechnisch bedingte ungenügende Zementeinbringung um den distalen Prothesenschaft. Dadurch „pendelt" die Schaftspitze im Femurkavum. Da die proximalen Schaftanteile gut durch Knochenzement eingehüllt sind und dort das Calcar femoris die Last aufnimmt, wird es zum virtuellen Drehpunkt.

Röntgenzeichen: Der Knochenzementmangel um den distalen Prothesenschaft fällt auf. Die untere Hälfte des Schaftes ist von einem unphysiologisch breiten Randsaum umgeben.

Modus IV

Bei diesem Pathomechanismus der aseptischen Prothesenschaftlockerung ist der distale Schaftanteil fest durch Knochenzement fixiert. Der proximale Prothesenschaft hat nur eine ungenügende Zementhülle. Der Fixationsverlust betrifft den Metall-Zement- oder/und den Zement-Knochen-Verbund. Dadurch geht die Kraft- und Lastverteilung in das proximale Femur weitgehend oder völlig verloren. Der proximale Femurschaft hat nur noch die Funktion eines „Kandelabers" (Ständers).

Röntgenzeichen: Bereits im Frühstadium dieses Lockerungsmodus fallen ein Randsaum (Spalt) entlang der (lateral-proximalen) Prothesenschulter und ein Randsaum an der medial-proximalen Knochen-Zement-Grenzfläche auf. Der proximale Schaftanteil neigt zur Varisierung. Dies kann sich als Fraktur des proximalen Prothesenschafts offenbaren.

Die Regeln von Gruen und Mitarbeitern wurden in der Frühzeit der Alloarthroplastik abgeleitet. Trotz seitdem vielfach verändertem Prothesen-Design gelten sie auch heute noch, da dem Prinzip der Zementfixation durch die zementfreie Implantation zwar eine Konkurrenztechnik erwachsen ist, die Zementfixation jedoch nicht grundsätzlich aufgegeben wurde. Beispielsweise werden zementfixierte Alloarthroplastiken bei Personen jenseits des 65. Lebensjahrs empfohlen. Bei ihnen ist die Prothesenabnutzung kaum noch zu Lebzeiten zu erwarten. Entsprechend entfallen bei ihnen in der Regel die technischen Schwierigkeiten der Wechseloperation. Dazu gehören die Entfernung festsitzender Prothesenanteile oder Zementreste mit dem Risiko größerer Knochendefekte.

Außerdem lässt die konfektionierte Antibiotikazugabe zum Knochenzement eine Infektionsprophylaxe zu, die bei immungeschwächten Patienten, beispielsweise mit langjähriger rheumatoider Arthritis und anamnestischer Kortikosteroidtherapie, klinische Bedeutung haben kann.

Revisions- und Tumorprothesen für das Hüftgelenk

Auch aseptische Lockerungen von Endoprothesen können im Prothesenlager an der Kontaktfläche zur Knochenresorption führen; dadurch geht die unbedingte Formschlüssigkeit verloren. Austauschoperationen rufen oft knöcherne Defekte im Prothesenlager hervor. Vor allem nach wiederholtem Prothesenwechsel ist manchmal die Knochenwandung so stark aufgebraucht, dass eine zuverlässige Prothesenverankerung fraglich erscheint. Zum Ausgleich des Knochenmasseverlusts wurden/werden großvolumige Femurschaftkomponenten und/oder größere Mengen Knochenzement benutzt. An der Kunstpfanne (aber auch im Schaftanteil) dienen homologe oder autologe Spongiosatransplantate zum Auffüllen von Defekten. Trotz Unterfütterung mit Knochentransplantaten und durch Appositionsplastik bei Pfannendachdefekten ist eine stabile mechanische Primärfixation bei zementfreier Implantation von ausgewechselten Kunstpfannen häufig nur dann zu erreichen, wenn ihr Metallsockel durch Verankerungsschrauben im Darmbein zusätzlich fixiert wird. Diese sollen in Richtung des Kraftflusses, also in Richtung auf die Sakroiliakalgelenke, eingebracht werden (Abb. 4.**15**). Der Grundsatz, dass sich jede Situation, die mit der Knochenzementtechnik gemeistert werden kann, bei Auswahl eines adäquat konfektionierten Prothesenmodells oder mit

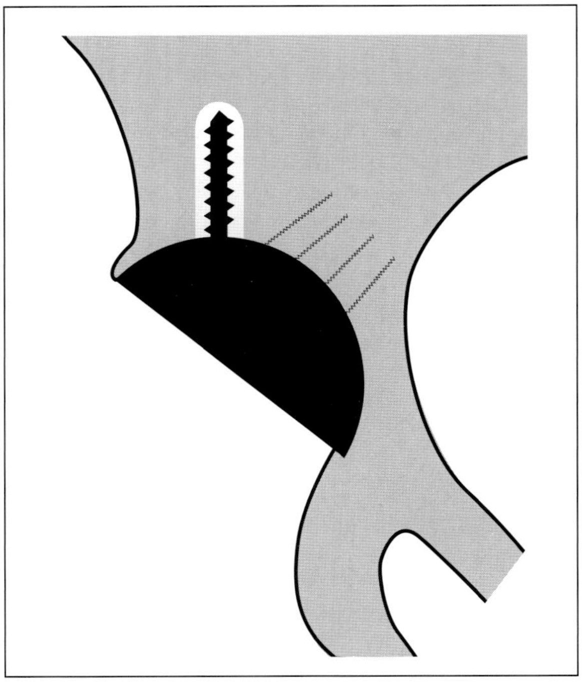

Abb. 4.**15** **Sphärische Kunstpfanne aus Metall und Polyäthylen-Inlay mit zusätzlicher Verankerungsschraube.** Um die Schraube hat sich eine osteopenische Zone ohne Randsklerose entwickelt. Die Erklärung für diesen Befund gibt das Stressadaptationskonzept (s. Abb. 4.**16** und Abb. 4.**21**). Verankerungsschrauben der Pfannenschale können nur dann wirksam fixiert werden, wenn sie in Richtung des Kraftflusses (Stress), d. h. in Richtung Sakroiliakalgelenk, eingebracht werden. Dies ist im wiedergegebenen Beispiel nicht der Fall. Die Schraube zieht in Richtung der Stressentlastung, d.h., sie liegt in einem Stresstal (vgl. Abb. 4.**16**). Ein Stresstal führt zur lokalen Osteopenie. Wenn es durch die Osteopenie zur Mikromotion der Fixationsschraube kommen würde, träte ein Stresslimes (weiße Linie im Röntgenbild) auf.
Das Inset der Abb. 4.**16** zeigt die umkehrbaren Beziehungen zwischen Stresstal und Mikromotion. Der Kreislauf kann mit jeder der beiden Alternativen beginnen. Bei der gezeichneten Verankerungsschraube beginnt er mit der Stressentlastung.
Siehe die normale trabekuläre Spongiosaausrichtung auf das Implantat (aus didaktischen Gründen stärker als tatsächlich hervorgehoben). Bei Kunstpfannenlockerung geht sie mit der Zeit verloren.

Merke:

Eine wo auch immer eingebrachte Fixationsschraube, die von einer osteopenischen Zone umgeben ist, erfüllt ihre Aufgabe (Gewährleistung der Primärfixation) nicht. Tritt zur Osteopenie eine zarte Randsklerose („weiße Linie", Stresslimes) hinzu, so zeigt sie Mikromotion an. Eine die Windungen umgebende Osteolyse – nicht Osteopenie – ohne Randsklerose ist ein Infektionszeichen.

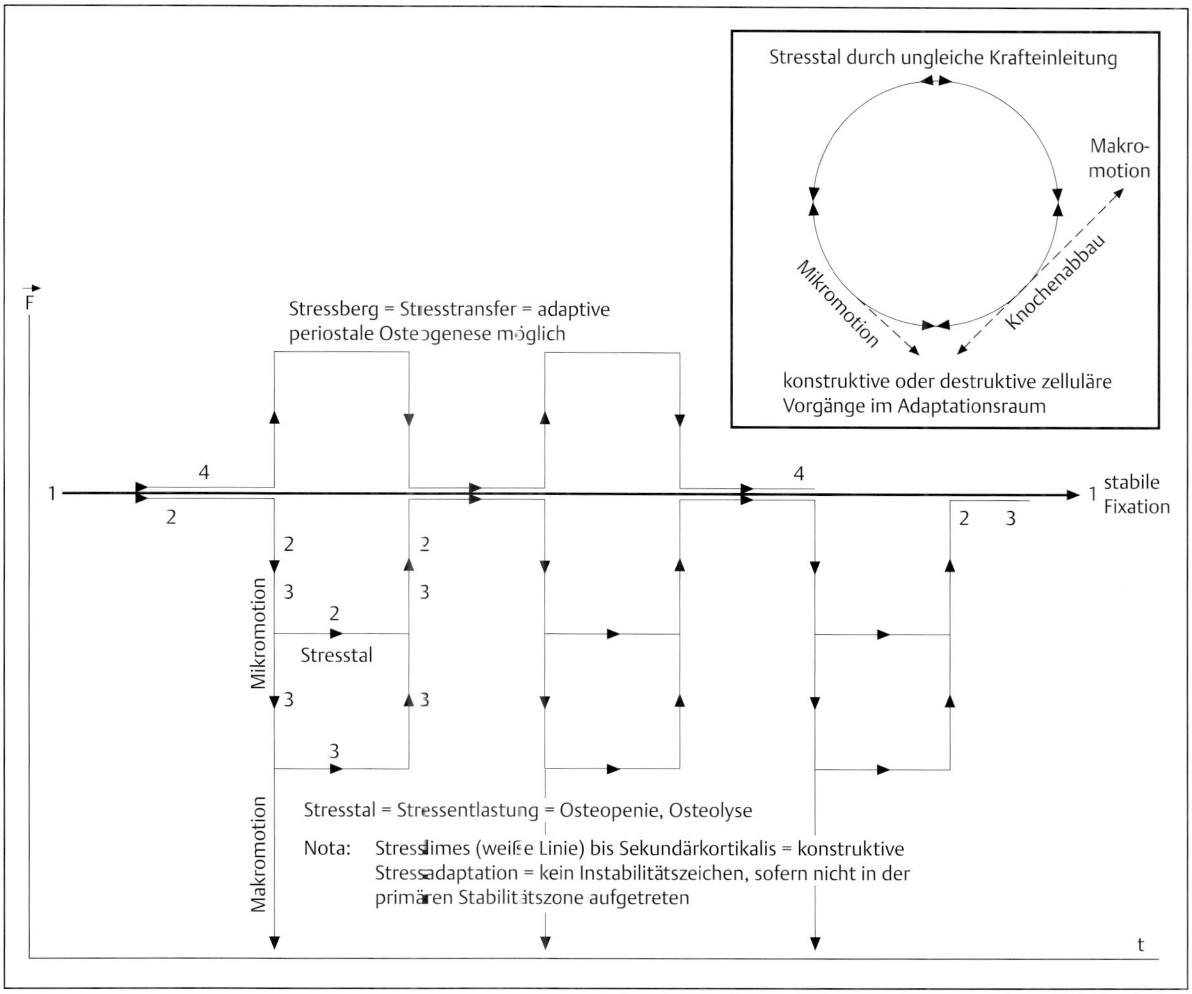

Abb. 4.**16** **Dynamisches Konzept der Prothesenfixation bei zementfreier Implantation unter dem Aspekt von Stress, d. h. rhythmische Krafteinleitung in den Knochen, z. B. beim Gehen, und Adaptation des Prothesenlagers (Stressadaptationskonzept).**

1. Stabile Fixation der Prothese durch gleichmäßige Krafteinleitung in den Knochen löst Einwachsen oder/und Umwachsen durch osteogenes Gewebe aus (F = Kraft[-vektor], t = Zeit).

2. **Rhythmische Mikromotion** im oberen Mikrometer- oder untersten Millimeterbereich führt zur ungleichmäßigen Krafteinleitung – zu **„Stresstälern"** –, d. h. zur örtlichen Stressentlastung. Diese **Stressentlastung löst Knochenresorption aus** – Paradigma dieses biologischen Vorgangs ist die „Atrophie" des zahnlosen Unterkiefers – und führt zu einer **fibrogenen Adaptation** (Entstehung einer verankernden fibrösen Membran zwischen Metall und Knochen). Dort, wo sich der Mikromotionsstress erschöpft hat, weil er sich mit zunehmender Reichweite schließlich verbraucht, kommt es sehr häufig zu einer konstruktiven **knöchernen Adaptation**. Das bedeutet, dass sich Bindegewebszellen zu Osteoblasten transformieren. Diese bilden den knöchernen **Stresslimes** – im Röntgenbild eine „weiße Linie" – in geringem Abstand von der Prothese, *oder* zwischen Metall und Knochen entsteht ein spongiöses Bälkchenwerk, das mit der Zeit die fibröse Einscheidung des Metallimplantats ersetzt, *oder* zwischen Stresslimes und Kompakta bilden sich Spongiosatrabekeln, *oder* die schon vorhandenen Spongiosatrabekeln verdicken sich, *oder* der Stresslimes verbreitert sich bis zum Knochen- oder/und Prothesenkontakt, *oder* das Endost der Kompakta bildet neue kompakte Knochensubstanz, die den Raum zwischen Prothese und Knochen ausfüllt – es entsteht eine örtliche Kompaktahypertrophie. Die aufgezählten konstruktiven adaptiven Vorgänge (vgl. Abb. 4.**20**) wirken der Stressentlastung und ihren morphologischen Folgen entgegen, bekommen damit den Charakter von „physiologischen" Reparaturmechanismen und verringern oder beseitigen die Mikromotion. Bei „tiefen" Stresstälern (Nr. 3 in dieser Abbildung) können sie aber auch frustran verlaufen und führen dann über eine zunehmende Verbreiterung des periprothetischen Randsaums zur **Prothesenmakromotion (Migration)**.

3. Verstärkt sich die Mikromotion beispielsweise infolge Versagens der biomechanischen Primärfixationen (Fehlplatzierung oder/und unterdimensionierte Prothesenkomponente, schlechte Knochenqualität, z. B. bei langjähriger rheumatoider Arthritis), so verstärkt sich mit der Zeit die ungleiche Krafteinleitung in das Prothesenlager. Die Stresstäler werden tiefer und größer (Nr. 3). Die Prothesengeometrie kann die biologische Dauerfixation ungünstig beeinflussen bzw. behindern. Dann überwiegt die örtliche osteopenische oder lokale osteolytische Stressentlastung mit der Gefahr einer konsekutiven Instabilität (Lockerung) oder Makromotion (Migration), d. h., das Konzept von den Stresstälern und -bergen gilt auch beim Vorgang der biologischen Dauerfixation.

4. *Zu fester Passsitz* (zu starker Press Fit), z. B. durch eine überdimensionierte Prothesenkomponente, führt zu einem **„Stressberg"** und evtl. zum Stresstransfer an die Knochenoberfläche. Eine umschriebene, am Ort des **Stresstransfers** auftretende kolbenartige, periostale konstruktive Adaption (Nr. 4) stabilisiert das innere Gefüge des „gestressten" knöchernen Prothesenlagers und dämpft die Gefahr von röntgenologisch meist nicht sichtbaren Fissuren oder sogar eindeutigen Frakturen.

(Fortsetzung siehe nächste Seite)

Inset: Circulus vitiosus von biomechanischen Faktoren, die klinisch häufig inapparent sind – der Gelenkprothesenträger bleibt symptomfrei –, aber im ungünstigsten Fall auch zur Makromotion (Migration) der betroffenen Prothesenkomponente führen können. Unter dem Begriff **„Adaptationsraum"** (s. Abb. 4.**21**) wird der Raum zwischen Prothesenoberfläche und periossärem Weichteilgewebe verstanden. Dieser Raum kann zum biologischen oder pathologischen „Tummelplatz" von Fibroblasten, Osteoblasten, Makrophagen, Osteoklasten sowie von vielkernigen Fremdkörperriesenzellen werden. Der „Kreislauf" kann mit jedem Merkmal beginnen und alternativ beide Richtungen nehmen.

einer dem erweiterten Markraum angepassten Individualprothese (engl.: Custom-made Prosthesis) in zementfreier Fixationstechnik beherrschen lässt, gilt auch für Revisionseingriffe und für Tumorresektionen. Bei ihnen geht die zeitgenössische Geometrietendenz für die Femurkomponente davon aus, durch Langschaftprothesen das „alte", durch Knochenverlust erweiterte, vorgeschädigte Prothesenlager bzw. den resezierten Femurteil zu überbrücken. Die Langschaftkomponente wird in der distalen unverbrauchten Markhöhle verankert. Durch die starre distale Krafteinleitung kann es jedoch bei Austauscheingriffen zu einer erheblichen Stressentlastung (Abb. 4.**16**) im proximalen Femur kommen, was dort zur Knochenresorption, z.B zum Ermüdungsbruch, führt. Um dieser unerwünschten Folge von Langschaftimplantaten entgegenzuwirken, wurden verschiedene Designs, beispielsweise mit konischer Verankerung, konzipiert. Durch konische Prothesenform und konische Präparation des knöchernen Lagers wird versucht, einen kontinuierlichen Pressdruck zwischen Implantat und Knochen entlang der Schaftlänge zu erreichen. Dies soll nicht nur Resorptionsvorgänge im vorgeschädigten Prothesenbett vermeiden helfen, sondern dort eine knöcherne Regeneration begünstigen (Wagner 1989). Selten werden Revisionsprothesen des geschilderten Designs als Primärprothese implantiert, beispielsweise bei ausgedehnten knöchernen Vernarbungen nach vorangegangener Osteotomie. In diesen Fällen birgt die Ausräumung nämlich Frakturgefahr.

Das Prinzip des verlängerten Schaftes gilt auch für Tumorprothesen des Kniegelenks.

Notfallhüftendoprothese

Für die Notfallimplantation einer Hüftendoprothese bei der Schenkelhalsfraktur alter (polymorbider) Menschen wird die Duokopfprothese (Abb. 4.**17**) benutzt. Sie hat *keine fixierbare* Kunstpfannenkomponente. Stattdessen sitzt auf dem Kugelkopf („Femurkopf Nr. 1") eine Hohlkugel mit Polyäthylen-Inlay („Femurkopf Nr. 2"). Sie bewegt sich sowohl auf dem Kugelkopf als auch gegenüber der natürlichen Hüftpfanne. Die Hohlkugel stellt sich beim mobilen Prothesenträger horizontal ein, sodass je nach Femurschaftverlauf das Bild des „Kopfes im Nacken" entsteht.

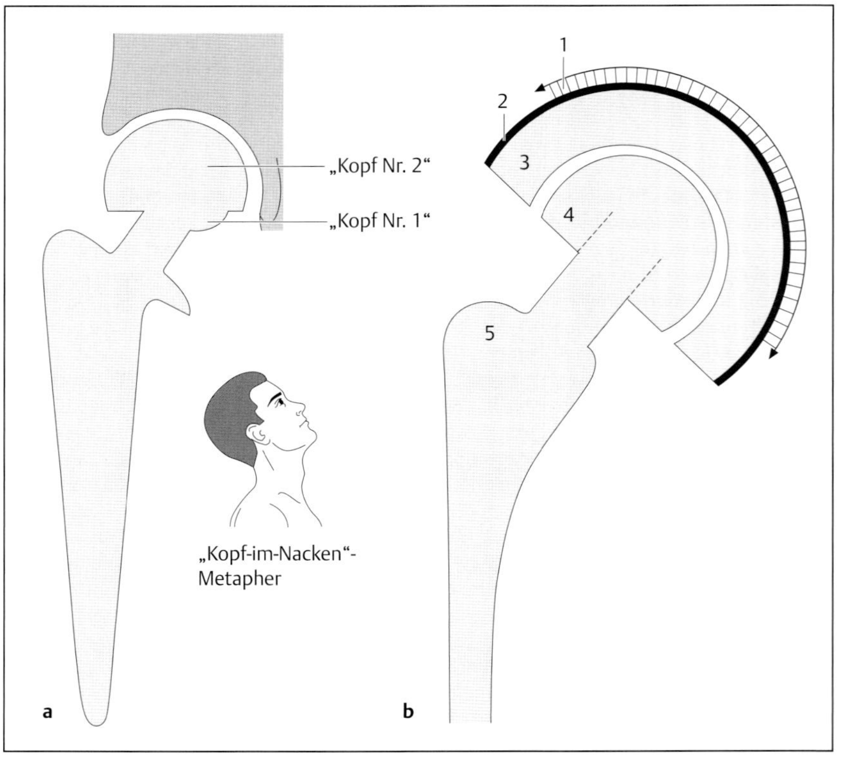

Abb. 4.**17a, b** **Duokopfprothese.**
a **Prinzip der Duokopfprothese**, die als Notfallprothese implantiert wird. Der 2. Kopf liegt frei beweglich im Azetabulum. Daher stellt sich der 2. Kopf im Stehen und beim Gehen häufig annähernd horizontal ein (Aspekt des „Kopfes im Nacken", s. Text).
b **Frontalschnitt.**
1 Gelenkknorpel der anatomischen Hüftpfanne.
2 2. Metallkopf der Duokopfprothese (Teil einer Hohlkugel).
3 Polyäthylen-Inlay des 2. Kopfes; Nr. 2 und 3 sind fest miteinander verbunden und bewegen sich auf Nr. 4 und gegenüber Nr. 1.
4 Der Metallkopf Nr. 1 ist als Steckkopf konstruiert; die Teile 2–4 können nicht voneinander getrennt werden, sondern liegen in verschiedenen Größen vor.
5 Schaftkomponente (anatomisch geformt als Geradschaft); sie wird gewöhnlich mit Knochenzement implantiert; dadurch können die alten Patienten schnell mobilisiert werden.

Zementfreie Gelenkimplantation: normale und abnorme Röntgenbefunde

Bei der zementfreien Implantation von Gelenkprothesen fehlt das Bindemittel zwischen Metall und Knochengewebe. Deren unterschiedliche Elastizitätsmodule erfordern daher eine Fixation des Implantats – Kunstgelenks – in 2 Schritten, nämlich:

- mechanische Primärstabilität (stabile Primärfixation)
- biologische Dauerfixation (biologische Sekundärstabilität) durch ein- oder anwachsenden Knochen

In der Praxis wird auf vielfältige Weise versucht, diese Postulate für eine dauerhafte schmerzlose Fixation und Funktion der Gelenkprothesen zu erfüllen oder ihre Ergebnisse zu verbessern. Auch im Röntgenbild spiegelt sich diese nahezu unübersehbare Prothesengeometrie – **Prothesen-Design** – wider (Abb. 4.**18** und Abb. 4.**19**; s. auch Abb. 4.**17**). Die Prinzipien der zementfreien Implantation sind jedoch röntgenologisch zu erkennen, evtl. ergänzt durch Angaben des Operateurs oder – besser noch – durch Betrachten des Prothesentyps/der Prothesentypen, die in der jeweiligen Klinik implantiert werden. Zementfrei fixierte TEP unterscheiden sich von zementfixierten Gelenkimplantaten (sowohl am Hüft- als auch am Kniegelenk) vor allem in 3 Punkten:

- Differente Formgebung (Design) und damit Unterschiede in der Art und Lokalisation der Prothesenfixierung sowie Krafteinleitung. Viel seltener, zumeist bei ausgedehnten Tumoreingriffen mit Opferung des benachbarten Gelenks, werden Endoprothesen individuell angepasst und gefertigt (engl.: Custom-made Prosthesis). Sie sollen zur besseren Primärstabilität unter den besonderen postoperativen anatomischen Bedingungen beitragen.
- Unterschiedliche Beschaffenheit der Implantatoberfläche.
- Unterschiedliche Operationstechnik bei der Bearbeitung des Knochens, d. h. möglichst kleiner iatrogener Knochendefekt. Beispielsweise soll vom Calcar femoris bei zementfreier Implantation möglichst viel erhalten bleiben.

! Merke
Die korrekte radiologische Beurteilung (symptomatischer) zementfrei implantierter Kunstgelenke setzt voraus, das prothesenspezifische Reaktionsmuster von pathologischen Veränderungen unterscheiden zu können.

Normale und gestörte mechanische Primärstabilität

Schaftkomponente

Die Grundregel der Schaftfixation bei Hüft-TEP besagt, dass die Radial- und Schubkräfte möglichst gleichmäßig – „harmonisch" – auf die Femurkomponente übergeleitet werden sollen; gleichmäßig bedeutet, die Passsitztechnik (Verklemmung) – auch Press-Fit-Technik genannt – anzuwenden. Das heißt, dort, wo die mechanische Primärfixation angestrebt wird (wertfrei seien genannt: am gesamten Komponentenschaft, am distalen oder proximalen Schaftanteil oder in der Schaftmitte), dürfen keine hohen Kraftspitzen – „Kraftberge" (Stressberge) – und tiefen „Krafttäler" (Stresstäler) dicht nebeneinander auftreten. Vielmehr soll die Kraft möglichst gleichmäßig von der Prothese in den Knochen eingeleitet werden. Anderenfalls reagiert das Knochengewebe in unerwünschter Weise. Vor allem in den Tälern der Radialkräfte ist nach dem Stressadaptionskonzept (s. Abb. 4.**16**) eine Knochenresorption zu erwarten.

Kompakta

In der Kompakta tritt lokale Spongiosierung des gesamten Durchmessers oder nur der endostalen Kompaktaoberfläche durch Stressentlastung auf. Die feinen, dünnen Trabekeln der endostalen Kompaktaspongiosierung sind unter Berücksichtigung der Röntgenstrahlenschwächung durch die dicken Schenkelweichteile und der entsprechenden Strahlenqualität und Belichtungswerte auf den Röntgenaufnahmen nicht immer sichtbar. Dadurch erscheint dieser Umbau der inneren Kompaktaanteile mit negativer Bilanz oft als *lineare* Verbreiterung der Markhöhle bzw. als verschmälerte Kompakta. Ob dieser periprothetische lineare Knochenabbau – korrekt: negativ bilanzierter Knochenumbau durch Stressentlastung – zur Prothesenlockerung führt oder nicht, hängt von seiner Längsausdehnung, von seinem Sitz und von der Vitalität des Knochenlagers ab. Letztere muss bei alten/altgewordenen Gelenkprothesenträgern berücksichtigt werden.

! Merke
Im Ganzen gesehen kann spongiosierte Kompakta durchaus sowohl bei zementfrei fixierten oder mit Knochenzement implantierten Endoprothesen den Prothesenschaft formschlüssig umgeben und seine Stabilität gewährleisten – namentlich bei alten und dadurch hypomobilen Menschen.

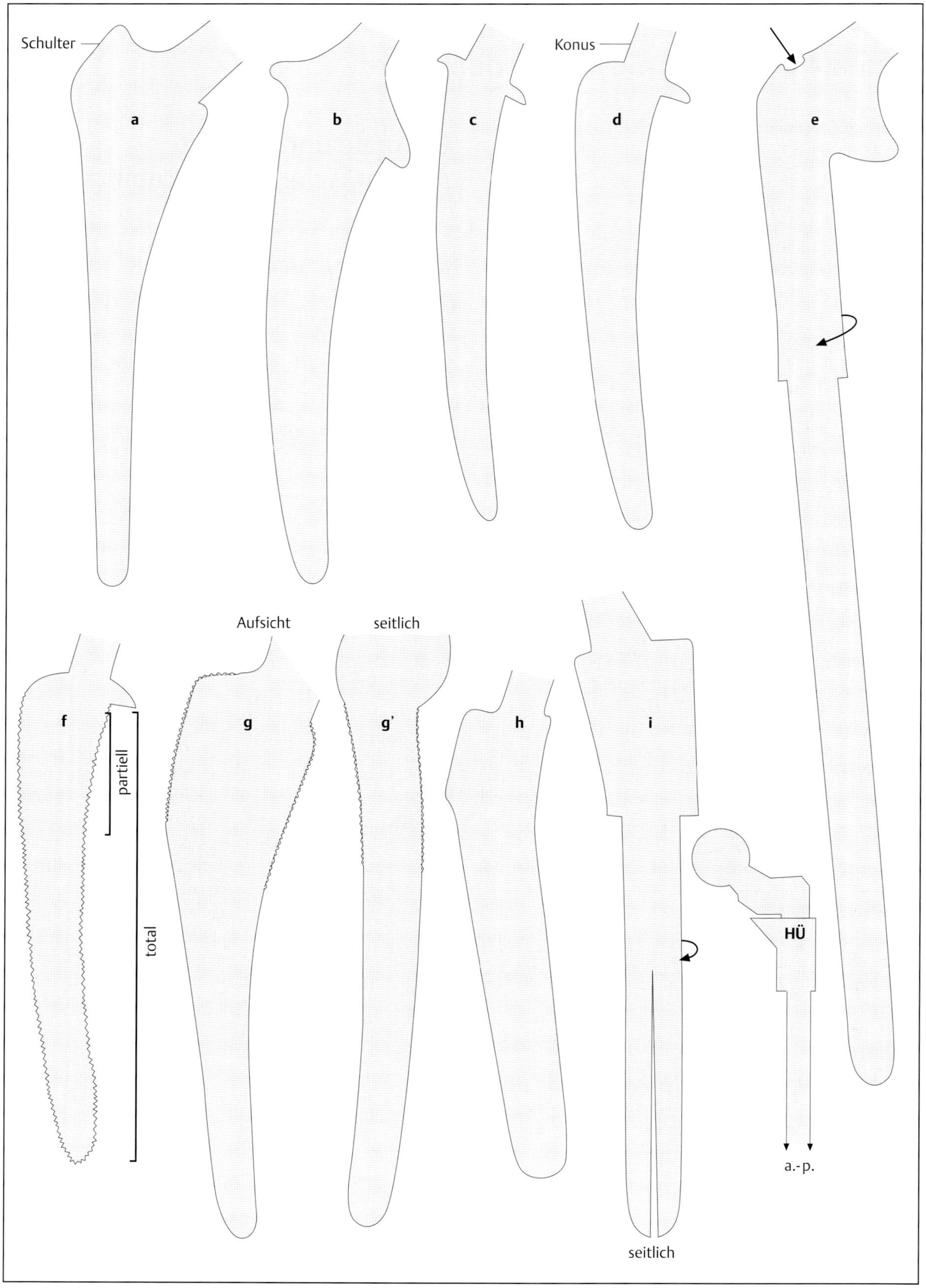
Schulter
a
b
c
Konus
d
e
Aufsicht
seitlich
f
partiell
total
g
g'
h
i
HÜ
a.-p.
seitlich

Abb. 4.**18a–i**

◄ Abb. 4.**18a–i Röntgensilhouetten verschiedener Geometrien von zementfrei implantierbaren Femurschaftkomponenten** (willkürlich ausgesucht; die unterschiedlichen Maße sollen anzeigen, dass die konfektionierten Komponenten in verschiedenen Größen angeboten werden).

a Geradschaftprothese. Das kragenlose Design neigt zu leichtem Absinken, wodurch die Primärstabilität (Primärfixation) „konserviert" wird. Die Geradschaftgeometrie berücksichtigt nicht die leichte Antekurvation des Femurschafts. Daher verläuft der Geradschaft tangential durch die Krümmung der Markhöhle. Seine Spitze stößt dabei oft an die Kompakta, die sich diesem Stress morphologisch adaptiert und die dortige Krafteinleitung aufnimmt. Nur bei sehr starker Beugung des Femurschafts könnte die Schaftspitze bei der Implantation die vordere Kompakta penetrieren – dies lässt sich durch eine sorgfältige präoperative Planung vermeiden.

b–d Anatomisch geformte („gebogene") Schaftprothesen. Wiedergegeben sind Kragenprothesen. Bei ihnen erfolgt ein wesentlicher Teil des Lasttransfers über die Resektionsfläche des Calcar femoris.

e Langschaftprothese, die als Tumorprothese, bei (mehrfachen) Revisionsoperationen oder selten zur Primärimplantation eingesetzt wird. Beim gezeichneten Design lässt sich der proximale Komponentenanteil drehen *(gebogener Pfeil)* sodass der gewünschte Antetorsionswinkel eingestellt und mittels Verriegelungsschraube (*Pfeil*: Schraubeneinlass) fixiert werden kann.

f Schaftkomponente mit sog. offenzelliger metallspongiöser Oberflächenstruktur zur Förderung der (vitalstrukturierten) biologischen Dauerfixation.

g Schaftkomponente, bei deren Design nur das proximale Schaftdrittel eine Vergrößerung der Oberfläche (z. B. durch Sinterung von Metallmikroperlen) **zur Förderung der proximalen biologischen Dauerfixation zeigt.** Die distalen ⅔ haben eine glatte Oberfläche.

g' Die seitliche Röntgenaufnahme von **g** gibt die Adaptation der Schaftform an die (physiologische) Antekurvation des Femurs wieder.

h Großvolumige Geradschaftprothese, beispielsweise auch zum Einsatz bei Austauscheingriffen.

i Prinzip einer Femurkomponente, die als 3-teiliges Modularsystem konstruiert ist. Modularprothesen bestehen aus mindestens 2 getrennten Teilen (Schaft und Steckkopf) und gewährleisten auch bei konfektionierten Prothesen die individuelle Anpassung der Implantatgeometrie an die innere Kompaktaform. Dadurch wird versucht, ein besseres „Fit and Fill" und damit eine optimale Verankerung zu erreichen, was u. a. auch die Rotationskrafteinwirkung betrifft. Die gezeichnete Modularprothese besteht aus dem Steckkopf, der Schenkelhalshülse – sie stellt sicher, dass die Krafteinleitung proximal erfolgt, und verhindert Rotationsinstabilität – und aus einem in der Frontalebene geschlitzten, geraden oder bei längeren Versionen anatomisch geformten Schaft. Der distal geschlitzte und daher flexible Schaftanteil ist bei enger Markhöhle komprimierbar, passt sich also an, und wirkt dadurch knochenerhaltend. Außerdem trägt die Flexibilität zur Reduktion der Spitzenbelastung bei; denn die distale Punktbelastung soll mit dem Phänomen des Oberschenkelschmerzes in Zusammenhang stehen (s. auch unter **Merke**; HÜ = Schenkelhalshülse, deren individuell angepasste Form sich vor allem an ihrer Medialseite zu erkennen gibt. Der Schaftanteil zwischen Kopf und Hülse ist ebenfalls individuell konfektioniert worden.

Merke:

Mit dem Patientenalter verändert sich die Femurschaftkonfiguration (Hille et al. 2003): Bei der Patientenmehrzahl unter 60 Jahren ähnelt die Form des Knochenmarkraums einem *Champagnerglas*; d. h., der schmale diaphysäre Markraum verbreitert sich nach proximal. Die erwünschte proximale Krafteinleitung lässt sich nur mit einer zementierten/zementfreien Oberflächenprothese oder einer zementfreien epi/-metaphysären Druckscheibenendoprothese erreichen.

Der Markraum der über 75-Jährigen kann mit einem *Ofenrohr* verglichen werden. Er wird röntgenologisch im diaphysären und metaphysären Femur etwas gleichmäßig breit projiziert, und die Kompakta ist vergleichsweise dünn. Das Prothesenschaft-Design soll zu einer großflächigen primären und sekundären (zementierten) Verankerung führen.

Zwischen den beiden Altersgruppen ist ein (modulares) intermediäres Schaft-Design vorzuziehen, dessen Primärstabilität (stabile Primärfixation) mit distaler Verankerung, die Sekundärstabilität (biologische Dauerfixation) jedoch durch metaphysäre Verankerung ermöglicht wird. Dies kann durch einen gegabelten Schaft erreicht werden, dessen passagere Spreizung die diaphysäre Primärstabilität gewährleistet und dessen organisches Spreizermaterial sich nach 6–8 Wochen aufgelöst hat, die Spreizung dann also aufgehoben ist. In diesem Zeitraum kommt es zur Sekundärstabilität durch knöcherne Integration des aufgerauten metaphysären Prothesenanteils. Der Vorteil dieser „intelligenten" Femurschaftprothese liegt darin, dass Krafteinleitung und -fluss den physiologischen Verhältnissen weitgehend nahe kommen.

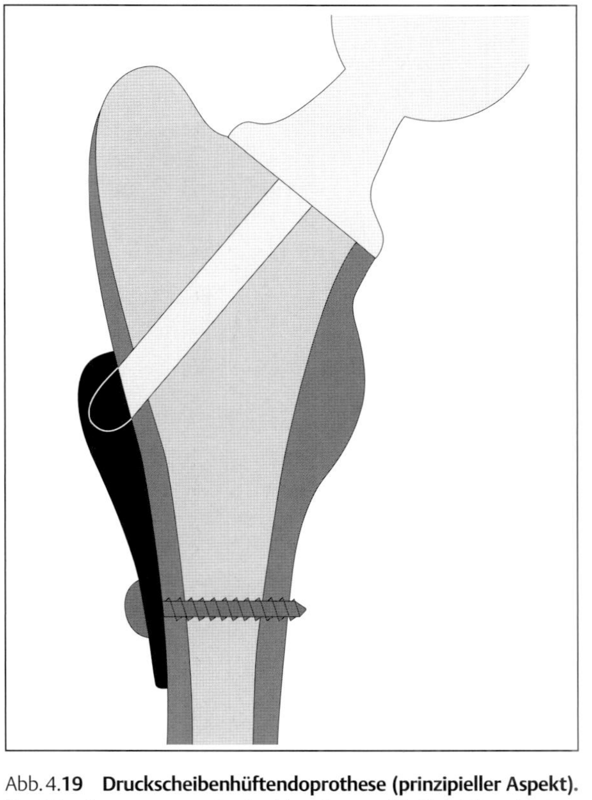

Abb. 4.**19 Druckscheibenhüftendoprothese (prinzipieller Aspekt).** Die Orientierung zur proximalen Verankerung (Krafteinleitung) hat zu Prothesengeometrien geführt, die den Prothesenschaft weitgehend oder vollständig weglassen. Von der Druckscheibenprothese werden die Biegemomente fast ausschließlich auf die mediale und laterale Kompakta übertragen. *Indikationen:* Implantation bei jüngeren Patienten mit normalem Kollumdiaphysenwinkel und intaktem Schenkelhals. Der Prothesenwechsel ist bei dieser Prothese nicht nur technisch einfacher, sondern für die evtl. einmal notwendige Revisionsprothese steht auch der unversehrte Femurschaft zur Verfügung.

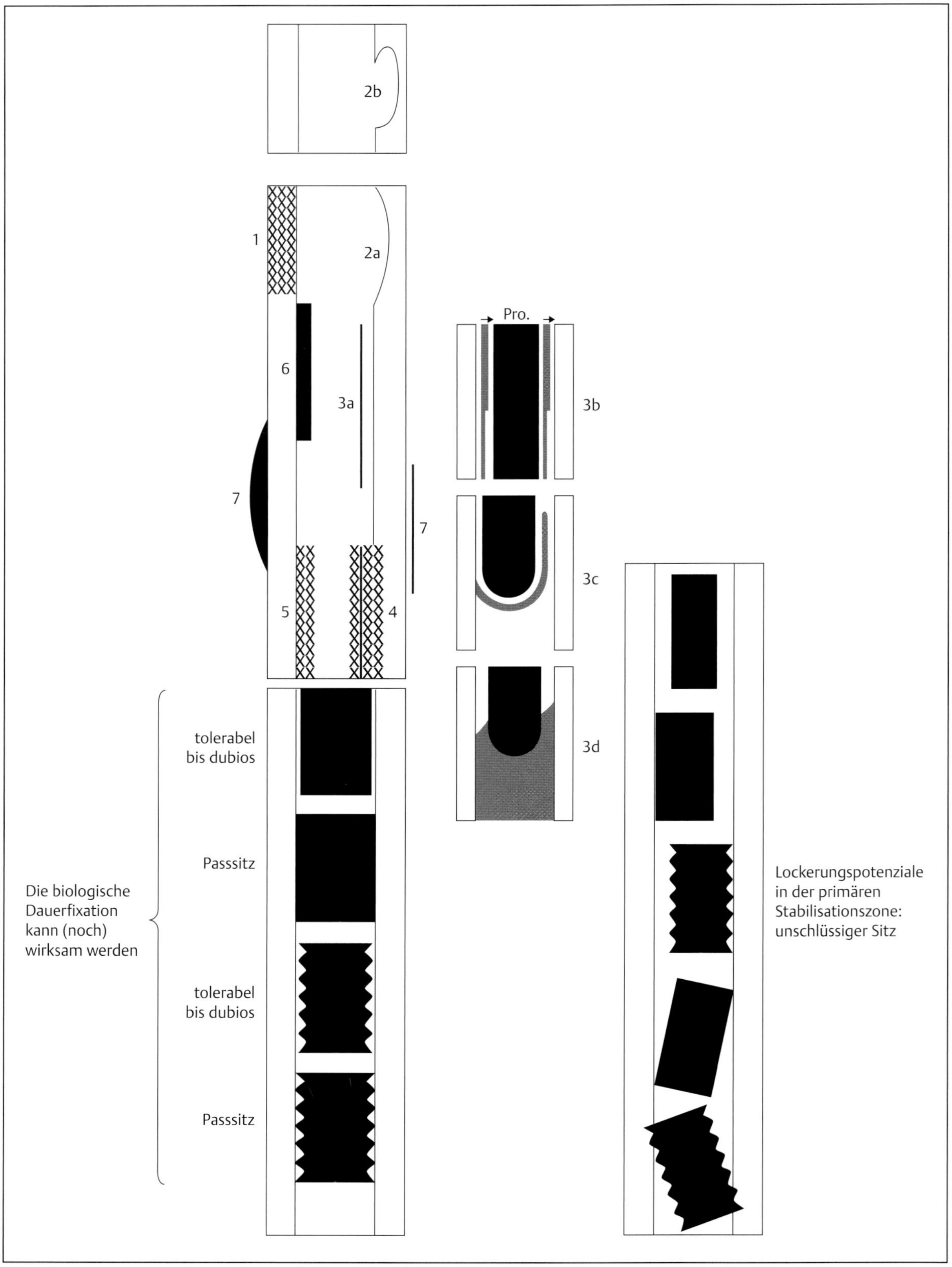
2b
1
2a
Pro.
6
3a
3b
7
7
3c
5
4
3d
tolerabel
bis dubios
Passsitz
Die biologische
Dauerfixation
kann (noch)
wirksam werden
tolerabel
bis dubios
Passsitz
Lockerungspotenziale
in der primären
Stabilisationszone:
unschlüssiger Sitz

Abb. 4.**20**

◄ Abb. 4.**20** **Röntgenbildanalyse der osteogenen, osteopenischen und osteolytischen Adaptationen sowie Platzierungen und Fehlplatzierungen bei zementfreier Implantation in einem Röhrenknochen (Implantate als Fragmente wiedergegeben).** Die Prothesenkomponente wurde aus Gründen der Übersichtlichkeit bei den Adaptationen im linken oberen Bildteil nicht eingezeichnet.

Links:

1 Die lokale Spongiosierung der Kompakta oder (nicht gezeichnet) die lokale Verdünnung – Osteopenie – der Spongiosabälkchen in der unmittelbaren Prothesenumgebung, z. B. in den Trochanteren oder um eine Fixationsschraube, zeigen eine **Stressentlastung** an.

2a Periprothetische lokale Kompaktaosteolyse mit der Möglichkeit, sich nach kranial und/oder kaudal und/oder transversal auszudehnen. *Röntgenologische Differenzialdiagnose* gegenüber Fremdkörpergranulomen: Die Kompaktaosteolyse durch eine granulomatöse Reaktion, beispielsweise ausgelöst durch Korrosionspartikel, ist kurzbogig begrenzt (Nr. 2b). Die Kompaktaosteolyse durch Stressentlastung geht in der Regel flachbogig in die unversehrte Kompaktakontur über. Differenzialdiagnose gegenüber der **„Infektionsgirlande“** s. Abb. 4.**32**.

3a Millimeterbreiter **Stresslimes** (vgl. Legende der Abb. 4.**21**), der zwischen Prothesenkontur und Innenkontur des knöchernen Prothesenlagers als „weiße Linie“ verläuft. Der Spalt zwischen „weißer Linie“ und Prothesenkontur – im Schrifttum auch als Saum oder Randsaum bezeichnet – überschreitet 2 Bildmillimeter nicht und wird dann als zum Zeitpunkt der Röntgenuntersuchung innozent eingestuft. Überschreitet er diesen Grenzwert, so ist dieser Befund höchst verdächtig auf eine Lockerung der Prothesenkomponente. Je größer die Ausdehnung des verbreiterten Randsaums entlang der Prothese ist, desto sicherer ist die Lockerungsdiagnose! Entsprechendes gilt für den Schwund der „weißen Linie“ bei einer im Verlauf erkennbaren Saumverbreiterung. Verbreitert sich der Randsaum und bleibt die „weiße Linie“ an derselben Stelle, d. h. verändert sich ihr Abstand zum Knochen nicht, so ist dies ein Migrationszeichen der Prothesenkomponente zur Gegenseite.

3b Verbreiterung des Stresslimes (der „weißen Linie“) bis hin zum Kontakt mit der Prothesenoberfläche und/oder der inneren Oberfläche des Knochens (vgl. Nr. 6). Dann wird von **Sekundärkortikalis(-kompakta)** gesprochen (Pro. = Prothese).

3c Konfiguration des Stresslimes an der Spitze des Prothesenschafts. Ein *breiter* Randsaum an der Spitze kann aber auch ihr Schwingen infolge mangelhafter Osteointegration anzeigen (Lockerungsrisiko).

3d Adaptiver Sockel (**„Piedestal“**). Dubiöser Befund, der einerseits eine Mikromotion völlig aufheben kann (konstruktive Stressadaption), andererseits zur Gewissheit einer Lockerung wird, wenn sich proximal davon ein Randsaum (vgl. Nr. 3a) auf mehr als 2 mm verbreitet. Das Piedestal ist typisch für Schaftkomponenten mit *distaler* Fixation und tritt in diesem Fall als konstruktive Stressadaption oder gegen Schubstress (Einsinken der Komponente) auf. Je weniger bogig die Femurkomponente verläuft, desto eher ist eine Spitzenfixation zu erreichen. Bei Schaftkomponenten mit proximal-spongiöser Fixation zeigt das Piedestal der Schaftspitze eine ungenügende proximale Fixation an.

Merke:

Die mechanische Primärfixation, d. h. die initiale Implantationsstabilität, hängt beim Prothesenschaft von seiner Formschlüssigkeit zur inneren Kompaktaoberfläche bzw. zur intertrochantären Spongiosa ab (vgl. Abb. 4.**18**).

4 Die lokale Spongiosierung der inneren Kompakta ist zwar ein Zeichen für lokale Stressentlastung – „Stresstal“. Darüber hinaus hat sich in diesem Fall zwischen Kompakta und „Stresstal“ spongiöse Knochensubstanz gebildet, desgleichen zwischen Stresslimes und Prothese. **Diese konstruktiven Stressadaptationen zeigen an, dass die „Stresstäler“ hier flacher geworden sind (s. Abb. 4.16)**, und wirken prothesenfestigend. Die hier gezeichneten osteopenischen Randsäume sind lokale Befunde. Die manchmal im Röntgenbild erkennbare **senile Markraumerweiterung** von Röhrenknochen betrifft deren gesamten Kompaktabereich und verläuft über eine Spongiosierung des endostalen Kompaktaanteils, der schließlich ganz abgebaut wird. Die senile Markraumerweiterung hat bei Endoprothesenträgern ein Instabilitätspotenzial.

5 Auffüllung des Randsaums (hier ohne Stresslimes) mit Spongiosa als Hinweis auf eine konstruktive Adaptation, d. h. auf eine spontane Rückbildung bzw. auf spontanes Entgegenwirken der Mikromotion.

6 Entweder endostale „Auffüllung“ des Randsaums oder Verbreiterung des Stresslimes nach beiden Seiten bis an die Grenzflächen von Prothese und Knochen. Deutung als konstruktive Adaptation, teleologisch gesehen zur Rückbildung bzw. zum Entgegenwirken der Mikromotion.

Merke:

Bildung von kompakter Knochensubstanz **(Sekundärkompakta)** als konstruktive Adaptation ist „1. Wahl“, die von Spongiosa **(Sekundärspongiosa)** dagegen „2. Wahl“ hinsichtlich der gegen Mikromotion gerichteten Wirksamkeit.

7 Indikatoren des Stresstransfers (zum Periost). Lamelläre Periostreaktionen am Schaft sollen immer auch an eine Infektion denken lassen (klinisch, bakteriologisch, szintigrafisch ausschließen oder bestätigen).

Rechts im Bild: Möglichkeiten von Fehlplatzierungen des zementfreien Implantats im Röhrenknochen: Instabilitätspotenziale mit „Stresstälern“ und „Stressbergen“ (s. Abb. 4.**16**), und zwar vor allem dann, wenn (auch) in der Design-abhängigen Zone der Primärstabilität nachweisbar. Die wellige Konturierung einzelner Prothesenfragmente soll ein Prothesen-Design mit Oberflächenvergrößerung anzeigen.

Die lokale, *muldenförmige* Knochenresorption durch Stressentlastung (Abb. 4.**20**, Nr. 2a) muss von der granulomatösen Fremdkörperreaktion unterschieden werden. Letztere ist auch bei größerem Längsdurchmesser in der Kompakta proximal und/oder distal bogig begrenzt (Abb. 4.**20**, Nr. 2b). Differenzialdiagnostisch wird von beiden angeführten Alternativen noch die „Infektionsgirlande“ (s. Abb. 4.**32**) abgegrenzt. Resorptive Phänomene am Calcar femoris (s. Abb. 4.**9**) sind ebenfalls der Ausdruck seiner Stressentlastung.

Spongiosa

Stressentlastung in der spongiösen Knochensubstanz zeigt sich als Verdünnung ihres Trabekelgeflechts, z. B. an den Trochanteren als erhöhte Strahlentransparenz. Stressentlastung (engl.: Stress Shielding) in der unmittelbaren Umgebung von Fixationsschrauben gibt sich in der Spongiosa als Osteopenie zu erkennen (s. Abb. 4.**15**). Die jeweilige Fixationsschraube ist dann „funktionslos“ – daher ist sie vom Stress „entlastet“. Tritt jedoch um die Osteopenie eine Skleroselinie analog oder identisch mit dem Stresslimes zwischen Prothesenkomponente und Kompakta hinzu, so zeigt dieser Mikromotion an. Mikromotion bedeutet eine Prothesenbeweglichkeit im Knochenlager, die mindestens im mittleren Mikrometerbereich liegt. Schlägt die Mikromotion in Makromotion um bzw. entsteht Makromotion, so offenbart sich die aseptische Komponentenlockerung als messbare Prothesenmigration (s. Abb. 4.**1**).

Eine Alternative zum geschilderten potenziellen Pathomechanismus einer aseptischen Lockerung ist das grobe Versäumnis des Passsitzes, beispielsweise durch ein Missverhältnis von (zu geringem) Prothesendurchmesser und (zu großem) Prothesenlager (vgl. Abb. 4.**20**). In diesem Fall wird keine mechanische Primärstabilität erreicht, und der stetige Wechsel von ungerichteter Krafteinwirkung und Kraftverlust (beim Gehen) leitet zur aseptischen Lockerung über.

Außer den „Kraftverteilungstälern" (Stresstälern) gibt es auch Übertragungsspitzen – „Kraftberge" (Stressberge; s. Abb. 4.**16**) –, wenn die Prothese im Nano- bis Mikrometerbereich überdimensioniert ist (engl.: oversized). Dann kommt es zu einem Stresstransfer (an die äußere Femuroberfläche), die sich im Verlauf der postoperativen Zeit als umschriebene kompakte oder lamelläre Periostapposition im Röntgenbild zu erkennen gibt. Mit dem Stresstransfer und seinen potenziellen unerwünschten Folgen, nämlich röntgenologisch invisiblen Femurschaftfissuren bei der Hüft-TEP, hängen wahrscheinlich Oberschenkelschmerzen zusammen, oder der Stresstransfer an sich ist eine der möglichen Ursachen dieser Beschwerden. Sie werden nach zementfreien Schaftimplantationen gegenüber zementfixierten Schäften vergleichsweise häufig im 1.-2. postoperativen Jahr beobachtet, ehe sie schließlich spontan zurückgehen.

Unter der Vielzahl des Designs der Prothesenschäfte gibt sich die zeitgenössische Tendenz zu erkennen, die Schaftzone für die mechanische Primärstabilität nach proximal, d. h. intertrochantär, zu legen.

Die Kenntnis, wo die geometrisch vorgegebene primäre Stabilitätszone am Prothesenschaft sitzt bzw. lokalisiert sein soll – Operateur fragen –, ist für die pathomechanische Einschätzung der sog. *weißen Linie*, die 1–2 mm von der Prothese entfernt im Röhrenknochenkavum oder an der periprothetischen Spongiosa auftreten kann, von Bedeutung. Sie entsteht im Aufhellungssaum um die Prothesenkomponente oder begrenzt ihn (in der Spongiosa) und bildet somit den uniformen Randsaum, der die Prothese immer inkomplett umgibt. Solange sie *nicht* in der vorgegebenen primären Stabilitätszone (Fixationszone) auftritt und scharf begrenzt bleibt – wie mit dem Bleistift nachgezogen erscheint –, ist sie ein quasiphysiologisches Gebilde (Eckardt et al. 1997). Wir sprechen vom **Stresslimes**, dessen Entstehung durch das **Stressadaptationskonzept der zementfreien Endoprothesenimplantation** erklärt wird (Abb. 4.**21**; s. auch Abb. 4.**16**):

Der Stresslimes ist ein Zeichen für unvollständigen Passsitz und damit Mikromotion – die Betonung liegt auf „Mikro". Der eingeleitete Kraftvektor (Stress) hat sich noch vor dem Erreichen der inneren Knochenoberfläche der Kompakta erschöpft. Entsprechendes gilt für die Randzone der operativ freigelegten Spongiosatrabekeln. Dadurch kommt es dort für die (Bindegewebs-)Zellen zu einem biophysikalischen Milieuwechsel – vergleichbar mit dem Entstehen einer Abszessmembran. Letztere bildet sich aufgrund eines pathobiochemischen Milieuwechsels (Abnahme der Toxinkonzentration mit Zunahme der Entfernung von den eingedrungenen Bakterien). Im Knochen – in der Kompakta und in der Spongiosa – entsteht durch den biophysikalischen Milieuwechsel – zelluläres Leben unter Stress und Nichtstress – eine Markierung, da sie auch osteogenetische Bindegewebszellen betrifft: der Stresslimes, d. h. eine konstruktive Adaptation. Weitere konstruktive knöcherne Adaptionsvorgänge sind in den Abb. 4.**20** und Abb. 4.**21** gezeichnet und in ihren Legenden geschildert.

! Merke

Stresslimes (scharf begrenzte weiße Linie) *außerhalb* der primären, d. h. vom Prothesendesign vorgegebenen Stabilitätszone (Fixationszone): innozent.

Stresslimes *innerhalb* der primären Stabilitätszone: ambivalente Mikromotion.

Die Schwerkraft kann zum pathologischen Einsinken der gelockerten Schaftkomponente (engl.: Subsidence) führen. Zur Vermeidung des Einsinkens hat die Schaftkomponente häufig einen mehr oder minder ausgeprägten „Halskragen", der mindestens dem Calcar femoris aufliegt.

Falls die Lockerung der Endoprothesenkomponente (-n) auch mit einer Rotationsinstabilität einhergeht, so wird diese am Kunstgelenk der Hüfte und des Knies klinisch diagnostiziert. Im Prothesen-Design wirken an der Schaftkomponente der Hüftprothese ein längsovaler Querschnitt oder seine rechteckige Konfiguration mit abgerundeten Kanten der Entstehung einer Rotationsinstabilität entgegen. Längsfurchen, -rippen oder -rillen sowie strukturierte Oberflächenbeschaffenheit verstärken die rotationshemmende Prothesengeometrie. Die Rotationstabilität der Tibiakomponente bei der TEP des Kniegelenks wird gewöhnlich durch den kreuz- oder sternfömigen Querschnitt ihres sog. Rotationszapfens gewährleistet oder durch Fixationsschrauben und/oder Dübel.

Das Stressadaptationskonzept definiert: Stresstal, -berg, Stresslimes, Piedestal, Stresstransfer, Sekundärspongiosa, -kortikalis, äußere Kompaktahypertrophie, zellulärer Adaptationsraum, fibrogene Adaptation, Mikro-, Makromotion.

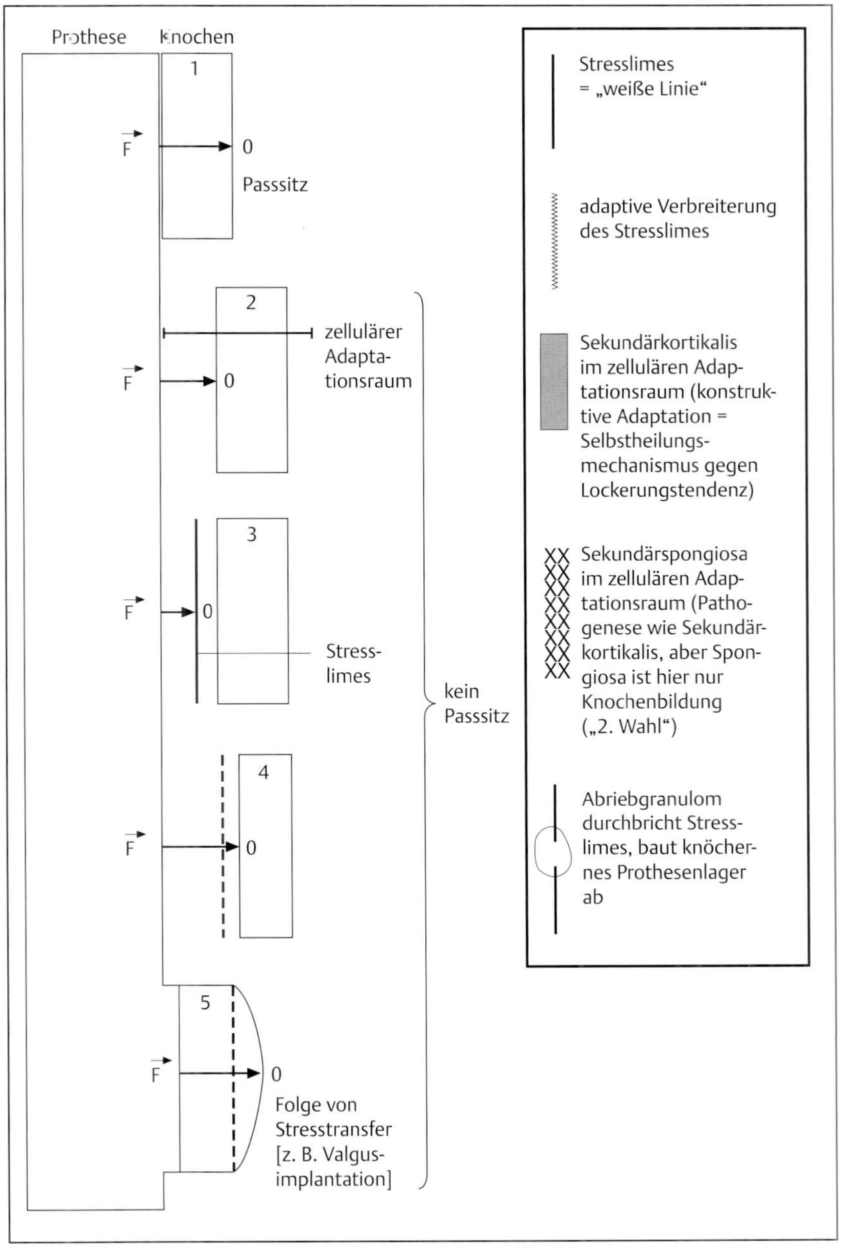

Abb. 4.**21** **Partnerschaft von Stress (rhythmischer Beanspruchung) und Adaptation (Anpassung).** Schematisierte Darstellung an der Stresseinleitung und -verteilung zwischen Metall und Kompakta bei zementfrei implantierten Endoprothesen (Stress = Kraft *[Pfeil]* = Vektor mit Richtung, Maßzahl, Betrag [Länge der gerichteten Strecke], der einem bestimmten Anfangspunkt an der zementfrei implantierten Prothesenoberfläche willkürlich zugeordnet wurde.

1 Passsitz, bei dem der Kraftvektor sich radiär ausbreitet, sich gleichmäßig verteilt und sich mit Erreichen der äußeren Oberfläche des Knochens erschöpft hat (0) In diesem Fall können nur noch die unterschiedlichen Materialkonstanten (Elastizitätsmodule) von Metall und Knochen die Stabilität des Prothesensitzes beeinflussen. Das Elastizitätsmodul ist definiert als Quotient aus Spannungszunahme und zugehöriger Dehnungszunahme beim Aufbringen einer Kraft.
2 Kein Passsitz. Die Kraft erschöpft sich im Randsaum. Die unterschiedlichen Elastizitätsmodule kommen stärker zur Wirkung als beim Passsitz.
3 Kein Passsitz. Die Kraft hat sich noch vor Erreichen der inneren Oberfläche des Knochens erschöpft. Ein **Stresslimes** („weiße Linie") zeigt den biophysikalischen Milieuwechsel an (s. Text). Er ist eine konstruktive Adaptation (s. Text).
4 Knochenresorption durch Stressentlastung hat die Vektorstrecke verlängert, die Krafteinleitung in den Knochen jedoch nicht verbessert (dubiös bis deletär für die Prothesenstabilität – je nach Ausdehnung und Lokalisation).
5 Durch eine überdimensionierte Prothesenkomponente oder die inkorrekte Implantation, z. B. im Valgussinn, erschöpft sich der radiäre Kraftvektor (Stress) mit dem Erreichen des Periosts nicht, sondern setzt sich in die periossären Weichteile fort (**Stresstransfer**). Aus teleologischer Sicht bildet das Periost Knochen, der den Kraftvektor einfängt und damit die Stabilität der Prothese fördert (sog. **äußere Kompaktahypertrophie**).

Merke:

Im **zellulären Adaptationsraum**, der von der Prothesenoberfläche bis jenseits des Periosts reicht (s. Nr. 2) herrscht ein biologischer horror vacui (Scheu vor dem Leeren). Fibroblasten können dort eine fibröse Hülle (Membran) um die Prothese bilden, Osteoblasten dort spongiöses und kompaktes Knochengewebe aufbauen. Dies fördert die Prothesenstabilität und tritt der physikalischen Instabilitätstendenz entgegen. Umgekehrt wirksam sind aktivierte Osteoklasten, die den stressentlasteten Kompaktabereich (Nr. 4) spongiosieren oder abbauen. Schließlich können im zellulären Adaptationsraum auch zelluläre Reaktionen gegen Korrosions- und Abriebpartikel auftreten, die zur Instabilität (Markomotion, Migration) führen oder sie begünstigen (symbolisiert im *Inset*).

Kunstpfanne

Die zementfrei implantierte Kunstpfanne der Hüftendoprothesen wird nach 2 alternativen Geometrien geformt und 2 technischen Prinzipien folgend mechanisch primär stabilisiert (grundsätzliche Lokalisationszonen zur Erleichterung der zwischenärztlichen Kommunikation s. Abb. 4.**22**):

- *Press-Fit-Kunstpfanne* mit oder ohne zusätzlichen Fixationsschrauben oder Pfannendübeln: Die sphärische Fixation über den Passsitz (Press Fit) setzt eine geringfügige Überdimensionierung der Kunstpfanne voraus. Bei zusätzlicher Verwendung von 1 oder mehreren Fixationsschrauben usw. ist diese Überdimensionierung nicht unbedingt erforderlich. Außer dem ungestützt zementierten Polyäthylen-Inlay stehen für den zementfreien sphärischen Press-Fit-Metallsockel Polyäthylen-, Keramik- oder Metall-Inlays zur Verfügung.
- *Schraubpfanne:* Diese spiegelt eine Verankerung durch Schraubtechnik bei Beachtung guter Formschlüssigkeit von Implantat und Knochenbett zum Erreichen der mechanischen Primärstabilität wider (s. Abb. 4.**23**). Design-Variationen der Schraubpfanne betreffen Gewindekonfiguration und -tiefe. Die Röntgenbefunde der aseptischen Lockerung sind ebenfalls in Abb. 4.**23** eingezeichnet. Warnsignal für gestörte Primärstabilität ist ein Aufhellungssaum mit sklerotischer Abschlusslinie, also mit einem Stresslimes in der primären Stabilitätszone (das sind die Windungen). Der Aufhellungssaum repräsentiert eine entstandene fibröse Membran im zellulären Adaptationsraum, die der Festigung entgegenwirkt. Er zeigt sich im Röntgenbild gewöhnlich zuerst an den oberen Gewindegängen der medialen Kunstpfannenseite. Falls diese Art von Randsaum mindestens die Hälfte der erkennbaren Windungen erfasst, gilt die Schraubpfanne als gelockert, und ihre messbare Migration droht oder ist bereits eingetreten (Seelen et al. 1995).

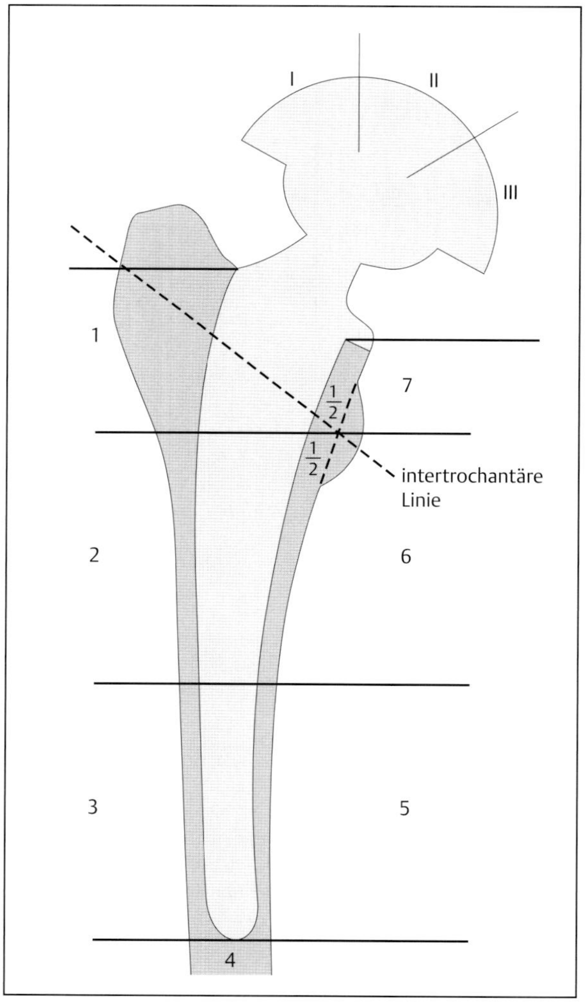

Abb. 4.**22** **Lokalisationszonen für radiologisch erkennbare Veränderungen um Kunstpfanne und Femurkomponente** (Gruen et al. 1979). Die intertrochantäre Linie wird bei der Endoprothesenarthrografie als Indikatorlinie benutzt.

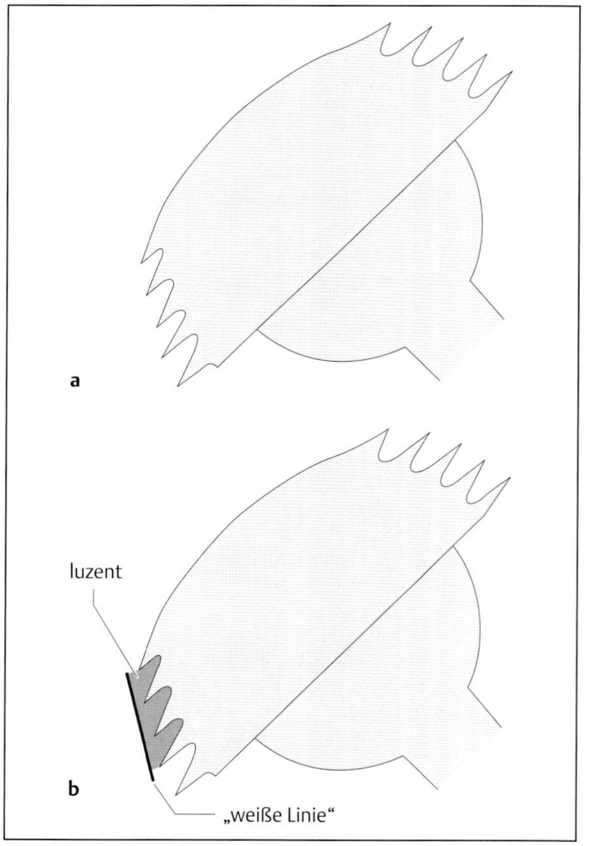

Abb. 4.**23a, b** **Konisch konfigurierte Schraubpfanne des zementfrei implantierten Hüftgelenkersatzes.**
a Prinzipieller Röntgenbefund.
b Lockerungsröntgenbefunde: Kunstpfanneninstabilität zeigt sich (zunächst) am medialen Gewinde. Dort entsteht in diesem Fall ein breiter Randsaum mit Stresslimes, der mindestens die Hälfte der Windungen erfasst hat. Er zeigt sich in der Regel zuerst an den oberen (tieferen) Windungen und kann sich auf alle Windungen ausdehnen. Mit der Zeit ist eine messbare Migration der Schraubpfanne zu erwarten.

Abb. 4.**24** bis Abb. 4.**33** sollen zur Röntgenbildanalyse der zementfrei implantierten TEP des Hüftgelenks (Hüft-TEP) anregen. Sie sind eine Auswahl aus den Befundmöglichkeiten. Tab. 4.**1** enthält eine röntgenologische Checkliste bei einer Beschwerden bereitenden TEP des Hüftgelenks.

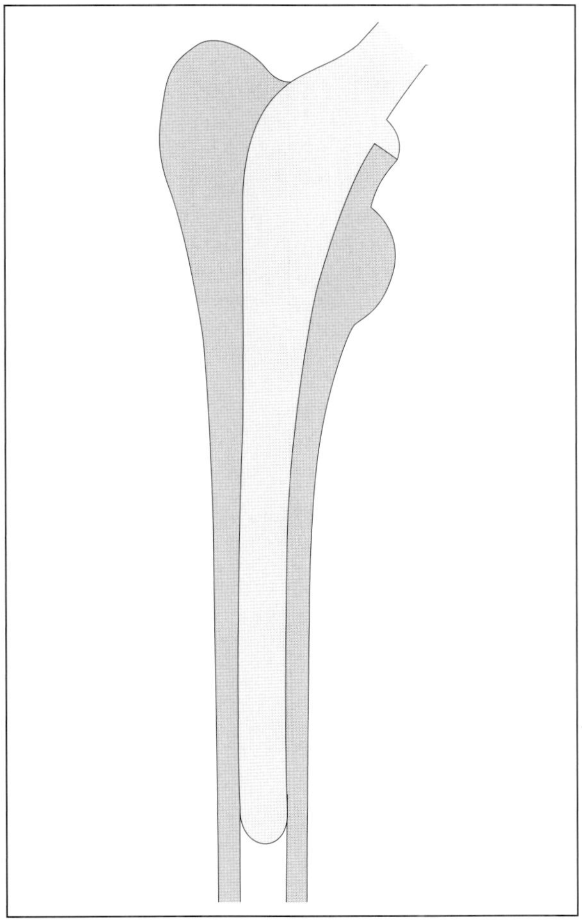

Abb. 4.**24** **Zementfrei implantierter, anatomisch geformter Prothesenschaft.** Ein anatomisch geformter Schaft lässt sich umso besser formschlüssig einbringen, je gestreckter sein Verlauf ist. Die gezeichnete Formschlüssigkeit von Implantat und Femurmarkhöhle wird jedoch in der Praxis kaum erreicht, da die Osteotomie des Trochanter maior nicht mehr regelhaft durchgeführt wird. **Daher wurden Designs entwickelt, deren Fixationszone nur einen mehr oder weniger großen Teil der Schaftkomponente umfasst.** Die Entwicklungstendenz geht derzeit in Richtung des proximalen Fixationsschwerpunkts. Die proximal orientierte Krafteinleitung wird durch einen Halskragen gewährleistet, der dem Calcar femoris aufliegt, durch proximalen Passsitz, proximale Oberflächenstrukturierung und Entgegenwirken der Spitzenfixation, beispielsweise durch die dort glatte Schaftoberfläche. Gezeichnet wurde eine verhältnismäßig hohe Resektion des Calcar femoris. Je tiefer nämlich die Resektionsebene des Schenkelhalses liegt, desto ungünstiger wird der Hebelarm des proximalen Prothesenanteils, der im Varus-Valgus-Rotationssinn hebelt.

Tab. 4.**1** Röntgenologische Checkliste bei einer Beschwerden bereitenden TEP des Hüftgelenks (verändert nach Katzer u. Löhr 2003). Prämisse: Röntgenaufnahme in 2 Ebenen.

1.	Wo liegt die designabhängige primäre Stabilitätszone (Fixationszone) des Prothesenstiels?
2.	Randsaum (qualitative und quantitative Röntgenbildanalyse)?
3.	Periprothetische Osteolyse(-n)?
4.	Vertikales Einsinken der Schaftkomponente?
5.	Sonstige Schaftdislokation?
6.	Kunstpfannenmigration?
7.	Distale periapikale Knochenneubildung (Piedestal) ohne oder mit knöcherner Femurschaftmanschette zwischen Trochanter minor und Schaftspitze?
8.	Knochenresorption am Calcar femoris und/oder an der Prothesenschulter?
9.	Proximale Femurdemineralisation (Trochanter maior)?
10.	Implantatschaden, z. B. Fraktur, einschließlich zusätzlicher Verankerungsmaterialien?
11.	Aspekt des Verbundmaterials (Fraktur desselben, inkomplette oder zu geringe Einbringung)?
12.	Zustand des Knochenstocks (Peri- oder postoperatives Trauma)?

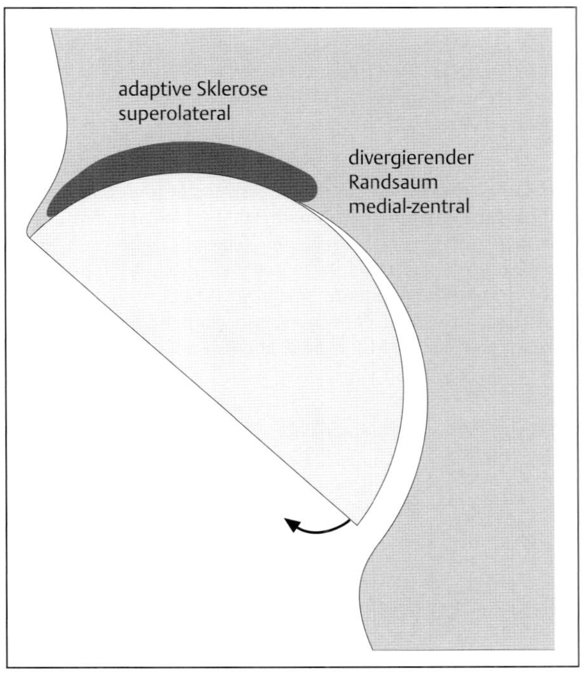

Abb. 4.**25** **Typischer Röntgenaspekt einer gelockerten und schon migrierenden *(gebogener Pfeil)*, zementfrei implantierten sphärischen Metallpfanne, die über primären Passsitz fixiert wurde.** Bei dieser Befundkonstellation muss sich der Randsaum nicht auf mindestens 80 % der Pfannenzirkumferenz ausgedehnt haben.

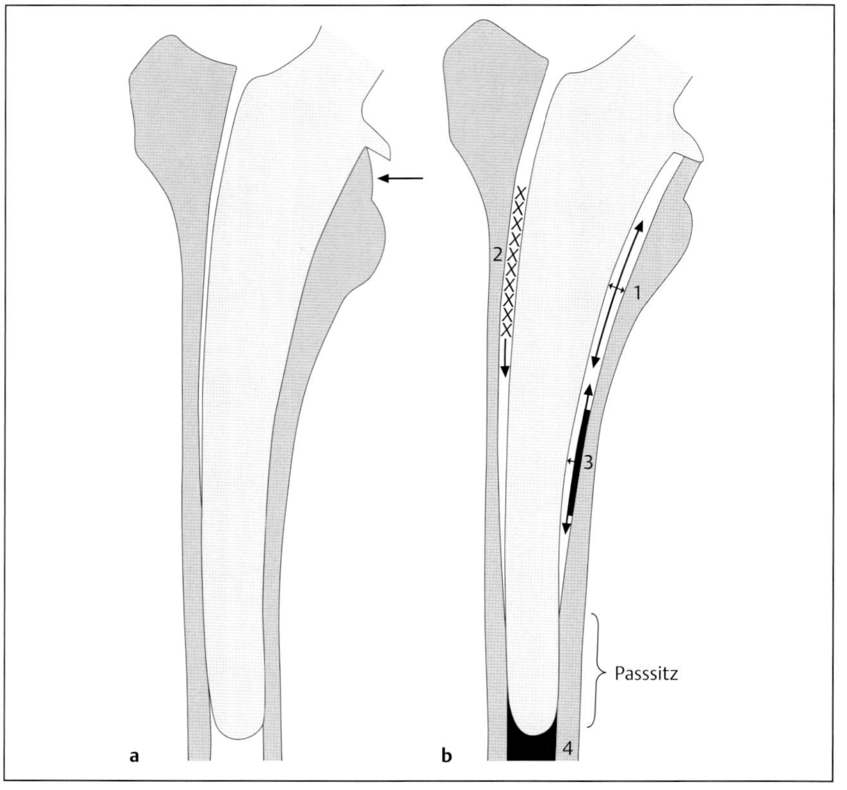

Abb. 4.**26a, b** **Distaler Passsitz.**

a **Langstreckiger distaler Passsitz** mit schmalem lateralem Randsaum, der sich in der Schaftmitte nach proximal ausdehnt. Resorptionsvorgänge am Calcar femoris infolge der Stressentlastung *(Pfeil)*. Beurteilung der Röntgenaufnahme: Stabiler Sitz der Schaftkomponente.

b **Zu kurzstreckiger distaler Passsitz.** Es gibt 2 alternative Folgen: Bei *jedem* distal orientierten Passsitz besteht das Risiko des Auftretens von proximalen Randsäumen. Durch festen Sitz mit **distaler Krafteinleitung** kann es nämlich zur **proximalen Stressentlastung**, also zur Knochenresorption kommen. Dadurch entstehen und/oder verbreitern sich die Randsäume mit der Gefahr des proximalen Schwingens der Komponente. Schwingen löst weitere Knochenresorption aus, die in die aseptische Lockerung überleiten kann. Diese Gefahr wird umso größer, je kurzstreckiger der distale Passsitz ist. Die 2. Alternative sind potenzielle **Selbstheilungsmechanismen**, die sich zeigen, noch bevor die Lockerung eingetreten ist: Bildung eines Stresslimes (1) mit der Tendenz, sich zu verbreitern und Kontakt mit Knochen und/oder Prothesenoberfläche zu bekommen; Sekundärspongiosa tritt im Spalt (Randsaum) auf (2); Sekundärkompakta wächst vom Schaftendost in den Spalt hinein (3). Ein Piedestal verstärkt (verlängert) den distalen Passsitz (4).

Beurteilung der Röntgenaufnahme: Prognose beim Nachweis von 1–4 günstig bis dubios. Die Qualität des Knochenstocks entscheidet mit über die Prognose.

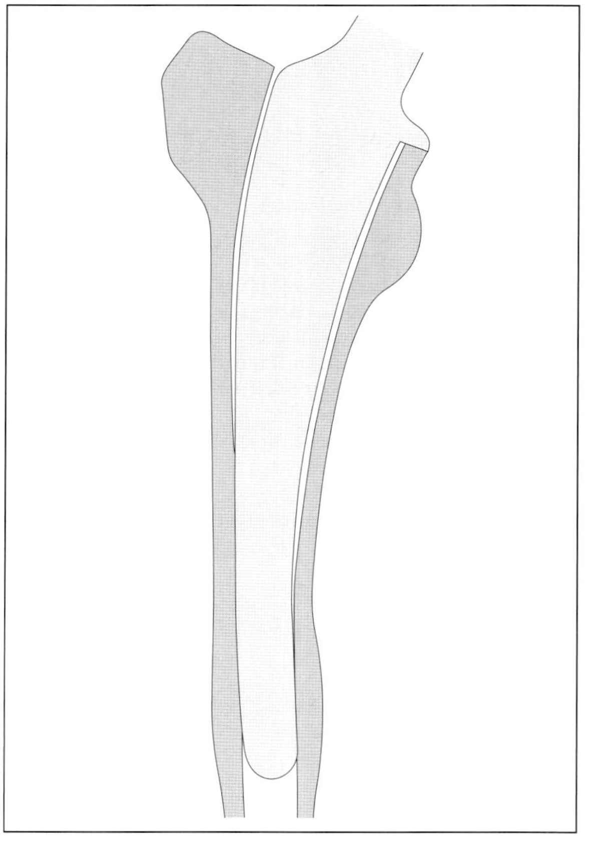

Abb. 4.**27** **Distale Fixation mit Stresstransfer (eine sog. äußere Kompaktahypertrophie [„Manschette"] ist entstanden).** Proximale Randsäume unter 2 mm Breite.

Beurteilung der Röntgenaufnahme: 15 Monate nach der Implantation sitzt die **Femurkomponente** stabil. Der Patient klagt über Oberschenkelschmerzen mit der erfahrungsbedingten Tendenz, spontan geringer zu werden, im Laufe der Zeit ganz zu schwinden.

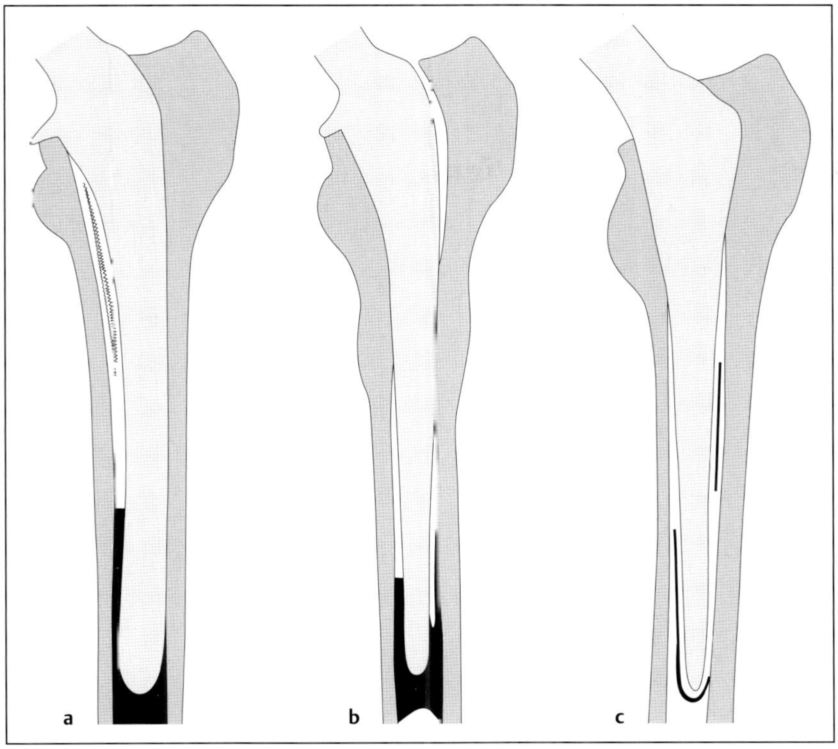

Abb. 4.**28a–c** **Beurteilung von Röntgenbefunden bei verschiedenen Patienten mit Endoprothesen.**

a **Zu schmale Schaftkomponente**, die nur lateral dem Prothesenlager formschlüssig anliegt. Folgende **Selbstheilungsvorgänge** sind zu erkennen: Piedestal (vgl. Abb. 4.**20**), distale Sekundärkompakta (im Schrifttum auch als Sekundärkortikalis bezeichnet), medialer Randsaum mit Stresslimes, der eine Verbreitungstendenz zeigt, die bis zur Sekundärkompakta führen kann. *Beurteilung der Röntgenaufnahme:* Prothesenkomponente sitzt zurzeit stabil.

b **Zu kurzstreckiger Passsitz im mittleren Schaftdrittel mit dortigem Stresstransfer.** Proximal-lateraler Randsaum unter 2 mm Breite. Distal hat sich ein **Piedestal** gebildet, der sich nach proximal in **Sekundärkompakta** und schließlich in **schmalem Randsaum** fortsetzt. *Beurteilung der Röntgenaufnahme:* Stabiler Prothesensitz, jedoch gibt der Patient nach 18 postoperativen Monaten noch Oberschenkelschmerzen an.

c **Geradschaftprothese mit proximalem (intertrochantärem) Passsitz.** In der distalen Schafthälfte hat sich innerhalb von Randsäumen ein ausgedehnter Stresslimes gebildet. Der apikale Stresslimes (vgl. Abb. 4.**20**) spricht für die Tendenz dieser kragenlosen Geradschaftprothese einzusinken (**kraniokaudale Mikromotion**). Die Entstehung eines Piedestals würde dies noch deutlicher machen oder sogar schon ein Warnsignal für drohendes pathologisches Einsinken (Makromotion) sein.

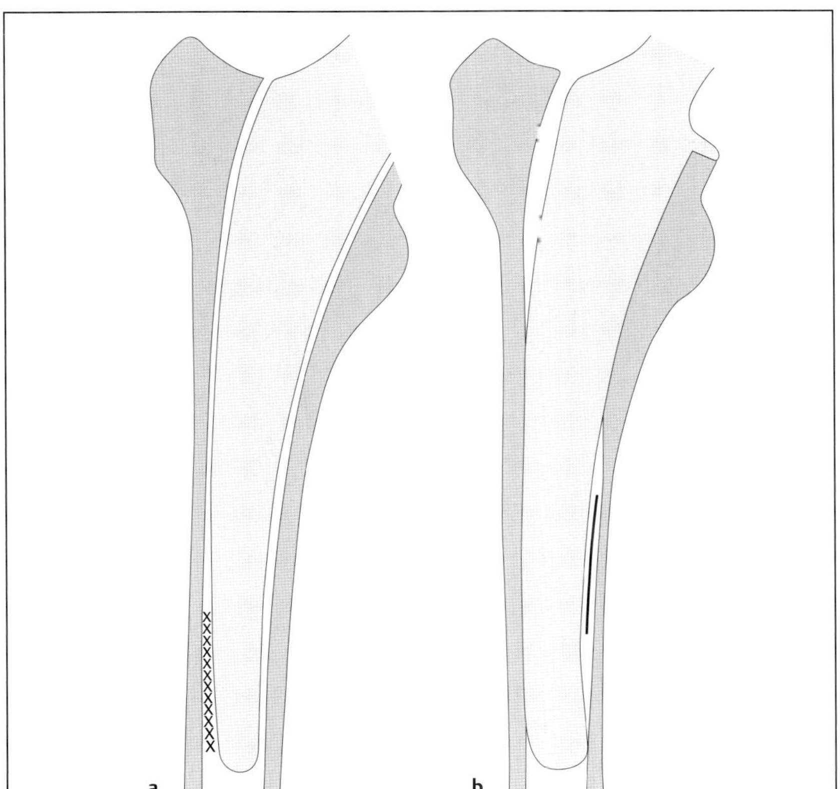

Abb. 4.**29a, b** **Bedeutung von Randsäumen.**

a **Die Prothese ist für proximalen Passsitz konstruiert. Trotzdem sind auch intertrochantär Randsäume aufgetreten.** Sie überschreiten 2 mm Breite (noch) nicht. Würden sie diesen Grenzwert überschreiten, wäre die Komponente instabil. In der lateralen distalen Markhöhle ist **Sekundärspongiosa** entstanden, die jedoch bei diesem geringen Ausmaß eine Lockerung nicht verhüten bzw. stabilisieren könnte.

b **Bilaterale, in der Höhe versetzte breite Randsäume ohne oder mit Stresslimes** sind grundsätzlich ein Lockerungssuspizium.

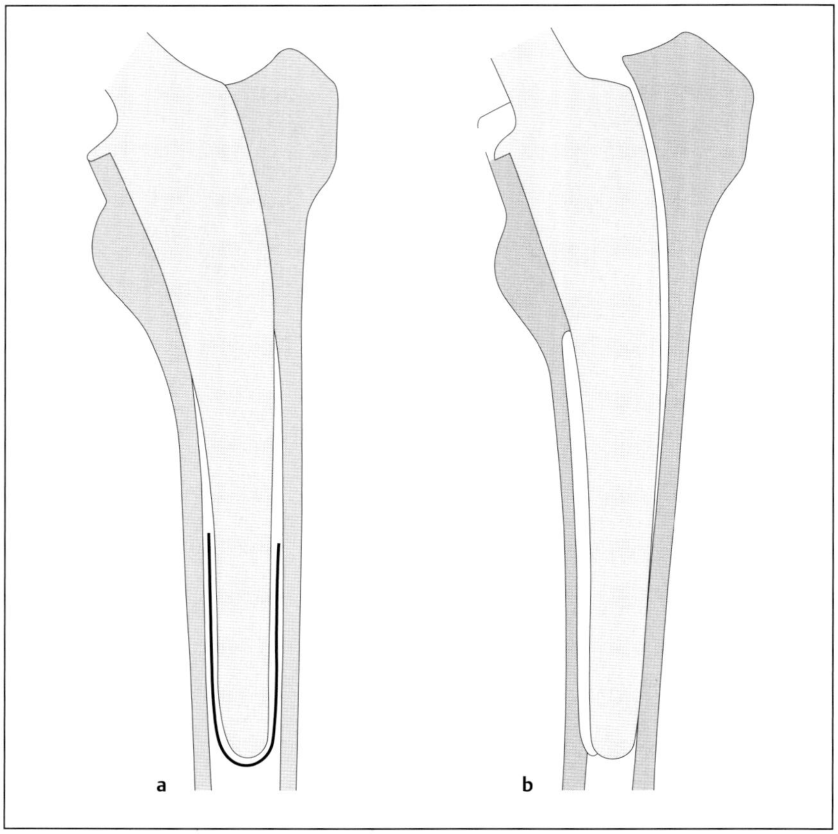

Abb. 4.**30a, b** **Proximaler Passsitz.**

a **In der unteren Komponentenhälfte ist zusätzlich zu einem schmalen Randsaum ein zirkulärer Stresslimes aufgetreten.** *Beurteilung der Röntgenaufnahme:* Die Prothese sitzt **stabil**, denn der Stresslimes spiegelt Mikromotion wider, die bei erzieltem Passsitz und erreichter biologischer Dauerfixation keine Gefahr für die Stabilität der Prothesenkomponente birgt.

b **Aseptische Lockerung einer Femurkomponente für proximalen (intertrochantären) Passsitz.** Die **vertikale Migration** überschreitet die Toleranzgrenze (vgl. Abb. 4.**1**). Als Ursache kommt die längliche, **bogig endende Osteolyse** infrage, die etwa ⅔ des medialen Prothesenlagers erfasst hat (**Fremdkörperreaktion**). Der proximal-laterale Randsaum ist ein richtunggebendes Begleitphänomen der Lockerung; denn er sitzt – obwohl schmal – in der Passsitzzone.

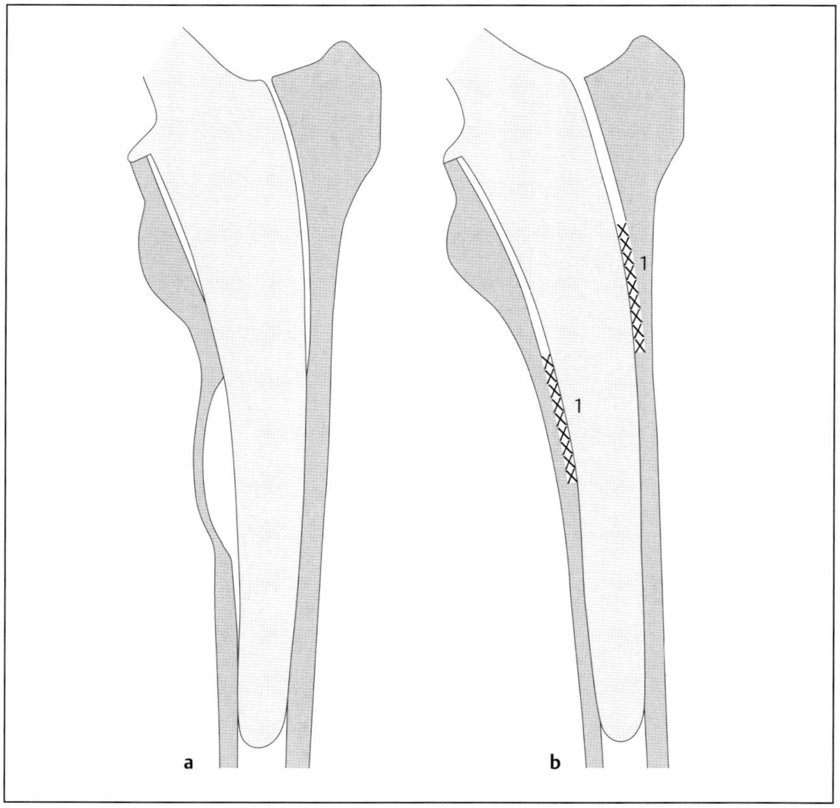

Abb. 4.**31a, b** **Distaler Passsitz.**

a **Femurkomponente mit Passsitz in der distalen Hälfte des Prothesenlagers.** Proximal-lateraler und -medialer schmaler Randsaum als Ausdruck proximaler Mikromotion bei genügender distaler Fixation (Implantation vor 5 Jahren). Medial ist ein osteolytischer **granulomatöser Pseudotumor** aufgetreten. Nach dem klinischen Befund und bei beschwerdefreiem Patienten ist die Femurkomponente (noch) stabil.

b **Distaler Passsitz.** Die schmalen proximalen Randsäume spiegeln **Mikromotion** wider. Die Prothesenkomponente ist stabil. Trotzdem ist im mittleren Anteil der Komponente im Bereich der Randsäume eine **Sekundärspongiosa** entstanden (1). Teleologisch könnte man sie als Folge eines biologischen Vorgangs deuten, der einem eventuellen Übergang der Mikromotion in Makromotion (bedingt durch Schwingen des proximalen Schaftes) zuvorkommen soll. **Proximales Schaftschwingen** begünstigt Schaftfrakturen.

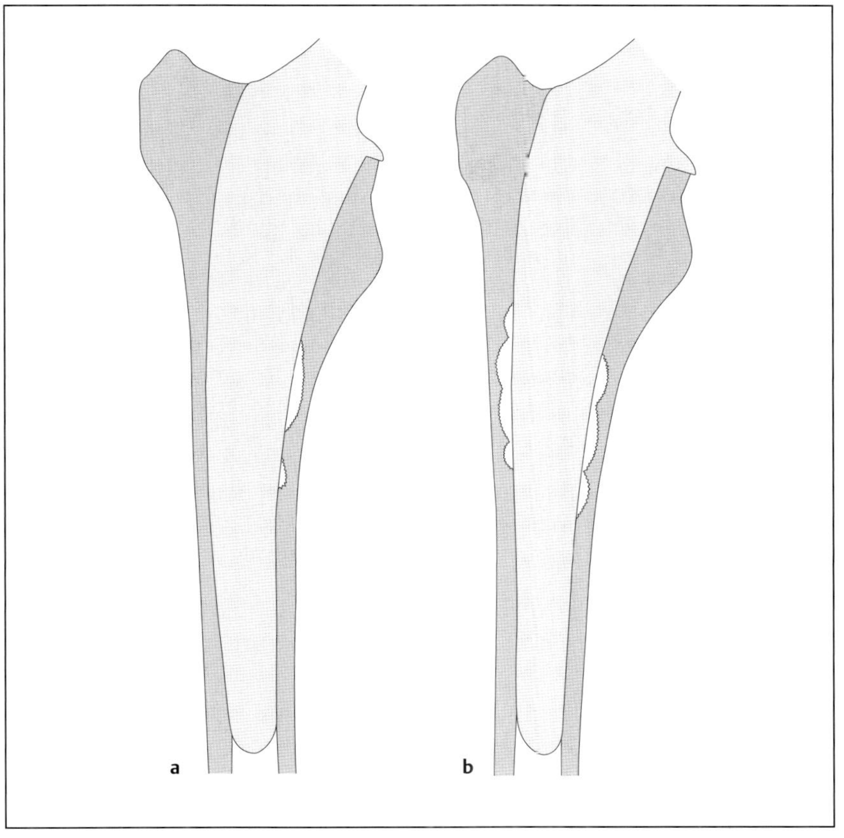

Abb. 4.**32a, b Infektion nach Implantation.**

a **Der asymptomatische Patient kommt 2 Jahre nach der Implantation zur klinischen und röntgenologischen Routinekontrolle.** Unterhalb des Trochanter minor zeigen sich 2 (unscharf begrenzte) flache Osteolysen. Serologische Entzündungsbefunde sind negativ. Die Veränderungen werden als kleine Fremdkörpergranulome gedeutet (Korrosionsfolge). Röntgenkontrolle in 1 Jahr oder früher, falls Beschwerden auftreten.

b **Klinisch-serologische apparente, schleichende tiefe Infektion**, die sich 3 Jahre nach Implantation zu erkennen gibt. Im Röntgenbild sog. **Infektionsgirlande**. Klinisch ist die Femurkomponente nicht gelockert.

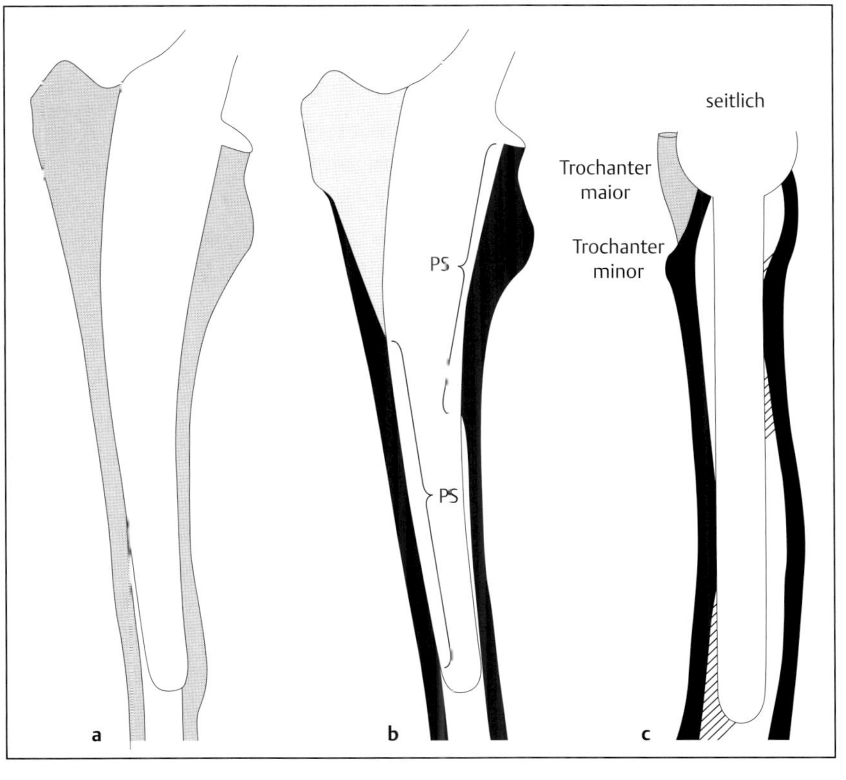

Abb. 4.**33a–c Verschiedene Auswirkungen des Stresstransfers bei Endoprothesen.**

a **Implantation der Schaftkomponente im Valgussinne.** Dadurch ist es zu einem **Stresstransfer** in der Umgebung der Komponentenspitze gekommen, der zu einer periostalen Adaptation (sog. **äußere Kompaktahypertrophie**) geführt hat.

b **Alternierender Passsitz (PS) hat durch Stressentlastung zu einer Osteopenie des Trochanter maior geführt.** Stabiler Prothesensitz. Stärkere Stressentlastung (dadurch erhöhter Spongiosaumbau mit Überwiegen der Osteoklastentätigkeit) nimmt den osteotropen Tracer im Szintigramm vermehrt auf. Cave Fehldeutung als Lockerungshinweis!

c **Seitliche Röntgenaufnahme einer Geradschaftkomponente.** Es sind 2 Kontaktzonen zwischen Prothesenschaft und -lager zu erkennen. Bei **Mikromotion** können adaptive Selbstheilungsmechanismen die Kontaktzonen durch **Sekundärspongiosa** oder **-kompakta** vergrößern *(schraffiert)*. Wäre die Geradschaftkomponente etwas schräger (Schaftspitze in der Zeichnung mehr nach rechts) implantiert oder/und die Femurschaftantekurvation kurzbogiger, so würden die Kontaktzonen an anderen Stellen des Prothesenlagers liegen. Dort könnten ebenfalls knöcherne Adaptationen vom Kompaktaendost ausgehen.

Biologische Dauerfixation

Zur Förderung der biologischen Dauerfixation wird häufig im Prothesenabschnitt für die mechanische Primärstabilität – also partiell – oder im gesamten Komponentenbereich – also komplett – die Oberfläche strukturiert. Dadurch steht den biologischen Vorgängen, die in die Dauerfixation einmünden sollen, eine vergrößerte Kontaktfläche zur Verfügung. Dies fördert die Verankerung sowohl quantitativ als auch qualitativ. Verschiedene Oberflächengestaltungen der Prothesenkomponenten sind möglich, beispielsweise oberflächliche Beschichtungen, u.a. auch mit Hydroxylapatit, Sinterung kleiner Metallperlen, korallenartige Oberflächengestaltung oder offenzellige Metallstrukturen. Letztere führen zu einer metallspongiösen Oberfläche, die das Einwachsen osteogenen Bindegewebes besonders begünstigt. Die Metallspongiosa gibt sich im Röntgenbild an leicht irregulären Konturen zu erkennen (s. Abb. 4.**18f** und **g'**). Die bioaktive Hydroxylapatitbeschichtung ist als Knochen-Knochen-Simulation gedacht und soll an der Kontaktzone die Bildung einer fibrösen Membran verhindern. Letztere ist nur ein „Bindemittel 2. Wahl" gegenüber der physiologischeren biologischen Dauerfixation durch vitales Knochengewebe. Einzelne gesinterte Metallmikroperlen können sich manchmal im Verlauf ablösen. Dies ist jedoch kein sicheres Zeichen einer Störung der Dauerfixation, es sei denn, die Mikroperlen lösen sich in Massen ab, oder es lässt sich im Verlauf eine wesentliche Zunahme ihrer Anzahl erkennen.

Furchen, Rillen, längsgerichtete Tragrippen und Wabenprofile vergrößern ebenfalls die Prothesenoberfläche.

Prothesenversagen jenseits mechanischer Primärstabilität und biologischer Dauerfixation

Die Dezentrierung der Femurkopfkomponente in Bezug zur Kunstpfanne spiegelt einen kraniolateralen Abrieb des Polyäthylen-Inlays der Kunstpfanne wider (s. Abb. 4.**6**). Dieser Abrieb führt zu einer exzentrischen Kranialverschiebung des Femurkopfs in der Kunstpfanne. Zur Verbesserung der Abriebfestigkeit wurden Gelenkgleitkörper aus Aluminiumoxidkeramik konstruiert. Der Kontaktabrieb zwischen Polyäthylen und Keramik ist geringer als beim Polyäthylen-Metall-Kontakt.

Besonderheiten der Kniealloarthroplastik

Das Kniegelenk wird hauptsächlich von Muskeln und Bändern stabilisiert und geführt. Dazu gehören vor allem die Ligg collateralia und die Ligg cruciata. Die beiden Kreuzbänder werden als Binnenbänder bezeichnet, obwohl sie sich außerhalb des Kniegelenkkavums befinden. Im femorotibialen Kompartment fehlt die knöcherne Führung weitgehend. Lediglich die Eminentia intercondylaris wirkt einer Verschiebung der Femurkondylen in der Frontalebene entgegen. Im femoropatellaren Kompartment dagegen wird die Patella in ihrem Gleitlager – Facies patellaris femoris – knöchern geführt und durch Band- und Muskelkräfte gesichert. Diese anatomischen Gegebenheiten spiegeln sich in der Konstruktion der Knieendoprothesen wider (Abb. 4.**34** bis Abb. 4.**42**). Ihr Design ersetzt den Gelenkknorpel und die subchondralen Anteile des knöchernen Gelenksockels und richtet sich nach der präoperativen Versehrtheit oder Unversehrtheit des Bandapparats. Daher gibt es 3 Typen der TEP des Kniegelenks.

Abb. 4.**34** **Präoperative Planung der Implantation einer Knieendoprothese zur Orientierung über die Ist- und Sollachse und die entsprechenden -winkel.** Die vorgegebenen Sollachsen und Sollwinkel bestimmen das Resektionsausmaß und die intraoperativen Schnittebenen, um die Sollwerte aus den gemessenen Istwerten (der deformierten und evtl. fehlstehenden knöchernen Gelenksockel) zu erhalten. A.-p. Röntgenaufnahme im Stehen (Patella liegt vorn). Falls das Talokruralgelenk wegen der Körpergröße des Patienten nicht abgebildet wird, kann die Tibialängsachse (Belastungsachse) aus der Teilabbildung des Unterschenkels konstruiert werden. ►

In die Röntgenaufnahme sind einzuzeichnen:

1 Femurkopfzentrum.
2 Kondylenmitte (Gelenkzentrum).
3 Belastungsachse (Mikulicz-Linie; verläuft durch das Gelenkzentrum, also vom Femurkopf- zum Kniegelenksmittelpunkt).
4 Femurlängsachse.
5 Kniegelenksachse Femur = Senkrechte auf die Belastungsachse; Nr. 3 und 5 umschließen daher 90°; 5 : 2 = Kondylenmitte; diese Achse berührt nicht immer beide Kondylen.
6 Kniegelenksachse Tibia (Nr. 6 und 3 bzw. Tibialängsachse umschließen 90°).

Winkel zwischen Nr. 3 und 4 um 7° im Valgussinn.

Die dargestellten Linien und Winkel werden auch postoperativ zur Überprüfung des Komponenten-Alignements benutzt. Die Mikulicz-Linie wird dann von kaudal nach kranial konstruiert, da nur das Kunstgelenk mit seinen knöchernen Sockeln abgebildet ist.

Merke:

Wegen der weichteilbedingten Führung des Kniegelenks richtet sich die Implantatwahl vor allem nach dem Ausmaß der ligamentären Insuffizienz, d. h. nach dem Funktionszustand des hinteren Kreuzbands und der Gelenkkapsel. Trotzdem ist die knöcherne Ausrichtung der Prothesenkomponenten von Bedeutung, um ein Bewegungsdefizit der Prothese zu vermeiden und die Patellaführung nicht zu kompromittieren.

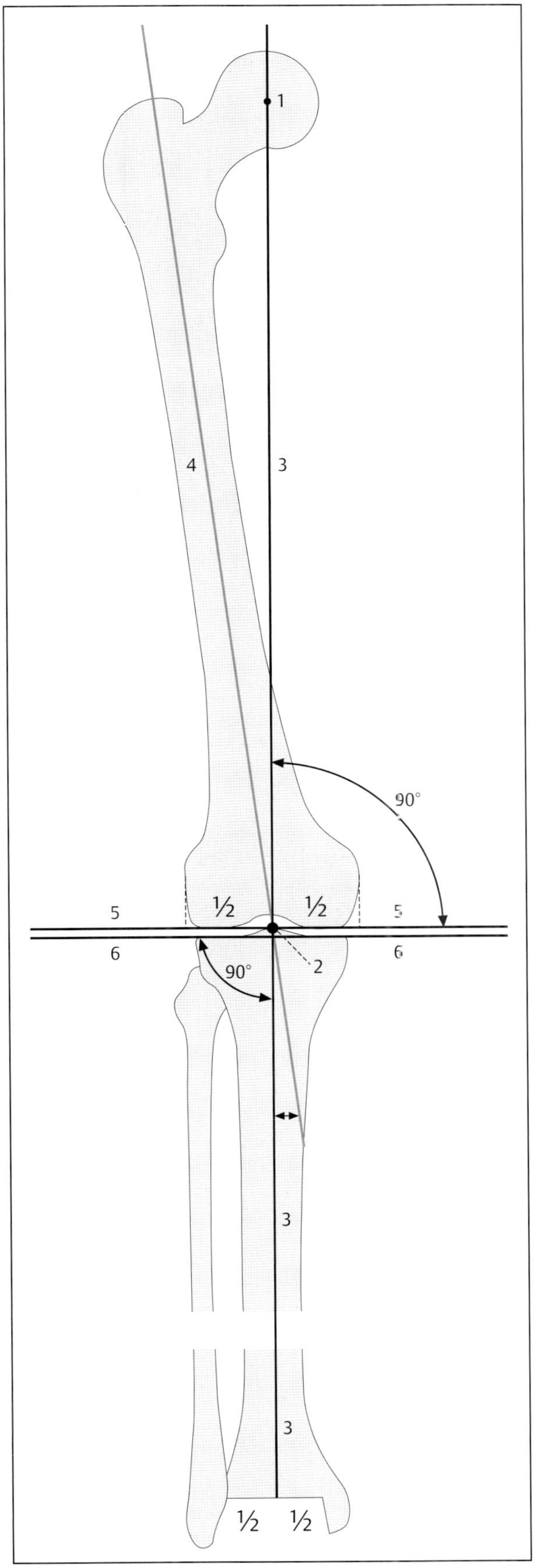

Abb. 4.**34**

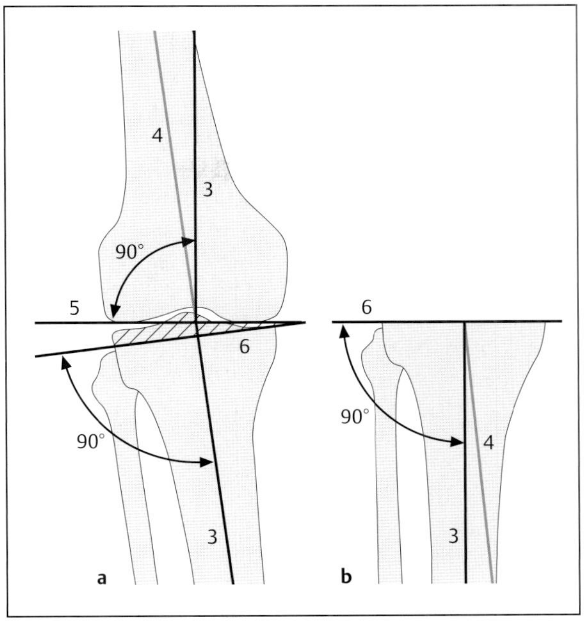

Abb. 4.**35a, b** **Varusfehlstellung.**
a **Präoperative Planung** gemäß Abb. 4.**34** (*schraffiert* = notwendige Resektion zur achsengerechten Implantation der Tibiakomponente). Auf der Röntgenaufnahme sind eingezeichnet:
3 Belastungsachse/Tibialängsachse.
4 Femurlängsachse (verlängert zur Tibia, vgl. Abb. 4.**34**).
5 Kniegelenksachse Femur.
6 Kniegelenksachse Tibia.
b **Zustand nach Resektion.** Nr. 6 verläuft parallel zu Nr. 5 (vgl. **b** mit **a**).

Geführte Endoprothese (Scharnierprothese)

Dieser Prothesentyp (engl.: Constrained Prosthesis) ist wie ein Scharniergelenk beider Prothesenkomponenten aufgebaut und erlaubt nur Flexion und Extension von Femur und Tibia. Manche Prothesengeometrien gestatten durch ihr Bindeglied von Femur und Tibia aber auch eine zusätzliche geringe Rotationsbewegung. Die geführte Endoprothese ist das Prothesen-Design bei insuffizientem Bandapparat.

Halbgeführte Endoprothese

Diese Endoprothese (engl.: Semiconstrained Prosthesis) erlaubt eine 3-achsige Bewegung, nämlich Flexion, Extension und Rotation. Dieser Prothesentyp wird bei mittelgradiger Bandschwäche implantiert. Das Polyäthylen-Inlay der Tibiakomponente ist auf der Femurgleitseite bikonkav geformt (schalenartig), damit vor allem die Hyperflexion und eine Translationsbewegung in sagittaler und frontaler Richtung vermieden oder mindestens wirksam eingeschränkt werden. Die Höhe der Polyäthylenauflage der Tibiakomponente richtet sich nach der Zielsetzung, eine möglichst hohe Bandstabilität zu erreichen

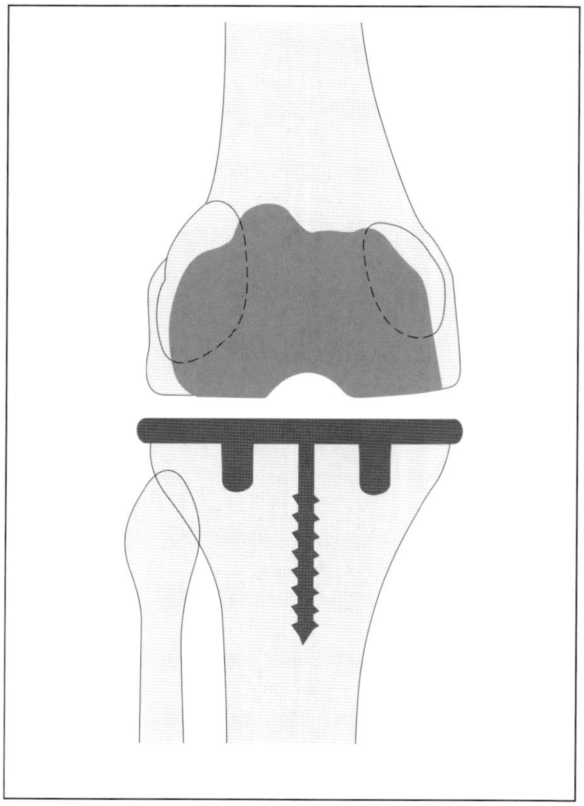

Abb. 4.36 **Zwei große fokale Osteolysen (Fremdkörpergranulome) im distalen Femur bei einer zementlos implantierten TEP des Kniegelenks.** Das laterale Granulom zeigt Expansionstendenz (granulomatöser Pseudotumor). *Gestrichelt* gezeichnet wurde die Ausdehnung, wie sie auf der seitlichen Röntgenaufnahme zu erkennen ist. Implantation vor etwa 5 Jahren. Keine klinischen oder röntgenologischen Lockerungsbefunde, jedoch belastungsabhängige Schmerzen und Schwellungen (Erguss). Das therapeutische Vorgehen ist eine klinische Entscheidung.

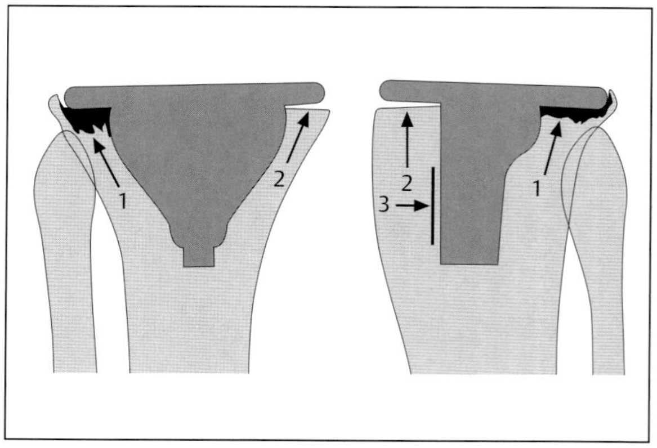

Abb. 4.37 **Tibiakomponente einer zementfrei implantierten bikondylären Schlittenprothese (ungeführte Oberflächenprothese).** Implantation vor etwa 2½ Jahren. Der Patient stellt sich wegen Beschwerden nach längerem Gehen vor. Klinisch und röntgenologisch keine Befunde, die für eine revisionsbedürftige aseptische Lockerung sprechen. Immerhin zeigen die *Pfeile* auf pathologische Röntgenbefunde, die der Verlaufsbeobachtung bedürfen und mit den Beschwerden in Zusammenhang stehen können:

1 Lateral-dorsales Einsinken der Prothese mit adaptiver Spongiosasklerose.
2 Klaffen auf der Gegenseite.
3 Partieller Randsaum mit Stresslimes an der Spongiosa des Rotationszapfens (Mikromotion).

Prognose: Insgesamt Röntgenbefunde, die für eine (progrediente?) Insuffizienz des tibialen Prothesenbetts sprechen. Die Migration (Einsinken) der Komponente ist an sich ein Lockerungszeichen, wird in diesem Fall jedoch durch die adaptive Spongiosasklerose kompensiert (wie lange?). Das therapeutische Vorgehen ist eine klinische Entscheidung unter Berücksichtigung des Leidendrucks des Patienten.

und nach der Erfahrung, dass Polyäthylenhöhen (-dicken) unter 6 mm den Abrieb und die Oberflächendeformierung begünstigen. Frühzeichen des Polyäthylenversagens ist die klinisch nachweisbare Synovitis. Das Polyäthylen-Inlay soll daher etwa 8 mm hoch sein. Auf optimal belichteten Röntgenaufnahmen und Knien mit dünnem Fettmantel gibt es sich als zarte scheibenförmige Schwärzung zu erkennen, die dem Metallanteil der Tibiakomponente aufliegt. Die Tibiakomponente der Knieendoprothese hat grundsätzlich die Form eines umgekehrten Stempels, evtl. mit zusätzlichen Verankerungsdübeln, -zapfen oder -schrauben. Die Ebene des Tibiaplateaus soll senkrecht zur Tibialängsachse verlaufen, also horizontal. Wird diese Platzierung versäumt (im Varus- oder Valgussinn), so kommt es zu erhöhtem Stress auf der einen Seite der Tibiakomponente und zur Stressentlastung auf der Gegenseite. Dies kann auf der a.-p. Röntgenaufnahme analysiert werden. Auf der seitlichen Röntgenaufnahme ist der geringe Abfall des Tibiaplateaus nach dorsal sichtbar – analog zur normalen Tibiaanatomie (bis 10°). Die

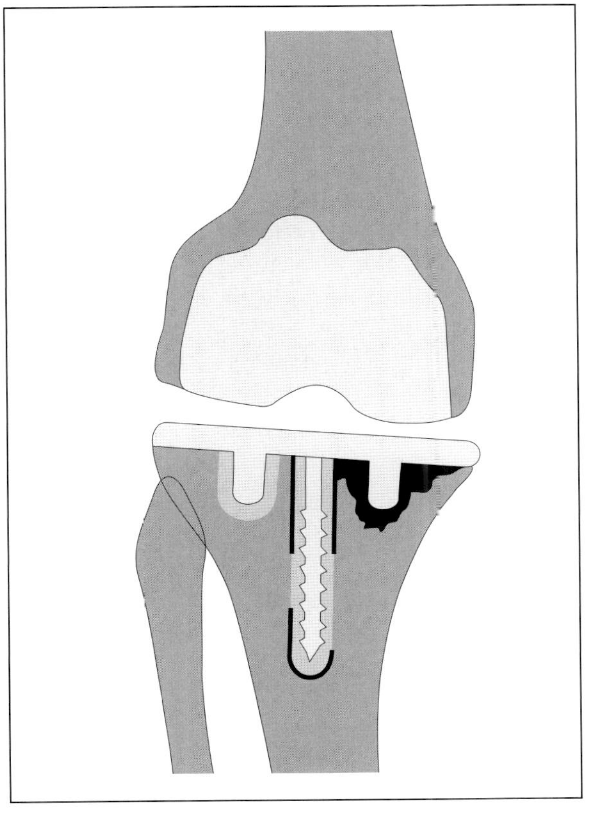

Abb. 4.**38** **Röntgenbildanalyse einer vor etwa 3 Jahren zementfrei implantierten, halbgeführten Knie-TEP (Röntgenaufnahme im Stehen).** Seit etwa 4 Monaten Schmerzen und Weichteilschwellung.

Röntgenbefunde:

1. Die Tibiakomponente wurde im Varussinn implantiert (gestörtes Alignement), dadurch ungleichmäßige Krafteinleitung.
2. Die ungleichmäßige Krafteinleitung ist an den beiden Zapfen und der Fixationsschraube dieses Prothesen-Designs zu erkennen. Lateraler Zapfen: Die Osteopenie ohne Randsklerose in seiner Umgebung zeigt eine Stressentlastung an, d. h. „Funktionsverlust" des Zapfens. Fixationsschraube: Randsaum mit partiellem Stresslimes der Spongiosa (Mikromotion). Medialer Zapfen: In seiner näheren und weiteren Umgebung adaptive Spongiosasklerose.
3. Der „Gelenkspalt" ist bei normaler Streckfähigkeit medial schmaler als lateral.

Differenzialdiagnose: Unilateral (medial) betonter Polyäthylenabrieb *oder* relative Insuffizienz des äußeren Kollateralbands bei Varus-Alignement. Über das weitere Vorgehen entscheidet der klinische Befund.

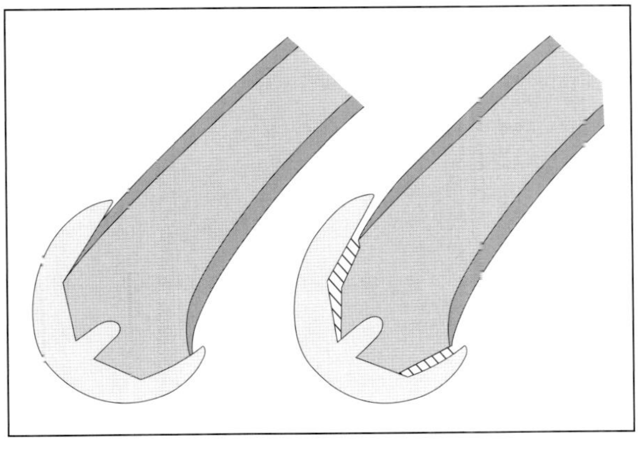

Abb. 4.**39** **Normaler Sitz der kufenförmigen Femurkomponente einer ungeführten Endoprothese, die zementfrei implantiert wurde *(links)*.** Die beiden Zapfen projizieren sich übereinander. Der vordere Kufenanteil verläuft annähernd parallel zur vorderen Femurkompakta (korrekte Implantation). Auf dem *rechten* Abbildungsteil ist eine gelockerte Femurkomponente wiedergegeben. Ausgedehnte Randsaumbildung über 2 mm Breite *(gestrichelt)*. Die beiden festsitzenden Zapfen (übereinander projiziert) reichen zur Stabilität nicht aus.

Femurkomponente hat Kufenform. Sie ist richtig platziert, wenn die sich verjüngende Femurkompakta auf der seitlichen Röntgenaufnahme vollständig erhalten ist und die Knochen-Prothesen-Kontaktfläche auf der seitlichen Aufnahme etwa in der Verlängerung der vorderen Femurkompakta verläuft (s. Abb. 4.**39**). Grobe Abweichungen von dieser Regel bringen eine Bewegungseinschränkung und eine Frakturgefährdung des Femurs mit sich. Auf der a.-p. Aufnahme soll die Kufentangente parallel zur Kniegelenksachse (Senkrechte auf die Mikulicz-Linie, s. Abb. 4.**34**) verlaufen; anderenfalls kommt es zur Varus- oder Valgusfehlstellung. Auch zur Erhaltung der physiologischen leichten Valgusstellung des Knie- und des Kunstgelenks (etwa 7°) muss die präoperative Planung beitragen (s. Abb. 4.**34**).

Auf der postoperativen Tangentialaufnahme der Patellaprothese (s. Abb. 4.**42**) sollen die Tangente an der Femurkondylenkomponente und die Gerade an der Prothesen-Patella-Kontaktfläche annähernd parallel verlaufen (**Patellaneigungswinkel**). Entsprechendes gilt für die Geraden entlang dem Patellaäquator und der Prothesen-Patella-Kontaktfläche (**Prothesenneigungswinkel**). Eine Fehlimplantation der Patellaprothese birgt die Gefahr einer Ermüdungsfraktur der Patella.

Die Prothesenimplantation kann mit oder ohne Knochenzement erfolgen; auch Hybridfixation ist bekannt.

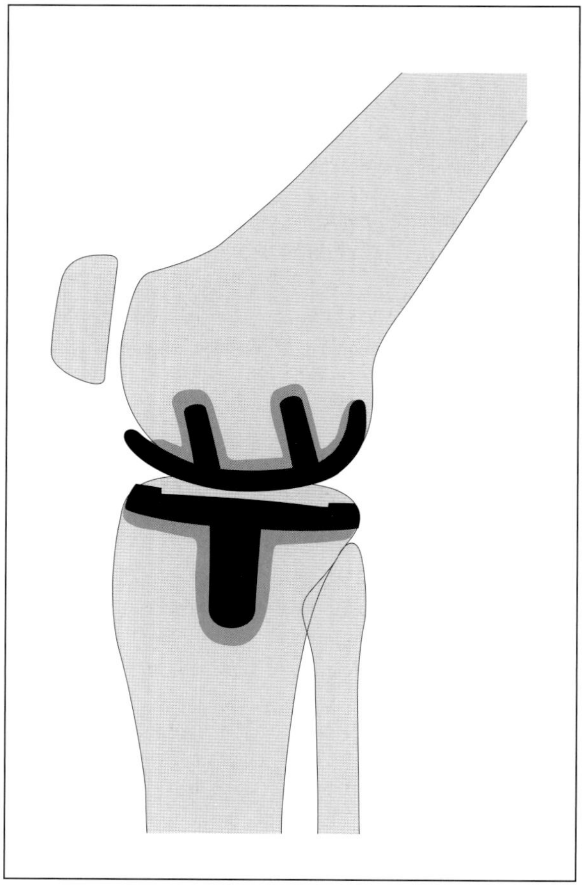

Abb. 4.40 **Seitliche Röntgenaufnahme bei zementfixierter monokondylärer Schlittenprothese.** Bei der monokondylären Oberflächenprothese bleibt das femoropatellare Gleitlager erhalten. Die Form der Femurkufenkomponente und ihr Implantationsort weichen daher vom Aspekt der bikondylären Schlittenprothese ab.

Merke:

Scharnier- und Oberflächenersatzprothesen des Kniegelenks bestehen beim derzeitigen Standardmodell im Femurbereich aus Metall, in der Tibia aus einem metallunterstützten Polyäthylenstück. Der Werkstoff Polyäthylen hat Eigenschaften, die seinen Verschleiß begünstigen, nämlich geringe Härte und Zugfestigkeit, ein geringes Elastizitätsmodul und ein hohes Maß an Kaltfluss unter dynamischer Wechsellastbeanspruchung. Daher ist die Polyäthylenkomponente der Kniegelenkprothese die Hauptursache ihrer aseptischen Lockerung.

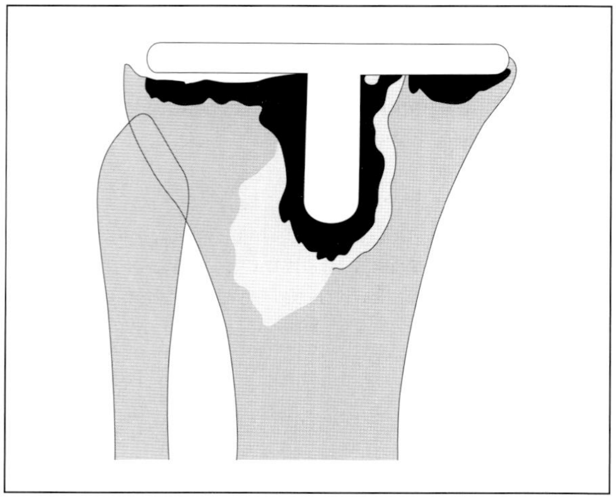

Abb. 4.**41** **Septische Lockerung** (Einsinken, breiter unregelmäßiger Randsaum, der in eine Einschmelzung – geografische Osteolyse – übergeht); d. h., im Bereich der zementfixierten Tibiakomponente einer halbgeführten Knieendoprothese hat eine schleichende tiefe Infektion zu einer Lockerung geführt.

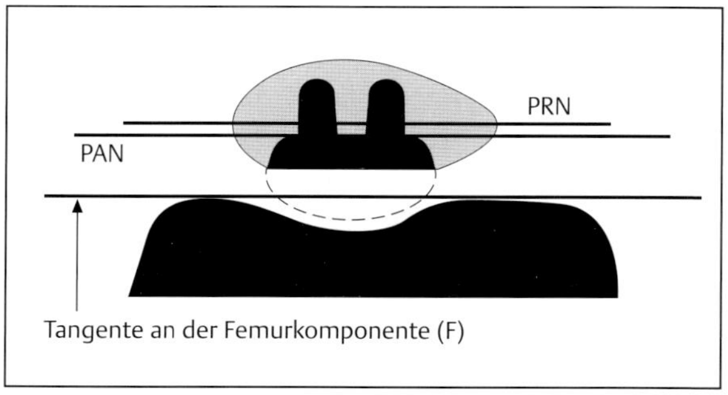

Abb. 4.**42** **Tangentialröntgenaufnahme der Patella mit Referenzlinien für die Implantation und das Alignement des Rückflächenersatzes.** Gezeichnet wurde ein Design, das aus einer Metallschale mit Metallzapfen und einer röntgenologisch nicht sichtbaren Polyäthylengleitfläche *(gestrichelt)* besteht und zementfrei implantiert ist (F = Tangente an der Femurkomponente, PAN = Gerade entlang der Prothesen-Patella-Kontaktfläche [bzw. dem Knochenzement-Patella-Interface], PRN = Gerade durch den Patellaäquator [soweit abgrenzbar], Winkel F/PAN = *Patellaneigungswinkel*, Winkel PAN/PRN = *Prothesenneigungswinkel* [Neigung der Prothese in der Patella]). Winkelgrade gegen 0 sind anzustreben, da beispielsweise die Patellaneigung mit Beschwerden einhergehen kann und Abrieb sowie Komponentenlockerung begünstigt.

Ungeführte (nicht geführte) Endoprothese

Bei diesem Prothesentyp (Non-constrained Prosthesis) müssen 3 Ligamente des Kniegelenks intakt sein, d. h. beide Kollateralbänder und das hintere Kreuzband. Die 3-Bandführung ist die Voraussetzung für Endoprothesen ohne mechanische Kopplung der Komponenten. Die mono- oder bikondyläre Schlittenprothese gehört ebenfalls zu den ungeführten Endoprothesen des Kniegelenks. Sie dient zur Oberflächenstabilisierung und ist daher eine Oberflächenprothese.

Die Röntgenbefunde der aseptischen Lockerung und der schleichenden tiefen Infektion bei Hüftgelenksendoprothesen lassen sich auf das Kniekunstgelenk übertragen – gemäß dem Stressadaptationskonzept (s. Abb. 4.**16**). Zu beachten ist jedoch, dass die Knieendoprothese ausschließlich in spongiöser Knochensubstanz verankert ist, die schneller und teilweise anders reagiert/adaptiert als die Kompakta im Schaftlager des Hüftkunstgelenks. Außerdem haben die Angleichung der Prothesenkomponenten – ihr Alignement – und deren krankhafte Abweichungen größere klinische Bedeutung als am Kunstgelenk der Hüfte.

Von Kniescheiben mit Rückflächenersatz seien hier die wichtigsten, mit Symptomen einhergehenden Komplikationen summarisch zusammengefasst:

- Abrieb, Ablösung, Fraktur der Polyäthylengleitfläche.
- Starker Polyäthylenabrieb → Metall-Metall-Friktion → Metallabrieb → Synovitis.
- Patellaneigung (vgl. Abb. 4.**42**), Patelladislokation (-subluxation), Stressfraktur, Osteonekrose.
- Der Metallteil des Rückflächenersatzes kann sich nach Fraktur der Fixationszapfen/-dübel ablösen. Ein *breiter* Randsaum an der Kontaktfläche zwischen Knochenzement und Patella bzw. Metall zeigt die Lockerung an.

Die Überprüfung der geschilderten, praktisch wichtigen Achsenverhältnisse und ihrer Deviationen ist der 1. röntgendiagnostische Schritt bei der Beurteilung symptomatischer Knieendoprothesen der 3 möglichen Typen. Im 2. Schritt wird die Röntgenmorphologie von Knochen, Knochenzement und Metall beachtet.

Digitale Subtraktionsarthrografie der Hüfttotalendoprothese

Die digitale Subtraktionsarthrografie der Hüftendoprothese hat strenge Indikationen, da durch sie Keime inokuliert werden können. Beim Vorliegen der technisch-apparativen Voraussetzungen ist sie indiziert, wenn zwischen der Symptomatik des Patienten und dem klinischen Untersuchungsbefund einerseits und der bildgebenden Darstellung andererseits keine Übereinstimmung besteht. Dies gilt sowohl für zementfixierte als auch für zementfrei implantierte symptomatische Endoprothesen, bei denen weder röntgenologisch noch szintigrafisch ein eindeutig pathologischer Befund zu erheben ist. In Abstimmung mit dem überweisenden Kliniker wird bei der Arthrografie die Punktion des Kunstgelenkkavums zur Aspiration ausgenutzt, damit kulturell nach aeroben und anaeroben Mikroorganismen gefahndet werden kann. Eine Voraussetzung für Informationen durch die Subtraktionstechnik ist die Abbildungsidentität der untersuchten Region auf der digitalen Subtraktionsmaske und auf den digitalen Arthrogrammen. Das Kontrastmittel sollte im Verhältnis von 3 : 1 mit einem Lokalanästhetikum, z. B. 1%igem Lidocain, gemischt werden. Unter Zugang von vorn erfolgt die manuelle Injektion schnell und dadurch mit hohem Druck. Die Belichtung der Arthrogramme beginnt im Sekundenabstand während der Injektion und wird beendet, wenn die Beobachtung einen positiven, d. h. pathologischen Befund, erkennen lässt oder der Patient stärkere Schmerzen angibt.

Die Sensitivität und Spezifität der digitalen Subtraktionsarthrografie zum Nachweis einer Schaftlockerung liegt bei 96–100%. Für die Lockerung der Kunstpfanne liegen diese Parameter über 80% (Walker et al. 1991), wenn folgende **Lockerungskriterien** gelten (Abb. 4.**43**):

- *Kunstpfannenlockerung* (Einteilung ihrer Zirkumferenz in ein superolaterales, ein zentrales und ein inferomediales Drittel; s. Abb. 4.**22**).
  - Das Kontrastmittel dringt in alle 3 Zonen der Kunstpfannenzirkumferenz ein *oder*
  - das Kontrastmittel ist in 2 zusammenhängenden Zonen der Zirkumferenz sichtbar *oder*
  - es liegt eine breite (> 2 mm) Kontrastmittelstraße in irgendeiner Zone vor *oder*
  - das Kontrastmittel zeigt sich in 2 nicht zusammenhängenden Zonen *und* füllt ein mittelgroßes oder großes Pseudokavum (Pseudokapsel) oder eine entsprechende Bursa auf.
- *Lockerung der Schaftkomponente:* Das Kontrastmittel dehnt sich entlang der Schaftkomponente aus, und zwar entweder medial oder lateral mindestens bis zur intertrochantären Linie (s. Abb. 4.**22**); sicherer noch ist die Aussagekraft einer Ausdehnung des Kontrastmittels bis zur Schaftmitte.

Wenn sich nach Implantation einer TEP des Hüftgelenks ein positives Trendelenburg-Zeichen ausbildet, muss an eine intraoperative Läsion des N. glutaeus superior mit nachfolgender Parese der Mm. glutaeus medius und minimus gedacht werden: in CT-Schnitten oder im MRT dicht oberhalb der Kunstpfanne dann (vergleichsweise) Atrophie und Fettdurchsetzung (Roy et al. 2001). ■

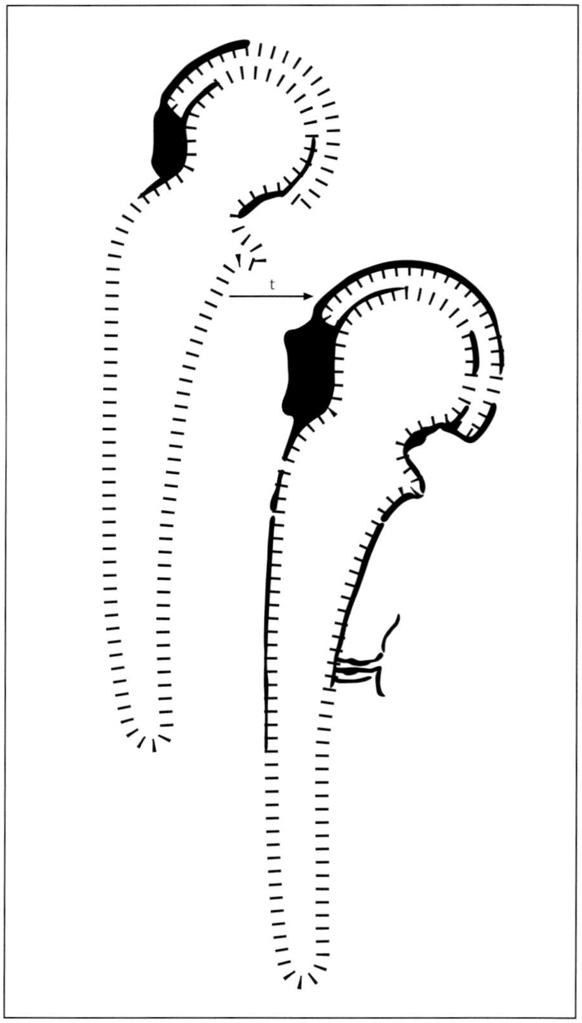

Abb. 4.**43** **Digitale Subtraktionsarthrografie.** Zwei Aufnahmen aus 1 Serie. Sowohl die Kunstpfanne (zementfrei implantiert) als auch die Schaftkomponente (zementfrei implantiert) sind gelockert.
Begründung: Alle 3 Zonen der Pfannenzirkumferenz werden im Verlauf der Arthrografie (s. Text) vom Röntgenkontrastmittel umflossen. Das Kontrastmittel dehnt sich zwischen Schaftprothese und knöchernem Prothesenlager bis weit distal der Intertrochantärlinie aus (vgl. Abb. 4.**22**). Anfärbung von einigen Lymphgefäßen, die den Ort einer besonders ausgeprägten Lockerungszone anzeigen (etwas Kontrastmittel hat sich auch zwischen der Femurkopfoberfläche und der Kunstpfanne ausgebreitet).

Merke:

Je *kleiner* das Pseudogelenkkavum ist, d. h. je *weniger* Kontrastmittel die Pseudokapsel umschließt, desto eher besteht die Möglichkeit einer falsch positiven Aussage (Lyons et al. 1985). Um diese Fehleinschätzung, es liege eine Lockerung vor, zu vermeiden, sollte in diesem Fall das Kontrastmittel die gesamte Pfannenzirkumferenz umfließen und mindestens 2 mm breit dargestellt sein.
Bei negativer Arthrografie kann manchmal durch Bewegung im Hüftgelenk eine Verteilung des Kontrastmittels provoziert werden und die anschließende Röntgenaufnahme doch noch eine pathologische Kontrastmittelausdehnung offenbaren (t).
Der Verdacht einer aktiven Infektion kommt im Subtraktionsarthrogramm bei folgenden Befunden auf: bei unregelmäßigen Oberflächenkonturen der Pseudokapsel (gezackte Grenzfläche, umschriebene Vorwölbung) und bei extrakapsulärer kommunizierender Höhlenbildung, Fistel.

Heterotope Ossifikationen nach Gelenkersatz

Heterotope perineoartikuläre Weichteilverknöcherungen (Abb. 4.**44**) treten nach alloplastischem Gelenkersatz vor allem in der Hüftregion, viel seltener im Kniegelenksbereich oder am Schultergelenk auf. Histologisch lassen sie sich vom orthotopen Knochen nicht unterscheiden. Die Verknöcherungen entstehen in Faszien, Sehnen, Insertionen und Muskeln. Ihre Pathogenese dürfte mit Knochenschutt und/oder Knochenmarkzellelementen – pluripotenten undifferenzierten Mesenchymzellen – zusammenhängen, die durch den operativen Eingriff in die Weichteile versprengt wurden. Häufigkeitsangaben im Schrifttum über das Auftreten heterotoper Verknöcherungen nach alloplastischem Hüftgelenkersatz haben einen großen Streubereich, sodass ihnen im Einzelfall keine prädiktive Bedeutung zukommt. Auch Risikofaktoren, die das Auftreten heterotoper perineoartikulärer Ossifikationen begünstigen sollen, werden kontrovers diskutiert. Dazu gehören beispielsweise Grundkrankheiten, wie die Spondylitis ankylosans, oder Konstitutionsanomalien, wie die diffuse idiopathische Skeletthyperostose (DISH), ferner zementfrei implantierte Femurkomponenten und Zweiteingriffe (Prothesenwechsel), der operative Zugangsweg und das Ausmaß des Operationstraumas.

Etwa 3–4 Wochen nach der Operation werden Verknöcherungen erstmals röntgenologisch sichtbar. Frühestens 6 Monate nach dem operativen Eingriff bekommen Weichteilverknöcherungen eine Kortikalis. Dann sind sie „ausgereift". Im Skelettszintigramm kann die Hyperaktivität der Osteoblasten noch länger andauern, ohne dass die Verknöcherungen im Röntgenbild an Größe zunehmen müssen.

Prädilektionsstellen für die Entstehung heterotoper Ossifikationen sind die Weichteile lateral vom proximalen Anteil der Femurkomponente. Hier kann man sie auch im Skelettszintigramm oberhalb des Trochanter maior erkennen.

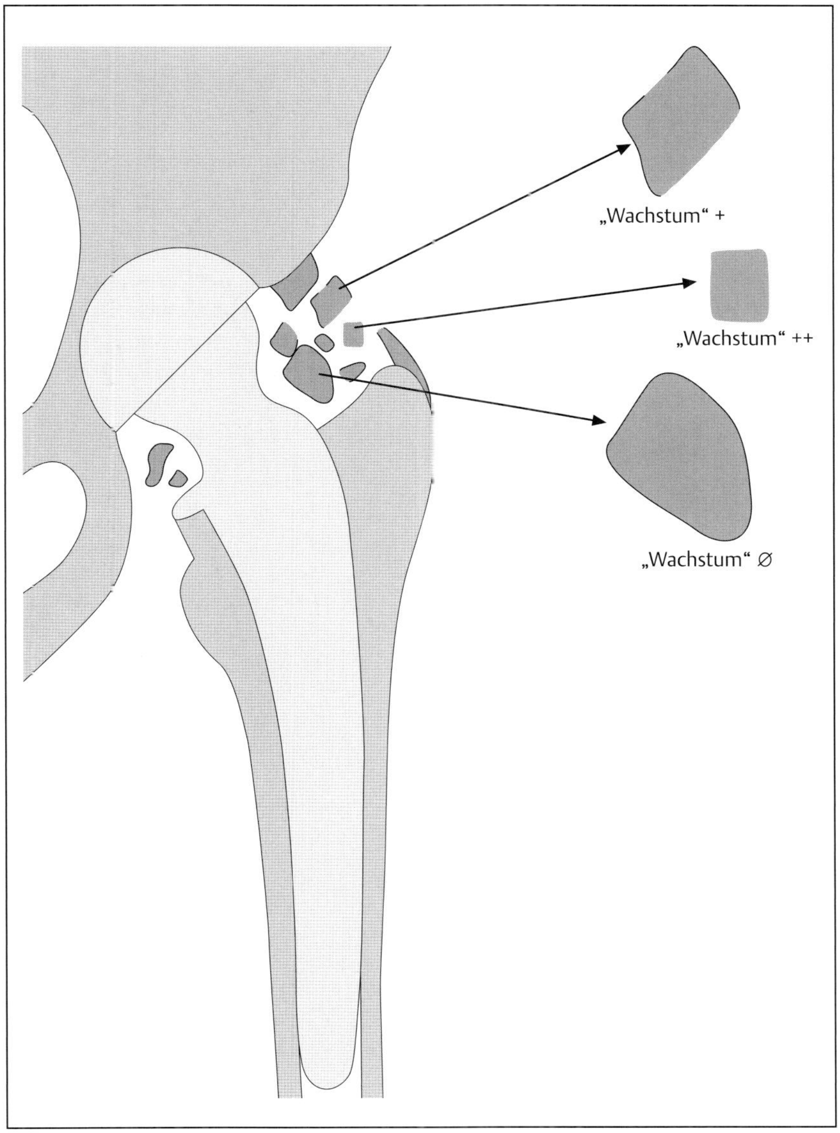

Abb. 4.44 **Heterotope (perineoartikuläre) Ossifikationen nach Hüftalloarthroplastik.** Sie treten lateral der proximalen Schaftkomponente viel häufiger und stärker auf als medial von ihr.

Merke:

Kortikalisierte Knochenheterotopien (Lupe!) nehmen nicht mehr an Größe zu. Dieser Parameter ist zuverlässiger als die szintigrafische „Anfärbung“ mit osteotropen Radiopharmaka, die nicht nur von der Wachstumstendenz, sondern auch von dem Volumen der heterotopen Knochenbildung beeinflusst wird. Röntgenologisch abgeleitete Klassifikationen der heterotopen Ossifikation haben keine praktische Bedeutung, da das Ausmaß der Bewegungsbehinderung, selten die Beschwerden allein, die Indikation zur operativen Entfernung bestimmen. **Präoperativ ist jedoch eine CT obligatorisch.** Sie gibt die Verteilung der Verknöcherung in der 3. Ebene (Tiefe) wieder und ermöglicht daher ein gewebeschonenderes operatives Vorgehen. Außerdem informiert sie über die gefährdeten anatomischen Strukturen.

Drei verschiedene Grade werden deskriptiv unterschieden:

1. Einzelne Knocheninseln, Knochensporne oder -wülste, *keine* Mobilisationseinschränkung, daher ohne klinische Bedeutung.
2. Das Ausmaß und der Sitz der heterotopen Weichteilverknöcherungen führen zur *Mobilitätsbehinderung.* Sie wird vom Patienten besonders beim Treppensteigen, beim Sitzen und beim Strumpf- und Schuhanziehen empfunden. Prolongierte postoperative Schmerzen, die nach Ausreifung der Verknöcherungen zurückgehen, werden angegeben.
3. *Endoprothesenimmobilität* durch knöcherne Brückenbildung, beispielsweise zwischen Trochanter maior und Darmbein, oder durch knöcherne Ummauerung.

Die Therapie, d. h. die Resektion, der perineoartikulären Ossifikationen ist eine klinische Entscheidung, die auch den Röntgenbefund berücksichtigt. Zur Verhinderung des Wiederauftretens sollte eine postoperative Prophylaxe betrieben werden. Bestimmte nicht steroidale Antiphlogistika, *z. B.* Indomethacin (2 × 50 mg täglich über 7 Tage) oder eine 1-Zeitbestrahlung von 7 Gy/OD (mindestens unter Tiefentherapiebedingungen) werden empfohlen (Knelles et al. 1997). Ob diese prophylaktischen Therapieregimes grundsätzlich *nach* jeder Endoprothesenimplantation eingesetzt werden oder nur nach operativer Entfernung heterotoper Ossifikationen, ist ebenfalls eine klinische Entscheidung.

Endoprothesenszintigrafie bei Lockerungs- oder Infektionsverdacht

Die postoperative Szintigrafie sollte als 3-Phasenszintigrafie mit osteotropen ^{99m}Tc-Phosphatkomplexen durchgeführt werden. Die evtl. indizierte Entzündungsszintigrafie folgt immer erst der Skelettszintigrafie.

> **! Merke**
> Die wichtigste Aussage der Szintigrafie bei der symptomatischen Endoprothese ist ihr negativer, d.h. nicht pathologischer Ausfall!

Außerdem nehmen verschiedene Faktoren Einfluss auf das Ergebnis der postoperativen Szintigrafie, nämlich vor allem die Implantationsalternativen (mit oder ohne Knochenzement), das postoperative Zeitintervall, das Prothesen-Design und das operative Vorgehen zur Implantation. Erwähnt wurde bereits, dass sich mit ^{99m}Tc markierte Phosphatkomplexe auch in verkalkenden/verknöchernden *extraossären* Prozessen, wie heterotopen perineoartikulären Verknöcherungen, anreichern, aber beispielsweise auch in Muskelnekrosen, in Weichteilabszedierungen, in Tumoren (Lebermetastasen, im Mammakarzinom), evtl. in (benignen) Mastopathien und in den Brustdrüsen junger Frauen.

Sowohl bei zementvermittelter als auch bei zementfreier Implantation spielen sich in den ersten postoperativen Monaten Abräumvorgänge und Einheilungsprozesse mit Entzündungscharakter ab, die einerseits den örtlichen Knochenumbau aktivieren, andererseits Hyperämie und Transsudation/Exsudation hervorrufen können. In dieser Zeit liegt daher der diagnostische Schwerpunkt bei symptomatischen Implantaten auf der klinischen

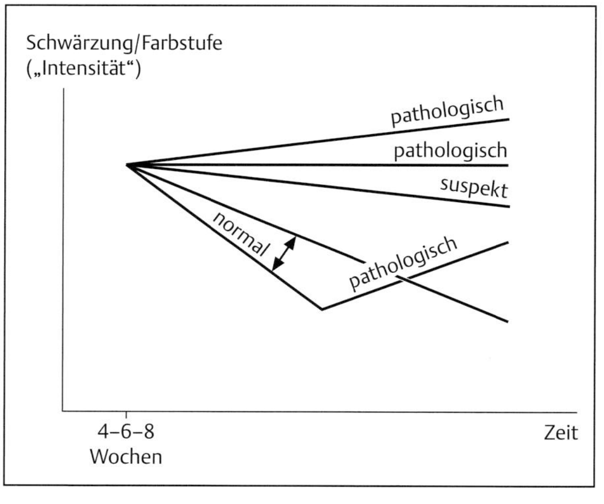

Abb. 4.**45** **Tendenzen der Intensität-Zeit-Korrelation in postoperativen Szintigrammen (Skelettphase) bei zementfixierten Endoprothesen.** Für zementfrei fixierte Endoprothesen gelten die gezeichneten Korrelationen nur dann, wenn die gleichmäßige periprothetische Anreicherung des Radionuklids („Einhüllung" der Komponente) als visueller Parameter herangezogen wird. Persistierende *fokale* Radionuklidaufnahmen bei zementfrei implantierten Endoprothesen können ohne pathologischen Röntgenbefund über Jahre einen adaptiven, biomechanisch ausgelösten verstärkten Knochenumbau ohne Krankheitswert widerspiegeln.

Merke:

Die (u.a.) Scan-technisch bedingten Schwierigkeiten, Verlaufsszintigrafien miteinander zu vergleichen, lassen sich am Hüftimplantat hinreichend umgehen, wenn die Wiedergabe des Uptake in der Spina-iliaca-anterior-superior-Umgebung als Vergleichsmaßstab mitherangezogen wird.

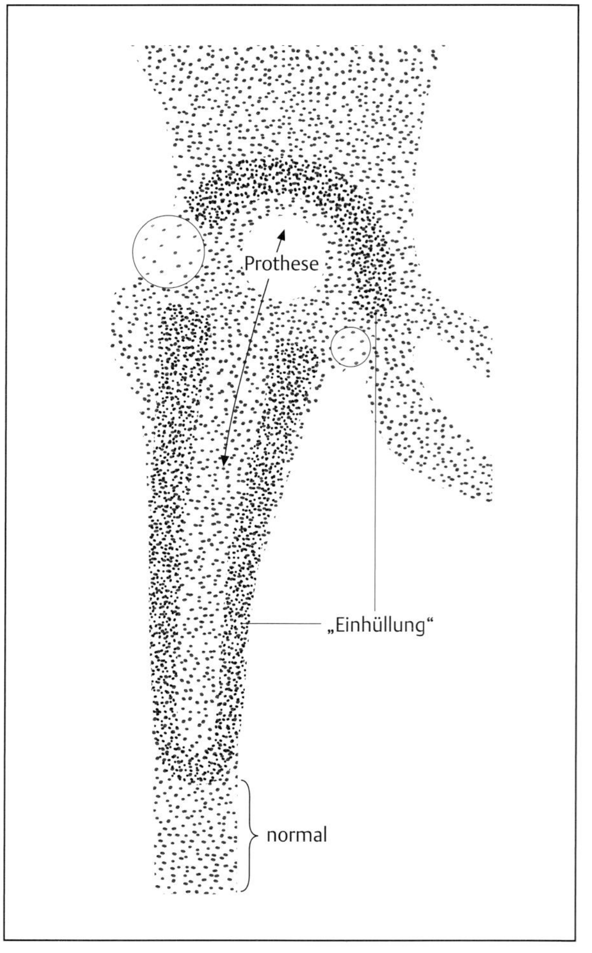

Abb. 4.**46** **Prinzipieller szintigrafischer Aspekt der periprothetischen osteogenen Hyperaktivität im Sinne der „Einhüllung" in der Skelettphase.** Die Zuordnung zu einem reparativen Vorgang oder einem pathologischen Geschehen hängt vom postoperativen Zeitraum ab (vgl. Abb. 4.**45**). Verstärkte Anreicherung des Radiopharmakons *im Kreis* weist entweder auf noch nicht „ausgereifte" heterotope Ossifikationen oder auf größere Volumina solcher Weichteilverknöcherung an ihren Prädilektionsstellen hin. Die Größe der Kreise symbolisiert die topische Präferenz für die Entstehung der heterotopen Knochenbildung.

Untersuchung, bei hämatologisch-serologischen Befunden und bei der kulturell-bakteriologischen Aspiration. Diese Feststellung schließt nicht die postoperative röntgenologische Routinekontrolle bzw. die Bildgebung bei symptomatischer Prothese in diesem Zeitraum aus. Grundsätzlich gilt, dass bei beiden Implantationsmodi die Verlaufsszintigrafie (Wiederholungsszintigrafie) genauere Aussagen über physiologische Einheilungsvorgänge oder pathologische Zustände macht als die Einzelszintigrafie. Summarisch lassen sich folgende Regeln für das Vorgehen im eigentlichen postoperativen Zeitraum aufstellen:

1. Etwa 4–6 oder 8 Wochen nach dem Eingriff sollte eine 3-Phasenszintigrafie ebenso wie eine Röntgenuntersuchung zur postoperativen Basisdokumentation durchgeführt werden (Abb. 4.**45** und Abb. 4.**46**).
2. Normalerweise fällt die postoperative Ausgangsakkumulation im Verlauf von 6–12 Monaten visuell erkennbar ab.
3. Die Radionuklidaufnahme über diese Zeit persistiert, d. h., ein bleibendes oder sogar ansteigendes Radioaktivitätsniveau wird festgestellt. Dies ist sehr verdächtig auf pathologische Vorgänge im Implantationsbereich.
4. Geht die Radio-Tracer-Belegung zunächst zurück, steigt dann jedoch wieder an, so rechtfertigt dies die Annahme einer gestörten Implantation.
5. Eine Radionuklidanreicherung – ausgedehnt oder fokal – ist im Hüftbereich in der Regel nur dann pathologisch einzuordnen, wenn sie visuell mindestens die Intensität der normalen Akkumulation an den Sakroiliakalgelenken auf dem dorsalen Szintigramm oder in der Spina-iliaca-anterior-superior-Umgebung auf dem ventralen Szintigramm erreicht.
6. Wiederholungsszintigramme sollten nicht früher als 4–6 Monate nach dem Vergleichsszintigramm angefertigt werden.
7. Ausnahme: Entzündungsszintigrafien und Röntgenuntersuchungen bei klinischem Verdacht auf schleichende tiefe Infektion. Auch die dramatische Zunahme der Beschwerden muss zur sofortigen Röntgenkontrolle Anlass geben, evtl. auch zum Szintigramm.
8. Übergewicht kann die Normalisierung des postoperativen Szintigramms verzögern. Dies gilt auch für biomechanisch besonders belastete Stellen, beispielsweise die unmittelbare Umgebung von Fixationsschrauben.

Szintigrafische Konstellationen der aseptischen Lockerung und Infektion bei der zementierten Endoprothese

Folgende szintigrafische Befundkonstellationen (Abb. 4.**47**) sprechen für eine **aseptische Komponentenlockerung** der TEP des Hüftgelenks:

1. Die Perfusionsphase – das Radionuklidangiogramm – ist jenseits der ersten 2–3 postoperativen Monate normal (Seitenvergleich).
2. Die Blutpoolphase spiegelt vor allem die diffuse Durchblutung der Oberschenkelmuskulatur wider. Bereits in der Blutpoolphase kann eine erhöhte fokale Aktivitätsanreicherung auffallen, und zwar an denjenigen Stellen, welche in der anschließenden Skelettphase einen verstärkten Knochenumbau zeigen.
3. Die gesamte Kunstpfanne wird noch mindestens 2 Jahre nach der Operation in der Skelettphase vom gestörten Knochenumbau – sprich Radioaktivität – homogen erfasst.

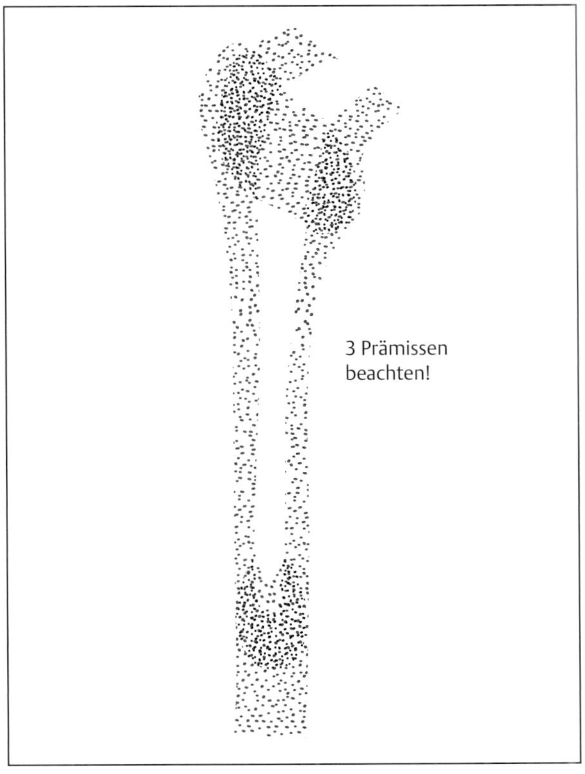

Abb. 4.**47** **Dreipunktakkumulation der osteotropen Radionuklidverbindung.** Die Einordnung als sensitiver Lockerungsindikator hat 3 Voraussetzungen:

1. Zementfixierte Femurschaftkomponente.
2. Die Intensität der Radionuklidanreicherung entspricht mindestens dem Uptake in der unmittelbaren Umgebung der Spina iliaca anterior superior und/oder der Sakroiliakalregion – Letztere auf dem Dorsal-Scan.
3. Die Implantation liegt mindestens 2 Jahre zurück.

4. Die Schaftkomponente zeigt mindestens 2 Jahre nach der Implantation noch eine homogene saumförmige Mehranreicherung des Radionuklids. Falsch negatives Szintigramm: Bei Wiederholungsimplantationen (Prothesenwechsel) kann so viel Schaftkompakta entfernt worden sein, dass der verstärkte Knochenumbau kaum noch (oder überhaupt nicht) zu erkennen ist.
5. Der gelockerte Prothesenschaft gibt sich an einer *starken* (s.o., Nr. 5) sog. 3-Punktakkumulation des Tracers zu erkennen, d.h. an einem fokal stark aktivierten Knochenumbau in beiden Trochanteren und im Schaftspitzenbereich (s. Abb. 4.**47**). Auch bei dieser Szintigrammeinschätzung sollen mindestens 2 Jahre nach der Operation vergangen sein.

Für aseptisch gelockerte Komponenten der *Knieendoprothese* (Abb. 4.**48**) gelten unter Berücksichtigung des anderen (anatomisch bedingten) Prothesen-Designs ähnliche szintigrafische Befundkonstellationen (Nr. 1, 2, 3 und 4 entsprechen der knöchernen Komponentenumgebung, Nr. 5 entfällt).

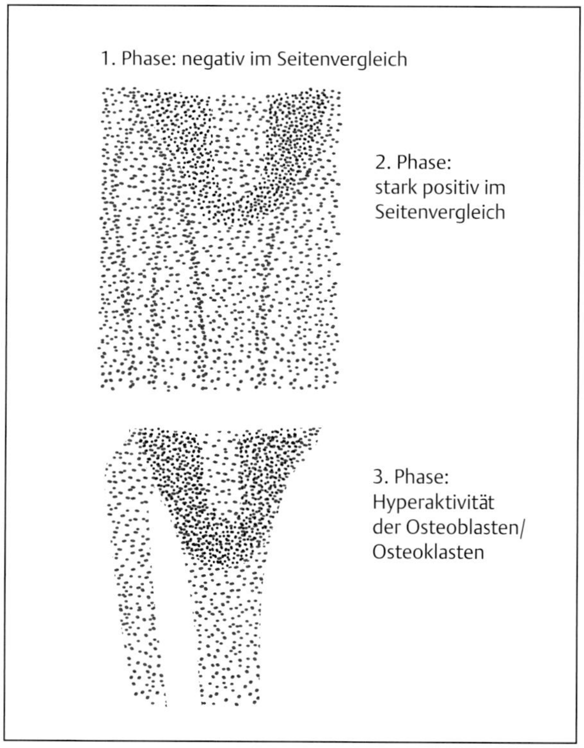

Abb. 4.**48** **Dreiphasenszintigrafie bei einer TEP des Kniegelenks (nur Unterschenkelkomponente und -knochenlager wiedergegeben).** Zementfixiertes Implantat. Operation vor etwa 4 Jahren.
Szintigrafische Diagnose: Aseptische Komponentenlockerung.
Begründung: Keine Hyperfusion (nicht gezeichnet). Schon in der Blutpoolphase (Frühphase) reißt das Prothesenbett den Tracer, wenn auch ungleichmäßig, an sich, d.h., es kommt zu mehr oder minder starker Extravasation des Radionuklids auf seinem Weg zu den hochaktiven Knochenbildnern, die beginnen, den Tracer zu deponieren. In der Skelettphase Bestätigung des verstärkten Knochenumbaus.

Die **Infektion des Endoprothesenlagers** (Ostitis, Osteomyelitis) führt zu einer Hyperperfusion im Radionuklidangiogramm. Ausnahme: In den ersten 6 (8) bis 8 (12) Wochen können die physiologischen Abräumvorgänge und Einheilungsreaktionen sowie auch noch später entstehende heterotope Verknöcherungen mit einer Hyperperfusion einhergehen. In diesem Zeitraum wird allerdings die klinische Manifestation der schleichenden tiefen Infektion kaum beobachtet. Ihr klinischer Hinweis ist das regelhaft auftretende beschwerdefreie postoperative Intervall!

Außer dem positiven Radionuklidangiogramm der 1. Phase fällt in der (2.) Blutpoolphase (Frühphase) bei der Infektion im Seitenvergleich eine besonders frühzeitige und ausgeprägte Anreicherung des Radiopharmakons – Hyperämie und Exsudation – mit *fokaler* Betonung auf. Alternativ kommt es sogar zu einer sog. „Raffung" des Radionuklids (vgl. Abb. 1.**4** und Abb. 1.**5**).

Falls die Annahme einer Infektion nach dem Ergebnis der 3-Phasenszintigrafie nicht durch Röntgenbefunde bestätigt wird (und umgekehrt), muss eine Entzündungsszintigrafie angeschlossen werden.

Bei Osteolysen durch Fremdkörperreaktionen bei der 3-Phasenszintigrafie sind keine Konstellationen wie bei der Infektion zu erwarten.

Szintigrafische Befunde der aseptischen Lockerung und Infektion bei der zementfreien Implantation von Endoprothesen

Zementfrei implantierte Endoprothesen zeigen ein Anreicherungsmuster, das in manchem von demjenigen zementfixierter Implantate abweicht – bei ihnen variiert die physiologische Radionuklidverteilung nämlich stärker als bei zementfixierten Endoprothesen. Dies hängt auch mit dem vielfältigen Design der Hüft- und Kniegelenkprothesen zusammen, aber ebenso mit 3 Alternativen, die im wechselnden Ausmaß auf das Ergebnis der Kunstgelenkszintigrafie Einfluss nehmen. Nicht nur die Entscheidung, ob ein normaler postoperativer (1.) oder ein pathologischer Befund (2.) vorliegt, ist zu treffen; sondern als 3. Alternative sind biomechanische/biologische Vorgänge zu berücksichtigen, die mit der zementfreien Primär- und Dauerfixation in Zusammenhang stehen und den Knochenumbau im Prothesenlager stimulieren. Dadurch nimmt einerseits die Spezifität der Prothesenszintigrafie ab. Andererseits muss versucht werden, die Spezifität der Aussage wieder zu steigern. Dies gelingt mithilfe der vergleichenden Röntgenbildanalyse. Beispielsweise setzt die Deutung des Femurschaftszintigramms bei zementfreier Implantation die Kenntnis voraus, an welcher Stelle der Schaftkomponente infolge der speziellen Prothesengeometrie die mechanische Primärfixation angestrebt wurde; dies ist auch der wichtigste Ort für die biologische Dauerfixation. Diese Frage kann der Operateur beantwor-

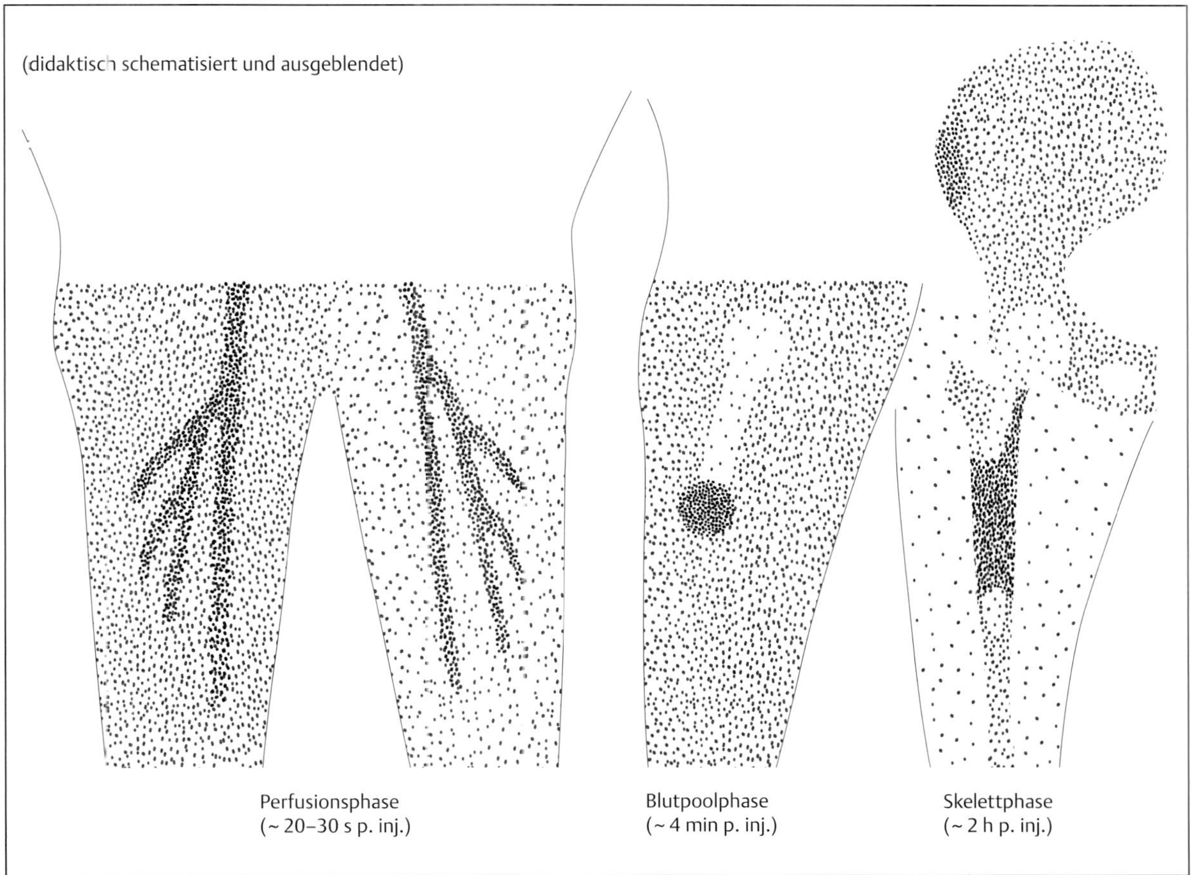

Abb. 4.**49** **Dreiphasenszintigrafie mit ^{99m}Tc-Phosphatkomplex bei schleichender tiefer Infektion des Knochenlagers der Schaftkomponente einer Hüft-TEP.**

Begründung:

Die 1. Phase zeigt Hyperperfusion (verstärktes streifiges Bild und vergleichsweise vermehrt Weichteilanfärbung) im rechten Oberschenkel, Letzteres schon im Sekundenbereich.

In der 2. Phase spiegelt sich nicht nur die (im Seitenvergleich erkennbare) diffuse Hyperämie in den Oberschenkelweichteilen wider, sondern bereits eine *fokale* ossäre Hyperämie sowie die Extravasation und osteoblastisch/osteoklastische „Raffung" des Tracers (vgl. Abb. 1.**4** und Abb. 1.**5**).

Die 3. Phase offenbart einen verstärkten Knochenumbau in einem größeren Abschnitt des Schaftlagers. Die pathologische fokale Radionuklidanreicherung in der 2. Phase erscheint als „Spitze des Eisbergs".

Die Darstellung der Radioaktivität im erkrankten Prothesenlager ist ausgeprägter als die normale szintigrafische Wiedergabe der Spina iliaca anterior superior und ihrer unmittelbaren Umgebung. Die trotz vorheriger Entleerung nicht vermeidbare „Strahlung" der Harnblase (3. Szintigrafiephase) wurde nicht gezeichnet, zumal in der Praxis ihre pubisch-suprapubische „Abdeckung" durchgeführt/versucht wird.

ten, aber fast genauso sicher ist diese Information bei Designkenntnis dem Röntgenbild zu entnehmen.

Aus den dargelegten Gründen sind die nachfolgenden stichwortähnlichen Hinweise auf pathologische postoperative Szintigrammbefunde bei zementfreier Implantation in der Mehrzahl als summarische Erfahrungsentscheidungen zu bewerten (Abb. 4.**49** und Abb. 4.**50**).

- Hyperperfusion im Seitenvergleich *jenseits des postoperativen Indifferenzzeitraums* von 8–12 Wochen + vorzeitige fokale „Raffung" des Radionuklids in der Blutpoolphase → Infekt wahrscheinlicher als aseptische Lockerung. Normale Perfusion (im Seitenvergleich) + vorzeitige fokale „Raffung" des Tracers in der Blutpoolphase → aseptische Lockerung wahrscheinlicher als Infektion.
- Vollständige, gleichmäßige „Einhüllung" der Kunstpfanne und/oder der Schaftkomponente (Entsprechendes gilt für eine Knieendoprothese) in der Skelettphase durch szintigrafisch erkennbaren verstärkten Knochenumbau *nach dem postoperativen Indifferenzzeitraum* → Zeichen für einen pathologischen Zustand im Prothesenlager, in 1. Linie für eine aseptische Lockerung. Mit ansteigendem Zeitintervall vom Operationstermin ab nimmt diese Einschätzung zu.
- Die völlige Normalisierung des Szintigramms dauert bei zementfreier Implantation länger als bei zementfixierten Endoprothesen. Normalisierung bedeutet Angleichung der Radionuklidanreicherung mit mehr oder weniger auffallender Aussparung der Endoprothese an die nicht operierte Gegenseite. Falls auf der

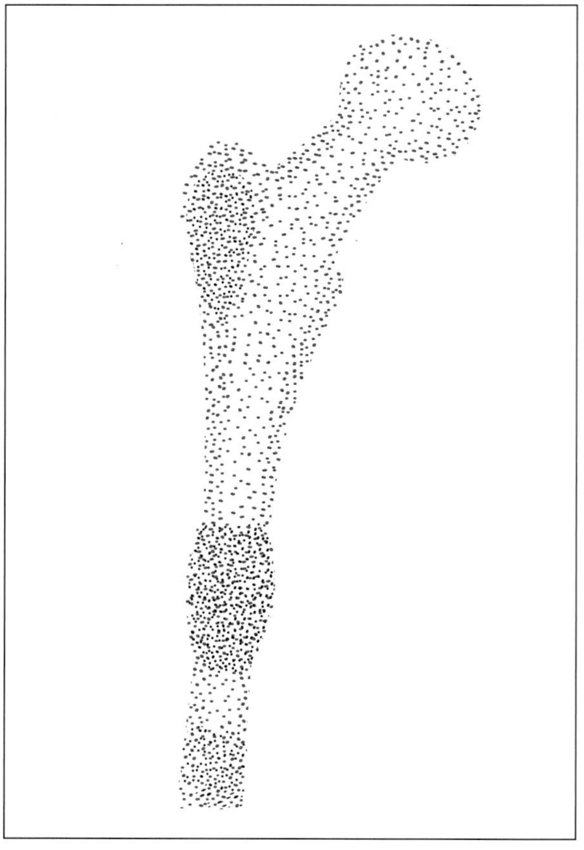

Abb. 4.**50** **Stresstransfer (sog. äußere Kompaktahypertrophie) im Femurschaft auf der Röntgenaufnahme (nicht wiedergegeben, s. Abb. 4.27) einer zementfrei implantierten Hüft-TEP (3 Jahre postoperativ).** Gelegentlich Beschwerden bei längerem Gehen (Wandern). In der szintigrafischen *Skelettphase* ist verstärkter Knochenumbau mit positiver Bilanz im Bereich der röntgenologisch erkennbaren manschettenförmigen Kompaktaverdickung oberhalb der Schaftspitze nachzuweisen. Keine therapeutischen Konsequenzen.

Gegenseite ebenfalls eine Endoprothese implantiert wurde, sollte die Radionuklidaufnahme weit entfernt, z. B. distal von der Prothesenkomponente, im selben Röhrenknochen zum Vergleich herangezogen werden. Die biologischen Einheilungsvorgänge mit Osteoblastenbildung und -stimulation können sich bei zementfreien Endoprothesen bis zu 24 Monaten hinziehen.

- Bei jeder verstärkten fokalen Radionuklidakkumulation ausschließlich in der Skelettphase an den Komponenten der Hüft- und Knieendoprothese muss im Röntgenbild nach Befunden der Stressentlastung und/oder der konstruktiven Stressadaption einschließlich des Stresstransfers (s. Abb. 4.**21**) im zellulären Adaptationsraum gesucht werden. Diese Befunde können, je nach ihrer Ausprägung, den fokal erhöhten Knochenumbau erklären und noch Jahre nach der Implantation in der Skelettphase des Szintigramms auffallen.
- Eine *isoliert* verstärkte Radionuklidakkumulation oberhalb des Kunstpfannenerkers und/oder im Trochanter maior ist in der Mehrzahl der Fälle kein klinisch bedeutsamer pathologischer Befund (Ausnahme bei klinischer Fragestellung: Trochanterpseudarthrose?). Vielmehr muss bei normalem Röntgenbild in der Kunstpfannenumgebung an eine biomechanisch bedingte funktionelle Adaptation des physiologischen Knochenumbaus gedacht werden. Beim Trochanter maior ist in 1. Linie an seine Stressentlastung, d. h. an einen Trabekelumbau mit negativer Bilanz, zu denken, die sich szintigrafisch und röntgenologisch (osteopenischer Trochanter) zu erkennen geben kann. Diese Aussage gilt für unzementierte und zementierte Implantationen!
- Verdacht auf postoperative Komplikation (in 1. Linie aseptische Lockerung) im Bereich der Schaftkomponente des Hüftgelenkersatzes:
  - Das *mediale* Femursegment im Schaftspitzenbereich reichert das Radionuklid stärker an als das laterale Segment.
  - Die Tracer-Aufnahme im *medialen* Segment des spitzennahen Femurs steigt im Verlauf (Wiederholungsszintigramm) an.
  - Die diagnostische Bedeutung der genannten szintigrafischen Alternativen nimmt zu, wenn die Radionuklidakkumulation im spitzennahen *medialen* Femursegment stärker ist als die physiologische Tracer-Aufnahme in der Umgebung des vorderen oberen Darmbeinstachels.
- Die knöcherne Umgebung der Schaftspitze kann 24 und mehr Monate nach dem Eingriff das Radionuklid noch gleichmäßig massiv anreichern. In den meisten Fällen ist dann dort röntgenologisch eine konstruktive Adaptation im Sinne eines Piedestals zu erkennen. Auch das Entzündungsszintigramm gibt manchmal diese verstärkte Radionuklidaufnahme fokal oder linear wieder, ohne dass eine Infektion vorliegt. Wahrscheinlich spiegelt dieses falsch positive Entzündungsszintigramm eine Anreicherung im Knochenmark wider, das sich zwischen der neu entstandenen Knochensubstanz angesiedelt hat.
- Eine über 4 Jahre nach Prothesenimplantation anhaltende verstärkte Radionuklidaufnahme am Trochanter maior und an der Schaftspitze erweckt den Verdacht einer Rotationsinstabilität der Schaftkomponente (Kühne et al. 1990). Dieser Verdacht bedarf der Bestätigung durch die klinische Untersuchung.
- Bei vollständigem knöchernem Kontaktverlust der Prothesenkomponenten kommt es zu ihrer Einscheidung mit Bindegewebe, und das Skelettszintigramm kann negativ ausfallen. Dieser Befund wird röntgenologisch erkannt. Er ist keine Indikation zur Skelettszintigrafie.
- Infektionsverdacht im Entzündungsszintigramm: Die Intensität einer fokalen Radionuklidaufnahme ist größer als in der Umgebung des vorderen oberen Darmbeinstachels. Es kommt zu einer Zunahme der Tracer-Aufnahme im Wiederholungsszintigramm. Topische Kongruenz des Röntgenbefunds und des Fokus im Skelett- und im Entzündungsszintigramm.

Prothetischer Ersatz des Schulter- und Ellenbogengelenks

Schultergelenk

Voraussetzung für die Implantation einer **Kunstschulter** ist die exakte präoperative Planung, um dem Therapieziel zu entsprechen, dem Patienten die Schmerzen bei bestmöglicher Funktion und langer Standzeit der Prothese zu lindern und postoperative mechanische und infektiöse Komplikationen zu vermeiden (Briem et al. 2009).

Dem ausschließlichen prothetischen Ersatz des Humeruskopfes durch Oberflächenersatzimplantate oder Stielprothesen – **Hemiarthroplastik** – steht die **Totalarthroplastik** mit gleichzeitigem Glenoidersatz durch zapfen- oder kielverankerte, zementierte oder zementfreie mit oder ohne Rückflächenbeschichtung versehene Implantate gegenüber.

Bei der **präoperativen Planung** leistet die Bildgebung einen maßgeblichen Beitrag, um durch morphometrische Untersuchungen Einblick in die individuelle Situation des Patienten zu erhalten und Implantat und Implantation danach auszurichten (Normwerte nach Briem et al. 2009):

- *Inklination* der Gelenkfläche des Caput humeri gegenüber dem Schaft (Röntgenaufnahme in 2 Ebenen, außerdem Schaftgrößenbestimmung, Planungsschablonen des Prothesenherstellers): um 130° (123–136°).
- *Retrotorsion*, d. h. Drehung des Kopfes gegenüber dem Humerusschaft nach dorsal, CT: um 18° (–6 bis –48°).
- *Offset*, d. h. anatomischer Versatz das Caputzentrums gegenüber der Schaftlängsachse nach medial, CT: 2,6 mm (–0,8 bis 6,1 mm), nach posterior: 6,9 mm (2,9–10,8 mm).
- *Retroversion der Pfanne*, d. h. Neigung der Cavitas glenoidalis in der Horizontalebene nach dorsal, CT: 0–10°.
- *Integrität der Rotatorenmanschette*: MRT (Sonografie).

Prothesen mit starrer Kopplung von Kopf- und Pfannenimplantat („constrained prothesis") sollten der Luxation des Humeruskopfanteils entgegenwirken. Sie werden wegen ihrer hohen Lockerungs- und Aufbrauchrate kaum noch eingesetzt. Bei zeitgenössischen Implantaten vom Typ der „non-constrained prothesis" gewährleistet bei möglichst geringer knöcherner Resektion die Weichteilumgebung die Stabilität. Die technische Weiterentwicklung dieser Prothesen führte zu den Modularsystemen mit wählbaren und kombinierfähigen einzelnen Schaft-, Kopf- und Pfannenkomponenten und daher variabler Einstellmöglichkeit der Geometrieparameter.

Vor allem bei Revisionseingriffen und alten Patienten kommt die sog. **inverse Schulterprothese** zum Einsatz, bei der die Kopfkomponente am Glenoid und der Pfannenersatz am Humerusschaft fixiert und dadurch eine verbesserte muskuläre Führung erreicht wird. Die Alternative zu diesem Prothesentyp ist die Duokopf- oder Großkopfprothese.

Zu den bildgebend erfassbaren Komplikationen gehören die **Auslockerung** (Auftreten von Randsäumen) und die **Luxation**. Sowohl die Protheseninstabilität als auch die Luxation treten in horizontaler (dorsaler oder ventraler) oder vertikaler Richtung auf.

Soweit nicht eine Knocheneinschmelzung den **chronischen Implantatinfekt** anzeigt, kann hinter jeder Auslockerung eine schleichende Infektion stecken (Klinik!).

Ellenbogengelenk

Ellenbogenprothesen liegen weit überwiegend als gekoppelte („linked, constrained") Prothesen – konstruiert nach dem Sloppy-Hinge-Prinzip („sloppy" so viel wie „schlampig", hinge = Scharnier) – und als ungekoppelte („unlinked, non-constrained") Implantate vor. Sloppy-Hinge-Prinzip heißt, dass außer der Scharniermobilität noch seitliche Wackelbewegungen und eine geringfügige Rotationsbeweglichkeit ermöglicht wird. Durch dieses Konstruktionsprinzip sollen varisierende und valgisierende Kräfte zumindest teilweise über die Weichteile abgeleitet und dadurch eine Prothesen-Knochen-Übergangsentlastung erreicht werden. Die Implantation eines ungekoppelten Gelenkersatzes setzt einen stabilen Bandapparat *und* eine genau passende Ausrichtung der Komponenten voraus. Sowohl die gekoppelten als auch die ungekoppelten Prothesen werden vor allem zementiert eingebracht.

Zu den bildgebend nicht erkennbaren Komplikationen gehören Wundheilungsstörungen, Läsionen des N. ulnaris, seltener des N. radialis und Trizepssehneninsuffizienz oder -ruptur.

Der Nachweis einer **aseptischen Implantatlockerung (Instabilität)**, **Prothesenluxation**, inoperativen Fraktur (besonders des Humeruskondylus und Olekranons), von postoperativen periprothetischen Frakturen, einer suprakondylären Pseudarthrose sowie von Implantatbrüchen und Fehlimplantationen setzt radiologische Diagnostik voraus. Polyäthylenverschleiß im Achslager wird vor allem im jüngeren Lebensalter und bei hoher Bewegungsaktivität beobachtet, wie diese Prämissen überhaupt ein mechanisches Prothesenversagen und daher eine verkürzte Standzeit begünstigen. Außerdem sind Instabilität und Luxation vormerklich ein Risiko der ungekoppelten Prothesen (Hilker u. Schmidt 2009).

Breite Randsäume zeigen einerseits die Lockerung (Instabilität) an, rezidivierende Implantatluxationen bahnen andererseits den Weg zur Lockerung.

Vor allem die **tiefe Kunstgelenkinfektion** birgt das hohe Risiko eines Revisionseingriffs bis hin zum Prothesenwechsel oder -ausbau. Diese Infektion kann als **Frühinfekt** schon im ersten postoperativen Jahr auftreten oder erst nach Jahren (**Spätinfekt**). Neben radiologischen Lockerungsphänomenen sind bei der tiefen Infektion osteodestruktive Befunde, ähnlich wie am Kniegelenk beschrieben, zu erwarten (vgl. Abb. 4.**41**).

5 Arthrosis deformans

Die Arthrose ist der häufigste pathologische Gelenkbefund der zeitgenössischen Homo-sapiens-Population in den Industrieländern, deren Bevölkerung sich durch steigende Lebenserwartung auszeichnet. Sie ist allerdings nicht die Folge einer passiven Abnutzung des Gelenkknorpels und hat daher nicht den grundsätzlichen Charakter eines mit dem Lebensalter – mit dem Zeitablauf – zunehmenden Verschleißvorgangs des Gelenkknorpels.

> **! *Merke***
> Vielmehr ist das zunehmende Lebensalter ein Risikofaktor für die Entstehung der Arthrose.

Grenzsituationen sind bei dieser Betrachtungsweise lediglich Spitzenbelastungen, beispielsweise beim Leistungssport (Schneider u. Lichte 1970). In diesen Fällen kann der Druck zwischen den opponierenden Gelenkknorpellagen einen kritischen Wert übersteigen und dann das physiologische Schmiermittel – die Synovia – völlig aus dem Gelenkspalt heraus in die Kapselrezessus gepresst werden. Das Gelenk ist nun nicht mehr geschmiert; die Reibung zwischen den Gelenkknorpellagen steigt sprunghaft an; der Gelenkknorpel wird abradiert, d.h. mechanisch in kürzester Zeit mehr oder weniger ausgedehnt und tief zerstört. Die Arthrose gibt sich aber auch in solchen Fällen erst im weiteren Verlauf klinisch, pathomorphologisch und bildgebend zu erkennen.

> **! *Merke***
> Für die Arthrosis deformans gilt daher die pathogenetische Formel, dass sie mechanisch gelenkte biochemische Veränderungen der Bindegewebsstrukturen im bewegten Gelenk mit dem Schwerpunkt Gelenkknorpel widerspiegelt (Dieppe u. Billingham 1998).

Das heißt, die Arthrose geht auf metabolisch ausgelöste örtliche Störungen der Gelenkknorpelmatrix zurück, die mit der Zeit zum Versagen der Gelenkfunktion führen können und das Potenzial zur arthrotischen Gelenkruine bergen. Die molekularbiologische Deutung setzt voraus, die Gelenkfunktion zu definieren:

Anatomie und Physiologie des Gelenks und des Gelenkknorpels

Das Gelenk gibt die in ihm durch Bewegung verursachten Belastungsveränderungen weiter und federt sie gleichzeitig ab. Das gesunde Gelenk muss daher ein weitestgehend reibungsloses und damit atraumatisches Gleiten der korrespondierenden Gelenkflächen ermöglichen und nach dem Stoßdämpferprinzip arbeiten. Wirksame Stoßdämpfung für das subchondrale Knochengewebe setzt voraus, dass die auftretenden Kräfte gleichmäßig auf die subchondralen Knochenanteile – die knöchernen Gelenksockel – verteilt werden. Diese Prämisse erfüllt der gesunde Gelenkknorpel, sei er der Krafteinwirkung allein durch Muskelkontraktion oder durch Gewichtbelastung *und* Muskelkontraktion ausgesetzt. Eine solche Definition rückt die Orthologie (= Wissenschaft vom Normalzustand und von der Normalfunktion) und die Pathologie des Gelenkknorpels in den Vordergrund der normalen und beeinträchtigten Gelenkfunktion. Diese Feststellung darf aber nicht vergessen lassen, dass die beiden angeführten kritischen Gelenkfunktionen nicht nur vom Gelenkknorpel, sondern auch von der Gelenkkapsel (Membrana synovialis und Membrana fibrosa), von den Menisken und Disken, Bändern, Sehnen, Bursen und knöchernen Gelenksockeln garantiert werden. Strukturstörungen in irgendeiner dieser zum Gleitgewebe gehörenden Komponenten lösen zwar Adaptationen und Reaktionen der anderen zur Erhaltung der Gelenkstabilität, d.h. zur Gewährleistung der normalen Gelenkfunktion, aus. Diese können aber ebenso versagen oder von vornherein frustran sein und zur Arthrose führen. Als Beispiel sei die tierexperimentell induzierte Gonarthrose nach Kreuzbanddissektion genannt (Fu et al. 1998).

> **! *Merke***
> Unter gesamtheitlicher Sicht ist die Arthrosis deformans ein spezielles Organversagen – das Gelenk ist ein Organ –, das durch Bewegung sichtbar wird.

Anatomie

Der Gelenkknorpel ist ein Biomaterial von Gelcharakter, in dem Chondrozyten in einer Extrazellulärmatrix aus Kollagenfibrillen und Proteoglykanmakromolekülen eingebettet sind (Abb. 5.**1**). Als Dispersionsmittel dient Wasser. Ausgereifter Gelenkknorpel hat keine Blut- und Lymphgefäße und Nerven.

Chondrozyten

Die Chondrozyten sind die einzige Zellart im gesunden Gelenkknorpel. Sie machen etwa 1% seines Volumens aus. Im Gegensatz zu den Zellen der parenchymatösen Organe sind die Chondrozyten nicht die Funktionsträger des Gelenkknorpels. Sie haben als hoch spezialisierte Bindegewebszellen die Aufgabe, den Funktionsträger des Gelenkknorpels, die extrazelluläre Knorpelmatrix – kurz: Matrix – zu synthetisieren, zu erhalten (laufend zu erneuern) und unter pathologischen Umständen zur Zerstörung der Matrix (!) maßgeblich beizutragen.

Die wichtigsten Bestandteile der Matrix sind:

- Gerüsteiweiß Kollagen, überwiegend der fibrillenformende Typ II, in geringerer Menge die Kollagene IX, X, XI usw.
- sulfatierte Proteoglykane und Wasser (metabolisches Vehikel und biomechanischer Wirkstoff)

Außer den beiden Hauptmatrixmolekülen Kollagen II und dem Proteoglykan Aggrekan (s. u.) enthält die Gelenkknorpelmatrix u. a. akzessorische, nicht kollagene Proteine – etwa 10% der Matrixtrockensubstanz – beispielsweise Fibronektin. Fibronektin gehört zur Gruppe der „Klebeproteine“, die den Zusammenhalt zwischen den Zellen und anderen morphologischen Strukturen (im Knorpel) gewährleisten.

Kollagen

Kollagen – etwa 70% der Trockensubstanz des Gelenkknorpels – formiert sich im Gelenkknorpel zu Fibrillen, die sich in sog. Arkadenstrukturen anordnen (s. Abb. 3.**17**). Die Fibrillen sind in der Tiefe des Gelenkknorpels in seiner Kalkknorpelschicht verankert. Diese mineralisierte Gelenkknorpelschicht bildet zusammen mit der tragenden Kortikalis des Gelenksockels die röntgenologisch erkennbare subchondrale Grenzlamelle (s. Abb. 3.**17**). Die mineralisierte tiefste Schicht des Gelenkknorpels zeigt zu der ihr aufliegenden Schicht des nicht mineralisierten Gelenkknorpels einen Grenzstreifen. Er hat einen vergleichsweise hohen Kalziumgehalt und gibt sich bei üblicher mikroskopischer Färbetechnik als sog. basophile Tidemark zu erkennen. Nach dem Verlassen der Tidemark verlaufen die Kollagenfibrillen zunächst senkrecht zu ihr (Radiärzone), biegen sodann bogenförmig (arkadenartig) um, und in der oberflächlichsten Schicht des Gelenkknorpels ordnen sie sich parallel zur Oberfläche an (Tangentialfaserschicht). Der bogenförmige Verlauf wirkt Scherkräften entgegen; die Tangentialfaserschicht begünstigt die Lastaufnahme und Verteilung. Kollagen hat denselben Brechungsindex wie seine Matrixumgebung. Daher werden die Kollagenfibrillen des gesunden Gelenkknorpels bei üblicher Präparatfärbung und lichtmikroskopischer Betrachtung nicht sichtbar.

Das funktionelle Merkmal des Geflechts aus Kollagenfibrillen im Gelenkknorpel ist seine Festigkeit gegenüber Druck, Zug und Scherung. Die Fibrillen leisten dadurch Widerstand gegenüber der Verformung des Gelenkknorpels durch einwirkende Kräfte. Außerdem werden die Kollagenfibrillen bei der Gelenkbelastung reversibel gedehnt, verleihen daher dem Gelenkknorpel auch Elastizität. Zur Festigkeit und Elastizität des Gelenkknorpels tragen ebenso die Proteoglykane bei, die überwiegend elektrostatisch mit den Kollagenfibrillen verknüpft sind.

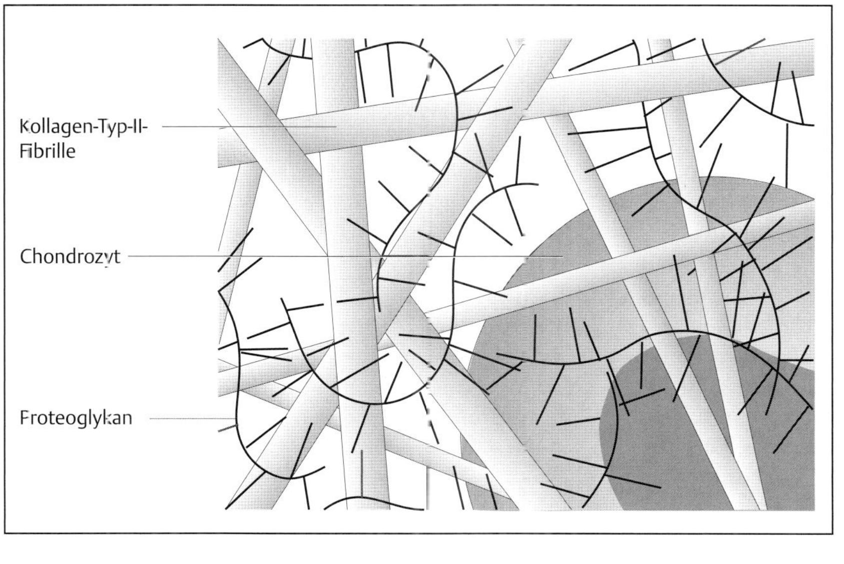

Abb. 5.**1** **Strukturschema des Hyalinknorpels.** Das 2-dimensionale Schema impliziert, dass der Chondrozyt bzw. seine Zellgruppen im 3-dimensionalen Knorpelvolumen allseitig von Kollagenfibrillen umwickelt werden (nach Erggelet et al. 1998).

Proteoglykane

Die Proteoglykane – etwa 20% der Trockensubstanz der Matrix – liegen als Polymere vor und bilden Riesenmoleküle. Das 3-dimensional ausgerichtete Proteoglykanmonomer besteht aus einem kleinen Protein- und einem größeren sulfatierten Glykan-(+Polysaccharid-)anteil. Außerdem beteiligt sich am komplexen Aufbau der Proteoglykane Hyaluronsäure. Die Größe der Polymermoleküle trägt dazu bei, dass diese Makromoleküle in Chondrozytennähe verbleiben und nicht in der wasserreichen Matrix flottieren. Das hydrophile Aggrekan ist das wichtigste Proteoglykan der Matrix. Zu seiner biophysikalischen Eigenschaft gehört, dass es in der Matrix einen hohen osmotischen Druck erzeugt. Dadurch vermag der Gelenkknorpel, Wassermoleküle „anzusaugen". Die Osmose ist ein einseitig verlaufender Diffusionsvorgang durch eine semipermeable Membran, die das Lösungsmittel passieren lässt, die gelösten (großen) Moleküle jedoch (weitgehend) zurückhält. 65–80% der Matrix sind Wassermoleküle. Da Flüssigkeit nicht kompressibel ist, birgt der hohe, überwiegend aggrekanbedingte Wassergehalt des Gelenkknorpels einen Kompressionswiderstand – also eine Verformungsresistenz – gegenüber den auf ihn einwirkenden Druckkräften aus Gewicht und/oder Muskelkontraktion. Das definierte Ansaugen der Wassermoleküle – der dadurch erzeugte Schwellungsdruck – wird allerdings durch das 3-dimensionale Korbgeflecht der Kollagenfibrillen limitiert. Ein inadäquat hoher Wassergehalt der Matrix würde den Gelenkknorpel „weicher" machen, oder – umgekehrt – tritt als Frühphänomen der Arthrose durch die Schädigung des Geflechts aus Kollagenfibrillen und dadurch „ungezügelter" osmotischer Wirksamkeit der Proteoglykane eine Erweiterung des röntgenologischen Gelenkspalts auf.

Bedeutung für die Bildgebung: Unter der Voraussetzung eines lockeren Kapsel-Band-Apparats und fehlender statischer Belastung kann die pathologische Wasseraufnahme der extrazellulären Matrix an einer Erweiterung des röntgenologischen Gelenkspalts erkannt werden, sei es durch Seitenvergleich des jeweiligen Extremitätengelenks, sei es durch Vergleich mit benachbarten Gelenken (Abb. 5.**2a**).

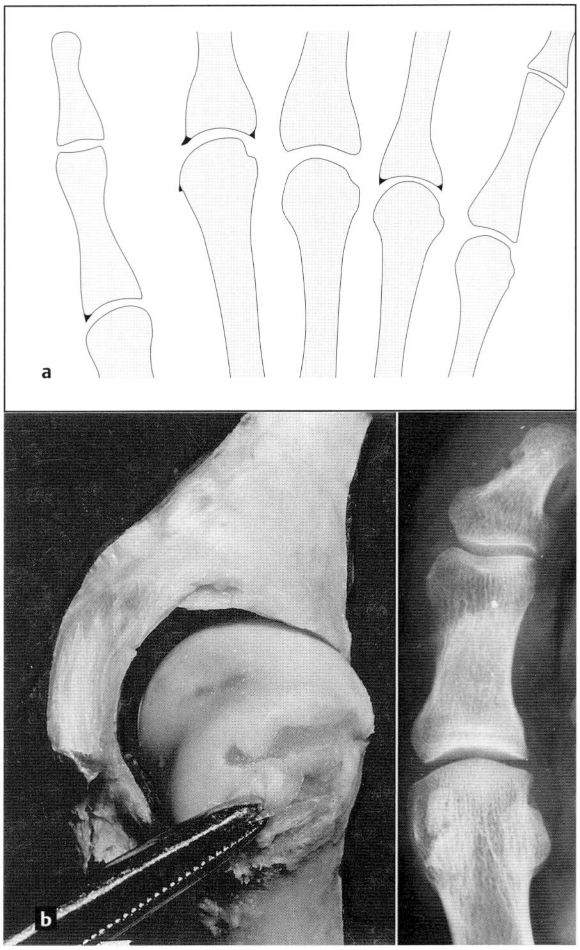

Abb. 5.**2a, b** **Frühstadium der Arthrose.**

a **Anamnestisch bekanntes Frühstadium der MCP-Arthrose I, II, IV**(s. die hervorgehobenen marginalen Osteophyten; keine Verschmälerung des röntgenologischen Gelenkspalts, keine subchondrale Sklerosierung). Seit etwa 14 Tagen Schmerzen auch im MCP III. Dort fällt eine vergleichsweise Erweiterung des röntgenologischen Gelenkspalts auf. Daher begründete Annahme einer degenerativen Gelenkknorpelschwellung, da keine pathologische Distanzierung der entsprechenden Metakarpusköpfe und keine Verformung der zugehörigen Metakarpalfettstreifen (nicht gezeichnet, s. Abb. 11.**14**) zu erkennen ist, d. h. Ergussausschluss als Ursache der Gelenkspalterweiterung.

b **Gelenkknorpelulzera (abgestoßene fokale Knorpelnekrosen) als röntgenokkulte makroskopische Frühestbefunde einer MTP-I-Arthrose** (Patientin 47 Jahre alt). Das in den Gelenkraum abgestoßene Nekrosematerial kann eine schmerzhafte **Detritussynovitis** (Erguss) auslösen, noch bevor sich marginale Osteophyten zu erkennen geben.

Wasser

Die physiologische Belastung des integren Gelenkknorpels führt zum Austritt von Wassermolekülen, d. h. Kompressionsdruck > osmotischer Druck. Entlastung begünstigt umgekehrt den Wassereinstrom in den Gelenkknorpel (osmotischer Druck > Kompressionsdruck). Gegenteilige Ansichten über den Transportmechanismus durch das Vehikel Wasser gehen davon aus, dass Belastung die Wassermoleküle in den Gelenkknorpel hineindrückt, Entlastung dagegen den Ausstrom der Vehikelmoleküle begünstigt. Grundsätzlich ändert diese Betrachtungsweise nichts daran, dass die intermittierende Belastung des Gelenkknorpels die mechanische Substratkonvektion – den Einstrom von Nährsubstanzen im weiteren Sinne und den Abfluss der Metaboliten im weiteren Sinne – fördert. Der funktionsabhängig wechselnde Wassergehalt des Gelenkknorpels erleichtert außerdem das atraumatische Gleiten der Gelenkknorpelopponenten durch Verminderung ihrer Reibung. Darüber hinaus wird die Lubrikation von einem bestimmten Biomolekül, nämlich vom Lubricin, gefördert. Dieses Protein synthetisieren oberflächennahe Chondrozyten und Synovialzellen (sowie Perikardzellen).

Physiologie

Im physiologischen Belastungsbereich verhält sich die Dicke des Gelenkknorpels direkt proportional zu seiner Beanspruchungsgröße (Tillmann 1987b). Seine Dickenzunahme spiegelt eine Adaptation durch Vermehrung seiner Matrix wider. Die Zahl der Chondrozyten bleibt dagegen unverändert. Wenn die Matrixmenge (-dicke) von ihrer Beanspruchung abhängt, führt dies zur Schlussfolgerung, dass Druckbelastung, kombiniert mit intermittierender Schubbeanspruchung, der Erhaltungsreiz für die Matrix und damit für den Gelenkknorpel ist. Ein permanenter Ausfall oder die erhebliche Reduktion dieser Kräfte, beispielsweise durch (schlaffe) Paresen oder nach Amputation an den unteren Gliedmaßen (mit subjektiven Prothesenschwierigkeiten), muss demnach zur Verminderung der Knorpelsubstanz, sprich: zur Abnahme des Matrixvolumens, führen. Außerdem zeigen Tierexperimente (Fu et al. 1998), dass sich in einem temporär immobilisierten Gelenk, das nach langer/längerer Zeit wieder belastet und bewegt wird, histologisch degenerative Gelenkknorpelschäden als Folge der gestörten bewegungsabhängigen, nutritiven Transportmechanismen (s. o.) nachweisen lassen, die in eine Arthrose einmünden können.

Bedeutung für die Bildgebung: Bei permanent immobilisierten Patienten und Amputierten fällt eine Verschmälerung des röntgenologischen Gelenkspalts auf. Sie spiegelt an den entsprechenden Gelenken eine Inaktivität des Gelenkknorpels wider. Der Bewegungsausfall im Gelenk stört die Versorgung mit Nährstoffen und den Abtransport der Metaboliten via „Wasserdepletion".

> **! Merke**
> Nach vorangegangener langzeitiger Immobilisation eines Gelenks kann schon eine relative Überlastung zum Röntgenbild der Arthrose führen.

Unterschreitet die mechanische Beanspruchung des Gelenkknorpels einen bestimmten Minimalwert, z. B. bei schweren Gelenkfehlstellungen, so wird der Gelenkknorpel dort, wo die korrespondierenden Gelenksockel überhaupt nicht mehr artikulieren, abgebaut und kann durch faseriges Bindegewebe oder Knochen ersetzt werden.

Die metabolische Aktivität der Chondrozyten gewährleistet unter physiologischen Bedingungen die Balance zwischen Degradation (Abnutzung, Verbrauch) und Synthese (Ersatz), d. h. den kontinuierlichen und koordinierten Erneuerungsprozess – das Remodeling – der morphologischen Elemente in der Gelenkknorpelmatrix. Allerdings nimmt die Synthesefähigkeit der Chondrozyten in höherem/hohem Alter im Vergleich zu jungen Menschen ab. Aber auch dann bleibt das physiologische Gleichgewicht zwischen Degradation und Synthese der Matrixbiomoleküle erhalten – wenn auch auf niedrigerer Stufe.

Die metabolische Chondrozytentätigkeit umfasst die Synthese der Biomoleküle, vornehmlich der Makromoleküle Kollagen und Proteoglykan, und ebenso die „Verdauung" der abgenutzten morphologischen Matrixstrukturen. Zu diesen katabolen Stoffwechselprozessen gehört die Bildung und Ausschleusung von Enzymen – synthetisiert als Proenzyme, in der Matrix aktiviert zu Enzymen. Vor allem die Gruppe der Metalloproteinasen, darunter verschiedene Kollagenasen, Gelatinasen, die Stromelysine und die (postulierte) Aggrekanase, seien genannt. Diese Enzymfamilie hat die kollektive Fähigkeit zur proteolytischen Aktiviät, d. h. zur „Verdauung" der abgenutzten Biomoleküle in der Matrix. Sowohl die katabolen als auch die anabolen Stoffwechselprozesse in der Matrix werden durch zelluläre Mediatoren – Botenstoffe, Signalsubstanzen – reguliert. Unter ihnen sind die zellulären Zytokine und die sog. Wachstumsfaktoren am besten bekannt. Beim physiologischen Remodeling werden diese Botenstoffe von den Chondrozyten synthetisiert.

Pathologie des Gelenkknorpels

Die Morphologie der Arthrose lässt sich mit Gelenkknorpelschwellung (Folgeerscheinung ist die Gelenkknorpelerweichung), Fibrillation (Demaskierung der Kollagenfibrillen durch Proteoglykan- und Wasserverlust der Matrix), Fissurierung, Erosion, Ulzeration (destruktive Phänomene, die sich von der Oberfläche mehr oder weniger tief in den Gelenkknorpel und noch tiefer in den subchondralen Knochen ausdehnen) und schließlich Abrasion des Gelenkknorpels summarisch beschreiben. Bei der Abrasion entsteht die „Knochenglatze". Diese verschiedenen Stadien der Gelenkknorpelzerstörung geben sich an ungleichmäßig belasteten Gelenken zunächst in der Druckaufnahmezone zu erkennen, ehe sie sich auf den gesamten Gelenkknorpel ausbreiten. An Gelenken mit gleichmäßigem Einwirken der Kräfte treten die destruktiven Phänomene ebenfalls zunächst *fokal* auf, ehe sie den gesamten Knorpelbelag erfassen (Abb. 5.**2**). Aber auch die Morphologie der knöchernen Gelenksockel ist bei der Arthrose verändert. Im Vordergrund stehen dort die Bildung marginaler, d. h. am Rande des Gelenkknorpels entstehender Osteophyten in der Druckentlastungszone, die subchondrale Verdickung der Spongiosatrabekeln in der Druckaufnahmezone und schließlich der Formumbau der Gelenksockel. Letzteres begründet den Begriff „deformans" bei der Namensgebung „Arthrosis deformans".

Die molekularbiologische Deutung der Arthrose stützt sich vor allem auf die Kenntnis von Biomolekülen, deren exzessive Bildung, ihr verstärkter „Export" aus den Chondrozyten in die Matrix und möglicherweise auch ihr verändertes Muster das physiologische, enzymatisch gesteuerte Remodeling der Gelenkknorpelmatrix so verschieben, dass die Degradation der Matrix die erneuernde Synthese der abgenutzten Matrixstrukturen – Kollagenfibrillen und Proteoglykanmakromoleküle – mehr oder weniger stark übersteigt.

Zytokin-Wachstumsfaktoren-System und Gelenkknorpel

Zytokine und Wachstumsfaktoren haben im Organismus die Aufgabe, als Mediatoren zu wirken. Sie docken am molekularen Rezeptor der Zelloberfläche an und lösen damit biologische bzw. pathobiologische Reaktionen aus oder hemmen sie. Rezeptoren sind Erkennungsmoleküle – zumeist Proteine, die aus einer gefalteten Kette von Aminosäuren aufgebaut sind. Auf die molekularen Antennen passt der Botenstoff wie ein Schlüssel ins Schloss. Die Rezeptoren bestehen aus (mindestens) 3 Domänen (Funktionsbereichen): Ein Abschnitt ragt aus der Zelle (Antenne); ein 2. Abschnitt durchsetzt die Zellmembran. Der 3. ragt wie ein Schwanz in das Zellinnere hinein, ändert nach dem Andocken des Mediators seine Gestalt und kann dann mit genau „passenden" Molekülen des Zytoplasmas Kontakt aufnehmen und das Signal zur Exekution weiterleiten.

Die enzymatische Zerstörung des Gelenkknorpels (s. unter Metalloproteinasen) ist sowohl bei der Arthrose als auch bei der Arthritis vor allem an die überschießende, unkoordinierte Expression von Zytokinen und Wachstumsfaktoren und ihnen nachgeordneter oder anderer parallel verlaufender pathobiochemischer Vorgänge gebunden, die in einem Lehrbuch über Bildgebung nicht unbedingt in allen Einzelheiten, soweit überhaupt bekannt, geschildert werden müssen. Dadurch wird die Balance zwischen protektiven (synthetisierenden) und destruktiven (degradierenden) Zytokinen und damit das physiologische Remodeling des Gelenkknorpels gestört.

Unter den Zytokinen und Wachstumsfaktoren werden 3 Klassen unterschieden:

- *Destruktive (katabole) Zytokine*, z. B. Interleukin 1 (IL-1) – das wichtigste destruktive (proinflammatorische) Zytokin –, Tumornekrosefaktor α (TNFα) und Leukemia inhibitory Factor (LIF), IL-17. Ihr Wirkungsprinzip lässt sich summarisch als Hemmung der chondrozytären Matrixproduktion und Verstärkung der enzymatischen Gelenkknorpeldegradation beschreiben; d. h., sie übermitteln Signale, die letztlich zu einer schnell entstehenden Verarmung bzw. einem Verlust der Matrixkomponenten führen.
- *Protektive (anabole) Wachstumsfaktoren:* Diese Mediatoren wirken den katabolen Aktivitäten im Gelenkknorpel – ausgelöst durch die Signale der destruktiven Zytokine – entgegen. Sie stimulieren beispielsweise die Proteoglykansynthese. Zu den Wachstumsfaktoren gehören der Insulin-like Growth Factor 1 (IGF-1), der Transforming Growth Factor β (TGF-β), die Bone morphogenetic Proteins (BMP) und die Chondrocyte derived morphogenic Proteins (CDMP).
- *Regulatorische Zytokine:* Diese Mediatoren, wie IL-4, IL-10, IL-13 und IL-6, sowie verschiedene Enzyminhibitoren können beispielsweise die Synthese der destruktiven Zytokine IL-1 und TNFα hemmen oder die Produktion ihrer Inhibitoren hochfahren.

Die Matrixpathologie, d. h. die enzymatische Degradation der Knorpelmatrix und die Hemmung der Matrixsynthese, kann formal also als Folge der verstärkten Expression destruktiver Zytokine, einer verringerten Stimulation der Chondrozyten zur Synthese anaboler (protektiver) Wachstumsfaktoren sowie einer ungenügenden Kontrollfunktion der regulatorischen Zytokine auftreten; beispielsweise gerät das Gleichgewicht der Chondrozytenaktivität zwischen der Synthese von Metalloproteinasen und ihren Inhibitoren zum Nachteil der Enzyminhibitoren dadurch außer Kontrolle. Darüber hinaus wird diskutiert, dass die mechanische Beanspruchung und die örtliche Konzentration der Matrixkomponenten selbst die Orthologie und Pathologie der Matrix des Gelenkknorpels mitregulieren.

Bei der Arthrose werden die Zytokine autokrin (selbststimulierend) oder parakrin (ohne Zwischenschaltung der Blutbahn) von den Chondrozyten abgegeben. Im arthritisch erkrankten Gelenk steht die Bildung der (destruktiven, proinflammatorischen) Zytokine in der Synovialmembran im Vordergrund, sei es in den Synovialzellen, sei es durch hämatogen eingewanderte Makrophagen oder/und T-Lymphozyten. Vor allem durch die synovialogenen Zytokine werden die Chondrozyten aktiviert, selbst (destruktive) Zytokine zu synthetisieren und auszuschleusen. Bei der aktivierten Arthrose – Detritussynovitis (s. u.) – entstehen Zytokine zusätzlich ebenfalls in der Synovialmembran.

Die zytokingesteuerte enzymatische Zerstörung des Gelenkknorpels, z. B. der Kollagenverlust bei der Arthrose, tritt zunächst in der unmittelbaren Umgebung der synthetisierenden und ausschleusenden Chondrozyten auf, ehe sich im Verlauf die Matrixdegradation auf die gesamte Matrix ausbreitet – die chondrodeletären Mediatoren und Enzyme diffundieren in die Umgebung.

Diese Erkenntnis erklärt die **anfangs fokale Gelenkknorpelzerstörung bei der Arthrose** (Freemont et al. 1997), die sich schließlich dem Auge als Knorpelerosion oder -ulkus offenbart. Bei der Arthritis wird der gesamte Gelenkknorpelbelag von vornherein betroffen – die überwiegend aus der Synovialis stammenden Botenstoffe „schwärmen" in den gesamten Knorpelbelag via Synovia „ein", und es kommt zu einem frühzeitigen, mehr oder weniger gleichmäßigen Matrixverlust.

Bei der Arthrosepathogenese setzt dagegen zunächst eine verstärkte synthetische Aktivität der Chondrozyten ein, beispielsweise erkennbar durch Zunahme des Proteoglykangehalts der Matrix. Die Aktivierung der Chondrozyten zeigt sich an einer Vermehrung dieser Zellen, die sich an Cluster-Bildung (Brutnestern, -kapseln) offenbart. Die amitotischen Chondrozyten erwachen also aus ihrem „Schlaf". Diese Vorgänge sind jedoch frustrane Versuche einer Knorpelreparatur. Reparative Vorgänge im Gelenkknorpel sind nur dann zu erwarten, wenn beispielsweise traumatische Defekte bis in das Knochenmark des knöchernen Gelenksockels reichen. Dann sprosst gefäßreiches Bindegewebe aus dem Mark in den traumatisierten Gelenkknorpel ein (Abb. 5.**3**), und im weiteren Verlauf der zunächst faserreichen „Heilungsvorgänge" entsteht Faserknorpel mit rauer Oberfläche und geringerer Druckfestigkeit und Lebensdauer. Außerdem wird durch die Gelenkbewegung das bis in das Gelenkkavum eingesprosste, aus dem Markraum stammende Bindegewebe zumindest teilweise mechanisch „zermalmt". Dabei freigesetzte proinflammatorische Biomoleküle und als Fremdkörper wirksame Gewebsreste führen zu einer Synovitis – zur **Detritussynovitis.** Gelingt es jedoch, in einem arthrotischen Gelenk den Druck herabzusetzen – die „Zermalmung" wird also gebremst –, beispielsweise im Hüftgelenk durch die Hängehüfteoperation (Myotomie) nach Voss, so kann ebenfalls reparativ Faserknorpel anstelle des degradierten Hyalinknorpels gebildet werden.

Bedeutung der Zytokine für die Bildgebung

Präarthrose

Die biomechanische Überforderung des Gelenkknorpels findet ihren Niederschlag in der Lehre von der präarthrotischen Deformität (Hackenbroch 1943). Die Röntgenuntersuchung macht die Präarthrose, d. h. die Inkongruenz der korrespondierenden knöchernen Gelenksockel und damit auch des Gelenkknorpelbelags – die biomechanische präarthrotische Deformität – sichtbar. Die fehlende morphologische Adaptation führt zu einer dauernden ungleichmäßigen Belastung des Gelenkknorpels in den verschiedenen Anteilen des Gelenks, die über die Differenz der Krafteinwirkung in der physiologischen Druckbe- und -entlastungszone eines normalerweise ungleichmäßig belasteten Gelenks weit hinausgehen kann. Inkongruenzen zwischen den artikulierenden Knochensockeln entstehen als Folge angeborener, entwicklungsbedingter oder erworbener Fehlformen und werden bei Fehlstellungen, Achsenabweichungen und kapsuloligamentärer Instabilität beobachtet. Die Erfahrung zeigt allerdings, dass nicht jede präarthrotische Deformität zur Arthrose führt.

> ***! Merke***
> Die Präarthrose ist keine Frühform oder ein obligates Vorstadium der Arthrose, sondern gehört zu den Risikofaktoren der Arthrosepathogenese.

Der Begriff „biomechanische Überforderung" hat eine individuelle Komponente, d. h., auch der Übergang vom zytokingesteuerten physiologischen Remodeling der Matrix zur unkoordinierten und überschießenden Expression der Zytokine mit ihren chondrodeletären Folgen ist ein individuelles Geschehen. Die Schwelle für die Umschaltung der Biochemie zur Pathobiochemie der Matrix – von der adäquaten Anforderung zur Überforderung – hat aber

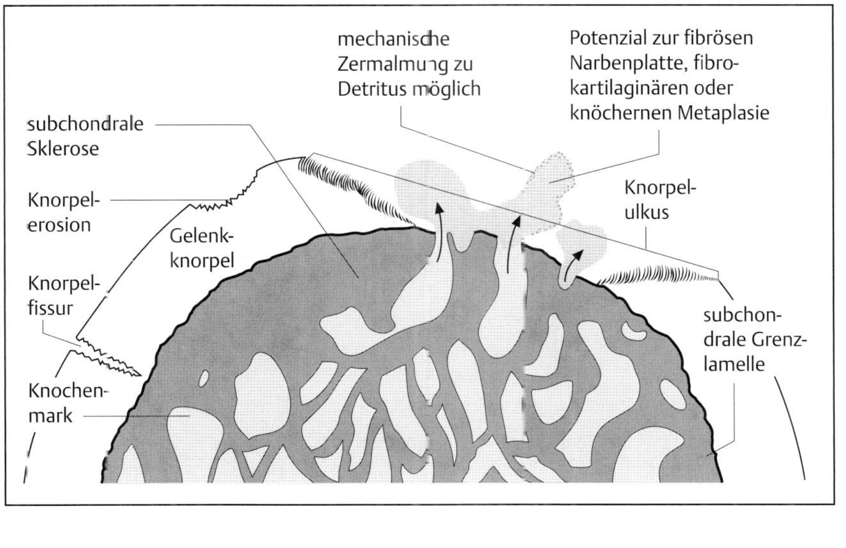

Abb. 5.3 **Schematische Darstellung wichtiger morphologischer Vorgänge bei der Arthrosis deformans.** Siehe das Gelenkknorpelulkus mit der „Knochenmarkwunde" und das in den Gelenkbinnenraum einsprossende proliferierende Knochenmarkbindegewebe.

auch eine topische Komponente. Diskutiert wird, ob die Anzahl der Zytokininrezeptoren und/oder das Ausmaß der Zytokininsynthese und/oder die Ausschleusungskapazität für Zytokine, Wachstumsfaktoren und Metalloproteinasen in den verschiedenen Gelenken des Körpers differiert. Dies erklärt, warum beispielsweise die Knorpelmatrix des Knie- und Hüftgelenks viel leichter „überfordert" wird, die Prävalenz der Talokruralarthrose dagegen viel geringer ist.

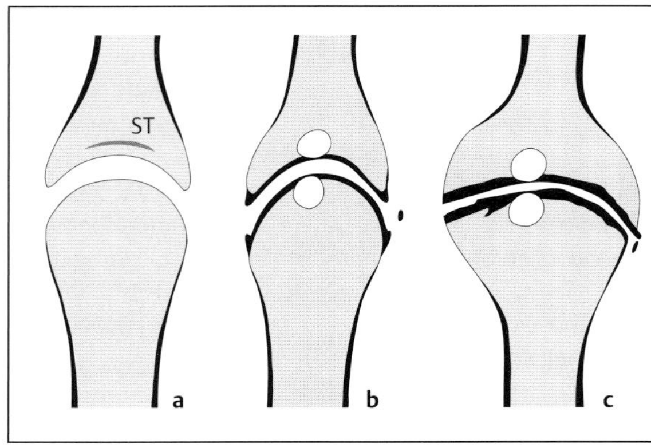

Abb. 5.**4a–c** **Gleichmäßig belastetes Gelenk.**
a Normales Röntgenbild (ST = konstruktive Stressadaption, sog. Lunula, an der Basis der Grundphalanx der Finger; s. Text).
b Arthrotische Einzelzeichen.
c Vollzogener arthrotischer Umbau.

Arthroseosteophyten

Zur Pathomorphologie der Arthrose gehören die marginalen Osteophyten (Abb. 5.**4** und Abb. 5.**5**), die an der Gelenkknorpel-Knochen-Grenze im Druckentlastungsbereich wachsen. An dieser Grenzzone wirkt Knorpeldetritus aus den arthrotischen Knorpelulzera direkt oder pathobiochemisch als Proliferationsreiz für synoviales Gewebe und Gefäße. Im proliferierenden Synovialgewebe entsteht metaplastisch Faserknorpel, in dem durch Verkalkung und einsprossende Gefäße schließlich Knochenbildung nach Art der enchondralen Ossifikation zu marginalen Osteophyten einsetzt. Die Osteophyten sind von Hyalin- oder Faserknorpel überzogen und bewahren auf diese Weise ihr Wachstumspotenzial (Mohr u. Regel 1985). Gelenkknorpelfissuren, -erosionen und -ulzera spiegeln sich im Röntgenbild nicht wider; denn der zwischen ihnen stehenbleibende Gelenkknorpel verhindert, dass der röntgenologische Gelenkspalt verschmälert erscheint. Daher ist es berechtigt, die marginalen Osteophyten den Röntgenfrühbefunden der Arthrose zuzuordnen.

Die positive Korrelation der degenerativen Gelenkknorpelulzera mit marginalen Osteophyten ist an verschiedenen Gelenken und Gelenkabschnitten bei Autopsien vergleichend visuell und röntgenologisch nachgewiesen worden (Dihlmann et al. 1979, Lingg u. Nebel 1982) und wurde kernspintomografisch bestätigt (Boegard et al. 1998). Darüber hinaus stimulieren im Tierversuch Mediatoren vom Typ TGF-β (van Beuningen et al. 1994) und beim Menschen IGF-1 (Schouten et al. 1993) als Nebeneffekt auch diejenigen chondrogenen Synovialisproliferationen und -metaplasien bzw. Gewebsvorgänge, welche zur Osteophytenbildung führen. Die Osteophytenentstehung sagt jedoch nichts darüber aus, ob die Arthrose progredient verläuft oder über lange Zeit stationär bleibt. Marginale Osteophyten sind daher momentane Arthroseindikatoren ohne prognostische Bedeutung!

Das Studium der Zytokine und Wachstumsfaktoren bei der arthrotischen und arthritischen Gelenkknorpelzerstörung ist zwar noch im Fluss, hat jedoch bereits zu therapeutischen Konsequenzen geführt. Die Behandlung mit (z. B.) Anti-Zytokinantikörpern oder die therapeutische Zufuhr von Zytokininrezeptoren kann durch **Verlaufsröntgenuntersuchung** am Stillstand der pathologischen Gelenkveränderungen überprüft werden. ■

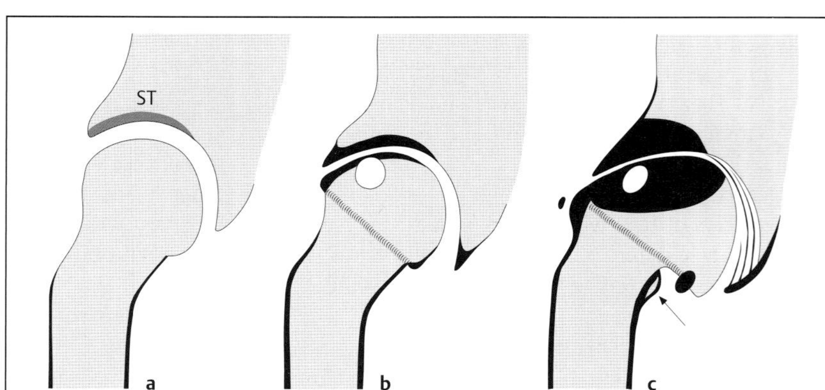

Abb. 5.**5a–c** **Ungleichmäßig belastetes Gelenk.**
a Normale Projektion (ST = konstruktive Stressadaption am Hüftgelenk, Supercilium acetabuli genannt (s. Kap. 14 „Hüftgelenk", Abschnitt „Pfannendachsuperzilium").
b Arthrotische Einzelzeichen. Die Arthroseosteophyten wachsen in den Druckentlastungszonen. Gelenkspaltverschmälerung und subchondrale Spongiosasklerose treten zuerst in der Druckaufnahmezone auf.
c Vollzogener arthrotischer Umbau. Siehe auch die sog. Pfannenbodendoppelung. Dadurch wird die arthrotische Gelenkfehlstellung irreversibel. Am Hüftgelenk gehören die Pfannenbodendoppelung und das Wiberg-Zeichen *(Pfeil)* zu den arthrotischen Dezentrierungszeichen.

Risikofaktoren für die Arthroseentstehung

Das Wort „Risiko“ meint eine negative statistische Wahrscheinlichkeit, „Chance“ dagegen eine positive Möglichkeit. Folgende Risiken für die Arthrosepathogenese an den Extremitätengelenken sind bekannt:

- Form und Strukturveränderungen der artikulierenden Knochen, die unter dem Begriff *„Präarthrose“* zusammengefasst werden, wurden bereits erwähnt. Sinnverwandt mit „Präarthrose“ ist der Ausdruck „präarthrotische Deformität“. Von diesen Begriffen lässt sich eine biomechanische Überlastung des Gelenkknorpels als Risikofaktor ableiten. Zur biomechanischen Überlastung kann an normal geformten Gelenken auch das Körpergewicht beitragen. Übergewicht geht daher am Knie- und Hüftgelenk und an Fingergelenken (!) mit einem Arthroserisiko einher (Cicuttini u. Spector 1996). Sportarten auf Hochleistungsniveau bergen ebensolche Arthroserisiken wie Berufe, die einerseits mit langjähriger schwerer körperlicher Arbeit einhergehen, wie beispielsweise die Arbeit als Landwirt (Koxarthrose). Andererseits bergen auch Berufe mit kniender Arbeitshaltung, Arbeit in Hockstellung, aber auch mit starker Hebe- und Tragebelastung ein Arthroserisiko der besonders beanspruchten Gelenke.
- Das *zunehmende Alter* wird als Risiko für die Arthrosepathogenese genannt, d.h., mit den Lebensjahren steigt das Risiko der Arthroseentstehung. Diese Feststellung bedarf jedoch der Präzisierung: Für die mit Beschwerden einhergehende Arthrose gilt ihre Zunahme mit den Lebensjahren, d.h. mit dem Altwerden. Die Gelenke beschwerdefreier Probanden (Röntgenuntersuchung z.B. wegen Verdachts auf ein Knochentrauma) zeigten in der Altersgruppe zwischen 21 und 40 Lebensjahren, bei Frauen häufiger als bei Männer, an der Hand marginale Osteophyten in 51–70% der Fälle (A. Dihlmann et al. 1996). Diese Ergebnisse beweisen, dass sich das „altersbedingte“ Arthroserisiko an den Gelenken der Hand bereits in jungen Lebensjahren röntgenologisch offenbart.
- *Konstitutionelles Arthroserisiko:* Die Konstitution ist die Summe der körperlichen und psychischen Eigenschaften des Individuums. Der Begriff „Konstitution“ bezieht sich beim Gelenkknorpel auf seine genetisch determinierte Widerstandsfähigkeit gegenüber Krafteinwirkung.
- *Genetische Einflüsse*, z.B. familiäres Vorkommen, vor allem erkannt bei Zwillingsstudien und Untersuchungen von Schwestern, lassen sich bei der DIP- und PIP-Polyarthrose im Rahmen einer multifaktoriellen Prädisposition nachweisen. Dazu gehört auch das Überwiegen des weiblichen Geschlechts bei der Fingerpolyarthrose (DIP, PIP). Patienten mit DIP-Polyarthrose (Heberden-Polyarthrose) tragen gleichzeitig das Risiko zur Arthrose der großen Gelenke, der Wirbelverbindungen, zum Senkspreizfuß, zum Hallux valgus und zur Varikose. Der Nachweis von tastbaren sog. Heberden-Knoten an den DIP-Gelenken lässt bereits diese Schlussfolgerung zu (Irlenbusch et al. 1999).
- *Hormonelle Risiken?* Wahrscheinlich geht ein prämenopausaler Östrogenüberschuss mit einem Arthroserisiko einher. Dagegen soll eine menopausische Östrogensubstitution das Risiko peripherer Arthrosen senken (Petersson 1998).
- *Chondrotrope oder chondrale Stoffwechselstörungen*, beispielsweise die Ochronose oder die Chondrokalzinose, sind ebenfalls Risiken für die Arthroseentstehung.
- Jede *knöcherne Fraktur*, bei der Gelenkknorpel miterfasst wird, kann zu einer posttraumatischen Sekundärarthrose führen.

Ein verringertes Arthroserisiko, also die Chance, keine Arthrose zu bekommen, ist bei der primären Osteoporose der weißen Population bekannt (Dequeker et al. 1996: Inverse Beziehung zwischen Osteoporose und generalisierter Arthrose, namentlich Koxarthrose).

Der subchondrale Knochensockel wird bei der Arthrose in Mitleidenschaft gezogen. Einerseits können die Gelenkknorpelulzera nach Durchsetzen der Gelenkknorpeldicke die subchondrale Grenzlamelle erreichen und durchbrechen. Dann wirken die bisher skizzierten pathobiochemischen Vorgänge auch auf das Bindegewebe des Knochenmarks ein und aktivieren dies zur proliferativen Reaktion. Aus diesen Knochenmarkwunden (vgl. Abb. 5.**3**) sprosst gefäßreiches Bindegewebe in das Gelenkkavum vor, wird dort mehr oder weniger mechanisch zermalmt und stimuliert die bereits durch Knorpeldetritus und biomolekular ausgelöste Synovitis zusätzlich. Dies wirkt sich ungünstig auf den bereits angeschlagenen Gelenkknorpel aus; beispielsweise verdünnt der entzündliche Gelenkerguss der Detritussynovitis die Synovia und setzt dadurch die Gelenkschmierung herab. Außerdem bekommt der durch Fissuren, Erosionen und Ulzera durchsetzte Gelenkknorpel eine raue Oberfläche und wird durch die Bewegung mechanisch abgerieben. Schließlich fällt seine Stoßdämpferfunktion zunehmend aus. Als Folge verdickt sich die bisher knorpeltragende subchondrale Grenzlamelle. Mit der Zeit bildet sich die spiegelglatte arthrotische Knochenglatze aus. Außerdem steht die *Knochenmarkwunde* – der eröffnete Markraum – unter dem Innendruck des Gelenkkavums, und „knochenfeindliche“ Biomoleküle können aus der Gelenkflüssigkeit in den Knochenmarkraum gespült werden. Als Folge kann es zur Trabekelatrophie sowie zu fokalen Knochenzellnekrosen kommen; und dadurch entstehen zystenartige Aufweitungen der Markräume, vor allem in der Druckaufnahmezone. Diese Geröllzysten sind auch im Röntgenbild zu erkennen. Sie enthalten Knorpel- und Knochendetritus, Fibrin, Fett- und Narbengewebe und bekommen eine fibröse und knöcherne Tapete. Je schmäler die Verbindung zum Gelenkkavum ist, desto häufiger füllen sich die Geröllzysten mit einer muzinösen Flüssigkeit.

Mit zunehmender Einschränkung der Stoßdämpferfunktion des degradierten Gelenkknorpels werden, *unabhängig* von den Fissuren, Erosionen und Ulzera, die subchondralen Trabekeln verstärktem Druck ausgesetzt und verdicken sich reaktiv. Manche zerbrechen und bilden Kallusformationen. Auf diese Weise entsteht die zur Arthrose gehörende subchondrale Sklerose. Sie zeigt die Leistungsschwäche des Gelenkknorpels an.

An manchen Gelenken wird eine physiologische subchondrale Spongiosasklerose beobachtet. Sie ist eine konstruktive Stressadaption (s. Kap. 10 „Stressfolgen am Skelett"). Als Beispiele dafür seien das Supercilium acetabuli (s. Kap. 14 „Hüftgelenk", Abschnitt „Pfannendachsuperzilium") und die physiologische, halbmondförmige subchondrale Spongiosasklerose der Fingergrundphalanx – Lunula genannt (A. Dihlmann et al. 1996; Abb. 5.**4**), genannt. Diese formkonstanten physiologischen Druckindikatoren nehmen bei veränderten Druckverhältnissen im Gelenk eine andere Form an. Die Verformung ist röntgenologisch zu erkennen. Bei der degenerativen Gelenkknorpelinsuffizienz, d. h. der Abnahme seiner Stoßdämpferfunktion, zeigt dies den Umschlag vom Stressphänomen zur pathologischen Knochenreaktion an.

Die geschilderten pathologischen Vorgänge im Gelenk sind Arthrosefolgen, die sich am subchondralen Knochensockel zeigen. Außerdem wird die Bedeutung der subchondralen Spongiosa für die Arthrosepathogenese, und zwar als Initialereignis, diskutiert. Als ein konstitutionell bedingter Risikofaktor für die Arthroseprädisposition wurde die angeborene generalisierte Sprödigkeit (Stiffness) des subchondralen Knochengewebes erkannt (Dequeker et al. 1996). Dadurch muss der Gelenkknorpel beim Weg der Kräfte durch das Gelenk mehr Belastung aufnehmen, verteilen und verarbeiten als normalerweise. Überschreitet diese zusätzliche Belastung einen bestimmten Wert, so setzt seine Degradation ein, und die Arthrose entwickelt sich als Folge des konstitutionell bedingt spröden Gelenksockels. Untersuchungsergebnisse im subchondralen Knochen haben Belege für die Annahme geliefert, dass der subchondrale Knochen direkt und nicht erst als Folge der Matrixdegradation den Stoffwechsel des Gelenkknorpels stört. So gelang der Nachweis einer Stoffwechselstörung im subchondralen Knochen, die sich dort an einer herabgesetzten Syntheseleistung für Kollagen Typ I zeigt (Schneider et al. 1998). Dieser Kollagentyp dominiert in Geweben mit großer Festigkeit, darunter Knochen, Sehnen und Faserknorpel. Außerdem wurden bei weiblichen Arthrosepatienten im Darmbeinkamm, also dort, wo der Knochen keine Last aufnehmen muss, eine vergleichsweise vermehrte Knochenmasse und andere quantitative und qualitative Abweichungen gegenüber Probanden ohne Arthrose festgestellt (Dequeker et al. 1995). Knochenzellkulturen aus dem knöchernen Gelenksockel von Arthrosepatienten setzen Signalmoleküle frei, die den Matrixstoffwechsel ungünstig beeinflussen (Westacott et al. 1997). Abnorme Osteoblastenphänotypen sind im subchondralen Knochen nachgewiesen und mit der Entstehung und Progredienz der Arthrose in ursächlichen Zusammenhang gebracht worden (Hilal et al. 1998).

! *Merke*
Unter Berücksichtigung einer auf das Ganze gerichteten Betrachtungsweise der Arthrosepathogenese ist daher der Ausdruck **„Osteoarthrose"** berechtigt.

Aus anatomischen Beobachtungen wird der Schluss gezogen, dass vaskulären Schädigungen im subchondralen Knochen(-mark) eine bisher unterschätzte Bedeutung für die Arthrosepathogenese zukommt (Imhof et al. 1997). Subchondral fällt in den gelenktragenden Gelenksockeln ein Reichtum an arteriellen und venösen Blutleitern auf. Über Mikrokanäle, von denen die subchondrale Grenzlamelle, d. h. die tragende Kortikalis und die Kalkknorpelschicht, durchsetzt wird, ziehen Zweige dieser Gefäße in Richtung der *tiefen* unverkalkten Gelenkknorpelschicht. Sie wird vorwiegend auf diese Weise „ernährt". Biomechanische „Überlastungen" treffen nicht nur den Gelenkknorpel, sondern auch die subchondrale gefäßreiche Knochenregion. Dort können sich als vaskuläre Folgen Blutungen, Ödembildung, Mikroinfarzierungen und Mikroosteonekrosen manifestieren. Dadurch werden die Ernährung und die Matrixproduktion gestört. Dies kann zur Pathogenese der Matrixdegeneration beitragen:

! *Merke*
Die kontrollierte Proteolyse, das Merkmal des normalen Turnover im Gelenkknorpel, kann also direkt chondrogen, aber indirekt auch osteogen und vasogen gestört werden: Die Arthrose hat „viele" pathogene Wurzeln!

Apoptose und Arthroseentstehung

Die beiden Grundprinzipien der chondrogenen Arthrosepathogenese, nämlich die enzymatische Degradation der Knorpelmatrix und die Hemmung der Matrixsynthese, sind um ein 3. pathogenetisches Prinzip erweitert worden: die Apoptose im Gelenkknorpel.

Zwei Arten des Zelltods sind bekannt. Geläufig ist der pathologische Zelltod, die Nekrose, beispielsweise durch Gewebsverletzung, schweren Sauerstoffmangel, Unterkühlung und Toxineinwirkung. Die Apoptose ist ein programmierter Zelltod. Der Begriff „Apoptose" wurde aus dem Griechischen entlehnt. Er beschreibt das jahreszeitliche Herabfallen der Blätter von den Bäumen. Die Apoptose spielt bei der Entwicklung des Organismus und bei der Erhaltung der Gewebehomöostase eine wichtige

Rolle. Die Apoptose und die Zellnekrose sind biochemisch, aber auch mikromorphologisch definiert und daher visuell zu unterscheiden (Blanco et al. 1998, Krammer 2000). Apoptotisch abgestorbene Zellen werden in vaskularisierten Geweben von phagozytierenden Zellen abgebaut. Dadurch wird eine entzündliche Abräumreaktion vermieden. Bei der Nekrose dagegen kommt eine solche Reaktion in Abhängigkeit von der Menge abgestorbener Zellen vor. Im Gelenkknorpel fehlen Gefäße, sodass dort normalerweise eine Phagozytose nicht möglich ist. Apoptotische Zelltrümmer bleiben daher in der Knorpelmatrix liegen. Diese Überlegungen stützen sich auf Beobachtungen und führen zu verschiedenen Schlussfolgerungen:

- Beim alten Menschen wird eine größere Apoptosehäufigkeit als in jungen Lebensjahren beobachtet Die Knorpelmatrix erscheint bei ihm visuell unversehrt. Im histologischen Schnitt erkennt man aber eine vergleichsweise Zellarmut, eine Zunahme der leeren Lakunen und auch eine Zunahme der Matrixfibrillation. Auf niedriger Leistungsstufe bleibt das physiologische Gleichgewicht zwischen Apoptosetod und Matrixsynthese jedoch erhalten.
- Matrixdegradation führt zu einem Verlust des postulierten Überlebenssignals für die Chondrozyten. Diese gehen dann im betroffenen Bereich apoptotisch zugrunde. In der degradierten Knorpelmatrix besteht eine positive Korrelation zwischen Chondrozytenapoptose und dem Ausmaß der Matrixdegradation.
- Die Apoptose der Chondrozyten trägt umgekehrt zur Matrixdegradation bei. Beispielsweise ist in der Umgebung apoptotischer Chondrozyten eine Proteoglykandepletion festzustellen (Hashimoto et al. 1998). Apoptotische Zelltrümmer neigen zur Verkalkung (unter Umständen gestörte Stoßdämpferfunktion des Gelenkknorpels).
- Dort, wo Chondrozyten sich in degenerativ veränderten Matrixbezirken reparativ vermehren, steigt die Apoptosehäufigkeit an. Daher ist die Chondrozytenproliferation zu Brutkapseln (Cluster) immer nur ein (frustraner) Reparaturversuch.
- Menschen mit konstitutionell erhöhter Apoptoserate tragen ein erhöhtes Arthroserisiko.
- Zellen, die beispielsweise durch virale Infektionen oder Mutationen zwar geschädigt sind, jedoch dadurch nicht absterben, können zur Erhaltung der Gewebsleistung apoptotisch eliminiert werden (vermutlich ausgelöst durch pathobiochemische Apoptosesignale).

Klinik der Arthrose

Die Arthrosemorphologie muss ihr Krankheitspotenzial zunächst nicht offenbaren: **latente Arthrose**.

Der 1. Schritt zum subjektiven und objektiven Krankheitscharakter ist der **algogene arthrotische Reizzustand** (Otte 1983a u. b). Nozizeptoren im Gelenk lösen offenbar nicht nur reflektorisch einen lokalen Muskelhypertonus aus, sondern auch sympathische Reflexe, deren Efferenzen die Durchblutung lokal stören. Dadurch kommt es auch in der Umgebung der Nozizeptoren zu einer schmerzfördernden Hyperämie und Ödembildung. Der algogene arthrotische Reizzustand zeichnet sich durch einen lokalisierten und beim Palpieren lokalisierbaren Schmerz aus.

Der 2. Schritt zur Arthrosekrankheit manifestiert sich als **aktivierte Arthrose** (Otte 1971). Der Patient verspürt einen diffusen Gelenkschmerz, zunächst als Belastungs-, dann als Ruheschmerz, ferner als Anlaufschmerz, beispielsweise an den Hüft- und Kniegelenken, oder als Morgensteifigkeit (etwa bis zu einer ½ Stunde) an den Fingergelenken; dort kommt es auch zur Anschwellung. Das Krankheitserlebnis wird bei der aktivierten Arthrose vor allem von der **Detritussynovitis** bestimmt. Diese Gelenkentzündung ist die Reaktion auf abgeschilferten und abgeschliffenen Gelenkknorpeldetritus und auch die Folge der aus dem degradierten Gelenkknorpel in das Kavum freigesetzten Biomoleküle. Die Detritussynovitis wird dadurch nicht nur angefacht, sondern auch unterhalten. Aus den „Knochenmarkwunden" der Knorpelulzera (s. Abb. 5.**3**) sprosst proliferiertes Bindegewebe in das Gelenkkavum ein und trägt zur Entstehung und Unterhaltung der Detritussynovitis bei. Im Zusammenhang mit der Detritussynovitis wird die im angloamerikanischen Sprachraum bevorzugte Bezeichnung **„Osteoarthritis"** verständlich.

Radiologische Befunde

Die arthrotischen **Röntgenbefunde** sind aus den bisher geschilderten mechanischen und biomolekularen Vorgängen abzuleiten (s. Abb. 5.**4** und Abb. 5.**5**):

- **Subchondrale Spongiosasklerose** (Reaktion des subchondralen Knochengewebes auf die Abnahme der Stoßdämpferfunktion des Gelenkknorpels).
- **Geröllzyste**, gewöhnlich in der Druckaufnahmezone, als Symbol des überlastungsbedingten Zusammenbruchs der subchondralen Spongiosatrabekeln durch Gewichtsbelastung oder/und Muskelkraft, manchmal symmetrisch beiderseits des Gelenkspalts, oft mit Knochenschale (Randsklerose; s. auch S. 193 und Abb. 5.**3** [Knochenmarkwunde]).

- **Marginale Osteophyten („Randwülste")**: Ihre Bedeutung als Röntgenfrühbefunde wurde bereits hervorgehoben und begründet. Über diese Osteophyten entwickelt sich im Laufe der Zeit der arthrotische Umbau der Gelenksockel: Arthrosis *deformans*. Dieser Umbau zeigt sich an den Knochensockeln als Entrundung, Begradigung, Verplumpung und Verbreiterung.
- **Verschmälerung des röntgenologischen Gelenkspalts** als Indikator des diffusen knorpeligen Substanzverlusts.
- **Knöcherne Schlifffflächen** (Abb. 5.**6**) spiegeln den völligen Verlust des Gelenkknorpels an korrespondierenden Stellen der artikulierenden Knochen wider und werden von der Gelenkbewegung beeinflusst. Auch an Sesambeinen und arthrotischen Randwülsten können solche Schlifffflächen entstehen.
- Zur **Gelenkfehlstehlung** und zumeist zu einer begleitenden Bewegungseinschränkung kommt es durch arthrotische Verformung der knöchernen Gelenksockel und durch ungleichmäßige Schrumpfung der Gelenkkapsel als Folge der Detritussynovitis. Das Körpergewicht, Muskelkräfte und Band- oder Sehnenschäden können die Gelenkfehlstellung begünstigen oder verstärken.
- **Kapselchondrome** und **-osteome** entstehen in der morphologisch veränderten Gelenkkapsel (Fibrose, Zottenhypertrophie) durch umschriebene Metaplasien. Röntgenologisch ist nicht immer zu entscheiden, ob diese Metaplasien noch Kontakt zur Gelenkkapsel haben oder schon zum freien Gelenkkörper – Corpus liberum – geworden sind.

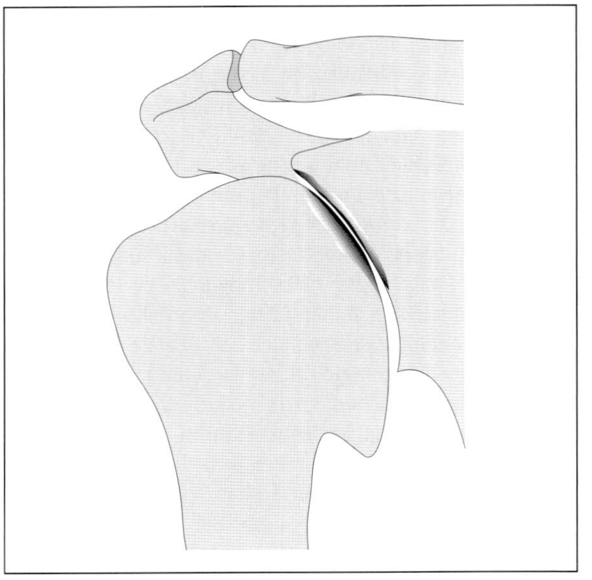

Abb. 5.**6** **Knöcherne Schlifffflächen an korrespondierenden Anteilen der knöchernen Gelenksockel bei schwerer Omarthrose.**

Im **MRT** wird der Gelenkerguss bei der aktivierten Arthrose sehr frühzeitig sichtbar (T2-gewichtete Sequenzen). Darüber hinaus kommen im subchondralen Knochenmark bei der Arthrose hyperintense Signale vor, die nach den Regeln der MRT-Deutung (z. B. STIR-Sequenz) als Knochenmarködem eingeordnet werden. Diese unspezifischen Signalveränderungen gehen von Knochenmarkbefunden aus, die bei der Arthrose einerseits nicht nur durch eine keineswegs dominierende ödematöse Durchtränkung des Knochenmarks hervorgerufen werden, sondern histologisch auf eine gleichzeitig bestehende fokale Knochenmark- bzw. Fettzellnekrose, eine Knochenmarkfibrose (mit unreifen Faserzellen), eine Trabekelnekrose, eine Hyperämie und eine Blutung zurückgehen. In diesem Zusammenhang wird die bei vielfältigen Knochenschädigungen aufgrund der MRT-Befunde als (reversibles) Knochenmarködem (s. Kap. 3 „Einführung in die Arthritis- bzw. Synovitisdiagnostik", Abschnitt „Arthritische Kollateralphänomene und die Differenzialdiagnose des regionalen Knochendefizits") signierte hyperintense Signalgebung auf wassersensitiven Sequenzen als unpräzise charakterisiert und vor ihrem kritiklosen diagnostischen Gebrauch im Einzelfall gewarnt (Zanetti et al. 2000).

Die **Szintigrafie** mit osteotropen Radiopharmaka leistet bei der Arthrose 2 besondere Beiträge:

- Eine röntgenologisch erkannte Arthrose ohne vermehrten Tracer-Einbau in der Skelettphase erlaubt den Schluss, dass in den folgenden Jahren keine Progression der Gelenkknorpeldegradation zu erwarten ist (Watt 1997). Diese Beobachtungen bezeugen den Einfluss der subchondralen Osteoblasten-Osteozyten-Osteoklasten-Aktivität auf den Zustand des Gelenkknorpels (Westacott et al. 1997).
- Der synovitische Erguss bei der aktivierten Arthrose lässt sich an vielen Gelenken röntgenologisch erkennen, darüber hinaus grundsätzlich mittels MRT, CT, Ultraschall und auch szintigrafisch. In der 3-Phasenszintigrafie zeigt in 1. Linie die verstärkte Blutpoolphase die Synovitis (mit Erguss) bei einer entzündlichen Aktivierung der bekannten Arthrose an (Watt 1997).

Subtypen der Arthrosis deformans

Außer den charakteristischen Röntgenbefunden der Arthrose gibt es degenerative Gelenkerkrankungen, die mit arthroseatypischen morphologischen Phänomenen einhergehen. Ihre Kenntnis trägt einerseits dazu bei, Fehldiagnosen zu vermeiden. Andererseits zeigen die Subtypen der Arthrose, dass Letztere grundsätzlich eine heterogene Krankheitsgruppe darstellt, und zwar nicht nur hinsichtlich ihrer individuellen Ursache, sondern auch hinsichtlich der Beschreibung ihres Erscheinungsbilds.

Atrophische Arthrose

Das als Attribut gebrauchte Adjektiv weist darauf hin, dass trotz ausgeprägtem Gelenkknorpelabrieb nur sehr kleine oder überhaupt keine marginalen Osteophyten entstanden sind. Lediglich eine bandförmige subchondrale Sklerose kann unter dem fast aufgebrauchten Gelenkknorpel sichtbar werden. Offenbar ist die knöcherne Reaktionsmöglichkeit bei diesem Phänotyp der Arthrose konstitutionell eingeschränkt. Die DIP-Gelenke (Abb. 5.**7**), seltener auch das Hüftgelenk, sind die Hauptmanifestationen. Am Hüftgelenk gibt sich die atrophische Arthrose vor allem bei der idiopathischen Hüftprotrusion zu erkennen

Konstruktive (hypertrophe) Arthrose

Bei diesem Subtyp tritt schon bei nicht sehr ausgeprägtem Gelenkknorpelverlust eine offenbar konstitutionell begünstigte marginale Osteophytenbildung auf. Diese Verknöcherungsvorgänge greifen oft auf die Gelenkkapsel über (s. Abb. 14.**35**). Ihre bildgebende Differenzialdiagnose muss die Osteoarthropathie bei der Akromegalie berücksichtigen. Diese wird als sog. „Arthrose mit weitem Gelenkspalt" bezeichnet, bei der unter hormonalen Impulsen die Gelenkknorpeldicke zunimmt und die Gelenkkanten osteophytenartig auswachsen (s. Abb. 11.**95**).

Destruktive (erosive) Arthrose an den Extremitätenenden

Die destruktive, auch als erosiv bezeichnete Arthrose an den Gelenken der Hand manifestiert sich dort, wo auch sonst typische Arthrosen beobachtet werden, so an den DIP- und PIP-Gelenken, seltener am CMC I, an den MCP-Gelenken und am Trapez-Skaphoid-Gelenk (s. Abb. 5.**7**). Die erosive Komponente kann durch die Motilität im Gelenk beeinflusst werden – vor allem am PIP- und DIP-Gelenk.

Die formgebende Bewegungsrichtung gibt sich nicht nur bei der Arthrose zu erkennen, sondern auch bei inaktiven Arthritiden mit mehr oder weniger abgeklungener Schmerzsymptomatik. Diese erosiven Gelenkveränderungen werden unter dem Begriff der „Motilitätserosion" (Vogelschwingenerosion, +/–Erosion, s. Abb. 3.**25** und Abb. 5.**7**) subsumiert.

Die erosive Arthrose an der Hand entsteht vor allem als Folge von rein degenerativer Gelenkknorpelzerstörung und von Einbrüchen subchondraler kleiner Geröllzysten in das Kavum und/oder durch eine (überschießende?) proliferative Detritussynovitis (Fassbender 1975). Nach der Zerstörung des Gelenkknorpelbelags kann es bei der erosiven Fingerarthrose zur partiellen oder vollständigen knöchernen Ankylose kommen (s. Abb. 5.**7**). Die erosive Fingerarthrose tritt bei 4–5% der Patienten mit Handpolyarthrose auf und bevorzugt Männer (Schacherl u. Schilling 1970). Die Heberden-Polyarthrose mit dem Schwerpunkt DIP-Gelenke ist dagegen eine gynäkotrope Erkrankung. Die bildgebende Differenzialdiagnose der erosiven Arthrose an der Hand muss einerseits die rheumatoide Arthritis bei älteren Menschen berücksichtigen, bei denen die rheumatoide Arthritis zur Ruhe gekommen ist und der arthritisch vorgeschädigte Gelenkknorpel die Arthrosevorgänge auslöst. Andererseits sollte an die Möglichkeit gedacht werden, dass sich auf eine bestehende Polyarthrose eine rheumatoide Arthritis „aufgepfropft" hat – sog. **Pfropfarthritis** (Wagenhäuser 1967). Psoriasisarthritis und Gichtarthropathie müssen ebenfalls röntgenologisch und klinisch in die Differenzialdiagnose miteinbezogen werden (s. dort). Erosive (aseptische) Gelenkschäden wurden bei Fingerarthrosen auch nach intraartikulärer Kortikosteroidinjektion beobachtet (Alarcón-Segovia u. Ward 1966): iatrogene kristallinduzierte Synovitis oder aseptische (ischämische) Knochennekrose?

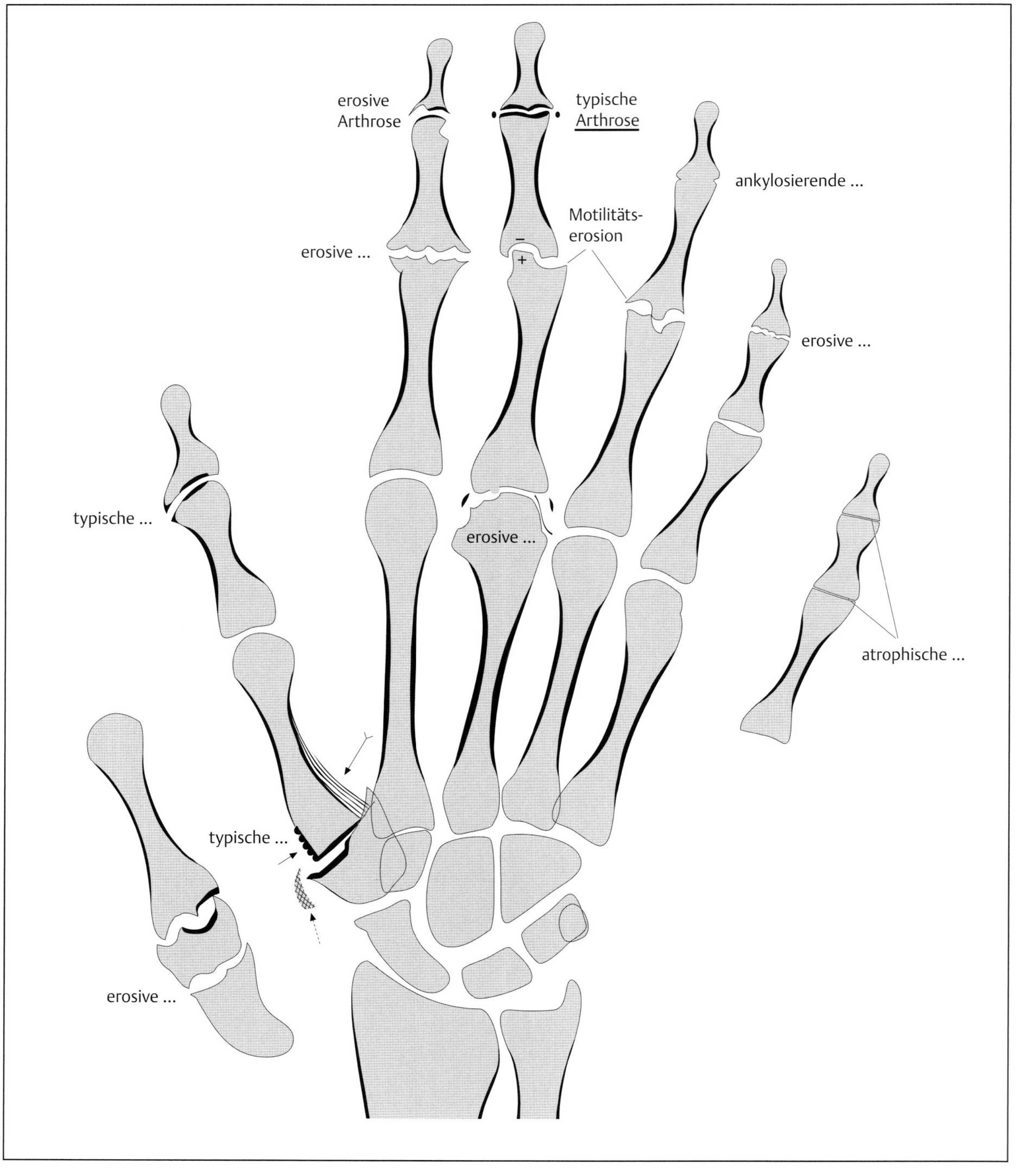

Abb. 5.7 **Ikonografie der destruktiven (erosiven) und atrophischen Arthrose an der Hand.** Das Arthrosebild der typischen Arthrose ist kontrapunktisch am DIP III und IP (des Daumens) wiedergegeben. Außerdem wurde die Rhizarthrose zwar in typischer Weise, jedoch mit einigen nicht obligaten Arthrosebefunden gezeichnet: Aspekt der Periostreaktion an der medialen Seite der Grundphalanx I *(Pfeil)*, lamellenartig den Gelenksockel verbreiternder Periostanbau *(geschwänzter Pfeil)*; cave Fehldiagnose „unter Deformierung verheilte intraartikuläre Bennett-Luxationsfraktur". Häufig bei der Rhizarthrose größere Kapselosteome *(gestrichelter Pfeil)*. Jede erosive MCP-Arthrose mit (gezeichnet) oder ohne Chondrokalzinose sollte Anlass zur Untersuchung des Eisenstoffwechsels sein (Fragestellung: idiopathische Hämochromatose?). Als Folge der Motilität bei Arthrose oder (remittierten) chronischen Arthritiden sind die +/– und die Vogelschwingenerosion entstanden (s. dort). Bei der atrophischen Arthrose fallen auf: erhebliche Gelenkspaltverschmälerung, Begradigung der artikulierenden Flächen, minimale marginale Osteophyten, bandförmige subchondrale Sklerose.

Merke:

Bei der erosiven Arthrose tritt im Gegensatz zu den Arthritiden keine gelenknahe Demineralisation auf.

Osteoklastische Arthrose an der Hand

Dieser von Dihlmann und Dihlmann (1998) beschriebene Subtyp der Handpolyarthrose gibt sich folgendermaßen zu erkennen (Abb. 5.**8**):

- Typische Röntgenbefunde der Arthrose, wie Verschmälerung des röntgenologischen Gelenkspalts, bandförmige subchondrale Spongiosasklerose und marginale Osteophyten. Selten hat die Polyarthrose am selben Gelenk eine erosive Komponente.
- **Subchondrale Osteolysen, die sich mindestens über ⅓ der Länge des befallenen kleinen Röhrenknochens ausdehnen**, also über die Ausbreitung der subchondralen Geröllzysten weit hinausgehen. Diese Osteolysen zeigen nicht immer kugelige oder ovoide Projektionsformen, sondern können entlang der Endostkontur flache, hintereinander gereihte kurzbogige Mulden – sog. Resorptionsbuchten – bilden, selten die Kompakta von innen her durchbrechen und dort eine glatte, expansive Periostreaktion auslösen. Die osteoklastischen Osteolysen können sich im Laufe von Jahren bilden und vergrößern, manchmal auch schon in Jahresfrist erheblich an Größe zunehmen oder entstehen.

Die Osteolysen sitzen entweder in beiden artikulierenden Knochen oder auch nur in einem der gelenkbildenden Röhrenknochen.

Hauptlokalisationen der osteoklastischen Arthrose sind die PIP- und DIP-Gelenke, seltener die MCP-Gelenke, Letztere manchmal in Zusammenhang mit der Chondrokalzinose. Bei Frauen tritt die osteoklastische Arthrose häufiger auf als bei Männern (Verhältnis etwa 5 : 2% der Patienten mit Handpolyarthrose). Das Durchschnittsalter liegt bei Frauen im 6., bei Männern im 7. Lebensjahrzehnt.

Die Pathogenese der Osteolysen kann nicht mit der Entstehung der subchondralen Geröllzysten identifiziert werden. Geröllzysten treten zwar besonders in der subchondralen Spongiosa von gewichtsbelasteten Gelenken auf, können sich aber auch an Gelenken entwickeln, die lediglich durch Muskelkraft unter Druck stehen, also beispielsweise an den Gelenken der Hand. Sie erreichen aber weder die Ausdehnung der Osteolysen durch die osteoklastische Arthrose, noch würden die biomechanischen Ursachen der Geröllzysten (s. dort) die zahlreichen kurzbogigen Resorptionsbuchten an der Endostgrenze des Knochenmarkraums erklären.

Vielmehr wird ein lokaler Stimulator des Knochenumbaus mit erheblichem Überwiegen der Osteoklastentätig-

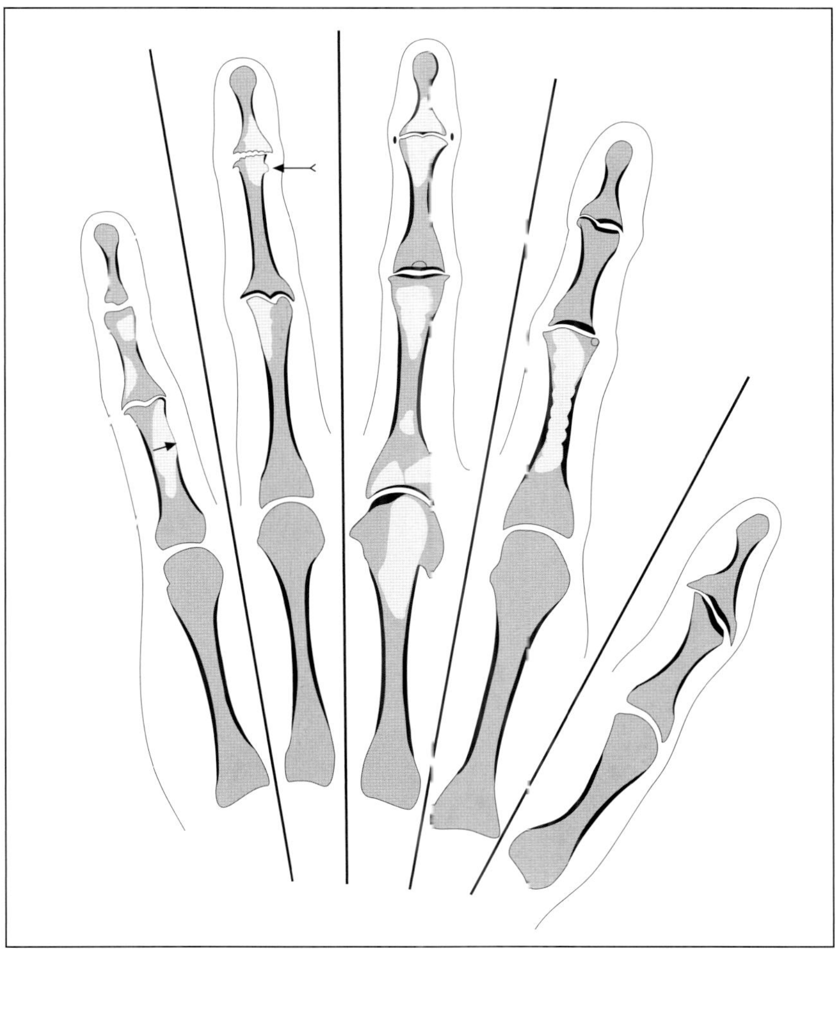

Abb. 5.**8** **Ikonografie der osteoklastischen Polyarthrose an den Fingergelenken** (verschiedene Patienten, einzelne Gelenke normal, andere mit typischer Arthrose abgebildet, 4. Finger erosive und osteoklastische Arthrose zusammen an 1 Gelenk). Daher wird auch formuliert: Arthrose am PIP IV mit erosiver und osteoklastischer Komponente.
Pfeil: leichte Expansionstendenz, *geschwänzter Pfeil:* umschriebener Kompaktaabbau mit kurzbogiger Periostschale. Manche Höhlen treten im Röntgenbild diskontinuierlich auf, sind also von Knochenzügen getrennt, s. Mittelphalanx V. Resorptionsbuchten der osteoklastischen Arthrose an der Grundphalanx II.

Merke:

Bisher wurde in den osteoklastischen Räumen Fasergewebe mit diskreten entzündlichen Infiltraten histologisch nachgewiesen.

keit postuliert (Dihlmann u. Dihlmann 1998). Unter diesen lokal wirksamen Mediatoren, die entweder den Knochenabbau fördern oder den Knochenanbau inhibieren bzw. das Gleichgewicht zwischen diesen beiden biologischen Vorgängen zuungunsten der Knochenbildung stören, sind verschiedene Zytokine, Wachstumsfaktoren sowie lokale und systemische Hormone bekannt (Weiske et al. 1998). Sie wurden teilweise auch schon bei der Gelenkknorpeldegradation erwähnt. Unter dem Gesichtspunkt einer biomolekularen Pathogenese der osteoklastischen Arthrose muss – unter Berücksichtigung ihrer relativen Seltenheit – in 1. Linie an einen **Mediatorexzess**, also an ein Entgleisen des physiologischen Knochenumbaus durch die Überproduktion osteodeletärer Mediatoren gedacht werden. Ihr Weg kann nur über die Synovia, d. h. vom Gelenk her in das Knochengewebe führen, da die Osteolysen der osteoklastischen Arthrose immer in Verbindung mit den Arthrosephänomenen entstehen. Manchmal treten die Befunde der osteoklastischen Arthrose nur an dem einen oder anderen Gelenk im Rahmen der typischen Polyarthrose auf – dann wird von einer **osteoklastischen Komponente der Polyarthrose** gesprochen. In anderen Fällen dominieren die Gelenke mit den Befunden der osteoklastischen Polyarthrose, und nur an dem einen oder anderen Gelenk zeigt sich die Arthrose mit typischem Röntgenbefund.

Zu den wichtigsten bildgebenden Differenzialdiagnosen der osteoklastischen Arthrose an der Hand gehört die chronische tophöse Gicht, die Pfropfarthritis, d. h. das Aufpfropfen einer rheumatoiden Arthritis mit großen Signal- oder Begleitzysten auf die gleichzeitig bestehende Polyarthrose. Außerdem sind differenzialdiagnostisch zu bedenken: Die Koinzidenz von Handpolyarthrose und fibröser Dysplasie, gutartigem Tumor, beispielsweise Enchondrom, intraossärem Ganglion oder Chondrosarkom – auch beim Chondrosarkom (in kurzen Röhrenknochen) kommen diskrete Verkalkungen in der Osteolyse vor.

ANNRAD-Syndrom

Das Akronym „ANNRAD-Syndrom“ steht für eine (degenerative) Gelenkerkrankung überwiegend großer Gelenke mit der Präferenz Schultergelenk (Abb. 5.**9** und Abb. 5.**10**), deren Pathogenese und Ätiologie nicht geklärt ist. Der Syndromname wird aus dem Wortfaden „*a*septische, *n*icht *n*eurogene, *r*apide *a*rtikuläre *D*estruktion“ gebildet.

Das ANNRAD-Syndrom ist bei identischer Phänomenologie im Schrifttum unter verschiedenen synonymen Krankheitsbezeichnungen aufzufinden, z. B. als **Milwaukee-Schulter** (Garancis et al. 1981, McCarty et al. 1981, Halverson et al. 1984). Sie wird als Krankheitsbild vorwiegend älterer Menschen, Frauen häufiger als Männer, beschrieben, das die Periarthropathia calcarea sive calcificans, die Ruptur der Rotatorenmanschette und eine destruktive (erosive) Omarthrose umfasst. Ihre Pathogenese soll eine grundsätzliche Möglichkeit der nicht entzündlichen Zerstörung großer und mittelgroßer Gelenke und unmittelbar angrenzender Gewebe widerspiegeln.

Die Freisetzung von verschiedenen basischen Kalziumphosphaten, beispielsweise Hydroxylapatit, Oktakalziumphosphat und Trikalziumphosphat, und von Kollagenfragmenten aus degenerativ verändertem Gelenkknorpel und Kapselgewebe in das Gelenkkavum löst ihre Phagozytose durch Synoviozyten aus. Die Kristalle liegen

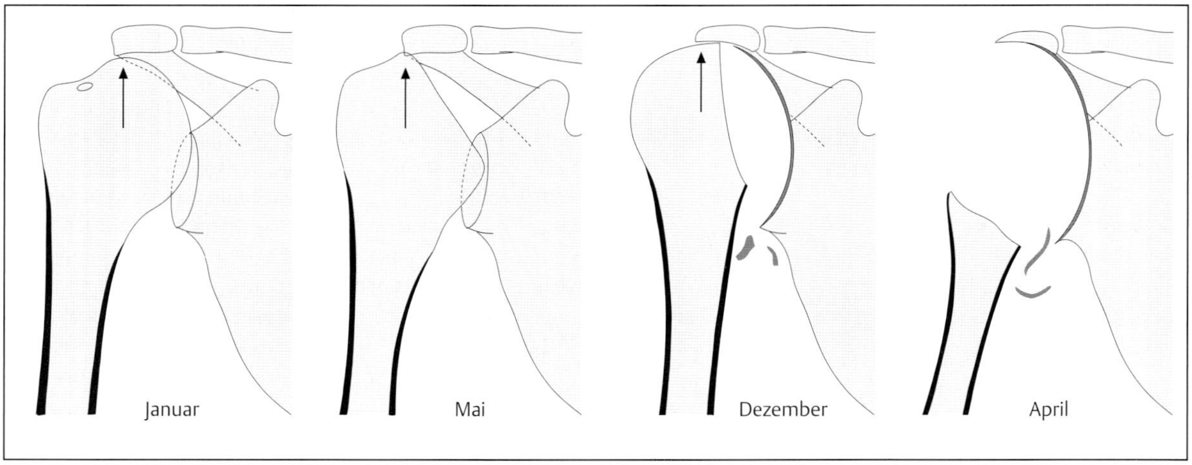

Abb. 5.**9** **Rapider Verlauf einer nicht neurogenen Osteolyse des rechten Schultergelenks im Sinne des ANNRAD-Syndroms (s. dort) bei einer alten Frau.**
Januar: Der Hochstand des Humeruskopfs in der Schulterblattpfanne *(Pfeil)* zeigt einen schweren Schaden (Ruptur) der Rotatorenmanschette an.
Mai: Zunahme des Humeruskopfhochstands *(Pfeil)*, beginnende reaktionslose Osteolyse des Humeruskopfs.
Dezember: Weitere Zunahme des Humeruskopfhochstands *(Pfeil)*, nicht nur Osteolyse des Humeruskopfs, sondern auch osteolytische Aufweitung der Skapulapfanne, beginnende Osteolyse an der Unterfläche des Akromions, einzelne Knochenbröckel im unteren Rezessus der Gelenkkapsel.
April: Totalosteolyse des Schultergelenks. Im „Stadium“ Dezember und April (wird) wurde auch von einer Milwaukee-Schulter gesprochen.

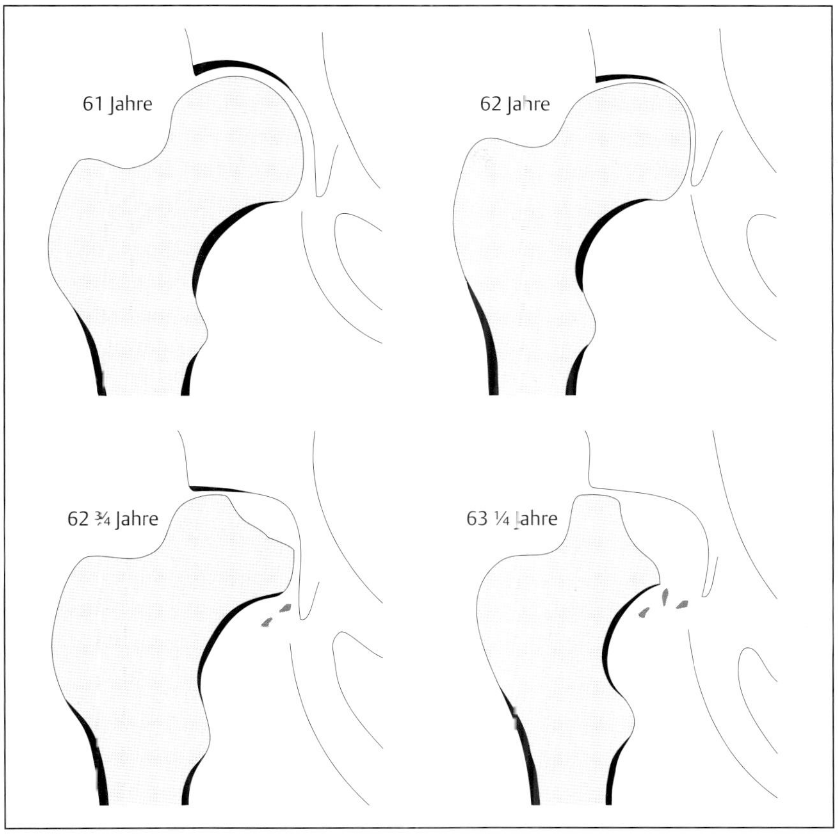

Abb. 5.**10** **Verlauf einer rapide destruktiven Koxarthrose, auch subsumiert als ANNRAD-Syndrom** (s. Text).
61 Jahre alt: Erstmals Hüftbeschwerden, Röntgenbefund normal.
62 Jahre alt: Reaktionsloser weitgehender Gelenkknorpelverlust. Klinisch kein Hinweis auf eine entzündlich(-rheumatische) Erkrankung.
62¾ und 63¼ Jahre alt: Zunehmende reaktionslose Osteolyse der beiden artikulierenden Gelenksockel.
Klinik: Kein Nachweis einer neuropathischen Erkrankung, kein Hinweis auf einen schleichenden infektiösen oder sonstigen arthritischen Prozess (Abpunktion eines blutig gefärbten sterilen Gelenkergusses).
Merke:
Das Röntgenbild kann deskriptiv als reaktionslose Chondroosteolyse beschrieben werden.

in mikroskopischer Größenordnung vor und sind im Röntgenbild nicht zu erkennen. Die Kristallphagozytose ist eine Zellleistung, bei der aktivierte Kollagenase(-n) und neutrale Protease(-n) frei werden. Diese Enzyme greifen den Gelenkknorpel und das Kapselmanschettengewebe an und treiben – wie in einem circulus vitiosus – deren Schädigung weiter voran. Außerdem wird durch die intrazelluläre Aufnahme und Auflösung der Kristalle und Kollagenpartikel in den Synovialzellen die Synthese bestimmter Prostaglandine stimuliert und die mitogene Aktivität dieser Zellen verstärkt. Dadurch können auch Synovialchondrome entstehen.

! Merke
Bei dieser Art von Gelenkzerstörung handelt es sich im Prinzip um eine kristallinduzierte Freisetzung vor allem von gelenkdeletären Enzymen usw. und nicht um eine kristallinduzierte Synovitis (s. dort).

Bei der destruktiven Pyrophosphatarthropathie soll ein ähnlicher kristallogener enzymatischer Prozess eine pathogenetische Rolle spielen.

Synonym zum Begriff „ANNRAD-Syndrom" gehört auch die **rapid-destruktive Arthrose** (vor allem des Schulter- und Hüftgelenks). Dieser Terminus beschreibt einen schnellen, im Verlauf von Monaten bis höchstens innerhalb von 2 Jahren auftretenden Substanzverlust (Osteolyse) der artikulierenden Knochen (Lequesne et al. 1970 u. 1982, Abelanet et al. 1974), d.h. eine Gelenkzerstörung von neuropathischem Ausmaß, ohne dass sich klinisch eine neurogene Ätiologie nachweisen lässt.

Histologisch wurde bei der rapid-destruktiven Koxarthrose der Ersatz des Knochenmarkgewebes durch Retikulumzellen nachgewiesen, aus denen sich Osteoklasten differenzieren. Auf die große Zahl der dabei entstehenden Osteoklasten wird die schnell verlaufende Knochenresorption zurückgeführt (Jacqueline 1979). Diese Befunde widersprechen der Annahme einer pathologischen Mediatorstimulation nicht; denn die allgemeine Tendenz zur Deutung verschiedenster pathologischer Prozesse als Ausdruck pathobiochemischer Entgleisungen offenbart sich auch beim ANNRAD-Syndrom. Dabei wird von Biomolekülen ausgegangen, die von den Zellen der Osteoblasten- und Osteoklastenreihe und des Stromas synthetisiert werden und die Knochenbildung und -resorption positiv oder negativ beeinflussen. Beim ANNRAD-Syndrom soll eine kristallinduzierte überschießende Freisetzung von Biomolekülen mit Mediator- bzw. Enzymcharakter den exzessiven Abbau der Gelenkkonstituenten begründen (Komiya et al. 1992, Nguyen 1996), allerdings mit dem Hinweis, dass Apatit- und Pyrophosphatkristalle auch im degradierten Gelenkknorpel, in der Synovialmembran und der Synovia der banalen Arthrose vorkommen. Der pathogene Stimulus für die ausgeprägte Gelenkzerstörung einschließlich der knöchernen Gelenksockel spiegelt wahrscheinlich ein quantitatives Kristallproblem mit kurzfristiger massiver Freisetzung gelenkdeletärer Biomoleküle wider, bei denen die vorhandenen Osteoblasten nicht adäquat „antworten“ können.

Die besonderen Arthropathien großer und mittelgroßer, extrem selten kleinerer Gelenke, also meist von Knochenverbindungen mit größerem Weichteilanteil, die unter dem Dachbegriff „ANNRAD-Syndrom“ zusammengefasst werden, zeichnen sich durch 6 klinische oder bildgebende Befunde aus:

- Voluminöser, mehr oder weniger ausgeprägt hämorrhagischer, nach der Zellzahl nicht entzündlicher, steriler Gelenkerguss.
- Gelenkinstabilität, z. B. Oberarmkopfhochstand in der Skapulapfanne als Folge schwerer Zerstörung der Rotatorenmanschette oder ausgeprägtes Valgusknie.
- Schnelle Progredienz der Gelenkzerstörung in Monaten bis wenigen Jahren.
- Die Zerstörung der artikulären und periartikulären Weichteile, des Gelenkknorpels und der knöchernen Gelenksockel wird nur von geringfügigen reaktiven (knöchernen) Phänomenen begleitet, oder diese knöchernen Reaktionen fehlen völlig (Prinzip des „Schmelzens der Butter in der Sonne“).
- Neurologische Ausfälle sind nicht nachzuweisen. Daher geht die Gelenkzerstörung beim ANNRAD-Syndrom mit mehr oder weniger starken Schmerzen einher.
- Ausschluss einer Gelenkinfektion, die bei alten Menschen klinisch inapparent verlaufen kann, der Dialysearthropathie, der rheumatoiden Arthritis (Anamnese) und der multizentrischen Retikulohistiozytose (Hautbefunde).

6 Arthropathien und Osteoarthropathien

Arthropathien (Synonym: Osteoarthropathien) sind Gelenkerkrankungen mit folgenden Eigenschaften:

1. Sie gehen mit mehr oder weniger pathomorphologisch ausgeprägter und daher auch bei der Bildgebung im Vordergrund stehender Beteiligung der gelenktragenden Knochen oder Knochenabschnitte (der sog. knöchernen Gelenksockel) einher.
2. Ihre klinischen Befunde und bildgebenden Phänomene können vom typischen Erscheinungsbild der Arthritis (Synovitis) abweichen. Diese Feststellungen (Nr. 1 und 2) beziehen sich vor allem auf einzelne, erfahrungsgemäß frühzeitig und im Krankheitsverlauf häufig befallene Knochenverbindungen, die sog. **Testgelenke**.
3. Manche Arthropathien lassen sich auch als Gelenkerkrankungen beschreiben, die sich bei dem einen Patienten unter dem Bild der Arthritis manifestieren, bei dem anderen als Arthrose verlaufen, sich also durch individuelle Ambivalenz auszeichnen. Diese Ambivalenz zeigt sich gelegentlich sogar bei demselben Patienten, dessen eines Gelenk arthritisch erkrankt, während sich eine andere betroffene Knochenverbindung „arthrotisch" offenbart.

Gicht (Uratgicht)

Gicht ist die Krankheitsmanifestation einer zunächst oft über Jahre oder Jahrzehnte asymptomatischen chronischen Hyperurikämie (>390 µmol/dl = 6,5 mg/dl). Die formale Pathogenese gründet sich auf fehlende physiologische Regulationsmechanismen zwischen der Bildung und Ausscheidung – etwa 75 % renal, etwa 25 % enteral – der Harnsäure. Harnsäure entsteht durch Oxidation von Purinmolekülen. Ihr Natriumsalz hat einerseits eine begrenzte Löslichkeit im Blutplasma, die bei 6,3 mg/dl (400 µmol/l), definiert bei 37 °C Körpertemperatur und einem pH von 7,4, liegt. Andererseits zeichnet sich Harnsäure durch die Neigung zur Bildung übersättigter Lösungen aus. Daher besteht beim Überschreiten des Löslichkeitsprodukts im Blutplasma lediglich ein Gichtrisiko, das mit steigendem Harnsäurespiegel zunimmt. Aus der Statistik ist beispielsweise bekannt, dass Menschen mit einem Harnsäureplasmaspiegel über 9 mg/dl zu etwa 90 % an Gicht erkranken. Das präzipitierte Mononatriumuratmonohydrat ordnet sich zu Mikrokristallen, die im Gewebe bzw. in der Synovia als Fremdkörperreiz wirken. Klinisch und bildgebend offenbart sich dies in Abhängigkeit vom **Menge-Zeit-Quotienten der Uratpräzipitation** (Abb. 6.**1**; Dihlmann u. Fernholz 1969).

Der **Tophus** (Abb. 6.**2**, Abb. 6.**3** und Abb. 6.**4**) ist das Merkmal der chronischen Gichtosteoarthropathie. Selten tritt er auch ohne Gelenkerkrankung auf. Umschriebene Uratkristallniederschläge – vor allem vom Knochenmark ausgehend, im Gelenk- und sonstigen Hyalinknorpel (z. B. Ohrmuschel), im Periost, an Sehneninsertionen, in der Synovialis, in den Nieren (bevorzugt sind ihre Markanteile), sub- und intrakutan gelegen, seltener auch an anderen Stellen und in Geweben des Körpers – führen zu einer granulomatösen Reaktion, zum Tophus. Er besteht fast vollständig aus kristallinen, in geringem Maße aus amorphen Uratablagerungen und Kalziumsalzen, die vor allem von Makrophagen, Riesenzellen, Lymphozyten und Fibroblasten umgeben sind, attackiert werden und in einer strukturlosen organischen Matrix liegen. Bei der Tophusbildung dominieren mit der Zeit die 1- und mehrkernigen Makrophagen – vor allem exprimieren sie proinflammatorische Mediatormoleküle. Sie ordnen sich zu einer dichten Schale um das durch die zytotoxische Wirkung der Kristalle nekrotisch gewordene Tophuszentrum. Schließlich erhält der Tophus eine gefäßreiche fibröse Kapsel (Fassbender 1975). Bei der hochakuten Uratarthritis steht dagegen die neutrophile Granulozytenphagozytose der Mikrokristalle im Vordergrund des pathologischen Geschehens. Dabei kommt es u. a. auch zur Freisetzung von freien Radikalen, lysosomalen Enzymen, Prostaglandinen und Leukotrienen. Bei chronischem Verlauf der zunächst akut beginnenden Uratarthritis bilden sich sich zerstörend ausbreitende Pannusformationen.

Der Tophus wirkt grundsätzlich raumfordernd und dadurch im Knochen osteolytisch, evtl. sich expansiv ausbreitend. Osteoplastische Reaktionen werden ebenfalls beobachtet.

Bei dünner Weichteildecke und Mikrotraumatisierung, z. B. an den Finger- und Zehenspitzen, können Weichteiltophi zur Perforation mit Ulzeration oder Fistelbildung an die Hautoberfläche führen. Aus der Fistelöffnung entleeren sich weißlich-breiige Uratmassen. Im Gegensatz zu subkutanen Weichteiltophi geben sich intrakutane Uratpräzipitationen vornehmlich als papulöse oder pustulöse

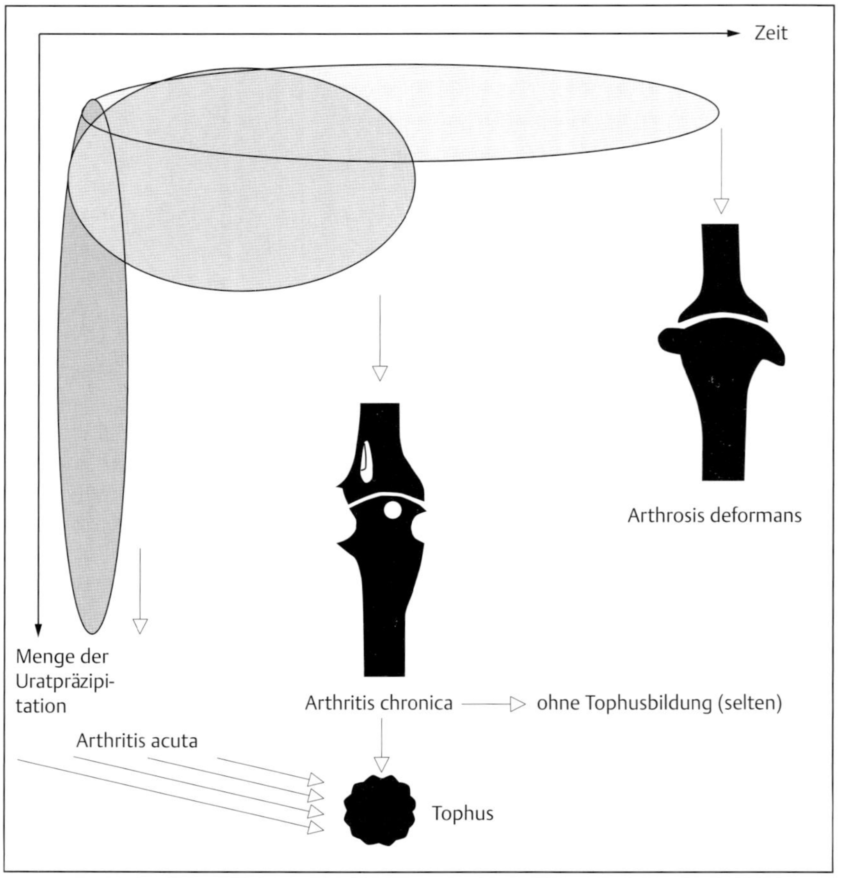

Abb. 6.1 **Die bildgebenden Befunde der Gichtosteoarthropathie entstehen in Abhängigkeit von der Größe des Menge-Zeit-Quotienten der Uratpräzipitation im Gleitgewebe** (Synovialis der Gelenke, Sehnenscheiden, Bursen, Gelenkknorpel und knöchernen Gelenksockel).
Großer Quotient, d.h. massiver Niederschlag („10") in kurzer Zeit („1") = sehr schmerzhafte, sich in wenigen Stunden entwickelnde hochakute Gichtarthritis, z.B. im MTP I, dem Testgelenk der Gicht, dann Podagra, mit Schwellung und Erythem über die unmittelbare Umgebung hinaus. Cave Fehldiagnose beim 1. Anfall: Phlegmone, akute Phlebitis, Erysipel! *Mittlerer Quotient*, d.h. Präzipitation in höherer Konzentration („5"), aber zeitlich protrahiert („3") = chronische erosive Arthritis mit arthritischen Direktzeichen oder – häufiger – chronische erosive Arthritis mit von Zeit zu Zeit aufgepfropften akuten Schüben. Beide Möglichkeiten gehen fast immer mit Tophusbildung einher. *Kleiner Quotient*, d.h. geringe („1") und protrahierte („10") Präzipitation. Die biologische Schwelle zur Auslösung einer entzündlichen Synovialisreaktion wird nicht erreicht, der urataffine Gelenkknorpel wird jedoch geschädigt.

Merke:

1. Eine atraumatische Arthrose in einem „arthroseatypischen" Gelenk, z.B. dem unteren Sprunggelenk, sollte immer der Anlass zur Überprüfung des Harnsäureblutspiegels sein.
2. Kristalline Niederschläge in der extrazellulären Flüssigkeit mit der kritischen Kristallgröße von 0,5–8,0 μm folgen regelhaft dem Menge-Zeit-Quotienten ihrer Salzpräzipitation, z.B. Pyrophosphat, Oxalat, unter Umständen auch lokal applizierte mikrokristalline Kortikosteroide.

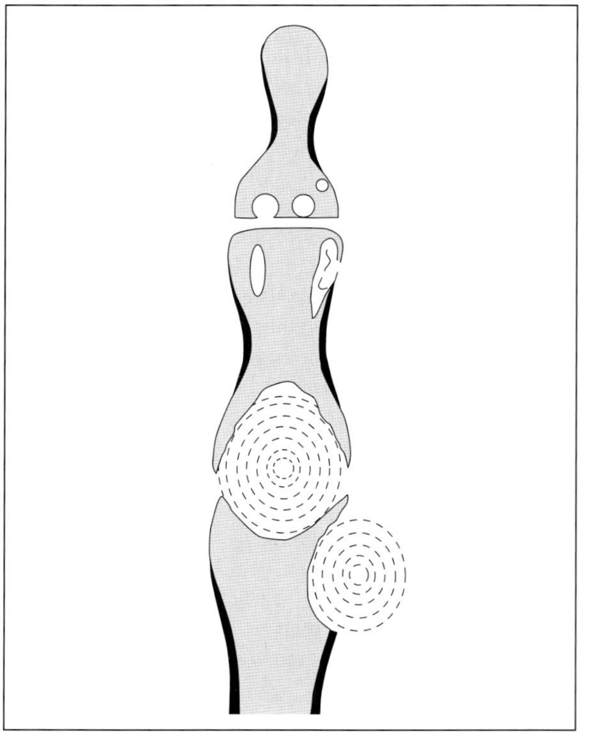

Abb. 6.2 **Osteolytische Tophusaspekte im Röntgenbild eines kleinen Gelenks.**

1. Der wie ausgestanzt erscheinende sog. Lochdefekt in kleinen Knochen ist ein unspezifischer Röntgenbefund. *Ovale, scharf begrenzte* subchondrale Osteolysen, die bis in die Diaphyse reichen können, sind viel verdächtiger auf einen Tophus als die runden Lochdefekte. Trotzdem gilt die Regel, bei jeder rund dargestellten Osteolyse, die an kleinen Knochen einen Durchmesser von 5 mm überschreitet und in Verbindung mit Gelenkbeschwerden auftritt, differenzialdiagnostisch an die Gicht zu denken! Randständige Tophi imponieren als Erosionen.
2. An Gelenken mit sehr dünnem Weichteilmantel – Finger und Zehen – gibt der Weichteiltophus durch seine Natriumkomponente einen „dichteren" Schatten als eine Weichteilanschwellung durch Flüssigkeit (Ödem, Exsudation) oder Gewebsproliferationen.
3. Die „Tophusbecherung" entsteht durch einen Synovialistophus *(gestrichelt)*, der sich mehr oder weniger symmetrisch osteolytisch auf *beide* Gelenksockel ausgedehnt hat.
4. Praktische Bedeutung haben die CT und die MRT an der Wirbelsäule, wenn sich bei einem Patienten mit langjähriger chronischer Gicht eine Osteolyse (mit weichteildichtem Wirbelausbruch?) im Röntgenbild zeigt (s. Text) oder wenn ein (vermuteter) Tophus an einem kleinen Knochen zur Totalosteolyse (**gichtiger Pseudotumor**) geführt hat. Tophusbildung im Karpalkanal (Karpaltunnelsyndrom) bei einem Gichtpatienten erfordert zur Entdeckung ebenfalls eine computerassistierte Schnittbilddiagnostik.

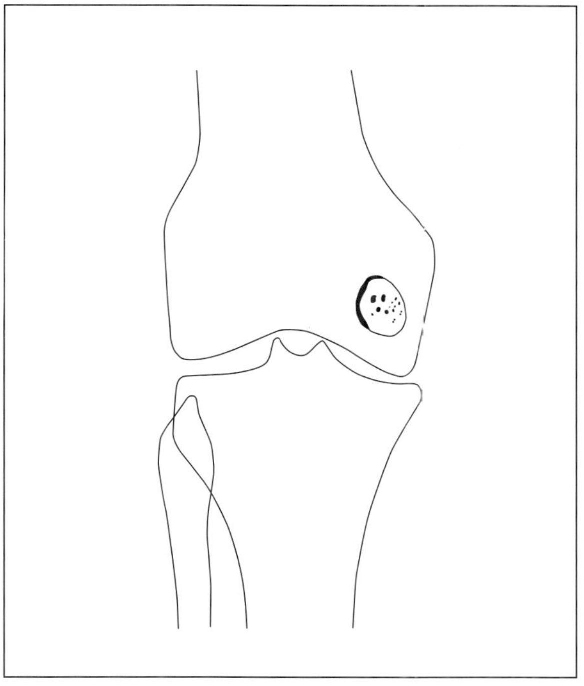

Abb. 6.3 **Seltener intraossärer Gichttophus (in diesem Fall) mit röntgenologisch erkennbaren Verkalkungen in der Nähe eines normal dargestellten Gelenks – hier: Kniegelenk.** Solche intraossäre Tophusbildung wird gelegentlich auch in der Patella beobachtet.

Röntgendifferenzialdiagnose: benignes Chondroblastom, Enchondrom, Knocheninfarkt, rheumatoide Arthritis. Die Verkalkungen ermöglichen im gezeichneten Fall die Abgrenzung gegenüber dem intraossären Ganglion, das nicht kalzifiziert. Die monostische fibröse Dysplasie muss jedoch in die röntgenologische Differenzialdiagnose miteinbezogen werden, da sie einerseits auch epiphysär auftritt und andererseits in der Osteolysezone Verkalkungen vorkommen können.

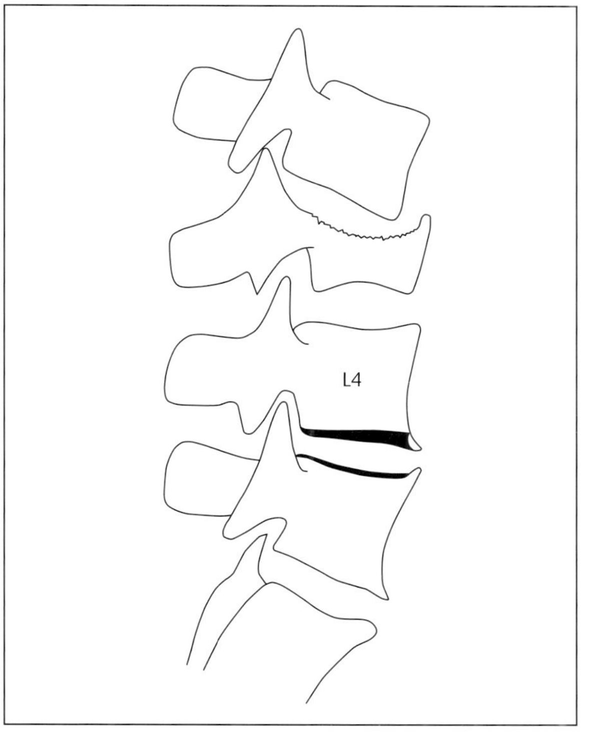

Abb. 6.4 **Älterer Patient mit jahrelanger Gichtanamnese.** Die Röntgenaufnahme der Lendenwirbelsäule wurde wegen starker Rückenschmerzen angefertigt; kein Trauma in der Vorgeschichte. Außer der degenerativen Osteochondrose im lumbalen Bewegungssegment 4/5 erkennt man eine Zerstörung am 3. Lendenwirbelkörper; die Rethrolisthesis (Gefügelockerung) Lendenwirbelkörper 2 spricht für eine gleichzeitige stärkere diskoligamentäre Schädigung.

Bildgebende Differenzialdiagnose: Infektiöse Spondylodiszitis, Wirbelmetastase bei unbekanntem Primärtumor, pathologische Fraktur durch Wirbeltophus (Letzteres durch Autopsie gesichert; Lagier u. Mac Gee 1983).

Effloreszenzen zu erkennen, lösen manchmal örtliche Hyperpigmentationen aus und/oder schimmern weißlich durch die Haut.

Tophi sind bei konsequenter (medikamentöser) Ausbilanzierung des Harnsäuremetabolismus rückbildungsfähig. Dann verkleinern sich Tophusosteolysen oder reossifizieren völlig. Bei unzureichender konservativer Therapie und mangelhafter Diät-Compliance sind eine Tophusvergrößerung und -neubildung sowie eine Ausdehnung der pannösen und fibrösen Gelenkzerstörung bis hin zur Mutilation und knöchernen Ankylose zu erwarten.

Die Unfähigkeit des Organismus, die Harnsäurebilanz grundsätzlich von selbst auszugleichen, wirft die Frage auf, welche biologischen Entgleisungen zur Hyperurikämie/Gicht führen. In diesem Sinne wird von der primären und sekundären Gicht, ihren Begleit- und Folgeerkrankungen gesprochen.

Primäre Gicht

Die primäre Gicht macht etwa 90% der Fälle von symptomatischer Hyperurikämie bzw. Gicht aus. Die primäre Gicht ist eine meist androtrope (♂:♀ = etwa 10:1), dominant vererbte Erkrankung. Sie hat eine geringe Penetranz und Expressivität. Daher bedarf die primäre Gicht zu ihrer klinischen Manifestation, vor allem sind damit der akute Gichtanfall, aber auch die chronische Hyperurikämie gemeint, eines oder mehrerer Umwelteinflüsse. Dazu gehören vor allem protein- und purinreiche Ernährung (Fleisch, namentlich zellreiche Organe, Fisch und Hülsenfrüchte) – früher war die primäre Gicht die „Krankheit der Reichen" – und Alkoholabusus, denn Äthylalkohol führt zur Erhöhung des Laktatblutspiegels und einer damit in Zusammenhang stehenden Hemmung der Harnsäureausscheidung. Aber auch Fasten oder sog. Nulldiät begünstigt bei erblicher Disposition die klinische Manifestation – in diesen beiden Fällen die hochakute Gichtarthritis, z.B. als Podagra, Chiragra, Omagra oder Gonagra. Die Dauertherapie mit verschiedenen Pharmaka, wie Salizylaten in mäßiger Dosierung, Cyclosporin bei Transplantatrezipienten oder Saluretika, können zur einer Hyperurikämie führen oder sogar einen Gichtanfall auslösen, desgleichen schwere Traumen oder operative chirurgische Eingriffe.

Zu den primären Störungen des Purinstoffwechsels gehören verschiedene erbliche Syndrome, darunter das **Lesch-Nyhan-Syndrom**. Der Verdacht auf diese hereditäre, X-chromosomal-rezessive Urikopathie kommt auf, wenn eine Hyperurikämie bzw. primäre Gicht bei Knaben nach unauffälliger frühkindlicher Entwicklung, aber noch vor der Pubertät diagnostiziert wird *und* variable zentralnervöse Störungen, z.B. spastische Zerebralparese oder Choreoathetose, hinzutreten. Die Mehrheit der Erkrankten fällt außerdem durch ihr psychopathisches zwanghaftes Verhalten mit autoaggressiven Zügen auf, so die Neigung zur Selbstverstümmelung an den Lippen und Fingern (Nägeln, Weichteilen, Phalangen, evtl. bis zur proximalen Phalanx) und zu geistiger Retardierung. Solche Fingermutilationen wurden auch bei Patienten mit Querschnittsyndrom beobachtet (Marmolya et al. 1989); wichtig ist es also, die Differenzialdiagnose klinisch zu stellen. Dieses Syndrom (Lesch und Nyhan 1964) ist ein seltener Typ der kindlichen Gicht. Ihm liegt ein Enzymdefekt, nämlich eine verminderte Aktivität der Hypoxanthin-Guanin-Phosphoribosyltransferase, zugrunde. Dadurch wird die Wiederverwertung der (endogenen) Purinbasen weitgehend verhindert. Es kommt zu einer exzessiven Harnsäureneosynthese, die wegen des physiologischen Fehlens eines Regulationsmechanismus zwischen dem Harnsäureanfall und ihrer Ausscheidung eine „frustrane" Hyperurikämie und nicht ausreichende, aber trotzdem vermehrte Harnsäureausscheidung auslöst. Im Übrigen führt die Auskristallisation des Harnsäuresalzes im Harn zum sog. Nierengries oder zu Nierensteinen bei jedem Typ der kindlichen primären Hyperurikämie/Gicht.

Das hereditäre **Bartter-Syndrom** (primäre renal-tubuläre, hypokaliämische metabolische Alkalose) spiegelt eine gesteigerte Prostaglandinsynthese wider. Es zeichnet sich klinisch u.a. durch eine Muskelschwäche (Adynamie) und Myalgien aus und wird serologisch definiert (Hypokaliämie, metabolische Alkalose, erhöhte Aktivität des Plasmarenins und erhöhter Aldosteronblutspiegel). Eine symptomatische Hyperurikämie, z.B. als tophöse Gicht, lässt sich bei einem Teil der Patienten nachweisen, manchmal sogar als klinischer Initialbefund.
Das **Pseudo-Bartter-Syndrom** tritt nach Laxanzien- oder Diuretikaabusus (häufig bei Frauen) auf.

Sekundäre Gicht

Die sekundäre Hyperurikämie bzw. Gicht setzt definitionsgemäß Krankheiten voraus, die primär nicht den Purinstoffwechsel stören. Sie gehen mit einem unterschiedlichen Risiko zur asymptomatischen oder symptomatischen Hyperurikämie durch exzessive Harnsäurebildung oder herabgesetzte Harnsäureausscheidung einher. Zu diesen Gesundheitsstörungen gehören, summarisch erwähnt:

- myelo- und lymphoproliferative Erkrankungen
- Polyzythaemia vera
- hämolytische Anämien
- perniziöse Anämie im Remissionsstadium
- Chemo-, Strahlentherapie
- Psoriasis
- Rhabdomyolyse
- Glykogenspeicherkrankheit durch einen hereditären Enzymdefekt des Glykogenabbaus (von Gierke-Krankheit Typ 1)
- chronische Bleivergiftung

Begleiterkrankungen der Gicht

Die primäre Gicht ist eine Konstitutionserkrankung, die oft zusammen mit anderen Konstitutionsanomalien auftritt:

- pyknischer Habitus
- Übergewicht (statistisch gesehen ab > 25% des Normalgewichts)
- essenzielle (primäre) Hypertonie
- (latenter) Diabetes mellitus
- Spondylosis hyperostotica (DISH; s. Kap. 18 „Achsenskelett", Abschnitt „Regel 7")
- Hyperlipoproteinämien (Fettleber)
- degenerative Gefäßerkrankungen (Arteriosklerose)

Umgekehrt gehen diese (einzelnen) Konstitutionsanomalien mit einem erhöhten Hyperurikämierisiko einher.

Folgeerkrankungen der Gicht

Als häufigste Folgekrankheit des chronisch gestörten Purinstoffwechsels gilt die Uratnephropathie *(Gichtniere)*. Das wichtigste Ausscheidungsorgan für die Harnsäure ist die Niere. Vor allem nach langjähriger inadäquater oder überhaupt nicht behandelter Hyperurikämie fallen Natriumuratkristalle in den Tubuli, im Nierenparenchym und im -interstitium aus und führen zur Einschränkung oder zum Versagen der Nierenleistung bis hin zur globalen Niereninsuffizienz. Deren Eintritt wird durch eine zusätzliche pyelonephritische Infektion begünstigt. Die gichtbedingte degenerative arterielle Gefäßerkrankung der Nieren trägt mit zum Untergang des Nierengewebes bei.

Es gibt auch eine *Nierengicht*, d.h. eine Störung des Purinstoffwechsels durch chronische Nierenerkrankungen mit verringerter tubulärer Sekretion oder/und verstärkter Reabsorption bzw. globaler Reduktion des Nierenparenchyms. Außerdem kann die Präzipitation der Natriumuratkristalle in den ableitenden Harnwegen zur Urolithiasis führen.

Urattophi sind manchmal die Ursache verschiedener klinischer Syndrome und bildgebender Befunde:

- Karpaltunnelsyndrom.
- Wirbeltophi und Tophusbildung in den Ligg. flava können der Anlass für die Kompression der Medulla spinalis (Para-, Tetraplegie) oder der Cauda equina und/oder für die Beeinträchtigung von Nervenwurzeln sein. Selten erkennt man den tophusbedingten Röntgenbefund der erosiven Osteochondrose, der Diszitis (reaktionslose Diskuszerstörung), der Spondylodiszitis, einer pathologischen „Fraktur" des betroffenen Wirbels (s. Abb. 6.**4**) oder einer Subluxation der Kopfgelenke.

! *Merke*

„Harte" epidemiologische Kriterien der Gichtarthropathien in Anlehnung an die New-York-Kriterien (1966):

- Chemischer oder verschieden möglicher mikroskopischer Nachweis der Natriumuratkristalle in der Synoviaflüssigkeit bzw. im Tophus oder als kristallisierter Niederschlag im oder auf dem Gleitgewebe (diese Untersuchungen sind keine Aufgabe des Radiologen).
- Zwei oder mehrere Kriterien aus der folgenden Aufzählung genügen zur Diagnose „Gichtarthropathie":
  - Zweifelsfreie Anamnese und/oder eigene Beobachtung von mindestens 2 *typischen* monartikulären hochakuten Gelenkattacken (s. o.) an Extremitätengelenken (akute oligo- oder polyartikuläre Gichtattacken sind extrem selten; eher kommt die polyartikuläre chronische Gichtarthritis vor).
  - Zweifelsfreie Anamnese und/oder eigene Beobachtung von Podagra (an der Großzehe); bei etwa 60% der Gichtpatienten beginnt die symptomatische Hyperurikämie/Gicht mit Podagra.
  - Klinisch nachweisbare Tophi. Die röntgenologische Tophusdiagnose an Fingern und Zehen gelingt oder wird als Verdachtsdiagnose ausgesprochen, wenn die erkennbare artikuläre und periartikuläre Anschwellung durch die Natriumkomponente „dichter" erscheint als die normalen Weichteile oder als „wasseräquivalente" Anschwellungen durch einen Gelenkerguss mit periartikulärem Ödem oder Synovialisproliferation.
  - Eindeutige Anamnese und/oder eigene Beobachtung einer unmittelbaren Reaktion auf Kolchizinmedikation, d. h. Rückgang oder erkennbare Verminderung der Entzündungsphänomene innerhalb von 48 h nach Therapiebeginn.

Die Bildgebung von Tophi durch MRT hat in der Praxis dann differenzialdiagnostische Bedeutung, wenn die chronische Gicht sich mit *Tophusbildung als Erstbefund* zu erkennen gibt. Vor allem ist dann die MRT bei intraartikulärem Tophussitz (z. B. Knie; Chen et al. 1999) und bei Entstehung des Tophus in den Weichteilen (z. B. Muskelgewebe) indiziert. Bei T1-Gewichtung gibt der Tophus sich als expansive hypointense bis muskelisointense Raumforderung mit ringförmigem Enhancement nach Gadoliniumapplikation zu erkennen, bei T2-Gewichtung mit variabler hyperintenser heterogener Signalgebung (vgl. Legende der Abb. 13.**47**). Heterogenes Enhancement wurde bei solchen Raumforderungen durch Amyloiddepots, beispielsweise auch bei Destruktionen an der Lendenwirbelsäule, beschrieben; zudem treten bei ihnen fleckförmige Kalkablagerungen auf, die auch im Gicht- und Pseudogichttophus (s. dort) beobachtet werden. Fleckförmig verteilte Kalksalze in Tophi sind manchmal schon auf nativen Röntgenaufnahmen zu erkennen, sicherer noch im CT (kleine Kalkschatten in einer besonders dichten Weichteilmasse).

Röntgenologisch erkennbare osteoplastische Reaktionen der chronischen Gicht

1. **Tophusstachel.**
2. **Überhängender Knochenrand.**
3. **Kolbenphalanx**, d. h. die harmonische Verformung von kleinen Röhrenknochen oder von Teilen von ihnen, z. B. des proximalen oder distalen Knochensockels der Finger- oder Zehengrundphalanx. Diese Befunde kommen allerdings auch beim peripheren Gelenkbefall der Spondylarthropathien vor, vor allem bei der Arthritis psoriatica (prae aut sine psoriase) und beim chronischen Reiter-Syndrom (s. Abb. 11.**38**).
4. **Pilzform des 3. Metatarsuskopfs.** Dabei wird im Verlauf vor allem das laterale Sesambein in den Verknöcherungsprozess miteinbezogen.
5. **Erkerbildung am Metatarsuskopf I** (flacher, erkerförmiger periostaler Anbau an der Medialseite des 1. Metatarsuskopfs, der diesem Metatarsuskopfanteil aufsitzt, sich aber von ihm abgrenzen lässt). Dieser Befund ist ein Verdachtsbefund, der Anlass zur Bestimmung des Harnsäureplasmaspiegels geben sollte, ebenso wie die **Tophushellebarde am Metatarsuskopf I**, die **Hallux-rigidus-Arthrose**, die **zentrale Erosion** bzw. **Dissektion am Metatarsuskopf I** (s. dort), der **Achillobursitisdefekt** am Kalkaneus (s. dort) und die **Olekranonerosion** durch Bursitis olecrani (urica?) oder Weichteiltophi (s. dort; Nr. 1–5: Dihlmann u. Fernholz 1969 u. 1974, Nr. 2: Martel 1968).
6. **„Struppiger" Fuß** (s. Abb. 16.**78**) und **„struppige" Zehe.**

Abb. 11.**80** und Abb. 11.**81** geben eine Synopsis der Gichtbefunde im Röntgenbild der Hand wieder, Abb. 16.**74**, Abb. 16.**75** und Abb. 16.**76** Gichtbefunde am Vorfuß.

Ochronosearthropathie (-spondylopathie)

Die Ochronose (R. Virchow) ist die klinische Manifestation der Alkaptonurie. Diese seltene Erkrankung tritt als Folge eines autosomal-rezessiv (äußerst selten auch dominant) vererbten androtropen Enzymdefekts des Eiweißstoffwechsels auf. Durch die verminderte oder fehlende Aktivität der Homogentisinat-1,2-Dioxigenase wird der Abbau des Phenylalanins und des Tyrosins gestört. Dieses Enzym katalysiert nämlich die Metabolisierung der beiden Aminosäuren zu Maleylazetoessigsäure, die in den Zitronensäurezyklus eingebaut wird. Der vermehrte Anfall von Homogentisinsäure führt durch ihre hohe Nieren-Clearance zwar nicht zu einem Anstieg des Blutspiegels dieser organischen Säure, hat jedoch 2 Folgen:

- Homogentisinsäure neigt im Urin nach Oxidation und Polymerisation zur Bildung eines bräunlich-schwarzen melaninähnlichen Pigments. Die Verfärbung des Urins bei längerem Stehen an der Luft kann durch Zugabe von Alkalibasen beschleunigt werden – daher Alkaptonurie. Die Patienten beobachten überdies bräunliche Farbflecken in ihrer Unterwäsche.
- Trotz der hohen Nieren-Clearance lagert sich das auch prärenal entstehende Homogentisinsäurepigment infolge seiner Affinität zu Kollagenfasern von Geburt an in verschiedenen mesenchymalen Geweben ab. Dazu gehören vor allem der Gelenkknorpel, die Ohrmuschelknorpel und andere Knorpel- und Bindegewebsstrukturen; beispielsweise treten in der Sklera des Auges bräunliche fleckenartige Pigmentverfärbungen auf. Die Ablagerung des stoffwechselfremden Pigments im Hyalin- und im Faserknorpel stört offenbar deren Energiestoffwechsel (Dihlmann et al. 1970), macht sie dadurch spröde und vulnerabel gegenüber Scher- und Druckkräften und führt schließlich zur Arthrosis deformans und zur schweren degenerativen Diskopathie der Wirbelsäule. Eingefügt sei, dass ochronotische Ablagerungen im Herz-Kreislauf-System und in den Nieren (selten) zum Tode führen können (Pageaut et al. 1971).

! *Merke*

So typisch Fissuren und Ulzera des Gelenkknorpels für die banale Arthrose sind, so charakteristisch ist für den spröden Ochronoseknorpel die Entstehung von harten, scharfkantigen Knorpelfragmenten („Knorpelsequestern").

Sie sind unverkalkt im Projektionsradiogramm nicht direkt sichtbar, wohl aber können sie und die Ablagerungen des Ochronosepigments in der Synovialmembran eine Synovitis auslösen.

Die **Testgelenke der Ochronosearthropathie** sind die thorakalen, lumbalen und im weiteren Verlauf die zervikalen Disci intervertebrales, da ihr Röntgenbild nahezu typisch für die **Ochronosespondylopathie** ist. Die durch die Ochronose schwer geschädigten Zwischenwirbelscheiben sintern zusammen. Im zerstörten Diskusgewebe kommt es zu einer zunehmenden Ablagerung von Hydroxylapatitkristallen, die das deletäre Wirken des Pigments nicht nur verstärken, sondern sich infolge ihres Kalziumgehalts auch röntgenologisch zu erkennen geben.

Die Ochronosespondylopathie zeichnet sich daher, zumindest im fortgeschrittenen Stadium, durch einen Röntgenbefund aus, der in Abb. 6.**5** wiedergegeben ist. Bauer-Kienböck-Herde (Bauer u. Kienböck 1929) kommen auch in anderen Skelettbereichen vor, beispielsweise im vorderen Beckenring (s. Abb. 14.**94**).

Zur röntgenologischen *Differenzialdiagnose* des charakteristischen Röntgenbilds der ochronotischen Spondylopathie gehören:

- Amyloidspondylopathie (Ballou et al. 1976), deren massive polydiskale Amyloidablagerungen sekundär verkalken können.
- Ausgeprägte Diskusverkalkungen bei der Chondrokalzinose (meist ohne stärkere Diskushöhenminderung).
- Bei der ausschließlich männliche Individuen befallenden hereditären Dysplasia spondyloepiphysarea tarda (Beginn: 5.-10. Lebensjahr) fallen neben der Wirbelkörperformveränderung (Platyspondylie mit „Buckel" der Abschlussplatten, s. Abb. 14.**64** und Abb. 18.**53**) manchmal schwere degenerative Diskopathien mit Verkalkungen auf.

Zu den Manifestationen der Ochronose am Skelett gehören auch Fibroostosen – in diesem Fall ausgelöst durch die Pigmentablagerungen im Faserknorpel der Einstrahlungsstelle von Sehnen an Apo- und Epiphysen. Häufig imponieren sie mächtiger, und sie entstehen häufiger als Fibroostosen bei „Nichtochronotikern".

Die Arthrose der Ochronose gibt sich bei den meisten Patienten früher als die banale Arthrose ohne präarthrotische Deformität und ebenfalls bei der ochronotischen Spondylopathie an Bewegungseinschränkung und Schmerzen zu erkennen, d. h. schon im mittleren Lebensalter um die 40 Jahre herum. Das Knie ist offenbar „ochronoseempfindlicher" als das Schulter-, das Hüftgelenk und mittelgroße Gelenke. Die kleinen Gelenke der Extremitätenperipherie erkranken zumeist erst im fortgeschrittenen Stadium der Ochronosearthropathie. An den großen Gelenken, namentlich am Hüftgelenk, fällt manchmal die schnelle Progredienz (in Monaten) auf. Gelegentlich entsteht – deskriptiv gesehen – das Röntgenbild der rapid destruktiven Arthrose (vgl. ANNRAD-Syndrom, s. Kap. 5 „Arthrosis deformans", Abschnitt „Subtypen der Arthrosis deformans"), der Femurkopfnekrose oder der erosiven Osteochondrose. Die Ochronosearthropathie des Sakroiliakalgelenks führt unter Umständen zur knöchernen Ankylose.

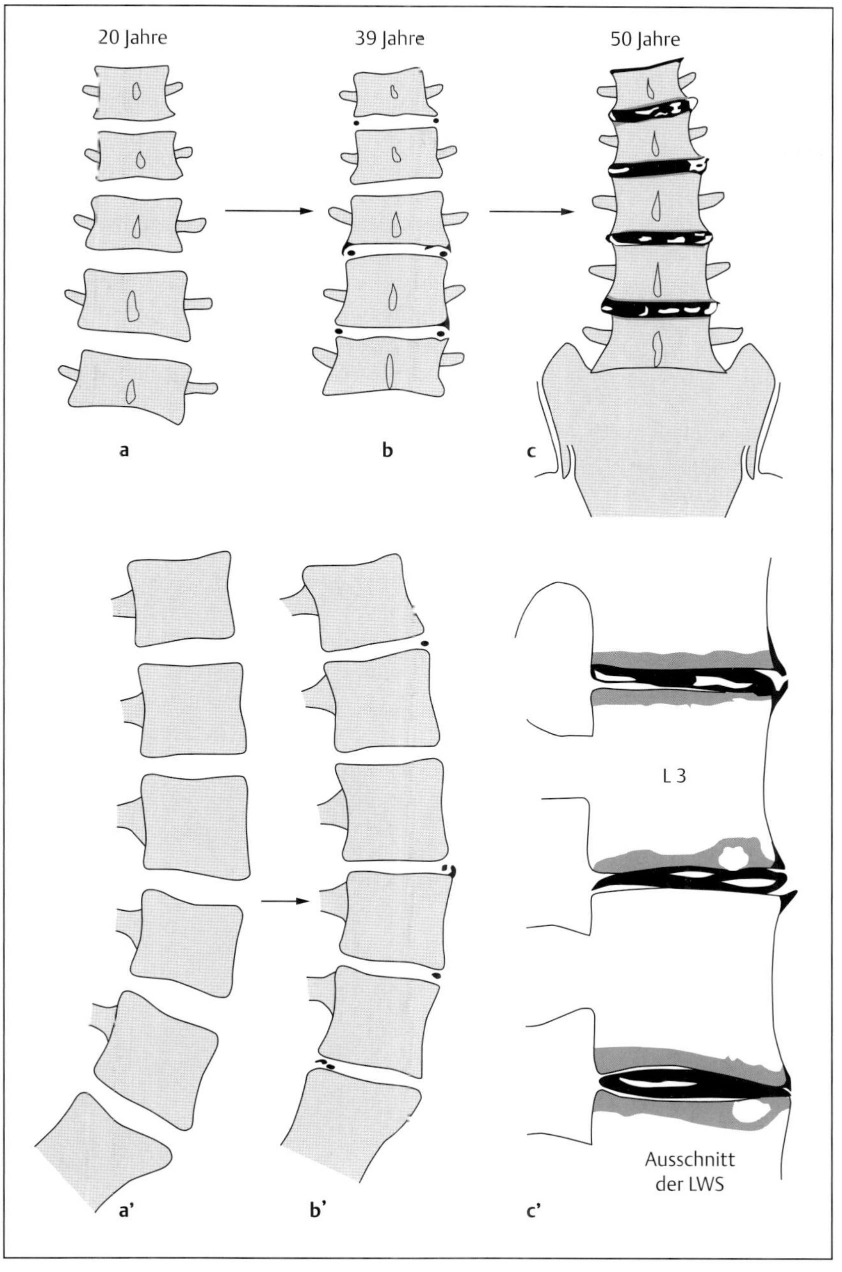

Abb. 6.5a–c' **Die (*hier:* lumbalen) Zwischenwirbelscheiben sind die Testgelenke der Arthropathia ochronotica (alkaptonurica).** Verlaufsbeobachtung.

a und **a' Röntgenaufnahme nach Unfall:** normaler Röntgenbefund.

b und **b' 19 Jahre später:** „Kreuzschmerzen", Gefühl der eingeschränkten Beweglichkeit der unteren Wirbelsäule.
Röntgenbefund: auffallende Höhenminderung der Disci mit kleinen Spondylophyten, diskrete Anulusverkalkungen. Rethrolisthesis des Lendenwirbelkörpers 3 (Gefügestörung).

c und **c' 50 Jahre alt:** Charakteristischer Röntgenbefund der weit fortgeschrittenen **Spondylopathia ochronotica** (Differenzialdiagnose s. Text): zusammengesinterte Disci – dadurch starke Höhenabnahme – mit ausgeprägten Diskusverkalkungen *(schwarz gezeichnet)* und Vakuumphänomenen *(weiß im Diskus)*, Bauer-Kienböck-Herde, d.h. Osteolysen um größere Pigmentdepots *(hier)* abschlussplattennahe in Lendenwirbelkörper 3 und 4, Sakroiliakalgelenke nicht erkrankt (s. Text).

Osteoarthropathien bei Blutgerinnungsstörungen

Koagulopathische Gelenkerkrankungen spiegeln angeborene (hereditäre oder durch Neumutation entstandene) Blutgerinnungsstörungen wider. Zu den wichtigsten Störungen der Blutgerinnungszeit im Sinne ihrer Verlängerung gehören:

- *Hämophilie A* (häufigste Koagulopathie, Aktivitätsdefizit des Gerinnungsfaktors VIII [antihämophiles Globulin A], rezessiv X-chromosomal vererbt, Möglichkeit der Spontanmutation, dann auch bei Frauen manifest)
- *Hämophilie B* (Defizit an Gerinnungsfaktor IXc [antihämophiles Globulin B]; Synonym: Christmas-Krankheit, benannt nach dem erstbeschriebenen britischen Patienten; kommt grundsätzlich bei beiden Geschlechtern vor, da autosomal-dominant weitergegeben)
- *Hämophilie C* (extrem selten, Mangel an Gerinnungsfaktor XI)
- *Von-Willebrand-Syndrom* (Synonym: Angiohämophilie, da Thrombopathie in Kombination mit einem Defizit der Gerinnungsfaktoren VIII und/oder IX; autosomal-dominanter Erbgang; Gelenkblutungen kommen bei der schwersten Form [Typ III] vor)

- *Hypoprokonvertinämie* (Defizit an Gerinnungsfaktor-VII, autosomal-rezessiv vererbt oder erworben bei Antikoagulanzientherapie mit Kumarin und bei Leberparenchymschäden)
- *Hagemann-Faktor-Defizit* (Faktor-XII-Mangel)

Die Restaktivität des jeweiligen Gerinnungsfaktors bestimmt das Ausmaß der Blutungsneigung:
- 0–15% Restaktivität: spontane Einblutung und Muskelhämatom nach banalem bzw. mittelschwerem Trauma
- 15–35% Restaktivität: Blutungsrisiko offenbart sich erst bei schweren Verletzungen und größeren Operationen

Erkrankungen mit erhöhter Blutungsneigung können am Stütz-/Gleitgewebe und in der Muskulatur – summarisch ausgedrückt – zur **Gelenk-** und **Muskeleinblutung** und deren Folgen (Abb. 6.**6**), zu **Knochenzysten** nach intraossärer Blutung oder/und durch transchondrales Eindringen des nicht geronnenen Blutes, zum **koagulopathischen Pseudotumor** (Abb. 6.**7**) und im Wachstumsalter zu Formstörungen der knöchernen Gelenksockel und des Wachstums führen.

Merke

Das Risiko zur Gelenkblutung nimmt bei Koagulopathien in folgender Reihenfolge ab: Knie-, Ellenbogen-, Sprunggelenk (die 3 **Testgelenke**) > Schulter-, Hüftgelenk > andere, hier nicht aufgeführte Knochenverbindungen.

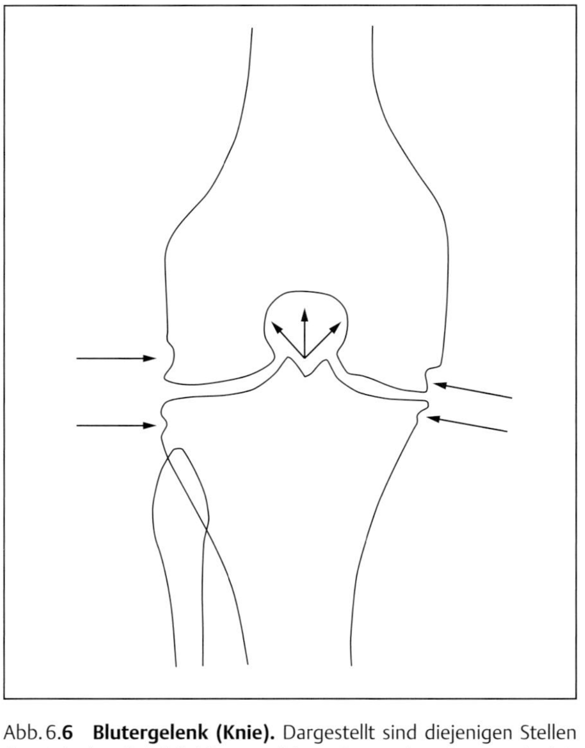

Abb. 6.**6** **Blutergelenk (Knie).** Dargestellt sind diejenigen Stellen der Gelenksockel *(Pfeile)*, an welchen die intrakavitäre Druckerhöhung durch rezidivierende Blutungen zuerst Knochenabbau bzw. Wachstumsstörungen auslöst.

Die klinischen Befunde und Symptome hängen vom Charakter der Gelenkblutung ab:
- *Akuter Hämarthros:* bei geringer Blutmenge (in Abhängigkeit von der Gelenkanatomie) asymptomatischer Verlauf, sonst durch die intrakapsuläre (Synovialis, fibröse Kapsel) Einblutung heftige Schmerzen, Überwärmung, Schwellung, evtl. Resorptionsfieber.
- *Subakute Arthropathie:* Sie wird als Folge wiederholter Einblutungen definiert. Die Anschwellung geht nur langsam zurück; die Schmerzen sind nicht mehr so stark; die Bewegungseinschränkung dominiert. Eine resorptive Synovitis mit mäßigem Gelenkerguss und persistierender (tastbarer) Verdickung der Gelenkkapsel hat sich entwickelt. Muskelatrophien geben sich zu erkennen, desgleichen eine beginnende kapsuloligamentäre Instabilität.
- *Chronische Arthropathie:* Sie ist eine Spätveränderung, die sich bei immer wieder rezidivierenden Gelenkblutungen erst nach Jahren manifestiert. Die Verformung der demineralisierten Gelenksockel und die Bewegungseinschränkung beherrschen das klinische Bild; fibröse oder knöcherne Ankylosen (vor allem talokrural und patellofemoral) sind möglich.

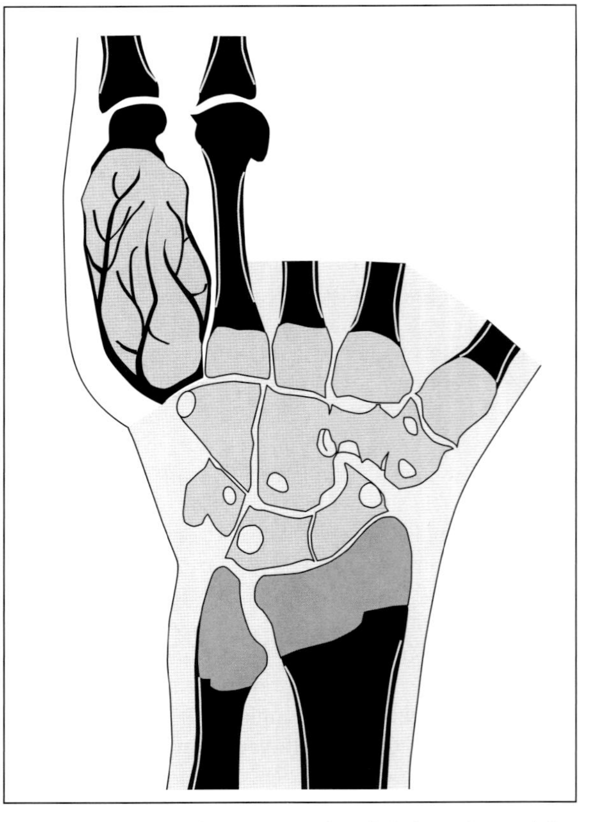

Abb. 6.**7** **Röntgenbild eines zystisch-trabekulären hämophilen Pseudotumors (Hämophilie A, 8-jähriger Knabe).** Der zystisch-trabekuläre, raumfordernde Aspekt entsteht durch den Wechsel von Knochenabbau und -neubildung. Die Weichteilverdichtung ist die Folge des fibrös abgekapselten Hämatoms, das durch hydraulische Druckwirkung zum Knochenabbau beiträgt. Im Rückhandbereich Demineralisation, Formstörungen, Knochenzysten, Schädigung des Gelenkknorpels; s. auch MCP IV.

Die Pathomorphologie der Einblutungsfolgen leitet sich von verschiedenen Fakten ab:

- *Blut ist ein „Knorpelfeind“*, der zu degenerativen Veränderungen bis hin zur Gelenkknorpelnekrose führt. Die Einlagerung von Bluteisen (Ferritin) in die Gelenkbinnenhaut und den Gelenkknorpel führt zu einer verstärkten Schwächung der Röntgenstrahlen. Dies gibt sich an Gelenken mit dünnem Weichteilmantel zu erkennen, deren Weichteile dann besonders „dicht“ erscheinen (Entsprechendes gilt für die Gichtarthropathie durch das harnsaure Natrium).
- *Blutflüssigkeit ist inkompressibel.* Die blutungsbedingte Erhöhung des Gelenkbinnendrucks wirkt sich an knorpelfreien Gelenkoberflächen und in der Nähe des Kapselansatzes als Druckerosion aus (s. Abb. 6.**6**).
- Die *resorptive Synovitis* reagiert auf die rezidivierenden Blutungen mit einer chronischen, proliferierenden pannösen Entzündung. Sie führt mit der Zeit zur Umgestaltung des Kapselgewebes, zu Zerstörungen des Gelenkknorpels und im subchondralen Knochen sowie durch Schrumpfung zur Gelenkfehlstellung. Chronische Muskelhämatome lösen nicht nur Kontrakturen, sondern potenziell auch heterotope Knochenneubildung in der Gelenkumgebung aus. Bei ungenügender therapeutischer Substitution des jeweiligen defizitären Gerinnungsfaktors kann es beispielsweise durch Einblutungen in den M. iliopsoas zu Schmerzen, zur Muskelverknöcherung (s. Abb. 14.**97**) und zur Kontraktur (bleibende Bewegungseinschränkung) des Hüftgelenks kommen, sowie zu Ausfallserscheinungen des N. femoralis (Reflexabschwächung, Parese).
- Bei einem größeren Gelenkerguss führt die intraartikuläre Druckerhöhung manchmal zu einer *Beeinträchtigung der Blutversorgung* intrakapsulär gelegener Epi- und Apophysen. Dadurch treten epi- und apophysäre Wachstumsstörungen auf, die sich an Formveränderungen durch beschleunigtes oder verzögertes Wachstum (Letzteres nach vorzeitigem Schluss der Wachstumsfuge) zu erkennen geben, selten sogar eine ischämische Nekrose, beispielsweise Perthes-artig am Femurkopf, auslösen. Als Beispiele für hämophile Formveränderungen der knöchernen Knochensockel seien die Erweiterung der Fossa intercondylaris (s. Abb. 6.**6**), die sog. Rechteckform der Patella (s. Abb. 15.**42**), die Vergrößerung des Caput radii (s. Abb. 12.**24**) und der Humerus varus (s. Abb. 13.**4**) genannt. Diese Formanomalien sind allerdings unspezifisch; z. B. kommt die Erweiterung der Fossa intercondylaris auch bei Tuberkulose und juveniler idiopathischer Arthritis vor.
- Je früher im Lebensalter rezidivierende Gelenkblutungen einsetzen, desto ausgeprägter nehmen die Demineralisation, also das Kollateralphänomen der chronischen resorptiven Arthritis, und die Folge der erzwungenen Gelenkimmobilisation, strähnigen Charakter an *(hypertrophische Knochenatrophie)*.
- Intraartikuläre und gelenknahe *Frakturen* haben bei Blutern eine schlechte Heilungstendenz. Entweder ist die Kallusbildung herabgesetzt (Pseudarthrosegefahr) und/oder das traumatische Hämatom fördert die destruktiven Gelenk- und Knochenveränderungen.
- Intraossäre Hämatome führen häufig zum Knochentod (*Zystenbildung* durch Resorption des nekrotischen Gewebes). Außerdem kann sich nach rezidivierenden periostalen und/oder intraossären Einblutungen sowie benachbarten chronischen Muskelhämatomen im Verlauf von Jahren dort ein zystischer, oft gekammerter, evtl. expansiver (blasiger) Knochenumbau (Osteolyse) zu erkennen geben, der *koagulopathische Pseudotumor* (s. Abb. 6.**7**). Grundsätzlich gehören zu diesem Pseudotumor (1.) eine Periostreaktion, die sich als knöcherne Kapsel der Raumforderung (CT), z. B. im Darmbein, darstellen kann, (2.) die hämatombedingte Drucknekrose des Knochens und (3.) eine Weichteilmasse mit oder ohne Kalkschatten. Der Pseudotumor dehnt sich potenziell auch intermuskulär, interfaszial sowie subkutan aus. Die Entwicklung eines koagulopathischen Pseudotumors wurde auch bei der Afibrinogenämie (Lagier et al. 1980), der thrombozytopenischen Purpura (Vilar et al. 1980) sowie unter Antikoagulanzientherapie beobachtet. Solche Pseudotumoren kommen bei Kindern vornehmlich an den Händen und Füßen, bei Erwachsenen im knöchernen Becken und im Femur vor.

Der koagulopathische Pseudotumor zeigt im MRT überwiegend eine heterogene Signalintensität, da er ein Gemisch aus rezidivierenden Blutungen, verschiedenen Stadien der Blutgerinnungsvorgänge und resorptiven Gewebsreaktionen widerspiegelt. Die Signale leiten sich daher aus hämorrhagischer und nicht hämorrhagischer Flüssigkeit, Fasergewebe und Hämosiderin ab und können bei T1-und T2-Gewichtung daher hypointens, intermediär und hyperintens erscheinen.

Differenzialdiagnose

Zur bildgebenden *Differenzialdiagnose* des **koagulopathischen Pseudotumors** (in Beckenknochen) gehören im Einzelfall:

- Riesenzelltumor (Osteoklastom)
- aneurysmatische Knochenzyste
- primärer maligner Knochentumor
- massive Osteolyse Gorham-Stout
- Osteolyse durch ein großes Aneurysma der großen Baucharterien – auch unter Berücksichtigung der bekannten Koagulopathie (Koinzidenz!)

Chronisch expandierendes (Knochen-)Hämatom

Das chronische expandierende (Knochen-)Hämatom bei Patienten *ohne* Blutgerinnungsstörung (Aoki et al. 1999) setzt anamnestisch ein *Extremitätentrauma* voraus (zumeist gibt es sich Monate nach dem Initialtrauma erstmals zu erkennen), stellt sich als eine expansive, sich langsam vergrößernde, evtl. osteolytische (arrodierende)

Raumforderung mit der Tendenz zur Selbstlimitierung dar und geht auf den Bluterguss, Blutabbauprodukte und rezidivierende, zu Blutungen neigende exsudative und resorptiv-granulomatöse Reaktionen zurück. Es handelt sich also um ein persistierendes Hämatom. Im CT fällt eine Raumforderung niedriger Dichte mit kleinen nodulären Kalkschatten auf. Im MRT zeigt sich eine subkutane, gut abgrenzbare Raumforderung mit inhomogener Hypointensität (T1-gewichtet), und in T2-gewichteten Pulssequenzen ist die raumfordernde Masse eine unregelmäßige Mischung aus mäßig bis hoch intenser Signalgebung mit Randzonen niedriger Intensität (bedingt durch eine Pseudokapsel aus hyalinem fibrösem Gewebe und Hämosiderinniederschlägen). Die Annahme eines chronischen expandierenden Hämatoms hat Wahrscheinlichkeitscharakter, wenn das Läsioninnere nach Gadoliniumgabe kein Enhancement zeigt. Ist jedoch ein fleckiges (noduläres) Enhancement nachzuweisen, so bedarf der Befund einer histologischen Klärung zur Frage eines (gefäßreichen) malignen Tumors (Liu et al. 2006).

Kalzifizierende Myonekrose

Die kalzifizierende Myonekrose (s. Kap. 15 „Knie- und Tibiofibulargelenk", Abschnitt „Kompartmentsyndrome [Logensyndrome]") gehört zur Differenzialdiagnose des chronischen expandierenden Hämatoms und ist die seltene (posttraumatische) Folge eines Kompartmentsyndroms bei „Nichtblutern", bei der ein einzelner Muskel (der Wade) völlig durch eine spindelförmige Masse mit zentraler Verflüssigung und plaqueartigen peripheren Kalkschatten ersetzt wird, die den Knochen arrodieren kann (bildgebende Differenzialdiagnose gegenüber Sarkomen des Weichteilgewebes).

In die klinisch-radiologische Differenzialdiagnose des (akuten, subakuten) Hämarthros müssen einbezogen werden:

- akute Gelenkblutung bei bereits diagnostizierter angeborener oder erworbener Koagulopathie (z. B. auch unter Antikoagulanzienbehandlung)
- Trauma
- Synovialistumoren einschließlich Hämangiomen (verkalkte Thromben!)
- pigmentierte villonoduläre Synovitis
- Gelenkinfektion
- neurogene Osteoarthropathien
- Chondrokalzinose
- myeloproliferative Erkrankungen

Unter den heutigen Therapiemöglichkeiten einer permanenten parenteralen Substitution der angeboren verminderten Gerinnungsfaktoren besteht die Gefahr einer Infektion mit Hepatitis- und HIV-Viren sowie der bakteriellen Gelenkinfektion.

Neurogene (neuropathische) Osteoarthropathien

Neurogene Osteoarthropathien treten als Folge sensorischer, neuromotorischer und vegetativ-vaskulärer Störungen – im pathogenetischen Einzelfall mit unterschiedlicher Dominanz und Topik – auf. Die Abweichungen werden summarisch als „trophisch" eingeordnet.

> **! *Merke***
> Das bildgebende Charakteristikum dieser Gelenkerkrankungen ist die **Desintegration des betroffenen Gleit- und Stützgewebes**, die sich an den Gelenkweichteilen, am Gelenkknorpel und an den knöchernen Gelenksockeln manifestiert und das übliche Ausmaß arthrotischer und arthritischer Gelenkveränderungen übertrifft.

Ungewöhnlicher Knochenabbau/-anbau, Verkalkungen und heterotope Verknöcherungen in den artikulären und periartikulären Weichteilen sowie das Ausmaß der Fehlstellung beherrschen, zumal in mittleren und fortgeschrittenen Stadien, die bildgebende Morphologie – namentlich auf Röntgenaufnahmen.

Zwei Grundtypen der neuropathischen Gelenkerkrankungen lassen sich röntgenologisch unterscheiden. Außerdem gibt es Mischphänotypien beider zerstörerischer Alternativen:

1. Das **Charcot-Gelenk** (Abb. 6.**8**) – der Terminus ist medizinhistorisch begründet – wird als **hypertrophische Form** der neurogenen Osteoarthropathie klassifiziert. Diese Gelenkerkrankung beginnt in der Regel als lokalisierte (z. B. am Metatarsuskopf) oder ausgedehnte (z. B. im Fußskelett) hyperämiebedingte (vasoplegische) Demineralisation, die nach dem Auftreten der destruktiven Phänomene in eine dichte reaktive Spongiosasklerose (Knochenverdichtung) übergeht. Die Gelenksockel dissezieren, fragmentieren („zerbröckeln"), werden durch die nicht mehr kontrollierten Bewegungsausschläge abgeschliffen und/oder durch die Belastung im Verbund „zerstampft" – sie sintern (*Beispiel:* Tarsalia, s. Abb. 16.**84**). Außer Knochenfragmenten gehören heterotope Knochenneubildungen zum Charcot-Gelenk. Auch beim nicht infizierten Charcot-Gelenk (kleiner Knochen) werden knöcherne Ankylosen beobachtet.
   An den Gelenkweichteilen führen die unphysiologischen Bewegungen zur Schädigung des Kapsel-Band-Apparats und damit zur Instabilität, die wiederum in einem circulus vitiosus die Zerstörung der knöchernen Gelenksockel verstärkt. Klinisch lässt sich schließlich ein Schlottergelenk nachweisen. Charcot-Gelenke werden vornehmlich an den Epiphysen der langen Röh-

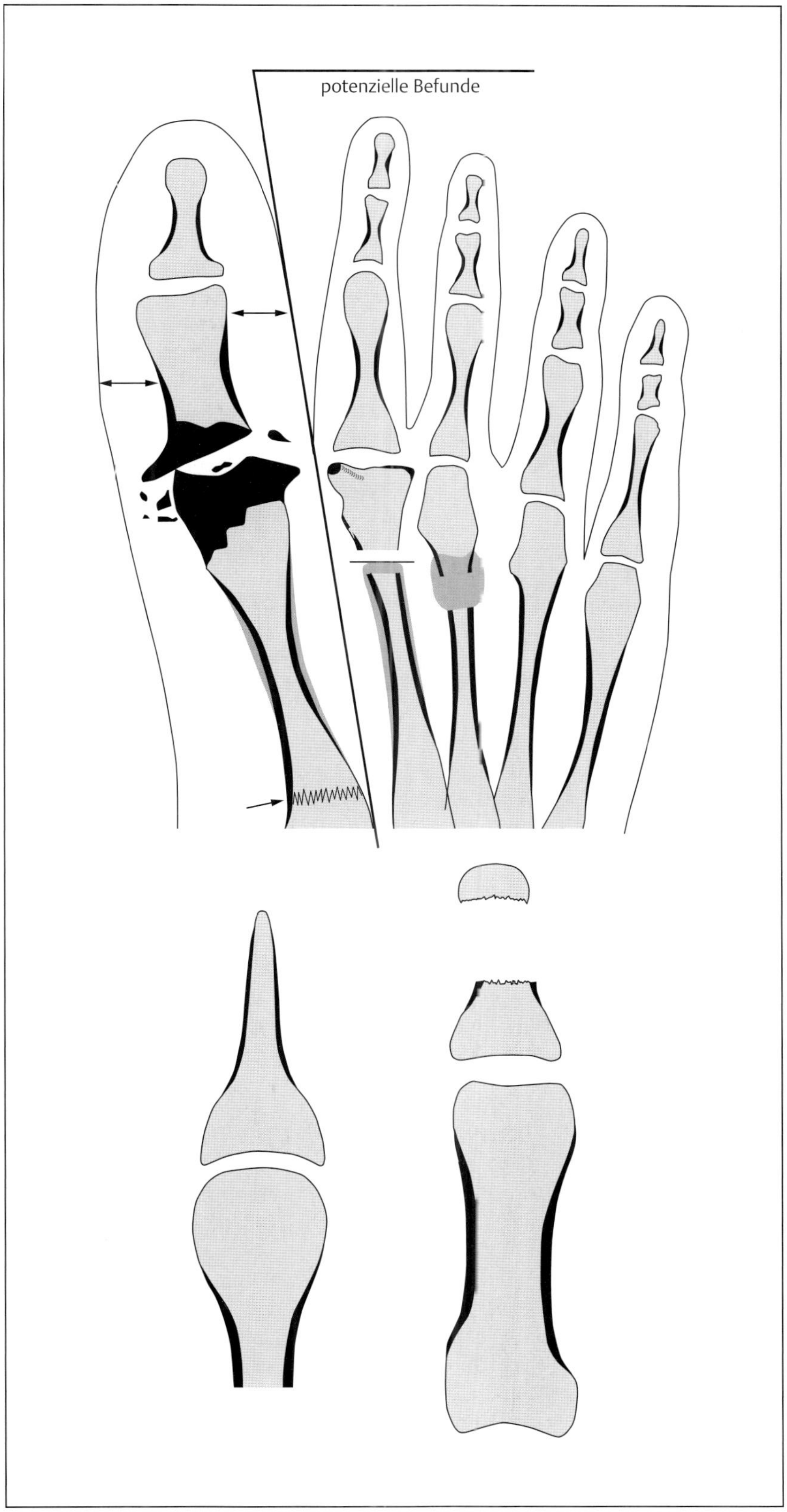

Abb. 6.**8** **Grundtypen der neuropathischen (neurogenen) Osteoarthropathie.**
Oben: **Charcot-Gelenk** *(hier)* **des MTP I** mit charakteristischer anarchischer Umgestaltung (Desintegration).
Röntgenleitbefunde: Osteolyse der Gelenksockel mit unregelmäßig geformter reaktiver Spongiosasklerose, Knochenfragmentation und/oder fokalen Knochenneubildungen in den Weichteilen sowie stressbedingter („benigner") Periostreaktion am Knochenschaft des Metatarsus I (MT I; „Stützstrebe") oder – nicht gezeichnet – langsam entstehende Periostreaktion, die in die Kompakta eingebaut wird und so zu einer säulenartigen Vergrößerung des sklerosierten (verdichteten) Knochen(-teils) führt. Gezeichnet wurde auch das häufig sehr ausgeprägte Weichteilödem („Wurstzehe"). Stresskallus (reparatives Phänomen der Stressfraktur, s. dort) an der Basis des MT I *(Pfeil)*.
MT II und III: Unspezifische Röntgenbefunde, die in diesem Zusammenhang die „trophisch" bedingte Knochenbrüchigkeit – also die neurogene Vorfußosteoarthropathie – anzeigen, nämlich: periostale „Schienenhülse" (Stressadaption, s. dort) um den Schaft des MT II, Ermüdungsfraktur des MT III mit überschießender Kallusbildung. Köhler-II-Osteonekrose des Kopfes von MT II **(bei jedem Morbus Köhler II sollte durch fachneurologische klinische Untersuchung eine Polyneuropathie ausgeschlossen oder bestätigt werden, da diese ischämische adulte Osteonekrose das Frühsymptom einer neurogenen Osteoarthropathie sein kann)**.
Unten: Formen der **Akroosteolyse** an einem kleinen Röhrenknochen: *„Zuckerstange"*, d.h., der Knochen erscheint wie abgelutscht. Daneben die *transversale Osteolyse* zwischen Nagelfortsatz und Phalanxschaft, beispielsweise bei der Vinylchloridkrankheit (potenziell reversibel), beim Hajdu-Cheney-Syndrom, bei der Osteomalazie (reversibel), beim Hyperparathyreoidismus (potenziell reversibel), bei der systemischen Sklerose, nach thermischen und chemischen Lokalschäden sowie aus biomechanischen Gründen, z.B. bei einem Geiger oder Gitarrespieler.

renknochen, an Tarsal- und Karpalgelenken, aber auch im Vorfußbereich und an der Wirbelsäule (spinales Charcot-Analogon, s. Abb. 18.**46**) beobachtet.

2. Die reaktionslose **Akroosteolyse/Osteolyse** (s. Abb. 6.**8**) – das Bild der „abgelutschten Zuckerstange" an kleinen Röhrenknochen – ist der 2. Grundtyp der neurogenen Osteoarthropathien und wird als **atrophische Form** eingeordnet. Präferenztopik: kleine Röhrenknochen, Schulter-, Hüftgelenk. Mischphänotypien beider Grundtypen kommen vor. Eine seltenere Form der reaktionslosen akralen Osteolyse ist die **transversale Osteolyse** zwischen Nagelfortsatz und Phalanxschaft (s. Abb. 6.**8**). Die „abgelutschte Zuckerstange" spiegelt keine sensorischen Störungen oder Einschränkung der Durchblutung wider, sondern wird vielmehr auf eine aktive Hyperämie als Ausdruck einer schweren Störung der Vasokonstriktion zurückgeführt. Dagegen soll die hypertrophische neurogene Osteoarthropathie vor allem auf die beeinträchtigte Sensomotorik ohne Läsion sympathischer Nervenfasern zurückgehen.

Ein diagnostisch wichtiger Begleitbefund der neurogenen Osteoarthropathien, vor allem an den Füßen, ist das **Malum perforans** (Abb. 6.**9**). Der Ausdruck weist auf die schlechte Heilungstendenz dieser zumeist schmerzlosen Geschwüre hin, die wie ausgestanzt erscheinen und mit einem hyperkeratotischen Randwall einhergehen. Sie haben am Fuß Prädilektionsstellen, weil das Körpergewicht von den Füßen ungleich übertragen wird – an der Planta pedis offenbart sich dies besonders beim Abrollvorgang des Gehens. Zu den Prädilektionsstellen gehören die Haut unter den MT-Köpfen (I und V), die Zehenspitzen, deformierte PIP-Gelenke, z. B. bei Krallenzehen, das Fersenbein und die Malleoli. Dort entstehen oft zunächst Hyperkeratosen, Rhagaden und schließlich Ulzera. Über diese Geschwüre können sich (aseptische) Knochenfragmente oder (infizierte) Sequester entleeren. Daraus ergibt sich die klinische Bedeutung der Mala perforantia. Sie werfen nämlich die differenzialdiagnostische Frage auf, ob die neurogene Osteoarthropathie ohne Sekundärinfektion verläuft oder mit einer prognostisch ungünstigeren Keiminvasion einhergeht; denn infizierte neurogene Osteoarthropathien sind bei Ulkusträgern etwa 10-mal häufiger als bei Patienten ohne Malum perforans.

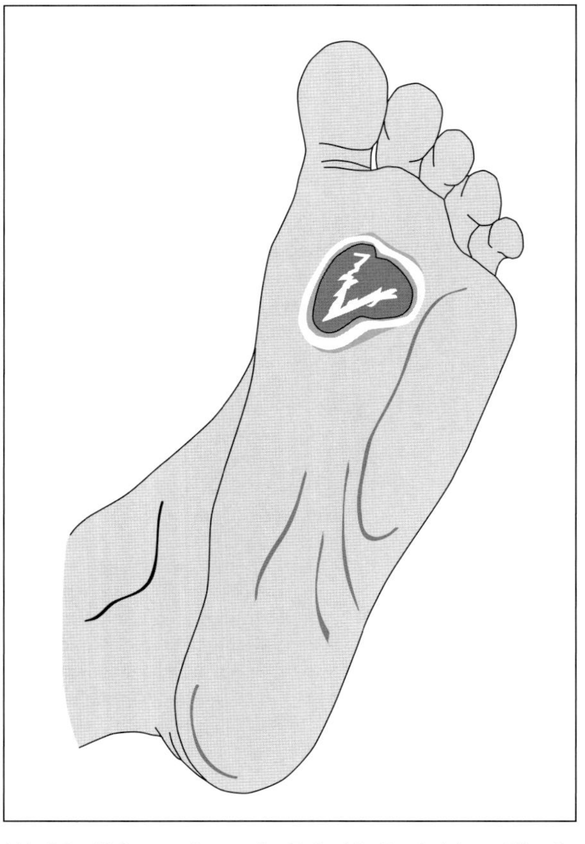

Abb. 6.**9** **Malum perforans der Fußsohle.** Das indolente Ulkus ist scharf begrenzt. Sein Rand erscheint mehr oder weniger aufgeworfen.

Bildgebende Differenzialdiagnose: aseptische versus infizierte neurogene Osteoarthropathie

Anatomische Vorinformation: Die plantaren Weichteile ordnen sich in 3 Muskelkompartmenten an (zentral, medial und lateral gelegen). Sie stehen über physiologische Faszienlücken miteinander in Verbindung. Auf diese Weise kann die Infektion – sie hat die Tendenz zur proximal gerichteten Ausbreitung – einerseits auf andere Kompartmente übergreifen, andererseits dort, vom Ulkus entfernt, erstmals „auftauchen". Die Ausbreitung der Infektion in die Talokruralregion einschließlich des oberen Sprunggelenks droht besonders dann, wenn das zentrale (intermediäre) Fußkompartment als Leitschiene dient (Morrison et al. 1995).

Projektionsradiografie

Die bildgebende Diagnostik beginnt auch bei sekundär infizierter neuropathischer Fußerkrankung mit der Projektionsradiografie.

Die **Periostreaktion** steht mit der nicht infizierten neurogenen Osteoarthropathie in unmittelbarem oder mittelbarem Zusammenhang, und zwar sowohl bei ihrer hypertrophischen als auch bei der atrophischen Form. Unmittelbar heißt, dass die Periostreaktion zeitlich und topisch zusammen mit den anderen bildgebenden Phänomenen auftritt (s. Abb. 6.**8**, MT I), bald mit der Kompakta verschmilzt und den Knochen beispielsweise zur Säulenform verunstaltet. Mittelbare periostale Knochenneubildung wirkt als adaptives Stressphänomen (s. dort), beispielsweise am Vorfuß (Abb. 6.**10**; s. auch Abb. 6.**8**, MT II). Eine „Periostadaptation" wird dort zu erwarten sein, wo die neurogene Desintegration sich überhaupt nicht oder nur diskret offenbart, jedoch die zur neurogenen Osteo-

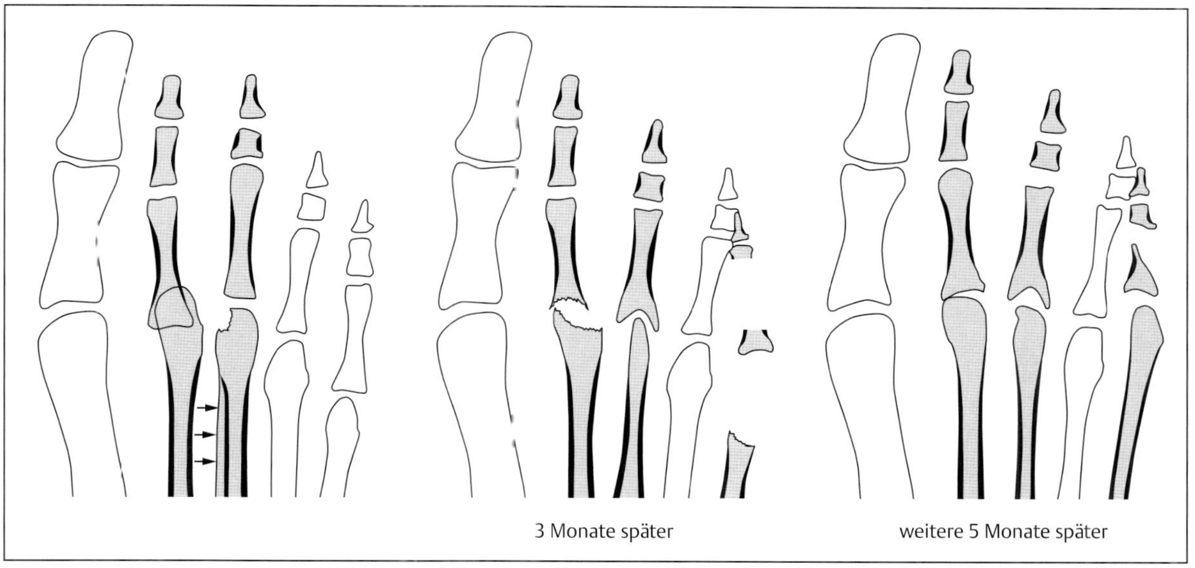

Abb. 6.**10** **Verlaufsbeobachtung einer diabetischen Osteoarthropathie am Vorfuß** – beginnend mit Subluxation, Erosion und adaptiver periostaler Knochenneubildung *(Pfeile)*, die in diesem Fall als Stressadaptation einzuordnen ist (vgl. Legende von Abb. 6.**8**). Die erkrankten Strahle sind *gerastert* dargestellt.

Merke:

Grundsätzlich kann bei adäquater medikamentöser Einstellung des Diabetes mellitus, bei diätetischer Compliance des Patienten und bei Immobilisation des Fußes mit Reparation (Heilungstendenz, Wiederaufbauvorgängen) der nicht infizierten neurogenen Osteoarthropathie gerechnet werden.

arthropathie gehörende Demineralisation zu einer Minderung der mechanischen Belastbarkeit des Knochens geführt hat. Die periostale Stressadaption lässt sich von der Kompakta abgrenzen und erscheint als „Stützstrebe" oder „Schienenhülse".

1. Der begründete Verdacht auf eine *Infektperiostitis* kommt auf, wenn in desintegrierten Knochenbereichen mit typischer reaktiver Spongiosaverdichtung eine kurzstreckige, mehr oder weniger strichförmige Periostreaktion sichtbar wird, die so zart ist, dass sie biomechanisch nicht zur Stressadaption dienen kann. Die entzündliche Periostreaktion an kleinen Knochen entsteht in 1–2 Wochen.
2. Der *infektiöse Knochensequester* kann an einem knöchernen Knochensockel nur dann als solcher erkannt werden, wenn er in unmittelbarer Nachbarschaft von durchblutetem neuropathischem Knochen liegt und sich dann durch seine stärkere Dichte und durch einen schmalen luzenten Randsaum (das Sequesterbett) abhebt.
3. *Extraartikuläre Knochenarrosion* mit unscharfen Rändern erweckt den Verdacht einer osteomyelitischen Sekundärinfektion.
4. Folgende *gelenkbezogenen Röntgenbefunde* weisen an den knöchernen Gelenksockeln vor allem kleinerer Knochen auf eine infizierte neurogene Osteoarthropathie hin:
   - Unscharf begrenzte (intraartikuläre) Erosion + arthritisches Kollateralphänomen in Form einer wie „verwaschen" erscheinenden oder/und fleckigen Demineralisation in beiden Gelenksockeln.
   - Gleichmäßige Verschmälerung des Gelenkspalts durch arthritische Zerstörung des Gelenkknorpels oder, beispielsweise an MTP, wenn ein größerer Gelenkerguss in Verbindung mit der neurogenen, aber entzündlich verstärkten Schädigung des Kapsel-Band-Apparats den Gelenkspalt vergleichsweise „erweitert".
5. *Gasblasen in den Weichteilen* sind bei neuropathischen Osteoarthropathien Hinweise auf eine Sekundärinfektion (Ausnahme: lufthaltige nahe Weichteilumgebung von Ulzera und aseptischen Fistelgängen bei/nach Ausstoßung von aseptischen Knochenfragmenten).

Je mehr der unter 1–5 aufgezählten Phänomene erkannt werden, desto sicherer ist die Infektionsdiagnose zu stellen.

Computertomografie

Extraartikuläre Knochenarrosion, die oben definierte Periostreaktion (strichförmige bzw. sehr dünne Lamelle usw.), Knochensequester, *intraossäre* Gasbildung und Gasblasen in den Weichteilen sind Entzündungsindikatoren der neurogenen Osteoarthropathie. In Röhrenknochen schlägt bei der Osteomyelitis die Fettdichte in den Diaphysen durch das Exsudat in Weichteildichte um – wegen des Partialvolumeneffekts ist dies allerdings nur in größeren Röhrenknochen nachzuweisen.

Magnetresonanztomografie

Als Regel (also mit Ausnahmen) gilt (Gold et al. 1995), dass die neurogene Osteoarthropathie auf T1- und T2-gewichteten Sequenzen mit geringer Signalintensität einhergeht (Ausnahme ist der Gelenkerguss mit starker Signalgebung bei T2-Gewichtung). Die Osteomyelitis zeichnet sich dagegen vor allem durch ihr Exsudat bei T2-Gewichtung durch hohe Signalintensität aus. Das unspezifische, nicht infektiöse Ödem und das entzündliche Exsudat geben an sich identische Signale. Jedoch dehnt sich das Exsudat nicht so weit („schrankenlos") aus wie das Ödem der aseptischen neuropathischen Gelenkerkrankung; denn Eiter breitet sich in Weichteilen schlechter aus als das (wässrige) Ödem. Über die Tendenz der Ödemausbreitung (Anschwellung) informiert außerdem die klinische Untersuchung (auch der Radiologe kann inspizieren und palpieren) und der anschließende vergleichende Blick auf das Exsudat bzw. Ödem im MRT. Über den Nachweis von Weichteilabszedierungen, d. h. umschriebenen Flüssigkeitsansammlungen, gibt das MRT Auskunft. Außerdem sind die einzelnen Weichteilstrukturen, darunter Sehnen, Sehnenscheiden und Gelenkweichteile, einerseits im MRT am besten abzugrenzen; andererseits gelingt es, zwischen Phlegmone (ohne Knochenbeteiligung) und Osteomyelitis zu differenzieren. Auf Sequenzen mit Fettunterdrückung sind saumartige bzw. mehr oder weniger ringförmige Kontrastmittelanreicherungen Hinweise auf den Infektionsrand in den Weichteilen einschließlich des Synovialisgewebes.

> **! Merke**
> Die MRT hat gegenüber der CT grundsätzlich den Vorteil der besseren Ortsauflösung, d. h., die anatomische Zuordnung und Ausdehnung der Infektion gelingt genauer.

Szintigrafie

Wenn klinisch der Nachweis neuropathischer Ausfälle (beispielsweise Polyneuropathie) gelingt, der Röntgenbefund jedoch normal ist, kann durch die 3-Phasenszintigrafie mit ^{99m}Tc-markierten Phosphatkomplexen das Frühstadium einer neuropathischen Gelenkerkrankung diagnostiziert werden. Alle 3 Szintigrafiephasen sind dann an den Extremitäten positiv. Entsprechend wird die röntgenpositive neurogene Osteoarthropathie in der 3-Phasenszintigrafie dargestellt. Bei klinisch und röntgenologisch 2-deutigen Befunden im Hinblick auf eine infizierte neurogene Osteoarthropathie gibt die (zusätzliche) **Entzündungsszintigrafie** (s. dort) folgende Informationen:

- Pathologische Radionuklidakkumulation in den Weichteilen und negative oder „blass-positive" Skelettphase im Knochen-Scan: Weichteilinfektion (Phlegmone, Abszess).
- Isotoper fokaler Knochenfokus sowohl in der Skelettphase der 3-Phasenszintigrafie als auch in der Entzündungsszintigrafie: osteomyelitische Komplikation der neurogenen Gelenkerkrankung. Anreicherung des Radionuklids der Entzündungsszintigrafie in den Gelenken und im Skelett: kombinierte Weichteil- und Knocheninfektion.

> **! Merke**
> Insgesamt gesehen gibt es bei den bildgebenden Untersuchungsmethoden zur Frage der Sekundärinfektion einer neuropathischen Osteoarthropathie auch falsch-positive und falsch-negative Aussagen. Daher sollte im Hinblick auf die Therapie – jeder infizierte neuropathische Fuß birgt die Gefahr der Amputation – namentlich bei Divergenzen zwischen Klinik und Bildgebung eine Biopsie (Histologie, Keimnachweis und antibiotische Empfindlichkeit) nicht unterlassen und keine Antibiotikatherapie ex juvantibus eingeleitet werden.

Klinisches Spektrum der Gelenkerkrankungen mit atrophischer und/oder hypertrophischer Phänomenologie

Jede Erkrankung mit neuropathischen bildgebenden Merkmalen muss auf folgende Kriterien hin geprüft werden:

1. Lässt sich ein Zusammenhang zwischen neurologischen Ausfällen und den neuropathischen bildgebenden Merkmalen nachweisen?
2. Ergibt die neurologische Untersuchung bei neuropathischer Bildgebung keinen pathologischen Befund, so muss auch Folgendes bedacht werden: In sehr seltenen Fällen geben sich die bildgebenden Merkmale am Gleit- und Stützgewebe vor den neurologischen Ausfällen oder Letztere überhaupt *nicht* zu erkennen (**idiopathisches Charcot-Gelenk**, Blanford et al. 1978). Diese Feststellung setzt allerdings nicht nur die üblichen Methoden zur Überprüfung der Sensibilität und Motorik voraus, sondern bedarf fachneurologischer, oft computergestützter Spezialuntersuchungen.
   Der neuropathische bildgebende Aspekt kann durch Erkrankungen hervorgerufen werden, die keine pathogenetischen Beziehungen zu zentral- oder peripher-nervösen Krankheiten haben. Dies gilt vor allem, aber nicht ausschließlich, für den atrophischen Grundtyp. Die Polyätiologie dieser Erkrankungen ist aus den folgenden Abschnitten dieses Kapitels zu ersehen.
   Die bildgebende Differenzialdiagnose muss beim neuropathischen Gelenkaspekt ohne „passende" neurologische Untersuchungsergebnisse auch folgende Pathogenesen und Ätiologien berücksichtigen:

- (poly-)arthritische Mutilation (entzündlich-rheumatisch, -infektiös, -eitrig, -mykotisch), ferner bei multizentrischer Retikulohistiozytose, Sarkoidose
- Stoffwechselerkrankungen ohne neurologische Beteiligung, beispielsweise Hyperparathyreoidismus und Vitamin-D-Defizit
- ischämische (aseptische) Osteonekrose (auch posttraumatischer Genese)
- ANNRAD-Syndrom (s. dort)
- Totalosteolyse eines kleinen Röhrenknochens durch Malignommetastase oder myelogenes Neoplasma

3. Die überwiegende Mehrzahl der neuropathischen Osteoarthropathien verläuft aus klinischer Sicht *chronisch*. Die Erkrankung beginnt schmerzlos schleichend mit zunehmender sichtbarer Verformung des/der betroffenen Gelenks/-e, oft mit Begleitödem oder/und leichter örtlicher Überwärmung. An größeren Gelenken setzt der neuropathische Gelenkprozess manchmal mit einem ebenfalls schleichend auftretenden, aber evtl. schmerzhaften Gelenkerguss ein. Selten kommt die *akute* Verlaufsform einer neuropathischen Gelenkerkrankung vor. Von einer akuten neurogenen Osteoarthropathie wird gesprochen, wenn der „Knochenzerfall" entweder in wenigen Monaten also schnell, fortschreitet oder/und mit hochakuten klinischen Befunden und Symptomen, entsprechender Serologie, evtl. mit Anstieg der Körpertemperatur einhergeht und eine infektiöse Ätiologie oder eine Sekundärinfektion ausgeschlossen werden können – *pseudophlegmonöses Bild der neurogenen Osteoarthropathie*. Dieser Krankheitsverlauf kommt sowohl an größeren Gelenken als auch beim diabetisches Fuß (s. dort) vor.

Manifestationen des Diabetes mellitus am Stütz- und Gleitgewebe

Die Klassifikation des Diabetes mellitus stützt sich auf den Typ I und II. Typ I ist eine schon im frühen Lebensalter manifeste insulinpflichtige Autoimmunerkrankung, bei der die pankreatischen β-Zellen zerstört werden. Der Typ II wird als nicht insulinpflichtig angesehen. Er hat eine familiäre Komponente; im Vordergrund steht eine periphere Insulinresistenz des Zielgewebes, z. B. der Muskulatur. Außerdem spiegelt er eine sich im Krankheitsverlauf verstärkende Sekretionsstörung des Insulins oder eine „Überlastung" der hormonproduzierenden β-Zellen wider. Offensichtlich gibt es „Überschneidungen' zwischen Typ I und II. Beispielsweise ist Typ-II-Diabetes mit ungewöhnlich früher Manifestation bekannt: LADA-Diabetes mellitus (Late Onset autoimmune Diabetes in Adults). Er geht auf einen absoluten Insulinmangel bei *langsamer* Zerstörung der β-Zellen (im Vergleich zum jugendlichen Typ-I-Diabetes) zurück.

Zu den **Langzeitkomplikationen**, die mit der Dauer des Diabetes mellitus korrelieren, gehören *Mikro-* und *Makroangiopathien*. Das wichtigste morphologische Kennzeichen der Gefäßveränderungen ist die Verdickung der Basalmembran der kleinen und kleinsten Gefäße, vorzugsweise in der Niere und den peripheren Gefäßen – grundsätzlich sind die morphologischen Abweichungen in allen Geweben möglich. Beim Typ I spielen die Retino-, die Nephropathie sowie die autonome und sensomotorische Polyneuropathie eine wichtige nosologische Rolle. Beim Typ II lassen sich die Abweichungen häufig bald nach der Diagnosestellung nachweisen, da dieser Diabetestyp schon viele Jahre vor seiner klinischen Entdeckung beginnen kann und bis dahin nicht behandelt wurde.

Die koronare Herzkrankheit und die Makroangiopathie der Gehirn- und Extremitätenarterien treten bei Diabetikern früher auf als in der Durchschnittsbevölkerung.

Jeder Diabetiker mit schlechter therapeutischer Compliance und/oder ungenügender medikamentöser Einstellung ist vermehrt infektionsgefährdet.

Die Makroangiopathie gibt sich als *Mönckeberg-Sklerose der Arterienmedia* röntgenologisch unter dem Bild der langstreckigen, doppelläufigen Mediakalzinose („Trambahnschiene") zu erkennen (s. Abb. 11.**93**). Das Gefäßlumen wird dadurch nicht eingeengt, jedoch führt die Mediaverkalkung zu einer „Starre" der Arterien, wodurch ihre Regulationsähigkeit, d. h. die Anpassung an den wechselnden Bedarf der Blutversorgung, behindert wird.

> **! Merke**
> Folgende Regel hat eine große praktische Bedeutung: Doppelläufige Mediakalzinosen an (kleinen) Arterien der Hände und Füße sollen immer der Anlass sein, die Frage nach dem Vorliegen einer chronischen Stoffwechselstörung zu stellen, beispielsweise Diabetes mellitus, hyperparathyreote Stoffwechsellage oder Hyperurikämie.

Präzisiert heißt dies: Es sollte versucht werden, zwischen der Mönckeberg-Sklerose, nämlich Mediaverkalkungen (Hydroxyapatitkristalle und Verknöcherungen in den glatten Muskelzellen und ihrer nahen Umgebung des muskulären Arterientyps) und der (stenosierenden) verkalkenden Atherosklerose der Intima (mit Lipidablagerungen und Makrophagen) auf Projektionsradiogrammen zu differenzieren. Die (nicht immer mögliche Röntgenbilddiagnose) Mönckeberg-Sklerose hat beispielsweise beim Diabetes-mellitus-Typ II Beziehungen zur Entwicklung einer diabetischen Neuropathie und ist ein eigenständiger Risikofaktor für kardiovaskuläre Komplikationen beim Typ-II-Diabetes. Für die Mönckeberg-Sklerose (frühe und mittlere Stadien) sprechen eine *Feingranulierung* und *strickleiterartige (straßenbahnschienenähnliche)* Gliederung der Kalkschatten sowie ein initiales, relativ *langstreckiges*, gleichmäßiges Verteilungsmuster der Mediaverkalkungen, während für die atherosklerostische Intimaverkalkung *schollige* und eher *sporadische* Verkalkungen typisch sind (Lanzer u. Shanahan 2000).

Differenzialdiagnose überwiegend *nicht atherosklerotischer* Gefäßwandverkalkungen gegenüber der Mönckeberg-Sklerose:

- senile Verkalkungen von Arterienwänden – also im Rahmen von Alterungsprozessen nach Absterben von glatten Muskelzellen in der Media mit Ersatz durch mineralisierte extrazelluläre Matrix (bekanntestes Beispiel: Aorta)
- Ehlers-Danlos-Syndrom
- Pseudoxanthoma elasticum
- β-Thalassämie
- Langzeitkortikosteroidtherapie

Bei chronischen Störungen des Kalziumphosphatmetabolismus, wie (chronische) terminale Niereninsuffizienz mit sekundärem Hyperparathyreoidismus und bei der Hypervitaminose D_3, kommen Gefäßwandverkalkungen vom Typ der Mönckeberg-Sklerose und/oder der Atherosklerose vor.

Diabetischer Fuß (diabetische Podopathie)

Unter diesem Begriff werden Veränderungen zusammengefasst, die als Folgen einer der folgenden Erkrankungen auftreten:

- arterielle Verschlusskrankheit (Makroangiopathie)
- diabetische Polyneuropathie (mit der Vorzugstopik Füße, s. Abb. 6.**10**)
- Kombinationsformen infolge gemeinsam manifester Neuropathie und arterieller Verschlusskrankheit

Klinische „einfache Alarmmerkmale" des **neuropathischen Fußes** sind:

- *subjektiv:* Parästhesien (z. B. an der Fußsohle pelziges Gefühl), evtl. nächtliche Steigerung, Gangunsicherheit durch Störung der Tiefensensibilität, schmerzlose Hautläsionen
- *inspektorisch:* Hautfarbe normal oder rosig, sogar überwärmt, da gut durchblutet infolge pathologischer arteriovenöser Shunts; Hyperkeratosen (Schwielen), Rhagaden, evtl. Schwielenulkus, Ödemneigung, knöcherne und muskulär-atrophische Deformierungen, wie Hammer- und Krallenzehen (s. dort), durch neuropathische muskuläre Imbalancen
- *palpatorisch:* Fußpulse tastbar, evtl. bei einem stärkeren Begleitödem eingeschränkt oder nicht palpabel; Haut warm, trocken
- *basisdiagnostisch:* herabgesetztes bis fehlendes Vibrationsempfinden, sockenförmige ausgedehnte Sensibilitätsstörung am Unterschenkel, ggf. „handschuhartig" im Hand-Unterarm-Bereich, Reflexabschwächung bis völliges Fehlen desselben

Zu den „einfachen Alarmmerkmalen" des **ischämischen Fußes** gehören:

- *subjektiv:* Claudicatio intermittens angiopathica, d. h. Schmerzen beim (längeren) Gehen („Schaufensterkrankheit"), schmerzhafte Hautläsionen, beispielsweise akrale livide Nekrosen (Zehenspitzen) oder ischämische Ulzera zumeist an den Zehen, über der Fußaußenkante oder den Streckersehnen des Fußrückens
- *inspektorisch:* atrophisch-livide oder blasse Haut, evtl. trockene oder feuchte Gangrän durch Infektion der Nekrosen
- *palpatorisch:* schwache bis fehlende Fußpulse, kühler Vorfuß
- *basisdiagnostisch:* unauffälliges Vibrationsempfinden, keine Sensibilitäts- und Reflexausfälle, Doppler-Schall: Blutfluss reduziert; an den Unterschenkelarterien und der A. profunda femoris (multisegmentale) Verschlüsse (genauere Informationen liefern die MRT-Angiografie und die digitale Subtraktionsangiografie)

Entsprechende Kombinationssymptome und -befunde zeigt der diabetische neuropathisch-ischämische Fuß.

Zur *Pathogenese* der diabetischen Neuropathie wird angenommen, dass die Hyperglykämie, beispielsweise über die nicht enzymatische Glykosylierung von Proteinen, zu einer vermehrten Einlagerung von biochemischen Endprodukten in die Gefäßwände, und zwar auch der *Vasa nervorum*, führt. Als Folge kommt es zur Ischämie. Die Verdickung der kapillären Basalmembran ist – wie schon erwähnt – ebenso das bisher bekannte strukturelle Korrelat der diabetischen Mikroangiopathie, wie eine bei Diabetikern verstärkte Degeneration der kapillären Perizyten (Adventitiazellen) beobachtet wird. Diese Zellen sind sehr wahrscheinlich maßgeblich an der Regulation der mikrovaskulären Permeabilität beteiligt. ■

! Merke
Ganz allgemein steht fest, dass die Manifestation der diabetischen Polyneuropathie und ihre Progredienz durch eine schlechte Stoffwechseleinstellung des Diabetikers begünstigt werden.

Diabetische Hand

Dieser Terminus fasst verschiedene *potenzielle* Folgen der therapeutisch vernachlässigten diabetischen Stoffwechsellage zusammen (beim Typ-I-Diabetes häufiger als beim Typ II):

- **Dupuytren-Kontraktur:** Beugekontrakturen mehrerer Finger (4 und 5 am häufigsten) infolge bindegewebiger derber (knotiger, strangförmiger) Verhärtung und Schrumpfung der Palmaraponeurose; häufig bilateral, androtrop, an sich polyätiologisch, bei Diabetikern jedoch Prävalenz gegenüber Nichtdiabetikern erhöht.
- **Karpaltunnelsyndrom** (s. dort): polyätiologisch, beim Diabetiker wahrscheinlich neuropathisch bedingt durch die Kompression der autonomen Fasern im N. medianus, die zu Störungen der Mikrozirkulation führt (Tosti et al. 1993).
- **Tenosynovitis der palmaren Flexorenmuskeln:** klini-

sche Manifestation gewöhnlich als schnellender Finger („Trigger Finger"); topisch präferent sind der 1., 3. und 4. Finger (MCP, PIP); Proliferation des fibrösen Gewebes vor allem dort, wo die Sehne zwischen den Gelenken durch derbe Ringfasern (N.A. Pars annularis vaginae fibrosae) der synovialen Sehnentunnel verläuft, bei Patienten mit juvenilem Diabetes mellitus (Typ I) häufiger als unter der Normalbevölkerung.

- **Cheiroarthropathie** (erstmals beschrieben als ‚steife Hand" beim juvenil beginnenden Diabetes mellitus von Lundbaek [1957] und von Rosenbloom [1990] als „eingeschränkte Gelenkbeweglichkeit" bei langjährigem Diabetes mellitus in allen seinen Typen bezeichnet). Diese spezifische, potenzielle Langzeitfolge des Diabetes mellitus zeichnet sich durch folgende Befunde aus:
  - Wachsartige indurative Hautverdickung, die besonders an den Fingerrücken auffällt.
  - Flexionskontrakturen der Finger, die gewöhnlich am 5. Finger beginnen und sich radialwärts ausbreiten (Abb. 6.**11**). Einerseits sind diese schmerzlosen, röntgenokkulten Fehlstellungen als Langzeitfolgen beim juvenilen und adoleszenten Diabetes häufiger als bei der adult einsetzenden Zuckerkrankheit. Andererseits gehen die Flexionskontrakturen dem klinischen Ausbruch des Diabetes mellitus manchmal um Jahre voraus (Sherry et al. 1982). Sie kündigen sich mit einer Morgensteifigkeit der Fingergelenke an (Cave Fehldeutung als Frühsymptom der rheumatoiden Arthritis). Die cheiroarthropathische Einschränkung der Extensionsfähigkeit der Fingergelenke, seltener der MCP und der Karpalgelenke, ist die am einfachsten feststellbare Form der diabetischen Hand. Grundsätzlich ist die Bewegungseinschränkung an allen Gelenken des Organismus möglich. Nach guter Stoffwechseleinstellung kann sie sich im Anfangsstadium zurückbilden. Gesicherte klinische Bedeutung hat die Cheiroarthropathie als Risikoindikator für die Entstehung einer Retinopathie, d.h. Mikroangiopathie (Rosenbloom et al. 1981), vor allem beim Diabetes mellitus Typ I (und seltener II). Ursächlich werden

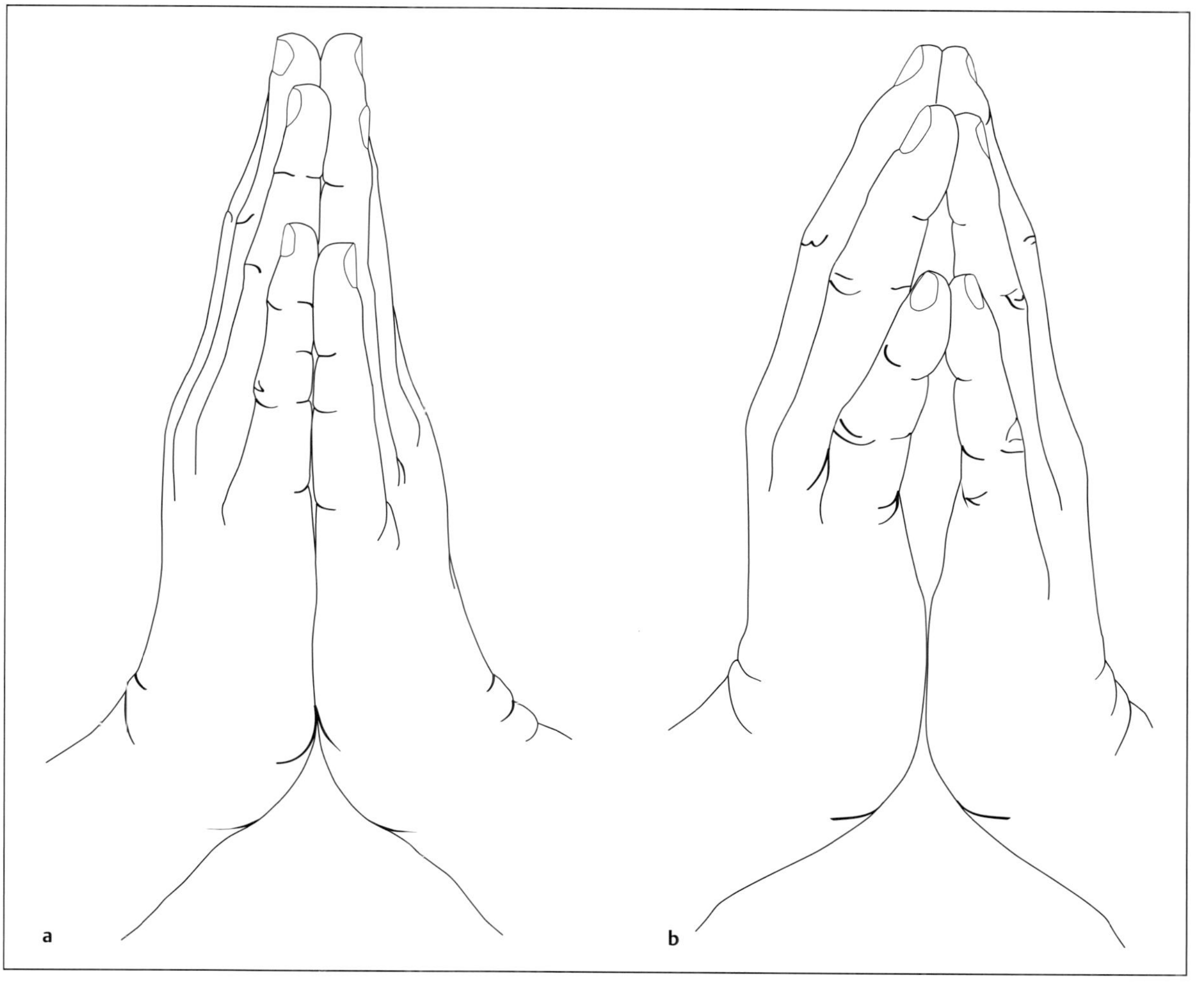

Abb. 6.**11a, b** **Die spezifisch-diabetische Cheiroarthropatie offenbart sich in der Gebetshaltung der Hand (Finger) als Folge diabetischer Flexionskontrakturen.**
a **Normal.**
b **Typisches Bild.**

bei der Cheiroarthropathie vor allem Störungen des Glukoseabbaus mit Auswirkungen auf den Bindegewebsstoffwechsel (Kollagenmetabolismus), möglicherweise auch mikroangiopathische Veränderungen (Rosenbloom et al. 1981) mit Auswirkungen auf die Kollagenfasern diskutiert, die sich im periartikulären Gewebe offenbaren.
Nichtfamiliärer Kleinwuchs kann die Cheiroarthropathie begleiten (Rosenbloom et al. 1974).

- **Reflexdystrophie (Sudeck-Syndrom):** Dieses Krankheitspotenzial des Diabetes mellitus gibt sich daran zu erkennen, dass die Reflexdystrophie bei Diabetikern bis zu 7-mal häufiger bilateral an beiden Händen auftritt als bei Nichtdiabetikern.

Diabetesmanifestationen (-assoziationen) in anderen Skelettregionen

Dazu gehören die schmerzhafte Schultersteife (Periarthritis/Periarthropathie, adhäsive Kapsulitis) und die DISH (Spondylosis hyperostotica). Diese Gesundheitsstörungen treten bei Diabetikern signifikant häufiger auf als unter der Bevölkerung ohne Störung des Kohlenhydratstoffwechsels.

Unter den Kindern diabetischer Mütter kommen Missbildungen vor, die als **kaudales Regressionssyndrom** (s. Abb. 18.**165**) bezeichnet werden. Diese Agenesien und Dysgenesien erfassen das Steißbein, das Kreuzbein und die Lendenwirbelsäule, aber auch die Knochen der unteren Extremitäten. Bei Kindern diabetischer Mütter lässt sich das kaudale Regressionssyndrom etwa 100-fach häufiger als im Populationsdurchschnitt nachweisen (Reinhardt 1983). Begleitbefunde des kaudalen Regressionssyndroms betreffen vor allem Innervationsstörungen der glatten und quergestreiften Muskulatur, darunter als Folgen Spitz-, Hacken-, Platt- und Klumpfuß.

Als **Gestationsdiabetes** (Ritter 1993) werden diabetische Kohlenhydratstoffwechselstörungen bezeichnet, die erstmals in der Schwangerschaft auftreten. Sie bergen Risiken für Mutter und Kind, beispielsweise eine Makrosomie. Der Gestationsdiabetes bildet sich in den meisten Fällen nach der Entbindung zurück.

Unter den heutigen Therapiemöglichkeiten und bei adäquater Compliance des Patienten ist bei Erwachsenen keine **diabetische Osteoporose** mehr zu erwarten (Forgács 1982). Im Verlauf des juvenilen Diabetes mellitus muss jedoch noch mit ihr gerechnet werden.

An den überwiegend einseitigen, gelegentlich bilateralen, afebrilen **diabetischen oder nicht diabetischen Muskelinfarkt (diabetische oder nicht diabetische Muskelischämie)** – vor allem an den unteren Extremitäten – sollte (bei schlecht eingestellten Diabetikern) gedacht werden, wenn der Patient über plötzlich (kurzfristig) einsetzende *atraumatische* starke Schmerzen im Oberschenkel oder in den Muskeln der Wade klagt, die mit Anschwellung der betroffenen Muskeln einhergehen. Wahrscheinlich liegt dem (diabetischen) Muskelinfarkt eine ausgedehnte Thrombose mittlerer und kleinerer Arterien zugrunde (Jelinek et al. 1999). Im MRT (fettsupprimierte T2-Gewichtung, STIR) sind ein evtl. kompartmentüberspringendes diffuses Ödem der betroffenen Muskeln, des subkutanen Fettgewebes und intermuskulärer Faszien sowie eine Muskelschwellung zu erkennen, oft auch schmale randständige, kontrastmittelaufnehmende Flüsssigkeitsansammlungen oder intraläsionäre, heterogen enhancende, streifenartig sich darstellende fokale Gewebsnekrosen (T1-Gewichtung; Kattapuram et al. 2005). Klinisch-bildgebende *Differenzialdiagnose* vor allem:

- chronisch expandierendes Hämatom
- Frühstadien der Myositis ossificans
- Muskelinfektion (Abszess)
- Neoplasma

Klassische neurogene Osteoarthropathien

Tabes dorsalis

Manchmal geht die heute selten gewordene tabische Osteoarthropathie den neurologischen Symptomen und Befunden um Jahre voraus oder bleibt bei positiver luischer Serologie die einzige klinische Manifestation dieser Metalues (mit Degeneration der Hinterstränge des Rückenmarks und rundzellulärer Infiltration der Nervenwurzeln). Die Gelenke der unteren Extremitäten – **Testgelenk: Kniegelenk** – werden häufiger befallen als die Gelenke der Arme. Klinisch-morphologische Besonderheiten sind der tabische Plattfuß, spontane oder traumatische tabische Frakturen, deren Kallusbildung entweder überschießend oder verzögert eintritt oder mit Resorptionsvorgängen der Frakturenden einhergeht, sowie die tabische Spondylopathie (vornehmlich der Lendenwirbelsäule, s. Abb. 18.**46**). Bildgebend herrscht das Charcot-Gelenk vor.

Syringomyelie

Diese dysrhaphische, also frühembryonal entstehende Missbildung (griech.: Syrinx = Hirtenflöte) liegt am häufigsten im Halsmark und oberen Brustmark. Daher tritt die zugehörige neurogene Osteoarthropathie – **Testgelenk: Schultergelenk**, dort weitest überwiegend atrophische Form – vor allem an den oberen Extremitäten und an der Halswirbelsäule auf. Das pathologisch-anatomische Substrat dieser Dysrhaphie ist eine gliöse oder fibrogliöse Kavität bzw. Stiftgliose der grauen Rückenmarksubstanz im Bereich des Canalis centralis, die sich gewöhnlich zwischen dem 20. und 40. Lebensjahr klinisch manifestiert und langsam progredient ist. Syringomyeliepatienten zeigen in wechselnder Häufigkeit noch folgende Dysrhaphiezeichen:

- Makrosomie
- (thorakale) Kyphoskoliose
- Trichterbrust
- Arachnodaktylie

Patienten mit dysrhaphischen Missbildungen am kaudalen Ende des Rückenmarks, seiner Häute und an der Wirbelsäule ohne typische Syringomyelie sollen zu neurogenen Osteoarthropathien der unteren Extremitäten neigen. Zu diesen Dysrhaphien gehören (Crasselt 1960 u. 1961):

- Spina bifida aperta et occulta
- Behaarungsanomalien
- Lipome
- Myome
- Angiome
- Meningozelen im Lumbosakralbereich
- Hohl- und Klumpfüße

Die *posttraumatische Syringomyelie (Syringohydromyelie)*, selten *Syringobulbie*, entwickelt sich frühestens 2 Monate nach einem lokalen Trauma – wahrscheinlich tritt die Höhlenbildung in der grauen Substanz über eine Ischämie oder (hämorrhagische) Nekrose der grauen Substanz auf. Der Verdacht auf diese seltene Komplikation eines schweren Spinaltraumas kommt auf, wenn sich zusätzlich eine dissoziierte Empfindungsstörung ausbildet.

Familiäre Dysautonomie (Riley-Day-Syndrom)

Dieses Syndrom, das fast ausschließlich bei Kindern jüdischer (aschkenasischer) Abstammung auftritt, kann zu Charcot-Gelenken, z.B. am Knie- oder Schultergelenk (Brunt 1967), führen. Das Erbsyndrom zeichnet sich durch komplexe Funktionsstörungen des vegetativen Nervensystems aus, beispielsweise durch verminderte Tränensekretion und Korneahypästhesie mit der Gefahr der Entstehung eines Ulcus corneae. Darüber hinaus offenbaren die Kinder eine solche Affektlabilität, dass es bei kleinsten „Reizen" zu explosionsartigen psychischen Erregungen kommt, die von profusem Schweißausbruch, starkem Speichelfluss und vor allem im Gesicht und am Oberkörper von scharf begrenzten, fleckförmigen Erythemen begleitet werden (Oster 1957). *Schmerzindolenz, Störung der Bewegungskoordination* sowie *Reflexausfälle* oder *-abschwächungen* sind weitere klinische Symptome und Befunde des Riley-Day-Syndroms.

Überwiegend hereditäre neuropathische Osteoarthropathien

Menschen mit **angeborener Analgesie** fehlen die Schmerzempfindung und das subjektive Schmerzerlebnis von Geburt an. Neurogene Osteoarthropathien kommen bei diesen Patienten an den Extremitäten und an der Wirbelsäule vor (Petrie 1953). Im Kindesalter gehören Epiphysenlösungen und metaphysäre und diaphysäre Frakturen (langer) Röhrenknochen zu den *grundsätzlichen* bildgebenden Befunden der angeborenen Analgesie (Schneider et al. 1978).

Die **hereditäre Osteolyse (Akroosteolyse)** kommt als voll ausgebildete oder abortive *dominante* oder *rezessive* Erbkrankheit oder *nicht familiär* – also sporadisch auftretend – vor. Die neurologischen Ausfälle, überwiegend an den unteren, selten an den oberen Extremitäten, weisen auf eine sensorische (periphere) Neuropathie hin. Kernsymptome und -befunde sind die Kombination der neurologischen Ausfälle mit trophischen Hautveränderungen einschließlich der Mala perforantia und atrophisch-hypertrophischen neurogenen Arthropathien mit schwerer Verformung, Verplumpung und Verstümmelung der Füße sowie die Gefahr der Sekundärinfektion (wie oben geschildert) und damit in Zusammenhang stehende regionäre Lymphknotenanschwellungen.

Neuropathische Gelenkerkrankungen bei weiteren Erkrankungen

Neuropathische Gelenkerkrankungen werden außerdem bei folgenden familiären und nicht familiären Erkrankungen beobachtet:

- *Chronischer Alkoholismus* (Bjorkengren et al. 1988): ohne oder mit diabetischer Stoffwechsellage bei klinischem Nachweis einer alkoholinduzierten peripheren Neuropathie (**Testgelenke: Fuß einschließlich oberes Sprunggelenk**).
- *Terminale Niereninsuffizienz mit Dauerhämodialyse* (Meneghello u. Bertoli 1984): Hierbei können Charcot-Gelenke im Rahmen einer urämischen Neuropathie, möglicherweise verstärkt durch einen gleichzeitigen regulativen Hyperparathyreoidismus mit osteolytischen (resorptiven) Veränderungen an Sehnen- und Bandinsertionen (Folge: herabgesetzte Gelenkstabilität), auftreten.
- *Amyloidneuropathie:* Bei familiären Amyloidosen und Amyloidablagerungen im Rahmen der Makroglobulinämie Morbus Waldenström sind Neuropathien bekannt geworden, in deren Gefolge sich manchmal Charcot-Gelenke ausbilden.
- *POEMS-Syndrom:* Entsprechendes gilt für das POEMS-Syndrom (engl. Akronym: *P*olyneuropathy, *O*rganomegaly, *E*ndokrinopathy, Monoclonal *M*-Protein, *S*kin Changes; Zea-Mendoza et al. 1984).

Neurogene Osteoarthropathien nach Verletzung, bei benignen Tumoren, Degeneration oder entzündlicher Schädigung peripherer Nerven oder des zentralen Nervensystems

Traumen mit Läsion (Durchtrennung) des Nervus ischiadicus bzw. seiner Hauptäste

Potenziell besteht vor allem die Möglichkeit reaktionsloser Osteolysen im Vorfußbereich, manchmal begleitet von Hyperkeratosen und Mala perforantia.

Auch die Durchtrennung des N. femoralis kann neurogene Osteoarthropathien auslösen (Fried 1969).

Bei poliomyelitischen Paresen können ebenfalls reaktionslose Osteolysen und trophische Ulzera an den Füßen auftreten.

Dominant oder rezessiv vererbte neurale Muskelatrophien

In Zusammenhang mit diesen kommen neurogene Osteoarthropathien vor (im Vorfußbereich Osteolysen, am oberen Sprunggelenk Charcot-Gelenke; Bruckner u. Kendall 1969). Dazu gehört das hereditäre *Charcot-Marie-Tooth-Syndrom*, dessen neuronale Muskelatrophie sich vorzugsweise im Versorgungsgebiet des N. peronaeus (sichtbare Folge: Vogel- oder Storchenbeine), in fortgeschrittenen Fällen auch am Unterarm und im Handbereich manifestiert.

Demyelinisierende Polyradikuloneuropathie/ infektiöse Polyneuritis-Myositis

Eine neurogene Osteoarthropathie tritt auch bei demyelinisierender Polyradikuloneuropathie (Gardner et al. 1989) sowie nach infektiöser Polyneuritis-Myositis auf (Fried u. Kalná 1980).

Enzephalitis disseminata

Ebenso werden neurogene Osteoarthropathien bei multipler Sklerose beobachtet.

Charcot-Gelenk bei Neurofibromatose

Die Neurofibromatose Typ I (früher: Recklinghausen-Krankheit) gibt sich am Stützgewebe vor allem am Schädel, an der Lendenwirbelsäule und an der Tibia (Fibula) bildgebend zu erkennen. Neurofibrome (Schwannome) der Nervenwurzeln und durch Neurofibrome hervorgerufene Druckarrosionen an Wirbeln können wahrscheinlich über eine nervale Kompression zu peripheren Neuropathien und der seltenen Möglichkeit von Charcot-Gelenken führen (McCann et al. 1992), ebenso wie sich bei *Lipomen der Cauda equina* eine periphere Neuropathie einschließlich neurogener Osteoarthropathie entwickeln kann. Neurofibrome, Café-au-Lait-Flecke, gesprenkelte, sommersprossenähnliche Hyperpigmentierungen in der Achselhöhle und Leistengegend sowie Irisknötchen (Lisch-Knoten = Irishamartome) gehören zu den Kernbefunden der Neurofibromatose Typ I (Mautner et al. 1995a). Allerdings treten die Neurofibrome meist erst im Jugend- oder Erwachsenenalter auf. An ein pathogenetisch nicht einzuordnendes Charcot-Gelenk bei Neurofibromatose Typ I sollte gedacht werden, wenn neben (einzelnen) Kernbefunden auch folgende, bereits röntgenologisch sichtbare Skelettveränderungen auffallen:

- (thorakale) kurzbogige Kyphoskoliose mit Wirbelmissbildungen (z. B. Keilwirbel und/oder Arkusdefekte)
- dorsale Wirbelkörperexkavation
- Meningozele oder Neurofibrome (paravertebral oder entlang der Rippen erkennbare, diese evtl. arrodierende Weichteilschatten)
- Ausdünnung von Rippen
- Tibiaverdünnung und -ausbiegung, evtl. in Kombination mit kongenitaler Pseudarthrose
- hypertrophierte einzelne Knochen oder Knochenverbunde, beispielsweise Riesenfinger, durch plexiforme Neurofibrome und *multiple* fibröse metaphysäre Defekte (nicht ossifizierendes Knochenfibrom, nach dem 3. Lebensjahrzehnt in der Regel nicht mehr zu beobachten)

Lepraosteoarthropathie

Die Mykobakteriose Lepra zeichnet sich durch eine sehr lange Inkubationszeit (Jahre bis Jahrzehnte) aus. Daher hat einerseits der Patient seinen Aufenthalt in Endemiegebieten (tropische Zone, Orient) oft vergessen. Andererseits besitzt der Arzt in den hoch zivilisierten Teilen der gemäßigten Klimazonen geringe praktische Erfahrungen, diese Erkrankung zu diagnostizieren. Die Lepra tritt *in Abhängigkeit von der Immunantwort des Organismus als granulomatöse (tuberkuloide, epitheloidzellige)* und als *lepromatöse* Form sowie in sog. Mischtypen (der genannten Erscheinungsformen) auf.

Das Krankheitsspektrum der Lepra gibt sich an spezifischen und unspezifischen Veränderungen am Stütz- und Gleitgewebe zu erkennen:

- *„Rheumatische" Symptomatologie:* Erythema nodosum mit oder ohne akute Arthritis durch Infiltration der Synovialmembran (mono- bis bilateral-symmetrisch polyartikulär), evtl. nur Arthralgien. „Geschwollene-Hand-Syndrom" (von den MCP-Gelenken bis zur Unterarmmitte, manchmal begleitet von einer Fußanschwellung (Paira u. Roverano 1991). Nekrotisierende Vaskulitis der Haut. Dermatomyositisähnliche Lepra.
- *Dermatologische Manifestationen* (Zusammenfassung bei Freyschmidt u. Freyschmidt 1996) können über die hämatogene Aussaat der Mykobakterien und durch direktes Übergreifen der Infektion von der erkrankten Haut und Schleimhaut das Stütz- und Gleitgewebe erreichen. Die „dünnhäutigen" Phalangen und Schädelknochen sind deshalb die häufigsten Skelettmanifestationen der Lepra (Abb. 6.**12**). Lepröse Periostitiden

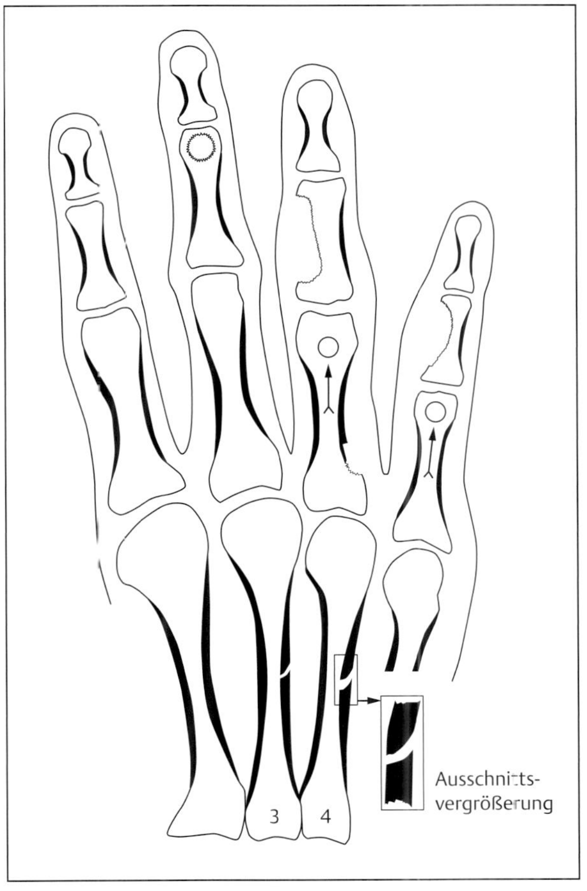

Abb. 6.12 **Bildgebende Merkmale der Hand bei hämatogener Ansiedlung des Mycobacterium leprae (ohne pyogene Superinfektion).**
1. Das spezifische Granulationsgewebe hat zu einer zystenartigen Osteolyse (Mittelphalanx 3. Finger) und zu randständigen Knochendefekten geführt.
2. Erweiterung des Nutritialkanals (>1 mm) am MC IV. Der *Pfeil* zeigt in der Ausschnittsvergrößerung den leicht bogigen Verlauf des erweiterten Canalis nutricius. In der d.-p. Projektion *(geschwänzte Pfeile)* stellt sich die Erweiterung des Gefäßkanals (Foramen nutricium) in den Grundphalangen IV und V dar.
Bildgebende Differenzialdiagnose des erweiterten Nutritialkanals (an kurzen Röhrenknochen): Hämoglobinopathien mit Sichelzellbildung, Hämangiome, Klippel-Trénauney-Syndrom, arteriovenöse Fisteln, Camurati-Engelmann-Krankheit (diaphysäre Dysplasie, d. h. hereditäre Volumenzunahme der Diaphysen an den langen Röhrenknochen durch periostale und endostale Knochenbildung).
3. Nicht wiedergegebene bildgebende Merkmale der Lepra: phlogistische Kollateralphänomene (Demineralisation) in der akuten Entzündungsphase, Periostitis leprosa, wabiger oder retikulärer Strukturumbau, der die ganze Phalanx erfassen kann (Paterson 1961) und bildgebend den Strukturveränderungen der Sarkoidose entspricht.

Merke:

Kommt (in Endemiegebieten) ein Patient zum Arzt, zeigt ihm „weiße Flecken" auf der Haut (fokale Depigmentierungen) und erweisen sich diese beim Stich mit einer Nadel als schmerzfrei, so lautet die Diagnose: Lepra (im Frühstadium).
Begründung: Die Erkrankung befällt zuerst die Hautnerven, dadurch dort fokale (lokale) Anästhesie.

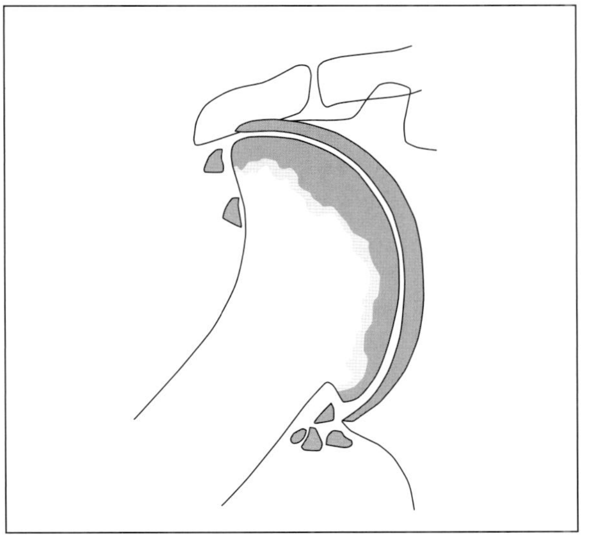

Abb. 6.13 **Lepröses Charcot-Gelenk.** Zur Röntgendifferenzialdiagnose vgl. S. 216 f. und ANNRAD-Syndrom. *Klinische* Differenzialdiagnose gegenüber einem Charcot-Gelenk anderer Genese stellen!

und Osteomyelitiden gehören zu den wichtigsten Skelettmanifestationen, deren Ausdehnung (auch auf Gelenke), Aktivität und bildgebende Phänomene durch lokale pyogene Superinfektionen wesentlich mitgeprägt werden. Lepragranulome können zum Bild der (multiplen) Osteolyse und Akroosteolyse (an den Phalangen) führen.

- Die *Beteiligung des Nervensystems* prägt maßgeblich das klinische Bild der Lepra. Die neurale Lepra zeigt den leprös-lepromatösen Befall peripherer Nerven an. Als klinische Folgen der nervalen Schädigung durch spezifisches Granulationsgewebe treten Sensibilitätsstörungen („Anästhesie"), Muskelatrophien und neurogene (neuropathische, „neurotrophische") Störungen auf, und zwar besonders an den Händen und Füßen mit zunehmender Verstümmelung der Akren und Kontrakturen („Klauenhand") sowie – falls nicht superinfiziert – mit reaktionslosen Akroosteolysen/Osteolysen der Phalangen. Charcot-Gelenke werden an mittleren und großen Gelenken (Abb. 6.13) beobachtet, desgleichen im Tarsalbereich. Der erkrankte Fuß des Leprakranken spiegelt unter dem Einfluss der sensiblen, motorischen und vegetativen Funktionsausfälle sowie von Außenweltfaktoren, wie Gebrauchstrauma bzw. Überlastung des instabil gewordenen Gleit- und Stützgewebes, phänomenologisch identische Veränderungen wie der diabetische Fuß wider.

Röntgenologisch abgebildete Nervenverkalkungen in der Nähe neurogener Lepraosteoarthropathien kommen vor.

Chronische Pilzinfektionen des Skeletts

Diese (s. Kap. 11 „Gelenke der Hand", Abschnitt „Infektarthritis") zeigen gewöhnlich das Röntgenbild der chronischen Osteomyelitis, also einen entzündlichen Knochenumbau (Abbau, Anbau) mit Sequestrierungen. Klinisch fallen Weichteilschwellung und (manchmal) Hautfisteln auf (dadurch oft pyogene Superinfektion). Gelegentlich kommen bei granulomatösen Fungusinfektionen des Skeletts, beispielsweise beim (tropischen) Mycetoma pedis (Maduramykose, Madurafuß), ausgedehnte Osteolysen vor, die *röntgenologisch* an eine neurogene Osteoarthropathie erinnern.

Mannosidose

Die Mannosidose ist eine hereditäre Oligosaccharidose (Glykoproteinose) durch Mangel eines lysosomalen Enzyms. Der Enzymdefekt (α- bzw. β-Mannosidase) offenbart sich am Skelett mit dem „Dysostosis-multiplex-Röntgenbild" (s. Kap. 14 „Hüftgelenk", Abschnitt „Lysosomale Speicherkrankheiten"). Außerdem kommt eine dem Charcot-Gelenk ähnliche Arthropathie vor (DeFriend et al. 2000).

Nicht neurogene, reaktionslose konzentrische Akroosteolysen/Osteolysen

Diese Erkrankungen mit reaktionslosem Knochenschwund werden in **sekundäre** und **idiopathische** Akroosteolysen/Osteolysen unterteilt (Giedion 1991a).

Sekundäre Akroosteolysen/ Osteolysen

! Merke
Sekundär heißt, dass die Akroosteolysen/Osteolysen im Rahmen eines definierten Krankheitsbilds oder Syndroms mit anderen, oft dominierenden Krankheitsmerkmalen auftreten. Für den Radiologen bedeutet dies, beim bildgebenden Nachweis eines Knochenschwunds im Sinne einer reaktionslosen Akroosteolyse/Osteolyse auch die Anamnese des Patienten zu erfragen und sich von seiner Klinik zu überzeugen (dazu gehört auch die detaillierte Betrachtung seines Körpers).

Stichwortartig seien folgende „sekundäre" Akroosteolysen/Osteolysen ohne Anspruch auf Vollständigkeit genannt:

Ainhum-Syndrom (Dactylolysis spontanea)

Das Ainhum-Syndrom (Dactylolysis spontanea) ist eine sporadische, äußerst seltene familiäre Tropenerkrankung und tritt überwiegend bei Farbigen auf. Das nicht entzündliche Krankheitsbild zeigt kein pathognomonisches histologisches Substrat (Schild et al. 1981b) und verläuft bei der Mehrzahl der Patienten schmerzhaft. Die Schmerzen können durch lokale Infektion oder pathologische Fraktur noch verstärkt werden. Eine tiefe, abschnürende Ringfurche basisnahe an der 5., manchmal auch an einer anderen Zehe, z. B. bilateral an der 2. Zehe eines *Weißen* (Bertoli et al. 1984), oder äußerst selten an einem Finger, führt im Verlauf von Monaten bis Jahren zu einer spontanen, unblutigen Autoamputation (Abb. 6.**14**). Die Krankheit – der *Schnürring* – entsteht meist an beiden Füßen gleichzeitig oder offenbart sich zeitverschoben bilateral.

Akrodermatitis chronica atrophicans Pick-Herxheimer

Bei dieser Manifestation der Lyme-Borreliose (s. dort) – kommen reaktionslose Akroosteolysen vor (Raschke 1958).

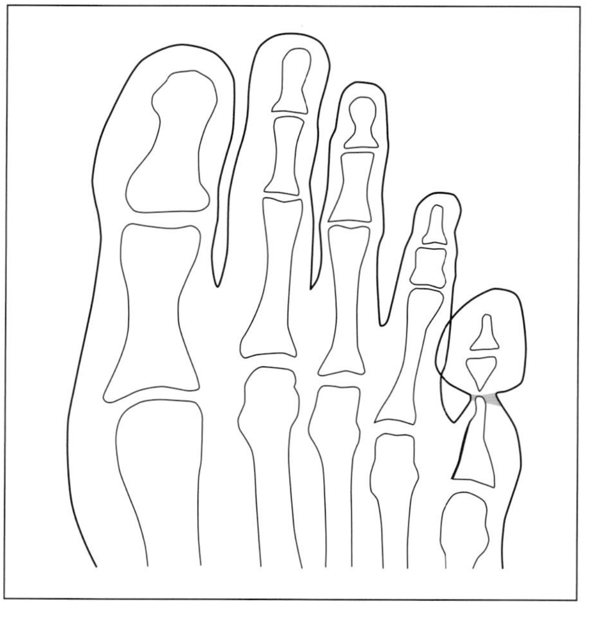

Abb. 6.**14** **Typischer Aspekt des Ainhum-Syndroms an der 5. Zehe.**

Akroosteolysen nach örtlichen Frost- oder Hitzeschädigungen, elektrischen Unfällen und berufsbedingten Schädigungen durch ionisierende Strahlen (historisch)

Hitzeschäden können selten als reaktionslose Osteolyse der Phalangen auftreten, ohne dass ein direkter Hitzeschaden des Knochens (Nekrosedemarkierung, örtliche entzündliche Knochenveränderungen) röntgenologisch nachzuweisen ist (Rabinov 1961, Šváb 1976; vgl. Abb. 6.**8**). Die reaktionslose Osteolyse nach Stromverletzung spiegelt häufig eine Resorption vorher demarkierter nekrotischer Knochenteile wider. Größere tote Knochenteile werden manchmal über offene Weichteilnekrosen abgestoßen, oder es kommt sogar zur spontanen Abstoßung von kleinen Gliedmaßen. Nach Stromverletzungen sind Knocheninfektionen verhältnismäßig selten. Das Trauma electricum schafft offenbar keinen günstigen Nährboden für bakterielle Infektionen (Kolář u. Vrabec 1976).

Akroosteolysen/Osteolysen bei T-Zelllymphomen

Akroosteolysen/Osteolysen an den distalen Phalangen der Hände und Füße bei *T-Zelllymphomen* sind bekannt. Die Befunde können auch beim *Sézary-Syndrom* (McCormick 1977) – mit Erythrodermie einhergehend –, vorkommen, und ebenso bei der *Mycosis fungoides*.

Albers-Schönberg-Osteopetrose (Marmorknochenkrankheit), Pyknodysostose

Die Marmorknochenkrankheit zeigt an den Endphalangen der Finger und Zehen manchmal Formveränderungen vom Aspekt der Akroosteolyse. Anteile der Endphalangen stellen sich als dreieckige Stümpfe dar (Abb. 6.**15c**). Distal davon erkennt man allenfalls noch kleine Knochenschatten in den Weichteilen. Bei der **Pyknodysostose** sind Hypoplasien an Terminalphalangen bekannt geworden (Abb. 6.**15d**). Beide Erbleiden haben eine pathologische Knochenverdichtung als Merkmal, die bei der Pyknodysostose diffus auftritt, bei der Osteopetrose in ihrer Dichte und

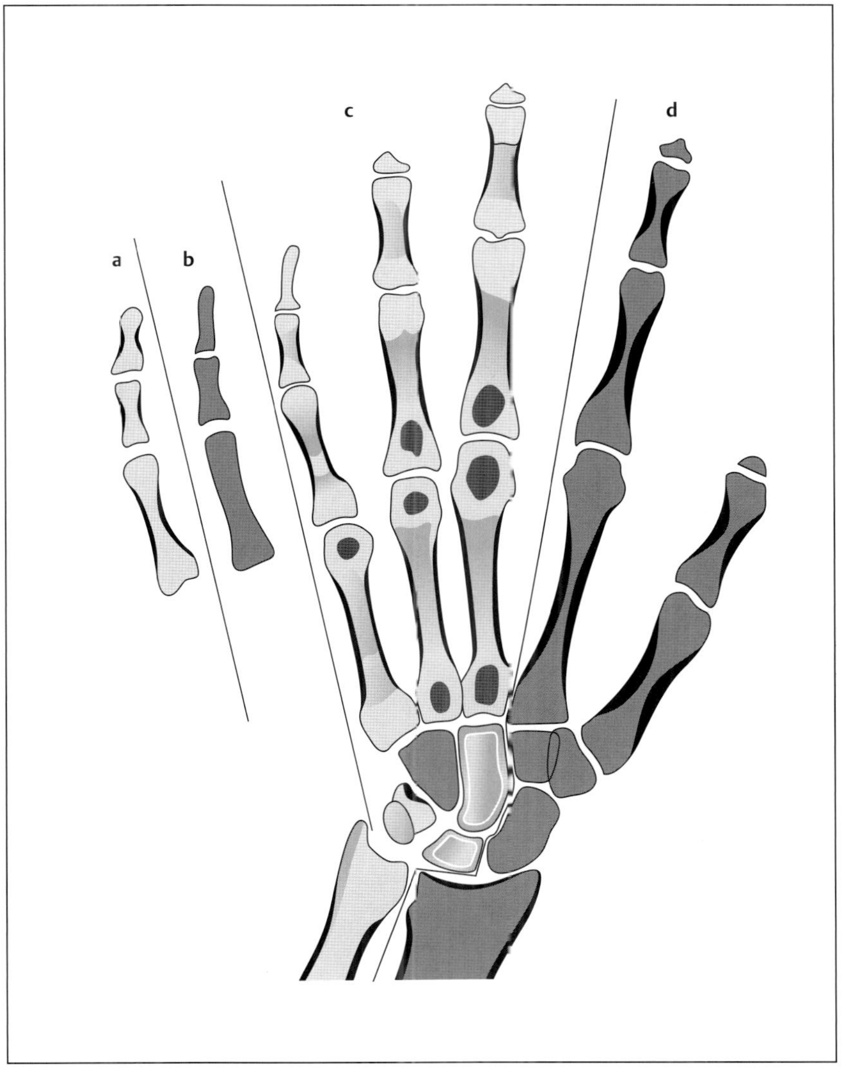

Abb. 6.**15a–d** **Handröntgenbefunde bei Osteopetrose (Albers-Schönberg-Marmorknochenkrankheit; b, c) und bei Pyknodysostose (d).**

a Normalfinger (die Tönung gibt die Knochendichte wieder).
b Osteopetrosis tarda („Erwachsenentyp", „Spätmanifestationstyp") mit uniformer Dichte der Phalangen (die Markräume sind obliteriert). Die Osteopetrose geht formal auf eine Leistungsschwäche der Osteoklasten zurück, nämlich die primäre Spongiosa ab- und umzubauen. Im histologischen Schnitt zeigen sich daher Knorpelreste im reifen Knochengewebe.
c Osteopetrosis tarda mit *wechselnder* Knochendichte, „Knochen-in-Knochen"-Merkmal (s. vor allem Kapitatum und Lunatum). Die Endphalangen III und IV imponieren in diesem Fall als „dreieckige Stümpfe".
d Mit Kleinwuchs, Klavikuladysplasie und Hypodontie einhergehende Pyknodysostose mit Tendenz zur Markraumobliteration, zu vermehrter Dichte und zu Endphalangenstummeln (kein „Knochen-in-Knochen"-Bild).

Merke:

Das „Knochen-in-Knochen"-Bild kommt u. a. bei der Dysplasia cleidocranialis, der Gaucher-Krankheit, der chronischen Osteomyelitis und bei Hämoglobinopathien mit Sichelzellbildung vor (vgl. auch Legende der Abb. 18.**53**).

Ausdehnung variieren kann und manchmal auch an der Hand als „Knochen-in-Knochen“-Bild imponiert.

Apert-Syndrom

Das Apert-Syndrom gehört zu den Akrozephalosyndaktylien (s. Abb. 11.**85**) und zeigt nicht nur fortschreitende phalangeale, metakarpale, karpale, metatarsale und tarsale Gelenkfusionen, sondern auch eine „Anspitzung“ der Endphalangen.

van Bogaert-Hozay-Syndrom

Bei diesem Syndrom – einer erblichen komplexen Meso-/Ektodermaldysplasie – sind Nagelhypoplasien, -aplasien, akrale Durchblutungsstörungen mit Fehlen peripherer Pulse und Akrozyanose bekannt, desgleichen Akroosteolysen. Weitere differenzialdiagnostische Merkmale sind fazialer Dysmorphismus und Intelligenzstörung.

Ehlers-Danlos-Syndrom

Das Ehlers-Danlos-Syndrom (s. Kap. 3 „Einführung in die Arthritis- bzw. Synovitisdiagnostik“, Abschnitt „Gelenkfehlstellungen und beeinträchtigte Gelenkbeweglichkeit“) ist eine erbliche Kollagendysplasie mit dadurch bedingter allgemeiner Bindegewebsschwäche, die sich beispielsweise als Cutis laxa und Überstreckbarkeit der Hand und anderer Gelenke sowie Luxationsneigung offenbart. Akroosteolysen kommen vor, desgleichen Gelenkveränderungen vom Aspekt der neuropathischen Osteoarthropathie. Das Syndrom lässt sich nach biochemischen, genetischen und klinischen Kriterien in verschiedene Typen differenzieren.

Epidermolysis bullosa hereditaria

Diese Erkrankung (Brinn u. Khilnani 1967) führt zu distal-digitalen Osteolysen, zu Flexionskontrakturen der Fingergelenke (Krallenhand), zur Weichteilatrophie sowie zu erworbenen schwimmhautartigen Fingerverwachsungen. An den Fingerspitzen werden Kalzinosen beobachtet (röntgenologische Differenzialdiagnose: progressive systemische Sklerose).

Ichthyosiformes Erythroderma

Das ichthyosiforme Erythroderma, zum Formenkreis der Ichthyosis congenita gehörend, kann Akroosteolysen der Endphalangen an den Händen und Füßen auslösen (Vidal et al. 1979).

Osteolysis carpotarsalis progressiva François (François-Syndrom)

Die schmerzlose karpofugale Osteolysis carpotarsalis progressiva François (François-Syndrom) zeigt sich mit zentraler Hornhauttrübung und Hautxanthomen.

Morbus Gaucher

Bei der Kerasinspeicherkrankheit Morbus Gaucher kommen als seltene Manifestation Akroosteolysen vor.

Hajdu-Cheney-Syndrom

Dieses Syndrom (hereditäre Arthrodentoosteodysplasie) gibt sich mit transversaler akraler Knochenresorption (s. Abb. 6.**8**, unten) und mit Osteolysen an den Karpalia, am distalen Ulnaende, am Radiuskopf, an der Trochlea humeri und am distalen Femur zu erkennen. Hypermobile IP-Gelenke, Gebissanomalien (Gebissaplasie, Aplasie der Alveolarfortsätze an Maxilla und Mandibula, partielle Zahnresorption, Zahnwurzelhypoplasie, früher Zahnverlust), Schädelfehlbildungen (Sinus-frontalis-Aplasie, breite Nähte, Nahtknochen und Bathrozephalie, d. h. parietookzipitaler Stufenschädel), gehören ebenfalls zu diesem Syndrom.

Hyperparathyreoidismus/Osteomalazie

Der autonome und regulative Hyperparathyreoidismus und die Osteomalazie (durch diätetisches oder sonstiges Vitamin-D-Defizit, beispielsweise auch im Rahmen der renalen Osteopathie) können therapeutisch reversible Osteolysen der Processus unguiculares, Osteolysen der Endphalangen (Osteomalazie), Knochenresorption am Oberrand der Rippen (Hyperparathyreoidismus bzw. renale Osteopathie) sowie Osteolysen im Bereich der Akromioklavikulargelenke auslösen. Greenfield (1969) deutet die transversalen Osteolysen der Endphalangen bei Osteomalazie bzw. renaler Osteopathie als Looser-Umbauzonen. Röntgenaufnahmen, die ausgeprägte resorptive Vorgänge an den Nagelfortsätzen erkennen lassen, zeigen beim autonomen und regulativen Hyperparathyreoidismus in der Regel auch schon subperiostale Knochenresorption bzw. Demineralisation der Knochenmatrix (mindestens) an den Radialseiten der Mittelphalangen (Johnson et al. 1967). Das erleichtert die differenzialdiagnostische Einordnung.

Keratoma palmare et plantare hereditarium

Bei der erblichen Keratosis palmaris et plantaris (Synonym: Keratoma palmare et plantare hereditarium) wurden Akroosteolysen an den Endphalangen der Hände und Füße sowie eine episodische Oligoarthritis der Extremitäten (ohne arthritische Direktzeichen) beobachtet (Schlansky et al. 1981).

KID-Syndrom

Akroosteolysen treten auch beim angeborenen KID-Syndrom auf (Leventhal et al. 1989). Das Akronym setzt sich zusammen aus: *K*eratitis, *I*chthyosis, *D*eafnes (Taubheit).

Kneifzangennagelsyndrom

Das angeborene Kneifzangennagelsyndrom (Pincer-Nail-Syndrome) imponiert als schmerzhafte Nageldystrophie der Hände und Füße (Cornelius III u. Shelley 1968, Sorg et al. 1989), bei der es zu einer Akroosteolyse des Processus unguicularis kommen kann. Die Nageldystrophie offenbart sich als Nagelverbiegung und Längsverkürzung der Nägel.

Unizentrische massive Osteolyse Gorham-Stout

Die unizentrische massive Osteolyse Gorham-Stout (Abb. 6.**16**, Abb. 6.**17** und Abb. 6.**18**) tritt in der Mehrzahl der Fälle bei Kindern und jungen Erwachsenen auf. Sie beginnt in einem Knochen, überspringt die Gelenke, Zwischenwirbelscheiben (Woodward et al. 1981) sowie Weichteile und kann auf diese Weise mehrere Knochen, manchmal sogar eine ganze Extremität (Leu u. Brunner 1981), ergreifen. Der osteolytische Prozess setzt oft schleichend nach einem Trauma ein und bereitet wenig Schmerzen, falls nicht pathologische Frakturen seinen Verlauf komplizieren.

Bildgebende Diagnostik:

- Frühe Röntgenbefunde der massiven Osteolyse Gorham-Stout sind vor allem retrospektiv bekannt geworden (Torg u. Steel 1969, Heyden et al. 1977).
- MRT: zumeist hypo- bis muskelisointense Signalgebung (T1-Gewichtung), helles Signal bei T2-gewichteten Pulssequenzen, d. h. unspezifische MRT-Befunde, die jedoch die Ausdehnung des Knochen- und Weichteilbefalls genau festlegen.
- 3-Phasenszintigramm:
  - gering reduzierte Perfusion
  - verstärkte Aktivität in der Blutpoolphase
  - Skelettphase positiv

Im Regelfall kommt die massive Osteolyse spontan oder post therapiam, z. B. nach Strahlentherapie oder Resektion, zum Stillstand. Eine Reossifikation der Osteolyse ist selten (Kolár et al. 1981). Komplikationen können jedoch zum Tode führen, namentlich wenn beim Rippen- oder Wirbelbefall ein Pleuraempyem, ein Hämato- oder Chylothorax oder eine Paraplegie auftreten. Zum Röntgenbefund der massiven Osteolyse gehört die „Anspitzung“ der befallenen kleinen und *großen* Röhrenknochen. Histologisch lassen sich anstelle des Knochengewebes eine Hämangiomatose (seltener: Lymphangiomatose) ohne Zellatypien und Fibrose nachweisen. Selten wird die massive Osteolyse Gorham-Stout von einer Hämangiomatose der Haut und/oder einer nicht erosiven Gelenkerkrankung mit schweren Gelenkfehlstellungen und Akroosteolysen an den Händen begleitet (Vogelhuber et al. 1996). Denkbar ist, dass die Gefäßwucherung und die Fibrose nicht das primum movens der Erkrankung sind, sondern einen Reparationsversuch des Organismus darstellen (Edeiken u. Hodes 1973). Die Vermutung erscheint nicht völlig abwegig, da Skeletthämangiome und die diffuse Skelettangiomatose (-lymphangiomatose; s. Abb. 3.**90** und Abb. 3.**91**) den befallenen Knochen umschrieben zerstören und rand- oder völlig sklerosieren (dann bildgebende Differenzialdiagnose: osteoplastische Metastase, sklerosierendes Plasmozytom bzw. POEMS-Syndrom, malignes Lymphom, Mastozytose, tuberöse Sklerose, Sarkoidose), ihn allerdings nicht vollständig auflösen wie die massive Osteolyse Gorham-Stout. Maligne Transformation der massiven Osteolyse zum Angiosarkom soll vor-

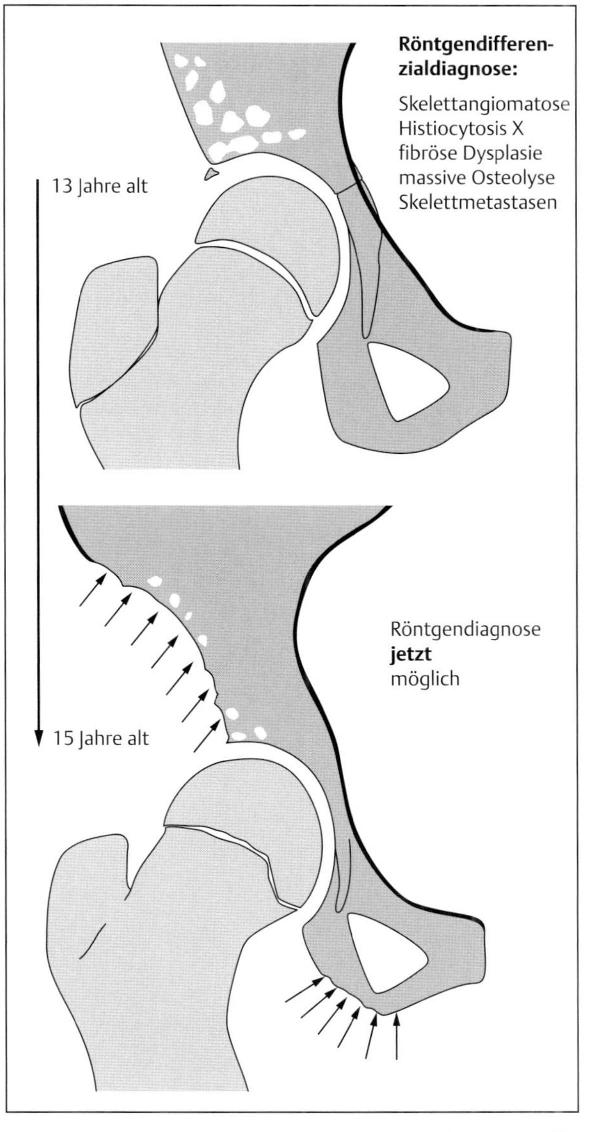

Abb. 6.**16** **Die massive Osteolyse Gorham-Stout beginnt an flachen Knochen mit uncharakteristischen „Löchern“ (= zahlreiche strahlentransparente intramedulläre Foci ohne Randreaktion), ehe sie im weiteren Verlauf ihre massive Osteolyseneigung offenbart.** Im vorliegenden Fall zeigt sich die Osteolysetendenz zunächst an einer Verschmächtigung des supraazetabulären Darmbeinanteils und am Sitzbein *(Pfeile)* mit Kortikalisschwund.

kommen (Fretz et al. 1991). Diese Beobachtung spricht für die Auffassung, dass die Erkrankung im Prinzip eine benigne Proliferation vaskulärer Strukturen mit Knochenresorption widerspiegelt.

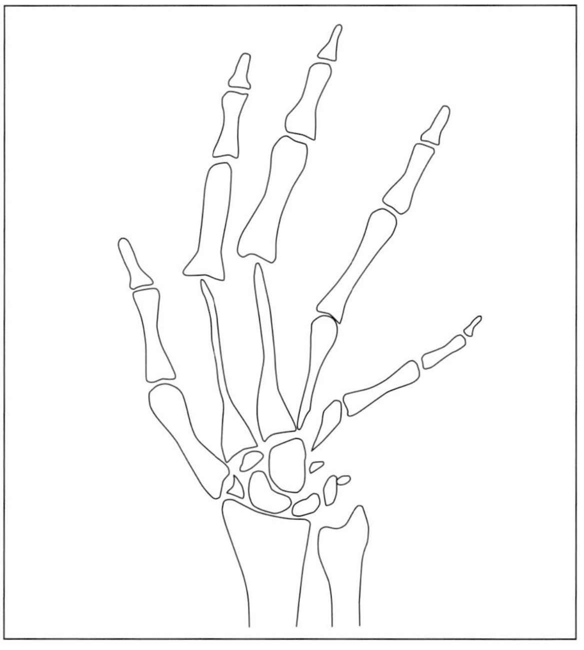

Abb. 6.**17** **Fortgeschrittenes Stadium der massiven Osteolyse Gorham-Stout an einer Hand (Karpalia, Metakarpalia).** Ulzera oder/und dystrophische Hautveränderungen, klinische Entzündungsbefunde, wie Hautrötung, Überwärmung usw., wurden/werden nicht beobachtet.

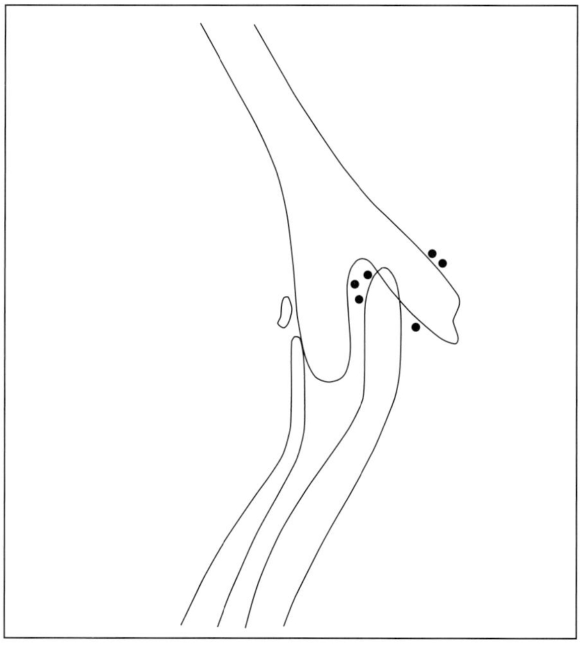

Abb. 6.**18** **Ellenbogenbefall bei der massiven Osteolyse Gorham-Stout.** Als Hinweis auf das jahrelange Bestehen und auf den Hämangiomatosecharakter erkennt man (in diesem Fall) Phlebolithen (Lotz et al. 1982).

Primäre und sekundäre hypertrophische Osteoarthropathie

Bei der hereditären primären (idiopathischen) hypertrophischen Osteoarthropathie (Synonyme: Pachydermoperiostose, Touraine-Solente-Golé-Syndrom) und bei der sekundären hypertrophischen Osteoarthropathie (Synonym: Marie-Bamberger-Syndrom) wurden Veränderungen im Sinne der Akroosteolyse beschrieben (Krosch 1955, Guyer et al. 1978, Joseph u. Chacko 1985).

Erkrankungen mit Hautmanifestationen

Folgende Erkrankungen, bei denen Hautmanifestationen gewöhnlich im Vordergrund des klinischen Bildes stehen, gehen auch mit Akroosteolysen/Osteolysen einher:

- **Pityriasis rubra pilaris:** vor allem an den Händen und Füßen mit Nagelveränderungen.
- **Kongenitale Porphyrie:** Durch gestörte Biosynthese des Häm fallen vermehrt fotosensibilisierende Porphyrine und deren Vorstufen an.
- **Progressive systemische Sklerose** (progressive Sklerodermie): zumeist mit Raynaud-Syndrom. Das Raynaud-Syndrom für sich alleine kann ebenfalls Akroosteolysen/Osteolysen verursachen. Reaktionsloser Knochenschwund wird besonders an den Phalangen (Sklerodermiehand), am distalen Ulna- und Radiusende (s. Abb. 11.**52**), an den Rippen (Abb. 6.**19**), am Akromion (s. Abb. 13.**26**) und an der Halswirbelsäule mit konzentrischer Wirbelbogenverschmächtigung, Höhenabnahme des Diskusraums, Wirbelsubluxation und Weichteilverkalkungen beobachtet (Haverbusch et al. 1974).
- **Psoriasis** (vulgaris usw.): mit oder (selten) ohne Gelenkerscheinungen (Miller et al. 1971). Akroosteolysen häufig bei gleichzeitigem psoriatischem Nagelbefall (s. Abb. 11.**38** und Abb. 11.**40**).

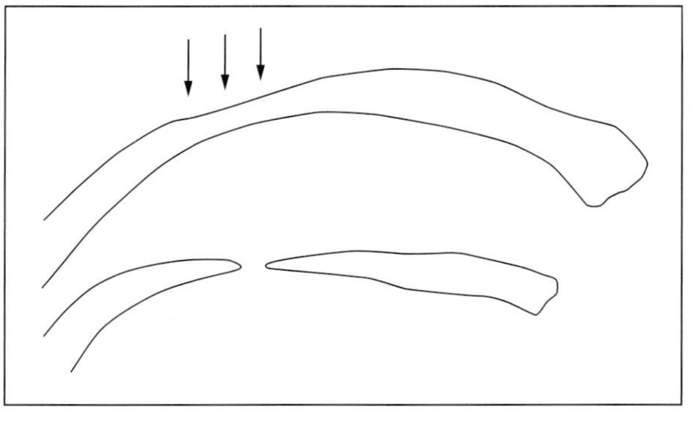

Abb. 6.**19** **Progressive systemische Sklerose.** Veränderungen am oberen Rippenrand bei progressiver systemischer Sklerose *(Pfeile)*, fortgeschrittener Rippenbefall (reaktionslose Osteolyse) bei progressiver systemischer Sklerose *(unten)*. Zur bildgebenden Differenzialdiagnose s. Abb. 13.**25**.

Posttraumatische Osteolysen

Diese zeigen sich vor allem am akromialen Klavikulaende, am distalen Radius, an der distalen Ulna (Processus styloideus ulnae), am proximalen Humerus sowie am Schambein. Dabei muss allerdings – auch röntgenologisch – zwischen reaktionslosen posttraumatischen Osteolysen und den Folgen traumatischer Durchblutungsstörungen, beispielsweise am Hüft-, Schulter- oder Kniegelenk, unterschieden werden. Die **Ischämie eines Knochenteils** löst nämlich grundsätzlich 3 Reaktionen aus:

- Fraktur (ein toter Knochenabschnitt ist der mechanischen Alltagsbelastung viel weniger gewachsen als lebende Knochenanteile).
- Resorption (Osteolyse).
- Schleichende Reossifizierung (Verdichtung) des nekrotischen Areals. Dem toten Knochenmark wird darüber hinaus eine „Kalkfängereigenschaft" zugeschrieben, die durch Kalkseifenbildung zur „Verdichtung" beiträgt (s. Kap. 14 „Hüftgelenk", Abschnitt „Adulte ischämische [avaskuläre] Femurkopfnekrose").

Das Neben- und Nacheinander sowie das Dominieren des einen oder anderen dieser biologischen Vorgänge kann zu Röntgenbefunden führen, wie sie in Abb. 6.**20** wiedergegeben werden.

Die *Differenzialdiagnose der posttraumatischen Osteolyse am akromialen Klavikulaende*, z. B. nach Makrotrauma oder nach berufsbedingten chronischen Mikrotraumen (z. B. Pressluftschaden), muss Malignommetastasen, primäre maligne Knochengeschwülste (vor allem das Ewing-Sarkom) berücksichtigen und ebenso den autonomen und regulativen Hyperparathyreoidismus; denn besonders bei diesen Erkrankungen kann die Klavikulaosteolyse die 1. klinisch auffallende Krankheitsmanifestation sein.

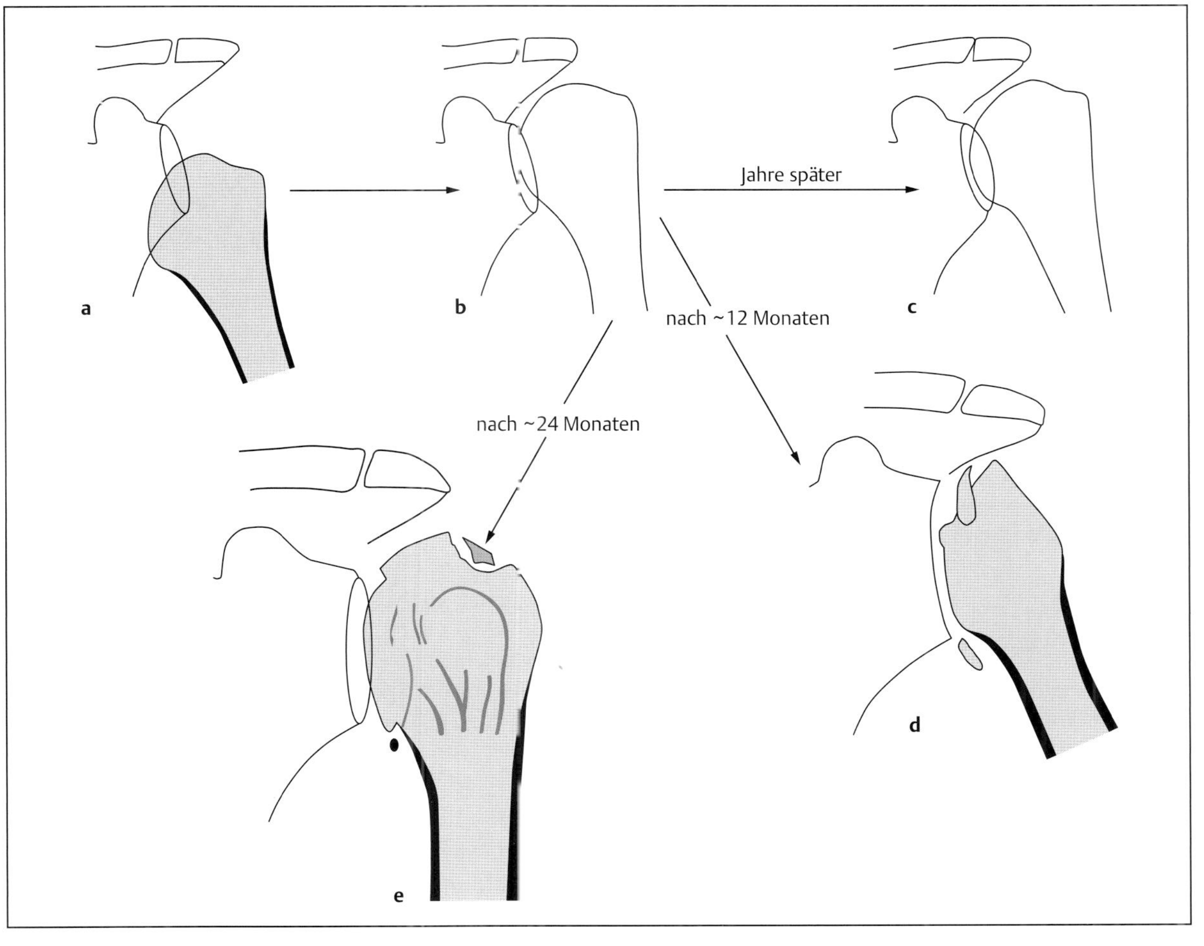

Abb. 6.**20a–e** **Verlaufsbeobachtungen nach traumatischer präglenoidaler Schulterluxation.**
a **Unfallröntgenaufnahme.**
b **Zustand unmittelbar nach Reposition.**
c **Die Schulterluxation bleibt ohne posttraumatische Folgen** (die Bildteile **c**, **d** und **e** sind Alternativen).
d **Innerhalb 1 Jahres hat sich eine posttraumatische Osteolyse des proximalen Humerusendes und der Schulterblattpfanne entwickelt** (neurologische Erkrankungen wurden klinisch ausgeschlossen; der Patient leidet an keinem Diabetes mellitus).
e **Posttraumatische Humeruskopfnekrose** mit Resorption, Fragmentation, (inaktivitätsbedingter) strähniger Osteoporose und Sekundärarthrose. Die Befunde von **e** (posttraumatische Humeruskopfnekrose) kommen auch nach subkapitaler Humerus- und Humeruskopffraktur vor (Beginn der Beschwerden meist 1–2 Jahre nach dem Trauma).

Am *akromialen Klavikulaende von Sportlern* (z.B. Handballspielern, Gewichthebern; Seymour 1977) kommt es in seltenen Fällen – als Folge von Überlastung und wiederholten Mikrotraumen (Stress) – zu einer Osteolyse, die sich in der Regel im Verlauf von Monaten bis Jahren wieder rekonstruiert.

Im MRT stellen sich im artikulierenden Klavikulabereich ein Knochenmarködem sehr häufig mit einer hypointensen Frakturlinie (STIR) und ein Erguss im Akromioklavikulargelenk dar (Kassarjian et al. 2007).

Auf eine beruflich-biomechanische Überlastung dürfte auch die kasuistisch mitgeteilte Akroosteolyse eines Fingers bei einem *Geiger* (Stecken 1954) und einem *Gitarrespieler* (Destouet u. Murphy 1981) zurückgehen.

Die Röntgendifferenzialdiagnose der *posttraumatischen Beckenosteolyse* (sie wird meist durch den Druck eines großen periostalen und intraossären Hämatoms ausgelöst oder entsteht als neurogene Paraplegiefolge [vgl. Abb. 6.**24**]) muss vor allem berücksichtigen:

- einen hämophilen Pseudotumor
- eine Osteolyse durch großes (posttraumatisches) Aneurysma der Beckenarterien (Marx et al. 1962)
- eine massive Osteolyse Gorham-Stout

! Merke
Außerdem gilt grundsätzlich: Jede reaktionslose Osteolyse (total: kleiner Knochen, partiell: großer Knochen) kann – falls eine morphologische Zuordnung nicht ohne Weiteres gelingt – Malignomwachstum im Röntgenbild widerspiegeln.

Progerie

Die Progerie (Progeria infantum) zeigt sich als hochgradige Gesamtvergreisung im Kindesalter, mit senilatrophischer Haut, Haarverlust, Arteriosklerose usw. Akroosteolysen an den Nagelfortsätzen (Ozonoff u. Clemett 1967) und der Klavikula sind möglich, desgleichen auch Kalzinosen.

Rothmund-Syndrom

Beim Rothmund-Syndrom (Maurer u. Langford 1967) kommen Akroosteolysen der distalen Phalangen an den Händen und Füßen vor, ferner Weichteilverkalkungen. Bilaterale infantile Katarakte, Hautatrophie, Hyper- und Depigmentierung des Integuments sowie Teleangiektasien, vorzeitiges Ergrauen der Haare, frühe Glatzenbildung sowie genitaler Infantilismus gehören mit zum Bild dieses polymorphen Syndroms. Es manifestiert sich im frühen Kindesalter.

Sarkoidose

Im Verlauf der Sarkoidose sind Nagelfortsatzosteolysen möglich.

Satoyoshi-Syndrom

Dieses Syndrom (Ikegawa et al. 1993) geht mit schmerzhaften, progredienten Muskelspasmen, Alopezie, Diarrhöen und Skelettanomalien, darunter Akroosteolysen der terminalen Phalangen und der Trochlea humeri, einher.

„Rheumatoide“ Vaskulitiden

Im Verlauf von („rheumatoiden“) Vaskulitiden (Arteriitiden; Rohlfing et al. 1977) kann es zu reaktionslosen (Akro-)Osteolysen kommen.

Vinylchloridkrankheit

Die Vinylchloridkrankheit (Wilson et al. 1967, Stein et al. 1973) ist eine berufsbedingte toxische Akroosteolyse. Sie trat nach variabler Latenzzeit bei Arbeitern in der Kunststoffindustrie auf, die mit dem Reinigen von Autoklaven zur PVC-Polymerisation aus dem gasförmigen Vinylchlorid (Monochloräthylen) beschäftigt waren. Klinisch gibt sich die Erkrankung mit Raynaud-artigen Beschwerden der Finger, seltener der Zehen, zu erkennen, deren morphologisches Korrelat in angiografisch nachweisbaren fadenförmigen Engstellungen, Stenosen und Gefäßverschlüssen, aber auch in vermehrter Blutfülle (Hyperämie, Hypervaskularisation) zu suchen ist (Koischwitz et al. 1980). Die Finger erscheinen verkürzt und kolbenförmig aufgetrieben. Im Röntgenbild fällt eine mehr oder weniger breite *transversale Osteolyse* zwischen Nagelfortsatz und Diaphyse der distalen Phalangen auf. Seltener resorbiert sich der Nagelfortsatz vollständig. Nach Arbeitsplatzwechsel kann sich die Phalanxosteolyse teilweise oder vollständig zurückbilden, manchmal unter Formveränderung (Verkürzung) des Fingerglieds. Verschiedene Beobachtungen sprechen dafür, dass diese *inhalationsbedingte* chronische Vinylchloridintoxikation zu einer systemischen Skelettaffektion führt, die sich – wie auch endokrine und medulläre systemische Osteopathien (Dihlmann 1978) – besonders an Stellen vermehrter physiologischer Zug- und Druckbelastung manifestiert. Auf diese Weise wären auch die Beobachtung von Sehnenansatzdefekten (Jayson et al. 1976) und die sog. Pseudoerweiterung der Sakroiliakalgelenke bei der Vinylchloridkrankheit zu erklären. Die Entstehung von Angiosarkomen der Leber wird mit der chronischen Vinylchloridintoxikation in Zusammenhang gebracht.

Akraler reaktionsloser Knochenschwund nach Schlangen- und Skorpionbiss

Auch dieser Befund gehört zu den toxischen Akroosteolysen (Qteishat et al. 1985).

Winchester-Syndrom

Das Winchester-Syndrom (Winchester et al. 1969) beginnt in der Kindheit. Die zugehörigen polytopen Osteolysen erfassen auch die Karpalia und Tarsalia. Der resorbierte Knochen und Knorpel werden von fibrösem Bindegewebe ersetzt. Gelenkbeschwerden und Erosionen an den IP-, MC- und MT-Gelenken, manchmal auch Ankylosen dieser Gelenke, progressive Flexionskontrakturen, Zwergwuchs und eine generalisierten Osteoporose, können Anlässe sein, röntgendifferenzialdiagnostisch auch an die karpotarsale Manifestation der idiopathischen Arthritis im Kindesalter zu denken.

Idiopathische Akroosteolysen/Osteolysen

Die nicht neurogenen, **idiopathischen** Erkrankungen mit reaktionslosem konzentrischem Knochenschwund bilden eine Krankheitsgruppe – **„Karpal-/Tarsalosteolysen"** (Abb. 6.**21**). Sie geben sich nämlich vor allem an den Händen und Füßen zu erkennen und gehen mit völliger Auflösung, Verschmächtigung, Anspitzung und „Verbiegung" der betroffenen kleinen Knochen/Röhrenknochen einher, d.h., die Osteolysen neigen zum Übergreifen auf die Metakarpalia (Metatarsalia). Darüber hinaus entstehen weitere reaktionslose Osteolysen gelegentlich auch in der Ellenbogenumgebung, am proximalen Humerus sowie am Nagelfortsatz der Zehen. Dieser Osteolysetyp tritt sporadisch oder hereditär mit oder ohne chronische Glomerulonephritis auf und geht manchmal mit Schmerzen und Schwellungszuständen einher (Torg u. Steel 1969, Kohler et al. 1973, Tyler u. Rosenbaum 1976). Solche „arthritischen" Episoden am Beginn oder im Verlauf dieser Erkrankungsgruppe dürfen kein Anlass sein, sie mit der idiopathischen Arthritis im Kindesalter zu verwechseln, zumal es bei ihr auch zur Auflösung von Karpalia (Tarsalia) kommen kann (s. Abb. 11.**31**).

Idiopathische multizentrische Osteolyse mit Kraniodysplasie und Schwachsinn

Zu den idiopathischen Osteolysen gehört auch die besonders abgegrenzte idiopathische multizentrische Osteolyse mit Kraniodysplasie und Schwachsinn (Mathias u. Ludwig

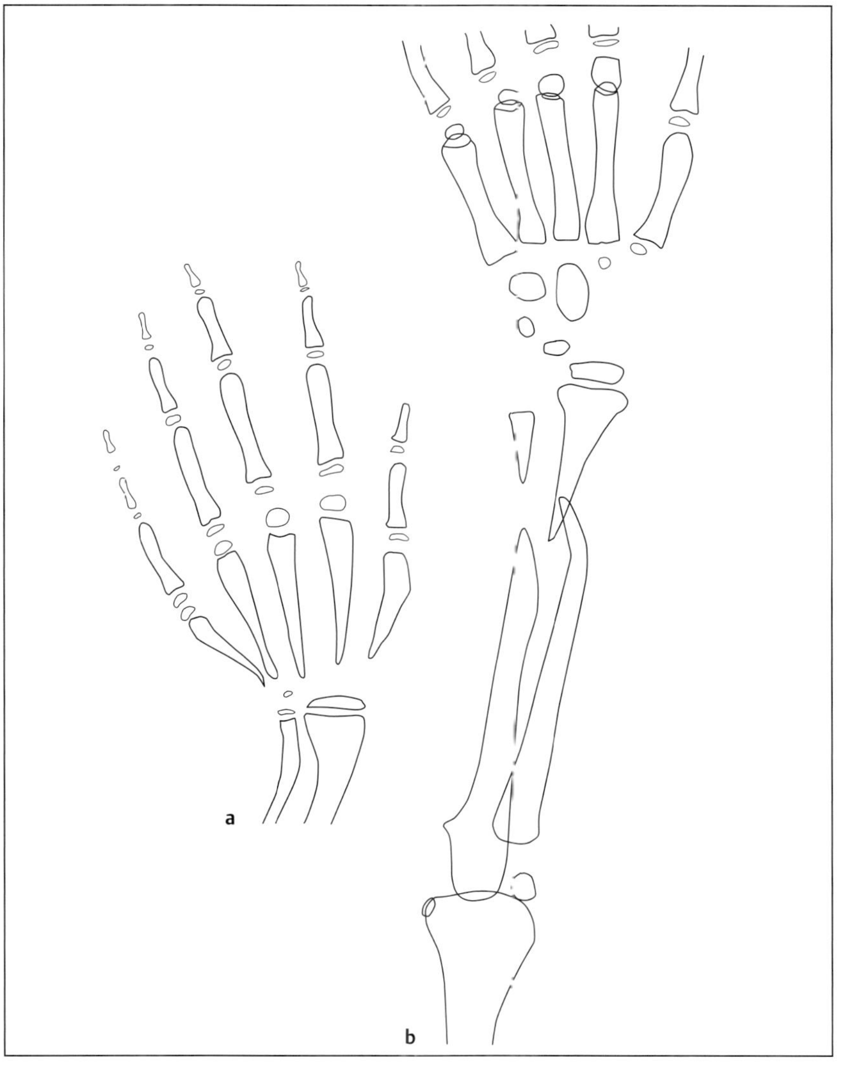

Abb. 6.**21a, b** **Karpal- (Tarsal-)osteolysen.** Klinische und röntgenologische Differenzialdiagnose gegenüber **b** und gegenüber den idiopathischen Arthritiden im Kindesalter.

Merke:

Die kongenitale Pseudarthrose tritt hauptsächlich an der Tibia, der Fibula (s. Abb. 16.**90**) und seltener an einem, noch seltener an beiden Unterarmknochen auf (Richin et al. 1976). Etwa 50 % der Patienten mit kongenitaler Pseudarthrose zeigen Stigmata der Neurofibromatose Typ I. Im Pseudarthrosebereich findet sich jedoch kein neurofibromatöses Gewebe (Brown et al. 1977).

Klassifikation einer bildgebend entdeckten Pseudarthrose:
angeboren – erworben
aseptisch – infiziert
reaktiv (vital) hypertroph, kallusarm, oligotroph (kalluslos) – inaktiv (avital duch knöchernen Defekt oder lokale, schwer gestörte Durchblutung)

- **a** **Prinzipieller Röntgenaspekt der Karpal- (Tarsal-)osteolysen.**
- **b** **Kongenitale Pseudarthrose beider Unterarmknochen**, beispielsweise bei Neurofibromatose, bei fibröser Dysplasie oder ohne Begleitkrankheit.

1977). Dabei kommt es zur Resorption der Karpalia, Tarsalia, Metakarpalia und Metatarsalia.

Familiäre Akroosteolyse

Eine von Lamy u. Maroteaux (1961) beschriebene familiäre Akroosteolyse wird *autosomal-dominant* vererbt und erfasst die Phalangen, Metakarpalia und Metatarsalia.

Nicht familiäre Akroosteolyse mit kortikalen Defekten

Diese Erkrankung (Gilula et al. 1976) führt zu *transversalen Akroosteolysen* der Phalangen, zur Osteolyse des R. mandibulae und zu flach konkaven Konturdefekten an kurzen und langen Röhrenknochen, an der Klavikula und der Skapula.

Pseudo-Charcot-Gelenk (Kortikosteroidarthropathie)

Nebenwirkungen der Kortikosteroidarthropathie sind am Skelett von der Therapiedauer, von der Dosishöhe und der Applikationsart abhängig. Zu diesen unerwünschten Therapiefolgen gehören auch partielle oder totale **ischämische Nekrosen** gelenktragender und -fernerer Knochenabschnitte. Diese Knochennekrosen treten bei verschiedenen Krankheiten, die heute zu den Indikationen der Kortikosteroidtherapie zählen, allerdings auch ohne diese Medikation auf. An der Kortikosteroidätiologie solcher Osteonekrosen besteht jedoch kein Zweifel, wenn sie sich bei Krankheiten entwickeln, die üblicherweise *ohne* ischämische Knochennekrosen verlaufen, beispielsweise beim Asthma bronchiale (Bouilett u. Vermeulen 1963), beim Pemphigus und bei anderen Hautkrankheiten (Bloch-Michel et al. 1959, Jansen 1967, Canigiani u. Pusch 1969) sowie bei Bluterkrankungen (Uehlinger 1964, Klümper et al. 1967). Auch die ischämischen Knochennekrosen nach Nierentransplantation (Murray 1961, Aichroth et al. 1971) seien in diesem Sinne erwähnt.

In manchen Fällen entstehen unter oder nach Kortikosteroidtherapie jedoch pathologische Knochen-Gelenk-Befunde, die über das übliche Bild der epiphysären ischämischen Knochennekrose hinausgehen. Das ganze Gelenk zeigt dann nämlich eine Desintegration, die Knochen, Gelenkknorpel und -weichteile erfasst hat. Es entsteht ein sog. **Pseudo-Charcot-Gelenk** (Chandler et al. 1959, Murray 1961 u. 1976). Dieser Terminus weist einerseits auf die Desintegration des Gelenks hin, hebt andererseits jedoch hervor, dass nach dem heutigen Stand des Wissens nicht das Nervensystem, sondern das jeweilige therapeutisch verwandte Kortikosteroid kausal eine Rolle spielt. Über die Pathogenese des Pseudo-Charcot-Gelenks gibt es folgende Vorstellungen:

Die u. a. antiphlogistische Wirkung der Kortikosteroide wird bei den entzündlich-rheumatischen Gelenkerkrankungen und bei der aktivierten Arthrose, namentlich größerer Gelenke, therapeutisch ausgenutzt. Bei wirksamer Behandlung gehen die lokalen Beschwerden zurück. Trotzdem schwelt der Krankheitsprozess weiter oder wird sogar durch die katabole Kortikosteroidwirkung verschlechtert, z. B. bei der Arthrose. Der stärkere, da weniger schmerzhafte oder sogar schmerzlose Gebrauch des jeweiligen Gelenks kann daher in Verbindung mit der direkten kortikosteroidalen Begünstigung von Osteonekrosen zu einer Überlastung des Gleitgewebes führen, die in Einzelfällen, besonders an statisch belasteten Gelenken, eine weitgehende Desintegration zur Folge hat (Abb. 6.**22**).

Zu den seltenen Komplikationen einer intraartikulären Kortikosteroidtherapie gehören periartikuläre Kalziumniederschläge vom Typ des Hydroxylapatits (Dalinka et al. 1984), die wahrscheinlich durch Rückfluss des Steroids entlang des Stichkanals entstehen. Nach Langzeittherapie werden stippchenförmige Synovialisverkalkungen gesehen.

Nach intraartikulärer Kortikosteroidinjektion – namentlich bei einer Behandlungsserie – kann aus infarzierten Gebieten des betroffenen knöchernen Gelenksockels (nekrotisches) Knochenmark in das Gelenkkavum eindringen. Mögliche Folge: fettinduzierte Synovitis, die evtl. den fälschlichen Eindruck vermittelt, dass die ursprüngliche Gelenkentzündung von den Injektionen nicht beeinflusst wurde (McCarty et al. 1991).

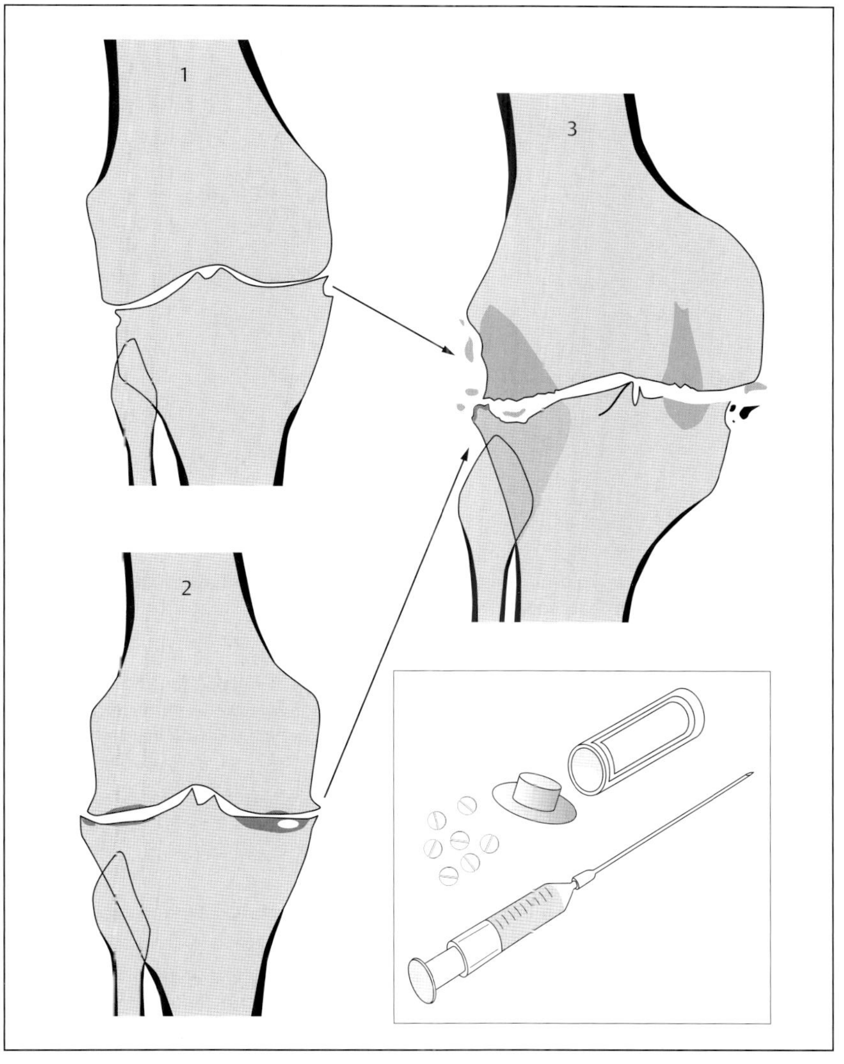

Abb. 6.**22** **Kortikosteroidtherapie einer rheumatoiden Arthritis des Kniegelenks (1) und einer aktivierten Arthrose (2) kann zum Pseudo-Charcot-Gelenk (3) führen** (3 = 18 Monate nach 1 bzw. 2).

Neurogene Paraosteoarthropathien (neurogene heterotope Ossifikationen)

Der Terminus „neurogene Paraosteoarthropathie" weist darauf hin, dass Schädigungen und Krankheiten des ZNS bestimmte pathologische Veränderungen in der *unmittelbaren* Gelenkumgebung (griech.: παρά = neben, daneben) auslösen können. Dabei handelt es sich um mehr oder weniger ausgedehnte *Verkalkungen* und *Verknöcherungen* gelenk- und wirbelsäulennaher Weichteile (Gelenkkapseln, Bänder, Faszien, Sehnen, Aponeurosen und Muskeln) – der Ausdruck „neurogene Myositis ossificans localisata" ist obsolet. Sie führen einerseits zur völligen Gelenkimmobilisation, wenn die Weichteilverknöcherungen sich zu großen „Spangen", „Hülsen" oder „Schalen" formieren und häufig dann auch den Gelenkknorpel erfassen (CT). Andererseits kommen manchmal aber auch *reversible periostale* Verkalkungen und Knochenneubildungen vor (Rosin 1975).

Neurogene Paraosteoarthropathien sind am häufigsten in der Hüftregion und im Schulterbereich, seltener in der Ellenbogenumgebung und am Knie, noch seltener an kleinen Gelenken, z. B. den MCP-Gelenken (Heuck u. Euchenhofer 1974), und an Fingergelenken (Lynch et al. 1981) zu beobachten.

Die neurogenen heterotopen Ossifikationen beginnen klinisch mit einer *extraartikulären* akut-entzündlichen Weichteilreaktion (Anschwellung, Hautrötung, lokale Erwärmung, manchmal sogar mit Anstieg der Körpertemperatur). Erst einige Wochen nach Beginn dieser klinischen Befunde werden im Röntgenbild Kalkschatten und evtl. eine flache Arrosion sichtbar (Abb. 6.**23**). Wenn daher bei zentralnervösen Erkrankungen oder Schädigungen *lokale* akut-entzündliche Reaktionen klinisch auftreten, können als erste Anzeichen einer beginnenden

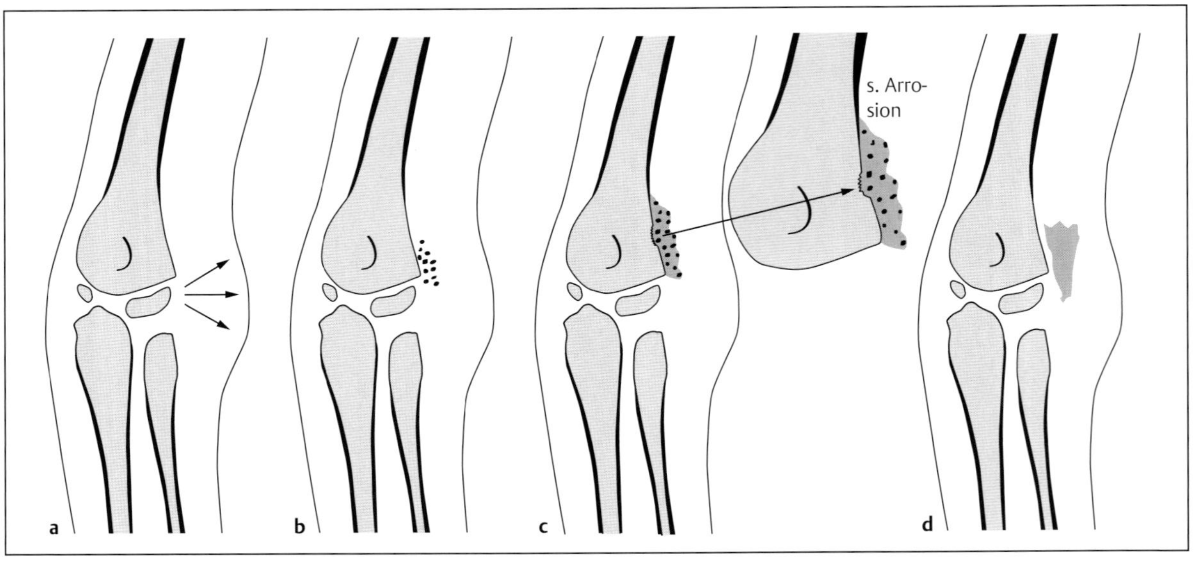

Abb. 6.**23a–d** **Prinzipielle Entstehung eines ektopischen Knochenfokus bei neurogener Paraosteoarthropathie** (gezeichnet für Kleinkind; dieses Alter wäre allerdings ungewöhnlich) und bei Fibrodysplasia ossificans progressiva (Alter wäre korrekt).

a **Weichteilanschwellung** *(Pfeile)*, klinisch auch Rötung und lokale Überwärmung, Beginn bei neurogener Paraosteoarthropathie Wochen bis Monate nach Erkrankungsbeginn.

b **Leichter Rückgang der Hautbefunde** (Anschwellungstendenz) Tage bis Wochen nach **a. Gleichzeitig zeigen sich polymorphe kleine Kalkschatten.**

c **Potenzieller Befund:** Es tritt eine kleine Arrosion auf, die von weiter ausgedehnten Verkalkungen umgeben ist.

d **An der Struktur erkennbare heterotope Knochenbildung**, die sich im Verlauf noch vergrößern könnte. Eine Vergrößerung ist nicht mehr zu erwarten, wenn die Knochenbildung kortikalisiert („ausgereift") ist (s. Text).

neurogenen Paraosteoarthropathie einerseits im MRT nach Gadoliniumininjektion eine Kapselanfärbung und andererseits ein Anstieg der alkalischen Serumphosphatase sowie ein positives Szintigramm mit knochensuchenden Radionuklidkomplexen auffallen, noch *bevor* Kalk- bzw. Knochenschatten in diesen Bereichen *röntgenologisch* sichtbar werden. Nach Ausreifen des ektopischen Knochens geht die vermehrte Akkumulation des Radionuklids zurück, d. h., ein 3-Phasenszintigramm an den Extremitäten normalisiert sich im Laufe der Zeit – analog den heterotope Knochenbildungen nach Hüftgelenkersatz. Röntgenologische „Ausreifung" der knöchernen Ektopien heißt, sie zeigen einen vollständigen kortikalen Randsaum. Die zunehmenden Weichteilverkalkungen fließen zusammen und bekommen schließlich Knochenstruktur, d. h., Fibroblasten differenzieren sich zu Osteoblasten.

Die neurogenen Paraosteoarthropathien beginnen Wochen bis Monate nach dem Eintreten schwerer nervaler Ausfälle und geben sich an den Extremitäten und in der Nähe der Wirbelsäule nur dort zu erkennen, wo neurale Ausfälle bestehen.

Zu ihren Grundkrankheiten gehören:

- Tetra-, Para-, Hemiplegien
- schwere traumatische Hirnschäden einschließlich des apallischen Syndroms
- (suizidale) Intoxikationen mit Thallium oder Insulinüberdosis (Balzereit u. Tänzer 1968)
- Tetanusinfektion
- Encephalitis epidemica
- progressive Paralyse
- Hirntumoren
- multiple Sklerose
- Cauda-equina-Läsion durch Diskusprolaps (Rosin 1975)

Extrem selten sind heterotope *multilokuläre* Ossifikationen vom bildgebenden und mikromorphologischen Aspekt der neurogenen Paraosteoarthropathie *ohne* primäres neurologisches Defizit bei künstlich beatmeten Patienten unter nicht depolarisierenden neuromuskulären Blockern (Ray et al. 1995, Goodman et al. 1997).

Die bereits erwähnte (mögliche) beginnende Gelenkknorpelossifikation der neurogenen Paraosteoarthropathie kann gelegentlich mit erosiv-ankylosierenden Veränderungen der Gelenkkonturen einhergehen, sodass an den Sakroiliakalgelenken das „bunte Bild" sichtbar wird (s. Kap. 18 „Achsenskelett", Abschnitt „Entzündlich-rheumatische Wirbelsäulenerkrankungen: Spondylarthropathien"). Die bekannte zentralnervöse Grundkrankheit bzw. Schädigung verhindert dann die Fehldiagnose „Sakroiliitis".

Erosive Konturveränderungen sind auch extraartikulär zu beobachten, z. B. (bei Paraplegikern) an den großen Rollhügeln, an den Sitzbeinhöckern und am Kreuzbein. Nur sehr selten dehnen sich diese Konturdefekte zu Osteolysen aus, die mehr oder weniger große Teile des knöchernen Beckens, evtl. unter Einschluss der Hüftgelenke, erfassen (Abel u. Smith 1974; Abb. 6.**24**). Der Terminus „Erosion" bezieht sich auf *intraartikuläre* Konturdefekte. *Extraartikuläre* Konturdefekte werden als „Arrosion" bezeichnet.

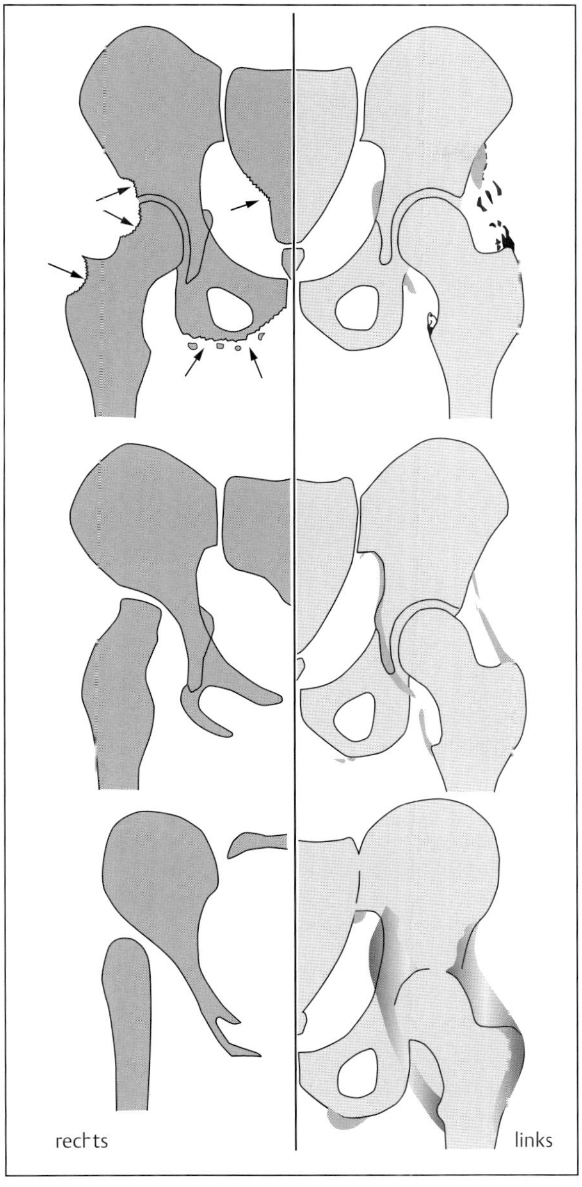

Abb. 6.**24** **Paraplegiefolgen, Entwicklung von Exzessivbefunden.**
Rechte Beckenhälfte: Verlaufsbeobachtung einer neurogenen Beckenosteolyse über 10 Jahre. Die *Pfeile* zeigen auf die Frühstadien der erosiven (arrosiven) Konturveränderungen (etwa 3 Jahre nach Eintritt der traumatischen Paraplegie). Tatsächlich waren beide Beckenhälften, das Sakrum und die proximalen Femora befallen.
Linke Beckenhälfte: Knöcherne Einmauerung des Hüftgelenks durch paraplegische neurogene Paraosteoarthropathie im Verlauf von 6 Jahren. Die Kava des Hüft- und Sakroiliakalgelenks obliterieren knöchern. Auch in diesem Fall traten die Weichteilossifikationen (s. auch Sitzbeininsertionen) auf beiden Seiten auf.

Die beschriebenen Gelenkveränderungen und extraartikulären Knochendefekte (Arrosionen) wurden von manchen Autoren ausschließlich mit Sekundärinfektionen, die ihren Weg über Dekubitalulzera oder über chronische Urogenitalinfektionen nehmen, in Zusammenhang gebracht. Diese generelle Annahme ist aber nicht haltbar (Catterall et al. 1967, Rosin 1975).

Zu den vielfältigen *Risiken von Tetra- und Paraplegikern* gehört nicht nur die neurogene Paraosteoarthropathie, sondern auch die akute tiefe Phlebothrombose an den unteren Extremitäten mit der Gefahr einer Lungenembolie. Beide Risiken der Grundkrankheit bzw. der Schädigung des ZNS können sich schleichend entwickeln, d. h. mit geringfügigen klinischen Phänomenen. Häufiger jedoch zeigen sich beide Krankheitsrisiken mit Anschwellung/Ödem und Hautrötung, evtl. unter Temperaturanstieg.

Bildgebende Differenzialdiagnosen

Fibrodysplasia ossificans progressiva (Münchmeyer-Syndrom)

Es handelt sich um eine nicht neurogene, autosomaldominante Erbkrankheit des Bindegewebes unterschiedlicher Expressivität, sehr selten sporadisch auftretend infolge einer Spontanmutation. Sie zeichnet sich durch **angeborene Skelettformanomalien** und durch eine **fortschreitende Verknöcherung von Weichteilstrukturen** aus. Zu den häufigen Skelettanomalien gehören Missbildungen der Großzehe und des Daumens (Abb. 6.**25**), Hallux valgus, Klinodaktylie des 5. Fingers, Mikrodaktylie anderer Zehen, Finger, Metakarpalia und Metatarsalia, ein kurzer verbreiterter Schenkelhals, Formveränderungen von Epiphysen sowie Ansatzossifikationen von Bändern, die wie kartilaginäre Exostosen oder große Fibroostosen imponieren.

Die ektope Ossifikation setzt in der Regel schon in den ersten Lebensjahren ein – allgemein gesagt: im 1. Dezennium. Deshalb beeinflusst sie die Entwicklung und das Wachstum in ihrer Umgebung. Wenn beispielsweise der Humerus und das Femur durch Weichteilossifikationen am Körperstamm verankert sind, wächst die proximale Wachstumsfuge trotzdem weiter und drückt die artikulierenden Kapita manchmal aus der zugehörigen Gelenkpfanne heraus – Subluxationsstellung. Gelenke mit ausgedehnten periartikulären Ossifikationen können fibrös oder knöchern ankylosieren. Sehr selten zeigt sich die Krankheit erst jenseits des 20. Lebensjahrs.

Der klassische Krankheitsverlauf beginnt (fieberhaft) mit einer schmerzhaften Weichteilschwellung und -verhärtung im Nacken („Schiefhals") und in der Umgebung der Skapula. Nach Wochen gehen die akuten Beschwerden zurück. Etwa zu diesem Zeitpunkt erscheinen die ersten ektopen Weichteilverknöcherungen im paravertebralen zervikalen Bereich, in der Schultergürtelregion und den proximalen Armweichteilen sowie im weiteren kraniokaudalen Verlauf in den Rückenpartien, im Beckengürtel usw. Der Prozess breitet sich schubweise über Jahre aus (Abb. 6.**26**) und kommt meistens, aber nicht immer, mit dem Wachstumsabschluss zum Stillstand. Handweichteile und Zwerchfell ossifizieren grundsätzlich nicht.

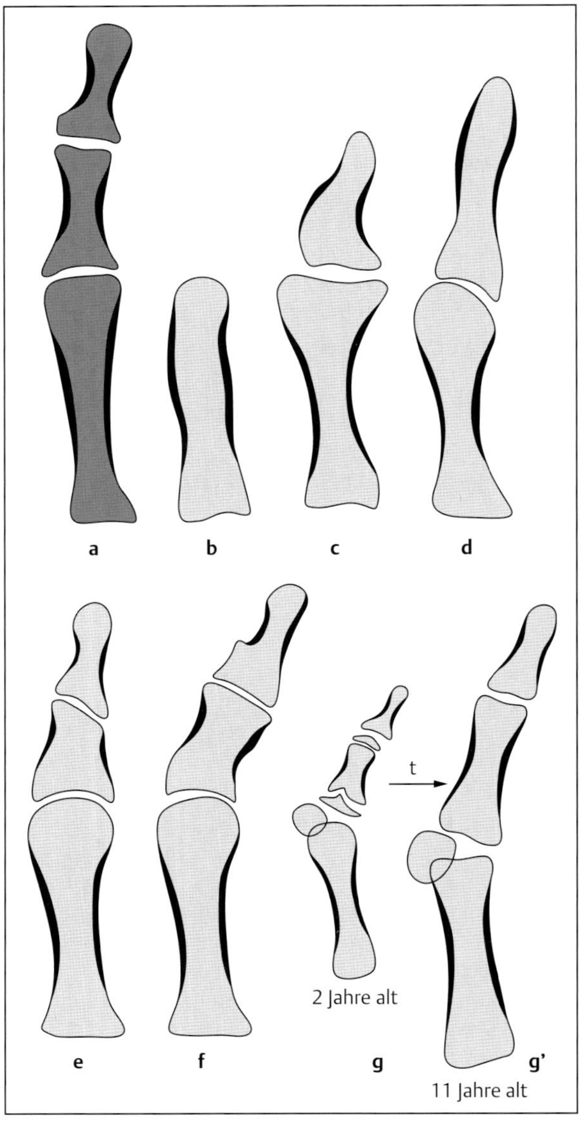

Abb. 6.**25a–g' Die häufigsten Skelettanomalien bei Fibrodysplasia ossificans progressiva.**
a Normaler 1. Fußstrahl.
b–g' Adaktylie, Monophalangie, Mikrodaktylie und Fehlstellung (Hallux valgus) am 1. Fußstrahl (**d** IP-Synostose).

Merke:

Missbildungen der Großzehe kommen bei etwa 95 % der an Fibrodysplasia ossificans progressiva Erkrankten vor (Kocyigit et al. 2001).

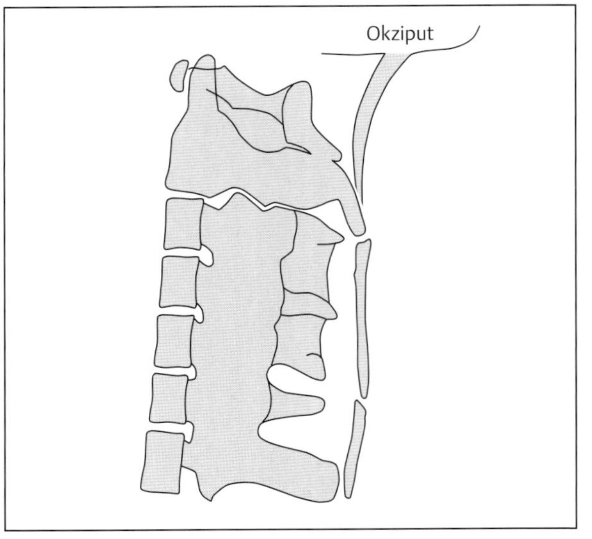

Abb. 6.**26 Spätstadium der Fibrodysplasia ossificans progressiva, die seit 20 Jahren abläuft** (klassischer Beginn, s. Text, im 2. Lebensjahr). Ausgedehnte Ossifikation der Ligg. flava, der Gelenkkapseln an den Wirbelbogengelenken, zum Teil auch der Ligg. interspinalia und des Lig. nuchae. Auf den Beginn der Erkrankung im (frühen) Wachstumsalter weisen die Diskushypoplasien, die Entwicklungsstörungen der Wirbelkörper und der Wirbelbögen hin. Vergleiche diesen Röntgenaspekt vor allem mit dem **Klippel-Feil-Syndrom** (s. Abb. 18.**142**), mit der Halswirbelsäule eines Erwachsenen, der eine **juvenile idiopathische Arthritis** mit zervikalem Befall (s. Abb. 18.**142**) durchgemacht hat bzw. seitdem an dieser Krankheit leidet, und mit der Halswirbelsäule bei der **Alkoholembryopathie** (Tredwell et al. 1982) sowie der **progressiven pseudorheumatoiden Chondrodysplasie** (s. Kap. 11 „Gelenke der Hand", Abschnitt „Seltene Differenzialdiagnosen der juvenilen idiopathischen Arthritis"). Bei diesen Krankheiten kommen jedoch keine paravertebralen Weichteilverknöcherungen vor!

Myositis ossificans localisata traumatia/atraumatica

Diese Bindegewebsverknöcherung tritt gewöhnlich monotop auf. Nur gelegentlich weiten sich solche an sich monotopen Ossifikationen zu Verknöcherungen vom Aspekt der neurogenen Paraosteoarthropathie aus, beispielsweise bei chronischer Thalliumintoxikation (Klages 1941).

Formal lässt sich die Pathogenese einer (nicht neurogenen) Myositis ossificans localisata auf mehrere klinische Bilder und bildgebende Aspekte zurückführen:

- Der Prozess beginnt – vergleichsweise in Abb. 6.**23** wiedergegeben – mit dem „Auftauchen" kleiner pleomorpher Kalziumsalzablagerungen oder schleierförmiger Verkalkungen; jedoch geben sich dort bald Knochenstrukturen zu erkennen. Diese Gewebsveränderungen werden von Beschwerden und klinischen Befunden wie bei einer Entzündung begleitet.
- Manchmal „melden" sich die ossären Heterotopien klinisch überhaupt erst im Knochenstadium, bleiben asymptomatisch oder werden zufällig entdeckt.

Folgende *Beispiele* seien angeführt:

- *Narbenknochen* nach aseptischen oder infizierten Haut-Unterhaut-Schädigungen, beispielsweise nach Verbrennungen. Selten werden solche heterotopen Weichteilossifikationen entfernt vom Ort der Hitzeschädigung beobachtet.
- *Verknöcherungen in Haut-Unterhaut-Tumoren* (Parkash u. Kumar 1972) und das singuläre oder multilokuläre *Osteoma cutis* können hier eingereiht werden (Mani-

festation im Säuglingsalter, seltener in späteren Lebensjahren, wahrscheinlich durch erblich bedingte knöcherne Umwandlung von pluripotenten mesenchymalen Zellen – also eine Art „Muttermal" im Sinne von Reichenberger u. Löhnert [1971]).

- *Knochenneubildung in größeren Hämatomen*, die durch ein Trauma, aber auch bei Koagulopathien entstehen kann. Hämatome verkalken manchmal und gelten in diesem Stadium noch als reversible Traumafolgen. Klinisch geben sie sich allenfalls zu erkennen, wenn längere Zeit nach dem Trauma in den Resten des Hämatoms ossäre Heterotopien auftreten.

Ferner kommen vor:

- *Sehnenknochen*, z.B. in der geschädigten (durch Trauma, Überlastung) Achillessehne
- sog. *Reiter-Knochen* in den Oberschenkelweichteilen
- *knöcherne Kapsel-Band-Ausrisse*
- *degenerativ- oder traumatisch-reparative Kapselverknöcherungen*, häufigstes Beispiel: an den Sakroiliakalgelenken (Abb. 6.**27**)
- mehr oder weniger vollständig *verknöcherte Ligamente;* geläufige Beispiele:
  - Lig. iliolumbale
  - Lig. pubicum superius
  - Lig. sacrospinale
  - Lig. sacrotuberale
  - Lig. longitudinale anterius (vor allem, aber nicht ausschließlich bei der konstitutionellen DISH sive Spondylosis hyperostotica)

  seltener Verknöcherung des hinteren Wirbelsäulenlängsbands (an der Halswirbelsäule) – erhöhte Prävalenz bei Japanern? – sowie der Ligg. cruciata genus
- *Kapselosteome* (bei Arthrosis deformans)
- polyätiologischer *freier Gelenkkörper*
- *monartikuläres Gelenkosteom* (vor allem das Osteoma spongiosum des Corpus adiposum infrapatellare; Differenzialdiagnose gegenüber posttraumatischen Verknöcherungen dieses Baufettkörpers stellen!)
- im Wachstumsalter aufgetretene („alte") *Apophysenabrisse*, die sich unter dem Einfluss reparativer Gewebsvorgänge vergrößert haben und nicht mehr in die Abrissstelle „passen" (*Beispiel:* Sitzbeinapophyse)
- Verkalkung/Verknöcherung von *nicht resorbierten* oder *nicht entlasteten intraartikulären Eiteransammlungen* und *extraartikulären Abszessen* in nicht vorgebildeten, sondern durch umschriebene Gewebsnekrosen entstandenen Hohlräumen (= Definition des Abszesses), darunter auch tuberkulöse „kalte" Abszesse
- heterotope Weichteilverknöcherungen vor allem in der nahen Umgebung von *Gelenkprothesen* (s. Kap. 4

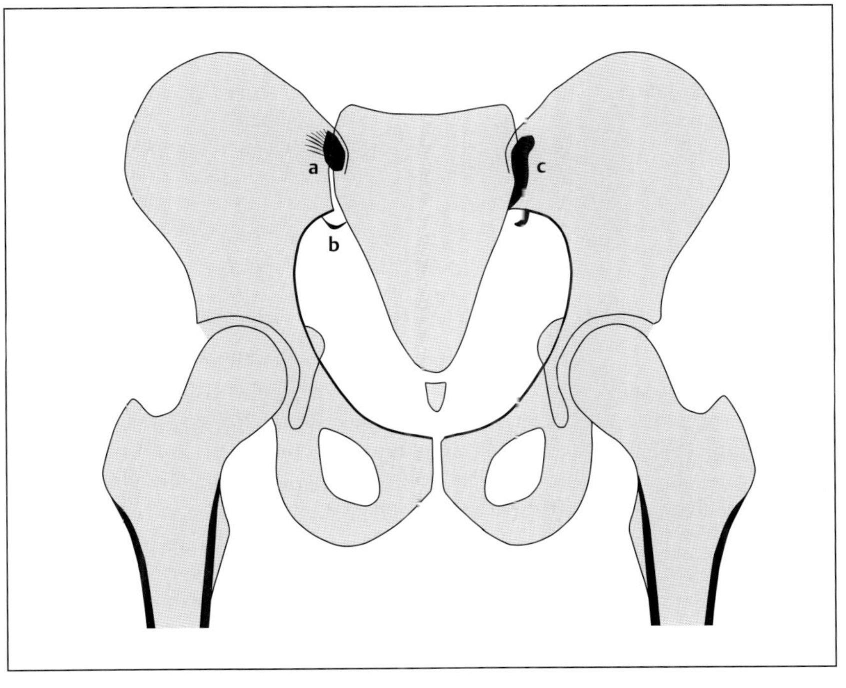

Abb. 6.**27a–c** **Reparative Verknöcherung der vorderen sakroiliakalen Gelenkkapsel.**
a **Prädilektionsstelle an der oberen Umschlagstelle der Gelenkkapsel**, die hier von der vorderen Fläche nach dorsal umschlägt. Warum „Prädilektionsstelle"? Weil die Bewegungsachse für die geringfügige physiologische, sakroiliakale Kippbewegung 5–10 cm unterhalb des Promontoriums – also exzentrisch zu den sakroiliakalen Facies auriculares – verläuft. Daher sind im oberen sakroiliakalen Bereich die größten Bewegungsausschläge zu erwarten, und die Gelenkkapsel und ihre Verstärkungsbänder sind dort besonderen Beanspruchungen ausgesetzt. Diese Beanspruchungen führen hier besonders oft zu Ein- und Ausrissen, die reparativ verknöchern.
b **Reparative sakroiliakale Kapselossifikation**, die sich spangenförmig in die Beckenweichteile projiziert.
c **(Reparative) Ossifikation der gesamten vorderen Sakroiliakalkapsel**, die bis zu 1 cm dick werden kann (CT). Sie führt manchmal auf Röntgenaufnahmen zur partiellen oder vollständigen „Auslöschung" des röntgenologischen Gelenkspalts. Computertomografisch lässt sich jedoch hinter der Kapselverknöcherung ein Gelenkspalt nachweisen. Ausgeprägte Kapselverknöcherungen kommen bei der konstitutionellen Spondylosis hyperostotica (DISH) vor.

Merke:

Bei Männern jenseits des 50. Lebensjahrs sind umschriebene degenerative oder traumatisch-reparative Verknöcherungen der vorderen sakroiliakalen Gelenkkapsel geläufige Röntgenbefunde.

„Bildgebung einschließlich Szintigrafie bei Gelenkendoprothesen", Abschnitt „Heterotope Ossifikationen nach Gelenkersatz")

Sehr selten ist das Auftreten von *intramuskulären ossifizierenden Karzinommetastasen*, insbesondere, wenn das primäre Malignom klinisch noch okkult wächst.

Manche nicht neurogenen heterotopen Weichteilossifikationen – im weiteren Sinne der Myositis ossificans localisata zugeordnet – können, je nach ihrer Lokalisation, Bewegungsbehinderungen auslösen oder/und führen durch Kompression oder Verlagerung zu Schädigungen peripherer Nerven oder lösen tiefe Venenthrombosen mit Embolierisiko aus.

Eine maligne Transformation der Myositis ossificans localisata ist sehr selten (Konishi et al. 2001).

Bei den beispielhaft geschilderten Fällen von aspektmäßig sog. Myositis ossificans localisata liefert häufig die Vorgeschichte des Patienten ätiologische Hinweise.

Für den Radiologen und den fachgebunden bildgebend tätigen Arzt gilt es, außerdem Folgendes zu beachten:

- Knorpelgewebe hat keine eigenen Blutgefäße, sondern wird durch Diffusion mit Nährstoffen usw. versorgt. Mit zunehmender Vergrößerung von heterotopem Knorpelgewebe erreicht die Diffusion nicht mehr alle seine Anteile; es kommt im Knorpel zu dystrophischen Kalziumsalzniederschlägen. Verkalktes Knorpelgewebe regt die Entstehung bzw. Einsprossung von Gefäßen an: Vaskularisierter Knorpel löst dort Knochenbildung aus! Deshalb sind unter den verkalkten Chondromen, z. B. bei der Synovialchondromatose (s. dort), unter den Gelenkkapselchondromen oder juxtakortikalen Weichteilchondromen, sehr oft einzelne verknöcherte und daher mindestens eine Randkortikalis, wenn nicht Spongiosatextur aufweisende Knorpel-Knochen-Körper zu entdecken (Lupenbetrachtung).
- Zur bildgebenden Differenzialdiagnose der meta-/diaphysennahen Myositis ossificans localisata gehören auch Weichteiltumoren mit Verkalkungs-/Verknöcherungstendenz und vor allem das juxtakortikale (paraossale) Osteosarkom (s. Abb. 3.**79**). Dazu folgende diagnostische Stichworte: Erstere ist zentral „aufgehellt", peripher „dichter"; das juxtakortikale Osteosarkom erscheint zentral (basisnahe) „dichter" als in seiner Peripherie – oft ist diese Unterscheidung erst im CT zu treffen.

Die *kalzifizierende Myonekrose* (s. Kap. 15 „Knie- und Tibiofibulargelenk", Abschnitt „Kompartmentsyndrome [Logensyndrome]") ist eine dystrophische Verkalkung (nach einem Kompartmentsyndrom), die *Jahre nach* dem verursachenden Trauma auftreten kann. Sie zeigt sich im Röntgenbild als Weichteilmasse mit zunehmender Verkalkung und tritt an den unteren Extremitäten am häufigsten auf. Im MRT gibt sie ein Flüssigkeitssignal (T2w) entlang dem befallenen Muskelzug (Ischämiefolge), zum Teil mit heterogener Signalgebung durch Verkalkungen und Fibrosierung (Larson et al. 2004). *Bildgebende Differenzialdiagnose:*

- chronisches expandierendes Hämatom
- Myositis ossificans localisata
- Hämangiom
- Weichteilsarkom, darunter auch das Synovialissarkom

Amyloidosteoarthropathie

Amyloidoseformen

Der Ausdruck „Amyloid" fasst pathologische Proteine zusammen. Es entsteht aus löslichen Vorläuferproteinen, die sich unter dem Einfluss der Proteolyse in unlösliche Proteine umwandeln. Durch Störung der Proteinfaltung werden sie in sog. β-Faltblattstruktur (bei der Röntgenstrahlenbeugung) überwiegend extrazellulär in Fibrillenform (erkennbar auf Ultradünnschnitten) abgelagert. Im mikroskopischen Hellfeld färbt sich Amyloid im Paraffinschnitt mit Kongorot an und gibt sich im polarisierten Licht an einer amyloidtypischen grünen Doppelbrechung zu erkennen. Allerdings besteht Amyloid aus verschiedenen Eiweißmolekülen. Daher ist die Amyloidose keine Krankheit sui generis, sondern eine Erkrankungsgruppe. Das heißt, nach dem *biophysikalischen* Amyloidnachweis muss das jeweilige Amyloidprotein *immunhistochemisch* typisiert werden, zum Versuch, vom *dadurch* ermittelten Vorläuferprotein auf die auslösende Grundkrankheit zu schließen (Saeger et al. 1993, Schönland 2006).

Amyloidose A (AA)

Der Amyloidtyp A (AA) ist weltweit am häufigsten vertreten. Das Amyloidose-A-Syndrom wird durch verschiedene chronisch-entzündliche Erkrankungen des rheumatischen und autoimmunen Formenkreises, beispielsweise die rheumatoide Arthritis, die juvenile idiopathische Arthritis, die Spondylitis ankylosans, den Morbus Crohn bzw. die Colitis ulcerosa oder die Arthritis psoriatica, hervorgerufen. Darüber hinaus kann es bei chronischen Infektionen, wie Osteomyelitis oder Tuberkulose, und z. B. beim familiären, autosomal-rezessiven Mittelmeerfieber und auch bei bestimmten malignen Geschwülsten (insbesondere beim Nierenkarzinom) nachgewiesen werden. Dieses Amyloid entsteht durch Degradation von überschüssigem Akute-Phase-Protein. Das Vorläuferprotein im Serum ist das Serumamyloid A. Bei manchen AA-Amyloidosen ohne assoziierte Grundkrankheit wird vom idiopathischen AA-Amyloidosetyp gesprochen. Die früher geübte Einteilung in primäre und sekundäre, d. h., mit einer Grundkrankheit assoziierte Amyloidose sollte zugunsten der Einteilung nach der Art des beteiligten Proteins nicht mehr angewandt werden.

Amyloidose AL oder AH

Bei dieser Krankheitsbezeichnung steht „L" für „Leichtketten" und „H" für „schwere Ketten" der Vorläuferimmunglobuline. Als Grundkrankheiten sind das Plasmozytom, außerdem nicht maligne monoklonale Plasmazellenvermehrungen im Knochenmark oder monoklonale Gammopathien, z. B. der Morbus Waldenström, zu nennen. Darüber hinaus gibt es seltene idiopathische AL-Amyloidosen. Niedergeschlagene L-Amyloide treten manchmal organlimitiert, also tumorartig, auf. Plasmozytomosteolysen können auch durch solche Amyloiddepots entstehen und unter Umständen Kalziumsalze einlagern (bildgebende Differenzialdiagnose zum Chondrosarkom; Reinus et al. 1993).

Transthyretinassoziierte Amyloidosen (ATTR)

Die transthyretinassoziierten Amyloidosen (ATTR) nehmen mit steigendem Lebensalter zu. Transthyretin (TTR) ist ein Serumprotein, das vor allem in der Leber gebildet wird und bereits in physiologischer Form leicht amyloidogen wirkt. Die ATTR-Varianten sind die häufigsten Vertreter der familiären, autosomal-dominanten Amyloidosen.

Die FAP (familiäre Amyloidpolyneuropathien) gehören zu den ATTR. Sowohl bei ihnen als auch bei AL, AH und AA können sich die unlöslichen fibrillären Aggregate im Endo- und Perineurium mit Prädilektion für autonome Nervenfasern ablagern. Als Folge entstehen manchmal Charcot-Gelenke.

Amyloidose B (AB/β_2m)

Das Amyloid B (AB/β_2m) stammt vom Vorläuferprotein β_2-Mikroglobulin ab und gibt sich klinisch bei der Langzeitdialyse zur Behandlung der terminalen Niereninsuffizienz zu erkennen.

Heterogene Amyloidose E (AE)

Das heterogene Amyloid E (AE) tritt fokal vor allem bei endokrinen Tumoren auf, u. a. auch beim Diabetes mellitus Typ II („Inselamyloidose").

Nicht klassifizierte Amyloidablagerungen

Außerdem sind bisher immunhistologisch nicht klassifizierte Amyloidablagerungen, beispielsweise lokale Ansammlungen in amyloidimprägnierten Zwischenwirbelscheiben und im Knorpelgewebe, bekannt geworden.

Bildgebung bei Dialyseamyloidose

> **Merke**
> Für die bildgebende Darstellung hat vor allem die β_2-Mikroglobulinamyloidose praktische Bedeutung.

Das β_2-Mikroglobulin kommt in niedriger Konzentration in den Körperflüssigkeiten vor (etwa 1,6–2,5 mg/l). Es wird von den Glomerula filtriert, von den proximalen renalen Tubuli reabsorbiert und von ihnen katabolisiert. Bei langzeitig eingeschränkter Glomerulumfiltration steigt im Rahmen der terminalen Niereninsuffizienz der Serumspiegel auf etwa 10–90 mg/l an. Die ursprünglichen konventionellen Dialysemembranen sind für das β_2-Mikroglobulin nicht permeabel. Daher werden in zeitgenössischen Dialysegeräten biokompatible (großporige) Membranen eingesetzt. Sie tragen zur Senkung des Amyloidvorläuferproteins bei, können jedoch über die Jahre hinaus die Entstehung der β_2-Mikroglobulinamyloidose nicht immer verhindern. Daher ist die beste Prävention, einen Anstieg des β_2-Mikroglobulins zu vermeiden, die Nierentransplantation.

Das β_2-Mikroglobulin hat als amyloidogenes Protein eine Affinität zum synovialen sowie zum fibrösen Gleit- und subchondralen Stützgewebe und gibt sich artikulär und periartikulär bildgebend zu erkennen. Allerdings sind von ihm auch systemische (gastrointestinale, pulmonale, hepatische, kardiale und endokrine) Ablagerungen bekannt.

Die **Dialyseamyloidose** (bei Hämodialyse, evtl. nach Peritonealdialyse) zeigt sich als Langzeitkomplikation. Folgende klinischen „Minimalbefunde" sind als **Verdachtstrias** einer solchen Amyloidose aufzufassen (allerdings können diese Befunde auch bei Amyloidosen anderer Grundkrankheiten auftreten):

1. Persistierende schmerzhafte/schmerzlose Anschwellung – vor allem der Schulter-, Hüft- und Kniegelenke und des Karpus. An den Händen entwickelt sich manchmal eine „Arthritis" kleiner Gelenke mit Knotenbildung, Morgensteifigkeit und allgemeinem Krankheitsgefühl – die Differenzialdiagnose zur (koinzidierenden) rheumatoiden Arthritis muss dann gestellt werden. Häufiger sind jedoch (bilaterale) Arthralgien/Polyarthralgien, die unter der Dialysetherapie exazerbieren oder sich überhaupt erst bemerkbar machen können.
2. Flexorentenosynovitis der Finger (Anschwellung, Streckeinschränkung, Schmerzen).
3. Karpaltunnelsyndrom durch Amyloidkompression des N. medianus im Canalis carpi (MRT).

Weitere Amyloidablagerungen mit klinischen und bildgebenden Folgen für das Gleit- und Stützgewebe sind Erosionen der Gelenkkontur und subchondrale Osteolysen (Abb. 6.**28a**), ausgelöst durch Amyloiddeposition – oft bildgebend als Geoden in den knöchernen Gelenksockeln imponierend – sowie Gelenkzerstörungen bis hin zu einer destruktiven Osteoarthropathie (häufig mit Hämarthros einhergehend). Am Stammskelett können sich destruktive Spondylarthropathien entwickeln, beispielsweise in der kraniozervikalen Region (Densfraktur), an der Halswirbelsäule (Zervikobrachialsyndrom, selten Querschnittsymptomatik) und an der Brustwirbelsäule; evtl. treten ausgedehnte Verkalkungen im Diskusamyloid sowie klinische Befunde und Symptome der Spinalkanalstenose, z. B. durch Amyloidablagerungen in den Ligg. flava, auf. In diesen Fällen muss die Differenzialdiagnose gegenüber der epiduralen Lipomatose bei/nach Langzeitbehandlung mit Glukokortikosteroiden (s. Abb. 18.**73** und Abb. 18.**96**) gestellt werden. Außerdem muss bei destruktiven Skelettveränderungen differenzialdiagnostisch an bakterielle Shunt-Infektionen (Abb. 6.**28b**), braune Tumoren bei hyperparathyreoter Stoffwechsellage im Stadium der terminalen Niereninsuffizienz sowie an destruktive Chondrokalzinose-Spondylarthropathien bei Hämodialysepatienten gedacht werden. Pathologische Frakturen durch lokale Amyloidablagerungen können beispielsweise zur Schenkelhalsfraktur führen.

Im Bereich des Schultergelenks kann die Amyloidinfiltration das Schulterpolsterzeichen (Abb. 6.**29**) durch Pseudohypertrophie der dortigen Skelettmuskulatur auslösen.

Am Hüftgelenk (Abb. 6.**30**) sind nicht nur Amyloidosteolysen, sondern manchmal auch röntgenologisch erkennbare, sicher aber im MRT auffallende kapsuläre und periartikuläre Weichteilanschwellungen durch Amyloidablagerungen nachzuweisen (T1-gewichtete Pulssequenzen mit intermediärer Signalgebung beiderseits der Femurkonturen; T2-Sequenzen mit signalintensiver Verdickung von perikoxalem Gewebe; außerdem werden mit beiden Pulssequenzen lokale Knochenarrosionen erkannt; Kamphuis et al. 1994).

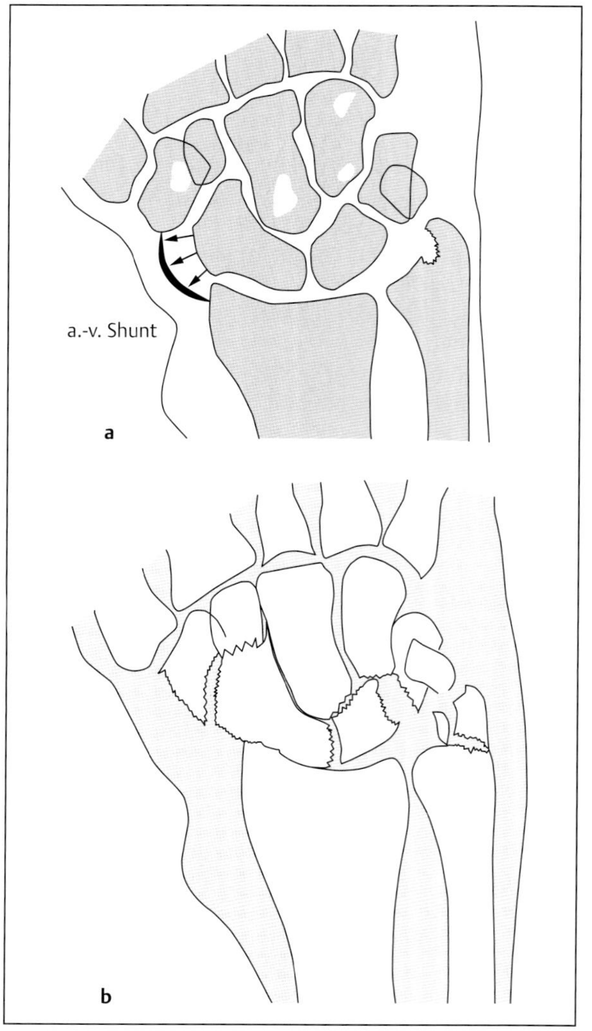

Abb. 6.**28a, b** **Mögliche Ursachen destruktiver Skelettveränderungen.**

a **Karpale Amyloidosteoarthropathie.**
Begründung:
1. Patient mit terminaler Niereninsuffizienz, Hämodialyse seit etwa 12 Jahren (s. arteriovenöser Shunt).
2. Ein Karpaltunnelsyndrom lässt sich klinisch nachweisen.
3. Osteolysen ohne sklerotischen Randsaum in mehreren Karpalia. Konkave Erosion am ulnaren Griffelfortsatz.
4. Der Skaphoidfettstreifen ist konvex verlagert, evtl. mit unscharfer Kontur (hier durch niedergeschlagenes Amyloid – *Pfeile* –; vgl. Abb. 11.**114**).

b **Shunt-Infektion**, von der sich eine eitrige Karpalarthritis ausgebreitet hat. Siehe die starke Weichteilschwellung (Hautrötung), die Erosion einzelner Karpalia und die Gelenkknorpelzerstörung.

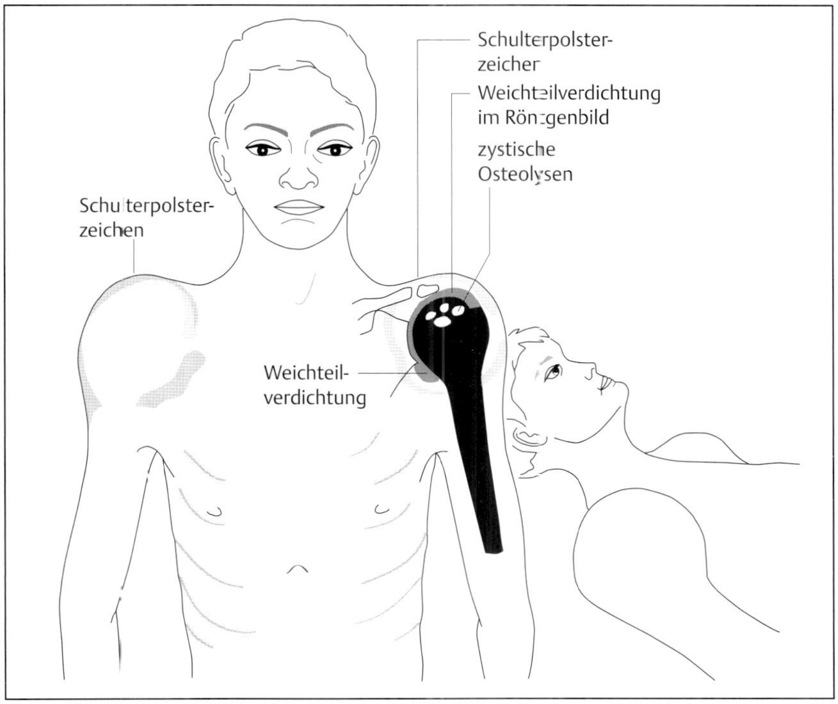

Abb. 6.**29** **Bilaterales Schulterpolsterzeichen durch β_2-Mikroglobulinablagerungen.** Die artikuläre und periartikuläre Amyloiddeposition führt zu einer massiven Auftreibung beider Schulterregionen (ähnlich dem Schulterpolster bei American-Football-Spielern). Darüber hinaus glatt konturierte Osteolysen im Humeruskopf sowie Weichteilverdichtungen mit möglicher Vergrößerung der Humeruskopf-Akromion-Distanz.
Bildgebende Differenzialdiagnose zur meist unilateralen Schultergürtellipomatose (McEachern et al. 1995). Im MRT geben die T1w-Sequenzen starke Signale des Fettgewebes *zwischen* den Muskelfaserbündeln, ein Bild, das sich histologisch vom fokal wachsenden intramuskulären Lipom und vom ausdifferenzierten Liposarkom unterscheiden lässt.

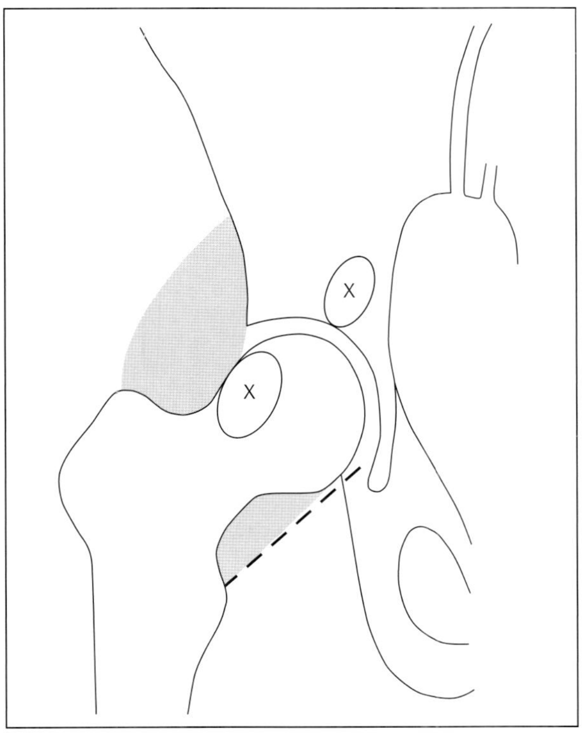

Abb. 6.**30** **Bekannte β_2m-Amyloidose nach langjähriger Hämodialysetherapie.** Es fallen folgende Röntgenbefunde auf:

1. Lateral und in geringerem Maße medial gelegene Weichteilverdichtungen periartikulär am proximalen Femurende (evtl. Betrachtung vor Grellleuchte). Die perikoxalen Fettstreifen (vgl. Abb. 14.**7**) sind in diesem Fall infolge Amyloidablagerungen, die auch das dortige Fettgewebe durchsetzt haben, nicht mehr zu erkennen, jedoch noch „Reste" des Iliopsoasfettstreifens. Manchmal werden diese Fettstreifen, je nach der Menge des deponierten Amyloids, konvex verlagert.
2. Größere Geoden im Hüftpfannendach und exzentrisch im meta-/epiphysären Übergang (X).

Merke:

Die statistisch abgeleitete Erfahrung lehrt, dass röntgenologisch erkennbare Befunde einer hyperparathyreoten Stoffwechsellage in den ersten Jahren der Dialyse häufiger sind. Sie nehmen dann unter den heutigen Therapiemöglichkeiten ab. Die Amyloidosekomplikationen steigen dagegen mit zunehmender Dialysedauer nach Zahl und Größe an. Bei gleichzeitiger hyperparathyreoter Stoffwechsellage oder inzwischen entwickelter Koxarthrose müssen braune Tumoren bzw. Geröllzysten differenzialdiagnostisch bedacht werden.

Hämochromatoseosteoarthropathie

Hämochromatose und -siderose zeigen eine Eisenüberladung des Organismus an. Bei der Hämosiderose sind trotz der Eisenüberladung keine Organschäden zu erwarten. In der Leber lagert sich Eisen in den Zellen des Monozyten-Makrophagen-Systems (ältere Bezeichnung: retikuloendotheliales System) ab. Die Hämochromatose geht jedoch mit nachweisbaren Organschäden einher.

Die **genetische (hereditäre, idiopathische) Hämochromatose** ist in Europa die häufigste mutationsbedingte Stoffwechselstörung (auf dem Chromosom 6). Dadurch kommt es zu einer Fehlregulation der intestinalen Eisenabsorption, als deren Folge die Eisenaufnahme in den Organismus unkontrolliert ansteigt. Das überschüssige Eisen kann nicht ausgeschieden werden und lagert sich in verschiedenen Geweben, vor allem in der Leber, ab. Die Krankheit wird autosomal-rezessiv vererbt. Daher sind homozygot Betroffene von der zeitlebens währenden vermehrten Eisenaufnahme besonders bedroht. Das klinische Vollbild zeigt sich – bedingt durch exzessive Eisenspeicherung in der Leber, der Bauchspeicheldrüse, im Herzmuskel, im Endokrinium usw. – mit zunehmendem Lebensalter mit folgenden Zeichen:

- graubraune Hautpigmentierung
- Leberfibrose, Leberzirrhose, Gefahr der Transformation zum Leberzellkarzinom
- Diabetes mellitus („Bronzediabetes")
- Hypogonadismus (Libidoverlust, Impotenz, Sterilität, genitale Atrophie, Ausfall der Sekundärbehaarung, Gynäkomastie)
- Herzinsuffizienz (Kardiomyopathie)

Durch die frühzeitig eingeleitete Aderlasstherapie können die schweren Organschäden verhindert werden; denn das deponierte Eisen wird zur Hämoglobinsynthese mobilisiert.

Die Nachweismöglichkeit des „Hämochromatosegens" HFE hat die HLA-Typisierung weitgehend ersetzt. Jedoch kann die differenzialdiagnostisch wichtige sekundäre Eisenüberladung, beispielsweise bei refraktären Anämien, z. B. bei Myelodysplasien, und Hämoglobinopathien und/oder durch nutritive oder medikamentöse Eisenüberladung – also die nicht genetisch determinierte **sekundäre (erworbene) Hämochromatose** –, beispielsweise auch nach 100 und mehr Bluttransfusionen und durch die erhöhte Eisenaufnahme bei chronischem Alkoholismus, durch Gentypisierung nicht erkannt werden.

Die Annahme, dass heterozygote Merkmalsträger der hereditären Hämochromatose grundsätzlich klinisch inapparent bleiben, wird in dieser Diktion nicht mehr akzeptiert. Die Gefahr für eisenbedingte Organschäden lauert auch bei ihnen, und die Gefahren der Eisenüberladung lassen sich häufig durch Blutuntersuchungen aufdecken. Außerdem kann die Eisenüberladung bei Heterozygotie eine zufällig gleichzeitig ablaufende Lebererkrankung verschlechtern: Eisen potenziert die Leberschädigung.

Nachstehend die Zusammenstellung der **biochemischen Parameter der hereditären Hämochromatose**, die immer unter Berücksichtigung des Patientenalters beurteilt werden müssen:

Tab. 6.1 Biochemische Parameter der hereditären Hämochromatose (Nielsen et al. 1998).

Grad der Eisenüberladung	Diagnostische Parameter	Typische Werte bei hereditärer Hämochromatose
frühes (leichtes) Stadium (Lebensalter: 20–30 Jahre)	erhöhte ^{59}Fe-Absorption	>50 %
	erhöhtes Serumeisen	>170 µg/dl
	erhöhte Transferrin-Eisensättigung	>52 %
	leicht erhöhtes Serumferritin	100–300 µg/l
	normal bis leicht erhöhtes Lebereisen	0,5–1,0 mg/g
mittleres Stadium (Lebensalter: 31–40 Jahre)	relativ erhöhte ^{59}Fe-Absorption	>40 %
	erhöhtes Serumeisen	>170 µg/dl
	erhöhte Transferrin-Eisensättigung	>90 %
	erniedrigte Eisenbindungskapazität	<250 µg/dl
	erhöhtes Serumferritin	>300 µg/l
	erhöhtes Lebereisen	1,0–2,0 mg/g
fortgeschrittenes (schweres) Stadium (Lebensalter: 41–60 Jahre)	relativ erhöhte ^{59}Fe-Absorption	>30 %
	erhöhtes Serumeisen	>200 µg/dl
	erhöhte Transferrin-Eisensättigung	100 %
	erniedrigte Eisenbindungskapazität	<250 µg/dl
	stark erhöhtes Serumferritin	1000–10 000 µg/l
	erhöhtes Lebereisen	2,0–10,5 mg/g

Merke

Etwa 75% der Patienten mit hereditärer Hämochromatose klagen über Gelenkbeschwerden, die von Polyarthralgien bis zu röntgenpositiven Befunden reichen. Entscheidend ist jedoch, dass bei etwa 50% der Erkrankten Gelenkbeschwerden die Initialmanifestation sind und bei etwa 15% die einzige klinische Abweichung bleiben.

Die Hämochromatosearthropathie zeigt sich vor allem (frühzeitig und bilateral) an den MCP-Gelenken II und III – sie hat also ein manuelles Befallsmuster (s. Abb. 11.**10**). Seltener gibt sich die Hämochromatose-MCP-Arthropathie (im Verlauf) auch an den übrigen MCP-Gelenken zu erkennen. Im übrigen Organismus erscheint die Hämochromatosearthropathie unter einem arthroseidentischen Bild. Mittels operativer Exploration von MCP-Gelenken wurden nicht nur die röntgenologisch nachgewiesenen degenerativen Veränderungen bestätigt, sondern auch überwiegend intrazellulär liegende Eisenpigmentablagerungen im Gleitgewebe histologisch nachgewiesen (Laborde et al. 1977).

Vier röntgenmorphologische „Stadien" sind – didaktisch klassifiziert (Abb. 6.**31**) – bei der Hämochromatosearthropathie an den MCP-Gelenken II und III – ihren **Testgelenken** – zu erwarten:

1. Unspezifisches Frühstadium: Im weiteren subchondralen Knochenmark, dort, wo keine arthrotischen Geröllzysten mehr erwartet werden, zeigen sich zahlreiche kleine, zystenartige Strukturauslöschungen von etwa 1–6 mm Durchmesser im Metakarpuskopf. Die Patientin (bzw. der Patient) klagt über dort lokalisierte Gelenkbeschwerden.
2. Die hereditäre Hämochromatose ist eine gynäkotrope Erkrankung (♀:♂ ≈ 10:1). Die *isolierte typische* MCP-Arthrose mit dem Schwerpunkt MCP II und III, aber ohne auffallende DIP- und PIP-Arthrose, sollte bei Frauen die Fahndung nach den biochemischen Hämochromatoseparametern auslösen. Übrigens: Im CT gibt sich die erhöhte Eisenablagerung in der Leber bei der

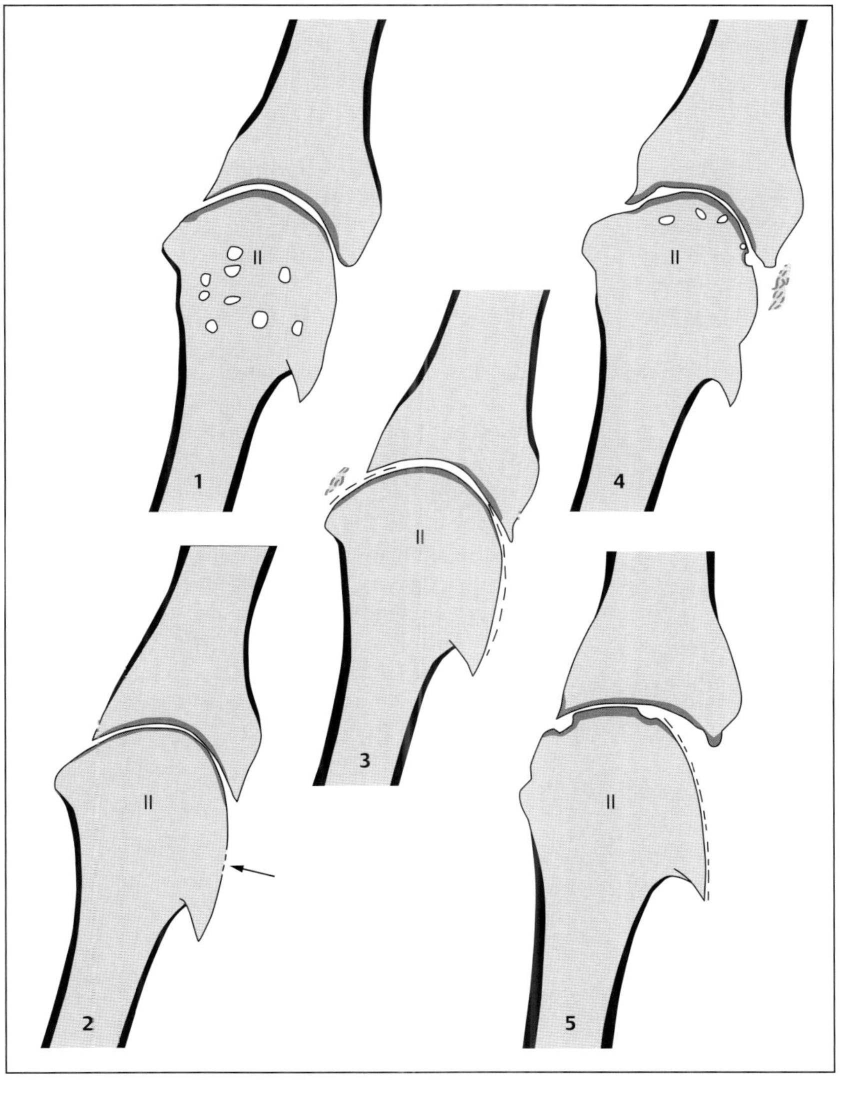

Abb. 6.**31** **Aus didaktischen Gründen wiedergegebene „Stadien" der Hämochromatosearthropathie an den Testgelenken MCP II und III.**

1 Unspezifische zystenartigen kleine Strukturauslöschungen, die in einem schmerzenden Gelenk mit/ohne MCP-Arthrosebefunden sichtbar sind. Sie liegen von der Druckaufnahmezone entfernt im Metakarpuskopf I + II, III, IV und/oder V = Krankheitsspezifität steigt mit der Zahl der betroffenen Metakarpusköpfe.

2 Banale, aber ohne DIP- und/oder PIP-Polyarthrose manifeste MCP-Arthrose II (und III) bei **Frauen**. *Pfeil*: „angeknabberte" subchondrale Grenzlamelle.

3 Kombination einer mittelgradigen MCP-Arthrose II (und III) mit **Chondrokalzinose**.

Merke:

Bei jeder Chondrokalzinose der MCP-Gelenke (II und/oder III; mit oder ohne röntgenologischer Arthroseikonografie) die Überprüfung der Laborparameter der Hämochromatose empfehlen!

4, 5 **Erosive** MCP-Arthrose II (und III) mit oder ohne Chondrokalzinose.

(unbehandelten) Hämochromatose an HE-Werten von mehr als +85 zu erkennen, im MRT an einer eiseninduzierten Signalabschwächung. Letztere zeigt auch das Pankreas.

3. Im 3. Stadium kann röntgenologisch nur die Differenzialdiagnose zwischen Hämochromatosearthropathie mit Chondrokalzinose oder dem Auftreten einer banalen MCP-Chondrokalzinose gestellt werden. In beiden Fällen sind Chondrokalzinosen des MCP-Gelenkknorpels, im Karpalbereich und anderswo im Körper Begleitbefunde (auch in Menisken und Disken). Wahrscheinlich hemmen Eisenionen die intrazelluläre enzymatische Hydrolyse des Pyrophosphats zu Orthophosphat, und das Pyrophosphat schlägt sich als Kalziumsalz nieder. Die biochemischen Hämochromatoseparameter müssen zur Klärung beider Alternativen des 3. Stadiums geprüft werden. Zur fortgeschrittenen Hämochromatose gehört eine allgemeine Skelettosteoporose ohne Betonung gelenknaher Knochenanteile.
4. Die erosive MCP-Arthrose II (und III) mit oder ohne Chondrokalzinose sollte immer als Suspizium auf eine hereditäre Hämochromatose eingeschätzt werden. Nach den Laborparametern muss obligatorisch gefahndet werden. Die Hämochromatosearthropathie aller „Stadien" geht manchmal mit einem partiellen Abbau der subchondralen Grenzlamelle einher, die dann wie angeknabbert erscheint (Dymock et al. 1970).

Hohe Ferritinserumspiegel kommen auch bei der Hämosiderose vor, aber nicht die MCP-Osteoarthropathie.

Hepatolentikuläre Degeneration (Morbus Wilson)

Diese seltene hereditäre (autosomal-rezessiv weitergegebene) chronische Kupferintoxikation durch eine mutationsbedingte defektenzymatische Stoffwechselstörung (Kupfertransport in der Leberzelle und Kopplung an Zäruloplasmin beeinträchtigt) führt zu einer Kupferüberladung des Organismus mit entsprechenden Kupferablagerungen in verschiedenen Geweben und Organen. Dazu gehören vor allem die Leber, die zerebralen Basalganglien, die Augen – gelbbrauner bis grünlicher charakteristischer, jedoch nicht obligater Kayser-Fleischer-Ring der Korneaperipherie –, tubulär-renale Funktionsstörungen, Nephrokalzinose, Urolithiasis, das Myokard und die zelligen Blutelemente.

Die Krankheit manifestiert sich in der Regel noch vor dem Schulalter und selten in der 4. Lebensdekade.

> **! Merke**
> Es gilt: Bei jeder nicht geklärten Lebererkrankung ist die Diagnostik auf Hämochromatose und Morbus Wilson angezeigt.

Serologische Charakteristika:

- erniedrigtes Zäruloplasmin (< 23 mg/dl)
- freies Serumkupfer erhöht (> 10 µg/dl)
- renale Kupferausscheidung (24-h-Sammelurin) erhöht (> 70 µg/dl)

Etwa 50 % der Erkrankten klagen über Beschwerden vonseiten des Gleit-und Stützgewebes (Bewegungsschmerzen, Gefühl der Gelenkssteifigkeit, Gelenkerguss). Der Kupfernachweis im Gelenkknorpel und in der Synovialmembran gelingt (Menerey et al. 1988).

Röntgenbefunde (Abb. 11.**89**):

- Tendenz zur prämaturen Arthrosis deformans mit der Neigung zur Knochenfragmentation an den Gelenkkonturen bis zum Bild der Osteochondrosis dissecans. Prädilektionstopik: Hand.
- Allgemeine Skelettosteoporose. Außerdem Röntgenbefunde der Rachitis bzw. Osteomalazie (dabei häufig eine transitorische Aktivitätserniedrigung der alkalischen Serumphosphatase).
- Symptomatische Chondrokalzinose.

Statt des hier beschriebenen Gesamtspektrums wird oft nur ein Teilspektrum der Gelenk-Knochen-Befunde beobachtet. Daher haben die pathologischen Veränderungen am Gleit- und Stützgewebe für die Krankheitsdiagnose keine wesentliche Bedeutung.

Je früher die Diagnose gestellt wird und je wirksamer die therapeutische „Entkupferung" gelingt, desto geringer sind die vielfältigen Folgen der Kupferüberladung:

- zentral-neurologische Ausfälle und Abweichungen
- psychiatrische Symptome (Persönlichkeitsveränderungen, schizophrene oder depressive Verhaltensstörungen)
- Lebersymptomatologie (akute Hepatitis als Erstmanifestation, chronische Hepatitis bis Leberzirrhose, im Verlauf portale Hypertension mit Aszites, Ösophagusvarrizen)

7 Dystope Kalziumniederschläge mit Krankheitspotenzial

Kalzium (lat.: calx, calcis = Kalkstein, Kalk) ist ein im Organismus ubiquitär verbreitetes Erdalkalimetall. Sein Ion ist stoffwechselaktiv und tritt in verschiedenen anorganischen und organischen Salzformen auf, die pathogenetisch wirksam werden können. Solche Biokristalle können alternativ folgende Eigenschaften haben:

- Sie können aktions- und reaktionslos in den Weichteilgeweben vorhanden sein.
- Sie können in Abhängigkeit von ihrem örtlichen Volumen pathomechanisch auf das Umfeld einwirken
- Sie können pathobiochemisch gesteuerte Reaktionen, die zu ihrer Auflösung führen und/oder das biologische Umfeld attackieren, induzieren.

! Merke

Unter dem Begriff **„Kristallsynovitis"** („-arthritis", „-arthropathie") werden Kristallablagerungen – Mikrokristalldepositionen – zusammengefasst, die eine Entzündungsreaktion im Weichteilgewebe auslösen und auf diese Weise das Gleit- und Stützgewebe mehr oder weniger nachhaltig ungünstig beeinflussen.

Offensichtlich gibt es einen 2. „pathobiochemischen Modus", das Gleit- und Stützgewebe in Zusammenhang mit Kristallniederschlägen zu schädigen und womöglich zu zerstören, nämlich sich – deskriptiv betrachtet – als **destruktive Osteoarthropathie** zu offenbaren. Sie zeichnet sich pathogenetisch und bildgebend aus. Dieser zerstörerische Gelenkprozess ergreift vor allem große Gelenke, z. B. Schultern, Hüften oder Knie, seltener mittelgroße, evtl. sogar Verbundgelenke wie die Karpalregion, die entweder bei Beginn der Beschwerden normal abgebildet werden oder die bildgebenden Zeichen geschädigter gelenkstabilisierender, fibröser Strukturen, z. B. der Rotatorenmanschette des Schultergelenks, erkennen lassen. Derart erkrankte Gelenke verlieren innerhalb kurzer Zeit – Monate bis etwa 1 Jahr – ihre physiologische Struktur und Funktion gemäß der Metapher des **„Schmelzens der Butter in der Sonne"**. Im ausländischen Schrifttum weist das bevorzugte Attribut „rapid destruktiv" auf diese Eigenart der Gelenkzerstörung hin, die mit wenig reaktiven Phänomenen einhergeht – jedoch gibt es Ausnahmen. Die „Schmelzende-Butter-Metapher" impliziert nicht nur die verhältnismäßig kurzfristige, nicht infektiöse Zerstörung, sondern steht auch für die Erfahrung – wie sie in Kap. 5 „Arthrosis deformans", Abschnitt „Subtypen der Arthrosis deformans", beim ANNRAD-Syndrom angesprochen wird –, dass in diesen Fällen *humorale Faktoren* in der Synovia, aus der Synovialmembran und dem Gelenkknorpel in großen Mengen entstehen bzw. freigesetzt werden. Sie sind osteoresorptive – osteokatabole – und gelenkweichteilschädigende Moleküle, wie bestimmte Mediatoren oder proteolytisch wirksame Enzyme, z. B. verschiedene Metalloproteinasen, Prostaglandine, osteoresorptiv-wirksame aktive Peptide und kleine, biologisch insuffiziente Proteoglykanmoleküle mit herabgesetzter Aggregationsneigung (Mitrovic 1991, Komiya et al. 1992). In entsprechenden Operationspräparaten wurden große Mengen von Osteoklasten – geradezu Osteoklastenhorden – nachgewiesen, die durch die humoralen Stoffe metaplastisch entstehen, aktiviert (und angelockt) werden (Jacqueline 1979).

! Merke

Diese 2. Art der Gelenkzerstörung spiegelt eine kristallinduzierte, gelenkdeletäre enzymatische und durch andere Biomoleküle ausgelöste, für biologische Verhältnisse geradezu explosive, nicht entzündliche Zerstörung wider.

Mikrokristalle aus basischen Kalziumphosphaten, vor allem Hydroxy(-l-)apatit – ein tertiärer Kalziumphosphatkomplex –, Oktakalziumphosphat und Trikalziumphosphat sowie Kalziumpyrophosphatdihydrat, sind in Konzentrationen, die sich entweder röntgenologisch nicht zu erkennen geben oder doch sichtbar agglomerieren, offensichtlich das formale primum movens dieser (2.) Art der Gelenkzerstörung. Die Kristalle treten als Mikrokristalle in metrischen Größenordnungen des Nanometer- und Subnanometerbereichs auf.

Im Folgenden wird auf die Apatitkrankheit, die Pyrophosphatarthropathie, die Oxalose und auf Kalzinosen eingegangen. Zur Uratosteoarthropathie sei auf Kap. 6 „Arthropathien und Osteoarthropathien", Abschnitt „Gicht (Uratgicht)", verwiesen.

Apatitkrankheit

Das Hydroxy(-l-)apatit (Hydroxiapatit) ist unter Berücksichtigung der Körpertemperatur, des pH-Werts und der Mineralkonzentration der stabilste Kristalltyp im menschlichen Organismus. Dieses Mineral bildet den funktionell wichtigsten Konstituenten des Knochengewebes. Dystop, dann beladen mit einem Krankheitspotenzial, tritt es häufiger periartikulär als artikulär auf. Immerhin wurde dieses tertiäre Kalziumphosphat auch intraartikulär als Initiator des Krankhaften beschrieben: **Milwaukee-Arthropathie** (s. ANNRAD-Syndrom, Kap. 5 „Arthrosis deformans", Abschnitt „Subtypen der Arthritis deformans"). Andere Autoren sprechen in diesem Zusammenhang von einer destruierenden Apatitarthropathie (Dieppe et al. 1976). *Diagnostisches Stichwort*: Weitgehend geradezu neuropathisch anmutende, nicht infektiöse Abbau- und Umbauvorgänge der knöchernen Gelenksockel *und* schwere Zerstörung der Gelenkweichteile (Folgen: Instabilität, Gelenkfehlstellung), überwiegend einsetzend ohne bildgebende pathologische Vorläufer, wie *ausgeprägte* Arthrosebefunde.

! Merke

Es sei hervorgehoben: Die geschilderte 2. Art der Gelenkzerstörung spiegelt *keine* aktivierte Arthrose wider. Deren örtliche synovitische Reaktion setzt eine offenbarte Arthroseikonografie voraus und wird vom Gefäßbindegewebe getragen.

Der praktisch wichtigste Aspekt der Apatitkrankheit ist der **Periarthropathiekomplex**.

! Merke

Eine Periarthropathie wird diagnostiziert, wenn Schmerzen und Bewegungseinschränkung eines Gelenks durch unmittelbare, der Knochenverbindung anliegende oder funktionell assoziierte pathomorphologisch veränderte Strukturen ausgelöst werden.

Dieser Komplex tritt als mono- oder bitoper Prozess oder als polytope familiäre (hereditäre) „wandernde" oder simultane Erkrankung auf: **Periarthropathia calcarea (calcificans) localisata versus generalisata**. Die gynäkotrope generalisierte Form wird auch als *Apatitrheumatismus* bezeichnet. Die Apatitniederschläge sind grundsätzlich reversibel. Sie können *entweder* über eine durch sie ausgelöste, oft sehr schmerzhafte Reaktion, die sich bei entsprechender Hautnähe durch Hautrötung, Anschwellung (Ödem) und lokale Erwärmung visuell und tastbar zu erkennen gibt, resorbiert werden *oder* als ein „Kalksteinbruch" im Gewebe liegen bleiben, evtl. mechanisch Beschwerden auslösen *oder* dort symptomlos verharren.

Der Periarthropathiekomplex zeichnet sich röntgenologisch durch eine Agglomeration von Apatitmikrokristallen aus. Sie stellen sich in Form rundlicher, ovaler oder halbrund geformter, singulärer oder hintereinander gereihter multipler „Kalkschatten" an bestimmten Prädilektionsstellen dar, können aber grundsätzlich überall, bevorzugt in vorgegebenen fibrösen (anatomischen) Strukturen, auftreten. Vor allem sind die Rotatorenmanschette bzw. ihre konstituierenden Sehnen einschließlich des langen Kopfes des M. bicipitis brachii ihr bekanntester Sitz: Periarthropathia calcarea humeroscapularis (Abb. 7.1). Der Einbruch des Hydroxy(-l-)apatits aus dem insertionsnahen Anteil der Rotatorenmanschette in die Bursa subacromialis, die Bursa subdeltoidea und/oder in das humeroskapuläre Gelenkkavum kann eine hoch akute Kristallsynovitis/-bursitis/-tenosynovitis calcarea, oder wo auch immer, auslösen (Hand: s. Abb. 11.**110**, Fuß: s. Abb. 16.**123**). Die Termini „Tendinitis/Peritendinitis" und „Tenosynovitis" haben sich für Apatitniederschläge in Sehnen/Sehnenscheiden an den Extremitäten

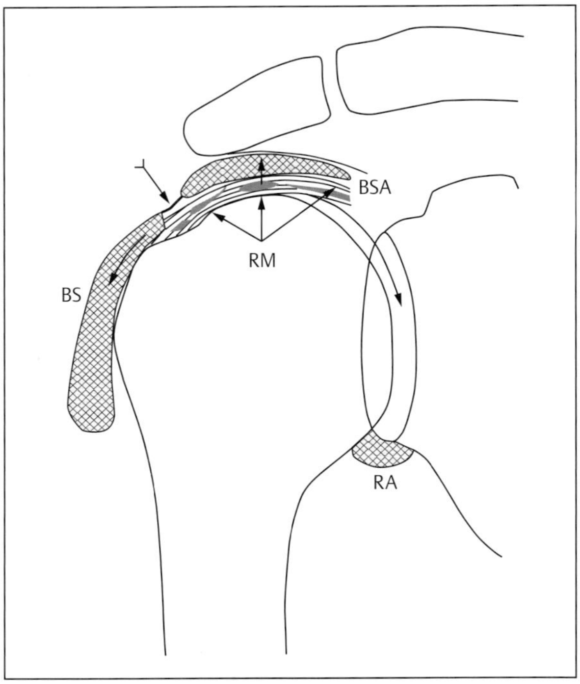

Abb. 7.**1** **Mögliche Perforation und Entleerung von Kalkdepots der Rotatorenmanschette (RM) in die Bursa subacromialis (BSA), die Bursa subdeltoidea (BS) und in das Schultergelenkkavum.**
Klinische Folgen: (hoch) akute Kristallsynovitis. Im Schultergelenk hat sich das eingebrochene Apatitsalz im Recessus axillaris (RA) angesammelt. Ein CT und MRT würde den Erguss im Humeroskapulargelenk direkt sichtbar machen. Im Erguss erkennt man kleinere Kalkschatten. In der BS erscheint der verflüssigte Kalziumphosphatdurchbruch manchmal wie ein (schattengebender) Ausguss. Zwischen BSA und BS *(Pfeil)* kann eine Verbindung angelegt sein. Dann wird der direkte „Kalkweg" von BSA zu BS möglich. Nicht gezeichnet wurde der Einbruch von Kalkdepots des Caput longum M. bicipitis brachii (Ursprung: Tuberculum supragenoidale) in die intertuberkuläre Sehnenscheide bzw. das Gelenkkavum.
Merke:
Die (geblähte) Bursa subdeltoidea wirkt bei neurogenen Osteoarthropathien des Schultergelenks manchmal als „Schlammfang" (s. Abb. 13.**52**).

und an Wirbelsäulenweichteilgeweben eingebürgert. Die Kalkablagerungen bei der Tenosynovitis calcarea sitzen wahrscheinlich primär in den Sehnen und werden von dort in die Sehnenscheide „ausgestoßen". Treten die klinischen Erscheinungen akut-schmerzhaft auf, so ist das Suffix „-itis" durchaus berechtigt. Sollten die akut-entzündlichen Symptome und klinischen Befunde (Schwellung, Hautrötung, functio laesa) fehlen, so empfehlen sich zur Vermeidung einer vorgreifenden, evtl. irrtümlichen nosologischen Entscheidung die röntgenologisch abgeleiteten Bezeichnungen **„Periarthropathia"** bzw. **„Tendopathia calcarea"**.

Bisher wurden mehrere pathogenetische Faktoren für die ansatznahe Apatitablagerung bei der kalzifizierenden Rotatorenmanschettenperiarthropathie erkannt und verallgemeinernd diskutiert:

- Am typischen Ort des Apatitniederschlags in der Rotatorenmanschette, nämlich etwa 1 cm von ihrem Ansatz am Tuberculum maius entfernt lässt sich eine Zone nachweisen, die physiologischerweise hypovaskularisiert ist (Rathbun u. Macnab 1970). Gefolgert wird, dass in dieser „kritischen Zone" die Tenozyten in einer hypoxischen Umgebung „leben" und es dort eher als anderswo in der Rotatorenmanschette zu degenerativen Veränderungen kommt. Die degenerative Zellschädigung zeigt sich in der kritischen Zone u.a. als verkalkende Tendopathie (Mohr u. Bilger 1990) und zwar lichtmikroskopisch an Psammonkörperchen, ultrastrukturell an Mikrosphärolithen. Gehen die degenerativ geschädigten Tenozyten schließlich zugrunde, so führt ihr Untergang zur Freisetzung von Mikrosphärolithen in das interzelluläre straffe Fasergewebe. In diesem Zusammenhang entstehen Kristallisationskeime aus Apatitsalz, mit deren Größenzunahme auch bisher nicht geschädigte Tenozyten involviert werden. Schließlich können die Apatitniederschläge aus der geschädigten Rotatorenmanschette „ausbrechen" und in die synovialisausgekleidete Umgebung „einbrechen" (s. Abb. 7.**1**) – vor allem seien die Bursae subacromialis und subdeltoidea, das Schultergelenkkavum und die intertuberkuläre Sehnenscheide des Caput longum der Bizepssehne genannt. Der Fremdkörperreiz durch das Apatitsalz löst dort manchmal äußerst heftige synovitische Reaktionen aus. Es leuchtet ein, dass der bei operativen Eingriffen erkannte emulsionsartige „Zahnpastatyp" des Hydroxy(-l-)apatitniederschlags eher und leichter aus der Sehne in die Umgebung eindringen kann als der wasserarme „Kreidetyp" und Ersterer daher ein größeres Entzündungspotenzial besitzt (Uhthoff et al. 1976 u. 1982, Uhthoff u. Sarkar 1978). Der Kreidetyp wirkt vor allem biomechanisch raumfordernd oder liegt inert im Gewebe (vgl. Abb. 7.**14**). Im MRT sind daher vor allem beim Zahnpastatyp ein Weichteilödem, also ein Knochenmarködem, und im Szintigramm eine fokal vermehrte Tracer-Aufnahme des Kalziumniederschlags, natürlich auch in Abhängigkeit von seinem Volumen, in der Skelettphase zu erwarten. Im Bereich der (möglichen) Ödemzone im Tuberculum maius (MRT) kann es zu röntgenologisch sichtbaren Kalziumsalzdepositionen im Knochenmark kommen.
- In der Diaphyse sind die Sehnenansatzzonen anders aufgebaut als apo-/epiphysär. Sie sind dort mit Periost versehen. Daher werden morphologisch chondral-apo-/epiphysäre von den periostal-diaphysären Sehnen- und Bandansätzen unterschieden (Tillmann 1987a). Die Bündel aus Kollagenfibrillen können *flächenhaft* oder *umschrieben* die periostbewehrte Knochenoberfläche tangential oder schräg durchsetzen, sodann in die Kambiumschicht des Periosts einstrahlen und in der Diaphysenkompakta verankert werden. Dieser anatomische Modus schließt aber nicht aus, dass sich vor Erreichen der Knochenoberfläche Hydroxy(-l-)apatit in röntgenologisch erkennbarer Menge niederschlägt, dort das umgebende, nicht synovial ausgekleidete Bindegewebe zu schmerzhafter Entzündung anregt und sich in der Skelettphase der Szintigrafie durch vermehrte Tracer-Akkumulation zu erkennen gibt. Als Beispiel sei der Ansatz des M. deltoideus an der Tuberositas deltoidea humeri, seine Tendopathia calcarea, erwähnt.
- Eine weitere anatomische Besonderheit der Sehneninsertionen vermittelt die Unterscheidung in Zug- und Gleitsehnen. Zugsehnen verlaufen in der Wirkungsrichtung des Muskels. Bei Gleitsehnen weicht die Zugrichtung der Sehne von derjenigen ihres Muskels ab. Die Ablenkung der Verlaufsrichtung der Endsehne erfolgt entweder durch ein Skelettelement (Hypomochlion) oder durch Sehnenfesseln (Retinakula). Dort, wo eine Gleitsehne dem richtungbestimmenden knöchernen Widerlager anliegt, sind Knorpelzellen im Gewebe eingebaut. Dies ist als Zeichen einer funktionellen Anpassung an die Sehnenbeanspruchung (Schub-, Druckaufnahme) zu verstehen und nicht, wie früher vermutet, als 1. Schritt zur Tendopathia calcarea (Tillmann u. Kolts 1993).

Die 3 genannten anatomischen und (patho-)physiologischen Gegebenheiten bzw. Vorgänge und neuere histopathologische Untersuchungsergebnisse erlauben folgende allgemein verständliche, pathogenetische Schlussfolgerungen hinsichtlich der Entstehung der Apatitkrankheit (Mohr 2003a):

Ein mechanisch eingeleiteter Untergang von Tenozyten bringt den Prozess in Gang. Die physiologische Hypovaskularisation des Sehnengewebes – namentlich an bestimmten Stellen – führt dazu, dass die nekrotischen Sehnenzellen nicht völlig abgebaut und resorbiert werden. Vielmehr bleiben nekrotische Zellfragmente im Gewebe liegen. Sie wirken als „Kalkfänger" und können einerseits zu röntgenologisch sichtbaren Schollen konfluieren (Kreidetyp). Andererseits ist es möglich, dass die Kalziumniederschläge reaktiv eine lokale, völlige oder teilweise entzündliche „Lyse" auslösen und eine zahnpastaähnliche Konsistenz annehmen, in die Umgebung eindringen und auf diese Weise synoviale anatomische Strukturen erreichen. Dort rufen sie eine entzündliche (synovitische) Reaktion unterschiedlichen Ausmaßes her-

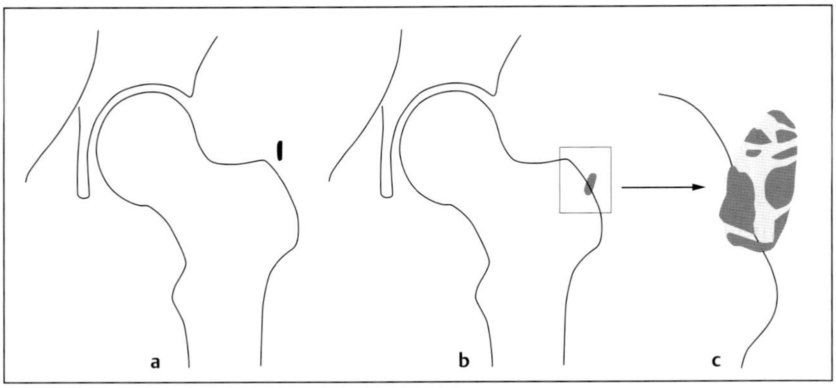

Abb. 7.**2a–c** **Zwei Röntgenbefunde in der Weichteilumgebung des Trochanter maior im Sinne der Periarthropathia coxae calcarea.**
a **Sehnenverkalkung** in unmittelbarer Insertionsnähe.
b und **c** **Bursaapatiterkrankung**, mögliches typisches Areal abgegrenzt, Ausschnittsvergrößerung zur Demonstration des gelappt-scholligen Aspekts der Bursaverkalkung – sei sie primär entstanden oder durch Einbruch von Apatitmaterial aus **a.**

vor. Diese ist sowohl für die (evtl. starken) Beschwerden verantwortlich als auch für die Resorption – das Verschwinden – des niedergeschlagenen Apatits.

In der Hüftregion zeigt sich die Apatitkrankheit als **Periarthropathia coxae calcarea (calcificans)** (Abb. 7.**2**; nomenklatorische nosologische Einordnung s. o.).

Zur *Klinik* der Periarthropathia coxae:

- *Akutes Stadium:* Dann dominieren lokaler Ruhe- bzw. Nachtschmerz.
- *Subakutes Stadium*, zumeist fortgeleitet aus dem akuten Zustand: vor allem Schmerzen bei bestimmten Bewegungen (Laufen, Sitzen, Steigen, Tragen) sowie nachts im Liegen auf der erkrankten Seite.
- *Chronisches Stadium:* geringer, aber hartnäckiger lokaler Schmerz, zumeist bei Belastung. Liegen auf der erkrankten Seite verstärkt grundsätzlich die lokalen Beschwerden!

Selten können massive peri- und intraartikuläre Apatitniederschläge durch die entzündlich-resorptiven Vorgänge Erosionen an den artikulierenden knöchernen Gelenksockeln auslösen (erosive Apatitarthritis; Schumacher et al. 1981) oder extraartikuläre Arrosionen durch ihre Härte und das „Kalkvolumen" hervorrufen (Abb. 7.**3**).

Bekannteste Manifestationen der Apatitkrankheit an der Wirbelsäule sind:

- **Tendinitis calcarea des M. longus colli** (Abb. 7.**4**): Das Suffix „-itis" soll anzeigen, dass dieser prävertebrale Apatitniederschlag sehr häufig mit stärkeren Schmerzen und Schluckbeschwerden einhergeht und eine Weichteilschwellung in der retropharyngealen Umgebung auslöst (seitliche Röntgenaufnahme der Halswirbelsäule reicht zum Erkennen aus).
- **Densaureole** (Abb. 7.**5**): Nomenklatur entsprechend ihrem hufeisenförmigen Röntgenaspekt. Sie ist entweder ein Apatitniederschlag, eine knöcherne Metaplasie (Steinbruchzeichen) bei entzündlich-rheumatischen Erkrankungen oder bei der konstitutionellen DISH oder zeigt okzipitozervikale Entwicklungsstörungen oder knöcherne Bandausrisse an (s. Kap. 18 „Achsenskelett", Abschnitt „Entzündlich-rheumatische Wirbelsäulenerkrankung: rheumatoide Arthritis").

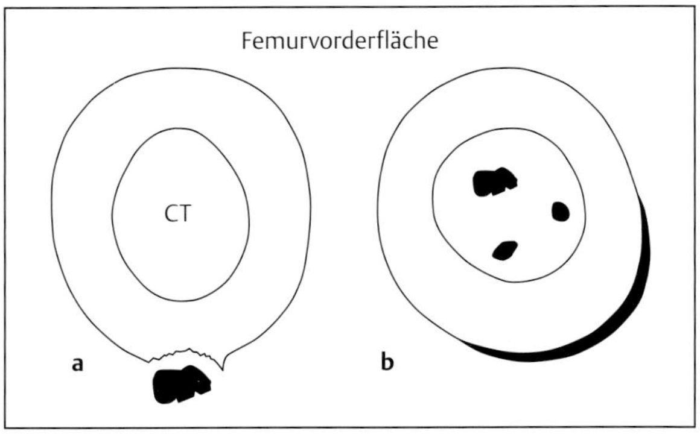

Abb. 7.**3a, b** **Seltene Folgen massiver peri- und intraartikulärer Apatitniederschläge.**
a **Schmerzhafte (Oberschenkelschmerzen) Tendinitis calcarea der Sehne des M. glutaeus maximus oder des M. vastus lateralis** wenige Millimeter von ihrer Insertion u. a. an der Tuberositas glutaea (raues, längliches Feld) als kraniolaterale Fortsetzung der Linea aspera (raue Doppellinie an der Femurrückseite). Etwas distal von den Insertionen der genannten Muskeln setzt der M. adductor magnus an der Linea aspera an. Auch dort wird die Tendinitis calcarea beobachtet und kann selten zur Femurarrosion führen.
Röntgenbefund: Siehe Abb. 14.**117**.
Skelettszintigrafie: mäßig vermehrte umschriebene Tracer-Akkumulation nur in der Spätphase.
CT: Paraossales dichtes Kalziumsalzdepot. In seiner unmittelbaren Umgebung flache Arrosion der Femurkompakta an ihrer Rückseite und diskrete „Ausfransung" – dieser Befund ist ein potenzielles, jedoch kein obligates Phänomen.
MRT (nicht abgebildet): Paraossales Ödem (im Muskelgewebe), *keine Weichteiltumormasse.*
Fazit: Der Röntgenbefund (evtl. unter Durchleuchtung zur Freiprojektion des Kalkschattens in die Weichteile), die *typische* Lokalisation und der CT-Befund reichen zur Diagnosestellung aus!
Die im Schrifttum erwähnten bildgebenden Differenzialdiagnosen (darunter juxtakortikales Osteosarkom, maligner Weichteiltumor, knorpelhaltiger Weichteiltumor, Myositis ossificans localisata, Osteoidosteom) spiegeln die bildgebend-diagnostische Unsicherheit des Untersuchers wider (vgl. Abbildungen unter diesen Stichwörtern).
b **Typisches CT-Bild der kalzifizierenden Myelitis („Diaphysitis") in einem großen Röhrenknochen bei pseudotumoröser interstitieller Kalzinose** (s. S. 255ff).
Befunde: Fleckige Kalkschatten im Knochenmark, oft begleitet von einer benignen Periostreaktion. In der Regel asymptomatisch, jedoch oft vermehrte Tracer-Aufnahme in der szintigrafischen Spätphase.

- **Discitis calcarea im Kindesalter** (Abb. 7.**6**): in der Regel ein symptomatischer Befund, beispielsweise Einschränkung der Halsbeweglichkeit oder/und Schluckbeschwerden. Die durch den Apatitniederschlag ausgelösten entzündlichen Vorgänge können sich einerseits als Verbreiterung der prävertebralen Weichteile (Ödem) widerspiegeln, andererseits durch ihre Hyperämie das Wachstum der altersgemäß noch nicht voll ausgereiften benachbarten Wirbelkörper stimulieren – sie werden vergleichsweise zu „groß" oder zeigen Fehlform. Außerdem kann sich der verkalkte Nucleus pulposus raumfordernd verlagern.

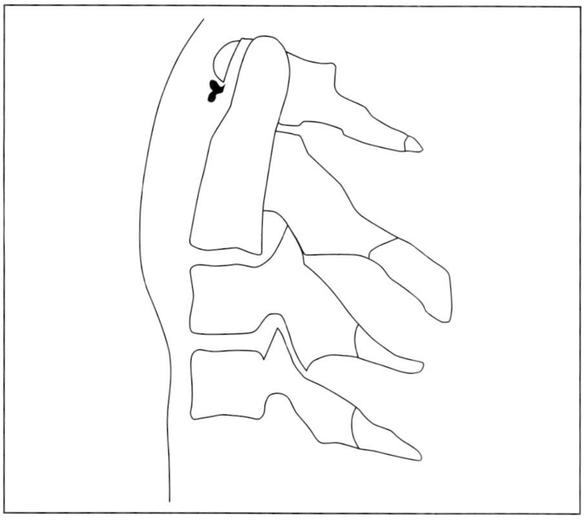

Abb. 7.**4** **Tendinitis calcarea des M. longus colli.**
Klinische Diagnose: Akute Schmerzen *(atraumatisch)* und Bewegungseinschränkung der (oberen) Halswirbelsäule, Dysphagie.
Bildgebender Röntgenbefund: Unterhalb des vorderen Atlashöckers sind ein (oder mehrere) Kalkdepots abgebildet. Der normalerweise bis 7 mm dicke prävertebrale Weichteilschatten C 2/3 ist verbreitert (Ödem, unmittelbar posttraumatisch auch Hämatom möglich).
MRT: Falls aus differenzialdiagnostischen Gründen nötig (Abszedierung?).
Röntgendifferenzialdiagnose: Ossikulum als Ausdruck einer Entwicklungsstörung des kraniozervikalen Übergangs, Frakturfragment (Ausriss, Anamnese?). Kalkniederschlag im Eiter bei Retropharyngealabszess/-phlegmone, z. B. nach Fischgrätenverletzung.

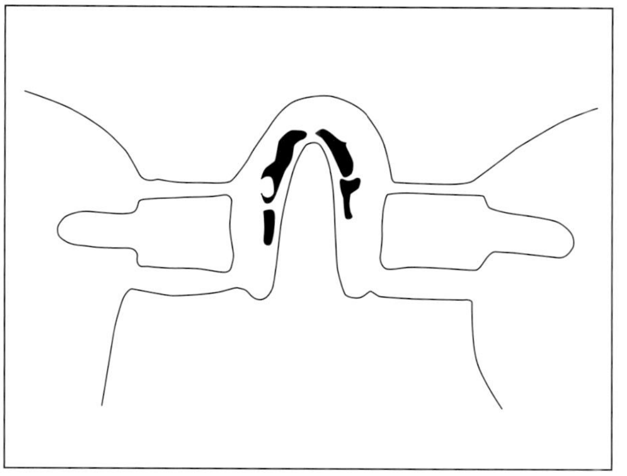

Abb. 7.**5** **Densaureole.** Sie entsteht aus verschiedenen Gründen. Die Annahme einer Apatitpathogenese bedarf verschiedener klinischer und bildgebender Differenzialdiagnosen (s. Kap. 18 „Achsenskelett", Abschnitt „Entzündlich-rheumatische Wirbelsäulenerkrankung: rheumatoide Arthritis").

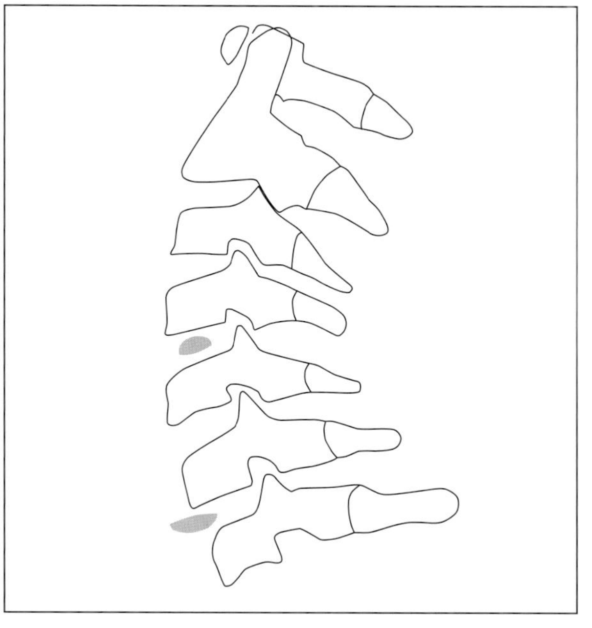

Abb. 7.**6** **Spinales Analogon der Tendinitis calcarea im Kindesalter (Discitis calcarea).**
Klinik: Schmerzen, Schiefhals.
Bildgebung, Verlauf: Die Kalkeinlagerung bei C 4/5 resorbierte sich innerhalb mehrerer Monate – wahrscheinlich begünstigt durch die physiologische Diskusvaskularisation in diesem Alter. Die Verkalkung im Diskus C 6/7 resorbierte sich ebenfalls unter Ruhigstellung und antiphlogistischer Medikation. Vorher hatte sich das Apatitdepot nach vorn verlagert (Schluckbeschwerden). Bei möglicher Dorsaldislokation drohen radikuläre und myelopathische Symptome und Befunde.
Nicht gezeichnet: Prävertebrale Weichteilschwellung (Ödem) möglich.

Kalziumpyrophosphatarthropathie in Weichteilstrukturen (Chondrocalcinosis articularis)

Die Pyrophosphatablagerungen spiegeln eine *örtliche* Stoffwechselstörung wider. Zur Prädilektionstopik gehören faseriges und hyalines Knorpelgewebe und intraartikuläre Hilfsstrukturen wie Disci articulares, Menisken und Zwischenwirbelscheiben (Abb. 7.7), aber ebenso – wenn auch seltener – die Synovialmembran, die fibröse Gelenkkapsel, periartikuläres Bindegewebe, Bänder und Sehnen. Das klinische und röntgenologische **Testgelenk** dieser Depositionskrankheit ist das **Kniegelenk** (Abb. 7.**8**). Je häufiger sich Hinweise für eine Chondrokalzinose im Gelenkknorpel finden – punkt- und/oder strichförmige Schatten in der mittleren Knorpelschicht –, desto eher ist damit zu rechnen, dass diese örtliche Stoffwechselstörung sich klinisch offenbart, im Extremfall als Pseudogichtattacke (McCarty Jr. et al. 1962) oder noch häufiger als schmerzhafter, oft rezidivierender Gelenkerguss.

Der akute Pseudogichtanfall, der Gichtanfall durch niedergeschlagenes Mononatriumuratmonohydrat, die akute Periarthritis calcarea (humeroscapularis) bzw. eine extraartikuläre Tendinitis/Peritendinitis calcarea sind pathogenetische Beispiele für die durch Biokristalle vermittelte *massive* Freisetzung von Entzündungsmediatoren. Die Kristalle aus Kalziumpyrophosphatdihydrat ent-

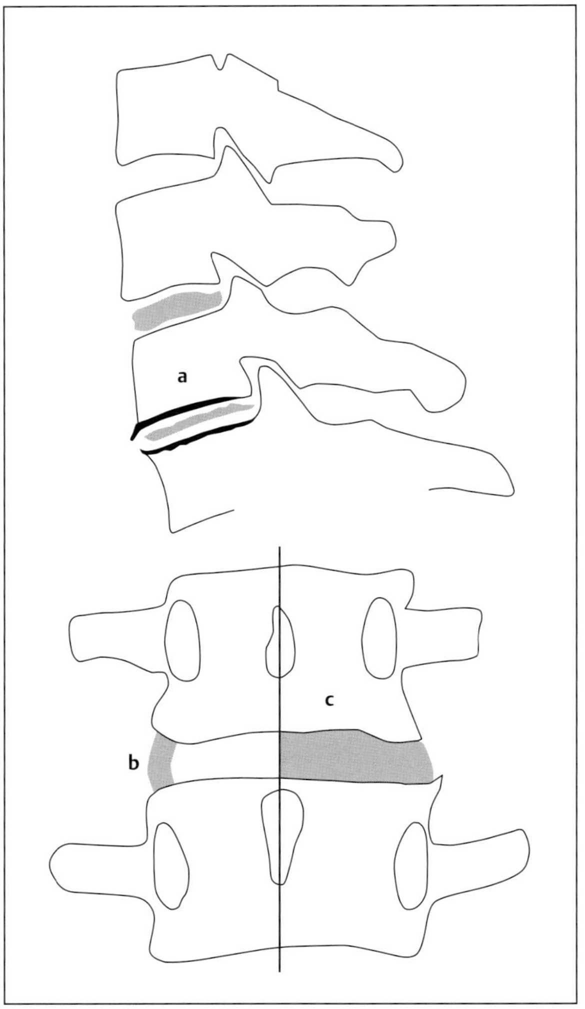

Abb. 7.**7a–c** **Mögliche Röntgenbefunde bei der diskalen Wirbelsäulenchondrokalzinose.**

a **Beginnende und fortgeschrittene Verkalkung in 2 zervikalen Disken.** Im unteren Segment finden sich die Röntgenzeichen der Diskusdegeneration (Osteochondrose).

b **Röntgenfrühzeichen der lumbalen Chondrokalzinose im Anulus fibrosus.**

c **Fortgeschrittene Diskuschondrokalzinose** (zusätzliche Diskushöhenreduktion möglich): Diskopathie mit Pyrophosphatimprägnation oder nekrobiotische Apatitimprägnierung – röntgenologische Mineraldifferenzialdiagnose ist nicht möglich; allenfalls klinische und laborchemische Fahndung nach verschiedenen Grunderkrankungen dieser beiden Verkalkungsalternativen.

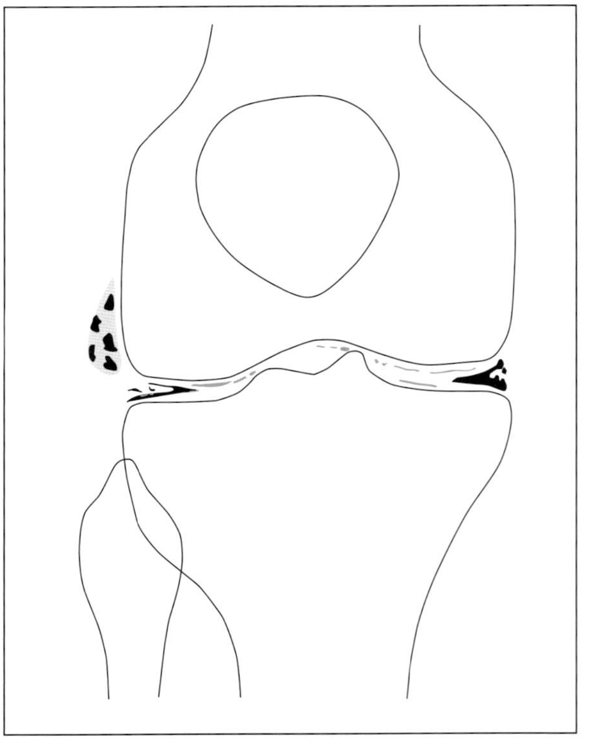

Abb. 7.**8** **Potenziell möglicher Röntgenaspekt der Chondrokalzinose am Kniegelenk (Testgelenk).** Imprägnierung hyaliner, fibrokartilaginärer und artikulärer Weichteile mit Kalziumpyrophosphat.

Merke:

Es gibt 2 formale (sukzessive) Voraussetzungen für die Entstehung der Chondrocalcinosis articularis, nämlich:

1. Extrazelluläres Auftreten der Pyrophosphationen.
2. Ihr extrazellulärer kristalliner Niederschlag als wasserunlösliches Kalziumsalz.

stehen unter der pathogenetischen Vorstellung, dass Pyrophosphat sich *intrazellulär* beim Abbau energiereicher Triphosphate in Zusammenhang mit zahlreichen Biosynthesen bildet. Wenn dieses Pyrophosphat beispielsweise durch Lecks der Zellmembran oder durch extrem vermehrten Anfall nach *extrazellulär* gelangt, reagiert es mit den ubiquitären Kalziumionen zum unlöslichen Kalziumpyrophosphatdihydrat und präzipitiert (agglomeriert; Mohr et al. 1981). Dadurch wird es röntgenologisch sichtbar. Geschätzt wird, dass im menschlichen Organismus intrazellulär täglich 1 bis mehrere Kilogramm Pyrophosphat anfallen (Milazzo 1978).

Die Chondrokalzinose tritt auf:

- **Hereditär** (familiär): Dann klinisch erstmals gewöhnlich bereits im 3. oder 4. Dezennium auffallend (Žitnan u. Sit'aj 1963).
- **Sporadisch:** Verläuft klinisch häufig asymptomatisch, namentlich, wenn in der 5. und späteren Lebensdekade – präsenil, senil – als Einzelbefund oder in Zusammenhang mit arthrotischen Röntgenbefunden (dann allerdings oft klinische Repräsentation als aktivierte Arthrose) entdeckt.
- **Symptomatisch:** als Begleitbefund bei verschiedenen endokrinen und metabolischen Grundkrankheiten. Dazu gehören auch die hyperparathyreote Stoffwechsellage bzw. Patienten mit terminaler Niereninsuffizienz und Langzeithämodialysetherapie.

! *Merke*

Grundsätzlich gilt die Empfehlung, beim röntgenologischen Nachweis einer symptomatischen Chondrokalzinose mindestens den Kalziumserumspiegel, die alkalische Serumphosphatase, den Eisen- sowie den Kupferserumspiegel zu bestimmen, den Kohlenhydrat- und den Harnsäurestoffwechsel zu überprüfen und sich über die Nieren- und Schilddrüsenfunktion zu informieren.

Das autosomal-rezessive **Gitelman-Syndrom** ist ein Beispiel aus der Gruppe hereditärer renaler Tubulusstörungen mit Magnesiumverlust und Chondrokalzinose. Zu den Störungen der Magnesiumhomöostase mit Chondrokalzinose gehört auch der **hypokalzämische Hypoparathyreoidismus**. Die infrage kommenden Erkrankungen können allerdings im Einzelfall zufällig mit Chondrokalzinose einhergehen, aber ebenso mit ihr kausal zusammenhängen.

Folgende *klinische* Bilder der Chondrokalzinose sind bekannt:

- Asymptomatische Verlaufsform.
- Röntgenokkulte Arthralgien.
- Subakute bis hoch akute Arthritisattacken, die (unbehandelt) Tage bis Wochen dauern und spontan remittieren (**Pseudogichtanfall**). Ein banales Trauma oder eine physikalische Überbeanspruchung können der Arthritis unmittelbar vorausgehen. Über die Jahre nehmen die arthritischen Fälle an Heftigkeit ab.
- (Subakute bis) chronische entzündliche Reaktionen der Synovialmembran, die ohne medikamentöse antiphlogistische Medikation Wochen bis Monate anhalten und beispielsweise mit einem chronischen bzw. chronisch-rezidivierenden Gelenkerguss einhergehen.
- Arthroseröntgenbild mit oder ohne Aktivierungsbefunde der degenerativen Gelenkerkrankung.
- Völlige weichteilbedingte und knöcherne Desintegration des befallenen Gelenks – vor allem Knie, andere Gelenke der unteren Extremitäten, Hand und Schulter – mit neuropathischen röntgenmorphologischen Zügen und *ohne* primäre neurologische Abweichungen im peripheren und zentralen Nervensystem: **destruktive Pyrophosphat[-osteo-]arthropathie** bzw. **-spondylarthropathie** (**Pyrophosphatspondylopathie**; Abb. 7.**9**, Abb. 7.**10** und Abb. 7.**11**; Menkes et al. 1973).
- Selten: **Distanztyp der Chondrocalcinosis articularis** (Abb. 7.**12**) sowie der **Pyrophosphattophus** durch massiven, osteolytisch wirksamen Niederschlag mit umgebender fibröser „Kapsel". Letzterer ist hauptsächlich an der oberen Wirbelsäule zu beobachten. Pyrophosphatniederschläge an den Kopfgelenken bergen die Gefahr der pathologischen Densfraktur.

! *Merke*

Jedes extrazelluläre Auftreten von Kalziumpyrophosphatkristallen kann symptomatisch werden, wenn die Verkalkungen „aufbrechen" und sich in die synoviale und extrasynoviale Umgebung „ergießen"!

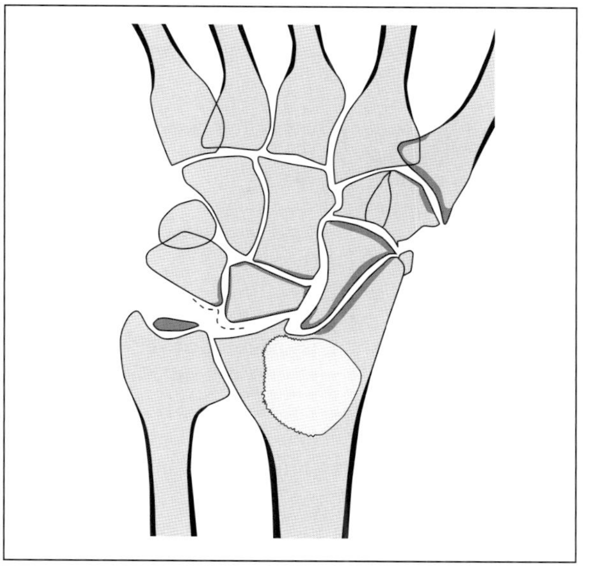

Abb. 7.**9** **Destruktive Pyrophosphatosteoarthropathie am Handgelenk.**
Begründung der Ätiopathogenese: Der kalkimprägnierte Discus articularis radioulnaris – bei älteren Menschen ein häufiger Befund – reicht zur Diagnose nicht aus. Wohl aber gibt die gestrichelte Verkalkung des hyalinen Knorpels am Lunatum und Triquetrum pathogenetische Hinweise. Die **Schleifarthrose des Skaphoids** im Radius und die große „Radiuszyste" zeigen das Derangement interne durch (in diesem Fall) schwere atraumatische kirstallogene Schädigung der kapsuloligamentären Strukturen an.

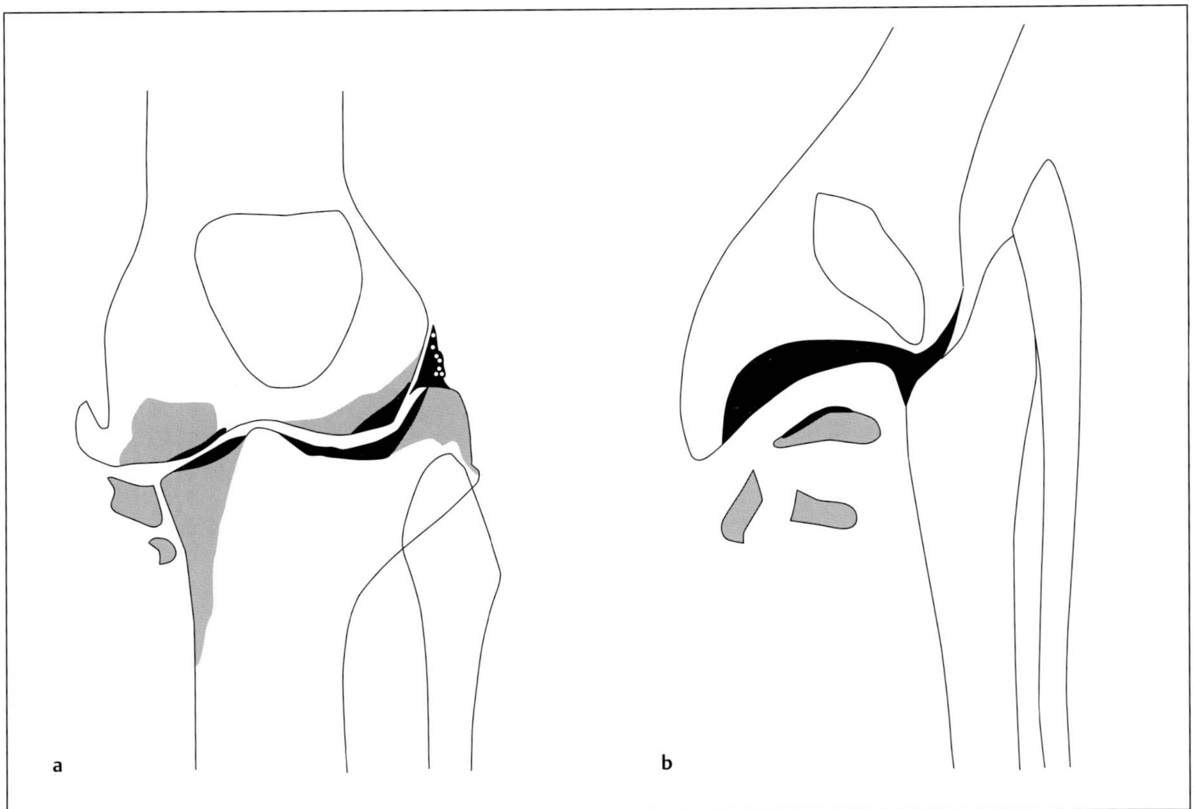

Abb. 7.**10a, b** **Charcot-gelenkartige destruktive Pyrophosphatosteoarthropathie des Kniegelenks mit Desintegration des kapsuloligamentären Apparats und der knöchernen Gelenksockel** (Fragmentation, Resorption und Fehlstellung).

a Die pathogenetisch wirksame Kalziumpyrophosphatablagerung ist nur noch am imprägnierten und wohl desinserierten (?) Außenmeniskus zu erkennen.

Pathogenetische Einordnung:

1. An anderen, nicht destruierten Gelenken sind typisch lokalisierte Verkalkungen im Hyalinknorpel sichtbar. Pseudogichtanfälle dort in der Anamnese.
2. Vergleiche grundsätzlich die Symptomatologie des ANNRAD-Syndroms (s. Kap. 5 „Arthrosis deformans", Abschnitt „Subtypen der Arthrosis deformans").
3. Je weiter die destruktive Pyrophosphatosteoarthropathie (oder auch die Arthrose) in einem Chondrokalzinosegelenk fortgeschritten ist, desto mehr nimmt der typische Chondrokalzinoseaspekt ab; denn der Gelenkknorpel und die faserknorpeligen Binnenstrukturen werden mit der Zeit weitgehend zerstört.

b Nach weiterer Verlaufsbeobachtung über 6 Jahre bei demselben Patienten: Desintegrierte Kniegelenkruine, völlig funktionslos.

Außerdem sei bedacht, dass beim Nachweis von Kristallen – klinischer Verdacht auf Kristallsynovitis – im Gelenkerguss gleichzeitig Apatit- und Pyrophosphatkristalle nebeneinander auffallen können. Es gibt offensichtlich **gemischte Kristallarthropathien** mit dem Vorkommen beider Kristalltypen (Apatit und Pyrophosphat).

Die geschilderten vielseitigen klinischen und röntgenologischen Befunde der Pyrophosphatarthropathie erwecken den Verdacht, dass nicht ausschließlich das auskristallisierte Kalziumpyrophosphatmolekül als solches, sondern auch seine pro Zeiteinheit in die Synovialflüssigkeit und/oder in den subchondralen Markraum abgegebene Menge (Konzentration) das klinische Erscheinungsbild der Chondrokalzinose mitprägen! Die von Dihlmann und Fernholz (1969) eingeführte Arbeitshypothese des Menge-Zeit-Quotienten der Mikrokristallfreisetzung – *Beispiel:* Gicht – bietet daher auch bei der Pyrophosphatarthropathie eine plausible pathogenetische Erklärung für die geschilderten ***vielfältigen*** klinischen und röntgenmorphologischen Bilder (s. Abb. 6.**1**):

- Großer Menge-Zeit-Quotient, d. h. massive Präzipitation in kurzer Zeit = hoch akute Kristallsynovitis (Typ Pseudogicht), da der Übertritt in die Synovia von phagozytierenden Leukozyten nicht mehr „beherrscht" wird. Freigesetzte proinflammatorische Zytokine usw. prägen das klinische Bild.
- Mittlerer Menge-Zeit-Quotient, d. h. Präzipitation in höherer Konzentration, aber zeitlich ausgedehnt = subakute bis chronische Reaktion der Synovialmembran über Wochen bis Monate, evtl. rezidivierender Verlauf (Gelenkerguss usw.).
- Kleiner Menge-Zeit-Quotient, d. h. geringe und protrahierte Präzipitation = die angelockten, in das Kavum eingewanderten Leukozyten phagozytieren die Kris-

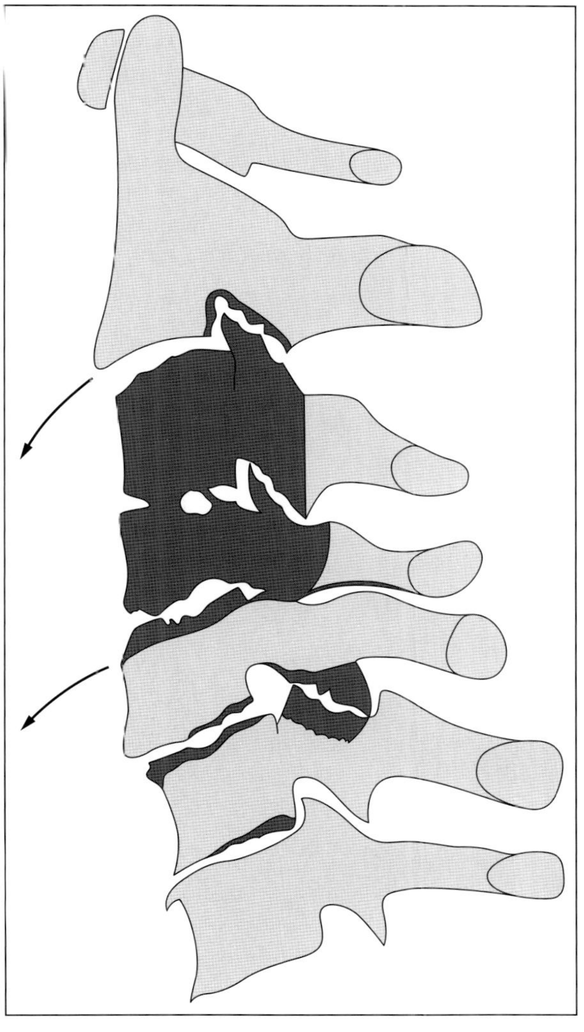

Abb. 7.**11** **Fortgeschrittene zervikale, destruktive Spondyl(-arthro-)pathie bei einem Patienten mit Dauerhämodialysetherapie seit etwa 15 Jahren.**

Röntgenbefunde: Schwere Desintegration mit Fehlstellung bzw. Fehlstellungshaltung, Wirbelgleiten u. a. durch Zerstörung von Wirbelbogengelenken, Diskuskollaps, Abschlussplattenerosionen, nur diskrete marginale Spondylophyten, massive Spongiosaverdichtung, kugelige Osteolyse C4.

MRT (nicht abgebildet): Unspezifisches Ödem in einzelnen betroffenen Wirbeln, keine perivertebrale oder diskale *starke* Signalgebung bei T2-Gewichtung, daher kein bildgebender Hinweis auf per vertebrale oder -durale Abszessbildung bei differenzialdiagnostisch zu erwägender infektiöser Spondylodiszitis, keine Spinalmarkkompression. Umgekehrt kann bei nur *geringer* Signalintensität bei T2-Gewichtung die aktive infektiöse Pathogenese ausgeschlossen werden.

Merke:

1. Pathogenese sehr wahrscheinlich Ausdruck eines Kombinationsschadens bei hyperparathyreoter Stoffwechsellage (1), β_2-Mikroglobulinamyloidose (2), aluminiuminduzierter „Dialyseosteomalazie" bzw. durch Mangel an nephrogenem 1,25-Dihydroxyvitamin D3 bedingter Osteomalazie (3), Hydroxy(-l-)apatitkrankheit (4) und Pyrophosphatfreisetzung (5).
2. Korrelation der destruktiven Spondylarthropathie mit der Dialysedauer (Leone et al. 2001).
3. Vorzugstopik: Halswirbelsäule einschließlich des kraniozervikalen Übergangs, selten Brust- oder Lendenwirbelsäule.

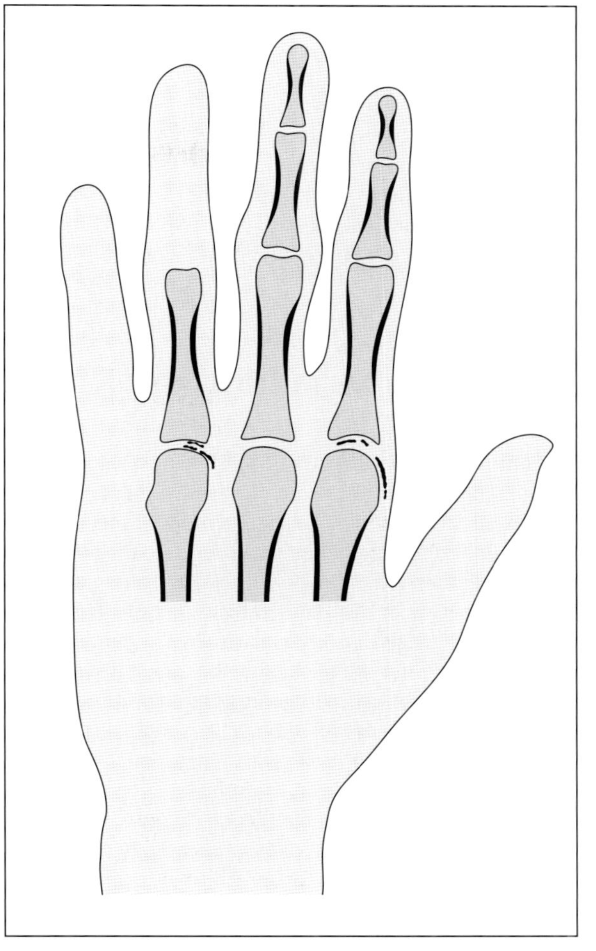

Abb. 7.**12** **Distanztyp der Chondrokalzinose.**

Klinisch: Akute Arthritis des 3. IP-Gelenks mit Hautrötung.

Röntgenbefund: Chondrokalzinose der asymptomatischen MCP II und IV.

Röntgendiagnose: Distanztyp der kristallinduzierten Pyrophosphatsynovitis. Fachinternistische Bestätigung im aspirierten PIP-Gelenkerguss: *Phagozytierte Kalziumpyrophosphatkristalle* ragen *nicht* aus den Leukozyten heraus. Ihre triklinen (plattenförmigen) Kristalle und ihr monoklines (nadel- oder stäbchenförmiges) Dimorph verhalten sich polarisationsoptisch *schwach positiv doppeltbrechend. Uratkristalle ragen meist aus den phagozytierenden Leukozyten heraus.* Sie zeigen sich monoklin, sind *stark negativ doppeltbrechend*, erscheinen *gelb*, wenn die *lange* Achse des Kristalls *parallel* zur Kompensatorachse verläuft, *blau* dagegen, wenn sie *senkrecht* zur Kompensatorachse des Polarisationsmikroskops ausgerichtet ist. *Kalziumpyrophosphatkristalle verhalten sich farblich umgekehrt.*

talle und lösen sie weitgehend auf. Dadurch wird einerseits die Schwelle zum Auslösen der entzündlichen Synovialisreaktion überhaupt nicht oder nur in minimaler Stärke erreicht. Andererseits brechen die Moleküle aus dem mikromorphologisch degenerativ veränderten Gelenkknorpel über Fissuren heraus und erreichen die Kavumoberfläche. Im Ganzen gesehen wird bei diesem Quotienten die Entstehung der Arthrosis deformans vorangetrieben (Mohr et al. 1981) und sich in absehbarer Zeit röntgenologisch und klinisch offenbaren.

▶ Für die Entwicklung der destruktiven Pyrophosphatosteoarthropathie kann postuliert werden, dass über die Zeit größere Mengen sich extrazellulär niederschlagendes Kalziumpyrophosphatdihydrat das Gleit- und gelenktragende Stützgewebe bzw. seinen Knochenmarkraum erreichen. Die Leukozytenimmigration wird ihrer „nicht mehr Herr". Die Kristalle lösen – ebenso wie bei der destruktiven Apatitarthropathie beschrieben – die Freisetzung von Enzymen usw. aus, deren gelenk- und knochendeletäre Einwirkung sich auch röntgenologisch manifestiert. Ähnliche Überlegungen gelten für die destruktive Chondrokalzinosespondyl(-arthro-)pathie (s. Abb. 7.**11**).

Übrigens: Plasma- und Harnkonzentration des anorganischen Pyrophosphatmoleküls sind bei den Patienten mit Chondrokalzinose nicht erhöht. Der Phosphatgehalt in der Synovialflüssigkeit liegt jedoch oberhalb der Normwerte.

Oxalose (Überladung mit Kalziumoxalatkristallen)

Die **familiäre (primäre) Oxalose** ist eine Erbkrankheit. Sie geht auf einen autosomal-rezessiven Enzymdefekt zurück, der zu erhöhter Oxalsäuresynthese führt. Die frühesten Röntgenzeichen der Oxalose treten gewöhnlich schon in den ersten 5 Lebensjahren auf (Anderson et al. 1983), und zwar in der Haut (miliar) und der Unterhaut (wattebauschartige Kalziumoxalattophi), in der Synovialmembran (mit der Möglichkeit einer Kristallsynovitis), im Gelenkknorpel und röntgenmorphologisch vor allem sichtbar im Knochenmark (Abb. 7.**13**) sowie als Nephrokalzinose und Nephrolithiasis als Folge der vermehrten renalen Oxalatausscheidung.

Darüber hinaus können die Niederschläge von Kalziumoxalat einerseits zu einer dialysepflichtigen terminalen Niereninsuffizienz führen, andererseits als Komplikation der Dauerdialyse auftreten: **sekundäre Oxalose**. Grundsätzlich gilt, dass der erhöhte endogene Anfall von Oxalsäure bei normaler Nierenfunktion durch eine vermehrte Oxalurie kompensiert wird. Jedoch ist dies ein quantitatives Ausscheidungsproblem – es hat also seine Limitationen. Auf diese Weise kann es zu einer Einschränkung bis zum Versagen der Nierenfunktion mit Ablagerungen von Kalziumoxalat vor allem in den angeführten Geweben und Organen kommen (Knochen, Gelenke, Bindegewebe, Myokard, Gefäße, Augen: **systemische Oxalose**).

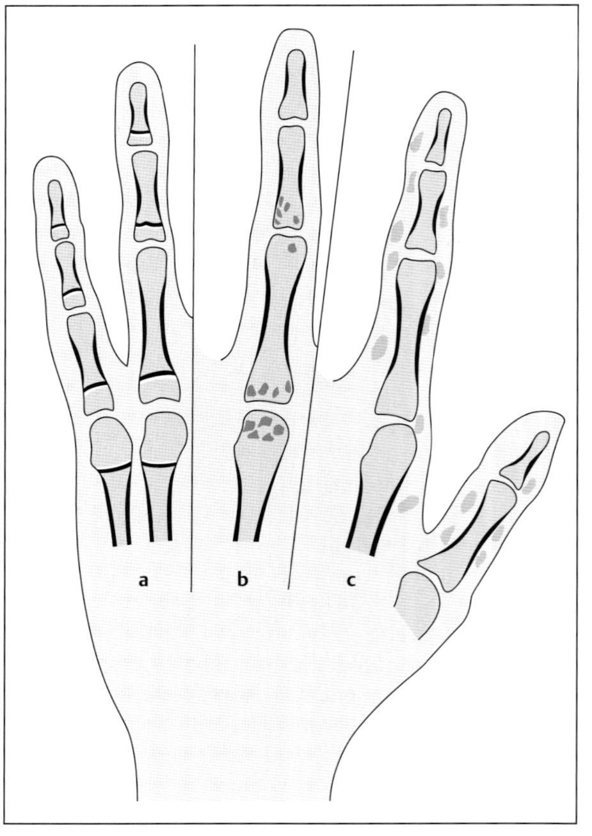

Abb. 7.**13a–c** **Spektrum der Röntgenbefunde bei familiärer (primärer) Oxalose an der Hand.** Am Fuß wären entsprechende Röntgenbefunde zu erwarten. Unmittelbar subchondral im Humerus- und Femurkopf können Verdichtungszonen auftreten.

a **Dichte, querverlaufende Oxalatbänder mit begleitender Aufhellungszone in Röhrenknochen.**

b **Rosettenartige Verdichtungsfoci.**

c Wattebauschartige Kalziumoxalattophi oder urämische Kalkniederschläge in den Weichteilgeweben (dann aber gewöhnlich auch Zeichen der subperiostalen Resorption [mindestens] an der Radialseite von Mittelphalangen, hier nicht gezeichnet; s. Abb. 11.**90** und Abb. 11.**91**).

Merke:

Nicht nur bei der familiären Oxalose kann es zur Kristallsynovitis kommen, sondern auch bei der Stoffwechselaberration Zystinose (Štepán et al. 1976) und wahrscheinlich auch durch verflüssigte Lipidkristalle (Reginato et al. 1985).

Weichteilverkalkungen/Kalzinosen

Symptomatische, d.h. sekundäre Weichteilverkalkungen (im Bewegungsapparat) werden auch als *dystrophisch* und *metastatisch* eingeordnet. Erstere entstehen in nekrobiotischen und nekrotischen Gewebsanteilen verschiedenster Pathogenese und Ätiologie, die hier nur *beispielhaft* aufgezählt werden. Unabhängig von ihrer Ursache „mauert der Organismus sie ein", da er sie offenbar nicht abbauen kann, und versucht, sie dadurch biologisch zu neutralisieren (*Beispiel:* Parasitenverkalkung). Auf diese Weise zeigen sich Kalkablagerungen in schlecht durchbluteten Anteilen mancher Weichteiltumoren vor allem mit knorpeliger und fettzellenhaltiger Matrix, ferner auch im verkalkenden Epitheliom von Malherbe (Pilomatricoma der Haarfollikel), das sich als vorwiegend subkutane Raumforderung mit amorphen Verkalkungen darstellt (Ichikawa et al. 1997) – *bildgebende Differenzialdiagnose:* Myositis ossificans. Außerdem kommen Kalziumsalze in folgenden Strukturen vor:

- in (ehemals infizierten) Hautnarben
- in größeren, nicht voll resorbierten Hämatomen
- in umschriebenen Fettnekrosen
- in kugeligen Thromben (Phlebolithen)
- in eingedicktem Eiter
- im Ober- und Unterschenkel manschettenförmig bei chronischer venöser Insuffizienz

Verkalkungen gehören auch zur Spätkomplikation eines myonekrotischen Kompartmentsyndroms (vgl. Abb. 15.**101**), dessen anatomisch begrenzter Raum das Volumen und damit die Durchblutung und Funktion des betroffenen Muskelkompartments erheblich beeinträchtigen kann und auf diese Weise u.a. zu ausgedehnten spindelförmigen, nekrotischen Muskelverkalkungen Anlass gibt – periphere Verkalkungen, zentrale Verflüssigung (Viau et al. 1983). Kalkpräzipitationen nach intraartikulären und peri- und paraartikulären mikrokristallinen Kortikosteroidinjektionen kommen ebenso vor wie örtliche (unerwünschte) kristallinduzierte entzündliche Reaktionen („Cristallosynovitis factitia") – Cave Fehldiagnose „inokulierte pyogene Infektion" oder vice versa.

Metastatisch genannte Weichteilverkalkungen werden bei allgemeinen Kalzium- und Phosphatstoffwechselstörungen in normalen (?) Geweben beobachtet. Oft, aber nicht obligat gehören zu diesen Weichteilverkalkungen auch die **Kalzinosen.** Sie treten in der Haut, der Unterhaut und in tiefer gelegenen Bindegewebsformationen auf.

Deskriptiv werden 3 Kalzinoseformen – gelegentlich mit fließenden Übergängen hinsichtlich ihrer Röntgenmorphologie – unterschieden:

- **Calcinosis interstitialis localisata** (sive **circumscripta**) – obsolet: Kalkgicht. Diese Kalzinose stellt sich als krümelig-fleckige und Cluster-artige Kalkdepots, oft an Akren, dar. Für die Praxis gilt: Der Nachweis einer zirkumskripten interstitiellen Kalzinose *ohne* erosive Arthritis, mit oder ohne reaktionslose (Akro-)Osteolysen, sollte in 1. Linie an eine progressive systemische Sklerose (evtl. Raynaud-Syndrom) denken lassen. Eine solche Kalzinose *mit* erosiver Arthritis erregt immer den Verdacht einer Mischkollagenose (s. dort). Darüber hinaus kommen Kalzinosen auch bei den anderen klassischen Kollagenosen (s. dort) vor. Außerdem gehen verschiedene, von Weichteilverkalkungen begleitete Erbkrankheiten, beispielsweise mit *oder* ohne Kalzium- und Phosphatstoffwechselabweichungen einher (vgl. Pseudohypoparathyreoidismus und Pseudo-Pseudohypoparathyreoidismus).
- Als **Calcinosis interstitialis universalis** werden ausgedehntere Weichteilverkalkungen bezeichnet. Sie tauchen als band-, streifen- oder netzförmig projizierte Kalkschatten im subkutanen und tiefer gelegenen (interstitiellen) Bindegewebe auf (Abb. 7.**14**) und passen sich der Form und dem Verlauf der imprägnierten anatomischen Strukturen an. Besonders die juvenile Dermatomyositis neigt zur universellen interstitiellen Kalzinose (s. Abb. 15.**99**). Die Röntgenmorphologie dieser Kalkdepots ist manchmal an den (beiden) Unterschenkeln so ausgedehnt, dass sie bei Persistenz im Verlauf des Lebens ohne Berücksichtigung der Vorgeschichte den verkalkten Myonekrosen des Kompartmentsyndroms ähneln können. Etwa die Hälfte der Patienten mit zirkumskripter und universeller interstitieller Kalzinose leidet an einer Grundkrankheit – mit oder ohne auffallende Abweichungen des Kalzium- und Phosphatsstoffwechsels. Bei der anderen Hälfte sind diese Kalzinosetypen das einzige örtlich erkennbare krankhafte Substrat.
- **Calcinosis lipogranulomatosa** (Synonyme: **pseudotumoröse interstitielle Kalzinose**, medizinhistorisch bezeichnet als **Teutschländer-Krankheit, familial tumoral calcinosis**). Diese Kalzinose offenbart sich als familiäre (hereditäre) pseudotumoröse interstitielle Kalzinose oder symptomatisch (als Sekundärbefund vor allem bei Patienten unter Dauerdialysetherapie). Die **familiäre pseudotumoröse interstitielle Kalzinose** – Prävalenz bei Schwarzafrikanern häufiger als in der kaukasischen Population – ist aus pathogenetischer Sicht eine metastatische Verkalkung. Sie wird autosomal-rezessiv mit variabler klinischer Expressivität vererbt und gibt sich schon in der Kindheit, der Adoleszenz oder im jungen Erwachsenenalter klinisch zu erkennen. Die variable Expressivität mag Ursache dafür sein, dass einerseits nur bei etwa ⅓ der Träger ein leicht familiäres Auftreten beobachtet wird und andererseits nicht alle charakteristischen pathologischen Laborparameter gemeinsam auftreten müssen, nämlich ein erhöhter Serumspiegel des 1,25-Dihydroxyvitamins D_3 (Hypervitaminose D_3) und eine normokalzämische Hyperphosphatämie, manchmal mit herabgesetzter renaler Phosphatausscheidung infolge verstärkter Phosphatreabsorption in proximalen renalen Tubuli. Typisch dagegen sind für beide pathogenetischen Formen der pseudotumorösen interstitiellen

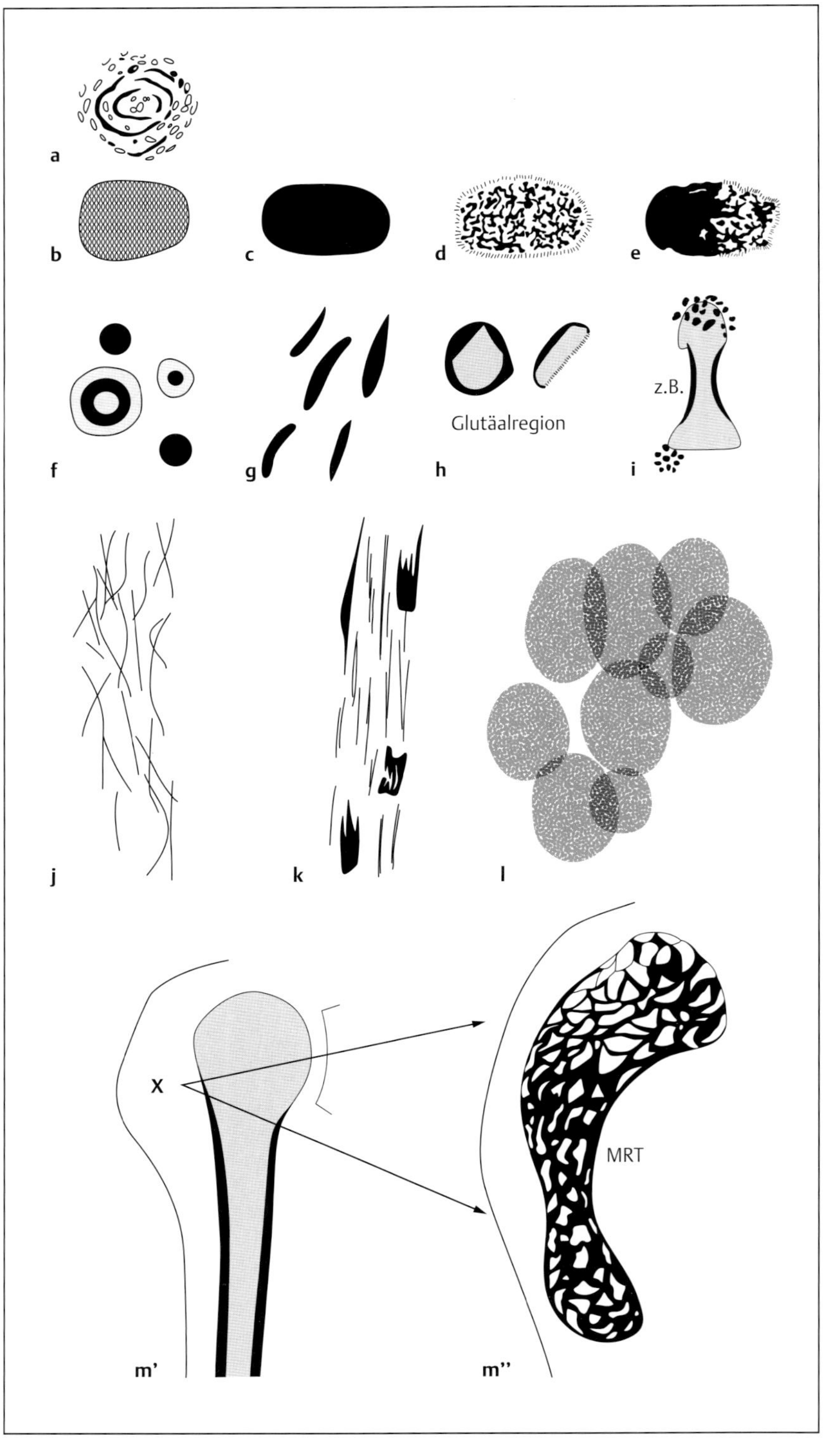

Abb. 7.**14a–m''** **Diagnostisch relevante bildgebende Muster bei dystopen Weichteilverkalkungen.**

a **Typ der stippchenförmig und in konzentrischer Schichtung verkalkten, metaplastisch-knorpeligen Gelenkkörper** (festsitzend, mobil): Kapselchondrom, verkalkte Meniskusfragmente. Falls extraartikulär: juxtaartikuläres Weichteilchondrom, falls intra-, periartikulär: *multiple* neoplastische Synovialchondrome, Sehnenscheidensynovialchondromatose.

b **Typ des artikulären Knochenkörpers.** Metaplastisches Kapselosteom (festsitzend oder Corpus liberum), intraartikuläres Gelenkosteom (z. B. Kniegelenk), „geborene" Osteochondrosis dissecans einer (konvexen) Gelenkkontur; osteochondrale Frakturen können ebenfalls zum Corpus liberum werden; intraartikuläre Knochenbröckel nach epiphysärer ischämischer Osteonekrose, intra-, periartikulär beim Charcot-Gelenk; Meniskusossikel (s. Abb. 15.**61**), akzessorisches Knöchelchen. Typ b zeigt regelmäßige Spongiosatextur und dünne Kortikalis (Entscheidung setzt bestimmte Größe voraus).

c **Kreidetyp**, glatt konturiert, homogen dicht, biologisch inert, falls nicht durch seine Größe mechanische Funktionen behindernd, dann schmerzhafter Reizzustand möglich (**c–e** Apatitverkalkungen in präformierten anatomischen Strukturen, z. B. Sehnen).

d **Zahnpastatyp**, unscharfe Konturen, aufgelockerte Strukturen, inhomogene Dichte. Biologisch hoch aktiv/aktiv, (starke) Schmerzen, lokale Entzündungsphänomene.

e **„Mischtyp"** (zwischen **c** und **d**), entsprechend ambivalentes biologisches Verhalten (Differenzierung von **c**, **d** und **e** hängt von der Größe des Apatitdepots ab → evtl. Lupenbetrachtung).

f **Phlebolith(-en)**, gelenknahe, dann auch an Hämangiom denken. Kugelige bis schichtweise Verkalkung.

g **Verkalkte, arteriell eingeschwemmte Bandwurmzystizerken** (verkalkte *Parasiten* in der Muskulatur).

h **Ringartige oder ovale Kalkschatten nach lokaler Fettgewebsnekrose** (Zustand nach subkutaner Injektion eines für intramuskuläre Injektion vorgesehenen Medikaments, locus typicus: Glutäalregion).
Histologie (Dihlmann u. Peter 1963): Kalkhaltige fibröse Kapsel mit diffusen und perivaskulären Rundzellinfiltraten.

i **Körbchenartig angeordnete (krümelig-fleckige) Calcinosis interstitialis circumscripta.**

j **Subkutan, netzförmig abgebildete Kalzinose vom Typ Calcinosis interstitialis universalis.**

k **Eher band- und streifenförmig an den Muskelgrenzen und -interstitien lokalisierte Kalzinose vom Typ Calcinosis interstitialis universalis.**

l **Pseudotumoröse interstitielle Kalzinose** (zystenartige Raumforderung mit der Tendenz zur Septierung und Überlappung.

(Fortsetzung siehe nächste Seite)

◄ **m–m'' Chronische Bursitis subdeltoidea** (Beispiel), die durch zahlreiche **Reiskörper** aus Fibrinablagerungen (Corpora oryzoidea) aufgebläht ist.

m' Dort, wo die Bursa liegt, erkennt man im Röntgenbild eine Anschwellung ohne Kalkschatten (x).

m'' MRT dieser Region (T2-Gewichtung [mit Fettsuppression], jedoch kann aus technischen Gründen die starke Signalintensität – das „Leuchten" der Synovialflüssigkeit zwischen den Reiskörpern – hier nicht wiedergegeben werden, (Synovia deshalb *„grau"*). Die Reiskörper(-aussparungen) geben im aufgeblähten Synovialraum (Gelenk, Bursa, Sehnenscheide) bei T1-Gewichtung muskelisointense Signale, sind also praktisch nicht abgrenzbar. Bei T2-Gewichtung verhalten sie sich muskelhyperintens, aber flüssigkeitshypointens. *Unverkalkte* Synovialchondrome zeigen sich bei T1-Gewichtung dagegen iso- oder leicht hyperintens, bei T2-Gewichtung hyperintens gegenüber den Muskelsignalen (Chen et al. 2002, Mutlu et al. 2004). Reiskörper sind vor allem bei der rheumatoiden Arthritis, der juvenilen idiopathischen Arthritis, bei (HLA-B27-assoziierten) Spondylarthropathien und bei mykobakteriellen Infektionen bekannt.

Kalzinose die röntgenmorphologischen Erscheinungsbilder: In Gelenknähe – vor allem in der Hüftregion, am Ellenbogen und an den Schultern und Füßen – zeigen sich uni- oder multilokuläre, mehr oder weniger gelappte bzw. sich überlappende oder solide Kalziumsalzniederschläge (Abb. 7.**15**).

Das **Wermer-Syndrom** gehört zu den familiären Polyendokrinopathien. Im Rahmen des primären Hyperparathyreoidismus bzw. der Entwicklung einer Niereninsuffizienz kann es bei ihm zu großen periartikulären Kalziumsalzablagerungen am Ellenbogen, an der Hüfte und an den Schultern und zu Stressfrakturen (Insuffizienzfrakturen) kommen. ■

Die pasten- bis kalkmilchartigen Kalkdepots geben sich manchmal mit Spiegelbildung durch die Sedimentierung ihrer voluminösen Niederschläge zu erkennen (Abb. 7.**16**).

Die chemische Analyse ergibt Kalziumkarbonat und Kalziumphosphate. Kalkmilch ist eine kalkhaltige Ansammlung von Lymphflüssigkeit. Die Kalkniederschläge sind in ihrer „aktiven" Phase von Makrophagen und vielkernigen Riesenzellen umgeben und werden von den histologischen Befunden einer chronischen Entzündung begleitet. In der „inaktiven" Phase umgeben sie sich mit fibrösen Formationen ohne zusätzlich auffallende Zellformen. Die „kalkfangenden" anatomischen Strukturen sind einerseits erweiterte Bursen, deren Synovialisauskleidung – soweit noch nicht von den Kalkdepots völlig zerstört – auf den Fremdkörperreiz und ihre Distension entzündlich, d. h. schmerzhaft, reagieren kann. Dann gehören auch Hautrötung und Anschwellung zum klinischen Bild. Andererseits sammeln sich die Kalziumsalze auch in Sehnen, in Sehnenscheiden, in Muskeln und in der Knochenhaut an. Grundsätzlich haben sie die Tendenz zur Größenzunahme, können aber durchaus asymptomatisch bleiben – namentlich bei der familiären Form der pseudotumorösen Kalzinose.

Die sich vergrößernden und ausbreitenden Raumforderungen führen unter Umständen zur Druckarrosion an benachbarten Knochen, zu Druckschäden vorbeiziehender Nerven oder zu Drucknekrosen und Hautfisteln und dann evtl. zur Sekundärinfektion.

Die zystenartigen Kalkdepots treten aber auch in Körperbereichen mit vermehrter mechanischer Belastung, beispielsweise an „Druckzonen" in Skapulanähe, an den Tubera ischiadica, in der Glutäalregion und am lateralen Fußbereich auf.

Nur bei der familiären pseudotumorösen interstitiellen Kalzinose offenbaren sich manchmal hypoplastische Zähne mit kurzen, zwiebelförmigen Wurzeln und obliterierter Pulpakavität („Pulpasteine"). Außerdem wurden u. a. Verkalkungen degenerativ veränderter elastischer Bindegewebsfasern in der Haut (entsprechend dem Pseudoxanthoma elasticum) als seltene Assoziationen der pseudotumorösen Kalzinose beobachtet, desgleichen

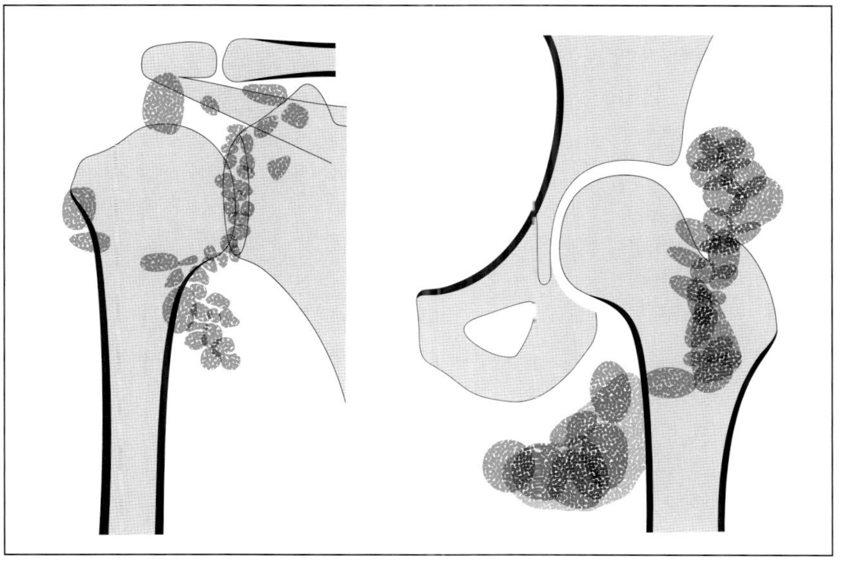

Abb. 7.**15** **Prinzipieller Röntgenbefund bei pseudotumoröser interstitieller Kalzinose am Schulter- und Hüftgelenk;** s. die rundlichen multilokulären, gelappten bis überlappenden oder soliden Kalziumsalzniederschläge.

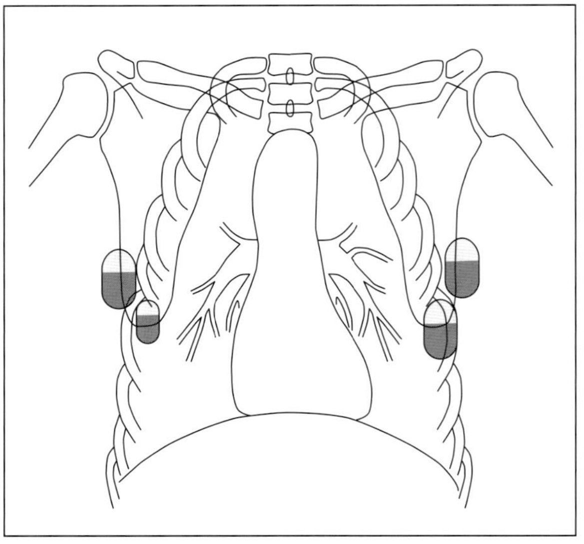

Abb. 7.**16** **Pseudotumoröse interstitielle Kalzinose auf einer Thoraxaufnahme im Stehen.** Siehe die zystenartigen Gebilde mit kalkdichtem Inhalt in der Umgebung unterer Skapulaanteile. Sie zeigen Schichtungsphänomene („Spiegelbildung") durch Sedimentation des Kalkmilchinhalts.

Gefäßwandverkalkungen und gefäßähnliche „Retinastreifen".

Ein potenzieller Befund bei der familiären pseudotumorösen Kalzinose ist die kalzifizierende Myelitis („Diaphysitis"). Sie zeigt sich an fleckigen Knochenmarkverkalkungen in den Schäften langer Röhrenknochen (vor allem im CT; s. Abb. 7.**3**), die gelegentlich zu einer auch szintigrafisch nachweisbaren entzündlichen Reaktion führen und eine periostale (benigne) Reaktion (s. dort) auslösen können. Im Gefolge der entzündlichen Knochenmarkreaktion kommt es gewöhnlich zu einer Resorption des niedergeschlagenen Apatitminerals. Zu ihrer röntgenmorphologischen Differenzialdiagnose, allerdings ohne Berücksichtigung klinischer Hinweise und Befunde, gehören:

- Knochen(-mark-)infarkt
- Enchondrom und zentrales Chondrosarkom
- Amyloidverkalkungen

Wenn Patienten mit familiärer pseudotumoröser Kalzinose über rezidivierende Skelettschmerzen klagen und die Röntgenuntersuchung des oder der schmerzenden Knochens(n) eine Hyperostose (Kompaktaverdickung, benigne Periostreaktion und im MRT ein Knochenmarködem) aufdeckt, so muss berücksichtigt werden, dass die familiäre pseudotumoröse Kalzinose und das **Hyperostose-Hyperphosphatämie-Syndrom** 2 Phänotypen derselben Erkrankung sind (Joseph et al. 2010). Daher soll in diesen Fällen differenzialdiagnostisch nicht generell die Koinzidenz mit einer chronischen Osteomyelitis, einem osteoplastisch wachsenden Knochentumor, einem multifokalen Osteoidosteom oder einer sklerosierenden Knochendysplasie erwogen werden. Die **sekundäre (symptomatische) pseudotumoröse interstitielle Kalzinose** gehört zu den vielfältigen Komplikationen des gestörten Kalziumphosphatstoffwechsels bei dauerdialysierten Patienten mit terminaler Niereninsuffizienz.

- Übersteigt das Kalziumphosphatprodukt im Serum in mg/dl etwa 75, so besteht ein hochgradiges Risiko, dass sich eine verkalkend-metastatische, pseudotumoröse interstitielle Kalzinose entwickelt, und auch Verkalkungen kleiner Hand- und Fußarterien treten auf.
- Calcinosis interstitialis circumscripta.
- Calcinosis interstitialis universalis.
- Aspekt des Periarthropathiekomplexes.
- Sekundäre Kalziumoxalatniederschläge.
- Chondrokalzinose (evtl. mit Pseudogichtanfällen) und Pyrophosphattophus.
- Vitamin-D-Intoxikation, vor allem bei Patienten unter Dauerdialyse.
- Gicht infolge von Niereninsuffizienz verschwindet sehr häufig nach Einleitung der Dauerdialyse, da durch diese Therapie ein hinreichendes Ausschwemmen des Natriumurats erreicht wird.

Nach effektiver Nierentransplantation kann sich die pseudotumoröse interstitielle Kalzinose spontan zurückbilden.

Medizinhistorische Bedeutung hat das *Milch-Alkali-Syndrom* (Burnett-Syndrom) bei Patienten mit chronischen Ulzera des Magens und Zwölffingerdarms, die über Jahre mit Milchtherapie und mit leicht resorbierbaren Erdalkalien (Antazida) behandelt wurden. Bei ihnen können aufgrund der medizinisch-therapeutisch aufgezwungenen Störungen des Mineralhaushalts (Hyperkalzämie, Hyperphosphatämie, metabolische Blutalkalose) u. a. Veränderungen im Sinne der pseudotumorösen interstitiellen Kalzinose auftreten.

Zur Therapie der **neonatalen Hypokalzämie (Neugeborenentetanie)** werden Kalziumlösungen intravenös injiziert oder infundiert. Nicht sofort erkannte Paravasate können ausgedehnte lokale Weichteilverkalkungen (Kalziumphosphatverbindungen) auslösen, die zur Gewebsirritation – Erythem, Ödem, subkutane Knoten, Venenverkalkungen, sterile Abszedierungen, Schorfbildung – führen. Diese Symptome und Befunde treten bis zu 3 Wochen nach Injektion auf. Im Röntgenbild geben sich amorphe kalkdichte Schatten oder große Plaques, ferner Gefäßwandverkalkungen oder perivasale Kalkablagerungen zu erkennen. Die Verkalkungen, die sogar außerhalb des eigentlichen Paravasats auftreten können, resorbieren sich meist nach 4–6 Monaten. Die Einordnung dieser resorbierenden Weichteilverkalkungen als metastatisch bleibt offen.

8 Fasziitisproblem

Muskelfasern werden erst durch das funktionelle Zusammenspiel und den strukturellen Zusammenhang des sie umhüllenden gefäß- und nervenführenden Bindegewebes – durch ihre Faszie – zum benannten Muskelindividuum. Dieses Hüllgewebe kann sich allerdings unter bestimmten biomechanischen Bedingungen zu unterschiedlich dickem, straffem kollagenfaserigem Bindegewebe umbauen, das von elastischen Fasern begleitet wird. Formal entstehen dann Sehnen, Bänder und Aponeurosen. Das geflechtartige Zusammenwirken der Kollagenfibrillen in der Art eines Scherengitters gibt der Faszie Festigkeit, ermöglicht die Anpassung an die Gestalt und damit die freie Verschieblichkeit der Muskelfasern bei Kontraktion und Erschlaffung. Auf diese Weise wird durch Herabsetzung der Reibung der Kraftverlust vermindert.

An diese Kurzdefinition der Faszien, Sehnen, Bänder und Aponeurosen wird das Suffix „-itis" angehängt, und schon ist die **Fasziitis** „geboren". Gibbon und Long (1999) sprechen in Zusammenhang mit der Plantarfaszie einerseits von einem „Misnomer"; denn diese Sehnenplatte ist keine Faszienhülle, sondern eine Aponeurose. Andererseits spiegelt der aus dem angloamerikanischen Sprachgebrauch kommende Ausdruck etymologische Unkenntnis wider. Mit diesen Vorbehalten wird der Terminus „Fasziitis" hier gebraucht, da es nicht um eine korrekte Sprachregelung geht, sondern um Allgemeinverständlichkeit.

Nekrotisierende Fasziitis

Diese seltene lebensbedrohende, rasch progrediente bakterielle Infektion des Subkutangewebes mit dem Schwerpunkt Faszien (Flüssigkeitsnachweis und -ausbreitung mittels MRT und CT erkennbar) kann alle Faszienstrukturen des Körpers befallen. Sie wurde in Kap. 3 „Einführung in die Arthritis- bzw. Synovitisdiagnostik", Abschnitt „Verschmälerter röntgenologischer Gelenkspalt", besprochen, darunter auch ihre Sonderform mit Erkrankung des Perineums und des männlichen Genitales: **Fournier-Gangrän**. Die nekrotisierende Fasziitis gehört zur bildgebenden Differenzialdiagnose der subkutanen Gasbildungen, während bei den Myonekrosen „Muskelgas" im Vordergrund steht und bei der Phlegmone („Zellulitis") die Beteiligung des tiefen Faszienblatts fehlt.

Zur Differenzialdiagnose perinealer Anschwellungen gehören Weichteilabszedierungen, das Lipom oder maligne Tumoren (Weichteilsarkome, Metastasen) und auch der **Radfahrerknoten** (biker's nodule, perineale knotige Induration, perineales Hygrom, sog. akzessorischer Testikel). Die umschriebene, nur selten mehr als 3 cm Durchmesser aufweisende, vor allem beim Sattelsitz schmerzhafte „Raumforderung" zeigt sich paramedial am Damm hinter dem Skrotum. Sie geht auf myxoide Degeneration von subkutanem Fettgewebe und Kollagenfasern im Gefolge von Drucknekrosen in der oberflächlichen Perineumfaszie über den Sitzbeinhöckern zurück (van de Perre et al. 2009). Die Hypovaskularisation des Radfahrerknotens offenbart sich im CT und MRT als fehlende Anfärbung mit Kontrastmittel (Ausschluss von Entzündung und Malignität). Im Ultraschallbild fällt der Radfahrerknoten durch Hypoechogenität und fehlendes diagnostisch relevantes Power-Doppler-Signal auf.

Eosinophile Fasziitis (Shulman-Syndrom)

Die eosinophile Fasziitis (Shulman-Syndrom; Shulman 1974) ist entweder eine Entität oder eine Sonderform der progressiven systemischen Sklerose mit dominierender Beteiligung der oberflächlichen oder tief gelegenen Muskelfaszien und des Perimysiums. Ihre Bildgebung gelingt im MRT, z. B. mit STIR-Sequenzen, durch die hohe Signalintensität der verdickten Faszien (Liou et al. 2003). Außerdem lassen sich bei den Patienten mehr oder weniger ausgeprägt nachweisen:

- Bluteosinophilie
- Hypergammaglobulinämie
- in der Haut-Faszien-Biopsie: Infiltrate von Lymphozyten, Plasmazellen und (oft auch) eosinophilen Granulozyten

Manchmal erstreckt sich die pathologische Mikromorphologie über das Perimysium hinaus in die Skelettmuskulatur. Im späteren Krankheitsverlauf fällt die starke Vermehrung von kollagenem Fasergewebe in der Subkutis, u.a. auch in den interlobulären Fettgewebssepten, auf (Mohr u. Wisseler 2001).

Klinisch zeigt sich das Shulman-Syndrom als kutane und subkutane, sklerodermieähnliche, leicht erythematöse, eindrückbare ödematöse Schwellung und Induration. Außerdem gibt es sich mit Plaque-artiger, evtl. flächiger Hyperpigmentierung besonders an den Unterarmen, den Unterschenkeln und am Körperstamm zu erkennen. Die Hautoberfläche bleibt zunächst unauffällig; später kann sie ein lederartiges, glänzendes Aussehen annehmen.

Häufig beginnt die Erkrankung nach einer ungewohnten Anstrengung.

Die eosinophile Fasziitis tritt oft in *Assoziation* mit Autoimmunkrankheiten auf, z.B. dem systemischen Lupus erythematodes oder der progressiven systemischen Sklerose – allerdings wird die klinische Differenzialdiagnose zwischen der eosinophilen Fasziitis an sich und der progressiven systemischen Sklerose durch das Fehlen von Raynaud-Phänomenen und viszeralen Sklerodermiemanifestationen erleichtert. Die rheumatoide Arthritis oder, häufiger noch, eine *nicht erosive symmetrische Arthritis kleiner Gelenke* gehört zu den Assoziationen des Shulman-Syndroms. Die Gelenkerkrankung kann die Beschwerden dominieren.

Weitere Assoziationen der eosinophilien Fasziitis betreffen hämatologische und neurologische Erkrankungen – vor allem das Karpaltunnelsyndrom –, ferner Schilddrüsen- und vaskulitische Erkrankungen sowie die Sarkoidose.

Die Prognose der Erkrankung ist günstig, sei es, dass es zur Spontanremission oder zur Remission unter dem Einfluss der Glukokortikosteroidtherapie kommt.

Nach längerer Ingestion von L-Tryptophan in pharmakologischer Dosierung zeigt sich manchmal ein Krankheitsbild, das vom Shulman-Syndrom als *Fasziitis-Sklerodermie-Eosinophilie-Syndrom* oder nach dem vorherrschenden klinischen Aspekt als *Eosinophilie-Myalgie-Syndrom* abgegrenzt wird (Schnabel et al. 1991).

Pseudosarkomatöse proliferative Läsionen in Weichteilgeweben

Die *noduläre Fasziitis,* die *proliferative Fasziitis* und die *proliferative Myositis* seien hier als Beispiele für nicht tumoröse Fibro- und Myofibroblastenproliferationen genannt, die zur Verbreiterung einer oberflächlichen oder tiefen Faszie oder beider Faszien gleichzeitig führen können (Batsakis u. El-Naggar 1994). Diese schmerzlosen oder schmerzhaften, evtl. nur druckdolenten Weichteilschwellungen können sich in wenigen Wochen vergrößern – daher wird von pseudosarkomatösen Läsionen gesprochen. Besonders in der Fasciitis nodularis kommen Osteoid, Knochenformationen und Knorpel als Teil der reaktiven Phänomene vor. Daher muss die Differenzialdiagnose gegenüber der Myositis ossificans localisata (atraumatica, traumatica) (s. Kap. 6 „Arthropathien/Osteoarthropathien", Abschnitt „Myositis ossificans localisata traumatia/atraumatica"), der fokalen Myositis (s. dort), den malignen Weichteiltumoren und dem juxtakortikalen Osteosarkom gestellt werden. Beim Sitz der Fasciitis nodularis in Diaphysennähe der Röhrenknochen kann die Knochenkontur durch die knotigen Formationen arrodiert und/oder eine Periostreaktion angeregt werden (bildgebende Differenzialdiagnose dann auch gegenüber dem Ewing-Sarkom). Im MRT zeigt die noduläre Fasziitis eine unspezifische Signalgebung, d.h. ein homogenes isointenses T1w- und ein homogenes T2w-Signal mit hoher Intensität der gut abgrenzbaren runden oder ovalen Raumforderung – im Einzelfall können die Signale jedoch auch davon abweichen (Kijima et al. 2005).

Insgesamt lösen der palpable Befund und das schnelle Wachstum (die Vergrößerung) der meisten der genannten Läsionen nicht nur die Bildgebung (Röntgenuntersuchung und MRT) aus, sondern führen schließlich zur bioptisch herbeigeführten histologischen Einordnung (Wang et al. 2002).

Fasciitis plantaris/aktivierte Fibroostosis calcanei

Die Fasciitis plantaris – ihr Synonym lautet „aktivierte Fibroostosis calcanei" (Abb. 8.**1**) – entsteht bei der überwiegenden Mehrzahl der Patienten als Überlastungsschaden der Plantaraponeurose, beispielsweise bei Laufsportlern, bei Berufen mit Tragen schwerer Lasten, bei starkem Übergewicht, bei Fußdeformitäten und bei Enthesiopathien als primäres oder reaktives Phänomen. Von einer *akuten* Plantarfasziitis wird gesprochen, wenn es gelingt, Beschwerdefreiheit innerhalb von etwa 6 Monaten zu erreichen. Eine *chronische* Fasciitis plantaris liegt vor,

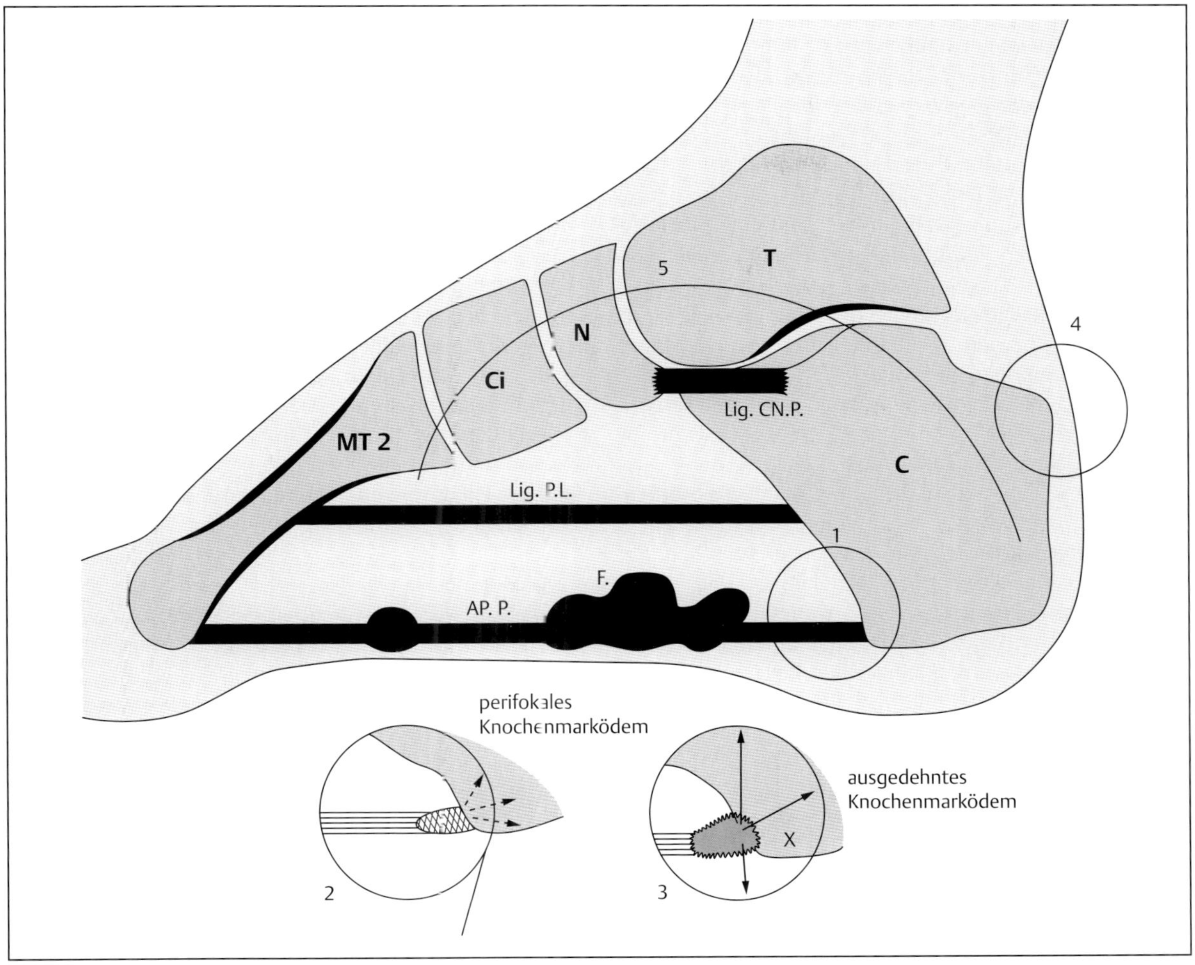

Abb. 8.1 **Fibröse Garanten der Fußlängswölbung und ihre wichtigsten Erkrankungen.** Die Längswölbung gleicht einem Paraboloid. Daraus leitet sich ab, dass diejenige anatomische Struktur, welche am weitesten plantar liegt (nämlich die **Aponeurosis plantaris**, AP. P.), am meisten zur Erhaltung der Fußlängswölbung beiträgt. Sie bildet **3 Logen (Stränge) für die Muskeln der Planta pedis**: die **mediale Großzehenloge**, die **laterale Kleinzehenloge** und die **mittlere Loge (sie steht mit der tiefen Beugerloge des Unterschenkels in Verbindung und kann daher als „Infektionsstraße" dienen)**.
Das Lig. plantare longum (Lig. P.L.) und das Lig. calcaneonaviculare plantare (Lig. CN.P.), auch als *Spring Ligament* oder *Pfannenband* bekannt, gehören ebenfalls zum ligamentären plantaren Verspannungssystems. Zweidimensional dargestellt, scheinen sie übereinander zu liegen; tatsächlich liegen sie in 3 Ebenen neben- und übereinander. Am weitesten medial am Tuber calcanei entspringt die AP.P.; das Lig. P.L. zieht vom Fersenbein dicht vor seinem Tuber zu den Basen der Metatarsalia II–IV. Das Lig. CN.P. ergänzt die fehlende Kapsel zwischen Fersen- und Kahnbein. Dort, wo sich die Kontaktstelle mit dem Caput tali befindet, sind Knorpelzellen in das Band eingestreut – Fibrocartilago navicularis. Das Pfannenband liegt am Scheitel des Längsgewölbes. Es trägt daher mehr, als dass es verspannt.
C = Kalkaneus, Ci = Cuneiforme intermedium, F. = **Morbus Ledderhose** (s. Text), MT 2 = Metatarsus 2, N = Naviculare, T = Talus, x = mögliche diskrete Knochenarrosion bei Fibroostitis; *Pfeile:* ausgedehntes Knochenmarködem, *gestrichelte Pfeile:* mögliches, wenig ausgedehntes perifokales Ödem; (*die nummerierten Kreise werden im folgenden Text erläutert*).

wenn die Erkrankung nicht innerhalb von 6 Monaten remittiert und/oder zu chronisch-rezidivierendem Verlauf neigt.

Pathogenetisch wirksam sind degenerative Befunde, Kollagennekrosen, angiofibroplastische Proliferationen und Mikrorisse vor allem in der mittleren Loge (im mittleren Strang) der Aponeurose, die eine örtliche entzündliche Reaktion („Fasziitis") auslösen können und die sich auch im periaponeurotischen Bindegewebe nachweisen lassen.

Die normale „Fascia" plantaris *(Aponeurosis plantaris)* stellt sich im MRT als dünnes, lineares Band signallos oder mit geringfügiger Signalintensität (T1-Gewichtung) am Plantaraspekt der Fußsohle dar und lässt sich von angrenzenden Muskeln und vom subkutanen Fettgewebe scharf absetzen. Ihr dickster Anteil liegt an ihrem Ursprung am Tuber calcanei (bis 4 mm).

MRT der Fasciitis plantaris sive aktivierte Fibroostosis calcanei (Yu 2000): Die akut entzündete Aponeurose zeigt in unmittelbarer Insertionsnähe am Tuber calcanei eine *Verdickung* auf 5 und mehr Millimeter, intraaponeurotische Signalerhöhungen (T1w, T2w) im zentralen Strang (dort gewöhnlich auch Kontrastmittelaufnahme), wo der entzündliche Prozess primär sitzt. Hinzu kommt ein *periaponeurotisches Weichteilödem* (sehr häufig nur auf T2-fatsat- oder STIR-Sequenz erkennbar; Steinborn et al. 1999b), das manchmal an den Faszie-Muskel- und Faszie-Fettgewebe-Schnittstellen besonders auffällt. Darüber hinaus kann in *Insertionsnähe ein linear-subkortikales oder „flächig" ausgebreitetes Knochenmarködem* auftreten. Das MRT-Knochenmarködem spiegelt eine reaktive (kollaterale) Hyperämie und Vaskularisation im Rahmen degenerativ-entzündlicher Veränderungen am fibroossären Übergang wider.

Klinisch und bildgebend müssen von der Fasciitis plantaris vornehmlich Nervenkompressionssyndrome und Stressfolgen im Kalkaneus abgegrenzt werden.

Darüber hinaus bedarf die unterschiedliche Nomenklatur desselben Prozesses einer näheren Erörterung:

Die *röntgenologische* Unterscheidung zwischen der *sekundär-entzündlichen*, d.h. aktivierten, und daher schmerzhaften, degenerativ- und traumatisch-reparativen *Fibroostosis calcanei (= Fasciitis plantaris)* und der mit identischen Beschwerden an gleicher Stelle auftretenden *primär-entzündlichen Fibroostitis calcanei* im Verlauf der differenzierten und undifferenzierten Spondylarthropathien, seltener der rheumatoiden Arthritis und von Weichteilinfektionen des Rückfußes, bereitet keine Schwierigkeiten (s. Stichwort „Enthesiopathie"). Allerdings erfordert die röntgenologisch erfassbare knöcherne Spornbildung grundsätzlich längere Zeit als die Entstehung der entzündlichen Weichteilphänomene im Insertionsbereich am Tuber calcanei. Daher ist die MRT sensitiver als die Röntgenuntersuchung. Mit ihr lassen sich die entzündlichen Weichteilveränderungen der primären und sekundären Insertionsentzündung nicht nur schon vor der Knochenspornbildung erkennen, sondern auch mit hinreichender Sicherheit voneinander unterscheiden:

Bei der Fibroostitis calcanei dehnt sich das Knochenmarködem nämlich *weit im Fersenbein* aus. Das entzündliche Kalkaneusödem der aktivierten Fibroostose (Fasciitis plantaris) tritt dagegen nur *perifokal* in der näheren Umgebung der Insertion auf. Entsprechendes gilt für die Tracer-Verteilung der Skelettszintigrafie. Bei hoch aktiver Fibroostitis fällt sogar die dynamische Skelettszintigrafie in allen Phasen positiv aus. Die Fibroostose reißt den Tracer überhaupt nicht oder nur in ihrer nahen Umgebung in der Mineralphase an sich. Mit dem Abklingen der Entzündung bilden sich die pathologischen Veränderungen im MRT zurück; die knöchernen Sporne (s. Stichwörter „Fibroostose" und „Fibroostitis") bleiben jedoch als „lebenshistorische Grabdenkmäler" bestehen. Die Entzündung kann aber immer wieder „auferstehen".

Die spontane **Ruptur der Plantarfaszie** – zumeist angekündigt von einem Trauma – kommt selten vor, am ehesten bei Athleten. Die Faszienruptur zeigt sich als Lücke; die freien Enden der Ruptur erscheinen wie ausgefranst und mit Ödem. Weichteilödembildung ist aber auch in benachbarten Muskeln und im subkutanen Fettgewebe zu erwarten. Die chronische, bisher übersehene Ruptur und partielle Rupturen verlaufen oft unter dem Bild der Plantarfasziitis mit nodulärer Verdickung zu beiden Seiten der Rupturstelle.

■ *Sonografie der Plantarfaszie* (Gibbon u. Long 1999): Mittels Hochfrequenzultraschall kann die gesunde und erkrankte Plantarfaszie beurteilt werden. Die Dicke der normalen Faszie an ihrem Ursprung überschreitet bildgebend 4 mm nicht. Die normale Plantarfaszie stellt sich gleichmäßig hyperechogen dar. Faszienverdickung, oft mit hypoechogenen Anteilen, heterogene Sehnenechogenität, ein peritendinöses Ödem und intratendinöse Verkalkungen gehören zu den pathologischen Ultraschallbefunden der plantaren Fasziitis. ■

Eine **bakterielle Infektion der Plantarfaszie** wird als Sekundärereignis vor allem bei der diabetischen neurogenen Osteoarthropathie beobachtet. Der Kalkaneus ist der am häufigsten infizierte Tarsalknochen, sei es über Hautulzera, sei es durch direkte Perforation von außen her. Hautulzerationen, ödematöse Weichgewebsdurchtränkung, Flüsssigkeitsansammlungen, wie Abszessbildung oder Phlegmone, und perifasziale Entzündungsphänomene sind auf T2-gewichteten Sequenzen und STIR-Bildern abzugrenzen. Insbesondere sei auf die Verbindung zwischen dem medialen Strang der Plantarfaszie und der tiefen Beugerloge des Unterschenkels hingewiesen, die eine proximale Aszension von Weichteilinfektionen der Planta pedis begünstigt.

Fibromatosen

Fibromatosen treten entweder als oberflächliche subkutane oder in der Tiefe als malignomverdächtige Raumforderung auf. Histologisch finden sich uniforme spindelförmige Fibroblastenproliferationen, die von großen Mengen Kollagenfasern begleitet werden. Die plantare Fibromatose (Fibromatosis nodularis plantaris) – **Morbus Ledderhose** – ist eine oberflächliche Form und offenbar an eine genetische Prädisposition gebunden. Diese oberflächliche Fibromatose tritt nämlich statistisch gehäuft gemeinsam mit 2 anderen oberflächlichen Fibromatosen auf: der **Dupuytren-Beugekontraktur der Finger** (Fibromatosis nodularis palmaris) und der penilen Fibromatose (**Morbus Peyronie** oder Induratio penis plastica). Der Morbus Ledderhose zeigt sich sonografisch als knotige Formation in der Aponeurosis plantaris (vgl. Abb. 8.**1**, Buchstabe F.), umsäumt die Aponeurose sandwichartig, lässt sich vom Fettgewebe scharf abgrenzen und proliferiert besonders am medialen Aspekt der plantaren Aponeurose im proximalen und mittleren Drittel. Der MRT-Befund spiegelt die Gewebszusammensetzung und Zellularität wider, beispielsweise durch ein starkes homogenes Enhancement bei fettsignalgesättigten T1-gewichteten Aufnahmen nach intravenöser Gadoliniumgabe.

Ursachen von Tarsalgien

Mit dem Begriff „Calcaneopathia rheumatica" (s. Abb. 16.**117**) wurde bereits 1967 hervorgehoben (Dihlmann), dass bestimmte anatomische Strukturen im Rückfußbereich bei manchen entzündlich-rheumatischen Erkrankungen besonders häufig miterkranken. Dazu gehören:

- *Fibroostitis calcanei der Plantaraponeurose* (s. Abb. 8.**1**, Kreis 3, Abb. 9.**1** und s. Stichwort „Enthesiopathie")
- *Achillobursitis (nonerosiva; erosiva = Achillobursitisdefekt*; s. Abb. 8.**1**, Kreis 4, und Kap. 16 „Gelenke des Fußes einschließlich des oberen Sprunggelenks", Abschnitt „Enthesiopathien")

Diese pathologischen Befunde werden vor allem bei Spondylarthropathien angetroffen. Sie kommen aber auch bei mechanischer Überlastung (nicht erosiv), bei der Gicht (Achillobursitis urica) und bei lokalen Infektionen vor.

Die MRT und Sonografie tragen bildgebend zur Identifizierung der **Tendinitis der Achillessehne** und ihrer Ausdehnung bei. Sie tritt nicht nur bei entzündlich-rheumatischen Erkrankungen als Begleitbefund, sondern auch als Überlastungsschaden (besonders bei bestimmten Sportarten) und „idiopathisch" auf.

MR-tomografisch fällt die Tendinitis der Achillessehne durch eine Verdickung im Sagittaldurchmesser, eine zentrale Signalerhöhung auf T1w- und T2w- Aufnahmen, eine Peritendinitis mit Flüssigkeitseinlagerung und Kontrastmittelanreicherung im Peritendineum sowie eine Achillobursitis mit Flüssigkeitseinlagerung auf. Diese Befunde kommen nicht obligat gemeinsam vor. Häufig sind jedoch mehrere Kriterien erfüllt und gleichzeitig erkennbar (Karjalainen et al. 2000). Unterschieden werden außerdem (degenerative) *Tendinosen* mit Signalveränderungen der Sehne, *Teilrupturen*, bei denen Sehnenfaszikel in ihrem Verlauf unterbrochen sind und die Signalsteigerungen die Sehnenoberfläche erreichen, und *komplette Rupturen* (Chandnani u. Bradley 1994; vgl. Kap. 16 „Gelenke des Fußes einschließlich des oberen Sprunggelenks", Abschnitt „Tendopathien"). Es gibt an der Achillessehne allerdings eine Überlappung der Befunde bei asymptomatischen und symptomatischen Individuen (Soila et al. 1999, Haims et al. 2000)!

Die degenerativ- bzw. traumatisch-reparative, metabolische, hormonell oder konstitutionell begünstigte Fibroostose (s. Abb. 8.**1**, Kreis 2, und Abb. 9.**1**) bietet ein Röntgenbild, das weder am Fersenbein noch anderswo mit der Fibroostitis verwechselt werden darf. Die aktive Fibroostitis wird sehr häufig von einem *ausgedehnten* Knochenmarködem begleitet (MRT), die Fibroostose dann – allerdings nur *perifokal* –, wenn sie eine stärkere Druckschädigung (entzündliche Reaktion) ihrer Umgebung auslöst. Von der mechanischen Einwirkung auf ihre Weichteilumgebung hängt es ab, ob sich lokale Beschwerden bemerkbar machen.

Das Fußskelett – der Rückfuß häufiger als der Mittelfuß, und dieser häufiger als der Vorfuß – ist oft der Sitz von Stressfolgen (s. Abb. 8.**1**, Halbkreis 5).

> ! ***Merke***
> Grundsätzlich gilt, dass die dynamische Skelettszintigrafie bei aktiven Stressfolgen positiv ausfällt (s. Kap. 10 „Stressfolgen am Skelett", Abschnitt „Konstruktive und insuffiziente Stressadaptation").

9 Enthesiopathien (Insertionstendopathie, Fibroostose, Fibroostitis sive Enthesitis)

Die Krankheitsbezeichnung „Enthesiopathie" ist eine Simplifikation. Sie sagt nämlich nichts aus über die pathologische Anatomie, Pathogenese und Ätiologie der Insertionserkrankungen von Sehnen und Bändern – erwähnt seien aber auch die Ansätze fibröser Gelenkkapseln und mancher Faszien.

- In Kap. 7 „Dystope Kalziumniederschläge mit Krankheitspotenzial", Abschnitt „Apatitkrankheit", wurde bereits angeführt, dass es *apophysäre* (und *epiphysäre*) Insertionen gibt. An ihnen strahlen die Kollagenfaserbündel direkt in die knöcherne Verankerungszone ein, d. h., dort fehlt das Periost. Vor Eintritt in den Knochen sind zwischen den Faserbündeln und der interfibrillären Grundsubstanz Chondrozyten eingestreut. Diese Zone besteht also aus Faserknorpel: *chondral-apophysärer Insertionsmodus* (Tillmann u. Thomas 1982). Die Einschaltung von Knorpelgewebe vermindert wie eine Schienenhülse die mechanische Belastung der Insertionszone, da beispielsweise Abknickungen der Faserzüge durch die Knorpeleinbettung vermieden werden.
- Dort, wo Faserbündel in der *Diaphyse* verankert sind, ist jedoch Periost vorhanden. Die Kollagenfaserbündel durchsetzen die Knochenhaut entweder flächenhaft oder umschrieben tangential oder im Winkel, erreichen die Kambiumschicht (periostale Osteoblastenlage) und strahlen dann in den Knochen ein, wo sie eine feste fibroossäre Verbindung eingehen: *periostal-diaphysärer Insertionsmodus*.

> **! Merke**
> In der chondral-apophysären Insertionszone gilt, ebenso wie bei der chondralen Osteogenese, z. B. im Wachstumsalter, folgendes biologische Gesetz: Vaskularisiertes Knorpelgewebe löst in ihm Verknöcherungsvorgänge aus.

Das in den fibrokartilaginären Insertionsbereich einsprossende Gefäßbindegewebe stammt aus dem Knochenmark (Thurner u. Caruso 1959). Es bedarf verschiedener Reizqualitäten auf die Insertionszone, um die Gefäßeinsprossung und damit ihre Verknöcherung auszulösen. Diese morphologischen Vorgänge und ihr röntgenologisches Substrat werden als Fibroostose und Fibroostitis (Dihlmann 1974b) geschildert (s. u.).

Zunächst sei jedoch auf eine klinisch hervorgehobene Gruppe der Enthesiopathien eingegangen, nämlich auf die Insertionsendopathien

Insertionstendopathien

Beschwerden an den Insertionen von Sehnen und Bändern werden klinisch verallgemeinernd als Insertionstendopathien eingeordnet. Sie spiegeln vor allem sportbedingte oder berufliche mechanische Überlastungsschäden wider. Ihre synonyme Krankheitsbezeichnung kann sich auch von der vermuteten Ursache ableiten, beispielsweise der Ausdruck *„Tennisellenbogen"* bei Beschwerden am Ursprung der Streckmuskulatur des Unterarms am Epicondylus lateralis humeri gewählt werden, oder *„Werferellenbogen"* am Epicondylus medialis humeri, dem Ursprung der Beugemuskulatur des Unterarms. Außerdem wird, abgeleitet aus dem schmerzhaften Ursprung oder Ansatz, von *Epicondylitis, Styloiditis* usw. gesprochen bzw. eine solche klinische Diagnose gestellt, beispielsweise auch die Diagnose „Grazilissyndrom" (s. dort), das vor allem bei professionellen Fußballspielern vorkommt.

Abb. 9.**1a–g** **Schematische Darstellung der verschiedenen pathologischen Röntgenbefunde im chondral-apophysären fibroossären Übergang** (Insertionstopografie uninteressant, Voraussetzung lediglich Apophyse bzw. Epiphyse). ▶

a **Starke Beschwerden** (Spontan-, Druckschmerz). Röntgenbefund normal. Aber: Ausschluss eines destruktiven oder periostalen Knochenprozesses.
Diagnose: Insertionstendopathie an einem apophysären Muskelansatz nach dem klinischen Befund oder MRT (s. Text) zur bildgebenden Dokumentation.

b **Keine Insertionstendopathie, sondern pathologischer Röntgenbefund eines Periarthropathia-Tendopathia-calcarea-Komplexes** (s. dort).

c **An der schmerzhaften Apophyse fällt eine ungleichmäßige Konturverdickung auf.** Normaler Röntgenbefund an der bilateral-symmetrischen Gegenseite (Extremität).
Diagnose: wie **a**.

d **Konturausziehungen**, d. h. zarte(-r) kalkhaltige(-r) Schatten durch nekrobiotische, teilweise verkalkte und/oder verknöcherte Kollagenfasern, druckdolent und spontan schmerzend.
Diagnose: Schon längere Zeit bestehende Insertionstendopathie.

(Fortsetzung siehe nächste Seite)

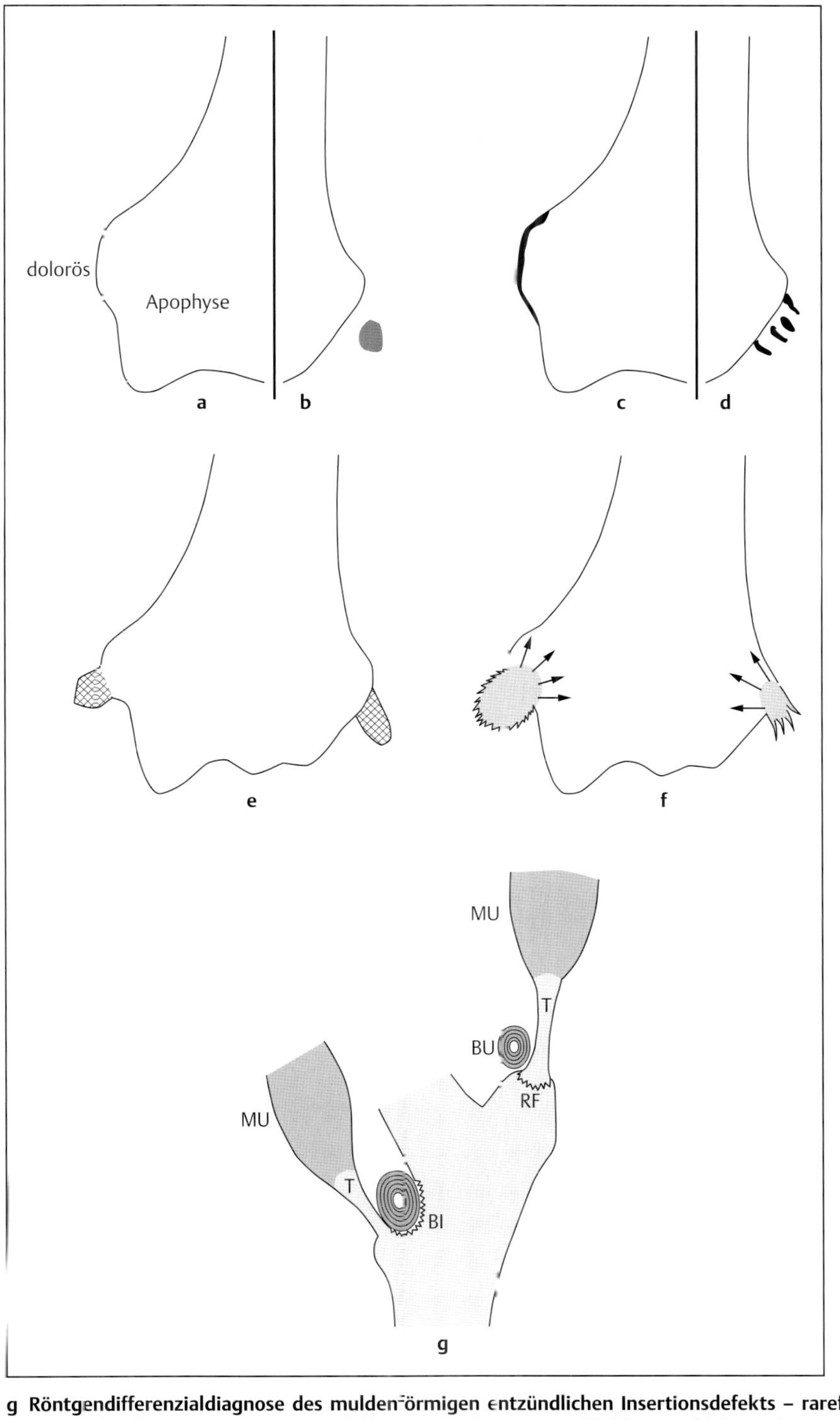

e Aspekte der Fibroostose (des nicht entzündlichen Knochensporns): stift-, spornförmig, wulst- oder buckelartig, glatte Konturen, zarte Kortikalis, regelmäßige Spongiosastruktur, keine Spongiosaverdichtung in der knöchernen Umgebung.
Röntgenuntersuchung ist indiziert wegen lokaler, biomechanisch ausgelöster Schmerzen in der Weichteilumgebung (**reaktiv-entzündliche**, histologisch erkennbare Phänomene, beispielsweise auch in anliegenden Schleimbeuteln).

Merke:

Im Gegensatz zur Fibroostitis (s. u.) keine oder nur unmittelbar perifokale vermehrte Akkumulation des knochensuchenden Tracers in der Skelettphase des Szintigramms.

f Aspekte der produktiven Fibroostitis (des entzündlichen Knochensporns): unregelmäßige, oft blasenartige Form, häufig „ausgefranste" Konturen, ungleichmäßige Dichte und Struktur, im aktiven Stadium kein Kortikalisrandsaum, dann unscharfe Konturen (vor allem an ihrer „Wachstumsspitze"), verstärkte Radionuklidaufnahme (mindestens Skelettphase) in der knöchernen Umgebung durch die „ostitische" Komponente des entzündlichen Knochensporns. Sie zeigt sich röntgenologisch an einer mehr oder weniger auffallenden und ausgedehnten umgebenden Spongiosasklerose *(Pfeile)*. Bei aktivem entzündlichem Geschehen: positives dynamisches Skelettszintigramm (im Gegensatz zur szintigrafisch stummen Fibroostose, es sei denn, eine durch sie ausgelöste entzündliche Weichteilreaktion regt in *unmittelbarer Nachbarschaft* den Knochenumbau an).

g Röntgendifferenzialdiagnose des muldenförmigen entzündlichen Insertionsdefekts – rarefizierende Fibroostitis (RF) genannt – mit unscharf konturiertem, meist verdichtetem Randsaum im Profilbild. Bei Aufsicht erscheint er als Aufhellung der Spongiosa mit unregelmäßig sklerosiertem Randsaum (*Beispiel*: im symphysennahen Schambein bei rarefizierender Fibroostitis des M. adductor longus). Zur röntgenologischen Differenzialdiagnose der rarefizierenden Fibroostitis gehört der (entzündlich-rheumatische oder infektiöse) **Bursitisdefekt** (BI), beispielsweise der Achillobursitisdefekt oder die Bursitis ischiadica. Im MRT zeigt sich das Exsudat (Flüssigkeit) in der Bursa, evtl. auch ein Umgebungsödem. Außerdem Differenzialdiagnose gegenüber den mit Konturdefektbildung einhergehenden Insertionsdystrophien bei hyperparathyreoter Stoffwechselentgleisung (s. Abb. 11.**92**, Abb. 12.**32**, Abb. 12.**33**, Abb. 14.**103**, Abb. 15.**84** und Abb. 16.**93**) und als Spielart der im Normalen auftretenden Insertionsfurchen und -rinnen (s. Abb. 9.**2**).
BI = Bursitis mit Bursitisdefekt durch die vergrößerte Bursa bzw. Übergreifen der Entzündung auf den anliegenden Knochen, BU = Bursa, MU = Muskel, T = Sehne.

Bildgebung

Da sich die Insertionstendopathien durch hartnäckige, oft therapieresistente Schmerzen auszeichnen, wird häufig eine *Röntgenuntersuchung* veranlasst. Verschiedene Ergebnisse werden dabei unter Berücksichtigung der angegebenen Beschwerden und des lokalisierbaren Druckschmerzes erwartet (Abb. 9.**1**; vgl. Kap. 8 „Fasziitisproblem", Abschnitt „Fasciitis plantaris").

Die *Sonografie* ist eine bildgebende Modalität, die auch bei den Insertionstendopathien wichtige Informationen liefert. In der Darstellung von Überlastungsschäden prägen bei Verwendung hochauflösender Ultraschallgeräte morphologische Befunde, wie Unterbrechungen der Sehnenfaserbündel (Mikrorupturen, Makroruptur), mukoide Degeneration mit Hyalinisierung der Interfibrillärsubstanz, reparative Invasion von Fibroblasten und Kapillarproliferationen sowie Sehnenverdickung mit oder ohne Ödem, das sonografische Bild. **Histologische Untersuchungen ergaben, dass entzündlich-zelluläre Infiltrationen nicht zum feingeweblichen Bild der chronischen Insertionstendopathie gehören.** Daher ist die Diagnose „Insertionstendopathie" korrekt, und nicht die Bezeichnung „Insertionstendinitis".

Im *MRT* wurde die Insertionstendopathie u. a. am Beispiel der „Epicondylitis" humeri beschrieben (Martin u. Schweitzer 1998). Normale Sehnen geben eine gleichmäßig niedrige Signalintensität auf T1w und T2w Sequenzen. Zum Bild der Insertionstendopathie gehört eine verstärkte fokale oder diffuse intratendinöse Signalgebung auf nativen T2w TSE-Sequenzen mit Fettsuppression und schnellen STIR-Sequenzen. Außerdem kommen verstärkte intratendinöse T1w und T2w Signale und umschriebene Sehnenverdickung oder Ausdünnung vor. Pathologische Verdickung oder inkomplette bzw. komplette Ruptur der *Kollateralbänder* werden als (Begleit-) Befund ebenso wie ein Gelenkerguss und Knochenmark- und Weichteilödeme beobachtet. Nach intravenöser Gadolinium-DTPA-Injektion wurde am Beispiel der Epicondylitis humeri lateralis zwar eine subjektiv bessere Erkennbarkeit der Läsionen gesehen. Es wurden jedoch keine zusätzlichen pathomorphologischen Informationen gewonnen (Herber et al. 2001).

Allerdings gilt die Einschränkung, dass verstärkte intratendinöse Signalgebung, fokale Sehnenverdickung und Knochenmarködem manchmal auch bei *asymptomatischen* Sportlern nachzuweisen sind (Martin u. Schweitzer 1998): suffiziente Stressadaptation der betroffenen Sehneninsertion?

Fibroostose

Die Fibroostose ist ein häufiger pathomorphologischer Befund an Sehnen- und Bandinsertionen. Auf Abb. 9.**1** wird sie in Bild und Wort beschrieben.

Fibroostosen entstehen:

- degenerativ-reparativ
- traumatisch-reparativ
- metabolisch begünstigt
- endokrin bedingt
- medikamentös induziert
- toxisch
- konstitutionell begünstigt

Chronische (repititive und kumulative) sportliche und berufliche Überbeanspruchungen sind die häufigsten Ursachen für Fibroostosen (Renström u. Johnson 1985). Allerdings kann schon die Alltagsbeanspruchung bei beispielsweise altersbedingt degenerativ veränderter Insertionszone eine Fibroostosebildung auslösen.

Eine Stoffwechselabweichung mit der Neigung zur Fibroostosenentstehung ist die Ochronose (s. Abb. 14.**94**).

Endokrine Störungen, wie die Akromegalie (s. Abb. 16.**94**) und der (idiopathische) Hypoparathyreoidismus (Adams u. Davies 1977), die Hyperphosphatasie (McNulty u. Pim 1972) und verschiedene primäre (erbliche) Anomalien des Phosphatstoffwechsels, die unter dem klinischen Begriff der „Vitamin-D-resistenten Rachitis/Osteomalazie" zusammengefasst werden (Polisson et al. 1985), sind Erkrankungen, die sehr häufig das Wachstum großer Fibroostosen und/oder ausgedehnter Ligamentverknöcherungen induzieren. Partielle Bandverknöcherungen haben oft Stalaktitenaspekt. Ligamentäre Totalossifikationen entstehen auch posttraumatisch und als Folge von Dauerüberlastung. Oft ist die Ursache der Verknöcherung eines einzelnen Ligaments, z. B. im Beckenbereich, nicht zu ermitteln.

Die chronische Hypervitaminose A und die zeitgenössische Langzeittherapie bestimmter Hautkrankheiten mit synthetischen Vitamin-A-Abkömmlingen – Retinoiden – lösen häufig Ossifikationsvorgänge an Insertionen und Ligamentverläufen aus. Daher sollte vor der Einleitung einer Retinoidlangzeitbehandlung die Röntgenuntersuchung des seitlichen Fersenbeins (Insertion der Plantaraponeurose) vorgenommen und diese in etwa jährlichen Abständen wiederholt werden. Fragestellung: *Wächst* dort eine Fibroostose als Ausdruck einer Retinoidüberdosierung? Die Langzeittherapie birgt nämlich u. a. das Risiko einer Wirbelsäulenversteifung – sog. **Super-DISH** durch ausgedehnte Verknöcherung der Wirbelsäulenlängsbänder, der Zwischenwirbelscheibenperipherie (Randleistenanulus) und der Kapseln der Wirbelbogengelenke (Dihlmann u. Bandick 1995).

Toxisch induzierte Fibroostosen treten bei der Fluorose auf. Die chronische endemische und industrielle Fluorintoxikation zeigt ein weites, röntgenologisch erkennbares Spektrum, das von der Hyperostose (typisch: Milchglasbild) – vor allem am Stammskelett, aber auch an langen Röhrenknochen – über ein vergröbertes Trabekelmuster (vor allem im Beckenbereich auffallend) bis zur Osteopenie und zu deren Mischbildern reicht (Mithal et al. 1993). Darüber hinaus besteht die Neigung zur Entstehung von Fibroostosen und partiellen oder vollständigen Ligamentverknöcherungen. An der Wirbelsäule können sie das Ausmaß der Spondylosis hyperostotica (DISH) erreichen (Singh et al. 1962). Wichtige röntgendiagnostische Kriterien der Fluorose sind die Ansatzossifikation der Membrana interossea am Unterarm (Radius; s. Abb. 12.**42**) und die (mächtige) Fersenbeinfibroostose.

Die Entstehung von Fibroostosen und Ligamentverknöcherungen kann im Rahmen einer allgemeinen Neigung zur überschießenden pathologischen Ossifikation von fibrösem, straffem Bindegewebe konstitutionell begünstigt werden. Diese **osteoplastische Diathese** (Dihlmann 1967b) gibt sich bei der DISH zu erkennen. Im weiteren Sinne gehören auch die Pachydermoperiostose (Uehlinger 1942) und die Fibrodysplasia ossificans progressiva zu dieser angeborenen Tendenz zur Ossifikation nicht knöchern angelegter Bindegewebsstrukturen.

Bei spastischen Muskellähmungen im Wachstumsalter, z. B. bei der Diplegia spastica infantilis (Little-Krankheit), können Sehnenansatzhöcker deformiert (ausgezogen) werden. Das sind dann Wachstumsstörungen unter dem Einfluss dauernd stärkeren Muskelzugs – ein *allgemeines* pathogenetisches Prinzip – und keine Fibroostosen. ■

Fibroostitis

Die Fibroostitis ist der primär-entzündliche Ansatzsporn (Synonym: Enthesitis, Tendoostitis). Sie entwickelt sich als Folge primär-entzündlicher Reaktionen an bzw. in der Insertionszone (Hsien-Chi Fang 1948, Guest u. Jacobson 1951, Niepel et al. 1966). Unter dem Einfluss des phasenhaft ablaufenden, chronisch-entzündlichen Geschehens entsteht nicht nur ein Knochensporn unregelmäßiger Gestalt und Struktur (s. Abb. 9.**1**), sondern dehnen sich die Verknöcherungen auch mehr oder weniger weit chondro- und osteopetal aus. Dort, wo die (unbekannten) Entzündungsinduktoren *jenseits der Insertion* die Knochenoberfläche erreichen, kommt es darüber hinaus zu einer unmittelbar angrenzenden Periostreaktion (s. Abb. 3.**27**). Die Fibroostitis offenbart sich – röntgenologisch sichtbar – in 2 Formen.

- Überwiegt bei dem phasenhaften Geschehen die entzündlich induzierte Osteoneogenese in der Insertionsstelle, so entsteht die **produktive Fibroostitis.**
- Dominiert dagegen der Knochenabbau, so zeigt sich die **rarefizierende Fibroostitis** (s. Abb. 9.**1** und Abb. 3.**27**).

Die röntgenmorphologische Differenzialdiagnose muss gegenüber der Bursitis (s. Abb. 9.**1** und Abb. 3.**27**) und Ansatzfurchen und -rinnen, die als Spielarten des Normalen auftreten (Abb. 9.**2**), gestellt werden. Fibroostose und Fibroostitis von mindestens 5 mm Längsdurchmesser sind gemäß ihrer Form- und Strukturbeschreibung (s. Abb. 9.**1**) pathogenetisch mit hoher Sicherheit zu unterscheiden. Knochensporne unterhalb dieser Erfahrungsgröße bergen manchmal Schwierigkeiten, sie der einen oder anderen Pathogenese zuzuordnen. Dann helfen folgende Überlegungen differenzialdiagnostisch weiter:

- Die Fibroostitis(-umgebung) reichert das osteotrope Radiopharmakon zumindest in der Skelettphase des Szintigramms vermehrt an. Bei *aktiven (floriden)* Entzündungsabläufen an den Extremitäten fällt sogar das szintigrafische 3-Phasenstudium positiv aus. Die Fibroostose ist szintigrafisch stumm oder reichert den Tracer nur leicht und unmittelbar perifokal an.
- Zur *aktiven (floriden)* Fibroostitis gehört im MRT ein Knochenmark- und/oder Weichteilödem in ihrer ausgedehnteren Umgebung.
- Ein sehr kleiner Knochensporn, der *röntgenmorphologisch* nicht als Fibroostitis oder Fibroostose identifiziert werden kann, sollte die Suche nach einer unmittelbar benachbarten kleinen Konturarrosion auslösen. Gelingt dies im Röntgenbild, so handelt es sich um eine Fibroostitis (Abb. 9.**3**) und klinisch und bildgebend sollte nach anderen Befunden, vor allem der Spondylarthropathien, gefahndet werden (s. dort).

Die bildgebend-diagnostische Bedeutung der Fibroostitis lässt sich zusammenfassen: Die Fibroostitis ist ein Befund, der häufig bei den (HLA-B27-assoziierten) Spondylarthropathien, sehr viel seltener dagegen bei der rheumatoiden Arthritis auftritt. Ihre diagnostische Bedeutung zeigt sich besonders bei der undifferenzierten Spondylarthropathie. Die Fibroostitis kommt bei den Spondylarthropathien bilateral-(a-)symmetrisch vor; aber auch ihr unilaterales Vorkommen ist bei dieser Erkrankungsgruppe möglich. Darüber hinaus sollte bei der unilateralen Fibroostitis an bakterielle oder andersartige lokale Infektionen, beispielsweise eine Bilharziose des Fersenbeins (Bassiouni u. Kamel 1984), gedacht werden.

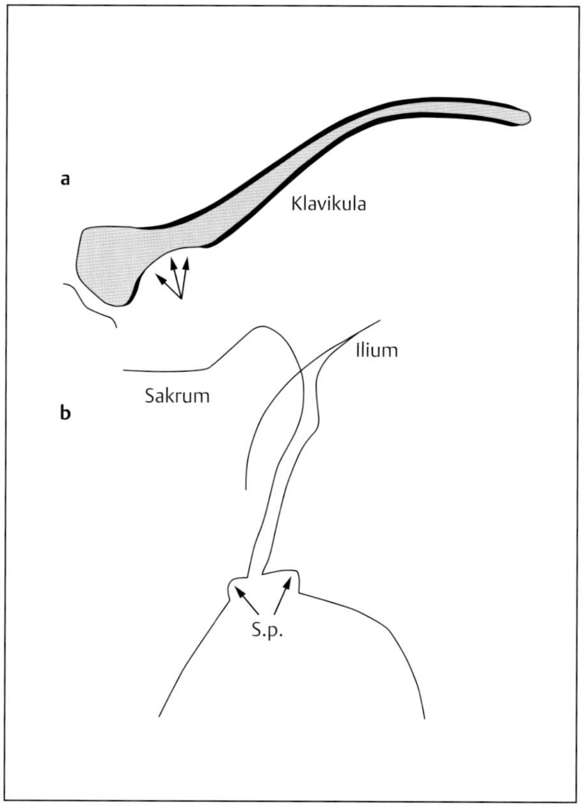

Abb. 9.**2a, b** **Röntgendifferenzialdiagnose der rarefizierenden Fibroostitis gegenüber Insertionsfurchen (bzw. -rinnen) für Ligamente und die fibröse Gelenkkapsel.**

a **Variable** (hinsichtlich Größe, Form, evtl. mit scharf konturierter Randsklerose abgebildete) **Insertionsfurche für das Lig. costoclaviculare** *(Pfeile)*.

b **Der Sulcus paraglenoidalis (juxtaauricularis, S.p.) am Ilium und/oder Sakrum ist die variable Insertionsrinne für die sakroiliakale Gelenkkapsel.**

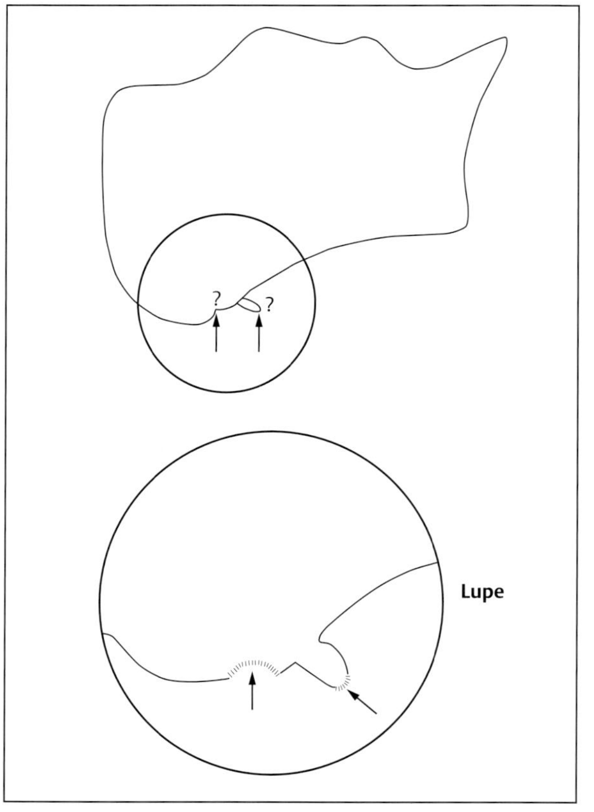

Abb. 9.**3** **Patient mit subakuter, diskret erosiver MTP-2-Arthritis (nicht gezeichnet), Schmerzen im Rückfuß.**

Röntgenuntersuchung: Sehr kleiner Knochensporn an der Insertion der Plantaraponeurose. Er ist zu klein, um ihn als Fibroostose oder Fibroostitis identifizieren zu können. Die Lupenvergrößerung liefert 2 zusätzliche richtungweisende Informationen *(Pfeile)*: An der Spitze des Knochensporns ist keine Kortikalis zu erkennen, sondern dort fallen unscharfe Konturen auf. Wenige Millimeter dorsal vom Knochensporn wird eine sehr flache Arrosion bei Lupenvergrößerung sichtbar.

Röntgendiagnose: MTP-Arthritis + gemischt produktive und rarefizierende Fibroostitis: **undifferenzierte Spondylarthropathie**.

10 Stressfolgen am Skelett

Stressfolgen werden am Stützgewebe gemeinhin mit Stressfraktur gleichgesetzt. Diese Fehleinschätzung bedarf nicht nur der Korrektur, sondern auch die Implikationen von Stress seien hier erläutert.

Vier Prämissen für die korrekte Bezeichnung „Stress" am Stützgewebe

> **! Merke**
> „Stress" ist ein allgemein akzeptierter „verbaler Extrakt" aus Eustress und Disstress. Eustress meint **Beanspruchung**, und zwar Stress mit biopositiven („Eu-")Folgen, beispielsweise Anregung im Sinne von Aktivierung, aber auch Training. Disstress („Dys-") ist als ein **Warnsignal** vor drohendem oder bereits eingetretenem Versagen, also Beanspruchung mit biologisch negativen Folgen, aufzufassen.

- *1. Prämisse:* Die 1. Prämisse für die korrekte Einordnung als Stress ist der **Kraftvektor**. Er wird durch eine Maßeinheit, ihren Betrag, durch die Richtung der Krafteinwirkung und die Wirkungslinie (auf ihr liegt das Ziel [Target], d. h. der Angriffspunkt der Kraft) definiert.
- *2. Prämisse:* Diese setzt voraus, dass der Kraftvektor die mechanische Toleranzschwelle des Zielknochens *nicht* überschreitet. Würde er sie nämlich überschreiten, so wird die Kraft zum Reiz, d. h. zur actio nach Newton, die eine reactio – Fraktur – schon bei *1-maliger* Einwirkung zur Folge hat. Der oft benutzte Terminus „Stress*reaktion*" ist daher falsch. Zum Stress gehört die **Adaptation** bzw. bei deren Versagen die **Stressfraktur**.
- *3. Prämisse:* Diese ergibt sich aus dem zu fordernden **intermittierenden, oft rhythmischen Auftreffen des Kraftvektors** auf den Zielknochen (Prinzip: „Steter Tropfen höhlt den Stein.").
- *4. Prämisse:* Zum intermittierenden Kraftvektor unterhalb der Frakturschwelle des Zielknochens gehört die Erholung zwischen 2 Krafteinwirkungen, gemessen in der Zeit, also die Möglichkeit einer Anpassung (Adaptation) an die Beanspruchung, kurz: der **Stressabbau**. Diese Adaptation hängt nicht nur von der Länge der Stresspause, sondern auch von der Beschaffenheit des Stützgewebes ab, sei es im Zielknochen oder im gesamten Skelett. Drei Alternativen in diesem Sinne sind bekannt (Anderson u. Greenspan 1996):
  - Trifft die Wirkungslinie des intermittierenden Kraftvektors auf „gesundes" Knochengewebe, so kann er im Extremfall, d. h. bei inadäquater Belastung, eine **Ermüdungsfraktur** auslösen.
  - Bei „krankem" Knochengewebe mit verminderter biomechanischer Belastbarkeit führt der intermittierende Kraftvektor im Extremfall zur **Insuffizienzfraktur**, z. B. bei Osteoporose, Osteomalazie und deren Mischbildern, Osteogenesis imperfecta, beim Morbus Paget, dem Hyperparathyreoidismus, bei renaler Osteopathie und im Knochengewebe, das therapeutisch (Tumorbehandlung) bestrahlt oder durchstrahlt wurde, sowie bei langzeitiger Kortikosteroidtherapie.
  - Es gibt einen Spezialfall beim Auftreten des intermittierenden Kraftvektors auf Zielknochen, nämlich das massive Vitamin-D-Defizit des jeweiligen Skeletts (Osteomalazie). Dann unterbleibt die notwendige Mineralisation der heilenden Insuffizienzfraktur, die erfahrungsgemäß an sog. biomechanischen Spannungsspitzen des Skeletts auftritt. Das dort reparativ entstandene Osteoid wird nicht ausreichend mineralisiert und gibt sich als **Looser-Umbauzone** oder als das mit bilateral-symmetrischen Umbauzonen einhergehende **Milkman-Syndrom**, beispielsweise im vorderen Beckenring, im Röntgenbild mit typischem Aspekt zu erkennen (Abb. 10.**1**).

> **! Merke**
> Definierte rhythmische Beanspruchung (Kraftvektor) ist die Ursache und Adaptation die physiologische Folge von Stress mit dem biologischen Ziel, den Stress im Stützgewebe abzubauen. Gelingt dies nicht, so kommt es zur dynamischen Entwicklung einer Stressfraktur, d. h. zur insuffizienten Stressadaptation.

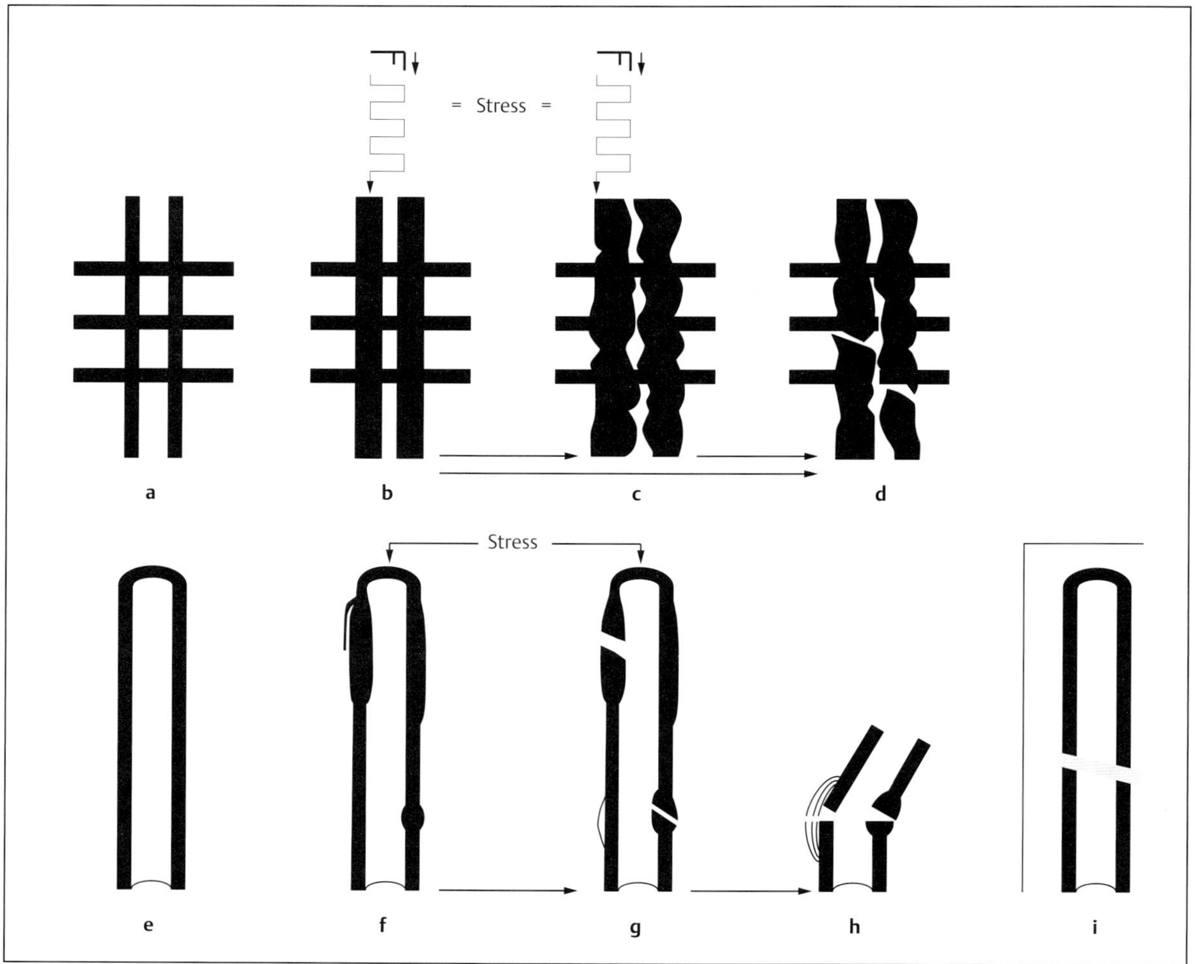

Abb. 10.**1a–i Zweidimensionales, didaktisch vereinfachtes Schema der Stressadaptationen im Röntgenbild.** In der oberen Reihe (**a–d**) sind 2 Spongiosatrabekeln dargestellt, die die intermittierende Kraft/Last übertragen.

- **a Normal.**
- **b Hypertrophie der Trabekeln** durch intermittierenden Kraftvektor. $\vec{F}$ = Kraftvektor.
- **c Mikrokallusformationen** (in der 3-dimensionalen Sicht Stützstreben) durch intermittierenden Kraftvektor (**b** und **c**: annähernd identische Röntgenstrahlenschwächung der summationsbedingten Trabekelabbildung [**konstruktive Stressadaptation** = umschriebene Hyperostose]).
- **d Insuffiziente Stressadaptation** (**Stressfraktur**).
- **e Normal** (Röhrenknochen, Diaphyse).
- **f Konstruktive Stressadaptation des Periosts und Endosts.** Der Stress ist noch aktiv (s. die noch nicht verschmolzene Periostlamelle). Das 1. Stressphänomen an den Schäften von (großen und kleinen) Röhrenknochen zeigt sich röntgenologisch erkennbar am Periost, seltener am Endost. Über das begleitende Ödem (MRT) s. Text
- **g Insuffiziente Stressadaptation** (**Stressfraktur**).
- **h Kollaps (Versagen) der Stressadaption** zur traumatischen Fraktur.
- **i Looser-Umbauzone**, d.h. Stressadaptation in einem Skelett mit erheblichem Vitamin-D-Defizit. Der Knochen zeigt ein „Band“, das wie ausradiert erscheint.

Merke:

Stressbefunde in der Spongiosa und an der Konkavseite von bogig verlaufenden Röhrenknochen (z.B. Femur) sind formal die Folgen von **Kompressionsstress**, an der Konvexseite von bogig verlaufenden Anteilen der Röhrenknochen dagegen von **Distraktionsstress**. Ersterer tritt vor allem an Stellen mit vermehrter biomechanischer Beanspruchung – Spannungsspitzen – auf, hat also eine Prädilektionstopik. Letzterer zeigt sich, falls früh genug röntgenuntersucht, zuerst in/an einer Seite der röntgenologischen „Kompaktaschiene“, ehe er (später) den gesamten Diaphysenquerschnitt erfasst.

Möglichkeiten der medizinischen Bildgebung, Informationen über die Art von Stressphänomenen im Stützgewebe zu gewinnen

Suffiziente Stressadaptation

Von **suffizienter (funktioneller, physiologischer, asymptomatischer) Stressadaptation** wird gesprochen, wenn rhythmische Beanspruchung und Erholung sich das Gleichgewicht halten, der Zielknochen sich also funktionell adaptiert hat. Er besitzt die Fähigkeit, „mit Stress zu leben". Das Röntgenbild ist normal. Im MRT kann die suffiziente Stressadaptation jedoch mit Befunden einhergehen, die als abnorm eingeordnet werden. Beispiele dafür wurden im Fußbereich beobachtet (Lohman et al. 2001): Bei völlig asymptomatischen Teilnehmern an einem Marathonlauf ließen sich nämlich nach dem Lauf Knochenmarködeme und Flüssigkeitsansammlungen in verschiedenen Muskeln, Sehnen und Sehnenscheiden, in der Bursa subachillea (N.A. Bursa tendinis calcanei Achillis) sowie im oberen und unteren Sprunggelenk nachweisen. Beim Golfspielen wurde ein entsprechendes Phänomen gesehen (Grampp et al. 1998), nämlich ein (reversibles) Knochenmarködem (STIR-Sequenz). Klinisch bestand eine leicht schmerzhafte Weichteilschwellung. Letzteres zeigt an, dass Weichteilgewebe offenbar „stressempfindlicher" ist als Knochen; denn die schmerzhafte lokale, baldigst reversible Weichteilschwellung ist ein klinischer Hinweis auf eine insuffiziente Stressadaptation, d.h. ein zweifelsfrei pathologischer (schmerzhafter) Befund.

Bei der 1-Phasenszintigrafie mit osteotropen Radionuklidverbindungen (Skelett-, Synonym: Mineralphase) nehmen Knochen oder Knochenbereiche die „unter aktivem Stress stehen", den Tracer vermehrt auf, und zwar auch dann, wenn sie sich röntgenologisch normal abbilden (einschließlich fehlendem Makrotrauma in der Anamnese). Ausnahme: periostale/endostale Stressnarben, die sich nach Stresswegfall im Gegensatz zu Stressbefunden in der Spongiosa in der Regel nicht vollständig abbauen.

Ein typisches *Beispiel* für röntgenokkulten „Spongiosastress" ist am Fuß die vermehrte Akkumulation der osteotropen Radionuklidverbindung im Navikulare schon bei leichter Senkung des Fußgewölbes (**Stressnavikulare**, Abb. 10.**2**). Das podale Längsgewölbe entsteht formal durch Anhebung der Fußwurzelknochen, und zwar vor allem durch Überlagerung des Kalkaneus durch den Talus. Den höchsten Bogen der Längswölbung bildet der 2. Fußstrahl, zu dem auch das Navikulare gehört. Außerdem ist das Navikulare ein Baustein des Fußquergewölbes. Lockert sich die gewölbeerhaltende Fesselung der Fußknochen durch alters-, gewichts-, konstitutionell oder anderweitig bedingtes Nachgeben der Bänder und Sehnen unter der Planta pedis, so steigert sich besonders im Os naviculare der physiologische Knochenumbau, und osteotrope Tracer werden dort verstärkt eingebaut (eindeutig positive Tracer-Anfärbung in der Mineralphase). Auch das ist suffizienter (funktioneller) Stressabbau, der sich röntgenologisch nicht zu erkennen gibt.

Konstruktive und insuffiziente Stressadaptation

Der Stressabbau kann mithilfe örtlicher biologischer „Stützmaßnahmen" gelingen. Gemeint sind damit periostale und/oder endostale Knochenappositionen am kompakten Knochengewebe und/oder eine Hypertrophie der Kraft und Last übertragenden Spongiosatrabekeln an Stellen mit verstärkter (rhythmischer) Belastung, also an biomechanischen Spannungsspitzen. Dann wird von einer konstruktiven Stressadaptation gesprochen. Allerdings kann sich hinter dieser stressbedingten, gleichmäßigen trabekulären Knochenneubildung in der Spongiosa nicht nur eine adaptive Trabekelhypertrophie, sondern nach den Gesetzen der Röntgenstrahlenschwächung und summationsbedingten Trabekelabbildung auch ein adaptiver Mikrokallus im 3-dimensionalen Sinne mit Stützstrebenwirkung verbergen. Röntgenologisch zeigt sich die konstruktive Adaptation als bandförmige Verdichtung senkrecht zur Ziellinie des rhythmischen Kraftvektors oder als eiförmige oder kugelige Spongiosaverdichtung, **ohne** dass eine Kontinuitätsdurchtrennung (Frakturlinie oder Konturstufe) zu erkennen ist. Sowohl die adaptierende Trabekelhypertrophie als auch die Bildung von adaptivem trabekulärem Mikrokallus sind im Übrigen keine Indikatoren eines biologischen Versagens im Sinne der insuffizienten Stressadaption, sondern ein durchaus biopositiver Vorgang zum Stressabbau – also ein konstruktiver Vorgang.

> **! Merke**
> Für die Praxis gilt: Die Mikromorphologie der konstruktiven Stressadaptation spiegelt in der Spongiosa ein Mischbild aus adaptiver Trabekelhypertrophie und Mikrokallusformation wider. Weder die Trabekelhypertrophie noch der adaptive Mikrokallus einschließlich des begleitenden Ödems (MRT) bereiten Beschwerden.

Der gesteigerte lokale Knochenumbau führt bei genügender Stärke und Ausdehnung zum positiven Skelettszintigramm (Mineralphase). Gibt der Patient jedoch *starke Schmerzen* an, die ihn zum Facharzt und zur erweiterten Bildgebung führen, und fällt die *dynamische Skelettszintigrafie positiv* aus (Abb. 10.**2**), so überwiegen im feingeweblichen Bild die trabekulären Mikrofrakturen mit Hämorrhagien und frustranen Reparationsversuchen: Das bedeutet, die unverändert im Röntgenbild nachweisbaren konstruktiven Adaptationen (Hyperostoseareale) haben

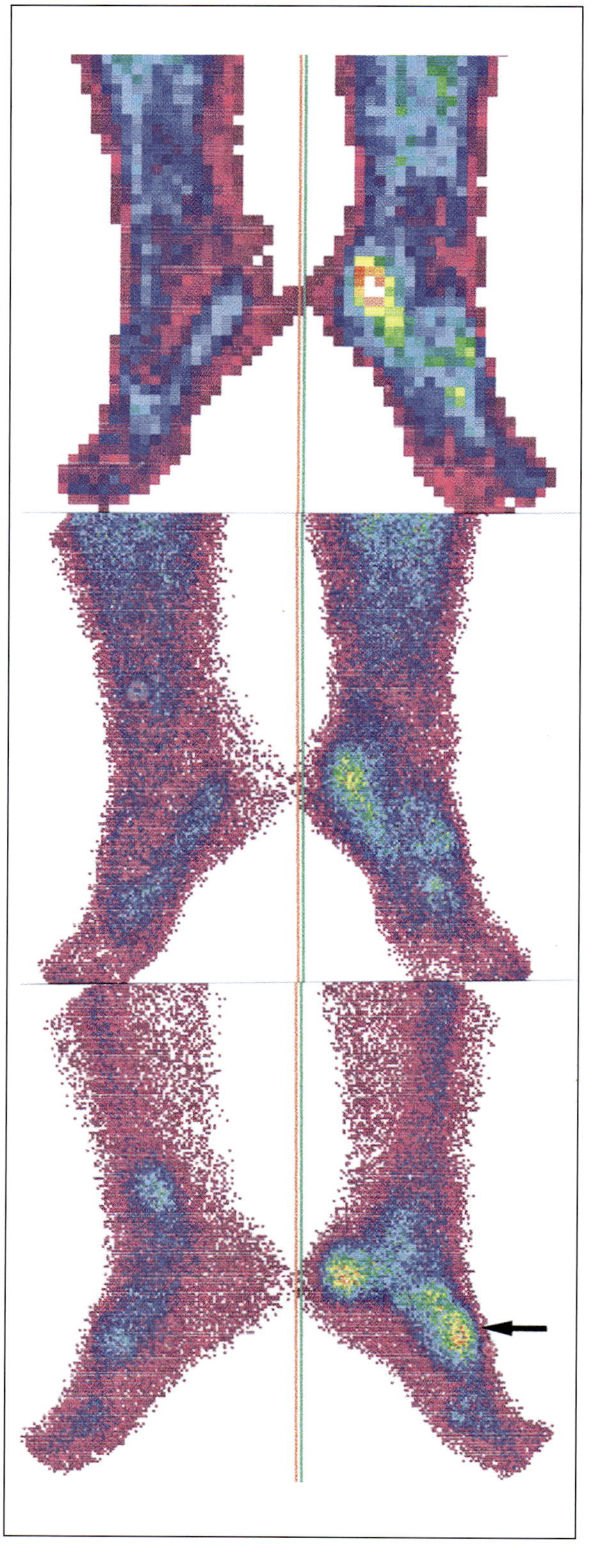

Abb. 10.**2** **Positive 3-Phasenskelettszintigrafie mit ^{99m}Tc-Phosphatkomplex.** Sie zeigt den drohenden oder bereits eingetretenen Übergang der konstruktiven Stressadaptation im Fersenbein (Hyperostose in der Spongiosa) in die insuffiziente Stressadaptation (Stressfraktur) an: **Indikation zur MRT/CT** zur Frage eines in diesem Fall röntgenokkulten Frakturspalts (bzw. -linie) aus therapeutischen Gründen. Der *Pfeil* markiert das röntgenokkulte Stressnavikulare (s. dort) – in der Mineralphase eindeutiger Befund.

zu keinem nachhaltigen Stressabbau geführt. Diese trabekulären Adaptationen brechen zunehmend ein – die Balance zwischen Stressstärke und -abbau ist gestört –, und bei weiterer Stresseinwirkung kommt es zur makroskopisch sichtbaren knöchernen Dehiszenz. Dann liegt eine insuffiziente Stressadaptation vor: Stressfraktur. Sie zeigt sich röntgenologisch und im CT an einer Frakturlinie (oder an einem Spalt) und evtl. an einer Konturstufe, z. B. im Sakrum-CT. Die peri- und endostale adaptive Knochenneubildung an Röhrenknochen wird in Abb. 10.**3** nicht abgebildet (s. Abb. 10.**1**). Bestimmte MRT-Befunde, die über den Ödemnachweis (Spongiosa, Periost [T2w, STIR], periossäre Weichteile) hinausgehen, zeigen eine insuffiziente Stressadaption an – sprich: Stressfraktur. Das heißt, die Stressfraktur gibt sich im MRT an einem unscharf begrenzten Ödembezirk zu erkennen, den eine hypointense Linie – Spalt – bei T2wfatsat- und STIR-Sequenzen oder bei T1w-Sequenzen ohne oder mit Kontrastmittelgabe durchzieht.

Die Stressfraktur ist in der kompakten Knochensubstanz, beispielsweise an der Diaphysenkontur, röntgenologisch eher zu erkennen als in der Spongiosa, und mit der MRT (CT) erst recht.

Schlussfolgerung

Definitionsgemäß wird unter Berücksichtigung der Anamnese und Klinik eine röntgenologisch sichtbare, benigne periostale (s. Abb. 3.**52**), evtl. endostale (CT, MRT oder Röntgenbild), oder/und intraspongiöse Knochenneubildung als konstruktive Stressadaptation klassifiziert, solange keine makroskopisch erkennbare Konturunterbrechung (eine Stufe) oder intraossäre Aufhellungslinie (ein Spalt) sich bildgebend zu erkennen geben. Ist dies jedoch der Fall, so handelt es sich um eine insuffiziente Stressadaptation, d. h., es gelingt nicht, den Stress abzubauen. Dann liegt eine Stressfraktur vor. Bei *Stressphänomenen*, egal ob *suffizient, konstruktiv* oder *insuffizient*, muss mit lokaler Ödembildung gerechnet werden. Das Begleitödem im Periost, im Endost und in periossären Weichteilen ist kein verlässlicher Diskriminator zwischen den genannten Alternativen der Stressadaptation.

Die bildgebende Unterscheidung zwischen den Alternativen konstruktive oder insuffiziente Stressadaptation hat praktische Bedeutung, und dies begründet den häufigen MRT-Einsatz: Die konstruktive Stressadaptation im Knochen fokussiert den Blick auf den in Gang befindlichen Stressabbau, der in der therapeutischen Praxis durch Schonung, Entlastung usw. erreicht werden kann: Schmerzfreiheit als wichtiges Kriterium. In der Spongiosa hinkt die Strukturnormalisierung erst monatelang hinterher. Die insuffiziente Stressadaption ist dagegen der Indikator für das Risiko, in eine traumatische, evtl. dislozierende Fraktur überzugehen. Danach richtet sich die Therapie.

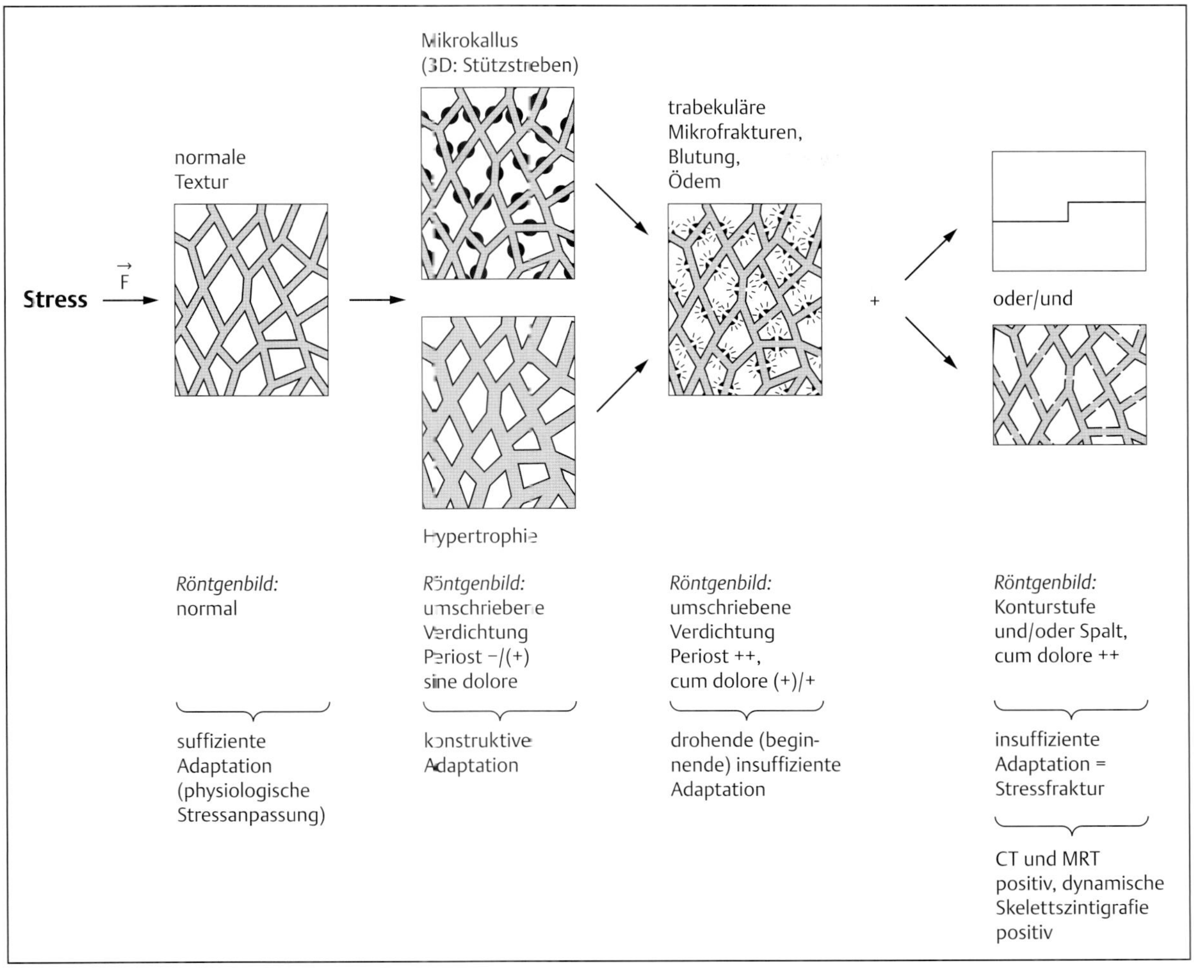

Abb. 10.3 **Dynamik der Entwicklung einer Stressfraktur in der Spongiosa und die bildgebenden Möglichkeiten ihrer Erkennung** (vgl. Abb. 10.**1**).

Merke:

Von einer **Stressfraktur** darf nur dann gesprochen werden, wenn eine Frakturlinie (Dehiszenz, Spalt) und/oder eine Konturstufe und/oder ein periossäres (verkalkendes) Hämatom bildgebend sichtbar sind. Ein Stress-/Frakturödem ist signalreich auf wassersensitiven Aufnahmen, ein verkalkendes Hämatom signalarm in allen Pulssequenzen. Ohne die bildgebenden Frakturprämissen (Projektionsradiogramm, CT, MRT) werden alle anderen Stressadaptationen (s. Text) unter der Bezeichnung „(periostale, endostale, intraspongiöse) **Stressphänomene**" subsumiert!

Topografische bildgebende Diagnostik des Gleitgewebes

11 Gelenke der Hand

Anlage- und Entwicklungsstörungen

Aplasien und Hypoplasien der Fingergelenke

Die Diagnose erblicher Aplasien und Hypoplasien der Fingergelenke ist beim *Erwachsenen* leicht. Die Hautfältelung über dem aplastischen Gelenk fehlt. Im Röntgenbild (Abb. 11.**1**, vgl. auch Abb. 11.**2**) erkennt man die Phalangensynostose mit regelrecht durchziehender Bälkchenstruktur bei nur angedeuteter oder auch fehlender spindelförmiger Auftreibung. Der betroffene Finger zeigt meist Streckstellung oder leichte Beugung; selten ist er geringfügig überstreckt. Einerseits treten Anlagestörungen häufig seitensymmetrisch und in Verbindung mit

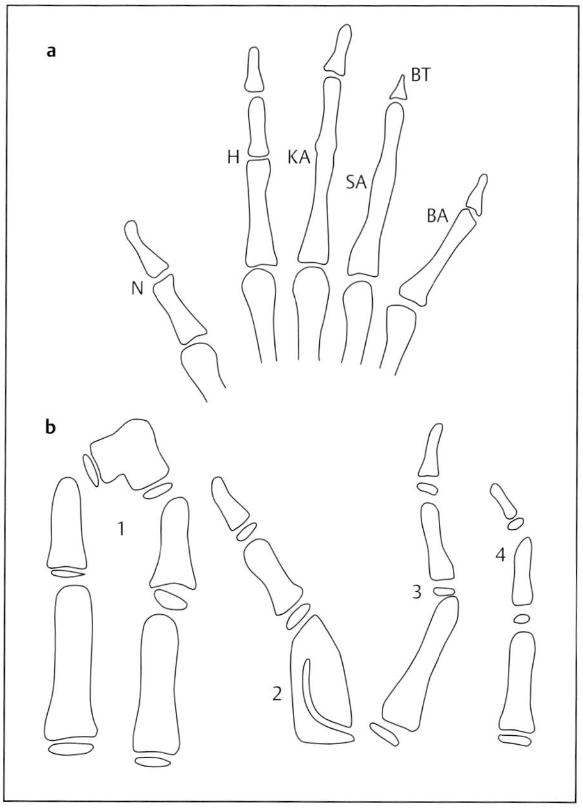

Abb. 11.**1a, b** **Missbildungen der Fingergelenke.**
a Fingergelenkaplasien und -hypoplasien beim Erwachsenen (dargestellt an den proximalen IP-Gelenken).
- N Normalbild.
- H Hypoplasie; Grenzkonturen der Phalangen gerade noch sichtbar, Gelenk jedoch versteift.
- KA Aplasie, dabei zarte „Kerbung" in der Grenzzone.
- SA Aplasie mit leichter spindelförmiger Auftreibung der Grenzzone.
- BT Nebenbefund: Brachytelephalangie (Differenzialdiagnose gegenüber Akroosteolyse!).
- BA Aplasie mit Brachymesophalangie, dabei zylinderförmige Verplumpung der synostosierten Grund- und Mittelphalanx.

b Überwiegend angeborene Fingergelenkfehlbildungen bzw. -stellungen beim Kind.
1. Ossäre distale Syndaktylie im Sinne der *Akrosyndaktylie* (manchmal nur kutane Fusion; nicht gezeichnet).
2. *Deltaphalanx* (Synonym: *Deltaknochen*; Wood u. Reading 1977) durch δ- oder dreieckförmige Epiphysenfuge an Hand- und Zehenphalangen und Mittelhand- und Mittelfußknochen, die bogenförmig von proximal nach distal verläuft; diese seltene Missbildung tritt entweder isoliert oder im Rahmen verschiedener Syndrome oder Dysplasiekomplexe auf; s. auch Abb. 11.**2**.
3. *Kamptodaktylie* (Flexionskontraktur im PIP-Gelenk; oft dabei Formveränderungen des Gelenksockels am Grundglied, meist bilateral; angeboren häufiger als erworben.
4. *Klinodaktylie* (5. > 4. Finger), Fingerspitze zeigt zur Handmitte.

Merke:

1. **Syndaktylie:** Zwei oder mehrere Finger (oder Strahlen) sind mit ihren Weichteilen und/oder knöchernen Anteilen miteinander verwachsen. Auftreten *sporadisch* oder *hereditär*, dann oft bilateral; *komplett* (langstreckig), *inkomplett* (kurzstreckig), *einfach* (nur Weichteilfusion, „Schwimmhaut"), *komplex* (knöcherne, manchmal nur weichteilbedingte Fusion, gewöhnlich kombiniert mit anderen Fingermissbildungen oder Missbildungssyndromen – *Beispiele:* Akrozephalosyndaktylie Typ Apert-Syndrom, Typ Pfeiffer-Syndrom).
   Symphalangie: Nach der allgemeinen Definition liegt eine Bewegungseinschränkung eines Fingers durch Gelenkaplasie (s. o. unter **a**) vor; isoliert oder Auftreten im Rahmen eines Missbildungssyndroms, evtl. assoziiert mit Syndaktylien. Die distale Symphalangie betrifft die DIP-Gelenke, die proximale Symphalangie die PIP-Gelenke.
2. Nicht gezeichnet wurden: Komplette, inkomplett gedoppelte oder nur die Weichteile betreffende Oligo- und Polyphalangien, Makrodaktylie eines oder mehrerer Fingerstrahlen (z. B. Assoziation mit der Neurofibromatose Typ I, vgl. Abb. 3.**96**), Hypo- und Aplasien des Daumens, Brachydaktylien und Brachymetakarpien ohne Gelenkveränderungen sowie der sog. Schnürring-Komplex, dessen Fehlbildungen von Schnürringen oder -furchen bis zu amputationsähnlichen Defekten an den Phalangen reichen.

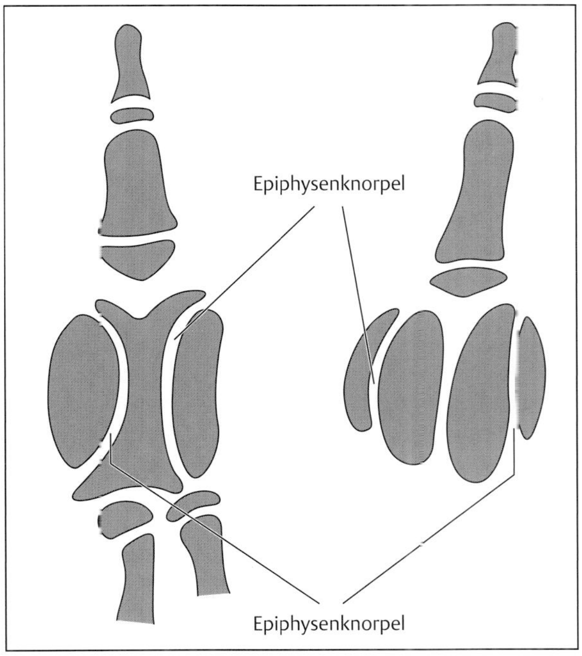

Abb. 11.2 **Darstellung eines 2. Typs des Deltaknochens,** nämlich mit longitudinal ausgerichtetem Epiphysenknorpel zweier nebeneinander liegender Deltaknochen (**„Kissing Delta Bone"**) oder einer von beiden Seiten eingeklammerten longitudinalen Epiphysenfuge (ebenfalls subsumiert als „Kissing Delta Bone"; Elliot et al. 2004). Verschmolzene *(links)* und unverschmolzene *(rechts)* „Kissing Delta Bones" *(schematisch)*. Die MRT-Darstellung ist einfacher zu analysieren als die Darstellung auf dem Projektionsdiagramm.

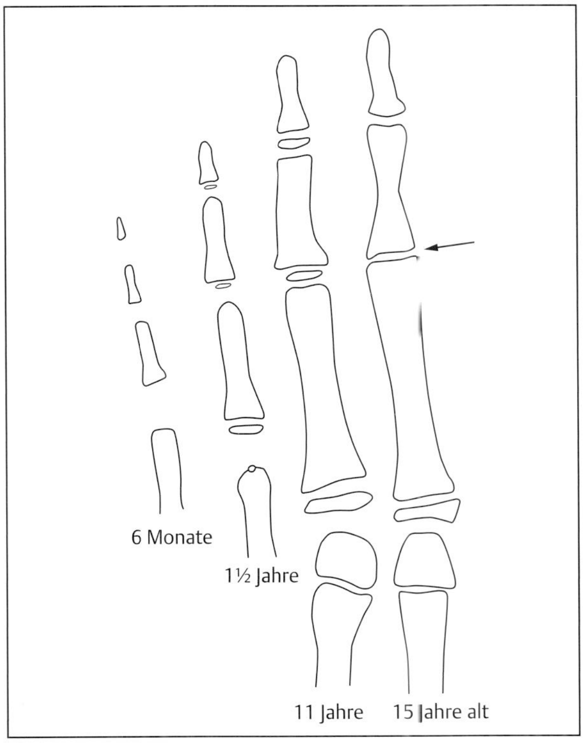

Abb. 11.3 **Aplasie des PIP-Gelenks am wachsenden Skelett.** In den Beispielen „6 Monate", „1½ Jahre" und „11 Jahre" ist die Diagnose nur nach dem klinischen Befund zu stellen. Röntgenologisch ist der Gelenkbefund normal. Im Beispiel „15 Jahre" ist die Umwandlung der „Synchondrose" in die „Synostose" erfolgt. Dieser Vorgang kann aber auch schon in jüngeren Jahren eintreten. Die noch offene Wachstumsknorpelfuge der Mittelphalanx *(Pfeil)* täuscht im Röntgenbild einen Gelenkspalt vor. An der distalen Phalanx ist die Wachstumsfuge altersmäßig bereits geschlossen. Der Spalt zwischen End- und Mittelphalanx entspricht hier dem Gelenkknorpel des normal angelegten DIP-Gelenks.

anderen Entwicklungsstörungen des Handskeletts auf. Dadurch wird vor allem die Diagnose der IP-Gelenk*hypoplasien* mit noch erhaltenen Konturen der aneinander grenzenden Fingerglieder erleichtert. Andererseits sind erworbene Fingerankylosen eher unilateral bzw. asymmetrisch zu erwarten.

Am *wachsenden Skelett* ist der klinische und röntgenologische Befund bei Fingergelenkaplasien nicht so eindeutig, da die zunächst „synchondrotische" IP-Gelenkverbindung – statt des Gelenks liegt eine Knorpelplatte zwischen den beiden Knochen – noch eine leichte Federung zulässt und röntgenologisch nicht vom normalen Gelenkspalt zu unterscheiden ist. Die Abb. 11.3 zeigt das Röntgenbild der IP-Gelenksaplasie im Wachstumsalter.

Gelenkaplasien im Bereich der Handwurzelknochen

Diese Aplasien (Abb. 11.**4**) werden vornehmlich zwischen dem Os lunatum und dem Os triquetrum beobachtet. Auch die Verschmelzung des Os capitatum mit dem Os trapezoideum oder des Os capitatum mit dem Os hamatum ist kein allzu seltener (Zufalls-)Befund. Im Allgemeinen sind angeborene Synostosen in der Querachse der Handwurzel häufiger als solche in der Längsachse. Die Synostosierung kann mehr als 2 Karpalia erfassen und auf den Radius und die Metakarpalia übergreifen. Die Unterscheidung zwischen *angeborenen* und *erworbenen* Verschmelzungen der Handwurzelknochen ist zuweilen schwierig, wenn man sich lediglich auf den Röntgenbefund stützt (Schacherl u. Schilling 1965). In der Regel zeigen angeborene Synostosen die erhaltene (bekannte) Grundform der beteiligten Knochen, eine normale Spongiosabälkchenzeichnung und treten sehr oft bilateral-symmetrisch und zuweilen kombiniert mit Hemmungsmissbildungen benachbarter kleiner Röhrenknochen auf. Manchmal kommen angeborene Synkarpien und Syntarsien bei einer Person gleichzeitig vor. Gelegentlich findet man aber auch bei im frühen Wachstumsalter erworbenen arthritischen Synostosen im Interkarpal-, Karpometakarpal- und Karporadialbereich später regelmäßige Spongiosastrukturen und Seitensymmetrien. Außerdem ist bekannt, dass vor allem *im Kindesalter* die rheumatoide Arthritis nicht an jedem befallenen Gelenk Schmerzen auslöst und bakterielle Arthritiden, beispielsweise nach banalen Verletzungen der Hand, sehr blande verlaufen können und daher vom Patienten „vergessen" werden. Die auf die Anamnese gestützte Unterscheidung zwischen angeborenen und erworbenen Handwurzelsynostosen ist also auch nicht zuverlässig.

Arthritische knöcherne Ankylosen sind beim Erwachsenen die Folgen völliger Gelenkknorpelzerstörung. Beim Kind führt an wenig mobilen kleinen Gelenken manchmal auch schon die arthritische Schädigung der enchondralen Ossifikationszone zu Wachstumsstörungen, die später als Synostosen imponieren können.

Die angeborene Totalsynostose der Handwurzelknochen, das sog. *angeborene Os carpale*, kommt *ohne* andere Hemmungsmissbildungen an Knochen und Gelenken nicht vor. Ein *(erworbenes) arthritisches Os carpale* tritt nach arthritischer Zerstörung des Gelenkknorpels an den Karpalia auf und ist beispielsweise bei der fortgeschrittenen rheumatoiden Arthritis ein häufiger Befund.

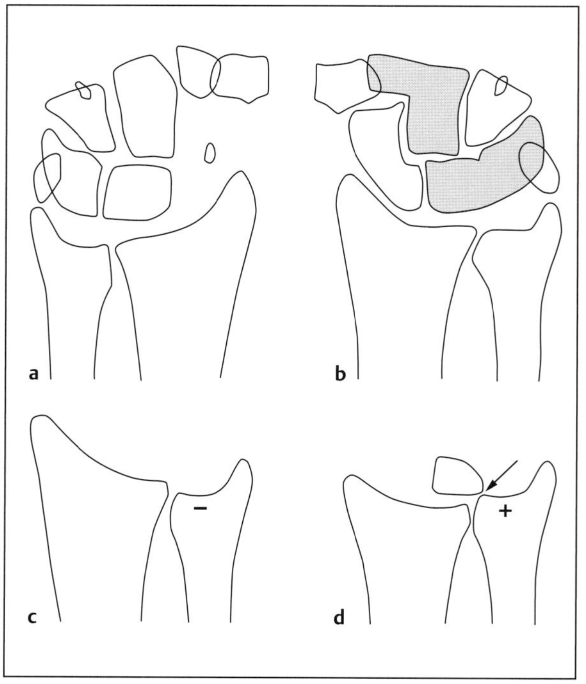

Abb. 11.**4a–d** **Gelenkaplasien im Bereich der Handwurzelknochen.**
- **a (Einseitige) Skaphoidaplasie**. Der kleine kalkdichte Schatten anstelle des Skaphoids dürfte ein Skaphoidrudiment sein (also eigentlich Skaphoidhypoplasie).
- **b Angeborene Synostose** zwischen dem Os lunatum und dem Os triquetrum sowie zwischen dem Os capitatum und dem Os trapezoideum.
- **c Eine konstitutionelle Minusvariante der Elle bzw. eine posttraumatische Ulnaverkürzung** liegt vor, wenn die Niveaudifferenz zwischen distaler Ulna- und Radiuskontur mehr als 2 mm beträgt. Eine pathogenetische Beziehung zwischen der ulnaren Minusvariante und der ischämischen Lunatumnekrose wird im Schrifttum kontrovers diskutiert.
- **d Bei der konstitutionellen Plusvariante der Elle bzw. beim posttraumatischen Ulnavorschub** (nach eingestauchter Radiusfraktur) beträgt die radioulnare Niveaudifferenz mehr als 2 mm zugunsten der Elle. Nicht so sehr die Lunatumnekrose, sondern eher das **ulnokarpale Impaktationssyndrom** *(Pfeil)* und seine Folgen werden mit der Plusvariante der Elle bzw. dem posttraumatischen Ulnavorschub in pathogenetischen Zusammenhang gebracht. Es besteht das Risiko einer mechanischen Schädigung des Discus articularis radioulnaris.

Merke:

Angeborene Karpal- und Tarsalsynostosen kommen bei verschiedenen Missbildungssyndromen vor, beispielsweise auch beim Crouzon-Syndrom (Anderson et al. 1997).

Skaphoidaplasie

Die ein- oder beidseitige Skaphoidaplasie findet man zuweilen in Kombination mit einer Entwicklungsstörung des Processus styloideus radii und/oder des 1. Metakarpale. Anstelle des Skaphoids erkennt man in Abb. 11.**4** einen kleinen kalkdichten Schatten (Skaphoidrudiment?).

Angeborene 2- oder Mehrfachteilung von Karpalknochen

Die angeborene 2- oder Mehrfachteilung von Karpalknochen – Differenzialdiagnose gegenüber der posttraumatischen Pseudarthrose – ist vor allem vom Skaphoid, vom Triquetrum, vom Pisiforme, von den Trapezkarpalia und vom Kapitatum bekannt geworden. Die Abgrenzung gegenüber der Karpaliapseudarthrose erfolgt aufgrund folgender Befunde: anamnestisch kein Trauma, scharfe, am Ende abgerundete Konturen des interossären „Spaltes", keine spaltennahe Spongiosasklerose, keine zystenartigen Strukturaufhellungen. Nomenklatur: bi-, tripartitum.

Akzessorische Karpalia bzw. Ossikeln

Von akzessorischen Karpalia bzw. Ossikeln wird gesprochen, wenn zwischen den normal geformten, vollzähligen Handwurzelknochen kleine Knochenelemente mit regelrechter Struktur und glatten Konturen auffallen. Differenzialdiagnose gegenüber den strukturlosen Kalkablagerungen (Lupe!) der Peritendopathia calcarea stellen

Die in Abb. 11.**5** wiedergegebene atypische Darstellung der Wachstumsfuge an der Fingerendphalanx (manchmal gleichzeitig auch an der Mittelphalanx) ist ein *Verdachtszeichen* der (unbehandelten) primären Hypothyreose (Hernandez u. Poznanski 1979). Dieser Befund normalisiert sich nach Substitutionstherapie. Selten kommt diese Entwicklungsstörung auch bei idiopathischer Hypophysenunterfunktion vor.

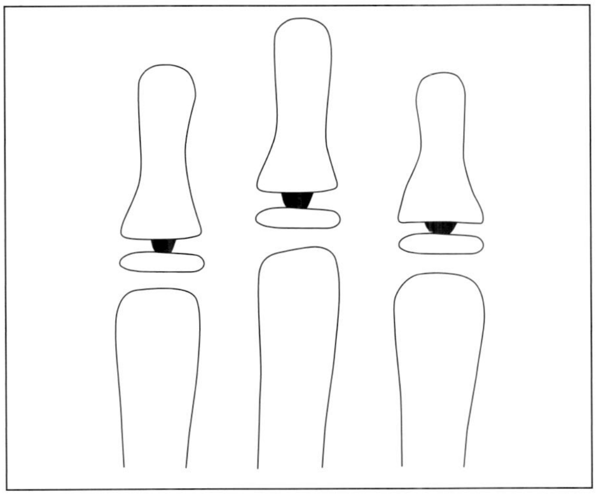

Abb. 11.**5** **Atypisch dargestellte Wachstumsfuge der distalen Phalangen: Röntgenverdachtszeichen auf primäre Hypothyreose** (s. Text).

Habituelle Subluxation im Karpometakarpalgelenk I

Diese ist gewöhnlich die Folge einer Formanomalie des Os trapezium und der Abflachung des Handgewölbes. Das Trapezium zeigt meist eine radiale Abschrägung (Abb. 11.**6**). Bei einer Abflachung des Handgewölbes (sog. Platthand) steht der 1. Strahl mit den anderen Handstrahlen in einer Ebene. Die Opposition des Daumens, die bei jedem Zufassen nötig ist, wird dadurch erschwert, und mit der Zeit gleitet die Basis des Metakarpale I teilweise aus der atypisch geformten distalen Gelenkfläche des Trapeziums heraus. Diese habituell gewordene Subluxation führt schließlich zur CMC-Arthrose I (Rhizarthrose).

Konstitutionelle Dislokation des normal geformten Karpometakarpalgelenks I

Auf dem Boden der CMC-I-Dysplasie (der habituellen Subluxation im 1. CMC-Gelenk) oder der konstitutionellen Dislokation des normal geformten CMC I wächst einerseits das Risiko zur Rhizarthrose. Andererseits kann auch die Rhizarthrose zur Fehlstellung im CMC I führen. Bei oder noch vor der Fehlstellung kommt es zu einer übermäßigen „Anspannung" des entsprechenden Lig. metacarpeum interosseum. Dies äußert sich häufig als **Anspannungsfibroostose** am Ansatz dieses Bandes an der zugewandten Seite der Basis des 2. Metakarpale (s. Abb. 11.**70**). Selten tritt diese Fibroostose am Metakarpale I auf, oder das ganze Band verknöchert als Folge seiner Überbeanspruchung.

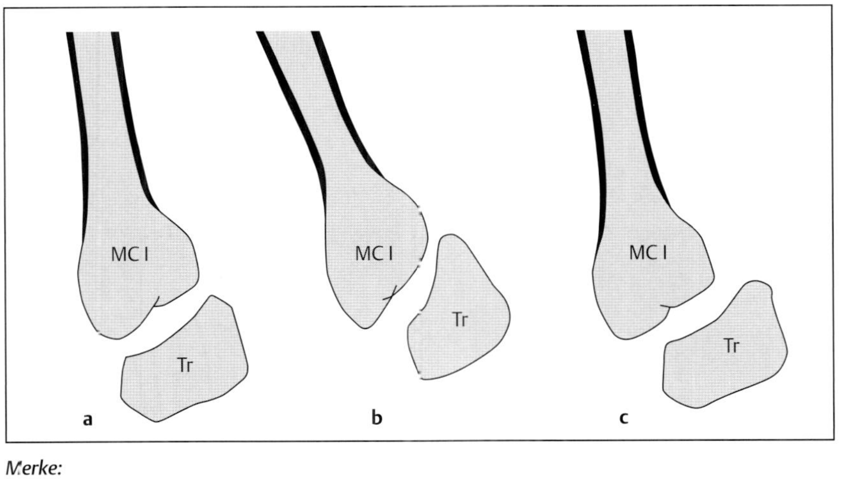

Abb. 11.**6a–c** **Formanomalien des Trapeziums als Ursache der habituellen Subluxation im CMC-Gelenk I.**
a **Typische pentagonale Projektionsform des Trapeziums** auf einer dorsopalmaren Röntgenaufnahme.
b **Radiale Abflachung des Trapeziums** (Tr), die zusammen mit der Abflachung des Handgewölbes die Entstehung der habituellen Subluxation im CMC-Gelenk I (MCP I) begünstigt.
c **Konstitutionelle Dislokation (Subluxation) des Metakarpale I** ohne CMC-I-Dysplasie.

Merke:

Einerseits kann die konstitutionelle Metakarpale-I-Dislokation (Subluxation) bei normal geformten Handwurzelknochen zur Rhizarthrose führen. Anderseits ist bei dislozierter Rhizarthrose (ohne Trapeziumfehlform) nicht zu entscheiden, ob die Dislokation ein Primärbefund oder arthrosebedingt ist.

Madelung-Deformität

Die oft doppelseitige gynäkotrope Madelung-Deformität entsteht bei einer Wachstumsstörung der distalen Radiusepiphysenfuge, sei sie familiär (Nixon 1983), sei sie im Gefolge von Systemerkrankungen der enchondralen Verknöcherung – beispielsweise bei der Dyschondrosteose Léri-Weill –, beim Turner-Syndrom, bei Enchondromatosen, bei der Exostosenkrankheit – oder (einseitig) nach Traumen (dann **„Pseudo-Madelung"**) aufgetreten. Sie manifestiert sich gewöhnlich in der Präpubertät. Die Hand ist im Karpoantebrachialbereich bajonettartig nach palmar abgebogen, manchmal gleichzeitig nach radial oder ulnar abgewinkelt, das mehr oder weniger verformte Caput ulnae im distalen Radioulnargelenk nach dorsal subluxiert. Dadurch springt der Griffelfortsatz der Elle nach dorsal vor. Bei seitlicher Betrachtung liegen Handrücken und Beugefläche des Unterarms etwa auf gleicher Ebene. Auf der dorsopalmaren Aufnahme „blicken" sich die distalen Gelenkflächen beider Unterarmknochen „an"; die distale Radiusfläche fällt dabei stärker nach ulnar ab als diejenige der Ulna nach radial. Die Radiusgelenkfläche ist außerdem nach palmar geneigt; der Radiusschaft steht daumenseitig konvex gekrümmt. Die proximale Karpaliareihe passt sich lagemäßig den verformten distalen Enden der Unterarmknochen an. Das Lunatum „geht voran". Aus dem Röntgenbild (Abb. 11.**7**) ist der ungünstige Einfluss, den die Madelung-Deformität auf die Funktion der Gelenke im karpoantebrachialen Übergang ausüben kann, abzulesen.

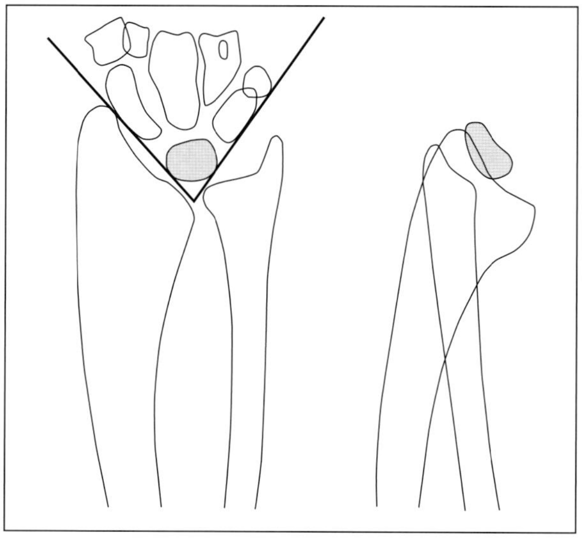

Abb. 11.**7** **Madelung-Deformität, dorsopalmare und seitliche Röntgenaufnahme (Os lunatum *schraffiert*).** Typische „Abwinkelung" der proximalen Karpaliareihe (positives Karpalzeichen, s. Text) und „Krümmung" des Radius.

Merke:

Die Dyschondrosteose ist eine Osteochondrodysplasie, mit dem Schwerpunkt Madelung-Deformität bei Mesomelie (Verkürzung des mittleren Extremitätenabschnitts). Eine Madelung-Deformität bei normalen Körperproportionen berechtigt nicht zur Diagnose Dyschondrosteose.

Karpalzeichen

Legt man von radial und ulnar her je eine Tangente an die *proximalen* Konturen des Skaphoids, des Lunatums und des Triquetrums, so bilden sie einen nach distal offenen Winkel miteinander. Ist dieser Winkel ≤117°, so spricht man von einem positiven Karpalzeichen (Kosowicz 1962; s. Abb. 11.**7**). Das positive Karpalzeichen wird auch bei den verschiedenen klinischen Formen der Gonadendysgenesie und bei anderen Entwicklungsstörungen als Begleitbefund beobachtet.

Metakarpalzeichen

Das Metakarpalzeichen (vgl. Willich u. Englert 1973; Abb. 11.**8**) dient als Hinweis auf eine metakarpale Wachstumsstörung. Negativ, d. h. normal, ist dieses Zeichen, wenn die Tangente der distalen Metakarpaliakonturen IV und V an der Kontur des Metakarpale III distal vorbeizieht oder sie allenfalls tangential trifft – Letzteres ist ein

Abb. 11.**8** **Das positive Metakarpalzeichen zeigt eine Wachstumsstörung des 4. Metakarpalknochens an** (s. Text).

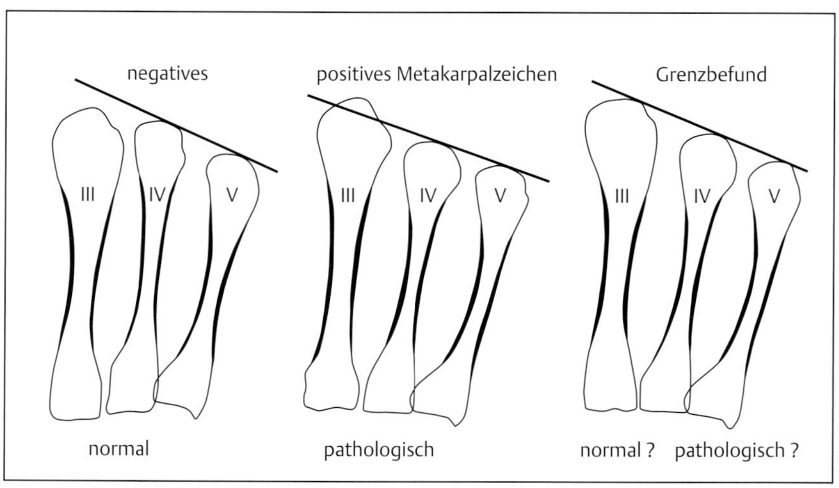

Grenzbefund zwischen normal und pathologisch. Ein positives d.h. pathologisches Metakarpalzeichen liegt immer dann vor, wenn die Metakarpaltangente IV und V das distale Ende des Metakarpale III schneidet, also zur Sekante wird. Positive Metakarpalzeichen werden bei endokrinen Krankheitsbildern gefunden, beispielsweise bei hypophysärem Zwergwuchs, Riesenwuchs, Gonadendysgenesie, verzögerter Sexualreifung, Pseudohypoparathyreoidismus und Pseudo-Pseudohypoparathyreoidismus. Außerdem ist ein *familiäres* Auftreten des positiven Metakarpalzeichens bei Personen *ohne* endokrine Abweichungen bekannt. Ferner wurde es bei Patienten mit Achondroplasie, Arthrogryposis multiplex congenita, Enchondromen und juveniler idiopathischer Arthritis beobachtet.

Federnde Elle

Die federnde Elle (Abb. 11.**9**) ist eine durch konstitutionelle oder posttraumatische Kapsel-Band-Schwäche begünstigte Subluxation im distalen Radioulnargelenk, die Beschwerden hervorrufen kann. Auf den seitlichen Röntgenaufnahmen der Handwurzel erkennt man ein verstärktes *dorsales* Vorstehen des Caput ulnae (vgl. auch das arthritische Caput-ulnae-Syndrom). Bei der klinischen Untersuchung lässt sich die Elle nach palmar zurückdrücken, federt aber nach dem Loslassen sofort wieder in die Subluxationsstellung zurück.

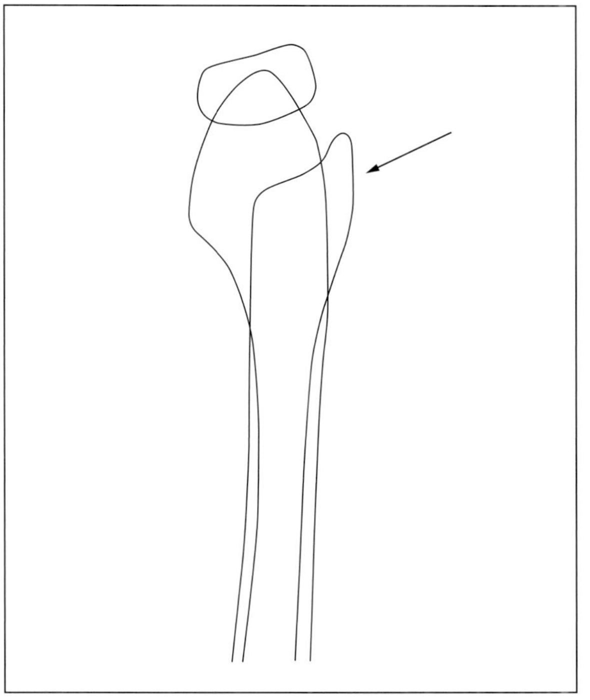

Abb. 11.**9** **Seitliche radioulnare Röntgenaufnahme des Karpoantebrachialbereichs.** Eingezeichnet sind die distalen Enden der Elle und der Speiche sowie das Mondbein. Der *Pfeil* zeigt auf das dorsal dislozierte Caput ulnae (*klinisch:* **federnde Elle**; *s. Text).*

Arthritis

Auf der dorsopalmaren (dorsovolaren) Röntgenaufnahme einer Hand sind mehr als 20 Gelenke zu übersehen, deren gegenüber liegende Gelenkknorpellagen nur 1–2 mm dick sind. Eine entzündliche oder degenerative Verschmälerung (Substanzverlust) eines Knorpelüberzugs kann daher schon frühzeitig erkannt werden. Deshalb haben Röntgenaufnahmen der Hand bei Systemerkrankungen des Synovialgewebes – *Polyarthritiden* – und des Gelenkknorpels – *Polyarthrosen* – diagnostische Bedeutung.

Diese Betrachtungsweise stützt sich auf statistisch abgeleitete Daten (20 Gelenke!), berücksichtigt jedoch nicht klinische und aus der Bildgebung abgeleitete Erfahrungen. Aber schon die statistisch begründete „halbe Wahrheit" soll der Anlass sein, Informationen über entzündliche Systemerkrankungen im Abschnitt über die Gelenke der Hand zu vermitteln.

Rheumatoide Arthritis

Die rheumatoide Arthritis (Synonym: chronische Polyarthritis) ist die klassische entzündliche systemische Bindegewebserkrankung mit besonderer Affinität zum Gleitgewebe (Gelenke, Sehnenscheiden, Bursen).

> ! ***Merke***
> Ohne Gelenkmanifestation kann die klinische Diagnose der rheumatoiden Arthritis nicht gestellt werden!

Durchschnittlich 1% der Bevölkerung erkrankt an der rheumatoiden Arthritis – allerdings mit ethnisch-geografischen positiven oder negativen Prävalenzspitzen, Ersteres beispielsweise bei bestimmten Indianerpopulationen in Nordamerika, Letzteres bei Japanern. Außerdem nimmt die Krankheitshäufigkeit bei beiden Geschlechtern mit steigendem Alter zu. Jenseits des erreichten Lebensalters von 55 Jahren soll die Prävalenz um 2% liegen. Innerhalb der angegebenen Prävalenzdaten erkranken Frauen etwa 2- bis 3-mal häufiger als Männer.

Den pathologischen Gelenkbefunden gehen gewöhnlich einzelne, zumeist mehrere, an sich **unspezifische Prodromi** voraus; denn sie können auch andere Krankheiten ankündigen. Zum möglichen Prodromalstadium der rheumatoiden Arthritis gehören:

- allgemeines Krankheitsgefühl
- rasche, körperliche und mentale Ermüdbarkeit
- Kraftlosigkeit
- Appetitlosigkeit
- Gewichtsabnahme
- gelegentliche subfebrile Temperaturen
- neu aufgetretene Neigung zum Schwitzen an den Händen und Füßen
- vasomotorische Störungen, wie Akrozyanose, Cutis marmorata, Schmerzen beim Eintauchen der Hände in kaltes Wasser, Blasswerden einzelner Finger, Parästhesien (besonders nächtliches Brennen und Kribbeln in den Händen und Füßen)
- nicht objektivierbare Gelenksymptome (morgendliche Gelenksteifigkeit, klinisch nicht objektivierbare flüchtige Gelenk-Muskel-Schmerzen)
- psychische Störungen (Reizbarkeit, „Nervosität", depressive Stimmungslage).

Zu den potenziell objektivierbaren Prodromi gehören auch ätiologisch und pathogenetisch nicht einzuordnende Tenosynovitiden und Bursitiden.

Diagnostische Kriterien der rheumatoiden Arthritis

Das American College of Rheumatology – ACR – hat 7 Kriterien zur Diagnose der rheumatoiden Arthritis zusammengestellt (Arnett 1989).

> **! Merke**
> Die Einordnung einer Gelenkerkrankung als rheumatoide Arthritis leitet sich von (mindestens) 4 dieser Simultankriterien ab. Die Kriterien 1–4 müssen darüber hinaus über 6 oder mehr Wochen nachzuweisen sein.

Diagnostisches Kriterium Nr. 1

Peripher-artikuläre **Morgensteifigkeit für mindestens 1 h Dauer.**

Diagnostisches Kriterium Nr. 2

Arthritische, d. h. vom Arzt festgestellte (fluktuierende) **Weichteilschwellung**, aber keine knöcherne Verdickung, in mindestens 3 Gelenkregionen:

- PIP-Gelenke
- MCP-Gelenke
- Gelenke im Handwurzelbereich einschließlich unmittelbar angrenzender Gelenke (sog. Handgelenk)
- Ellenbogen-, Knie-, Sprung- und MTP-Gelenke

Kommentar: Bei etwa ⅔ der Patienten mit rheumatoider Arthritis beginnt und verläuft die Erkrankung *typisch*, d. h. schleichend, von Anfang an *polyartikulär* und befällt zunächst kleine Gelenke bilateral-symmetrisch.

Zu den *atypischen* Erkrankungsformen gehört der *monartikuläre* Erstbefall kleiner Gelenke. Atypisch ist auch die Erstmanifestation an großen Gelenken, die bei der typischen Erkrankungsform erst zentripetal ergriffen werden. Vom oligoartikulären Erstbefall wird gesprochen, wenn anfangs 2–4 Gelenke asymmetrisch erkranken. Auch der akute, manchmal subfebrile Beginn mit einer Symptomausbildung innerhalb weniger Tage gehört zu den atypischen Krankheitsverläufen.

Eine seltene Verlaufsform der rheumatoiden Arthritis ist der **adulte Morbus Still (Still-Syndrom des Erwachsenen)**. Zu seinem klinischen Spektrum gehört eine symmetrische Poly- oder Oligoarthritis (Karpus und Tarsus sind die häufigste Erstmanifestation – Finger und Zehen bleiben auch bei chronischem Verlauf gewöhnlich von Gelenkzerstörungen verschont). Diese Gelenkerkrankung geht mit systemischen Krankheitsbefunden einher. Dazu gehört ein episodisches makulöses Exanthem; abends tritt es auf, morgens fällt es nicht mehr auf. Fast obligat ist beim akuten Morbus Still ein re- oder intermittierendes Fieber von mindestens 39 °C für 1 Woche oder länger. Eine neutrophile Leukozytose im Blutbild, „Halsschmerzen", Splenomegalie, Lymphadenopathie, Pleuritis und/oder Perikarditis gehören mit zum Krankheitsspektrum. Bei klinischem Verdacht auf einen adulten Morbus Still ist eine Hyperferritinämie im Krankheitsschub ein wichtiger diagnostischer Hinweis.

Differenzialdiagnose:

- systemischer Lupus erythematodes
- bakterielle (septische) Allgemeininfektion (einschließlich der virusbedingten infektiösen Mononukleose)
- rheumatische Erkrankungen im weiteren Sinne, wie beispielsweise Panarteriitis nodosa oder andere Vaskulitiden mit extraartikulärer Beteiligung, ferner paraneoplastische (Poly-)Arthritis/Arthralgien – vor allem bei malignen Lymphomen

Diagnostisches Kriterium Nr. 3

Arthritische Schwellung an mindestens 1 Hand-, MCP- oder PIP-Gelenk, d. h. Handbeteiligung.

Diagnostisches Kriterium Nr. 4

Gleichzeitige **symmetrische, bilaterale Arthritis** (Weichteilschwellung) der unter Nr. 2 aufgezählten Gelenke. Dieses Kriterium ist ebenfalls erfüllt, wenn nicht alle erkrankten Gelenke symmetrisch befallen werden. An der Hand heißt dies, dass PIP-und MCP-Gelenke erkranken, wenn auch nicht alle, und nicht alle bilateral-symmetrisch. Dann gilt das **„Eisbergprinzip"** (Dihlmann 1995), d. h., der bilateral-asymmetrische Befall mehrerer PIP- *und* MCP-Gelenke reicht zum Befallsmuster rheumatoide Arthritis aus (Abb. 11.**10**). Sie sind die Spitze des „Eisbergs".

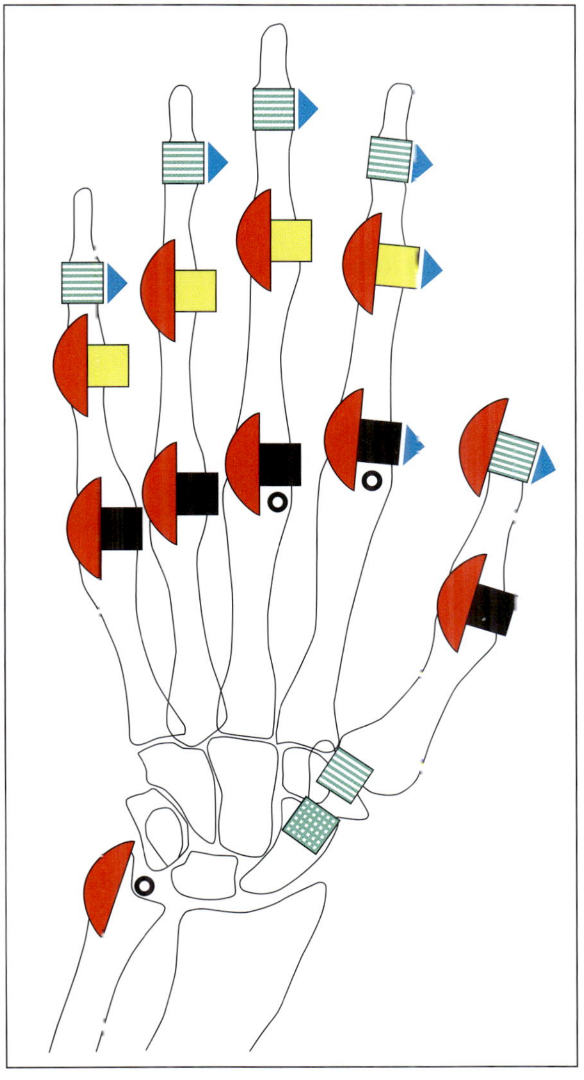

Abb. 11.10 **Manuelle Befallsmuster polyartikulärer Erkrankungen.** Vom manuellen Befallsmuster einer polyartikulären Erkrankung wird gesprochen, wenn diese Krankheit sich *(1.) schon im Frühstadium mit (2.) großer Regelmäßigkeit (3.) an bestimmten Stellen der Hand zu erkennen gibt!*

rot Befallsmuster der adulten rheumatoiden Arthritis.

blau Befallsmuster der Arthritis psoriatica, Transversaltyp (DIP-Prädominanz) und Axial- oder Strahltyp (MCP-PIP-DIP-Konkordanz).

grün Heberden-Polyarthrose, oft in Kombination mit Rhizarthrose (CMC-Arthrose I); Zusatzbefall (Skaphoid-Trapez-Arthrose) möglich; die Handwurzelarthrosen treten vor allem am radialen Strahl auf – dies ist ein Hinweis auf die funktionelle Belastung des Daumenstrahls beim Greifakt.

gelb Polyarthrose der PIP-Gelenke, sog. Bouchard-Polyarthrose (historisch unkorrekter Terminus!).

schwarz *(Vierecke)* Polyarthrose der MCP-Gelenke; die Kombination von *„grün"*, *„gelb"* und *„schwarz"* ist möglich, jedoch tritt die ausgeprägte MCP-Arthrose *(schwarz)* häufiger isoliert als mit den anderen Polyarthrosen gemeinsam auf.

schwarz *(Ringe)* Befallsmuster der Hämochromatoseosteoarthropathie, s. dort.

Merke:

Der häufige Befall der Karpalregion ist im Frühstadium der rheumatoiden Arthritis vieldeutig hinsichtlich seiner Ätiologie, da sich dort auch andere entzündlich-rheumatische Gelenkerkrankungen und auch bakterielle Infektionen frühzeitig manifestieren können.

Diagnostisches Kriterium Nr. 5

Rheumaknoten, die vom Arzt visuell und palpatorisch subkutan festgestellt werden. Sie liegen an mechanisch exponierten Stellen, wie Knochenvorsprüngen und gelenknahen Streckseiten. Sie können an Faszien, an Sehnen und am Periost haften.

Kommentar: Die indolenten, verhältnismäßig derben Rheumaknoten treten bei etwa 20% der Patienten im Krankheitsverlauf auf, und zwar vor allem subkutan, seltener z. B. im subchondralen Knochen, in Wirbelkörpern, im Myokard, in der Lunge, in der Pleura, im Perikard und im Peritoneum. Ihre Differenzialdiagnose, beispielsweise gegenüber Gichttophi, tuberösen Xanthomen, Knoten bei Calcinosis cutis im Zusammenhang mit der progressiven systemischen Sklerose (der progressiven Sklerodermie) und Dermatomyositis sowie bei der multizentrischen Retikulohistiozytose, wird einerseits gemäß den anderen ACR-Kriterien der rheumatoiden Arthritis, andererseits im Kontext mit den klinischen und bildgebenden Befunden der differenzialdiagnostisch genannten Krankheiten gestellt.

Das Auftreten von Rheumaknoten ist gewöhnlich mit ungünstigem Krankheitsverlauf, erosiven Gelenkveränderungen, Nachweis von Rheumafaktoren und Vaskulitiden assoziiert, die sich an verschiedenen extraartikulären Manifestationen widerspiegeln können.

Rheumaknoten setzen sich aus einem konfluierenden Konglomerat von Granulomen mit folgenden Anteilen zusammen:

- nicht entzündliche zentrale Nekrosezone
- schalenförmige Zone, überwiegend aus palisadenartig angeordneten Histiozyten
- lymphozyten- und plasmazellenreiches Randgebiet

Bei (seropositiver) rheumatoider Arthritis können nach Beginn der Methotrexattherapie an den Fingern und Zehen subkutane Knoten (schmerzarm, derb, etwa linsengroß) aufschießen. Sie erfüllen histologisch die Kriterien der Rheumaknoten und werden als Nebenwirkung dieser Therapie angesehen (Wagener 1994).

Diagnostisches Kriterium Nr. 6

Nachweis von Rheumafaktoren im Serum. Der Nachweis soll mit einer Methode erfolgen, der eine Spezifität von mehr als 95 % zukommt oder die – umgekehrt – bei einer Kontrollgruppe Gesunder in weniger als 5 % positiv ausfällt.

Kommentar: Diese Immunglobuline (Ig) mit Autoantikörpercharakter gehören der γ-Globulinfraktion an. Bei der rheumatoiden Arthritis weisen sie auf eine gestörte (gesteigerte) humorale und zellvermittelte Immunantwort hin. Die Ig liegen bei der rheumatoiden Arthritis in mehreren Isotypen vor: IgM und IgG, seltener IgA, IgE und IgD. Diese „pathologischen" Autoantikörper, zusammengefasst als Rheumafaktoren, binden an das Fc-Fragment des IgG. Sie sind also polyvalent; denn sonst würde nur der IgG-Isotyp an dieses Fragment des IgG binden. Der IgM-Rheumafaktor hat die vergleichsweise höchste *Sensitivität.* Bei etwa 70–80 % der Patienten mit rheumatoider Arthritis lässt er sich nämlich im Serum nachweisen. Daher wird sein quantitativer Nachweis in der Routinediagnostik als Labortest eingesetzt. Rheumafaktoren treten gewöhnlich im 1. Krankheitsjahr auf – dies ist allerdings nur eine Regel. Dann wird von einer **seropositiven rheumatoiden Arthritis** gesprochen. Bei der **seronegativen rheumatoiden Arthritis** sind mindestens in den ersten 3 Krankheitsjahren keine Rheumafaktoren nachzuweisen. Die seronegative rheumatoide Arthritis soll im Allgemeinen eine bessere Prognose besonders hinsichtlich der Gelenkzerstörung haben als die seropositive Krankheitsform. Außerdem treten Vaskulitiden (fast) ausschließlich bei Seropositivität auf. Daraus ist zu schließen, dass die Rheumafaktoren oder/und die sie exprimierenden polyklonalen B-Lymphozyten direkt in den Krankheitsverlauf eingreifen. Die *Spezifität* der Rheumafaktoren wird verringert, da sie auch bei 5 % der Gesunden vorkommen. Ihre Häufigkeit nimmt bei ihnen mit steigendem Lebensalter zu. Offenbar gibt es „physiologische" Rheumafaktoren. Außerdem lassen sich Rheumafaktoren manchmal auch bei bakteriellen, virusbedingten und parasitären Krankheiten nachweisen. Ferner können sie bei chronisch-entzündlichen Erkrankungen ungeklärter Ätiologie (aber mit gesichert oder vermutlich gestörtem Immunsystem, wie beispielsweise beim systemischen Lupus erythematodes, beim primären Sjögren-Syndrom, beim Felty-Syndrom, bei gemischter Kryoglobulinämie und bei hypergammaglobulinämischer Purpura) auftreten. Auch bei der Sarkoidose, bei interstitiellen Lungenerkrankungen und nach akuten Gewebsschäden (Apoplexie, Myokardinfarkt) kommen sie gelegentlich vor. Der Nachweis von Rheumafaktoren bei der rheumatoiden Arthritis hat daher – für sich alleine genommen – einen begrenzten diagnostischen Informationsgehalt und sollte in Verbindung mit den anderen ACR-Kriterien eingeordnet werden, u. a. auch deswegen, weil die Fähigkeit, einen IgM-Rheumafaktor geringer Affinität (Titer) zu verschiedenen Epitopen auf dem Fc-Fragment des IgG zu exprimieren, offenbar genetisch festgelegt ist und keine spezifischen Beziehungen zur rheumatoiden Arthritis hat.

Im Blut nachweisbare Antikörper gegen **zyklische citrullinierte Proteine/Peptide (Anti-CCP)** haben eine höhere Sensitivität und Spezifität für die Diagnose „rheumatoide Arthritis" als die Rheumafaktoren. Außerdem sind die Anti-citrullinierten Proteine-/Peptide-Antikörper (ACPA) als Prädiktoren eines rasch gelenkzerstörenden Krankheitsverlaufs bekannt.

Diagnostisches Kriterium Nr. 7 (Bildgebung)

Typische Befunde auf der **dorsopalmaren Röntgenaufnahme der Hände** mit gelenknaher Osteoporose und/oder Erosionen der betroffenen Gelenke.

Kommentar: Diese Kriterien schöpfen den Informationsgehalt der bildgebenden Diagnostik nicht aus. Sie bedürfen daher der Ergänzung: Arthritiden geben sich auf *Röntgenaufnahmen* grundsätzlich an folgenden Zeichen zu erkennen (s. Kap. 3 „Einführung in die Arthritis- bzw. Synovitisdiagnostik"):

- Weichteilzeichen
- Kollateralphänomene
- vielfältige Direktzeichen

Die arthritischen Weichteilzeichen sind in der Regel die 1. röntgenologischen Befunde, soweit die Gelenkmorphologie ihre röntgenologische Abbildung zulässt. Zeitlich zwischen den Weichteil- und den Direktzeichen zeigen sich im Arthritisverlauf die Kollateralphänomene in den knöchernen Gelenksockeln – ebenfalls mit dem Zusatz, soweit die Gelenkmorphologie ein Erkennen auf Röntgenaufnahmen überhaupt gestattet. *Beispiel:* Wirbelbogengelenke. Darüber hinaus gibt es bei der rheumatoiden Arthritis und bei anderen Gelenkerkrankungen ein differenzialdiagnostisch wichtiges **manuelles Befallsmuster** (s. Abb. 11.**10**) und eine **podale Befallstendenz** (s. Abb. 16.**30**).

Die wichtigsten Informationen über den Handbefall – Befallsmuster genannt – liefern im Frühstadium die Weichteilzeichen, im Verlauf die Kollateralphänomene und vor allem die arthritischen Direktzeichen an den PIP- und MCP-Gelenken und die zu den topischen Frühbefunden gehörende Tenosynovitis des M. extensor carpi ulnaris (Dihlmann 1968).

Die bei der rheumatoiden Arthritis häufig schon frühzeitig erkrankenden Gelenke der Karpalregion – Handgelenk – werden dem manuellen Befallsmuster dieser Erkrankung nicht zugerechnet. Einerseits sind dort die meisten Weichteilzeichen nur mit geringer Sensitivität nachzuweisen (Abb. 11.**11**). Andererseits werden die Handgelenke häufig zum „Tummelplatz" anderer entzündlich-rheumatischer Arthritiden und auch Sitz hämatogen-bakterieller Gelenkinfektionen. Daher sollte nach dem spezifischen und sensitiven Befallsmuster an den PIP- und MCP-Gelenken und nach den tenosynovitischen Phänomenen neben und am Griffelfortsatz der Elle bei klinischem Verdacht auf Befall der Hände durch die rheumatoide Arthritis gefahndet werden.

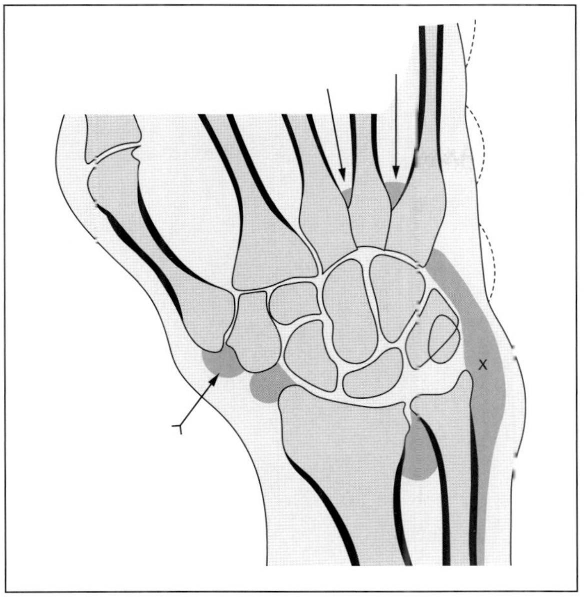

Abb. 11.**11** **Mögliche Weichteilzeichen *(hier)* bei rheumatoider Arthritis (proximaler Handausschnitt).** Bei Betrachtung der Hand vor einer starken Lichtquelle erkennt man die Anschwellung der entzündeten Sehnenscheiden des M. extensor carpi ulnaris (x) und anderer, weiter nach distal ziehender Extensoren *(Pfeile)* sowie die Volumenvermehrung (Erguss, Synovialisproliferation) des CMC-Gelenks I *(geschwänzter Pfeil)*, des Radiokarpal- (vgl. Abb. 11.**17**) und des distalen Radioulnargelenks (seines Recessus sacciformis). „Wellige" Konturen *(gestrichelt)* am ulnaren Rand der Handweichteile weisen auf eine Tenosynovitis der Vagina tendinis m. extensoris digiti minimi hin.

Merke:

Die karpalen gelenkbezogenen Weichteilzeichen können auch posttraumatisch und bei aktivierter Arthrose entstehen.

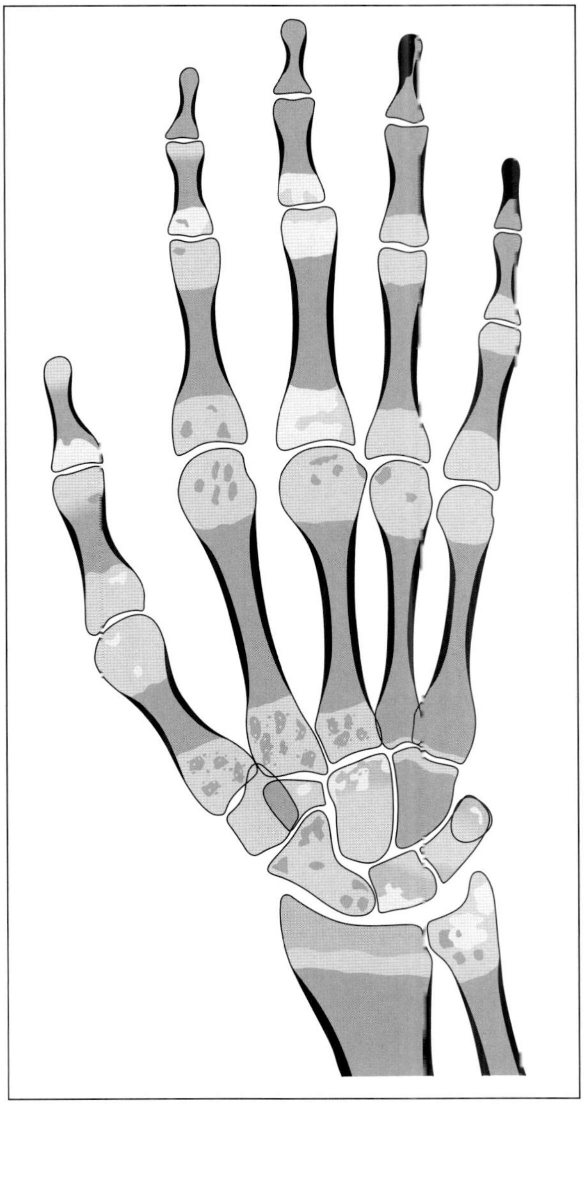

Abb. 11.**12** **Manuelles Befallsmuster bei der adulten rheumatoiden Arthritis, dargestellt an den arthritischen Kollateralphänomenen.** Es wurden die gelenknahe *fleckige* Demineralisation (gesprenkeltes, marmoriertes Aussehen) und die subchondrale *gleichmäßige* Demineralisation eingezeichnet. Ein weiterer Typ der arthritischen Kollateralphänomene, nämlich die Demineralisation mit *unscharfen, wie verwaschen aussehenden gelenknahen Spongiosastrukturen*, lässt sich als Röntgenskizze nicht wiedergeben. Im distalen Radius ist eine *quer verlaufende, bandförmige* Demineralisationszone zu erkennen, die nach Wachstumsabschluss im Bereich der ehemaligen Wachstumfuge (auch kleiner Röhrenknochen) auftritt. Außerdem ist an den Basen der Metakarpalia IV und V sowie am Hamatum eine schmale, bandförmige subchondrale Entkalkungszone eingezeichnet.

Nebenbefund: An den Endphalangen IV und V erkennt man die sog. Akroosteosklerose (Deák 1958). Sie wird häufiger bei Frauen als bei Männern beobachtet. Die **Akroosteosklerose** ist eine unspezifische Knochenreaktion, die sich während der späten Adoleszenz zeigt und im Senium gewöhnlich wieder zurückbildet (Fischer 1982). Der Geschlechtsunterschied und die zeitlich begrenzte Manifestation der Akroosteosklerose lassen den Einfluss von Geschlechtshormonen bei ihrer Entstehung und Involution vermuten. Die rheumatoide Arthritis beeinflusst die Akroosteosklerose; denn die Phalanxverdichtung tritt bei diesen Patienten zu einem früheren Zeitpunkt auf und bildet sich früher als gewöhnlich zurück (Fischer 1982).

Bei **Pianisten** wurden eine Abplattung und *Osteosklerose des Nagelkranzfortsatzes*, eine frühzeitige Arthrose der Fingergelenke, eine radialwärts gerichtete Rotation um die Längsachse der lateralen Finger sowie diaphysäre Knochenreaktionen an den Sehnenansätzen der proximalen Phalangen und Metakarpalia als Berufsfolge beschrieben (Bard et al. 1984). Diese Veränderungen dominieren an der rechten Hand.

Aus didaktischen Gründen wurden die Demineralisationsphänomene ohne arthritische Weichteil- und/oder Direktzeichen abgebildet. Würden die Entkalkungsmuster tatsächlich *ohne* diese arthritischen Befunde auftreten, so müsste differenzialdiagnostisch an eine Reflexdystrophie gedacht und nach klinischen Zeichen dieser Krankheitsalternative gefahndet werden.

Analyse der Befunde

Analyse der arthritischen Kollateralphänomene

Auf die Histomorphologie der arthritischen Kollateralphänomene und auf ihre Differenzialdiagnose wurde bereits eingegangen (s. Kap. 3 „Einführung in die Arthritis- bzw. Synovitisdiagnostik", Abschnitt „Arthritische Kollateralphänomene und die Differenzialdiagnose des regionalen Knochendefizits"). Diese Kollateralphänomene – Demineralisationsbefunde – beschränken sich anfangs auf die gelenknahen Abschnitte der Röhrenknochen, ehe sie im Erkrankungsverlauf von einer katabolen, krankheits- und inaktivitätsbedingten allgemeinen Osteoporose des Skeletts des rheumatoiden Arthritikers „verschluckt" werden (Abb. 11.**12**). An kleinen Röhrenknochen, vor allem an den Phalangen, führt die gelenknahe kollateralarthritische Demineralisation bei röntgenologisch noch nicht erkennbarer „Entkalkung" der Diaphyse häufig zum Eindruck einer (scheinbaren) *Diaphysensklerose*.

Analyse der Weichteilzeichen an den proximalen Interphalangealgelenken

Ikonografisch gibt sich eine spindelförmige Weichteilschwellung der PIP-Gelenke durch den Gelenkerguss (Ausweitung der Kapsel), durch die hyperämisch, ödematös und proliferativ verdickte Membrana synovialis und durch das entzündliche Ödem der fibrösen Gelenkkapsel und des periartikulären Gewebes zu erkennen (Abb. 11.**13**).

Analyse der Weichteilzeichen an den Metakarpophalangealgelenken

An den MCP-Gelenken finden sich folgende Weichteilzeichen (s. Abb. 11.**13**):

- *Weichteilphänomene:* Am 1., 2. und 5. MCP-Gelenk sowie am IP-Gelenk des Daumens gehen einseitige Weichteilvorwölbungen auf die gleichen feingeweblichen Vorgänge zurück, wie sie an den PIP-Gelenken geschildert wurden.
- *Metakarpuskopfdistanzierung:* An den normalen MCP-Gelenken gilt in der Regel: Metakarpuskopfdistanz ⅔ > ⅘ ≥ ¾. Eine intra- und periartikuläre, arthritisch bedingte Volumenzunahme kann die physiologische Metakarpuskopfdistanz verändern, d. h. die Metakarpusköpfe auseinander drängen (s. Metakarpuskopfdistanz ⅘).
- *Interartikuläre Metakarpalfettstreifen* (Abb. 11.**14**): Zwischen den MCP-Gelenken ⅔, ¾ und ⅘ befindet sich eine mehr oder weniger deutlich auf den Röntgenaufnahmen abgebildete, streifen- oder keilförmige Baufettschicht (Dihlmann u. Bandick 1995). Diese Metakarpalfettstreifen werden in Abhängigkeit von der Volumenzunahme im Gelenk (Erguss, Proliferation) und durch ein periartikuläres Ödem verlagert, verschmälert, verkürzt oder ausgelöscht.

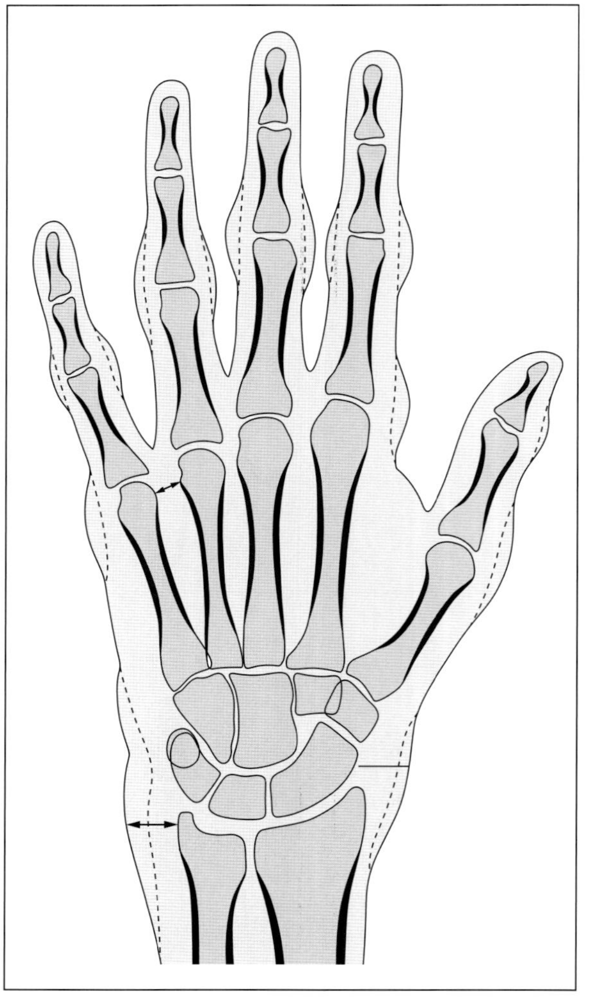

Abb. 11.**13** **Manuelles Befallsmuster bei der adulten rheumatoiden Arthritis, dargestellt an den arthritischen Weichteilzeichen (Konturbeurteilung).** Außerdem wurden die Folgen eines perikarpalen entzündlichen Ödems und der entzündlich proliferierten oder durch Erguss „aufgeblähten" Synovialmembran in Sehnenscheiden und Gelenken eingezeichnet, nämlich der vergrößerte Abstand zwischen Hautoberfläche am medialen und lateralen Rand der Handwurzel und des zur Haut gerichteten Randes der entsprechenden Karpalia. Das Ödem homogenisiert außerdem den karpalen Weichteilschatten, der normalerweise zarte Fettlagen zwischen den Muskeln, Sehnen und Sehnenscheiden und Strukturen aufweist (s. unter Skaphoidfettstreifen).
Doppelpfeil: Vergrößerung der Metakarpuskopfdistanz 4/5 durch Erguss und/oder Synovialisproliferation im MCP-Gelenk (s. Text). Außerdem zeigt ein *Doppelpfeil* die Tenosynovitis des M. extensor carpi ulnaris (s. dort) an (Weichteilschwellung am Griffelfortsatz der Elle). Die Weichteilschwellung (markiert durch einen *horizontalen Strich*) weist auf die gewöhnlich gemeinsame Tenosynovitis der Mm. abductor pollicis longus und extensor pollicis brevis im Verlauf der rheumatoiden Arthritis hin.
Differenzialdiagnose (s. Text): De-Quervain-Tenosynovitis.

- *Vermehrte Schwächung der Röntgenstrahlen durch die MCP-Arthritis:* Die Röntgenstrahlenschwächung hängt auch von der Dicke des durchstrahlten Gewebes ab. Durch die arthritische Volumenzunahme wird in Abhängigkeit von ihrem Ausmaß der Röntgenfilm dort

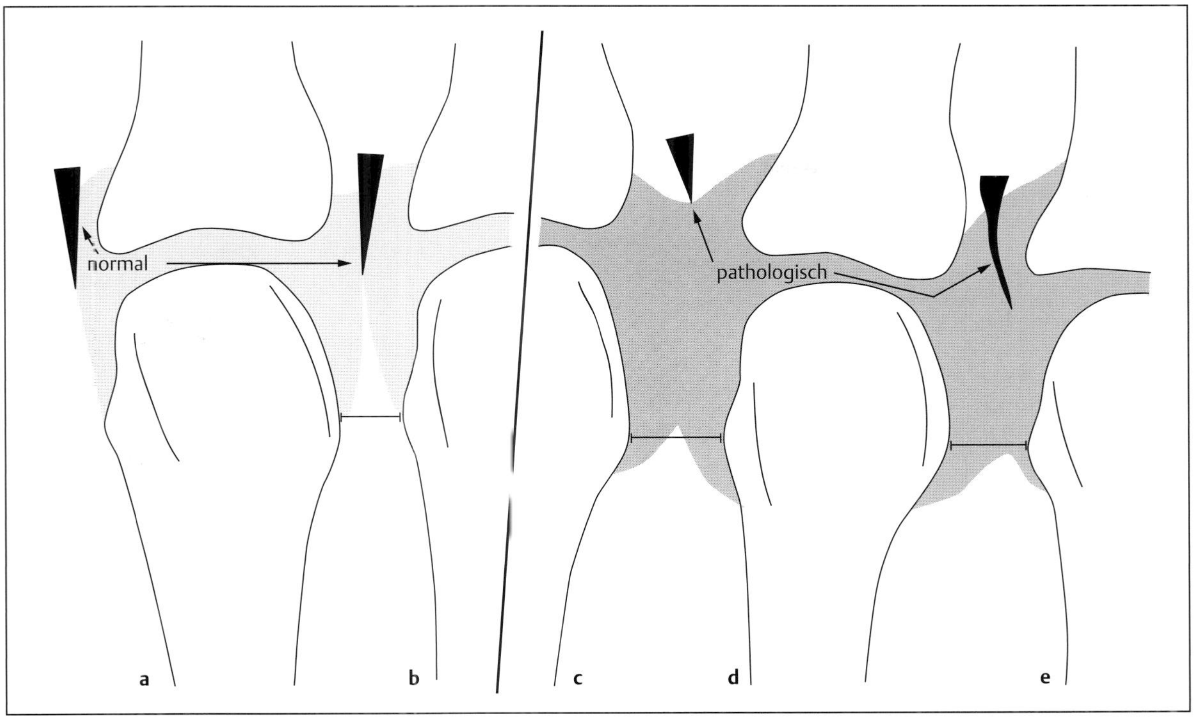

Abb. 11.**14a–e** **Weichteilzeichen an den MCP-Gelenken II-V, die eine intra- oder/und periartikuläre Volumenzunahme (Erguss, Synovialisproliferation, Ödem) anzeigen.**

1. Vergrößerung der Metakarpuskopfdistanzen (vgl. die Markierung bei **a**/**b** mit **c**/**d** und **d**/**e**, s. Text), evtl. Seitenvergleich.
2. Diffuse („dichte") periartikuläre Weichteilschwellung (**c**/**d**, **d**/**e**).
3. Weitestgehende Auslöschung des Metakarpalfettstreifens (**c**/**d** a/**b**).
4. Bogige Verlagerung (oder „Verschmälerung") des Metakarpalfettstreifens (**d**/**e**).

Die *Pfeile* zeigen auf die *(schematisch gezeichneten)* Metakarpalfettstreifen. Bei ihnen handelt es sich um individuell mehr oder weniger erkennbares Baufett. Es liegt interartikulär zwischen den Sehnen der Mm. interossei dorsales. Diese Muskeln liegen der Gelenkkapsel unmittelbar an.

weniger geschwärzt – erscheint vergleichsweise „dichter". Dadurch können sich die Weichteilzeichen der MCP-Arthritis ebenfalls offenbaren.

Analyse der pathologischen Röntgenbefunde am und in der Umgebung des Processus styloideus ulnae

Die Weichteilzeichen durch die Tenosynovitis der Handextensoren (mit Ausnahme des M. extensor carpi ulnaris) und -flexoren sind bei der rheumatoiden Arthritis auf Röntgenaufnahmen nur selten nachzuweisen (s. Abb. 11.**11**). Dies gilt auch für die Entzündung der sehr häufig gemeinsamen Sehnenscheide der Mm. abductor pollicis longus und extensor pollicis brevis, die durch eine Weichteilschwellung dorsomedial vom Processus styloideus *radii* röntgenologisch auffallen kann (s. Abb. 11.**13**) und evtl. diesen Fortsatz arrodiert. Die geringe Sensitivität, diese Tenosynovitiden röntgenologisch zu erkennen, hat zur Folge, sie nicht dem manuellen Befallsmuster der rheumatoiden Arthritis zuzurechnen – aber trotzdem auf dem Röntgenbild nach ihnen zu fahnden.

Zur *Differenzialdiagnose* einer Sehnenscheidenentzündung an der Hand, die ohne (oder mit) Gelenkerkrankung verläuft, gehören hämatogen-bakterielle, beispielsweise tuberkulöse Tenosynovitiden und auch die **Tenosynovitis stenosans de Quervain** (ohne Gelenkerkrankung). Sie zeigt sich klinisch und röntgenologisch an einer schmerzhaften Schwellung (evtl. mit flacher Knochenarrosion oder diskreten Periostreaktionen am Processus styloideus radii) dorsomedial des Griffelfortsatzes am distalen Radius, da sie im 1. Sehnenfach des Retinaculum extensorum auftritt. Dort verläuft die Sehnenscheide der Mm. abductor pollicis longus und extensor pollicis brevis. Die nach de Quervain benannte gynäkotrope, fibrosierend-stenosierende Tenosynovitis ist wahrscheinlich die Folge eines chronischen mechanischen Überlastungsschadens. Sie wurde aber auch bei der rheumatoiden Arthritis und beim Myxödem beobachtet. Im MRT lassen sich eine Verdickung der beiden Sehnen und eine verstärkte Signalgebung in der Sehnenscheide (summarisch: T1w mit Kontrastmittel, T2w, PDw fatsat) als verlässliche Befunde einschließlich der Signalalteration im Processus styloideus radii nachweisen (Glajchen und Schweitzer 1996). Auf dem Mehrphasenskelettszintigramm zeigt sich häufig entsprechend dem Sehnenverlauf eine pathologische lineare Radionuklidakkumulation (Abb. 11.**15**).

MRT und Sonografie sind grundsätzliche bildgebende Modalitäten, um Informationen über eine Sehnenscheidenerkrankung, aber auch über den Zustand der jeweili-

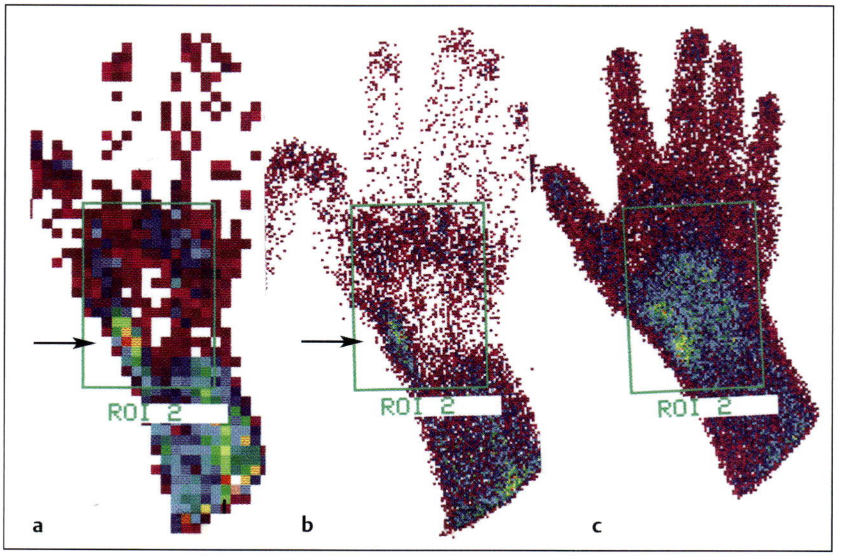

Abb. 11.**15a–c Tenosynovitis stenosans de Quervain.** Die längliche Anreicherung *(Pfeile)* des Tc-Tracers im 1. Sehnenfach des Retinaculum extensorum (s. Text) betrifft im 3-Phasenszintigramm vor allem die Weichteilphasen (**a**, **b**). Der geringfügig verstärkte lokale Knochenumbau in der Skelettphase (**c**) dürfte auf eine Periostreaktion zurückgehen. Differenzialdiagnose der Tenosyovitis de Quervain: **Intersektionssyndrom des Unterarms** durch Reibung und Einengung dort, wo dorsomedial über dem distalen Radius die Sehnen der Mm. abductor pollicis longus et extensor pollicis brevis im 1. Extensorensehnenfach und der Mm. extensor carpi radialis longus et brevis (im 2. Sehnenfach) engen Kontakt haben oder sich überkreuzen. Das reaktiv-entzündliche Geschehen beim Intersektionssyndrom gibt sich in flüssigkeitssensitiven MRT-Sequenzen zu erkennen: Sehnenverdickung, Erguss in der Sehnenscheide, peritendinöses Ödem, Muskelödem in den zugehörigen Muskeln, subkutanes Ödem bis heran an den Knochen (Lee et al. 2009). Eine **distale Intersektionstenosynovitis** an der Überkreuzung des Inhalts des 2. und 3. Extensorensehnenfachs (M. extensor pollicis longus) dehnt sich etwas weiter distal über dem Karpus aus als das Intersektionssyndrom des Unterarms (Parellada et al. 2007).

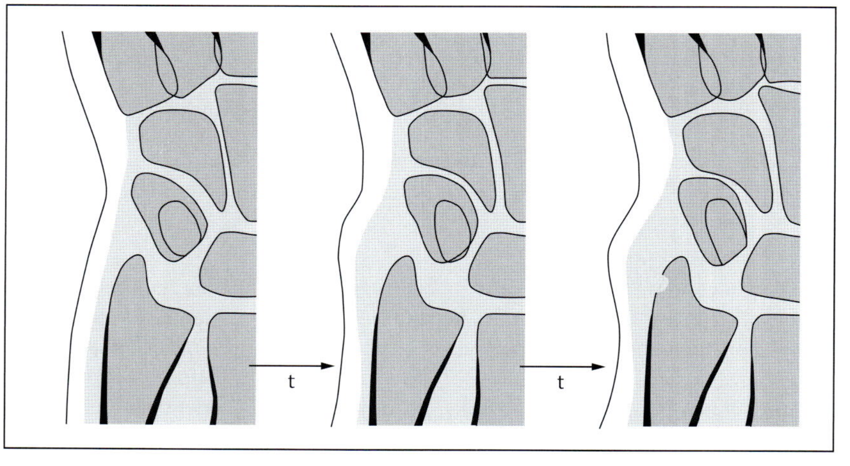

Abb. 11.**16 Entstehung *(Mitte)* und Verlaufsbeobachtung *(t)* einer Tenosynovitis des M. extensor carpi ulnaris bei adulter rheumatoider Arthritis.**

gen Sehne zu erhalten. Diese Aussage gilt natürlich auch für die rheumatoide Arthritis (Valeri et al. 2001). Die Differenzierung zwischen Erguss und entzündlichen Proliferationen erfordert die Applikation eines paramagnetischen MRT-Kontrastmittels.

Im Rahmen der Besprechung des manuellen Befallsmusters der rheumatoiden Arthritis wird auf die **Tenosynovitis des M. extensor carpi ulnaris**, der im 6. Sehnenfach der Handstrecker verläuft, näher eingegangen. Sie gehört zu den röntgenpositiven Frühmanifestationen der rheumatoiden Arthritis an der Hand (Dihlmann 1968a). Diese Sehnenscheidenentzündung ist an einer weichteildichten Anschwellung, die dem Griffelfortsatz der Elle unmittelbar an seiner Konvexität aufsitzt, zu erkennen (Abb. 11.**16**). Die Breite des 6. Sehnenfachs ist bei Frauen bis 6 mm, bei Männern bis 5 mm normal (A. Dihlmann 1996). Gemessen wird die kürzeste Entfernung zwischen der Konvexität des Styloidfortsatzes der Elle und der sich durch stärkere Schwärzung vom Inhalt des 6. Sehnenfachs der Handstrecker absetzenden subkutanen Fettschicht. Die tenosynovitisch angeschwollene Sehnenscheide kann das subkutane Fettgewebe komprimieren oder ödematös durchsetzen. Im Extremfall ist die Sehnenscheide nicht mehr abzugrenzen. Dann gilt die Entfernung vom Griffelfortsatz bis zur Hautoberfläche.

Im weiteren Verlauf ruft die Sehnenscheidenentzündung am Griffelfortsatz auch Konturveränderungen hervor (Abb. 11.**17**). Außerdem hat ein kleiner Kapselrezessus an der ulnaren Seite des Radiokarpalgelenks enge topografische Beziehungen zum Griffelfortsatz der Elle (Kessler u. Silberman 1961, Haage 1966). Entzündliche Veränderungen an diesem Gelenk können daher ebenfalls den ulnaren Griffelfortsatz, vornehmlich seine Spitzenregion, erodieren.

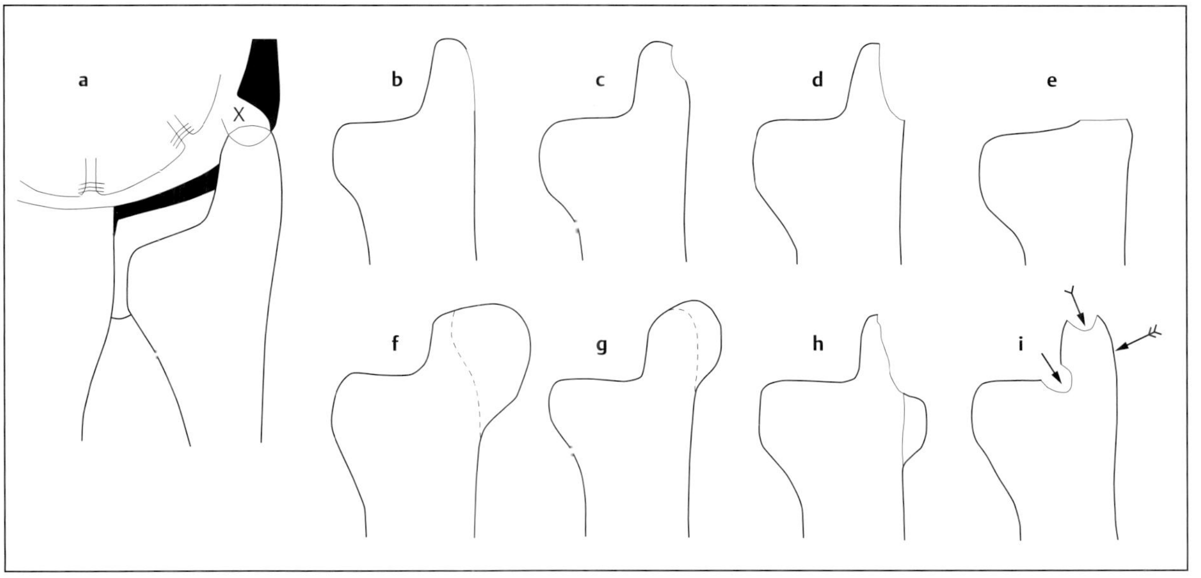

Abb. 11.**17a–i** **Konturveränderungen am Processus styloideus ulnae bei rheumatoider Arthritis, seltener auch bei anderen rheumatischen Arthritiden.**

a **Anatomie des distalen Radioulnar- und des Radiokarpalgelenks.** Beachte insbesondere den Discus-articularis-Verlauf, ferner den kleinen prästyloidalen Kapselrezessus des Radiokarpalgelenks (x), der topografische Beziehungen zur Spitze des ulnaren Griffelfortsatzes hat.

b–e **Kortikalisverdünnung.** Arrosion an der Konvexseite des Griffelfortsatzes bis zu seiner „Amputation" (**e**).

f **Periostale „Ballonierung" des Griffelfortsatzes *mit* Arrosion.**

g **Periostale „Ballonierung" des Griffelfortsatzes *ohne* Arrosion.**

h **Periostale Knochenneubildung** („Höcker") proximal des arrodierten Griffelfortsatzes.

i **Arrosion bei Arthritis des distalen Radioulnargelenks** *(Pfeil)*, **Spitzenarrosion bei Radiokarpalarthritis** *(geschwänzter Pfeil)*. Der *doppeltgeschwänzte Pfeil* weist auf die Styloidkonvexität. An dieser Stelle gibt sich die Sehnenscheidenentzündung des M. extensor carpi ulnaris durch Arrosion (**b–e**) und osteoproliferative Vorgänge (**f–h**) zu erkennen. Vorher oder gleichzeitig zeigt eine umschriebene Weichteilverdickung lateral vom Griffelfortsatz der Elle diese Tenosynovitis an (vgl. Abb. 11.**11** und Abb. 11.**16**).

Bei fortgeschrittener rheumatoider Arthritis entsteht durch die Sehnenscheidenentzündung des M. extensor carpi ulnaris – die Sehne dieses Muskels stabilisiert die Articulatio radioulnaris distalis – und durch arthritische Destruktion des distalen Radioulnargelenks das **Caput-ulnae-Syndrom** (Bäckdahl 1963). Dabei fallen vor allem die Palmarluxation der Karpalia und das dorsale Vorspringen des Caput ulnae visuell und auf seitlichen Röntgenaufnahmen der Handwurzel auf.

Als eigenständiges Krankheitsbild ist das **Extensor-carpi-ulnaris-Syndrom** (Futami u. Itoman 1995) mit Schmerzen im 6. Sehnenfach bei Flexion und Pronation im Handgelenk und Palpation bekannt. Das Syndrom tritt wahrscheinlich als Folge eines Überlastungsschadens auf.

Erosion im Rahmen des manuellen Befallsmusters der rheumatoiden Arthritis

Das potenzielle bildgebende Spektrum der arthritischen Direktzeichen (s. Abb. 3.**16**ff) erstreckt sich auch bei der rheumatoiden Arthritis von der Präerosion (s. Abb. 3.**18**) über die Erosion (Abb. 11.**18**) und weitere arthritische Direktzeichen bis zur Ankylose und Mutilation (Abb. 11.**19**). Im 7. ACR-Kriterium zur Diagnose „rheumatoide Arthritis" wird die Erosion besonders hervorgehoben. Dieser umschriebene Konturdefekt wurde in Kap. 3 „Einführung in die Arthritis- bzw. Synovitisdiagnostik", Abschnitt „Erosion, Destruktion, Arrosion", analysiert. An der Hand sind Erosionen bei der rheumatoiden Arthritis vor allem im Rahmen des Befallsmusters zu erwarten, bleiben aber natürlich an den Handgelenken und den angrenzenden Gelenken nicht aus. Die Erfahrung zeigt:

1. Erosionen sind bei der Mehrzahl der Patienten *an der Hand* röntgenologisch in den ersten beiden Krankheitsjahren zu erwarten.
2. Es gilt: Je später sich im Krankheitsverlauf dort Erosionen zu erkennen geben, desto günstiger ist die Prognose hinsichtlich der zu erwartenden Gelenkzerstörung einzuschätzen.

Mittels MRT werden Erosionen früher erkannt als auf dem Röntgenbild, ebenso wie sich eine Tenosynovitis im MRT und Sonogramm früher aufdecken lässt als im Röntgenbild. Ein zusätzlicher Einsatz der MRT ist aus ökonomischen Gründen nur dann gerechtfertigt, wenn zwischen Polyarthralgien (s. Kap. 3 „Einführung in die Arthritis- bzw. Synovitisdiagnostik") an der Hand und dem röntgennegativen Frühstadium der rheumatoiden Arthritis differenziert werden soll/muss. Dieses Gebot gilt für Frühstadien, bei denen die entzündliche Exsudation (Erguss) und die Ödembildung noch so gering sind, dass sie sich im Röntgenbild nicht als Weichteilzeichen wider-

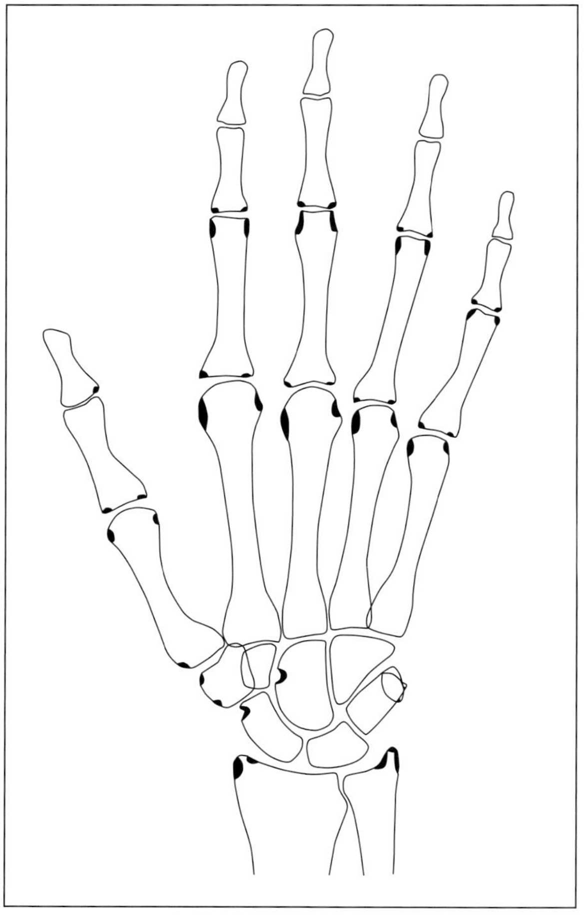

Abb. 11.**18** **Prädilektionsstellen für Erosionen der adulten rheumatoiden Arthritis an der Hand.** Erosionen treten an den Karpalia auch dort auf, wo schon normalerweise (variable) „Kerben" zu erkennen sind, beispielsweise an der Ansatzfurche des Lig. collaterale carpi radiale (s. Abb. 11.**109**) an der Konvexseite des Os scaphoideum. Die normalen „Kerben" haben glatte Konturen und eine zarte Kortikalis, erodierte „Kerben" dagegen eine unregelmäßige, unscharfe Kontur; die Kortikalis ist unterbrochen (Lupenbetrachtung!).

spiegeln. Dann können die ACR-Kriterien Nr. 2 und definitionsgemäß auch 3, 4 und 7 nicht bewertet werden, und die zur Diagnose „rheumatoide Arthritis" geforderten positiven 4 Kriterien sind nicht zu realisieren. In solchen Fällen können einerseits beispielsweise fettunterdrückte T1-gewichtete Sequenzen vor und innerhalb weniger Minuten nach Bolusinjektion des paramagnetischen Kontrastmittels die aktive Synovitis durch Enhancement sichtbar machen (Sugimoto et al. 2000). Andererseits kann der Versuch, eine bildgebende Frühestdiagnose der Arthritis mittels MRT zu betreiben, zur Fehlinterpretation und Falschdiagnose führen. Die pathologischen ossären und weichteilbedingten MRT-*Frühest*befunde der Arthritis ohne und nach Kontrastmittelapplikation überschneiden sich nämlich mit entsprechenden Phänomenen (einschließlich Erosionen) bei Gesunden (Robertson et al. 2006).

Die positive 3-Phasenszintigrafie der Hände mit osteotropen ^{99m}Tc-Komplexen liefert ebenfalls eine Darstellung des manuellen Befallsmusters. Sie kann daher zur Differenzialdiagnose zwischen manuellen Polyarthralgien und aktiver rheumatoider Arthritis bzw. Polyarthritis (s. Abb. 11.**10**) eingesetzt werden.

Vorweggenommen sei, dass bei einer Verlaufsbeobachtung von höchstens 2 Jahren die Zehengrundgelenke bei der rheumatoiden Arthritis häufiger erosiv erkranken als die MCP-Gelenke (s. Kap. 16 „Gelenke des Fußes einschließlich des oberen Sprunggelenks", Abschnitt „Rheumatoide Arthritis des Erwachsenen", Früherosion am Metatarsuskopf V). Die Röntgenuntersuchung der Hände und Vorfüße gehört daher zum Informationsprogramm beim Verdacht auf rheumatoide Arthritis, da auf diese Weise die ACR-Kriterien sinnvoll ergänzt werden können (Wollenhaupt u. Zeidler 1993).

! *Merke*

Die ACR-Kriterien zusammenfassend und abstrahiert kann die rheumatoide Arthritis als eine durch bisher unbekannte immunogenetische Antigene ausgelöste, humoral und zellulär immunologisch gesteuerte entzündliche Gelenkerkrankung mit variablem Beginn und Verlauf charakterisiert werden. Auf eine genetische Disposition im Sinne von Risikofaktoren lassen der häufigen Nachweis von ererbten Histokompatibilitätsantigenen – HLA – der HLA-DR4-Familie und das Ergebnis von Zwillingsuntersuchungen schließen (etwa 30 % der monozygoten und nur etwa 5 % der dizygoten Zwillingspaare zeigen eine Krankheitskonkordanz). Die schleichende, polyartikulär beginnende und verlaufende Krankheitsform dominiert. Ihr Spektrum reicht vom blanden remittierenden Typ über den schubförmigen Verlauf bis zur rasch progredienten rheumatoiden Arthritis.

Besonderheiten der arthritischen Befunde an der Hand und an anderen Gelenken

Radiuskrypte

Die Radiuskrypte (Mannerfelt u. von Raven 1978; Abb. 11.**20**) ist eine an bestimmter Stelle des distalen Radius besonders tief eingegrabene Erosion. Sie liegt gegenüber dem Skaphoid-Lunatum und entsteht bei der rheumatoiden Arthritis, wenn die Synovitis im Radiokarpalgelenk das ypsilonförmige Radio-Skaphoid-Lunatum-Ligament – im Schrifttum auch als Testut-Band beschrieben – auflockert und schließlich zerstört. Die Radiuskrypte ist die Folge einer entzündlichen Destruktion der Bandinsertion. Das Testut-Band stabilisiert das Radiokarpalgelenk. Nach seiner Zerstörung besteht die Tendenz, dass die proximale Karpaliareihe nach ulnar gleitet und die distale Karpaliareihe zusammen mit den Metakarpalia II-V nach radial. Auf diese Weise entsteht die funktionell ungünstige **Handskoliose** (s. S. 304ff), deren 1. Schritt mit der Zerstörung des Testut-Ligaments getan wird.

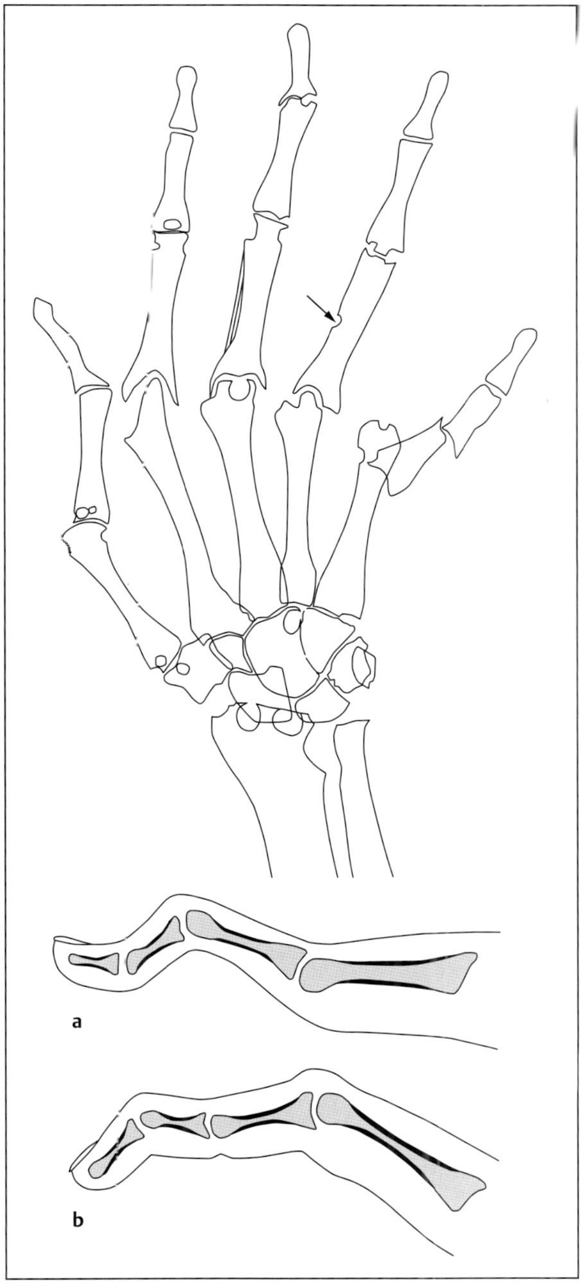

Abb. 11.**19a, b** **Fortgeschrittene entzündliche Gelenkzerstörung im Handbereich bei rheumatoider Arthritis nach langjähriger Krankheitsdauer *(oben)*; *unten* (a, b) typische Fingergelenkfehlstellungen.** Erkennbar sind: Erosionen verschiedenen Ausmaßes, Mutilationen, Gelenkspaltverschmälerungen, aber auch Klaffen des Gelenkspalts durch Volumenvermehrung + Kapsel-Band-Schaden (distales Radioulnargelenk), knöcherne Ankylose, Begleitzysten, Periostreaktion (bei *adulter* rheumatoider Arthritis selten, s. Grundphalanx III), Gelenkfehlstellungen, s. vor allem die Ulnardeviation (Drift) der MCP-Gelenke II-IV,die palmare Fehlstellung im Karporadialgelenk, die Luxation im MCP-Gelenk V und die angedeutete 90/90-Deformität des Daumens. Die ausgeprägte Gelenkspaltverschmälerung im Karpalbereich zeigt die baldige Entstehung eines sog. **arthritischen Os carpale** an. Der *Pfeil* weist auf eine Erosion hin, die sehr wahrscheinlich durch entzündliches Granulationsgewebe entstanden ist, das von der entsprechenden Vagina fibrosa digitorum manus (Pars anularis) her den Knochenabbau auslöst.

Die Erkrankung der DIP-Gelenke gehört nicht zum Gelenkbefallsmuster an der Hand. Sie erkranken allenfalls bei höchstens 15 % der Patienten mit *fortgeschrittener* rheumatoider Arthritis – dann gewöhnlich auch nicht so destruktiv wie an den Gelenken des manuellen Befallsmusters in diesem Stadium.

Merke:

Eine lamelläre (benigne) Periostreaktion in der Umgebung erkrankter Gelenke soll bei *adulter* rheumatoider Arthritis immer an die Manifestation einer periostalen Vaskulitis denken lassen. Da die Vaskulitis bei rheumatoider Arthritis auch an inneren Organen, z. B. den Nieren, auftreten kann, beeinflusst sie die Prognose des Krankheitsverlaufs.

a Knopflochdeformität.
b Schwanenhalsdeformität (andere arthritische Direktzeichen wurden hier nicht eingezeichnet).

Fehlstellungen an den Metakarpophalangealgelenken

Diese offenbaren sich bei fortgeschrittenen Zerstörungen am Kapsel-Band-Apparat als *ulnare Subluxation* der Langfinger (ulnare Drift) und *palmare Subluxation*. *Knopfloch-* und *Schwanenhalsdeformität* sind **Fehlstellungen der proximalen und zugleich der DIP-Gelenke** (s. Abb. 11.**19**), die, ebenso wie die sog. *90/90-Deformität des Daumens* (s. Abb. 11.**19**), ein vorwiegend klinisches Interesse beanspruchen.

Malpositionen von Karpalia

Malpositionen von Karpalia auf der dorsopalmaren (Synonym: dorsovolaren) Röntgenaufnahme, d. h. Dislokationen bis hin zur perilunären Luxation, offenbaren im Verlauf der rheumatoiden Arthritis eine Zerstörung des Kapsel-Band-Apparats (Abb. 11.**21**). Siehe auch das Caput-ulnae-Syndrom als Folge arthritischer Destruktion des distalen Radioulnargelenks. Über die Erweiterung des röntgenologischen Gelenkspalts und seine Ursachen s. auch Kap. 3 „Einführung in die Arthritis- bzw. Synovitisdiagnostik“, Abschnitt „Arthritische Direktzeichen und ihre Differenzialdiagnose“.

Subchondrale arthritische Signal- und Begleitzysten

Diese wurden in Kap. 3 „Einführung in die Arthritis- bzw. Synovitisdiagnostik", Abschnitt „Zystische (kugelige) arthritische Osteolysen und ihre Differenzialdiagnose", beschrieben, namentlich auch die **Makrogeoden**, die vor allem am Knie- und Ellenbogengelenk auftreten und beiderseits des röntgenologischen Gelenkspalts sitzen. In diesen Fällen sind kaum oder überhaupt keine anderen arthritischen Direktzeichen röntgenologisch zu erkennen. Im Rahmen des manuellen Befallsmusters der rheumatoiden Arthritis gibt es seltene Phänotypen, die – entsprechend dem Befallsmuster, aber auch in Karpalia sowie distal im Radius und/oder in der Ulna – (fast) ausschließlich mit größeren, dem Ausmaß der Gelenke gemäßen zystischen Osteolysen einhergehen (**zystische, nicht erosive Form der rheumatoiden Arthritis**; Gubler et al. 1990). Diese zystischen Osteolysen enthalten Flüssigkeit oder Synovialisgewebe oder beide Konstituenten nebeneinander und treten hinsichtlich des Gelenkbefalls mehr oder weniger bilateral-symmetrisch auf. An den Füßen werden entsprechende Befunde beobachtet.

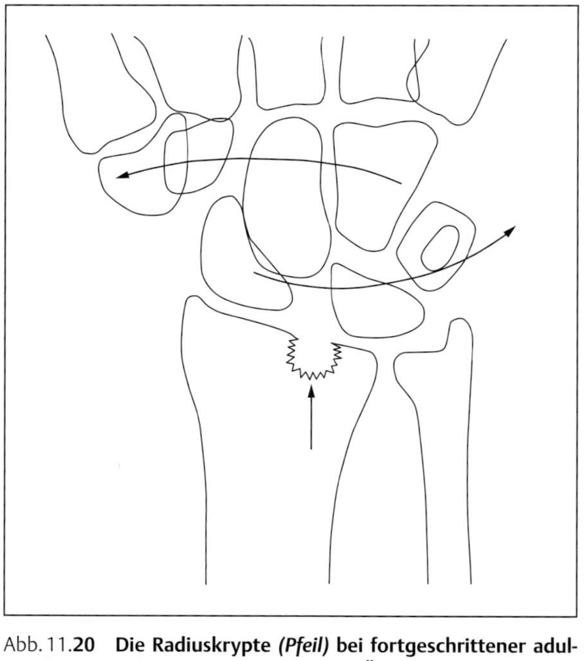

Abb. 11.**20** **Die Radiuskrypte *(Pfeil)* bei fortgeschrittener adulter rheumatoider Arthritis spiegelt die Überdehnung und/oder Zerstörung des Testut-Bands (s. Text) wider, das zwischen Radius einerseits und Skaphoid und Lunatum andererseits ausgespannt ist und das Radiokarpalgelenk stabilisiert.** Nach seinem synovitisch bedingten Ausfall droht die Handskoliose (die *Pfeile* geben die Dislokationsrichtung der Karpalia an). Aus didaktischen Gründen wurde auf die Einzeichnung anderer arthritischer Direktzeichen verzichtet.

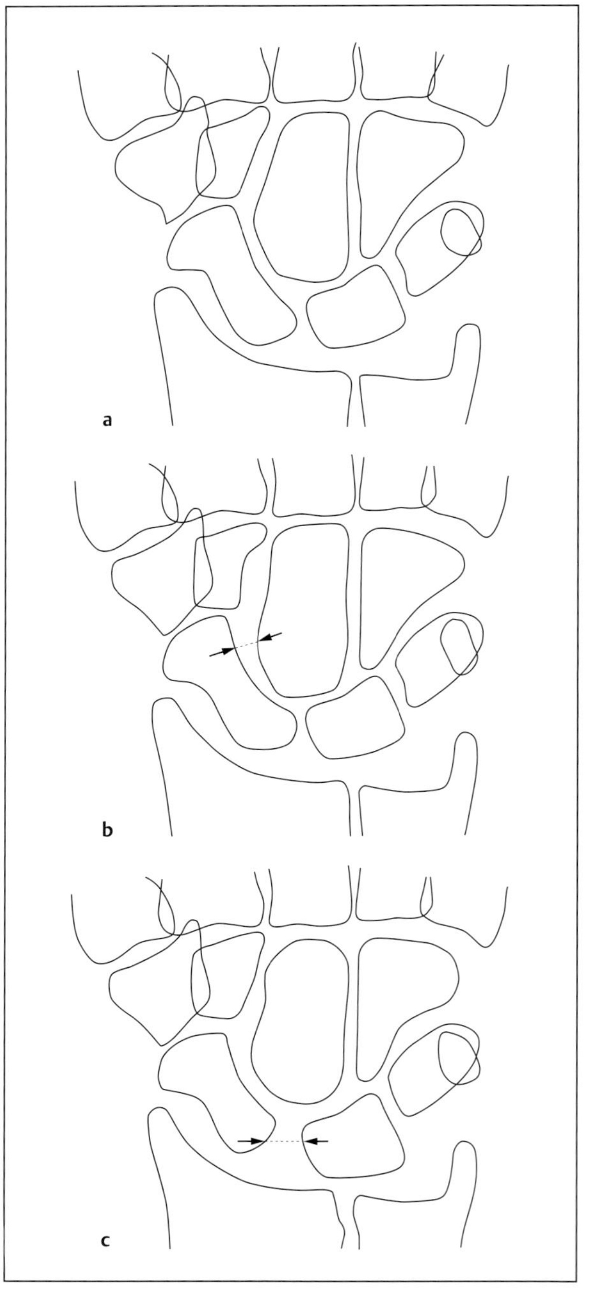

Abb. 11.**21a–c** **Häufige Malpositionen einzelner Karpalia im Verlauf der rheumatoiden Arthritis: Instabilitätszeichen.**

a **Normalstellung der Karpalia.**

b **Die Erweiterung des röntgenologischen Gelenkspalts** zwischen Skaphoid und Kapitatum *(markiert)* zeigt eine Subluxation dieser Handwurzelknochen an.

c **Skaphoid-Lunatum-Subluxation mit Erweiterung des entsprechenden Gelenkspalts** auf der dorsopalmaren Röntgenaufnahme (andere arthritische Direktzeichen wurden aus didaktischen Gründen nicht eingezeichnet. Ohne arthritische Direktzeichen bzw. klinische Arthritisbefunde können diese Malpositionen auch eine traumatische Pathogenese haben).

Protektive Wirkung der Gließmaßenlähmung

An gelähmten Extremitäten, beispielsweise bei Hemiplegie oder nach Poliomyelitis, entwickeln sich die Veränderungen der rheumatoiden Arthritis entweder überhaupt nicht oder sind nur sehr gering ausgeprägt (Thompson u. Bywaters 1962, Glick 1967. Diese protektive Wirkung der Gliedmaßenlähmung erstreckt sich auch auf die Polyarthrose (Goldberg et al. 1980), auf Gichtattacken, auf die Hautveränderungen bei der progressiven systemischen Sklerose (Sethi u. Sequeira 1990), auf Hautveränderungen der Vaskulitis bei rheumatoider Arthritis (Dolan 1995) und auf die Polymyalgia rheumatica.

Asymptomatische Gelenke

Bei der rheumatoiden Arthritis des Erwachsenenalters gibt es, wenn auch seltener als bei der juvenilen idiopathischen Arthritis, asymptomatische Gelenke (Berens et al. 1965), an denen arthritische Röntgenzeichen auftreten, obwohl der Patient dort keine Beschwerden empfindet. Dies gilt vor allem für die MCP- (Metakarpuskopf) und MTP-Gelenke (Metatarsuskopf) sowie extraartikulär für den Processus styloideus ulnae und gelegentlich für das Fersenbein. Dies begründet ebenfalls, bei klinischem Verdacht auf rheumatoide Arthritis eine Röntgenuntersuchung der Hände *und* mindestens der Vorfüße durchzuführen.

Verminderte Infektionsresistenz rheumatoid-arthritisch erkrankter Gelenke

Rheumatoid-arthritisch erkrankte Gelenke zeigen eine verminderte Resistenz gegenüber bakteriellen Infektionen. Dies gilt sowohl für Patienten, die mit Kortikosteroiden behandelt werden, als auch für Patienten ohne diese Therapie. Nicht erkannte pyogene Arthritiden bringen die Gefahr der Allgemeininfektion mit sich.

Der Verdacht einer aufgepfropften, im Verlauf meist torpiden bakteriellen Arthritis ist bei folgenden Röntgenbefunden auszusprechen: auffallend progrediente Zerstörung eines Gelenks unter subjektiv wirksamer Therapie an den anderen erkrankten Gelenken oder rasche Verschlechterung des Lokalbefunds und anhaltend verstärkte Beschwerden nach intraartikulärer Kortikosteroidinjektion.

Selten gehen bakterielle Gelenkinfektionen bei Patienten mit rheumatoider Arthritis mit systemischen Entzündungsbefunden, wie Fieber und evtl. Schüttelfrost, einher. Darüber hinaus tritt ebenso selten bei rheumatoider Arthritis als Komplikation eine **pseudoseptische Arthritis** mit Temperaturanstieg und evtl. Schüttelfrost, Leukozytose im peripheren Blut, starker Beschleunigung der BSG und erhöhter Konzentration an C-reaktivem Protein (CRP) auf (Singleton et al. 1991). Bakterien- und Pilzkulturen einschließlich adäquater Färbemethoden (auch auf Mykobakterien) sind steril, und der Nachweis von arthritogenen Biokristallen in der Gelenkflüssigkeit ist negativ, obwohl die Leukozytenzahl in der Synovia stark erhöht ist, manchmal der Gelenkerguss sogar eitrige Konsistenz hat. Die mono- oder oligotope pseudoseptische Arthritis mit Bevorzugung großer Gelenke ist also aseptisch. Das akute Krankheitsbild setzt oft nach *abruptem* Absetzen der Glukokortikosteroidtherapie ein und klingt nach (hoch dosierter) *intravenöser* Glukokortikosteroidtherapie „dramatisch" ab (Satoh u. Ajmani 1993); Antibiotikumtherapie per exclusionem bringt keine Remission. Eine röntgenologische Befundverschlechterung durch die pseudoseptische Arthritis bei rheumatoider Arthritis ist nicht zu erwarten.

Dissekate (Sequester)

Dissekate –„Sequester" – kommen auch bei der rheumatoiden Arthritis vor. Der arthritische Prozess kann kleine Knochenstücke aus ihrem Verbund lösen, oder solche Fragmente entstehen durch pathologische Frakturen im entzündeten Gelenk. Schließlich kann die Dissektion als Folge einer sekundären bakteriellen Infektion (s. o.) des von der rheumatoiden Arthritis ergriffenen Gelenks auftreten. Ein Dissekat bleibt entweder als toter (dichter) Knochenteil im zerstörten Gleitgewebe liegen oder wird resorbiert. Selten entleeren sich Dissekate über Fisteln nach außen („fistelnder Rheumatismus"; Bywaters 1953, Shapiro et al. 1975).

Monarthritis

Die Gelenkhöhlen des distalen Radioulnargelenks, des Radiokarpalgelenks, der Interkarpal-(IC-)gelenke einschließlich des Gelenks zwischen Dreiecks- und Erbsenbein, des Mediokarpalgelenks und der CMC-Gelenke II-V kommunizieren häufig miteinander (Fick 1904). Eine Arthritis dieser Gelenke ist daher *klinisch* als Monarthritis einzuordnen. Es gelten dann die üblichen differenzialdiagnostischen Erwägungen, die bei einer Monarthritis anzustellen sind – bakterielle Arthritis? –, und nicht die generelle Annahme, es handle sich um die Erstmanifestation einer schon hier polyartikulär beginnenden Gelenkentzündung.

Pfropfarthritis

Von **Pfropfarthritis** wird gesprochen, wenn sich auf eine vorbestehende Arthrose – vor allem eine Handpolyarthrose – zufällig eine rheumatoide Arthritis „aufpfropft". Eine Arthrose, die sich bei schleichendem Arthritisverlauf dort parallel entwickelt oder bei abklingender Arthritis aufgrund des arthritisch vorgeschädigten Gelenkknorpels entsteht, heißt **„Sekundärarthrose"**.

Rheumatoide Arthritis: Varianten, Assoziationen und phänomenologische Ähnlichkeiten in der Klinik und/oder im Röntgenbild (gemäß ihrer praktischen Bedeutung selektiert)

Rheumatoide Nodulosis

Die rheumatoide Nodulosis ist eine seltene, prognostisch günstige Variante der rheumatoiden Arthritis (Goñi et al. 1992), d. h. im Verlauf dieser häufig, aber nicht obligat seropositiven Gelenkerkrankung sind schwere Gelenkzerstörungen und systemische Manifestationen nicht zu erwarten. Vielmehr treten die subkutanen Rheumaknoten mit rezidivierenden arthralgischen oder nicht erosiven oder gering erosiven arthritischen Gelenkbefunden, oft mit palindromem Verlauf (s. S. 296) auf. Dabei besteht ein nummerisches Ungleichgewicht zugunsten der vielen Knoten und der im Hintergrund stehenden Gelenksymptome und -befunde. Subchondrale zystische Läsionen in kleinen Knochen der Hände und Füße, in denen sich die Rheumagranulome nachweisen lassen, sind sehr häufige, röntgenologisch erkennbare Begleitbefunde der rheumatoiden Nodulosis.

Fibroblastischer Rheumatismus

Der fibroblastische Rheumatismus (Romas et al. 1997) manifestiert sich an im Krankheitsverlauf rückbildungsfähigen rötlichen, papulonodulären Effloreszenzen durch Proliferation von spindelförmigen (Myo-)Fibroblasten, die in eine Fibrose münden. Zu den Hautbefunden gehört außerdem eine potenziell reversible Hautverdickung, z. B. am Handrücken, am Unterarm, in den Achselhöhlen und in der Thorax- und Halsregion. Sie imponiert an den Fingern als Sklerodaktylie, evtl. begleitet von Akrozyanose und vom Raynaud-Phänomen. Eine akut einsetzende, symmetrische Polyarthritis geht der Hautknotenbildung gewöhnlich voraus. Sie zeigt das manuelle Befallsmuster der rheumatoiden Arthritis plus häufigen DIP-Gelenkbefall. Sie geht mit Morgensteifigkeit und Schwellung der betroffenen Gelenke einher. Im Verlauf können arthritische Kollateralphänomene und Erosionen, sehr selten schwere Gelenkzerstörungen hinzutreten.

Zur *Differenzialdiagnose* des fibroblastischen Rheumatismus gehören die progressive systemische Sklerose (progressive Sklerodermie) und die multizentrische Retikulohistiozytose. Das histologische Bild des fibroblastischen Rheumatismus erlaubt – falls überhaupt notwendig – die differenzialdiagnostische Abgrenzung.

Sjögren-Syndrom

Das gynäkotrope Sjögren-Syndrom (♀ : ♂ etwa 9 : 1) ist eine chronische Autoimmunepithelitis, deren Erkrankungsgipfel um das 50. Lebensjahr liegt. Das Sjögren-Syndrom zeichnet sich histologisch initial vor allem durch eine fokale, definierte lymphozelluläre Infiltration der Speichel- und Tränendrüsen aus, die zu einer fortschreitenden Verminderung und schließlich zum Verlust ihrer sekretorischen Funktion führt. Dadurch kommt es zur *Xerostomie* (Gefühl der Mundtrockenheit mit Behinderung des Kau- und Schluckakts) und zur *Xerophthalmie* (Fremdkörpergefühl im Bindehautsack; als Folge der verminderten und wahrscheinlich auch qualitativ veränderten Tränenflüssigkeit bildet sich ein ophthalmologisches Krankheitsbild, die Keratoconjunctivitis sicca, aus). Beide Organmanifestationen werden auch als *Sicca-Komplex* zusammengefasst. Dieser isoliert auftretende Sicca-Komplex wird als **primäres Sjögren-Syndrom** eingeordnet. Tritt zum Sicca-Komplex als 3. konstitutives Merkmal eine rheumatoide Arthritis oder eine klassische Kollagenkrankheit hinzu, so wird vom **sekundären Sjögren-Syndrom** gesprochen.

Der systemische Krankheitscharakter des Sjögren-Syndroms offenbart sich nicht nur daran, dass im Verlauf auch andere exokrine Drüsen befallen werden, sondern dass ebenso extraglanduläre gewebszerstörende Lymphozyteninfiltrationen auftreten. Dazu gehören das Bronchopulmonalsystem (gehäufte Atemwegsinfekte), selten das Herz, ferner der Digestionstrakt, das hepatobiliäre System, die Nieren, das zentrale und periphere Nervensystem (Polyneuropathie), eine Vaskulitis (mit Purpura) und eine Autoimmunthyreoiditis (Hypothyreose).

Das immunopathische Geschehen äußert sich u. a. am genetisch durch HLA-Determinanten kontrollierten Auftreten von Autoantikörpern gegen die Autoantigene Ro und La (Anti-Ro-[SS-A-]Antikörper und Anti-La-[SS-B-] Antikörper). Zum Sjögren-Screening wird neben Ro(SSA) auch nach Autoantikörpern gegen α-Fodrin gefahndet.

Das Sjögren-Syndrom geht im ungünstigsten Fall mit der Entwicklung eines Non-Hodgkin-Lymphoms einher; und zwar ist dieses Risiko beim primären Sjögren-Syndrom größer als beim sekundären. Außerdem steigt bei schwangeren Patientinnen das Risiko, ein Kind mit kongenitalen Reizleitungsstörungen (komplettem atrioventrikulärem Block) zu gebären.

Felty-Syndrom

Das Felty-Syndrom ist eine seltene, besonders schwere Verlaufsform der rheumatoiden Arthritis mit – für diese Krankheit ungewöhnlich häufigen – systemischen Manifestationen, beispielsweise Rheumaknoten, Hepatomegalie, Lymphadenopathie, kutaner Vaskulitis (dabei oft Ulcera cruris), peripherer Neuropathie und Sjögren-Syndrom.

Seine Diagnose stützt sich auf die *Trias:*

- (seropositive) rheumatoide Arthritis
- (multikausale) Leukopenie (bedingt durch Neutropenie < 2000/µl) im peripheren Blut
- Splenomegalie (variabler Nachweis, bildgebend, beispielsweise sonografisch, bis zur palpatorisch zugänglichen Milzvergrößerung)

Die im Allgemeinen ungünstige Prognose dieses Syndroms lässt sich vor allem auf die Neutropenie (mit gleichzeitigem Funktionsdefekt dieser Granulozyten) zurückführen, die klinisch mit einem erhöhten Infektionsrisiko einhergeht. Die rheumatoide Arthritis ist gewöhnlich der 1. Befund der sich entwickelnden Trias. Jedoch gibt es Fälle, bei denen sich die Gelenkerkrankung erst im Anschluss an die therapeutische Splenektomie entwickelt (Rautenstrauch 1988). Beim „dissoziiert" verlaufenden Felty-Syndrom zeigen sich die Splenomegalie und die Granulozytopenie erst nach Remission der Gelenkerkrankung.

Zur *Differenzialdiagnose* des Felty-Syndroms gehört das Tγ-lymphoproliferative Syndrom (Pseudo-Felty-Syndrom; Rosenstein u. Kramer 1991). Durch die Lymphozytose sind die peripheren Leukozytenzahlen normal bis erhöht. Das Knochenmark ist beim Pseudo-Felty-Syndrom von der Lymphozytenproliferation durchsetzt.

Caplan-Syndrom

Als Caplan-Syndrom wird die Kombination einer Rundherdpneumokoniose mit einer seropositiven rheumatoiden Arthritis bezeichnet. Gewöhnlich entwickelt sich die Rundherdpneumokoniose nach oder gleichzeitig mit der Polyarthritis. Seltener manifestiert sich die Lungenerkrankung vor der Gelenkentzündung. Offenbar spiegelt diese besondere Pneumokonioseform, ebenso wie die Synovialiserkrankung, eine „rheumatische Reaktionsbereitschaft" des Bindegewebes wider (Fritze et al. 1962). Vom Caplan-Syndrom müssen folgende *pleuropulmonalen Manifestationen der rheumatoiden Arthritis* unterschieden werden:

- interstitielle Pneumonitis, Lungenfibrose bis zur erworbenen Wabenlunge
- pulmonale Rheumaknoten
- Pleuritis bzw. Pleuritisresiduen (Adhäsionen)

Ferner werden bei Patienten mit rheumatoider Arthritis vergleichsweise häufig beobachtet:

- Bronchitis.
- Bronchiolitis (mucopurulenta, obliterans).
- Bronchiektasen bzw. Bronchioloektasien (im CT; Cortet et al. 1995b).
- Die sog. nicht hämorrhagische rheumatoide Bronchopneumonie (Bély 1987) zeigt histologisch u a. eine nekrotisierende Vaskulitis der pulmonalen und bronchialen Arterien/Arteriolen. Sie lässt sich histologisch von der konfluierenden Broncho- und Infarktpneumonie unterscheiden.

Primäre (überwiegend angeborene) Immundefekterkrankungen

Diese gehen auf eine Störung bei der Reifung, Entwicklung und/oder Funktion immunkompetenter Zellen zurück. Die Mehrzahl der Immundefekte betrifft die B-Lymphozyten in Form der Verminderung von Immunglobulinisotypen oder einzelner IgG-Subklassen (Ganschow et al. 2002). Manchmal beginnt die klinische Symptomatik schon im 3.-6. Lebensmonat, dann nämlich, wenn die Kinder nicht mehr durch mütterliche Antikörper geschützt sind, so die Agammaglobulinämie (Morbus Bruton). Manche Immundefekte treten nur passager auf, da es zu einem Nachreifen der B-Zellfunktion kommt. Andere Immundefekterkrankungen manifestieren sich klinisch im Jugend- oder jungen Erwachsenenalter. Schließlich gibt es auch schwere Immundefekte mit kombinierter T- und B-Lymphozyten- oder nur mit T-Zellendepletion. Auch Funktionsausfälle der Granulozyten, namentlich der Neutrophilen, werden als Immundefektkrankheiten klassifiziert, desgleichen Komplementdefekte.

Prinzipiell gehen die Immundefekte mit dem hohen Risiko einher, an mikrobiellen Krankheiten – zu ihnen gehören auch Virus- oder/und Fungusinfektionen – zu erkranken, darunter auch septische Arthritiden. Darüber hinaus werden bei 10–30% der hypogammaglobulinämischen Patienten (Lee et al. 1993) oligo- oder polyartikuläre, weit überwiegend nicht erosive Arthritiden beobachtet, die der seronegativen rheumatoiden Arthritis bzw. der juvenilen idiopathischen Arthritis ähneln. Aber auch andere Autoimmunopathien kommen assoziiert mit Hypogammaglobulinämien vor.

Remittierende, seronegative, symmetrische Synovitis mit Ödem

Die remittierende, seronegative, symmetrische Synovitis mit (eindrückbarem) Ödem (**RS3PE-Syndrom, akute ödematöse Alterspolyarthritis** bzw. **ödematöse Arthritis**) wurde als eine prognostisch günstige, da selten erosiv verlaufende, spontan remittierende Entität beschrieben (McCarty et al. 1985). Verlaufsbeobachtungen bei dieser Erkrankung rechtfertigen jedoch die Annahme, dass es sich häufig um ein Syndrom handelt. Das Krankheitsbild kann nämlich einer Spondylarthropathie einschließlich Arthritis psoriatica, einer rheumatoiden Arthritis oder einer klassischen oder undifferenzierten Kollagenerkrankung vorausgehen (Schaeverbeke et al. 1995). Außerdem gibt es Beobachtungen, dass das RS3PE-Syndrom initial bei weiteren Krankheiten uni- oder bilateral vorkommt, sich ihnen zugesellt oder von ihnen gefolgt wird, so bei der Polymyalgia rheumatica oder anderen Formen der Riesenzellenarteriitis und der akuten Sarkoidose, aber auch paraneoplastisch bei malignen Erkrankungen auftritt (Paira et al. 2002). Dies wirft die Frage auf, ob es eine „reine" RS3PE- und eine assoziativ mit anderen Erkrankungen auftretende Form gibt.

Das Krankheitsbild entwickelt sich innerhalb weniger Stunden – also akut –, ist schmerzhaft und zeigt sich vor allem bei Männern jenseits des 60. Lebensjahrs als symmetrische Polyarthritis – überwiegend, aber nicht ausschließlich kleiner Gelenke –, die mit einem diffusen (eindrückbaren, engl.: pitting) Ödem der oberen oder/und unteren Extremitätenperipherie (vor allem Hand- und Fußrücken) einhergeht. Ein Karpaltunnelsyndrom sowie eine Tenosynovitis der Flexorensehnenscheiden beider Hände treten oft hinzu. Die Residuen der Sehnenscheidenentzündung können als Kontraktur persistieren. Die „reine" (isolierte) RS3PE bildet sich unter (niedrig dosierter) Kortikosteroidtherapie schnell zurück – im Gegensatz zur rheumatoiden Arthritis, namentlich der in späten Jahren einsetzenden, die auch von einem Hand- oder/und Fußrückenödem begleitet werden kann.

Palindrome Arthritis

Die palindrome Arthritis (griech.: palin = wiederum, dromos = Lauf) wurde von Hench und Rosenberg (1944) beschrieben. Die Namensgebung weist daraufhin, dass dieses überwiegend monartikuläre Krankheitsbild sich durch in unregelmäßigen Zeitabständen rezidivierende, nach wenigen Tagen remittierende Arthritisattacken auszeichnet. Da die Intervalle unregelmäßig lang sind, gehört die palindrome Arthritis nicht zu den periodischen Erkrankungen (s. dort). Die Knie-, Finger- und Handwurzelgelenke sind häufiger Sitz. Grundsätzlich kann jedoch jedes Gelenk von der akut (plötzlich, anfallsartig) einsetzenden Arthritis ergriffen werden. In der Regel hat die palindrome Arthritis den Charakter einer nicht erosiven Gelenkerkrankung (Weichteilzeichen, Kollateralphänomene), geht jedoch häufig mit Schwellungen *juxtaartikulärer* Weichteile einher, beispielsweise mit umschriebenen, flüchtigen Schwellungen an den Fingerkuppen, den Phalangen, am Handrücken, am Unterarm und an der Ferse. Nach den bisherigen Erfahrungen handelt es sich bei der palindromen Arthritis sehr wahrscheinlich um ein Syndrom, das häufig ein Prodrom oder eine atypisch beginnende Manifestation der rheumatoiden Arthritis darstellt. Die palindrome Arthritis kann ebenfalls in einen systemischen Lupus erythematodes oder eine Arthritis psoriatica einmünden. Weniger als die Hälfte der palindromen Arthritiden bewahrt ihren Krankheitscharakter sui generis.

Autoimmunthyreoiditis

Die Krankheitsbezeichung „Autoimmunthyreoiditis" zeigt an, dass im Organismus eine gestörte Selbsttoleranz des Immunsystems zur immunreaktiven Zerstörung der Thyreozyten führt. Zu diesen Schilddrüsenerkrankungen gehören die Struma lymphomatosa Hashimoto (Hashimoto-Thyreoiditis), die atrophische Thyreoiditis Gull und der Morbus Basedow. Die Autoimmunthyreoiditiden treten häufig in Assoziation mit extrathyreoidalen Manifestationen auf, beispielsweise mit anderen endokrinen Organerkrankungen und auch mit der rheumatoiden Arthritis, dem systemischen Lupus erythematodes und der progressiven systemischen Sklerose (progressiven Sklerodermie). Aus diesem Grund wurde das **autoimmune endokrinopathische Multiorgansyndrom (Typ A, B und C)** mit jeweils typischen endo- und extraendokrinen Organtropismen klassifiziert (Seif 1993). Beispielsweise gehören zum autoimmunen endokrinopathischen Multiorgansyndrom Typ A auch das Sjögren-Syndrom und die Hashimoto-Thyreoiditis und zum Typ B auch die Akropachie (s. S. 302f). Daher muss bei gestellter Diagnose „Hashimoto-Thyreoiditis" daran gedacht werden, dass diese Krankheit ein wichtiger prospektiver Indikator bzw. Risikofaktor für andere Erkrankungen, darunter beim Auftreten von Gelenkbeschwerden auch für die rheumatoide Arthritis, ist.

Antisynthetasesyndrom

Bei der folgenden kompletten Befundtrias kann durch den Nachweis bestimmter Antikörper gegen Aminoacyl-tRNA-Synthetasen, vor allem des Anti-Histidyl-tRNA-Synthetase-Autoantikörpers (sog. Jo-1-Antikörper, Jo = John = Vorname des 1. Patienten), das Antisynthetasesyndrom (Genth et al. 1993) diagnostiziert werden:

- Oligo- oder Polyarthritis (gewöhnlich nicht erosiv, zumeist symmetrisch, manchmal nur Arthralgien)
- Myositis
- Lungenmanifestationen im Sinne einer interstitiellen Lungenerkrankung (rezidivierende fibrosierende Alveolitis)

Dadurch gelingt die Differenzialdiagnose gegenüber der rheumatoiden Arthritis und bestimmten klassischen Kollagenkrankheiten (in diesen Fällen aber auch dermatomyositische, sklerodermieartige, Raynaud-phänomenologische Befunde).

Parkinson-Pseudorheumatismus

Der Parkinson-Pseudorheumatismus zeigt sich als Parkinson-Hand und -Fuß. Bei Patienten mit Morbus Parkinson können nämlich manchmal intermittierende schmerzhafte Fehlstellungen an den Händen und/oder Füßen auftreten, die schließlich in Kontrakturen einmünden. Beispielsweise sind typische Merkmale der Parkinson-Hand eine bilaterale Ulnardeviation der Finger, eine Flexion der MCP-Gelenke, eine Hyperextension der PIP- und eine Flexion der DIP-Gelenke, die zur Subluxation führen können. Manchmal tritt eine palmare radiokarpale Subluxation auf. Die knöchernen Gelenksockel der fehlgestellten Gelenke sind stärker demineralisiert als die übrigen Knochenanteile. Die genannten Fehlstellungen stehen offenbar mit der Rigidität kleiner Hand- und Fußmuskeln in Zusammenhang und spiegeln keine Gelenkkrankheit wider (Gortvai 1963, Uhrin u. Stein 1998).

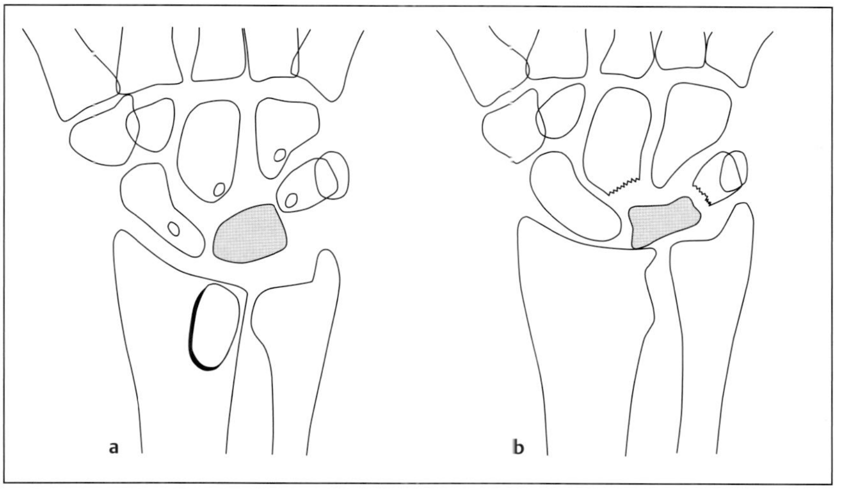

Abb. 11.**22a, b Komplikationen nach Implantation von Silikon-Gummi-Prothesen (*hier:* Lunatumersatz).** Silikonpartikel haben in der Prothesenumgebung eine entzündliche Gewebsproliferation mit Fremdkörperriesenzellen ausgelöst, die entweder zu kugeligen Osteolysen führt (**a**) oder Gelenkknorpel (Gelenkspaltverschmälerung), Knochen (Erosionen) und das Implantat (Verkleinerung, Kollaps) angreift (**b**). Eine „Kombination" von **a** und **b** ist möglich.

Silikonose

Unter dem Oberbegriff „Silikonose" (Borenstein 1994b) werden pathologische Phänomene zusammengefasst, die sich im Zusammenhang mit der Applikation oder Implantation von Silikonpolymerisaten (Dimethylpolysiloxan) in Flüssigkeits- oder Gelform (in Kissen gefüllt) sowie von gummiähnlicher Konsistenz entwickeln.

Fast die Hälfte der Frauen mit Augmentations- und Rekonstruktionsmammoplastiken, bei denen Silikongelimplantate verwandt wurden, klagen über ein Syndrom aus chronischer Müdigkeit, Myalgien, Arthralgien und nicht-erosiven Arthritiden („geschwollene Gelenke"). Bei der Häufigkeit dieser Beschwerden wird der Zusammenhang mit der Silikonimplantation nicht bezweifelt.

Darüber hinaus wird *kontrovers* diskutiert, ob ein kausaler Zusammenhang zwischen Silikonimplantation und der Entstehung autoimmuner systemischer Bindegewebserkrankungen (Kollagenosen im weiteren Sinne), die sich auch an antinukleären Antikörpern oder Antizentromerantikörpern zu erkennen geben können, besteht. Dazu gehören die rheumatoide Arthritis, die progressive systemische Sklerose, ein Krankheitsbild, das dem systemischen Lupus erythematodes sehr ähnelt, die Mischkollagenose (Sharp-Syndrom), das Sicca-Syndrom, die primäre biliäre Leberzirrhose u.a. Einerseits ist dieser Zusammenhang nach statistischen Untersuchungen nicht zweifelsfrei bewiesen (Bridges 1994). Andererseits wurde über die Besserung oder Rückbildung der systemischen Symptomatologie bzw. der Bindegewebserkrankungen nach Explantation berichtet (Cuéllar et al. 1995).

Silikon-Gummi-Prothesen zum Ersatz kleiner Gelenke, beispielsweise bei der rheumatoiden Arthritis, aber ebenso aus anderen Gründen, können Umgebungsreaktionen auslösen. Dann entstehen manchmal in unmittelbarer knöcherner Umgebung des Implantats, z.B. einer Lunatumprothese, zystische Osteolysen (Telaranta et al. 1983; Abb. 11.**22**). Diese zeigen im histologischen Bild proliferiertes, zottenhaltiges, pseudosynoviales Gewebe mit Fremdkörperriesenzellen, die Silikonpartikel enthalten. Bei anderen Patienten kommt es noch nach Jahren durch Silikonpartikel zu einer entzündlich-proliferativen Fremdkörperreaktion, die sich gegen Silikon richtet, aber ebenso Gelenkknorpel und Knochen erfasst und diese erodiert bzw. zu granulomatösen Osteolysen (Silikonomen) führt. Das Implantat kann dabei verkleinert werden, fragmentieren, dislozieren und kollabieren (Rosenthal et al. 1983; s. Abb. 11.**22**). Eine regionale (axilläre) Riesenzellenlymphadenopathie wird dabei beobachtet.

> **! Merke**
> Wurde der Gelenkersatz wegen einer rheumatoiden Arthritis durchgeführt, so muss die Differenzialdiagnose dieser **silikoninduzierten erosiven Arthritis** gegenüber dem Lokalrezidiv der rheumatoiden Arthritis gestellt werden.

Paraneoplasien im Gleit- und Stützgewebe

Dies sind krankhafte Veränderungen, die in pathogenetischer Assoziation zu einer gut- oder bösartigen Geschwulst stehen und *nicht auf lokale Tumoreinwirkung zurückgehen.* Beispielsweise spielen hormon- und/oder vitaminidentische oder -ähnliche Tumormetaboliten, Tumorwachstumsfaktoren, tumorbedingte Immunreaktionen oder gefäßwirksame Stoffwechselprodukte von Tumoren bei der Entstehung von Paraneoplasien *(paraneoplastischen Syndromen)* eine Rolle. Außerdem zeigt die Erfahrung, dass Paraneoplasien mit der therapeutischen Tumorbeseitigung sehr oft zurückgehen, nach einem Geschwulstrezidiv jedoch wieder auftreten können.

Die Besonderheit mancher gelenknahe wachsender Knochentumoren ist die **sympathische Arthritis**, d.h. die *(wörtlich)* mitleidende Arthritis bei einem Tumor im gelenknahen (Knochen-)Gewebe oder bei einer extraartikulären Knochen- oder Weichteilinfektion. Bei der sympathischen Arthritis sind Tumorzellen oder Mikroorganismen im Gelenk nicht nachzuweisen. Sie verläuft überwiegend, also nicht ausschließlich, nicht erosiv, kann jedoch den Gelenkknorpel so schädigen, dass sich später eine Arthrose entwickelt. Zu den Knochentumoren, die bei gelenknahem Sitz zu einer sympathischen Arthritis neigen, gehören das Osteoidosteom, das Osteoblastom und das Osteoklastom, die aneurysmatische Knochenzyste und bei Lokalisation im gelenktragenden Knochensockel auch das Osteo- und Fibrosarkom.

Im Folgenden werden einige praktisch wichtige Beispiele für Paraneoplasien im Gleit- und Stützgewebe genannt und das Malignomrisiko bei Erkrankungen des lokomotorischen Systems erörtert.

Die häufig akut oder subakut einsetzende **paraneoplastische Mono-, Oligo- oder Polyarthritis** tritt nicht selten schon Monate vor der klinischen Tumorsymptomatologie bzw.-diagnose auf. Dabei gelten folgende Regeln:

- Bei jeder Arthritis *älterer* Menschen sollten 2 zu stellende Differenzialdiagnosen im Vordergrund stehen, nämlich die rheumatoide Arthritis mit Beginn im Alter und die paraneoplastische Arthritis. Die rheumatoide Arthritis im Alter tritt bei Frauen und Männern etwa gleich häufig auf. Sie setzt oft akut ein. Zumeist gelingt der Nachweis von Rheumafaktoren nicht. Im Prodrom oder zum klinischen Beginn werden häufig Extremitätenmyalgien beobachtet; bei jüngeren Patienten sind dagegen eher Tenosynovitiden zu erwarten.
- Den Verdacht auf ein paraneoplastisches Syndrom sollen folgende Befunde (bei älteren Menschen) erwecken:
  - Gelenkschmerzen (Arthralgien, Arthritisbefunde mit/ohne Myalgien)
  - Asymmetrie des Gelenkbefalls
  - Seronegativität
  - unspezifische humorale Entzündungsparameter *mit Anämie*
  - reduziertes Allgemeinbefinden („Leistungsknick")
  - Gewichtsabnahme

! *Merke*

Das diagnostische Memo: **Arthritis mit „Leistungsknick"** → soll an einen bisher nicht bekannten Tumor, an Tumorwachstum oder bei behandeltem Tumor an Tumorrezidiv denken lassen.

Bei folgenden Erkrankungen aus dem rheumatischen Formenkreis im weiteren Sinne sollte an eine Tumorassoziation – Krankheit durch Tumor oder Tumorrisiko durch Krankheit – gedacht werden:

Multizentrische Retikulohistiozytose

Fast ⅓ der Erkrankungsfälle ist tumorassoziiert. Neoplasien machen sich vor, gleichzeitig oder nach der Diagnose dieser Haut-Gelenk-Erkrankung bemerkbar. Die Tumorassoziation zeigt sich nicht nur statistisch, sondern auch daran, dass die erfolgreiche Tumortherapie zu einer Remission der multizentrischen Retikulohistiozytose führen kann.

Dermatopolymyositiden

Dermatopolymyositiden sind aus statistischer Sicht häufig als paraneoplastische, also tumorassoziierte Erkrankungen einzuordnen, und zwar vor allem die Dermatomyositis. Die Wahrscheinlichkeit, dass ein maligner Tumor assoziiert auftritt, ist einerseits in den ersten Krankheitsjahren dieser klassischen Kollagenose am größten und nimmt mit der Krankheitsdauer ab. Andererseits steigt die Tumorassoziation mit zunehmendem Lebensalter. Auch die Einschlusskörperchenmyositis – die „3." Myositis – geht mit dem Risiko einer Tumorassoziation einher.

Primäres Sjögren-Syndrom

Patienten mit primärem Sjögren-Syndrom haben ein erhöhtes Risiko, an einem Non-Hodgkin-Lymphom zu erkranken (Tomiak 2008).

Polymyalgia rheumatica

Sie kann als paraneoplastisches Syndrom auftreten.

Rheumatoide Arthritis

Der rheumatoide Arthritispatient trägt das Risiko vor allem einer lymphoproliferativen Erkrankung.

Progressive systemische Sklerose

Bei der progressiven systemischen Sklerose sind Karzinomassoziationen bekannt (Lunge, weibliche Brust).

Eosinophile Fasziitis, Pannikulitis-(Pankreatitis-) Arthritis-Syndrom

Auch diesen beiden Krankheitsbildern werden Tumorassoziation zugeschrieben (Aviña-Zubieta et al. 1996).

Dupuytren-Kontraktur

Die paraneoplastische Assoziation zwischen der Dupuytren-Kontraktur – in der englischsprachigen Literatur als „palmare Fasziitis" bezeichnet – mit ihrer nodulären und strangförmigen Verdickung, Verhärtung und Schrumpfung der Palmaraponeurose und Flexionskontrakturen der Fingergelenke, evtl. auch mit Palmarerythem, *sowie* einem arthritisch-periarthritischen symmetrischen Krankheitsbild (schmerzhafte Bewegungseinschränkung der Schultergelenke, nicht erosive Polyarthritis großer und kleiner Gelenke) *und* einem Karzinom (zuerst beobachtet beim Ovarialkarzinom; Docquier et al. 2002) erscheint gesichert. Die beschriebene Paraneoplasie tritt sehr selten an den unteren Extremitäten auf. Ob es sich bei den paraneoplastischen Befunden (teilweise) um eine Reflexdystrophie handelt, wird kontrovers diskutiert (Vinker et al. 1996).

Sweet-Syndrom/Panchondritis

Potenziell paraneoplastisch sind auch das Sweet-Syndrom (s. S. 327) und die Panchondritis (rezidivierende Polychondritis) einzuordnen.

Rachitis/Osteomalazie

Eine Rachitis oder Osteomalazie – pathogenetisch gehört sie dann zu den phosphopenischen Formen – kann als paraneoplastische Reaktion bei benignen und malignen Knochen- und Weichteiltumoren sowie bei tumorähnlichen Knochenläsionen auftreten und sich nach operativer Entfernung der induzierenden Geschwulst zurückbilden (Linovitz et al. 1976, Camus et al. 1982). Außerdem gibt es Tumorstoffwechselprodukte, beispielsweise parathormonähnliche Eiweißkörper und auch das Prostaglandin E2, die in den Kalziumstoffwechsel eingreifen. Bei Patienten mit solchen Tumoren bzw. Tumormetaboliten kommt es neben denjenigen Symptomen und Befunden, welche unmittelbar auf das Tumorwachstum (im Skelett) zurückgehen, auch zu den Folgen einer gestörten Kalziumhomöostase. Dazu gehört das **Hyperkalzämiesyndrom**. Es entwickelt sich entweder paraneoplastisch oder häufiger in Zusammenhang mit einer ausgedehnten Skelettmetastasierung. Polydipsie, Polyurie, Übelkeit und Erbrechen sowie psychoneuromuskuläre Syndrome (Muskelschwäche, Kraftlosigkeit, Persönlichkeitsveränderungen – Übellaunigkeit, Missstimmung usw. –, Bewusstseinsstörung bis zum Koma) prägen sein klinisches Bild. Laborchemisch lassen sich Hyperkalzämie, Hypophosphatämie und Hypokaliämie nachweisen. Das Hyperkalzämiesyndrom muss daher vom primären (autonomen) Hyperparathyreoidismus differenzialdiagnostisch abgegrenzt werden.

Myelodysplastische Syndrome

Diesen liegt eine Gruppe erworbener, klonaler hämatologischer Knochenmarkerkrankungen, und zwar von hämatopoetischen Stammzellen, zugrunde. Daraus leiten sich Störungen der Proliferation, der Differenzierung und der Apoptose der Blutzellen ab. Klinisch zeichnen sie sich durch eine Mono-, Bi- oder Panzytopenie im peripheren Blut, ein hyperzelluläres oder normal zelldichtes Knochenmark und ein erhöhtes Risiko zur Entwicklung akuter myeloischer Leukämien aus. Peripher gehen sie mit einer Anämie als Ausdruck der hämatopoetischen Insuffizienz einher.

Myeloproliferatives Syndrom

Dies ist die zusammenfassende Bezeichnung für erworbene Erkrankungen mit progredient-gesteigerter Blutzellbildung, zu denen auch die akuten und chronischen Leukämien gehören.

Mono- und oligo- oder polyartikulärer Gelenkbefall bei **Leukämien** hat verschiedene Pathogenesen:

- Leukämische Zellinfiltration der Synovialmembran, Hämorrhagien in der Gelenkkapsel und periostale sowie metaphysär gelegene leukämische Infiltrate (Abb. 11.**23**). Das sog. metaphysäre Band zeigt eine Störung der enchondralen Ossifikation an.
- Paraneoplastische autoimmune Gelenkreaktion z. B. seronegative Arthritis bei myelodysplastischen Syndromen.
- Hämatogen eingeschwemmte infektiöse Erreger (beispielsweise über Bakteriämie angesiedelte Darmbakterien) bei therapeutisch herabgesetzter zellulärer und humoraler Immunität.

Der arthritische Charakter des Gelenkbefalls gibt sich klinisch durch Schmerzen, Gelenkerguss und Hauterwärmung zu erkennen. Gelenkreaktionen kommen bei der adulten chronischen myeloischen Leukämie seltener vor als bei kindlichen Leukosen und treten häufig in Zusammenhang mit akuten Blastenschüben auf. Diffuser Knochen(-mark-)befall kann sich als ausgeprägte Osteoporose mit Verdünnung der Spongiosatrabekeln und der Kompakta (Kortikalis) zu erkennen geben. Fokale Läsionen (unscharf begrenzte Osteolysen) können zu pathologischen Frakturen führen; aber auch osteoplastische Herde kommen vor. Periostinfiltration löst auch bei adulten chronischen Leukämien dort Knochenneubildung aus. Tumorartig auftretende leukämische Zellmassen der *chronisch myeloischen Leukämie* zeigen sich gelegentlich in den Weichteilen, peri- und intraossär. Frisch angeschnitten haben sie manchmal eine grünliche Farbe *(Chlorom)*, die durch den Gehalt an Myeloperoxidase bedingt ist. Die Mehrzahl der Fälle erscheint jedoch weißlich, grau oder braun. Das Chlorom wird auch als granulozytäres Sarkom oder Myeloblastom bezeichnet. Bei Osteolysen mit weichteildichtem „Ausbruch", die bei Leukosepatienten nachgewiesen werden, ist ein Chlorom die 1. Differenzialdiagnose.

Darüber hinaus sind bei myelodysplastischen und -proliferativen Syndromen Polyarthritiden bekannt, die erosiven Charakter haben können (Kuzmich et al. 1994).

Tumorassoziierte Durchblutungsstörungen

Tumorassoziierte Durchblutungsstörungen mit kalten, schmerzhaften Fingern sind bekannt. Manchmal kommen Nekrosen und/oder ein Gangrän der Finger vor (Wright et al. 1997).

Sekundäre Gicht

„Tumorassoziiert" kann sich eine sekundäre Gicht bei starkem Zellzerfall eines beispielsweise behandelten Non-Hodgkin-Lymphoms zu erkennen geben.

Primäre/sekundäre hypertrophische Osteoarthropathie

Arthralgien oder rezidivierende arthritische Befunde (Morgensteifigkeit, Bewegungseinschränkungen, ergussbedingt geschwollene schmerzhafte Gelenke) und Schmerzen entlang den Röhrenknochen, nicht entzündliche Periostreaktionen (zumeist bilateral, immer *multilokulär* an den Röhrenknochen mit Ausnahme der Endphalangen) und Trommelschlegelfinger/-zehen mit Uhrglasnägeln (Abb. 11.**24**) sowie palmoplantare Hyperhidrose und die Zeichen der Seborrhö sind die mehr oder weniger auffallenden *Basismerkmale* zweier Krankheitsbilder, deren Phänotyp darüber hinaus jedoch erheblich divergieren kann.

Abb. 11.**23** **Röntgenbefunde bei kindlicher Leukose, die mit Gelenkbeschwerden einhergehen können** (s. auch Abb. 13.**66**).

1 *Metaphysäre* (aber auch subapophysäre und subdiskale) *Aufhellungsbänder (gestrichelt)*. Sie sind nicht nur die Folgen leukämischer Zellinfiltration in der reich vaskularisierten Metaphyse, sondern treten im *Kleinkindesalter* auch bei konsumierenden Allgemeinerkrankungen, darunter auch bei juveniler idiopathischer Arthritis, auf.
2 *Spongiosaosteolysen*, oft bilateral-symmetrisch, von vergröberten Spongiosamaschen über das Mottenfraßbild bis hin zu umschriebenen größeren Osteolysen reichend. Differenzialdiagnose gegenüber dem metastasierenden Neuroblastom! Befund Nr. 1 und 2 = begründeter Leukoseverdacht = Blutbild notwendig!
3 Ein- oder mehrschichtige *lamelläre knöcherne Periostreaktion* an Röhrenknochen.

Weitere Röntgenbefunde bei kindlicher Leukose: röntgenologischer Ergussnachweis in Gelenken, an denen dies aus anatomischen Gründen möglich ist, generalisierte Osteoporose, Osteosklerose, Röntgenzeichen der Knocheninfarzierung (Ansell 1977), sog. Wachstumslinien.

Merke:

Dort, wo das schnellste Längenwachstum stattfindet, treten am häufigsten die Röntgenbefunde der Leukose auf (Kniegelenkumgebung). Darüber hinaus gehören das Hand- und Fußskelett und das Ellenbogen- und obere Sprunggelenk zu den Prädilektionsstellen der Leukosemanifestationen.

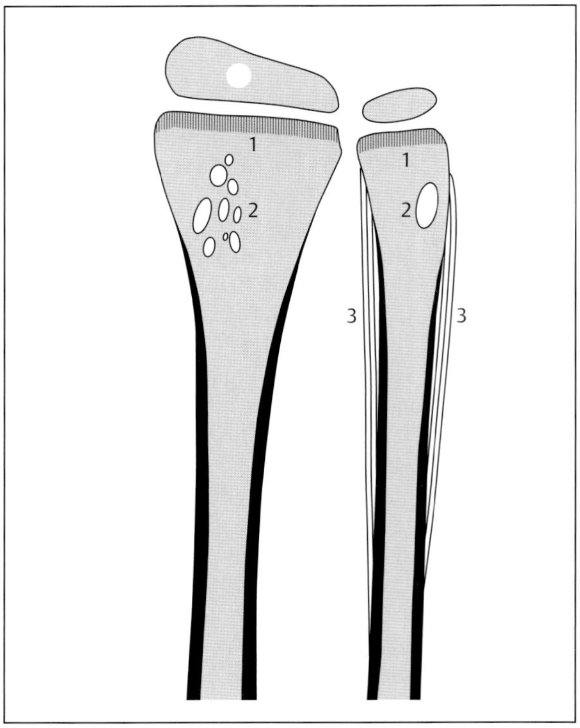

Der arthritische Gelenkbefall kann bei kindlicher Leukämie *vor* der Lymphknotenvergrößerung, Splenomegalie und Hepatomegalie auftreten, d. h., bei jeder nicht klassifizierbaren kindlichen Arthritis sollte auch eine Synovialisbiopsie durchgeführt werden! Etwa ⅓ der Patienten mit akuter lymphatischer Leukose hat ein normales oder zytopenisches Blutbild (aleukämische Leukämiephase oder Klassifizierung als Non-Hodgkin-Lymphom). Außerdem gilt: Bei älteren Patienten mit seronegativer Arthritis *und* peripherer Zytopenie sollte auch an eine Myelodysplasie gedacht werden!

Wenn bei Kindern mit akuter Leukose Knochenschmerzen auftreten und der Röntgenbefund normal ist, dann besteht die Indikation zur MRT. Auf diese Weise können noch röntgenokkulte Osteonekrosen, die unter Kortikosteroidtherapie, aber auch ohne diese Therapie entstehen, frühzeitig entdeckt werden (T 1-Gewichtung = signalreiche Läsionen mit hypointensem Randsaum; T 2-Gewichtung = innen an die signalarme Zone angrenzende hyperintense Linie (Double-Line-Zeichen, s. dort).

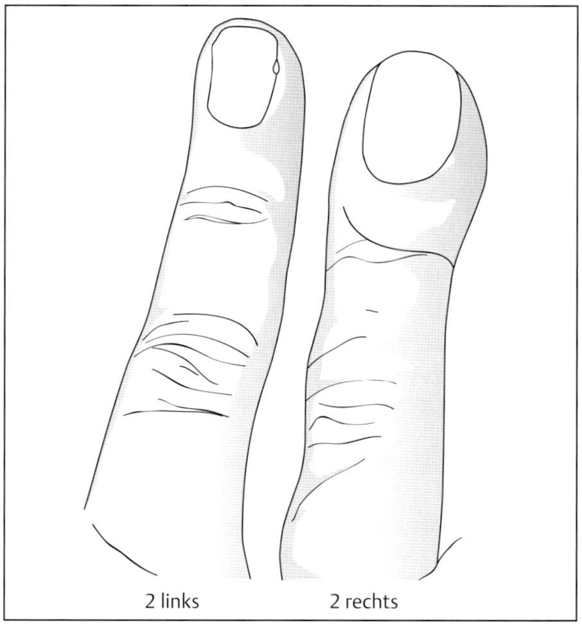

Abb. 11.**24** **Rechtsseitige Trommelschlegelfingerbildung.** Falls überhaupt nur 1 Finger betroffen ist, dann aus klinischer Sicht auch an ein Osteoidosteom in der Endphalanx denken.

Die **primäre (idiopathische) hypertrophische Osteoarthropathie** ist eine hereditäre, autosomal-dominant vererbte androtrope Erkrankung, die auch unter den Synonymen **„Pachydermoperiostose“** und **„Touraine-Solente-Golé-Syndrom“** im Schrifttum aufzufinden ist. Die variable Expressivität der genetische Aberration kann sich an einem einerseits nur mono- oder oligosymptomatischen oder andererseits exzessiven Krankheitsbild zu erkennen geben, das vom Minimalmerkmal familiäre Trommelschlegelfinger/-zehen (manchmal nur an einzelnen Fingern/Zehen) bis zum Maximalbild der **Hyperostosis generalisata** (Uehlinger 1942) reicht. Bei der generalisierten Hyperostose verbreitern sich die Knochen der Gliedmaßen und des Körperstamms durch periostale Apposition. Sie nehmen jedoch nicht an Länge zu. Der Verknöcherungsprozess greift auf die Bänder, die Gelenkkapseln und die Membranae interosseae über und erfasst auch knorpelige Elemente, darunter Menisken und Disken. Synostosen, beispielsweise der Karpal-, Tarsal-, CMC-, TMT-, Phalangeal-, Kostovertebral- und Sakroiliakalgelenke sowie der Schambeinfuge, und ausgedehnte Verknöcherungen der Wirbelsäulenbänder können eintreten.

Zur Differenzialdiagnose der Hyperostosis generalisata gehört die von Fairbank beschriebene generalisierte Hyperostose mit struktureller grober Streifenbildung („Striation") in Epi-/Metaphysen und spongiösem Knochen (Fujimoto et al. 1999). Eine Verbreiterung der Kompakta und nur geringe, abgesetzte Periostreaktionen gehören mit zum Bild, desgleichen die Verdickung der Schädelbasis. Eine Pachydermie fehlt. Typ Uehlinger und Fairbank kommen manchmal bei Mitgliedern einer Familie vor.

Die primäre hypertrophische Osteoarthropathie (Pachydermoperiostose) gibt sich in der Adoleszenz – spätestens jedoch im 3. Dezennium – erstmals zu erkennen, entwickelt sich zunehmend in einem Zeitraum von 5–10 Jahren, zeigt danach nur noch geringe Progredienz oder kommt sogar zum Stillstand.

Sichtbare und palpable Hautveränderungen über die Trommelschlegelfinger/-zehen hinaus führen als Folge von subkutaner Bindegewebsvermehrung – Pachydermie (griech.: pachýs = dick, hart) und Periostverdickung im Extremfall zur Tatzenhand bzw. zum Tatzenfuß und zu einer säulenförmigen oder kolbenartigen Volumenzunahme der Unterarme und -schenkel (*diagnostisches Stichwort:* Diaphysen projizieren sich im Röntgenbild breiter als die Epiphysen). Die Pachydermie zeigt sich am häufigsten am behaarten Kopf (Cutis verticis gyrata), an der Stirn (Cutis frontis gyrata), an den Oberlidern und an einer Verdickung und Furchung der Gesichtshaut (Abb. 11.**25**).

Die Trommelschlegelfinger/-zehen gehen sowohl bei der primären als auch bei der sekundären hypertrophischen Osteoarthropathie entweder ausschließlich auf Weichteilverdickung zurück oder sind gleichzeitig Ausdruck einer Vergrößerung des Nagelfortsatzes oder einer Akroosteolyse der Endphalangen (Abb. 11.**26**).

Für die Periostreaktionen bei der primären hypertrophischen Osteoarthropathie (Pachydermoperiostose) gilt, dass die Periostneubildung sich nicht nur auf die Diaphyse beschränkt, sondern sich auch auf die Meta-/Epiphyse ausdehnt bzw. ausdehnen kann (Freyschmidt u. Freyschmidt 1996). Dieses Unterscheidungsmerkmal gegenüber der sekundären hypertrophischen Osteoarthropathie (s. u.) – nur diaphysäre Periostreaktion – erlaubt beispielsweise auch das Erkennen einer Pachydermoperiostose ohne Pachydermie, also einer mono- oder oligosymptomatischen Form der primären hypertrophischen Osteoarthropathie (Pachydermoperiostose).

Die Periostreaktion zeigt sich in der Anfangsphase schalenförmig, d. h., zwischen Periostschale und Kompakta liegt im Röntgenbild ein knochenfreier „Spalt", ehe es im Verlauf zur Verschmelzung mit der kompakten Knochensubstanz kommt, sodass der Eindruck einer Kompaktaverdickung entsteht (s. Abb. 11.**26**). Die Oberfläche der Periostreaktion stellt sich als glattes breites Band, wellig oder höckerig dar.

Die **sekundäre hypertrophische Osteoarthropathie** (Synonym: **Marie-Bamberger-Syndrom**) ist eine Paraneoplasie oder ein Assoziationsbefund verschiedener, nicht tumoröser Erkrankungen. Sie kommt als seltenes

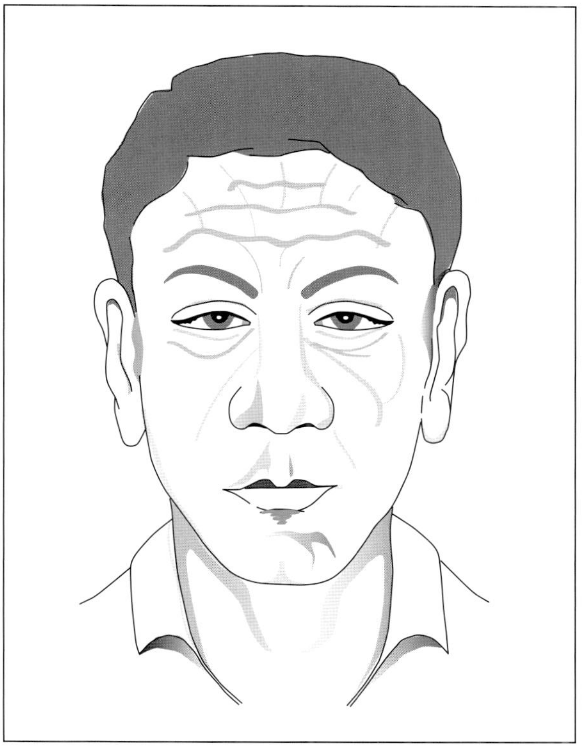

Abb. 11.**25** **Facies pachydermoperiostotica.** Die ausgeprägte Hautfurchung und die Vergröberung der Gesichtsstrukturen verleihen dem Gesicht einen sorgenvollen oder schläfrigen Ausdruck. Leichte Ptosis durch Oberlidverdickung. Oft auch „Ölgesicht" durch vermehrte Sekretion der Talgdrüsen.
Ätiologische Differenzialdiagnose der Cutis verticis gyrata (Cutis frontis gyrata): primär und sekundär (assoziiert mit Tumoren, Leukämien, Nävi, Akromegalie, Pachydermoperiostose bzw. Marie-Bamberger-Syndrom, tuberöser Sklerose, Myxödem, Amyloidose, Acanthosis nigricans, Ehlers-Danlos-Syndrom, posttraumatisch, Infektion [Tuberkulose, Lues]; Vanhoenacker et al. 2007).

Begleitphänomen – summarisch ausgedrückt – bei pleuropulmonalen (vor allem beim Bronchialkarzinom oder Pleuramesotheliom), kardiovaskulären, mediastinalen, intestinalen (einschließlich der Anhangsorgane, z. B. bei hepatobiliären Organstörungen) und renalen Krankheiten vor, wird gelegentlich aber auch bei Vaskulitiden, Thalassämie, POEMS-Syndrom, Lues und Syringomyelie beobachtet. Einseitiges Auftreten der sekundären hypertrophischen Osteoarthropathie wurde beim Aortenaneurysma gesehen (Calabro 1967). Laxanzienabusus soll ebenfalls zu den Ursachen der sekundären hypertrophischen Osteoarthropathie gehören (Armstrong et al. 1981).

Die bei der primären hypertrophischen Osteoarthropathie auftretenden pachydermen Hautveränderungen sind bei der sekundären Form geringer ausgeprägt oder fehlen. Beide Formen gehen jedoch mit Trommelschlegelfingern/-zehen einher.

Die Periostreaktion (Abb. 11.**27**) ist anfangs eine manschettenartige Periostschale, die sich von der Kompakta durch einen strahlentransparenten Zwischenraum absetzt. Im Skelettszintigramm gibt sie sich als „doppelter Streifen" an den langen Röhrenknochen zu erkennen.

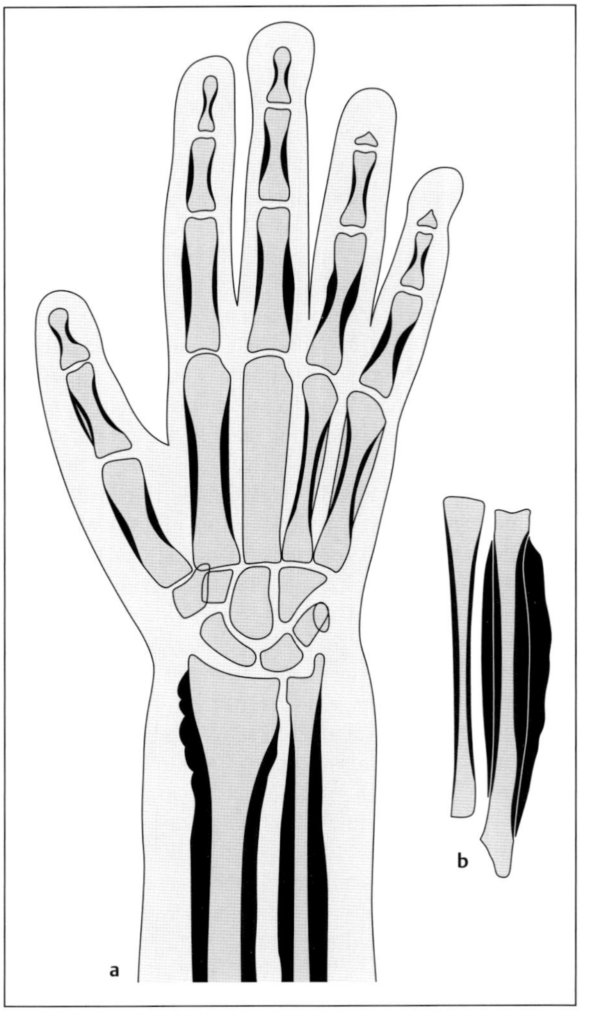

Abb. 11.**26a, b** **Primäre hypertrophische Osteoarthropathie** (Synonyme: Pachydermoperiostose oder Touraine-Solente-Golé-Syndrom).

a **Handspektrum**, das in Abhängigkeit von der ererbten individuellen Reaktionsweise und vom Verlauf (langsam progrediente Evolutionsphase, spontaner Stillstand, Progredienz zur generalisierten Skeletthyperostose) variieren kann.
Weichteile: Gezeichnet wurden die tatzenförmige Handform (mit Trommelschlegelfingern – Konturen nur am 3. und 5. Finger gezeichnet – und Uhrglasnägeln) sowie die säulenförmige (zylindrische) Umwandlung der Unterarme.
Endphalangen: Akroosteolyse am 4. und 5. Finger.
Mittel-, Grundphalangen: Anfangs oft zarte, von der Kompakta abgesetzte Periostlamelle (Grundphalanx I), viel häufiger jedoch Kompaktaverdickung – die Periostappposition ist also mit der Diaphysenkompakta verschmolzen –, dabei zum Teil, s. Grundphalanx II, völliger Verlust der Taillierung *(= Kolbenphalanx)*, zum Teil konvexgeformte Phalanx (s. Grundphalangen III und IV, Mittelphalanx II). Diaphysärer Markraum entweder normal breit projiziert (s. Grundphalanx II) oder erweitert oder verengt (s. Grundphalangen IV und V).
Metakarpalia: Kompaktaverdickung (Metakarpale I), Kolbenform der Metakarpalia II und III (bei III ist die Kompakta „spongiosiert"); die Periostappposition lässt sich von der ursprünglichen Diaphysenkompakta abgrenzen (Metakarpalia IV und V).
Radius, Ulna: Die Periostapposition ist dia-, meta- und epiphysär entstanden und mit der Kompakta (Kortikalis) verschmolzen. Teilweise zeigt die Periostapposition eine unregelmäßige (*hier:* undulierende) Oberflächenkontur (distaler Radius).

b **Zum Vergleich Röntgenaspekte der infantilen kortikalen Hyperostose Caffey** (selten ist das Kind älter als 5 Monate!). Klinischer Beginn der akuten entzündlichen Periostreaktion meist mit Fieber und schmerzhafter, tief sitzender, also unter dem subkutanen Fettgewebe lokalisierter Weichteilschwellung. Beschleunigte BSG. Häufigste Lokalisationen sind Klavikula, Ulna (Epiphysen ausgespart) und Mandibula. Eindeutiger Phalanxbefall und Wirbelerkrankung wurden bisher nicht beobachtet. *Differenzialdiagnose* vor allem gegenüber Vitamin-A-Überdosierung bei Kleinkindern, Trauma und Osteomyelitis.

Ihre Oberfläche erscheint glatt, unduliert oder unregelmäßig geformt. Die Periostreaktion kann nur *an Teilen der Diaphyse* auftreten. Dies gilt auch für die primäre hypertrophische Osteoarthropathie (Pachydermoperiostose). Je nach dem Entwicklungsstand der Periostformation „verschmilzt" die Periostschale mit der darunter liegenden Kompakta. Manchmal kommt es nicht nur zu einem Periostanbau, sondern vom Markraum her gleichzeitig zu einem Knochenabbau. Der betroffene kleine Röhrenknochen erscheint dann wie aufgetrieben (Abb. 11.**28**). Nach erfolgreicher Therapie, beispielsweise eines Bronchialkarzinoms, können sich die Periostreaktionen zurückbilden. Außerdem gibt es eine transitorische (reversible) Form der sekundären hypertrophischen Osteoarthropathie.

Verschiedene pathogenetische Vorstellungen wurden zur Erklärung der sekundären hypertrophischen Osteoarthropathie vorgetragen: Beispielsweise sollen über geöffnete, pulmonale arteriovenöse Shunts vasoaktive Biomoleküle, deren Abbau normalerweise in der Lunge erfolgt, in die Körperperipherie eingeschwemmt werden. Diese Biomoleküle vermitteln die dermoossären Reaktionen (Clarke et al. 2001). Außerdem sollen pathologische Moleküle, die in Zusammenhang mit der Primärerkrankung entstehen, oder vegetative Fehlsteuerungen der Anlass für die Periostreaktionen sein.

Ein Hinweis darauf, dass die primäre und die sekundäre hypertrophische Osteoarthropathie sich nicht nur nomenklatorisch ähneln bzw. fast identisch sind, ist die Erfahrung, dass bei Familienmitgliedern sowohl die primäre als auch die sekundäre hypertrophische Osteoarthropathie auftreten kann.

Zur *bildgebenden Differenzialdiagnose* der hypertrophischen Osteoarthropathie gehört die **(thyreogene) Akropachie** (Synonym: **EMO-Syndrom** = progressiver **E**xophthalmus, prätibiales **M**yxödem, **O**steoarthropathia ossificans). Die Akropachie ist eine Manifestation des autoimmunen endokrinopathischen Multiorgansyndroms Typ B (Seif 1993), d. h. ein erweitertes Organspektrum des Morbus Basedow im Erwachsenenalter. Die endokrine Autoimmunorbitopathie geht auf Autoimmunprozesse gegen die Augenmuskulatur und den bindegewebigen Orbitainhalt zurück. Seltener treten klinisch manifeste Autoimmunvorgänge im Korium auf. Diese

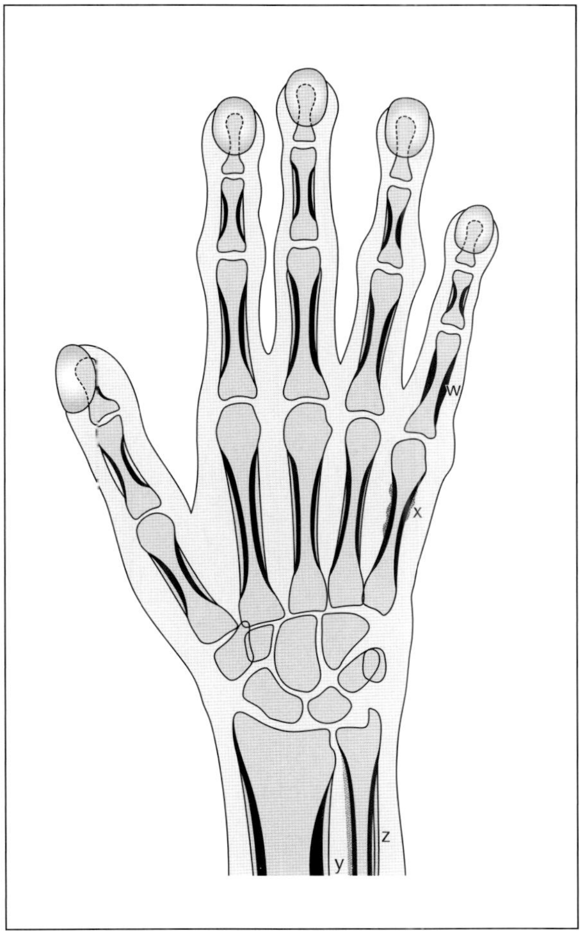

Abb. 11.**27** **Sekundäre hypertrophische Osteoarthropathie (Marie-Bamberger-Syndrom) bei einem Patienten mit angeborenen Bronchiektasen.**

1. An den Strahlen I–IV und am Radius ist die Periostreaktion als Lamelle gezeichnet, die sich durch eine strahlentransparente Zone vom Röhrenknochenschaft absetzt.

In w-z sind bei hypertrophischer Osteoarthropathie ebenfalls zu beobachtende Periostreaktionen wiedergegeben (hier nur am 5. Strahl gezeichnet), und zwar:

w Periostreaktion verschmilzt völlig mit der Kompakta.
x Solide Periostreaktion mit welliger Kontur, der Kompakta direkt aufsitzend.
y Solide Periostreaktion (wie bei x), jedoch mit glatter Kontur.
z Geschichtete lamelläre Periostreaktion.

2. Trommelschlegelfinger mit Uhrglasnägeln.
3. Synovitische (spindelförmige) Schwellung der PIP-Gelenke II und IV, Erguss im MCP-Gelenk V.

Merke:

An den distalen Phalangen tritt die Periostreaktion bei der hypertrophischen Osteoarthropathie in der Regel nicht auf. Außerdem sind häufig Periostreaktionen nicht immer an allen übersehbaren Röhrenknochen sichtbar. Oligo- oder polyostisches Auftreten muss beim differenzialdiagnostischen Gedanken an die hypertrophische Osteoarthropathie jedoch gefordert werden.

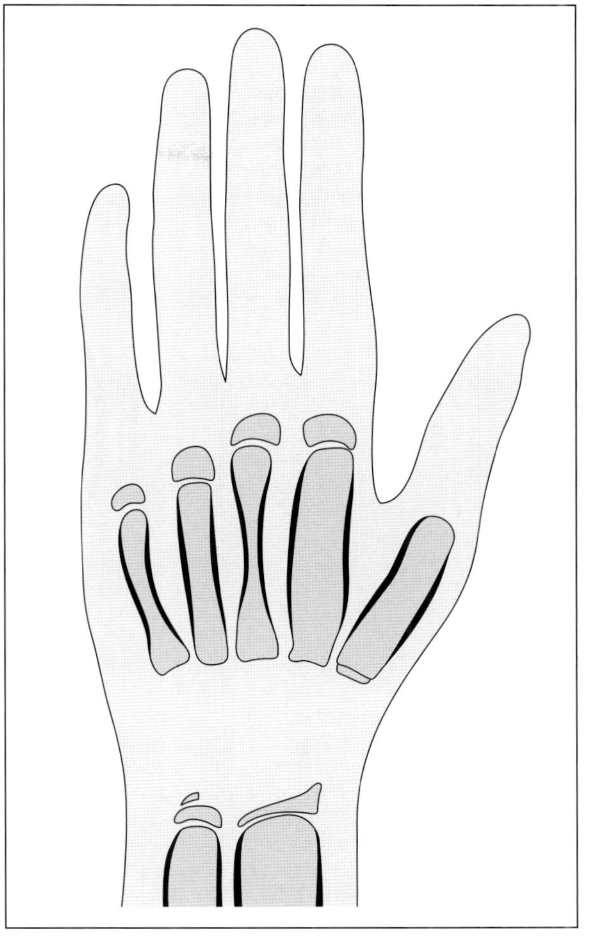

Abb. 11.**28** **Sekundäre hypertrophische Osteoarthropathie bei chronischer ulzeröser Kolitis im Kindesalter** (Arlart u. Bargon 1981). Gleichzeitiger periostaler An- und Abbau von Kompakta und Periostapposition haben zu einer Auftreibung der Metakarpalia I und II geführt – atypischer Befall. Beachte die zu fordernde Oligotopie (also mindestens 2 Knochen auf dem abgebildete Skeletttteil oder Skelett überhaupt).

autoimmune infiltrative Dermatopathie gibt sich beispielsweise am Unterschenkel als prätibiales Myxödem zu erkennen. Noch seltener greift diese Dermatopathie auf die darunter liegende Knochenhaut über. Dann entstehen an den Röhrenknochen der Hände und Füße, aber auch am Unterarm und -schenkel periostale Formationen, die als irregulär, wie „ausgefranst", spießartig, plumpe Spikulae, höckerig oder hahnenkammartig beschrieben werden: **Akropachie** (Abb. 11.**29**). Weichteilschwellungen an den Händen und Füßen sowie Trommelschlegelfinger bzw. -zehen und Uhrglasnägel runden das klinische Bild ab.

Zur bildgebenden Differenzialdiagnose der hypertrophischen Osteoarthropathie muss auch die Akromegalie (s. Abb. 11.**95** bis Abb. 11.**97**) erwähnt werden.

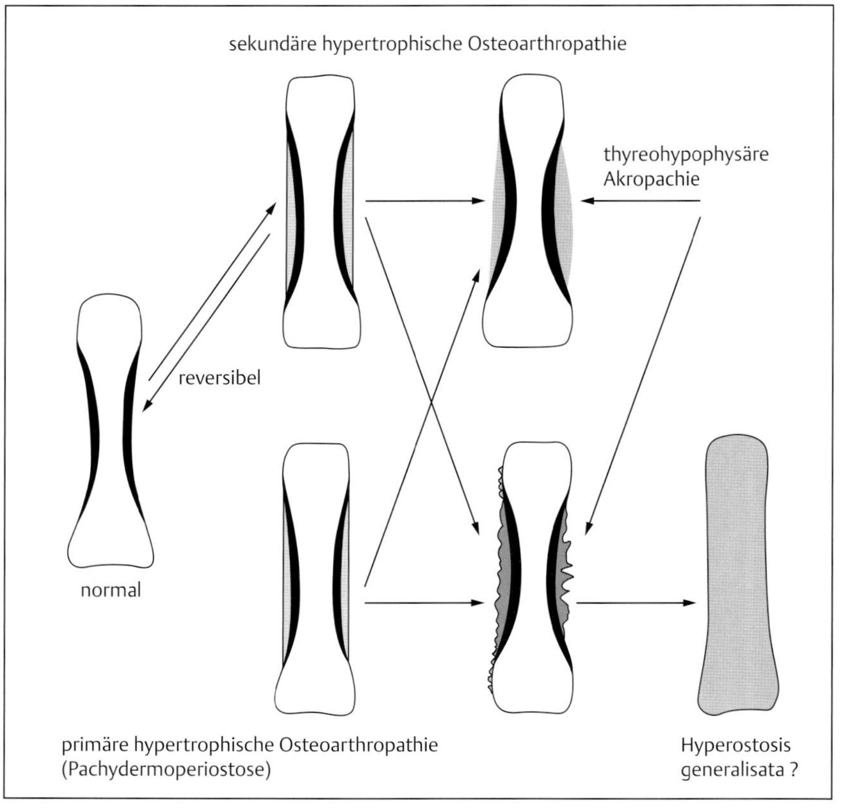

Abb. 11.**29** **Verbundschema der Periostreaktionen bei der sekundären hypertrophischen Osteoarthropathie, der primären hypertrophischen Osteoarthropathie (Pachydermoperiostose) und der thyreohypophysären (thyreogenen) Akropachie an kleinen Röhrenknochen** (z. B. den Metakarpalia und/oder Metatarsalia). Die klinische Anamnese ist das wichtigste differenzialdiagnostische Kriterium, s. Text!

Juvenile idiopathische Arthritis und ihre Differenzialdiagnosen

Die Krankheitsbezeichnung „juvenile idiopathische Arthritis" (*früher*: juvenile chronische Arthritis) bezieht sich auf ein Spektrum verschiedener, mit arthritischen Manifestationen einhergehender Krankheitsbilder. Daher werden bei der juvenilen idiopathischen Arthritis 6 Subgruppen klassifiziert.

Der diagnostische/differenzialdiagnostische Gedanke an eine juvenile idiopathische Arthritis muss in folgenden Fällen aufkommen:

- Eine atraumatische Gelenkerkrankung setzt mit schmerzhaftem Gelenkerguss und/oder Gelenkschwellung und/oder Bewegungseinschränkung – also mit entzündlichen Zügen – *vor der Vollendung des 16. Lebensjahrs* ein (kann sich als aktiver Prozess aber durchaus in das [junge] Erwachsenenalter hinein fortsetzen).
- Die atraumatische Gelenkerkrankung *dauert mindestens 6 Wochen ohne eindeutige klinisch usw. objektivierbare Diagnosestellung an.* Zum Beispiel wurden also der systemische Lupus erythematodes oder eine andere klassische Kollagenose/Mischkollagenose, das rheumatische Fieber, eine infektiöse oder reaktive Arthritis (und auch die Lyme-Borreliose), die (para-) neoplastische Arthritis oder eine Gelenkerkrankung bei Immunschwäche ausgeschlossen.
- *In den ersten 6 Monaten nach Krankheitsbeginn treten subgruppentypische klinische Befunde* (s. dort) im Rahmen einer Polyarthritis (≥ 5 Gelenke), einer Oligoarthritis (2–4 Gelenke), seltener, dann gewöhnlich an großen Gelenken, einer Monarthritis oder einer systemisch verlaufenden entzündlichen Erkrankung mit Gelenkbefall auf (Abb. 11.**30**).

Subgruppen der juvenilen idiopathischen Arthritis

Aufgrund internationaler Vorschläge, Diskussion bzw. Übereinkunft (vgl. Häfner 2002) wurde nicht nur die neue Krankheitsbezeichnung eingeführt, sondern wurden auch Subgruppen der juvenilen idiopathischen Arthritis nach klinischen Gesichtspunkten definiert (Abb. 11.**31**):

Systemische juvenile idiopathische Arthritis

Bei der systemischen Verlaufsform der juvenilen idiopathischen Arthritis – **systemische juvenile idiopathische Arthritis** – (Synonyme: Morbus Still, Still-Syndrom) lassen sich die IgM-Rheumafaktoren nicht nachweisen. Sie ist also seronegativ und beginnt überwiegend im Kleinkindesalter ohne Bevorzugung eines der beiden Geschlechter. Hohes, zeitweilig aussetzendes Fieber, d. h., die Fieberspitzen wechseln mit Normal- oder Untertem-

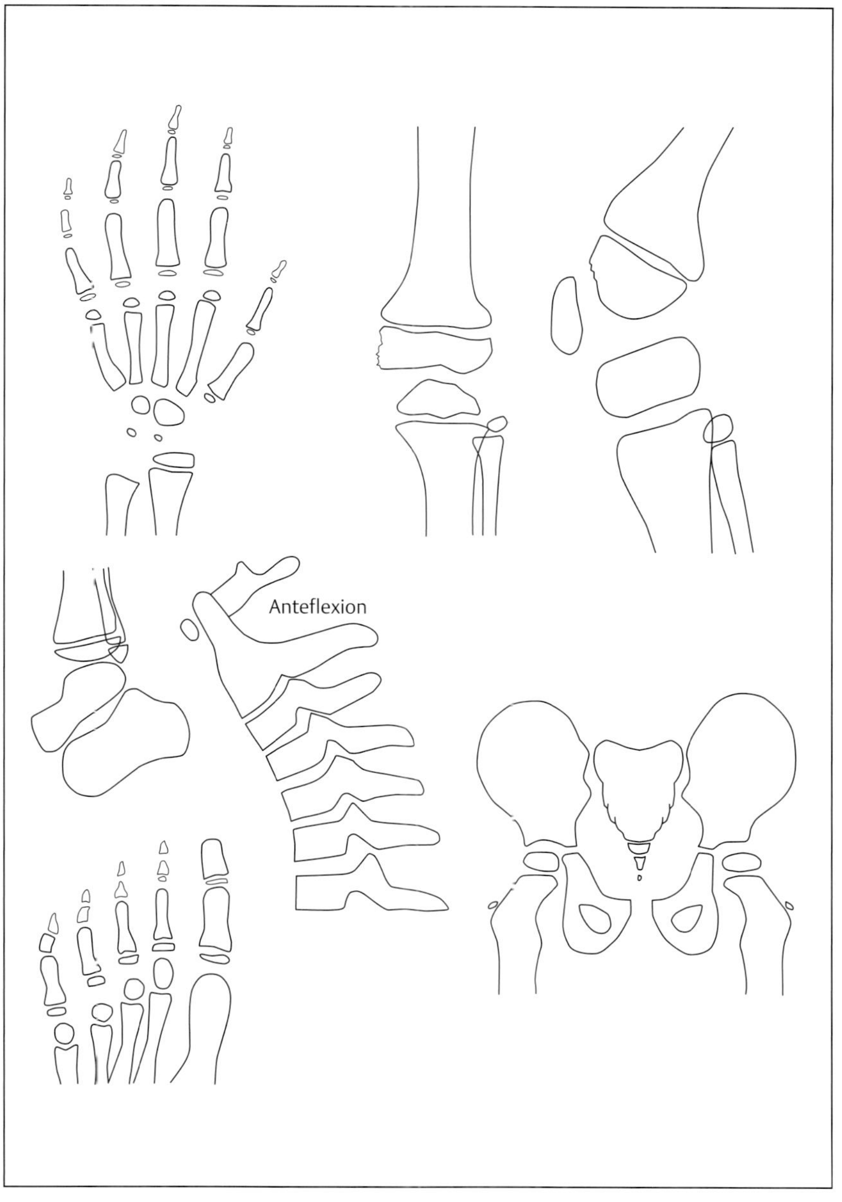

Abb. 11.30 **Röntgendiagnostisches Minimalprogramm bei klinischem Verdacht auf juvenile idiopathische Arthritis** – unter Berücksichtigung der Erfahrung, dass es bei dieser Arthritis im Kindes- und Jugendlichenalter viel häufiger als beim chronischen Gelenkrheumatismus des Erwachsenenalters (subjektiv) völlig asymptomatische Gelenke gibt, die klinisch und bildgebend eindeutige Arthritisbefunde aufweisen (Grokoest et al. 1957); denn für die Subgruppierung der idiopathischen juvenilen Arthritis ist es beispielsweise von Bedeutung, ob ein oligo- oder polyartikulärer Gelenkbefall vorliegt (s. Text).

Merke:

Klinisch und röntgenologisch werden beim Gelenkrheumatismus die **juvenil-arthritische** und die **adulte rheumatoid-arthritische Handskoliose** unterschieden. Erstere entsteht im Verlauf des arthritischen Prozesses durch Ulnardeviation der Mittelhand und kompensatorischer Radialabweichung der Finger in den MCP, ohne dass diese Gelenke erkrankt sein müssen. Die 2. Form der arthritischen Handskoliose wird vor allem bei der adulten rheumatoiden Arthritis u. a. mit Radialdeviation der Mittelhand und ulnarer Drift der Langfinger in den MCP beobachtet. Sie kommt aber auch bei der seropositiven polyartikulären Subgruppe der juvenilen idiopathischen Arthritis vor, deren Ähnlichkeit mit der adulten rheumatoiden Arthritis (HLA-DR4, IgM-Rheumafaktoren, Rheumaknoten) bekannt ist.

peraturen ab, über Wochen bis Monate, fast immer begleitet von einem kleinfleckigen, rosafarbenen Exanthem, das oft nur in der Fieberphase sichtbar ist, *und* Organmanifestationen prägen den systemischen Krankheitscharakter. Er äußert sich vor allem an einer Hepatosplenomegalie, einer generalisierten Lymphknotenschwellung, einer Polyserositis mit starken Thorax- und Abdominalschmerzen sowie einer Myo- und/oder Perikarditis mit entsprechenden klinischen Befunden bis hin zur Herzinsuffizienz. Als Spätfolgen sind Minderwuchs (s. Wachstumsalterarthritis) und Amyloidose mit Niereninsuffizienz bekannt. Zu den Risiken der Erkrankten mit juveniler idiopathischer Arthritis gehört grundsätzlich die Gefahr bakterieller Infektionen.

Der systemische Krankheitsbeginn und -verlauf steht oft im Vordergrund des klinischen Bildes – darunter auch hypochrome Anämie und Leukozytose. Ein symmetrischer, polyarthritischer peripherer Gelenkbefall großer und kleiner Gelenke und der Halswirbelsäule gesellen sich Tage, Woche, Monate oder sogar Jahre nach Krankheitsbeginn hinzu. Gelegentlich treten nur flüchtige Arthralgien auf, wodurch die Diagnosestellung erschwert werden kann.

Die **Subsepsis allergica (Wissler-Syndrom)** ist wahrscheinlich eine hyperergisch-entzündliche Extremvariante der systemischen Subgruppe. Remittierendes Fieber, d. h., hohe Fieberspitzen wechseln mit leichten Temperaturerhöhungen ab, Leukozytose, ein polymorphes Exanthem und Gelenkbefall, von flüchtigen Arthralgien bis zu Arthritiden reichend, gehören mit zu diesem im Schrifttum wenig beachteten oder sogar infrage gestellten Krankheitsbild (Wissler 1943, Hornstein 1967). ■

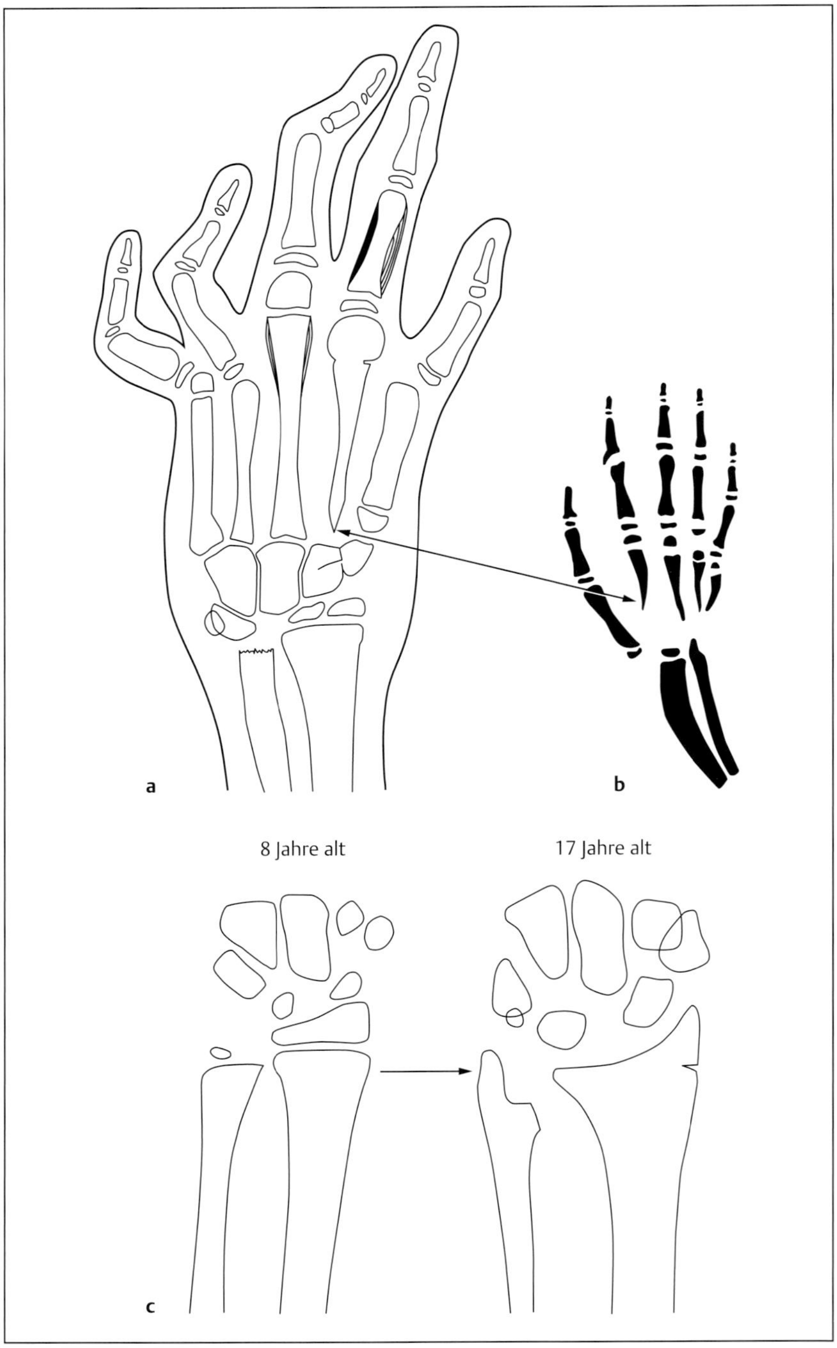

Abb. 11.**31a–c Juvenile idiopathische Arthritis.**

a **Synopsis der möglichen Röntgenbefunde bei der juvenilen idiopathischen Arthritis an der Hand.**
Röntgenbildanalyse:
1. Fehlstellungen auch an Gelenken ohne erosive Phänomene. Weichteilschwellungen, bei jüngeren Patienten auffallender als bei älteren Kindern/Jugendlichen.
2. Dia- und metaphysäre lamelläre Periostreaktionen sind ebenfalls im Vorschulalter häufiger und ausgeprägter als später zu beobachten. Zumeist entstehen sie im Zusammenhang mit einer Flexorentenosynovitis.
3. Periostreaktionen können sich zurückbilden oder mit der Kompakta verschmelzen (evtl. säulenförmige Formveränderung der kleinen Röhrenknochen, die besonders auffällt, wenn gleichzeitig endostale Resorptionsvorgänge ablaufen).
4. Auflösung kleinerer Knochenkerne (*hier:* Os lunatum).
5. Mutilation (konzentrische arthritische Osteolyse) von Knochenenden, dabei Aspekt des „abgelutschten" oder „ausgefransten" Röhrenknochens.
6. Röntgenologische Gelenkspaltreduktion und Erosionen, bei Jugendlichen häufiger als bei Kindern.
7. Knöcherne Ankylosen vor allem im Karpalbereich.
8. Abflachung des Quergewölbes der Hand.
9. Ausgeprägte Demineralisation (hier nicht wiedergegeben).
10. Lokale Modellierungs-, Reifungs- und Wachstumsstörungen, wie Brachymetakarpie IV. Verschmächtigung kleiner Röhrenknochen (Metakarpale IV), verstärktes metaphysäres Längenwachstum (Metakarpale III), vorzeitiger Schluss der knorpeligen Wachstumsfuge, evtl. mit Epiphysenübergröße (s. Metakarpale II), Epiphysendeformierung, z. B. „Kompression" (Grundphalangen II und III) oder Teilung der Knochenkerne (Radius).

b **Zum Vergleich: Hereditäre oder sporadische Karpalosteolyse**, beispielsweise das François-Syndrom (s. Kap. 6 „Arthropathien/Osteoarthropathien", Abschnitt „Sekundäre Akroosteolysen/Osteolysen"); vgl. auch mit der massiven Osteolyse Gorham-Stout an der Hand (s. Abb. 6.**16**).

c **Handgelenkbefall zwischen dem 8. und 17. Lebensjahr bei juveniler idiopathischer Arthritis** im Sinne der Wachstumsalterarthritis. Als Folgen fallen die Fehlform und -stellung der distalen Ulna und des Radius auf. Der vergrößerte Skaphoid-Lunatum-Abstand (17. Lebensjahr) lässt an eine Reifungsretardierung beider Karpalia denken.

Periodische autoinflammatorische (Fieber-)Syndrome, die im Kindesalter einsetzen, mit Gelenkbeteiligung gehören zur Differenzialdiagnose der *systemischen* juvenilen idiopathischen Arthritis und des *adulten* Still-Syndroms. Das Attribut „periodisch" zeigt an, dass die Fieberschübe über 39 °C in Abständen lebenslang auftreten. Die Fieberattacken setzen akut ein, oft mit vorangehendem Schüttelfrost.

Zu den Verdachtssymptomen und -befunden der im Kindesalter beginnenden, periodischen autoinflammatorischen (Fieber-)Syndrome gehören (Lohse 2007):

- Rezidivierende Fieberepisoden von mehr als 24 h Dauer, die sich seit mindestens 6 Monaten bemerkbar machen.
- Entzündungsindikatoren im Blut, wie erhöhtes CRP und das Serumamyloid A (SAA), sowie Leukozytose mit Neutrophilie und Linksverschiebung im Differenzialblutbild begleiten die Fieberschübe. Selten fehlen die Fieberattacken. Dann offenbaren die entzündungsabhängigen Abweichungen im Blut den periodischen autoinflammatorischen Krankheitscharakter.
- Die infektiöse Ätiologie der Fieberepisoden ist ausgeschlossen worden. Desgleichen sind keine Autoantikörper nachzuweisen.
- Die Attacken klingen spontan ab. Antibiotikatherapie hat darauf keinen Einfluss.

Folgende *hereditäre* periodische autoinflammatorische (Fieber-)Syndrome mit Gelenkbeteiligung können durch molekulargenetische Analyse definiert oder ausgeschlossen werden, da einerseits ihre Symptome unspezifisch sind und sie sich andererseits häufig bei mehreren Syndromen offenbaren (Tab. 11.**1**):

- Hyperimmunglobulinämie-D- und periodisches Fieber-Syndrom (Hyper-IgD-Syndrom, **HIDS**)
- familiäres Mittelmeerfieber (**FMF**)
- Tumornekrosefaktorrezeptor-1-assoziiertes periodisches Syndrom (**TRAPS**)
- kryopyrinassoziierte periodische Syndrome (**CAPS**)

Tab. 11.**1** Aus radiologischer Sicht wissenswerte Informationen über hereditäre periodische autoinflammatorische (Fieber-)Syndrome, die bereits in der Kindheit einsetzen und mit Gelenkbeteiligung einhergehen (in Anlehnung an Lohse 2007).

	FMF	HIDS	TRAPS	MWS	FCU	CINCA
Alter bei Beginn	< 10 Jahre	< 1 Jahr	< 20 Jahre	variabel	< 1 Jahr	< 1 Monat
Fieberdauer	1–3 Tage	3–7 Tage	> 7 Tage	Tage (bis Wochen)	Tage (bis Wochen)	variabel
symptomfreies Intervall	Wochen bis Monate	4–8 Wochen	Monate	variabel	expositionsbedingt	variabel
krankheitscharakteristische Befunde	Polyserositis • Peritonitis • *Arthritis* • Pleuritis	• Lymphadenopathie (zervikal) • Bauchschmerzen • Erbrechen • Diarrhö • (Spleno-megalie) • *Arthralgie* • *Arthritis*	• periorbitale Ödeme • Konjunktivitis • lokalisierte Myalgien	• Taubheit • *Arthralgien*	• Kälteintoleranz • Konjunktivitis	• variable ZNS-Beteiligung • *Arthralgien* • *Gelenkdestruktion*
Gelenkbeteiligung	*Mon-, Oligoarthritis größerer Gelenke, selten erosiv*	meist *Polyarthritis* der großen Gelenke, nicht erosiv	keine/*selten*	*monartikuläre transitorische Synovitis*	*schmerzhafte Schwellung nach Kälteexposition*	*Destruktion großer Gelenke*
Hautbefunde	erysipelähnlich (beinbetont)	makulopapulös	schmerzhafte erythematöse Plaques	Urtikaria	Urtikaria	Urtikaria
Komplikationen	Amyloidose	selten Amyloidose	Amyloidose	Amyloidose	selten Amyloidose	• Optikusatrophie • Taubheit • mentale Retardierung • Minderwuchs
auslösendes Protein	Pyrin	Mevalonatkinase	Typ-1-TNF-Rezeptor	Cryopyrin	Cryopyrin	Cryopyrin

FMF = familiäres Mittelmeerfieber
HIDS = Hyperimmunglobulinämie-D- und periodisches Fieber-Syndrom (Hyper-IgD-Syndrom)
TRAPS = Tumornekrosefaktorrezeptor-1-assoziiertes periodisches Syndrom
MWS = Muckle-Wells-Syndrom
FCU = familiäre Kälteurtikaria
CINCA = Akronym aus: chronic, infantile, neurologic, cutaneous, articular

Das autosomal-rezessiv vererbte **HIDS** zeichnet sich durch einen Anstieg des Immunglobulins D (> 100 IU/ml) in Zusammenhang mit periodischem Fieber aus. Der Anstieg des IgD wird häufig von einem altersbezogenen erhöhten Spiegel des IgA begleitet. Die Erkrankung tritt bei den meisten Patienten schon in der frühen Kindheit auf. Der remittierende oder intermittierende Fieberverlauf zeigt sich alle 4–8 Wochen, seltener in noch größeren Intervallen, dauert gewöhnlich 3–7 Tage (mit darunter oder darüber abweichenden individuellen Fieberperioden) und fällt allmählich ab. Zum klinischen Bild gehören bei den (meisten) Patienten Arthralgien oder *symmetrische, nicht erosive Oligoarthritiden* hauptsächlich großer und mittelgroßer Gelenke, beispielsweise des Knie- und des oberen Sprunggelenks. Die pathologischen Gelenkbefunde können einerseits die Fieberattacken überdauern, andererseits sich im lebenslangen Krankheitsverlauf erst später den Fieberperioden hinzugesellen. Häufige Begleitbefunde sind außerdem Lymphknotenvergrößerungen, vornehmlich submandibulär und zervikal, Erbrechen, Abdominalschmerzen bis hin zum akuten Abdomen, Diarrhöen sowie makulöse (masernähnliche) und/oder papulöse Exantheme (histologisch: Vaskulitis; Drenth et al. 1994). In Kurzform kann von folgender diagnostischer Trias beim Hyper-IgD-Syndrom ausgegangen werden:

- periodisches Fieber
- Exanthem
- symmetrische Oligoarthritis (vorausgesetzt wird natürlich der erhöhte Serumspiegel des IgD)

Diese Trias erleichtert die Differenzialdiagnose gegenüber dem ebenfalls periodisch verlaufenden FMF, dem die Haut- und Lymphknotenpathologie fehlt, und dem (adulten) Morbus Still. Letzterer zeigt sich u. a. an Karditis und Polyserositis (Peritonitis, Pleuritis, Perikarditis), die beim Hyper-IgD-Syndrom nicht vorkommen – ganz abgesehen vom pathognomonischen Anstieg des Immunglobulins D.

Das **FMF** ist eine über ein identifiziertes mutiertes Gen autosomal-rezessiv weitergegebene, lebenslange periodische Fieberkrankheit (Sudeck u. Horstmann 1999). Das FMF manifestiert sich bei den meisten Patienten im 1. Dezennium, kann aber gelegentlich erstmals im Erwachsenenalter auftreten. Die Erkrankung kommt weit überwiegend in sephardisch-jüdischen, armenischen, türkischen und arabischen Familien vor, die entweder selbst Mittelmeeranrainer sind und/oder deren Vorfahren aus dem Mittelmeerraum stammen. Unbehandelt läuft die Krankheit in eine Amyloidose mit nachfolgender Niereninsuffizienz aus. Das klinische Erkrankungscharakteristikum ist die periodische (aseptische) Entzündung seröser Häute, die in der Regel von stunden- oder tagelangen Fieberepisoden begleitet wird. In der Regel heißt hier, dass es Verläufe von periodischen Peritonitiden und/oder Pleuritiden und/oder Arthritiden gibt – die Synovialmembran ist ebenfalls eine seröse Haut –, die initial auftreten, ehe sich periodisches Fieber hinzugesellt, oder das periodische Fieber kann ihnen vorausgehen oder begleitet die eine oder andere klinische Manifestation von Anfang an (Barakat et al. 1986). Am häufigsten ist die episodische Peritonitis („Bauchschmerzen"), die sich zunächst lokalisiert zu erkennen gibt, ehe sie sich auf das gesamte Abdomen ausbreitet. Zur häufigsten Fehldiagnose/-therapie gehören daher die Appendizitis beziehungsweise die Appendixperforation und Appendektomie.

Der Gelenkbefall hat aus statistischer Sicht eine Präferenz für größere Gelenke, zeigt sich entweder als klinisch nicht objektivierbare Gelenkschmerzen (Arthralgien) und/oder als Mono- oder asymmetrische Oligoarthritis. Die *akuten* Arthritisschübe sind typischerweise kurz und dauern oft nur 1–7 Tage. Sie geben sich an Weichteilschwellung (Erguss) und nach mehreren Episoden an gelenknaher Demineralisation (an arthritischen Kollateralphänomen) zu erkennen. Bei manchen Patienten münden sie in eine *protrahierte* Verlaufsform ein, d. h. in eine monatelang währende Gelenkerkrankung. Dann kommt das Risiko auf, dass die Arthritis in eine chronisch-rezidivierende erosive Arthritis mit Zerstörung des Gleitgewebes bis zur (fibrösen) Ankylose übergeht (Sohar et al. 1967, Kaushansky et al. 1981). Bei der Mehrzahl der Erkrankten heilt die Arthritis jedoch spontan und ohne bleibende Schäden ab, wenn man von der Möglichkeit einer späteren Sekundärarthrose absieht.

Der Befall des Stammskeletts kann sich an einer uni- oder bilateralen Sakroiliitis vom Typ „buntes Bild" offenbaren und zur knöchernen Ankylose führen (Brodey u. Wolff 1975, Connemann et al. 1991). Eine Assoziation zum HLA-B27-Antigen besteht nicht. Darüber hinaus gibt es Beobachtungen über das gemeinsame Auftreten des FMF und der Spondylitis ankylosans (Lejeune et al. 1975).

Im Verlauf des FMF wird extrem selten die Halswirbelsäule ergriffen, deren Wirbelbogengelenke dann knöchern ankylosieren (Sukenik et al. 1985). Ihre Miterkrankung äußert sich in Nackenschmerzen, die von Fieberepisoden begleitet werden.

Das **TRAPS** wird autosomal-dominant vererbt und zeigt unter den autoinflammatorischen Syndromen mit Gelenkbeteiligung die größte klinische Variabilität. Zu den häufigeren Symptomen und krankhaften Befunden gehören lokalisierte Myalgien, starke, manchmal kolikartige Bauchschmerzen (Cave operative Fehlbehandlung), schmerzhafte, zentrifugal wandernde erythematöse, plaque- oder erysipelartige Exantheme, Konjunktivitis und/oder periorbitales Ödem und vorübergehende Lymphknotenschwellungen. Arthralgien oder nicht erosive Arteritiden sind seltenere Befunde.

Wegen der klinischen Variabilität von TRAPS stellt der molekulargenetische Nachweis der assoziierten Mutationen die Diagnostik der Wahl dar. Die Lebenserwartung der Patienten wird von der möglichen Entstehung der AA-Amyloidose bestimmt.

Unter der Bezeichnung **„CAPS"** werden folgende früher als separate Entitäten betrachteten Krankheitsbilder zusammengefasst:

- familiäre Kälteurtikaria (aus dem Englischen abgeleitetes Akronym: **FCU**)
- Muckle-Wells-Syndrom (**MWS**)
- **CINCA-Syndrom** (Akronym aus: chronic, infantile, neurologic, cutaneous, articular; manchmal auch **NOMID-Syndrom** genannt)

Es ist inzwischen gesichert, dass die autosomal-dominant vererbten Syndrome auf Mutationen in demselben Gen beruhen und nur eine phänotypisch unterschiedliche Ausprägung

derselben Grundkrankheit widerspiegeln. Beim früheren CINCA-Syndrom ist die Beteiligung des ZNS hervorzuheben (chronische aseptische Meningitis, Krampfanfälle, spastische Diplegie, geistige Retardierung, zerebrale Atrophie). Entsprechendes gilt für das NOMID-Syndrom (Akronym: Neonatal-onset Multisystem inflammatory Disease; Torbiak et al. 1989). CAPS gibt sich bereits neonatal oder im frühen Säuglingsalter zu erkennen.
Beim MWS ist die Taubheit und bei der FCU die Kälteintoleraz das richtunggebende diagnostische Merkmal.
Die pathologischen Gelenk-Knochen-Befunde sind besonders konstante CINCA-Syndrommerkmale. Sie fallen klinisch u. a. an Bewegungseinschränkungen (Kontrakturen) und Gelenkschwellung auf. In Abhängigkeit vom Zeitpunkt der Röntgenuntersuchung sind folgende Abweichungen zu erkennen:

- Anschwellung und Verdichtung der Gelenkweichteile
- Vergrößerung der noch nicht verknöcherten Epiphysenbereiche
- destruktive Gelenkerkrankung großer Gelenke mit unregelmäßiger Ossifikation der Epiphysen
- unregelmäßige, wie ausgefranst erscheinende, evtl. rachitisähnliche konkave („gebecherte") Metaphysen, *deren provisorische Verkalkungszone jedoch zu erkennen ist*
- verkürzte und evtl. im Varussinne gekrümmte lange Röhrenknochen, besonders der unteren Extremitäten
- periostale Reaktionen an den (verkürzten) Dia-/Metaphysen
- am häufigsten Befall des Kniegelenks und seiner knöchernen Umgebung (dort sind die beschriebenen pathologischen Röntgenbefunde besonders augenfällig)

Zu den nach heutigem Wissensstand (Lohse 2007) bei Kindern auftretenden, *nicht genetisch bedingten*, periodischen Fiebersyndromen mit Gelenkbeschwerden gehört das **PFAPA-Syndrom** (Akronym: periodische Fieberepisoden, aphthöse Stomatitis, Pharyngitis, zervikale Lymphadenitis). Es soll bei Kindern zwischen 2–10 Lebensjahren das häufigste periodische Fiebersyndrom sein. Seine Symptome und Befunde außer den nur bei einem Teil der Patienten simultan auftretenden namensgebenden Merkmalen überlappen sich mit denjenigen von verschiedenen hereditären autoinflammatorischen (Fieber-)Syndromen, wie TRAPS, HIDS und FMP, sodass diese vor der Diagnosestellung „PFAPA-Syndrom" ausgeschlossen werden müssen. Das Syndrom hat eine gute Prognose, da Spontanremissionen vorkommen, Langzeitkomplikationen nicht bekannt sind und die Frequenz der Fieberattacken im Verlauf des Lebens oft abnimmt.
Das ätiologisch ungeklärte **Kawasaki-Syndrom** (Synonym: mukokutanes Lymphknotensyndrom) der Kleinkinder gehört zu den klinischen Differenzialdiagnosen der systemischen juvenilen idiopathischen Arthritis (Morbus Still). Die akut einsetzende febrile Phase mit hohen remittierenden Temperaturen dauert 1–2 Wochen und wird von einer meist einseitigen, zervikalen Lymphknotenanschwellung (Durchmesser >1,5 cm) begleitet. Zu den visuell erkennbaren Befunden gehört ein erythemdominiertes Exanthem mit Ödem und Induration an den Händen und Füßen mit späterer Schuppung an den Finger- und Zehenspitzen. Das Exanthem kann sich auch am Körperstamm und an den mittleren und proximalen Abschnitten der Gliedmaßen zeigen. Im Mund und Rachen ist eine diffuse Rötung und eine sog. Erdbeerzunge (wie auch vom Scharlach her bekannt) sichtbar; an den Lippen treten Rötung sowie Fissuren mit Blutungsneigung auf. Eine bilaterale Konjunktivitis kommt ebenfalls vor. Einzelfälle wurden bei Erwachsenen beobachtet.
Arthralgien und Arthritiden (Gelenkerguss, -schwellung), Letztere besonders an großen gewichttragenden Gelenken, können im gesamten, nach einigen Wochen spontan abklingenden Krankheitsverlauf auftreten (Melish u. Hicks 1990). Dem Kawasaki-Syndrom liegt eine systemische Vaskulitis mit topischer Prädilektion für die Koronararterien zugrunde. Die Koronarvaskulitis birgt das Risiko eines Myokardinfarkts mit der Möglichkeit des plötzlichen Kindtods. Später können größere Koronaraneurysmen die Prognose verschlechtern. ■

Seronegative juvenile Polyarthritis

Die seronegative juvenile Polyarthritis ist eine Subgruppe der juvenilen idiopathischen Arthritis, die im Krankheitsverlauf permanent seronegativ bleibt. Sie kann im gesamten Kindesalter auftreten, bei Mädchen etwas häufiger als bei Jungen. In den ersten 6 Krankheitsmonaten ergreift der symmetrische, gewöhnlich langsam progrediente, *erosive* arthritische Prozess mindestens 5 Gelenke, zuerst gewöhnlich die Knie-, die Karpal- und die oberen Sprunggelenke. Im Verlauf können auch die übrigen peripheren Gelenke, die Kiefergelenke und die Halswirbelsäule miterkranken. Eine Sehnenscheidenbeteiligung zeigt sich vor allem als Flexorentenosynovitis der Hände.

Seropositive polyartikuläre Form der juvenilen idiopathischen Arthritis

Dies ist eine Subgruppe, die sich vor allem bei Mädchen vor und in der Pubertät manifestiert und häufig mit antinukleären Antikörpern (ANA) im Serum einhergeht. Diese Subgruppe ähnelt im Befall und Verlauf der adulten rheumatoiden Arthritis, und zwar nicht nur hinsichtlich des manuellen Befallsmusters (Abb. 11.**32**), sondern es können grundsätzlich alle Gelenke an den Extremitäten symmetrisch und *erosiv*, oft rasch progredient ergriffen werden. Die Knochenverbindungen der Halswirbelsäule sind im Verlauf ebenfalls häufig involviert.

Seronegative juvenile Oligoarthritis

Die seronegative oligoartikuläre juvenile idiopathische Arthritis – seronegative juvenile Oligoarthritis – zeigt sich als *bleibend oligoartikuläre* (= paukiartikuläre) oder als eine sich nach 6 Krankheitsmonaten *zur Polyarthritis aus-*

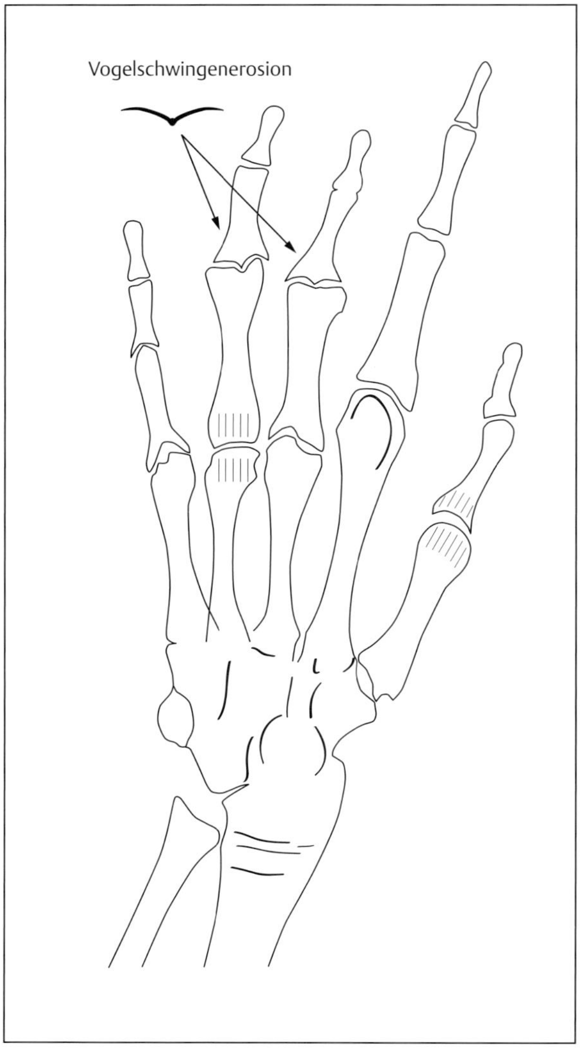

Abb. 11.**32** **Informationsgehalt der Handröntgenaufnahme einer Erwachsenen (ohne Kenntnis der Anamnese und des klinischen Befunds):**

1. Chronische Polyarthritis mit dem Befallsmuster der adulten rheumatoiden Arthritis (kein regelhafter DIP-Befall).
2. Wachstumsstörungen (3. und 4. Strahl, distale Ulna) zeigen den Beginn der Erkrankung im Wachstumsalter an (Wachstumsalterarthritis).
3. Die Krankheit besteht schon lange Jahre oder verlief besonders progredient (knöcherne Ankylose der Handwurzelgelenke sowie radiokarpal, karpometakarpal II-V, DIP III).
4. Die „Vogelschwingenform" der erodierten Mittelphalanxbasen III und IV *(Pfeile)* zeigt die erhaltene Motilität in diesen Gelenken an und erlaubt den Schluss, dass der arthritische Prozess dort weitgehend abgeklungen (inaktiv) ist. Die „Vogelschwingenform" ist ein *allgemeines* Röntgenzeichen erhaltener Bewegungsfunktion (Motilitätserosion) in einem arthritisch oder arthrotisch erkrankten, aber kaum mehr schmerzhaften IP-Gelenk!
5. Die gedoppelte Grenzlamelle im Metakarpuskopf II entspricht den metaphysären sog. Wachstumslinien (s. distaler Radius) und weist auf eine Periode gestörten Wachstums hin.
6. Hypertrophische Knochenatrophie mit strähnigen subchondralen Spongiosastrukturen (s. Legende der Abb. 3.**1**), nur an den MCP-Gelenken I und IV gezeichnet.

Klinischer Befund: Im 8. Lebensjahr begonnene, jetzt (im Erwachsenenalter) inaktive juvenile idiopathische Arthritis (seropositive polyartikuläre Subgruppe).

dehnende Subgruppe. Die persistierende Oligoarthritis beginnt gewöhnlich vor dem 6. Lebensjahr, also frühkindlich, befällt Mädchen häufiger als Jungen und ist HLA-B27-negativ. Diese *häufigste Form des kindlichen Gelenkrheumatismus* ist anfangs oft eine Monarthritis (vor allem des Knie- oder des oberen Sprunggelenks) und geht im Regelfall dann innerhalb von 6 Monaten in den bleibenden oligoartikulären Verlauf mit asymmetrischer Gelenkverteilung über. Die frühkindliche Oligoarthritis trägt das Risiko, dass als Komplikation eine chronisch-rezidivierende Iridozyklitis auftritt. Gelingt bei Patienten mit seronegativer juveniler Oligoarthritis der Nachweis von ANA, so ist das Iridozyklitisrisiko besonders hoch. *Die Iridozyklitis im Verlauf der seronegativen juvenilen Oligoarthritis wird als besonders „heimtückisch" beschrieben.* Sie zeigt sich nämlich subjektiv und objektiv symptomarm, verursacht daher kaum Schmerzen und keine oder nur geringe Augenrötung. Durch routinemäßig wiederholte Spaltlampenuntersuchungen kann sie allerdings sicher diagnostiziert werden; infolgedessen lassen sich Entzündungsfolgen, wie Synechien, Katarakt und ein Sekundärglaukom, aussichtsreich verhüten.

Enthesitis-(Fibroostitis-)assoziierte juvenile Arthritis

Eine Subgruppe der juvenilen idiopathischen Arthritis ist unter den Krankheitsbezeichnungen **Enthesitis-(Fibroostitis-)assoziierte juvenile Arthritis** oder (früher) **HLA-B27-assoziierte juvenile Oligoarthritis** klassifiziert worden. Sie befällt Knaben viel häufiger als Mädchen und tritt meist im Schulalter, also spätkindlich bis jugendlich, auf. Ihre genetische Disposition zeigt sich bei etwa 80% der Erkrankten am Nachweis des genetischen Markers HLA-B27. Er ist allerdings *kein* Krankheitsindikator und kann daher nur die klinisch-bildgebende Diagnose stützen. Auf diese Subgruppe der juvenilen idiopathischen Arthritis weist manchmal die Familienanamnese hinsichtlich einer Spondylarthropathie bei mindestens 1 Verwandten 1. oder 2. Grades hin. Eine akute Uveitis anterior mit Neigung zum Rezidiv geht mit Schmerzen, Fotophobie und Rötung einher und gehört zu den häufigsten Komplikationen dieser Subgruppe. Die namensgebenden entzündlichen Reaktionen an Band- und Sehnenansätzen im Sinne einer entzündlichen Enthesiopathie (*adäquatere Synonyme*: Fibroostitis, Enthesitis, Bursitis rheumatica) äußern sich im aktiven Stadium durch Schmerzen und evtl. lokale Anschwellung. Bei etwa 50% der Patienten gibt sich die entzündliche Enthesiopathie als Calcaneopathia rheumatica (Fibroostitis calcanei, Achillobursitis; s. Kap. 16 „Gelenke des Fußes einschließlich des oberen Sprunggelenks", Abschnitt „Enthesiopathien"; Dihlmann 1967a) zu erkennen. Der Achsenskelettbefall im Sinne einer meist wenig schmerzhaften, oft unilateral beginnenden Sakroiliitis vom Typ „buntes Bild" (s. dort) gehört zum potenziellen Befund der Enthesitis-(Fibroostitis-) assoziierten juvenilen Arthritis. Im weiteren Krankheitsverlauf, häufig erst im 3. Dezennium, können die bildgebenden anderen Befunde der Spondylitis ankylosans am übrigen Achsenskelett hinzutreten (s. dort), sodass dann vom Übergang der Enthesitis-(Fibroostitis-)assoziierten juvenilen Arthritis in die Spondylitis ankylosans gesprochen wird. Umgekehrt gibt es im Schrifttum die Meinung, dass die Spondylitis ankylosans als periphere Oligoarthritis mit der Tendenz zu begleitenden entzündlichen Enthesiopathien sich bereits im 2. Dezennium zu erkennen geben kann. Es wird auch die Ansicht vertreten, dass alle Erkrankungen der Gruppe Spondylarthropathien (s. dort) – die Spondylitis ankylosans ist ihr klassischer Vertreter – grundsätzlich zu entzündlichen Enthesiopathien neigen und Arthritiden oder auch nur Arthralgien an peripheren Gelenken und des Kiefergelenks umso häufiger Begleitbefunde sind, je jünger der Patient ist.

Fasst man diese Ansichten zusammen, so sind die potenziellen Beziehungen der Sakroiliitis zur juvenilen idiopathischen Arthritis, Subgruppe Enthesitis-(Fibroostitis-)assoziierte juvenile Arthritis, evident. Dabei gilt (Häfner u. Truckenbrodt 1991), dass „viele Kinder und Jugendliche (mit dieser Subgruppe) im Stadium der Sakroiliitis stecken bleiben".

! Merke

Die Krankheitsbezeichnungen „Spondylitis ankylosans" oder (die für die Eltern negativ stigmatisierte) „Bechterew-Krankheit" sollten daher bei *ausschließlicher* Sakroiliitis vermieden werden!

Juvenile Psoriasisarthritis

International besteht die Tendenz, die juvenile Psoriasisarthritis als Subgruppe der juvenilen idiopathischen Arthritis abzugrenzen, obwohl die Arthritis mit dem Risiko des Stammskelettbefalls behaftet ist, also aus dieser Sicht zur Gruppe der Spondylarthropathien gehört. Als juvenile Psoriasisarthritis werden Krankheitsverläufe der juvenilen idiopathischen Arthritis klassifiziert, wenn eine seronegative Arthritis und die Schuppenflechte gemeinsam auftreten und/oder wenn eine seronegative Arthritis, die vor der Vollendung des 16. Lebensjahrs diagnostiziert wird, mindestens 2 der folgenden 3 zusätzlichen Krankheitsmerkmale aufweist:

- Daktylitis (Wurstfinger, -zehe) infolge gleichzeitiger Entzündung der Finger- oder/und Zehengelenke *und* Flexorentenosynovitis
- psoriatische Nagelveränderungen (Hautarzt: z. B. Tüpfelnägel, Onycholyse)
- vom Dermatologen bestätigte Psoriasisanamnese bei Verwandten 1. oder 2. Grades

Diese Klassifizierung berücksichtigt allerdings nicht, dass im Kindesalter zu etwa 50% die Arthritis der Hauterkrankung Monate bis Jahre vorausgeht (Häfner u. Truckenbrodt 1991). Jedoch kann in diesen Fällen die mono- oder oligotope, evtl. mit Hautrötung einhergehende *DIP-Arthritis* (Schmerzen, Gelenkschwellung) den Verdacht auf eine beginnende juvenile Psoriasisarthritis auslösen, auch wenn das für die adulte Psoriasisarthritis typische, röntgenologisch erkennbare Nebeneinander von Abbau- und Anbauvorgängen an den knöchernen Gelenksockeln (s. S. 317ff) bei der juvenilen Psoriasisarthritis fehlt.

Undifferenzierte juvenile idiopathische Arthritis

Über die 6 Subgruppen der juvenilen idiopathischen Arthritis hinaus gibt es Patienten, die sich nicht als ihnen zugehörig einordnen lassen. Daher wird von undifferenzierter juveniler idiopathischer Arthritis gesprochen, wenn Überschneidungssymptome/-befunde auffallen, d. h. die Patienten sich in mehr als 1 Subgruppe einordnen lassen und/oder bis zu 6 Monate nach Krankheitsbeginn keine Phänomene zu erkennen sind, die eine Subgruppierung erlauben.

Ohne eine Subgruppierung vorzunehmen, wird bei einer vor der Vollendung des 16. Lebensjahrs einsetzenden Enteritis regionalis Crohn oder Colitis ulcerosa, der sich in diesem Lebensalter eine Arthritis hinzugesellt, von einer juvenilen Arthritis bei diesen entzündlichen Darmerkrankungen gesprochen (s. auch unter „Spondylarthropathien", S. 329ff).

Wachstumsalterarthritis

Die im Folgenden genannten klinischen Entzündungsphänomene nach Celsus lassen erwarten, dass die Arthritis nicht nur das Gleitgewebe und die knöchernen Gelenksockel angreift, sondern im Wachstumsalter auch diejenigen Vorgänge beeinflusst, welche summarisch als Wachstum und Entwicklung bezeichnet werden (s. Abb. 11.**31** und Abb. 11.**32**):

- Kalor (aktive Hyperämie)
- Rubor (aktive Hyperämie)
- Tumor (Anschwellung durch Hyperämie, Exsudation, Infiltration, Proliferation)
- Dolor (führt auch zur Inaktivität und örtlichen Ruhigstellung)
- functio laesa (örtliche Inaktivität im weiteren Sinne)

Folgende lokalen, d. h. an den artikulierenden Knochen und Knochenabschnitten auffallenden Wachstumsstörungen, geben sich bei Arthritiden im Wachstumsalter – Wachstumsalterarthritis – röntgenologisch zu erkennen:

- verfrüht oder verspätet auftretende Knochenkerne, Beschleunigung der Knochenkernreifung, Modellierungsstörungen der Knochenkerne und der artikulierenden Epiphysen
- Resorption kleiner Knochen(-kerne)
- Verkürzung der Röhrenknochen durch vorzeitigen Schluss der Wachstumsfugen, ferner Mikrognathie durch Erkrankung der Kiefergelenke, verstärktes Längenwachstum

Die angeführten Verbildungen springen in Abhängigkeit vom Sitz der Arthritis, von der Anzahl der erkrankten Gelenke und der Arthritisaktivität das ganze Leben über ins Auge und sind in der Regel umso stärker ausgeprägt, je jünger der Patient bei Arthritisbeginn war.

Die bei den einzelnen Entzündungsphänomenen von Celsus in Parenthese gesetzten feingeweblichen Vorgänge einschließlich der (lang dauernden) Schonung oder therapeutischen Immobilisation verursachen einerseits die angeführten Wachstums-, Entwicklungs- und Modellierungsstörungen. Andererseits kommen sie nicht nur bei primären kindlichen Arthritiden, sondern teilweise oder überhaupt auch bei anderen Erkrankungen vor. Dazu gehören beispielsweise das Blutergelenk und an sich gesunde Gelenke, deren Beweglichkeit durch Störungen der Muskelfunktion oder durch Weichteilverkalkungen im Verlauf der kindlichen Dermatomyositis (Canigiani u. Zweymüller 1972) behindert ist, und ebenso Gelenke – sog. Parese- und Paralysegelenke –, deren bewegende Muskeln im Kindesalter gelähmt wurden.

Außer den lokalen Störungen am wachsenden Skelett kann es bei polytoper, langjährig aktiver juveniler idiopathischer Arthritis zu einer *allgemeinen Retardierung des Körperwachstums* kommen. Dieses Zurückbleiben der Skelettreifung wird überwiegend bei Langzeittherapie mit Kortikosteroiden gesehen. Darüber wurde ebenfalls, wenn auch als selteneres Ereignis, schon vor der Kortisonära berichtet (Kölle 1975). Eine ähnliche Einflussnahme wird den Kortikosteroiden bei der juvenilen idiopathischen Arthritis auf folgende Vorgänge zugeschrieben:

- Entstehung einer über die Gelenknähe hinausgehenden Demineralisation (Osteoporose)
- Entstehung von epiphysären ischämischen Osteonekrosen mit der Tendenz zur Resorption des abgestorbenen Knochens an gewichtbelasteten Epiphysen
- Entstehung einer generalisierten Wirbelsäulendemineralisation (Osteoporose) mit Frakturrisiko, besonders an der Brustwirbelsäule

Zu den grundsätzlich seltenen Nebenwirkungen der Langzeitbehandlung mit Kortikosteroiden gehört auch bei der juvenilen idiopathischen Arthritis die *epidurale Lipomatose* (Arroyo et al. 1988). Sie birgt die Gefahr einer Kompression der Medulla spinalis mit entsprechender Symptomatik. Im CT zeigt sich diese nicht abgekapselte, diffuse Fettansammlung an oder außerhalb der Dura mater an ihrer „Fettdichte“ (vgl. Kap. 18 „Achsenskelett“, Abschnitt „Pseudospondylolisthesis“, und Abb. 18.**73**).

Bei der *Wachstumsalterarthritis im Kleinkindesalter* entstehen manchmal solch ausgeprägte Verbildungen des Stützgewebes einschließlich des Minder- und Zwergwuchses, dass ohne Kenntnis der Polyarthritis, namentlich nach ihrer möglichen Remission, infolge ungenügender Anamneseerhebung später differenzialdiagnostisch an das Vorliegen einer konstitutionellen Skeletterkrankung gedacht wird, beispielsweise an eine Osteochondrodysplasie (*systemische* Wachstums- und Entwicklungsstörung des Knorpel-Knochen-Gewebes), an Dysostosen (Fehlbildung *einzelner* Knochen) oder an *Skelettmanifestationen von Stoffwechselerkrankungen* im Sinne der lysosomalen Speicherkrankheiten.

Seltene Differenzialdiagnosen der juvenilen idiopathischen Arthritis

Von den differenzialdiagnostischen Überlegungen, die beim Verdacht auf juvenile idiopathische Arthritis angestellt werden müssen und bisher noch nicht erwähnt wurden, seien angeführt:

Disseminierte Lipogranulomatose (Morbus Farber)

Zu dieser Stoffwechselentgleisung gehören u.a. periartikuläre (noduläre) Weichteilschwellungen, gestörte Gelenkmobilität und juxtaartikuläre (juxtaepiphysäre) Knochenarrosionen (Dihlmann 1972). Lässt man die klinischen Symptome dieser gewöhnlich noch im Kleinkindesalter tödlich endenden Krankheit unberücksichtigt, so können die Röntgenbefunde als Manifestationen der juvenilen idiopathischen Arthritis fehlgedeutet werden. Allerdings tritt die juvenile idiopathische Arthritis äußerst selten in den ersten Lebensmonaten auf, der Morbus Farber dagegen unmittelbar postpartal oder doch in den ersten Lebenswochen bis Monaten. Zur Differenzialdiagnose des Morbus Farber gegenüber der Lues connata s. Abb. 3.**50**.

Arthropathische Form der Osteogenesis imperfecta

Die äußerst seltene arthropathische Form der Osteogenesis imperfecta (Penttinen et al. 1980) geht mit einem schmerzhaften polyartikulären Krankheitsbild mit der Neigung zur Gelenkdestruktion und zu Ankylosen einher. Anamnestisch sind Frakturen des osteoporotischen Skeletts bekannt. Entzündliche serologische Befunde fehlen. Die Osteogenesis imperfecta ist – summarisch formuliert – eine klinisch und genetisch heterogene generalisierte Bindegewebskrankheit, überwiegend bedingt durch Kollagenanomalien. Ihre Klassifikation richtet sich nach der Klinik und der bildgebend zu erfassenden Phänomenologie und Prognose. So werden ein „milder“ (Typ I), perinatal letaler (Typ II), ein progressiv deformierender (Typ III) und „mäßiger“ Typ (Typ IV) unterschieden.

Kamptodaktylie

Zur röntgenmorphologischen Differenzialdiagnose der juvenilen idiopathischen Arthritis gehört eine sich gewöhnlich kongenital oder in der frühen Kindheit, selten in späteren Jahren manifestierende Gruppe von hereditären Gelenkerkrankungen mit dem Hauptmerkmal Kamptodaktylie, d.h. bilateralen Flexionskontrakturen einzelner oder aller PIP-Gelenke der Finger und Zehen, die selbst keine klinischen oder morphologischen Entzündungsbefunde bieten. Das Spektrum der Gelenkerkrankungen reicht von Polyarthralgien über seronegative Polyarthritiden mit Gelenkerguss und -schwellung, jedoch niedriger oder fehlender entzündlicher, klinischer und morphologischer Aktivität im Gelenkerguss, über eine Synovialiserkrankung mit villöser Hypertrophie und Synovialisfibrose und -hyalinose ohne oder mit Zellinfiltration und vielkernigen Riesenzellen bis hin zu einer chronisch-progredienten, erosiven seronegativen Polyarthritis kleiner und großer Gelenke (Gigante et al. 1990). Manchmal wird außer der Synovialisfibrose eine Perikard- und/oder Pleurafibrose beobachtet.

Offenbar umfasst die **familiäre Arthropathie mit Kamptodaktylie** Subgruppen (Verma et al. 1995):

- familiäre hypertrophische Synovitis (Hammoudeh u. Siam 1993)
- familiäre Arthritis mit (späterer) Kamptodaktylie
- Blau-Syndrom (familiäre granulomatöse Arthritis, Uveitis, Exanthem und Kamptodaktylie)
- Kamptodaktylie-Arthropathie-Perikarditis Syndrom (Synonyme: CAP-Syndrom, familiäre fibrosierende Serositis; Verma et al. 1995)

Pachydermodaktylie

Die Pachydermodaktylie (Abb. 11.**33**) ist eine seltenere Form der benignen digitalen Fibromatose männlicher, sehr selten weiblicher Adoleszenten. Klinisch fällt eine *schmerzlose*, mehr oder weniger ausgeprägte Anschwellung der PIP-Gelenke an ihrer *Streckseite* und an ihren beiden *Seitenflächen* auf. Der Röntgenbefund an den knöchernen Gelenksockeln ist normal. Die Weichteilumgebung der PIP-Gelenke erscheint im Projektionsradiogramm nicht nur spindelförmig, sondern gibt auch einen dichteren Schatten. Histomorphologisch lassen sich eine Hyperkeratose, eine Akanthose und eine gutartige Fibroblastenproliferation mit Kollagendeposition nachweisen (Costa et al. 1995).

Die klinisch erkennbaren **„Knuckle Pads"** nach Garrod spiegeln eine diskrete Fibromatose wider, die sich im Gegensatz zur Pachydermodaktylie nur über der *Streckseite* der PIP-Gelenke manifestiert. Bei der Differenzialdiagnose zur polyartikulären Subgruppe der juvenilen idiopathischen Arthritis kommt ihnen keine Bedeutung zu.

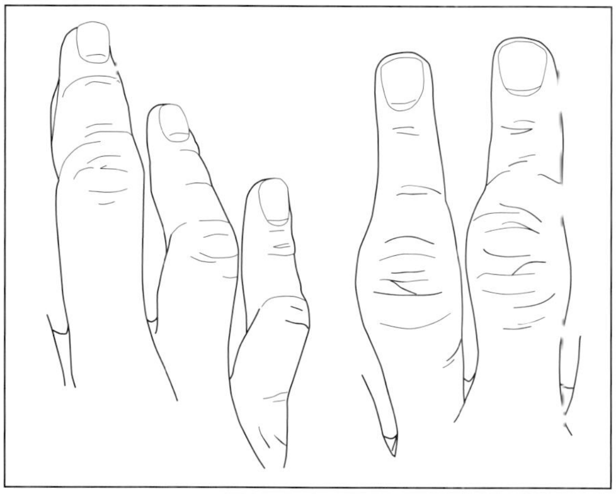

Abb. 11.**33** **Visueller Aspekt der Kamptodaktylie** (links) **und der asymptomatischen Pachydermodaktylie** (rechts).

Chronische (septische) Granulomatose

Diese Erkrankung (engl. Synonym: Chronic granulomatous Disease) ist eine ihrer genetischen Transmission gemäß überwiegend androtrope hereditäre Immunschwächekrankheit, und zwar liegt ihr eine Störung der zellulären Immunantwort infolge eines Mangels an einem bestimmten Immunkomplex zugrunde. Dies äußert sich an einem Defekt der intrazellulären Bakterizidie der polymorphkernigen Granulozyten und Monozyten; denn bei normaler Fähigkeit zur Chemotaxis und Phagozytose ist die intrazelluläre Abtötung der phagozytierten Erreger durch die eingeschränkte Bildung toxischer Sauerstoffmetaboliten beeinträchtigt. Dadurch kommt es zu rezidivierenden, pyogenen bakteriellen und mykotischen Infektionen mit Granulombildung. Die Erkrankung zeigt sich gewöhnlich schon in der Kindheit, und die polytopen pyogenen Läsionen im Organismus können noch vor Erreichen des Erwachsenenalters letal enden. Spätmanifestationen im Erwachsenenalter sind selten (Rozeik et al. 1994). Assoziiert zur chronischen (septischen) Granulomatose wurden Autoimmunerkrankungen beobachtet, die klinisch der seropositiven juvenilen idiopathischen (erosiv verlaufenden) Arthritis (Lee u. Yap 1994) oder dem systemischen Lupus erythematodes (Manzi et al. 1991) ähneln oder entsprechen.

Progressive pseudorheumatoide Chondrodysplasie

Wenn sich bei einem Kind bildgebend die Befunde einer fortschreitenden, große und kleine Extremitätengelenke ergreifenden, entzündlich imponierenden, schmerzhaften Gelenkerkrankung nachweisen lassen und bereits *vor dem 10. Lebensjahr* an der Wirbelsäule – namentlich an der Brust- und Lendenwirbelsäule – Röntgenbefunde ähnlich dem Morbus Scheuermann (Wirbelkörperformveränderungen mit Schmorl-ähnlichen Abschlussplattendefekten) auftreten, dann muss differenzialdiagnostisch an die progressive pseudorheumatoide Chondrodysplasie gedacht werden (Spranger et al. 1983, Rezai-Delui et al. 1994). Vor Einführung der jetzt akzeptierten Namensgebung wurde sie als Dysplasia spondyloepiphysaria tarda mit progressiver Arthropathie beschrieben. Die Krankheit wird autosomal-rezessiv, extrem selten -dominant vererbt.

Diese kurzgefassten Aussagen bedürfen zur Differenzialdiagnose ergänzender und präzisierender Ausführungen:

Die Krankheit beginnt vor dem 10. Lebensjahr. Eigene Indolenz oder solche der familiären Umgebung können jedoch dazu führen, erst in der Adoleszenz oder noch später einen Arzt aufzusuchen.

Der progressiven pseudorheumatoiden Chondrodysplasie liegt nach histologischen Untersuchungen als primärer Sitz der Erkrankung eine morphologisch nachgewiesene Störung des Knorpelgewebes zugrunde. Entzündliche Phänomene in der Synovialis sind nicht nachzuweisen.

Frühzeitig fallen bei den Patienten Gangstörungen, beispielsweise Watschelgang, zunehmende Bewegungseinschränkungen (Kontrakturen) und Muskelatrophien (Muskelschwäche) auf, die sich auf die (alle) Extremitäten (-gelenke) ausbreiten. Außerdem treten schon im *frühen Krankheitsstadium* eine anfangs symmetrische, weichteilbedingte, spindelförmige Schwellung, im Verlauf auch knöcherne Auftreibung der Fingergelenke mit dem Schwerpunkt PIP-Gelenke auf (Abb. 11.**34**). Im weiteren Leben machen sich Kleinwuchs, evtl. verstärkt durch eine Kyphoskoliose, und eine allgemeine Osteoporose bemerkbar.

Die serologischen Untersuchungen ergeben keine Hinweise auf eine systemische entzündliche Erkrankung. Rheumafaktoren und/oder andere Autoimmunphänomene wie ANA lassen sich nicht nachweisen.

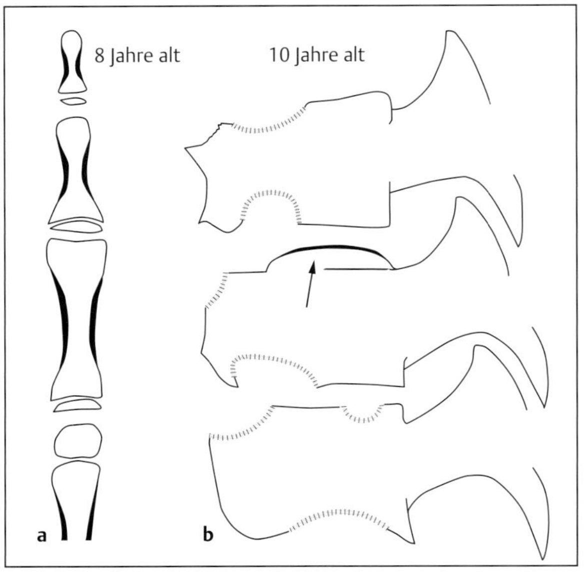

Abb. 11.**34a, b** **Typische Röntgenbefunde bei progressiver pseudorheumatoider Chondrodysplasie.**
a **Die knöcherne Auftreibung der artikulierenden Epi-/Metaphysen an den PIP-Gelenken** (*gezeichnet:* 3. Finger links) springt am Ende der 1. Lebensdekade ins Auge (dies gilt auch für den „Buckelwirbel", s. **b**).
Differenzialdiagnose der vergrößerten Epiphysen: Unter anderem otospondylomegaepiphysäre Dysplasie (Innenohrschwerhörigkeit, die bei der progressiven pseudorheumatoiden Chondrodysplasie nicht vorkommt).
b **Im thorakolumbalen Übergang sind zu erkennen:** Platyspondylie mit vergrößertem Tiefendurchmesser der mehr oder weniger auffallenden Keilwirbel. Die Abschlussplatten zeigen sehr unregelmäßige Konturen (Konturdefekte ähnlich den Schmorl-Knoten) mit Randsklerosierung und möglicher Diskushöhenabnahme. Der *Pfeil* zeigt auf einen diskopetalen Wirbelbuckel (*hier:* sich nach kranial vorwölbend). Dieser lumbale **„Buckelwirbel"** wird als pathognomonisch für die X-chromosomal-rezessive Dysplasia spondyloepiphysaria tarda angesehen. Allerdings gibt es mehrere Tardaformen mit autosomal-rezessivem oder -dominantem Erbgang, jedoch ohne „Buckelwirbel". Die bei der progressiven pseudorheumatoiden Chondrodysplasie zu beobachtende Entstehung von lumbalen Buckelwirbeln war mit der Anlass, sie früher als Dysplasia spondyloepiphysaria tarda mit progressiver Arthropathie zu bezeichnen.

Die bereits beschriebene Auftreibung der Fingergelenke betrifft auch die Zehengelenke. Diese Feststellung leitet über zu den Röntgenbefunden, deren Ausmaß mit zunehmendem Lebensalter deutlicher wird oder überhaupt erst auffällt:

Die knöcherne Auftreibung der Finger- und Zehengelenke geht auf eine Vergrößerung der knöchernen Gelenksockel und Metaphysen zurück. Auch an anderen Gelenken, beispielsweise im Kniebereich, fallen Formabweichung der artikulierenden Knochen auf. Darüber hinaus kommt es mit zunehmendem Lebensalter zu einer Verschmälerung des röntgenologischen Gelenkspalts.

! Merke
Erosionen, Periostreaktionen und/oder knöcherne Ankylosen fehlen bei der progressiven pseudorheumatoiden Chondrodysplasie grundsätzlich.

Gelenknahe Demineralisation wird beobachtet – wahrscheinlich inaktivitätsbedingt. Am Hüftgelenk zeigen sich mit der Zeit eine Vergrößerung, eine Abflachung und unregelmäßige Konturen der Femurepiphyse, eine Verbreiterung des Femurhalses und die Tendenz zur Coxa vara und zu flachen Azetabula. Gelegentlich lässt sich eine Tibia vara (Blount-Krankheit) nachweisen. Mit zunehmendem Alter zeigen sich Sekundärarthrosen.

Neben dem röntgenologisch abgeleiteten oberflächlichen Eindruck einer chronischen Polyarthritis schieben sich im Krankheitsverlauf zunehmend die namensgebenden *dysplastischen Phänomene an den gelenktragenden Knochen* in den Vordergrund.

Auch die Beschreibung von *prämaturen* Scheuermann-Röntgenbefunden ist unter der Annahme einer chondrodysplastischen Erkrankung zu verstehen:
- generalisierte Platyspondylie
- vor allem an den Brustwirbeln Keilform mit vergrößertem Tiefendurchmesser
- Abschlussplatten der Wirbelkörper mit unregelmäßig geformten, zum Teil tiefen Konturdefekten mit mehr oder weniger ausgeprägter Randsklerose (ähnlich den Schmorl-Knoten, s. Abb. 11.**34**) und Diskushöhenminderung
- Entwicklungsstörungen der knöchernen Wirbelkörperrandleisten

Diese Veränderungen sind beispielsweise bei der juvenilen idiopathischen Arthritis nicht zu erwarten. Allerdings treten an der Halswirbelsäule pathologische Befunde auf, die bei beiden Erkrankungen vorkommen können. Die im Erwachsenenalter entdeckte juvenil-rheumatische Zervikalsynostose (s. dort) entsteht auf dem Boden einer ankylosierenden Arthritis der Wirbelbogengelenke bei juveniler idiopathischer Arthritis (s. Abb. 18.**141**). Die frühzeitig eintretende knöcherne Versteifung dieser Gelenke stört das Wachstum und die Entwicklung der Wirbelkörper (Wirbelkörperhypoplasie) und der Disken (Diskushypoplasie), führt zur Wirbelbogensynostose und zur Dornfortsatzhypoplasie. Eine Verknöcherung des hinteren Längsbands kommt häufig vor. Bei der progressiven

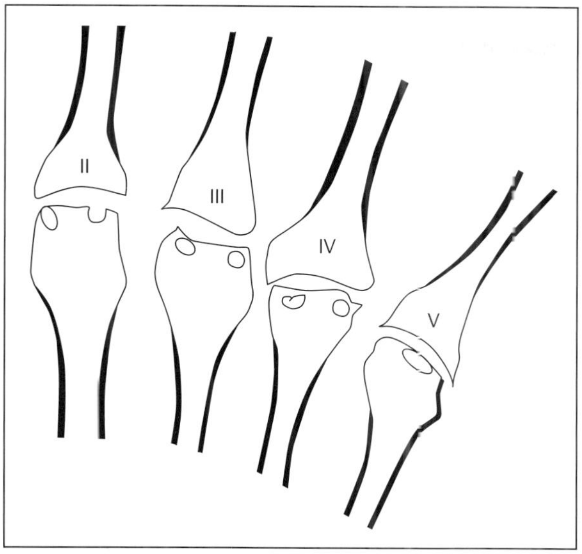

Abb. 11.**35** **Polytope epiphysäre Osteochondrodysplasie (MCP).** Dysplastische Verformung der artikulierenden Knochensockel (Epiphysen) der MCP-Gelenke II-V. Die umschriebenen rundlichen Strukturaufhellungen in den Metakarpusköpfen spiegeln Ossifikationsdefekte (Knorpelgewebe) wider. Geringe Arthrosebefunde (marginale Osteophyten). Der Patient klagt über rheumatische Beschwerden und kurzzeitige Morgensteifigkeit der Fingergelenke. Keine systemischen Entzündungsbefunde. Rheumafaktoren negativ.
Diagnose: Detritussynovitis bei geringgradiger Arthrose in den dysplastischen MCP-Gelenken.

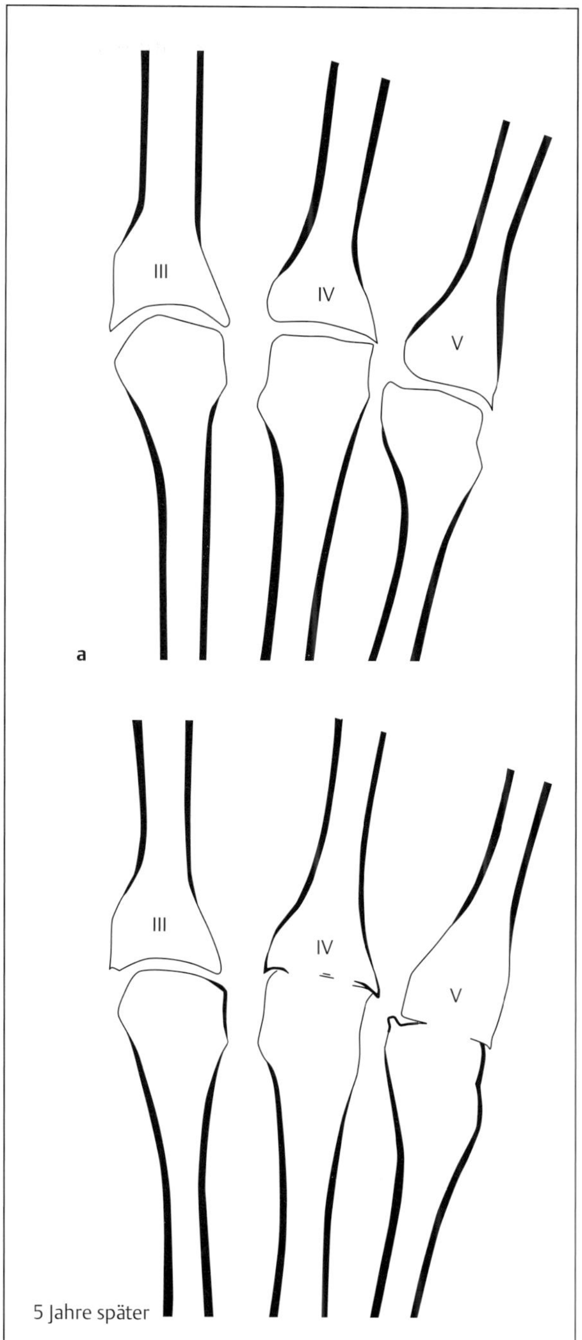

Abb. 11.**36a, b** **Verlaufsbeobachtung einer polytopen epiphysären Osteochondrodysplasie** (Ausschnitt der Handröntgenaufnahmen).

a **Erwachsener mit dysplastisch verformten Epiphysen der MCP-Gelenke.** Diskrete Arthroseosteophyten weisen auf das Frühstadium einer Sekundärarthrose hin. Nicht gezeichnet: Flexionskontrakturen der PIP- und DIP-Gelenke.

b **5 Jahre später als a: Seit länger als 1 Jahr starke Beschwerden und zunehmende Versteifung der MCP-Gelenke IV und V.** Im Röntgenbild fällt eine knöcherne Ankylose dieser Gelenke auf: **ankylosierende dysostotische** (sive **osteochondrodysplastische) Arthritis** (Rheumafaktoren nicht nachweisbar).

pseudorheumatoiden Chondrodysplasie werden ganz ähnliche, allerdings nicht entzündlich bedingte Befunde im Erwachsenenalter beobachtet. Im Krankheitskontext ist die richtige Diagnose jedoch zu stellen.

Bei epiphysären und epi-/metaphysären Osteochondrodysplasien (früher enchondrale Dysostosen genannt) kommen nicht erosive, arthritische Reizzustände vor, die weder entzündlich-rheumatisch noch infektiös einzuordnen sind, sondern wahrscheinlich den Einfluss einer Detritussynovitis auf den „minderwertigen" Gelenkknorpel widerspiegeln (Abb. 11.**35**). Die Entstehung einer knöchernen Ankylose an MCP-Gelenken (Abb. 11.**36**) bei leichten systemischen, serologischen Entzündungsparametern und fehlendem Nachweis der Rheumafaktoren bei einem Patienten mit polytoper epiphysärer Osteochondrodysplasie an den Extremitätenepiphysen war der Anlass, von einer (schmerzhaften) ankylosierenden, dysostotischen (sive osteochondrodysplastischen) Arthritis zu sprechen (Dihlmann u. Cen 1969).

Down-Syndrom

Bei Kindern und Jugendlichen mit Down-Syndrom (Trisomie 21, Mongolismus) sollte vor der Annahme einer koinzidierenden juvenilen idiopathischen Arthritis differenzialdiagnostisch daran gedacht werden, dass dieses Syndrom nicht nur mit einer ventralen Atlasdislokation und Gelenkhypermobilität (Neigung zu Subluxationen) einhergehen kann, sondern dass es wahrscheinlich auch eine spezielle (entzündliche) Arthropathie des Down-Syndroms gibt (Olson et al. 1990). Diese Arthropathie setzt gewöhnlich oligo- oder polyartikulär mit Gelenkschwellung ein. Die arthritischen Weichteilzeichen und Kollateralphänomene sind im Röntgenbild zu erkennen, häufig im progredienten Verlauf auch arthritische Direktzeichen (Erosionen, Verschmälerung des röntgenologischen Gelenkspalts). Klinisch klagen die Patienten vor allem über Schmerzen und Morgensteifigkeit.

Bei Kindern mit anderen definierten Chromosomenanomalien kommen fortschreitende bilateral-symmetrische Polyarthritiden vor, die einerseits den Charakter der Wachstumsalterarthritis (s. dort) haben, andererseits mit Verschmälerung des röntgenologischen Gelenkspalts und Weichteilschwellung einhergehen. Nach jahrelangem aktivem Verlauf treten nur diskrete Erosionen auf. Diskutiert wird, ob es sich um Arthritiden handelt, die keine nosologischen Beziehungen zur juvenilen idiopathischen Arthritis haben, oder um Arthritiden, deren zufällig aufgetretene juvenile idiopathische Arthritis von der/den Chromosomanomalie(-n) phänotypisch modifiziert wird (Kung Ihnat et al. 1993).

Aspartylglukosaminurie

Chronische Arthritiden sind auch bei hereditären Enzymdefekten bekannt. Bei der Aspartylglukosaminurie liegt ein autosomal-rezessiv vererbter Mangel an Aspartylglukosaminidase vor. Dadurch sammelt sich der Glykoproteinmetabolit in den Geweben im Sinne einer lysosomalen Speicherkrankheit an und wird auch über die Nieren vermehrt ausgeschieden. Neurologische Defizite treten bereits in den ersten 2–3 Lebensjahren auf, die mit zunehmendem Alter als Störungen der Motorik augenfällig werden. Schon im Kindesalter fällt eine mentale Retardierung auf, die sich im Erwachsenenalter verstärkt offenbart. Außerdem leiden die Patienten schon im frühen Kindesalter an rezidivierenden Infektionen der Luftwege und im Erwachsenenalter an chronischen Hautinfektionen. Bei weniger als 10% der Patienten (in Finnland) tritt eine bilateral-symmetrische, kleine und/oder große Gelenke ergreifende chronische Oligo- oder Polyarthritis auf, die zu Zerstörungen des Gleit- und angrenzenden Stützgewebes führt und in Mutilationen auslaufen kann. Die schmerzhafte Gelenkerkrankung setzt gewöhnlich im Kindesalter oder erst in der 2. oder 3. Lebensdekade ein. Bei einem Teil der Patienten lassen sich serologisch die Rheumafaktoren nachweisen, ohne dass eine Koinzidenz mit der juvenilen idiopathischen und/oder rheumatoiden Arthritis zwingend angenommen wird (Arvio et al. 1998).

α-Mannosidasemangel

Bei einem anderen hereditären Enzymdefekt, der zu einer Störung des Glykoproteinmetabolismus führt, nämlich dem Mangel an α-Mannosidase, kann ebenfalls eine erosive Arthritis auftreten (Weiss u. Kelly 1983).

Juvenile hyaline Fibromatose

Diese Fibromatose (Keser et al. 1999) ist eine autosomal-rezessiv weitergegebene Erkrankung, deren Befunde sich in der 1. Lebensdekade zu erkennen geben. Zu ihnen gehören Zahnfleischhyperplasie, kutane und subkutane papulöse bzw. knotenartige Anschwellungen (Tumoren u.a. mit besonders auffallendem hyalinem Material) und *Flexionskontrakturen* mit Knochenabbau vom Typ der artikulären *Erosion* bis hin zur *Mutilation* der Finger und Zehen mit Weichteilschwellung (manchmal im Sinne der Trommelschlegelform). Außerdem können die fibromatösen Weichteiltumoren zu *extraartikulären Arrosionen* und *intraossären Osteolysen* führen.

Adoleszentenchondrolyse

Zur Differenzialdiagnose des seltenen monarthritischen Beginns der juvenilen idiopathischen Arthritis gehört die gynäkotrope Adoleszentenchondrolyse. Aus klinischer Sicht führen ein- oder (konsekutiv) doppelseitige Hüftschmerzen mit Schonhinken zum Arzt. Schon im frühen Krankheitsstadium tritt eine Beugekontraktur des Hüftgelenks mit Beckenschiefstand auf und als deren Folgen eine Skoliose und Hyperlordose (Sharma u. Häfner 2000). Serologische Entzündungsparameter fehlen, desgleichen Rheumafaktoren und ANA. Sonografisch und kernspintomografisch lässt sich häufig ein Gelenkerguss nachweisen. Im Röntgenbild zeigen sich schon in den ersten Krankheitsmonaten eine konzentrische Verschmälerung des röntgenologischen Gelenkspalts und eine gelenknahe Demineralisation; evtl. gesellen sich zarte Erosionen oder Konturunregelmäßigkeiten sowie subchondrale zystenartige Strukturaufhellungen und eine periostale Reaktion mit Verbreiterung des Schenkelhalses hinzu. Eine Protrusio acetabuli wird bei den Patienten sehr häufig beobachtet. Wahrscheinlich prädisponiert sie zur Adoleszentenchondrolyse. Außerdem können sich die hüftnahen Wachstumsfugen vorzeitig schließen; beispielsweise verkürzt sich dadurch der Schenkelhals. Auch der Morbus Perthes und die Epiphyseolysis capitis femoris stehen manchmal mit der (präpubertären) Adoleszentenchondrolyse in Zusammenhang. Altersbedingt kann sich im Verlauf eine *Glockendeformität des Femurkopfs* ausbilden (s. Kap. 14 „Hüftgelenk", Abschnitt „Flüchtige Koxitis"). Bei *günstigen* Krankheitsverläufen sind ein mehr oder weniger auffallender Wiederaufbau des Gelenkknorpels und eine Glättung der Konturen zu erwarten. In solchen Fällen, bei denen sich der Gelenkspalt reparativ wieder erweitert, tritt gewöhnlich eine Pfannendachsklerose auf. Sie weist auf die funktionelle Minderwertigkeit des regenerierten Gelenkknorpels hin. Häufig zeigen sich im frühen Erwachsenenalter die typischen Befunde der Sekundärarthrose, vor allem marginale Osteophyten.

Die Adoleszentenchondrolyse geht im *ungünstigen* Fall in die fibröse oder knöcherne Ankylose über.

Histomorphologisch werden ein dystrophischer (nekrobiotischer mit Faserdemaskierung einhergehender oder nekrotischer) Gelenkknorpel mit undifferenzierter Knorpelproliferation, Chondrozyten mit Zellkernschäden und leere Lakunen beschrieben. Manchmal sind synovitische Befunde ohne Pannusformation nachzuweisen.

Vor der Diagnose „Adoleszentenchondrolyse" müssen vor allem außer der juvenilen idiopathischen Arthritis folgende Differenzialdiagnosen gestellt werden:

- Gelenkinfektion (vornehmlich Tuberkulose)
- reaktive Arthritis
- Coxitis fugax bzw. transitorische Osteoporose
- sympathische Koxitis bei gelenknahem entzündlichem Knochen(-mark-)prozess

Die 3-Phasenskelettszintigrafie ist auch bei der Adoleszentenchondrolyse zwar sensitiver als die Röntgenuntersuchung des Hüftgelenks. Ihre geringe Spezifität bringt jedoch keine diagnostischen Vorteile mit sich. Sie fällt nämlich auch bei den genannten Differenzialdiagnosen positiv aus.

Die Chondrolyse wird *im Erwachsenenalter* selten bei der ischämischen Femurkopfnekrose beobachtet.

Psoriasis – Arthritis psoriatica

Psoriasis

Geht man von der Psoriasis (Schuppenflechte) als Hauterkrankung aus, so gibt es verschiedene psoriasisassoziierte Gesundheitsstörungen. Zu den Komorbiditäten gehören:

- kardiovaskuläre Krankheiten
- Diabetes mellitus
- Fettleibigkeit
- Hyperlipidämie
- Morbus Crohn
- Colitis ulcerosa
- Zöliakie (gluteninduzierte Enteropathie)
- entzündliche Gelenkerkrankungen an den Extremitäten und/oder am Stammskelett

Die Schuppenflechte zeigt sich bei etwa 1–3% der weißen Population. Unter Berücksichtigung ihrer unterschiedlichen klinischen Ausprägung sind im Schrifttum sogar Angaben über eine Prävalenz bis 6% aufzufinden. Das Geschlechterverhältnis ist – summarisch ausgedrückt – identisch. Das Prädilektionsalter für den Krankheitsbeginn liegt zwischen dem 30. und 50. Lebensjahr. Die Psoriasis gehört zur Gruppe der HLA-assoziierten Krankheiten. Die HLA-Assoziation ist ein Beweis für ihre genetische Basis. Die vererbte (familiäre) Häufung zeigt sich auch daran, dass monozygote Zwillinge eine Konkordanz um etwa 70%, dizygote Zwillinge dagegen nur um etwa 20% haben. Als klassische HLA-Marker (HLA-Allele der Klasse-I-Loci) gelten HLA-B17, -B37, -B57 (früher -B13 genannt) und -Cw6, denen sich andere HLA-Allele, darunter auch Klasse-II-Loci, in wechselnder Häufigkeit und Kombination hinzugesellen. Beispielsweise wird das HLA-DR4 für die Arthritisveranlagung verantwortlich gemacht. Darüber hinaus gibt es HLA-Assoziationen, die bei Psoriatikern vergleichsweise unterrepräsentiert sind. Die zum Teil divergierenden Angaben über HLA-Assoziationen bzw. -Unterrepräsentationen (López-Larrea et al. 1990, Fournié et al. 1991) haben zur Vermutung geführt, dass der Psoriasis bzw. der Arthritis psoriatica eine genetisch heterogene Gesundheitsstörung zugrunde liegt.

Die Beobachtungen über den Nachweis des HLA-Markers Cw6 bei Psoriatikern führten dazu, 2 *nicht pustulöse* Psoriasistypen zu unterscheiden (Christophers u. Mrowietz 1999):

- *Typ I* beginnt vor dem 40. Lebensjahr, tritt familiär auf, geht mit Rezidivneigung und lebenslanger Krankheitsbereitschaft einher, zeichnet sich durch multifaktorielle Vererbung aus und gibt sich ausschließlich in Assoziation mit HLA-Cw6, aber auch signifikant mit -B17 und -B57 und bestimmten Klasse-II-Loci DR, DB und DG zu erkennen.
- Der *Typ II* beginnt nach dem 40. Lebensjahr, zeichnet sich durch geringe familiäre Häufung aus, entwickelt stabile Plaques, und die Krankheitsaktivität ist gering. Der Typ II zeigt im Vergleich zum Typ I eher eine HLA-B27-Assoziation, namentlich beim Sakroiliakalbefall.

Zur Realisation bedarf die genetische Disposition allerdings diskutierter oder unbekannter zusätzlicher Außenweltfaktoren. Beispielsweise ist es bekannt, dass durch einen Infekt der Atemwege mit β-hämolysierenden Streptokokken die Schuppenflechte ausgelöst werden kann. Bei HIV-Infizierten mit einem Defizit an $CD4^+$-T-Lymphozyten zeigen sich manchmal Effloreszenzen, die von der Schuppenflechte nicht zu unterscheiden sind. Entsprechendes gilt für die bildgebenden Befunde der Arthritis psoriatica.

Die **Psoriasis vulgaris** ist mit 90% die häufigste Manifestation dieser Hauterkrankung, deren phänotypisches Erscheinungsbild allerdings variiert. Das vielgestaltige klinische Spektrum zeigt sich auf der einen Seite als einzelne, scharf begrenzte, erythrosquamöse, silbrig glänzende Plaques, die als punkt-, fleck-, tropfen-, münzen-, ringförmige, girlandenartige und landkartenähnliche Effloreszenzen beschrieben werden. Sie „verstecken" sich manchmal auf der Kopfhaut, am Haaransatz, hinter den Ohren, im Gehörgang, unter der weiblichen Brust, umbilikal und im Bereich der Analfalte (**versteckte Psoriasis**). Die versteckte Psoriasis soll häufiger sein als die typisch lokalisierte Form, zu deren Prädilektionsstellen u.a. die Streckseiten der Ellenbogen- und Kniegelenke gehören. Auf der anderen Seite des phänotypischen Spektrums werden psoriatische Hautbefunde beobachtet, die zur disseminierten Ausbreitung der typischen Effloreszenzen neigen oder bis zur Erythrodermie des gesamten Integuments reichen und von Fieberattacken und einer Beeinträchtigung des Allgemeinbefindens begleitet sein können.

Bei ⅓ bis ½ der Psoriatiker wird Nagelbefall beobachtet; bei Erkrankten mit Arthritis psoriatica liegt diese Prävalenz noch höher. Aus dermatologischer Sicht wird von

Tüpfelnägeln, Ölflecken (subunguale gelbliche Verfärbungen), (partieller) Onycholyse, vom Krümelnagel sowie von der mit buchtenartigen und streifenförmigen Einsenkungen und Wellenbildung einhergehenden Onychodystrophia psoriatica gesprochen. Die verschiedenen, ins Auge springenden Nagelveränderungen hängen vom Sitz der Psoriasisherde (Nagelmatrix, Nagelbett oder beide gleichzeitig, paronychal, Nagelfalz) ab. Einerseits ähneln sich der visuelle Aspekt des Nagelbefalls beim Reiter-Syndrom und die Nagelpsoriasis. Andererseits kann die Nagelpsoriasis als Nagelmykose (besonders an den Zehennägeln) fehldiagnostiziert werden (und umgekehrt).

Als besondere Form wird die Psoriasis pustulosa eingeordnet, deren sterile Pusteln sich vor allem als Psoriasis pustulosa generalisata (Typ Zumbusch) und Psoriasis pustulosa palmaris et plantaris (Typ Barber-Königsbeck, Pustulosis palmoplantaris) offenbaren (s. akquiriertes Hyperostosesyndrom [AHS], Kap. 13 „Gelenke des Schultergürtels").

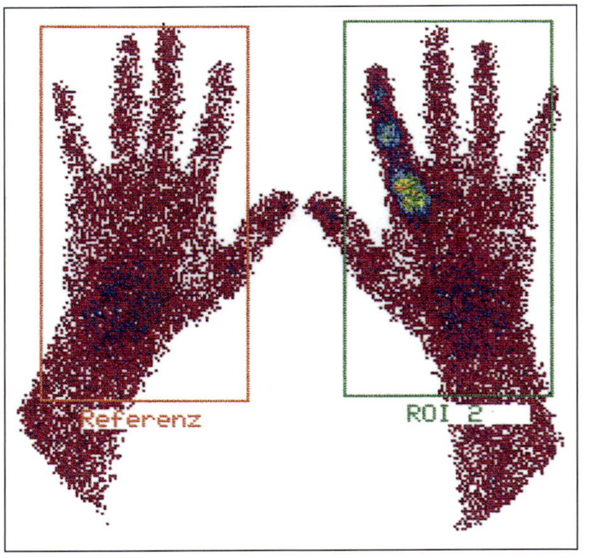

Abb. 11.**37** **Arthritis psoriatica, Manifestationen ausschließlich am 2. Finger, Axialtyp (Strahlbefall), Skelettphase des Szintigramms mit ^{99m}Tc-Phosphatkomplex.** Der lokale Knochenumbau erstreckt sich bis auf die Mitte der Grundphalanx (s. Text).

Arthritis psoriatica

Die Arthritis psoriatica (Psoriasisarthritis) wird bei etwa jedem 5. Patienten mit Schuppenflechte beobachtet. Diese Arthritis zeigt sich bei etwa 60–75% der Psoriatiker *nach* dem Beginn der Hauterkrankung; beide Erscheinungsformen treten *synchron* bei 10–15% der Patienten auf, und bei etwa 15% geht die Gelenkerkrankung den Hautmanifestationen *voran*. Dann wurde von der **Arthritis psoriatica sine psoriase** gesprochen. Dieser Terminus setzt allerdings voraus, dass die Gelenkerkrankung als forme fruste des psoriatischen konstitutionellen Bio-Terrains lebenslang ohne Hautbeteiligung verläuft. Realiter bzw. retrospektiv im Krankheitsverlauf erkennbar, handelt es sich jedoch in der Regel um eine **Arthritis psoriatica prae psoriase.**

Aus pathologisch-anatomischer Sicht wird auch von der **Osteoarthropathia psoriatica** gesprochen. *Begründung*: Zwei feingewebliche Vorgänge kennzeichnen das Krankheitsbild (Fassbender 1986; vgl. Lingg et al. 2000):

- arthritischer (intraartikulärer) synovitisch-pannösfibrosierender Krankheitsprozess
- nicht entzündliches, gelenkfernes (extraartikuläres) pathologisches Geschehen

Letzteres offenbart sich histologisch als ein herdförmiger, nicht entzündlicher Verlust an Proteoglykanzwischensubstanz und als dadurch bedingte Freilegung der Kollagenfasermatrix. Das örtliche Proteoglykandefizit führt dort zu einer Anlagerung von Osteoblastenketten mit Osteoidneubildung und Remodellierung der Knochensubstanzdefekte zu Geflechtknochen, der sich schließlich in lamellären Knochen umbaut. Dieser nicht entzündliche extraartikuläre Prozess lässt sich als lokaler, teils osteoklastischer, teils osteoplastischer (osteoproduktiver), histologisch nachweisbarer Vorgang definieren. Die Röntgenbildanalyse erlaubt, vor allem die osteoproduktive Mikromorphologie weitgehend zu identifizieren. Im Skelettszintigramm zeigt sich der vermehrte lokale Knochenumbau, *solange er aktiv ist*, an einer pathologischen Radionuklidfixation, die sich, beispielsweise an den Fingern beobachtbar, über die Gelenknähe hinaus ausdehnt (Abb. 11.**37**).

! *Merke*
Die Arthritis psoriatica wird als Erkrankung aus der Gruppe der Spondylarthropathien klassifiziert (s. dort).

Die klinischen und bildgebenden Merkmale dieser Krankheitsgruppe zeigen sich an den Extremitäten und am Stammskelett. Bei der Arthritis psoriatica steht der periphere Gelenkbefall gegenüber der Stammskelettbeteiligung (Sakroiliakalgelenke mit/ohne Befall der 3 beweglichen Wirbelsäulenanteile) – dann **Spondylitis psoriatica** – im Vordergrund. Beispielsweise ist dies bei derjenigen Spondylarthropathie, welche als (adulte) Spondylitis ankylosans bezeichnet wird, umgekehrt.

Klinische Verläufe der Arthritis psoriatica:

- rezidivierend (prognostisch günstig, da limitierter bzw. intermittierender Krankheitsverlauf)
- chronisch, d. h. chronisch schubweise oder chronisch progredient
- akut/subakut beginnend, manchmal anfallsartig monartikulär (sog. pseudoguttöses klinisches Bild, da bei der Gicht ähnliche Erscheinungen mit ausgeprägter lokaler Schwellung und ausgedehnter Rötung sowie starken Schmerzen vorkommen)
- Beginn und Verlauf wie bei adulter rheumatoider Arthritis (s. dort), aber seronegativ, keine Rheumaknoten

Subgruppen der Arthritis psoriatica

Aufgrund klinischer, epidemiologischer, serologischer und vor allem bildgebender Merkmale werden Subgruppen der Psoriasis des Gleit- und Stützgewebes unterschieden, die von verschiedenen Autoren vorgeschlagen und geordnet wurden (z.B. Moll u. Wright 1973, Schilling u. Stadelmann 1986, Wollina u. Barta 2000). Eine vereinfachte, praktikable Klassifizierung geht von folgenden Subgruppen aus:

- **Arthritis psoriatica sui generis:**
  - Seronegative Oligoarthritis mit Tendenz zu asymmetrischem Gelenkbefall an den Extremitäten.
  - Seronegative Polyarthritis mit der Tendenz zu bilateral-symmetrischem Gelenkbefall.
  - Seronegative Oligo- bis Polyarthritis mit charakteristischer topischer Prädominanz der arthritischen Befunde an den DIP-Gelenken der Finger und Zehen II-V (Befall des IP-Gelenks des Daumens und an der Großzehe mit gleicher Häufigkeit wie bei der rheumatoiden Arthritis). Unterscheidung von Transversal- und Axialtyp (Strahlbefall; s. Abb. 11.**10**).
  - Oligo- bis Polyarthritis mit – retrospektiv beurteilt – hohem, sich kurzzeitig manifestierendem Zerstörungspotenzial (die arthritischen Endstadien Mutilation und knöcherne Ankylose, die in wenigen Jahren erreicht werden, sind ihre Merkmale); höchstens 5% der Patienten gehören dieser Subgruppe an. Bei der rheumatoiden Arthritis werden diese Zerstörungsausmaße erst nach Jahrzehnten erreicht!
- **Psoriasis mit seropositiver rheumatoider Arthritis:** Arthritiskoinzidenz (mit hohem Titer des IgM-Rheumafaktors), oder der IgM-Rheumafaktor ist nur zufällig vorhanden (wie bei 6–8% der Gesunden). Für die Rheumafaktorkoinzidenz spricht, wenn sich außer der Arthritis auf der Röntgenaufnahme andere bildgebende Zeichen des psoriatischen Bio-Terrains bzw. der Spondylarthropathien zu erkennen geben, beispielsweise Fibroostitiden, die bei der rheumatoiden Arthritis extrem selten vorkommen. Dieses zufällige Auftreten der Rheumafaktoren sollte auch bei der Arthritis psoriatica sui generis bedacht werden! Dort bedeutet „seronegativ" völlig fehlender oder allenfalls niedrigtitriger serologischer Rheumafaktorennachweis.
- **Arthritis psoriatica mit Stammskelettbefall:**
  a. Peripher + *(symptomarme)* Sakroiliitis vom Typ „buntes Bild", anfangs unilateral häufiger als bilateral.
  b. Peripher + Stammskelettbefall (Sakroiliakalgelenke *und* bewegliche Wirbelsäulenabschnitte mit Dominanz der Parasyndesmophyten, s. dort).
  c. Peripher + Wirbelsäule (Parasyndesmophytendominanz) ohne Sakroiliakalgelenkpathologie.
  d. Wirbelsäulenbefall (Parasyndesmophytendominanz) mit oder ohne Sakroiliitis vom Typ „buntes Bild", keine Manifestationen an den Extremitätengelenken.

  a.–d.: etwa 27% der psoriatischen Arthritiker (Schilling u. Stadelmann 1986).
  b.–d.: **Spondylitis psoriatica.**
  e. Stammskelettbefall (einschließlich schmerzhafter bilateraler Sakroiliitis vom Typ „buntes Bild") mit Syndesmophyten, Kastenwirbeln usw.: Spondylitis-ankylosans-**Assoziation** oder -**Koinzidenz**.

Röntgenmorphologie der Arthritis/Spondylitis psoriatica

> ! *Merke*
> **Grunderkenntnisse:** Die Röntgenuntersuchung reicht aus, die bildgebenden Merkmale der Arthritis psoriatica sichtbar zu machen. *Ausnahme*: Sakroiliakalgelenke. Im frühen Stadium bedarf es computerassistierter Schnittbildverfahren zum Nachweis oder zur Bestätigung der auf Projektionsradiogrammen abgeleiteten diagnostischen Unsicherheit oder des geäußerten Verdachts der Sakroiliitis vom Typ „buntes Bild".

Je distaler sich an den Extremitäten, d.h. an den Händen und Füßen, die Arthritis psoriatica manifestiert, desto höher ist die Wahrscheinlichkeit, wenn nicht Sicherheit, ihre charakteristischen bildgebenden Röntgenbefunde zu entdecken.

An mittelgroßen und großen Gelenken zeigt sich die Röntgenmorphologie der Arthritis psoriatica beim ersten Blick genau so, wie sie von der rheumatoiden Arthritis bekannt ist. Oft gelingt es jedoch in diesen Fällen, an mitabgebildeten gelenknahen Sehnen- und Bandinsertionen Befunde der Spondylarthropathien zu erkennen – die Arthritis psoriatica wird bekanntlich als solche klassifiziert –, wie Fibroostitiden, beispielsweise auf Röntgenaufnahmen des Hüftgelenks Fibroostitiden der Adduktoreninsertionen am Sitzbein. Diese Information ist wichtig, wenn – selten – ein ausschließlicher Befall mittelgroßer und großer Gelenke vorliegt oder er den charakteristischen Hand- und/oder Fußbefunden der Arthritis psoriatica zeitlich vorangeht.

Auffallende benigne Periostreaktionen in der Umgebung arthritischer Gelenke von Erwachsenen erwecken den Verdacht einer peripheren Gelenkbeteiligung bei einer Spondylarthropathie.

Hand und Fuß

- Charakteristisches manuelles und podales Befallsmuster der Gelenke (s. Abb. 11.**10**):
  - **DIP-Prädominanz** (einschließlich des Daumen- und Zehen-IP-Gelenks): **Transversaltyp.**
  - **DIP-PIP-MCP-(MTP-)Konkordanz: Axialtyp, auch Strahlbefall genannt.**
- Typische lokale Synchronizität von osteodestruktiven und -proliferativen Gelenkveränderungen (abgesehen von den üblichen arthritischen Direktzeichen): Proliferosion (Synonym: ausgefranste Erosion; s. Abb. 3.**22**).
- Multiforme dia-/metaphysäre (benigne) Periostreaktion (Abb. 11.**38**), und zwar undulierend, knopfartig,

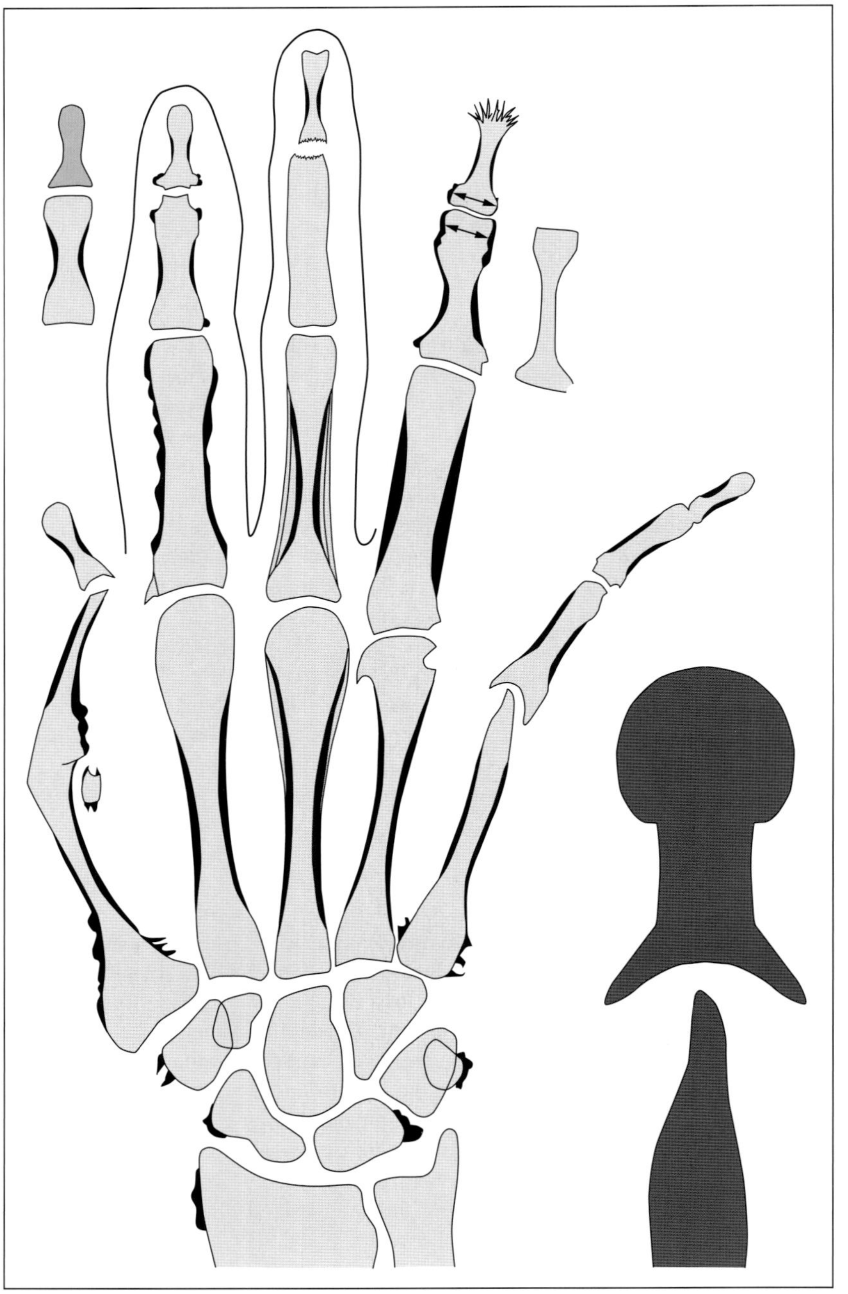

Abb. 11.**38** **Synopsis der möglichen manuellen (und podalen) Röntgenbefunde im Verlauf der Arthritis psoriatica.**
1. Strahl: Nebeneinander von knöcherner Ankylose und arthritischer Mutilation, Gelenkfehlstellung regellos (s. 5. Strahl), Periostreaktion. Knochenneubildung am Sesambein des MCP-Gelenks I (Fibroostitis) oder „Hypertrophie" des Sesambeins.
2. Strahl: Am DIP-Gelenk erosive Veränderungen sowie *Protuberanzen*, am PIP-Gelenk eine Protuberanz, am MCP-Gelenk Partialverknöcherung der Gelenkkapsel, die von ihrem Ansatz an der Grundphalanxbasis ausgeht. Epi-/meta-/diaphysäre *undulierende* Periostreaktion an der Grundphalanx. *Wurstfinger* (vgl. die Weichteilschwellung des ganzen Fingers mit den normalen Konturen des 3. Fingers). Die massive Schwellung wird von der Flexorentenosynovitis dominiert (Olivieri et al. 1996). *Links daneben: weißer Knochen* (Endphalanx; s. Text).
3. Strahl: Kleiner Defekt am Nagelfortsatz, erweiterter („klaffender") DIP-Gelenkspalt (*Pseudoerweiterung* des röntgenologischen Gelenkspalts), dabei *gezähnelte* Konturen. *Lamelläre*, überwiegend meta-/diaphysäre Periostreaktion an der Grundphalanx und am Metakarpale. An der leicht verplumpten (umgebauten) Mittelphalanx ist – im Gegensatz zu den anderen Röhrenknochen dieses Strahls – die Kompakta nicht von der Spongiosa zu unterscheiden (*„Spongiosierung"*).
4. Strahl: *„Morgensternbild"* durch osteolytische Vorgänge am Processus unguicularis. Ausgedehnte, zum Teil miteinander verschmolzene Protuberanzen am DIP-Gelenk haben zu einer *Hypertrophie* (s. Text) *der Gelenksockel* geführt; außerdem hier reaktionslose Verschmälerung des Gelenkspalts. Protuberanz und Erosion am PIP-Gelenk. Erosionen und Gelenkspaltverschmälerung am MCP-Gelenk. Umbau der Grundphalanx zur sog. *Kolbenphalanx* (vgl. Abb. 3.**46**). Diese Formveränderung entsteht, wenn die periostale Knochenneubildung so protrahiert verläuft, dass sie sogleich mit der kompakten Knochensubstanz verschmilzt und sich nicht von ihrer abgrenzen lässt. Die Kolbenphalanx kommt auch bei anderen Spondylarthropathien, Autoimmunerkrankungen, Vaskulitis, hypertrophischer Osteoarthropathie, Fluoridtherapie und Gicht vor. *Rechts daneben: konzentrische reaktionslose Osteolyse des Phalanxschafts* (an den Zehen häufiger als an den Fingern).
Bildgebende Differenzialdiagnose als Einzelbefund: Anomalie (oft bilateral) Psoriasis(-arthritis), neurogene Osteoarthropathie.
5. Strahl: Knöcherne Ankylose des DIP-Gelenks. Erosionen und Gelenkspaltverschmälerung am PIP-Gelenk. Mutilation und Fehlstellung am MCP-Gelenk. Periostreaktion beziehungsweise Verknöcherungsvorgänge an Kapsel-Band-Sehnen-Insertionen der Basis des Metakarpale V.
Karpus und Umgebung: Es sind nur Ossifikationen an Kapsel-Band-Sehnen-Insertionen eingezeichnet. Typische arthritische Direktzeichen (s. Abb. 3.**16**), die hier ebenso wie an jedem Gelenk der Hand auftreten können, wurden aus Gründen der Übersichtlichkeit weggelassen.
Inset: DIP-Mutilation.

Merke:

In dieser Synopsis wurden die *DIP-Prädominanz* (sog. Transversaltyp des Handbefalls) und die *DIP-PIP-MCP-Konkordanz* (sog. Axial- oder Strahltyp des Handbefalls) der Arthritis psoriatica nicht hervorgehoben (vgl. Abb. 11.**10**), um ein möglichst vollständiges Bild der vielfältigen Röntgeneinzelbefunde bei der Arthritis psoriatica wiedergeben zu können.

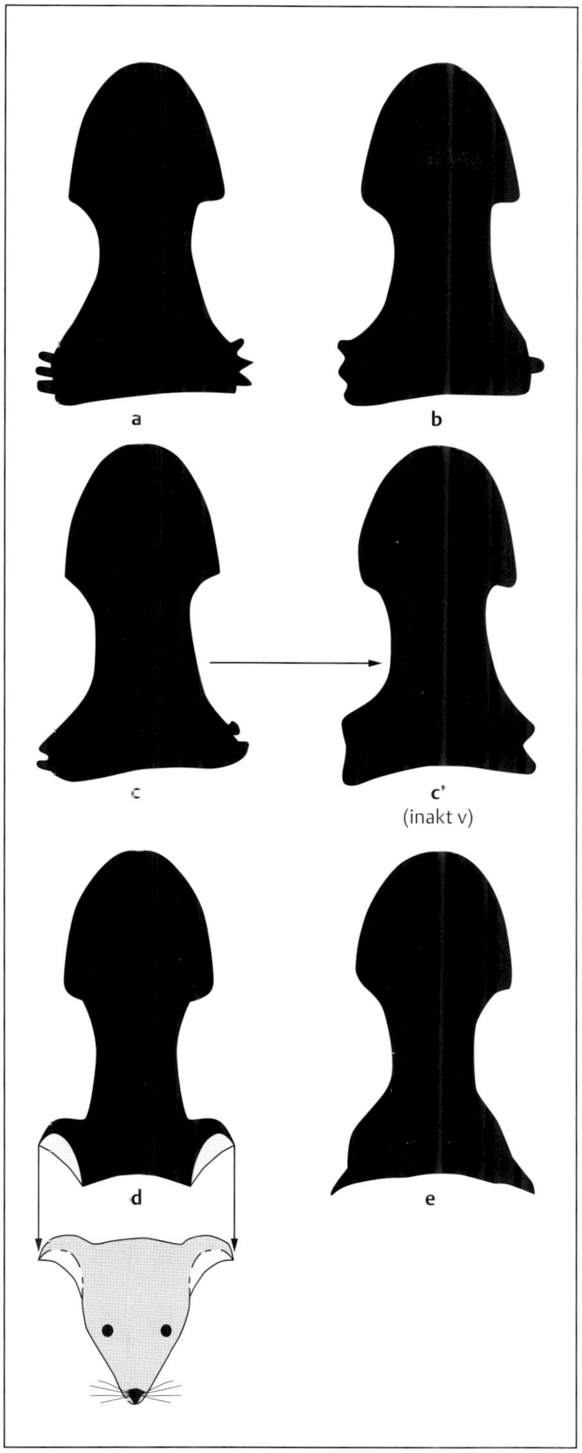

Abb. 11.39a–e **Typische kapsuläre und extrakapsuläre (juxtaartikuläre periostale) Protuberanzen der Arthritis psoriatica (an der distalen Phalanxbasis gezeichnet, a–d).** Protuberanzen können sich gelegentlich zurückbilden oder zu einem Umbau der artikulierenden Knochenanteile (**c'**; *im gezeichneten Fall:* Basis der Endphalanx) führen, der an die Formveränderungen bei der Arthrosis deformans erinnert. **d** gibt die sog. *Mäuseohrenform der Protuberanzen* wieder, **e** zeigt marginale Arthroseosteophyten zum Vergleich.

von der Kompakta abgrenzbar oder mit ihr verschmelzend, dann Kolbenphalanx (s. Abb. 11.**38**), „halbe" Kolbenphalanx, Gelenksockel- und/oder Sesambeinhypertrophie (s. Abb. 3.**46**, dort Hinweis auf Differenzialdiagnose).

- Protuberanzen (Schacherl u. Schilling 1967), d. h. kleine Osteoproliferationen am Ansatz der Gelenkkapsel und ihr zugehöriger Ligamente – also fibroostitischer Pathogenese – und/oder extrakapsulär am knöchernen Gelenksockel auftretend, dann vom Periost ausgehend (Abb. 11.**39**, s. auch Abb. 11.**38**).
- Hyperostotischer (osteoplastischer) Phalanxumbau bei Formbewahrung: weißer Knochen oder Elfenbeinphalanx nach Resnick u. Broderick (1977; s. Abb. 11.**38**).
- Entdifferenzierung zwischen kompakter und spongiöser Knochensubstanz („Spongiosierung"; s. Abb. 11.**38**, Mittelphalanx 3. Finger), manchmal dabei leichte Formverplumpung.
- Eine Pseudoerweiterung des röntgenologischen Gelenkspalts an kleinen Gelenken tritt ein, wenn die arthritische Knochenresorption parallel zum Gelenkknorpelbelag dominiert (s. Abb. 11.**38**).
- (Akro-)Osteolysen (Abb. 11.**40**; s. auch Abb. 11.**38**) am Nagelfortsatz, anfangs oft Morgensternbild.
- Marionettenhand (mehr oder weniger regellose Fingerfehlstellungen, im Gegensatz zur ulnaren Drift der rheumatoiden Arthritis).
- Daktylitis, d. h. mehr oder weniger zylindrische Globalschwellung (Wurstfinger [s. Abb. 11.**38**] und -zehe) des Weichteilmantels, die vor allem eine Flexorentenosynovitis widerspiegelt (MRT, Sonografie). Formale *bildgebende Differenzialdiagnose:* Phlegmone, Osteomyelitis, Trauma (Quetschung), andere Spondylarthropathien einschließlich des Reiter-Syndroms, Lyme-Borreliose, Gicht.
- Nebeneinander von Mutilation und knöcherner Ankylose an benachbarten Finger-Zehen-Gelenken (s. Abb. 11.**38**).
- Aus statistischer Sicht zeigt sich röntgenologisch das arthritische Kollateralphänomen bei der Arthritis psoriatica seltener als bei der rheumatoiden Arthritis.

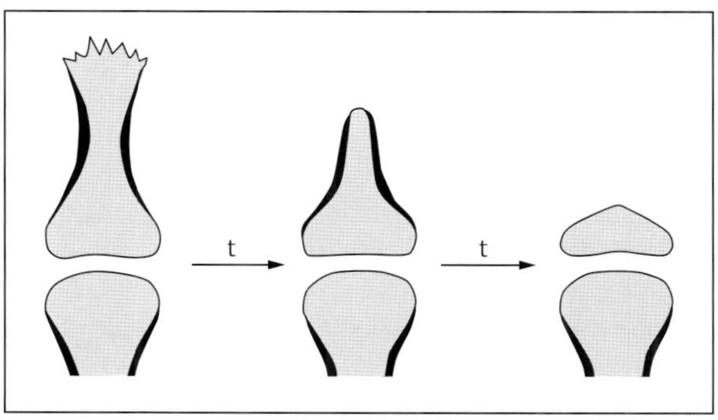

Abb. 11.**40** **Verlaufsbeobachtung (t) einer extraartikulären Mutilation (Akroosteolyse) der Endphalanx bei Arthritis psoriatica** (die gleichzeitig möglichen Veränderungen am DIP-Gelenk wurden nicht eingezeichnet; vgl. Abb. 11.**38**).

Außer den angeführten Hand- und Fußbefunden weisen lumbale, thorakolumbale und zervikale **Parasyndesmophyten** (Dihlmann 1968b; s. Kap. 18 „Achsenskelett", Abschnitt „Regel 7") auf die Spondylitis psoriatica oder auf den Wirbelsäulenbefall beim Reiter-Syndrom, auf das AHS und bei schweren Akneformen (s. dort) hin.

Die **Sakroiliitis vom Typ „buntes Bild"** ist ein Signum der Spondylarthropathien.

Auch die **Fibroostitistendenz** teilt die Arthritis psoriatica mit den anderen Spondylarthropathien.

> ! **Merke**
> Allgemein gilt: Je weniger der angeführten morphologischen Indizien für die Arthritis psoriatica prae/sine psoriase sich röntgenologisch nachweisen lassen, desto wichtiger ist der Hinweis für den überweisenden Arzt, dass es sich mit hoher Wahrscheinlichkeit, wenn nicht um eine Gelenkerkrankung auf psoriatischem Bio-Terrain, so doch um eine andere Gesundheitsstörung aus der Gruppe der Spondylarthropathien handelt oder die bereits im Einzelnen angegebenen Differenzialdiagnosen gestellt werden müssen (s. z. B. Parasyndesmophyten).

Andere dermatoseassoziierte Gelenkerkrankungen

Morbus Behçet

Die Behçet-Krankheit ist eine ätiologisch ungeklärte Multisystemerkrankung auf dem Boden einer leukoklastischen Vaskulitis. Hinweise auf genetische Risikofaktoren für den Morbus Behçet sind die Assoziation zum HLA-B51 und sein familiäres Vorkommen (Fresko et al. 1998). Offenbar gibt es eine differente ethnische Erkrankungsbereitschaft. Beispielsweise werden unter Deutschen beide Geschlechter annähernd gleich häufig betroffen. Unter Türken überwiegen dagegen die Männer unter den Erkrankten.

H. Behçet hat als Erkrankungscharakteristikum eine Trias aus oralen und genitalen aphthös-ulzerösen Läsionen sowie entzündlichen Augenbefunde beschrieben. Diese Erkenntnisse wurden jedoch seitdem näher präzisiert und wesentlich erweitert (Wechsler et al. 1990, Kötter u. Stübiger 1999).

Unter den vielfältigen visuellen und/oder bildgebenden Organmanifestationen des Morbus Behçet als Multisystemerkrankung dominieren:

- Rezidivierende, schmerzhafte aphthöse Stomatitis.
- Ulzera am äußeren und inneren Genitale.
- Extragenitale Hautläsionen, wie multiple synchrone Erythemata nodosa und pustulöse, papulopustulöse, akneiforme und pseudofollikulitische Effloreszenzen. In der Haut lässt sich an den neutrophilen Leukozyten eine besondere Reaktionsweise sichtbar machen, die als Ausdruck ihrer „Hyperaktivität" angesehen wird. Sie zeigt sich im sog. *Pathergie-Test*, der pathognomonisch für den Morbus Behçet sein soll (nach einem aseptischen intrakutanen Stich mit einer definierten Injektionskanüle an der Innenseite des Unterarms entsteht bei Erkrankten nach 1–2 Tagen eine sterile papulopustulöse Effloreszenz).
- Zu den Augenmanifestationen des Morbus Behçet gehören eine Uveitis anterior, manchmal mit Hypopyoniritis, sowie eine Uveitis posterior (okklusive Vaskulitis, entzündliche Retinainfiltrate).
- Die arthritische Manifestation verläuft gewöhnlich nicht erosiv, jedoch kommen auch erosive oder sogar mutilierende Arthritiden vor (Vernon-Roberts et al. 1978, Keysser u. Weber 1984, Tan et al. 1993). Am häufigsten erkranken die Gelenke der unteren Extremitäten, zumeist an einer asymmetrischen Oligoarthritis. Die Gelenke im Handbereich werden aber auch in nennenswerter Häufigkeit ergriffen (Mason u. Barnes 1969). Nur bei einer Minderzahl der Patienten lassen sich eine Sakroiliitis bzw. eine Spondylitis ankylosans mit bilateraler Sakroiliitis, Syndesmophyten bis zur Bambusstabwirbelsäule (Benamour et al. 1998) und/oder entzündliche Enthesiopathien (Kim et al. 1997) nachweisen. Eine Klassifizierung der Behçet-Krankheit als Spondylarthropathie wird kontrovers diskutiert, obwohl die Sakroiliitis im CT die bildgebenden Prämissen des Types „buntes Bild" erfüllt (Magharoui et al. 2001).

> ! **Merke**
> Höchstens bei jedem 2. Patienten tritt im Krankheitsverlauf, manchmal schon zu Krankheitsbeginn, eine Gelenkbeteiligung in Form von (Poly-)Arthralgien oder einer akuten, rezidivierenden oder chronischen Mono-, Oligo- oder bilateral-symmetrischen Polyarthritis auf.

Zu den bildgebenden Befunden des Morbus Behçet gehören auch Thrombophlebitiden, einschließlich der Okklusion der V. cava superior, Aneurysmen an großen Arterien (Extremitäten, Abdomen, Thorax) sowie Gefäßstenosen.

Die Folgen vaskulitischer Läsionen können sich im ZNS (MRT), an den Koronarien, als ulzerös-aphthöse Kolitis, an den Nieren und unter dem Bild einer Polymyositis offenbaren.

> Das **Erythema exsudativum multiforme (Stevens-Johnson-Syndrom)** ist eine dermatologische Diagnose. Diese fieberhafte Erkrankung zeigt sich mit Erythemen, auf deren Boden Blasen entstehen. Schleimhaut und Augen sind mitbeteiligt, ebenso wie die Gelenke (Harlow et al. 1997). Zu seiner Differenzialdiagnose gehören vor allem der Morbus Behçet und das Reiter-Syndrom, bei denen ebenfalls okulomukokutane Läsionen bekannt sind (s. dort). ■

Reiter-Syndrom

Das Reiter-Syndrom ist ebenfalls eine mukokutane Erkrankung mit Gelenkbeteiligung. Zu seiner klassischen klinischen Trias gehören:

- nicht eitrige Urethritis bzw. Entzündung der urogenitalen Organe
- mukopurulente Konjunktivitis
- seronegative Mono-, Oligo- oder Polyarthritis

Treten zu diesen *Hauptmanifestationen* noch bestimmte (schmerzlose) Hautläsionen hinzu (Balanitis circinata, Keratosis blennorrhagica der Fußsohle [Synonym: Keratoderma blennorrhagicum], Mundschleimhauteffloreszenzen, Onychopathie), so wird auch von einer *Reiter-Tetrade* gesprochen.

Das Reiter-Syndrom gibt sich *sporadisch* nach einer venerischen oder intestinalen Infektion, *epidemisch* (nach Durchfallerkrankungen beispielsweise unter ungünstigen hygienischen Umfeldbedingungen) oder *idiopathisch* ohne klinisch apparente Auslöserkrankheit zu erkennen. Seine genetische Prädisposition wurde aufgrund von Familienuntersuchungen schon vor der Entdeckung der HLA-Assoziation (s. u.) vermutet.

Eine synchron (innerhalb 1 Monats) auftretende Trias oder Tetrade wird als *komplettes* Reiter-Syndrom definiert. Das *inkomplette* Reiter-Syndrom zeigt die Einzelmerkmale entweder in größeren zeitlichen Abständen – „verzettelt" – oder nur als Dualbefunde. Daraus ergibt sich die Möglichkeit von falsch-negativen oder falsch-positiven Diagnosen.

> **! Merke**
> Die zeitgenössische Nosologie ordnet das Reiter-Syndrom als systemischen Spezialfall der **reaktiven Arthritis** ein. Allerdings tritt die reaktive Arthritis im Gegensatz zum androtropen Reiter-Syndrom bei beiden Geschlechtern annähernd gleich häufig auf.

Die reaktive Arthritis einschließlich des Reiter-Syndroms wird als Spondylarthropathie klassifiziert. Sie ist ein Beispiel für komplexe immunologische Erreger-Wirt-Interaktionen; denn manche Mikroorganismen können im Gelenk sowohl eine infektiöse (eitrige) Arthritis hervorrufen als auch eine reaktive Arthritis. Die reaktive Arthritis setzt postinfektiös Tage bis Wochen nach einer extraartikulären Erkrankung als nicht eitrige Gelenkentzündung ein. Sie ist die Folge einer hämatogenen Aussaat und Absiedlung der Erreger vom ursprünglichen Infektionsort im Organismus in das Zielorgan Gleitgewebe und dessen anatomische Hilfsstrukturen, sei es über Bakteriämie und/oder wahrscheinlich auch über infizierte Phagozyten (Monozyten; vgl. Priem et al. 1999). Der Gelenktropismus wird damit allerdings nicht erklärt. Im erkrankten Gelenk lassen sich keine Erreger kultivieren. Ihr zeitgenössischer Nachweis im Gleitgewebe gelingt – in der Synovialmembran häufiger als in der Synovialflüssigkeit (Wollenhaupt u. Sieper 1997) – in 1. Linie, wenn auch nicht bei jedem Erreger (jeder Familie, Gattung, Spezies) – mithilfe molekularbiologischer Amplifikationsverfahren, d. h. Kopiermethoden für Erregererbgut, nämlich für Erregerantigen, Antigenfragmente, -DNA und/oder -RNA. Zu ihnen gehört die Polymerasekettenreaktion (PCR). Voraussetzung für einen positiven Ausfall der PCR oder anderer Amplifikationsverfahren ist, dass zumindest *lebende* bakterielle Erreger das Gleitgewebe erreicht haben und dort vermutlich vital, stoffwechselaktiv, aber nicht replikationsfähig *persistieren*. Dies wurde bei Chlamydia trachomatis und Borrelia burgdorferi nachgewiesen.

> **! Merke**
> Die fehlende Vermehrungsfähigkeit der intraartikulär angesiedelten Erreger ist das wichtigste biologische Kriterium der reaktiven Arthritis!

Die häufigsten Infektionsportale für die Pathogenese der reaktiven Arthritis sind der Urogenital-, der Intestinal- und der Respirationstrakt. Dort kann sich die Infektion klinisch offenbaren und kulturell, durch mikroskopische Färbemethoden sowie serologisch an erregerspezifischen Antikörpern und (im Urogenitaltrakt) auch mittels PCR nachgewiesen werden. Ebenso ist bekannt, dass die reaktiv-arthritogenen Erreger sich manchmal an der primären Eingangspforte symptomarm oder klinisch überhaupt nicht zu erkennen geben. Dann gibt es keine vom Patienten vermittelten Hinweise auf den jeweiligen primären Infektionsort.

Aus *klinischer Sicht* zeigt die reaktive Arthritis eine Präferenz für seronegative asymmetrische Oligoarthritiden der unteren Extremitäten. Grundsätzlich kann jedoch jede Knochenverbindung im Körper mono-, oligo- oder symmetrisch polyartikulär erkranken. Dies gilt vor allem für die Hände (Karpus > Finger). Beispielsweise wurde von Ahvonen und Mitarbeitern (1969) nachgewiesen, dass sich die reaktive Arthritis nach Infektionen mit Yersinia enterocolitica in ihrem Krankengut am häufigsten an den Fingergelenken manifestierte. Das Achsenskelett einschließlich der Sakroiliakalgelenke, die Sehneninsertionen, Sehnenscheiden und Bursen, aber auch das Auge und die Haut/Schleimhaut gehören ebenfalls zu den Zielorganen (s. Reiter-Syndrom oben).

Die Erfahrung hat gezeigt, dass die Prognose der reaktiven Arthritis verhältnismäßig gut ist. Bei der Mehrzahl der Erkrankten neigt die akut/subakut beginnende reaktive Arthritis zur Selbstheilung. Trotzdem gibt es rezidivierende und chronisch-progrediente Verläufe mit erosivem oder sogar mutilierendem Gelenkbefall. Bei schubweisem Auftreten der reaktiven Arthritis wird diskutiert, ob vitale Erreger am Portal oder in seiner nahen Umgebung, beispielsweise in den Mesenteriallymphknoten, trotz adäquater Therapie der Grundkrankheit überlebt haben und deswegen „streuen" können.

Nach der Entdeckung der Histokompatibilitätsantigene (HLA-Komplex = Human Leucocyte Antigens) und ihrer Nachweismöglichkeit wurde erkannt, dass Menschen mit dem MHC-Klasse-I-Molekül HLA-B27 auf der Oberfläche ihrer (allermeisten) kernhaltigen Zellen ein hohes Risiko tragen, nach Infektionen mit Chlamydien, Yersinien, Salmonellen, Shigellen und Campylobacter an einer reaktiven Arthritis zu erkranken. Allerdings differiert das potenzielle Risiko der HLA-B27-Träger für die aufgezählten Mikroorganismen. Bei der pseudomembranösen Kolitis durch Clostridium difficile sind wahrscheinlich HLA-B27-Träger ebenfalls gefährdet, an einer reaktiven Arthritis zu erkranken (Putterman u. Rubinow 1993). In Industrieländern ist Chlamydia trachomatis der häufigste Erreger für sexuell übertragene Urogenitalinfektionen mit der Potenz zur reaktiven Arthritis. In Entwicklungsländern sollen dies die enterobakteriellen Shigellen (Shigella flexneri) sein.

Bis zu 80% der Patienten mit infektiös-reaktiver Arthritis einschließlich des Reiter-Syndroms sind HLA-B27-positiv; d.h., Erreger können also auch ohne HLA-B27-Assoziation eine reaktive Arthritis auslösen oder zeigen eine Assoziation mit anderen HLA. Dies unterstreicht, dass das HLA-B27-Antigen – vor allem seine Subtypen B*2702 bis B*2705 und B*2707 (Priem et al. 1999) – *Risikofaktoren* und keine obligaten, genetisch erworbenen Prämissen für die Entstehung einer reaktiven Arthritis sind. Beispielsweise lösen auch manche Parasiteninfestationen (Rüdt 1986) in Einzelfällen reaktive Arthritiden aus. Dazu gehören die Strongyloidiasis, die Ankylostomiasis, die Filariose, die Schistosomiasis (Synonym: Bilharziose), der Rinderbandwurm, der Spulwurm und die Echinokokkose (Buskila et al. 1992). Außerdem kommen reaktive Arthritiden vereinzelt bei Protozoen vor (Giardia lamblia, Trichomonaden, Amöben, Toxoplasma gondii).

> **! *Merke***
> Bei nicht klassifizierbaren, nicht erosiven Mono-, Oligo- oder Polyarthritiden, die mit einer Bluteosinophilie einhergehen, sollte der Gedanke an eine reaktive Arthritis durch Parasitenbefall aufkommen. Allerdings ist die Bluteosinophilie kein obligates Begleitphänomen der Parasiteninfestation.

Reaktive Arthritiden bzw. das Reiter-Syndrom können auch iatrogen vermittelt werden. *Beispiele:* Hepatitis-B-Vakzination (Hachulla et al. 1990) ebenso wie Salmonellenvakzination, Lokalbehandlung sowie intramuskuläre Injektion zur Therapie oder Rezidivprophylaxe des oberflächlich wachsenden Harnblasenkarzinoms mit dem Bacillus Calmette-Guérin (Puett u. Fuchs 1992). Auch die HIV-Infektion kann reaktive Arthritiden auslösen. Andere virusinduzierte Arthralgien/Arthritiden müssen dagegen von den reaktiven Arthritiden unterschieden werden.

Es gibt Mikroorganismen, die sowohl zu infektiös-reaktiven als auch durch kultivierbare Ansiedlung im Gelenk zu infektiös-septischen Arthritiden (Infektarthritiden) führen können. Die Endo- und Exotoxinwirkung sowie die zelluläre und/oder humorale, auch genetisch gesteuerte Immunantwort des Organismus auf die Erregerinvasion sowie prädisponierende Faktoren, z.B. genetisch bedingte Hypogammaglobulinämien bei Mykoplasmenarthritiden sowie grundsätzlich bei bestimmten vorbestehenden chronischen Parenchymerkrankungen (Lunge, Leber, Niere), entscheiden offensichtlich über die Lokalreaktion des Gleitgewebes. Zu diesen „ambivalenten" Erregern gehören beispielsweise Staphylococcus aureus, β-hämolysierende Streptokokken, Neisseria gonorrhoeae, Ureaplasma urealyticum (Familie Mycoplasmataceae), Yersinia enterocolitica (Tiddia et al. 1994), Pseudomonas aeruginosa, Mycobacterium tuberculosis und Borrelia burgdorferi.

Bildgebende Befunde bei reaktiven Arthritiden beim Reiter-Syndrom

- An den peripheren Gelenken soll im Röntgenbild nach arthritischen Weichteilzeichen, Kollateralphänomen und arthritischen Direktzeichen gefahndet werden.
- Die Neigung zu Periostreaktionen im Rahmen der Direktzeichen, die von der reaktiven Arthritis mit den anderen Spondylarthropathien geteilt wird. Folgendes Röntgenzeichen an den Grundphalangen (Füße > Hände) erweckt bei lokalen klinischen Arthritisbefunden den Verdacht auf eine reaktive Arthritis einschließlich des Reiter-Syndroms (*Differenzialdiagnose: akute* Psoriasisarthritis, Trauma mit Periosteinblutung): **epi-/meta-/diaphysäre Periostlamelle an der proximalen Hälfte der Grundphalanx** (Abb. 11.**41**, s. auch Abb. 16.**42**). Diese „Lamelle" setzt sich durch einen luzenten Spalt von der Phalanxkontur ab. In Abhängigkeit von der Arthritisaktivität kann sie schon nach 10–14 Tagen röntgenologisch erkannt werden. Die Periostlamelle bildet sich nach Rückgang der akuten/subakuten Arthritis entweder zurück und/oder verschmilzt mit der ursprünglichen Knochenkontur.
- Daktylitis (Wurstfinger, -zehe) der Finger oder Zehen mit oder ohne Periostreaktion (pathogenetisch dominiert von der Flexorentenosynovitis, aber manchmal auch ausgelöst durch eine 3-Etagenarthritis mit massivem Begleitödem).
- Uni- oder bilaterale Sakroiliitis vom Typ „buntes Bild", gewöhnlich symptomarm oder asymptomatisch. Sie tritt vor allem bei HLA-B27-positiven reaktiven Arthritiden auf.
- Der Nachweis von Parasyndesmophyten (s. Abb. 18.**190**) zeigt den Befall der beweglichen Wirbelsäulenabschnitte an (Röntgenaufnahme der Halswirbelsäule seitlich, der Lendenwirbelsäule mit thorakolumbalem Übergang a.–p.). Sie kommen auch bei der Psoriasisspondylitis, gelegentlich auch beim AHS und bei schweren Akneformen vor.
- Die reaktive Arthritis mit Befall der Wirbelsäule kann nach dem Röntgenbefund in das Vollbild der Spondylitis ankylosans übergehen. Unter anderem wachsen dann entweder Syndesmophyten, oder außer den Parasyndesmophyten tauchen typische Syndesmophyten auf, oder Parasyndesmophyten formen sich zu Syndesmophyten um.
- Fibroostitiden (Enthesitiden), Bursitiden, Tenosynovitiden und Tendinitiden gehören zu den häufigen bildgebenden Merkmalen der Spondylarthropathien. Bei der reaktiven Arthritis einschließlich des Reiter-Syndroms kommen sie daher ebenfalls vor, namentlich in Form der Calcaneopathia rheumatica (s. Abb. 16.**117**).

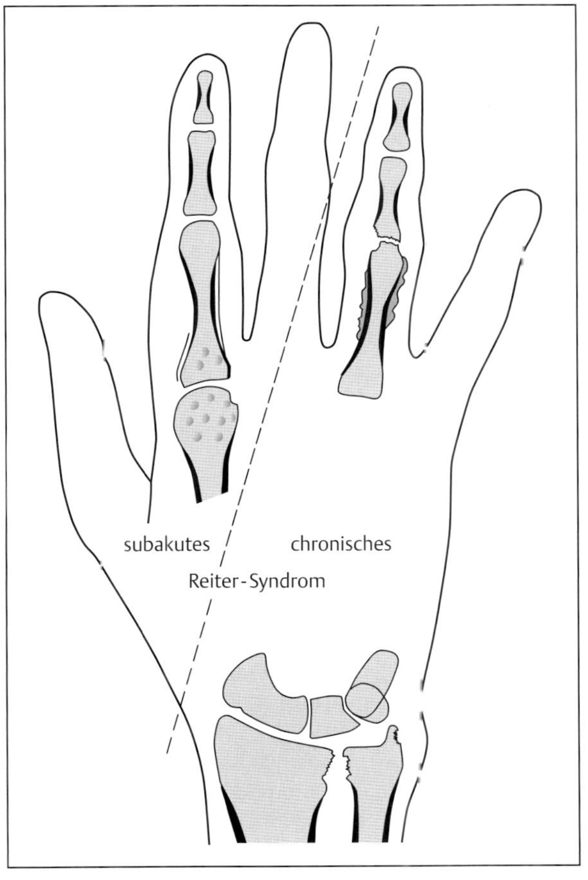

Abb. 11.41 **Reiter-Syndrom an der Hand; subakutes Stadium (3 Wochen nach Krankheitsbeginn). Weichteilschwellung an der Grundphalanx II.** „Fleckiges" Kollateralphänomen am MCP II. *Lamelläre, von der Grundphalanx abgesetzte Periostreaktion.* Charakteristisch ist die Periostlamelle *an der Basis der proximalen* Grundphalanx (I). **Chronisches Stadium** (seit etwa 1 Jahr rezidivierender Verlauf). Zu identifizieren sind: Weichteilschwellungen, gelenknahe Demineralisation (Kollateralphänomen), Erosionen, irreguläre (höckerige) solide Periostreaktion. Arrosion und Weichteilschwellung am Griffelfortsatz der Elle (Tenosynovitis des M. extensor carpi ulnaris).

Die entzündlichen Enthesiopathien können manchmal der reaktiven Arthritis vorausgehen, sodass ihre nosologische Einordnung als reaktive Arthritis dann von der klinischen Anamnese (wie vorausgehende Urogenital- oder Intestinalinfektion), bei dortiger Asymptomatik vom direkten oder indirekten Erregernachweis (Abstrich, Stuhlkultur, PCR, serologischer Erregertiter) abhängt. Andernfalls darf nur eine undifferenzierte Spondylarthropathie (s. dort) diagnostiziert werden.

Lyme-Borreliose

Die Lyme-Borreliose ist eine Multisystemerkrankung der nördlichen Hemisphäre (Nordamerika, Europa Asien) mit dermatologischen, neurologischen, kardialen und ophthalmologischen Manifestationen, zu denen sich krankhafte Gelenkbefunde gesellen.

Nomenklatur: Die Krankheitsbezeichnung leitet sich von 3 Ortschaften im Distrikt Lyme/Connecticut/USA ab, wo richtungweisende Untersuchungsergebnisse die Krankheitsentität begründeten (Steere et al. 1977). Der Ausdruck „Borreliose" zeigt an, dass es sich um eine Anthropozoonose durch hämatophage Insekten handelt, über deren Stich (aufschlitzen, stechen, saugen) Spirochäten der Gattung Borrelia in den menschlichen Organismus gelangen. In Europa kommt als Vektor fast ausschließlich die zwischen 10 und 30% borrelieninfizierte Schildzecke Ixodes ricinus (der gemeine Holzbock) infrage, aufgrund deren Entwicklung (Stadien: Larve, Nymphe, adulte Zecke) Erkrankungen besonders im Sommer und Herbst zu erwarten sind. Der übertragene Erreger Borrelia burgdorferi sensu lato wird in verschiedene Subspezies eingeteilt. Von ihnen verursachen (in Europa) die Borrelia burgdorferi sensu stricto, die Borrelia garinii, die Borrelia afzelii, Borrelia spielmanii, das Krankheitsbild Lyme-Borreliose. Offensichtlich rufen die verschiedenen Subspezies bevorzugt bestimmte Manifestationen hervor (Priem et al. 1999). Die Borrelia burgdorferi sensu stricto wird vor allem bei der Lyme-Arthritis, die Borrelia garinii häufig bei Neuroborreliose und die Borrelia afzelii bei der Akrodermatitis chronica atrophicans nachgewiesen (s. u.). Borrelia spielmanii verursacht wohl nur das Erythema migrans.

Klinik: Im Verlauf der (unbehandelten) Borrelieninfektion werden 3 Stadien unterschieden. Die zeitlich ausgerichtete Stadieneinteilung orientiert sich vornehmlich an den klinischen Manifestationen der Erreger. Allerdings spiegelt die Stadieneinteilung im Einzelfall nicht unbedingt den Krankheitsverlauf wider; denn einzelne Stadien können übersprungen werden – dies gilt auch für die Hautmanifestationen –, und fließende Stadienübergänge kommen vor.

- Stadium I (**Frühinfektion**): Nach wenigen Tagen bis Wochen, selten in größerem zeitlichem Abstand, zeigt sich am Ort der Inokulation das Erythema migrans – die „Wanderröte" mit zentrifugaler Ausbreitung und zentraler Abblassung. Regionale Lymphknotenschwellungen können das Erythema migrans begleiten. Die Wanderröte geht oft mit grippeähnlichen Symptomen (subfebrilen Temperaturerhöhungen, Abgeschlagenheit, Kopfschmerzen, Muskel- und/oder Gelenkschmerzen) einher. *Differenzialdiagnose* des Erythema migrans: unspezifische Hautreaktion nach Insektenstich, allergische Hautphänomene, Hautmykose, Erysipel.
- Stadium II (**Frühdissemination**): Dieses Stadium gibt sich Wochen, Monate, selten bis 1 Jahr nach der Infektion als Folge einer vom Hautportal ausgehenden hämatogenen Dissemination der Erreger und dadurch bedingten Organmanifestationen zu erkennen. Vor allem frühneuroborreliotische und frühkardioborreliotische Symptome und Befunde fallen auf, beispielsweise Meningitis, Enzephalitis, Hirnnervenparesen, periphere Radikulopolyneuritis und Myokarditis mit Herzrhythmusstörungen. Am *Gleitgewebe* können in diesem Stadium auch wandernde Arthralgien und Myalgien sowie intermittierende, flüchtige, nicht erosive Arthritiden auftreten. Zu diesem Stadium der frühen disseminierten Infektion werden auch multiple

Erythemata migrantia und die Lymphadenosis cutis benigna Bäfverstedt (Borrelienlymphozytom) gezählt. Diese seltene Folge der Borrelieninfektion zeigt sich als rötlich-livider Tumor, vor allem am Ohrläppchen, an der Mamille und am äußeren Genitale (manche Autoren ordnen diese Hautmanifestation bereits dem Stadium I zu).

- Stadium III (**Spätinfektion**): Etwa 6 Monate bis Jahre nach der Infektion ist dieses Spätstadium zu erwarten. Es zeigt persistierende Organmanifestationen an. Vor allem die Haut (Acrodermatitis chronica atrophicans), das Nervensystem (Meningopolyneuritis, Bannwarth-Syndrom) und das Gleitgewebe sind betroffen. Gelenkbeschwerden werden bei der Lyme-Borreliose zwar in allen 3 Stadien beobachtet. Die klassische, nicht eitrige **Lyme-Arthritis** wird jedoch diesem Stadium zugerechnet. Im Regelfall handelt es sich um eine akut beginnende Mono- oder Oligoarthritis größerer Gelenke mit intermittierendem, zeitlich variablem Verlauf. Rezidive sind noch nach Jahren möglich. Die Gonarthritis ist die häufigste Manifestation. In ihrem Zusammenhang kann sich eine Baker-Zyste entwickeln. Als Spätstadium dieser nicht erosiven Arthritiden entstehen manchmal Arthrosen. Trotz adäquater Therapie gehen etwa 10% der Lyme-Arthritiden in ein chronisches Stadium über, das als erosive Arthritis zu einer bleibenden Schädigung des Gleitgewebes führt. Selten tritt die Arthritis primär chronisch auf.
- **Post-Lyme-Syndrom:** Von diesem Syndrom wird gesprochen, wenn trotz eindeutiger Diagnosestellung und lege artis durchgeführter Antibiotikumbehandlung vor mindestens 6 Monaten die Schmerzen in Gelenken, Knochen und Muskeln sowie ein allgemeines Schwächegefühl, Müdigkeit und kognitive Einschränkungen andauern und diese Symptome vor Beginn der Borreliose nicht bestanden.

Diagnosestellung: Die Diagnose der Lyme-Borreliose stützt sich auf die klinischen Befunde und die Anamnese. Darüber hinaus tragen der mikroskopische Nachweis, die kulturelle Anzüchtung der Erreger, die Serologie und molekularbiologische Verfahren zur Diagnose bei oder ermöglichen sie überhaupt erst. Dies gilt im Besonderen auch für die Lyme-Arthritis. Der färberische Nachweis der Spirochäten im arthritischen Gelenk beweist die Borreliose der Synovialmembran (Steere et al. 1988), sagt jedoch nichts darüber aus, ob es sich um vitale oder abgestorbene Erreger handelt. Erst die kulturelle Anzüchtung aus der Synovia würde vitale, reproduktionsfähige Spirochäten anzeigen. Im Serum treten im Krankheitsverlauf spezifische Antikörper auf. Nach einer immunologischen Anlaufzeit von einigen Wochen lassen sich zunächst die IgM-Antikörper gegen verschiedene Borrelienproteine nachweisen. Nach wenigen Monaten fällt dieser Antikörpertiter ab, und dann dominieren die IgG-Antikörper (IgM-/IgG-Antikörperverschiebung), deren Titer trotz erfolgreicher Behandlung über Jahre niedrigtitrig, manchmal sogar hochtitrig persistieren kann. Dies erschwert die prognostisch wichtige Aussage, ob noch eine aktive Infektion vorliegt oder nur eine „Seronarbe". Die IgG-Antikörper sind also „Gedächtnisantikörper".

Besonders bei denjenigen Lyme-Arthritiden, welche trotz adäquater Antibiotikumtherapie klinisch aktiv bleiben oder in ein chronisches erosives Stadium übergehen, kommt die Frage auf, ob bei diesen Verläufen immunreaktive Vorgänge gegenüber den Borrelien *und* eine genetische Prädisposition eine pathogenetische Rolle spielen.

! Merke

Tatsächlich wird heute anerkannt, dass sich die Lyme-Arthritis sowohl als (nicht eitrige) Infektarthritis als auch (häufiger noch) als reaktive Arthritis manifestieren kann.

Für eine reaktive Lyme-Arthritis sprechen folgende Indizien:

- Die positive PCR zeigt an, dass Borrelien-DNA in der Synovia des arthritisch erkrankten Gelenks vorhanden ist. Wenn sich trotz adäquater Antibiotikumtherapie Borrelien-DNA in der Gelenkflüssigkeit nachweisen lässt, ist dies der Hinweis auf noch vitale Borrelien; denn beispielsweise wurde im Tierversuch erkannt, dass nach erfolgreicher Therapie der Borreliose die PCR auf Borrelien-DNA bereits nach 2–4 Wochen negativ ausfällt (Steere 1997).
- Bei chronischen Lyme-Arthritiden gelingt häufig der Nachweis von HLA-DR4 und/oder -DR2, die offenbar den genetischen Hintergrund für die immunpathologisch induzierte Arthritisperpetuierung bilden.
- Das Auftreten von Daktylitis, Tenosynovitis oder Bursitis (Achillobursitis) im Stadium III der Lyme-Borreliose lässt ebenfalls eine reaktive Arthritis vermuten, da bei dieser Arthritisart solche Phänomene unabhängig vom HLA-B27-Nachweis häufig zu beobachten sind.

! Merke

Summarisch soll hervorgehoben werden, dass bei Gelenkbeschwerden, deren Spektrum von Arthralgien über nicht erosive Arthritiden bis zu erosiven Arthritiden reicht und bei denen anamnestisch (flüchtige) Hautbefunde mit grippeähnlichen fieberhaften Symptomen bekannt sind sowie bei denen neurologische und/oder kardiale krankhafte Abweichungen auffallen, der klinische Verdacht auf eine Lyme-Arthritis (Lyme-Borreliose) geäußert werden sollte.

Auf eine bisher ungeklärte Weise – auch hinsichtlich der Erreger und der allergischen oder toxisch bedingten Reaktionsweise – kann der Kontakt mit Raupen oder Kokons eines Mitglieds der zur Familie Nachtfalter gehörenden Spezies Kiefernspinner zu einer Erkrankung mit Haut- und Gelenkbeteiligung (engl.: **Pinemoth Caterpillar Disease**) führen. Sie tritt epidemisch *unter Touristen* und beruflich exponierten Personen auf (Lawson u. Liu 1986). Die Erkrankung setzt mit fieberhaften grippeähnlichen Allgemeinsymptomen ein. In Zusammenhang damit oder Wochen später geben sich an den Expositionsbereichen der Extremitäten, aber evtl. auch am Körperstamm, ein makulopapulöses juckendes oder als brennend empfundenes Exanthem und manchmal auch knotige Haut-Weichteil-Verdickungen zu erkennen. Sie bilden sich gewöhnlich nach wenigen Tagen zurück. Gleichzeitig oder im Anschluss an die Allgemeinsymptome und Hautbefunde zeigt sich bei etwa ⅔ der Betroffenen eine nicht eitrige Arthritis, zumeist monartikulär oder als Befall mehrerer Gelenke nacheinander. Gelenke in der Extremitätenperipherie erkranken häufiger als körperstammnahe. *Klinisch* werden schmerzhafte Bewegungseinschränkung, Ergussbildung und Hautrötung beobachtet. Innerhalb von etwa 3–6 Monaten tritt die Spontanheilung ein; wenn nicht, dann muss mit Übergang in ein chronisches Arthritisstadium gerechnet werden.

Während der *akuten* Gelenkerkrankung fallen *röntgenologisch* folgende Befunde auf:

- Weichteilschwellung (Erguss, Ödem)
- arthritische Kollateralphänomene
- auch diskrete Erosionen
- Gelenkspaltverschmälerung und lamelläre Periostreaktionen an kleinen Röhrenknochen
- extraartikuläre Arrosionen an Sehneninsertionen (rarefizierende Fibroostitis?)

Wenn der arthritische Prozess in ein *chronisches* Stadium übergeht, dann setzt sich die Gelenkzerstörung, auch mit Fehlstellungen der artikulierenden kleinen Knochen (z. B. Karpus), fort; Periostreaktionen werden in die Kompakta eingebaut; die betroffenen Sehnen-Ligament-Insertionen zeigen die Röntgenbefunde der produktiven Fibroostitis.

Histologisch sind in der akuten Arthritisphase die entsprechenden feingeweblichen Befunde der akuten Entzündung der Synovialis zu erkennen. Später dominiert ein unspezifisch-entzündliches destruierendes Granulationsgewebe. ■

Sweet-Syndrom

Das seltene Sweet-Syndrom (**akute febrile neutrophile Dermatose**) offenbart sich mit schmerzhaften, bräunlich-lividen, makulösen bzw. Plaque-artigen nodulären oder pustulösen Effloreszenzen und einem bestimmten histologischen Bild (Infiltration durch überwiegend Neutrophile ohne Merkmale einer Vaskulitis). Betroffen sind das Gesicht, der Oberkörper, der Rücken und die Extremitäten. Bis zur Hälfte der Patienten entwickelt eine episodische, oft asymmetrische, in der Regel nicht erosive Oligo- oder Polyarthritis, gelegentlich mit Periostreaktion einhergehend (Trentham et al. 1976). Vor allem die Ellenbogen-, die oberen Sprung- und die Kniegelenke werden befallen. Augenbeteiligung, insbesondere als Konjunktivitis und Episkleritis, gelegentlich als Uveitis, kommt vor. Ebenso sind manchmal Mundaphthen nachzuweisen (Differenzialdiagnose beachten, da „Gelenk *und* Auge" sowie „Gelenk – Haut – Schleimhaut – Auge"). Das Sweet-Syndrom tritt idiopathisch oder assoziiert als Paraneoplasie, in Zusammenhang mit Infektionen, bei immunologisch vermittelten Krankheiten, beispielsweise bei der seropositiven rheumatoiden Arthritis und beim systemischen Lupus erythematodes, sowie bei Morbus Crohn und Colitis ulcerosa auf. Als Medikamentnebenwirkung wurde das Syndrom ebenfalls beobachtet.

Pyoderma gangraenosum

Das Pyoderma gangraenosum ist eine chronisch verlaufende, ulzerierende, *primär nicht infektiöse* Hauterkrankung. Sie offenbart sich vor allem an den unteren Extremitäten mit größeren schmerzhaften Ulzera. Etwa die Hälfte der Fälle tritt assoziiert mit schwerwiegenden entzündlichen Krankheiten auf, z. B. Enteritis regionalis Crohn und Colitis ulcerosa, aber auch bei Paraproteinämien oder hämoproliferativen Erkrankungen, selten bei soliden Tumoren (Hüner et al. 1995). Assoziationen mit chronischen Arthritiden (seropositiver rheumatoider Arthritis, seronegativen erosiven Polyarthritiden und nicht erosiven Oligo- oder Polyarthritiden) sind ebenfalls mit nennenswerter Häufigkeit bekannt.

Dermatitis herpetiformis Duhring

Bei der Dermatitis herpetiformis Duhring kann es vor dem Auftreten der Effloreszenzen zu einer assoziierten oligo- bis polyartikulären Gelenkergussbildung (nicht erosive Synovitis) kommen (Kegel u. Zaun 1984).

Schwere Akneformen

Schwere Akneformen können mit Erkrankungen des Gleit-und Stützgewebes einhergehen. Dazu gehören die Acne conglobata, die Acne fulminans und die Hidradenitis suppurativa (Hamoir et al. 1999). Für die Kombination der Acne conglobata mit der Hidradenitis suppurativa gilt dies entsprechend (Rosner et al. 1982).

Die **Acne conglobata** ist die schwerste lokalisierte Akneform. Diese Aknemanifestation verläuft chronisch und zeigt sich an entzündlichen, konfluierenden Riesenkomedonen, Abszedierungen, Fistelbildung und mit narbiger, oft entstellender Abheilungstendenz.

Die Bezeichnung **„Acne fulminans"** (lat.: fulmen = Blitz) soll hervorheben, dass eine seit einigen Jahren ablaufende, von den Talgdrüsenfollikeln ausgehende milde Acne vulgaris oder, viel häufiger, die Acne conglobata geradezu explosionsartig (akut, perakut) in ein systemisches Krankheitsbild übergeht. Dies zeigt sich an Fieber, evtl. Schüttelfrost, allgemeinem Krankheitsgefühl, dramatischer Gewichtsabnahme, Leukozytose bis Hyperleukozytose, Entzündungsserologie und Anämie. Vor allem erkranken männliche Adoleszenten und junge Männer (extrem selten auch Frauen). Die ursprünglichen Akneeffloreszenzen gehen in nekrotisierend-purulente, hämorrhagisch-krustig belegte, häufig großflächig konfluierende Ulzerationen über, die mit ausgedehnten atrophischen Narben ausheilen. Diagnostisch entscheidend ist jedoch, dass diese Akneform den Charakter einer fieberhaften, septisch imponierenden Allgemeinerkrankung annimmt.

Die eingeführte Krankheitsbezeichnung **„Hidradenitis suppurativa"** (Schweißdrüsenabszess) mit ihren Prädilektionsstellen Axillar- und Anogenitalregion ist unzutreffend, da primär die Terminalhaarfollikel und Talgdrüsen und erst sekundär die apokrinen und ekkrinen

Schweißdrüsen befallen werden (Breuninger u. Wienert 2001).

Die akneassoziierten Erkrankungen des Gleit-und Stützgewebes zeigen sich bei etwa der Hälfte der Patienten mit den schweren Akneformen als:

- periphere Arthralgien und Myalgien
- migratorische (zumindest anfangs) oligotope, eher nicht erosive, oft selbstlimitierend verlaufende Extremitätenarthritis (Polyarthritiden und erosive Arthritiden werden ebenfalls, wenn auch seltener, beobachtet)
- entzündliche Prozesse der Sternokostoklavikularregion
- Sakroiliitis
- Spondylitis/Spondylodiszitis/Spondyl*arthritis* (der Wirbelbogengelenke)
- entzündliche Prozesse an den Sehneninsertionen (Fibroostitis)
- entzündliche Foci beispielsweise in den Klavikeln, im Sternum oder in den langen Röhrenknochen

Diese pathologischen Befunde lassen sich, abgesehen von den peripheren Arthralgien und nicht erosiven oder erosiven Arthritiden, am Stützgewebe als *Tendenz zu hyperostotischen, osteolytischen und entzündlich-enthesiopathischen Phänomenen* charakterisieren. Die Hyperostose (Knochenneoformation) tritt am Periost, in der Spongiosa und in der Kompakta auf.

Folgende Präzisierungen dieser Feststellung sind notwendig:

- Die annähernd identischen pathologischen Veränderungen der schweren Akneformen am Gleit- und Stützgewebe differieren hinsichtlich ihrer *topischen* Häufigkeit.
- Bei der Acne fulminans werden sehr viel häufiger als bei der Acne conglobata (Knitzer u. Needleman 1991) schmerzhafte, evtl. multifokale Osteolysen beobachtet, die mit oder ohne Periostreaktion einhergehen (Abb. 11.**42**). Manchmal treten Periostreaktionen auch ohne Osteolyse auf (Rosner et al. 1982). Randständige extraartikuläre Osteolysen zeigen sich röntgenologisch als Arrosion. Mit der sensitiven Skelettszintigrafie sind oft mehr Foci nachzuweisen, als röntgenologisch auffallen. Histologisch lassen sich die Knochenbefunde als (subakute) nicht eitrige, unspezifische Osteomyelitis mit oder ohne Fibrosierungsneigung identifizieren (Nault et al. 1985). Dadurch wird der osteomyelitische Röntgenaspekt verifiziert. Die Acne fulminans imponiert als sepsisartiges Krankheitsbild. Deshalb lag es nahe, die Knochenreaktionen als hämatogene Osteomyelitis zu deuten. Tatsächlich gelang es bisher nicht, in den Herden irgendwelche *konstant* anzüchtbaren oder färberisch erkennbaren Mikroorganismen nachzuweisen. Die gelegentlich in Kulturen von Biopsiematerial wachsenden Keime, beispielsweise Propionibacterium acnes, werden als Kontaminanten gedeutet. Außerdem spricht die generell ineffektive Antibiotikumtherapie gegen die bakterielle Ätiologie der Knochenherde. Dies gilt auch für Keime, die manchmal in den Knochenläsionen der Acne conglobata oder der Pustulosis palmaris et plantaris (s. dort) angezüchtet werden. In Einzelfällen von typischer bakterieller Osteomyelitis/Spondylitis *ohne* Akneassoziation wurde der an sich hypovirulente Hautkeim Propionibacterium acnes als ursächlich erkannt. Dies spricht jedoch nicht gegen die mehrheitlich im Schrifttum vertretene Ansicht, dass die bisher inkonstant gefundenen Mikroorganismen bei Akneassoziation auf Verunreinigung des knöchernen Biopsiematerials zurückgehen.
- Eine Sakroiliitis kommt bei der Acne conglobata viel häufiger vor als bei der Acne fulminans. Eine vollständige Rückbildung ihrer Röntgenzeichen wurde bei der Acne conglobata gesehen (Saal et al. 1988).
- Bei der Acne fulminans kann eine röntgenologisch negative akute Spondyl*arthritis* der Wirbelbogengelenke zu einer *vorübergehenden* Totalversteifung der Wirbelsäule führen (Otte et al. 1982). Auch bei der Acne conglobata ist dies zu beobachten.

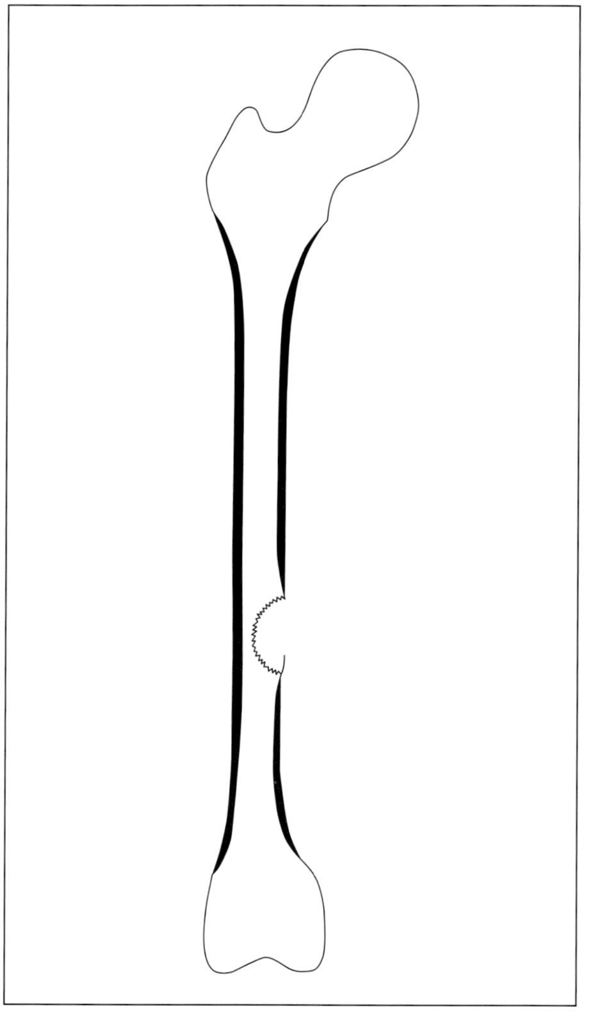

Abb. 11.**42** **Unscharf begrenzte Osteolyse im Femurschaft mit diskreter Periostreaktion (fokaler osteomyelitischer Röntgenaspekt bei einem Patienten mit fieberhafter Acne fulminans, s. Text).**

- Zu der ein- oder beidseitigen Sakroiliitis können im Verlauf der schweren Akneformen die Röntgenzeichen der Spondylitis ankylosans hinzutreten, nämlich Syndesmophyten, Kastenwirbel mit oder ohne glänzende Ecke usw. Diese akneassoziierten, klinisch und bildgebend Spondylitis-ankylosans-identischen Befunde sind jedoch HLA-B27-negativ. Außerdem wurden dabei auch Parasyndesmophyten (s. dort) abgebildet (Ellis et al. 1987), die bisher vor allem als Stigmata der Spondylitis psoriatica und der Reiter-Spondylitis angesehen wurden.
- Die Terminologie der akneassoziierten Erkrankungen des Gleit-und Stützgewebes begann mit der Bezeichnung *„Aknerheumatismus"* und führte zur *„akneassoziierten HLA-B27-negativen Spondylarthropathie"*. Im zeitgenössischen Schrifttum wird sie vor allem unter dem pathologisch-anatomisch und bildgebend ausgerichteten Ausdruck *„akquiriertes Hyperostosesyndrom" (AHS)*, der pathologisch-anatomisch betonten *„Arthroostitis pustulosa"* oder unter *„SAPHO-Syndrom"* subsumiert. Letzteres aus dem französischen Schrifttum ins Englische transponierte Akronym aus Synovitis, Akne, Pustulosis, Hyperostosis und Ostitis wird nicht nur häufig benutzt, sondern ist aus Sicht der Dermatologen zurecht kritisiert worden. Der französische Autor Grosshans (1993) spricht von „SAPHO: das unmögliche Akronym". Begründung: Die palmoplantare Pustulosis und die Acne conglobata und fulminans kommen beim *selben* Patienten *nicht gleichzeitig* vor (von Zufällen abgesehen). Außerdem ist die Acne vulgaris, die ebenfalls im Rahmen des SAPHO-Syndroms auftritt, keine pustelnbildende Erkrankung. „Syndrom" (griech.: syndromos = mitlaufend, begleitend) steht in der medizinischen Nomenklatur für Gruppen *gleichzeitig zusammen* auftretender Krankheitsmerkmale (Zink 1990). Das ist – wie schon betont – bei den Akneformen und der Pustulosis palmaris et plantaris nicht der Fall.

> **! Merke**
> „SAPHO-Syndrom" ist begründungsgemäß eine nosologische Fehlbezeichnung!

Pustulosis palmaris et plantaris (palmoplantaris)

Diese Dermatose kommt in Assoziation mit dem AHS (bekannteste Synonyme: SAPHO-Syndrom, Arthroostitis pustulosa) vor. Daher ist sie auch für die Bildgebung in diesem Kontext von Bedeutung (s. Kap. 13 „Gelenke des Schultergürtels").

Enteropathische Arthritiden/ Spondylarthropathien

Verschiedene nicht infektiöse und infektiöse, intestinale Erkrankungen gehen mit Beschwerden an Extremitätengelenken und am Achsenskelett einschließlich der Sakroiliakalgelenke einher. Manche von ihnen erfüllen die anamnestischen, klinischen, genetischen und *bildgebenden* Kriterien der Spondylarthropathien (s. dort) und werden daher als solche klassifiziert. Andere intestinale Krankheiten und ihre Assoziationen am Gleit-und Stützgewebe erfüllen diese Prämissen nicht oder nur teilweise. Dann wird ihre Zuordnung zu den Spondylarthropathien befürwortend oder ablehnend diskutiert.

Enteritis regionalis (Morbus Crohn)/ Colitis ulcerosa

Die chronisch-entzündlichen Darmkrankheiten Enteritis regionalis (Morbus Crohn) und Colitis ulcerosa und ihre Gelenk- und Achsenskelettassoziationen sind als klassische Spondylarthropathien anerkannt. Beide Erkrankungen gehen mit ähnlichen oder identischen Manifestationen am Gleit- und Stützgewebe einher, und zwar höchstens bei 40% der Patienten. An peripheren Gelenken geben sich überwiegend Arthralgien oder seltener (um 10%) seronegative, HLA-B27-negative Arthritiden mit der Vorzugstopik untere Extremitäten zu erkennen, und zwar als subakute, migratorische, gelegentlich fieberhafte Mono-, asymmetrische Oligo- oder Polyarthritis. In den meisten Fällen klingen sie nach wenigen Wochen oder Monaten ab. Die Gelenkerkrankung kann schon vor der Darmmanifestation auftreten, sich gleichzeitig oder nach ihr manifestieren oder ihre Exazerbationen begleiten. Operative Eingriffe haben gewöhnlich eine Besserung, Remission oder Regression der Arthritiden zur Folge.

Die Arthritiden verlaufen in ihrer Mehrzahl nicht erosiv (Weichteilzeichen und Kollateralphänomene). Bei chronischen oder wiederholt rezidivierenden Gelenkentzündungen nehmen diese manchmal den Charakter einer erosiven Arthritis an (Frayha et al. 1975), und beim Morbus Crohn sind häufig nicht verkäsende Epitheloidzellgranulome (wie von der Sarkoidose bekannt) im entzündlich-granulomatösen Synovialgewebe nachzuweisen.

Mit einer unspezifischen Ostitis kann bei der Colitis ulcerosa eine massive periostale Auftreibung der Klavikeln in Zusammenhang stehen (Verbruggen et al. 1985). Im Vergleich zur adulten rheumatoiden Arthritis werden nämlich – wie bei den Spondylarthropathien überhaupt – beim Morbus Crohn und bei der ulzerösen Kolitis mit oder *ohne* Gelenkbefall häufig auffallende Periostreaktionen beobachtet (Abb. 11.**43**). Sie *können* sogar den Röntgenaspekt der sekundären hypertrophischen Osteoarthropathie (Marie-Bamberger-Syndrom), evtl. mit Trommelschlegelfingern oder -zehen und/oder Uhrglasnägeln, haben. Bis zu 5% der Patienten – bei der Colitis ulcerosa seltener als bei der Enteritis regionalis – ent-

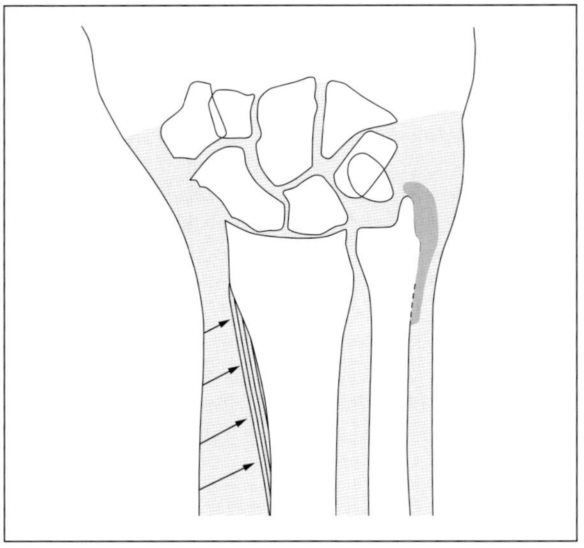

Abb. 11.**43** **Seronegative chronische enteropathische Arthritis bei Enteritis regionalis (sie entwickelte sich schleichend nach Beginn der Darmerkrankung).**
Röntgenbefunde: Im Radiokarpalgelenk ist der Gelenkspalt reaktionslos verschmälert. Erosionen am Skaphoid sowie durch eine Tenosynovitis des M. extensor carpi ulnaris am Griffelfortsatz der Elle *(hier besonders hervorgehoben, aber auch auf Röntgenaufnahmen als Weichteilschatten erkennbar, evtl. Betrachtung vor Irisblende).*
Pfeile: Lamelläre Periostreaktion, die bei der Enteritis regionalis und der Colitis ulcerosa manchmal auch ohne Arthritis der benachbarten Gelenke auftritt. Die periostale Knochenneubildung kann mit der kompakten Knochensubstanz verschmelzen. Dann imponiert die Kompakta (Kortikalis) als mehr oder weniger verdickt.

wickeln Achsenskelettbefall; dann ist bei der Mehrzahl der Erkrankten das HLA-B27-Antigen nachzuweisen. Zeigen sich die Achsenskelettphänomene mit den Röntgenbefunden der Spondylitis ankylosans (Sakroiliitis vom Typ „buntes Bild", Syndesmophyten usw.), so ist die HLA-B27-Positivität sogar höchstwahrscheinlich.

Grundsätzlich gehören Fibroostitiden zum Befundspektrum der Spondylarthropathien. Sie kommen also auch beim Morbus Crohn und bei der Colitis ulcerosa vor. Umgekehrt soll das Auftreten von fibroostitischen Röntgenbefunden *ohne* Gelenkerkrankung und Achsenskelettmanifestationen einschließlich fehlender Sakroiliitis und ohne Organkrankheit immer daran denken lassen, dass eine **undifferenzierte Spondylarthropathie** vorliegen könnte (s. S. 359).

Bei der Enteritis regionalis sind sekundäre pyogene Arthritiden bekannt, die sowohl bakteriell-hämatogen als auch per continuitatem über Darmfisteln sowie Psoas- oder Retroperitonealabszesse an benachbarten Gelenken auftreten.

Jenseits von den Gelenkmanifestationen offenbaren extraintestinale Komplikationen den Systemcharakter beider entzündlicher Darmaffektionen, allerdings in unterschiedlicher Häufigkeit. Dazu gehören:

- Haut- und Schleimhautläsionen (Erythema nodosum, Pyoderma gangraenosum, orale Aphthen)
- perianale Fisteln, Fissuren, Abszedierungen, Ulzera
- Augenkomplikationen (Konjunktivitis, Uveitis meist bei HLA-B27-positiven Patienten)
- morphologische und funktionelle Leber- und Pankreasaffektionen

Die Maldigestion und die Malresorption beim Morbus Crohn begünstigen die Entstehung einer Osteoporose, einer Osteomalazie und des sekundären Hyperparathyreoidismus.

Weitere Intestinalerkrankungen

Zu denjenigen Intestinalerkrankungen, bei denen sich Komplikationen am Gleit- und Stützgewebe bemerkbar machen können, die trotz ähnlicher oder identischer Röntgenbefunde bisher nicht den klassischen Spondylarthropathien zugerechnet werden, gehören:

- Morbus Whipple (intestinale Lipodystrophie)
- Kollagenkolitis
- divertikulitisassoziierte Arthritis
- intestinale Bypass-Arthritis
- gluteninduzierte Enteropathie (im Kindesalter Zöliakie genannt)
- Arthralgie/Arthritis beim Karzinoidsyndrom (des Verdauungstrakts – wahrscheinlich durch tumoreigene Metaboliten ausgelöst; Solnica 1976)
- erosive Arthritis beim Cronkhite-Canada-Syndrom (Sanders et al. 1985: Entität mit erworbener gastrointestinaler Polyposis, Hyperpigmentationen an der Haut und Nageldystrophie; bildgebende Differenzialdiagnose an den Prädilektionsgelenken an der Hand zur erosiven DIP-Polyarthrose, zur Arthritis psoriatica und zur multizentrischen Retikulohistiozytose stellen).

Morbus Whipple

Der Morbus Whipple ist eine androtrope systemische Infektionskrankheit durch das grampositive Bakterium Tropheryma whipplei (Marth u. Feurle 2002). Bei etwa 30% der Patienten lässt sich eine HLA-B27-Assoziation nachweisen. Jedes Organsystem kann mit entsprechender Symptomatik erkranken, allen voran der Dünndarm mit Diarrhöen, Fettstühlen und Gewichtsverlust.

Bis zu 90% der Patienten klagen über Gelenkbeschwerden, die einerseits Begleitsymptome sind, andererseits den anderen Krankheitsmanifestationen um Jahre vorausgehen können! Abgesehen von aufwendigen Zellkulturen gelingt der Nachweis des Mikroorganismus auch in der Synovialmembran mittels der molekularbiologischen PCR, nämlich durch Whipple-spezifische DNA-Fragmente.

Whipple-charakteristisch – wenn auch für sich alleine natürlich nicht beweisend – sind außer vieldeutigen Polyarthralgien akute/subakute, migratorische, nicht erosive seronegative Oligo- und Polyarthritiden, seltener auch Monarthritismanifestationen. Jedoch wurden auch Fälle beobachtet, die chronisch-erosiv verlaufen, mit symptomatischer oder asymptomatischer Sakroiliitis (< 10%) oder sogar mit den bildgebenden Befunden der Spondylitis ankylosans (< 5%) einhergehen. Periostreaktionen ähnlich wie beim Morbus Crohn oder bei der ulzerösen Kolitis kommen vor. Bei der Dünndarmaffektion erkranken auch die Mesenteriallymphknoten (CT, MRT).

Kollagenkolitis

Die Kollagenkolitis zeichnet sich, abgesehen von der unspezifischen Dickdarmsymptomatik und der makroskopisch unauffälligen Schleimhaut, im histologischen Schnitt durch ein breites subepitheliales Kollagenband und eine lymphoplasmozytäre Infiltration der Lamina propria mucosae aus. Bei weniger als 10% der Erkrankten sind (außer prozentual nicht erfassten Polyarthralgien) seronegative, nicht erosive Oligo- oder Polyarthritiden zu erwarten (Kingsmore et al. 1993). Noch seltener kommt es zu seronegativen erosiven Oligo- oder Polyarthritiden sowie zu Röntgenbefunden der Spondylarthropathien, nämlich Sakroiliitis, Syndesmophyten, Fibroostitis oder Daktylitis. Gelegentlich werden auch Parasyndesmophyten neben typischen Syndesmophyten beobachtet (Zunino et al. 1998). Die Kollagenkolitis geht nicht mit HLA-B27-Assoziation einher. Bei Erkrankungsfällen mit Stammskelettbeteiligung soll jedoch das HLA-B27-Antigen häufiger als in der Normalpopulation nachzuweisen sein.

Divertikulitisassoziierte Arthritiden

Diese Arthritiden (mono-, oligo-, polyartikulär, besonders an den unteren Extremitäten) sind bei entzündlicher Komplikation oder Exazerbation der Dickdarmdivertikulose bekannt (Schapira et al. 1997). Ein Rückgang der Arthritis ist nach operativer Sanierung zu erwarten.

! Merke

Vor der Annahme einer divertikulitisassoziierten Arthritis muss daran gedacht werden, dass auch ein (koinzidierendes) Kolonkarzinom eine paraneoplastische Arthritis auslösen kann!

Bypass-Arthritis

Die Bypass-Arthritis kann sich, unabhängig von der Operationstechnik, Tage, Wochen oder Monate bis wenige Jahre nach Anlegung einer intestinalen Anastomose zur Reduktion der krankhaften Adipositas zu erkennen geben. Pathogenetisch sollen Bakterienüberwucherungen in der sich stagnierend auswirkenden blinden Dünndarmschlinge mit nachfolgender Schleimhautstörung ein immunvermitteltes Syndrom auslösen. Zu dessen Phänomenen gehören nicht nur Arthritiden (seronegativ, zumeist nicht erosiv, selten erosiv, intermittierend, evtl. fieberhaft, mit Kniegelenkaffinität) und Tenosynovitiden, sondern häufig auch Hautläsionen. Dann wird vom **Arthritis-Dermatitis-Syndrom** gesprochen (Stein et al. 1981, Cantatore et al. 1991). Hautbefunde sind bei etwa 80% der Operierten zu erwarten, beispielsweise ein Erythema nodosum, spontane Ekchymosen, makulopapulöse Effloreszenzen und Urtikaria im Sinne kutaner Vaskulitiden sowie das Raynaud-Phänomen.

Die Gelenkbeschwerden bilden sich in der Regel nach kompletter chirurgischer Revision oder Entfernung der blinden Darmschlinge zurück.

Es gibt auch ein **Urtikaria-Arthritis-Syndrom** (Pasero et al. 1989). Bei Patienten mit episodisch auftretender Urtikaria können konkomitierend oder zeitlich versetzt Arthralgien oder mit Weichteilzeichen einhergehende Arthritiden auftreten. ■

Als Komplikation der intestinalen (den Dünndarm betreffenden) Anastomosenoperation treten infolge Resorptionsstörungen manchmal die Osteomalazie und der sekundäre Hyperparathyreoidismus auf (Compston et al. 1978), gelegentlich auch eine Hyperoxalurie und Nephrolithiasis.

Glutensensitive Enteropathie

Die glutensensitive Enteropathie (**Zöliakie** der Kinder, **einheimische Sprue** der Erwachsenen) gehört ebenfalls zu den chronischen Darmerkrankungen mit Malresorptionssyndrom und -befunden sowie mit assoziierten Arthritiden. Ätiologisch gesichert ist, dass Gluten, das Klebereiweiß der Getreidesorten, die Krankheit und ihre extraintestinale Komplikationen auslöst und unterhält; denn durch strikte glutenfreie Ernährung tritt eine Rückbildung, mindestens jedoch eine Besserung beispielsweise auch der Gelenkbeschwerden ein. Die Pathogenese der intestinalen Glutentoxizität wird diskutiert (Permeabilitätsstörung, Enzymmangel, immunologische Abweichungen sowie der serologische Nachweis von IgA-Endomysium- und Antigliadinantikörpern [gegen die Gliadinfraktion des Glutens]). Die Gelenkbeschwerden gehen auf eine aseptische, rezidivierende, seronegative, asymmetrische oder symmetrische, nicht erosive, selten erosive Oligoarthritis zurück. Große Gelenke erkranken häufiger als kleine Gelenke, manchmal auch die Sakroiliakalgelenke, oder es lassen sich sogar andere Befunde der Spondylarthropathien an den beweglichen Wirbelsäulenabschnitten nachweisen (Lubrano et al. 1996). Mögliche Spruefolgen sind außerdem Osteoporose, Osteomalazie, eine Eisenmangelanämie, eine chronische Hepatitis mit Transaminasenerhöhung sowie Mundaphthen, die Dermatitis herpetiformis und Konjunktivitiden.

Die Patienten klagen über Durchfälle, Gewichtsverlust und Malresorptionsfolgen. Es gibt aber auch Sprueerkrankungen ohne abdominelle Beschwerden und Fälle mit Sprueantikörpern bei fast normaler Dünndarmschleimhaut, also eine latente oder potenzielle Sprue. Sollten sich bei diesen atypischen Sprueerkrankungen Gelenkbeschwerden einstellen, ist ihre ätiologische Einordnung anhand von bildgebenden Untersuchungen nicht möglich. Allenfalls gehört die Sprue beim Zusammentreffen von Gelenkbeschwerden mit einer Anämie (Eisen-, Folsäure-, Vitamin-B_{12}-Defizit) zu den Differenzialdiagnosen.

Spondylitis ankylosans: Extremitäten-, Kiefergelenkbefall

Etwa die Hälfte der Patienten mit Spondylitis ankylosans klagt über Beschwerden an den Extremitätengelenken und/ oder im Kiefergelenk. Sie können bereits im *präspondylitischen* Stadium dieser Erkrankung auftreten, beispielsweise als witterungsabhängige (unspezifische) Polyarthralgien (flüchtige „vage" Gelenkschmerzen) oder bei jungen Männern als therapieresistenter rezidivierender, ein- oder beidseitiger Kniegelenkerguss, sehr selten sogar als fieberhafter Gelenkrheumatismus (akute Polyarthritis).

Die *Begleitarthritiden der diagnostizierten Spondylitis ankylosans* offenbaren sich vielfältig als nicht erosive oder erosive Mono-, asymmetrische Oligo- oder seronegative Polyarthritis. Die Gelenke an den unteren Extremitäten werden häufiger befallen als die Gelenke der Arme. Immerhin kommen krankheitsbegleitende zumeist Mono- oder Oligoarthritiden mit nennenswerter Häufigkeit auch an den Armen vor, und zwar u. a. im Karpalbereich und an einzelnen Fingern in allen 3 Gelenketagen (Abb. 11.**44a**), also topisch anders als das übliche manuelle Befallsmuster der adulten rheumatoiden Arthritis. Zu den vielfältigen Arthritisdirektzeichen gehört – ebenso wie bei den anderen klassischen Spondylarthropathien –

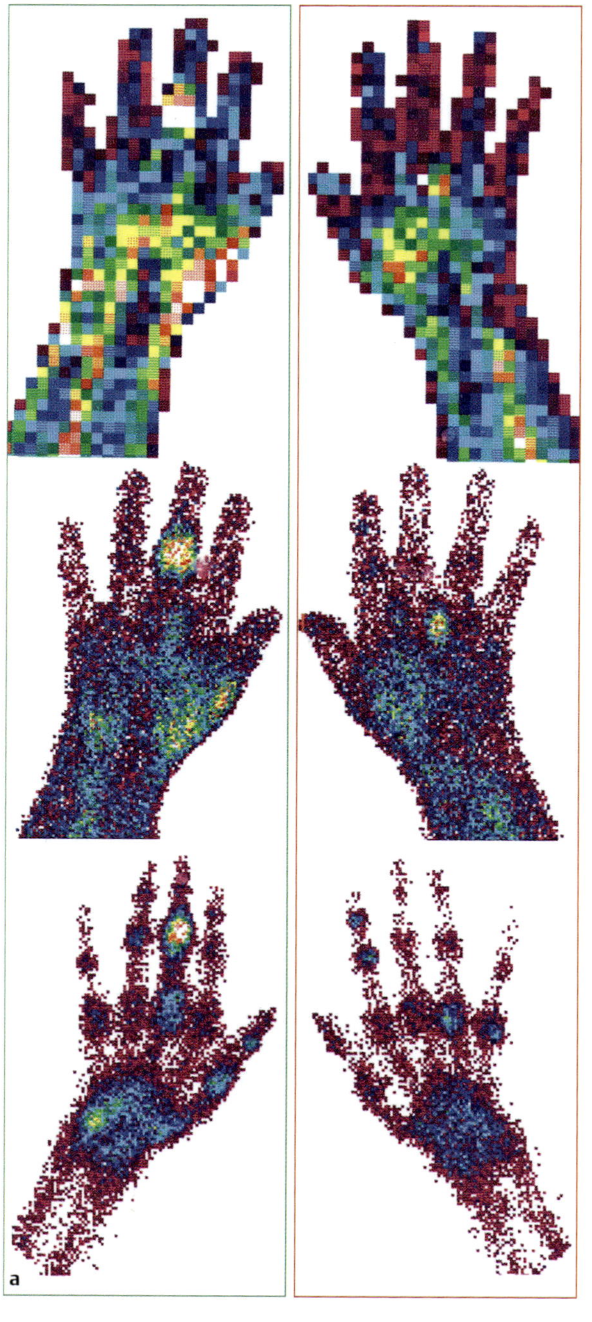
a

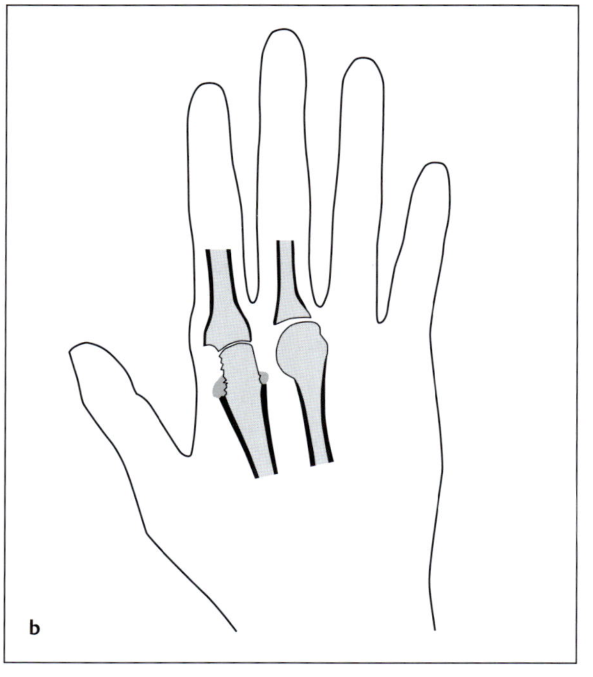
b

Abb. 11.**44a, b** **Spondylitis ankylosans.**
a **Asymmetrischer arthritischer Befall unterschiedlicher Aktivität an den Händen bei ankylosierender Spondylitis** (osteotroper Tracer).
b **Patient mit Spondylitis ankylosans**, diagnostiziert vor mehr als 5 Jahren. Seit einiger Zeit Schmerzen und Schwellung im MCP II rechts sowie an mehreren MTP.
Röntgenbefund: Chronische erosive Arthritis, bei der u. a. eine irregulär geformte Periostreaktion im meta-/diaphysären Übergang am 2. Metakarpale auffällt. Auch ohne anamnestische Kenntnisse würde der begründete Verdacht auf eine Arthritis bei einer der Spondylarthropathien aufkommen.

die Neigung zu Periostreaktionen (Abb. 11.**44b**) zur Röntgenmorphologie der peripheren Arthritiden bei Spondylitis ankylosans, desgleichen das Auftreten von Fibroostitiden. Außerdem kommen als seltene Überlappungsbefunde an den Extremitäten die sog. Protuberanzen und „weiße" Knochen an kleinen Gelenken bzw. Phalangen vor, Befunde, die an sich als wichtige Merkmale im röntgenmorphologischen Gesamtaspekt der Arthritis psoriatica – ebenfalls eine Spondylarthropathie – bekannt sind.

Die **Fluorosehand** (Abb. 11.**45**) gehört zu den seltenen Manifestationen der chronischen (endemischen, industriellen oder *therapeutischen*) Fluorexposition. Sie wird beispielsweise zufällig bei einer älteren Frau entdeckt, die wegen Osteoporose mit Fluoridmedikation behandelt wird und bei klinisch vermuteter Handpolyarthrose zur Röntgenuntersuchung kommt, um das Ausmaß der Polyarthrose festzustellen. Je nach Ausprägung der fluorbedingten periostalen Reaktion kann dann der (fälschliche) Verdacht auf eine sekundäre hypertrophische Osteoarthropathie (Marie-Bamberger-Syndrom) aufkommen. Über weitere Manifestationen der chronischen Fluorintoxikationen, die als Folge der Osteoblastenstimulation auftreten, s. z. B. Abb. 12.**42**. ■

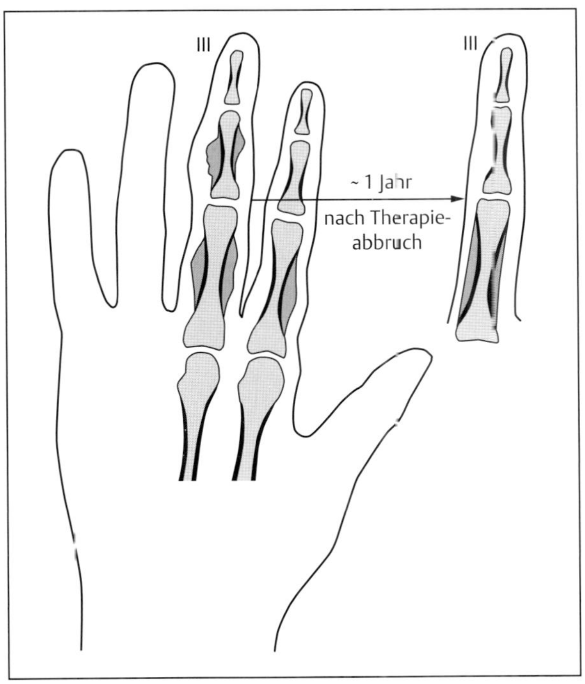

Abb. 11.**45** **Fluorosehand (Gloor et al. 1980); Entsprechendes gilt für die Zehen.** Nach Absetzen der Fluoridtherapie bzw. Aussetzen der endemischen (Trinkwasser!) oder beruflichen Fluoridintoxikation kann es zu einer (partiellen) Involution der Knochenneubildungen kommen. Sie betrifft in diesem Fall auch die asymmetrische periostale Reaktion *(rechts)*.

Rheumatisches Fieber, poststreptokokkenreaktive Arthritis, Jaccoud-Arthritis (Jaccoud-Arthropathie, Rheumatismus fibrosus, chronisches rheumatisches Fieber)

Das rheumatische Fieber (obsolet: akuter Gelenkrheumatismus) ist eine bei Kindern und jungen Erwachsenen auftretende, akut verlaufende Komplikation unbehandelter Racheninfektionen durch β-hämolysierende Streptokokken der Gruppe A. Die Krankheit setzt nach 1- bis 3-wöchiger Latenz zum initialen Streptokokkeninfekt ein.

Beim klassischen rheumatischen Fieber geht die formal als reaktive, also Zweiterkrankung anzusehende Gesundheitsstörung mit arthritischen, viszeralen und kutanen postinfektiösen Manifestationen einher:

1. *Fieber*, sogar hoch fieberhaft.
2. Akute, migratorische *Polyarthritis* (akuter Gelenkrheumatismus), große > mittlere > kleine Gelenke, zumeist selbstlimitierend verlaufend, schmerzhafte Schwellung, lokale Überwärmung, röntgenologisch arthritische Weichteilzeichen.
3. *Karditis*; die in diesem Zusammenhang mögliche Endokarditis kann zum erworbenen Klappenfehler führen.
4. Pathologische *Hautphänomene* (wegdrückbares Erythema marginatum sive Erythema anulare rheumaticum – es zeigt häufig eine Herzbeteiligung an –, subkutane reis- bis kirschkerngroße, derbe, indolente Noduli rheumatici.
5. Serologisch weist der schon im frühen Krankheitsstadium *signifikant ansteigende Antistreptolysin-O-Titer* auf die pathogenetische Beziehung zum vorausgegangenen Streptokokkeninfekt hin.

Im 20. Jahrhundert trat das rheumatische Fieber nicht nur seltener auf, sondern seitdem hat sich auch die Klinik der Erkrankung phänomenologisch gewandelt. Beispielsweise offenbart sich der Gelenkbefall nicht mehr obligat polyartikulär, sondern kann sich als Mono- oder Oligoarthritis zu erkennen geben, evtl. mit abgeschwächter exsudativer Reaktionsweise eher polyarthralgisch. Die Herzbeteiligung ist seltener geworden.

Darüber hinaus wird im zeitgenössischen Schrifttum von einer **poststreptokokkenreaktiven Arthritis** gesprochen (Gutiérrez-Urena et al. 1995). Sie soll eine gutartige Variante des rheumatischen Fiebers sein, da bei ihr keine symptomgebende oder nur eine minimale oder transitorische Herzbeteiligung zu erwarten ist und die anderen Manifestationen, namentlich Nr. 4 und 1, des rheumatischen Fiebers fehlen.

In seltenen Fällen entwickelt sich aus dem akuten rheumatischen Fieber oder im Gefolge wiederholter Rezidive ein chronisches Krankheitsbild: die **Jaccoud-Arthritis** (Synonyme: **Jaccoud-Arthropathie**, Rheumatismus

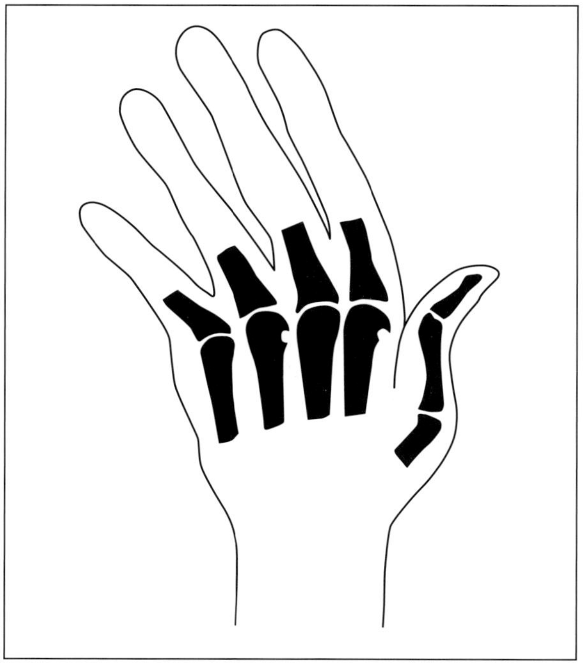

Abb. 11.**46** **Jaccoud-Arthritis/-Arthropathie; s. die Gelenkfehlstellungen an den Langfingern und am Daumen sowie die hakenartigen Erosionen am MCP-Kopf II und IV (vgl. Text).**

fibrosus oder chronisches rheumatisches Fieber). Dann fallen anamnestisch, klinisch, histomorphologisch und röntgenologisch folgende Abweichungen auf:

Anamnese: Zumindest im Anfangsstadium *redressierbare Fehlstellungen* an der Hand (>90%; Abb. 11.**46**), und in absteigender Häufigkeit auch an Fuß-, Knie-, Ellenbogen-, Schulter- und Sternoklavikulargelenken. An der Hand steht eine ulnare Subluxation der MCP-Gelenke (entsprechende Fehlstellungen der MTP-Gelenke) im Vordergrund, evtl. begleitet von Fehlstellungen der PIP-und DIP-Gelenke der Langfinger (Schwanenhalsdeformität; s. Abb. 11.**19**), Überstreckung im IP-Gelenk des Daumens und Fehlstellungen der CMC- und Karpalgelenke.

Klinisch geht die Gelenkfehlstellung ohne oder nur mit geringfügigen Schmerzen einher, also ohne/minimalen Dolor, und ohne Calor, Rubor und Tumor, wohl aber mit mehr oder weniger ausgeprägter functio laesa.

Histomorphologisch lassen sich eine geringgradige Synovitis (ohne Pannusformation) und eine erhebliche kapsuläre und perikapsuläre Fibrose nachweisen. Vor allem die Kapselfibrose soll über die daraus abzuleitende Schlaffheit der Gelenke und Gelenkbänder sowie über Muskelzug die Gelenkfehlstellung verursachen.

Röntgenologisch lassen sich nicht nur die Gelenkfehlstellungen (der MCP) analysieren, sondern werden *manchmal* auch charakteristische hakenförmige Erosionen an den Metakarpusköpfen beobachtet (Abb. 11.**47**, s. auch Abb. 11.**46**).

Zur *Diagnose* der *klassischen* Jaccoud-Arthritis/-Arthropathie an der Hand und an den anderen Gelenken wurden ursprünglich gefordert (Bywaters 1950):

- anamnestisch rheumatisches Fieber
- Endokarditis bzw. erworbener Herzklappenfehler
- erhöhter Antistreptolysin-O-Titer

Tatsächlich hat sich gezeigt, dass der Jaccoud-Arthritis/-Arthropathie keine nosologische Entität, sondern eine syndromartige Reaktionsweise des Organismus zugrunde liegt. Das heißt, vielfältige Erkrankungen können die beschriebene Disparität zwischen Gelenkfehlstellung und diskreten/fehlenden Konturveränderungen an den betroffenen Gelenken auslösen:

- systemischer Lupus erythematodes (Abb. 11.**48**)
- andere klassische Kollagenosen
- Mischkollagenose (Sharp-Syndrom)
- adulte rheumatoide Arthritis
- Sjögren-Syndrom
- eosinophile Fasziitis
- paraneoplastische Gelenkerkrankungen
- angioimmunoblastische Lymphadenopathie
- Ehlers-Danlos-Syndrom
- angeborene Immundefekte

Sogar durch die (polytope) pigmentierte villonoduläre Synovitis der MCP-Gelenke können Jaccoud-ähnliche Fehlstellungen verursacht werden (Zuber et al. 1996), und nach Myokardinfarkten, bei chronischen obstruktiven Lungenerkrankungen und Tuberkulose sowie bei Gesunden („idiopathisch") sind Einzelfälle beschrieben worden.

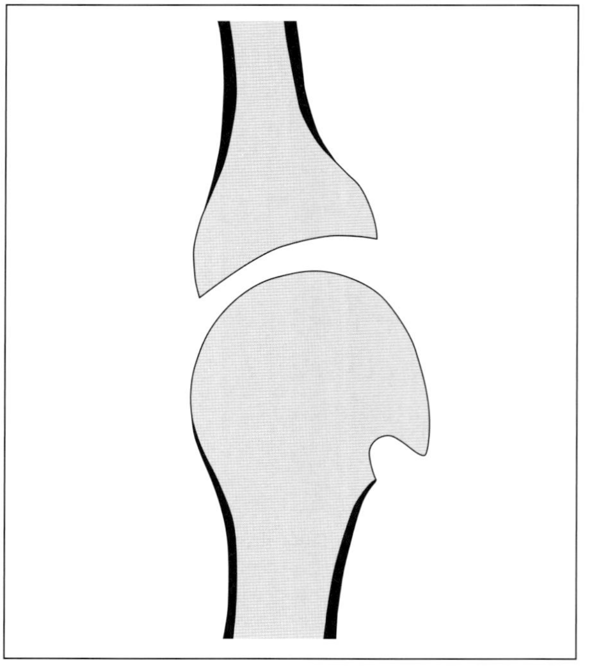

Abb. 11.**47** **Charakteristischer Röntgenaspekt der hakenartigen Erosion am Metakarpuskopf bei der Jaccoud-Arthropathie (Pastershank u. Resnick 1980).** Sie sitzt an der radial-palmaren Zirkumferenz, kann sich jedoch unter Veränderung des typischen Röntgenaspekts vergrößern.

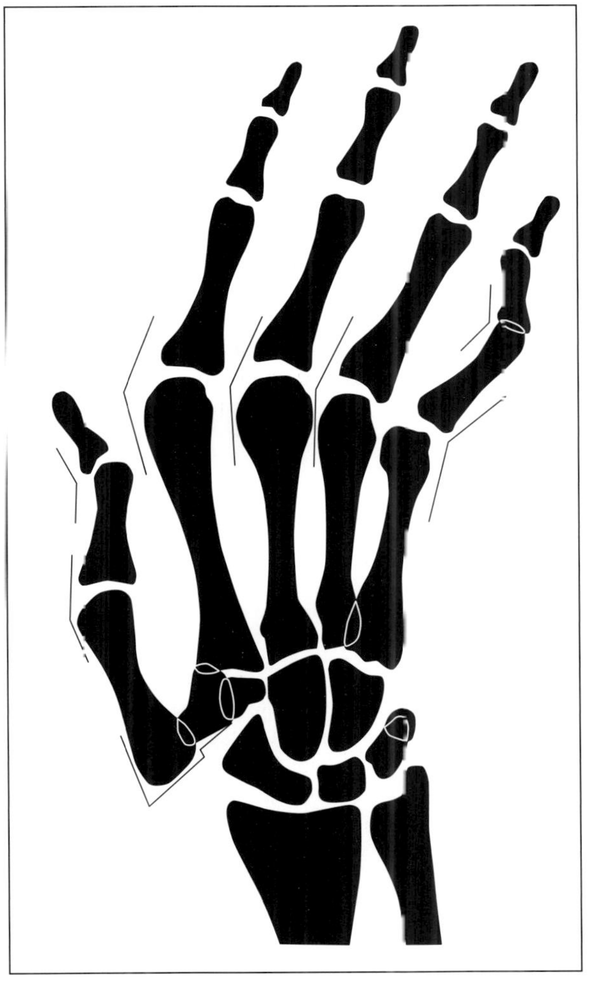

Abb. 11.48 **Systemischer Lupus erythematodes mit Gelenkfehlstellungen an der Hand (in diesem, wie in den meisten Fällen ohne Erosionen an den artikulierenden Knochen).** Röntgenmorphologie und Histologie wie bei der Jaccoud-Arthritis (Synonym: Jaccoud-Arthropathie). Zur weiteren Differenzialdiagnose dieses Röntgenaspekts s. S. 334.

Klassische Kollagenosen, systemische Vaskulitiden, Mischkollagenose, andere Immunopathien, enzymogene oder mutationsbedingte Erkrankungen mit Beteiligung des Stütz- und Gleitgewebes

Die klassischen kollagenen Krankheiten (Kollagenosen) sind generalisierte Bindegewebserkrankungen unbekannter Ätiologie, bei denen autoimmunologisch getriggerte systemische Schädigungen des Gefäß- und Bindegewebsapparats auftreten-. Zunächst wurde angenommen (Klemperer et al. 1942), dass ein färberisch identisches Verhalten der bindegewebigen Interzellularsubstanz im histologischen Schnitt (fibrinoide Degeneration, fibrinoide Nekrose) das pathogenetische Bindeglied der verschiedenen klinischen Krankheitsbilder sei. Inzwischen ist der Nachweis erbracht, dass Autoimmunphänomene auch bei den (klassischen) Kollagenosen eine mitbestimmende Rolle bei ihrer Entstehung und Unterhaltung spielen. Summarisch seien die ANA und ihnen im weiteren Sinne zugerechnete, bestimmte antizytoplasmatische Antikörper angeführt, ferner vaskulitisassoziierte antineutrophile zytoplasmatische Antikörper (ANCA) gegen Zellbestandteile in Granulozyten, Monozyten und Endothelzellen sowie durch Antigen-Antikörper-Reaktionen entstehende zirkulierende oder präzipitierte Immunkomplexe und die T-Lymphozyten.

> **! Merke**
> Autoimmunphänomene zeigen eine gestörte Selbsttoleranz gegenüber Bestandteilen (Zielmolekülen) des eigenen Körpers an.

Erst im Gefolge der Eigenantigen-Antikörper-Reaktion kommt es zu entzündlichen Vorgängen, d.h. u.a. auch zu den ursprünglich namensgebenden Veränderungen in der bindegewebigen Interzellularsubstanz. Die verschiedenen Kollagenosen haben **Autoantikörperprofile**, d.h., nicht ein einziger Autoantikörpertyp signiert die jeweilige Kollagenose (Immunopathie). Vielmehr gilt in der Regel das Prinzip des primus inter pares, das sich in der Krankheitspezifität und -sensitivität der einzelnen Autoimmunphänomene widerspiegelt. Entsprechend den Autoantikörper*profilen* treten immunologische und klinische Überschneidungen („Überlappungsbefunde") zwischen den klassischen Kollagenkrankheiten auf (s. undifferenzierte Kollagenose, Mischkollagenose).

Systemischer Lupus erythematodes

Der systemische Lupus erythematodes ist die verbreiteste klassische Kollagenose und befällt (jüngere) Frauen etwa 5- bis 10-mal häufiger als Männer, viel seltener Jugendliche, Kinder oder Neugeborene bzw. junge Säuglinge. Für eine familiäre (erbliche) Prädisposition dieser ätiologisch ungeklärten Erkrankung spricht die signifikante Krankheitskonkordanz bei eineiigen Zwillingen. ANA sind wichtige serologische Parameter für die Pathogenese, die Diagnose und die Prognose und bei Verlaufsbeobachtungen des systemischen Lupus erythematodes. Eine Vielzahl von ANA wurde bei dieser klassischen Kollagenkrankheit in variabler Häufigkeit nachgewiesen. Offenbar sind die einzelnen ANA-Typen mit bevorzugten klinischen Manifestationen assoziiert, da sie differente Zielstrukturen in den Zellkernen haben. Beim aktiven systemischen Lupus kommt hochtitrigen Autoantikörpern gegen Doppelstrang-DNA (auch nDNA oder dsDNA genannt) die höchste Spezifität zu. Sie dominieren das Autoantikörperprofil. Richtungweisende, wenn auch nicht beweisende klinische Merkmale sind neben Allgemeinsymptomen, wie Fieber, Müdigkeit bzw. Leistungsschwäche, anamnestische Hinweise auf Fotosensibilität sowie visuell erkennbare Auffälligkeiten, beispielsweise das sog. Schmetterlingserythem im Gesicht (auf den Wangen mit einer „Brücke“ über die Nasenwurzel), diffuse Erytheme, diskoide Hautherde, Haarausfall, das Raynaud-Phänomen, Mundulzera, Purpura und die Livedo racemosa (reticularis) vor allem an den unteren Extremitäten. Letztlich können die verschiedensten Organsysteme (Nieren, Respirationstrakt, Herz, zentrales und peripheres Nervensystem, auch psychische Abweichungen, das hämatopoetische System und Lymphorgane) in den Krankheitsprozess einbezogen werden bzw. klinisch auffallen.

Merke

Gleit- und Stützgewebe gehören zu den häufigsten Lokalisationen des systemischen Lupus erythematodes.

Etwa 90% der Patienten klagen nämlich über Gelenkbeschwerden. Überwiegend handelt es sich um klinisch und bildgebend nicht objektivierbare Polyarthralgien.

Aber auch nicht erosive und seltener erosive, dann meistens symmetrische Polyarthritiden kleiner und großer Gelenke geben sich ebenso zu erkennen wie Tenosynovitiden, beispielsweise die röntgenologisch auffallende Sehnenscheidenentzündung des M. extensor carpi ulnaris (s. Abb. 11.**16** und Abb. 11.**17**). Diagnostisch/differenzialdiagnostisch bedeutsam sind Gelenkveränderungen an den Händen (und Vorfüßen) vom Typ und histomorphologischen Aspekt der Jaccoud-Arthropathie (s. Abb. 11.**46** und S. 333f), d. h. passiv redressierbare Gelenkfehlstellungen, selten mit (hakenförmigen) Erosionen an den Metakarpusköpfen (s. Abb. 11.**47**). Etwa 5% der Patienten zeigen diese Form der pathologischen Röntgenmorphologie. In Verbindung mit einem axialen Schmetterlingserythem und/oder ANA sowie zirkulierenden Immunkomplexen und erniedrigtem Komplementspiegel ist sie für den systemischen Lupus erythematodes pathognomonisch. Außerdem kommen folgende röntgenmorphologisch erkennbare Befunde vor:

- Weichteilverkalkungen (Kalzinosen)
- Akroosteolysen an den Endphalangen (bei klinischer Raynaud-Symptomatik)
- multiple (ischämische, aseptische) Knochennekrosen ohne oder unter Langzeittherapie mit Kortikosteroiden (klinisch „Gelenkschmerzen“ bei röntgenologisch negativem bis unsicherem pathologischem Befund, z. B. im Bereich des Kniegelenks, Frühdiagnose mittels MRT; sonst s. Abb. 11.**49**)

Periostreaktionen an den Diaphysen von Röhrenknochen und kleine zystenartige Osteolysen in den Gelenksockeln (Laasonen et al. 1990) werden als Ausdruck einer Periostvaskulitis bzw. resorbierter Ischämien gedeutet (Burson et al. 1990).

Beim *kindlichen* systemischen Lupus erythematodes kann es als Folge der Erkrankung oder/und der Kortikosteroidtherapie zu einer Störung des Längenwachstums kommen.

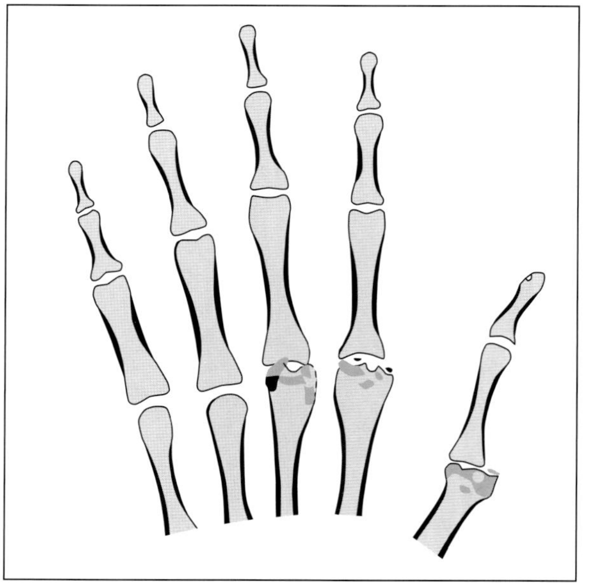

Abb. 11.**49** **Ischämische Epiphysennekrose an Metakarpusköpfen beim systemischen Lupus erythematodes** (s. Text). Unter den Karpalia fallen besonders am Lunatum und Triquetrum Ischämiefolgen auf.
Röntgenmerkmale: Verformung, Sinterung, Fragmentation, zystische Strukturaufhellungen (nach Abbau der abgestorbenen Spongiosabälkchen), Knochenverdichtungen, insgesamt also mehr oder weniger ausgeprägte Desintegration.

Zahlreiche Arzneimittel können vielfältige Symptome und krankhafte Befunde auslösen, die zur behandelten Krankheit in keiner Beziehung stehen. Zu diesen unerwünschten Nebenwirkungen gehört auch ein dem systemischen Lupus erythematodes ähnelndes Krankheitsbild (**medikamentös induzierter Lupus erythematodes systemicus, Lupus-Syndrom**). Die gebildeten Autoantikörper, wie Anti-nDNA-, bestimmte Antihiston- und/oder antimitochondrale Autoantikörper, sind in diesem Fall *arzneitypisch* und treten in Assoziation mit verschiedenen immungenetischen Merkmalen (HLA) auf. Dasselbe Medikament kann sogar in Abhängigkeit von der jeweiligen immungenetischen Prädisposition des Patienten differente Autoimmunkrankheiten auslösen. Gewöhnlich klingen die Bildung von Autoantikörpern bzw. die von ihnen induzierten Krankheiten nach dem Absetzen des entsprechenden Medikaments allmählich ab. Falls dies nicht geschieht, muss an eine medikamentöse Provokation eines *latenten* Lupus oder einer anderen latenten Autoimmunerkrankung gedacht werden. Beispielsweise gehören auch Arthralgien oder nicht erosive Arthritiden zu den Symptomen bzw. Befunden des Lupus-Syndroms. Außerdem ist zu bedenken, dass vergleichsweise banale *medikamentöse Allergien* ebenfalls zu Arthralgien oder nicht erosiven Arthritiden führen können. Zur Differenzialdiagnose zwischen den unter Umständen schwerwiegenden medikamentös induzierten Autoimmunerkrankungen und allergisch-„rheumatischen“ Symptomen bzw. Befundkomplexen kann die Überlegung beitragen, dass bei Letzteren in der Regel anfangs die allergischen Hautmanifestationen das Krankheitsbild beherrschen, ehe die Gelenkbefunde sich subjektiv und/oder objektiv zu erkennen geben. Auch der diagnostische Radiologe kann bei ambulanten Patientenüberweisungen zur Bildgebung wegen unklarer schmerzhafter, mit Weichteilzeichen einhergehender Arthritiden (vornehmlich größerer Gelenke) durch Erfragung der Medikamentenanamnese zur richtigen diagnostischen Einschätzung beitragen.

Hochtitrige Antikörper gegen Phospholipide (aPL-Antikörper) – zu den wichtigsten gehören Antikörper gegen Kardiolipin und das Lupus-Antikoagulans – werden beim **Antiphospholipidsyndrom** (Meurer 1994) nachgewiesen. Das *primäre* Antiphospholipidsyndrom gibt sich an hochtitrigen aPL-Antikörpern ohne Assoziation mit dem systemischen Lupus erythematodes zu erkennen. Das *sekundäre* Antiphospholipidsyndrom ist dagegen mit dem systemischen Lupus erythematodes assoziiert. Hochtitrige aPL-Antikörper sind Indikatoren eines erhöhten Risikos für arterielle und venöse Thrombosen und (bei Frauen) für sich wiederholende Spontanaborte. Der klinische Anlass zur serologischen Fahndung nach aPL-Antikörpern sollte sein:

- Livedo racemosa
- Unterschenkelulzera
- rezidivierende Thrombophlebitiden
- großflächige Hautnekrosen und Gangränbildung
- Entstehung von *Trommelschlegelfingern* nach pulmonalen oder kardialen Embolien besonders bei jüngeren Menschen ohne entsprechende Risikofaktoren

Im Übrigen prägt natürlich die Thromboselokalisation das klinische Bild.

Das sog. **katastrophale Antiphospholipidsyndrom** zeichnet sich durch eine disseminierte Vaskulopathie mit nicht entzündlichen Gefäßokklusionen und letalem Ausgang aus.

Beim Antiphospholipidsyndrom, und zwar auch bei der primären Form, können *Arthralgien, seronegative, nicht erosive Arthritiden* (Queyrel et al. 1996) sowie *ischämische Knochennekrosen* auftreten. Im Rahmen der seropositiven rheumatoiden Arthritis ist ein Antiphospholipidsyndrom möglich. ■

Panarteriitis nodosa

Die Panarteriitis nodosa (Synonym: **Polyarteriitis nodosa**) wird im zeitgenössischen Schrifttum nicht mehr als klassische Kollagenose (d.h. generalisierte Autoimmunkrankheit) klassifiziert, sondern den **primären systemischen, immunreaktiven Vaskulitiden** zugezählt. Bei dieser Erkrankungsgruppe löst die Gefäßwandentzündung die Symptome und die klinischen Leitmerkmale aus. Den **primären** systemischen Vaskulitiden stehen die **sekundären systemischen Vaskulitiden** gegenüber. Bei ihnen treten die entzündlichen Gefäßveränderungen im Rahmen verschiedener Kollagenosen im klassischen und weiteren Sinne, z.B. bei der rheumatoiden Arthritis, auf. Zu den sekundären systemischen Vaskulitiden gehören daher auch die Gefäßerkrankungen beim systemischen Lupus erythematodes, bei der progressiven systemischen Sklerose und bei der Dermato-/Polymyositis sowie bei manchen Infektionskrankheiten, bösartigen Erkrankungen, bestimmten Intoxikationen und medikamentinduzierten Gesundheitsstörungen.

Im Prinzip beginnen (und verlaufen) die meisten primären systemischen Vaskulitiden mit uncharakteristischen allgemeinen Krankheitsymptomen, wie Fieber, Gewichtsverlust, Körperschwäche bzw. Leistungsknick usw. Ferner lassen sich unspezifische biologische Entzündungsparameter nachweisen, und über „rheumatische" Beschwerden (mindestens Polyarthralgien, Myalgien) wird geklagt.

Der klinische Verdacht auf eine systemische Vaskulitis sollte bei verschiedenen pathologischen Hautbefunden *und* gleichzeitiger oder kurzfristig sukzessiver Erkrankung *mehrerer* Organe aufkommen.

Beispiele: Bestimmte Hautaffektionen treten bei einer Arthritis auf *und* der Patient zeigt ein „rotes Auge" (Episkleritis) *oder* parallel zu den Gelenkbeschwerden kommt es zu häufigem Nasenbluten und Lungeninfiltraten, *oder* der Arzt wird wegen einer ursächlich unklaren „Fußschwäche" (Peronaeusparese) aufgesucht, *und* außerdem lassen sich eine arterielle Hypertonie sowie eine Proteinurie und Mikrohämaturie nachweisen (Mononeuritis, Blutdruckerhöhung wegen chronischer Glomerulonephritis).

Folgende Hautbefunde sind vaskulitisverdächtig und können auch vom Radiologen als nosologische Determinante beim Nachweis von Arthritiden und bestimmten Periostreaktionen (s.u.) genutzt werden: Das histologische Charakteristikum der Vaskulitiden mit Beteiligung der kleinen Gefäße, vor allem der postkapillären Venolen, ist die *leukozytoklastische Vaskulitis der Haut*, sei sie nur dort lokalisiert, eine Provinz der systemischen Vaskulitiden oder sei sie primär oder sekundär bei anderen Erkrankungen, z.B. klassischen Kollagenosen, rheumatoider Arthritis, paraneoplastisch, bei chronischen bakteriellen Infektionen oder nach intestinalen Bypass-Operationen, aufgetreten. Ihr Signum ist die *palpable Purpura*. Diese Effloreszenzen treten anfangs als makuläres Erythem oder nicht juckende Urtikariapapeln auf und entwickeln sich zur palpablen Purpura. Außerdem kommen seltener Bläschen, Papeln, Pusteln und Ulzera vor. *Typisch für die vaskulitischen Hautläsionen ist ihre symmetrische Manifestation an den Unterschenkeln und ihrer Verschlimmerung durch längeres Stehen.* Die vaskulitische Urtikaria hält länger an (>24h) als die nicht vaskulitische Nesselsucht. Beim Urtikaria-Vaskulitis-Syndrom zeigt sich zusätzlich eine Hypokomplementämie. Bei Patienten mit Wegener-Granulomatose und Churg-Strauss-Syndrom (s.u.) können noduläre kutane oder subkutane Entzündungen als Ausdruck einer granulomatösen Reaktion auftreten. Sie ähneln dem Erythema nodosum oder dem Pyoderma gangraenosum. Bei der Panarteriitis nodosa (s.u.) treten etwa bei der Hälfte dieser Patienten Hautveränderungen auf. Zu ihnen gehören Livedo racemosa oder Livedo reticularis (livere = bläulich sein), schmerzhafte subkutane Noduli sowie eine digitale Gangrän. Die Noduli können ulzerieren.

Die primären systemischen Vaskulitiden werden nach dem prädominant befallenen Gefäßtyp (Abb. 11.**50**),

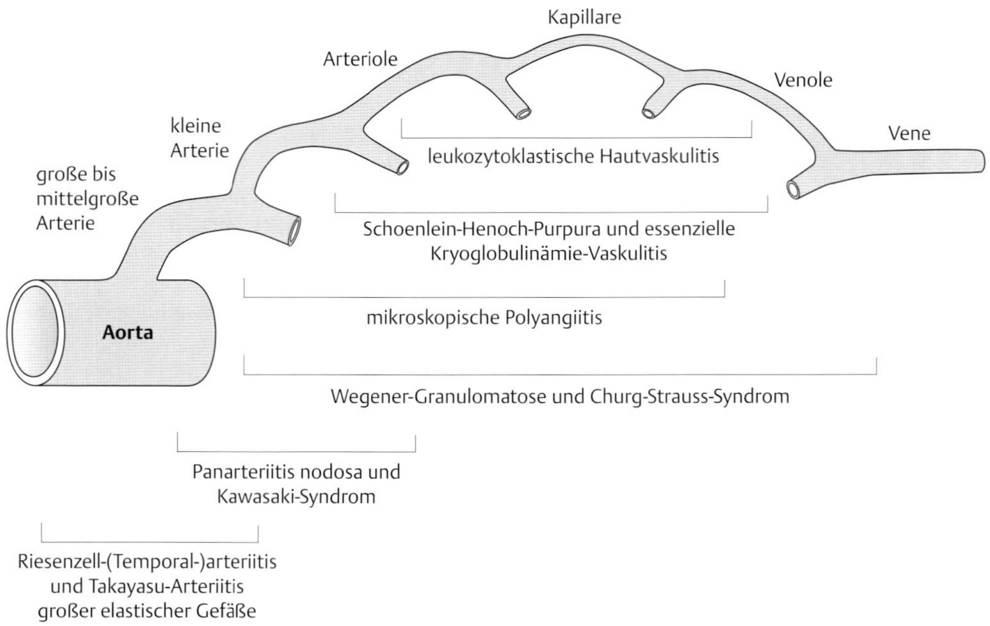

Abb. 11.**50** **Prädominanter Verteilungstyp der primären systemischen Vaskulitiden, gezeichnet als Gefäßgirlande (Chapel-Hill-Konferenz, nach Gross 1999a, b).** Beachte die „Überschneidungen" hinsichtlich des betroffenen Gefäßtyps. Außerdem ist inzwischen als häufigster Auslöser der essenziellen gemischten Kryoglobulinämie das Hepatitis-C-Virus erkannt worden; daher müsste diese Vaskulitis eigentlich den sekundären systemischen Vaskulitiden zugeordnet werden. „Gemischt" im Zusammenhang mit der Klassifikation der Kryoglobulinämie bedeutet, dass Kryoglobuline mit einem IgM- *und* einem IgG-Anteil nachzuweisen sind.

immundiagnostischen Merkmalen im Blut und in der Gefäßwand sowie nach der Gefäßwandhistologie, einschließlich nachweisbarer oder fehlender Granulombildung, klassifiziert.

Die meisten primären und sekundären systemischen Vaskulitiden gehen mit Gelenkerkrankungen einher (Arthralgien, nicht erosiven oder erosiven Arthritiden).

Röntgenologisch erkennbare schmerzhafte (von Weichteilschwellung begleitete) **Periostreaktionen** mit/ohne Gelenkbeschwerden in Gelenknähe/-ferne sind immer dann verdächtig auf eine primäre oder sekundäre systemische Vaskulitis, wenn sie klinisch nicht ohne Weiteres nosologisch (ätiologisch, pathogenetisch) einzuordnen sind. Diese Feststellung gilt sowohl im Hinblick auf die eventuelle Gelenkerkrankung als auch auf die Periostreaktion. Die periostale Knochenneubildung, ausgelöst durch eine **Periostvaskulitis** (Meijers et al. 1982), hat verschiedene Aspekte und Vorzugslokalisationen (Abb. 11.**51**):

- Umschrieben oder ausgedehnt bis exzessiv überschießend; laminär (lat.: lamina = Schicht).
- Breitbandig plan, undulierend, spindelförmig oder manschettenartig; mit der Kompakta/Kortikalis verschmolzen oder durch einen „Spalt" von ihr getrennt.
- Periostformationen bei primären und sekundären systemischen Vaskulitiden sind besonders häufig an langen Röhrenknochen, beispielsweise *Tibia* und *Fibula*, zu beobachten.
- Auch das Endost kann bei Vaskulitiden mitreagieren (im MRT Kontrastmittelaufnahme in frequenzselektiv fettunterdrückten T1w Sequenzen, bei aktivem Prozess sowohl im Periost als auch im Endost).

Die Aufgaben des diagnostischen Radiologen bei den primären systemischen Vaskulitiden lassen sich folgendermaßen beschreiben:

- Überweisung des Patienten erfolgt wegen Gelenkbeschwerden im Kontext mit *klinischen* vaskulitisbedingten oder -verdächtigen Symptomen und Befunden → röntgenologische Beschreibung einer nicht erosiven oder erosiven Arthritis oder Ausschluss bildgebender krankhafter Gelenkbefunde: Arthralgie.
- Falls eine Arthritis radiologisch nachgewiesen wird und der Patient über Beschwerden auch an anderen Gelenken klagt → entsprechende Röntgenuntersuchungen vorschlagen oder durchführen (evtl. Skelettszintigrafie als „Pfadfinder" einsetzen). Dadurch wird geklärt, ob eine Mono-, Oligo- oder Polyarthritis, asymmetrisch oder bilateral-symmetrisch, vorliegt und das Ausmaß der Gelenkzerstörung festgestellt.
- Wenn bei der bildgebenden Basisdiagnostik, der Röntgenuntersuchung, des betroffenen Gelenks bzw. des schmerzenden Knochens atraumatische *Periostreaktionen* (s. Abb. 11.**51**) entdeckt werden → dann entweder die klinische Vaskulitisdiagnose oder ihren Verdacht bestätigen oder bei bisher nicht geäußertem Vaskulitissuspizium aus radiologischer Sicht diesen Verdacht äußern.

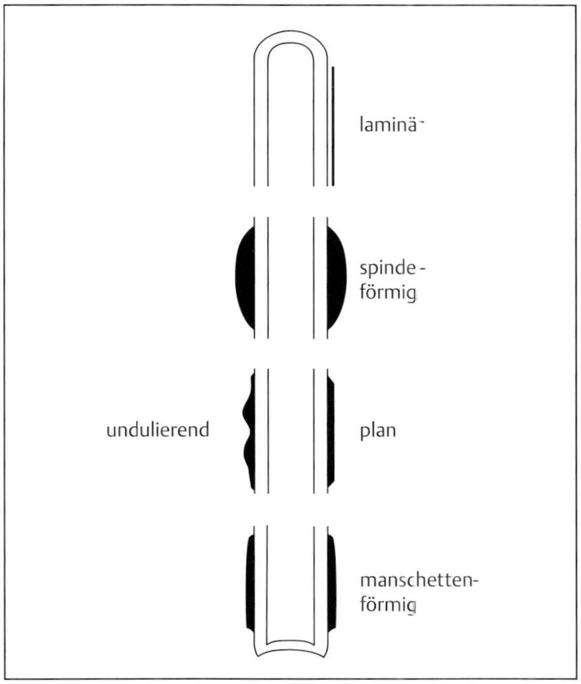

Abb. 11.**51** **Benigne diaphysäre Periostreaktionen bei systemischen Vaskulitiden.** Gezeichnet wurden mit Ausnahme der Periostlamelle(-n) nur diejenigen Alternativen, bei denen die periostale Knochenneubildung der Kompakta/Kortikalis ohne „Spalt" aufsitzt.

Merke:

Jede diaphysäre Periostreaktion, die mit Unterschenkelulzera einhergeht, ist verdächtig, eine systemische Vaskulitis widerzuspiegeln. Fehlen dagegen die allgemeinen Krankheitssymptome oder die vaskulitisverdächtigen Organbefunde, muss differenzialdiagnostisch an eine Periostreaktion bei darüber liegendem Ulcus cruris varicosum (venosum) gedacht werden.

- Falls aus klinischen Gründen keine Biopsie zur Klärung und Klassifizierung einer primären systemische Vaskulitis vorgenommen werden kann → auf die Möglichkeit der bildgebenden Klassifizierungshilfe hinweisen (digitale Subtraktionsangiografie, CT-Angiografie [3D], kontrastmittelverstärkte 3D-MRT-Angiografie; Both et al. 2004). Bei der Panarteriitis nodosa seien die Darstellung von kleinen Aneurysmen und/oder einer segmentalen Engstellung von Viszeralarterien und bei der **Takayasu-Arteriitis** streckige Stenosen, Okklusionen und ihre spezielle vaskuläre Lokalisation als Ursache von Steal-Syndromen an großen (elastischen) Arterien (Aortenbogen, große Aortenäste, Pulmonalarterien) erwähnt. Bei der Takayasu-Arteriitis gelingt schon im frühen Stadium auf T2-gewichteten Bildern und schnellen Sequenzen der Nachweis eines Ödems der Gefäßwand und perivaskulärer Strukturen. Bildgebende Gefäßuntersuchungen der Aorta und ihrer größeren Äste (und zwar extrakranieller Äste der A. carotis, vor allem der Temporalarterie) geben Auskunft darüber, ob auch bei **Riesenzellarteriitiden** (s. Arteriitis temporalis Horton, Takayasu-Arteriitis) überhaupt und wie ausgeprägt ein entzündliches Aortenbogensyndrom vorliegt. Häufig besteht bei der Temporalarteriitis eine Assoziation mit der Polymyalgia rheumatica.
- Bei einer bereits diagnostizierten (primären) systemischen Vaskulitis treten (starke) Beschwerden in Gelenkbereichen, beispielsweise am Knie- oder Hüftgelenk, auf. Der Röntgenbefund ist jedoch normal → in diesem Fall MRT vorschlagen, um mit hoher Sensitivität und Spezifität evtl. das Frühstadium einer vaskulitis- oder/und therapiebedingten ischämischen Osteonekrose bzw. eines Knochen(-mark-)infarkts nachzuweisen.

! *Merke*

Es gibt folgenden nomenklatorischen Konsensus: ischämische Osteonekrose = epiphysärer oder subchondraler Knochentod; meta- oder diaphysärer Knochentod = Knochen(-mark-)infarkt.

Kleine subchondrale zystenartige Strukturveränderungen können im Röntgenbild resorbierte fokale Spongiosaischämien bei diagnostizierter Vaskulitis sehr kleiner Arterien widerspiegeln. Fortgeschrittene ischämische Osteonekrosen geben sich auch bei vaskulitischer Pathogenese am Röntgenbild als mehr oder weniger entfallende Gelenkdesintegration (s. Abb. 11.**49**) zu erkennen.

- *Gezielte Indikationen zur Bildgebung:* Bei gesicherter Diagnose oder klinisch begründetem Verdacht auf das Initialstadium der **Wegener-Granulomatose** (diagnostische Stichworte: Nasenbluten und pathologische Lungenbefunde) ergibt die CT-Untersuchung genauere Informationen als die Röntgenuntersuchung darüber, ob die granulomatöse Entzündung im oberen Respirationstrakt bereits zu knöchernen Destruktionen am Nasenseptum, an den Nasennebenhöhlen, im Mastoidfortsatz usw. geführt hat. In der vaskulitischen Generalisationsphase ist eine Thoraxröntgenuntersuchung unerlässlich (Fragestellung: konstante Lungeninfiltrationen, vaskulitische intrapulmonale Rundherde, evtl. CT zur Frage nach *beginnender* Einschmelzung von Rundherden). Nach der Symptomatik und den Befunden an den oberen Luftwegen und in den Lungen sind Arthritiden die dritthäufigste *Erst*manifestation der Wegener-Granulomatose (Reinhold-Keller u. Herlyn 2001). Die Arthritiden können mit erosiven Zerstörungen einhergehen (ter Borg et al. 1995).

Die **mikroskopische Polyangiitis** ist, ebenso wie die Wegener-Granulomatose und das Churg-Strauss-Syndrom (s. u.), eine ANCA-assoziierte Vaskulitis. Die Nomenklatur der verschiedenen ANCA und ihrer Zielautoantigene ist von klinischem Interesse. Die *bildgebend* zu erfassenden pathologischen Veränderungen im oberen Respirationstrakt, z. B. Sinusitis, und im Bereich der Lungen ähneln aufgrund weitgehend identischer Gefäßpräferenzen den Befunden des Morbus Wegener – allerdings mit dem Unterschied, dass bei der mikroskopischen Polyangiitis keine destruktiven Granulome entstehen (= „Morbus Wegener ohne Granulomatose“; Gross 1999a, b). Die Thoraxröntgenuntersuchung ist bei der mikroskopischen Polyangiitis obligatorisch, mit der Fragestellung: Lungeninfiltrationen (mit Hämoptysen)?

Auch beim **Churg-Strauss-Syndrom (eosinophile granulomatöse Vaskulitis)** können alle Organsysteme erkranken, jedoch ist eine Lungenbeteiligung (noduläre Infiltrationen mit Nekrosen, Pleuraerguss, Asthma bronchiale [-anamnese]) immer zu erwarten. Im Nasen-Rachen-Raum stellen sich bei mehr als ⅔ der Patienten pathologische Befunde, wie Rhinitis, Nasenpolypen, chronische Sinusitis und Perforation des Nasenseptums, ein. Daraus ergeben sich die Indikationen für die Röntgenuntersuchung, besser noch zum CT.

Die **Schoenlein-Henoch-Vaskulitis** zeigt sich (überwiegend bei Kindern und jungen Erwachsenen) mit der *klassischen Trias:*

- thrombozytopenische (palpable) Purpura
- *Arthritis*
- „Bauchschmerzen“ (oft begleitet von blutigen Diarrhöen und Fieber)

Über die Indikationen zur **Bildgebung beim Kawasaki-Syndrom** s. S. 309.

Die **essenzielle Kryoglobulinämievaskulitis** entsteht im Zusammenhang mit dem Auftreten von kältelabilen, reversibel präzipitierenden Kryoglobulinen und -fibrinogenen. Die Ursache für diese Anomalie ist nicht bekannt, daher „essenziell“. Beim Patienten zeigen sich Petechien nach Kälte- oder/und kühlender Windexposition. Kryoglobulinämievaskulitiden gibt es auch in Assoziation mit verschiedenen Gesundheitsstörungen, beispielsweise parainfektiös bei Viruserkrankungen (beispielsweise bei Hepatitis-C-Virusinfektion), ferner bei Lyme-Borreliose, bei Lues, bei Kollagenosen und rheumatoider Arthritis sowie paraneoplastisch und medikamentös.

Nach der Zusammensetzung der kältelabilen Immunglobuline werden 3 Typen der Kryoglobulinämien aus klinischer Sicht klassifiziert. *Palpable Purpura* und *Gelenkbeschwerden* gehören zu den vaskulitisverdächtigen Leitbefunden, die klinisch-pathobiochemisch, bioptisch und röntgenologisch (bildgebend) geklärt werden müssen.

Bei der *Kryokristallglobulinämie* lassen sich präzipitierte und auskristallisierte kältelabile Eiweißkörper im Serum und in der Synovialflüssigkeit nachweisen. Sie verursachen eine mikrokristalline Synovitis, die zu einer erosiven Polyarthritis in der Peripherie und am Stammskelett, beispielsweise zu einer bilateralen Sakroiliitis und einer atlantoaxialen Subluxation, führen kann (Papo et al. 1996). Auch an der Haut, den Nieren usw. geben sich die Folgen dieser okkludierenden Vaskulitis zu erkennen, beispielsweise auch paraneoplastisch beim multiplen Myelom.

Eine chronische Urtikaria(-vaskulitis) mit klinischen Entzündungsphänomenen in Kombination mit einem monoklonalen, nicht Waldenström-typischen IgM-Paraprotein und *meta-/diaphysärer Hyperostose* (Spongiosa und Kompakta betreffend sowie mit mehr oder weniger abgrenzbarer, manchmal bilateraler Periostreaktion und Knochenmarködem) bei Aussparung der Epiphysen langer Röhrenknochen vor allem der unteren Extremitäten kennzeichnen das **Schnitzler-Syndrom** (Lecompte et al. 1998). *Knochenschmerzen* und/oder *Gelenkbeschwerden* (Arthralgien, Arthritis) führen den Patienten gewöhnlich zum Arzt *(Röntgenuntersuchung)*. Die Differenzialdiagnose muss gegenüber der Lipoidgranulomatose Erdheim-Chester (Abb. 3.**76**), die sich entweder mit einer diffusen oder fleckigen Hyperostose der Dia-/Meta-/Epiphysen symmetrisch an langen Röhrenknochen offenbart, aber vielfach die Epiphysen davon ausspart, gestellt werden. Bei der Erdheim-Chester-Erkrankung treten weder eine chronische Urtikaria noch eine IgM-Paraproteinämie auf. Die koexistierende Urtikaria und IgM-Paraproteinämie beim Schnitzler-Syndrom erlauben die Abgrenzung gegenüber dem POEMS-Syndrom, dem AHS sowie gegenüber angeborenen bzw. hereditären Hyperostosen (Abb. 3.**76**, Morbi Camurati-Engelmann, van Buchem, Worth und Ribbing, Osteopetrose Albers-Schönberg u. a.).

Die oben angeführten Indikationen zum Einsatz bildgebender Verfahren bei systemischen Vaskulitiden und die dadurch möglicherweise aufgedeckten pathologischen Befunde zeigen, dass die Bildgebung (überwiegend die Röntgenuntersuchung) ein wichtiger diagnostischer und differenzialdiagnostischer *Baustein* bei dieser Erkrankungsgruppe ist – mehr jedoch nicht.

Progressive systemische Sklerose

Die progressive systemische Sklerose (Synonyme: **systemische Sklerose, progressive Sklerodermie**) ist eine gynäkotrope heterogene Multisystemerkrankung – klassische Kollagenose –, bei der Autoimmunvorgänge eine maßgebliche pathogenetische und diagnostische Rolle spielen. Abgesehen vom möglichen familiären Auftreten (Assoziation mit dem HLA-Allel DR 5), ist ihre Ätiologie nicht bekannt. Hautveränderungen sind das ins Auge springende Merkmal dieser Erkrankung. Selten ist die „systemische Sklerose ohne Sklerodermie“, d. h., nicht die Hautveränderungen stehen dann im Vordergrund des pathologischen Geschehens, sondern äquivalente krankheitstypische morphologische Befunde und ihre organspezifischen klinischen Folgen (vornehmlich im Gastrointestinaltrakt einschließlich der Speiseröhre, am Herzen, an den Nieren, den Lungen, der Pleura usw.). Nach dem dermatologischen Sklerosemuster wird im internationalen Schrifttum der bilateral-symmetrische, *akral und fazial limitierte Typ* (seine Diskriminationschwelle ist das Überschreiten des Ellenbogen- bzw. Kniebereichs) vom prognostisch ungünstigeren *diffusen Sklerosetyp* der Erkrankung unterschieden. Die limitierte Form geht mit geringer Viszeralbeteiligung (vor allem Ösophagus = Schluckstörung, Reflux) einher. Bei der diffusen Form breitet sich der Hautumbau von der Peripherie der Extremitäten aszendierend (zentripetal) auf den Körperstamm aus oder erreicht – viel seltener – vom Körperstamm zentrifugal die Akren (Luderschmidt 1996).

Formal lässt sich die progressive systemische Sklerose folgendermaßen charakterisieren:

- Vaskulopathie, die offenbar mit einer Endothelschädigung in kleinen Gefäßen beginnt und über Intimaproliferationen zur Gefäßokklusion (Gewebsischämie) führt. Perivaskulär zeigen sich entzündliche Zellansammlungen und ein Ödem. Klinisch gibt sich der Gefäßprozess prodromal (manchmal schon Jahre vorauseilend), initial und im Verlauf mit dem sekundären Raynaud-Phänomen zu erkennen. Das bedeutet, erhöhte Kälteempfindlichkeit, oder emotionale Belastung, löst Gefäßspasmus mit Farbveränderungen an den Fingern (und Zehen) aus: digitales weißes Abblassen, gefolgt von schmerzhafter reaktiver Hyperämie (Zyanose).
  Vom **primären Raynaud-Phänomen**, das ohne Assoziation mit anderen Erkrankungen auftritt, unterscheidet sich das **sklerodermische sekundäre Raynaud-Phänomen** durch das längere Anhalten der Gefäßspasmen. Im Gefolge der Gefäßspasmen und vaskulitischer Ischämien können akrale Nekrosen – ihre grübchenartigen Narben imponieren als „Rattenbissdefekte" – bis hin zum Verlust von Fingerendgliedern auftreten.
- In Zusammenhang (?) mit den vaskulopathischen Veränderungen setzt in den Fibroblasten der Umgebung eine exzessive Synthesesteigerung von Bindegewebsproteinen, namentlich von Kollagenen, ein. Dieser Prozess scheint sich im Krankheitsverlauf zu verselbstständigen. Dadurch wird das lockere Bindegewebe im befallenen Organ durch derbes faserreiches Bindegewebe (Fibrose, Sklerose) ersetzt. An der Haut zeigt sich dieses gewebliche Geschehen zunächst als eine mittelderbe ödematöse Bindegewebsschwellung *(Stadium oedematosum)*. Sie geht in eine Fibrose mit Homogenisierung der Faserstrukturen, Elastizitätsminderung, atrophischer Hautverdünnung und Schrumpfungstendenz über *(Stadium fibrosum)*. Diese Vorgänge prägen das visuelle Bild des Sklerosepatienten.
  Facies sclerodermica: Amimik, Maskengesicht mit wachsartigem Hautaspekt, Schrumpfung der Lidspalten, Mikrocheilie, Mikrostomie, unregelmäßig geformte bis geschlängelte Teleangiektasien, Dyschromie, Verkürzung und Verdickung des Zungenbändchens, Skleroglossie.
  Klinischer Handaspekt: symmetrisches Fibroödem (am Handrücken besonders auffallend). Die Finger sind wie „prall gespannt", schließlich Bild der Sklerodaktylie. Dermatogene, tendogene und kapsuläre Kontrakturen (atrophische Schrumpfungsvorgänge) schränken die Fingerbeweglichkeit ein. Als Exzess entsteht die *sklerodermische Krallenhand.*
  Die basal-pulmonal dominierende *Lungenfibrose* und ihr pathoanatomisches Substrat und dessen Folgen lassen sich im Röntgenbild, genauer noch im Dünnschicht-CT, bis zur sekundären Wabenlunge analysieren.
- Die Immunstimulation bei der progressiven systemischen Sklerose zeigt sich u.a. am Auftreten von bestimmten Autoantikörpern im Serum. Erwähnt seien hier:
  - Spezielle assoziierte antinukleäre Antikörper (ANA). Der negative Ausfall der ANA-Testung macht die Diagnose „progressive systemische Sklerose" unwahrscheinlich.
  - Patienten mit Autoantikörpern gegen DNA-Topoisomerase I (Scl 70) leiden überwiegend an einer sich schnell entwickelnden systemischen Sklerose mit der Tendenz zum Befall des Lungengerüsts und mit verkürzter Lebenszeit
  - Antikörper gegen RNA-Polymerase I haben Patienten mit einem schweren Krankheitsbild und häufiger Nierenbeteiligung.
  - Die progressive systemische Sklerose, einschließlich ihrer Variante CREST-Syndrom (s.u.) mit dem Nachweis von Zentromer-ANA offenbart sich mit limitiertem Hautbefall: günstige Prognose.
  - Die einzelnen ANA bei der progressiven systemischen Sklerose schließen sich gegenseitig aus (Genth u. Mierau 1995).
  - *Zusammenfassung:* Die diagnostische Bedeutung der ANA bei der progressiven systemischen Sklerose offenbart sich an ihrem frühen und meist persistierenden Auftreten, und zwar auch bei klinisch noch nicht klassifizierbarem Krankheitsbild sowie bei der Zuordnung zu den „Sklerosetypen".

Varianten und Simulanten der progressiven systemischen Sklerose

Das **CREST-Syndrom** ist die prognostisch günstigste Variante der progressiven systemischen Sklerose mit protrahiertem Verlauf. Das Akronym leitet sich ab von Calcinosis cutis, Raynaud-Phänomen, Ösophagus (engl.: Esophagus), Sklerodaktylie und Teleangiektasien. Im quantitativen Profil der ANA treten besonders die Antizentromerautoantikörper beim CREST-Syndrom vergleichsweise hervor.

Die Calcinosis cutis bei der progressiven systemischen Sklerose wird aus medizinhistorischer Sicht auch als **Thibierge-Weissenbach-Syndrom** bezeichnet. Bei der Patientenmehrzahl zeigt sich die Kalzinose als Calcinosis interstitialis localisata (s. dort). Typische Lokalisationen sind Hände und Füße, grundsätzlich die druckbelasteten Hautareale überhaupt. Intrakutane Depositionen erscheinen visuell als solitäre, weißlich durchscheinende Knoten, aus denen sich amorphe Kalziumphosphatverbindungen über eine mögliche Perforation entleeren. Das Ausmaß kutaner Ablagerungen und ihre Ausdehnung in die Subkutis usw. werden im Röntgenbild erfasst.

Die **Morphaea** ist die umschriebene kutane Form der progressiven systemischen Sklerose ohne Beteiligung innerer Organe. An der Stirn sind die Herde oft säbelhiebartig angeordnet (sclérodermie en coup de sabre) und können mit ipsilateralen intrazerebralen Verkalkungen einhergehen.

Zur *röntgenologischen* Differenzialdiagnose der progressiven systemischen Sklerose gehört das komplexe hereditäre Voralterungssyndrom: **Werner-Syndrom**

(**Progeria adultorum**). Sklerodermieähnliche Hautbefunde, extraartikuläre Weichteilverkalkungen an den Händen und Füßen sowie Phalanxsklerosen (-hyperostosen), die vor allem vom Endost ausgehen und zu einer mehr oder weniger ausgeprägten, knöchernen diaphysären Markraumobliteration führen können, gehören mit zum klinischen Bild.

Über die **eosinophile Fasziitis** (Shulman-Syndrom) s. Kap. 8 „Fasziitisproblem“.

Neben anderen krankhaften Befunden treten sklerodermieartige Hautveränderungen (und evtl. auch Viszeralbefunde) auch *toxisch* auf, so bei der Vinylchloridkrankheit (s. Kap. 6 „Arthropathien/Osteoarthropathien“, Abschnitt „Sekundäre Akroosteolysen/Osteolysen“), beim (spanischen) toxischen Speiseölsyndrom (durch [willkürliche] Verunreinigung) und im Gefolge von Silikonimplantation (s. S. 297).

Nach dem toxischen Speiseölsyndrom bleiben manchmal u. a. langjährige Gelenkbeschwerden zurück, überwiegend als Polyarthralgien (topischer Schwerpunkt: Kniegelenk), nur sehr selten als Arthritis (Kaufman et al. 1995).

Die klinischen Merkmale der progressiven systemischen Sklerose treten beim **Sharp-Syndrom** (s. S. 344) auf oder kommen als wechselnde Überlappungsbefunde zwischen den klassischen Kollagenosen vor. Im zuletzt genannten Fall wird von *undifferenzierter Kollagenose* bzw. *undifferenzierter autoimmuner Bindegewebskrankheit* gesprochen.

Die charakteristischen **Röntgenbefunde** der progressiven systemischen Sklerose und ihrer Varianten lassen sich vor allem an der **Sklerodermiehand** demonstrieren (Abb. 11.**52** und Abb. 11.**53**). Diese Röntgenbefunde sind allerdings nicht bei jedem Patienten in ihrer Vielfalt nebeneinander zu erkennen:

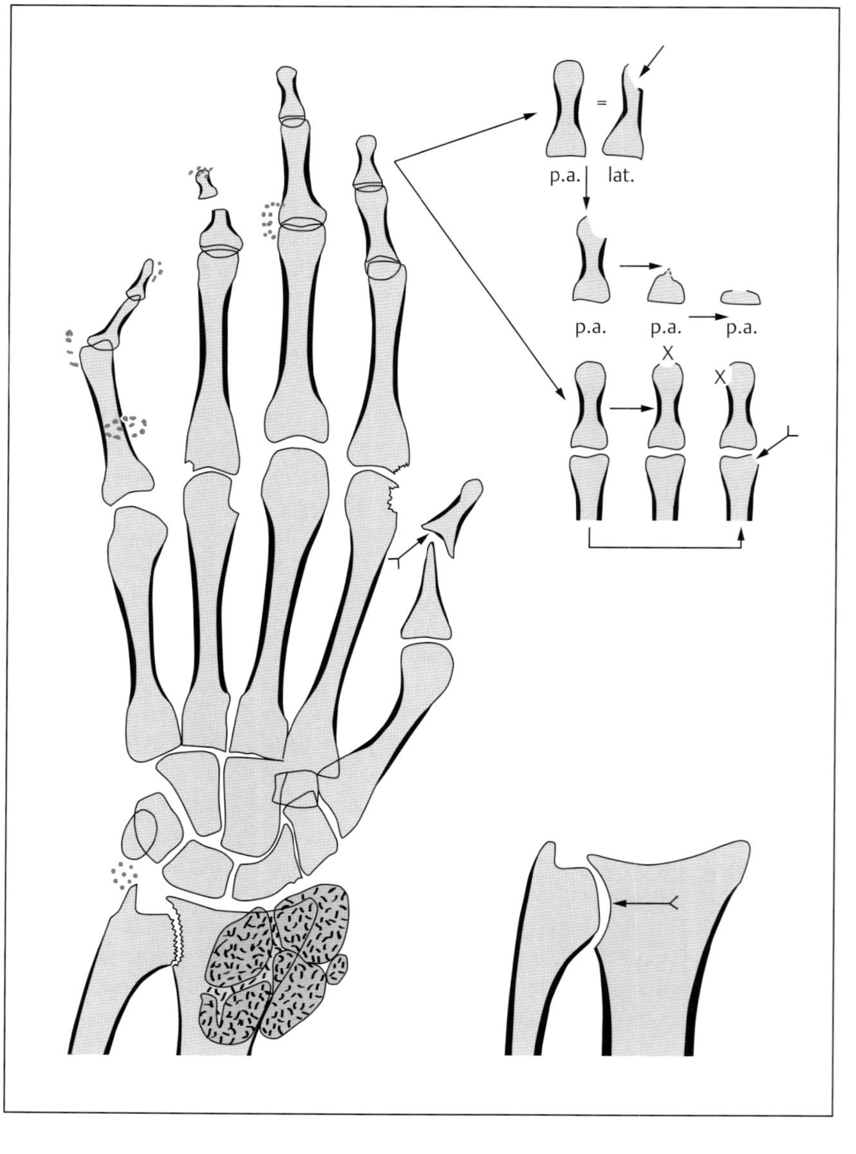

Abb. 11.**52** **Sklerodermiehand.** Es fallen auf: reaktionslose Osteolysen, frühe Stadien der Akroosteolyse und Osteolyseverläufe (*Pfeile*, x), krümelige oder schollenförmige Calcinosis interstitialis localisata, Flexionskontrakturen der Finger, an einzelnen Gelenken erosive Arthritis, Konturdefekte *(geschwänzte Pfeile)*, die ohne zusätzliche arthritische Weichteilzeichen und/oder arthritische Kollateralphänome röntgenologisch nicht als arthritische Erosionen bzw. arthritische Mutilation von reaktionslosen Osteolysen abzugrenzen sind. Gelenkferne Knochenanteile zeigen selten flache, glatt konturierte, reaktionslose Arrosionen (Defekte), beispielsweise Radius- oder Ulnaschaft (nicht gezeichnet).

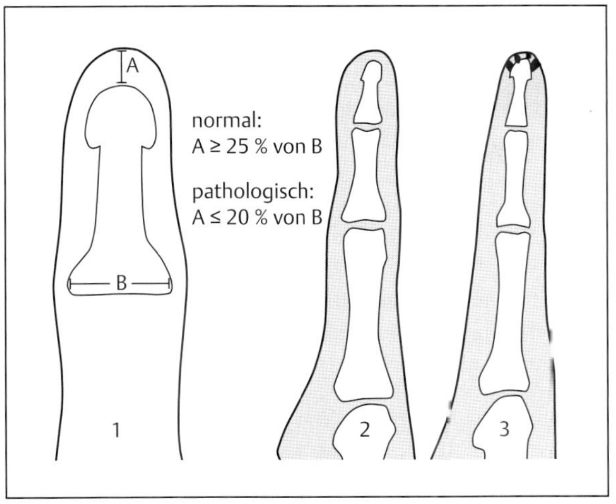

Abb. 11.**53** **Progressive systemische Sklerose.**

1 Yune-Weichteilindex zur *frühzeitigen* Erfassung der Weichteilreduktion an den Fingerspitzen der Patienten mit progressiver systemischer Sklerose (Yune et al. 1971).

2 Normale Fingerkonturen (im Röntgenbild).

3 Zuckerhutkonfiguration eines Fingers bei progressiver systemischer Sklerose; dieser Befund kann auch beim primären Raynaud-Phänomen auftreten, dann allerdings ohne die isotope Kombination von Fingerspitzenatrophie und *lokalisierter Kalzinose*, wie sie für die progressive systemische Sklerose charakteristisch, wenn auch nicht obligat ist.

- Weichteilatrophie der Finger einerseits bis hin zur **Zuckerhutkonfiguration** der röntgenologischen Fingerweichteilsilhouette und andererseits zur Fingerbeugestellung (**Krallenhand**) durch den „zu eng" gewordenen Weichteilmantel (klinisch: Sklerodaktylie).
- **Reaktionslose Osteolysen** an den Akren (beginnend), beispielsweise an den Nagelfortsätzen der Endphalangen oder am Griffelfortsatz der Elle und Speiche. Extramanuelle Osteolysen können am Akromion (s. Abb. 13.**26**), an den Rippen (s. Abb. 13.**25**) und der *Mandibula* (s. Abb. 17.**9**) auftreten. Die Erweiterung des Periodontalspalts ist ebenfalls eine Osteolysefolge der progressiven systemischen Sklerose (s. Abb. 17.**9**). Wenn reaktionslose Osteolysen an den artikulierenden Knochenenden auftreten, sind sie im Röntgenbild anfangs schwierig oder überhaupt nicht von frühen arthritischen Direktzeichen (kleinen Erosionen) abzugrenzen. Ebenso gilt dies manchmal für die Fragestellung: reaktionslose Osteolyse oder arthritische Mutilation (s. Abb. 11.**52**)?
- **Interstitielle Kalzinosen**, am häufigsten vom Typ der Calcinosis interstitialis localisata (circumscripta), sitzen vor allem an Akren (s. Abb. 11.**53**). Charakteristisch ist das gemeinsame Auftreten von Kalzinose und Nagelfortsatzosteolyse der Finger. Kalzinosen kommen auch peri-, intraartikulär, periossär und extrem selten im Spinalkanal sowie perivertebral vor.
- Die „fortgeschrittene" Sklerodermiehand geht mit *diffuser* oder *gelenknaher* Demineralisation einher, Letztere gewöhnlich als Kollateralphänomen einer begleitenden (Poly-)Arthritis.
- Über **Gelenkbeschwerden** klagt etwa die Hälfte der Sklerodermiepatienten, überwiegend manifestiert als Polyarthralgien, aber auch als nicht erosive oder erosive Polyarthritis. Diese Polyarthritis soll mit der Tendenz zur Synovialfibrose verlaufen, die für die Bewegungsbehinderung bzw. Gelenkeinsteifung mitverantwortlich ist.
- Die im **Kindesalter einsetzende** progressive systemische Sklerose stört manchmal durch die Hautbefunde das Längenwachstum benachbarter Knochen und offenbart sich dadurch an Röhrenknochen oder/und als Hypoplasie kleiner Knochen.

Polymyositis, Dermatomyositis, Einschlusskörperchenmyositis

Diese Erkrankungen gehören zur heterogenen Gruppe der erworbenen autoimmunogenen Myositiden. Sie haben klinische, prognostische und histomorphologische Charakteristika, und zwar unabhängig davon, ob jede von ihnen als fest umrissene klinische Entität, als Kombinationserkrankung mit anderen systemischen Kollagenenkrankheiten oder mit einzelnen sog. Überlappungsbefunden zu anderen Kollagenosen einhergeht. Manchmal erschweren Überlappungsbefunde die klinische Zuordnung zu einer (klassischen) Kollagenose so sehr, dass (tentativ) von einer **undifferenzierten Kollagenose** gesprochen wird.

Die Polymyositis beginnt gewöhnlich im Erwachsenenalter, die Dermatomyositis in der Kindheit oder bei Erwachsenen, und die Einschlusskörperchenmyositis zeigt sich erst jenseits des 50. Lebensjahrs. Vor allem die Dermatomyositis kann als Paraneoplasie auftreten.

Der klinische Verdacht auf eine autoimmunogene Myositis kommt auf, wenn sich außer allgemeinen Krankheitssymptomen beim Patienten als Leitbefund eine oft symmetrische, proximale *myopathische* Muskelschwäche vor allem im Becken- und Schultergürtelbereich innerhalb von Wochen bis Monaten ausbildet. Bei der Einschlusskörperchenmyositis tritt die Muskelschwäche bis hin zur myopathischen Parese gleichzeitig auch distal an den Armen und Beinen auf. Die Muskelschwäche wird von einer Muskelatrophie begleitet/gefolgt, die wegen der kompensatorischen Fett- und Bindegewebsvermehrung nicht immer visuell zu erkennen ist. Ein begleitender inadäquater Muskelkater kann sich frühzeitig im Krankheitsverlauf bemerkbar machen, ebenso wie sich eine Beteiligung der Schluckmuskulatur durch Dysphagie und/oder eine Schwäche der Nackenbeuger zu erkennen gibt.

Auf die Myopathie weisen erhöhte Serumaktivitäten der Skelettmuskelenzyme, speziell der Kreatinkinase (CK), hin sowie myopathische Veränderungen im Elektromyogramm.

Definierte *myositisassoziierte* Autoantikörper im Sinne von ANA werden bei den Patienten in unterschiedlicher Häufigkeit nachgewiesen. Darüber hinaus gibt es *myositisspezifische* Antikörper. *Beispielsweise* leiden Erkrankte mit Jo-1-Antikörpern meistens an Polymyositis in Verbindung mit einer doppelseitigen Lungenfibrose und in der Regel auch an einer (nicht erosiven) Polyarthritis (vgl. Antisynthetasesyndrom). Patienten mit SRP-Antikörpern (deutsch: Signalerkennungspartikeln) sind gewöhnlich an einer schweren akuten bis subakuten Polymyositis, oft mit Herzbeteiligung, erkrankt. Bei fast allen Dermatomyositiskranken mit gutartigem, jedoch chronisch-rezidivierendem Verlauf gelingt der Nachweis von Mi-2-Autoantikörpern (Genth u. Mierau 1995). Außerdem ist bekannt, dass verschiedene dieser Autoantikörper immungenetische Beziehungen zum HLA-System haben. Dies weist auf eine erbliche Prädisposition hin.

Treten zur myopathischen Symptomatik bestimmte Hautbefunde hinzu, so kommt differenzialdiagnostisch in 1. Linie die Dermatomyositis infrage. Zu diesen pathologischen Hautphänomenen gehören (auch für den diagnostischen Radiologen bei der Auswertung des MRT der Haut und Muskulatur, s. u.) ein diagnostisch richtungweisendes heliotropes, rötlich-lilafarbenes Erythem mit leichter ödematöser Schwellung vorzugsweise im Gesicht – vor allem an Augenlidern und Wangenpartien –, an der vorderen Hals- und Brustregion und an den Streckseiten der Extremitäten. Außerdem werden Teleangiektasien und schmerzhafte Hyperkeratosen am Nagelfalz beobachtet (Pongratz 1995).

Die MRT ist die wichtigste nicht invasive Methode beim klinischen Myositisverdacht:

- *Akute Myositis:* Das (entzündliche) Ödem gibt sich auf T2-gewichteten Sequenzen mit hoher Signalintensität zu erkennen; bei T1-Gewichtung fällt dagegen eine niedrige Signalintensität auf. Fettsupprimierende Sequenzen erleichtern die Unterscheidung zwischen Muskelödem und Vakatfetteinlagerung (als Ausdruck bzw. Folge der *chronischen* Myositis). Die MRT eignet sich außerdem dazu, die geeignete Biopsiestelle (durch den Nachweis einer starken ödematösen Durchtränkung) herauszufinden und die Krankheitsaktivität unter der Therapie zu beurteilen. Bei der Dermatomyositis ist die Haut verdickt. Subkutan zeigt sich ein abnormes retikuläres Muster mit verdickten Bindegewebssepten. STIR-Sequenzen sollten zur Sichtbarmachung gewählt werden (Garcia 2000). Bei klinischem Verdacht auf Myositiden durch Erreger oder myotoxische Medikamente sowie bei der fokalen Myositis ist die MRT ebenfalls indiziert.
- *Fokale Myositis:* Diese fällt als eine schmerzhafte tumorähnliche Raumforderung in den tiefen Weichteilschichten (namentlich an den Extremitäten) auf. Ihre Diagnose wird histologisch gestellt. Die MRT eignet sich bei ihr vor allem zur Lokalisation für die durchzuführende Biopsie, da typischerweise nur ein Muskel erkrankt (Kransdorf u. Temple 1998). Bei einem Teil der Patienten geht die fokale Myositis in eine Polymyositis, seltener noch in eine Dermatomyositis über. Die CT hat ihre Indikationen beim klinischen Verdacht auf eine pyogene Myositis (Abszessnachweis mit zentraler Hypodensität und pseudokapsulärem Enhancement nach Kontrastmittelinjektion, Gasbildung, Verkalkungen, mögliche Knochenarrosion). Bei Autoimmunmyopathien übertrifft die MRT jedoch die Aussagekraft der CT. Auch beim Verdacht auf ein (traumatisches) Muskelhämatom, beispielsweise bei Fußballspielern, ist die MRT der CT vorzuziehen. Auf T2-gewichteten SE-Sequenzen stellt sich zentral ein heterogenes Areal mit gemischter Signalintensität dar, das von einer Zone mit hyperintenser Signalgebung.

Bei der **juvenilen Dermatomyositis** (Beginn vor dem 16. Lebensjahr) geben sich außer Arthralgien auch Arthritisbefunde in nennenswerter Häufigkeit zu erkennen. Klinisch fallen Schmerzen, Gelenkschwellung und Gelenkfehlstellung auf. Außerdem drohen bei der juvenilen und adulten Dermatomyositis (therapeutisch unbeeinflussbare) Muskelkontrakturen. Der Arthritisverlauf ist überwiegend nicht erosiv. Allerdings kommen vornehmlich bei Kindern und Erwachsenen mit *ausgeprägten* polymyositischen und dermatomyositischen Gelenkfehlstellungen bzw. Kontrakturen auch röntgenologisch erkennbare erosive Arthritiden vor.

Im Verlauf der juvenilen Polymyositis/Dermatomyositis kann es vor allem in Zusammenhang mit Gelenkfehlstellungen (Kontrakturen) zu lokalen Wachstums- und Entwicklungsstörungen artikulierender Knochen (vgl. Immobilisationsgelenk) kommen. Sehr selten entwickelt sich darüber hinaus der sog. *dermatomyositische Zwergwuchs* (Canigiani u. Zweymüller 1972).

Bei etwa der Hälfte der erkrankten Kinder – häufiger als bei Erwachsenen – zeigen sich röntgenologisch interstitielle Kalzinosen (Abb. 11.**54**), die von kleinen subkutanen Verkalkungsherden bis manchmal miteinander verschmelzenden, streifigen oder flächigen Kalkschatten reichen und über die Gelenke hinwegziehen können. Eine mehr oder weniger auffallende Rückbildung der Kalzinosen (in der Pubertät) kommt vor. Extrem selten wird die Entwicklung eines Osteosarkoms in, über oder aus den interstitiellen Verkalkungen heraus beobachtet (Eckardt et al. 1981).

Mischkollagenose

Einzelne Überlappungsbefunde zu anderen immunogenen Erkrankungen sind bei den klassischen Kollagenosen geläufige Phänomene. Von einer **Mischkollagenose** im eigentlichen Sinne (Mixed connective Tissue Disease, MCTD) wird jedoch gesprochen, wenn sich bei einem Erkrankten Befunde des systemischen Lupus erythematodes, der progressiven systemischen Sklerose (mit Raynaud-Symptomatik), der Polymyositis/Dermatomyositis sowie chronische Arthralgien oder eine Polyarthritis, häufig auch noch der Sicca-Komplex *und* serologisch hochtitrige Autoantikörper gegen extrahierbare ribonukleaseempfindliche Zellkernantigene (ENA = U1-RNP) nachweisen lassen. Diese Fälle werden auch als **Sharp-Syndrom** bezeichnet (Sharp et al. 1972; Abb. 11.**55**). Falls sich die Gelenkbeschwerden als erosive Polyarthritis manifestieren, so sind sie röntgenologisch von der rheumatoiden Arthritis nicht zu unterscheiden.

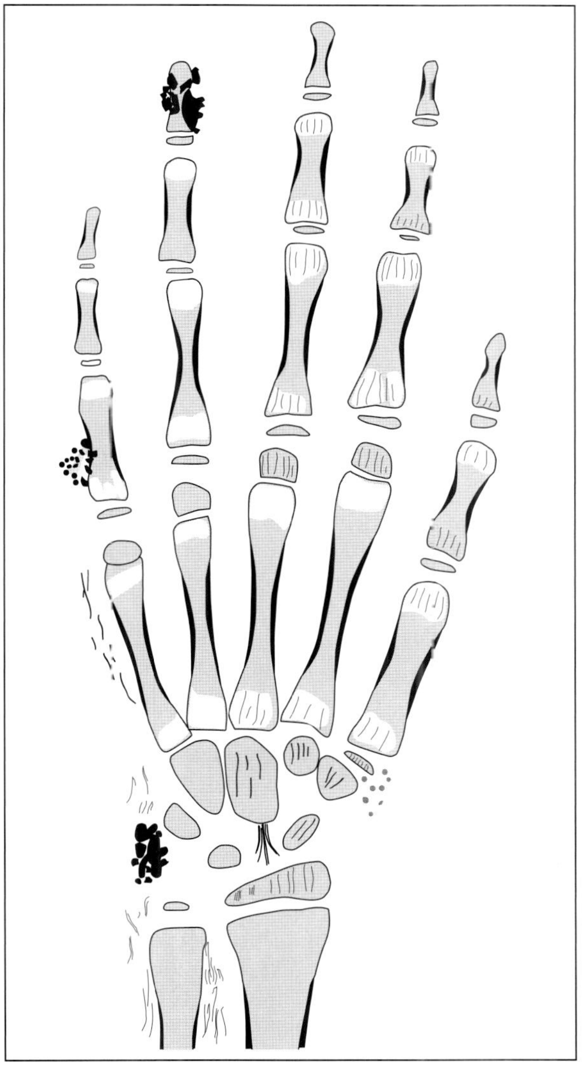

Abb. 11.**54** **Häufige Röntgenbefunde der juvenilen Dermatomyositis an der Hand (nach 4-jähriger Krankheitsdauer).** Interstitielle Kalzinosebefunde, subkutan und in tieferen Gewebsschichten gelegen (dann streifiger Röntgenaspekt). Gleichmäßige Demineralisation (Osteoporose) vornehmlich der Spongiosa, daher gelenkbezogen imponierend, aber auch mit strähnigem Charakter (sog. hypertrophische Knochenatrophie), der auf den Beginn der Erkrankung im Wachstumsalter schließen lässt. Selten sind auch Periostreaktionen und Akroosteolysen (nicht gezeichnet) zu erkennen.

! Merke

Grundsätzlich gilt: Wenn bei einer chronischen Mono-, Oligo- oder Polyarthritis zusätzlich bestimmte Befunde auftreten oder anamnestisch bekannt sind, nämlich Pleuritis, Perikarditis, Exantheme, Weichteilverkalkungen, neurologische Ausfälle, Leukopenie oder Leukozytose, Eosinophilie, Proteinurie oder Hämaturie, sollte an eine klassische Kollagenose, eine Kollagenose mit Überlappungsbefunden oder das Sharp-Syndrom gedacht werden. Je mehr der genannten Zusatzbefunde auffallen, desto berechtigter ist der Verdacht.

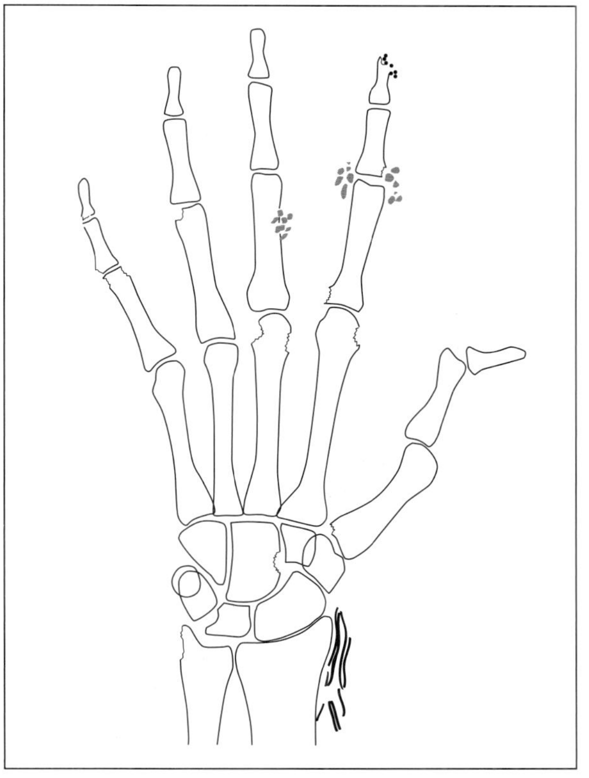

Abb. 11.**55** **Sharp-Syndrom (serologisch gesichert). Die nachweisbare chronische Polyarthritis (Erosionen, Gelenkspaltverschmälerung, Fehlstellungen) zeigt das manuelle Gelenkbefallsmuster der rheumatoiden Arthritis** (vgl. Abb. 11.**10**). Es fallen jedoch folgende pathologischen Röntgenbefunde auf, die für die rheumatoide Arthritis ungewöhnlich sind: Fehlstellungen an Gelenken, die *keine* erosiven Veränderungen zeigen, Calcinosis interstitialis localisata und universalis (subkutan krümelig, an den Muskelgrenzen streifig und bandförmig), Akroosteolyse am Nagelfortsatz des Zeigefingers. Daher die Frage des Röntgenologen an den überweisenden Arzt, ob es sich um eine Mischkollagenose handeln könne.

Primäre biliäre Leberzirrhose

Es gibt Lebererkrankungen, die sekundär mit Gelenkaffektionen einhergehen *können*, und primäre Gelenkerkrankungen mit *möglicher* Beteiligung der Leber (ohne Berücksichtigung evtl. hepatotoxischer Medikationen).

Zu Ersteren gehört die gynäkotrope **primäre biliäre Leberzirrhose**. Bei ihr lassen sich serologisch in einem hohen Prozentsatz bestimmte antimitochondrale Antikörper (AMA) nachweisen. Außerdem tritt diese Erkrankung jenseits einer Koinzidenz in Assoziation mit verschiedenen systemischen Autoimmunopathien auf, beispielsweise mit der progressiven systemischen Sklerose und dem CREST-Syndrom. Daher wird diskutiert, dass es sich bei der primären biliären Leberzirrhose um eine *autoimmunbedingte* fortschreitende Entzündung der intrahepatischen Gallengänge handelt.

Beteiligung des Gleit- und Stützgewebes: Eine seropositive, chronische erosive Polyarthritis, auch röntgenologisch vom Typ der rheumatoiden Arthritis, ist bei der primären biliären Leberzirrhose bekannt.

Außerdem wird eine seronegative asymmetrische Polyarthritis beobachtet, die vom manuellen Befallsmuster der rheumatoiden Arthritis abweicht und deren geringe Beschwerdesymptomatik klinisch auffällt (Clark u. Sack 1991).

In Zusammenhang mit der primären biliären Leberzirrhose kann es zur sekundären hypertrophischen Osteoarthropathie (s. dort), zu einer nicht gelenkbezogenen Osteoporose, zur Osteomalazie und zu einem malabsorptiven sekundären Hyperparathyreoidismus (mit entsprechenden Röntgenbefunden, s. dort) kommen.

Eine sekundäre hypertrophische Osteoarthropathie mit oder ohne Gelenksymptomatik wird auch bei anderen Lebererkrankungen beobachtet. Dazu gehören die chronisch aggressive Hepatitis, die alkoholische Leberzirrhose, benigne Gallenwegsstrikturen, das Gallengangskarzinom, die sekundäre Leberamyloidose und Abstoßungsreaktionen von Lebertransplantaten.

Die häufige Hypercholesterinämie bei der primären biliären Leberzirrhose führt manchmal zu Weichteilxanthomen mit der Möglichkeit flachbogiger Arrosionen an Röhrenknochendiaphysen und intraossärer osteolytischer Cholesterindepots (s. Stichwort „Hyperlipoproteinämie").

Rezidivierende Polychondritis

Die rezidivierende Polychondritis ist eine wahrscheinlich immunogene Erkrankung (Nachweis von Serumantikörpern gegen Knorpelgewebe und Kollagen II), die vielfältige kartilaginäre Strukturen des Organismus angreift. Für die immunogene Pathogenese sprechen auch mögliche Assoziationen beispielsweise mit dem systemischen Lupus erythematodes, der progressiven systemischen Sklerose, dem Sjögren-Syndrom, der Hashimoto-Thyreoiditis und der primären biliären Leberzirrhose.

Wahrscheinlich wird das Knorpelgewebe zuerst attackiert (degenerative Befunde bis zur Chondrolyse), und in diesem Zusammenhang werden entzündliche Reaktionen ausgelöst. Dabei geht vom entzündeten Perichondrium ein faserbildendes Granulationsgewebe aus und ersetzt den zerstörten Knorpel (evtl. diagnostische Knorpelbiopsie).

Dominierende klinische Krankheitsmerkmale: Chondritis der Nase (kann zur **„Sattelnase"** führen), **„Blumenkohl-"** oder **„Waschlappenohren"** im Verlauf einer schmerzhaften Entzündung des Ohrknorpels evtl. mit Verkalkungen sowie Heiserkeit bis Stridor bei Larynx-Trachea-Beteiligung.

Ohrmuschelverkalkungen kommen auch durch Dauertraumatisierung bei Boxern, im Gefolge von Frostschäden, beim Morbus Addison, bei der Gicht, der Chondrokalzinose, der Ochronose, der Akromegalie, beim Hyperparathyreoidismus und beim Diabetes mellitus vor – die ursächliche Einordnung erfolgt im Krankheitskontext.

Der Gelenk- und Fugenknorpel sowie die Zwischenwirbelscheiben werden oft mitergriffen. Arthralgien oder seronegative symmetrische, nicht erosive und selten erosive Oligo- oder Polyarthritiden (rheumatoide Arthritiskoinzidenz?), manchmal auch eine Monarthritis, geben sich zu erkennen (Jawad et al. 1990). Sie manifestieren sich an großen und kleinen Gelenken sowie parasternal als Kostochondritis. Die seronegativen Arthritiden dauern Tage bis Wochen und haben überwiegend einen episodischen und migratorischen Charakter. Aber auch chronische Krankheitsverläufe kommen vor.

Den klinischen Verdacht auf eine Beteiligung der Zwischenwirbelscheiben erwecken „Kreuzschmerzen", reduzierte Atemexkursionen und eine zunehmende Wirbelsäulenversteifung. Dann muss die (röntgenologische) Differenzialdiagnose zur koinzidierenden Spondylitis ankylosans gestellt werden, da auch die Sakroiliakalgelenke erosiv-polychondritisch erkranken können.

Zum möglichen Krankheitsspektrum der rezidivierende Polychondritis gehören konkomittierende Erkrankungen der Augen (Konjunktivitis, Keratitis, Episkleritis, Skleritis), des Audiovestibularapparats (Schwerhörigkeit bis Taubheit, labyrinthärer Schwindel), des Herzes (Endo-, Myo-, Perikarditis), der Nieren, der Haut (makulopapulöses oder/und vesikuläres Exanthem) und des ZNS – wahrscheinlich in Zusammenhang mit einer Vaskulitis (Zeuner et al. 1997).

Wenn Symptome der rezidivierenden Polychondritis auf eine Beteiligung der Trachea und großer Bronchien hinweisen, ist die CT indiziert. Fragestellung:

- Wandverdickung/-alteration durch entzündliches Ödem und Granulationsgewebe oder Narbenfibrose?
- Tracheakollaps?
- Potenziell reversible Verkalkungen im befallenen Tracheaabschnitt?

Pankreas-Arthritis-Syndrom

Gelenkbeschwerden, namentlich seronegative, nicht erosive Oligo- und symmetrische/asymmetrische Polyarthritiden mit entsprechenden klinischen Befunden und der Prädilektionstopik Hände und untere Extremitäten kommen beim Pankreas-Arthritis-Syndrom (Synonyme: **pankreatische Pannikulitis**, zeitgenössische Nomenklatur: **Panniculitis nodularis bei Pankreaserkrankungen**) vor. Die zuletzt angeführte Krankheitsbezeichnung weist auf die Prämissen für die ätiologische Einordnung der Gelenkerkrankungen hin:

- gleichzeitig auftretende subkutane, erythematöse, überwiegend schmerzhafte oder druckdolente, unter Umständen fistelnde Hautknoten oder Plaques
- abdominelle Symptomatik, seltener *anfangs* auch fehlende „Bauchbeschwerden", bei bestehender Pankreasaffektion, nämlich akute, rezidivierende oder chronisch verlaufende Pankreatitis, Pankreasneoplasma, vorausgegangenes schweres Pankreastrauma, konkrementbedingte Pankreasgangverlegung, infizierte oder/ und rupturierte Pankreaspseudozysten

Der wichtigste pathogenetische Vorgang der Erkrankung bzw. des Syndroms ist die massive, im Serum nachweisbare Freisetzung von Pankreasenzymen (Lipase, Amylase, Proteasen) in die Blutbahn und ihre Dissemination in den Organismus. Die Folgen sind lipolytisch-tryptische, überwiegend nodulär imponierende Nekrosen von Adipozyten in der Unterhaut mit entzündlicher Reaktion (Pannikutitis: klinisch Rubor, Kalor, Dolor, Tumor). Für den histologischen Befund in der Subkutis, *peri-* und *intraartikulär* ist es insofern pathognomonisch (Mohr 2002a), dass die unspezifischen Entzündungsphänomene in örtlichem Zusammenhang mit nekrotischen Adipozyten auftreten. Diese Erkenntnis setzt allerdings eine Knotenexzision voraus, die nur dann zur diagnostischen Notwendigkeit wird, wenn eine serologische Überprüfung der genannten Enzyme unterlassen wird bzw. keine signifikanten Abweichungen ergibt und auch die Oberbauch-CT bzw. -MRT unterbleibt. Diese Möglichkeit ist durchaus denkbar, da manchmal, wie betont, die Gelenkbeschwerden der Pankreassymptomatik vorausgehen.

Fettzellnekrosen im Gleitgewebe lösen eine nicht erosive Synovitis aus, die auf das Eindringen unveresterter Fettsäuren aus dem benachbarten Knochenmark und/oder dem subkutanen Fettgewebe oder auf die hämatogene Einwirkung der Enzyme auf die synovialen Adipozyten zurückgeht.

Fettgewebsnekrosen in der spongiösen und kompakten Knochensubstanz geben sich *röntgenologisch* nach Wochen vor allem meta-/diaphysär an kleinen und größeren Knochen zu erkennen. Die pathologischen Phänomene (Abb. 11.**56**) werden wahrscheinlich von einer enzymatischen Endothelschädigung eingeleitet, in deren Gefolge Knochenmarködem, Ischämie und Infarzierung mit entsprechendem Untergang von hämatopoetischen Zellen, Adipozyten und Osteozyten auftreten. In diesem Zusammenhang entstehen *multiple, polymorphe* kleinere und größere, *fokale*, nicht expansive *Osteolysen, Periostreaktionen* und *periossäre Weichteilschwellungen.* Nach Abklingen/Ausheilen der (entzündlichen) Pankreasaffektion kann es zur partiellen oder völligen Reossifizierung der luzenten Foci kommen. Die subkutanen Knoten heilen mit atrophischen Narben ab.

Die möglichen, bildgebend darstellbaren Folgen von Pankreaserkrankungen im Stützgewebe seien zusammengefasst:

- lipolytisch-tryptische Fettgewebsnekrosen und ihre Folgen am Stützgewebe (vor allem zahlreiche polymorphe Osteolysen)
- meta-/diaphysärer Knochen(mark)infarkt
- ischämische epiphysäre Osteonekrose (frühzeitig nachweisbar im MRT), besonders häufig bei alkoholinduzierter chronischer Pankreatitis
- osteomyelitische Knochenherde („septische Metastasen") bei abszedierender Pankreatitis oder infizierter Pseudozyste

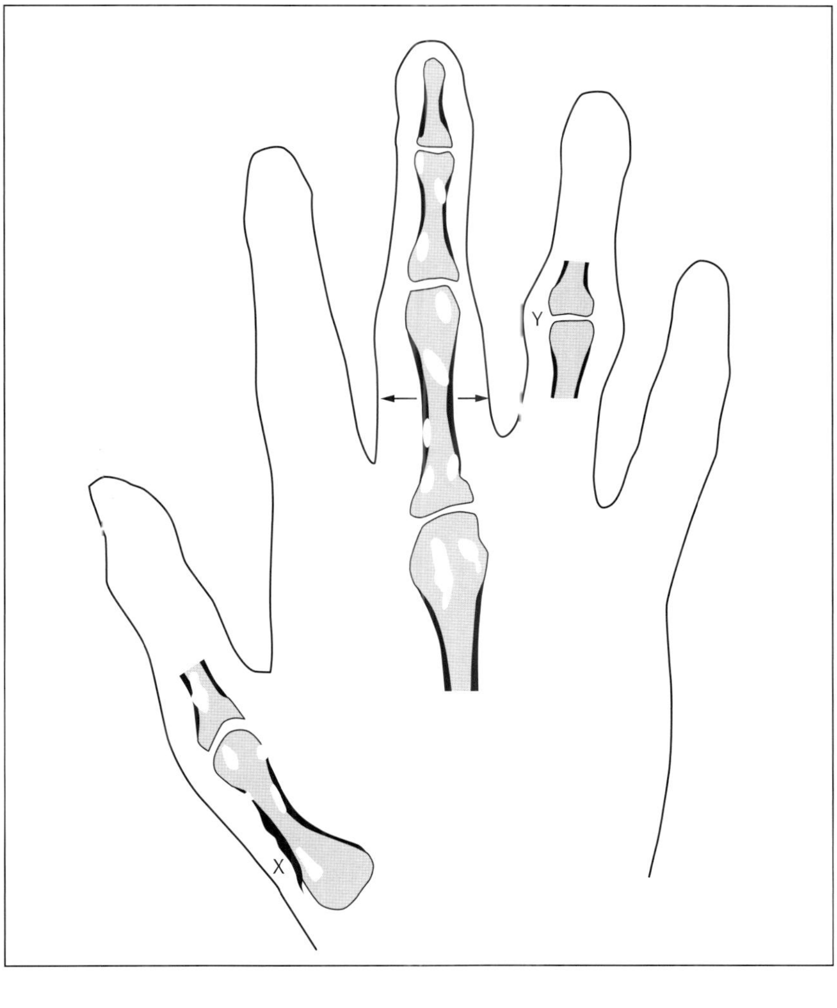

Abb. 11.**56** **Röntgenbefunde der Panniculitis nodularis bei Pankreaserkrankungen (Pankreas-Arthritis-Syndrom) an der Hand (gezeichnet nach dem E-Pluribus-Unum-Prinzip.** Vielförmige, nicht expansive Osteolysen, benigne, in diesem Fall undulierende Periostreaktion (x), periossäre, extraartikuläre Weichteilschwellung *(Pfeile)*, nicht erosive Arthritis (Weichteilröntgenzeichen, y).

- Osteomalazie (Looser-Umbauzonen, Milkman-Syndrom) bei chronischer exokriner Pankreasinsuffizienz
- neurogene Osteoarthropathie, z. B. diabetischer Fuß, bei (therapeutisch vernachlässigtem) Diabetes mellitus infolge endokriner Pankreasinsuffizienz

Klinische Differenzialdiagnose der nodulären Pannikulitis bei Pankreasaffektionen:
Die Pannikulitis Pfeifer-Christian-Weber ist eine noduläre, nicht eitrige, fieberhafte, rezidivierende gynäkotrope Systemerkrankung mit allgemeinem Krankheitsgefühl, Gewichtsverlust, Übelkeit, Lymphadenopathie, Hepatosplenomegalie, *Polyarthralgien* oder *nicht erosiver Polyarthritis*. Die subkutanen, druckdolenten Knoten zeigen sich vornehmlich an den Oberschenkeln, am Gesäß, an den Mammae und den Oberarmen. Sie können konfluieren und einschmelzen. Über den Knoten erscheint die Haut gerötet bis livide verfärbt. Keine charakteristischen Laborbefunde.
Die Pannikulitis Rothmann-Makai (Lipogranulomatosis subcutanea) erscheint ohne systemische Krankheitszeichen. Es zeigen sich kleinere und größere Knoten und flächenhafte Plaques, die gewöhnlich nach einigen Monaten ohne Narbenbildung abheilen. ■

Zystische Fibrose

Die autosomal-rezessiv **weitergegebene zystische Fibrose** (Synonym: **Mukoviszidose**) zeichnet sich durch eine mutationsbedingte abnorme Sekretion exokriner Drüsen aus. Das klinische Bild wird durch die mit ihr zusammenhängende Lungen- und Pankreaserkrankung geprägt. Die prognosebestimmende Lungenaffektion zeigt sich bereits im Säuglings- oder Kleinkindesalter mit chronischem, subjektiv quälendem Husten, der gewöhnlich den 1. klinischen Hinweis auf eine im weiteren Leben progrediente obstruktive Lungenerkrankung mit Hämoptysen, Infektionen und entzündlichem Umbau der Lungenarchitektur gibt. Im Endstadium (im Erwachsenenalter) schiebt sich die respiratorische Insuffizienz in den Vordergrund der klinischen Phänomene.

Die *exokrine* Leistungsschwäche der Bauchspeicheldrüse offenbart sich im Krankheitsverlauf als:

- Maldigestion
- Malabsorption (im deutschen Sprachraum: Malresorption genannt) und deren Folgen, darunter Steatorrhö und allgemeine Gedeihstörung

Außerdem treten manchmal im frühen Lebensalter intestinale Obstruktionen (Mekoniumsubileus, -ileus) auf. Eine mögliche *endokrine* Pankreasinsuffizienz gibt sich als eingeschränkte Glukosetoleranz bzw. insulinabhängiger Diabetes mellitus zu erkennen.

Im hepatobiliären System kann die Erkrankung zu einem gestörten Abfluss der Galle, zur Cholelithiasis und zur biliären Leberzirrhose führen.

Sekundäre Infertilität durch Obstruktion oder bei Aplasie der Ductus deferentes ist bei einem hohen Prozentsatz der Patienten zu beobachten.

Die *Pathogenese der zystischen Fibrose* wurde am Beispiel des mutationsbedingt gestörten Elektrolyttransports in den Schweißdrüsen weitgehend erkannt. Verschiedene genetische Defekte am langen Arm des Chromosoms 7 wirken sich an einem membrangebundenen Protein (engl.: CFTR-Protein = Cystic Fibrosis transmembrane Conductance Regulator) aus, dessen Funktion als cAMP-abhängiger Chloridkanal gestört wird. Dies führt u. a. zu einer verminderten Chloridreabsorption des sezernierten Körperschweißes, also zu seiner erhöhten Kochsalzkonzentration. Dieser krankheitstypische Befund wird durch den *(wiederholt durchgeführten)* „Schweißtest" (pathologische Chloridionenkonzentration > 70 mval/l) erkannt, oder durch den normalen Test wird die zystische Fibrose ausgeschlossen. Im Pankreassekret kommt es mutatis mutandis durch die Gendefekte zu einer Störung des Bicarbonat-Chlorid-Austauschs. Verallgemeinernd ausgedrückt, führt die Sekretionsstörung der exokrinen Sekrete zur Sekretstauung, zur Infektion/Entzündung und schließlich zu einer zunehmenden Schädigung bzw. zum entzündlich induzierten fibrozystischen Strukturumbau des jeweiligen Organsystems – klinisch vor allem offenbart am Bronchialbaum (Lungen) und an den Pankreasgängen (Bauchspeicheldrüsenparenchym).

Die *Bildgebung* mit der CT der Lungen offenbart frühzeitig Bronchialwandveränderungen und im Krankheitsverlauf auch im Projektionsradiogramm, genauer noch im CT, die entzündlich-infektiöse Strukturalteration u. a. mit langstreckigen Bronchialwandverdickungen, Bronchiektasen, Überblähungen bzw. zystischen Lungenparenchymveränderungen (Gefahr des Pneumothorax) und fleckförmigen Infiltraten. CT/MRT (und Sonografie) decken die entsprechenden pathologischen Pankreasbefunde auf.

Am *Stützgewebe* können sich als an sich unspezifische Stigmata Trommelschlegelfinger und Uhrglasnägel bzw. die röntgenologischen Befunde der (sekundären) hypertrophischen Osteoarthropathie (s. dort) ausbilden.

Am *Gleitgewebe* wird gelegentlich die Assoziation mit einer seropositiven rheumatoiden Arthritis beobachtet. Außerdem gibt sich manchmal als Begleitbefund eine aseptische, seronegative, nicht erosive Mono-, Oligo- oder Polyarthritis zu erkennen (Pertuiset et al. 1991). Sie verläuft intermittierend, evtl. mit Erhöhung der Körpertemperatur, und kann am Integument mit einer vaskulitischen Purpura, einem Erythem oder/und einem Erythema nodosum einhergehen.

Skelettsarkoidose

Die Skelettsarkoidose spiegelt die Beteiligung des Stütz- und Gleitgewebes bei dieser ätiologisch unbekannten granulomatösen Systemerkrankung mesenchymaler Gewebe wider. Ihr wichtigstes, aber nicht pathognomonisches histologisches Substrat sind nicht verkäsende Epitheloidzellengranulome; denn sie weisen den diagnostischen Weg, beispielsweise:

- Durchführung des Kveim-Tests
- Hypo- oder Anergie beim intrakutanen Tuberkulintest
- erhöhter Blutspiegel des von Epitheloidzellen und Makrophagen gebildeten Angiotensin converting Enzyme (ACE)

Die Ausheilungstendenz der Granulome zeigt sich an Hyalinisierung und Fibrosierung.

Erscheinungsformen

Akute/subakute Arthritis bei Sarkoidose

Diese nicht erosive Arthritis mit histologisch nachweisbaren granulomatösen Synovialisbefunden *ohne* sonstige sarkoidoseverdächtige Symptomatik ist selten. Nur die Biopsie ermöglicht die Diagnose, beispielsweise gegenüber einer akuten/subakuten reaktiven Arthritis mit identischer Präferenztopik, bzw. die bronchoalveoläre Lavage bei unspezifischen pulmonalen Begleitsymptomen mit *normalem* Röntgenbild.

Löfgren-Syndrom

Häufiger noch gibt sich die sarkoidotische akute/subakute Gelenkerkrankung – in erster Linie als nicht erosive Oligoarthritis oder nur mit migratorischen Arthralgien – im Rahmen der Trias des gewöhnlich fieberhaft verlaufenden **Löfgren-Syndroms** (bei jüngeren Erwachsenen) zu erkennen, und zwar mit:

- bilateraler, nicht erosiver *(Talokrural-)Arthritis*
- *Erythema nodosum*, d. h. mit an sich polyätiologischen, allergisch-hyperergischen, schmerzhaften, knotenförmigen, erythematösen, nicht zur Einschmelzung neigenden Effloreszenzen überwiegend bilateral an den Streckseiten der Unterschenkel
- *bihilärer* (oft auch *mediastinaler*) *Lymphadenopathie*; evtl. zusätzliches HR-CT zur Frage einer röntgenologisch noch invisiblen, granulomatösen pulmonalen Lungendissemination (pulmonales Sarkoidosestadium 2)

Die Arthritis offenbart sich mit einem Erguss und/oder einer periartikulären Schwellung mit oder ohne Tenosynovitis. Gelegentlich geht sie der übrigen Löfgren-Symptomatik voraus und kann dann zu diagnostischen Schwierigkeiten führen (s. o.).

Die Arthritis, ebenso wie das Löfgren-Syndrom überhaupt, hat eine überwiegend günstige Prognose hinsichtlich einer Rückbildung ohne funktionelle oder sichtbare Residuen.

Chronische Gelenkerkrankung bei Sarkoidose

Die chronische Gelenkerkrankung bei Sarkoidose tritt als flüchtige Polyarthralgien, als nicht erosive Oligo- oder Polyarthritis, sehr selten als seronegative erosive Polyarthritis in Erscheinung. In der Regel zeigt sich die Arthritis gemeinsam mit anderen Organphänomenen der Sarkoidose, beispielsweise im Thorax, in Auge und/oder an der Haut. Aber auch sie kann sich klinisch vor diesen Manifestationen offenbaren. Histologisch finden sich neben unspezifischen Entzündungsbefunden epitheloidzellige Granulome. Im Rahmen der Sarkoidosesymptomatik verläuft sie gewöhnlich mit intermittierender Aktivität. Vor allem die PIP- und DIP-Gelenke erkranken, manchmal mit Jaccoud-ähnlichem Bild (s. dort).

Sarkoidoseosteopathie (Morbus Jüngling, Ostitis multiplex cystoides Jüngling)

Die Granulombildung im Knochenmark kann klinisch und bildgebend asymptomatisch bleiben, perigranulomatöse Osteolysen hervorrufen, und zwar weniger durch direkte Einwirkung der Granulome als durch Osteoklastenaktivierung über freigesetzte Mediatormoleküle, und reaktive Knochenneubildung (Osteosklerose, Hyperostose) auslösen. Das Periost und periossäre Weichteile können miterkranken.

Die Hände und, etwas seltener, die Füße gehören zur Prädilektionstopik und erkranken uni- oder bilateral (medizinhistorisch: Morbus Jüngling). Osteopathische Befunde der Sarkoidose sind aber auch am Schädel, an den Wirbeln, in den Rippen, in der Tibia, im Femur, im Sternum und im Nasenskelett beschrieben worden.

> **! Merke**
> Es gilt die Regel: Osteolytische Befunde der Sarkoidose dominieren am Extremitätenskelett und osteosklerotische (hyperostotische) Befunde am Achsenskelett einschließlich des Beckens, des Schädels und des Thoraxskeletts. Osteotrope Radiopharmaka zeigen bei beiden Phänomenen eine verstärkte Akkumulation.

Röntgenbefunde an der Hand

An der Hand zeigen sich folgende Röntgenbefunde (Abb. 11.**57** bis Abb. 11.**61**):

- Multiple kleine kreisrunde oder ovale, manchmal herzförmige, potenziell reversible Granulomosteolysen, evtl. konfluierend zu größeren Osteolysen, dann oft konturauslöschend, evtl. expansiv wachsend. Häufigster Sitz in Röhrenknochen meta-/diaphysär.
- Alternative oder simultane Strukturalterationen, und zwar granulomatös-zystenartiger Aspekt mit reaktivtrabekulärem, netzartigem, gitterförmigem bis wabigem Umbau, ferner mottenfraßähnliche oder permeative Läsionen – alles mit mehr oder weniger ausgeprägter gleichmäßiger Kompaktareduktion.
- Mutilation oder formverändernde reaktionslose Osteolysen mit der Möglichkeit einer pathologischen Fraktur an den kleinen Knochen. Die sog. **Verschmächtigung von Phalanxdiaphysen** wird als konstitutionell bedingte Formanomalie oder konzentrische Osteolysefolge bei der Sarkoidose, aber auch erworben bei neurogenen Osteoarthropathien und beim Skelettbefall der Psoriasis angetroffen. Also klinische und bildgebende Differenzialdiagnose stellen!

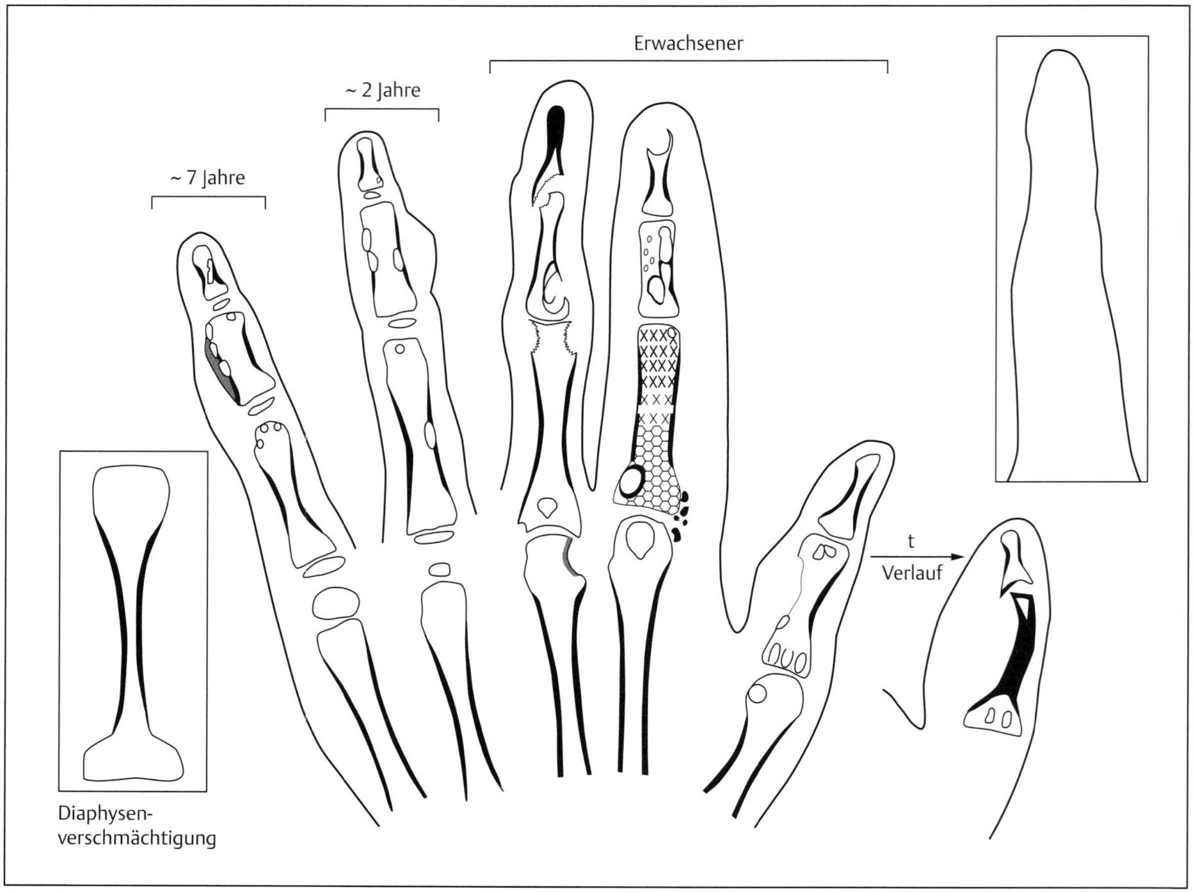

Abb. 11.**57** **Synopsis potenzieller Röntgenbefunde der Sarkoidose am Beispiel Hand.** Primär-ossäre und primär-synoviale Befunde sind simultan wiedergegeben, obwohl ihre gleichzeitige Manifestation eher die Ausnahme als die Regel ist.
Osteolytische Phänomene: runde, ovale oder herzförmige, glatt begrenzte Granulomosteolysen, dabei *mögliche* Konfluenz evtl. zu Konturdefekten mit/ohne Weichteilschwellung, Randsklerose, Expansion, manchmal randständig mit/ohne Weichteilschwellung, Periostreaktion durch Osteolysen oder röntgenologisch invisible Granulome ausgelöst (Kinder > Erwachsene), Akroosteolyse am Nagelfortsatz. Beim Granulomeinbruch vom Knochen in das Gelenk: Erosion bis Mutilation, die sich bis auf den Schaft ausdehnen kann. Grundsätzliche Differenzialdiagnose: Knochengranulomeinbruch oder primär-synovitische Zerstörung (Weichteilzeichen, andere arthritische Direktzeichen suchen). Formverändernde reaktionslose Diaphysenverschmächtigung: an Zehengrundphalangen häufiger als an den Fingergrundphalangen (*Inset*, s. Text).
Strukturumbau: vor allem wabig, netzartig oder gitterförmig, aber auch im Sinne von „Mottenfraß" oder Permeation, Abbau oder spongiöser Umbau der Kompakta (Verdünnung, Auslöschung).
Weichteilveränderungen: periossäre umschriebene (wie knotige) oder etagenbegrenzte *(Inset)* oder totale (wurstartige) Anschwellung (2. Finger): subsumiert als Sarkoidosedaktylitis im weiteren Sinne (Voraussetzung dafür ist die mehr oder weniger diffuse Granulomdurchsetzung der betroffenen Finger/Zehen, nicht aber ein Befall der IP-Gelenke). Die ausschließlich synovitische Gelenkerkrankung zeigt eine spindelförmige Anschwellung um das Gelenk. Selten kommen umschriebene Kalzinosen vor.
Reaktive Knochenphänomene: Trabekulierung, Akroosteosklerose, Reossifizierung von Osteolysen.

- Die Bezeichnung *„Sarkoidosedaktylitis im weiteren Sinne"* leitet sich von Weichteilbefunden ab, die mit oder **ohne** chronische Arthritis an den Fingern und Zehen auftreten (Petterson 1997). Sie imponieren als knotige oder längerstreckige oder wurstartige, auch röntgenologisch auffallende Anschwellung der betroffenen Finger/Zehen. Visuell fallen dann manchmal auch Nageldystrophien auf (Horusitzky et al. 1998). Die Daktylitis setzt fast immer einen diffusen Sarkoidosebefall der entsprechenden Phalanx bzw. Phalangen voraus. Im MRT: iso- oder hypointense Signalgebung bei T1-Gewichtung, auf T2-gewichteten Sequenzen Hyperintensität der betroffenen Weichteile und Phalangen. Eine Weichteilschwellung ist auch bei größeren Sarkoidoseosteolysen möglich.

Bildgebende Besonderheiten der Sarkoidose

Die seltene **Kindheitssarkoidose** kann ähnlich wie die juvenile idiopathische Arthritis verlaufen, z. B. mit erosiver Polyarthritis, und meta-/diaphysären granulombedingten „Zystenbildungen" wie bei der adulten Ostitis cystoides multiplex Jüngling an kleinen Röhrenknochen (Blank et al. 2007), ebenso mit Uveitis und Hautläsionen.

Zu ihren klinischen Besonderheiten gehören der fehlende Lungenbefall und die Erfahrung, dass bis zu 50% der Patienten Mutationen auf dem Gen CARD 15 mit entsprechendem familiärem Auftreten aufweisen. Mögliche Folgen: einerseits schwere Gelenkzerstörungen mit Kontrakturen, Beeinträchtigung der Entwicklung und des Wachstums der betroffenen Skelettbereiche, andererseits Heilungen ohne morphologische Residuen. Knochenbefall (mit massiver Aufweitung/Schwellung und Hautrötung) fällt umso mehr klinisch auf, je jünger der Patient ist. Im frühen Kindesalter haben die Diaphysen der kleinen Röhrenknochen nämlich noch keine Markhöhle, sondern stattdessen eine grobmaschige Spongiosa, die der Granulomexpansion weniger „Widerstand" leistet als die Kompakta. Ähnliche Überlegungen gelten für die luische und tuberkulöse Osteoperiostitis (Spina ventosa) sowie für manche Hämoglobinopathien (Sichelzellkrankheit, Thalassämia maior).

Assoziationen der Sarkoidose mit der rheumatoiden Arthritis, den klassischen Kollagenosen und (HLA-B27-assoziierten) Spondylarthropathien einschließlich Fibroostitisröntgenbefunden sind bekannt. Außerdem kann es sehr selten auch zu einer (unilateralen) Sakroiliitis durch die Sarkoidose kommen. Gegenüber der Durchschnittsbevölkerung haben Sarkoidosepatienten ein größeres Risiko für maligne myeloproliferative Erkrankungen.

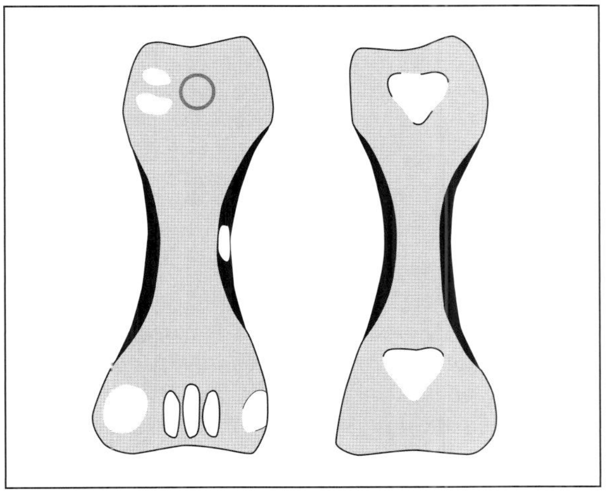

Abb. 11.58 **Detailröntgenbefunde der Sarkoidose in kleinen Röhrenknochen: kleine runde, ovale usw. Osteolysen, scharfrandig, mit oder ohne Randsklerose.**

Merke:

Eine zystenartige Osteolyse der gezeichneten Art (Abb. 11.**58**) macht auch beim Sarkoidosekranken noch *keine* Knochensarkoidose. Der Charakter als Systemerkrankung lässt die gezeichneten Detailbefunde bei der Knochensarkoidose in der *Mehrzahl* erwarten. Röntgendifferenzialdiagnose gegenüber Enchondrom, fibröser Dysplasie, fortgeschrittenem Hyperparathyreoidismus, intraossären Fremdkörpergranulomen, Pankreas-Arthritis-Syndrom und tuberöser Sklerose stellen, dabei klinischen Kontext berücksichtigen. Bei der tuberösen Sklerose kommen an kleinen Röhrenknochen nicht nur zystenartige Aufhellungen, sondern auch trabekuläre, gitterförmige oder wabenartige Strukturveränderungen vor.

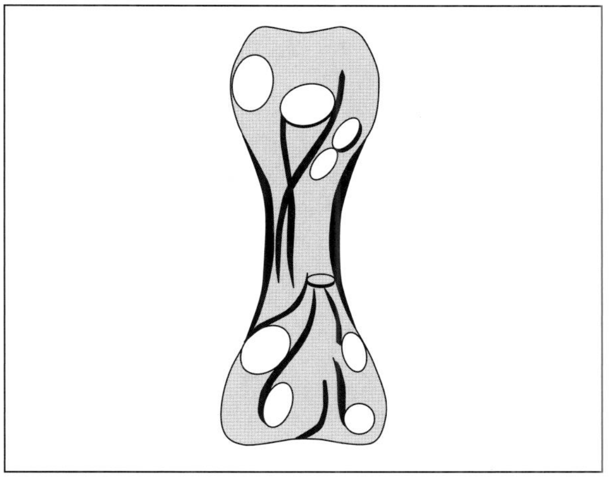

Abb. 11.**59** **Detailröntgenbefunde der Sarkoidose in kleinen Röhrenknochen: zystisch-(reaktiv)trabekulärer Strukturumbau.**

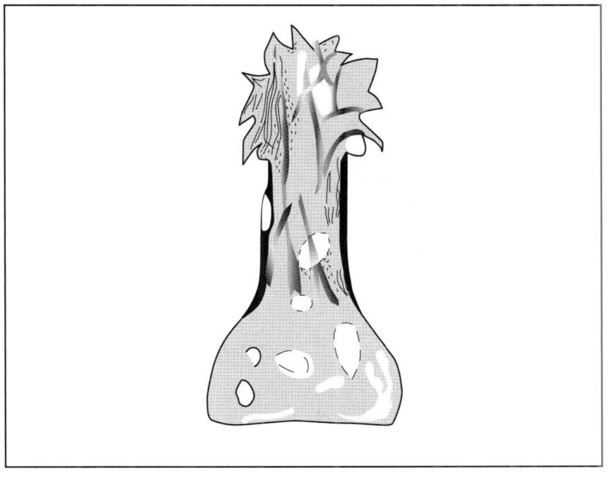

Abb. 11.**60** **Detailröntgenbefunde der Sarkoidose in kleinen Röhrenknochen: beginnende Akroosteolyse am Nagelfortsatz, kleine Osteolysen, reaktiv-trabekulärer Strukturumbau.**

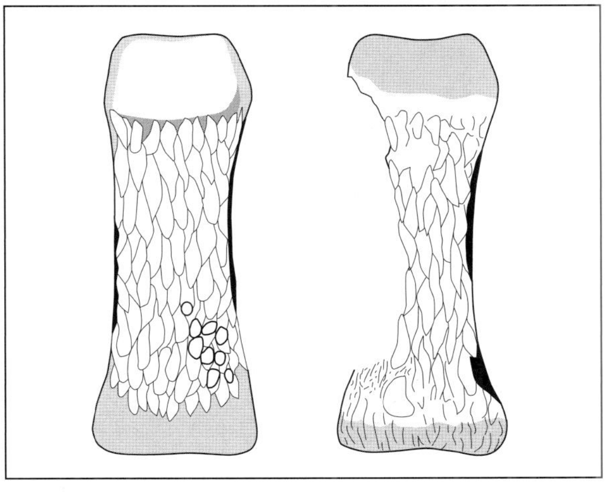

Abb. 11.**61** **Detailröntgenbefunde der Sarkoidose in kleinen Röhrenknochen: Form- und Strukturumbau (gleichmäßige Expansion), Kompaktareduktion, Netz-, Gitter-, Wabenstrukturen, randständiger Konturdefekt durch Granulomkonfluenz.**

Infektarthritis

Die Ansiedlung von humanpathogenen, vermehrungsfähigen Kleinlebewesen im Synovialgewebe (Gelenk, Sehnenscheide, Bursa) führt in Abhängigkeit von ihrer Virulenz und der Immunkompetenz des Organismus zur Synovitis. So manifestieren sich bei angeborenen Immundefekten, krankheits- oder therapiebedingt geschwächter Immunabwehr und in vorgeschädigten Gelenken, beispielsweise bei der rheumatoiden Arthritis, Infektionen häufiger als im Bevölkerungsdurchschnitt.

Die Erreger erreichen das Synovialgewebe hämatogen (Abb. 11.**62**, Abb. 11.**63** und Abb. 11.**64**), selten lymphogen, fortgeleitet aus der Umgebung (Abb. 11.**65**), nach operativer oder traumatischer Eröffnung bzw. Verletzung (Perforation, offener Fraktur) oder durch eine diagnostische bzw. therapeutische Punktion der Gelenkhöhle.

Bakterielle Infektionen

Pyogene Bakterien werden am häufigsten als Erreger von Synovitiden/Arthritiden nachgewiesen. Allgemein ausgedrückt, sind grampositive Keime öfter Arthritiserreger als gramnegative. Der Staphylococcus aureus dominiert die Gelenkinfektionen – namentlich bei Erwachsenen. Nach Einführung der Antibiotikumtherapie hat die Unterscheidung des Gelenkempyems von der Kapselphlegmone und der pyogenen Panarthritis an Bedeutung verloren.

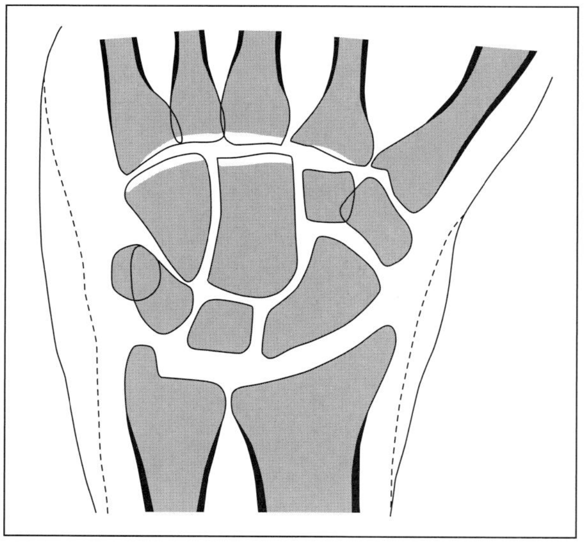

Abb. 11.**62** **Akute Karpalarthritis seit etwa 10 Tagen.** Drei Röntgenbefunde sprechen dafür, dass es sich um eine pyogene Infektarthritis und nicht um eine tuberkulöse und/oder entzündlich-rheumatische Arthritis handelt:
1. Starke Weichteilschwellung (Normalkonturen *gestrichelt*) der Karpalregion.
2. Geringe bandförmige subchondrale Entkalkung (arthritisches Kollateralphänomen).
3. Diese tritt „fokal" auf (Os capitatum, Os hamatum, Metakarpalia II–V, s. dort auch die diskrete Verschmälerung der subchondralen Grenzlamelle (Präerosion).

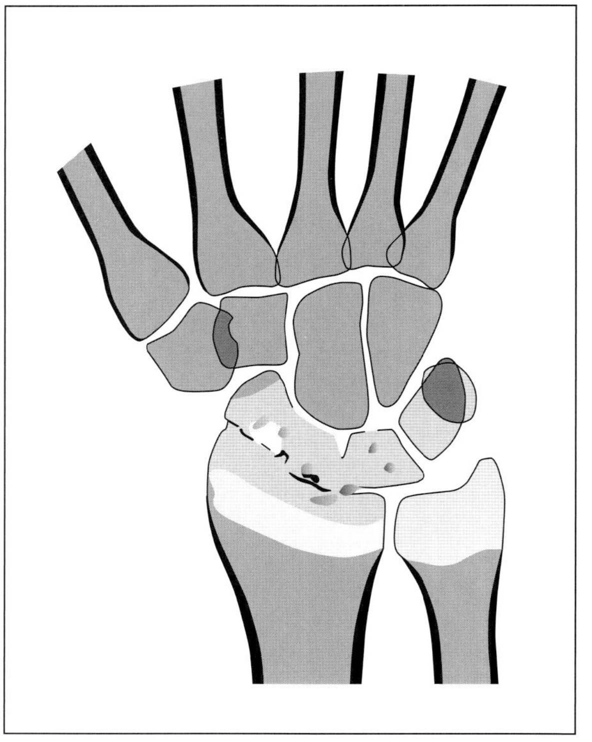

Abb. 11.**63** **Hämatogene pyogene Gelenkinfektion etwa 3 Wochen nach akuter eitriger Tonsillitis; starke Gelenkbeschwerden seit etwa 10 Tagen.**
Röntgenbefund: Ausgedehnte karporadiale Knorpelzerstörung („wie Butter in der Sonne weggeschmolzen"), partieller Schwund der subchondralen Grenzlamelle sowie Erosionen an den angrenzenden Knochen, beginnende Gelenkzerstörung auch im Mediokarpalgelenk. Arthritisches Kollateralphänomen: diffuse und fleckige Demineralisation, metaphysäres Entkalkungsband.

Pilzinfektionen

Viel seltener treten Infektarthritiden als Ausdruck einer Pilzinfektion auf, und zwar sowohl durch geografisch ubiquitäre als auch durch endemisch vorkommende Fungi (Cuéllar et al. 1992). Zu den ubiquitär humanpathogenen Pilzen gehören die Kandidaorganismen und der Aspergillusschimmel, die als Saprophyten die Haut und die Schleimhäute besiedeln. Pathogen werden sie dort bei herabgesetzter lokaler und allgemeiner Abwehrlage, beispielsweise beim Alkoholismus, beim Diabetes mellitus, beim allgemeinen Drogenabusus, bei fortgeschrittener Lungentuberkulose, bei fortgeschrittenen Neoplasmen und bei der HIV-Infektion bzw. der therapeutischen Immunsuppression. Sie sind also opportunistische Keime, die sich hämatogen auch im Synovialgewebe absiedeln können.

Die hämatogene Dissemination offenbart sich als Mono-, seltener als Oligoarthritis. Außerdem können auch Pilzinfektionen über eine Inokulation durch Gelenkpunktion entstehen.

Die Isolation und Identifizierung eines humanpathogenen Pilzes im Gleitgewebe gelingt über die entsprechende Kultur des Aspirats, evtl. schon im Nativpräparat.

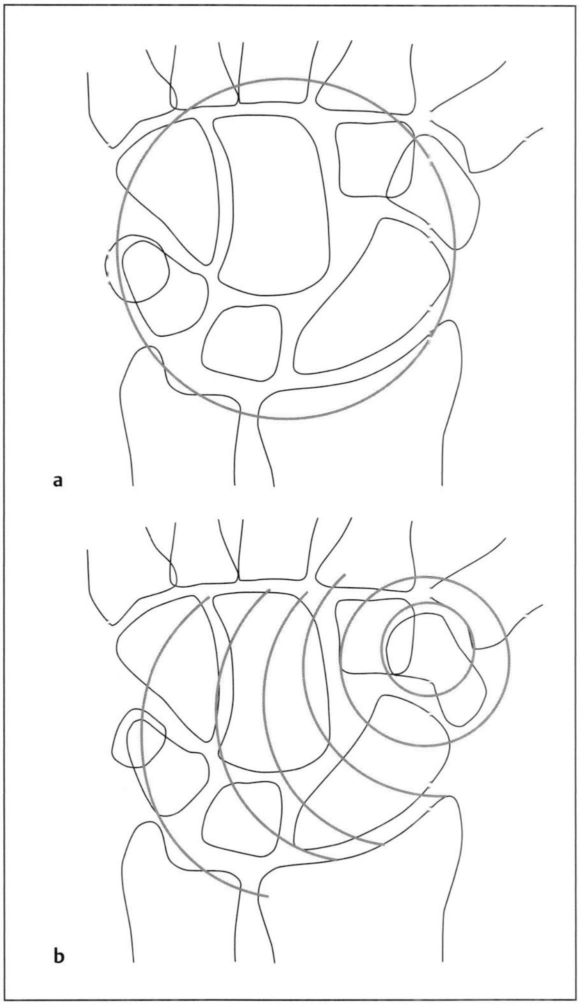

Abb. 11.64a, b **Röntgendifferenzialdiagnose zwischen der (einseitigen) entzündlich-rheumatischen Karpalarthritis und der Infektarthritis.**

a **Der entzündlich-rheumatische Prozess erfasst von Anfang an alle Karpalgelenke** mehr oder weniger gleichzeitig.

b **Bei der bakteriellen Infektion**, wenn sie beispielsweise von einem Karpalknochen und/oder von einem der Gelenke ausgeht, erkennt man im frühen und mittleren Stadium einen *„Zerstörungsschwerpunkt"*, der sich sukzessive ausbreitet.

Dieses Vorgehen gilt auch für überwiegend endemische, hauptsächlich in subtropischen und tropischen Klimazonen bekannte Pilzinfektionen, wie *beispielsweise* Blastomykose, Kokzidioidesmykose, Sporotrichose, Histoplasmose, Kryptokokkose und das Mycetoma pedis (knotiger, zur Einschmelzung und Fistelung neigender Madurafuß durch verschiedene Schimmelpilzarten oder bestimmte Bakterien bei barfußgehenden Personen).

Die Mehrzahl der Synovialmykosen verläuft chronisch. Je später die Diagnose gestellt wird und die adäquate Therapie einsetzt, desto eher zeigt sich die Pilzinfektion als erosive, das Gleitgewebe angreifende Arthritis. Bei der Kryptokokkose und der Kokzidioidesmykose kommen aber auch akute/subakute Gelenk- und Knocheninfektionen vor.

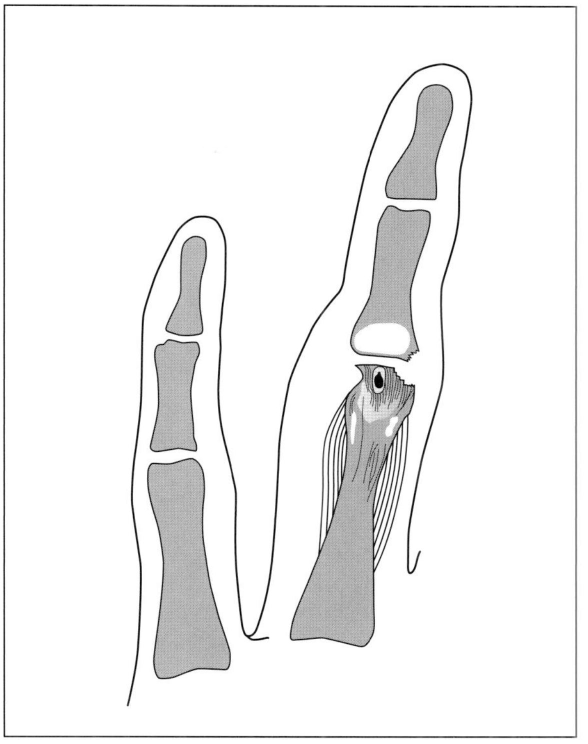

Abb. 11.65 **Fortgeleitete pyogene PIP-Gelenkarthritis von einer sequestrierenden Osteomyelitis-Periostitis der Grundphalanx her.**

Bei der Histoplasmose und der Kokzidioidesmykose sind syndromartige, im Zusammenhang auftretende migratorische Polyarthritiden und begleitende hyperergische Reaktionen, wie das Erythema nodosum oder/und das Erythema multiforme sowie Pleuritiden und Perikarditiden, bekannt.

Parasitäre Infektionen

Parasitäre Infektarthritiden werden von Protozoen und Würmern verursacht. Durch den Tourismus in tropische und subtropische Regionen bzw. Endemiegebiete haben sie in Mitteleuropa praktische Bedeutung erlangt. Endamoeba histolytica und Gardia lamblia seien als Beispiele für Protozoen genannt. Vor allem folgende kosmopolitischen oder endemischne Helminthosen bzw. Parasitosen können nach ihrer Infestation Infektarthritiden verursachen:

- Askariasis
- Echinokokkose
- Taeniasis
- Trichinose
- Toxokariasis

Fast überwiegend aus den Subtropen und Tropen werden Ankylostoma duodenale (Hakenwurm), Dracunculus medinensis (Medina- und Guinea-Wurm) und andere Filarien, darunter auch der Zwergfadenwurm Strongyloides stercoralis, eingeschleppt.

Parasitäre Infektarthritiden gehen häufig mit einer Bluteosinophilie einher. Daher sollte bei Gelenkaffektionen nach Aufenthalten in den Subtropen und Tropen bzw. Endemiegebieten die Frage nach einer Bluteosinophilie (auch vom Radiologen) gestellt werden.

Bei den parasitären Infektarthritiden sind die Erreger nur selten im Synovialgewebe oder im Gelenkerguss nachzuweisen, beispielsweise Wurmeier in der entzündeten Synovialis (Bassiouni u. Kamel 1984). Daher wird die parasitäre Infektarthritis häufig als reaktive Arthritis eingeordnet (s. dort). Diesen Gedanken stützen Befunde bei Patienten mit Bilharziose (Synonym: Schistosomiasis). Bei ihnen sind nicht nur periphere Arthritiden und (bilaterale) Sakroiliitiden, sondern auch bildgebende produktive Fibroostitiden (Enthesitiden) bekannt, beispielsweise am Ansatz der Plantaraponeurose und der Achillessehne. Konstitutionell gesteuerte, immunpathogenetische biologische Mechanismen, wie bei den reaktiven Arthritiden überhaupt, könnten daher eine pathogenetische Rolle spielen. Allerdings bringen bei parasitären Infektarthritiden die nicht steroidalen Antirheumatika keinen Therapieerfolg, sondern erst die gezielte antiparasitäre Behandlung.

Fremdkörper

Die Fremdkörperarthritis/-synovitis, beispielsweise durch Holz- oder Glassplitter, Metallfremdkörper, Pflanzendorne oder (Seeigel-)Stacheln, tritt nach perforierender Verletzung der Gelenke, Sehnenscheiden und Bursen auf. Die klinische Manifestation der Entzündung kann kurze Zeit nach dem Trauma einsetzen, manchmal aber auch erst nach monate- bis jahrelanger Latenz. Entsprechend nimmt die monartikuläre Entzündung einen akuten oder chronischen bzw. remittierenden Verlauf. Die Fremdkörperarthritis ist an sich eine aseptische, nicht eitrige, nicht erosive Entzündung. Durch bakterielle Kontamination des eingedrungenen Fremdmaterials kann sich jedoch eine pyogene Arthritis entwickeln. Auf den Fremdkörperreiz gehen unspezifisch-entzündliche Phänomene zurück. Granulombildung, manchmal vom Typ der Sarkoidose, kommt jedoch vor (Mohr 2002b).

Die Diagnose „Fremdkörperarthritis" wird erleichtert, wenn röntgenologisch, sonografisch oder im MRT (T2- und STIR-Sequenzen) entsprechende Schatten, Reflexveränderungen bzw. Aussparungen usw. sichtbar sind. Glas ist röntgenologisch opak.

Bei einem größeren asymptomatischen Intervall kann das ursprüngliche inokulierende Trauma vom Patienten vergessen worden sein. Dann müssen bei einem akuten/subakuten monotopen (monartikulären) klinischen Bild und unter Berücksichtigung der Altersabhängigkeit auch folgende Pathogenesen jenseits der Fremdkörperarthritis berücksichtigt werden:

- hämatogene (pyogene) Infektarthritis (hauptsächlich)
- reaktive Arthritis bzw. periphere Gelenkbeteiligung bei anderen Spondylarthropathien (vor allem die Arthritis psoriatica)
- juvenile idiopathische Arthritis
- akute Apatitkrankheit
- Gichtanfall
- Pseudogicht
- akute Sarkoidose (Löfgren-Syndrom)
- Knochenmalignom

Beim klinischen Verdacht auf eine akute hämatogene Osteomyelitis – wo auch immer lokalisiert – ist bei (noch) negativem Röntgenbefund die MRT das zeitgemäße bildgebende Verfahren, und zwar die Kombination aus STIR- und T1-SE-Bildern (Mahnken et al. 2000).

> **! Merke**
> Bei unauffälliger STIR-Sequenz kann eine Osteomyelitis ausgeschlossen werden.

Neisseria gonorrhoeae

Die Infektion mit Neisseria gonorrhoeae geht beim Erwachsenen fast immer von der Schleimhaut des Urogenitalsystems aus. Der Erregernachweis stützt sich, soweit die Infektion (bei Frauen) überhaupt symptomatisch verläuft, zunächst auf das Abstrichpräparat und die entsprechende Kultur, evtl. auf die PCR.

1. Die überwiegend monotope *pyogene Gonokokkeninfektarthritis* entsteht als hämatogene Komplikation ebenso wie die *gonorrhoische Tenosynovitis* wenige Tage nach der Infektion. In der Antibiotikumära sind erosive Arthritiden selten geworden. Falls der färberische und kulturelle Erregernachweis im Gelenkerguss nicht gelingt, kann die PCR diagnostisch weiterhelfen (Liebling et al. 1994).
2. Gonokokkenpersistenz ist die Voraussetzung für diejenige hämatogene Gonokokkendissemination, welche sich klinisch als gonorrhoisches *Arthritis-Dermatitis-Syndrom* bzw. *Tenosynovitis-Dermatitis-Syndrom* offenbart. Es tritt als Gonokokkensepsis (hoch fieberhaft, Schüttelfrost) oder als eine klinische Trias auf:
   - intermittierende Fieberschübe
   - wandernde Gelenkbeschwerden parallel zu den Fieberschüben (Arthralgien, Arthritiden mit der Präferenz Kniegelenk und obere Extremitäten)
   - vaskulitisches Exanthem wie makulopapulöse Effloreszenzen, Vesikeln oder Pusteln an distalen Extremitätenabschnitten

   Der evtl. wiederholte Erregernachweis kann aus dem Gelenk, dem Blut und den Effloreszenzen versucht werden, unter Umständen auch urethral, oral, anal und zervikal. Die angeführte klinische Trias hat unter Berücksichtigung des schwierigen Erregernachweises vielfältige Differenzialdiagnosen:
   - Virusinfekte (z. B. Coxsackie-, Zytomegalie-, Epstein-Barr-Virus)
   - andere bakterielle Infektionen und ihre hämatogenen Folgen, z. B. Endokarditis
   - immunologischen Krankheitsbilder, darunter Morbus Still, Vaskulitiden, systemischer Lupus erythematodes

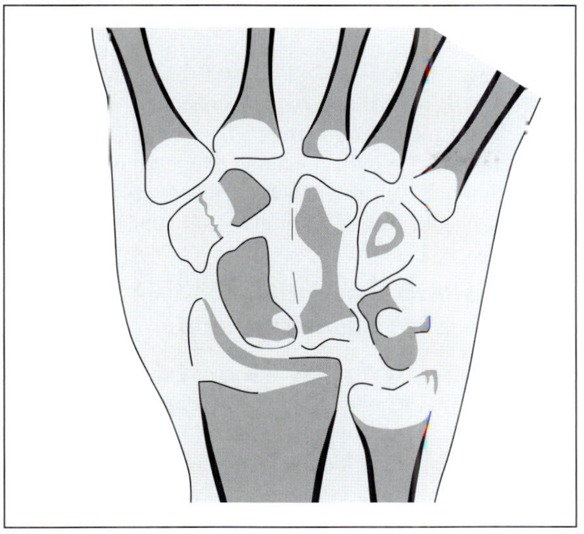

Abb. 11.66 **Handwurzeltuberkulose, ob primär-synovial oder primär-ossär, ist in diesem fortgeschrittenen Stadium nicht mehr zu entscheiden.** Es springen die ausgeprägte inhomogene Demineralisation, der Abbau der subchondralen Grenzlamelle und Erosionen ins Auge. Teilweise bestehen kaum noch Schwärzungsunterschiede zwischen den Weichteilen und den demineralisierten Knochen. Siehe auch die Weichteilschwellung *(je dunkler der Farbton in der Skizze, desto mehr Kalzium enthält der Knochen).* Schleichend einsetzende Schmerzen und Schwellung seit etwa 8 Monaten.

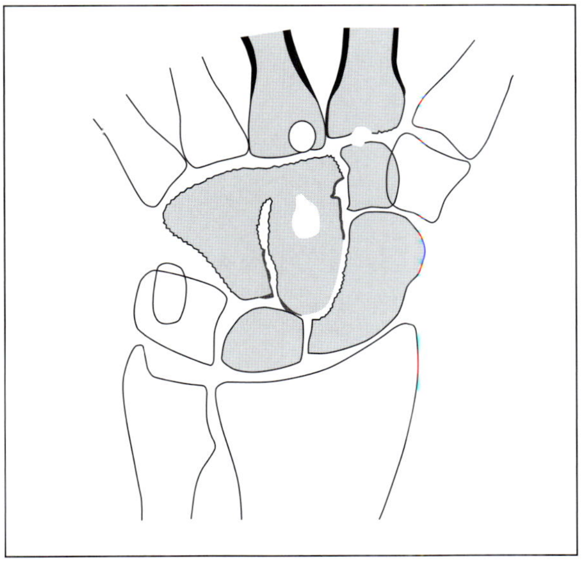

Abb. 11.67 **Primär-ossäre Gelenktuberkulose der Handwurzel und ihrer Umgebung.** Der hämatogene Herd saß sehr wahrscheinlich im Os capitatum (die erkrankten Knochen und Gelenke sind *gerastert* dargestellt.) Vor allem ist die differenzialdiagnostische Abgrenzung gegenüber einer bakteriellen, nicht tuberkulösen Arthritis bzw einer ursprünglich unspezifischen Karpalosteomyelitis erforderlich (aus therapeutischen Gründen Biopsie, und zwar auch dann, wenn extraossäre Tuberkuloseanamnese und monotoper Befund).

3. Im Gegensatz zu Nr. 1 und 2 spricht die *reaktive Gonokokkenarthritis* nicht auf Antibiotikumtherapie an. Sie kann sich als komplettes Reiter-Syndrom nach einer immunologischen Anlaufphase von einigen Wochen, als inkomplettes Reiter-Syndrom (s. dort) oder als postgonorrhoisches Reiter-Syndrom offenbaren.

Mycobacterium tuberculosis complex

Im Zusammenhang mit dem Mycobacterium tuberculosis treten folgende Gelenkerkrankungen auf (Abb. 11.**66**, Abb. 11.**67** und Abb. 11.**68**):

Tuberkulöse Arthritis (tuberkulöse Infektarthritis)

Diese kann über eine Ansiedlung der Bakterien in der Synovialmembran, also primär-synovial, oder fortgeleitet vom gelenktragenden Knochen, also primär-ossär, oder durch Übergreifen von tuberkulösen Haut- oder Weichteilerkrankungen entstehen. Die tuberkulöse Gelenkinfektion zeigt sich – wo auch immer – an allmählich auftretenden Gelenkschmerzen und an Gelenken mit dünnem Weichteilmantel an einer teigigen Weichteilschwellung (medizinhistorisch: Tumor albus). Primär-synoviale Gelenktuberkulosen verlaufen gewöhnlich schleichender, kontur- und strukturschonender als die schneller progredienten, primär-ossären tuberkulösen Gelenkerkrankungen und werden häufig, beispielsweise im Karpalbereich, von örtlichen Sehnenscheidentuberkulosen begleitet. Das Fortschreiten der tuberkulösen Gelenkinfektion bzw. die Wirksamkeit der Therapie wird röntgenologisch/magnetresonanztomografisch im Abstand von Monaten beurteilt. Bei der pyogenen (unspezifischen) Infektarthritis nehmen Zerstörung und Reparation einen schnelleren Verlauf, der sich bei röntgenologischen Kontrollen schon nach Wochen widerspiegeln kann.

Einen differenzialdiagnostischen Hinweis auf die tuberkulöse Ätiologie einer Arthritis kann die Vorgeschichte des Patienten liefern, wenn beispielsweise von einer exsudativen Pleuritis berichtet wird oder eine extraskelettale Tuberkulose, z. B. eine Urogenitaltuberkulose, durchgemacht wurde.

Gelenktuberkulosen, namentlich die primär-synoviale Form, entwickeln *frühzeitig* das arthritische Kollateralphänomen, d. h. eine im Arthritisverlauf bald auffallende gelenknahe Demineralisation.

Grundsätzlich hängt die Gelenkzerstörung auch bei der tuberkulösen Erkrankung vom Zeitpunkt der Diagnosestellung und damit vom Einsetzen der adäquaten Therapie ab. Der *Tuberkulinhauttest nach Mendel-Mantoux* muss nach einer definierten Methodik durchgeführt werden und hat bestimmte Kontraindikationen. Außerdem sind falsch-positive und falsch-negative Ergebnisse bekannt (Kubica u. Rüsch-Gerdes 2004). Allerdings ist er wesentlich sensitiver als der *Tine-Stempeltest*. Die *Ziehl-Neelsen-Färbung* setzt hohe Keimzahlen voraus und weist mikroskopisch, ebenso wie die Fluoreszensmikroskopie, „säurefeste Stäbchen" nach (Voraussetzung sind auch bei

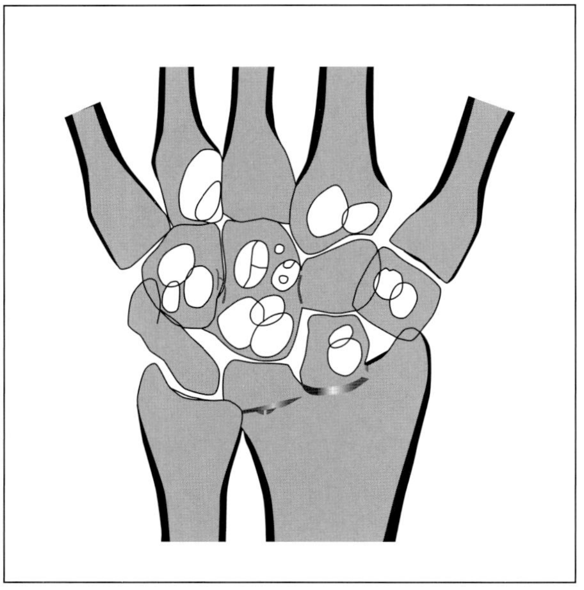

Abb. 11.**68** **Sog. zystische (zystoide) Handwurzeltuberkulose durch eine produktive, nicht fistelnde tuberkulöse Entzündung in der spongiösen Knochensubstanz.** Die Bezeichnung ist deskriptiv zu verstehen, da zwar die zystischen Aufhellungen besonders auffallen, jedoch häufig, aber *nicht* obligat, außerdem die Folgen der Gelenkzerstörung (Gelenkspaltverschmälerung, Knochenerosionen usw.) zu erkennen sind. Die röntgenologische Differenzialdiagnose gegenüber der rheumatoiden Arthritis kann schwierig sein, solange diese sich atypisch „monotop" (an einer Handwurzel) manifestiert.

Merke:

Es gibt kaum einen spongiösen Knochen, spongiösen (epiphysären) Knochenabschnitt oder Metaphysenbereich eines Röhrenknochens, in dem nicht schon eine isolierte zystische Knochenzerstörung oder einige nebeneinander liegende zystische Osteolysen durch tuberkulöses Granulationsgewebe beobachtet wurden. Ähnliches gilt für die Sarkoidose. Die bildgebende Differenzialdiagnose von bildbeherrschenden oder besonders auffallenden zystenartigen Strukturaufhellungen im gelenknahen Knochen **beidseits des Gelenkspalts** geht über die Tuberkulose und Sarkoidose jedoch weit hinaus (vgl. rheumatoide Arthritis, ferner Gicht, Amyloidose, Knochenganglien, Hämochromatose, Hyperlipoproteinämien und tuberöse Sklerose).

Letzterer hohe Keimzahlen). Die *kulturelle Anzüchtung* gelingt im günstigsten Fall (Flüssigmedium) nach 1–2 Wochen. Die Kulturen gelten als negativ, wenn nach 6 Wochen (Flüssigmedium) beziehungsweise 8 Wochen (Festmedium) kein Wachstum auffällt. Die Techniken zur Nukleinsäureamplifikation, z. B. die *PCR*, ermöglichen, DNA/RNA von Tuberkulosebakterien schon innerhalb von 1–2 Tagen direkt nachzuweisen. Trotzdem darf auf die Kultur nicht verzichtet werden, da sie zur Prüfung der Empfindlichkeit gegenüber Erstrang-, Zweitrang- oder Reservemedikamenten erforderlich ist.

Poncet-Arthritis

Ebenso wie die tuberkulöse Infektarthritis entsteht die *Poncet-Arthritis (Rheumatismus tuberculosus)*, d. h. höchstwahrscheinlich die *reaktiv-aseptische tuberkulöse Arthritis*, im Zusammenhang mit einer aktiven Tuberkulose im Organismus und geht unter erfolgreicher Therapie der (extraartikulären) Tuberkulose zurück (Le Goff 1994).

Mit abgeschwächten lebenden bovinen Tuberkelbazillen induzierte Arthritis

Die BCG-induzierte Arthritis (= Bacille Calmette-Guérin = abgeschwächte lebende bovine Tuberkelbazillen) wird sehr selten im Verlauf der adjuvanten Immuntherapie mittels intravesikalen Instillationen beim oberflächlichen Harnblasenkarzinom beobachtet (Mohr 2003b) und kommt auch bei subkutaner antitumoraler BCG-Therapie vor. Diese Arthritis gibt sich röntgenologisch an den Weichteilzeichen, also als nicht erosive Entzündung, zu erkennen. Sie wird als reaktiv eingeordnet. Dies setzt voraus, dass PCR und Kultur eine mykobakterielle Infektion dort ausschließen. Vorzugsweise erkranken die großen Gelenke der unteren Extremitäten. Jedoch kann sich auch eine akute Polyarthritis, evtl. mit Temperaturanstieg, manifestieren (Pardalidis et al. 2002).

Die **Spina ventosa** (Abb. 11.**69**) tritt als tuberkulöse Osteoperiostitis bei Kindern, selten bei Erwachsenen, an den Diaphysen kurzer Röhrenknochen der Hände und Füße auf. Im klassischen Fall kommt es zu einem verbreiterten, wie aufgeblasen erscheinenden expandierten Knochen (lat.: ventosus, -a, -um = windig), d. h. „innen" dominiert die Osteolyse, „außen" die Periostreaktion. Wichtigste *bildgebende Differenzialdiagnosen*:

- Daktylitis luica (aus statistischer Sicht, aber nicht unbedingt im Einzelfall, springt vor allem die Periostreaktion ins Auge)
- Panaritium ossale (als Komplikation eines Panaritium subcutaneum)
- angeborene Sichelzellkrankheit
- Sarkoidose

Die synoviale und ossäre tertiärluische (gummöse) Arthritis gibt sich röntgenologisch annähernd identisch zu erkennen wie die Tuberkulose (*Differenzialdiagnose:* Anamnese, Serologie [Lues], Bakteriologie, Histologie). ■

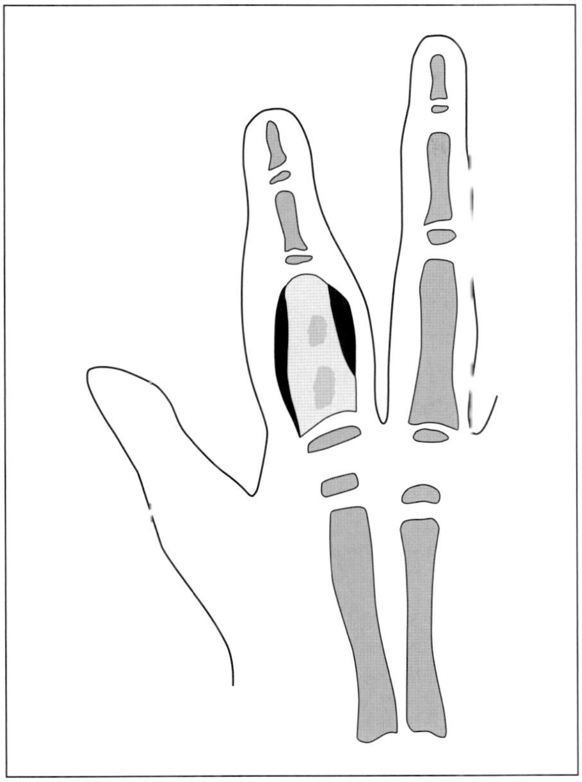

Abb. 11.69 **Klassisches Röntgenbild der fortgeschrittenen tuberkulösen Spina ventosa (Daktylitis tuberculosa).** Patient 3 Jahre alt. Siehe den „aufgeblasenen" Knochen durch Abbau (Osteolyse) von innen her und den periostalen Anbau an seiner Außenkontur. Destruktionsherde im Inneren der Grundphalanx. *Bildgebende Differenzialdiagnose:* **konnatale Ostitis luica**, *bei der häufig die periostale Knochenbildung das Bild beherrscht. Auch* **unspezifische Infektionen** *können (bei Kleinkindern) ein ähnliches Röntgenbild mit starker Periostreaktion hervorrufen.*

Merke:

Grundsätzlich sollte bei *entzündlichem klinischem Bild* jede Osteolyse mit geringer oder fehlender Randsklerose und ohne Periostantwort auch an eine Tuberkulose oder Pilzaffektion (HIV?) denken lassen.

Virusarthritis

Zur bestätigten klinischen Diagnose einer Virusarthritis werden ein hoher spezifischer IgM-Titer und/oder ein signifikanter Titerverlauf gefordert. IgM-Antikörper sind sog. *Meldeantikörper*, die nur während der frühen humoralen Immunantwort gebildet werden. Die IgG-Antikörper sind sog. *Gedächtnisantikörper*, die über Monate bis Jahre persistieren können.

Akut auftretende, oft migratorische **Arthralgien** und **akute Arthritiden** sind bei verschiedenen Virusinfektionen als *parainfektiöse* Erkrankungen bekannt. Sei es, dass sie Begleitbefunde der extraartikulär dominierenden Manifestationen und Allgemeinsymptome sind, sei es, dass sie das klinische Bild bestimmen. Beispielsweise geht die schmerzhafte Gelenksymptomatik (arthritische Weichteilzeichen) bei der *akuten Hepatitis-B-Virusinfektion (HBV)* der Gelbsucht und den Laborbefunden oft um Wochen voraus, um nach dem Erscheinen des Ikterus abzuklingen. Differenzialdiagnostische Schwierigkeiten können bei dieser akuten Virusinfektion aufkommen, wenn die Patienten bei der HBV-Arthritis auf Dauer anikterisch bleiben und sie atypisch schleichend mit polyartikulärem Befallsmuster verläuft. Allerdings sind erosive Arthritiden auch bei chronischem Gelenkbefall nicht zu erwarten.

Bei der *chronischen HBV-Hepatitis* mit persistierender HB-Antigenämie können immunkomplexbedingte Arthralgien und Arthritiden einerseits jedoch andauern und andererseits sich andere nosologisch definierte, rheumatologische Krankheiten mit eigenem klinischen Profil einstellen, so die (gemischte essenzielle) Kryoglobulinämie (sie ist allerdings viel häufiger beim Hepatitis-C-Virusinfekt), die Panarteriitis nodosa oder leukozytoklastische Vaskulitiden (mit Urtikaria).

Für die Bildgebung von Bedeutung sind Einzelfälle von Viruserkrankungen, deren assoziierte Arthritis einen chronischen Verlauf annimmt. Erwähnt sei die seltene Möglichkeit einer chronischen Polyarthritis nach Rötelnvirusinfektion. Viel typischer sind allerdings die akute, nicht erosive, passagere migratorische Rubellaarthritis vorwiegend bei Frauen zwischen dem 20. und 40. Lebensjahr und Rubellaarthralgien. Besonders bei Frauen ist das Rötelnexanthem kein obligatorischer Befund der Rubellainfektion.

Bei den synoviotropen Virusinfektionen werden chronische Arthritisverläufe sowohl auf epidemiologische Faktoren, z. B. die geringe Zytopathogenität des Virus oder die Fähigkeit zur viralen Antigenpersistenz, zurückgeführt als auch auf Wirtsfaktoren (Huppertz 1995, Saal 1995), wie virusspezifische Immundefekte, gestörte Zytokininantwort usw.

Das *Parvo-B19-Virus* ist der Erreger der Ringröteln (Erythema infectiosum). Es gehört zu den Viren mit artikulärem Erkrankungsschwerpunkt und besitzt ein Chronifizierungspotenzial, das sich bei etwa 20% der Erkrankten offenbart. Das bei protrahiertem oder chronischem Verlauf auftretende symmetrische Befallsmuster einer chronischen erosiven Polyarthritis mit längerer Morgensteifigkeit und den manchmal serologisch nachweisbaren Rheumafaktoren wird im Schrifttum als Hinweis darauf bewertet, dass dieses Virus bei der Pathogenese der rheumatoiden Arthritis eine Rolle spielt. Allerdings diskutieren manche Autoren diese Hypothese auch bei anderen synoviotropen Virusinfektionen bzw. gibt es Hinweise, dass z. B. die Hepatitis-C-Infektion mit entzündlich-rheumatischen Manifestationen einhergeht, die sich mit den Kriterien der rheumatoiden Arthritis offenbaren können.

Bei *Pocken-* und *Vakziniaviren* sind potenziell auch Erkrankungen des Stütz- und Gleitgewebes möglich – sie spielen derzeit allerdings klinisch keine Rolle. Die Skelettmanifestationen zeigen sich vor allem bei Kindern bis zum 10. Lebensjahr als **Osteomyelitis variolosa**. Prädilektionsstelle ist der überwiegend symmetrische Befall der Ellenbogenregion (s. Kap. 12 „Ellenbogengelenk“, Abschnitt „Arthritiden im Kindesalter“), dem sich gewöhnlich andere Lokalisationen (Hände, Sprunggelenk-, Fuß- und Kniebereich) anschließen. Die Pockenosteomyelitis neigt zur Sequesterbildung und zur Fistelung (Gefahr der pyogenen Superinfektion). Die Osteomyelitis variolosa geht von den gelenknahen Metaphysen aus und ergreift das benachbarte Gelenk. Die rein virogene Osteomyelitis und Arthritis heilen spontan ab, können jedoch das Längenwachstum und die Epiphysenentwicklung stören.
Das *T-lymphotrope Virus Typ I (HTLV-I)* ist ein onkogenes Virus mit ätiologischen Beziehungen zur adulten T-Zellenleukämie. Außerdem werden eine endemische (wahrscheinlich) HTLV-I-assoziierte Myelopathie und eine tropische spastische Parese in bestimmten Regionen der Karibik und Japans beschrieben. Darüber hinaus steht zur begründeten Diskussion (Sato et al. 1991), dass der Tropismus dieses Virus für CD4-Lymphozyten eine zelluläre Immundysregulation auslöst, die pathogenetische Beziehungen zu einer chronisch-persistierenden, erosiven proliferativen Synovitis (Oligoarthritis überwiegend großer Gelenke) hat. Im Serum und in der Synovia erkrankter Gelenke lassen sich hochtitrige Anti-HTLV-I-Antikörper nachweisen. ■

Infektion mit dem humanen Immunschwächevirus (HIV-1, HIV-2)

Diese Infektion ist Ursache verschiedener Krankheitsbilder, die mit dem Akronym „AIDS“ (Acquired Immunodeficiency Syndrome) belegt werden. Das Virus besitzt die Fähigkeit, im Genom des Wirtes längere Zeit latent zu bleiben, gehört daher zur Subfamilie der Lentiviren (lat.: lentus = langsam). Die *wesentlichen Merkmale* der klinisch apparenten Infektion sind die Folgen der zellulären und humoralen Immunsuppression, die sich vor allem an einem Abfall der CD4-positiven T-Helferzellen, d. h. Lymphozyten, die an ihrer Oberfläche das Antigen CD4 tragen, und u. a. auch an Monozyten/Makrophagen zu erkennen gibt. Die pathognomonische virusbedingte, irreversible, progrediente Immunschwäche begünstigt bei HIV-Patienten die Entstehung opportunistischer Infektionen, verschiedener maligner Tumoren (am häufigsten das Kaposi-Sarkom) und *„rheumatischer“ Manifestationen*. Das Risiko opportunistischer Infektionen steigt mit der Verminderung der CD4-positiven Helferlymphozyten (< 400 µl) und einer Abnahme des Quotienten aus CD4- und CD8-Lymphozyten (normal: 1,2–3,0). Außer den opportunistischen Infektionen, d. h. durch Mikroorganismen, die bei immunkompetenten Menschen keine oder nur leichte Gesundheitsstörungen hervorrufen, können auch grundsätzlich humanapathogene und grundsätzlich menschenpathogene Keime, beispielsweise Staphylococcus aureus, bei HIV-Infizierten schwere Krankheitsphänomene auslösen bzw. sich gehäuft als Krankheitserreger offenbaren.

Die *klinisch manifeste HIV-Infektion (AIDS)* zeigt sich am muskuloskelettalen System an verschiedenen Erkrankungen. Sie entstehen entweder unmittelbar durch die Viruseinwirkung selbst oder viel häufiger in mittelbarem Zusammenhang mit der Virusinfektion. Mittelbar bedeutet, dass die immundefizitäre Abwehrlage des menschlichen Organismus die Empfindlichkeit für andere virale, für bakterielle und für parasitäre Infektionen steigert oder bei genetisch prädisponierten Personen als Auslösemechanismus (Trigger) für reaktiv genannte Erkrankungen, z. B. Arthritiden, wirkt bzw. das HIV-Virus die Entstehung solcher reaktiver Krankheitsbilder auch ohne genetische Prädisposition begünstigt. Außerdem kann das Virus zu einer Fehlregulation der Immunantwort führen, die sich als Autoimmunkrankheit klinisch offenbart.

Folgende rheumatisch genannten Symptome und Befunde können bei HIV-Infizierten beobachtet werden:

- Über intermittierende oligotope, unspezifische **Arthralgien**, manchmal auch **Myalgien**, klagt etwa jeder 3. Patient vor allem im Knie-, Schulter- und/oder Ellenbogenbereich.
- Das akut einsetzende, sehr **schmerzhafte Gelenksyndrom** (engl.: Painful articular Syndrome; Silveira et al. 1991) kommt bei etwa 10 % der Patienten vor, verläuft ohne allgemeine Entzündungssymptomatik, jedoch mit geringer Synovitishistologie sowie gelegentlich mit „Gelenkschwellung“, und klingt nach wenigen Stunden oder höchstens 1- bis 2-tägiger Dauer spontan ab.
- Die **HIV-assoziierte Arthritis** (Calabrese 1993) beginnt gewöhnlich subakut – sehr selten chronisch schleichend –, zeigt sich überwiegend oligotop, ist schmerzhaft und befällt besonders Gelenke an den unteren Extremitäten (Knie-, oberes Sprunggelenk). Sie dauert Wochen bis Monate. Weder gelingt bei ihr der Nachweis vermehrungsfähiger Mikroorganismen bzw. der serologische Hinweis darauf, noch ist diese Arthritis signifikant seropositiv, und es bestehen keine Beziehungen zu genetischen Markern. Die Synoviaanalyse ergibt niedrige Zellzahlen. Histologisch fällt eine leichte chronische, unspezifische Synovitis überwiegend mit Rundzelleninfiltraten und Gefäßwandverdickungen auf. Diese Arthritis lässt sich keinen definierten Arthritisentitäten zuordnen. Daher wird sie wahrscheinlich durch das HIV-Virus direkt hervorgerufen. Der Nachweis der HIV-Viren im Gelenkerguss ist allerdings fragwürdig, da diese Viren auch von infizierten Blutzellen, die in die Synovia übergetreten sind, stammen können.

Erkrankungen vom Typ der Spondylarthropathien kommen in ihren verschiedenen Erscheinungsbildern bei HIV-Infizierten vor und zeigen dann entsprechende bildgebende Befunde:

Merke
Wichtig zu wissen ist, dass Erkrankungen vom Typ der Spondylarthropathien bei AIDS-Kranken häufiger auftreten als in der Durchschnittspopulation!

- **Reaktive Arthritiden** (s. dort) und ihr „Spezialfall", das inkomplette oder komplette **Reiter-Syndrom** (s. dort), sind unter HIV-Hochrisikogruppen (Homosexuellen, parenteral Drogensüchtigen, Blutern, Rezipienten von [wiederholten] Bluttransfusionen) keineswegs selten, und zwar unabhängig davon, ob der Marker HLA-B27 bei ihnen vorhanden ist oder nicht. Das HIV-assoziierte Reiter-Syndrom verläuft schwerer, schneller fortschreitend und therapierefraktärer als bei HIV-negativen Patienten.
- Die erhöhte Prävalenz gilt auch für die **Psoriasis** und die **Arthritis psoriatica** mit dem Zusatz, die Psoriasis zeigt sich bei den HIV-Patienten erstmals oder als Rezidiv in schwererer Erscheinungsform.
- Als **undifferenzierte Spondylarthropathie** werden nicht nur bei HIV-Infizierten (bildgebende) Befunde eingeordnet, die als Einzelmerkmale der Spondylarthropathien bekannt sind, aber im klinischen Gesamtbild keine definitive Zuordnung zu einer der verschiedenen Spondylarthropathien (s. dort) zulassen. Dafür *Beispiele*:
  - Fibroostitis/-iden an den unteren Extremitäten, evtl. mit Achillobursitis und/oder gleichzeitiger uni- oder bilateraler Sakroiliitis vom Typ „buntes Bild" (s. dort)
  - Arthritiden mit Daktylitis (s. dort) oder Arthritiden mit auffallenden Periostreaktionen in der nahen und weiteren Umgebung – seronegativ bzw. mit unspezifischem, niedrigtitrigem Rheumafaktor, wie in der Normalbevölkerung möglich, mit oder ohne HLA-B27-Marker

  Die klassische Spondylitis ankylosans kommt jedoch bei HIV-Infizierten nicht häufiger vor als in der Normalpopulation.

Das Auftreten **bilateral-symmetrischer (erosiver) chronischer Polyarthritiden mit fehlendem oder niedrigtitrigem Rheumafaktornachweis** darf bei HIV-Patienten nicht als assoziierte rheumatoide Arthritis gedeutet werden. Einerseits gehören diese Krankheitsbilder auch zum Repertoire der Gelenkerkrankungen bei AIDS. Andererseits ist bekannt, dass sich manchmal durch die HIV-Infektion eine bestehende klassische rheumatoide Arthritis klinisch bessern kann (Silveira et al. 1991).

Verschiedene als **Autoimmunkrankheit** definierte Gesundheitsstörungen können sich HIV-assoziiert entwickeln: eine dem Sjögren-Syndrom ähnliche Erkrankung (s. dort) *bei Männern* und meistens ohne Gelenkbeteiligung, ein lupusähnliches Syndrom (LED-ähnlich), die Polymyositis und verschiedene Vaskulitiden.

Mit **Infektarthritiden** und **Osteomyelitiden**, vor allem durch opportunistische Mikroorganismen, aber auch durch typische Eitererreger, muss bei HIV-Infizierten überdurchschnittlich häufig gerechnet werden. Allerdings treten Infektarthritiden (sowie pyogene Bursitiden und Myositiden) bei diesen Patienten viel seltener auf als reaktive Arthritiden. Bei opportunistischen Knocheninfektionen überwiegt die Osteolyse mit oder ohne Periostreaktion. *Differenzialdiagnose:* Knochenbefall beim Kaposi-Sarkom und bei Non-Hodgkin Lymphomen. Die bazilläre Angiomatose durch den (opportunistischen) rickettsienähnlichen Mikroorganismus Rochalimaea henselaea zeigt sich an multisystemischen Weichteilbefunden und multiplen, scharfrandigen osteolytischen Foci (Gomez-Jorge et al. 1996). Bei HIV-Infizierten und bei andersartig immungeschwächten HIV-freien Personen können als opportunistische Krankheitserreger nicht tuberkulöse Mykobakterien auftreten, darunter der Erreger der Geflügeltuberkulose, das Mycobacterium avium intracellulare complex. PCR und Bakterienkultur sind geeignete Nachweisverfahren. Weniger infrage kommen alleinige mikroskopische Färbemethoden wegen ihrer geringen Sensitivität und der fehlenden Möglichkeit zur Speziesdifferenzierung. Diese Mykobakterien werden nicht von Mensch zu Mensch übertragen. Zu differenzialdiagnostischen Schwierigkeiten kann es kommen, wenn es (bei Immungeschwächten) zu einer hämatogenen Dissemination mit multiplen osteolytischen Herden kommt.

Vorzeitige Alterungsvorgänge der Haut bei AIDS-Patienten sind bekannt, nämlich graue Haare, Hautatrophie und sog. Altersflecken bei jüngeren Menschen. Dalton und Mitarbeiter (1990) beobachteten bei verstorbenen AIDS-Kranken *ohne Gelenkbeschwerden* eine Kollagenvermehrung bis zur totalen Synovialfibrose sowie Wandproliferationen kleiner Synovialarterien bis zur Lumenobliteration bei normalem Zustand des Gelenkknorpels. Die Autoren deuten diese Befunde als Zeichen einer vorzeitigen „inneren" Alterung, die (im Falle des Überlebens) das spätere Auftreten von Arthrosen begünstigen könne.

Merke
Wenn bei Patienten aus bekannten oder vermuteten HIV-Hochrisikogruppen (s. o.) entzündlich-rheumatische Krankheitsbilder auftreten, sollte sowohl der überweisende Arzt serologisch nach der HIV-Infektion fanden als auch der diagnostische Radiologe diese Erkrankungen in die bildgebende Differenzialdiagnose miteinbeziehen.

Arthrosis deformans der Hand

Atraumatische Arthrose

Die *atraumatische* Arthrose gibt sich an der Hand überwiegend als polyartikuläre und seitensymmetrische degenerative Erkrankung des Gelenkknorpels zu erkennen.

Charakteristisch ist die **DIP-Polyarthrose (Heberden-Polyarthrose)**, die oft mit der CMC-I-Arthrose (**Rhizarthrose**) gemeinsam auftritt.

Für die Rhizarthrose gilt, dass sie an jenem Gelenk auftritt, das funktionell gesehen das „menschlichste" Gelenk des Organismus ist. Denn es ermöglicht den feinen Griff als wichtige Voraussetzung für die vielseitigen menschlichen Fertigkeiten der Hand. Das CMC-Gelenk I (Articulatio carpometacarpalis pollicis, Daumensattelgelenk) hat eine sehr weite Gelenkkapsel. Sie hält die sattelförmigen Gelenkflächen des Os trapezium und der Basis des Os metacarpale I zusammen und wird durch anliegende Sehnen und Bänder verstärkt. Das Lig. metacarpeum dorsale I zieht von der radialen Seite der Basis des Os metacarpale II, teilt sich in 2 Schenkel auf und strahlt in die ulnare und palmare Kapselwand ein. Normalerweise verhindert es die radiale Dislokation des Metakarpale I. Über die (atraumatische) konstitutionelle Dislokation (Subluxation im MCP I) s. Abb. 11.**70**.

Die **PIP-Polyarthrose** (medizinhistorisch inkorrekt auch als Bouchard-Arthrose bezeichnet) offenbart sich isoliert oder gemeinsam mit der DIP-Polyarthrose.

Die **MCP-Arthrose** ist seltener als die Arthrose der DIP- und PIP-Gelenke. Sie zeigt sich u.a. bei Personen (Männern), die lange Zeit manuelle Schwerarbeit geleistet haben, oder im Rahmen einer „3-Etagenarthrose" der Finger.

Die Heberden-, die PIP- und die Rhizarthrose offenbaren sich vor allem bei Frauen in den mittleren Lebensjahren. Bei ihnen wird die Heberden-Polyarthrose autosomal-dominant vererbt, bei Männern dagegen autosomal-rezessiv (Rascu et al. 1999). Das familiär gehäufte Vorkommen der DIP- und PIP-Polyarthrose ist bekannt. Es gilt, dass bei jeder *ausgeprägten* Polyarthrose der DIP- und PIP-Gelenke (evtl. zusätzlich der MCP-Gelenke) bei Männern der Harnsäurespiegel bestimmt werden sollte. Über die Beziehung der idiopathischen Hämochromatose zur MCP-Arthrose s. S. 376f. Untersuchungen haben gezeigt (A. Dihlmann et al. 1996), dass zunehmendes Lebensalter ein Risikofaktor für die Entstehung einer Arthrose an den Gelenken der Hand und erst im Senium (≥ 80 Lebensjahre) ein Bestandteil der Alterung des Organismus ist.

Die Röntgenmorphologie der Arthrose an der Hand und (morphologische) präarthrotische Deformitäten bzw. anamnestisch bekannte Präarthrosen an diesem Körperteil sind in den Abb. 11.**71** bis Abb. 11.**77** wiedergegeben (s. auch Abb. 11.**70**, Abb. 5.**2**, Abb. 5.**7** und Abb. 5.**8**).

Zu den Subtypen der charakteristischen Arthrose an der Hand, nämlich der atrophischen, der erosiven und der osteoklastische Arthrose sowie der Pfropfarthritis, s. Kap. 5 „Arthrosis deformans".

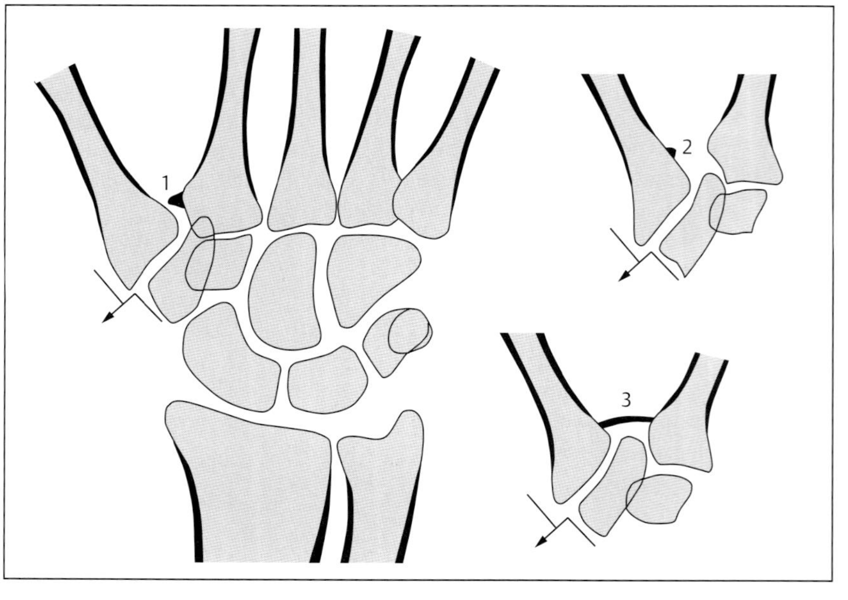

Abb. 11.**70** **Fibroostosen und Totalossifikation des Lig. metacarpeum dorsale I als Indikator einer konstitutionellen Dislokation (Subluxation) des Metakarpale I im CMC I und dadurch bedingter Überlastung (vermehrter Anspannung) dieses Ligaments (Anspannungsfibroostose).** Als Folge droht die Rhizarthrose. Umgekehrt kann die arthrosebegleitende Schädigung des Kapsel-Band-Apparats bei der röntgenologisch erkennbaren Rhizarthrose zu einer Dislokation führen und sekundär die degenerativ-reparativen Vorgänge (1 häufiger als 2, sehr viel seltener 3) auslösen.

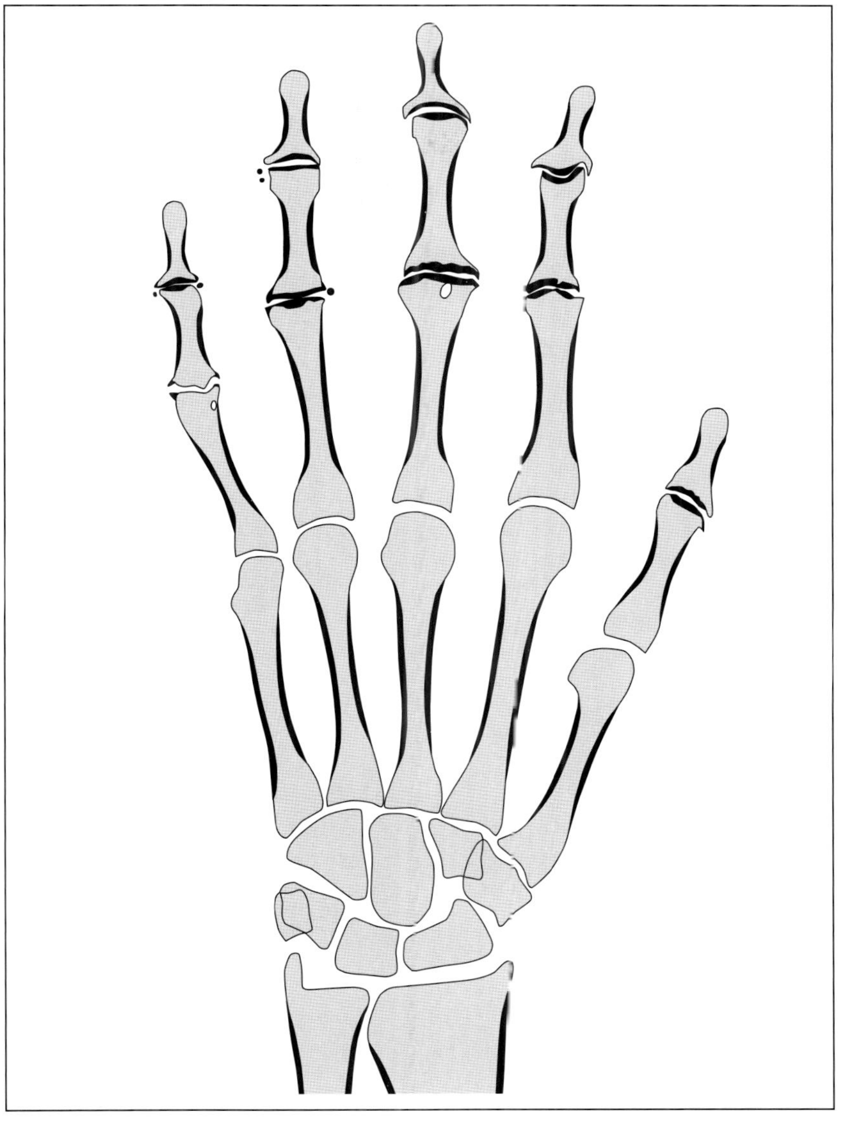

Abb. 11.**71** **Heberden- und PIP-Polyarthrose gemeinsam bei einer Patientin.** Siehe die *verformende* Auswirkung der Arthrosis *deformans* auf die beiden knöchernen Gelenksockel der betroffenen Knochenverbindungen.

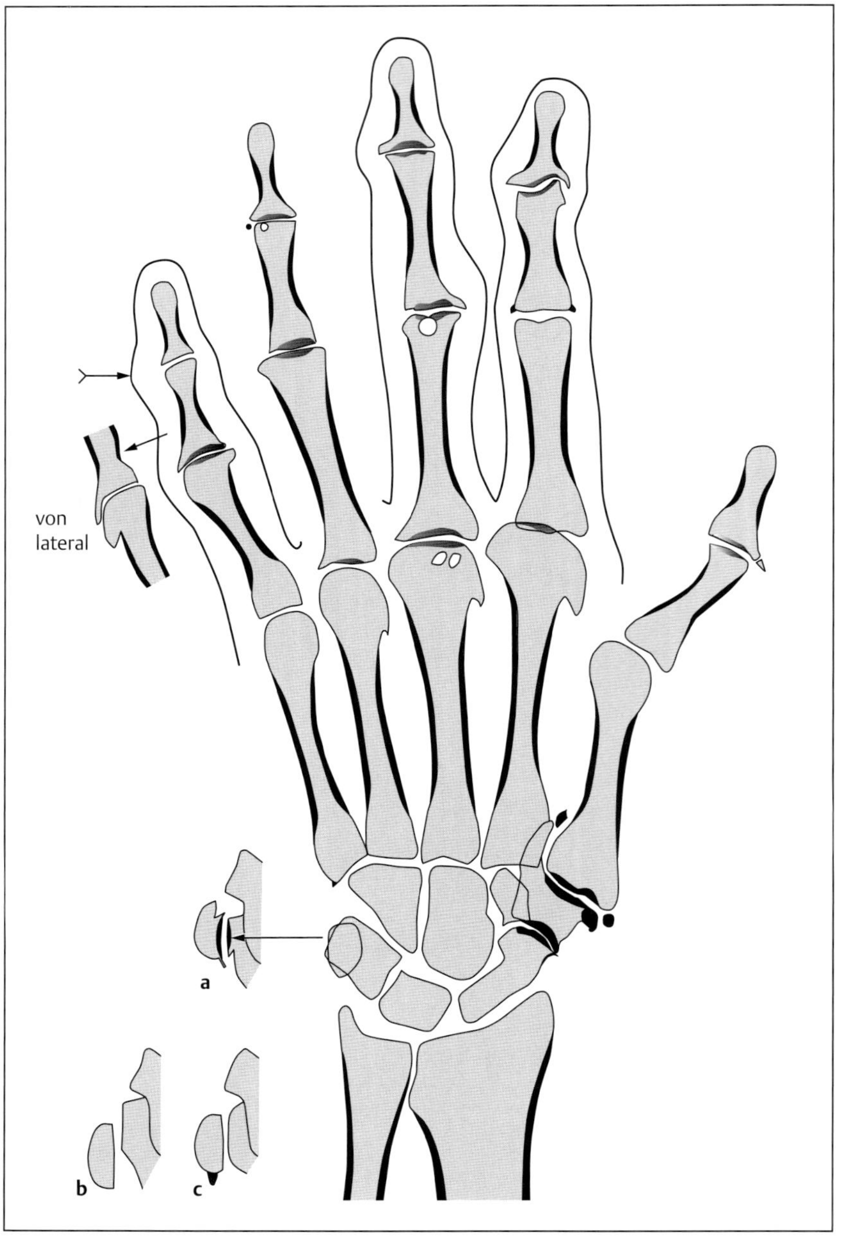

Abb. 11.**72a–c Synopsis der häufigsten atraumatischen Arthrosen/Polyarthrosen an der Hand:** DIP-, PIP-, MCP-, CMC-I-, Trapez-Skaphoid-, Triquetrum-pisiforme-Arthrose (Letztere erkennbar auf der a.-p. Röntgenaufnahme in Halbsupination, a).

Merke:

1. Die sog. Heberden-Knoten an den DIP-Gelenken spiegeln marginale Osteophyten *und* zystenartige, ganglionähnliche (schleimhaltige), tastbare Veränderungen in den korrespondierenden Kapselbezirken wider. Die zunächst weich palpablen, später harten, umschriebenen Weichteilgebilde können den Osteophyten *vorausgehen*, d. h., der Patient sieht und tastet die zu entzündlichen Reizerscheinungen neigenden und dann schmerzenden „Knoten", die im Röntgenbild jedoch keine „knöcherne Seele" haben *(geschwänzter Pfeil)*.
2. Im Triquetrum-pisiforme-Gelenk gibt es eine konstitutionelle Dislokation des Erbsen-beins (**b**), die sich als präarthrotische Deformität auswirken kann. Eine Fibroostose am Os pisiforme (das Erbsenbein ist als Sesambein in die Ansatzsehne des M. flexor carpi ulnaris eingelagert) ist in **c** zu sehen.
3. *Berufliche Überlastungen* spiegeln sich an bestimmten Gelenken wider: Berufe mit dauernder Greifbewegung (Rhizarthrose), Berufsboxer, Schmiede (Karpal-, Karporadialarthrose).

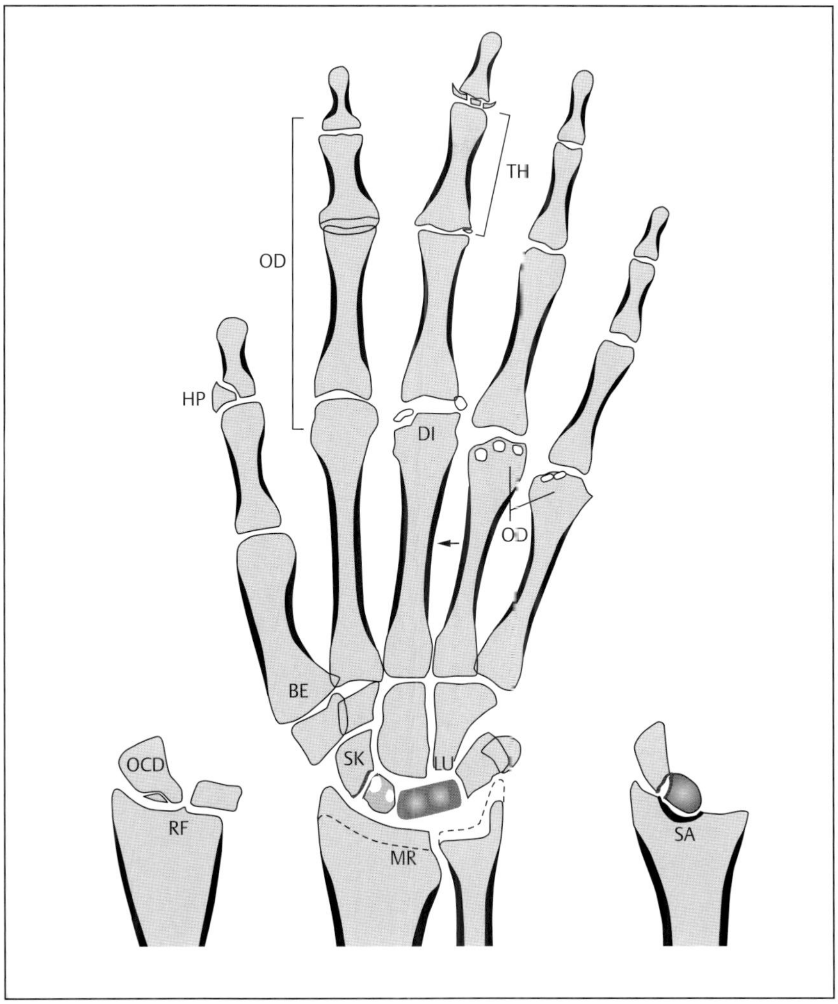

Abb. 11.**73** **Röntgenmorphologie typischer präarthrotischer Deformitäten an der Hand.**

HP Unvollständige **Hyperphalangie des Daumens**. Je kleiner HP ist, desto schwieriger wird die Differenzialdiagnose gegenüber einem frakturierten, pseudarthrotischen Heberden-Knoten (-Osteophyten).

OD Arthralgien-, arthrose- und arthritisbegünstigende Fehlbildungen der artikulierenden Knochen (-anteile) kommen im Rahmen der vielfältigen morphologischen Abweichungen des Skeletts bei Osteochondrodysplasien und genetisch bedingten enzymatischen Abbaudefekten komplexer Kohlenhydrate (*Heteroglykanosen*: Mukopolysaccharidosen, Mukolipidosen, Oligosaccharidosen, auch **lysosomale Speicherkrankheiten** genannt) vor. Vergleiche auch die ankylosierende dysostotische Arthritis und die progressive pseudorheumatoide Chondrodysplasie. Beim *Turner-Syndrom* (Gonadendysgenesie) sind u. a. zur Arthrose disponierende epi- und metaphysäre Fehlbildungen bekannt.

TH **Thiemann-Krankheit**. Es handelt sich um eine epiphysäre Akrodysplasie (in der Pubertät manifest, autosomal-dominant vererbt). Florider Status am DIP-Gelenk des 3. Fingers („zerstampfte", „herausgequetschte" Epiphysentrümmer). Stabilisierter Befund am PIP-Bereich (deformierte Epiphyse der Mittelphalanx III, Wachstumsadaptation des gegenüber liegenden Gelenksockels, leichte Achsenabweichung, Befunde der Arthrose möglich).

BE Unter Verformung verheilte **Bennett-Fraktur** (s. dort).

DI Vaskularisierte ischämische Epiphysennekrose am Metakarpuskopf (**Morbus Dieterich**). Möglicher Begleitbefund *(Pfeil)*: lamelläre Periostreaktion oder *(gezeichnet)* inkorporierte Periostreaktion = Kompaktaverdickung.

SK Posttraumatische **Skaphoidpseudarthrose** mit (charakteristischer) Ischämie des proximalen Fragments (Verdichtung, da keine Inaktivitätsentkalkung im ischämischen Fragment möglich; ischämische Resorptionshöhlen). Differenzialdiagnose ohne Traumaanamnese: angeborene Zweiteilung (rundherum kortikalisiert), die zur Arthrose disponiert. Fraktur des 2-geteilten Skaphoids mit konsekutiver Ischämie bzw. Pseudarthrose, dann Abgrenzung gegenüber dem Os scaphoideum tripartitum.

OCD **Osteochondrosis dissecans** (bei Skaphoiddysplasie)

RF Diese **Radiusformanomalie** kann je nach ihrer Ausprägung zur Karporadialarthrose führen.

LU Reparationsstadium einer fortgeschrittenen **Lunatumnekrose (Kienböck-Krankheit)**. Die Minusvariante der Elle („kurze" Elle) soll die Entstehung der Lunatumnekrose begünstigen. Bei der Lunatumnekrose, welcher Genese auch immer, erlaubt die MRT die Frühdiagnose bei noch normalem Röntgenbild oder diskret pathologischem Röntgenbefund (Aufhellungs- oder Dichtelinie). **MRT-Frühbefund**: 50–100 % der Lunatumprojektion zeigen ein Markraumödem (hypointens bei T 1-Gewichtung, hyperintens bei [fettsupprimierter] T 2-Gewichtung). Eine subchondrale Frakturlinie (Crescent Sign) wird auf dem MRT früher und sicherer dargestellt als auf dem Röntgenbild. Ein röntgenologisches Frühzeichen ist die zunächst diskrete Dichtezunahme des Lunatums (Seitenvergleich). In den Spätstadien der Lunatumnekrose (Fragmentation, massive Verdichtung, Kollaps) führt die Röntgenuntersuchung zur Diagnose.

Merke:

Das beschriebene MRT-Signalverhalten gilt auch für (seltene) ischämische Osteonekrosen anderer Karpalia und das proximale frakturierte bzw. pseudarthrotische ischämische Skaphoidfragment.

MR Minusvariante des Radius *(gestrichelt)*, wahrscheinlich forme fruste der Madelung-Deformität (s. dort) mit Inkongurenz des distalen Radioulnargelenks sowie möglicher Neoarthrose zwischen dem ulnaren Griffelfortsatz und dem Triquetrum *(gestrichelt)*.

SA Die **karporadiale Schleifarthrose** ist ein grundsätzliches Zeichen der karpalen Instabilität *(hier)* bei Skaphoidpseudarthrose.

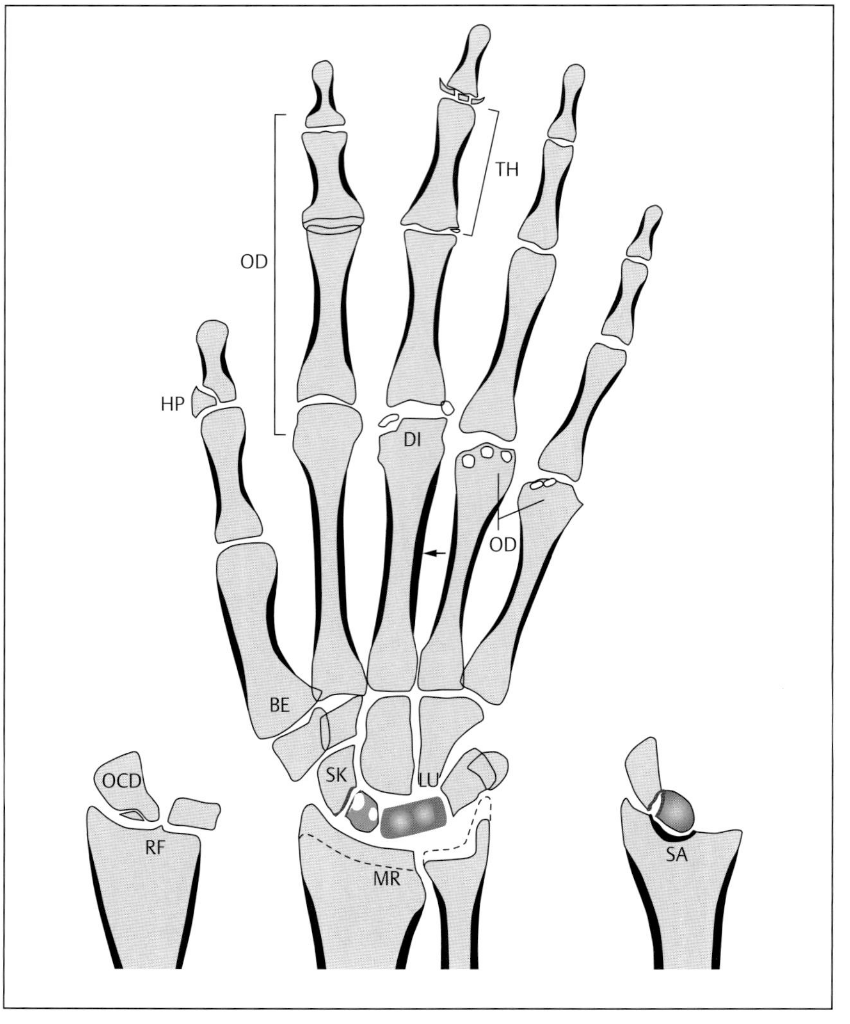

Abb. 11.**74** **Pfropfarthritis**, d. h., der Patient leidet seit Jahren an einer Polyarthrose, auf die sich zufällig eine (seropositive) rheumatoide Arthritis aufgepfropft hat (beachte das charakteristische manuelle Befallsmuster der rheumatoiden Arthritis [s. dort] sowie die arthritischen Weichteil- und Direktzeichen [**Pfeile**]).

Merke:

Bei (rheumatischen) Arthritiden überwiegen die marginalen Erosionen. Bei erosiven Arthrosen besteht eine Tendenz zur zentralen Erosion, jedoch ist bei beiden Gelenkerkrankungen an den Fingern eine knöcherne Ankylose möglich.

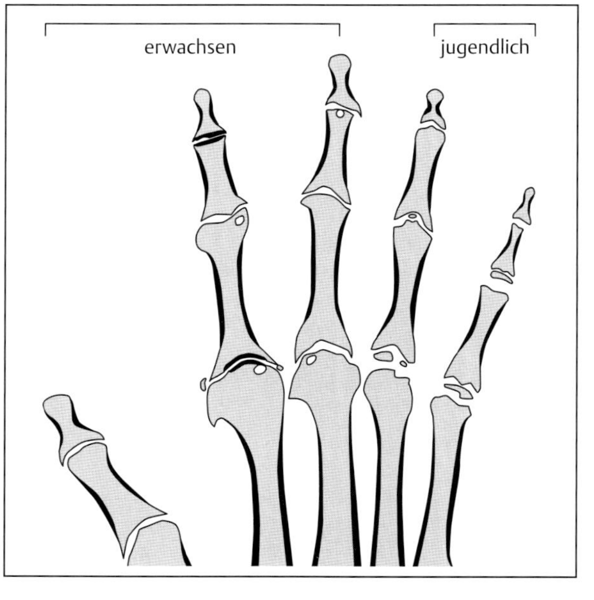

Abb. 11.**75** **Röntgenbefunde bei der Kashin-Beck-Krankheit.**
„jugendlich": epiphysäre und metaphysäre Entwicklungsstörung.
„erwachsen": Polyarthrose auf dem Boden einer epiphysären und metaphysären Entwicklungsstörung (Röhrenknochen mehr oder weniger verkürzt, missgestaltete Epiphysen).
Beachte: endemische Krankheit!

Merke:

Beim Erwachsenen in oder aus Endemiegebieten, die an den Händen und anderen Gelenken arthrotische Deformierungen auf dysplastisch imponierenden Gelenksockeln zeigen, deren Talus und dessen Gelenke jedoch ein normales Röntgenbild bieten, kann die Kashin-Beck-Krankheit ausgeschlossen werden. Es muss dann in 1. Linie an eine Osteochondrodysplasie gedacht werden.

Das autosomal-dominant weitergegebene **Stickler-Syndrom (hereditäre Arthroophthalmopathie)** ist eine generalisierte Bindegewebsanomalie, und zwar ein mutationsbedingter Synthesedefekt des Kollagens (Prokollagen II) mit variabler Expressivität und vollständiger Penetranz. Summarisch gesehen, gehören pathologische Augenbefunde, orofaziale Dysmorphien und vielfältige muskuloskelettale Abweichungen zum klinischen Bild. Schon im 2. Dezennium kann sich eine röntgenologisch erkennbare (**prämature**) **Arthrosis deformans** manifestieren. Ihre Entstehung wird durch die Fehlbildung der knöchernen Gelenksockel, z. B. die Abflachung und Verbreiterung der Epiphysen von Metakarpalia und Metatarsalia, sowie durch die Hypermobilität großer und kleiner Gelenke begünstigt (Lewkonia 1992).

Zur *röntgenmorphologischen Differenzialdiagnose* der Arthrose im jungen Erwachsenenalter gehören außer dem Stickler-Syndrom einerseits die Akromegalie, die Hämochromatose, die Wilson-Krankheit, die Ochronose und die Kashin-Beck-Krankheit. Jedoch zeigen sich bei diesen Erkrankungen keine orofazialen Fehlbildungen und mit Ausnahme der Ochronose keine pathologischen Befunde im Auge. Andererseits kommen epiphysäre Verbildungen auch im Verlauf der juvenilen idiopathischen Arthritis, bei (spondylo-)epiphysären Dysplasien sowie beim Marfan-Syndrom vor.

Die **Kashin-Beck-Krankheit** (s. Abb. 11.**75**) tritt endemisch in Ostsibirien, Nordchina und Nordkorea auf. Sie beginnt gewöhnlich im Schulkindesalter mit Schmerzen, Schwellung und symmetrischer Steifigkeit der IP-Gelenke, seltener auch in MCP-Gelenken und dem Karpalbereich. Im Verlauf werden auch andere Extremitätengelenke ergriffen.

Histologisch fallen im frühen Krankheitsstadium bereits fokale degenerative Veränderungen und Chondrozytennekrosen im Knorpel der Epiphysen und in metaphysären Wachstumsfugen der Röhrenknochen und Karpalia auf (Wang et al. 1996). Im Rahmen reparativer Vorgänge kommt es zur Verformung der knöchernen Gelenksockel bzw. Karpalia (Tarsalia) und zur Loslösung von Knorpelstückchen (zu freien Gelenkkörpern). Die Wachstumsfugen erscheinen im Röntgenbild irregulär und können sich vorzeitig partiell schließen. Das kann zur Wachstumsretardierung bis hin zum dysproportionierten Zwergwuchs führen. An den Wirbelkörpern (oft Flachwirbel) treten frühzeitig Spondylophyten auf. Außerdem ist schon in früher Erwachsenenjahren eine bilateral-symmetrische Polyarthrose röntgenologisch nachzuweisen (Chu u. Tsui 1978).

Wenn Kinder die Endemiegebiete verlassen, können sich in wenig fortgeschrittenen Krankheitsstadien die knöchernen Verformungen mit der Zeit normalisieren, d. h., es handelt sich um eine erworbene Gesundheitsstörung.

Über die Ätiologie der Kashin-Beck-Krankheit gibt es Vermutungen. Favorisiert wird die Interaktion von Mykotoxinen im pilzverseuchten Getreide, die selektiv das Knorpelgewebe angreifen, mit dem nutritiven Mangel des Spurenelements Selen, und außerdem werden die Folgen einer exzessiven Phosphatingestion diskutiert.

Zu den systemischen Polyarthrosen gehört das gynäkotrope **Mseleni-Syndrom**. Es wird unter der einheimischen schwarzen Bevölkerung im Mseleni-Bezirk von Nord-Zululand in Südafrika beobachtet. Auf dem Boden einer ätiologisch unklaren systemischen Entwicklungsstörung der peripheren Knochen und des Achsenskeletts mit der topischen Präferenz Hüftgelenk – manchmal unter dem Bild der Protrusio acetabuli (Sokoloff et al. 1985) – entwickelt sich frühzeitig eine Arthrose.

Der **Morbus Fabry (Angiokeratoma corporis diffusum)** wird als seltenes dermatologisches Krankheitsbild definiert, dessen dunkelrote oder schwärzliche stecknadelkopfgroße, zum Teil hyperkeratotische Flecken oder Papeln vorzugsweise an den Fingerspitzen, am Gesäß, am Skrotum und in der Nabelumgebung auftreten. Tatsächlich handelt es sich um eine X-chromosomal-rezessiv vererbte und daher vor allem beim männlichen Geschlecht gewöhnlich schon vor der Pubertät auffallende Glykosphingolipidthesaurismose. Als Folge eines genetisch bedingten Defekts der lysosomalen α-Galaktosidase A kommt es zu einer ubiquitären Akkumulation von Globotriaosylzeramid. Abgesehen von möglichen intermittierenden Fieberattacken offenbart sich die Zeramidablagerung klinisch vor allem an den Gefäßen (Gefahr der Ischämie, Infarzierung, Lymphödem), an inneren Organen (Nieren, Herz), am Auge (Korneatrübung), an der Haut (dort auch Hypo- oder Anhydrose) und an der *Synovialmembran*.

An den Morbus Fabry sollte differenzialdiagnostisch gedacht werden, wenn bei Jugendlichen und jüngeren Männern die beschriebenen distinkten Effloreszenzen auftreten, sich Raynaud-ähnliche Symptome bemerkbar machen und sich Gelenkbeschwerden bildgebend als DIP-Arthrose und anderswo (Paira et al. 1992) zu erkennen geben. Bei den Fabry-Patienten sind außerdem ischämische Femurkopfnekrosen, Knochenmarkinfarkte und neurogene (osteolytische) Osteoarthropathien am Vorfuß infolge neuraler Zeramidablagerungen (Chevrant-Breton et al. 1981) beschrieben worden. Letztere können sich auch als Akroparästhesien und brennend empfundene Schmerzkrisen an den Händen und Füßen schon bei Schuljungen manifestieren. ■

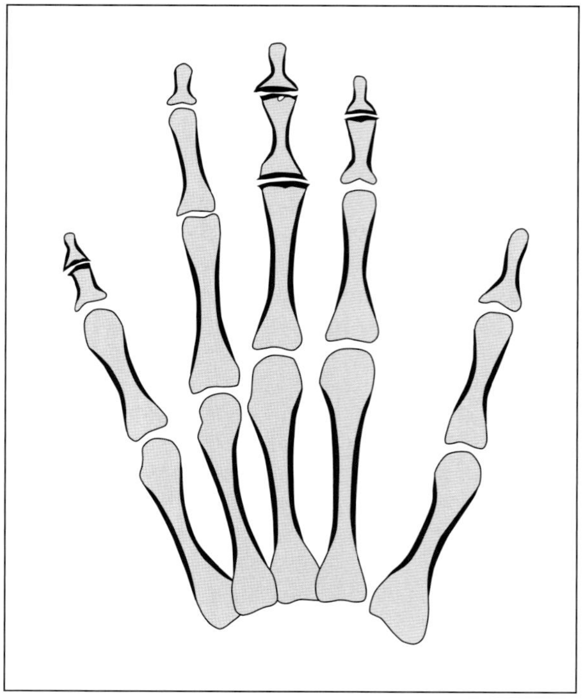

Abb. 11.76 **Zustand nach Frostschaden der linken Hand vor 22 Jahren (Patient damals 6 Jahre alt).** Die Mikrotelephalangie II–V und die Mikromesophalangie II, III und V sind Folgen des Kälteschadens der Wachstumsfuge und spiegeln ein dadurch gestörtes Längenwachstum wider. Manchmal offenbart sich ein epiphysärer Kälteschaden des Wachstumsalters in den ersten Jahren danach als Epiphysenfragmentation (nicht gezeichnet). An einzelnen DIP- und PIP-Gelenken haben sich typische arthrotische Deformierungen entwickelt.

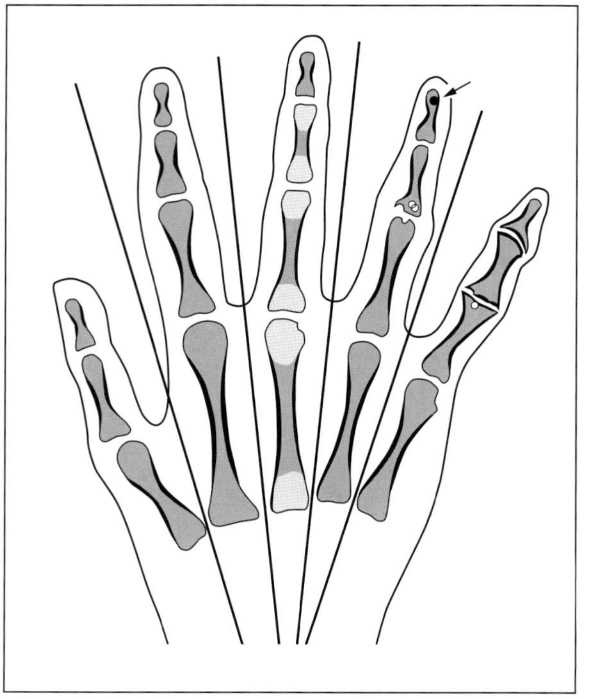

Abb. 11.77 **Synopsis des Kälteschadens und seiner komplexen Folgen an den Fingern von Erwachsenen (Entsprechendes gilt für die Zehen).**
Daumen: Normalbefund.
Zeigefinger: diffuse Weichteilschwellung wenige Tage nach dem Kältetrauma; bei zusätzlicher Gasbildung: Anaerobierinfektion.
Mittelfinger: Demineralisation etwa 2 Monate nach dem Kälteschaden, die viele Monate bestehen kann.
Ringfinger: zarte, zystenartige subchondrale Strukturaufhellungen am PIP-Gelenk, zum Teil randständig und daher als Erosion imponierend (Kälteschaden vor etwa 8 Monaten); mögliche Ausdehnung dieser Erosionen bis zur Mutilation; außerdem leichte Schwellung des PIP-Gelenks; der *Pfeil* zeigt auf eine umschriebene Verdichtung in der Endphalanx (Folge eines Knocheninfarkts?).
5. Finger: DIP- und PIP-Arthrose etwa 20 Jahre nach örtlichem Frostschaden; der Röntgenbefund ist völlig identisch mit dem typischen Arthroseaspekt; er tritt jedoch nur an dem vom Kältetrauma betroffenen Fingern auf, daher oft an einer Hand oder bilateral-asymmetrisch.

Merke:

Als Folge einer *Sekundärinfektion* des kältegeschädigten Gewebes kann eine knöcherne IP-Ankylose und/oder eine Nagelfortsatzosteolyse eintreten. Jedoch werden nach Kälte-, Hitzeeinwirkung und einem Trauma electricum an sich auch *aseptische* Akroosteolysen und intraartikuläre Ankylosen (Finger, Karpalbereich) als Folgen des Gelenkschadens beobachtet (Balen u. Helms 2001). Nach Hitzeschäden und elektrischen Unfällen sind außerdem *extraartikuläre* versteifende heterotope Weichteilverknöcherungen bekannt (Präferenz: Ellenbogengelenk). Bei Kindern kann nach den beiden erstgenannten physikalischen Traumata das Längenwachstum kleiner Röhrenknochen beeinträchtigt werden („Brachy-“).

Traumatische Arthrose

Kältetraumen

Schwere örtliche Kältetraumen (Frostschäden) an den Fingern und Zehen laufen nach mehreren Jahren bis Jahrzehnten in eine IP-Arthrose aus (s. Abb. 11.**76**). Darüber hinaus kann sich der örtliche Kälteschaden in den ersten Stunden und Tagen und auch später an komplexen klinischen und bildgebenden Befunden zu erkennen geben (s. Abb. 11.**77**).

Dem **phalangealen Mikrogeodensyndrom**, an dem fast ausschließlich Kinder erkranken, liegt wahrscheinlich eine *kältebedingte transitorische* Zirkulationsstörung im Knochen und Knochenmark zugrunde. Dafür spricht auch, dass dieses Syndrom im Winter auftritt.

Klinik: Nach einem Kältetrauma kommt es zu einer Rötung, zu einer spindelförmigen Schwellung und zu mäßigen Schmerzen am häufigsten im 2. und 3. Finger (selten Zehen). Serologische Abweichungen lassen sich nicht nachweisen.

Bildgebung: Im Röntgenbild der Mittel- und/oder Grundphalanx finden sich zahlreiche kleine multiforme Aufhellungen und eine Periostreaktion. Das Spinecho-MRT gibt bei T1-Gewichtung ein diffus, aber inhomogen vermindertes Knochenmarksignal. Bei T2-Gewichtung erscheint die Signalgebung überwiegend verstärkt; diaphysäre Signalminderung kommt manchmal vor. T1-Sequenzen führen nach Kontrastmittelgabe zu einem inhomogenen, an einzelnen Stellen fehlenden Enhancement. Weichteile können eine hohe Signalintensität auf Gradientenechobildern aufweisen.

Differenzialdiagnose: Entscheidend für die Diagnosestellung ist die Erfahrung, dass nicht nur die Phalangen mit pathologischem Röntgenbefund, sondern auch andere, evtl. auch kontralaterale, röntgenologisch normale Phalangen die MRT-Abweichungen wiedergeben (Yamamoto et al. 2001a). Auf diese Weise lassen sich eine Osteomyelitis, das Osteosarkom und das Ewing-Sarkom weitgehend ausschließen. Auch Tuberkulose und Sarkoidose werden höchst unwahrscheinlich.

Verlauf: Die Spontanheilung (klinisch in wenigen Wochen, bildgebend in Monaten) spiegelt die Revaskularisation der nekrotischen Knochenareale wider.

Vibrationstrauma

Vibration ist ein physikalisches Phänomen, das sich auf mechanische Oszillationen, d. h. periodische Bewegungen eines Körperabschnitts zwischen 2 Punkten auf einer Geraden, gründet. Die Vibrationsfrequenz wird in Hertz (Hz) gemessen. Von der Frequenz hängt es in der Biologie ab, ob überhaupt bzw. welches Gewebe vibrationsgeschädigt wird. Die Amplitude (Stärke) der periodischen Erschütterungen wirkt sich umgekehrt proportional auf die Latenzzeit bis zur Manifestation eines Vibrationsschadens aus. Desgleichen bestimmen die tägliche und über lange Zeiträume integrierte Expositionszeit sein Ausmaß. Darüber hinaus gibt es eine individuelle Vibrationsempfindlichkeit.

In der Humanpathologie spielt der berufliche Vibratiosschaden, die **Vibrationsosteoarthropathie**, eine pathogene Rolle. Voraussetzung für seine Entstehung ist der langzeitige berufliche Umgang mit Maschinen, die gleichmäßige Vibrationen erzeugen, um eine bestimmte Arbeit zu leisten. Dazu gehören Pressluftgeräte, Kettensägen, pneumatische Bohrer usw. Der krankhafte Vibrationseffekt zeigt sich nicht nur als Folge einer Schädigung des Gelenkknorpels, der gelenknahen Knochenanteile und der fibrösen Insertionen (Sehnen, Ligamente, Gelenkkapseln), sondern kann sich auch an vasomotorischen Entgleisungen im Sinne Raynaud-ähnlicher Phänomene (berufsbedingter „weißer Finger"), an einer peripheren Neuropathie, beispielsweise Taubheitsgefühl, sowie an einer Karpaltunnelsymptomatik zu erkennen geben. Ob die Störungen der Vasomotorik auf eine Schädigung des vegetativen Nervensystems oder/und einen direkten Gefäßwandschaden bzw. die periphere Neuropathie auf Spasmen der Vasa nervorum zurückgehen, wird diskutiert (Kákosy 1989).

Röntgenbefunde bei der Vibrationsosteoarthropathie: Sie zeigt sich an den Karpalia, an der Ulna, am Radius, am Ellenbogen-, am Schulter- und/oder am Akromioklavikulargelenk vor allem der arbeitsdominierenden oberen Extremität, selten auch als Stressfraktur an den Dornfortsätzen C5–Th1.

- *Gelenkknorpel:* Der vibrationsbedingte Schaden des Gelenkknorpels offenbart sich an Matrixdegeneration, Chondrozytennekrosen, Dissektion und Fragmentation. Die auffallend häufigen mikrotraumatischen Knorpel- und subchondralen Knochenfragmente werden zum Teil in die Synovialmembran „eingebettet" (Fam u. Kolin 1986) oder können bei der Röntgenuntersuchung als Osteochondrosis dissecans bzw. Corpora libera imponieren. Am distalen Radioulnar-, am Ellenbogen-, am Humeroskapular- und am Akromioklavikulargelenk, selten auch an den MCP-Gelenken (II und III) zeigen sich darüber hinaus die Charakteristika der Arthrosis deformans. Abb. 12.**20** gibt einen Vibrationsschaden am Ellenbogengelenk wieder.
- *Knochen:* Anfangs asymptomatische zystenartige Strukturauflockerungen („Zysten") treten an den Karpalia, am häufigsten im Lunatum, im Skaphoid und im Triquetrum, auf. Sie entstehen durch die Resorption fokaler Ischämien, können sich vergrößern und Ermüdungsbrüchen Vorschub leisten. Dies gilt auch für den Griffelfortsatz der Elle. Diese Pathogenese liegt auch der vibrationsbedingten Pseudarthrose des Skaphoids und der Lunatumnekrose zugrunde. Selten kommt es beim jahrzehntenlangen Vibrationsschaden zum völligen Zusammenbruch und zur Instabilität des karpalen Gleit- und Stützgewebes mit weitgehendem Auf-

brauch des Gelenkknorpels und mehr oder weniger ausgeprägter Zerstörung des Radiokarpalgelenks (Abb. 11.**78**).

Fibroostosen werden vor allem am Ellenbogen und an Karpalia sichtbar (s. Abb. 11.**72**).

Kein Einzelbefund der Vibrationsschäden beweist diese Pathogenese. Vielmehr haben die verschiedenen, in wechselnder Ausprägung und Kombination erkennbaren Abweichungen eine definierte arbeitsrechtliche Voraussetzung. Radiologische Befunde als vibrationsbedingt einzuordnen, gelingt daher nur in diesem Kontext.

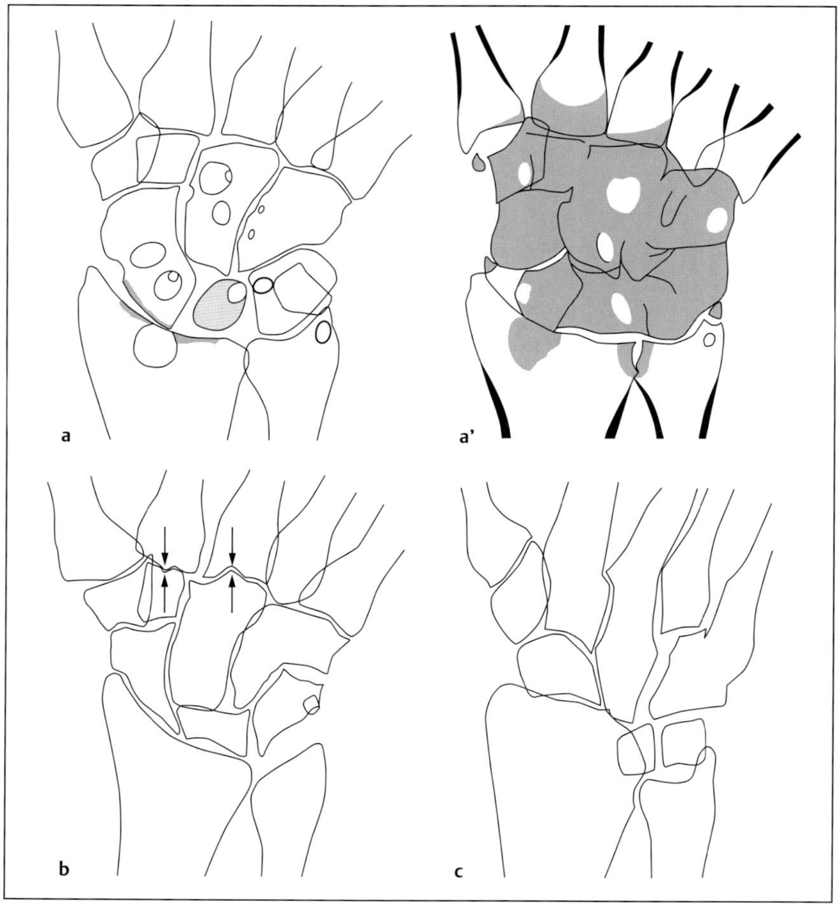

Abb. 11.**78a–c** **Synopsis der karpalen Röntgenbefunde bei einer Vibrationsosteoarthropathie (a, a'), einer konstitutionellen Knochenerkrankung (Osteochondrodysplasie, Dysostose) oder Heteroglykanose (Mukopolysaccharidose, Mukolipidose, Oligosaccharidose; Synonym: lysosomale Speicherkrankheit; b) und einem Zustand nach Wachstumsalterarthritis (*hier:* remittierte juvenile idiopathische Arthritis; c).** Die Röntgendiagnose bzw. -differenzialdiagnose ist nur unter Berücksichtigung der Anamnese und Klinik zu stellen!

a **Im Vordergrund stehen „zystische" Osteolysen** in einzelnen Karpalia, im distalen Radius und Griffelfortsatz der Elle (dort auch Fraktur bzw. Pseudarthrose möglich), eine Lunatumverdichtung und -sinterung mit „zystischer" Aufhellung sowie Verschmälerung des röntgenologischen Gelenkspalts einzelner Karpalia und eine bandförmige subchondrale Sklerose. Bei entsprechender Berufsanamnese = Vibrationsosteoarthropathie; bei entsprechenden neurologischen Be-funden = röntgenologisches Frühstadium einer neurogenen Osteoarthropathie (Syringomyelie?).

a' Völliger „Zusammenbruch" des karpalen Gleit- und Stützgewebes bei weit fortgeschrittener Vibrationsosteoarthropathie. Cave Fehldiagnose (Zustand nach) infektiöser oder entzündlich-rheumatischer Arthritis.

b **Atypische Form der übersehbaren Knochen** mit adaptivem (konturangleichendem) Wachstum *(Pfeile)*. Röntgenologischer Gelenkspalt zum Teil erweitert, zum Teil verschmälert. Keine Erosionen oder knöcherne Ankylosen.

c **Nicht alle Karpalia sind zu identifizieren; teilweise atypische Karpalform.** CMC-Ankylosen. Verschmächtigung und Verkürzung (nicht gezeichnet) der Metakarpalia IV und V. Keine Erosionen.

Bei bestimmten beruflichen, sportlichen und allgemeinen Tätigkeiten wird kinetische Energie (Energie ist die Fähigkeit, Arbeit zu leisten) über die (proximale) Handfläche schlag-, stoß- oder ruckartig – gewissermaßen als „Hammerersatz" – zur Verrichtung übertragen. Dabei wird u. a. auch der hakenförmige Hamulus ossis hamati und seine unmittelbare Weichteilumgebung der Energieübertragung ausgesetzt. Wiederstehen der Hamulus und die Weichteile dieser kurzzeitigen, repititiven oder (selten) einmaligen Einwirkung nicht unbeschadet, so kann es zum **Hypothenar-Hammer-Syndrom** (Pineda et al. 1985, Williams et al. 1987b) kommen. Es zeigt sich an lokalen Spontan-, Druck-, Ruhe- bzw. Dauerschmerzen sowie an schmerzhaften Parästhesien (Kribbeln, Taubheitsgefühl), die vor allem am 4. und 5. Finger (in jedem Fall ohne Beteiligung des Daumens) weit überwiegend an der dominanten Hand, selten bilateral, empfunden werden. Außerdem können schmerzhafte Raynaud-artige Phänomene, wie Kältegefühl, Blässe und Zyanose der Finger, vor allem ausgelöst durch Kälteexposition und deren Folgen (kleine Fingerspitzenulzera bzw. entsprechende Narben), auftreten. Den klinischen Befunden leistet die besondere vaskuläre Topografie im Karpalbereich Vorschub, d. h., dem nach palmar vorspringenden Hamulus liegt die A. ulnaris „ungepolstert" eng an (Abb. 11.**79**). Auf diese Weise wird ihre Wandschädigung bis hin zum Aneurysma oder zum thrombotischen Verschluss möglich. Klinische Hinweise geben der abgeschwächte Ulnarispuls und die Doppler-Studie. Die Verifizierung gelingt durch Angiografie. Deren Ergebnis bestimmt damit das therapeutische Handeln. Diese Angiografien können auch mit der MRT durchgeführt werden. Das Hypothenar-Hammer-Syndrom gehört zur Differenzialdiagnose der Raynaud-Durchblutungsstörung an der Hand.

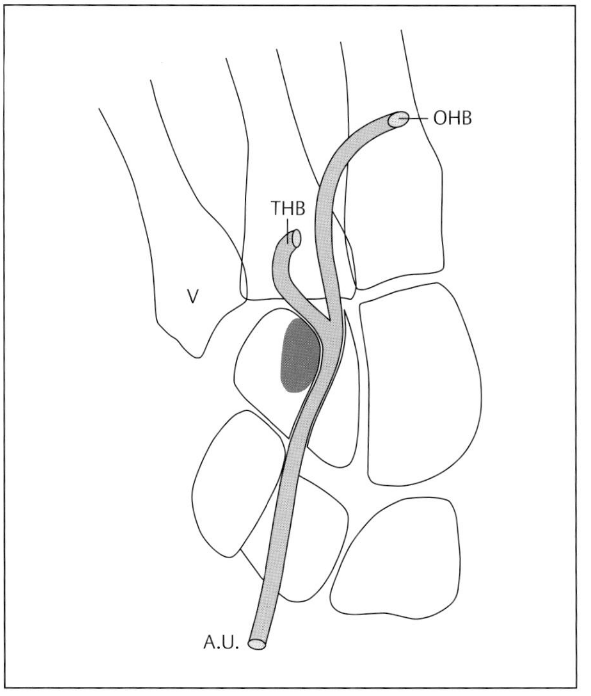

Abb. 11.**79** **Skizzenhafte Darstellung des Verlaufs der A. ulnaris und ihrer beiden Verzweigungen für den tiefen (THB) und oberflächlichen Hohlhandbogen (OHB).** Siehe die engen „ungepolsterten" topografischen Beziehungen zwischen der Ulnararterie (A.U.) und dem Hamulus ossis hamati *(schwarz)* als Hinweis auf die Pathogenese des Hypothenar-Hammer-Syndroms (V = 5. Strahl).

Osteoarthropathien an der Hand

Bei etwa 25 % der **Gicht**patienten sind im Krankheitsverlauf pathologische Röntgenbefunde an der Hand zu erwarten. Die bildgebende Uratpräzipitation leitet sich von ihrem Menge-Zeit-Quotienten (s. dort) ab, charakteristischerweise dominiert vom Urattophus, manchmal aber auch unter dem Aspekt einer erosiven chronischen Polyarthritis oder banalen Polyarthrose an der Hand. Folgende Röntgenbefunde sind zu erwarten:

- Eine subchondrale Demineralisation (das arthritische Kollateralphänomen) fehlt oder fällt kaum auf.
- Gelenknahe (zahlreiche) zystenartige Osteolysen mit einem Durchmesser > 5 mm und Gelenkbeschwerden sollten immer der Anlass sein, den Harnsäureserumspiegel zu bestimmen. Die klinische Differenzialdiagnose unter Berücksichtigung der Lokalisation an der Hand (und dem Vorfuß) und begrenzt auf Erkrankungen mit Gelenkbeschwerden und/oder Hautveränderungen muss vor allem gegenüber der Knochensarkoidose (Morbus Jüngling) und der zystischen Knochentuberkulose gestellt werden, ferner gegenüber der zystischen, nicht erosiven Form der rheumatoiden Arthritis (s. dort; s. auch manuelles Befallsmuster), der hereditären Hämochromatose, den Hyperlipoproteinämien, den Amyloidablagerungen (bei Dialysepatienten), dem Basalzellnävussyndrom (Synonym: Gorlin-Goltz-Syndrom), der koagulopathischen Osteoarthropathie und der tuberösen Sklerose (vgl. Kap. 3 „Einführung in die Arthritis- bzw. Synovitisdiagnostik", Abschnitt „Zystische [kugelige] arthritische Osteolysen und ihre Differenzialdiagnose").
- Bei jedem *Mann* mit einer *ausgeprägten* Handpolyarthrose sollte der Harnsäurespiegel bestimmt werden!
- Der Urattophus im Gelenk, im Knochen und/oder in den Weichteilen und seine röntgenmorphologischen Folgen bestimmen die Bildgebung an der Hand (Abb. 11.**80** und Abb. 11.**81** = **Gichthand**).

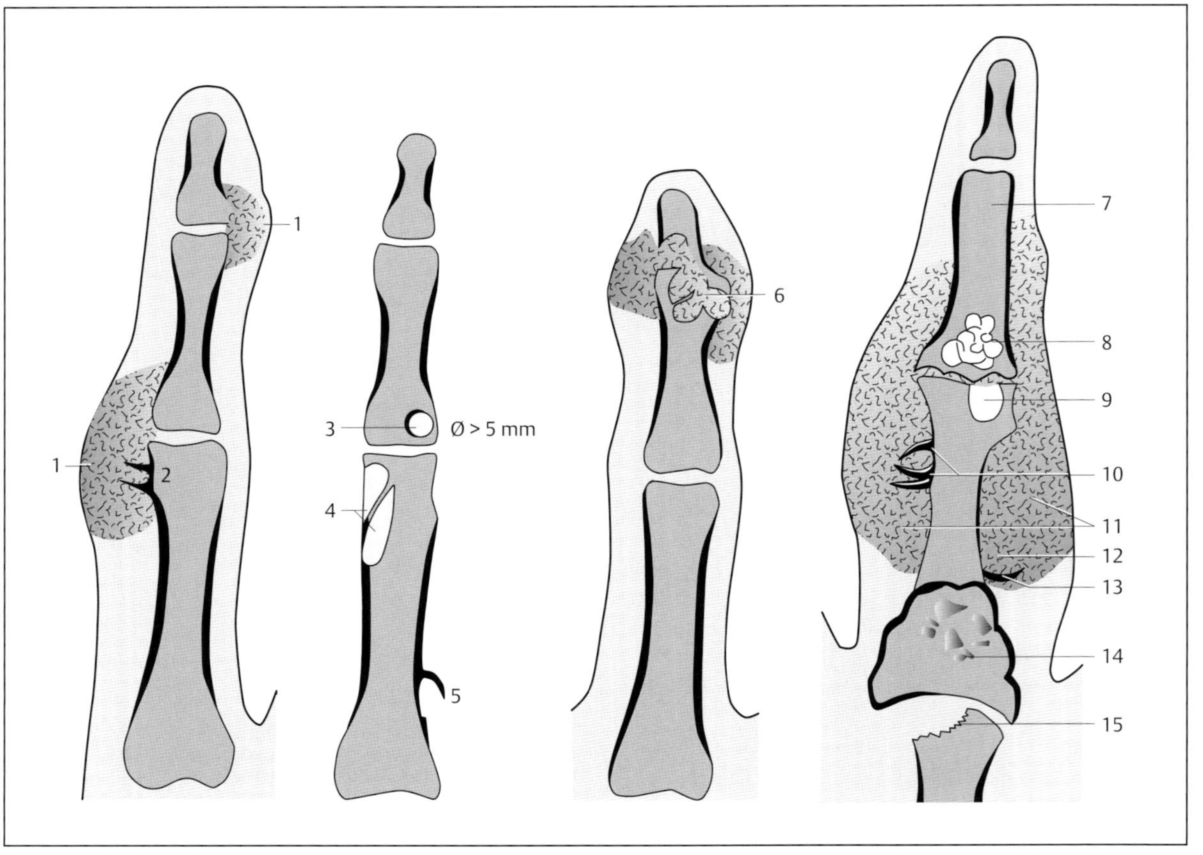

Abb. 11.**80** **Gichthand (Synopsis Teil 1).**

1 Weichteiltophi stellen sich an Fingern (und Zehen) wegen ihres Natriumgehalts dichter dar als entzündliche, z. B. durch Gelenkerguss oder Synovialisproliferation hervorgerufene und tumorbedingte Anschwellungen (s. auch Nr. 6). Außerdem können sich im Tophus auch Kalziumsalze niederschlagen und dann durch ihre verstärkte Strahlenschwächung im Röntgenbild direkt sichtbar werden (s. Nr. 14).

2 Periostale *Tophusstachel* ragen in den Weichteiltophus hinein.

3 Sog. *Lochdefekt* (Tophusosteolyse) mit oder ohne Randverdichtung, multipel, Durchmesser an kleinen Knochen > 5 mm.

4 *Längsovale*, epi-/meta-/diaphysär ausgebreitete *Tophusosteolyse* (gichttypischer als Nr. 3).

5 *Überhängender Knochenrand* durch periostale Uratpräzipitation.

6 Schwere tophöse Gelenk-und Knochenzerstörung an einem DIP-Gelenk. Der Tophus ist auch periartikulär zu erkennen.

Merke:

Die pigmentierte villonoduläre Synovitis, deren proliferierte Synovialmembran Eisenpigment enthält, schwächt die Röntgenstrahlen ebenfalls stärker als ein nicht hämorrhagischer Erguss oder eine andersartige Synovialisproliferation, d. h. an Fingern (Zehen) vergleichsweise dichter Weichteilschatten bzw. dichte Anschwellung.

7 *Kolbenphalanx* (s. dort) durch protrahierte Periostapposition, die sofort mit der Kompakta „verschmilzt".

8 Multiple, untereinander kommunizierende Lochdefekte.

9 Zerstörung eines PIP-Gelenks mit Formumbau der artikulierenden Knochenanteile.

10 *Tophusstachel* (s. Nr. 2).

11 Massive Weichteiltophi.

12 Druckarrosion durch einen Weichteiltophus.

13 *Überhängender Knochenrand* (vgl. Nr. 5).

14 *Expansion eines Knochentophus* mit Auftreibung des befallenen Knochenanteils und *Kalziumuratablagerung*. Differenzialdiagnose gegenüber dem Enchondrom stellen!

15 Verschmälerung des röntgenologischen Gelenkspalts und Metakarpuskopferosion *(arthritische Direktzeichen)*.

Merke:

Die Bezeichnung „Tophus" leitet sich vom griechischen „tophion" (Tuffstein) ab und steht unspezifisch für „Knoten" (knotiger Niederschlag). Es gibt daher verschiedene Tophi: Urattophus, Phosphattophus, Oxalattophus, Cholesterintophus (-granulom) bzw. tuberöses Xanthom usw.

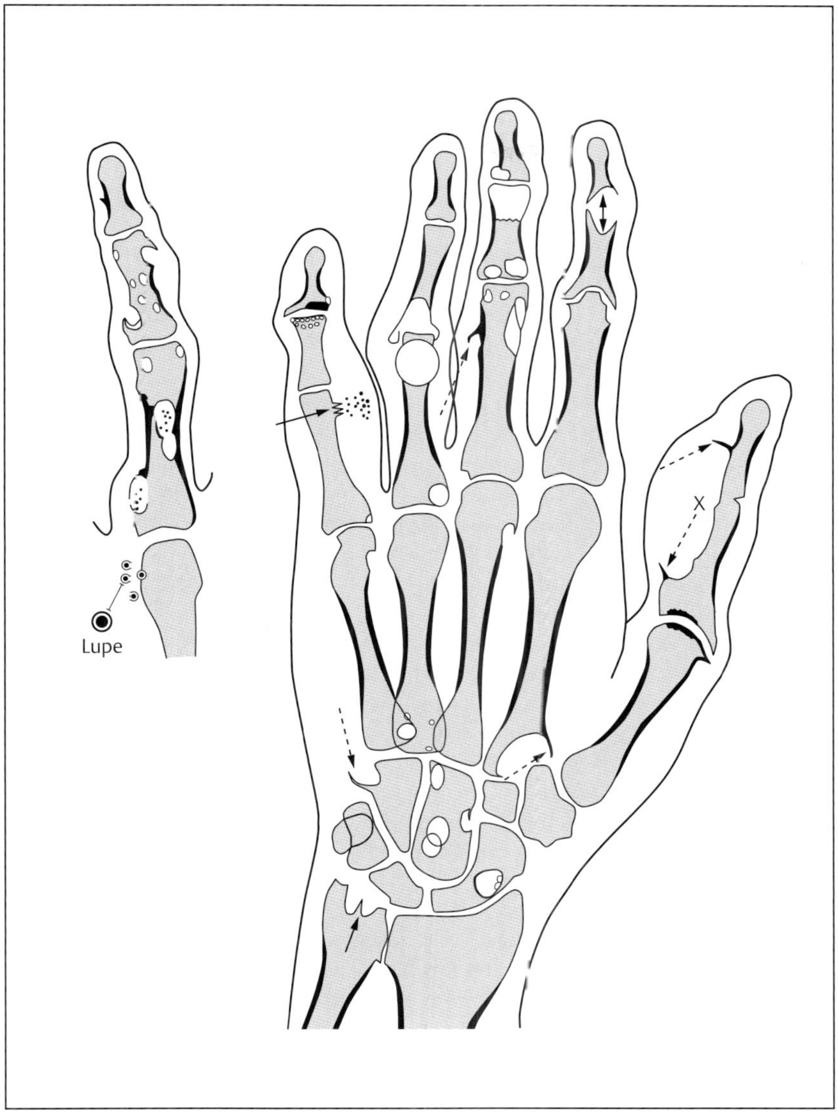

Abb. 11.**81** **Gichthand (Synopsis Teil 2) und Enchondromatosefinger.** Charakteristisch sind für die Gicht der **Tophusstachel** *(Pfeil)*, der **überhängende Knochenrand** *(gestrichelter Pfeil)* und die **becherförmige artikuläre Mutilation** *(Doppelpfeil)*. Gichtverdächtig sind sog. **Lochdefekte** nur dann, wenn sie sich von der Epiphyse über die Metaphyse auf die Diaphyse (kleiner Röhrenknochen) ausdehnen – also eher ovale Form haben –, ihr Durchmesser (im Hand- und Fußbereich) über 5 mm liegt *und* sie mit (akuten, chronischen) Gelenkbeschwerden einhergehen. Die anderen gezeichneten Röntgenzeichen der Gicht kommen auch bei der rheumatoiden Arthritis vor, z. B. Erosionen, Gelenkspaltverschmälerung und knöcherne Ankylose, oder sind bei der Arthrosis deformans anzutreffen (marginale Osteophyten, bandförmige subchondrale Knochenverdichtung; x = Druckarrosion durch einen Weichteiltophus *oder* von einem periostalen Tophus ausgehend).
Links: **Enchondromatosefinger**. Dabei liegen die rundlichen Aufhellungen häufig in der Diaphysenmitte. Siehe auch die Phlebolithen (bei genügender Größe: „Zielscheibenbild", *ganz links*) neben dem Metakarpuskopf. Multiple Enchondrome in Röhren- und flachen Knochen mit Ausnahme der Schädelkalotte und Wirbelsäule + multiple Weichteilhämangiome = nicht hereditäres **Maffucci-Syndrom**. Störungen des Längenwachstums von (langen) Röhrenknochen kommen bei der Enchondromatose vor.

Angeborene koagulopathische Osteoarthropathien

Unter den angeborenen koagulopathischen Osteoarthropathien (s. Kap. 6 „Arthropathien/Osteoarthropathien", Abschnitt „Osteoarthropathien bei Blutgerinnungsstörungen") beansprucht vor allem das Blutergelenk (**Hämophilieosteoarthropathie**) auch an der Hand röntgendiagnostisches Interesse. Rezidivierende Blutungen in das Gelenkkavum, in die Synovialmembran, in die fibröse Gelenkkapsel und in das periartikuläre Weichteilgewebe, und die Folgen periostaler und intraossärer Hämatome formen auch hier das pathologische Röntgenbild.

Abb. 6.**7** gibt wichtige hämophile Befunde an der Hand wieder, für deren Bildgebung die Röntgenuntersuchung in Verbindung mit der Krankheitsanamnese ausreicht:

- Knochenmarkblutungen führen zu rundlichen (kugeligen) Osteolysen.
- Der koagulopathische **(hämophile) Pseudotumor** (s. Kap. 6 „Arthropathien/Osteoarthropathien", Abschnitt „Osteoarthropathien bei Blutgerinnungsstörungen") geht aus rezidivierenden intraossären und periostalen Blutungen hervor und spiegelt expandierende, osteolytische und mehr oder weniger ausgeprägte osteogene Struktur- und periostale Formveränderungen wider. An den Händen (und Füßen) ist der Pseudotumor vor allem bei Kindern zu erwarten.
- Als Folge der rezidivierenden Einblutungen treten bei Kindern Entwicklungsstörungen und Formanomalien der Knochen auf – im Prinzip der Wachstumsalterarthritis (s. dort) entsprechend.
- Die resorptive Synovitis zeigt sich an arthritischen Weichteilzeichen, Kollateralphänomenen und Direktzeichen, die im Karpalbereich bis zur knöchernen Ankylose führen können.

- Weniger ausgeprägte intraartikuläre Einblutungsschäden zeigen sich im Verlauf mit Arthrosebefunden.
- Verschiedene hereditäre Hämoglobinopathien können mit krankhaften, prinzipiell identischen oder ähnlichen Befunden des Stütz- und Gleitgewebes einhergehen.

Hämoglobinanomalien

Sichelzellkrankheit

Die Sichelzellkrankheit (**Sichelzellanämie, Drepanozytose**) ist die häufigste Hämoglobinanomalie. Ihr liegt eine Mutation auf dem Chromosom 11 zugrunde, die zu einer Störung der Aminosäurensequenz (Aminosäurenaustausch) in den β-Polypeptidketten des Hämoglobins, vorzüglich des als Hämoglobin S (HbS) bezeichneten, führt. Ursprünglich kam die Sichelzellkrankheit unter Schwarzafrikanern und auf der arabischen Halbinsel vor. Durch Handelsbeziehungen, *Einwanderungsbewegungen nach Europa* und (früher) durch Sklavenhandel hat sich das Sichelzellgen über die Grenzen Afrikas hinaus ausgebreitet. Biologisch gibt sich der abnorme Blutfarbstoff im deoxygenierten Zustand (also Hypoxie und Azidose) an einer verminderten Löslichkeit, die zur Aggregation und Viskositätssteigerung führt, zu erkennen und zwingt durch seine Kristallisation die Erythrozyten zu anfangs reversibler, später bleibender Sichelform. Die veränderten Eigenschaften der roten Blutkörperchen zeigen sich klinisch schon nach wenigen Lebensmonaten, und zwar bei homozygoten und doppelt heterozygoten Trägern an einer **chronischen hämolytischen Anämie** und führen durch Sichelzellthromben zu einer **mikrovaskulären Stase mit konsekutiven Infarzierungsschäden**. Sehr selten treten Krankheitserscheinungen bei Heterozygoten unter Extrembedingungen, z. B. bei ungewöhnlichen körperlichen Anstrengungen oder im Hochgebirge, auf.

Folgen der Hämolyse:

- Chronische Anämie.
- Durch den verstärkten Erythrozytenabbau entstehen häufig Gallenkonkremente.
- Die reaktive erythroblastische Knochenmarkhyperplasie führt zu röntgenologisch sichtbaren Veränderungen am Stützgewebe:
  - Rarefizierung der Spongiosatrabekeln.
  - Erhaltene Spongiosazüge vergröbern sich kompensatorisch.
  - Kompaktaverdünnung.
  - Aufweitung des diaphysären Markraums.
  - Periostreaktionen.
  - Zystenartige Strukturaufhellungen in der Spongiosa als Folge fokaler Knochenmarkhyperplasie und/oder resorbierter Infarzierungen.
- An den Wirbeln kommt es durch die Knochenmarkhyperplasie nicht nur zur strähnigen Osteopenie, sondern auch zur Abschlussplattenimpression und im Extrem zu „Fischwirbeln".

Folgen der Erythrozytensichelung in Organen: Gefäßverschlüsse und Infarzierungen im ZNS, in den Lungen, den Retinae und den Nieren geben sich an entsprechenden klinischen Ausfällen zu erkennen. Milzinfarkte führen zu einer mehr oder weniger ausgeprägten funktionellen Asplenie. Damit wird die bakterielle Anfälligkeit der Patienten in Verbindung gebracht. Ihre Neigung zu hämatogenen Salmonellenosteomyelitiden und -arthritiden lässt jedoch auch an andere gestörte biologische Mechanismen denken.

Bildgebende Folgen der Erythrozytensichelung am Stütz- und Gleitgewebe (Abb. 11.**82**): Temporäre Steigerungen der Bluthypoxie und -azidose, beispielsweise durch Virusinfekte, körperliche Überanstrengung und Medikamente, äußern sich, namentlich bei Säuglingen und Kindern, am akut und krisenhaft auftretenden, also zur Remission neigenden **Hand-Fuß-Syndrom**. Bei Erwachsenen dominieren bildgebende frische (MRT), verkalkende und verkalkte **meta-/diaphysäre Infarkte** in kurzen und langen Röhrenknochen, aber auch an platten Knochen.

Der nennenswerte Verschluss nutritiver Epiphysengefäße offenbart sich bildgebend als **ischämische Osteonekrose**, beispielsweise des Femur- und Humeruskopfs, bei Kindern unter dem Bild des Morbus Perthes. Aufgrund dessen sind im entsprechenden Alter epi- und diaphysäre Form- und Wachstumsstörungen möglich. Sie haben den Aspekt der Wachstumsalterarthritis (s. dort).

An den **Gelenken** treten in Zusammenhang mit den schmerzhaften Sichelkrisen manchmal aseptische Ergussbildungen auf. Sie bilden sich ohne Dauerschaden zurück. Diskutiert wird, ob synoviale Gefäßverschlüsse zu entzündlichen Reaktionen der Gelenkbinnenhaut im Sinne einer aseptischen chronischen Arthritis führen können. Durch subchondrale Knocheninfarkte wird besonders an gewichttragenden Gelenken die spätere Arthroseentstehung begünstigt. Reparationsvorgänge in kleineren epiphysären Knocheninfarzierungen, dies gilt auch für Wirbel, geben sich im Röntgenbild entweder als umschriebene Knochenverdichtungen zu erkennen, oder die ischämischen Bezirke werden resorbiert – dann entstehen zystenartige Strukturaufhellungen.

Hyperurikämie bis hin zur sekundären Gicht sind überwiegend bei erwachsenen Patienten als nephrogene (?) Komplikation der hereditären Hämoglobinopathien bekannt.

Thalassämie

Die Thalassämie (griech.: thalassa = Meer, gemeint ist das Mittelmeer) ist eine genetisch und klinisch heterogene erbliche Krankheitsgruppe, die sich als chronische hämolytische Anämie manifestiert und hauptsächlich unter der Bevölkerung des Mittelmeerraums auftritt. Der Thalassämie liegt als Basisdefekt ein Synthesedefizit der verschiedenen Polypeptitketten des Hämoglobintetramers zugrunde. Bei der homozygoten **Thalassaemia maior (β-Thalassämie, Cooley-Anämie)** führt die verminderte Bildung der strukturell normalen β-Ketten zu

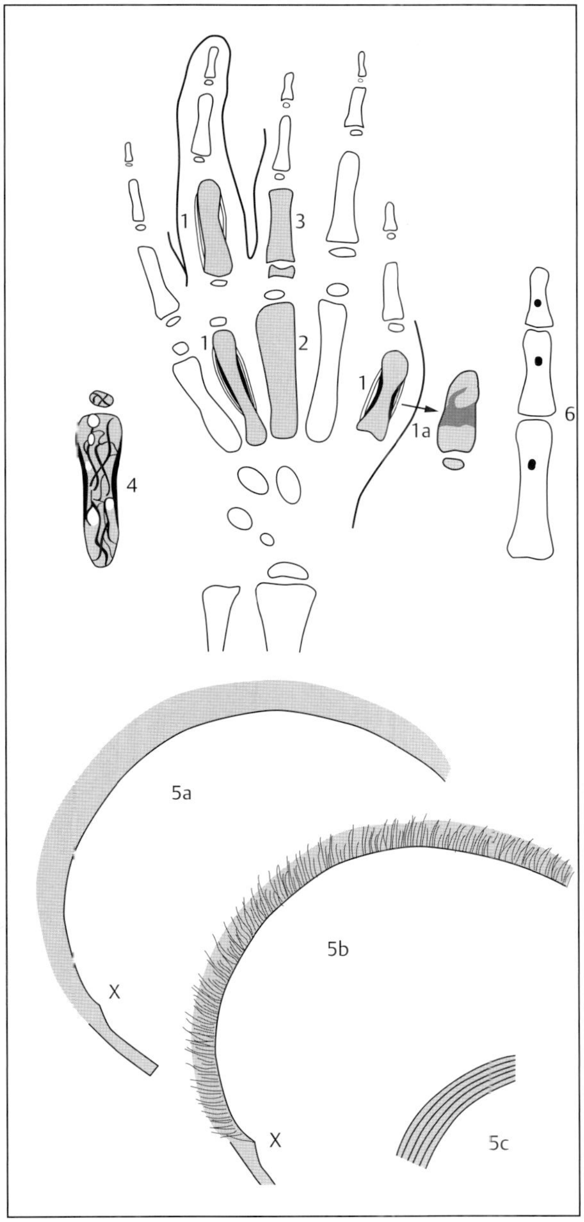

Abb. 11.**82** **Angeborene, hereditäre Hämoglobinopathien; Handsynopsis beim Kind.**

1 Weichteilschwellung und Periostreaktion (manchmal bis zum „Knochen-in-Knochen"-Bild) bei *„Daktylitis"* *(Hand-Fuß-Syndrom)* nach Infarkten der kleinen Röhrenknochen oder/und hämatogener bakterieller Osteomyelitis (in infarzierten Knochenarealen?). Die *Röntgen*differenzialdiagnose ist einerseits zwischen beiden Ursachen in der Regel nicht zu stellen. Andererseits muss sie (bei Unkenntnis der Sichelzellkrankheit) auch gegenüber der *infantilen kortikalen Hyperostose Caffey* (Metakarpalia, Metatarsalia), der Tuberkulose (Spina ventosa), der Sarkoidose und der Hypervitaminose A gestellt werden.

1a Die Form- und Strukturveränderungen des Metakarpale I können ebenfalls sowohl Infarkt- als auch Infektionsfolge sein oder pathogenetisch beides widerspiegeln, zumal das Hand-Fuß-Syndrom häufig mit Fieber einhergeht.

2 „Rechteckiger" Umbau eines Metakarpale (Metatarsale) als Folge einer „Daktylitis".

3 Form- und Wachstumsstörung nach „Daktylitis".

4 Potenziell *reversibler* (s. Text) Strukturumbau in einem Metakarpale (Metatarsale) bei Thalassaemia maior.

5 Kalvariaumbau durch gesteigerte Erythropoese, nämlich homogene, aufgelockerte bis „schaumig" strukturierte Verbreiterung mit Verdünnung oder Schwinden der Tabula externa (5a, aber nicht weiter als bis zur Protuberantia occipitalis interna) und der sog. **Bürstenschädel** (5b) bei Sichelzellkrankheit, Thalassämie oder anderen kongenitalen hämolytischen Anämien, bei Eisenmangelanämien, bei zyanotischen kongenitalen Herzvitien, bei Polycythaemia rubra vera im Kindesalter oder bei Neuroblastommetastasen. 5c gibt *(vergrößert)* einen lamellenartigen Umbau wieder (Orzincolo et al. 1989). Röntgendifferenzialdiagnose von 5a gegenüber dem Morbus Paget und der fibrösen Dysplasie. Die beiden letztgenannten Erkrankungen verdicken die Kalvaria auch unterhalb der Protuberantia occipitalis interna (x). Hämoglobinopathien führen zu einem vornehmlich frontoparietalen Kalvariaumbau. Mischbilder von 5a–c sind nebeneinander in einer Kalotte möglich.

6 Bei Kindern und Erwachsenen können die Nutritialforamina der Phalangen bei der Sichelzellkrankheit, der Thalassämie, beim Morbus Gaucher und bei der Lepra (s. dort) erweitert sein. Normalerweise überschreitet ihr Bilddurchmesser 1 mm nicht (Pastakia et al. 1984).

einer ineffektiven Erythropoese und einer kompensatorischen Knochenmarkhyperplasie. Bei der heterozygoten Form lässt sich gewöhnlich nur eine leichte chronische Anämie nachweisen. Die kompensatorisch über vermehrte Erythropoetinbildung stimulierte Erythropoese zeigt sich bildgebend intraossär-medullär und extramedullär, dann vor allem als paravertebrale knollige Weichteilschatten (Röntgenbild, CT, *MRT*). Die Knochenmarkhyperplasie führt am Stützgewebe zu lytisch-plastischen Umbauvorgängen und Ischämiefolgen, wie sie von der Sichelzellkrankheit bekannt sind (s. dort). Darüber hinaus seien folgende Röntgenbefunde hervorgehoben:

- *Schädel:* Vermehrtes Wachstum des Gesichtsschädels, namentlich des Oberkiefers, kann zur Verbreiterung und Verplumpung sowie zur Malokklusion der Kiefer mit Zahnfehlstellungen führen. In der Kalvaria fallen eine grobe Porosierung und Verbreiterung der Diploesubstanz mit Verdünnung oder Schwinden der Tabula externa, vor allem aber der im Extremfall entstehende sog. *Bürstenschädel* auf (s. Abb. 11.**82**). Die Knochenmarkausweitung kann die Nasennebenhöhlen mit Ausnahme der Siebbeinzellen „ausfüllen". *Differenzialdiagnose:* Sinusitis. Fokale Markhyperplasien imponieren röntgenologisch manchmal als Osteolysen.
- Da das rote Knochenmark sich mit Zunahme der Lebensjahre in Fettmark umwandelt, kann es zur mehr oder weniger auffallenden Rückbildung der knöchernen, strähnig-wabigen Umbau- und periostalen Anbauvorgänge kommen. Dies gelingt auch mittels konsequenter Transfusions- und Chelattherapie. Als

Nebenwirkung der Eisen-Chelat-Behandlung wurden rachitis- und skorbutähnliche, wahrscheinlich toxisch bedingte Skelettbefunde sowie verstärkte Störungen des Längenwachstums beobachtet (Orzincolo et al. 1992).

- Etwa jeder 2. Patient mit β-Thalassämie gibt Gelenkbeschwerden an (Pathogenese s. Sichelzellkrankheit). Bei der **Thalassaemia minor** kommt eine nicht erosive, chronisch-rezidivierende Mono- und Oligoarthritis besonders mittelgroßer und großer Gelenke vor.

Neurogene Osteoarthropathien

An der Hand zeigen sich neurogene Osteoarthropathien überwiegend als atrophische Form (s. Kap. 6 „Arthropathien/Osteoarthropathien", Abschnitt „Neurogene [neuropathische] Osteoarthropathien"), d. h., reaktionslose Osteolysen/Akroosteolysen geben dem Röntgenbild das Gepräge (Abb. 11.**83**). Überwiegend treten sie im Rahmen der Syringomyelie auf. Grundsätzlich gelingt jedoch in den frühen und mittleren Stadien die Identifizierung nur mithilfe der Anamnese und Klinik. In fortgeschrittenen Stadien tritt der charakteristische, neurogene röntgenmorphologische Aspekt mehr und mehr in den Vordergrund. Für die Einordnung der nosologischen Entität ist die Berücksichtigung der Anamnese und der klinischen Untersuchung jedoch unerlässlich. In Kap. 6 „Arthropathien/Osteoarthropathien", Abschnitt „Nicht neurogene, reaktionslose konzentrische Akroosteolysen/Osteolysen" sind Krankheitsbilder, die zu nicht neurogenen Osteolysen/Akroosteolysen führen können, zusammengefasst. In Abb. 11.**84** ist ein an sich unspezifischer Röntgenbefund zu erkennen, bei dem differenzialdiagnostisch auch das frühe Stadium der Syringomyelie berücksichtigt werden muss. Auf der Abb. 11.**85** werden die wichtigsten röntgenmorphologischen Differenzialdiagnosen der Akroosteolysen im weiteren Sinne an den Fingern wiedergegeben. Die Abb. 11.**86** skizziert eine fortgeschrittene neurogene Osteoarthropathie der Hand. Im distalen Bereich sind osteolytische Phänomene, an der Rückhand auch Charcot-artige Befunde sichtbar (s. Kap. 6 „Arthropathien/Osteoarthropathien", Abschnitt „Neurogene [neuropathische] Osteoarthropathien").

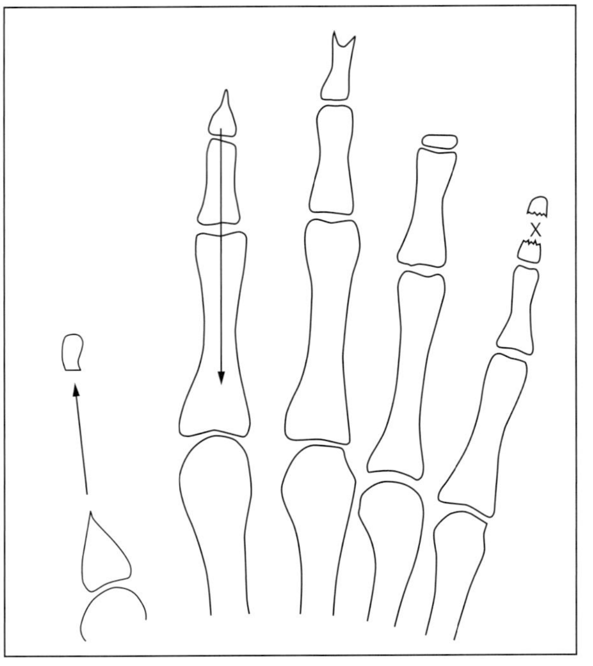

Abb. 11.**83** **Röntgenmorphologie polyätiologischer (neurogener und nicht neurogener) Akroosteolysen und Osteolysen.** Die *Pfeile* zeigen die Ausbreitungsrichtung der Osteolyse (X = bandförmige transversale Osteolyse bzw. Demineralisation z. B. bei der Vinylchloridkrankheit und der Osteomalazie.

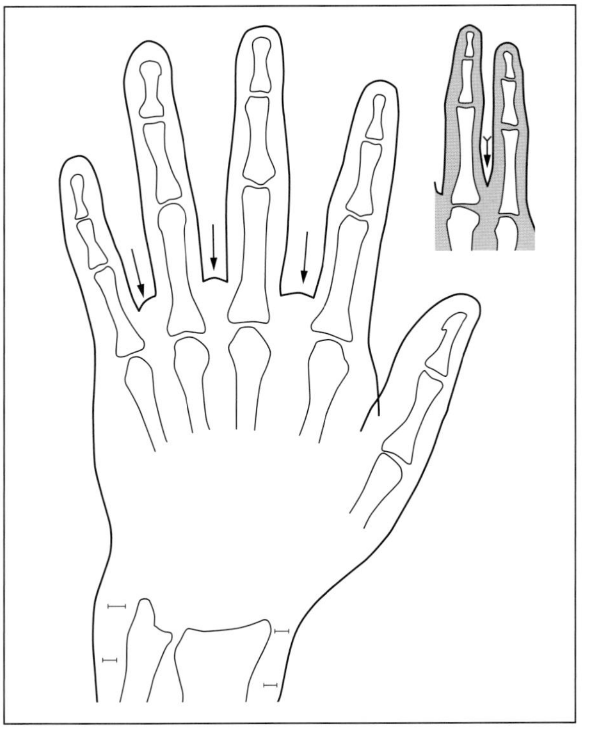

Abb. 11.**84** **Syringomyeliefrühstadium.** Röntgenologisch fällt ein diffuses, also nicht gelenkbezogenes Weichteilödem auf. Es zeigt sich im Röntgenbild vor allem neben den Griffelfortsätzen der Unterarmknochen *(markiert)* sowie am Handrücken und führt zu einem Konvexwerden der Interdigitalfalten (*Pfeile*; Normaldarstellung der Interdigitalfalten s. *oben rechts, geschwänzter Pfeil*).

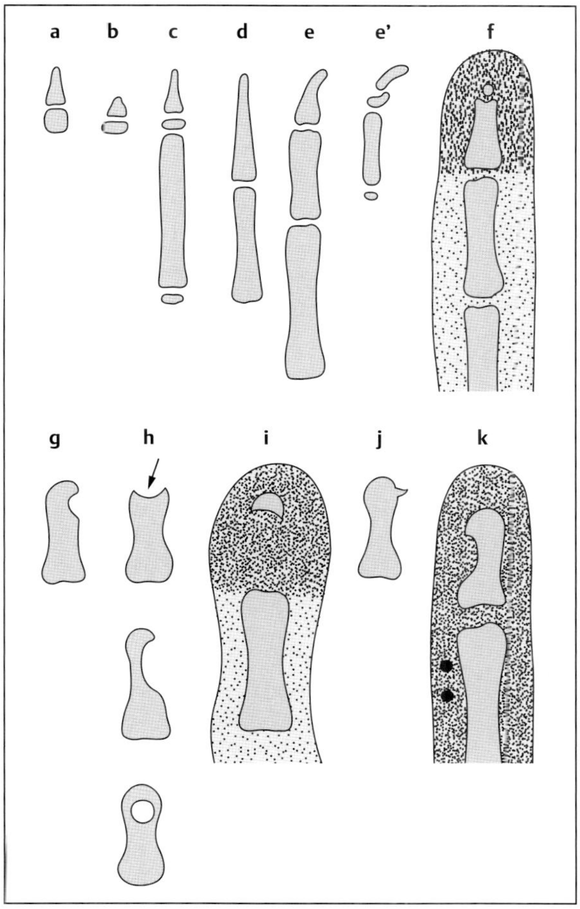

Abb. 11.**85a–k** **Röntgenmorphologische Differenzialdiagnosen neurogener und nicht neurogener Akroosteolysen.**

a **Konische und 2-geteilte Endphalanx bei Dysplasia cleidocranialis.**

b **Brachytelephalangie bei Pyknodysostose** (Osteopetrosis acroosteolytica, s. Abb. 6.**15**) bei einem Kind.

c **Apert-Syndrom** (Akrozephalosyndaktylie Typ 1) bei einem Kind.

d **Symphalangismus.**

e **Kirner-Deformität der Endphalanx des 5. Fingers.**
e' Röntgenaspekt beim Kind (palmare und radiale Krümmung der Endphalanx des 5. Fingers).

f **Panaritium ossale mit Weichteilschwellung des gesamten Fingers** („Wurstfinger").

g **Glomustumor.**

h **Druckarrosion durch traumatische Epithelzyste oder Epithelknoten.** Der mit einem *Pfeil* gekennzeichnete Röntgenbefund kommt auch beim subungualen Keratoakanthom vor. Er spiegelt eine Druckarrosion wider, die sich nach der Exzision des schnell wachsenden Tumors zurückbilden kann. Ähnliche Bilder auch durch gutartige Weichteiltumoren.

i **Fortgeschrittene osteolytische Karzinommetastase** (ähnlicher Röntgenbefund beim Nagelbettkarzinom – klinischer Aspekt oft wie eine Warze oder Verlauf wie die chronische Paronychie – und beim subungualen Sarkom).

j **Kleine subunguale Exostose** (seitliche Röntgenaufnahme ebenso wie bei **g** und **h** [mittlerer Bildteil]). Die Differenzialdiagnose umfasst vor allem das subunguale Osteochondrom (trägt eine Knorpelkappe). Eine entsprechende dorsale Spornbildung an der Endphalanx kommt neben variablen angeborenen Nagelveränderungen und anderen abnormen Befunden am Handskelett auch beim **Iso-Kikuchi-Syndrom (kongenitale Onychodysplasie)** vor (Brunzlow et al. 1987).

k **Hämangiom mit Druckarrosion**, s. die beiden Phlebolithen.

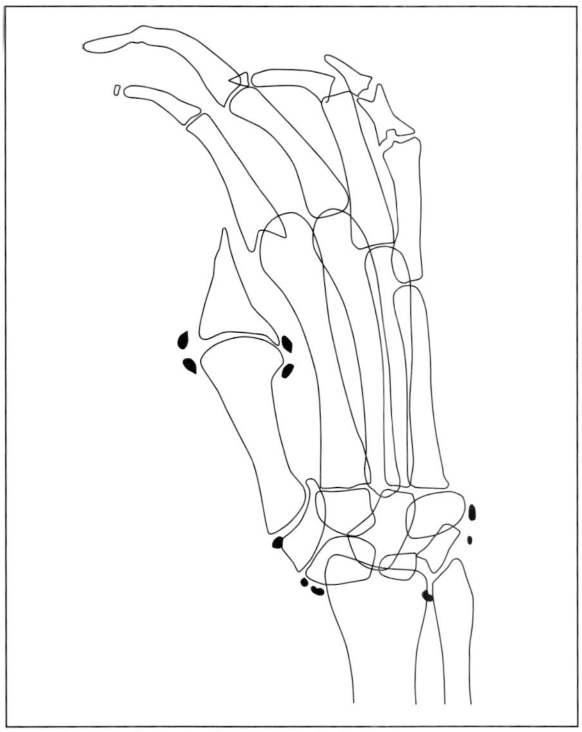

Abb. 11.**86** **Fortgeschrittene neurogene Osteoarthropathie an der Hand (*klinisch:* Syringomyelie).** Die knöcherne Ankylose im DIP-Gelenk III ist über eine pyogene Arthritis nach Verbrennung entstanden. Die Karpalia sind „gestaucht" und im Karporadialbereich nach palmar disloziert. Variable bröckelige Knochenfragmente oder Kalkschatten wurden besonders hervorgehoben.

Amyloidosteoarthropathie

Diese Osteoarthropathie (Abb. 11.**87**; s. Kap. 6 „Arthropathien und Osteoarthropathien") ist vor allem unter Patienten mit Hämodialysetherapie aktuell. Auf eine allgemeine Amyloidoseverdachtstrias (s. Kap. 6 „Arthropathien und Osteoarthropathien", Abschnitt „Bildgebung bei Dialyseamyloidose") wurde bereits hingewiesen; diese soll hier präzisiert werden:

- bilateral-symmetrische, polyartikuläre, spindelförmige Schwellung der proximalen, evtl. auch der DIP- und der MCP-Gelenke (röntgenologisch besonders erkennbar am 1., 2. und 5. MCP-Gelenk)
- Steifheitsgefühl, Bewegungseinschränkung, mehr oder weniger empfundene Schmerzen
- palpable subkutane Knoten über den erkrankten Gelenken
- Symptome eines bilateralen Karpaltunnelsyndroms

Mögliche Röntgenbefunde an der Hand:

- Weichteilschwellung
- artikuläre Erosionen und extraartikuläre Arrosionen
- Gelenkspalt normal, „erweitert" (durch parallele Randresorption), verschmälert
- multiple zystische Osteolysen (Schwerpunkt: Karpalia)
- Demineralisation

Klinische und bildgebende Differenzialdiagnose: rheumatoide Arthritis bzw. Amyloidose als Komplikation der rheumatoiden Arthritis. Summarisch seien granulomatöse Erkrankungen und Krankheiten genannt, die mit der Ablagerung abnormer Stoffwechselprodukte einhergehen, denn zu ihnen gehört auch die Amyloidose.

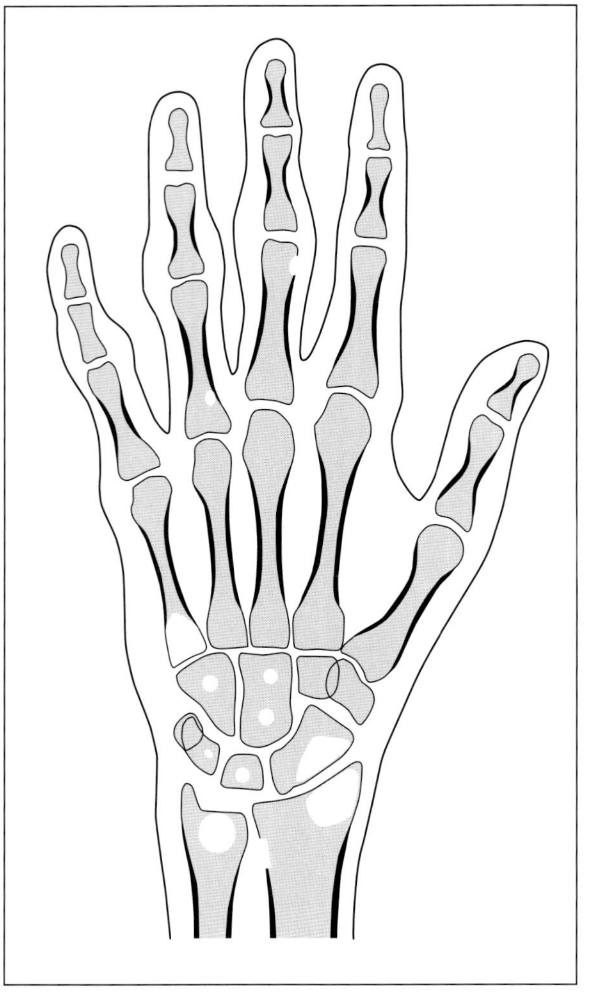

Abb. 11.**87** **Amyloidosteoarthropathie (*hier*) beim multiplen Myelom.** Etwa 10 % der Patienten mit multiplem Myelom bekommen eine Amyloidose (Hannon et al. 1975).
Röntgenbefunde: Spindelförmige Auftreibung der PIP-Gelenke III–V und der MCP-Gelenke II und V. In diesem Fall keine Gelenkspaltveränderung und keine marginalen Erosionen, die aber grundsätzlich entstehen können. Unregelmäßig runde oder ovale Osteolysen (ohne Randsklerose) in den Karpalia, im distalen Radius, in der distalen Ulna, in der Basis des Metakarpale V und der Grundphalanx IV. *Randständige* Osteolysen am distalen Radius und an der Grundphalanx III, die als Arrosionen imponieren. Unter Berücksichtigung der klinischen Diagnose (multiples Myelom) erlauben die Röntgenbefunde, eine Amyloidoseosteoarthropathie zu diagnostizieren.

Hämochromatoseosteoarthropathie

Die Hämochromatoseosteoarthropathie (s. Kap. 6 „Arthropathien und Osteoarthropathien") zeigt an der Hand im Prinzip die Kombination einer arthroseähnlichen Arthropathie, häufig mit Chondrokalzinose und nicht gelenkbezogener Osteoporose. In frühen und mittleren Stadien ergibt die Röntgenbildanalyse der Hand darüber hinaus folgende Detailbefunde (Abb. 11.**88**; s. auch Abb. 6.**31**):

1. Anfangs bevorzugter Befall der MCP-Gelenke II und III. Die ersten pathologischen Röntgenbefunde an diesen und anderen Gelenken (z. B. an den übrigen MCP-, den PIP-Gelenken und den Karpalia) sind subchondrale Zysten (Geoden) von wenigen Millimetern Durchmesser. Sie haben oft einen zarten Sklerosesaum und keine Beziehung zur Druckaufnahmezone des betroffenen Gelenks. Randständige Zysten mit eingebrochener Wandung täuschen Erosionen vor. Die subchondrale Grenzlamelle kann abgebaut, „eröffnet" werden; manchmal erscheint dadurch die Gelenkkontur wie „angeknabbert" oder erodiert.
2. An der Hand wird die Chondrokalzinose am häufigsten im Discus radioulnaris angetroffen (ohne Befunde von Nr. 1 völlig unspezifisch).

! Merke

Es gilt: Die Entstehung und die Ausprägung der Hämochromatoseosteoarthropathie korreliert mit der Eisenüberladung des Organismus. Histologisch lässt sich eine intensive disseminierte Eisenverteilung in der (zumeist) entzündlich veränderten Synovialmembran nachweisen.

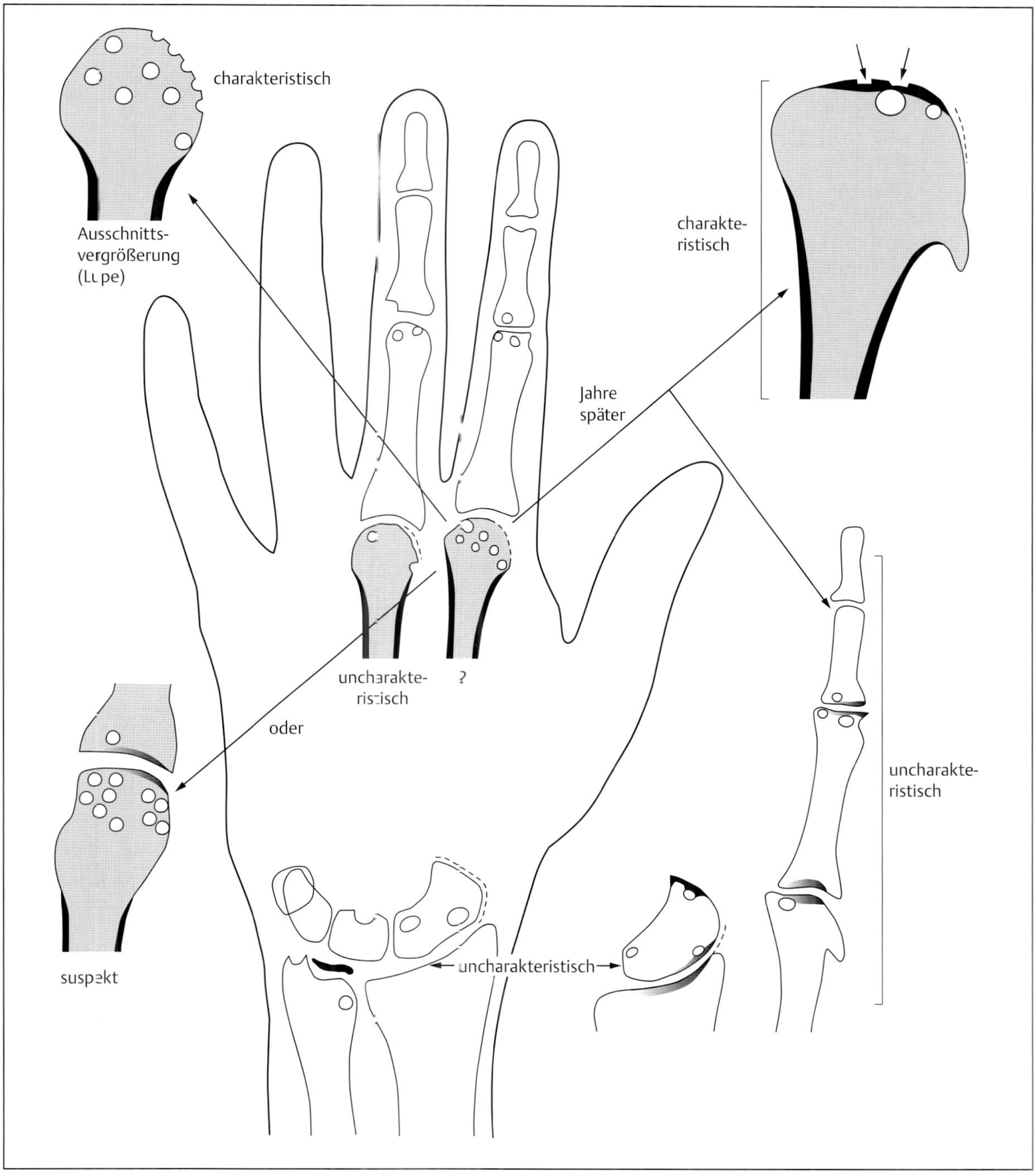

Abb. 11.**88** **Hämochromatoseosteoarthropathie.**
Röntgenfrühbefunde: Zahlreiche subchondrale Zysten mit zartem Skleroserand, im Prinzip keine topografischen Beziehungen zur Druckaufnahmezone. Partieller Schwund der subchondralen Grenzlamelle (Metakarpuskopf II), dadurch auch „angeknabberte" partielle Metakarpuskopfkontur II (s. Ausschnittsvergrößerung, Lupe). Chondrokalzinose des MCP III, des distalen Discus radioulnaris sowie im Skaphoidgelenkknorpel.

Röntgenbefunde: Entweder charakteristischer Aspekt der erosiven Arthrose durch Einbruch des spröden, subchondral sklerosierten Knochens (vgl. Abb. 6.**31**), evtl. auch mit MCP-Chondrokalzinose, *oder* nur uncharakteristischer Arthroseaspekt mit Prädominanz MCP II und III (suspekt besonders bei Frauen ohne DIP- und PIP-Polyarthrose).

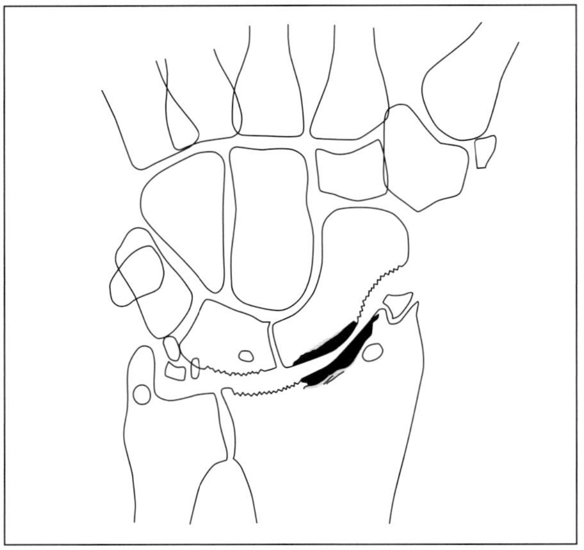

Abb. 11.**89** **Osteoarthropathie bei Morbus Wilson an der Hand.** Knochenfragmentation mit und ohne „Mausbett“, Kortikalisirregularität, subchondrale Sklerose, subchondrale Zysten. Nur sehr oberflächliche Ähnlichkeit mit Arthrosis deformans.

Osteoarthropathie des Morbus Wilson

Bei dieser Osteoarthropathie (Abb. 11.**89**; s. Kap. 6 „Arthropathien und Osteoarthropathien“) sind an der Hand folgende Röntgenbefunde bekannt (Feller u. Schumacher 1972):

- Knochenfragmentation und Dissektion, subchondrale Zysten und Sklerose, Irregularität der Gelenkkonturen, Gelenkspaltverschmälerung
- Chondrokalzinose
- allgemeine Osteoporose ohne Betonung der gelenknahen Knochenanteile
- Röntgenzeichen der Rachitis bzw. Osteomalazie

Hyperparathyreoidismus

Der Hyperparathyreoidismus kann sich primär autonom oder sekundär regulativ manifestieren. Der tertiäre Hyperparathyreoidismus entwickelt sich aus einer regulativen Überfunktion der Epithelkörperchen, wenn in regulativ hyperplastischen Nebenschilddrüsen ein autonomes Adenom entsteht. Zu pathogenetischen Vorstellungen über einen regulativ quartären und autonom quintären Hyperparathyreoidismus s. Kuhlencordt und Kracht (1968). Der Überschuss an Parathormon verändert die Stoffwechsellage im Mineralhaushalt – Kalzium ist das Zielmineral – und führt zu vielfältigen Gesundheitsstörungen, die vor allem am Stützgewebe bei einem nennenswerten Anteil der Patienten röntgenologisch, manchmal auch mit den zeitgenössischen Schnittbildverfahren und szintigrafisch dokumentiert werden können.

! Merke

Grundsätzlich gilt, dass beim primären Hyperparathyreoidismus die Hyperkalzämie und beim sekundären Hyperparathyreoidismus der serologisch nachweisbare Phosphatstau die pathobiochemischen Leitbefunde sind.

In der Praxis hat der sekundäre Hyperparathyreoidismus überwiegend eine renale Pathogenese. Viel seltener geht er auf eine nutritive oder intestinale Mineralverarmung oder auf eine Endorganresistenz gegenüber dem Parathormon zurück. Die pathogenetische Verbindung zum Anstieg der Parathormonsynthese und -ausschüttung stellt einerseits die Hyperphosphatämie her. Andererseits steht sie mit dem renalen Synthesedefizit des biologisch aktiven Vitamin-D-Metaboliten 1,25$(OH)_2$-D3 (Synonyme: 1,25-Dihydroxycholekalziferol, Kalzitriol) in Zusammenhang. Durch den Mangel dieses Vitamin-D-Metaboliten wird die intestinale Kalziumaufnahme gestört. Dadurch kommt es zur Hypokalzämie, die eine vermehrte Parathormonsekretion auslöst. In deren Gefolge setzt eine verstärkte Kalziummobilisation aus dem Knochen ein, um durch dieses Regelsystem eine Normalisierung der gestörten Kalziumhomöostase zu erreichen. Jedenfalls ist dies die teleologisch ausgerichtete skizzenhafte Schilderung der (patho-) physiologischen Vorgänge, die das Stützgewebe, die Nieren und das Intestinum als unmittelbare oder mittelbare Zielorgane des Parathormons ausweisen.

Eine weitere Erkenntnis ist, dass es zwischen den pathologischen Skelettbefunden des autonomen und des regulativen Hyperparathyreoidismus keine qualitativen, sondern nur quantitative (statistische) bildgebende Unterscheidungsmerkmale gibt. Beispielsweise sind die sog. braunen Tumoren häufiger beim fortgeschrittenen primären Hyperparathyreoidismus (Ostitits fibrosa cystica generalisata [I] von Recklinghausen), dage- gen Hyperostosen (umschriebene Osteosklerosen) und Weichteilverkalkungen eher beim fortgeschrittenen sekundären Hyperparathyreoidismus bildgebend nachzuweisen.

Der klinische Verdacht auf einen **primären Hyperparathyreoidismus** kommt bei *nierengesunden* Patienten auf, wenn beim „Labor-Screening“ eine Hyperkalzämie auffällt. Anlass für die breit gestreute Untersuchung des Mineralhaushalts, die auf einen Hyperparathyreoidismus hinweisen *könnte*, sind vielfältige Symptome, Befunde und anamnestische Angaben. Dazu gehören vornehmlich:

- Polydipsie
- Polyurie
- Übelkeit
- Erbrechen
- Muskelschwäche
- „rheumatische“ Beschwerden
- Persönlichkeitsveränderungen, wie depressive Verstimmungszustände
- Antriebsmangel

In diesen Fällen ist die klinische Fragestellung nach einem primären Hyperparathyreoidismus oder einem metastatisch-neoplastischen bzw. paraneoplastischen Hyperkalzämiesyndrom (s. dort) durchaus berechtigt. Anamnestische Hinweise auf rezidivierende Ulcera peptica, Pankreatitiden, Cholelithiasis, Urolithiasis, auch rezidivierende Harnwegsinfekte, ferner Nephrokalzinose und Pseudogichtanfälle (Chondrokalzinose) können in Einzelfällen ebenfalls (zusätzliche) Hinweise auf eine Störung des Kalziumhaushalts sein.

Die entscheidende diagnostische Aussage liefert beim klinischen Verdacht auf eine hyperparathyreote Stoffwechselstörung die serologische Bestimmung des intakten Parathormons bzw. aktiver Parathormonpeptide.

Der Lokalisationsversuch der/des vergrößerten orthotopen Epithelkörperchen(-s) stützt sich auf die **MRT**, die Sonografie (bei nicht voroperierten Patienten), die CT (mit Kontrastmittelbolus) und evtl. auf den bilateralen explorativen chirurgischen Eingriff (mit der Möglichkeit histologischer Differenzierung in Hyperplasie, Adenom und Karzinom). Beim Verdacht auf ein ektopes (z. B.) Adenom bei klinisch-bildgebend gesichertem Hyperparathyreoidismus ist die MRT der weiteren Umgebung indiziert, vor allem des vorderen Mediastinums. Das Adenom der Epithelkörperchen grenzt sich gegenüber seinem anatomischen Umfeld im MRT bei T1-Gewichtung mit eher niedriger Signalintensität, bei T2-Gewichtung mit starker Signalgebung ab (Kang et al. 1993).

Die selektive Darstellung von Adenomen in den Nebenschilddrüsen gelingt durch Subtraktionsszintigrafie (in 1 Sitzung und identischer Position vor der γ-Kamera Injektion von ^{99m}Tc-Pertechnetat und ^{201}Tl-Chlorid bzw. ^{99m}Tc -MIBI; nach rechnerischer Bearbeitung und Normierung der Pertechnetat-Szintiscans werden diese von den Thallium- oder MIBI-Szintigrammen subtrahiert). Der Einsatz der SPECT-Technik steigert die Sensitivität gegenüber der planaren Kamerabildgebung, namentlich bei der ^{99m}Tc-MIBI-Methodik. Sie stützt sich auf die Erfahrung, dass ^{99m}Tc-MIBI sich nach 15–30 min in der Schilddrüse anreichert, dort aber nicht gespeichert wird. In Adenomen der Nebenschilddrüsen verbleibt die MIBI-Aktivität jedoch länger. Durch Vergleich des ^{99m}Tc-Pertechnetatszintigramms der Schilddrüse mit dem MIBI-Scan können auf diese Weise Nebenschilddrüsenadenome erkannt werden.

Die Annahme eines **sekundären (renalen) Hyperparathyreoidismus bzw. der renalen Osteopathie** (s. dort) ist unter Dauerdialysepatienten beim laborchemischen Nachweis einer Störung des Kalzium-Phosphat-Stoffwechsels erlaubt. Eine definierte bildgebende Klärung sollte dann versucht werden; dazu gehört folgendes **röntgendiagnostische Minimalprogramm**:

- beide Hände dorsopalmar (Film-Folien-Klasse SC 100 als Doppelfolie oder SC 200 als Rückfolie mit 1-schichtigem Röntgenfilm)
- beide Schulterregionen a.-p., dabei Humerus 90° abduziert, nach dorsal rotiert, Ellenbogen 90° gebeugt zur Mitbeurteilung des Akromioklavikulargelenks
- Lendenwirbelsäule seitlich
- Beckenübersicht
- Schädel seitlich
- beide Kiefer (Zahnreihen) nur bei Kindern und Jugendlichen
- evtl. zusätzlich andere schmerzhafte Gelenke oder Knochen

Dieses röntgendiagnostische „Basisprogramm" gilt einerseits grundsätzlich beim Verdacht auf regulativen oder autonomen Hyperparathyreoidismus. Andererseits können bei Patienten im Stadium der kompensierten (noch nicht dialysepflichtigen) Niereninsuffizienz ebenfalls schon hyperparathyreote Skelettbefunde auftreten (Mayet et al. 1991) und therapeutische Folgerungen nach sich ziehen.

Röntgenbefunde beim Hyperparathyreoidismus

Knochen ist kein statisches Gewebe, sondern unterliegt dynamischen Vorgängen, die als funktioneller Umbau (engl.: Remodeling) beschrieben werden. Dabei bilden Osteoblasten und Osteoklasten – also Zellen an der äußeren und inneren knöchernen Oberfläche – eine Arbeitseinheit mit gegenseitiger Beeinflussung. Pathologischer Knochenumbau, aus welchem Grunde auch immer, kann daher mit negativer, aber auch mit positiver Bilanz einhergehen. Die typischen Röntgenbefunde beim Hyperparathyreoidismus zeigen die Abb. 11.**90** bis Abb. 11.**93**.

Das klassische, aber nicht bei jedem Patienten im frühen Krankheitsstadium in typischer Weise nachweisbare histologische Bild des Hyperparathyreoidismus gründet sich auf eine dissezierende und/oder lakunäre Fibroosteoklasie. Sie entsteht im Rahmen eines beschleunigten und verstärkten Knochenumbaus, der sich im Röntgenbild vor allem mit *negativer* Bilanz zu erkennen gibt. Im frühen Krankheitsstadium kann dieses Remodeling unspezifisch diffus, z. B. nachweisbar an der Wirbelsäule im quantitativen CT, später auch umschrieben mit *positiver* Bilanz einhergehen, d. h., der Knochen erfährt dann eine Dichtezunahme (Hyperostose, Osteosklerose). Die systemische Abnahme der (trabekulären) Knochenmasse im Sinne einer unspezifischen Osteoporose, in der unter Umständen umschriebene Knochenverdichtungen „schwimmen", gehört eher zu den Spätbefunden jeglichen Hyperparathyreoidismus und ist mit den zeitgenössischen diagnostische Möglichkeiten häufiger nachzuweisen als das Vollbild der Ostitis fibrosa cystica generalisata (von Recklinghausen).

Die Erfahrung lehrt, dass folgende Veränderungen sich beim Hyperparathyreoidismus bzw. bei der renalen Osteopathie im Röntgenbild zuerst am *Handskelett* demaskieren:

1. **Intrakortikale Resorption (Diaphysenstriation):** Das Überwiegen osteoresorptiver Veränderungen an den Havers-Kanälen führt zur längsgerichteten Tunnelierung der Kompakta, die vor allem an den Schäften der Mittelphalanx mit bloßen Auge oder erst bei Lupenbetrachtung auffällt (s. Abb. 3.**5**). Diese Erweiterung der

Abb. 11.**90a–c** **Röntgenbefunde am Handskelett beim Hyperparathyreoidismus bzw. bei der renalen Osteopathie.** *Geschwänzter Pfeil:* Subperiostale Knochenresorption (s. Text), d. h. Demineralisation bzw. noch nicht mineralisierte oder untermineralisierte Geflechtknochenbildung im Gefolge der hyperparathyreoten dissezierenden Fibroosteoklasie (vgl. Abb. 11.**92**, röntgenologische Detailbefunde s. Abb. 11.**91**).
Erosionen, d. h. Konturdefekte an artikulierenden Knochenanteilen, sowie Arrosion des Processus styloideus ulnae. An einzelnen Gelenken, z. B. MCP III, auch Verschmälerung des röntgenologischen Gelenkspalts (bedingt durch Einbruch des Gelenkknorpels in den subchondralen Knochenabbau). Röntgenologische Differenzialdiagnose gegenüber einer entzündlich-rheumatischen Gelenkerkrankung: Klinik!
Chondrokalzinose (des Discus radioulnaris).
a **Therapeutisch reversible Akroosteolysen.**
b **Braune Tumoren** (gefäßreiche resorptive Riesenzellgranulome; Lindenfelser et al. 1974) können sich **vergrößern**, den Knochen auftreiben, Trabekelstrukturen aufweisen, eine Spontanfraktur auslösen und postoperativ Kalziumsalze einlagern (= sich verdichten).
c **Nicht expansive, evtl. nekrotische und dadurch verflüssigte braune Tumoren** imponieren röntgenologisch als Zysten (Geoden). Postoperativ bekommen sie gewöhnlich schärfere Konturen.

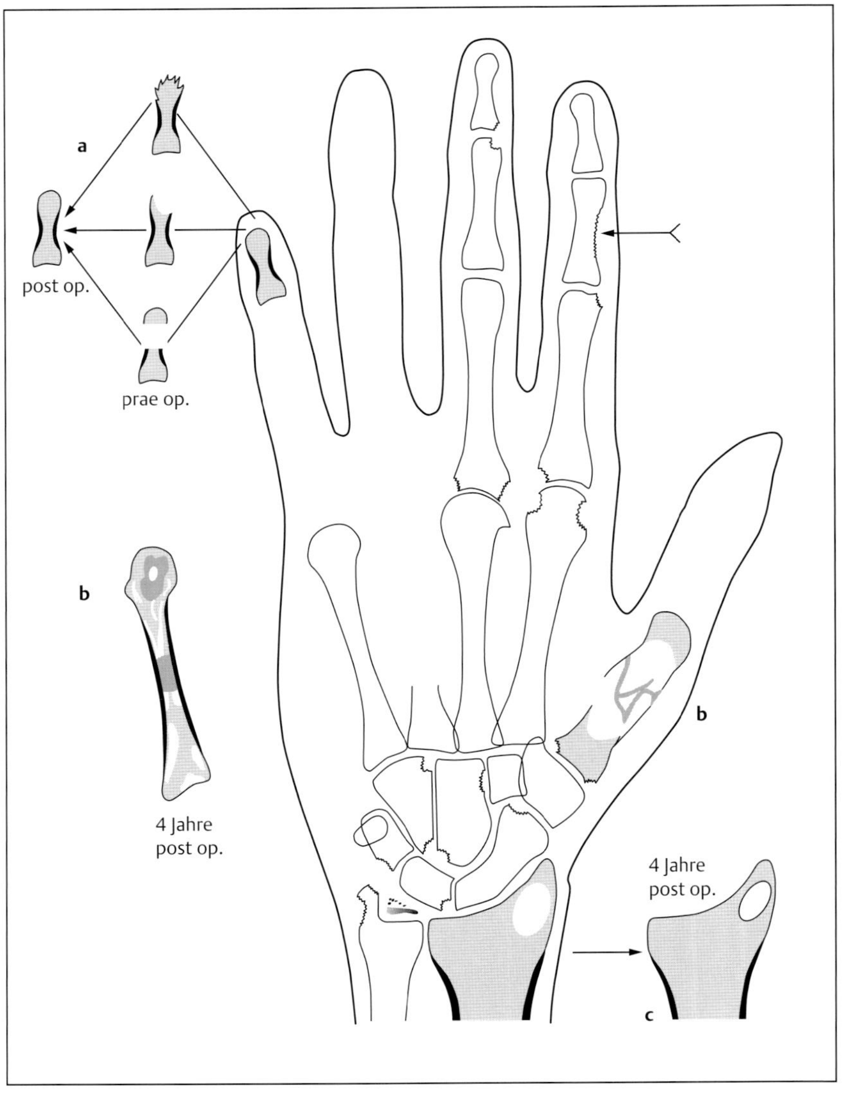

Havers-Kanäle ist der bildgebende Indikator eines verstärkten Knochenumbaus (sog. Turnover-Beschleunigung), beispielsweise auch bei der Akromegalie und der Hyperthyreose. Bei diesen Erkrankungen hat dieser Befund jedoch keine diagnosebestimmende Bedeutung.

2. Resorptive Vorgänge an der subperiostalen Kompaktaoberfläche – als **subperiostale Knochenresorption** eingeordnet – führen zu *gezähnelten* Konturen, die gewöhnlich auf der Radialseite der 2. und 3. Mittelphalanx zuerst sichtbar werden und im Weiteren in eine Muldung übergehen. Offensichtlich beginnt dieser Prozess mit einer Demineralisation, bevor sich dort Fasergewebe bzw. nicht mineralisierter oder untermineralisierter Geflechtknochen ausbildet. Die relativ schnelle *formerhaltende* Konturnormalisierung unter wirksamer Behandlung der hyperparathyreoten Stoffwechselabweichung spricht dafür. An langen Röhrenknochen gibt sich die subperiostale Knochenresorption erst nach stärkeren Abbauvorgängen röntgenologisch zu erkennen – zumeist an Stellen besonderer biomechanischer Beanspruchung (s. Abb. 13.**59** und Abb. 15.**83**).
3. Die **subendostale Resorption** der Röhrenknochenkompakta fällt anfangs röntgenologisch kaum auf, läuft jedoch einerseits in eine Kompaktaverdünnung, erkennbar an einer Markraumerweiterung (manchmal Exkavation), aus. Andererseits kann im Endzustand aller osteoresorptiver Vorgänge (Nr. 1–3) die kompakte Knochensubstanz auch aufgeblättert, wie lamelliert, und schließlich spongiosiert erscheinen.
4. **Knochenabbau am Nagelfortsatz** zeigt sich frühzeitig als Konturunterbrechung in der Kortikalisrundung. Im Krankheitsverlauf sind Akroosteolysen bis hin zur Stummelphalanx oder quer verlaufende Diaphysenauslöschungen zu erwarten.
5. Resorptive Knochenbefunde kommen beim Hyperparathyreoidismus nicht nur im Kompakta-/Kortikalisbereich vor, sondern offenbaren sich auch an Gelenkkapseln-, an Band- und an Sehneninsertionen –

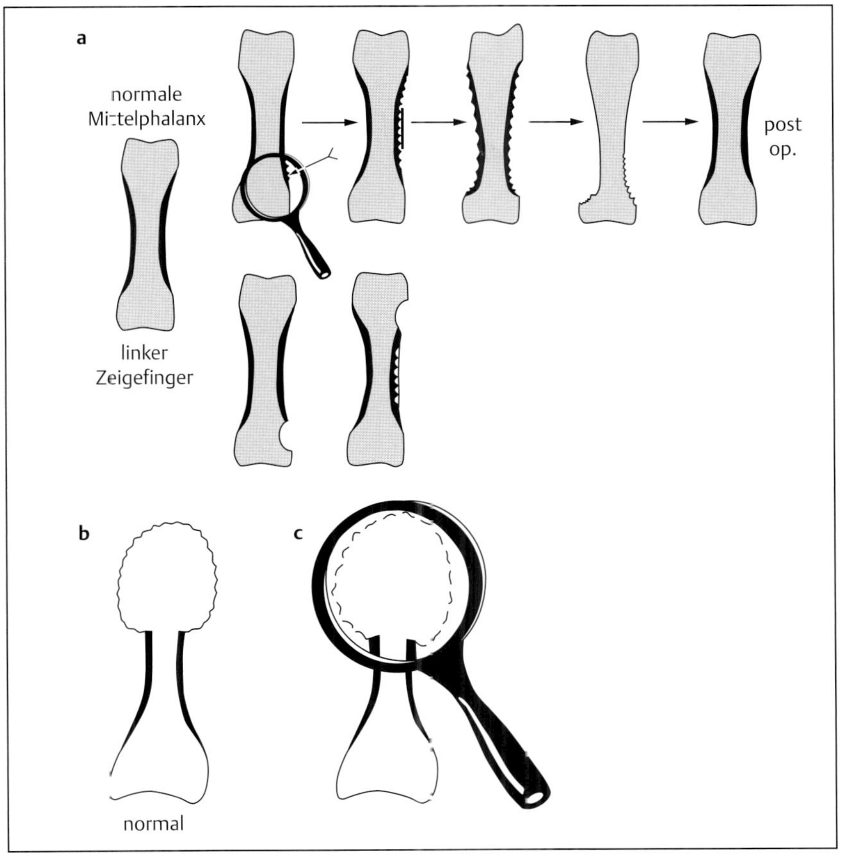

Abb. 11.**91a–c** **Detailröntgenbefunde beim Hyperparathyreoidismus bzw. bei der renalen Osteopathie an der Hand,** d.h., potenziell reversible subperiostale Knochenresorption (a). Der *geschwänzte Pfeil* zeigt an, wo die subperiostale Knochenresorption häufig zuerst zu erkennen ist. Kortikalisverlust (Konturunterbrechungen) am Nagelfortsatz (**c**, Normalbefund **b**). Über einen weiteren Röntgenfrühbefund, die **Striation in der Phalanxkompakta**, s. Abb. 3.**5**.

Merke:

Die Röntgenverlaufsuntersuchung hat einerseits die Aufgabe, eine eventuelle Progredienz der Befunde des Hyperparathyreoidismus bzw. der renalen Osteopathie nachzuweisen. Andererseits kann durch sie die Regression der meisten vielfältigen Phänomene, z.B. unter Dialysebehandlung und gezielter medikamentöser Therapie sowie nach Nierentransplantation oder subtotaler Parathyreoidektomie, erkannt werden.

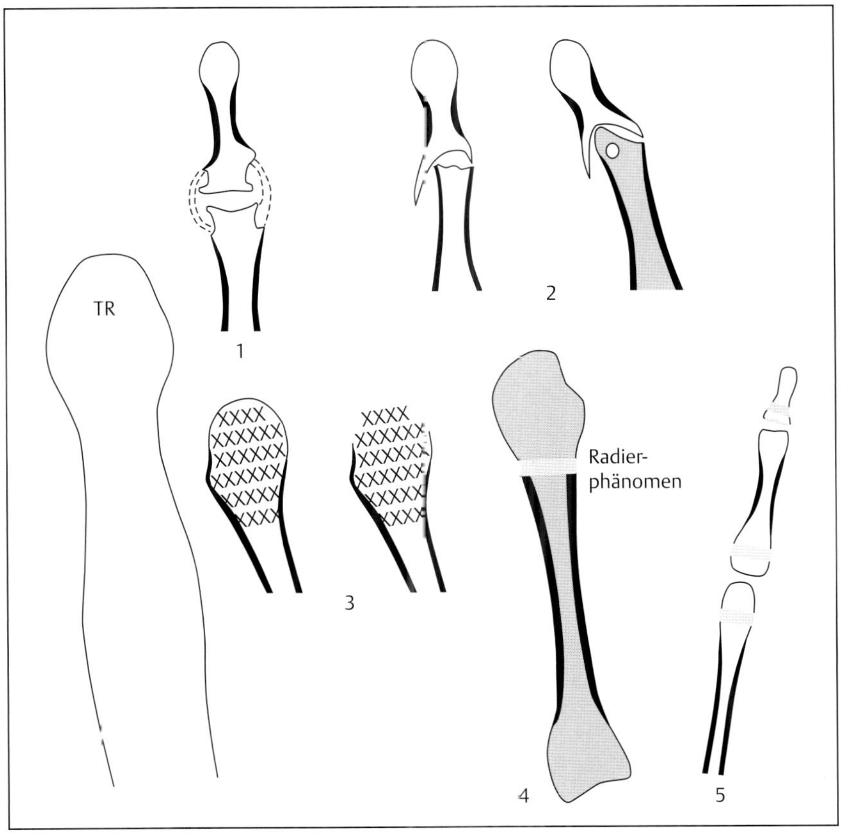

Abb. 11.**92** **Weitere Detailröntgenbefunde des Hyperparathyreoidismus bzw. der renalen Osteopathie** (TR = Trommelschlegelsilhouette bei hyperparathyreoter Stoffwechsellage [s. Text]).

1 Kapsuloligamentäre Insertionsdystrophien *(gestrichelt)* an einem DIP-Gelenk.
2 Beispiele für fortgeschrittene erosive/mutilierende Arthropathien an den DIP-Gelenken („Dialysearthropathie").
3 Die Osteomalazie kann zur Demineralisation der subchondralen Grenzlamelle, besonders gut erkennbar am konvexen Gelenksockel der Metakarpalia (Metatarsalia), führen (*links:* Normalbefund).
4 Prinzipieller Röntgenbefund – *Radierphänomen* – der Looser-Umbauzonen.
5 Nach erfolgreicher Therapie der aluminiuminduzierten Rachitis im Wachstumsalter bleibt manchmal nach dem Schluss der Wachstumsfugen ein osteosklerotisches („weißes") metaphysäres Band über Jahre sichtbar.

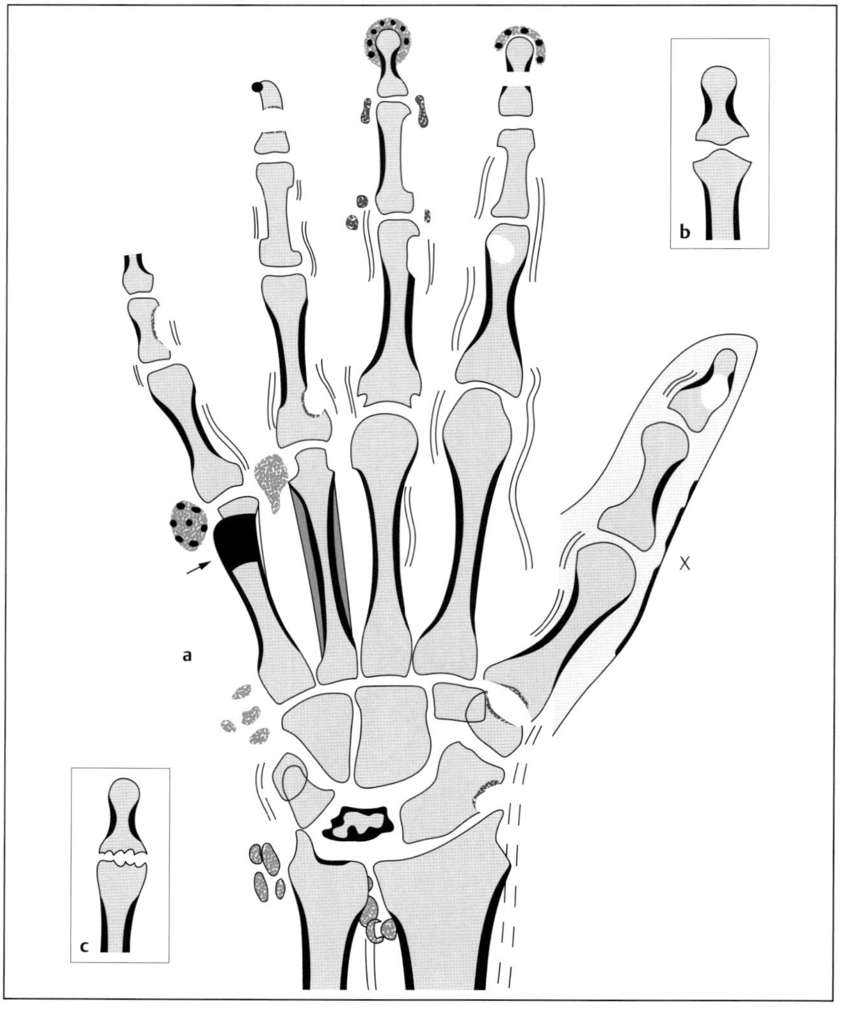

Abb. 11.**93a–c Röntgenbefunde, beobachtet bei fortgeschrittener renaler Osteopathie.**

Merke:

1. Weichteil- und Gefäßwandverkalkungen treten bei Kindern seltener auf als bei Erwachsenen. Das wachsende Skelett übt auf Kalzium- und Phosphationen eine vergleichsweise starke „Sogwirkung" aus. Dies wirkt den Kalziumablagerungen in den Weichteilen entgegen.
2. Bei jedem Dauerdialysepatienten mit Gelenksymptomatik muss grundsätzlich auch an eine Gelenkinfektion gedacht werden.

a Gegen einen fortgeschrittenen autonomen Hyperparathyreoidismus (s. Text) sprechen aus statistischer Sicht die *auffallenden* Kalzinosen, die *wenigen* Geoden (Zysten, braune Tumoren), die ausgeprägten Wandverkalkungen kleiner Arterien („Trambahnschiene", s. Mönckeberg-Sklerose), die Periostreaktion sowie die Spongiosaverdichtung *(Pfeil)* ohne vorausgehende Osteolyse. Die diffuse Skelettdemineralisation der fortgeschrittenen hyperparathyreoten Stoffwechsellage wurde nicht eingezeichnet. Osteonekrose des Os lunatum (Lunatummalazie, s. Text; x = Hautverkalkung).

b Chronische erosive Arthropathie (s. auch Abb. 11.**92**), die nicht auf röntgenologisch sichtbare intra- oder periartikuläre Ablagerungen vom Pyrophosphat- oder Hydroxylapatitkristallen zurückgeht (s. Text). Nomenklatur uneinheitlich: Dialyseaarthritis, Dialysearthropathie, azotämische erosive Arthropathie (so genannt auch bei Patienten ohne Dauerdialyse), chronische Arthropathie bei Langzeithämodialyse.

c Röntgenaspekt multipler Einbrüche durch die subchondrale Grenzlamelle hindurch in die rarefizierte Spongiosa *(schematisch)* = Erosionen.

subsumiert als **subligamentäre (subtendinöse) Konturdefekte (Insertionsdystrophien)**. Diese Stellen unterliegen starker biomechanischer Zug-, evtl. auch Druckbelastung und sind besonders anfällig für den beschleunigten Knochenumbau mit negativer Bilanz (s. Abb. 11.**92**, Abb. 12.**32** und Abb. 12.**33**). In Zusammenhang mit dem Hyperparathyreoidismus werden selten auch Sehnenrupturen beobachtet (Sonografie, MRT). An den Fingermuskeln (Morein et al. 1977), in der Umgebung des Kniegelenks und der Achillessehne sind sie bekannt geworden.

6. Subchondral verstärkter, negativ bilanzierter Knochenumbau gibt sich vor allem an den Sakroiliakalgelenken (s. Abb. 18.**161**) als **Pseudoerweiterung des röntgenologischen Gelenkspalts** zu erkennen, desgleichen an der Schambeinfuge und am Akromioklavikulargelenk. Im Gefolge der subchondralen sakroiliakalen Knochenresorption lässt sich histologisch eine Nekrose des Gelenkknorpels nachweisen (Dihlmann u. Müller 1973), und das nekrotische Gewebe wird durch Fasergewebe ersetzt. Nach erfolgreicher operativer Therapie des primären Hyperparathyreoidismus geht die Pseudoerweiterung in eine knöcherne Ankylose der Sakroiliakalgelenke und der Schambeinfuge über. Auch Insertionsdefekte bilden sich zurück (s. Abb. 18.**163**). Die sakroiliakale Pseudoerweiterung tritt auch im Rahmen des „bunten Sakroiliakalbilds" bei den Spondylarthropathien (s. dort) auf. Entsprechend muss die Differenzialdiagnose gestellt werden.

! Merke

Hervorgehoben sei nochmals, dass die Röntgenbefunde des Hyperparathyreoidismus und der renalen Osteopathie sich nur statistisch nummerisch unterscheiden!

7. Im Gegensatz zu seiner röntgendiagnostischen Bedeutung im Kindes- und Adoleszentenalter ist die lokaltypische **Resorption der Zahnfachkortikalis** (s. Abb. 17.**9**) beim Erwachsenen nur ein unsicherer Indikator des Hyperparathyreoidismus. Ihr hyperparathyreoter teilweiser oder völliger Schwund darf überhaupt nur angenommen werden, wenn ein Gegenbisszahn vorhanden ist. Außerdem kommt die Resorption der Zahnfachkortikalis bei der Parodontose und im Rahmen systemischer Erkrankungen, wie bei schwerer Osteoporose, Osteomalazie usw., vor.
8. Am **Schädel** sind verschiedene hyperparathyreote Röntgenbefunde bekannt: Das Nebeneinander von Untermineralisation und Knochenverdichtung zeigt sich in der Kalotte als grob granuläre Struktur, in fortgeschrittener Ausprägung als „Pfeffer-Salz-Schädel". Auch die Homogenisierung des normalerweise 3-schichtigen Aufbaus des Schädeldachs (Lamina externa und interna, dazwischen die Diploë) gehört zu den bildgebenden Phänomenen des Hyperparathyreoidismus. Gelegentlich fallen rundliche Dichtezonen in der Kalotte auf.
9. Der mögliche hyperparathyreote Knochenumbau mit positiver Bilanz („Knochenplus") tritt röntgenologisch als Knochenverdichtung (Hyperostose, Osteosklerose) auf. *Beispiele*:
   - 3-Schichtung der Wirbelkörper (Sandwich-Wirbel, Rugger-Jersey-Aspekt, s. Abb. 18.**53**)
   - uniforme Hyperostose der Wirbel
   - umschriebene Verdichtungszonen in der Spongiosa des Handskeletts (s. Abb. 11.**93**)

   An den Epiphysen der Röhrenknochen geben sich mehr oder weniger ausgedehnte, gesprenkelte bis diffuse, oft bilateral-symmetrische Verdichtungen zu erkennen – sog. **Knochenendensklerosen** (s. Abb. 14.**85**). Sie dürfen nicht mit revaskularisierten ischämischen Osteonekrosen verwechselt werden, die einerseits unter der Kortikosteroidtherapie bei chronischen Nierenerkrankungen in Zusammenhang mit der renalen Osteopathie und nach Nierentransplantation vorkommen. Andererseits spricht gegen eine revaskularisierte Osteonekrose auch die gelegentliche teilweise oder völlige Rückbildung der Knochenendensklerose *nach* Nierentransplantation (Farge et al. 1990). Ein „Knochenplus" in Zusammenhang mit einer hyperparathyreoten Stoffwechselsituation ist ebenfalls im knöchernen Becken, in den Rippen, in Karpalia und Tarsalia sowie im Rahmen des heute selten gewordenen Vollbilds der Ostitis fibrosa cystica generalisata (von Recklinghausen) bekannt. Benigne periostale Knochenneubildungen gehören ebenfalls beim Hyperparathyreoidismus zum „Knochenplus" (s. Abb. 11.**93**). Pathogenetisch hängt die periostale Reaktion wahrscheinlich mit der unmittelbar subperiostalen Fibroosteoklasie zusammen, weil die Faserbildung manchmal in die anliegende, potenziell osteogene Kambiumschicht der Knochenhaut „eindringt" und, ebenso wie dort einwachsende Tumorzellen oder sich ausbreitende Blutflüssigkeit, periostale Knochenneubildung auslöst.
10. Beim Hyperparathyreoidismus und bei der renalen Osteopathie gehören Osteolysen zu den bildgebenden Merkmalen. Ihr pathomorphologisches Substrat sind die sog. **braunen Tumoren** (s. Abb. 11.**90**). Sie sind gefäßreiche resorptive Riesenzellgranulome und imponieren als Osteolysen, die zur Expansion und Trabekulierung neigen, anfangs exzentrisch sitzen können und bei genügender Größe pathologischen Frakturen Vorschub leisten. Wenn die Osteolysen röntgenologisch den Aspekt von Geoden (Zysten) haben, können sie auch verflüssigte braune Tumoren widerspiegeln. Grundsätzlich sind braune Tumoren in jedem Knochen möglich. Zu ihren Prädilektionsstellen gehören die Femora, das knöcherne Becken und die Kiefer. Braune Tumoren neigen nach operativer Beseitigung des Hyperparathyreoidismus zur Rekalzifizierung. Im Röntgenbild ahmen die braunen Tumoren, sofern nicht andere Befunde einer hyperparathyreoten Stoffwechsellage beobachtet werden, jegliche osteolytische Läsion nach. Auch histologisch sind Fehldiagnosen als Osteoklastom (Riesenzelltumor im engeren Sinne) möglich, falls vom Pathologen nicht die anderen histologischen Phänomene des Hyperparathyreoidismus beobachtet werden bzw. im Biopsat nicht ausgeprägt sind oder erfasst werden.
11. Zu den **vielfältigen Befunden des Hyperparathyreoidismus am Stütz- und Gleitgewebe** gehören auch symptomatische und asymptomatische intra- und extraartikuläre Weichteilverkalkungen, pathologische Veränderungen an den peripheren Gelenken und den Bewegungssegmenten der Lendenwirbelsäule, bildgebende Störungen der Wachstumsfugen, außerdem arterielle Gefäßwandverkalkungen in der Extremitätenperipherie (s. Abb. 11.**93**). Diese „Gefäßschatten" sind unspezifisch. Sie zeigen jedoch mit hoher Wahrscheinlichkeit eine chronische Stoffwechselstörung an (s. Kap. 6 „Arthropathien und Osteoarthropathien", Abschnitt „Manifestationen des Diabetes mellitus am Stütz- und Gleitgewebe"). Die Hypovitaminose D kommt auch beim autonomen und regulativen Hyperparathyreoidismus vor.

Genauere Kenntnisse über die hier angeführten pathologischen Veränderungen wurden jedoch erst gewonnen, nachdem die Dauerhämodialysetherapie der terminalen Niereninsuffizienz das Leben der Schwerkranken verlängerte, die hyperparathyreote Stoffwechselabweichung modifizierte sowie die komplexe Pathogenese und die bildgebenden Merkmale der renalen Osteopathie deutlicher zutage treten ließ.

Renale Osteopathie

Die verschiedenen bildgebenden Befunde der renalen Osteopathie (s. Abb. 11.**90** bis Abb. 11.**93**) haben eine multifaktorielle Pathogenese und gehen auf folgende, häufig interaktive komplexe Stoffwechselstörungen zurück.

Ursächliche Stoffwechselstörungen

Sekundärer Hyperparathyreoidismus

Im Röntgenbild zeigen sich die bereits besprochenen Folgen der intrakortikalen, durch Erweiterung der Havers-Kanäle entstehenden Striation, ferner die subperiostale Knochenresorption, die subendostale Resorption der inneren Kompaktaoberfläche, der akrale Knochenabbau (an den Nagelfortsätzen) und die subkapsulären, subligamentären und subtendinösen Konturdefekte.

Subchondraler Knochenabbau gibt sich röntgenologisch auf verschiedene Weise zu erkennen:

- Pseudoerweiterung der Sakroiliakalgelenke, der Schambeinfuge sowie der Akromioklavikulargelenke. Der fortgeschrittene Knochenabbau an den Akromioklavikulargelenken kann den röntgenologischen Aspekt der Akroosteolyse annehmen (Differenzialdiagnose s. Kap. 6 „Arthropathien und Osteoarthropathien", Abschnitt „Nicht neurogene, reaktionslose konzentrische Akroosteolysen/Osteolysen").
- Der subchondrale hyperparathyreote Knochenabbau ist eine wichtige, jedoch nicht die einzige Komponente der pathologischen Veränderungen an den peripheren Gelenken. Die pathologischen Gelenkbefunde und ihre komplexe Pathogenese werden weiter unten geschildert.

Auf das oben angeführte „Knochenplus" des Hyperparathyreoidismus sei hier ebenfalls verwiesen (s. S. 379f).

Osteomalazie/Rachitis

Im Prinzip liegt beiden gleichartigen, jedoch altersdeterminierten und -modifizierten Erkrankungen eine mangelhafte Mineralisation des von den Osteoblasten gebildeten, also relativ vermehrten Osteoids zugrunde (vgl. Kap. 3 „Einführung in die Arthritis- bzw. Synovitisdiagnostik", Abschnitt „Rachitis, Osteomalazie [Hypovitaminose D]": röntgendiagnostische Stichworte der infantilen Rachitis). Ebenso prinzipiell ist die Erkenntnis, dass beide Erkrankungen ätiologisch vielfältige Störungen des Vitamin-D-Stoffwechsels anzeigen (summarisch „Hypovitaminose D" genannt), und zwar im Gastrointestinaltrakt (alimentär, maldigestiv, -resorptiv), in der Haut (Defizit an UV-Einstrahlung), in der Leber (metabolisch-synthetisch) und in den Nieren (metabolisch-synthetisch) bis hin zu den spezifischen Rezeptorstörungen. Im Schrifttum wird von Hauptgruppen der D-Hypovitaminose geschrieben. Dann gilt, dass die Rachitis/Osteomalazie zurückgeht auf:

- Vitamin-D-Mangel bzw. alimentären Kalziummangel bzw. erhöhten enteralen Kalziumverlust
- Störungen des Vitamin-D-Stoffwechsels (Synonym: D-Hormonstoffwechselstörungen)
- renal-tubuläre Funktionsstörungen (angeboren, erworben)
- chronisch-pharmakotoxische Einflüsse z. B. durch Fluoridtherapie, Antiepileptika, d. h. Phenylhydantoininduktion, aluminiuminduzierte Dialyseosteomalazie durch Resorption von Aluminiumionen aus aluminiumhaltigen, oral verabfolgten Phosphatbindern sowie auch Osteomalazie durch umweltbedingte Kadmiumvergiftung
- Assoziation mit tumorähnlichen Läsionen, wie fibröse Dysplasie, Skelett- und Weichteiltumoren, autosomal-dominante Neurofibromatose Typ I

Schließlich wird die Rachitis/Osteomalazie nach pathogenetischen Gesichtspunkten in *kalzipenische* und *phosphopenische* Formen klassifiziert. Die Osteomalazie bei der renalen Osteopathie gehört zu den kalzipenischen Formen.

Dialyseamyloidose

Niedergeschlagenes β_2-Mikroglobulin ist das Substrat der **Dialyseamyloidose** (s. Kap. 6 „Arthropathien und Osteoarthropathien", Abschnitt „Amyloidosteoarthropathie"). Vor allem die *Hämo*dialysetherapie birgt das Risiko, an dieser Amyloidose zu erkranken, und zwar nimmt diese Komplikation mit der Dialysedauer, gemessen in Jahren, zu. Allerdings kann das Risiko durch den Einsatz großporiger Dialysemembranen verringert werden. Die Amyloidablagerungen geben sich vor allem in synovialen artikulären und extraartikulären Weichteilstrukturen und in der Spongiosa zu erkennen.

Eine **Amyloidoseverdachtstrias** bei Dialysepatienten wurde in Kap. 6 „Arthropathien und Osteoarthropathien", Abschnitt „Bildgebung bei Dialyseamyloidose", definiert – ihre Stichworte:

- Mehr oder weniger ausgeprägte, meist bilaterale Gelenkbeschwerden, vorwiegend an den *Händen*, dort häufig mit Knotenbildung in den Weichteilen, Morgensteifigkeit sowie röntgenologisch auffallende karpale Osteolysen (Geoden, s. Abb. 6.**28**). Randständige Amyloiddepots imponieren an den knöchernen Gelenksockeln als Erosionen – *Röntgendifferenzialdiagnose* zur Koinzidenz der rheumatoiden Arthritis.
- (Tastbare) Anschwellung der Sehnenscheiden für die Fingerflexoren („Tenosynovitis").
- Klinisch nachweisbares Karpaltunnelsyndrom durch exzessive synoviale Amyloiddeposition (MRT).

Renalosteopathische bildgebende Befunde an Gelenken

Die Gelenkveränderungen im Rahmen der renalen Osteopathie, also in der überwiegenden Mehrzahl bei terminal niereninsuffizienten Patienten unter Langzeithämodialyse, spiegeln – ebenso wie die renale Osteopathie überhaupt – komplexe Stoffwechselstörungen im Gleitgewebe, in dessen Weichteilumgebung und im subchondralen Knochen wider. Die (bildgebenden) pathologischen

Befunde (s. Abb. 11.**90**, Abb. 11.**91**, Abb. 11.**92** und Abb. 11.**93**) treten entweder singulär oder in Kombination auf. Sie können klinisch symptomatisch oder asymptomatisch verlaufen.

Hyperparathyreote Phänomene

Subchondraler Trabekelabbau führt unter Umständen zu Einbrüchen des Gelenkknorpels durch die subchondrale Grenzlamelle, die einerseits als Erosionen imponieren (s. Abb. 11.**93**). Andererseits können Einbrüche des resorptiv-unterminierten Gelenkknorpels in die subchondrale Spongiosa der Anlass für eine „traumatische" Synovitis sein. Schließlich sind manche randständigen Erosionen (an kleinen Gelenken) der Ausdruck von Insertionsdystrophien (s. dort) des mechanisch unter Zugspannung stehenden Kapsel-Band-Apparats (s. Abb. 11.**92**). Bei manchen Patienten kommt es zu einem überschießenden Abbau der Gelenksockel, der über Erosionen weit hinausgeht und den Aspekt der Mutilation bzw. der destruktiven „Arthrose" bietet (s. Abb. 11.**92**). Außerdem bergen die beschriebenen Einbrüche des Gelenkknorpels das Risiko der Entstehung der banalen Arthrose und seltener der knöchernen Ankylose vor allem kleiner Gelenke.

Zur hyperparathyreoten Pseudoerweiterung des Gelenkspalts s. Kap. 3 „Einführung in die Arthritis- bzw. Synovitisdiagnostik", Abschnitt „Erweiterung des röntgenologischen Gelenkspalts".

Folgen des renalen Defizits an aktivem Vitamin-D-Metaboliten D_3

Die Dialyse verbessert die exkretorische Nierenfunktion, nicht jedoch die endokrine Leistung, d. h. die herabgesetzte renale Synthese des 1,25$(OH)_2$-D_3 (1,25-Dihydroxycholekalziferols). Daher droht die Möglichkeit einer rachitischen/osteomalazischen Stoffwechsellage, d. h. ein Mineralisationsdefizit des Osteoids. Dies kann zusätzlich durch eine **aluminiuminduzierte Dialyseosteomalazie** vergrößert oder sogar von ihr dominiert werden, da für die Aluminiummetabolisierung kein körpereigenes Enzymsystem zur Verfügung steht. Die bei der zeitgenössischen Dialysetechnik vor allem von oral gegebenen, aluminiumhaltigen Phosphatbindern abstammenden resorbierten Aluminiumionen lagern sich u. a. in der Mineralisationsfront ab und behindern auf diese Weise deren Mineralaufnahme.

Außerdem hemmt Aluminiumeinlagerung in die Epithelkörperchen offensichtlich deren Parathormonsynthese. Diese komplexen Folgen der chronischen Aluminiumaufnahme zeigen sich auch daran, dass der Blutspiegel der alkalischen Phosphatase – osteomalazietypisch ist er erhöht – bei der aluminiuminduzierten Osteomalazie normal, allenfalls gering erhöht und auch der Parathormonspiegel eher normal ist. Auf die chronische Aluminiumintoxikation bzw. auf die Osteomalazie überhaupt weist manchmal eine asymptomatische *Auslöschung (Entkalkung) der subchondralen Grenzlamelle* – röntgenologisch vor allem an den Metakarpusköpfen sichtbar – hin (s. Abb. 11.**92**). Die für die Osteomalazie typischen, mehr oder weniger senkrecht zur Knochenoberfläche bzw. zu den Trajektorienzügen ausgerichteten Looser-Umbauzonen (röntgenologisch: bandbreites „Radierphänomen" der Knochenstruktur, s. Abb. 11.**92**) sind bei der aluminiuminduzierten Dialyseosteomalazie vergleichsweise selten. Bilateral-symmetrisch nachweisbare Looser-Umbauzonen, z. B. im knöchernen Becken, werden als Milkman-Syndrom bezeichnet. Viel häufiger treten Spontanfrakturen bzw. Frakturen durch Minimaltraumen auf, beispielsweise der (mehrerer) Rippen.

Im Wachstumsalter sind bei der D-Hypovitaminose quer verlaufende metaphysäre Verdichtungsbänder bekannt, die nach Fugenschluss persistieren können (s. Abb. 11.**92**), obwohl sich der Mineralhaushalt, insbesondere auch durch die therapeutischen, zusätzlichen medikamentösen Möglichkeiten bei der aluminiuminduzierten Dialyseosteomalazie weitgehend normalisiert hat.

Amyloidogene Schädigung des Gleitgewebes

Das aus dem Vorläuferprotein β_2-Mikroglobulin hervorgegangene Amyloid neigt bei seinem Niederschlag zur Agglomeration und nimmt den Charakter einer raumfordernden Läsion an. Im Knochenmark führt es zum Abbau der Spongiosatrabekeln vom Aspekt der Osteolyse. In großen Knochen und Wirbeln werden dadurch pathologische Frakturen begünstigt. Subchondral zeigt es sich als Geode und kann den Gelenkknorpel indirekt auf die gleiche Weise schädigen wie die hyperparathyreote Trabekelrarefizierung (s. dort). Außerdem schlägt sich das Dialyseamyloid (das ist ein simplifizierender Terminus, da dieses Amyloid selten auch bei nicht dialysierten Nierenkranken vorkommt) in synovialen anatomischen Strukturen nieder, beeinträchtigt die Beweglichkeit und gibt sich vor allem an den Fingergelenken als sicht- und tastbare Knoten zu erkennen (s. die präzisierte Amyloidoseverdachtstrias).

Biokristallinduzierte Gelenkschäden und Niederschläge in periartikulären anatomischen Strukturen

Sie werden bei der renalen Osteopathie vor allem von Kalziumpyrophosphatdihydrat (Chondrokalzinose), Kalziumhydroxy(-l-)apatit, Kalziumoxalat (Weichteile, evtl. „dichter" Knochen) und Mononatriumuratmonohydrat hervorgerufen. Diese Ablagerungen können klinisch asymptomatisch sein/bleiben, aber ebenso Beschwerden bereiten oder schmerzhafte Attacken (Pseudogicht) auslösen. Uratablagerungen führen zur sekundären Gicht, die allerdings nur selten mit Gichtanfällen verläuft. Periartikuläre Weichteilverkalkungen gehen überwiegend auf Apatitablagerungen, manchmal in Form von „Kalkmilch", zurück. Das Signum des sekundären Hyperparathyreoidismus ist der Phosphatstau (s. o.). Überschreitet das Serum-Kalzium-Phosphat-Produkt 75 mg/dl – unter der zeitgenössischen oralen Therapie mit Phosphatbindern sollte dies selten sein –, so steigt das Risiko für (peri-)

artikuläre, bursale, subkutane und kutane Apatitniederschläge (s. Abb. 11.**93**), deren Röntgenspektrum von diskreten Kalkschatten über die typische interstitielle, lokalisierte (zirkumskripte), universale bis hin zur pseudotumorösen Kalzinose (s. Abb. 7.**15**) reicht. Die Kalziumniederschläge können aber auch dem röntgenologischen Periarthritis-Tendinitis-Bursitis-calcarea-Typ entsprechen.

Ferrogene Gelenkschäden

Diese entstehen durch synoviale Eisenablagerungen bei Eisenüberladung des Organismus infolge zahlreicher Bluttransfusionen der „blutarmen" Patienten mit (prä-) terminaler Niereninsuffizienz. Dadurch kann es zu Gelenkblutungen kommen – Blut ist ein „Feind" des Gelenkknorpels.

Sehr seltende bildgebende Befunde

Zu den *sehr seltenen* bildgebenden Befunden der renalen Osteopathie mit Beeinträchtigung des Gleitgewebes gehören:

- Die **Chondrolyse** des Hüftgelenks (s. dort) und anderer Knochenverbindungen, d. h. eine extreme, nicht entzündliche Verschmälerung des röntgenologischen Gelenkspalts. Sie entwickelt sich gewöhnlich innerhalb 1 Jahres und verläuft ohne reaktive Phänomene am/im gelenktragenden Knochen. Pathogenetische Vorstellungen über Kriterien für die Nekrose des Gelenkknorpels sind nicht gesichert. Diskutiert wird eine Störung der Proteoglykansynthese (Mitrovic et al. 1991), die in Verbindung mit der Hämodialyse auftritt.
- Die **Diskolyse an der Wirbelsäule** (Dihlmann 1981b; s. Abb. 18.**135**) ohne oder mit erodierten Abschlussplatten, ohne oder mit geringfügigen Spondylophyten und mehr oder weniger ausgeprägter subdiskaler Osteosklerose. Die Diskushöhe wird durch die Diskolyse auf 1–2 mm reduziert. Ein solches „Wegschmelzen" des Diskusgewebes kommt auch bei der Ochronose und der Amyloidose (allerdings in Verbindung mit Kalkschatten) vor.
- Die **destruktive renale Spondylarthropathie** (Spondylopathie; s. Abb. 7.**11**), und zwar nicht nur multifaktoriell bei der renalen Osteopathie, sondern auch durch braune Tumoren beim primären Hyperparathyreoidismus.
- **Osteonekrose**, beispielsweise im Femurkopf oder des Lunatums (Dihlmann 1974c) unter/nach/ohne Kortikosteroidtherapie, insbesondere auch nach Nierentransplantation. Im zuletzt genannten Fall ist die Ischämie klinisch manchmal asymptomatisch, evtl. auch röntgenologisch nicht zu erkennen, nur im MRT nachzuweisen und bei Verlaufsbeobachtung reversibel; d. h., es tritt in diesen Fällen eine spontane Revaskularisation ein. Bildgebende Differenzialdiagnose s. unter *Knochenendensklerose* (s. Abb. 14.**85**).
- Als Gelenkschädigung durch die renale Osteopathie wurden auch schon Röntgenbefunde vom Aspekt des **Charcot-Gelenks** beschrieben, also die völlige Desintegration des betroffenen Gelenks (Meneghello u. Bertoli 1984).
- In Zusammenhang mit der renalosteopathischen Hypovitaminose D können bei Jugendlichen an biomechanisch auf Scherung stark belasteten Wachstumsfugen **Epiphysenlösungen**, vor allem am proximalen Femurende, eintreten. Grundsätzlich ist auch ein vorzeitiger Fugenschluss, d. h. eine **Störung des Längenwachstums**, möglich.
- **Trommelschlegelfinger** (s. Abb. 11.**92**), die sich manchmal nach Parathyreoidektomie zurückbilden, sind bekannt geworden (Davis et al. 1990).
- Zur Gelenkschädigung kann eine **kalzifizierende urämische Arteriolopathie** der Synovialgefäße, die sich als nekrotisierende Vaskulitis der Gelenkbinnenhaut auswirkt, beitragen (Mohr et al. 2000).

Multizentrische Retikulohistiozytose

Diese geht vor allem mit Hautveränderungen und einem Befall synovialer Gewebsstrukturen einher und zeigt sich bevorzugt bei Frauen im 5. und 6. Dezennium.

Haut- und Unterhaut: Disseminierte, besonders an den Streckseiten der Finger und Handrücken, aber auch an hautnahen Schleimhäuten (Mund, Nase, Pharynx, Larynx) auffallende, haut- bis fleischfarbene bzw. rötlich-braune Papeln oder Knoten gehen manchmal der Gelenkmanifestation voraus oder treten mit ihr gleichzeitig auf. Am häufigsten, bei etwa ⅔ der Patienten, geben sich die Effloreszenzen *nach* dem Beginn des Gelenkbefalls zu erkennen. Die bildgebende Differenzialdiagnose kann dann anfangs Schwierigkeiten bereiten.

> Das histologische Bild zeigt Granulomformationen aus atypischen Histiozyten und mehrkernigen Riesenzellen, deren Zytoplasma PAS-positives Material enthält, sowie Schaumzellen. Diese Granulome lassen sich nicht nur am Integument und in der Synovialis nachweisen, sondern, wenn auch seltener, in Viszeralorganen, in den Nieren, den Lymphknoten, im Stützgewebe und in der Muskulatur. Die multizentrische Retikulohistiozytose bekommt dadurch den namensgebenden Charakter einer Systemerkrankung und wird als histiozytäre granulomatöse Erkrankung unbekannter Ätiologie eingeordnet. ■

Synovialis der Gelenke, Sehnenscheiden und Bursen: Bei fast allen Patienten gibt sich der Synovialisbefall röntgenologisch an einem polyarthritischen erosiven, bilateral-symmetrischen Krankheitsbild zu erkennen. Zur Prädilektionstopik gehören die Hände und Füße. Jedoch kann jedes Gelenk der Extremitäten und an der Wirbelsäule erkranken. Für die bildgebende Differenzialdiagnose gegenüber der rheumatoiden Arthritis ist von Bedeutung, dass die multizentrische Retikulohistiozytose an der Hand auch die DIP-Gelenke (oft besonders schwer)

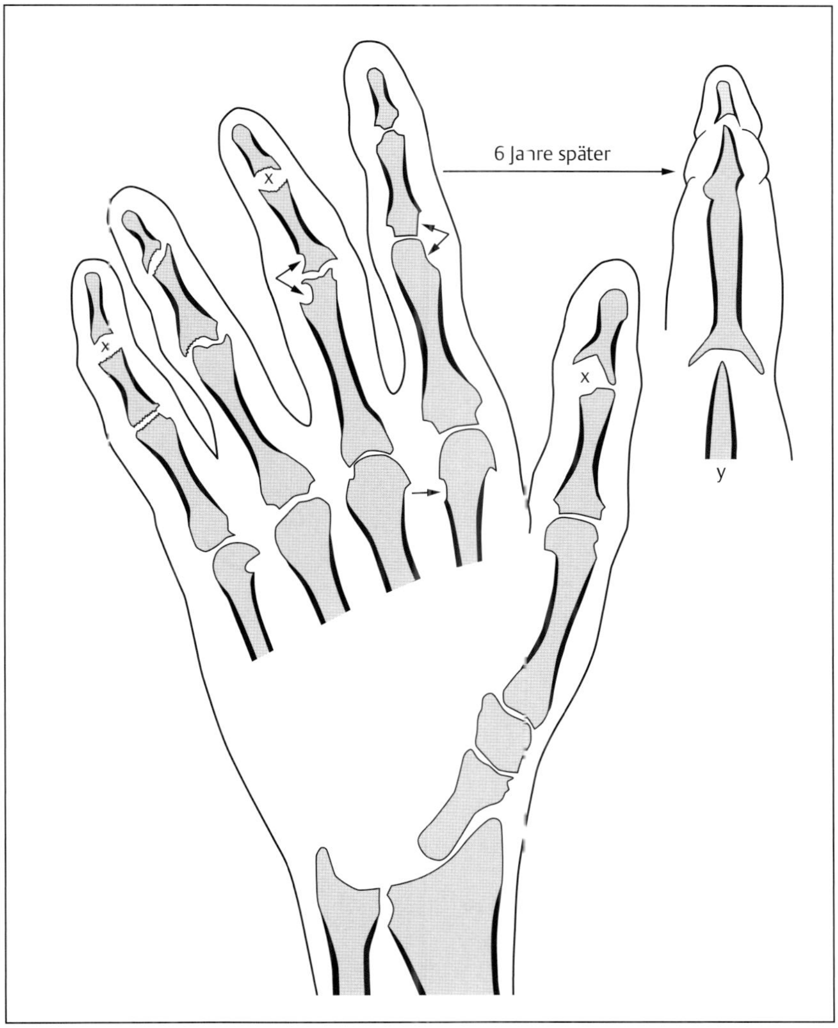

Abb. 11.**94** **Multizentrische Retikulohistiozytose (nach Exzision einer gelb-bräunlichen Hautpapel diagnostiziert).** Vom üblichen Röntgenbild der rheumatoiden Arthritis weichen folgende Befunde ab:

1. So genannte „Erweiterung" des Gelenkspalts, die oft der Mutilation vorausgeht (x).
2. *Juxtaartikuläre* Entstehung oder Ausbreitung von Erosionen *(Pfeile)*.
3. Ferner: Keine Prädominanz des Befalls der PIP- und MCP-Gelenke gegenüber den DIP-Gelenken. Keine Tendenz zu Periostreaktionen wie bei der Arthritis psoriatica (prae/sine psoriase) oder bei den reaktiven Arthritiden.
4. Schon 6 Jahre nach Krankheitsbeginn wurde das voll ausgeprägte Mutilationsstadium erreicht (y).

Merke:

Den Verdacht auf eine multizentrische Retikulohistiozytose sollte eine seronegative Gelenkerkrankung (auch noch) ohne Hauteffloreszenzen erwecken, wenn sie schnell progredient zerstörend verläuft, verhältnismäßig wenig Beschwerden bereitet, keine gelenknahe Demineralisation zeigt und schon im frühen Stadium mit Atlantoaxialbefall einhergeht.

ergreift. Der retikulozytäre Gelenkbefall hat die Tendenz, schon in wenigen Jahren das Mutilationsstadium zu erreichen (Abb. 11.**94**). Eine gelenknahe Demineralisation (Kollateralphänomen) fällt im Gegensatz zur rheumatoiden Arthritis im Röntgenbild nicht auf.

Bei fast ⅓ der Patienten tritt die multizentrische Retikulohistiozytose in Assoziation mit einer Autoimmunerkrankung oder paraneoplastisch auf. Die Tumorkrankheit kann der multizentrischen Retikulohistiozytose vorausgehen, sich gleichzeitig manifestieren oder sich ihr anschließen. Bei erfolgreicher Malignombehandlung bilden sich die Hautveränderungen oft zurück; die Gelenkerkrankung remittiert. Bei einem Tumorrezidiv ist mit einer Reaktivierung der Hautbefunde und der Gelenkerkrankung zu rechnen.

Der Krankheitsverlauf folgt einem unvorhersehbaren Auf und Ab der Hautbefunde. Ebenso können die Gelenkmanifestationen spontan zum Stillstand kommen, je nach der bereits eingetretenen Gelenkschädigung nicht mehr progrediente arthritische Befunde aufweisen oder zur Arthrose führen.

Akromegalie

Die Akromegalie zeigt einen Somatotropinexzess – über die Zeit und den Serumspiegel – durch eine Überfunktion der Hypophyse (Hyperplasie, Adenom der eosinophilen Zellen, sehr selten Adenokarzinom des Vorderlappens) an. Vor dem Wachstumsabschluss entwickelt sich ein Riesenwuchs (**Gigantismus**) durch übermäßige Stimulation der enchondralen Knochenbildung und nach der Skelettreife die Akromegalie. Die Überschussbildung trifft nicht nur bestimmte Knochen(-anteile), sondern äußert sich auch an einer Vermehrung des straffen Bindegewebes.

Die **Akromegaliehand** (Abb. 11.**95** und Abb. 11.**96**) vermittelt insbesondere in Verbindung mit der charakteristischen Gesichtsveränderung (Abb. 11.**97**) visuell den begründeten Krankheitsverdacht, der durch die Röntgenbildanalyse bestätigt wird.

Weichteilvermehrung: An der Hand und am Fuß hat dieser Befund diagnostische Bedeutung. An den Fingern werden nicht nur Gelenkanteile (Kapseln), Bänder, Sehnen und Bursen betroffen, sondern alle bindegewebigen

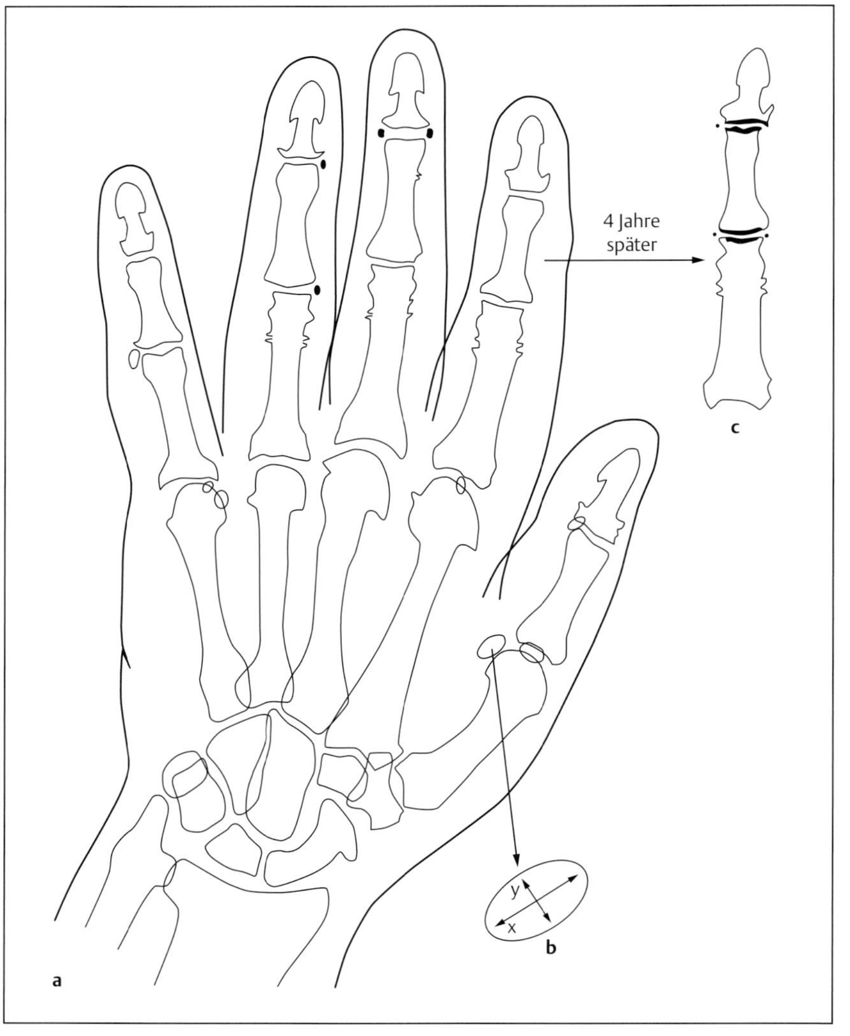

Abb. 11.**95a–c Akromegaliehand (Alternative 1).** Sie erhält ihr Gepräge durch die gleichzeitige Weichteil- und Gelenkknorpelverdickung sowie Knochenverformung.

a Röntgenaspekt der „Arthrose mit Gelenkspalterweiterung“, d. h., „an den Knochen wachsen die Ecken aus“. Siehe auch die *Spaten-* oder *Ankerform der Nagelfortsätze* an den distalen Phalangen, die *Metakarpusnasen* (s. II und III; vgl. Metatarsusköpfe) und die *Lippen* an den Eintrittsstellen von Nutritialgefäßen.

b Oft sind die Sesambeine bei der Akromegalie vergrößert und treten an atypischen Stellen auf (Wagner u. Schaaf 1963). Darüber hinaus soll der **Sesambeinindex** ein Hilfsmittel zur Akromegaliediagnose sein (Produkt aus x · y mm am medialen gelegenen Sesambein des Daumens bei Akromegalie ist > 30; Erbe et al. 1975).

c Vier Jahre nach der Erstbeobachtung (**a**) und Hypophysenoperation des Patienten ist eine Polyarthrose der DIP- und PIP-Gelenke aufgetreten (Gelenkspaltverschmälerung, subchondrale Sklerose der Spongiosa, marginale Osteophyten, kleine Kapselosteome/-chondrome; *nur am Zeigefinger gezeichnet*). Der proliferierte Gelenkknorpel ist also funktionell nicht vollwertig.

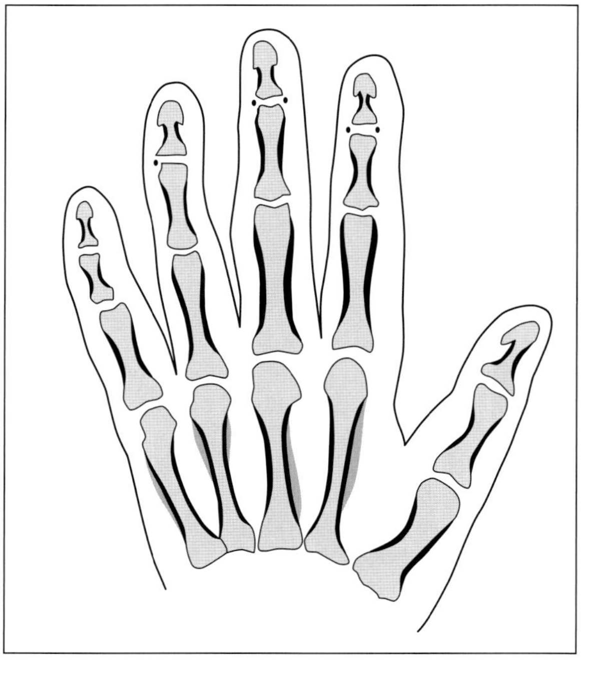

Abb. 11.**96 Akromegaliehand (Alternative 2).** Weichteilverdickung an den Fingern, Gelenkspalterweiterung sowie eine zum Teil kolbenförmige, zum Teil unregelmäßig geformte, durch periostale Apposition entstandene Verbreiterung der Schäfte an Grundphalangen, an einigen Mittelphalangen und Metakarpalia fallen auf. Die Periostappositionen sind entweder in die Schaftkompakta eingebaut oder ihr aufgelagert; Spatenform der Nagelfortsätze mehr oder weniger ausgeprägt.

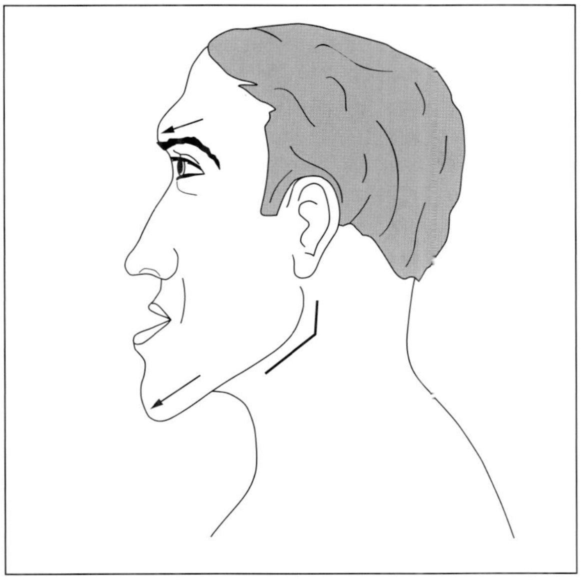

Abb. 11.**97** **Facies acromegalica.** Charakteristische, im gezeichneten Fall aus didaktischen Gründen ausgeprägte Befunde sind ein hoher Gesichtsschädel, das Vorspringen des Kinns (Auseinanderrücken der Zähne durch Mandibulavergrößerung = Progenie, *Pfeil*), Supraorbitalwülste *(Pfeil)*, ein vergrößerter Winkel zwischen Corpus und Ramus mandibulae, eine Volumenzunahme der Stirnhöhlen, eine häufige, aber nicht immer erkennbare Ausweitung und Arrosion der Sella turcica (MRT), oft eine allgemeine Verdickung der Kalvaria und/oder eine umschriebene Verdickung der Protuberantia occipitalis externa.
Visuelle Differenzialdiagnose zur Facies pachydermoperiostctica s. Abb. 11.**25**. Darüber hinaus gehört zur Differenzialdiagnose der isoliert betrachteten Abb. 11.**96** die hypertrophische Osteoarthropathie.

Strukturen. Daher wird auch das subkutane Fettgewebe weitgehend durch straffes „wasseräquivalentes" Fasergewebe ersetzt. Die röntgenologisch darstellbaren Weichteilstrukturen der verdickten Finger erscheinen dann homogenisiert.

Gelenkknorpel: Seine hormoninduzierte Proliferation führt zu seiner Höhenzunahme, d. h. zur Erweiterung des röntgenologischen Gelenkspalts. Dieses grundsätzliche Phänomen gibt sich auch an anderen Gelenken des Körpers und an den Zwischenwirbelscheiben zu erkennen (z. B. Abb. 14.**104**). Der verbreiterte Gelenkknorpel kann verknöchern und sitzt dann dem ehemals subchondralen Knochen wie eine Kappe auf (Fisher 1978).

Knochen einschließlich Periost: Die Schäfte der kleinen Röhrenknochen an den Händen und Füßen erscheinen insgesamt verbreitert, und/oder man erkennt eine Periostauflagerung. Die Knochenlänge nimmt nicht zu. Die Nagelfortsätze werden häufig anker- oder spatenförmig umgebaut. Dieser Befund hat ebenso wie auswachsende „Knochenecken" an den Kapsel- und Bandinsertionen, an den Gelenkknorpel-Knochen-Grenzen sowie an den Eintrittsstellen der Nutritialgefäße zur Namensgebung der Folgen einer Überproduktion von Somatotropin beigetragen. Der akromegale Umbau an den Metakarpus- und Metatarsusköpfen kann zu ihrer „Nasenverformung" führen. Sesambeine vergrößern sich oder treten an atypischen Stellen auf. Außerdem sind periartikuläre Verknöcherungen (Kapselosteome) und Verkalkungen häufig zu erkennen.

Band- und Sehneninsertionen: An den faserknorpeligen Ansätzen von Ligamenten und Sehnen an Apo- und Epiphysen proliferieren die Knorpelzellen ebenfalls, und dadurch werden vergleichsweise häufig die in Kap. 9 „Enthesiopathien" geschilderten Vorgänge der Fibroostosenbildung ausgelöst.

Strukturelle und klinische Folgen beim Somatotropinexzess am Stütz-und Gleitgewebe: Das Röntgenbild der akromegalen Gelenkspalterweiterung zugleich mit dem „Auswachsen" der Knochenecken hat zum diagnostischen Stichwort *„Arthrose mit Gelenkspalterweiterung"* geführt. Tatsächlich ist dieser proliferierte Gelenkknorpel nur unzureichend der biomechanischen Alltagsbelastung gewachsen. Die Folge ist das Risiko der typischen Arthrose (-morphologie). Kurzzeitige Morgensteifigkeit, Gelenkschmerzen, Einschränkung der Beweglichkeit und rezidivierende Gelenkergussbildungen künden davon. Proliferiertes Bindegewebe der Sehnen und Sehnenscheiden im Karpalkanal kann zum Karpaltunnelsyndrom führen (MRT). Degenerative Diskusveränderungen und Spondylarthrosen geben sich beispielsweise an der Lendenwirbelsäule an „Kreuzschmerzen" zu erkennen.

Bindegewebsproliferationen im Peri- und Endoneurium können zu motorischen Ausfällen führen. Die akromegale Myopathie – Muskelschwäche – gründet sich auf eine Hypertrophie der Muskelfasern mit degenerativen Veränderungen und Muskelfasernekrosen.

Bei Akromegaliepatienten werden vergleichsweise häufig Störungen des Zuckerstoffwechsels (Glukoseintoleranz bis zum manifesten Diabetes mellitus) beobachtet.

Myxödemarthropathie

Etwa jedes 10. Karpaltunnelsyndrom geht auf eine Hypothyreose zurück. Die primäre (thyreogene) Hypothyreose kann am Bewegungsapparat mit myopathischen Symptomen, wie Muskelschwäche, -rigidität und -schmerzen, einhergehen. Darüber hinaus gibt es eine **Myxödemarthropathie.** Ihre Symptome und Befunde reichen von Arthralgien bis zu rezidivierender, nicht entzündlicher Gelenkergussbildung und Synovialisverdickung (Golding 1971) an verschiedenen Gelenken. Abgesehen von der Chondrokalzinose, also einem unspezifischen Röntgenbefund, sollte bei folgender klinisch-röntgenologischer Konstellation an eine (womöglich bisher nicht diagnostizierte) primäre Hypothyreose gedacht werden (Gerster u. Valceschini 1992):

- Ältere (menopautische) Patientin.
- Gelenkbeschwerden (Schmerzen, Steifigkeit, Anschwellung), die vor allem von den PIP-Gelenken ausgehen.
- Die Röntgenuntersuchung offenbart eine (ausgeprägte) erosive Polyarthrose (Abb. 11.**98**) mit dem

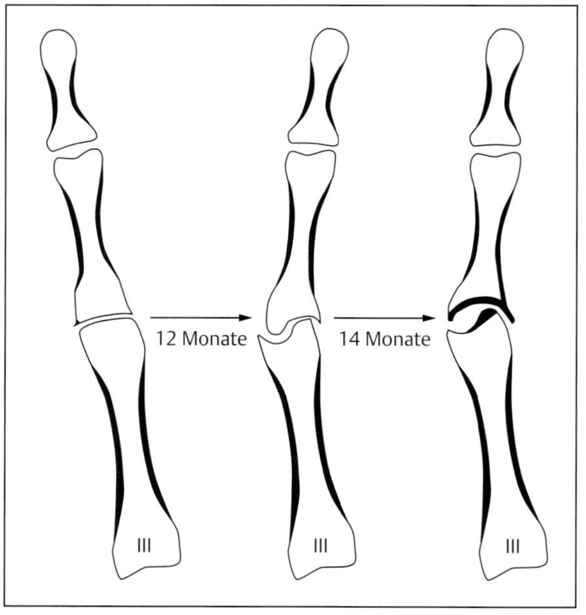

Abb. 11.**98** **Verlaufsbeobachtung einer erosiven PIP-Gelenkarthrose bei primärer (thyreogener) Hypothyreose** ***(gezeichnet wurde der Verlauf am Mittelfinger)***.
Zeitpunkt 0: Befunde einer diskreten PIP-Arthrose (Gelenkspaltverschmälerung, zarte marginale Osteophyten).
12 Monate später: Bild der fortgeschrittenen erosiven PIP-Arthrose (am 2.–5. Finger). **Die kurzfristige Gelenkdestruktion und die klinischen Symptome und Befunde** (s. Text) **waren der Anlass für serologische Untersuchungen, die zur Diagnose „primäre Hypothyreose" bzw. „Myxödemarthropathie" führten.**
Therapie mit L-Thyroxin 14 Monate nach Diagnosestellung: Nicht nur Rückgang der anfangs starken Lokalsymptome, sondern keine weitere Gelenkzerstörung. Vielmehr zeigen die subchondrale Sklerose und die Rundung der Konturen eine Stabilisierung des zerstörerischen Gelenkprozesses an.

Schwerpunkt PIP-Gelenke, manchmal auch DIP-Gelenkankylosen.
- Substitution von Schilddrüsenhormon führt zu einer anhaltenden „dramatischen" Besserung der Beschwerden. Dies ist allerdings keine Ex-Juvantibus-Therapie, sondern setzt serologische Untersuchungsergebnisse (TSH basal, TRH-Test, fT_4, entsprechende Autoantikörper) voraus, die auf eine primäre Hypothyreose hinweisen. Solche Untersuchungen sind beim Nachweis einer erosiven (PIP-)Arthrose vor allem dann indiziert, wenn die Patienten über allgemeine Schwäche, leichte Ermüdbarkeit, Gewichtszunahme, Obstipation und Kälteempfindlichkeit klagen und sich mit einem aufgedunsenen Gesicht und schlitzförmig verschmälerten Augen, trockener, rauer Haut und glanzlosem, struppigem Haar präsentieren.

Bei der adulten Hypothyreose kommen ischämische Knochennekrosen, beispielsweise des Os lunatum, vor (Rubinstein u. Brooks 1977).

Der Kretinismus (s. Kretinhüfte) und das juvenile Myxödem können zu verzögerter Entwicklung, verlangsamtem Wachstum und zu einer Störung der Epiphysenossifikation führen. In den großen Epiphysen entstehen zahlreiche Verknöcherungszentren, die röntgenologisch den Eindruck fragmentierter Epiphysenkerne erwecken.

Osteoarthropathie durch ionisierende Strahlen durch Bleipartikel

Diese entwickelt sich an der Hand entweder nach therapeutischen Bestrahlungen oder als berufsbedingte Strahlenschädigung (bei den zeitgenössischen Strahlenschutzvorschriften sollte Letztere nur noch historische Bedeutung haben; Abb. 11.**99**).

Vor allem, aber nicht ausschließlich in Abhängigkeit von der Einzel- und Gesamtdosis, den zeitlichen Abständen der Strahlenexposition und der Strahlenart kommt es nach Jahren zu regressiven Veränderungen und Nekrosen des Gleit- und Stützgewebes, die über Strahlenulzera infiziert werden können. Veränderungen an den Fingergelenken waren besonders nach beruflichen Überexpositionen zu beobachten und traten in Verbindung mit chronischen Strahlenschäden der Haut auf. Wachstumsstörungen im Hand- und distalen Unterarmbereich sind beispielsweise als Folgen von unsachgemäßer Hämangiombestrahlung im Säuglings- und Kleinkindesalter beschrieben worden.

Bleipartikel können aus intraartikulären Projektilen (bzw. Projektilanteilen) herausgelöst werden (Rothenberg et al. 2007) und zur **Bleiarthropathie** führen. Sie zeigt sich bildgebend an den Geschosspartikeln und einer chronisch-entzündlichen Reaktion der Synovialmembran. Daher lassen sich folgende Befunde nachweisen (MRT):
- Gelenkerguss
- Verdickung der enhancenden Gelenkkapsel (Synovitis, Arthritis)
- Gelenkspaltverschmälerung
- Ödem im Knochenmark der Gelenksockel

Röntgenologisch ist ein entzündliches Kollateralphänomen dort nicht zu erkennen. Selten tritt eine *allgemeine* Bleiintoxikation (Sartunismus) auf.

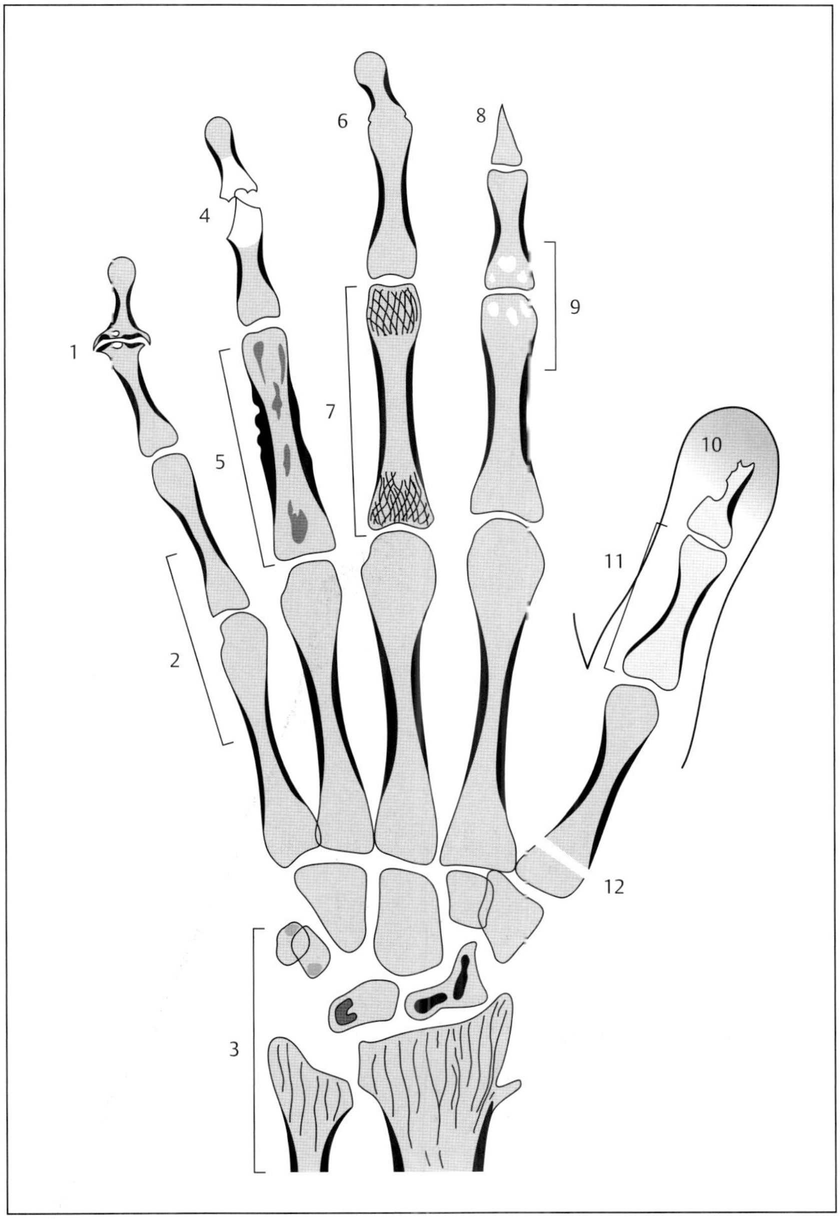

Abb. 11.**99** **Handsynopsis der Osteoarthropathie durch ionisierende Strahlen** (überwiegend medizinhistorisch).

1 Radiogene DIP-Arthrose (beruflicher Strahlenschaden bei einem früheren Chirurgen).
2 Hypoplasie nach Schädigung der Wachstumsfugen an der Grundphalanx und am Metakarpale V (Warzenröntgenbestrahlung im Kindesalter).
3 Schwere Entwicklungsstörung und strähnige Struktur der distalen Anteile von Radius und Ulna sowie der proximalen Karpalia nach mehrfacher Röntgenbestrahlung eines kutanen kavernösen Hämangioms dieser Gegend im Säuglings-und Kleinkindesalter; als Bestrahlungfolge hat sich auch eine kartilaginäre Exostose gebildet (Kolár u. Vrabec 1976).
4 Radiogene Arthritis, wahrscheinlich Kombination einer Infektion mit Bakterien, die über eine chronische Röntgendermatitis in das Gelenk eingedrungen sind, mit einer radiogenen Gelenkknorpelschädigung.
5 Röntgendifferenzialdiagnose zwischen radiogener Osteodystrophie (dystrophischer Knochenumbau mit Form- und Strukturveränderung) und schleichend verlaufender chronischer Osteomyelitis nach sekundärer Infektion des strahlengeschädigten Knochens (ein differenzialdiagnostisch wichtiger Sequester ist in diesem Fall nicht zu erkennen).
6 Knöcherne Ankylose nach radiogener Arthritis (s. Nr. 4).
7 Strähniger Spongiosaumbau (ähnlich der sog. hypertrophischen Knochenatrophie, vgl. Abb. 3.**1**) 9 Jahre nach Röntgentherapie eines chronischen Ekzems.
8 Radiogene, nicht entzündliche und nicht tumoröse Akroosteolyse bei einer früheren Radiologieassistentin (jahrelange Tätigkeit in einem Feldlazarett).
9 Fleckige Entkalkung mehrere Jahre nach wiederholter Ekzemröntgenbestrahlung.
10 Invasion der Endphalanx durch ein Plattenepithelkarzinom das auf dem Boden eines Strahlenulkus entstanden ist. Osteo-, Fibro- und Chondrosarkome usw. sind ebenfalls seltene örtliche Folgen der Therapie mit ionisierenden Strahlen.
11 Diffuse, potenziell reversible Osteoporose eines Knochens, der im Strahlenkegel gelegen hat.
12 Looser-Umbauzonen („Radierphänomen“) nach Hautröntgentherapie wegen eines kutanen Kavernoms.

Gelenkgeschwülste im weiteren Sinne

In diesem Kapitel werden raumfordernde Prozesse besprochen, die entweder vom Gleitgewebe (Synovialmembran der Gelenke, Sehnenscheiden und Schleimbeutel), von seiner Weichteilumgebung oder von gelenknahen Knochenanteilen ausgehen und das Gleitgewebe schädigen können. Der Begriff „raumfordernder Prozess" wird dabei weit gefasst, sodass auch umschriebene Niederschläge von Stoffwechselprodukten hier besprochen werden.

Pigmentierte villonoduläre Synovitis

Dieser liegt ein chronisch-proliferierender geschwulstähnlicher Prozess des Synovialgewebes von Gelenken, seltener von Sehnenscheiden und Bursen zugrunde (Abb. 11.**100**). Die Erkrankung tritt überwiegend monotop, nur in wenigen Fällen oligotop auf. Bei Kindern kommt sie extrem selten vor. Der Erkrankungsgipfel liegt in der 3. und 4. Dekade. Nach der Lokalisation in der Synovialmembran wird ihr *diffuser* Befall von der *lokalisierten (fokalen, nodulären)* Form unterschieden. Letztere geht von umschriebenen Anteilen der Synovialis aus. Allerdings kommen Übergänge zwischen beiden Alternativen vor. An der Hand gibt sich die noduläre Erscheinungsform vor allem an den Flexorensehnenscheiden zu erkennen. Sie führt zu einer umschriebenen Weichteilverdichtung und arrodiert den Knochen extraartikulär – wenn überhaupt. *Röntgenologische Differenzialdiagnose* außer der pigmentierten villonodulären Synovitis:

- Fibrom
- Chondrom
- Hämangiom

Klinik: Das erkrankte Gleitgewebe – aus statistischer Sicht dominiert das Kniegelenk – zeigt die Befunde einer mäßig aktiven Arthritis mit Schmerzen, Anschwellung, Bewegungseinschränkung und einem (atraumatischen) bluthaltigen bis xanthochromen Erguss als Folge rezidivierender Gelenkeinblutungen.

Abb. 11.**100a–d** **Pigmentierte villonoduläre Synovitis (a) und Synovialsarkom (b, c) an der Hand (Synopsis).** ▸

a **Pigmentierte villonoduläre Synovitis der Flexorensehnenscheiden III–V**, daher keine Anschwellung am Fingerrücken (bildgebende Differenzialdiagnose s. Text). Umschriebene, durch Hämosiderin bedingte, verhältnismäßig dichte Weichteilanschwellungen mit Knochenarrosion. *En face:* Rundliche, zum Teil trabekulierte Osteolysen; *en profil:* Röntgenaspekt der flachbogigen Druckarrosion oder der juxtaartikulären Erosion. Ausgedehnter Befall der 4. Flexorensehnenscheide, dabei lamelläre Periostreaktion an der Grundphalanx. MRT-Signalgebung s. Text.
Am PIP-Gelenk II ist die Synovialmembran erkrankt. Nicht sehr charakteristischer pathologischer Röntgenbefund (geringe Gelenkanschwellung, zystenartige Osteolysen beiderseits des nicht verschmälerten Gelenkspalts, keine subchondrale Demineralisation). Immerhin sollte bei diesen pathologischen Röntgenbefunden, die monartikulär aufgetreten sind und mit mäßigen Beschwerden einhergehen, auch die pigmentierte villonoduläre Synovitis differenzialdiagnostisch erwogen werden.

Merke:

Die Diagnose wird erschwert bzw. die Differenzialdiagnose erweitert, wenn die Geodenbildung nur in *1* knöchernen Gelenksockel auftritt (z. B. Knochenganglion = im MRT reines Flüssigkeitssignal).

b **Osteolytischer Prozess mit umschriebener Weichteilschwellung**, der das Os trapezoideum völlig aufgelöst und auch die benachbarten Knochen ergriffen hat. Demineralisation der Umgebung. Wären zusätzlich noch pleomorphe örtliche Kalkschatten (nur bei etwa ⅓ der Fälle) sichtbar, so könnte bereits nach dem Röntgenbefund der begründete Verdacht auf ein Synovialsarkom ausgesprochen werden.

c **Weichteildichte Anschwellung (MRT zur Darstellung seiner Ausdehnung mit Involvierung anderer anatomischer Weichteilstrukturen) mit irregulär geformten Verkalkungen und flachbogiger Arrosion der distalen Ulna.** Dieser Röntgenbefund spricht für ein Synovialsarkom (Differenzialdiagnose vor allem: peripheres Chondrosarkom [vgl. Abb. 11.**102**] und paraossales Osteosarkom).

Merke:

Das Synovialsarkom (Synonym: synoviales Sarkom, malignes Synovialom) ist ein Tumor des Gelenkbereichs mit der Tendenz zu zellulärer und gewebeähnlicher, auf das Gleitgewebe ausgerichteter Ausdifferenzierung.
Letzteres spiegeln zottenartige Proliferationen, Spalten und Zysten wider. Der Tumor geht von Gewebsstrukturen der Gelenke, Sehnenscheiden, Bursen, Faszien und der Subkutis, allgemein ausgedrückt aber eher von *gelenknahen* Formationen aus.
Klinik: Schmerzen, derbe Schwellung, langsam wachsend, daher meist spät auffallend.
Röntgenbefund: Weichteilmasse, evtl. irreguläre Kalkschatten und Knochenarrosion durch Druck und/oder Invasion, (an größeren Gelenken) Erosionen möglich, Demineralisation.
MRT: Dies zeigt „viel" Weichteilgewebe, „wenig" Knochenzerstörung und ebenso die Tendenz zum para- bzw. extraartikulären Sitz und zur extraartikulären Ausbreitung, die pigmentierte villonoduläre Synovitis dagegen eher eine Gelenkzentrierung (s. Zeigefinger). Endgültige Diagnose durch die Histologie!

d **Pigmentierte villonoduläre Synovitis im Karporadialbereich** (Geoden beiderseits des nicht verschmälerten Gelenkspalts [Skaphoid, Radius; x], palpable und auch röntgenologisch erkennbare knotige [rundliche] subkutane Weichteilschwellung [y], vergleichsweise dichter Weichteilschatten [z; in der Zeichnung nicht hervorgehoben]). Der Skaphoidfettstreifen ist nicht (mehr) abzugrenzen.

Bildgebende Befunde:

- Bei etwa ⅔ der Fälle gibt sich eine umschriebene Weichteilmasse weit überwiegend ohne Kalkschatten (sehr selten mit dystrophischen Verkalkungen) im erkrankten Gelenk zu erkennen. Besonders an Gelenken mit dünnem Weichteilmantel fällt ihr vergleichsweise *dichter* Schatten im Röntgenbild auf. Dies ist die Folge der blutungsbedingten, bei Betrachtung in situ rostbraun erscheinenden Hämosiderinablagerungen in der proliferierten Synovialmembran.
- Durch Einwachsen des proliferierenden Synovialgewebes entweder an der Kapselinsertion oder entlang von Gefäßkanälen entstehen in der Spongiosa beiderseits des Gelenkspalts zystenartige Strukturaufhellungen (Geoden) mit oder ohne sklerotischen Randsaum. Deren Größe steht im Kontrast zu der zumindest im frühen und mittleren Krankheitsstadium *geringfügigen oder überhaupt fehlenden Verschmälerung des röntgenologischen Gelenkspalts.* Da intrakavitäres Blut den Gelenkknorpel schädigt, sind mit der Zeit mäßig ausgeprägte, reaktive knöcherne Phänomene (subchondrale Spongiosasklerose, marginale Osteophyten) zu erwarten; aber ins Auge springen vornehmlich die zystenartigen Strukturdefekte.

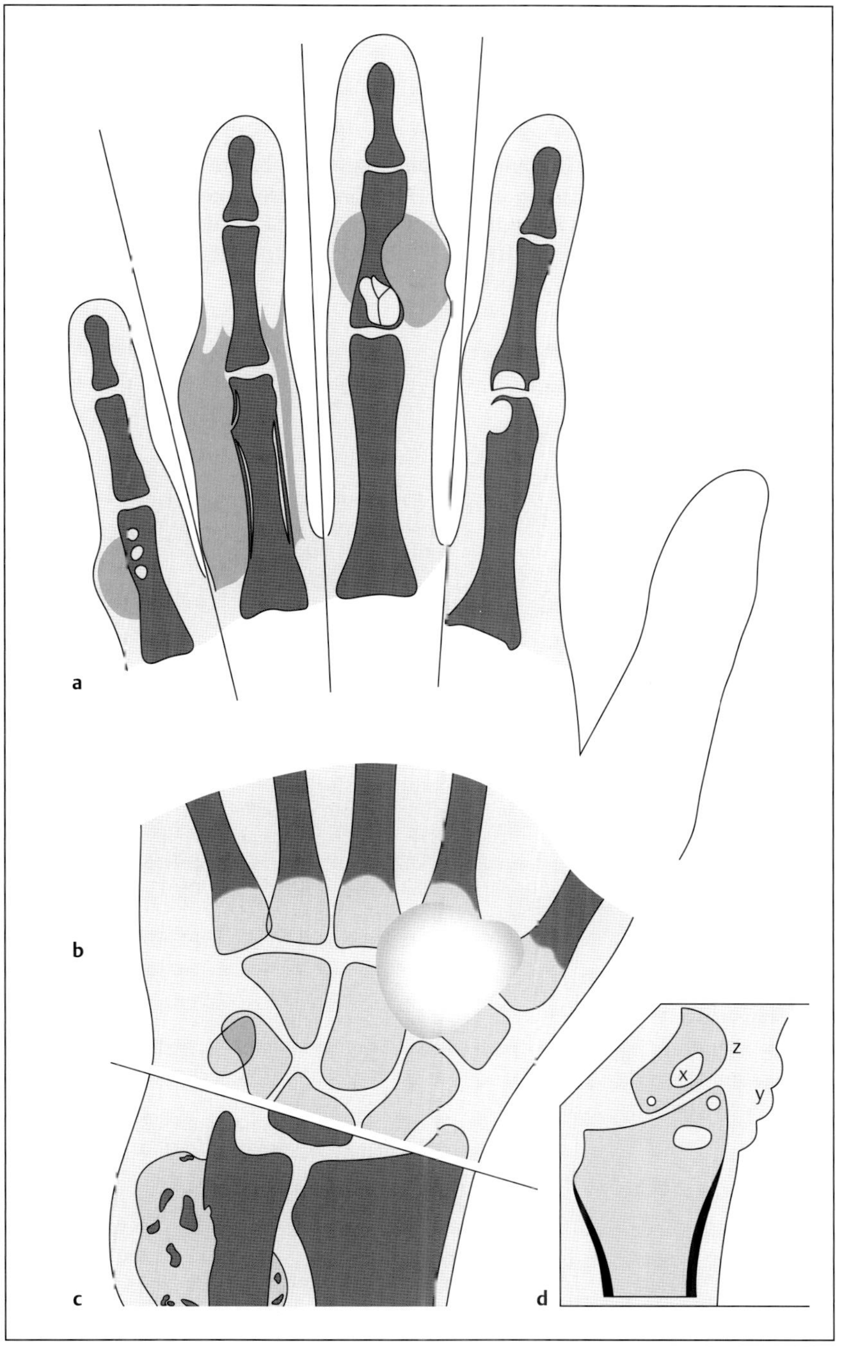

Abb. 11.**100a–d**

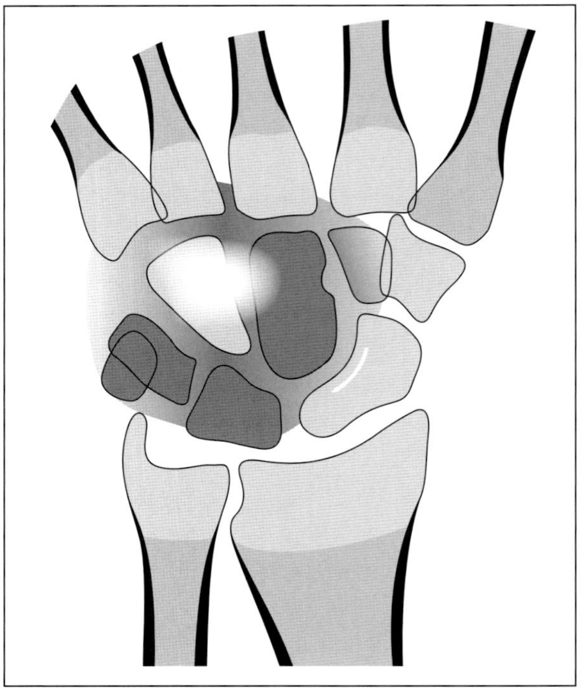

Abb. 11.**101** **Röntgenbild einer monotopen karpalen Metastase bei bekanntem Malignom oder eines primären Neoplasmas (Osteolyse, keine Verschmälerung des Gelenkspalts, Demineralisation).** Im MRT Nachweis und Bestimmung der Ausdehnung des wachsenden Weichteilgewebes, Ausschluss eines Abszesses. Klinisch keine Fluktuation, keine Fistel, jedoch *derbe* Schwellung. *Wichtigste Differenzialdiagnose:* Tuberkulose oder andersartiger schleichender, arthritischer Prozess (dann u. a. „entzündliche" weiche, diffuse Weichteilschwellung).

- Erosionen der Gelenkkonturen und glattrandige juxtaartikuläre Konturdefekte (Druckerosionen/-arrosionen) kommen in Abhängigkeit von der Erkrankungdauer zwar vor. Sie haben aber nicht das Ausmaß und den bildbestimmenden Charakter wie bei (rheumatischen) erosiven Arthritiden. In Gelenken mit fester Kapsel und/oder engem Binnenraum, beispielsweise im Hüft- und Talokruralgelenk, treten Erosionen/Arrosionen jedoch häufiger auf als im großkavitären Kniegelenk.
- Im MRT gibt sich auf T2-gewichteten Sequenzen die intraartikuläre, zumeist lobulierte Verdichtung mit starker Signalintensität durch Erguss und intrasynoviales Exsudat zu erkennen. *Eingestreut* oder *ausgedehnt* zeigen sich in der proliferierten Synovialis Bereiche mit abgeschwächter bis fehlender Signalgebung. Nach intravenöser Kontrastmittelapplikation verstärkt sich die Signalintensität der verdickten und hyperämischen Synovialmembran.

! Merke

Im Einzelfall hängt die starke, abgeschwächte oder fehlende Signalintensität vom prozentualen Verhältnis von Erguss, Blutung, Hämosiderin, Fetteinstreuung und mit der Zeit auftretendem Fasergewebe zueinander ab.

Charakteristisch sind intraartikuläre Synovialisproliferationen mit niedriger T1w und T2w Signalintensität, was auf die ferromagnetischen Einflüsse des Hämosiderins (kurze T2-Relaxationszeit) zurückgeführt wird. Ein entsprechendes Signalverhalten ist in den Geoden zu erwarten. Dies spiegelt eine nekrotische Verflüssigung der in den Knochen eingewachsenen Synovialisproliferationen wider.

- Im CT geben Erguss und Geoden höhere Dichtewerte, als bei einem blutfreien Inhalt zu erwarten ist.
- Eine gelenknahe Demineralisation fehlt bei der pigmentierten villonodulären Synovitis gewöhnlich.
- Selten entsteht, beispielsweise beim Befall der Fingerflexoren, eine lamelläre Periostreaktion.
- Im Wachstumsalter kann die pigmentierte villonoduläre Synovitis das Wachstum akzelerieren, d. h. den befallenen gelenktragenden Knochenabschnitt vergrößern.

Sichtbare, palpable und bildgebende **raumfordernde Befunde an der Hand** (mit Ausnahme der pigmentierten villonodulären Synovitis) sind in den Abb. 11.**101** und Abb. 11.**102** (vgl. auch Abb. 11.**100b**) dargestellt.

Abb. 11.**102** **Raumfordernde, gewebsvermehrende Läsionen an der Hand, deren diagnostische Einordnung bereits durch die Röntgenuntersuchung gefördert wird oder sogar gelingt.** ▸

1 **Fibrom**, das von der Gelenkkapsel ausgegangen ist; s. auch die juxtaartikuläre Druckerosion (mit Skleroserand). Klinisch indolent, unter der Haut verschiebbar, derbe Konsistenz. Die *benachbarte* undulierende Periostreaktion und die zystenartige Strukturaufhellung sollten an die *tuberöse Sklerose* denken lassen; denn aus Familienuntersuchungen ist bekannt, dass sich sog. Rudimentärzeichen der tuberösen Sklerose (*ohne* Hautbefall, ohne auffallende Demenz und Epilepsie) am Skelett und subkutan manifestieren können (Kämmerer et al. 1971), nämlich undulierende Periostreaktionen, zystoide Strukturaufhellungen an peripheren Skelettanteilen und subkutane Fibrome.

2 **Neurofibromatose Typ I**
(s. Kap. 6 „Arthropathien und Osteoarthropathien", Abschnitt „Charcot-Gelenk bei Neurofibromatose"). Röntgenologisch/klinische Suspizia an der Hand: subkutaner Tumor mit Druckarrosion an der Mittelphalanx, Fingerhypertrophie (zu erwarten beim plexiformen Neurofibrom), d. h. knöcherne Vergrößerung evtl. mit Weichteilelefantiasis, entsprechende Zehenbefunde.

3 Isoliertes **synoviogenes Hämangiom** (Gelenk, Sehnenscheide, Bursa) mit Ausbreitung in das Weichteilgewebe (Phlebolithen). Im T2-gewichteten MRT starke Signalgebung. Massives Enhancement nach Gadoliniuminjektion. Bei Kindern lokale Epiphysenvergrößerung möglich.
Klinik: rezidivierender Erguss, dadurch Siderose der Synovialmembran und Chondrozyten mit Arthroserisiko, ferner Schmerzen, Bewegungsbehinderung.

(Fortsetzung siehe nächste Seite)

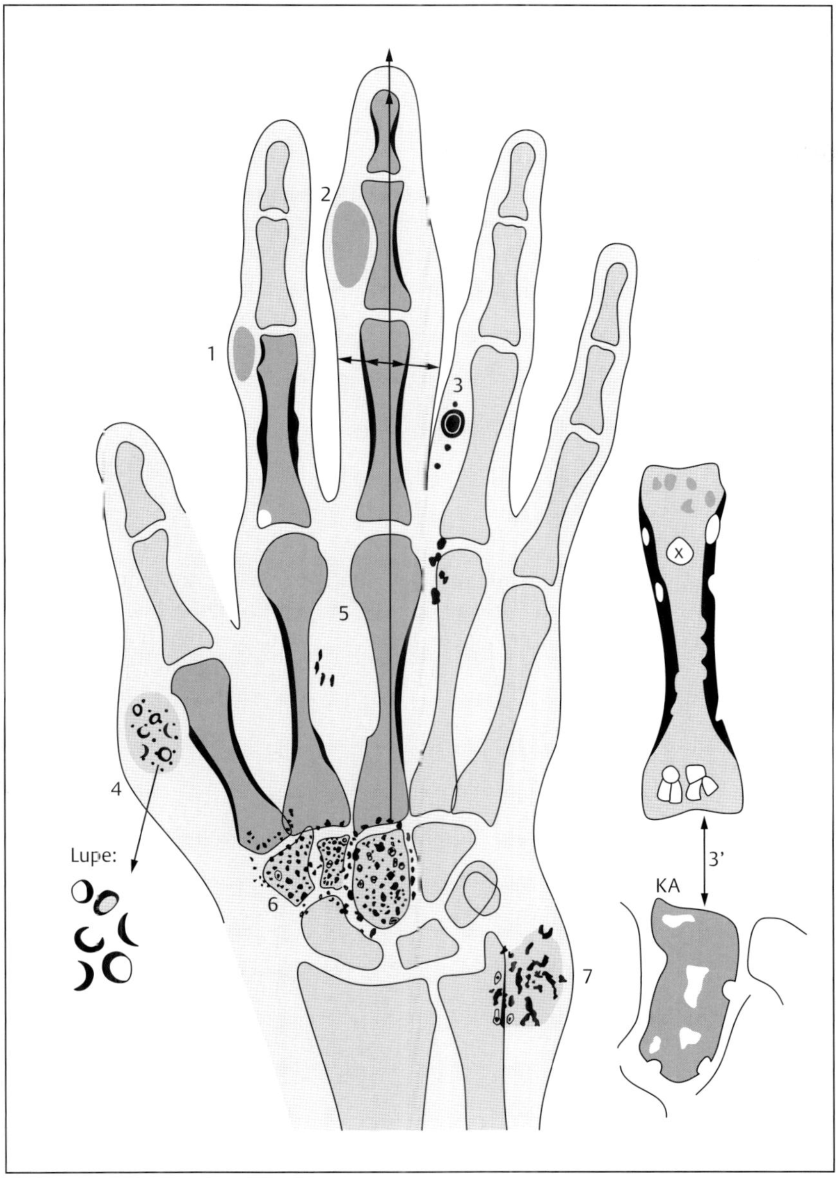

Vorkommen: isoliert (benigner Tumor? Missbildung?) oder als Bestandteil verschiedener **Angiodysplasien** (vgl. Legenden der Abb. 3.**94** und Abb. 3.**95**, vor allem des Typs **Klippel-Trénaunay** mit dysproportionierter Weichteil- und Skelettyhypertrophie. Vor allem sind die unteren Extremitäten betroffen. Naevus flammeus, sekundäre Varikose. Typ **Weber** mit arteriovenösen Shunts, keine Hämangiome im typischen Sinne, lokaler proportionierter Riesenwuchs. Typ **Servelle-Martorell** mit Hämangiom, dysproportioniertem Minderwuchs (Verkürzungen) im befallenen Extremitätenbereich. Typ **Kasabach-Merritt-Syndrom** mit ausgedehnter Hämangiomatose oder Riesenhämangiom, Thrombozytopenie und Fibrinogenmangel (Folgen: Verbrauchskoagulopathie mit Blutungen und/oder Purpura). Androtropes **Maffucci-Syndrom** mit multiplen Enchondromen und Hautangiomen (Phlebolithen, Wachstumstörung möglich).

3' Röntgenbefund bei einem Hämangiom in einem kleinen Röhrenknochen und Ossa carpalia (KA = Kapitatum). Zahlreiche lakunäre, manchmal wabige Aussparungen in der Kompakta und Spongiosa ohne Randsklerose, erweitertes Foramen nutricium (x), falls randständig, dann als Erosion/Arrosion imponierend. Isoliert betrachtet vieldeutiger Röntgenbefund, vgl. Abb. 3.**94**.

4 **Solitäres Weichgewebschondrom** (ausgehend von der Synovialmembran, von der fibrösen Gelenkkapsel, vom gelenknahen Gleitgewebe). Derbe umschriebene Gewebsverhärtung tastbar. Im Röntgenbild amorphe, typischer noch sind bogen- und/oder ringförmige Matrixverkalkungen, juxtaartikuläre Druckerosion bzw. gelenkferne Druckarrosion (flache, kortikalisierte „Knochenimpression"). Vor allem im Hand- und Fußbereich. Histologie notwendig.

5 **Lipom**, tastbarer weicher Tumor, Verkalkungen und (je nach dem Tumorsitz) Druckarrosion möglich.
CT: Fettdichte (≤ -80 HE), keine Kontrastmittelanreicherung.
MRT: signalreich wie das subkutane Fettgewebe in T 1- und T 2-gewichteten Sequenzen.
Sonografie: homogen echoreich, verformbar. Histologie notwendig (Liposarkom?).

6 Röntgenphänomenologie der **Gelenkchondromatose** (Synonyme: **z. B. synoviale Chondromatose, Morbus Reichel**). Synoviogen (Gelenk, Sehnenscheide, Bursa). Röntgenbild umso typischer, je kleiner und zahlreicher die verkalkten Synovialchondrome sind. Im CT „mehr" nachweisbare Chondrome als im Röntgenbild, da auch die unverkalkten abgebildet werden. Gleichzeitiger Erguss möglich. Knochenarrosion ohne Randsklerose ist suspekt auf maligne Transformation (Chondrosarkom?).
Differenzialdiagnose: ausgeprägte Arthrose + einige verkalkte Chondrome = metaplastische Gelenkchondromatose. Fehlende oder gering ausgeprägte Arthroseröntgenbefunde + viel verkalkte Chondrome = Gelenkchondromatose. Zusätzliche klinische Fragestellung: anamnestisch akute schmerzhafte Gelenksperre bzw. Bewegungshemmung? Falls bejaht, dann haben sich Chondrome von der Synovialmembran gelöst (Corpus liberum bzw. Corpora libera, Gelenkmaus bzw. -mäuse).

7 Frühstadium eines **periostalen** oder **extraskelettalen Chondrosarkoms** mit bizarrem Verkalkungsmuster im Weichteilanteil und reaktiver (periostaler) Kompaktaverdickung (im Verlauf wird die Kompakta arrodiert).
Histomorphologische Differenzialdiagnose: vor allem juxtakortikales (peripheres) und Osteosarkom im weiteren Sinne (Matrixossifikationen, keine Matrixverkalkungen), synoviales Sarkom (amorphe, irreguläre Matrixverkalkungen in etwa ⅓ der Fälle). Weichteilchondrome/periostale Chondrome bereiten keine (nennenswerten) Schmerzen, Chondrosarkome (wo auch immer) sind dagegen sehr schmerzhaft (Freyschmidt 1997).

Hyperlipoproteinämien (Hyperlipidämien)

Diese gehen auf einen dysregulierten Lipidmetabolismus zurück. Die Fredrickson-Klassifikation unterscheidet 5 weitgehend pathophysiologisch erkannte Hyperlipoproteinämien, die vornehmlich durch die Bestimmung des (LDL-, VLDL-, HDL-)Cholesterins und des Triglyzeridserumspiegels differenziert werden. Außerdem sind primäre (hereditäre) und sekundäre (symptomatische oder alimentär bedingte) Hyperlipoproteinämien, beispielsweise beim Diabetes melitus, bei der Hypothyreose, bei Adipositas und bei chronischen Nieren- und Lebererkrankungen, bekannt.

Bei den *primären* Hyperlipoproteinämien entwickeln sich **Xanthome** in der Haut und Unterhaut (hier besonders an mechanisch belasteten Stellen), in Sehnen –

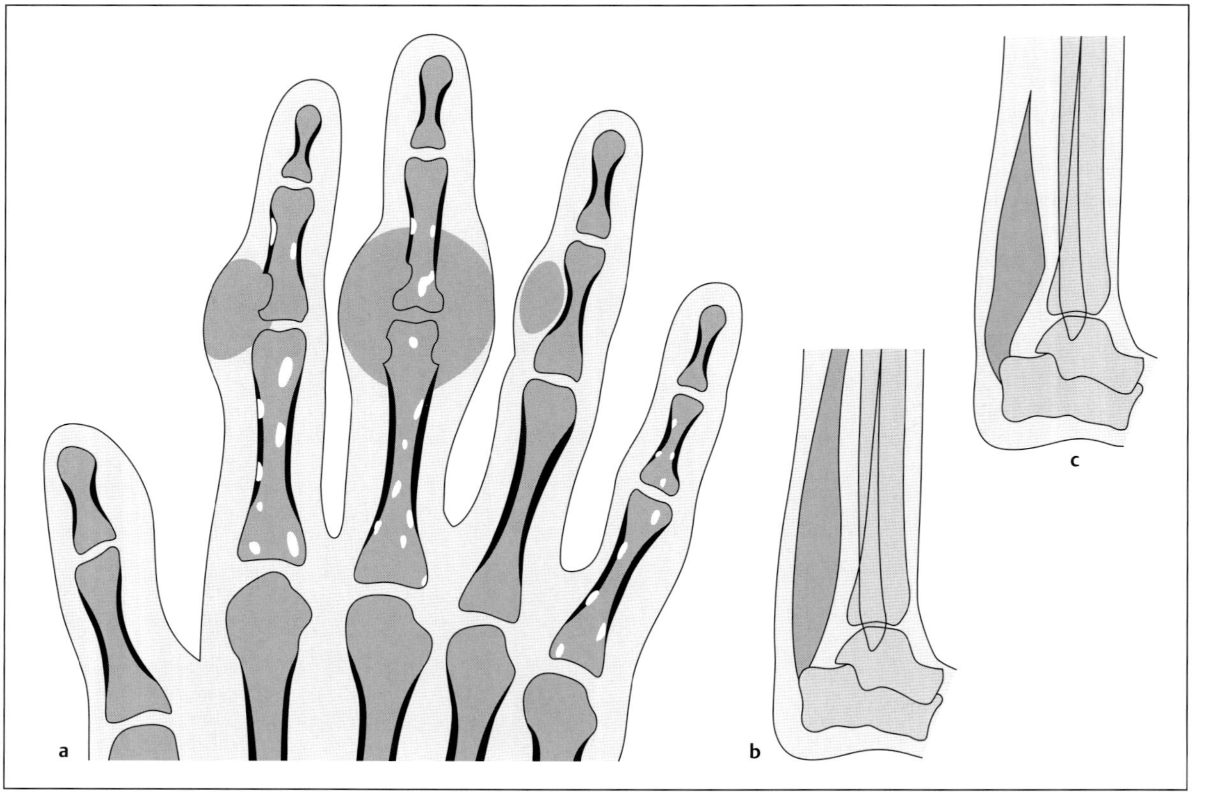

Abb. 11.**103a–c** **Röntgenmorphologische Aspekte der Hyperlipoproteinämien an der Hand – Stoffwechselstörungen, die durch die Vermehrung einer oder mehrerer Transportformen der Lipide charakterisiert sind.**

a **Weichteilxanthome/Xanthomosteolysen.**
2.–4. Finger: Röntgenbefunde durch **Weichteilxanthome** mit juxtaartikulären Druckerosionen, gelenkfern (definitionsgemäß) als Druckarrosion bezeichnet. Röntgenmorphologische Differenzialdiagnose im klinischen Kontext, beispielsweise subkutane Rheumaknoten, Weichteiltophi bei Gicht.
2., 3. und 5. Finger: Multiple intraossäre kleine, *rundliche*, *ovale* (manchmal *wabige*) **Xanthomosteolysen** in der Kompakta und Spongiosa. Zur röntgenmorphologischen Differenzialdiagnose s. Kap. 3 „Einführung in die Arthritis- bzw. Synovitisdiagnostik", Abschnitt „Tumoren des Knochengewebes einschließlich des Periosts: Diagnose und Diffenzialdiagnose". Bei größeren Osteolysen (z. B. Femur, Tibia, Humerus) und ohne Kenntnis der Hyperlipidämie Differenzialdiagnose vor allem gegenüber Knochenmanifestationen maligner Lymphome und des multiplen Myeloms stellen.

b **Xanthome.** Der röntgendiagnostisch entscheidende Befund ist bei noch nicht diagnostizierter Hyperlipoproteinämie die bilaterale spindelförmige Anschwellung der Achillessehne durch Xanthome (ohne oder mit Kalkablagerungen).
MRT: Intermediäre Signalgebung (T 1w), Kombination von niedriger, intermediärer und hoher Signalintensität (T 2w). Ausgedehnte Xanthome können die Spontanruptur der Achillessehne (und anderer Sehnen) begünstigen.

c **Zur röntgenmorphologischen Differenzialdiagnose von b** gehören (MRT anschließen): Rheumaknoten, Gichttophi, *Weichteiltumoren*, darunter das **Klarzellsarkom der Achillessehne** (Prädilektionsort neben anderen Fußsehnen), eine Variante des M. plantaris mit einem distalen Muskelbauch (Dähnert et al. 1983, *hier abgebildet*). Alternativ kommt ein akzessorischer Kopf des M. soleus infrage, der den retrotibialen Fettkörper auslöscht (s. Abb. 16.**119** und Abb. 16.**121**), sowie eine unvollständige bis fehlende Vereinigung der Mm. gastrocnemius und soleus (normalerweise erfolgt sie im unteren Drittel des Unterschenkels zur Achillessehne). Dann lässt sich im MRT eine dünne, trennende Fettschicht zwischen den beiden Sehnen nachweisen (Mellado et al. 1998). Im MRT fällt bei Sehnenxanthomen nicht nur die spindelförmige Vergrößerung der Sehnen auf, sondern „stehen gebliebene" Kollagenfaszikel führen bei T 1- und T 2-Gewichtung zu einer heterogenen trabekelartigen Struktur (vor allem im Querschnitt erkennbar; Kelman et al. 1997).

darunter in den Flexoren- und Extensorensehnen der Hände (und Füße), in Sehnenscheiden und im Knochen einschließlich des Periosts. Nur selten besteht ein Risiko zur Spontanfraktur. Xanthome sind ein spezifisches, allerdings nur fakultatives Symptom der primären Hyperlipoproteinämie und zeigen sich bei homozygoten Patienten schon in der Kindheit, bei Heterozygoten gewöhnlich im 3. Dezennium und später. Sie können sich als Raumforderung visuell und bildgebend zu erkennen geben und juxtaartikuläre Druckarrosionen verursachen (Abb. 11.**103**).

Die Beteiligung des Gleitgewebes offenbart sich bei Homozygoten häufiger als bei Heterozygoten an Arthralgien oder als arthritisches Geschehen. *Besonders* bei den Hyperlipoproteinämien II und IV kommen migratorische, nicht erosive, bilateral-asymmetrische Oligo- oder Polyarthritiden kleiner und/oder großer Gelenke vor. Sie dauern Tage bis Wochen, neigen zum Rezidiv, beginnen oft akut (manchmal fieberhaft) bis subakut und können nicht nur mit schmerzhafter Gelenkschwellung (Erguss) und Bewegungseinschränkung, sondern auch mit Hautrötung, mit beschleunigter BSG sowie erhöhtem Serumspiegel des CRP einhergehen. Da bei manchen Hyperlipoproteinämien Assoziationen mit der Hyperurikämie bzw. der Gicht vorkommen (Typ III und IV), muss dies im Einzelfall bei Gelenkbeteiligung pathogenetisch geklärt werden. Ob die Arthritiden bei Hyperlipoproteinämien auf eine Kristallsynovitis durch Lipidkristalle zurückgehen, wird diskutiert, desgleichen die Kristallpathogenese der hyperlipidämischen Tendinitiden (Schumacher Jr. u. Michaels 1989).

Die xanthomatösen Osteolysen bei primären Hyperlipoproteinämien werden durch massive Ansammlungen von cholesterinbeladenen Schaumzellen induziert. Bei manchen sekundären Hyperlipoproteinämien, z. B. bei der primären biliären Leberzirrhose, kommen solche Osteolysen auch vor (Ansell u. Bywaters 1957).

Im Schrifttum sind Beobachtungen über die Ätiologie/Pathogenese der ischämischen Femurkopfnekrose bei Hyperlipoproteinämien berichtet worden.

Die Alterationen des Gleit- und Stützgewebes bei Lipoproteinämien korrelieren mit dem Ausmaß der Stoffwechselstörung und können sich unter zeitgemäßer Therapie mit Lipidsenkern bessern oder sogar remittieren (Klemp et al. 1993).

Osteoidosteom

Die Abb. 11.**104** gibt den Röntgenaspekt des Osteoidosteoms im Handbereich wieder. Dieser gutartige Tumor zeichnet sich durch (nächtlich betonte) Schmerzen aus, die auf Salizylate und andere Antirheumatika/Antiphlogistika ansprechen. Beim Sitz an der Hand (etwa 10%) kann jedoch nach seiner dortigen Lokalisation aus klinischer Sicht der Gedanke an ossäre entzündliche oder arthritische Veränderungen aufkommen.

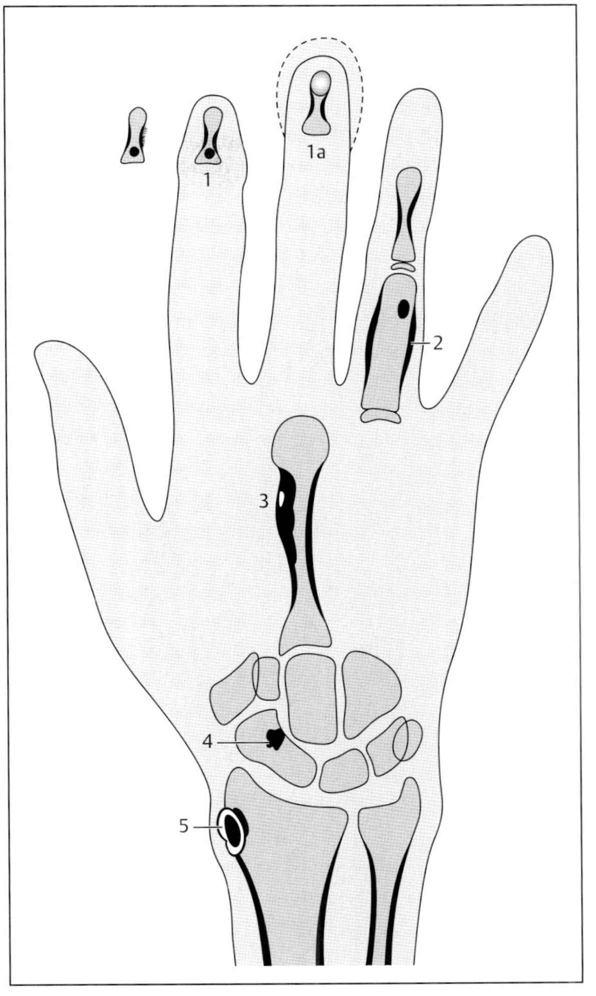

Abb. 11.**104** **Röntgenbefunde beim Osteoidosteom im Handbereich.**

1 Schmerzhaftes Osteoidosteom mit mineralisiertem Nidus (charakteristischer, allerdings nicht obligater Aspekt für Osteoidosteome in der spongiösen Knochensubstanz, vgl. Nr. 1a, dort erkennbarer Nidus. Spindelförmige Auftreibung des benachbarten DIP-Gelenks durch den Erguss der sympathischen Arthritis oder diffuse paraossale Weichteilschwellung. **Bei einem monotopen Trommelschlegelfinger** *(gestrichelt)* **mit Uhrglasnagel an ein Osteoidosteom denken!**
2 Osteoidosteom im Wachstumsalter mit lokaler Wachstumsstörung („Wachstumsexzess", manchmal aber auch vorzeitiger Wachstumsfugenschluss; Norman u. Dorfman 1975).
3 Osteoidosteom in der Metakarpaldiaphyse mit typischer Nidusaufhellung.
4 Skaphoidosteoidosteom. Differenzialdiagnose z. B. gegenüber dem Enosteom: Das Osteoidosteom bereitet Schmerzen, ist im MRT von einem Knochenmarködem, evtl. mit Weichteilausbreitung, umgeben und führt zu einem positiven 3-Phasenszintigramm.
5 Subperiostales Osteoidosteom (typischer Röntgen- und CT-Befund bei subperiostaler Lokalisation).

Merke:

Das Osteoidosteom kann unter folgenden Voraussetzungen posttraumatisch entstehen: initiales Trauma, nach Abheilung asymptomatisches Intervall, dann beginnende Schmerzen an der traumatisierten Stelle, im Verlauf typisches Bild des Osteoidosteoms.

Röntgenologische Zufallsbefunde an der Hand

Die Abb. 11.**105** zeigt knöcherne Zufallsbefunde an der Hand, die erhoben werden können, wenn der Patient aus irgendwelchen anderen Gründen röntgenuntersucht wird.

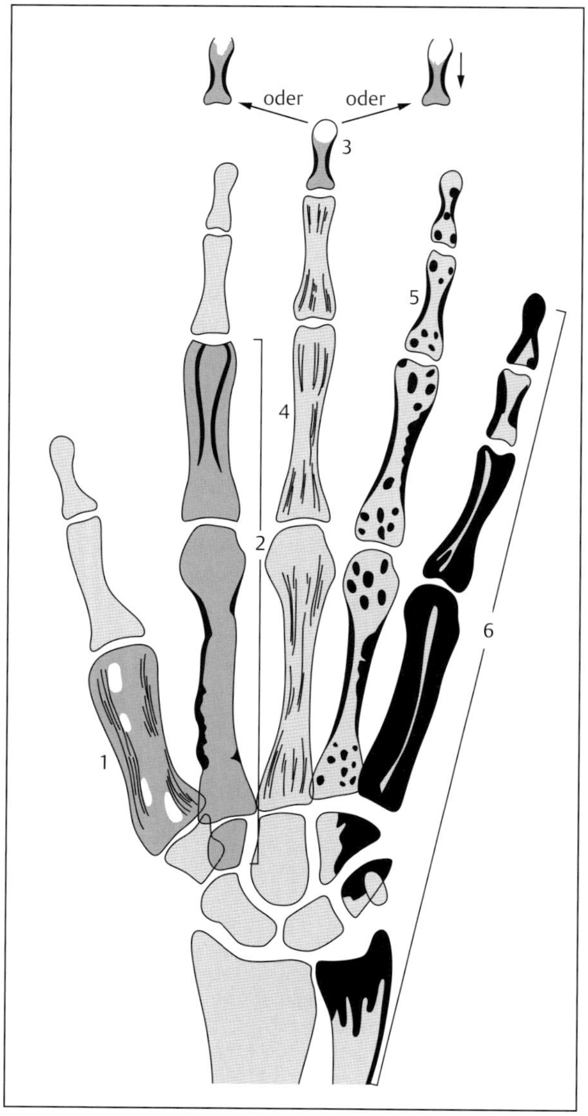

Abb. 11.**105** **Charakteristische Zufallsröntgenbefunde bei Patienten, deren Hände wegen Gelenkbeschwerden oder nach einem Trauma röntgenuntersucht werden.**

1 **Ostitis deformans Paget** (Knochenvergrößerung, strähnige Strukturen, Aufhellungen).
2 **Fibröse Dysplasie** (vielgestaltiges Röntgenbild, z. B. Spongiosasklerose im Trapezoideum; leichte Expansion des Metakarpale II mit Kompaktaverdünnung oder -verdickung, „Milchglasschatten"; erhebliche Verdickung (periostale Einscheidung) der Grundphalanx II, deren ursprüngliche Knochenform teilweise noch „durchschimmert".
3 **Epithelzyste** in der Finger-, selten der Zehenendphalanx, fast immer nach perforierender Weichteil-Knochen-Verletzung mit „Epidermisverschleppung", oder **Glomustumor** (dabei oft bläuliche Verfärbung des Nagelbetts und pulsierender Schmerz. Der *Pfeil* zeigt an, dass die Epithelzyste sich weiter in die Endphalanx ausdehnen kann, gewöhnlich unter Knochenexpansion.
4 **Osteopathia striata (Voorhoeve-Krankheit)**; s. die typische epi-/metaphysär betonte Streifenbildung.
5 **Osteopoikilie**, erblich, epi-/metaphysär, Arthralgien dabei möglich.
6 **Melorheostose** (an der Ulna typischer Aspekt des „herabfließenden Kerzenwachses"). Am Metakarpale V und an der Grundphalanx fällt die endostale *und* periostale Verdickung besonders auf. Die Ausbreitung der Melorheostose folgt den Versorgungsgebieten der sensiblen Nerven (Murray u. McCredie 1979). Die Melorheostose kann Schmerzen bereiten. Ihr gemeinsames Auftreten mit zirkumskripter (linearer, bandförmiger) Sklerodermie sowie vaskulären und lymphogenen Tumoren bzw. Missbildungen ist bekannt.

Mischformen von Nr. 4, 5 und 6 wurden beobachtet und als **gemischte sklerosierende Knochendystrophie** bezeichnet (Whyte et al. 1981).

Artikuläre und periartikuläre Weichteilverkalkungen und -verknöcherungen

Die Chondrokalzinose (s. Kap. 12 „Ellenbogengelenk", Abschnitt „Artikuläre und periartikuläre Weichteilverkalkungen und -verknöcherungen") zeigt sich an der Hand mit fortschreitendem Lebensalter am häufigsten im faserknorpeligen Diskus des distalen Radioulnargelenks. Der Kalziumpyrophosphatniederschlag im Hyalinknorpel (Abb. 11.**106**) geht viel häufiger als der isolierte Diskusbefall mit Beschwerden einher. Außerdem sind im Handbereich der *Distanztyp der Chondrokalzinose* (s. Abb. 7.**12**) und die *destruktive Pyrophosphatosteoarthropathie* (Stäbler 1992; s. Abb. 7.**9**) vor allem aus differenzialdiagnostischen Gründen zu erwähnen. Die Chondrokalzinose beim Hyperparathyreoidismus (s. Abb. 11.**90**) und bei der Hämochromatosearthropathie (s. Abb. 6.31) hat praktische Bedeutung.

Über weitere Niederschläge von Kalziumverbindungen in den Weichteilen s. auch unter Apatitkrankheit, Oxalose und Kalzinosen.

Wenn bei einem Patienten *Brachymetakarpien* (*-metatarsien*), *Brachytelephalangie I* (Abb. 11.**107** und Abb. 11.**108**) und evtl. asymmetrische subkutane *Weichteilverkalkungen*, vor allem an den Händen/Füßen und Unterarmen/Unterschenkeln, und/oder *Weichteilverknöcherungen* auffallen und Tetanieanfälle oder/und epileptiforme Konvulsionen („Krämpfe") bekannt sind, sollte nach weiteren Konstitutionsanomalien gefahndet werden. Dazu gehören Kleinwuchs, Rundgesicht, Kurzhals und mäßige Fettleibigkeit – insgesamt subsumiert als sog. **somatische Albright-Symptomatik.**

> ! *Merke*
> In diesem Zusammenhang interessieren die mentalen Fähigkeiten (Oligophrenie?) sowie das Vorliegen von bilateral-symmetrischen Basalganglienverkalkungen, einer Linsentrübung und/oder von Korneaverkalkungen. In diesen Fällen muss die Frage nach den Status des Kalzium-Phosphat-Stoffwechsels gestellt werden.

Ihre Beantwortung wird umso dringlicher, wenn sich außerdem andere Fehlbildungen am Skelett, beispielsweise Formveränderungen von Epiphysen, Exostosen, eine verstärkte Radiuskurvation, eine Verdickung der Schädelkalotte, Zahnretention und Zahnschmelzhypoplasien sowie bildgebende Hinweise auf eine allgemeine Störung des Knochenstoffwechsels, wie Hypovitaminose D, Hyperostose und Hyperparathyreoidismus, nachweisen lassen.

Pseudohypoparathyreoidismus

Die bisherigen Fragestellungen zielen auf den hereditären **Pseudohypoparathyreoidismus** (Nekula et al. 1992), der auf variable Defekte der Rezeptormoleküle für das – im Gegensatz zum angeborenen oder postoperativen Hypoparathyreoidismus – in normaler Menge sezernierte, biologisch aktive Parathormon zurückgeht. Klassisch wird derjenige Pseudohypoparathyreoidismus genannt, welcher durch eine Parathormonresistenz seiner (aller) Skelett- und der Nierenrezeptoren verursacht wird. Dann finden sich eine Hypokalzämie, eine Hyperphosphatämie und ein normaler bis erhöhter Parathormonplasmaspiegel. Weitere Formen des Pseudohypoparathyreoidismus

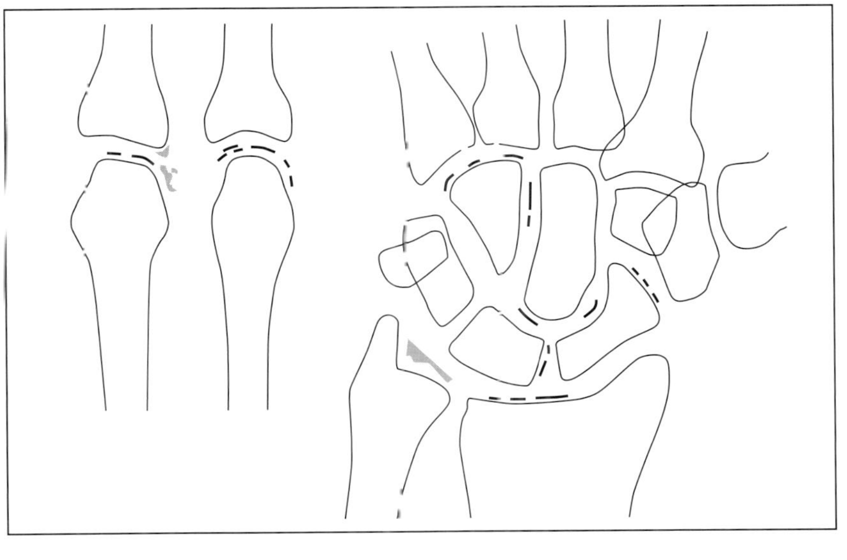

Abb. 11.**106** **Röntgenmorphologie der Chondrokalzinose an der Hand – typische Befunde.** Die Kalziumpyrophosphatkristalle liegen im Faserknorpel (Discus radioulnaris distalis), im hyalinen Knorpel und (seltener) auch in Gelenkweichteilen (MCP-Gelenk).

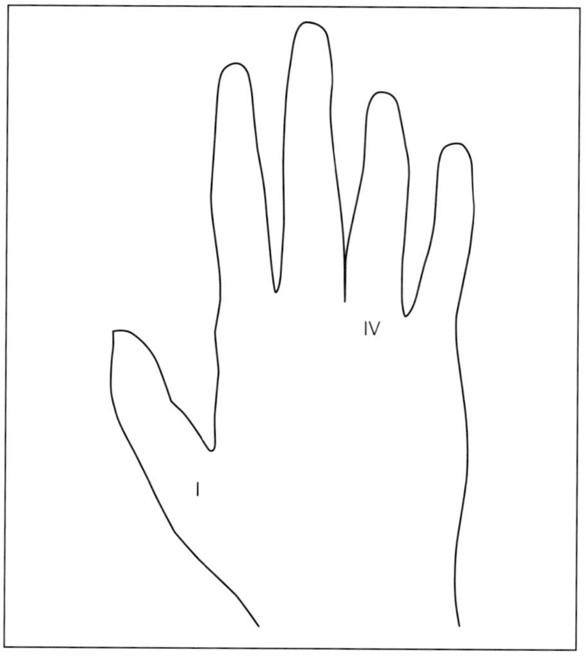

Abb. 11.**107** **Visueller Aspekt der Brachymetakarpie IV und der Brachytelephalangie I.** Klinische einschließlich serologische und bildgebende Differenzialdiagnose stellen!

lassen sich unterscheiden, wenn das Serumkalzium zwar erniedrigt ist, jedoch das Serumphosphat sich als normal oder erniedrigt erweist, d.h. die renalen und skelettalen Rezeptordefekte selektiv/dissoziiert auftreten. Dazu gehört eine weitere Konstellation, nämlich dass die Rezeptormoleküle für Osteoblasten intakt sind, jedoch eine Parathormonresistenz der Osteozyten und der renalen Tubuli vorliegt. In diesem Fall zeigen sich eine Hypokalzämie und eine Hyperphosphatämie, denen sich die Skelettveränderungen des Hyperparathyreoidismus bzw. der renalen Osteopathie hinzugesellen: **Pseudohypohyperparathyreoidismus**. Fehlt zusätzlich die somatische Albright-Symptomatik, dann wird vom **Hypohyperparathyreoidismus** gesprochen.

Dem Pseudohypoparathyreoidismus steht der **Pseudo-Pseudohypoparathyreoidismus** gegenüber, also ein normokalzämischer Pseudohypoparathyreoidismus, d.h. pseudohypoparathyreote Konstitutionsanomalien ohne blutchemische Abweichungen und deren Folgen.

Sowohl der Pseudohypoparathyreoidismus als auch der Pseudo-Pseudohypoparathyreoidismus können in derselben Familie vorkommen (Stögmann u. Oser 1974, Poznanski et al. 1977). Beide genetisch determinierten Krankheitsbilder sind also als Varianten eines „Grundtyps" einzuordnen.

Die *einzelnen* klinischen und bildgebenden Merkmale werden auch bei verschiedenen Erbsyndromen und Gendefekten beobachtet. Jedoch erlaubt das geschilderte *Gesamtbild* die Differenzialdiagnose.

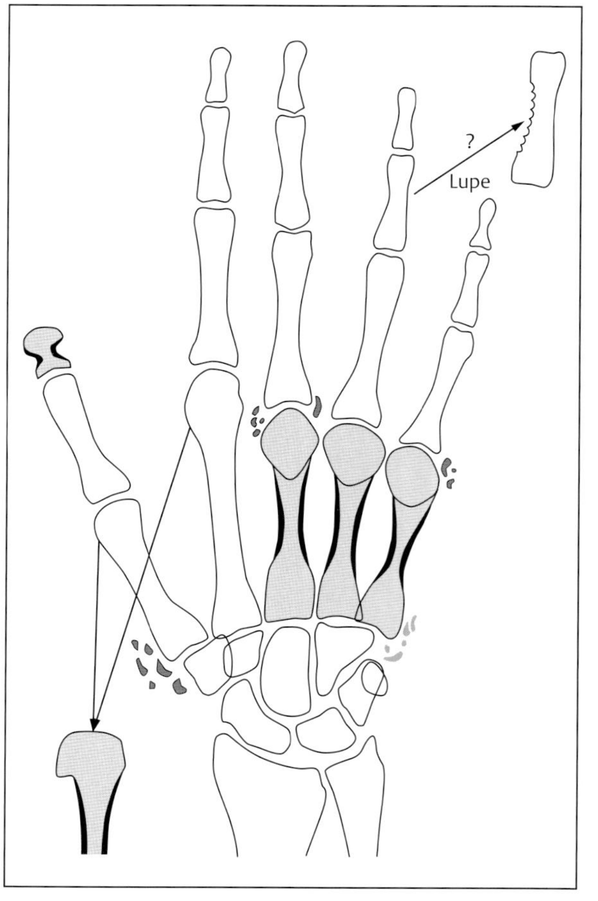

Abb. 11.**108** **Brachymetakarpien und Weichteilverkalkungen sind Röntgenleitbefunde des Pseudohypoparathyreoidismus und des Pseudo-Pseudohypoparathyreoidismus (= brachymetakarpaler bzw. brachymetatarsaler Kleinwuchs).** In abnehmender Häufigkeit werden die Metakarpalia IV, V, I, III und II befallen (Spech u. Olah 1974); vgl. auch Metakarpalzeichen. Brachytelephalangie kommt ebenfalls vor. Epiphysenverformungen gehören gleichfalls (auch ohne Verkürzungen) an der Hand *(linke Pfeile)*, an den Füßen und anderen Knochen, beispielsweise am Femurkopf, zu den pathologischen Abweichungen. Zusätzliche Fragestellung: Röntgenbefunde des Hyperparathyreoidismus (s. Text)?

Fibroostosen/-ostitiden

Fibroostosen und Fibroostitiden (s. Kap. 9 „Enthesiopathien [Insertionstendopathie, Fibroostose, Fibroostitis sive Enthesitis]") sind seltenere Befunde an der Hand. Besondere röntgenmorphologische Beachtung verdient jedoch die **Anspannungsfibroostose des Lig. metacarpeum dorsale** (s. Abb. Abb. 11.**70**) *entweder* als Indikator einer konstitutionellen Dislokation des Metakarpale I im CMC-Gelenk I mit dem Potenzial einer präarthrotischen Deformität *oder* als Folge der Rhizarthrose.

Apatitkrankheit

Manifestationen der Apatitkrankheit (s. Kap. 7 „Dystope Kalziumniederschläge mit Krankheitspotenzial") treten an der Hand als Tendinitis/Peritendinitis/Periarthritis calcarea oder unter der deskriptiven Bezeichnung „Tendopathia/Peritendopathia calcarea" zutage (Abb. 11.**109**). Da die an sich reversiblen Niederschläge des Hydroxyl-)apatits in den straffen fibrösen Gewebestrukturen der Hand (Sehnen, Bändern und fibrösen Gelenkkapseln) und synovitische Reaktionen, beispielsweise nach „Ausbruch" des Kalziumniederschlags aus einer Sehne in ihre Sehnenscheide, nur von einem dünnen Weichteilmantel umgeben sind, zeigen sich die evtl. durch sie ausgelösten schmerzhaften entzündlichen Reaktionen visuell auch an der Handoberfläche als lokale Rötung, Überwärmung und Anschwellung (Abb. 11.**110**). In diesen Fällen ist das Suffix „-itis" auch als Röntgendiagnose berechtigt. Bei reaktionsloser Apatitablagerung ist der Terminus „Tendo- oder Periarthropathia calcarea" jedoch korrekter.

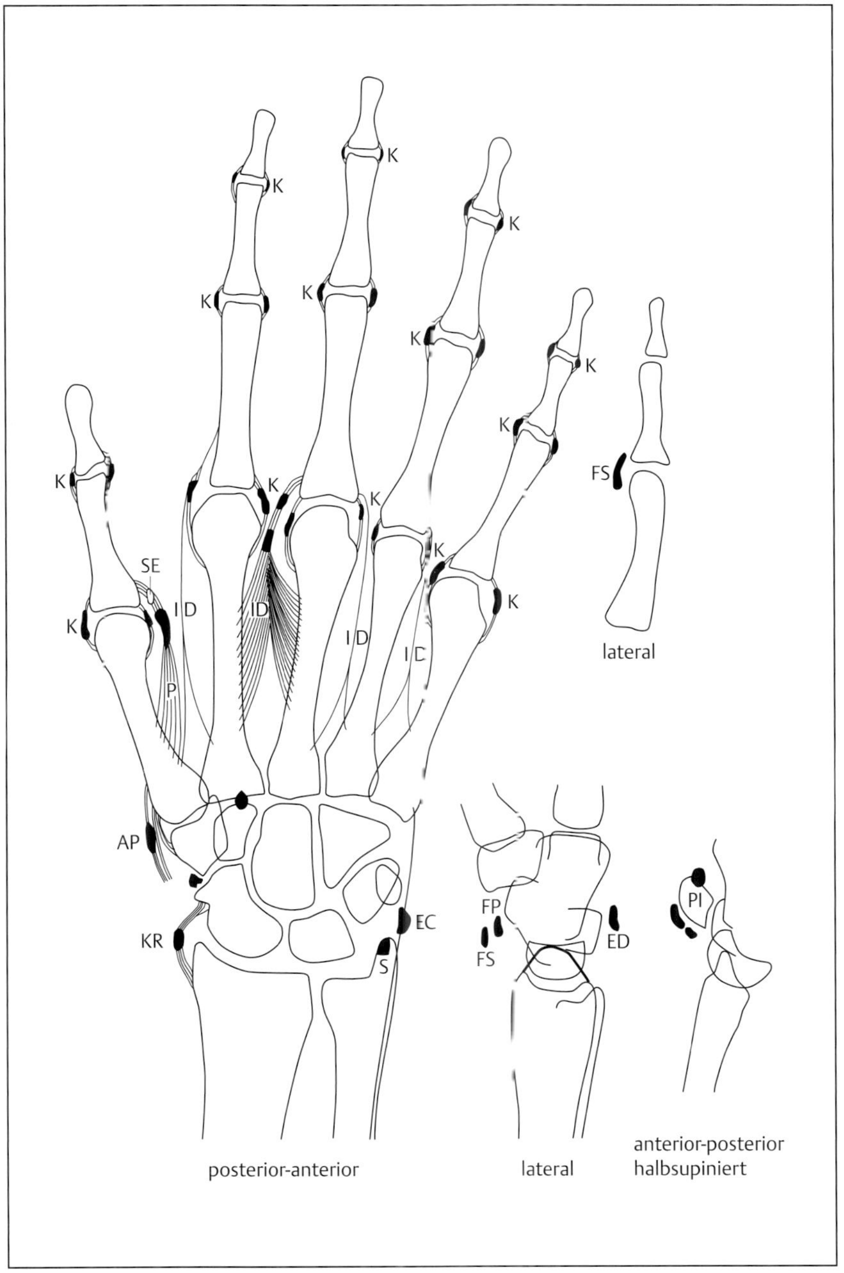

Abb. 11.**109** **Prädilektionsstellen der Tendinitis/Peritendinitis/Tenosynovitis bzw. Tendopathia/Periarthropathia calcarea an der Hand** (zur Ableitung der Nomenklatur s. Text).

Röntgenbefund: Vielgestaltige Weichteilverkalkungen (in Sehnen, Bändern, fibrösen Gelenkkapseln).

Topografie:

- K Fibröse Gelenkkapsel und Kollateralbänder.
- ID Mm. interossei dorsales (Cooper 1942).
- P M. flexor pollicis brevis.
- SE Sesambein.
- AP M. abductor pollicis longus.
- KR Lig. collaterale carpi radiale.
- S Prästyloidrezessus des Radiokarpalgelenks, vgl. Abb. 11.**17** (Kessler u. Silberman 1961).
- EC M. extensor carpi ulnaris.
- FS, FP Mm. flexor digitorum superficialis et profundus (bei akutem Auftreten oft auch röntgenologisch Ödem [Weichteilschwellung] erkennbar).
- ED M. extensor digitorum.
- PI Os pisiforme; Niederschläge von Kalziumverbindungen in seiner Umgebung weisen auf den Befall der Sehne des M. flexor carpi ulnaris hin.

Kalziumsalzniederschläge haben keine Strukturen. Akzessorische Knöchelchen, Sesambeine, traumatische Absprengungen (z. B. aus dem Os triquetrum) und arthrotische Kapselossikel zeigen bei genügender Größe Spongiosastrukturen sowie ganz oder teilweise eine Kortikalis (Lupenbetrachtung!). Die Synovialchondromatose unterscheidet sich von den hier besprochenen Kalziumniederschlägen durch die Vielzahl der kleinen, zirkulär um den Karpus oder/und um die CMC-Gelenke angeordneten verkalkten Synovialchondrome (s. Abb. 11.**102**).

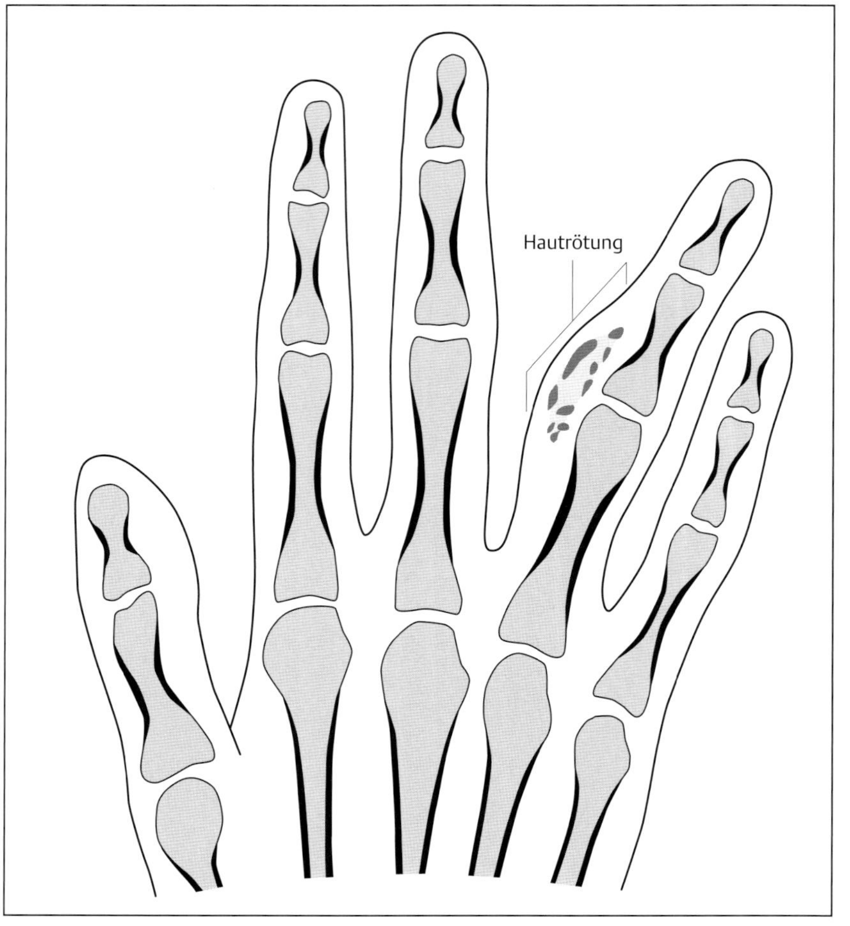

Abb. 11.**110** **Akute Tendi-/Peritendinitis calcarea des Ringfingers.**
Klinisch: Starke Schmerzen, seitenbetonte Schwellung und Rötung der Haut in der Umgebung des PIP-Gelenks IV.
Röntgenbefund: Radial vom PIP-Gelenk des Ringfingers erkennt man eine halbmondförmige, inhomogen dichte Weichteilverkalkung. Exzentrische Weichteilschwellung und leichte Fehlstellung am benachbarten PIP-Gelenk.

Merke:

Die (sub-)akute Tendinitis (Peritendinitis) calcarea in der Umgebung der MCP-Gelenke zeigt sich klinisch an einer mehr oder weniger ausgedehnten Anschwellung des Handrückens.

Weitere Befunde

Karpaltunnelsyndrom

Der Karpalkanal ist eine knöcherne Rinne. Sie wird zum Handrücken hin von Karpalia gebildet. Ihr (proximaler) Eingang liegt zwischen dem Skaphoid und dem Pisiforme; der engere (distale) Ausgang wird radial von der Wand des Trapeziums, ulnar vom Hamulus hamati gebildet. Das Retinaculum flexorum (Lig. carpi transversum) überspannt den Karpalkanal vom Tuberculum ossis scaphoidei und Tuberculum ossis trapezii bis zum Pisiforme und zum Hamulus hamati auf seiner palmaren Seite. Dadurch wird er zu einem osteofibrösen Tunnel mit vorgegebenem Rauminhalt. In diesem Tunnel (Abb. 11.**111**) verlaufen die Flexorensehnen, ihre Sehnenscheiden und der N. medianus. Dieser Nerv reagiert auf eine Substanzvermehrung im Karpaltunnel mit einer Druckschädigung. Dann klagt der Patient über Griffschwäche, Kribbelparästhesien und/oder Taubheitsgefühl sowie nächtlich betonte Schmerzen im 1.-3. Finger. Objektiv ist u. a. die Sensibilität im 1.-3. Finger sowie an der Radialseite des 4. Fingers gestört. Der Daumenballen atrophiert mit der Zeit durch die Beeinträchtigung motorischer Medianusanteile. Sehr selten entwickeln sich im Verlauf „trophische" Hautulzerationen mit Osteolysen an den distalen Phalangen. Das Karpaltunnelsyndrom, das häufigste periphere Nervenkompressions- oder Engpasssyndrom, gibt sich frühzeitig auch elektromyografisch zu erkennen. Nach Traumen (z. B. Fraktur, Luxation bzw. Instabilität) und bei eitrigen Prozessen, z. B. Sehnenscheidenphlegmone oder entzündlich-ödematöser Paratenonschwellung, kann es akut, gewöhnlich innerhalb von Stunden bis Tagen, selten erst nach Wochen, auftreten; viel häufiger entsteht es über die Zeit (chronisch). Das *chronische* Karpaltunnelsyndrom zeigt sich ohne vorangehendes akutes ursächliches Ereignis. An folgende Erkrankungen und Zustände muss beim chronischen uni- oder bilateralen Karpaltunnelsyndrom ursächlich gedacht werden:

- rheumatoide Arthritis (Sehnenscheidenentzündung, Radialrotation des Karpus infolge ulnarer Extensorenschwäche; Schilling 1974)
- Arthritis psoriatica
- systemischer Lupus erythematodes
- eosinophile Fasziitis
- Gichttophus
- Chondrokalzinose (akut, chronisch)
- Apatitkrankheit (akut, chronisch)
- Sarkoidose
- karpale Arthrose
- *Hypothyreose*

- Akromegalie
- *Amyloidose* (z. B. als Spätkomplikationen der Hämodialyse)
- Tumoren des distalen Radius
- Weichteiltumoren im Karpalkanal, beispielsweise Lipome, neurogene Tumoren und Hämangiome
- extraossäre Ganglien
- Mukopolysaccharidose I-S (Scheie-Krankheit)
- familiäres, also vererbtes Auftreten (Gray et al. 1979)

Das Karpaltunnelsyndrom ist bei anatomischen Varianten, nämlich bei abnorm proximalem Ursprung eines Lumbrikalmuskels (Eriksen 1973), bei akzessorischen Karpalknöchelchen, bei angeborener Karpalstenose (s. Dekel et al. 1980), aber auch bei Gravidität und nach der Entbindung beobachtet worden (Ödem, venöse Stase), desgleichen bei Narben nach operativen Eingriffen und Traumen sowie durch Sehnenscheidenfibrosen (s. u.).

! *Merke*
Bei jedem therapieresistenten und/oder ätiologisch unklaren Karpaltunnelsyndrom sollte die a.-p. Röntgenaufnahme des *Ellenbogens* angefertigt werden!

Ursache einer Medianuskompression kann nämlich auch der *Processus supracondylaris* und das von seiner Spitze ausgehende, zum Epicondylus medialis humeri ziehende Struthers-Ligament sein. Der Processus supracondylaris ist ein phylogenetisch bedingter (atavistischer) Knochensporn am Margo medialis des distalen Humerus. Sporn und Band bilden einen osteofibrösen Ring, durch den der N. medianus zieht und wo er komprimiert werden *kann* (s. Abb. 12.**1**). Die **Kompressionsneuropathie des proximalen N. medianus** geht allerdings nicht nur auf den Processus supracondylaris und das Struthers-Band zurück, sondern es gibt einen 3. Kompressionsmechanismus. Dieser gibt sich an Pronationsschmerzen, -parästhesien und -hypästhesien vor allem des 3. und 4. Fingers zu erkennen, wenn die Pronation des Unterarms gegen Widerstand erfolgt. Außerdem lässt sich dann ein lokaler Schmerzpunkt im Unterarm unter dem M. pronator teres feststellen. Der in diesem Zusammenhang gebrauchte Ausdruck **„Pronator-teres-Syndrom"** (Bayerl u. Fischer 1979) weist daraufhin, dass die engen topografischen Beziehungen des proximalen N. medianus zu den beiden variablen Köpfen des M. pronator teres und zur sog. Superfizialisbrücke – einer scharfkantigen sehnigen Verbindung zwischen dem humeroulnaren und radialen Ursprung des M. flexor digitorum superficialis – zu einer proximalen Medianuskompression führen *können*.

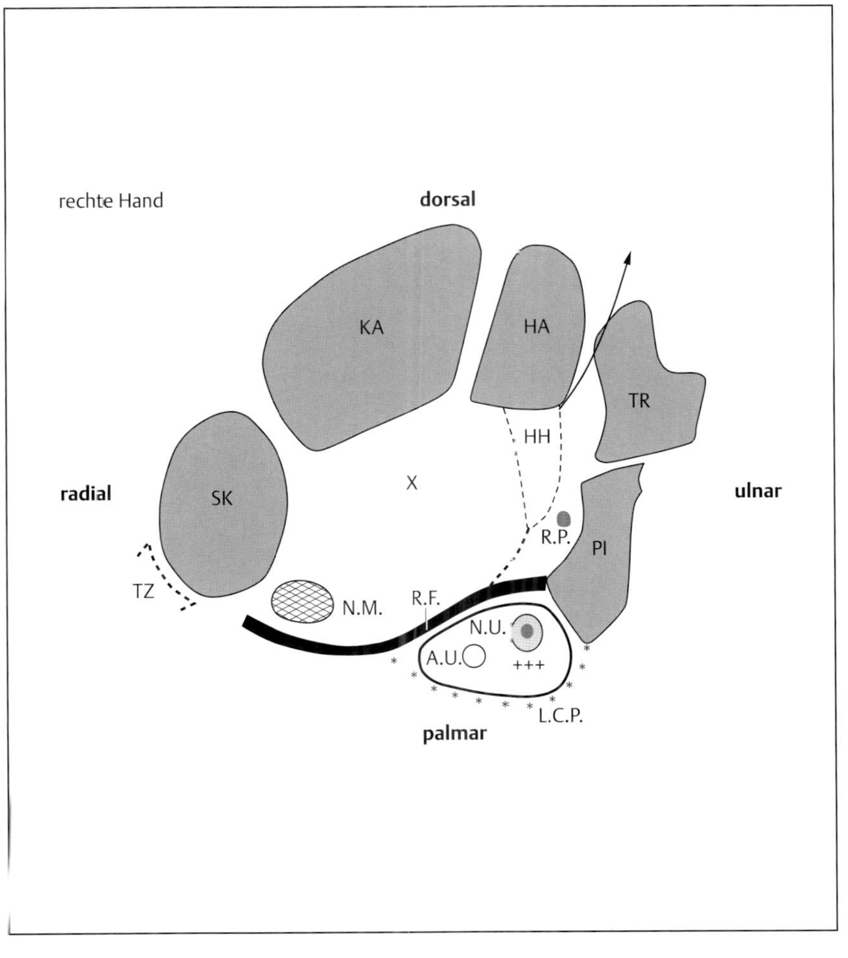

Abb. 11.**111** **Topografische Informationsskizze des Karpaltunnels und der Guyon-Loge** (vereinfacht nach: Tillmann u. Töndury 1987, Schmitt u. Lanz 1996).
PI Schnitt in Höhe des Os pisiforme.
N.M. N. medianus.
R.F. *(durchgezogen)* Retinaculum flexorum (= Lig. carpi transversum).
N.U. N. ulnaris.
A.U. A. ulnaris.
X Bereich der durchziehenden Flexorensehnen im Karpaltunnel.
Karpalia:
TZ Trapezium (Tuberculum ossis trapezii).
SK Skaphoideum (Tuberculum ossis scaphoidei).
KA Kapitatum.
HA Hamatum.
TR Triquetrum.
+++ **Guyon-Loge** (L.C.P. = Lig. carpi palmare = Dach, R.F. = Boden, PI = mediale Begrenzung).
HH Distaler Schnitt in Höhe des Hamulus hamati *(gestrichelt, Ausschnitt)*.
dicker gestrichelt Verlauf vom R.F. in dieser Ebene; es bildet hier mit dem Hamulus die ulnare Wand.
R.P. R. profundus n. ulnaris in unmittelbarer Nähe des Hamulus hamati (pathoanatomisches Risiko!).

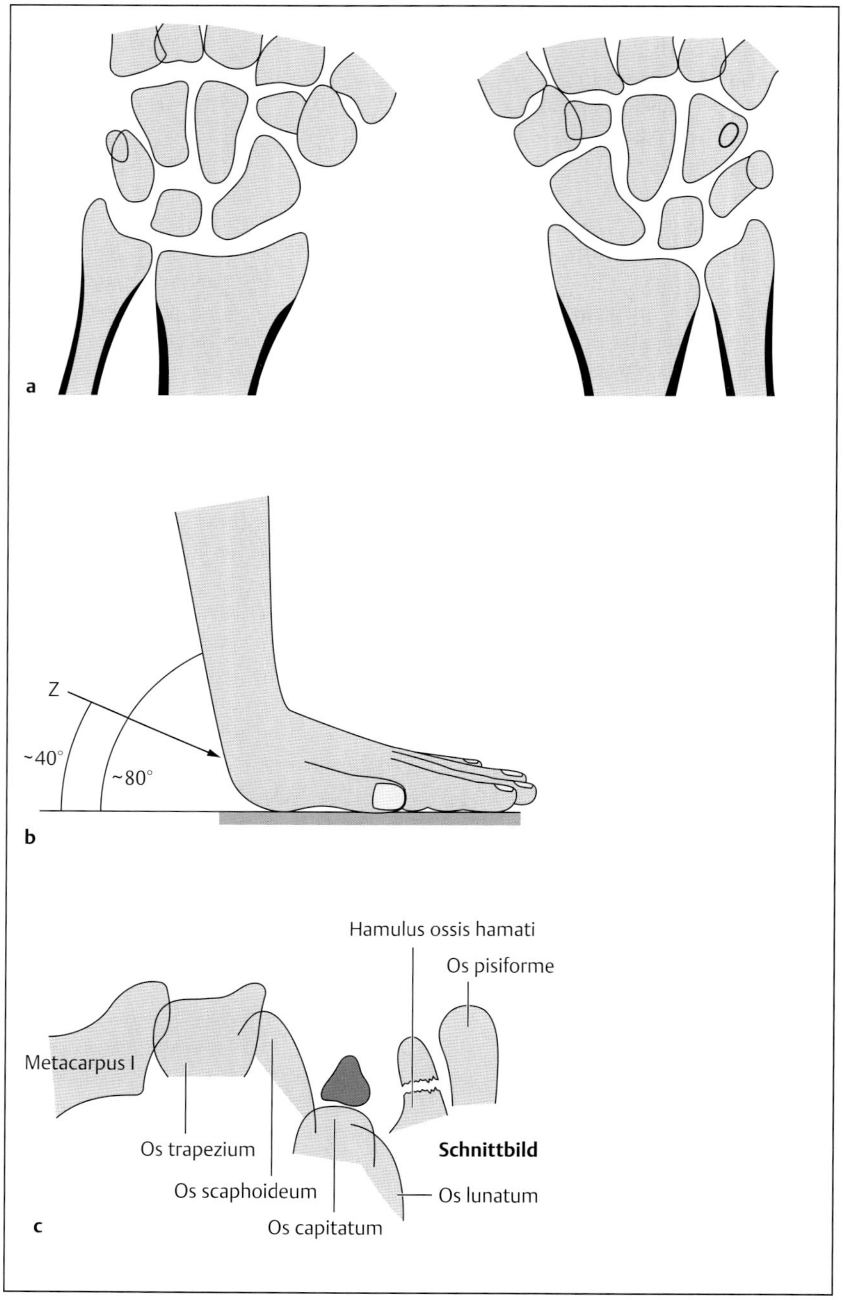

Abb. 11.**112a–c Spezielle projektionsradiografische Informationen über den Karpalkanal.**
a „Fehlender" Hamulus hamati. *Differenzialdiagnose* bei (akuter) Traumaanamnese: Hamulusfraktur wahrscheinlicher als Hamulusaplasie/-hypoplasie; persistierender Hamulusknochenkern (physiologische Verschmelzung bis zum 15. Lebensjahr abgeschlossen); Hamuluspseudarthrose nach „alter" Fraktur (Anamnese?). *Sicherung durch CT oder MRT erforderlich.* Ähnlich zu bewerten sind folgende projektionsradiografischen Befunde: Hamulusverdichtung; Verdünnung oder partieller „Schwund" der Hamuluskortikalis (projektionsbedingt infolge Achsenabweichung des frakturierten Hamulus?).
b und **c Einstelltechnik und Projektionsbild des Karpalkanals** (Bernau 1990) zur ökonomischen Erlangung von Grobinformationen. *Schwarz:* akzessorisches Knöchelchen (Diller u. Lamoth 1966; Z = Zentralstrahl [Achse] des Nutzstrahlenbündels der Röntgenstrahlen).

Die **Bildgebung beim Karpaltunnelsyndrom** beginnt mit der Röntgenuntersuchung des Handgelenks (p.-a. und streng seitlich) als Basisinformation. Einen genauen Einblick in die Anatomie und Pathomorphologie des Karpaltunnels vermittelt jedoch erst die CT (Abb. 11.**112**) und vor allem bei vermuteten Weichteilläsionen die MRT. Dadurch ist die dorsopalmare tangentiale Röntgenaufnahme des Karpalkanals bei maximaler Überstreckung des Unterarms und schräg (~40°) von proximal eintretendem Zentralstrahl wegen ihres eingeschränkten Informationsgehalts weitgehend obsolet geworden (vgl. Abb. 11.**112**). Der Einsatz der **CT** hat Präferenz beim Verdacht auf eine knöcherne Tunneleinengung bzw. Verletzung, z. B. bei Fraktur oder Pseudarthrose des Hamulus hamati, sowie bei Kalziumniederschlägen.

Mittels **MRT** sind die makroanatomischen Abweichungen des N. medianus bzw. der Sehnen/Sehnenscheiden zu erfassen:

- Normal: Der N. medianus gibt bei T1-Gewichtung etwas stärkere Signale als die Sehnen des Tunnels. Bei T2-Gewichtung steigt die Signalintensität gegenüber der T1-Gewichtung nur leicht an.
- Karpaltunnelsyndrom:
  - proximale Schwellung des N. medianus (> 10 mm^2 Querschnittfläche nach Q = ¼ lange Achse · kurze Achse · des Querschnitts π)

- distale Abflachung (Kompression) des N. medianus, Abflachverhältnis R = a/b < 2–4
- erhöhte Signalintensität des N. medianus besonders bei T2-Gewichtung (Ödem als Kompressionsfolge)
- vermehrte Palmarvorwölbung des Retinaculum flexorum
- Hyperintensität von Sehnen (Ödem) und Sehnenscheiden (Erguss) der Flexoren im Tunnel
- Signalarmut des N. medianus beim chronischen Karpaltunnelsyndrom auch bei T2-Gewichtung (Atrophie, evtl. auch Sehnenscheidenfibrose)

▶ *Postoperative* hohe Signalintensität des N. medianus auf T2-gewichteten Sequenzen *und* gleichzeitige Abflachung (= kompressionsbedingtes Ödem), z.B. infolge unvollständiger Spaltung des Retinaculum flexorum. Alleinige Schwellung des Nervs bleibt evtl. auch nach erfolgreicher operativer Dekompression bestehen. Bei ineffektivem operativem Eingriff kann die verstärkte Signalintensität des N. medianus ohne seine Verformung auf eine persistierende Neuritis hinweisen. Überschießendes postoperatives Narbengewebe führt manchmal zum Misserfolg (Angaben nach Schmitt u. Lanz 1996).

Der N. ulnaris und die Vasa ulnaria verlaufen außerhalb des Karpalkanals im Ulnaristunnel (Synonym: **Guyon-Loge**; s. Abb. 11.**111**). An der medialen Begrenzung dieses Tunnels beteiligt sich vor allem das Os pisiforme. Die laterale Wand wird von Anteilen des Retinaculum flexorum und distal außerdem vom Hamulus ossis hamati aufgebaut. Seine dorsale Wand bilden das Retinaculum flexorum und die Ligg. pisohamatum und pisometacarpeum, sein (palmares) Dach das Lig. carpi palmare sowie der M. palmaris brevis. Unmittelbar *vor* oder *im* proximalen Abschnitt des Tunnels teilt sich der N. ulnaris in seinen oberflächlichen und seinen tiefen Ast. Am (distalen) Tunnelausgang verläuft der tiefe Nervenast eng am Hamulus hamati vorbei.

Die mechanische Beeinträchtigung des N. ulnaris führt zum **Ulnarissyndrom**. Es äußert sich, je nach Lokalisation der Nervenschädigung in der Loge, an Sensibilitätsdefiziten des 4. und 5. Fingers, und motorische Ausfälle geben sich vor allem an den Hypothenarmuskeln und den Mm. interossei zu erkennen. Ursächlich kommen infrage:

- ▶ akute Traumen
- ▶ chronische traumatisierende Verrichtungen und Vorrichtungen (z.B. Schraubwerkzeuggebrauch, Gehhilfen)
- ▶ posttraumatische pathologische Folgen (überschießender Kallus oder Pseudarthrose des Hamulus hamati)
- ▶ postoperative Zustände (Narben)
- ▶ Kalziumsalzablagerungen
- ▶ anatomische Varianten
- ▶ raumfordernde Prozesse, wie Ganglien, Tumoren oder Aneurysmen

Karpometakarpalbuckel

Der CMC-Buckel (engl.: Carpal Boss; Artz u. Posch 1973) gibt sich bei der Betrachtung des Handrückens als eine Vorwölbung über den Basen der Metakarpalia III und/oder II zu erkennen. Bei der Palpation dieser schmerzhaften oder asymptomatischen Vorwölbung erweist sie sich als „knochenhart", hat also eine andere Konsistenz als Weichteilganglien. Der CMC-Buckel entsteht einerseits posttraumatisch. Bei den meisten Beobachtungen dürften andererseits jedoch (berufliche) repetitive mikrotraumatische Einwirkungen auf die Verankerung der starken dorsalen Bandsicherungen zwischen Karpalia und Metakarpalia die deformierenden Ossifikationen auslösen (Abb. 11.**113**). Gelegentlich stellen sich die Verformungen „arthroseähnlich", z.B. mit zusätzlichen marginalen Osteophyten, dar.

Skaphoidfettstreifen

Der Skaphoidfettstreifen (Lorenz u. Fiedler 1982) spiegelt eine Baufettlage wider, die daumenwärts und parallel zum Os scaphoideum einen streifigen oder dreieckförmigen Schwärzungsbereich im Röntgenbild hervorruft – bei der überwiegenden Mehrzahl der Erwachsenen, weniger oft im Wachstumsalter, ist er zu erkennen (Abb. 11.**114**). Sein morphologisches Substrat ist eine Fettlage zwischen dem Lig. collaterale carpi radiale, das vom Griffelfortsatz des Radius zieht, und der gemeinsamen Sehnenscheide der Mm. abductor pollicis longus und extensor pollicis brevis. Dieser Schwärzungsstreifen wird wasseräquivalent, d.h. auf dem Röntgenbild unsichtbar, wenn ihn Blut durchtränkt oder ein Ödem erfasst, beispielsweise bei Skaphoidfrakturen oder (eitrigem) Exsudat von Entzündungen/Arthritiden seiner nahen Umgebung. Außerdem kann er konvexbogig verlagert und evtl. unscharf konturiert werden, wenn ein Erguss im Radiokarpalgelenk oder niedergeschlagenes Amyloid die Gelenkkapsel ausspannt und sie sich vorwölbt (s. Abb. 6.**28**).

Pronator-quadratus-Zeichen

Das Pronator-quadratus-Zeichen (Abb. 11.**115**) ist ein physiologischer Weichteilbefund, mit dessen Hilfe krankhafte Veränderungen im antebrachiokarpalen Übergangsbereich bestätigt oder sogar erst röntgenologisch erkannt werden (vgl. S. 410).

Der M. pronator quadratus zieht von der distalen Ulnavorderfläche zur Radiusvorderfläche. Ihm liegt eine Schicht fetthaltigen Bindegewebes auf, die ihn von den Sehnen der Hand- und tiefen Fingerbeuger trennt. Da Fettgewebe die Röntgenstrahlen weniger schwächt als die übrigen Weichteile, erscheint diese fetthaltige Trennungsschicht auf der streng seitlichen Röntgenaufnahme als „schwarzer" schmaler Streifen – Pronator-quadratus-Zeichen – zwischen dem Pronator quadratus und den Beugern (evtl. Vergleich mit der Gegenseite). Nach *Traumen* des distalen Unterarms und benachbarter Karpalia, beispielsweise Frakturen, palmaren Infraktionen, Fissu-

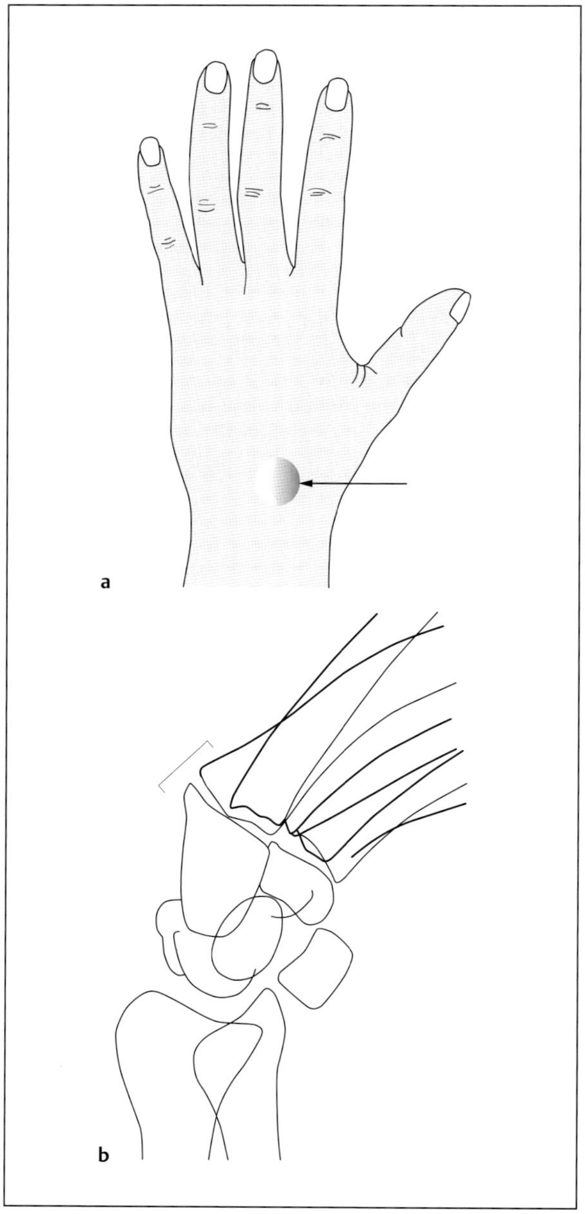

Abb. 11.**113a, b** **CMC-Buckel (Artz u. Posch 1973).**
a **Visueller Aspekt des CMC-Buckels** *(Pfeil)* an der Basis des Metakarpale III (II).
b **Röntgenbefund beim CMC-Buckel** *(markiert)* auf der *seitlichen ulnoradialen* Aufnahme in Palmarflexion. Die knöcherne Prominenz ist an der Basis des Metakarpale III und des Os capitatum entstanden. Manchmal liegt ein kleines Ossikel in dem Spalt zwischen den beiden Knochenvorwölbungen (nicht eingezeichnet).

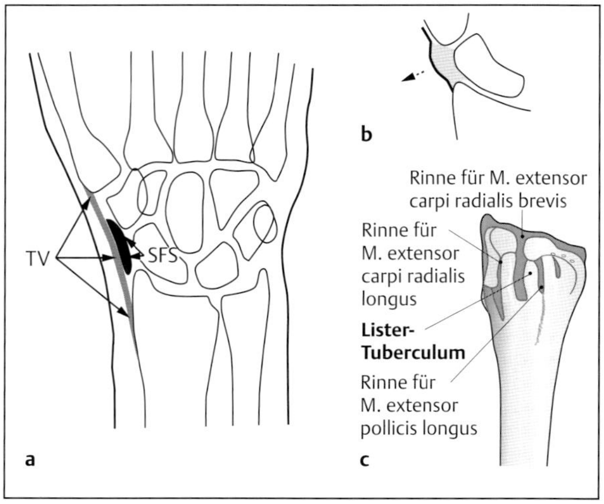

Abb. 11.**114a–c** **Skaphoidfettstreifen (SFS).**
a **Daumenwärts vom Os scaphoideum gelegene Fettlage** (Schwärzungszone), die zwischen dem Lig. collaterale carpi radialis und der im 1. Sehnenfach befindlichen gemeinsamen Sehnenscheide (TV) der Mm. abductor pollicis longus und extensor pollicis brevis liegt *(Pfeile)*.
b **Die Kapseldistension durch einen Erguss oder Amyloidniederschlag im Radiokarpalgelenk verlagert den SFS bogig** (in Richtung des *gestrichelten Pfeils*).
c Auf der Rückseite des distalen Radius befinden sich mehrere Rinnen für Extensorensehnen und deren Sehnenscheiden. Zwischen der Rinne für den M. extensor pollicis longus (im 3. Sehnenfach) und der Rinne für den M. extensor carpi radialis brevis (im 2. Sehnenfach) befindet sich eine auffallende knöcherne Leiste (**Lister-Tuberculum**, **Tuberculum dorsale radii**). Diese Leiste dient auf axialen Schnittbildern (MRT, CT) als Landmarke für die Einordnung der Sehnen und Sehnenscheiden. Die Sehne des M. extensor pollicis longus überkreuzt die Sehnen der Mm. extensor carpi radialis longus et brevis. An der Überkreuzungsstelle können diese Sehnenscheiden miteinander kommunizieren (vgl. Intersektionssyndrom).

ren, Epiphysenlösungen, aber auch bei Distorsionen, die mit einem tiefen Hämatom einhergehen, werden häufig die palmaren Weichteile des Unterarm-Hand-Übergangs verdickt und damit auch die beschriebene Fettlage verschoben und verformt. Das Ödem (Exsudat) entzündlicher Prozesse im Karpoantebrachialbereich kann die Fettschicht durchsetzen. Sie wird dadurch wasseräquivalent wie die übrigen Weichteile und deshalb ganz oder teilweise ausgelöscht oder deformiert. Außerdem führt die Volumenzunahme zu einer Verbreiterung der gesamten palmaren, karpoantebrachialen Weichteile. Nach Abheilung der krankhaften Veränderungen tritt das Pronatorquadratus-Zeichen wieder zutage. Manchmal bleibt eine Verformung des Schwärzungsstreifens zurück.

Türmchenexostose

Die Türmchenexostose (Wissinger et al. 1966) entsteht als Folge einer geringfügigen *offenen*, aber primär heilenden Verletzung an der *Dorsalseite* der Fingergrund- oder -mittelphalanx. Dabei muss das Periost perforiert worden sein, und danach muss sich ein subperiostales Hämatom gebildet haben. Dieses subperiostale Hämatom verknöchert multifokal, und posttraumatisch wird nach etwa ½ Jahr die solide „ausgereifte" Türmchenexostose im Röntgenbild sichtbar (Abb. 11.**116**).

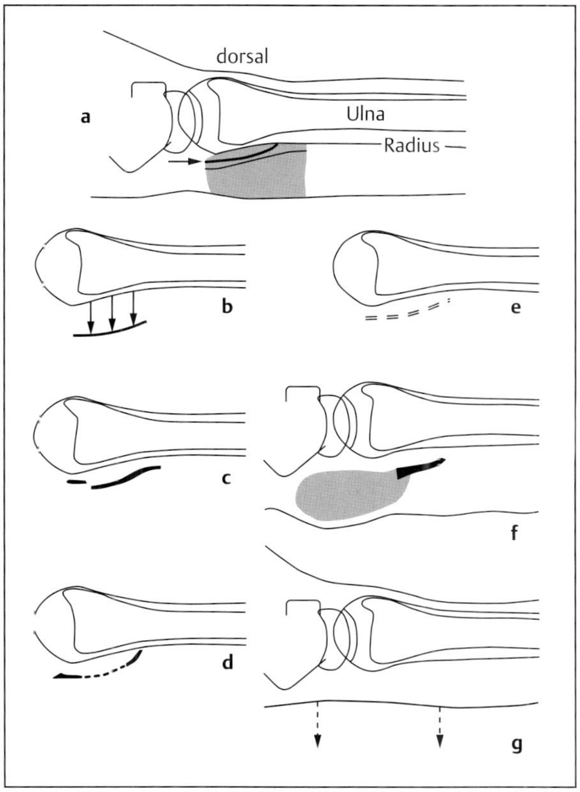

Abb. 11.**115a–g** **Pronator-quadratus-Zeichen (PQZ).** Veränderungen des PQZ bei Traumen (Hämatom) und Erkrankungen des distalen Unterarms und der Handwurzelregion (b–g).

a **Normaler röntgenologischer Aspekt** der fetthaltigen Bindegewebsschicht, die dem M. pronator quadratus aufliegt (= Pronator-quadratus-Zeichen = „schwarzer Streifen“ = *Pfeil*).

b **Verlagerung des PQZ.**

c **Stufenbildung im PQZ.**

d **Unscharfer, wie „verwaschen“ erscheinender mittlerer Abschnitt des PQZ.**

e **Auffaserung (Aufsplitterung) des PQZ.**

f **Entzündung der Vagina synovialis communis m. flexorum**, beispielsweise im Verlauf der rheumatoiden Arthritis. Die entzündlich geschwollene Sehnenscheide *(gepunktet)* stellt sich röntgenologisch als Weichteilverdickung und -verdichtung dar, die das PQZ verkürzen, verdicken und nach distal konkav verformen kann. *Die MRT liefert genauere Informationen.*

g **Vollständige (oder auch nur teilweise) Auslöschung des PQZ** nach Durchtränkung mit Ödem- oder Blutflüssigkeit. Die *gestrichelten Pfeile* zeigen die Ausdehnungsrichtung der Unterarmweichteile an.

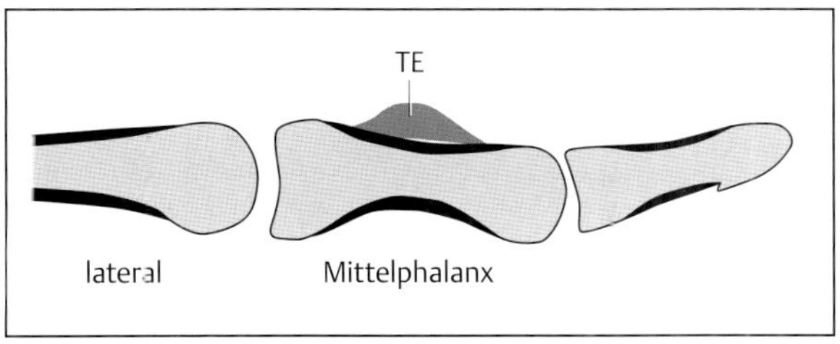

Abb. 11.**116** **„Ausgereifte“ Türmchenexostose** (TE; s. Text).

Gelenktraumen

Die Vor- und Mittelhand sind die gestaltenden Kontaktorgane zur Umwelt. Deren feste Elemente, die Phalangen (Abb. 11.**117**) und Metakarpalia, sowie ihre Verbindungen, die Gelenke, sind daher vielfältigen mechanischen Kräften ausgesetzt. Wenn diese deren Festigkeit und Elastizität überschreiten, werden sie zum Trauma, das sich im Extrem mit Kontinuitätstrennung bzw. Dislokation offenbart.

Isolierte Karpalfrakturen

Skaphoidfraktur

Unter den isolierten **Karpalfrakturen** ist die *Skaphoidfraktur* die häufigste knöcherne Verletzung des Karpus. Eine fehlende Ruhigstellung oder ein Übersehen einer Dislokation der Fraktur birgt die Gefahr der Pseudarthrose und/oder der ischämischen Nekrose des proximalen Fragments.

Skaphoidfrakturen (Abb. 11.**118**) entstehen durch Hyperextension; die dorsale Radiuskante soll dabei als Hypomochlion dienen. Neben einem Druckschmerz in der Tabatière wird ein Bewegungsschmerz angegeben. Außerdem gilt:

> **! *Merke***
> Beugt man die MCP-Gelenke II-V und die PIP-Gelenke II-V, so laufen die Achsen dieser aneinander gepressten Finger auf das Os scaphoideum zu. Ein in der Längsachsenverlängerung über dem proximalen Thenar ausgelöster Druckschmerz weist daher auf eine Kahnbeinläsion hin.

Abb. 11.**117a–c So genannter Mallet-Finger (Sehnen[-aus-]risse der Fingerstrecker).** Der Streckapparat des Fingers (1) ist durch ein Hyperflexionstrauma, z. B. beim Ballspiel (vor allem Baseball), ausgefallen. Dadurch kommt es im DIP-Gelenk zu einer Beugung von etwa 30° (durch den Zug des tiefen Beugemuskels, 2). Eine *aktive* Streckung im DIP-Gelenk ist nicht möglich.

a Sehnenruptur.

b Knöcherner Strecksehnenausriss mit kleinem intraartikulärem Fragment.

c Chondroepiphysenlösung. Die Dislokation ist sowohl die Folge des Extensoren- als auch des Flexorenzugs.

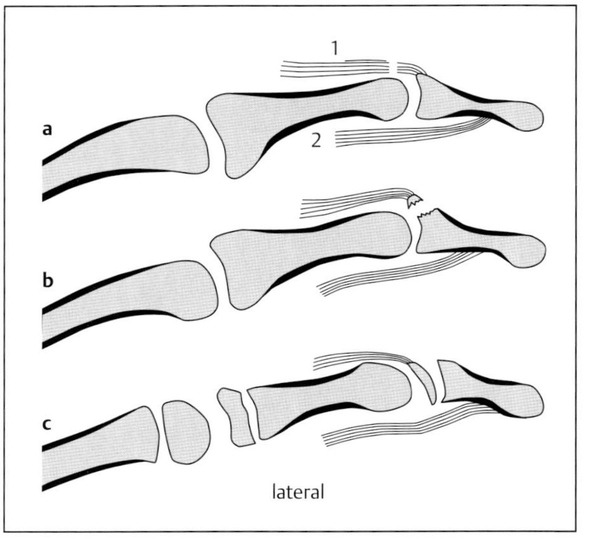

Abb. 11.**118 Synopsis der Handtraumen mit obligater oder potenzieller Gelenkbeteiligung** (Gelenkkapsel und Ligamente teilweise eingezeichnet).

Besondere Hinweise:

RO Rolando-Fraktur am Metakarpus I.

BE Bennett-Luxationsfraktur des Metakarpale I (s. Text).

IL Irreponible Luxation im MCP-Gelenk I, da der Metakarpuskopf durch einen volaren Kapselriss zur Beugeseite ausgetreten ist.

EB Extraartikuläre Basisfraktur des Metakarpale I.

SF Sesambeinfraktur; Vergleich mit der gesunden Seite, da 2-geteilte Sesambeine vorkommen.

SK 1 Die häufigste Skaphoidfrakturlinie liegt gering distal von der Skaphoidmitte und verläuft quer *(Pfeile)*.

SK 2 Senkrecht schräg verlaufende Frakturlinie.

SK 3 Waagerecht schräg verlaufende Frakturlinie.

KL CMC-Luxation, typischer Aspekt auf der dorsovolaren Röntgenaufnahme.

T Charakteristischer dorsaler Triquetrumausriss, röntgenologische Differenzialdiagnose gegenüber dem atraumatischen Accessorium epitriquetrum (de Cuveland 1955) und Abriss des Lunatumhinterhorns.

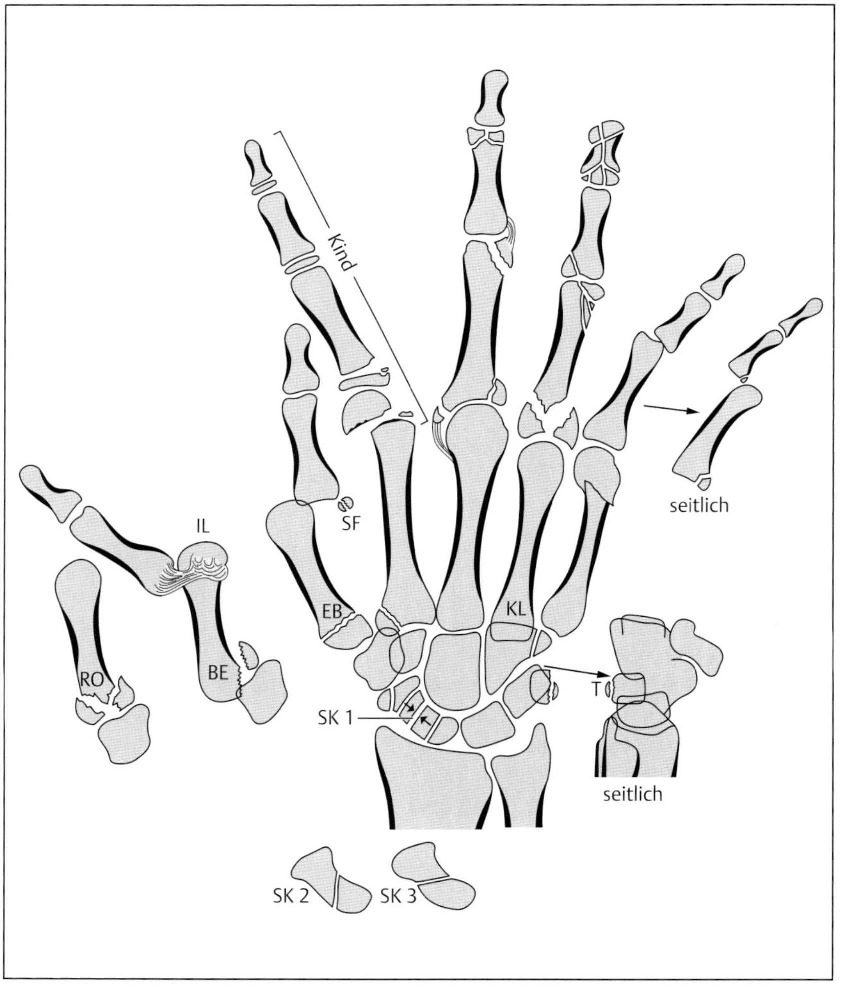

Auch bei versäumter Ruhigstellung bilden sich klinische Beschwerden häufig rasch zurück. Deshalb muss der primäre Nachweis beziehungsweise der Ausschluss einer Skaphoidfraktur erfolgen, evtl. durch die Anwendung von Schnittbildverfahren. Es werden Frakturen durch das mittlere, das proximale und das distale Drittel des Os scaphoideum unterschieden, deren Frakturverlauf von vertikal über quer nach horizontal variieren kann. Am häufigsten ist der quere Frakturverlauf senkrecht zur Längsachse des Os scaphoideum im mittleren Drittel. Das Skaphoid ist fast vollständig von Hyalinknorpel überzogen. Die wesentlichen ernährenden Gefäße treten von distal über sein Tuberkulum in das Os scaphoideum ein und versorgen den proximalen Skaphoidpol von distal her. Je weiter proximal eine Skaphoidfraktur verläuft, desto höher ist das Risiko einer ischämischen Knochennekrose und einer Pseudarthrose.

Ein wesentliches Risiko für das Entstehen einer Pseudarthrose ist neben der Lokalisation der Fraktur das zunehmende Ausmaß einer möglichen Dislokation. Dies berücksichtigt eine Klassifikation der Skaphoidfrakturen in 4 Gruppen:

- nicht dislozierte Skaphoidfraktur ohne erkennbaren Bruchspalt
- nicht dislozierte Skaphoidfraktur mit erkennbarem Bruchspalt
- inkongruente Dehiszenz des Frakturspalts meist im dorsalen Anteil der Fraktur
- dislozierte Fraktur mit Achsenverschiebung und Kortikalisversatz, meist mit palmarer Abkippung des distalen Fragments („*Hump-Back*"-Deformität)

Im Rahmen von Skaphoidfrakturen kann es zur Interposition von Kortikalisfragmenten in den Frakturspalt kommen. Ein relatives Instabilitätszeichen sind multiple kleine Fragmente im angrenzenden Radio- oder Mediokarpalgelenk. Diese kleinen Kortikalisfragmente werden manchmal auch in das Gelenkkavum disloziert. Ähnlich wie bei distalen Radiusfrakturen können Spongiosatrümmerzonen mehr oder weniger zentral im Skaphoid entstehen.

Skaphoidfrakturen sind oft röntgenokkult, d.h. auf Übersichtsaufnahmen in 2 Ebenen nicht erkennbar. Deshalb erfordert der Verdacht auf Skaphoidfraktur spezielle Röntgenaufnahmen. Zusätzlich zu den Übersichtsaufnahmen wird eine auf das Kahnbein zentrierte und eingeblendete Aufnahme mit 45° Supination und Ulnarduktion sowie 45° dorsaler Extension angefertigt („Stecher"-Aufnahme). Hierbei wird die nach palmar gekippt verlaufende Skaphoidachse teilweise aufgerichtet und ein möglicher Bruchspalt annähernd parallel zum Zentralstrahl ausgerichtet. Indirektes Zeichen einer Skaphoidfraktur oder einer anderen knöchernen Verletzung, wie Fraktur des Processus styloideus radii oder der Basis des Metakarpale I, kann die Auslöschung des **Skaphoidfettstreifens** (vgl. Abb. 11.**114**) sein. Der Skaphoidfettstreifen stellt sich besonders deutlich auf digitalen Röntgenaufnahmen dar.

Bei weiter bestehendem klinischem Verdacht auf Skaphoidfraktur – Druckschmerz in der Tabatière – sollte bei negativem Röntgenbefund eine Mehrschicht-CT mit hoher Auflösung, d.h. mit einer Schichtdicke ≤ 0,5 mm und überlappender Rekonstruktion, durchgeführt werden. In seltenen Fällen bringen auch Sekundärrekonstruktionen einer hochaufgelösten CT keine Frakturlinie zur Darstellung. Eine MRT könnte dann die bisher okkulte Fraktur durch wassersensitive Sequenzen oder nach Kontrastmittelgabe abbilden. Allerdings ist nur die hochaufgelöste CT in der Lage, die exakte Morphologie einer Skaphoidfraktur, interponierte Fragmente, eine Spongiosatrümmerzone oder geringe Dislokationen genau abzubilden.

! Merke

Die hochaufgelöste Mehrschicht-CT ist bei Skaphoidfrakturverdacht in *jedem* Fall erforderlich und kommt im diagnostischen Stufenplan *vor* der MRT.

Die Wiederholung einer negativen Diagnostik durch Projektionsradiografien nach 1–2 Wochen (Resorptionstendenz der Trümmerzone am Frakturrand) sollte der Vergangenheit angehören. Bei klinischem Verdacht muss eine Skaphoidfraktur primär nachgewiesen oder sicher ausgeschlossen werden und eine computerassistierte Schnittbilddiagnostik erfolgen.

Triquetrumfraktur

Bei Triquetrumfrakturen handelt es sich in 90% der Fälle um Kapsel-Band-Avulsionsfrakturen aus dem dorsalen Os triquetrum (s. Abb. 11.**118**). Nur selten ist das Os triquetrum von queren Frakturen betroffen. Manchmal kommt es nicht nur zu Bandausrissen, sondern auch zu Abscherverletzungen am Processus styloideus ulnae. Neben einem dorsalen Druckschmerz über dem ulnaren Aspekt des Handgelenks ist die Beugung im Handgelenk schmerzhaft. Das genau seitlich eingestellte Projektionsradiogramm des Handgelenks zeigt die schalenförmige Absprengung aus dem dorsalen Os triquetrum.

Frakturen der übrigen Karpalia

Isolierte Frakturen der übrigen Karpalia sind sehr selten. Die *Fraktur des Hamulus ossis hamati* (vgl. Abb. 11.**112**) kann projektionsradiografisch nicht immer dargestellt werden und erfordert in diesem Fall bei klinischem Verdacht eine CT oder MRT. Die Fraktur des Hamulus ossis hamati kann zu Irritationen des tiefen Astes des N. ulnaris (vgl. Abb. 11.**111**) führen. *Kapitatumfrakturen* setzen in der Regel eine direkte Gewalteinwirkung voraus. Durch indirekte Gewalteinwirkung von den Mittelhandknochen her kann es zur Beteiligung des Os hamatum, des Os trapezoideum und des Os trapezium kommen. Frakturen des Os lunatum sind selten und betreffen Avulsionsverletzungen der Lunatumhörner. Außerdem kann es zum knöchernen Ausriss des skapholunären Bandes aus dem Os lunatum kommen. Fragmentationen am Os lunatum sind fast immer Folge einer Lunatumnekrose.

Distale Radiusfraktur

Die distale Radiusfraktur (loco typico) ist die häufigste Fraktur des Erwachsenen. Sie entsteht meist als Folge eines Sturzes auf den ausgestreckten Arm. Der Frakturverlauf und der Schweregrad der Fraktur sind von der Stärke und der Richtung der einwirkenden Kraft – Extension versus Flexion, Ulnarduktion versus Radialduktion – sowie von der Knochenstabilität abhängig. Neben dem häufigen Abriss des Processus styloideus ulnae zählen zu weiteren Begleitverletzungen die Ruptur des skapholunären Bandes, eine Avulsionsfraktur des Os triquetrum, eine Pisiformefraktur oder eine Skaphoidfraktur.

Folgende Bruchtypen sind bekannt (Abb. 11.**119**):

- *Colles-Fraktur* mit nach dorsal abgekipptem distalem Radiusfragment nach Hyperextension und Stauchung
- *Smith-Fraktur* mit nach palmar abgekipptem distalem Radiusfragment nach Hyperflexion und Stauchung
- *Barton-Fraktur* mit dorsalem Radiuskantenfragment nach dorsalem Radiusrandbruch durch Hyperextension und Stauchung
- *„umgekehrte" (reverse) Barton-Fraktur* mit palmarem Radiusrandbruch durch Hyperflexion und Stauchung
- *Chauffeur-Fraktur* mit Fraktur des Processus styloideus radii
- *„Punch"-Fraktur* mit Impression der Fossa lunata an der distalen Gelenkfläche
- *Grünholzfraktur* mit (wie häufig) Fraktur der Konvexseite und unversehrtem Periost konkavseitig *oder* durchgehender Fraktur *oder* Wulstfraktur durch Stauchung
- *Galeazzi-Fraktur* mit Fraktur im distalen Radiusdrittel in Kombination mit einer Luxation im distalen Radioulnargelenk

Distale Radiusfrakturen verlaufen extra- oder intraartikulär. Das Ausmaß der Gelenkbeteiligung bestimmt neben dem Ausmaß der Dislokation die Prognose. Zur genauen

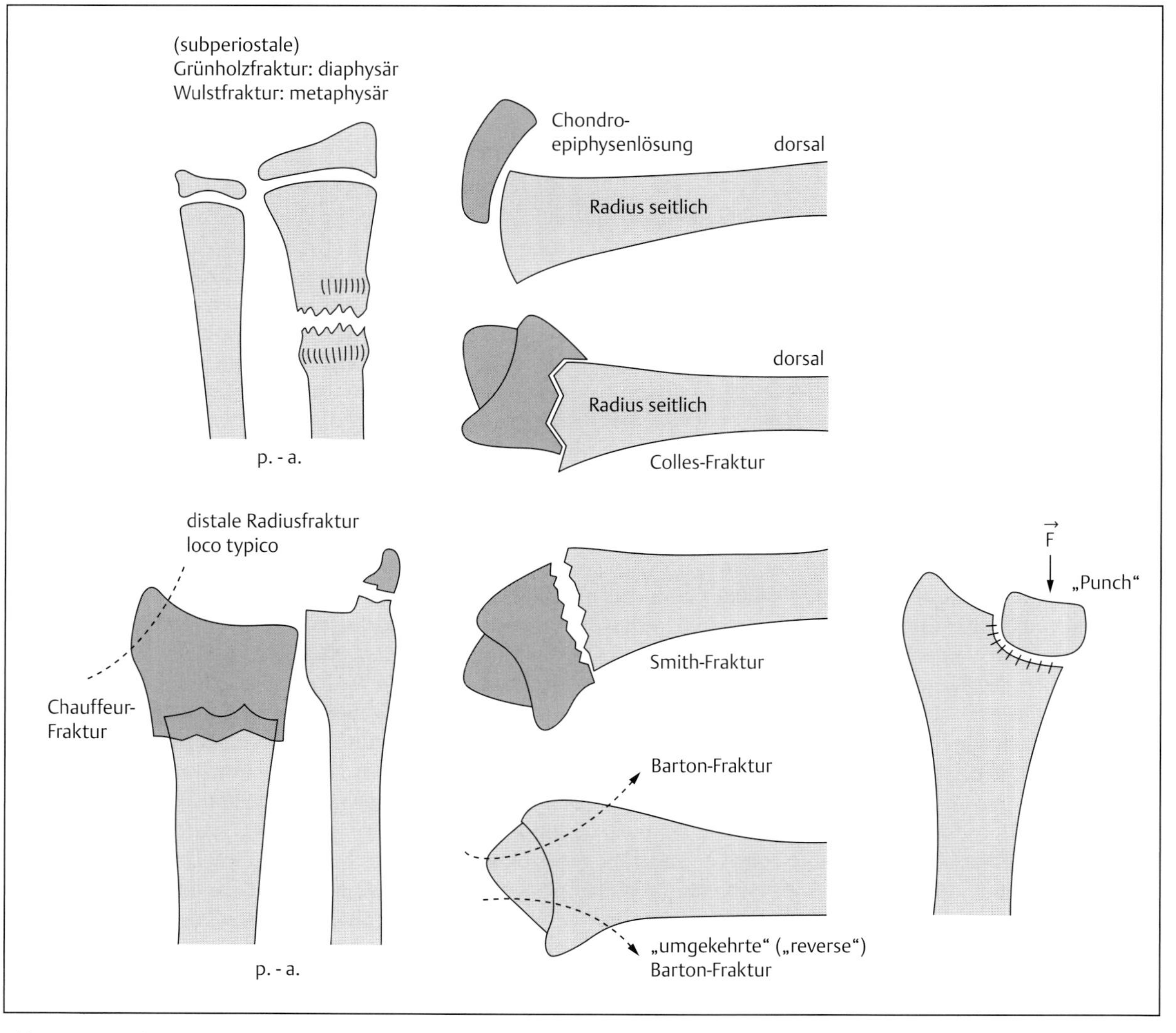

Abb. 11.**119** **Schematische Darstellung der distalen Radiusfrakturen (loco typico) in Abhängigkeit vom Alter und vom Traumamechanismus.** Frakturen, die in das Radiokarpalgelenk ziehen, und dadurch ausgelöste Stufenbildungen der distalen Radiusgelenkkontur wurden nicht eingezeichnet, $\vec{F}$ = Kraftvektor (z. B. beim Boxen). Chaffeur-Fraktur = Fraktur des Processus styloideus radii.

Tab. 11.2 Frykman-Klassifikation der distalen Radiusfrakturen (nach Frykman 1967; s Text).

Frakturverlauf durch	Fraktur des Processus styloideus ulnae	
	nein	ja
Radius extraartikulär	I	II
Radiokarpalgelenk	III	IV
distales Radioulnargelenk	V	VI
Radiokarpal- und distales Radioulnargelenk	VII	VIII

Beschreibung von Stufenbildungen, Trümmerzonen, abgesenkten Gelenkflächenanteilen und Dehiszenzen wird die Gelenkfläche des distalen Radius in die Fossa scaphoidea und die Fossa lunata unterteilt und daher zusätzlich an der Fossa lunata ein palmarer und ein dorsaler Anteil unterschieden. Außerdem ist die Beurteilung des distalen Radioulnargelenks, dem für Umwendebewegungen eine hohe Alltagsbedeutung zukommt, von klinischer Bedeutung.

Die Frakturklassifikation nach Frykman (1967) teilt nach den verschiedenen Gelenkbeteiligungen und einer begleitenden Fraktur des Processus styloideus ulnae in 8 Gruppen ein (Tab. 11.2). Da die Ulna der feststehende Anteil des Unterarms ist und der Radius um die Ulna bei Umwendebewegungen rotiert, bedeutet der Abriss des Processus styloideus ulnae einen Verlust der Rotationsaufhängung des Discus articularis am Processus styloideus ulnae und verursacht somit ein stärkeres Maß an Instabilität als Frakturen ohne Abriss dieses Fortsatzes. Die Einteilung distaler Unterarmfrakturen nach der Arbeitsgemeinschaft Osteosynthese (AO) beurteilt neben dem Frakturverlauf und der Dislokation zusätzlich die Fragmentanzahl (Müller et al. 1990). Extraartikuläre, partiell intraartikuläre und vollständig intraartikuläre Brüche werden berücksichtigt.

Das Ausmaß einer Dislokation und Einstauchung kann anhand von Projektionsradiografien und computertomografischen Reformationen bestimmt werden. Die Gesamteinstauchung einer distalen Radiusfraktur wird durch die Länge in Ausmessung von Radius und Ulna als relativer *Ulnarvorschub* angegeben. Das Ausmaß einer dorsalen Abkippung und radialseitigen Einstauchung erfolgt durch die Bestimmung der Gelenkflächenwinkel (nach Böhler). Physiologischerweise ist die distale Radiusgelenkfläche 5–10° nach palmar (volar) geöffnet. Negative Werte zeigen eine dorsale Abkippung an. Eine radialseitige Einstauchung besteht, wenn die Inklination der Radiusgelenkfläche nach ulnar, die normalerweise 25–30° beträgt, verringert ist (Abb. 11.120).

Die Diagnostik einer distalen Radiusfraktur (loco typico) erfordert exakt eingestellte Röntgenaufnahmen in 2 Ebenen mit Zentrierung auf das Handgelenk. Auch bei schwerer Verletzung ist eine exakt seitliche Aufnahme zu fordern. Jede *intraartikuläre* distale Radiusfraktur sollte mit Mehrschicht-CT, einer Kollimation von 0,5 mm oder kleiner mit überlappender Rekonstruktion dargestellt werden. Neben multiplanaren Reformationen zur Bestimmung des Ausmaßes der Gelenkflächendesintegration, einer Stufenbildung und von Dehiszenzen ist eine Nachbearbeitung des Volumendatensatzes an einer Workstation mit elektronischer „Exartikulation" der Karpalia und einer Volume-Rendering-(VR-)3D-Darstellung hilfreich, und zwar besonders zur präoperativen Planung. Durch eine 3-dimensionale computertomografische Oberflächendarstellung können auch Rotationsfehler z. B. mit Verlagerung des Processus styloideus radii leichter erkannt werden.

Distale Radiusfrakturen können röntgenokkult sein, d. h., Röntgenübersichtsaufnahmen zeigen keine Fraktur. Das **Pronator-quadratus-Zeichen** (vgl. Abb. 11.115) ist ein brauchbares Hilfsmittel, krankhafte Veränderungen am distalen Unterarm zu erkennen. Der sichere Ausschluss/Nachweis einer röntgenokkulten, nicht dislozierten distalen Radiusfraktur gelingt allerdings erst im MRT mit wassersensitiven Sequenzen (z. B. mit STIR oder mit fettgesättigter protonendichtegewichteter Sequenz).

Verletzungen des distalen Unterarms im Wachstumsalter können die Epiphyse mit *Chondro- und Osteoepiphysenlösung* (Epiphysenfraktur) betreffen (s. Abb. 11.119). Eine Verletzung der Wachstumsfuge kann vermutlich durch eine reaktive Hyperämie Anlass für Fehl-

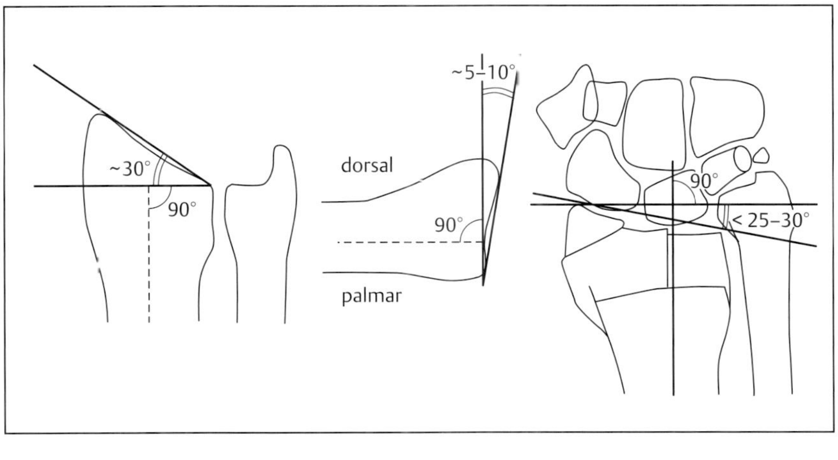

Abb. 11.120 **Röntgenometrie nach verheilter distaler Radiusfraktur, um das Risiko für die posttraumatische Arthroseentstehung und die knöcherne Ursache für Bewegungseinschränkungen im Radiokarpal- und distalen Radioulnargelenk erkennen zu können *(schematisch)*.** Der Gelenkflächenwinkel (Böhler, *Mitte*) ist normalerweise nach palmar (volar) oder (wie hier gezeichnet) nach dorsal um 5–10° geöffnet. Negative Werte zeigen eine dorsale Abkippung an. Eine radialseitige Einstauchung liegt vor, wenn die Inklination der Radiusgelenkfläche nach ulnar, die physiologischerweise 25–30° beträgt, verringert ist.

wachstum im distalen Unterarmbereich sein, z. B. mit posttraumatischer Hypertrophie des Processus styloideus ulnae. Ein *Biegungsbruch* (traumatische Verbiegung langer Röhrenknochen von Kindern, sog. „Bowing Fracture"; Borden 1975, Schild et al. 1983b) geht ohne röntgenologisch erkennbaren Frakturspalt und ohne (wesentliche) reparative Periostreaktion einher. Sie entsteht an den Unterarmknochen nach einem Sturz auf die Hand, bei dem die Kraft ausschließlich in der Längsrichtung auf die Unterarmknochen einwirkt, ihre Stärke jedoch nicht ausreicht, um am betroffenen Knochen, z. B. der Ulna, eine röntgenologisch erkennbare Dehiszenz hervorzurufen. Bei *Grünholz-* (diaphysär) und *Wulstfrakturen* (eher metaphysär) bleibt das Periost intakt, während es an der Kompakta zur Fraktur kommt. Häufig sind die Frakturen unvollständig und durchbrechen die kompakte Knochensubstanz nur auf der Konvexseite (s. Abb. 11.**119**). Ein subperiostales Hämatom kann bei intaktem Periost zur Druckarrosion am distalen Radius führen.

Karpale Luxationen

Diese Luxationen (Abb. 11.**121**) betreffen einzelne Handwurzelknochen oder erzeugen unterschiedliche, perilunär verlaufende Verrenkungen, die zur Trennung des Karpus im Mediokarpalgelenk zwischen Kapitatum und Lunatum führen und Anteile des Karpus nach dorsal (97 %) oder seltener nach palmar (volar; 3 %) verlagern. Die typische *reine* Luxation am Handgelenk ist die *dorsale perilunäre Luxation*. Zu perilunären Luxationsverletzungen kommt es z. B. nach Sturz aus großer Höhe oder nach Verkehrsunfällen mit dem Pkw oder Motorrad, wenn das Steuerrad oder der Lenker umfasst gehalten werden. Häufig besteht eine bereits äußerlich erkennbare Deformität des Karpus, die Beweglichkeit ist schmerzhaft eingeschränkt und besonders bei Lunatumluxationen kann es zur Kompression des N. medianus im Karpaltunnel kommen.

Beim (gezeichneten) Unfallmechanismus (Abb. 11.**122**) luxiert zunächst der Karpus einschließlich des Os scaphoideum nach dorsal. Das Os lunatum bleibt im Radiokarpalgelenk in situ, jedoch zerreißen die perilunären Kapsel-Band-Strukturen einschließlich des skapholunären Bandes, und der sog. Kapitatumkopf wird hinter das dorsale Lunatumhorn versetzt. Die spontane Repositionstendenz des Karpus mit den Beuge- und Strecksehnenschlingen drängt sodann das Mondbein nach palmar (volar) heraus, und es entsteht aus der perilunären Luxation eine *palmare (volare) Lunatumluxation*. Das Lunatum kann bei diesem Geschehen vollständig nach palmar (volar) herausgedrückt werden, und zwar rotiert es dabei um die intakten palmaren (volaren) Bandstrukturen bis zum Projektionsbild der „ausgekippten Teetasse" (90 bis > 180 °). Die geschilderte dorsale perilunäre Luxation und die palmare (volare) Lunatumluxation sind die Extremvarianten derselben Verletzungsart mit vielfältiger Kombination der Dislokationsgrade des perilunären Karpus und des Mondbeins.

Oft sind perilunäre Luxationsmechanismen mit Frakturen vergesellschaftet, z. B. Abrissfrakturen des Processus styloideus radii und des Processus styloideus ulnae. Häufig verläuft die perilunäre Luxationslinie *unrein* durch Karpalia, z. B. durch das Os scaphoideum und/oder durch das Os capitatum und/oder durch das Os triquetrum.

> **! Merke**
> Die ligamentäre Verrenkung um das Os lunatum wird als „Lesser-Arc-Injury", Luxationsfrakturen durch die angrenzenden Karpalia werden dagegen als „Greater-Arc-Injury" bezeichnet.

Wichtigste und häufigste Variante der „Greater-Arc"-Luxationsfrakturen ist die *transskaphoidale perilunäre Luxation (de Quervain)*. Das Skaphoid zerbricht. Dabei verbleibt das proximale Skaphoidfragment über ein intaktes skapholunäres Band am Lunatum, während das distale Skaphoidfragment mit dem Karpus in der Regel nach dorsal luxiert. Auch bei transskaphoidalen perilunären Luxationsfrakturen kann die spontane Positionstendenz des Karpus zur palmaren (volaren) Luxation des Lunatums führen. In diesen Fällen wird das proximale Skaphoidfragment mit dem Os lunatum nach palmar (volar) disloziert. Die bei transskaphoidalen perilunären Luxationsfrakturen immer weit dislozierte Skaphoidfraktur erfordert eine operative Stabilisierung, um die Pseudarthrose- und Nekroserate des proximalen Fragments, die bei konservativer Behandlung zwischen 40 und 100 % liegt, zu senken.

Beim *Skaphoid-Kapitatum-Fraktursyndrom* (Abb. 11.**123**) handelt es sich um eine seltene perilunäre „Greater-Arc"-Luxationsfraktur mit Verrenkungslinie durch das Skaphoid und das Kapitatum. Durch den Luxationsvorgang erfolgt eine charakteristische 180 °-Drehung des Kapitatumkopffragments, das mit seiner Frakturfläche nach proximal zeigt, während die überknorpelte Kapitatumkopfgelenkfläche nach distal gerichtet ist. Das um 180 ° rotierte Kapitatumkopffragment liegt entweder in anatomischer Position oder nach dorsal oder palmar luxiert. Die Verletzung kann ohne Skaphoidfraktur *(Kapitatumfraktursyndrom)* oder mit Triquetrumfraktur auftreten.

Röntgenaufnahmen in 2 Ebenen mit streng seitlich eingestellter Aufnahme sind entscheidend für die Diagnose karpaler Luxationsverletzungen. Häufig besteht ein komplexes Bild besonders bei Luxationsfrakturen mit vorgetäuschter Überschneidung von Karpalia. Nur die genau seitlich eingestellte Aufnahme mit der Zuordnung der mediokarpalen Artikulation zwischen Kapitatumkopf und Lunatum lässt eine perilunäre Luxation sicher nachweisen oder ausschließen. Beachtet werden sollte auch eine dreieckige Konfiguration (s. Abb. 11.**122**) eines luxierten Os lunatum im dorsopalmaren (dorsovolaren) Strahlengang. Zur genauen Klärung kann eine Mehrschicht-CT beitragen.

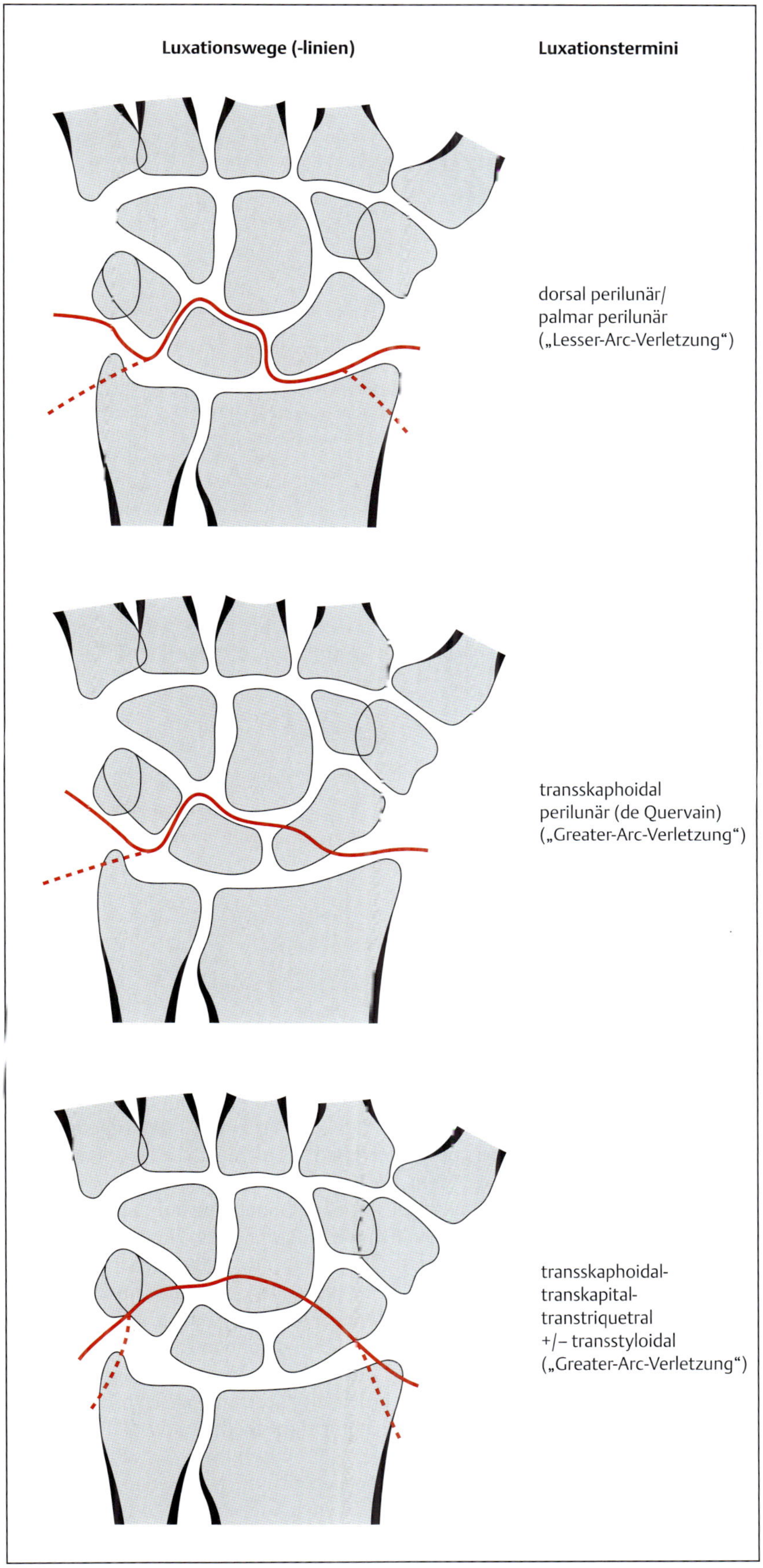

Abb. 11.**121** **Beispiele für häufige „Luxationslinien“ bei interkarpalen Luxationen und Luxationsfrakturen.** Die transskaphoidale perilunäre Luxation (de Quervain) tritt als häufigste „Greater-Arc“-Luxationsfraktur auf. „Perilunär“ zeigt sich eine mediokarpale Dislokation zwischen Lunatum und Kapitatum (Kapitatum in Bezug zum Lunatum *dorsal* oder palmar).

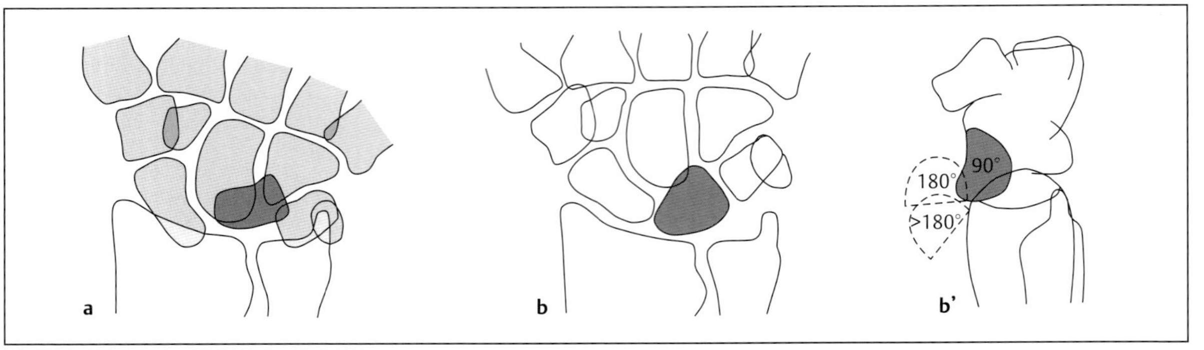

Abb. 11.**122a–b' Reine dorsale perilunäre Luxation des Karpus („Lesser-Arc-Verletzung").**
a „Erster Schritt": Dorsale Luxation des Karpus. Das Os lunatum befindet sich an normaler Stelle.
b und **b' „Zweiter Schritt":** *Spontane Repositionstendenz* mit palmarem (volarem) Herausdrängen (Luxieren) des Mondbeins, das dabei in wechselndem Ausmaß um eine „quere Achse" rotiert (s. Text). Aus der dorsalen perilunären Luxation entsteht so die palmare (volare) Lunatumluxation.

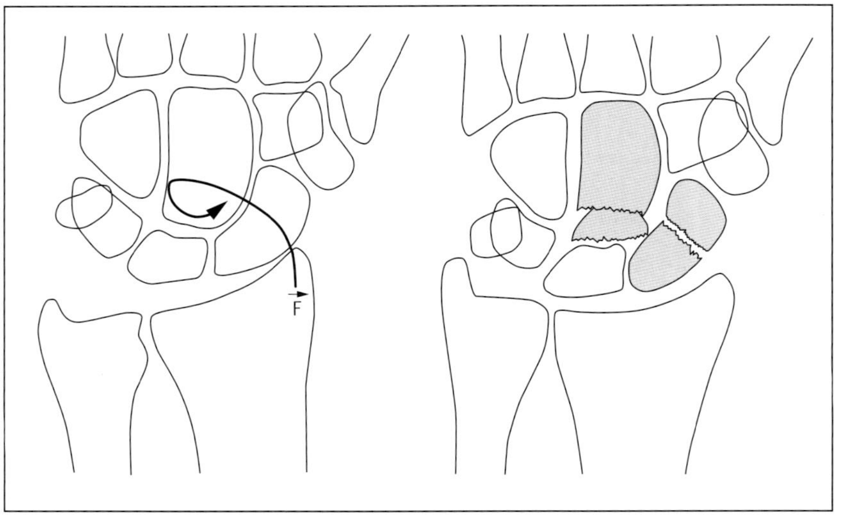

Abb. 11.**123 Pathomechanismus *(links)* und Endzustand *(rechts)* nach Erschöpfung des Kraftvektors $\vec{F}$ beim Skaphoid-Kapitatum-Fraktursyndrom** (s. Text).
Traumamechanismus: Beim Fall auf die dorsal flektierte und radial deviierte Hand wirkt der Griffelfortsatz des Radius wie ein Meißel auf das Os saphoideum ein und kann diesen Knochen durchtrennen: *Skaphoidfraktur.* Falls die traumatisierende Kraft sich dabei nicht erschöpft, bricht unter Umständen der proximale Kapitatumanteil kappenartig ab und wird durch die immer noch nicht aufgebrauchte Krafteinwirkung um etwa 180° gedreht, d. h., es entsteht außer dem Kahnbeinbruch eine *Luxationsfraktur des Kapitatums.*

Radiokarpale Luxationen

Diese sind selten und können nach dorsal, palmar oder ulnar erfolgen. Wegen der kräftigen ligamentären Verankerung des Karpus am distalen Unterarm sind in der Regel Kantenfrakturen des Radius assoziiert.

Als Folge unerkannter oder unzureichend behandelter Mondbeinverletzungen kann eine ischämische Knochennekrose, die sog. **Lunatummalazie (Lunatumnekrose, Kienböck-Krankheit)**, entstehen (vgl. Abb. 11.**73**). Patienten mit Lunatumnekrose haben daher *in manchen Fällen* ein Makrotrauma in der Anamnese. Für die bildgebende Frühestdiagnose der Lunatum- und auch der Skaphoidnekrose gilt: MRT T1w nach Gd-DTPA ödembedingtes starkes Enhancement, bei Fortschreiten der Perfusionsstörung fleckig-homogenes und schließlich fehlendes Enhancement. Struktur- und Formstörungen im Röntgenbild sind keine Frühestadien der Perfusionsstörung mehr.

Traumen, wahrscheinlich auch entzündliche Prozesse – z. B. die rheumatoide Arthritis – sind manchmal der Ossifikationsreiz für ein knorpelig präformiertes und daher röntgenologisch nicht sichtbares akzessorisches Knöchelchen. Die Kenntnis dieser Möglichkeit schützt vor der generellen Annahme einer posttraumatischen Kapsel-Band-Ossifikation oder eines knochenbildenden Periostausrisses an Stellen, wo akzessorische Knöchelchen bekannt sind, und sollte bei Begutachtungen mitberücksichtigt werden. Schließlich können im *Wachstumsalter* abgebrochene Epi- oder Apophysen, beispielsweise der Processus styloideus ulnae, wieder anheilen und dabei größer werden, also posttraumatisch hypertrophieren. Kommt es nicht zur knöchernen Konsolidierung und entwickelt sich eine Pseudarthrose, so wächst oft der abgebrochene Knochenteil mit, glättet und rundet sich ab. Auf diese Weise entsteht z. B. ein „posttaumatisches Os triangulare" (Pöschl 1957).

Luxationen der Interphalangeal- und Metakarpophalangealgelenke

Bei Luxationen der IP- und MCP-Gelenke wird der distale Knochen vornehmlich nach dorsal disloziert, da sie gewöhnlich nach Überstreckung auftreten (s. Abb. 11.**118**). Die dorsale Dislokation kann mit einer seitlichen Abweichung kombiniert sein. Knöcherne Absprengungen, die Einklemmung von Sesambeinen und Sehnenausrisse können eine Luxation komplizieren. Sehnen(-aus-)risse der Fingerstrecker ohne Luxation sind in Abb. 11.**117** wiedergegeben. Die Interposition von Kollateralbandanteilen führt in den MCP-Gelenken II-V manchmal zu einer irreponiblen Luxation. Im MCP-Gelenk I wird die Luxation irreponibel, wenn beispielsweise der Kopf des Metakarpale I durch den palmaren Kapselriss zur Beugeseite wie durch ein Knopfloch austritt und ein Zurückschlüpfen nicht mehr möglich ist. Die Kollateralbänder an den MCP-, den PIP- und den DIP-Gelenken zerreißen häufig isoliert und ohne dass eine vollständige Luxationsstellung bestehen bleibt. Die Diagnose dieser Kollateralbandverletzungen erfolgt mit hochaufgelöster MRT. Hierzu sind Mehrkanaloberflächenspulen und eine Schichtdicke von höchstens 2 mm erforderlich.

Luxationen in den Karpometakarpalgelenken II–V

Diese Fehlstellungen sind auf der dorsopalmaren (dorsovolaren) Röntgenaufnahme an einer falschen Überschneidung der artikulierenden Knochen erkennbar (s. Abb. 11.**118**). Die Luxation – nach dorsal häufiger als nach palmar (volar) – zeigt entweder die Frontalaufnahme oder in den ulnaren CMC-Gelenken die dorsopalmare (dorsovolare) Aufnahme in Halbsupination. Luxationen in den CMC-Gelenken sind häufig mit (Trümmer-)Frakturen der angrenzenden Karpalia, insbesondere des Os hamatum, vergesellschaftet. Die genaue Abklärung dieser in der Regel unübersichtlichen und komplexen Verletzungen erfordert eine hochaufgelöste Mehrzeilen-CT.

Intraartikuläre Frakturen an den Finger-, Mittelhand- und Handwurzelknochen

Diese sind ebenfalls in Abb. 11.**118** wiedergegeben. An der Basis von Metakarpale I kommen vor:

- extraartikuläre Basisfraktur
- intraartikuläre *Bennett-Luxationsfraktur*
- *Rolando-Fraktur* (intraartikulärer Y-Bruch)

Die Bennett-Fraktur ist die typische Luxationsfraktur der Skifahrer und Boxer. Die charakteristische Dislokation tritt durch den Zug des M. abductor pollicis longus auf, der an der Basis des Metakarpale I ansetzt.

Als „Skidaumen" wird der häufige Entstehungsmodus einer Ruptur des ulnaren Kollateralbandes oder sein interligamentärer Ausriss am Metakarpale I bezeichnet.

Kurzinformationen und Akronyme zu karpalen Instabilitäten (Abb. 11.**124**)

Klinischer Verdacht: Lokalisierbare Schmerzen, Griffschwäche, Klick-, Schnappphänomene, Trauma-, Krankheitsanamnese beachten.

Basisbildgebung: Handröntgenuntersuchung dorsopalmar, seitlich (kolineare Position von Radius, Lunatum, Kapitatum, Metarkarpale III), Karpusstressaufnahmen in maximaler Ulnar- und Radialduktion.

Skapholunäre Dissoziation (SLD): Frühzeichen: Kein Parallelverlauf der korrespondierenden Gelenkkonturen von S und L bei normal weitem SL-Gelenkspalt (Schmitt u. Lanz 1996), S-L-Gelenkspalt > 3 mm. Verkürzte Skaphoidlänge (Distanz der „Ringfigur" zum proximale Pol < 7 mm). Radioskaphoidaler Winkel (Seitenbild) > 60°.

Fortgeschrittene SLD: DISI-Konstellation (**d**orsiflexed **i**ntercalated **s**egment **i**nstability), dabei Dreieckform des Lunatum (Dorsopalmarbild). Das *palmare Horn des Lunatum steht weiter distal als das dorsale* (Seitenbild), dann radiolunärer Winkel > +15° (L in Dorsalkippung aus Neutralstellung), skapholunärer Winkel > 60° (normal 30–60°). Kapitolunärer Winkel normal (–15° bis +15°) oder > 30°.

Karpaler Kollaps (SNAC- und SLAC-Wrist): SNAC (**s**caphoid **n**on **a**dvanced **c**ollapse) bedeutet Arthrosenröntgenbefunde am distalen Fragment der Skaphoidpseudarthrose (*SPA*) und Processus styloideus radii. SNAC bei *SLD*: Arthrose am proximalen Skaphoidpol und an der korrespondierenden dorsalen Radiuslippe – schließlich im gesamten radioskaphoidalen Kompartment.

Progression von SNAC führt zu SLAC (**s**capho **l**unate **a**dvanced **c**ollapse): Arthrose von SNAC greift auf das Mediokarpalgelenk und später auf das triquetrohamatale Kompartment über.

Fortgeschrittenes SLAC-Wrist: Skaphoidale Schleifarthrose (s. dort), radiopetale Dislokation des Kapitatum durch die skapholunäre Lücke bei SLD; bei SPA nähert sich das Kapitatum dem Radius.

Lunetotriquetrale Dissoziation (LTD): Ruptur des Lig. lunotriquetrum und meistens auch benachbarter Bänder: Erweiterung des lunotriquetralen Gelenkspalts bei PISI-Konstellation (**p**almarflexed **i**ntercalated **s**egment **i**nstability), distale Konturstufe zwischen Lunatum und Triquetrum (in Radial-Ulnarduktion), Dreiecksform des Lunatum (Dorsoplamarbild), PISI = *dorsales Lunatumhorn* steht *weiter distal als das palmare*, dann radioulnärer Winkel > –15°, radioskaphoidaler Winkel > 60° (Seitenbild). Kapitolunärer Winkel > 30°. Folgen: lunotriquetrale hamatotriquetrale Arthrose.

Radiokarpale Gefügestörung z. B. bei fehlverheilter distaler Radiusfraktur: Leitbefund: DISI-Konstellation des gesamten Karpus.

Ulnare Translokation: Der gesamte Karpus ist ulnarwärts disloziert. Sichelförmige radioskaphoidale Diastase (> 2 mm).

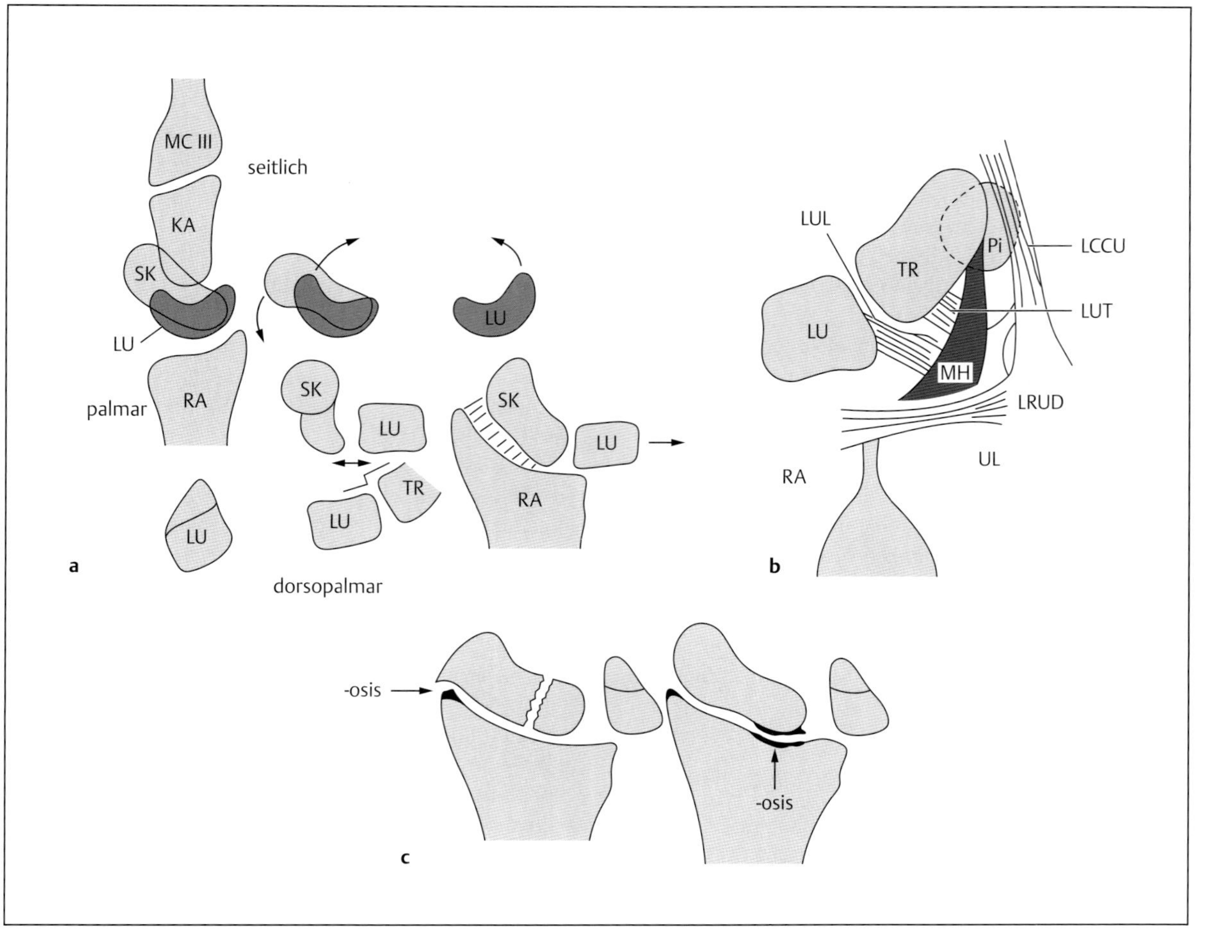

Abb. 11.**124 a–c Karpale Instabilitäten.**

a Röntgendiagnostische Mosaiksteine zur Identifizierung karpaler Instabilitäten (vgl. Text).

b Diskoligamentäre Strukturen des ulnokarpalen Komplexes (nach Schmitt u. Lanz 1996).

c Spezielle Arthroseoptik.

RA = Radius; LU = Lunatum; SK = Skaphoideum; KA = Kapitatum; MC III = Metakarpale III; TR = Triquetrum; PI = Pisiforme; UL = Ulna; MH = Meniskushomolog; LRUD = Lig. radioulnare dorsale; LUL = Lig. ulnolunatum; LUT = Lig. ulnotriquetrum; LCCU = Lig. collaterale carpi ulnare.

Störungen des ulnokarpalen Komplexes (TFCC, triangular fibrocartilage complex): Schmerzen im ulnokarpalen Handbereich können sowohl eine knöcherne Pathogenese haben als auch auf eine Läsion des ulnokarpalen Komplexes hinweisen. Dieser setzt sich aus dem Discus triangularis (Pathologika: Perforation, Degeneration, Einriss, Abriss – und seinen Aufhängungsbändern [Pathologika: Ruptur, Abriss]) zusammen. Der Mehrkompartmentarthrografie steht zur Bildgebung die MRT gegenüber, die eine gleichzeitige, direkte Abbildung der knöchernen, knorpeligen und ligamentären Strukturen ermöglicht.

Das ulnokarpale **Impingement-Syndrom** beschreibt die Einklemmung des Discus triangularis zwischen Ulna und Triquetrum bei Ulnarduktion (**ulnotriquetrales Impingement**) und seine Kompressionen zwischen Ulna und Lunatum bei Radialduktion (**ulnolunäres Impingement**) im dynamischen MRT. Außerdem lässt sich eine dritte Möglichkeit, nämlich die Einklemmung der dorsalen Ligamente zwischen Triquetrum und Incisura ulnaris radii, bei Ulnarduktion nachweisen. Die **Minusvariante der Ulna** (Niveaudifferenz zum Radius > 2 mm) begünstigt die Entstehung des ulnokarpalen Impingements. Die **Plusvariante der Elle**, konstitutionell oder nach Radiusfraktur, kann eine mechanische Schädigung des Discus triangularis, des Mond- und Dreiecksbeins im Sinne des **ulnokarpalen Impaktionssyndroms** auslösen. Im MRT zeigen sich Degeneration, Perforation und Ruptur des Diskus auf wassersensitiven Sequenzen als hyperintense Areale.

12 Ellenbogengelenk

Spielarten des Normalen und Missbildungen

Die Kenntnis der Spielarten des Normalen schützt vor der Fehlannahme krankhafter Veränderungen (Abb. 12.**1**).

Gelenkaplasie (kongenitale Synostose)

Unter den Missbildungen kann die Gelenkaplasie (kongenitale Synostose) – alle 3 artikulierenden Knochen betreffen oder auch nur 2, beispielsweise den Humerus und die Ulna. Ober- und Unterarm umschließen dabei einen Winkel. Die kongenitale Ellenbogensynostose tritt meist mit anderen Missbildungen der oberen Extremitäten zusammen auf. Die familiäre und die nicht vererbte Synostose der proximalen Elle und Speiche – **Aplasie des proximalen Radioulnargelenks** (Abb. 12.**2**) – ist häufiger als die Synostose zwischen dem Humerus und den Unterarmknochen. Durch die proximale Radioulnarsynostose wird die Drehbewegung des Unterarms aufgehoben. Die Hand steht dabei in Pronationsstellung. Die **distale Radioulnarsynostose** wird dagegen nur selten beobachtet. Die Synostose kann sich mit zunehmendem Kindesalter ausdehnen. In manchen Fällen ist die gegenüber liegende Kompakta beider Knochen zunächst noch abzugrenzen, bei anderen sind schon beim Kleinkind beide Knochen durchgehend verlötet. Die Kombination von Ellenbogenmissbildungen, darunter auch der Radioulnarsynostose, mit bestimmten Missbildungen der Unterschenkel- und Fußknochen wird als **Nievergelt-Syndrom** – erbliche systemische Missbildung des Extremitätenskeletts – bezeichnet.

Angeborene Supinationsbehinderung des Unterarms

Die angeborene Supinationsbehinderung des Unterarms (Abb. 12.**3**) ist die Folge einer Entwicklungsstörung des Oberarmköpfchens und einer Valgusdeformität des Caput und Collum radii und führt zu einer pathologischen Valgität des Ellenbogens. Die physiologische Valgusstellung des Ellenbogens entsteht, weil die distale Humeruswachstumsfuge nicht senkrecht zur Oberarmlängsachse verläuft. Die Achsen des Ober- und Unterarms bilden daher bei Streckung des Ellenbogengelenks und bei Supination der Hand einen nach radial offenen Winkel zwischen 160 und 170°. Stärkere Abweichungen von diesen Normalwerten – der **pathologische Cubitus valgus** und der **Cubitus varus** – kommen bei verschiedenen Missbildungen des Ellenbogens vor, aber auch nach gelenknahen Frakturen. Der beiderseitige Cubitus valgus gehört neben dem Infantilismus und dem Pterygium colli bilaterale zu wichtigen diagnostischen Anomalien der **Gonadendysgenesiesyndrome** (mit weiteren variablen Abweichungen, darunter dem Karpalzeichen; s. dort), die sich durch das Fehlen funktionstüchtiger Keimzellen auszeichnen und nach dem Karyogramm differenziert werden. Dazu gehört das **Turner-Syndrom (Ullrich-Turner-Syndrom)** überwiegend beim weiblichen, sehr selten beim männlichen Phänotyp.

Tarsoide und gonoide Missbildung der oberen Extremitäten

Diese Missbildung (Andrén u. Theander 1975) weist formal auf eine Störung der morphologischen Differenzierung zwischen oberen und unteren Extremitäten hin, die sich an einem tarsalähnlichen Aufbau der Handwurzel und einer Knieähnlichkeit des Ellenbogens äußert (Abb. 12.**4**).

Angeborene Luxationen des Ellenbogens

Folgende **angeborene Luxationen des Ellenbogengelenkes** sind bekannt:

Die (sehr seltene) Luxation beider Unterarmknochen, angeboren und habituell, setzt –namentlich am humeroulnaren Gelenkteil – schwere Fehlbildungen und auch einen schlaffen Kapsel-Band-Apparat voraus.

> **! Merke**
> Bei einer *habituellen* Verrenkung gilt ganz allgemein die Regel, auf dem Röntgenbild zu prüfen, ob sie auf dem Boden einer Missbildung entstand oder ob die Luxationsneigung erworben wurde, z. B. eine Traumafolge ist.

Die angeborene und habituelle Radiuskopfluxation – in absteigender Häufigkeit – nach hinten, nach vorn oder nach lateral tritt bei Fehlbildungen des Ellenbogengelenks auf, die aber nicht nur das Caput und das Collum radii betreffen müssen. Eine stärkere Längenwachstumsstörung der Elle, beispielsweise bei Enchondromatose (Ollier-Krankheit), kann ebenso zur Radiuskopfluxation führen, wie die Verrenkung als gelenkmechanische Folge frühkindlich erworbener Lähmungen zustande kommt. Die Verrenkung (Subluxation, Luxation) nach hinten oder

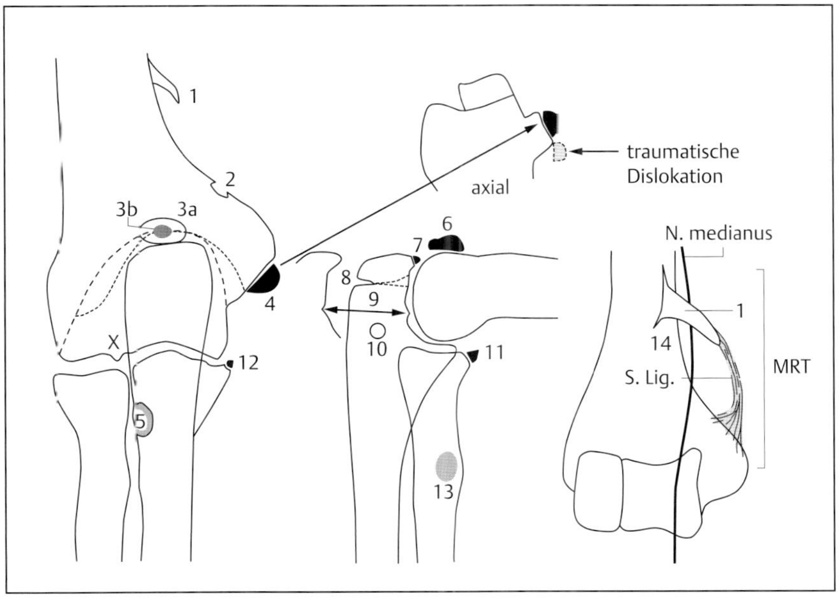

Abb. 12.**1** **Spielarten des Normalen am Ellenbogengelenk** *(lang gestrichelt:* Verlauf des Gelenkkapselansatzes an der Vorderfläche des distalen Humerus; *kurz gestrichelt:* Kapselansatzverlauf an der Humerushinterfläche).

1 Hakenförmiger Processus supracondylaris (Atavismus). Er sitzt dem Humerus auf. Bei der kartilaginären Exostose setzt sich die Spongiosa in die Spongiosa der Exostose fort (Differenzialdiagnose!).

2 Sulkus oder Foramen (sine nomine).

3a Foramen supratrochleare (die knöcherne Trennwand zwischen Fossa coronoidea und Fossa olecrani fehlt). Zwischen dem Foramen supratrochleare („Loch") und einer Ausbildung der normalen knöchernen Trennwand ist das Os supratrochleare (3b; Canigiani et al. 1972) einzuordnen, und auch die Osteochondrosis dissecans des Septum supratrochleare. Letztere Annahme geht auf die Beobachtung zurück, dass der zentral verknöcherte Teil des Septums sich vom peripheren fibrösen Anteil ablösen kann und dann zum freien Gelenkkörper wird. Außerdem kann vor allem die vergleichsweise tiefe Fossa olecrani für freie Gelenkkörper (Dissekate, Gelenkchondrome/Osteochondrome/Kapselosteome) zum „Schlammfang" werden.

4 Knöcherne(-s) Gebilde distal vom Epicondylus medialis: persistierende, mono- oder polyzentrisch verknöchernde Apophyse, die nach Lage und Form den Epikondylus zur Normalform ergänzt. Differenzialdiagnostisch kommen infrage:

1. Traumatische Entstehung (Apophysenfraktur, Apophyseolyse, metaphysäre Absprengung mit anhängender Apophyse, Epikondylusabriss), dann auf der Axialaufnahme des Olekranons (s. *oben rechts*) meist Dislokation nach distal und leicht medial *(Pfeil)*.
2. Metaplastische umschriebene Verknöcherungen oder dystrophische Kalkablagerungen in Flexorensehnen und/oder im Kollateralband, z. B. als Überlastungsschaden bei Leistungssportlern in Wurfsportarten oder nach Weichteilverletzungen durch Hämatomverkalkung oder Myositis ossificans localisata. In allen diesen Fällen zeigt der mediale Epikondylus jedoch seine typische Normalform. Für den Epicondylus lateralis gelten entsprechende Überlegungen. Über die auch in Epikondylusnähe mögliche Tendopathia/Tendinitis calcarea vgl. Kap. 7 „Dystope Kalziumniederschläge mit Krankheitspotenzial", Abschnitt „Apatitkrankheit".

5 Aufhellung durch Bandgrube (statt Bandhöcker) des Lig. anulare radii (Höffken 1952).

6 Patella cubiti (Sesambein im Trizepsmuskel oder posttraumatisch entstanden, d. h. Abriss mit selbstständigem Weiterwachstum; Ishikawa et al. 1976). *Differenzialdiagnose* gegenüber alter Olekranonfraktur oder Epiphysenlösung: In diesem Fall ist das Olekranon zu „kurz". Eine Bursaverkalkung erscheint schollig; Kortikalissaum und Spongiosastruktur fehlen.

7 Persistierender Olekranonspitzenkern (Abgrenzung gegenüber posttraumatischem Zustand!).

8 Partielle Persistenz der proximalen Epiphysenfuge an der Elle (*gestrichelt*: Totalpersistenz).

9 Leiste oder Kerbe in der Incisura trochlearis.

10 Nutrizialkanal.

11 (Persistierende) Apophyse des Processus coronoideus oder Os cubiti anterius (selten beide gleichzeitig nachweisbar). *Differenzialdiagnose:* posttraumatisch, dann pseudarthrotisch zu deuten.

12 Persistierendes Verknöcherungszentrum (nicht identisch mit Nr. 11).

13 Aufhellung durch orthograd dargestellte Tuberositas radii.

X Radialer Rand der Trochlea.

14 Mögliche Kompression des N. medianus durch den Processus supracondylaris und/oder das von ihm ausgehende Struthers-Ligament (S. Lig.), vgl. Karpaltunnel- und Pronator-teres-Syndrom. Der Processus supracondylaris und das Struthers-Ligament bilden einen osteofibrösen Tunnel, in dem nicht nur der N. medianus, sondern sehr selten auch der N. ulnaris verläuft. Als Variante kann das Struthers-Ligament oberhalb des Epikondylus in die Brachialfaszie einmünden (Pećina et al. 2002), oder der M. pronator teres setzt am Processus supracondylaris an. Die Irritation des N. medianus (Auftreten der Symptome!) gibt sich manchmal nur bei einer bestimmten Ellenbogenstellung zu erkennen. In dieser sollte das MRT erfolgen, um beispielsweise das Bild als „angespannte Violinsaite" zu deuten.

nach vorn ist auf der seitlichen Ellenbogenaufnahme zu erkennen, da bei (rechtwinklig) gebeugtem Ellenbogen die Radiuskopf-Radiushals-Achse nicht mehr auf die (Mitte der) übereinander projizierten Capitulum-humeri- und Trochleakerne zeigt (Abb. 12.**5**). Die Radiuskopfluxation wird oft gemeinsam mit einer Knie(-scheiben-)fehlbildung und auch bei verschiedenen Missbildungssyndromen, beispielsweise beim Nagel-Patella-Syndrom (Osteoonychodysostose mit Darmbeinhörnern, s. Abb. 15.**9**), beobachtet.

Die habituelle Ellenluxation auf angeborener Grundlage, und zwar als Folge einer Fehlform des humeroulnaren Gelenkanteils, ist selten. Häufiger entwickelt sie sich nach Traumen.

Voraussetzungen für die angeborene Ellenbogenverrenkung sind, wie erwähnt, Formfehler der artikulieren-

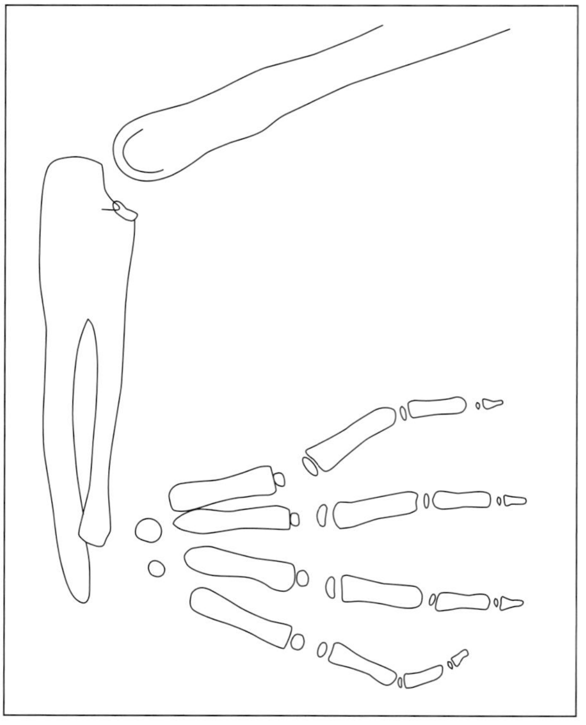

Abb. 12.2 **Proximale Radioulnarsynostose** – Aplasie des Radioulnargelenks – im Rahmen komplexer Missbildungen der oberen Extremitäten (Patient 4 Jahre alt, männlich), also in diesem Fall Kombinationsmissbildung. Sie kann aber auch als Einzelmissbildung auftreten.

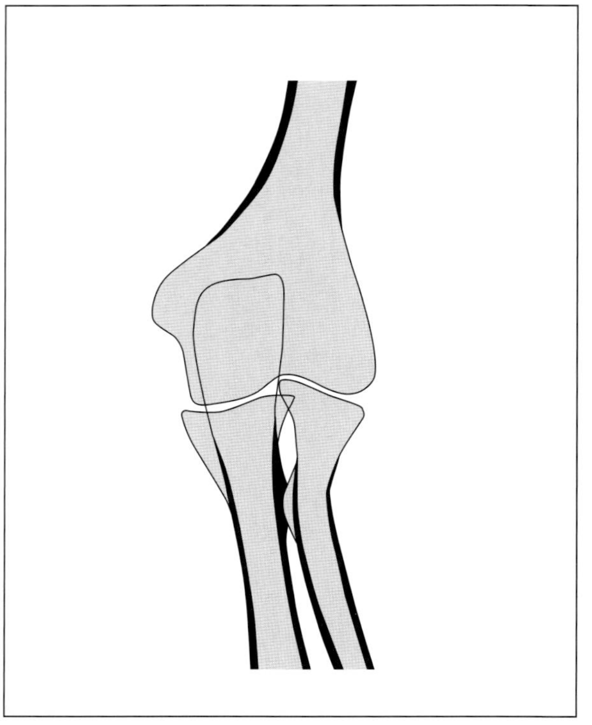

Abb. 12.3 **Dysplasie des humeroradialen Gelenkteils mit angeborener Supinationsbehinderung (und Streckhemmung) des linken Vorderarms (dabei pathologischer Cubitus valgus unter 160°).** *Differenzialdiagnose* gegenüber erworbener Drehbehinderung vor allem nach Trauma und durch rachitische Verbiegung.

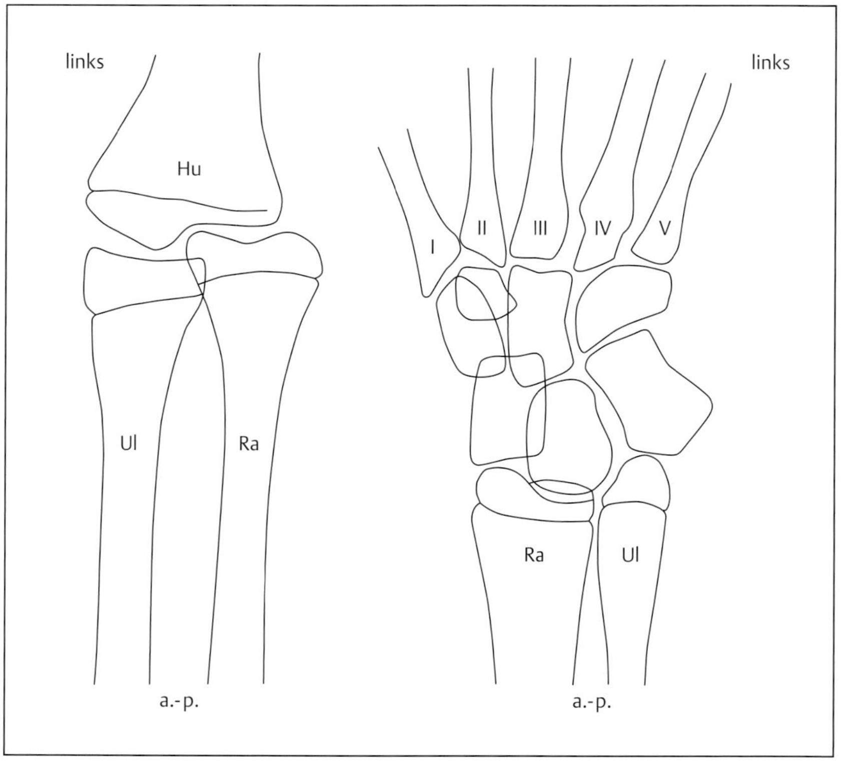

Abb. 12.4 **Prinzipieller Röntgenaspekt der gonoiden und tarsoiden Missbildung an den oberen Extremitäten (Andrén-Theander-Syndrom).**
Ra Radius, der Tibiaähnlichkeiten aufweist.
Ul Ulna mit Fibulaähnlichkeit.
Hu Humerus.
I–V Metakarpalia.
Das Ellenbogengelenk ähnelt dem Kniegelenk, die Karpoantebrachialverbindung dem oberen Sprunggelenk. Das Os pisiforme fehlt (nicht gezeichnet wurde der gleichzeitig beobachtete Riesenwuchs der *Tarsalia*).

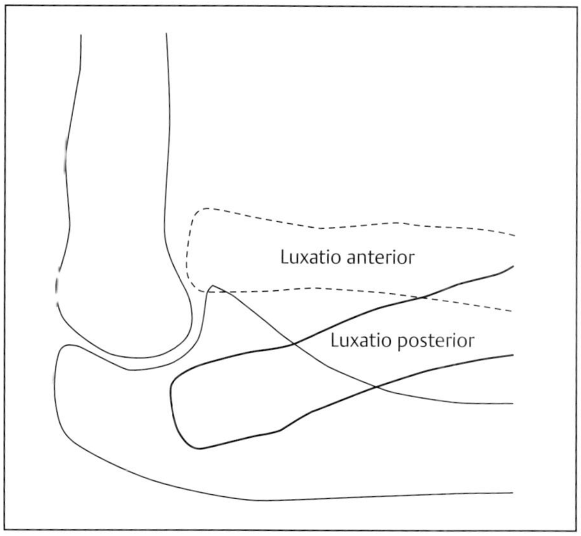

Abb. 12.5 **Angeborene Radiuskopfluxation bei Ellenbogenfehlbildung.** Typische Formabweichung des Caput und Verlängerung des Collum radii (erwachsene Patienten).

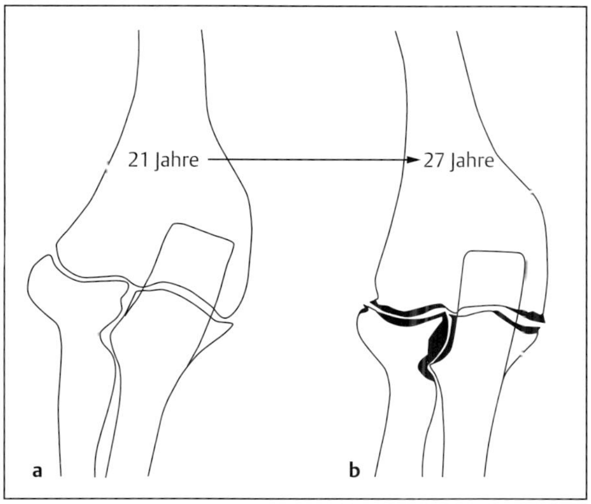

Abb. 12.**6a, b** **Röntgenaspekte der Dysostosis multiplex am Ellenbogen bei einer Mukopolysaccharidose.**

a Fehlform der artikulierenden Knochen des rechten Ellenbogengelenks.

Merke:

Die Verbildung der artikulierenden Knochen könnte ebenso auf eine im (frühen) Wachstumsalter durchgemachte Arthritis hinweisen (Anamnese?).

b Sechs Jahre später Zeichen der Kubitalarthrose. Die Fehlform hat sich als biomechanische präarthrotische Deformität erwiesen.

Merke:

Das Pronator-teres-Syndrom gehört zu den Engpasssyndromen des N. medianus. Das Caput humerale des Muskels entspringt am Epicondylus medialis humeri und Septum intermuscu are brachii mediale, sein Caput ulnare am Processus coronoideus ulnae. Zwischen oder hinter beiden Capita oder durch seinen Kopf verläuft der N. medianus im sog. Pronatorkanal. Unter anderem positives klinisches Tinel-Zeichen, d.h. beim Druck auf die Kompressionsstelle verstärkte Symptomatik.

den Knochen. Als *Folgen* dieser Formfehler wird die Gelenkschlüssigkeit gestört, sodass schon die normale Bewegung oder erst ein banales Trauma zur Dislokation (Subluxation, Luxation) führen. Formabweichungen können an jeder Stelle der artikulierenden Knochen sichtbar werden, am Caput radii, am Collum radii, am Olecranon mit Incisura trochlearis, an der Incisura radialis, am Processus coronoideus, am Capitulum humeri, an der Trochlea humeri usw. Führt eine Fehlform mit oder ohne Fehlstellung der artikulierenden Knochen zu einer Inkongruenz der artikulierenden Knochen, so wird sie zur präarthrotischen Ellenbogendeformität. Schließlich kann der Formfehler den Bewegungsumfang einschränken.

Formfehler der artikulierenden Knochen sind nicht in jedem Fall die Folge von Erbschäden oder von äußeren Einwirkungen, die nur in einem ganz bestimmten Zeitraum der Embryonal- oder Fetalentwicklung wirksam sind. Sie können auch auf dem Boden erblicher Stoffwechselstörungen entstehen, die entweder über einen Fehler im Mesenchymalstadium des Gleit- und Stützgewebes oder erst später im Stadium des knorpeligen Modells zur Skelettverbildung führen. Dazu gehören beispielsweise lysosomale Speicherkrankheiten (s. dort). Diese Erbleiden spiegeln genbedingte Enzymdefekte des Abbaus komplexer Kohlenhydrate wider und gehen mit einer abnormen Gewebsspeicherung, oft mit einer erhöhten renalen Ausscheidung dieser Substanzen und dem Röntgenaspekt der mehr oder weniger ausgeprägten sog. *Dysostosis multiplex* (s. dort) einher (Abb. 12.**6**). Schließlich tragen Entzündungen gelenknaher Knochenteile und der Synovialmembran (s. auch Wachstumsalterarthritis) ebenso wie fehlender oder herabgesetzter Gebrauch, z. B. bei Paresen im Wachstumsalter, zur Verformung artikulierender Knochen bei und sind dann ebenfalls die Ursachen der oben aufgezählten Gelenkstörungen, nämlich Dislokation, präarthrotische Deformität und Bewegungseinschränkung.

Kompressionsneuropathien

Über die Kompressionsneuropathie des **N. medianus** als Folge von Engpasssyndromen *im Ellenbogenbereich* (s. das Struthers-Ligament, Pronator-teres-Syndrom) hinaus können auch die **Nn. ulnaris** und **radialis** dort aufgrund anatomischer Variabilitäten und pathoanatomischer Veränderungen geschädigt werden. MRT-Querschnitte der Regio (Fossa) cubitalis bei völlig supinierter Streckung des Ellenbogengelenks erlauben eine Beurteilung der 3 Hauptnerven nach Lokalisation, Form und evtl. räumlicher Bedrängung durch die Umgebung (Kim et al. 1998; Abb. 12.**7**). Die MRT des flektierten Ellenbogengelenks bei Humerusaußenrotation führt darüber hinaus zu einer besonders genauen Darstellung des **N. ulnaris** im Sulcus n. ulnaris an der Hinterseite des Epicondylus medialis humeri. Dieser Sulkus wird durch sehnenartige Faserzüge, die zwischen Epikondylus und Olekranon bandartig ausgespannt sind, zum **Kubitalkanal** mit Engpasspotenzial. Der N. ulnaris unterliegt im Kubitalkanal dem Risiko, durch Makrotraumen, wie Luxation und Fraktureig-

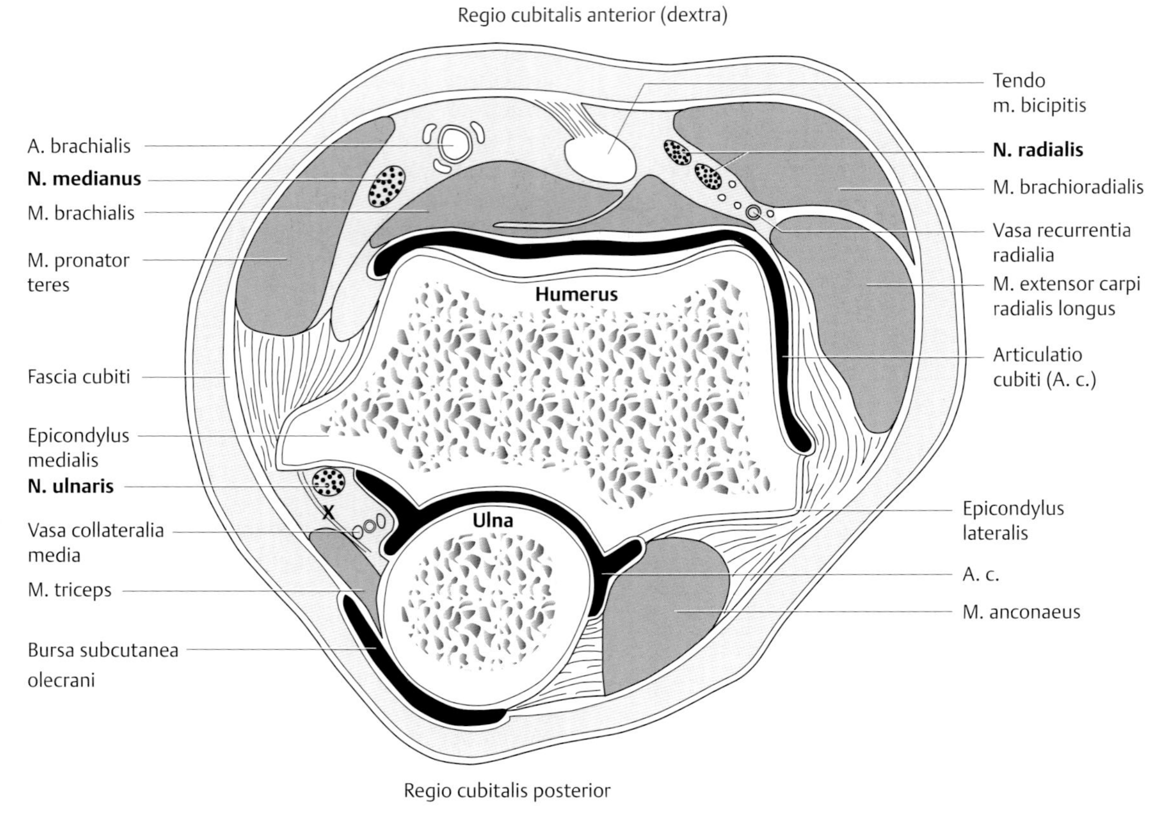

Abb. 12.7 **MRT-Infoskizze zur Identifizierung der Topografie zwischen den 3 Hauptnerven – Nn. medianus, ulnaris und radialis – und den umgebenden anatomischen Strukturen im Ellenbogenbereich mit dem Potenzial der Engpassbildung oder Makrotraumatisierung** (in Anlehnung an Töndury 1981).

X Mehr oder weniger ausgeprägte, also variable, sehnenartige Faserzüge an der Rückseite des Epicondylus medialis, die den Sulcus n. ulnaris überbrücken und dann den Kubitaltunnel bilden bzw. zur Entstehung des **Kubitalsyndroms des N. ulnaris** beitragen können.

Merke:

Totallähmung des N. medianus = Schwurhand, des N. ulnaris = Krallenhand und des N. radialis = Fallhand.

nisse des Epicondylus medialis, des Kondylus und der Trochlea humeri, geschädigt zu werden. Die Kompressionsneuropathie des Ellenbogennervs kann aber auch durch (degenerative) Trochlearandosteophyten und angeborene oder erworbene, medial gelegene Inkongruenzen zwischen Trochlea und Olekranon begünstigt werden. Da der N. ulnaris bis zum Sulkus keine Äste abgibt, führt seine Schädigung in diesem Bereich zum Sensibilitätsausfall an der ulnaren Seite der Hand, am Handrücken von ulnar bis zur Mitte des 3. Fingers und an der Palma manus bis zur Mitte des 4. Fingers. Die wichtigsten motorischen Defizite betreffen die Mm. interossei und den M. adductor pollicis.

Das **Kiloh-Nevin-Syndrom** ist ein polykausales, z. B. auch nach venöser Fehlpunktion/-injektion auftretendes Kompressionssyndrom des motorischen N. interosseus (antebrachii) anterior, der in der Ellenbeuge von der Rückseite des N. medianus ausgeht und auf der Membrana interossea verläuft. Ein charakteristischer klinischer Hinweis auf dessen Läsion ist die Unfähigkeit des Patienten, ein „O“ mit Daumen und Zeigefinger zu formen; d. h., die Beugung im IP-Gelenk des Daumens und im DIP-Gelenk des Zeigefingers ist nicht möglich. Die MRT hat bei diesem Syndrom 3 Aufgaben:

- Sie gibt Hinweise auf die differenzialdiagnostische Pathomorphologie.
- Sie lokalisiert den Engpass durch ein neurogenes Muskelödem (z. B. STIR-Sequenz) und bildet im Verlauf die lipomatöse Muskeldegeneration (-atrophie) ab. Die Mm. *flexor* pollicis longus, flexor digitorum profundus, *pronator teres* und der M. pronator quadratus kommen infrage, d. h., im Verlauf ist der Übergang in ein Pronator-teres-Syndrom möglich.
- Sie hilft bei der Festlegung der Schnittführung für den evtl. notwendigen operativen Zugang.

Der **N. radialis** verläuft in der Tiefe des Sulcus bicipitalis lateralis zwischen den Mm. brachialis und brachioradialis, erreicht die Ellenbeuge und teilt sich dort in seinen R. profundus (enthält nur motorische Fasern für die Extensoren der Hand und der Finger) und den R. superficialis. Im weiteren nahen Verlauf *nach distal* zieht der R. profundus in Schraubenwindung um das Collum radii nach dorsal. Bei Frakturen des Kollums oder Luxationen des Caput radii ist er direkt gefährdet. Der R. profundus führt keine Hautäste. Daher treten bei seiner Schädigung keine Sensibilitätsstörungen auf. Es gibt noch eine weitere Stelle, und zwar *proximal* vom Ellenbogengelenk, wo der N. radialis an der Humerushinterfläche im Sulcus n. radialis schraubenförmig schräg nach außen absteigend das mittlere Drittel des Humerus umzieht. Dort liegt er unmittelbar, d.h. ohne Unterpolsterung, dem Humerus auf und wird in seiner Struktur und Funktion bei Humerusschaftfrakturen bedroht.

Arthritis

Kubitale Fettpolsterzeichen

Die Kubitalarthritis gibt sich an Weichteilzeichen, Kollateralphänomenen und an den arthritischen Direktzeichen röntgenologisch zu erkennen. Der arthritische Gelenkerguss und Synovialisproliferationen, ein traumatischer Gelenkerguss oder ein intraartikuläres Hämatom und tumoröse Synovialisproliferationen zeigen sich im seitlichen Röntgenbild bei rechtwinklig gebeugtem Gelenk, sobald ihr Volumen etwa 5 ml erreicht, am **positiven vorderen** und **hinteren kubitalen Fettpolsterzeichen** (Abb. 12.**8** und Abb. 12.**9**). Dieser Röntgenbefund geht auf eine Baufettlage zwischen Synovialmembran und Capsula fibrosa zurück.

Das *vordere* Fettpolster ist im gesunden Gelenk in Höhe und unmittelbar vor der Fossa coronoidea als tropfenförmige, etwa 5 mm breite Zone erhöhter Filmschwärzung zu erkennen. Das *hintere* Fettpolster projiziert sich in die Fossa olecrani und ist daher normalerweise *nicht* sichtbar. Eine intraartikuläre Volumenzunahme (> 5 ml) hebt das vordere Fettpolster ab: Es löst sich von der Humeruskontur = positives Fettpolsterzeichen.

! *Merke*
Wird das hintere Fettpolster sichtbar, also aus der Fossa olecrani herausgehoben, so ist das ein krankhafter Röntgenbefund.

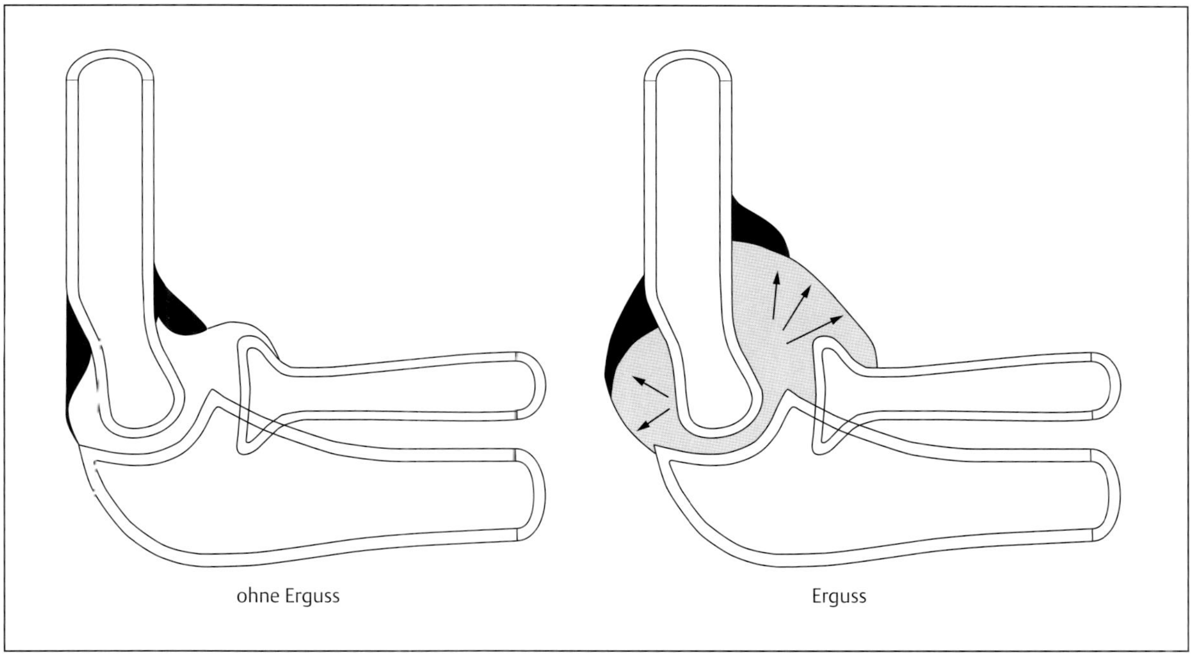

Abb. 12.**8** **Morphologische Grundlagen des normalen und pathologischen (positiven) Fettpolsterzeichens *(Längsschnitt, schematisch).*** Nahe dem Kapselansatz am Humerus erkennt man Baufett *(schwarz)* zwischen der Synovialmembran und dem fibrösen Kapselanteil. Eine intraartikuläre Volumenzunahme, z.B. hier ein großer Erguss, wirkt sich in Richtung der *Pfeile* aus und hebt die Fettpolster ab. Reißt bei einem Trauma die Kapsel ein, so kann der traumatische Erguss (Bluterguss) dadurch in die Gelenkumgebung entweichen und ruft dann *kein* positives (pathologisches) Fettpolsterzeichen hervor (Supinatorfettlinie nicht eingezeichnet, s. Abb. 12.**9**).

Nur bei einem traumatischen Erguss *mit Kapselriss* bleibt das Fettpolsterzeichen gewöhnlich negativ. Ein positives paradoxes hinteres Fettpolsterzeichen (s. Abb. 12.**9e**) entsteht durch ein periostales Hämatom oder durch eine neoplastisch ausgelöste Periostreaktion (Murphy u. Siegel 1977).

Die **Supinatorfettlinie** (s. Abb. 12.**9**) verläuft auf (über) dem M. supinator flachbogig-parallel zum proximalen Radius. Sie ist 3–4 cm lang und 2–3 mm breit. Bei Kubitalarthritiden, vorderen kubitalen Synovialzysten, traumatischen Gelenkergüssen und proximalen Radiusfrakturen, z. B. des Caput und Collum radii, *können* Form und Verlauf der Supinatorfettlinie verändert, nämlich *oberflächenwärts* oder *distal* verlagert, verkürzt, deformiert, verbreitert und/oder unscharf konturiert werden. Die Supinatorfettlinie spiegelt eine *mehr oder weniger* dicke Baufettlage wider. Sie ist daher nicht immer zu erkennen.

Das positive Fettpolsterzeichen *und* eine gleichzeitige gelenknahe Demineralisation (s. arthritisches Kollateralphänomen) zeigen nach Ausschluss eines vorangegangenen Traumas oder einer Gelenkoperation mit mehrwöchiger Ruhigstellung (Inaktivitätsdemineralisation) eine Kubitalarthritis an. Je fleckiger die begleitende kollaterale Demineralisation und je unschärfer die gelenknahen Spongiosastrukturen sind, desto akuter/subakuter ist eine Kubitalarthritis. Scharf konturierte demineralisierte Trabekelstrukturen sprechen für einen chronischen Gelenkprozess. Entsprechendes gilt für den gleichzeitigen Nachweis arthritischer Direktzeichen. Die *nosologische Einordnung* einer röntgenologisch erkannten Kubitalarthritis ist ohne Kenntnis der Anamnese, der klinischer Befunde und ohne den Röntgenaspekt anderer Gelenke in der Regel nicht möglich (Abb. 12.**10** bis Abb. 12.**14**).

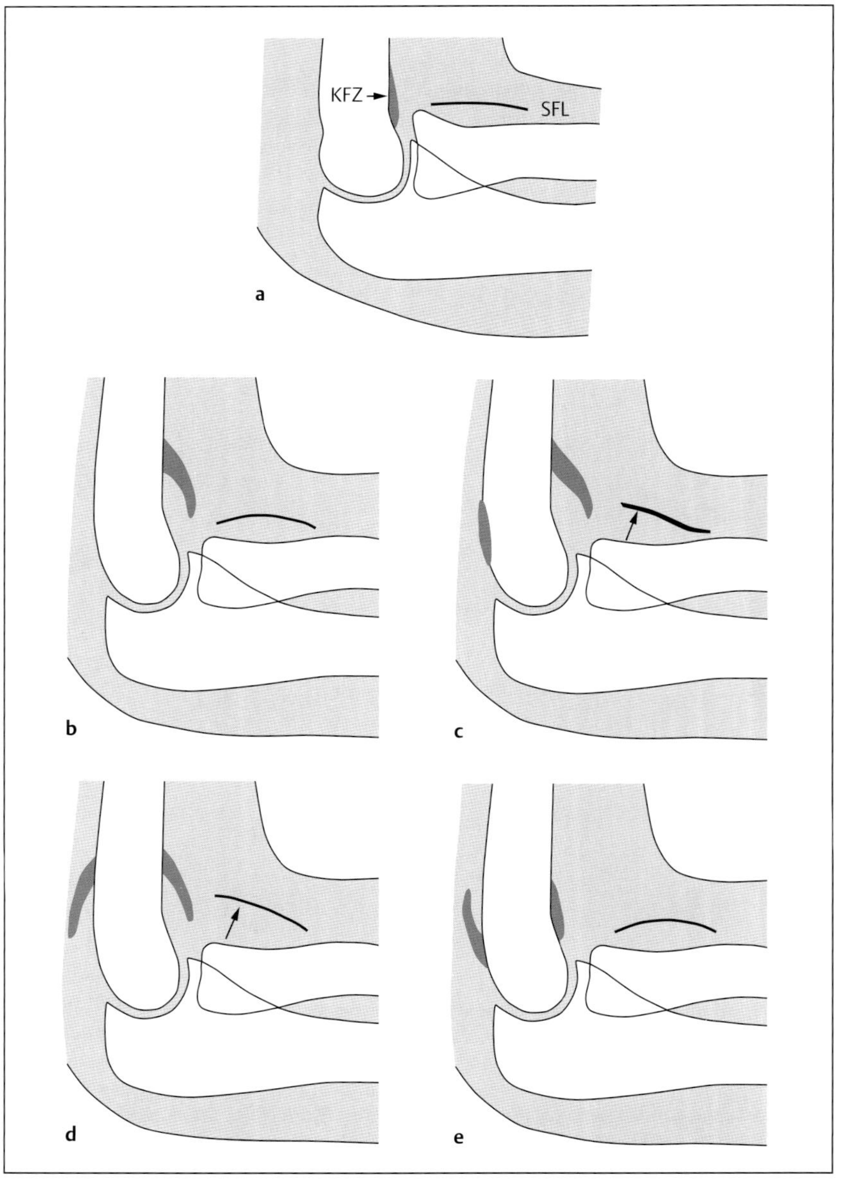

Abb. 12.**9a–e** **Röntgenmorphologie des kubitalen Fettpolsterzeichens (KFZ) und der Supinatorfettlinie (SFL).**

Merke:

Beträgt der Abstand zwischen der distal verlängerten Tangente der vorderen Humerusschaftkontur und dem proximalen Ende der SFL bei traumatisierten Erwachsenen mehr als 18 mm, bei Patienten unter 18 Jahren über 13 mm, so muss trotz eines normalen Röntgenbefunds der Verdacht auf ein knöchernes Trauma im Ellenbogenbereich geäußert werden (S. W. Dihlmann et al. 1991). Weitere bildgebende Untersuchungen sind dann erforderlich: MRT (Knochenmarködem?).

a Negatives KFZ (Normalbefund), normale SFL.
b–d Das positive KFZ zeigt eine intraartikuläre Volumenzunahme an; pathologisch veränderte SFL *(Pfeile)*.
e Positives paradoxes hinteres KFZ.

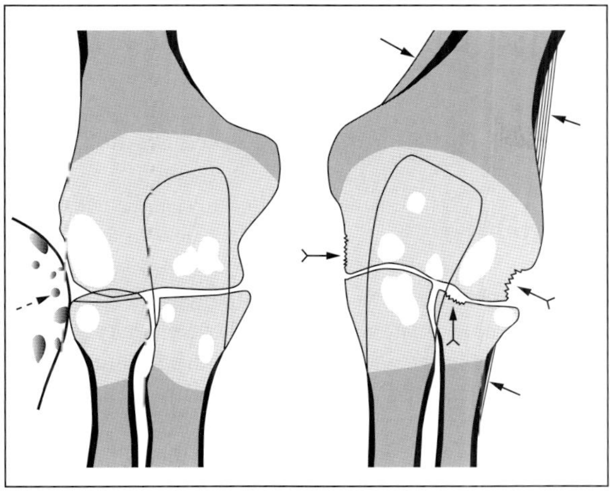

Abb. 12.10 **Nicht sehr weit fortgeschrittene Kubitalarthritis bei rheumatoider Arthritis *(rechts)* und bei tuberkulöser Infektion *(links)*.** Annähernd identischer Röntgenbefund (ins Auge springende gelenknahe, zystenartige Osteolysen ohne Randsklerose [arthritische Begleitzysten], Gelenkspaltverschmälerung, gelenknahe Demineralisation). *Rechts* wurden noch die Prädilektionsstellen für arthritische Erosionen eingezeichnet *(geschwänzte Pfeile)* sowie der Sitz und die Form lamellärer, auch bei Arthritiden vorkommender periostaler Knochenneubildungen *(Pfeile)*. Bei der adulten rheumatoiden Arthritis sind Periostreaktionen allerdings viel seltener als bei den Extremitätenarthritiden der Spondylarthropathien. Der *gestrichelte Pfeil* zeigt auf Kalkschatten. Diese Zusatzinformationen (daher durch eine *gekrümmte Linie* abgetrennt) kann die Differenzialdiagnose einengen: verkalkter (tuberkulöser) Eiter, verkalkte (intraartikuläre) Gichttophi, Arthritiden mit Begleitkalzinosen, also vor allem klassische Kollagenosen.

Merke:

Zur röntgenmorphologischen Differenzialdiagnose **dominierender zystenartiger Osteolysen (Geoden)** ohne oder mit Randsklerose in den korrespondierenden knöchernen Gelenksockeln bei arthritischer Klinik oder Arthritisverdacht vgl. Kap. 3 „Einführung in die Arthritis- bzw. Synovitisdiagnostik", Abschnitt „Arthritische Begleit- oder Signalzysten". Siehe dort auch unter Makrogeoden bei adulter rheumatoider Arthritis und unter zystischer (produktiver, nicht fistelnder) Knochentuberkulose. Bei der pigmentierten villonodulären Synovitis (s. dort) dominieren Geoden und eine oft schon im seitlichen Röntgenbild (s. Abb. 12.**35**) erkennbare lobuläre, auffallend dichte Weichteilmasse (Hämosiderin). *MRT:* Weichteilmasse mit heterogener Signalgebung (Erguss, intrasynoviales Exsudat = T2+, Hämosiderinablagerungen = T1–).

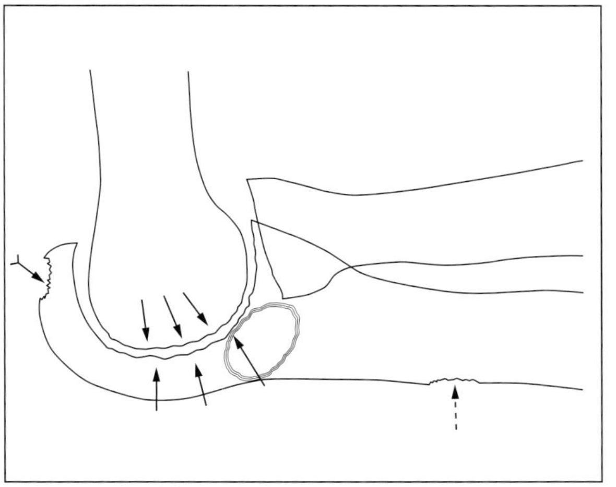

Abb. 12.11 **Fortgeschrittene Kubitalarthritis auf der seitlichen Röntgenaufnahme (*hier:* rheumatoide Arthritis).** Die destruierte Incisura trochlearis „verschluckt" die erodierte Trochlea humeri. Der *gestrichelte Pfeil* weist auf eine reaktionslose Ellenarrosion durch einen tastbaren subkutanen Rheumaknoten hin, der *geschwänzte Pfeil* auf einen Bursitisdefekt am Olekranon (häufig bei entzündlich-rheumatischen Polyarthritiden, aber gelegentlich auch bei tuberkulöser Arthritis, bei der Gicht [s. Abb. 12.**21**] oder „idiopathisch"). Die *Pfeile* zeigen auf die Prädilektionszonen für arthritische Erosionen an der Gelenkkonvexität und -konkavität.

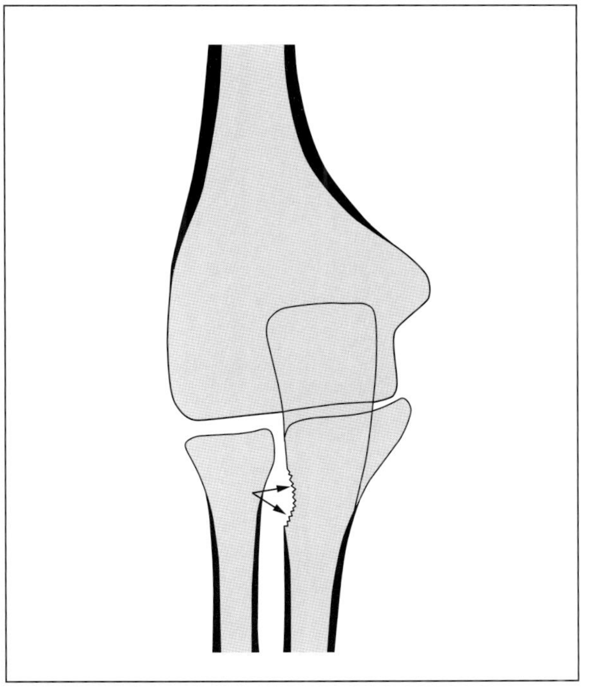

Abb. 12.12 **Typisches Röntgenbild der sog. Supinatorkerbe als Hinweis auf eine chronische Kubitalarthritis oder auf einen chronischen Gelenkerguss** (s. Text).

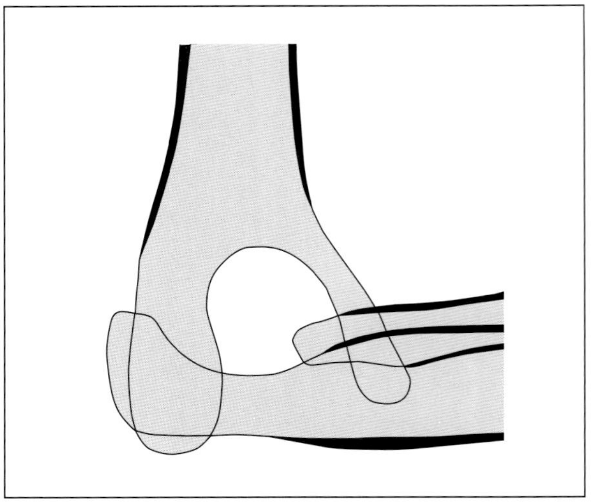

Abb. 12.**13** **„Ausgebranntes" Mutilationsstadium einer Kubitalarthritis bei jahrzehntelang bestehender rheumatoider Arthritis.** Ähnliche, allerdings *schon im Kindesalter* auftretende Osteolysen am Ellenbogen sind bei einer hereditären Stoffwechselstörung, die den Mukopolysaccharidosen nahe steht (**Winchester-Syndrom**), beobachtet worden. Falls zusätzlich (peri-)artikuläre Knochenschatten (Fragmente, Krümel) auffallen, spricht ein identischer Röntgenbefund für eine neurogene Osteoarthropathie (s. Abb. 12.**28**).

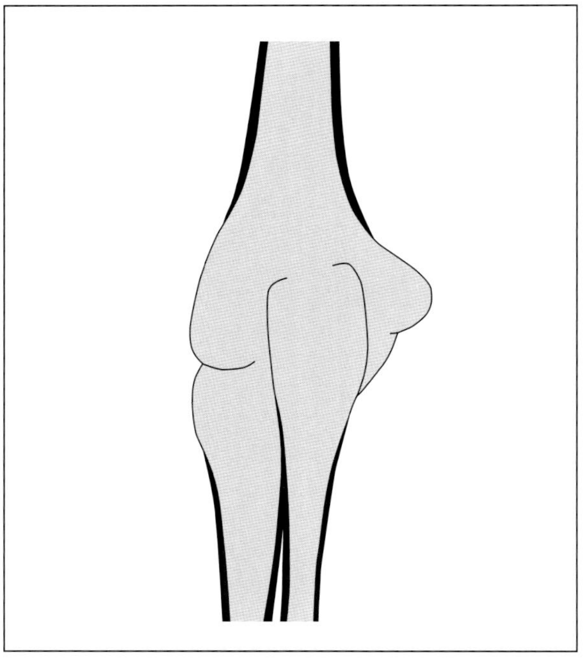

Abb. 12.**14** **Langjährig bestehende arthritische knöcherne Kubitalankylose.** Der nach Gelenkknorpelzerstörung und nach erosiven Schädigungen des subchondralen Knochens einsetzende Ossifikationsprozess hat nicht nur die 3 artikulierenden Knochen verbunden, sondern auch die Erosionen usw. geglättet. Der vorliegende Röntgenbefund kann aber auch darauf hinweisen, dass keine wesentlichen erosiven Konturveränderungen vorgelegen haben, sondern die knöcherne Ankylose unmittelbar nach dem arthritischen Gelenkknorpelabbau eingetreten ist.

Auswertung der Röntgenbefunde

Folgende Regeln sollten jedoch beim Röntgenbefund „(erosive) Kubitalarthritis" beachtet werden:

Monarthritis

Bei einer Monarthritis des Ellenbogengelenks ist die Annahme einer bakteriellen, vor allem einer tuberkulösen Infektion eher gerechtfertigt als die Diagnose einer atypisch hier beginnenden rheumatoiden Arthritis oder anderer entzündlich-rheumatischer Arthritiden. Auch eine doppelseitige Kubitalarthritis schließt die tuberkulöse Genese nicht aus (Fragestellung nach Lungentuberkulose, Pleuritis exsudativa usw.). Sequester und intraartikuläre oder gelenknahe amorphe Verkalkungen (verkalkter Eiter) kommen am häufigsten bei tuberkulösen Infektionen vor (Abb. 12.**15**). Differenzialdiagnostische Überlegungen zum Ausschluss von Arthritiden mit Begleitkalzinosen, z. B. bei progressiver systemischer Sklerose, und von verkalkten Gichttophi sind jedoch anzustellen.

Oligo-/Polyarthritis

Befällt eine Oligo- oder Polyarthritis auch das Ellenbogengelenk, so ist deren ätiologische Klassifizierung eher möglich. Dann sollte – abgesehen von klinisch-serologischen Parametern – vor allem nach dem Gelenkbefallsmuster an der Hand (vgl. Abb. 11.**10**) röntgenologisch eine Einordnung versucht werden.

> **! *Merke***
>
> Es sei daran erinnert, dass bei jeder röntgenologisch nachweisbaren, ätiologisch unklaren Arthritis (Mono-, Oligo-, Polyarthritis) auch die serologischen Luesreaktionen untersucht werden sollten, um – trotz geringer Wahrscheinlichkeit – maskierte luische Gelenkaffektionen nicht zu übersehen. Diese Überlegung gilt auch für ätiologisch unklare Kubitalarthritiden (bei Hochrisikopatienten) hinsichtlich opportunistischer Infektionen bei HIV-Positiven.

Die sog. **Supinatorkerbe** (Foster et al. 1980) tritt in unmittelbarer Nähe der Crista m. supinatoris an der proximalen Ulna auf (s. Abb. 12.**12**). Dort gibt es eine Synovialtasche in der Gelenkkapsel, die bei einer chronischen Arthritis, beispielsweise bei der rheumatoiden Arthritis, aber auch bei den Gelenkprozessen der Hämophilie, zur Erosion der Ulna führt. Die Supinatorkerbe ist ein charakteristisches Direktzeichen der chronischen Arthritis oder eines chronischen Gelenkergusses anderer Ätiologie.

Auffallende Periostreaktionen einer Kubitalarthritis, vornehmlich im Rahmen einer Oligo- oder Polyarthritis, kommen am häufigsten beim Reiter-Syndrom und bei der Arthritis psoriatica bzw. bei peripheren Arthritiden (HLA-assoziierter) Spondylarthropathien vor, im Kindesalter allerdings bei allen Arthritiden.

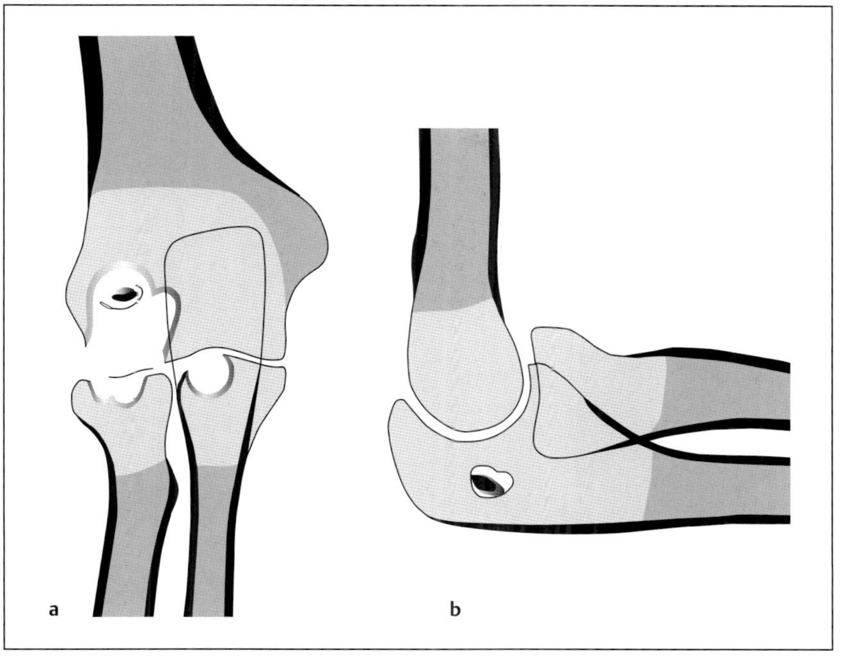

Abb. 12.**15a, b** **Tuberkulöse Kubitalarthritis und Olekranontuberkulose ohne Gelenkbeteiligung (2 Patienten).**

a **Arthritis:** Gelenknahe Demineralisation (arthritisches Kollateralphänomen), Gelenkspaltverschmälerung, s. humeroulnares Kompartment, ausgeprägte Erosionen.

b **Tuberkuloseverdacht kommt auf bei a u. b:** fokal angeordnete Knochenzerstörung mit Sequester (Capitulum humeri bzw. Olekranon).

Arthritiden im Kindesalter

Für die *Wachstumsalterarthritis des Ellenbogengelenks* und ihre Differenzialdiagnose gilt auch das auf S. 418ff Gesagte (s. auch Abb. 12.**6**).

Die distale Humerusmetaphyse wird teilweise von der Gelenkkapsel erreicht. Distale Humerusosteomyelitiden führen daher bei Kindern manchmal direkt von der Metaphyse aus zu einer pyogenen Gelenkinfektion, müssen also nicht unbedingt den Ausbreitungsweg über die Epiphyse nehmen. Distale Humerusosteomyelitiden können auf diese Weise eine Wachstumsstörung und spätere Verbildung des Ellenbogengelenks auslösen.

Der Ellenbogen ist/war ein sehr häufiger Sitz der akuten **Osteomyelitis variolosa**, die oft bilateral-symmetrisch auftritt (Lentz u. Noyes 1979). Vor allem erkranken Kleinkinder. Daher gehören Entwicklungs- und Wachstumsstörungen zu den möglichen Folgen dieser *pyogenen (!)* Virusinfektion, die auch das Ellenbogengelenk ergreifen kann. Röntgenologisches Frühzeichen der Pockenosteomyelitis ist eine weit ausgedehnte Periostreaktion, der sich metaphysäre Destruktionsherde hinzugesellen. Erst im weiteren Verlauf erkranken die epiphysären Knochenkerne. Dadurch können die arthritischen Zerstörungen noch verstärkt werden.

Sympathische Arthritis

Die sympathische Arthritis ist eine sterile, nicht eitrige Gelenkentzündung, die als Folge eines in unmittelbarer Nähe, am häufigsten im knöchernen Gelenksockel sitzenden krankhaften Prozesses auftritt. Das Attribut zeigt das „Mitleiden" – daher „sym-pathisch" – der primär nicht betroffenen Synovialmembran an. Gewöhnlich lösen eine entzündliche Erkrankung – eine unspezifisch-bakterielle Osteomyelitis, eine Knochentuberkulose, selten sogar eine unspezifisch-bakterielle Arthritis eines Nachbargelenks – die sympathische Arthritis aus. Aber auch beim Osteoidosteom (Abb. 12.**16**), beim Osteoblastom, bei der aneurysmatischen Knochenzyste, beim Osteoklastom, beim Osteosarkom und beim Fibrosarkom sind sympathische Arthritiden beobachtet worden. Eine sympathische Arthritis kommt auch beim intraartikulären Osteoidosteom des Ellenbogens vor. Histologisch tritt die sympathische Arthritis als chronische unspezifische oder als lymphofollikuläre Synovitis auf. Die sympathische Arthritis offenbart sich an einem schmerzhaften Gelenkerguss, dessen Spätfolge die Arthrosis deformans sein kann, oder sehr selten als chronische erosive Arthritis, also mit arthritischen Direktzeichen (Dihlmann u. Fernholz 1978).

Dorsale Ellenbogenschleimbeutel

Die dicht beieinander liegenden dorsalen Ellenbogenschleimbeutel (Bursa subcutanea olecrani, Bursa intratendinea olecrani, Bursa subtendinea m. tricipitis brachii) erkranken häufig bei der rheumatoiden Arthritis und anderen entzündlich-rheumatischen Arthritiden, bei der Gicht und bei bakteriellen Infektionen, darunter auch die Tuberkulose. An diese Krankheiten sollte gedacht werden, wenn eine Weichteilschwellung dorsal vom Olekranon auftritt *und* gleichzeitig ein pathologischer Röntgenbefund am Ellenbogen zu erheben ist (s. Abb. 12.**11**). Bei normaler Projektion des Ellenbogengelenks weist eine Weichteilschwellung hinter dem Olekranon in erster

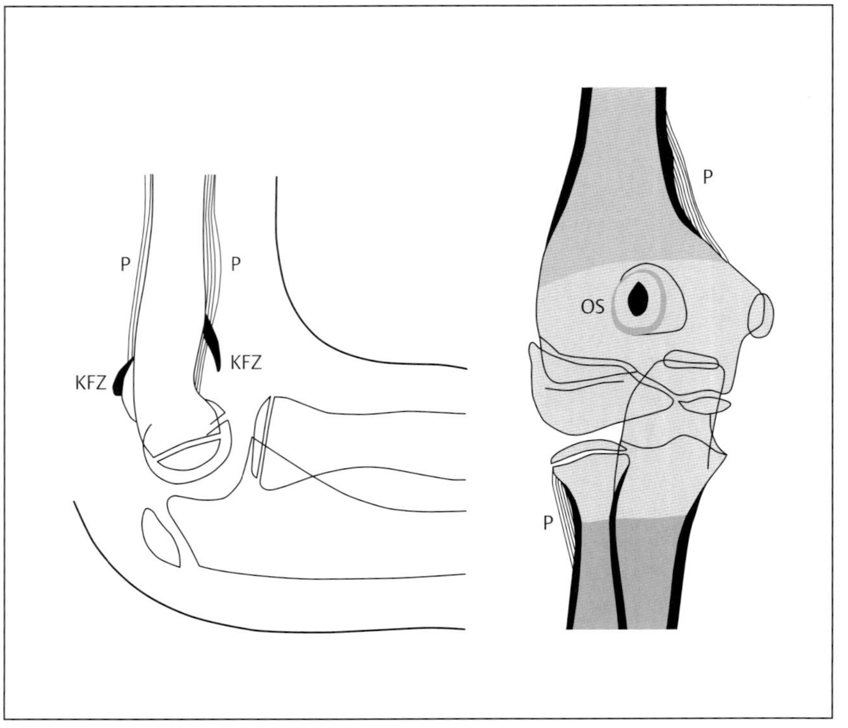

Abb. 12.**16** **Osteoidosteom in der Fossa olecrani mit sympathischer Kubitalarthritis.** Intra- bzw. unmittelbar periartikuläre Osteoidosteome mit sympathischer Arthritis wurden in den Epicondyli humeri, in der Fossa olecrani, im Olekranon, in der Fossa coronoidea, im Os scaphoideum, im Collum femoris, im Femurkondylus und im Talus beschrieben.
Röntgenbefunde: Osteoidosteom (OS) mit zentral verkalktem Nidus und partieller, unscharf konturierter Randsklerose. Lamelläre Periostreaktion (P) am Humerus und Radius. Weichteilschwellung. Das positive kubitale Fettpolsterzeichen (KFZ) zeigt den Erguss der sympathischen Arthritis an. Demineralisation der gelenknahen Knochenanteile.
Röntgendifferenzialdiagnose im gezeichneten Fall gegenüber der Osteochondrosis dissecans des Septum supratrochleare: Die Periostreaktion kommt bei der Osteochondrosis dissecans nicht vor; desgleichen fehlt bei ihr die gelenknahe Demineralisation (s. Abb. 12.**1**).

Merke:

1. Der Osteoidosteomnidus stellt sich im *spongiösen* Knochen oft als Verdichtung mit oder ohne umgebende Aufhellung dar, in *kompakter* Knochensubstanz jedoch als Aufhellungszone.
2. Verdachtstrias beim Osteoidosteom in unmittelbarer Nähe des Ellenbogengelenks:
   - Lokalisierte Knochenverdichtung (Osteosklerose, Hyperostose).
   - Gelenkerguss.
   - (Diskrete) Periostreaktion. Dann bildgebende Nidussuche (CT, MRT).

Linie auf eine Schleimbeutelaffektion hin (vgl. Abb. 12.**36** mit Abb. 12.**21**), daher ist sie eine Indikation für MRT oder Sonografie. Die Bursitis kann das Olekranon entzündlich oder druckbedingt arrodieren, desgleichen auch Tumorwachstum.

Schleimbeutel im Bereich der Ellenbeuge

Auch krankhaft veränderte Schleimbeutel im Bereich der Ellenbeuge können jenseits des Pronator-teres-Syndroms (vgl. auch Kiloh-Nevin-Syndrom), des Struthers-Ligaments und über den Kubitalkanal hinaus zu Kompressionsneuropathien führen. Die Bursa bicipitoradialis und die Bursa cubitalis interossea liegen in der Nähe des Bizepssehnenansatzes an der Tuberositas radii. Beide Bursen sind bildgebend nur dann mittels MRT und Sonografie zu erkennen, wenn sie (liquide) angeschwollen sind: Bursitis/Bursopathie. Pathogenetisch kommen ein Trauma, biomechanische, z. B. berufliche und sportbedingte Überlastungsschäden oder eine (hämatogene) Infektion infrage. Klinische Bedeutung erlangen diese Bursopathien, wenn sie durch ihr pathologisch vergrößertes Volumen zur Kompressionsneuropathie des N. medianus (Bursa cubitalis interossea) und des N. interosseus (antebrachii) posterior, dem Endast des R. profundus n. radialis (Bursa bicipitoradialis), führen und/oder die Beweglichkeit des Ellenbogengelenks schmerzhaft behindern. Beiden vergrößerten Schleimbeuteln mit liquider MRT-Charakteristik dient die Bizepssehne als topografische Leitstruktur. Beispielsweise lässt sich die vergrößerte Bursa cubitalis interossea identifizieren, da sie die Bizepsansatzsehne exzentrisch umfasst. Bildgebend differenzialdiagnostisch müssen Weichteilganglien und Lipome abgegrenzt werden, da auch sie die genannten Kompressionsneuropathien verursachen können und daher eine identische operative Therapie erfordern.

Arthrosis deformans

Die „idiopathische“ Kubitalarthrose ist ein seltener Befund. Sehr viel häufiger lassen sich bildgebend am Ellenbogengelenk und an seinen knöchernen Gelenksockeln krankhafte Veränderungen nachweisen, die den Gelenkknorpel, auf welche Weise auch immer, (Traumen, repetitive Mikrotraumen, anlagebedingte oder erworbene Verbildungen, Fehlstellungen usw.) schädigen (s. Abb. 12.**6**). Osteophyten treten gewöhnlich zuerst am Speichenkopf und am Oberarmköpfchen auf. Außerdem erkennt man osteophytäre Ausziehungen am Processus coronoideus und am proximalen Rand der Incisura trochlearis (Abb. 12.**17**). Dadurch verlängert sich bei zunehmender Osteophytengröße die trochleaumfassende Ellenzwinge, und ein Beuge- und ein Steckdefizit sind die Folgen. Im weiteren Verlauf wird der Radiuskopf pilzförmig deformiert; aber auch die anderen Knochen bekommen eine plumpere Gestalt. Osteophyten am medialen Trochlearand lösen manchmal eine Druckschädigung des N. ulnaris aus. *Regelmäßig* werden bei der Kubitalarthrose „Gelenkmäuse“ beobachtet. Einerseits weisen sie auf die Miterkrankung der Synovialmembran hin. Sind sie andererseits das pathologische Primärereignis, so prädisponieren sie zur Arthrose.

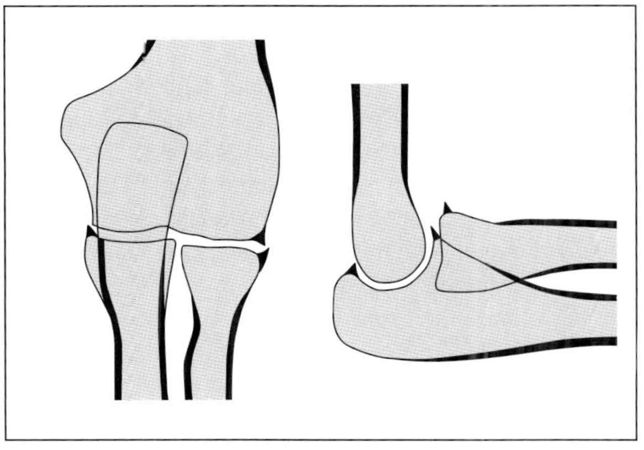

Abb. 12.**17** **Marginale Frühosteophyten der Kubitalarthrose.**

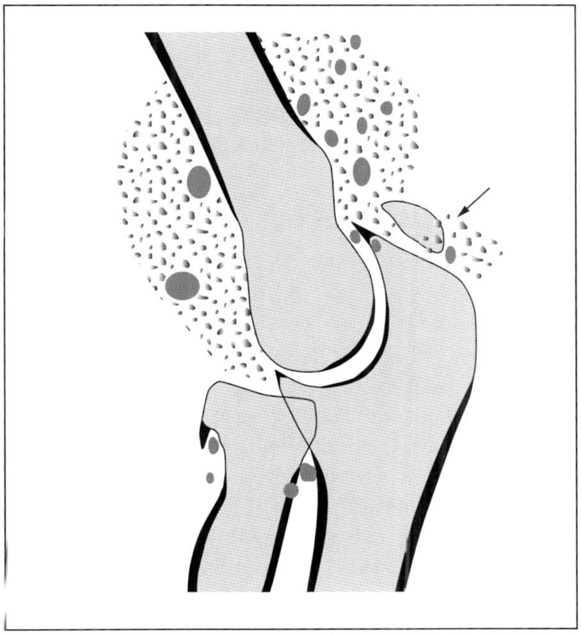

Abb. 12.**18** **Ausgeprägte Synovialchondromatose des Ellenbogens.** Ein Olekranonschleimbeutel ist miterkrankt. Von den 3 bekannten Bursen in Olekranonnähe kommt hier nach der Topografie die Bursa subcutanea olecrani infrage *(Pfeil)*. Röntgenzeichen einer mäßigen Sekundärarthrose, s. Radiuskopfosteophyt, Ausziehung des Processus coronoideus und des proximalen Endes der Incisura trochlearis, subchondrale Spongiosasklerose, olekranonnahes Kapselosteom mit Kortikalis – vgl. die fehlende Kortikalis bei den zahlreichen verkalkten Kapselchondromen.

Synovialchondromatose

Das oben Gesagte gilt vor allem für die potenziell polytope, im Regelfall aber monotop auftretende Synovialchondromatose (Abb. 12.**18**). In etwas mehr als ¼ der Fälle wird das Ellenbogengelenk zum Sitz der Erkrankung. Diese Krankheit ist eine typische biomechanische Präarthrose.

Osteochondrosis dissecans cubiti

Die androtrope Osteochondrosis dissecans cubiti betrifft vor allem das Capitulum humeri (Abb. 12.**19**) und viel seltener die Trochlea humeri, das Olekranon oder das Caput radii. Sie tritt vor allem in der Adoleszenz auf, wenn das Kapitulum bereits (fast) vollständig verknöchert ist. Die Ätiologie durch Ischämie oder wiederholte Mikrotraumen bzw. biomechanische Überlastungen des physiologischerweise hypovaskularisierten Kapitulums wird diskutiert. Auf genetische Faktoren weist das gelegentliche intrafamiliäre Auftreten hin. Die Dissektion erfolgt vor allem am anterolateralen Kapitulumaspekt, sehr selten bilateral an beiden Ellenbogen.

Als röntgenologische Frühbefunde der Osteochondrosis dissecans sind eine vergleichsweise diskrete Abflachung der Kapitulumkontur und/oder eine zarte subchondrale Aufhellung bekannt. Bei eingetretener Dissektion zeigt sich ein halbmondförmiges Fragment mit oder ohne Konturabflachung, das von einem Aufhellungssaum umgeben ist. Letzterer setzt sich mit der Zeit durch eine Randsklerose ab. Die „geborene“, evtl. fragmentierte „Gelenkmaus“ hinterlässt ein „Mausbett“ mit der Tendenz zur Abflachung. Genaue Vorstellungen über die pathoanatomischen Vorgänge, z. B. hinsichtlich des Gelenkknorpels über dem Dissekat, sind einerseits mittels MRT (s. Kap. 15 „Knie- und Tibiofibulargelenk“, Abschnitt „Fehlstellungen im Kniegelenk“) und Arthroskopie gewonnen worden und beeinflussen die Therapie. Andererseits springt das Frühstadium der Osteochondrosis dissecans im MRT als fokales subchondrales Areal inter-

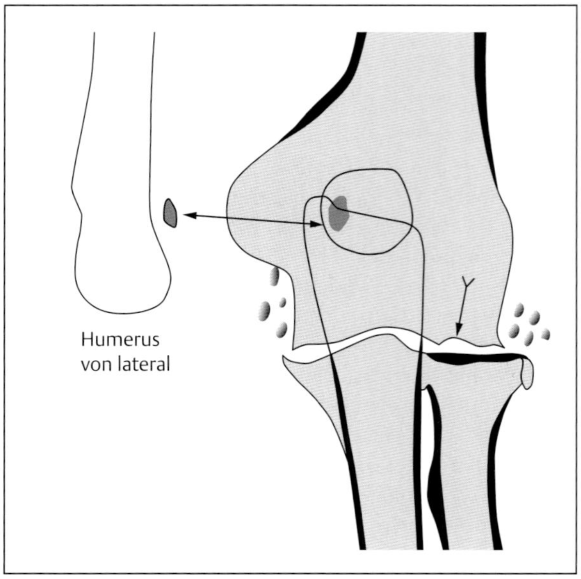

Abb. 12.**19** **Kubitale Sekundärarthrose (Randosteophyten, verkalkte Kapselchondrome, subchondrale Sklerose am Radiuskopf) nach Osteochondrosis dissecans des Capitulum humeri.** Das Mausbett *(geschwänzter Pfeil)* ist fast „eingeebnet" (nur noch als flache Delle des Oberarmköpfchens zu erkennen, s. Text). Die Gelenkmaus liegt vor der Fossa coronoidea *(Pfeil)*.

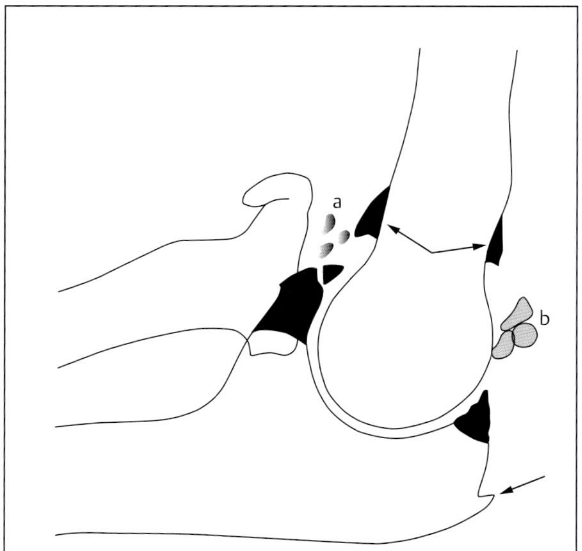

Abb. 12.**20** **Pressluftschaden des Ellenbogengelenks.** Vergrößerte Ellenzwinge durch erheblich verplumpten und an der Spitze dissezierten Processus coronoideus und Ausweitung der Incisura trochlearis, deren proximales Randgebiet ausgezogen und deformiert ist. Randwülste am Radiuskopf. Gelenkmäuse (Knorpeltyp [verkalkt; a], Knochentyp [mit Kortikalis; b]). Fibroostotische Verknöcherung *(Pfeile)* der Gelenkkapselsansätze am Humerus und am Olekranon (Trizepsinsertion). *Die diagnostisch wichtigsten Stellen sind schwarz getönt.*

mediärer bis niedriger Signalgabe bei T1w und mit hoher Signalintensität auf (fettunterdrückten TSE-)T2w-Sequenzen ins Auge.

Die als freier Gelenkkörper in der Ein- und Mehrzahl in das Gelenkkavum übergetretene Dissektion kann sich durch intermittierende Gelenkblockierungen und Synovialisreaktion (Schmerzen, Erguss) klinisch zu erkennen geben und birgt, inadäquat behandelt, das Potenzial zur präarthrotischen Deformität. Am sichersten gelingt der Corpus-liberum-Nachweis mittels MRT (falls der freie Gelenkkörper nicht schon röntgenologisch zu lokalisieren ist).

Morbus Panner

Das Risiko der Arthroseentwicklung fehlt dem Morbus Panner. Bei ihm entstehen keine freien Gelenkkörper. Die androtrope ischämische Osteonekrose des Capitulum humeri tritt vor allem zwischen dem 7. und 12. Lebensjahr auf. Sie führt zur teilweise mit Strukturverdichtung einhergehenden Fragmentation des Ossifikationszentrums. Die Durchblutungsstörung und ihre Folgen verlaufen selbstlimitierend und führen im reparativen Verlauf zur Normalform des Kapitulums.

In den Legenden zu Abb. 12.**1** und Abb. 12.**16** wurde auf die Röntgendifferenzialdiagnose der Osteochondrosis dissecans des Septum supratrochleare eingegangen.

Angeborene, hereditäre Hämoglobinopathien mit Sichelzellbildung

Bei diesen kommen häufig gelenknahe Knocheninfarkte vor. Im Verlauf ihres Reparationsstadiums entstehen Bilder, die der Osteochondrosis dissecans ähneln und später in arthrotische Deformierungen einmünden.

Pressluftschaden des Ellenbogengelenks

Der Pressluftschaden des Ellenbogengelenks (vgl. Vibrationsosteoarthropathie) – am Führungsarm stärker ausgeprägt als am gegenseitigen – bietet ein vielgestaltiges, im Ganzen gesehen charakteristisches Röntgenbild, namentlich wenn man bestimmte Befunde an der Handwurzel (vor allem die Lunatumnekrose [Synonym: Lunatummalazie], die Skaphoidpseudarthrose bzw. Lunatum-, Skaphoid- und Triquetrumzysten sowie Nekrosezeichen an beiden Griffelfortsätzen) und am Akromioklavikulargelenk mitberücksichtigt. Der Röntgenbefund der **Vibrationsosteoarthropathie** (am Ellenbogen) wird bestimmt durch (Abb. 12.**20**):

- Arthrosezeichen
- freie Gelenkkörper als Folgen einer dissezierenden Osteochondrose, abgelöste knorpelige und knöcherne Kapselmetaplasien und abgebrochene Osteophyten
- Fibroostosen

Osteoarthropathien

Chronische Gicht

Im Verlauf der chronischen Gicht (s. Kap. 6 „Arthropathien und Osteoarthropathien") wird das Ellenbogengelenk nur selten ergriffen. Röntgenologisch steht gewöhnlich das Bild der Arthrosis deformans im Vordergrund, vor allem die Osteophytenbildung und die Gelenkspaltverschmälerung. Subchondrale zystische Osteolysen können sowohl Geröllzysten als auch Tophi widerspiegeln. Immerhin kann der Röntgenbefund der Ellenbogengicht durch die Kombination der Arthrose mit der **gichtigen Bursitis olecrani** verhältnismäßig charakteristisch sein. Bei etwa jedem 5. Patienten mit chronischer Gicht ist diese Schleimbeutelerkrankung zu erwarten. Es kommt dabei zu einer *dichten* Weichteilschwellung hinter dem Olekranon, in der häufig Kalkschatten zu erkennen sind (Abb. 12.**21**). Manchmal führt die tophöse Bursitis zu einer Druckarrosion am Olekranon.

Ochronose

Die mögliche Erkrankung des Ellenbogens bei der Ochronose (s. Kap. 6 „Arthropathien und Osteoarthropathien", Abschnitt „Ochronosearthropathie [-spondylopathie]") imponiert röntgenologisch als Arthrosis deformans.

Hämophilieosteoarthropathie

Ellenbogenbefall ist bei der Bluterkrankheit ein häufiges Ereignis. Ellenbogen- und Kniegelenk sind daher die Testgelenke der Hämophilieosteoarthropathie. Die in Kap. 6 „Arthropathien und Osteoarthropathien" geschilderten Vorgänge führen mit der Zeit zu einer erheblichen Schädigung des Ellenbogengelenks, die seine Funktion beeinträchtigt und röntgenologisch beurteilt werden kann. Wiederholte Gelenkblutungen und Blutungen in den subchondralen Knochen, die bei den Patienten schon im Kindes- und Adoleszentenalter zu erwarten sind, schädigen nicht nur das Gleitgewebe und den Knochen, sondern beschleunigen auch die Reifung und stören das Wachstum der ellenbogennahen Epiphysenkerne. Folgende Veränderungen sind dann im Röntgenbild erkennen (Benz 1980):

- Die Knochenstruktur der ellenbogennahen Knochenkerne und Epiphysen wird verändert. Die nach den Gelenk- und Knochenmarkblutungen einsetzenden Reaktionen der Synovialmembran und im Knochenmark führen nämlich – analog dem arthritischen Kollateralphänomen – zu unscharfen und/oder fleckigen Spongiosastrukturen. Nach dem Abklingen der „akuten" resorptiven Phase offenbart sich ein mehr oder weniger strähniger Umbau der Knochenstruktur.
- Die Knochenkerne treten verfrüht auf – aber in physiologischer Reihenfolge.
- Die Knochenkerne und Epiphysen am Ellenbogengelenk sind größer als normal.
- Die Knochenkerne und Epiphysen zeigen außerdem eine Verformung. Vor allem das Caput radii – es wird abgeflacht –, die Incisura trochlearis – sie wird vertieft –, der Humeruskondylus und das Olekranon nehmen eine atypische Form an; ein pathologischer Cubitus valgus ist oft zu beobachten.

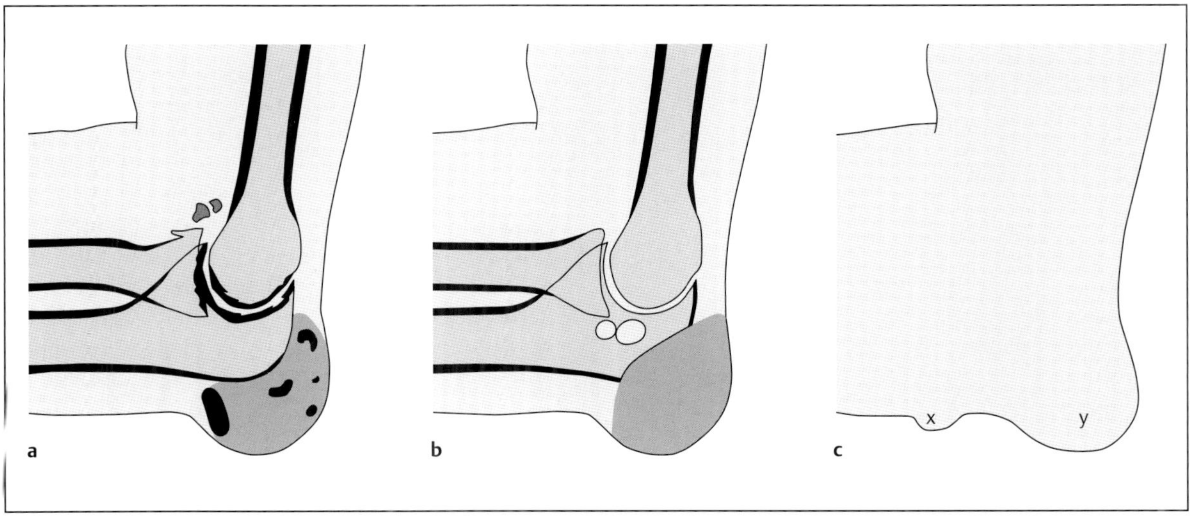

Abb. 12.**21a–c** **Gichtarthropathie des Ellenbogengelenks.**
a **Diagnostisch wichtige Merkmalkombination**, nämlich Arthrosis deformans –manchmal mit *zarten* Erosionen (Einbrüchen) der Gelenkkonturen – und schattengebende, evtl. kalzifizierte Bursitis olecrani.
b **Die tophöse Bursitis hat zu einer Olekranonarrosion geführt.** Tophusosteolysen im subchondralen Olekranonanteil.
c **Weichteilsilhouette** (x = subkutaner Rheumaknoten? y = Bursitis?), die auch auf Röntgenaufnahmen (Knochen nicht gezeichnet) in dieser Kombination den Verdacht auf die rheumatoide Arthritis erwecken würde und gegen die Gicht spräche.

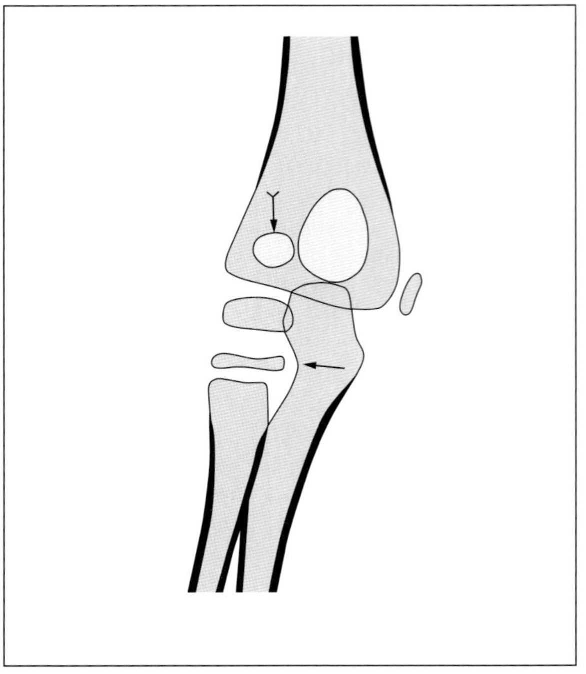

Abb. 12.**22** **Hämophiliefolgen am Ellenbogen des Kindes.** Siehe das abgeplattete und verbreiterte Caput radii, die Vertiefung der Incisura radialis *(Pfeil)*, die Vertiefung und Vergrößerung der Fossa olecrani und die Ausprägung der Fossa radialis *(geschwänzter Pfeil)*.

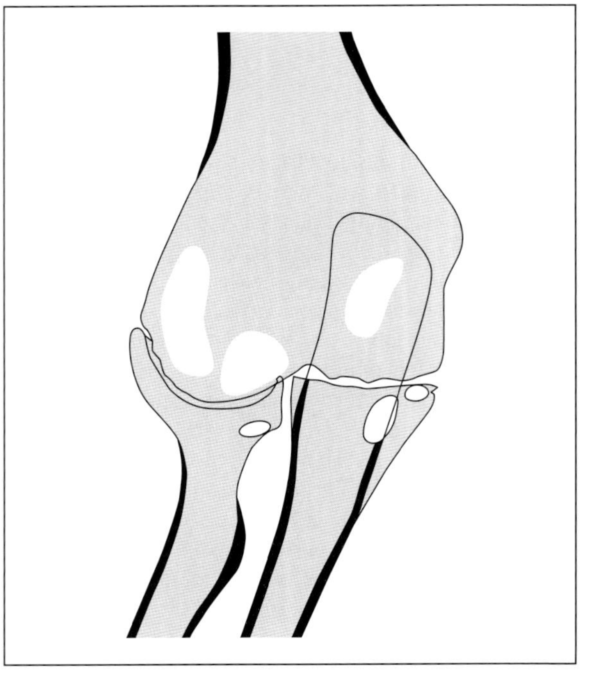

Abb. 12.**23** **Fortgeschrittene Kubitalosteoarthropathie bei Hämophilie.** Fehlform der artikulierenden Knochen (die Vergrößerung des Caput radii soll charakteristisch für chronische Blutungsübel sein), pathologischer Cubitus valgus, erodierte Gelenkflächen, Gelenkspaltverschmälerung, subchondrale zystische Osteolysen. (Folge von Markblutungen? Diese Annahme ist berechtigt, da sich aus solchen zystischen Osteolysen ohne und mit verdichteter Randkontur hämophile Pseudotumoren entwickeln können.)

Merke:

Die Hämophilie gehört auch am Ellenbogen zu den vielfältigen Ursachen der ischämischen Knochennekrosen.

Abb. 12.**24** **Hämophilie A (junger Erwachsener).** *Rechts:* normales linkes Ellenbogengelenk, *links:* Frühstadium des Blutergelenks. Vergrößertes und nach vorn abgeschrägtes Caput radii.

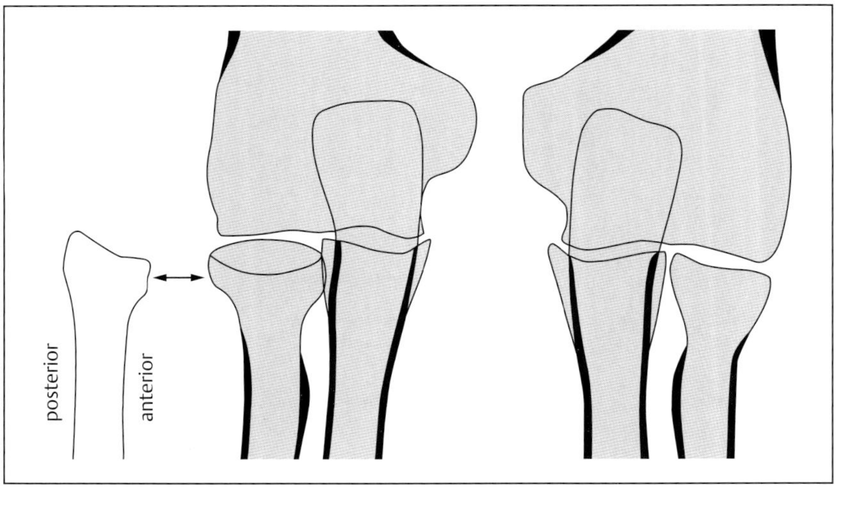

In der Abb. 12.**22** sind die röntgenologisch sichtbaren Koagulopathiefolgen am Ellenbogengelenk eines Kindes, auf den Abb. 12.**23**, Abb. 12.**24** und Abb. 12.**25** die Formstörungen der hämophilen Osteoarthropathie bei erwachsenen Patienten wiedergegeben.

Der Hämophiliepseudotumor wurde auch am Ellenbogen gesehen. Wie aus der Bezeichnung hervorgeht, bestimmen dabei schwere destruktiv-zystische Knochenveränderungen, die als Folge wiederholter subperiostaler und intramedullärer Blutungen auftreten und den Knochen gleichzeitig auch auftreiben, das Röntgenbild.

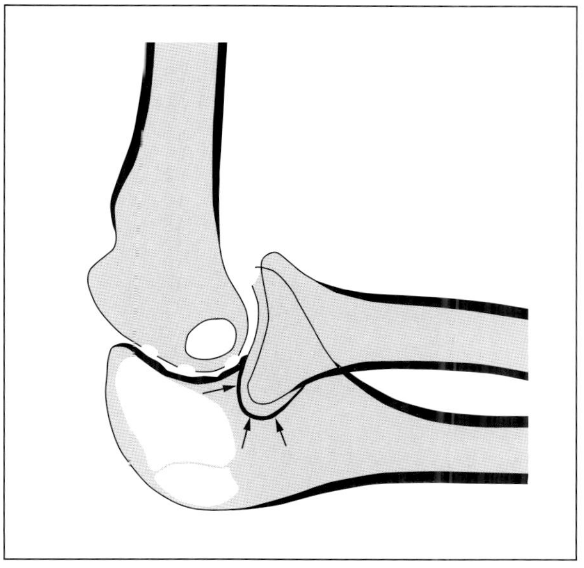

Abb. 12.**25** **Hämophile Kubitalosteoarthropathie** (Fehlform der artikulierenden Knochen, Gelenkspaltverschmälerung, zarte Erosionen der Incisura trochlearis und am distalen Humerus, zystische Osteolysen). Die Pfeile zeigen auf eine Vertiefung der Incisura radialis der Elle (vgl. Abb. 12.**22**).

Neurogene Osteoarthropathien

Neurogene Osteoarthropathien (s. Kap. 6 „Arthropathien und Osteoarthropathien") des Ellenbogens werden hauptsächlich bei der Syringomyelie gesehen. Viel seltener sind die Tabes dorsalis und andere Erkrankungen Ursache einer neurogenen Ellenbogenosteoarthropathie bzw. einer reaktionslosen Osteolyse der kubitalen Ellen-, Speichen- und Oberarmteile. Im frühen Stadium können diagnostische Schwierigkeiten auftreten, da die oft zu beobachtenden Gelenkweichteilverknöcherungen und -verkalkungen und die Vergrößerung der Ellenzwinge ebenso zum Bild der neurogenen Osteoarthropathie wie zu dem der Kubitalarthrose gehören. Bei den neurogenen Gelenkerkrankungen dominieren gewöhnlich die „Knochenbröckel" gegenüber strukturlosen „Kalkschatten". Schließlich führen die ausgeprägten Osteolysen an den 3 artikulierenden Knochen in Verbindung mit den mehr oder minder ausgeprägten Weichteilverknöcherungen – also die typische anarchische Umgestaltung des Gelenks, seine Desintegration (Abb. 12.**26**, Abb. 12.**27** und Abb. 12.**28**) – zur richtigen Diagnose.

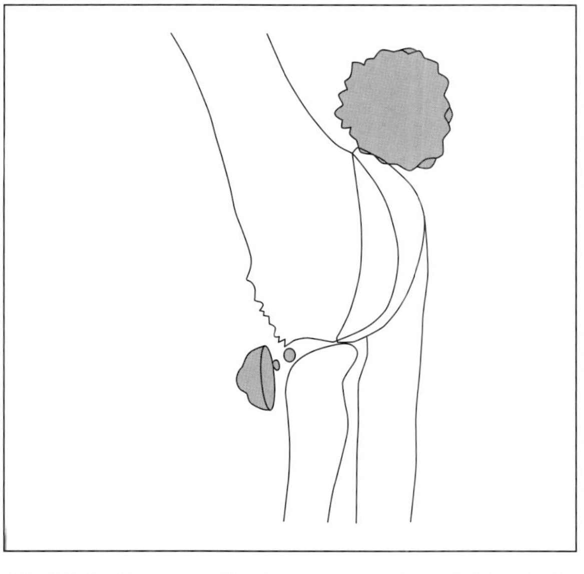

Abb. 12.**26** **Neurogene Ellenbogenosteoarthropathie bei Syringomyelie.**
Typische Merkmale: Reaktionslose Osteolysen, die zur „Formvereinfachung" führen, periartikuläre Weichteilverknöcherungen, Fehlstellung der artikulierenden Knochen. Das Gelenk ist desintegriert!

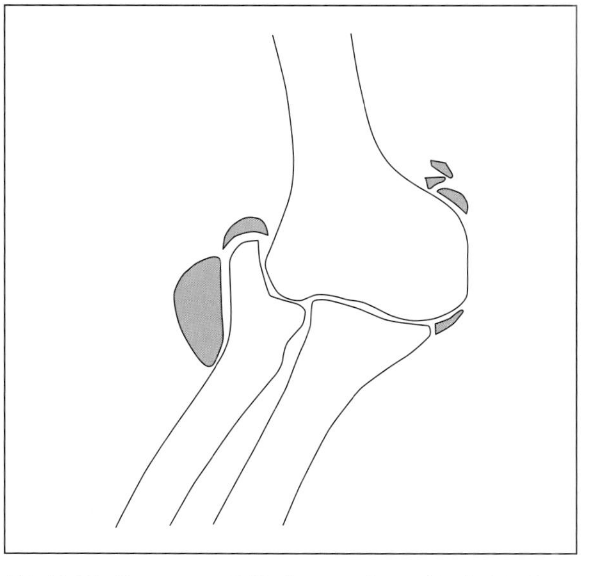

Abb. 12.**27** **Neurogene Kubitalosteoarthropathie bei Syringomyelie.**
Typische Merkmale: „Formvereinfachung" der artikulierenden Knochenenden, Fehlstellungen, periartikuläre Weichteilverknöcherungen. Typische Gelenkdesintegration!

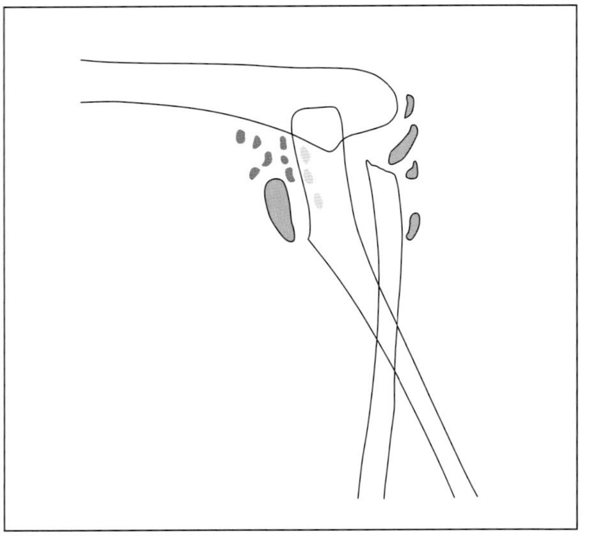

Abb. 12.**28** **Neurogene Kubitalosteoarthropathie bei Tabes dorsalis mit völliger Desintegration des Ellenbogengelenks.**

Merke:

Bei den idiopathischen Osteolysen (s. Kap. 6 „Arthropathien und Osteoarthropathien", Abschnitt „Nicht neurogene reaktionslose konzentrische Akroosteolysen/Osteolysen") werden identische Resorptionsvorgänge beobachtet, in der Regel allerdings *ohne* Weichteilverkalkungen und -verknöcherungen. Vergleiche auch mit dem Röntgenaspekt des arthritischen Mutilationsstadiums (s. Abb. 12.**13** und Abb. 12.**34b**).

Posttraumatische Osteolysen

Diese kommen am Humerus ebenfalls vor (Abb. 12.**29**).

Amyloidosteoarthropathie

Die Amyloidosteoarthropathie (s. Kap. 6 „Arthropathien und Osteoarthropathien") tritt gewöhnlich bilateral-symmetrisch und polyartikulär auf. Die am Ellenbogen zu erwartenden Befunde gibt die Abb. 12.**30** wieder.

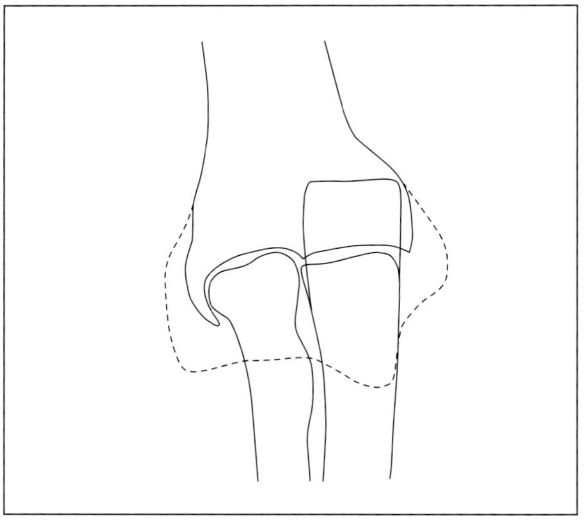

Abb. 12.**29** **Posttraumatische Resorption (Osteolyse, Abschliff) am Humeruskondylus nach Ellenbogenluxation im Adoleszentenalter (vor mehr als 20 Jahren).** *Gestrichelt* ist die Kontur des distalen Humerus der gesunden Gegenseite eingezeichnet.

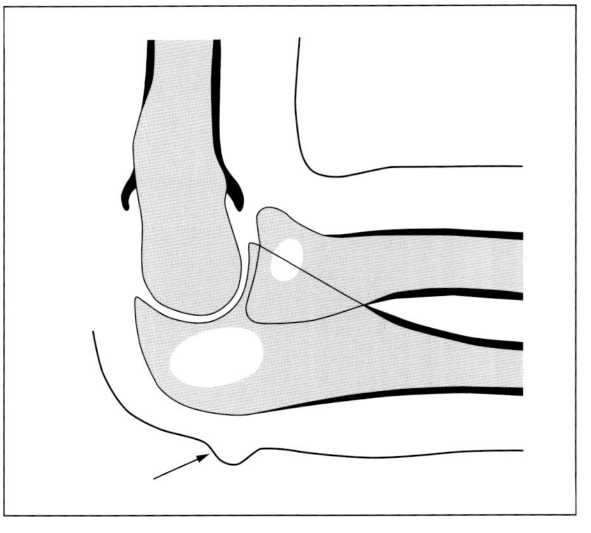

Abb. 12.**30** **Die Amyloidosteoarthropathie** muss bei diesem Röntgenbefund, d. h. positives Fettpolsterzeichen, reaktionslose kugelige oder ovoide Osteolysen, umschriebene Vorwölbung der Weichteilkontur *(Pfeil)* durch palpablen, periostalen (Amyloid-)Knoten, besonders dann in die differenzialdiagnostischen Überlegungen einbezogen werden, wenn diese Befunde bilateral-symmetrisch und polyartikulär auftreten, die Rheumafaktoren sich nicht im Blutserum nachweisen lassen und/oder eine Krankheit bereits bekannt ist, die manchmal zur Amyloidose führt (s. Kap. 6 „Arthropathien und Osteoarthropathien").

Idiopathische Hämochromatose

Diese Erkrankung (s. Kap. 6 „Arthropathien und Osteoarthropathien") zeigt am Ellenbogen ein arthrotisches Röntgenbild und manchmal punkt- und strichförmige Gelenkknorpelverkalkungen (Chondrokalzinose).

Osteoarthropathie des Morbus Wilson

Die Osteoarthropathie des Morbus Wilson (s. Kap. 6 „Arthropathien und Osteoarthropathien") manifestiert sich am Ellenbogen als Arthrose. Auch Gelenkmäuse gehören zu ihrem Röntgenaspekt. Sie entstehen entweder über metaplastische Synovialisveränderungen oder über osteochondrotische Dissektionen, die beim Morbus Wilson bekannt sind. Chondrokalzinoseröntgenzeichen können sich ebenfalls zu erkennen geben. Als diagnostische Zusatzinformation weisen Looser-Umbauzonen, z. B. am Speichenhals, auf die beim Morbus Wilson häufig vorkommende renale Hypovitaminose D hin.

Hyperparathyreoidismus/renale Osteopathie

Wie auch an anderen Gelenken können subchondrale Knochenresorption und Mikrofrakturen beim Hyperparathyreoidismus bzw. bei der renalen Osteopathie (s. Kap. 11 „Gelenke der Hand", Abschnitt „Osteoarthropathien an der Hand") im Röntgenbild des Ellenbogens als arthritische Erosionen imponieren. Der Hyalinknorpel schwindet über diesen mehr oder weniger ausgedehnten Einbrüchen, sodass der röntgenologische Gelenkspalt dann verschmälert erscheint und auch ein reaktiver Gelenkerguss auftreten kann (positives Fettpolsterzeichen).

Bilden sich zusätzlich noch subchondrale zystische Osteolysen, so wird auch am Ellenbogengelenk röntgenologisch eine chronische Arthritis vorgetäuscht. Vor dieser Fehldeutung bewahren evtl. gleichzeitig erkennbare Röntgenzeichen der Chondrokalzinose und von Weichteil- und Gefäßwandverkalkungen in der Gelenkumgebung oder sogar ein brauner Tumor (Abb. 12.**31**). Außerdem haben die Patienten poly- oder oligoartikuläre Gelenkbeschwerden, sodass auch andere Gelenke röntgenuntersucht werden und dort, beispielsweise an der Hand, nach den Zeichen der extraartikulären hyperparathyreoten, subperiostalen Knochenresorption (vgl. Abb. 11.**91** und Abb. 11.**93**) gefahndet werden kann. Beim Hyperparathyreoidismus und bei der Osteomalazie verläuft an Zonen starker Druck- und Zugbelastung, Letzteres beispielsweise an Sehnenansätzen, der Knochenabbau im Rahmen des physiologischen Turnover manchmal besonders überstürzt und ausgeprägt. Auf diese Weise können eine Olekranon- bzw. Akroosteolyse bzw. Insertionsdefekte am Olekranon oder an anderen kubitalen Sehnenansätzen entstehen (Abb. 12.**32** und Abb. 12.**33**).

Multizentrische Retikulohistiozytose

Von dieser Erkrankung (s. Kap. 11 „Gelenke der Hand") bleibt kaum ein Gewebe, Organ bzw. Gelenk verschont. Am Ellenbogengelenk zeigt diese polyartikuläre, bilateral-symmetrisch auftretende Erkrankung die Röntgenmerkmale einer chronischen Arthritis, die oft in wenigen Jahren das Mutilationsstadium erreicht (Abb. 12.**34**).

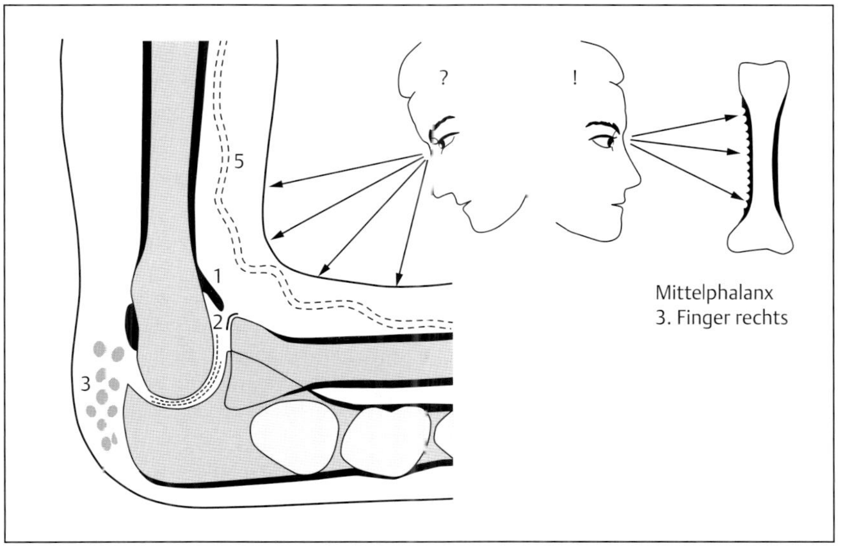

Abb. 12.**31** **Kubitalregion beim Hyperparathyreoidismus bzw. bei der renalen Osteopathie *(Synopsis)*.** Die Röntgenbefunde Nr. 1–5 geben in dieser Kombination röntgendiagnostische Sicherheit. Als *Einzelbefund* bedürfen sie röntgendiagnostischer Stützung durch den Blick auf die (Radialseite der) Fingermittelphalangen. Dort gibt sich die hyperparathyreote, subperiostale Knochenresorption frühzeitig zu erkennen.

1 Positives Fettpolsterzeichen (s. Abb. 12.**8**); Erosionen sind nicht sichtbar.
2 Chondrokalzinose des hyalinen Gelenkknorpels.
3 Periartikuläre Weichteilverkalkungen.
4 Osteolysen mit expansiver Potenz.
5 Arterielle Mediaverkalkungen.

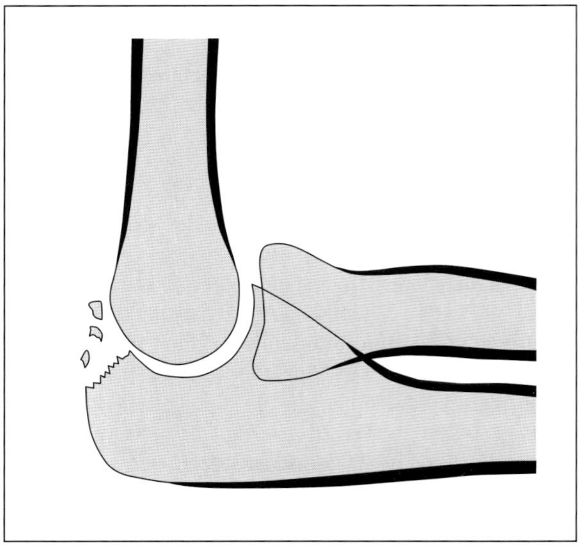

Abb. 12.**32** **Olekranon-(Akro-)Osteolyse – Insertionsdystrophie – beim Hyperparathyreoidismus oder bei der Osteomalazie** (s. Text).

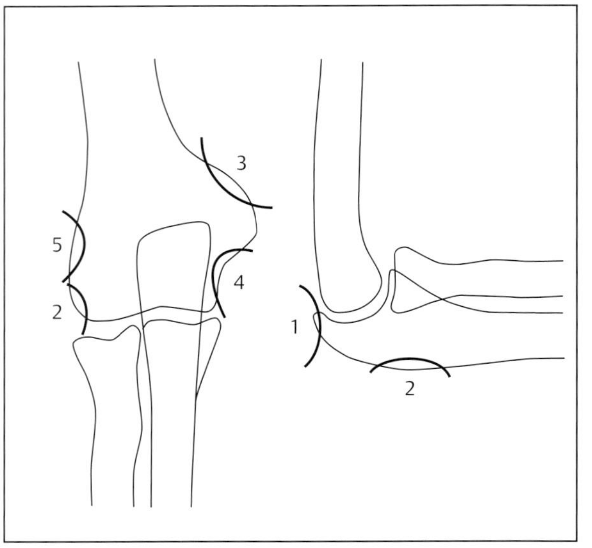

Abb. 12.**33** **Prädilektionsstellen für kubitale hyperparathyreote Insertionsdefekte** (Insertionsdystrophie, röntgenologisch: Arrosionen bzw. Erosionen; Kricun u. Resnick 1983).

1 Ansatz des M. trizeps brachii am Olekranon.
2 Ursprung (Epicondylus lateralis humeri) und Ansatz (lateraler Rand des Olekranons, Hinterfläche der proximalen Ulna) des M. anconaeus.
3 Ursprung des M. pronator teres am Epicondylus medialis humeri.
4 Flexorenursprung am Epicondylus medialis humeri.
5 Extensorenursprung am Epicondylus lateralis humeri.

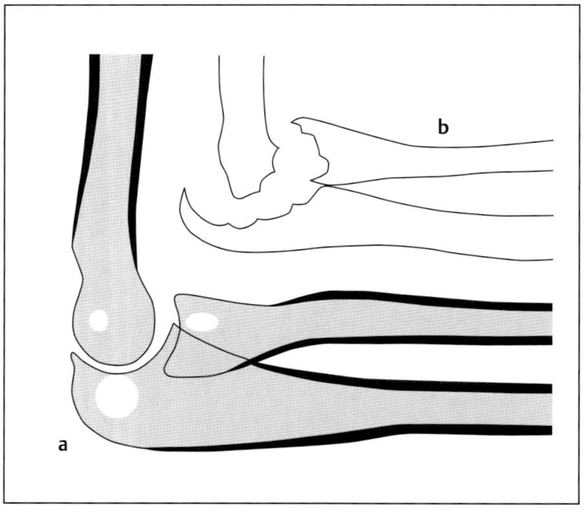

Abb. 12.**34a, b** **Multizentrische Retikulohistiozytose am Ellenbogen.**
Unspezifische Röntgenzeichen: zystische Osteolysen in Gelenknähe (**a**) und arthritisches Mutilationsstadium (**b**; vgl. Abb. 12.**13**, Abb. 12.**26** und Abb. 12.**27**). Die Krankheitsdiagnose ist nur aus dem klinisch-röntgenologischen Kontext zu stellen (s. auch Kap. 11 „Gelenke der Hand").

Gelenkgeschwülste

Der Verdacht auf eine von den Gelenkweichteilen oder vom gelenknahen Bindegewebe ausgehende Geschwulst kommt auf, wenn neben der Knochenzerstörung eine auch röntgenologisch erkennbare dichte Weichteilanschwellung auftritt, die über die „Grenzen" des Fettpolsterzeichens hinausgeht oder dasselbe auslöscht (MRT nach Röntgenaufnahme).

Synovialissarkom

Darüber hinaus hat das Synovialissarkom (s. Kap. 13 „Gelenke des Schultergürtels", Abschnitt „Gelenkgeschwülste") die Tendenz zu Kalkablagerungen, sodass die Röntgenmerkmale „umschriebener, gelenknaher Knochenabbau und unregelmäßig gelappte oder rundliche Weichteilvermehrung überwiegend mit Weichteilverkalkungen" auch am Ellenbogen und seiner nahen Umgebung den Verdacht auf ein Synovialissarkom erwecken sollten. Manchmal ist beim Synovialissarkom ein banales Trauma (des Ellenbogens) das schmerzauslösende Ereignis. Oft wird dann zunächst an ein kalzifizierendes Hämatom gedacht – Knochenarrosion ist kein obligates Merkmal des Synovialsarkoms –, ehe die wegen Therapieresistenz und Progredienz durchgeführte Probeexzision zur richtigen Diagnose verhilft.

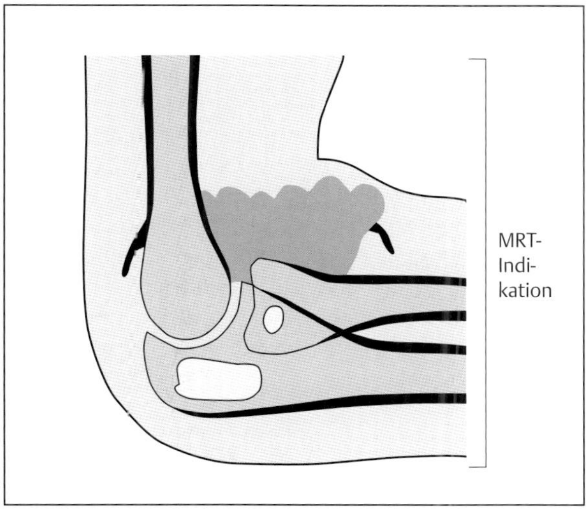

Abb. 12.**35** **Synovitis pigmentosa villonodularis am Ellenbogengelenk.**
Röntgenverdachtszeichen: Osteolysezone *(hier)* im Olekranon und im Radiuskopf, lobuläre und noduläre Weichteilanschwellung und -verdichtung in der Ellenbeuge, positives (hinteres) Fettpolsterzeichen und pathologisch veränderte Supinatorfettlinie (s. Abb. 12.**9**). Keine Verkalkungen innerhalb der Weichteilverdichtung. Definitive Diagnose durch MRT.

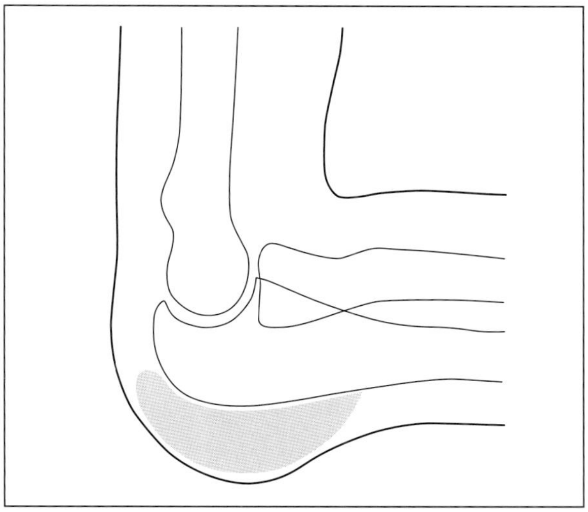

Abb. 12.**36** **Sehnenxanthom am Ellenbogen.** *Differenzialdiagnose* gegenüber chronischer Bursitis und Synovialiszysten, die sich auch aus Olekranonbursen entwickeln und unterarmwärts ausbreiten können; klinischer Verdacht durch Konsistenzunterschiede bei der Palpation, definitive Identifizierung durch MRT, Sonografie.

Pigmentierte villonoduläre Synovitis

Bei der pigmentierten villonodulären Synovitis (s. Kap. 11 „Gelenke der Hand", Abschnitt „Gelenkgeschwülste im weiteren Sinne") des Ellenbogengelenks ist in der Regel ein ähnlicher Röntgenbefund wie beim Synovialissarkom zu erwarten (Abb. 12.**35**). Allerdings fehlen bei dieser Erkrankung, die durch ihren reichlichen Hämosideringehalt einen dichten, oft gelappten oder knotigen Weichteilschatten hervorruft, in den allermeisten Fällen die Weichteilverkalkungen. Eine Demineralisation der gelenknahen Knochen entwickelt sich nicht oder nur äußerst selten. Dies erleichtert die differenzialdiagnostische Abgrenzung gegenüber einer Tuberkulose des Ellenbogengelenks. Außerdem ist der röntgenologische Gelenkspalt – zumindest des physiologischerweise nicht gewichtsbelasteten Ellenbogengelenks – bei der pigmentierten villonodulären Synovitis meistens nicht verschmälert. Knochenbefall (Erosionen, Arrosionen, zystische Osteolysen) tritt erst *spät* auf. Allerdings bezieht sich das Adverb nicht nur auf den Krankheitsverlauf an sich, sondern auch auf den Zeitpunkt, an dem die bildgebende Untersuchung durchgeführt wird.

Synovialchondromatose

Über die Synovialchondromatose (s. auch Kap. 3 „Einführung in die Arthritis- bzw. Synovitisdiagnostik", Abschnitt „Reflexdystrophie, Algodystrophie, Sudeck-Syndrom [komplexes regionales Schmerzsyndrom]") am Ellenbogengelenk s. Abb. 12.**18**.

Kubitalzysten/kubitale Synovialiszysten

Zystische, prall-elastische oder fluktuierende Gebilde, die von der Synovialmembran des Gelenks ausgehen, kommen bei der rheumatoiden Arthritis, aber auch ohne entzündliche Systemerkrankung (extraossäre Weichteilganglien) ebenfalls am Ellenbogen vor (Kubitalzysten, kubitale Synovialiszysten). Sie müssen gegenüber Tumoren abgegrenzt werden (klinischer Tastbefund, Konsistenz), aber auch gegenüber Abszessbildungen, und erlangen klinische Bedeutung, wenn sie rupturieren, fisteln, die Gelenkbeweglichkeit einschränken, sich infizieren oder zu Druckschäden gelenknahe ziehender Nerven führen (Ehrlich 1972), d. h., außer der Röntgenuntersuchung als Basisuntersuchung ist die MRT unerlässlich. An Weichteilxanthome (Abb. 12.**36**; s. Kap. 3 „Einführung in die Arthritis- bzw. Synovitisdiagnostik", Abschnitt „Tumoren des Knochengewebes einschließlich des Periosts: Diagnose und Diffenzialdiagnose") muss bei periartikulären Weichteilverdichtungen auch am Ellenbogen differenzialdiagnostisch ebenso gedacht werden wie an Schleimbeutelentzündungen, die sui generis oder als Kombinationsbefund auftreten (s. Abb. 12.**21**).

Artikuläre und periartikuläre Weichteilverkalkungen und -verknöcherungen

Chondrokalzinose

Die Röntgenmorphologie der hereditären, sporadischen und symptomatischen Chondrokalzinose (s. Kap. 7 „Dystope Kalziumniederschläge mit Krankheitspotenzial") am Ellenbogen geben die Abb. 12.**31** und Abb. 12.**37** wieder. Schmerzhafte, schwere destruktive Osteoarthropathien im Verlauf der Chondrokalzinose kommen auch am Ellenbogen vor (Abb. 12.**38**). Bei der Chondrokalzinose tritt selten auch eine Olekranonbursitis (mit zarten Kalkschatten) auf.

Kapselverkalkungen und -verknöcherungen

Über Kapselverkalkungen und -verknöcherungen s. Kap. 7 „Dystope Kalziumniederschläge mit Krankheitspotenzial" und Abb. 12.**20**.

Myositis ossificans localisata

Die häufigsten Ursachen der Myositis ossificans localisata (s. Kap. 6 „Arthropathien/Osteoarthropathien", Abschnitt „Myositis ossificans localisata traumatia/atraumatica") am Ellenbogen sind Traumen und organische Nervenkrankheiten. Das Gelenk kann dadurch extraartikulär versteifen. Neurogene paraartikuläre Knochenneubildungen kommen auch ohne gleichzeitige Arthropathie vor (**neurogene Paraosteoarthropathie**, **neurogene heterotope Ossifikationen**). Paraartikuläre Verknöcherungen am Ellenbogen werden nach Verbrennungen und nach Tetanusinfektion gesehen. Die Abb. 12.**39** zeigt das typische Bild einer Myositis ossificans localisata am Ellenbogen. Der Zusammenhang mit einem Trauma ist zu vermuten, wenn entweder Unfallresiduen an den artikulierenden Knochen sichtbar sind oder nach der Anamnese und den klinischen Befunden ein stärkeres Weichteiltrauma außer Zweifel steht.

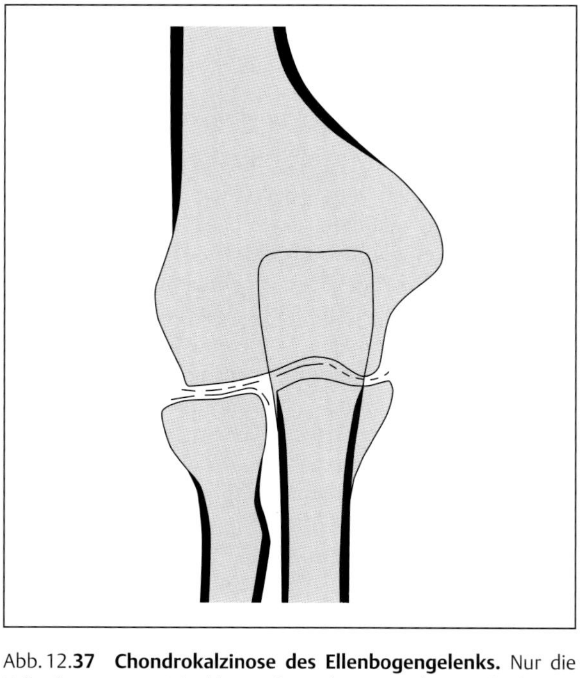

Abb. 12.**37** **Chondrokalzinose des Ellenbogengelenks.** Nur die Kalkschatten im Gelenkknorpel wurden gezeichnet. Gleichzeitig kann aber auch Kalziumpyrophosphat in der Synovialmembran, in der fibrösen Gelenkkapsel, in Bändern und in Sehnen beobachtet werden.

Kalzinosen

Die Abb. 12.**40** gibt die **lokalisierte**, **universale** und **pseudotumoröse interstitielle Kalzinose** (s. Kap. 7 „Dystope Kalziumniederschläge mit Krankheitspotenzial", Abschnitt „Weichteilverkalkungen/Kalzinosen") wieder.

Enthesiopathien

Zu den pathologischen Befunden des fibroossären Übergangs – (s. Kap. 9 „Enthesiopathien") – gehört auch der **Olekranonsporn** (**Olekranonfibroostose**, s. Abb. 12.**20**). Kommt es dort zu Schmerzen, so weist dies – wie auch bei anderen degenerativ- oder traumatisch-reparativen Sehnenspornen – oft auf eine durch Druck ausgelöste Nachbarschaftsbursitis hin.

Epicondylitis humeri

Zu den häufigsten Ursachen von Ellenbogenschmerzen gehört die Epicondylitis humeri, und zwar vor allem die **Epicondylitis humeri lateralis** am Ursprung der Streckmuskulatur des Unterarms und – weniger oft – die **Epi-**

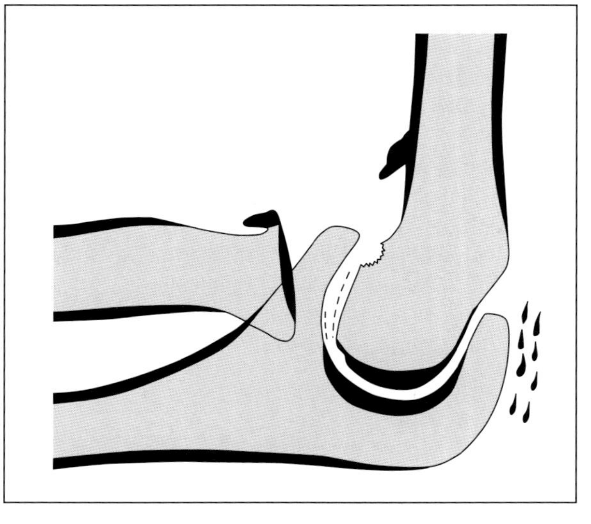

Abb. 12.**38** **Destruktive Osteoarthropathie bei einem Patienten mit hereditärer Chondrokalzinose.** Siehe auch die Pyrophosphatablagerungen in der Sehne des M. triceps brachii.

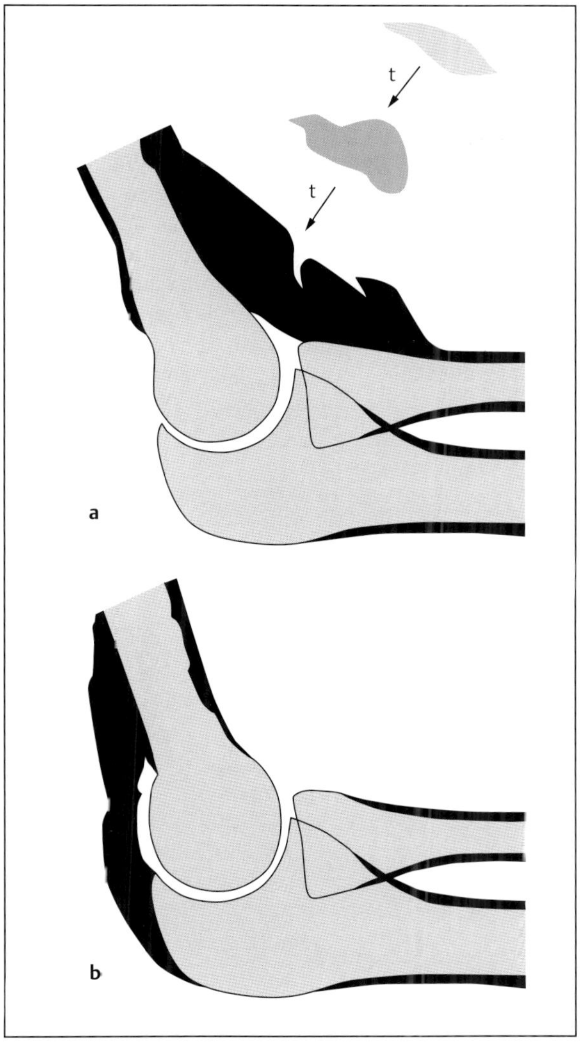

Abb. 12.**39a, b** **Myositis ossificans localisata am Ellenbogen (typischer Sitz).**

a **Entwicklung einer Myositis ossificans localisata** von Anteilen des M. brachialis in der Ellenbeuge (t = Zeitablauf von oben nach unten).

b **Hintere Sehnen-Muskel-Verknöcherung.** Beide Typen treten auch gemeinsam auf.

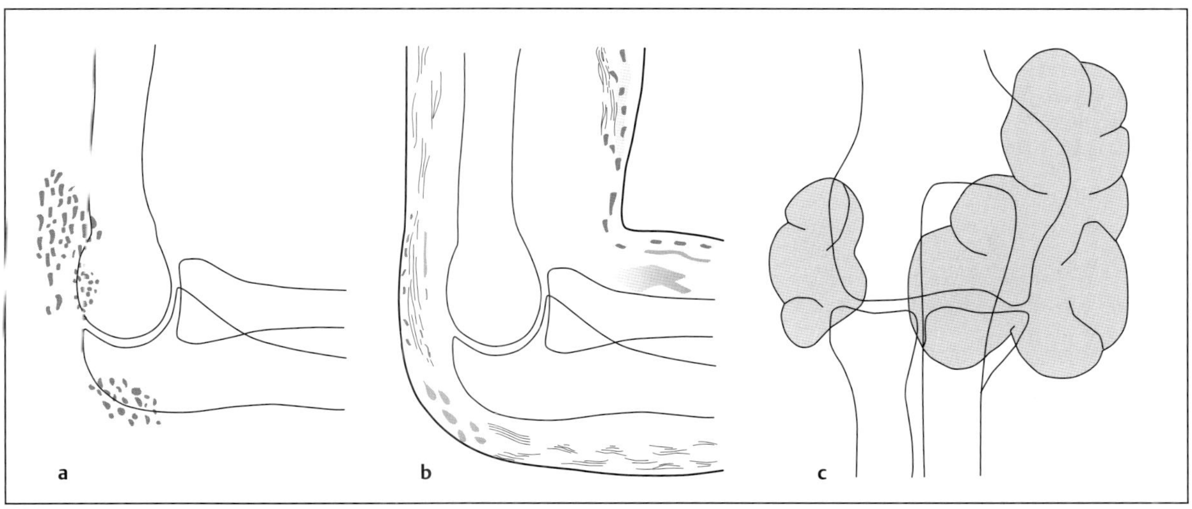

Abb. 12.**40a–c** **Röntgenmorphologie der Kalzinosen am Ellenbogen.**

a **Calcinosis interstitialis localisata** (circumscripta; *hier*) bei systemischer Sklerose.

b **Calcinosis interstitialis universalis** *(hier)* bei Dermatomyositis, in der Subkutis meist krümelig, an den Muskelgrenzen mehr streifen- und bandförmig. Die Verkalkungen dehnen sich weit auf den Ober- und Unterarm aus.

c **Bild der pseudotumorösen Kalzinose** *(hier)* bei einem dauerdialysierten chronischen Urämiepatienten.

condylitis humeri medialis am Ursprung der Beugersehnen. Das pathomorphologische Substrat und die „Schmerzauslöser" der (chronischen) Epikondylitis sind, entgegen der Namensgebung, keine feingeweblichen Entzündungsbefunde, sondern Veränderungen der Kollagenfibrillentextur, inkomplette oder komplette Sehnen- und Bandrupturen, reparative angiofibroblastische Proliferationen und mukoide (hyaline) Degenerationsherde. Diese pathologischen Befunde spiegeln sich – summarisch ausgedrückt – an einem mäßigen, aber eindeutigen Anstieg der Signalintensitäten in T1- und T2-gewichteten MRT-Sequenzen der Sehnen, evtl. nur an einem umgebenden Weichteilödem wider.

Die Diagnose „Epicondylitis lateralis" (= sog. Tennisellenbogen) und „Epicondylitis medialis" (= sog. Golfer- oder Speerwerferellenbogen) wird *klinisch* gestellt. Jedoch ist einerseits aus differenzialdiagnostischen Gründen und insbesondere bei chronifiziertem, therapieresistentem Verlauf die *Röntgenuntersuchung* indiziert, und zwar unter folgender Fragestellung: therapieresistente Epikondylitis *oder* Periarthropathia- bzw. Tendopathia-calcarea-Komplex *oder* periostaler *oder* destruktiver Knochenprozess? Andererseits kann die *zusätzliche MRT-Untersuchung* beim Therapieversagen genaue Informationen über das Ausmaß und die anatomische Lokalisation der pathologischen Befunde liefern, die manchmal eine operative Revision erwägen lassen.

Röntgenbefunde, die bei Ellenbogenbeschwerden mitberücksichtigt werden müssen, gibt die Abb. 12.**41** wieder (vgl. Abb. 9.**1**).

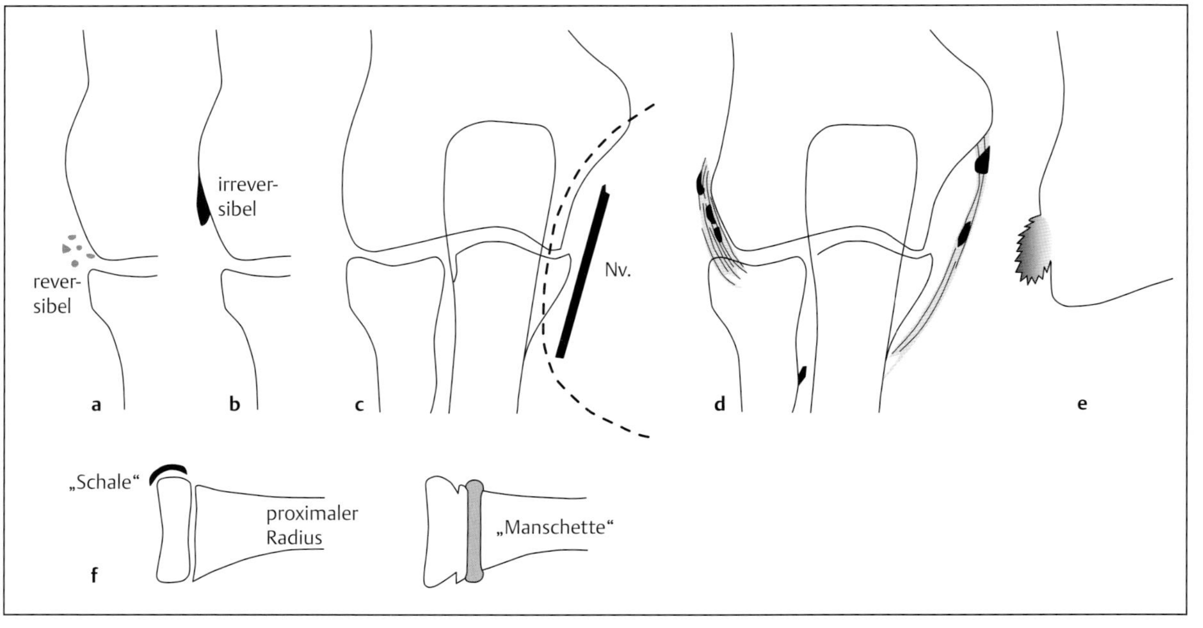

Abb. 12.**41a–f** **Röntgenbefund zur Diagnose und Differenzialdiagnose der Epicondylitis humeri.**

a **Keine Epicondylitis humeri**, sondern Erkrankung aus dem Periarthropathia-Tendopathia-calcarea-Komplex, d. h. **Periarthropathia cubiti calcarea** (Analogon der sog. Periarthritis humeroscapularis calcarea): Rundliche, unscharf begrenzte, manchmal wolkige Kalkschatten einige Millimeter vom Epikondylus entfernt in den Sehnen (*gezeichnet* der Extensoren am Epicondylus lateralis), evtl. begleitet von einer Demineralisation des Epikondylus.

b **Als Spätbefund der Epikondylitis** ist ein degenerativ oder traumatisch entstandener reparativer Ansatzsporn sichtbar = **Fibroostose**.

c **Klinisch eindeutige Epikondylitis** (lateraler Spontan- und Druckschmerz usw.), jedoch normaler Röntgenbefund. Im Seitenvergleich (zum bilateral-symmetrischen Epikondylus des anderen Armes) kann manchmal im Röntgenbild auf der schmerzenden Seite eine Konturverdichtung auffallen (s. Abb. 9.**1**; Nv. = Röntgenbefund bei der fortgeschrittenen Verkalkung peripherer Nerven [solide, mehr oder weniger zylindrisch], beispielsweise bei Lepra). Im MRT steht der perinervale Ödemnachweis im Vordergrund, desgleichen die lokale Anschwellung des Nervs. Daher bei der **idiopathischen Neurotis ossificans** (Trigkilidas et al. 2009) Differenzialdiagnose gegenüber einem benignen oder malignen Tumor der Nervenscheide stellen. Schwannome können Verkalkungen aufweisen, evtl. nur im CT.

d **Kalkschatten** (scharf begrenzt, gleichmäßig dicht, manchmal flache „Schale") in kubitalen Kollateralbändern (oder Sehnen) als Hinweise auf einen chronischen Überlastungsschaden oder postmakrotraumatisch entstanden = keine Epikondylitis, sondern **Periarthropathia cubiti calcarea**. Fibroostose (s. **b**) an der Bizepssehneninsertion an der Tuberositas radii.

e **Produktive Fibroostitis** (s. Abb. 9.**1**) bei Spondylarthropathie (*hier:* Insertion der Unterarmstrecker). Bei schwieriger Röntgenbildanalyse zwischen sehr kleiner schmerzhafter (aktivierter) Fibroostose und sehr kleiner (florider) Fibroostitis: MRT.

f **Bei Kindern häufiger als bei Erwachsenen auftretende Verkalkung/Verknöcherung des Lig. annulare (anulare) radii** nach vorderer Radiuskopfluxation bzw. Luxationsfraktur (Earwaker 1992). Befund entweder *schalenförmig* in den vorderen Weichteilen oder *manschettenförmig* am Collum radii. Potenziell reversibel, aber auch Größenzunahme mit der Zeit möglich.
Pathomorphologische Differenzialdiagnose: Zustand nach Gelenkkapselruptur, Verletzung der Chorda obliqua (Faserzug zur Kostabilisation des proximalen Radioulnargelenks in Streckstellung, zieht von der Tuberositas ulnae schräg distal zum Radius), Trauma der Membrana interossea. Falls operative Revision erwogen, dann MRT.

Chronische Fluorintoxikation

Einen Beitrag zur Erkennung der chronischen Fluorintoxikation leistet die Abb. 12.**42**.

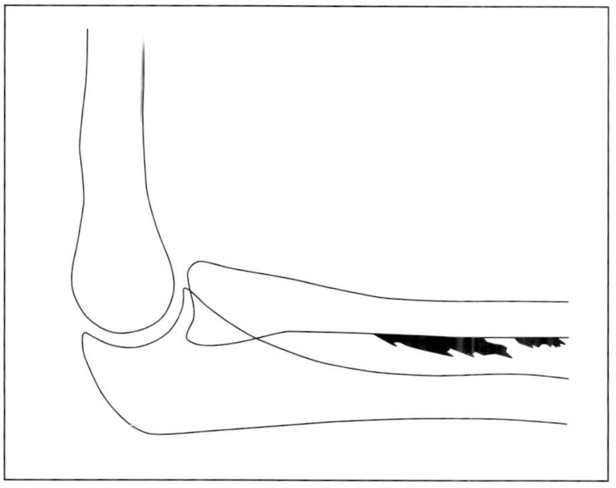

Abb. 12.**42** **Zur röntgenologischen Differenzialdiagnose der atraumatischen Ansatzverknöcherung der Membrana interossea antebrachii gehört die chronische Fluorintoxikation.** Diese Verknöcherungsvorgänge werden dort bei etwa ¾ der Personen mit endemischer Fluorose entdeckt (Mithal et al. 1993).

Die chronische Fluorideinnistung zeigt sich an folgenden Befunden:

1. Endostale Knochenbildung im Extremfall bis zum Röntgenbefund des „weißen Knochens" – die Spongiosatrabekeln und die innere Oberfläche der Röhrenknochen sind nämlich von Endost überzogen.
2. Fluorstimulierte osteogene Periostreaktion – im Extremfall sog. deformierende Periostitis (Soriano u. Manchón 1966; s. Abb. 11.**45**).
3. Tendenz zur mehr oder weniger ausgedehnten Verknöcherung der Insertionen von Sehnen, Bändern, Membranen und Faszien.

Bei der medikamentösen Fluoridtherapie können folgende Abweichungen und Nebenwirkungen auffallen:

Schleimbeutelerkrankungen in der Umgebung des Ellenbogengelenks geben sich manchmal durch Kalkablagerungen zu erkennen (s. Abb. 12.**18** und Abb. 12.**21**).

1. Es gibt Osteoporosepatienten, die auf eine Fluoridtherapie nicht osteogen reagieren. Diese Non-Responder sollen bis zu 40% der Behandelten ausmachen.
2. Gastrointestinale Beschwerden kommen überwiegend in Abhängigkeit von der Galenik der Fluorverbindung vor.
3. Schmerzhafte Stressbefunde bis hin zur Stressfraktur oder sogar zur traumatischen Fraktur können sich an mechanisch besonders belasteten Skelettanteilen, so den unteren Extremitäten, aber auch an Rippen, ausbilden. Bildgebend sind sie frühzeitig an Radionuklidfoci (sog. Hot Spots) im Skelettszintigramm zu erkennen.
4. Vor allem am oberen Sprunggelenk, seltener am Kniegelenk, kommen schmerzhafte Ergussbildungen vor (durch subchondrale Mikrofrakturen in der Spongiosa induziert?).

Merke:

Eine chronische Fluorintoxikation kann *endemisch* auftreten (erhöhter Fluorsalzgehalt des Trinkwassers), sich vor allem bei der Aluminium- und Keramikverarbeitung, also *industriell* bedingt, entwickeln und im Gefolge der medikamentösen Fluoridtherapie der Osteoporose, also *iatrogen*, entstehen. Verkürzt ausgedrückt, führt die permanente Fluoridaufnahme zur Proliferation der Osteoblasten und zu einer funktionellen Stimulation des physiologischen Knochenumbaus mit überwiegend positiver Bilanz und damit vorwiegend zu einer Vermehrung der Knochenmasse. Bei diesem Vorgang entsteht vermehrt geflechtartig angeordnetes Osteoid, das nur langsam mineralisiert. Sowohl die langsame Mineralisation des fluoridstimuliert entstandenen Osteoidüberschusses als auch der schließlich mineralisierte Geflechtknochen besitzen nicht die biomechanischen Fähigkeiten der physiologischen Endstrecke der Knochenbildung, nämlich des ausdifferenzierten Lamellenknochens.

Stressbefunde am Unterarm

Stressbefunde sind an den oberen Extremitäten seltener als am Becken und an den unteren Extremitäten. Besonders am Ulnaschaft und am Olekranon manifestieren sie sich als Ermüdungsstress bei Sportlern, beispielsweise bei Gewichthebern, Tennis- und Tischtennisturnierspielern, bei Bowlingsportlern, Baseball- und Polospielern. Aber auch bei Rollstuhlfahrern (mit manuellem Antrieb), beim Stützkrückengebrauch und bei Landarbeitern wurde über Stressbefunde am Unterarm berichtet.

Stressinduzierte Beschwerden und evtl. eine tastbare harte Anschwellung treten gewöhnlich erst dann auf, wenn sich z.B. bereits eine konstruktive Stressadaptation im Röntgenbild zu erkennen gibt. Sie imponiert als spindel- oder wellenförmige Kompaktaverdickung, d.h., die Periostadaptation erfolgt langsam, sodass sie sogleich mit dem kompakten Knochen verschmilzt. Beim Nachweis einer solchen Stressadaptation stellt sich die Frage, ob *röntgenologisch* bereits zusätzlich die Zeichen einer insuffizienten Stressadaptation, sprich: Stressfraktur, zu erkennen sind. Sie offenbart sich als längliche oder schräg-länglich ausgerichtete Aufhellung in der Kompaktaverdichtung. Sie erinnert manchmal eher an einen atypischen Nidus als an erkennbare Anteile einer Stressfraktur, sodass das Osteoidosteom zur bildgebenden Differenzialdiagnose der konstruktiven oder insuffizienten Stressadaptation (am Ulnaschaft) gehört (Fines u. Stacy 2002). Diffenzialdiagnostische Entscheidungshilfe auf der Röntgenaufnahme kann Folgendes sein: die (falls sichtbar) *runde* Nidusosteolyse, evtl. mit kleinen kalkdichten Schatten, gegenüber der *länglich* projizierten Frakturaufhellung (Abb. 12.**43**). Osteoidosteomschmerzen treten vor allem in Ruhe bzw. nachts auf und sprechen auf nicht steroidale Antirheumatika an. Stressphänomene bereiten vor allem bei der stressinduzierenden Aktivität Schmerzen. Im CT und MRT gelingt die

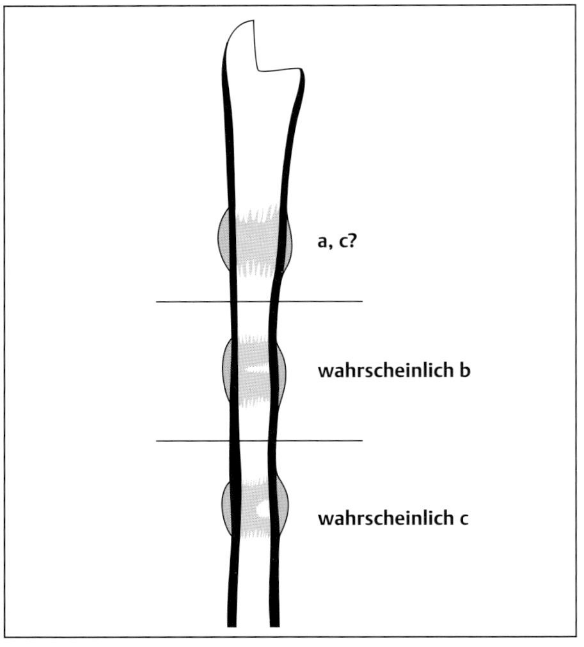

Abb. 12.**43a–c** **Röntgenologische Differenzialdiagnose umschriebener periostaler Knochenbildung an der Ulnadiaphyse.** Konstruktive Stressadaptation (Stresshyperostose, **a**), insuffiziente Stressadaptation (Stressfraktur, **b**) oder Osteoidosteom (**c**)?

1 **a**, **b** oder **c** möglich, da auch bei der Stressfraktur der Frakturspalt und beim Osteoidosteom in der Kompakta die Nidusosteolyse auf dem Projektionsradiogramm nicht immer zu erkennen sind und bei der konstruktiven Stressadaption eine homogen dichte, glatt konturierte periostale Knochenneubildung (also ohne Aufhellung) entsteht.
2 **b** wahrscheinlicher als **c**, da eine längliche Aufhellungsfigur sichtbar ist.
3 **c** sehr wahrscheinlich, da die rundliche Aufhellung den Nidus widerspiegeln dürfte.

Bildgebende Diagnosesicherung durch CT oder MRT.

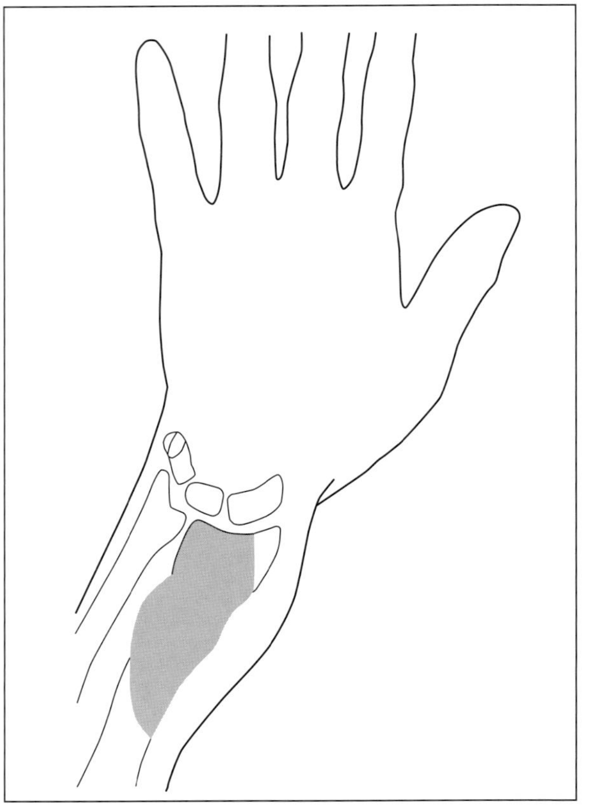

Abb. 12.**44** **Massive konstruktive Stressadaption mit bilateral-symmetrischer Osteoklerose (Hyperostose) und Periostadaption im distalen Radiusdrittel mit spindelartiger Anschwellung der Weichteile** (Moss et al. 1982; nur die linke Seite wurde gezeichnet).

sichere Unterscheidung zwischen Osteoidosteom und Stressfraktur durch Darstellung der Frakturlinie; denn Knochenmark-, Periost- und umgebendes Weichteilödem kommen bei beiden Alternativen im MRT vor. Außerdem weist bei Patienten mit Malignomanamnese die fehlende Knochenmarkverdrängung durch Fremdgewebe auf T1-gewichteten Sequenzen auf die Stressläsion hin (Amin et al. 2004). Die Abb. 12.**44** gibt eine bilateral-symmetrische Osteoklerose (Hyperostose) im distalten Radius wieder, die einer konstruktiven Stressadaptation enspricht.

Gelenktraumen

Frakturen und Luxationen am Ellenbogen sind häufige Verletzungen; denn das Ellenbogengelenk ist in 5–8% aller Frakturen und Luxationen beteiligt. Besonders Kinder erleiden oft Verletzungen am Ellenbogen. Die Frakturen und Luxationen und deren Verletzungsmuster unterscheiden sich beim Kind und Jugendlichen mit noch offenen Wachstums- und Apophysenfugen grundsätzlich von den Verletzungen im Erwachsenenalter. Während beim Erwachsenen Frakturen typischerweise am Radiuskopf, am Olekranon und am Processus coronoideus auftreten, deren Schweregrad in Kombination mit einer Luxationsverletzung erheblich zunimmt, überwiegt bei den knöchernen Verletzungen des Kindes die Fraktur des distalen Humerus.

Radiuskopfbrüche

Radiuskopfbrüche sind die häufigste Fraktur am Ellenbogen. Sie entstehen in der Regel indirekt nach Sturz auf den ausgestreckten Arm; der Radiuskopf wird dabei vom Capitulum humeri „gemeißelt". Die Einteilung der Radiuskopffrakturen erfolgt nach der Mason-Johnston-Klassifikation (Abb. 12.**45**; Kuntz u. Baratz 1999), obwohl die Zuverlässigkeit dieser Klassifikation als eingeschränkt gilt:

- *Typ I:* nicht dislozierte Fraktur der Gelenkfläche oder des Collum radii
- *Typ II:* dislozierte Fraktur, die mehr als 30% des Radiuskopfs betrifft
- *Typ III:* Trümmerfraktur
- *Typ IV:* Kombination einer Radiuskopffraktur mit einer Ellenbogenluxation

Projektionsradiografisch lassen sich Typ-I-Frakturen manchmal schwierig darstellen. Grundsätzlich sind Stauchungsfrakturen im Radiuskopfhalsbereich von Meißelfrakturen mit Gelenkbeteiligung der Radiusgelenkfläche zu unterscheiden. Entweder die Frakturen bleiben röntgenokkult und nur durch MRT darzustellen, oder es bestehen nur diskrete Verwerfungen der Kortikalis, besonders lateral am Radiuskopfhals, sowie eine inkongruente Erweiterung des humeroradialen Gelenkspalts nach lateral. Eine Stauchungszone am Radiuskopfhalsbereich kann sich mitunter nur durch eine zarte vermehrte Sklerosierung bei Spongiosaimpaktation zu erkennen geben. Fast immer liegt eine Einblutung in das Gelenk mit positivem vorderem und gelegentlich auch hinterem Fettpolsterzeichen vor.

Das funktionelle Ergebnis nach Behandlung einer Ellenbogengelenkverletzung, also auch einer Radiuskopffraktur, hängt von der frühzeitigen Mobilisierung ab. Typ-I- und die Mehrzahl der Typ-II-Frakturen werden konservativ mit gutem Ergebnis behandelt.

Als **Essex-Lopresti-Verletzung** wird die seltene Kombination einer Radiuskopf- oder Radiuskopfhalsfraktur mit einer Ruptur der Membrana interossea zwischen Radius und Ulna und einer Verletzung (Instabilität) des *distalen* Radioulnargelenks bezeichnet. Nach Erkennen der Radiuskopffraktur wird die sich nach distal ausdehnende Weichteilverletzung häufig übersehen. Die Prognose der Luxation im distalen Radioulnargelenk ist schlecht; daher ist die frühzeitige Diagnose dieser seltenen Verletzung anzustreben.

Olekranonbrüche

Olekranonbrüche sind die zweithäufigste Ellenbogenfraktur des Erwachsenen. Zur Fraktur kommt es durch direktes Trauma oder indirekt bei vermehrtem Zug an der Trizepssehne bei gebeugtem Arm und Gegendruck der Trochlea humeri. Diese Olekranonfrakturen können durch den Zug des Trizepsmuskels mit erheblicher Diastase der Olekranonfragmente dislozieren (Abb. 12.**46**).

Die Einteilung der Olekranonfrakturen erfolgt u. a. nach der Mayo-Klassifikation (stabil/instabil bezieht sich auf die Stellung im Humeroulnargelenk):

- *Typ I:* nicht dislozierte Fraktur
- *Typ II:* dislozierte Fraktur, stabiler Typ
- *Typ III:* dislozierte Fraktur, instabiler Typ

Olekranonfrakturen werden auf seitlichen Projektionsradiogrammen gut dargestellt. Auch eine mögliche Dislokation der Trochlea in Bezug zum Unterarm ist zu erkennen. Eine intraartikuläre Spaltbildung von 2 mm oder mehr gilt als Zeichen der Dislokation. Besonders die Anzahl der Frakturfragmente sowie die Instabilität und die Dislokation bestimmen die Indikation zur Operation, die als Zuggurtungsosteosynthese mit Spickdrähten und Drahtzerklagen, mit Spongiosazugschrauben oder als Plattenosteosynthese ausgeführt wird. Die Ergebnisse und die Arthrosebegünstigung dieser Operationen hängen im Wesentlichen vom Frakturtyp ab; denn Typ-III-Frakturen haben grundsätzlich eine schlechtere Prognose als Typ-I- und Typ-II-Frakturen und werden auch von der erzielbaren Rekonstruktion durch die Osteosynthese beeinflusst.

Frakturen des Processus coronoideus

Frakturen des Processus coronoideus sind meist Folge einer Ellenbogenluxationsverletzung (Abb. 12.**47**). Sie können daher auf eine schwere Ellenbogengelenkverletzung mit Instabilität hinweisen. Die Einteilung von Processus-coronoideus-Frakturen erfolgt nach Regan und Morrey (1989) in 3 Typen:

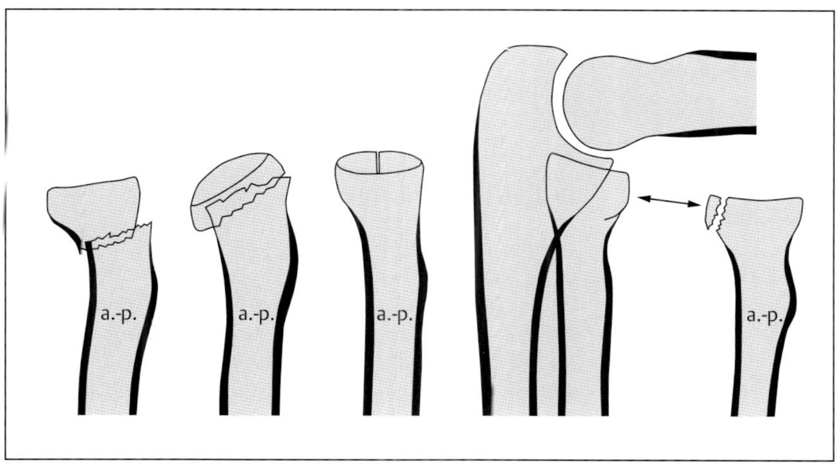

Abb. 12.**45** **Frakturen des proximalen Speichenanteils.** *Von rechts nach links:* Meißelfraktur mit leicht nach lateral ziehendem Bruchspalt (auf der seitlichen Aufnahme schwierig zu erkennen), Meißelfraktur zentral im Caput radii, gestauchte Radiuskopffraktur mit lateraler und volarer Abknickung, Kollumfraktur (leicht disloziert).

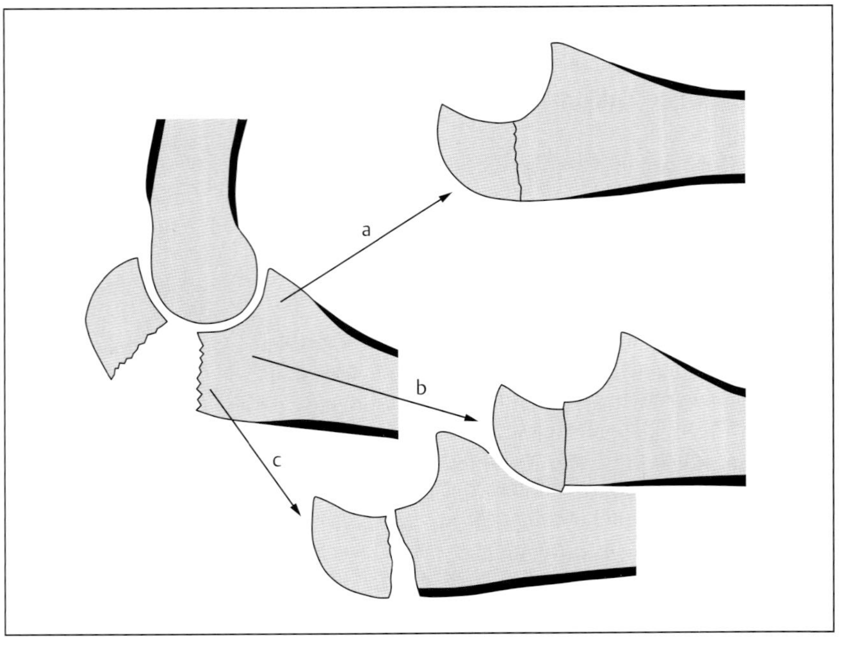

Abb. 12.**46a–c** **Olekranonfraktur mit Distraktion der Fragmente** (Röntgenaufnahme unmittelbar nach dem Trauma). Die anzustrebende Ausheilung (**a**), die Ausheilung mit Stufenbildung (**b**) und die Pseudarthrose (**c**) sind präarthrotische Deformitäten.

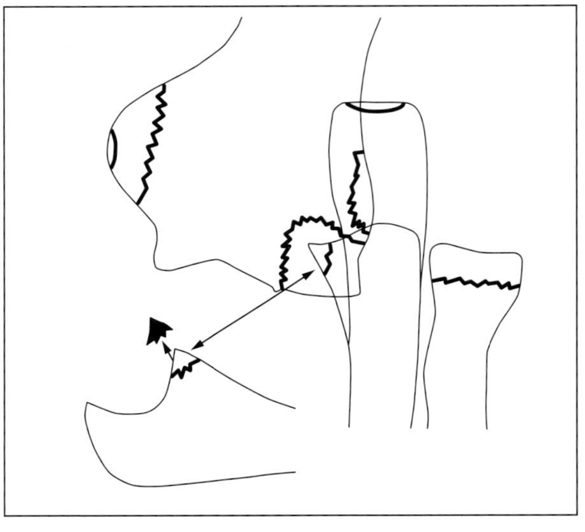

Abb. 12.**47** **Linksseitige Luxatio antebrachii radialis.** Die bei Verrenkungen am häufigsten vorkommenden zusätzlichen Abbrüche, Abscherungen und Abrisse sind schematisch (ohne Dislokation) eingezeichnet (s. Text). Der *Pfeil mit Doppelspitze* zeigt auf den abgebrochenen Processus coronoideus in den *2 Standardaufnahmeebenen* und seine Dislokationsmöglichkeit in die Ellenbeuge *(kleiner Pfeil)*.

- *Typ I:* Fraktur durch den Spitzenbereich des Processus coronoideus.
- *Typ II:* Die Fraktur betrifft bis zu 50 % des Processus coronoideus.
- *Typ III:* Das Frakturfragment beteiligt mehr als 50 % des Processus coronoideus.

Je größer das Fragment bei Processus-coronoideus-Frakturen ist, desto häufiger sind weitere synchrone Frakturen und Luxationen und desto schlechter ist die Prognose der Verletzung. Untersuchungen zur mechanischen Stabilität des Ellenbogengelenks und der ansetzenden Weichteilstrukturen am Processus coronoideus haben gezeigt, dass Typ-I- und Typ-II-Frakturen sich hinsichtlich ihrer mechanischen Stabilität nicht vom intakten Ellenbogengelenk unterscheiden, Typ-III-Frakturen jedoch mit zunehmender Instabilität korrelieren. An der Spitze des Processus coronoideus setzen keine wesentlichen Weichteilstrukturen an. Lediglich bei größeren Fragmenten kann das mediale Kollateralband betroffen sein.

Eine weitere Spezifizierung der Größe und Lokalisation der Frakturen des Processus coronoideus erlaubt ihre Zuordnung zu spezifischen Verletzungsmustern: Große Frakturen des Processus coronoideus sind oft mit anterioren und posterioren Luxationsfrakturen des Olekranons vergesellschaftet, schmale transversale Frakturen des Processus coronoideus dagegen eher mit „Terrible-Triad"-Verletzungen, d. h. posteriore Ellenbogenluxation mit begleitender Radiuskopffraktur und Processus-coronoideus-Fraktur. Frakturen der anteromedialen Facette des Processus coronoideus treten zusammen mit einer varisierenden, posteromedialen rotatorischen Instabilität/Luxation auf.

Distale Humerusfrakturen

Distale Humerusfrakturen werden überwiegend bei Kindern beobachtet und sind im Erwachsenenalter selten. Häufig handelt es sich um komplexe Verletzungen, die sich intraartikulär erstrecken und zur Desintegration der Trochlea und des Kapitulums führen können. Ebenso häufig sind Weichteilverletzungen mit der Möglichkeit von Gefäß- und Nervenverletzungen assoziiert. Die operative Therapie dieser Verletzungen erfordert unterschiedliche operative Zugangswege, ist technisch schwierig und mit einem hohen Risiko für postoperative Komplikationen verbunden (McKee u. Jupiter 1994). Die Einteilung der distalen Humerusfrakturen erfolgt nach der AO-Klassifikation:

- *Typ A:* extraartikuläre Frakturen
- *Typ B:* partiell intraartikuläre Frakturen
- *Typ C:* komplette intraartikuläre Frakturen

Die extraartikulären Frakturen zeigen sich suprakondylär oder als Abrissfrakturen der Epikondylen vorwiegend im Kindesalter. Eine röntgendiagnostische Hilfe zur Identifizierung der suprakondylären Humerusfrakturen bei Kindern ist die vordere Humeruslinie (VHL; Rogers et al. 1978; Abb. 12.**48**). Bei genau lateraler Röntgenaufnahmeposition des Humerus wird eine Tangente an die vordere Humerusschaftkontur gelegt. Diese vordere Humeruslinie verläuft als Sekante der Kapitulum-Humerus-Projektion nach distal. Senkrecht zu dieser Sekante zieht man die Tangente der distalen Kontur des Capitulum humeri (TC). Diese Tangente wird entsprechend der Kapitulumausdehnung gebildet. Normalerweise schneidet die VHL das mittlere Drittel von TC. Bei suprakondylären Humerusfrakturen, beispielsweise auch Grünholzfrakturen, durchzieht die VHL das vordere Drittel von TC. Gleichzeitig ist gewöhnlich ein positives kubitales Fettpolsterzeichen (vgl. Abb. 12.**9**) sichtbar, vorausgesetzt, die Gelenkkapsel ist nicht eingerissen. Diese Prämisse gilt grundsätzlich für die Entstehung des kubitalen Fettpolsterzeichens bei traumatischen Gelenkergüssen.

Suprakondyläre Flexionsfrakturen haben häufig T-, Y- und V-förmige Bruchverläufe, die in das Gelenk ziehen (Abb. 12.**49**). Sie verheilen oft unter Stufenbildung der artikulierenden Fläche und ziehen auch Achsenabweichungen – im Valgus- und Varussinn – nach sich.

Unter den extraartikulären suprakondylären Humerusfrakturen können die Extensionsfrakturen – Brüche mit dorsal- und proximalwärts verschobenem distalem Fragment – die Funktion des Ellenbogengelenks stören und zum Beugedefizit führen (Abb. 12.**50**). Durch noch mögliches Längenwachstum kann die Beugefähigkeit mit der Zeit wieder zurückkehren.

Nach der Reposition kindlicher suprakondylärer Humerusfrakturen erlaubt die Orientierungslinie von Baumann (1960) – *Baumann-Linie* – die Aussage, wie die Achse des distalen Frakturfragments verläuft. Bei korrekter Reposition (richtiger Achsenverlauf auf der a.-p. Röntgenaufnahme) beträgt der Winkel α zwischen Baumann-Linie und Humeruslängsachse 75–80° (Abb. 12.**51**).

Das zeitlich unterschiedliche Auftreten der Knochenkerne am distalen Humerus (Abb. 12.**52**) kann bei Kleinkindern nach Traumen zu diagnostischen Schwierigkeiten führen, die manchmal durch eine exakte Röntgenbildanalyse aus dem Wege geräumt werden können. Verlaufen Frakturen außerhalb des Kapselansatzes, z. B. durch den medialen Epikondylus, kommt es zwar zur Weichteilschwellung, z. B. über dem medialen Ellenbogengelenkbereich, jedoch ohne positives Fettpolsterzeichen. Auch bei intraartikulärem Frakturverlauf, z. B. bei Beteiligung der

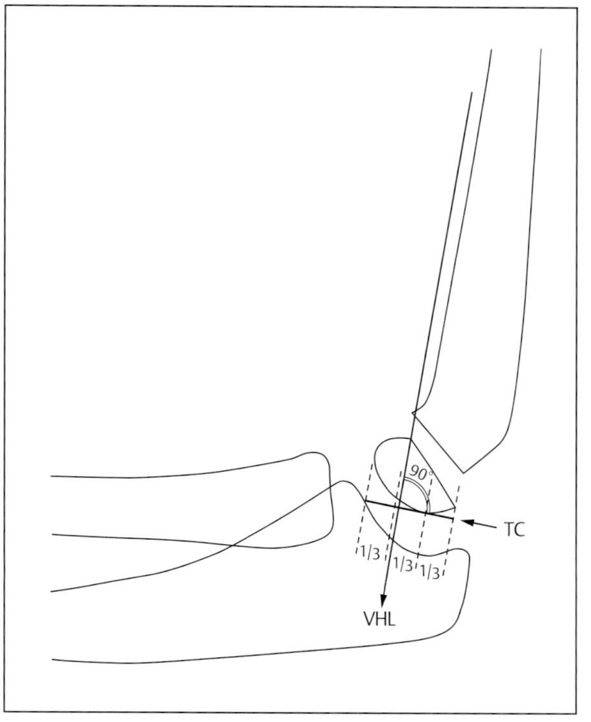

Abb. 12.48 **Vordere Humeruslinie (VHL) zur Röntgendiagnose der suprakondylären Humerusfraktur bei Kindern.** Normalbefund gezeichnet, s. Text; TC = gedrittelte distale Tangente des Capitulum humeri, die senkrecht zur VHL verläuft.

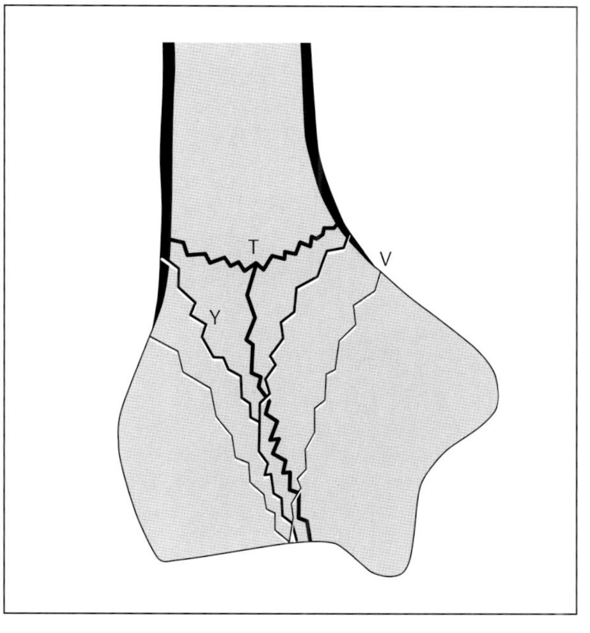

Abb. 12.49 **Suprakondyläre Frakturen mit T-, Y- und V-förmigem Frakturspalt (schematisch).**

Merke:

Nicht der Verlauf der Bruchlinien, sondern die unvollständige Adaptation der (dislozierten) Fragmente führt zu Stufenbildungen an der Gelenkfläche (präarthrotische Deformität) und zu Achsenabweichungen im Ellenbogenbereich.

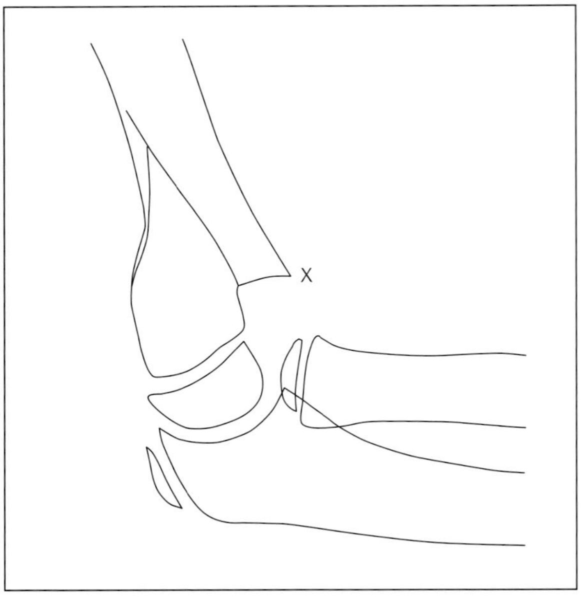

Abb. 12.**50** **Unter Deformierung verheilte suprakondyläre Extensionsfraktur mit Behinderung der Ellenbogenbeugung** (X = Anschlagstelle).

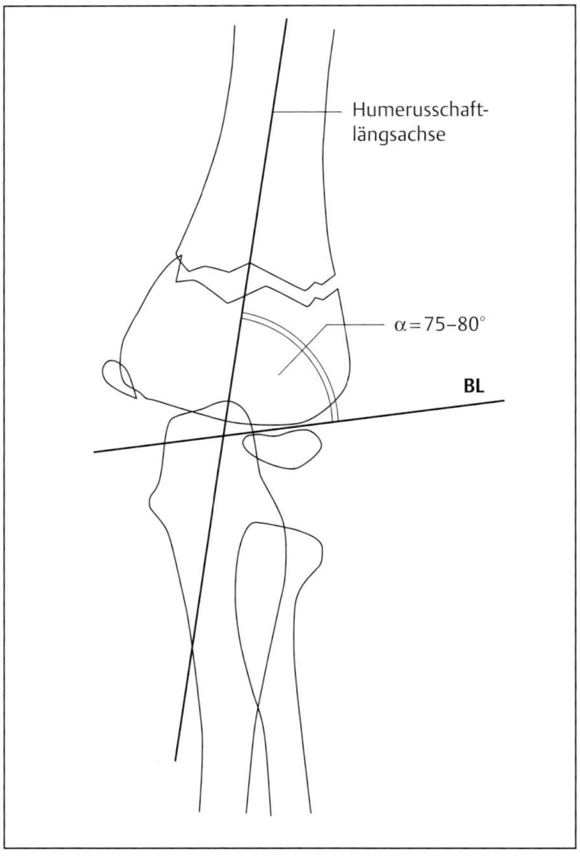

Abb. 12.**51** **Repositionskontrolle der kindlichen suprakondylären Humerusfraktur durch den Winkel zwischen Baumann-Linie (BL) und Humerusschaftlängsachse.**
Normaler Winkel α = 75–80°. Die Baumann-Linie ist die Gerade durch die Wachstumsfuge des Capitulum humeri.

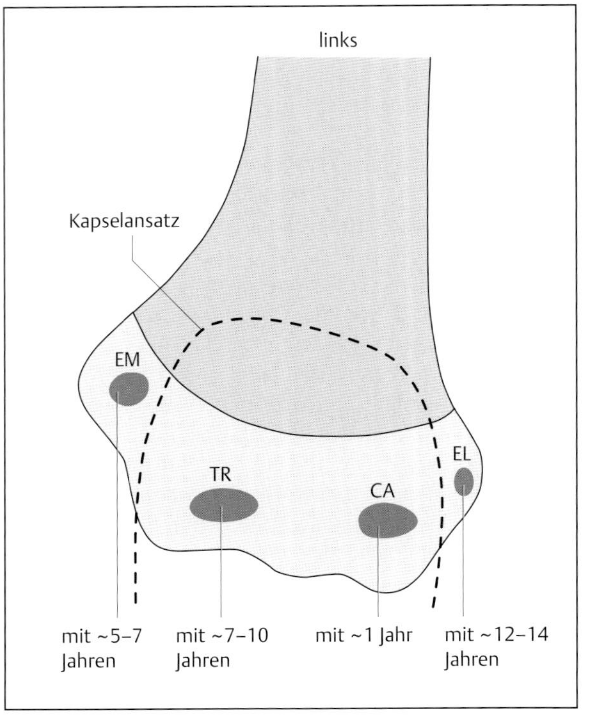

Abb. 12.**52** **Erscheinen der Knochenkerne im Knorpel des distalen Humerus** (Harrison et al. 1984).
EM Medialer Epikondylus.
TR Trochlea humeri.
CA Capitulum humeri.
EL Lateraler Epikondylus.

Trochlea oder der distalen Humerusmetaphyse, muss das Fettpolsterzeichen nicht obligat positiv sein, wenn zusätzlich die Kapsel einreißt. Bei positivem Fettpolsterzeichen liegt in der Regel ein schweres (komplexes) Trauma vor. Eine Klärung hinsichtlich des Ausmaßes der Verletzung, der Gelenkbeteiligung und möglicher Dislokationen z. B. der Epikondylenkerne wird in diesen Fällen durch die MRT herbeigeführt.

Kondyläre/epikondyläre Frakturen

Bei **diakondylären Frakturen** verläuft der Frakturspalt mehr oder weniger quer durch den Humeruskondylus. Dabei zieht der Bruchspalt zum größten Teil extraartikulär. **Kondylenbrüche** treten lateral häufiger als medial auf und können unterschiedlich große Anteile des lateralen Kondylus betreffen. **Abrisse der Epikondylen** bei Kindern und Jugendlichen betreffen vor allem den medialen Epikondylus (Abb. 12.**53**). Neben begleitenden ausgedehnten Muskel-/Weichteilverletzungen kann es sogar zu Einklemmung des Epikondylus in das Gelenk kommen (vgl. Legende der Abb. 12.**54**).

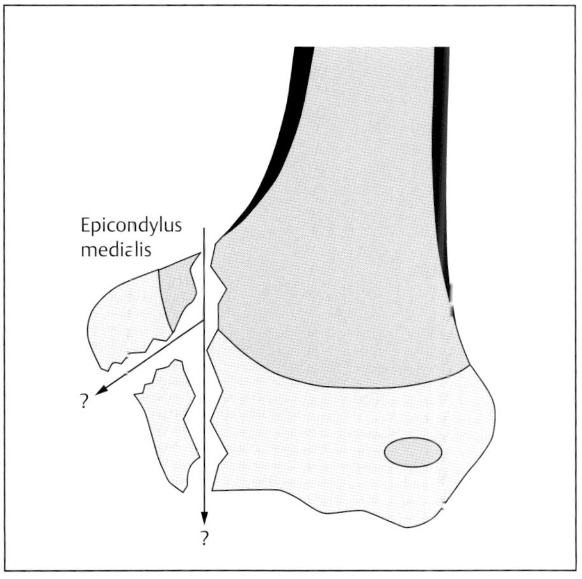

Abb. 12.**53** **Ellenbogentrauma bei einem Kleinkind, bei dem erst der Knochenkern des Capitulum humeri sichtbar ist.** Die beiden Fragezeichen deuten an, dass nach dem Röntgenbefund nicht entschieden werden kann, ob eine Fraktur des knorpeligen medialen Epikondylus mit kleiner knöcherner Metaphysenabsprengung *oder* eine komplexere Verletzung *mit* Beteiligung der noch nicht ossifizierten Trochlea humeri vorliegt. Das positive Fettpolsterzeichen macht die Trochleabeteiligung sehr wahrscheinlich (s. Verlauf des Kapselansatzes in Abb. 12.**1** und Abb. 12.**52**) → computerassistierte Tomografie notwendig.

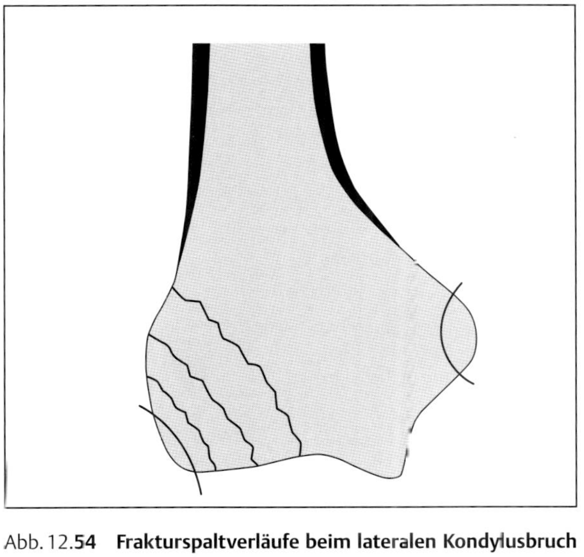

Abb. 12.**54** **Frakturspaltverläufe beim lateralen Kondylusbruch (die Fraktur des *medialen* Kondylusanteils ist sehr selten).** Wird eine eingetretene Proximalverschiebung des abgescherten Condylus-lateralis-Teils nicht rückgängig gemacht, so kann ein pathologischer Cubitus valgus entstehen. Bei den epikondylären Abrissfrakturen (markiert durch die *Bogenlinie*) überwiegt an Häufigkeit der Bruch des medialen Epikondylus. Dieses Trauma tritt vor allem im Wachstumsalter auf (s. Abb. 12.**1**, Nr. 4). Bei Luxationen kann der gleichzeitig abgebrochene Epikondylus in seltenen Fällen in das Gelenk verlagert werden und Einklemmungserscheinungen hervorrufen; vgl. den Verlauf des Kapselansatzes und der Epikondylentopografie in Abb. 12.**1**.

Capitulum-humeri- und Trochlea-humeri-Abbrüche

Diese treten auf verschiedene Weise und in unterschiedlicher Kombination (Abb. 12.**55**, „Halbmondzeichen") auf. Wurde eine solche Verletzung auf Übersichtsaufnahmen diagnostiziert oder der dringende Verdacht geäußert, ist eine weitere Abklärung mit einer dünnschichtigen Mehrzeilen-CT zur genauen Lokalisation der luxierten, subluxierten oder nicht (wesentlich) dislozierten Fragmente und zur Bestimmung des Ausmaßes der Verletzungen im medialen und lateralen Kompartment erforderlich. Bei Kindern und Jugendlichen kommt es zur Epiphysenlösung z. B. des Kapitulums. Diese Verletzung darf nicht fälschlicherweise diagnostiziert werden, da die Konturen des Kondylus und des Kapitulums nicht kongruent verlaufen, sondern einen nach dorsal offenen Winkel bilden (Matzen 1959; Abb. 12.**56**).

Luxationen und Luxationsfrakturen

Diese betreffen in 20% der Fälle das Ellenbogengelenk (Abb. 12.**57**, vgl. Abb. 12.**47**). Nur Schulter- und Fingerluxationen kommen öfter vor. Bei Kindern ist es das am häufigsten luxierte Gelenk. Es werden vordere, hintere, laterale und divergente Luxationen unterschieden. Der posteriore und posterolaterale Luxationstyp von Ulna und Radius gemeinsam dominiert diese Verletzungen mit 80–90%. Von einer divergierenden Ellenbogenluxation wird gesprochen, wenn der Humerus sich zwischen den nach vorn dislozierten Radius und die nach hinten verlagerte Ulna schiebt. Es gibt auch Luxationen, bei denen Radius und Ulna ihre Position austauschen. Die isolierte Verrenkung des Radiuskopfs nach vorn ist die Folge eines Einrisses am Lig. anulare radii (vgl. Abb. 12.**41**). Gehen Luxationen mit einer Fraktur einher, werden die Verletzungen als *komplexe Luxation* bezeichnet. Besonders die begleitenden Frakturen bestimmen wesentlich das Ausmaß der Verletzung und den Grad der Instabilität und somit die Prognose. So können Ellenbogenluxationen mit Radiuskopffrakturen, Fraktur des Processus coronoideus (in 10–15% der Fälle), des Olekranons und Abrissfrakturen der Epikondylen vergesellschaftet sein. Zusätzlich gibt es assoziierte Frakturen am distalen Humerus und Luxationstrümmerfrakturen. Die Kombination aus dorsaler Ellenbogenluxation, Radiuskopffraktur und Fraktur des Processus coronoideus wird als „Terrible-Triad"-Verletzung bezeichnet. Sie zeichnet sich durch ihre schlechte Prognose und die Notwendigkeit einer in der Regel operativen Intervention aus.

Röntgenübersichtsaufnahmen in 2 Ebenen stellen die Luxation und mögliche begleitende Frakturen dar. Wegen der Schmerzhaftigkeit sind häufig keine exakten Projektionen zu erreichen. Auch aus diesem Grund werden in luxiertem Zustand knöcherne Begleitverletzungen häufig nicht abgebildet: großzügige CT-Indikation. Assoziierte Weichteilverletzungen mit medialer oder lateraler Ruptur der Kollateralbänder sowie begleitende Sehnenläsionen können nur mit der MRT dargestellt werden.

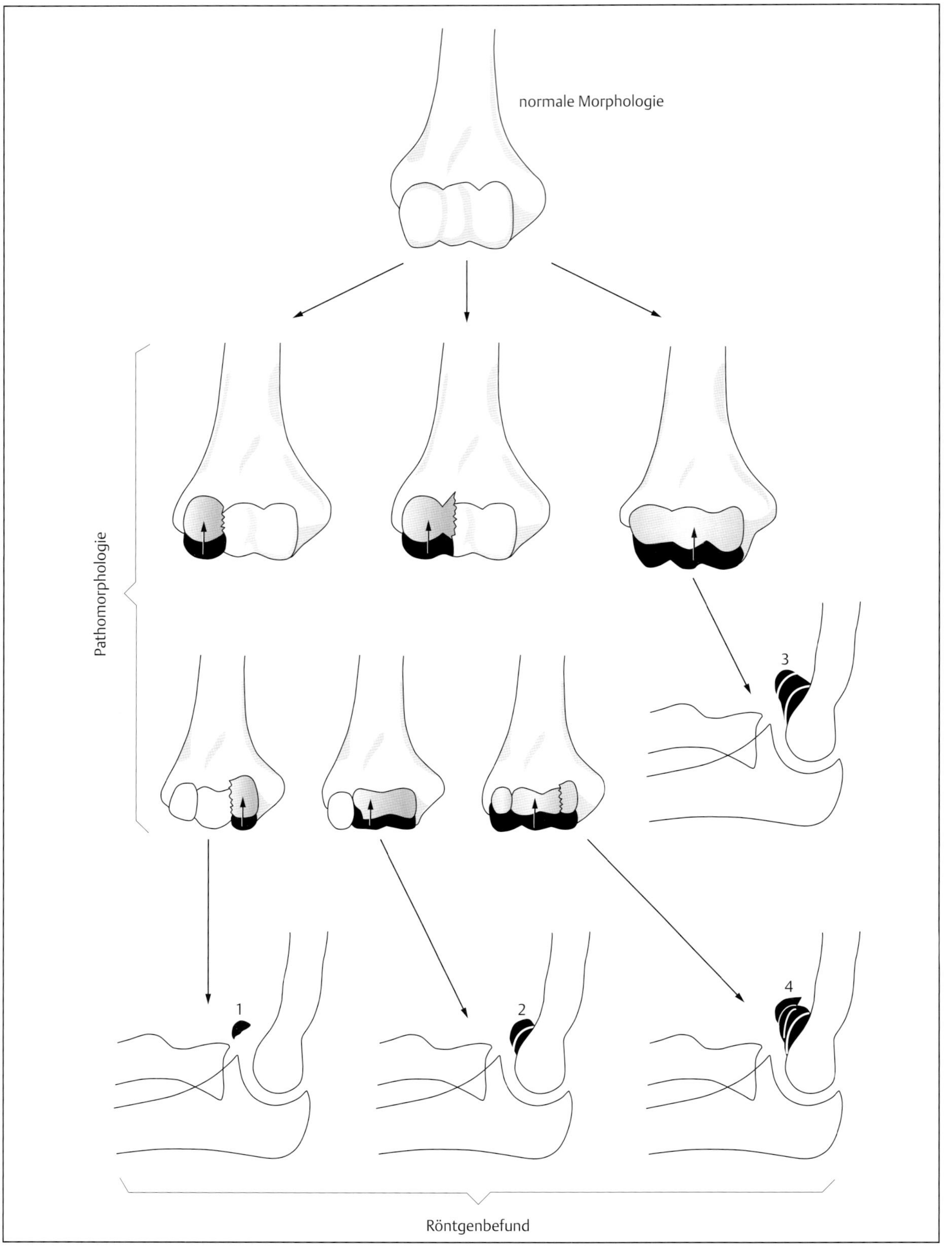

Abb. 12.**55** **Halbmondzeichen bei distalen Humerusfrakturen mit frontaler Bruchebene, erkennbar auf der seitlichen Röntgenaufnahme des Ellbogens** (Schild et al. 1981a).

1 Halbmond: Fraktur des Capitulum humeri, sehr selten isolierte Abscherung einer Trochlea-humeri-Lippe.

2 Halbmonde: Fraktur des Capitulum humeri *und* Abscherung der lateralen Trochlealippe; seltener Trochleafraktur, sehr selten Kapitulumfraktur (nicht gezeichnet).

3 Halbmonde: Fraktur von Capitulum humeri *und* Trochlea zusammen.

4 Halbmonde: Fraktur von Capitulum humeri *und* Trochlea zusammen *und* zusätzliche Fraktur der medialen Trochlealippe.

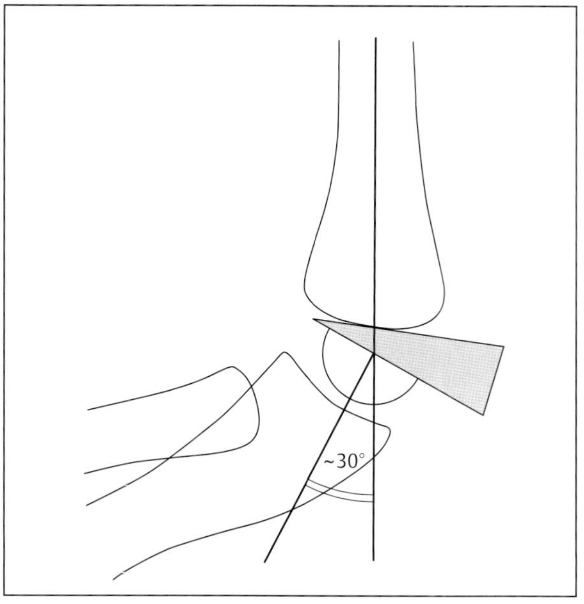

Abb. 12.**56** **Zwei an die gegenüber liegenden Konturen des Humeruskondylus und -kapitulums gelegte Tangenten bilden im Kleinkindesalter (*hier:* Patient 4 Jahre alt) einen nach hinten offenen Winkel.** Cave: Fehldeutung als traumatische Epiphysenlösung. Normaler Epiphysenschaftwinkel des Humerus (etwa 30°).

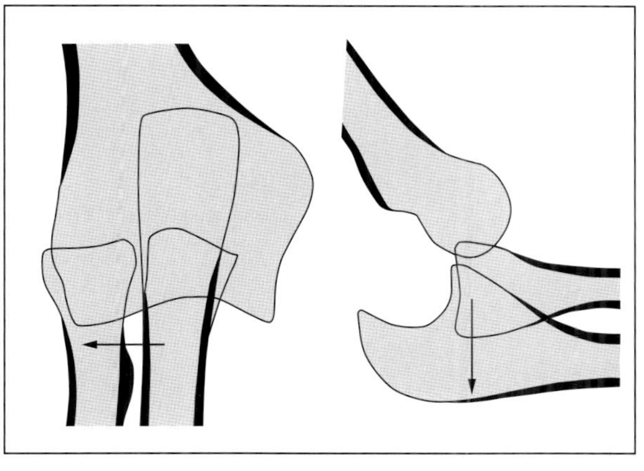

Abb. 12.**57** **Luxatio antebrachii posterior mit zusätzlicher leichter Lateraldislokation.** Die *Pfeile* geben die Verrenkungsrichtung an.

Monteggia-Frakturen

Dies sind Luxationsfrakturen des Ellenbogengelenks mit Radiuskopfluxation in Kombination mit einer proximalen Ulnafraktur (Abb. 12.**58**). Die Einteilung erfolgt durch die *Bado-Klassifikation* in 4 Typen (Bado 1967, Bruce et al. 1974):

- *Typ I:* beugeseitige anteriore Luxation des Radiuskopfs, proximale Ulnafraktur mit beugeseitiger Abknickung durch direkte Gewalteinwirkung von dorsal (60% der Fälle)
- *Typ II:* posteriore Dislokation des Radiuskopfs, nach dorsal abgeknickte proximale Ulnafraktur nach beugeseitiger Krafteinwirkung (15% der Fälle), auch „inverse" Monteggia-Fraktur genannt
- *Typ III:* laterale oder anterolaterale Dislokation des Radiuskopfs mit Ulnaschaftfraktur (20% der Fälle)
- *Typ IV:* zusätzlich zur Radiuskopfluxation und zur proximalen Ulnafraktur bestehende proximale Radiusschaftfraktur (5% der Fälle)

Als **Monteggia-Variante** werden Verletzungen bezeichnet, bei denen es nicht zur vollständigen Fraktur der Ulna kommt, sondern nur eine plastische Deformität der proximalen Ulna eintritt. Diese Verletzungen werden häufig übersehen. Prognostisch ungünstig bei Monteggia-Frakturen haben sich assoziierte Frakturen des Radiuskopfs und des Processus coronoideus erwiesen.

Wichtige Differenzialdiagnose zur Radiuskopfluxation ist das **Nagel-Patella-Syndrom („Nail-Patella-Syndrome"**; vgl. Kap. 15 „Knie- und Tibiofibulargelenk", Abschnitt „A-, Hypo- und Dysplasien der Kniescheibe"). Am Ellenbogen ist der Radiuskopf unregelmäßig verformt, und er steht in Luxations-/Subluxationsstellung. Der Befund darf nicht für eine veraltete Radiuskopfluxationen gehalten werden.

Schmerzhafte „Lähmung" nach Chassaignac

Im Kleinkindesalter wird die Subluxation des Radiuskopfs als schmerzhafte „Lähmung" nach Chassaignac (Abb. 12.**59**) bezeichnet. Diese Verrenkung entsteht auf typische Weise: Gewöhnlich stolpert das Kind und wird von der Begleitperson durch abruptes Hochreißen des Armes vor dem Hinfallen bewahrt. Dabei kann das Caput radii aus der Schlinge des Ringbands ganz oder teilweise herausschlüpfen und liegt mehr oder weniger im Recessus sacciformis. Der Arm hängt dann schlaff – wie gelähmt – herab; die Hand ist proniert, die Supination blockiert. Der Längszug am Arm ist also das pathogenetische primum movens dieser Subluxation des Radiuskopfs. Daher tritt sie auch nach dem Kleinkindesalter bei Prädisponierten auf, beispielsweise beim An- und Auskleiden oder beim Hängen am Reck. Prädisponiert heißt, dass die im Kleinkindesalter physiologischerweise fehlende Kegelform von Caput und Collum radii – ihre Querdurchmesser sind in diesem Alter etwa gleich – auch in späteren Lebensjahren beibehalten wird.

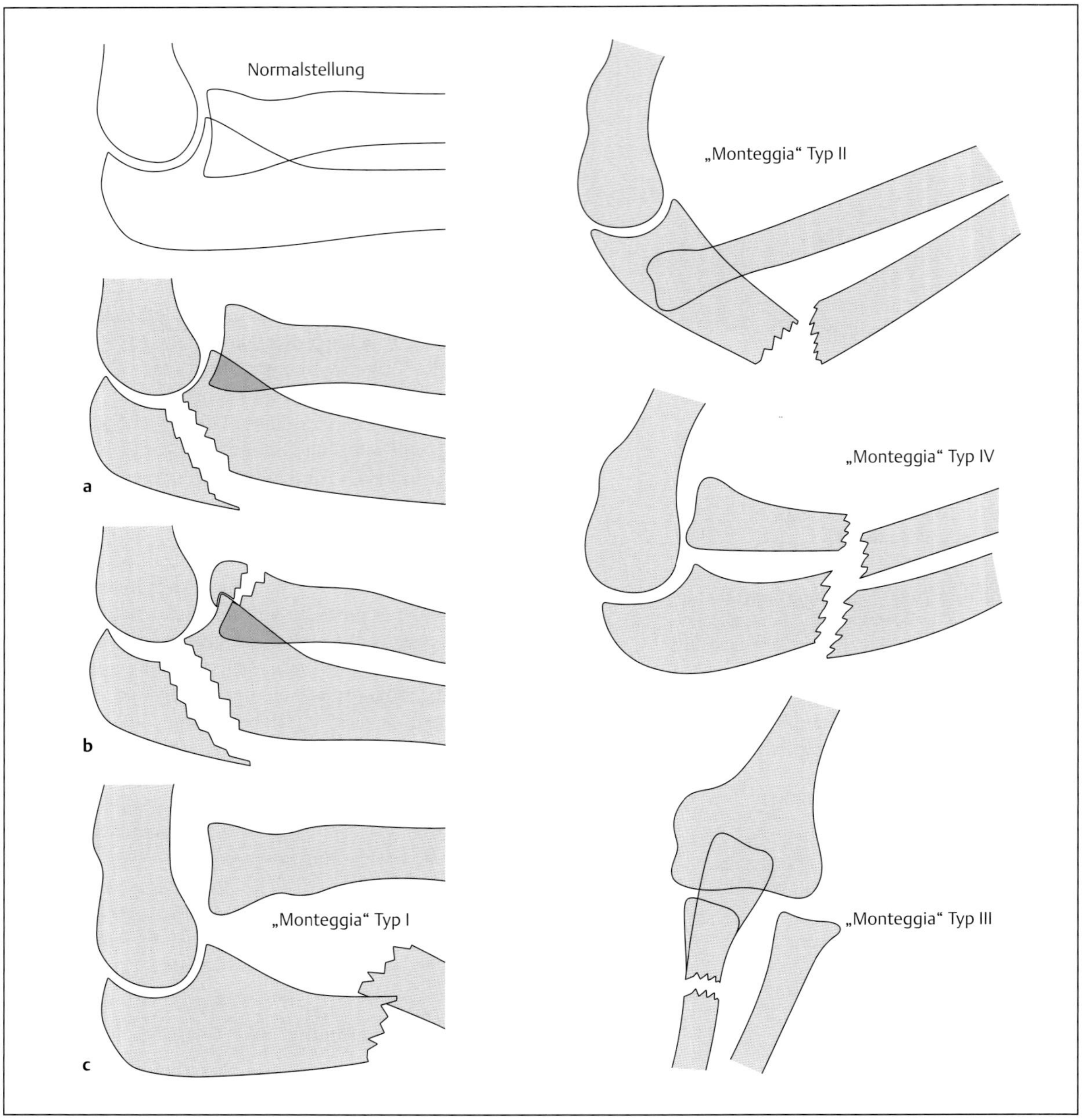

Abb. 12.**58a–c** **Luxationsfrakturen des Ellenbogens, prinzipieller Röntgenaspekt.**

Sehnen- und Bandverletzungen

Sehnen- und Bandverletzungen betreffen das mediale und laterale Kollateralband sowie die distale Bizepssehne. Das *mediale Kollateralband* besteht aus verschiedenen Anteilen, wovon der wichtigste der kräftige vordere ist. Besonders bei Wurfsportarten treten chronische und akute Verletzungen des medialen Kollateralbands auf. Wird eine Wurfbewegung abgeblockt, kommt es zum abrupten Valgusstress, in der Regel mit distalem Ausriss des medialen Kollateralbands. Lateral kann die Kompression zwischen Radiuskopf und Kapitulum zur Osteochondrosis dissecans oder zu Knorpelschäden am Kapitulum führen. Durch die MRT werden mediale Kollateralbandverletzungen sicher diagnostiziert. Außer einer Signalerhöhung zeigen die Diskontinuität und der wellige Verlauf mit Distanzierung von der Trochlea die vollständige Innenbandruptur an.

Das *laterale Kollateralband* entspringt unmittelbar unterhalb der gemeinsamen Extensorenaufhängung am lateralen Epikondylus und setzt nicht am knöchernen Radiuskopf, sondern am Anularligament an, um die Umwendebewegungen nicht zu behindern. Dorsal über den Radiuskopf zieht ein ulnarer Anteil des lateralen Kollateralbands, um die Position des Radiuskopfs nach dorsal abzusichern. Verletzungen des lateralen Kollateralbands sind häufig mit einer Ellenbogenluxation oder einer chronischen Schädigung bei lateraler Epikondylitis assoziiert.

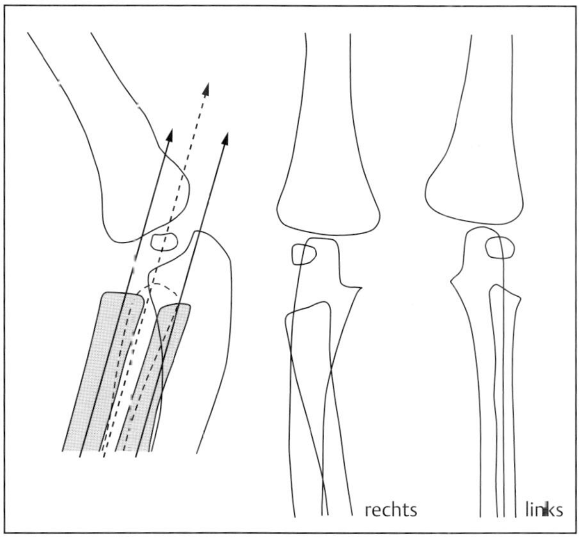

Abb. 12.**59** **Schmerzhafte „Lähmung" des rechten Armes nach Chassaignac im Kleinkindesalter.**
Röntgenbefund: Auf der seitlichen Aufnahme zieht die Längsachse des Radiushalses nicht durch die Mitte des Capitulum-humeri-Kerns *(Normalstellung gestrichelt)*, sondern ist entweder nach vorn oder nach hinten subluxiert *(ausgezogene Pfeile)*. Auf der a.-p. Röntgenaufnahme gibt sich die meist vorhandene Supinationssperre des Unterarms an der starken Pronationsstellung des Radius zu erkennen (s. *„rechts"*). Die schmerzbedingte Unruhe und das Schreien des Kindes erlauben nicht immer die Normaleinstellung zur seitlichen Ellenbogenaufnahme in möglichst rechtwinkliger Beugung (s. Röntgenskizze).

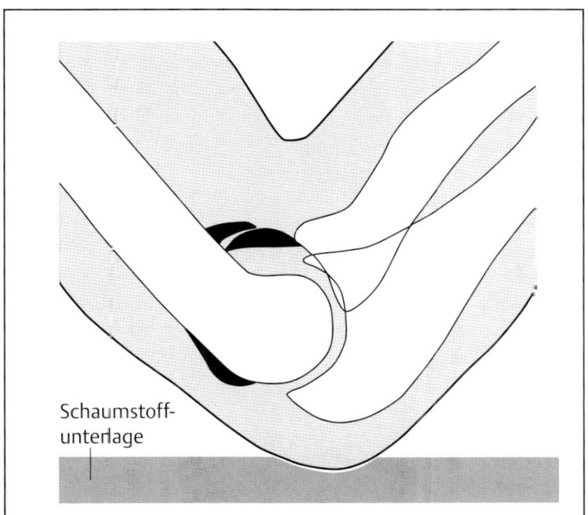

Abb. 12.**60** **Kubitaler Lipohämarthros im Röntgenbild.** Neben dem positiven Fettpolsterzeichen erkennt man den intraartikulären *Fettspiegel* auf der seitlichen Röntgenaufnahme des Ellenbogens bei *horizontalem Strahleneinfall.*

Der Terminus **„posterolaterale rotatorische Instabilität"** beschreibt einen Zustand nach Posteriorluxation im Ellenbogengelenk, der sich besonders lateral auswirkt. Die Einheit von Ulna und Radius verschiebt sich nach proximal, und es kommt häufig zur posterolateralen Impressionsfraktur des Kapitulums durch das Anschlagen des Radiuskopfs. Die Knochenkontusion entspricht dabei dem Mechanismus der Kniegelenksluxation nach vorderer Kreuzbandruptur im lateralen Kompartment oder nach vorderer Schulterluxation mit Ausbildung einer Hill-Sachs-Impressionsfraktur. Der dorsal unter dem Radiuskopf verlaufende Zügel des lateralen Kollateralbands an die Ulna ist zerrissen (O'Driscoll et al.1991). Die Bandstümpfe sind häufig in das Gelenk eingeschlagen und können MR-tomografisch dargestellt werden.

Sehnenverletzungen treten am Ellenbogen in der Regel auf dem Boden einer degenerativen Vorschädigung auf. Dies trifft auch für akute Rupturen zu. Zur Ruptur und Teilruptur kann es auch im Zusammenhang mit einer chronischen lateralen oder, sehr selten, medialen Epikondylitis kommen. Die distale Bizepssehne zerreißt sehr viel seltener als die proximale lange Bizepssehne. Manchmal bereitet die ursächliche degenerative Sehnenschädigung bereits vor der eigentlichen Ruptur Beschwerden. Die distale Bizepssehne stellt sich dann signalerhöht und zum Teil bizarr verdickt dar. Am fibroossären Übergang kann eine Reaktion des Knochens mit Knochenmarködem an der Tuberositas radii auftreten. Häufig sind begleitende Flüssigkeitsansammlungen entlang der distalen Bizepssehne zu erkennen, zum Teil mit ausgeprägter, einer Synovitis ähnlichen Kontrastmittelaufnahme. An der Trizepssehne kommt es selten zu Rupturen, dann ebenfalls auf dem Boden einer degenerativen Vorschädigung. Die Brachialissehne ist sehr selten von einer Ruptur oder Teilruptur betroffen. Die Ansatzüberlastung dieser Sehne führt selten zu einer Knochenresorption an der Tuberositas ulnae, die einem kortikalen Desmoid ähnelt.

Die Beteiligung des Ellenbogengelenks bei Frakturen der artikulierenden Knochen kann sich als positives Fettpolsterzeichen (intraartikuläres Hämatom, traumatischer Gelenkerguss) offenbaren. Der Bruchspalt in das Ellenbogengelenk gibt sich röntgenologisch indirekt als **Lipohämarthros** zu erkennen (Abb. 12.**60**).

Die Folgen des unbehandelten **Kompartmentsyndroms (Faszienlogensyndroms)**, beispielsweise bei Kindern nach *suprakondylärer Humerusfraktur*, sind von Volkmann (1881) erstmals als ischämische Muskelkontraktur beschrieben worden. In Kap. 15 „Knie- und Tibiofibulargelenk", Abschnitt „Artikuläre und periartikuläre Verkalkungen und Verknöcherungen, Enthesiopathien, Bursopathien", wurde am Beispiel des Unterschenkels darauf näher eingegangen und die Bedeutung der MRT für seine Diagnose geschildert. Als Besonderheit sei erwähnt, dass Jahre nach der Entwicklung eines Kompartmentsyndroms Karpalsynostosen auffallen können (Louis et al. 1980).

Als Folge von Ellenbogentraumen, namentlich von Luxationen, ist die **Myositis ossificans localisata traumatica** bekannt (vgl. Abb. 12.**39**).

13 Gelenke des Schultergürtels

Die Bildanalyse der Schulterbewegung stützt sich auf anatomische, topografische und funktionsbezogene Kenntnisse, die nachstehend skizziert werden.

Die schmerzlose und unbehinderte Bewegung des Schultergürtels setzt die normale Anatomie und Funktion folgender Gelenke voraus:

- Humeroskapulargelenk
- Akromioklavikulargelenk
- Sternoklavikulargelenk

Außerdem hängt die freie Beweglichkeit zusätzlich von 2 Gleitlagern ab (Tillmann u. Tichy 1986):

- subakromiales Nebengelenk
- Schulterblatt-Thorax-Gelenk

Die Gelenkhöhle des **subakromialen Nebengelenks** bilden die häufig kommunizierenden Schleimbeutel Bursa subacromialis und subdeltoidea. Im insertionsnahen Bereich liegen diese Bursen – vor allem die Bursa subacromialis – vornehmlich der Supraspinatussehne auf,

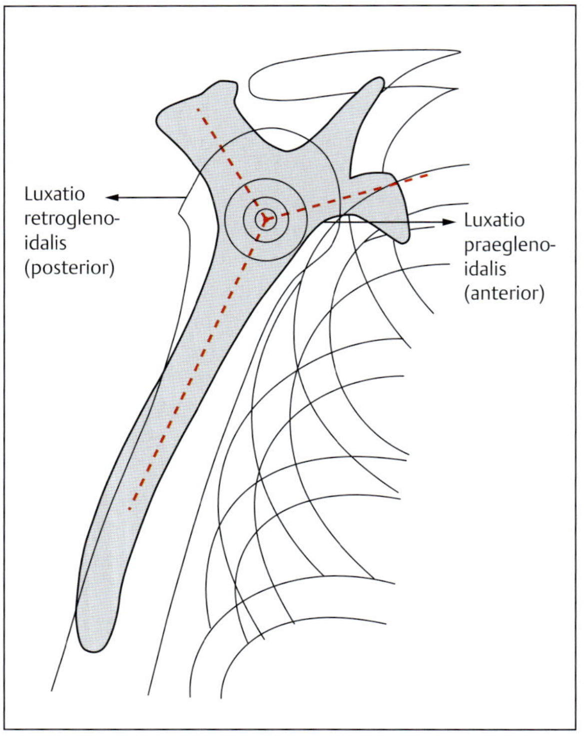

Abb. 13.1 **Transskapuläre Y-Röntgenaufnahme des Schultergelenks.**
Einstellung zur Y-Aufnahme: Der stehende Patient bringt seine verletzte Schulter kassettennahe und bildet mit der Filmebene einen Winkel von etwa 60°. Der Oberarm liegt dem Oberkörper an und ist im Ellbogengelenk um 90° gebeugt. Der Zentralstrahl durchsetzt den Skapulakörper tangential und trifft dadurch senkrecht (von hinten) auf die Schulterblattpfanne.
Ist der Winkel zwischen Patient und Filmebene zu groß gewählt (>60°), so projiziert sich der Humerus in den Brustkorb; *die Skapula ist nicht tangential dargestellt*; die Gelenkfläche der Skapula steht *medial* von der Y-Figur. Bei einem zu *kleinen* Winkel stellt sich der Humeruskopf *lateral* von der Y-Figur dar; außerdem ist die Skapula nicht tangential abgebildet.

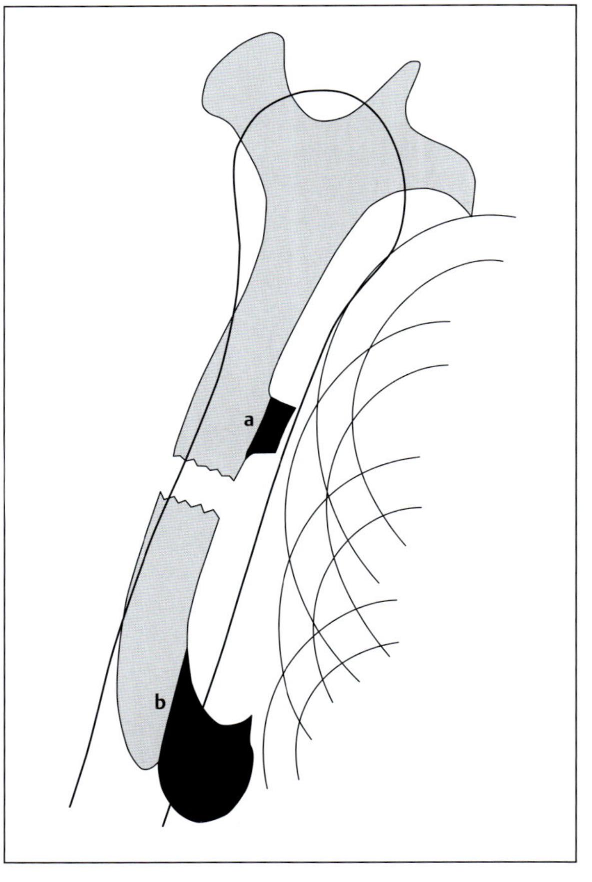

Abb. 13.2**a, b** **Kartilaginäre Exostosen an der Innenfläche der Skapula, die außer anderen Ursachen** (s. Text) **Schulterblattkrachen auslösen können.** Beispiele (**a**, **b**); Darstellung auf der tangentialen transskapulären Y-Aufnahme.

unter der sich das Tuberculum maius befindet. Die Bursa subtendinea m. subscapularis zwischen der Ansatzsehne des M. subscapularis am Tuberculum minus und der Schultergelenkkapsel steht sowohl mit der Bursa subcoracoidea an der Basis des Rabenschnabelfortsatzes als auch mit der humeroskapulären Gelenkhöhle in Verbindung. Dadurch gibt es außer der kaudalwärts gerichteten Ausstülpung – Reservefalte – der Gelenkkapsel, dem Recessus axillaris, zwischen den Mm. subscapularis und teres minor einen weiteren Rezessus der Gelenkhöhle. Auch er trägt zur Erweiterung des Bewegungsumfangs im Schultergelenk bei. Eingefügt sei, dass dem Recessus axillaris der N. axillaris und die Vasa circumflexa humeri posteriora dicht anliegen.

Als **Schulterblatt-Thorax-Gelenk** wird der von lockerem Bindegewebe ausgefüllte Raum zwischen den Mm. serratus anterior und subscapularis bezeichnet. Dieser Raum gewährleistet die freie Verschieblichkeit der in Muskelschlingen aufgehängten Skapula, und zwar u.a. die Drehbewegung um die Thoraxwand, und schafft auf diese Weise eine wichtige Voraussetzung für die Elevation des Armes über die Horizontale hinaus. Einblick in das Gleitlager zwischen Skapula und Thoraxwand vermittelt die tangentiale transskapuläre Y-Röntgenaufnahme des Schultergelenks (Abb. 13.**1**) und noch genauer die CT.

Beispielsweise kann das vom Patienten willkürlich auslösbare **Schulterblattkrachen** auf angeborene oder erworbene Formabweichungen der Skapula oder der Rippen zurückgehen. Manchmal ist eine kartilaginäre Exostose bzw. epiexostotische Bursitis der Anlass für das subjektiv unangenehme oder sogar schmerzhafte „Krachen" der Skapula (Abb. 13.**2**). In den meisten Fällen kommen jedoch Weichteilveränderungen ursächlich infrage, z. B. eine unter abnormen biomechanischen Bedingungen erfolgende Muskeltätigkeit des Schultergelenks bei Skoliose, fixiertem Rundrücken oder Haltungsschwäche oder auch Abnutzungsschäden vor oder an den Insertionen von Skapulamuskeln.

Die *Scapula alata* – das flügelförmige Abstehen des Schulterblatts – fällt beim Betrachten des Patienten auf. Sie hat verschiedene Ursachen, entsteht beispielsweise durch eine Serratuslähmung, bei systemischen Myopathien, selten durch eine kartilaginäre Exostose an der Innenfläche der Skapula und ist beim rezessiv vererbten 3M-Syndrom (Minderwuchs, relative Makrozephalie, Mittelgesichthypoplasie) und beim Simpson-Golabi-Behmel-Syndrom (gehört zu den Polydaktyliesyndromen) bekannt.

Varianten und Fehlbildungen

Sprengel-Deformität

Dem angeborenen Schulterblatthochstand (Sprengel-Deformität) liegt ein gestörter Deszensus der Schulterblattanlage zugrunde. Diese Deformität (Dystopie einer häufig kleinen oder verplumpten dysplastischen Skapula) ist oft, aber nicht obligat der ins Auge springende Leitbefund eines Missbildungskomplexes der Wirbelsäule mit dominierenden Wirbelsynostosen und Formstörungen der Wirbel (*Klippel-Feil-Syndrom*, vgl. Abb. 18.**142**; *Omovertebralknochen*, s. Abb. 18.**208**). Außerdem gehören zu diesem Komplex Aplasien und Synostosen von Rippen und Muskelfehlbildungen, beispielsweise des M. pectoralis und/oder des M. trapezius, evtl. auch Missbildungen innerer Organe.

Skapuladuplikation

Dies ist ein sehr seltener Befund. Sie tritt überwiegend mit anderen Skelettmissbildungen und/oder Fehlanlagen der Schultermuskulatur auf. Das Schulterblatt entsteht über 8 Ossifikationskerne (Sánchez Alegro et al. 2003). Die Skapuladoppelmissbildung leitet sich entweder von einer im sehr frühen Entwicklungsstadium ausbleibenden oder fehlerhaften Verschmelzung ihrer Anlagen ab oder entsteht durch die fehlende oder unvollständige Ausbildung von zentralen Skapulaanteilen. Die zuerst genannte formale Pathogenese stützt sich auf die Erfahrung, dass „beide" Schulterblätter in den meisten Fällen durch knorpelige oder knöcherne Brücken verbunden sind.

Ausbleibende Verschmelzung randständiger Apophysenkerne bzw. Epiphysen

Die ausbleibende Verschmelzung ranständiger Apophysenkerne bzw. Epiphysen (Abb. 13.**3**) offenbart sich als häufig doppelseitiges **Os acromiale**, ferner als **Os coracoideum** oder **Apophysenpersistenz am Angulus superior** und **Angulus inferior scapulae (Os infrascapulare)**. *Anamnestische und röntgenologische Differenzialdiagnose:* posttraumatischer Zustand (Abbruch, Abriss, Ausriss) bzw. Pseudarthrose oder akzessorisches Skelettelement. Zu deren Differenzialdiagnose bewährt sich die Überlegung, dass Letzteres mit einem knöchernen „Volumenplus" gegenüber den normalen anatomischen Konturen (Volumen) einhergeht und die Traumaanamnese fehlt.

Außer persistierenden Knochenkernen kommen auch Verdoppelungen des Akromions und des Korakoids (s. u.) vor.

Kampomele Dysplasie

Die Leitbefunde der kampomelen Dysplasie sind gemäß dem aus dem Griechischen abgeleiteten Attribut Verbiegungen der langen Röhrenknochen. Darüber hinaus gehö-

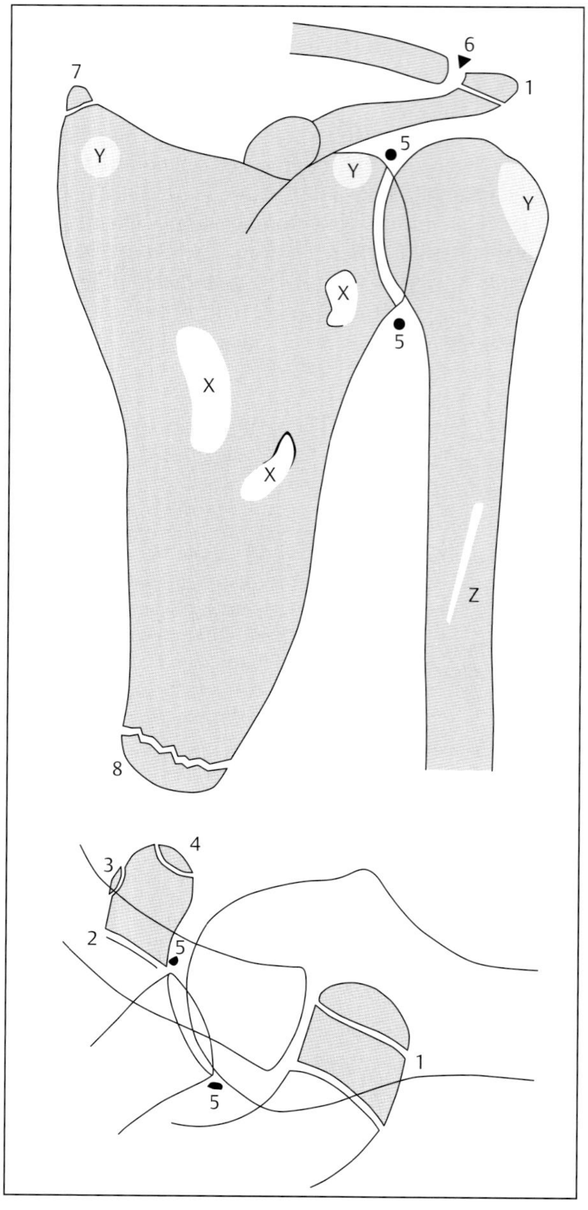

Abb. 13.3 **Anomalien im Schulterbereich Erwachsener.** Polytope, pleomorphe, umschriebene Verknöcherungsdefekte (X), typisch lokalisierte umschriebene **Aufhellungszonen** ohne Krankheitswert (Y), jedoch Differenzialdiagnose: posttraumatisch, Tumorosteolyse. Z = von Freyschmidt beschriebener obligatorischer Gefäßkanal im mittleren Drittel des Humerusschafts.

Differenzialdiagnose: (Ältere) Fissur. („Obligatorisch" meint seine anatomische Anlage, nicht jedoch die röntgenologische Abbildung).

1 Os acromiale: Um das 20. Lebensjahr verschmelzen normalerweise die Akromionapophysenkerne vollständig mit dem Akromion; Differenzialdiagnose zur (posttraumatischen) Pseudarthrose stellen; ein doppelseitiges Os acromiale schließt die Pseudarthrose aus.
2 Os coracoideum.
3, 4 Persistierende Korakoidapophyse (3), persistierende Korakoidepiphyse (4).
5 Knochen(-kerne), die bei der Pfannenentwicklung „abgetrennt" wurden und überall an der Pfannenzirkumferenz entstehen können; Nomenklatur uneinheitlich, z. B. Akzessorium.
6 Deutung uneinheitlich: Kapselosteom, verkalktes Diskusfragment?
7 Persistierende Apophyse am Angulus superior.
8 Os infrascapulare.

ren hypoplastische Schulterblätter, die fehlende Ossifikation der thorakalen Bogenwurzeln und eine besondere Beckenkonfiguration mit vertikal ausgerichteten Darmbeinschaufeln („langer Schaufelhals") zu diesem Syndrom. Die angeführte Trias dient zur Abgrenzung gegenüber anderen Dysplasien mit Verbiegung der langen Röhrenknochen.

Weitere Missbildungssyndrome mit Skapulahypo- und -dysplasien sind bekannt, bei denen Verbildungen des Schulterblatts neben anderen *charakteristischeren* Fehlbildungen (des Skeletts) auftreten. Beispielsweise spielt die Skapuladysplasie bei der autosomal-dominanten Osteoonychodysostose (Beckenhörner-Nagel-Patella-Syndrom) nur eine untergeordnete diagnostische Rolle.

Amelie

Bei der Amelie, der schwersten Reduktionsform der Gliedmaßenfehlbildung, sind die Skapula und die Klavikula stark dysplastisch ausgebildet.

Dysplasien der Schulterblattpfanne

Die überwiegend bilateralen Dysplasien der Schulterblattpfanne (Abb. 13.**4**) sind die häufigsten Fehlbildungen der Skapula bzw. des Humeroskapulargelenks. Sie werden öfter beobachtet als die Fehlform des Humeruskopfs. Assoziierte Formanomalien des Korakoids und der Klavikula kommen vor. Die Missbildung der Schulterblattpfanne umfasst selten nur die Cavitas glenoidalis; sondern auch das Collum scapulae ist an der Formabweichung mehr oder weniger beteiligt. Die Schultergelenkdysplasie kann asymptomatisch sein und bleiben, Beschwerden auslösen oder/und eine Gelenkinstabilität zur Folge haben. Dabei gibt es fließende Übergänge zur angeborenen Sub- oder (kompletten) Luxation. Erwähnenswert ist, dass sich die habituelle Schultergelenkluxation häufig vom Zusammentreffen dreier Prämissen mit wechselnder Dominanz oder Erkennbarkeit ableitet:

- Trauma
- allgemeine Bindegewebsschwäche
- örtliche dysplastische Komponente

Verknöcherungsvorgänge am Lig. coracoclaviculare

Auf die Führung der Schultergürtelgelenke nehmen auch 3 Bandhaften Einfluss, da sie die Bewegungen im Akromioklavikular- und Sternoklavikulargelenk begrenzen oder sogar durch die Verbindung zwischen Schultergürtel und Rumpf eine stabilisierende Wirkung haben. Gemeint sind die Ligg. coracoclaviculare, interclaviculare und costoclaviculare.

Das **Lig. coracoclaviculare** besteht aus 2 Anteilen, dem lateral ziehenden Lig. trapezoideum und einem medialen Anteil, dem Lig. conoideum. Folgende angeborenen oder erworbenen Verknöcherungsvorgänge sind an diesem Band röntgenologisch zu unterscheiden (Abb. 13.**5**):

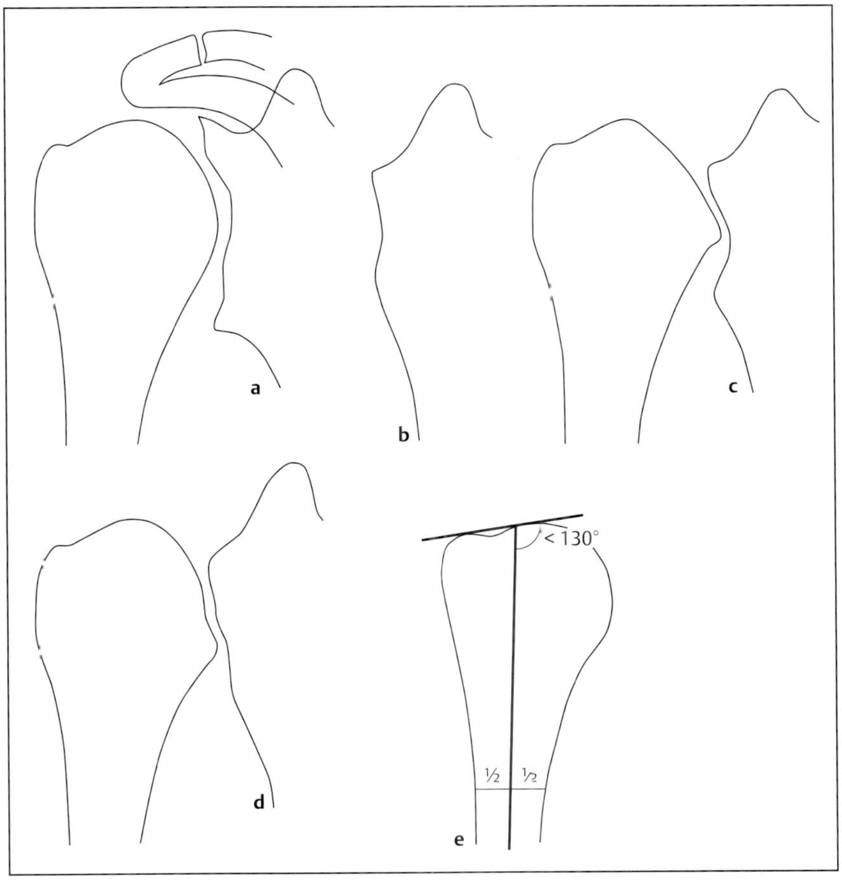

Abb. 13.**4a–e** **Beispiele für humeroskapuläre Dysplasien.**
a **Abflachung und Elongation der Pfanne.**
b **Hypoplasie der Pfanne und des Collum scapulae.**
c **Humeroskapuläre Dysplasie** (leichte Fehlform des Humeruskopfs, der sich der umschriebenen Pfannenvertiefung angepasst hat).
d **Konvexbogige Skapulapfanne**, der sich der Humeruskopf adaptiert hat.
e **Humerus varus**, d.h. Humerushals-Schaft-Winkel < 130° (gemessen als Winkel zwischen der Tangente in der Spitze des Tuberculum maius und am oberen Humeruskopfpol und der Humerusschaftlängsachse).
Ursachen: angeboren oder häufiger erworben, z.B. bei der Achondroplasie und anderen Osteochondrodysplasien, bei manchen lysosomalen Speicherkrankheiten, beim Kretinismus, bei der Hämophilie, nach Humerusosteomyelitis und bei Wachstumsalterarthritis (vgl. Abb. 13.**21**) oder posttraumatisch.

- partielle oder komplette Ossifikation (angeboren, posttraumatisch)
- Korakoklavikulargelenk (evtl. mit degenerativem sklerosiertem Abschliff der artikulierenden Anteile)
- akzessorisches Knochenelement (Sesamoid?) im Ligament
- Fibroostosen und Fibroostitiden an den Insertionen des Lig. coracoclaviculare (s. Abb. 13.**76**), die am Korakoidfortsatz und an der Klavikula vorkommen

Thoracic-Outlet-Syndrom

Im Schultergürtel kann es durch die physiologische Konvergenz neuraler und vaskulärer Strukturen zum Oberarm und die dortige fibroossäre Anatomie zu krankhaften Engpässen kommen, die sich mit einer entsprechenden Symptomatik zu erkennen geben.

Den *kostoklavikulären Raum* zwischen der Klavikula und der 1. Rippe durchziehen die Vasa subclavia, Lymphgefäße und der Plexus brachialis. Ein pathologischer Engpass äußert sich als arterielle Durchblutungsstörung bzw. venöse und/oder lymphatische Rückflussbehinderung, d.h., das *Kostoklavikularsyndrom* tritt auf. Dieser Symptomkomplex gehört zum sog. **Thoracic-Outlet-Syndrom** (Abb. 13.**6**). Für die Einengung des kostoklavikulären Raumes kommen knöcherne und weichteilbedingte Ursachen infrage, und zwar nicht nur die Anomalien des Lig. coracoclaviculare, sondern auch posttraumatische Fehlstellungen des Schlüsselbeins oder überschießende Kallusformationen, Tumoren in beiden Knochen, der Pancoast-Tumor, andere Weichteiltumoren, die zu einer Infiltration der supraklavikulären Grube führen, und die Hypertrophie des M. subclavius. Die *Srb-Anomalie* der obersten beiden Rippen beschreibt Fehlbildungen, deren Vollbild ihre vollständige Verschmelzung wiedergibt und ebenfalls den kostoklavikulären Raum krankhaft einengen kann.

Das Thoracic-Outlet-Syndrom entsteht in Zusammenhang mit insgesamt 3 an sich physiologischen Engpässen:

- Der *obere*, potenziell symptomatische Engpass ist die *Skalenuslücke* zwischen den Mm. scalenus anterior (oben) und medius (hinten) und der 1. Rippe (unten). Sie kann zur Kompression der A. subclavia und des Plexus brachialis führen, beispielsweise durch eine frei endende oder knorpelig mit der 1. Rippe verbundene Halsrippe bzw. durch einen ihren Verlauf abwärts fortsetzenden fibrösen Strang.
- Der *mittlere* Engpass ist der beschriebene kostoklavikuläre Raum.
- Die *untere* (3.), physiologische neurovaskuläre Enge liegt hinter dem Ansatz des M. pectoralis minor am Korakoidfortsatz. Bei Abduktion im Schultergelenk,

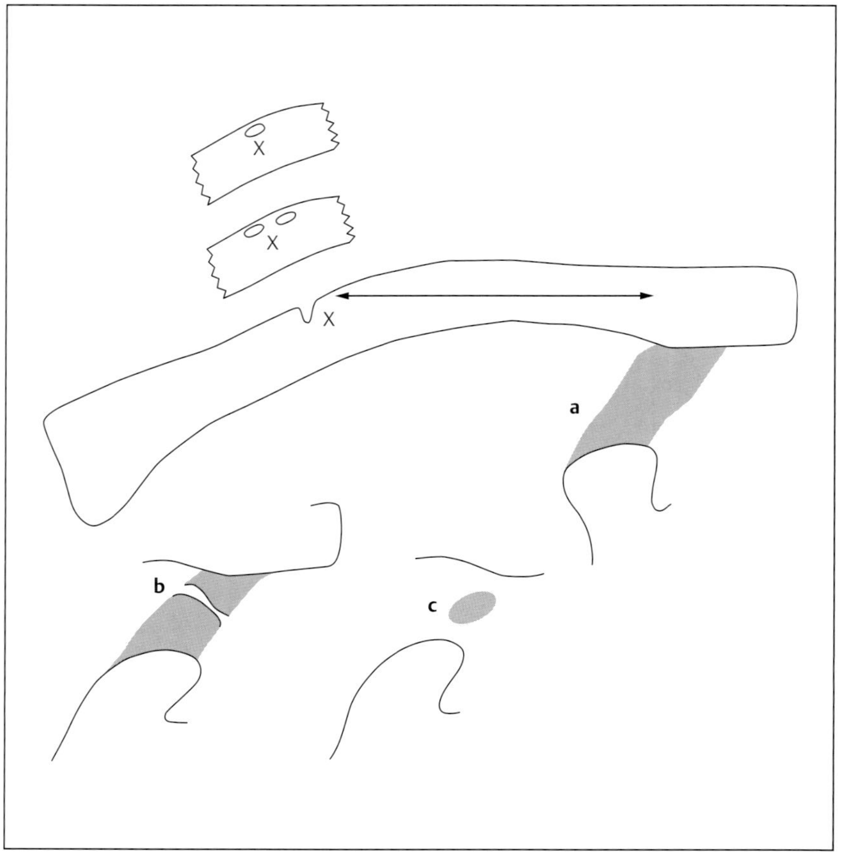

Abb. 13.**5a–c Beispiele für Verknöcherungsvorgänge im Lig. coracoclaviculare.** X = formes frustes einer Störung der Klavikulakernverschmelzung? Andere Deutung der „Löcher“: Durchtrittskanal (bzw. -kanäle) für den N. supraclavicularis, der normalerweise durch die Incisura scapulae und unter dem Lig. transversum scapulae superius (kann als Variante verknöchern) verläuft. *Regel:* Je näher die abgebildeten Beispiele (X) dem Korakoidfortsatz sind, desto wahrscheinlicher ist die Deutung als Nervenkanäle (*Doppelpfeil:* Bereich, in dem die Befunde an der Klavikula auftreten können).
a Posttraumatisch oder angeboren (?). Durch die starre knöcherne Verbindung zwischen Klavikula und Korakoidfortsatz wird das Akromioklavikulargelenk stark belastet: Wirkung der Bandossifikation als präarthrotische Deformität. Außerdem kann es durch die Verknöcherungen zu einem neurovaskulären Engpasssyndrom kommen (s. Text).
b Korakoklavikulargelenk (mit Kortikalis) oder posttraumatische „Pseudarthrose“.
c Sesamoid (?) im Ligament (keine Traumaanamnese, Zufallsbefund).

z. B. bei Überkopfarbeit, kann das neurovaskuläre Bündel nicht nach oben ausweichen. Vielmehr wird es an den Ansatz des M. pectoralis minor als Hypomochlion gedrängt und evtl. symptomgebend komprimiert *(Hyperabduktionsyndrom)*.

Bei klinischem Verdacht ist die bildgebende Basisuntersuchung eine Röntgenaufnahme. Sie gibt Auskunft über knöcherne Anomalien und sollte die Lungenspitzenregion mitdarstellen. Sie bestätigt entweder die klinische Verdachtsdiagnose aufgrund der Symptome und der Untersuchungsbefunde einschließlich Provokationstests oder schließt *knöcherne* Ursachen aus. Die Mehrzahl der Beschwerden beim Thoracic-Outlet-Syndrom geht jedoch auf Weichteilveränderungen zurück. Daher ist die MRT unerlässlich. Die Beschwerden durch dieses Syndrom treten typischerweise intermittierend auf, da sie an bestimmte Armhaltungen und (Gewicht-)Belastungen des Armes gebunden sind – zumindest im Anfangsstadium, solange noch keine Gefäßverschlüsse oder strukturellen Nervenschäden vorliegen. Daher gehört unter Umständen die angiografische arterielle und venöse bildgebende Darstellung in Normalhaltung des Armes, in Hyperabduktion und in Retroversion des Schultergürtels bei liegendem und stehendem Patienten zum Untersuchungsprogramm.

Hypo, Dys- oder Aplasie der Schlüsselbeine

Die Hypo-, Dys-, segmentale oder vollständige Aplasie der Schlüsselbeine gehört neben den Anomalien der Schädelossifikation, des Beckens (steil abfallende, also vertikal ausgerichtete Darmbeinschaufeln) und der verzögerten Zahnentwicklung zu den allerdings nicht obligaten Leitbefunden der *kleidokranialen Dysplasie* (Synonym: *Dysostosis cleidocranialis*). Im Rahmen dieses Syndroms, das als Erbsyndrom oder Folge einer Spontanmutation entsteht, werden bevorzugt diejenigen Knochen betroffen, welche im Fetalleben zuerst ossifizieren, darunter auch die Klavikeln. Dort finden sich Entwicklungsstörungen, die vom kleinen, einseitigen Defekt bis zum Extrem einer bilateralen Klavikulaaplasie reichen. Manchmal wird eine kongenitale Klavikulapseudarthrose oder nur eine klavikuläre Modellierungsstörung beobachtet. Die medialen Klavikulaenden imponieren dann als verplumpt. Die *verzögerte* Skelett- und Zahnreifung bei diesem Syndrom hat zur Folge, dass manche abnormen Röntgenbefunde im Erwachsenenalter nicht mehr auffallen.

Die *röntgenmorphologische Differenzialdiagnose* der klavikulären Missbildungen betrifft auch andere Erbsyndrome. Daher sollte beim Entdecken einer Fehlbildung der Klavikula nach anderen Missbildungen (des Skeletts) gefahndet werden. Außerdem sind einseitige Hypoplasien der Schlüsselbeine und die autosomal-dominant

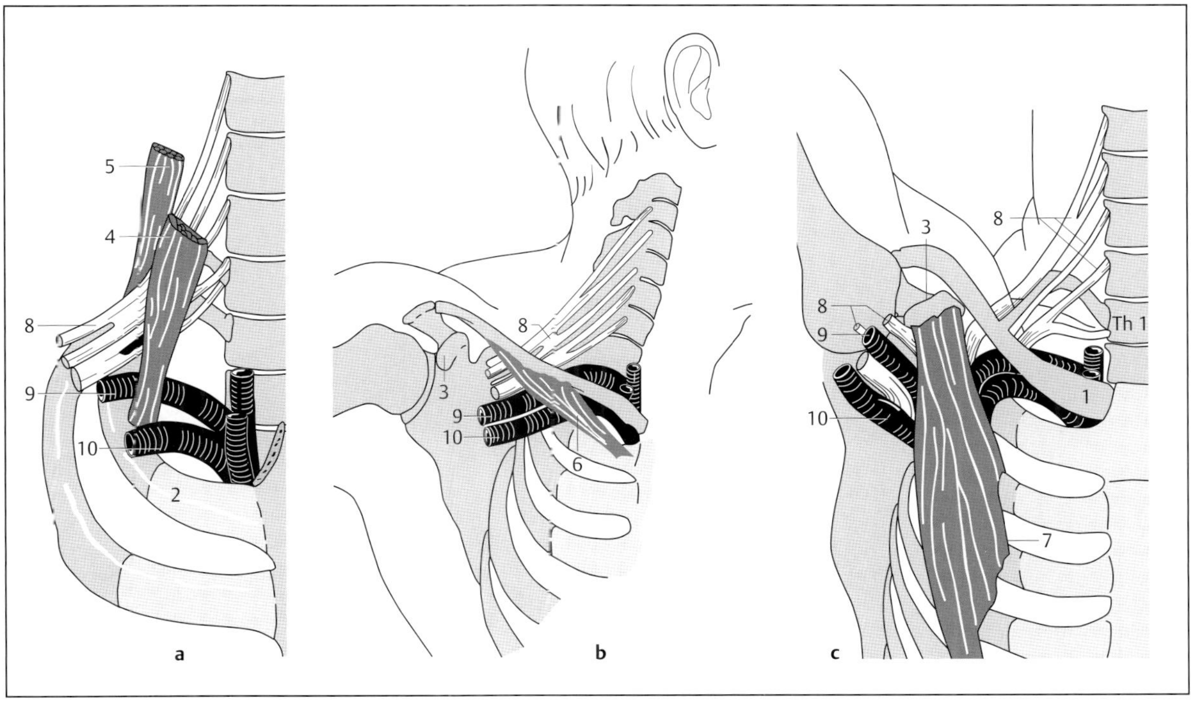

Abb. 13.**6a–c** **Physiologische neurovaskuläre Engen am Schultergürtel mit potenziellem Engpassrisiko:** Skalenuslücke (**a**), kostoklavikulärer Raum (**b**), Hyperabduktionsenge (-syndrom; **c**) (nach Eulert 1983).

1 Klavikula.
2 1. Rippe.
3 Korakoidfortsatz.
4 M. scalenus anterior.
5 M. scalenus medius.
6 M. subclavius.
7 M. pectoralis minor.
8 Nn. spinales → Trunci plexus → Plexus brachialis aus C5–7, C8, Th1.
9 A. subclavia.
10 V. subclavia.

Merke:

Die V. subclavia (10) und begleitende Lymphgefäße ziehen nicht in der Skalenuslücke, sondern verlaufen vor dem M. scalenus anterior, d.h., eine Enge in der Skalenuslücke zeigt neurologische Störungen, z.B. anfangs Kribbeln und Taubheitsgefühl, und arteriell ausgelöste Beschwerden (Schmerz, Kälteempfindlichkeit, Blasswerden der Finger usw.), jedoch *keine* venöse Rückflussstauung wie Schweregefühl, Schwellung, livide Verfärbung.

Dem **Paget-von-Schroetter-Syndrom** liegt *ohne* Enge im kostoklavikulären Raum eine Thrombose der V. subclavia (axillaris) zugrunde; es geht daher nicht mit neurologischen und arteriell bedingten Symptomen einher.

weitergegebene **kongenitale Pseudarthrose der Klavikula** zu berücksichtigen. Sie tritt isoliert und dann vorwiegend rechtsseitig, aber auch bilateral auf. Der Ossifikationsausfall liegt im mittleren Drittel des Schlüsselbeins, und zwar etwas zum lateralen Klavikulasegment hin.

Die Berührungsenden laufen oft konisch oder verplumpt (oder dissoziiert) aufeinander zu. Der mediale Klavikulaanteil disloziert nach kranial. Die Enden schieben sich übereinander. Die pathomorphologische Differenzialdiagnose muss die Neurofibromatose Typ I und die fibröse Dysplasie (und ihre Folgen) sowie die *geburtstraumatische Klavikulapseudarthrose* berücksichtigen. Die geburtstraumatische Fraktur zeigt sich überwiegend als Grünholzfraktur. Seltener entsteht eine Pseudarthrose mit Kallusbildung, die bei der kongenitalen Klavikulapseudarthrose fehlt. Letztere geht im Gegensatz zur natalen oder perinatalen Fraktur bzw. Pseudarthrose selten mit Beschwerden einher.

In Abb. 13.**5** sind auch Minimalformen der gestörten Klavikulaverknöcherung wiedergegeben. Sie haben keine klinische, jedoch differenzialdiagnostische Bedeutung.

Subluxation des Akromioklavikulargelenks

Der meist bilateral **atraumatischen angeborenen Subluxation des unverbildeten Akromioklavikulargelenks** liegt eine Lockerung der fibrösen Gelenkanteile zugrunde. Dabei verlagert sich das akromiale Klavikulaende nach oben. Trotzdem bleibt eine verkleinerte Kontaktfläche erhalten. In der Regel ist der röntgenologische Gelenkspalt nicht verbreitert. Klinische Bedeutung hat die Differenzialdiagnose gegenüber der Tossy-Klassifikation I und II der traumatischen akromioklavikulären Subluxation (s. dort). Bei dieser Luxationspathogenese sind häufig Kapsel-Band-Verkalkungen oder Knochenschatten zu beobachten, die bei der angeborenen Fehlstellung fehlen.

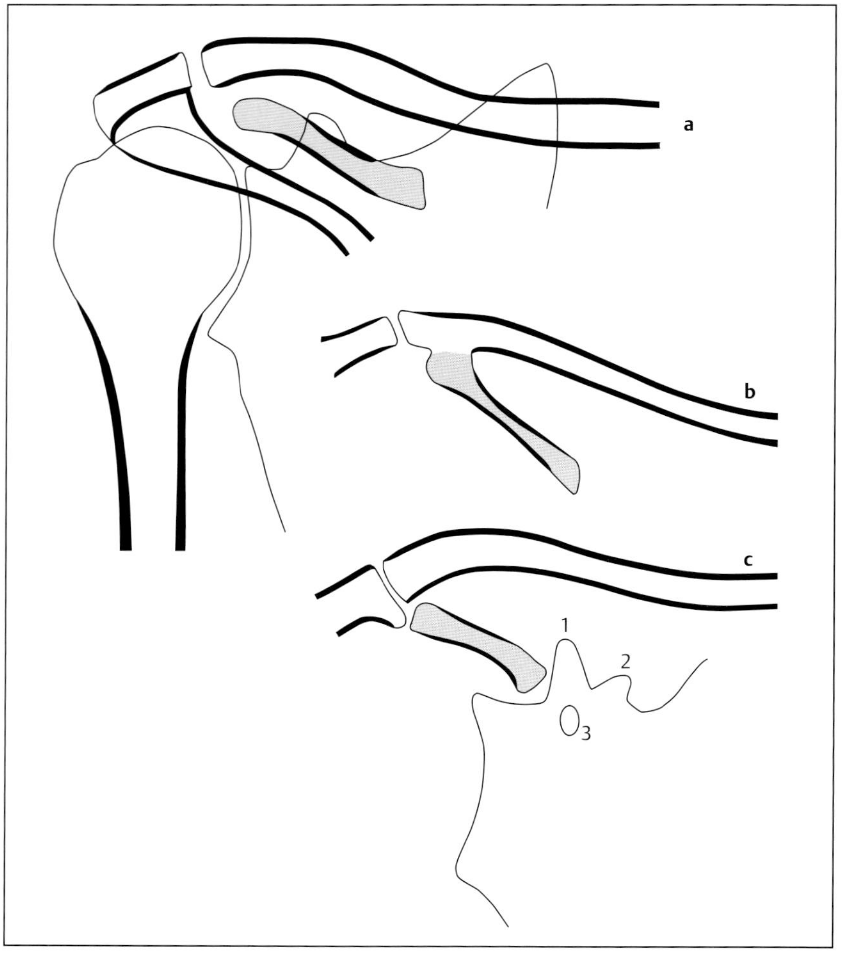

Abb. 13.**7a–c** **Möglichkeiten der Klavikuladuplikation (a–c) und der Verdopplung oder Verdreifachung des Korakoidfortsatzes (1–3).**

Im **höheren Lebensalter** kann das akromiale Ende der Klavikel eine Stufe bilden. Sie entsteht jedoch nicht durch gegenseitige Verschiebung der artikulierenden Knochen, sondern über eine Verdickung des akromialwärts gerichteten Gelenksockels durch Knochenapposition. Dieser Befund ist asymptomatisch und fällt allenfalls dem Patienten visuell auf.

! *Merke*

Im Übrigen sei hier hervorgehoben, dass bei (fast) allen Bewegungen der Arme die Schultergürtelgelenke funktionell beteiligt sind. Dies führt auch *ohne Fehlbildung* der artikulierenden Knochen frühzeitig zu einer Überlastung und damit zu einer Degenerationstendenz des Gelenkknorpels, des Diskus und des übrigen Gleitgewebes. Sie offenbart sich an beiden Klavikulagelenken noch vor der röntgenologischen Erkennbarkeit als vermehrte Akkumulation des osteotropen Tracers im Szintigramm.

Klavikulaverdoppelung

Die Klavikulaverdoppelung ist eine klinisch asymptomatische oder geringfügig symptomgebende Missbildung, die isoliert auftritt oder mit einer Duplikation oder Triplikation des Korakoidfortsatzes einhergehen kann (Sharma 2003; Abb. 13.**7**). Die überzählige Klavikula erscheint immer kleiner und schmaler angelegt. Sie befindet sich unterhalb des lateralen Drittels des eigentlichen Schlüsselbeins, kann von ihm getrennt sein oder teilweise mit ihm verschmelzen. Die Ossifikation des Lig. coracoclaviculare lässt sich von der Klavikulaverdoppelung unterscheiden; denn das Duplikat zeigt im Röntgenbild eine Kompakta, Spongiosatrabekeln und einen Markraum.

Habituelle Schultergelenkluxation

Hervorgehoben wurde bereits, dass die habituelle Schultergelenkluxation gewöhnlich eine Dysplasiekomponente hat, die auch den horizontalen Skapulapfannenneigungswinkel und den Retrotorsionswinkel des Humerus betreffen kann (Abb. 13.**8**).

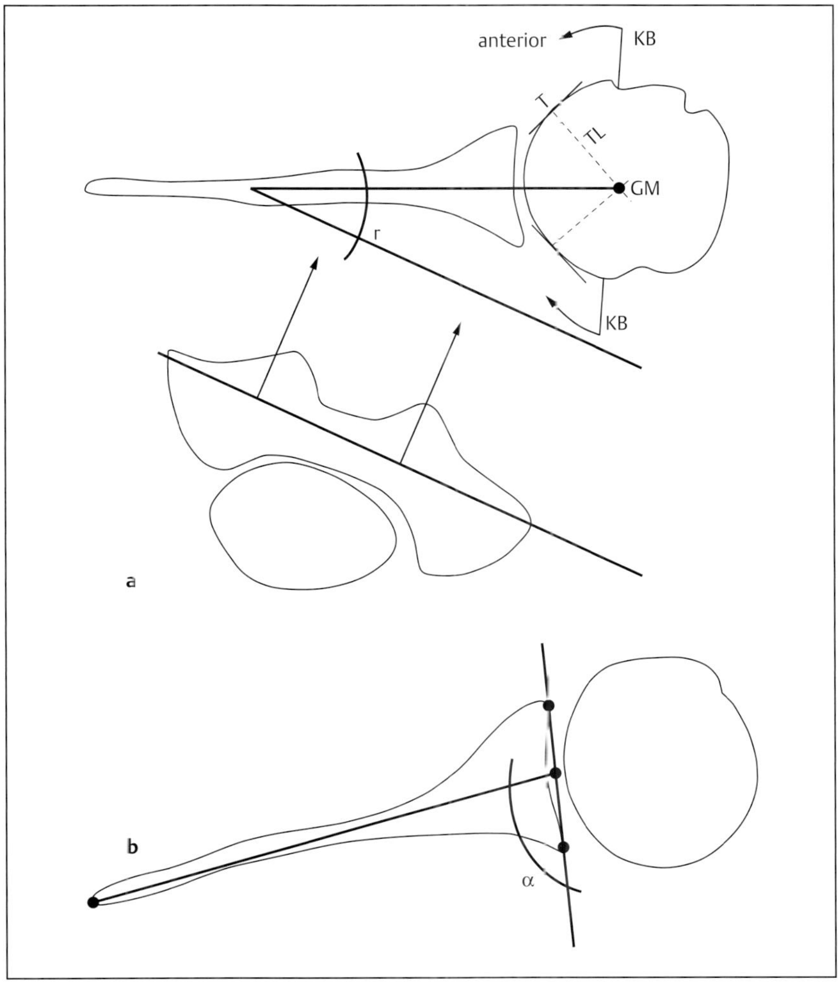

Abb. 13.8a, b Messung des Humerusretrotorsions- und des horizontalen Skapulapfannenneigungswinkels (die Messmethoden gehen auf Cramer et al. 1982 sowie Jend et al. 1984 zurück).

a CT-Messung des Humerusretrotorsionswinkels (r). Gezeichnet wurde das prinzipielle Vorgehen.
1. Schritt: Bestimmung des geometrischen Mittelpunkts (GM) derjenigen Gelenkfläche des Humeruskopfs, welche kreisförmig verläuft (Gelenkflächenkreissegment, KB), d. h. Schnittpunkt der Lote TL auf den Tangenten T des Kreisbogensegments.
2. Schritt: Winkelhalbierende dieses Kreissektors festlegen.
3. Schritt: Ziehen der Humeruskopf-Hals-Achse, d. h. der Geraden von GM durch die Winkelhalbierende.
4. Schritt: Festlegung der queren Epikondylenachse des Humerus durch die Verbindung der äußersten Eckpunkte beider Humerusepikondylen.
5. Schritt: Durch Parallelverschiebung der Epikondylenachse bildet sie mit der Humeruskopf-Hals-Achse den Retrotorsionswinkel des Humerus (r). Normalwert dieses Winkels: 10–30°.

b Messung des horizontalen Skapulapfannenneigungswinkels β.
1. Schritt: Tangente an die äußersten Ecken der Schulterblattpfanne legen.
2. Schritt: Von der Tangentenhalbierenden eine Gerade zum angeschnittenen Margo medialis scapulae ziehen.
3. Schritt: Messen des nach dorsal offenen Winkels α, den die Pfannentangente mit der Schulterblattlängsachse bildet. Der horizontale Skapulapfannenneigungswinkel β (β = 90°–α) misst die Retroversion der Schulterblattpfanne; normal: 5–7°.

Metaphysäre Kortikalisirregularitäten

In der Regel bilaterale metaphysäre Kortikalisirregularitäten gibt es bei Kindern und Jugendlichen auch an den langen Röhrenknochen der oberen Extremitäten (s. Abb. 3.**30**). Sie sind asymptomatisch, nehmen osteotrope Radionuklidverbindungen nicht vermehrt auf und bilden sich nach Monaten spontan zurück. Für die bildgebende Differenzialdiagnose kommt eine Arthritisfolge nicht infrage, da die Irregularitäten extrakapsulär liegen. Unter Umständen muss das Frühstadium eines vom Periost ausgehenden Tumors erwogen werden. Bilateralität schließt dies aus. Im seltenen Zweifelsfall führt ein MRT (kein Weichteilanteil, kein Ödem) zur richtigen Diagnose dieser passageren örtlichen Wachstumsstörung.

Arthritis

Praktische Bedeutung haben chronische erosive Omarthritiden im Verlauf entzündlich-rheumatischer Erkrankungen, beispielsweise bei der rheumatoiden Arthritis und der Spondylitis ankylosans. Die Tuberkulose des Schultergelenks ist in den Industrieländern ein seltener Befund. Akute/subakute eitrige Omarthritiden werden in der Praxis am häufigsten durch Bakterieninokulation nach lokalen Kortikosteroidinjektionen wegen Erkrankung der Rotatorenmanschette und der unmittelbar benachbarten Bursen gesehen.

Omarthritis tuberculosa

Die schleichend beginnende Omarthritis tuberculosa wird, medizinhistorisch begründet, auch als **Caries sicca** bezeichnet. Schon frühzeitig stehen dann die Verschmälerung des röntgenologischen Gelenkspalts und die Demineralisation gegenüber der fehlenden oder geringfügigen Ergussbildung im Vordergrund, ehe sich ausgedehnte erosive Zerstörungen im Röntgenbild zeigen. Der zuletzt genannte Ausdruck sollte heute obsolet sein, da diese „Form" der tuberkulösen Arthritis eher eine biologische Variation der entzündlich-zerstörenden Synovialisproliferation widerspiegelt.

Bildgebung im Schultergelenk

Die *arthritischen Weichteilzeichen* lassen sich röntgenologisch am Schultergelenk in Abhängigkeit vom Patientenalter, vom Arthritisstadium und von der Arthritisätiologie nachweisen.

Projektionsradiogramm: Ein größerer Erguss, d.h. die intrakavitäre Volumenzunahme, in der Articulatio humeri (N.A.) zeigt sich indirekt im Säuglingsalter häufiger als in späteren Jahren an einer Verlagerung des Humeruskopfs nach lateral oder laterokaudal. Wahrscheinlich ist diese Dislokation die Folge einer lokalen, reflektorischen muskulären Hypotonie unter der Prämisse eines schlaffen oder geschädigten Kapsel-Band-Apparats und wird daher einerseits vor allem im Säuglings- sowie im Kleinkindesalter (Sonografie ist dann eine wichtige Untersuchungsmethode) und andererseits bei eitrigen Omarthritiden beobachtet. Darüber hinaus gehen akute/subakute, unspezifisch-bakterielle eitrige Omarthritiden in jedem Alter sehr oft mit einem periartikulären Ödem einher. Es durchtränkt das intra- und intermuskuläre Fettgewebe und das subkutane Fett, lässt diese gelenknahen Weichteile anschwellen und „homogenisiert" sie im Röntgenbild (Abb. 13.**9** und Abb. 13.**10**).

Wenn im angeschwollenen und homogenisierten *periartikulären* Gewebe pleomorphe, unscharf begrenzte Kalkschatten auftreten (CT > Röntgenbild), so zeigt dieses Ausfällungen von Kalziumsalzen im *Eiter* an (Phlegmone).

Differenzialdiagnose der proximalen Humeruslateralisation:

- traumatischer Gelenkerguss (Hämarthros, auch möglich bei Koagulopathien)
- geburtstraumatische obere Plexuslähmung (Erb-Lähmung)
- noch seltenere totale Armlähmung
- geburtstraumatische proximale Epiphysenlösung des Humerus

Wenn der Knochenkern der proximalen Humerusepiphyse noch nicht sichtbar ist, wird die proximale Humerusdiaphyse nach lateral oder laterokaudal verlagert.

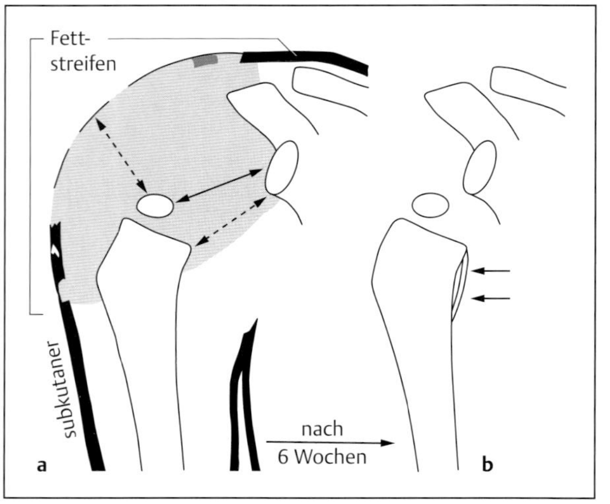

Abb. 13.**9a, b** **Empyem des Schultergelenks, das in diesem Fall über eine akute Osteomyelitis der proximalen Humerusmetaphyse entstanden ist** (Patient > 1 Jahr alt, Krankheitsbeginn vor etwa 1 Woche).

a **Die Lateralisation des Humeruskopfkerns** *(Pfeil mit Doppelspitze)* ist ein Kapseldistensionszeichen (Erguss; bei der Punktion wurde in diesem Fall Eiter aspiriert). Fehlt der Knochenkern altersmäßig noch, so erkennt man die ergussbedingte Gelenkkapselaufblähung an der Lateralisation der proximalen Humerusdiaphyse *(unterer gestrichelter Pfeil mit Doppelspitze)* beim Vergleich mit der Gegenseite. Ein traumatischer (hämorrhagischer) Erguss kann ebenfalls eine Lateralisation verursachen, beispielsweise nach geburtstraumatischer Epiphysenlösung (s. Kap. 14 „Hüftgelenk", Abschnitt „Arthritis"). Weichteilschwellung *(oberer Pfeil mit Doppelspitze)* durch das entzündliche periartikuläre Ödem, das den subkutanen Fettstreifen *(schwarz)* durchtränkt und damit wasseräquivalent macht. Er ist dann röntgenologisch von seiner Weichteilumgebung nicht mehr abzugrenzen. Vgl. auch Abb. 13.**13**.

b **Rückbildung der eitrigen Arthritis/Osteomyelitis unter Antibiotikumtherapie.** Sechs Wochen nach Beginn der Erkrankung weisen nur noch ein leichter Tiefstand des Humerus (= Distanzierung) sowie eine zarte lamelläre Periostreaktion am proximalen Humerus *(Pfeile)* auf die abgelaufene Infektion hin. Der Therapieerfolg schließt nicht aus, dass sich später Verbildungen der artikulierenden Knochen zeigen (s. Wachstumsalterarthritis).

Auch bei der schmerzhaften akuten Periarthritis humeroscapularis calcarea (sive calcificans) kann durch reflektorische Muskelhypotonie der Humeruskopf „absinken" (Prato et al. 2003).

Der Recessus axillaris wird manchmal, beispielsweise bei der rheumatoiden Arthritis, durch Synovialisproliferationen und den Erguss ausgefüllt und nach kaudal ausgeweitet (Verlagerung seines inkonstant röntgenologisch erkennbaren Kapselfettstreifens, evtl. Druckerosion am Kapselansatz; Abb. 13.**11**).

Anaerobier und opportunistische Keime können sich hämatogen im Schultergelenk ansiedeln und als intraartikuläre Gasbildner das Röntgenbild prägen (s. Abb. 13.**11**).

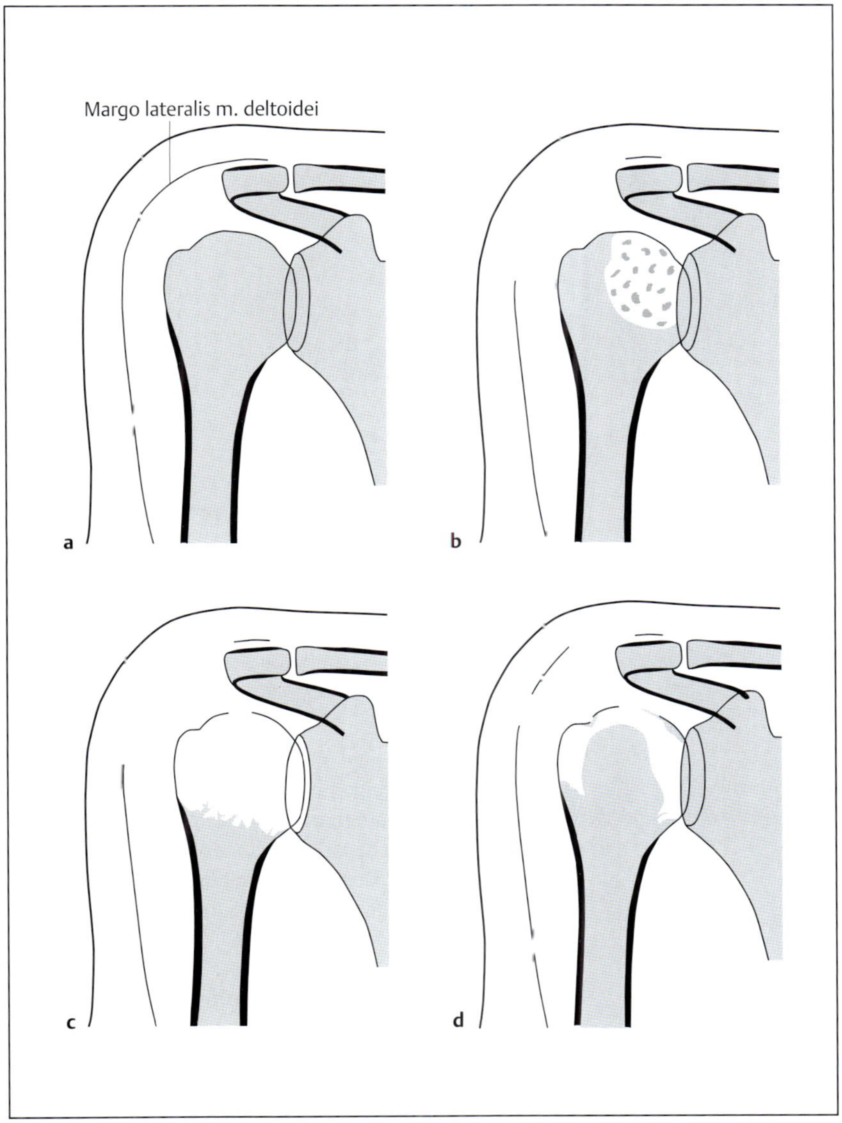

Abb. 13.**10a–d Verlauf einer akuten pyogenen Omarthritis.**

Merke:

Die Verschmälerung des röntgenologischen Gelenkspalts bei akuten pyogenen Arthritiden fällt frühzeitig an gewichtsbelasteten Gelenken auf, beim Schultergelenk dagegen erst viel später.

a Normaler Röntgenbefund am Tag der lokalen Injektion eines mikrokristallinen Kortikosteroids wegen klinisch diagnostizierter Periarthritis humeroscapularis.

b 15 Tage nach a: Starke periartikuläre, homogenisierende Weichteilschwellung, fleckige Demineralisation der artikulierenden Knochen (besonders im Humeruskopf auffallend), Gelenkspaltverschmälerung. Seit 8 Tagen Antibiotikatherapie. Bei **b** und **c** kann der Humeruskopf darüber hinaus nach laterokaudal verlagert sein (nicht gezeichnet).

c, d 30 bzw. 45 Tage nach b: Rückbildungstendenz der periartikulären Weichteilschwellung, gleichmäßige Entkalkung der artikulierenden Knochen, namentlich des Humeruskopfs bzw. Beginn der Remineralisierung, Erodierung im oberen Kapselansatzbereich und partielle Auslöschung der subchondralen Grenzlamelle des Humeruskopfs. Klinisch-serologisch ist der Prozess abgeklungen. Die feingewebliche Reparation und das „Schuttabräumen" können jedoch noch Monate andauern und erst dann das volle Ausmaß der Zerstörung offenbaren.

Bildgebung im Akromioklavikulargelenk

Weichteilzeichen im Akromioklavikulargelenk (primär-arthritisch, aktiviert-arthrotisch, traumatisch) können sich röntgenologisch zu erkennen geben. Die baufetthaltige Gelenkkapsel wölbt sich dann bei Betrachtung vor einer Grellleuchte 5 und mehr Millimeter nach oben (Abb. 13.**12**).

Bildgebender Erguss im Schulterbereich

CT, MRT und Sonografie geben einen Gelenk-, Bursen- und Sehnenscheidenerguss (Hygrom), welcher Ursache auch immer, im Schulterbereich wieder. Im CT wirkt der Erguss wie ein „negatives" Kontrastmittel (als Hypodensität im Vergleich zur Weichteilumgebung), wenn er sich beispielsweise im vorderen und/oder hinteren Kapselrezessus des Schultergelenks ansammelt. Wenige Milliliter Ergussflüssigkeit sind allerdings nicht direkt zu erkennen, sondern zeigen sich bereits durch Verlagerung der intrakapsulären Fettstreifen (Abb. 13.**13**; Dihlmann u. Bandick 1987a). Die Verlagerung (Abhebung) des hinteren Kapselfettstreifens, der bei etwa 80 % der Menschen im CT auffällt, tritt schon bei etwa 4 ml intrakavitärer Flüssigkeit auf. Synovialisproliferationen sind ebenfalls sichtbar, und zwar mit geringerer Hypodensität als der Erguss. Eine optimale Darstellung (Beurteilung) des hinteren Kapselfettstreifens gelingt bei Schnittebenen durch das Tuberculum minus, Außenrotation und 6 mm Schnittdistanz. Bei größeren Ergussbildungen stellt sich der Erguss selbst dar.

! Merke

Zur bildgebenden Beurteilung von Bursen ohne Kalziumniederschläge, der Rotatorenmanschette, der Sehne und der Sehnenscheide des Bizepskopfs und des faserknorpeligen Labrum glenoidale wird in der Regel als 1. Schritt aus *differenzialdiagnostischen* Gründen ein Projektionsradiogramm angefertigt. Genaue Informationen sind jedoch erst im MRT oder CT zu erwarten.

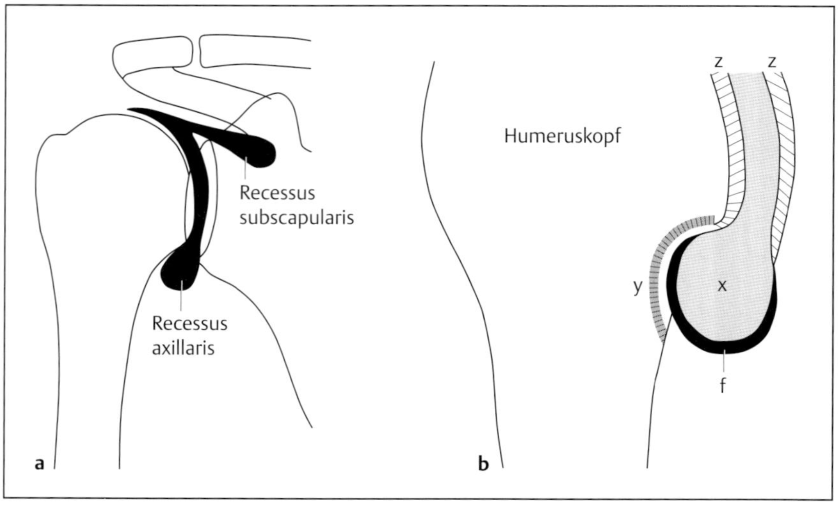

Abb. 13.**11a, b Mögliche Erweiterung des Recessus axillaris.**
a Pneumarthros bei Omarthritis durch obligate (z.B. Clostridien) oder fakultative (Enterobacteriaceae, z.B. Escherichia coli) (intraartikuläre) Gasbildner. Der Recessus axillaris ist nicht erweitert. Der Recessus subscapularis kann schon normalerweise größer angelegt sein als hier wiedergegeben.
b Röntgenologische Weichteilzeichen: schematisch dargestellter erweiterter („aufgeblähter") axillärer Rezess (x) mit typischer, d.h. *randsklerosierter Druckerosion* im Ansatzbereich der Gelenkkapsel am Collum anatomicum humeri (y). In diesem Fall ermöglicht intrakapsuläres Baufett (f) das röntgenologische Sichtbarwerden des durch Granulationsgewebe und Erguss „aufgeblähten" Rezessus (bei rheumatoider Arthritis). Falls das Baufett nicht in genügender Menge vorhanden ist, kann aus der Druckerosion auf die Rezessusaufblähung (Weichteilzeichen) geschlossen werden. Bei bluthaltigem (eisenhaltigem) Erguss/Granulationsgewebe, z.B. bei Hämarthrose bei Koagulopathien oder bei pigmentierter villonodulärer Synovitis, kann der erweiterte Rezessus auch ohne den im Röntgenbild schwarzen Baufettstreifen sichtbar werden (z = Gelenkknorpel).

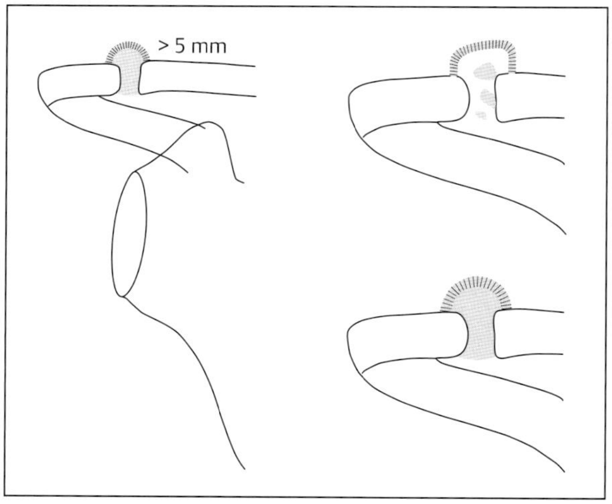

Abb. 13.**12 Nicht erosive Akromioklavikulararthritis, aktivierte Arthrose (kein Arthrosebefund gezeichnet) oder (posttraumatischer) Hämarthros,** d.h., der nicht immer erkennbare intrakapsuläre Fettstreifen (Schwärzung im Röntgenbild, Grellleuchte) wölbt sich mehr als 5 mm nach oben (Betrachtung vor Grellleuchte).

Osteoartikuläre Tuberkulose

Höchstens 5 % der osteoartikulären Infektionen mit dem Mycobacterium tuberculosis, viel seltener mit Mycobacterium bovis, betreffen das Schultergelenk. Die Bakterien siedeln sich hämatogen entweder direkt in der Synovialmembran ab oder erreichen das Gleitgewebe vom subchondralen Knochenmarkraum über eine tuberkulöse Osteomyelitis (vorstellbar ist auch ein direktes Übergreifen einer gelenknahen Hauttuberkulose). Diese an sich reale Pathotopik ist einerseits in vielen Fällen zur Zeit der Diagnosestellung nicht mehr zu unterscheiden, andererseits kann die hämatogene Streuung gleichzeitig sowohl in das Synovialgewebe als auch in das subchondrale Knochenmark erfolgen. Der überwiegenden Mehrzahl osteoartikulärer Tuberkulosen liegen *postprimäre* Streuungen zugrunde, seien sie vom aktiven oder reaktivierten Primärkomplex (dann auch *subprimäre* Streuung genannt), seien sie von aktiven oder reaktivierten pulmonalen oder extrapulmonalen, evtl. klinisch latenten Tuberkulosen ausgegangen. Selten ist eine *Frühstreuung* vom pulmonalen tuberkulösen Primärherd anzunehmen, wenn von ihm aus Bakterien in benachbarte Lymph- und/oder Blutgefäße eindringen und in den Kreislauf gelangen. Die klinische Manifestation der osteoartikulären Tuberkulosen liegt zwischen wenigen Monaten und etwas mehr als 2 Jahren. Ebenso wie das Eintreten des Streuungsereignisses kann die klinische Manifestation von vielfältigen Möglichkeiten einer Resistenzminderung des Organismus begünstigt werden, beispielsweise durch „konsumierende" Krankheiten, wie Neoplasmen oder Leukämien, durch Drogenmissbrauch, durch Langzeittherapie mit Kortikosteroiden oder Immunsuppressiva usw. Dazu gehört auch die *tuberkulöse osteoartikuläre Superinfektion* bei der rheumatoiden Arthritis (unter aggressiver medikamentöser Therapie). Die zeitgenössische Erfahrung in den Industrieländern zeigt, dass sich der Erkrankungsgipfel der osteoartikulären Tuberkulose in die 2. Lebenshälfte verschoben hat. Diese *Spätstreuung* steht möglicherweise in Zusammenhang mit einer postulierten allgemeinen Immunitätsschwächung beziehungsweise Resistenzminderung im höheren Lebensalter.

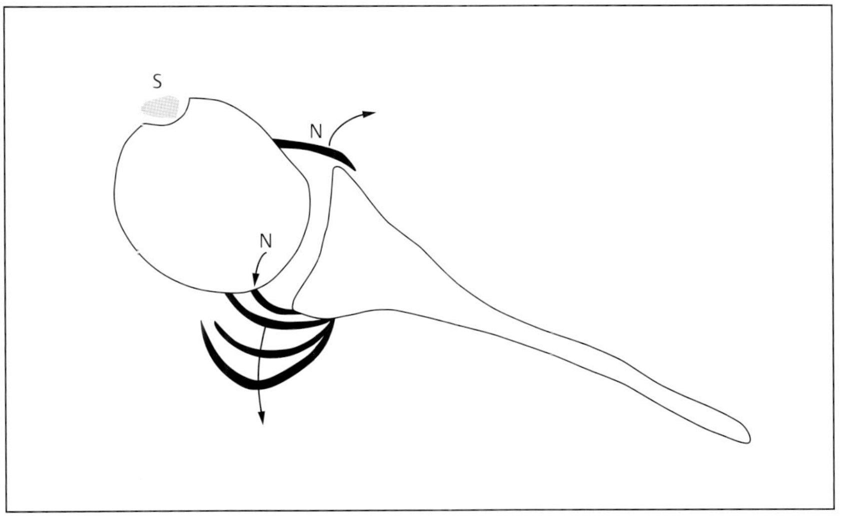

Abb. 13.**13** **CT-Ergussnachweis in der Articulatio humeri durch Verlagerung der intrakapsulären Fettstreifen** (N = normale Lage der Fettstreifen). Ab 4 ml Erguss verlagern sich die Fettstreifen bogenförmig mehr oder weniger zunehmend *(verschiedenes Ausmaß der Verlagerung gezeichnet)* nach hinten und/oder vorn *(leicht gekrümmte Pfeile)*. Bei größerem Volumen wird der Erguss direkt als Hypodensität sichtbar, in der Synovialisproliferationen auffallen würden (S = Schnittebene durch den Sulcus intertubercularis und die Sehne/Sehnenscheide des langen Bizepskopfs). Wenn der Sulkus leer ist, dann entweder Sehnenruptur oder -dislokation (begünstigt durch flachen Sulkus).

Merke:

Wichtige Indikationen zur CT des Schultergelenks bei entzündlichem Krankheitsbild:

1. Unterscheidung des serofibrinösen vom eitrigen Erguss durch ihre Dichtedifferenz.
2. Differenzialdiagnose zwischen periartikulärem Ödem oder Phlegmone (s. Text).
3. Folgender klinisch-röntgenologischer Status: Im Röntgenbild Periarthropathia humeroscapularis calcarea, klinisch kurzzeitig aufgetretene, äußerst heftige Schmerzen, die kaum eine Bewegung im Schultergelenk zulassen. Dann sollte der Verdacht aufkommen, dass Hydroxylapatitkristalle aus der Rotatorenmanschette nicht nur in die anliegenden Bursen, sondern auch in das Gelenkkavum eingebrochen sind. Dieser Kristalleinbruch (im Erguss scharf abgesetzte Kalziumfoci bzw. -konglomerate) führt bei der verhältnismäßig großen Synovialisoberfläche zu einer ungewöhnlich schmerzhaften Kristallsynovitis! Dann muss die evtl. vorgesehene Kortikosteroidinjektion auch direkt in das Gelenkkavum erfolgen, um die Synovitis einzudämmen.

Epitheloidzellgranulom

Das histopathologische Substrat der Tuberkulose ist das verkäsende, Langhans-riesenzellenhaltige Epitheloidzellgranulom. Aber auch nicht verkäsende Epitheloidzellgranulome kommen als seine Begleitbefunde vor. Darüber hinaus können andere Mykobakterien und verschiedene Pilzinfektionen entsprechende Gewebsreaktionen auslösen.

Aus pathologisch-anatomischer Sicht wird die serofibrinöse tuberkulöse Synovitis mit hyperämischer, nur wenig Epitheloidzellgranulome enthaltender entzündeter Synovialmembran und ohne Destruktion des Gelenkknorpels von der fungösen Gelenktuberkulose unterschieden. Letztere, die sich gewöhnlich aus der serofibrinösen tuberkulösen Synovitis entwickelt (bedingt durch den Zeitablauf bis zur Diagnosestellung?), geht mit einer auch zellulär verdickten Synovialis (Epitheloidzellgranulome beherrschen das mikroskopische Bild) und mit einem das Gleitgewebe einschließlich des Gelenkknorpels zerstörenden entzündlichen Pannus einher (lat.: pannus = Schwamm bzw. breit aufsitzendes Gewebe; medizinhistorisch abgeleitet aus dem aufgetriebenen, von Muskelatrophien begleiteten Aspekt erkrankter Gelenke). Die Pannusformation wächst aus dem Kapselrezessus heraus, d. h., dort sind oft (auch im Röntgenbild) die ersten Erosionen zu erwarten, bis mit der Zeit der gesamte Gelenkknorpel und der subchondrale Knochen zerstört werden. Überwiegt die Gewebsverkäsung, so bilden sich (kalte) Abszesse und Fisteln – am Schultergelenk nicht nur zur umgebenden Hautoberfläche, sondern auch in angrenzende Bursen *(Bursitis tuberculosa)*, in die Achselhöhle und an der Brustwand. Eine *hämatogene Bursitis tuberculosa* (des subdeltoiden Schleimbeutels) kann in das Gelenk einbrechen (Abb. 13.**14**). Entsprechendes gilt für die noch seltenere hämatogene Tuberkulose des Akromioklavikulargelenks oder tuberkulöse Herde in der Klavikula.

Die Gelenktuberkulose zeigt sich im typischen Fall als Monarthritis. Bi- oder multilokuläre osteoartikuläre Manifestationen sind möglich, anfangs oft noch ohne subjektive Erscheinungen. Daher dient z. B. die Skelettszintigrafie evtl. als diagnostischer „Pfadfinder".

Suspizia der Gelenktuberkulose

Schon vor der ätiologischen Klärung als tuberkulöse Gelenkinfektion durch Kultur, Ausstrich, PCR (Tierversuch) und/oder Histologie (Biopsie) kann oft aufgrund klinischer und bildgebender Befunde der begründete Verdacht auf diese Erkrankung geäußert werden:

Klinische Suspizia: Schleichender Beginn und Verlauf der Gelenkbeschwerden mit (oder ohne) Bewegungseinschränkung; periartikuläre, als teigig empfundene

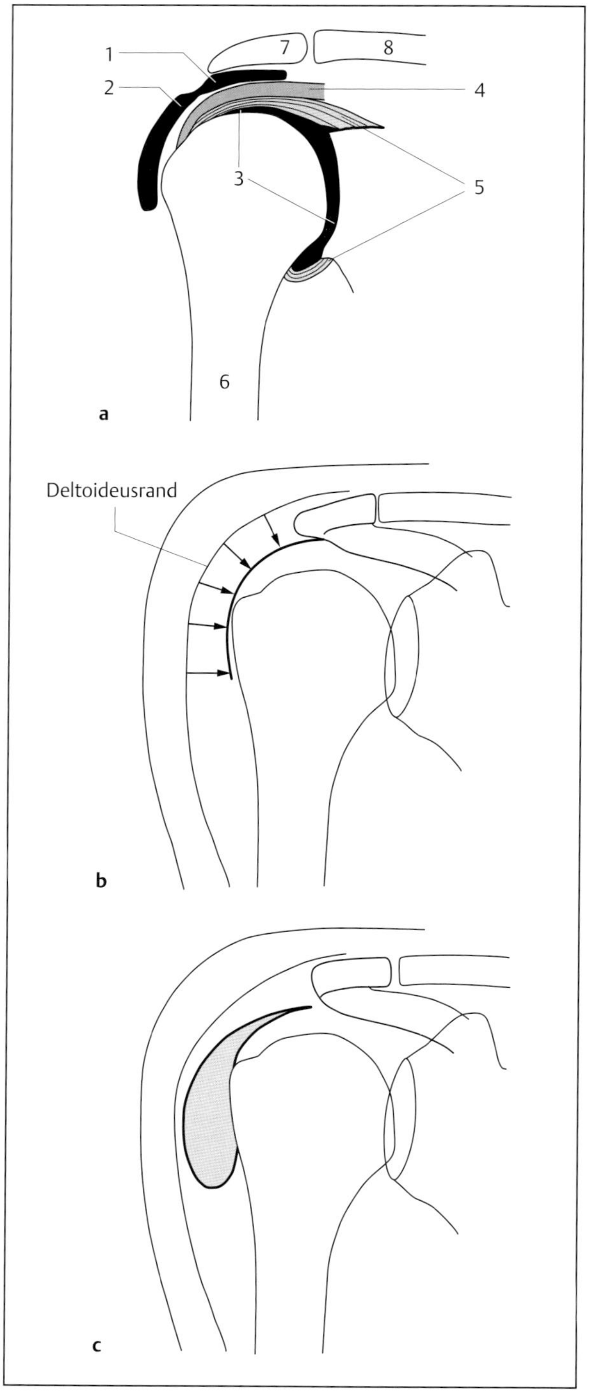

Abb. 13.**14a–c** **Anatomie der Articulatio humeri (a) sowie Hinweise auf eine normale (b) und eine vergrößerte Bursa subdeltoidea (c) im Projektionsradiogramm.**

a Anatomie der Articulatio humeri.
1 Bursa subacromialis, die häufig mit der Bursa subdeltoidea (2) kommuniziert.
3 Kavum des Schultergelenks.
4 Supraspinatussehne; Verbindung zwischen Nr. 1 und 3 ist pathologisch (Perforation, Ruptur).
5 Gelenkkapsel.
6 Humerus.
7 Akromion.
8 Klavikula.

b Normale Bursa subdeltoidea. Vor allem bei der Innenrotation und der Betrachtung des Projektionsradiogramms (vor einer Grellleuchte) gibt sich bei etwa ⅔ der Menschen ein 1–2 mm dicker, bogig verlaufender *peribursaler* („schwarzer") *Fettstreifen (Pfeile)* zu erkennen. Er lässt sich mehr oder weniger ausgedehnt vom Akromion lateral-kaudal ziehend abgrenzen. Dort, wo der durch *Pfeile* markierte Abschnitt des peribursalen Fettstreifens gezeichnet wurde, ist er am häufigsten zu beurteilen. Vorausgesetzt, dieser peribursale Fettstreifen lässt sich auf der gesunden Gegenseite nachweisen, sind sein partielles oder vollständiges Fehlen, seine Verlagerung oder unscharfe Konturen als pathologisch einzuordnen (Burs*itis*, Arthr*itis*, Periarthr*itis* usw.). Dann stellt sich beim Fehlen diagnoseweisender anderer Röntgenbefunde die Indikation zur MRT (Sonografie).

c (Isoliert) vergrößerte Bursa subdeltoidea, die manchmal lateral, kaudal und teilweise medial durch ihre („schwarze") subsynoviale Fettlage markiert wird und/oder den Deltoideusrand (fetthaltige Faszie) verdrängt oder auslöscht (nicht gezeichnet). MRT-Indikation!

Merke:

Bei der rheumatoiden Arthritis und bei/nach anderen Entzündungen können sich aus den erkrankten Bursae subacromialis und subdeltoidea mehr oder weniger große, fluktuierende *synoviale Zysten* bilden.

Weichteilschwellung, die durch Muskelatrophie, namentlich an Gelenken mit dünnem Weichteilmantel, noch betont wird. Aus diesen Angaben und Befunden ist eine chronische Arthritis abzuleiten. Falls sie von (abendlicher) subfebriler Temperatursteigerung und/oder der Neigung zu Nachtschweiß und/oder Gewichtsverlust begleitet wird, nimmt der Tuberkuloseverdacht zu. Desgleichen, wenn der Patient anamnestisch Hinweise auf eine durchgemachte exsudative Pleuritis, eine pulmonale oder extrapulmonale Tuberkulose oder auf eine intrafamiliäre Infektionsquelle gibt oder ein Immigrant aus tuberkulösen Endemiegebieten (Afrika, bestimmte Regionen Asiens) ist. Über den intrakutanen Tuberkulintest nach Mendel-Mantoux s. Kap. 11 „Gelenke der Hand", Abschnitt „Mycobacterium tuberculosis complex". Dieser kann jedoch falsch-positiv ausfallen, wenn eine Tuberkuloseschutzimpfung erst vor wenigen Jahren erfolgte.

Bildgebende Suspizia: Die diagnostische Richtunggebung (durch die Röntgenuntersuchung) des Schultergelenks hängt davon ab, wann der Patient zur bildgeben-

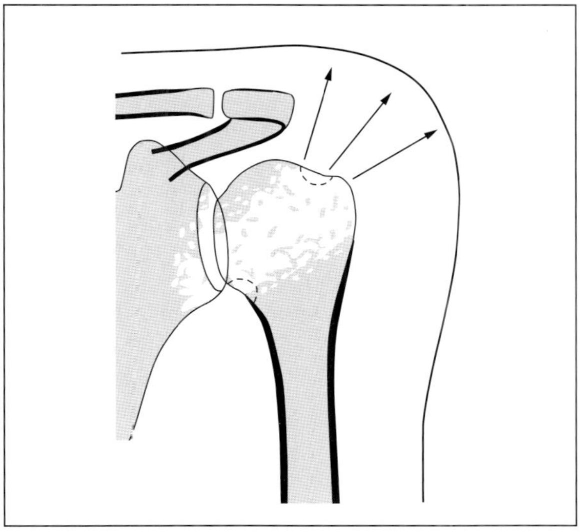

Abb. 13.**15** **Verdacht auf Synovialtuberkulose des Schultergelenks kommt auf, wenn die Röntgenaufnahme eine periartikuläre Weichteilschwellung *(Pfeile) und* eine Entkalkung in gelenknahen Knochenanteilen, vor allem im Humeruskopf, enthüllt.** Dann sollte nach anamnestischen und klinischen Verdachtsbefunden einer durchgemachten oder noch aktiven Tuberkulose des Patienten gefahndet werden. *Gepunktet* wurden Areale gezeichnet (Kapselansatz), in denen (oder ihrer Umgebung) sich die arthritischen Erosionen – nicht nur bei der Synovialtuberkulose – häufig zuerst zeigen (s. Abb. 13.**10** und Abb. 13.**18**).

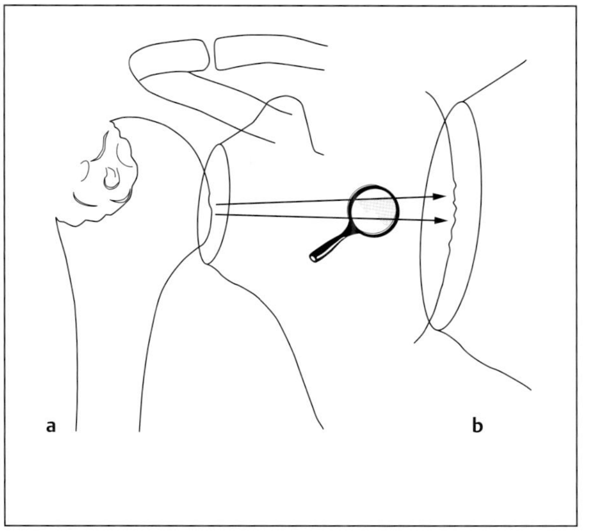

Abb. 13.**16a, b** **Zur bildgebenden (röntgenologischen) Differenzialdiagnose einer zentrolateralen Osteolyse im Humeruskopf, teilweise trabekuliert (a).** Erst bei Lupenvergrößerung (**b**) erkennt man eine sichere, wenn auch flache Erosion am artikulierenden Humeruskopfbereich.
Röntgendiagnose: arthritischer Prozess (Tuberkulose?), kein Tumor.
Röntgenologische Differenzialdiagnose: pigmentierte villonoduläre Synovitis, Amyloidosteoarthropathie.
Biopsieergebnis: verkäsende Tuberkulose (**ossäre Form der Gelenktuberkulose**).

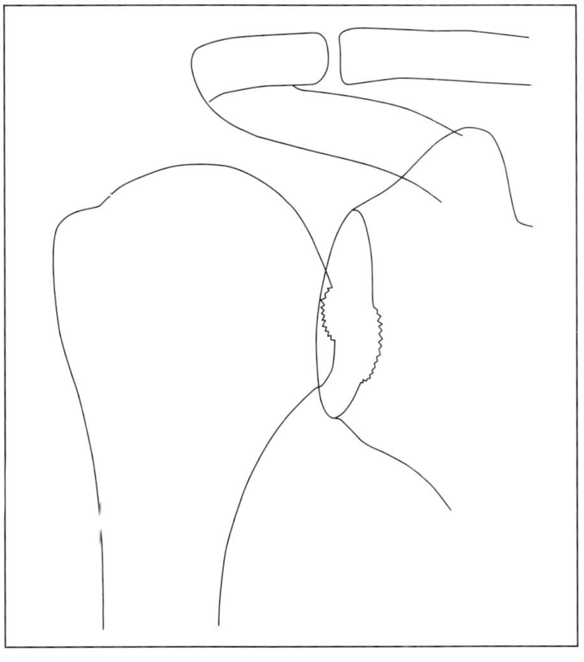

Abb. 13.**17** **Röntgendiagnose „chronische Omarthritis" mit Erosionen an beiden Gelenkflächen und mäßiger kollateraler Demineralisation (nicht gezeichnet).** Falls eine entzündlich-rheumatische (polyartikuläre) Gelenkerkrankung im weiteren Sinne klinisch und anamnestisch ausgeschlossen werden kann *und* klinische Verdachtsbefunde auf eine tuberkulöse Infektion (s. Text) bekannt sind, erlaubt dieser monartikuläre Röntgenbefund die begründete Verdachtsdiagnose **„tuberkulöse Omarthritis"**.

den Untersuchung überwiesen wird. Die röntgenologischen Leitmerkmale einer *synovialen* Form der tuberkulösen Omarthritis gibt Abb. 13.**15** wieder. Der Verdacht einer *ossären* Gelenktuberkulose kommt unter Berücksichtigung der beschriebenen tuberkulösen *klinischen* Befunde auf, wenn eine oder mehrere subchondrale Osteolysen oder auch gelenkfernere umschriebene Knochenzerstörungen im Humeruskopf von *(zunächst) zarten Erosionen der Gelenkkontur begleitet werden (*Abb. 13.**16**). Im Verlauf beider tuberkulösen Erscheinungsformen entstehen Erosionen, die sich u. a. am Humeruskopf zeigen und oft von den Kapselinsertionen ausgehen. Die tuberkulösen Erosionen können aber, ebenso wie bei anderen Omarthritiden, beiderseits des Gelenkspalts auftreten (Abb. 13.**17**). Medizinhistorisch wurde von der *Caries sicca (tuberculosa)* gesprochen, wenn anfangs die Verschmälerung des röntgenologischen Gelenkspalts, eine ausgeprägte kollateralarthritische Demineralisation und ein fehlender oder geringfügiger Erguss das Röntgenbild bzw. den bildgebenden Aspekt überhaupt bestimmen. Erosionen gehen gewöhnlich vom Kapselansatz aus und breiten sich mit der Zeit „kariös" aus (s. Abb. 13.**10**). Bildet sich aus verflüssigten, verkästen Massen ein Abszess, so stellt dieser sich als liquides Areal im CT dar, das sich nach intravenöser Kontrastmittelinjektion mit einem verdichteten Randsaum abgrenzt. Außerdem erfasst die CT die Abszessausdehnung. Entsprechende Informationen liefert die MRT. Fistelsekret kann über bakteriologische Untersuchungen zur Diagnose führen. Die röntgenologische Fistelfüllung hat keine diagnostische Bedeutung, sondern liefert therapeutisch auszunützende Informationen. Knochensequester (röntgenologisch: *nicht* demineralisierte Knochenteile in der demineralisierten Umgebung) und entsprechende randständige Dissektionen gehören sowohl zum Bild der (fortgeschrittenen) tuberkulösen als auch der pyogenen Omarthritis

Entzündlich-rheumatische Erkrankungen

Die entzündlich-rheumatischen Erkrankungen, beispielsweise die rheumatoide Arthritis, die Arthritis psoriatica und der periphere Gelenkbefall bei der Spondylitis ankylosans, zeigen am Schultergelenk das Bild einer chronischen Arthritis. Destruktive Phänomene – arthritische Direktzeichen – stehen im Vordergrund des Röntgenbefunds (Abb. 13.**18**, Abb. 13.**19** und Abb. 13.**20**). Erosionen gehen häufig von der Kapselansatzzone aus, geben sich also in Abhängigkeit vom Arthritisstadium bei der 1. Röntgenuntersuchung am Ober- oder Unterrand des Collum anatomicum humeri, seltener an der Skapulapfanne zu

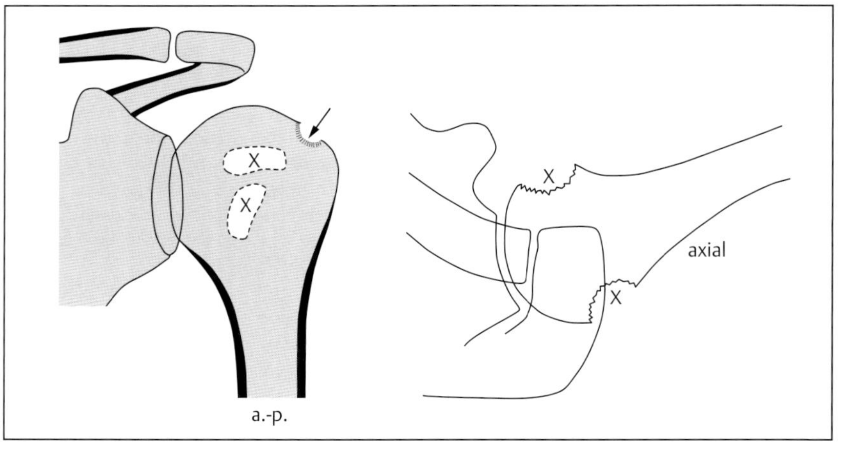

Abb. 13.**18** **Omarthritische Früherosion *(Pfeil)* an der oberen Kontur des Collum anatonicum humeri.** *An dieser Stelle kommen grubige Vertiefungen aber auch bei Erkrankungen der Rotatorenmanschette vor* (s. Abb. 13.**68**; X = größere Erosionen der Kapselansatzzone der Vorder- und Hinterfläche des Humeruskopfs stellen sich auf der a.-p. Röntgenaufnahme als vieldeutige „zystische" Aufhellungszonen im Humeruskopf dar)!

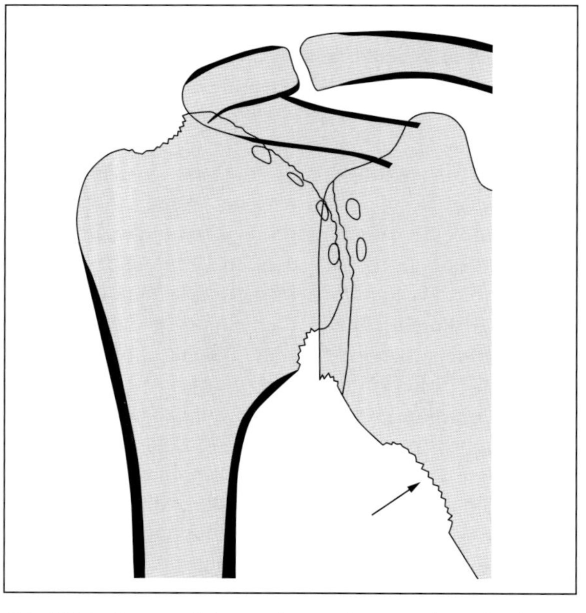

Abb. 13.**19** **Fortgeschrittene chronische Omarthritis (in diesem Fall bei rheumatoider Arthritis) mit Gelenkspaltverschmälerung, Erosionen und arthritischen Begleitzysten.** Der Caput-humeri-Hochstand in der Skapulapfanne weist ganz allgemein auf eine schwere Schädigung der Rotatorensehnenmanschette (s. dort), bei diesem Patienten wahrscheinlich durch die arthritischen Vorgänge, hin. Der *Pfeil* zeigt eine Erosion des Margo lateralis scapulae, wie sie bei der rheumatoiden Arthritis vorkommen kann.

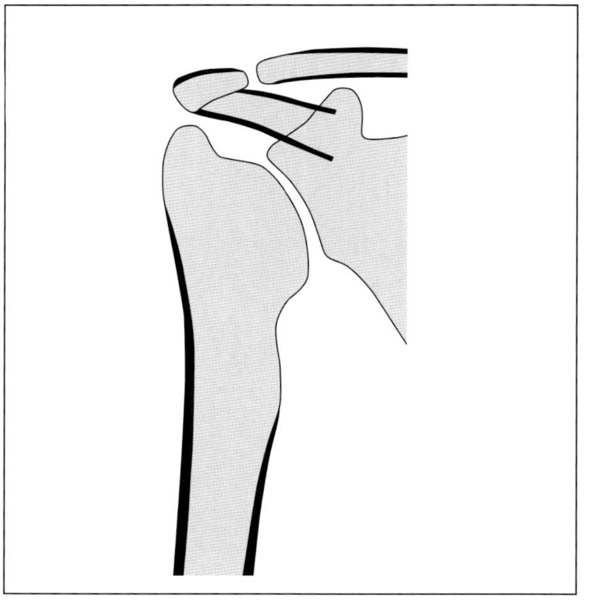

Abb. 13.**20** **Endstadium des Schultergelenkbefalls bei der rheumatoiden Arthritis.** Ein *ähnliches* Röntgenbild zeigt sich manchmal bei neuropathischen Erkrankungen, z. B. der Syringomyelie. Die klinische Differenzialdiagnose zwischen beiden Alternativen bereitet jedoch keine Schwierigkeiten. Außerdem vgl. ANNRAD-Syndrom (s. Kap. 5 „Arthrosis deformans", Abschnitt „Subtypen der Arthrosis deformans"), bei dem das Schultergelenk ein Prädilektionsort ist!

erkennen. Erosionen, die an der Vorder-und Hinterseite des Kapselansatzes am Humerus entstehen, erscheinen auf der Röntgenaufnahme des Schultergelenks als vieldeutige zystische Aufhellungen der Knochenstrukturen. Erst die Axialaufnahme der Schulter identifiziert sie als Kapselansatzerosionen (s. Abb. 13.**18**).

Das Schultergelenk ist bei den entzündlich-rheumatisch genannten Krankheiten in der Regel nicht die artikuläre Erstmanifestation, sodass es kaum röntgendifferenzialdiagnostische Abgrenzungsschwierigkeiten, beispielsweise gegenüber der Schultergelenktuberkulose, gibt.

Ein Beginn der rheumatoiden Arthritis im Schultergelenk ist ein äußerst seltenes Ereignis. Eher noch kann bei bereits diagnostizierter rheumatoider Arthritis bzw. unter ihrer aggressiven medikamentösen Therapie eine hämatogene bakteriologische Superinfektion, darunter auch mit Mykobakterien, im bereits befallenen (Schulter-) Gelenk erfolgen. Der grundlegende Verdacht eines solchen Ereignisses sollte aufkommen, wenn trotz günstiger klinischer und bildgebender medikamentöser Beeinflussung anderer erkrankter Gelenke an einem Gelenk eine zunehmende Zerstörung unbeeinflusst abläuft und vorher keine Punktion oder intraartikuläre medikamentöse Instillation durchgeführt wurde.

Als Erstmanifestation des *peripheren* Gelenkbefalls der Spondylitis ankylosans *kann* sich allerdings eine chronische Omarthritis entwickeln. Die Spondylitis ankylosans ist bei diesen Fällen gewöhnlich schon Jahre bekannt. Am Hüftgelenk dagegen tritt bei *jungen* Menschen manchmal eine erosive Arthritis schon im Frühstadium auf: Medizinhistorisch wurde dann vom präspondylitischen Stadium der Spondylitis ankylosans gesprochen.

Wachstumsalterarthritis

Die **Wachstumsalterarthritis** (s. dort) und das **Immobilisationsgelenk** zeigt Abb. 13.**21**.

Tertiärluische chronische Arthritis

Die tertiärluische chronische Arthritis der Schultergürtelgelenke ist aus dem Röntgenbefund nur in Zusammenhang mit dem positiven Ausfall der serologischen Luesreaktionen bzw. der Krankheitsanamnese zu diagnostizieren. Immerhin ist bekannt, dass die konnatale und erworbene Lues neben den Kniegelenken besonders häufig die Sternoklavikular-, die Sternokostal- und die Kiefergelenke befällt (Sundt 1948).

Pilzinfektionen

Pilzinfektionen der Schultergürtelgelenke offenbaren sich ebenfalls mit den Röntgenbefunden einer chronischen Arthritis.

Knöcherne Ankylose

Die knöcherne Ankylose des Schultergelenks kann bei entzündlich-rheumatischen und bakteriellen Arthritiden eintreten. Der Mobilitätsausfall wird durch die Bewegungen des Schulterblatts im Schulterblatt-Thorax-Gelenk teilweise kompensiert.

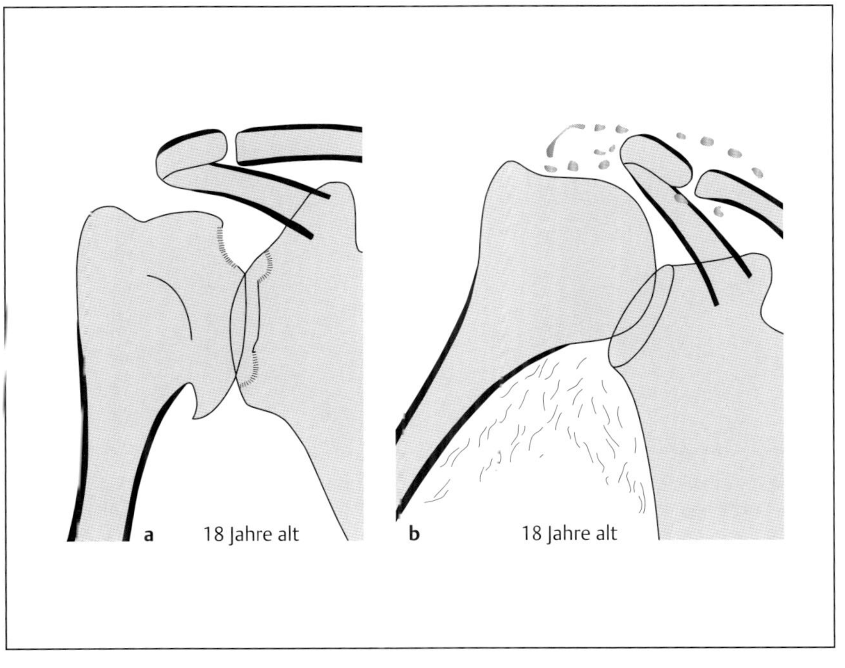

Abb. 13.**21a, b** **Humeroskapuläre Wachstumsalterarthritis (a) und Immobilisationsgelenk (b).**

a Die Fehlform des Humeruskopfs, Humerus varus (s. Abb. 13.**4**) und die arthritischen Erosionen am Humeruskopf und an der Skapulapfanne zeigen den Beginn einer **Omarthritis im Kindesalter** an (anamnestisch besteht eine juvenile idiopathische Arthritis seit dem 7. Lebensjahr; jetzt ist der Patient 18 Jahre alt).

b Den Verdacht auf eine **juvenil begonnene Dermatomyositis** (s. dort) erwecken krümelige und netzartige Weichteilverkalkungen (Calcinosis interstitialis universalis), die Wachstumsstörung des proximalen Humerus (Missverhältnis zwischen Humeruskopf und Humerusschaftdicke) *ohne* Arthritisröntgenzeichen und die atypische Röntgenaufnahmehaltung im Schultergelenk.

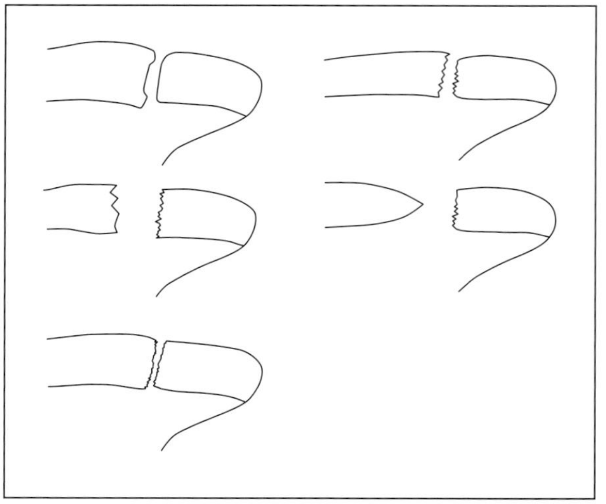

Abb. 13.**22** **Röntgenbefunde bei (chronischer) Akromioklavikulararthritis.** Erosionen zeigen sich gewöhnlich zuerst am Schlüsselbein. Die Gelenkspaltverschmälerung ist seltener zu erwarten als eine Erweiterung des röntgenologischen Gelenkspalts, und zwar vornehmlich durch Abbau des lateralen Klavikulaendes *(mittlere Reihe)*. Zur Differenzialdiagnose der Klavikulaosteolyse s. Abschnitt „Osteolyse" in diesem Kapitel.

Akromioklavikulararthritis

Röntgenbefunde (arthritische Direktzeichen) bei Akromioklavikulararthritis gibt die Abb. 13.**22** wieder.

Chronisch erosive Sternoklavikulararthritis

Die chronisch erosive Sternoklavikulararthritis ist bei entzündlich-rheumatischen Erkrankungen (Abb. 13.**23**) bekannt oder geht beispielsweise fortgeleitet von einer gelenknahen Klavikulaosteomyelitis aus (Abb. 13.**24**). Das MRT ist die Voraussetzung dafür, eine Sternoklavikulararthritis *frühzeitig* und sicher zu diagnostizieren.

Seltene Röntgenbefunde bei entzündlich-rheumatischen Erkrankungen und ihre Differenzialdiagnosen zeigen die Abb. 13.**25** und Abb. 13.**26**.

Zur röntgenologischen Differenzialdiagnose adulter hyperostotischer (osteosklerosierender) Klavikulaprozesse s. Abb. 13.**27**.

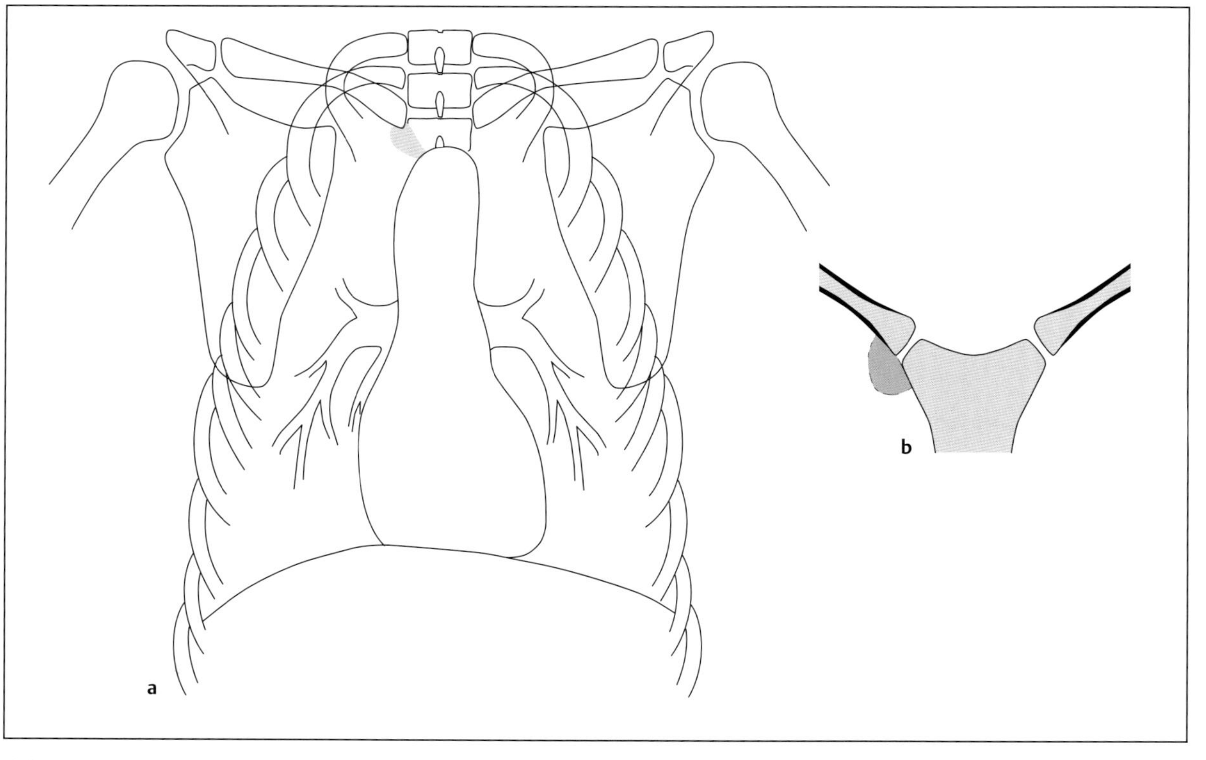

Abb. 13.**23a, b** **Synovialzyste des rechten Sternoklavikulargelenks (bei rheumatoider Arthritis).** Zufallsröntgenbefund auf einer Thoraxröntgenaufnahme (**a**, **b** = Zielaufnahme unter Durchleuchtung). Zur *Differenzialdiagnose* der Raumforderung gegenüber mediastinalen Prozessen MRT oder CT erforderlich, und zwar auch unter Berücksichtigung der anamnestisch bekannten rheumatoiden Arthritis.

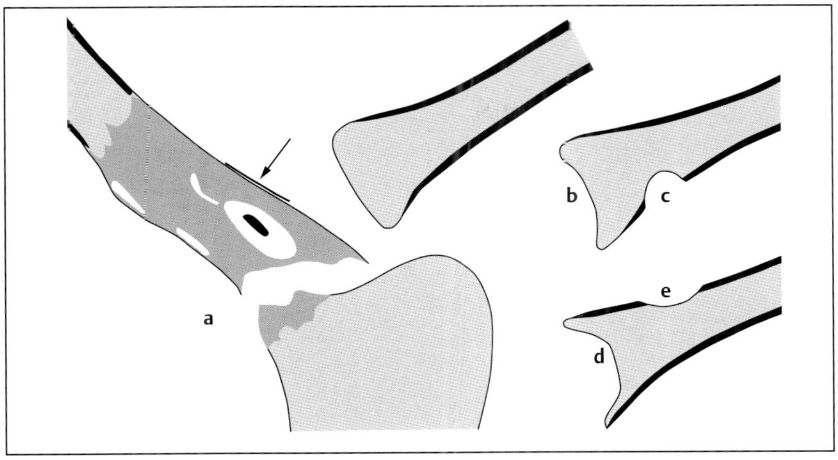

Abb. 13.**24a–e** **Sternoklavikulararthritis und differenzialdiagnostisch wichtige Formvarianten des sternalen Klavikulaendes.**
a Konventionelle Schichtaufnahme – zeitgemäß: mpR-CT – einer **chronischen, sequestrierenden Klavikulaosteomyelitis mit Einbruch in das benachbarte Sternoklavikulargelenk** (Destruktion, Gelenkfehlstellung). Der Sequester zeigt ebenso wie die (zarte) Periostreaktion die Aktivität an; evtl. Ergänzung durch MRT: Ödem. Die gezeichnete Periostlamelle *(Pfeil)* ist *in dieser Form* der Indikator eines entzündlichen Schubes (Rezidiv).
b **Becherform** der sternalen Klavikula, meist bilateral, manchmal nur im Wachstumsalter passager auftretend.
c **Bandansatzfurche** des Lig. costoclaviculare, uni- oder bilateral (Spielart des Normalen). Scharf begrenzt, zarter Skleroserand.
d **Fischmaulform** des sternalen Klavikulaendes, meist bilateral, manchmal nur im Wachstumsalter passager auftretend.
e **Ursprungsfurche** des M. sternocleidomastoideus (Spielart des Normalen).

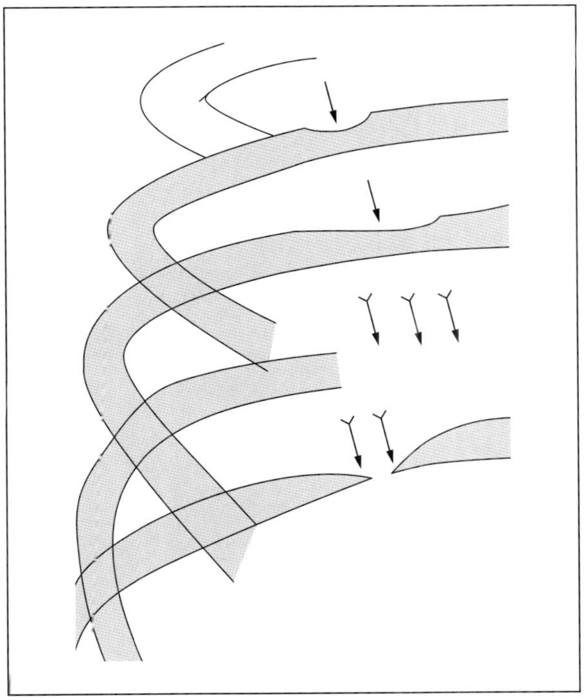

Abb. 13.**25** **Pathologische Rippenbefunde bei rheumatoider Arthritis** (*Pfeile*; Sargent et al. 1969). Befallen wird der Rippenoberrand an den hinteren Abschnitten der Rippen (2–5), oft bilateralsymmetrisch. Entsprechende oder ähnliche Befunde *(Pfeile, geschwänzte Pfeile)*, beim systemischen Lupus erythematodes, beim Sjögren-Syndrom, beim Hyperparathyreoidismus, bei poliomyelitischer Parese und bei Tetraplegie (Woodlief 1978).
Diese Rippendefekte bereiten keine lokalen Beschwerden und sind nach histologischen Befunden als Druckarrosionen durch die Skapula aufzufassen. Deshalb treten sie bei Patienten mit arthritisch eingeschränkter Schulterbeweglichkeit, mit Muskelatrophien, Rundrücken und reduziertem Körpergewicht verhältnismäßig häufig auf (Park et al. 1971).
Ähnliche erosive Rippenbefunde sind bei der Neurofibromatose Typ I und kardiovaskulären Missbildungen, beispielsweise bei der Aortenkoarktation (obere und/oder auch untere Rippenranddefekte) sowie bei multiplen kartilaginären Exostosen und beim thorakalen Neuroblastom bekannt. Ferner kommen umschriebene Konturveränderungen bei Osteogenesis imperfecta, beim Marfan-Syndrom, bei der Progerie (Greenfield 1969) und post radiationem vor. Entsprechend lokalisierte Rippenarrosionen werden auch bei perkutaner Langzeit-Drainage der Gallenwege beobachtet (Severini et al. 1984). Zu den reaktionslosen Osteolysen der progressiven systemischen Sklerose gehören auch Rippenbefunde (s. Abb. 6.**19**).

Abb. 13.**26** **Akromionosteolyse bei progressiver systemischer Sklerose** (s. auch die krümelige, lokalisierte interstitielle Kalzinose; *ursprüngliche Akromionkontur gestrichelt*).

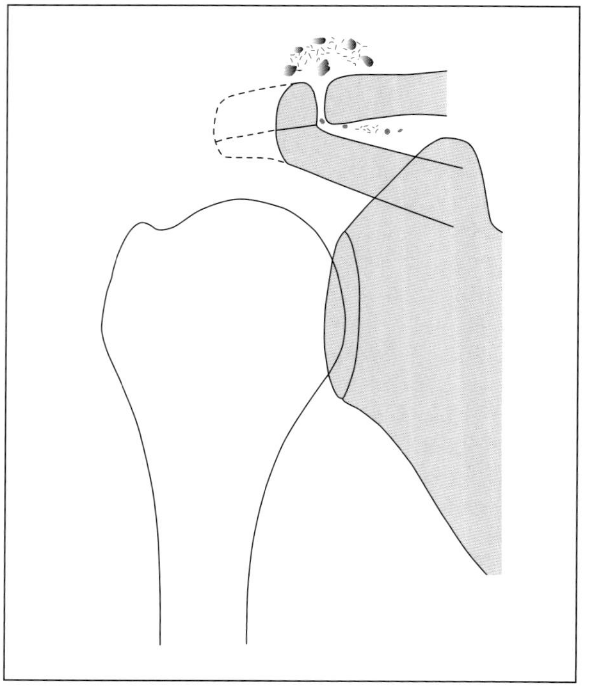

Abb. 13.**27a–f** **Röntgendifferenzialdiagnose adulter hyperostotischer (sklerosierender) Klavikulaprozesse** (s. auch Abb. 13.**28**).

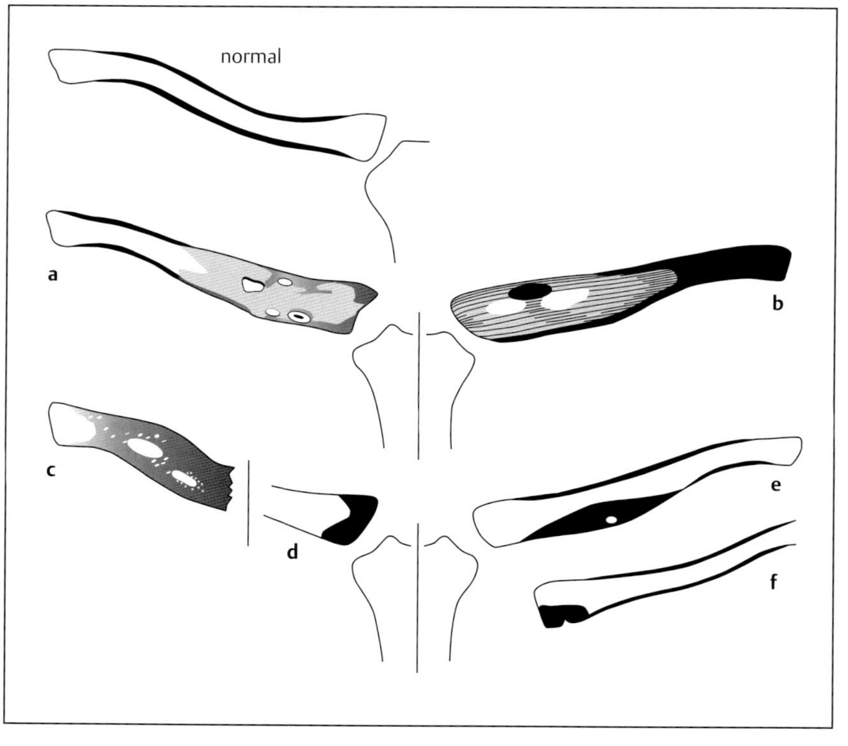

a **Chronische, sequestrierende pyogene Osteomyelitis.**

b **Ostitis deformans Paget** (Verdichtung, zum Teil strähnig, Volumenzunahme, Strukturaufhellungen).

c **Verdacht auf tertiärluische (gummöse) Osteomyelitis** wegen der auffallend starken Sklerose im erkrankten Gebiet. *Differenzialdiagnose* gegenüber **a (Ausfall der Luesreaktionen? Lues bekannt?)**

d **So genannte Ostitis condensans claviculae** (Brower et al. 1974, Tilly et al. 1978), oft schmerzhaft, unilateral, Röntgenbefund des Sternoklavikulargelenks normal, keine histologischen oder klinischen Entzündungszeichen, konstruktive Stressadaptation auf biomechanischen Stress?

e **Osteoidsteom-Osteoblastom-Komplex**, s. den „hellen" Nidus in der scharf begrenzten Umgebungssklerose.

f **Morbus Friedrich**, d. h. ischämische Nekrose des sternalen Klavikulaendes.
Klinischer Befund: Belastungsschmerz. Weichteilschwellung über dem erkrankten Klavikulateil.
Röntgenbefund: Spongiosaverdichtung, daneben auch Aufhellungszonen durch resorptive Vorgänge innerhalb der Osteonekrose möglich; *sie befällt nur den kaudalen Abschnitt des sternalen Klavikulaendes* (Lingg u. Heinemeier 1981), manchmal Demarkierung (perisklerotischer Aufhellungssaum) oder Fragmentation und zarte Konturunregelmäßigkeiten, zunehmende Formverplumpung, Auslauf in die Sternoklavikulararthrose.
Nicht gezeichnet wurden folgende Röntgendifferenzialdiagnosen: Osteom, osteoblastisches Osteosarkom, osteoplastische Metastase, sklerosierende, nicht eitrige, nicht fistelnde Osteomyelitis Garrè, AHS im Sternokostoklavikularbereich (s. dort).
Nach beidseitiger Dissektion des Halses mit Schädigung des N. accessorius (u. a. gesenkte Schultern) wurden ischämische Osteonekrosen des sternalen Klavikulaendes mit Neigung zur Spontanfraktur beobachtet. Außerdem kommen nach diesem Eingriff Klavikulafehlstellungen im Sternoklavikulargelenk (nach oben, vorn, hinten sowie Längsrotation) vor (Gorman et al. 1971).

Polymyalgia rheumatica

Die Polymyalgia rheumatica ist eine gynäkotrope Alterskrankheit mit dem Häufigkeitsgipfel um das 70. Lebensjahr. Vor dem 50. Lebensjahr tritt sie nur selten auf. Sie wird im Schrifttum entweder als *Manifestation* einer generalisierten Riesenzellarteriitis großer und mittelgroßer Gefäße aufgefasst oder als Ausdruck einer engen *Assoziation* zwischen Riesenzellarteriitis und Polymyalgia rheumatica angesehen.

Das Krankheitsbild steht auf 4 „diagnostischen Säulen", die im Einzelfall hinsichtlich ihrer Ausprägung variieren:

1. *Unspezifische subjektive oder objektivierbare Allgemeinbefunde*: Dazu gehören Krankheitsgefühl, Appetitlosigkeit, Gewichtsabnahme, Nachtschweiß, leichte Erhöhung der Körpertemperatur sowie eine depressive Stimmungslage, die unabhängig von der Schmerzsymptomatik auftritt. Mit der Zeit kann sich eine Anämie entwickeln. Bei den meisten Patienten fallen pathologische humorale Entzündungsparameter auf, so eine beschleunigte BSG (BSG > 50 mm in der 1. Stunde) und ein erhöhter CRP-Blutspiegel.
2. *Unspezifisches, aber für die Krankheit charakteristisches Schmerzbild mit auffallender Tagesrhythmik*, d.h. akuter bis subakuter Beginn heftiger Schmerzen in den *frühen* Morgenstunden mit Weckeffekt und hochgradiger, Stunden anhaltender Steifigkeit im Schultergürtel (Nacken-, Schulter-, Oberarmbereich) und/oder (seltener) im Beckengürtel einschließlich Hüftbereich. Diese Symptome treten entweder bilateral zeitgleich oder nacheinander auf. Die Beschwerden bessern sich im Laufe des Tages so weit, dass sie abends das Einschlafen nicht mehr beeinträchtigen. Die schmerzenden Muskeln sind druckempfindlich und erleiden eine Funktionseinschränkung.
3. *Direkte Manifestationen der Riesenzellarteriitis:* Diese granulomatöse Arteriitis zeigt sich am häufigsten an der A. temporalis superficialis und wird daher als **Arteriitis temporalis Horton** bezeichnet. Darüber hinaus kann die Riesenzellarteriitis auch andere oberflächliche Kopfarterien teils gleichzeitig, teils isoliert befallen, beispielsweise die A. occipitalis, die als 2. dorsal abgehender Ast der A. carotis externa medial vom Warzenfortsatz an das Okziput zieht. Andere supraaortale Arterien, die Aorta selbst sowie Koronar-, Oberbauch- und Extremitätenarterien können ebenfalls von der Riesenzellarteriitis mit ortstypischen Risiken für den Erkrankten befallen werden. Eine besondere klinische Bedeutung kommt der A. ophthalmica zu. Sie geht direkt von der A. carotis interna ab und dringt gemeinsam mit dem N. opticus durch den Canalis opticus in die Orbita ein. Ihr Befall birgt schon bei um Wochen verzögerter Diagnose trotz dann adäquater Therapie die Gefahr der Visuseinschränkung einschließlich der Amaurose. Entsprechende visusdeletäre Komplikationen sind bei der Manifestation in Ophthalmikaästen, wie den Aa. ciliares posteriores, zu erwarten. Schmerzen im Bereich der Kaumuskulatur und eine erhöhte Empfindlichkeit der Kopfhaut gehören gelegentlich zu den Symptomen der Riesenzellarteriitis.

Dominierende Klinik der Arteriitis temporalis Horton (Synonym: Arteriitis cranialis): Als simultane Verdachtsphänomene der Horton-Arteriitis mit oder ohne Assoziation zur Polymyalgia rheumatica gelten neu aufgetretene Kopfschmerzen bei Patienten jenseits des 50. Lebensjahrs, krankhafte Lokalbefunde im Verlauf der vor der Ohrmuschel aufwärts ziehenden und sich dann aufzweigenden A. temporalis superficicalis (vor allem in den R. frontalis und R. parietalis), und zwar knotige, beim Palpieren schmerzhafte Verdickungen sowie verringerte Pulsamplituden dieser Arterien. Außerdem fallen häufig begleitende unspezifische Allgemeinsymptome und -befunde (s. unter Nr. 1) auf.

Bildgebung:

- Die „fotografische" Unterscheidung der normalen Arterienwandung von der hauchdünnen Wand begleitender Venen, von der segmentalen oder fokal auftretenden Arteriitis und die differenzialdiagnostisch wichtigen Abgrenzung arteriosklerotischer Plaques von arteriitischen Stenosen hat objektive und subjektive Voraussetzungen, zu denen eine Ortsauflösung im Submillimeterbereich gehört. Dies wird beispielsweise mit einer Feldstärke der Magnetresonanztomografen von mindestens 1,5 Te artefaktfrei erreicht. Außerdem sollte die Bilderstellung standardisiert erfolgen (für die MRT s. Bley et al. 2007) und daher von der Erfahrung des Untersuchers bei Kenntnis der Arteriitiskriterien unabhängig sein.
- Zu den für die Vaskulitisdiagnose brauchbaren Untersuchungsmodalitäten gehört auch die ökonomisch günstige, jedoch untersucherabhängige *farbkodierte Duplexsonografie* (Wandödem, Stenosen, Okklusionen).
- Unter Berücksichtigung der zeitgenössischen Scanner-Technologie eignet sich auch die *CT* zur räumlichen Auflösung im Submillimeterbereich und daher als CT-Angiografie zum Vaskulitisnachweis in den von der Riesenzellarteriitis befallenen Gefäßprovinzen. Außerdem liefert dieses bildgebende Verfahren Informationen über mögliche zerebrale Folgen der Riesenzellarteriitis.
- Der Informationsvorteil der *FDG-Positronenemissionstomografie (PET)* liegt bei der Riesenzellarteriitis beim Ganzkörper-Screening der extrakraniellen Arterien.
- Die *hochauflösende kontrastmittelverstärkte MRT* erlaubt an den *oberflächennahen Kopfarterien* auch die Beschreibung semiquantitativer Auswertungskriterien bei vaskulitischen Erkrankungen (Bley et al. 2007):
  - Die fehlende oder sehr diskrete murale Kontrastmittelanfärbung bei einer Wanddicke unter 0,6 mm ist ein physiologischer Befund.

- Die eindeutige murale Kontrastmittelaufnahme bei einer Wanddicke über 0,6 mm ist ein unspezifischer Entzündungsindikator, der Vaskulitiden, welcher Klassifizierung auch immer, anzeigt.
- Die ausgeprägte murale und perivaskuläre Kontrastmittelaufnahme wird bei einer Wanddicke über 0,6 mm als Ausdruck einer starken Entzündungsreaktion bewertet.
- Als Differenzialkriterium des vaskulitischen Befalls gegenüber arteriosklerotischen Plaques gilt die gleichmäßige zirkuläre (entzündliche) Wandanfärbung. Begleitvenen geben sich nicht nur an ihrer hauchdünnen Wandung zu erkennen, sondern zeigen aufgrund ihres langsameren Flussbilds eine vergleichsweise stärkere Kontrastierung. Die höhere Flussgeschwindigkeit in Arterien führt zu einer flussbedingten Signallücke (engl.: Flow Void), da sich die angeregten Spins bei der Signalgebung nicht mehr alle im Messvolumen befinden und an ihrer Stelle vom Hochfrequenzimpuls nicht angeregte Spins nachgerückt sind. Dies erklärt die geringere Anfärbung der Blutsäule in Arterien.

- Die *hochauflösende MR-Angiografie* mittels einer Spezialspule (Neurovascular Coil) ermöglicht schon bei der Erstuntersuchung ohne Umlagerung des Patienten eine integrierte Darstellung des Aortenbogens und der unmittelbar supraaortalen und zervikalen, kraniellen sowie oberen Thorakalarterien.

Der Kliniker muss entscheiden, ob das MRT-Bild im Kontext der klinischen Symptome und Befunde zur Therapie ausreicht oder eine Probeentnahme erforderlich ist. Die hochauflösende MRT leistet dann bei der Festlegung des Biopsieortes wertvolle Hilfe und wirkt daher dem falsch-negativen histologischen Biopsieergebnis (pathognomonische mehrkernige Riesenzellen: ja/nein?) entgegen.

4. Zu dieser „diagnostischen Säule“, bei deren Nachweis bildgebende Verfahren eine besondere Bedeutung haben, gehören *synovitische Reaktionen mit distal-peripherer Prädilektion* an den Gelenken und Sehnenscheiden. Allerdings sind auch Bursitiden (Bursa subacromialis und subdeltoidea) möglich, die anzeigen, dass synovitische Reaktionen ebenfalls körperstammnah auftreten können. Dies gilt auch für Gelenke. Die pathogenetischen Beziehungen zwischen der Riesenzellarteriitis und den Synovialisbefunden bestätigt die Histologie, d. h., in der entzündeten Synovialmembran wurden massive Infiltrationen mit vielkernigen Riesenzellen nachgewiesen (Ginsburg et al. 1985). Dieser histologische Befund ist kein Merkmal z. B. der rheumatoiden Arthritis. Als Folge der Flexorensynovitis ist das Auftreten eines Karpaltunnelsyndroms bekannt. Das Spektrum der entzündlichen Gelenkaffektionen reicht von flüchtigen, asymmetrischen oder bilateral-symmetrischen, distal-peripheren, nicht erosiven Synovitiden bis hin zu einer erosiven Polyarthritis, die klinisch der rheumatoiden Arthritis ähnelt oder sogar *röntgenologisch* von ihr nicht unterschieden werden kann. Außerdem ist ein eindrückbares subkutanes Ödem an den Händen und Füßen bekannt. Erguss, in welchem Gelenk auch immer, tenosynovitische Exsudation, Bursitis und subkutanes Ödem lassen sich im MRT (und sonografisch) objektivieren (Salvarani et al. 1999). Erosive Arthritiden wurden auch an den Sternoklavikular- (Paice et al. 1983), Akromioklavikular- (Bruk 1967) sowie an den Sakroiliakalgelenken und der Schambeinfuge beobachtet. Oft setzt der bildgebende Nachweis einerseits computerassistierte Schnittbildverfahren voraus, und andererseits treten die Erosionen gewöhnlich erst im Krankheitsverlauf und/oder bei unzulänglicher Therapie mit Kortikosteroiden auf.

Die geschilderten 4 „diagnostischen Säulen“ der Polymyalgia rheumatica, namentlich die Synovialisreaktionen, gehören beim Großteil der Patienten – die Prozentzahl variiert im Schrifttum – zu ihrem klinischen Bild.

! Merke

Als Regel gilt, dass die synovitischen nicht erosiven oder die selteneren erosiven Befunde überwiegend im peripheren Extremitätenbereich auftreten, die myalgischen Beschwerden dagegen eine körperstammnahe topische Präferenz haben.

Die Polymyalgia rheumatica ist zwar eine selbstlimitierende Erkrankung, jedoch verhütet die möglichst frühe Diagnose und eine frühest möglich einsetzende, hoch dosierte Kortikosteroidbehandlung das Eintreten bleibender ischämischer Folgen. Die Bildgebung leistet außerdem Hilfestellung bei der Differenzialdiagnose dieser Alterskrankheit vor allem gegenüber folgenden Gesundheitsstörungen:

- beginnende rheumatoide Arthritis im Alter (Alterspolyarthritis)
- Polymyositis und interstitielle Myositis bei Virusinfektionen
- paraneoplastisches myalgisches Syndrom
- Fibromyalgie
- medikamentös induzierte Myalgie (z. B. durch Cholesterinsenker, β-Blocker)
- subakute bakterielle Endokarditis (dabei myalgisches Syndrom möglich)

Krankheitskomplex: akquiriertes Hyperostosesyndrom (AHS)

Die **sternokostoklavikuläre Hyperostose** (Köhler et al. 1975) wurde als Entität beschrieben. Tatsächlich stellte sich heraus, dass sie lediglich die Präferenztopik (bei etwa 80% der Patienten; Dihlmann et al. 1993) einer nicht eitrigen, entzündlichen osteoartikulären Erkrankung widerspiegelt. Der Kardinalbefund dieses aus histologischer Sicht unspezifisch entzündlichen Geschehens ist der **ubiquitär im Skelett auftretende multiforme Hyperostosefokus**, der sich am häufigsten an der vorderen Brustwand (Abb. 13.**28**), aber ebenfalls – wenn auch nicht so oft – am Achsenskelett einschließlich des Beckens, an den Extremitäten und in der Mandibula (Kaubeschwerden bis zur Kiefersperre) zeigt. Dafür steht das Attribut „ubiquitär". „Hyperostose" meint eine Zunahme an Knochensubstanz ohne Berücksichtigung der Ätiologie und Pathogenese. Der Ausdruck „Osteosklerose" wird synonym gebraucht. Hyperostose ist das Ergebnis eines floriden oder abgeschlossenen beschleunigten Knochenumbaus mit *positiver* Bilanz. Dies schließt nicht aus, dass innerhalb oder in unmittelbarer Nachbarschaft der Hyperostose Areale mit Überwiegen der Osteoklasie (Osteolysen) vorkommen können, die sich auch röntgenologisch als umschriebene Aufhellungen oder tumorsimulierende, destruktiv-osteoproliferative Veränderungen zu erkennen geben (Kasperczyk et al. 1990).

Die knochenbildende Potenz des Periosts und des Endosts an der Kompaktaoberfläche prägt die Hyperostose mit, deren anatomische Präferenz jedoch die Spongiosa ist. Die periostale Knochenbildung führt zur Formabweichung von der normalen (Röntgen-)Anatomie, daher das Attribut „multiform".

Vornehmlich an der vorderen Brustwand, d. h. ortstypisch, beteiligen sich Band- und Sehneninsertionen an dem entzündlichen Geschehen: Produktive, viel seltener rarefizierende Fibroostitiden, also *entzündliche Enthesiopathien*, lassen sich bildgebend nachweisen.

Als Begleitbefunde der hyperostotischen Veränderungen sind *paraossäre Bindegewebsproliferationen*, evtl. mit heterotoper Knochenbildung und potenziellen klinisch-pathogenen Folgen, durch CT- und MRT-Untersuchungen bekannt geworden. Bei der sternokostoklavikulären Hyperostose können beispielsweise retrosternale und paraklavikuläre Bindegewebsproliferationen, manchmal vom Aspekt eines „Pseudotumors", zur uni- oder bilateralen Thrombose der V. subclavia bis hin zum Obstruktionssyndrom der V. cava superior (Cunningham et al. 1993) führen. Selten bildet sich *in der Umgebung von Hyperostosen im lumbopelvinen Bereich* eine Retroperitonealfibrose (Schilling u. Schweden 1996) mit Harnstauung und/oder Beckenvenenthrombose aus.

Die ubiquitäre Verbreitungspotenz des einzigen Fokus oder mehrerer Hyperostoseherde im Skelett führte einerseits dazu, vom **AHS** (Dihlmann et al. 1988a, b) zu sprechen. Daher gilt andererseits auch für den Rheumatologen: „Die Diagnose (des AHS) ist im Wesentlichen radiologisch." (Kahn 1996)

Bildgebende Differenzialdiagnose

Aus der Sichtweise von Kahn gehören zur bildgebenden Differenzialdiagnose des AHS:

- bakterielle Osteomyelitiden
- nicht eitrige, nicht fistelnde sklerosierende Osteomyelitis Garrè
- bakterielle Spondylodiszitiden
- osteoplastisch wachsende primäre Knochentumoren und Absiedlungen
- Ostitis deformans Paget (vgl. Abb. 13.**27**)
- von der Lokalisation geprägte hyperostotische Läsionen, wie die Spondylosclerosis hemisphaerica (s. dort)
- sog. polyätiologische Elfenbeinwirbel
- Hyperostosis triangularis ilii (et sacri; s. dort)
- sog. Ostitis condensans claviculae (s. dort)

Terminologie

Ein wichtiger Schritt zur nosologischen, d. h. differenzialdiagnostischen Abgrenzung des AHS wurde von französischen Autoren getan (Chamot et al. 1987). Sie wiesen darauf hin, dass die Hyperostosen der Sternokostoklavikularregion oder die Hyperostosefoci am übrigen Skelett oft mit bestimmten Hauterkrankungen assoziiert sind. Sie führten das Akronym **„SAPHO(-Syndrom)"** ein. Anglisiert aufgelöst steht das Akronym für „Synovitis-Akne-Pustulosis-Hyperostosis-Osteitis(-Syndrom)". Japanische Autoren (Sonozaki et al. 1981a, b) sprechen in diesem Zusammenhang von der **pustulösen Arthroosteitis**. Beide Krankheitsbezeichnungen heben hervor, dass bestimmte pustulöse (und seltener nicht pustulöse) psoriatische Phänotypen (Pustulosis palmoplantaris [sive palmaris et plantaris], Psoriasis pustulosa Typ Königsbeck-Barber, d. h. Pustulosis palmoplantaris verbunden mit Psoriasis vulgaris, sowie die typische Psoriasis vulgaris) oder *alternativ* schwere Erscheinungsformen der Akne (Acne conglobata, Acne fulminans, Schweißdrüsenabszess) in Zusammenhang mit dem AHS beobachtet werden, und zwar zeitlich vor, simultan oder erst *nach* Manifestation der Skeletterkrankung. Prozentuale Angaben über die Häufigkeit der assoziierten Hauterkrankung sind insofern zurückhaltend zu bewerten, da die Hautmanifestationen 10 und mehr Jahre nach Beginn der Skeletterkrankung erstmalig in Erscheinung treten können und dies auch für die umgekehrte zeitliche Reihenfolge der beiden Assoziationen gilt (Sonozaki et al. 1981a, b).

Die von Schilling und Mitarbeitern (1986) geprägte AHS-synonyme Krankheitsbezeichnung **„Spondarthritis hyperostotica pustulo-psoriatica"** setzt allerdings voraus, dass die psoriatische Hauterkrankung bereits zum Zeitpunkt des Beginns der hyperostotischen Skelettbefunde manifest ist oder gleichzeitig mit ihnen auftritt.

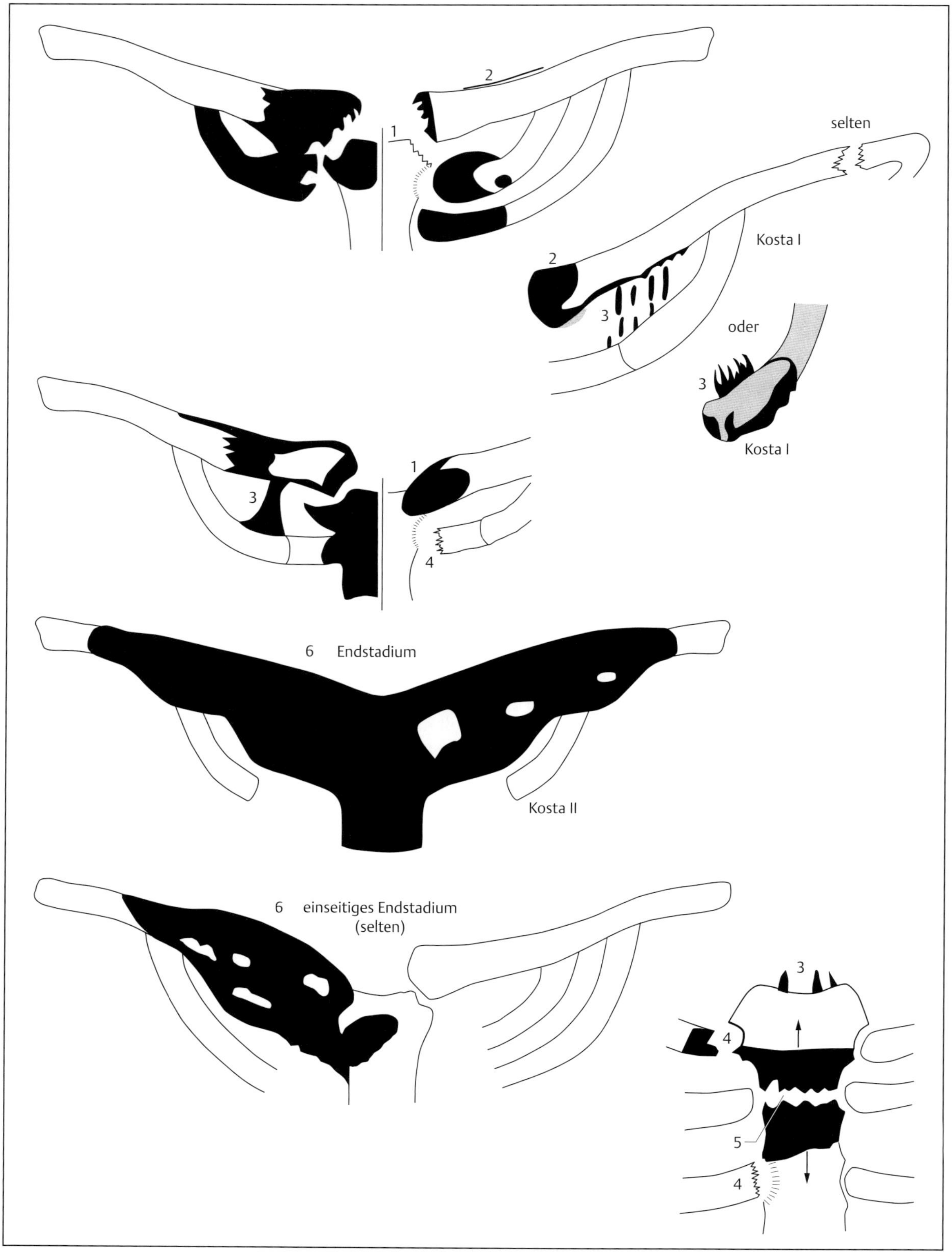

Abb. 13.**28** *(Fortsetzung siehe nächste Seite)*

◄ Abb. 13.**28** **Sternokostoklavikularbefunde beim AHS.** In dieser Region liefert das mpR-CT wichtige Detailinformationen (*schwarz:* Hyperostose, *weiß in schwarz:* Osteolyse, unum e pluribus).
1 Sternoklavikulararthritis (erosiv, knöchern ankylosierend).
2 Periostlamelle an der Klavikula (unspezifischer Frühbefund), Auftreibung des medialen Klavikulaendes und/oder des verknöcherten Rippenknorpels und/oder des chondrokostalen Übergangs (sog. Bulging).
3 *Fibroostitis des Lig. costoclaviculare* (verschiedene Stadien der entzündlich induzierten Bandverknöcherung), Lig. suprasternale (Differenzialdiagnose gegenüber den ovalen, kortikalisierten Ossa supra- sive episternalia).
4 Erosive Sternochondralarthritis (Synonym: Sternokostalarthritis).
5 Erosive Entzündung der Synchondrosis (Symphysis) manubriosternalis, die von einer *breiten* Hyperostose (Osteosklerose) begleitet wird (die *Pfeile* zeigen ihre Tendenz zur Ausdehnung in das Manubrium und Corpus sterni an).
6 Typisches Endstadium mit dicker sternokostoklavikulärer Knochenplatte (selten nur einseitig bzw. diskrete Manifestation auf der Gegenseite).

In Zusammenhang mit dem durch fokale Hyperostosen gekennzeichneten Erkrankungskomplex können *nicht erosive oder erosive periphere Arthritiden* entstehen, sei es, dass sie eine Synovialisreaktion sui generis widerspiegeln, sei es, dass ein hyperostotischer Fokus in das Gleitgewebe zerstörend einbricht. Außerdem kann ein gelenknaher Knochenfokus eine *sympathische (nicht eitrige) Arthritis* auslösen. Überwiegend treten die angeführten Arthritiden mono- oder oligotop, viel seltener polytop auf. Im zuletzt genannten Fall muss die klinische und serologische Differenzialdiagnose zur (seronegativen) rheumatoiden Arthritis gestellt werden. Dabei hat die *bildgebende* Suche nach dem ubiquitären hyperostotischen Knochenfokus einen besonderen Stellenwert. Der 1. Schritt in diese Richtung ist die Skelettszintigrafie. Sie wird beim Nachweis einer pathologischen fokalen Läsion von der Röntgenuntersuchung gefolgt. Alternativ zur Szintigrafie kommt das Ganzkörper-MRT oder -CT infrage. Das typische Bild der Arthritis psoriatica (s. dort), beispielsweise hinsichtlich des manuellen Befallsmusters und der Proliferosion, gibt sich im Kontext des AHS allerdings nur selten zu erkennen.

Ätiologie

Die Ätiologie des AHS ist nicht bekannt. Zur Diskussion steht die bakterielle oder abakterielle Genese, die zu einer entzündlichen Reaktion mit beschleunigtem, überwiegend produktivem Knochenumbau führt. Diese Veränderungen zeigen sich vor allem an der vorderen Brustwand, und zwar in denjenigen Fällen mit psoriatischer Assoziation bei beiden Geschlechtern in etwa gleicher Häufigkeit. Bei Akneassoziation überwiegt das männliche Geschlecht unter den Patienten. Nur in einigen publizierten Fällen (z. B. Edlund et al. 1988, Schilling u. Kessler 2000) ließ sich aus der Hyperostose vor allem der hautständige Kommensal Propionibacterium acnes anzüchten. Das bedeutet, es könnte sich einerseits um eine bakterielle Verunreinigung bei der Biopsieentnahme handeln. Andererseits gibt es einzelne Beobachtungen über infektiöse Arthritiden/Spondylitiden durch diesen Mikroorganismus, die unter Antibiotikatherapie ausheilten (Kooijmans-Coutinho et al. 1989, Gerster et al. 1990). Dies erlaubt den Schluss, dass nicht der Mikroorganismus an sich, sondern die Immunitätslage des Organismus bei der humanen Pathogenität des Propionibacterium acnes eine wichtige Rolle spielt. Damit kommen diejenigen Entzündungen des Gleit- und Stützgewebes in die Diskussion, welche als **(immun-)reaktiv** eingeordnet werden. Die Mehrzahl der AHS-Patienten trägt den genetischen Risikofaktor HLA-B27 nicht. Jedoch wird von manchen Autoren bei Patienten mit assoziierter psoriasiformer Hauterkrankung eine gegenüber der Normalbevölkerung leicht erhöhte HLA-B27-Prävalenz angegeben (Chamot u. Kahn 1994). Das familiäre Vorkommen des AHS ist ebenfalls bekannt (z. B. Dihlmann et al. 1993). Die auch aus diesen Erkenntnissen abgeleitete (vorläufige) Integration des AHS in die Gruppe der Spondylarthropathien (Benhamou et al. 1988) bringt keine ätiologische Klärung, sondern bezieht Konstitution (Erbgut) und biologische Umwelt in seine Ätiologie und Pathogenese mit ein. Für diese Zuordnung sprechen auch Überlappungsbefunde zu Facetten der Spondylitis ankylosans, zur Enteritis regionalis Crohn, zur Colitis ulcerosa und zur Wirbelsäulenmanifestation der Arthritis psoriatica (z. B. Parasyndesmophyten), d. h. zu den klassifizierten Spondylarthropathien einschließlich ihrer Befunde am Stütz- und Gleitgewebe.

Chronisch rezidivierende (rekurrierende) multifokale Osteomyelitis (CRMO)

Bestimmte Kernbefunde teilt das AHS mit einer Skeletterkrankung, die als subakute und chronische „symmetrische" Osteomyelitis beschrieben wurde (Giedion et al. 1972) und heute als **chronisch rezidivierende (rekurrierende) multifokale Osteomyelitis** (**CRMO**; Abb. 13.**29**) bezeichnet wird. Im typischen Fall ist sie eine Erkrankung des Kindes- und Adoleszentenalters, kommt aber auch im Erwachsenenalter vor (dann Beginn um das 20. Lebensjahr und später; Schilling u. Kessler 2000). Mädchen erkranken häufiger als Jungen. Mindestens 25% der Patienten mit (nicht eitriger) CRMO leiden an einer Pustulosis palmoplantaris oder einer anderen Hautmanifestation des „psoriatischen Terrains", seltener an einer schweren Akneform. Außerdem sind Assoziationen mit Enteritis regionalis Crohn und ulzeröser Kolitis bekannt sowie das Auftreten von Röntgenbefunden der Spondylitis ankylosans an den Sakroiliakalgelenken und an der Wirbelsäule. Zur Präferenztopik der CRMO gehören die meta-/diaphysäre Region der langen Röhrenknochen, das

Stammskelett einschließlich des Beckens und die Klavikularegion. Darüber hinaus kann jeder Knochen erkranken, darunter auch die Mandibula. Klinische Befunde der CRMO sind *ebenso wie beim AHS* der Spontan-, Druck- und Bewegungsschmerz, eine Weichteilschwellung und eine knöcherne Auftreibung, selten auch eine leichte Hautrötung im Sternokostoklavikularbereich. Diese Symptome treten im weiteren Verlauf als Wechsel von Exazerbation und Remission auf – entsprechendes Verhalten zeigen die BSG und das CRP –, bis nach Jahren oder Jahrzehnten der Prozess zum Stillstand kommt („ausbrennt"). Selten sind chronisch-persistierende Krankheitsformen, noch seltener können sich Einzelmanifestationen röntgenologisch weitgehend zurückbilden (Demharter et al. 1997). Bei den Patienten mit CRMO überwiegt anfangs an ihrer häufigsten Primärläsion, nämlich der schon genannten meta-/diaphysären Region langer Röhrenknochen, ebenfalls die schmerzhafte Schwellung und Überwärmung, evtl. begleitet von subfebriler Körpertemperatur, aber niemals von anhaltendem Fieber oder/und klinischen Zeichen der Allgemeininfektion (wie bei der akuten hämatogenen, eitrigen bakteriellen Osteomyelitis). Blutkulturen sind stets negativ. Im Biopsat sind gelegentlich hautständige Kommensalen anzuzüchten, u.a. das Propionibacterium acnes. Entsprechend der Einschätzung beim AHS wird dieser Mikroorganismus als „antigenpotent" für die Entzündung im Knochenmark und manchmal überwiegend im Periost angesehenen. Aus dieser Sicht spiegelt die CRMO ebenso wie das AHS eine **postinfektiöse reaktive Entzündung** wider. Die CRMO hat die Tendenz, synchron oder metachron oligotop („multifokal") aufzutreten. Dabei können manche Herde anfangs klinisch asymptomatisch sein. Im histologischen Bild steht zunächst die neutrophile Granulozyteninfiltration im Vordergrund. Ihr wird der anfangs dominierende entzündlich-osteolytische Röntgenbefund ohne oder mit Randsklerose zugerechnet. Manchmal ist in diesem frühen Stadium auch oder überhaupt nur eine laminäre Periostreaktion nachzuweisen. Mit dem Übergang in die chronische Krankheitsphase überwiegt wie beim AHS die plasmazelluläre Infiltration, die mit der nun zunehmenden Hyperostose (Osteosklerose) in Zusammenhang gebracht wird. Auf diese Weise entsteht mehr und mehr der *Hyperostosefokus*, sei es, dass er sich im spongiösen Knochen und am Kompaktaendost zu erkennen gibt, sei es, dass er an Röhrenknochen als Hyperostosespindel oder kolben- oder flaschenförmige meta-/diaphysäre Auftreibung, d.h. als röntgenologisch „weißer Knochen(-bereich)" auftritt (Schenk et al. 1998).

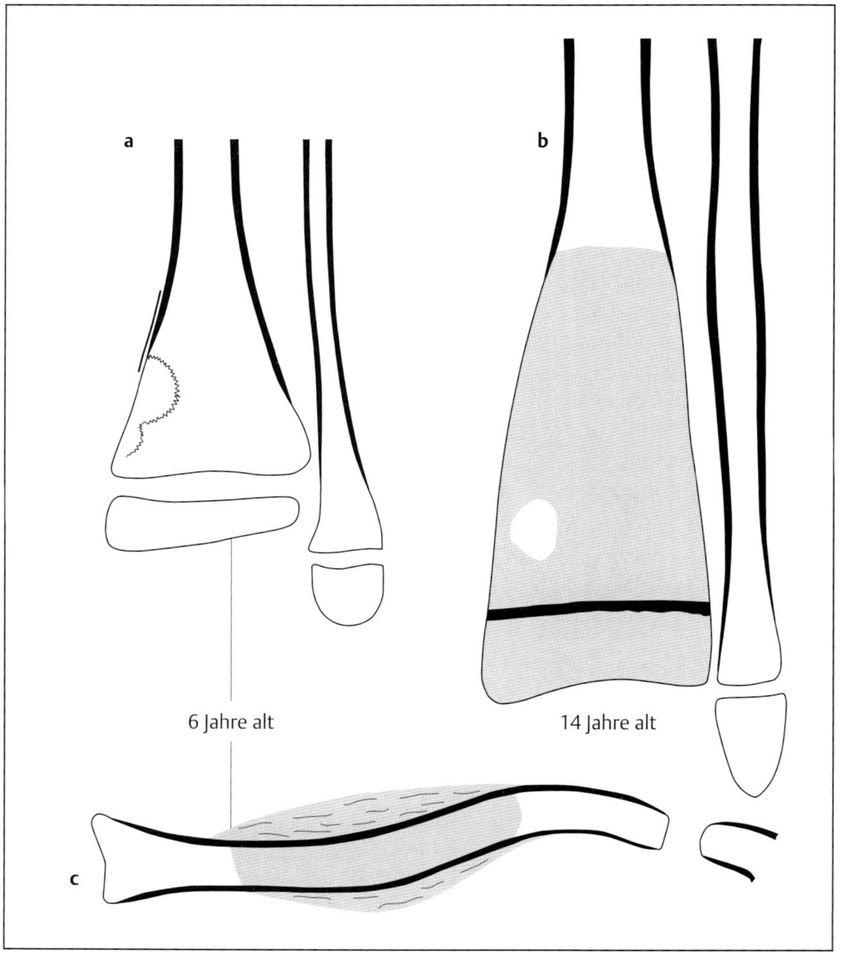

Abb. 13.**29a–c CRMO.**

a Florides Stadium. Im Vordergrund steht die metaphysäre Osteolyse, die von einem unscharf begrenzten Skleroserandsaum umgeben ist. Zarte laminäre Periostreaktion. Sie kann fehlen oder auch als breite Periostreaktion das Röntgenbild beherrschen.

b Narbenstadium etwa 8 Jahre nach Krankheitsbeginn. Flaschen- oder kolbenförmige Verformung der Meta- und Epiphyse, die sich in Richtung Tibiadiaphyse verjüngend fortsetzt. Die Hyperostose (Osteosklerose) hat zu Entdifferenzierung von Spongiosa und Kompakta geführt (Bild des weißen Knochens). In der dichten Knochensubstanz ist eine kleine „Aufhellung" (Osteolyse ohne Sequester = Narbenhöhle) zu erkennen. Der osteomyelitische Prozess hat zu einem vorzeitigen Schluss der distalen Wachstumsfuge geführt. Die Diagnose wurde erleichtert, da frühzeitig nach Erkrankungsbeginn durch eine Skelettszintigrafie 2 weitere, minimal symptomatische Entzündungsfoci, darunter die linke Klavikula (**c**), entdeckt wurden.

c Die CRMO zeigt sich an der linken Klavikula als Periostitis.

Aus dieser klinischen, radiologischen und pathologisch-anatomischen Beschreibung von Gemeinsamkeiten und Überschneidungen zwischen dem AHS und der CRMO wurden im Schrifttum mehrere im Prinzip identische Schlüsse gezogen:

- Die CRMO ist der kindliche, adoleszente und bei jungen Erwachsenen auftretende Phänotyp des AHS (Dihlmann et al. 1988a, b).
- Zwischen dem AHS und der CRMO besteht eine nosologische Verwandtschaft (Schilling u. Kessler 2000).
- Das feingewebliche Bild beider Affektionen ist identisch. Anfangs dominiert die Neutrophileninfiltration zusammen mit der vermehrten Aktivität und Zahl der Osteoklasten und Osteoblasten. Im weiteren Krankheitsverlauf schiebt sich die lymphoplasmazellulär induzierte Hyperostose in den Vordergrund. Im Spätstadium treten die entzündlichen Phänomene in den Hintergrund, bis schließlich das histologische Bild der entzündlich-inaktiven, „ruhenden" Hyperostose mit Knochenmarkfibrose entsteht. Das klinisch-radiologische Erscheinungsbild wird vom Alter des Erkrankten mitgeprägt (Kahn u. Kahn 1994).

Bildgebende Diagnostik des akquirierten Hyperostosesyndroms

Diese ist in den Abb. 13.**30** bis Abb. 13.**38** (s. auch Abb. 13.**28**) dargestellt.

Die Patientenmehrzahl, nämlich über 80% (Dihlmann et al. 1993), bemerkt die ersten Beschwerden in der Sternokostoklavikularregion, und wegen der klinisch nicht diagnostizierbaren, zugrunde liegenden Krankheit wird der Patient zur bildgebenden Darstellung dieser Region überwiesen.

Die ersten Informationen sind der p.-a. Röntgenaufnahme zu entnehmen. Optimal wäre allerdings die Einstellung dieser Skelettteile unter Durchleuchtungskontrolle zur a.-p. Zielaufnahme, die den Zwischenraum zwischen dem Schlüsselbein und dem vorderen Anteil der I. Rippe darstellt. Bei unbefriedigendem Ergebnis der Projektionsradiografie: CT (mpR). Schon frühzeitig fällt Folgendes auf:

- falls erkrankt, die uni- oder bilaterale erosive, zur knöchernen Ankylose neigende Sternoklavikulararthritis
- die Hyperostose in ihrer Nähe
- evtl. begleitet von einer laminären Periostreaktion der Klavikula
- oder schon die Auftreibung des sternalen Klavikulaendes
- und/oder eine mit Auftreibung *(Formvergrößerung)* einhergehende Verknöcherung des Knorpels der ersten Rippen (Costa I [und II], uni- oder bilateral)
- und/oder knorpelnaher Rippenanteile (sog. Bulging)
- und/oder ein dort sitzender Hyperostosefokus

Die erosive Sternoklavikulararthritis und mäßig ausgeprägte gelenknahe Hyperostosen kommen auch bei Patienten mit Spondylitis ankylosans, Psoriasisarthritis und reaktiver Arthritis vor. Dies gilt ebenfalls für den erosiv-synostosierenden Befund an der Sternumfuge. Auch bei den angeführten entzündlich-rheumatischen Erkrankungen entsteht nämlich in unmittelbarer Umgebung der erodierten Fuge reaktiv eine Osteosklerose (Hyperostose). Beim AHS zeichnet sie sich durch eine oft sehr breite Verdichtungszone aus, die sich weit in das Manubrium oder das Corpus sterni ausdehnen kann.

Mit oder ohne palmoplantarer Pustulose oder Psoriasis pustulosa Typ Königsbeck-Barber ist jedoch ein Befund beim AHS mit einer Spezifität von über 90% (jedoch niedrigerer Sensitivität) in dieser Region nachzuweisen: die **Fibroostitis** des **Lig. costoclaviculare**, d. h. die mehr oder weniger ausgeprägte, entzündlich induzierte Verknöcherungstendenz dieses Bandes. Die Ossifikation dieses Ligaments kann ebenfalls posttraumatisch auftreten (Anamnese!). Sie kommt aber nicht bei sternoklavikulärer Manifestation der bereits genannten (Haut-)Krankheiten

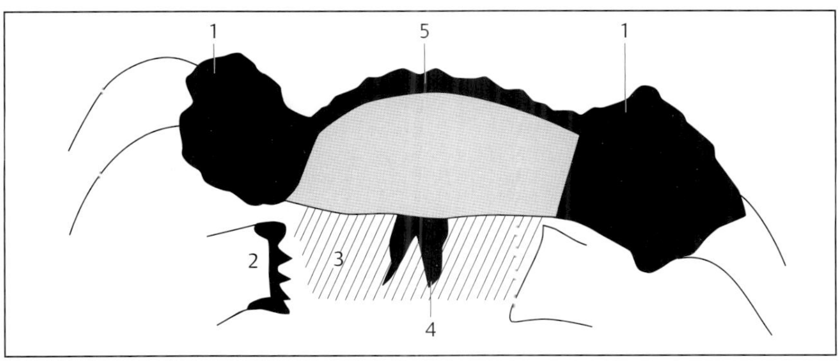

Abb. 13.**30** **CT-Transversalschnitt (mpR) durch den oberen Anteil des Manubrium sterni beim AHS** (das sternale Ende der Klavikula ist gerade noch angeschnitten).

1 Dreidimensionale, entzündlich induzierte Verknöcherung des beiderseitigen Rippenknorpels I, also Auftreibung, – im Gegensatz zur Rippenknorpelossifikation als Alterungsvorgang, die der Normalform des Rippenknorpels folgt.

2 Rechtsseitige, erosive Sternoklavikulararthritis (nur der klavikuläre Gelenksockel ist angeschnitten).

3 Retrosternale Weichteilproliferation, die sich nach kaudal und in die Thoraxtiefe fortsetzen kann und dann raumfordernd, d. h. thrombosegefährdend auf die Vv. brachiocephalicae und subclaviae einwirkt.

4 Retrosternale Fibroostitis an den Insertionen der Mm. sternothyreoideus und sternohyoideus.

5 Periostitis an der Manubriumvorderfläche (seltener auch an der Hinterfläche); die mögliche gleichzeitige, dichte Hyperostose der Manubriumspongiosa wurde aus didaktischen Gründen nur in *Grauton* wiedergegeben.

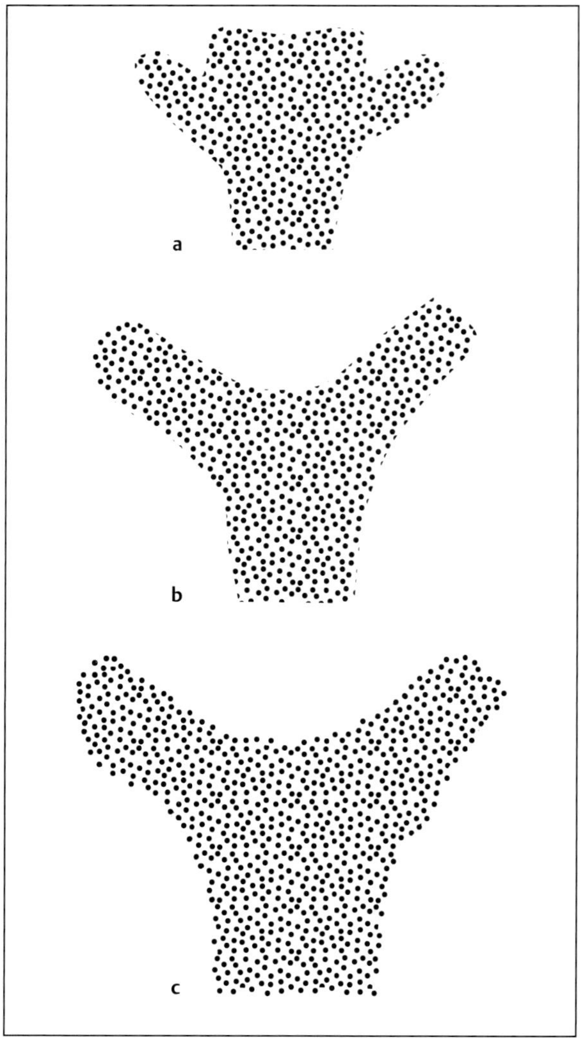

Abb. 13.**31a–c Stilisiertes szintigrafisches Stierkopfzeichen beim AHS.** Bedeutung von **a**, **b** und **c** nur unter den Prämissen der Abb. 13.**32**. Die schon im frühen Erwachsenenalter häufig auffallende vermehrte Tracer-Aufnahme der Sternokostoklavikularregion wurde nicht gezeichnet.
a Manubrium sterni + Knorpel des I. Rippenpaars.
b Manubrium sterni + beiderseitiger sternumnaher Klavikulaanteil mit Sternoklavikulargelenk.
c Manubrium sterni + beiderseitiger sternumnaher Klavikulaanteil mit Sternoklavikulargelenk + Knorpel des I. Rippenpaars.

(Jurik 1991) und bei der rheumatoiden Arthritis vor. Zu den ortstypischen produktiven (knochenbildenden) Fibroostitiden gehören weiterhin die seltene **Fibroostitis suprasternalis** sowie die produktive und/oder rarefizierende **Fibroostitis coracoclavicularis** und die **Fibroostitis retrosternalis** (s. Abb. 13.**30**). Erstere ist die Fibroostitis der Insertion des Caput sternale des M. sternocleidomastoideus, sichtbar am Oberrand des Manubrium sterni. Die retrosternale Fibroostitis entspricht dem Ursprung der Mm. sternothyreoideus und sternohyoideus an der Rückfläche des Manubrium sterni. Schon das Frühstadium der Fibroostitis costoclavicularis brachte die konventionelle Tomografie zur Darstellung. Zur Abbildung der retrosternalen Fibroostitis ist jedoch die CT erforderlich, wie überhaupt die computerisierten Schnittbildverfahren in der zeitgenössischen radiologischen Diagnostik nach der Röntgenuntersuchung, soweit sie keine Klärung der Beschwerden in der Sternokostoklavikularregion erbrachte oder erwarten lässt, zur Diagnose des AHS eingesetzt werden. Die Volumendatensätze aus der Mehrzeilen-Spiral-CT ermöglichen multiplanare Schichtreformationen und damit optimale diagnostische Informationen über das AHS und die schon erwähnten begleitenden, knochennahen fibrovaskulären Proliferationen. Die entsprechende Anwendung der multidirektionalen MRT bringt darüber hinaus (durch STIR-Sequenzen beziehungsweise nach Gadoliniuminjektion) zusätzliche Aussagen über die Aktivität der entzündlich induzierten Phänomene (Ödem, Exsudat; s. u.).

Bei der bildgebenden Differenzialdiagnose müssen vor allem die in Abb. 13.**27** wiedergegebenen Erkrankungen berücksichtigt werden sowie das Tietze-Syndrom (s. dort) und die atraumatische Ventraldislokation des Schlüsselbeins im Sternoklavikulargelenk (s. dort).

Durch die Skelettszintigrafie (s. u.) stellen sich beim AHS am Thoraxskelett Radionuklidfoci dar, die über die Sternokostoklavikularregion hinausgehen. Daher wird statt des regional fixierten Terminus „sternokostoklavikuläre Hyperostose" auch vom *„vorderen Brustwandsyndrom"* (engl.: Anterior Chest Wall Syndrome) gesprochen. Allerdings ist auch diese Krankheitsbezeichnung noch zu „eng" gefasst, da auch das Schulterblatt sowie die hinteren Rippenanteile mit oder ohne Beteiligung der Rippenwirbelgelenke von dem krankhaften Geschehen erfasst werden können. Nur aus dem Terminus „AHS" geht hervor, dass es sich um eine systemische, variabel ubiquitäre Erkrankung des Skeletts handelt. Zu dieser Erkenntnis hat vornehmlich die Ganzkörperskelettszintigrafie mit osteotropen Radionuklidkomplexen des metastabilen ^{99}Tc beigetragen. Durch sie können auch extrathorakale hyperostotische Krankheitsmanifestationen in einem Untersuchungsgang erfasst werden, die dem Patienten noch keine Beschwerden bereiten, z. B. an flachen Knochen, bzw. pathologische Skelettveränderungen im Kontext mit den Befunden in der Sternokostoklavikularregion sich nosologisch als AHS-Phänomene offenbaren.

Folgende bildgebenden pathologischen Phänomene erlauben bei Patienten mit oder ohne Pustulosis palmoplantaris, andere psoriasiforme Erkrankungen oder schwere Aknemanifestationen (s. o.) die Diagnose „AHS":

- Die bi- oder unilaterale hyperostotische **„Klavikulaspindel"** im sternalen und mittleren Drittel dieses Knochens. Zunächst wird sie dominiert von der periostal bedingten Klavikulaformveränderung (vgl. Abb. 13.**29**, CRMO). Hinzutreten können die knöcherne Ankylose der zugehörigen Sternoklavikulargelenke und die mehr oder weniger ausgeprägte Einbeziehung des sternumnahen Anteils der 1. knöchernen Rippe und vor allem ihres Rippenknorpels in den Verknöcherungsprozess. Das hyperostotisch verdichtete und verdickte Manubrium sterni sowie die enthesiopathi-

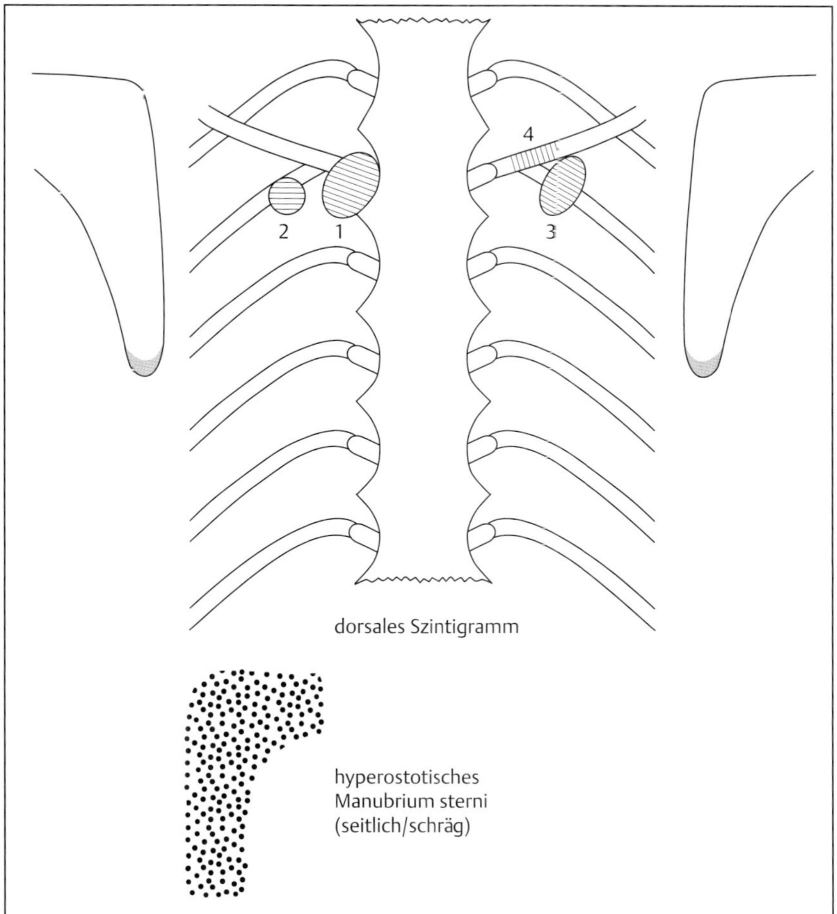

Abb. 13.**32** **Topische Zuordnung der vom AHS befallenen Bereiche an der oberen vorderen Thoraxwand auf dem planaren dorsalen Szintiscan.**
Prämisse: Die fokal vermehrte Radionuklidaufnahme ist nur dann der Ausdruck einer klärungsbedürftigen Erkrankung (vgl. Abb. 13.**27**), darunter auch des AHS, wenn sich die verstärkte Tracer-Akkumulation *sowohl auf dem vorderen als auch auf dem hinteren planaren Thoraxszintigramm* zu erkennen gibt.
1 Sternoklavikulargelenk und/oder Lig. costoclaviculare und/oder 1. Rippenknorpel.
2 Fokus im vorderen *knöchernen* Anteil der 1. Rippe.
3 Pathologischer Umbau in der 1. (knöchernen) Rippe, der sich über den Fokus „2" hinaus entlang dieser Rippe entsprechend dem Rippenverlauf nach laterokranial fortsetzt.
4 Pathologische Tracer-Akkumulation in der Klavikula (fokal, partiell bis mehr oder weniger komplett).
Der Befall des Manubrium sterni erfordert als „2. Scan-Ebene" evtl. den seitlichen oder schrägen Scan.

schen Verknöcherungen des Weichteilgewebes zwischen Klavikula und 1. Rippe sind zusätzliche potenzielle Hinweise auf die Tendenz zur Knochenneubildung beim AHS. Im Extrem führen diese Verknöcherungsvorgänge zu einer **massiven sternokostoklavikulären Knochenplatte** von charakteristischem Röntgenaspekt (s. Abb. 13.**28**). Manchmal werden auch die 2. Rippe mit Rippenknorpel, seltener das 3. und 4. Rippenpaar in die verschmelzende Knochenbildung miteinbezogen oder erkranken isoliert bleibend mit einem osteoplastisch-osteolytischen Mischbild. Auch die knöcherne Ankylose der Sternumfuge kann sich hinzugesellen. Der geschilderte Röntgenaspekt ist allerdings in voller Ausprägung erst nach mindestens 10-jährigem Krankheitsverlauf zu erwarten, oder das AHS kommt schon vorher zum Stillstand.

- Der bildgebende Nachweis einer bi- oder unilateralen **produktiven Fibroostitis des Lig. costoclaviculare** (oft Frühbefund, s. Abb. 13.**28**).
- **Manubrium-sterni-Hyperostose** (gesamte oder große Anteile des Manubriums erfassend) + charakteristischer CT- (MRT-)Aspekt der **retrosternalen produktiven Fibroostitis** und/oder **Weichteilproliferationen hinter dem Manubrium sterni** (s. Abb. 13.**30**).
- Szintigrafische Darstellung des **„Stierkopfzeichens"** (s. Abb. 13.**31**; Freyschmidt u. Kasperczyk 1997). Diese szintigrafische Konfiguration spiegelt entweder die symmetrische pathologische Radionuklidanreicherung im Manubrium sterni („Schädel") und der Sternoklavikulargelenke mit angrenzenden Klavikulabereichen („Hörnern") wider, oder die „Hörner" gehen auf die entzündlich induzierte Knorpelverknöcherung des 1. Rippenpaars zurück oder auf die szintigrafische Erfassung sowohl der erkrankten Klavikulae als auch des 1. Rippenknorpels. Das Stierkopfzeichen entsteht durch den beschleunigten, hyperostotisch dominierten, ortstypischen Knorpel-Knochen-Umbau im Rahmen des AHS.

Die topische nosologische Zuordnung der szintigrafischen Stierkopfkonfiguration zum AHS hat allerdings Prämissen (s. Abb. 13.**32**): Im *vorderen* Thorax-Scan nehmen die Sternoklavikulargelenke, der Knorpel des 1. Rippenpaars, das Manubrium sterni und die Sternumfuge bei ≥ 50 % asymptomatischer Erwachsener den osteotropen Radionuklidkomplex vermehrt auf (Dihlmann et al. 1997). Ein diagnostisch klärungsbedürftiger pathologischer Befund liegt jedoch vor, wenn der vordere *und* hintere Thorax-Scan korrespondierende Radionuklidanreicherungen zeigen (vgl. auch Abb. 13.**27**).

Schon das frühe Stadium der Fibroostitis costoclavicularis gibt sich im Szintigramm, evtl. bei Anwendung der

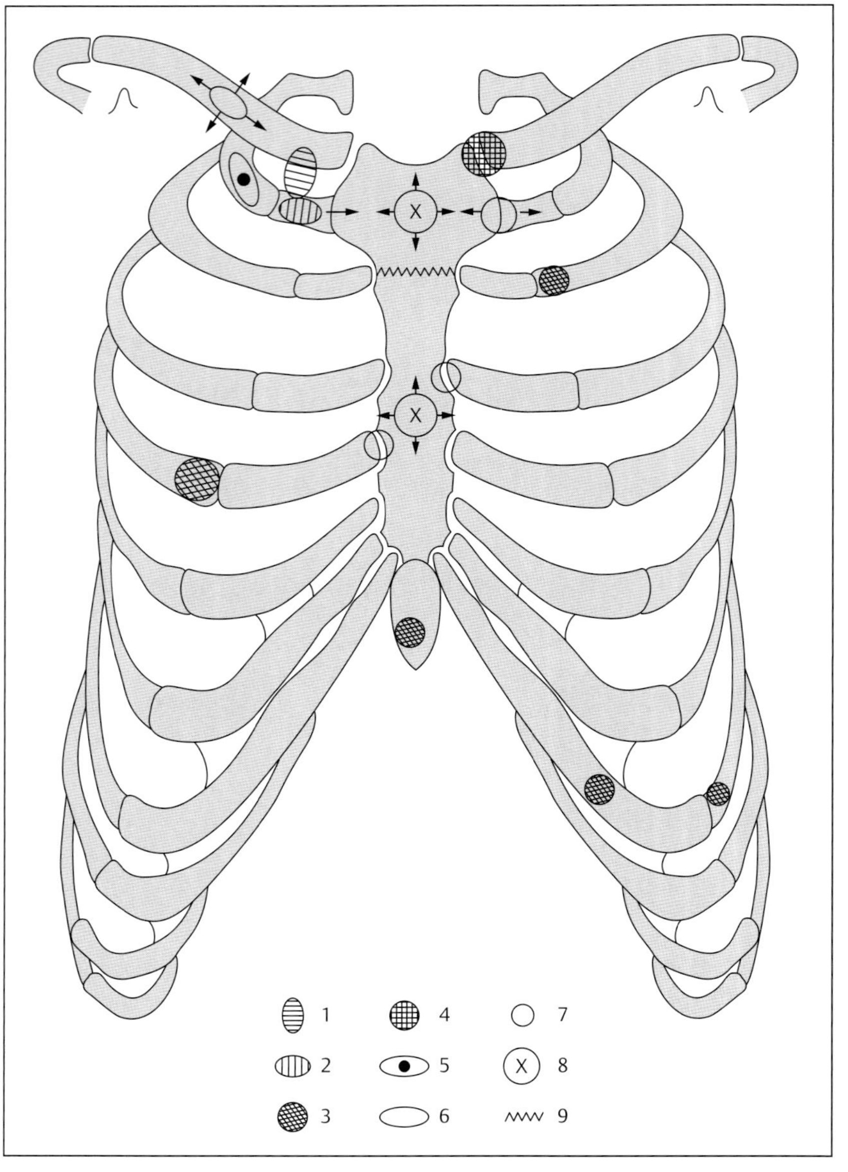

Abb. 13.**33** **Beispiele für szintigrafische Foci im vorderen Thoraxskelett, die sich, namentlich in den Rippen, röntgenologisch oft nicht zu erkennen geben.**

1 Fibroostitis des Lig. costoclaviculare (SPECT-Präferenz).
2 Radionuklidfoci im 1. (2.) Rippenknorpel unter der Prämisse der Abb. 13.**32**.
3 Tracer-Foci am medialen knöchernen Rippenende der Costae verae und in den Costae spuriae (8–12) sowie im Processus xyphoideus. Je größer der physiologische Thoraxtiefendurchmesser ist, desto seltener sind die Foci auf dem *dorsalen* Thorax-Scan zu erkennen (die Strahlungsintensität nimmt mit dem Quadrat der Entfernung ab).
4 Sternoklavikulargelenk.
5 Die Ausdehnung des Umbauprozesses in den Rippen spiegelt sich auch in der Fokusausdehnung wider.
6 Klavikulafokus. Die *Pfeile* geben seine Ausdehnungstendenz wieder.
7 Vom AHS ergriffene Sternokostalgelenke (röntgenologisch gewöhnlich nur in den oberen Rippen zu identifizieren, jedoch immer im MRT).
8 Multiforme Radionuklidfoci im Manubrium und Corpus sterni. Die *Pfeile* geben die Ausdehnungsmöglichkeiten wieder.
9 Starke Akkumulation an der Sternumfuge (s. Prämisse der Abb. 13.**32**).

SPECT-Technik, als Radionuklidfokus zwischen der Klavikula und der 1. Rippe zu erkennen.

Der isolierte Hyperostosefokus im Manubrium sterni erfordert manchmal zur szintigrafischen Identifizierung die Anfertigung eines schrägen oder seitlichen Szintiscans, der sich als massive Tracer-Belegung des Manubriums gegenüber dem Corpus sterni darstellt.

Zum Nachweis von Radionuklidfoci im Thoraxskelett, aber unterhalb der Sternokostoklavikularregion, eignet sich ebenfalls die Szintigrafie (s. Abb. 13.**33**). Die Information über diese entweder klinisch asymptomatischen oder im Rahmen der dominierenden Beschwerden in den oberen Thorax-Schultergürtel-Abschnitten vom Patienten wenig beachteten Symptome ist beim AHS von Interesse. Bei manchen Foci überwiegt im Rahmen des beschleunigten Knochenumbaus die negative Bilanz, d. h., die Osteoklastentätigkeit übertrifft die Osteoblastenaktivität. Dann kann es zur pathologischen Fraktur (Lagier et al. 1986) oder zur Vertebra plana kommen.

Die Ganzkörperskelettszintigrafie deckt bei bekanntem Sternokostoklavikularbefall auch extrathorakale Foci im Rahmen des AHS auf und führt sie der röntgenologischen Untersuchung und Beurteilung zu. Umgekehrt kann die Szintigrafie bei Röntgenbefunden, die für einen malignen Knochentumor sprechen, die bildgebenden Charakteristika des AHS in der Sternokostoklavikularregion unabhängig von deren Beschwerden oder anfänglicher Minimalsymptomatik aufdecken und bei *synoptischer* Betrachtung zur „unblutigen" Diagnosestellung beitragen. Zu diesen *tumorsimulierenden Röntgenbefunden* des AHS gehören osteoplastisch-osteoklastische Mischbilder, ferner Knochenheterotopien in den hyperostosebegleitenden Bindegewebsproliferationen.

Stammskelettmerkmale des akquirierten Hyperostosesyndroms

Am Stammskelett einschließlich des knöchernen Beckens können einerseits ubiquitäre multiforme Hyperostosefoci, manchmal *getarnt* als Hyperostosis triangularis ilii, Spondylosclerosis hemisphaerica oder Elfenbeinwirbel, auftreten. Andererseits sind dort folgende anderen, bildgebend erfassbaren pathologischen Veränderungen des AHS möglich:

- Die Spondylarthropathien neigen zu gegenseitigen klinischen und bildgebenden Überlappungsbefunden. Diese Überlappung betrifft auch die Prä-, Koexistenz oder nachfolgende Entwicklung der **„typischen" Spondylitis ankylosans** (bilaterale Sakroiliitis Typ „buntes Bild", Syndesmophyten, Kasten-, Tonnenwirbel usw.) oder den psoriatischen Wirbelsäulenbefall (Parasyndesmophyten). Diese Erkenntnis ist einer der Gründe, das AHS tentativ dieser Erkrankungsgruppe zuzuordnen.
- Die **„atypische" Spondylitis ankylosans** sollte den AHS-Verdacht aufkommen lassen. Zu ihr gehören folgende Befunde:
  - Der *(thorako-)lumbale Bambusstab ohne röntgenologische Sakroiliakalmanifestation oder mit einseitiger Sakroiliitis.* Im Stadium des Bambusstabs ist nämlich bei der typischen Spondylitis ankylosans eine (weitgehende) knöcherne Ankylose beider Gelenke zu erwarten.
  - Das *Bambusstabfragment* (Abb. 13.**34**), d. h. die nur 2–4 Bewegungssegmente erfassende entzündliche Wirbelfusion, die auf dem a.-p. Röntgenbild durch Syndesmophyten ihre namensgebenden Form erhält. In diesen Fällen sind die Sakroiliakalgelenke unversehrt zu erkennen oder nur diskret arthritisch erkrankt.
  - (Bilaterale) Sakroiliitis mit syndesmophytären Synostosen der Halswirbelsäule *(zervikosakroiliakale Spondylitis ankylosans bei Erwachsenen).*
  - Röntgenbild der Spondylitis ankylosans mit ungewöhnlich großen „glänzenden" Wirbelecken (*„glänzende" Riesenecken bis hin zum Elfenbeinwirbel*; Abb. 13.**35**). Jeder Hyperostosefokus in Wirbeln, aus dem kleine Knochenknospen aus erodierten oder nicht erodierten Abschlussplatten zu dem höhengeminderten oder normal hohen Diskusraum hineinwachsen, ist AHS-suspekt (Stichwort: **bewegungssegmentaler Entzündungsbefund mit diskopetalen Knochenknospen**; s. Abb. 13.**35**). Entsprechendes gilt für Hyperostosefoci im vorderen Wirbelkörperanteil. Sie neigen dazu, aus dem Wirbel herauszuwachsen, d. h., sie lösen dann eine vordere Periostreaktion aus.
  - Die „atypische" DISH (Spondylosis hyperostotica), d. h. ausgeprägte hyperostotische Spondylophyten (s. dort) oder/und die Verknöcherung des (thorakalen) vorderen Wirbelsäulenlängsbands mit Abschlussplattenerosionen (**erosive DISH**; s. Abb. 13.**35**) sind AHS-Verdachtsbefunde und eine Indikation zur Skelettszintigrafie oder zu computerisierten Schnittbildverfahren (Fahndung nach AHS-Charakteristika in der Sternokostoklavikularregion).
  - Oligotope Spondylodiszitisröntgenbefunde an der *Halswirbelsäule* (Diskushöhenabnahme bis zur knö-

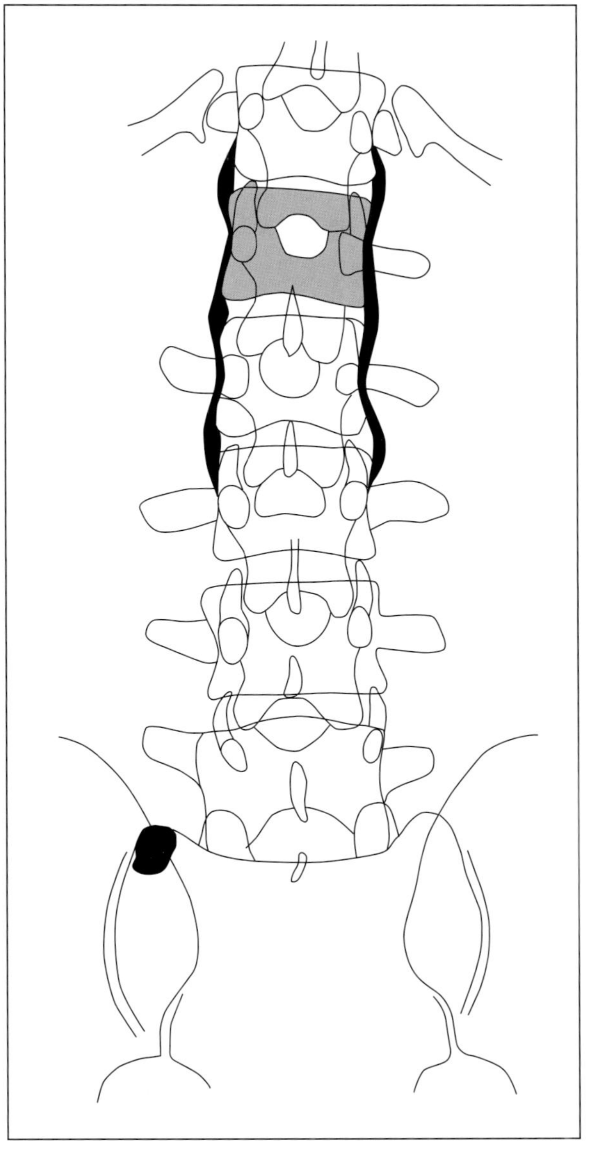

Abb. 13.**34** **Bambusstabfragment beim AHS.** Die Bewegungssegmente Th 12–3 sind knöchern miteinander verschmolzen (*Syndesmophyten*, Wirbelbogengelenke). Der 1. Lendenwirbel ist als Elfenbeinwirbel abgebildet (optional). Sakroiliakalgelenke röntgenologisch ohne pathologische Veränderungen, manchmal einseitige Sakroiliitis vom Typ „buntes Bild". Hyperostosefokus in der rechten oberen „Sakrumecke" (möglicher Befund, daher beim Bambusstabfragment immer Ganzkörperskelettszintigrafie und vor allem die Sternokostoklavikularregion beurteilen (s. Text) und nach weiteren Hyperostosefoci (Radionuklidfoci) suchen.
Differenzialdiagnose: Spondylitis migrans (s. dort). Enosteom in spongiösem Knochen („Morgensternbild" bzw. scharf begrenzte Hyperostose mit füßchenartigen Ausläufern), osteoplastische Metastase.

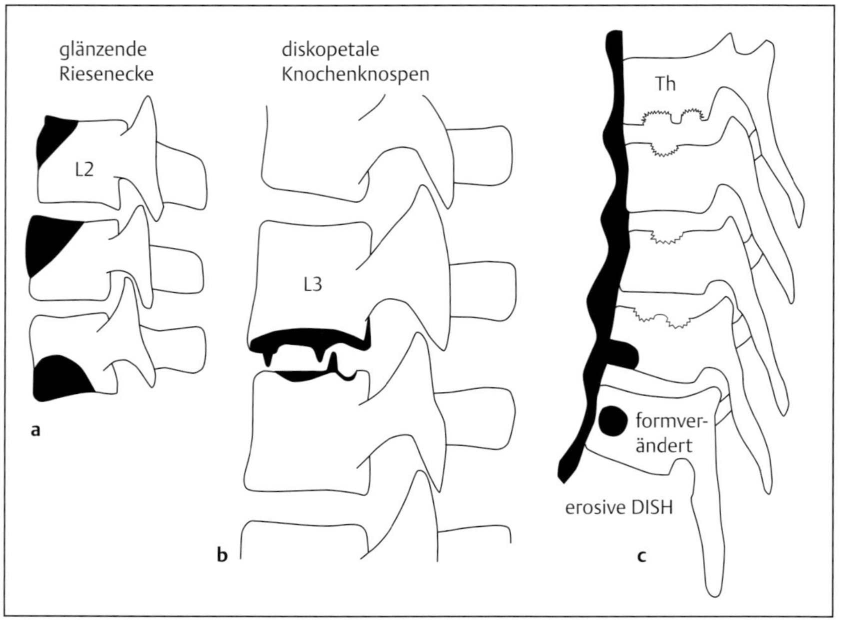

Abb. 13.**35a–c Röntgenologische Verdachtsbefunde auf das AHS (Indikation zur Skelettszintigrafie) oder mögliche Achsenskelettmerkmale des bereits diagnostizierten AHS.**

a Randständige vertebrale Hyperostosefoci in Form der *„ausbrechenden" glänzenden Riesenecke*, der *glänzenden Riesenecke* ohne oder mit Spondylitis anterior (sive marginalis, s. dort) und der *Spondylosclerosis hemisphaerica* (s. dort).

b Diskopetale Knochenknospen in einem spondylodiszitischen Bewegungssegment (Diskushöhenminderung, Abschlussplattenerosionen mit subdiskaler Wirbelhyperostose, bewegungssegmentale Streckstellung).

c Erosive DISH, Hyperostosefoci, knöcherne Ankylose eines oder mehrerer Wirbelbogengelenke).

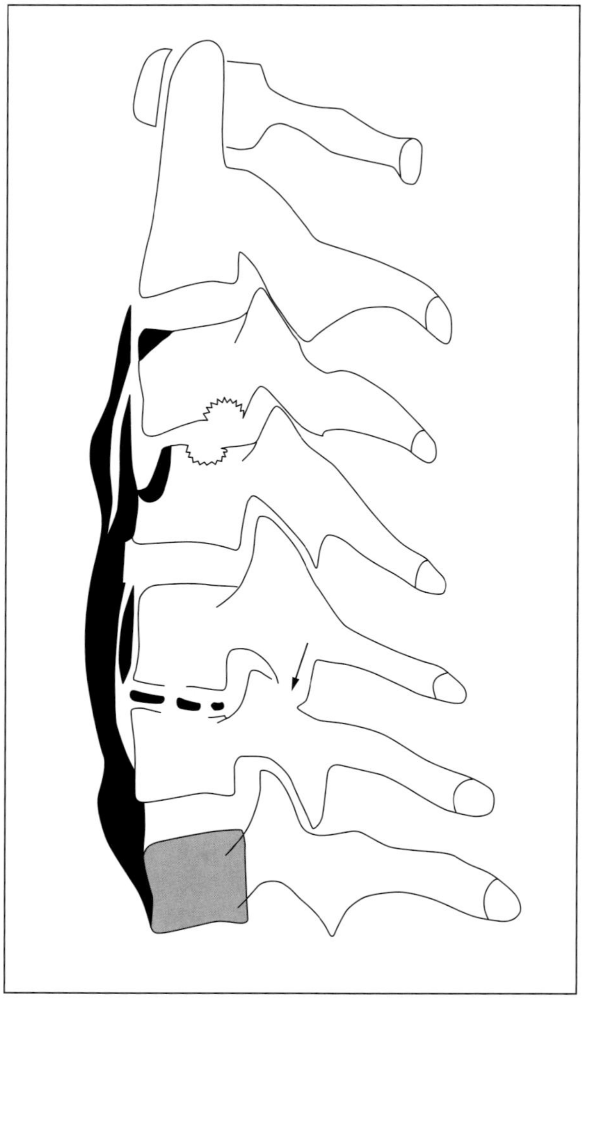

Abb. 13.**36 Prinzipieller Röntgenaspekt der möglichen spondylodiszitischen Facetten an der Halswirbelsäule + mehr oder weniger ausgedehnter und breiter, entzündlich induzierter Ossifikation des vorderen Längsbands bzw. hyperostotische Spondylophytenbildung beim AHS.** Glänzende Wirbelkörperecke bis Riesenecke bis Elfenbeinwirbel, Diskushöhenminderung mit Abschlussplattenerosionen, entzündliche Blockwirbel mit oder ohne Verkalkungen im Diskusrest, stark erodierte Wirbel können zur **Vertebra plana** sintern (nicht gezeichnet), selten knöcherne Ankylosen der Wirbelbogengelenke *(Pfeil)*, prävertebrale Weichteilproliferationen im MRT oder CT (nicht gezeichnet), keine Abszessbildung.

chernen Durchbauung, Abschlussplattenerosionen und begleitende hyperostotische Spongiosafoci bis hin zum Elfenbeinwirbel) + Verknöcherung des vorderen Längsbands der Halswirbelsäule sind hoch suspekt auf das AHS: *entzündlich induzierte (zervikale) Längsbandossifikation* (Abb. 13.**36**; Indikation zur Skelettszintigrafie oder zu computerisierten Schnittbildverfahren, Sternokostoklavikularbefund?).

! Merke
Die einzelnen Röntgenbefunde der Abb. 13.**35** und Abb. 13.**36** können kombiniert bzw. auch an anderen als den gezeichneten Wirbelsäulenabschnitten auftreten!

Über die beschriebenen Veränderungen des AHS am Achsenskelett liefert die Röntgenuntersuchung entscheidende diagnostische Informationen. Darüber hinaus ist auch hier aus dem Ergebnis der MRT die Aktivität des zugrunde liegenden entzündlichen Prozesses abzulesen:

Die floride Spondylodiszitis zeigt sich auch beim AHS als verstärkte Signalgebung im Diskus und fokal oder diffus im Wirbelkörper auf T2-gewichteten Sequenzen (überzeugender noch bei gleichzeitiger Fettsättigung). Letzteres gilt auch für T1-gewichtete Bilder nach Injektion von Gadolinium. Liegt eine (isolierte) Diszitis vor, so gilt diese Feststellung nur für die erkrankte Zwischenwirbelscheibe. Ein entsprechendes Signalverhalten wird auch in befallenen hinteren Wirbelelementen (Wirbelosteomyelitis) und im evtl. miterkrankten paravertebralen Bindegewebe beobachtet.

Der MRT-Nachweis einer epiduralen, paravertebralen oder diskalen Abszessbildung (signalreich in T2-gewichteten Sequenzen und mit signalintensivem Randsaum auf T1-gewichteten Sequenzen mit Fettsättigung [fatsat] nach Kontrastmittelinjektion) schließt das AHS aus.

Die erosive Komponente des atypischen DISH (s. o.) ist im MRT und CT besser zu erkennen als auf Projektionsradiogrammen.

Merkmale des akquirierten Hyperostosesyndroms an den Sakroiliakalgelenken und an der Schambeinfuge

An den *Sakroiliakalgelenken* kann sich die Sakroiliitis vom Typ „buntes Bild“ (s. dort) zeigen. Dann nimmt ihre iliakale Hyperostosekomponente (subchondrale Osteosklerose) manchmal die Projektionsform der Hyperostosis triangularis ilii (Abb. 13.**37**) an. Die Hyperostose dehnt sich in manchen Fällen weit in das Darmbein aus *(Pfeile)* und ist oft so dicht, dass der Sakroiliakalspalt auf Röntgenaufnahmen nicht mehr zu erkennen ist (s. Abb. 13.**37**). Zu hyperostotischen Sakrumfoci siehe Abb. 13.**34**.

Einen *hyperostotischen Schambeinfokus* gibt ebenfalls die Abb. 13.**37** wieder. Er kann ossifizierend in die Schambeinfuge einwachsen.

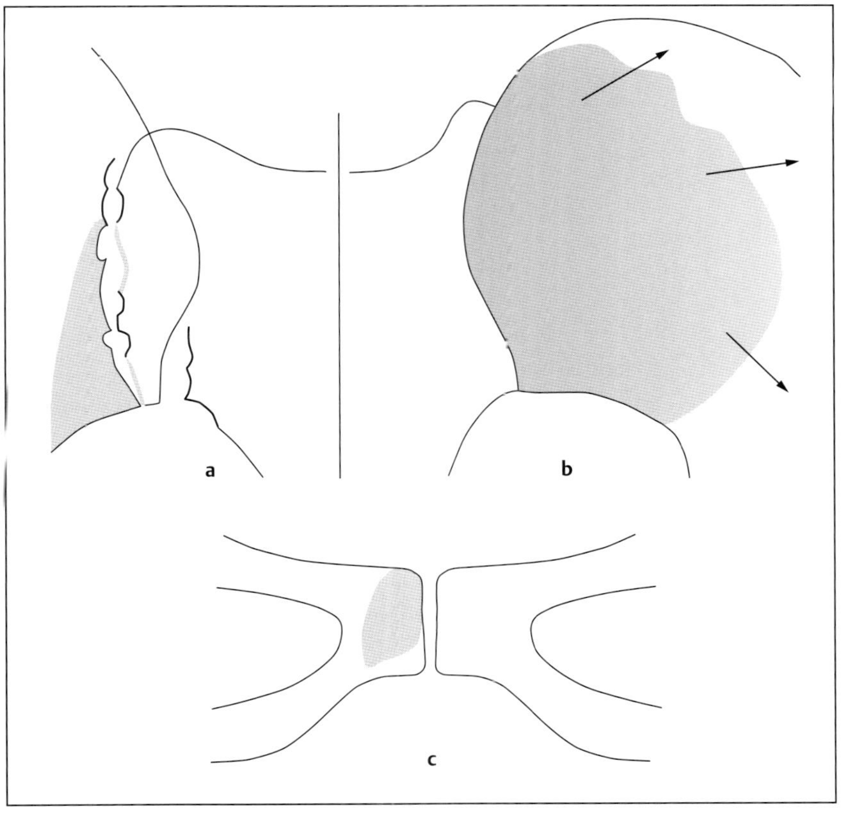

Abb. 13.**37a–c** **Mögliche röntgenologische Beckenbefunde beim AHS.**
- **a** **Sakroiliitis vom Typ „buntes Bild“**, deren subchondrale Iliumhyperostose in diesem Fall die Projektionsform der Hyperostosis triangularis ilii zeigt.
- **b** **Ausgedehnter Hyperostosefokus im Ilium**, der in diesem Fall so dicht ist, dass die Gelenkkonturen röntgenologisch nicht zu erkennen sind. Ob tatsächlich nur eine Überlagerung des nicht erkrankten Kreuzdarmbeingelenks vorliegt oder ob hinter der Hyperostose eine Sakroiliitis abläuft, kann durch die CT/MRT entschieden werden.
- **c** **Hyperostotischer Schambeinfokus**, der selten zerstörend in die Fuge einwächst.

Merkmale des akquirierten Hyperostosesyndroms an Röhren- und flachen Knochen

Die Abb. 13.38 zeigt Beispiele für entzündlich induzierte Befunde an langen und kurzen Röhrenknochen (gezeichnet: Femur), die aber auch an flachen Knochen im Rahmen des AHS vorkommen können und sich nosologisch häufig erst im bildgebenden und klinischen (dermatologischen) AHS-Kontext richtig einordnen lassen.

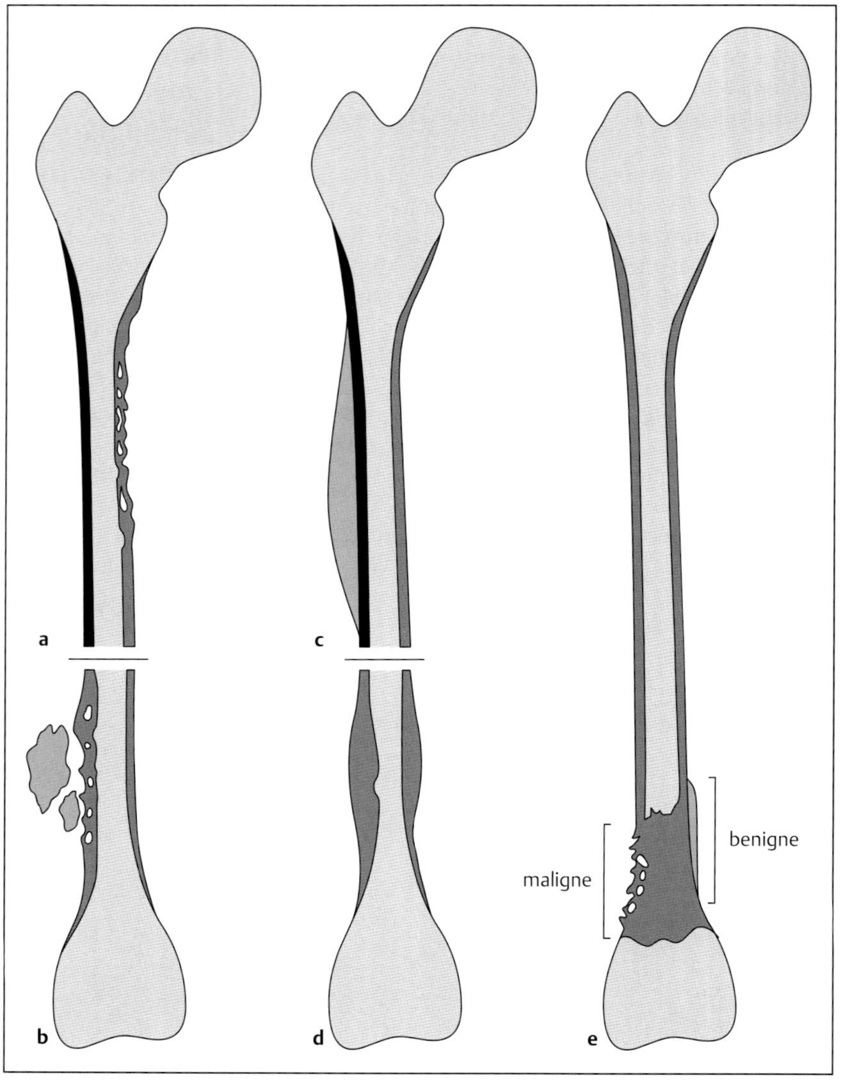

Abb. 13.38a–e **Verschiedene Reaktionsformen im Rahmen des AHS**, die ohne synoptische Betrachtung, z. B. Ganzkörperszintigrafie mit der Frage nach dem Befund in der Sternokostoklavikularregion und anderen Skelettfoci sowie mit der Frage/Suche nach dermatologischen (psoriasiformen, akneformen) Erkrankungen, zu folgenschweren Verdachtsdiagnosen mit konsekutiver Biopsie führen können.

a und **b** **Mottenfraßaspekt mit (benigner) Periostlamelle.** Als *Differenzialdiagnose* bei isolierter Betrachtung kommen vor allem das periostale Osteosarkom (s. dort), das paraossale Osteosarkom (s. dort) und eine periostale/kortikale Metastase infrage. Das MRT kann dann eine extraossäre Weichteilmasse vor Augen führen; aber auch beim AHS kommen ebenfalls knochennahe, evtl. mit Knochenheterotopien einhergehende Weichteilproliferationen vor.

c **Benigne Periostreaktion**, die der Kompakta aufsitzt, aber von ihr abzugrenzen ist. Wichtigste *Differenzialdiagnosen* bei isolierter Betrachtung: Osteoidosteom, ossifiziertes periostales Hämatom.

d **Periost- und (teilweise) endostale Reaktion** („glatt begrenzte Knochenspindel"). Röntgenologische *Differenzialdiagnose*: Narbenbefund einschließlich eines ossifizierten periostalen Hämatoms, konstruktive Stressperiostose (vor allem an kleinen Röhrenknochen).

e **Differenzialdiagnose: Osteosarkom mit maligner Periostreaktion** (zur Definition der malignen oder benignen Periostreaktion s. Kap. 3 „Einführung in die Arthritis- bzw. Synovitisdiagnostik", Abschnitt „Tumoren und Knochengewebe einschließlich des Periosts: Diagnose und Differenzialdiagnose") oder chronische bakterielle Osteomyelitis mit benigner Periostreaktion. CT/MRT zum Nachweis (Ausschluss) von Sequestern und Eiter-/Granulationshöhlen. Das MRT informiert über die entzündliche Aktivität sowohl beim AHS als auch bei bakteriellen Ostitis-Osteomyelitis-Prozessen

Arthrosis deformans

Omarthrose, Akromioklavikulararthrose

Das typische Röntgenbild der Omarthrose und Akromioklavikulararthrose zeigen die Abb. 13.**39**, Abb. 13.**40** und Abb. 13.**41**:

- marginale Osteophyten
- subchondrale Osteosklerose entlang der Gelenkkontur
- Verschmälerung des röntgenologischen Gelenkspalts
- subchondral liegende Geröllzysten
- deformierender Formumbau der knöchernen Gelenksockel

In manchen Fällen ist anamnestisch und/oder aus dem Röntgenbefund auch auf die Ursache des degenerativen Knorpelschadens zu schließen. Beispielsweise sind die Residuen einer Schulterverletzung, das Reparationsstadium einer Humeruskopfnekrose (Abb. 13.**42**), eine Osteochondrosis dissecans, eine Synovialchondromatose (Abb. 13.**43**) und Formveränderungen bei epiphysären Osteochondrodysplasien und lysosomalen Speicherkrankheiten zu erkennen. Die seltene Apophysennekrose des Akromions und die ischämische Nekrose des sternalen Klavikulaendes (Morbus Friedrich) sowie des akromialen Schlüsselbeinendes können ebenfalls über die zur Fehlform führende Reparation als präarthrotische Deformität wirksam werden. Bei chronischen (rheumatischen) Arthritiden/Polyarthritiden überdeckt die Sekundärarthrose zuweilen die arthritischen Röntgenzeichen (Abb. 13.**44**) so weitgehend, dass es manchmal einerseits zusätzlicher anamnestischer Angaben und andererseits klinischer Untersuchungsergebnisse bedarf, um überhaupt röntgenologisch die richtige Pathogenese der Arthrose als *para-* oder *postarthritisch* einschätzen zu können.

Pressluftschaden

Der Pressluftschaden der Schultergürtelgelenke (Arbeitsanamnese!) manifestiert sich als Arthrosis deformans – im Akromioklavikulargelenk häufiger als am Humeroskapulargelenk. Sie erreicht gewöhnlich aber nicht das Ausmaß wie beispielsweise am Ellenbogengelenk. Außerdem kommen dabei Osteolysen am akromialen Klavikulaende vor.

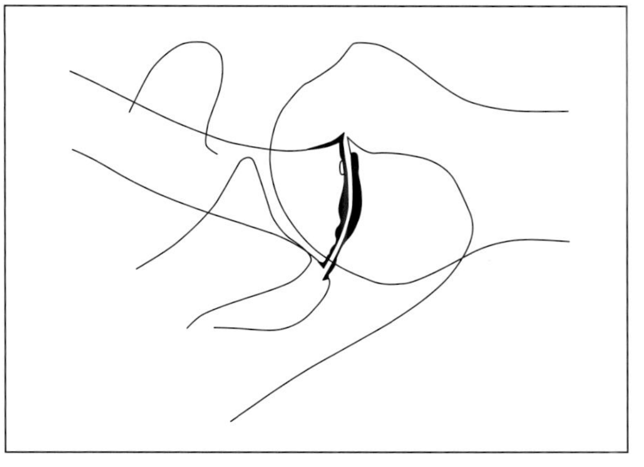

Abb. 13.**40** **Akromioklavikulararthrose (Röntgenaufnahme im axialen Strahlengang).**

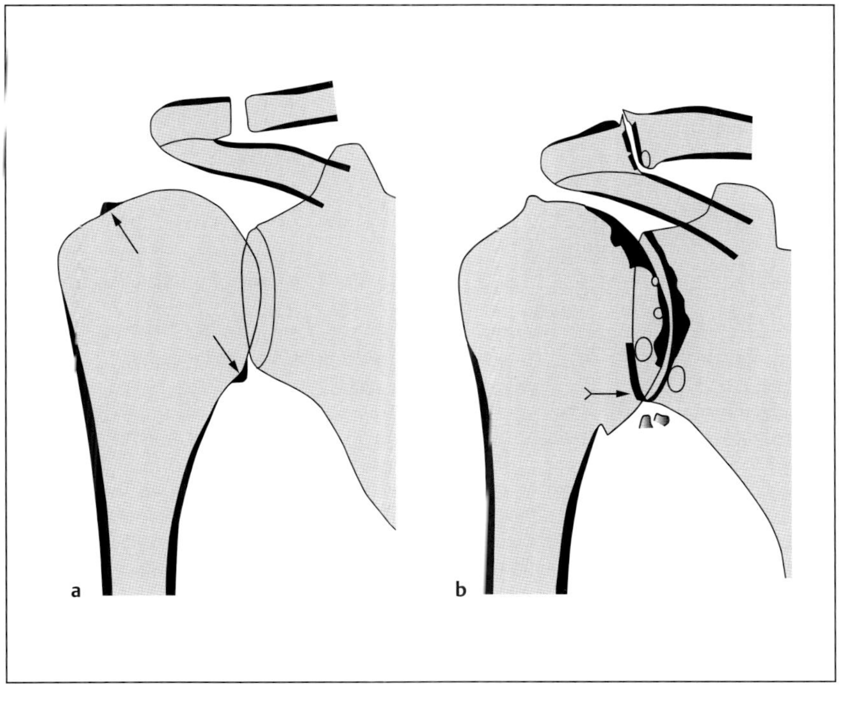

Abb. 13.**39a, b** **Arthrosis deformans des Schulter- und Schultereckgelenks.**

Merke:

(Senile) Labrumverkalkungen/-verknöcherungen kommen auch ohne Arthroseröntgenzeichen vor. Traumatische (dislozierte) Abrisse des Labrum glenoidale sind nativröntgenologisch nur bei Labrumverkalkungen zu erkennen. Zu ihrer Differenzialdiagnose s. Abb. 13.**3**.

a **Marginale Frühosteophyten am Humeruskopf** *(Pfeile)*.
b **Deformierender Umbau** mit Randosteophyten, subchondraler Spongiosasklerosierung, einzelnen Geröllzysten und Gelenkspaltsverschmälerung. Im axillären Kapselrezessus sind 2 verkalkte freie Gelenkkörper (abgelöste Kapselchondrome?) zu erkennen. Der *geschwänzte Pfeil* zeigt auf eine partielle Verkalkung (Verknöcherung) des Labrum glenoidale.

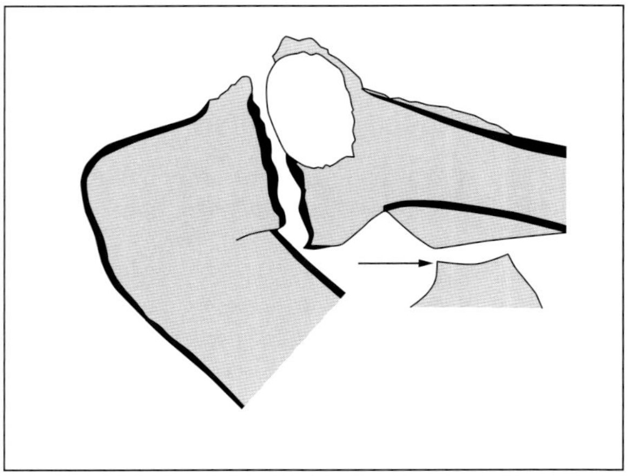

Abb. 13.**41** **Schwerer akromioklavikulararthrotischer Umbau bei einem Patienten 25 Jahre nach rechtsseitiger Oberschenkelamputation.** Der Patient hat nie eine Beinprothese getragen, sondern seitdem nur Unterarmstockstützen benutzt (Harnsäureserumspiegel normal, keine lokalen oder humoralen Entzündungszeichen). Das Korakoklavikulargelenk (*Pfeil*; vgl. Abb. 13.**5**) ist wahrscheinlich eine anatomische Variante. Eine posttraumatische Entstehung wird umso wahrscheinlicher, je mehr die Form der korakoklavikulären Ossifikation bzw. Gelenkbildung von dem hier gezeichneten Bild abweicht, d. h. unregelmäßiger wird; dann muss nämlich an eine Ossifikation des Lig. coracoclaviculare gedacht werden.

Merke:

Siehe die am Oberrand der Klavikel „entlang kriechende", arthrotisch ausgelöste Periostreaktion. Sie wird gelegentlich auch bei der Rhizarthrose am Metakarpale I gesehen.

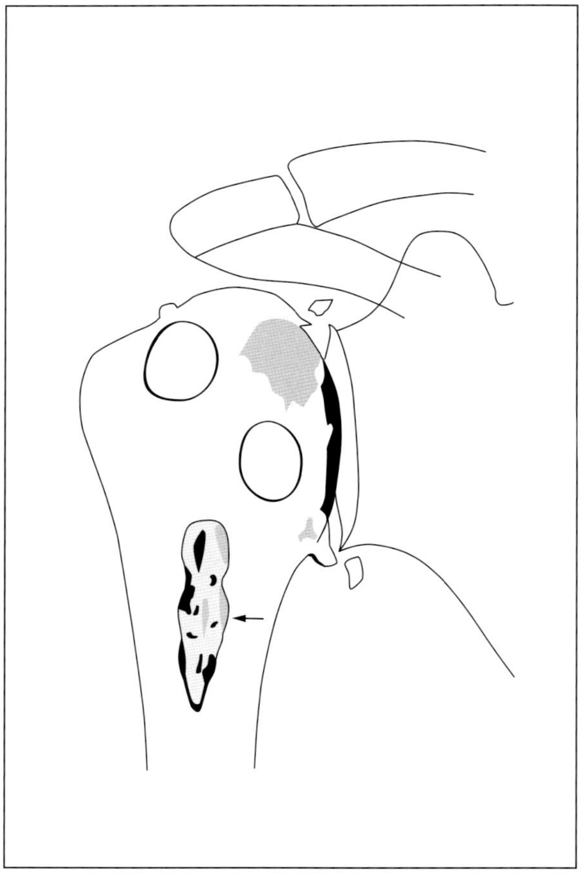

Abb. 13.**42** **Reparationsstadium einer ischämischen (aseptischen) Humeruskopfnekrose mit sekundärer Omarthrose** (über die vielfältigen Ursachen der epiphysären Knochennekrosen einschließlich der subchondralen Fraktur, die auch am Humeruskopf vorkommt [sog. Crescent Sign, s. dort], s. Kap. 14 „Hüftgelenk", Abschnitt „Klassische biomechanische Präarthrose des Hüftgelenks, sieben Grunderkenntnisse des osteonekrotischen Geschehens ff").

Röntgenmorphologie der *revaskularisierten* epiphysären Osteonekrose: eingesunkene Kalotte, Aufwerfen ihrer Randpartien, Verdichtungsbezirke, unregelmäßige kleine Knochenfragmente (Dissekate), größere Resorptionszysten in gelenkferneren ischämischen Humeruskopfbezirken.

Gleichzeitige Hinweise auf einen durchgemachten „alten" **epi-/meta-/diaphysären Knochenmarkinfarkt** *(Pfeil)* erwecken den Verdacht, dass es sich um kein örtliches Geschehen gehandelt hat, sondern um einen allgemeinen, zum umschriebenen Knochentod führenden Prozess, z. B. ein Dekompressionssyndrom.

Typisch für das Röntgenbild eines „alten" verkalkenden Knochenmarkinfarkts ist die in sich geschlossene, oft girlandenförmige Verkalkungsfigur, d. h. ein demarkierender, geografisch konfigurierter Osteoskleroserandsaum, der manchmal erst im CT sichtbar wird und beim Enchondrom fehlt. Der Infarkt führt zu keiner lobulären Konfiguration. Letztere kann zu einer Kompaktamuldung vom Markraum her führen (Cave [niedrigmalignes] Chondrosarkom).

Das Verkalkungsmuster beim Infarkt zeigt sich stippchenförmig bis flockig. Die Knochenverdichtung kann sich aber, je nach der Ausdehnung der Infarzierung, als reparative homogene Osteosklerose mehr oder weniger weit auf den knöchernen Gelenksockel erstrecken und unter Umständen zu einer periostalen Knochenreaktion führen. Die Differenzialdiagnose solcher diffusen Osteosklerosen als *monostischer* Befund hat vor allem das Osteosarkom und maligne Lymphome zu berücksichtigen. Bei polyostischen Befunden nimmt diese Wahrscheinlichkeit ab (z. B. Ganzkörperskelettszintigrafie!).

Merke:

Als seltene Komplikation von Knochenmarkinfarkten kommen maligne Tumoren (vor allem das maligne fibröse Histiozytom, Fibrosarkom oder Osteosarkom) vor, die im Narbenbezirk des Infarkts oder in unmittelbarer Nachbarschaft entstehen. Sie können sich röntgenologisch an einer Kompaktadestruktion und/oder einer Periostreaktion zu erkennen geben und im MRT ihren Weichteilanteil präsentieren. Der Knochenmarkinfarkt gibt ein stärkeres Fettsignal (T1w, T2w), noch früher dominiert ein Ödem. Mehr zentral gelegene Fettsignale schließen außerdem ein Enchondrom praktisch aus. Der histologisch zu sichernde Verdacht der malignen Transformation eines Knochenmarkinfarkts kann auch beim typischen röntgenologischen Infarktaspekt aufkommen, wenn der Patient über kurzfristig aufgetretene Schmerzen klagt und/oder Druckschmerz und/oder Weichteilschwellung auftreten. Knochenmarkinfarkte können sich selten zystisch umwandeln und dann als expansive Läsion den Knochen auftreiben. Üblicherweise sitzt die Infarzierung zentral im Knochen. Eine exzentrische Lage ist jedoch möglich.

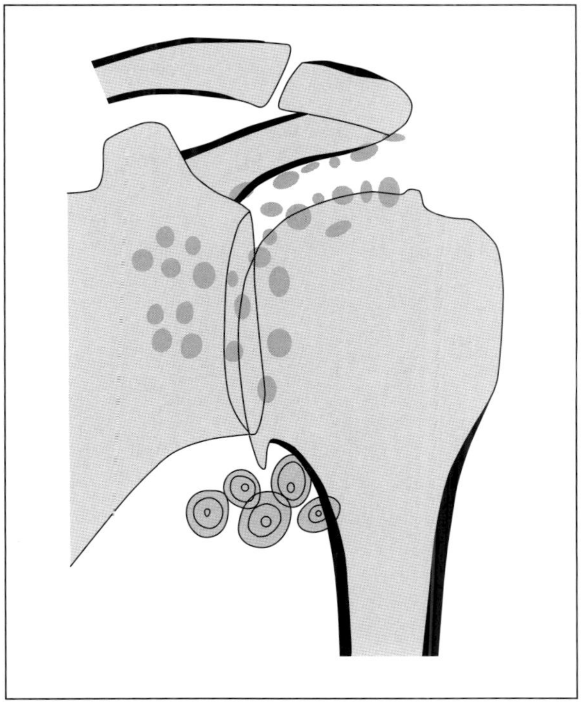

Abb. 13.**43** **Synovialchondromatose des Schultergelenks mit nicht sehr ausgeprägten arthrotischen Röntgenzeichen (marginale Humeruskopfosteophyten).** Im axillären Gelenkrezessus sind schichtweise verkalkte Kapselchondrome zu erkennen, die natürlich überall im Gelenk auftreten können. Wenn die Chondrome klein und diffus verkalkt sind, ist röntgenologisch oft nicht zu unterscheiden, ob es sich um verkalkte Chondrome oder Kapselosteome handelt.

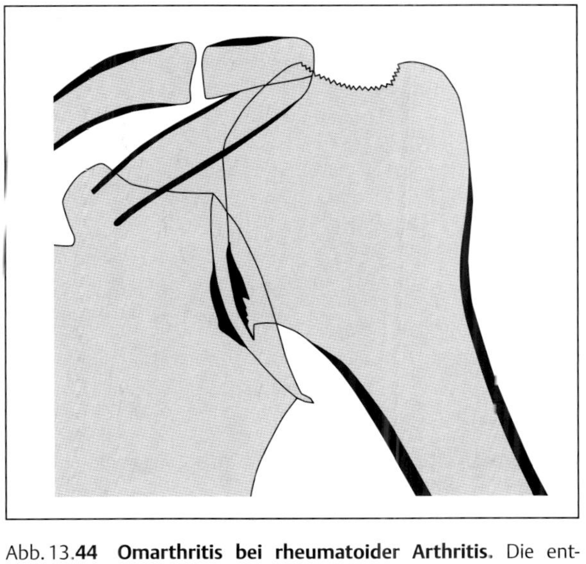

Abb. 13.**44** **Omarthritis bei rheumatoider Arthritis.** Die entzündliche Sekundärarthrose steht im Vordergrund des Röntgenbefunds, ebenso der Hinweis auf eine (entzündliche?) Schädigung der Rotatorenmanschette (Oberarmkopfhochstand in der Pfanne).

Sternoklavikulararthrose

Die Sternoklavikulararthrose ist, ebenso wie die Akromioklavikulararthrose, nach pathologisch-anatomischen Untersuchungen ein häufiger Befund. Ihre Beschwerden im Stadium der aktivierten Arthrose (Ergussnachweis z. B. im MRT) machen sie zu einer behandelbaren Erkrankung. Die Abb. 13.**45** zeigt die Röntgenbefunde zweier degenerativ veränderter Sternoklavikulargelenke.

Das Humeroskapulargelenk hat wegen des Größenunterschieds von Humeruskopf und Schulterblattpfanne einschließlich ihres Labrums keine knöcherne Führung. Vielmehr wird es überwiegend von Muskeln, in geringerem Maß von Bändern gesichert. Zu Ersteren gehören die Muskeln der Rotatorenmanschette (Mm. supraspinatus, infraspinatus, teres minor und subscapularis), der M. deltoideus und die Sehne des langen Bizepskopfs. Die Rotatorenmanschette kann mit einer fibrösen Haube des Humeruskopfs, die in ihrem Bereich in die Gelenkkapsel einstrahlt, verglichen werden. Sie verhindert, dass der Humeruskopf nach kranial aus der Schulterblattpfanne herausgleitet. Da die Muskeln der Rotatorenmanschette an allen Bewegungen des Schultergelenks beteiligt sind, führen schwere (degenerative, traumatische usw.) Schäden der Rotatorenmanschette zu einem Derangement des Schultergelenks, unter dem auch der humeroskapuläre Gelenkknorpel „leidet". Das heißt, es zeigen sich die Röntgenbefunde der Omarthrose (Abb. 13.**46**).

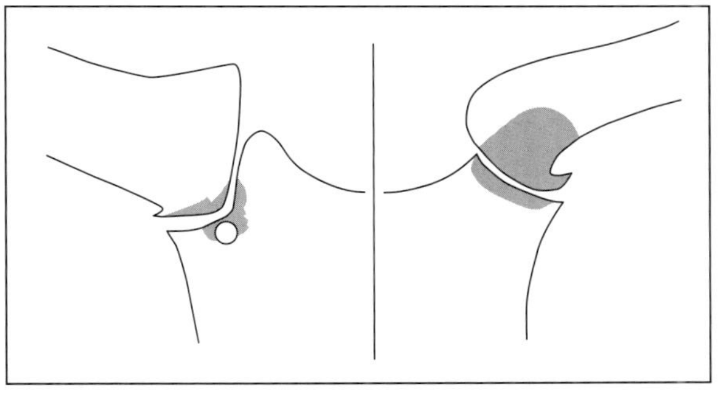

Abb. 13.**45** **Sternoklavikulararthrose** (dargestellt wie auf einer konventionellen Schichtaufnahme bzw. einer computertomografischen multiplanaren Reformation). Detailinformationen: Gelenkspaltverschmälerung, subchondrale Verdichtungen, Geröllzysten, Deformierung der Extremitas sternalis.

Merke:

Nach Sektionsstatistiken (Rüttner 1984) zeigen einerseits bereits im Alter zwischen 40–50 Jahren über 80% aller Sternoklavikulargelenke arthrotische Läsionen (z. B. des Gelenkknorpels). Andererseits löst hier sehr häufig die degenerative Elastizitätsabnahme des makromorphologisch normal erscheinenden Gelenkknorpels bei noch jüngeren Menschen einen vermehrten subchondralen Tracer-Einbau aus, der sich im Szintiscan zu erkennen gibt. Nach dem 70. Lebensjahr weisen alle Sternoklavikulargelenke arthrotische Veränderungen auf, obwohl es sich um ein nicht gewichtsbelastetes Sattelgelenk handelt.

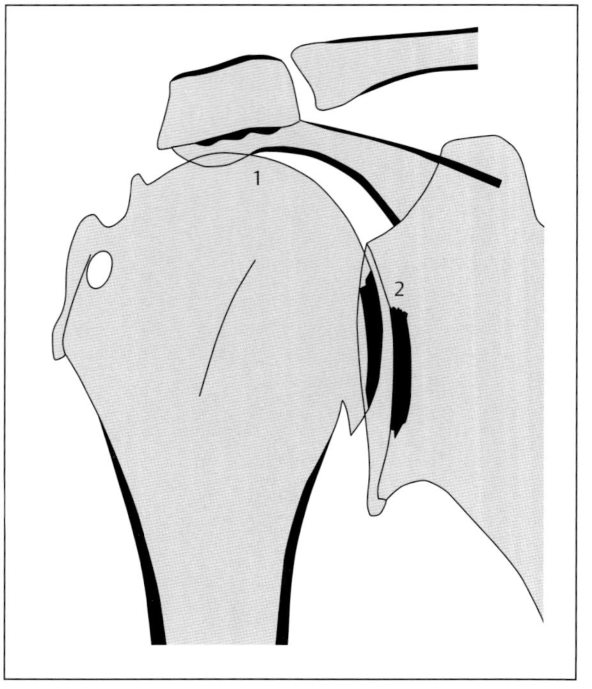

Abb. 13.**46** **Fortgeschrittene Schädigung der Rotatorenmanschette (1) und Omarthrose (2).** In diesem Stadium ist das pathologische/pathogene primum movens nicht mehr zu erkennen.
1 Humeruskopfhochstand in der Skapulapfanne (bei versehrtem Weichteilwiderlager, d.h. *schwerer* Schädigung [Ruptur] der Rotatorenmanschette, steigt der Oberarmkopf durch den Ruhetonus des M. deltoideus oder durch seine willkürliche Kontraktion – namentlich bei Abduktionseinstellung – nach oben), Deformierung und zystische Strukturaufhellung des Tuberculum maius, Osteophytose im vorderen Bereich der Akromionunterfläche (vgl. Abb. 13.**68**).
2 Verschmälerter röntgenologischer Gelenkspalt, subchondrale Sklerose, marginale Osteophyten.

Atraumatische anteriore (Sub-)Luxation im Sternoklavikulargelenk

Diese fällt dem Patienten durch das *Vorstehen des sternalen Klavikulaendes* auf, kann Schmerzen verursachen und führt ihn zur Bildgebung (CT). Wahrscheinlich geht die langsam entstehende Fehlstellung nach vorn und kranial auf eine chronische Überbeanspruchung des Lig. sternoclaviculare anterius – der Verstärkung der vorderen Gelenkkapselwand – zurück. Dieses Kapselband begrenzt die horizontale Retroversion im Schultergelenk. Formvarianten des Schlüsselbeins, wie beispielsweise die Abflachung der lateralen Klavikulakurvation (Nachweis: vergleichende Winkelmessung mittels 3D-Rekonstruktion am Multislice-CT) oder ein hypoplastisch angelegtes vorderes Kapselband (vergleichendes MRT?), können die Mechanik des Gelenks nachhaltig stören. Sie bedingen wahrscheinlich ein größeres Rotationsmoment im Sternoklavikulargelenk, das zu einer Überbeanspruchung und zur nachlassenden ligamentären Spannung (Elongation) führt (Petrovitch et al. 2006). Die dadurch eingeschränkte Sicherung des Sternoklavikulargelenks löst die Fehlstellung des sternalen Schlüsselbeinendes aus und begünstigt darüber hinaus die Entstehung der Arthrosis deformans.

Osteoarthropathien

Gicht

Die Gicht (s. Kap. 6 „Arthropathien und Osteoarthropathien“) befällt distal gelegene Extremitätengelenke häufiger als körperstammnahes Gleitgewebe. Daher gehört die Gichtmanifestation an den Schultergürtelgelenken nicht nur zu den selteneren Lokalisationen, sondern gewöhnlich ist in diesem Stadium der chronischen Gicht die Krankheitsdiagnose schon vorher gestellt worden. Uratablagerungen lösen am Akromioklavikulargelenk über Resorption der knöchernen Gelenksockel eine Erweiterung des röntgenologischen Gelenkspalts aus. Auch für das Schultergelenk gilt, dass erosive oder sogar mutilierende Veränderungen an den artikulierenden Knochen, namentlich am Humeruskopf, mit begleitenden, *umschriebenen Weichteilverdichtungen* – sie spiegeln die Weichteilausdehnung des Tophus wider – den Gichtverdacht erwecken sollen (s. Legende der Abb. 13.**47** über die röntgenologische und magnetresonanztomografische Erkennbarkeit des Weichteiltophus am Schultergelenk).

Ochronotische Osteoarthropathie

Die ochronotische Osteoarthropathie (s. Kap. 6 „Arthropathien und Osteoarthropathien“) gibt sich an den Schultergürtelgelenken entweder als typische Arthrosis deformans oder als Arthrose mit atypischen Begleitbefunden zu erkennen. Atypisch sind in diesem Zusammenhang die oft zahlreichen Fibroostosen und gelenkferne, nicht als arthrotische Geröllzysten anzusprechende kugelige Spongiosastrukturaufhellungen (Abb. 13.**48**).

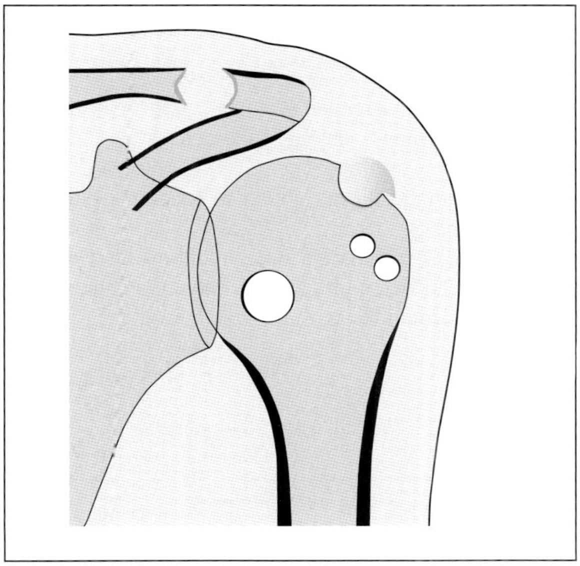

Abb. 13.**47** **Chronische Gicht am Schulter- und Schultereckgelenk. Diagnosestellung in Verbindung mit bekannter Gicht.** Erosion an der kranialen Gelenkknorpel-Knochen-Grenze des Humeruskopfs mit umgebender Weichteilverdichtung (Weichteiltophus). Dieser wolkenartige Verdichtungsbezirk wird am Schultergelenk wegen des dicken Weichteilmantels nur dann röntgenologisch erkennbar, wenn er neben Natrium- auch Kalziumurat enthält. Er hat jedoch nicht die Schattenintensität einer Apatitablagerung in der Rotatorenmanschette. Uratablagerungen im Knochenmark geben sich als „Zysten" mit verdichtetem Randsaum im Humeruskopf zu erkennen. Die tophusbedingte Erweiterung des akromioklavikulären Gelenkspalts spiegelt eine unspezifische Reaktionsweise dieses Gelenks wider; s. Abb. 13.**22** und Abb. 13.**54**.

MRT des Tophus: T2w-SE-Sequenz (evtl. frequenzselektive Fettsuppression) = verstärkte Signalgebung. T1w-SE-Sequenz nach Kontrastmittelinjektion = peritophöses Granulationsgewebe stark signalgebend.

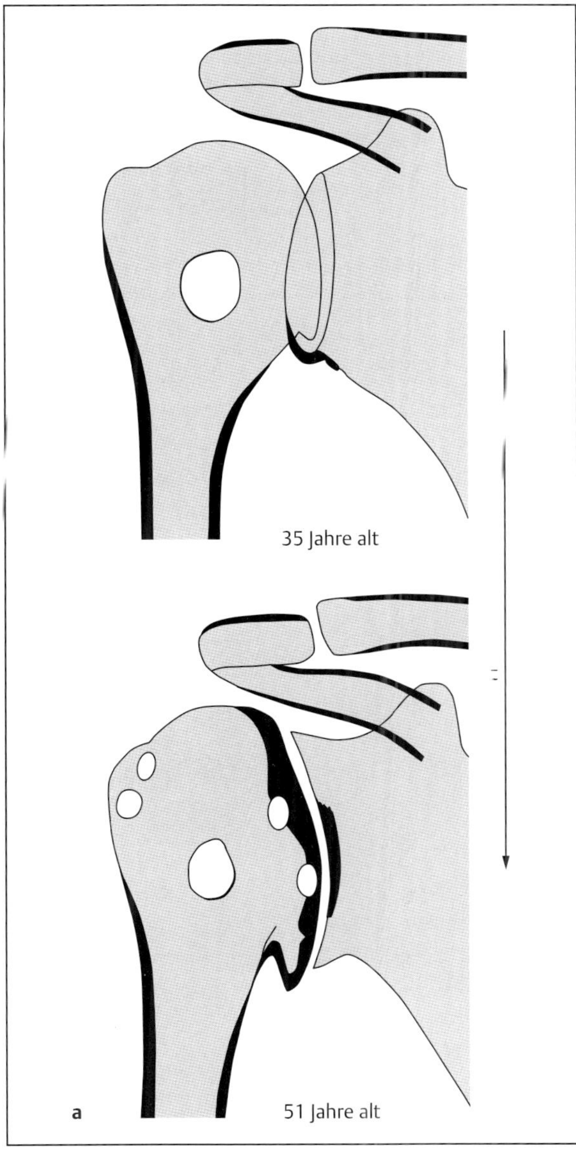

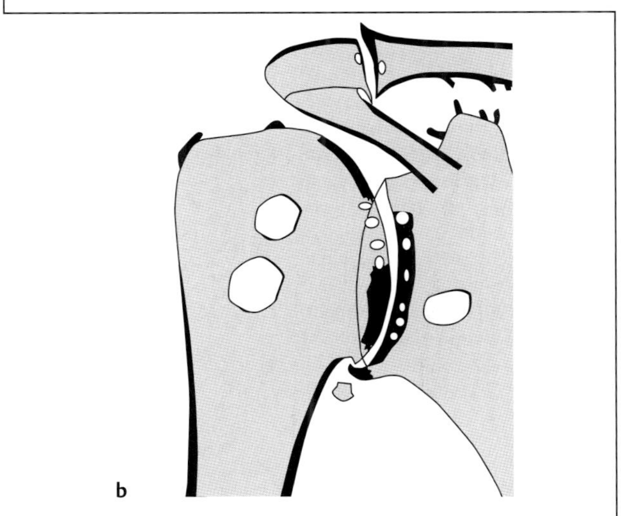

Abb. 13.**48a, b** **Ochronotische Osteoarthropathie im Schulterbereich.**

a **Verlaufsbeobachtung** (t = Zeit). Zunächst (Patient 35 Jahre alt, männlich) geringfügige Röntgenbefunde der Omarthrosis deformans (kleiner unterer Humeruskopfosteophyt, geringer kaudaler Pfannenrandwulst bzw. partielle Verknöcherung des Labrums). Vieldeutige zystische Strukturaufhellung mit unregelmäßigem Randsaum im Humeruskopf. 16 Jahre später fortgeschrittene Omarthrosis (für das Alter ungewöhnlich schwerer Befund für die banale Arthrose und für das Zeitintervall schnelle Progredienz; die inzwischen diagnostizierte Ochronose erklärt diesen ungünstigen Verlauf).

b **Arthrosis deformans des Schulter- und Schultereckgelenks** mit arthroseatypischen Begleitbefunden (zahlreiche *Fibroostosen*). Die 3 größeren, unregelmäßig rund projizierten, randsklerosierten Aufhellungen im Humeruskopf-, im Humerushalsbereich und im Schulterblatthals sind keine Geröllzysten, sondern die von Bauer und Kienböck (1929) beschriebenen Ochronoseherde in gelenkferneren Knochenanteilen; s. auch in **a**.

Röntgenologische Differenzialdiagnose gegenüber ähnlichen Aufhellungen bei der Hämophilieosteoarthropathie durch Röntgenaufnahmen der Lendenwirbelsäule, deren Disken die Testgelenke (s. Abb. 6.**5**) der Ochronose sind, bzw. „Bluteranamnese".

Hämophilieosteoarthropathie

Diese befällt im Schultergürtelbereich vornehmlich das Schultergelenk. Die in Kap. 6 „Arthropathien und Osteoarthropathien" geschilderten Vorgänge im Blutergelenk prägen den Röntgenbefund. Er spiegelt die Zerstörung des Gelenks, einen zystenartigen Spongiosaabbau auch in der weiteren Gelenkumgebung, evtl. sekundäre arthrotische Reaktionen (Abb. 13.**49**) und bei Beginn der Arthropathie im Kindesalter auch Wachstumsstörungen wider (Abb. 13.**50**).

Angeborene hereditäre Hämoglobinopathien mit Sichelzellbildung

Diese Hämoglobinopathien (s. Kap. 6 „Arthropathien und Osteoarthropathien") schädigen die Gelenke des Schultergürtels *vor allem* auf 2 Arten:

- durch Thrombosierung nutritiver Gefäße (des Humeruskopfs)
- durch die Begünstigung einer hämatogenen Absiedlung von Bakterien im subchondralen Knochen oder in der Synovialmembran (Abb. 13.**51**)

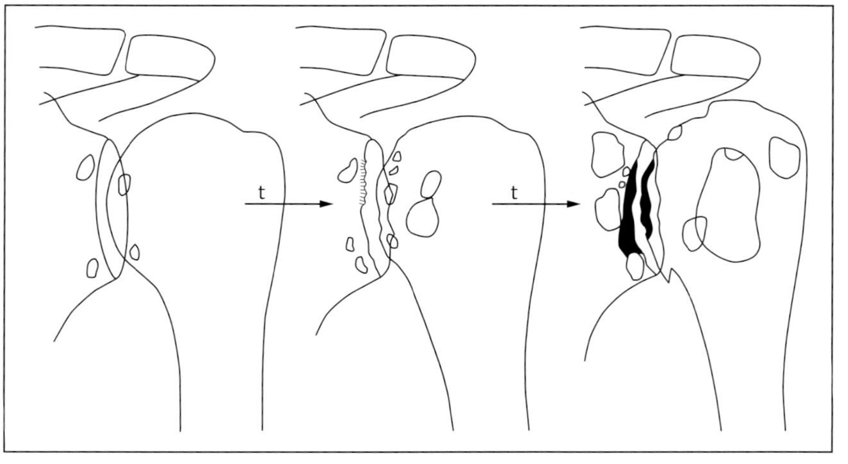

Abb. 13.**49** **Verlaufsbeobachtung einer Osteoarthropathie des linken Schultergelenks bei Hämophilie** (von links nach rechts: Patient 32, 35 und 41 Jahre alt). Beginn mit kleinen unspezifischen, irregulär-rundlichen Spongiosaaufhellungen, die an Zahl und Größe zunehmen, auch außerhalb des Subchondriums auftreten und nicht den Aspekt der arthrotischen Geröllzysten haben. Außerdem sind Erosionen aufgetreten. Zunehmende Zeichen der Gelenkzerstörung, geringe sekundäre Arthrosezeichen (t = Zeit).

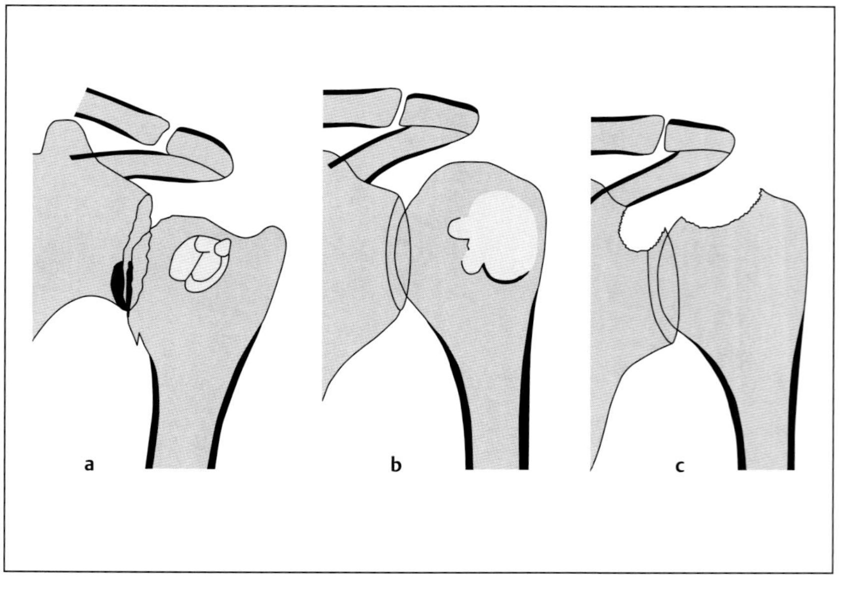

Abb. 13.**50a–c** **Hämophilieosteoarthropathie.**
a **Röntgenzeichen, die für einen Beginn im Wachstumsalter sprechen**, sind der *Humerus varus* und das *verlängerte Collum scapulae*. Adduktionskontraktur (durch exzentrische Kapselschrumpfung).
b **Intraossäre Hämatome haben zu zystenartigen Osteolysen geführt.** Differenzialdiagnose gegenüber (z. B.) Knochentuberkulose und einem zystisch wachsenden Knochentumor auch bei Hämophiliekranken stellen!
c **Erosive Konturveränderungen**, die sowohl bei der Hämophilie als auch bei entzündlichen oder tumorösen Proliferationen der Synovialmembran auftreten können. Anamnese bekannt, trotzdem MRT empfehlen.

Neurogene Osteoarthropathien

Der Schultergelenkbefall bei *Syringomyelie* ist das Paradigma der neurogenen Osteoarthropathien (s. Kap. 6 „Arthropathien und Osteoarthropathien") im Schultergürtelbereich (Abb. 13.**52** und Abb. 13.**53**). Differenzialdiagnostisch muss zu *Beginn der Erkrankung* – dies gilt für alle Erscheinungsformen des Osteolysesyndroms – ein arthritischer, vor allem tuberkulöser Prozess oder ein osteolytisch wachsender Tumor ausgeschlossen werden. Im fortgeschrittenen, röntgendiagnostisch eindeutigen Stadium sind von der Syringomyelie die verschiedenen anderen Ursachen neurogener Osteoarthropathien abzugrenzen. Sie wurden in Kap. 6 „Arthropathien und Osteoarthropathien" aufgezählt. In seltenen Fällen führt das Mutilationsstadium der rheumatoiden Arthritis zu einer völligen Resorption des Humeruskopfs und der Skapulapfanne, Befunde, die noch ausgeprägter sein können, als in Abb. 13.**20** gezeichnet wurde. Die gleichzeitigen schmerzhaften Symptome und die arthritischen Röntgenbefunde an den anderen Gelenken bewahren vor der Verwechslung mit einer neurogenen Osteoarthropathie. Osteolysen des proximalen Humerus (Caput, Collum humeri) treten (selten) auch als Nebenerscheinung der chronischen Kortikosteroidbehandlung auf (Resorption des osteonekrotischen Knochenanteils).

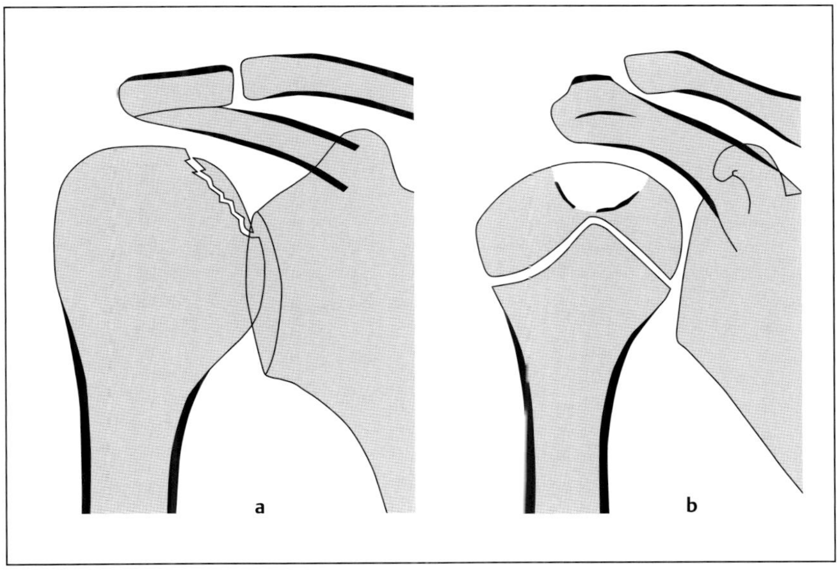

Abb. 13.**51a, b** **Floride Schädigungen des Schultergelenks bei hereditären Hämoglobinopathien mit Sichelzellbildung.**

a **Ischämische Osteonekrose im Humeruskopf nach Thrombosierung nutritiver Arterien.** Die atraumatische (subchondrale) Kalottenfraktur (Crescent Sign) mit *diskretem Einsinken* des Fragments ohne Spongiosasklerosierung und/oder Röntgenzeichen der Knochenresorption zeigen an, dass es sich um ein *frisches* Ereignis handelt. MRT indiziert.

b **Hämatogener, unspezifisch-bakterieller Abszess** in der proximalen Humerusepiphyse bei einem Kind. Die *geringfügige* Randsaumverdichtung ist der Hinweis, dass es sich um eine *frische* Knocheneinschmelzung handelt. MRT indiziert.

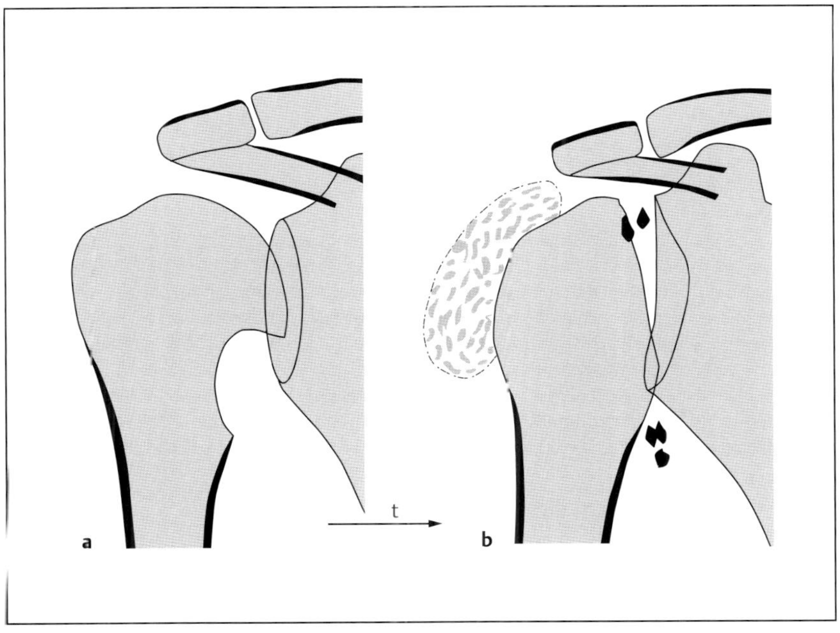

Abb. 13.**52a, b** **Neurogene Osteoarthropathie des rechten Schultergelenks** (Beobachtung über 3 Monate, also schnelle Progredienz; t = Zeit).

a **In diesem Stadium** kommen nach dem *Röntgenbefund* (reaktionsloser Konturdefekt) vor allem infrage: Neoplasma, Tuberkulose, aber auch neurogene Osteoarthropathie.
Klinisch: dissoziierte Empfindungsstörung (**Syringomyelie**).

b **Jetzt ist die Röntgendiagnose „neurogene Osteoarthropathie" gesichert.** Die reaktionslose Osteolyse hat sowohl den Humeruskopf als auch die Skapulapfanne ergriffen; einzelne Knochentrümmer liegen im Gelenkkavum; eine große Menge Knochenschotter ist in die als „Schlammfang" wirkende Bursa subdeltoidea eingebrochen (s. Abb. 13.**14**).

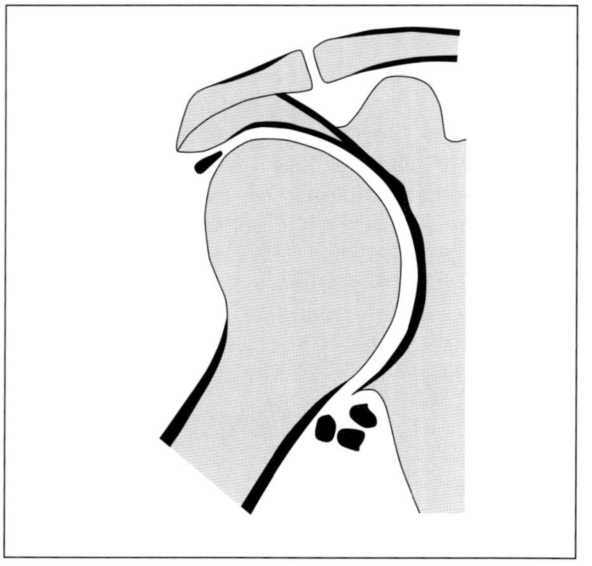

Abb. 13.**53** **Neurogene Osteoarthropathie (bei Syringomyelie), vollzogene Umgestaltung des Gelenks.**

Merke:

Unter dem Akronym „ANNRAD-Syndrom" werden verschiedene *nicht* neurogene und *nicht* arthritische Erkrankungen, die mit Osteolysen der knöchernen Gelenksockel einhergehen, zusammengefasst (s. Kap. 5 „Arthrosis deformans", Abschnitt „Subtypen der Arthrosis deformans"), daher bildgebende Differenzialdiagnose des gezeichneten Befunds.

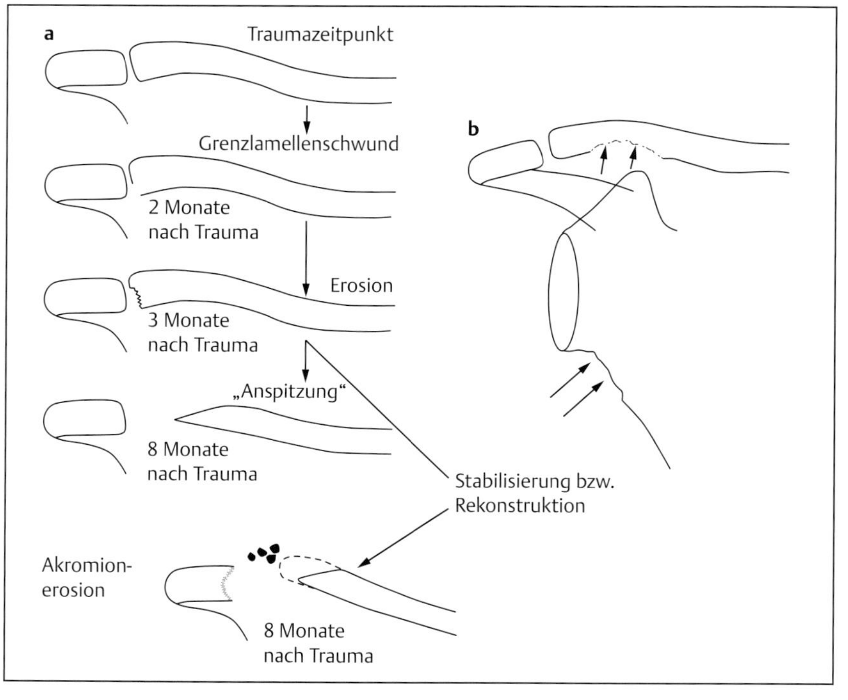

Abb. 13.**54a, b** **Entwicklung der lateralen posttraumatischen Klavikulaosteolyse (a).** Eine teilweise oder weitgehende Rekonstruktion (Reossifikation) ist möglich. Eine „Anspitzung" der Klavikulaosteolyse mit Kortikalis zeigt das „ausgebrannte" Lyseendstadium an; Rekonstruktion abgeschlossen. Die Osteolyse betrifft die Klavikula. Diskrete Erosionen des Akromions kommen manchmal vor. *Gestrichelt:* mögliche reparative Phase. Sie ist aber nie vollständig. Flache Konturdefekte (*Pfeile* in **b**) bei der *nicht familiären Akroosteolyse mit kortikalen Defekten* (Gilula et al. 1976).

Merke:

Bei Athleten, zu deren sportlichen Aktivitäten häufiges Gewichtheben gehört, aber auch bei Baseballspielern, können diffuse Schmerzen, lokale Druckschmerzhaftigkeit und Weichteilschwellung über den Akromioklavikulargelenken auftreten, zu deren röntgenmorphologischem Substrat Grenzlamellenschwund, Demineralisation des akromialen Klavikulaendes und zystische Strukturauflockerungen gehören (Cahill 1982). Diese Befunde sind Stressphänomene → im MRT auch nach subchondraler Frakturlinie fahnden. Der posttraumatische Klavikulaschaden nach einem Makrotrauma verschiedenen Ausmaßes wenige Wochen oder Jahre danach kann sich, ebenso wie Stressphänomene nach repetitiven Mikrotraumen, bei normalem Röntgenbefund ausschließlich als Knochenmarködem in der Klavikula, in geringerem Maße auch im Akromion, zu erkennen geben. T2-gewichtete MRT-Sequenzen können dabei ein starkes Gelenksignal durch Synovialisproliferationen im Sinne villöser Hyperplasie geben. Dieser Befund ist unspezifisch, denn er kommt auch bei Infektionen und Neoplasmen vor (Erickson et al. 1990).

Osteolysen

Osteolysen der Extremitas acromialis des Schlüsselbeins – also seines lateralen Anteils – und seltener am Akromion haben vielerlei Ursachen. Auf ihre entzündliche (arthritische) Genese wurde schon hingewiesen (s. Abb. 13.**22**). Hier seien noch folgende Ursachen ergänzt:

- multizentrische Retikulohistiozytose (s. Abb. 13.**63**)
- progressive systemische Sklerose (s. Abb. 13.**26**)
- Amyloidosteoarthropathie
- Gicht
- Hyperparathyreoidismus
- Osteomalazie
- posttraumatische Osteolyse – sehr selten sogar am Humeruskopf mit periartikulären Verkalkungen oder Knochenresten
- Progerie

Für die **posttraumatische Klavikulaosteolyse** (Abb. 13.**54**) gilt, dass sie auch nach stumpfen Schultertraumen auftreten kann und einen Längenverlust des Schlüsselbeins von höchstens 2–3 cm verursacht. Dabei kommen periklavikuläre Verkalkungen vor. Die Osteolyse beginnt manchmal schon nach wenigen Wochen; gelegentlich vergehen aber auch Monate oder Jahre bis zur Manifestation der Osteolyse. Zum lytischen Stadium der posttraumatischen Klavikulaosteolyse gehört die Weichteilschwellung (Synovialisproliferation mit gefäßreichem Stroma und Ödem). In der reparativen Phase kann eine teilweise Rekonstruktion erfolgen. Auch im günstigsten Fall bleibt jedoch eine „Erweiterung“ des röntgenologischen Gelenkspalts zurück.

Wiederholte Mikrotraumen (bei Pressluftarbeitern und Sportlern) sowie Gasembolien bei Tauchern (Feindt 1974) können ebenfalls Klavikulaosteolysen verursachen.

Eine (laterale) Schlüsselbeinosteolyse nach frakturierter **Osteoradionekrose** dieses Knochens ist ebenso beschrieben worden wie ein röntgenologisch als erosive Arthritis imponierender Strahlenspätschaden des Schultergelenks (Kolář u. Vrabec 1959).

Bei der **Pyknodysostose** täuscht manchmal die Hypoplasie der Extremitas acromialis claviculae eine Osteolyse vor.

Die Kombination einer Klavikulaosteolyse mit der Auflösung benachbarter Rippen kommt bei der Progerie vor, häufiger noch bei der **massiven Osteolyse Gorham-Stout** (s. Kap. 6 „Arthropathien und Osteoarthropathien“, Abschnitt „Sekundäre Akroosteolysen/Osteolysen“). Die Krankheit wird treffend durch das Attribut „massiv“ charakterisiert, da sie die Knochengrenzen überspringt, also mit der Zeit zur ausgedehnten „Auslöschung“ benachbarter, auch größerer Knochen führen (Abb. 13.**55**) und auf die Weichteile übergreifen kann. Gewöhnlich kommt sie spontan zum Stillstand. Blutige (hämangiomatöse) oder chylöse (lymphangiomatöse) Pleuraergüsse können beim Befall des Schultergürtels zu einer sogar lebensbedrohenden Komplikation der massiven Osteolyse Gorham-Stout werden.

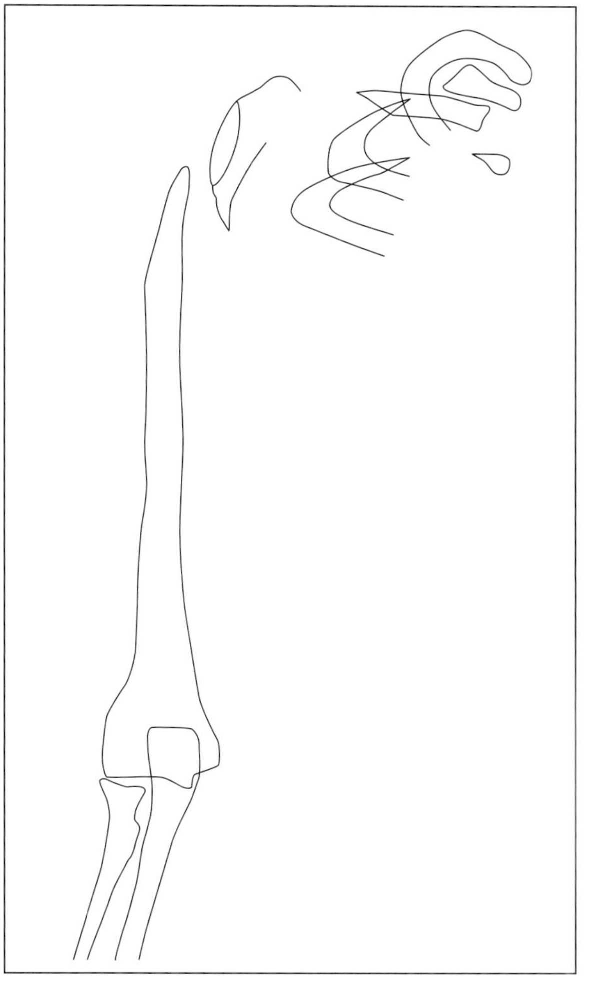

Abb. 13.**55** **Prinzipieller Röntgenaspekt einer mehrere Jahre bestehenden massiven Osteolyse Gorham-Stout im Schultergürtel-Arm-Bereich.** Reaktionslose partielle Osteolyse der Klavikula, der Skapula, des Humerus und benachbarter Rippen. Im distalen Armbereich wurde die massive Osteolyse bisher am häufigsten an den Karpalia, an den Metakarpalia, am distalen Radius und an der Ulna sowie an einzelnen Phalangen gesehen.

Neurogene Osteoarthropathien

Paraartikuläre Verknöcherungen sind typische Befunde der neurogenen Osteoarthropathien. Sie kommen aber auch ohne Umgestaltung der artikulierenden Knochen vor (**neurogene Paraosteoarthropathie**; Abb. 13.**56** und Abb. 13.**57**).

Amyloidosteoarthropathie

Zur Amyloidosteoarthropathie s. Kap. 6 „Arthropathien und Osteoarthropathien“ und Abb. 6.**29**, die den visuellen Eindruck – Schulterpolsterzeichen – und das Röntgenbild des artikulären, periartikulären und ossären Amyloidniederschlags im Schulterbereich wiedergibt. Durch die Amyloiddeposition kann das laterale Ende der Klavikula erodiert werden. Es entsteht dann die Erweiterung des akromioklavikulären Gelenkspalts.

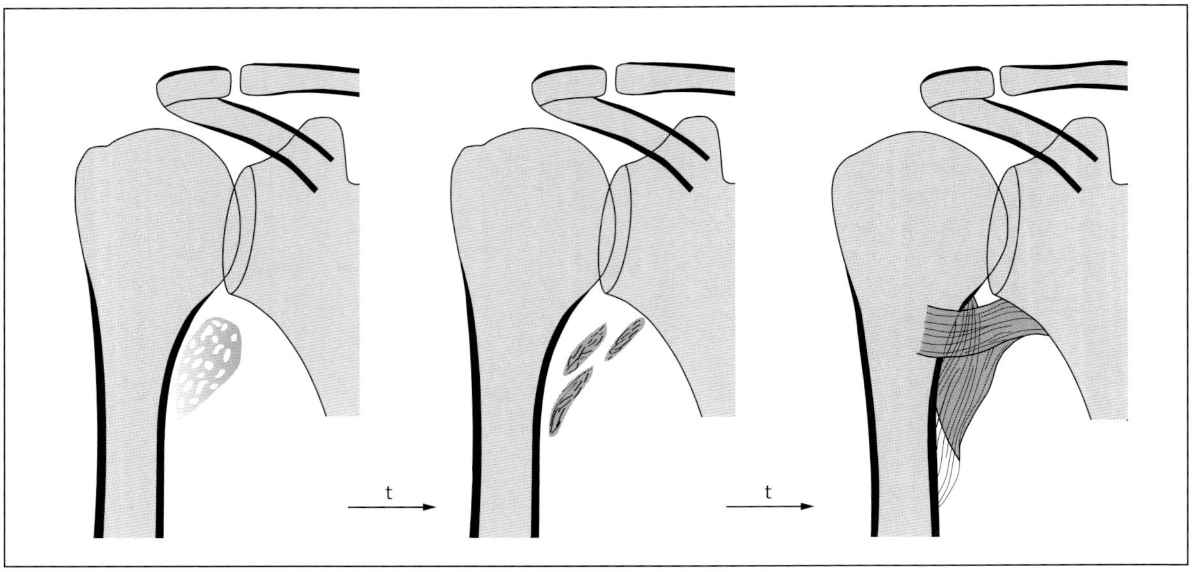

Abb. 13.56 **Entwicklung einer neurogenen Paraosteoarthropathie innerhalb von 5 Monaten** (in diesem Fall nach schwerem Schädel-Hirn-Trauma). Das Röntgenbild entspricht der sog. Myositis ossificans localisata (s. Kap. 6 „Arthropathien/Osteoarthropathien", Abschnitt „Myositis ossificans localisata traumatia/atraumatica"; t = Zeit, Verlaufsbeobachtung).

Merke:

Nach Besserung der neurologischen Symptomatik können sich nicht sehr ausgedehnte Verknöcherungen (teilweise) zurückbilden.

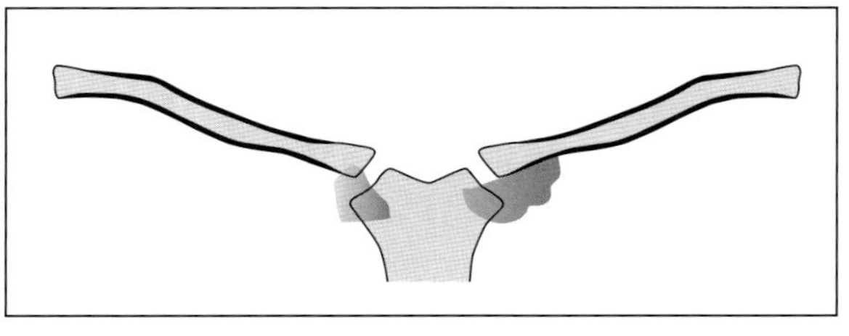

Abb. 13.57 **Para- und retrosternale neurogene Paraosteoarthropathie bei apallischem Syndrom.** Die kalkdichten Schatten sind auf der Thoraxaufnahme (im Liegen) zu erkennen (nur Ausschnitt zur Information wiedergegeben). Das CT gibt Auskunft über die genaue Topografie.

Hämochromatoseosteoarthropathie

Diese Erkrankung (s. Kap. 6 „Arthropathien und Osteoarthropathien") verläuft als Arthrosis deformans, die – namentlich in den frühen Stadien – vom typischen Arthrosebild abweichen kann (Abb. 13.**58**). Außerdem kommt bei der Hämochromatose häufig auch die Chondrocalcinosis articularis vor.

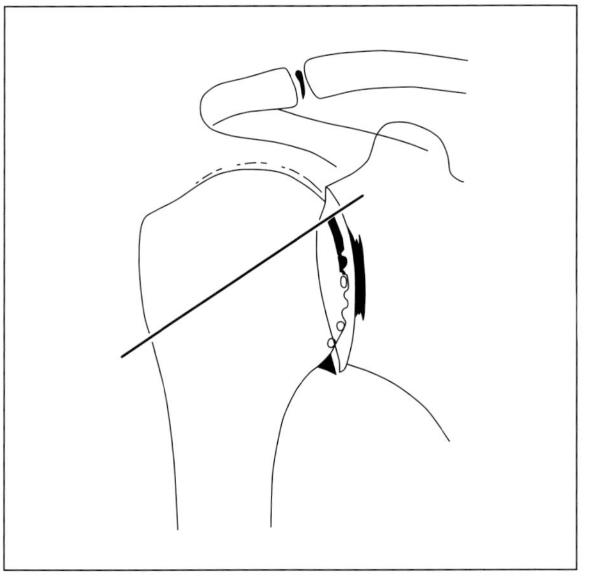

Abb. 13.**58** **Frühstadium der Hämochromatoseosteoarthropathie des Schultergelenks.** Röntgenzeichen einer *nicht sehr ausgeprägten* Omarthrose mit zarten marginalen Osteophyten, kleinen subchondralen Zysten und bandförmigen subchondralen Spongiosaverdichtungen. Teilweise sind die Zystenwandungen eingebrochen, sodass die Humeruskopfkontur an diesen Stellen wie „angeknabbert" erscheint *(unterer Anteil des Humeruskopfs)*. Chondrokalzinose *(im oberen Anteil des Humeruskopfs und im Akromioklavikulargelenk gezeichnet)*. Die fortgeschrittene Osteoarthropathie bei Hämochromatose entspricht dem *schweren Omarthroseröntgenbild*.

Osteoarthropathie beim Morbus Wilson

Bei der Osteoarthropathie im Verlauf der Wilson-Krankheit (s. Kap. 6 „Arthropathien und Osteoarthropathien") sind im Schultergürtelbereich arthroseähnliche oder -identische Röntgenbefunde, freie Gelenkkörper, Chondrokalzinose, eine allgemeine, also nicht gelenkbezogene Demineralisation der Knochen sowie die Röntgenzeichen

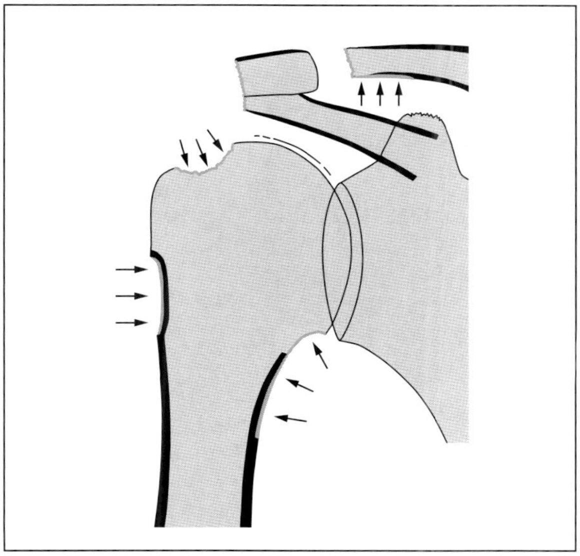

Abb. 13.**59** **Mögliche Hyperparathyreoidismus-Röntgenzeichen auf Schulterröntgenaufnahmen.** Von den verschiedenen Befunden wurden hier gezeichnet: Erweiterung des akromioklavikulären Gelenkspalts durch Resorption des lateralen Klavikulaendes, partielle Akromionosteolyse, *subperiostale Knochenresorption* an der medialen und lateralen Kontur der proximalen Humerusmetaphyse, am Humeruskopf und am Klavikulaunterrand *(Pfeile)*, Chondrokalzinose des Schultergelenks.

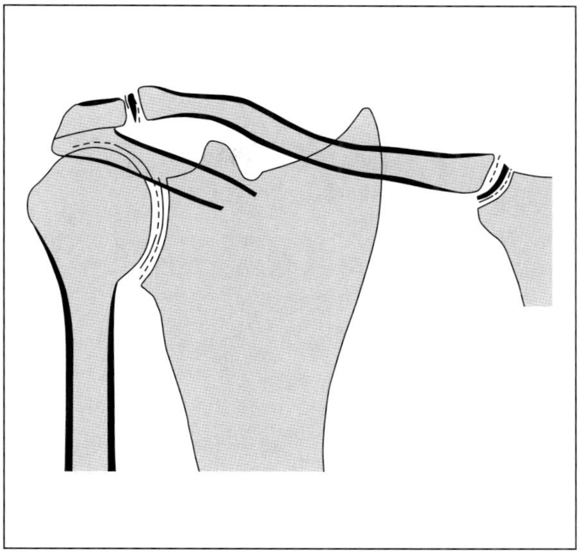

Abb. 13.**60** **Chondrokalzinose der Schultergürtelgelenke** (mögliche Pyrophosphatablagerungen im Gelenkknorpel und in den Disken).

der Rachitis bzw. Osteomalazie zu erwarten. Looser-Umbauzonen stellen sich auf Röntgenaufnahmen des Schultergelenks vor allem am Kollum und an der Spina scapulae dar.

Hyperparathyreoidismus

In Kap. 11 „Gelenke der Hand", Abschnitt „Osteoarthropathien an der Hand", werden beim röntgendiagnostischen Minimalprogramm des Hyperparathyreoidismus auch die Akromioklavikulargelenke angeführt. Der Hyperparathyreoidismus löst an ihnen häufig einen Schwund der subchondralen Grenzlamelle, Erosionen und schließlich eine Erweiterung des Gelenkspalts aus (vgl. Abb. 13.**22**). Die akromioklavikuläre Gelenkspaltserweiterung ist allerdings für sich alleine betrachtet eine vielfältige Reaktionsmöglichkeit dieses Gelenks bzw. des artikulierenden lateralen Klavikulaendes. Darüber hinaus erkennt man auf Schulterröntgenaufnahmen von Patienten mit Hyperparathyreoidismus gelegentlich eine Knochenresorption am Akromion, im proximalen Humerusbereich einschließlich des Humeruskopfs und an den Rippen, ferner eine Chondrokalzinose, „braune Tumoren" und Weichteilverkalkungen (Abb. 13.**59**). Die Chondrokalzinose des Schultergelenks tritt beim Hyperparathyreoidismus als möglicher Begleitbefund auf. Darüber hinaus kann sie sich auch hier sporadisch und hereditär ohne bildgebende Befunde, die auf andere Krankheiten hinweisen, manifestieren (Abb. 13.**60**) und im Verlauf manchmal in eine schwere destruktive Osteoarthropathie (Abb. 13.**61**) übergehen.

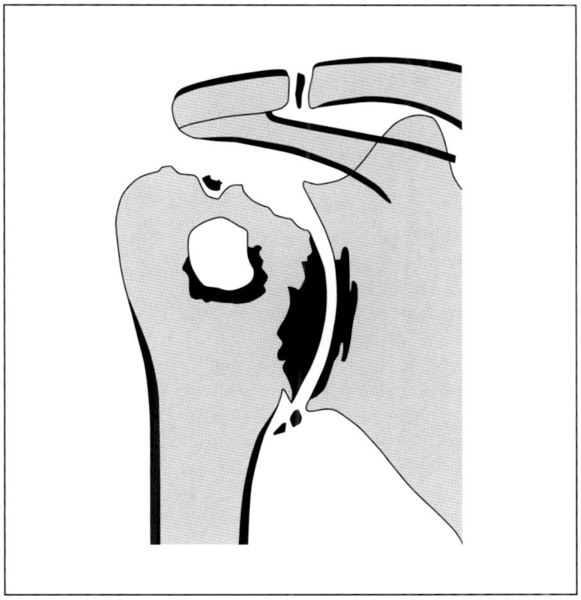

Abb. 13.**61** **Destruktive Osteoarthropathie des Schultergelenks bei (sporadischer) Chondrokalzinose.** Die Chondrokalzinose ist auf dieser Röntgenskizze nur noch am verkalkten Diskus im Akromioklavikulargelenk zu erkennen, denn der destruktive Prozess zerstört auch die Kalziumpyrophosphatablagerung.

Merke:

„Gelenkdestruktion" erfordert pathogenetische/ätiologische Differenzialdiagnosen: neurogen, infektiös – oder nichtinfektiös – arthritisch, metabolisch (organisch, anorganisch), hormonell, vaskulär (überwiegend 1 Gelenksockel), tumorös (überwiegend 1 Gelenksockel)?

Kalzinosen

Die Kalzinosen (s. Kap. 7 „Dystope Kalziumniederschläge mit Krankheitspotenzial") treten im Gegensatz zur Chondrokalzinose fast immer als periartikuläre Apatitniederschläge unter ihren verschiedenen röntgenmorphologischen Aspekten auf (Abb. 13.**62**).

Multizentrische Retikulohistiozytose

Die multizentrische Retikulohistiozytose (s. Kap. 11 „Gelenke der Hand") kann im Schulterbereich vielfältige artikuläre und extraartikuläre Zerstörungen verursachen (Abb. 13.**63**). Das Schultergelenk gilt als dritthäufigste Lokalisation bei dieser Krankheit (Barrow u. Holubar 1969), und zwar nach den IP-Gelenken und dem Kniegelenk.

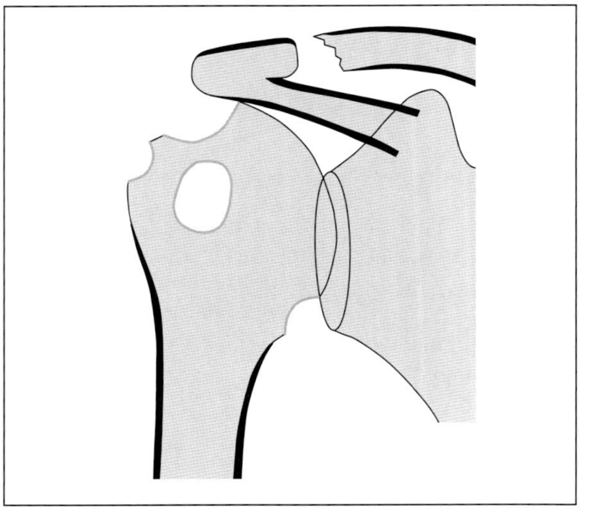

Abb. 13.**63** **Multizentrische Retikulohistiozytose.** Folgende pathologischen Röntgenbefunde fallen auf: Erosionen am Humeruskopf und am lateralen Klavikulaende (Erweiterung des akromioklavikulären Gelenkspalts). Humeruskopfhochstand in der Skapulapfanne, Arrosion am Tuberculum maius. Zystische Osteolyse im Humeruskopf.
Röntgendiagnose: Chronische Arthritis des Schulter- und Schultereckgelenks. Schwere Schädigung der Rotatorenmanschette, Sehnenansatzarrosion. Allenfalls die größere zystische, gelenkferne Humeruskopfosteolyse lässt an eine „Depositionskrankheit im weiteren Sinne" denken, darunter auch an die multizentrische Retikulohistiozytose. Fragestellung: Gleichzeitige typische Hautbefunde?

Akromegalie

Bei der Akromegalie (s. Kap. 11 „Gelenke der Hand", Abschnitt „Osteoarthropathien an der Hand") proliferiert auch der Gelenkknorpel; dies kann zu einer röntgenologischen „Gelenkspalterweiterung" führen. Außerdem neigt der Gelenkknorpel bei den Akromegaliepatienten offensichtlich eher zum Verschleiß als bei Menschen mit quantitativ normaler Somatotropinbildung. Am Schultergelenk

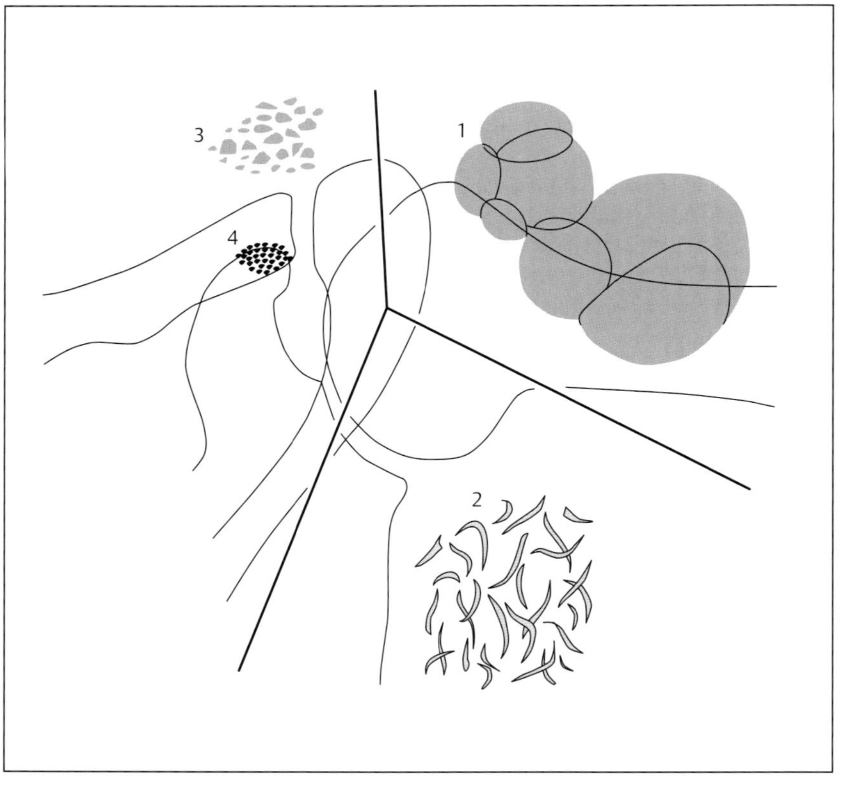

Abb. 13.**62** **Periartikuläre Schulterverkalkungen** (linkes Schultergelenk a.–p., dazu Oberarm außenrotiert, um 90° abduziert, Ellenbogen rechtwinklig gebeugt).

1 Homogene, größere Kalkablagerungen (autoptisch zeigen sie milchartige oder breiige Konsistenz) bei einem dauerdialysierten Urämiepatienten. Typ der tumorösen Kalzinose. Parathyreoidektomie kann sowohl zur schmerzhaften Exazerbation der tumorösen Kalzinose führen als auch bei vorliegender hyperparathyreoter Chondrokalzinose Pseudogichtattacken auslösen.
2 Interstitieller, lokalisierter Kalzinosetyp, subkutan gelegen, netzförmig projiziert (Beobachtung bei Dermatomyositis). Bei großer Ausdehnung auch als Calcinosis interstitialis universalis einzuordnen.
3 Krümelig-fleckiger Typ der Calcinosis interstitialis localisata (in diesem Fall bei progressiver systemischer Sklerose).
4 Verkalkungen in der Bursa „supracoracoidea" (Mens u. van der Korst 1984).

Merke:

Die gezeichnete Röntgeneinstelltechnik eignet sich besonders zur Beurteilung des Akromioklavikulargelenks.

löst die Gelenkknorpeldegeneration manchmal einen Knochenumbau aus, der im fortgeschrittenen Stadium neurogene „Züge“ trägt (Abb. 13.**64**; vgl. ANNRAD-Syndrom).

Enzephalopathie durch Wismutintoxikation

Bei der Enzephalopathie durch Wismutintoxikation ist eine uni- oder bilateral auftretende Osteoarthropathie des Schultergelenks bekannt geworden (Buge et al. 1975). Wahrscheinlich liegt ihr eine Osteonekrose des Humeruskopfs zugrunde; jedenfalls spricht der Röntgenbefund dafür (vgl. Abb. 13.**42**).

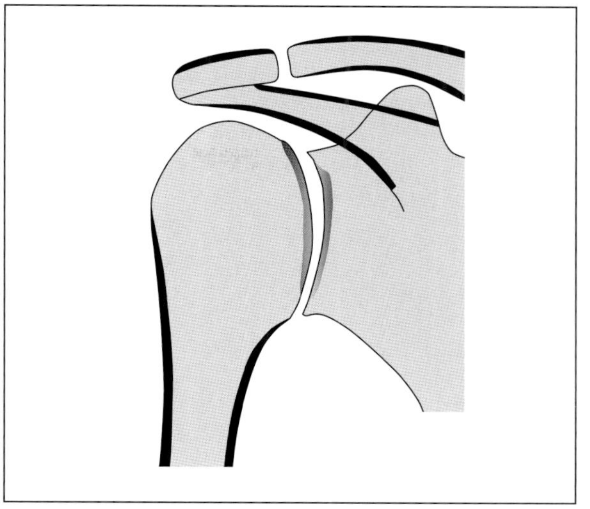

Abb. 13.**64** **Fortgeschrittene Akromegalieosteoarthropathie des Schultergelenks.** Der arthrotische Umbau *ähnelt* im Röntgenaspekt einer neurogenen Osteoarthropathie (vgl. Abb. 13.**53**) und der arthritischen Mutilation (s. Abb. 13.**20**).

Gelenkgeschwülste

Pigmentierte villonoduläre Synovitis

Die pigmentierte villonoduläre Synovitis (s. Kap. 11 „Gelenke der Hand“, Abschnitt „Gelenkgeschwülste im weiteren Sinne“) ist ein chronisch-proliferierender geschwulstähnlicher Prozess synovialer Strukturen. Die monotope, seltener oligotope Manifestation, z. B. sukzessiv an beiden Schultergelenken (Graf et al. 1991), zeigt sich klinisch als wenig aktive Arthritis, bei der ein bluthaltiger bis xanthochromer Erguss auffällt. Das proliferierte Gewebe imponiert klinisch als Gelenkschwellung, die sich röntgenologisch ebenfalls bei dünnem Weichteilmantel wegen des Hämosiderinreichtums mit vergleichsweise dichtem Schatten zu erkennen gibt. Im Röntgenbild sind nur selten dystrophische Verkalkungen sichtbar. Gewöhnlich erscheinen die Gelenksockel nicht demineralisiert. Die Differenzialdiagnose „pigmentierte villonoduläre Synovitis“ sollte auch am Schultergelenk gestellt werden, wenn am oder in der Nähe ihres Kapselansatzes zystenartige Strukturauslöschungen – scharf begrenzt, evtl. mit Skleroserandsaum – auftreten. Vom Kapselansatz (Abb. 13.**65**) ausgehend, hat das proliferierende Synovialgewebe die Tendenz, osteolytisch in den knöchernen Gelenksockel einzuwachsen. Ihre intrakavitären Proliferationen und der Gelenkerguss sind die Ursachen der Gelenkschwellung und der *eventuellen* Gelenkspaltverschmälerung. Der Eisengehalt zeigt sich im CT an hohen Dichtewerten mit besonders starkem Enhancement nach Kontrastmittelinjektion. Im MRT erscheint das proliferierte Gewebe wegen des Hämosideringehalts überwiegend signalarm. Ergussbereiche geben natürliche Flüssigkeitssignale. Im T1-gewichteten Bild nimmt das pathologische Gewebe Kontrastmittel auf. Bei T2-Gewichtung springt die Signalarmut ebenfalls ins Auge – unter der Voraussetzung, dass röntgenologisch erkannte Kalziumniederschläge dies nicht verursachen. Vgl. auch Kap. 11 „Gelenke der Hand“, Abschnitt „Pigmentierte villonoduläre Synovitis“.

Synovialchondromatose

Das Röntgenbild der Synovialchondromatose (s. Kap. 3 „Einführung in die Arthritis- bzw. Synovitisdiagnostik“, Abschnitt „Reflexdystrophie, Algodystrophie, Sudeck-Syndrom [komplexes regionales Schmerzsyndrom]“) wurde in Abb. 13.**43** wiedergegeben. Im MRT stellen sich alle Chondrome (*unverkalkte*, verkalkte und ossifizierte) als rundliche, signalarme Körper *im signalreichen Erguss* (T2-Gewichtung) dar. Diese Information kann bei vorgesehener Operation von Interesse sein, da schon wenige nicht entfernte Synovialchondrome ohne Verbindung zum Gleitgewebe sich postoperativ als freie Gelenkkörper mit Erguss und/oder Gelenksperre klinisch manifestieren können.

Synovialsarkom

Zu Differenzialdiagnose des synovialen Sarkoms auf Röntgenaufnahmen gibt die folgende Trias erste Hinweise:

- gelenknahe, beim Palpieren *derbe* Weichteilverdichtung
- Weichteilverkalkungen
- Knochenarrosion

Sie zeigt das Wachstum (in der Synovialmembran viel seltener als in der engen Nachbarschaft von Gelenken) und

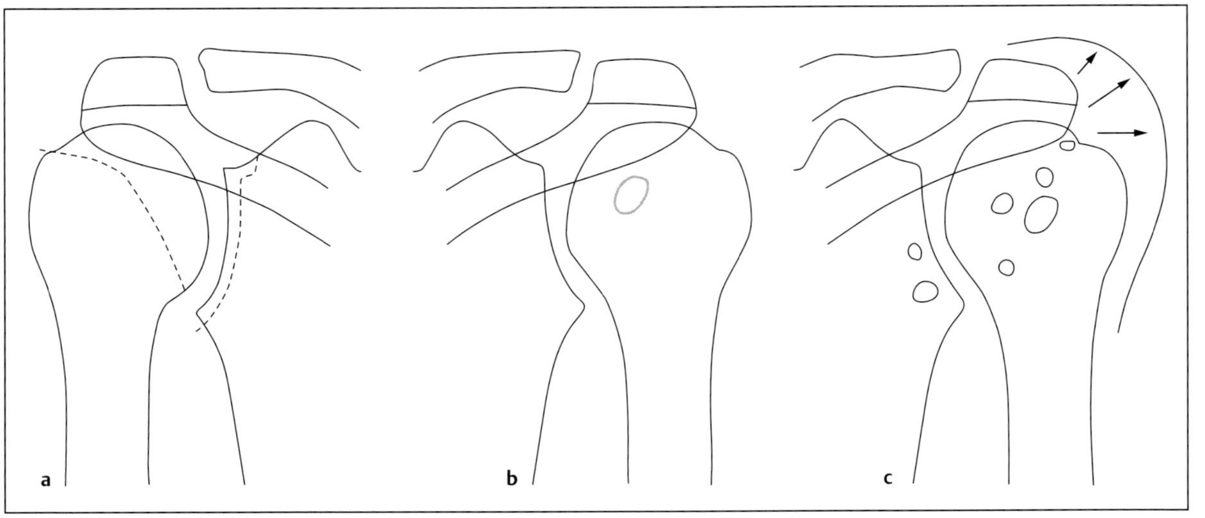

Abb. 13.**65a–c** **Ausbreitung der pigmentierten villonodulären Synovitis vom Kapselansatz aus.**

a **Kapselansatzverlauf am Schultergelenk** *(gestrichelt)*.

b **Zystenartige Osteolyse**, die vom Kapselansatz am proximalen Humerus ausgeht und *in diesem Fall* das Einwachsen der pigmentierten villonodulären Synovitis in den Humerus – ausgehend vom Kapselansatz – anzeigt. *Bildgebende Differenzialdiagnose:* Amyloidosteoarthropathie. Ein intraossäres Ganglion würde Flüssigkeitssignale im MRT aussenden. Zur MRT/CT bei pigmentierter villonodulärer Synovitis s. Text.

c **Pigmentierte villonoduläre Synovitis** mit bis zu kirschgroßen zystenartigen Osteolysen beiderseits des normal weiten Gelenkspalts. Außerdem starke periartikuläre Weichteilschwellung *(Pfeile)*. Keine gelenknahe Demineralisation.

regressive Veränderungen im Tumor an. Die pleomorphen, manchmal schalenförmigen Verkalkungen sind allerdings nur bei etwa ⅓ der Synovialissarkome nachzuweisen. Die Weichteilverdichtung gewinnt an tumordiagnostischer Bedeutung, wenn sie *gelappt* erscheint. Das MRT gibt diese Information und legt zugleich die makroskopische Ausbreitung fest.

> **! *Merke***
> Je ausgedehnter die Knochenzerstörung ist, desto unsicherer wird die Annahme eines synovialen Sarkoms oder einer anderen bösartigen *Weichteil*geschwulst, beispielsweise des Rhabdomyosarkoms, aber desto eher ist der Verdacht auf eine bösartige Geschwulst überhaupt berechtigt!

Kindliche akute Leukämie

Als Röntgenfrühzeichen der kindlichen akuten Leukämie, und zwar sowohl hinsichtlich der Diagnose überhaupt als auch hinsichtlich des Knochenbefalls bei dieser Krankheit, sind Arrosionen/Erosionen bekannt, die an der Medialkontur des proximalen Humerus auftreten und hier auch auf Thoraxröntgenaufnahmen sichtbar werden können (Abb. 13.**66**; Melhem u. Saber 1980) – darin liegt ihre diagnostische Bedeutung. Diese Arrosionen kommen z. B. auch beim Morbus Gaucher, bei der Skelettmanifestation der Niemann-Pick-Krankheit, bei der Sichelzellkrankheit und beim Neuroblastom vor. Sie sind also nicht pathognomonisch für die Leukämie (s. Abb. 13.**59**, dort beim Hyperparathyreoidismus).

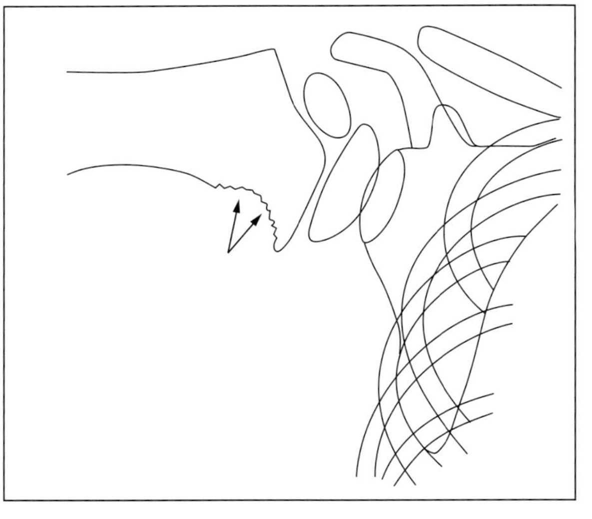

Abb. 13.**66** **Mediale metaphysäre Humerusarrosion bei kindlicher akuter Leukose** (*Pfeile*, Ausschnitt aus Thoraxröntgenaufnahme).

Krankheitskomplex: Subakromialsyndrom (klinisches Synonym: Periarthritis humeroscapularis)

Beide Synonyme weisen auf eine schmerzhafte Bewegungsbehinderung im Schulterbreich hin, die nicht auf eine Erkrankung des Humeroskapulargelenks, sondern auf krankhafte Veränderungen periartikulärer, extrasynovialer und synovialer anatomischer Strukturen zurückgeht. Dazu gehören die Rotatorenmanschette einschließlich des subakromialen Nebengelenks (s. dort) und unmittelbar angrenzende Kostabilisatoren, die Arthrose des Akromioklavikulargelenkes, die instabile Schulter und die Schultersteife.

Klinische und bildgebende Befunde

Den 1. *klinischen* Hinweis auf die Lokalisation der Schmerzursache gibt der sog. **schmerzhafte Bogen** (Abb. 13.**67**). Nachstehend sei auf pathomorphologische Befunde eingegangen, die das Subakromialsyndrom (Periarthritis humeroscapularis) hervorrufen. Diese Differenzierung ist aus therapeutischen Gründen erforderlich:

> ! *Merke*
> Eine Manifestation der Apatitkrankheit zeigt sich als **Periarthropathia calcarea (calcificans) humeroscapularis** (vgl. Kap. 7 „Dystope Kalziumniederschläge mit Krankheitspotenzial"). Sie ist die häufigste Ursache des akuten/chronischen Subakromialsyndroms.

Die Apatitniederschläge treten vor allem in Ansatznähe der Rotatorenmanschette auf, am häufigsten in der Sehne des M. supraspinatus, aber auch in der Infraspinatus-, Teres-minor- und Subskapularissehne und seltener in der Sehne des langen Bizepskopfs. Letztere wirkt auch als vorderer und oberer Kostabilisator des Schultergelenks. Folge (oder Ursache?) der intratendinösen Apatitniederschläge ist die Schädigung des Sehnengewebes im Sinne degenerativer Veränderungen bis hin zu konsekutiven Einrissen, zur Perforation oder zur kompletten Ruptur. Das in diesem Zusammenhang begünstigte Eindringen von Apatitkristallen in unmittelbar benachbarte Synovialisstrukturen kann eine Kristallsynovitis der Bursa subacromialis und im Weiteren der Bursa subdeltoidea (s. Abb. 7.1), in der Sehnenscheide der langen Bizepssehne im Sulcus intertubercularis sowie seltener im Kavum des Schultergelenks auslösen.

Das Übertreten von Apatitkristallen in Synovialisstrukturen gibt sich *klinisch* als ein akutes bis subakutes, oft sehr schmerzhaftes entzündliches Geschehen zu erkennen. Der Kliniker ist dann berechtigt, bei der Überweisung des Patienten zur Röntgenuntersuchung den Verdacht einer Periarthr*itis* calcarea humeroscapularis zu äußern. Der Radiologe „sieht" dagegen auf dem *Projektionsradiogramm* die pathogenetisch nichts präjudizierende Periarthro**pathia** calcarea humeroscapularis – jedoch gibt es Ausnahmen (s. Legende Abb. 13.**14b**).

Um sämtliche röntgenmorphologisch sofort oder erst bei rezidivierenden bzw. chronischen Verläufen sichtbaren Veränderungen des Subakromialsyndroms zu erfassen, sind 4 Röntgenprojektionen erforderlich (Abb. 13.**68**).

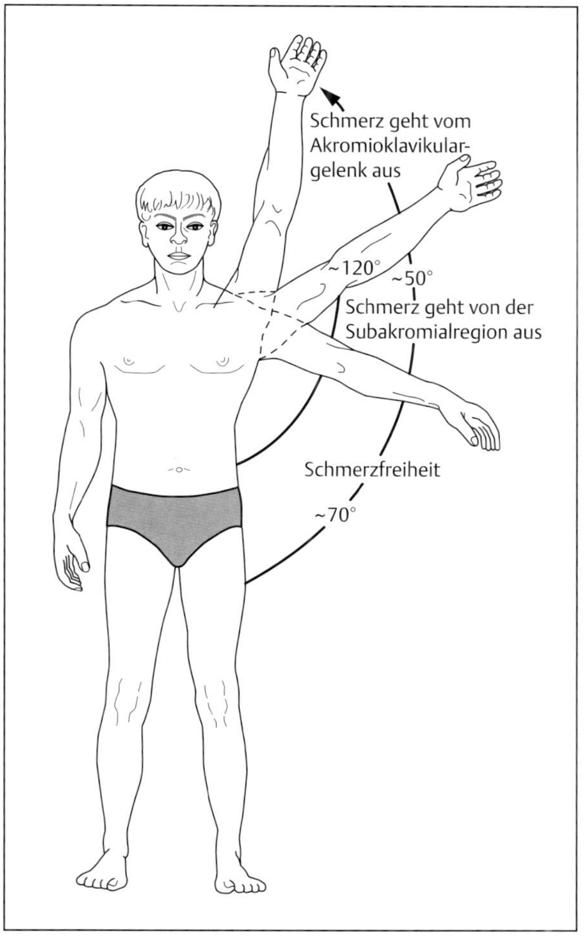

Abb. 13.**67** **Klinischer Test zur Ermittlung des Schmerzmaximums beim Seitheben des Armes: der schmerzhafte Bogen.** Ab etwa 70° passieren der von der Rotatorenmanschette (vornehmlich Supraspinatussehne) überdachte Teil des Humeruskopfs mit dem Tuberculum maius das Schulterdach (Lig. coracoacromiale und das vordere Drittel der Akromionunterfläche) und gleitet ab etwa 120° in die Fossa supraspinata scapulae.

Merke:

Die traumatische Ruptur der Rotatorenmanschette kann zur sog. Pseudoparalyse führen, d. h. zur Unfähigkeit, den schmerzhaften Bogen aktiv zu prüfen. Bei der Ruptur aufgrund degenerativer Sehnenschädigung ist diese Mobilitätsstörung seltener nachzuweisen.

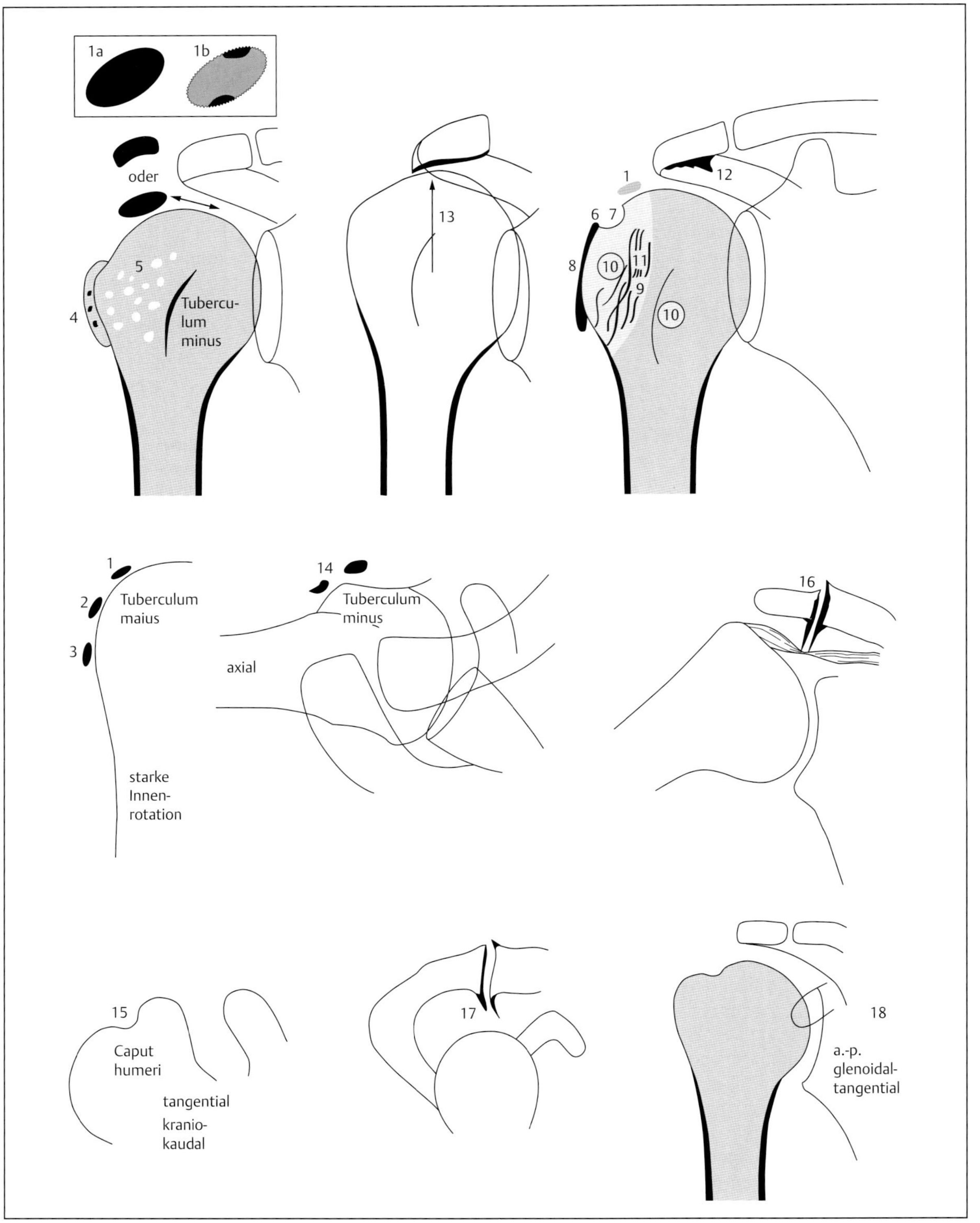

Abb. 13.**68** **Synopsis der möglichen Röntgensemiotik beim Subakromialsyndrom.**

1 Kalkablagerung in der Supraspinatussehne. In der Regel unterscheidet sie sich durch ihre ovale (bikonvexe) oder rundliche Form von der subakromialen Bursaverkalkung, die gewöhnlich halbmondförmig dargestellt wird. 1a gibt den Röntgenaspekt der schmerzfreien oder von ihrem Volumen abhängigen, Schmerzen auslösenden, *scharf* konturierten, *dichten* Apatitdepots wieder (**Kreidetyp**), 1b dagegen die mit starken Beschwerden einhergehenden Verkalkungen mit *unscharfen* Konturen, *geringerer* Dichte und *aufgelockerter* Struktur (**Zahnpastatyp**).
2 Verkalkungen in der Infraspinatussehne (meist erst auf der Röntgenaufnahme mit innenrotiertem Humeruskopf sichtbar).
3 Teres-minor-Sehnenverkalkung (bei Innenrotation des Humeruskopfs).
4 Durchbruch und Ansammlung der Sehnenverkalkungen in der Bursa subdeltoidea („Ausguss" oder krümelig-schollig), gewöhnlich via Bursa subacromialis.
5 Fleckige Demineralisation in der Umgebung des Tuberculum maius.
6 Fibroostose am Tuberculum maius.

(Fortsetzung siehe nächste Seite)

◄ 7 Resorptionsgrube am und oberhalb des Tuberculum maius mit Randsklerose (= supratuberkuläre Loco-typico-Erosion, s. dort).
8 Band- bis strichförmige Sklerosezone im Sehnenansatzgebiet des Tuberculum maius.
9 Diffuse Apophysenporose (Otte 1964). Erleichterte Abgrenzung von der auf Abb. 13.**3** gezeichneten physiologischen, allerdings variablen Tuberkulumaufhellung durch Vergleich mit der gesunden Seite!
10 Tuberkuläre zystische Aufhellungen mit oder ohne Randsaum.
11 Irregulär angeordnete, verdickte Spongiosabälkchen im Tuberculum-maius-Bereich *(schematisch, vergrößert)*.
12 Osteophyten an der vorderen Akromionunterfläche.
13 Hochstand des Humeruskopfs in der Skapulapfanne (evtl. Vergleich mit der Gegenseite, manchmal mit Schlifffläche am Akromion!). *Ursache:* komplette Ruptur der Supraspinatussehne mit stärker „klaffenden" Sehnenenden, also fortgeschrittener Befund (vgl. Abb. 13.**69**, deren Abduktion-Innenrotationsaufnahme wesentlich sensitiver hinsichtlich der pathologischen Annäherung, d. h. des Hochstands, des Humeruskopfs an das Akromion ist). Der Humeruskopfhochstand ist die Folge einer Insuffizienz der Rotatoren, die den Humeruskopf in der Schulterblattpfanne fixieren. Ist dies nicht mehr gegeben, so zieht der Deltamuskel schon mit seinem Ruhetonus und erst recht in der Abduktion den Humeruskopf kranialwärts.
14 Verkalkungen in der Subskapularissehne oder in der Sehne des langen Bizepskopfs (s. auch Nr. 15).
15 Normal dargestellter Sulcus intertubercularis (Kalkschatten, Osteophyten, sehr flach?).
16 Wiedergabe der Vorstellungen von Petersson u. Gentz (1983) über die pathogenetische Rolle kaudaler marginaler Arthroseosteophyten am Akromioklavikulargelenk bei der Ruptur (Perforation) der Rotatorenmanschette *(eingezeichnet)*.
17 Pathologisch-anatomische Situation von Nr. 16 beim Blick von lateral und Schnitt durch das Akromioklavikulargelenk.
18 Projektionsskizze zur a.-p. glenoidal-tangentialen Röntgenaufnahme; s. die Abbildung des Gelenkspalts im Profil.

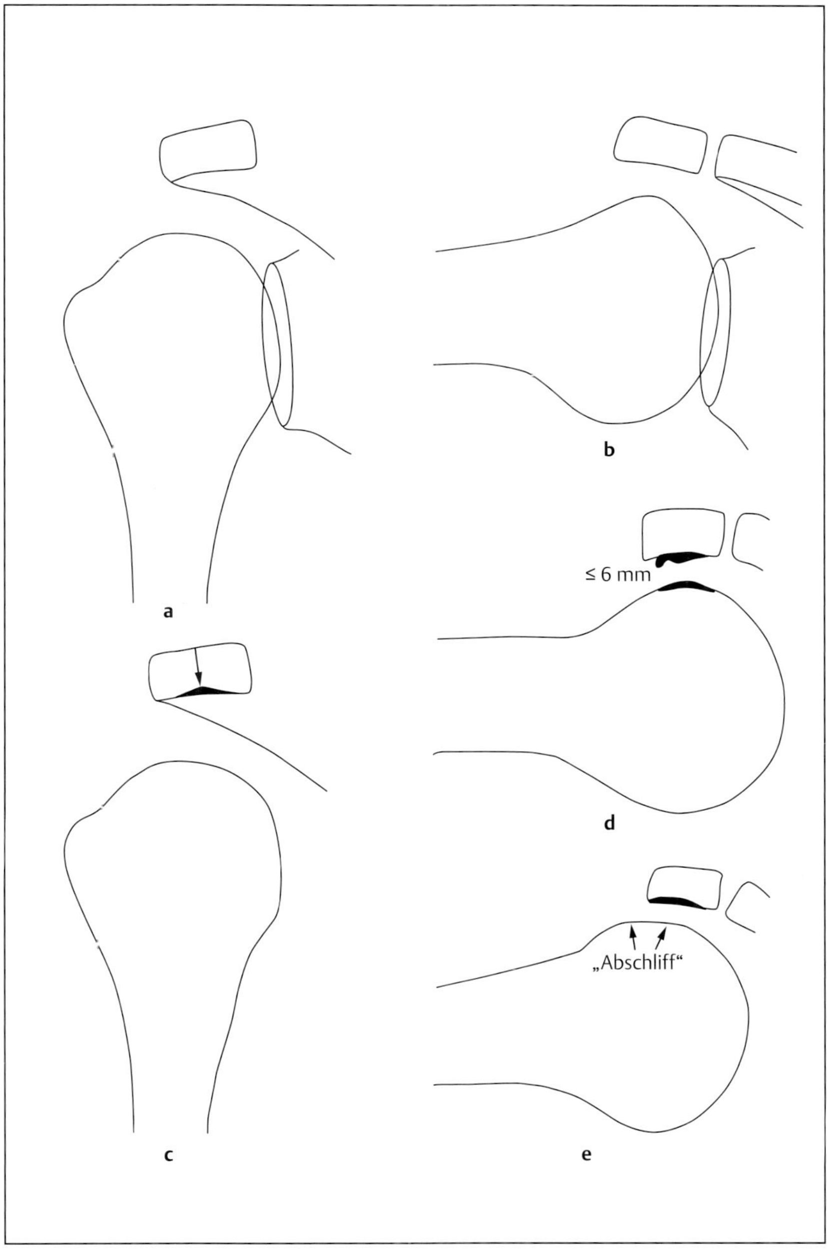

Abb. 13.**69a–e** **Basisinformationen über die Gelenke der Schulterregion** einschließlich der Apatitkrankheit und indirekt über den Zustand der Rotatorenmanschette, vornehmlich der Supraspinatussehne, liefern bereits 2 Projektionsradiogramme (**a**, **b**).

a **A.-p. Projektionsradiogramm.** Die Gegenseite bildet mit dem Rasterwandgerät einen Winkel von 45°, kraniokaudal schräg (~20°) einfallender („gekippter") Zentralstrahl (zur möglichst überlagerungsfreien Darstellung der Subakromialregion einschließlich des Schultergelenkspalts).

b **Röntgenaufnahme in sog. Impingement-Position,** d. h. bei etwa 90° Abduktion und Innenrotation. Sie zeigt die Stellung des vorderen Drittels des Akromions im Verhältnis zum Tuberculum maius. Die Röntgenaufnahme ist korrekt eingestellt, wenn sich das vordere Drittel der Akromionunterfläche als *„dünne weiße Linie"* abbildet!

c **Röntgenaufnahme a mit umschriebener Verbreiterung** (Osteosklerose; s. *Pfeil*), der „dünnen weißen Linie" (s. **b**): Diese diskrete umschriebene Osteosklerosezone im vorderen Anteil des Akromions – *Alarmsklerose* – erweckt den hochgradigen Verdacht auf das subakromiale Impingement-Syndrom! Die Röntgenaufnahme **b** klärt.

d **Röntgenbefunde beim am häufigsten vorkommenden subakromialen Impingement:** Distanz zwischen Tuberculum maius und Akromionvorderrand < 6 Bildmillimeter, Osteosklerose am vorderen Unterrand des Akromions, Kontaktsklerose (mindestens) an der Kulmination des Tuberculum maius.

e **„Abschliff"** am Akromion und Tuberculum maius bei fortgeschrittenem Impingement-Syndrom.

In der Praxis genügen zur pathogenetischen (diagnostischen) Einordnung der schmerzhaften Bewegungsbehinderung als Subakromialsyndrom jedoch folgende 2 Röntgenaufnahmen (Abb. 13.**69a**, **b**):

- die typisch eingestellte a.-p., Röntgenaufnahme der Schulterregion (s. Abb. 13.**69**)
- die a.-p. Röntgenaufnahme in Abduktion (etwa 90°) und Innenrotation

Die 2. Einstelltechnik soll die vorderen Akromionanteile (-kante) als „weiße Linie" darstellen. Dazu soll der Daumen nach kaudal zeigen (sog. *Impingement-Position*, d. h. Abduktion unter gleichzeitiger Innenrotation). Dann kann der Abstand vom Tuberculum maius zur Vorderkante des Akromions in Bildmillimetern gemessen werden. Normal sind Werte > 6 mm.

Apatitablagerungen in der Subskapularissehne und im langen Kopf der Bizepssehne projizieren sich auf der a.-p. Röntgenaufnahme an typischen Stellen (Anatomie!) auf den Humeruskopf, nämlich in unmittelbarer Nähe der nach lateral bogig verlaufenden Kontur des Tuberculum minus. Bei Erkrankung der langen Bizepssehne lässt sich Druckschmerz in der palpablen Bizepsrinne (Sulcus intertubercularis) auslösen bzw. verstärken. Diese Sehne ist erheblichen Zug- und Reibungsbelastungen ausgesetzt, und zwar dort, wo sie in den Sulcus intertubercularis umbiegt.

Impingement-Syndrom

Die klinischen Symptome der **Periarthritis humeroscapularis** (auch ohne Apatitniederschläge im Röntgenbild) sind der Anlass, nach einer biomechanischen Störung der Beweglichkeit im subakromialen Nebengelenk zu fahnden, und zwar aus folgenden Gründen: Bei der Abduktion des Humerus bewegt der Oberarmkopf sich nicht um ein konstantes Drehzentrum. Diese Bewegung geht vielmehr mit einer wechselnden Drehachse einher, die bei zunehmender Abduktion von kranial nach kaudal wandert. Dadurch kommt es nicht nur zu einer Rotation, sondern auch zu einer Translation, d. h. einer Roll-Gleit-Bewegung. Geht die Abduktion über 70° hinaus, so passiert die Supraspinatussehne mit ihrem Ansatzbereich und dem Oberrand des Tuberculum maius den medialen Rand des Lig. coracoacromiale in Richtung Fossa supraspinata der Skapula (Tillmann u. Tichy 1986). Diese Bewegung erfolgt im subakromialen Nebengelenk (s. dort), zu dessen Inhalt auch die zwischen Supraspinatussehne, dem vorderen Anteil der Akromionunterfläche und unter dem Lig. coracoacromiale liegende Bursa subacromialis gehört. Dieser Schleimbeutel erleichtert den Gleitvorgang und schützt die Supraspinatussehne vor Druck und Reibung im subakromialen, osteofibrös begrenzten Raum zwischen Schulterdach (Akromion, Lig. coracoacromiale, Korakoidfortsatz) und Humeruskopf. Aus struktureller und funktioneller Sicht (von lateral her; Abb. 13.**70**) wirkt der Subakromialraum wie ein Tunnel, der einen wichtigen Einfluss auf die Beweglichkeit im Schultergelenk ausübt. In diesem Sinne wurde das Konzept vom **Impingement-Syndrom der Schulter** (vgl. Cone III. et al. 1984), dem Engpasssyndrom im subakromialen Nebengelenk, entwickelt. Es führt zum klinischen Bild der Periarthritis humeroscapularis. Posttraumatische Instabilität, posttraumatischer „Hochstand" des in Malpositionen konsolidierten oder pseudarthrotischen Tuberkulumabrisses, permanente berufliche und repetitive sportliche Belastungen und Überlastungen, wie Überkopfarbeit (Anstreicher, Dekorateure) oder bei Athleten der Wurf- und Stoßsportarten sowie bei Leistungsschwimmern, können dazu führen, dass das Tuberculum maius *häufig* und mit großer Wucht gegen das Schulterdach stößt (engl.: to impinge = anstoßen, anprallen). Dadurch werden die Bursa subacromialis und die Supraspinatussehne mit der Zeit geschädigt oder sogar zermalmt. Begünstigt wird

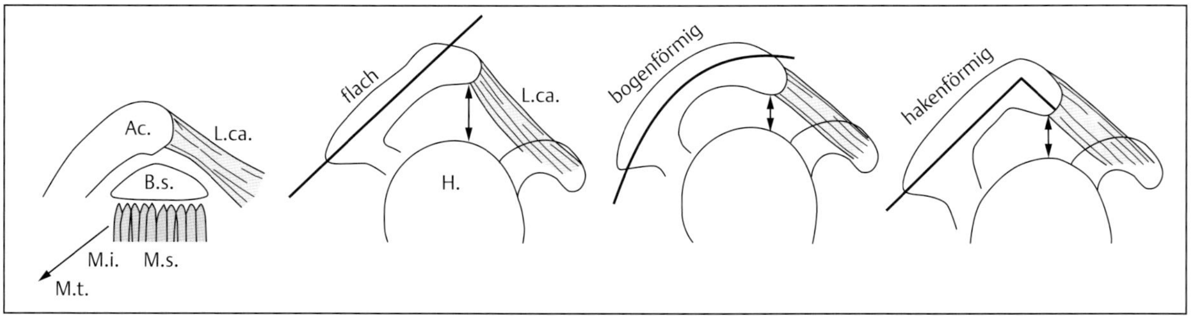

Abb. 13.**70** **Anatomie der Subakromialraumes *(links)* und konstitutionsbedingte Formvarianten des Akromions nach Bigliani et al. 1986, *schematisch* dargestellt in der Ansicht von lateral.**
Ac. Akromion.
L.ca. Lig. coracoacromiale.
H. Humeruskopf-Tuberculum maius.
B.s. Bursa subacromialis.
M.s. M. supraspinatus.
M.i. M. infraspinatus.
M.t. M. teres minor.
Die Hakenform des Akromions soll mit Läsionen der Rotatorenmanschette positiv korrelieren; denn der unbehinderte Gleitvorgang der Rotatorenmanschette wird auch vom Querschnitt des Subakromialraums beeinflusst (s. *Doppelpfeile*). Eine anlagebedingte oder fibrotische Verdichtung des Lig. coracoacromiale kann ebenfalls den Subakromialraum einengen (MRT).

dieses deletäre Geschehen durch Formvarianten des Akromions (s. Abb. 13.**70**) und durch das Os acromiale, die oft mit einem anlagebedingt verringerten Querschnitt des Subakromialraums einhergehen. Auch Apatitablagerungen in der Supraspinatussehne und der Bursa subacromialis (s. Apatitkrankheit) können zur relativen Einengung des Subakromialraums führen.

Bei sich entwickelndem oder bereits manifestem Impingement-Syndrom des Subakromialraums birgt die Kompression mit der Folge ödematöser Durchsetzung, Einblutung, Fibrosierung und dadurch bedingter Verdichtung des Sehnengewebes und der Bursa in Abhängigkeit von der Einengung des Subakromialraums das hohe Risiko der Perforation und der partiellen und kompletten Sehnenruptur. Ihnen können sich entsprechende Veränderungen des intraartikulären Anteils der langen Bizepssehne hinzugesellen, oder sie treten isoliert auf. Mit zunehmender Dehiszenz der zerrissenen Manschettenanteile steigt nämlich einerseits die Wahrscheinlichkeit einer konkomittierenden intraartikulären Ruptur der langen Bizepssehne. Andererseits hat auch diese Sehne, ebenso wie die Supraspinatussehne, eine hypo- bis avaskuläre „kritische Zone" in ihrem Gleitbereich (proximaler Abschnitt des Sulcus intertubercularis und angrenzender Bereich der Gelenkfläche; Tillmann u. Kolts 1993). Dort treten bevorzugt degenerative Sehnenveränderungen auf, die eine isolierte Ruptur begünstigen können.

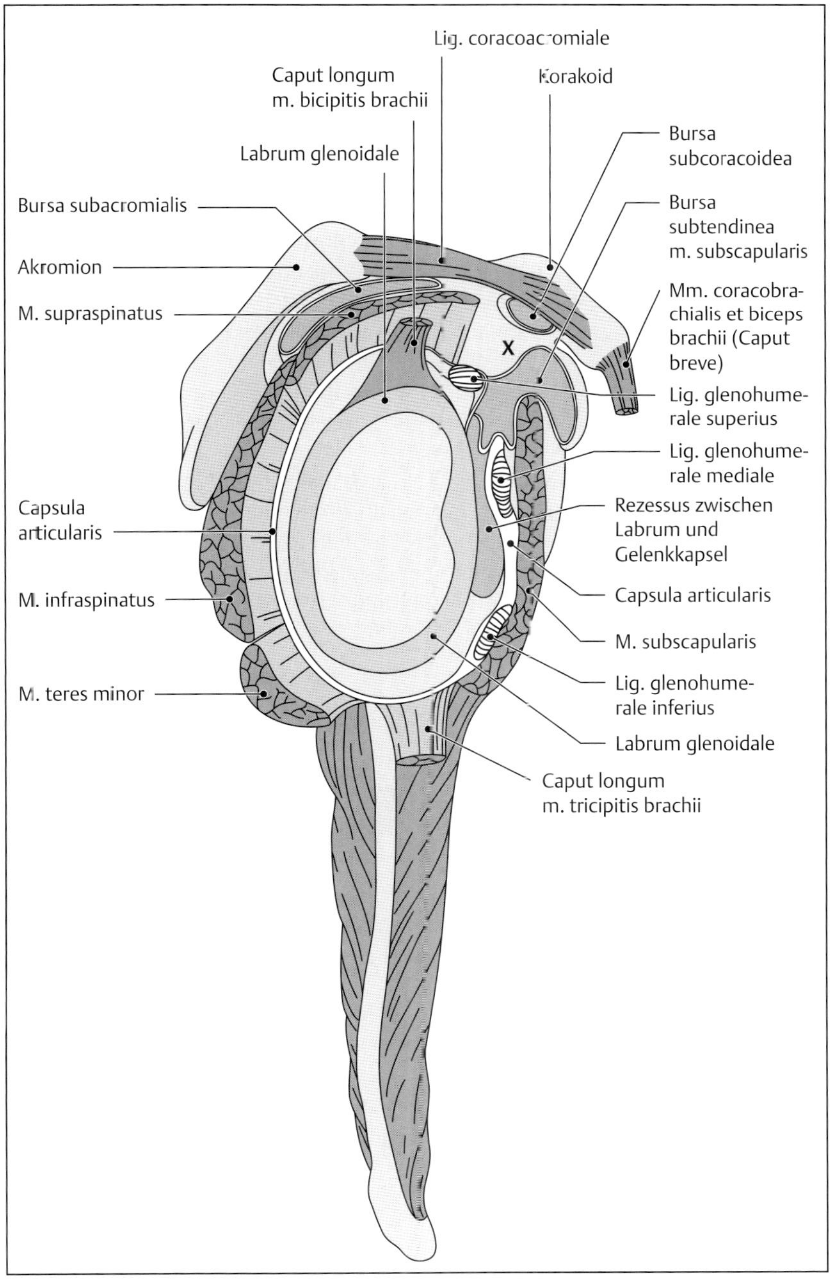

Abb. 13.71 **Seitlicher Blick auf das osteofibröse Dach des Subakromialraums und die Anordnung der die Rotatorenmanschette bildenden Muskeln.** Das „Intervall" (X) zwischen M. supraspinatus und M. subscapularis ist zu erkennen. Ligg. humeralia: Verstärkung der vorderen Kapselwandung.

Die pathoanatomischen Folgen des Schulter-Impingements, nämlich Perforation und partielle oder komplette Ruptur der Manschette, können allerdings auch ohne Impingement entstehen und erst umgekehrt als sekundäres Impingement die Symptomatik verstärken.

Die *Intervallruptur* zwischen Supraspinatus- und Subskapularissehne ist vor allem als Begleitverletzung der Schulterluxation bekannt (Abb. 13.**71**, s. dort X).

Etwa 90% der Impingement-Syndrome betreffen die Supraspinatussehne. Selten ist das **subkorakoidale Impingement-Syndrom**, das konstitutionell und instabil-posttraumatisch entstehen kann. Im CT gelingt der Nachweis in Provokationsstellung, d. h. durch Einstellung des Armes im Schultergelenk in Anteflexion und Innenrotation. Formale Ursache ist der verminderte Abstand zwischen Humeruskopf und Korakoidfortsatz (Seitenvergleich). Das **posterosuperiore Impingement** tritt vor allem bei Wurfsportathleten auf. Dieses Impingement geht auf eine Kompression der Supra- und Infraspinatusinsertion am hinteren oberen Pfannenrand zurück (Provokationsstellung: Außenrotation und 90°-Abduktion des Humerus).

Arthrografie

Die beiden Projektionsradiogramme (s. Abb. 13.**69**) liefern die Basisinformationen über die Gelenke der Schulterregion einschließlich dortiger Manifestationen der Apatitkrankheit und lassen *indirekte* Schlüsse über den Zustand der Rotatorenmanschette zu. Zur *direkten* Darstellung der kompletten Supraspinatusruptur wurde früher die Mono- oder Doppelkontrastarthrografie des Schultergelenks bevorzugt (Abb. 13.**72** und Abb. 13.**73**). Auch die CT besitzt ein sensitives Beurteilungspotenzial für den Nachweis von degenerativen Veränderungen und Rupturen (Quer- und Längsrisse) der Supraspinatus-, der Subskapularis- und der Infraspinatussehne (Dihlmann u. Bandick 1987b). Das CT(-Arthrogramm) führt die Luxation der langen Bizepssehne, Formanomalien des Sulkus und Sulkusfibroostosen besonders vor Augen. Für die zeitgenössische diagnostische Radiologie ist jedoch die MRT vor allem in Form der **direkten** oder **indirekten MRT-Arthrografie** die Methode der Wahl. Durch sie gelingt in der überwiegenden Mehrzahl der Fälle die Unterscheidung zwischen partieller (bursaseitiger, intratendinöser, gelenkseitiger; Abb. 13.**74**) und kompletter Ruptur – vor allem im Supraspinatusanteil, aber auch in der intraartikulären Sehne des M. subscapularis und von Anteilen des Infraspinatus sowie im Bereich des langen Bizepskopfs –, und zwar die partielle Ruptur vornehmlich in der „kritischen Zone" der Supraspinatussehne (s. dort).

Komplett ist eine Ruptur der Supraspinatussehne bzw. der anderen Konstituenten der Rotatorenmanschette, wenn eine Kommunikation zwischen Gelenkraum und Bursa subacromialis/subdeltoidea besteht. In Abhängigkeit von der Dehiszenz (Retraktion) stellt sie sich bei der T2-Gewichtung als „Band" erhöhter Signalgebung dar, das die gesamte Sehnendicke durchsetzt.

Die komplette Ruptur der langen Bizepssehne kann sich als leerer Sulcus intertubercularis manifestieren. Ihre inkomplette Ruptur zeigt sich als „Verdünnung" der Sehne im Sulkus.

Traumatische Rupturen der Rotatorenmanschette können alle Sehnenanteile betreffen und treten vor allem bei jüngeren Menschen auf. Die degenerative Rissbildung überwiegt dagegen in der 2. Lebenshälfte.

Schon die native MRT bringt die Sehnen der Rotatorenmanschette zur Darstellung. Degenerative Veränderungen einschließlich ödematöser Aufquellung und mukoider Degeneration in der hypovaskularisierten „kritischen Zone" der distalen Supraspinatussehne führen zu einer Auftreibung und zur verstärkten Signalgebung, die

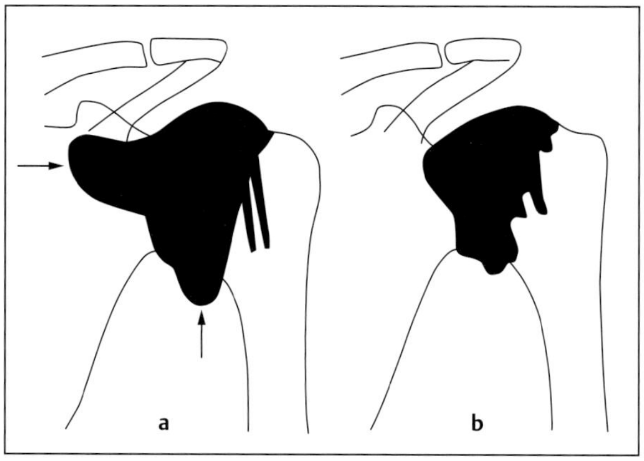

Abb. 13.**72a, b** **Monokontrastarthrogramm des linken Schultergelenks.**

a **Normalbefund.**

b **Adhäsive Kapsulitis** (Röntgenzeichen des verkleinerten Gelenkkavums; s. auch die weitgehend obliterierten Recessus axillaris und subscapularis *(Pfeile)* sowie die Füllungsminderung bzw. den Füllungsverlust der Vagina synovialis intertubercularis.

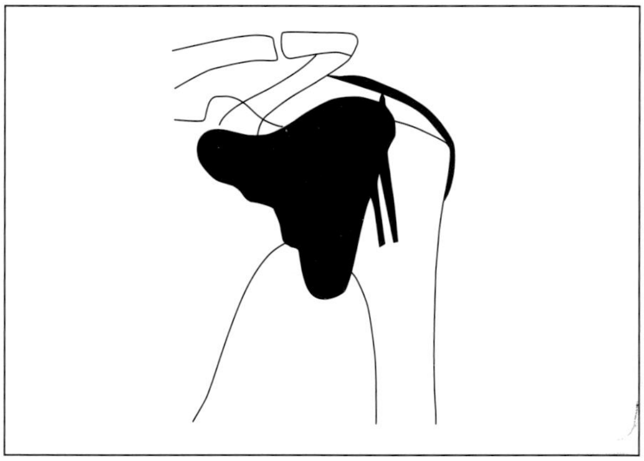

Abb. 13.**73** **Ruptur (Perforation) der Rotatorenmanschette im Monokontrastarthrogramm.** Das Kontrastmittel ist durch die gerissene (perforierte) Rotatorenmanschette in die Bursa subacromialis und von dort aus in die Bursa subdeltoidea eingedrungen. Bei einer frischen Ruptur der langen Bizepssehne kommt es zu einem distalen Kontrastmittelabfluss aus der aufgerissenen Sehnenscheide (nicht gezeichnet).

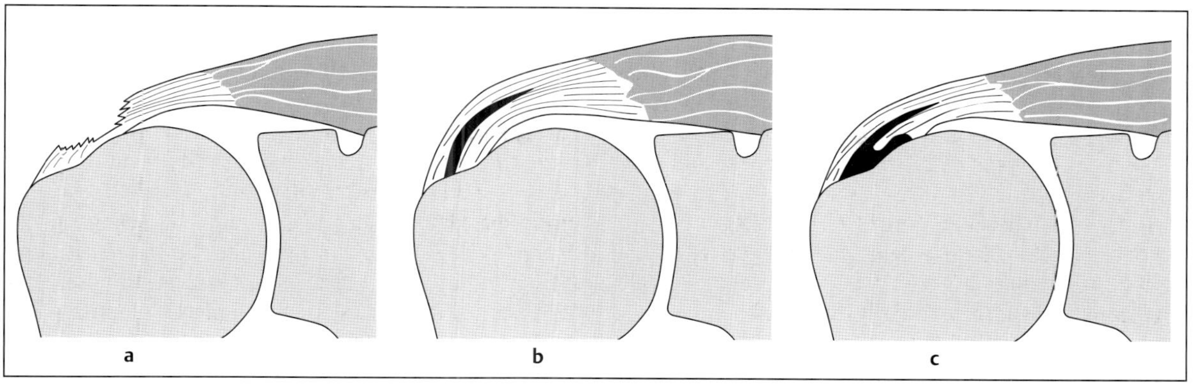

Abb. 13.**74a–c** **Schematische Darstellung der bursaseitigen (a), intratendinösen (b) und gelenkseitigen Partialruptur der Supraspinatussehne (c).** Mögliche Muskelinaktivitätsatrophie nicht gezeichnet. Im MRT normale Dicke oder Verdünnung der Sehne mit erhaltenem Faserverlauf, teilweise Diskontinuität (**a**, **c**) und Signalerhöhung (T2w) bzw. intratendinöse Signalanhebung (**b**) (in Anlehnung an Morag et al. 2005). Nicht gezeichnet wurde das Frühstadium der gelenkseitigen Ruptur im (direkten) MRT-Arthrogramm: „ausgefranste" (unscharfe) Kontur des betroffenen Abschnitts anstelle der glatten Konturen normaler Sehnenanteile (Meister et al. 2004).

auf wassersensitiven Sequenzen, z. B. STIR, besonders auffallen. Je akuter die entzündlichen Reaktionen auf dem Boden einer Degeneration, eines subakromialen Impingement-Syndroms, einer Apatitablagerung oder/und einer Sehnenruptur sind und sich klinisch bemerkbar machen, desto eher springen im MRT zusätzlich eine extratendinöse ödembedingte Signalerhöhung in wassersensitiven Sequenzen und das Kontrastmittel-Enhancement in peritendinösen Weichteilen, im Akromion, im Tuberculum maius und in den knöchernen Sockeln des Akromioklavikulargelenks ins Auge, desgleichen ein Erguss in diesem Gelenk. Eine im MRT (CT) sichtbare fettige Atrophie der die Rotatorenmanschette bildenden Muskeln ist frühestens 6 Wochen nach dem Rupturereignis zu erwarten.

Die *direkte MRT-Arthrografie* gelingt durch Einbringung von stark verdünntem gadoliniumhaltigem Kontrastmittel in die Schultergelenkhöhle (Konzentration: 2 mmol/l, physiologische Kochsalzlösung, etwa 10–15 ml bei Verdacht auf Ruptur der Rotatorenmanschette; Schulte-Altedorneburg et al. 2003). Die direkte MRT-Arthrografie gibt auch Informationen über das Fassungsvermögen des Gelenkraums und u. a. über die Labrumpathologie. Eine Rissbildung wird sichtbar, weil die Supraspinatussehne mit der Gelenkkapsel verwachsen ist.

Eine *indirekte MRT-Arthrografie* wird nach intravenöser Injektion von 0,1 mmol/kg Körpergewicht Gadoliniumverbindung und anschließender aktiver Schulterbewegung über 5–10 min erreicht. Letztere steigert die Durchblutung der Gelenkkapsel und damit den Kontrastmittelaustritt über die Kapillaren in das Interstitium und durch die Synovialdeckzellschicht. Der arthrografische Effekt hängt nämlich direkt vom synovialen Enhancement ab (physiologische Bewegungshyperämie, Synovitis). Er wird vom Volumen eines evtl. vorhandenen Gelenkergusses (Verdünnungseffekt) negativ beeinflusst.

Nach intravenöser Kontrastmittelinjektion werden in jedem Fall T1-gewichtete und wassersensitive (fettunterdrückte) Sequenzen (protonengewichtet fatsat, STIR) angefertigt, und zwar in schräg koronarer Einstellung entlang dem Verlauf des M. supraspinatus bei Neutralposition des Unterarms und in axialer Schichtung.

Differenzialdiagnose

Zu Fehldiagnosen hinsichtlich des Zustands der Manschettensehnen können im MRT auf T1w- und protonendichtegewichteten Sequenzen Zonen erhöhter Signalgebung führen, die sowohl in der normalen Rotatorenmanschette als auch bei degenerativen Veränderungen auftreten und deren Ursache diskutiert wird. Entscheidungshilfen: Bei degenerativen Veränderungen ist die Kontur der Rotatorenmanschette erhalten. Echte, frischere Substanzdefekte sind bei T2w hyperintens (vor allem durch den Gelenkerguss); ältere Rupturen können ihre T2w-Hyperintensität manchmal verlieren, da sich das Ödem und auch der Erguss mehr oder weniger zurückgebildet haben. Bei älteren partiellen oder kompletten Manschettenrupturen kommt es frühestens nach 6 Wochen zu einer im CT (s. o.) und MRT nachweisbaren fettigen Muskelatrophie, die sich bei beiden bildgebenden Verfahren zu erkennen gibt.

ANNRAD-Syndrom

Die komplette Ruptur der Rotatorenmanschette gehört zu den konstitutiven Befunden der **Milwaukee-Schulter** – subsumiert im **ANNRAD-Syndrom** (Abb. 13.**75**; s. auch Kap. 5 „Arthrosis deformans", Abschnitt „Subtypen der Arthrosis deformans", Abb. 5.**9** und Abb. 5.**10**). Bei diesem Syndrom kommt es zu einer völligen Zerstörung der artikulierenden, periartikulären Weichteile und der knöchernen Gelenksockel (reaktionslose Osteolyse) von neuropathischem Ausmaß – ohne ätiologische Beziehungen zu neurologischen Erkrankungen. Daher steht „*NN*" im ANNRAD-Syndrom für „nicht neurogen".

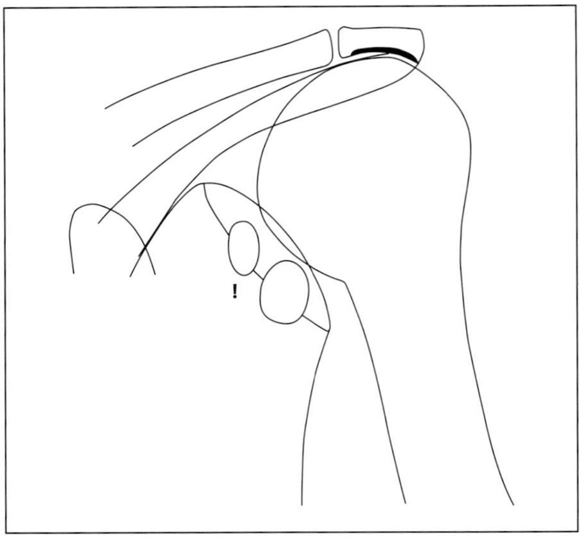

Abb. 13.**75** **Frühstadium eines ANNRAD-Syndroms (Milwaukee-Schulter)** bei einer 65-jährigen Frau. Im Vordergrund steht die Ruptur der Rotatorenmanschette (Humeruskopfhochstand, Akromionabschliff). Zum pathomorphologischen Bild der kompletten Ruptur der Rotatorenmanschette gehören jedoch nicht die 2 reaktionslosen Osteolysen in der Schulterblattpfanne *(Ausrufezeichen)*. Sie sind in diesem Fall die Suspizia des ANNRAD-Syndroms, wenn z. B. eine neurogene Erkrankung klinisch ausgeschlossen werden kann. Bestätigung der Diagnose durch Verlauf: ausgedehnte Osteolyse des Humeruskopfs und der Schulterblattpfanne (nicht gezeichnet, vgl. Abb. 5.**9** und Abb. 5.**10**).

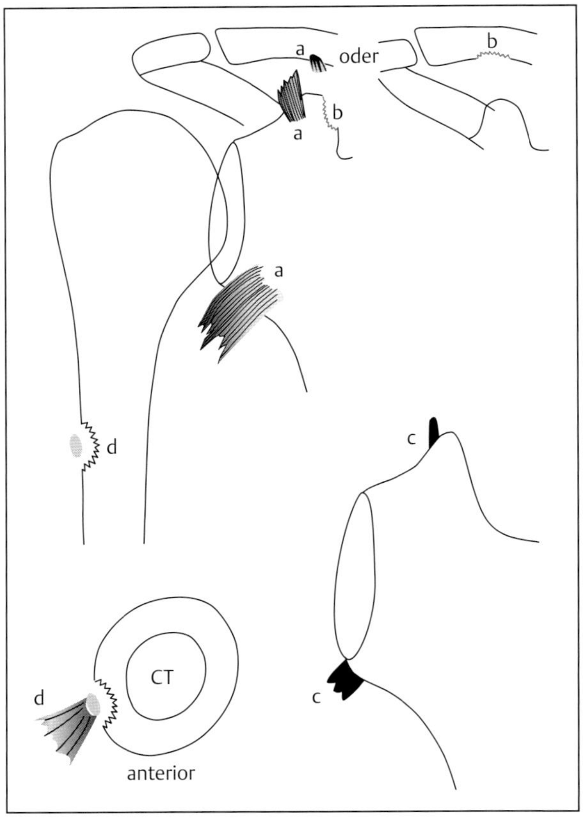

Abb. 13.**76a–d** **Produktive und rarefizierende Fibroostitiden.**

a **Produktive Fibroostitis** mit verdichteter Spongiosazone an ihrer Basis und „ausgefransten" Konturen *(von links nach rechts)* am Ursprung des langen Trizepskopfs und des Lig. trapezoideum sowie am Ansatz des Lig. conoideum.

b **Rarefizierende Fibroostitis** (flacher, unscharf konturierter Ansatzdefekt; *von links nach rechts*) am Ursprung des Lig. conoideum und am Gesamtansatz des Lig. coracoclaviculare (dieses Band setzt sich aus dem Lig. trapezoideum und dem Lig. conoideum zusammen).

c **Fibroostose** am Caput longum des Trizepsmuskels und am Lig. coracoclaviculare (Lig. trapezoideum).

Merke:

Bilateral-symmetrische Fibroostitiden kommen vor allem bei entzündlich-rheumatischen Erkrankungen vor.

d **Röntgen- und CT-Befund bei der schmerzhaften atraumatischen kalzifizierenden Tendinitis** (Tendopathia calcarea) des M. pectoralis maior. Manchmal *(wie gezeichnet)* wird sie begleitet von einer Humerusarrosion und Ausläufern des Apatitniederschlags entlang den Sehnenfasern („Kometenschweif", „Flammenaspekt", Cahir u. Saifuddin 2005). Im MRT assoziiertes Knochenmark- und Muskelödem, *keine Weichteilraumforderung*.

Adhäsive (retraktile) Kapsulitis

Zur röntgenmorphologischen Differenzialdiagnose des Subakromialsyndroms und seiner klinischen Folgen (mehr oder weniger schmerzhafte Bewegungseinschränkungen im Schultergelenk, Schultersteife) gehören außer dem ANNRAD-Syndrom:

- Isolierte, unspezifische akute Bursitis subacromialis/subdeltoidea (MRT klärt)
- unspezifische, spezifische oder entzündlich-rheumatische Omarthritis
- fortgeschrittene bzw. aktivierte Omarthrose
- Polymyalgia rheumatica (s. dort)
- Neuroplegien
- maligne Tumoren im Schulter- und Zervikalbereich (Parese des N. axillaris, des N. supraclavicularis und des Armplexus)
- Schulter-Hand-Syndrom (s. Kap. 3 „Einführung in die Arthritis- bzw. Synovitisdiagnostik", Abschnitt „Reflexdystrophie, Algodystrophie, Sudeck-Syndrom [komplexes regionales Schmerzsyndrom]")
- **adhäsive (retraktile) Kapsulitis** (s. S. 504)

Der Verdacht auf diese (letztere) schleichend auftretende, manchmal selbstlimitierende Erkrankung kommt auf, wenn eine aktiv und passiv nachweisbare schmerzhafte Bewegungseinschränkung in mindestens 3 räumlichen Koordinaten des Schultergelenks besteht. Der arthrografische Befund einer Verminderung des Gelenksvolumens ist bei der Kontrastmittelarthrografie (vgl. Abb. 13.**72**) und der direkten MRT-Arthrografie zu erkennen (< 10 ml). Auch bei der indirekten MRT-Arthrografie fällt die Verkleinerung oder Obliteration des axillären und evtl. des subskapulären Rezessus auf, darüber hinaus eine Verdickung und Kontraktur der fibrosierten Gelenkkapsel (Seitenvergleich). Außer dem idiopathischen (primären) Auftreten der Schultersteife sind Assoziationen mit einer

Vielzahl von internistischen, neurologischen und rheumatologischen Erkrankungen bekannt, beispielsweise:

- Diabetes mellitus
- Myokardinfarkt
- Hyperthyreose
- Tumoren
- posttraumatische oder postoperative Entwicklung der Schultersteife

Produktive und rarefizierende Fibroostitiden

Abb. 13.**76** gibt (entzündlich-rheumatische) produktive und rarefizierende Fibroostitiden wieder. An denselben Stellen können auch degenerativ- oder traumatisch-reparative Fibroostosen entstehen. Sie sind glatt begrenzt (s. Abb. 13.**76c**), und zeigen regelrechte Spongiosatextur (Letzteres ist in Abhängigkeit von ihrer Größe zu beurteilen).

Gelenktraumen

Das muskulär und ligamentär geführte Schultergelenk ist auch wegen der kleinen Gelenkpfanne bei großem Humeruskopf zu Luxationsverletzungen prädisponiert (Abb. 13.**77**). Kein Gelenk luxiert häufiger.

- Fast immer kommt es zur **vorderen Schulterluxation**, wobei der Humeruskopf durch das Korakoid abwärts gelenkt wird *(Luxatio humeri praeglenoidalis subcoracoidea)*. Tritt der Humeruskopf weit nach *medial*, wird die Luxation als *subklavikuläre Schulterluxation* bezeichnet Im Extremfall kann der Humeruskopf bis nach *intrathorakal* verlagert werden.
- Die **hintere Schulterluxation** *(Luxatio humeri retroglenoidalis)* ist sehr viel seltener eine Traumafolge (1,5–2,5 % aller Fälle). Sie kann auf den Standardröntgenaufnahmen in 2 Ebenen übersehen werden. Am häufigsten ist noch die *hintere subakromiale Luxation*. Selten kommt es zur hinteren Luxation unter die Spina scapulae *(Luxatio humeri retroglenoidalis infraspinata)*.
- Bei der ebenfalls seltenen **axillären Schulterluxation** *(Luxatio humeri axillaris erecta, Luxatio erecta)* tritt der Humeruskopf nach kaudal beziehungsweise axillär bei erhobenem Arm aus der Schultergelenkspfanne aus. Der Arm ist in eleviertem Zustand federnd fixiert.
- Bei der extrem seltenen **superioren Schulterluxation** kommt es zur Sprengung des Schulterdachs mit Frakturen des Akromions, der Klavikula und des Korakoids.

Behandlungsrelevant ist die Unterscheidung traumatischer Schulterluxationen von atraumatischen/habituellen Schulterluxationen (Abb. 13.**78**). Glenohumerale Luxationen werden durch *direkte* Traumen, z. B. nach Sturz, oder häufiger durch *indirekte* Krafteinwirkung ausgelöst. So begünstigt eine Abduktion, Extension und Außenrotation des Armes die vordere Schulterluxation.

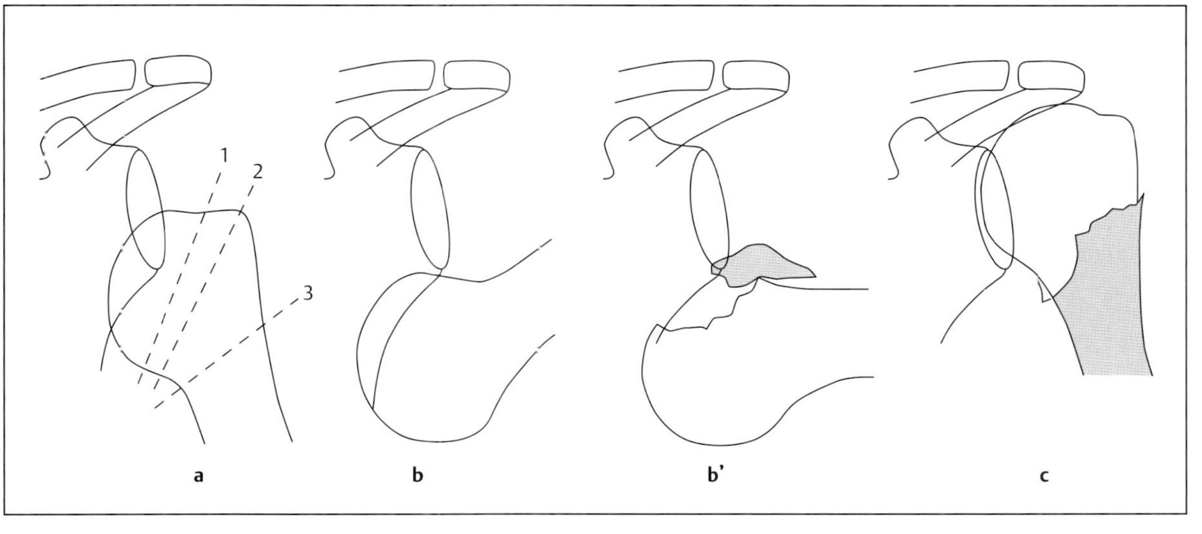

Abb. 13.**77a–c** **Traumatische Schulterluxationen mit und ohne knöcherne Nebenverletzungen.**

a Luxatio humeri praeglenoidalis subcoracoidea. Verlauf der Frakturlinie bei zusätzlicher Fractura colli anatomici (1), bei pertuberkulärem Bruch (2) und bei Fractura colli chirurgici (3).

b Bei der seltenen axillären Luxation steht der Humeruskopf unterhalb der Schulterpfanne, hat jedoch keinen Kontakt mit ihr. Der Humerus befindet sich in Außenrotationsstellung und verläuft horizontal (**b'**; Luxatio humeri axillaris horicontalis, in diesem Fall mit abgesprengtem Tuberculum maius) oder aufwärts gerichtet (Luxatio humeri axillaris erecta, **b**).

c Luxatio humeri retroglenoidalis subacromialis (Verifizierung durch Y-Aufnahme, s. Abb. 13.**1**) mit Nebenverletzung (Fraktur im Collum chirurgicum humeri).

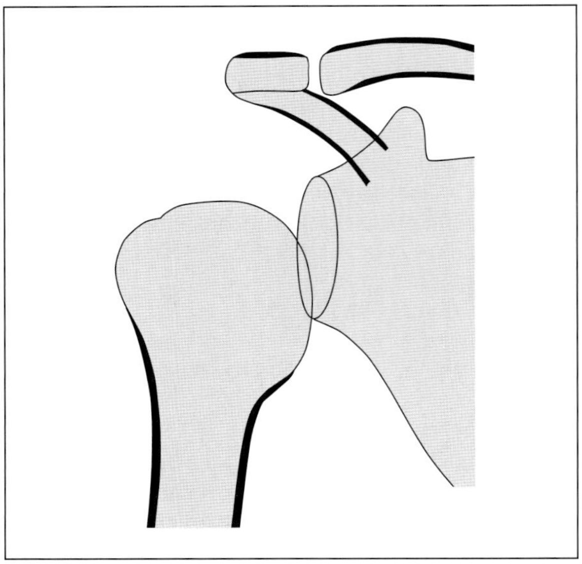

Abb. 13.**78** **Atraumatische (paretische) Subluxation im Schultergelenk bei einem Pancoast-Tumor.** Röntgenaufnahme im Sitzen.

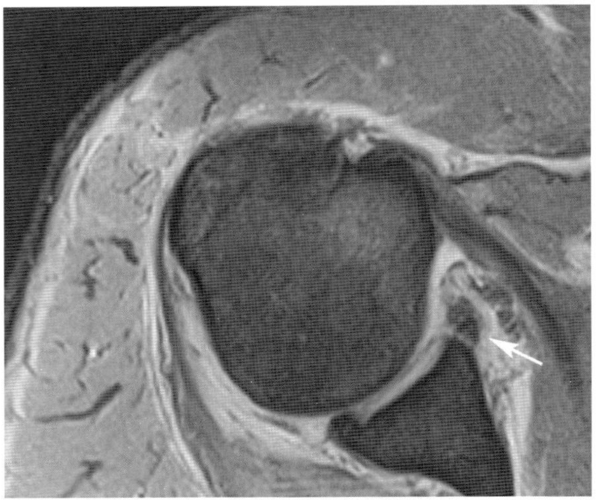

Abb. 13.**79** **Bankart-Läsion nach vorderer unterer Schulterluxation** (Patient 57 Jahre alt, männlich). Abriss des vorderen Bereichs des Labrum glenoidale mit kleinem knöchernem Fragment *(Pfeil)*. In der T2w-Gradientenechosequenz ist ein Flüssigkeitssignal zwischen dem Pfannenrand und dem Labrum glenoidale (anterior inferior) zu erkennen.

Vordere Schulterluxation

Die vordere Schulterluxation führt in der Regel zu einer knöchernen und/oder an den Weichteilen offenbaren Verletzung am knöchernen vorderen unteren Pfannenrand und am faserknorpeligen Labrum glenoidale. Die Verletzungen am Pfannenrand können dabei sehr unterschiedlich ausgeprägt sein. Die möglichen Kombinationen mit intaktem Periost, durchtrenntem Periost, mit Beteiligung des glenoidalen hyalinen Gelenkknorpels oder mit Ausriss der glenohumeralen Bänder am Humerus werden durch verschiedene Namen oder Akronyme hervorgehoben, um deren spezielle Verletzungsmuster am Pfannenrand vor Augen zu führen.

- *Bankart-Läsion*: Ursprünglich von Bankart als Fraktur am vorderen unteren Pfannenrand beschrieben, handelt es sich tatsächlich um eine unterschiedlich ausgeprägte Verletzung des faserknorpeligen Labrum glenoidale. Die Verletzung reicht von einer einfachen Labrumablösung über eine Zerreißung/Desintegration des Labrums bis hin zu Labrumverletzungen mit begleitender Fraktur des Pfannenrands (Abb. 13.**79**). Es kann eine Graduierung der Ablösung des Labrums vom Pfannenrand in Zentimetern erfolgen.
- *ALPSA-Läsion* (Anterior labroligamentous periosteal Sleeve Avulsion): Im Gegensatz zur Bankart Läsion, bei der das Periost zwischen Labrum und Skapulahals zerreißt, bleibt dieses bei einer ALPSA-Läsion intakt. Durch die Unterblutung des Periosts und durch später einsetzende narbige Veränderungen wird das Labrum glenoidale in einer nicht anatomischen, dislozierten Position vorn medial fixiert. Zusätzlich kann eine Rotation um den Skapulahals erfolgen. Dies beeinträchtigt seine Funktion und erhöht die Wahrscheinlichkeit einer Reluxation.
- *GLAD-Läsion* (Glenolabral articular Disruption): Es besteht eine Knorpelläsion am Glenoid im Übergang zum Labrum glenoidale, das einen Riss zeigt. Die Verletzung erfolgt durch eine forcierte Adduktionsverletzung aus einer abduzierten und außenrotierten Position. Die Patienten geben einen vorderen Schulterschmerz ohne Zeichen einer anterioren Instabilität an. Die Schmerzen persistieren nach Injektion eines Lokalanästhetikums in den Gelenkspalt.
- *HAGL-Läsion* (Humeral Avulsion of glenohumeral Ligaments): d. h. Abriss der glenohumeralen Bänder und der Gelenkkapsel an ihrem Ansatz am proximalen Humerus im Rahmen einer Schulterluxation. Häufig bestehen gleichzeitig weitere Verletzungen, wie Rupturen der Rotatorenmanschette, Verletzungen der Bizepssehne oder osteochondrale Verletzungen am Humeruskopf. Knapp 10 % aller Schulterluxationen gehen mit einer HAGL-Läsion einher.
- *Perthes-Läsion:* Es handelt sich um eine Variante der Bankart- oder der ALPSA-Läsion. Das Labrum glenoidale wird ohne Dislokation vom Pfannenrand abgetrennt. Das Periost bleibt wie bei der ALPSA-Läsion intakt. Diese MR-arthrografisch und arthroskopisch schwierig zu diagnostizierende Läsion führt zur anterioren Instabilität im Schultergelenk.

Wichtig zur Interpretation von Nativ- und MR-arthrografischen Untersuchungen der Schulter nach Schulterluxation ist die Kenntnis von Variationen am labrokapsulären Komplex. Die glenohumeralen Bänder – umschriebene Verdickungen der Gelenkkapsel zwischen vorderem Gelenkrand und Tuberculum minus (vgl. Abb. 13.**71**) sind nämlich variabel angelegt. Sie wurden von Morgan in 4 Grundtypen eingeteilt:

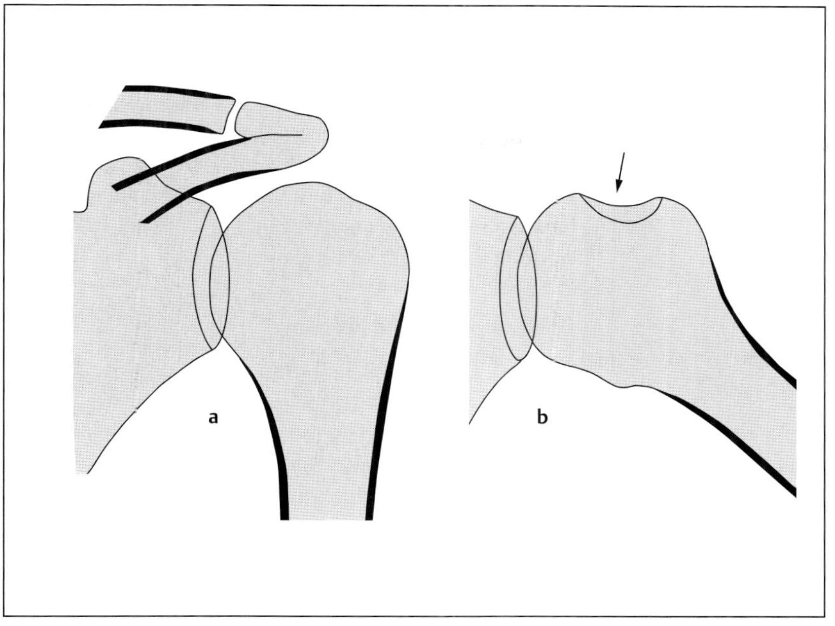

Abb. 13.**80a, b** **Reponierte präglenoidale (vordere) Schulterluxation.**
a **Regelrechte Konturen des Humeruskopfs** auf der a.-p. Röntgenaufnahme.
b **Hill-Sachs-Defekt** *(Pfeil)*, erst auf der Zielaufnahme in Innenrotation, bei leichter Abduktion und Retroflexion, oder im CT erkennbar, da er *posterolateral* im Humeruskopf liegt, dort, wo der nach vorn luxierte Humeruskopf an den unteren Rand der Skapulapfanne anschlägt.

Merke:

Der Hill-Sachs-Defekt kann bei jeder vorderen (präglenoidalen) Schulterluxation entstehen, bei der habituellen Schulterluxation je-doch am häufigsten. Die zweithäufigste knöcherne Nebenverletzung der vorderen Schulterluxation ist der Tuberculum-maius-Abriss.

- *Typ I* zeigt die 3 glenohumeralen Bänder (superiores glenohumerales Ligament [SGHL], mediales glenohumerales Ligament [MGHL] und inferiores glenohumerales Ligament [IGHL]), jeweils durch einen Rezessus in der Gelenkkapsel voneinander getrennt.
- Bei *Typ II* bilden mittleres und inferiores glenohumerales Ligament ein gemeinsames Band.
- Bei *Typ III* ergibt sich ein seilartig verdicktes, mediales glenohumerales Ligament, das mit dem Labrum verbunden verläuft *(Buford-Komplex)*.
- *Typ IV* lässt keine eindeutigen Bandstrukturen in der Gelenkkapsel erkennen.

Eine ebenfalls häufige Variante ist ein sublabrales Foramen, bei dem es keine Verbindung des Labrum glenoidale zum knöchernen Pfannenrand im kranialen anterioren Anteil des Glenoids gibt. Diese Variante darf nicht mit einer Bankart-Läsion verwechselt werden.

Das röntgendiagnostische Programm der Schulter bei Verdacht auf Luxation muss Aufnahmen in *glenoid-tangentialer* (vgl. Abb. 13.**68** u. 13.**18**) und *transkapsulärer Y-Projektion* beinhalten (vgl. Abb. 13.**1**). Besonders in den Kontrollaufnahmen nach Reposition ist auf knöcherne Begleitverletzungen zu achten. Hierzu zählen die *knöcherne* Bankart-Fraktur am kaudalen anterioren Pfannenrand, korrespondierend die *Hill-Sachs-Impressionsfraktur* am kranialen posterioren Humeruskopf (Abb. 13.**80**) und Abrissfrakturen des Tuberculum maius (bis zu 35% der Fälle) und des Tuberculum minus (besonders bei posterioren Luxationen). Durch das Anschlagen des posterior-superioren Humeruskopfs gegen den inferior-anterioren Pfannenrand kommt es zur Hill-Sachs-Impressionsfraktur, die auch als „typische" Impressionsfraktur bezeichnet wird.

! Merke
Gefäß- und/oder Nervenläsionen kommen besonders bei den vorderen Schulterluxationen vor. Der Humeruskopf komprimiert dabei den Plexus brachialis beziehungsweise die A. axillaris. Bei Pulslosigkeit oder sensomotorischen Ausfällen ist daher die sofortige Reposition erforderlich.

Hintere Schulterluxation

Eine hintere (posteriore) Schulterluxation (Abb. 13.**81**) kann röntgenologisch auf den Aufnahmen in den 2 Standardebenen übersehen werden. Der röntgenologische Gelenkspalt kann normal weit erscheinen oder auf mehr als 6 mm „erweitert" sein. Es fehlt jedoch der elliptische Überlappungsschatten zwischen Humeruskopf und Glenoid, und der parallele Verlauf von Humeruskopfkontur und vorderem Rand der Cavitas glenoidalis ist aufgehoben. Eine „reverse" Hill-Sachs-Fraktur (Muldenzeichen, sog. „Through Line") zeigt ebenfalls eine hintere Schulterluxation an. Es handelt sich um eine doppelte Verdichtungslinie bei anteromedialer Impressionsfraktur in den Humeruskopf durch den hinteren Pfannenrand.

Daher sind hintere Schulterluxationen oft „veraltet" und werden dann durch CT oder MRT zu einem späteren Zeitpunkt diagnostiziert. Der Oberarm ist dabei federnd in Innenrotation fixiert.

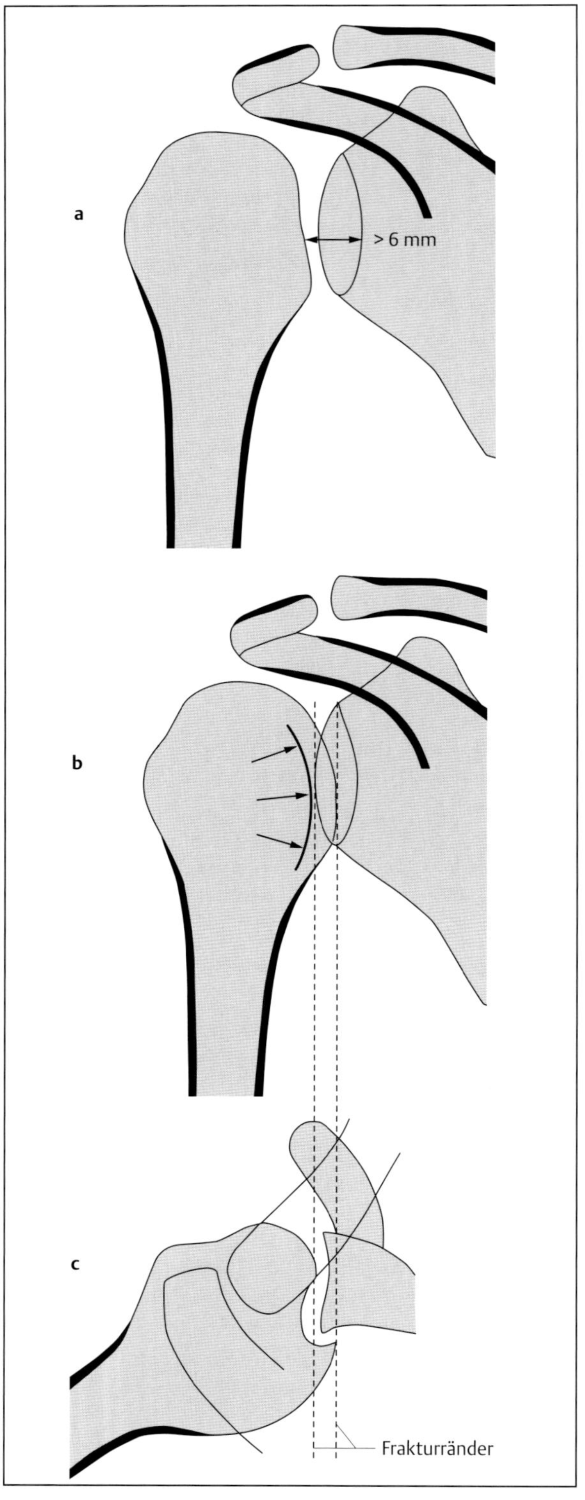

Abb. 13.**81a–c Retroglenoidale (posteriore) Schulterluxation auf der a.-p. Röntgenaufnahme** (a.-p. Standardröntgenaufnahme mit „überlappenden" Projektionskonturen von Humeruskopf und Schulterblattpfanne).

a „Erweiterung" des Gelenkspalts auf mehr als 6 mm (s. Text).

b Retroglenoidale Schulterluxation mit Humeruskopfimpressionsfraktur. Die *Pfeile* auf der a.-p. Aufnahme zeigen auf das sog. Muldenzeichen (s. Text) = anteromediale Humeruskopfimpressionsfraktur = „umgekehrter" Hill-Sachs-Defekt.

c Axiale Darstellung der „umgekehrten" Hill-Sachs-Impression.

Ein *Lipohämarthros* (Abb. 13.**82**) lässt erkennen, dass fetthaltiges Knochenmark ins Gelenkkavum gelangt ist. Die Ursache des Fett-Blut-Flüssigkeitsspiegels im Schultergelenk sind gewöhnlich Luxationsfrakturen, Frakturen und manchmal auch röntgenologisch nicht erkennbare Fissuren. Über eine vorbestehende oder synchron erfolgte Rotatorenmanschettenruptur kann der Fett-Blut-Spiegel dann sowohl im Gelenkkavum als auch in der Bursa subacromialis/subdeltoidea auffallen.

Posttraumatische Folgen

Zu posttraumatischen Folgen an den Weichteilen gehören Verkalkungen und Verknöcherungen, z. B. in einem Hämatom, in geschädigtem Kapselgewebe, in Bändern, in Sehnen und in Muskeln. Abgetrenntes Periost kann ebenfalls Knochen neu bilden. Namentlich am Skapula- und Humerushals kommt dies vor. Abgesprengte Knochenstücke und persistierende Knochenkerne (s. Abb. 13.**3**) müssen von diesen Befunden differenzialdiagnostisch abgegrenzt werden. Die traumatische Ruptur der Rotatorenmanschette, namentlich der Supraspinatussehne, ist ebenfalls bekannt. An der Schulter kann es nach einem Trauma zu einer speziellen Kapselerkrankung kommen. Nach Ausschluss einer knöchernen Verletzung mit anhaltenden Beschwerden 10–14 Tage und länger über das Unfallereignis hinaus muss an diese Möglichkeit gedacht werden. Es kommt nämlich manchmal zur fibrovaskulären Proliferation besonders im Kapselbereich des superioren anterioren, des anterioren und des axillären Anteils des Glenohumeralgelenks. Die Erkrankung wird als *adhäsive Kapsulitis* (vgl. S. 506) bezeichnet und ruft in der MRT eine intensive Kontrastmittelanreicherung im fibrovaskulären Kapselgewebe hervor, ohne dass eine wesentliche Synovitis im Gelenk besteht. Zusätzlich kommt es zur Obliteration des Fettgewebes zwischen dem Rotatorenmanschettenintervall (vgl. Abb. 13.**71**), dem kapselverstärkenden korakohumeralen Band und dem superioren glenohumeralen Ligament. Das Lig. coracohumerale zieht zum Korakoidfortsatz über den Sulcus intertubercularis hinweg zu den Tubercula maius und minus. Bei alten Menschen fehlt es häufig oder ist schwach ausgebildet.

Habituelle Schulterluxation

Die habituelle Schulterluxation ist gewöhnlich die Folge einer traumatischen Schulterluxation, bei der die fehlende Abheilung der Verletzungen besonders des Labrum glenoidale und am knöchernen vorderen Pfannenrand zu einer Instabilität führt. Fehlbildungen und Entwicklungsstörungen kommen ebenfalls als Ursachen der ständig wiederkehrenden Schulterverrenkung infrage. In der Regel sind die *posttraumatischen Instabilitäten* einseitig; sie erfordern meist eine operative Revision. Hiervon abzugrenzen sind *atraumatische Instabilitäten*, bei denen eine Kapsellaxizität mit multidirektionaler Instabilität in der Regel an beiden Schultern besteht.

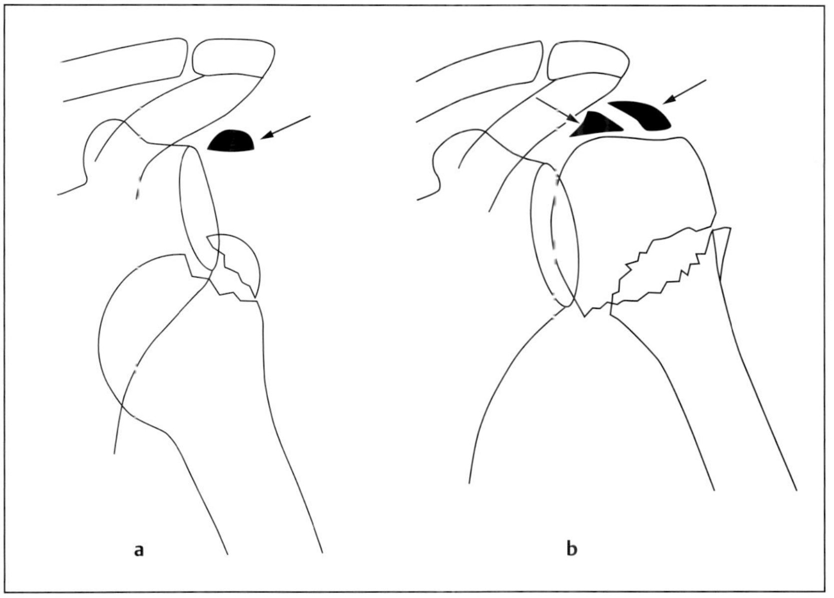

Abb. 13.**82a, b** **Lipohämarthros des Schultergelenks, erkennbar auf der a.–p. Röntgenaufnahme im Sitzen.** Das auf dem blutigen Gelenkerguss „schwimmende" Fett des ins Gelenkkavum eingedrungenen Knochenmarks schwächt die Röntgenstrahlen geringer (s. Tab. 1.**1**) als die Blutflüssigkeit. Dadurch gibt es sich als eine Zone verstärkter Schwärzung des Röntgenfilms zu erkennen *(Pfeile)*.
a **Präglenoidale Schulterluxation mit knöcherner Nebenverletzung**; dadurch Lipohämarthros, falls die Kapselruptur nicht zum Auslaufen des Gelenkergusses geführt hat.
b **Fraktur des Collum chirurgicum humeri.** Eine röntgenologisch invisible Frakturlinie muss sich bis an die intraartikuläre Humerusfläche ausgedehnt haben und sich im Gelenkkavum und in der Bursa subacromialis zu erkennen geben.

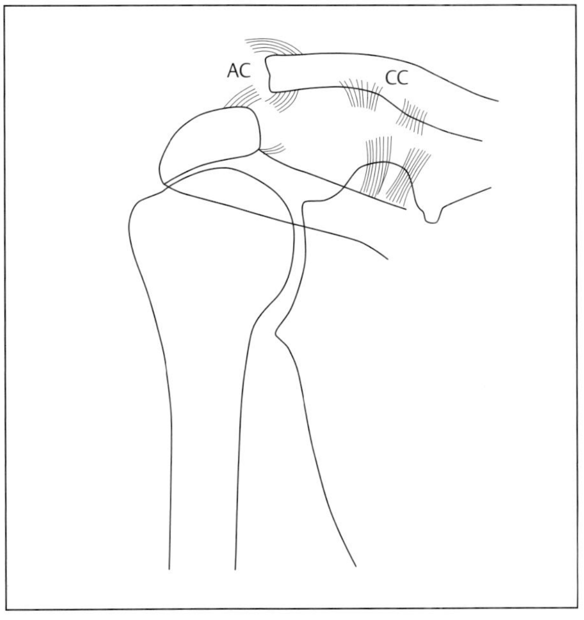

Abb. 13.**83** **Supraakromiale Akromioklavikularluxation.** Voraussetzung einer Dislokation der Klavikula um mindestens 1 Schaftbreite ist die völlige Zerreißung des Lig. acromioclaviculare (AC) und der Gelenkkapsel und beider Teile des Lig. coracoclaviculare (CC; *in die Röntgenskizze eingezeichnet*).

Akromioklavikulargelenksprengung

Bei der Akromioklavikulargelenksprengung (**Luxation des AC-Gelenks/Schultereckgelenks**) werden die Kapselbänder des Akromioklavikulargelenks (akromioklavikulären Bänder) verletzt (Abb. 13.**83**). Das Ausmaß der relativen Kranialdislokation der Klavikula wird durch das Ausmaß der Zerreißung korakoklavikulärer Bänder bestimmt. Die AC-Gelenksprengung wird durch Belastungsröntgenaufnahmen des Schultergürtels im Seitenvergleich nachgewiesen und nach *Tossy in 3 Stadien* klassifiziert (Abb. 13.**84**):

- Eine Aufweitung des AC-Gelenkspalts im Seitenvergleich ohne wesentliche Kranialdislokation der Klavikula entspricht *Stadium I* (Abb. 13.**85**).
- Eine Gelenkspalterweiterung mit Dislokation der Klavikula um die halbe Schaftbreite nach kranial entspricht *Stadium II.*
- Im *Stadium III* beträgt die Kranialdislokation der Klavikula Schaftbreite und mehr.

Während im Stadium I die Bänderkontinuität intakt („gezerrt") ist und nur ein Kapselriss vorliegt, entspricht Stadium II einer Zerreißung der akromioklavikulären Bänder mit Partialläsion der korakoklavikulären Bänder („Zerrung"), das Stadium III jedoch einer vollständigen Zerreißung sämtlicher korakoklavikulären Bänder. Selten kann es zu Gefäß-/Nervenverletzungen kommen. Nach einer Verletzung der korakoklavikulären Bänder können sich Ossifikationen zwischen Skapula und Klavikula ausbilden (Abb. 13.**86**).

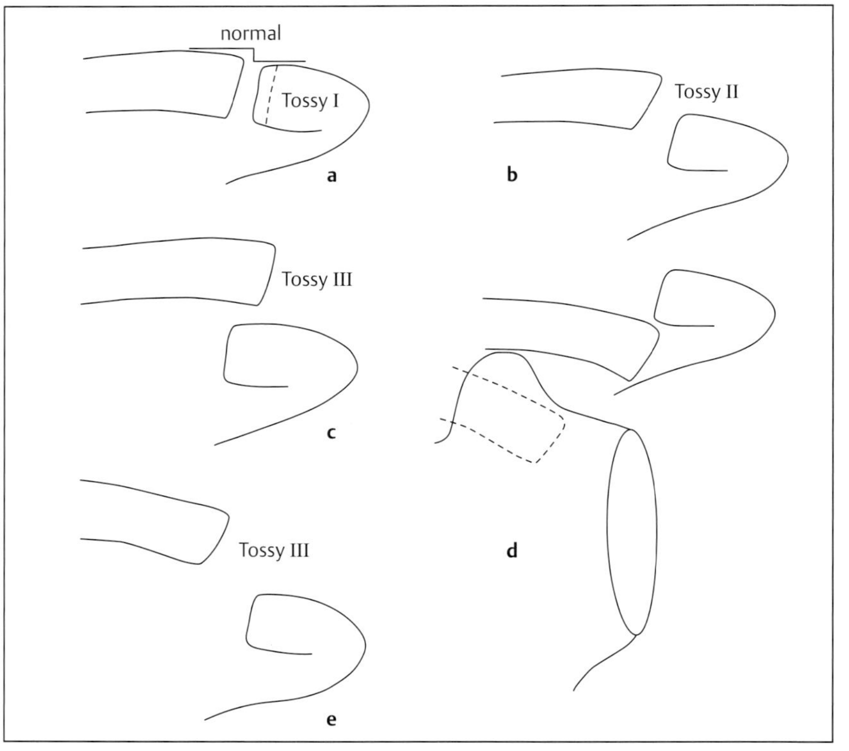

Abb. 13.**84a–e** **Beispiele für die Schultereckgelenkverrenkung** (Aufnahmen unter Gewichtsbelastung).

a **Normalbefund** oder schon **Tossy I** *(gestrichelt)*; das laterale Schlüsselbeinende überragt leicht das Akromion.

b **Subluxatio acromioclavicularis supraacromialis (Tossy II).**

c **Luxatio acromioclavicularis supraacromialis.** Die artikulierenden Knochen sind vollständig gegeneinander verschoben (**Tossy III**).

d **Luxatio acromioclavicularis subacromialis** und *(gestrichelt)* **subcoracoidea**.

e **Wie c, jedoch Diastase der artikulierenden Knochen.**

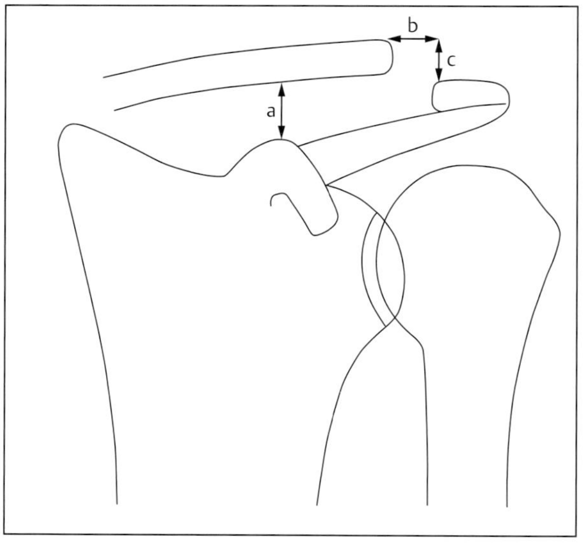

Abb. 13.**85a–c** **Messstrecken zur Röntgendiagnose der Akromioklavikularluxation auf a.-p. Nativaufnahmen der Schulter** (Film-Folien-Distanz = 1 m).

Eine Korakoid-Klavikula-Distanz > 14 mm (**a**), eine Akromion-Klavikula-Distanz > 8 mm (**b**) und eine akromioklavikuläre Stufe > 8 mm (**c**) sind pathologisch. Wenn 2 oder 3 Parameter die Normalwerte überschreiten, so liegt eine Akromioklavikularsprengung vor (Vogel et al. 1980). Röntgenaufnahmen der Schulter *im Liegen* haben allerdings einen verhältnismäßig hohen Anteil falsch-negativer Messwerte.

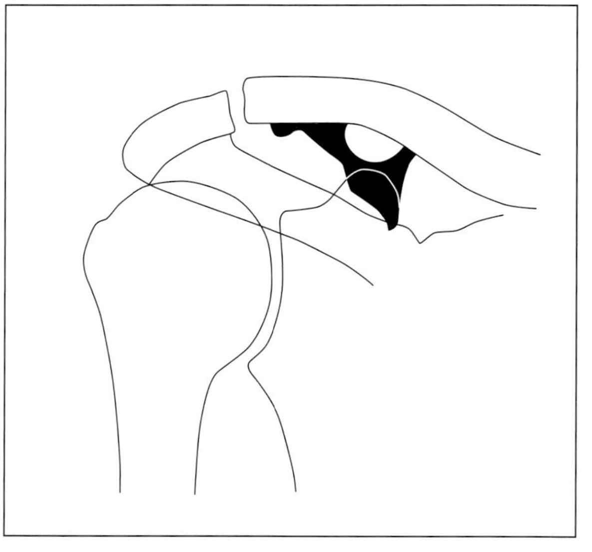

Abb. 13.**86** **Posttraumatische Ossifikation des Lig. coracoclaviculare nach (reponierter) supraakromialer Schultereckgelenkverrenkung vor 6 Monaten.**

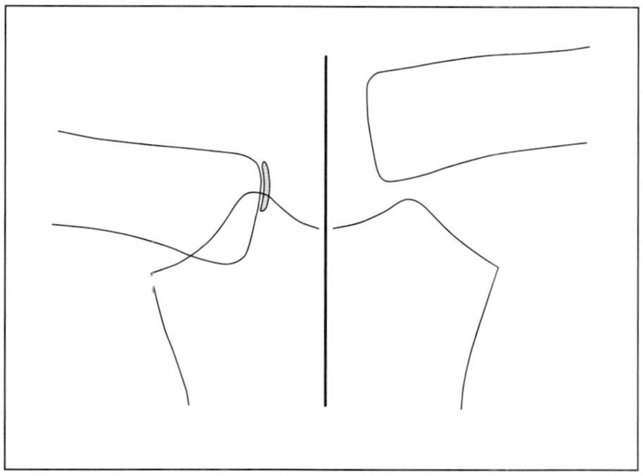

Abb. 13.**87** **Luxatio sternoclavicularis,** *rechts im Bild*: **suprasternal**, *links*: **prä- oder retrosternal**. Am einfachsten sind diese Luxationsformen durch Palpation zu unterscheiden; evtl. CT.
Nebenbefund: persistierender Knochenkern (oft beidseitig), keine Absprengung.

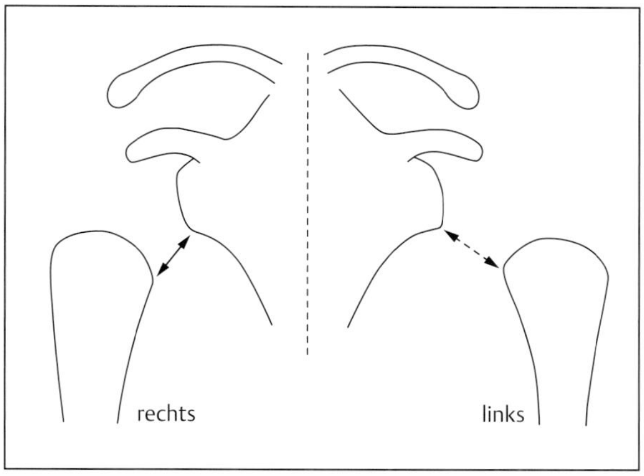

Abb. 13.**88** **Linksseitige Erb-Lähmung (Neonatus).** Die Distanz zwischen proximalem Ende der Humerusdiaphyse und der Skapulapfanne ist im Vergleich zur gesunden Seite vergrößert; s. auch Abb. 13.**9**.
Differenzialdiagnose: Sonografie.

Sternoklavikularluxation

Die Terminologie der Sternoklavikularluxation (Abb. 13.**87**) richtet sich nach der Dislokationsrichtung der Schlüsselbeine, also Luxatio sternoclavicularis prae-, retro- und suprasternalis. Außerdem ist das Schlüsselbein bei allen 3 Luxationen meist auch noch nach medial verschoben. Die Entscheidung, ob eine auf der Übersichtsaufnahme erkannte Luxation prä- oder retrosternal liegt, wird durch CT abgeklärt. Die Palpation ergibt im Seitenvergleich einen „knöchernen Buckel“ und bei der retrosternalen Verrenkung eine „Delle“ am Sternoklavikulargelenk. Bei retrosternalen Luxationen kann es zu Verletzungen an der Trachea, an der Lunge, an der Pleura, an den großen Mediastinalgefäßen, am Ösophagus, am N. phrenicus (Singultus) und am N. vagus (z. B. Heiserkeit, Schluckbeschwerden) kommen (MRT-Indikation).

Geburtstraumatische obere Plexuslähmung (Erb-Lähmung)

Die geburtstraumatische obere Plexuslähmung (Erb-Lähmung) und die noch seltenere geburtstraumatische totale Armlähmung führen u. a. zu einer mangelhaften Fixierung des Oberarmkopfs in der Schulterpfanne. Dadurch kommt es zu einer Subluxation des Humeruskopfs nach unten und gering seitlich. Bei Neugeborenen sind am proximalen Humerusende noch keine Knochenkerne vorhanden. Beim Vergleich mit der Gegenseite ist die Gelenkfehlstellung daher nur an einer vergrößerten Distanz zwischen dem proximalen Diaphysenende des Humerus und der Skapulapfanne zu erkennen (Abb. 13.**88**).

Als Folge einer bleibenden Lähmung kommt es zu einer Entwicklungsverzögerung der Knochenkerne und zu einer Inaktivitätshypoplasie des Humerus und der Skapula, seltener sogar zu Fehlbildungen der artikulierenden Knochen. Solche Befunde werden einschließlich der Gelenkfehlstellungen auch bei poliomyelitischen Paresen der Oberarm-Schulter-Muskulatur – eingetreten im Kleinkindesalter – beobachtet.

Die *Differenzialdiagnose* der *unmittelbar nach der Geburt* manifesten oberen Plexuslähmung muss folgende Befunde berücksichtigen:

- Die **Schulterluxation bei angeborener Missbildung**: In der Mehrzahl der Fälle luxiert der Humeruskopf nach hinten, sodass die Fehlstellung auf der a.-p. Röntgenaufnahme nicht zu erkennen ist. Außerdem sind bei Neugeborenen nur schwere Missbildungen am Skapulahals röntgenologisch zu identifizieren.
- Die geburtstraumatische Lösung der proximalen Humerusepiphyse führt ebenfalls zu einer Behinderung der aktiven Schulterbeweglichkeit. Die Epiphysenlösung kann bei Neugeborenen nativröntgenologisch nicht direkt nachgewiesen werden, da, wie schon erwähnt, der Knochenkern in der Epiphyse noch fehlt. Jedoch gibt sich ein größeres begleitendes Gelenkhämatom beim Seitenvergleich an einer auffallenden Lateralisation der proximalen Humerusdiaphyse zu erkennen (s. Abb. 13.**9**, vgl. die röntgendifferenzialdiagnostischen Schwierigkeiten mit der Darstellung in Abb. 13.**88** – *Sonografie ist daher das diagnostische Medium der 1. Wahl*). Bei einer Epiphysenfraktur gelingt in der Regel die Röntgendiagnose. Ist nämlich der Bruchspalt im Metaphysenbereich bei der 1. Röntgenuntersuchung nicht zu erkennen, so sieht man doch mit hoher Wahrscheinlichkeit auf der Kontrollaufnahme nach etwa 10–14 Tagen das verkalkende subperiostale Hämatom und/oder den periostalen Kallus.
- Auch eine geburtstraumatische Klavikulafraktur kann klinisch eine Erb-Lähmung vortäuschen. Ergänzt sei, dass gelegentlich eine gleichzeitige Zwerchfellparese – Wurzelschädigung vor allem in Höhe von C 4 – zusammen mit der Erb-Lähmung (Wurzelschädigung C 5, C 6) auftritt und dann differenzialdiagnostisch zu berücksichtigen ist.

14 Hüftgelenk

Das Hüftgelenk ist ein modifiziertes Kugelgelenk mit 3 Freiheitsgraden. Das Attribut soll anzeigen, dass die Hüftpfanne den Femurkopf über seinen „Äquator" hinaus umgreift. Im Gegensatz zum Schultergelenk fehlt daher die Möglichkeit zur Translationsbewegung. Aus diesem Grund wird auch vom Nussgelenk (Enarthrose) gesprochen.

Im Hinblick auf die bildgebende Diagnostik sei an einige anatomische Besonderheiten dieser Knochenverbindung erinnert:

Die knorpelig bedeckte Gelenkfläche ist ausschließlich die *C-förmige Facies lunata* und nicht das gesamte, nach ventral-kaudal-lateral ausgerichtete Azetabulum. Im mittleren Abschnitt verbreitert sich die Facies lunata gegenüber den beiden kaudal ausgerichteten Hörnern der C-Figur. Dort hat auch der Gelenkknorpel seine größte Dicke. Funktionell liegt hier die Druckaufnahmezone des Hüftgelenks. Dies zeigt sich auch strukturell am Supercilium acetabuli (s. dort).

Das *ringförmige Labrum acetabulare* liegt dem Pfannenrand auf und ragt in die Gelenkhöhle vor, da die dicke und feste fibröse Gelenkkapsel vor allem am knöchernen Azetabulumrand entspringt. Die Gelenklippe ist also ein Teil der artikulierenden Gelenkfläche, gleicht die unebenen Pfannenränder aus, führt die Bewegungen des Femurkopfs mit und behindert aufgrund ihres teils straff bindegewebigen, teils faserknorpeligen Aufbaus die Gelenkbewegung kaum. Ihre Verkalkung/Verknöcherung und Labrumtraumen nehmen daher im Zeitverlauf ungünstigen Einfluss auf die Gelenkfunktion und die Struktur der anatomischen Gelenkkomponenten.

Die *fibröse Gelenkkapsel* inseriert nicht an der Knorpel-Knochen-Grenze des Femurkopfs, sondern vorn an der Linea intertrochanterica und an der Rückseite des Schenkelhalses an der Grenze zwischen seinem mittleren und unteren Drittel. Die Kapsel des Hüftgelenks ist völlig entspannt bei 10°-Flexion, 10°-Abduktion und 10°-Außenrotation. Diese Schonhaltung stellt sich reflektorisch beispielsweise beim intrakapsulären Schenkelhalsbruch ein. *Bildgebende Schlussfolgerung:* akutes Trauma des proximalen Femurs, röntgenologischer Normalbefund, jedoch typische Schonhaltung des betroffenen Beines, dann Indikation zur CT/MRT oder ab 24 h nach dem Unfall auch zur Skelettszintigrafie.

Die *Synovialmembran* entspringt größtenteils an der Basis der im Querschnitt dreieckigen Gelenklippe, zieht mit der fibrösen Kapsel kaudalwärts, schlägt an deren Fixationsbereich am Schenkelhals um und zieht an dessen Oberfläche nach proximalwärts bis an den Rand des Gelenkknorpels am Femurkopf. Jeder Schenkelhalsbruch, soweit er nicht pertrochantär liegt, erreicht die Gelenkhöhle:

> **! Merke**
> Hämarthros: Blut ist ein Knorpelfeind!

Das *Lig. capitis femoris* verbindet die artikulierenden Knochen, ist etwa 3–3,5 cm lang, etwa 10 mm dick, und ein synovialer Überzug fehlt. Dieses Band hat keine mechanische Funktion, sondern dient bis ins hohe Alter als gefäßleitende Brücke für die Ernährung von Anteilen des Femurkopfs. Im Lig. capitis femoris zieht der R. acetabularis sowohl der A. obturatoria als auch der A. circumflexa femoris medialis.

> **! Merke**
> Für das erkrankte Hüftgelenk gilt die Regel: Die Basisinformation liefert die Röntgenuntersuchung in 2 Ebenen, und zwar wird sie unter strikter Beachtung des genetischen Strahlenschutzes und unter Berücksichtigung der persönlichen Situation und des Alters des Patienten durchgeführt (s. auch die Indikation zur Sonografie z. B. beim Formenkreis der „kongenitalen Hüftluxation").

Die 2. Aufnahmeebene richtet sich nach dem klinischen Krankheitsverdacht. Allerdings kann anstelle der Hüftgelenkaufnahme die a.-p. Übersichtsaufnahme des Beckens auch bei einseitigen (chronischen) Hüftbeschwerden wichtige diagnostische Zusatzinformationen liefern, sei es, dass eine unilaterale Demineralisation der Knochensockel des Hüftgelenks im Seitenvergleich eher und besser erkannt wird, sei es, dass auf ihr die gleichzeitige Darstellung der Sakroiliakalgelenke, der Schambeinfuge sowie der Sehneninsertionen an den Sitzbeinen unter Umständen nosologisch richtungweisende Befunde ergibt.

Bilaterale „weiße" Beckenknochen könne beispielsweise auf die genetisch heterogene Osteopetrose (Albers-Schönberg-Marmorknochenkrankheit) – evtl. mit dichten „Jahresringen" in den Iliumschaufeln –, die Osteomyelosklerose (meist grobporige Dichtezunahme), die Fluorose und auf die ebenfalls heterogene Gruppe der (überwiegend) endostalen Hyperostosen hinweisen und zu weiteren klinischen und bildgebenden Untersuchungen anregen. Über den uni- oder bilateralen „weißen" Femurkopf s. Knochenendensklerose.

Normvarianten, Fehlbildungen

Femurkopfkerbe bei Kindern

Normvarianten am Hüftgelenk werden hier nur berücksichtigt, wenn sie mit pathologischen Befunden verwechselt werden können. Dazu gehört die Femurkopfkerbe bei Kindern. Sie ist ein kleiner Konturdefekt am Scheitel der proximalen Femurepiphyse (Abb. 14.**1**), tritt als Spielart des Normalen auf und darf nicht mit einer arthritischen Erosion verwechselt werden.

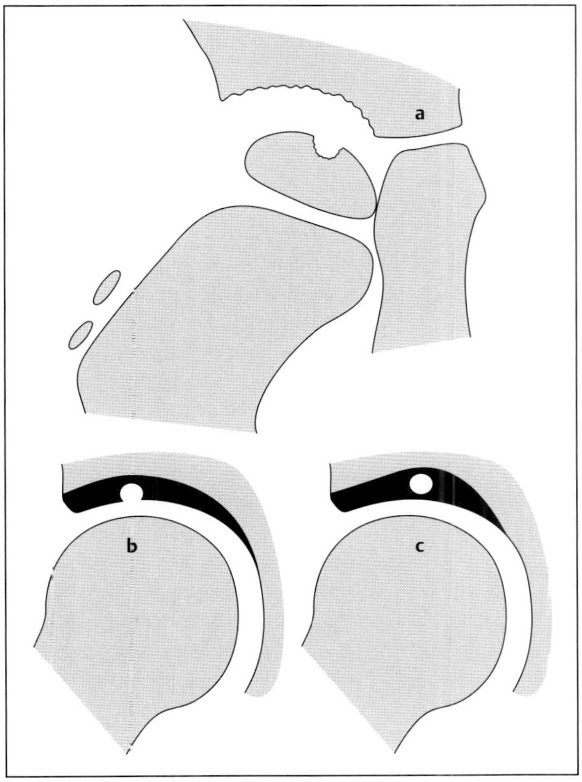

Abb. 14.**1a–c** **Spielarten des Normalen am Hüftgelenk.** Femurkopfkerbe der Kinder (**a**), Azetabulumgrube (**b**) oder -zyste (**c**). Zur röntgenologischen Differenzialdiagnose s. Text.

Azetabulumgrube oder -zyste

Diese ist ebenfalls eine Variante. Sie stellt sich als halbkreisförmige Aufhellungsfigur oder als zystenartige Strukturalteration im Supercilium acetabuli dar (s. Abb. 14.**1**). *Röntgenologische Differenzialdiagnose:* Pfannendachganglion, arthrotische Geröllzyste. Die Azetabulumgrube ist nicht die Projektionsfigur eines Gefäßkanals.

Os ad acetabulum

Das Os ad acetabulum (Abb. 14.**2**) wird als persistiernde laterale Pfannendachapophyse angesehen. Es kann mehrgeteilt auftreten, kleiner oder größer sein und an der koxarthrotischen Deformierung teilnehmen.

Röntgenologische Differenzialdiagnosen:

- Freier Gelenkkörper bei Osteochondrosis dissecans (Wo ist das „Mausbett"?).
- Metaplastische Verknöcherungen in benachbarten Weichteilen (Sehnen, Muskeln) zeigen sich entsprechend dem Muskel-Sehnen-Verlauf länglich kaudalwärts ausgerichtet.
- Manifestationen der Apatitkrankheit im Sinne der Peritendopathia (Peritendinitis) calcarea (calcificans) sind auch bei Lupenbetrachtung strukturlos.
- Beginnende Verkalkung/Verknöcherung bei Gelenkchondromatose (evtl. CT, MRT).
- „Alter" Abriss.
- Persistenz oder Osteochondropathie der Apophyse der Spina iliaca anterior inferior (s. Abb. 14.**2**), dabei normale Pfannendachform.

Der „frische" Apophysenabriss ist an der ehemaligen Kontaktfläche nicht kortikalisiert; „alter" kortikalisierter knöcherner Ausriss der Gelenkkapsel → Traumaanamnese (vergessen?).

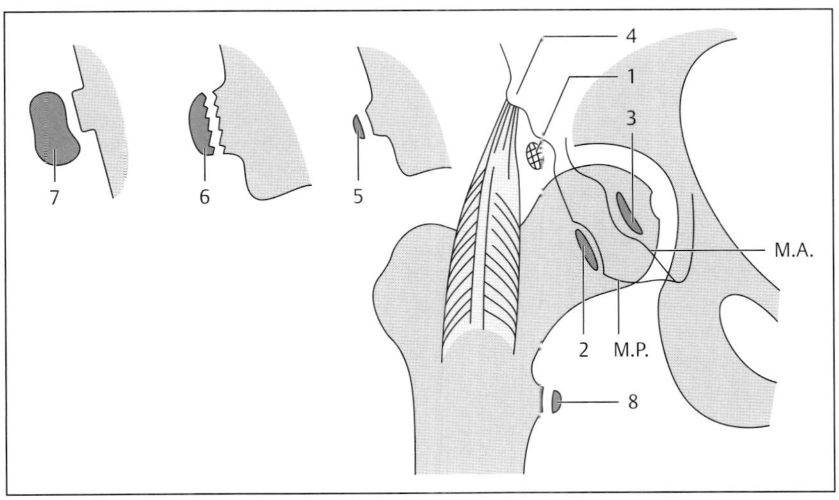

Abb. 14.**2** **Varianten am Hüftgelenk** (M.P., M.A. = hinterer bzw. vorderer Azetabulumrand).

1 Os ad acetabulum.
2, 3 Schaltknochen am Pfannenrand des Os acetabuli.
4 Spina iliaca anterior inferior.
5 Persistierende (kortikalisierte) Apophyse.
6 Frischer Ausriss durch die Sehne des M. rectus femoris; an der Ausrissstelle fehlt die Kortikalis.
7 „Alter" persistierender Ausriss im Wachstumsalter mit Exzessivwachstum durch die reparative Hyperämie.
8 Persistierender Apophysenkern am Trochanter minor.

Os acetabuli

Das Os acetabuli (anterius, posterius) ist ein persistierender Schaltknochen der Hüftpfanne (s. Abb. 14.**2**). Es passt sich wie ein Mosaikstein in den Pfannenrand ein. *Röntgenologische Differenzialdiagnose:* die (seltene) Osteochondrosis dissecans des Pfannenrandes mit noch „nicht geborener Gelenkmaus". Wenn das Dissekat disloziert ist, erscheint das „Mausbett" als mehr oder weniger tiefe/flache Grube.

Dysmelien

Dysmelien sind Störungen der Extremitätenbildung, deren Determinationszeit zwischen dem 24.–29. (-38. bzw. -46.) Tag post conceptionem angenommen bzw. diskutiert wird.

> **! Merke**
> Als Regel gilt: Je früher die exogene bzw. „endogene" Noxe im Determinationszeitraum einwirkt, desto ausgeprägter ist die Missbildung. Außerdem beeinflusst die Einwirkungszeit und „Stärke" (z. B. Konzentration, Menge) der Noxe das Ausmaß der Fehlbildungen.

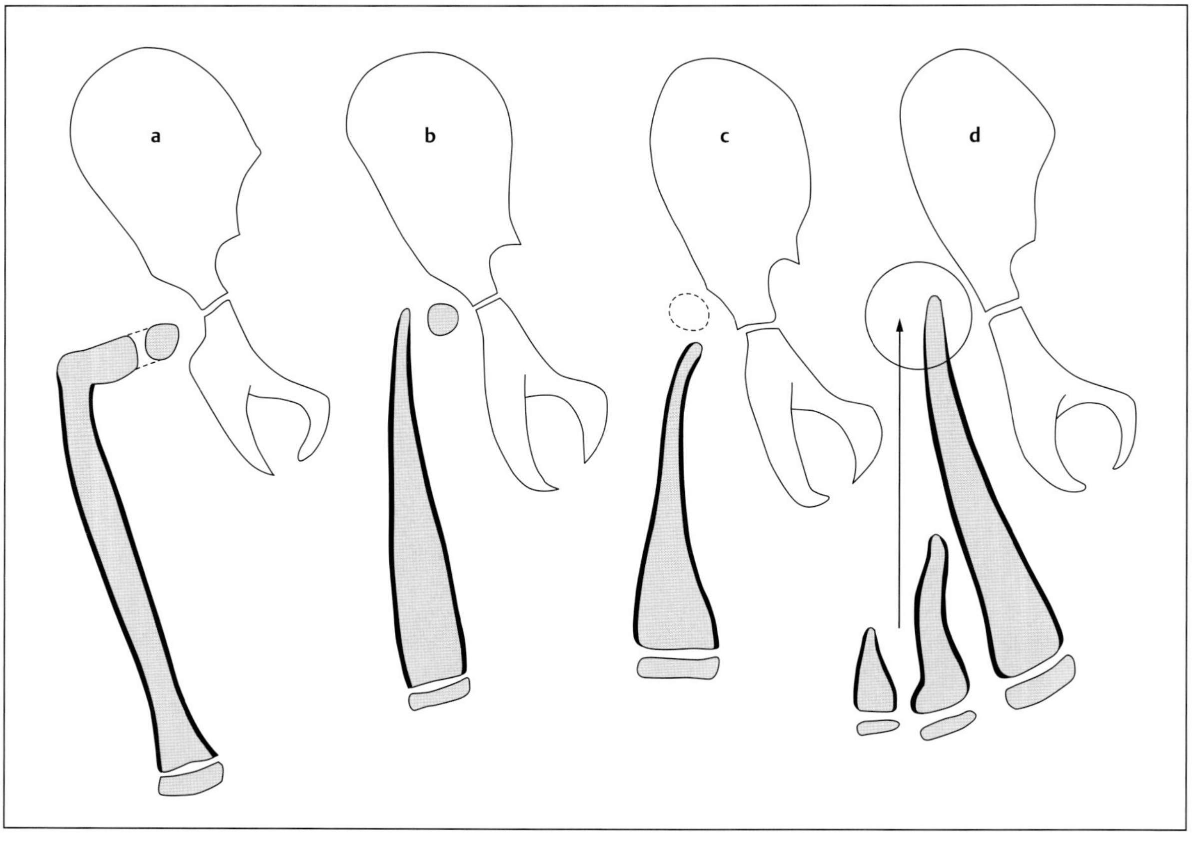

Abb. 14.**3a–d Röntgenologische Graduierung verschiedener Ausprägungen der proximalen Femurhypoplasie** (proximaler fokaler Femurdefekt; Levinson et al. 1977).

Merke:

Je stärker das Azetabulum missgebildet ist, desto rundlicher projiziert sich das Foramen obturatum. Die Femurkopfanlage ist auch bei **a** und **b** vergleichsweise verschmächtigt; falls röntgenologisch nicht sichtbar, dann Sonografie, MRT zur Graduierung.

a Grad I: Femurlänge vergleichsweise verkürzt, lateralisiert; nach Wachstumsabschluss erhaltene Femurkontinuität *(gestrichelt)*; Femurkopf im Azetabulum zentriert; Kollumdiaphysenwinkel (CCD-Winkel) varisiert.
Diagnostisches Stichwort: subtrochantäre Hypoplasie mit Varusstellung.

b Grad II: Femurlänge eindeutig verkürzt, lateralisiert; Femurkontinuität tritt auch nach Wachstumsabschluss nicht ein. Die Azetabulumform reicht zur Zentrierung des Femurkopfs aus.

c Grad III: Femurlänge eindeutig verkürzt, lateralisiert. Falls die *dislozierte* Femurkopfanlage sich röntgenologisch überhaupt nach Wachstumsabschluss zu erkennen gibt *(gestrichelt)*, kommt es zu keiner Femurkontinuität; missgebildetes, kaum erkennbares flaches Azetabulum.

d Grad IV: Femurlänge variabel verkürzt, lateralisiert, kranialisiert; nach Wachstumsabschluss keine Hüftpfanne und kein Femurkopf sichtbar. Der distale Femuranteil ist bei **a–d** normal geformt. Der *Kreis* zeigt an, wo das verkürzte proximale Femurende zu erwarten ist.

Folgende teratologischen Reihen der Missbildungen werden an den *oberen* und *unteren Extremitäten* unterschieden:

- **Amelie** heißt, dass formal ein Exartikulationszustand im (verbildeten) Hüft- und/oder Schultergelenk vorliegt. „-mel-“ bzw. „-melie“ ist ein griechisch abgeleiteter Wortteil, der auf die Gliedmaße hinweist.
- Bei der **Phokomelie** (griech.: phoke = Robbe, daher Robbengliedrigkeit) setzen Hände/Füße oder Teile von ihnen unmittelbar am Becken oder an der Schulter an.
- Die **Peromelie** (griechischer Wortteil „pero-“ bedeutet verstümmelt) ist eine intrauterin entstandene Stummelbildung einer Gliedmaße (klinisch: Amputationsbild).
- Die **Rhizomelie** betrifft nur unmittelbar rumpfnahe Anteile der Extremitätenanlage (griech.: rhiza = Wurzel).
- Die **Ektromelien** bilden die größte Gruppe der Extremitätenmissbildungen. Im Prinzip handelt es sich um Hypo- oder Aplasien einzelner oder mehrerer Röhrenknochen, die sich häufig schon visuell an einer Fehlstellung der betroffenen Gliedmaße zu erkennen geben (griech.: „ek-“ = aus, heraus, *von etwas weg*). Die Ektromelie ist daher eine endständige, paraaxiale (seitliche) Fehlbildung.

Proximale Femurhypoplasie

Zu den Ektromelien gehört die überwiegend einseitig auftretende proximale Femurhypoplasie. Sie offenbart sich in 4 Schweregraden (Abb. 14.**3a–d**) und wird synonym auch als **„proximaler fokaler Femurdefekt“** bezeichnet. Das Attribut „proximal“ weist darauf hin, dass der distale Femuranteil von der Missbildung nicht erfasst wird. Das volle Ausmaß des Defekts, sein Schweregrad, ist röntgenologisch erst vom 2. Lebensjahr an zu erkennen, wenn nämlich die Verknöcherung hinreichend fortgeschritten ist.

Coxa vara congenita (sive infantum)

Diese ähnelt röntgenologisch im frühen Lebensalter dem Grad I der proximalen Femurhypoplasie (s. o.). Tatsächlich lassen sich beide Fehlbildungen im Röntgenbild unterscheiden: Die Coxa vara congenita geht auf eine Störung im Schenkelhals zurück. Die proximale Femurhypoplasie spiegelt dagegen eine Missbildung wider, die ihren Ausgang von der Subtrochantärregion des Femurs nimmt. Der *primären* Coxa vara congenita wird die *sekundäre (symptomatische)* Form gegenüber gestellt. Letztere kann beispielsweise in Zusammenhang mit systemischen Skelettmissbildungen auftreten oder sich nach *frühkindlicher* bakterieller Koxarthritis (Koxitis), proximaler Femurosteomyelitis, bei fibröser Dysplasie, bei Ostitis deformans Paget, nach Traumen oder anderen Erkrankungen mit Beteiligung des Schenkelhalses ausbilden.

> **! Merke**
> Bei jeder *Hirtenstabdeformität des proximalen Femurs* muss daher die Frage beantwortet werden, ob es sich um eine primäre Fehlform oder die Folge einer röntgenologisch einzuordnenden Erkrankung des proximalen Femurendes handelt.

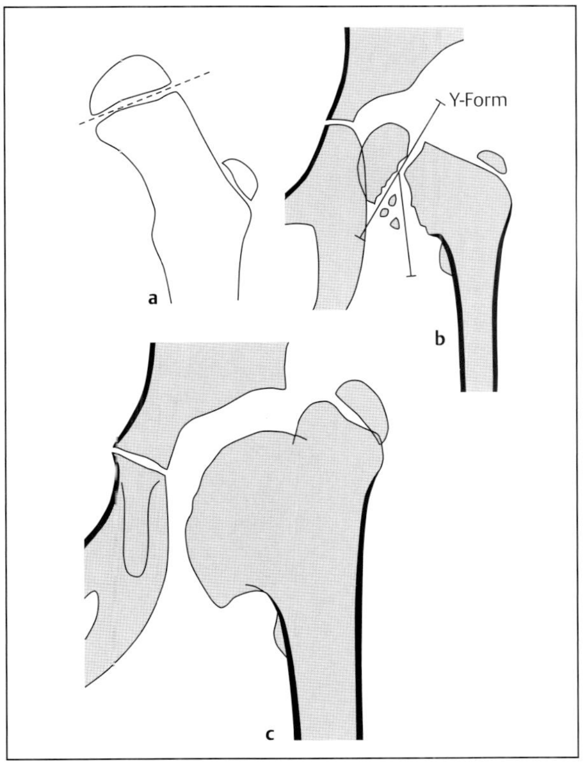

Abb. 14.**4a–c** **Coxa vara congenita sive infantum.**

a **Normalbefund bei 5-jährigem Kind** (annähernd horizontal ziehende, proximale Femurwachstumsfuge; *gestrichelte Linie*).

b **Coxa vara congenita bei 5-jährigem Kind.** CCD-Winkel unter 120°. Steil verlaufende, unregelmäßig konturierte, Y-förmig projizierte Wachstumsfuge, fragmentierte Metaphyse („Fraktur des Diaphysenstachels“), verkürzter (verplumpter) Femurhals, hypoplastischer, hoch stehender Trochanter maior.

c **Coxa vara congenita bei 8-jährigem Kind.** Die typische Hirtenstabdeformität (s. Abb. 14.**67**) ist schon angedeutet. Vorzeitiger knöcherner Schluss der proximalen Femurwachstumsfuge, Angleichung der Hüftpfanne an die Femurkopfform. Röntgenaspekt der Coxa vara congenita und ihr Messvorgang beim Erwachsenen s. Abb. 14.**67**.

Auf folgende obligaten oder potenziellen *Röntgenzeichen* der Coxa vara congenita auf der a.-p. Aufnahme muss geachtet werden (Abb. 14.**4**):

1. Verringerter Kollumdiaphysenwinkel (CCD-Winkel, s. dort).
2. Annähernd vertikaler Verlauf der proximalen Femurwachstumsfuge und evtl. vergrößerter Abstand zwischen der steilen Femurmetaphyse und dem Azetabulum (dies fällt schon auf, bevor ein verknöcherter Femurkopfkern zu erkennen ist).
3. Y-förmige Projektion der proximalen Femurwachstumsfuge – bedingt durch die fragmentierte Metaphyse.
4. Verkürzter und verplumpter Schenkelhals.
5. Hochstand des Trochanter maior.
6. Verzögerte Ossifikation der Femurkopfanlage.
7. Vorzeitiger Schluss der proximalen Femurwachstumsfuge.
8. Mögliche Hüftpfannendysplasie.
9. Mögliches Abgleiten des Femurkopfs.
10. Mögliche ischämische Femurkopfnekrose (Johanning 1951/52).
11. Mögliche intertrochantäre oder/und subtrochantäre Begleitpseudarthrose.

Aus Nr. 1, 4, 5 und evtl. 9 entsteht das typische Röntgenbild der *Hirtenstabdeformität*.

Die Coxa vara congenita kann sich in seltenen Fällen spontan revalgisieren. Inter- und subtrochantäre Pseudarthrosen können ausheilen. In der Regel verschlechtert sich jedoch der Befund vom Kleinkindesalter bis zur Pubertät. Beim Erwachsenen droht die Koxarthrose; d. h., die Coxa vara congenita gehört zu den biomechanischen präarthrotischen Deformitäten (s. dort).

Eine **Coxa valga congenita** ohne Dysplasiebefunde der Hüftpfanne und ohne vermehrte Antetorsion ist bekannt. Nach erfolgreicher konservativer Behandlung der Hüftdysplasie kommt gelegentlich eine Coxa valga mit vermehrter Antetorsion des Schenkelhalses (klinisch: „Einwärtsgang") vor. Grundsätzlich gilt: Die Coxa valga hat Symptomcharakter und ist keine pathogenetische Einheit. ■

Hüftluxation

Die **teratologische Hüftluxation** ist eine embryonal erworbene Missbildung, die oft mit anderen Skelettanomalien gemeinsam auftritt, beispielsweise im Rahmen der Alkoholembryopathie (vgl. Kap. 3 „Einführung in die Arthritis- bzw. Synovitisdiagnostik", Abschnitt „Gelenkfehlstellungen und beeinträchtigte Gelenkbeweglichkeit"). Sie wird aber auch bei angeborenen Erkrankungen angetroffen, bei denen primär die Skelettentwicklung nicht gestört ist, beispielsweise bei der Arthrogryposis multiplex congenita (Leitbefunde: Bewegungslosigkeit und Muskelschwund an den Extremitäten, s. Kap. 3 „Einführung in die Arthritis- bzw. Synovitisdiagnostik", Abschnitt „Gelenkfehlstellungen und beeinträchtigte Gelenkbeweglichkeit").

Klinische Bedeutung hat vor allem die **anthropologische Hüftluxation**, die unter der Bezeichnung **„kongenitale Hüftluxation"** allgemein bekannt ist und unter den biomechanischen Präarthrosen des Hüftgelenks besprochen wird (s. dort).

Imbalance-Luxationen entstehen bei Störungen des muskulären Gleichgewichts am Hüftgelenk, beispielsweise bei Meningomyelozelen, die mit einem funktionellen Übergewicht der Hüftflexoren und -adduktoren einhergehen. Dadurch wird die Antetorsion des proximalen Femurendes erhöht und die Luxationsneigung begünstigt. Darüber hinaus können ganz allgemein im Wachstumsalter auftretende schlaffe und spastische Lähmungen der Hüftmuskeln und hereditäre Systemerkrankungen der Muskulatur zu Fehlstellungen im Hüftgelenk und zu Verbildungen der artikulierenden Knochen führen (Abb. 14.**5**).

Im frühen Kindesalter ist der Kapsel-Band-Apparat des Hüftgelenks physiologisch „schlaff". Ein (entzündlicher) Gelenkerguss kann daher als 1. Röntgenzeichen zu einer **Distensionsluxation** führen und bei eitriger Konsistenz im Verlauf in eine **Destruktionsluxation** übergehen (Abb. 14.**6**).

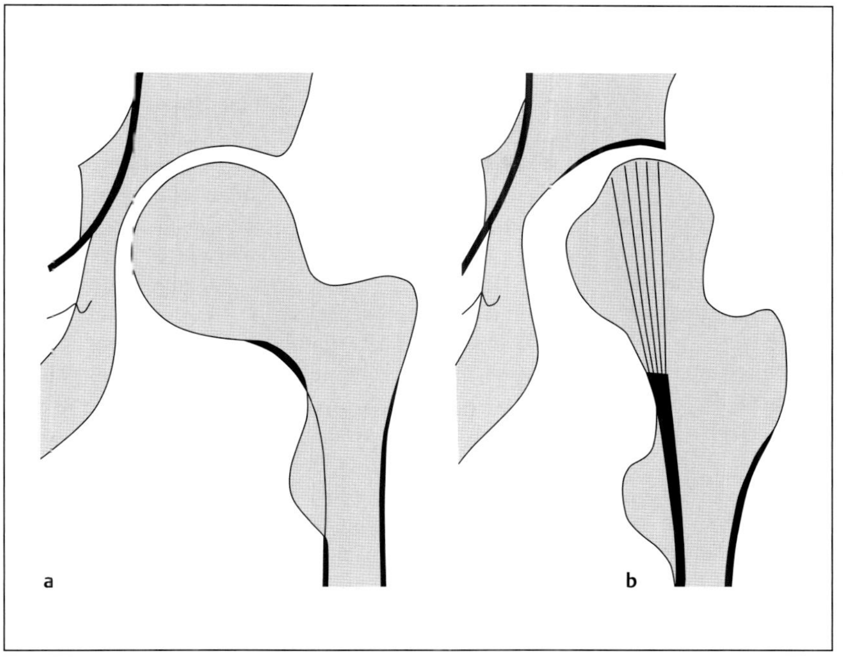

Abb. 14.**5a, b** **Paralyse- und Paresehüfte.** Paralysehüfte (**a**) bei lumbosakraler Rückenmarkmissbildung und (subluxierende) Paresehüfte (**b**) nach im Wachstumsalter durchgemachter spinaler Kinderlähmung. Auch spastische Paresen haben die Tendenz zur Schenkelhalsaufrichtung. Je früher beide Lähmungsarten im Kindesalter auftreten, desto eher kann es im Laufe der Jahre zu einer Hüftgelenkluxation kommen. Die Paresehüfte zeigt wegen der noch teilweise erhaltenen Mobiliät des linken Beines Trajektorien und eine weniger ausgeprägte Kompaktaverdünnung als die Paralysehüfte bei Gehunfähigkeit. Das Übergewicht des M. iliopsoas hat zu einer (relativen) Hyperplasie des Trochanter minor, die erhaltene Adduktorenmotilität zur Coxa valga geführt (**b**). Röntgenmerkmale der Paralyse- und Paresehüfte sind der (normal) große Femurkopf und der „dünne" Femurschaft!

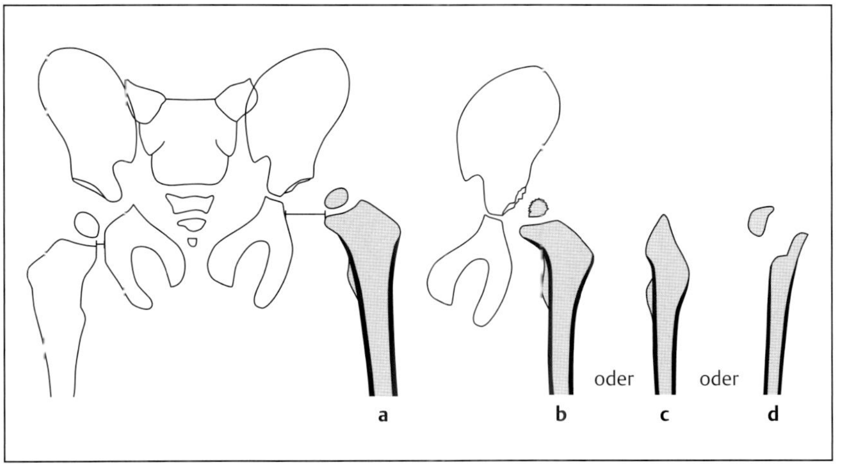

Abb. 14.**6a–d** **Übergang eines Gelenkergusses im Kindesalter in eine Distensions- oder Destruktionsluxation.**

Merke:

Der Hüftgelenkerguss stellt sich sonografisch direkt dar.

a **Distensionsluxation des linken Hüftgelenks** durch Gelenkerguss, in diesem Fall bei akuter bakterieller Kleinkindkoxarthritis (-koxitis) mit hohem Fieber und starker Weichteilschwellung der linken Hüftregion. Keine Anzeichen für Pfannendysplasie. Entzündliche Knochenveränderungen röntgenologisch (noch) nicht erkennbar.

b **Destruktionsluxation** bei verspätet diagnostizierter und daher inadäquat behandelter Säuglingskoxarthritis (-koxitis). Hauptursache der Fehlstellung ist die entzündliche Hüftpfannendestruktion, welche Ätiologie die Koxarthritis auch immer haben mag. Die unregelmäßige Femurkopfkernverknöcherung weist auf eine entzündliche Schädigung hin.

c, d **Andere Destruktionsmöglichkeiten** des proximalen Femurs nach bakterieller Säuglingskoxarthritis (Zerstörung des Epiphysenkerns [**c**], entzündliche Epiphysenlösung und Metaphysenzerstörung [**d**]).

Arthritis

Koxarthritis (Koxitis)

Zur Röntgendiagnostik der Koxarthritis (Koxitis) werden folgende Befunde erhoben:

- Periartikuläre Weichteile: Arthritische Weichteilzeichen nachweisbar?
- Subchondrale Mineralisation im Vergleich mit der gesunden Seite: Arthritische Kollateralphänomene erkennbar?
- Beurteilung der Breite des röntgenologischen Gelenkspalts sowie der Konturen und Strukturen der gelenknahen Knochen: Arthritische Direktzeichen vorhanden?

Die arthritischen Weichteilzeichen zeigen sich bei der akuten bakteriellen Koxarthritis (Koxitis) im Säuglings- und Kleinkindesalter als massive Weichteilschwellung und -homogenisierung in der Hüftregion, die das entzündliche Ödem widerspiegeln, und der Gelenkerguss führt, je nach seiner Menge, in diesem Lebensalter zu einer Distensionsluxation (s. Abb. 14.**6**).

Die periartikuläre **Flüssigkeitsdurchtränkung** verändert außerdem die **perikoxalen Weichteilstrukturen** (Abb. 14.**7**, Abb. 14.**8** und Abb. 14.**9**) und ist daher auch bei Erwachsenen der Hinweis auf ein entzündliches Ödem, auf Eiterdurchtränkung oder auf ein ausgedehntes Hämatom in der Umgebung des Hüftgelenks. Im Einzelfall muss entschieden werden, ob die Flüssigkeit beispielsweise als Folge einer hämatogenen bakteriellen Koxarthritis, einer gelenknahen Osteomyelitis, einer pyogenen Infektion nach operativen Hüfteingriffen oder durch ein traumatisches Hämatom entstanden ist. Außerdem können die Fettstreifen 1 und/oder 2 (s. Abb. 14.**9**) durch einen *großen* Gelenkerguss bzw. intraartikuläre Volumenzunahme verlagert, bei Weichteiltumoren verlagert oder durchwachsen werden. Die perikoxalen Fettstreifen spiegeln *fetthaltiges* Bindegewebe, aus anatomischer Sicht Faszien, wider, in denen Gefäße und Nerven verlaufen. Der Glutaeus-minimus-Fettstreifen (Nr. 2) hat topografische Beziehungen zur Hüftgelenkkapsel und zur fibrösen Zona orbicularis. Um die Gelenkkapsel röntgenologisch sichtbar zu machen, müssen die Strahlen das fetthaltige Bindegewebe medial vom M. glutaeus minimus über eine *längere Strecke annähernd tangential* durchsetzen. Erst dann sind die Schwärzungsdifferenzen zwischen Fett- und fibrösem Kapselgewebe auf dem Röntgenfilm zu erkennen. Dies ist nur der Fall, wenn die a.-p. Aufnahme des Hüftgelenks *in maximaler Außenrotation* (stark vorspringender Trochanter minor) angefertigt wird (Dihlmann und Tillmann 1992).

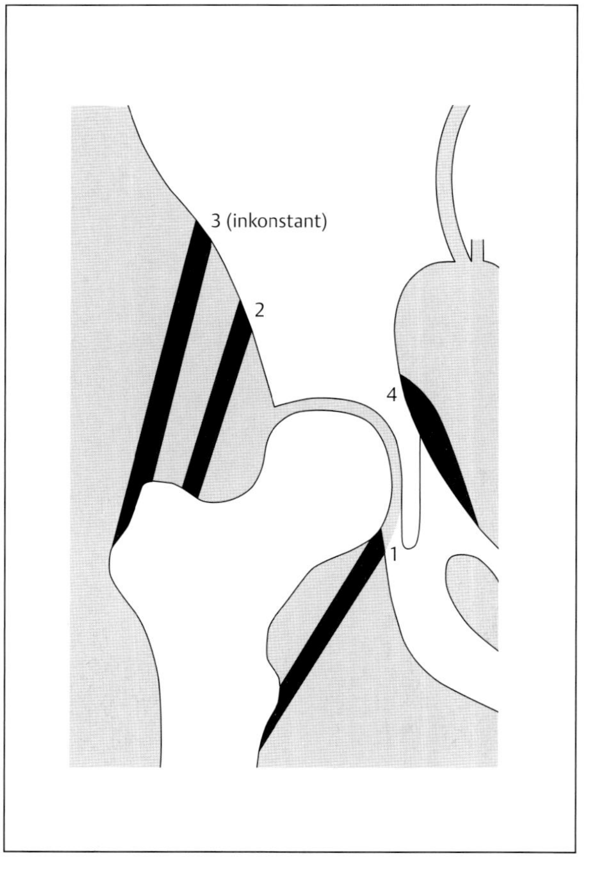

Abb. 14.**7** **Perikoxale Fettstreifen (a.-p. Röntgenaufnahme in etwa 20°-Innenrotation zum Ausgleich der Antetorsion des Schenkelhalses).**

1 Fettstreifen medial vom M. iliopsoas.
2 Fettstreifen medial vom M. glutaeus minimus.
3 Fettstreifen zwischen Mm. glutaei minimus und medius (inkonstant).
4 M. obturatorius internus. Er stellt sich röntgenologisch nur dann dar, wenn ihm fetthaltiges lockeres Bindegewebe beckeneinwärts aufliegt und ihn im Röntgenbild von seiner Weichteilumgebung absetzt. Bei Kindern ist dies viel häufiger der Fall als bei Erwachsenen. Normalerweise ist der Obturatoriusschatten bis zu 8 mm tief. Er wölbt sich einerseits stärker beckeneinwärts bei entzündlichen Prozessen (ödembedingt) und nach knöchernen Traumen (Einblutungsfolge) vor, und zwar vor allem dann, wenn die Y-Fuge des Azetabulums altersgemäß noch nicht geschlossen ist. Andererseits kann eine periartikuläre ödematöse, eitrige oder blutige Durchtränkung die Fettstreifen einschließlich des Obturatoriusschattens (bei ihm immer Seitenvergleich) wasseräquivalent (s. Tab. 1.**1**) machen. Sie sind dann röntgenologisch nicht mehr abzugrenzen (evtl. Seitenvergleich) oder bekommen unscharfe Konturen. Letzteres gilt für den Iliopsoasfettstreifen. Die Fettstreifen können auch von Weichteiltumoren oder Ablagerungen, z. B. Amyloid, durchsetzt, dadurch unterbrochen und auch verlagert werden.

Merke:

Im CT/MRT ist der M. obturatorius internus an der Innenfläche des Foramen obturatum direkt zu erkennen und seine einseitige Verbreiterung eindeutig nachzuweisen. Praktische Bedeutung: Einblutung bei Azetabulumfissur oder Fissur im Schambein, die sich röntgenologisch nicht darstellt.

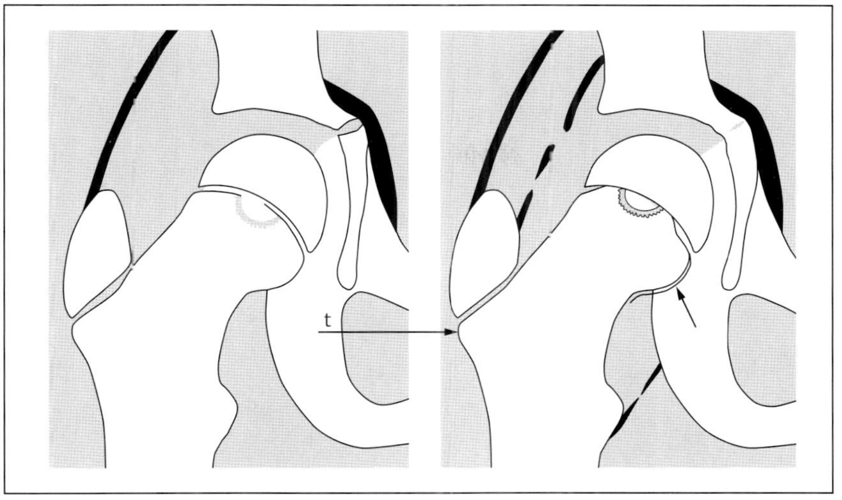

Abb. 14.**8** **Verlauf einer metaphysären Femurosteomyelitis mit sympathischer Koxarthritis im Schulkindesalter.**
Links: Unscharf begrenzter Destruktionsherd in der proximalen Femurmetaphyse, perikoxales Ödem (die Fettstreifen 1 und 2 – s. Abb. 14.**7** – sind ausgelöscht). Die Untersuchung des Ergusses nach Punktion entscheidet darüber, ob ein eitriger oder serös-steriler Erguss – also entweder eine pyogene oder eine sympathische Koxarthritis – vorliegt. Obturator-internus-Fettstreifen normal abgebildet.
Rechts: Nach 3 Monaten – t symbolisiert die Zeit – klinische Ausheilung der Infektion. Reparationszeichen = Femurherd verkleinert, randsklerosiert. Außerdem ist eine periostale Femruhalsreaktion *(Pfeil)* zu erkennen; Fettstreifen 1 und 2 teilweise wieder sichtbar. Entzündlich-hyperämische Reifungsbeschleunigung: partieller Schluss der Femur- und Pfannenwachstumsfuge.

Merke:

Sympathische Arthritiden (s. dort) gehen mit einem sterilen Erguss einher. Erosive Gelenkzerstörungen kommen bei ihnen äußerst selten vor, eher noch Reifungsbeschleunigung und Wachstumsstörungen an den artikulierenden Knochen, die sich später als präarthrotische Deformität auswirken können.
Bei einem koxarthritischen Ödem werden gewöhnlich die Fettstreifen 1 *und* 2 (evtl. zusätzlich auch noch 3 und/oder 4) ausgelöscht. Bei einseitiger Auslöschung der Fettstreifen, beispielsweise *entweder* 1 *oder* 2 *und* 3, sollte auch an ein extraartikulär ausgelöstes Geschehen, z. B. durch einen entzündlichen Weichteilprozess, gedacht werden (MRT). Die Auslöschung der perikoxalen Fettstreifen gehört nicht zu den Röntgenbefunden der rheumatoiden Arthritis. Wird dieser Befund bei der rheumatoiden Arthritis jedoch beobachtet, so muss der Verdacht auf eine zusätzliche pyogene Infektion des Hüftgelenks geäußert werden.

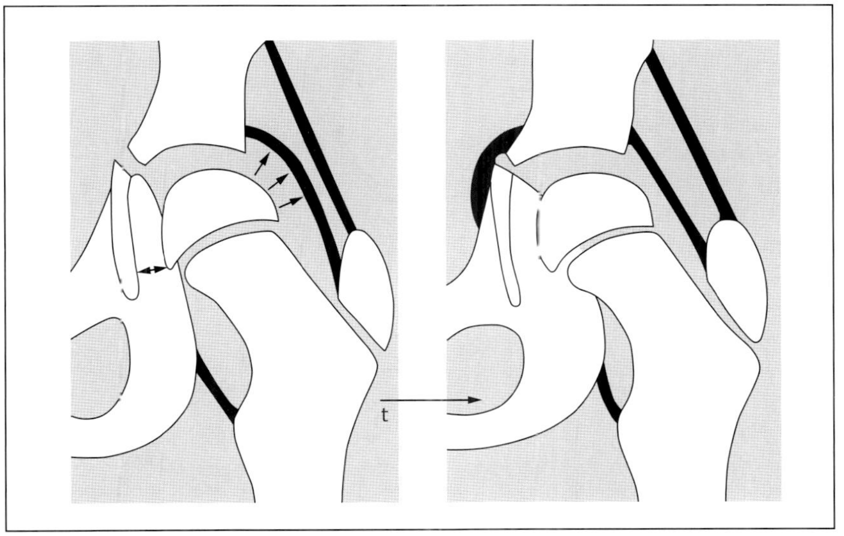

Abb. 14.**9** **Hämatogen entstandene, unspezifisch-bakterielle Koxitis im Wachstumsalter**, die sich unter parenteraler und lokaler Antibiotikumtherapie in 6 Wochen (t) zurückbildet. Bei der 1. Röntgenuntersuchung „fehlt" der M. obturatorius internus (Fettstreifen). Der Glutaeus-minimus-Fettstreifen ist verlagert (*ausgeprägter* Gelenkerguss, *Pfeile*), Distensionssubluxation durch den Gelenkerguss *(doppelköpfiger Pfeil)*.

Merke:

1. Positives Obturator-internus-Zeichen bedeutet entweder eine flach bogig verlaufende, *verstärkte* Vorwölbung (sog. Bulging) des M. obturatorius internus in das Beckeninnere oder seine „Auslöschung" (wie hier) im Seitenvergleich.
2. Wenn im Rahmen eines fieberhaften (septischen) Krankheitsbilds Hüftbeschwerden auftreten, muss nicht nur an eine eitrige Koxitis gedacht werden. Namentlich bei Patienten mit AIDS (HIV-Infektion) oder anderen Immundefizitkrankheiten sollte auch eine für sich alleine oder begleitend ablaufende **Pyomyositis** (zumeist Staphylococcus-aureus-Infektion) in die Differenzialdiagnose miteinbezogen werden: MRT, CT.

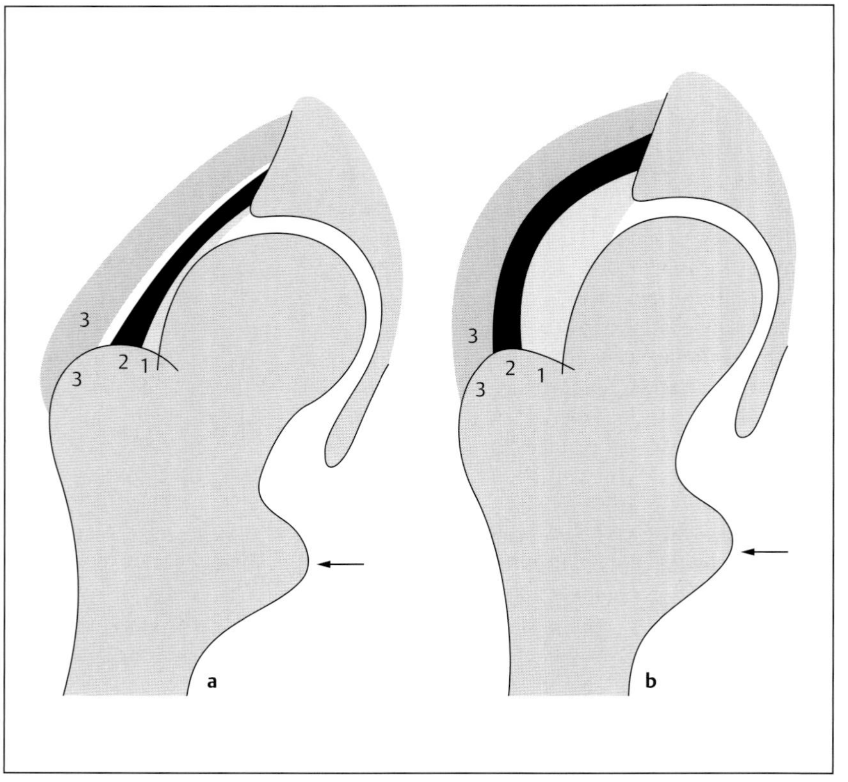

Abb. 14.**10a, b** **Idealfall einer normalen Kapseldarstellung auf der a.-p. Röntgenaufnahme des Hüftgelenks in maximaler Außenrotation.**

a **Idealfall** heißt, dass der Glutaeus-minimus-Fettstreifen (2) bei der starken Außenrotation des Femurs tangential vom Zentralstrahl durchsetzt wird *und* so viel Fettzellen in seinem lockeren Bindegewebe enthält, dass eine Schwärzungsdifferenz zwischen der fibrösen Gelenkkapsel und der lockeren Bindegewebsfettlage (2) medial vom M. glutaeus minimus (3) auf der Röntgenaufnahme zu erkennen ist.

b **Hüftgelenkerguss und Gelenkkapsel** (1 ist verbreitert) **sind einzeln nicht voneinander abzugrenzen**, jedoch zeigt die bogige Verlagerung des Glutaeus-minimus-Fettstreifens (2) den Erguss und/oder ein Kapselödem an. Die dafür notwendige maximale aktive oder passive (gehaltene) Außenrotation ist vom stark vorspringenden Trochanter minor *(Pfeil)* abzulesen.

Dann erscheint die Gelenkkapsel lateral von der proximalen Femurkontur zwischen Pfannenerker und Trochanter maior wie ausgespannt als Weichteilschatten (Abb. 14.**10**). Eine *Verbreiterung* (evtl. Vergleich mit der gesunden Seite) ihres Schattens bzw. eine *Lateralverlagerung* des Glutaeus-minimus-Fettstreifens auch bei einem nicht sehr großen Erguss und/oder Kapselödem werden bei dieser Röntgenaufnahmenmethodik sichtbar – vorausgesetzt, der Glutaeus-minimus-Fettstreifen ist in Abhängigkeit von seinem Fettzellengehalt überhaupt abzugrenzen.

Schlussfolgerung für die Praxis: Bei nosologisch unklarer (akuter) Hüfterkrankung sollte die primäre Bildgebung des Hüftgelenks und seiner Umgebung von der a.-p. Röntgenaufnahme in aktiver oder passiver (den Fuß anfassen und drehen) *maximaler Außenrotation* ausgehen. Auf diese Weise kann die Frage nach den knöchernen Konturen, Strukturen und *zusätzlich* im Idealfall nach dem Zustand der Gelenkkapsel bzw. nach einem Erguss im Hüftgelenk beantwortet werden. Mittels Sonografie wäre der Gelenkerguss ebenfalls nachzuweisen, aber diskrete Details an den artikulierenden Knochen kämen nicht zur Darstellung. CT und MRT sind in diesen Fällen grundsätzlich erst als Folgeuntersuchungen zu bewerten – auch aus ökonomischen Gründen.

Die Abb. 14.**11** gibt den CT-Aspekt des Hüftgelenkergusses, welcher Ätiologie und Pathogenese auch immer, wieder. Außerdem zeigt sie das prinzipielle CT-Bild einer Bursa iliopectinea, die – wie bei 10–15% der Menschen – mit dem Gelenkkavum kommuniziert.

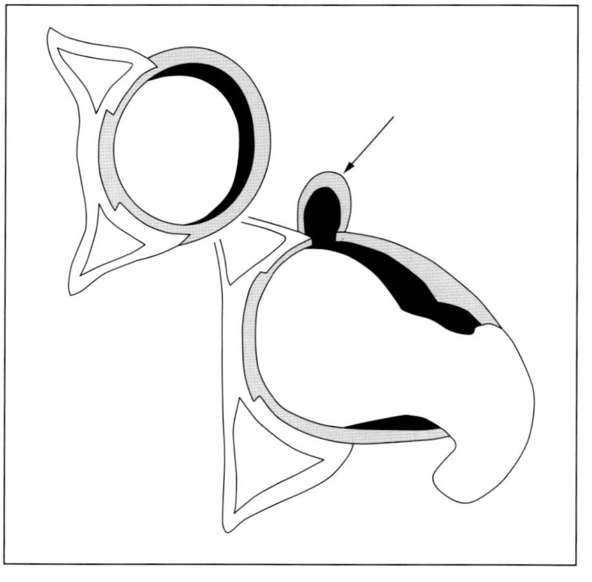

Abb. 14.**11** **Ergussdarstellung im CT des linken Hüftgelenks sowie Ergussausbreitung in die Bursa iliopectinea communicans *(schematisch)*.**
Oben: Schnitt durch den Femurkopf.
Unten: Schnitt durch den Femurkopf-Femurhals-Bereich. Die Gelenkkapsel *(Raster)* ist in diesem Fall nicht verdickt (normale Dicke ≤ 6 mm; Dihlmann u. Nebel 1983).
Der Erguss *(schwarz)* drängt die Kapsel von der Knochenoberfläche ab. Als Variante *(Pfeil)* wurde die Kommunikation der Bursa iliopectinea mit dem Gelenkkavum eingezeichnet (periartikuläre Weichteile, wie Muskeln, Gefäße usw., sind aus Gründen der Übersichtlichkeit nicht wiedergegeben).

Die **Bursa iliopectinea communicans** (Dihlmann et al. 1989) wird von einem Erguss im Hüftgelenk erreicht und aufgeweitet. Die Apertur zwischen Bursa und Gelenkkavum kann schlitzförmig oder zentimeterbreit sein. Die Bursa iliopectinea liegt aus topografischer Sicht im Trigonum femorale, dessen Basis das Leistenband bildet und das von den zugewandten Rändern des M. sartorius und des M. adductor longus begrenzt wird. In der Tiefe, proximalwärts, ist dieser Schleimbeutel zwischen der Genkkapsel und dem muskulotendinösen Anteil des M. iliopsoas sowie laterodorsal von den Femoralgefäßen aufzufinden. Er kann sich vom Leistenband bis zum Trochanter minor erstrecken. Bildgebend ist seine Topografie im Horizontalschnitt, der durch den Femurkopf und -hals und den Trochanter maior gelegt wird, sichtbar. Die ergussfreie Bursa lässt sich beispielsweise im CT allerdings nur dann abgrenzen, wenn sich zwischen dem M. iliopsoas und dem Schleimbeutel fetthaltiges Bindegewebe befindet, die Bursa selbst Fettgewebe enthält („Fettdichte“ bzw. Fettsignale im MRT gibt) oder in ihr kalkhaltige Partikel, z. B. mineralisierte Synovialchondrome, entstanden sind. Eine Bursitis im nicht kommunizierenden Schleimbeutel (**Bursa iliopectinea non-communicans**) ist ein seltenes Ereignis. Viel häufiger wird die kommunizierende Bursa nicht nur vom Gelenkerguss erreicht und aufgebläht, sondern nimmt auch an dem synovitischen Prozess teil. Der Erguss im Schleimbeutel kann sonografisch, computertomografisch und im MRT erkannt werden. Als Normvariante treten in der Bursa Septen auf, die im ergusshaltigen Schleimbeutel bildgebend auffallen. Der Erguss bläht manchmal die Bursa iliopectinea so stark auf, dass sie sich unterhalb oder dorsolateral des Leistenbands als palpable Raumforderung zystenartiger Konsistenz zu erkennen gibt und bildgebend als Synovialiszyste eingeordnet wird.

Eine weitere Synovialiszyste (Arthrozele) am Hüftgelenk kann sich kaudaldorsal zwischen Anteilen der Ligg. ischiofemorale und pubofemorale vorwölben. Sie ist mit computerassistierten Schnittbildverfahren als Zufallsbefund oder Symptome auslösend nachzuweisen.

Zur *bildgebenden Differenzialdiagnose* der vergrößerten, ergusshaltigen Bursa iliopectinea gehören:

- Senkungsabszess (bei bakterieller Spondylitis)
- Lymphozele (postoperativ, posttraumatisch)
- Schenkelhernie (evtl. mit flüssigkeitsgefüllter Dünndarmschlinge)
- Hämatom (mit Verflüssigung, d. h. Umwandlung in eine sog. Blutungszyste nach arteriell-angiologischer Untersuchung)
- Aneurysma (z. B. nach gefäßchirurgischem Eingriff)

Flüchtige Koxitis

Die wichtigste Differenzialdiagnose der beginnenden infektiösen Koxarthritis (Koxitis) *im Kindesalter* und des Perthes-Frühstadiums ist die flüchtige Koxitis (**Coxitis fugax, irritable Hüfte**; engl.: Transient Synovitis). Dieses einseitige, viel seltener bilaterale Krankheitsbild kann mit (sub-)febrilen Temperaturen einhergehen. Es setzt akut oder schleichend mit Hüft- oder/und im Kniebereich empfundenen Schmerzen und Hüfthinken bzw. Belastungsschmerz ein. Die Ätiologie der Coxitis fugax ist nicht zweifelsfrei bekannt (transitorische Ischämie [s. u.], virogen [Tolat et al. 1993], milde bakterielle Infektion, allergische Synovialisreaktion, Trauma?) Die Erkrankung geht innerhalb von wenigen Tagen bis Wochen zurück (Medizinerjargon: Hüftschnupfen), kann jedoch rezidivieren.

Bildgebend einschließlich sonografisch lässt sich meistens ein Erguss im Hüftgelenk nachweisen, bei stärkerem Erguss im Kleinkindesalter auch eine Distensionsluxation. Inkonstant tritt ein perikoxales Ödem mit entsprechenden Veränderungen der perikoxalen Fettstreifen auf. Im MRT sind ebenfalls der Gelenkerguss sowie das Marködem und ein evtl. vorhandenes Weichteilödem zu erkennen. Das sind bildgebende Befunde, die das Frühstadium einer infektiösen oder „rheumatischen“ Koxarthritis nicht ausschließen. Jedoch gelingt mittels MRT die Differenzialdiagnose „früher Morbus Perthes“ (s. dort). Der Röntgenbefund kann initial normal sein. Die klinische Differenzialdiagnose stützt sich vor allem auf Fieber, die Erhöhung der BSG ≥ 40 mm/h und die periphere Leukozytose (> 12 000/mm^3), evtl. ergänzt durch den mikrobiellen Nachweis im Blut oder/und den Gelenkerguss. Die Kumulation dieser Variablen spricht für die Diagnose „Initialstadium einer **infektiösen Koxarthritis**“. Eine Leukozytose (vornehmlich neutrophile Granulozyten > 50 000/mm^3) im Erguss ist auch bei negativem mikrobiellem Nachweis höchst suspekt auf einen infektiösen Prozess (Luhmann et al. 2004).

Auch an die Initialmanifestation der juvenilen idiopathischen Arthritis oder an eine reaktive Arthritis muss differenzialdiagnostisch gedacht werden.

Die Erfahrung lehrt, dass Kinder, die eine Coxitis fugax durchgemacht haben, manchmal nach einigen Monaten die klinischen Befunde und Röntgenzeichen des Morbus Perthes (s. dort) entwickeln.

> **! *Merke***
> Daher gilt die Regel, einige Monate nach durchgemachter Coxitis fugax und bei *wiederum auftretenden Lokalschmerzen* die Hüfte erneut zu röntgenuntersuchen und bei normalem Röntgenbefund eine MRT anzuschließen.

Autoren wie Wingstrand und Mitarbeiter (1985) sehen daher in der Coxitis fugax eine überwiegend transitorische Ischämie des Femurkopfkerns, die in seltenen Fällen persistiert und sich dann als Morbus Perthes manifestiert.

Die Coxitis fugax offenbart sich, ebenso wie andere Arthritiden oder Osteomyelitiden des proximalen Femurendes (mit sympathischer Arthritis), entsprechend ihrem Manifestationsalter bei manchen Patienten als **Wachstumsalterarthritis** (s. dort). In diesen seltenen Fällen stört sie die Entwicklung und das Wachstum des proximalen Femurs. Die Wachstumsalterarthritis im Hüftgelenk hat neben ihrer Spätfolge im Sinne eines Gelenkknorpelschadens mit konsekutiver Koxarthrose noch das Potenzial für spezielle Form- und Strukturveränderungen:

1. Coxa magna (Vergrößerung der artikulierenden Knochenteile, namentlich des Femurkopfs; dies ist auch bekannt als Perthes-Folge).
2. Glockendeformität des Femurkopfs (Abb. 14.**12**).
3. Coxa valga (Abb. 14.**13**).
4. Entwicklungsstörungen mit Fehlstellungen des Femurkopfs, die dem Röntgenbild der kongenitalen Hüftluxation gleichen können (s. Abb. 14.**13**).
5. Strähnige sog. hypertrophische Knochenatrophie (s. Abb. 3.**1** und Abb. 14.**13**).
6. Bei dauernd oder sehr lange Zeit bettlägerigen Kindern mit juveniler idiopathischer Arthritis sind die koxarthritischen Zerstörungen an den artikulierenden Knochen der Hüftgelenke viel geringer ausgeprägt als bei Kindern, die nicht immobilisiert werden müssen. Offenbar (?) kommt es bei Patienten, die aufstehen und herumgehen, manchmal zu einem Knochentod an den gewichtsbelasteten entzündeten Gelenken. Der nekrotische Knochen wird resorbiert, und es können Mutilationen auftreten (Abb. 14.**14**).
7. Nach Hüftankylosen (durch die juvenile idiopathische Arthritis) wurden „kompensatorische" Pseudarthrosen in der knorpeligen Wachstumsfuge des proximalen Femurs beobachtet, gewissermaßen „Pseudohüftgelenke" (Stovell et al. 1975).

Die unter Nr. 3 und 5 genannten Befunde stehen allerdings teilweise mit der langdauernden Immobilisation des Gelenks bzw. des Patienten in Zusammenhang. Sie entwickeln sich aber nur im Wachstumsalter, und zwar – ebenso wie die meisten Folgen der Wachstumsalterarthritis – umso häufiger, je jünger der Patient zu Krankheitsbeginn ist. Die strähnige Knochenatrophie bleibt am Hüftgelenk, ebenso wie in der Umgebung anderer Gelenke, das ganze Leben über bestehen und weist so noch nach Jahrzehnten auf die im Wachstumsalter durchgemachte Arthritis und/oder Langzeitimmobilisation hin! ■

Zur Differenzialdiagnose arthritischer Prozesse im Hüftgelenk, namentlich des Coxitis fugax, gehört auch die **Adoleszentenchondrolyse** (s. dort).

Die **kollateral-arthritische Demineralisation** offenbart sich in der Hüftgelenkumgebung bei akuten und subakuten Arthritiden mit unscharfer Spongiosastruktur und bei subakuten bis chronisch verlaufenden Prozessen als fleckige oder homogene Strahlentransparenzerhöhung der knöchernen Gelenksockel. *Ohne* den gleichzeitigen Nachweis von arthritischen Weichteilzeichen (s. Abb. 14.**7**, Abb. 14.**8** und Abb. 14.**9**) und/oder von arthritischen Direktzeichen müssen *vor* der Annahme einer kollateral-arthritischen Demineralisation differenzialdiagnostisch ausgeschlossen werden:

- Inaktivitätsdemineralisation – also eine multikausale Schonungsentkalkung (s. Kap. 3 „Einführung in die Arthritis- bzw. Synovitisdiagnostik", Abschnitt „Arthritische Kollateralphänomene und die Differenzialdiagnose des regionalen Knochendefizits")
- transitorische Osteoporose des Hüftgelenks (s. Kap. 3 „Einführung in die Arthritis- bzw. Synovitisdiagnostik", Abschnitt „Arthritische Kollateralphänomene und die Differenzialdiagnose des regionalen Knochendefizits")

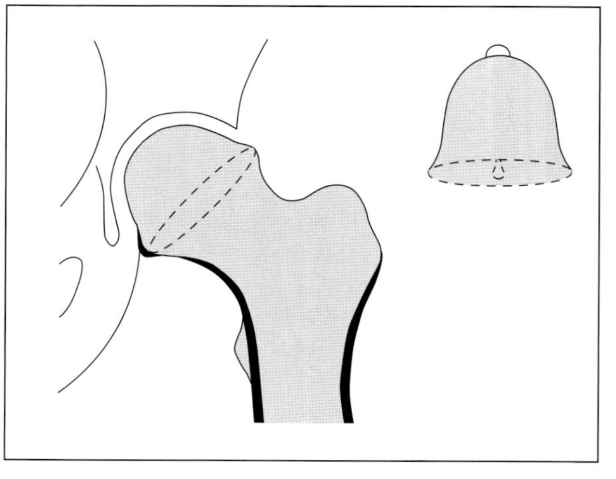

Abb. 14.**12** **Die Glockendeformität des Femurkopfs** (Dihlmann u. Peter 1965) ist ein allgemeiner Hinweis auf eine nach dem 10.–12. und vor dem 17.–20. Lebensjahr einsetzende oder durchgemachte Hüftgelenkentzündung. In diesem Alter sind die zentralen Anteile der proximalen Femurwachstumsfuge schon verknöchert; in ihrer Peripherie ist jedoch noch Wachstumsknorpel vorhanden. Eine entzündliche Schädigung – „Reizung", nicht „Zerstörung" – der peripher gelegenen Wachstumsknorpelzone verändert die normale Knorpel-Knochen-Wachstumsrichtung und führt zu einer „Aufkrempelung" ihrer Ränder und damit zur Glockenform des Femurkopfs.
Eine doppelseitige Glockenform ist verdächtig auf eine (durchgemachte) entzündlich-rheumatische Koxarthritis, die einseitige Glockenform ist lediglich ein allgemeiner Arthritishinweis. Die Glockendeformität wirkt sich als biomechanische Präarthrose des Hüftgelenks (s. dort) aus.

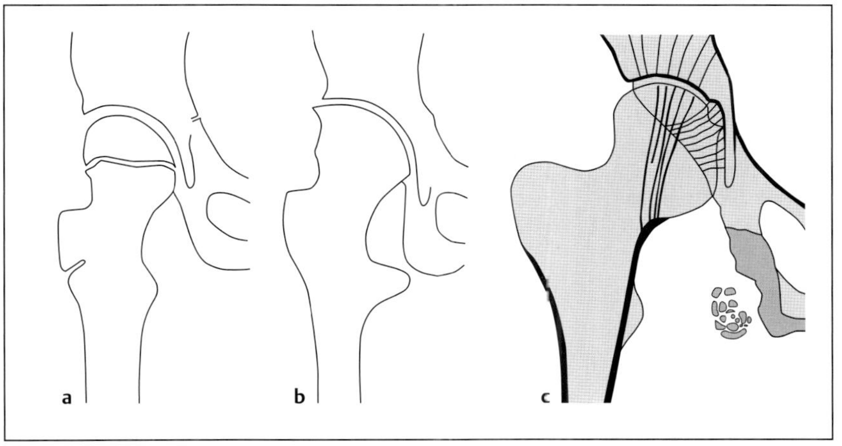

Abb. 14.**13a–c** **Folgen der Wachstumsalterkoxarthritis.**

a **Coxa valga** durch juvenile idiopatische Arthritis (Beginn im 3. Lebensjahr, Patient jetzt 14 Jahre alt), an diesem Gelenk Remission. Nur die Anamnese, der allgemeine klinische Untersuchungbefund und arthritische Röntgenbefunde an anderen Gelenken erlauben den Schluss auf die Ursache der Verbildung.

b **Schwere Formstörungen und vorzeitiger Schluss der Wachstumsfugen durch die juvenile idiopathische Arthritis** (Beginn 3. Lebensjahr, Patient jetzt 13 Jahre alt). Die dargestellten Formveränderungen entsprechen dem Bild der **kongenitalen Hüftluxation** (s. dort) und sind ohne Kenntnis der Krankheitsanamnese von ihr *nicht* zu unterscheiden!

c **Mit 10 Lebensjahren Hüftgelenk- und Sitzbeintuberkulose** (Patient jetzt 35 Jahre alt). Langjährige Immobilisationbehandlung. An den artikulierenden Knochen hypertrophische Spongiosaatrophie, geringe Koxarthrose (zarter Fovearandosteophyt), sklerosierter Sitzbeindefekt mit verkalktem tuberkulösem Eiter in den Weichteilen oder in anliegenden Schleimbeuteln (Bursitis tuberculosa).

Merke:

Gröbere Wachstumsstörungen der artikulierenden Knochen sind im Allgemeinen nur bei Arthritisbeginn und nach Knochentraumen vor dem 10. Lebensjahr zu erwarten.

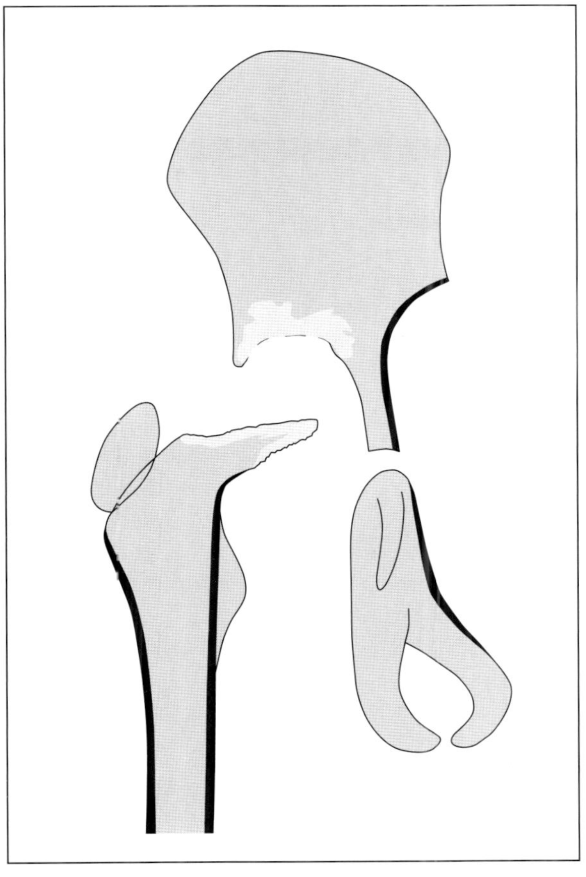

Abb. 14.**14** **Mutilation des rechten Hüftgelenks bei juveniler idiopathischer Arthritis** (Folge der chronischen Arthritis und von arthritisinduzierter ischämischer Knochennekrose).

Die Abb. 14.**15** zeigt diejenigen Knochenareale, in denen sich eine gelenknahe Demineralisation frühzeitig und eindeutig am Hüftgelenk zu erkennen gibt.

Das Röntgenbild der **arthritischen Direktzeichen** kann von der Gelenkanatomie und der Erkrankung selbst beeinflusst werden. Dies gilt auch für das Hüftgelenk: Bei der Arthritis erfasst die Verschmälerung (Höhenabnahme) des Gelenkknorpels (= röntgenologischer Gelenkspalt) in kurzer Zeit alle seine Bereiche, obwohl es sich um ein ungleich belastetes Gelenk handelt: *konzentrische Gelenkspaltverschmälerung.* Die Abb. 14.**16** gibt die Möglichkeiten des *Beginns* der Gelenkspaltverschmälerung bei der Koxarthritis und Koxarthrose wieder. Im Inset (Abb. 14.**16e**) ist ein röntgenologischer Frühbefund der Koxarthrose gezeichnet: Höhenreduktion des Gelenkknorpels im *medialen* Anteil der Druckaufnahmezone. Dieses Bild zeigt sich manchmal vor den anderen Frühphänomenen der Koxarthrose (perifoveale Osteophytenbildung, Plaque-Zeichen; s. dort).

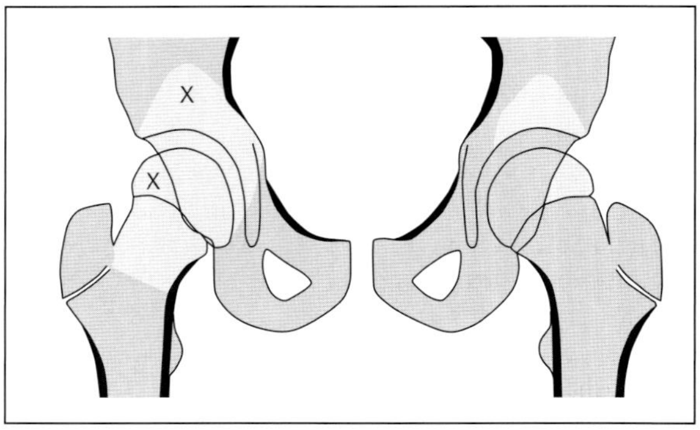

Abb. 14.**15** **Arthritisches Kollateralphänomen am rechten Hüftgelenk – typische Lokalisation.** Ohne gleichzeitige arthritische Weichteil- und/oder arthritische Direktzeichen muss die Differenzialdiagnose gegenüber einer Inaktivitätsdemineralisation und gegenüber der transitorischen Osteoporose gestellt werden. Die mit x bezeichneten Areale zeigen eine entzündliche oder sonstige Entkalkung besonders früh an, da sie sich aus anatomischen Gründen auch normalerweise strahlentransparenter als ihre Umgebung darstellen (vgl. mit gesundem *linkem* Hüftgelenk).

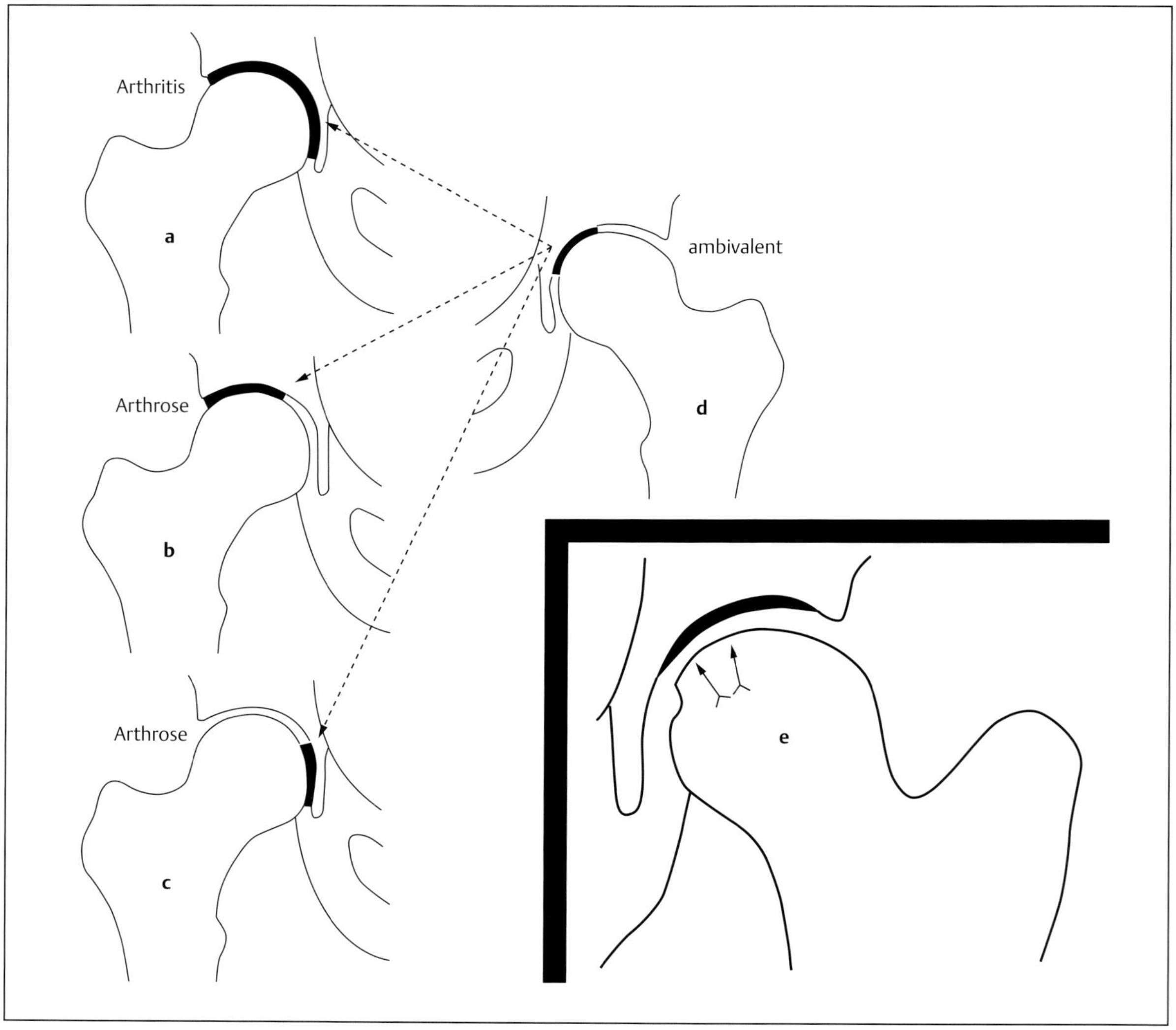

Abb. 14.**16a–e** **Röntgenbefund „Gelenkspaltverschmälerung" am Hüftgelenk** (als Einzelbefund betrachtet).

a **Konzentrische (gleichmäßige) Gelenkspaltverschmälerung** bei der Arthritis oder Dehydratation des Gelenkknorpels bei (langzeitiger) Immobilisation (Lähmung, neurodystrophische Erkrankung).

b **Exzentrische (ungleichmäßige) Gelenkspaltverschmälerung** bei der Arthrosis deformans im superolateralen Bereich (Druckaufnahmezone bei normalem oder erhöhtem CCD-Winkel).

c **Exzentrische (ungleichmäßige) Gelenkspaltverschmälerung** bei der Arthrosis deformans im inferomedialen Bereich.

d **Zentrale Gelenkspaltverschmälerung.** Sie ist ohne Berücksichtigung anderer pathologischer Röntgenbefunde *mehrdeutig* – falls keine Hüftpfannenprotrusion vorliegt (s. Abb. 14.**81**) –, da Übergang in **a**, **b oder c möglich.**

e **Insert:** Sehr frühes, hoch suspektes Röntgenzeichen der frühen Koxarthrose: „isolierte Vermälerung" des medialen Anteils der Druckaufnahmezone *(geschwänzte Pfeile)*. Dieser Verdacht wird bekräftigt, wenn in diesem Gelenkbereich das Supercilium acetabuli im Seitenvergleich etwas höher erscheint.

Arthritische Sekundärarthrose

Die Kombination der *konzentrischen* Gelenkspaltverschmälerung mit *geringfügigen* marginalen Osteophyten und ebenso *geringfügiger* subchondralen Spongiosaverdichtung zeigt mit großer Wahrscheinlichkeit eine *chronische* Koxarthritis an (Abb. 14.**17**), die zu keiner Erosion des subchondralen Knochens geführt hat. Der Gelenkknorpel ist aber durch die Arthritis gleichmäßig geschädigt (abgebaut, verdünnt) und hält der alltäglichen Belastung deshalb nicht mehr stand. Mit der Zeit entsteht eine post-/paraarthritische Koxarthrose – marginale Osteophyten usw. treten auf. Die **arthritische Sekundärarthrose** kann ein solches Ausmaß annehmen, dass sie die Arthritisröntgenzeichen völlig „überdeckt" (s. Abb. 14.**17**). Nur die Anamnese und/oder – bei Polyarthritiden – die arthritischen Röntgenbefunde anderer Gelenke erlauben den Schluss auf die arthritische Schädigung des Gelenkknorpels.

Gelegentlich erweckt die sog. **Hummerschere** - einander angepasste arthroseatypische Azetabulum- und Femurkopfosteophyten – den begründeten Verdacht einer arthritischen Induktion der Koxarthrose (Abb. 14.**18** und Abb. 14.**19**) bzw. der beginnenden arthritischen Sekundärarthrose.

Schließlich besteht die Möglichkeit, dass eine Arthritis, welcher Ätiologie auch immer (Abb. 14.**20**, s. auch Abb. 14.**17**), klinisch diagnostiziert wird, nativröntgenologisch sich als solche überhaupt nicht zu erkennen gibt oder erst im Sonogramm, MRT (Kontrastmittel) oder CT (s. auch Abb. 14.**10**) durch den Erguss und/oder die Kapselverdickung bildgebend hinreichend definiert wird. Manchmal hat die Arthritis, beispielsweise durch einen sterilen, serösen Erguss, die Ernährung des Gelenkknorpels bereits so weit gestört, dass sich mit der Zeit eine Arthrosis deformans - **para-** oder **postarthritische Sekundärarthrose** – entwickelt.

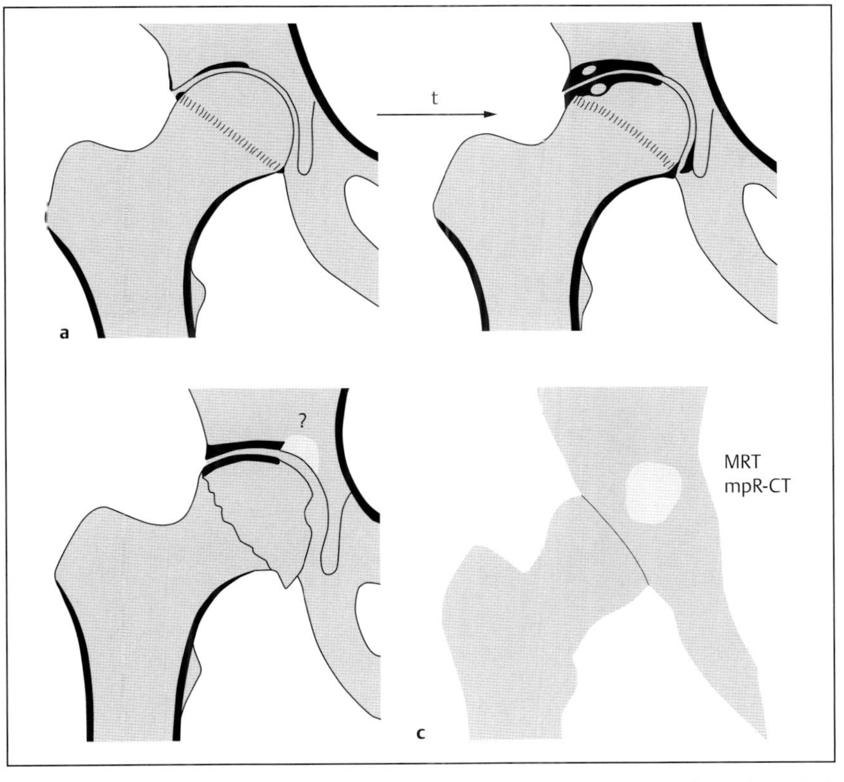

Abb. 14.**17a–c** **Koxarthritis und Koxarthrose.**
a **Protrahiert verlaufende, nicht erosive Koxarthritis** (in diesem Fall bei rheumatoider Arthritis). Diese Diagnose ist aus der Befundkombination „konzentrische Gelenkspaltverschmälerung mit geringfügiger marginaler Osteophytenbildung" abzuleiten.
b **Ausgeprägte paraarthritische Koxarthrose** bei rheumatoider Arthritis. Die arthritischen Röntgenzeichen sind völlig „überdeckt". Nur die Anamnese und der Röntgenbefund an anderen Gelenken lassen die richtige Röntgendiagnose zu.
c **Koxarthrose bei einem jüngeren Menschen (23 Jahre alt) ohne erkennbare biomechanische präarthrotische Deformität.** Die Indikation zum computerassistierten Schnittbildverfahren ist gegeben. Dadurch wird offenbart, dass die auf der Übersichtsaufnahme diskrete azetabuläre Aufhellung (?) einer großen reaktionslosen Iliumeinschmelzung entspricht. Der Flüssigkeitscharakter (Eiter) ist direkt zu erkennen.

Diagnose: sympathische Koxarthritis – röntgenologisch manifest als Sekundärarthrose bei gelenknaher Darmbeintuberkulose (histologisch und bakteriologisch gesichert) oder bei unspezifisch-bakteriellem Iliumabszess (z. B. AIDS-Patient mit herabgesetzter Reaktionsfähigkeit der Osteoblasten in unmittelbarer Abszessumgebung, wie sie sonst als dichte perifokale Sklerose beim typischen Brodie-Abszess zu erwarten ist).

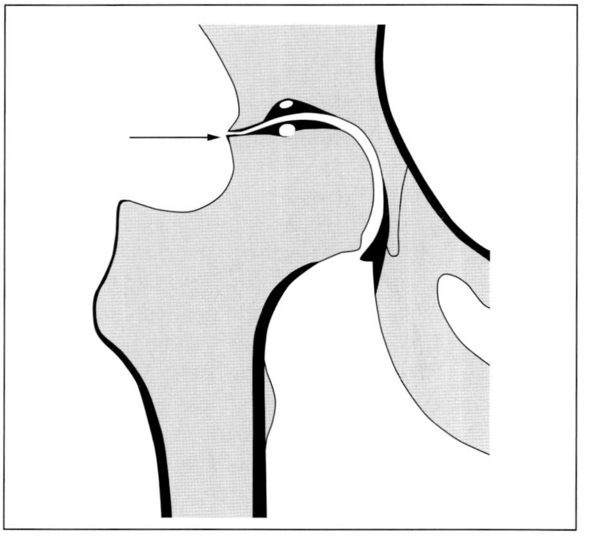

Abb. 14.**18** **Der Hummerscherenaspekt** (*Pfeil*) erweckt den Verdacht der Koxarthroseinduktion durch eine Arthritis (vgl. Abb. 14.**19**).

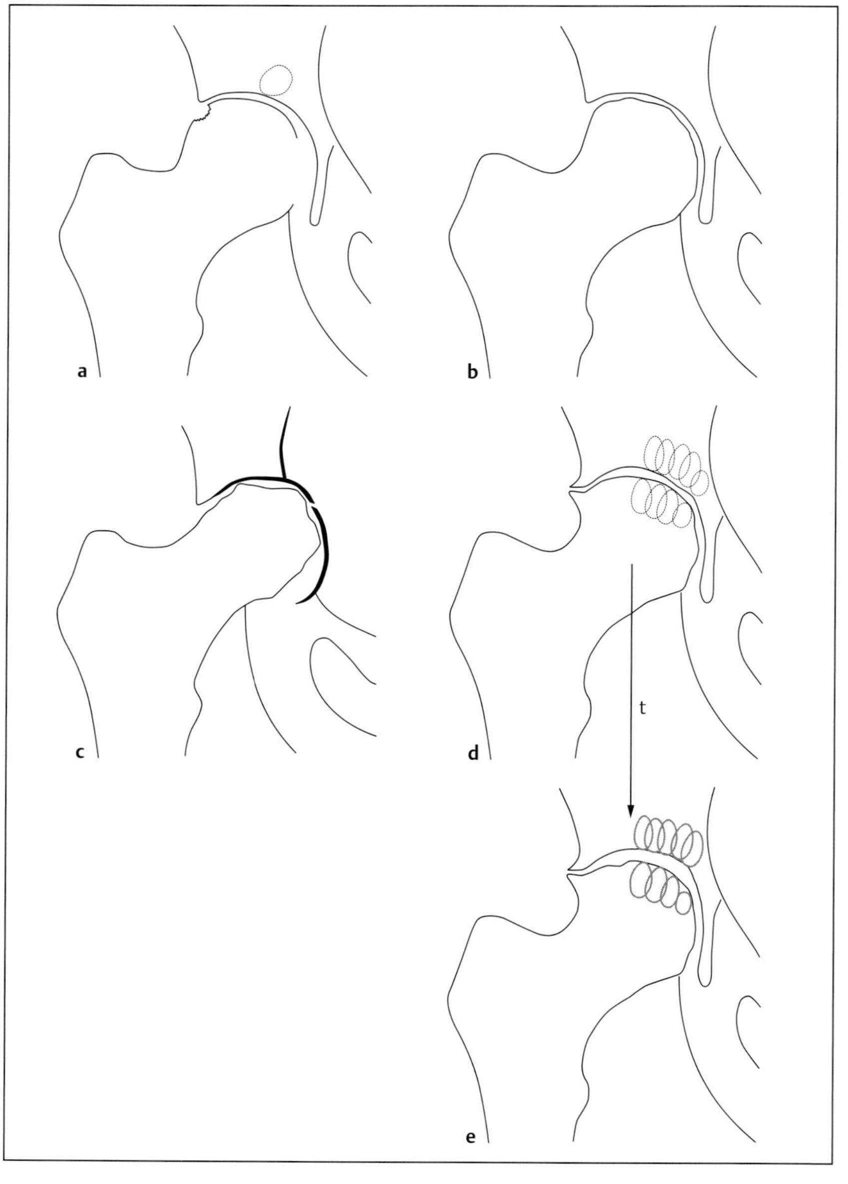

Abb. 14.**19a–e** **Röntgenbefund „chronische Koxarthritis"** (hier bei rheumatoider Arthritis).

a **Röntgenologische Frühbefunde** (arthritische Begleitzyste im Azetabulum, zarte Femurkopferosion, partieller Schwund der subchondralen Grenzlamelle am Femurkopf), keine konzentrische Gelenkspaltverschmälerung.

b **Konzentrische Gelenkspaltverschmälerung**, Abplattung des Femurkopfs durch oberflächliche Erodierung.
Differenzialdiagnose: osteonekrotisches „Einsinken" der Kalotte (evtl. MRT).

c **Sekundäre (entzündliche) Pfannenprotrusion mit pathologischer Fraktur**, „zervikalisierter" Femurkopf.

d und **e** **Verlaufsbeobachtung** (t = Zeit). Die metaplastische Potenz des entzündlichen Pannus bei der rheumatoiden Arthritis kann sich nach der Zerstörung des Hyalinknorpels an einer Faserknorpelbildung offenbaren (fibrokartilaginäre Ankylose, oft mit Restmobilität). Da der Faserknorpel ein größeres Volumen einnimmt als der Pannus, „erweitert" sich manchmal der röntgenologische Gelenkspalt wieder. Im Beobachtungszeitraum bekommen die arthritischen Begleitzysten scharfe Konturen (Zeichen der Prozessstabilisierung, d. h., das Gelenk kann wieder besser bewegt werden), und die Röntgenbefunde der Sekundärarthrose (*hier:* Hummerschere) treten hinzu (s. Text).

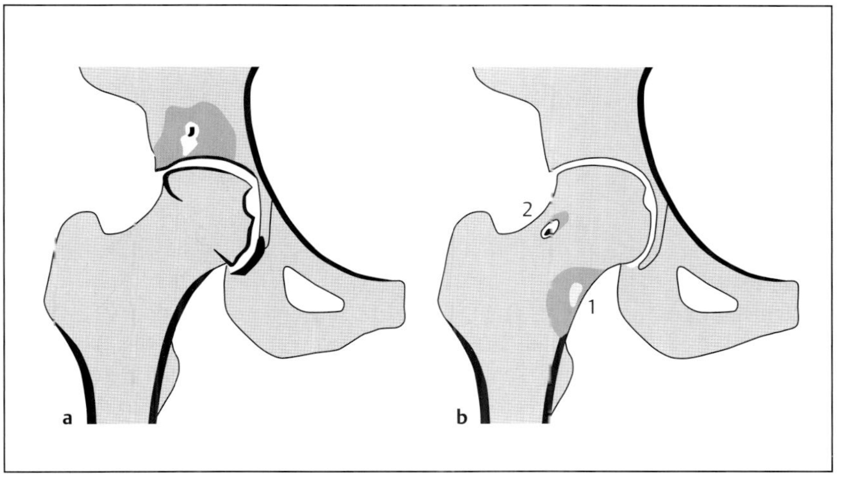

Abb. 14.**20a, b** **Nativröntgenologisch nicht oder nur schwer feststellbare Arthritis.**
a **Osteomyelitis des Hüftpfannendachs mit blander sympathischer Koxarthritis**, die sich über die Sekundärarthrose *röntgenologisch* offenbart. Die *ausgedehnte* Sklerosezone *(gerastert)* um die sequesterhaltige Granulationshöhle weist auf die gute lokale Abwehrlage und/oder auf die geringe Virulenz der Erreger hin. Die Krankheitsbezeichnung „Brodie-Abszess" bezieht sich definitionsgemäß auf eine herdförmige, eitrige, mit starker Umgebungssklerose einhergehende hämatogene Osteomyelitis an langen Röhrenknochen.
b **Zwei Aspekte des Osteoidosteoms im Femurhals.** Differenzialdiagnose gegenüber **a**. Der Nidus des Osteoidosteoms im spongiösen Knochen kann teilweise oder völlig verkalken. Dann ist er auf Projektionsradiogrammen entweder als umschriebene Knochenverdichtung oder schwierig oder überhaupt nicht zu erkennen. Grundsätzliche bildgebende Hilfen bei der Nidussuche und der präoperativen Lokalisation sind das CT und das MRT (T2-, T1-Gewichtung mit Gadoliniumkontrastmittel = hohe Signalintensität des Nidus, perifokales Umgebungsödem auch in den Weichteilen möglich). Im Fall 1 liegt er in kompakter Knochensubstanz (im sog. Adam-Bogen), stellt sich also als Aufhellungszone dar. Nr. 2 gibt ein Osteoidosteom mit partiell verkalktem Nidus wieder.

Adulte rheumatoide Arthritis

Die adulte rheumatoide Arthritis (s. Abb. 14.**19**) manifestiert sich am Hüftgelenk umso häufiger, je länger der Patient an dieser Krankheit leidet. Nur bei wenigen Erkrankten, bei etwa 3% (Lenoch et al. 1966), ist das Hüftgelenk die Initiallokalisation. Darüber hinaus soll es noch eine **isolierte rheumatische Koxarthritis** geben, die als monartikuäre oder biartikulär-symmetrische Hüftgelenkentzündung (**Mono-** oder **Bicoxitis rheumatica**) beginnt und sich mindestens 12 Monate in keinem anderen Gelenk zeigt und bei der Arthritiden anderer Ätiologien, z. B. Tuberkulose, Spondylarthropathien, aber auch die pigmentierte villonduläre Synovitis, ausgeschlossen worden sind (Arlet et al. 1971). Die geforderte isolierte 12-Monatspersistenz dieser Arthritis wirft allerdings Zweifel auf, da bei der intermittierenden Verlaufsform der rheumatoiden Arthritis durchaus auch initial wesentlich längere Intermissionen bekannt sind.

Gelegentlich bilden sich bei der rheumatoiden Arthritis in der Übergangszone von Caput und Collum femoris oder am Kapselansatz im Femurhals „zystische" oder randständige „halbmondförmige" Osteolysen, die einen typischen Röntgenaspekt haben (Abb. 14.**21**). Die Synovialisproliferationen (bzw. der Pannus), fokale rheumatoide Knochennekrosen oder Rheumaknoten lösen diesen Knochenabbau aus.

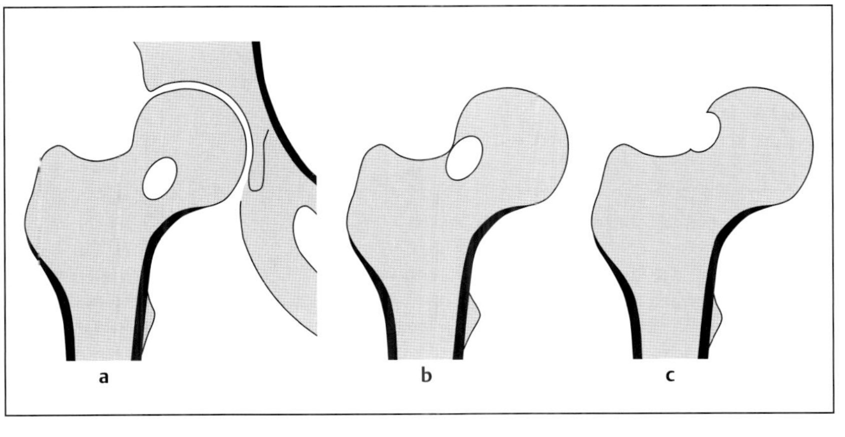

Abb. 14.**21a–c** **Chronische Koxarthritis bei rheumatoider Arthritis** mit konzentrischer Gelenkspaltverschmälerung und *zentralen* (**a**), *exzentrischen* (**b**) und *randständigen* Osteolysen (**c**). Zur Pathogenese s. Text. Die klinisch bekannte Grunderkrankung und die *(gezeichnete)* konzentrische Verschmälerung des röntgenologischen Gelenkspalts machen die Differenzialdiagnose „tumoröse" Raumforderung höchst unwahrscheinlich (vgl. Abb. 14.**101**).

Spondylitis ankylosans

Die Hüfterkrankung bei der Spondylitis ankylosans hat verschiedene röntgenologische Erscheinungsbilder (Abb. 14.**22**):

Am prognostisch günstigsten ist die *biomechanische Überlastungsarthrose* als Folge der möglichen Fehlhaltung der knöchern versteiften Wirbelsäule.

Die oft doppelseitige, *erodierende chronische Koxarthritis* wirkt umso zerstörerischer, je jünger der Patient ist; und desto öfter führt sie zur knöchernen Ankylose. Bei jungen Menschen (zumeist männlichen Geschlechts um das 20. Lebensjahr) kann diese Arthritis die klinische Erstmanifestation der Spondylitis ankylosans sein.

> **! *Merke***
> Unter Berücksichtigung des Patientenalters und -geschlechts (männlicher Patient, etwa 20 Jahre alt) sollte in diesen Fällen ein computerassistiertes Schnittbildverfahren der Sakroiliakalgelenke durchgeführt werden! Diese Untersuchung wird bei Patienten mit *unilateraler* Koxarthritis umso dringender, da die tuberkulose Koxarthritis differenzialdiagnostisch berücksichtigt werden muss.

Die krankheitsspezifische Tendenz der Spondylitis ankylosans zur pathologischen Verknöcherung des Gleitgewebes kann auch am Hüftgelenk eine *Ossifikation des Gelenkknorpels* und der Gelenkkapsel auslösen. Das Gelenk ankylosiert in diesem Fall also schon *vor* der entzündlichen Gelenkknorpelzerstörung. Dieser Vorgang ist vom Röntgenbild abzulesen (s. Abb. 14.**22**).

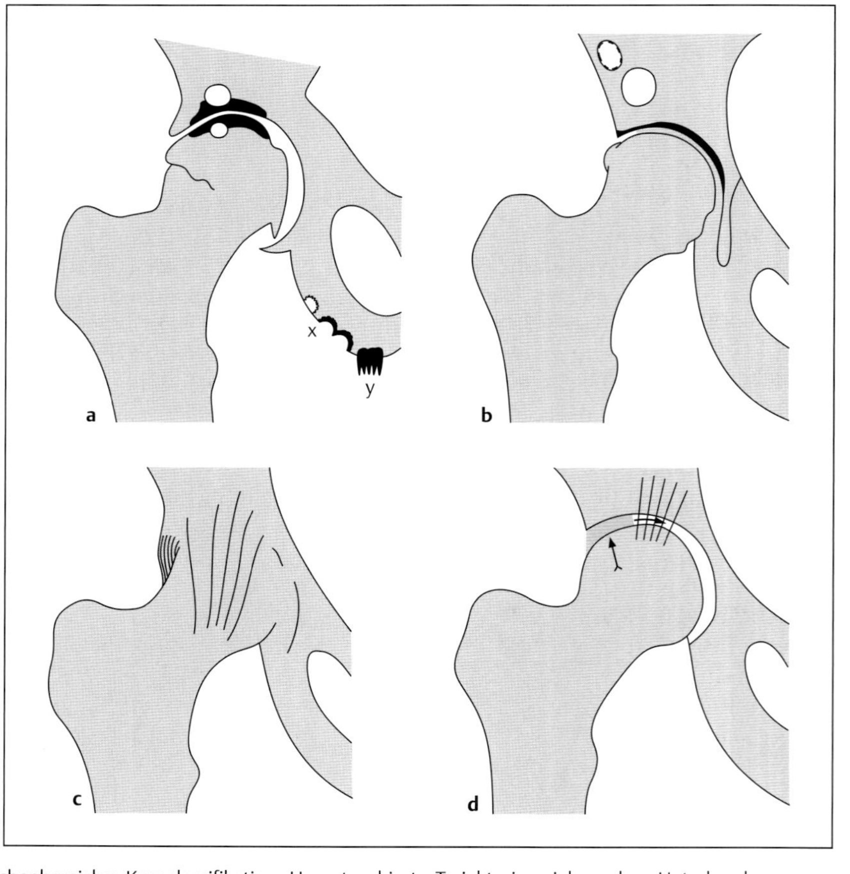

Abb. 14.**22a–d** **Hüftgelenkbefall bei der Spondylitis ankylosans.**

Merke:

Die Koxarthritis bei der rheumatoiden Arthritis des Erwachsenen neigt zur fibrokartilaginären Ankylose (s. Legende der Abb. 14.**19**), die Koxarthritis im Verlauf der ankylosierenden Spondylitis dagegen zur knöchernen Ankylose. Diese morphologischen Merkmale spiegeln sich auch im Röntgenbild wider.

a **Biomechanische Überlastungskoxarthrose** infolge Wirbelsäulenfehlhaltung (Lumbalkyphose, dadurch angehobenes Schambein; x = rarefizierende, y = produktive Fibroostitits an den Ursprungstellen der ischiokruralen Muskeln).

b **Chronische Koxarthritis mit geringer paraarthritischer Sekundärarthrose.** Die zystischen Aufhellungen oberhalb des Azetabulums sind keine arthrotischen Geröllzysten, sondern Osteolysen, die in direktem Zusammenhang mit der Koxarthritis im Verlauf der Spondylitis ankylosans stehen. Manchmal haben sie Durchmesser von einigen Zentimetern.

c **Knöcherne Ankylose** nach arthritischer Zerstörung des Gelenkknorpels und der artikulierenden Knochenbereiche; Kapselossifikation. Hypertrophierte Trajektorien ziehen ohne Unterbrechung vom Ilium zum Femur.

d **Knöcherne Ankylose mit Pseudogelenkspalt.** Der typische Röntgenaspekt entsteht entweder durch die Verknöcherung des erhaltenen Gelenkknorpels (*Pfeil:* Ausbreitungstendenz der Knorpelverknöcherung dieser *besonderen Reaktionsweise der Spondylitis ankylosans*) oder durch ossäre Metaplasie des entzündlichen Pannus und durch die mehr oder weniger erhaltene subchondrale Grenzlamelle *(geschwänzter Pfeil)*. Hinzutreten kann eine Kapselverknöcherung. Sie ist röntgenologisch dort zu erkennen, wo die Kapsel en profil abgebildet wird (vgl. **c**).

Arthritis psoriatica und Reiter-Syndrom

Die Koxarthritis bei diesen beiden Erkrankungen hat im Allgemeinen eine bessere Prognose als der Hüftbefall bei der rheumatoiden Arthritis und der Spondylitis ankylosans. Schwere Zerstörungen einschließlich der knöchernen Ankylose sind selten. Bei folgender Konstellation der pathologischen Röntgenbefunde in der Beckenregion sollte an die Spondylitis ankylosans, die Arthritis psoriatica oder das Reiter-Syndrom gedacht werden:

- unilaterale oder bilateral-symmetrische *Koxarthritis*
- unilaterale oder bilaterale *Sakroiliitis* vom Typ „buntes Bild"
- *Fibroostitis* (s. dort) an den Prädilektionsstellen der Beckenregion

Multizentrische Retikulohistiozytose

Die multizentrische Retikulohistiozytose (s. dort) kann über Erosionen bis zur Mutilation, also zu ausgeprägten Zerstörungen am Hüftgelenk führen (Abb. 14.**23**), die sich manchmal bis auf den Femurhals ausdehnen. Da diese Veränderungen beiderseits des Gelenkspalts sitzen, zeigen sie eine vermeintlich entzündliche Gelenkerkrankung an. Ätiologisch weiterführende Informationen sind dem Röntgenbild des Hüftgelenks bei dieser Krankheit jedoch nicht zu entnehmen.

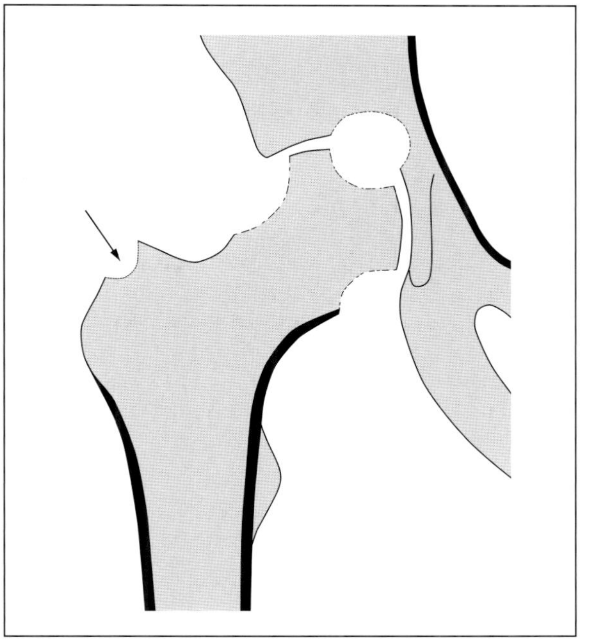

Abb. 14.**23** **Multizentrische Retikulohistiozytose.** *Röntgenbefund* vom Aspekt einer mutilierenden Koxarthritis, unter Berücksichtigung der Dermatose und der Befunde an den anderen Gelenken im Rahmen der multizentrischen Retikulohistiozytose entstanden. Der Sehnenansatzdefekt *(Pfeil)* am Trochanter maior kommt in gleicher Art auch bei entzündlich-rheumatischen Erkrankungen und beim Hyperparathyreoidismus vor.

Nicht tuberkulöse bakterielle Koxarthritis

Die Röntgenmorphologie einschließlich der Kollateralphänomene und Direktzeichen der bakteriellen Koxarthritis richtet sich vornehmlich nach dem Verlauf – akut bis chronisch –, nach der Bakterienart und nach dem Erkrankungsalter.

Die **nicht tuberkulöse bakterielle Koxarthritis** entsteht am häufigsten über eine hämatogene Ansiedlung der Bakterien in der Synovialmembran oder im subchondralen Knochenmark. Selten sind Verletzungen, Gelenkpunktionen und operative Eingriffe am Hüftgelenk die Ursache der Bakterieninvasion. Die engen topografischen Beziehungen zwischen der proximalen Femurwachstumsfuge bzw. der proximalen Femurmetaphyse und dem Hüftgelenk führen bei der akuten Femurosteomyelitis oft zur Mitbeteiligung dieses Gelenks. Über diesen Infektionsweg entsteht häufig die akute Säuglings- und Kleinkindkoxarthritis (-koxitis). Bei Säuglingen und Kleinkindern gibt sich die intraartikuläre Volumenzunahme durch den Erguss frühzeitig als Fehlstellung der artikulierenden Knochen zu erkennen (vgl. Abb. 14.**6**, Distensions- und Destruktionsluxation des Hüftgelenks). Die **Distensionsluxation** (Abb. 14.**24**) kann sowohl bei unspezifisch-bakteriellen, bei tuberkulösen und bei pilzbedingten Koxarthritiden als auch bei der juvenilen idiopathischen Arthritis auftreten, und ebenso bei einem traumatischen Erguss. Wiederholt sei hier, dass Infektionen mit opportunistischen Pilzen bestimmte Voraussetzungen haben, beispielsweise Immunschwäche, konsumierende Krankheiten, Therapie mit Zytostatika, Breitspektrumantibiotika, Kortikosteroide, ferner auch Intensivpflegemaßnahmen (Infusionskatheter usw.). Auch für das Streuungsereignis und die klinische Manifestation der Tuberkulose des Stütz- und Gleitgewebes gelten diese begünstigenden Prämissen im Prinzip.

Je *akuter* eine nicht tuberkulöse bakterielle Koxarthritis verläuft, desto *ausgeprägter* treten die arthritischen Weichteilzeichen (s. Abb. 14.**7** und Abb. Abb. 14.**9**) auf, desto unschärfer sind die Konturen und Spongiosastrukturen des entkalkten Subchondriums und desto stärker und kurzfristiger tritt die Zerstörung am Gelenkknorpel (Gelenkspaltverschmälerung) und an den gelenktragenden Knochen (Erosion bis Mutilation) ein.

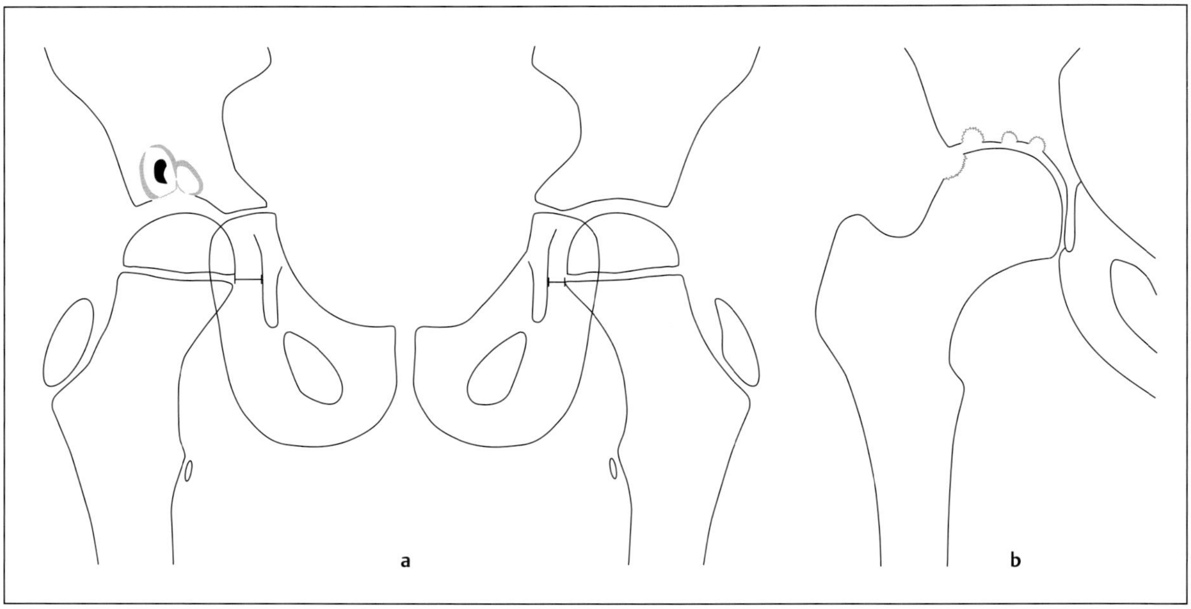

Abb. 14.**24a, b** **Hüftgelenktuberkulose.**
a **Ossäre Hüftgelenktuberkulose** mit Herden im Azetabulum (s. auch den Sequester). Die Gelenkbeteiligung – Erguss – gibt sich vornehmlich bei Kindern an einer leichten Distensions*subluxation* (vgl. Markierung an beiden Hüftgelenken) zu erkennen.
b **Fortgeschrittene synoviale Hüftgelenktuberkulose.** Das Röntgenbild entspricht einer chronischen Koxarthritis mit Gelenkspaltverschmälerung und Erosionen. Die nosologische Einordnung ist ohne Kenntnis klinischer, bakteriologischer (und bioptischer) Befunde *nicht* möglich. Wäre eine Abzessbildung in unmittelbarer Gelenknähe nachzuweisen (MRT, CT), so wäre eine Tuberkulose wahrscheinlich, aber nicht gesichert.

Geburtstraumatische Femurepiphysenlösung

Die geburtstraumatische Femurepiphysenlösung zeigt als Folge intraartikulärer Blutung zunächst ebenfalls eine Femurdistension (Ultraschall). Erst nach 10–14 Tagen weisen das verkalkende Hämatom und eine mögliche Periostreaktion röntgenologisch auf diese Verletzung hin (s. Abb. 14.**36**). Die Distensionsluxation unterscheidet sich von der kongenitalen Hüftluxation im Röntgenbild durch die normale Form und den normalen Entwicklungsstand der artikulierenden Knochen – soweit dies allerdings altersmäßig überhaupt im Röntgenbild beurteilt werden kann; daher Hüftsonografie bei klinischem Verdacht oder als Routinemethode beim Neonatus/Säugling. Auch bei älteren Kindern wird durch einen größeren Erguss manchmal der röntgenologische Gelenkspalt leicht verbreitert (Abb. 14.**24**) oder/und der Glutaeus-minimus-Fettstreifen verlagert (vgl. Abb. Abb. 14.**9**).

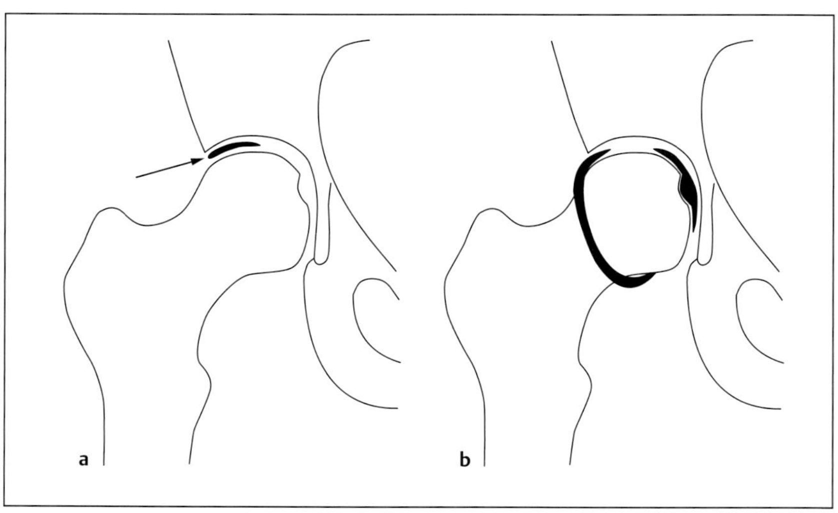

Abb. 14.**25a, b** **Röntgenaspekt des Vakuumphänomens und des Pneumarthros am Hüftgelenk.**
a **So genanntes Vakuumphänomen** *(Pfeil)*.
b **Pneumarthros des Hüftgelenks bei Anaerobierinfektion** (über weitere Ursachen dieser Gasansammlung im Gelenk s. Kap. 3 „Einführung in die Arthritis- bzw. Synovitisdiagnostik", Abschnitt „Verschmälerter röntgenologischer Gelenkspalt").

Tuberkulose des Hüftgelenks (Coxitis tuberculosa)

Diese entsteht durch hämatogene Absiedlung der Erreger in die Synovialmembran oder in das subchondrale Knochenmark sowie fortgeleitet über Abszesse anderer tuberkulös erkrankter Nachbarschaftsorgane.

Die *synoviale* Hüfttuberkulose gibt sich röntgenologisch frühestens 2–3 Monate nach schleichendem Beschwerdenbeginn an einer gelenknahen Demineralisation (vgl. Abb. 14.**15**) zu erkennen. Bei „tuberkulöser Anamnese" oder der Herkunft des Patienten aus tuberkulösen Endemiegebieten kann die Skelettszintigrafie schon vorher die Entzündung markieren und die MRT den Arthritisbefund aufdecken. Das röntgenologische entzündliche Kollateralphänomen wird umso früher erkannt, je strenger der Untersucher sich an die Regel hält, paarige Knochenverbindungen paarig zu röntgenuntersuchen (s. Kap. 3 Einführung in die Arthritis- bzw. Synovitisdiagnostik", Abschnitt „Arthritische Kollateralphänomene und die Differenzialdiagnose des regionalen Knochendefizits"), also z. B. das schmerzende Hüftgelenk auf einer Beckenübersichtsaufnahme zu beurteilen. In diesem Zusammenhang sei daran erinnert, dass eine gelenknahe Entkalkung verschiedene Einzelursachen hat oder durch die Kombination mehrerer Faktoren (entzündliches Kollateralphänomen, Schonung bzw. Immobilisation, bakterientoxische Osteoblastenschädigung; s. Kap. 3 Einführung in die Arthritis- bzw. Synovitisdiagnostik", Abschnitt „Arthritische Kollateralphänomene und die Differenzialdiagnose des regionalen Knochendefizits") auftritt. Im weiteren Verlauf der Synovialistuberkulose entstehen Erosionen und Gelenkspaltverschmälerung (s. Abb. 14.**24**). Sequester, Dissektionen und ein verkalkter Abszesse ter sind dem gegenüber Spät- bzw. Spätestrontgenbefunde der synovialen Hüfttuberkulose.

Die *ossäre* Hüfttuberkulose geht von einem intraartikulären Knochenherd (mit oder ohne sequestrierte Knochenreste) im Femurkopf, im Femurhals oder in der Hüftpfanne (s. Abb. 14.**24**), seltener von extraartikulären Knochenherden, beispielsweise im Trochanter maior, aus. Dieser unscharf begrenzte und mehr oder weniger randsklerosierte „Fokus" dominiert zunächst gegenüber den Röntgenzeichen der Koxarthritis (Gelenkspaltverschmälerung usw.).

Durch folgende Regeln soll die Röntgendifferenzialdiagnose der *schmerzenden Hüfte* im Hinblick auf die Koxarthritis noch einmal zusammengefasst und ergänzt werden:

- Eine periartikuläre Demineralisation ohne Verschmälerung des Hüftgelenkspalts, *ohne* Konturdefekte und ohne gelenknahe Knocheneinschmelzung erweckt bei schleichendem, evtl. (sub-)febrilem Krankheitsverlauf den Verdacht auf das *Frühstadium* einer Hüftgelenktuberkulose. Der nächste bildgebende diagnostische Schritt ist die MRT/CT des Hüftgelenks zur Frage einer Knocheneinschmelzung, eines Ergusses, der Kapselverdickung und/oder eines Weichteilabzesses. *Differenzialdiagnose* (Stichworte): transitorische Osteoporose, adhäsive Kapsulitis, posttraumatische oder sonstige Schonungsdemineralisation, bei Kindern auch Coxitis fugax und Frühstadium des Morbus Perthes.
- Eine periartikuläre Demineralisation kommt in Verbindung mit einer gelenknahen Knocheneinschmelzung – ohne und mit Sequester oder Dissektion – sowohl bei der nicht tuberkulösen bakteriellen als auch bei der tuberkulösen Infektion vor. Bei Kindern macht in diesen Fällen die ausschließlich röntgenologische Abgrenzung gegenüber dem Anfangsstadium einer Perthes-Erkrankung manchmal differenzialdiagnostische Schwierigkeiten (MRT, s. auch Bedeutung der Szintigrafie mit osteotropem Radiopharmakon für die Frühdiagnose des Morbus Perthes; s. fotopenischer Perthes-Defekt).
- Eine periartikuläre Demineralisation und eine Verschmälerung des Gelenkspalts sowie Konturdefekte und/oder subchondrale fokale Knochenauflösungen sind bei nicht tuberkulös-bakteriellen, tuberkulösen und entzündlich-rheumatischen Hüfterkrankungen zu beobachten. Je *schneller* sich diese Veränderungen entwickeln, z. B. innerhalb von 1–2 Monaten, und je *unschärfer* strukturiert („verwaschener") die gelenknahe Demineralsisation erscheint, desto wahrscheinlicher wird bei einseitigem Hüftbefall die nicht tuberkulöse bakterielle Ätiologie.
- Jede Koxarthrose *jüngerer* Patienten (etwa im 3.–4. Dezennium), bei der *keine* biomechanische präarthrotische Deformität vorliegt, kann eine entzündliche Sekundärarthrose sein. Auf der Übersichtsaufnahme oder erst mittels computerassistierter Schnittbildverfahren (s. Abb. 14.**17**) sind dann beispielsweise gelenknahe bakteriell-entzündliche Knocheneinschmelzungen zu identifizieren oder an den Sakroiliakalgelenken die vielleicht noch diskreten Röntgenzeichen der Spondylitis ankylosans oder anderer Spondylarthropathien (s. „buntes Sakroiliakalbild") zu erkennen.
- Zur Unterscheidung zwischen entzündlich-rheumatischen und bakteriellen Hüftgelenkerkrankungen sollte auch der Röntgenuntersucher auf die Anamnese und ihm erfahrbare klinische und serologische Befunde zurückgreifen.

Im Hüftgelenk gibt sich „Gas" röntgenologisch auf 2 Arten zu erkennen:

- als sog. Vakuumphänomen
- als Pneumarthros (s. Abb. 14.**25**)

Arthrosis deformans

Das „principiis obsta" („wehret den Anfängen") des Ovid gilt besonders für die Coxarthrosis deformans. Sie ist nicht nur der häufigste pathologische Hüftbefund, sondern auch die Quelle erheblicher Beschwerden, die den Patienten im Stehen und Gehen, Sitzen und Liegen quälen können:

- anfangs Anlauf- und Ermüdungs-, später Ruheschmerz in der Leiste, im Trochanterbereich und im Gesäß
- Ausstrahlungen in die Oberschenkel-Knie-Region
- schmerzhafte Muskelverspannungen
- Schweregefühl des Beines
- schließlich Funktionseinschränkungen

Typische Röntgenbefunde

Die Koxarthrose kündigt sich röntgenologisch durch 5 Befunde an:

- am proximalen Femur durch **perifoveale Osteophyten**
- durch **diskrete Pfannengrundosteophyten**, die in die Fossa acetabuli hineinwachsen (nur im CT erkennbar)
- durch ein **Plaque-Zeichen** (Dihlmann u. Frik 1971)
- am veränderten **Pfannendachsuperzilium** (Pauwels 1973 u. 1976, Bücheler et al. 1990)
- durch die in Abb. 14.**16** (dort im Inset) wiedergegebene **isolierte Verschmälerung des mittleren Anteils der Druckaufnahmezone**

Perifoveale Osteophyten

Die perifovealen Osteophyten (Abb. 14.**26**) und das Plaque-Zeichen (Abb. 14.**26**, s. auch Abb. 14.**31**) korrelieren nach pathologisch-anatomischen Untersuchungen mit den degenerativen Gelenkknorpelulzera (Lingg u. Nebel 1982). Daraus lässt sich einerseits ihre Bedeutung als Indikatoren der Gelenkknorpeldegeneration ableiten. Andererseits stammt aus den Knorpelulzera das Potenzial – Knorpeldetritus – für die entzündliche Aktivierung der Arthrose. Die Gedankenkette Arthroseosteophyt – Knorpelulkus – entzündliche Arthroseaktivierung lässt jedoch keinen Schluss über die Prognose der Arthrose zu; denn bei Langzeitbeobachtungen konnten zwischen dem Auftreten der Arthroseosteophyten und der Arthroseprogedienz keine Beziehung festgestellt werden (Danielsson 1964, Danielsson u. Hernborg 1970).

Plaque-Zeichen: ein bivalenter Pathoindikator

Das Plaque-Zeichen sitzt an der Vorderfläche des Femurhalses (vgl. **vorderes femoroazetabuläres Impingement**). Ihm liegt eine beetartige Knorpelproliferation, die einen knöchernen Sockel bekommen hat, zugrunde. In der sog. Lauenstein-II-Röntgenaufnahme (Froschposition II in Flexion und Abduktion *ohne* Außenrotation des Femurs im Hüftgelenk) stellt sich das Plaque-Zeichen en profil im Röntgenbild dar. In der En-Face-Abbildung – a.-p. Hüftaufnahme – ist es dagegen wegen des starken Weichteilmantels nicht zu erkennen.

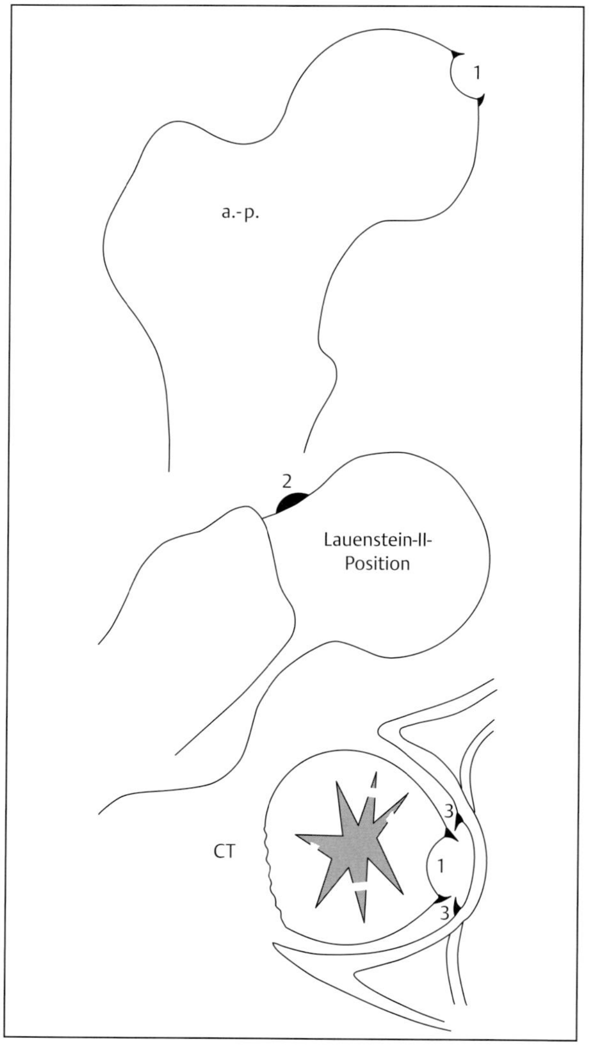

Abb. 14.26 **Röntgenfrühzeichen der Koxarthrose am proximalen Femur** (s. auch Abb. 14.**16**, Insert).

1 **Perifovealer Osteophyt** auf der a.-p. Röntgenaufnahme und im Computertomogramm (Knochenfenster). Außerdem im CT ganz frühe(-r) **Pfannengrundosteophyt(-en**; 3).

2 Das **Plaque-Zeichen** „wächst" auf der Lauenstein-II-Röntgenaufnahme (Rückenlage, Oberschenkel anteflektiert, abduziert, jedoch *nicht* außenrotiert) aus der *konkaven* oder *geraden* Kontur der Femurhalsvorderfläche heraus. Die Plaques an der Femurvorderfläche gehen vom variablen Knorpelbelag des Femurhalses aus oder sind umschriebene Knorpelmetaplasien (vgl. femoroazetabuläres Impingement). Aus der Sicht von Anatomen (Tillmann u. Schünke 1992) ist das Plaque-Zeichen als Koxarthrosebefund bestätigt worden. Siehe die normale Asteriskfigur im Femurkopf-CT.

Pfannendachsuperzilium

Das Pfannendachsuperzilium (Abb. 14.**27**, Abb. 14.**28** und Abb. 14.**29**) liegt über der Kulmination des Gelenkknorpels in der Facies lunata acetabuli. Die Hüftpfanne ist ein „fest" in das knöcherne Becken eingepasstes Gebilde. Dagegen „pendelt" der Femurkopf beispielsweise beim Gehen nach vorn und hinten, sodass seine Belastungszone rhythmisch wechselt. Das Belastungsintegral der Flächeneinheiten des Femurkopfknorpels ist daher kleiner als dasjenige des Azetabulumknorpels. Daraus lässt sich ableiten, dass der auf der subchondralen Spongiosa der Hüftpfanne, namentlich in der Kulminationszone des Azetabulums, einwirkende Druck größer ist als der auf dem Femurkopf. Die subchondrale Spongiosa dieser aze-

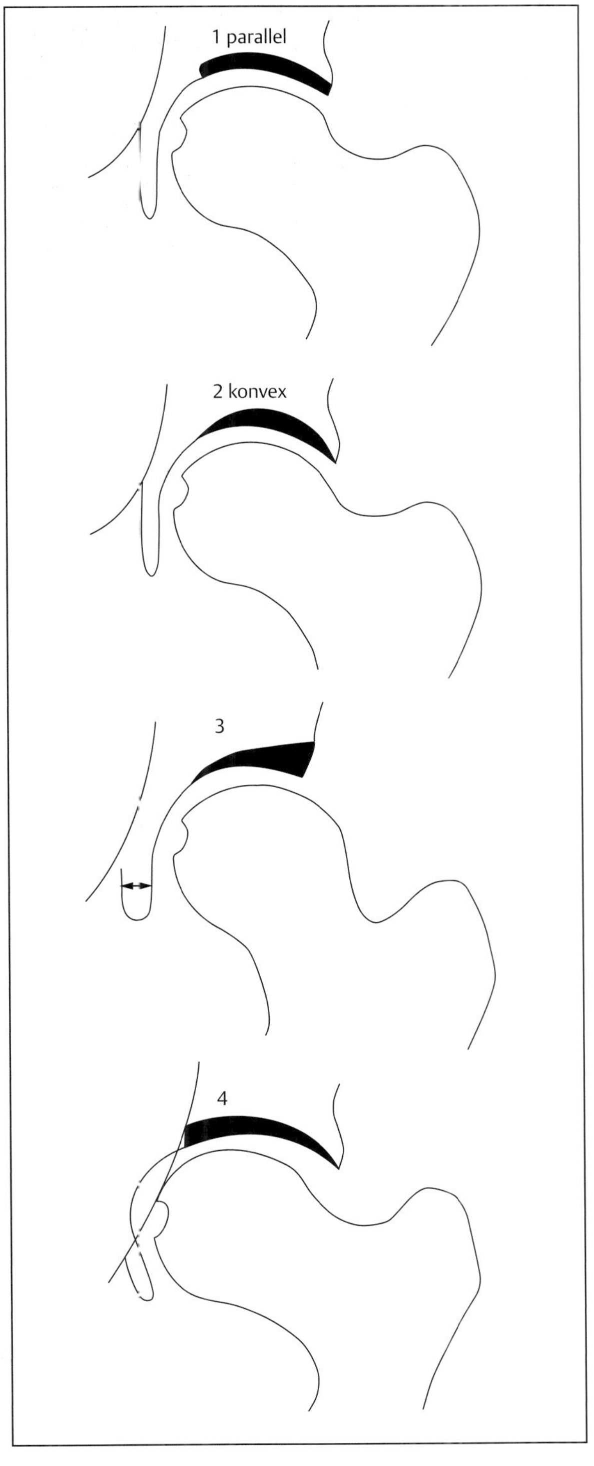

Abb. 14.**27** **Physiologisches und pathologisches Pfannendachsuperzilium.** Das Pfannendachsuperzilium ist der Stressindikator des Gelenkknorpels! Aus seiner Form kann nämlich auf die Verteilung des Gelenkdrucks mit seinen Auswirkungen auf den Gelenkknorpel geschlossen werden. Das Hüftgelenk wird bekanntlich durch die Resultierende aus Muskelkraft und Last beansprucht. Dadurch werden die Gelenkflächen der Hüftpfanne und des Femurkopfs zusammengepresst und auf diese Weise der Gelenkdruck erzeugt.

1 Physiologisches Superzilium von gleichmäßiger Dicke – das Superzilium ist parallel begrenzt.
2 Das konvex begrenzte Superzilium offenbart, dass der Gelenkknorpel in der Druckaufnahmezone die Fähigkeit verloren hat, den Gelenkdruck hier gleichmäßig zu verteilen; d. h., das konvex begrenzte Pfannendachsuperzilium zeigt bereits eine beginnende Elastizitätsminderung des Gelenkknorpels an.
3 Das lateral ansteigende („dreieckige") Superzilium weist darauf hin, dass sich die Druckbeanspruchung auf den Pfannenerker konzentriert (Coxa valga, Pfannendysplasie, s. den verdickten Pfannengrund einschließlich der Köhler-Tränenfigur; *Pfeil mit Doppelspitze*) und hier der Gelenkkorpel verstärkter Druckbelastung ausgesetzt ist.
4 Bei der Protrusio acetabuli verschiebt sich die Druckbelastung nach medial – das Superzilium stellt sich invers dar (im Vergleich zu Nr. 3). Daher zeigt sich bei dieser biomechanischen präarthrotischen Deformität die Gelenkspaltverschmälerung (= degeneratives Gelenkknorpeldefizit) zuerst im zentralen Pfannenbereich.

Merke:

Wenn durch operatives Vorgehen (Osteotomie) die physiologischen Druckbelastungsverhältnisse im Hüftgelenk wiederhergestellt werden, normalisiert sich die pathologische Superziliumform, namentlich Nr. 3.

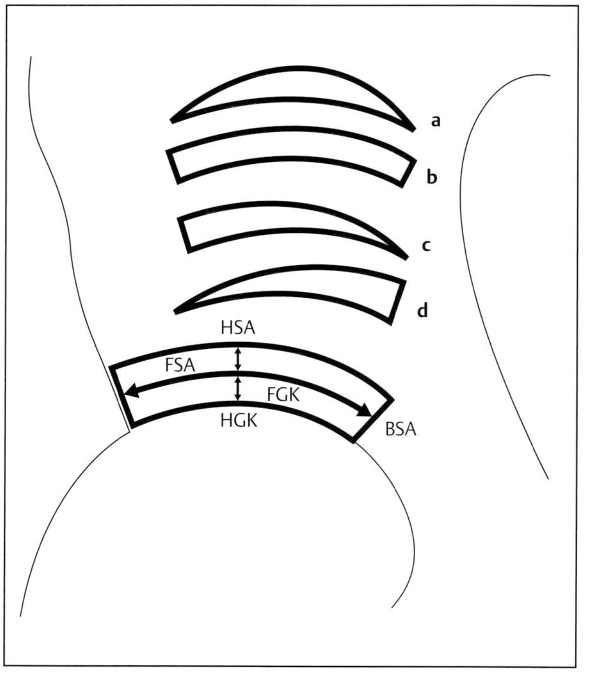

Abb. 14.**28a–d** **Superziliumformen und zur Superziliometrie notwendige Messflächen und -strecken** (s. Tab. 14.**1** bis Tab. 14.**3**):

1. Superziliumform: Konvexform (**a**), Parallelform (**b**), medialer Triangel (**c**), lateraler Triangel (**d**).
2. Mittlere Superziliumhöhe (HSA).
3. Länge der Superziliumbasis (BSA).
4. Mittlere Höhe des röntgenologischen Gelenkspalts, die der gesamten Gelenkknorpeldicke entspricht (HGK).
5. FSA (Fläche des Supercilium acetabuli) und FGK (Fläche des Gelenkknorpels unter dem Superzilium) müssen planimetriert werden, z. B. mit transparentem Millimeterpapier.

Der Hüftgelenkknorpel und das Supercilium acetabuli bilden einen aufeinander abgestimmten Funktionskomplex (das konstruktive Stressphänomen Supercilium acetabuli korreliert mit der Höhe und Schockabsorption des Gelenkknorpels in der Druckaufnahmezone).

Merke:

Die auf der Röntgenaufnahme leicht messbare mittlere Superziliumhöhe (HSA, ~4 mm) ist häufig ein 1. visueller Hinweis auf die Fähigkeit zur Schockabsorption oder auf (beginnendes) Versagen der Gelenkknorpel in der Druckaufnahmezone, und zwar schon dann zu beobachten, wenn die Höhe des röntgenologischen Gelenkspalts in dieser Zone visuell noch nicht reduziert ist.

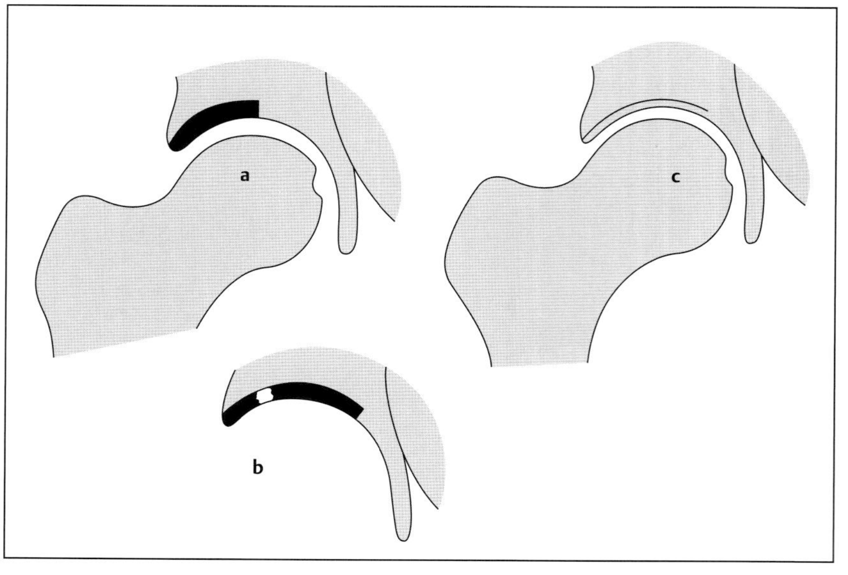

Abb. 14.**29a–c** **Superziliumpathologie im Röntgenbild.**

a **„Verkürzung"** der Pfannendachaugenbraue durch diskreten osteolytischen Prozess, der sich erst mittels Schnittbildverfahren darstellen lässt, beispielsweise durch Metastase, malignes Lymphom oder Plasmozytomherd.

b **Unterbrechung** des Superziliumverlaufs (Ursache s. unter **a**; Major u. Helms 1996).

c Die **Doppellinie** anstelle des typischen Superziliums zeigt an, dass der Patient schon lange Zeit (Para-, Quadriplegie) völlig immobilisiert ist (Yagan et al. 1987). Siehe auch die Inaktivitätsbefunde am Gelenkknorpel (Gelenkspaltverschmälerung durch Dehydratation des Gelenkknorpels; vgl. Abb. 14.**16**).

tabulären Druckaufnahmezone adaptiert sich mit einer konstruktiven Stressadaption (s. dort), dem Pfannendachsuperzilium.

Superziliometrie

Die röntgenologisch erkennbare Form und Höhe der superziliumbildenden Hyperostose (Osteosklerose) hängen von der Stärke des vom Gelenkknorpel *nicht* absorbierten Druckes und dessen Druckverteilung ab. Der Gelenkknorpel kann daher als Schockabsorber aufgefasst werden. Deshalb spiegelt das Pfannendachsuperzilium die Unversehrtheit *oder* die funktionell/morphologische Leistungsschwäche des Hüftgelenkknorpels wider. Letzteres zeigt sich an Veränderungen seiner Form (s. Abb. 14.**27** und Abb. 14.**28**) und seiner mittleren Höhe, die normalerweise 4 Röntgenbildmillimeter nicht überschreitet. Noch genauere Daten über die Leistungsfähigkeit bzw. -schwäche des Hüftgelenkknorpels liefert die Planimetrie der Superziliumfläche und ihre Korrelation zu der unter dem Superzilium liegenden Gelenkspaltfläche (= Summe aus Gelenkknorpeldicke von Femur und Azetabulum). Diese praktische Bedeutung der Planimetrie (s. Abb. 14.**27** und Abb. 14.**28**), beispielsweise mit transparentem Millimeterpapier bzw. die erleichterte planimetrische Messung mit dem Superziliometer nach

Tab. 14.1 Normalwerte der Messgrößen (mit doppelter Standardabweichung ± 2).

	HSA [mm]	HGK [mm]	BSA [mm]	FSA [cm²]	FGK [cm²]
Männer	4 (± 2)	5 (± 2)	37 (± 10)	1,21 (± 0,63)	1,75 (± 0,74)
Frauen	3 (± 2)	4 (± 2)	33 (± 9)	0,95 (± 0,50)	1,47 (± 0,64)

HSA = mittlere Superziliumhöhe
HGK = mittlere Höhe des röntgenologischen Gelenkspalts, die der gesamten Gelenkknorpeldicke entspricht
BSA = Länge der Superziliumbasis
FSA = Superziliumfläche
FGK = Gelenkknorpelfläche

S.W. Dihlmann (s. Dihlmann u. Bandick 1995), lässt sich zusammenfassen:

- *Prämisse: Klinisch* eindeutige Hüftgelenkbeschwerden, normale Darstellung der morphologischen Strukturen durch bildgebende Verfahren.
- *Fragestellung:* Korrelieren Hüftgelenkknorpel(-fläche) und Superzilium(-fläche) miteinander? Ist die Schockabsorption des Hüftgelenkknorpels also erhalten oder schon vor dem Auftreten von Röntgenbefunden der Koxarthrose herabgesetzt?
- *Auswertung der Planimetrie:* Liegen die planimetrisch ermittelten Flächenmaße des Superziliums und des von ihm bedeckten röntgenologischen Gelenkspalts im Normbereich (Tab. 14.1) und korrelieren miteinander? Das heißt, stimmen die Ist-Werte mit den mathematisch ermittelten Soll-Werten (Tab. 14.2) überein?
- *Beurteilung:* Hüftbeschwerden + normale bildgebende Befunde + Korrelationsstörung = Leistungsschwäche des Gelenkknorpels, d. h., die Koxarthrose droht (Tab. 14.3)!

Verschmälerung des röntgenologischen Gelenkspalts

Eine dem Pfannendachsuperzilium analoge subchondrale Verdichtungszone im Femurkopf tritt erst auf, wenn der Gelenkknorpel dort ganz erheblich degenerativ verändert ist, seine Pufferfunktion weitgehend verloren und Substanzverluste erlitten hat. Der röntgenologische Gelenkspalt in der Druckaufnahmezone des Hüftgelenks ist dann bereits eindeutig pathologisch verschmälert (<3–4 mm breit).

Tab. 14.2 Empirisch ermittelte Korrelationsgleichungen zur Kontrolle der Konformität von Superziliumfläche und Gelenkknorpelfläche.

	FSA	FGK
Männer	FSA 0,69 + 0,915 = FGK	FGK 0,49 + 0,352 = FSA
Frauen	FSA 0,70 + 0,805 = FGK	FGK 0,41 + 0,347 = FSA

FSA = Superziliumfläche
FGK = Gelenkknorpelfläche

Tab. 14.3 Score-Bildung: Wird der Druckstress auf den Gelenkknorpel durch das adaptive Superzilium kompensiert?

	Männer	Frauen	Punkte
FSA [cm²]	> 1,85	> 1,45	1
	0,60–1,85	0,45–1,45	2
	< 0,60	< 0,45	3
FGK [cm²]	< 1,00	< 0,80	1
	1,00–2,50	0,80–2,10	2
	> 2,50	> 2,10	3
Score-Klassen			
Klasse I (Optimum)			**6**
Klasse II (Balance)			**5–4**
Klasse III (Imbalance zwischen Superzilium und Gelenkknorpel)			**3–2**
Superziliumform			
seitensymmetrisch			**A**
seitenasymmetrisch			**B**

FSA = Superziliumfläche
FGK = Gelenkknorpelfläche

Osteophyten an den Pfannenrändern und im Pfannengrund

Während der weiteren Koxarthroseentwicklung treten marginale Osteophyten auch an den Pfannenrändern und als grobe Randosteophyten der Fossa acetabuli (sog. Pfannengrundosteophyten) in der Pfannentiefe auf (Abb. 14.**30** und Abb. 14.**31**). Der Pfannenrand zeigt manchmal eine starke Wulstung, die sich röntgenologisch als **Pseudofrakturlinie** (Abb. 14.**32**; Dihlmann 1964b) offenbaren kann. Subchondrale Spongiosaverdichtungen, Geröllzysten und die exzentrische Verschmälerung des röntgenologischen Gelenkspalts sind bei normalem oder vergrößertem CCD-Winkel in der Regel zuerst im oberen Gelenkbereich, also in der Druckaufnahmezone des Gelenks, zu erwarten (s. Abb. 14.**30**). Beim hüftgesunden Erwachsenen (♀ und ♂) liegt die Gelenkknorpeldicke – die Gelenkspaltbreite des Röntgenologen – in der Druckaufnahmezone bei ≥4 mm (s. o.). Erst mit der Zeit dehnt

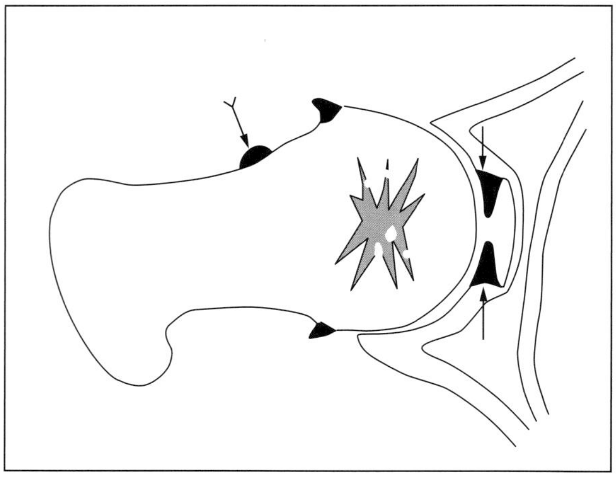

Abb. 14.**31** **Grobe Pfannengrundosteophyten der fortgeschrittenen Koxarthrose *(Pfeile)* im Computertomogramm *(Knochenfenster).*** Siehe auch das Plaque-Zeichen *(geschwänzter Pfeil)* an der Vorderfläche des Femurhalses. Der Femurkopfasterisk zeigt normale Durchblutungsverhältnisse an (s. Asteriskzeichen im Femurkopf).

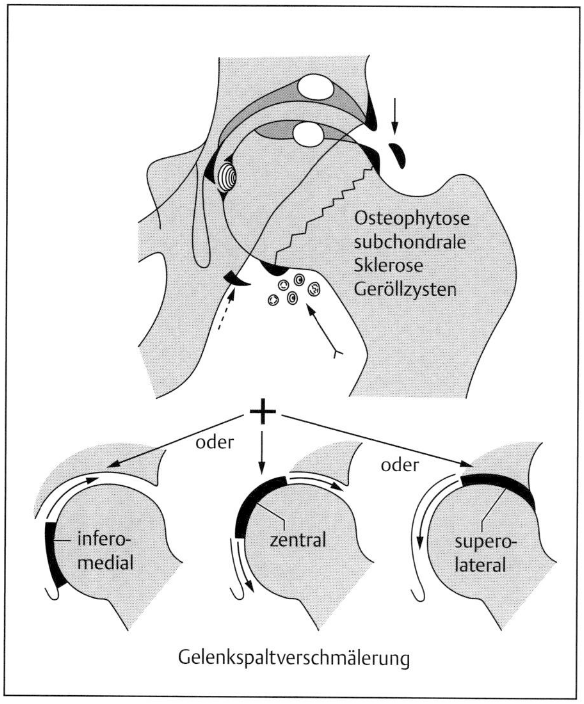

Abb. 14.**30** **Röntgenzeichen der ausgeprägten Koxarthrose.** *Beachte:* Die Fovea capitis femoris kann vollständig ossifiziert sein und sich knopfartig in das Gelenkkavum vorwölben. In diesem Stadium der Koxarthrose weicht das distinkte Pfannendachsuperzilium einer subchondralen *„Ad-hoc-Sklerose"*, die sich dort entwickelt, wo der Gelenkknorpel seine Pufferfunktion verloren hat. Der *Pfeil* zeigt auf eine knöcherne Metaplasie – **Kapselosteom** – in der fibrosierten Gelenkkapsel des arthrotischen Gelenks. Ebenso können einzelne (verkalkte) **Synovialischondrome** *(geschwänzter Pfeil)* durch knorpelige Metaplasie in der Synovialmembran des arthrotisch erkrankten Gelenks entstehen. Die arthrotische Gelenkspaltverschälerung beginnt exzentrisch, am häufigsten „superolateral", seltener „zentral", z. B. bei der Arthrose durch die idiopathische Hüftpfannenprotrusion, sowie „inferomedial". *Gestrichelter Pfeil:* partielle Verkalkung des Labrum acetabulare.

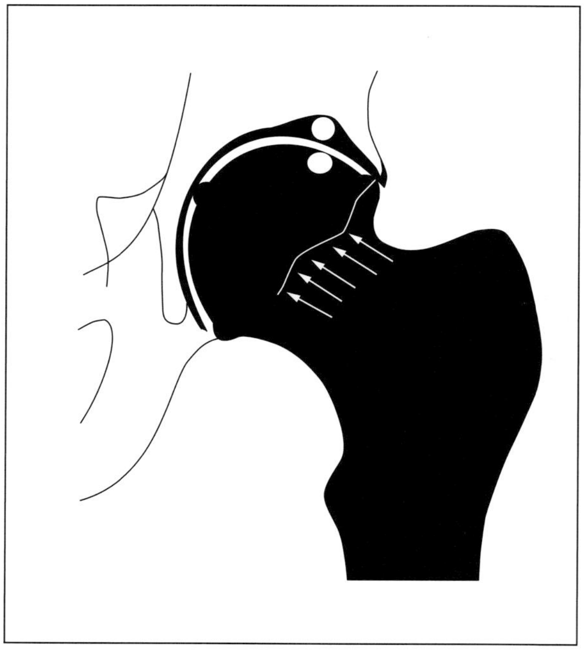

Abb. 14.**32** **Pseudofrakturlinie bei Koxarthrose.** Sie entsteht durch einen Mach-Effekt am arthrotisch gewulsteten hinteren (und/oder vorderen) Pfannenrand *(Pfeile)* und kann eine Frakturlinie vortäuschen (bei dem nach dem Physiker und Philosophen *Ernst Mach* benannten Täuschungsphänomen ist der subjektiv empfundene Kontrast größer als der tatsächlich fotometrisch feststellbare). Siehe auch die knopfartig verknöcherte Fovea capitis femoris.

Merke:

Bei der Pfannenrandossifikation können dort variable sekundäre Ossifikationszentren auftreten, die im Falle einer Persistenz als Os acetabuli posterius oder anterius bezeichnet werden (s. Abb. 14.**2**). Bei *langstreckiger* Form und Persistenz kann sich die knorpelig-fibröse Verbindung zwischen dem Os acetabuli posterius und dem hinteren Pfannenrand im Röntgenbild als Aufhellungslinie auf den Schenkelhals projizieren (Landwehr u. Barthel 1988): 2. Ursache der Pseudofrakturlinie des Schenkelhalses.

sich die arthrotische Gelenkspaltverschmälerung auf die gesamte Gelenkzirkumferenz aus (s. Abb. 14.**32**). Die Lokalisation der Gelenkspaltverschmälerung wird allerdings nicht nur vom CCD-Winkel, sondern auch vom Ausmaß der Antetorsion oder Retrotorsion, vom Pfannenneigungswinkel und von der Pfannentiefe beeinflusst.

Dezentrierungsröntgenzeichen

Parallel zu den angeführten Röntgenbefunden verlaufen Abbau- und Anbauvorgänge, die den deformierenden Charakter der Arthrose prägen und auch zu einer Dezentrierung des Hüftgelenks führen können. Bei der Dezentrierung decken sich der virtuelle Kreismittelpunkt der Hüftpfanne und des Femurkopfs nicht mehr. Die **3 Dezentrierungsröntgenzeichen**, nämlich die **Pfannenbodendoppelung**, der **subfoveale Osteophyt** und das **Wiberg-Zeichen** (Dihlmann u. Hopf 1971), zeigen die Hüftdezentrierung nicht nur an, sondern die beiden zuerst aufgezählten Zeichen machen sie auch irreversibel (Abb. 14.**33**).

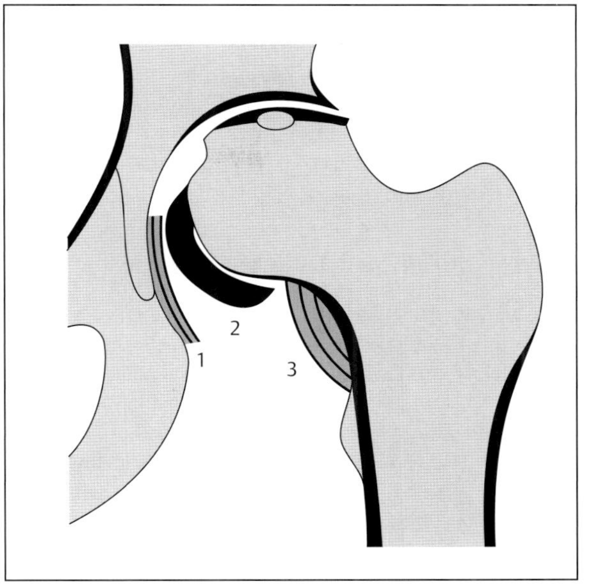

Abb. 14.**33** **Dezentrierungszeichen der Koxarthrose.**
1 Pfannenbodendoppelung (kann auch Verdrei- oder Vervierfachung usw. sein).
2 Subfovealer Osteophyt.
3 Wiberg-Zeichen („Hängematte").

Merke:

Nur selten sind alle 3 Dezentrierungszeichen an einem Hüftgelenk nebeneinander zu beobachten. Gewöhnlich treten nur 1 oder 2 Dezentrierungszeichen auf, wobei das Wiberg-Zeichen der empfindlichste und daher häufigste Dezentrierungsindikator ist.

Arthrosevarianten und Differenzialdiagnosen

ANNRAD-Syndrom

Manchmal nimmt die Koxarthrose einen atypischen Verlauf (Abb. 14.**34**). Statt der mehr oder weniger langsamen Progredienz der Arthroseröntgenzeichen tritt in wenigen Monaten eine erhebliche Verschlechterung der Morpho-

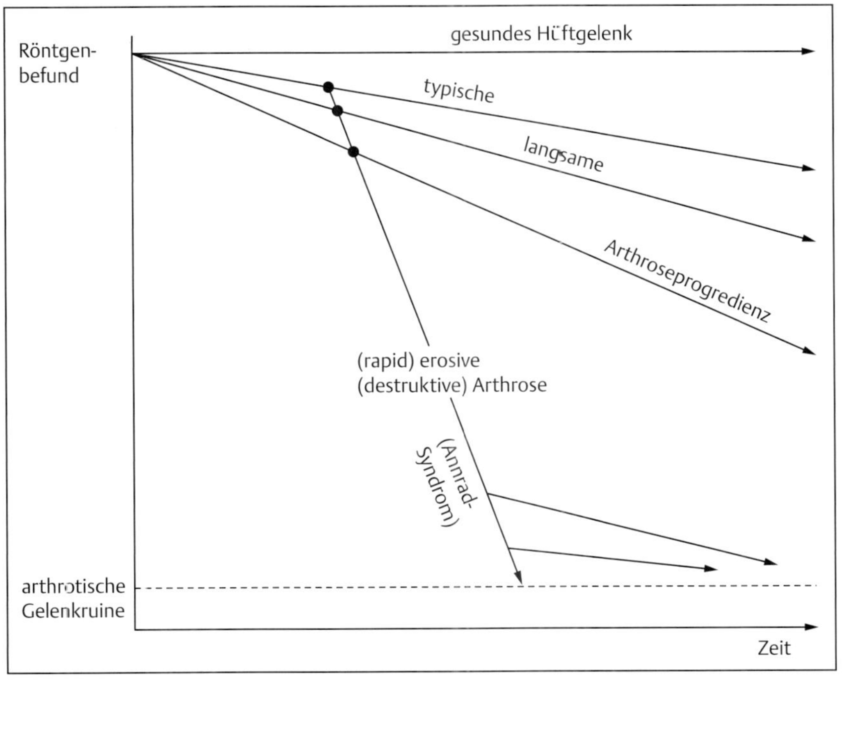

Abb. 14.**34** **Arthrose-Zeit-Relationen.** ANNRAD-Syndrom s. Kap. 5 „Arthrosis deformans", Abschnitt „Subtypen der Arthrosis deformans".

logie ein. Bei etwa 10% der Koxarthrosen (Abelanet et al. 1974, Jacqueline 1979) kommt es zu dieser schmerzhaften, neuropathieähnlichen Gelenkzerstörung mit dem Osteolyseschwerpunkt proximales Femurende ohne stärkere Osteophytenreaktion. Diese **rapid destruktive Arthrose** wird aus differenzialdiagnostischen Gründen als **ANNRAD-Syndrom** (s. dort) eingeordnet.

Konstruktive (hyperostotische) Arthrose

Eine bildgebend auffallende Koxarthrosevariante ist die konstruktive (hyperostotische) Arthrose (s. Kap. 5 „Arthrosis deformans", Abschnitt „Subtypen der Arthrosis deformans"), wiedergegeben in Abb. 14.**35a**. Manchmal tritt sie im Rahmen einer allgemeinen osteoplastischen Diathese (DISH-Syndrom, s. Kap. 18 „Achsenskelett", Abschnitt „Regel 7") auf. Die Tendenz zur überschießenden Ossifikation des straffen Bindegewebes zeigt sich bei der konstruktiven Koxarthrose an einer ausgedehnten Ansatzverknöcherung der Gelenkkapsel, die den Femurkopf zunehmend umfasst und dadurch zu einer mehr oder weniger starken Bewegungseinschränkung führt. Der Femurkopf neigt zum walzenförmigen Umbau. Die Verschmälerung des Hüftgelenkspalts ist in seinen zentralen Anteilen am ausgeprägtesten; entsprechend ist das Superzilium dort am breitesten. Die konstruktive Koxarthrose begünstigt das femuroazetabuläre Impingement (s. dort).

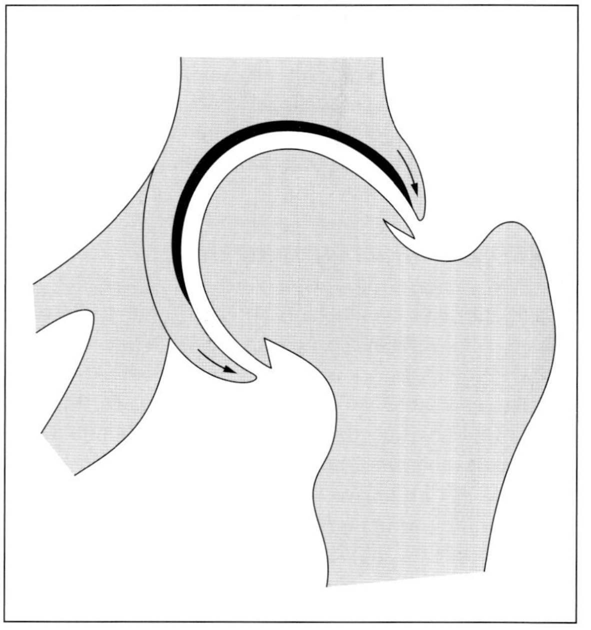

Abb. 14.**35a** **Typischer Röntgenbefund der fortgeschrittenen konstruktiven (hyperostotischen) Koxarthrose.** (*Pfeile:* Wachstumstendenz der ossären Umwandlung der Gelenkkapsel von ihrer Insertion her).

Labrum acetabulare

Als Labrum acetabulare – röntgenologisch nur sichtbar, wenn es (partiell) verkalkt ist – (s. Abb. 14.**30**) wird ein teils faserknorpeliger, teils straff bindegewebiger Ring bezeichnet, der dem knöchernen Rand der Hüftpfanne – dem *Limbus acetabuli* – bzw. seiner dem Foramen obturatum zugewandten Unterbrechung, der *Incisura acetabuli*, und ihrem überbrückenden Lig. transversum acetabuli aufliegt. Das Labrum gleicht die knöchernen Unebenheiten des Limbus aus. Die Hüftgelenkkapsel setzt am Limbus an, sodass das Labrum in die Gelenkhöhle hineinragt. Das gesamte Labrum hat einen überwiegend spitzwinkligen, dreieckigen Querschnitt. Als Formvariante kann es abgerundete Ecke haben oder lappenförmig vergrößert sein; selten fehlt es völlig. Zwischen dem Kapselansatz am knöchernen Limbus und dem Labrum liegt der größenvariable sog. Recessus perilimbicus.

Der Verdacht einer die Hüftbeschwerden dominierenden Labrumläsion bei einem Patienten mit oder ohne röntgenologischer Koxarthrose, manchmal auch nach traumatischer (hinterer) Hüftluxation oder bei Hüftdysplasie sollte bei folgendem Beschwerdenbild aufkommen: schneidend-scharfe Schmerzen in der Leistenregion bei Anteflexion, Adduktion und Innenrotation des Beines im Hüftgelenk.

Die direkte (intraartikuläre) MRT-Arthrografie (mit 10–20 ml einer 2 mmol/l Gd-DTPA-Lösung; Schulte-Altedorneburg et al. 2003) ist ein sensitives bildgebendes Verfahren, um pathologische Labrumbefunde makroskopisch sichtbar zu machen (Brossmann et al. 1999). Dazu gehören degenerative Veränderungen, sofern sie zu Unregelmäßigkeiten der Labrumoberfläche führen, partielle Rupturen (umschriebenes Eindringen des Kontrastmittels in das Labrum) und der Abriss des Labrums vom Limbus (das Kontrastmittel trennt das Labrum vom Limbus). Die indirekte MRT-Arthrografie wird von erfahrenen Autoren ähnlich eingeschätzt (Nishii et al. 1996).

Die Abgrenzung von Normvarianten des Labrums kann bei der MRT-Arthrografie diagnostische Schwierigkeiten bereiten. Außerdem sind Sequenzen notwendig, die Rekonstruktionen in beliebigen Ebenen, beispielsweise schräg-transversal (parallel zum Schenkelhals, Planung auf dem koronaren Bild) und schräg-koronar (senkrecht auf die Incisura acetabuli, Planung auf dem sagittalen Bild), erlauben.

Schnappende Hüfte, femoroazetabuläres Impingement

Hüftschmerzen können nicht nur in Zusammenhang mit primärer Labrumpathologie auftreten, sondern auch durch funktionierende und daher anfangs röntgenologisch okkulte Abweichungen (Blankenbaker u. Tuite 2006) ausgelöst werden:

- Hüftschnappen
- femoroazetabuläres Impingement

Die **schnappende Hüfte** gibt sich an Hüftschmerzen zu erkennen, die mit einem evtl. sogar hörbaren Schnappgeräusch bei Bewegung des Hüftgelenks einhergehen. Nach dem Ort der Entstehung des Schnappgefühls oder

-geräuschs werden ein äußeres (externes), ein inneres (internes) und ein intraartikuläres Hüftschnappen unterschieden.

- Das *äußere* Hüftschnappen ist eine klinische Diagnose. Es entsteht, wenn entweder Anteile des M. glutaeus maximus selbst oder der Tractus iliotibialis in kraniale Abschnitte dieses Muskels einstrahlen und bei Beugung und Streckung im Hüftgelenk über den Trochanter maior gleiten („schaben"). Bildgebung wird notwendig, wenn die Trochanterregion stärker druckschmerzhaft ist, sodass dort röntgenologisch nach Kontur- oder/und Strukturveränderungen an der Ursache gefahndet werden sollte oder Bursopathien aus klinischer Sicht pathogenetisch infrage kommen.
- Das *interne* Hüftschnappen entsteht am häufigsten, wenn die Iliopsoassehne bei Hüftrotation ruckartig über den Beckenrand springt. Das Auftreten des Schnappgefühls kann mittels dynamischer Sonografie lokalisiert werden, indem der Patient aufgefordert wird, in Rückenlage von der Ausgangseinstellung in Außenrotation des Hüftgelenks (bei leichter Anteflexion und Abduktion) das Gelenk in Neutralstellung der Extension und Adduktion zu bewegen (Cardinal et al. 1996). Gleichzeitig kann sonografisch verfolgt werden, wie die Iliopsoassehne beim Gleiten von lateral nach medial sich beim Auslösen des Schnappens plötzlich schnell nach medial bewegt oder rotiert. Degenerative Sehnenveränderungen oder Risse der Iliopsoassehne und benachbarter Sehnen und die Iliopektineabursopathie können ebenfalls das interne (Iliopsoas-)Hüftschnappen auslösen und mit der Lokalinjektion eines Kortikosteroid-Lokalanästhetikum-Gemischs therapeutisch angegangen werden.
- *Intraartikuläres* Hüftschnappen kann auf verschiedene pathologische Veränderungen zurückgehen, beispielsweise auf Labrumrisse oder -abrisse, freie Gelenkkörper, Synovialchondromatose, „hypertrophierte" Synovialfalten oder Frakturfragmente. Die MRT-Arthrografie ist beim intraartikulären Hüftschnappen gewöhnlich die bildgebende Methode der Wahl.

Mit dem Begriff **femoroazetabuläres Impingement** (to impinge = anschlagen, auftreffen) wird der pathologische Kontakt des Schenkelhalses mit dem Azetabulumrand beschrieben, der namentlich bei jüngeren, körperlich aktiven Menschen als wichtige Ursache der Koxarthrose erkannt worden ist (Tannast et al. 2007). Der klinische Verdacht auf dieses Impingement kommt auf, wenn Patienten beim Sitzen oder sportlichen Aktivitäten über Hüft-Leisten-Beschwerden klagen, die einerseits besonders bei Anteflexion und Innenrotation im Hüftgelenk auftreten und sich andererseits bei der klinischen Untersuchung in Rückenlage des Patienten bei 90° Anteflexion, forzierter passiver Innenrotation und Adduktion verstärken bzw. provozieren lassen: *positiver femoroazetabulärer Impingement-Test.* Für das *hintere femeoroazetabuläre Impingement* spricht die Schmerzprovokation bei forzierter passiver Außenrotation bei vollständiger Hüftextension.

Das klinisch bedeutsamere vordere femoroazetabuläre Impingement mit seinen repetitiven mikrotraumatischen Einwirkungen auf das Gleitgewebe der Hüfte führt nicht zu degenerativen Veränderungen des Labrum articulare und des knöchernen Pfannenrands, sondern auch zur Traumatisierung des labrumnahen Gelenkknorpels, die schließlich in die Koxarthrose ausläuft.

Folgende Arten des femoroazetabulären Impingements werden unterschieden (Beck et al. 2005):

- *Pincer Impingement* (pair of pincers = Kneifzange), d. h. traumatisierter Kontakt zwischen Azetabulum und Schenkelhals durch umschriebene oder allgemeine übermäßige Überdachung des Femurkopfs bzw. zu tiefes Azetabulum, Tätigkeiten mit Hüfthypermobilität, z. B. Baletttänzer, oder angeborene Laxität des Kapsel-Band-Apparats.
- *Cam-Typ* (cam = Nocken, exzentrischer Vorsprung an einer rotierenden Vorrichtung) als Folge eines entrundeten (asphärischen) Anteils des Femurkopfes im lateralen Femurkopf-Hals-Übergang.
- In der Praxis überwiegt die Kombination beider Impingementarten: *mixed cam-pincer impingement.*

Der bildgebende Hinweis auf beide Impingementarten und ihre Mischformen ist folgenden Röntgenprojektionen zu entnehmen:

- A.-p. Röntgenaufnahme in 20° Innenrotation (Ausgleich der Antetorsion).
- Röntgenaufnahme in Froschprojektion II (Lauenstein-II-Projektion). Sie wird in Rückenlage des Patienten in Anteflexion und Abduktion *ohne* Außenrotation im Hüftgelenk angefertigt.

Auf der a.-p. Aufnahme wird der Cam-Typ auch als *„Pistolengriff-Deformität"* beschrieben, d. h., die normalerweise konkave Kontur des lateralen Schenkelhalses stellt sich in Fortsetzung der Femurkopfrundung abgeflacht oder mehr oder weniger konvex dar, in die sich die in diesem Fall eher horizontal orientierte Epiphysenfugennarbe (-linie) fortsetzt (Abb. 14.**35b–d**).

Zur Quantifizierung des Cam-Typs wurde der sog. Winkel a vorgeschlagen, der jedoch nicht so zuverlässig ist, um davon die Indikation zur Resektion der Entrundendeformität verbindlich abzuleiten. Vielmehr wird auf die sog. **vordere femorale Distanz** im MR-Arthrogramm verwiesen (Lohan et al. 2009). Sie entspricht der größten Senkrechten, die zu der nach proximal verlängerten Schenkelhalskontur auf den Entrundungsbereich im Femurkopf-Hals-Übergang erreichtet werden kann. Beim Cam-Typ des vorderen femoroazetabulären Impingements beträgt die vordere femorale Distanz 3,6 und mehr Millimeter.

Spielarten des Normalen oder erworbene, angeborene oder ererbte Formanomalien begünstigen die Enstehung des femoroazetabulären Impingements, z. B. Ausrichtungsstörungen der Hüftpfanne sowie die Coxa profunda. Sie ist der Prototyp für das Pincer Impingement (Beck et al. 2005); dazu gehören auch die Protrusion acetabuli, Coxa vara (congenita und symptomatica), die konstruk-

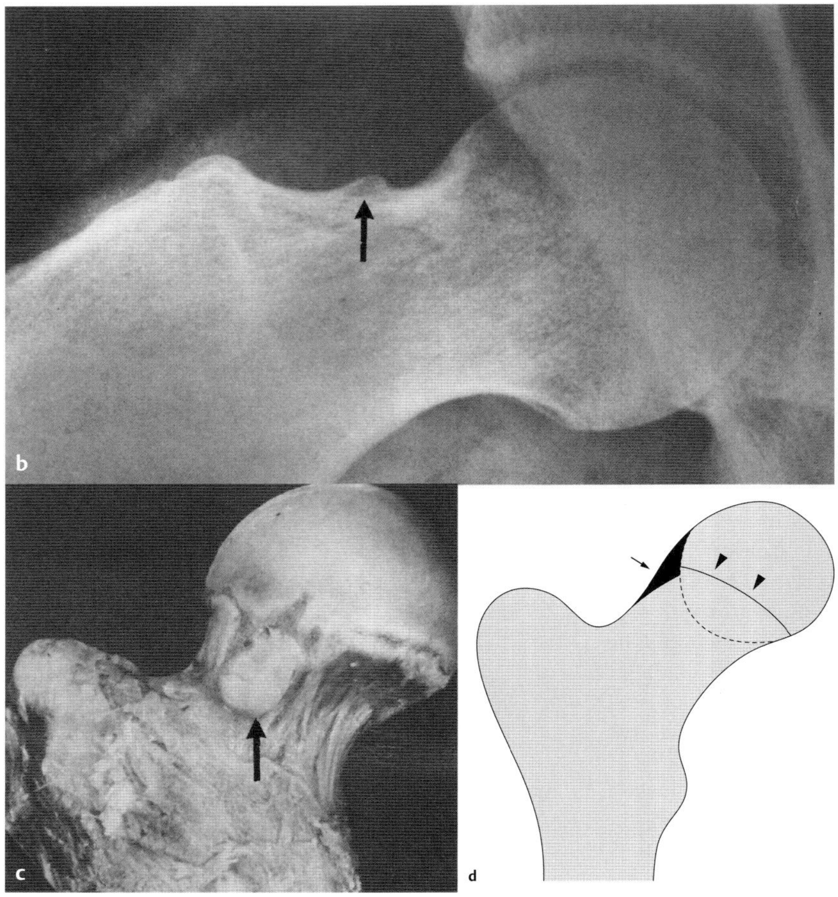

Abb. 14.**35 b–d** **Vorderes femoroazetabuläres Impingement.**
b, c Plaque-Zeichen (*Pfeile*). Abbildung in röntgenologischer Froschposition II (**b**), typische Darstellung an der Vorderfläche des Femurhalses (Pincer-Mechanismus), Autopsiepräparat (**c**).
d Röntgenbefunde des Cam-Typs auf der a.-p. Aufnahme (sog. Pistolengriff-Deformität). Entrundeter (asphärischer) lateraler Femurkopf-Hals-Übergang (*Pfeil*), in den sich die annähernd horizontal verlaufende Epiphysenfugennarbe fortsetzt (*Pfeilspitzen*).

tive Koxarthrose (s. dort) sowie lysosomale Speicherkrankheiten mit den Merkmalen der Dysostosis multiplex (s. dort), der durchgemachte Morbus Perthes und Zustände nach Schenkelhalsfraktur. Die juvenile Femurepiphysenlösung, namentlich das subklinisch verlaufende, sich spontan stabilisierende juvenile Femurepiphysengleiten offenbart sich häufig mit der Pistolengriff-Deformität (s. oben).

Das **Plaque-Zeichen** (s. dort) an der Vorderfläche des Femurhalses weist sowohl auf das femoroazetabuläre Impingement als auch auf dessen Folge, die Koxarthrose (schon im Frühstadium), hin – ist also bivalenter Pathoindikator. An der Anschlagstelle des Azetabulumrands am Femurhals kommt es zu einer beetartigen knorpeligen Metaplasie der Synovialmembran. Die Gelenkbinnenhaut zieht nämlich mit der fibrösen Gelenkkapsel vom Azetabulum nach distal. An der vorderen Anheftungsstelle der fibrösen Kapsel an der Linea intertrochanterica schlägt die Synovialmembran um und verläuft an der Oberfläche des Schenkelhalses proximalwärts bis zum Rand des Femurkopfknorpels. Wenn die durch den Anschlag des Azetabulumrands entstehende knorpelige Metaplasie eine bestimmte Dicke hat und dann die Ernährung des gefäßfreien Knorpelbeets nicht mehr gewährleistet ist, sprossen Gefäße aus dem Knochenmark hinein und setzen dort die Knorpelbildung in Gang. Es entsteht das knöcherne Plaque, und zwar in der Regel noch bevor die anderen Röntgenbefunde der Koxarthrose (marginale Osteophyten, Gelenkspaltverschmälerung etc.) auffallen.

Die Röntgenaufnahme in Froschposition II und im Falschprofil (s. Abb. 14.**46**) geben erste Informationen über das *hintere* femoroazetabuläre Impingement. Die sicherste Aussage über die Hüftpfannentiefe bei Erwachsenen überhaupt vermittelt das Azetabulum-CT nach Delaunay (s. Abb. 14.**55**).

Klassische biomechanische Präarthrosen des Hüftgelenks

Der Gelenkknorpel vermehrt sich in seinen oberen, gelenkkavumnahen Schichten (Otte 1965). Der Substanzverlust des Gelenkknorpels, den die Gelenkspaltverschmälerung im Röntgenbild anzeigt, beginnt ebenfalls an seiner Oberfläche. Das erklärt die fehlende Regenerationsmöglichkeit des geschädigten, abgeriebenen hyalinen Gelenkknorpels bei der Arthrose und anderen krankhaften Zuständen. Diese Erkenntnis stand bei der Formulierung und Begründung der biomechanischen Präarthroselehre (Hackenbroch 1943) ebenso Pate wie der Wunsch, die Röntgendiagnose „Arthrosis deformans" durch Hinweise auf evtl. röntgenologisch erkennbare pathogenetische Ursachen zu ergänzen und damit den Informationsgehalt der Röntgenaufnahme voll auszuschöpfen.

Ausgegangen wurde von der Beobachtung am Hüftgelenk, dass Inkongruenzen der artikulierenden Flächen durch angeborene oder erworbene Fehlform, Fehlstellung oder Achsenabweichung und auch das gestörte Zusammenspiel der Hüftmuskeln zur Arthrose prädisponieren, da sie zu einer Störung des physiologischen Gleichgewichts zwischen Gelenkdruck und der Widerstandskraft des Gelenkknorpels führen. Die biomechanisch wirksamen Inkongruenzen verschieben und verstärken den Gelenkdruck. Dies birgt das Risiko, dass der Gelenkknorpel seiner Belastung nicht mehr gewachsen ist: Die Arthrose droht.

Folgende klassischen biomechanischen Präarthrosen des Hüftgelenks sind bekannt:

Kongenitale Hüftluxation

Bei der sog. kongenitalen Hüftluxation werden mindestens 3 Luxationsgrade unterschieden, nämlich:

- Hüftdysplasie
- schwere Dysplasie mit Subluxation
- schwere Dysplasie mit Luxation

Die kongenitale Hüftluxation wird auch als **anthropologische Hüftluxation** bezeichnet und der **teratologischen Hüftluxation** gegenüber gestellt. Erstere ist die häufigste biomechanische präarthrotische Defomität des Hüftgelenks und führt unbehandelt oft schon im 3. Dezennium zur Koxarthrose. Kongenital heißt, dass bei dieser Hüftstörung die *Luxationsbereitschaft* als Folge mangelhafter Formsicherung des Gelenks schon bei der Geburt vorhanden ist.

Die Hüftdysplasie hat eine azetabuläre und eine mehr oder weniger ausgeprägte femorale Komponente. Die azetabuläre Dysplasie steht in der Regel im Vordergrund der Verbildungen. Am proximalen Femur (femorale Komponente) werden eine Verformung des Femurkopfs, die Valgität (Coxa valga) und eine vermehrte Antetorsion des Schenkelhalses beobachtet (Coxa antetorta). Die konstitutionelle Coxa valga und Coxa antetorta sind an sich keine präarthrotischen Deformitäten, sondern vielmehr Normvarianten (?) und kommen auch ohne Hüftdysplasie („isoliert") vor. Die Hüftpfanne erscheint bei der Dysplasie steil abgeflacht und nach oben ausgezogen. Bei geringster Ausprägung fällt lediglich eine Hypoplasie des Pfannenerkers auf. Dadurch ist der Femurkopf nicht vollständig überdeckt.

Offensichtlich geht der Formenkreis „kongenitale Hüftluxation" auf endogene und exogene Ursachen zurück: Als *endogene* Komponente wird auf Erbfaktoren verwiesen: *Familiäres* Auftreten der Dysplasie mit unregelmäßig dominantem Erbgang, bei den Luxationsgraden auch Gynäkotropie, häufige Bilateralität und eine gelegentlich auffallende ethnisch-geografische Häufung seien genannt.

Als *pränatale exogene* Voraussetzungen bzw. Manifestoren oder pathogenetische Kofaktoren werden diskutiert:

- übermäßige intrauterine hormonelle Auflockerung des fetalen Kapsel-Band-Apparats durch mütterliche Geschlechtshormone, die vom Fötus nicht inaktiviert werden können (Folgen: erhöhte Gelenklaxität, klinische Instabilität des Hüftgelenks)
- *Beckenendlage* (dabei extreme Beugung des Oberschenkels mit der Möglichkeit einer Verformung des hinteren, unteren Azetabulumrands)
- Fruchtwassermangel
- abnorme Plazentalage
- Zwillingsschwangerschaft usw., d. h. intrauterine Raumbeengung

Postpartal bergen neben Muskelkräften vor allem der Steh- und Laufbeginn ein zusätzliches biomechanisches Risiko, das die Abwanderungstendenz des Femurkopfs aus der unzureichend ausgebildeten Hüftpfanne nach oben und hinten fördert. ■

! Merke

Die Therapie des Formenkreises „kongenitale Hüftluxation" – die Luxation ist tatsächlich nur die Extremfolge des Reifungsdefizits der Hüftpfanne – soll *frühestmöglich* einsetzen, um eine Nachreifung des Hüftgelenks gemäß dem morphogenetischen Prinzip „Der wachsende orthotope Femurkopf formt sich seine Hüftpfanne." zu erreichen (*Beispiel:* Spreizbehandlung).

Die unmittelbar postpartale Frühdiagnose des „Fehlbaugelenks" (R. Graf) stützt sich auf die *klinische* Routineuntersuchung, *beispielsweise* auf die Prüfung des Einrenkungsphänomens nach Ortolani und die Asymmetrie der Glutäal- und/oder Adduktorenfalten. Allerdings sind damit leichte Hüftreifungsstörungen nicht zu erfassen, die sich dann unbemerkt verschlechtern und oft erst später als „übersehene" Hüftdysplasie mit oder ohne Fehlstellung erkannt werden – wenn sie sich durch Beschwerden oder/und an einer möglichen Gangstörung bemerkbar machen.

Die *postpartale Röntgenuntersuchung* wird bei der zeitgenössischen Bildgebung nicht mehr als Suchtest für die verschiedenen Grade der kongenitalen Hüftluxation eingesetzt, und zwar einerseits wegen der Strahlenexposition. Andererseits zeigt sich auf dem Röntgenbild erst vom 4. Lebensmonat an der prognostisch wichtige Ossifikationszustand des Pfannenerkers. Außerdem sind nur die knöchernen Anteile des Hüftgelenks sichtbar. Vor allem aber ist sie nicht mehr die Methode der Wahl, weil die Sonografie für die Bildgebung zur Verfügung steht.

Bei der teratologischen Hüftmissbildung ermöglicht die Röntgenuntersuchung es jedoch, neben der Hüftdarstellung manchmal andere, zur Einordnung des Fehlbildungtyps (Prognose, Vererbungsmodus usw.) konkomitierende Missbildungen im Becken-Rumpf-Bereich aufzudecken. Entsprechendes gilt für den Verdacht auf ein Geburtstrauma (Gelenk, Femurepiphysenfuge, Knochen; Abb. 14.**36**). Die Röntgenuntersuchung nach konservativer oder operativer Therapie informiert über den erreichten Gelenkstatus und auch darüber, ob das Repositionsmanöver oder die monatelange Retentionszwangseinstellung zu Druckbelastungsstörungen im Femurkopf (Luxations-Perthes, s. dort) geführt haben. Neuromuskuläre Erkrankungen im Frühkindesalter gehen mit der Möglichkeit einher, dass sich eine sekundäre (erworbene) Hüftdysplasie mit oder ohne Fehlstellung ausbildet. Die Röntgenuntersuchung empfiehlt sich in solchen Fällen. Über die Röntgenkriterien des Formenkreises „kongenitale Hüftluxation" beim Erwachsenen s. u.

Die *Hüftarthrografie* mit wasserlöslichem Kontrastmittel (in Narkose) wird in der Praxis nur noch durchgeführt, um in Zweifelsfällen die Indikationsstellung zur konservativen (geschlossenen) oder operativen (offenen) Femurkopfeinstellung zu erleichtern, d. h. die schonendste und im Einzelfall adäquate Repositionsmöglichkeit zu finden.

Arthrografisch werden vor allem beurteilt:

- Stellung des Femurkopfs zur Hüftpfanne
- Form und Lage des Labrum acetabulare (Limbus, Labium) ,die sich aus der Ausdehnung des Kontrastmittels zwischen Labrum und Femurkopf einerseits und Labrum und sog. Recessus supraarticularis ablesen lassen
- Größe und Ausdehnung des Kontrastmittelsees zur Beurteilung des Azetabulumraums und der Weite der Gelenköffnung (Enge/Weite des Kapselschlauchs bei Fehlstellung)

Die *postpartale Sonografie* und die mit ihr mögliche morphometrische Klassifizierung der Dysplasiegrade stellen auch die knorpeligen Anteile des Hüftgelenks dar. Mit ihrer Hilfe kann zur Diagnose „Hüftreifungsstörung" bzw. „Dezentrierung oder Luxation des nicht ausgereiften Hüftgelenks" Stellung genommen werden. Die Forderung nach dem *generellen sonografischen Neugeborenen-Screening* und eventuellen Abstandskontrollen wurde bereits 1990 und früher gestellt (Tschauner et al. 1990).

Azetabulumwinkel vor Y-Fugenschluss (AC-Winkel nach Hilgenreiner)

Unter den genannten zeitgenössischen speziellen Indikationen zur Röntgenuntersuchung ist der Azetabulumwinkel ein brauchbarer Maßstab für die morphologische Beurteilung des Hüftgelenks, *solange die Y-Fuge noch offen ist*. Besonders bei diesem Parameter hängt die korrekte Messung von der Lagerung des Kindes ab (s. physiologische Beckenneigung, Abb. 14.**37** und Abb. 14.**38**). Außerdem müssen die Darmbeinschaufeln und die Foramina obturata annähernd seitengleich abgebildet werden. Dann liegt keine Verdrehung des Beckens um die Längsachse des Körperstamms vor – das Gesäß liegt also parallel zur Filmkassette. Die Beine sind zur Röntgenuntersuchung in Rotationsmittelstellung zu lagern; beispielsweise sollten dazu die Beine über die Kante des Rasteraufnahmetischs rechtwinklig gebeugt senkrecht herabhängen.

> **! Merke**
> Abduktion oder Adduktion im Hüftgelenk verfälschen manche Messparameter.

Abb. 14.**38** gibt noch andere, praktisch brauchbare Maße wieder:

- **Zentrum-Ecken-Winkel** (**CE-Winkel nach Wiberg**)
- **Ombrédanne-Senkrechte** (O)
- **Shenton-Ménard-Linie** (SM)

Konstruktionsanweisungen (s. Abb. 14.**38**): Zur Bestimmung des *AC-Winkels (Hi)* wird die Verbindungslinie zwi-

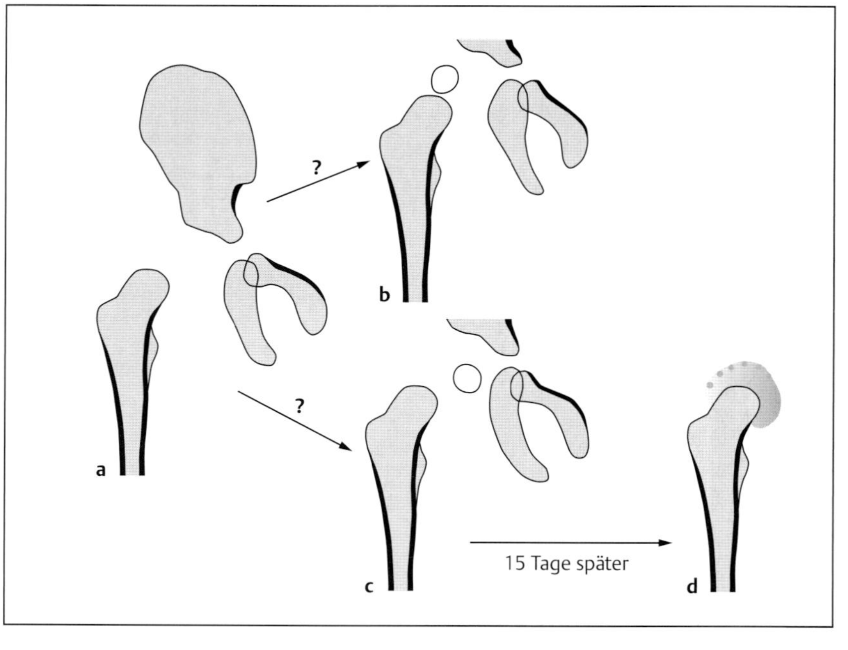

Abb. 14.**36** **Klinischer Verdacht auf partales Trauma.**
Röntgenuntersuchung: knöchernes Becken regelrecht, jedoch laterale Dislokation des proximalen Femurs (a). Da der Femurkopfkern noch nicht verknöchert ist, bleibt röntgenologisch die Fragestellung „Formenkreis der kongenitalen Hüftluxation" (b) oder „partale Epiphysenlösung" (c) offen. Die *Ultraschalluntersuchung* klärt. Röntgenologische Bestätigung der *partalen Lösung der proximalen Femurepiphyse* durch das verkalkende Begleithämatom (Abbildung nach etwa 2 Wochen, d).

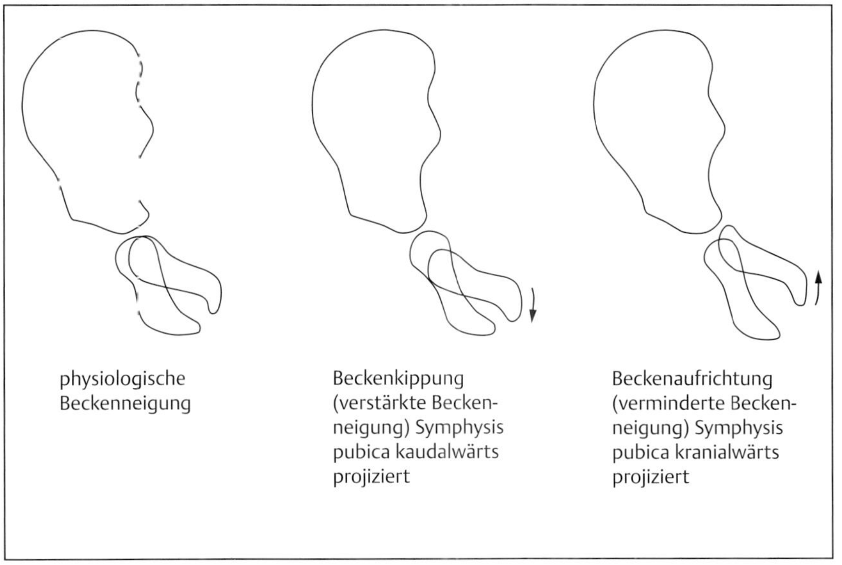

Abb. 14.**37** **Physiologische Beckenneigung, -kippung und -aufrichtung.** Parameter sind die Lagebeziehungen zwischen den azetabulumnahen Enden des Scham- und Sitzbeins. Die Abbildung der physiologischen Beckenneigung, also eine korrekte Einstellung und Lagerung des Kindes, kann auch daran erkannt werden, dass die Hilgenreiner-Verbindunglinie etwa zwischen dem 4. und 5. Sakralwirbel verläuft. Beckenkippung „verkleinert", Beckenaufrichtung „vergrößert" den messbaren Azetabulumwinkel.

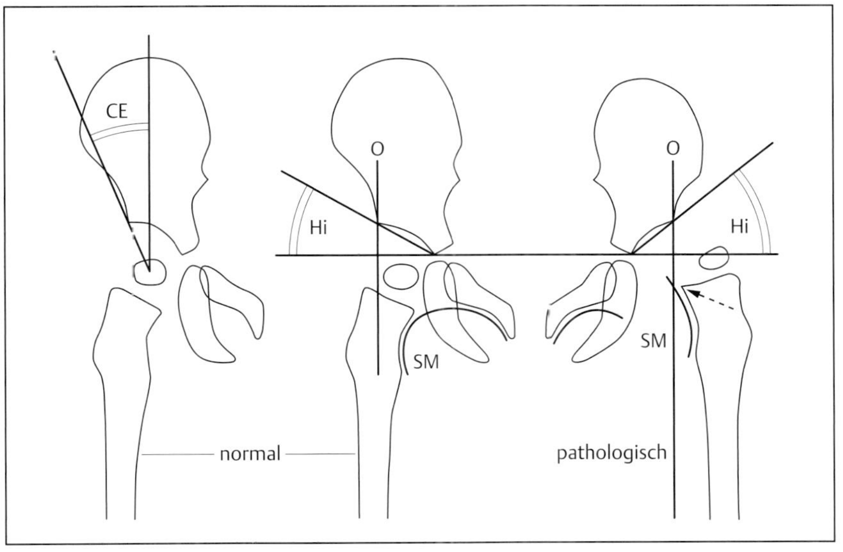

Abb. 14.**38** **Häufig benutzte Winkel und Hilfslinien zur Röntgendiagnose des Formenkreises „kongenitale Hüftluxation" vor Schluss der proximalen Epiphysenfuge des Femurs.**

Hi *Azetabulumwinkel* vor Y-Fugenschluss (Hilgenreiner 1925).
CE Zentrum-Ecken-Winkel (Wiberg 1939).
O Ombrédanne-Senkrechte.
SM Shenton-Ménard-Linie.

Außerdem sind *rechts* folgende „Luxationszeichen" zu erkennen: retardierte Ossifikation des Femurkopfs; der Femurkopfkern ist lateral angelegt; Kranialisierung sowie Lateralisierung des orthotop zum Femurhals gelegenen, knorpeligen oder bereits verknöcherten Femurkopfs. Der Diaphysenstachel *(gestrichelter Pfeil)* steht dann oberhalb der höchsten Foramen-obturatum-Kontur bzw. liegt außerhalb der Ombrédanne-Senkrechten. Die eingezeichnete Darmbeinschaufelhypoplasie (bei hoher kongenitaler Luxation) wird durch Insuffizienz der Glutäalmuskeln erklärt. Diese Kontraktionsschwäche tritt ein, wenn Ursprung und Ansatz der Glutaei stark genähert sind.
Der Azetabulumwinkel (vor Fugenschluss) wird auch als *Pfannendachwinkel* oder *Neigungswinkel des Pfannendachs* bezeichnet.

schen der am weitesten *nach kaudal* vorspringenden Randkontur der beidseitigen Y-Fuge gezeichnet und auf jeder Seite an diesem Punkt eine Gerade zur am weitesten *nach lateral* vorspringenden Kante des knöchernen Pfannendachs gezogen.

Beim *männlichen* Säugling sind folgende Azetabulumwinkel (Pfannendachwinkel) noch normal (Krepler et al. 1982):

- bis 3–4 Lebensmonate: bis 26° (einfache positive Standardabweichung)
- nach 4–5 Lebensmonaten: bis 24°
- nach 5–6 Lebensmonaten: bis 23°
- nach 6–7 Lebensmonaten: bis 24°
- nach 7–9 Lebensmonaten: bis 24°
- nach 9–12 Lebensmonaten: bis 23°

Bei *weiblichen* Säuglingen sind die entsprechenden Alterswerte (Krepler et al. 1982):

- bis 3–4 Lebensmonate: bis 30°
- nach 4–5 Lebensmonaten: bis 30°
- nach 5–6 Lebensmonaten: bis 29°
- nach 6–7 Lebensmonaten: bis 27°
- nach 7–9 Lebensmonaten: bis 26°
- nach 9–12 Lebensmonaten: bis 26°

Der Azetabulumwinkel vor Schluss der Y-Fuge fällt mit zunehmendem Alter weiter ab und erreicht beim 7 Jahre alten Kind Winkel bis zu 18° (Knaben) bzw. 19° (Mädchen; Tönnis u. Brunken 1968).

Der *CE-Winkel* ist sowohl ein Maß für die knöcherne Ausbildung des Pfannendachs, also für die knöcherne Formsicherung der Hüfte, als auch für eine Femurkopffehlstellung. Die Winkelmessung setzt voraus, dass der knöcherne Femurkopfkern röntgenologisch sichtbar ist (~3.-8. Lebensmonat). Dieser Winkel verändert sich beim Kleinkind mit der Außenrotationsstellung des Oberschenkels, da der Femurkopf in diesem Alter dann nach lateral abweicht. Deshalb muss bei der Lagerung des Kindes darauf geachtet werden, dass beide Kniescheiben (der ausgestreckten Beine) genau nach vorn (oben) gerichtet sind. Der CE-Winkel wird zwischen der durch den Femurkopfmittelpunkt ziehenden Parallele zur Körperlängsachse und der Verbindungslinie zwischen Oberschenkelkopfmittelpunkt und dem äußersten Punkt des Pfannenerkers gemessen. CE-Winkelwerte unter 10° sind im 1. und 2. Lebensjahr als pathologisch einzuschätzen (Thomas 1969). Bei Erwachsenen (18–50 Jahre) werden CE-Winkel ab unter 30° als pathologisch eingeordnet.

Die *Ombrédanne-Senkrechte* informiert über die Lage und Verlagerung des Femurkopfkerns. Von der lateralen Hüftpfannendachecke wird das Lot auf die Hilgenreiner-Verbindungslinie gefällt. Dadurch entstehen 4 virtuelle Quadranten. Normalerweise steht der Fermurkopfkern überwiegend im inneren unteren Quadranten. Die Ombrédanne-Senkrechte schneidet die proximale Femurmetaphyse im Normalfall so, dass etwa ⅔ medial und ⅓ lateral dieser Linie liegen.

Shenton-Ménard-Linie: Normalerweise bilden die Medialkontur des Femurhalses und die kraniale Kontur des Foramen obturatum einen harmonischen, glatten Bogen. Dieser Bogen wird vom Subluxationsgrad unterbrochen. Voraussetzung für die Brauchbarkeit dieser Linie ist wiederum die richtige Lagerung des Kindes zur Beckenübersichtsaufnahme. Vor allem dürfen die Oberschenkel weder abduziert noch adduziert werden, sondern müssen parallel zur Körperlängsachse verlaufen. Ob diese Bedingungen erfüllt sind, darüber orientiert der Blick auf die Beckenübersichtsaufnahme.

Hüftwert

Der sog. Hüftwert (HW; Brückl et al. 1972, Busse et al. 1972; Abb. 14.**39** und Abb. 14.**40**) wurde eingeführt, um durch rechnerische Kombination *dreier* quantitativer Hüftparameter sowohl vor als auch nach dem Schluss der Y-Fuge einen umfassenden Eindruck bzgl. des Schweregrads einer vorliegenden Hüftdysplasie zu erhalten:

- *1. Parameter:* ACM-Winkel (Idelberger u. Frank 1952). Dieser anatomische Pfannendachwinkel (normal unter 50°) lässt sich ohne Berücksichtigung der Beckenneigung und des Lebensalters konstruieren: A ist der äußerste Punkt des Pfannenerkers. Der Bezugspunkt B stellt den tiefsten Punkt des hinteren Azetabulumrands dar, und zwar dort, wo die Incisura acetabuli den Pfannenrand unterbricht. Dort erkennt man auf der Beckenübersichtsaufnahme eine kleine Inzisur („Delle") und einen etwa stecknadelkopfgroßen „weißen" Punkt. M ist der Halbierungspunkt der Geraden AB, deren Senkrechte die Kontur der Pfannentiefe erreicht.

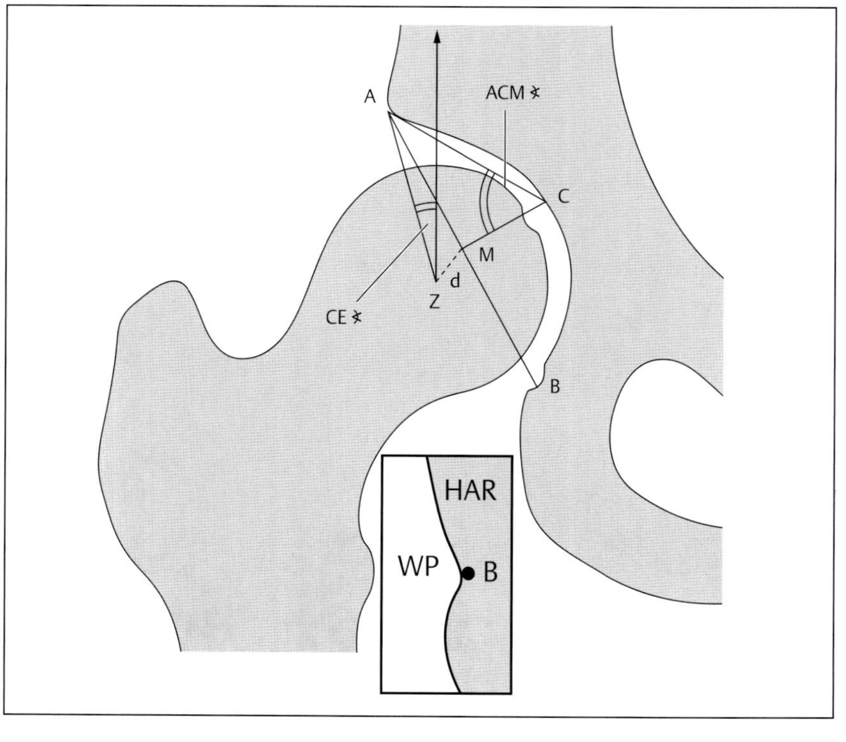

Abb. 14.**39** **Metrische Ermittlung des Hüftwerts (HW) zur Klassifizierung der gewöhnlich dominierenden azetabulären Komponente der Hüftdysplasie** (Skrnodies et al. 1994): ACM-Winkel, CE-Winkel, d(MZ) = Dezentrierungsstrecke in mm.

WP Etwa stecknadelroßer „weißer" Punkt auf der Beckenübersichtsaufnahme dort, wo der hintere Azetabulumrand (HAR) in die Sitzbeinkontur übergeht; s. auch die kleine „Delle" (Insert).

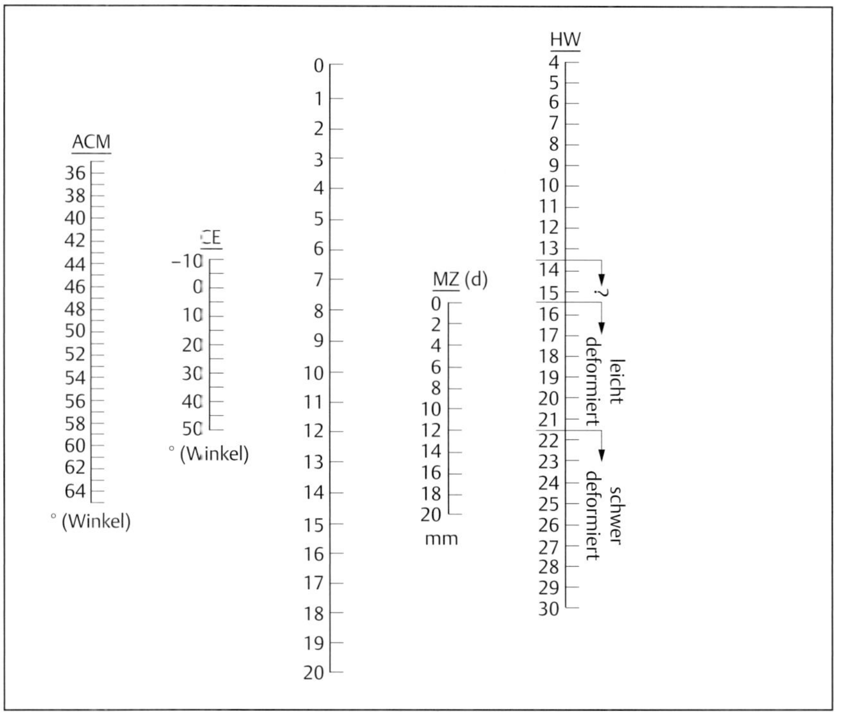

Abb. 14.40 **Nomogramm zum Aufsuchen des Hüftwerts (HW) zwischen dem 21. und 50. Lebensjahr.** Hüftwert ≥ 15,5 = Das Hüftgelenk ist „deformiert". Hüftwert ≥ 13,5 = Kontrollröntgenuntersuchung notwendig. Für die Praxis gilt summarisch: Ein Hüftgelenk in dieser Altersgruppe ist „deformiert", wenn der ACM-Winkel ≥ 49°, der CE-Winkel ≤ 30°, der d(MZ)-Wert ≥ 6 mm gemessen oder der Hüftwert ≥ 16 errechnet wird (Busse et al. 1972).

- *2. Parameter:* Diese Messgröße ist der CE-Winkel nach Wiberg (s. Abb. 14.**38**). Er ist das Maß für die Ausnutzung des Azetabulums zur Druckübertragung.
- *3. Parameter:* Der Abstand zwischen M und dem projizierten Mittelpunkt des Femurkopfs Z in mm wird die Dezentrierungsstrecke d genannt.

Die Berechnung des Hüftwerts (Streuung bedeutet hier „einfache Streuung", Standardabweichung) erfolgt nach der Formel:

$$HW = A + B - C + 10 \text{ (HW = Hüftwert)}$$

$$A = \sqrt{3} \times \frac{\text{ACM} - \text{Mittelwert ACM}}{\text{Streuung ACM}}$$

$$B = \sqrt{3} \times \frac{\text{Mittelwert CE} - \text{CE}}{\text{Streuung CE}}$$

$$C = \sqrt{3} \times \frac{\text{d} - \text{Mittelwert d}}{\text{Streuung d}}$$

Tab. 14.**4** dient der Auswertung der ermittelten Hüftwerte.

In Tab. 14.**5** sind Mittelwerte und Streuung für den ACM- und den CE-Winkel und für die Dezentrierungsstrecke d zusammengefasst.

Tab. 14.**4** Auswertung der Hüftwerte.

Altersstufe	5–18 Jahre	ab 18 Jahre
Normalbereich	6–15	6–16
leicht dysplastisch	> 15–20	> 16–25
schwer dysplastisch	> 20–25	> 25–32
extrem dysplastisch	> 25	> 32

Tab. 14.**5** Mittelwerte und Streuung des ACM- und des CE-Winkels und der Dezentrierungsstrecke d in Abhängigkeit vom Lebensalter.

		5–8 Jahre	9–12 Jahre	13–16 Jahre	17–20 Jahre	20–50 Jahre
ACM	Mittelwert	45,9	45,0	45,6	44,6	45,0
	Streuung	2,7	2,4	2,8	3,0	3,2
CE	Mittelwert	24,7	31,1	34,3	35,1	35,7
	Streuung	6,3	5,0	5,7	5,4	6,5
d	Mittelwert	3,2	2,9	3,1	3,6	3,9
	Streuung	1,7	1,5	1,5	1,5	1,7

Der Hüftwert erlaubt vor allem die Quantifizierung veralteter oder übersehener Hüftdysplasiegrade, die therapeutische Probleme aufwerfen, da zum Zeitpunkt ihrer Entdeckung das Hüftgelenk seine Plastizität gegenüber korrigierenden Reizen verloren hat und/oder bei denen röntgenologisch bereits sekundärarthrotische Veränderungen auffallen.

Eine *Lateralisierung des knorpeligen, röntgenologisch invisiblen Femurkopfs* liegt vor, wenn der sog. *Diaphysenstachel* – die medial gerichtete Oberschenkelhalsspitze – sich außerhalb der Ombrédanne-Senkrechten befindet. Eine Kranialisierung des *korpeligen Femurkopfs* ist anzunehmen, sobald der Diaphysenstachel den höchsten Punkt des Foramen obturatum überschritten hat.

Schließlich sei noch darauf hingewiesen, dass der Knochenkern des Femurkopfs beim Formenkreis „kongenitale Hüftluxation" oft verspätet auftritt (nach dem 8. Monat) und/oder im Vergleich zur gesunden Seite in der Größe zurückbleibt.

Bei der mehrmonatigen orthopädischen Fixationsbehandlung in Beuge-Abspreiz-Stellung zur Therapie der kongenitalen Hüftluxation kommt es häufig zu Kontrakturen, die eine Röntgenuntersuchung in der Normallagerung, wie sie oben gefordert wurde (Melzer 1977), ohne stärkere Beckenkippung unmöglich machen. Die Röntgenuntersuchung erfolgt dann in der *Beuge-Abspreiz-Position* (sog. *Lorenz-Position*) zur Beurteilung der Pfannenentwicklung und -ossifikation, namentlich des hinteren Hüftpfannenrands (Abb. 14.**41**).

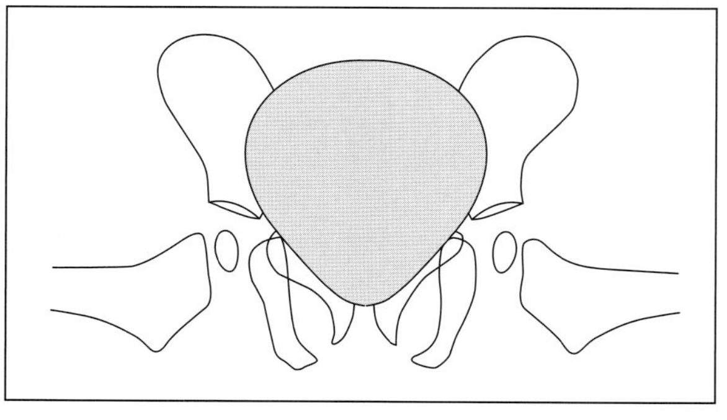

Abb. 14.**41** **Kontrollröntgenuntersuchung** mit korrekt platziertem Ovarialprotektor nach dem Abschluss mehrmonatiger orthopädischer Fixationsstellung zur Behandlung des Formenkreises „kongenitale Hüftluxation". Der Pfannendachwinkel (AC-Winkel) ist messbar, die Ossifikation des hinteren Hüftpfannenrands beurteilbar. Die Sonografie liefert keine verlässliche Antwort auf die Frage nach ischämischen Umbau- und Strukturstörungen des knöchernen Femurkopfkerns.

Kollumdiaphysen- und Antetorsionswinkel

Die Bestimmung des *Kollumdiaphysenwinkels* (Zentrum-[Kaput-]Kollum-Diaphysen-Winkel, **CCD-Winkel**) und des Antetorsionswinkels (**AT-Winkel**) gehört beim Formenkreis „kongenitale Hüftluxation" zum Informationsprogramm, insbesondere zur Aufstellung des Behandlungsplans. Erfahrungsgemäß sind der AT- und der CCD-Winkel umso größer, je steiler das anatomische Pfannendach, und der AT-Winkel umso größer, je flacher der vordere Pfannenrand ist (Gross et al. 1969). Bei der Vergrößerung des CCD-Winkels spricht man von einer **Coxa valga**; liegt er unterhalb der Normwerte, so handelt es sich um eine **Coxa vara**.

Die Coxa valga entsteht im Wachstumsalter außerdem nach Entlastung des Beines durch Verkürzung, Amputation oder durch *langjährige* Bettlägerigkeit, ferner durch schlaffe und spastische Lähmungen (muskuläres Ungleichgewicht) sowie durch örtliche Störungen der proximalen Femurwachstumsfuge (Femurhalsfraktur, Operation, Entzündung, Tumor). Es gibt eine Coxa valga congenita (s. o.) ohne Beziehungen zu den verschiedenen Luxationsstufen der kongenitalen Hüftluxation.

Beinlängendifferenzen, die mit kompensatorischer kontralateraler Lumbalskoliose und einer Schrägstellung des Beckens einhergehen, können *im Wachstumsalter* zu einer steilen und flachen Hüftpfanne und manchmal zu einer Subluxation des Femurkopfs führen, also zu Formstörungen, die röntgenologisch formal nicht von der kongenitalen Hüftluxation zu unterscheiden sind (Bjerkreim 1974).

Messung des CCD-Winkels: Der normale CCD-Winkel liegt altersabhängig zwischen 120 und 140°. Bei Erwachsenen sind Werte zwischen 120 und 130° normal, Werte zwischen 140 und 130° finden sich abnehmend im Säuglings- und Kindesalter bis zur Pubertät.

Auf verschiedene Weise lässt sich feststellen, ob ein normaler CCD-Winkel, eine Coxa valga oder eine Coxa vara vorliegen:

- Die auf der Femurlängsachse als Tangente des Trochanter maior errichtete Senkrechte verläuft nach der Pubertät bei normalem CCD-Winkel etwa in Höhe des Femurkopfmittelpunkts (Bessler u. Müller 1963) und zieht bei der Coxa valga unterhalb und bei der Coxa vara oberhalb des Referenzpunkts (Abb. 14.**42**). Diese Beziehung zwischen Trochanterspitze und Femurkopfmittelpunkt ist weitgehend unabhängig von der Außenrotation des Beines – der Schonhaltung des Hüftgelenks (Otte u. Seybold 1974).
- Der Trochanter minor hat nach der Pubertät eine bestimmt Lagebeziehung zum Femurkopf, die vom CCD-Winkel abhängig ist (Abb. 14.**43**).
- Messung des CCD-Winkels nach Festlegung des Femurkopfzentrums, der Femurhalslängsachse und der Femurschaftlängsachse (Abb. 14.**44**). Da die Antetorsion die Projektion des CCD-Winkels beeinflusst, werden zur Beckenaufnahme die Beine leicht (20°) innenrotiert gelagert.

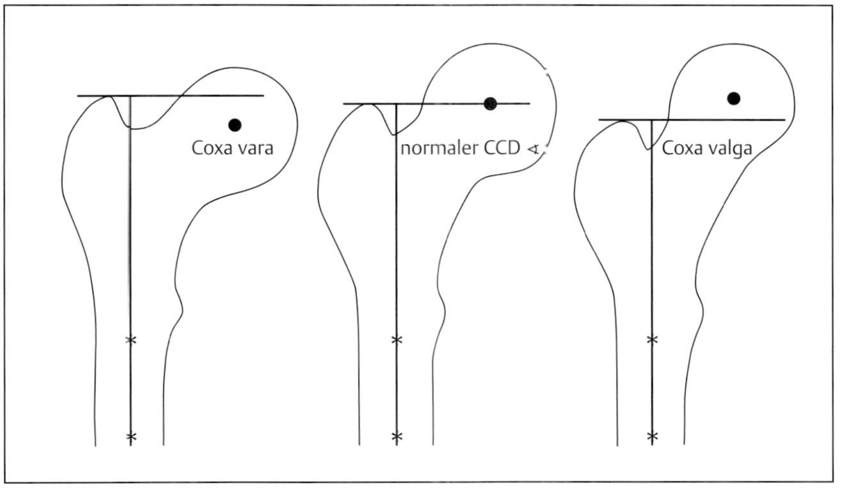

Abb. 14.**42** **Abschätzung des CCD-Winkels.**

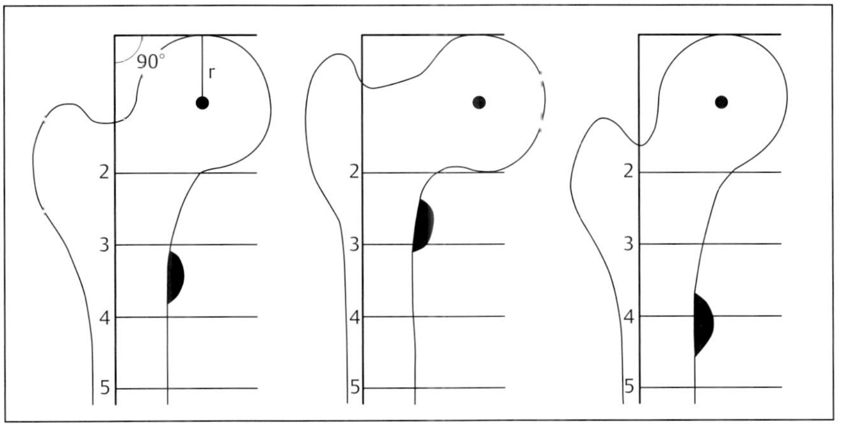

Abb. 14.**43** **Bestimmung der Coxa vara und der Coxa valga** (Methode von Lange). Zur horizontalen Tangente am oberen Rand des Femurkopfs (sie steht senkrecht auf der Femurschaftlängsachse oder einer ihrer Parallelen) werden im Abstand des 2-, 3-, 4- und 5-fachen Femurkopfradius Parallellinien gezeichnet. Normalerweise liegt der Hauptteil des Trochanter minor zwischen der 3. und 4., bei der Coxa vara zwischen der 2. und 3., bei der Coxa valga überwiegend zwischen der 4. und 5. Parallelen.

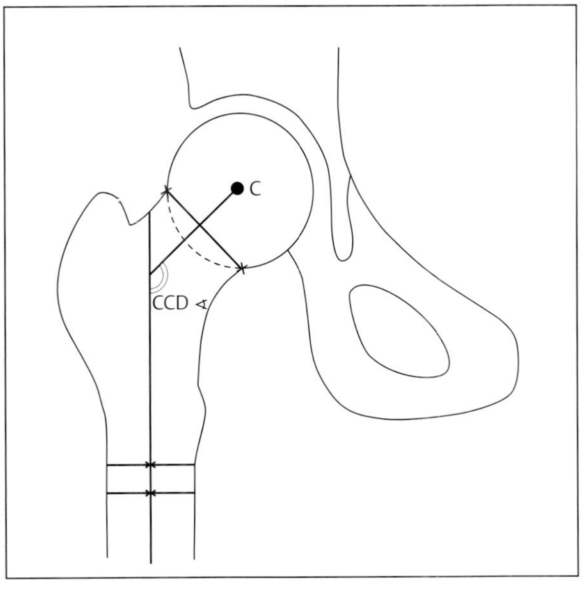

Abb. 14.**44** **Messpunkte zur Bestimmung des CCD-Winkels.**

1. *Femurkopfzentrum* festlegen.
2. *Femurhalslängsachse* einzeichnen = Der Kreisbogen um das Femurkopfzentrum (C) schneidet die mediale und laterale Femurhalskontur. Durch die Schnittpunkte wird eine Gerade gezogen und sodann diese Gerade halbiert. Die Verbindungslinie zwischen Femurkopfzentrum und dem Halbierungspunkt lässt sich als Femurhalslängsachse fortsetzen.
3. *Femurschaftlängsachse* ermitteln (unter der Voraussetzung eines gerade gestreckten und nicht rachitisch oder sonstig verbogenen Femurschafts) = Verbindungslinie der Halbierungspunkte zweier Querdurchmesser des subtrochantären Femurschafts.

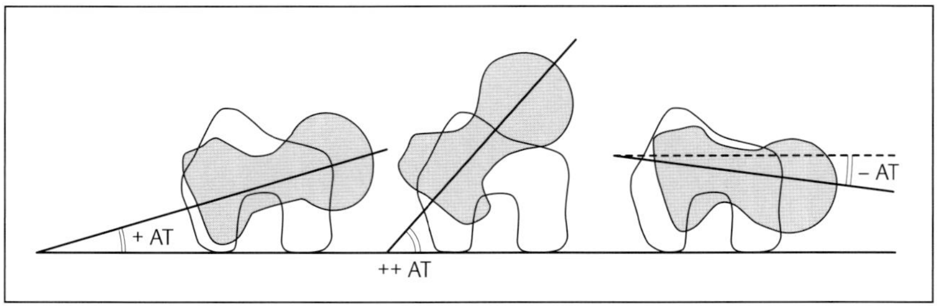

Abb. 14.**45** **Morphologische Definition des AT-Winkels:** Er wird von der hinteren queren Femurkondylentangente und der Achse durch Femurkopfmittelpunkt und Schenkelhals umschlossen (vgl. Abb. 14.**44**).
Links: normale Antetorsion (Blick von oben her in Richtung der linken Femurschaftachse).
Mitte: pathologisch verstärkter AT-Winkel.
Rechts: negative Antetorsion (= Retrotorsion).
Messung des Winkels durch Parallelverschiebung der Kondylentangente bzw. der bikondylären Achse. Die hier gezeichneten morphologischen Skizzen erinnern an die Wiedergabe im Computertomogramm (s. Text).

Messung des AT-Winkels (engl.: Anteversion statt Antetorsion): Der AT-Winkel (Abb. 14.**45**) kann auf der Röntgenaufnahme des Hüftgelenks im sog. Falschprofil (Faux-Profil) abgeschätzt werden (Abb. 14.**46**). Der normale AT-Winkel liegt beim Erwachsenen zwischen 10 und 15°. Beim Säugling über das Kleinkind bis zur Pubertät fällt er von etwa 35° auf die Werte des Erwachsenen ab. Für die Routineröntgendiagnostik reicht die Falschprofilaufnahme aus.

Zur *präoperativen* Bestimmung des AT-Winkels werden vor allem die Röntgenuntersuchungsmethoden von Dunlap und Mitarbeitern (1953), von Ryder und Crane (1953) und von Rippstein (1955) angewandt. Dazu sind 2 Röntgenaufnahmen erforderlich:

- *Beckenübersichtsaufnahme in Mittelstellung zwischen Innen- und Außenrotation:* Die Kniescheiben des liegenden Patienten sind genau nach oben gerichtet, oder der Patient liegt auf dem Rücken und lässt die Unterschenkel über den Rand des Rasteraufnahmetischs hinunterhängen. Es wird der CCD-Winkel gemessen.
- *Röntgenaufnahme in Spreizlage:* Dazu wird ein verstellbares Beinhaltegerät (Abb. 14.**47**) benutzt, das bei der Methode von Rippstein die Oberschenkel um je 20° abspreizt. Hüft- und Kniegelenke des auf dem Rücken liegenden Patienten sind um 90° gebeugt; die Unterschenkel liegen in den Schalen des Haltegeräts parallel zur Körperlängsachse. Die Querschiene des Haltegeräts wird auf der Röntgenaufnahme mitabgebildet und entspricht der hinteren queren Femurkondylentangente. Der Zentralstrahl zielt durch die Schambeinfuge. Die Abb. 14.**48** zeigt die Messlinien zur Ermittlung des „gemessenen“ *(röntgenometrischen)* AT-Winkels. Da die Hüftabspreizung zu einem standardisierten Fehler führt, muss der *reelle* AT-Winkel trigonometrisch berechnet und aus Tab. 14.**6** abgelesen werden. Entsprechend ist dieser Tabelle der *reelle* CCD-Winkel zu entnehmen.

Zur CT-Messung des AT-Winkels s. Abb. 14.**49**.

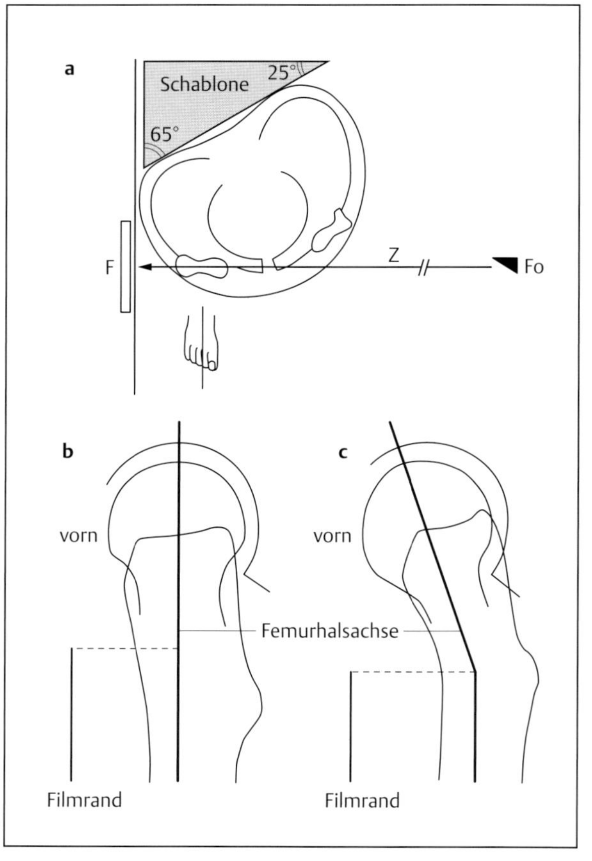

Abb. 14.**46a–c** **Falschprofilaufnahme – Faux-Profil – nach Lequesne** zur Abschätzung der Antetorsion und der Entwicklungsstörung des vorderen Hüftpfannendachs. Außerdem Informationen über das hintere femoroazetabuläre Impingement.

a **Einstelltechnik im Stehen am Rasterwandgerät.** Das Becken wird um 25° nach hinten gedreht. Der filmnahe Fuß bleibt dabei parallel zum Film (F). Der Zentralstrahl (Z) zielt auf die Leistenbeuge des fokusnahen (Fo) Beines. Bei stärkerer Außenrotationskontraktur (>25°) ist die Falschprofileinstelltechnik nicht mehr anwendbar, da sonst eine verstärkte Antetorsion vorgetäuscht wird.

b Bei **normaler Antetorsion** bilden die durch den Femurschaft gelegte Parallele zum Rand der Röntgenaufnahme und die Femurhalsachse eine *annähernd gerade* Linie.

c Bei **pathologisch verstärkter Antetorsion** neigt sich die Femurhalsachse eindeutig *nach vorn*, bei der Retrotorsion nach hinten.

Zur Behandlung dislozierter Femurschaftfrakturen bei Kindern zwischen 2–12 Jahren wird auch die Vertikalextension nach Weber empfohlen. Ein spezielles Extensionsgerät (Weber 1963) erzwingt die Lagerung des Kindes in 90°-Beugung der Hüft- und Kniegelenke bei um 20° abgespreizten Oberschenkeln, also in Rippstein-Position. Die in dieser Stellung angefertigte Beckenröntgenaufnahme dient zur Ermittlung des röntgenometrischen („gemessenen") AT-Winkels. Seitengleiche röntgenometrische AT-Winkel schließen einen Rotationsfehler des proximalen Femurfragments aus.

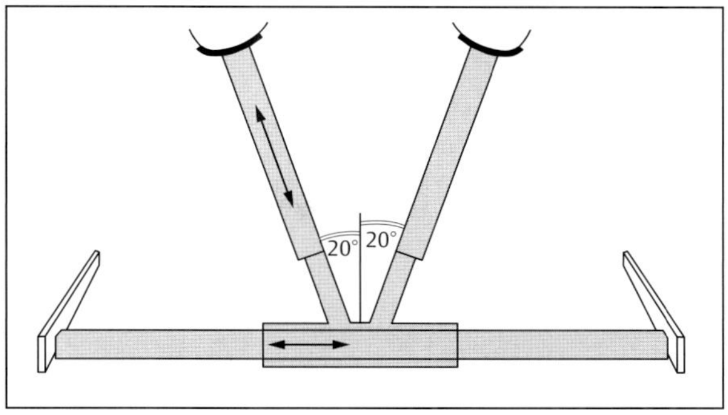

Abb. 14.**47** **Beinhaltegerät zur Messung des AT-Winkels nach Rippstein** (prinzipieller Aufbau, im Handel erhältlich). Reproduzierbare Messwerte des AT-Winkels erfordern eine exakte Patientenlagerung, nämlich 90° Hüft- und Knieflexion, 20° Femurabduktion, 0° Femurrotation.

Tab. 14.**6** Computergestützt neuberechnete und von Druckfehlern bereinigte Umrechnungstabelle der gemessenen (projizierten) CCD- und AT-Winkel in die reellen Winkel (CCD-Winkel untere, AT-Winkel obere Zahlen in den Tabellenfeldern) von Grunert et al. 1986 (aus Dihlmann u. Bandick 1995).

Projizierter AT-Winkel (pAT)																	
		5	10	15	20	25	30	35	40	45	50	55	60	65	70	75	80
Projizierter CCD-Winkel (pCCD)	100	5	10	15	20	25	30	35	40	45	50	55	60	65	70	75	80
		100	100	100	99	99	99	98	98	97	96	96	95	94	93	93	92
	105	5	10	15	21	26	31	36	41	46	51	56	61	66	71	75	80
		105	105	104	104	104	103	102	101	101	100	99	97	96	95	94	93
	110	5	11	16	21	26	32	37	42	47	52	57	62	66	71	76	81
		110	110	109	109	108	107	106	105	104	103	101	100	98	97	95	93
	115	5	11	16	22	27	32	38	43	48	53	57	62	67	72	76	81
		115	115	114	113	113	111	110	109	107	106	104	102	100	98	96	94
	120	6	11	17	22	28	33	39	44	49	54	58	63	68	72	77	81
		120	120	119	118	117	116	114	113	111	109	107	105	102	100	98	95
	125	6	12	18	23	29	34	40	45	50	55	59	64	68	73	77	81
		125	124	124	123	122	120	118	116	114	112	110	107	104	102	99	96
	130	6	12	18	24	30	35	41	46	51	56	60	65	69	73	78	82
		130	129	129	127	126	124	122	120	118	115	113	110	107	103	100	97
	135	6	13	19	25	31	36	42	47	52	57	61	66	70	74	78	82
		135	134	133	132	131	129	127	124	122	119	116	112	109	105	102	98
	140	7	13	20	26	32	38	43	49	53	58	63	67	71	75	79	83
		140	139	138	137	135	133	131	128	125	122	119	115	111	107	103	99
	145	7	14	21	27	34	40	45	50	55	60	64	68	72	76	79	83
		145	144	143	142	140	138	135	132	129	126	122	118	114	109	105	100
	150	8	15	22	29	36	42	47	52	57	61	65	69	73	77	80	83
		150	149	148	147	145	142	140	137	133	130	126	121	117	112	107	101
	155	8	16	24	31	38	44	50	55	59	63	67	71	74	78	81	84
		155	154	153	151	149	147	144	141	138	134	130	125	120	115	109	103
	160	9	18	27	34	41	47	53	58	62	66	70	73	76	79	82	85
		160	159	158	156	154	152	149	146	142	138	134	129	123	118	111	104
	165	11	21	31	39	46	52	57	62	66	69	72	75	78	81	83	85
		165	164	163	161	159	156	154	151	147	143	138	133	128	121	114	106
	170	14	27	38	46	53	59	64	68	71	74	76	79	81	83	85	87
		170	169	167	166	164	161	158	155	152	148	143	138	132	125	118	109

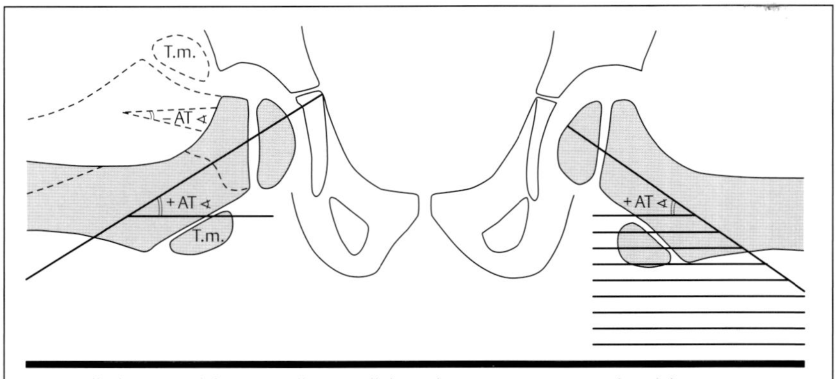

Abb. 14.**48** **Röntgenometrischer +AT-Winkel bei der Methode nach Rippstein.** Der röntgenometrische AT-Winkel wird von der Achse, die durch den Femurkopfmittelpunkt und den Schenkelhals gemäß Abb. 14.**44**, Nr. 2, verläuft – Femurhalsachse –, und der Metallschienenparallele gebildet (–AT-Winkel = **Retrotorsion**; T.m. = Trochanter maior). Die Winkelmessung am Hüftgelenk wird durch eine handelsübliche Messschablone (Ischiometer usw.) erleichtert.

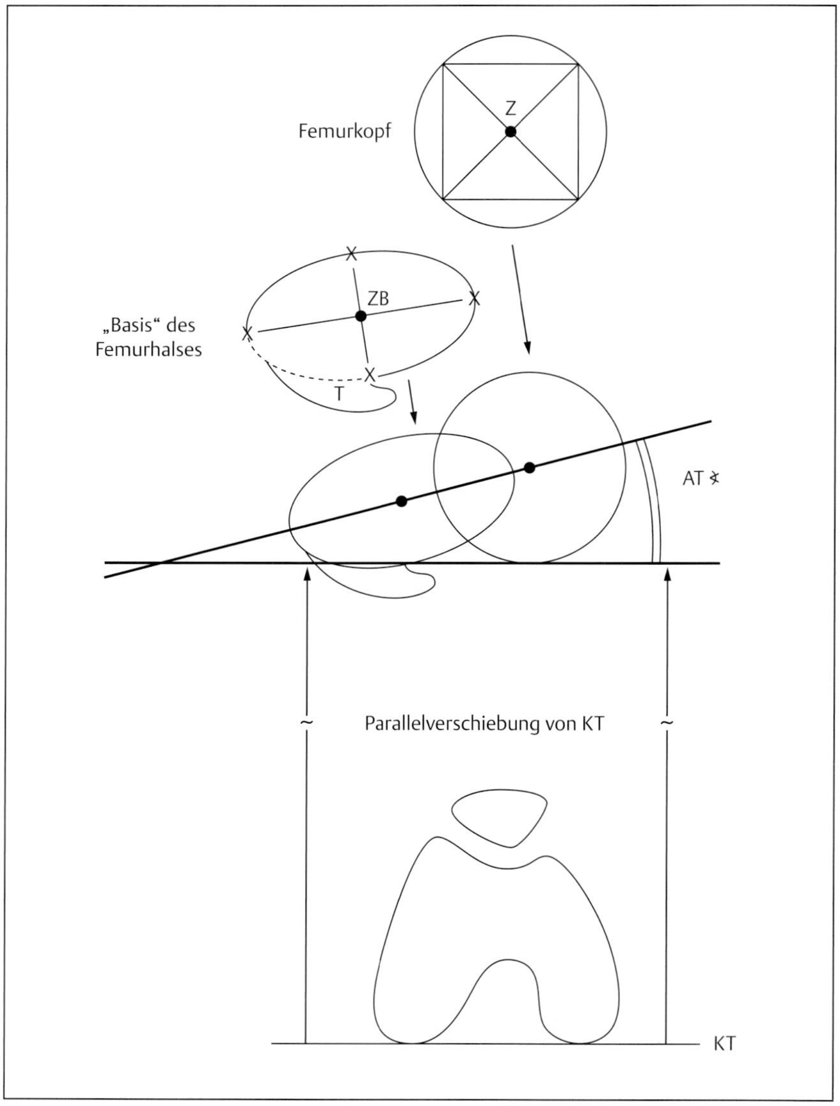

Abb. 14.**49** **Prinzip der CT-Messung des AT-Winkels am proximalen Femur** (in Anlehnung an Murphy et al. 1987) zur präoperativen Planung der Derotationsosteotomie des Femurs beim Formenkreis „kongenitale Hüftluxation" oder bei posttraumatischen Femurdrehfehlern.
Prämissen: Lagerung des Patienten in Rückenlage so, dass der Femurschaft parallel zur „Längsachse" des Computertomografen bzw. senkrecht zur Schnittebene verläuft (Kontrolle durch das *digitale Radiogramm* des jeweiligen Femurs im CT). Außerdem auf dieser Aufnahme Festlegung der notwendigen 3 CT-Schnittebenen und Bestimmung von Z (= Femurkopfzentrum), ZB (= Zentrum der „Basis" [des Beginns] des Schenkelhalses im Femurhalsschaftübergang [T = etwa in seinem mittleren Anteil angeschnittener Trochanter minor]) und KT (= Tangente an der am weitesten dorsalen Ausladung beider Femurkondylen; x = Kulminationspunkte des Ovaloids).

Merke:

Die genau definierte Lagerung des Patienten bei der Methode nach Rippstein kann bei behinderter Gelenkbeweglichkeit (Hüft-, Kniegelenk) oder posttraumatischen Achsenfehlstellungen eingeschränkt oder nicht möglich sein. Dies führt zu Messfehlern, die bei der computertomografischen Bestimmung des AT-Winkels vermieden werden (vgl. Grote et al. 1980, Wissing u. Buddenbrock 1993).

Dysplasiebefunde einschließlich des Horizontal-Toit-externe-Winkels (HTE-Winkel)

Beim Erwachsenen kann der HTE-Winkel (Horizontal Toit externe) die Pfannendachneigung (abnorm flaches oder tiefes Azetabulum) quantifizieren (Abb. 14.**50**). Die Abb. 14.**51**, Abb. 14.**52** und Abb. 14.**53** geben die Röntgenmerkmale der Hüftdysplasie und ihrer Luxationsgrade wieder. *Präoperative* Spezialaufnahmen sind der Abb. 14.**54** zu entnehmen. Desgleichen ist (präoperativ) mittels CT die Deckung des Femurkopfs durch das Azetabulum zu quantifizieren (Abb. 14.**55**).

Luxations-Perthes

Bei Kindern mit dem Formenkreis „kongenitale Hüftluxation" kommt es überdurchschnittlich oft zu einer ischämischen Knochennekrose des Femurkopfkerns (Luxations-Perthes). Ob die Kopfkernischämie als Folge des Repositionsmanövers oder der monatelangen Retentionszwangseinstellung zur Bewahrung des Repositionserfolgs – sie entsteht auch auf der gesunden Seite (Gore 1974) – auftritt, wird diskutiert. Die Spreizbehandlung soll außerdem manchmal zu Defekten am lateralen Femurhals-Kopf-Übergang führen (Papadopulos 1972).

Gedoppelter Femurkopf

Der sog. gedoppelte Femurkopf (Abb. 14.**56**) bildet sich nach einer (Druck-?) Schädigung des Femurkopfs, wie sie bei der Behandlung der kongenitalen Hüftluxation vorkommen kann, oder beispielsweise auch durch entzündliche Prozesse oder bei der Defektheilung des Morbus Perthes. Die Doppelung ist in der Sagittalebene und in der Frontalebene möglich.

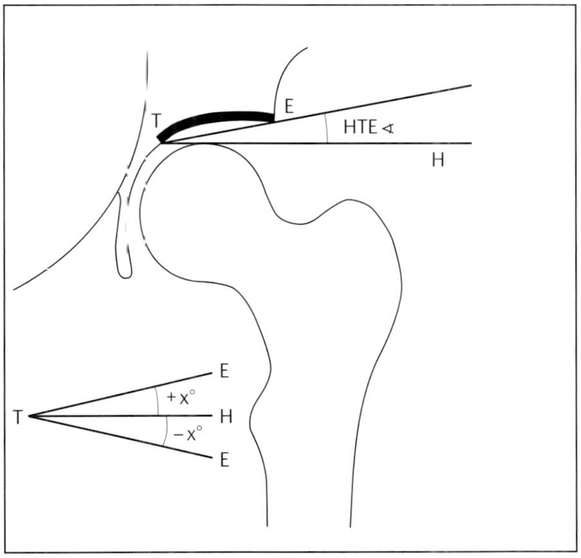

Abb. 14.**50** **Der HTE-Winkel (Azetabulum-, Pfannendachwinkel)** beim Erwachsenen zur Messung der Neigung des Pfannendaches gegenüber der Horizontalen (Lingg u. von Torklus 1981) wird zusammen mit dem CE-Winkel für das präoperative koxometrische Programm des *Erwachsenen* empfohlen (frz. toit = Dach).

E Pfannenerker.

T Übergang des Pfannendachs zum Pfannenboden (= mediales Ende des Pfannendachsuperziliums).

HTE Entsteht durch den Schnitt der Horizontalen H durch den Punkt T mit der Geraden durch die Punkte T und E (H = Linie durch beide Punkte T oder durch Parallelverschiebung der Linie durch beide Femurkopfmittelpunkte auf der Beckenübersichtsaufnahme). Normal: +10 bis −10°. HTE-Winkel > +10° = pathologisch flache Pfanne, >−10° = pathologisch tiefe Pfanne.

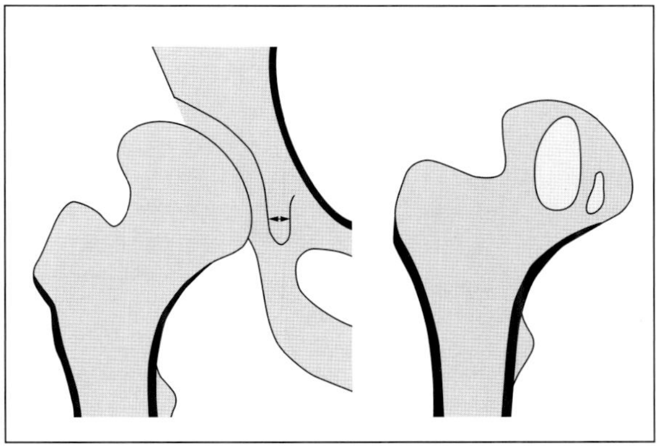

Abb. 14.**51** **Hüftdysplasie beim Erwachsenen.**
Röntgenmerkmale: Steile Flachpfanne mit hypoplastischem Hüftpfannendach (unterentwickeltem Hüftpfannenerker) und verdicktem Pfannenboden, entrundeter Femurkopf, Coxa valga, verstärkte Antetorsion. Diese Röntgenzeichen finden sich in unterschiedlicher Ausprägung.

Merke:

1. Die Hüftdysplasie zeigt eine harmonisch verlaufende Shenton-Ménard-Linie. Bereits bei der kongenitalen Hüftsubluxation ist diese Linie unterbrochen.
2. Die Entfernung zwischen den beiden Schenkeln der *Köhler-Tränenfigur (Pfeil mit Doppelspitze)* entspricht der Dicke des Pfannenbodens. Normalerweise ist die Tränenfigur vom 6. Lebensmonat an sichtbar (Peic 1971); entsprechend lässt sich die dysplastische Verdickung des Pfannenbodens röntgenologisch auch schon im Kindesalter nachweisen (Schindlmaisser u. Kotz 1972).
3. Die *(rechts im Bild gezeichneten)* größeren zystischen Spongiosaaufhellungen sind keine arthrotischen Geröllzysten, zumal in diesem Fall auch andere Arthroseröntgenzeichen fehlen. Sie können sich nach stellungsverbessernden Osteotomien zurückbilden und spiegeln wahrscheinlich eine unzulängliche Anpassungsmöglichkeit der Femurkopftrabekeln an die unphysiologische Belastung wider.

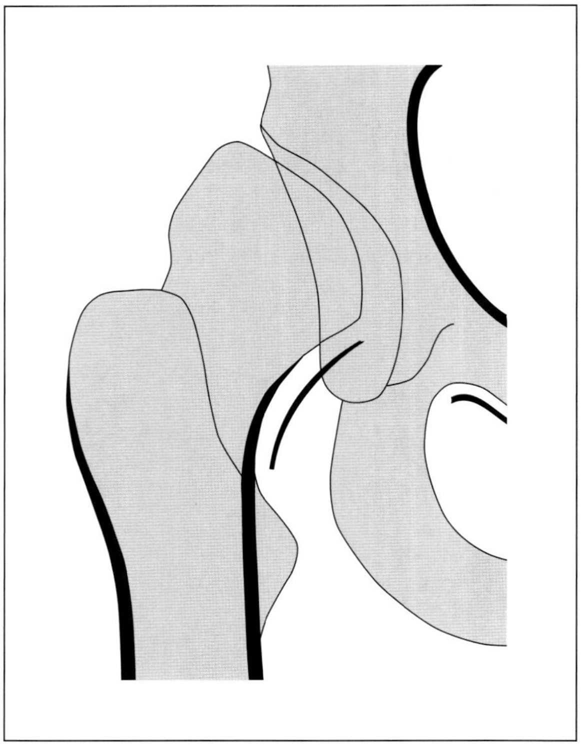

Abb. 14.**52** **Kongenitale Hüftsubluxation (schwere Dysplasie mit Subluxation) beim Erwachsenen.**
Röntgenmerkmale: Zeichen der Hüftdysplasie (s. Abb. 14.**51**) mit zusätzlicher Unterbrechung der Shenton-Ménard-Linie. Der Femurkopf steht also zu weit oben außen und wird von der flachen, steilen, ovalen Hüftpfanne nicht umfasst (nicht „gedeckt").

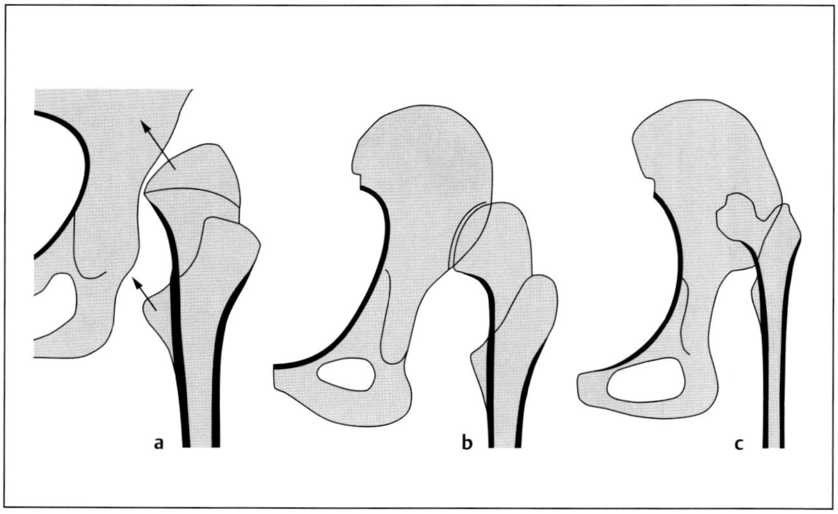

Abb. 14.**53a–c** **Kongenitale Hüftluxation (schwere Dysplasie mit Luxation).**

a **Befund bei 14-jährigem Mädchen.** Unbehandelt würde der Femurkopf im weiteren Verlauf wahrscheinlich hinter das Darmbeim dislozieren *(Pfeil)* und sich dort abstützen (Sekundärpfannenbildung). Der Trochanter minor könnte dann eine sog. pelvitrochantäre Neoarthrose hervorrufen *(kürzerer Pfeil)*.
b **Der luxierte Femurkopf hat sich an der Hinterfläche des Darmbeins eine flache Sekundärpfanne „gegraben".** Beim Erwachsenen sind in diesen Fällen immer schwere arthrotische Veränderungen und Umbauvorgänge (nicht eingezeichnet) zu erwarten.
c **Hohe hintere Luxation.** Der Femurkopf stützt sich an den Glutäalmuskeln ab und hat keinen Knochenkontakt. Daher ist keine Sekundärarthrose zu erwarten, auch kein schwerer Umbau des unterentwickelten Femurkopfs.

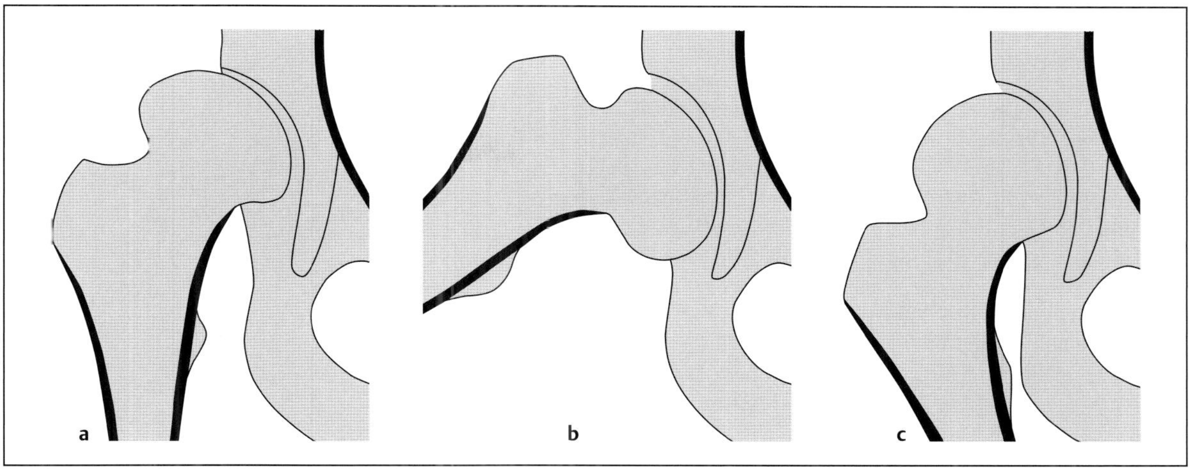

Abb. 14.54a–c **Präoperative Röntgenaufnahmen in Abspreiz- und Anspreizstellung des Hüftgelenks.** Bei Hüftdysplasie mit Subluxation (**a**) mit und ohne Sekundärarthrose ist oft durch eine Umlagerungsoperation (Ab- oder Adduktionsosteotomie) eine Verbesserung der Femurkopfüberdachung und/oder der Gelenkkongruenz zu erzielen. Zur Frage der besseren Femurkopfüberdachung sind eine Abspreizaufnahme (vor allem bei Kindern und Jugendlichen; **b**), zur Beurteilung der Gelenkkongruenz eine Abspreiz- *und* Anspreizaufnahme (bei Sekundärarthrose, also **b** und **c**) erforderlich.

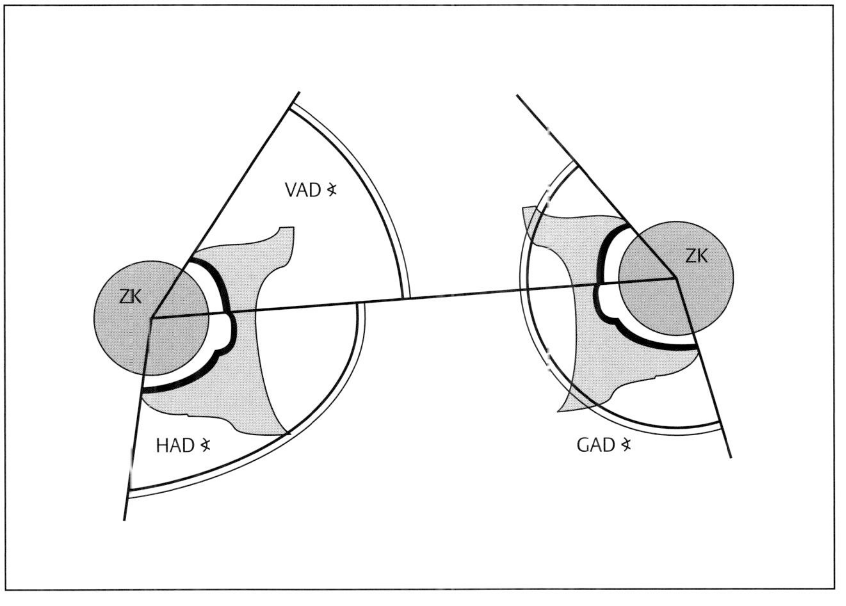

Abb. 14.55 **Computertomografische Anda-Methode zur Quantifizierung der azetabulären Deckung des Femurkopfs beim Erwachsenen** (nach Delaunay et al. 1997).

- VAD Winkel zur Bestimmung der vorderen azetabulären Deckung des Femurkopfs (mittlerer Winkel bei Frauen: 64°, bei Männern: 63°).
- HAD Winkel zur Bestimmung der hinteren azetabulären Deckung des Femurkopfs (mittlerer Winkel bei beiden Geschlechtern: 105°).
- GAD Winkel zur Bestimmung der globalen azetabulären Deckung des Femurkopfs; GAD = VAD + HAD.

Bei der Hüftdysplasie sind die Winkel verkleinert (ZK = Femurkopfzentrum), beim femoroazetabulären Impingement häufig vergrößert.

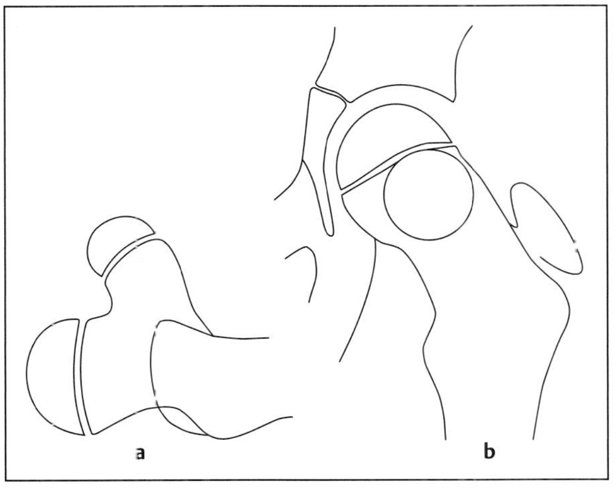

Abb. 14.56a, b **Röntgenbild des sehr seltenen, in der Sagittalebene gedoppelten Femurkopfs.**

a Lauenstein-Position.

b A.-p. Aufnahme. Bei der Doppelung in der Frontalebene erkennt man die mehr oder weniger 2-geteilte Femurkopfkalotte auf der a.-p. Aufnahme (nicht abgebildet).

Morbus Perthes (Calvé-Legg-Waldenström) sive Osteonecrosis juvenilis coxae

Zu den – summarisch gesehen – klassischen biomechanischen Präarthrosen des Hüftgelenks gehört der Morbus Perthes (Calvé-Legg-Waldenström) sive Osteonecrosis juvenilis coxae. Pathogenetisch geht diese Erkrankung auf eine angiografisch nachzuweisende Störung der lokalen Blutversorgung (Ischämie) des Femurkopfs zurück (Théron 1980).

Sie kann „idiopathisch" auftreten oder in Zusammenhang mit einer lokalen oder systemischen Grunderkrankung. Dazu gehören Hüfttraumen (Kontusion, Luxation usw.), der sog. Luxations-Perthes (s. dort), Osteomyelitiden des proximalen Femurendes, die Sichelzellkrankheit und der Morbus Gaucher. Formale Voraussetzung für die Entstehung des „idiopathischen" Morbus Perthes und seiner symptomatischen Erscheinungsformen ist das *„Perthes-Alter"*, d.h. die Zeit zwischen dem 3. und 10., gelegentlich bis zum 15. Lebensjahr. Die Androtropie (♂: 4- bis 5-mal häufiger als ♀) spricht ebenso wie die Beobachtung von Skelettreifungsstörungen (Skelettalter) bei manchen Patienten für eine genetische Prädisposition (Katz u. Siffert 1977).

Der Morbus Perthes hat die Tendenz zur Selbstheilung (Revaskularisation) – allerdings in Abhängigkeit von der Ausdehnung der Nekrose, vom Diagnosezeitpunkt und vom Beginn der adäquaten Therapie unter mehr oder weniger auffallender Formveränderung. Vom Ausmaß dieser bleibenden Formstörung hängt der Präarthrosecharakter ab. Die Koxarthrose ist jedoch erst vom 5.-6. Lebensjahrzehnt an zu erwarten.

Klinik: Der Morbus Perthes beginnt schleichend (sehr selten akut) mit zunehmendem Schonhinken und Hüftschmerzen (Leistenbeuge, Glutäalregion, Trochantergegend, Knieausstrahlung). Bei der klinischen Untersuchung fallen schon frühzeitig eine Bewegungseinschränkung, evtl. auch eine leichte Hüftbeugekontraktur auf.

Bildgebung: Die Hüftbeschwerden und klinischen Befunde sind aus differenzialdiagnostischen Gründen der Anlass zur Röntgenuntersuchung. Eventuell geht eine Sonografie (Ergussnachweis?) voraus. Das Röntgenprogramm umfasst die Beckenübersichtsaufnahme (Gonadenschutz) und die Lauenstein-Aufnahme (Froschposition) mindestens vom schmerzenden Gelenk. Doppelseitigkeit des Morbus Perthes kommt zwar vor, allerdings in der Regel zeitversetzt. Zur Erkennung der röntgenologischen Perthes-Frühbefunde ist jedoch der Seitenvergleich unerlässlich.

Die Röntgenfrühbefunde sind häufig erst Monate nach Beschwerdenbeginn zu erkennen. Deshalb wurde bei klinischem Perthes-Verdacht und *normalem* Röntgenbefund des Hüftgelenks vor der MRT-Ära die *Szintigrafie mit osteotropen Radionuklidverbindungen* eingesetzt. Der typisch geformte fotopenische Perthes-Defekt (Abb. 14.**57**) ist noch vor den pathologischen Röntgenbefunden nachzuweisen und erlaubt die Differenzialdiagnose gegenüber der Coxitis fugax (s. dort) und den Frühstadien „rheumatischer" und infektiöser Koxarthritiden. Diese Erkrankungen gehen schon im Frühstadium mit einer homogenen Mehrbelegung einher.

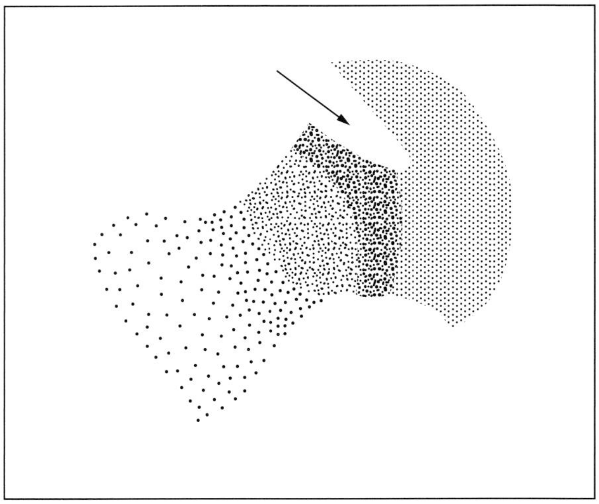

Abb. 14.**57** **Knochenszintigramm im Frühstadium des Morbus Perthes *(schematisch)*.** Siehe den typischen fotopenischen Defekt *(Pfeil)* und die erhöhte Aktivität im Wachstumsfugenbereich. Der fotopenische Defekt lässt sich mithilfe eines Pinhole-Kollimators besser abbilden als mit einem Parallelhole-Kollimator. Letzterer bietet jedoch den Vorteil, auch die Hüftumgebung szintigrafisch zu erfassen.

Die Indikation zur *MRT* ist unter Berücksichtigung ökonomischer Überlegungen nur bei klinischem Perthes-Verdacht und *normalem* Röntgenbefund und – falls geplant – präoperativ gegeben. Die MRT bildet nicht nur die Ischämiefolgen ab, sondern zeigt auch ihre Ausdehnung im Femurkopf und die mögliche Beteiligung des Bereichs der proximalen Wachstumsfuge. Im MRT fällt bei T1-Gewichtung eine Abnahme des Fettsignals auf, d.h., das Fettmark ist im betroffenen Areal nekrotisch, die Tragfähigkeit der Spongiosatrabekeln und der Kortikalis zu diesem Zeitpunkt jedoch noch erhalten – daher normales Röntgenbild.

Als 1. (dann alleiniger) unspezifischer Röntgenbefund tritt, soweit in diesem **Perthes-Frühstadium** überhaupt eine Röntgenuntersuchung veranlasst wird, eine vergleichsweise *Dezentrierung des Femurkopfkerns* auf (Abb. 14.**58**). Diese „Erweiterung" des röntgenologischen Gelenkspalts in seinem medialen und oberen Anteil geht beim Morbus Perthes auf eine Wachstumsstörung des ischämischen knöchernen Femurkopfkerns im Gegensatz zum synoviaernährten weiterwachsenden Gelenk- und Wachstumsknorpel zurück. Ein möglicher Begleiterguss kann zu dieser Dezentrierung beitragen. Die Lateralisierung des Femurkopfkerns ist entweder ein *temporäres* oder ein *bleibendes* Phänomen. Durch dysproportioniertes Wachstum zwischen der Hüftpfanne zugunsten des sich wieder aufbauenden Femurkopfs kann es zur *Coxa magna* kommen, d.h. zu einem verstärkten verbreiternden Wachstum des Femurkopfs, das zu einer bleibenden lateralen „Extrusion" des Femurkopfs aus der Hüftpfanne führt (Cave beim möglichen späteren Auftreten der Sekundärarthrose die Annahme einer ursächlichen prä-

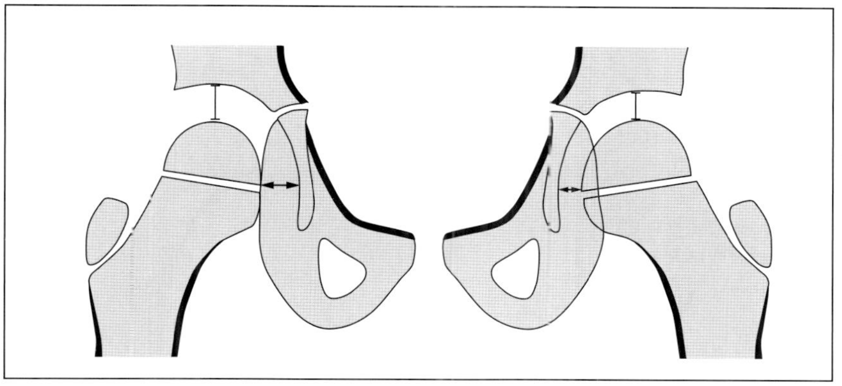

Abb. 14.**58** **Unspezifisches Röntgenfrühzeichen eines rechtsseitigen Morbus Perthes.** Die Distanz zwischen dem medialen Rand des Femurkopfkerns und der lateralen Kontur der Köhler-Tränenfigur ist im Vergleich zur gesunden Seite vergrößert (**Lateralisierung des Femurkopfkerns**; *Pfeile mit Doppelspitze*). Entsprechendes gilt oft geringer ausgeprägt für die Femurkopfkern-Pfannendach-Distanz *(Markierungen)*.

Merke:

Auch bei der flüchtigen Koxitis der Kinder und infektiösen Koxarthritiden wird manchmal eine Distanzvergrößerung zwischen Femurkopf und Hüftpfanne (Distensions[-sub-]luxation) beobachtet (s. Abb. 14.**6**), sodass dieser Röntgenbefund *ohne* Kontur- und/oder Strukturveränderungen am Femurkopf nur als ein Perthes-Verdachtszeichen zu bewerten ist.

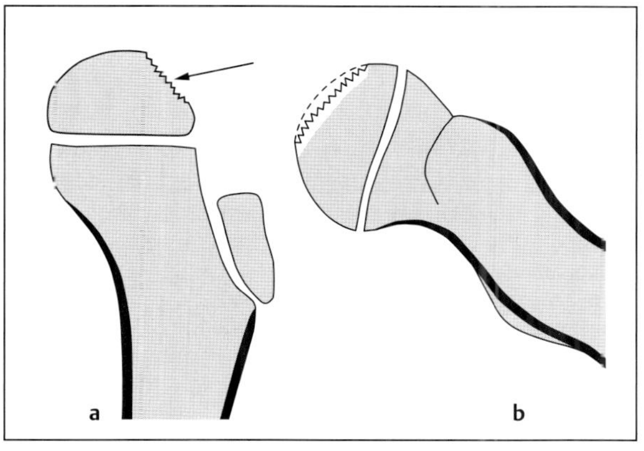

Abb. 14.**59a, b** **Röntgenzeichen des frühen Morbus Perthes.**
a Die **Aufnahme in Rückenlage** zeigt eine unscharf konturierte Abflachung des Femurkopfs *(Pfeil)*. Im Vergleich zur gesunden Seite (nicht dargestellt) erscheint der Femurkopf darüber hinaus insgesamt etwas in seiner Höhe gemindert.
b Auf der **Lauenstein-Aufnahme** ist zusätzlich eine *subchondrale marginale Fraktur* zu erkennen, die *in diesem Fall* auf der Aufnahme **a** nicht zur Darstellung kommt. Die subchondrale Fraktur kann auch bei noch erhaltener harmonischer Femurkopfrundung auftreten (**b**, *gestrichelt*).

arthrotischen Hüftdysplasie). Bei entzündlichen Hüfterkrankungen (Klinik!) führt dagegen ausschließlich der Gelenkerguss zur Distensions(-sub-)luxation (s. Abb. 14.**6**).

Die Schonung der erkrankten Hüfte kann sich nach einigen Monaten als örtliche *Inaktivitätsdemineralisation* zu erkennen geben (Cave Fehldeutung als arthritisches Kollateralphänomen). **Charakteristische Röntgenbefunde** des Morbus Perthes sind zu erwarten, sobald die abgestorbene Kortikalis und Spongiosatrabekeln der mechanischen Belastung nicht mehr standhalten (Abb. 14.**59** und Abb. 14.**60**):

- *Partielle Entrundung* (Abflachung) des Femurkopfs ohne oder mit subchondraler marginaler Frakturlinie, evtl. markiert durch ein Vakuumphänomen.
- *Sinterung bis Kollaps* des mehr oder weniger verdichteten Femurkopfs. Die (vergleichsweise) Dichtezunahme des höhengeminderten Femurkopfs spiegelt mehrere pathologische Vorgänge wider, nämlich eine mechanische Trabekelkompression und/oder einen Kalkfängermechanismus (Kalziumseifenbildung) des nekrotischen Fettmarks und/oder die beginnende Neubildung von Knochengewebe und die Anlagerung an die toten Trabekeln (s. Abb. 14.**60a**).
- Das *Fragmentationsstadium* des nekrotischen Femurkopfs – das Nebeneinander von „Aufhellungen" und „Verdichtungen" – hat verschiedene pathologische Ursachen:
  - Die spröden nekrotischen Trabekelstrukturen zerbrechen unter der mechanischen Belastung und dem Wachstumsdruck des Knorpelmantels der Femurkopfepiphyse (Otte 1968a).
  - Ein nicht entzündliches, aus Gefäßbindegewebe bestehendes Resorptivgewebe wächst in die abgestorbenen Femurkopfanteile hinein, räumt zumindest teilweise den „Schutt" ab und hat ein chondroosteogenes Potenzial wie bei der enchondralen Ossifikation (Larsen u. Reimann 1973; s. Abb. 14.**60b** und **c**.
- Mögliche *Metaphysendefekte* im Femurhals des Perthes-Patienten zeigen eine Störung der enchondralen Ossifikation in der Wachstumsfuge an. Diese Röntgenbefunde gehen auf ringförmige Knorpelausläufer, die in den Femurhals einwachsen, bzw. Inseln unverkalkten, proliferierten Wachstumsknorpels zurück (Ponseti 1956, Caffey 1968), können durch einsprossendes Gefäßbindegewebe hervorgerufen werden und/oder spiegeln Fugenischämien wider. Manchmal sind nämlich außer der Blutversorgung des Femurkopfkerns auch Gefäße der Wachstumsfuge betroffen. Der ent-

sprechende Fugenanteil stirbt ab, bleibt hinter der Ossifikation zurück und wird dadurch passiv in den Femurhals „verlagert“. Wenn dieser Vorgang das Röntgenbild beherrscht, ist auch vom **Femurhals-Perthes** die Rede. Die metaphysäre Beteiligung beim Morbus Perthes zeigt sich auch im Reparationsstadium (s. Abb. 14.**60d**).

- Die *Reparationsphase* geht mit der Revaskularisation des ischämischen Femurkopfs einher. Sein Wiederaufbau führt in Abhängigkeit vom Ausmaß der Epiphysennekrose und vom Patientenalter häufig zu Abweichungen der normalen Femurkopfform im Sinne einer Abflachung (Höhenabnahme) und Vergrößerung (Coxa magna) bis hin zum sog. *Walzenkopf* (im Röntgenbild elliptisch projiziert). Außerdem kommen folgende Formveränderungen des Femurhalses und des Azetabulums vor:
  - Entsprechend dem Wachstumspotenzial des Perthes-Alters passt sich die Hüftpfanne der veränderten Femurkopfform an.
  - Die mögliche Beeinträchtigung der enchondralen Ossifikation in der proximalen Femurwachstumsfuge führt in Verbindung mit dem unbehinderten periostalen Knochenwachstum des Schenkelhalses und dem normalen Wachstum des Trochanter maior zur Verbreiterung (Verdickung) und Verkürzung des Schenkelhalses, zum Trochanterhochstand und zur Coxa vara (Abb. 14.**61**).
  - Beim Wiederaufbau des Femurkopfs „verschmelzen“ die Kopffragmente miteinander. Das in Abb. 14.**60c** wiedergegebene, atypisch gelegene Kopfkernfragment („Knocheninsel“ nach Engelhardt, *Pfeil*) wird zwar bei der Reparation integriert, verhindert u. a. jedoch die Wiederherstellung der Kugelform des Femurkopfs (s. Legende der Abb. 14.**60**).

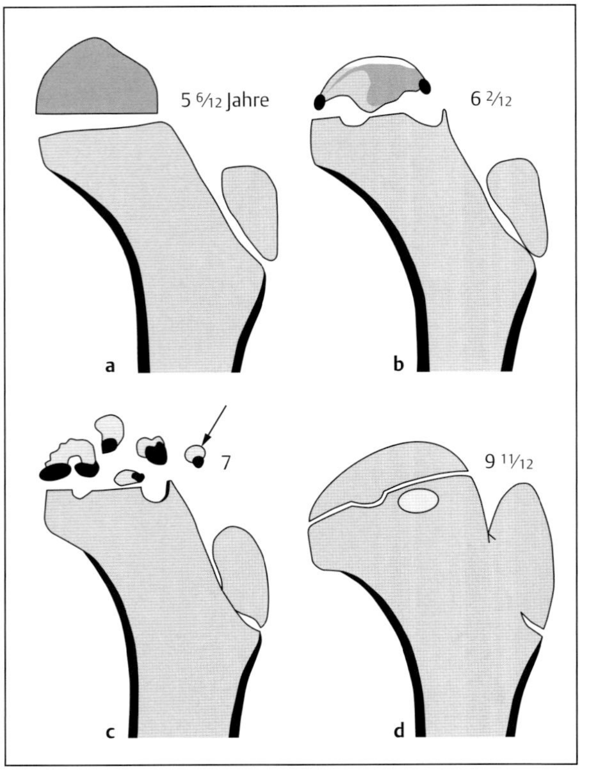

Abb. 14.**60a–d** **Verlaufsbeobachtung bei Morbus Perthes.**
a Leichte Femurkopfverdichtung, partielle Femurkopfabflachung.
b Beginnende Reparation (Revaskularisation), s. Text. Subchondrale marginale Fraktur *(rasterfreier Bezirk)*.
c Voll ausgeprägtes Fragmentationsstadium (s. Text). Der *Pfeil* zeigt auf ein Fragment („Knocheninsel“), das lateral liegt und im Laufe des Wiederaufbaus integriert wird. Es verhindert jedoch, dass der revaskularisierte Femurkopf wieder Kugelform annimmt. Vielmehr wird er walzenförmig abgeflacht und *zeigt mit hoher Wahrscheinlichkeit unregelmäßige Konturen.* Letzteres bewirkt den Präarthrosecharakter, und nicht die Walzenform an sich.
d Fast abgeschlossener Wiederauf- und Umbau des Femurkopf-Femurhals-Bereichs (noch kleiner metaphysärer Aufhellungsbezirk erkennbar), d. h., die Kugelform des Femurkopfs wurde beim Perthes-Verlauf nicht wieder erreicht.

Der Morbus Perthes wird zu den potenziellen Präarthrosen gezählt. Schon im Kindesalter und in der Adoleszenz lässt sich das Risiko abschätzen (Engelhardt 1985):

- Bei einem Erkrankungsbeginn *vor* dem 7.-8. Lebensjahr ist die Prognose hinsichtlich der Sekundärarthrose günstiger als bei späterem Auftreten.
- Ein Nachweis der lateralen „Knocheninsel“ im floriden Perthes-Stadium erhöht das Koxarthroserisiko, da sie sehr häufig eine unregelmäßig konturierte Abflachung des wiederaufgebauten Femurkopfs erwarten lässt.
- Die schon im Frühstadium röntgenologisch nachweisbare, an sich temporäre Lateralisation des Femurkopfkerns erhöht aus statistischer Sicht dann das Arthroserisiko, wenn sie nicht wieder von der Hüftpfanne „eingefangen“ (vollständig überdeckt) wird (s. Abb. 14.**61a**).

Röntgenologische Differenzialdiagnose des Morbus Perthes: Zur röntgenmorphologischen Differenzialdiagnose des Perthes-Frühstadiums gegenüber der *Coxitis fugax* (s. dort) und nach vollzogenem Wiederaufbau des Femurkopfs gegenüber der *kongenitalen Hüftdysplasie* (Abb. 14.**62**) s. o. Bei ausgedehnten metaphysären Defektbildungen des Morbus Perthes muss die Differenzialdiagnose gegenüber der *proximalen Femurosteomyelitis im Perthes-Alter* mit sekundären Durchblutungsstörungen im Femurkopf gestellt werden. Für die osteomyelitische Pathogenese sprechen eine mögliche Periostlamelle an der medialen Schenkelhalskontur (s. Abb. 14.**8**) und Veränderungen der perikoxalen Fettstreifen durch das begleitende Weichteilödem (s. Abb. 14.**7**). Im MRT sind die infektiöse oder sympathische Ergussbildung, das Knochenmarködem und ein evtl. vorhandenes Weichteilödem nachzuweisen. Jedoch kann auch der Morbus Perthes mit einem Gelenkerguss einhergehen (Dihlmann u. Bandick 1995). Klinisch-serologische Befunde, hohe Granulozytenzahlen, evtl. Pus und der Erregernachweis, z. B. mittels PCR, im Gelenkerguss sichern die dringend zu stellende Infektdiagnose und die gezielte Therapie.

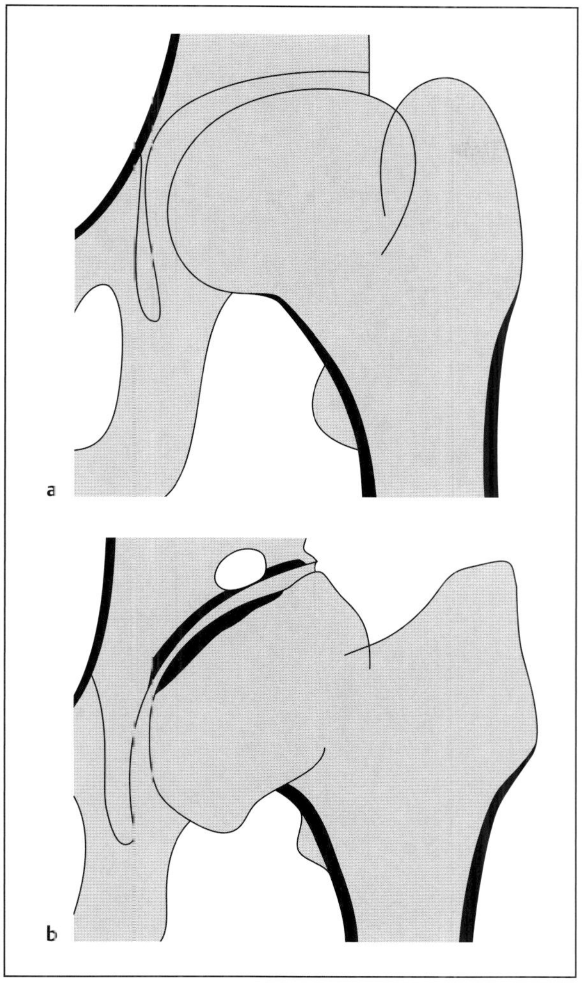

Abb. 14.**61** a, b **Zustand nach Morbus Perthes.**

a Patient 21 Jahre alt. *Walzenkopf (Coxa magna),* dem sich die Hüftpfanne entsprechend ihrem Wachstumspotenzial im Perthes-Alter formmäßig angepasst hat. Der Femurhals erscheint verkürzt. Coxa vara. Hochstand des Trochanter maior.

b Patient 59 Jahre alt. Sekundärarthrose nach Morbus Perthes.

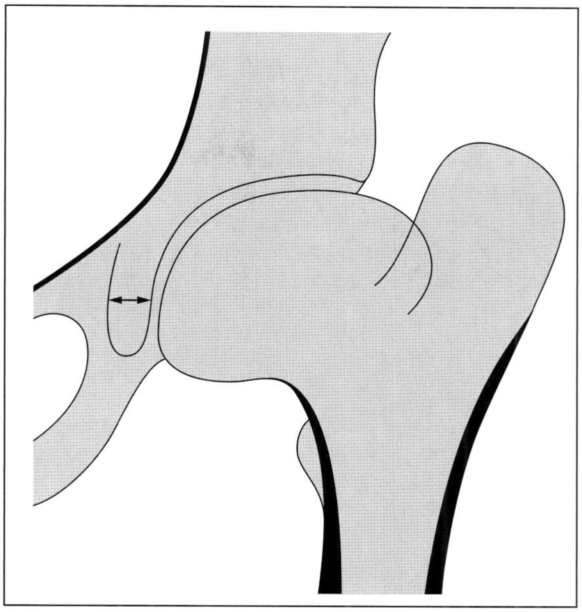

Abb. 14.**62** **Zustand nach revaskularisiertem Luxations-Perthes.** *Begründung ohne Berücksichtigung der Anamnese:* Das proximale Femur zeigt das typische Röntgenbild nach revaskularisiertem Morbus Perthes im Erwachsenenalter (vgl. Abb. 14.**61**). Das Azetabulum überdeckt den wieder aufgebauten Walzenkopf nicht völlig, eine Möglichkeit, die auch beim Morbus Perthes vorkommen kann und das Vorliegen einer kongenitalen Hüftluxation mit Pfannenerkerhypoplasie nicht beweist. Charakteristisch für ein Residuum des Formenkreises „kongenitale Hüftluxation" ist in diesem Fall jedoch die „verbreiterte" (evtl. seitengleich) *Köhler-Tränenfigur (Pfeil mit Doppelspitze).*

Merke:

Die Tränenfigur spiegelt auf der a.-p. Röntgenaufnahme den im Profil projizierten Abstand zwischen der Fossa acetabuli (tiefster Azetabulumgrund) und dem vorderen unteren Anteil der Fossa lunata (= der vom Gelenkknorpel überzogenen Gelenkfläche der Pfanne) wider. Es gilt, je größer der Abstand zwischen den beiden Schenkeln der Köhler-Tränenfigur ist, desto flacher, d. h. „dicker", und daher dysplastischer ist das Azetabulum! Eine solche Azetabulumkonfiguration gehört nicht zum typischen revaskulierten Morbus Perthes, sondern enthüllt, dass bei diesem Patienten die konservative Behandlung des Formenkreises „kongenitale Hüftluxation" einerseits nicht zu vollem Erfolg geführt hat und andererseits als Therapiefolge eine Femurkopfischämie (Luxations-Perthes) aufgetreten ist.

Dysplasia epiphysealis capitis femoris (Meyer-Dysplasie)

Die röntgenmorphologisch Perthes-ähnliche Dysplasia epiphysealis capitis femoris (Meyer-Dysplasie) ist eine uni- oder bilaterale „fokale" Dysplasie – also per definitionem Dysostose – und keine Ischämiefolge der proximalen Femurepiphyse (Khermosh u. Wientroub 1991). Sie manifestiert sich asymptomatisch oder minimalsymptomatisch im oder vor dem Perthes-Alter. Altersmäßig verspätet geht die Verknöcherung des hypoplastischen und häufig leicht abgeflachten Femurkopfs gewöhnlich von mehreren, oft unregelmäßig geformten Zentren aus.

Die Hypoplasie des knorpeligen Femurkopfs lässt sich mittels Sonografie und MRT leicht nachweisen. Dies fällt besonders bei einseitiger Manifestation auf. Für die Hypoplasie sprechen darüber hinaus das normale und homogene Signalverhalten im MRT, die gleichmäßige Radionuklidbelegung im Szintigramm, das regelrechte angiografische Bild und die normale Dichte und Struktur des verknöcherten Femurkopfs. Als Endergebnis zeigt sich in der Regel ein etwas kleinerer, aber rund projizierter Femurkopf. Nur selten bleibt eine leichte Abflachung zurück.

Juveniles Myxödem, Kretinhüfte

Zur röntgenologischen Differenzialdiagnose von Form- und Strukturstörungen des Femurkopfs gehören im Perthes-Alter das juvenile Myxödem und die sog. Kretinhüfte – namentlich im Kollaps-, Fragmentations- bzw. Revaskularisationsstadium der Perthes-Erkrankung. Grundsätzlich treten die Hüftmanifestationen der hypothyreoten Stoffwechsellage bilateral auf: Die Ossifikation des Femurkopfs setzt verspätet ein. Sie geht von zahlreichen, irregulär geformten Dichtezentren aus (Abb. 14.**63**), die einen sog. Maulbeer- oder Krümelaspekt bieten können. Schließlich „verschmelzen" die kleinen Knochenzentren zu einer flachen, breiten und unregelmäßig dichten Epiphyse, evtl. mit randständigen oder zentralen Ossifikationsdefekten (präarthrotische Deformität!), der sich ein verkürzter und verbreiteter Schenkelhals, oft eine Coxa vara und eine verengte („stenosierte") Femurschafthöhle durch enchondrale Verdickung der Kompakta anschließen. Multizentrische Verknöcherungen auch an anderen

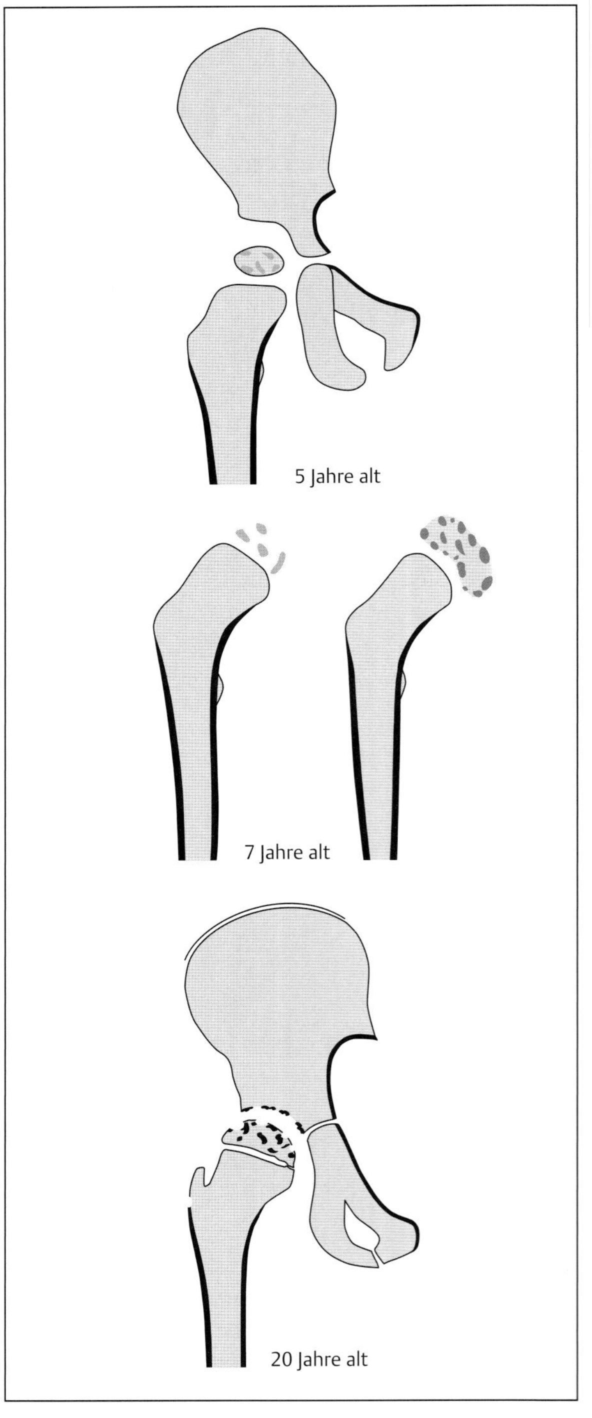

Abb. 14.**63** **Hüftröntgenbefunde beim juvenilen Myxödem und beim Kretinismus.**
Patient 5 Jahre alt: Kleine proximale Femurepiphyse mit stippchenartigen Verdichtungen. Der Trochanter maior zeigt noch kein Ossifikationszentrum.
Patient 7 Jahre alt: Exzentrische Epiphysenossifikation bzw. maulbeerartige Verknöcherung der Femurkopfepiphyse (2 Patienten).
Patient 20 Jahre alt: Noch kein vollständiger Schluss der Wachstumsfugen. Abgeflachte Femurkopfepiphyse mit unregelmäßig dichter Struktur. Unregelmäßige Pfannenkontur. Verkürzter und verbreiterter Femurhals.
(Die häufige Einengung des Markraums des Femurschafts [s. Text] wurde nicht eingezeichnet.)
Merke:

Bei der Unterfunktion der Schilddrüse ist die allgemeine Skelettreifung verzögert (Skelettstatus).

Epiphysen gehören einerseits ebenfalls zum Skelettbild der hypothyreoten Stoffwechselstörung. Andererseits sind sie und der Maulbeeraspekt der Femurepiphyse als klinisch asymptomatische, reversible Varianten der (Femur-)Epiphysenverknöcherung bekannt. (Voraussetzung für die Annahme dieser günstigen seltenen Spielart der Femurkopfentwicklung ist allerdings die Euthyreose).

Osteochondrodysplasien

Bei den Osteochondrodysplasien (konstitutionellen Wachstums- und Entwicklungsstörungen des Knorpel- und/oder Knochengewebes) gehört die Röntgenuntersuchung des Beckens und damit der Hüftgelenke, der Wirbelsäule, der Hände, der Kniegelenke, des seitlichen Schädels und des knöchernen Thorax zum diagnostischen Minimalprogramm (Abb. 14.**64**). Nicht nur bei epiphysären und spondyloepiphysären Vorzugslokalisationen, sondern auch bei metaphysären und spondylometaphysären sowie spondyloepi-/metaphysären Dysplasien kann die *Beckenübersichtsaufnahme* wichtige diagnostische Informationen liefern. Beispielsweise sollte die Merkmalskombination „dysproportionierter Minderwuchs beim Erwachsenen mit beidseitiger Koxarthrose" immer, und zwar auch aus prognostischen Gründen, an eine Osteochondrodysplasie denken lassen (ein röntgenologischer Skelettstatus ist dann erforderlich).

Lysosomale Speicherkrankheiten

Die Bezeichnung „lysosomale Speicherkrankheiten" steht für Stoffwechselstörungen, die durch einen genetisch bedingten Defekt saurer Hydrolasen hervorgerufen werden (Beck 1993). Diese Enzyme katalysieren die Degradation hochpolymerer Substanzen, wie Glykoproteine, Glykosaminoglykane (Synonym: Mukopolysaccharide) und Ganglioside. Sie können allerdings ihre Aktivität nur im sauren Milieu der als Lysosomen bezeichneten Zellorganellen entfalten. Die pathologische Speicherung der hochmolekularen Substanzen führt prozesshaft zur zellulären Funktionsstörung und schließlich zum Zelltod. Der prozesshafte Krankheitsverlauf offenbart sich daran, dass sich nach anfangs normaler Entwicklung charakteristische Gewebs- und Organbefunde ausbilden.

Übliche, aber nicht einheitliche Klassifizierung der lysosomalen Speicherkrankheiten:

- Die **Mukopolysaccharidosen** sind die Folgen eines lysosomalen Abbaudefekts komplexer, d.h. hochmolekularer Kohlenhydratketten, denen *u.a.* wichtige Funktionen im Binde- und Stützgewebe zukommen. Wenn ihre Degradation durch einen genetischen Enzymdefekt gestört wird, sind bestimmte Markermoleküle vermehrt im Urin nachzuweisen.
- Der **Morbus Hurler** (**Mukopolysaccharidose I-H**) ist die klassische Form einer Mukopolysaccharidose. Er gilt als Modellform des Symptomkomplexes **Dysostosis multiplex** (Abb. 14.**65** und Abb. 14.**66**). Daher sind seine klinischen Bilder und Röntgenbefunde am Skelett mehr oder minder ausgeprägt auch bei den meisten anderen (mindestens) 6 Formen (+ Subtypen) der (auch durch Eponyme signierten) Mukopolysaccharidosen anzutreffen. Der Morbus Hurler und seine verzögerte Verlaufsform, der **Morbus Scheie I-S**, spiegeln eine verminderte Aktivität der α-L-Iduronidase wider.
- Die **Mukolipidosen II und III** zeichnen sich durch einen besonderen pathogenetischen Mechanismus aus. Der zugrunde liegende Gendefekt äußert sich in der Defizienz einer Phosphotransferase. Deshalb gelangen die lysosomalen Enzyme nicht in die Lysosomen hinein, sondern werden in den Extrazellularraum

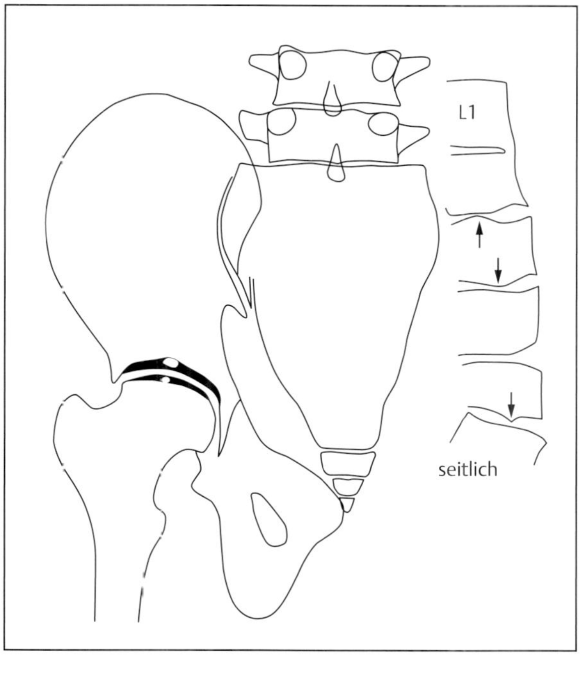

Abb. 14.**64** **X-chromosomal-rezessive Dysplasia spondyloepiphysaria tarda.** Manifestation gewöhnlich zwischen dem 6. und 12. Lebensjahr. Frühzeitige Arthrosis deformans im Erwachsenenalter besonders im Hüftgelenk – *wie hier gezeichnet* – und im Schultergelenk. Zur Differenzialdiagnose des **lumbalen Buckelwirbels** *(Pfeile)* s. Abb. 11.**34**.

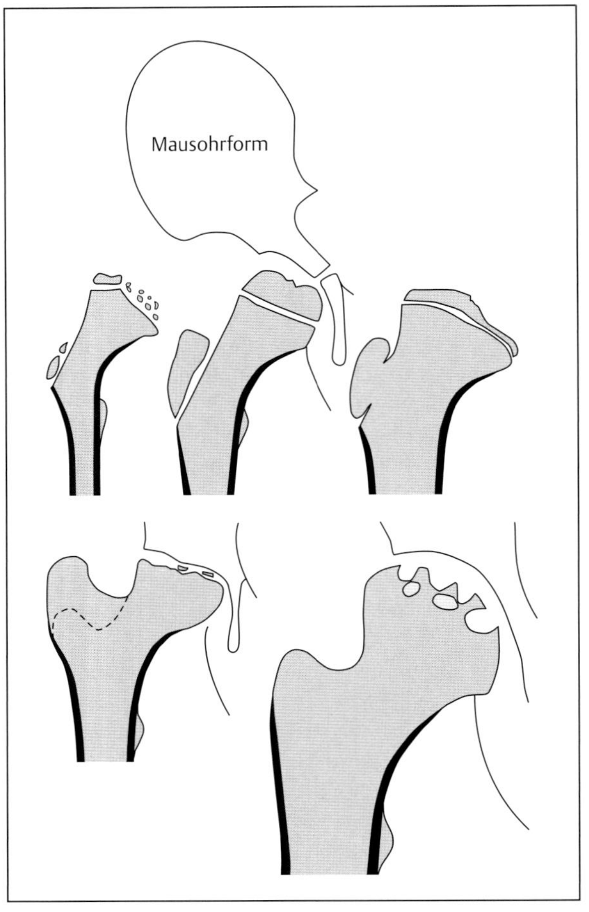

Abb. 14.**65** **Mögliche Hüftröntgenbefunde bei Mukopolysaccharidosen, Mukolipidosen und Oligosaccharidosen** (*obere Reihe:* Wachstumsalter, *untere Reihe:* Erwachsene). Die Formveränderungen sind an *beiden* Hüftgelenken nachzuweisen. Zur Differenzialdiagnose sollte nach anderen Skelettröntgenbefunden der Dysostosis multiplex (s. Abb. 14.**66**) gefahndet werden und das juvenile Myxödem und der Kretinismus (s. Abb. 14.**63**) sowie die Folgen einer Kleinkindpolyarthritis oder Septikopyämie des Säuglingsalters ausgeschlossen werden.

sezerniert. Das bedeutet, in den Zellen ist die katalytische Aktivität stark herabgesetzt, im Serum jedoch sehr hoch. Eine Urinausscheidung der jeweiligen molekularen Substrate ist nicht nachzuweisen. Die Klassifizierung als Mukolipidosen weist auf die defektenzymatische Speicherung von Oligosacchariden und Glykolipiden hin. Die Mukolipidose II ähnelt dem Morbus Hurler. Bei der Mukolipidose III („Pseudo-Hurler") fallen klinisch u. a. Kontrakturen großer und kleiner Gelenke auf.

- Zur Gruppe der **Glykoproteinspeicherkrankheiten** gehören die α- und β-Mannosidose, die α-Fukosidose, die Sialidose und die Aspartylglukosaminurie. Im Urin sind die entsprechenden Oligosaccharide nachzuweisen. Das klinische Bild ähnelt dem Morbus Hurler.
- Bei den **Gangliosidosen** (Ganglioside sind zuckerhaltige Lipide) stehen klinisch vor allem Symptome vonseiten des ZNS im Vordergrund. Oligosaccharide finden sich im Urin.
- Zu den lysosomalen Speicherkrankheiten vom Typ **Lipidosen** gehört u. a. der **Morbus Gaucher** (Typ I-III; s. dort), dessen Enzymdefekt die saure β-Glukosidase (Glukozerebrosidase) betrifft. Typische histologische Befunde sind histiozytäre Speicherzellen (Gaucher-Schaumzellen), die Glukozerebroside akkumulieren. Sie sind u. a. im Knochenmark, in der Leber und in der Milz nachzuweisen.
- Der **Morbus Fabry** (**Angiokeratoma corporis diffusum**; s. dort) spiegelt ein Defizit der α-Galaktosidase wider. Die resultierende Zeramidspeicherung betrifft auch die Synovialmembran. Gefäßwandablagerungen können das Gefäßlumen einengen: Ischämische Osteonekrose der Femurköpfe und anderer Knochen droht.

! *Merke*

Wenn bei mehr oder weniger ausgeprägten Dysostosis-multiplex-Röntgenbefunden *zusätzlich* ein disproportionierter Minderwuchs und/oder grobe Gesichtszüge und/oder eine Hepatosplenomegalie und/oder eine fortschreitende mentale Retardierung auffallen oder klinisch bekannt sind, sollte auch aus der Sicht des Röntgenuntersuchers die Frage nach einer möglichen lysosomalen Speicherkrankheit, namentlich einer Mukopolysaccharidose oder Glykoproteinose, gestellt werden.

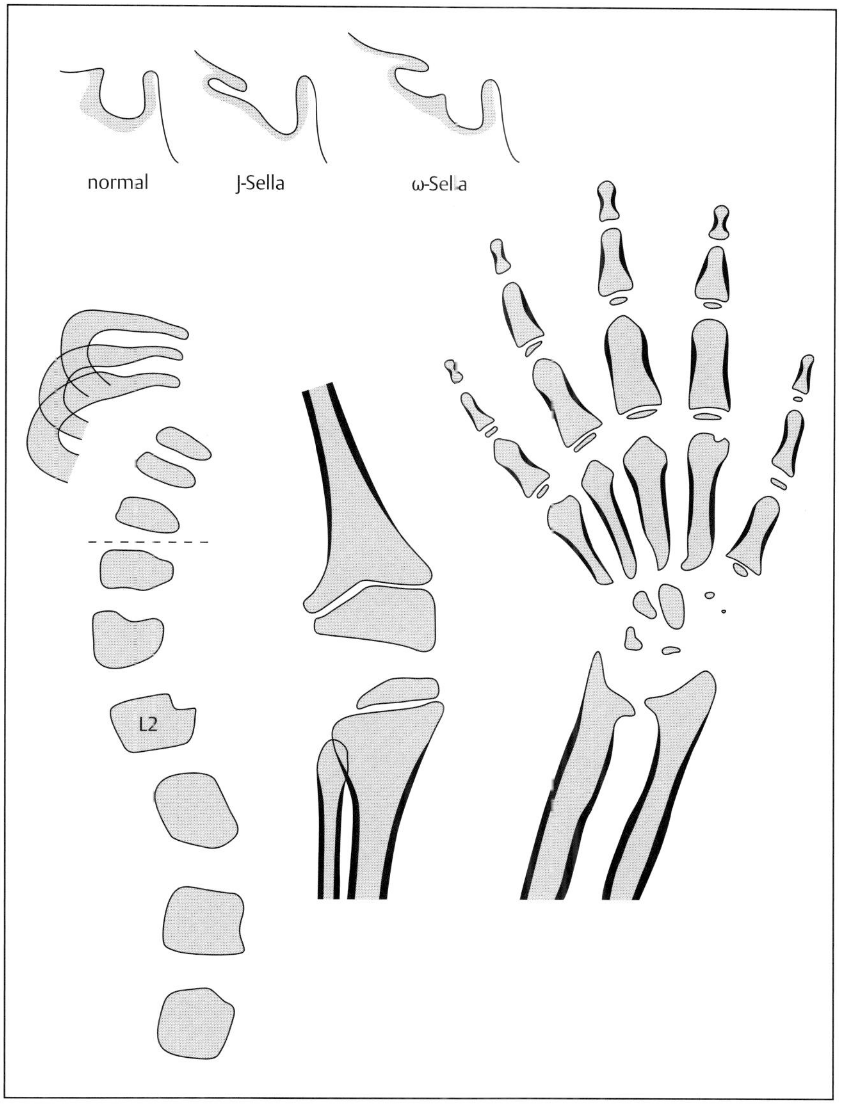

Abb. 14.**66** **Charakteristische Auswahl extrapelviner Dysostosismultiplex-Röntgenbefunde.** J-förmige Sella turcica, ω-Sella, Ruderblattform der Rippen, Persistenz der ovoiden infantilen Wirbelkörperform, Platyspondylie, Keilwirbel, Angelhakendysplasie der Wirbelkörper im thorakolumbalen Übergang auch jenseits des Säuglingsalters (vgl. Abb. 18.**30**). Genu valgum, distale Ulna- und Radiusabschrägung („Madelung-ähnlich"), proximal konische Metakarpalia, Zuckerhutphalangen.

Dysmorphien

Nach den in Tab. 14.**7** zusammengefassten Dysostosis-multiplex-Merkmalen (Dysmorphien) kann etwa vom 2. Lebensjahr an gefahndet werden (s. Abb. 14.**65** und Abb. 14.**66**).

Coxa vara congenita

Zur Röntgenmorphologie der Coxa vara congenita s. dort und Abb. 14.**4**. Formal liegt ihr eine dysostotische Störung der proximalen Femurmetaphyse zugrunde, die im 2. Lebensjahr wirksam sein muss. Die Coxa vara congenita ist eine biomechanische präarthrotische Deformität. Die sekundäre Koxarthrose ist in der Regel erst in der 2. Lebenshälfte zu erwarten (Abb. 14.**67**). Das mnestische Röntgenkriterium der Coxa vara congenita ist der Ausdruck **„Hirtenstabdeformität des proximalen Femurs"**. Diese Bezeichnung setzt u. a. den Hochstand des Trochanter maior voraus.

Coxa vara symptomatica

Die Coxa vara symptomatica geht dann mit der typischen Hirtenstabdeformität einher, wenn das schädigende Agenz unter Berücksichtigung der Altersprämisse (s. o.) die proximale Femurwachstumsfuge bzw. Metaphyse schädigt, z. B. eine dort lokalisierte Osteomyelitis oder die seltene Schenkelhalsfraktur im Kleinkindesalter. Die osteomyelitische Coxa vara symptomatica hinterlässt jedoch Knochennarben (Strukturstörungen), die auch noch im Erwachsenenalter die pathogenetische Einordnung dieser symptomatischen Coxa vara erlauben. Auch die entsprechend lokalisierte fibröse Dysplasie (Abb. 14.**68**) kann zur Hirtenstabdeformität führen. Darüber hinaus birgt die allgemein herabgesetzte Festigkeit bei Systemerkrankungen, wie Rachitis (Abb. 14.**69**), Osteomalazie und (selten) Hyperparathyreoidismus, die Möglichkeit einer Coxa vara symptomatica. Dann setzt sich die „Verbiegung" mehr oder minder auffallend auf den Femurschaft fort.

Tab. 14.7 Merkmale der Dysostosis multiplex.

Schädel	• Makro-, Dyszephalie • atypisches Sellaprofil • verdickte Kalotte • geringe oder fehlende Pneumatisation der Nasennebenhöhlen und der Mastoidforsätze • kraniozervikale Instabilität • Denshypoplasie
Brustkorb	• ruderblattartige (verbreiterte) Rippenanteile • kurze und plumpe Schlüsselbeine • formverändertes Schulterblatt
Wirbelsäule	• ovoide, im thorakolumbalen Übergang angelhakenförmig verunstaltete Wirbelkörper auf seitlichen Röntgenaufnahmen • Platyspondylie • Keilwirbel
Becken	• „mausohrartige" Beckenschaufeln (s. Abb. 14.**65**) • Fehlform des Azetabulums • Entwicklungs- und Ossifikationsstörung der proximalen Femurepiphyse • Coxa valga
Lange Röhrenknochen	• Verkürzung • Verplumpung • unregelmäßige Diaphysenkonturen • Abschrägung des distalen Radius und der distalen Ulna (vgl. auch Abb. 12.**6**)
Kurze Röhrenknochen	• Verkürzung • metaphysäre Verbreiterung • epiphysäre Dysplasie (Fehlform) • proximal konische Metakarpalia II–V • Zuckerhutfehlform der Phalangen • (Finger-)Kontrakturen
Knochenstruktur	• Osteoporose • grobe Spongiosazüge

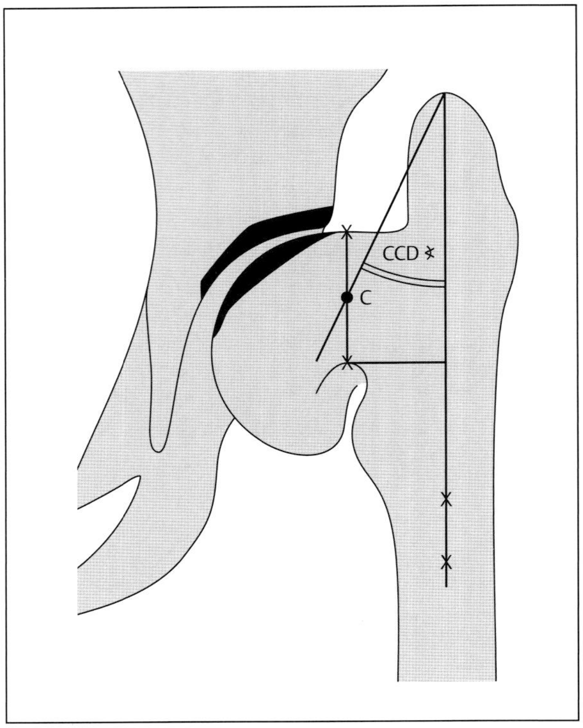

Abb. 14.**67** **Hirtenstabdeformität des proximalen Femurs bei Coxa vara congenita mit sekundärer Koxarthrose.** Die Messpunkte und Linien zur Ermittlung des CCD-Winkels wurden eingezeichnet (s. Legende der Abb. 14.**44**). Die sekundäre Koxarthrose nach Coxa vara congenita ist in der Regel erst in der 2. Lebenshälfte zu erwarten.

Merke:

Bei der Coxa vara congenita „fehlt" oft die mediale Kontur des Femurhalses. Statt des medialen Kreisbogenschnittpunkts wird dann der Schnittpunkt einer Senkrechten auf der Femurschaftlängsachse mit dem höchsten Punkt der medialen unteren Femurhalskontur zur Festlegung der Femurhalsmitte (C) herangezogen.

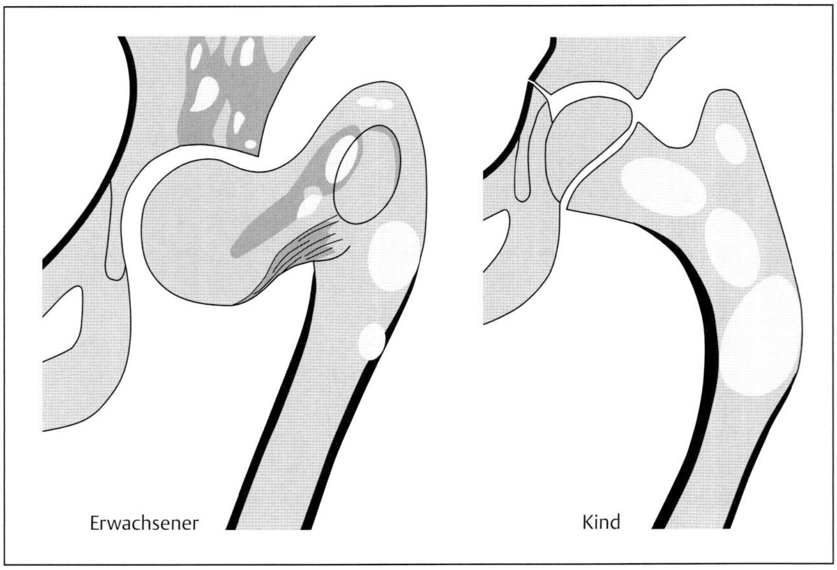

Abb. 14.**68** **Hirtenstabdeformität des proximalen Femurs bei fibröser Dysplasie.** Die typische Verbiegung tritt als Folge des Ersatzes der regulären Spongiosa und Kompakta durch biomechanisch insuffizienten Faserknochen und durch endostalen Kompaktaabbau ein.

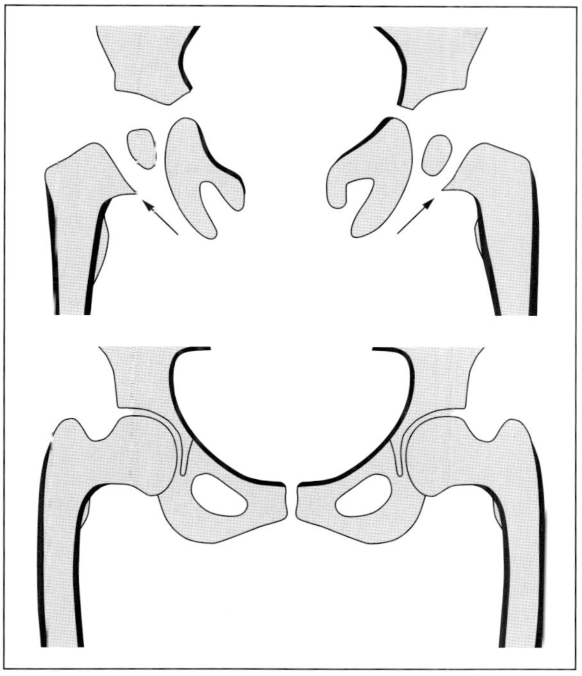

Abb. 14.**69** **Coxa vara rachitica** (*oben* bei einem halbjährigen Kind, *unten* bei einem jetzt Erwachsenen). Der spitz ausgezogene Diaphysenstachel *(Pfeile)* ist ein Rachitisröntgenzeichen. Die Coxa vara erkennt man an der steil verlaufenden Wachstumsfuge bzw. Metaphysenkontur des Kleinkinds.

Epiphyseolysis capitis femoris juvenilis

Diese gehört zu den klassischen biomechanischen Präarthrosen des Hüftgelenks. Ihr Alterspeak – das „Lysealter" – liegt zwichen dem 12. und 15. Lebensjahr. Die juvenile Epiphyseolyse tritt einerseits bei Mädchen aus statistischer Sicht etwas früher auf als bei Jungen. Andererseits erkranken Letztere häufiger als Mädchen. Bestimmte Konstitutionstypen, wie der adiposogenitale und der eunuchoide, und Riesenwüchsige werden unter den Erkrankten häufiger angetroffen als Jugendliche ohne Hinweise auf eine hormonelle Dysregulation. Das Überwiegen des männlichen Geschlechts wird als Indiz auf eine hereditäre Komponente bewertet. Einseitiges Auftreten ist häufiger als die bilaterale Manifestation (ca. 5 : 1).

Formal liegt der juvenilen Epiphysenlösung ein Missverhältnis zwischen biomechanischer Beanspruchung und geweblicher Qualität der proximalen Wachstumsfuge (-platte) des Femurs zugrunde. Pathogenetisch setzt der zu erwartende Gleitvorgang eine vollständige Kontinuitätstrennung – Rissbildung – in der Zone des Säulenknorpels der Wachtumsfuge voraus. Die proximale Femurepiphyse, aber auch der Schenkelhals verändern ihre Positionen. Die mitotische Vermehrung der Knorpelzellen in der epiphysenwärts gelegenen Proliferationszone der Wachstumsplatte (-fuge) als wichtige Voraussetzung für das Längenwachstum bleibt unversehrt. Eine Verkürzung des betroffenen Beines gehört deshalb nicht zum charakteristischen klinischen Befund einer durchgemachten juvenilen Epiphysenlösung. Der knöcherne Schluss der Y-Fuge beginnt in der Pubertät. Daher ist die Wachstumsplastizität des Azetabulums im „Lysealter" bereits eingeschränkt. Deshalb sind im Gegensatz zum Morbus Perthes und zum Formenkreis „kongenitale Hüftluxation" bei Patienten mit durchgemachter juveniler Epiphysenlösung keine wesentlichen Formstörungen der Hüftpfanne zu erwarten.

Die typische juvenile Epiphyseolyse des Femurs tritt entweder spontan langsam oder akut auf. Unter der Prämisse der offenen Wachstumsplatte (-fuge) kann sie selten auch nach einem schweren Trauma, im Rahmen der renalen Osteopathie und nach der Strahlentherapie eines örtlichen Malignoms, bei der die Wachstumsplatte im Strahlenkegel lag, eintreten.

Röntgenaufnahmen sind gewöhnlich das zuerst eingesetzte bildgebende Medium bei atraumatischen Hüftbeschwerden, wie Schonhinken, schmerzhafte Bewegungseinschränkung und Außendrehstellung des Beines, bei der akuten Form Symptome wie bei der Schenkelhalsfraktur. Im „Lysealter" muss dann auch die Epiphyseolysis capitis femoris in die klinische Differenzialdiagnose miteinbezogen werden. Damit im Falle ihrer tatsächlichen Diagnose gleichzeitig auch Informationen über ihr Ausmaß und die Dislokationsrichtung vorliegen, bewähren sich in der Praxis 2 Röntgenaufnahmen, die von den üblichen Routineeinstellungen leicht abweichen:

- *1. Röntgenaufnahme:* Rückenlage, Beckenübersichtsaufnahme zum Seitenvergleich, Patella der gestreckten Beine *genau parallel zur Ebene (Platte) des Rasteraufnahmetischs*, also nicht die Routineeinstellung mit etwa 20°-Innenrotation beider Beine. Bei eventueller Hüftkontraktur muss die kranke Hüftregion zum Ausgleich unterpolstert werden.
- *2. Röntgenaufnahme:* Rückenlage, 45°-Hüftanteflexion, 90°-Femurdrehung (aktiv eingenommen oder passiv außenrotiert gehalten), und zwar so, dass der Trochanter maior hinten liegt und der Unterschenkel dann im gebeugten Kniegelenk vor dem gestreckten gesunden Bein parallel zur Ebene des Rasteraufnahmetischs (Filmebene) zu liegen kommt (Engelhardt 1984) = Lauenstein-I-Position.

Auf diesen beiden Röntgenaufnahmen (Abb. 14.**70**) können auch der **Epiphysen-Diaphysen-Winkel (ED-Winkel)** und der **Epiphysentorsionswinkel (ET-Winkel)** gemessen werden.

Im Hinblick auf eine geplante operative Behandlung der juvenilen Femurkopflösung sind darüber hinaus 2 Röntgenaufnahmen in *standardisierter Einstelltechnik* empfohlen worden (Imhäuser 1969, Gekeler 1978). Die auf ihnen dargestellten ED- und ET-Winkel werden röntgenologisch bestimmt und aus berechneten Kurvendiagrammen (Abb. 14.**71**, Abb. 14.**72** und Abb. 14.**73**) die realen Winkel abgelesen. Die 1. Röntgenaufnahme der schon diagnostizierten juvenilen Epiphysenlösung entspricht der bereits für die Praxis vorgeschlagenen (s. o.). Die 2. Röntgenaufnahme wird bei der Lagerung auf dem Rippsteingerät (s. dort), also in 90°-Hüftbeugung und 20°-Hüftabduktion, oder bei 90°-Hüftbeugung und

45°-Abduktion belichtet. Auch bei dieser standardisierten Röntgenuntersuchung kann bei einer Außenrotationskontraktur das Becken auf der kranken Seite angehoben werden, bis die Winkelprämissen erfüllt sind.

Bei schwerer Außenrotationskontraktur wird die 2. Röntgenaufnahme in sog. *Entlastungslagerung* des betroffenen Hüftgelenks (Gekeler 1978) bei 45°-Femurbeugung und 45°-Femurabduktion, aber ohne Außenrotation eingenommen. Die Längsachse des gebeugten und parallel zu Auflagefläche des Rasteraufnahmetischs gehaltenen Unterschenkels bildet aus anatomischen Gründen mit der Körperlängsachse dann einen Winkel von etwa 35°.

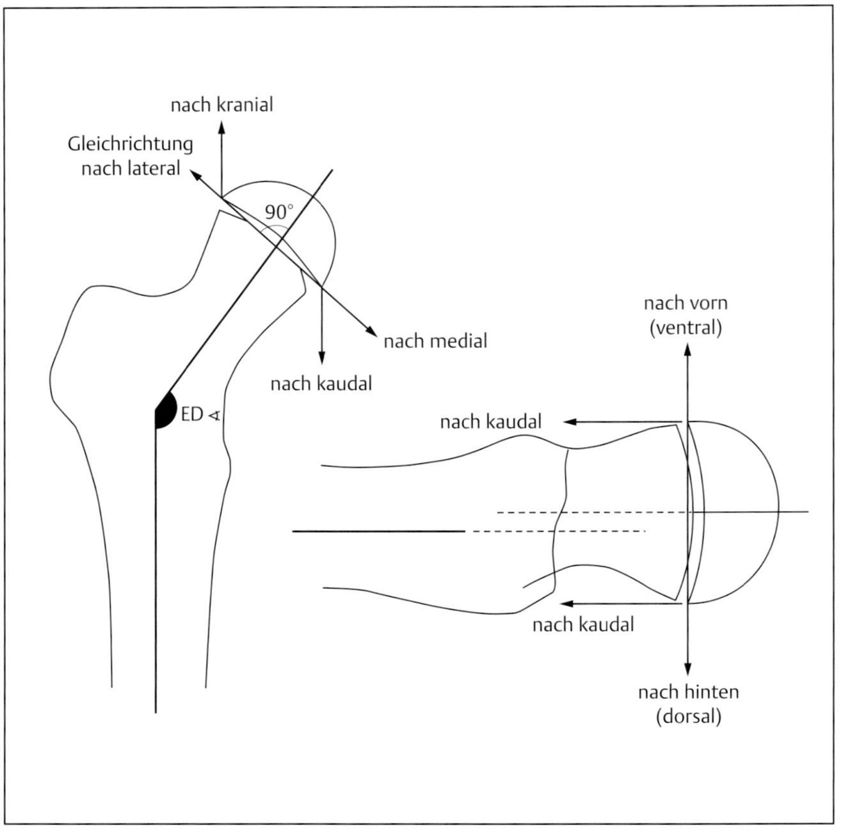

Abb. 14.**70** **Hilfslinien und Winkel zur Bestimmung der Gleitrichtung des Femurkopfs bei der Epiphyseolysis capitis femoris juvenilis.** Auf der a.-p. Röntgenaufnahme wird normalerweise die Femurkopfprojektion von der Femurhalslängsachse etwa halbiert. Die verlängerte Senkrechte auf der Femurepiphysenbasislinie bildet den einen Schenkel des **ED-Winkel**, die Femurschaftlängsachse seinen anderen Schenkel. Auf der 2. Röntgenaufnahme verlaufen die Femurkopf- und Femurschaftachse normalerweise parallel. Im Falle der Epiphysenlösung bilden beide Achsen einen Winkel, den **ET-Winkel**, s. Abb. 14.**77**.

Merke:

1. ET-Winkel < 10° *können* als Spielart des Normalen auftreten (Engelhardt 1984).
2. Zwischen der Gleitrichtung des Femurkopfs und der Größe des CCD-Winkels bestehen regelhafte, also nicht obligate Beziehungen, beispielsweise die Verlagerungsrichtung der Epiphyse nach vorn bei einem CCD-Winkel um 90° (s. Abb. 14.**74**) oder die Vorzugsrichtung nach lateral bei Coxa valga (s. Abb. 14.**75**).

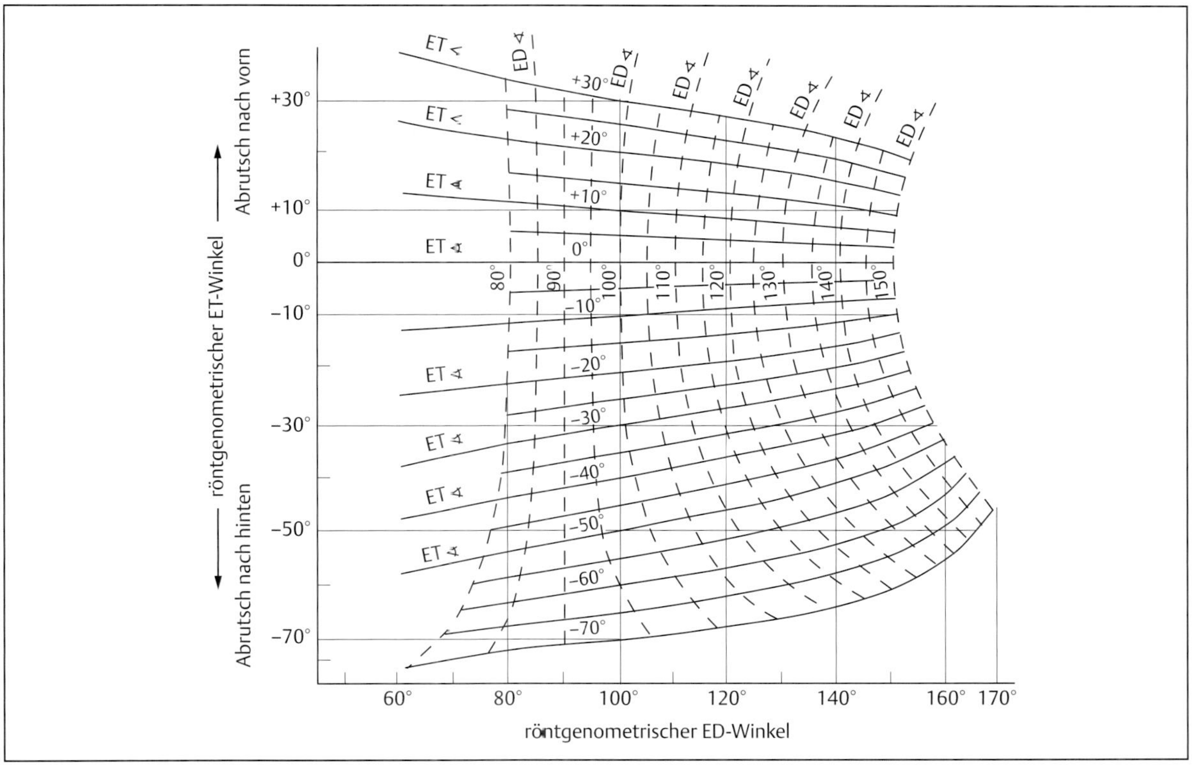

Abb. 14.71 **Röntgenometrische und reale ED- und ET-Winkel nach Gekeler für die Beinlagerung a.-p., bei 90°-Beugung und bei 20°-Abduktion im Hüftgelenk.** Wiedergegeben wurden nur die *praktisch wichtigen* Dislokationensbereiche und Winkel.

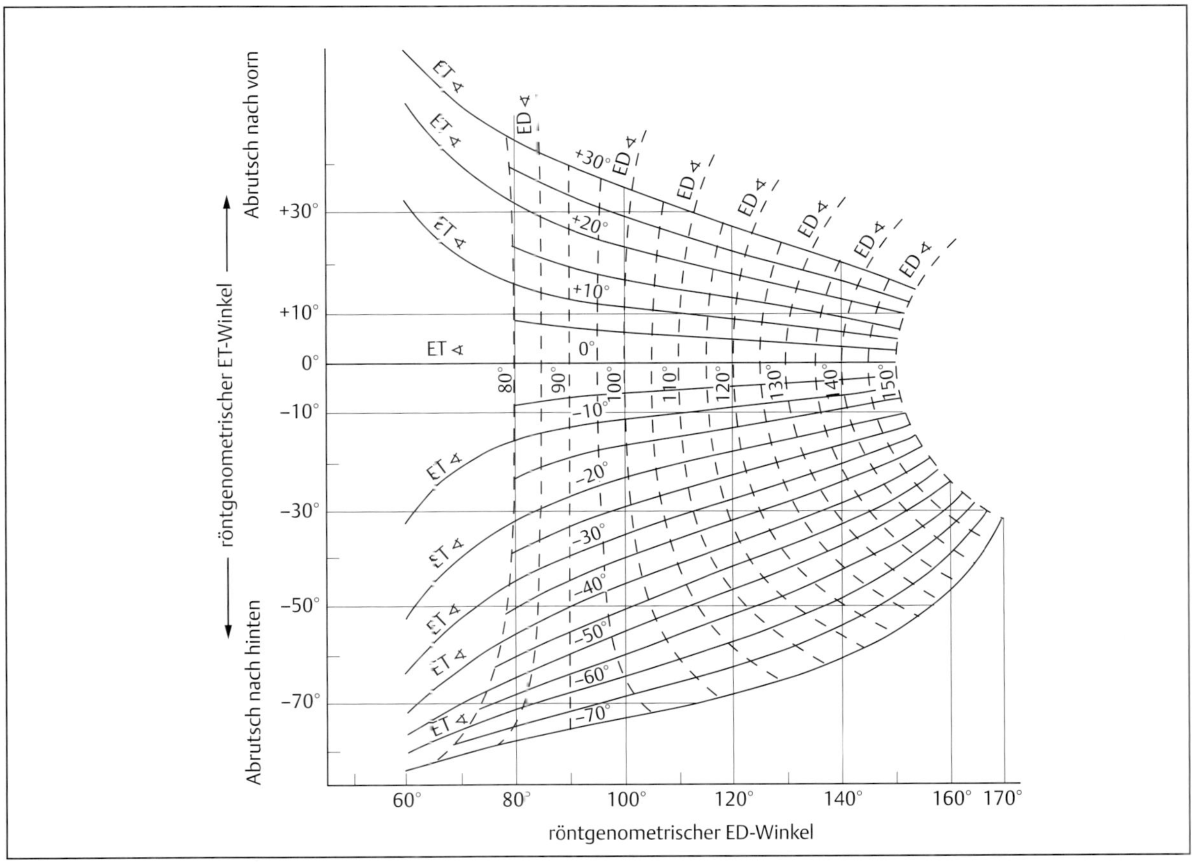

Abb. 14.72 **Röntgenometrische und reale ED- und ET-Winkel nach Gekeler für die Beinlagerung a.-p., bei 90°-Beugung und bei 45°-Abduktion im Hüftgelenk.** Wiedergegeben wurden nur die *praktisch wichtigen* Dislokationensbereiche und Winkel.

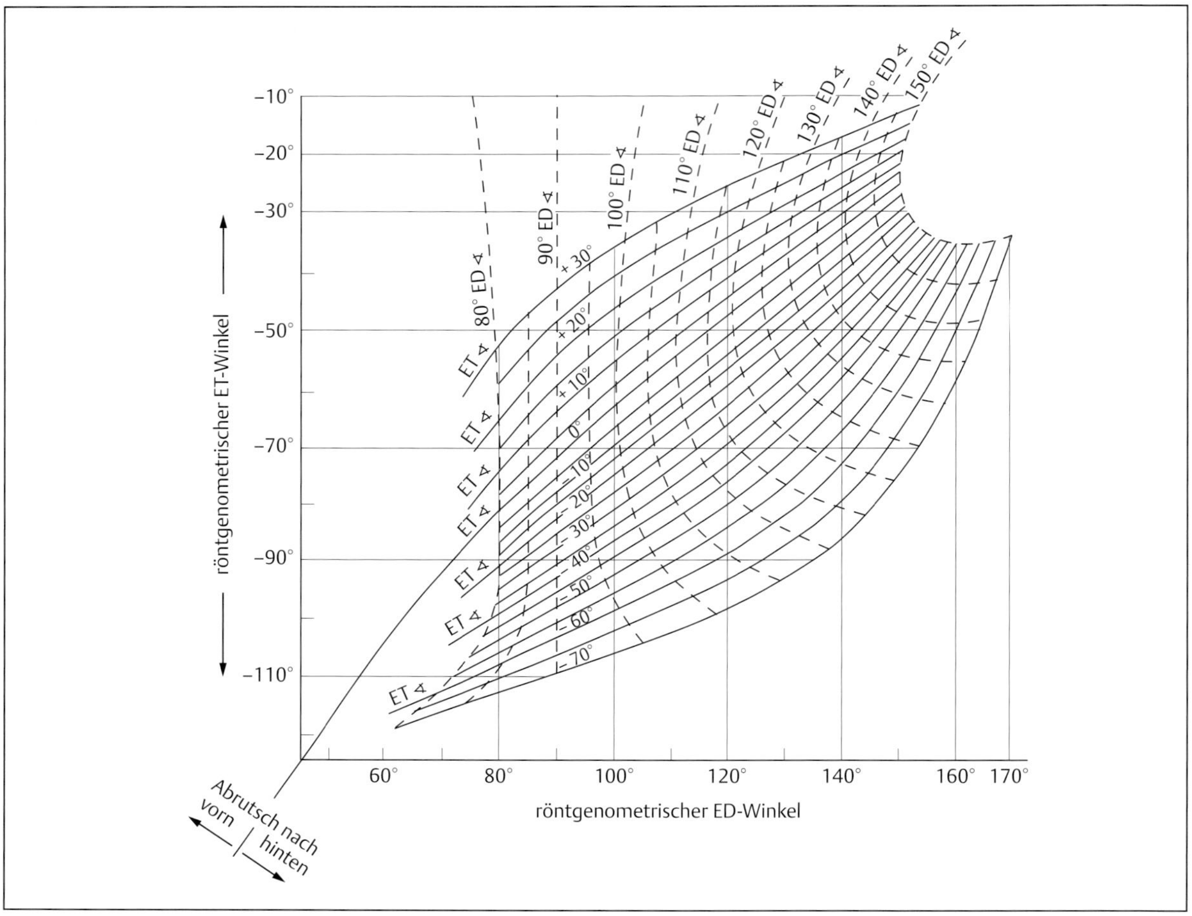

Abb. 14.**73** **Röntgenometrische und reale ED- und ET-Winkel nach Gekeler für die Beinlagerung a.-p., bei 45°-Beugung und bei 45°-Abduktion im Hüftgelenk (sog. Entlastungslagerung).** Wiedergegeben wurden nur die *praktisch wichtigen* Dislokationsbereiche und Winkel.

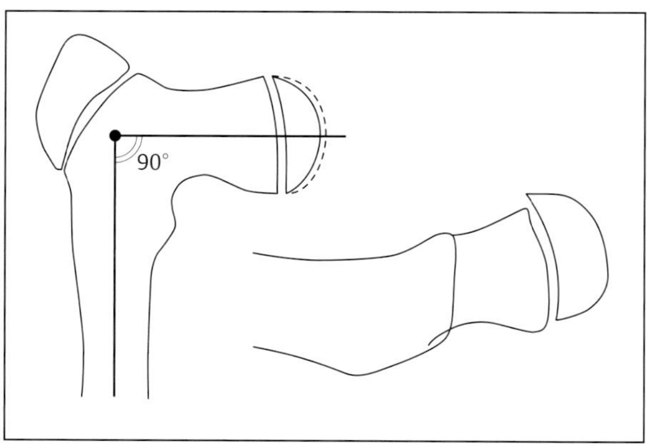

Abb. 14.**74** **Bei einem CCD-Winkel um 90° erscheint die Femurepiphyse in der Regel nach vorn und kaudal geglitten** (*gestrichelt:* ursprüngliche Femurkopfkontur; vgl. Abb. 14.**70**).

Prämobile Epiphysenlösung

Bei der langsam verlaufenden (chronischen) Epiphysenlösung des Femurkopfs (Abb. 14.**74** und Abb. 14.**75**) wird auch die **prämobile Epiphysenlösung = Epiphyseolysis capitis femoris imminens** (lat.: drohend) = **Pre-Slip-Stadium** unterschieden.

Röntgenbefund (Abb. 14.**76**): Die „gelockerte" Epiphysenfuge (anatomisch korrekt: Epiphysenplatte) erscheint im Vergleich zur gesunden Seite diskret verbreitert. Ihre metaphysär gerichtete Kontur ist unscharf. Auf der a.-p. Aufnahme wird die Tangente an der lateralen Femurhalskontur zur Sekante des Femurkopfs: gesunde Seite = erkrankte Seite.

MRT: Die Indikation zur MRT bezieht sich bei *normalem* Röntgenbefund auf das Pre-Slip-Stadium, beispielsweise bei einem Jugendlichen mit Hüftbeschwerden aus einer endokrinen Risikogruppe (s. o.) oder einseitiger bereits diagnostizierter Epiphyseolyse und (neu) aufgetretenen Beschwerden in der röntgenologisch normalen kontralateralen Hüftregion. Bei T1w stellt sich in diesem Stadium die Wachstumsfuge *rundlich umschrieben* oder *diffus erweitert* dar, und zwar gibt sie sich mit interme-

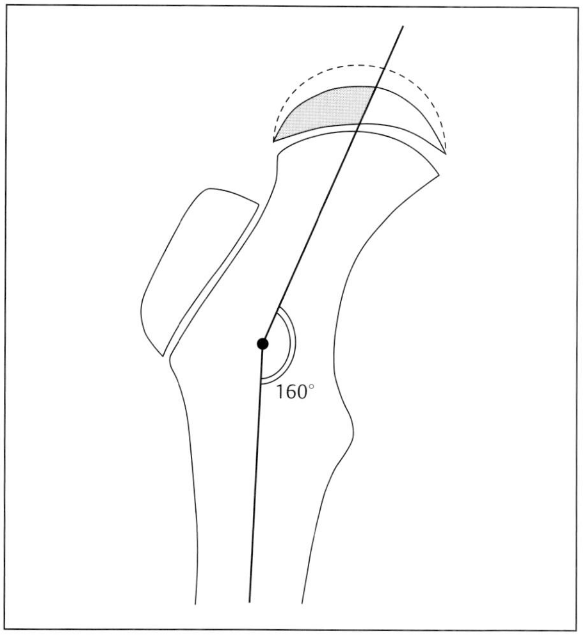

Abb. 14.75 **Bei einem CCD-Winkel um 160° gleitet der „Femurkopf" in der Regel nach lateral, darüber hinaus in diesem Fall auch nach hinten** (*gestrichelt* ist die ursprüngliche Femurkopfkontur gezeichnet).

diärer Signalintensität begrenzt von einem schmalen Rand mit niedriger Signalgabe zu erkennen (Umans et al. 1998). Bei T2-Gewichtung können sich ein begleitender Gelenkerguss und/oder ein Knochenmarködem darstellen. Das Ödem überdeckt manchmal die Veränderungen der Wachstumsfuge.

CT: Im CT findet sich im Pre-Slip-Stadium schon eine diskrete Fugenerweiterung. In diesen Fällen sind die oben beschriebenen Röntgenbefunde in der Regel jedoch bereits nachzuweisen.

Abkipp-/Abscherstadium, akuter Abrutsch

Der Ausdruck **„Epiphyseolysis capitis femoris lenta"** (lat.: langsam) zeigt einen sehr schleichend verlaufenden Gleitvorgang an, bei dem sich knöcherne Ab- und Anbauvorgänge am gleitenden Schenkelhals die Waage halten: Abkippstadium (Abb. 14.**77**). Zwischen Femurkopf und -hals besteht keine Stufe.

Bei der Abscherung fehlen manchmal die adaptiven Ab- und Anbauvorgänge. Dann entsteht eine Stufenbildung zwischen Femurkopf und -hals: Abscherstadium (s. Abb. 14.**77**).

Der akute Abrutsch wird als **Epiphyseolysis capitis femoris juvenilis acuta** bezeichnet. Er setzt eine vollständige Kontinuitätstrennung in der Wachstumsfuge voraus und führt zu akuten Symptomen wie bei einer Schenkelhalsfraktur. Auf dem Röntgenbild klafft ein Spalt zwischen Femurkopf und Femurhals, und der Femurkopf „reitet" mehr oder weniger deutlich auf dem Metaphysenrand (s. Abb. 14.**77**).

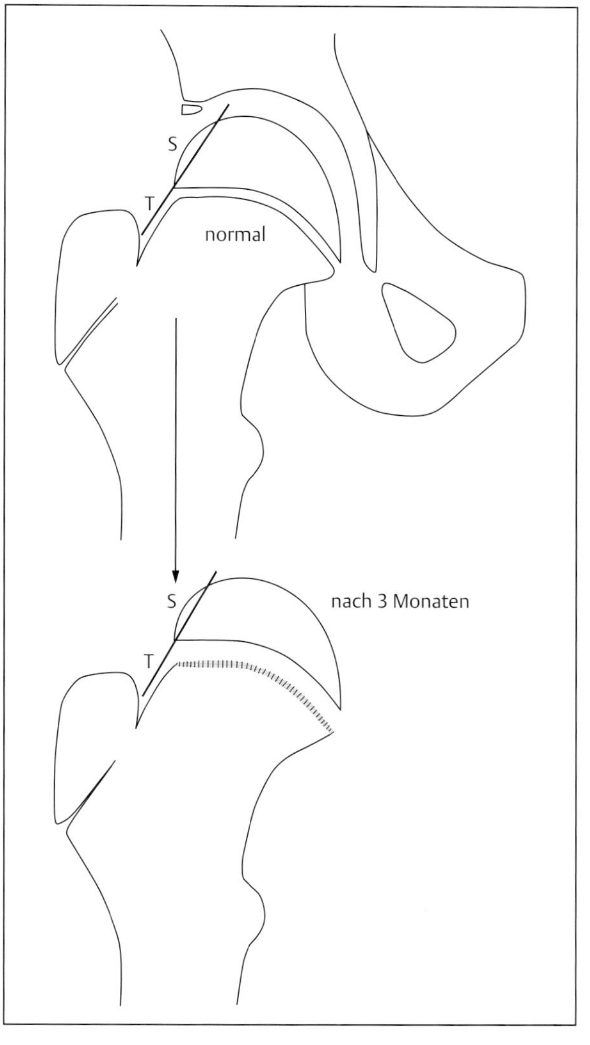

Abb. 14.**76** **Prämobile Epiphyseolysis capitis femoris (Pre-Slip-Stadium).**
Röntgenzeichen: Leichte Verbreiterung der Wachstumsfuge (normalerweise im Adoleszentenalter etwa 1–2 mm breit), Unschärfe ihrer metaphysären Kontur. **Simplifizierend wird der Befund als Auflockerung der Wachstumsfuge beschrieben.** Die Tangente an der oberen Femurhalskontur (T) bleibt Sekante des Femurkopfs (S).

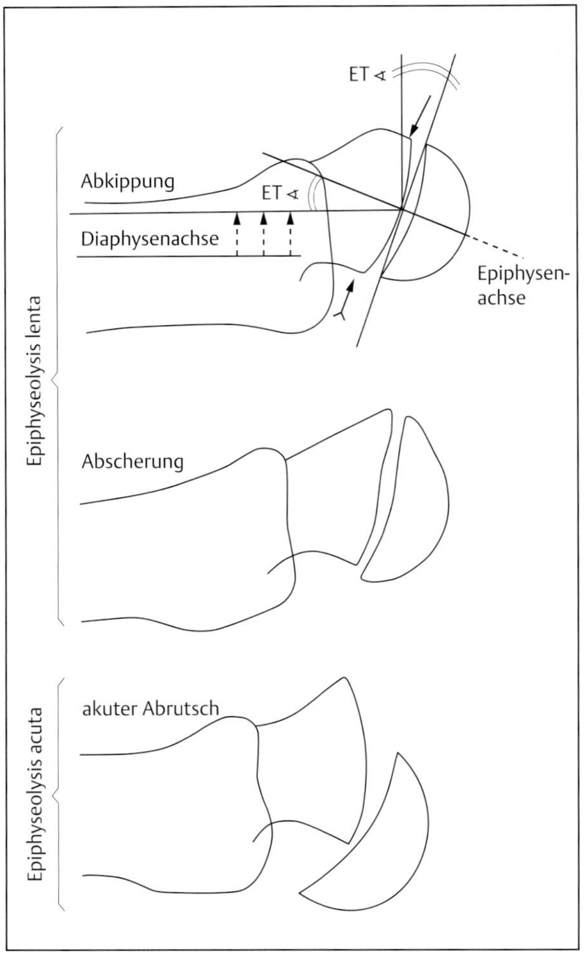

Abb. 14.**77** **Informationsgehalt der 2. Standardröntgenaufnahme bei der jugendlichen Femurkopflösung.**
Oben und Mitte: Femurkopf und -hals behalten den Kontakt miteinander. Die Achsenverhältnisse sind jedoch gestört. **Es handelt sich um einen langsamen Gleitvorgang nach dorsal-kaudal, wenn der Femurkopf als Referenz gewählt wird.** *Oben* erkennt man keine Stufenbildung zwischen der Femurhalskontur und der Femurkopfbasis = **Abkippstadium**. Auf der *mittleren Zeichnung* ist jedoch eine Stufe nachzuweisen = **Abscherstadium**.
Unten: Der klaffende Spalt zwischen dem Femurhals und dem Femurkopf und der auf dem hinteren Femurhalsrand „reitende" Femurkopf weisen auf einen **akuten Abrutsch** nach dorsal-kaudal hin.

Merke:

Der akute Abrutsch kann sowohl dem prämobilen Lockerungsstadium (s. Abb. 14.**76**) als auch den anderen Stadien folgen (*gestrichelte Pfeile:* Parallelverschiebung der Diaphysenlängsachse).

Röntgenbefunde

Die juvenile Epiphysenlösung (Abb. 14.**78**) kommt mit dem altersmäßigen Abschluss des Wachstums zum Stillstand. Unbehandelt, zu spät oder inadäquat behandelt, zeigen sich ohne oder bei noch zu erwartender Sekundärarthrose 2 Formalternativen im Röntgenbild (Abb. 14.**79**):

- Der Röntgenbefund des **spontan stabilisierten, in der Regel asymptomatischen juvenilen Epiphysengleitens**. Solch ein Befund wird entweder zufällig bei einer anderen Indikation zur Röntgenuntersuchung entdeckt oder dann, wenn sich trotz der nur geringen Achsenabweichung eine Koxarthrose enwickelt hat.
- Die unter charakteristischer Schenkelhalsdeformierung stabilisierte juvenile Epiphyseolysis capitis femoris.

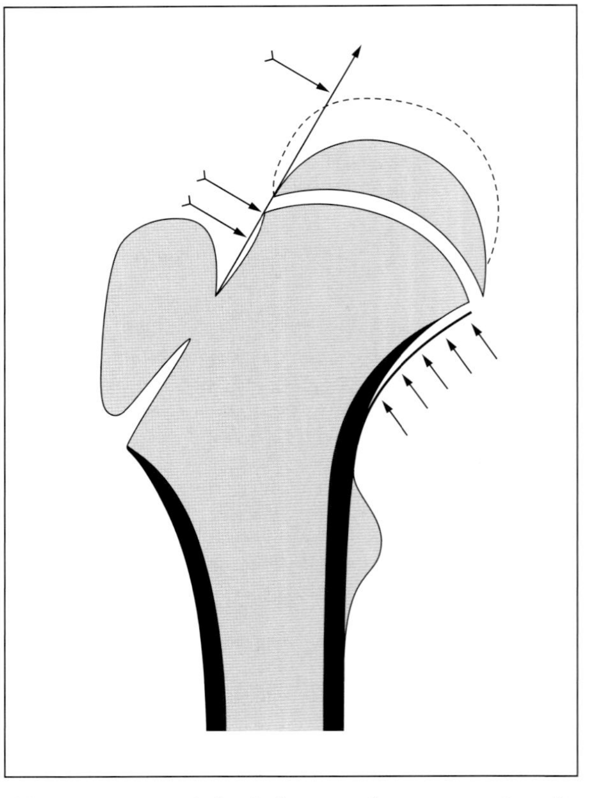

Abb. 14.78 **Röntgenbefunde bei juveniler Femurepiphysenlösung auf der a.-p. Aufnahme.** Durch das Abgleiten des Femurkopfs nach hinten entsteht das Röntgenzeichen der „untergehenden Sonne", d. h., der Femurkopf stellt sich höhengemindert in der Hüftpfanne dar *(Normalkontur gestrichelt)*. Der dorsal-kaudale Abgleitvorgang offenbart sich außerdem daran, dass die Tangente an der lateralen Femurhalskontur *(geschwänzte Pfeile)* nicht mehr die Sekante des Femurkopfs bildet, sondern ebenfalls zur Femurkopftangente wird oder den Femurkopf gar nicht mehr berührt. Bei geringem dorsal-kaudalem Abgleiten des Femurkopfs erkennt man, dass die verlängerte Femurhalstangente einen kleineren Abschnitt des Femurkopfs schneidet als auf der gesunden Seite. Die *Pfeile* weisen auf eine Periostlamelle, die bei der juvenilen Femurepiphysenlösung entstehen kann. *Nicht* eingezeichnet wurden folgende mögliche Röntgenbefunde der juvenilen Epiphysenlösung: metaphysäre Ossifikationsstörungen (metaphysäre Strukturauflockerung, Demineralisation, Konturdefektbildung).

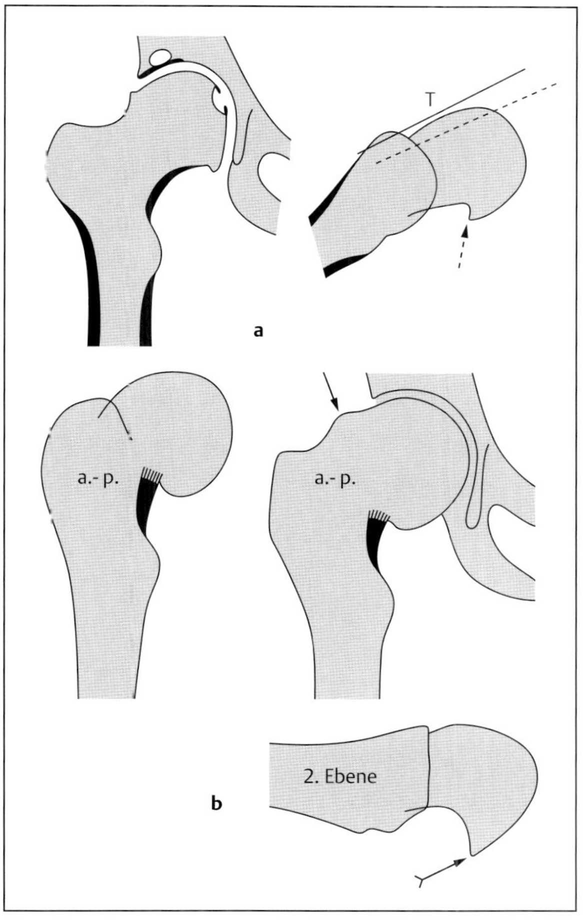

Abb. 14.**79a, b** **Im Erwachsenenalter nachweisbare Formveränderungen nach durchgemachter juveniler Epiphysenlösung am proximalen Femur.**

a **Zustand nach asymptomatischem, spontan stabilisiertem juvenilem Epiphysengleiten.** Auf der a.-p. Röntgenaufnahme fällt eine mittelgradige Koxarthrose ohne Hinweis auf eine zusätzliche biomechanische Präarthrose auf. Die Aufnahme in der 2. Ebene (Lauenstein-Position) zeigt, dass als präarthrotische Deformität ein selbststabilisiertes Epiphysengleiten identifiziert werden kann. Siehe die Tangente (T) an der oberen Femurhalskontur, die ebenfalls als Tangente des Femurkopfs verläuft (normalerweise müsste sie zur Sekante des Femurkopfs werden, s. die *gestrichelte Linie*). Der „Sporn" *(gestrichelter Pfeil)* ist kein Arthroseosteophyt, sondern zeigt das Ausmaß des abgelaufenen Gleitvorgangs an, d. h., der Schenkelhals ist realiter nach oben geglitten. Der „Sporn" ist der „stehen gebliebene" hintere Kalottenanteil.

b **Zustand nach anamnestisch bekannter und konservativ behandelter Epiphyseolysis capitis femoris.** Merkmale: steil verlaufende, verbreiterte mediale Femurhalskompakta (Adam-Bogen) und vom Ausmaß des Abgleitens abhängiger „Femurhalshöcker" *(Pfeil)*; s. auch den „Sporn" *(geschwänzter Pfeil*, vgl. **a**). Regelrecht abgebildetes Azetabulum. Der „Femurhalhöcker" gibt häufig Anlass für das femoroazetabuläre Impingement.

Komplikationen

Zu den Komplikationen der juvenilen Epihysenlösung des Femurs gehören:

- Die ischämische Femurkopfnekrose (Mickelson et al. 1979) nach akutem Abrutsch oder therapeutischer Korrekturosteotomie ist eine *Frühkomplikation* (in Zusammenhang mit dem operativen Eingriff kann es auch zur Infektion kommen).
- Die Adoleszentenchondrolyse tritt nicht nur als *Frühkomplikation* der juvenilen Epiphyseolysis capitis femoris auf, sondern manchmal auf der gesunden Seite. Die Adoleszentenchondrolyse wurde als *idopathisch* in Kap. 11 „Gelenke der Hand", Abschnitt „Seltene Differenzialdiagnosen der juvenilen idiopathischen Arthritis", beschrieben und dort auch auf ihre Differenzialdiagnose eingegangen. Sie ist als ein seltenes *Sekundärphänomen* bei folgenden pathologischen Zuständen in der Hüftregion bekannt:
  - juvenile Femurepiphysenlösung
  - Morbus Perthes
  - adulte ischämische Femurkopfnekrose (Lequesne 1972)
  - posttraumatisch
  - nach sehr langer Hüftimmobilisation (Duncan et al. 1979)

  Die Chondrolyse bei der juvenilen Epihysenlösung vervielfacht ihr Risiko zur Sekundärarthrose des Hüftgelenks.
- Die Koxarthrose ist eine *Spätkomplikation*, deren Risiko mit zunehmendem Gleitvorgang steigt.

Physiologische Pfannenbodenprominenz

Die physiologische Pfannenbodenprominenz (Imhäuser 1952) ist ein normaler Entwicklungsvorgang (Abb. 14.**80**). Zwischen dem 7. Lebensjahr und der Pubertät kommt es nämlich zu einer mehr oder weniger auffallenden, beckeneinwärts gerichteten Vorwölbung des Azetabulums, jedoch *ohne* entsprechend ausgerichtete Verschiebung des Femurkopfs. Vielmehr hat sich die Hüftpfanne passager verdickt.

Protrusio acetabuli

Die Protrusio acetabuli (Abb. 14.**81**) tritt **idiopathisch (primär)** und **symptomatisch (sekundär)** auf. Die primäre Protrusio acetabuli ist eine gynäkotrope Formstörung, die sich in der Adoleszenz entwickelt. Verschiedene Pathogenesen werden diskutiert, beispielsweise dass sie in Zusammenhang mit der gleichzeitig nachweisbaren Coxa vara und der Retrotorsion des Femurhalses entsteht oder infolge eines vorzeitigen Schlusses der Y-förmigen Wachstumsfuge der Hüftpfanne die Rückbildung der physiologischen Pfannenbodenprominenz unterbleibt. Schließlich kann eine Hüftpfannenprotrusion auch im Rahmen bestimmter konstitutioneller Osteochondrodysplasien, also auf dem Boden von Wachstums- und Entwicklungsstörungen des Knorpel- und/oder Knochen-

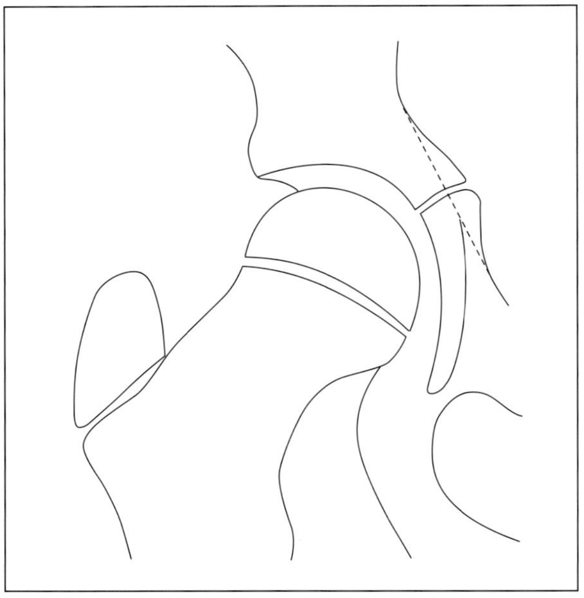

Abb. 14.**80** **Physiologische Prominenz des Hüftpfannenbodens in der Präpubertät** (die *gestrichelte Linie* setzt den eigentlich zu erwartenden Verlauf der Linea terminalis fort).

gewebes, auftreten. Die Protrusio acetabuli lässt sich röntgenologisch definieren (Armbuster et al. 1978): Parameter sind auf der a.-p. Röntgenaufnahme die Azetabulumlinie (= beckeneinwärts, d. h. medial gelegener Rand der Pfannengrube) und die ilioischiadische (projektionsbedingte „weiße") Linie. Eine Hüftpfannenprotrusion liegt vor, wenn die Azetabulumlinie die ilioischiadische Linie um 6 oder mehr bei Frauen und bei Männern um 3 oder mehr Bildmillimeter überschreitet (s. Abb. 14.**81**).

Die symptomatische, d. h. sekundäre Protrusio acetabuli gibt sich in jedem Alter und unabhängig vom Geschlecht zu erkennen. Ihre Voraussetzung sind Erkrankungen, die zu einer Vertiefung des Azetabulums führen – vor allem entzündliche (arthritische, osteomyelitische), hämophile, traumatische, osteoradionekrotische Schädigungen und die Folgen osteomalazisch-osteoporotischer Stoffwechselstörungen seien genannt. Die charakteristischen knöchernen Umbauvorgänge des koxalen Morbus Paget können am proximalen Femur nicht nur eine Coxa vara auslösen, sondern auch den Gelenkknorpel des Hüftgelenks angreifen. Entsprechendes gilt für den protrusiofördernden Azetabulum-Paget. Dabei kommt es häufig zu einer schweren Schädigung des Gelenkknorpels mit der Folge einer **Paget-Koxopathie**, die sich besonders früh im CT nachweisen lässt (Heller u. Dihlmann 1983). Zu ihren bildgebenden Befunden gehören die Verschmälerung des Gelenkspalts und evtl. auch Erosionen, Befunde, die im Verlauf in das Bild der Koxarthrose einmünden. Solche Paget-Arthropathien sind auch an anderen Gelenken bekannt, z. B. am Knie-, am Talokruralgelenk und im Karpalbereich.

Osteochondrosis dissecans

Die Annahme einer röntgenologisch diagnostizierten, monartikulären, selten bilateralen, extrem selten familiär-chondrodysplastischen Osteochondrosis dissecans des Femurkopfs, seltener der Hüftpfanne, setzt vielfältige differenzialdiagnostische Erwägungen voraus. Der Hüftbereich gehört nämlich nicht zu den Vorzugslokalisationen (s. Kniegelenk) dieser fokal-subchondralen Knochenschädigung – sehr wahrscheinlich im Sinne einer (Ermüdungs-) Fraktur – mit konsekutivem Schaden des Gelenkknorpels.

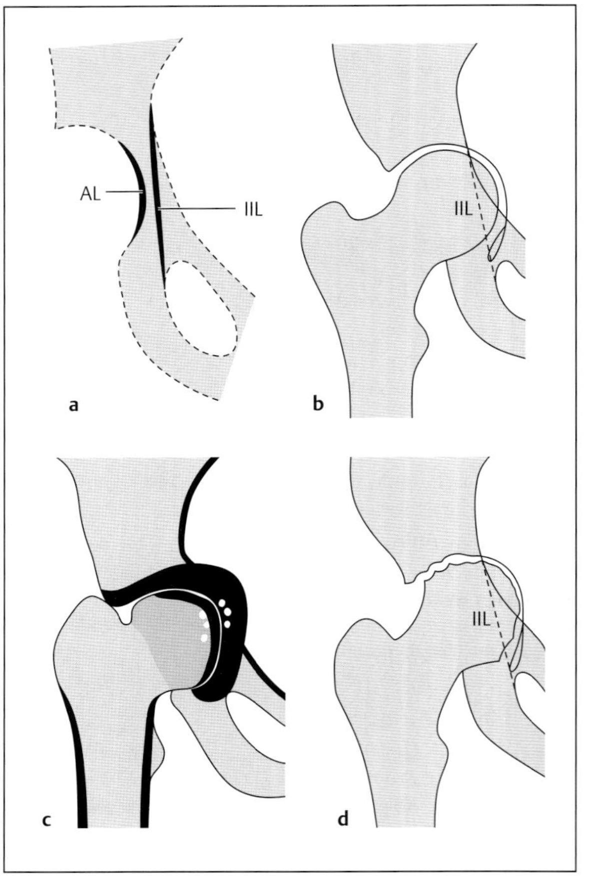

Abb. 14.**81a–d** **Protrusio acetabuli.**

Merke:

Die Sekundärarthrose bei idiopathischer Protrusio acetabuli gibt sich röntgenologisch in der Regel zuerst an einer „zentralen" Gelenkspaltverschmälerung zu erkennen.

a **Normalerweise** „überschreitet" die Azetabulumlinie (AL) die ilioischiadische Linie (IIL) überhaupt nicht oder weniger als 3 (♂) oder 6 Bildmillimeter (♀). Anderenfalls ist die Diagnose „Protrusio acetabuli" gerechtfertigt. Die Tränenfigur wurde nicht eingezeichnet, da sie auch bei normalem Hüftgelenk verschiedene „Positionen" zur ilioischiadischen Linie einnehmen kann (Armbuster et al. 1978).

b **Idiopathische Hüftpfannenprotrusion.**

c **Sekundäre Koxarthrose** bei idiopathischer Hüftpfannenprotrusion. Siehe das typisch verdickte und sklerosierte Azetabulum und die Coxa vara.

d **Sekundäre Hüftpfannenprotrusion** (rheumatoide Arthritis).

Röntgenologische Differenzialdiagnosen der Osteochondrosis dissecans („bei bereits geborener Gelenkmaus" oder hinsichtlich des „verlassenen Mausbetts")

- Abrisse
- Ausrisse
- persistierende Schaltknochen der Hüftpfanne (Ossa acetabuli anterius, posterius)
- Os ad acetabulum (persistierende laterale Pfannendachapophyse und deren Differenzialdiagnose s. Abb. 14.**2**)
- Entwicklungsstörungen bei Osteochondrodysplasien und lysosomalen Speicherkrankheiten, z. B. Mukopolysaccharidosen
- beim Wiederaufbau des Femurkopfs im Rahmen des Morbus Perthes liegen gebliebene Femurkopfanteile
- unvollständige Restitution des Femurkopfs beim behandelten juvenilen Myxödem bzw. beim Kretinismus
- umschriebene Verknöcherungen des Labrum acetabulare
- „alte" osteomyelitische Pfannenranddissektion (Anamnese)
- beginnende Chondromverkalkung bei Synovialchondromatose
- metaplastische Verknöcherung dicht am Ursprung des Lig. iliofemorale
- Osteochondropathie bzw. Abrissfraktur oder persistierender Knochenkern der Spina iliaca anterior inferior

Solange das halbmondförmige Dissekat in seinem ebenfalls halbmondförmigen („Maus"-)Bett liegt, sich von ihm durch einen Aufhellungssaum abgrenzt und die Dissektion sich durch Beschwerden zu erkennen gibt (rezidivierender Belastungsschmerz und Ergussbildung), gelingt in der Regel die Röntgendiagnose (Abb. 14.**82**). Anderenfalls und im Hinblick auf die Therapie ist aus bildgebender Sicht ein MRT indiziert (s. Kap. 15 „Knie- und Tibiofibulargelenk", Abschnitt „Fehlstellungen im Kniegelenk"). Das dislozierte Dissekat ruft typischerweise, aber nicht obligat rezidivierende Gelenkblockierungen hervor. Die unbehandelte Osteochondrosis dissecans wirkt in Abhängigkeit von ihrer Größe als biomechanische Präarthrose.

Adulte ischämische (avaskuläre) Femurkopfnekrose

Diese kann sich als biomechanische Präarthrose auswirken. Die Krankheitsbezeichung weist einerseits darauf hin, dass sie als Folge einer Unterbrechung der Blutversorgung kleiner bis größerer Segmente oder des gesamten Caput femoris auftritt. Andererseits soll das Attribut „adult" anzeigen, dass im Gegensatz zum kindlichen Morbus Perthes Erwachsene im jüngeren und mittleren Lebensalter davon betroffen werden, und zwar vorwiegend Männer zwischen dem 25. und 45. Lebensjahr. Etwa die Hälfte der Femurkopfnekrosen tritt bilateral gleichzeitig oder zeitversetzt im Abstand von Monaten oder Jahren auf.

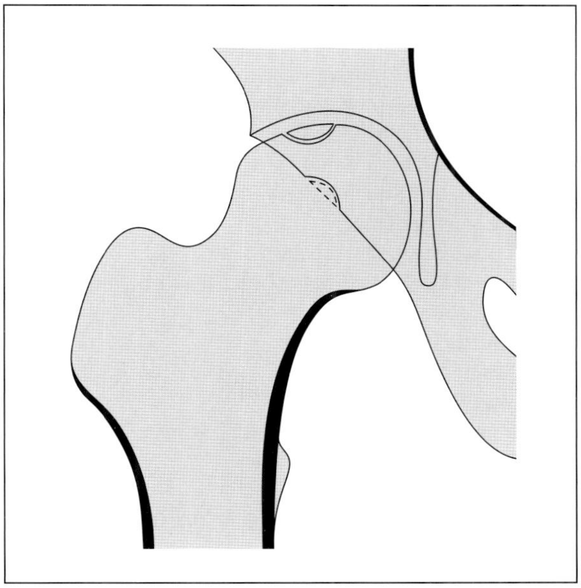

Abb. 14.**82** **Osteochondrosis dissecans des Femurkopfs und des hinteren Azetabulumrands** (vgl. Abb. 14.**2**, Differenzialdiagnose). Das halbmondförmige Dissekat („Maus") liegt in seinem Bett („Mausbett").

Hinsichtlich der **Ätiologie** der adulten ischämischen (avaskulären) Femurkopfnekrose wird unterschieden:

- traumatische Femurkopfnekrose
- assoziierte Femurkopfnekrose
- idiopathische Femurkopfnekrose

Ensprechendes gilt auch für Nekrosen anderer knöcherner Gelenksockel.

Traumatische Femurkopfnekrose

Schenkelhalsfrakturen, isolierte Trochanterbrüche und intertrochantäre Osteotomien können die Blutversorgung des Femurkopfs entweder durch Ruptur oder Thrombose der A. circumflexa femoris lateralis (R. ascendens) oder durch eine kompressionsbedingte, zeitabhängige venöse Tamponade und ihre Folgen bei stärkerem Hämarthros unterbrechen. Die traumatische Hüftluxation und Luxationsfrakturen gefährden außerdem auch den R. acetabularis der A. circumflexa femoris medialis. Die posttraumatische *Frühnekrose* Wochen bis Monate nach dem Unfall oder Osteotomie wird von der *Spätnekrose* nach 1–2 Jahren oder noch später unterschieden.

> **! *Merke***
> Femurkopfnekrosen können aber auch im Gefolge von Beintraumen auftreten, deren traumatischer Schwerpunkt sich in der Extremitätenperipherie offenbart.

Assoziierte Femurkopfnekrose

Die ischämische Femurkopfnekrose tritt bei einer Vielzahl von Erkrankungen und pathologischen Zuständen assoziiert auf. Bei ihnen führt in 1. Linie eine (kapilläre bzw. sinusoidale, arterioläre und venuläre) Störung der Mikrozirkulation zum Knochenmark- und Knochenzelltod. Als Beispiele seien genannt:

- chronischer Alkoholabusus
- Fett- und Kohlenhydratstoffwechselstörungen
- Pankreasaffektionen
- Hyperurikämie bzw. Gicht
- Gerinnungsstörungen
- Polycythaemia rubra vera
- Hämoglobinopathien mit Bildung starrer Sichelzellen
- neurogene Osteoarthropathien
- Tumorwachstum
- Dekompressionssyndrom (durch Stickstoffbläschen)
- Morbus Gaucher (s. dort)
- schwere Verbrennungen
- Endokarditis (durch embolische Verschleppung)
- klassische Kollagenkrankheiten (vor allem der systemische Lupus erythematodes und das mit ihm oder anderen Erkrankungen in Zusammenhang oder primär auftretende Antiphospholipidsyndrom; s. dort)
- Vaskulitis im Verlauf der Graft-versus-Host-Reaktion bei Rezipienten von nicht autologem Knochenmark (Sixou et al. 1995)
- Kortikosteroidtherapie
- Morbus Cushing
- Schenkelhalsosteomyelitis (als Beispiel für die septische Osteonekrose)
- Koxarthrose

Vergleiche auch Kap. 3 „Einführung in die Arthritis- bzw. Synovitisdiagnostik", Abschnitt „Arthritische Kollateralphänomene und die Differenzialdiagnose des regionalen Knochendefizits": transitorisches Knochenmarködemsyndrom.

Idiopathische Femurkopfnekrose

Bei der idiopathischen Fermurkopfnekrose lässt sich kein sicherer Zusammenhang mit Vor- oder Parallelerkrankungen nachweisen. Die Literaturdurchsicht zeigt jedoch, dass die Gruppe der idiopathischen Osteonekrosen zugunsten des assoziierten Knochentods abnimmt, wobei allerdings nicht immer zwischen Assoziation und Koinzidenz unterschieden wird.

Formal-pathogenetische Typisierung

Die ischämischen Osteonekrosen – seien sie manifest als epiphysärer oder apophysärer Knochentod bzw. -nekrose im Gelenksockel, seien sie apparent als meta-/diaphysärer Knochen(-mark-)infarkt – lassen sich auch **formalpathogenetisch** typisieren: Ischämie durch intraluminären Verschluss (Thrombose, Embolie), Obliteration, die von einem Gefäßwandprozess ausgeht, und flüssigkeitsbedingte oder zelluläre Gefäßkompression. Häufig überschneiden sich diese Pathogenesen, d. h., viele Osteonekrosen sind sowohl ätiologisch als auch pathogenetisch das Ergebnis *multifaktorieller* deletärer Einflüsse. Als gesichertes Beispiel sei einerseits die rheumatoide Arthritis genannt, die ohne *und* unter Kortikosteroidbehandlung zur ischämischen Osteonekrose neigt. Andererseits gibt es Hautkrankheiten, die ohne Beteiligung des Gleit- und Stützgewebes verlaufen, bei denen jedoch die Kortikosteroidtherapie das Risiko für Osteonekrosen signifikant steigert.

Außerdem sind Osteonekrosen bekannt, bei denen primär die Einwirkung auf Knochenzellen deren Zugrundegehen auslöst, wie z. B. durch Strahlentherapie der Beckenorgane oder des Mammakarzinoms (Humeruskopf, Klavikulaanteile).

Morbus Gaucher

Der Morbus Gaucher ist ein Beispiel für Erkrankungen, bei denen Zellaggregate, nämlich lipidbeladene Makrophagen (sog. Gaucher-Zellen), durch Gefäßkompression den pathobiologischen Prozess in Gang setzen, der zu ischämischen Osteonekrose führen kann. Diese lysosomale Speicherkrankheit vom Typ Lipidose geht auf einen rezessiv-autosomal weitergegebenen Defekt eines Gens zurück, das die Synthese des Enzyms saure Glukozerebrosid-β-Glukosidase regelt. Dadurch kommt es zur intrazellulären Speicherung und Überladung ihrer undegradierten, bei der Mauserung der Blutzellen anfallenden Zielmoleküle, nämlich Kerasin (Glukosylzeramid), im Monozyten-Makrophagen-System. Sie lassen sich u. a. in der Leber, in der Milz, im Knochenmark, in den Lymphknoten und außerdem im ZNS nachweisen. Bei der prognostisch günstigeren chronischen Skelettform (Typ I) dominieren die Hepatosplenomegalie und Knochenveränderungen. Sie werden ausgelöst durch die großen speichernden Gaucher-Zellen. Diese sich ausbreitenden Zellen induzieren den Knochenabbau, der von reaktiver Knochenneubildung gefolgt wird. Dadurch kommt es zu einem pathologischen lytischen, oft auch fleckig-osteoplastischen Umbau der Knochenstruktur und zu Periostreaktionen, in deren Zusammenhang pathologische Frakturen, beispielsweise über eine Markraumaufweitung, Kompaktaaufblätterung oder -destruktion, auftreten können. Außerdem sind Knochen(-mark-)infarkte bekannt („Doppelbandzeichen"). Das Femur wird von diesen Veränderungen gewöhnlich zuerst und am häufigsten betroffen. Eine bekannte pathologische Kombination am Femur ist seine ischämische Kopfnekrose und die distalmetaphysäre Formveränderung („Taillenverlust") im Sinne der *Erlenmeyer-Kolbendeformität* (Abb. 14.**83**). Diese Kombination wird nur noch bei der Sichelzellkrankheit beobachtet.

Vor allem im Wachstumsalter kann es beim Morbus Gaucher im Gefolge von akuten Knochenmarkischämien durch Gaucher-Zellen zum klinischen Bild der **Pseudoosteomyelitis** kommen: Unter starken Schmerzen und lokaler Weichteilschwellung – begleitet von hohem Fieber, Leukozytose und beschleunigter BSG – gibt sich eine krisenhafte Situation zu erkennen, die *klinisch* der akuten hämatogenen Osteomyelitis entspricht. Die MRT trägt ent-

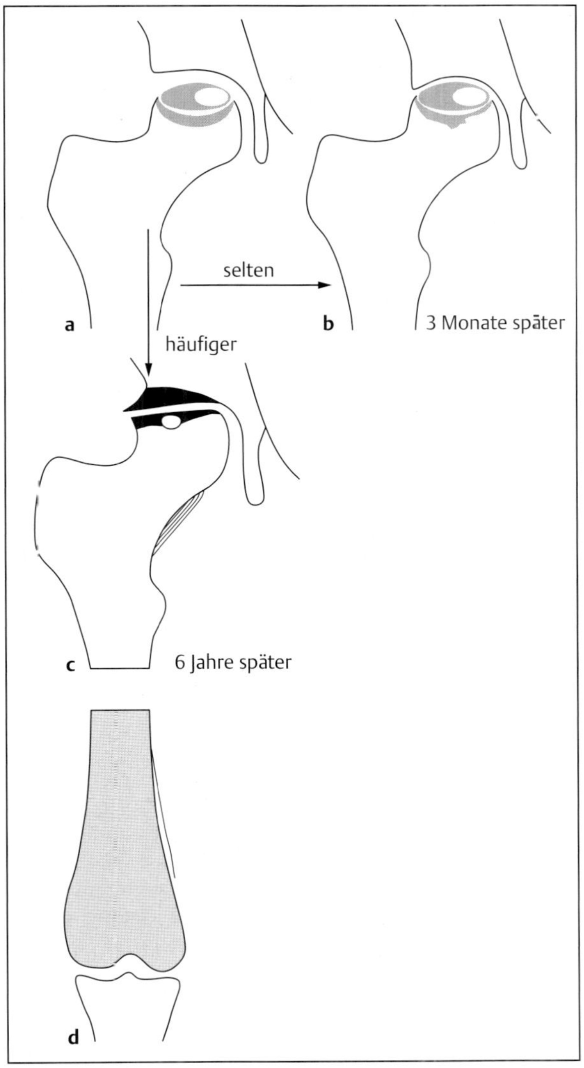

Abb. 14.**83a–d Femurkopfnekrose (a), Komplikation (b) und Spätfolge (c) derselben.**

a, b Bei bekannter Femurkopfnekrose tritt in wenigen Monaten eine erhebliche reaktionslose Gelenkspaltverschmälerung auf. *Diagnose:* sog. Chondrolyse.

a, c Arthrotische Gelenkruine nach nicht erkannter und daher inadäquat behandelter Femurkopfnekrose. Der nekrotische Femurkopfbereich ist weitgehend abgebaut worden. Dezentrierung des Femurkopfs (Wiberg-Zeichen, s. dort). Ohne Kenntnis des *Röntgenbefunds* **a** sind die Femurkopfnekrose und ihre Ätiologie nicht zu identifizieren, es sei denn, eine Röntgenaufnahme des distalen Femurs läge vor! Sie zeigt *in diesem Fall* die sog. *Erlenmeyer-Kolbendeformität* (**d**). Diese durch Knochenmarkexpansion und fakultative Periostreaktion ausgelöste Formveränderung kommt *in Verbindung mit einer Femurkopfnekrose* nur bei der **Gaucher-** und **Sichelzellkrankheit** vor.

scheidend zur Differenzialdiagnose bei. Gelingt mit ihrer Hilfe der Nachweis eines periostalen Hämatoms, und zwar signiert durch intermediäre bis hohe Signalintensität auf T1- und T2-gewichteten Sequenzen und fehlendes Enhancement nach Gadoliniuminjektion, so spricht dies für die Attacke einer Gaucher-Pseudoosteomyelitis und gegen eine akute bakterielle Osteomyelitis (Weisstein et al. 2001). Die Blutungsbereitschaft beim Morbus Gaucher ist in diesen Fällen die Folge einer massiven Expansion seiner charakteristischen Zellelemente im blutbildenden Knochenmark.

Selten treten Gaucher-Zellen über Osteolysen in die umgebenden Weichteile über und erwecken dann den Verdacht eines Neoplasmas, zumal myeloproliferative Erkrankungen bei Gaucher-Patienten häufiger auftreten sollen als in der Normalpopulation (Hermann et al. 1994).

Im Übrigen hat die ethnische Zuordnung der Patienten beim Morbus-Gaucher-Verdacht eine differenzialdiagnostische Bedeutung. Ihre Prävalenz liegt bei ashkenasischen Juden aufgrund ihres anderen genetischen Profils etwa 10-mal höher als bei nicht jüdischen Populationen.

Der Befall *kleiner Knochen* gibt sich beim Morbus Gaucher nicht nur an Markraumaufweitung mit Kompaktaverdünnung und Osteopenie zu erkennen, sondern manchmal auch durch synoviales Auftreten von Gaucher-Zellen. Dann kommt es zu schmerzhaften, spindelförmigen Anschwellungen der Fingergelenke (Weizman et al. 1982), und die Differenzialdiagnose zur Koinzidenz mit der juvenilen idiopathischen Arthritis muss gestellt werden.

Allgemeines Gaucher-Suspizium: Ischämische Osteonekrose, „Oligoarthritis" bzw. Gelenkerguss und/oder Knochenschmerzen (evtl. krisenhaft, evtl. ohne röntgenologisches Korrelat), Splenomegalie (>4 Wochen).

Ein weiteres Beispiel für die Pathogenese der (Femurkopf-)Osteonekrose durch zelluläre Gefäßkompression ist die *chronische myeloische Leukämie.* Sie kann nämlich auch ohne Kortikosteroidtherapie solchen Knochentod auslösen (Leone et al. 1996).

Die *Klinik* der Femurkopfnekrose stützt sich im beginnenden symptomatischen Stadium (belastungsabhängige Schmerzen) vor allem auf ein Kapselmuster mit starkem Schmerz bei Innenrotation. Dieser an sich unspezifische Befund weist jedoch auf eine *intraartikuläre* Läsion des Hüftgelenks hin, die der bildgebenden Klärung bedarf.

Sieben Grunderkenntnisse des osteonekrotischen Geschehens

Aus 7 Grunderkenntnissen lässt sich die Dynamik des osteonekrotischen Geschehens ableiten. Sie spiegeln sich direkt oder indirekt bei der Bildgebung wider (Sissons et al. 1992, Hofmann et al. 1994):

1. Die Knochenmarkzellen (im Femurkopf des Erwachsenen: Fettzellen) sind anoxieempfindlicher als die Knochenzellen. Das Knochenmark kann daher noch vor dem Absterben der Knochentrabekeln nekrotisch werden (Hauzeur et al. 1991). Der Zelltod erfasst auch die intraossären Gefäße. Insgesamt führt dies in den Markräumen zu einer ödematösen Durchtränkung, die über die Nekrosezone weit hinausreichen kann – daher ist im proximalen Femur bis hin zur Intertrochantärregion ein sympathisches Knochenmarködem möglich. **Stichwort:** *initiales* **unspezifisches (reversibles? irreversibles?)** *Knochenmarködem.*

2. In die Knochenmarknekrose diffundieren aus der vitalen Umgebung Mineralsalze hinein (Folge der pH-Änderung?): **zentripetaler Einstrom**. Sie reagieren mit Fettsäuren und schlagen sich an amorphen avitalen Zellresten diffus-granulär nieder. Sie können aber auch größere, röntgenologisch erkennbare Agglomerate bilden, zumal die Niederschläge oft einen höheren Mineralgehalt als benachbarte tote Trabekeln haben (Abb. 14.**84**). **Stichwort:** *zentripetal gerichteter Einstrom* vor allem von Kalziumsalzen in die Nekrosezone. Sie bilden dort (röntgendiagnostisch ausgedrückt) Dichteinseln (Dichtefoci) durch Kalziumseifen.
3. Aus dem osteonekrotischen Bereich heraus diffundieren Moleküle (als Mediatoren wirksam) der abgestorbenen Zellen in die vitale Umgebung: Im vitalen schmalen Randbezirk leiten sie über Hypervaskularisation, Blutungen und Pigmentablagerungen (**zentrifugaler Ausstrom**) die Entstehung und Proliferation eines gefäßreichen mesenchymalen Gewebes mit fibroblastischer, *osteogener* und resorptiver Potenz ein, das in die tote Zone einsprosst. Das heißt, dort kommt es zur Markfibrose; neu gebildete Knochenbälkchen bleiben im Markraum isoliert oder lagern sich an tote Trabekeln an; „Knochenschutt" wird abgeräumt. **Stichwort:** *zentrifugal* von der Nekrosezone her angeregte Revaskularisation mit verschiedenen biologischen Effekten. *Röntgenologische Differenzialdiagnose* (Garver et al. 1981): **Knochenendensklerose bei renaler Osteopathie** (Femurkopf, Humeruskopf, Kniegelenk, Karpalia, Tarsalia usw). Die Verdichtung entsteht durch das Zusammenfließen von gesprenkelten Dichteflecken, die am Rande oft noch abzugrenzen sind (Abb. 14.**85**).

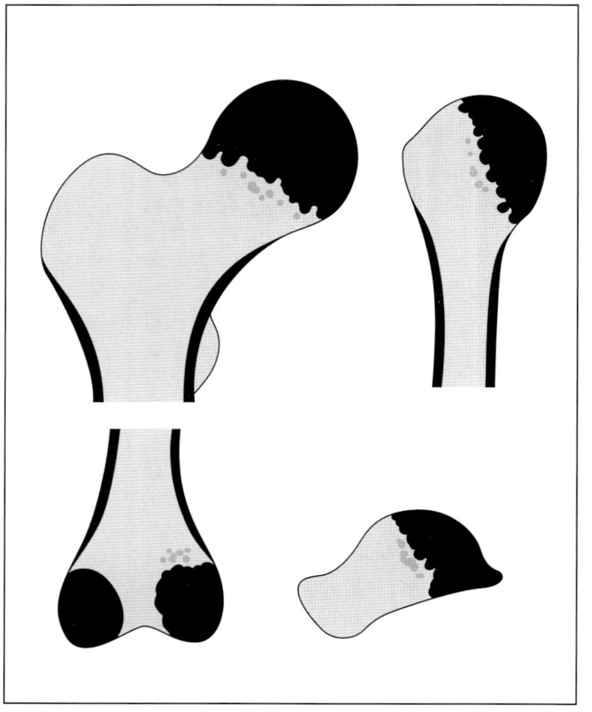

Abb. 14.**85** **Beispiele für die Knochenendensklerose bei renaler Osteopathie oder primärem Hyperparathyreoidismus.** Sie entsteht durch das Zusammenfließen von gesprenkelten Dichteherden, die manchmal am Rande noch abzugrenzen sind. Histologisch fallen vor allem Trabekelverdickungen und Markfibrose auf. An der Wirbelsäule induziert dieselbe metabolische Abweichung den Rugger-Jersey-Aspekt der Wirbelkörper (s. dort). Bei differenzialdiagnostischen Zweifeln gegenüber der möglichen Osteonekrose bei derselben Stoffwechselstörung: MRT, Histologie.

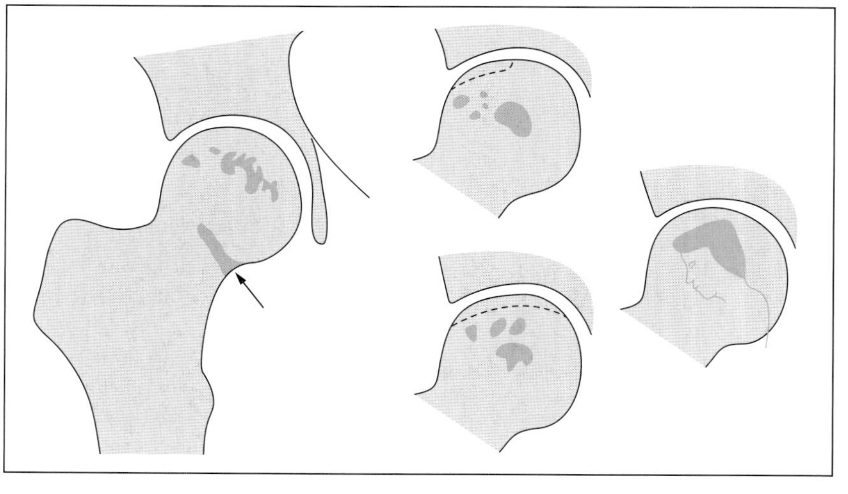

Abb. 14.**84** **Röntgenfrühzeichen der adulten ischämischen Femurkopfnekrose:** Zarte, irregulär geformte und unregelmäßig verteilte Verdichtungsherde (**„Dichteinseln"**), manchmal vom Aspekt einer „Schneekappe" (s. *rechts*) oder im Femurkopf-Femurhals-Übergang auch als bandförmige Verdichtungszone sichtbar *(Pfeil)*.

Merke:

Die röntgenologisch auffallenden „Dichteinseln" im Femurkopf können einerseits bereits im *präkollaptischen Stadium* auftreten, wenn aus der vitalen Umgebung Mineralsalze in die Nekrosezone hineindiffundiert sind und sich im avitalen Markraum in größeren Agglomeraten niederschlagen (Sissons et al. 1992). Andererseits spiegeln diese „Dichteinseln" manchmal bereits das *Kollapsstadium* wider, das sich röntgenologisch beispielsweise an einer Abflachung, einer Entrundung oder einem Einsinken (mit oder ohne Konturstufe) vor allem am superolateralen Kalottensegment *(gestrichelt)* zeigt. Dann sind sowohl die Niederschläge von Kalziumsalzen (Kalziumseifen) als auch Trabekelfragmente und neu gebildeter Knochen, der sich avitalen Trabekeln anlagert, an der Entstehung der „Dichteinseln" beteiligt.

4. Die Revaskularisation der Osteonekrose mit ihren biologischen fibrogenen und *osteogenen* Folgen setzt erst nach dem Überschreiten einer Schwelle ein, die von der Ausdehnung und der Anoxiedauer abhängt. Daher gibt es einerseits autoreparative Osteonekrosen, die sich klinisch asymptomatisch und bildgebend normal darstellen, wohl aber histologisch nachzuweisen sind. Andererseits kann die vorangehende Knochen*mark*nekrose zu einer schmerzhaften, ödembedingten intramedullären Druckerhöhung führen, noch bevor der anoxämische Knochentod und seine Folgen eintreten (s.o.) oder durch therapeutische Druckentlastung vermieden (?) werden (s. transitorische Osteoporose). **Stichwort:** *„stumme"* (engl.: silent) *Osteonekrose mit „schleichendem Ersatz"* (engl.: Creeping Substitution) versus *„schreiendes" (schmerzhaftes) Knochenmarködem* als 1. potenziell reversible Phase der Osteonekrose.
5. Die mechanische Belastung des Hüftgelenks fördert die Progredienz der Osteonekrose (Bedeutung der frühest möglichen Diagnose). **Stichwort:** *Avitale Trabekeln sind spröde und fragil*, d.h. vermindert mechanisch belastbar. Daher neigen sie zu Fissuren, Frakturen und Fragmentation, werden komprimiert, und der nekrotische Femurkopfabschnitt kollabiert schließlich.
6. Der Gelenkknorpel wird durch die Nekrose des Femurkopfs nicht direkt geschädigt, da er von der Synovia miternährt wird. Trotzdem hat die Femurkopfnekrose eine präarthrotische Potenz. Sie offenbart sich auch röntgenologisch, wenn der nekrotische Femurkopf (-anteil) zusammenbricht, einsinkt und dadurch im Gelenk inkongruent wird. Außerdem wirkt der kollabierte Femurkopf wie der Stempel (eines Mörsers) auf das Azetabulum ein und zerstampft mit der Zeit den Gelenkknorpel und die Textur der *azetabulären* Spongiosabälkchen. Darüber hinaus kann die atraumatische Femurkopfnekrose von einer simultanen atraumatischen Azetabulumnekrose begleitet werden (Histologie, MRT: Fink et al. 1997). **Stichwort:** Die ischämische Femurkopfnekrose ist an sich eine *potenzielle biomechanische Präarthrose.* Bei reaktionsloser konzentrischer Verschmälerung des röntgenologischen Gelenkspalts muss auch an eine *Chondrolyse* (s. Kap. 11 „Gelenke der Hand", Abschnitt „Adoleszentenchondrolyse", und Abb. 14.**83**) gedacht werden, die als seltene Komplikation des Knochentods auftreten kann.
7. Die *biologische Regel* von Watson Jones und Roberts (1933/34) gibt die allgemeinen Beziehungen zwischen Durchblutungsstörungen im Knochengewebe und dessen biologische Reaktion wieder und muss auch bei der ischämischen Knochennekrose beachtet werden:
   - Lokale Hyperämie führt zum Knochenabbau (Demineralisation im Röntgenbild).
   - Lokal verminderter Blutdurchfluss („Hypämie") löst Knochenanbau aus.
   - Lokale Ischämie in der Umgebung vitalen Knochengewebes wirkt sich unmittelbar nicht auf den Mineralgehalt des Knochens aus (gibt sich röntgenologisch jedoch über die mechanische Vulnerabilität der toten Knochentrabekeln und evtl. schon vorher durch chemische Vorgänge im abgestorbenen Knochenmark – Kalziumseifenbildung – zu erkennen).

Röntgenologische Bildgebung bei der ischämischen Femurkopfnekrose

Diese bildgebende Untersuchung erfolgt aus differenzialdiagnostischen Gründen. Sie sollte als Beckenübersichtsaufnahme, evtl. ergänzt durch die Lauenstein-Aufnahme (Froschposition) jedes Hüftgelenks erfolgen. *Vorteile:* Seitenvergleich bei unilateralen Beschwerden möglich; algogene Veränderungen an den Sakroiliakalgelenken oder im knöchernen Becken?

Es fällt bei normalen Konturen und Strukturen des Femurkopfs eine Demineralisation in der Umgebung des schmerzenden Hüftgelenks auf. *Ursachen:* Unspezifische Inaktivitätsdemineralisation wegen schmerzbedingter Schonung über mehrere Wochen.

Bei der initialen Femurkopfnekrose kann die Demineralisation vorgetäuscht werden, wenn Mineralsalze aus der vitalen Umgebung in das nekrotische Areal gemäß Grunderkenntnis Nr. 2 hineindiffundieren und sich dort *diffus*-granulär niederschlagen. Dann schwächen sie die Röntgenstrahlen stärker als die normal durchblutete Umgebung. Siehe auch die pathologischen Vorgänge unter Grunderkenntnis Nr. 3, die ebenfalls eine Osteopenie der vitalen Hüftumgebung vortäuschen können.

Differenzialdiagnose: Vor allem transitorische Osteoporose (s. dort), Frühstadium einer Monarthritis (arthritisches Kollateralphänomen) und klinisch typische Reflexdystrophie (Sudeck-Syndrom).

Die Röntgenaufnahme deckt im Femurkopf „Dichteinseln" auf (s. Abb. 14.**84**). Bei sonstigem normalem Röntgenbefund der schmerzenden Hüfte können sie den begründeten Verdacht auf eine Knochenmarknekrose erwecken, und zwar gemäß Nr. 2 der Grunderkenntnisse (s.o.), *oder* sie zeigen eine Nebeneinander von Nr. 2 und 3 an (Mineralagglomerate + Summe aus mineralhaltigen avitalen Trabekeln und angelagerten mineralisierten Neotrabekeln). Die „Dichteinseln" sind umso leichter zu erkennen, je näher sie an der hyperämisch osteopenischen Randzone liegen, und eine gleichzeitige Formveränderung des Femurkopfs erleichtert ihre ätiologische Einordung. Wenn *größere* Anteile der avitalen Zone im Röntgenbild verdichtet sind, so spiegelt dies ihre biomechanische Leistungsschwäche wider. Sie sinken zusammen, zerbrechen und werden zusammengepresst. Dadurch nimmt die Knochenmasse pro Volumeneinheit zu und schwächt die Röntgenstrahlen stärker als die vitale Umgebung.

Schlussfolgerung: „Dichteinseln" im normal geformten Femurkopf müssen in jedem Fall der Anlass sein, ein MRT durchzuführen. Das Knochenmarködem beweist die ischämische Femurkopfnekrose nicht, wohl aber das Doppelband- oder Einzelbandzeichen (s. dort). Über die charakteristische Alteration des Asteriskzeichens im Femurkopf s. dort.

Die unscharf konturierte oder (partiell) ausgelöschte subchondrale Grenzlamelle des Femurkopfs (Abb. 14.**86**) und/oder eine Strukturunschärfe der Spongiosatextur von Anteilen des Caput femoris sind reaktive Röntgenbefunde, die vom vitalen Randbereich der Osteonekrose ausgehen. Sie fallen im a.-p. Röntgenbild vornehmlich im superolateralen Sektor des Femurkopfs auf. Diese Kontur- und Strukturveränderungen kommen sowohl bei der Femurkopfnekrose als auch bei der transitorischen Osteoporose, bei der Monarthritis (Präerosion) und im Frühstadium der Femurkopfosteomyelitis vor. Bei der Osteonekrose zeigen sie die beginnende Demarkierung der abgestorbenen Zone an.

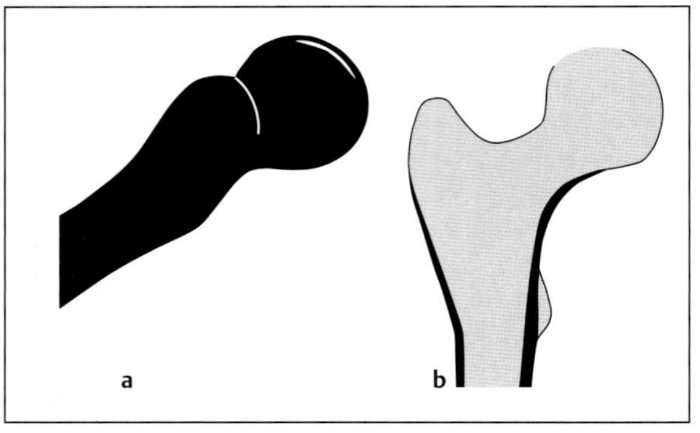

Abb. 14.**86a, b** **Röntgenologische Frühbefunde der adulten ischämischen Femurkopfnekrose.**

a **Die bogenförmig verlaufende subchondrale Frakturlinie** ist besonders häufig im superoanterolateralen Femurkopfanteil zu beobachten und wird daher auf der Lauenstein-Aufnahme oft am besten oder überhaupt erst sichtbar.
Weiteres bildgebendes Vorgehen: CT oder MRT zur genauen Lokalisation und Bestimmung der Nekroseausdehnung.

b **Umschriebenes Schwinden** (Demineralisation der subchondralen Grenzlamelle im oberen, lateralen Femurkopfbereich besonders gut zu erkennen). Bei diesem Patienten klinisch keine Entzündungszeichen (s. Text); in der Anamnese vor 9 Monaten Sturz beim Skiabfahrtslauf mit bimalleolärer Knöchelfraktur.
Weiteres bildgebendes Vorgehen: MRT zur Verifizierung der ischämischen Osteonekrose notwendig.

Merke:

Die subchondrale Stressfraktur kommt auch ohne Femurkopfnekrose vor.

Ein Indikator des eingetretenen Knochentods und der dadurch bedingten biomechanischen Insuffizienz des *avitalen* Femurkopfanteils ist die charakteristische, bogig verlaufende subchondrale Fraktur (engl.: Crescent Line, Crescent Sign; s. Abb. 14.**86**). Sie ist auf der Lauenstein-Aufnahme häufiger nachzuweisen als auf dem a.-p. Bild. Differenzialdiagnostisch kommt sie nur noch bei der seltenen Stressfraktur im *vitalen* Femurkopf vor, z. B. bei der Osteomalazie, der renalen Osteopathie oder der Osteoporose. Die subchondrale Fraktur tritt vor allem auf, wenn der Gelenkknorpelbelag des nekrotischen Femurkopfs noch erhalten ist (Sissons et al. 1992).

Mit oder ohne den Nachweis einer subchondralen Fraktur sinkt der avitale Anteil des Femurkopfs ein. Die Kalotte wird mit oder ohne Konturstufe entrundet, und die Folgen der Osteonekrose nehmen (unbehandelt oder inadäquat behandelt) ihren Lauf (Abb. 14.**87**): Kalottenfraktur, Dissektion, Fragmentation, Zerbröckeln und Kollaps sind nacheinander, nebeneinander oder alternativ im Röntgenbild sichtbar. Die vom Rande her einsetzende reparative Revaskularisation (gemäß Grunderkenntnis Nr. 3) führ zur Demarkierung, und das einsprossende Bindegewebe bildet Knochenbälkchen („Verdichtung" im Röntgenbild) und/oder räumt avitales Gewebe ab (zystenartige Osteolyse).

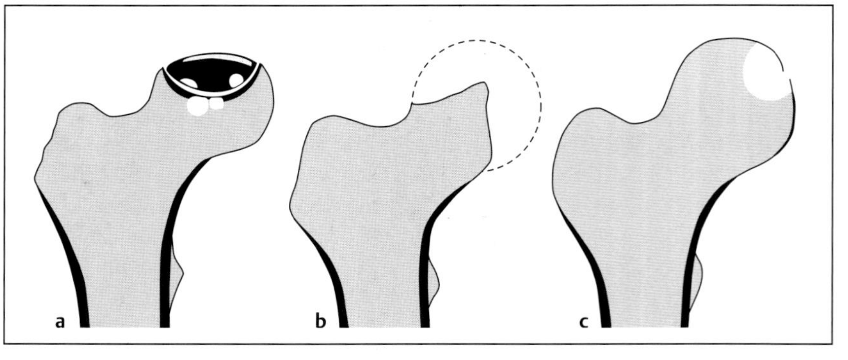

Abb. 14.**87a–c** **Röntgenzeichen der fortgeschrittenen ischämischen Femurkopfnekrose** (die in diesem Stadium gewöhnlich zu erwartenden sekundären Arthroseröntgenbefunde wurden nicht eingezeichnet).

a **Nekrosekollaps, demarkierende Reparation** (Revaskularisation). In der *dunklen* Zone überwiegt der Knochenanbau an die toten Trabekeln. Die *Aufhellungen* zeigen Revaskularisationsvorgänge mit Überwiegen des Nekroseabbaus an. Im übrigen Bereich des Femurkopfs ist die Osteonekrose noch nicht revaskularisiert; dort sieht man die bogen- oder sichelförmige subchondrale Frakturlinie.

b **Die Revaskularisation hat zu einem konzentrischen Knochenabbau geführt** (ursprüngliche Kontur *gestrichelt*).
Röntgenologische Differenzialdiagnose: ANNRAD-Syndrom (s. dort).

c **Das nicht sehr ausgedehnte Nekroseareal ist resorbiert worden** (zystischer Aspekt der ischämischen Nekrose). An statisch belasteten Epiphysen wird dieser Vorgang seltener beobachtet als an nicht gewichttragenden Knochen, z. B. am Humeruskopf.

Die Kompression bzw. der Kollaps des Femurkopfs schädigt im Verlauf (gemäß Grunderkenntnis Nr. 6) den Gelenkknorpel irreversibel, und das grundsätzliche Arthroserisiko wird realisiert. Das Röntgenbild zeigt zusätzlich den typischen Befund der Koxarthrose. Schließlich münden die biomechanische Insuffizienz, reparativ revaskularisierende, frustrane feingewebliche Vorgänge und die ischämisch induzierte Koxarthrose in die funktionslose Gelenkruine ein.

CT-Bildgebung bei der ischämischen Femurkopfnekrose

Mithilfe des Hüftgelenk-CT gewinnt man folgende Erkenntnisse:

- Lokalisation der Femurkopfnekrose
- genaue Bestimmung ihrer Ausdehnung
- Darstellung eines eventuellen Oberflächeneinbruchs
- frühzeitiges Erkennen der subchondralen Fraktur
- Nachweis eines Gelenkergusses (Hinweis auf die Beeinträchtigung der Synovialmembran)

Für die Praxis gilt, dass bei einer ischämischen Osteonekrose des Femurkopfs, die weniger als ⅓ der Druckaufnahmezone erfasst hat und bei der im CT kein Oberflächeneinbruch und keine subchondrale Fraktur abgebildet werden, mit hoher Wahrscheinlichkeit konservativ-therapeutisch eine Fragmentation oder ein Kalottenkollaps vermieden werden kann (nach Freyschmidt 1997).

Im CT des proximalen Femurendes wird im „Knochenfenster" eine stilisierte Sternfigur sichtbar: **Asteriskzeichen** (Dihlmann 1982, Dihlmann u. Heller 1985). Seine morphologische Grundlage bilden mehr oder weniger quer angeschnittene, physiologisch verdickte Drucktrajektorien. Zum Teil tragen auch Spannungstrajektorien zur Formierung des Asteriskzeichens bei.

Wenn es zur Femurkopfischämie kommt, erleiden die nekrotischen druckbelasteten Trabekelzüge frühzeitig Mikrofrakturen, da sie spröder und fragiler sind als lebende Trabekeln. In Tierversuchen wurde nachgewiesen, dass bei Unterbrechung der lokalen Blutversorgung nach 6 Wochen die Revaskularisation so weit vorangeschritten ist, dass neugebildete Knochenbälkchen an tote Trabekeln angelagert werden oder sie ersetzen (Bobechko u. Harris 1960, Glimcher u. Kenzora 1979a–c). Außerdem beginnen in (randständigen) Zonen mit Restperfusion die reparativen Vorgänge bereits nach 5–7 Tagen (Rutishauser et al. 1960). Diese Dynamik führt in Verbindung mit niedergeschlagenen größeren Mineralsalzagglomeraten (Entstehung von Kalziumseifen, s. o.) zu einer Deformierung des Femurkopfasterisks (Abb. 14.**88**, Abb. 14.**89** und Abb. 14.**90**).

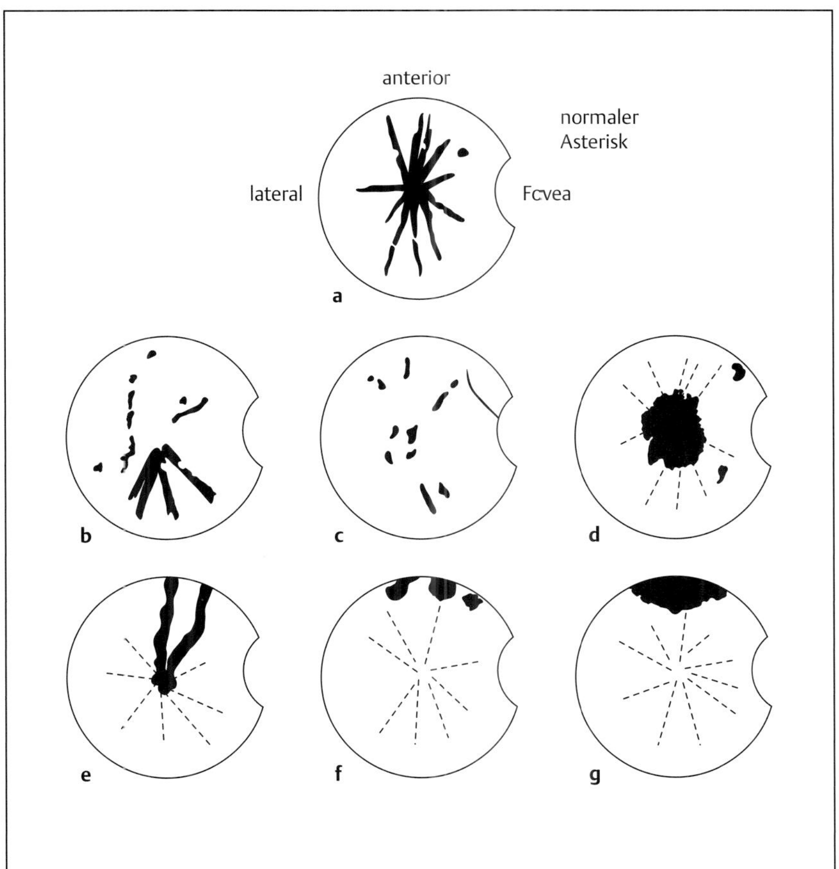

Abb. 14.**88a–g** **Computertomografisches Asteriskzeichen im Femurkopf** (a = physiologisches Bild, b–g = Einzelbefunde bei ischämischer Osteonekrose). Bei der Femurkopfischämie entstehen Kombinationsbilder von **d–g** mit wechselnder Betonung und Auswahl der Einzelbefunde. Die Befunde **b** und **c** treten isoliert auf (Identifizierung im kontralateralen Seitenvergleich).

a **Stilisierte Sternfigur**, Schnitt in Fovea-capitis-Ebene. Wiedergabe der Asteriskverformungen vor allem im am häufigsten befallenen oberen vorderen Sektor.

b **Partielles „Zerbröckeln" des Asterisks** (im vorderen Femurkopfbereich).

c **Totales „Zerbröckeln" („Zerstörung") des Asterisks** (im gesamten Femurkopf).

d **Zentrale „Verklumpung"** (für sich *allein* noch nicht pathologisch, s. Text).

e **Zentrifugale „Pseudopodien".**

f **Periphere „Verklumpung"** (nicht nur „ossär" bedingt, sondern auch durch Niederschläge von Kalkseifenkonglomeraten möglich (s. Text).

g **Periphere „Verschmelzung" in Form von Sektorsklerose** (hier im vorderen Femurkopfbereich gezeichnet).

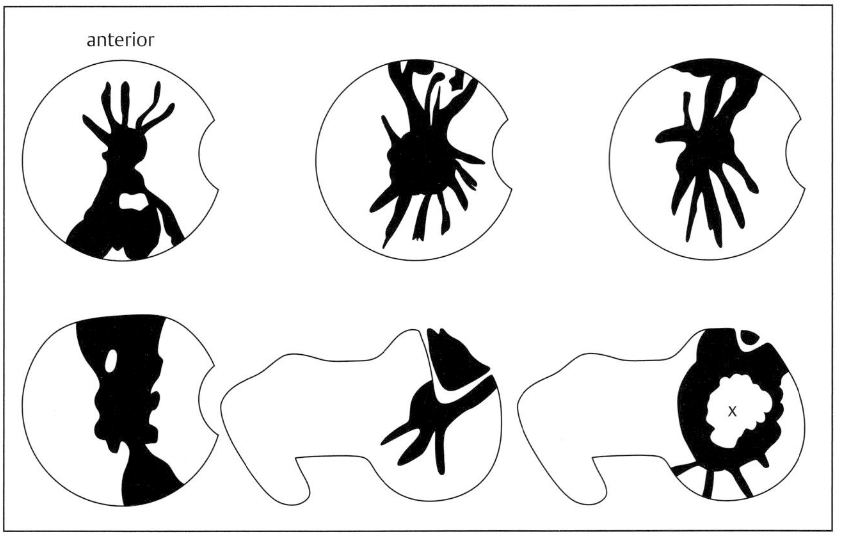

Abb. 14.**89** **Beispiele für die Deformierung oder Zerstörung des Asteriskzeichens bei adulter ischämischer Femurkopfnekrose unterschiedlicher Ausprägung und Lokalisation** (x = resorbierter avitaler Knochen).

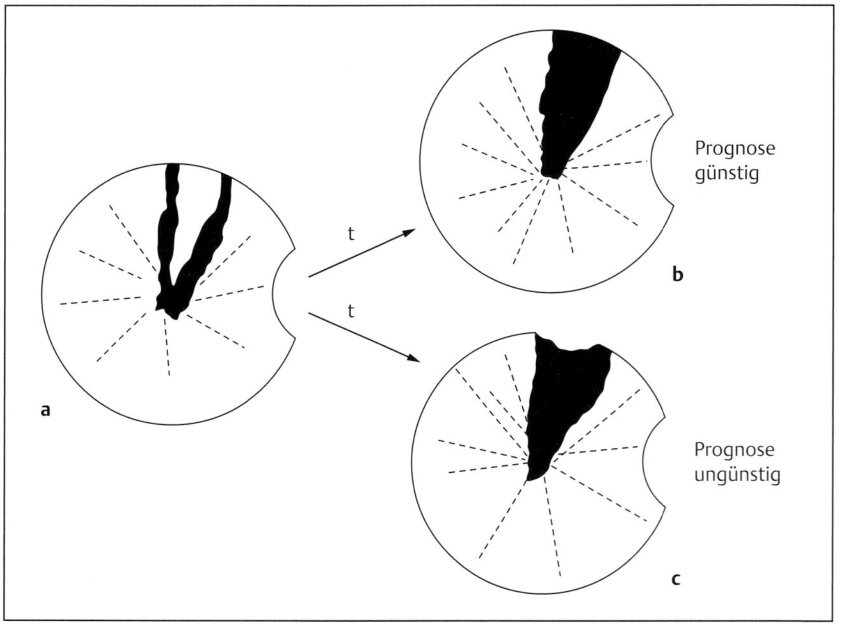

Abb. 14.**90a–c** **Dynamik des Asterisk-Zeichens bei der ischämischen Femurkopfnekrose.**
a **Aus der Pseudopodienbildung entwickelt sich eine Sektorischämie** (*keilförmige Sektorsklerose*; t = Zeit).
b **Günstige Prognose bei konservativer Therapie**, da Rundung der Femurkopfkontur erhalten.
c **Ungünstige Prognose**, da der Einbruch der Femurkopfkontur erfahrungsgemäß den Ischämiekollaps einleitet.

Fazit: Die ersten pathologischen Asteriskveränderungen sind bereits im präkollaptischen Stadium der ischämischen Femurkopf*osteo*nekrose zu erwarten. Die randständigen (peripheren) Verklumpungen können schon im Stadium der Knochen*mark*nekrose beobachtet werden („Dichteinseln" durch Kalziumseifen).

Bei der Beurteilung des Asteriskzeichens muss Folgendes beachtet werden:

- Der Sternaspekt des Asterisks nimmt mit steigendem Alter zu. Wahrscheinlich hängt dies mit der physiologischen Osteoporose der weniger druck- oder zugbelasteten Trabekeln zusammen, während dies für physiologisch hypertrophierte Trabekelzüge nicht gilt.
- Je senkrechter die Drucktrabekeln und je paralleler die Spannungstrajektorien zur Schichtebene verlaufen, desto deutlicher fällt die stilisierte Sternfigur auf. Leichte Adduktion des Oberschenkels und ein großer CCD-Winkel begünstigen daher die Darstellung des Asterisks.
- Die Kreuzung der Druck- und Spannungstrajektorien erfolgt in Höhe der Fovea capitis und dicht unterhalb davon. Daher genügen gewöhnlich 3 konsekutive Schnitte in dieser Höhe des proximalen Femurs bei 2–6 mm Schichtdicke zur Asteriskdarstellung.
- Bei *jüngeren* Erwachsenen gibt die *Asteriskmitte* oft ihre Sternkonfiguration auf und stellt sich „verklumpt" (verplumpt) dar.

! Merke
Die alleinige zentrale „Verklumpung" reicht zur Diagnose der ischämischen Osteonekrose nicht aus.

MRT-Bildgebung bei der ischämischen Femurkopfnekrose

Die MRT spiegelt die unterschiedliche Protonendichte und die Relaxationszeiten des dynamischen Geschehens beim Absterben des Knochenmarks und der Spongiosa im Femurkopf wider.

Grundsätzlich werden im MRT die *intra-* und die *extraläsionäre* Region sowie die zwischen ihnen liegende *Randzone* beurteilt: Die intraläsionäre niedrige Signalintensität bei T1- und die hohe Signalgebung bei T2-Gewichtung ohne (histologische) Zeichen einer Trabekelnekrose zeigen summarisch an, dass im Knochenmark das avitale Fettmark von einem Ödem durchtränkt und durch junges fibroblastisches Gewebe durchsetzt ist (Hauzeur et al. 1991). Im Verlauf kann sich die Signalgebung normalisieren: spontanes oder therapeutisches (durch Dekompression) reversibles Initialstadium (vgl. Kap. 3 „Einführung in die Arthritis- bzw. Synovitisdiagnostik", Abschnitt „Transitorisches Knochenmarködemsyndrom [transitorische Osteoporose]"), die nach der histologischen Aufarbeitung eines vollständigen Resektats als sich spontan wieder aufbauende und daher transitorische (passagere) Osteonekrose des Femurkopfs definiert wird (s. Abb. 3.**15**; Dihlmann u. Delling 1985). Das primär intraläsionäre Ödem kann sich extraläsionär bis zur Intertrochantärregion ausdehnen, also auch dorthin, wo keine Osteonekrose zu erwarten ist.

Von der Randzone her setzt die reparative Revaskularisation ein. Dies gilt sowohl für die epi- und apophysäre ischämische Osteonekrose als auch beim die Meta-/Diaphysen bevorzugenden Knochen(-mark-)infarkt. Dort entsteht eine Grenzzone mit Hyperämie, Hypervaskularisation, Fibroblastenproliferation und osteogenem Potenzial, das in die mehr oder weniger vollständig avitale Zone einsprosst. Je nach dem Überwiegen der einen oder anderen reparativen Gewebsreaktion und der Residuen des Fettmarks gibt die (intraläsionäre) Nekrosezone ein *unterschiedliches Signalbild*:

- „Fettdominanz" = T1-Gewichtung starke Signale, T2-Gewichtung mäßige Signalintensität
- „Blutdominanz" = bei T1- und T2-Gewichtung hyperintens
- „Flüssigkeitsdurchtränkung" (= Ödem) = T1-Gewichtung geringe Signalgebung, T2-Gewichtung Hyperintensität
- „Bindegewebe" = niedrige Signalintensität bei T1- und T2-Gewichtung

Das bedeutet, in der Nekrosezone kann ein *heterogenes und daher unspezifisches Signalmuster* nachgewiesen werden.

Eine spezifische Signalgebung ist in der demarkierenden Randzone der Nekrose *frühzeitig* zu erwarten: Bei T2-Gewichtung (mit Fettunterdrückung) zeigt sich ein bandförmiger, der Nekrose zugewandter hyperintenser Rand (durch Hyperämie, Hypervaskularisation, Hämorrhagien, Ex- und Transsudation), der das avitale Gewebe zumindest teilweise umgibt. Durch intravenöse Kontrastmittelinjektion kann die Signalintensität gesteigert werden. Nach außen hin (der Nekrosezone abgewandt) schließt sich ein hypointenses Band an (dort dominieren Fibrose und beginnende Knochenneoformation): **Double-Line Sign** (Mitchell et al 1986 u. 1987). Ins Deutsche wird es als **Doppellinienzeichen** übersetzt oder als **Doppelbandzeichen** beschrieben (Abb. 14.**91**). In der T1-gewichteten Sequenz kann der demarkierende Rand auch als **Single-Line Sign** bzw. **Einzelbandzeichen** (hypointenser Rand) auftreten.

So charakteristisch das magnetresonanztomografische Doppelbandzeichen für den epiphysären Knochentod ist, so sicher lässt sich der nicht mehr frische und daher beginnend verkalkende meta-/diaphysäre Knochen(mark-)infarkt im Projektionsradiogramm von einem chondrogenen Tumor unterscheiden (Abb. 14.**92**).

Im internationalen Schrifttum sind verschiedene schematische Stadieneinteilungen der ischämischen Femurkopfnekrose publiziert worden. Solche nummerischen Stadiumfestlegungen setzen einerseits identische Kenntnisse von „Sender" und „Empfänger" voraus, um diese dechiffrieren zu können. Andererseits werden in ihnen häufig die diagnostischen Möglichkeiten, beispielsweise hinsichtlich der „Dichteinseln" (s. o.) und des Asteriskzeichens (s. o.) nicht voll ausgeschöpft und manchmal die differenzialdiagnostische Bedeutung der Skelettszintigrafie überbewertet.

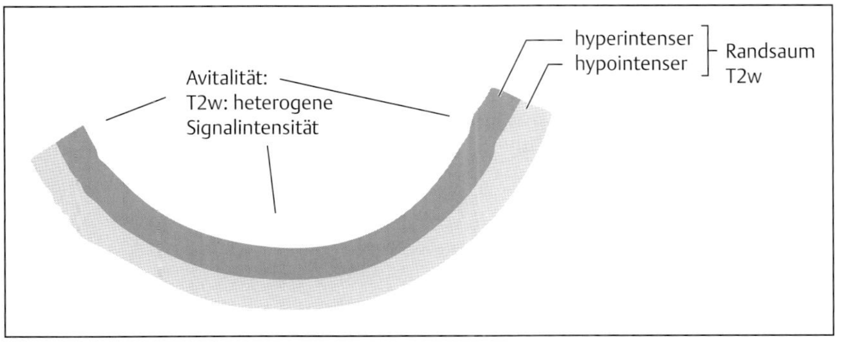

Abb. 14.**91** **Prinzipielle magnetresonanztomografische Konfiguration des epiphysären/apophysären Doppellinienzeichens (Doppelbandzeichens) bei der umschriebenen Osteonekrose.**

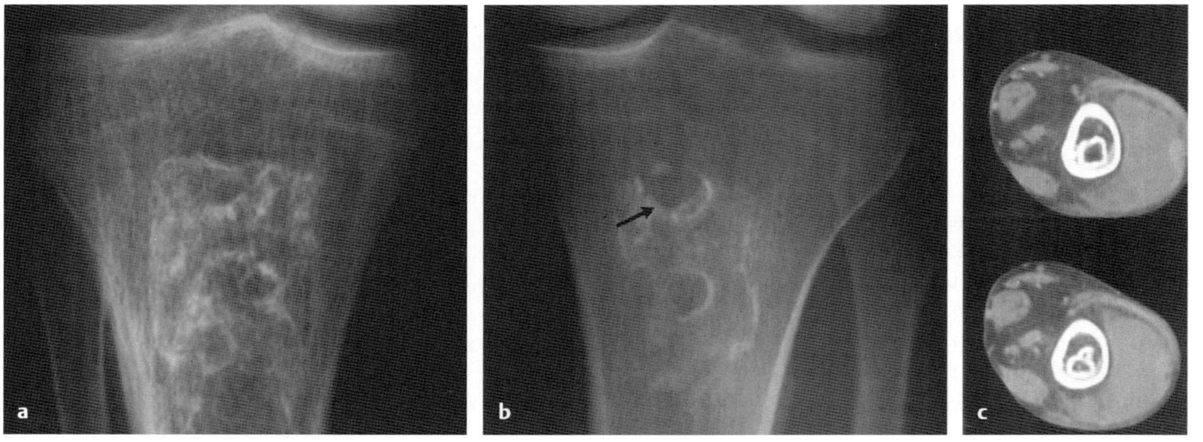

Abb. 14.**92a–c** **„Älterer“ Knochen(-mark-)infarkt.**
a und **b** **Röntgenaspekt:** Der frische (akute) Infarkt ist röntgenokkult. Er lässt sich jedoch im MRT und (unspezifisch) im Skelettszintigramm nachweisen. „Älteres“ ischämisches Geschehen (röntgenologische Differenzialdiagnose gegenüber einem chondrogenen Tumor): meta-/diaphysäre Lokalisation. Kalziumsalzablagerungen in nekrotischem Gewebe führen zu einem fleckigen Aspekt mit der Tendenz „zusammenzufließen“. Im Verlauf bildet sich ein verkalkender bindegewebiger Randsaum aus. Er verleiht dem infarzierten Bereich einen mehr oder weniger landkartenähnlichen Aspekt. *Im Infarktbereich fallen häufig fettäquivalente „schwarze Inseln“ im kalkdichten Randsaum auf* (z. B. *Pfeil*).
c **CT:** In infarzierten Diaphysen liegt ein reiner Knochenmarkinfarkt vor, der sich durch eine kalkdichte Schale abgrenzt: *Fettäquivalente „Inseln“ kommen in chondrogenen Tumoren* nicht vor. Entlang dem ischämischen Bereich können benigne Periostverknöcherungen auftreten: Stressperiostose?

Skelettszintigrafische Bildgebung bei der ischämischen Femurkopfnekrose

Der charakteristische fotopenische Defekt der Nekrosezone lässt sich bei der adulten ischämischen Femurkopfnekrose nur selten szintigrafisch nachweisen (am ehesten mit SPECT). Vielmehr zeigt sich das frühzeitige Neben- und Nacheinander von Nekrose und reparativer Revaskularisation an einem beschleunigten lokalen Knochenumbau, der sich als unspezifische Mehrbelegung des proximalen Femurendes durch den Tracer zu erkennen gibt. Bei normalem Röntgenbefund und positivem Szintigramm sind dann zur diagnostischen Klärung computerassistierte Schnittbildverfahren (MRT, CT) erforderlich. Die Skelettszintigrafie ist nur noch dann indiziert, wenn eine bekannte ischämische Osteonekrose, z. B. im Femurkopf, bei Patienten aufgetreten ist, deren Anamnese, z. B. Berufs- oder Sporttaucher, oder medikamentöse Behandlung anderer Erkrankungen, beispielsweise mit Kortikosteroiden, *multiple* Epi- oder Apophysennekrosen und/oder Knochen(-mark-)infarkte erwarten lässt und diese bisher klinisch vielleicht stumm, aber therapiebedürftig sind. Eine entsprechende Indikation ergibt sich für das MRT-Ganzkörper-Screening.

Osteoarthropathien

Gicht

Bei dieser Stoffwechselstörung bestimmen nicht nur der Menge-Zeit-Quotient der Uratpräzipitation (s. Kap. 6 „Arthropathien und Osteoarthropathien“, Abschnitt „Gicht [Uratgicht]“), sondern auch die Oberflächenrelation zwischen Gelenkknorpel und -kapsel des erkrankten Gelenks die (Röntgen-)Morphologie (Uehlinger 1975). Bei einem relativen Überwiegen der Oberfläche des Gelenkknorpels stehen arthrotische Phänomene im Vordergrund; beispielsweise an Hüft- (Abb. 14.**93**), Knie- und Sprunggelenk.

Ochronose

Einerseits gibt sich die Ochronoseosteoarthropathie am Hüftgelenk als Koxarthrose zu erkennen. Andererseits besteht durch die Pigmentablagerung in den Sehneninsertionen die Tendenz zur Entstehung ausgeprägter Fibroostosen und im spongiösen Knochen zu rundlichen osteolytischen Bauer-Kienböck-Herden (Abb. 14.**94**).

Koagulopathien

Klinisch relevante Blutungsübel (s. Kap. 6 „Arthropathien und Osteoarthropathien", Abschnitt „Osteoarthropathien bei Blutgerinnungsstörungen"), vor allem die Hämophilie (Hämophilieosteoarthropathie), manifestieren sich am Hüftgelenk und seiner Umgebung als **Arthropathie, Pseudotumor** und **Muskeleinblutung.** Die Pathogenese der beiden zuletzt genannten Abweichungen geht auf Reaktionen zurück, die von Extravasalblut ausgelöst werden.

Am Hüftgelenk zeigen sich als Folge der Einblutungen chondrodestruktive und osteoproliferative Veränderungen, die sich an arthrotischen oder arthritischen Röntgenbefunden zu erkennen geben (Abb. 14.**95** und Abb. 14.**96**).

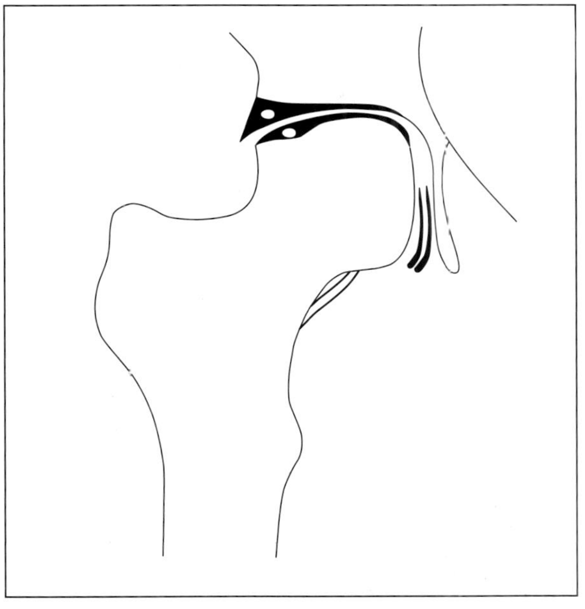

Abb. 14.**93** **Gichtarthropathie des Hüftgelenks unter dem „unspezifischen" Röntgenbild der dezentrierten Koxarthrose.**

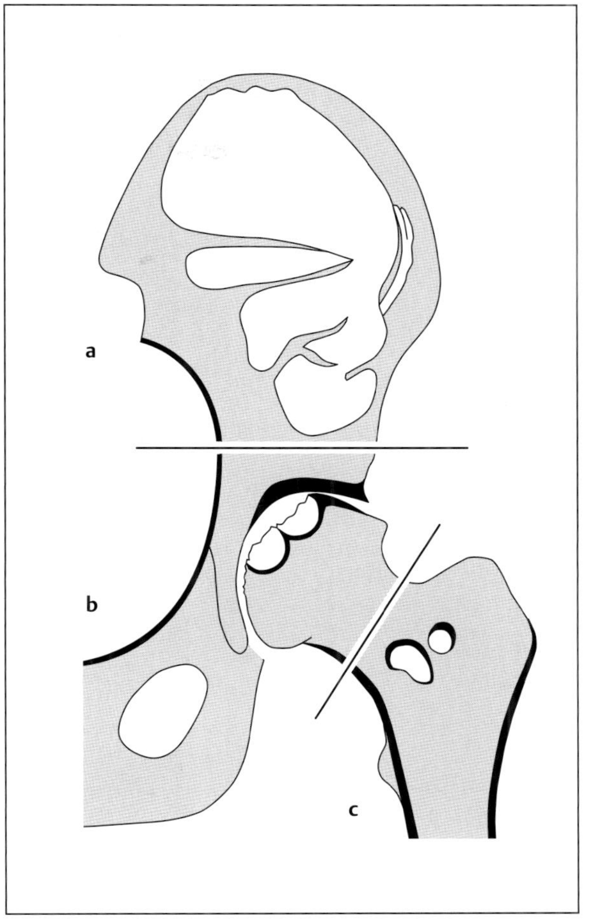

Abb. 14.**95a–c** **Hämophilieosteoarthropathie des Hüftgelenks und seiner Umgebung.**
- **a** **Ausgedehnter hämophiler Pseudotumor im Darmbein** (Blutungsübel anamnestisch bekannt).
- **b** **Hüftosteoarthropathie** mit arthrotischen und arthritisch-erosiven Röntgenzeichen.
- **c** **Intraossäre, gelenkferne Aufhellungen mit Randsklerose**, die zystisch imponieren (die Trennlinien sollen betonen, dass die Röntgenbefunde **a**, **b** und **c** auch einzeln vorkommen).

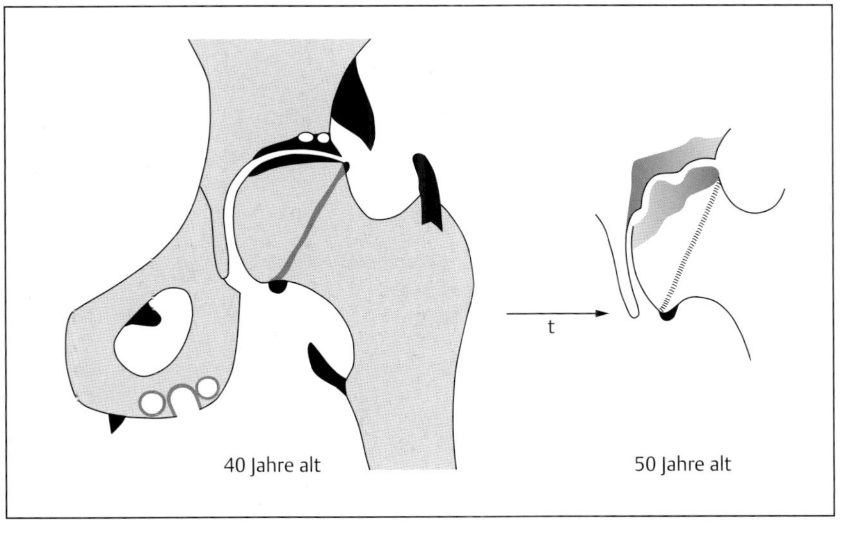

Abb. 14.**94** **Ochronoseosteoarthropathie des Hüftgelenks.**
1. Prämature Koxarthrose (s. „40 Jahre alt"), die nicht auf dem Boden einer präarthrotischen Deformität entstanden ist und nicht nur schnelle Progredienz zeigt, sondern in diesem Fall als seltene Komplikation eine Osteonekrose des Femurkopfs entwickelt hat (s. „50 Jahre alt").
2. Überdimensionale Fibroostosen.
3. Im Sitzbein sind Bauer-Kienböck-Knochenherde (s. dort) entstanden (t = Zeit, Verlauf).

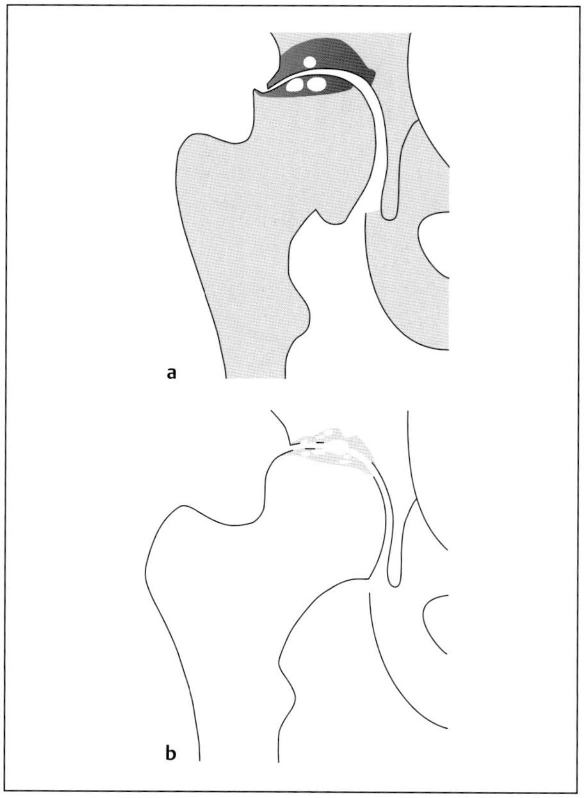

Abb. 14.**96a, b** **Koagulopathische Hüftosteoarthropathie.**
a **Hämophilie A**, eindeutig *arthrotischer* Röntgenaspekt. Der stark vorspringende Trochanter minor zeigt eine Außenrotationskontraktur an. Röntgenbefunde der Entwicklungsstörung am proximalen Femur.
b **Kongenitale Hypoprokonvertinämie.** Bei diesem Patienten überwiegen die *arthritischen* Röntgenzeichen (konzentrische Gelenkspaltverschmälerung, Erosion am Femurkopf und Azetabulum).

Das Wachstum, die Formbildung und die Knochenstrukturen der gelenknahen Knochen können gestört werden, z. B. am Hüftgelenk zur Coxa valga oder/und zur hypertrophischen Atrophie. Diese Befunde sind von der Wachstumsalterarthritis her bekannt (s. dort). Die intraartikuläre Tamponade durch ein großes, rezidivierendes oder persistierendes Hämarthros löst manchmal durch (venöse) Gefäßkompression eine Femurkopfnekrose aus (bei Kindern dann das „Perthes-Bild").

Gelenkfernere Knochenmarkeinblutungen können zum Knochentod führen. Der nekrotische Bezirk wird resorbiert: Im Röntgenbild sind zystenartige Osteolysen sichtbar (s. Abb. 14.**95**). Der Pseudotumor bei der Hämophilie und bei Patienten anderer Blutungsübel oder unter Antikoagulanzientherapie geht wahrscheinlich in den meisten Fällen von einem „alten" Weichteilhämatom aus. Es ist von einer dicken fibrösen und/oder verkalkten Bindegewebskapsel und/oder Periostreaktion umschlossen. Sie umgeben nicht nur die verschiedenen Organisationsstufen des Hämatoms, sondern auch Verkalkungen und heterope Knochenbildungen. Im MRT zeigt der Pseudotumor daher eine heterogene Signalgebung (s. Kap. 6 „Arthropathien und Osteoarthropathien", Abschnitt „Osteoarthropathien bei Blutgerinnungsstörungen"). Die nicht kompressible Blutflüssigkeit führt im jahrelangen Verlauf via Periost(-reaktion) zur Osteolyse (s. Abb. 14.**95**). Im Becken und an den proximalen Extremitätenabschnitten überwiegt bei Erwachsenen diese Pathogenese. Distale Pseudotumoren, die vor allem bei Kindern und Jugendlichen beobachtet werden, gehen in 1. Linie von intraossären oder/und periostalen Blutungen aus.

Überwiegend direkt posttraumatisch entstehen intramuskuläre Einblutungen. Die häufigste und folgenschwerste größere Einblutung betrifft den M. iliopsoas. Sie gibt sich mit akuten Schmerzen im hinteren Abdomen, begleitet von einer Flexionskontraktur des Hüftge-

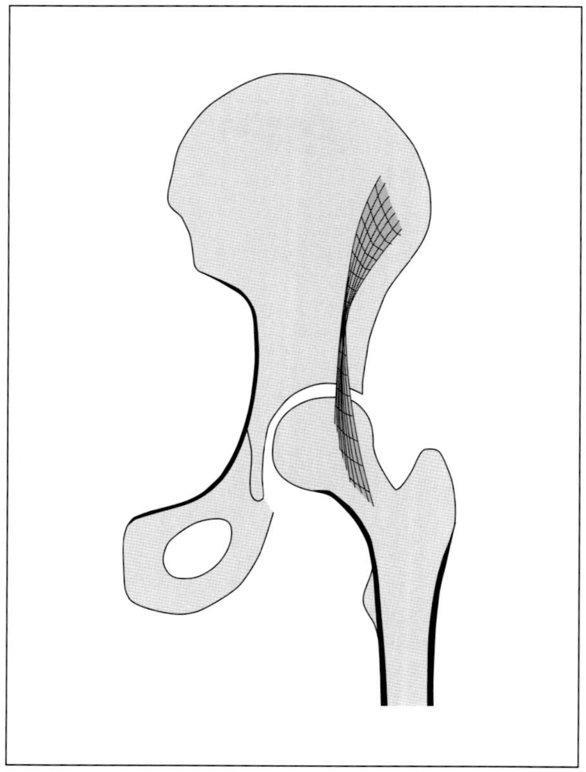

Abb. 14.**97** **Hämophiliefolgen in der Hüftgelenkumgebung.**
1. Coxa valga.
2. Heterotope Ossifikation (beispielsweise) im M. iliacus nach koagulopathischer massiver Einblutung.

Merke:

Die formale klinische Differenzialdiagnose der Muskeleinblutung muss die *diabetische* und *idiopathische Muskelnekrose* berücksichtigen:
MRT T1w: isointense Muskelschwellung mit abgrenzbarer Faszie.
T2w fatsat: heterogene Signalsteigerung (wahrscheinlich Ödemfolge), perifaszialer Flüssigkeitsnachweis, evtl. auch subkutanes Ödem.
T1w fatsat, Gadoliniuminjektion: Im Läsionszentrum „dunkle" Signalintensitäten, die von enhancendem Gewebe umgeben und getrennt sind und streifig-geschlängelt verlaufen können. Die geschlängelt verlaufenden enhancenden Streifen innerhalb des nicht vermehrt Kontrastmittel aufnehmenden Zentrums sollen für die Muskelnekrose charakteristisch sein (Kattapuram et al. 2005).

lenks, klinisch zu erkennen. Die Sonografie erlaubt die Abgrenzung von einer massiven Gelenkeinblutung. Zur genauen Beurteilung und Differenzierung ist jedoch ein MRT erforderlich. Als Folge einer Muskeleinblutung im Iliopsoasbereich (s. Kap. 6 „Arthropathien und Osteoarthropathien“, Abschnitt „Osteoarthropathien bei Blutgerinnungsstörungen“) kann eine Bedrängnis des N. femoralis mit neurologischem Defizit am vorderen Oberschenkel und Weichteilverknöcherungen präformierter anatomischer Struk-turen auftreten (Abb. 14.97).

Angeborene hereditäre Hämoglobinopathien

Beispielsweise die Sichelzellkrankheit gibt sich am Hüftgelenk *vor allem* an der ischämischen Femurkopfnekrose zu erkennen. Bei Kindern entsteht das „Perthes-Bild“ (s. Abb. 14.**59** und Abb. 14.**60**), bei Erwachsenen der typische ischämische Osteonekroseaspekt (s. dort) mit dem – falls unbehandelt oder inadäquat behandelt – späteren Übergang in die arthrotische Gelenkruine.

Neurogene Osteoarthropathien

Am Hüftgelenk treten neurogene Osteoarthropathien (s. Kap. 6 „Arthropathien und Osteoarthropathien“) am häufigsten bei der Tabes dorsalis auf. Der Femurkopf- und Femurhalsbereich sowie die Pfannenregion zeigen anfangs uncharakteristische zystische Aufhellungen und/oder Erosionen und/oder eine Gelenkspaltverschmälerung, wie bei Arthritis oder Arthrose. Manchmal beginnt das klinische Krankheitsbild mit einer Schenkelhalsspontanfraktur. Viel charakteristischer ist jedoch die schließlich dominierende reaktionslose, mehr oder weniger konzentrische Osteolyse (Abb. 14.**98**). Sie führt am Femurkopf und -hals mit der Zeit zu deren völligem Abbau (Schwinden) mit Erweiterung des röntgenologischen Gelenkspalts. In der Umgebung sieht man krümelige oder schollige Knochenfragmente oder Weichteilverknöcherungen. Die Hüftpfanne weitet sich durch Knochenresorption aus. Dann kann es zum Schlottergelenk und zur Luxation kommen.

! Merke

Dieses Röntgenbild (Abb. 14.**98**) spricht in Verbindung mit neurologischen Defiziten (darunter sehr häufig Schmerzlosigkeit) und/oder bekannter neuropathischer Gesundheitsstörung für eine neurogene Hüftosteoarthropathie.

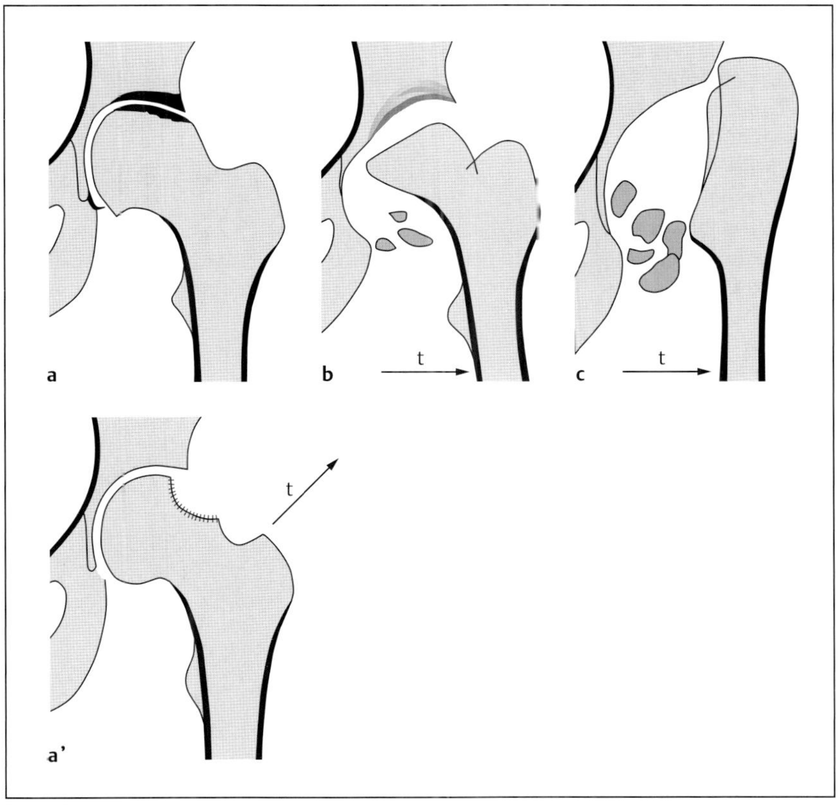

Abb. 14.**98a–c** **Verlauf einer tabischen Hüftosteoarthropathie.**

Merke:

Die neuropathische Gelenkdesintegration setzt entsprechende neurologische Ausfälle und bei der Tabes dorsalis eine luische Serologie voraus. Bei normalem neurologischem Befund muss das ANNRAD-Syndrom ätiologisch analysiert werden (s. Kap. 5 „Arthrosis deformans“, Abschnitt „Subtypen der Arthrosis deformans“); s. auch im Text Hinweise auf andere differenzialdiagnostisch zu erwägende Erkrankungen).

a **Ausgangsbefunde:** „Unspezifische“ Röntgenbefunde der Koxarthrose (**a’** „unspezifischer“ Röntgenbefund einer großen Erosion an der Knorpel-Knochen-Grenze des Femurkopfs).

b und **c** **Verlauf:** Von den Ausgangsbefunden **a** oder **a’** ausgehend haben sich nach 4 Monaten (**b**) und nach weiteren 8 Monaten (**c**; t = zeitlicher Verlauf) eine reaktionslose Femurkopf- und Femurhalsosteolyse, eine Hüftpfannenexkavation, eine Gelenkfehlstellung sowie schollige Weichteilverknöcherungen und/oder Knochenfragmente gebildet („unspezifisch“ [s. a.] meint keinen röntgenologisch ableitbaren Beweis für das Vorliegen einer neurogenen Osteoarthropathie, es sei denn, dass klinisch die Schmerzen weitgehend fehlen).

Anderenfalls ist in 1. Linie die Differenzialdiagnose zum ANNRAD-Syndrom zu stellen.

Zu den röntgenbildlich abgrenzbaren Differenzialdiagnosen der reaktionslosen neurogenen Osteolyse der Hüftregion gehören das Mutilationsstadium der rheumatoiden Arthritis, die juvenile idiopathische Arthritis und die multizentrische Retikulohistiozytose, also 3 *polyartikuläre* Erkrankungen. Eine „verschleppte" Tuberkulose (Immigranten), fortgeschrittene, osteolytisch wachsende Osteosarkome und Metastasen bauen manchmal das Femurkopf- und -halsgebiet reaktionslos ab. Die fortgeschrittene, unbehandelte Tuberkulose zerstört mit der Zeit den Femurkopf und die Hüftpfanne völlig. Bei der genannten Risikogruppe kann bei (angeblich) fehlender Tuberkuloseanamnese eine Thoraxröntgenaufnahme zur Diagnose beitragen. Außerdem sind Abszessbildungen mittels computerisierten Schnittbildverfahren zu erkennen.

Pseudo-Charcot-Gelenk

Unter Kortikosteroidtherapie sind ischämische Epiphysennekrosen und Knochen(-mark-)infarkte geläufige unerwünschte Begleiterscheinungen. Darüber hinaus können als Therapienebenwirkungen selten Gelenkstörungen auftreten, die über das Bild der Osteonekrose hinaus zu einer völligen Desintegration der knöchernen Gelenksockel, des Gelenkknorpels und der Gelenkkapsel führen. Röntgenologisch gleichen die Befunde dem Aspekt des Charcot-Gelenks (s. Abb. 6.**22** und Kap. 6 „Arthropathien und Osteoarthropathien", Abschnitt „Neurogene Osteoarthropathien nach Verletzung, bei gutartigen Tumoren, Degeneration oder entzündlicher Schädigung peripherer Nerven oder des ZNS"). Da diese Gelenkzerstörung keine (bekannte) pathogenetische Beziehung zu Erkrankungen des Nervensystems hat, wird sie als Pseudo-Charcot-Gelenk bezeichnet. Das Hüftgelenk gehört zur Präferenztopik dieser Art der Gelenkdesintegration, die vor allem nach wiederholten intraartikulären Kortikosteroidinjektionen beobachtet wird.

Massive Osteolyse Gorham-Stout

Becken- und Schultergürtel sind bekannte Manifestationen dieser fortschreitenden, regional begrenzten reaktionslosen Osteolyse (s. Kap. 6 „Arthropathien und Osteoarthropathien", Abschnitt „Sekundäre Akroosteolysen/Osteolysen"). Ihr Charakteristikum ist das Überspringen der Knochengrenzen bzw. -verbindungen (Abb. 14.**99**). Beim Röntgenbefund „*massive* Beckenosteolyse" sind folgende Differenzialdiagnosen zu stellen:

- Morbus Gorham-Stout
- posttraumatische Osteolyse durch subperiostales oder/und intraossäres Hämatom oder durch ein posttraumatisches Aneurysma großer Beckenarterien
- Osteolyse als Paraplegiefolge (s. Abb. 6.**24**)
- hämophiler Pseudotumor

Die klinische Anamnese und die erweiterte, d. h. über die Röntgenuntersuchung hinausgehende Bildgebung sichern die Diagnose.

Neurogene Paraosteoarthropathie

Gelenknahe heterotope Knochenneubildung tritt nach vielfältigen Schädigungen vornehmlich, aber nicht obligat, des ZNS auf (Abb. 14.**100**; s. auch Abb. 6.**23** und Abb. 6.**24**).

Amyloidosteoarthropathie

Auch im Hüftbereich (Abb. 14.**101**) kann sich die Amyloidose (s. Kap. 6 „Arthropathien und Osteoarthropathien", Abschnitt „Amyloidosteoarthropathie") zu erkennen geben:

- in der Synovialmembran und im übrigen Gleit- und gelenknahen Stützgewebe
- diffus im Knochenmarkraum
- umschrieben osteolytisch mit paraossalen weichteildichten Massen als Pseudotumor

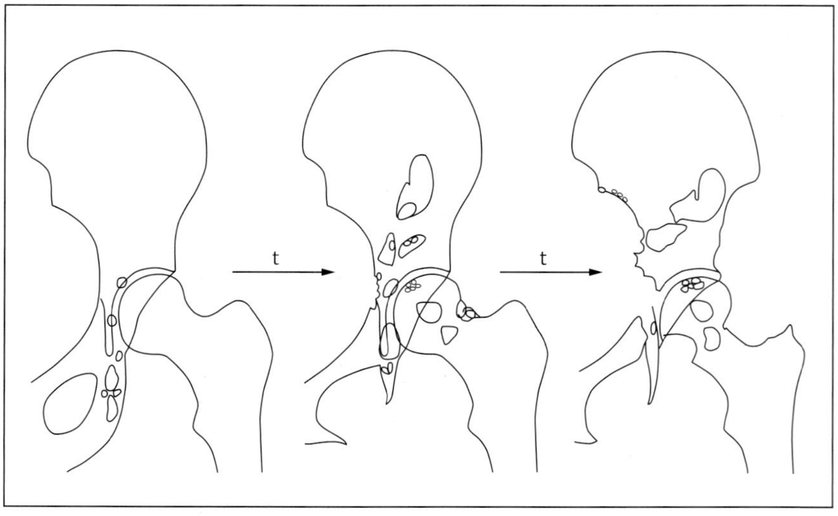

Abb. 14.**99** **Verlaufsbeobachtung einer massiven Osteolyse Gorham-Stout bei einem jungen Erwachsenen** (über 2 Jahre hindurch). *Röntgenmorphologisches Prinzip:* Reaktionslose, gelenk- bzw. knochenüberspringende Osteolyse, *die mit uncharakteristischen rundlichen Aufhellungen beginnt*. Mögliche Komplikationen: Spontanfraktur, Luxation. Im Anfangsstadium ist die Differenzialdiagnose gegenüber osteolytischen Metastasen radiologisch zu berücksichtigen (vgl. Abb. 6.**16**; t = Zeit, Verlauf).

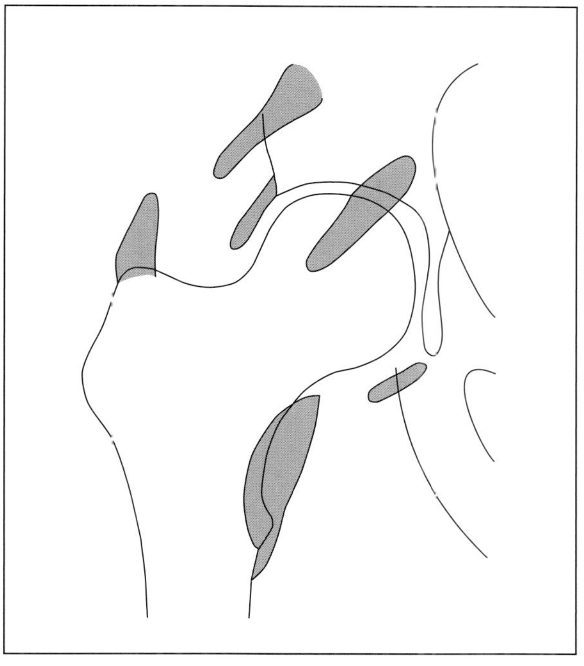

Abb. 14.**100** **Neurogene Paraosteoarthropathie** *(schematisch gezeichnet)* mit Weichteilverknöcherungen (Kapsel, Bänder, Sehnen, Muskeln) bei traumatischer Paraplegie (Beginn: 3 Monate nach dem Trauma). Mit der Zeit kann das Hüftgelenk völlig knöchern umscheidet werden. Die möglichen postoperativen heterotopen Verknöcherungen nach Implantation einer TEP treten nicht so ausgeht nt auf wie neurogen induzierte Weichteilossifikationen. Sie können die Hüftbeweglichkeit jedoch erheblich beeinträchtigen.

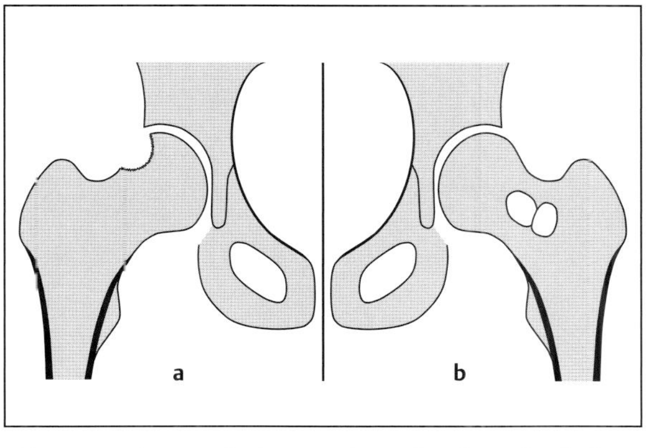

Abb. 14.**101a, b** **Amyloidosteoarthropathie des Hüftgelenks.**

- **a** **Die subchondrale Amyloidablagerung liegt exzentrisch im Femurkopf-Femurhals-Übergang** (vgl. Abb. 14.**21**) und imponiert als große Erosion.
- **b** **Osteolyse durch Amyloiddeposition an der Gelenkkapselinsertionszone.** Die Differenzialdiagnose gegenüber dem Frühstadium der pigmentierten villonodulären Synovitis (vgl. Abb. 14.**108**) ist magnetresonanztomografisch (s. Kap. 11 „Gelenke der Hand“, Abschnitt „Gelenkgeschwülste im weiteren Sinne“) und durch den klinischen Amyloid(-ose-)nachweis möglich. Außerdem hohe Wahrscheinlichkeit der Amyloiddeposition, wenn der Patient dauerdialysiert wird oder an einem Plasmozytom (mit Amyloidbildung) erkrankt ist. Umschriebene (osteolytische) Herde können bei der Amyloiddeposition Kalkeinlagerungen zeigen.

Hämochromatoseosteoarthropathie

An diese Erkrankung des Hüftgelenks (s. Kap. 6 „Arthropathien und Osteoarthropathien“) sollte gedacht werden, wenn dort eine Kombination der Röntgenbefunde „Koxarthrose“ *und* „Chondrokalzinose“ (evtl. auch Symphysenchondrokalzinose) bei einem *jüngeren* Menschen (vor allem *Frauen*) beobachtet wird. Der nächste „Blick“ gilt dann den MCP-Gelenken (s. Kap. 6 „Arthropathien und Osteoarthropathien“, Abschnitt „Hämochromatoseosteoarthropathie“), den Testgelenken der Hämochromatose, und erst dann sollte nach den pathobiochemischen Parametern der Eisenüberladung durch aufwendige Laboruntersuchungen gefahndet werden.

Kashin-Beck-Krankheit

Die Kashin-Beck-Krankheit (s. Kap. 11 „Gelenke der Hand“, Abschnitt „Atraumatische Arthrose“) führt zu generalisierten Formstörungen der Epiphysen (s. Abb. 11.**75**), die sich auch am Hüftgelenk als präarthrotische Deformität auswirken. Klinisch *und* röntgenoloigsch muss die Differenzialdiagnose gegenüber den Osteochondrodysplasien und den lysosomalen Speicherkrankheiten gestellt werden.

Osteoarthropathie beim Morbus Wilson

Die Osteoarthropathie bei der Wilson-Krankheit – der hereditären hepatolentikulären Degeneration (s. Kap. 6 „Arthropathien und Osteoarthropathien“) – weist folgende Eigenschaften auf:

- Sie manifestiert sich am Skelett als *prämature* Arthrose.
- Sie neigt an den Gelenken zu randständigen Knochenfragmentationen (ähnlich wie bei Osteochondrosis dissecans) bzw. zu knöchernen Metaplasien in den Gelenkweichteilen.
- Die Chondrokalzinose kommt wahrscheinlich überdurchschnittlich häufig bei diesen Patienten vor.
- Als Folge der beim Morbus Wilson bekannten, allerdings nicht obligaten renalen Rachitis oder Osteomalazie zeigen sich eine allgemeine Skelettdemineralisation, Looser-Umbauzonen bzw. das Milkman-Syndrom (s. Kap. 11 „Gelenke der Hand“, Abschnitt „Renalosteopathische bildgebende Befunde an Gelenken“) und bei Kindern erweiterte Epiphysenfugen. Diese Röntgenzeichen sind am Beckengürtel besonders gut zu erkennen.

Hyperparathyreoidismus oder renale Osteopathie

Bei dieser Stoffwechselstörung (s. Kap. 11 „Gelenke der Hand“, Abschnitt „Osteoarthropathien an der Hand“) gehört die Beckenübersichtsaufnahme zum röntgendiagnostischen Informationsprogramm (Abb. 14.**102** und Abb. 14.**103**).

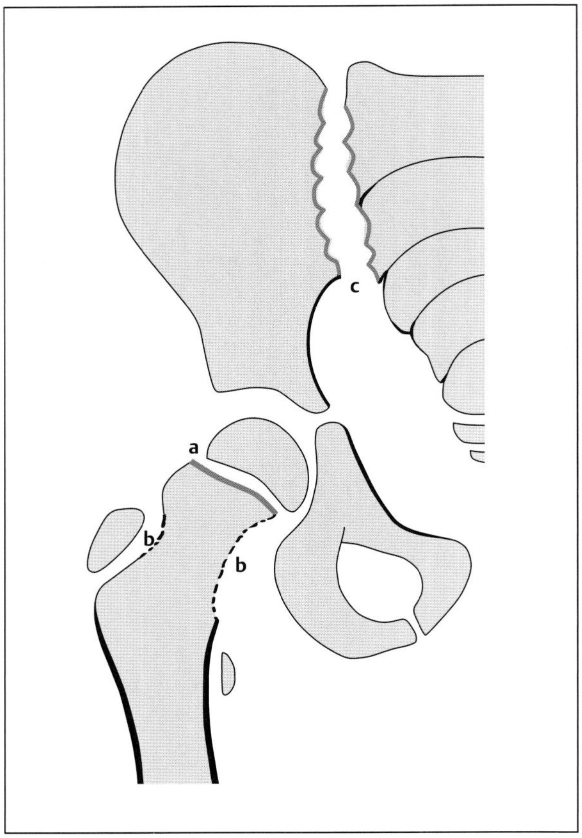

Abb. 14.**102a–c Hyperparathyreoidismus-Röntgenzeichen bzw. Folgen der renalen Osteopathie bei einem Kind** (Auswahl; s. Kap. 11 „Gelenke der Hand“, Abschnitt „Renalosteopathische bildgebende Befunde an Gelenken“).
a Epiphysenlösung.
b Subperiostale Knochenresorption.
c Girlandenförmige Pseudoerweiterung des sakroiliakalen Gelenkspalts durch subchondrale Knochenresorption.

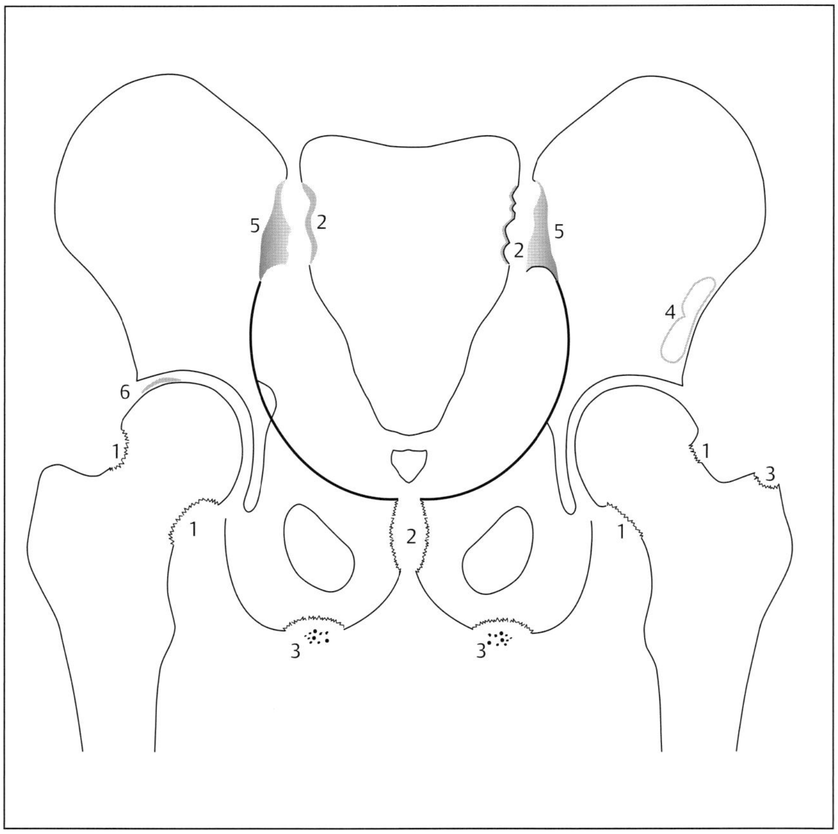

Abb. 14.**103 Hyperparathyreoidismus-Röntgenzeichen bzw. Folgen der renalen Osteopathie beim Erwachsenen** (Auswahl).
1 Subperiostale Knochenresorption.
2 Subchondrale Knochenresorption (Pseudoerweiterung der Sakroiliakalgelenke und der Symphysis pubica).
3 Subtendiöse Knochenresorption, teilweise mit stippchenförmigen Weichteilverkalkungen – sog. Insertionsdystrophie; Differenzialdiagnose als Einzelbefund gegenüber der rarefizierenden Fibroostitis und der (tuberkulösen) Bursitis ischiadica (s. dort).
4 Brauner Tumor (s. Kap. 11 „Gelenke der Hand“, Abschnitt „Röntgenbefunde beim Hyperparathyreoidismus“).
5 Dreieckig dargestellte subchondrale Iliumhyperostose (vgl. Hyperostosis triangularis ilii).
6 Chondrokalzinose (s. Kap. 11 „Gelenke der Hand“, Abschnitt „Röntgenbefunde beim Hyperparathyreoidismus“).
Siehe auch Abb. 14.**85**: Knochen(-enden-)sklerose bei renaler Osteopathie.

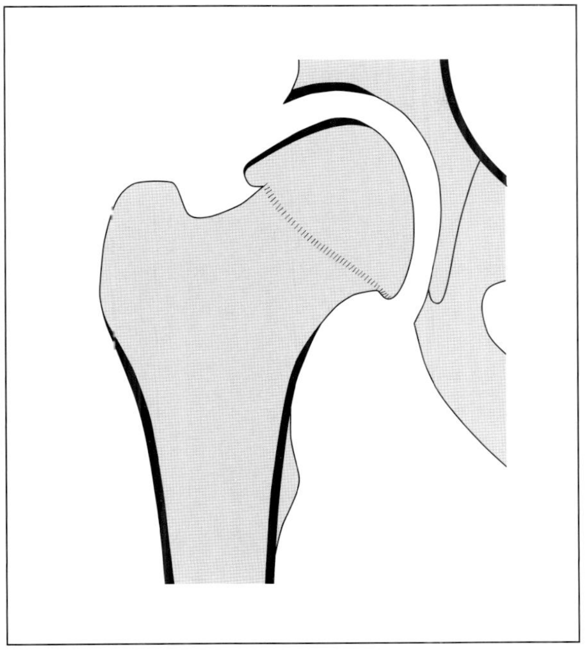

Abb. 14.**104** **Mögliche Akromegaliemanifestation am Hüftgelenk.** Röntgenaspekt der Koxarthrose mit „weitem“ Gelenkspalt.

Akromegalie

Soweit der Somatotropinexzess sich am Hüftgelenk überhaupt zu erkennen gibt, fällt bei der Akromegalie (s. Kap. 11 „Gelenke der Hand“, Abschnitt „Osteoarthropathien an der Hand“) zunächst das Röntgenbild der „Arthrose mit weitem Gelenkspalt“ auf (Abb. 14.**104**). Später entwickeln sich jedoch die charakteristischen Koxarthrosebefunde einschließlich der (zunächst) exzentrischen Gelenkspaltverschmälerung (in der Druckaufnahmezone).

Osteoarthropathie durch ionisierende Strahlen

Der Strahlenspätschaden (**Strahlendystrophie**; s. Kap. 6 „Arthropathien und Osteoarthropathien“, Abschnitt „Nicht neurogene reaktionslose konzentrische Akroosteolysen/Osteolysen“) an den artikulierenden Knochen des Hüftgelenks und ihrer weiteren Umgebung tritt vornehmlich nach Strahlentherapie der weiblichen Genitalkarzinome auf. Das Intervall zwischen der Bestrahlungsperiode und dem Beschwerdenbeginn liegt zwischen 6 Monaten und mehreren Jahren. Die Abb. 14.**105** gibt auch die potenziellen *Röntgenfrühzeichen* der Osteoradionekrose im Femurkopf- und -halsbereich wieder. Sie manifestieren sich an der subchondralen Grenzlamelle vornehmlich im zentralen Femurkopfbereich und am Femurkopf-Femurhals-Übergang. Im weiteren Verlauf droht die pathologische (mediale) Schenkelhalsfraktur. Sie kann ohne aktive therapeutische Maßnahmen unter Verkeilung der Fragmente abheilen, birgt aber ebenso die Gefahr der Pseudarthrose, der Femurkopfnekrose und der Koxarthrose. Die Femurkopfnekrose tritt entweder direkt – also ohne vorangehenden Schenkelhalsbruch – auf oder erst nach osteosynthetisch versorgter oder auch konservativ behandelter radiogener Schenkelhalsfraktur. Sie kann unter präarthrotischer Deformierung revaskularisiert oder unter Defektbildung resorbiert werden. Hüftpfannenveränderungen nach Strahlentherapie entstehen einerseits im Rahmen der postnekrotischen Koxarthrose. Andererseits kommt es selten über die Resorption oder Belastungsinsuffizinez nekrotischer Hüftpfannenanteile zur pathologischen Fraktur oder auch hier zu osteodystrophischen Umbauvorgängen. Die Strahlennekrose dehnt sich im ungünstigsten Fall bis auf die Sakroiliakalregion aus (Abb. 14.**106**). Die Spongiosastrukturen werden dabei *irregulär* verdichtet; dazwischen liegen Strukturaufhellungen, und *Knochenmarkverkalkungen* fallen auf. Dieses Bild ähnelt in seinem Aufbau dem Morbus Paget, unterscheidet sich aber durch fehlende Knochenmarkverkalkungen beim Morbus Paget, durch die abrupte Begrenzung und die evtl. auftretende Hüftpfannenfraktur des

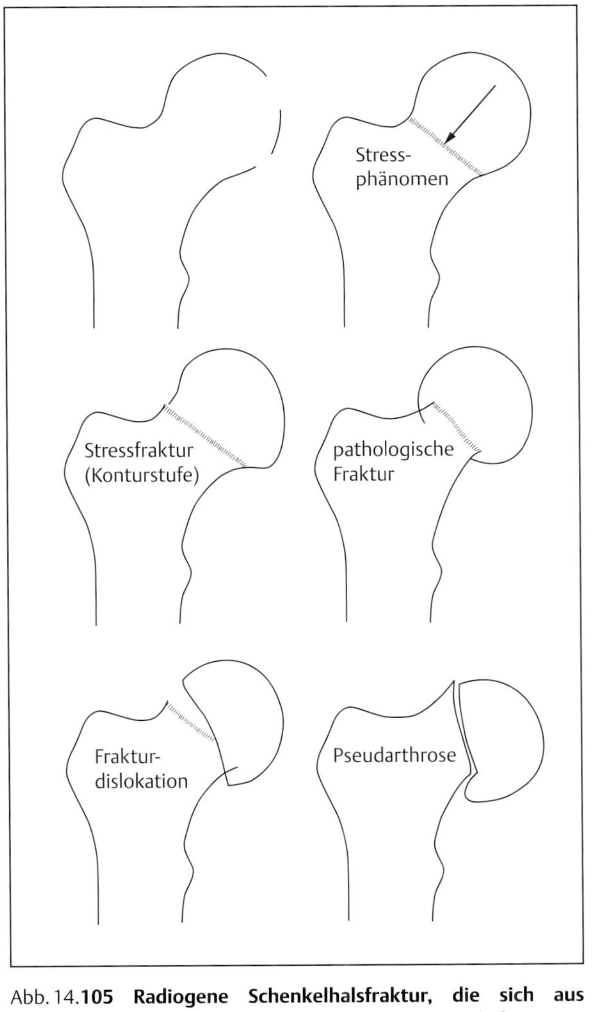

Abb. 14.**105** **Radiogene Schenkelhalsfraktur, die sich aus einem Stressbefund über die Insuffizienzstressfraktur zur pathologischen Fraktur entwickelt.** Röntgenfrühzeichen *(oben)* sind die Unterbrechung – (partielle) Auslöschung – und Unschärfe der subchondralen Grenzlamelle sowie ein intraossärer Kallus (*Pfeil*; vgl. Legenden der Abb. 10.**1** und Abb. 10.**2**).

spröden, strahlengeschädigten Stützgewebes von dieser Knochenerkrankung. Zum Morbus Paget gehören auch die Verformung und Volumenzunahme (Ostitis *deformans*), in der Beckenregion beispielsweise eine Periostose an der Linea arcuata bzw. Linea terminalis, eine sekundäre Protrusio acetabuli und eine Coxa vara. Eine sekundäre Hüftpfannenprotrusion ist allerdings auch beim Strahlenspätschaden möglich.

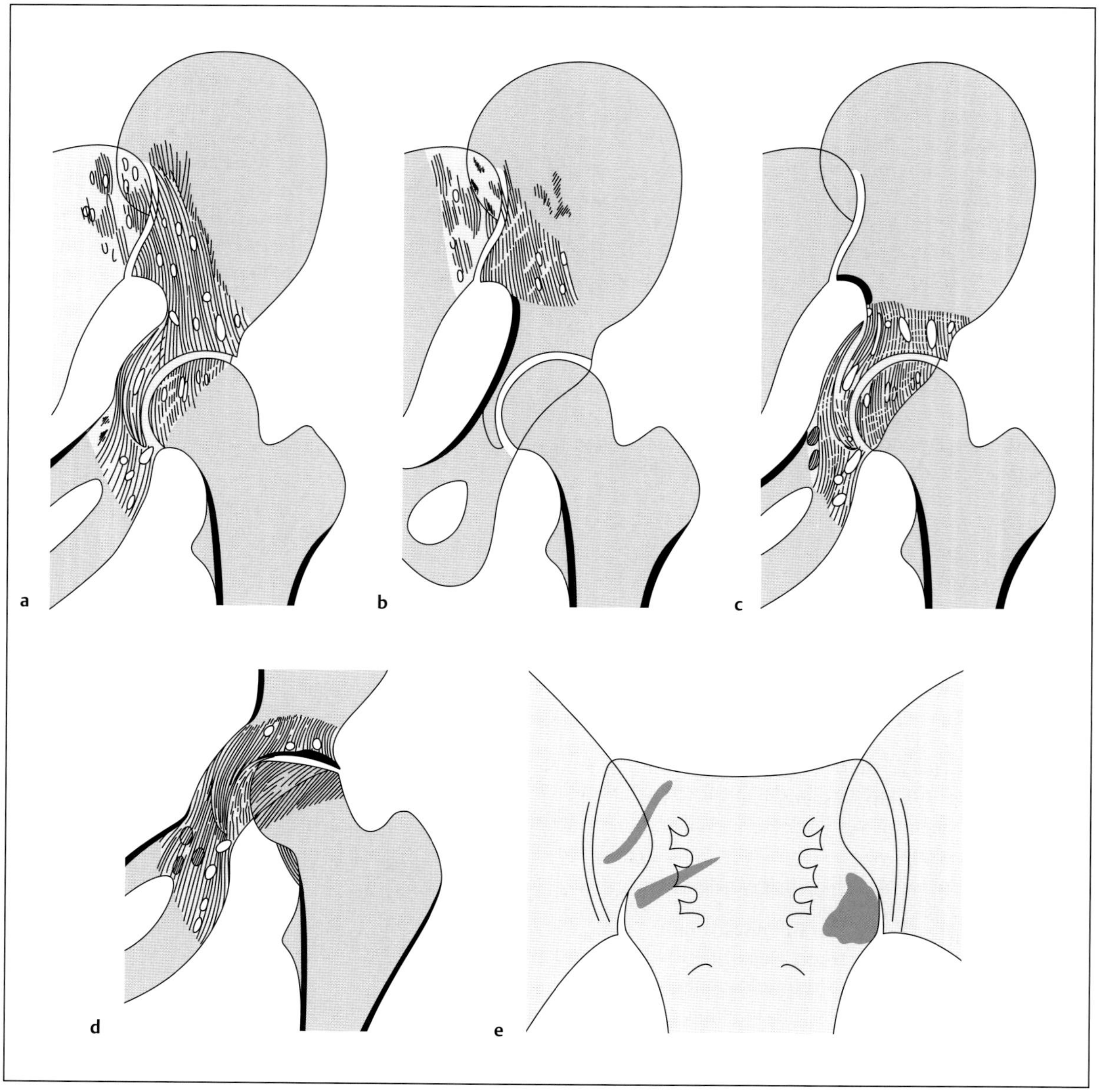

Abb. 14.**106a–e** **Pelvofemorale Osteoradionekrose nach gynäkologischer Strahlentherapie.**

Merke:

Die oft bilateral-symmetrischen strahlenbedingten Veränderungen sollten weder mit dem Morbus Paget noch mit einer gemischten osteolytisch-osteoplastischen Metastasierung verwechselt werden. Das Gleiche gilt für die in Abb. 14.**105** gezeichneten Strahlenschäden, die ebenfalls nicht als Folge einer Metastasierung des bestrahlten Tumors gedeutet werden dürfen. Cave Verwechslung von **e** (linker Kreuzbeinflügel) mit osteoplastischen Metastasen. MRT-Indikation in beiden Fällen (extraossärer Tumorausbruch bzw. multiple Skelettfoci; im Szintiscan suchen).

a **Sakroiliakale und periazetabuläre Osteoradionekrose** (strähnige Spongiosastrukturen; Verdichtungen wechseln mit Aufhellungszonen ab, unter Deformierung konsolidierte pathologische Pfannenbodenfraktur).

b **Auf die oberen Anteile des Bestrahlungsfelds beschränkte sakroiliakale Osteoradionekrose.**

c **Azetabulärer Strahlenschaden mit pathologischer Pfannenbodenfraktur.**

d **4 Jahre später fortgeschrittene Koxarthrose**. Die inzwischen eingetretene Verdichtung des *gesamten* Femurkopfs berechtigt zur Annahme einer zusätzlich aufgetretenen radiogenen Femurkopfnekrose.

e **Polymorphe Verdichtungsbezirke im Sakrum**, die Stressphänomene widerspiegeln (s. Abb. 14.**118**).

Gelenkgeschwülste

Synoviales Sarkom

Zur röntgenologischen Differenzialdiagnose *gelenknaher,* unregelmäßig verteilter oder konglomerierter pleomorpher Weichteilschatten gehört das synoviale Sarkom (Synonyme: **malignes Synovialom, Synovialissarkom**). Allerdings gibt sich dieser Tumor nur bei etwa ⅓ der Patienten durch Verkalkungen in hyalinisierten Tumoranteilen, evtl. auch durch knöcherne Metaplasien zu erkennen. Immerhin treten bei ihm aus statistischer Sicht häufiger Verkalkungen auf als bei anderen Weichteilsarkomen. Charakteristisch für das maligne Geschehen ist seine gelappte Röntgenprojektion. Der dicke Weichteilmantel der Hüftregion kann sie einerseits verbergen; andererseits kann sich das Turmorwachstum, je nach dem gelenknahen Sitz, auf die typischen perikoxalen Fettstreifen (s. dort) auswirken (Abb. 14.**107**).

Beim (zufälligen) Palpieren fällt dem Patienten und erst recht dem Arzt eine meist schon ausgedehntere Weichteilmasse auf, die zur Röntgenuntersuchung führt. Das synoviale Sarkom geht weit überwiegend nicht vom artikulären Gleitgewebe, sondern von gelenknahen Gewebsstrukturen aus. Seine berechtigte Bezeichnung offenbart sich jedoch an der histologisch erkennbaren Tendenz zur organähnlichen Ausdifferenzierung im Sinne von Schleimbeuteln, Sehnenscheiden oder Gelenksynovialis. Die Gelenknähe erklärt die häufige Arrosion eines oder beider oft demineralisierter knöcherner Gelenksockel – im CT besser und früher sichtbar als auf dem Röntgenbild. Diese bildgebende Präferenz gilt auch für die Sichtbarmachung der weichteildichten (gelappten) Tumoranteile und wird nur übertroffen von der MRT-Abbildung. Das synoviale Sarkom zeigt sich auf T2-gewichteten Sequenzen an verstärkter Signalgabe und auf T1-Sequenzen signalarm. Diese Signalintensitäten sind bei der Mehrzahl der Weichteilsarkome zu erwarten, allerdings bei unterschiedlicher, aber unspezifischer Kontrastmittelanfärbung. Außerdem verdeutlicht das MRT die Infiltration benachbarter Weichteilstrukturen.

! Merke

Zur Diagnose „synoviales Sarkom" führt letztlich erst die histologische Untersuchung, deren zusätzliche prognostische Bedeutung von der histologischen Tumordifferenzierung abzuschätzen ist.

Bildgebende Differenzialdiagnose über den Verdacht eines Weichteilsarkoms hinaus:

- pigmentierte villonoduläre Synovitis
- Myositis ossificans
- paraossales Osteosarkom
- pseudotumoröse interstitielle Kalzinose

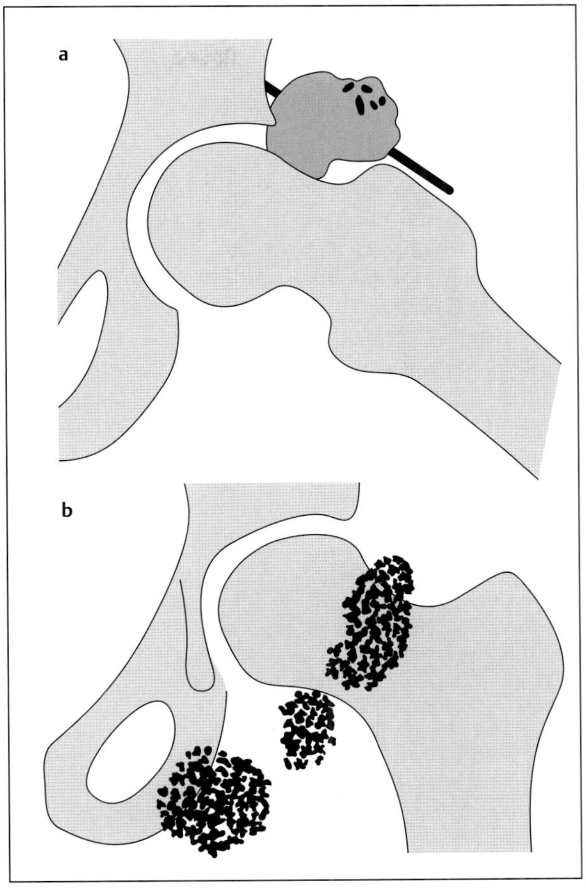

Abb. 14.**107a, b** **Möglichkeiten der röntgenologischen Befunde beim synovialen Sarkom.**

a **Eine weichteildichte Raumforderung** ist auf der Lauenstein-Aufnahme zu erkennen. Dies ist besonders bei (untergewichtigen) Patienten mit dünner subkutaner Fettschicht zu erwarten. Außerdem fallen auf: pleomophe Verkalkungen, partielle Auslöschung eines perikoxalen Fettstreifens (s. dort) durch Einwachsens des Tumorgewebes, keine Knochenarrosion. *MRT* anschließen!

b **Extremverkalkungen in einem malignen Synovialom** (Maxwell et al. 1994). Siehe die massiven pleomorphen Mineralsalzniederschläge. Ein weichteildichter Tumorschatten fällt röntgenologisch nicht auf. Er stellt sich jedoch im *MRT* oder *CT* dar, desgleichen eine mögliche Sitzbeinarrosion.

Pigmentierte villonoduläre Synovitis

Das Hüftgelenk ist die zweithäufigste Manifestation der pigmentierten villonodulären Synovitis (s. Kap. 11 „Gelenke der Hand", Abschnitt „Gelenkgeschwülste im weiteren Sinne"). Im Röntgenbild werden formal 2 Erscheinungsformen derselben geschwustähnlichen chronischen Proliferation der Synovialis in Gelenken, (selten) in Bursen und Sehnenscheiden beobachtet (in Abhängigkeit von der Erkrankungsdauer zum Diagnosezeitpunkt):

- Häufigere, sich intraartikulär ausbreitende Form der pigmentierten villonodulären Synovitis: Sie löst rezidivierende Gelenkblutungen aus, die sich im blutig-serösen oder xanthochromen Erguss bei der Punktion widerspiegeln. Der Hämoglobinabbau führt vor allem zu einer wasserunlöslichen Eisen-Eiweiß-Verbindung, dem Hämosiderin, das von der Synovialmembran aufgenommen wird – daher das Attribut „pigmentiert". Die eisenreiche Weichteilmasse gibt sich besonders an Gelenken mit dünnem Weichteilmantel an auffallender Schattendichte zu erkennen und im CT an hohen HE-Werten, die weit über der üblichen Weichteildichte liegen. Die perikoxalen Fettstreifen werden in Abhängigkeit von der Weichteilmasse der Synovialisvermehrung (Zeitfaktor!) verlagert (Abb. 14.**108**). Blut ist ein „Knorpelfeind", sodass manchmal Arthrosebefunde zumindest anfangs das Röntgenbild dominieren. Eine *konzentrische* Gelenkspaltverschmälerung, also ein arthritisch verdächtiger Röntgenbefund, fällt jedoch seltener auf.

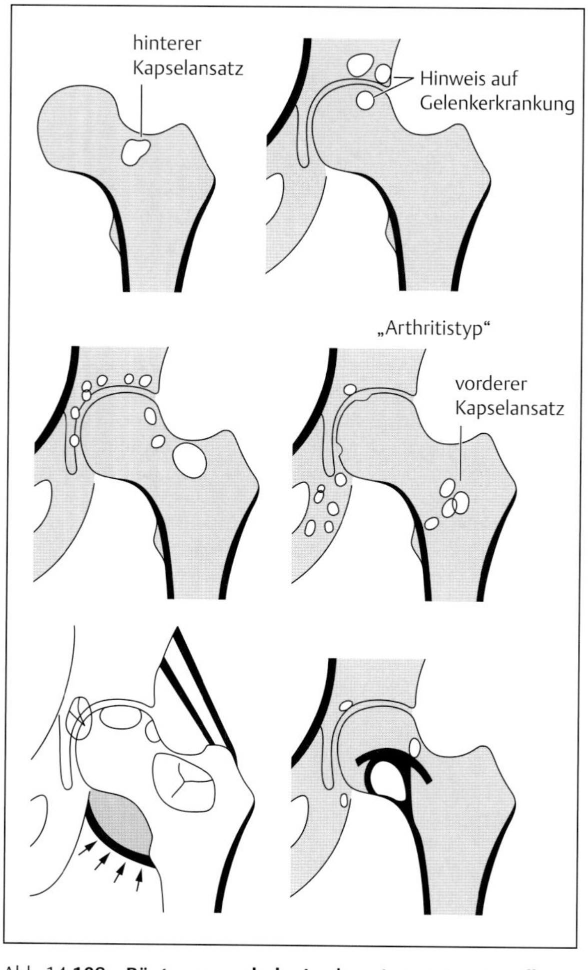

Abb. 14.**108** **Röntgenmorphologie der pigmentierten villonodulären Synovitis des Hüftgelenks.** Die *Pfeile* zeigen auf die mögliche Verlagerung des Iliopsoasfettstreifens durch die proliferierende Synovialmembran. An sich unspezifische (rundliche) Osteolysen („Zysten", Geoden) beiderseits des Gelenkspalts zeigen grundsätzlich eine Gelenkerkrankung an!

- Immerhin leitet das Röntgenbild mit Gelenkspaltverschmälerung + rundlichen, ovalären oder polymorphen, evtl. konfluriernden, scharfrandigen, seltener unscharf begrenzten, ohne oder mit Randsklerose erkennbaren gelenknahen zystenartigen Osteolysen (Geoden) oder paraartikulären Erosionen oder Arrosionen (Bohndorf u. Stoker 1987) über zur *2.* überwiegend intraossär wachsenden Synovitisform. Die Osteolysen entstehen über das Einwachsen der Proliferationen von den Kapselansätzen aus – am Hüftgelenk beispielsweise am Schenkelhals – oder entlang präformierter Gefäßkanäle, z. B. am distalen Femur, oder als Druckerosion bzw. -arrosion. Kalziumsalzniederschläge in der proliferierten Synovialis sind extrem selten. Konturdefekte bzw. Osteolysen durch die pigmentierte villonoduläre Synovitis kommen an Gelenken mit „engem" Binnenraum, wie am Hüftgelenk, viel häufiger vor als an Gelenken mit „weitem" Kavum, z. B. dem Kniegelenk. Obwohl gewöhnlich längere Zeit vergeht, bevor der Patient wegen der Bewegungs- und später Ruheschmerzen zur Bildgebung kommt, gilt die *fehlende* gelenknahe Demineralisation, also das Kollateralphänomen und/oder die Inaktivitätsdemineralisation, als ein Signum der pigmentierten villonodulären Synovitis.

Im MRT fällt diese Erkrankung als gelenkumgebende Weichteilmasse auf, die sich bei T1- und T2-Gewichtung im Vergleich zum Muskelgewebe wegen ihres Eisengehalts signalärmer darstellt. Dort, wo Blutflüssigkeit vorherrscht, fällt bei T2-Gewichtung Hyperintensität auf. Bei eingestreuter fetthaltiger Makrophageanhäufung kommt es dort bei T1-Gewichtung zur fleckigen Signalerhöhung.

Bildgebende Differenzialdiagnose:

- Synoviales Sarkom.
- Intraossäres Ganglion (starkes Flüssigkeitssignal).
- Arthrotische Geröllzysten (subchondral am Hüftgelenk vorwiegend in der Druckaufnahmezone).
- Der Erkrankungsgipfel (10.–40. Lebensjahr) weicht vom „Arthrosealter" atraumatischer Arthrosen und bei Patienten ohne biomechanische Präarthrose ab.
- Unter den Knochentumoren und tumorähnlichen Knochenläsionen seien genannt:
  - Riesenzelltumor
  - aneurysmatische Knochenzyste
  - intrakapsuläres Osteoidosteom mit sympathischer Arthritis
  - Synovialchondromatose (mindestens einzelne Chondrome sind verkalkt)
  - Amyloidose
  - als Rarität die synoviale Hämangiomatose (starke Anfärbung im Angiogramm welcher Technik auch immer)

Synovialchondromatose (synoviale Chondromatose)

Die Synovialchondromatose (Abb. 14.**109**; s. Kap. 3 ‚Einführung in die Arthritis- bzw. Synovitisdiagnostik", Abschnitt „Reflexdystrophie, Algodystrophie, Sudeck-Syndrom [komplexes regionales Schmerzsyndrom]", und Abb. 11.**102**) geht am Hüftgelenk von seiner Synovialmembran oder von kommunizierenden oder nicht kommunizierenden Schleimbeuteln aus. Die Bursen lassen sich, ebenso wie **Bursazysten** und **kommunizierende Kapselzysten**, ohne Synovialchondromatose mittels MRT oder CT identifizieren und lokalisieren. Die Synovialchondromatose – das Suffix deutet dies an – zeigt sich mit einer *größeren Anzahl* von unverkalkten, verkalkten und verknöcherten, oft in Gruppen oder „Ketten" angeordneten Chondromen in der Synovialmembran. Dadurch unterscheiden sie sich von knorpeligen Metaplasien (Kapselchondrome genannt) arthrotischer Gelenke, die nur in geringer Zahl auftreten. Im Röntgenbild sind die verkalkten und verknöcherten Synovialchondrome zu erkennen sowie evtl. Druckarrosionen (Abb. 14.**110**). Eine maligne Transformation kommt bei der Synovialchondromatose nur sehr selten vor. Entweder wird sie nach der operativen Entfernung histologisch entdeckt oder erweckt röntgenologisch den Verdacht, wenn sich eine vermeintliche Druckarrosion im Röntgenbild ohne die für eine Druckarrosion/-erosion charakteristische Kortikalis oder den noch typischeren osteoklerotischen Randsaum darstellt (s. Abb. 3.**24**). In Abhängigkeit von der Vielzahl und Größe der Chondrome wirkt sich die Synovialchondromatose als präarthrotische Deformität aus. Selten bilden sich Synovialchondrome spontan (Pelker et al. 1983) und Druckarrosionen nach operativer Entfernung der Synovialchondromatose (Bloom u. Pattinson 1951) zurück. Eine sich klinisch bemerkbar machende Komplikation synovialchondromatöser oder degenerativer Chondrome kann ihre Loslösung von der Synovialmembran sein, da sie dann als freie Gelenkkörper häufig eine schmerzhafte akute Gelenksperre oder Bewegungseinschränkung auslösen. Sowohl die Synovialchondrome an sich als auch die Corpora libera können zum Gelenkerguss führen. Im MRT stellen sich die unverkalkten, verkalkten und verknöcherten Chondrome dann bei T2-Gewichtung als hypointense rundliche Aussparungen im signalreichen Erguss dar. Synovialchondrome ohne Matrixverkalkung oder -verknöcherung geben sich hypointens bei T1-Gewichtung und mit vergleichsweise stärkerer Signalgebung bei T2-Gewichtung zu erkennen. Im CT des Hüftgelenks führen multiple unverkalkte intrasynoviale (kleine) Synovialchondrome zu einer Verdickung der Gelenkkapsel (>6 mm).

Eine besondere Form der Synovialchondromatose, die **dekalzifizierende Synovialchondromatose**, wurde in Kap. 3 „Einführung in die Arthritis- bzw. Synovitisdiagnostik", Abschnitt „Reflexdystrophie, Algodystrophie, Sudeck-Syndrom (komplexes regionales Schmerzsyndrom)", und in Abb. 3.**9** beschrieben bzw. abgebildet.

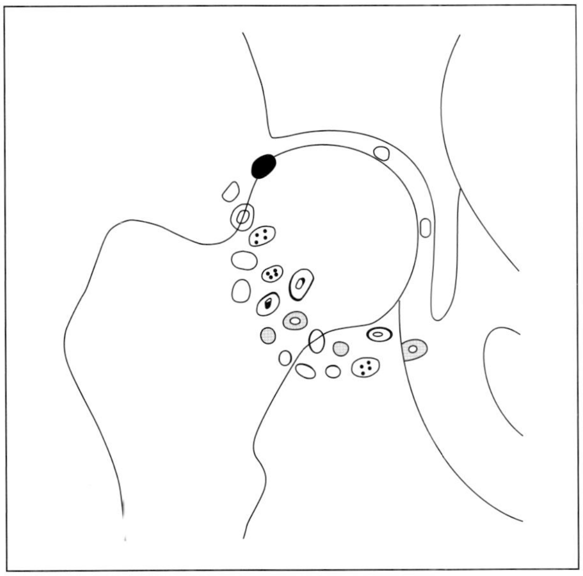

Abb. 14.**109** **Röntgenbild der Synovialchondromatose des Hüftgelenks.** Die verschiedenen Verkalkungsstadien der Chondrome bzw. ihre Verknöcherungstendenz wurden eingezeichnet. Da nicht alle Chondrome verkalken, kann ihre tatsächliche Anzahl im MRT, aber auch im CT abgeschätzt werden (s. Text).

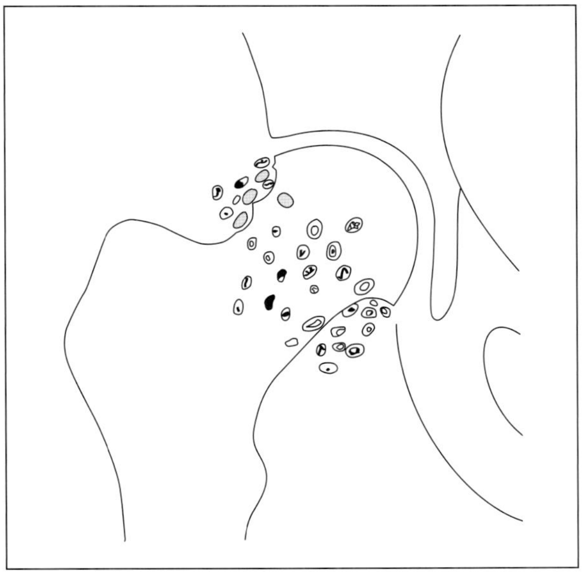

Abb. 14.**110** **Synovialchondromatose mit Druckerosionen, die hier in der oberen und unteren Übergangszone zwischen Femurkopf und -hals zu erkennen sind.** Die „Druckpathogenese" zeigt sich an einer *Randsklerose* (Kortikalisisierung) der Konturdefekte. Beim seltenen Fall einer malignen Transformation mit Übergreifen auf den Knochen wäre sie nicht zu erwarten, da die Osteoblastenreaktion vom aggressiven Tumorwachstum zurückgedrängt wird.

Artikuläre und periartikuläre Weichteilverkalkungen und -verknöcherungen

Chondrokalzinose

Sie (s. Kap. 7 „Dystope Kalziumniederschläge mit Krankheitspotenzial") wird am Hüftgelenk an zarten strichförmigen oder punktartigen, chemisch definierten Kalziumschatten sichtbar (Abb. 14.**111**). Sie fallen röntgenologisch vor allem an der oberen und unteren Zirkumferenz des Femurkopfs auf. Über die destruktive Pyrophosphatarthropathie (Abb. 14.**112**) s. unter „ANNRAD-Syndrom". Die partielle Verkalkung oder Verknöcherung des Labrum acetabulare bei älteren Menschen ohne oder mit Koxarthrose, aber auch beim Hüftbefall der Spondylitis ankylosans, ist in Abb. 14.**30** wiedergegeben.

Kapselosteome

Diese (s. Abb. 14.**30**) sind häufige Begleitbefunde der Koxarthrose. Vergleiche in Abb. 14.**2** die typische Lokalisation differenzialdiagnostisch abzugrenzender umschriebener Knochenschatten am Hüftgelenk. Selten stellen sich plattenförmige Knochenschatten auf der Röntgenaufnahme nach Lauenstein vor (oder hinter) dem Femurkopfhals dar. Ausgedehnte Kapselossifikationen werden auch bei der Spondylitis ankylosans beobachtet.

Kalzinosen

Die Abb. 14.**113** gibt die verschiedenen Projektionsformen der Kalzinosen in der Hüftgelenkumgebung wieder. Über die Terminologie, die anatomische Lokalisation und die Ursachen der Kalziumsalzniederschläge s. Kap. 7 „Dystope Kalziumniederschläge mit Krankheitspotenzial", Abschnitt „Weichteilverkalkungen/Kalzinosen".

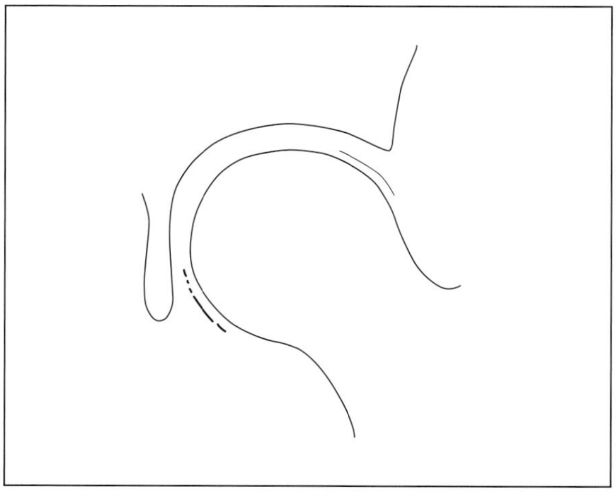

Abb. 14.**111** **Chondrokalzinose am Hüftgelenk.** Eingezeichnet wurden diejenigen Stellen, an welchen die oberflächlich sitzenden Gelenkknorpelverkalkungen am häufigsten auf Röntgenaufnahmen zu erkennen sind.

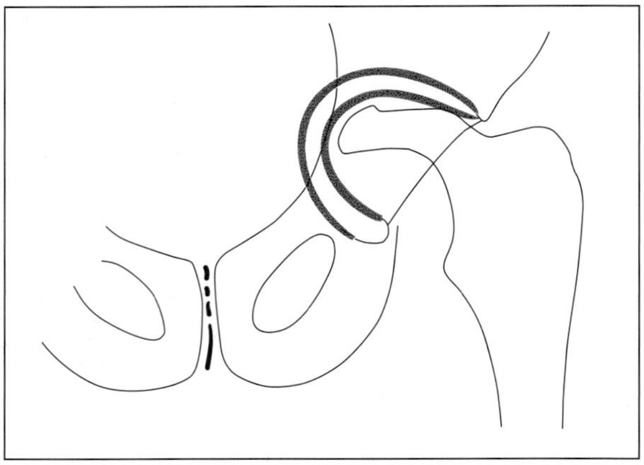

Abb. 14.**112** **Schwere destruktive Chondrokalzinoseosteoarthropathie des linken Hüftgelenks mit sekundärer Pfannenprotrusion.** Da der Gelenkknorpel völlig zerstört ist, weisen auf die Chondrokalzinose nur die ausgedehnten Kalziumpyrophosphatniederschläge im Symphysenknorpel hin.

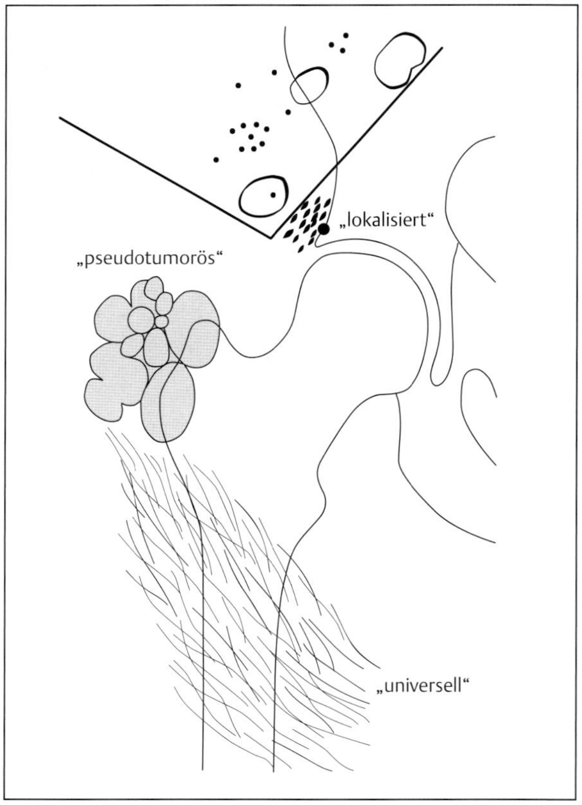

Abb. 14.**113** **Kalzinosen am Hüftgelenk (synoptisch wiedergegeben).** Außerdem wurden nicht resorbierte Reste eines intramuskulär injizierten metallsalzhaltigen Medikaments sowie ringartige Kalkschatten (Randverkalkungen einer lokalen Fettgewebsnekrose oder eines Hämatoms nach versehentlicher subkutaner Injektion eines für die intramuskuläre Verabreichung vorgesehenen Medikaments) eingezeichnet (loco typico).

Hämophilie

Zu den potenziellen Folgen der Hämophilie gehören Muskelverknöcherungen in der Hüftgelenksumgebung (s. Abb. 14.**97**).

Neurogene Paraosteoarthropathien

Diese sind schematisch in Abb. 14.**100** wiedergegeben.

Enthesiopathien

In Kap. 9 „Enthesiopathien" wurde darauf hingewiesen, dass der Terminus „Enthesiopathie" lediglich einen allgemeinen Hinweis auf pathologische Veränderungen an den Insertionen von straffen fibrösen Bindegewebsstrukturen gibt. Nicht zuletzt aus therapeutischen Gründen ist daher eine pathogenetische Unterscheidung der nicht entzündlichen Fibroostose von der entzündlich induzierten Fibroostitis eingeführt und begründet worden (Dihlmann 1974).

Fibroostose

In der Hüftumgebung treten Fibroostosen vor allem an den Rollhügeln, am Darmbeinkamm und an den Sehnenursprüngen des Sitzbeins auf (Abb. 14.**114**). Sie stellen scharf begrenzte, wulstig-buckelige oder kammartige Konturvorwölbungen mit Kortikalissaum dar. In Kap. 9 „Enthesiopathien", Abschnitt „Fibroostose", wurde schon erwähnt, dass bei bestimmten Erkrankungen bzw. therapeutisch induzierten Hypervitaminosen, so bei der Spondylosis hyerostotica (DISH), bei der Fluorose, bei der Ochronose (s. Abb. 14.**94**), bei der Akromegalie und bei der Retinoidlangzeitbehandlung, besonders ausgeprägte Fibroostosen bzw. Bandverknöcherungen entstehen. Außerdem führen die berufliche Überanstrengung bestimmter Muskelgruppen – medizinhistorisch: Stachelbecken der Organisten – und auch die Traumareparation zu mehr oder minder auffallenden Fibroostosen.

Produktive und rarefizierende Fibroostitis

Fibroostitidien werden häufig an den Sehneninsertionen des vorderen Beckenrings bei entzündlich-rheumatischen Erkrankungen, namentlich bei den Spondylarthropathien beobachtet. Die Befundkombination beiderseitige sakroiliakale Pseudoerweiterung im Rahmen des „bunten Sakroiliakalbilds" (s. dort) und rarefizierende und/oder produktive Fibroostitis der Sitzbeine ist ein diagnostisch wichtiger Hinweis auf eine Spondylarthropathie, namentlich die Spondylitis ankylosans, insbesondere wenn an der Wirbelsäule noch keine Röntgenzeichen dieser Krankheit zu erkennen sind. Ähnliche Befunde, nämlich die beiderseitige sakroiliakale Pseudoerweiterung und muldenförmige Defekte an den Muskelursprüngen der Sitzbeinkonvexität, kommen aber auch bei hyperparathyreoter Stoffwechsellage bzw. bei der renalen Osteopathie vor (s. Abb. 14.**103**). In den Sitzbeindefekten, seltener im Bereich der Pseudoerweiterung, erkennt man allerdings beim Hyperparathyreoidismus (bei der renalen Osteopathie) im Gegensatz zur rarefizierenden Fibroostitis oft stippchenförmige oder schollige Kalkschatten (in dort vorkommenden Bursen?). Die Sitzbeinbefunde beim Hyperparathyreoidismus – **Insertionsdystrophien** (s. dort) – entstehen durch überstürzten Knochenumbau mit Überwiegen des Abbaus an Zonen starker mechanischer Beanspruchung.

Abb. 14.**115** gibt sog. **Beckenfinger** und **-hörner** (s. auch Abb. 15.**9**) wieder.

Beschwerden in der Umgebung des Trochanter maior, die sich beim Liegen auf der schmerzenden Seite verstärken, erwecken den Verdacht auf eine Periarthritis coxae. Die Röntgenuntersuchung erfolgt dann (1.) aus differenzialdiagnostischen Gründen und (2.) zur Frage, ob sich dort die Apatitkrankheit an Insertionen, Faszien oder Schleimbeuteln manifestiert hat. Durch die amorphen oder strukturiert angeordneten Apatitniederschläge kann eine entzündliche Reaktion ausgelöst werden: die **Periarthritis coxae calcarea (calcificans)**. Falls die Röntgenuntersuchung solche Kalziumniederschläge aufdeckt, so darf daraus jedoch nicht auf die Entzündung geschlossen werden; denn sie gibt sich röntgenologisch nicht zu erkennen. Vielmehr muss dann die Röntgendiagnose **„Periarthropathia coxae calcarea sive calcificans"** (Dihlmann 1981) gestellt werden. Dieser Terminus stützt sich auf die Erfahrung, dass solche Niederschläge manchmal völlig inert im Gewebe liegen und dann zufällig als Nebenbefund eines andersartigen bildgebenden, krankhaften Befunds entdeckt werden (Abb. 14.**116**). Außerdem treten periarthritische Reaktionen auch ohne Apatitpathogenese auf. So können örtliche muskuläre Überbeanspruchungen, beispielsweise beim Beckenschiefstand infolge Beinlängendifferenz oder ein lokales Bagatelltrauma (durch die resorptive Entzündung eines Hämatoms), das klinische Krankheitsbild „Periarthritis coxae" hervorrufen. Nur ein „Perfektionist" wird diese Pathogenese durch ein MRT sichern wollen, z. B. durch den Nachweis eines (Weichteil-) Ödems. Außerdem kann eine chronisch verlaufende Periarthritis mit oder ohne Apatitniederschläge im Seitenvergleich durch eine röntgenologisch erkennbare Trochanterdemineralisation bildgebend objektiviert werden. Abb. 7.**3** gibt die *Möglichkeit* wieder, dass eine Tendinitis (Tendopathia) calcarea (calcificans) zur Knochenarrosion in unmittelbarer Insertionsnähe führt, und weist in der Legende auf das weitere bildgebende Vorgehen hin. Außer an der Insertion des M. glutaeus maximus und des M. vastus lateralis – röntgenologischer loco typico (Abb. 14.**117**) – sind Arrosionen auch an den Insertionen des M. adductor magnus und des M. pectoralis maior (s. Abb. 13.**76**) bekannt.

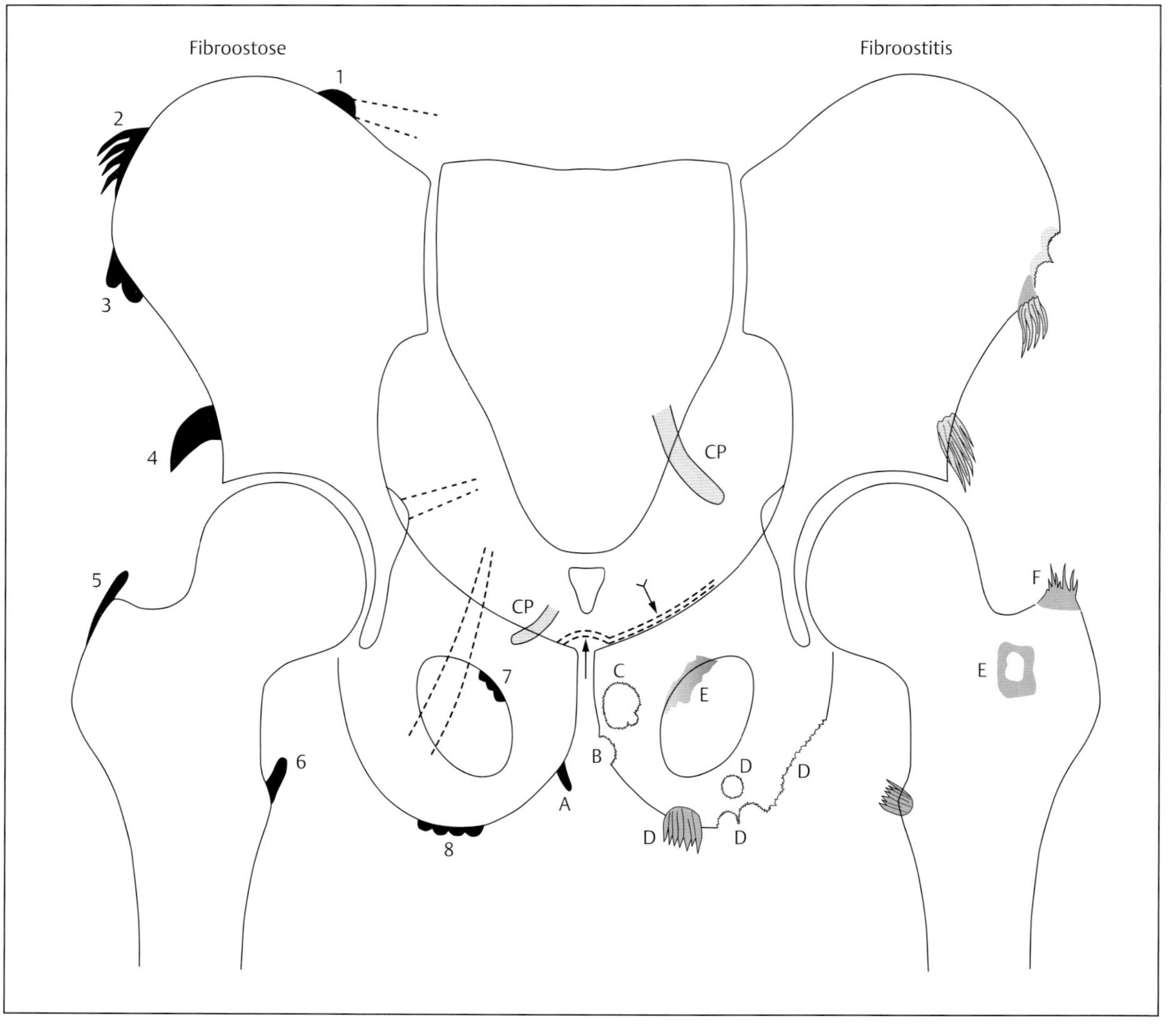

Abb. 14.**114** **Prädilektionsstellen für Fibroostosen *(links, schwarz getönt, scharf begrenzt)* und Fibroostitiden *(rechts, grau getönt, unscharf begrenzt, oft Umgebungsverdichtung)* im Becken-Hüft Bereich.** *Gestrichelt* wurden **Bandossifikationen** (*von oben nach unten*: Lig. iliolumbale, Lig. sacrospinale, Lig. sacrotuberale, Lig. pectineale [*geschwänzter Pfeil*], Lig. pubicum superius [*Pfeil*]) angedeutet (CP = Beckenrippen).

1 Fibroostose des Lig. iliolumbale.
2 Fibroostose des M. obliquus internus abdominis.
3 Fibroostose des M. sartorius (M. tensor fasciae latae).
4 Fibroostose des M. rectus femoris.
5 Fibroostose der Mm. glutaeus medius, glutaeus minimus und piriformis.
6 Fibroostose des M. iliopsoas.
7 Fibroostose der Membrana obturatoria und der Mm. obturatorii.
8 Fibroostose der Mm. adductor magnus und semitendinosus.
A Grazilisfibroostose.
B Rarefizierende Fibroostitis des Lig. arcuatum pubis.
C Rarefizierende Fibroostitis *(Aufsicht)* am Ursprung der Mm. adductores longus et brevis.
D Produktive und rarefizierende Fibroostitiden *(zum Teil Aufsicht, zum Teil im Profil)* am Sitzbein (mehrereAdduktoren, s. Nr. 8).
E Fibroostitis am Ursprung und Ansatz des M. obturatorius externus.
F Rarefizierende und produktive Fibroostitis am M.-glutaeus-medius-Ansatz usw. (s. Nr. 5).

Zum Teil ohne Buchstaben, dann s. entsprechende Fibroostosenummern.

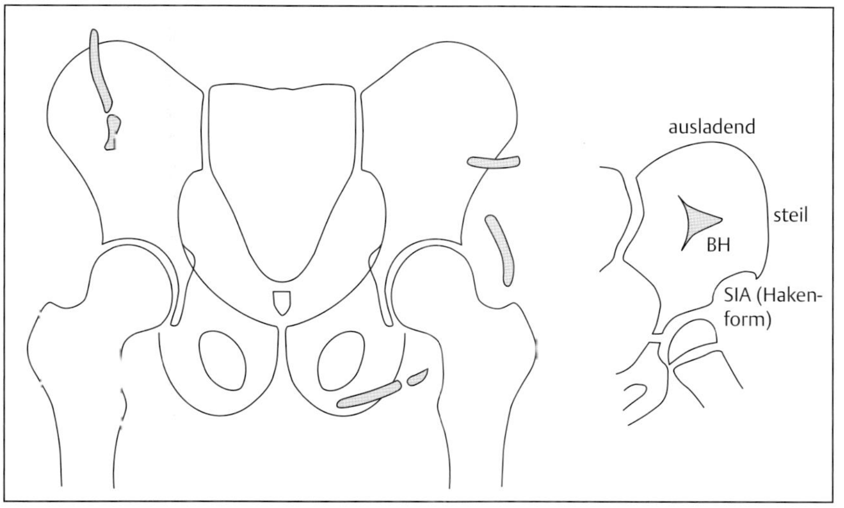

Abb. 14.**115** **So genannte Beckenfinger (Pelvic Digits), d.h. heterotope Knochenbildungen auf dem Boden einer Entwicklungsstörung.** *Röntgendifferenzialdiagnose:* Myositis ossificans localisata traumatica (atraumatica), ferner Beckenrippen (s. Abb. 14.**114**; sie haben eine andere Lokalisation als Beckenfinger) und Apophysenabrisse mit Exzessivwachstum. „Beckenfinger" können auch in der Umgebung lumbaler Wirbelkörper auftreten.
Osteoonychodysostose (Synonyme: **Beckenhörner-Nagel-Patella-Syndrom**, **Arthroosteoonychodysplasie**, **Nagel-Patella-Syndrom**, s. Kap. 15 „Knie- und Tibiofibulargelenk", Abschnitt „A-, Hypo- und Dysplasien der Kniescheibe"). Beckenhörner (BH) gehören neben Nageldysplasien bis Anonychien, Patellahypo- bis -aplasie und Ellenbogendysplasie, evtl. mit Flughautbildung, zur *Kardinaltetrade* dieses autosomal-dominant vererbten Syndroms. Nebenbefunde u.a. Flexionskontrakturen (*Differenzialdiagnose:* Arthrogrypose). Die Beckenhörner sitzen bilateral mit breiter Basis an der Dorsalseite der steil abfallenden Darmbeinschaufeln, die mit einer hakenförmigen Spina iliaca anterior (SIA) enden.

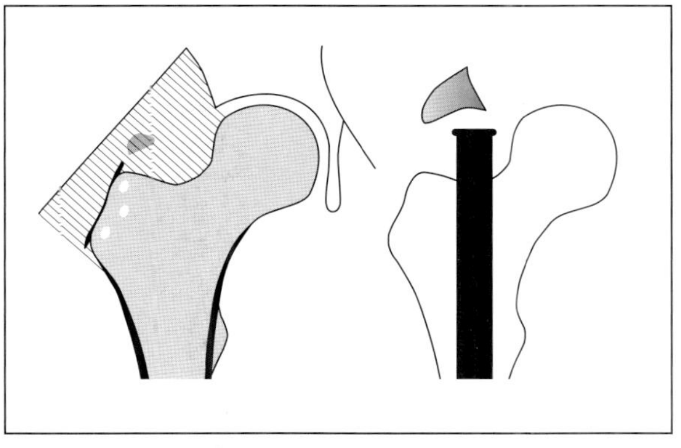

Abb. 14.**116** **Periarthropathia coxae calcarea.** Strichmarkiertes 2-dimensional betrachtetes iliotrochantäres Areal *(links)*, wo sich die klinisch diagnostizierte oder vermutete Periarthropathia coxae calcarea röntgenologisch offenbaren kann (vgl. Abb. 14.**117**). Die Apatitniederschläge sind potenziell reversibel. Im Text wurde begründet, dass die Röntgenaufnahme nur die Diagnose *„Periarthropathie"* und nicht der Schluss „-itis" zulässt. Die eingezeichneten Trochanterfibroostosen und zystenartigen Strukturauflockerungen im Trochanter maior gehören nicht zum Bild der Periarthritis/Periarthropathie, sondern sind die Folge von Insertionstendopathien – hier also Zufallsbefunde. *Rechts* ist eine typisch geformte, heterotope Ossifikation nach Femurmarknagelung (**„Küntscher-Hütchen"**) widergegeben (zur Differenzialdiagnose der Periarthropathia coxae calcarea).

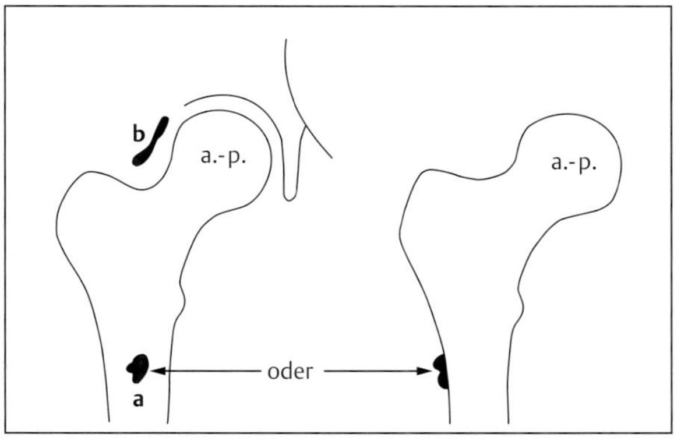

Abb. 14.**117a, b** **Tendopathia calcarea.**
a **Typische Lokalisation der Tendopathia calcarea der Mm. glutaeus maximus und vastus lateralis** auf der a.-p. Röntgenaufnahme des rechten Hüftgelenks bzw. Beckenübersichtsaufnahme.
b **Außerdem Tendopathia calcarea des M. piriformis**. Sie ist eine sehr seltene Implikation der Periarthropathia coxae calcarea (s. Abb. 14.**116**).

Stressfolgen am knöchernen Becken

Im Beckenbereich einschließlich des Sakrums und der proximalen Femora geben sich *vor allem* Insuffizienzstressphänomene und seltener Ermüdungsstress im gesunden Knochengewebe zu erkennen (Abb. 14.**118**). Die synonyme Bezeichnung für Insuffizienzstressfolgen, nämlich „Überlastungsstressphänomene", weist darauf hin, dass sie in einem Skelettanteil auftreten, der durch eine lokale oder systemische Skeletterkrankung in seiner

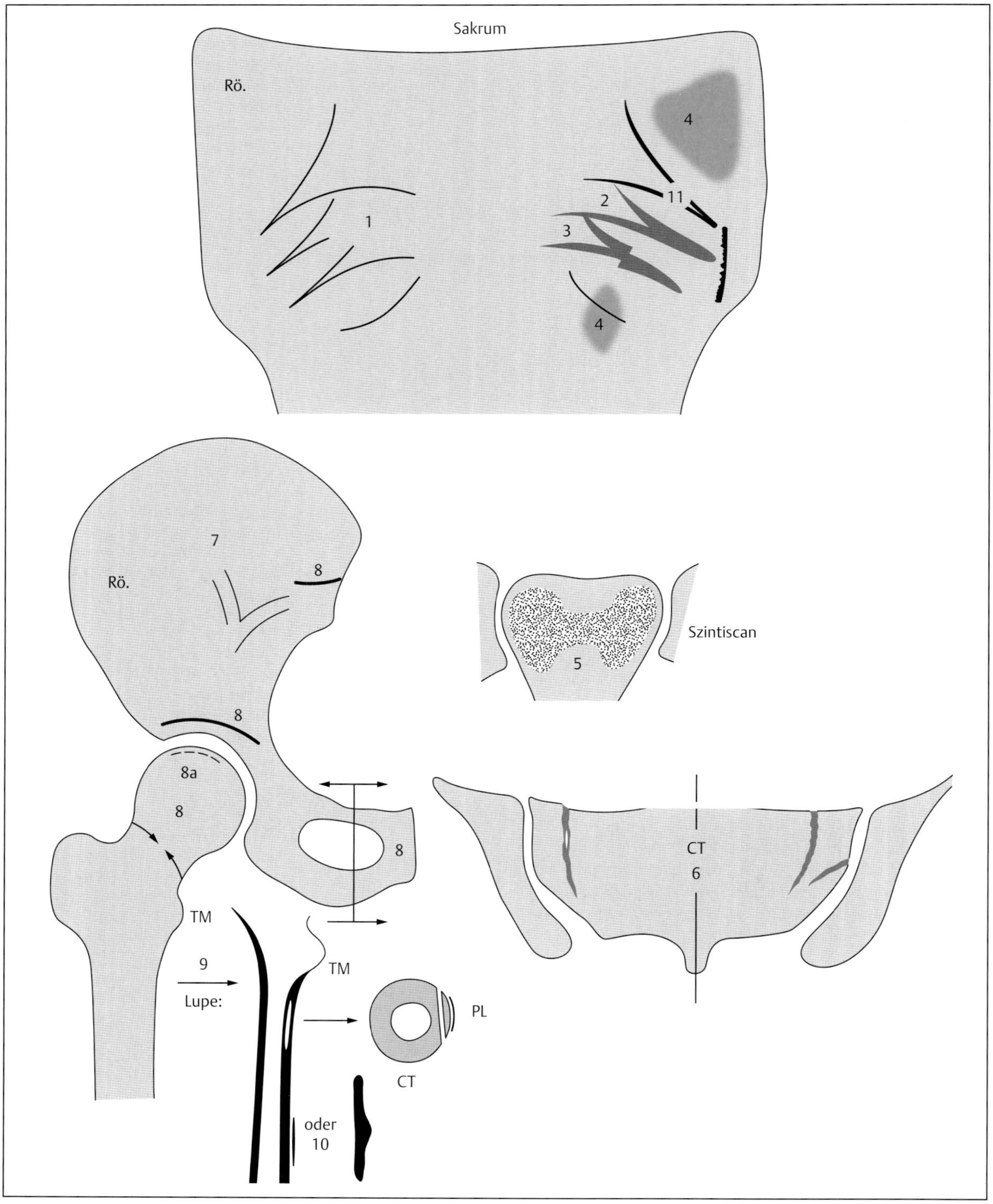

Abb. 14.**118** **Präferenztopik der bildgebend nachweisbaren Stressfolgen am knöchernen Becken.** *(Fortsetzung siehe nächste Seite)*

◄ 1 So genannte **Sakrumlinien**. Gewöhnlich sind in den Kreuzbeinflügeln auf jeder Seite 3 Linien auf dem Röntgenbild sichtbar.

2 Eine vergleichsweise verbreiterte („dicke") Sakrumlinie zeigt ihre konstruktive Stressadaptation an.

3 Stressfraktur im Sakrum (= insuffiziente Stressadaptation), die an einer Konturstufe, evtl. Dehiszenz, der verbreiterten Sakrumlinie(-n) zu erkennen ist.

4 Plaque-artige (rundliche, ovale bis polymorphe) konstruktive Stressadaptationen im Sakrum. Bildgebende Differenzialdiagnose vor allem gegenüber osteoplastischem Tumorwachstum (Nr. 11 und/oder perifokale Weichteilmasse im MRT sprechen für einen malignen Prozess).

5 H-förmige Radionuklidanreicherung („Honda-Zeichen") bei Stressläsionen (konstruktive oder insuffiziente Stressadaptation) im Kreuzbein. Einseitige Betonung oder unilaterales Auftreten der verstärkten Radionuklidfixation ist möglich.

6 Charakteristische, aber nicht obligate Ausdehnung von konstruktiver *(rechts)* und insuffizienter Stressadaptation *(links)*. Letztere (Synonym: Stressfraktur) setzt *(hier)* im CT eine Stufenbildung an der Sakrumvorderkontur oder eine Spaltbildung im Verdichtungsband voraus oder zeigt sich im MRT *z. B* bei T2-Gewichtung, SPIR ohne oder mit (T1w) intravenöser Gd-DTPA-Injektion als signalarme Linie im Knochenmarködem bzw. ödembedingten Kontrast-Enhancement.

7 Typische Lokalisation V- oder Y-förmiger Iliumkanäle für ein Emissarium, das die äußeren mit den inneren Beckenvenen verbindet.

8 Durch *Pfeile* bzw. *Pfeil mit Doppelspitze* angezeigte Prädilektionsareale für ischiopubische Stressläsionen (konstruktive und insuffiziente Adaptationen), oft bilateral-symmetrisch, häufig bei Entdeckung durch Muskelzug schon in traumatische Fraktur übergegangen. Die Adduktorenansätze dislozieren dann das symphysennahe mediale Fragment scharnierartig in Richtung Symphyse, und es bildet sich überschießender parasymphysärer Kallus mit Osteolyse und Osteoklerose; d. h., es zeigt sich eine im Vergleich zur Muskulatur hyperintense Massenläsion mit hypointensem Rand auf T2w-Sequenzen und peripherem und septalem Enhancement nach Kontrastmittelinjektion bei T1-Gewichtung. Die benachbarten Muskeln können mit hyperintensen Signalen bei T2w anschwellen und sich isointens bei T1w mit hyperintenser Signalgebung nach Kontrastmittelinjektion zu erkennen geben. Trotzdem ist bei manchen Patienten mit Malignomanamnese nicht immer eine offene Biopsie zu vermeiden (Hosono et al. 1997).

Unter Nr. 8 sind auch azetabulumnahe Stressläsionen, die als Verdichtungsband oder -areal horizontal oder flachbogig verlaufen, eingezeichnet. Sie treten vor allem als konstruktive Stressadaptation auf. Wenn im MRT oder CT eine Frakturlinie zu erkennen ist, dann liegt eine insuffiziente Stressadaption vor. Am Schenkelhals auftretende Stressläsionen *(Pfeile)*: loco typico.

8a Sehr seltene, histologisch nachgewiesene subchondrale Stressfraktur **ohne** Femurkopfnekrose (*gestrichelt*; Yamamoto u. Bullough 2000).

9 **Intrakortikale longitudinale Stressfraktur** (insuffiziente Stressadaptation), gewöhnlich begleitet von osteogener Periost-, seltener Endostadaption (PL = Periostlamelle), im MRT intrakortikale Hyperintensitätslinie bei T2w. Im Postkontrastbild bei T1w tritt die Frakturlinie noch deutlicher hervor. Knochenmarködem. Im Szintiscan vertikal orientierte Tracer-Fixation. Topische Präferenz: medialer Femurschaft unterhalb des Trochanter minor (TM; Williams et al. 1999).

10 Stressperiostose (konstruktive Stressadaptation, also ohne Frakturnachweis), Knochenmarködem im MRT. Adduktorinsertionssyndrom (s. dort)?

11 Die partielle „Auslöschung" einer oder mehrerer Sakrumlinien spiegelt osteolytisches Tumorwachstum wider. Ohne unmittelbare Osteolyse in ihrer Umgebung spricht dies für das Übergreifen eines Weichteiltumors auf das Kreuzbein; z. B. Lokalrezidiv von einem Rektumkarzinom (*Pfeile mit einer Spitze oder Doppelspitze* zeigen die Ausdehnungsmöglichkeit an; Rö = Röntgenaufnahme).

Merke:

1. Reihenfolge des zeitlichen bildgebenden Auftretens von Stressadaptationen: MRT (Knochenmarködem früher als Frakturspalt) und Szintigrafie 24–48 h, CT etwa 10 Tage, Röntgenaufnahme 2–3 Wochen.
2. MRT-Modi: Ausdehnung des Knochenmarködems ist viel größer als die eventuelle Frakturlinie, daher Signalerhöhung bei T2w und Signalabsenkung bei T1w. Fettunterdrückende Sequenzen, wie die STIR- oder T2w-Sequenzen mit frequenzselektiver Fettsättigung (SPIR), sollten bevorzugt angewandt werden. Die Fraktur, also die insuffiziente Stressadaptation, stellt sich als signalarme, bandförmige Struktur dar. Das Knochenmarködem ist in der Regel unscharf begrenzt, Turmorwachstum gewöhnlich scharf von der Umgebung abgesetzt (Sommer et al. 2003).
3. Looser-Umbauzonen sind konstruktive oder insuffiziente Stressadaptationen im *Vitamin-D-defizitären* Skelett (Prädilektionstopik: Becken-Hüft-Bereich) mit mangelhaft mineralisiertem Osteoidkallus. Wenn bilateral-symmetrisch auftretend, dann **Milkman-Syndrom** genannt.
4. Unter **Fluoridtherapie** treten in nennenswerter Häufigkeit (peri-) artikuläre Beschwerden besonders an den unteren Extremitäten auf. Darüber hinaus sind bei diesen Patienten multiple, manchmal bilateral-symmetrische Radionuklidfoci (engl.: Hot Spots) bekannt. Pathogenetisch werden bei ihnen diskutiert: beschleunigter physiologischer Knochenumbau an biomechanischen Spannungsspitzen, asymptomatische konstruktive Adaptation (Mikrokallus) und symp- tomatische, beginnende insuffiziente Adaptation (Mikrofrakturen in spröden fluoridinduzierten Trabekeln; vgl. Abb. 10.**1**).
   Bildgebende Differenzialdiagnose: Malignommetastasen.

Stabilität und Elastizität geschwächt ist (s. Kap. 10 „Stressfolgen am Skelett"). Eine typische Anamnese für Patienten mit Insuffizienzstress (im Beckenbereich und/oder an den unteren Extremitäten) ist in der *(ambulanten)* Praxis zu beobachten: erheblich übergewichtige osteoporotische Frau in der Menopause ohne Hormonsubstitution mit durchgetretenem Fußgewölbe und Varikose(-folgen) mindestens an den Unterschenkeln.

Die Stressläsionen (Synonym: Stressphänomene) im Becken müssen bei Malignomanamnese ohne oder mit Strahlentherapie von einem übergreifenden Lokalrezidiv oder Metastasen differenzialdiagnostisch abgegrenzt werden. Die partielle Auslöschung einer oder mehrerer der 3 *Sakrumlinien* (s. Abb. 14.**118**) spricht für Malignität, z. B. das Übergreifen eines Neoplasmas der Beckenweichteile auf das Kreuzbein. Der mögliche computertomografische Nachweis eines Vakuumphänomens in der Läsion oder mit geringerer Spezifität im benachbarten Sakroiliakalgelenk zeigt dagegen eine Stressfolge an (Stäbler et al. 1995). Magnetresonanztomografisch ist auf wassersensitiven Sequenzen (z.B. STIR) sowohl bei einer Tumorinfiltration als auch in Fällen von akuten Insuffizienzfrakturen ein Ödem mit hoher Signalintensität dargestellt. Wichtig für die Differenzialdiagnose sind hier ohne Kontrastmittel angefertigte, *(native)* T1-gewichtete Aufnahmen. Bei einer Tumorinfiltration des Knochenbinnenraums kommt es zum Ersatz des hämatopoetischen Knochenmarks und damit auch der Fettzellen durch Tumorzellen mit niedriger Signalintensität, während bei Insuffizienzfrakturen in der Regel noch eine höhere Signalintensität der verbliebenen Fettzellen zu erkennen ist.

Adduktorinsertionssyndrom

Das Adduktorinsertionssyndrom (engl.: Thigh Splint, Adductor Insertion Avulsion Syndrome; vgl. Kap. 15 „Knie- und Tibiofibulargelenk“, Abschnitt „Splint-Syndrome“) geht von den Adduktorenansätzen der proximalen oder mittleren Innenseite des Femurschafts aus. Im Röntgenbild und im CT zeigt sich zeitabhängig eine zunächst lamelläre, sodann solide periostale Knochenformation (s. Abb. 14.**118**). Sie kann von einer längsgerichteten endostalen Ossifikation begleitet werden.

Die Skelettszintigrafie bringt einen länglichen Radionuklidfokus in der Skelettphase zur Abbildung.

Voraussetzungen für die Diagnose des Adduktorinsertionssyndroms sind *fehlende* Femurarrosion und keine periossale Weichteilmasse. Im MRT fällt beispielsweise in fettsupprimierten T2-gewichteten Sequenzen eine starke Signalgebung im Knochenmark und Periost auf, die ein Ödem widerspiegelt (vgl. Abb. 15.**112**).

Beim Adduktorinsertionssyndrom handelt es sich um ein konstruktives Stressphänomen, das als Folge von chronischem Traktionsstress an den Adduktorenansätzen, vor allem des M. adductor brevis (Van de Perre et al. 2003), auftritt. Diese Annahme gründet sich auf die Erkenntnis, dass die diaphysären Sehneninsertionen im Gegensatz zu den apophysären Ansätzen ohne Zwischenschaltung einer Knorpelschicht (s. Kap. 9 „Enthesiopathien“) mehr oder weniger fächerhaft in die kompakte Knochensubstanz einstrahlen. Jede konstruktive Stressadaption kann unbehandelt in eine Stressfraktur (insuffiziente Stressadaptation) übergehen. Dies gilt auch für das Adduktorinsertionssyndrom (dann bildgebender Nachweis eines Spaltes).

Gelenktraumen

Traumatische Hüftluxationen

Eine traumatische Hüftluxation wird nach der Richtung der Dislokation des Femurkopfs und nach den eingetretenen Begleitverletzungen klassifiziert. Hüftluxationen entstehen durch einen indirekten Verletzungsmechanismus. Hierbei wird der Femurkopf am Pfannenrand aus der Gelenkpfanne gehebelt. Folgende reine Hüftluxationen werden unterschieden (Abb. 14.**119**):

- Luxatio coxae iliaca nach hinten oben (häufigste Hüftverrenkung)
- Luxatio coxae ischiadica nach hinten unten
- Luxatio coxae pubica nach vorn oben
- Luxatio coxae obturatoria nach vorn unten

Seltene Befunde sind die Luxatio coxae perinealis und scrotalis. Knochenaussprengungen aus der Hüftpfanne kommen als knöcherne Zusatzverletzung (dann: Luxationsfraktur) vor.

Die sog. **zentrale Hüftluxation** (Abb. 14.**120**) ist immer eine Luxationsfraktur. Der Femurkopf tritt dabei durch den Pfannengrund beckeneinwärts und drückt die frakturierten Pfannenanteile ebenfalls gegen das Beckeninnere.

Vordere Hüftluxationen können die A. femoralis komprimieren, hintere Luxationen den N. ischiadicus schädigen.

> **! Merke**
> Es gilt die Regel, dass als Spätfolge der vorderen und hinteren Hüftluxation am ehesten die ischämische Femurkopfnekrose, bei der zentralen Luxation am häufigsten die (posttraumatische) Koxarthrose drohen.

Die wichtigsten Arterien des Femurkopfs entspringen vom R. profundus der A. circumflexa femoris medialis – er verläuft hinter dem Femurhals – und werden laterale Epiphysengefäße genannt. Bei der traumatischen Hüftluxation können die genannten Arterien gezerrt, überdehnt werden, zerreißen oder/und thrombosieren. Diese Gefäßschäden gehören allerdings nicht zum Regelfall, da diese Arterien spiralig verlaufen, also eine physiologische Längentoleranz besitzen, ehe sie überdehnt werden oder sogar zerreißen. Etwa 10% der Patienten erleiden nach einer Hüftluxation eine ischämische Femurkopfnekrose. Der Zeitpunkt der Reposition spielt dabei eine pathogenetische Rolle. Erfolgt die Reposition innerhalb der ersten 6 h, ist die Gefahr einer Femurkopfnekrose gering. Eine Reposition nach 24 h und später erhöht das Risiko einer ischämischen Femurkopfnekrose erheblich. Daher sollte die Reposition unverzüglich erfolgen (Weigand et al. 1978, Sahin et al. 2003).

Da Hüftluxationen häufig mit Frakturen am Femurkopf oder Azetabulum einhergehen, reichen Projektionsradiogramme zur Dokumentation des Repositionsergebnisses nicht aus. Vielmehr ist eine computertomografische Unter-

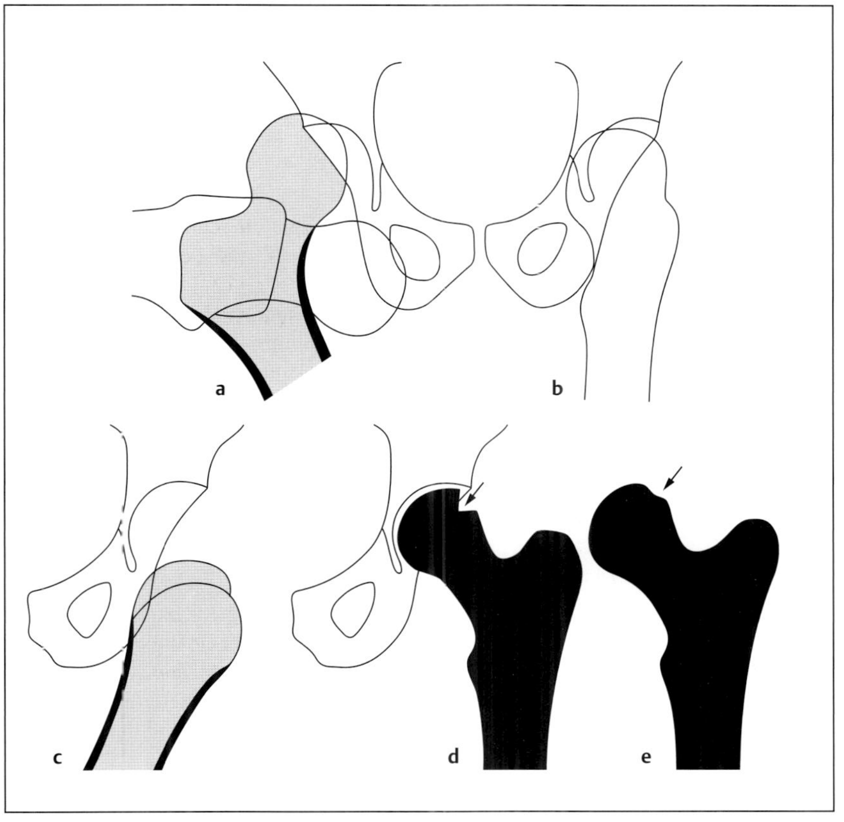

Abb. 14.**119a–e Klassische traumatische Hüftluxationen** (zusätzliche Pfannenfrakturen sind möglich).

Merke:

Bei den nach vorn gerichteten Luxationen steht das Bein in Außenrotation – der Trochanter minor springt stärker vor, bei den hinteren Luxationen *(gerastert)* ist es innenrotiert.

a Luxatio coxae iliaca *(gerastert)*, **Luxatio coxae obturatoria.**
b Luxatio coxae pubica.
c Luxatio coxae ischiadica.
d Zustand nach Reposition einer Luxatio coxae obturatoria mit typisch lokalisierter Impressionsfraktur (manchmal – nicht gezeichnet – auch Abscherung), die durch den wuchtigen Anstoß des Femurkopfs an den Übergang vom Azetabulum zum oberen Schambeinast entstehen kann *(Pfeil)*.
e Flachere Impression als in **d** oder auch nur umschriebene Abflachung, ebenfalls als Röntgenbefund nach Luxatio coxae obturatoria *(Pfeil)*.

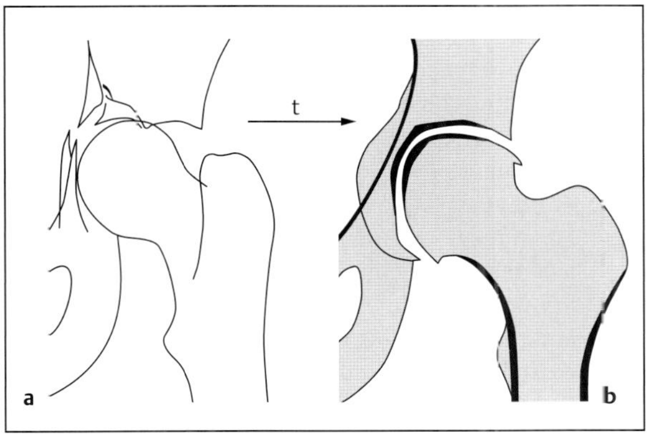

Abb. 14.**120a, b Traumatische zentrale Hüftgelenksluxation** (t = Zeit, Verlauf).
a Bild unmittelbar nach dem Trauma.
b 4 Jahre nach dem Unfall (posttraumatische Koxarthrose).

suchung nach der röntgenologischen Basisinformation erforderlich. Nur dadurch können kleine osteochondrale Fragmente im Gelenkspalt, persistierende Subluxationen oder Inkongruenzen sicher nachgewiesen (ausgeschlossen) werden. Die verbleibende Gelenkspalterweiterung ist ein wichtiger CT-Befund der unvollständigen Beseitigung der Gelenkfehlstellung.

Selten kommt es nach Hüftluxationen und Beckenfrakturen zur heterotopen Knochenbildung in den Weichteilen (sog. traumatische Myositis ossificans localisata).

Azetabulumfrakturen

Diese Frakturen (Pfannenboden, -dach, -rand) sind Folgen schwerer Traumata und entstehen in der Regel indirekt durch Anschlagverletzungen des Kniegelenks bei Verkehrsunfällen oder bei Stürzen auf den Trochanter maior. Außerdem sind sie als Zusatzverletzung einer (am häufigsten posterioren) Hüftluxation bekannt. Die Entdeckung der Pfannenrandfrakturen ist für die Prognose und Therapie von Bedeutung, da bei kleinen Aussprengungen das Hüftgelenk stabil bleibt, bei größeren Aussprengungen jedoch instabil wird. Zur Differenzialdiagnose kleiner Pfannenrandfrakturen s. Abb. 14.**2**. Azetabulumfrakturen bei Osteoporose oder Ermüdungsfrakturen des Azetabulums sind auf Übersichtsaufnahmen manchmal nicht zu erkennen und erfordern bei „röntgenokkulten" Beschwerden eine computer- oder magnetresonanztomografische Diagnostik.

Zur Diagnose und prätherapeutischen Beurteilung frischer Azetabulumfrakturen gibt eine a.-p. Beckenübersichtsaufnahme einen Überblick über das gesamte Beckenskelett. Auf ihr werden die 6 Leitlinien der Abb. 14.**121** analysiert und diejenigen Überlegungen angestellt, welche auf dem von Judet und Mitarbeitern (1964) sowie Letournel (1980) entwickelten *chirurgisch-therapeutischen Konzept der Azetabulumfrakturen* beruhen (Abb. 14.**122**): Das Azetabulum sitzt gewölbeartig in der Konkavität eines Bogens, der von 2 konvergierenden Knochenpfeilern, einem vorderen und einem hinteren, gebildet wird. Diese Pfeiler treffen sich in einer Zone, die

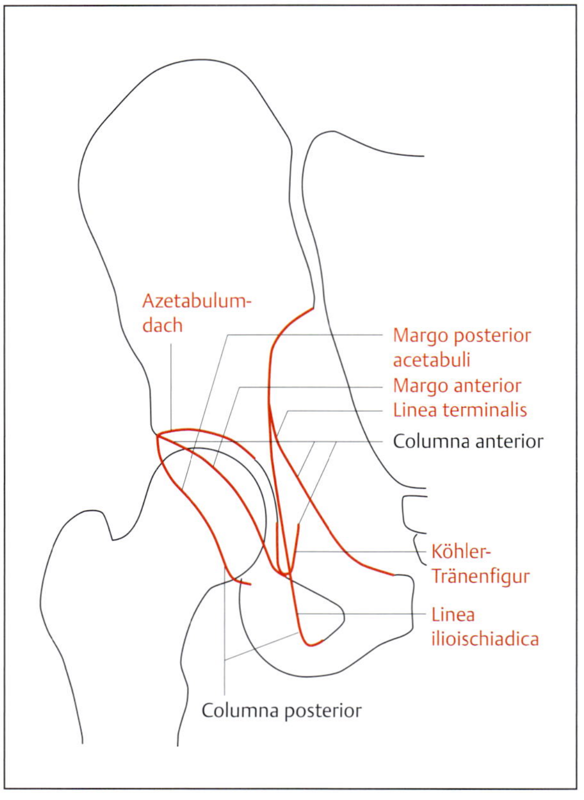

Abb. 14.**121** **6 Leitlinien zur Analyse von Azetabulumfrakturen und deren Zuordung zum vorderen und hinteren Pfeiler.**

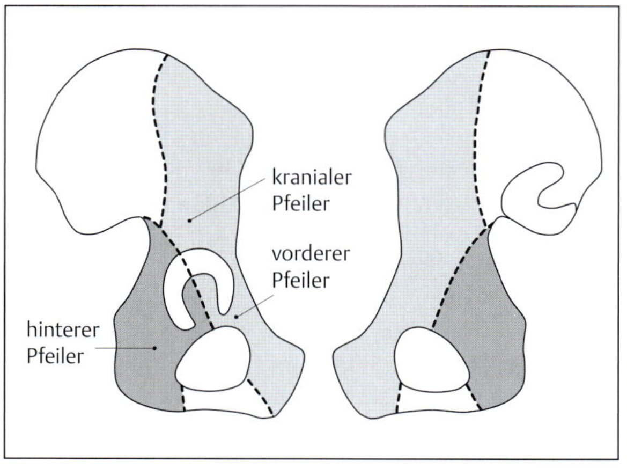

Abb. 14.**122** **Rechtes Hemipelvis von außen und innen zur Darstellung des hinteren ilioischiadischen Pfeilers (*dunkelgrau*) und vorderen iliopubischen Pfeilers (*hellgrau*).**

bei Azetabulumfrakturen regelmäßig unversehrt bleibt und die sich unterhalb und vor der iliakalen Facies auricularis des Sakroiliakalgelenks befindet. Der *hintere ilioischiadische* Pfeiler ist kräftig angelegt und läuft nach kaudal in den Tuber ischiadicum aus. Er baut sich aus dem Körper des Sitzbeins und aus dem unmittelbar oberhalb des Os ischii befindlichen Darmbeinbereichs auf. An der Vorderseitenfläche dieses Pfeilers liegt der hintere Azetabulumbezirk. Der *vordere iliopubische* Pfeiler verläuft schräg abwärts, einwärts und nach vorn. Er besteht aus einem Iliumanteil und aus dem Schambein und trägt den vorderen Azetabulumabschnitt.

! *Merke*
- Os ilium = Azetabulumdach
- Os ischii = hinterer Azetabulumrand
- Os pubis = vorderer Azetabulumrand

45°-Schrägaufnahmen mit angehobener, *nicht* verletzter Beckenhälfte (sog. *Ala-Aufnahme*) und 45°-Schrägaufnahmen mit angehobener *verletzter* Beckenhälfte (sog. *Obturatumaufnahme*) werden heute bei Verfügbarkeit eines Mehrzeilencomputertomografen kaum noch angefertigt, da die Gefahr einer sekundären Dislokation besteht. Zusätzlich können diese Projektionen (Lagerung!) sehr schmerzhaft sein.

Einteilung in Grund- und kombinierte Frakturtypen

Die Einteilung einer Azetabulumfraktur erfolgt heute durch eine (Mehrzeilen-)CT mit multiplanaren koronaren und sagittalen Rekonstruktionen. Es werden 5 Grundtypen (elementare Frakturen) und 5 kombinierte Frakturtypen von Azetabulumfrakturen unterschieden.

- Grundtypen:
  - *Fraktur des dorsalen Pfannenrands* (Abb. 14.**123**): Diese häufigste Azetabulumfraktur entsteht überwiegend im Rahmen einer dorsalen Femurkopfluxation. Die Größe des Fragments ist für die Stabilität des Hüftgelenks von Bedeutung. Es werden posterior-superiore und posterior-inferiore Frakturen unterschieden.
  - *Fraktur des dorsalen Pfeilers:* Bei Abriss des gesamten hinteren Pfeilers ist das Foramen obturatum eröffnet, mit Fraktur im Sitzbeinbereich.
  - *Fraktur des ventralen Pfannenrands:* Es kann eine Luxation des Femurkopfs nach ventral bestehen; der ventrale Pfeiler ist intakt.
  - *Fraktur des ventralen Pfeilers:* Die Schambeinfraktur zieht proximal in das vordere Azetabulum. Das Foramen obturatum ist durch eine zusätzliche Sitzbeinfraktur eröffnet.
  - *Querfraktur des Pfannenbodens:* Diese Fraktur unterteilt das Becken in eine kraniale und eine kaudale Hälfte.
- Kombinationstypen:
  - *T-förmige Fraktur:* Zusätzlich zu einer Querfraktur zieht eine Fraktur senkrecht in das Foramen obturatum (Abb. 14.**124**).
  - *Fraktur des hinteren Pfeilers und des dorsalen Pfannenrands.*
  - *Querfraktur mit Fraktur des dorsalen Pfannenrands* (Abb. 14.**125**): In der Regel besteht eine Luxation des Femurkopfs, zumeist nach dorsal.
  - *Fraktur des vorderen und hinteren Pfeilers* (Abb. 14.**126**): In den meisten Fällen besteht eine Zertrümmerung des kranialen Pfeilers (3-Pfeilerfraktur).
  - *Fraktur ventral mit Hemiquerfraktur dorsal.*

Einteilung gemäß der AO-Klassifikation

Die AO-Klassifikation unterteilt in Typ-A-, Typ-B- und Typ-C-Frakturen:

- *Typ-A-Frakturen* beinhalten Pfannenrandfrakturen und Frakturen eines Pfeilers.
- *Typ-B-Frakturen* sind Querfrakturen und T-Frakturen. Ein Teil des Azetabulums bleibt jedoch fest mit dem Becken verbunden.
- *Typ-C-Frakturen* sind komplexe Verletzungen beider Pfeiler mit vollständiger Instabilität (Unterbrechung) zwischen Azetabulum und Beckenring.

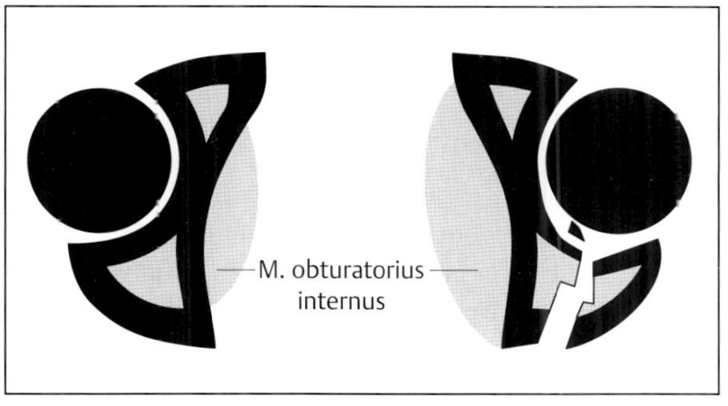

Abb. 14.**123** **CT des Hüftgelenks bei hinterer Azetabulumfraktur mit intraartikulärem osteochondralem Fragment und Hämatom des M. obturatorius internus** (es wurden nur die für diese Diagnose wichtigen Anteile des Schnittes eingezeichnet.) Die Größe des dorsalen Fragments bestimmt die Instabilität oder Stabilität des Hüftgelenks.

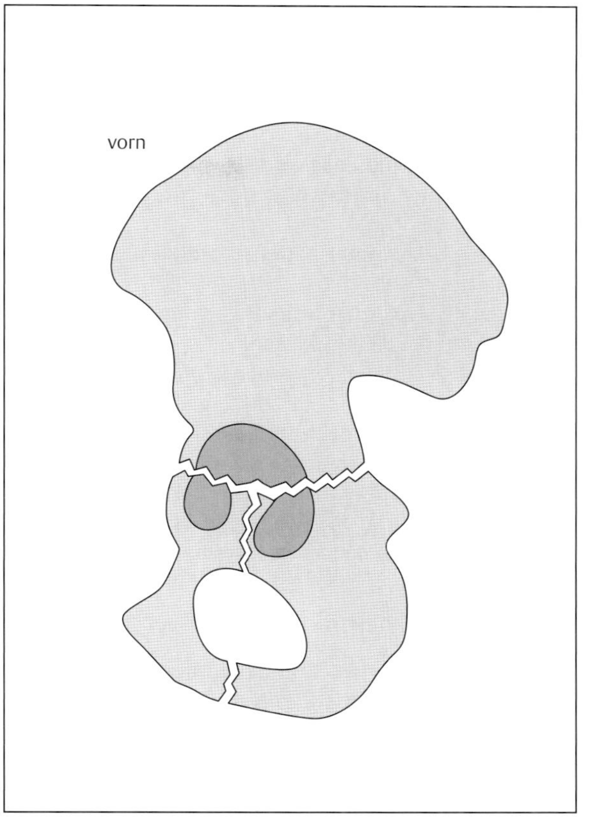

Abb. 14.**124** **T-förmige Kombinationsfraktur der Hüftpfanne,** d. h. mindestens 2 der elementaren Azetabulumfrakturen (Kombinationen) sind zu erkennen.

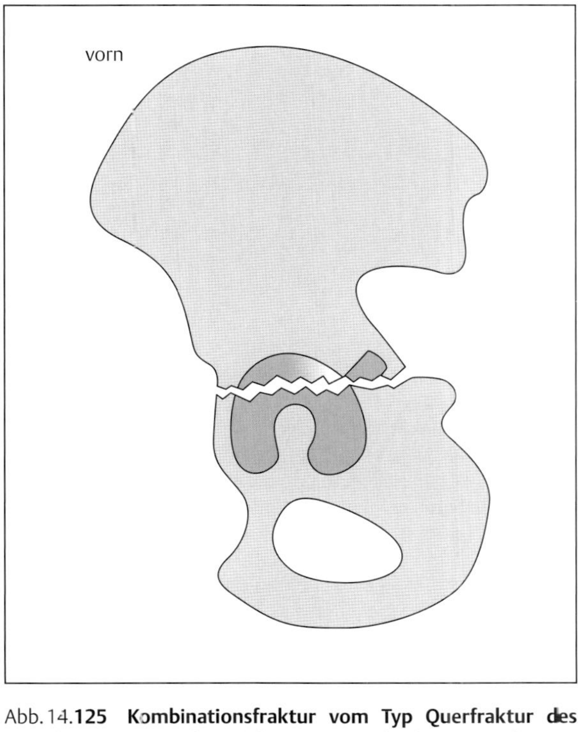

Abb. 14.**125** **Kombinationsfraktur vom Typ Querfraktur des Azetabulums mit Fraktur (Absprengung) des hinteren Pfannendachs.**

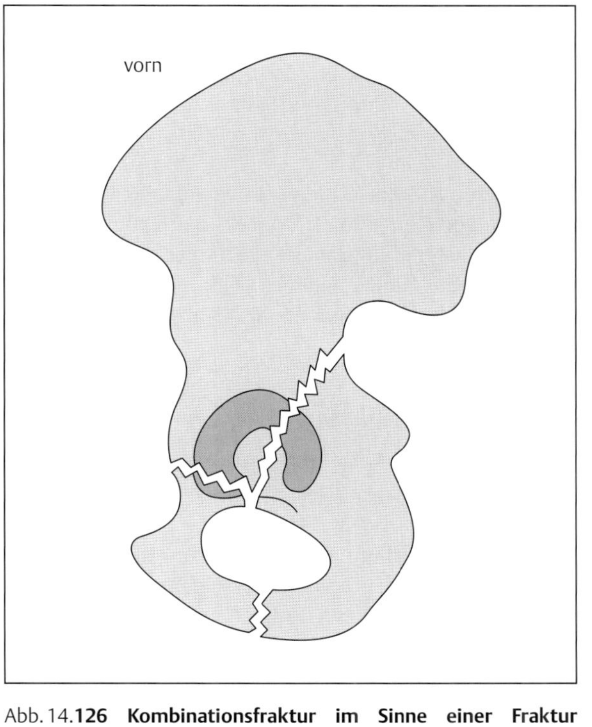

Abb. 14.**126** **Kombinationsfraktur im Sinne einer Fraktur durch den vorderen und hinteren Pfeiler.**

Einteilung basierend auf CT-Kriterien

Kürzlich wurde eine Klassifikation der Azetabulumfrakturen, basierend auf *CT-Kriterien*, in 4 Gruppen vorgestellt (Harris et al. 2004a, b u. 2005). Sie geht von einer präzisierten Definition des vorderen Pfeilers aus. Die kraniale Begrenzung sind für diesen die Lineae arcuata und iliopectinea.

- *Kategorie-0-Frakturen* betreffen lediglich einen Pfannenrand.
- *Kategorie-1-Frakturen* beinhalten vordere beziehungsweise hintere Pfeilerfrakturen.
- *Kategorie-2-Frakturen* betreffen beide Pfeiler mit einer weiteren Unterteilung in Frakturen mit Ausdehnung nach oberhalb (A) oder unterhalb (B) beziehungsweise nach oberhalb und unterhalb (C) des Azetabulums.
- *Kategorie-3-Frakturen* sind das „schwimmende" Azetabulum, somit die vollständige Herauslösung des Azetabulums aus seinem knöchernen Verbund.

Isolierte Femurkopffrakturen

Die seltenen isolierten Femurkopffrakturen entstehen meist im Rahmen einer Luxation über einen Abscher- oder Stauchungsvorgang, und zwar typischerweise auf das stark gebeugte Hüftgelenk von distal mit Fraktur im anterior-inferioren Anteil des Femurkopfs. Die Einteilung dieser Frakturen erfolgt nach Pipkin (1957):

- *Typ 1:* Posteriore Hüftluxation mit anterior-inferiorem Femurkopffragment unterhalb der Fovea capitis femoris.
- *Typ 2:* Posteriore Hüftluxation mit großem Fragment des Femurkopfs, das bis oberhalb der Fovea capitis femoris reicht.
- *Typ 3:* Femurkopffraktur; Typ 1 oder Typ 2 mit medialer Schenkelhalsfraktur.
- *Typ 4:* Typ-1- oder Typ-2-Fraktur mit dorsokranialer Pfannenrandfraktur.

Bei vorderen Hüftluxationen können entsprechende Frakturen am dorsalen kranialen Aspekt des Femurkopfs auftreten. Sie bergen ein hohes Koxarthroserisiko, wenn sie transchondral verlaufen oder es sich um Impressionsfrakturen mit einer Tiefe von mehr als 4 mm handelt (Delee et al. 1980).

Traumatische Epiphysenlösung

Die traumatische Epiphysenlösung des proximalen Femurendes sei hier noch als seltene Unfallfolge des Wachstumsalters erwähnt (vgl. Abb. 14.**36** = geburtstraumatische Epiphysenlösung). Beckenverletzungen bei Kindern sind selten. In der Regel handelt es sich um lebensbedrohliche Verletzungen. Diese Traumen werden überwiegend konservativ behandelt. Eine intraartikuläre Dislokation einer Azetabulumfraktur von mehr als 2 mm und eine Beteiligung des triradiären Knorpels mit Verlagerung um mehr als 2 mm werden operativ behandelt, wobei die Frakturen am triradiären Knorpel zu Wachstumsstörungen des Azetabulums, zur Azetabulumdysplasie, zur Hüftluxation und zur Gelenkinkongruenz führen können. Als Folgen einer Luxationsverletzung sind die Osteonekrose, die Myositis ossificans localisatica traumatica und neurologische Defizite bei Verletzung der Nn. ischiadicus und femoralis und/oder des lumbosakralen Plexus bekannt (Holden et al. 2007).

Schenkelhalsfrakturen

Bei den Schenkelhalsfrakturen (Abb. 14.**127** und Abb. 14.**128**) liegt der Bruchspalt entweder medial (intrakapsulär) oder lateral (extrakapsulär). Aus prognostischen und therapeutischen Gründen wird bei den *medialen Schenkelhalsbrüchen* nach dem Röntgenbefund die häufigere und ungünstigere instabile Adduktions- oder Varusfraktur (Abb. 14.**128**) von der meist verkeilten Abduktions- oder Valgusfraktur (s. Abb. 14.**129**) unterschieden. Die *medialen* Schenkelhalsbrüche können eine partielle oder totale *ischämische Femurkopfnekrose* auslösen und die Gefahr der *Femurhalspseudarthrose* (Abb. 14.**130**) mit sich bringen. Beide Komplikationen führen zu einer erheblichen Funktionsstörung des Hüftgelenks. Außerdem kann es nach medialer Schenkelhalsfraktur zur sekundären

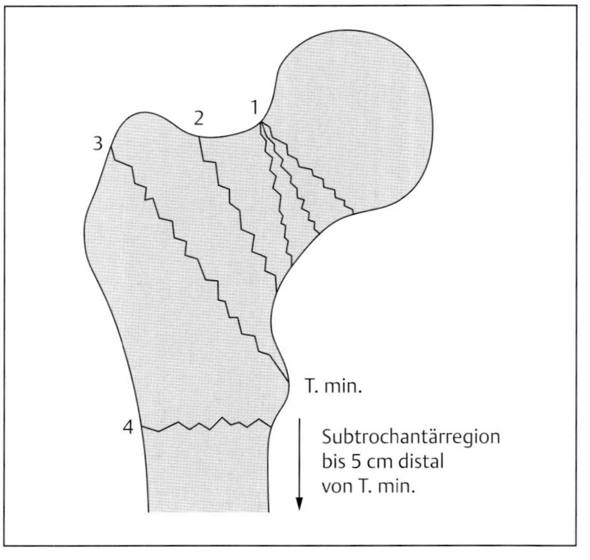

Abb. 14.**127** **Klassifizierung der hüftgelenknahen Oberschenkelbrüche.**

1 Mediale Schenkelhalsfraktur. Je steiler die Frakturlinie auf der Röntgenaufnahme verläuft, desto ungünstiger ist der Bruch hinsichtlich seiner Heilungstendenz und Komplikationshäufigkeit (Pseudarthrose, Femurkopfnekrose, Koxarthrose) einzuschätzen. Die Erfahrung zeigt, dass Schenkelhalsfrakturen, bei denen das Femurkopffragment nach lateral rotiert ist, besser heilen als Frakturen, bei denen das Kopffragment nach medial gedreht ist. Die primäre Prognose der Schenkelhalsfrakturen ist also umso günstiger, je mehr Druckbelastung auf den Fragmenten liegt, und umso ungünstiger, je mehr Scherkraft zwischen den Fragmenten wirksam wird (Pauwels 1965, 1973).
2 Laterale Schenkelhalsfraktur.
3 Pertrochantäre Oberschenkelfraktur.
4 Subtrochantäre Oberschenkelfraktur.

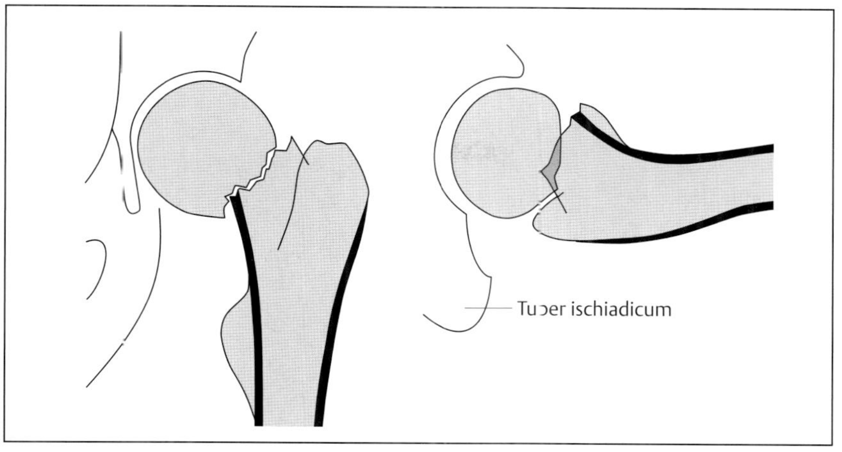

Abb. 14.**128** **Medialer Schenkelhalsbruch** (Adduktions- oder Varusfraktur). Starke Außenrotation des Beines distal von der Fraktur.

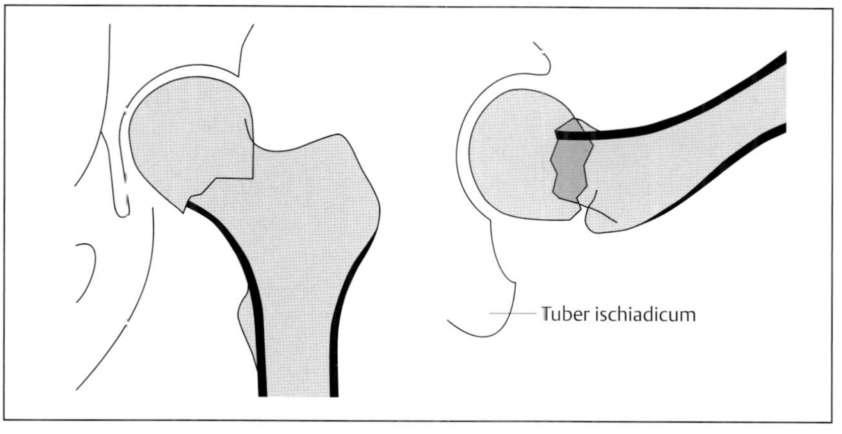

Abb. 14.**129** **Medialer Schenkelhalsbruch** (Abduktions- oder Valgusfraktur).

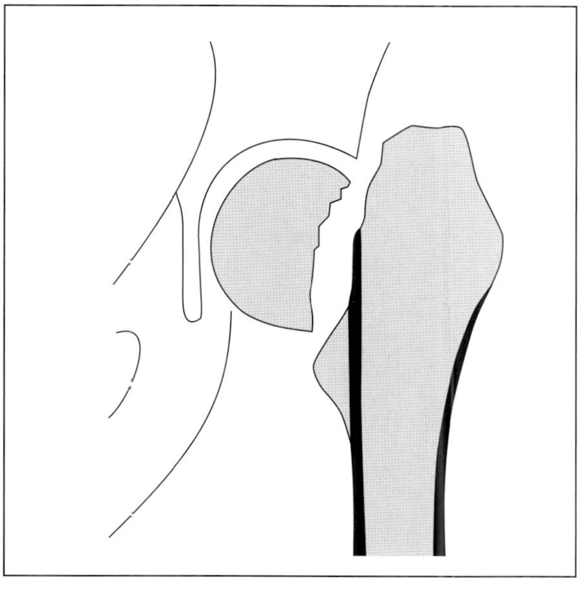

Abb. 14.**130** **Typische Röntgenbefunde bei der Schenkelhalspseudarthrose,** d. h. steil verlaufender Frakturspalt, Kranialverschiebung des Femurschafts (Trochanterhochstand), Verkürzung bis Abbau des Femurhalsstumpfs. Außerdem muss auf Nekrosezeichen am Femurkopf geachtet werden (s. Abb. 14.**83** und Abb. 14.**84**).

Koxarthrose kommen. Durch das Unfallereignis sind aus topografischen Gründen die ernährenden Gefäße des Femurkopfs bedroht, namentlich die lateralen Epiphysengefäße aus dem ebenfalls direkt gefährdeten, retrokollär ziehenden R. profundus der A. circumflexa femoris medialis. Die lateralen Epiphysengefäße versorgen beim Erwachsenen bis zu 4/5 des epiphysären Femurkopfbereichs. Sie treten meist 0,5 cm distal vom Rand des Gelenkknorpels an der laterodorsalen Femurhalszirkumferenz in den Knochen ein. Bei den medialen Schenkelhalsbrüchen verläuft die Frakturebene oft durch diesen Bereich, sodass diese Gefäße zerreißen können. Aber auch die direkte Schädigung des Gelenkknorpels und der subchondralen Spongiosa und Kapselzerreißungen durch den Unfallvorgang schaffen die Voraussetzungen für die 3 genannten unerwünschten Folgen der medialen Schenkelhalsfraktur.

Bei alten Menschen begünstigt der minderbelastbare osteoporotische Knochen die Entstehung der Schenkelhalsbrüche, sodass sie manchmal schon nach geringen Traumen, sogar Bagatelltraumen, auftreten. Immerhin sollte in solchen Fällen auch an pathologische Frakturen gedacht werden, beispielsweise durch Femurhalsmetastasen oder bei entsprechender Anamnese durch eine Osteoradionekrose.

Die *laterale Schenkelhalsfraktur* liegt dicht proximal vor dem Trochantermassiv. Die Fragmente nehmen überwiegend eine nicht verkeilte Varusstellung ein. Durch die extrakapsuläre Lage des Bruchspalts ist die Gefäßversorgung des Femurkopfs in der Mehrzahl der Fälle nicht gefährdet.

Die *per-* und *subtrochantären* Oberschenkelfrakturen liegen immer außerhalb der Hüftgelenkkapsel. Es besteht daher selten die Gefahr einer Verletzung des R. profundus der A. circumflexa femoris medialis.

Stressfrakturen und *Looser-Umbauzonen* (beim Vitamin-D-Defizit) *des Schenkelhalses* (Abb. 14.**131**) verlaufen senkrecht zur medialen Femurhalskompakta, dem Adam-Bogen. Nur selten kommt es dabei zur Kontinuitätstrennung im Schenkelhalsbereich (s. Abb. 14.**131**).

Formabweichungen der Apophysen

In der Becken-Femur-Region, natürlich auch anderenorts, kommen Formabweichungen der Apophysen aus verschiedenen Gründen vor (Abb. 14.**132**):

- multizentrische Ossifikation und Persistenz als *Entwicklungsvarianten*
- *Apophysenosteochondropathie* (aseptische Ossifikationsstörungen)
- *Apophysenabriss* (oft als Sporttrauma)

Die Entwicklungsvarianten sind Zufallsröntgenbefunde, während die anderen beiden genannten Ursachen für Formveränderungen der Apophysen im floriden Stadium bzw. im frischen Zustand mit Schmerzen einhergehen. Außerdem fallen das jugendliche Alter – die femoropelvinen Apophysen verschmelzen am Ende des 2. oder zu Beginn des 3. Dezenniums – und sportliche Betätigung in der Anamnese der Patienten auf. Die Röntgendifferenzialdiagnose zwischen der Apophysenosteochondropathie und dem Apophysenabriss gibt die Abb. 14.**133** wieder. Außerdem ist die Differenzialdiagnose gegenüber der Myositis ossificans localisata (traumatica, atraumatica) und Missbildungen zu stellen (Abb. 14.**134**).

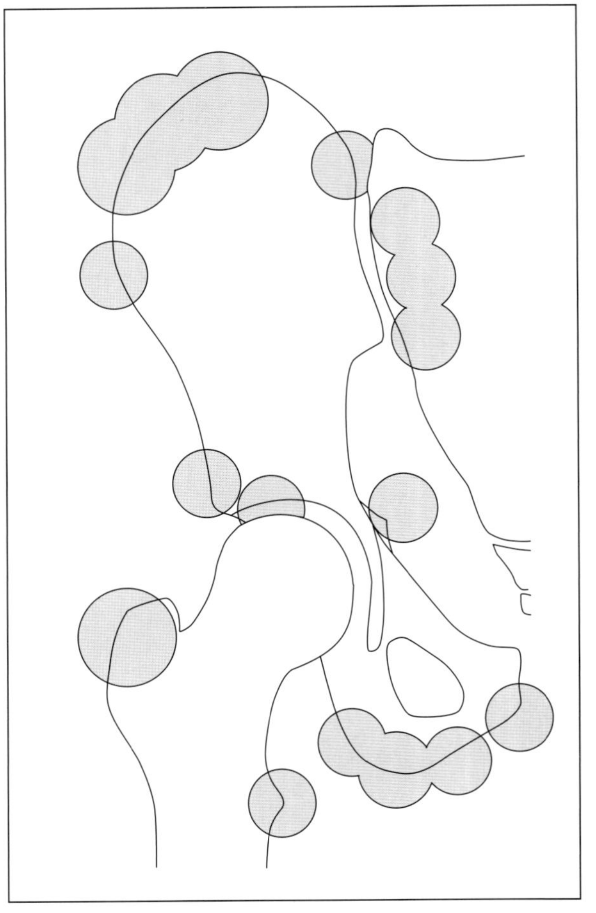

Abb. 14.**132** **Apophysenlokalisationen in der Becken-Femur-Region.** Zur prinzipiellen Apophysenpathologie s. Abb. 14.**133** und Abb. 14.**134**.

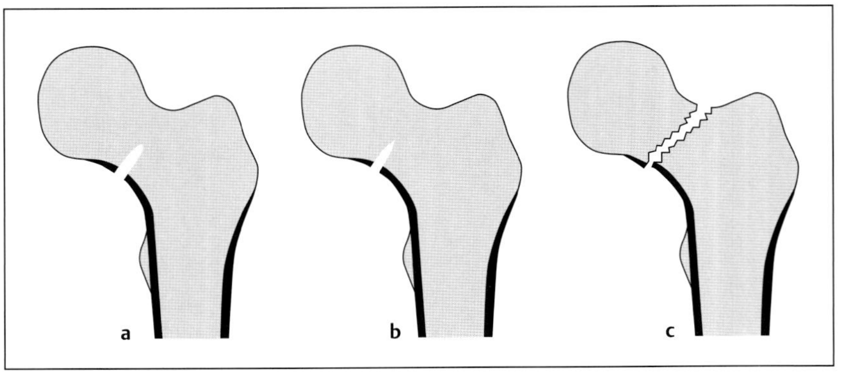

Abb. 14.**131a–c** **Entstehung einer traumatischen Fraktur aus einer unbehandelten Looser-Umbauzone (a), die in eine Schenkelhalsinfraktion übergeht (b) und in eine dislozierte traumatische Schenkelhalsfraktur einmündet (c).**

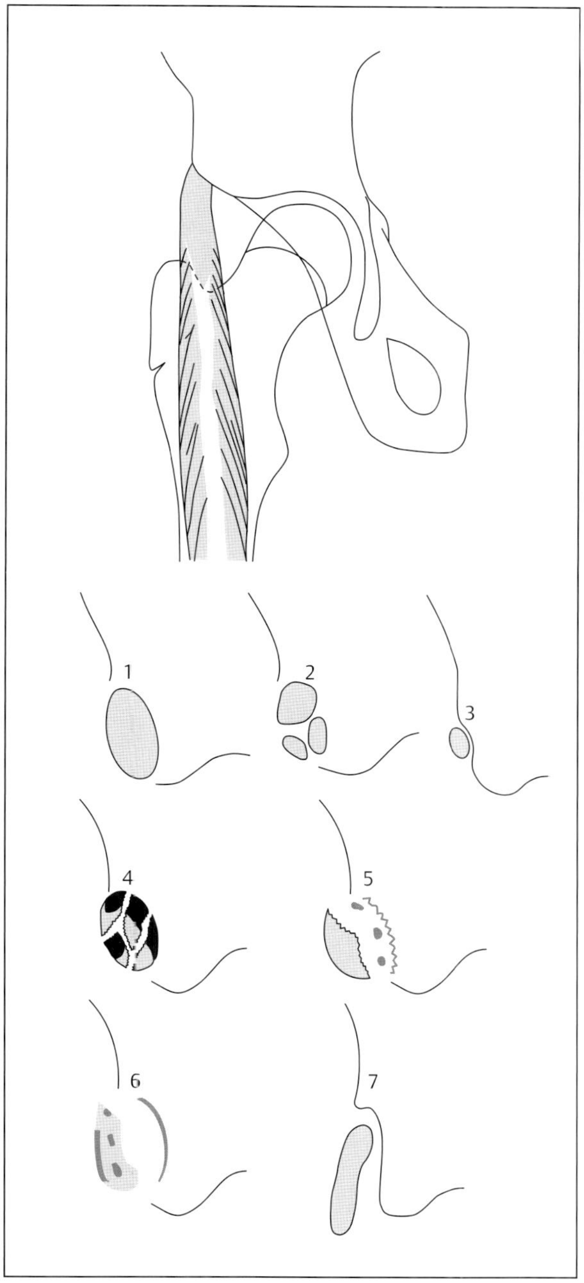

Abb. 14.**133** **Apophyse der Spina iliaca anterior inferior** (die gezeichneten abnormen Befunde gelten auch für andere Apophysen).

1 Normalbefund. Auftreten um das 13.–15. Lebensjahr, Verschmelzen um das 16.-18. Lebensjahr.
2 Multizentrische Apophysenossifikation (Variante).
3 Apophysenpersistenz (Variante).
4 Apophysenosteochondropathie (fragmentierter, inhomogen dichter Röntgenaspekt). Im Heilungsverlauf kann sich die abgetrennte Apophyse evtl. unter Formveränderung vergrößern und „passt dann oft nicht mehr in ihr Bett".
5 Frischer Apophysenabriss (Dislokation, schalenförmiger, wolkig-scholliger, fragmentierter Röntgenaspekt).
6 „Älterer", vor etwa 6 Wochen eingetretener Apophysenabriss mit Reparationszeichen (Knochenverdichtungen), evtl. in der Umgebung verkalkte Hämatomreste.
7 „Alter", unter Deformierung und Persistenz abgeheilter Apophysenabriss (Trauma vor 9 Jahren).

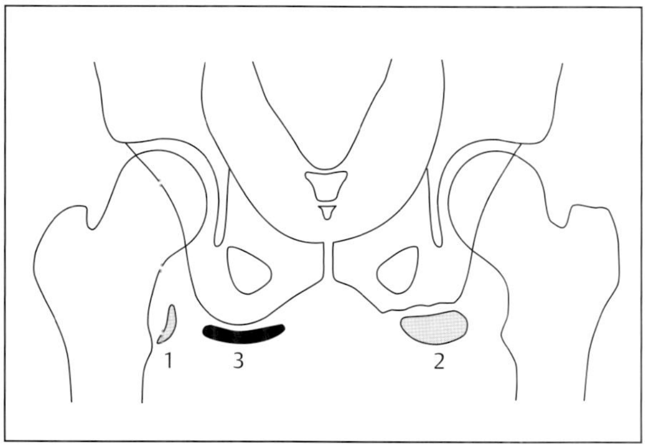

Abb. 14.**134** **Apophysenabrisse führen manchmal im Verlauf von Jahren zum Exzessivwachstum des abgelösten (und dislozierten) Knochenvorsprungs.**

1 Exzessivwachstum der abgerissenen und dislozierten Apophyse des Trochanter minor.
2 Abriss der Sitzbeinapophyse mit nachfolgendem Exzessivwachstum. Beim Vergleich mit dem kontralateralen Apophysenbereich erkennt man unregelmäßige Konturen und einen flachen Defekt am betroffenen Sitzbein. Dieses Merkmal (vgl. auch die Form des Trochanter minor [Nr. 1] mit der Kontralateralseite) erleichtert die Differenzialdiagnoe gegenüber der Myositis ossificans localisata und gegenüber Missbildungen (s. Nr. 3).
3 Gedoppeltes Sitzbein im Sinne einer Missbildung (von Hessling 1983).

Physiologische pelvine Weichteilschatten

Physiologische pelvine Weichteilschatten fallen röntgenologisch nur dann auf, wenn die zugrunde liegenden anatomischen Strukturen mit genügend dicken Fettlagen überzogen oder von Darmgas umgeben sind. Durch diese Prämisse werden sie zu inkonstanten Bildelementen der Beckenübersichtsaufnahme (Abb. 14.**135** und Abb. 14.**136**).

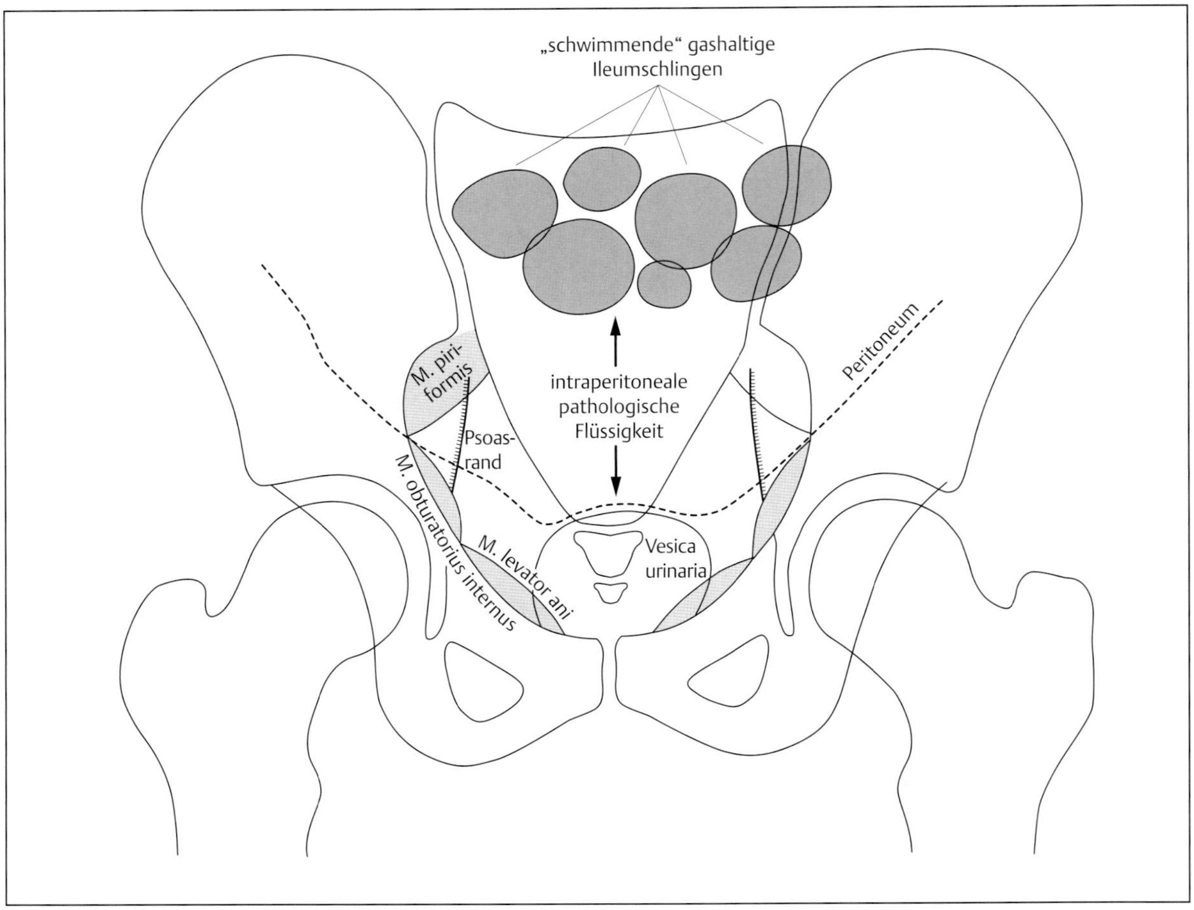

Abb. 14.**135** **Intrapelvine, inkonstant röntgenologisch abgrenzbare Weichteilschatten.** Am häufigsten sind die uringefüllte Harnblase und der M. obturatorius internus (Auslöschung durch Hämatom oder [purulente] Koxarthritis oder vergleichsweise verstärkte Vorwölbung möglich; vgl. 14.**9**) zu erkennen. Das Ödem oder der Eiter erreichen den M. obturatorius internus besonders leicht, solange die Y-Fuge noch offen ist (bis zum 11.–16. Lebensjahr).

Merke:

Zwischen der Harnblasenkuppel und dem Peritoneum findet sich eine dünne Lage fetthaltigen lockeren Bindegewebes. Dadurch ist die Harnblasenkonvexität sichtbar. Bei einer *extraperitonealen, perivesikalen* Flüssigkeitsansammlung, beispielsweise einem Hämatom oder Urin nach Blasenruptur usw., wird das perivesikale fetthaltige Gewebe wasseräquivalent (s. Tab. 1.**1**), und daher schwindet die Harnblasenkontur. Eine größere perivesikale Flüssigkeitsmenge verschiebt das Peritoneum nach kranial; zufällig im kleinen Becken liegende, mit Darmgas gefüllte Ileumschlingen werden dadurch nach kranial verlagert.

Also: sichtbare konvexe Harnbalsenkontur + nach kranial verlagerte Dünndarmschlingen = *intraperitoneale* Flüssigkeitsansammlung; fehlende Harnblasenkontur + kranial verlagerte Dünndarmschlingen = perivesikale, *extraperitoneale* Flüssigkeitsansammlung.

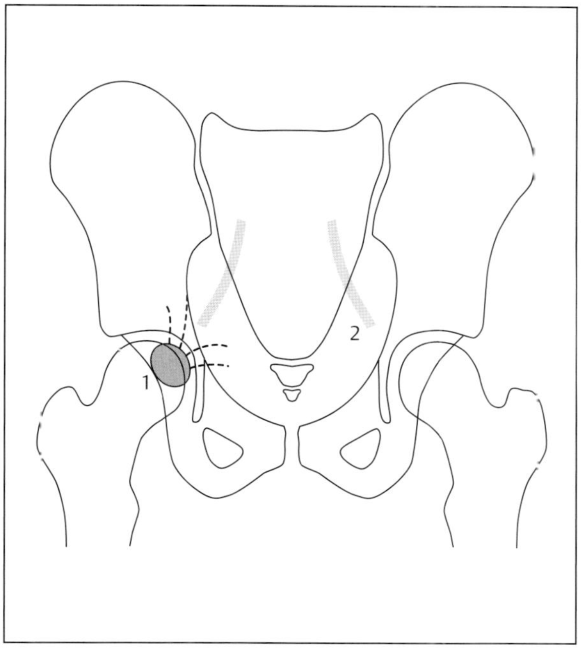

Abb. 14.**136** **Spezielle pathologische Weichteilinformationen auf der a.-p. Beckenübersichtsaufnahme im Liegen sowie nach Lokalisation und/oder nach der Form zuzuordnende Kalkschatten.**

1 Inguinal- oder Schenkelhernie mit Darmgas in der herniierten Darmschlinge.

2 So genanntes „umgekehrtes V-Zeichen" (Bray 1984) bei Pneumoperitoneum, z. B. durch Kolondivertikel- oder Intestinalulkusperforation. Das „umgekehrte V-Zeichen" ensteht, wenn sich aus der Perforation stammendes Darmgas beid- oder einseitig entweder entlang der lateralen Umbilikalfalte (verursacht von der jeweiligen A. epigastrica inferior; *gezeichnet*) oder beid- oder einseitig entlang der Plica umbilicalis medialis (entspricht der obliterierten Umbilikalarterie) ansammelt.

Differenzialdiagnose von **Kalkschatten in den Beckenweichteilen** (nicht gezeichnet): Wandverkalkungen großer Beckenarterien, verkalkte, länglich ausgerichtete Thromben in den großen Beckenvenen, Prostataverkalkungen (sog. Prostatakonkremente). Phlebolithen unterhalb der Symphysis pubica = Plexus pampiniformis; Zahnrudiment in einem Ovarialteratom, wandverkalkte Tuben, verkalkte Samenstränge oder -bläschen, durchhängende verkalkte Mesenteriallymphknoten, verkalkter und vergrößerter Beckenlymphknoten, prävesikales kalziumhaltiges Ureterkonkrement oder kalziumhaltiges bzw. -haltige Harnblasenkonkrement bzw. -konkremente.

15 Knie- und Tibiofibulargelenk

Die bildgebende Basisinformation über das erkrankte Kniegelenk einschließlich der Patella (lat.: flache Schale), des größten Sesambeins des Körpers, liefern die seitliche (tibiofibulare) und die a.-p. Röntgenaufnahme im Liegen und die zusätzliche Tangentialaufnahme der Kniescheibe. Bei klinisch vermuteter Patellafraktur wird statt der a.-p. eine p.-a. Aufnahme des Kniegelenks angefertigt. Diese Empfehlung leitet über zur Erkenntnis, dass die klinische Indikation die Einstelltechnik des Kniegelenks maßgeblich beeinflusst.

Die *a.-p. Röntgenaufnahme im Stehen* liefert genauere Informationen über die Höhe des röntgenologischen Gelenkspalts als die Aufnahme im Liegen. Zur a.-p. Einstellung ist es nicht unbedingt erforderlich, die geringe physiologische Neigung der Tibiagelenkfläche von vorn oben nach hinten unten durch die Röhrenkippung (etwa 5–10° fußwärts) *oder* durch Kniekehlenunterpolsterung (dadurch Gelenkstellung von 170°) auszugleichen. Die getrennte Abbildung des Vorder- und Hinterrands des Tibiakopfs kann vielmehr zusätzliche lokalisatorische Informationen liefern.

Die Röntgenaufnahme des Kniegelenks im 1-Beinstand *(Flamingoaufnahme)* nützt das Gewicht des Körpers aus, um die artikulierenden beiden Knochen so weit wie möglich aufeinander zu drücken, d.h., ein Gelenkerguss würde dadurch zwischen den Gelenkknorpellagen herausgepresst. Die Flamingoaufnahme gibt die Dicke beider Gelenkknorpellagen genauer wieder als die Standaufnahme auf beiden Beinen. Entsprechendes gilt für die Ermittlung weichteilbedingter Achsenfehlstellungen im Varus- oder Valgussinn.

Auch am Kniegelenk gibt es eine Art Druckaufnahmezone. Dort ist bei der Arthrose frühzeitig und auch das größte Ausmaß der Gelenkknorpelreduktion zu erwarten. Bei der von Peterfy und Mitarbeitern (2003) angegebenen Einstelltechnik im Stehen (sog. *Fixed-Flexion-Röntgenaufnahme*) wird diese Zone tangential vom Zentralstrahl getroffen (Abb. 15.**1**) und eine weitgehend reale Abbildung der Gelenkspalthöhe erreicht.

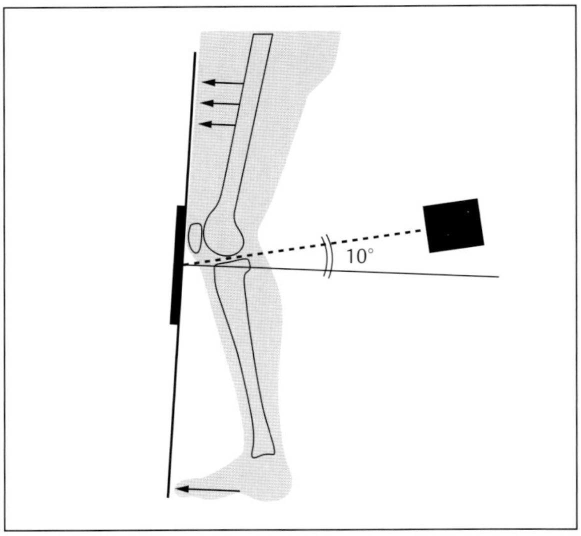

Abb. 15.**1** **Fixed-Flexion-Röntgenaufnahme.** Zur Darstellung der Gelenkknorpelhöhe in der hauptsächlichen Druckaufnahmezone des Kniegelenks (*Pfeile*: Kontaktzonen des Oberschenkels und der Zehen der um 10° außenrotierten Füße mit dem Rasterwandgerät).

Folgende Röntgenaufnahmen des Kniegelenks haben besondere Indikationen:

- Die *Tunnelaufnahme (Frik-Aufnahme)* stellt die Eminentia intercondylaris bei Frakturen und Osteochondrosis dissecans sowie freie Gelenkkörper und Fremdkörper in der Fossa intercondylaris besser dar als die a.-p. Röntgenaufnahme. Eine handelsübliche Sattelkassette wird in Rückenlage des Patienten unter das Kniegelenk geschoben und dadurch bei gleichzeitiger Schaumstoffunterpolsterung eine Beugung von 45° erreicht. Der Zentralstrahl richtet sich auf den Kniegelenkspalt mit einem Einfallswinkel von 90° auf die Unterschenkellängsachse und damit 45° kopfwärts.
- Als Ergänzung der Tangentialaufnahme der Patella (Abb. 15.**2**) oder überhaupt geben *Defilee-Röntgenaufnahmen* in 3 Beugestellungen des Kniegelenks (Abb. 15.**3**) stichprobenartige Informationen über den Gleitweg und decken Patelladystopien bei ihrem Gleitvorgang auf (Ficat 1970).
- *Stressaufnahmen im Seitenvergleich* sind zur summarischen Objektivierung von Instabilitäten indiziert. Zur Definition der Größe der Krafteinwirkung, zur reproduzierbaren Lagerung und aus strahlenhygienischen Gründen für den Röntgenuntersucher werden handelsübliche Lagerungsgeräte (Abb. 15.**4**) benutzt (vgl. Abb. 15.**5**).
- Die *Niveau-Röntgenaufnahme* dient zum Nachweis eines Lipohämarthros im Kniegelenk (Abb. 15.**6**).

Bei etwa 10% der Erwachsenen lässt sich eine Verbindung zwischen dem Knie- und dem Tibiofibulargelenk nachweisen (Resnick et al. 1978). Daher können sich manche Erkrankungen, beispielsweise (infektiöse) Arthritiden, von dem einen auf das andere Gelenk fortleiten. Zur seitlichen Aufnahme sollte daher bei diesen arthritischen

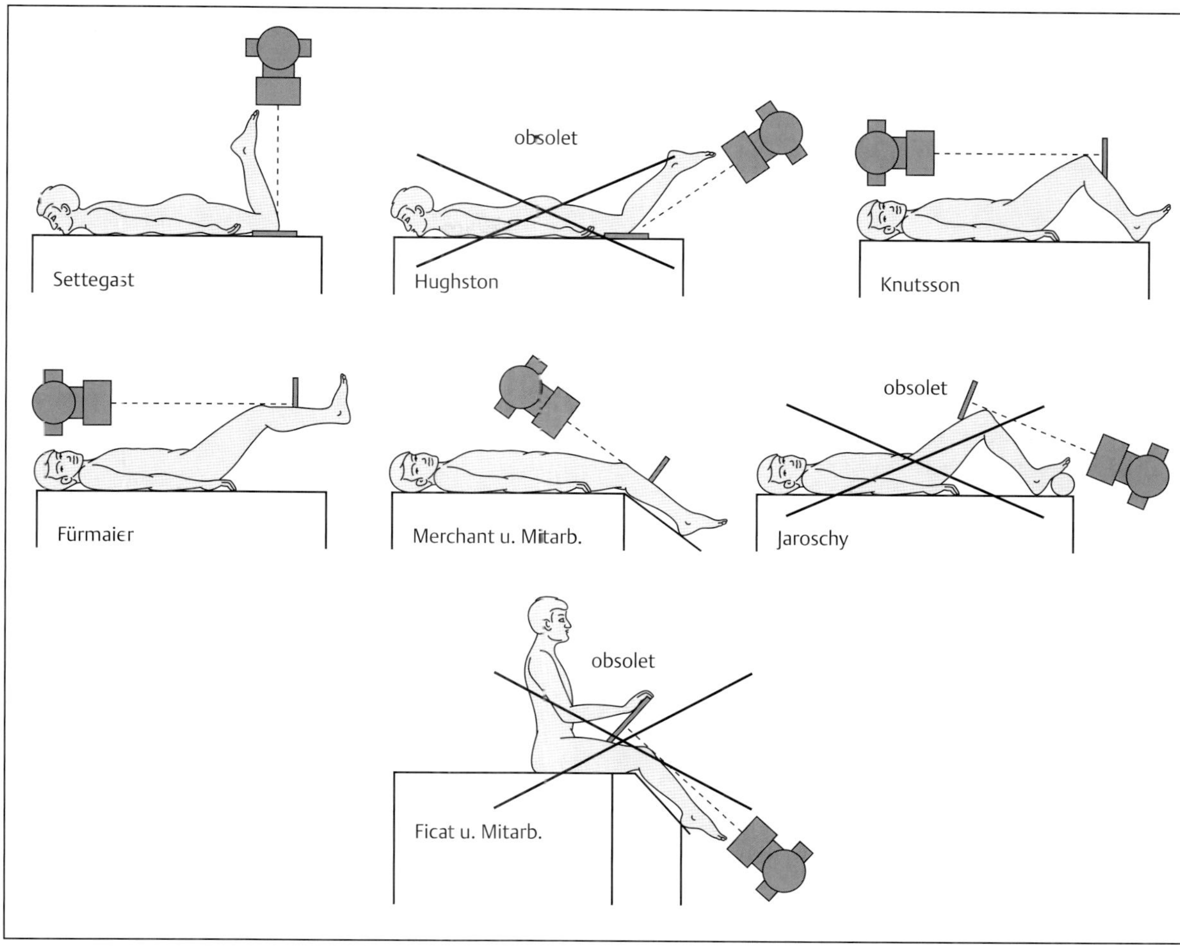

Abb. 15.2 **Verschiedene Einstelltechniken zur Tangentialröntgenaufnahme der Patella** (Hepp 1983). Der Zentralstrahl (= Achse des Nutzstrahlenbündels) muss so eingestellt werden, dass er die größte Ausladung der Patellarückfläche tangential trifft. Die durchgestrichenen Einstelltechniken sind aus strahlenhygienischen Gründen obsolet.

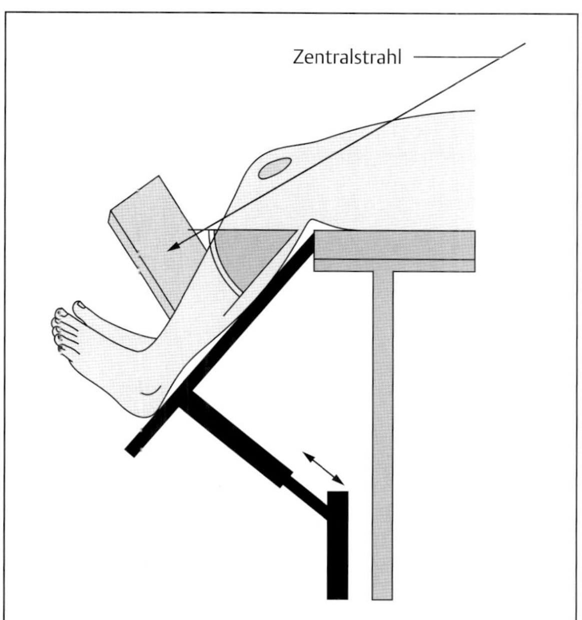

Abb. 15.3 **Handelsübliches verstellbares Lagerungsgerät für Defilee-Aufnahmen** (prinzipieller Aspekt; Bernau 1981). Das Winkelzeichen steht für einen veränderlichen Winkel.

Merke:

Drei Tangentialaufnahmen der Patella werden bei Kniebeugewinkeln von 30, 60 und 90° angefertigt (memento: z. B. defilieren = *vorbei*marschieren, im übertragenen Sinn die Patella*rück*seite tangential treffen). Diese 3 „Momentaufnahmen" der Patella auf ihrem Gleitweg bilden nicht nur die Patellasilhouette, sondern auch ihre Lagebeziehungen zur Trochlea ab. *Bei habitueller Patellaluxation ist die 30°-Röntgenaufnahme, deren Einstellung bei kraniokaudalem Strahlengang manchmal schwierig sein kann, von besonderem Interesse*, da die Patelladislokation (s. auch Chondropathia patellae) schon bei geringer Kniebeugung auftritt (Kölbel et al. 1979).

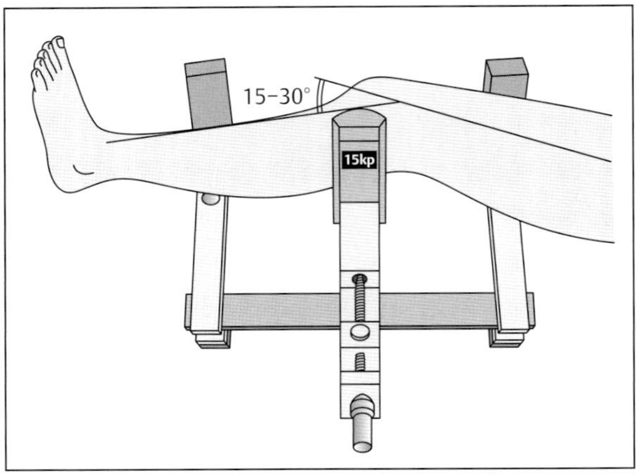

Abb. 15.4 **Gerät zur Patientenlagerung bei Stressaufnahmen des Knie- und Talokruralgelenks; *hier:* Prüfung des medialen Kollateralligaments am linken Knie.** Abgebildet ist das „Gerät für gehaltene Röntgenaufnahmen nach Scheuba". Der Patient wird sitzend gelagert, das Kniegelenk zwischen 15 und 30° gebeugt, Support genau in der Mitte zwischen den Gelenklagern, dem zu prüfenden Gelenkspalt gegenüber aufliegend; 15–25 kp über mindestendes 15 s (1 kp = 9,80665 N).

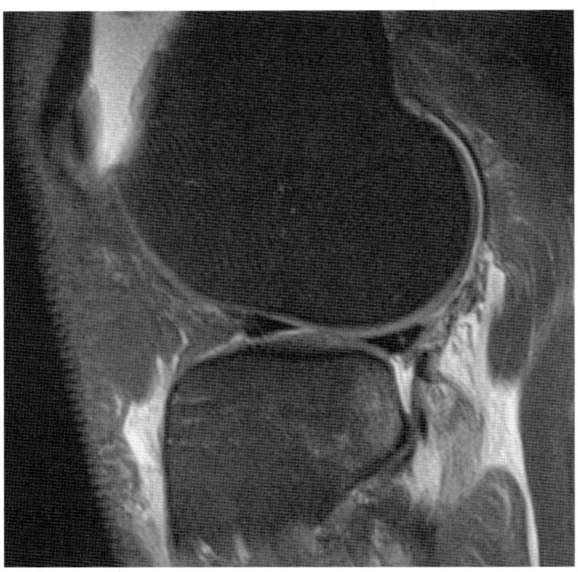

Abb. 15.5 **Messung der vorderen Schublade am MRT-Bild nach Ruptur des vorderen Kreuzbands** (Patientin 33 Jahre alt).
Modus: Eine Tangente wird an die posterolaterale hintere Tibiakontur gelegt, sodann auf ihr die Senkrechte zum lateralen Kondylus errichtet. Gemessen wird die Entfernung vom *subchondralen* Kortikalisscheitelpunkt zur Tangente. Bis 5 mm sind noch normal.

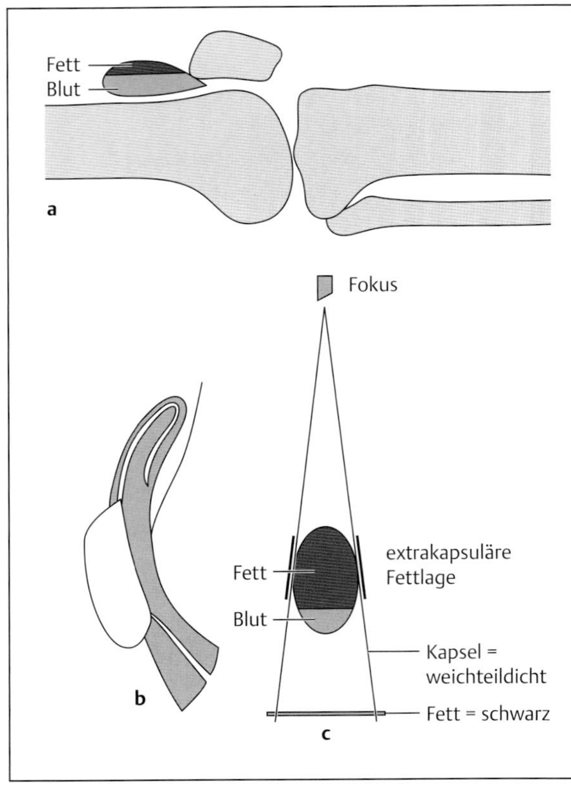

Abb. 15.6a–c **Röntgenaufnahmen des Kniegelenks zum Nachweis eines Lipohämarthros.**
a Niveau-Röntgenaufnahme. Die Aufnahme wird mit gestrecktem Kniegelenk und bei horizontalem Strahlengang angefertigt. Befinden sich größere Fettmengen im Gelenkerguss (Bluterguss), so erkennt man nicht nur die aufgeblähte Bursa suprapatellaris, sondern dort eine Schichtenbildung, da das Fett auf der Blutflüssigkeit schwimmt und die Röntgenstrahlen weniger schwächt als die übrigen Flüssigkeitsbestandteile. Deshalb wird der Röntgenfilm dort stärker geschwärzt.
b, c Die Darstellung des Lipohämarthros auf der **seitlichen Röntgenaufnahme** des Kniegelenks im Liegen gelingt nur, wenn der Bluterguss stark fetthaltig ist. Dann ist die weichteildichte Gelenkkapsel von innen (viel Knochenmarkfett enthaltender Bluterguss) und von außen (extrakapsuläre Fettlage der Bursa suprapatellaris bzw. des intrapatellaren Fettkörpers) umgeben (**c**). Die Gelenkkapsel hebt sich von dem sie umgebenden Fett als ein bogig verlaufender, weichteildichter Streifen dort ab, wo sie von den Röntgenstrahlen tangential getroffen wird (gezeichnet wurde der „Idealfall").

Fragestellungen die Ferse *leicht* innenrotiert unterpolstert und das Kniegelenk um etwa 30° aus der Streckstellung gebeugt werden. Auf diese Weise wird einerseits ein Teileinblick in das Tibiofibulargelenk ermöglicht, z. B. bei Fragestellungen nach Erosionen bei Gonarthritis. Bei gezielter Fragestellung nach dem Tibiofibulargelenk bzw. dem Caput fibulae wird die Ferse jedoch um 45° einwärts gedreht. Andererseits geht die exakte Einstellung zur seitlichen Röntgenaufnahme davon aus, zur weitgehenden Vermeidung von Doppelkonturen der Femurkondylen **den Unterschenkel parallel zur Ebene des Rasteraufnahmetischs zu lagern**. Daher muss häufig die Ferse durch Unterpolsterung leicht angehoben werden. Auf diese Weise, nämlich durch weitgehende Vermeidung von Kondylendoppelkonturen, können auf der seitlichen Röntgenaufnahme des Kniegelenks erste Informationen über

Fehlbildungen der Patellagleitbahn am Femur erhalten werden (s. Trochleadysplasien).

Das Femorotibial- und das Femoropatellargelenk sind kinematisch untereinander gekoppelt. In der (bildgebenden) Praxis bewährt sich, das Kniegelenk nicht als 2 synchron bewegte Gelenke anzusehen, sondern von den 3 Kompartmenten des Kniegelenks, nämlich dem femoropatellaren, dem medialen und dem lateralen femorotibialen, zu sprechen. Die beiden femorotibialen Kompartmente werden überwiegend durch Weichteilstrukturen geführt. Zu ihnen gehören nicht nur Bänder und Sehnen, sondern auch die Menisken. Letztere verteilen den Gelenkdruck und tragen damit zur gleichmäßigen Beanspruchung bei. Außerdem stabilisieren sie das Gelenk vor allem in seiner Endstellung. Zusätzlich zu stabilisierenden Weichteilelementen hat das femoropatellare Kompartment ein knöchernes Gleitlager (Trochlea).

! Merke

Wegen der vielfältigen pathoaffinen Weichteilstrukturen ist für die genaue morphologische Gesamtanalyse des erkrankten Kniegelenks die **MRT** unerlässlich.

Überwiegend aus ökonomischen Gründen wird sie, falls erforderlich, nach der röntenologischen Basisinformation eingesetzt und gibt dann ein genaues Bild des Zustands des Gelenkknorpels, der Synovialmembran, der Menisken, der Bänder, der Sehnen und der knöchernen Gelenksockel.

Missbildungen und Formfehler

Formfehler (Modellierungs- und Wachstumsstörungen) an den Knochensockeln der Gelenke können angeboren sein oder erworben werden. Letzteres ist bei pathologischen Prozessen im Wachstumsalter der Fall – je jünger der Patient, desto ausgeprägter –, die im Bereich der Epiphyse und ihrer Wachstumsfuge ablaufen. Vor allem 2 pathogenetische Vorstellungen lassen sich aus der Erfahrung ableiten:

- *Mit Hyperämie einhergehende Erkrankungen:* Dazu gehören vornehmlich die Wachstumsalterarthritis (s. dort), die hämatogene Osteomyelitis und das Synovialhämangiom (s. dort). Auch die reparative Hyperämie von Knochentraumen und die Randhyperämie ischämischer Knochen(-mark-)infarkte bei angeborenen hereditären Hämoglobinopathien, beispielsweise im Verlauf der Sichelzellkrankheit (s. dort), und die bei dieser Erkrankungsgruppe gehäuft auftretenden Osteomyelitiden können zu ausgeprägten Formstörungen führen (Abb. 15.**7**). *Das distale Femur ist dabei eine Prädilektionslokalisation.*
- Die *Gelenkbewegung* wirkt als formativer Reiz auf die knöchernen Gelenksockel. Jeder lang dauernde oder bleibende Bewegungsausfall stört die Entwicklung und Formgebung des betroffenen Gelenks: Immobilisationsgelenk (s. dort).

Patella bi-, tri- oder multipartita

Die Kniescheibenossifikation geht von mehreren Ossifikationszentren aus und beginnt etwa im 3. Lebensjahr. Unterbleibt die vollständige Verschmelzung dieser Knochenzentren, so kommt es zur geteilten Kniescheibe (Patella bi-, tri- oder multipartita; Abb. 15.**8**). Diese Diagnose kann allerdings erst nach Wachstumsabschluss gestellt werden, da einzelne, zunächst isoliert gebliebene Ossifikationszentren manchmal noch nachträglich verschmelzen.

Bildgebende *Differenzialdiagnosen* der Patella partita unter Berücksichtigung, dass auch sie Beschwerden bereiten *kann*:

- *Patellalängsfraktur (-randfraktur):* Frische Traumaanamnese, Frakturrichtung meist vertikal im Gegensatz zur kaudallateralen Verlaufstendenz des Bipartitaspalts, Frakturrand unregelmäßig ohne Skleroserand. Letzteres („Abdeckelung") zeigt die Patella partita an der Spaltseite. Das Frakturfragment passt hinsichtlich Form und Größe in den traumatischen Defekt. Der persistiernde Knochenkern ist gewöhnlich kleiner, größer oder anders geformt, d. h., er passt nicht genau in den anliegenden Patellahauptteil.

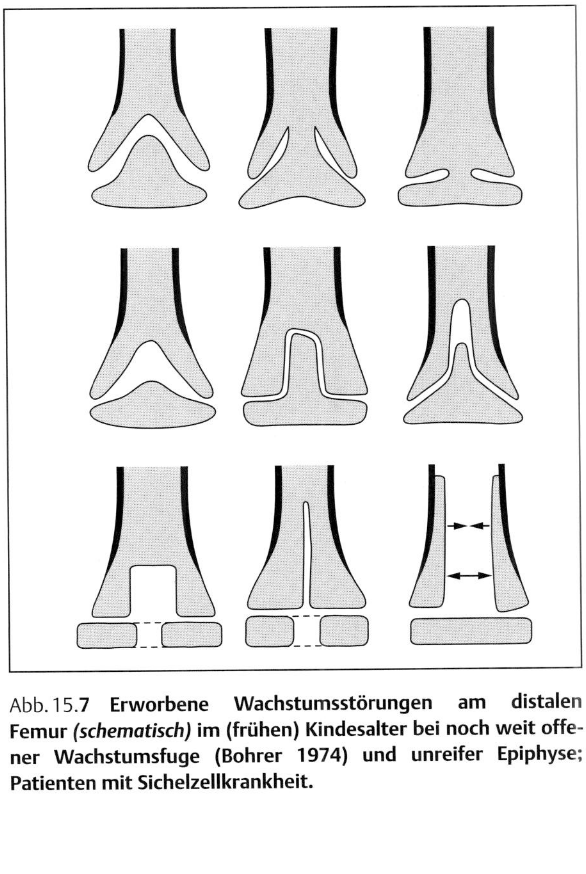

Abb. 15.**7** **Erworbene Wachstumsstörungen am distalen Femur *(schematisch)* im (frühen) Kindesalter bei noch weit offener Wachstumsfuge (Bohrer 1974) und unreifer Epiphyse; Patienten mit Sichelzellkrankheit.**

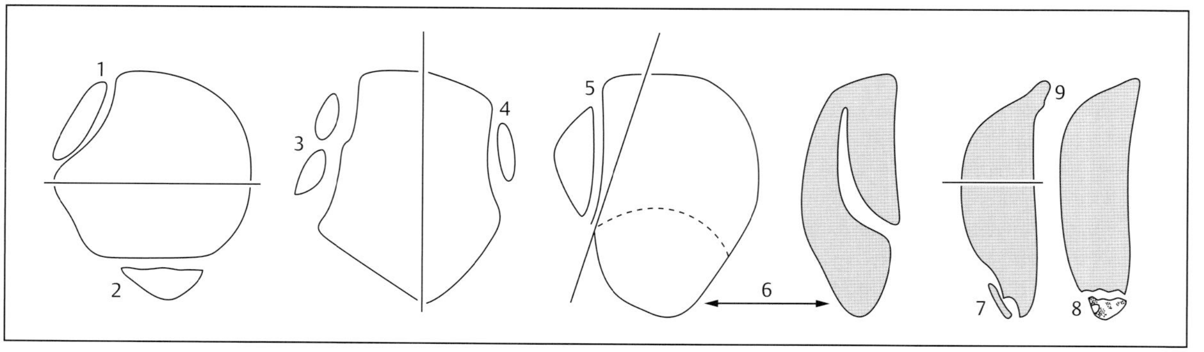

Abb. 15.**8** **Patella partita und ihre Differenzialdiagnose (rechtes Bein).**
1 Patella bipartita (häufigste Form, superolateral, oft bilateral).
2 Patella bipartita, reguläre Spongiosatextur.
3 Patella tripartita.
4, 5 Seltene Formen der Patella bipartita.
6 Patella bipartita mit Frontalspalt.
7 *Differenzialdiagnose* des gezeichneten Röntgenbefunds („ältere" Osteopathia patellae juvenilis Sinding-Larsen-Johansson oder verspätet aufgetretenes oder verspätet verschmelzendes Ossifikationszentrum?) ist oft klinisch möglich (lokale Schmerzhaftigkeit bei der Osteopathie, dann jedoch Differenzialdiagnose gegenüber der röntgenokkulten schmerzhaften Insertionstendopathie des Lig. patellae. Bei beiden zuletzt genannten Alternativen lässt sich im floriden Stadium magnetresonanztomografisch mindestens ein Knochenmark- und/oder Ansatzödem nachweisen (s. MRT-Befunde bei der Osteopathia patellae juvenilis).
8 Floride Osteopathia patellae juvenilis. Im betroffenen Spitzenteil sind Wochen bis Monate nach Schmerzbeginn umschriebene Aufhellungen und Verdichtungen, also *Strukturstörungen*, zu erkennen und ermöglichen die Röntgendiagnose. In diesem Stadium ist ein MRT nicht mehr notwendig.
9 Unter Deformierung abgeheilte Osteopathia patellae juvenilis an der Patellabasis.

Merke:

Die Patella wächst ausschließlich durch enchondrale Ossifikation. Sie besitzt kein Periost (Oestreich 2010). Daher gibt es dort auch keine Periostreaktion.

- *Traumatische Partitaruptur* und *pseudarthrotisch verheilte Patellafraktur:* Traumanamnese bei Ersterer frisch, bei Letzterer schon länger zurückliegend. Die frische Partitaruptur geht mit Knochenmarkblutung und -ödem einher: MRT. Bei der Partitapseudarthrose gibt das Knochenmark im MRT ein normales Signal. Außerdem hat sich das pseudarthrotisch verheilte Patellafragment (des Erwachsenenalters) der normalen Patellaform harmonisch angepasst.
- *Patella duplex verticalis:* Anlage entweder zweier etwa gleich großer und geformter, übereinander liegender (kleiner) Patellae bei fehlender Traumaanamnese (vergessenes frühkindliches Trauma?) oder *Patella duplex frontalis* mit gedoppeltem Lig. patellae und beide Patellae verbindender Faserplatte (Gasco et al. 1987).
- *Chronisches (älteres) Traktionstrauma der Patellabasis:* Entweder älterer, größerer kortikalisierter (evtl. gewachsener) Abriss der Patellabasis oder größere metaplastische Ossifikation in der Quadrizepssehne. Der längsovale Knochenschatten oberhalb der Kniescheibe ist immer kleiner als diese.
- Die **Osteopathia patellae juvenilis sive Sinding-Larsen-Johansson-Syndrom**, eine Erkrankung der Präpubertät/Pubertät, wird entweder als partielle ischämische Osteonekrose oder als Folge eines chronischen Traktionstraumas, d. h. als Maximalstadium einer Insertionstendopathie des Lig. patellae bzw. der Quadrizepssehne am unteren bzw. oberen Patellapol aufgefasst. Bei ihrer Reparation (Revaskularisation?) kann ein Patellaspitzen- oder -basisanteil verformt bleiben oder schalenförmig oder rundlich/oval isoliert persistieren. Das *floride* Stadium geht mit lokalen Schmerzen und Anschwellung einher und zeigt sich nach Wochen bis wenigen Monaten im Röntgenbild mit Kontur- und Strukturstörungen der Patellaspitzenregion (unregelmäßige Konturen, Aufhellungen, die mit Verdichtungen abwechseln, Fragmentation). Selten wird dieses (sub-) akute Geschehen an der Patellabasis beobachtet. Im MRT fallen noch vorher oder als Begleitphänomene des Röntgenbefunds auf: Knochenmark-, evtl. Band- bzw. Sehnenansatzödem (fokale oder diffuse Signalerhöhung in wassersensitiven Sequenzen), Anschwellung (Auftreibung) und unscharfe Konturen des Lig. patellae bzw. der Quadrizepssehne. Diese MRT-Befunde gehen mit Kontrastmittelanreicherung einher, da sich an den Ansatzzonen reparatives fibrovaskuläres Gewebe bildet. Das Szintigramm mit osteotropen Radionuklidverbindungen zeigt auf dem seitlichen Knie-Scan frühzeitig eine lokalisierte vermehrte Tracer-Aufnahme in der Patella.
- *Stressfrakturen der Kniescheibe* (Ermüdungsbrüche) sind bei entsprechender Stressanamnese (z. B. „Springerknie") im Spitzenbereich, in der Patellamitte und an ihren Außenkanten bekannt. Bei der infantilen spastischen Zerebralparese (Little-Krankheit, Diplegia spastica infantilis) kann es zu einem Ermüdungsbruch des unteren Patellapols kommen.
- Die *ischämische Osteonekrose der Patella* wird nach Patellaquerfrakturen, in der nach Prothesenoperationen belassenen Kniescheibe und bei Schulkindern beobachtet. Struktur- und Formveränderungen bestimmten das Röntgenbild (Strukturverdichtungen, -aufhellungen, dominierende Fragmentation, teilweise Zerstörung der Gelenkfläche).

A-, Hypo- und Dysplasien der Kniescheibe

Aplasien, Hypoplasien (Abb. 15.**9**) und Dysplasien der Kniescheibe sind ein- und doppelseitig bekannt und oft im Rahmen hereditärer Missbildungssyndrome zu beobachten, beispielsweise bei der Osteoonychodysostose (Nagel-Patella-Syndrom). Bei etwa 50% der Fälle von Arthrogryposis multiplex congenita (angeborene Gliederstarre, s. dort) lässt sich bereits frühkindlich die Missbildungstrias Hüftluxation, Patellahypo-, -dys-, -aplasie, -dystopie und Klumpfußdeformität nachweisen. Am häufigsten ist die elongierte, oft dreieckig geformte Patella bedingt durch eine Flexionskontraktur. Inaktivitätsdemineralisation und Manipulationen am kontrakten Gelenk können zur Fraktur der in Alta- oder Profunda-sive-Baja-Stellung befindlichen Kniescheibe führen.

Patellaaplasie kommt auch bei der Neurofibromatose Typ I vor.

Die **Megapatella**, d.h. die abnorm große Kniescheibe, wurde nach Frakturen (vor allem im Wachstumsalter), Sehnenruptur und bei tumorähnlichen Läsionen, z.B. der aneurysmatischen Knochenzyste, gesehen. Auch der Morbus Paget kann im Rahmen seiner Struktur- und Konturveränderungen (Ostitis *deformans*) zur Megapatella führen.

Die Belastung des retropatellaren Gelenkkorpels und die Stabilität im Femoropatellargelenk vermitteln die an ihrer Basis, am Apex der Patella sowie an ihren Seiten ansetzenden Sehnen und Bänder. Diese vertikalen und horizontalen Zugverspannungen fixieren die Kniescheibe und drücken sie in ihr Femurgleitlager (auch „Trochlea femoris" genannt).

> **! Merke**
> Es gilt: Die „dicke" und kurze normotope Patella (Sagittaldurchmesser um 2 cm) wird ausschließlich auf Druck, die flache („dünne") und zugleich lange Kniescheibe (Sagittaldurchmesser 1–1,5 cm) jedoch auf Druck *und* Biegung belastet (Abb. 15.**10**).

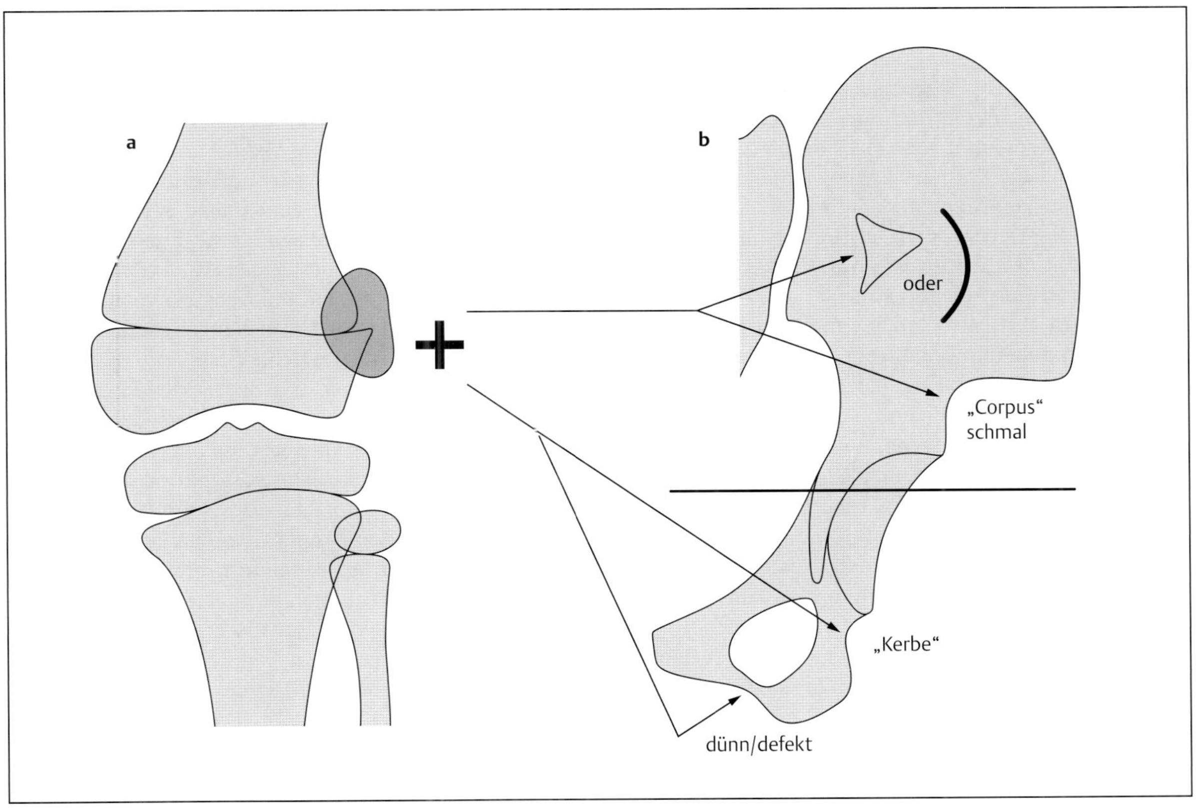

Abb. 15.**9a, b** **Angeborene Hypoplasie und laterale Dystopie (Sub-, Luxation) der Patella.** Bei Patienten mit Hypo- oder Aplasie der Patella sollten das Becken und die Füße röntgenuntersucht werden, um einen isolierten Befund oder die Zugehörigkeit zu einem Missbildungssyndrom zu erkennen (Vererbungsmodus?). Zwei Beispiele:

a **Die vererbte Osteoonychodysostose** (Synonym: u.a.: **Nagel-Patella-Syndrom**) ist autosomal-dominant mit nahezu 100%iger Penetranz, aber variabler Expressivität. Dabei u.a. pathognomonische **Beckenhörner**, wenn sie mit typischer Iliumfom einhergehen (*schmales „Corpus ilii"*, ausladender oberer Iliumanteil). Beim Neonatus/Säugling projizieren sich die „Hörner" oft als kommaförmiger Sklerosebezirk an typischer Stelle.

b **Autosomal-dominant vererbtes Small-Patella-Syndrom** (Dellestable et al. 1996). Unter anderem Beckenanomalien: bilaterale infraazetabuläre Kerben am Sitzbein, hypoplastischer („dünner") oder defekter ischiopubischer Übergang, ferner hypoplastischer Trochanter minor, Rückfußmissbildungen, wie z.B. oberes Sprunggelenk als Kugelgelenk ausgebildet, talokalkaneale Koalition (s. dort), hypertrophierter Talushals, plantare breitbasige Fersenbeinexostose.

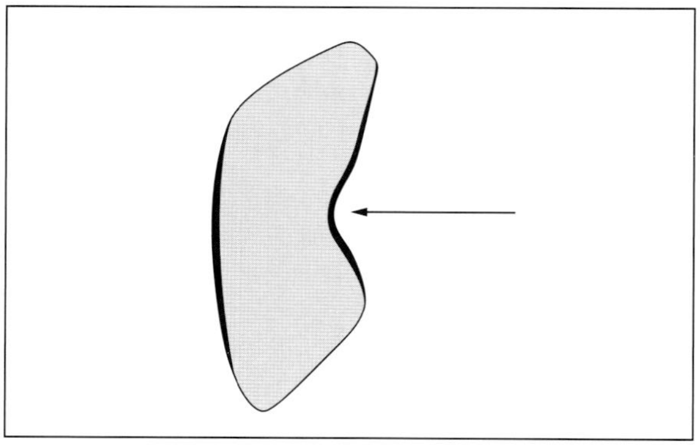

Abb. 15.**10** **Die Haglund-Delle an der Patellarückfläche** *(Pfeil)* zeigt die morphologische Anpassung an eine erhöhte Biegebeanspruchung der knöchernen Patellarückfläche an und kommt daher vor allem bei verhältnismäßig flachen und langen Kniescheiben vor (Tillmann u. Brade 1980). Der retropatellare Gelenkknorpel folgt dieser Eindellung nicht.

Die Druckverteilung und -größe hängen von verschiedenen morphologischen und topografischen Parametern des Femoropatellargelenks ab:

- **Euplasie versus Dysplasie der Patella** (Abb. 15.**11**).
- Die Form des Patellagelenklagers des Femurs (**Kongruenz versus Inkongruenz des Gleitlagers zur Patellarückfläche**) nimmt auch bei Normotopie der Patella Einfluss auf die Kraftübertragung und -verteilung im Femoropatellargelenk; denn grundsätzlich gilt, dass sowohl die Hyper- als auch die Hypopression im Gelenk mit der Zeit zu Strukturschäden des Gelenkknorpels führen (Abb. 15.**12**).
- Einstellung der Patella in ihrem Gleitlager (**Eutopie versus Dystopie im Gleitlager**). Die ideale horizontale Einstellung gibt der Ficat-Bogen wieder (Abb. 15.**13**). Die horizontale Patelladystopie hat vielfältige Ursachen und kann permanent sein, rezidivierend oder habituell auftreten und wird als Lateralisation, Medialisation, also Dezentrierung, sowie als (Sub-)Luxation klassifiziert. Beim Stadium der habituellen Patellaluxation rutscht die Kniescheibe bei einer bestimmten Beugestellung aus ihrem physiologischen Gleitlager nach lateral heraus und „reitet" dann auf dem Femurknorren. Bei der Streckung des Kniegelenks rutscht sie wieder in das Gleitlager zurück. Zu den Ursachen der horizontalen Patelladystopie gehören Störungen der horizontalen und vertikalen Weichteilstabilisatoren. Die Sehnen der Mm. vasti medialis und lateralis verstärken seitlich der Kniescheibe die Gelenkkapsel und setzen teilweise an der Patella an. Sie gelten als physiologische „Patellazügel". Ihr peripherer Anteil zieht als Retinacula patellae (longitudinalia) zum Tibiakondylus (MRT-Beurteilung, falls erforderlich: T1w Spin-Echo-Bild, bei Traumen fettunterdrückte MRT-Sequenzen). Außerdem tragen Retinacula patellae trans-versalia (das laterale ist regelmäßig nachzuweisen, das mediale nur in einem Teil der Fälle) zur horizontalen Zugverspannung der Patella bei. Auch Störungen des muskulären Gleichgewichts zwischen den Mm. vasti, Abweichungen der anatomischen Beinachsen, z. B. eine durch Hypoplasie des lateralen Femurkondylus begünstigte X-Beinstellung (pathologisches Genu valgum), Fehltorsion der Tibia, z. B. verstärkte Außentorsion mit Lateralisation der Tuberositas tibiae (Abb. 15.**14**) und komplexe Missbildungen können zur horizontalen Patellaverlagerung führen.
  Die exakt eingestellte seitliche Röntgenaufnahme des Kniegelenks mit weitgehender Vermeidung einer Kondylendoppelkontur gibt bereits Hinweise auf die Patelladislokation begünstigende Varianten oder Fehlbildungen der Trochlea femoris (N.A. = Facies patellaris, Abb. 15.**15**), und zwar aufgrund folgender, detailliert wiedergegebener Erkenntnisse (Dandy 1996):
  - Die Patella liegt bei völliger Streckstellung des Kniegelenks am oberen Ende der Trochlea.
  - Mit beginnender Flexion tritt sie vollständig in die Trochlearinne ein. Der normal ausgebildete (laterale) Rand der Trochlea und feste Weichteilstrukturen verhindern das (laterale) Abrutschen der Kniescheibe aus der Trochlearinne heraus.
  - Bei 0- bis 30°-Beugung im Kniegelenk liegt die Patella normalerweise leicht lateral exzentrisch in der Trochlearinne.
  - Erst zwischen 30- und 60°-Beugestellung gleitet die eutope Kniescheibe zentriert in der Trochlearinne.
  - Bei weiterer Beugung tritt sie immer tiefer in die Rinne ein und wird zunehmend auch von festem Weichteilgewebe auf den Gleitweg gefesselt.
  - Ein Herausgleiten der Patella aus der Trochlearinne schon mit Beginn der Kniebeugung wird durch folgende strukturelle Abweichungen begünstigt oder hervorgerufen (s. Weichteilstabilisatoren): Trochleaabflachung oder sonstige Fehlbildungen, reale Patelladysplasien (s. dort) und Patella alta. Da der mediale Femurkondylus gewöhnlich stärker ausgebildet ist als der laterale, wirkt er sich als richtunggebender Kofaktor aus, d. h., die laterale Patelladislokation kommt viel häufiger vor als die mediale. Auch ein besonders kräftiger oder fibrosierter M. vastus lateralis oder ein schwach angelegter oder posttraumatisch atrophierter oder durch wiederholte Patelladislokationen gedehnter M. vastus medialis fördert die laterale Dislokationrichtung der Kniescheibe. Dies gilt auch für das pathologische Genu valgum.

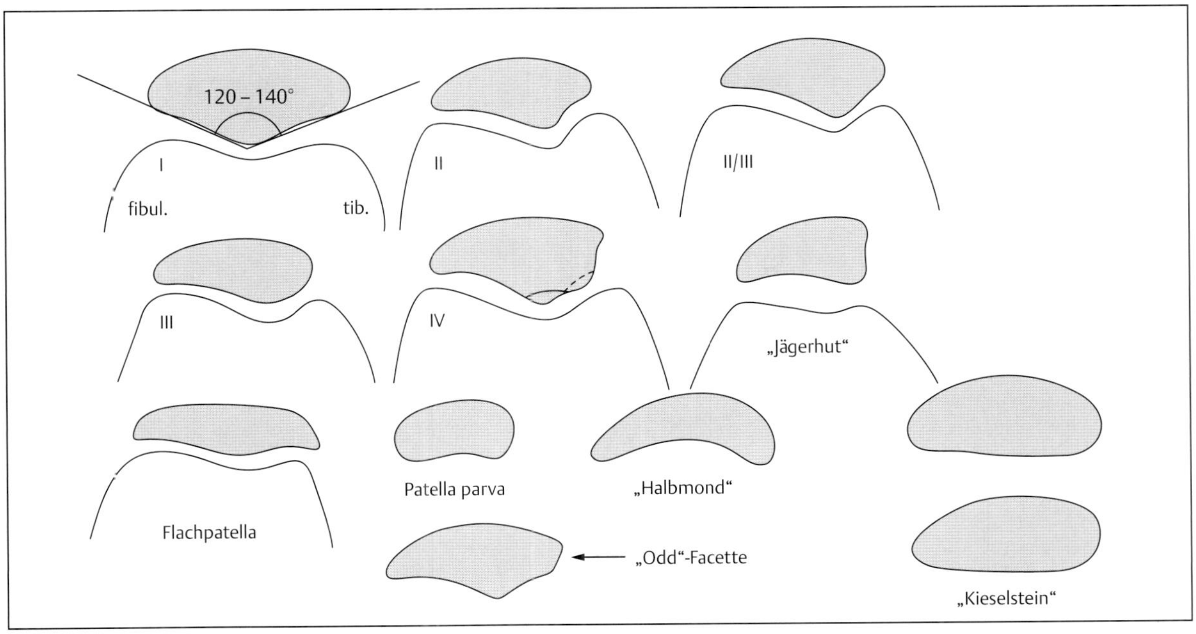

Abb. 15.**11** **Einteilung der Kniescheibenformen (Euplasie versus reale Dysplasie) auf der Tangentialaufnahme** (Wiberg 1941, Baumgartl 1964). Rechtes Bein. Nach Untersuchungen an Autopsiepatellae (Nebel u. Lingg 1981) sind die Formtypen II/III und III keine Patelladysplasien im Sinne von Wiberg und Baumgartl, sondern gehören zu den Spielarten des Normalen (Euplasie). Sie überwiegen sogar die „normalen“ Typen I und II. Die Patellaformen I–IV zeigten keine Unterschiede bezüglich der Häufigkeit von makroskopisch erkennbaren Gelenkknorpelveränderungen und marginalen Arthroseosteophyten.

Als **reale Patelladysplasien** gelten folgende Patellaformen: „Jägerhut“, Flachpatella, Patella parva (seitlicher Diagonaldurchmesser bei ♂ < 40 mm, bei ♀ < 35 mm), „Halbmond“, Patella magna (seitlicher Diagonaldurchmesser bei ♂ > 55 mm, bei ♀ > 50 mm), „Kieselstein“, „große“ Odd-Fazette (?).

Der normale Patellagelenkflächenwinkel liegt bei 120–140°. Dieser Winkel verkleinert sich mit Reduktion der medialen (tibialen) Fazette (<115° = Dysplasie). Dadurch verkleinert sich auch die kraftaufnehmende Patellarückfläche. Dies führt zu einer Erhöhung des Gelenkdrucks und birgt mit zunehmender Druckerhöhung das Risiko der Arthroseentstehung. Wenn das Randsegment der medialen (tibialen) Fazette in sagittaler Richtung abgewinkelt ist, wird von einer Odd-Fazette (engl.: odd = überzählig; s. *Pfeil*) gesprochen. Sie verkleinert die kraftaufnehmende Retropatellarfläche. Der Druck auf die mediale Gelenkfazette steigt.

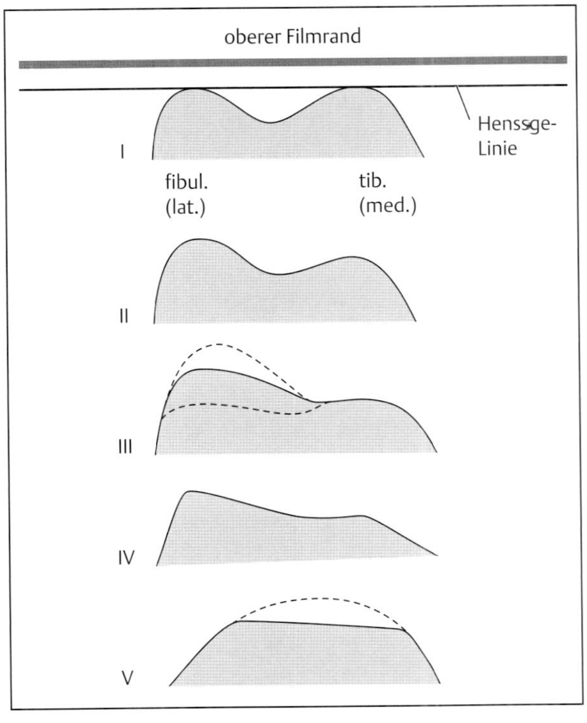

Abb. 15.**12** **Silhouettenklassifizierung des Patellagleitlagers (Trochlea) auf der Tangentialaufnahme** (in Anlehnung an Hepp; Einstelltechnik nach Knutsson bei 60°-Kniebeugung, s. Abb. 15.**2**).

Merke:

Als **Henssge-Linie** wird die Tangente am medialen (tibialen) Femurkondylus bezeichnet, die *parallel* zum oberen Filmrand verläuft. Im Idealfall wird diese Parallele (annähernd) auch zur Tangente am lateralen (fibularen) Kondylus. Bei der Gleitlagerdysplasie (Trochleadysplasie) schneidet sie als ausgeprägte Sekante den lateralen oder medialen Femurkondylus. Außerdem ermöglicht die Tiefe des femoralen Gleitlagers (Abstand der Henssge-Linie zum tiefsten Punkt des Gleitlagers) eine Einschätzung, ob eine klinisch relevante Gleitlagerdysplasie vorliegt oder nicht.

Anmerkung: Im Schrifttum sind verschiedene Winkel und Indizes als femoropatellare Parameter zur Frage nach Eu- oder Dysplasie der Patella und ihres Gleitlagers (Trochlea) angegeben (vgl. Hellinger 1995). Praktische Schwierigkeiten ergeben sich dabei häufig bei der Festlegung der Messpunkte.

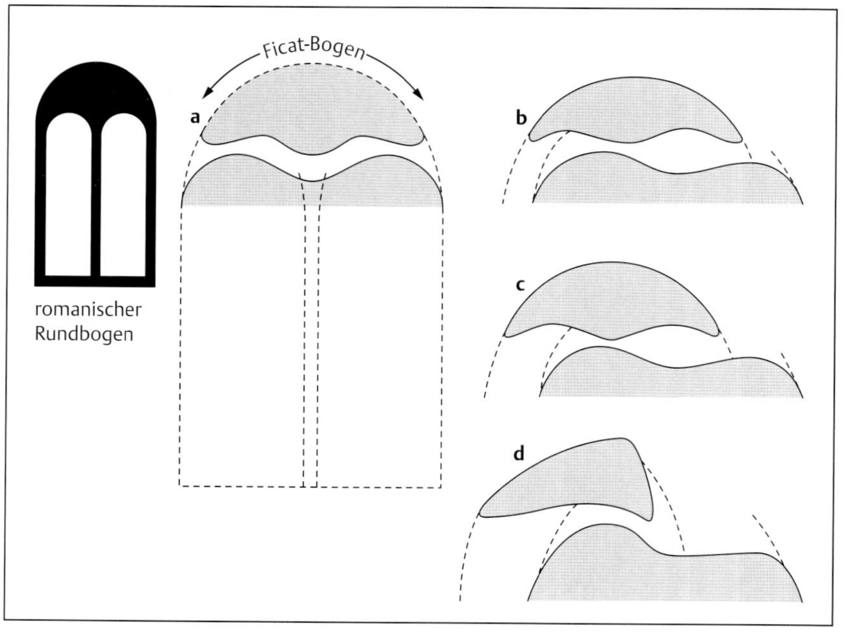

Abb. 15.**13a–d** **Femoropatellarer Bogen nach Ficat** zum Nachweis einer Zentrierung (**a**) oder Dezentrierung (**b**, **c** und **d**) der Patella auf Tangentialaufnahmen *(stilisiert, schematisch)* Bei der normal eingestellten, also zentrierten Patella bildet deren Vorderfläche mit den seitlichen Konturen der Femurkondylen einen harmonisch erscheinenden, symmetrisch angelegten „romanischen" Bogen. Bei einer dezentrierten, z. B. lateralisierten oder medialisierten, subluxierten oder luxierten Patella entsteht im Bogenverlauf eine Stufe, Dysharmonie und Asymmetrie. Auch bei der Dezentrierung usw. gilt die Aussage über die Folgen der Hyper- und Hypopression des Gelenkknorpels (s. Text).

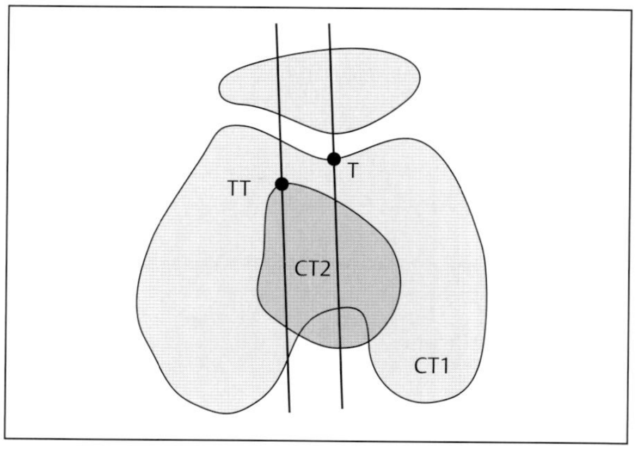

Abb. 15.**14** **Lagebeziehung zwischen Trochlea und Tuberositas tibiae.** Superponierte CT-Schnitte CT 1 und CT 2 durch die tiefste Stelle („Zentrum") der Trochlearinne (T) und der Tuberositas tibiae (TT). Normalwert der Distanz T-TT: 10–15 mm (Dandy 1996). Bei Werten > 15 mm: Lateralisation der Tuberositas tibiae, wodurch die laterale Dislokation der Patella begünstigt wird bzw. virtuell vorliegt.

Die **vertikalen Patelladystopien** sind die *Patella alta und Patella profunda* sive *baja*. Der Hoch- oder Tiefstand der Patella wird mithilfe der Methode von Insall und Salvati (1971) erkannt (Abb. 15.**16**). Patienten mit Femoropatellararthrose haben häufiger eine Patella alta als Personen mit normalem Femoropatellargelenk. Nach Ruptur des Lig. patellae, nach Femurosteomyelitis, bei poliomyelitischer Lähmung und beim Morbus Schlatter der Tibiaapophyse (s. dort) kommt die Patella alta entsprechend einseitig vor. Die Patella profunda (baja) tritt angeboren oder erworben auf, z. B. bei poliomyelitischer Quadrizepsparese oder als Folge einer Ruptur der Rektussehne.

Angeborene Kniegelenkverrenkungen

Diese gehen auf Formfehler der Femur- und Tibiakondylen zurück. Dabei treten nicht nur Fehlstellungen, sondern auch Bewegungsbehinderungen des Kniegelenks auf. Die Tibia ist gewöhnlich nach vorn disloziert – zumeist an beiden Beinen. Seiten- und Rotationsabweichungen kommen ebenfalls vor. Folgende Luxationsstufen werden bei der angeborenen Kniegelenkverrenkung unterschieden:

- Genu recurvatum congenitum
- Subluxatio genus congenita
- Luxatio genus congenita

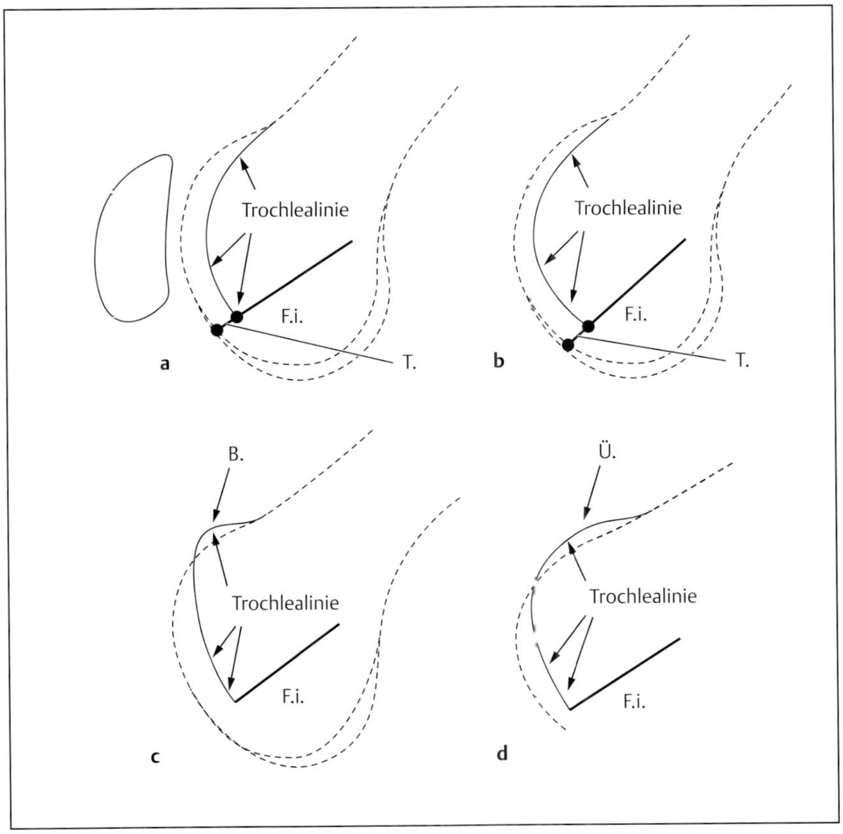

Abb. 15.**15a–d Beurteilung der Trochlea femoris (Trochlea = Rolle) auf der exakt eingestellten seitlichen Röntgenaufnahme des Kniegelenks.**

a Normale Trochleatiefe (T. = Euplasie um 8 Bildmillimeter tief), die auf die röntgenologische Grenzlinie („Dach") der Fossa intercondylaris (F.I.) stößt. Die Konturen der Femurkondylen sind weitgehend übereinander projiziert (dann korrekte Einstelltechnik). Der Anfang der Trochlealinie zeigt sich normalerweise als gerade Fortsetzung der Femurschaftkontur.

b Dysplastische (flache) Trochlea (T. = <6–7 Bildmillimeter tief). Bei der flachen Trochlea neigt die Patella zum lateralen Herausgleiten (Dislokation) aus der Trochlearinne.

c und **d Dysplastische Trochlea.** Bei **c** ist der Boden der Trochlea umschrieben konvex („Beulenphänomen") und überragt die vordere Femurkontur (>3 Bildmillimeter, B). **d** gibt das „Überkreuzungsphänomen" wieder: Die Trochlea überragt die laterale Lippe der Trochlea (Ü.; Femurkonturen *gestrichelt*).

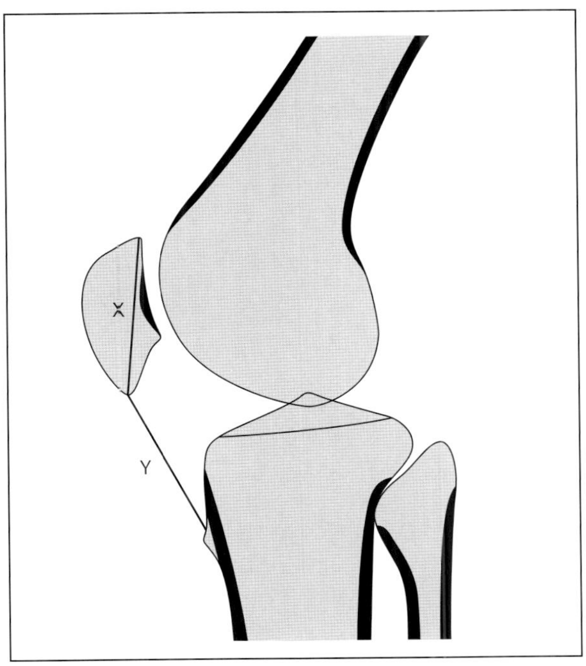

Abb. 15.**16 Röntgenometrie von vertikalen Patelladystopien nach der Methode von Insall und Salvati** (y = Linie von der Patellaspitze zum Oberrand der Tuberositas tibiae, x = Linie von der hinteren oberen Patellaecke bis zur Patellaspitze [längste Diagonale]). Bei Kniegelenkflexion zwischen 20 und 70° liegt der normale Quotient y/x bei 0,8–1,2.

y/x >1,2: Patella alta.

y/x <0,8: Patella profunda (baja).

Outerbridge-Kamm

Outerbridge (1964) beschrieb einen knorpeligen oder knorpelig-knöchernen Kamm am medialen Rand der Patellagleitbahn des Femurs (**Outerbridge-Kamm**, Abb. 15.**17**). Diesem Kamm soll eine Bedeutung bei der Chondromalazieentstehung (s. dort) der medialen Patellafazette zukommen, da er sich bis zu 6 mm erheben und zu einer übermäßigen Friktion zwischen Patellaknorpel und Kammoberfläche führen kann. Sehr selten tritt der Outerbridge-Kamm am lateralen Trochlearand auf.

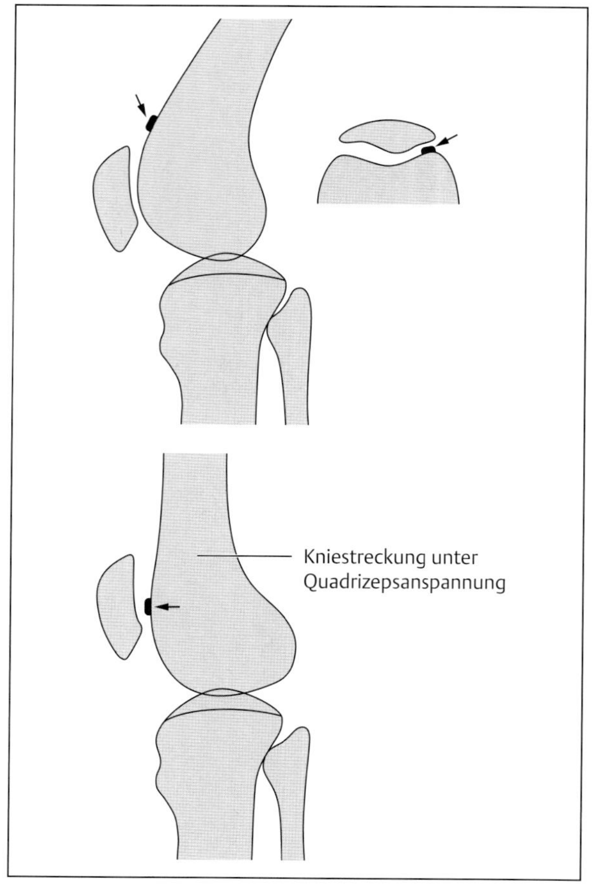

Abb. 15.17 **Outerbridge-Kamm.** Von der Tangential- und von der Röntgenaufnahme in Streckstellung bei gleichzeitiger Anspannung des M. quadriceps ist der Kontakt des knöchern-knorpeligen Vorsprungs mit der medialen Patellafazette abzulesen.

Fehlbildungen des Meniskus

Die Menisken des Kniegelenks entstehen über ein embryonales horizontales Septum zwischen Femur- und Tibiagelenkraum. Dessen zentrale Anteile bilden sich zurück; aus den peripheren Partien formen sich die Menisken. Vom Ausmaß des physiologischen Rückbildungsvorgangs hängt die Gestalt des Meniskus ab. Formabweichungen betreffen vor allem den lateralen Meniskus. Die Menisken haben normalerweise einen keilförmigen Querschnitt und bestehen in ihren zentralen Bereichen aus straffem fibrösem Bindegewebe, das zur Peripherie hin in Faserknorpel übergeht (vgl. „rote" und „weiße" Meniskusrisse, S. 685 f). Der mediale Meniskus hat Sichelform, der laterale Meniskus die Gestalt eines Kreissektors. Der partielle oder vollständige **Scheibenmeniskus** gibt sich im MRT (Abb. 15.**18** u. Abb. 15.**19**) und Arthrogramm anstelle des normalen Keilquerschnitts als bandähnliches Gebilde zu erkennen, das die ganze Gelenkhälfte einnimmt. Der **ringförmige (anuläre) Meniskus** spiegelt ebenfalls eine mangelhafte Rückbildung des embryonalen Septums wider. Der ringförmige Meniskus ähnelt im Querschnitt einem Korbhenkelriss. Er unterscheidet sich jedoch von ihm darin, dass sein äußerer Anteil im Querschnitt dem normalen Meniskuskeil gleicht. Aus anatomischer Sicht gibt es noch den **Mikromeniskus** mit auffallend kleinem Vorder- und/oder Hinterhorn; das Bild kann dem Zustand nach Meniskotomie (Anamnese!) ähneln. Zwischen diesen „Extremen" können verschiedene **Meniskusdysplasien** eingeordnet werden. Sie zeigen auf den „Salamischnitten" wechselnd große, aber prinzipiell keilförmige Gestalt (Abb. 15.**19**).

Der Scheibenmeniskus stört die Gelenkfunktion, da er wegen seines größeren Platzbedarfs als „Fremdkörper" wirkt. Beim Stehen und Gehen ist er verstärkten Druck-, Dreh- und Scherkräften ausgesetzt. Er neigt daher zu frühzeitiger struktureller Abnutzung, sodass oft schon Kinder und Jugendliche Beschwerden angeben sowie einen Gelenkerguss oder sogar diskrete Arthroseröntgenbefunde zeigen.

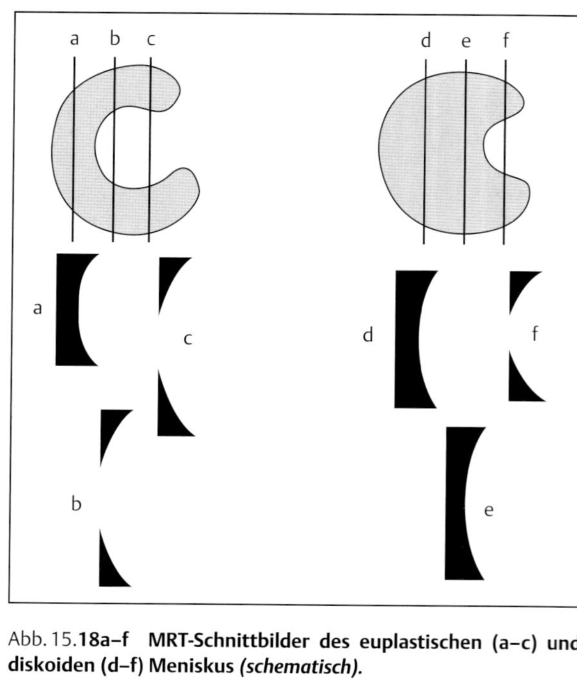

Abb. 15.**18a–f** **MRT-Schnittbilder des euplastischen (a–c) und diskoiden (d–f) Meniskus *(schematisch).***

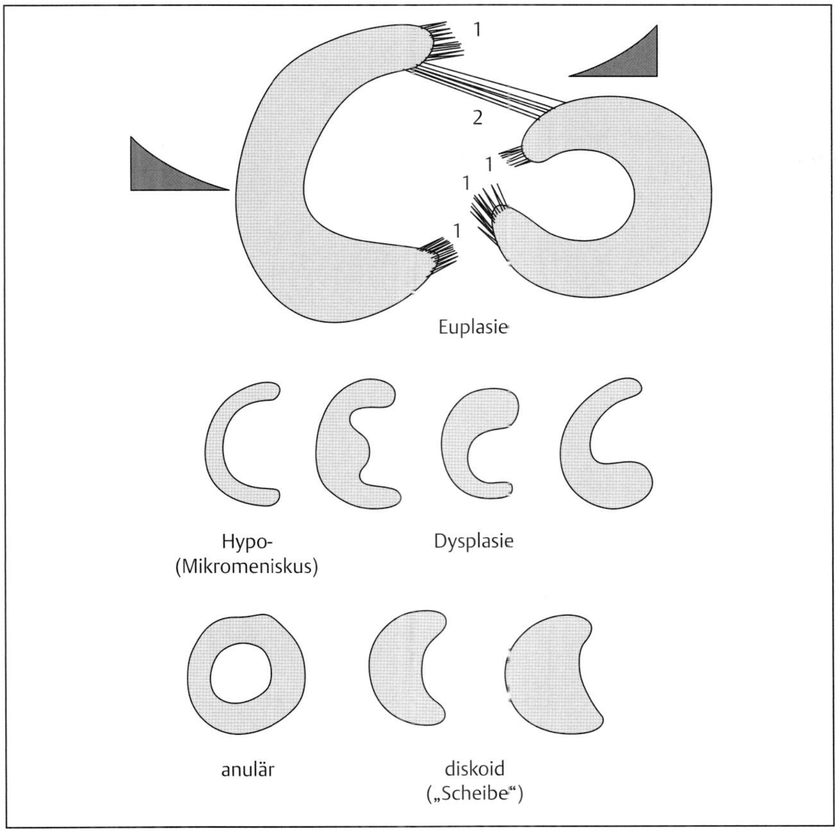

Abb. 15.**19** **Normalform und Fehlbildungen der Menisken des Kniegelenks** (*oben*: rechtes Kniegelenk, Aufsicht; *unten*: Innenmeniskus als Beispiel gezeichnet, obwohl der Scheibenmeniskus [„diskoid"] überwiegend am lateralen Meniskus auftritt).

1 Fibröse Verankerung im Knochen der Area intercondylaris.
2 Variables Lig. transversum genus. Es verbindet beide Vorderhörner. An ihrer Basis sind die Menisken mit der Gelenkkapsel verwachsen. Ausnahme: Das Hinterhorn des Außenmeniskus ist dorsal durch die Popliteussehne von der Kapsel getrennt. Diese Sehne verläuft in der Außenwand des Hiatus popliteus (= Ausstülpung des Kavums). Jedoch verbinden dünne Bindegewebsbrücken den oberen und unteren Basisrand des Meniskus mit der Kapsel (= Zügel am Dach und Boden des Hiatus).

Parese-, Paralysegelenke

Bleibende oder langzeitige Immobilisation im Sinne einer schlaffen Lähmung bzw. aus therapeutischen Gründen können im Wachstumsalter – je jünger der Patient, desto folgenschwerer – grundsätzlich zu Formfehlern (Modellierungs-, Wachstumsstörungen) der artikulierenden Knochen, Fehlstellungen und strähnigem Umbau der Spongiosatextur führen. Diese Parese- bzw. Paralysegelenke – besser zusammengefasst als **Immobilisationsgelenke** (Abb. 15.**20**) – bergen einerseits durch die Inkongruenz der artikulierenden Flächen das Risiko einer Arthroseentwicklung, d. h., sie können als biomechanische präarthrotische Deformität wirksam werden. Andererseits führt die Langzeitimmobilisation eines gesunden Gelenks zu einer Muskelatrophie, zu einer Mobilitätsverminderung durch Kapselschrumpfung und zu einer „Austrocknung" des Gelenkkavums (Spranger 1974). Dies leistet einer Mangelernährung des Gelenkknorpels Vorschub; regressive Knorpelveränderungen sind die Folge. Später entsteht im wiederbewegten Gelenk häufig die röntgenologisch erkennbare Arthrosis deformans.

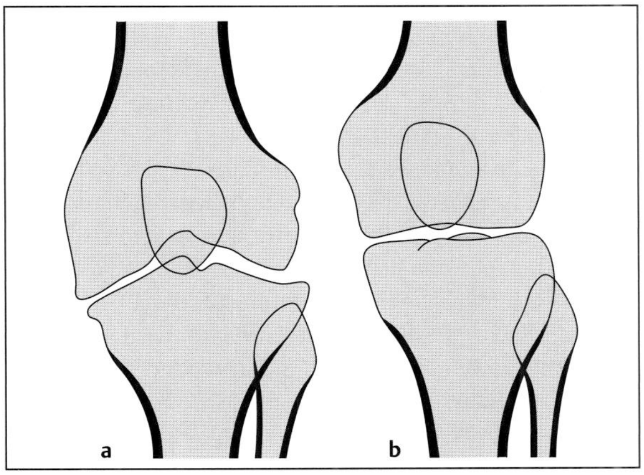

Abb. 15.**20a, b** **Modellierungs- und Wachstumsstörungen am Kniegelenk nach abgelaufener spinaler Kinderlähmung, von der ausgedehnte Paresen zurückgeblieben sind (Paresegelenk).**
a Patient jetzt 37 Jahre alt, mit 3 Jahren Poliomyelitis.
b Patient jetzt 32 Jahre alt, mit 7 Jahren Poliomyelitis.

Merke:

Den Begriffen „Parese-" und „Paralysegelenk" ist der Begriff „Immobilisationsgelenk" überzuordnen; denn nicht die Muskellähmung als solche, sondern die bleibende oder lang dauernde Hypo- oder Immobilisation eines Gelenks im (frühen) Kindesalter – aus welchen Gründen auch immer – führt zur Formstörung („Glättung") der artikulierenden Knochenanteile.

Angeborene Kontrakturen des Kniegelenks

Angeborene Kontrakturen des Kniegelenks (s. Kap. „Einführung in die Arthritis- bzw. Synovitisdiagnostik“, Abschnitt „Gelenkfehlstellungen und beeinträchtigte Gelenkbeweglichkeit“) gestatten nur Wackelbewegungen. Diese Fehlbildungen des Weichteilmantels (Kapsel, Bänder, Sehnen, Muskeln) treten oft mit anderen Missbildungen am Kniegelenk und anderswo gemeinsam auf.

Puffmaisverkalkungen

Vor allem in der Umgebung der Knie- und Ellenbogengelenke treten im Wachstumsalter bei Osteogenesis imperfecta manchmal sog. Puffmaisverkalkungen auf, die einen charakteristischen Röntgenaspekt haben (Abb. 15.**21**). Sie zeigen eine Fragmentation und gestörte Reifung der Metaphyse, der Wachstumsfuge und der Epiphyse an (Goldman et al. 1980).

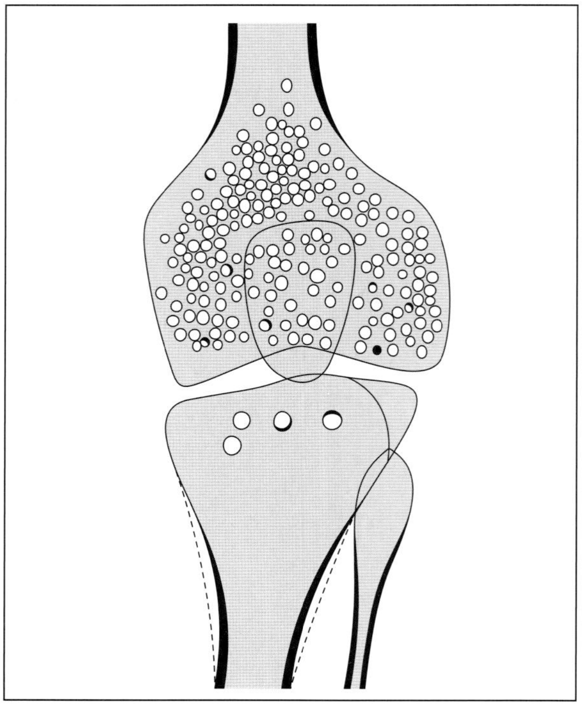

Abb. 15.**21** **So genannte Puffmaisverkalkungen (engl.: Popcorn) bei Osteogenesis imperfecta (Goldman et al. 1980) spiegeln die im Kindesalter eingetretene Fragmentation der Wachstumszone wider.** Siehe die dünne Kompakta. Ebenso wie die vermehrte Knochenbrüchigkeit und Skelettentkalkung gehören sie zu den Leitbefunden dieser heterogenen erblichen Krankheitsgruppe. Die Verbildung der epiphysären Gelenksockel wird ebenfalls beobachtet. *Gestrichelt* wurde die mögliche Tropetenform der (Tibia-)Metaphyse angedeutet.

Plikasyndrom

Am Kniegelenk und einigen anderen Gelenken springen vom Fettgewebe unterlagerte Wülste (Plicae alares – am Knie paarige Fettwülste der infrapatellaren Plika) und Falten (Plicae synoviales) in die Komplementärräume der Gelenkhöhle vor. Sie werden embryonalgeschichtlich als Residuen synovialer Membranen, daher als Normvarianten mit symptomatischer Potenz eingeordnet und treten variabel und in vielgestaltiger Form und Kombination auf. Am häufigsten lassen sich die suprapatellare, die mediopatellare (Synonym: parapatellar mediale) und die infrapatellare Plika nachweisen. Sie sind in der Abb. 15.**22** wiedergegeben; daraus sind auch die Schnittebenen für computerisierte Schichtverfahren (MRT, CT) abzuleiten bzw. die Einstellungen für Zielaufnahmen bei der (Doppel-)Kontrastarthrografie. Die Plica suprapatellaris liegt oberhalb der Patella am Eingang zum oberen Gelenkrezessus. Ist dieser vollständig von der Gelenkhöhle abgetrennt, so bildet er die Bursa suprapatellaris (non-communicans). Von der Bursa suprapatellaris wird aber auch gesprochen, wenn sie noch eine loch- oder schlitzartige Verbindung zum Gelenkraum hat. Die mediopatellare Plika verläuft vom infrapatellaren Hoffa-Fettkörper medial von der Kniescheibe nach kranial bis zum oberen Rezessus. Die Plica infrapatellaris findet sich annähernd parallel vor dem vorderen Kreuzband und zieht vom unteren Patellapol her mehr oder weniger horizontal durch den Hoffa-Fettkörper und die Gelenkhöhle zum unteren Anteil der Fossa intercondylaris. Pathogene Potenz hat vor allem die mediopatellare Plika. Das **Plikasyndrom** tritt bei Hypertrophie sowie bei Verdickung durch Fibrosierung, Hyalinisierung und Verkalkung dieser Plika auf, und zwar dann, wenn sie sich bei der Kniebeugung wie eine Bogensehne über den medialen Femurkondylus spannt und dann von der medialen Fazette der Kniescheibe eingeklemmt wird. Als Folge können symptomatische erosive Druckschädigungen des patellaren und femoralen Gelenkknorpels auftreten sowie eine Irritation der Synovialmembran mit Ergussbildung. Im MRT stellen sich die Plikae als hypointenses Band dar und kontrastieren bei T2-Gewichtung gegenüber Flüssigkeit (Gelenkerguss). Eine symptomatische, pathologisch veränderte Plika gibt sich verdickt zu erkennen und nimmt Kontrastmittel auf.

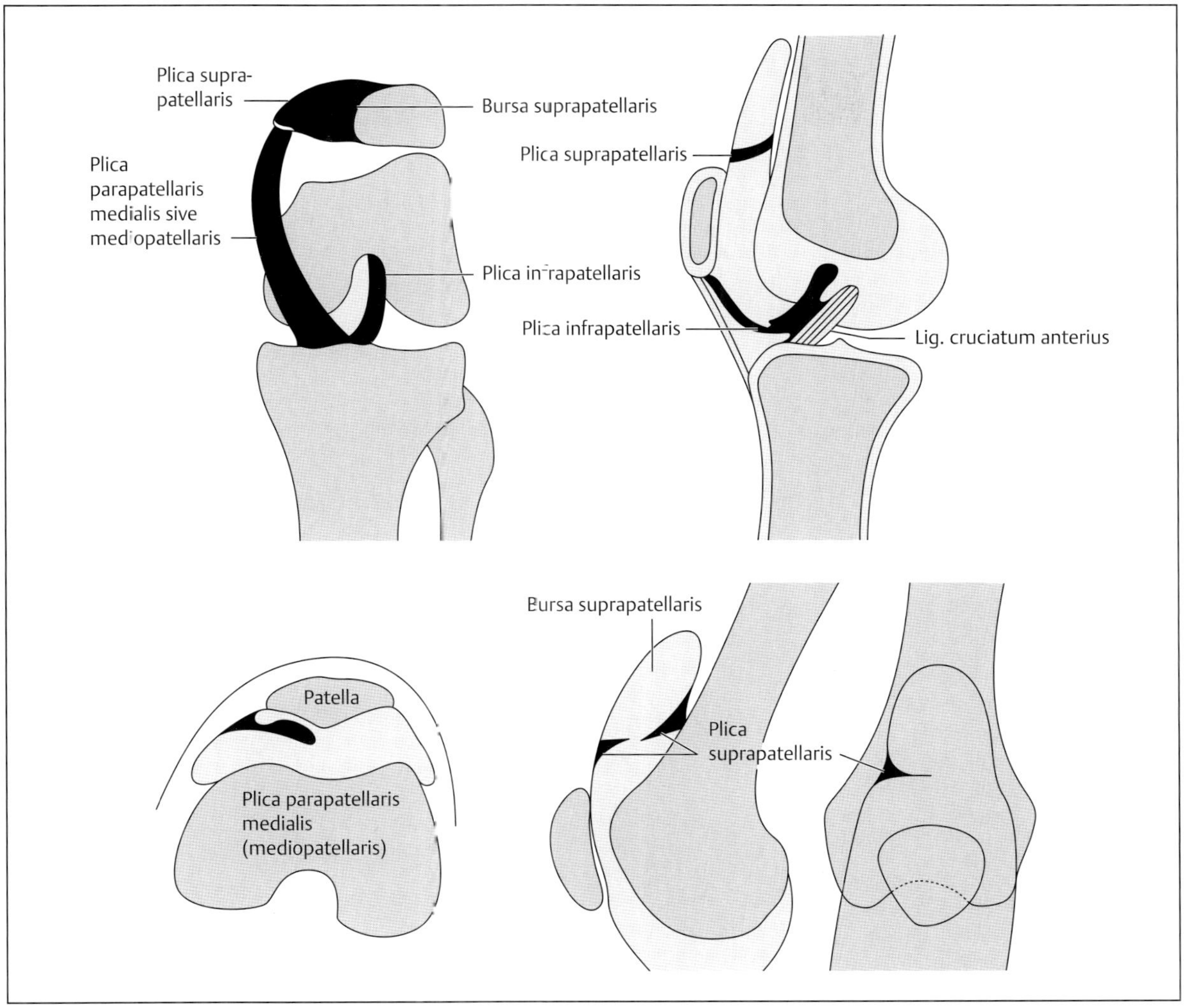

Abb. 15.**22** **Plikaaspekte *(schematisch)* am Kniegelenk.** Bei *isolierten Schmerzen im medialen Kniekompartment* kommen nach röntgenologischem Ausschluss einer Varusarthrose (des medialen Kompartments) aus klinischer Sicht differenzialdiagnostisch *vor allem* folgende Ursachen infrage:

1. Innenmeniskusschaden.
2. Veränderungen der Plica parapatellaris medialis sive mediopatellaris.
3. Chondropathia patellae.
4. Engpasssyndrom des N. saphenus im Hiatus adductorius.

(Schematisch, Lingg u. Hering 1984, Fenn et al. 2009.)

Arthritis

Die Arthritis des Kniegelenks – **Gonarthritis** – gibt sich *röntgenologisch* an folgenden Zeichen zu erkennen:

- Weichteilzeichen
- arthritischen Kollateralphänomenen
- arthritischen Direktzeichen

Die *Weichteilzeichen* stehen für eine Volumenvermehrung im Kniegelenkkavum, zunächst ohne Hinweis auf ihre Ätiologie und Pathogenese. Außerdem können unmittelbar gelenknahe Bursen sich durch ihre pathologische Größenzunahme röntgenologisch zu erkennen geben. Die intrakavitäre Volumenzunahme zeigt sich an folgenden Abschnitten des Kniegelenks (Abb. 15.**23**):

- *Seitliche Röntgenaufhnahme:* Bursa (Recessus) suprapatellaris und bestimmte pathologische Weichteilbefunde in ihrer unmittelbaren Nähe (s. u.). Patelladistanzierung von der Kontur des gegenüber liegenden Femuranteils. Hinterer Anteil der Gelenkhöhle. Fabelladistanzierung.
- *A.-p. Röntgenaufnahme:* Vastus-Fettstreifen.

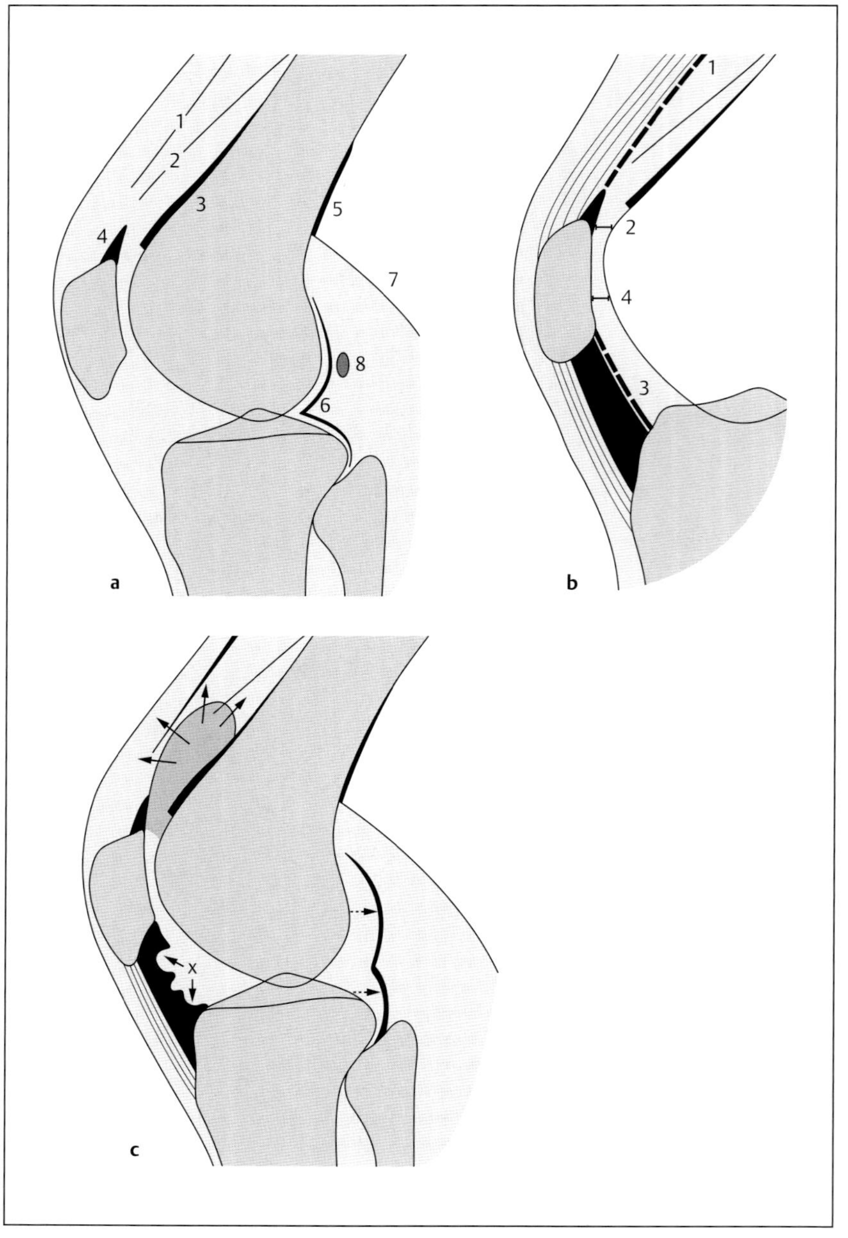

Abb. 15.**23a–g Röntgenzeichen für eine Volumenvermehrung im Kniegelenkkavum und in der nahen Umgebung.**

a Normale Orientierungsstrukturen:
1 *Fettlagen* entlang des M. rectus femoris.
2 M. vastus intermedius.
3, 5 Vorderes (3) und hinteres (5) Femurmetaphysenfettpolster (beim Kind häufiger als beim Erwachsenen).
4 Suprapatellares Baufettdreieck.
6 Zeigt physiologische Fettlagen an (verlaufen wie die Zahl „3"), die ohne intraartikuläre Volumenvermehrung oft nicht sichtbar sind.
7 M. gastrocnemius.
8 Fabella.

b Kniegelenkerguss: Eine scharfe hintere Kontur der M.-rectus-femoris-Sehne (1, *gestrichelt*) und die Distanz 2 (Eingang der kommunizierenden Busa suprapatellaris <5 mm) schließen mit hoher Wahrscheinlichkeit einen Kniegelenkerguss aus. Entsprechend gilt als Röntgenhinweis auf einen Kniegelenkerguss – im günstigsten Fall von 1–2 ml – das Unscharfwerden der Sehnenkontur (1, *gestrichelt*). Eine unscharfe oder (partiell) ausgelöschte Kontur des infrapatellaren Fettkörpers (3, *gestrichelt*) erweckt den Verdacht auf eine bakterielle Kniegelenk- oder Sekundärinfektion. Eine Distanzierung der Patella von den Femurkondylen um ≥5 mm (4) gilt ebenfalls als röntgenologisches Ergusszeichen. Dort sind auch arthrotische Schliffflächen zu erkennen.

c Erguss und/oder Synovialisproliferation führen zur ovoid aufgeblähten suprapatellaren Bursa. Die dort gezeichneten *Pfeile* deuten ihre weiteren Ausdehnungsmöglichkeiten an. Mögliche Verlagerung des „3"-Zeichens (vgl. **a**, Nr. 6) durch eine größere intrakavitäre Volumenzunahme (s. Text; *gestrichelte Pfeile*; x = ein proliferativer Prozess wächst in den infrapatellaren Fettkörper hinein, hier pigmentierte villonoduläre Synovitis; MRT erforderlich).

d Mehr oder weniger ausgedehnte dorsale Weichteilverdichtung als Folge eines größeren Ergusses und/oder einer stärkeren Synovialisproliferation. Dehnt sich eine solche Verdichtung wadenwärts *(gestrichelt)*, evtl. auch nach oben aus, so besteht Arthrozelenverdacht (**Baker-Zyste**). Außerdem kann sich diese Synovialiszyste durch eine (partielle) Wandverkalkung (x in **g**) und intrakapsuläres oder peribursales Baufett röntgenologisch ankündigen (Ultraschall und MRT sind sensitiver).

e Die durch einen größeren Erguss ballonierte suprapatellare Bursa stellt sich auf der a.-p. Röntgenaufnahme als medial und/oder lateral konvexe Linie (Fettlage, *Pfeile*) dar, welche die Vastusstreifen überlagert, jedoch nicht auslöscht.

f, g Die dorsale Fabelladislokation *(Pfeil)* in (annähernder) Streckstellung des Kniegelenks ist ein Röntgenzeichen für die intrakavitäre Volumenvermehrung (Vergleich mit der gesunden Seite). Entsprechendes gilt für die Dorsalverlagerung einer wandverkalkten A. poplitea. Der *gestrichelte Pfeil* zeigt auf eine sog. **Fabella distalis** (x: s. unter **f**).

Fortsetzung nächste Seite.

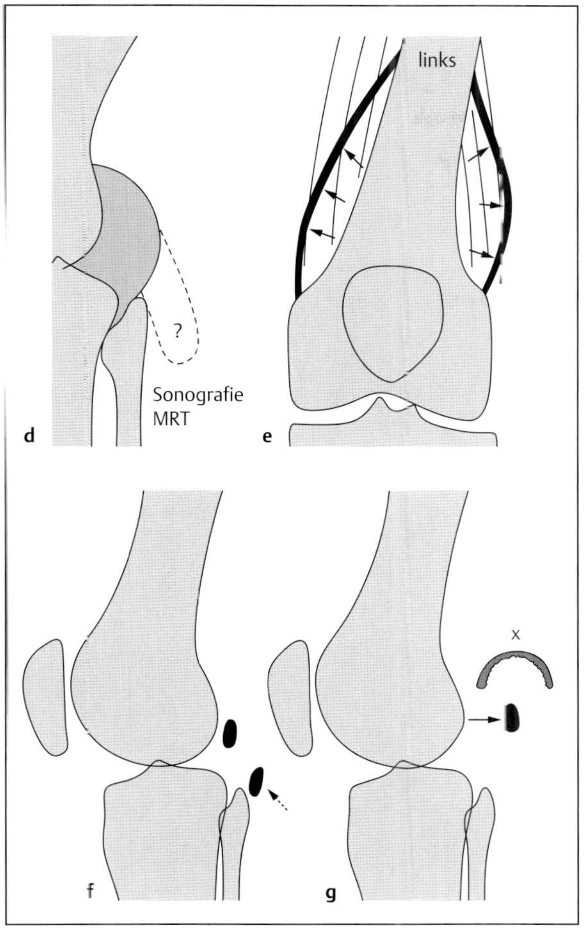

Abb. 15.**23a–g** (Fortsetzung)

Erläuterungen zu Abb. 15.**23**: Die Identifizierung der meisten Weichteilzeichen setzt die Kenntnis der Röntgenmorphologie der normalen Weichteilstrukturen am Kniegelenk voraus. Das sensitivste Weichteilzeichen für eine Volumenzunahme im Kniegelenkkavum ist die Aufblähung der kommunizierenden Bursa (des Recessus) suprapatellaris. Im Gegensatz zur scharf gezeichneten normalen hinteren Kontur der Sehne des M. rectus femoris erscheint sie bei einem Erguss in der Bursa bzw. im Recessus suprapatellaris unscharf abgebildet. Der Bursaeingang (zumeist ein Schlitz) liegt zwischen dem suprapatellaren Baufettdreieck und der Femurkontur. Überschreitet die Distanz 5 mm, so ist dies ein wichtiger Hinweis auf einen Gelenkerguss. Eine Unschärfe oder eine partielle Auslöschung der hinteren Kontur des infrapatellären Fettkörpers sollte an seine ödematose Durchtränkung denken lassen. Dieses Ödem macht den Fettkörper für Röntgenstrahlen mehr oder weniger wasseräquivalent (anstelle der normalen „schwärzeren" Fettdichte). Bei entzündlich-rheumatischen Gonarthritiden ist es nicht zu erwarten, jedoch bei Infektionen (Eiter) und Sekundärinfektion andersartiger Kniegelenkserkrankungen. Die Patelladistanzierung vom gegenüberliegenden distalen Femur auf 5 und mehr Bildmillimeter weist auf eine intrakavitäre Volumenzunahme hin – Voraussetzung: keine Doppelkontur der Patellarückfläche. Intrakapsuläres (subsynoviales), allerdings nicht immer röntgenologisch sichtbares Baufett bildet das „3"-Zeichen in der gelenkanliegenden Kniebeuge. Ein Erguss oder Synovialisproliferationen können dieses Zeichen nach hinten verschieben (Weston 1971). Ein größerer Erguss oder ausgedehnte Synovialisproliferationen führen oft zu einer größeren Weichteilverdichtung in der Kniekehle, die sich vom Gelenk nach hinten vorwölbt.

Die Lage des Sesambeins Fabella – „kleine Bohne" – im lateralen Gastroknemiuskopf kann eine intrakavitäre Volumenzunahme des Kniegelenks anzeigen. 10–20% der Erwachsenen haben eine laterale Fabella, die in etwa ¾ der Fälle bilateral auftritt. Viel seltener sind die *mediale* Fabella im medialen Gastroknemiuskopf und die distale Fabella des M. popliteus – dorsal und medial vom Wadenbeinkopf gelegen. Mit zunehmender Beugung des Kniegelenks wandert die Fabella schon normalerweise vom Femurkondylus weg und nähert sich der Tibia an. Dies muss beim Seitenvergleich beachtet werden. Die Fabellagröße schwankt zwischen 5 und 20 mm. Abnorm große Fabellen können zu einer Druckschädigung des N. peronaeus communis mit entsprechender Symptomatik führen. Bei *posterolateralen Knieschmerzen*, lokaler Druckschmerzhaftigkeit und Verschiebeschmerz der röntgenologisch nachgewiesenen Fabella muss im Adoleszentenalter auch an die **Chondromalacia fabellae** (**Fabellasyndrom;** Weiner u. Macnab 1982) gedacht werden. Die Kontaktfläche der Fabella zum lateralen Femurkondylus ist mit Hyalinknorpel belegt, der bei Überlastung degenerativ verändert werden (**„Fabellaarthrose"**) und zur Umgebungsirritation führen kann (MRT: Ödem). Die Diagnose des Fabellasyndroms wird in Zusammenhang mit den klinischen Befunden gestellt (topischer Druckschmerz).

Zur röntgenologischen und klinischen Differenzialdiagnose der *arthritischen Kollateralphänomene am Kniegelenk* gehören die Immobilitätsdemineralisation, die transitorische Osteoporose und Reflexdystrophien. Auch am Kniegelenk gilt: Je akuter eine Gonarthritis verläuft, desto früher und ausgeprägter fallen die Kollateralphänomene auf. Gewöhnlich werden auf der seitlichen Röntgenaufnahme zuerst eine fleckige Demineralistation der Patella und auf der a.-p. Projektion das entkalkte subchondrale Femurband sichtbar (Abb. 15.**24** und Abb. 15.**25**), bevor sich die Demineralisation auf die beiden knöchernen Gelenksockel und als metaphysäres Entkalkungsband (Abb. 15.**26**) ausdehnt. Außerdem geben sich am Kniegelenk akute/subakute Arthritiden und akute Schübe chronischer Gelenkentzündungen an einem überstürzten Spongiosaumbau daran zu erkennen, dass die neu gebildeten Spongiosabälkchen nur mehr oder weniger vollständig mineralisiert sind. Das führt im Röntgenbild zu einer *unscharfen* Bälkchenzeichnung, die metaphorisch als *verwaschen* bezeichnet wird.

Das Röntgenbild der allgemeinen *arthritischen Direktzeichen* ist im Kap. „Einführung in die Arthritis- bzw. Synovitisdiagnostik", Abschnitt „Arthritische Direktzei-

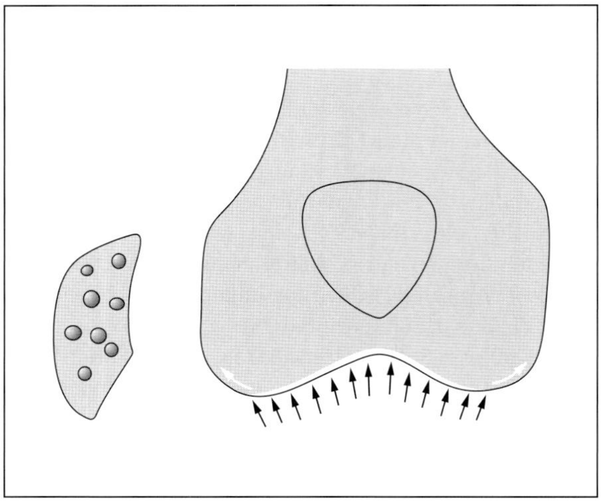

Abb. 15.**24** **Frühlokalisation arthritischer Kollateralphänomene und örtlicher Demineralisation anderer Genese am Kniegelenk.** „Fleckige" Patella (seitlich), subchondrales Femurband (a.-p., *Pfeile*).

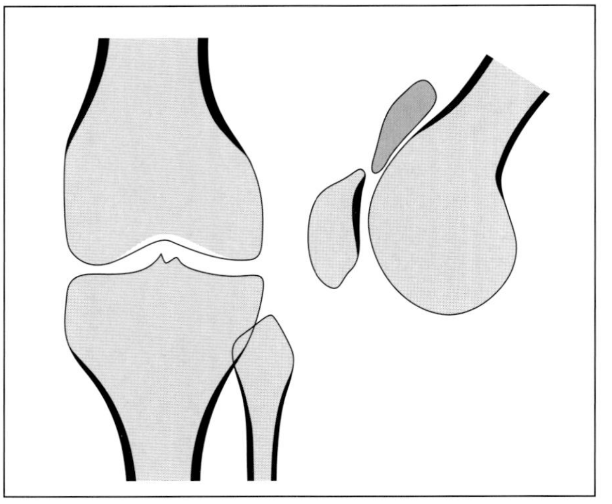

Abb. 15.**25** **Subakute Gonarthritis seit etwa 12 Tagen,** röntgenologisch erkennbar an der ergussbedingten ovoiden Verdichtung und Aufblähung der Bursa suprapatellaris und an der supratuberkulären, schmalen, bandförmigen Demineralisationszone des Femurs.

chen und ihre Differenzialdiagnose" besprochen und abgebildet worden. Hier soll auf Besonderheiten der Gonarthritis eingegangen werden.

Pyogene Gonarthritis

Bei der pyogenen Gonarthritis treten die arthritischen Direktzeichen oft schon nach wenigen Wochen in Erscheinung. Vor allem die Gelenkspaltverschmälerung und *unscharf* begrenzte Konturdefekte (Erosionen usw.) fallen auf. Die arthritischen Weichteilzeichen und eine gelenknahe Demineralisation (s. Abb. 15.**26**) begleiten diese Befunde. Bei pyogenen Arthritiden können die entzündlichen Zerstörungen (Gelenkspaltverschmälerung, Erosionen usw.) trotz wirksamer Antibiotikatherapie und damit eindeutiger klinischer Besserung zunehmen. Dann muss an die physiologische **reparative „Abräumreaktion"** bakteriell bereits irreparabel geschädigter (nekrotischer) Gelenkanteile gedacht werden und nicht nur an ein Fortschreiten der Arthritis wegen entstandener Antibiotikumresistenz.

Unter Erwachsenen tritt die pyogene Gonarthritis am häufigsten bei (lokal) mit Kortikosteroiden behandelten Patienten, Diabetikern und an rheumatoider Arthritis Erkrankten auf. Der Verdacht auf eine lokale pyogene Komplikation bei bekannter Gonarthritis im Rahmen einer rheumatoiden Arthritis sollte geäußert werden, wenn der Erguss (ohne zufälliges Zusatztrauma) trotz antirheumatischer Therapie stark und rasch zunimmt und/oder eine rapide Verschlechterung, beispielsweise ein Abschmelzen von Knochenteilen oder die Subluxationsstellung des Femurs im gewichtsbelasteten Kniegelenk, im Vergleich zu anderen erkrankten Gelenken eintritt.

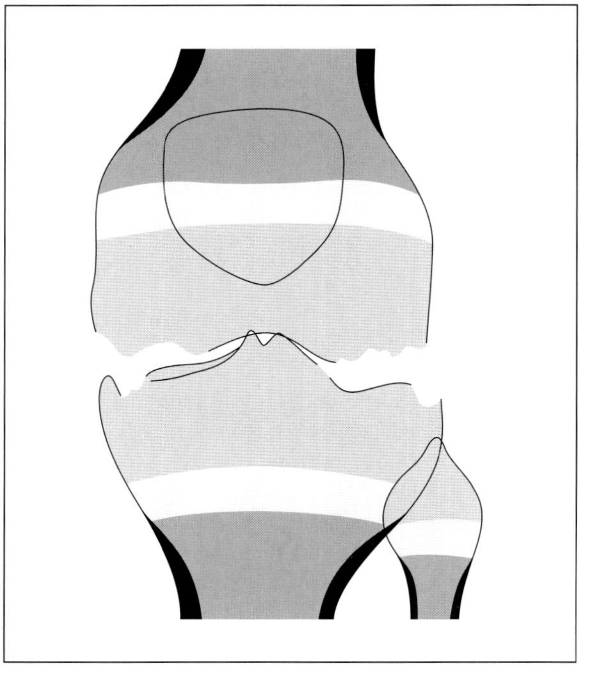

Abb. 15.**26** **Pyogene Gonarthritis (Empyem nach perforierender Verletzung).** Ausgeprägte Knorpel- und Knochenzerstörung, arthritische Kollateralphänomene. Wenn die eitrige Entzündung bereits so weit fortgeschritten ist, wie hier gezeichnet wurde, so droht die fibröse oder knöcherne Ankylose (*je heller getönt, desto stärker ist die Demineralisation des Knochens; s. auch die bandförmige metaphysäre Demineralisationszone* [s. Text] im Femur, in der Tibia und in der Fibula).

Gonorrhoische hämatogene Gelenkinfektionen

Die **altersabhängige Gefäßverteilung** der gelenknahen Knochenanteile schafft an Röhrenknochen die Voraussetzung zum Übergreifen akuter hämatogener Osteomyelitiden auf das benachbarte Gelenk (Trueta 1959; Abb. 15.**27**) oder wirkt dem entgegen.

Das Kniegelenk und die Handwurzel nehmen unter den **gonorrhoischen hämatogenen Gelenkinfektionen** eine Vorzugsstellung ein. Dabei können sich eine eitrige Arthritis, die wie eine Infektion mit pyogenen Kokken verläuft, oder eine prognostisch günstigere reaktive Arthritis entwickeln. Differenzialdiagnostisch muss in diesen (letzteren) Fällen auch an den Beginn eines postgonorrhoischen Reiter-Syndroms gedacht werden.

> **! Merke**
> An dieser Stelle sei hervorgehoben, dass die Extremitätenarthritis des Reiter-Syndroms am häufigsten im Kniegelenk auftritt.

Der gonorrhoische Gelenkbefall setzt einige Wochen nach der venerischen Infektion ein.

Bakterielle Arthritiden, darunter auch die Gonarthritis, sind als Komplikation der Dauerhämodialyse bei chronischen Urämiepatienten beschrieben worden (Massry et al. 1975). Die *klinische* Differenzialdiagnose muss bei diesen Patienten gegenüber der symptomatischen Chondrokalzinose (s. dort) gestellt werden und gegenüber den auch bei chronischen Urämikern bekannten periartikulären schmerzhaften Apatitniederschlägen, die mit ödematöser Schwellung und Hautrötung einhergehen können.

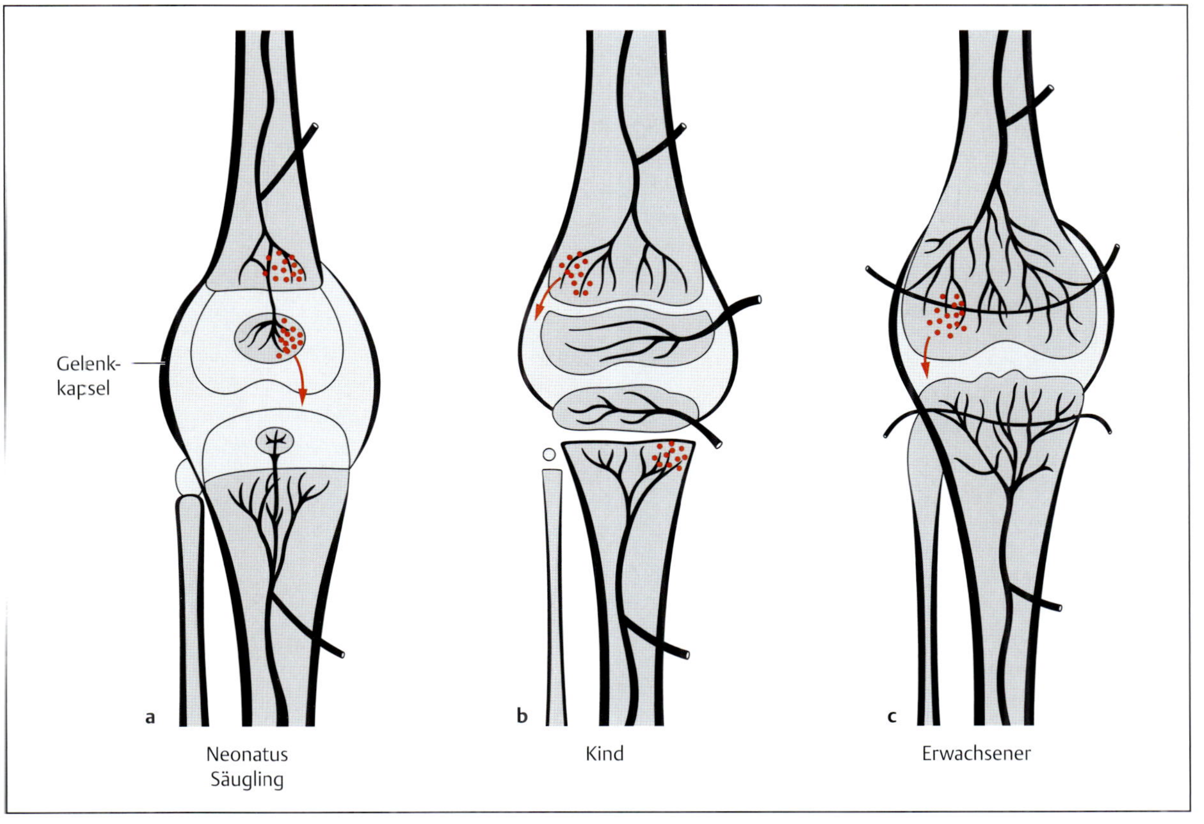

Abb. 15.27a–c **Der bakterielle Gelenkeinbruch bei der hämatogenen akuten Osteomyelitis der Röhrenknochen – *hier:* Knie – hängt von der altersmäßigen Blutgefäßverteilung ab** *(schematisch).*

a Beim Neonatus und noch im 1. Lebensjahr dringen Vasa nutricia von der Metaphyse her durch den Wachstumsknorpel in die Epiphyse ein. Ein metaphysärer bakterieller Fokus kann sich über einen (sekundären) Epiphysenfokus in das Gelenk ausbreiten und die pyogene Arthritis oft das klinische Bild dominieren.

b Beim Kind (nach Vollendung des 1. Lebensjahrs) und Jugendlichen hängt der Einbruch eines metaphysären bakteriellen Fokus in das benachbarte Gelenk davon ab, ob die Metaphyse intra- oder extrakapsulär liegt. Am Ellenbogen- und Hüftgelenk setzt die Gelenkkapsel im Metaphysenbereich an. Die metaphysäre Osteomyelitis kann daher unter Umgehung der epiphysären Wachstumsfuge das Gelenk erreichen. Sehr selten wird die akute Epiphysenosteomyelitis (s. **a**) auch noch im frühen Schulkindalter beobachtet.

c Beim Erwachsenen entwickeln sich nach Wachstumsabschluss ausgiebige Anastomosen zwischen meta- und epiphysären Gefäßen. Dadurch entstehen subchondrale bakterielle Foci, die in das Gelenk einbrechen können.

Merke

Für den *röntgenologischen* Nachweis einer **hämatogenen akuten Osteomyelitis** gelten folgende Erfahrungen (Waldvogel et al. 1970): Der normale Osteoidsaum ist etwa 10 µm breit. Seine Mineralisationsrate liegt bei etwa 1 µm/Tag. Bis zur völligen Mineralisation des (physiologischen) Osteoidsaums vergehen daher etwa 10 Tage. Für den Röntgennachweis einer osteosklerotischen Demarkierung eines Entzündungsfokus sind daher mindestens 10 Tage erforderlich. Die osteolytische entzündliche Einschmelzung schreitet schneller voran. Sie wird jedoch im Röntgenbild erst sichtbar, wenn die normale Mineralisation sich um 30–50 % vermindert hat. Osteolyse und Periostreaktion sind bei der akuten Osteomyelitis etwa gleichzeitig röntgenologisch zu erkennen – bei der Patientenmehrzahl zwischen dem 11. und 20. Erkrankungstag. Diese Daten gelten in Abhängigkeit vom Weichteilmantel auch für die perifokale Weichteilschwellung. Mit anderen Worten: Die klinischen Befunde haben eine röntgenologische Latenzzeit. **Beim klinischen Verdacht auf akute Osteomyelitis, aber normalem Röntgenbefund ist die MRT indiziert!** Die Mehrphasenszintigrafie ist sensitiver als die Röntgenuntersuchung, jedoch unspezifischer als die MRT.

Die hämatogene und exogene Osteomyelitis geht vom akuten in das chronische Stadium über, wenn es nicht gelingt, die Infektion zu sanieren. Folgende Besonderheiten der **sekundär-chronischen Osteomyelitis** sind zu beachten: Nach der operativen Entfernung eines Sequesters bleibt im Gegensatz zu entleerten Weichteilabszessen eine starrwandige Sklerosehöhle zurück, die für überlebende Keime ebenso wie der Knochensequester als Brutstätte dient. Auch die knöchernen Abszesswände sind mehr oder weniger von der Infektion erfasst. Dort entstehen kleine, röntgenologisch nicht abbildbare Abzesshöhlen, von denen Rezidive ausgehen. Daher muss als Idealforderung nicht nur der Sequester entfernt werden, sondern auch die weitere umgebende Osteosklerosezone. Der Osteoklerosemantel mit den umgebenden Weichteilnarben bildet eine Isolationszone („Barriere") verminderter Durchblutung um den Fokus. Die sekundär-chronische Osteomyelitis hat aus diesem Grund nicht nur eine infektiöse, sondern auch eine ischämisch-hypämische Komponente, die zur verminderten Anflutung von Antibiotika führt (daher intraoperative Einlagerung von Knochenzement-Antibiotikum-Ketten).

Pilzinfektionen, Tuberkulose, tertiäre Lues

Hämatogene Pilzinfektionen (vgl. Kap. 11 „Gelenke der Hand", Abschnitt „Infektarthritis"), die Tuberkulose und die tertiäre Lues nehmen auch am Kniegelenk einen *chronischen Verlauf*. Die Kniegelenkstuberkulose (Abb. 15.**28**; s. auch Kap. 11 „Gelenke der Hand", Abschnitt „Mycobacterium tuberculosis complex") steht unter den Skelettmanifestationen der Tuberkulose Erwachsener hinter der Spondylitis an 2. Stelle. Außerdem lehrt die Erfahrung, dass bei einer tuberkulösen Gonarthritis oft das gleichseitige obere Sprunggelenk miterkrankt. Tertiärluische Arthritiden verlaufen, ebenso wie die Tuberkulose, als synoviale und ossäre Form. Daher kann die luische Arthritis im Röntgenbild mit der Gelenkstuberkulose verwechselt werden.

Merke

Besonders für das Kniegelenk gilt daher die Regel, bei jeder chronischen, schleichend eintretenden und verlaufenden Arthritis, namentlich bei *symmetrischem* Gelenkbefall, auch die luischen Serumreaktionen anzustellen.

In Kap. 11 „Gelenke der Hand", Abschnitt „Seltene Differenzialdiagnosen der juvenilen idiopathischen Arthritis", wurde die **disseminierte Lipogranulomatose (Morbus Farber)** von der juvenilen idiopathischen Arthritis differenzialdiagnostisch abgegrenzt. Am Kniegelenk sind bei dieser Thesaurismose juxtaartikuläre, bilateral-symmetrische Knochenarrosionen an der Medialseite des proximalen Tibiaschafts (Abb. 15.**29**) bekannt. Als *isoliert* betrachteter Befund gleichen diese Tibiaveränderungen dem Wimberger-Röntgenzeichen der konnatalen Lues (Dihlmann 1972), sodass vor der Annahme eines Morbus Farber die Lues klinisch-serologisch ausgeschlossen werden muss (weitere klinisch-röntgenologische Differenzialdiagnosen s. Legende der Abb. 15.**29**). ■

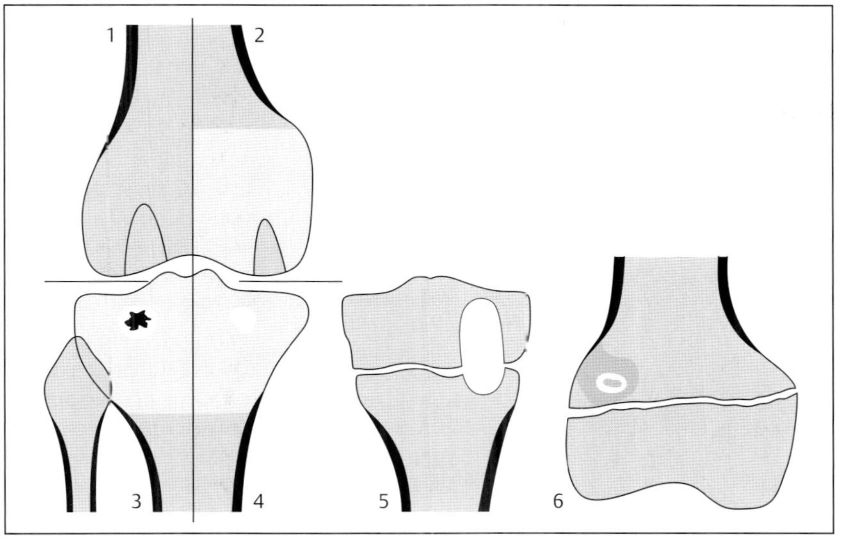

Abb. 15.**28** **Röntgenzeichen des subchondralen tuberkulösen Knochenherds und seine Differenzialdiagnosen im Röntgenbild.** Ein normaler Röntgenbefund (Nativaufnahme) schließt eine *frische* tuberkulöse Knochen- und Knochenmarknekrose nicht aus; denn nekrotische Knochenbälkchen bleiben zunächst in ihrer Form und Anordnung erhalten, und verkästes Knochenmark schwächt die Röntgenstrahlen ebenso wie lebendes Knochenmarkgewebe. Daher ist ein tuberkulöser Knochenherd häufig ausgedehnter und gelenknah polytoper, als es der Röntgenbefund erwarten lässt.

1 Demarkierung einer keilförmigen tuberkulösen Knochennekrose durch perifokalen Knochenanbau (verdichteter Randsaum röntgenologisch sichtbar).
2 Scheinbarer Verdichtungsbezirk innerhalb der ausgeprägten periartikulären Demineralisation (die tuberkulöse Knochennekrose macht die perifokale Entkalkung nicht mit und reichert im MRT [T1w] Kontrastmittel nicht an).
3 Partieller Abbau der tuberkulösen Knochennekrose (zentral ist der an der perifokalen Demineralisation oder am Knochenabbau nicht teilnehmende Sequester zu erkennen; dieser Röntgenbefund ist auch bei der **Sarkoidose** bekannt; Bjarnason et al. 1973).
4 Bild der sog. aktiven Knochenkaverne (der nekrotische Knochen ist resorbiert worden; noch kein sklerosierter Randsaum wegen Toxinüberflutung der Osteoblasten). Bei ausgedehnten Höhlenbildungen mit scharf begrenzter, *schmaler* Randsklerose wird auch von zystischer (produktiver) Tuberkulose gesprochen (s. dort).
5 Epi-/metaphysärer zystenähnlicher Tuberkuloseherd mit Auslöschung der Spongiosastruktur und zarter Randverdichtung. Bei bekannter Lungen- oder anderer Organtuberkulose ist die nosologische Einordung bzw. die Äußerung des dringenden Verdachts möglich. Entsprechendes gilt für die **Sarkoidose** (bihiläre Lymphadenopathie, Interstitiumbefall usw.), und zwar kann sie sich auch am Kniegelenk (Blank et al. 1999) als scharf begrenzte Osteolyse mit (zarter) Randsklerose zeigen.
6 Osteoidosteom mit partiell verkalktem Nidus. Im MRT auch benachbartes Weichteilödem möglich (Prinzip der Zeichnung: Je *dunkler gerastert*, desto höher ist der Mineralgehalt des Knochens).

Merke:

Tuberkulöse und pyogene Infektionen treten am wachsenden Skelett an den gleichen Knochenabschnitten auf (Epi-, Meta-, Diaphyse) und rufen oft identische Röntgenbefunde (Knochenabbau, Knochenanbau, Sequester) hervor. Auch die seltene Diaphysentuberkulose der Röhrenknochen zeigt sich mit dem Röntgenbild des osteomyelitischen Knochenumbaus einschließlich Einschmelzungen („Höhlen"), Sequester und Periostreaktion (Richter u. Krause 1983). Schließlich können (im Wachstumsalter) sogar bösartige Tumoren, namentlich das Ewing-Sarkom, dem „entzündlichen" Röntgenbild sehr ähneln. Knochengeschwülste, beispielsweise das Osteoidosteom, sind außerdem manchmal der Anlass für eine sympathische Arthritis (des Kniegelenks). Aus diesen Feststellungen lässt sich einerseits die große Verantwortung des Röntgenuntersuchers bei der Deutung *gelenknaher Knochenbefunde* ableiten und andererseits der MRT-Einsatz begründen!

BCG-Osteomyelitis-Arthritis

Als Komplikation der intradermalen BCG-Vakzination entsteht die **BCG-Osteomyelitis-Arthritis**. Vor allem in den langen Röhrenknochen, seltener in flachen oder kurzen Knochen, entwickeln sich mono- oder oligotope metaphysäre Destruktionen (s. Abb. 15.**29**), die sich auf die Epiphyse, seltener in die Diaphyse ausbreiten können. Auffällig sind die *fehlende* oder *geringe* Neigung zur Periostreaktion und Sequestrierung sowie die blande klinische Symptomatik, beispielsweise der fieberfreie oder subfebrile Verlauf. Die Differenzialdiagnose gegenüber der floriden Infektion mit humanen und bovinen Tuberkelbazillen wird nur möglich, wenn die mykobakterielle PCR und die kulturelle Anzüchtung negativ ausfallen. Über die reaktive BCG-Arthritis bei der intravesikalen Instillations- und Injektionstherapie des oberflächlichen Harnblasenkarzinoms s. Kap. 11 „Gelenke der Hand", Abschnitt „Reiter-Syndrom". In Assoziation mit einer reaktiven BCG-Arthritis wurde Wurstzehenbildung (s. dort) beschrieben (Schwartzenberg et al. 1999), d. h. eine Entwicklung in Richtung undifferenzierter Spondylarthropathie.

Sympathische Arthritis

Die sympathische Arthritis (s. Kap. 12 „Ellenbogengelenk", Abschnitt „Arthritis") des Kniegelenks kann auch bei infektiösen, nicht kommunizierenden Bursitiden, beispielsweise des präpatellaren Schleimbeutels, auftreten. Nur selten verläuft die sympathische Arthritis mit arthritischen Direkzeichen (Abb. 15.**30**).

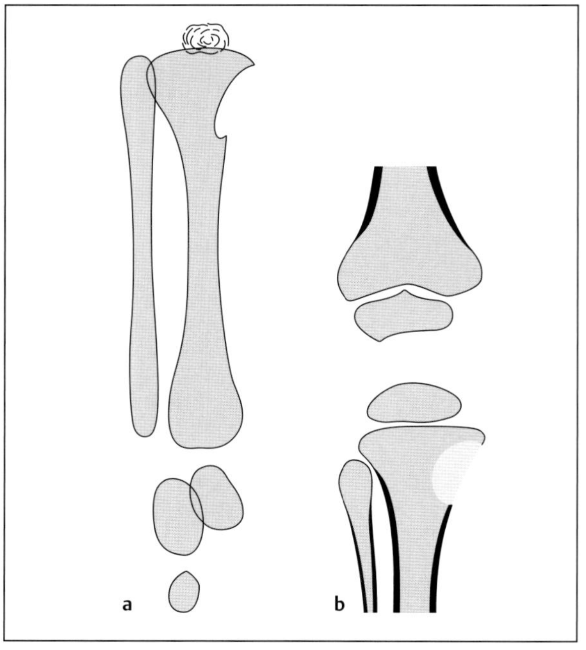

Abb. 15.**29a, b** **Juxtaartikuläre, bilateral-symmetrische Knochenarrosionen an der Medialseite des proximalen Tibiaschafts.**
a **Marginaler, juxtaepiphysärer Defekt** an der Medialseite der proximalen Tibia (rechte Seite gezeichnet, entsprechender Befund auch auf der linken Seite). Dieser Befund – das **Wimberger-Zeichen** – ist bei der **transplazentär erworbenen konnatalen Lues** bekannt. Die Säuglingslues zeigt Veränderungen an den Dia- und Metaphysen, jedoch nicht an den Epiphysen, wie hier zusätzlich zu erkennen ist (irreguläre Ossifikation der proximalen Tibiaepiphyse). In diesem Fall ist der marginale Defekt beim **Morbus Farber** (s. Kap. 11 „Gelenke der Hand“, Abschnitt „Seltene Differenzialdiagnosen der juvenilen idiopathischen Arthritis“) aufgetreten. Im Verlauf dieser Erkrankung des Neugeborenen- und Säuglingsalters kommen marginale Defekte an der Tibia, der Ulna, am Femur, Humerus und Akromion, an der Klavikula und an den Wirbeln vor. Außerdem werden Flexionskontrakturen und noduläre Gelenkanschwellungen beobachtet. Sehr ähnliche marginale, juxtaepiphysäre Defekte sind auch bei (polytopen) **Säuglingsosteomyelitiden** bekannt (klinische Differenzialdiagnose!).
b **BCG-Osteomyelitis-Arthritis der Tibiametaphyse und des Kniegelenks** (klinisch und röntgenologisch Kniegelenkerguss, nicht gezeichnet). Klinisch-bildgebende Differenzialdiagnose gegenüber der Säuglingsosteomyelitis, der Skeletttuberkulose, der konnatalen Lues und dem Morbus Farber.

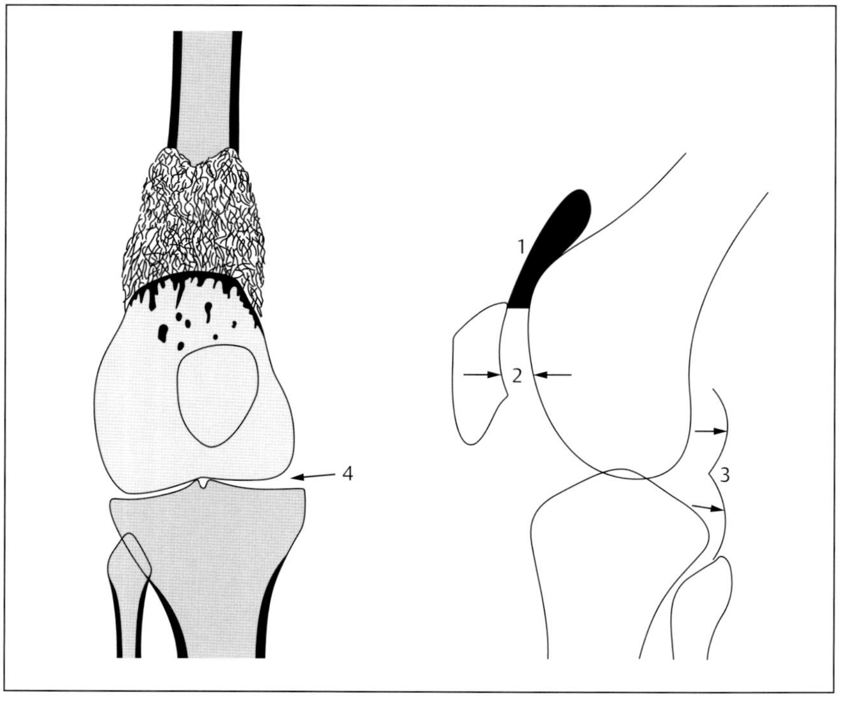

Abb. 15.**30** **Röntgenbild der chronischen Plasmazellenosteomyelitis-Periostitis des Femurs mit sympathischer (steriler) Gonarthritis.**
Röntgenzeichen:
1–3 Erguss oder Synovialisproliferation (vgl. Abb. 15.**23**).
4 Gelenkspaltverschmälerung durch Gelenkknorpelzerstörung, da eine *chronische* sympathische Arthritis mit einer knorpelerodierenden Synovialiswucherung einhergehen *kann*. Der bakterielle Femurprozess zeigt eine meta-/diaphysäre starke Periostreaktion und eine extreme Demineralisation der Kondylen. In der Grenzzone zwischen diesen Befunden sind fokale Spongiosasklerosen eingestreut.

Präspondylitisches Stadium der Spondylitis ankylosans

Dieses Krankheitsstadium offenbart sich bei jungen Männern im späten 2. und 3. Dezennium häufig mit einer rezidivierenden oder subakuten bis chronisch verlaufenden Gonarthritis, die sich klinisch und bildgebend an einem schmerzhaften Gelenkerguss zu erkennen gibt. Bei dieser Befund-, Geschlechts- und Alterskonstellation sollten immer die Sakroiliakalgelenke – Fragestellung: (wenig symptomatische) Sakroiliitis vom Typ „buntes Bild"? – bildgebend untersucht werden.

Unter dem Oberbegriff „Spondylarthropathien" (s. Kap. 18 „Achsenskelett", Abschnitt „Entzündlich-rheumatische Wirbelsäulenerkrankungen: Spondylarthropathien") oder, obsolet, „seronegative Spondarthritiden" wird eine Krankheitsgruppe zusammengefasst, die sich beim peripheren Gelenkbefall u. a. durch die besondere Neigung zu Periostreaktionen und/oder Fibroostitis (Abb. 15.**31**; s. Kap. 9 „Enthesiopathien [Insertionstendopathie, Fibroostose, Fibroostitis sive Enthesitis]") auszeichnet. Dazu gehören:

- Spondylitis ankylosans
- Arthritis psoriatica
- reaktive Arthritis mit ihrem „Spezialfall" Reiter-Syndrom
- Enteritis regionalis Crohn und Colitis ulcerosa (Abb. 15.**32**)
- eine bestimmte Erscheinungsform der juvenilen idiopathischen Arthritis (s. Kap. 11 „Gelenke der Hand", Abschnitt „Juvenile idiopathische Arthritis und ihre Differenzialdiagnosen")

Paraneoplastische Arthritis

Bei älteren Menschen muss beim Auftreten einer akuten oder subakuten Gonarthritis auch an eine paraneoplastische Arthritis gedacht werden, vorausgesetzt, es handelt sich nicht um eine aktivierte Gonarthrose, deren Detritussynovitis der Anlass für stärkere Beschwerden sein kann.

Rheumatoide Arthritis

Die rheumatoide Arthritis ist das allgemeine Musterbeispiel für eine chronische gelenkzerstörende (Gon-)Arthritis mit arthritischen Weichteilzeichen, Kollateralphänomen und Direktzeichen (vgl. jedoch Abb. 15.**33**). Zwei Besonderheiten der rheumatoiden Arthritis am Kniegelenk seien im Folgenden hervorgehoben.

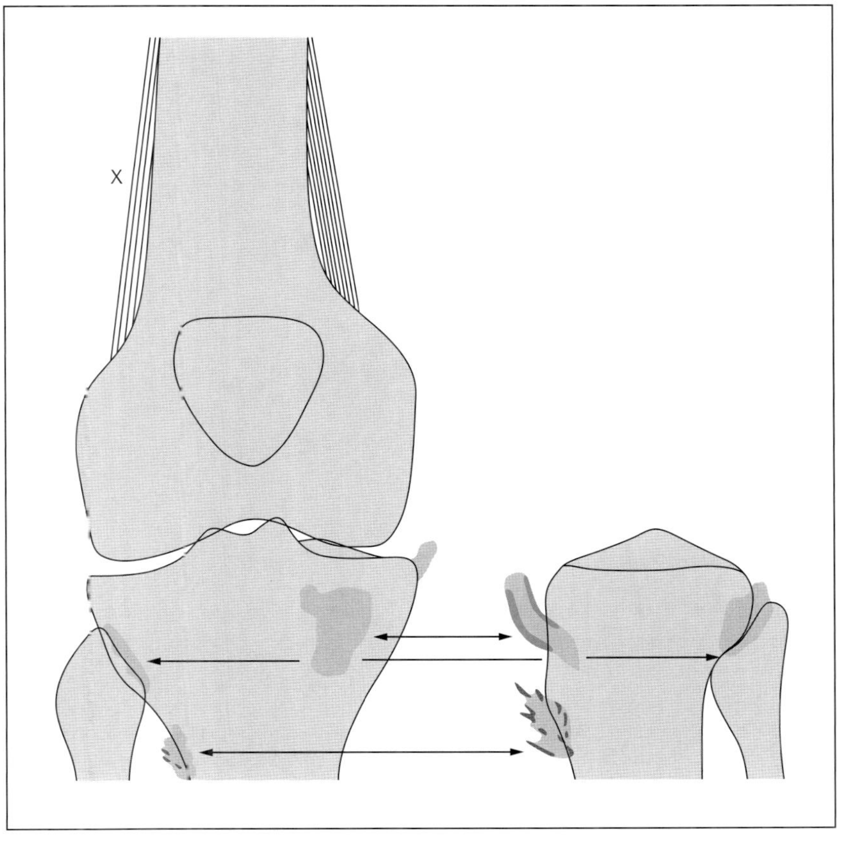

Abb. 15.**31** **Fibroostitisaspekte und/oder benigne Periostreaktionen bei einer klinisch und röntgenologisch diagnostizierten Gonarthritis** erwecken Verdacht einer Erkrankung aus dem Formenkreis der Spondylarthropathien, bzw. bei bekannter Spondylarthropathie zeigen sie an, dass die Gelenkentzündung eine Manifestation dieser Erkrankungsgruppe ist.
Klinisch: schmerzhafter rezidivierender Gelenkerguss.
Röntgenologisch: Ergussnachweis (nicht eingezeichnet), Verschmälerung des Gelenkspalts, gelenknahe Demineralisation (nicht eingezeichnet).
An der Tuberositas tibiae typischer Befund einer produktiven Fibroostitis (s. dort) des Lig. patellae.
X Lamelläre Periostreaktion, die in Verbindung mit einem arthritischen Gelenkerguss vor allem an eine Spondylarthropathie oder (ohne begleitende Fibroostitis) an eine polyätiologische sekundäre hypertrophische Osteoarthropathie (Marie-Bamberger-Syndrom, s. dort) denken lässt. Das Marie-Bamberger-Syndrom tritt selten monomelisch auf.

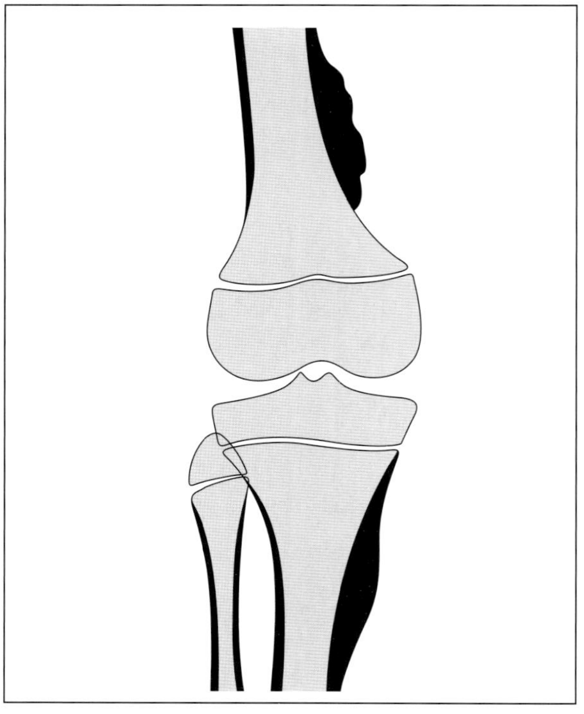

Abb. 15.**32** **Atypische kompakte Periostreaktion bei chronischer Colitis ulcerosa** (Arlart u. Bargon 1981). Atypisch ist diese benigne Periostreaktion für die ulzeröse Kolitis (und den Morbus Crohn), weil sie umschrieben auftritt (vgl. Abb. 15.**31**) und mit der Kompakta verschmolzen ist. Dem Röntgenuntersucher bleibt es überlassen, den Befund der Kolitis direkt zuzuordnen oder als atypische sekundäre hypertrophische Osteoarthropathie bei entzündlicher Enteropathie zu bezeichnen. Arthralgien/Arthritiden sind bei beiden Deutungen zu erwarten.

Makrogeoden

Weit überwiegend bei Patienten, die längere Zeit mit Kortikosteroiden behandelt wurden, treten in den knöchernen Gelenksockeln größere zystische Osteolysen mit schmalem Randsaum, sog. Makrogeoden (s. Kap. 3 „Einführung in die Arthritis- bzw. Synovitisdiagnostik", Abschnitt „Arthritische Begleit- oder Signalzysten"), auf. Knie- und Ellenbogengelenk sind dafür die Prädilektionen (s. Abb. 3.**86**). Eigentliche arthritische Direktzeichen, beispielsweise Verschmälerung des röntgenologischen Gelenkspalts oder Erosionen, fehlen gewöhnlich oder sind nur geringfügig ausgeprägt, wohl aber bereiten die Gelenke mit Makrogeoden Schmerzen. Die Geoden enthalten nekrotisches Gewebe, das breiig-gallertig umgewandelt sein kann (Kindermann et al. 1969). Die Einordung dieser Makrogeoden als fokal-nekrotische Manifestationen der rheumatoiden Arthritis bereitet keine Schwierigkeiten, da diese Erkrankungsdiagnose fast immer bereits allgemein-klinisch und bildgebend an anderen Gelenken gestellt wurde. Bei *monartikulärem* Auftreten von Makrogeoden *beiderseits* des Gelenkspalts muss die zystische Knochentuberkulose (s. Kap. 3 „Einführung in die Arthritis- bzw. Synovitisdiagnostik", Abschnitt „Zystische [kugelige] arthritische Osteolysen und ihre Differenzialdiagnose") differenzialdiagnostisch berücksichtigt werden, desgleichen die pigmentierte villonoduläre Synovitis. Sie können sich an einem oder beiden Gelenksockeln offenbaren. Weichteilzeichen sind bei beiden Alternativen zu erwarten. Eine monepiphysäre, als Makrogeode imponierende Osteolyse mit sympathischem Gelenkerguss kann unter Berücksichtigung des Prädilek-

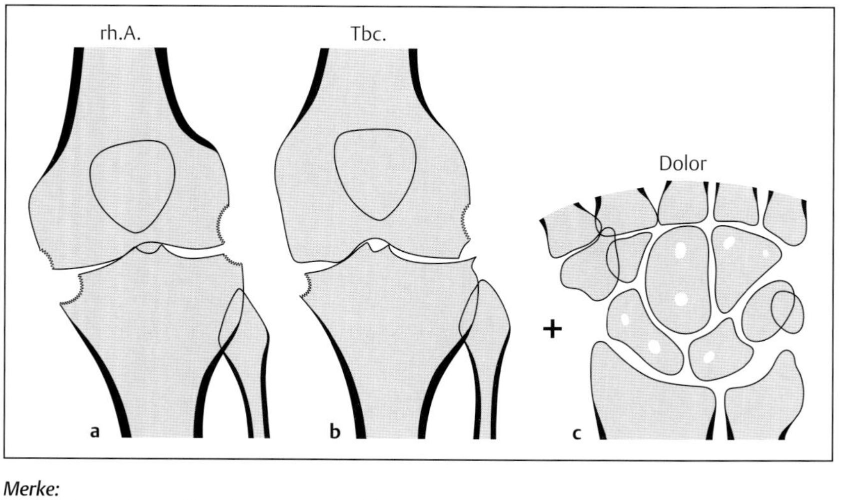

Abb. 15.**33a–c** **Weitgehend identische Röntgenbefunde bei rheumatoider Arthritis (rh.A.), Sarkoidose (a) und synovialer Kniegelenkstuberkulose (Tbc., b).** **a** oder **b** + Handwurzelschmerzen und zahlreiche Karpalgeoden (**c**) = Verdacht auf **chronische Sarkoidose** (solche Geoden können bei der Sarkoidose auch in [langen] Röhrenknochen auftreten) oder auf **rheumatoide Arthritis**.

Merke:

Die **monartikuläre erosive Gonarthritis** spiegelt vielfältige Ätiologien wider. Diagnostisch weiterhelfen kann die Anamnese, z. B. andere aktive/inaktive Organtuberkulose einschließlich der Pleuritis exsudativa, bihiläre Lymphadenopathie, zystische Strukturen und Umbauvorgänge in der Spongiosa (Sarkoidose), dermatoseassoziierte Erkrankungen einschließlich der multizentrischen Retikulohistiozytose (s. dort), periphere Manifestation der Spondylarthropathien (Anamnese, Sakroiliitis?, kniegelenknahe Fibroostitis, Periostreaktion), Lyme-Borreliose (im Stadium III in etwa 80 % der Fälle Kniegelenksbefall, anamnestisch Zeckenbiss?, Serologie), adulte rheumatoide Arthritis (in etwa 15 % der Fälle monartikulärer Beginn).

tionsalters z. B. auch ein Chondroblastom (Vorzugsmanifestation 2. Dezennium) widerspiegeln. Auf die Bedeutung der langzeitigen Kortikosteroidtherapie für die Pathogenese der Makrogeoden weist die Beobachtung hin, dass sie unter dieser Behandlung auch bei Erkrankungen auftreten können, die ohne Gelenkbeteiligung verlaufen. In diesen Fällen wurden ausgedehnte ischämische Knochennekrosen in der Endstrombahn intraossärer Arterien nachgewiesen (Uehlinger 1964).

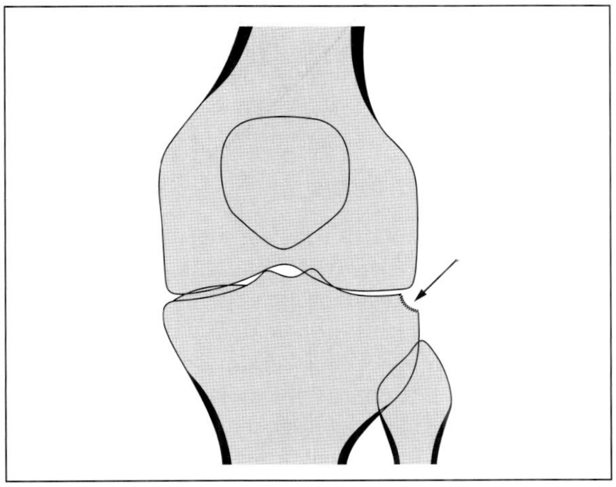

Abb. 15.**34** **Chronische Gonarthritis mit reaktionsloser erheblicher Gelenkspaltverschmälerung ohne gröbere Knochendestruktion (lediglich zarte Erosion, *Pfeil*) im Verlauf der rheumatoiden Arthritis.**

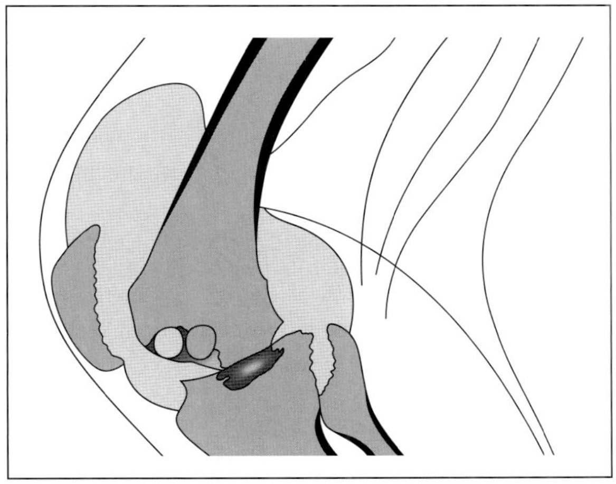

Abb. 15.**36** **Langjährige chronische Arthritis des Knie- und Tibiofibulargelenks bei rheumatoider Arthritis.** Ausgeprägter Erguss und/oder entzündliche Synovialisproliferationen *(hellgrau gerastert)*. Fortgeschrittene Erodierung, arthritische Begleitzysten.

Merke:

In straffen Gelenken (*hier* am Tibiofibulargelenk gezeichnet) führen Erosionen oft zu einer „Erweiterung" des röntgenologischen Gelenkspalts.

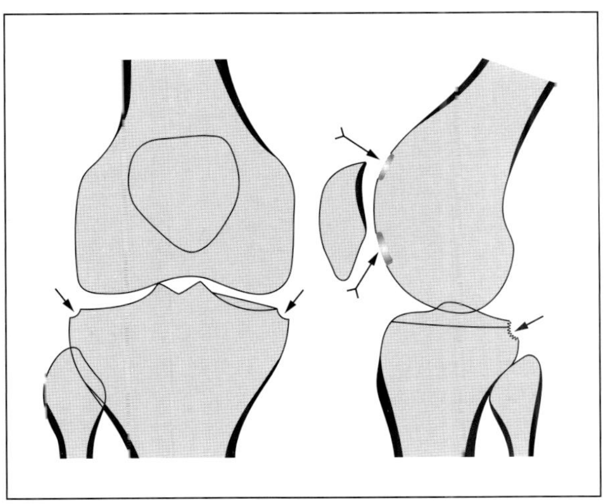

Abb. 15.**35** **Häufigster Sitz von Erosionen *(Pfeile)*, Grenzlamellenveränderungen und umschriebenen Demineralisationszonen *(geschwänzte Pfeile)***, die als frühe arthritische Direktzeichen bei der rheumatoiden Arthritis, aber auch bei chronischen Arthritiden anderer Ätiologie auftreten.

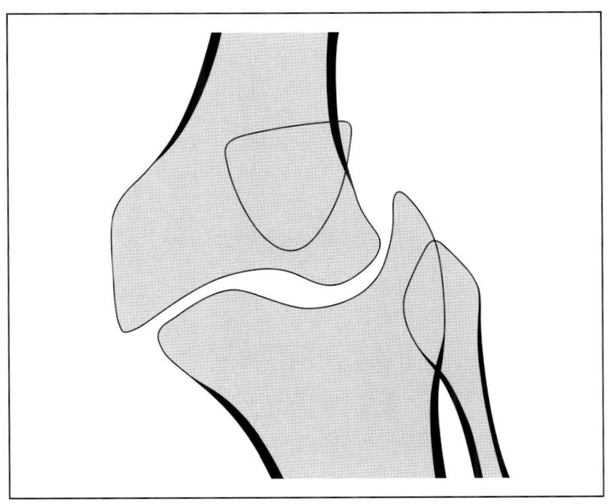

Abb. 15.**37** **Mutilationsstadium** (mit Schlottergelenk, Genu valgum) bei etwa 30 Jahre lang bestehender rheumatoider Arthritis. Ohne Kenntnis der Anamnese usw. müsste differenzialdiagnostisch auch an eine neurogene Osteoarthropathie gedacht werden.

Merke:

Auch bei noch nicht sehr fortgeschrittener chronischer Gonarthritis ist die laterale Subluxation der Tibia ein häufiger Befund, der auf Zerstörungen am Kapsel-Band-Apparat hinweist.

Erhebliche reaktionslose Gelenkspaltverschmälerung ohne oder mit minimaler erosiver Komponente

Eine 2. morphologische Besonderheit der rheumatoiden Arthritis, selten auch anderer Arthritiden, die vor allem am Kniegelenk auffällt, ist der Nachweis einer erheblichen reaktionslosen Gelenkspaltverschmälerung *ohne* oder mit minimaler erosiver Komponente (Abb. 15.**34**). Arthritische Weichteilzeichen, z. B. ein Gelenkerguss, lassen sich jedoch nachweisen.

Die Abb. 15.**35**, Abb. 15.**36** und Abb. 15.**37** vermitteln Eindrücke möglicher Röntgenbefunde bei einer chronischen Gonarthritis; gewähltes Beispiel ist die rheumatoide Arthritis.

Je *weniger aktiv* eine (chronische) Gonarthritis ist, desto mehr wird der Patient das Kniegelenk bewegen und belasten. Auf diese Weise entwickeln sich mit der Zeit die Röntgenbefunde einer (entzündlichen) Sekundärarthrose; denn der arthritisch geschädigte Gelenkknorpel ist der normalen Belastung nicht mehr gewachsen. Dabei können die arthrotischen Veränderungen einerseits die arthritischen Röntgenzeichen überlagern, sodass sie röntgenologisch kaum noch oder gar nicht mehr zu erkennen sind. Andererseits kann auch der wenig aggressive, seröse entzündliche Gelenkerguss, bei dem überhaupt keine Arthritisdirektzeichen auftreten, den Gelenkknorpel vorschädigen und damit zum Wegbereiter der Arthrose werden (Abb. 15.**38**).

Juvenile idiopathische Arthritis

Das Kniegelenk, das obere Sprunggelenk und die Gelenke an der Hand werden bei der juvenilen idiopathischen Arthritis häufig befallen. Verhältnismäßig frühzeitig tritt bei dieser Krankheit, die mono-, oligo- und polyartikulär beginnen kann, eine Tibiasubluxation nach hinten auf (Abb. 15.**39**). Dieses Röntgenzeichen beweist zwar nicht die juvenile idiopathische Arthritis, sollte jedoch im Kindesalter mit als Hinweis auf eine chronische Gonarthritis überhaupt bewertet werden.

Wachstumsalterarthritis

Die Wachstumsalterarthritis, welcher Ätiologie auch immer (s. Kap. 11 „Gelenke der Hand", Abschnitt „Juvenile idiopathische Arthritis und ihre Differenzialdiagnosen"), führt auch am Kniegelenk in 1. Linie durch ihre Hyperämie zu Formstörungen, zur Verkürzung oder Verlängerung der gelenkbegrenzenden Knochen (Abb. 15.**40**) und häufig zu einer strähnigen Knochenstrukturveränderung (vgl. Abb. 15.**75**), die das ganze Leben über bestehen bleibt. Bei Kleinkindern spiegelt sich eine entzündliche (arthritische oder osteomyelitische) Wachstumsbeschleunigung oft in der **Morgensternform der distalen Femurepiphyse** (s. Abb. 15.**39**), weniger auffällig auch an den beiden anderen Knochen, wider.

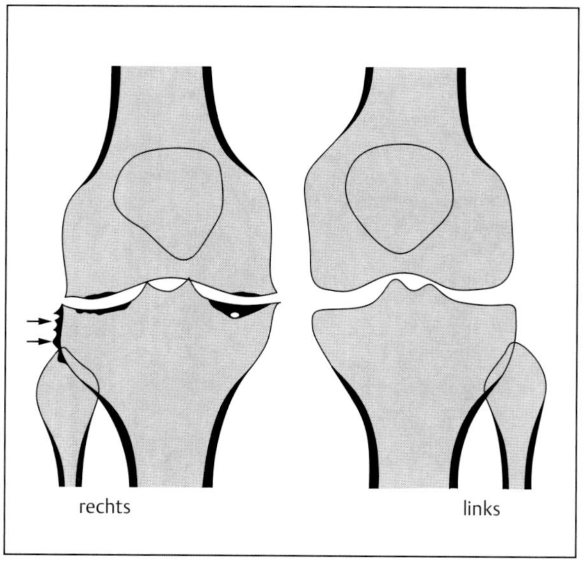

Abb. 15.**38** **Gonarthrosis deformans rechts mit arthroseatypischer Periostreaktion am lateralen Rand des Tibiakopfs.** Diese Periostreaktion erweckt auch ohne Kenntnis der Anamnese und der klinischen Befunde den Verdacht der sekundären Gonarthrose durch eine (chronische) in diesem Fall nicht erosive, sondern seröse oder serofibrinöse Gonarthritis bei Arthritis psoriatica > beim Reiter-Syndrom > bei der Spondylitis ankylosans > bei enteropathischer Arthritis. Differenzialdiagnostisch kommen reparative Verknöcherungen am Ansatz des Lig. collaterale fibulare (Fibroostosenbildung) nicht infrage, da das Außenband am Fibulakopf inseriert.

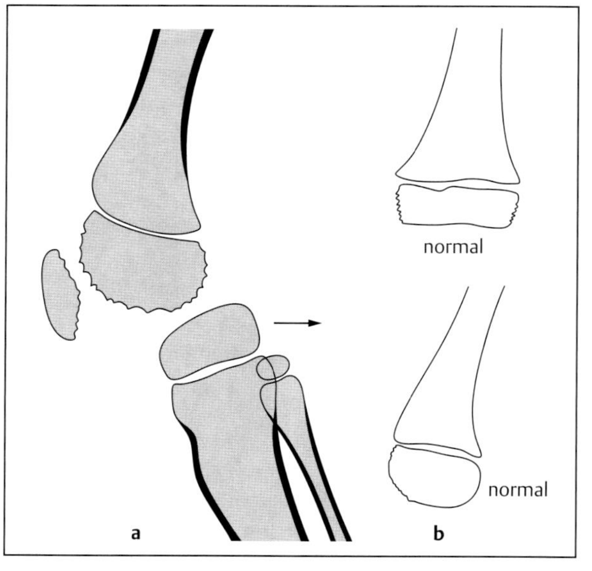

Abb. 15.**39a, b** **Entzündliche (arthritische) Wachstumsbeschleunigung von Knochenkernen bei Kleinkindern** (vgl. Abb. 15.**74**).

a **Patientin 5 Jahre alt. Juvenile idiopathische Arthritis seit etwa 1 Jahr.** Ossifikationsbeschleunigung der distalen Femurepiphyse und der Patella (**„Morgenstern"**). Außerdem **Tibiasubluxation nach dorsal** (*Pfeil*).

b **Normalerweise bei Kleinkindern zu beobachtende Konturunregelmäßigkeiten** an der distalen Femurepiphyse.

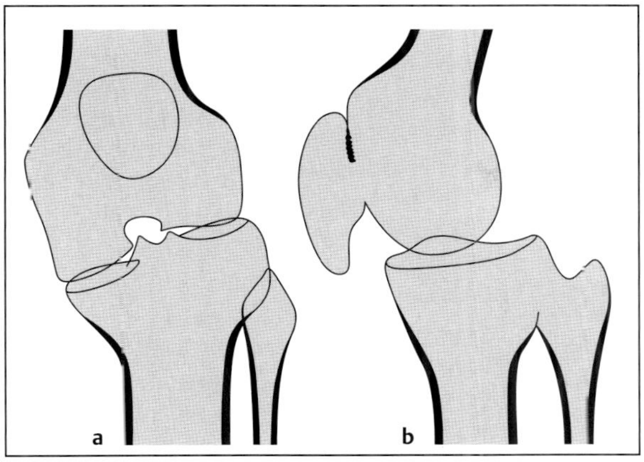

Abb. 15.**40a, b** **Wachstumsalterarthritis-Röntgenzeichen am Kniegelenk.** Zur *röntgenologischen Differenzialdiagnose* zwischen Wachstumsalterarthritisfolgen und dem Immobilisationsgelenk vgl. diese Abb. mit Abb. 15.**20** („Glättung" der Gelenkkonturen).

a **Spondylitis ankylosans** bei 20 Jahre altem Patienten, die im 15. Lebensjahr mit einer Gonarthritis (rezidivierender seröser Gelenkerguss) begann. Dadurch Formstörung der artikulierenden Femur- und Tibiaanteile (u.a. leichte Erweiterung der Fossa intercondylaris) sowie strähnige Knochenstruktur (nicht gezeichnet), jedoch keine Erosionen oder anderen arthritischen Direktzeichen.

b **Seit dem 9. Lebensjahr juvenile idiopathische Arthritis** bei 21 Jahre altem Patienten. Verbildung der artikulierenden Knochen, knöcherne Ankylose in femoropatellaren Gelenkbereichen und im Tibiofibulargelenk.

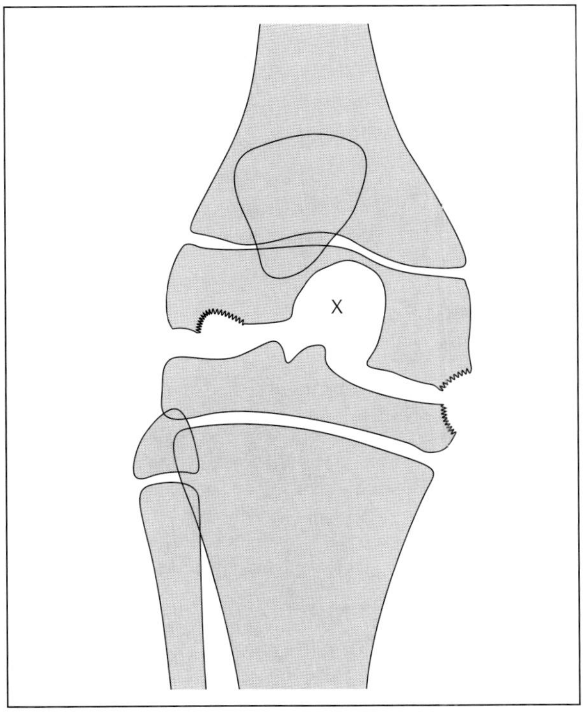

Abb. 15.**41** **Folgen eines großen Synovialishämangioms des Kniegelenkes im Wachstumsalter:** schwere Form- und Modellierungsstörungen der knöchernen Gelenksockel (X = stark exkavierte Fossa intercondylaris). Die chronische hämosiderotische Synovitis tritt im Gefolge von rezidivierenden Gelenkeinblutungen auf und verläuft in diesem Fall erodierend.

Die **„Erweiterung" der Fossa intercondylaris** tritt ebenfalls bei der Wachstumsalterarthritis auf, z.B. bei der juvenilen idiopathischen Arthritis und der Kniegelenkstuberkulose (s. auch Abb. 15.**40**), desgleichen aber auch bei der Hämophilie (vgl. Abb. 15.**76**). Das **Synovialishämangiom** kann durch seine direkte oder sekundärsynovitische Hyperämie im *Kindesalter* ebenfalls zu einer „Erweiterung" der Fossa intercondylaris führen (Abb. 15.**41**). Desgleichen können auch andere Formstörungen und eine Demineralisation der knöchernen Gelenksockel am Knie auftreten.

> **!** ***Merke***
> Es gilt grundsätzlich: Synovialishämangiome kommen am häufigsten im Kniegelenk vor, seltener in Bursen und Sehnenscheiden.

Klinisch bestehen rezidivierende Ergussbildungen, Schmerzen und Bewegungsbehinderung. Je nach der Größe des Synovialishämangioms werden eine Weichteilverdichtung, evtl. auch Phlebolithen röntgenologisch sichtbar. Rezidivierende Gelenkeinblutungen können zu einer Schädigung des Gelenkknorpels (Röntgenbild der Arthrose) oder zu einer hämosiderotischen, oft erodierenden Synovitis führen. Im MRT stellt sich das Synovialishämangiom auf T2w Sequenzen hyperintens-gelappt im Vergleich zum subkutanen Fettgewebe dar und bei T1-Gewichtung mit intermediärer Signalintensität (gering „heller" oder isointens zum Muskelgewebe bzw. geringere Signalgebung als Fettgewebe; Greenspan et al. 1995). Auf fettsupprimierten Sequenzen fallen in der Raumforderung dünne septale oder girlandenförmige Strukturen zwischen den Gefäßen auf. Nach Gadoliniuminjektion zeigt sich ein inhomogenes Enhancement (T1w). Außerdem wird die Signalgebung von verschiedenen zusätzlichen Faktoren beeinflusst:

- langsamer Blutfluss
- Thrombose
- zunehmender „Wassercharakter" in stagnierenden Blutgefäßen oder erweiterten Kapillaren
- variabler Gehalt an Fettgewebe

Im MRT (CT) stellen sich die mögliche Invasion der knöchernen Gelenksockel, die Periostreaktion und die Ausdehnung in die periartikulären Weichteile früher und genauer dar als auf Projektionsradiogrammen.

Chronische, mit Hyperämie einhergehende Kindesalterprozesse können zu einer erworbenen Formstörung der Patella führen: Rechteckpatella (Abb. 15.**42**), deren Tiefendurchmesser auf Kosten des Höhendurchmessers zugenommen hat.

Entzündliche bzw. mit Hyperämie verlaufende pathologische Veränderungen im Kniegelenk oder in anderen Gelenken und in ihrer unmittelbaren Umgebung lösen am wachsenden Skelett selten eine **perichondrale Verknöcherung** aus, also Knochenschatten, die durch eine Aufhellung (Knorpel) vom Knochenkern getrennt sind.

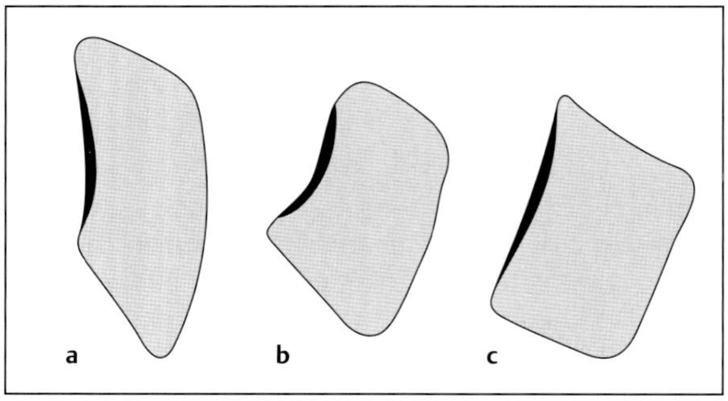

Abb. 15.**42a–c** **Typische erworbene Patellaformveränderungen (b, c) durch Wachstumsalterarthritis, rezidivierende Gelenkeinblutungen bei Hämophilie oder beim Synovialishämangiom.**
a Normaler Röntgenbefund.
b, c Rechteckpatella.

Hydrops intermittens

Das Kniegelenk ist das größte Gelenk des Körpers und kommuniziert mit verschiedenen Bursen. Entsprechend ausgedehnt ist die Fläche der Synovialmembran. Schon aus Gründen der Wahrscheinlichkeit wird sie daher öfter von hämatogenen bekannten oder bisher unbekannten krankmachenden Agenzien erreicht als Gelenke mit kleinerem Kavum und entsprechend kleinerer Synovialisfläche. Deshalb reagiert das Kniegelenk sehr häufig arthritisch. Die bildgebende Untersuchung dieses Gelenks konkurriert quantitativ mit der Röntgenuntersuchung der Hand, deren integrierte Synovialisfläche ihrer vielen Gelenke ebenfalls häufig entzündlich reagiert. Das Kniegelenk ist daher bei bakteriellen, viralen, paraneoplastischen sowie bei Immunentgleisungen auftretenden Arthritiden häufig beteiligt – sei es initial oder im Verlauf. Die *Indikation zum MRT* (auch mit intravenöser Gadoliniumapplikation) stellt sich *vor allem* im klinischen Frühstadium ätiologisch unklarer Monarthritiden und auch beim schmerzhaften Gelenkerguss durch einen vermuteten Binnenschaden.

Als Beispiel für eine Erkrankung die *weit überwiegend* monartikulär das Kniegelenk befällt, sei der **Hydrops intermittens** angeführt. Diese Erkrankung ist bei Frauen manchmal, aber über den Zufall hinaus an die Menstruation gebunden („menstruelle Knieschwellung"). Sie äußert sich an mehr oder weniger schmerzarmen Attacken von 3–5 Tagen Dauer. Im Verlauf 1 Tages entwickelt sich ein Gelenkerguss, dessen spontane Resorption nach einigen Tagen erfolgt. Der Erguss wird daher als flüchtig bezeichnet und kehrt manchmal lebenslang in regelmäßigen individuellen Abständen von 2–4 Wochen wieder. Serologische Entzündungsparameter sind nicht zu erwarten. Die röntgenologisch gut beurteilbare Erkrankung – wiederkehrender Erguss ohne Kollateralphänomene und Direktzeichen – ist eine Ausschlussdiagnose, d. h., der Hydrops intermittens muss vom Frühstadium entzündlich-rheumatischer Affektionen im weiteren Sinne differenzialdiagnostisch abgegrenzt werden.

Jaccoud-Arthritis (-Arthropathie)

Ebenso selten wie der Hydrops intermittens an anderen größeren Gelenken, evtl. überhaupt bilateral auftritt, ist die Beteiligung der Kniegelenke bei der Jaccoud-Arthritis (-Arthropathie; s. dort; Abb. 15.**43**; De la Sota u. Maldonado Cocco 1989).

Pseudo-Charcot-Gelenk

In Kap. 6 „Arthropathien und Osteoarthropathien" wurde schon auf mögliche schwere Kortikosteroidnebenwirkungen, nämlich auf das **Pseudo-Charcot-Gelenk**, vor allem nach lokaler (intrakavitärer) Injektion bei aktivierter Arthrose oder therapieresistenten, chronisch-rheumatischen Arthritiden hingewiesen. Diese Behandlung wird häufig am Kniegelenk durchgeführt (Abb. 15.**44**).

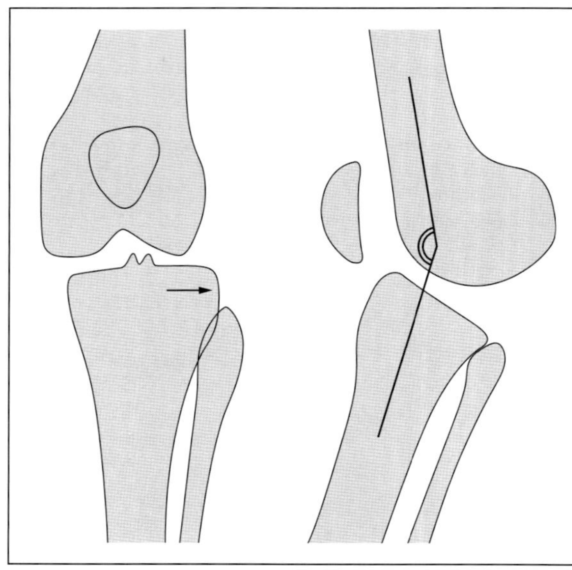

Abb. 15.**43** **Manifestation der Jaccoud-Arthritis (-Arthropathie) am Kniegelenk:** laterale Tibiasubluxation *(Pfeil)* und Genu recurvatum *(s. Winkel)*.

Merke:

Das im Gegensatz zum *ligamentbedingten* stehende osteopathische Genu recurvatum kann sich auch nach entzündlich (infektiös) ausgelösten Wachstumsstörungen der gelenknahen Epiphysenfuge entwickeln. Die abnorme Überstreckbarkeit des Unterschenkels tritt außerdem angeboren, *posttraumatisch* bei achsengestört verheilten Frakturen und *kompensatorisch* beim Pes equinus und bei der *Femoralisparese* auf.

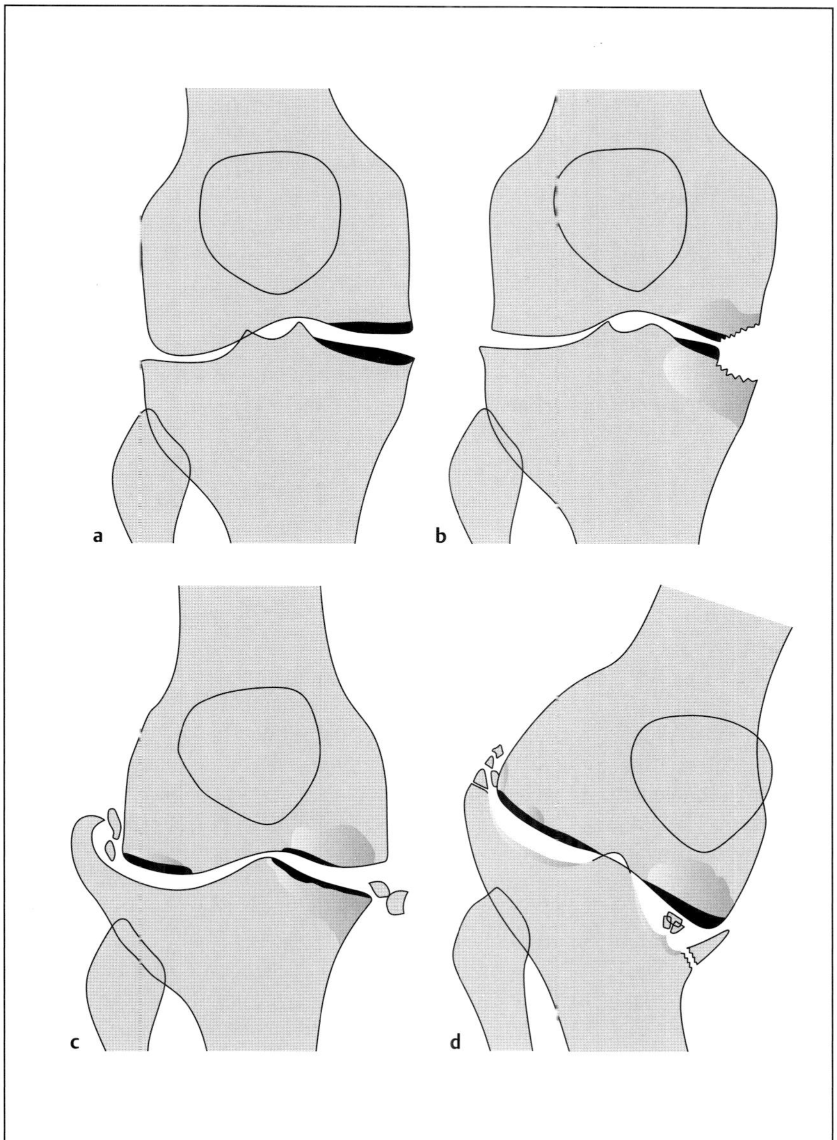

Abb. 15.**44a–d Entstehung eines Pseudo-Charcot-Gelenks bei aktivierter Gonarthrose nach wiederholten intraartikulären Kortikosteroidinjektionen.**

Merke:

An gewichtsbelasteten, arthrotisch veränderten Gelenken – Hüfte, Knie – sind auch **nach der Therapie mit nicht steroidalen Antiphlogistika und Analgetika Pseudo-Charcot-Gelenke** beobachtet worden. Daher wird diskutiert, dass die medikamentöse Schmerzlinderung den übermäßigen Gebrauch des erkrankten Gelenks begünstige und damit osteochondrale Frakturen auslöst, die zum Bild des Pseudo-Charcot-Gelenks führen können.

a Gonarthrose mit besonderer Beteiligung des medialen femorotibialen Kompartments, Beginn der intrakavitären Injektionen.

b Röntgenkontrollaufnahme nach 12 Injektionen (etwa 10 Monate nach **a**). Am medialen Gelenkbereich sog. **Biss-Zeichen** als Osteonekrosehinweis.

c Pseudo-Charcot-Gelenk (etwa 4 Jahre nach der Erstinjektion) mit Zerstörung des Gelenkknorpels; „Abbröckeln" von nekrotischen Knochenpartikeln. Abbau und Umbau der artikulierenden Knochen, außerdem subchondrale Strukturverdichtungen, die sich über das Arthroseübliche hinaus ausdehnen (s. auch **b**).

d Im weiteren Verlauf Zunahme der Gelenkdesintegration, jetzt vor allem auch Achsenstörung.

Degenerative Gelenkerkrankungen

Formal lassen sich die degenerativen Veränderungen der knorpeligen Strukturen des Kniegelenks als 3, wenn auch interaktive, Formen schildern:

- Der Ausdruck **„Chondromalacia patellae"** beschreibt eine Schädigung der Knorpelmatrix, die zu einer vermehrten Wasseraufnahme und dadurch zu einer „Erweichung" der Knorpelgrundsubstanz führt. Deren pathomorphologische Folgen geben sich klinisch als **Chondropathia patellae** mit oder ohne Detritussynovitis zu erkennen. Am Ende des unbeeinflussten chondromalazisch-chondropathischen Geschehens steht die Femoropatellararthrose. Unter diesem Aspekt ist die Chondromalazie/Chondropathie der Patella ein lokaler Spezialfall der grundsätzlichen Arthrosepathogenese.
- **Meniskopathie**, deren akute oder chronische Traumatisierung sich als Rissbildung oder Abriss manifestiert und im Extremfall zu einer Zermalmung von Teilen oder des gesamten Meniskus führen kann.
- **1-, 2- oder 3-Kompartmentgonarthrose.**

Bei der pathogenetischen Einschätzung von Gelenkknorpelschäden muss auch an der Patella bedacht werden, dass der retropatelläre Gelenkknorpel nur zwischen einer bestimmten oberen und unteren Druckgrenze belastet werden darf, wenn er nicht Schaden nehmen soll. Sowohl Hyper- als auch Hypopression führen nämlich zu Strukturschäden des Knorpels, die sich makroskopisch als umschriebene Erweichung und Schwellung, an Fissuren und Fragmentation und schließlich als Knorpelulkus bzw. völliger Abrieb offenbaren. Im Gefolge dieser Überlastungsschäden kommt es zum Elastizitätsverlust des Gelenkknorpels, der damit seine Funktion als „Schockabsorber" mehr oder weniger einbüßt.

Chondropathia patellae

Der klinische Verdacht auf Chondropathia patellae kommt auf, wenn zumeist sportlich aktive oder berufsbedingt „kniebelastende" junge Menschen (♂ > ♀) über retropatellare Schmerzen klagen. Die Beschwerden nehmen zu oder treten erst dann auf, wenn die Kniescheibe unter forcierter Biegebeanspruchung steht, beispielsweise beim Treppenauf- und -absteigen, beim aktiven Aufrichten aus der Hocke oder bei längerem Sitzen mit gebeugter Kniehaltung und/oder beim Aufstehen. Druckschmerzen am medialen Patellarand, Schmerzauslösung beim Verschieben oder Andrücken der Patella bei gestrecktem Kniegelenk, eine lateral verschiebbare Patella um mehr als 25% ihres Querdurchmessers (McNally 2001) sowie ein spürbares feines Reiben auf ihrer bewegten Gleitfläche sind objektive Befunde. Ein grobes Patellaknacken beim Bewegen des Kniegelenks kommt dagegen auch bei Gesunden vor.

Die Röntgenuntersuchung geht beim klinischen Verdacht davon aus, dass die Patellachondropathie als Knorpelschaden beginnt und mit dem hohen Risiko einer Entwicklung zur Femoropatellararthrose behaftet ist. Der Ausdruck „Risiko" deutet an, dass die Femoropatellararthrose keine zwangsläufige Folge der Chondropathie ist, sondern dass den Folgen der Knorpelüberbelastung unter symptomatischer Therapie einschließlich aktiven Quadrizepstrainings, evtl. auch durch einen operativen Eingriff, entgegengewirkt werden kann. Bei der Pathogenese der Chondropathia patellae spielen Inkongruenzen der beiden artikulierenden Flächen eine wichtige Rolle. Die realen Patelladysplasien (s. Abb. 15.**11**), Dysplasien des Patellagleitlagers (Trochlea) am Femur (s. Abb. 15.**12**) sowie Kniescheibendystopien (Instabilität im Sinne der Dezentrierung bis hin zur [Sub-]Luxation; s. Abb. 15.**13**) begünstigen die Enstehung des retropatellaren Knorpelschadens bzw. sind als präarthrotische Deformitäten einzuordnen.

Zur röntgenologischen Beurteilung des Kniegelenks gehört grundsätzlich auch die Tangentialaufnahme. Bei klinischem Verdacht auf die Patellachondropathie sollten jedoch 3 Defilee-Röntgenaufnahmen (s. Abb. 15.**3**) angefertigt werden. Diese „Momentaufnahmen" eines Gleitvorgangs bilden nicht nur die Silhouette der beiden artikulierenden Gelenkanteile ab, sondern auch ihre gegenseitige Lagebeziehung auf dem Gleitweg von 5–7 cm.

Auf den Abb. 15.**45** und Abb. 15.**46** sind mögliche Basisinformationen, die durch die beschriebenen Röntgenuntersuchungen bei der retropatellaren Chondropathie gewonnen werden können, ihre Folgen und einige ihrer potenziellen Ursachen dargestellt.

Die MRT und die MRT-Arthrografie sind bildgebende Untersuchungsmethoden, die bei der Chondropathia patellae einen hohen Stellenwert haben, insbesondere bei der Übertragung arthroskopischer Befunde auf die Stadieneinteilung im MRT (Outerbridge 1961, 1964, Bergin u. Schweitzer 2003, Schulte-Altedorneburg et al. 2003; Abb. 15.**47**).

Die Erkenntnisse der MRT und MRT-Arthrografie bei der Patellachondropathie lassen sich auf den Knorpelbelag der Trochlea und der femorotibialen Kompartmente (mutatis mutandis auch auf andere große Gelenke) übertragen. Praktische Bedeutung haben die Befunde nur im femoropatellaren Kompartment.

Einen Schluss auf den Zustand des Patellagelenkknorpels lässt die Größe der marginalen Arthroseosteophysten auf seitlichen und tangentialen Röntgenaufnahmen der Patella zu (Dihlmann et al. 1979; Abb. 15.**48**). Überschreitet die Osteophytengröße 2 Bildmillimeter, so sind in 100% der Fälle retropatelläre Knorpelulzera vorhanden. Beträgt die Osteophytengröße ≤2 mm, so haben etwa 80% der Patienten Knorpelulzera. Daraus lassen sich Schlüsse auf das Aktivierungspotenzial der Femoropatellararthrose zur Detritussynovitis ziehen; denn vor allem aus Knorpelulzera stammt das abgestoßene nekrotische Knorpelmaterial, das die Synovialmembran zur Detritussynovitis aktiviert. Knorpelulzera, also fokale Knorpeldefekte, führen zu keiner Höhenabnahme des röntgenologi-

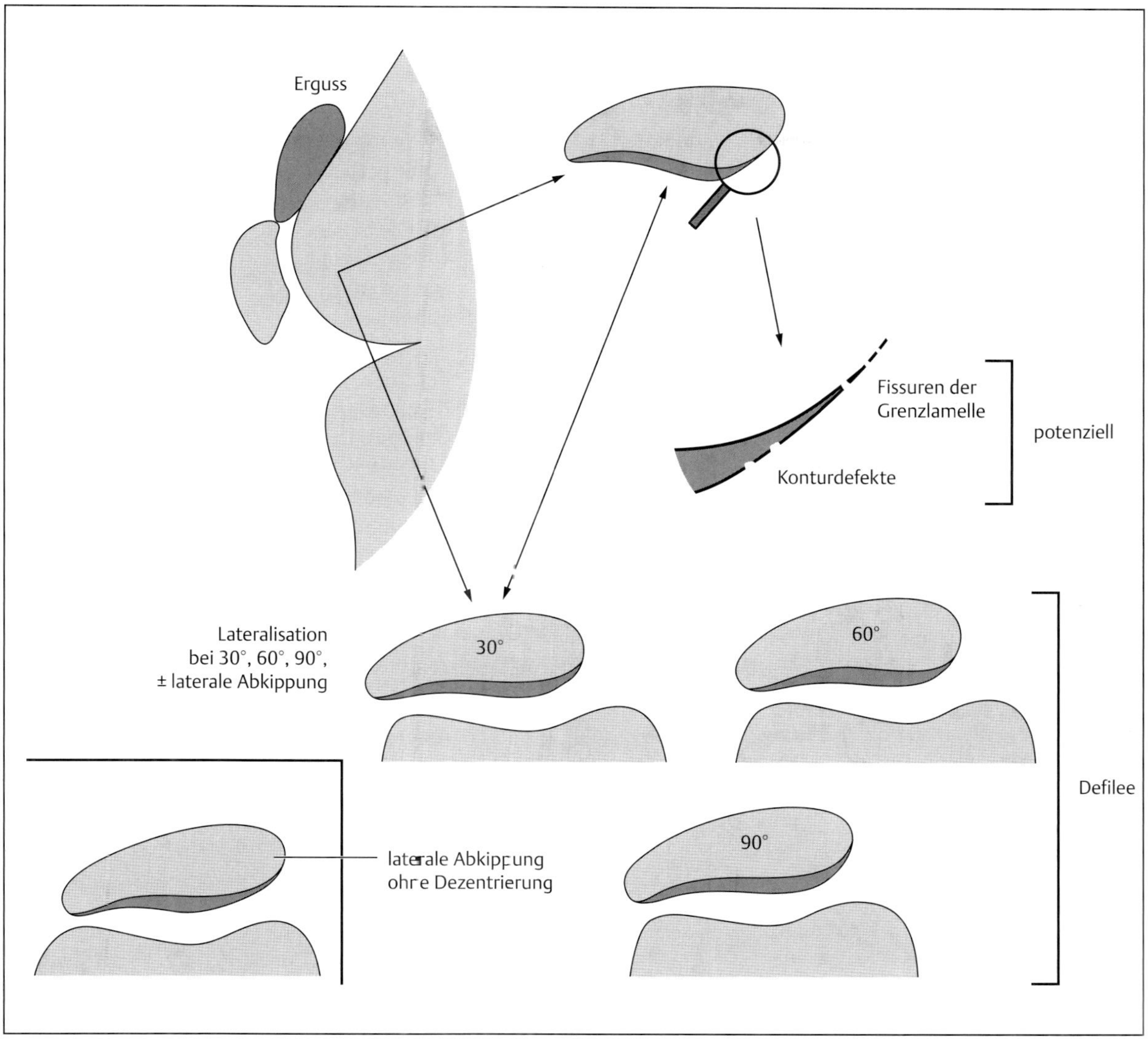

Abb. 15.**45** **Röntgendiagnostisches Vorgehen bei Retropatellarschmerzen (mit Erguss) zum Nachweis oder zum Ausschluss einer vertikalen** (s. Abb. 15.**16**) **oder horizontalen Patelladystopie (*hier:* laterale Dezentrierung und Abkippung) und/oder bei der Suche nach Grobinformationen über die Chondropathia patellae.**

Merke:

Unter den standardisierten Defilee-Röntgenaufnahmen gibt die 30°-Beugung das Ausmaß der Kippung und/oder Dystopie am genauesten wieder und sollte in aktiver Quadrizepsanspannung durchgeführt werden. Bei vollständiger Kniestreckung liegt die Patella am oberen Ende der Trochlea und tritt in den „Trochleagraben" erst ein, wenn die Flexion beginnt. *Formanomalien der Trochlea und Patella und angeborene oder erworbene Insuffizienzen ihrer Weichteilstabilisatoren geben sich daher genauer oder überhaupt erst bei Kniestreckung oder (besser) bei geringer Flexion zu erkennen.* Auch der Patellahochstand (vgl. Abb. 15.**116**) begünstigt ihre Dislokation. Das Verhalten der Kniescheibe in vollständiger Kniestreckung kann röntgenologisch nicht, jedoch mit computerassistierten Schichtverfahren, z. B. MRT, geprüft werden. Mittels MRT wurde allerdings gezeigt (O'Donnell et al. 2005), dass geringe Dezentrierungen und Abkippungen *vor allem* in Extensionsstellung auch bei asymptomatischen Probanden vorkommen. Sie werden daher bei diesen Patienten als noch normal eingeordnet; d. h., zur Diagnose einer instabilitätsbedingten Chondropathia patellae gehören das klinische Untersuchungsergebnis *und* entprechende Befunde auf Defilee-Aufnahmen!

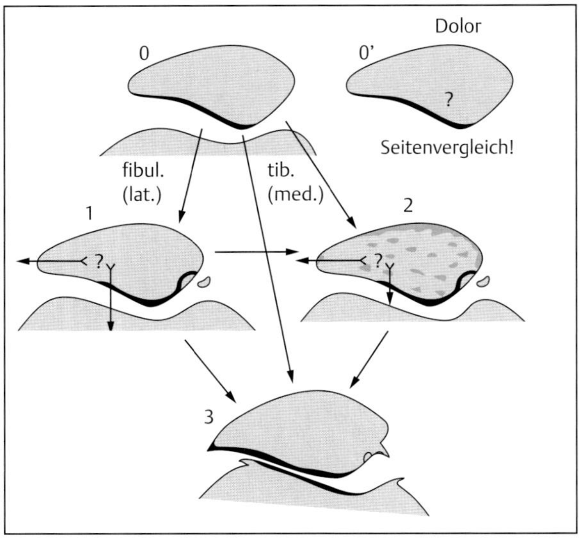

Abb. 15.**46** **Chondropathia patellae und Folgezustände dieser Schädigung des Retropatellarknorpels (Möglichkeiten im Röntgenbild).**

0, 0' Starke retropatellare Schmerzen, Druckdolenz des medialen Patellarands und Gelenkerguss. Auf der Tangentialaufnahme normaler Röntgenbefund von Patella und Gleitlager (keine Dysmorphie oder Dystopie).

1 Chondroossäre Dissektion *(hier)* als Folge der Chondropathie.

2 Fleckige Demineralisation der Patella als Kollateralphänomen der Detritussynovitis, die durch „Entleerung" von Knorpelulzera und/oder -abrieb entstanden ist (klinisch und seitlich-röntgenologisch Gelenkerguss). Der fleckige Aspekt gibt sich am deutlichsten auf der seitlichen Röntgenaufnahme des Kniegelenks zu erkennen.

3 Nach jahrelang rezidivierender Patellachondropathie hat sich eine Femorapatellararthrose entwickelt (marginale Osteophyten, subchondrale Sklerose, Verschmälerung des röntgenologischen Gelenkspalts). Ob die jetzt auffallende Lateralisierung der Patella primär bestand und zur Chondropathie führte oder im Verlauf der Chondropathie durch zusätzliche Schädigung der Patellazugverspannung entstanden ist, kann jetzt nicht mehr entschieden werden (? = Checkstellen).

Merke:

Patella-Defilee-Aufnahmen werden im Blick von oben, die transversale CT im Blick von unten beurteilt.

Stadium	Beschreibung
I	Gelenkknorpelerweichung (-ödem) MRT: Signalerhöhung im T2w Bild und/oder in der PDw fatsat-Sequenz; falls schon degenerative Vorgänge ablaufen, dann Signalerniedrigung
II	oberflächlicher (fokaler) Gelenkknorpelschaden: Oberfläche aufgefasert mit Einrissen und Fibrillation MRT: nicht sehr tiefe Einrisse (Fissuren) und Fibrillation, Oberfläche nicht mehr glatt, sondern unregelmäßig
III	tiefer Gelenkknorpelschaden: tiefe Fissuren und Ulkuskrater, die den subchondralen Knochen jedoch nicht erreichen MRT: Knorpeldefekte tiefer als 50 % der Gelenkknorpeldicke, jedoch nicht die subchondrale Grenzlamelle erreichend
IV	Vollschicht-Gelenkknorpelverlust („Knorpelglatze", d. h. freiliegender Knochen) MRT: fokaler oder flächiger Knorpeldefekt bis zur subchondralen Grenzlamelle, häufig subchondrales Ödem; subchondrale Ödembildung auch schon in niedrigeren Mengen möglich

T2w = T2-gewichtet
PDw = protonendichtegewichtet

Abb. 15.**47** **Arthroskopische (visuelle) Outerbridge-Klassifikation des Patellaknorpelschadens mit Übertragung auf die MRT-Befunde.**

schen Gelenkspalts. Der Nachweis einer *ausgedehnten* Höhenreduktion des femorotibialen Gelenkknorpels gelingt frühzeitig durch die Fixed-Flexion-Röntgenaufnahme (s. Abb. 15.**1**), da sie die (hauptsächliche) Druckaufnahmezone der femorotibialen Kompartmente abbildet. Die weitgehende Knorpelabrasion, die sich auch im Röntgenbild am verringerten oder aufgehobenen Abstand der Retropatellarkontur von den Femurkondylen bis zur Schliffflächenbildung widerspiegelt, ist ein Spätbefund (dann auch grobe marginale Osteophyten, deformierte Interkondylenhöcker, subchondrale Spongiosasklerose, Geröllzysten, Konturbegradigung und/oder Vergröberung der knöchernen Gelenksockel: Analyse der Abb. 15.**49**, Abb. 15.**50** und Abb. 15.**51**).

Die Röntgenbefunde der seltenen atraumatischen Tibiofibulararthrose gibt Abb. 15.**52** wieder.

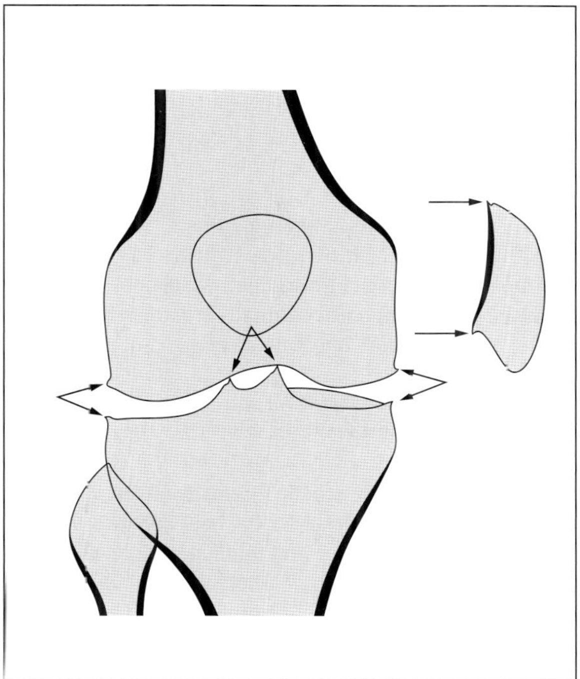

Abb. 15.48 **Lokalisation *(Pfeile)* der arthrotischen Frühosteophyten im femoropatellaren und -tibialen Gelenkkompartment.**

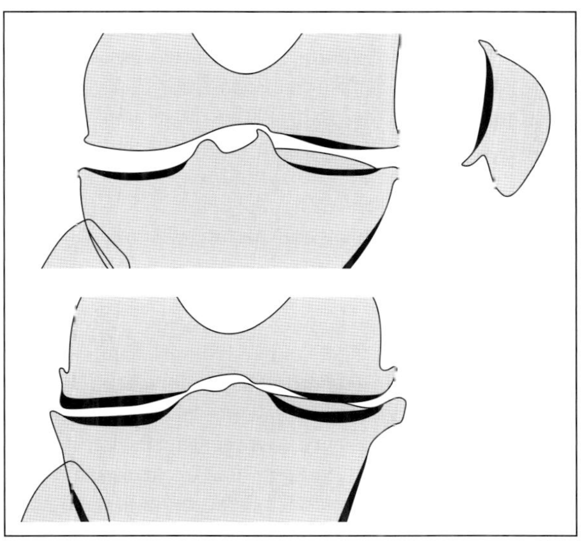

Abb. 15.49 **Fortgeschrittenere Stadien der Gonarthrosis deformans in den femorotibialen Kompartmenten und *(oben)* auch im femoropatellaren Kompartment.** Siehe auch die Vergröberung („Begradigung") der knöchernen Gelenksockel *(unten)*.

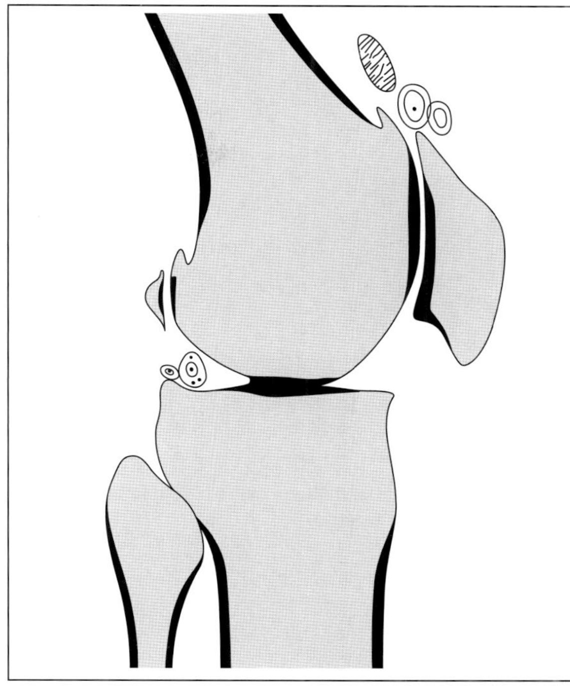

Abb. 15.50 **Fortgeschrittenere Gonarthrosis deformans mit femoropatellarem Schwerpunkt** (u. a. femoropatellare Schlifffläche, verkalkte Synovialchondrome, ein Synovialosteom mit Spongiosastruktur, „arthrotisch" deformierte Fabella).

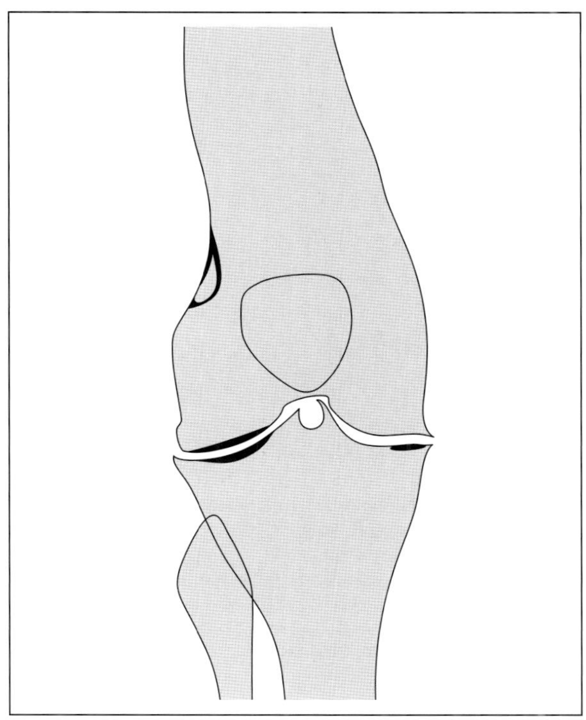

Abb. 15.51 **Langjährige chronische Femurosteomyelitis; Zustand nach Sequestrotomie.** Gonarthrosis deformans (wahrscheinlich auf dem Boden einer sympathischen Gonarthritis entstanden). Besonders das laterale tibiofemorale Kompartment ist betroffen.

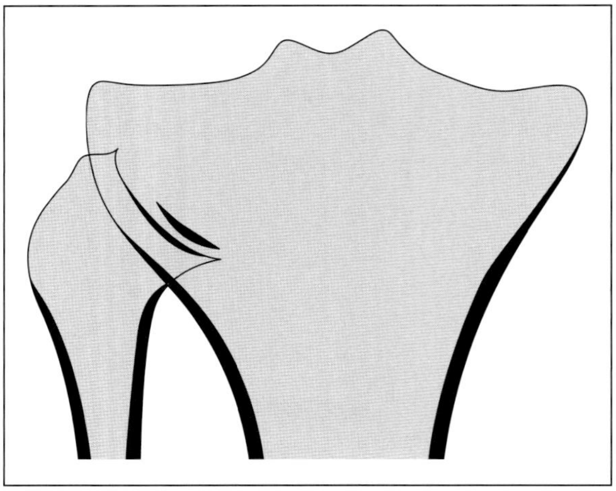

Abb. 15.**52** **Typische Darstellung der Tibiofibulararthrose auf der a.-p. Kniegelenkaufnahme.**

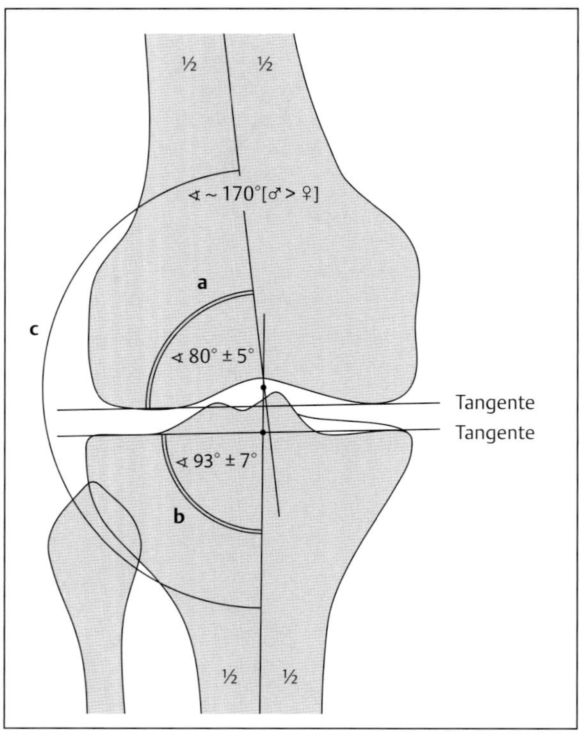

Abb. 15.**53a–c** **Axialwinkel am Kniegelenk.**
a Femurwinkel (Mittelwert: 80°).
b Tibiawinkel (Mittelwert: 93°, ♂ > ♀).
c Physiologischer Valguswinkel (Mittelwert: 170°).

Merke:

Beim **Genu recurvatum** wird auf der *seitlichen* Aufnahme in vollständiger Streckung bzw. Überstreckung beurteilt, ob die Überstreckbarkeit mit einer Abflachung des vorderen Tibiabereichs zusammenhängt (Tibiakopf normalerweise vorn etwas höher als hinten). Außerdem können Formabweichungen der Femurkondylen oder Deformierungen des Tibiaschafts oder Kapsel-Band-Schäden die Ursache der Rekurvation sein (vgl. Abb. 15.**43**).

Fehlstellungen im Kniegelenk

Fehlstellungen – Achsenstörungen (Abb. 15.**53**) – *im Kniegelenk* kommen vor allem in der Frontalebene vor. Diesen Varus- und Valgusabweichungen liegen überwiegend Insuffizienzen des kapsuloligamentären Apparats, manchmal auch muskuläre Imbalancen (Stichwort „Spastikerknie") und schwere Meniskopathien zugrunde. Sie können als Folgen arthrotischer, arthritischer und osteoarthropathischer Weichteilschäden auftreten. Ihre traumatische Genese sei darüber hinaus erwähnt sowie Überlastungen nach Ober- und Unterschenkelamputation der Gegenseite.

Genu varum athroticum, valgum arthroticum und laxum

Angeborene oder erworbene Formstörungen der knöchernen Kniegelenksockel, z. B. bei konstitutionellen Skeletterkrankungen oder entzündlichen Knochenkrankheiten im Wachstumsalter, können ebenfalls zu Fehlstellungen in der Frontalebene führen. Für das **Genu varum arthroticum** (Abb. 15.**54**) und **Genu valgum arthroticum** gilt, dass sowohl die Gonarthrose zu einer Weichteilschädigung und damit zur Fehlstellung führen kann als auch die (primäre) Fehlstellung die Arthroseentstehung begünstigt. Das simultane Vorkommen beider Pathogenesen beschleunigt das Eintreten und verstärkt den Schweregrad der Achsenabweichung. Beim (traumatischen) „Totalschaden" der kapsuloligamentären Weichteile entwickelt sich bei inadäquater Behandlung das **Genu laxum** (Abb. 15.**55**). Dieses Schlottergelenk führt zum „Abschliff" der knöchernen Gelenksockel, sodass der Röntgenaspekt einer neurogenen Osteoarthropathie entstehen kann.

Knöcherne Achsenstörungen am Kniegelenk, z. B. angeborene, posttraumatische, symptomatische bei Rachitis und kompensatorische Valgität beim Knick-Senk-Fuß, werden auch als **Genu varum/valgum** subsumiert.

Crus varum, valgum, recurvatum, antecurvatum

Liegt einer angeborenen oder erworbenen Unterschenkelverbiegung (Abb. 15.**56**) in der Frontal-, Sagittal- oder Längsachse eine Achsenstörung der Unterschenkel*schäfte* zugrunde, so wird von **Crus varum, valgum** oder **recurvatum** gesprochen. Das **Crus antecurvatum** (Verbiegung nach vorn) wird sowohl an der Tibia als auch am Femur vor allem bei der Rachitis, nach Frakturen und beim Morbus Paget beobachtet. Diese Knochenerkrankungen können auch zur Varusverbiegung des Femurs führen.

Tibia vara

Die Tibia vara (**Blount-Krankheit**, **Osteochondrosis deformans tibiae**; Abb. 15.**57**) als eine der präarthrotischen Deformitäten des Kniegelenks zeichnet sich durch eine Wachstumsstörung im medialen Anteil des proximalen Tibiaendes aus, und zwar ist das Wachstum in den *medialen* Bereichen der proximalen Epiphyse, Wachstumsfuge und Metaphyse gestört, extrem selten im lateralen Tibiabereich. Trotz normalem, geradem Wachstum der Tibiadiaphyse kommt es dadurch zur Varisierung des proxima-

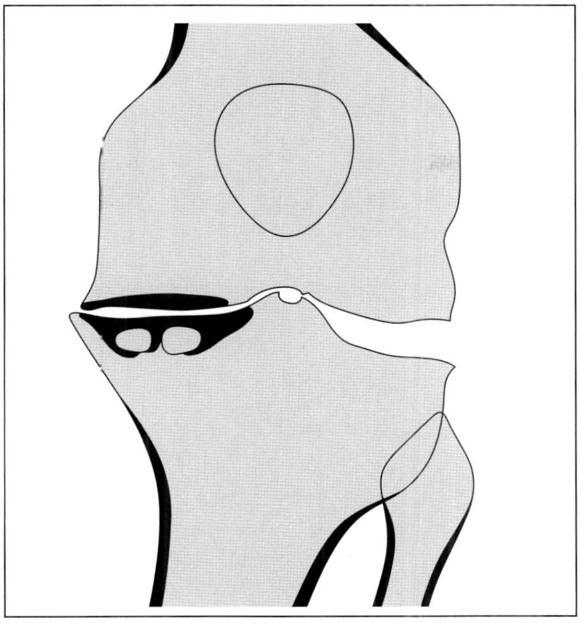

Abb. 15.**54** **Genu varum arthroticum, auch als Varusarthrose im medialen femorotibialen Kompartment bezeichnet.** Siehe dort auch die typisch lokalisierten Geröllzysten in der Tibia sowie den Formumbau beider knöcherner Gelenksockel.

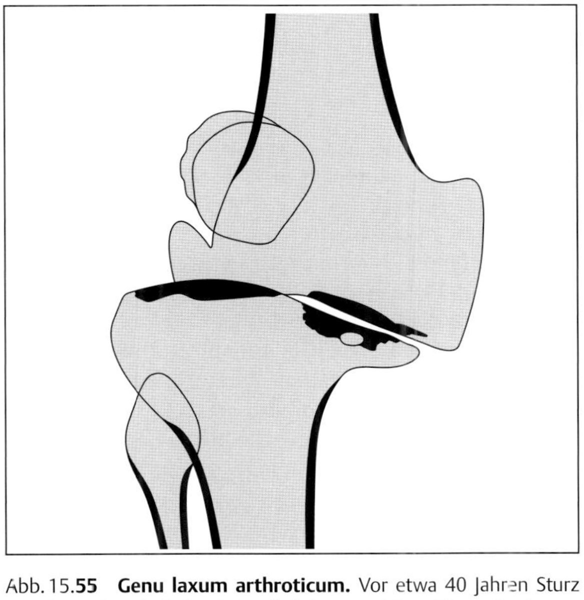

Abb. 15.**55** **Genu laxum arthroticum.** Vor etwa 40 Jahren Sturz mit dem Fahrrad, dadurch Patellafraktur und Zerreißung des kapsuloligamentären Gewebes. Unzureichende Therapie (Luesreaktion wiederholt negativ, neurologischer Untersuchungsbefund normal; daher ist eine metaluische oder andere neurogene Osteoarthropathie, die mit einem mehr oder weniger identischen Röntgenbefund einhergehen kann, auszuschließen).

len Tibiaanteils. Der Befund, ob – wie gewöhnlich – bilateral oder auch nur unilateral, fällt in der Regel auf, wenn die Kleinkinder anfangen, auf 2 Beinen zu gehen – *infantiler* Typ der Blount-Krankheit (allgemein gesagt vor dem 6. Lebensjahr). Der seltenere *Adoleszententyp* zeigt sich

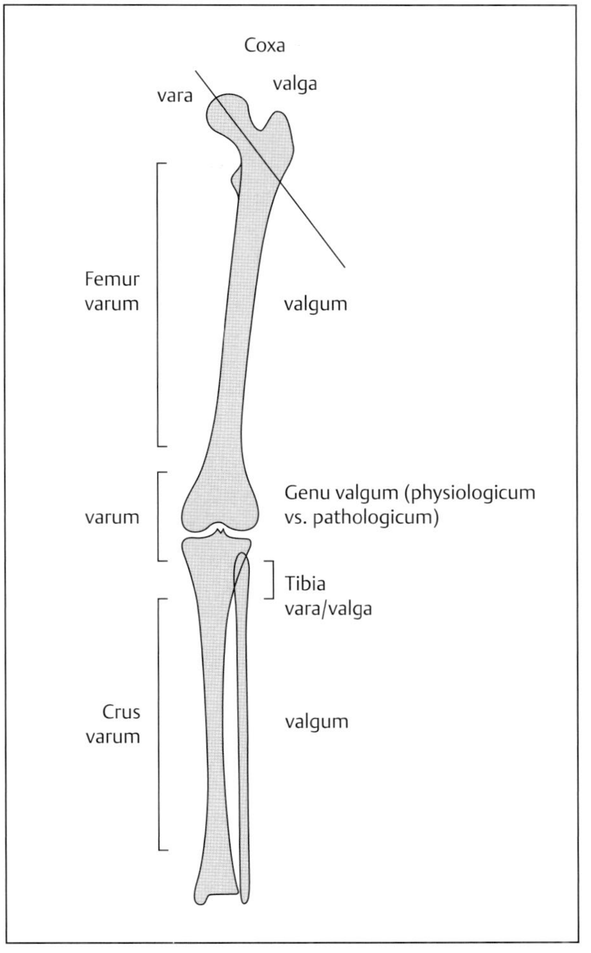

Abb. 15.**56** **Topografisch-nomenklatorische Zuordnung von Achsenstörungen („Verbiegungen") in der Frontalebene an den unteren Extremitäten.**

mit der typischen Tibiaverformung erst am Ende des 1. oder zu Beginn des 2. Dezenniums. Als Ursache des *irreversiblen* Wachstumsschadens wird ein (dauer-)traumatisches, aseptisch-nekrotisches Geschehen, also die Folge eines lokalen Überlastungsschadens, diskutiert. Im Rahmen der Dyschondroosteose, der Neurofibromatose Typ I, der Ollier-Knochenenchondromatose, nach Infektionen und nach Traumen kann sich ein Bild entwickeln, das dem Endstadium der Tibia vara Blount entspricht.

Fokale fibrokartilaginäre Dysplasie

Die fokale fibrokartilaginäre Dysplasie (Bell et al. 1985) ist ein sehr seltener Befund, dessen diagnostische Bedeutung sich vor allem auf seine *Spontanheilungstendenz* innerhalb mehrerer Jahre gründet. Den Eltern fällt gewöhnlich eine einseitige O-Beinstellung im Kleinkindesalter auf. Die Röntgenuntersuchung offenbart einen an der Innenseite der Tibia sitzenden metaphysären Defekt im Ansatzbereich des Pes anserinus superficialis („Gänsefuß"), der von den Sehnen der Mm. sartorius, gracilis und semitendinosus gebildet wird. Der Konturdefekt ist von einer breiten Sklerosezone umgeben, die sich in die ver-

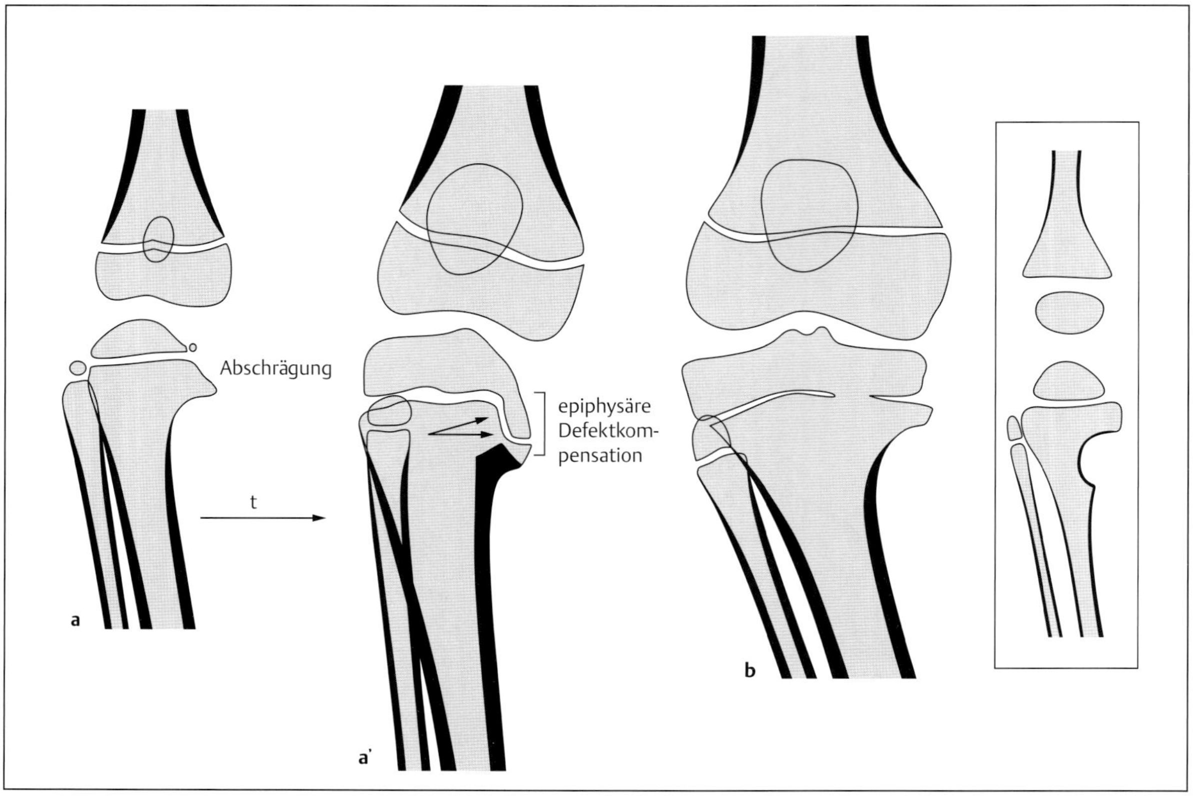

Abb. 15.**57a, b** **Tibia vara (Blount-Krankheit).**
Insert: **Fokale fibrokartilaginäre Dysplasie** (s. Text) mit metaphysärem Defekt, der von einer breiten Randsklerose umgeben ist, die sich in die verbreiterte mediale Tibiakompakta fortsetzt. Diese Tibia vara ist im Gegensatz zum Morbus Blount ein spontan reversibler Zustand; d. h., nach einigen Jahren „schwindet" die Varusstellung, und die wachstumsbedingte Modellierung gleicht den Defekt aus. Zur röntgenologischen Differenzialdianose s. Text; vgl. auch Abb. 15.**29** (Wimberger-Zeichen bei konnataler Lues, ferner Morbus Farber und [BCG-]Osteomyelitis mit entsprechendem klinischem Hintergrund und fehlender Tibiavarisierung).
a, a' **Infantiler Typ** (t = Verlaufsbeobachtung).
b **Adoleszententyp.** Bei diesem Typ ist die proximale Tibiaepiphyse vergleichsweise gering verformt, insbesondere fehlt die „Wachstumsfugenstufe" (s. **a'**, *Pfeile*); außerdem s. die epi-/metaphysäre Knochenbrücke in **b** (Langenskiöld u. Riska 1964).

breiterte mediale Tibiakompakta fortsetzt (s. Abb. 15.**57**). Histologisch findet sich ein dichtes fibröses Gewebe mit eingestreuten Chondrozyten.

Osteochondrosis dissecans

Die Osteochondrosis dissecans ist formal eine umschriebene Knochen-Knorpel-Fragmentation des Wachstumsalters und junger Erwachsener, die vor allem an konvexen Gelenkflächen auftritt und nach dem Ellenbogen am zweithäufigsten das Kniegelenk (Femur) befällt. Manchmal wird sie bilateral beobachtet und ist weit überwiegend am medialen Femurkondylus an typischer Stelle zu finden (Abb. 15.**58**). Seltener zeigt sie sich am lateralen Kondylus – dann meist zuerst auf der Tunnelaufnahme nach Frik zu erkennen.

Die Pathogenese der Osteochondrosis dissecans wird unterschiedlich diskutiert. Ein gelegentlich familiäres Vorkommen und polytopes Auftreten lassen an eine genetische Prädisposition denken. Die Beobachtungen bei Hämoglobinopathien mit Sichelzellbildung und beim Morbus Gaucher begründeten die Annahme, dass die Osteochondrosis dissecans eine Folge von Ischämien subchondraler Endarterien ist. Allerdings sind nicht alle operativ gewonnenen Dissekate osteonekrotisch (Milgram 1978). Derzeit wird als Pathogenesetheorie die Annahme einer zunächst subchondralen (trabekulären) Ermüdungsfraktur mit möglicher Störung der Durchblutung im Endarterienbereich bevorzugt. Darüber hinaus gibt es seltene Beobachtungen, die belegen, dass die vermeintliche Osteochondrosis dissecans als Folge einer leichten epiphysären Entwicklungsstörung auftritt, bei der ein kleiner Epiphysenanteil keinen Anschluss an die ausgereifte Epiphyse findet und separat liegen bleibt. Dann kann natürlich nicht mehr von einer Dissektion gesprochen werden.

Als 1. symptomatischer, d. h. mit einem schmerzhaften Gelenkerguss einhergehender röntgenologischer Frühbefund wird ein flauer, radioluzenter bogenförmiger Saum unmittelbar oberhalb des mittleren Anteils des Condylus medialis sichtbar. Bei mehr dorsalem Sitz an der Kondyluszirkumferenz weist eine kleine Aufhellungsfigur mit mehr oder weniger auffallender „zentraler" Verdichtung, die erst mehrere Millimeter oberhalb der Kondyluskontur auffällt, auf den dissezierenden Vorgang hin

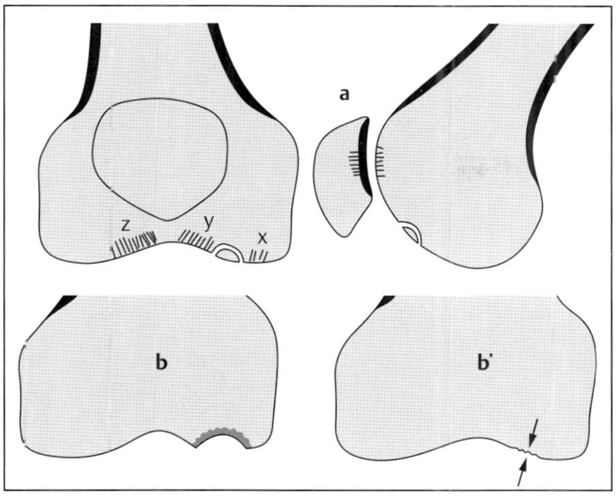

Abb. 15.**58a–b' Osteochondrosis dissecans des medialen Femurkondylus loco typico** (x, y, z = seltenere alternative Lokalisationen; s. auch Patellarückfläche und den gegenüber liegenden Femurbereich).

a Das Dissekat liegt im „Mausbett“. Dann Fragestellung: Gelenkknorpel schon beteiligt? → MRT/MRT-Arthrografie.

b „Frisches Mausbett“, Dissekat disloziert (CT, falls röntgenologisch nicht lokalisiert) oder operativ entfernt; s. die Randsklerose.
Durch fibrokartilaginäre Narbenbildung mit Ossifikationstendenz ist das „Mausbett“ nur noch an einer leichten Abflachung oder unregelmäßigen Konturierung (Aufrauung) am betroffenen Kondylus zu erkennen (**b'**).

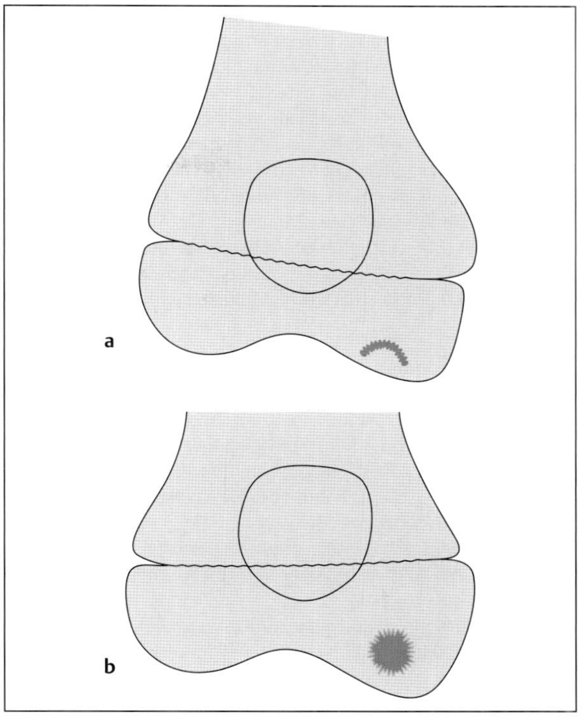

Abb. 15.**59a, b Röntgenologische Frühbefunde der Osteochondrosis dissecans am medialen Femurkondylus auf der a.-p. Aufnahme.**

a Unscharf begrenzter, bogenförmiger, radioluzenter, d. h. auf der Röntgenaufnahme geschwärzter Saum dicht oberhalb der Femurkontur.

b Wenn das Dissekat dorsal in der Kondyluszirkumferenz sitzt, stellt es sich auf der a.-p. Röntgenaufnahme als unscharf begrenzte Aufhellungsfigur (evtl. mit leichter Verdichtung) einige Bildmillimeter oberhalb der Femurkontur dar.

Merke:

Für die Therapieplanung ist eine anschließende MRT/MRT-Arthrografie zur Frage, ob der Gelenkknorpel über dem Dissekat beteiligt ist oder (noch) nicht, erforderlich.

(Abb. 15.**59**). Solange der Gelenkknorpel über dem Dissekat unversehrt ist, bleibt das Dissekat in situ (im „Mausbett“). Im Stadium der osteochondralen Fraktur kann das Dissekat das „Mausbett“ verlassen. Dann ist dieses als flacher randständiger, sklerosierter Kondylusdefekt röntgenologisch zu erkennen und das Dissekat, die Gelenkmaus, zum freien Gelenkkörper geworden. Der Kondylusdefekt neigt im Verlauf zur Abflachung, die Gelenkmaus zum persistierenden rezidivierenden Gelenkerguss und zu „akuten“ Gelenkblockierungen. Kleine Dissekate können resorbiert werden; dann weist nur noch der Kondylusdefekt auf das dissezierende Geschehen hin.

Die besondere Bedeutung der MRT für die (Früh-)Diagnose, die Stadieneinteilung, die Prognosestellung und die Therapie der Osteochondrosis dissecans ist aus Abb. 15.**60** und ihrer Legende zu ersehen.

Meniskusossikel

Unter den verschiedenen Differenzialdiagnosen der dissezierten und dislozierten „Gelenkmaus“ wird in Abb. 7.**14** das Meniskusossikel erwähnt.

Dieser kleine Knochenkörper hat eine Kortikalis, die Spongiosa und Fettmark umgibt, und liegt im Meniskusgewebe – zumeist im Hinterhorn des medialen Meniskus. Das Ossikel kann Schmerzen verursachen; häufiger noch wird es jedoch im Zusammenhang mit Meniskusrissen entdeckt. Da das Meniskusknöchelchen bei manchen Nagetieren als physiologisches Gebilde vorkommt, wird es beim Menschen einerseits als Atavismus eingeordnet, andererseits aber auch als posttraumatisch induzierte knöcherne Heterotopie angesehen. Auf dem Projektionsradiogramm des Kniegelenks in 2 Ebenen zeigt sich das meniskale Hinterhornossikel an typischer Stelle (Abb. 15.**61**), bewegt sich beim Kniebeugen unter Durchleuchtungskontrolle mit der Tibia und lässt sich mittels MRT im Meniskusgewebe lokalisieren.

Spontane Osteonekrose am Kniegelenk (Ahlbäck-Syndrom)

Die Krankheitsbezeichnung „spontane Osteonekrose am Kniegelenk“ (Ahlbäck-Syndrom; Ahlbäck et al. 1968) impliziert, dass sich diese potenzielle präarthrotische Deformität zwar am häufigsten am medialen Femurkondylus manifestiert. Seltener treten jedoch entprechende Veränderungen am medialen Tibiakondylus, am lateralen Femurkondylus und am lateralen Tibiakondylus auf, und zwar ausschließlich simultan oder sukzessive. Diese Erfahrung rechtfertigt die Präposition „am“. Das Attribut

Abb. 15.**60** **Schema der Osteochondrosis-dissecans-Stadien.** Die Erkennung der Knorpelläsionen erfordert hohes Auflösungsvermögen (z. B. 3D-Gradienten-Echo-Sequenzen, PDw fatsat-Sequenzen, Fettunterdrückung). Indirekte MRT-Arthrografie erlaubt Differenzierung zwischen Flüssigkeit im Randsaum (Grenzzone, Interface) und gefäßreichem Granulationsgewebe (Signalanstieg? = prognostisch günstig hinsichtlich Einheilung), ferner zwischen Vitalität/Avitalität des Dissekats; Fettunterdrückung fördert Ödemerkennung. Einfluss der Gewichtung auf die Signalgebung wird vorausgesetzt (KM = indirekte oder direkte MRT-Arthrografie, Ø KM = Nativ-MRT). Frisches Mausbett = großer Defekt mit scharfer Kontur, „älteres" Mausbett = flach (Kramer et al. 1995).

Merke:

1. **Günstige Prognose** der Osteochondrosis dissecans (epiphysäre Wachstumsfuge noch nicht geschlossen, kleines Ausmaß, stabile Form, d. h. Stadium I und II). Gelenkknorpel unversehrt. **Ungünstige Prognose:** instabil (Stadium III und IV), *osteochondrale* Dissektion, T2w-positive „Zysten" unter der Osteochondrosis dissecans, Dickenabnahme des Gelenkknorpels oder fokaler Knorpelverlust über dem Dissekat.
2. Indirekte MRT-Arthrografie erleichtert Beurteilung der Grenzzone. Direkte MRT-Arthrografie verbessert Staging im Vergleich zum Nativ-MRT.
3. Das Stadium I spiegelt ein unspezifisches pathologisches Phänomen wider: Initialstadium der Osteochondrosis dissecans versus ischämische Nekrose versus (klinische) Knochenkontusion (akute subchondrale trabekuläre Mikrofraktur, „Bone Bruise").

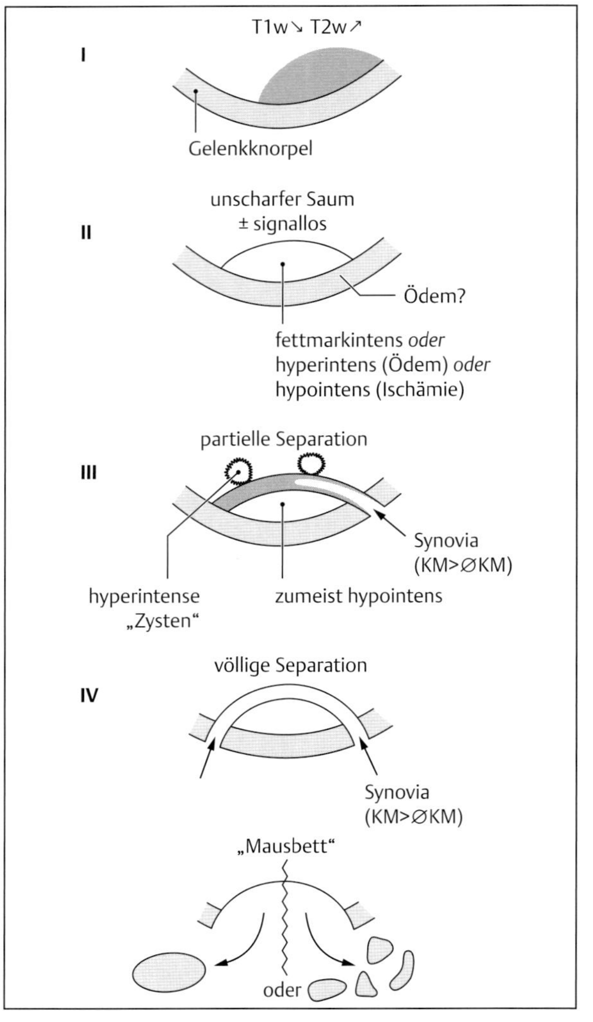

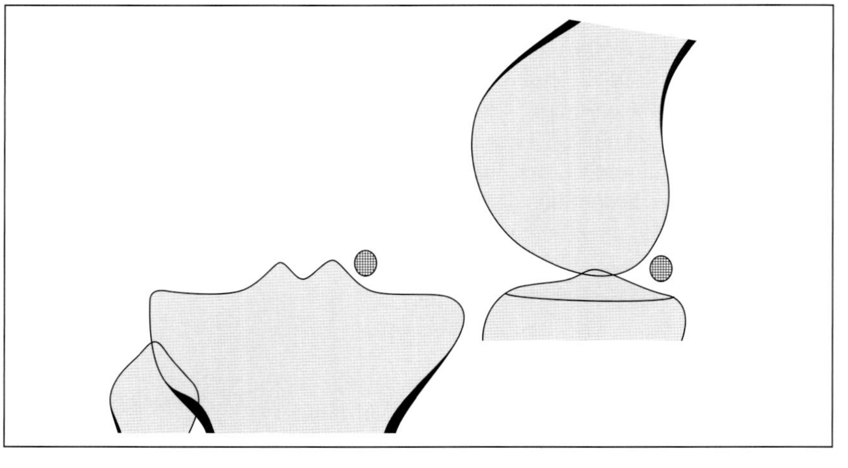

Abb. 15.**61** **Typische Lokalisation des Meniskusossikels im medialen Hinterhorn auf der Röntgenaufnahme in 2 Ebenen.** Im MRT ist sowohl die intrameniskale Lage des Ossikels im Hinterhorn des medialen Meniskus als auch das Fettsignal (Fettmark in seiner Spongiosa) bei T1w zu erkennen.

„spontan" soll anzeigen, dass kein Makrotrauma vorausgegangen ist und der Patient über keine Erkrankung oder Therapie berichtet, die zur Osteonekrose prädisponiert. Die Wortwahl „Osteonekrose" geht auf die histologischen Untersuchungen der Erstbeschreiber zurück. Durch weitere feingewebliche Untersuchungen und MRT-Befunde wird die Pathogenese des Ahlbäck-Syndroms heute in einem anderen Licht gesehen:

Das primum movens ist keine vaskuläre Insuffizienz im subchondralen Bereich, sondern sind in 1. Linie ausgedehnte trabekuläre Mikrofrakturen und damit einhergehende Blutungen und Ödembildung. Dieses feingewebliche Geschehen wird als **Insuffizienzstressfraktur** eingeordnet – also als Folge eines umschriebenen Überlastungsschadens in der subchondralen Spongiosa eines leistungsgeschwächten Skeletts. Das überwiegende Auftreten des Ahlbäck-Syndroms bei älteren Menschen, bei Frauen (in der Menopause) etwa 3-mal häufiger als bei Männern, und das plötzliche Einsetzen der Schmerzen nach einem Minimaltrauma oder völlig atraumatisch, geben Hinweise auf eine osteoporotische Insuffizienzstressfraktur. Auch bei röntgenologisch erkennbarer Gonarthrose kann die Elastizitätsminderung und die Abnahme der Dicke des Gelenkknorpels zu einer Druckerhöhung in der subchondralen Spongiosa führen, die über eine subchondrale Insuffizienzstressfraktur zusätzlich ein Ahlbäck-Syndrom auslöst. Entsprechendes gilt für die Meniskuspathologie, die nicht nur als Präarthrose wirkt, sondern auch die Ausbildung eines Ahlbäck-Syndroms zur Folge haben kann.

Röntgenbefund (Abb. 15.**62**): Etwa 3 Wochen nach dem klinischen Initialereignis (Schmerzbeginn) ist ein pathologisches Röntgenbild im entsprechenden Kondylus zu erwarten, nämlich eine kurzstreckige Abflachung (Begradigung). Sie fällt besonders an der konvexen Femurkontur auf.

Unter der Kondylenabflachung zeigt sich bald ein zartes Aufhellungsband. In Abhängigkeit vom Zeitpunkt der Röntgenuntersuchung nach dem klinischen Initialereignis und einem evtl. nachweisbaren Gelenkerguss geht die Abflachung in einen Konturdefekt ohne oder mit flachem Dissekat über. Außerdem kommt es zu einer sich ausdehnenden perifokalen Spongiosaverdichtung. Diese Kontur- und Strukturveränderungen *können* mit der Zeit in ein ausgeprägtes osteodestruktiv-osteosklerotisches Geschehen übergehen (Abb. 15.**63**), das manchmal neuropathische Züge annimmt.

Jedoch fehlt beim Ahlbäck-Syndrom, abgesehen vom neurologischen Defizit, das typische neuropathische Zerbröckeln der knöchernen Gelenksockel. Allenfalls werden Dissektionen und Kantenabbrüche beobachtet sowie Achsenstörungen zumeist in Zusammenhang mit der einmündenden Gonarthrose im Varus- oder Valgussinne.

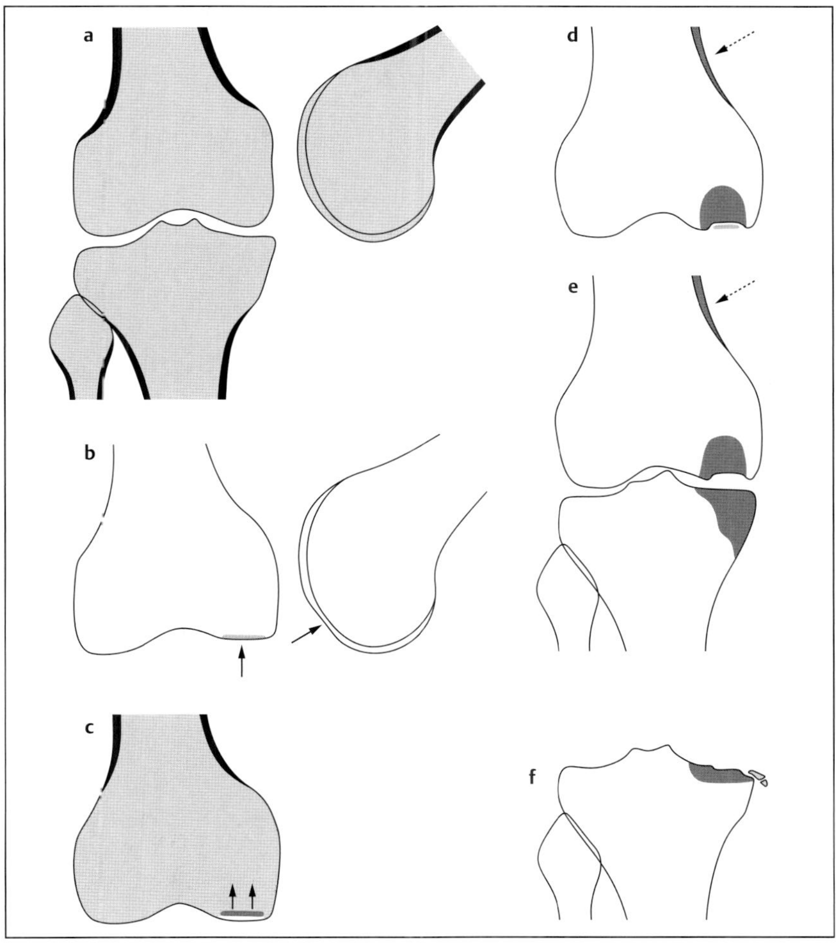

Abb. 15.**62a–f** **Röntgenologische Erscheinungsformen der spontanen Osteonekrose (Ahlbäck-Syndrom) am Kniegelenk.**

a Normaler Röntgenbefund (etwa bis zu 3 Wochen nach Schmerzbeginn). Die Szintigrafie mit knochensuchenden Radionukliden ist früher positiv (pathologische Tracer-Akkumulation) als das Ergebnis der Röntgenuntersuchung!

b Leichte Begradigung (Abflachung) des medialen Femurkondylus (*Pfeile*, Röntgenfrühbefund!), dabei oft ganz zarte subchondrale Verdichtungszone.

c Frühestens 2 Monate nach Krankheitsbeginn subchondrale Strahlentransparenzerhöhung mit mehr oder weniger ausgeprägter, zunächst perifokaler Spongiosaverdichtung (*Pfeile* = Ausdehnungspotenzial).

d Ovaler, muldenförmiger Defekt mit perifokaler Spongiosaverdichtung. Die flache Knochenplatte in dem Konturdefekt ist ein charakteristischer Röntgenbefund (vgl. mit dem Befund bei der Osteochondrosis dissecans in Abb. 15.**58**). Mögliche Stressperiostose (*gestrichelte Pfeile*).

e Der nekrotische plattenförmige Knochenteil ist resorbiert. Am gegenüber liegenden medialen Tibiakondylus ist eine allerdings nicht obligate Spongiosaverdichtung aufgetreten, die oft tiefer und breiter ist als die Verdichtungszone im Femur. Fakultative Stressperiostose oder Folge eines Periostödems (*Pfeil*, s. auch **d**).

f Zusätzlich zu den in e abgebildeten Veränderungen kann es an der Tibia im Zeitverlauf zur Knochenfragmentation (Kantenabbruch) und Einbrüchen des spröden Osteosklerosebezirks kommen.

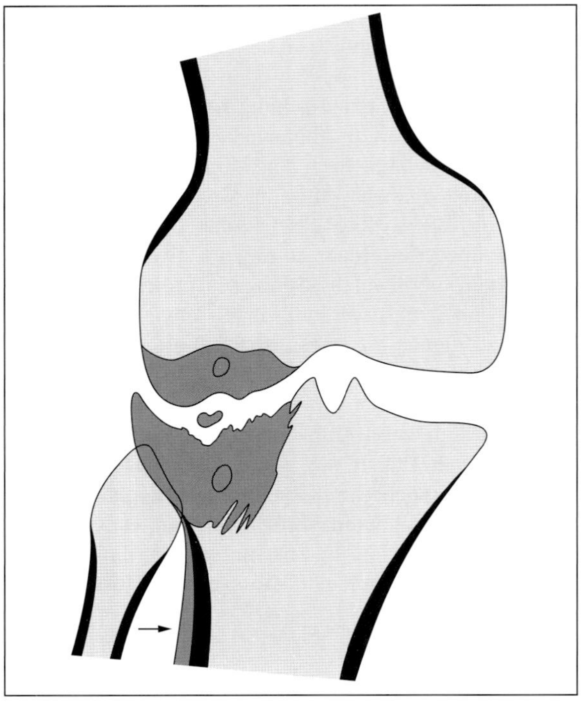

Abb. 15.**63** **Spontane Osteonekrose am Kniegelenk** (Fortsetzung von Abb. 15.**62**). Manifestationen am lateralen Tibia- und Femurkondylus, Genu valgum symptomaticum. Der *Pfeil* zeigt auf eine Stressperiostose an der Tibia, oder diese Periostreaktion ist die Folge eines Periostödems.

Schon vor dem ersten Röntgenzeichen des Ahlbäck-Syndroms fällt die *3-Phasen-Skelettszintigrafie* mit ^{99m}Tc-Phosphatkomplexen bzw. die *Skelettszintigrafie mit Früh- und Spätphase* in allen Phasen positiv aus.

MRT-Befund (Abb. 15.**64**): Das charakteristische MRT-Merkmal des Ahlbäck-Syndroms sowohl in diagnostischer als auch in pathogenetischer Hinsicht ist ein manchmal perifokales, manchmal sich weit *epi-*/meta-/diaphysär ausbreitendes, von subchondral ausgehendes *Knochenmarködem.* In diesem Ödem zeigt sich entweder direkt subchondral oder wenige Millimeter unterhalb und parallel zur Femurkontur bzw. zum Tibia-Plateau eine *lineare* oder *flachbogige Signalabschwächung* im T1w und T2w SE-Bild (besonders ins Auge springend beispielsweise bei Fettsättigung). Diese Signalalteration (Sokoloff et al. 2001) spiegelt eine Stressfraktur (Insuffizienzfraktur, s. o.) wider, die histologisch ebenfalls auffällt (Le Gars et al. 1999). Zwischen dem Stressfrakturspalt und der Gelenkkontur wurde eine Osteonekrosezone nachgewiesen (Ahuja u. Bullough 1978, Yamamoto u. Bullough 2000). Dieser Befund hat offensichtlich zur Krankheitsbezeichnung beigetragen. Die Pathogenese des Knochentods in Zusammenhang mit einem Knochenmarködem ist in Kap. 3 „Einführung in die Arthritis- bzw. Synovitisdiagnostik“, Abschnitt „Pathogenese der arthritischen Kollateralphänomene“, erörtert worden.

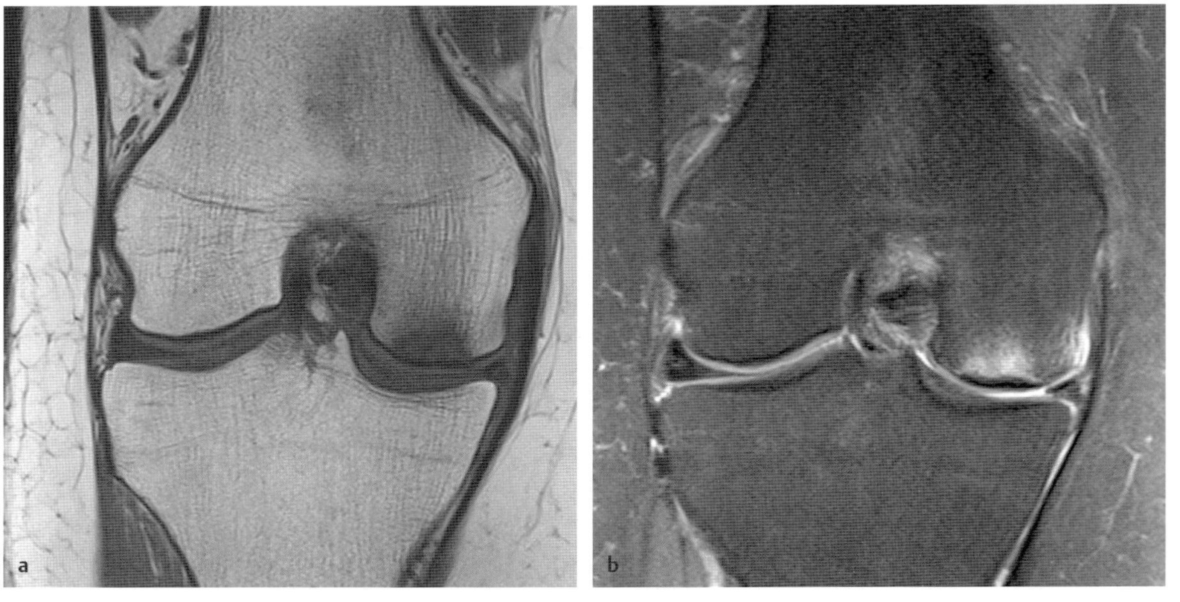

Abb. 15.**64a, b** **Ahlbäck-Syndrom, MRT-Aspekt.** Patientin 63 Jahre alt, linkes Knie.
a T1w Sequenz (Defekt am medialen Femurkondylus mit Signalauslöschung).
b Wassersensitive PDw fatsat-Aufnahme. Siehe die unmittelbar subchondrale lineare Signalauslöschung.

Die Pathogenesekette des Ahlbäck-Syndroms beginnt zusammenfassend mit einer insuffizienten Stressadaptation, d. h., als Folge von akuten Mikrofrakturen in der subchondralen Spongiosa entstehen diskrete Hämorrhagien und eine Ödembildung (Hinweise auf eine Schädigung kleiner Blutleiter). Die Mikrofrakturen gehen einerseits in eine makroskopisch (bildgebend) nachweisbare Stressfraktur über. Andererseits müssen sie das in Abhängigkeit von ihrem Ausmaß bzw. vom Einsetzen der Entlastungstherapie (gemäß dem MRT-Befund) nicht unbedingt tun – die morphologische Pathogenesekette kann unterbrochen werden. Das Ödem bleibt dann das einzige reversible MRT-Signal, und im Röntgenbild muss die Pathomorphologie nicht in das osteodestruktiv-osteosklerotische Stadium des Ahlbäck-Syndroms übergehen.

In diesen Fällen bleibt die *Differenzialdiagnose* des MRT-Befunds „umschriebenes subchondrales Knochenmarködem" zu stellen:

- frühes Ahlbäck-Syndrom
- reine Stressfraktur (z. B. Überlastungsstress vor allem in der Tibia)
- Meniskuspathologie bzw. Zustand nach Meniskusoperation
- transitorische Osteoporose (s. dort)
- Knochenkontusion („Bone Bruise")
- (akuter) ligamentärer Kniegelenkschaden
- Gonarthrosefolge (Verdünnung des Gelenkknorpels)
- frühe Infektion
- infiltrativ wachsender Knochentumor (z. B. Absiedlung)
- Osteochondrosis dissecans (ovoid, scharfrandig, frühes Erkrankungsalter)
- epi-/meta-/diaphysärer Knochenmarkinfarkt (girlandenförmig, Doppellinienzeichen)

Zur erweiterten röntgenmorphologischen Differenzialdiagnose des Ahlbäck-Syndroms gehört auch die **neuropathische Osteonekrose des Kindesalters am lateralen Femurkondylus** (Abb. 15.**65**). Sie wird bei Kindern mit sensiblen und/oder motorischen neurologischen Ausfällen im Gefolge von Rückenmarkschäden beobachtet. Es kommt dabei zu schmerzlosen oder mit geringfügiger Schmerzsymptomatik einhergenden Fragmentationen, schließlich zum Kollaps im hinteren Drittel des lateralen Femurkondylus und evtl. zur Entstehung freier Gelenkkörper. Jedoch zeigt sich kein typisches Charcot-Röntgenbild, zumal Charcot-Gelenke (s. dort) fast immer nach Wachstumsabschluss auftreten. Außerdem fehlt der begleitende Knochendetritus (kleinbröckeliger Knochenzerfall). Der Befund stellt sich auf der seitlichen Röntgenaufnahme und in a.-p. Projektion besonders auf der Tunnelaufnahme dar.

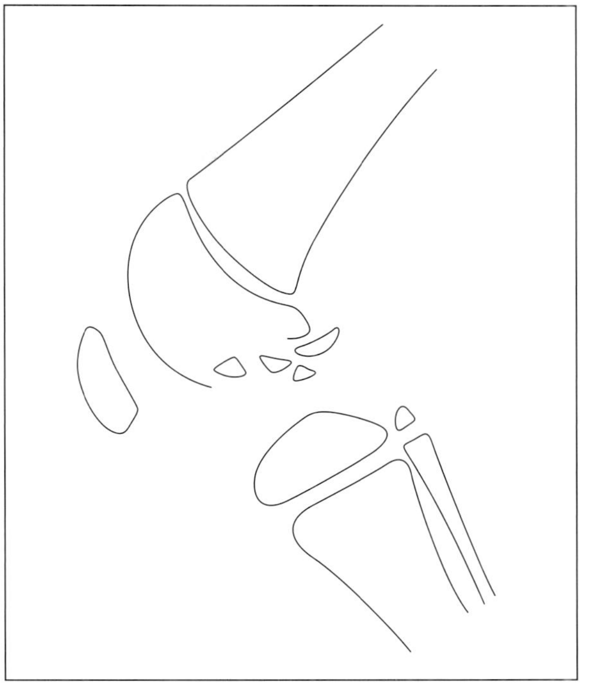

Abb. 15.**65** **Neuropathische Osteonekrose des Kindesalters im lateralen Femurkondylus.** Die typische Lokalisation ist der *hintere Anteil* des lateralen Kondylus. Ebenso typisch sind die Fragmente, die zu freien Gelenkkörpern werden können.

Synovialchondromatose

Die Synovialchondromatose (auch als **Reichel-Krankheit** bekannt) wirkt sich in Abhängigkeit von der Vielzahl der polytop in der Gelenkinnenhaut entstehenden Synovialchondrome durch ihren biomechanisch „raumfordernd" wirksamen Charakter als *präarthrotische Deformität* aus.

Klinische Stichworte:

- überwiegend bei Erwachsenen in der 1. Lebenshälfte
- Androtropie
- zumeist monartikuläres, selten biartikuläres (bilaterales) Auftreten
- Prädilektionslokalisation: Kniegelenk
- formale Genese: wahrscheinlich Fehldifferenzierung von Fibroblasten zu Chondroblasten mit Neigung zur exzessiven Proliferation
- extraartikulärer Sitz in Bursen und Sehnenscheiden möglich, vor allem dann Risiko der malignen Transformation zum Chondrosarkom
- zunächst Sitz in der Synovialmembran, mit zunehmender Größe Neigung zur Stielbildung und Ablösung zum freien Gelenkkörper mit der Möglichkeit der akuten, schmerzhaften Gelenkblockierung
- grundsätzliche Neigung zum Gelenkerguss (Synovitis) mit Bewegungseinschränkung

Bildgebung: Im Röntgenbild werden verkalkte oder sogar verknöcherte Chondrome (Abb. 15.**66**) direkt sichtbar. Dabei fällt ihre unterschiedliche Größe auf, während sich beispielsweise Phlebolithen eines Synovial- oder Kapselhämangioms annähernd uniform zu erkennen geben. Ausgedehnt gruppenförmig angeordnete Formationen (oder größere Anteile) unverkalkter Chondrome stellen sich häufig, beispielsweise am Kniegelenk mit seinem verhältnismäßig dünnen Weichteilmantel, als dichter homogener Weichteilschatten (supra-, infrapatellär, retrokondylär) im Projektionsradiogramm dar.

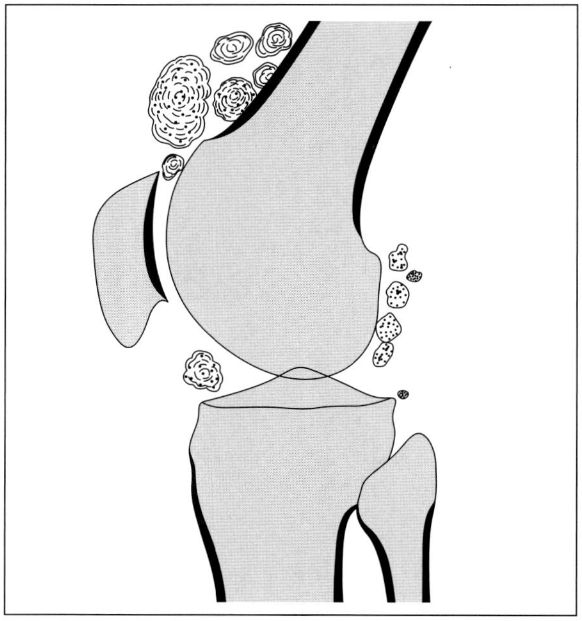

Abb. 15.**66** **Synovialchondromatose des Kniegelenks.** Zahlreiche verkalkte Synovialchondrome, nur geringfügige Sekundärarthrose im femoropatellaren Kompartment. Siehe das Chondromkonglomerat in der Bursa suprapatellaris und die retrokondyläre Chondromkette.

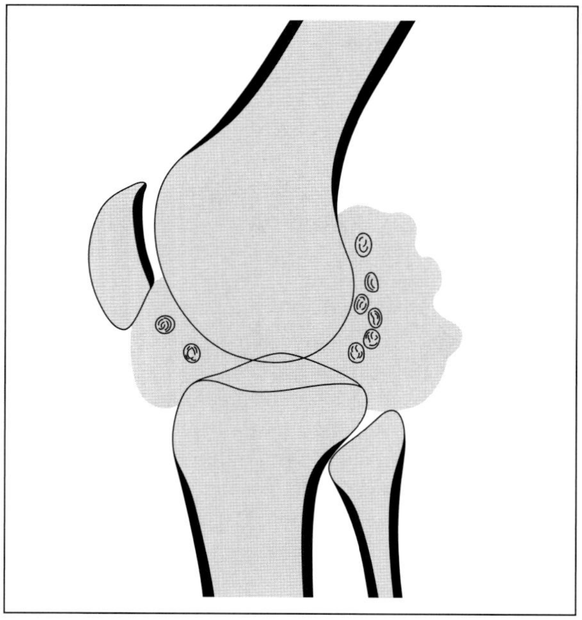

Abb. 15.**67** **Maligne transformierte Synovialchondromatose.** Neben den verkalkten Synovialchondromen sind intraartikuläre knotige Weichteilmassen auf der seitlichen Röntgenaufnahme, und zwar besonders im hinteren Gelenkbereich, sichtbar. Die MRT würde das Ausmaß (die Ausdehnung) der Weichteilmassen genauer wiedergeben, evtl. auch diskrete Erosionen aufdecken, die sich im Projektionsradiogramm nicht darstellen.

! Merke

Es gilt: Je kleiner der Anteil verkalkter Synovialchondrome gegenüber den unverkalkten Synovialchondromen bzw. den Weichteilverdichtungen ist, desto wahrscheinlicher wird die Annahme einer malignen Transformation (Abb. 15.**67**).

Außerdem muss dann auch die Differenzialdiagnose gegenüber intrakavitären oder unmittelbar gelenknahen, ohne oder mit dystrophen Verkalkungen einhergehenden tumorähnlichen, benignen und malignen Geschwülsten gestellt werden. Dazu gehört das synoviale Sarkom (malignes Synovialom), zu dessen Vorzugslokalisation der Kniebereich zählt und bei dem in etwa ⅓ der Fälle gelenknahe Verkalkungen auffallen. Sein ausgedehnter, evtl. knochenarrodierender Weichteilanteil dominiert im MRT.

Zum Röntgenbild der fortgeschrittenen Arthrose – kleines Gelenk: z. B. Rhizarthrose, großes Gelenk: z. B. Gonarthrose (s. Abb. 15.**50**) – gehören verkalkte, metaplastisch entstandene Kapselchondrome und -osteome. Sie treten jedoch nicht in der Vielzahl auf. Daher die differenzierenden Termini „Synovialchondromatose“ (mit Sekundärarthrose) und „Kapselchondrome/-osteome“ bei fortgeschrittener Arthrose.

Durch die „raumfordernden“ Eigenschaften der intrakavitären Chrondrommassen kann es einerseits zu *Druckerosionen* oder extraartikulären *Druckarrosionen* kommen. Andererseits gehört zu diesem Druckdefekt die *parallel* zum Knochenabbau entstehende Randsklerose oder mindestens eine Kortikalis. Fehlen diese bei einer röntgenologisch auffallenden Synovialchondromatose mit Erosion/Arrosion, so muss an eine maligne Transformation gedacht und entsprechend invasiv-diagnostisch gehandelt werden.

Im CT führen unverkalkte intrasynoviale Chondrome zu einer Kapselverdickung. Auch im Kavum liegende unverkalkte Synovialchdrome sind im CT abzugrenzen, und erst recht „versteckte“ Synovialchondrome in Rezessus usw. (prätherapeutisch von Bedeutung).

Zur Darstellung (Signalgabe) der Synovialchondrome im MRT s. Kap. 14 „Hüftgelenk“, Abschnitt „Gelenkgeschwülste“.

Meniskopathien

Die **Menisken des Kniegelenks** haben verschiedene Funktionen: Sie sind Kongruenzstrukturen und wirken als Druckverteiler, indem sie die konvex geformten Femurkondylen dem Tibia-Plateau anpassen und auf diese Weise eine optimale Kontaktfläche für eine weitgehend gleichmäßige axiale Kraftübertragung beider Gelenkpartner schaffen. Ihre viskoelastischen Eigenschaften machen sie zu axialen „Stoßdämpfern“ zwischen Femur und Tibia, da sie etwa ⅓ der im Kniegelenk übertragenen Last übernehmen. Außerdem tragen sie durch ihre Keilform zur Stabilisierung des Gelenks, namentlich in Endstellung, bei: sog. Bremsklotzeffekt.

Die Menisken sind auf Projektionsradiogrammen als keilförmige oder spitzwinklige Gebilde nur dann zu erkennen, wenn sich in ihnen, beispielsweise bei alten Menschen, Kalziumpyrophosphatdihydratkristalle niedergeschlagen haben (s. Chondrokalzinose).

Die Bildgebung der **Meniskopathie** begann mit der Mono- und Doppelkontrastarthrografie. Die MRT ist jedoch zur zeitgenössischen bildgebenden Methode der Meniskusläsionen geworden. Immerhin werden verschiedene Erkenntnisse, die aus der Kontrastarthrografie mit Röntgenstrahlen abgeleitet wurden, auch für die MRT genutzt: Grundsätzlich ist der an der Gelenkkapsel und teilweise am tibialen Kollateralband (Innenband) sowie am vorderen und hinteren Ende an der Tibia fest verankerte mediale Meniskus vergleichsweise erhöhten Verletzungsgefahren ausgesetzt, zumal beide Menisken sich bei allen Bewegungen auf dem Tibia-Plateau verschieben. Dabei treten Spannungen auf, die den an Kapsel, Band und Tibia fixierten medialen Meniskus viel stärker beanspruchen als den nur sehr locker mit der Kapsel verbundenen lateralen Meniskus. Diese Verbindung ist außerdem dort unterbrochen, wo dorsal die Popliteussehne in einer Ausstülpung der Synovialmembran (= Popliteussehnenscheide) verläuft. Darüber hinaus besteht zwischen dem lateralen Meniskus und dem fibularen Kollateralband (Außenband) *keine fibröse* Verbindung. Die Fixationsstellen des Vorder- und Hinterhorns vom lateralen Meniskus liegen im Vergleich zum medialen Meniskus nahe beieinander. Auch dies fördert die Beweglichkeit des lateralen Meniskus (s. Abb. 15.**19**).

> **! Merke**
> Es gilt: Am medialen Meniskus treten Rissbildungen am häufigsten im physiologisch breiten Hinterhorn, am lateralen Meniskus vor allem im Vorderhorn auf.

Die Kenntnis der Pathomorphologie der verschiedenen Meniskusrupturen (Abb. 15.**68**) – seien sie auf dem Boden von beruflich oder sportlich induzierter Abnutzungserscheinung (Degeneration), im Rahmen der Gonarthrose oder durch ein akutes Trauma entstanden – erleichtert die Einordnung der MRT-Morphologie (Abb. 15.**69**). Die Symptomatik und die klinischen Untersuchungsbefunde sind dabei wichtige Hilfen. Meniskusfehlbildungen (s. Abb. 15.**18** und Abb. 15.**19**) beeinträchtigen die Meniskusfunktion (s. o.) und begünstigen deshalb die Überbeanspruchung des Gelenkknorpels sowie die Degeneration und Rissbildung im Meniskus. Meniskusrupturen und die Gonarthrose führen zu intraartikulären Inkongruenzen. Erstere wirken sich als präarthrotische Deformität aus, Letztere begünstigen Meniskusläsionen.

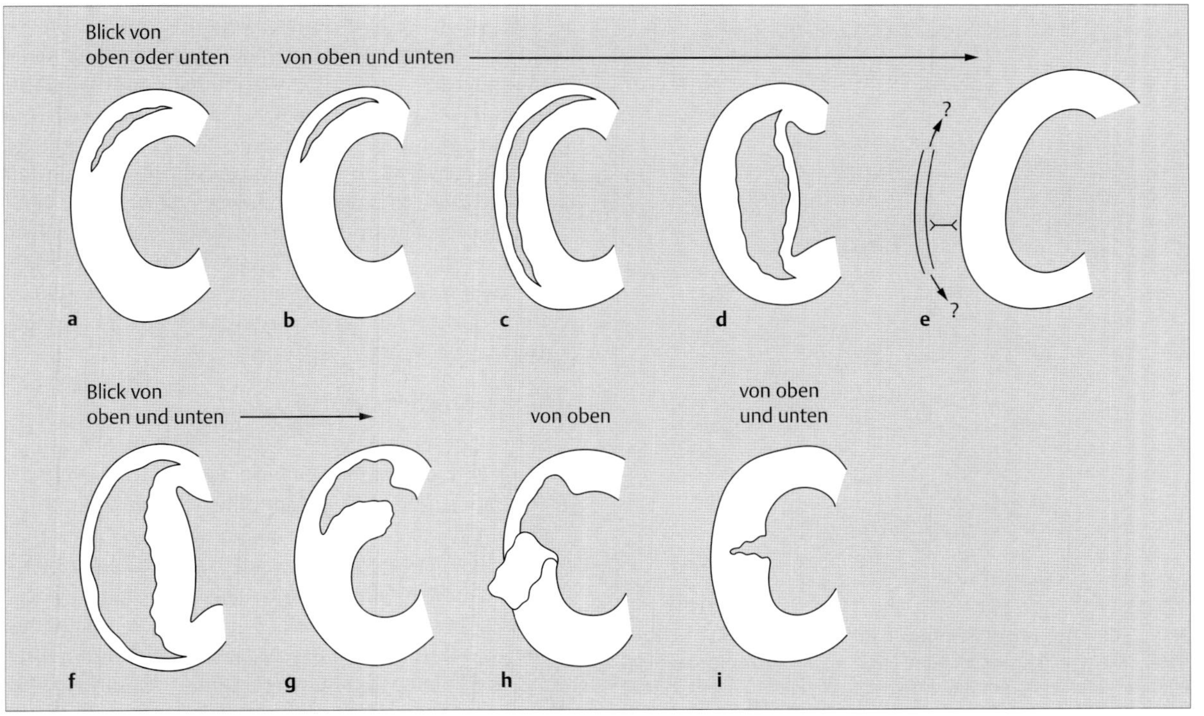

Abb. 15.**68a–i** **Schema geläufiger Meniskusrupturen in Aufsicht von oben und/oder unten.**
- **a** **Einriss**, am häufigsten an der Meniskusunterfläche, verläuft gewöhnlich schräg.
- **b, c** **Längsrissbildung**, am häufigsten, vertikaler oder schräger Verlauf.
- **d, f** **Totaler Längsriss vom Korbhenkeltyp**, d. h. nach innen dislozierter vertikaler Längsriss. Wichtiges diagnostisches Kriterium: „verkürzter" Meniskusrest, Differenzialdiagnose zur partiellen Meniskotomie (Anamnese?).
- **e** **Kapselabriss** = *Desinsertion* = *meniskokapsuläre Separation; Pfeile mit Fragezeichen* = Ausdehnung des Abrisses?
- **g** **Kombinierter Längs-/Querriss.**
- **h** **Partieller (einseitiger) Abriss** mit Luxation des Fragments.
- **i** **Querriss.**

(In Anlehnung an Wirth u. Mihicic 1989.)

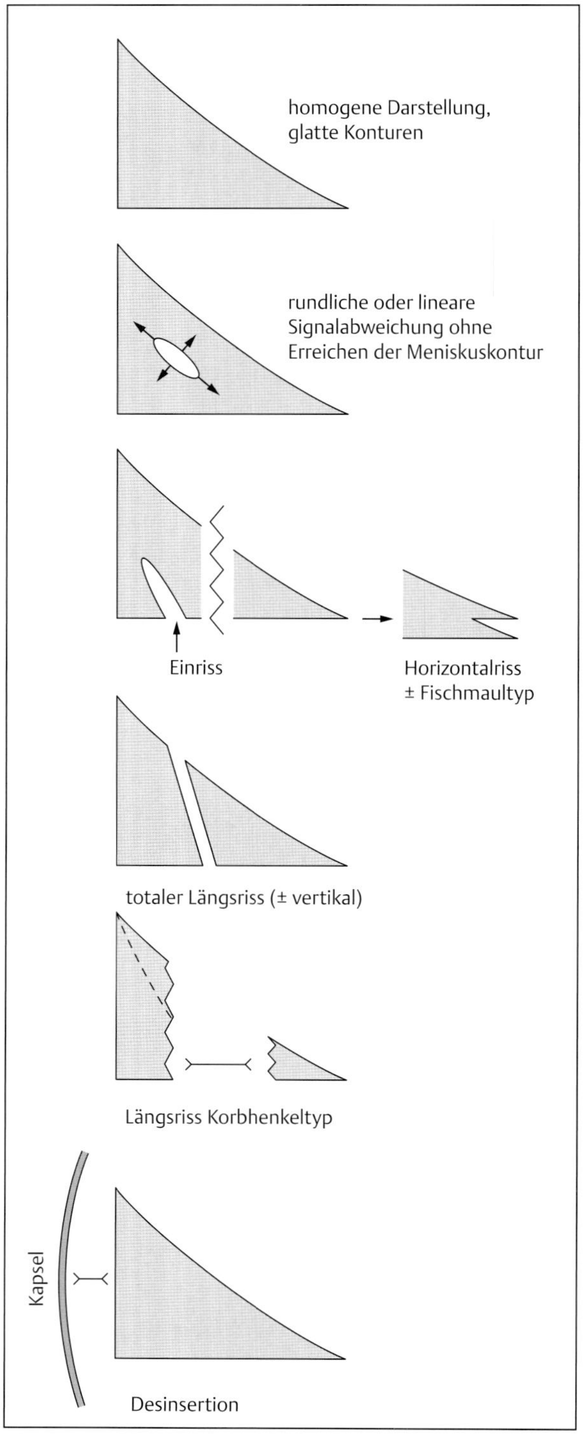

Abb. 15.69 **Geläufige Meniskuspathologie im MRT *(schematisch).*** Rissbildung zeigt sich im MRT als Signalabweichung; evtl. Kontrastverstärkung bei indirekter oder direkter MRT-Arthrografie (± = mehr oder weniger).

Postmeniskektomiesyndrom

Meniskusregenerate aus der Synovialmembran bestehen aus fibrösem Narbengewebe anstelle von Faserknorpel und neigen zur faserigen Degeneration und erneuter Rissentstehung (Postmeniskektomiesyndrom). Dies gilt auch für Meniskusreste nach partieller Meniskektomie. Dieses operative Vorgehen hat das Ziel, nicht betroffene Meniskusanteile zu erhalten, um das präarthrotische Risiko der vollständigen Meniskektomie zu verringern. Die Beschwerden des Postmeniskektomiesyndroms können allerdings auch auf andere Binnenschäden zurückgehen, die gleichzeitig mit der Meniskopathie bestehen, aber nicht mitbehandelt wurden.

Sowohl Regenerate als auch Restmenisken nehmen unter dem Einfluss der physiologischen Kräfte postoperativ wieder eine meniskusähnliche Keilform an. Der „Keil" ist jedoch kleiner und kürzer als der unversehrte Meniskus.

Die **MRT-Arthrografie** – *indirekte* MRT-Arthrografie nach intravenöser Applikation eines gadoliniumhaltigen Kontrastmittels – geht davon aus, durch das Eindringen der kontrastmittelhaltigen Synovia den Kontrast zwischen Meniskusgewebe und Riss zu steigern. Entsprechende Überlegungen gelten auch für die *direkte* MRT-Arthrografie nach intraartikulärem Einbringen des Kontrastmittels. Wenn bei der indirekten MRT-Arthrografie *am Rande* der Ruptur ein vergleichsweises Enhancement auftritt, spricht dies für Heilungsvorgänge durch fibrovaskuläres Bindegewebe. Besonders fettsupprimierende T1w-Sequenzen werden bei der indirekten MRT-Arthrografie empfohlen, um zusätzliche Informationen über den Retropatellarknorpel zu erhalten (Bergin u. Schweitzer 2003). Dabei springen Gelenkknorpelulzera und ein mit ihnen in Zusammenhang stehendes perifokales, subchondrales Knochenmarködem besser ins Auge. Die Kontraststeigerung bei der indirekten MRT-Arthrografie hängt allerdings vom Verdünnungsgrad ab, beispielsweise wenn die Meniskusläsion eine Synovitis (Gelenkerguss) ausgelöst hat.

Meniskusganglien (-zysten)

Außer der degenerativen Auffaserung des Meniskus und ihren Folgen gibt es eine seltene myxomatös-schleimige Degeneration. Wenn diese Meniskusschädigung *intrameniskal* auftritt, so gibt sie sich im Zeitverlauf als umschriebene, evtl. septierte zystenartige Flüssigkeitsansammlung im MRT zu erkennen. Diese Meniskusganglien (-zysten) entstehen vor allem im vorderen Anteil des lateralen Meniskus, sehr häufig in Assoziation mit einem Horizontalriss. Sie können sich auch *paradiskal* entwickeln. Die pathogenetischen Zusammenhänge des parameniskalen Ganglions mit einer Meniskusruptur erklären sich aus der Vorstellung, dass durch die Ruptur Flüssigkeit in die Meniskusumgebung eintritt und dort bei Vergrößerungstendenz durch Flüssigkeitszunahme „abgekapselt" wird (Tyson et al. 1995). Der Riss führt entweder direkt zum Ganglion, oder es lässt sich ein signalgebender Stiel (T2w) zwischen Meniskusläsion und Ganglion nachweisen.

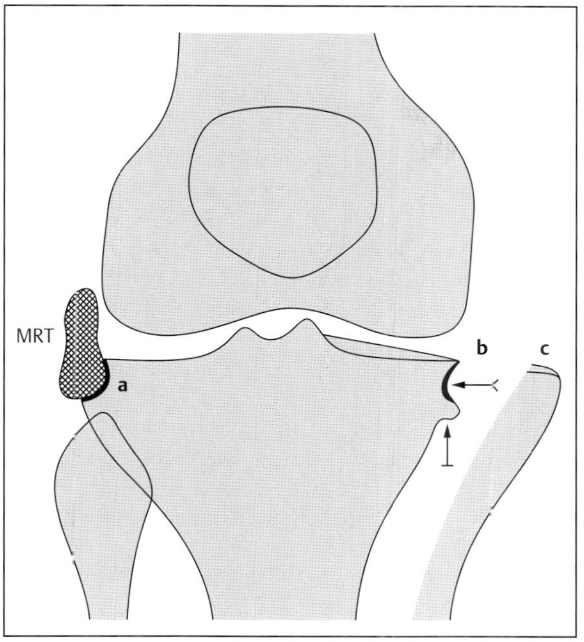

Abb. 15.**70a–c** **Röntgenbefunde beim länger bestehenden Meniskusganglion.**

a **Juxtaartikuläre Druckerosion am Tibiakopf** (lateral >medial >Femurkondylen), d.h., der Defekt erreicht nur sehr selten die Gelenkkontur und hat einen kortikalisierten oder schmal-sklerosierten Rand (*geschwänzter Pfeil* in **b**). Er entsteht durch den gleichmäßigen Druck des Ganglions, das sich wie ein Wasserkissen in die Kapselumschlagsfalte hineinschiebt und so den Gelenkknorpel und den unmittelbar subchondralen Knochen unterminiert. Bei Betrachtung vor einer Grellleuchte kann sich das vorgewölbte Ganglion durch das abgehobene Kapselbaufett zu erkennen geben.

b **Juxtaartikuläre Druckerosion wie in a**, jedoch hat sich durch die Anspannung des Kapsel-Band-Ansatzes durch den raumfordernden Charakter des Meniskusganglions zusätzlich eine *Anspannungsfibroostose (Pfeil mit Querbalken)* gebildet.

c **Normale Konturen an der Tibiakopfkante** (zum Vergleich).
MRT: T2w Sequenz hyperintense direkte Darstellung des Meniskusganglions (Septierung möglich).
>= häufiger als.

Bei genügender Größe drängt sich das Meniskusganglion als Raumforderung aus dem Gelenkspalt hervor und ist dort prall-elastisch zu palpieren. Ebenfalls von der Größe und der diagnostischen Verzögerung/Vernachlässigung abhängig kann das Meniskusganglion auf dem Projektionsradiogramm zu einer **juxtaartikulären Druckerosion** am Tibiakopf, selten am Femurkondylus führen (Abb. 15.**70**).

Zur *bildgebenden Differenzialdiagnose* des flüssigkeitsdominierten (muzinösen) Meniskusganglions (CT = +10 bis +20 HE, MRT = hyperintense Signalgabe bei flüssigkeitssensitiven Sequenzen) gehören, und zwar vor allem dann, wenn sie sich als Raumforderung in Höhe des Gelenkspalts zu erkennen geben:

- extraossäre Ganglien (Sehnenscheide, Sehneninsertion, Ligament, fibröse Gelenkkapsel, Bursa, **Nerven**)
- Bursitis; Differrenzialdiagnose: Bursa/Synovialrezessus
- abgekapselter, nicht resorbierter Hämatomrest
- Tumor

Intraneurale Ganglien im Epineurium peripherer Nerven – am häufigsten im N. peronaeus communis in Höhe des Fibulakopf-/-halsbereichs – haben pathogenetische Beziehungen zum ganglionnahen Gelenk, z.B. zum Tiobiofibulargelenk (Spinner et al. 2008).

Zystenartige mukoide Degeneration des vorderen Kreuzbands

An der Innenseite des lateralen Condylus femoris in der Fossa intercondylaris kann es durch eine zystenartige mukoide Degeneration des vorderen Kreuzbands (hohe Signalintensität bei T2w SE-Sequenzen und bei Gradientenechosequenzen) zu einer Erosion kommen (Melloni et al. 2004).

Osteoarthropathien

Gicht

Das Knie gehört nicht zur Präferenztopisk der Gicht (s. Kap. 6 „Arthropathien und Osteoarthropathien"). Aber auch dort wird die bildgebende Morphologie vom Menge-Zeit-Quotienten der Uratpräzipation (s. dort) und von der Oberflächenrelation Gelenkkapsel/-knorpel beeinflusst (s. Kap. 14 „Osteoarthropathien", Abschnitt „Gicht"), d.h., bei den meisten Patienten mit diagnostizierter Gicht gibt sie sich am Kniegelenk als Arthrose zu erkennen. Bei chronischer Gicht verleihen manchmal *diskrete* arthritische Direktzeichen und Knochentophi der Gonarthrose ein atypisches Bild (Abb. 15.**71** und Abb. 15.**72**), und Weichteiltophi werden in einigen Fällen durch mögliche polymorphe *Kalzium*uratniederschläge röntgenologisch sichtbar. Die Gichtarthropathie kann aber auch als chronische erosive Arthritis verlaufen. Bei diesen Patienten kommt die synovitische Reaktion der uratgeschädigten Gelenkinnenhaut nicht „zur Ruhe" und „schwelt" vor sich hin, gelegentlich unterbrochen von hochakuten Arthritis-/Periarthritisattacken, dem **Podagra** bzw. **Gonagra**.

Der Tophus ist das raumfordernde Merkmal der chronischen Gicht. Der Knochenmarktophus gibt sich als geografische Osteolyse, der Weichteiltophus, sofern er oberflächennahe (peri-, intraartikulär) sitzt, als palpable, raumfordernde, umschriebene Anschwellung zu erkennen. Zur selten erforderlichen bildgebenden Tophusdiffe-

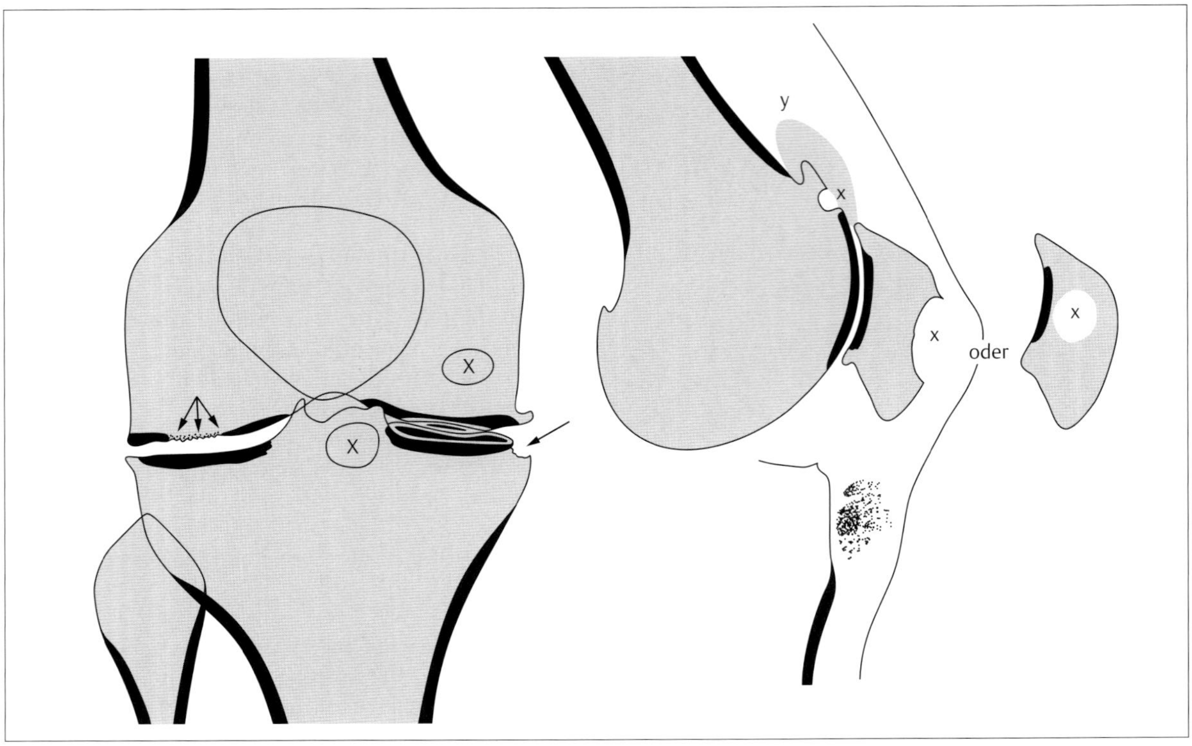

Abb. 15.**71** **Chronische Gicht seit 10 Jahren.** Im Vordergund des Röntgenbefunds stehen gonarthrotische Deformierungen. *Atypisch für die Arthrose sind jedoch (Synopsis):*

1. Eine (arthritische) Randerosion und zarte Zähnelung (Grenzlamellenunterbrechung; *Pfeile*).
2. Geografische, intraossäre oder randständige Osteolysen, hier Gichttophi, manchmal aus differenzialdiagnostischen Gründen MRT notwendig (x), evtl. (s. Patella) mit Weichteilschwellung (Bursitis).
3. Pleomorphe Verkalkungen oberhalb der Tuberositas tibiae (verkalkter Tophus im Lig. patellae oder in einer Bursa). Ergussnachweis in der Bursa suprapatellaris (y). Der Erguss spricht für eine Reaktion der Synovialmembran, z. B. durch Arthroseaktivierung oder chronische Uratarthritis. Im Kavum des Kniegelenks treten manchmal Kalkschatten auf (Kalziumurat, nicht eingezeichnet).

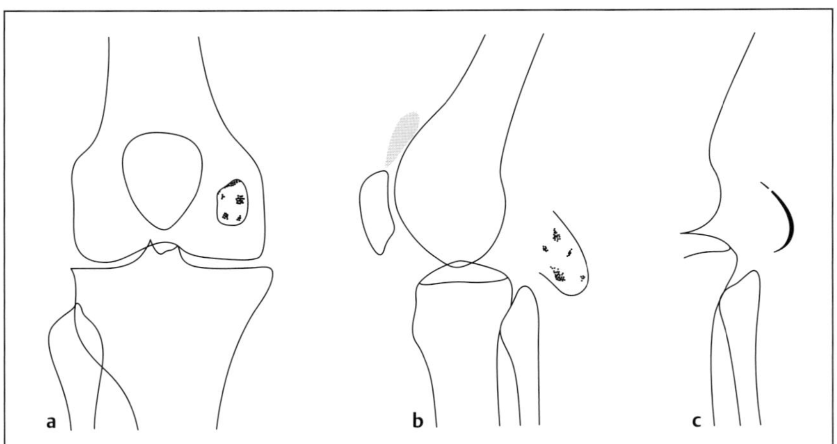

Abb. 15.**72a–c** **Seltene Röntgenbefunde bei der Gicht.**

a **Bei bekannter Gicht mit Podagraanfällen treten Kniegelenkbeschwerden auf.** Die Röntgenaufnahme zeigt diskrete Zeichen einer Gonarthrose (zarte Osteophyten) sowie eine zystenartige Osteolyse im medialen Femurkondylus. Die Osteolysezone hat einen wechselnd dichten Randsaum und enthält pleomorphe Kalkschatten. Es handelt sich um einen Urattophus (Natrium-, Kalziumurat).
Differenzialdiagnose s. Text.

b **Chronischer Kniegelenkerguss bei bekannter Gicht.** Nach dorsal und kaudal wölbt sich eine palpable Weichteilverdichtung vor, die pleomorphe Kalkschatten enthält. Es handelt sich um eine Baker-Zyste (Synovialiszyste) bei Gichtarthropathie mit Niederschlägen von Kalziumurat.
Röntgendifferenzialdiagnose: verkalkte Synovialchondrome oder synoviales Sarkom mit Verkalkungen, Chondrokalzinose, Apatitkrankheit, häufiger noch verkalkter Detritus in der Baker-Zyste.

c **Wandverkalkung in der Baker-Zyste.**
Röntgendifferenzialdiagnose: **partiell wandverkalktes Aneurysma der A. poplitea.**

renzialdiagnose – die Gicht ist fast immer schon bekannt, z.B. auch Gichtattacken an anderen Gelenken – kann das MRT beitragen (s. Kap. 6 „Arthropathien und Osteoarthropathien", Abschnitt „Folgeerkrankungen der Gicht").

Am Kniegelenk kommen in 1. Linie Synovialzysten (Knochenganglien), Knochenzysten, das Enchondrom, das Chondroblastom (junge Menschen), der Amyloidpseudotumor oder ein (hyperparathyreoter) brauner Tumor im Knochen infrage; denn Koinzidenzen sind natürlich bei Gichtkranken nicht ausgeschlossen.

Ochronotische Osteoarthropathie

Die ochronotische Osteoarthropathie (s. Kap. 6 „Arthropathien und Osteoarthropathien") tritt unter den großen peripheren Gelenken am häufigsten am Kniegelenk auf, und zwar schon in mittleren Lebensjahren und ohne präarthrotische Deformität. Das Röntgenbild entspricht der Gonarthrose mit (verkalkten) Synovialchondromen und -osteomen sowie gelegentlicher Meniskusverkalkung (Abb. 15.**73**). Berichten die Patienten über akute schmerzhafte Gelenksperren, so handelt es sich um freie Gelenkkörper. Sie sind entweder abgelöste Synovialchondrome/-osteome oder können abgesplitterte (und dann „gewachsene" und/oder verkalkte) Fragmente des ochronotisch geschädigten spröden Gelenkknorpels als Ursache haben. Aus Zusatzinformationen fallen außer größeren Fibroostosen manchmal die ochronotischen Bauer-Kienböck-Herde (s. dort, rundliche Aufhellungen) auf. Die nähere und weitere knöcherne Umgebung des Kniegelenks ist eine Prädilektionsstelle für diese Befunde.

Hämophilieosteoarthropathie

Unter den koagulopathischen Gelenkerkrankungen kommt die Hämophilieosteoarthropathie (s. Kap. 6 „Arthropathien und Osteoarthropathien", Abschnitt „Osteoarthropathien bei Blutgerinnungsstörungen") am häufigsten vor. Als ihre Testgelenke sind das Knie-, das Ellenbogen- und das obere Sprunggelenk bekannt. Das Einblutungsrisiko steht grundsätzlich mit der angeborenen Restaktivität des jeweiligen Gerinnungsfaktors in Zusammenhang. Sie bestimmt, ob die Gelenkblutung spontan oder erst nach Traumen verschiedener Stärke einsetzt und schließlich sistiert. Außerdem werden die pathomorphologischen Auswirkungen der Einblutungen vom (Wachstums-)Alter des Patienten beeinflusst. Je jünger – Kind, Jugendlicher – er bei der klinischen Manifestation ist, desto stärker sind die Verbildungen der knöchernen Gelenksockel und die strähnige Osteoporose (sog. hypertrophische Knochenatrophie) in Gelenknähe. Abb. 15.**74** bis Abb. 15.**78** zeigen verschiedene Aspekte der osteoarthropathischen Schädigungen des Blutergelenks. Sie entstehen als Folge des Chondrozytenschadens, der Synovialisreaktion und der Erhöhung des intraartikulären Druckes durch die wiederholten Einblutungen sowie auf die damit in Zusammenhang stehende Schädigung der Entwicklungs- und Wachstumsvorgänge. Das Auftreten der nicht erosiven oder erosiven Synovitis wird als resorptive Reaktion auf den intraartikulären „Fremdkörper" Blut angesehen. Daher kann die frische Einblutung mit arthritischen Kollateralphänomenen (unscharfe, wie „verwaschen" erscheinende Spongiosazeichnung in den knöchernen Gelenksockeln) einhergehen.

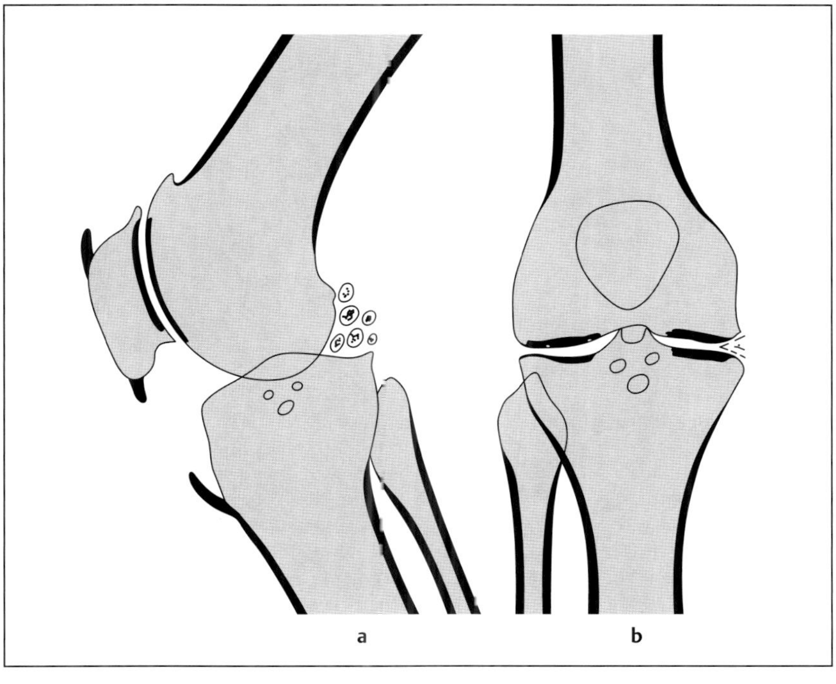

Abb. 15.**73a, b** **Ochronotische Osteoarthropathie des Kniegelenks bei einem 50 Jahre alten Patienten** (vor 5 Jahren noch normaler Röntgenbefund, aber zu diesem Zeitpunkt schon leichte Beschwerden).

a **Typisches Röntgenbild der Gonarthrose** mit metaplastischen verkalkten Synovialchondromen. Fibroostosen an der Patella und an der Tuberositas tibiae.

b **Gonarthrose mit „Besonderheiten"** (Chondrokalzinose des Innenmeniskus). Die zystenartigen Strukturauslöschungen unterhalb der Eminentia intercondylaris sind nach ihrer Lokalisation keine arthrotischen Geröllzysten, sondern (sehr wahrscheinlich) Bauer-Kienböck-Knochenherde.

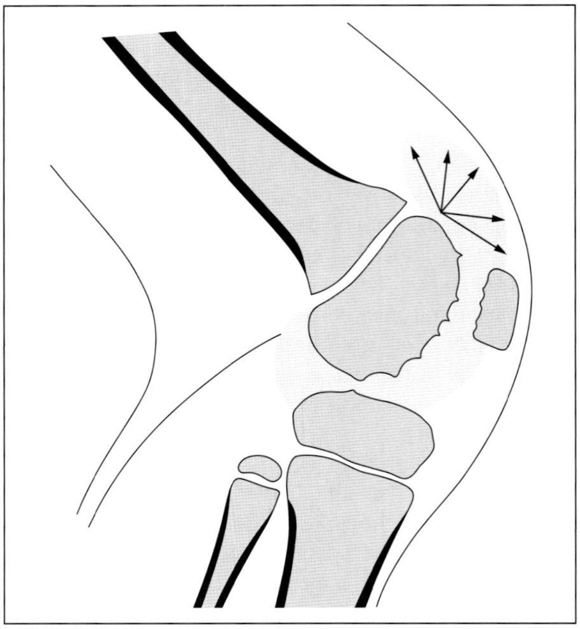

Abb. 15.74 **Hämophilie** (7 Jahre altes Kind), rezidivierende Kniegelenkeinblutungen. Wachstumsstörungen, s. distale Femurepiphyse und Patella (angedeuteter „Morgenstern" = s. Abb. 15.**39**, „rechteckige" Patellaform = Abb. 15.**42** anstelle normaler harmonischer Rundung). Im Bereich des Gelenkkavums ist eine Distension und *Verdichtung* durch den Bluterguss, durch reaktive Gelenkweichteilproliferationen sowie durch *Hämosiderinniederschläge* zu erkennen (s. die *Pfeile* in der „aufgeblähten" suprapatellaren Bursa).

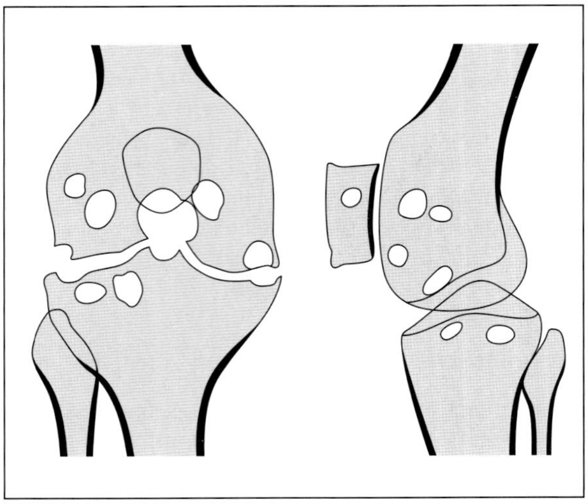

Abb. 15.76 **Fortgeschrittene Hämophilieosteoarthropathie des Kniegelenks.** Siehe besonders die Exkavation der Fossa intercondylaris und die „Rechteckpatella". Diese Zeichen einer Wachstumsstörung kommen häufig bei der Hämophilie, jedoch auch bei anderen erworbenen Wachstumsstörungen, so bei der Wachstumsalterarthritis und beim Synovialishämangiom (s. Abb. 15.**41**), vor. Die rundlichen subchondralen und gelenkfernen Aufhellungen sind die Folgen von Knochenmarkblutungen.

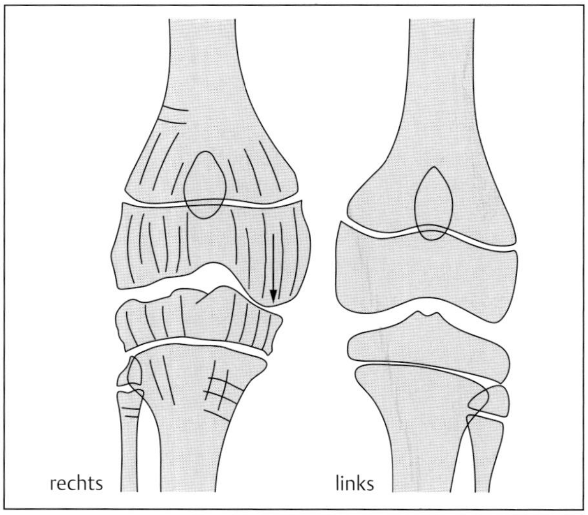

Abb. 15.75 **Hämophilieosteoarthropathie am rechten Kniegelenk.** Die asymmetrische Wachstumsbeschleunigung *(Pfeil)* an der distalen Femurepiphyse hat zum Genu valgum geführt. Strähnige gelenknahe Spongiosademineralisation bzw. -umbauvorgänge. Mit ihr steht die bei Hämophiliepatienten häufige suprakondyläre Femurfraktur in Zusammenhang. So genannte Wachstums(-stillstand-)linien (engl.: Harris Lines) im Schienbein, im Wadenbein sowie im Femur erkennbar. Normaler Röntgenbefund am *linken* Kniegelenk – anamnestisch sind dort keine Gelenkblutungen bekannt.

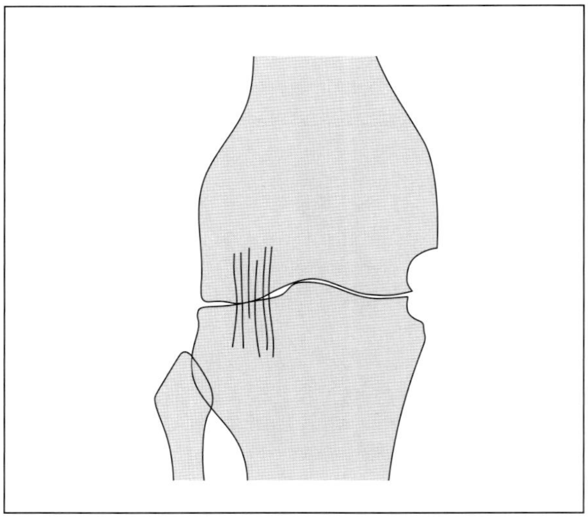

Abb. 15.77 **Endstadium eines Bluterkniegelenks.** Partielle knöcherne Ankylose (Trajektorien ziehen ohne Unterbrechung vom Femur zur Tibia), überwiegend jedoch fibröse Ankylose (s. Kap. 3 „Einführung in die Arthritis- bzw. Synovitisdiagnostik", Abschnitt „Arthritische Direktzeichen und ihre Differenzialdiagnose"). Starke Demineralisation (die Patella ist dadurch nicht sichtbar). Ohne Kenntnis der Bluteranamnese wäre nach dem Röntgenbild ein (durchgemachter) arthritischer Prozess anzunehmen.

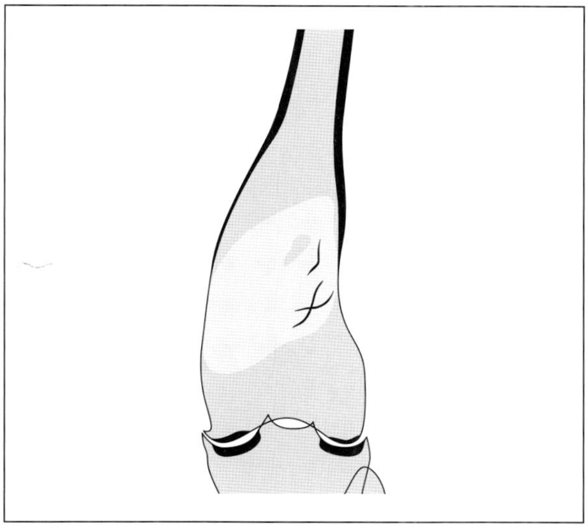

Abb. 15.78 **Hämophiliepseudotumor im distalen Femur.** Gonarthroseröntgenbefunde.

Neurogene Osteoarthropathien

Diese Osteoarthropathien (s. Kap. 6 „Arthropathien und Osteoarthropathien“) zeigen sich bei erworbenen und angeborenen Erkrankungen (Abb. 15.**79** und Abb. 15.**80**). Außerdem wird vor allem am Kniegelenk eine therapieinduzierte Desintegration beobachtet: das Pseudo-Charcot-Gelenk (s. Kap. 6 „Arthropathien und Osteoarthropathien“). Das typische Röntgenbild der neuropathischen Gelenkdesintegration gibt sich an der Fragmentation (dem Abbröckeln) von kleineren und größeren Teilen der artikulierenden Knochen, an heterotopen Weichteilverknöcherungen, an einer Gelenkknorpelzerstörung (Höhenabnahme des Gelenkspalts) und an Instabilität zu erkennen. Das neuropathische Gelenk bereitet kaum Beschwerden, ist also weitgehend schmerzfrei, und erscheint im Spätstadium „anarchisch“ (= gesetz-, regellos) umgestaltet (**Charcot-Gelenk**). Dieser Zustand entwickelt sich über die Jahre. Selten tritt die Zerstörung in Wochen bis Monaten ein. Bei diesem „akuten“ Charcot-Gelenk kann die „schnelle“ Desintegration von („brennenden“) Schmerzen begleitet werden. Frühstadien fallen am Kniegelenk häufig zunächst durch eine atraumatische Gelenkinstabilität mit Weichteilschwellung (Gelenkerguss) auf (s. Abb. 15.**79**), derer der Patient gewahr wird. Sofern er einen Arzt aufsucht, kann die neurologische Untersuchung (Sensibilitätsstörungen, Reflexabschwächung/-ausfall) den diagnostischen Weg weisen, zumal, wenn eine Grunderkrankung bekannt ist, die zu neuropathischen Gelenken führen kann (s. Kap. 6 „Arthropathien und Osteoarthropathien“, Abschnitt „Klinisches Spektrum der Gelenkerkrankungen mit atrophischer und/oder hypertrophischer Phänomenologie“).

> **! Merke**
> Aus medizinhistorischer Sicht ist die Tabes dorsalis das Paradigma des Charcot-Gelenks!

Selten offenbart sich diese neurogene Osteoarthropathie als 1. Metaluesbefund, oder die neuropathische Gelenkerkrankung manifestiert sich nach einer Kapsel-Band-Verletzung (des Kniegelenks). Darüber hinaus neigen Tabiker zu Spontanfrakturen vor allem an großen Röhrenknochen in Gelenknähe oder -ferne. Typisch ist die suprakondyläre Femurschaftfraktur – oft mit überschießender Kallusformation.

Neurogene Paraosteoarthropathien (neurogene heterotope Ossifikationen)

Diese sind am Kniegelenk seltener zu beobachten als im Hüft- und Schulterbereich. Bei Patienten beispielsweise mit Hemi-, Para-, oder Quadriplegie, aber auch bei poliomyelitischen Paresen, treten sie im Bereich der gestörten nervalen Versorgung auf. Dabei kann es zu einer ausgeprägten extraartikulären Weichteilverknöcherung kommen, die das Gelenk völlig immobilisiert. Dieser Extrembefund ist allerdings am Kniegelenk im Vergleich mit Hüfte, Schulter und Ellenbogen selten.

Nach Verbrennungen (Abb. 15.**81**) und als Komplikation bei der Tetanusinfektion werden manchmal auch am Kniegelenk heterotope Knochenneubildungen beobachtet, die sich von den neurogenen extrakapsulären Verknöcherungen röntgenologisch nicht unterscheiden lassen. Sehr selten entstehen nach Verbrennungen aseptische Gelenkdesintegrationen vom Röntgenaspekt der neurogenen Osteoarthropathie. In 1. Linie muss bei solchen Gelenkzerstörungen jedoch eine hämatogene, lymphogene oder kontinuierlich fortgeleitete Gelenkinfektion (des Kniegelenks), beispielsweise nach einer thermischen Verletzung im Fuß-Unterschenkel-Bereich, ausgeschlossen werden.

Massive Osteolyse Gorham-Stout

Die massive Osteolyse Gorham-Stout (s. Kap. 6 „Arthropathien/Osteoarthropathien“, Abschnitt „Sekundäre Akroosteolysen/Osteolysen“) wird ebenfalls an den gelenktragenden Knochen des Kniegelenks gesehen (Abb. 15.**82**). Das Attribut „massiv“ kennzeichnet auch hier die charakteristische fortschreitende, reaktionslose, ausgedehnte Auflösung der Knochen. Zur Wiedergabe im MRT s. S. 224.

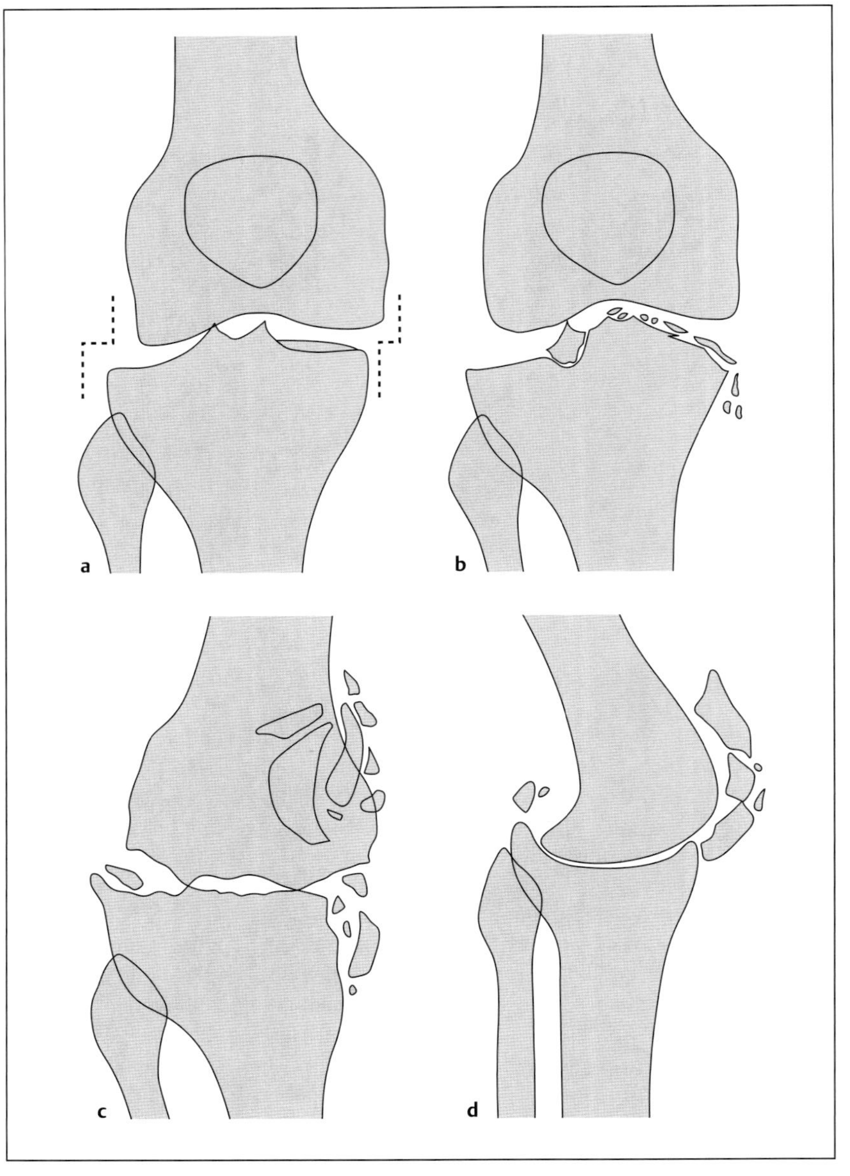

Abb. 15.**79a–d Verlaufsbeobachtung einer neurogenen Osteoarthropathie des Kniegelenks bei Tabes dorsalis.**

- **a Röntgenuntersuchung wegen eines aufgetretenen Gelenkergusses.** Leichte laterale Subluxation an der Tibia *(Instabilität)*. Ohne *klinische* Hinweise auf eine Metalues oder auf eine andere Erkrankung, bei der neurogene Gelenkveränderungen vorkommen, kann die Röntgendiagnose „Frühstadium einer neurogenen Osteoarthropathie" *nicht* gestellt werden. Nur neurologische Ausfälle könnten den grundsätzlichen Verdacht erwecken.
- **b Zunehmende Instabilität** (Genu varum) und „Abschmelzen" (Fragmentation) des Tibiakopfs. Röntgenuntersuchung etwa 4 Wochen nach **a** *(also erhebliche Progredienz). Die Röntgendiagnose „neurogene Osteoarthropathie" oder „Pseudo-Charcot-Gelenk" ist jetzt zu stellen.*
- **c, d** Röntgenuntersuchung 18 Monate nach **b.** Fortgeschrittene neurogene Osteoarthropathie (u. a. völlige Fragmentation der Patella): Das Gelenk ist desintegriert.

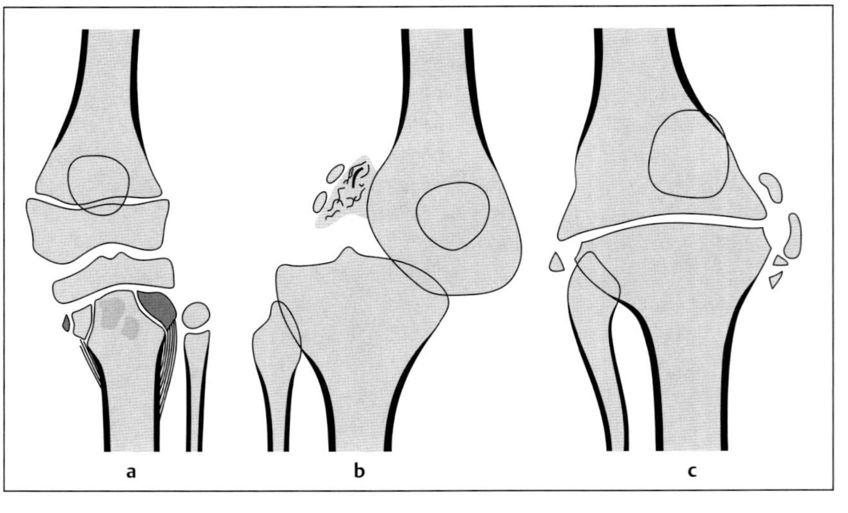

Abb. 15.**80a–c Röntgenaspekte neurogener Osteoarthropathien.**

- **a Schmerzlose Auftreibung des Kniebereichs bei angeborener Analgesie** (s. dort) bei 12 Jahre altem Patienten. Die pathologischen Reaktionen gruppieren sich um metaphysäre Frakturen mit überschießender Kallusbildung und Spongiosaverdichtung. Leicht erweiterter Spalt der proximalen Tibiawachstumsfuge.
- **b Tabes dorsalis.**
- **c Seit Jahrzehnten Diabetes mellitus Typ I**; die „anarchische" Umgestaltung des Kniegelenks verursacht fast keine Beschwerden!

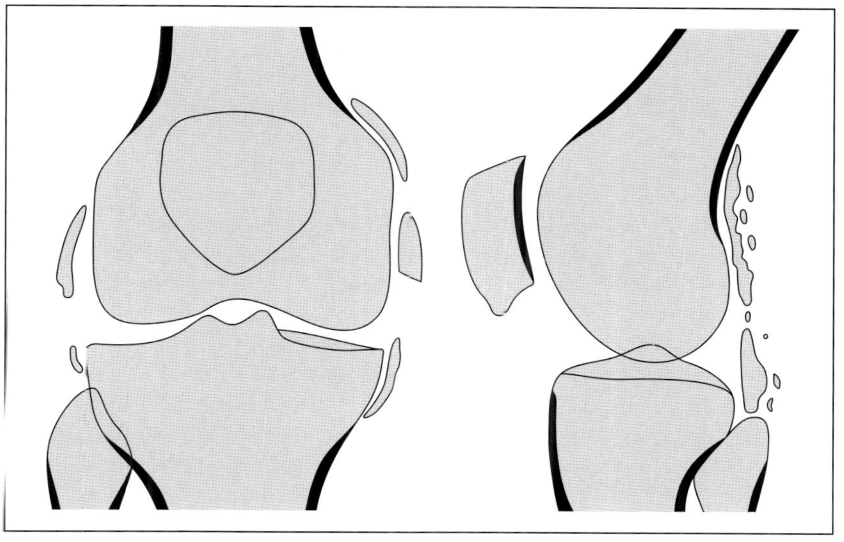

Abb. 15.**81** **Heterotope Ossifikation in der unmittelbaren Kniegelenkumgebung (Aspekt der neurogenen Paraosteoarthropathie) nach ausgedehnten Verbrennungen der Körperoberfläche.** Die Umgebung des rechten Kniegelenks war jedoch in dem abgebildeten Fall von der Verbrennung nicht *direkt* betroffen.

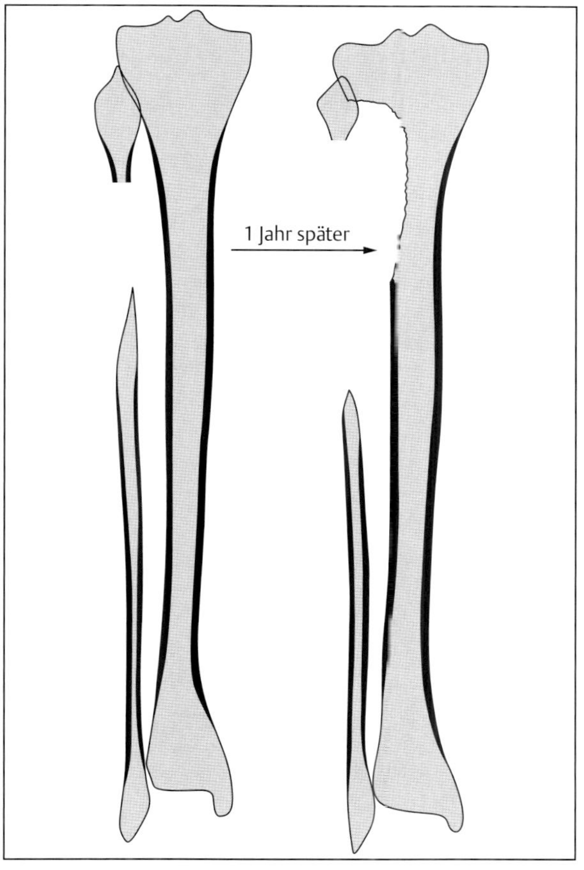

Abb. 15.**82** **Röntgenologische Verlaufsbeobachtung einer massiven Osteolyse Gorham-Stout am Unterschenkel.** Bei einem 32 Jahre alten Mann entwickelt sich eine Osteolyse der Fibula und der Tibia. Keine zurückbleibenden Knochenschatten in den Weichteilen. Bei der ausgiebigen Probeexzision kein Anhalt für malignen Tumor, keine kongenitale Pseudarthrose (vgl. Abb. 16.**90**), keine idiopathische Osteolyse (s. Abb. 6.**21**), sondern angiomatöse Formationen, die zunehmend von vaskularisiertem fibrösem Gewebe ersetzt werden. Siehe die „Anspitzung" der Fibula (s. Kap. 6 „Arthropathien/Osteoarthropathien", Abschnitt „Unizentrische massive Osteolyse Gorham-Stout"). Dieser Befund spricht gegen einen malignen Tumor.

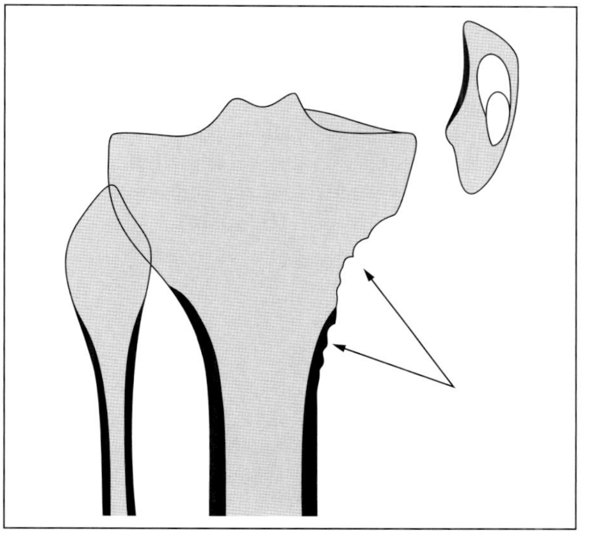

Abb. 15.**83** **Mögliche extraartikuläre Röntgenzeichen des Hyperparathyreoidismus bzw. der renalen Osteopathie.** Die *Pfeile* zeigen auf eine typisch lokalisierte subperiostale Knochenresorption an der Medialkontur des proximalen Tibiadrittels. Röntgenaspekt der braunen Tumoren in der Patella (Differenzialdiagnose s. Text).

Amyloidosteoarthopathie

Die Amyloidosteoarthopathie (s. Kap. 6 „Arthropathien/Osteoarthropathien") des Kniegelenks ist im Vergleich zum Karpal-, Schulter- und Hüftgelenksbefall ein seltener Röntgenbefund, bei dem vor allem zystenartige Osteolysen und/oder Erosionen/Arrosionen, evtl. auch kapsuläre/periartikuläre Amyloidmassen zu erwarten sind. Bei Patienten z. B. in Dauerdialysetherapie oder mit amyloidbildendem solitärem oder generalisiertem Plasmozytom ([multiples] Myelom) kann diese Anamnese zur Amyloiddiagnose beitragen. Beim Plasmozytom werden Paraproteine als Amyloidvorläufer angesehen.

Hämochromatoseosteoarthopathie

Die Hämochromatoseosteoarthopathie (s. Kap. 6 „Arthropathien/Osteoarthropathien") zeigt röntgenologisch auch am Kniegelenk die an sich unspezifische Kombination einer Gonarthrose mit Chondrokalzinose (Hyalinknorpel und Menisken). Allerdings gelten auch für das Kniegelenk folgende statistisch ermittelten Erkenntnisse:

- Etwa 75% der Patienten mit hereditärer Hämochromatose haben arthralgische oder röntgenpositive Gelenkbeschwerden.
- Bei etwa der Hälfte der Patienten sind Gelenkbeschwerden Initialbefunde.
- Bei etwa 15% der Patienten bleiben die Gelenkbefunde das einzige Merkmal der Hämochromatose.
- Die MCP II und III sind die Testgelenke dieser Stoffwechselstörung (s. Kap. 6 „Arthropathien und Osteoarthropathien", Abschnitt „Hämochromatoseosteoarthropathie").

Kashin-Beck-Krankheit

Auf die Kashin-Beck-Krankheit wurde bereits in Kap. 11 „Gelenke der Hand", Abschnitt „Atraumatische Arthrose", hingewiesen. Am Kniegelenk führt die Störung der enchondralen Ossifikation zur Verbildung der artikulierenden Gelenksockel und damit zur baldigen Gelenkknorpelabnutzung (Gonarthrosis deformans).

Osteoarthropathie beim Morbus Wilson

Diese Osteoarthropathie (s. Kap. 6 „Arthropathien und Osteoarthropathien") offenbart sich auch am Kniegelenk als *prämature* Arthrosis deformans, tritt also schon bei jungen Erwachsenen ohne biomechanische präarthrotische Deformität auf. Eine Chondrokalzinose lässt sich häufig als ihr Begleitbefund röntgenologisch nachweisen, desgleichen kleine freie Gelenkkörper (Fragmente der artikulierenden Knochen) und Konturunregelmäßigkeiten – „angeknabberte" Konturen der Patella und der Femurkondylen (vgl. Abb. 15.**84**) –, manchmal sogar das Vollbild der Osteochondrosis dissecans. Im Rahmen der beim Morbus Wilson potenziellen renalen Hypovitaminose D, d. h., im „kranken Skelett", können Looser-Umbauzonen (s. Kap. 11 „Gelenke der Hand", Abschnitt „Renalosteopathische bildgebende Befunde an Gelenken") in den gelenknahen Metaphysen namentlich der Tibia entstehen. Sie gehen von der Medialkontur der artikulierenden Knochen aus.

Hyperparathyreoidismus, renale Osteopathie

Der Hyperparathyreoidismus und die renale Osteopathie (s. Kap. 11 „Gelenke der Hand", Abschnitt „Osteoarthropathien an der Hand") zeigen sich am Kniegelenk vornehmlich mit folgenden Röntgenbefunden:

- Brauner Tumor (Abb. 15.**83**), d. h. ein gefäßreiches resorptives Riesenzellgranulom, z. B. in der Patella. Viel häufiger werden diese Osteolysen im knöchernen Becken, in den Rippen und den langen Röhrenknochen beobachtet. Falls die hyperparathyreote Stoffwechselstörung (welcher Genese auch immer) noch nicht diagnostiziert wurde und der szintigrafische Skelett-

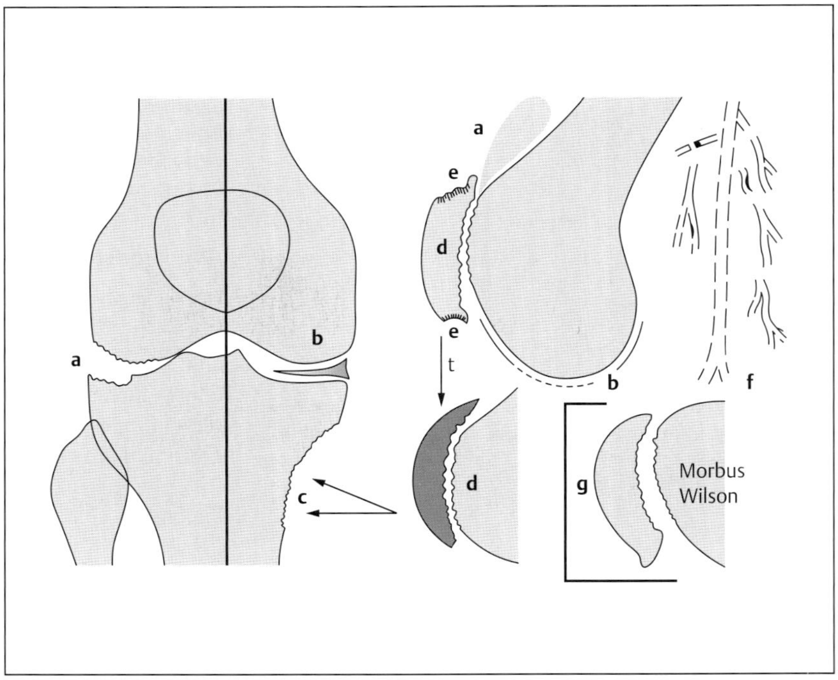

Abb. 15.**84a–g** **Mögliche Röntgenbefunde des Hyperparathyreoidismus und der renalen Osteopathie am Kniegelenk** (Fortsetzung von Abb. 15.**83**). Zum Teil fibroosteoklastär asymptomatisch, zum Teil symptomgebend.

a **Die Folgen der subchondralen fibrososteoklastären Knochenresorption** mit Einbrüchen des Gelenkknorpels führen zum Röntgenbild einer erosiven Synovitis.
b **Meniskus- und Gelenkknorpelchondrokalzinose.**
c **Subperiostale Knochenresorption** *(Pfeile)* loco typico (s. Text).
d **Verlauf der Resorptionsvorgänge** an der Patella und den Femurkondylen, die einen Großteil der Patella von hinten her erfassen können (t = Zeit).
e **Insertionsdystrophien** (s. dort).
f **Gefäßwandverkalkungen**, die auch *kleine* Arterien erfassen.
g **Morbus-Wilson-Röntgenbefunde** am Kniegelenk.

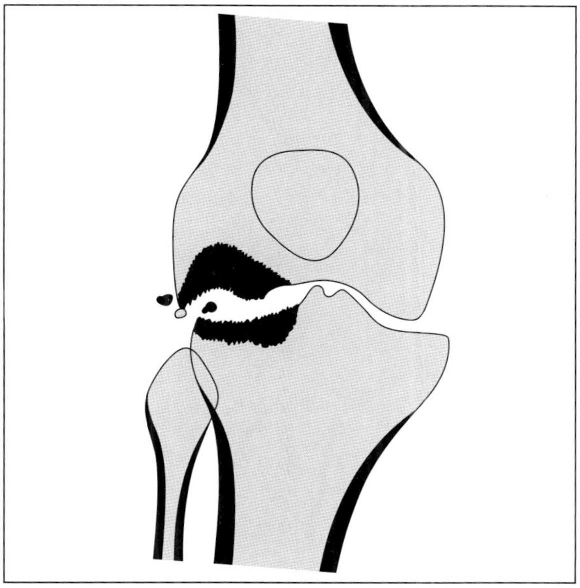

Abb. 15.**85** **Charcot-gelenkähnliche Desintegration bei renaler Osteopathie** (Hämodialysepatient seit 10 Jahren). Atypisch für eine neurogene Osteoarthropathie ist der Befall nur 1 Kompartments. Gegen das Ahlbäck-Syndrom spricht die Kapsel-Band-Instabilität (Genu valgum, medialgerichtete Subluxation der Tibia). Neurologischer Status normal. Unter Berücksichtigung der langjährigen Hämodialysetherapie und entsprechender Literaturhinweise (Griffin Jr. 1984) wurde die Diagnose gestellt.

status nur in 1 Knochen (hier: Patella) einen lokal verstärkten Knochenumbau anzeigt, also eine solitäre Osteolyse vorliegt, kann eine Bestimmung des Serumkalziums und -phosphats als 1. klinisch-diagnostischer Schritt die diagnostische Richtung vorgeben. An der medialen proximalen Tibiakontur, und zwar im Übergang von der Metaphyse zur Epiphyse, gibt sich die subperiostale Knochenresorption (s. Kap. 11 „Gelenke der Hand", Abschnitt „Röntgenbefunde beim Hyperparathyreoidismus") zu erkennen. Seltener tritt sie auch an der Fibula auf.

- In Abb. 15.**84a–f** wird ein Potpourri potenzieller pathologischer Befunde am Kniegelenk wiedergegeben.
- Abb. 15.**85** zeigt eine Charcot-gelenkähnliche Kniegelenkdesintegration (seltener Befund).
- In Abb. 15.**86** wird die Knochen(-enden-)sklerose der Erdheim-Chester-Krankheit gegenüber gestellt.

Multizentrische Retikulohistiozytose

Die Bezeichnung „multizentrische Retikulohistiozytose" (s. Kap. 11 „Gelenke der Hand") weist darauf hin, dass es sich um ein polyartikuläres Krankheitsbild handelt und mit einer von der Histologie chronischer Arthritiden abweichenden Mikromorphologie einhergeht. Die charakteristische Kombination einer zerstörerischen Erkrankung synovialer Strukturen und bei Gelenken auch ihrer

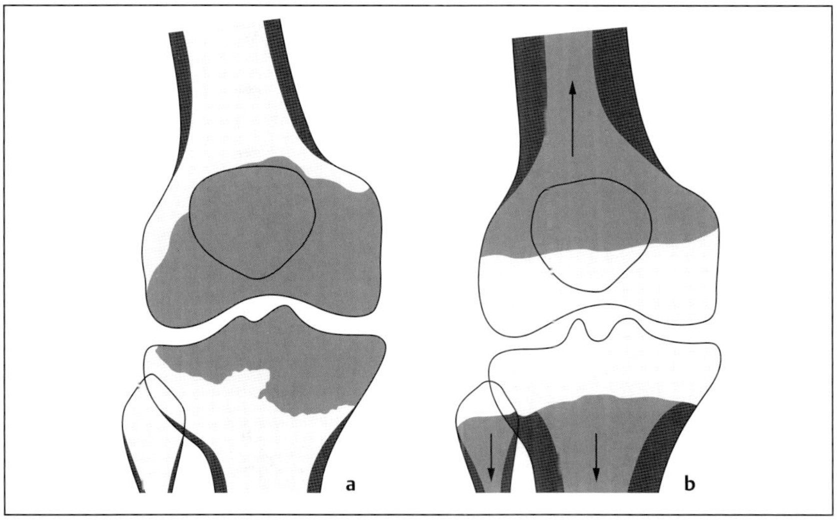

Abb. 15.**86a, b** **Gegenüberstellung der röntgenmorphologischen Grundmuster der oligotopen Knochen (-enden-)sklerose (a) bei renaler Osteopathie (vgl. Abb. 14.85) und des diagnostischen Idealbilds der Erdheim-Chester-Krankheit (Lipoidgranulomatose Erdheim-Chester, b, bilateral-symmetrisch**; *Pfeile*: Ausdehnungstendenz der meta-/diaphysären, zellulär induzierten osteosklerosierenden Umbauvorgänge.

Merke:

1. Außer dem gezeichneten, röntgenologischen, diffus sklerosierten Idealbild mit vergröberter Trabekelstruktur (in der Abbildung nicht hervorgehoben) kommen bei der Erdheim-Chester-Krankheit ein fleckig osteosklerotisch-osteolytisches Mischbild und ein Mitbefall der Epiphysen an den langen Röhrenknochen vor.
2. Im MRT bei T1w hypointense Signalgebung gegenüber der Muskelintensität. Auf T2w Sequenzen heterogene Verteilung von hyper- und hypointensen Signalen gegenüber normalem Knochenmark, also unspezifische Signalcharakteristik gegenüber anderen, das Knochenmark infiltrierenden Erkrankungen (Bancroft u. Berquist 1998).
3. Beim Morbus Erdheim-Chester aus differenzialdiagnostischen Gründen nach Begleitmanifestationen fahnden: Lungen, Haut (Xanthome), ZNS, Orbita (retrobulbäre Raumforderung mit Exophthalmus), Retroperitoneum (Raumforderung, Fibrose). Eine Rückbildung der meta-/diaphysären Fettmarkinfiltration durch Histiozyten ist nach medikamentöser Therapie möglich (MRT-Nachweis, ein (partieller) Rückgang der Knochen(-enden-)sklerose nach Normalisierung des gestörten Mineralhaushalts ebenfalls (Farge et al. 1990).

Abb. 15.**87a, b Osteoarthropathie des Kniegelenks bei Akromegalie.** Sie offenbart sich als Gonarthrose ohne Gelenkspaltverschmälerung („weiter" röntgenologischer Gelenkspalt, **a**) und geht mit der Zeit in das typische Arthroseröntgenbild über (**b**).

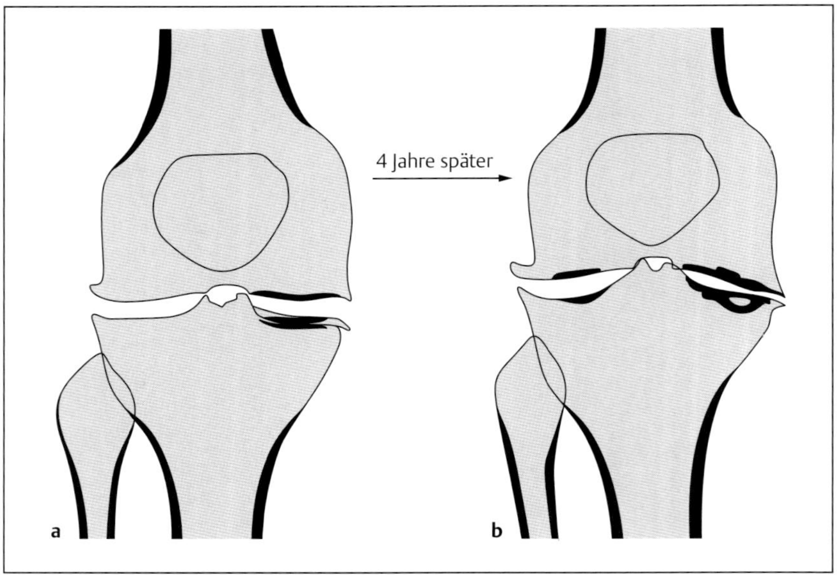

Knochensockel mit einer disseminierten papulösen oder nodulären Dermatose und Schleimhauterkrankung ist ein deutlicher Hinweis auf die Diagnose. Bei der Patientenmehrzahl offenbart sich die Gelenkerkrankung zuerst, der die fleichfarbenen bis rötlich-braunen Effloreszenzen folgen. Selten treten beide Systembefunde gleichzeitig auf, oder die Dermatose zeigt sich zuerst. Im Rahmen des polyartikulären Krankheitsbilds kann auch das Kniegelenk befallen werden.

Akromegalie

Auch am Kniegelenk zeigt sich bei der Akromegalie (s. Kap. 11 „Gelenke der Hand", Abschnitt „Osteoarthropathien an der Hand") zunächst der Röntgenbefund „Arthrose mit weitem Gelenkspalt", ehe der unter Somatotropineinwirkung proliferierte, aber belastungsinsuffiziente Gelenkknorpel der baldigen Abnutzung unterliegt und sich dann das übliche Gonarthroseröntgenbild offenbart (Abb. 15.**87**).

Gelenkgeschwülste im weiteren Sinne

Am Kniegelenk, das von keinem Muskelmantel umgeben ist, sind umschriebene pathologische, evtl. gelappt erscheinende weichteildichte Raumforderungen auf Röntgenaufnahmen zu erkennen, sobald sie eine bestimmte Größe erreicht haben und beispielsweise physiologische Fettstreifen (s. Abb. 15.**23a–f**) verdrängen oder (teilweise) auslöschen. Erleichtert wird ihre Entdeckung, wenn in ihnen eingestreute vielgestaltete Kalkschatten auffallen (Abb. 15.**88**). Bei *pleomorphen Kalkschatten in einer umschriebenen Weichteilverdichtung* gelten folgende Kurzinformationen: Sie kommen in malignen und benignen Tumoren vor, beispielsweise bei etwa 30% der synovialen Sarkome (maligne Synovialome, MRT-Grobinformation s. Kap. 11 „Gelenke der Hand", Abschnitt „Pigmentierte villonoduläre Synovitis"). Sie können im Synoviallipom (CT: < –20 HE) und im Lipoma arborescens (im MRT Signalverhalten wie subkutanes Fettgewebe) auftreten. Für das Synovialhämangiom spricht Folgendes: Prädilektionstopik Kniegelenk, oft Phlebolithen, zumeist schon im Wachstumsalter symptomatisch und im Verlauf Entwicklungsstörungen der knöchernen Gelenksockel (s. Abb. 15.**41**, MRT s. S. 633), Vorkommen solitär oder auch gleichzeitig an der Haut oder anderen Lokalisationen bzw. bei verschiedenen angiodysplastischen Syndromen (s. Legende der Abb. 11.**102**). Ebenso sind im solitären Gelenkchondrom (auch periartikulären Ursprungs) Kalkschatten zu erwarten. Zu den Raumforderungen ohne Kalkschatten gehören das Kapselfibrom (s. Abb. 11.**102**), etwa ⅔ der synovialen Sarkome (Abb. 15.**89**) sowie überwiegend auch Xanthome bei Hyperlipoproteinämie (s. Kap. 3 „Einführung in die Arthritis- bzw. Synovitisdiagnostik", Abschnitt „Tumoren des Knochengewebes einschließlich des Periosts: Diagnose und Diffenzialdiagnose", und Abb. 11.**103** und Abb. 15.**90**).

Jede raumfordernde Kniegelenkläsion bedarf der Bestätigung oder des Ausschlusses durch computergestützte Schnittbildverfahren (MRT zumeist informativer als CT, beide ohne oder mit Kontrastmittelinjektion). Auf diese Weise ist manchmal schon die Diagnose möglich; ferner liefern sie Informationen über die genaue Lokalisation und Ausbreitung, beantworten die Frage nach Knochenerosion/-arrosion und sind in jedem Fall die Voraussetzung für die histologische Abklärung.

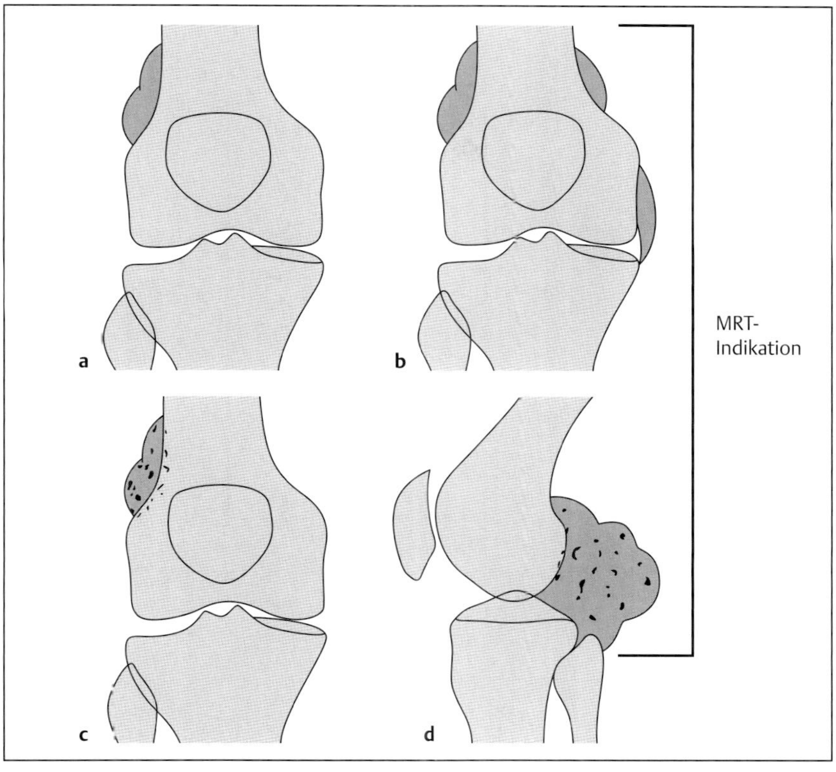

Abb. 15.**88a–d Röntgenologische Differenzialdiagnose umschriebener Weichteilverdichtungen am und im Kniegelenk.**

- a **Umschriebene (gelappte) Weichteilverdichtung**, d. h. ein vieldeutiger *raumfordernder* Befund.
- b **Multizentrische, umschriebene Weichteilverdichtungen.** Der Verdacht richtet sich in erster Linie auf die pigmentierte villonoduläre Synovitis oder auf ein synoviales Sarkom (malignes Synovialom).
- c, d **Umschriebene Weichteilverdichtung mit eingestreuten pleomorphen Verkalkungen:** Verdacht auf ein synoviales Sarkom, da auch paraartikuläre Ausbreitung erkennbar (s. Kniekehle).

Merke:

1. Synovialislipome können grobe, evtl. solitäre Kalkschatten zeigen. Im *MRT und CT*: Fettverhalten.
2. Das Kniegelenk ist der häufigste, gewöhnlich unilaterale Sitz des **Lipoma arborescens** (lat.: arbor = Baum). Ihm liegt eine nicht neoplastische subsynoviale Proliferation (Hyperplasie) ausgereifter Fettzellen zugrunde. Die proliferierenden Fettzellen breiten sich astartig im Kniebinnenraum aus und enden in scharf begrenzten villösen und/oder lobulierten Formationen, die von einem unblutigen homogenen Erguss umspült werden. *MRT-Befunde:* T1w und T2w SE-Sequenzen zeigen eine homogene hohe Signalintensität, in fettsupprimierten PD-Sequenzen (T2w) hypointense Signalgabe (bei der pigmentierten villonodulären Synovitis abgesenkte Signalintensität bei T1- und T2-Gewichtung). Typisch sind deutliche Signalverluste auf suszeptibilitätsempfindlichen Gradientenechosequenzen. Röntgenologisch oft Sekundärarthrose.
3. Unspezifische Klinik: schmerzlose Gelenkschwellung, rezidivierende Ergussbildung.

Gutartige und bösartige Knochenläsionen der Gelenksockel können im Gelenk eine **sympathische Arthritis** (s. dort) auslösen. Der primäre knöcherne Sitz der Läsion ist aus dem Projektionsradiogramm abzuleiten.

Monotopes intraartikuäres Osteom

Das monotope intraartikuäre Osteom im Kniegelenk gibt sich im seitlichen Röntgenbild an typischer Stelle – ausgehend vom infrapatellären Fettkörper? – zu erkennen (Abb. 15.**91**).

Suprapatelläre Femurerosion loco typico

Die suprapatelläre Femurerosion loco typico (s. Kap. 3 „Einführung in die Arthritis- bzw. Synovitisdiagnostik“, Abschnitt „Loco-typico-Erosionen“, und Abb. 15.**92**) bietet den Röntgenbefund einer Druckerosion (s. dort), daher ist die Differenzialdiagnose gegenüber dort zufällig lokalisierten Weichteiltumoren mit langsamem Wachstum erforderlich; deshalb evtl. MRT durchführen.

Dysplasia epiphysealis hemimelica (Trevor-Krankheit)

Zur Synovialchondromatose am Kniegelenk s. Abb. 15.**66** und Abb. 15.**67**.

Zur erweiterten röntgenmorphologischen Differenzialdiagnose der Osteochondrosis dissecans und der Synovialchondromatose gehört die Dysplasia epiphysealis hemimelica (Trevor-Krankheit, Abb. 15.**93**). Diese Skelettdysplasie (Hyperplasie) einer oder mehrerer Epiphysen oder Ossifikationszentren wird im 1. Dezennium manifest. Sie spiegelt am häufigsten am Talus, am Talokruralund am Kniegelenk eine benigne Proliferation der Wachstumsknorpel einer Gliedmaße bzw. von Anteilen der betroffenen Epiphyse oder des Fußwurzelknochens oder anderer Knochen wider, die später ossifizieren.

Als Folge treten Varus-, Valgus- und Equinusfehlstellungen, evtl. auch Verkürzung oder Verlängerung der betroffenen Extremität auf.

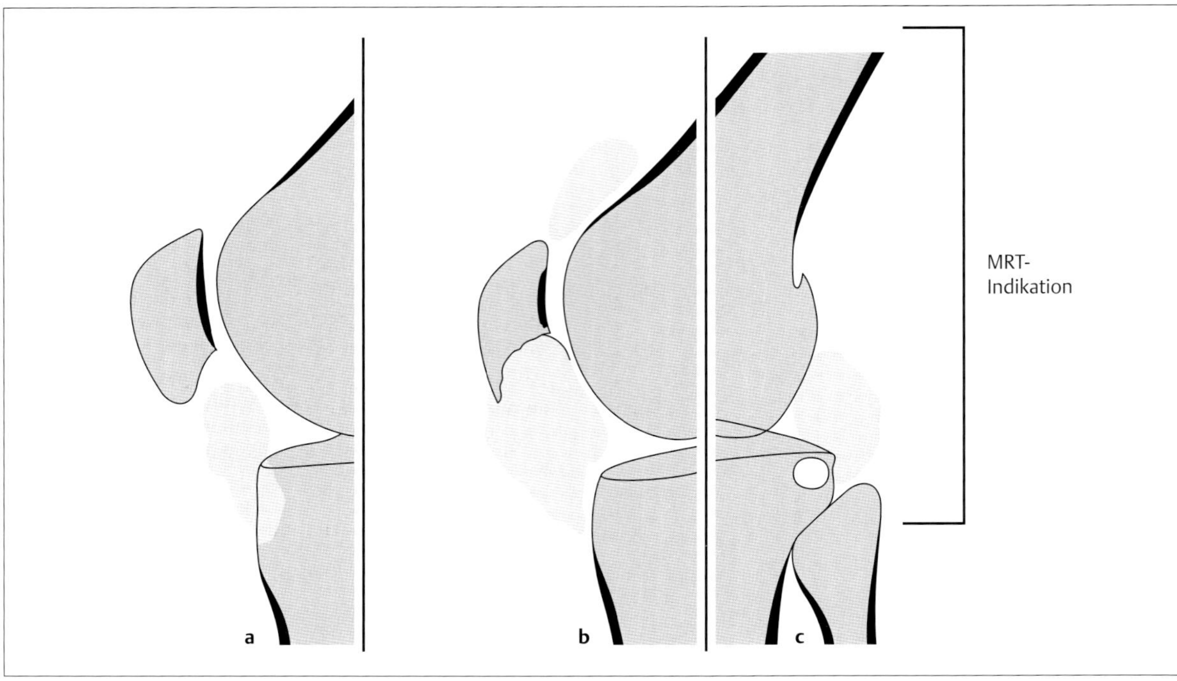

Abb. 15.**89a–c** **Röntgendifferenzialdiagnose zwischen pigmentierter villonodulärer Synovitis (a) und synovialem Sarkom (malignem Synovialom, b und c) ist nicht möglich, daher MRT-Indikation.** Nur etwa ⅓ der synovialen Sarkome zeigt Kalkschatten. Erosionen oder Arrosionen kommen bei beiden Erkrankungen vor. Tumorzapfen, der als zystenartige Osteolyse imponiert (**c**, **Cave** Fehldeutung als arthrotische Geröllzyste, wenn, wie hier, ein Arthoseröntgenbefund, nämlich ein marginaler Osteophyt, sichtbar ist).

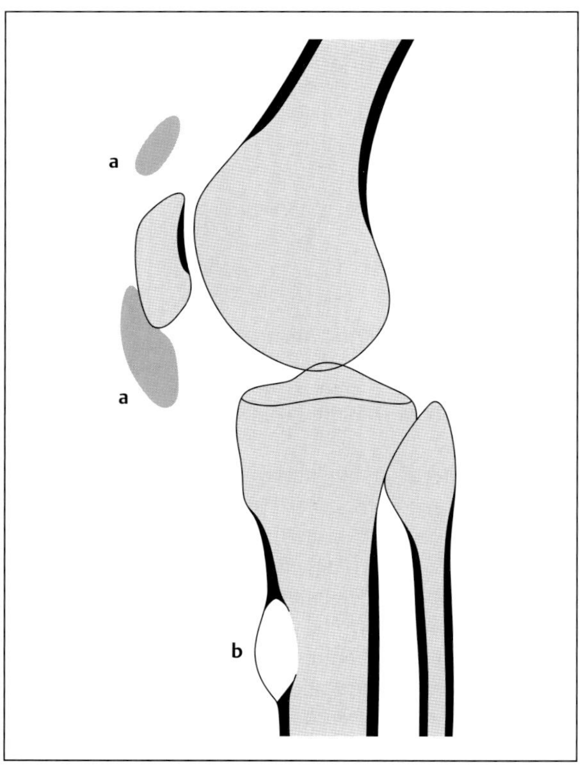

Abb. 15.**90a, b** **Xanthome bei Hyperlipoproteinämie am Kniegelenk.**

a **Sehnen-, Ligamentxanthome.**

b **Intraossäres Xanthom** vom Röntgenaspekt einer expansiven Raumforderung.

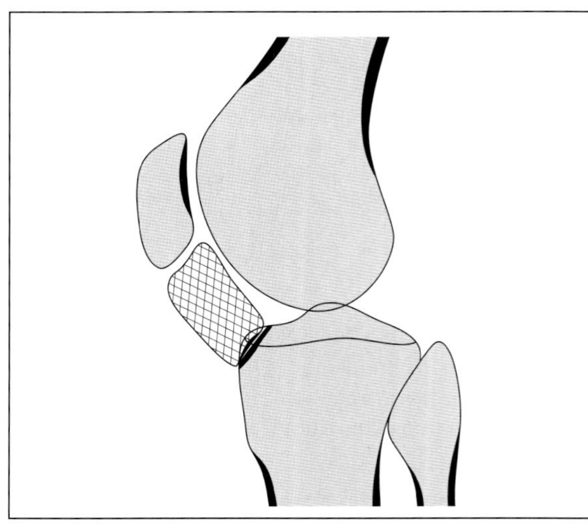

Abb. 15.**91** **Intraartikuläres Kniegelenkosteom an typischer Stelle.** Kontaktsklerose am Tibiakopf.

Merke:

An der gleichen Stelle, d. h. im infrapatellaren Fettkörper, kann auch ein Fibrom wachsen (Hur et al. 1999). *MRT:* abgesetzte Raumforderung ohne Kalkschatten, T2w hypointense „Rindenzone", die eine hyperintense septierte Zentralregion umgibt. Die Stärke der zentralen Signalgabe hängt von der Fibrosierung und Hyalinisierung („Hypo-") und entgegengesetzt vom Zellreichtum, von der myxoiden Degeneration und vom Flüssigkeitsgehalt des benignen Tumors („Hyper-") ab. Biospie erforderlich (*Differenzialdiagnose:* pigmentierte villonoduläre Synovitis, synoviales Sarkom, vgl. Abb. 15.**89**).

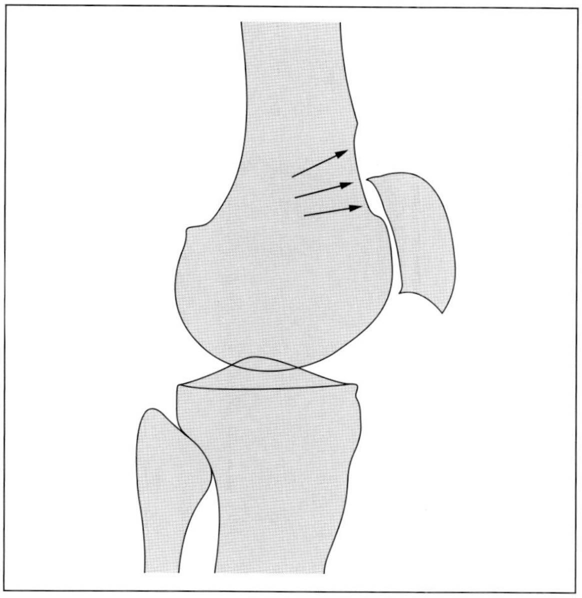

Abb. 15.**92** **Die suprapatellare Femurerosion loco typico** *(Pfeile)* ist nach dem Röntgenaspekt eine Druckerosion, d. h., sie hat immer eine Kortikalis, manchmal sogar eine schmalbandige Randsklerose. Siehe auch die Femurpatellararthrose (marginale Osteophyten, Verschmälerung des röntgenologischen Gelenkspalts).

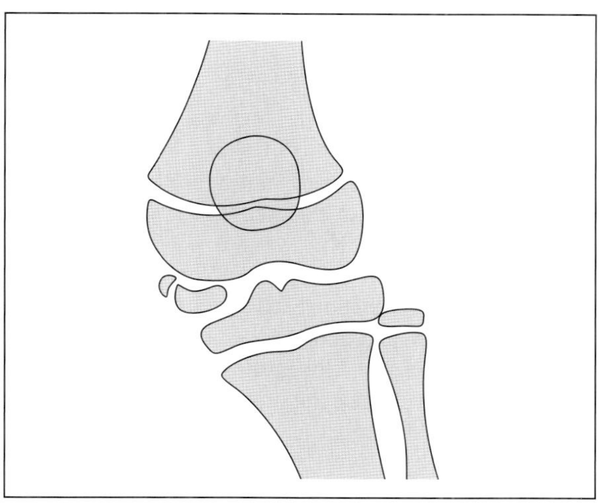

Abb. 15.**93** **Dysplasia epiphysealis hemimelica (Trevor-Krankheit).** Als Folge „zusätzlicher Knochenkerne" an der medialen Hälfte der distalen Femurepiphyse ist es zu einem pathologischen Genu valgum gekommen. Sobald diese „Knochenkerne" altersmäßig mit der Epiphyse verschmelzen, haben sie häufig entweder den Aspekt einer Exostose oder bleiben als freie(-r) Gelenkkörper oder akzessorische Knochenelemente (Tarsalia) liegen, oder sie wirken sich als Tarsalkoalition aus.

Merke:

Bei der Trevor-Krankheit werden die monartikuläre, multiartikuläre (klassische) Form an einer unteren Extremität und eine generalisierte Form an einer unteren Extremität einschließlich des Beckens mit oder ohne Megaepiphysen unterschieden. Bilaterales Auftreten oder ipsilaterale Lokalisationen an den Rippen oder an der oberen Extremität oder kontralaterale Manifestationen sind selten (Karam et al. 2008).

„Erosive" Konturveränderungen

In der nahen Knieumgebung, und zwar am Femur häufiger als an der Tibia, werden im Wachstumsalter verschiedene „erosive" Konturveränderungen beobachtet, denen vor allem differenzialdiagnostische Bedeutung gegenüber dem röntgenologischen Frühstadium des (periostalen) Osteosarkoms zukommt. Dazu gehören:

- fibröser Kortikalisdefekt (s. Kap. 3 „Einführung in die Arthritis- bzw. Synovitisdiagnostik", Abschnitt „Pseudoerosion bzw. -arrosion, tumorähnliche osteoperiostale Proliferationen", vgl. Abb. 3.**31**)
- **isolierter** vorderer distaler Metaphysendefekt des Femurs (Abb. 15.**94**; Keats 1974)
- metaphysäre Kortikalisirregularitäten (s. Kap. 3 „Einführung in die Arthritis- bzw. Synovitisdiagnostik", Abschnitt „Pseudoerosion bzw. -arrosion, tumorähnliche osteoperiostale Proliferationen", und Abb. 3.**30**)

Dorsaler Patelladefekt

Der sog. dorsale Patelladefekt liegt superolateral subchondral (Abb. 15.**95**) und wird bei jüngeren Menschen (Gipfel im 2. Dezennium) bei der Röntgenuntersuchung wegen eines Unfalls zufällig entdeckt. Gelegentlich bereitet er Beschwerden, für die sich keine andere Ursache finden lässt. Manchmal kommt er bilateral vor. Feingeweblich findet sich ein dichtes fibröses Gewebe ohne Ent-

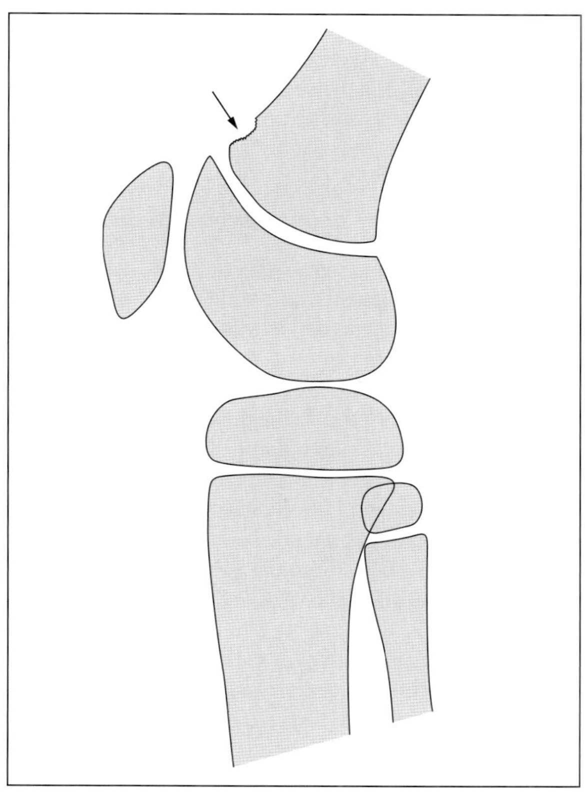

Abb. 15.**94** **Vorderer distaler Metaphysendefekt des Femurs.** Der *Pfeil* zeigt auf die typische Lokalisation – oberhalb der Wachstumsfuge – dieser Entwicklungsvariante im Adoleszentenalter.

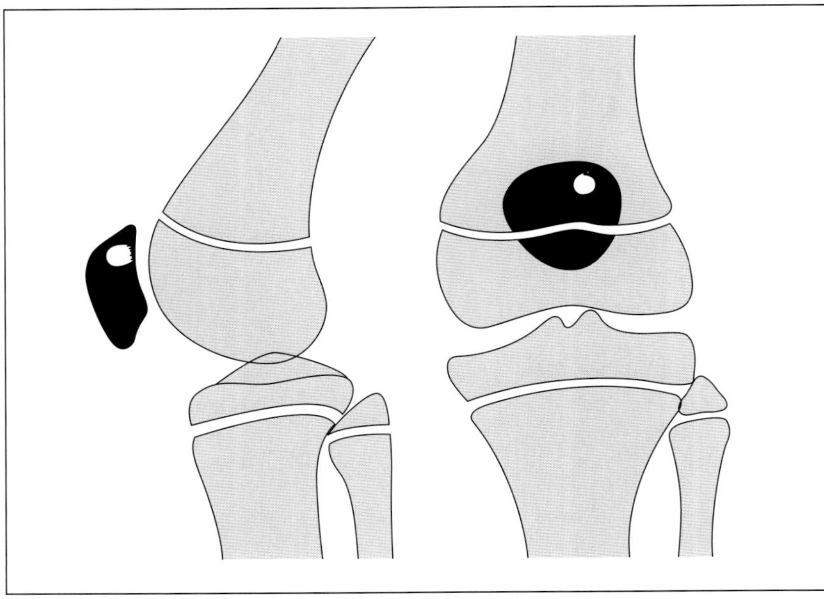

Abb. 15.**95** **So genannter dorsaler Patelladefekt in typischer superolateraler Lokalisation.** Die Osteolyse setzt sich mit zarter Randsklerose von der Patella ab.

zündungszellen, zumeist mit Resten nekrotischer Spongiosatrabekeln. Da der dorsale Patelladefekt spontan ausheilen kann bzw. dann als leicht sklerosierte Strukturalteration erscheint, wird u. a. diskutiert, ob es sich um die atypische Lokalisation eines fibrösen Kortikalisdefekts oder eines nicht ossifizierten Knochenfibroms handelt. Im MRT stellt sich der Retropatellarknorpel über der Läsion normal dar. Auf T1w Sequenzen gibt sich der Defekt einerseits hypointenser als der Gelenkknorpel, evtl. mit diskreter zentraler Hyperintensität, zu erkennen. Andererseits wird manchmal nach dem MRT-Signalverhalten von Knorpel als Füllgewebe ausgegangen, das sich nur Retropatellarknorpel in den Defekt fortsetzt (Hedayati u. Saifuddin 2009).

Gelenknahe solitäre geografische Osteolysen

Gelenknahe solitäre geografische Osteolysen lösen vielfältige diffenzialdiagnostische Überlegungen aus. Das gilt auch für Osteolysen in der *Patella*. Manchmal gibt die Projektionsradiografie in 2 Aufnahmeebenen, zumeist ergänzt durch die MRT (CT), eindeutige, richtunggebende oder einengende differenzialdiagnostische Hinweise. Die Berücksichtigung der Symptome und der klinischen Befunde ist jedoch bei der Mehrzahl isolierter Patellaosteolysen der Schlüssel für die diagnostische Zuordnung oder der Hinweis auf dringende histologische Abklärung.

Summarisch seien folgende Patellaosteolysen ohne Anspruch auf Vollständigkeit im Einzelfall angeführt (vgl. Reinhardt 1969):

- dorsaler Patelladefekt (s. Abb. 15.**95**)
- solitäre (juvenile) Knochenzyste
- intraossäres Ganglion
- eosinophiles Knochengranulom
- Enchondrom
- Hämangiom
- aneurysmatische Knochenzyste
- Chondroblastom (evtl. zarte Kalkschatten in der Osteolyse)
- Osteoidosteom
- Osteoblastom
- Osteoklastom (Riesenzellgeschwulst)
- Chondromyxoidfibrom
- Gruppe der ossären Sarkome
- Plasmozytom
- malignes Lymphom
- osteolytische Tumorabsiedlung
- Leukämieherd
- fibröse Dysplasie
- Morbus Paget
- brauner Tumor des Hyperparathyreoidismus bzw. bei der renalen Osteopathie (s. Abb. 15.**83**)
- Amyloidpseudotumor
- Gichttophus (s. Abb. 15.**71**)
- plasmazelluläre Osteomyelitis
- Brodie-Abszess (mit und ohne Sequester)
- Sequester auch bei Tuberkulose (evtl. präpatellare Weichteilschwellung = Bursitis tuberculosa)
- zystische Knochentuberkulose
- Sarkoidose
- luisches Gumma (knöcherne Reaktion an der Patellavorderfläche?)
- arthritische Signalzyste, z. B. bei rheumatoider Arthritis (polyartikuläre Erkrankung)
- Myzetom (Madura-Mykose)

Einen potenziellen Röntgenbefund bei Leukosen gibt die Abb. 15.**96** wieder: **querverlaufende metaphysäre Aufhellungsbänder**.

Pigmentierte villonoduläre Synovitis

Die pigmentierte villonoduläre Synovitis (s. Kap. 11 „Gelenke der Hand", Abschnitt „Gelenkgeschwülste im weiteren Sinne") ist eine seltene geschwulstähnliche Läsion synovialer Strukturen jüngerer Menschen. Beim Befall der Gelenksynovialis überwiegt die monotope

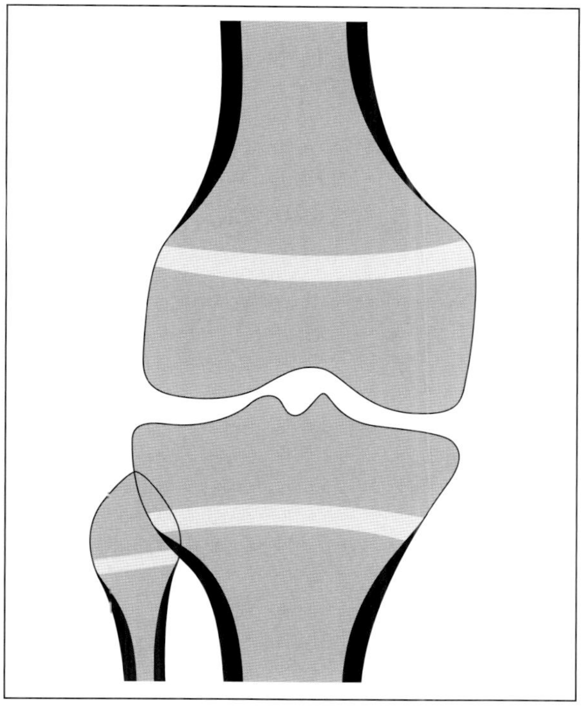

Abb. 15.**96** **Metaphysäre Aufhellungsbänder bei einem Erwachsenen.**

Fragestellungen:

1. Leukose bekannt? Anderenfalls Blutbild.
2. Auftreten bei (nach) Methotrexatbehandlung (**Methotrexatosteopathie**), also kein sicheres Rezidivzeichen; denn ursprünglich wurden diese Aufhellungsbänder bei den Erkrankten grundsätzlich als Folgen der Ansiedlung (Infiltration) von Leukämiezellen in der gut durchbluteten Metaphysenregion gedeutet.
3. Sind noch andere leukämische Befunde am Skelett bildgebend nachzuweisen (vgl. Abb. 11.**23**)?

Erkrankung des Kniegelenks. Röntgenmorphologisch offenbart sich die zottenbildende Proliferation der Synovialmembran als rundliche oder gelappte *dichte* Weichteilmasse – bedingt durch ihren Hämosideringehalt –, die sich dem Patienten als Gelenkweichteilschwellung zu erkennen gibt. Diese Schwellung geht zusätzlich auf einen Gelenkerguss zurück, der sich schleichend, manchmal mit Rückfalltendenz offenbart und einen im Ganzen gesehen protrahierten Verlauf nimmt.

Die intraartikuläre *Weichteilmanifestation* – das synoviale Sarkom zeigt, soweit bildgebend erkennbar, überwiegend extrakapsuläres Wachstum – kann besonders am weiträumigen Kniegelenk einerseits lange Zeit das klinische und röntgenmorphologische Bild beherrschen. Sie bekommt allerdings ein besonderes Gepräge durch den Nachweis eines atraumatischen bluthaltigen oder sanguinolenten oder xanthochromen Gelenkergusses. Außerdem sprechen gegen einen arthritischen, z. B. entzündlich-rheumatischen Prozess besonders am Kniegelenk das sehr seltene Auftreten von Erosionen und einer Verschmälerung des röntgenologischen Gelenkspalts sowie das Fehlen der gelenknahen Demineralisation (also kein arthritisches Kollateralphänomen), beispielsweise im Gegensatz zu einer monotopen Tuberkulose im Kniegelenk. Da intraartikuläres Blut ein „Feind des Gelenkknorpels" ist, führt der chronische Verlauf der pigmentierten villonodulären Synovitis häufig zu einer Schädigung des Gelenkknorpels. Dann kann es zu arthrotischen Befunden kommen, zu denen marginale Osteophyten, unmittelbare subchondrale Spongiosaverdichtungen und auch eine Gelenkspaltverschmälerung gehören.

Die *Knochenmanifestation der pigmentierten villonodulären Synovitis* zeigt sich neben der dichten intraartikulären Weichteilmasse als zystenartige (geodenartige) runde oder ovale, seltener polymorphe Strukturaufhellungen der knöchernen Gelenksockel, manchmal mit Randsklerose (Abb. 15.**97**). Besonders die Geoden in *beiden* Gelenksockeln weisen röntgenologisch auf eine Gelenkerkrankung hin. Dichte Weichteilmassenvermehrung im Gelenk + Geode(-n) in einem Gelenksockel sollten ebenfalls den Krankheitsverdacht auslösen. Diese Geoden spiegeln das Hineinwachsen der Synovialproliferationen in die subchondrale Spongiosa über präformierte Gefäßkanäle oder von den Kapselinsertionen wider.

Im CT zeigt sich nach intravenöser Injektion eines Kontrastmittels eine starke Dichteanhebung. Diese Feststellung gilt auch für die MRT-Bildgebung.

Im MRT hängt darüber hinaus die Signalgabe vom wechselseitigen Nebeneinander mindestens dreier pathologischer Substrate ab, nämlich vom Erguss, vom Blutgehalt bzw. von den eisenhaltigen Abbauprodukten des Hämoglobins und vom Ausmaß der Fetteinstreuung in die proliferierte Synovialmasse (s. Kap. 11 „Gelenke der Hand", Abschnitt „Pigmentierte villonoduläre Synovitis").

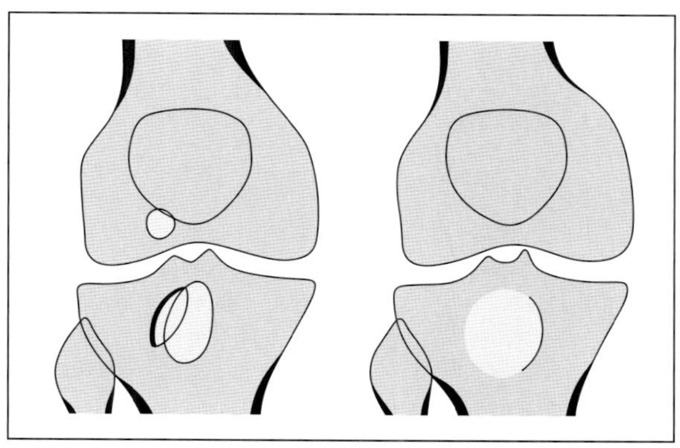

Abb. 15.**97** **Mögliche röntgenologische Erscheinungsformen der pigmentierten villonodulären Synovitis mit Dominieren der Knochenbefunde.** Der Gedanke an diese Erkrankung sollte vor allem dann aufkommen, d. h. die Indikationsstellung zur MRT mit Kontrastmittelinjektion, wenn auf der seitlichen Röntgenaufnahme eine *besonders dichte Weichteilmasse* in der Bursa suprapatellaris und/oder im Kniekehlenbereich im seitlichen Projektionsradiogramm auffällt. Die *gelenknahen Geoden* haben machmal einen Randsaum. Dieser kann aber auch fehlen. In jedem Fall ist die Osteolyse scharf konturiert.

Merke:

Die pigmentierte villonoduläre Synovitis kann auch von einer kniegelenknahen Bursa ausgehen, von dort aus in den benachbarten Knochen einwachsen und so im weiteren Verlauf der Anlass für einen Gelenkerguss werden.

Artikuläre und periartikuläre Verkalkungen und Verknöcherungen, Kompartmentsyndrome, Enthesiopathien, Bursopathien

Chondrokalzinose

Aus der Diagnose „Chondrokalzinose“ (s. Kap. 7 „Dystope Kalziumniederschläge mit Krankheitspotenzial“) im Kniegelenk – ihrem Testgelenk – können folgende Schlüsse gezogen werden (Abb. 15.**98**, s. auch Abb. 7.**8**): Die *isolierten* Pyrophosphatniederschläge in den Menisken sind im Senium geläufige, oft asymptomatische Befunde, wenn sie zufällig *(sporadisch)* oder in Zusammenhang mit einer symptomgebenden Gonarthrose auftreten. Die Kombination einer Chondrokalzinose der Menisken *und* des Hyalinknorpels oder die (seltene) isolierte Chondrokalzinose des Hyalinknorpels birgt nicht nur ein hohes Krankheitspotenzial, sondern erweckt auch den Verdacht einer chronischen Störung u. a. des Kalziumphosphatstoffwechsels *(symptomatische Chondrokalzinose)*. Außerdem muss bei einer Manifestation in der 1. Lebenshälfte an eine erbliche *(hereditäre, familiäre)* Komponente der Chondrokalzinose gedacht werden.

Kalzinosen

Weichteilverkalkungen vom Typ der Kalzinosen (s. Kap. 7 „Dystope Kalziumniederschläge mit Krankheitspotenzial“) gibt die Abb. 15.**99** wieder.

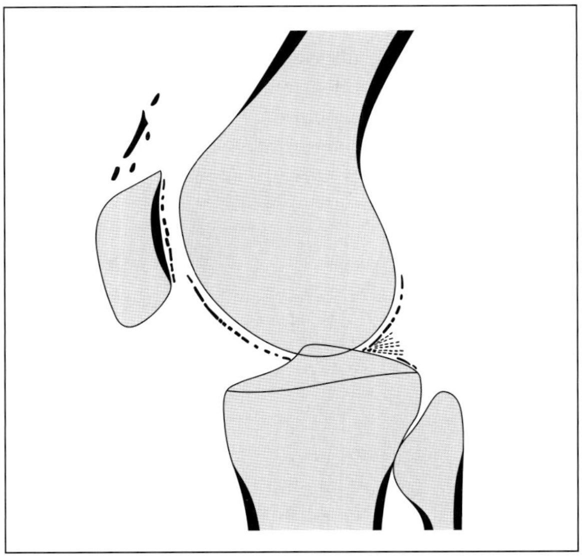

Abb. 15.**98** **Chondrokalzinoseaspekte am Kniegelenk** (Meniskus, Hyalinknorpel; s. Abb. 7.**8**). Siehe außerdem die Kalziumpyrophosphatniederschläge in der Quadrizepssehne. Solche insertionsnahen begleitenden Sehnenmanifestationen der Chondrokalzinose werden vor allem in der Quadrizeps- und Achillessehne, aber auch in anderen kniegelenknahen Sehnen sowie in der Plantaraponeurose beobachtet. Differenzialdiagnostische Bedeutung kommt ihnen bei der destruktiven Pyrophosphatosteoarthropathie zu. Sie kann das *röntgenmorphologische* Ausmaß einer neurogenen Osteoarthopathie annehmen (vgl. ANNRAD-Syndrom). Bei der neurogenen Osteoarthropathie sind jedoch insertionsnahe Kalziumsalzniederschläge nicht zu erwarten.

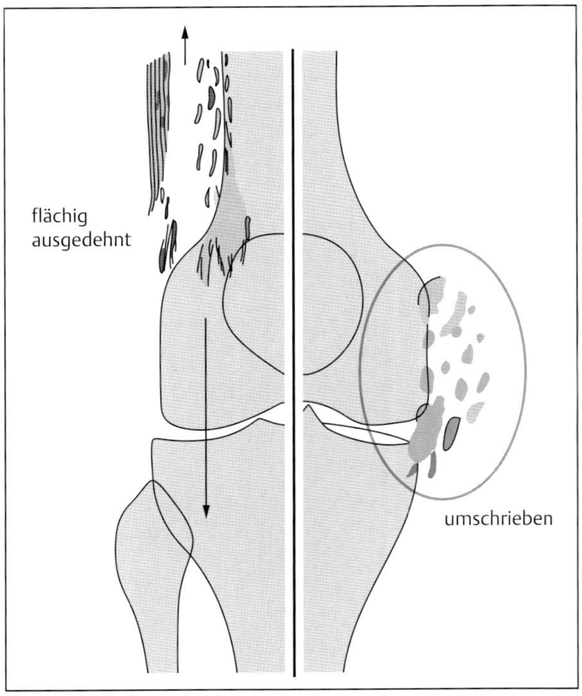

Abb. 15.**99** **Röntgenaspekt der interstitiellen universellen Kalzinose (erstreckt sich oft über den ganzen Oberschenkel/Unterschenkel; *nur gelenknahe gezeichnet*; *links*) und der interstitiellen lokalisierten Kalzinose *(rechts)*.** Unter den klassischen Kollagenosen neigt vor allem die (juvenile) Dermatomyositis zur interstitiellen universellen Kalzinose und die progressive systemische Sklerose (progressive Sklerodermie) zur interstitiellen lokalisierten Kalzinose. Außerdem werden Kalzinosen bei Mischkollagenosen beobachtet. Zu den dystrophischen Unterhautverkalkungen bei chronisch-venöser Insuffizienz s. Text. Röntgenmorphologie ähnlich bis identisch wie linker Abbildungsteil, jedoch Präferenz des Unterschenkels.

Chronisch-venöse Insuffizienz

Dystrophische, flächig-netzförmige, manchmal auch grob geformte ausgedehnte Kalziumsalzniederschläge (in Apatitstruktur) sind bei der chronisch-venösen Insuffizienz besonders am Unterschenkel bekannt. Sie liegen überwiegend in der Unterhaut, gelegentlich im Grund eines Ulcus cruris venosum. Verkalkte Thromben vom Aspekt der Phlebolithen und in länglicher intravenöser Ausdehnung geben sich ebenfalls bei chronisch-venöser Insuffizienz zu erkennen. Im Rahmen der chronischen venösen Stauung treten manchmal ebenfalls Periostappositionen vor allem an der Tibia auf. Die morphologische Einordnung der Weichteilverkalkungen und der Periostreaktionen bereitet keine Schwierigkeiten, da die chronische venöse Abflussstörung sich auch an der ulkusfreien Haut visuell widerspiegelt. Genannt seien Hyper-, Depigmentierungen, blau-violette Verfärbungen, Ödem bis Elephantiasis und Dermatosklerose (sog. harte Beine). Besonders grobe Stauungsverkalkungen können verknöchern.

Kompartmentsyndrome (Logensyndrome)

Am Unterschenkel treten am häufigsten Kompartmentsyndrome (Logensyndrome) auf (vgl. ischämische Volkmann-Muskelkontraktur). Ihre Entstehung hat bestimmte Voraussetzungen (Echtermeyer u. Oestern 1983):

- An den Extremitäten wird ein bestimmter Raum (Kompartment) von einer physiologischen oder artefiziellen unnachgiebigen Hülle, beispielsweise von einem osteofibrösen Köcher, einer Faszie, von der Haut oder einem zirkulären Verband, umgeben.
- Im Kompartment entsteht eine Druckerhöhung, die zur Zirkulationsstörung führt. Sie kann die Folge einer absoluten oder relativen Vermehrung seines Inhalts sein. Pathogenetisch seien eine (posttraumatische) Blutung, eine Störung der Kapillarpermeabilität nach Verbrennung, eine paravasale Infusion, eine ödematöse Schwellung nach kurzfristiger ausgedehnter Ischämie, sportliche oder berufliche, lang dauernde Muskelaktivität, z.B. ein Muskelödem nach langen Märschen, genannt. Die operative Deckung von Fasziendefekten, zu starke therapeutische Extension von Frakturen sowie ein zu straffer Verband können die Ursache einer relativen Kompartmentenge sein.
- Die Zirkulationsstörung macht sich zuerst an den Venen, sodann auf der Seite des arteriellen Gefäßbaums bemerkbar und führt dazu, dass die metabolischen Bedürfnisse des Logeninhalts nicht mehr gewährleistet sind und dort der Gewebsuntergang (Muskulatur, Gefäße, Nerven) droht oder eintritt.

Die Entwicklung des Kompartmentsyndroms geht mit Schmerzen, Par- und Hypästhesien, Sensibilitätsausfällen, motorischer Schwäche und Pulsabschwächung bis zu Pulsausfällen einher.

Die wichtigsten bildgebenden Differenzialdiagnosen des akuten Kompartmentsyndroms sind die Thrombophlebitis, arterielle Thrombosen oder Embolien bzw. die arterielle Verschlusskrankheit. Arterienverletzungen gehören ebenfalls zu den Ursachen des Kompartmentsyndroms.

Im (axialen) MRT gibt sich das akute Kompartmentsyndrom an einer Schwellung und durch heterogene Signalgebung mit Enhancement zu erkennen.

Am Unterschenkel werden 4 Kompartmente unterschieden (Abb. 15.**100**).

Das **vordere Kompartment** ist am häufigsten vom Kompartmentsyndrom betroffen (**Tibialis-anterior-Syndrom**). In diesem Kompartment liegen, auf einem Schnitt durch die Unterschenkelmitte erkennbar, die Extensoren (die Mm. tibialis anterior lateral neben der vorderen Tibiakante, der M. extensor digitorum longus, der M. extensor hallucis longus und der inkonstante M. peroneus tertius). Außerdem verlaufen vor der Membrana interossea cruris der N. peroneus profundus und die A. und V. tibialis anterior. Das **laterale Kompartment** enthält die Mm. peroneus longus und peroneus brevis sowie den N. peroneus communis, dessen einer Endast, der N. peroneus superficialis, an der Membrana interossea entlang zieht. Das **tiefe hintere Kompartment** wird durch die Tibia, die Membrana interossea und die Fibula vom vorderen Kompartment getrennt. In ihm liegen die Mm. tibialis posterior, flexor digitorum longus und flexor hallucis longus sowie auf proximalen Schnitten der M. popliteus. Zwei neurovaskuläre Bündel verlaufen in diesem Kompartment, lateral die A. und V. peronea und medial dorsal die A. und V. tibialis posterior und der 2. Endast des N. ischiadicus, der N. tibialis. Im **oberflächlichen hinteren Kompartment** befindet sich der M. triceps surae.

Das ischämische Kompartment kann sich *nach asymptomatischen Jahrzehnten* als Raumforderung bemerkbar machen: **verkalkte Myonekrose** (Abb. 15.**101**), die manchmal, wahrscheinlich bedingt durch Einblutungen, an Größe zunimmt. Dann muss die Differenzialdiagnose gegenüber einem Tumor gestellt werden.

Im Projektionsradiogramm ist eine spindelförmige Raumforderung in einem Muskel oder einem oder mehreren Kompartmenten zu erkennen. Ihre Peripherie ist plaque- oder plattenförmig verkalkt. An anliegenden Knochen kommen Druckarrosionen vor. Die Mineralsalzniederschläge liegen in einer fibrösen Kapsel. Diese umgibt eine Weichteilmasse, die im MRT bei T2-Gewichtung ein heterogenes Signalverhalten zeigt, d.h., Flüssigkeitssignale wechseln mit intermediärer Signalintensität ab. In der Peripherie ist Enhancement möglich.

Wahrscheinlich reichen die Folgen der posttraumatischen Weichteilischämie von der *posttraumatischen Zyste* über das *expandierende chronische Hämatom* bis zur *verkalkten Myonekrose*. Letztere kommt am Unterschenkel, selten am Oberschenkel und noch seltener am Fuß vor (Holobinko et al. 2003).

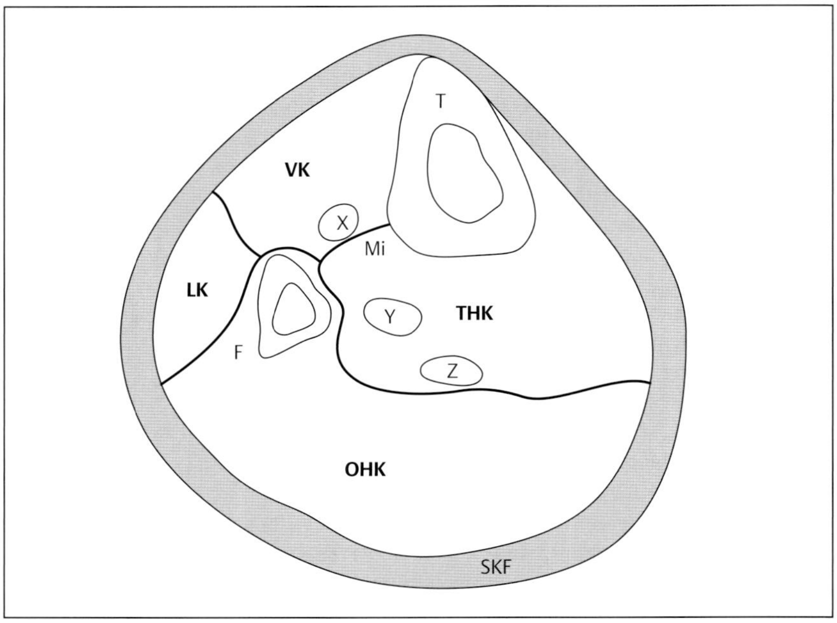

Abb. 15.**100 Im MRT abbildbare Faszien und Intermuskulärsepten zur Abgrenzung der Kompartmente im Unterschenkel** *(Querschnitt etwa durch die Unterschenkelmitte rechts. Blick von unten).*

VK **Vorderes Kompartment** (Extensorenloge; x = Vasa tibialia anteriora, N. peroneus profundus).
LK **Laterales Kompartment** (Peronealloge), dort auch Gabelung des N. peroneus communis in seine beiden Endäste.
THK **Tiefes hinteres Kompartment** (y = Vasa peronea, z = Vasa tibialia posteriora, N. tibialis).
OHK **Oberflächliches hinteres Kompartment** (Mm. triceps surae [Mm. gastrocnemius, soleus] und plantaris laufen in die Achillessehne aus).
T Tibia.
F Fibula.
MI Membrana interossea cruris.
SKF Im MRT signalgebendes Unterhautfettgewebe.

Merke:

Die MRT dient nicht nur zur genauen topografischen Identifizierung des Kompartmentsyndroms, sondern würde ebenso bei vorgesehener Nadelbiopsie eines (Weichteil-)Tumors zur Lokalisation der tiefen Unterschenkelgefäße und -nerven beitragen, um dabei deren Verletzung zu vermeiden.

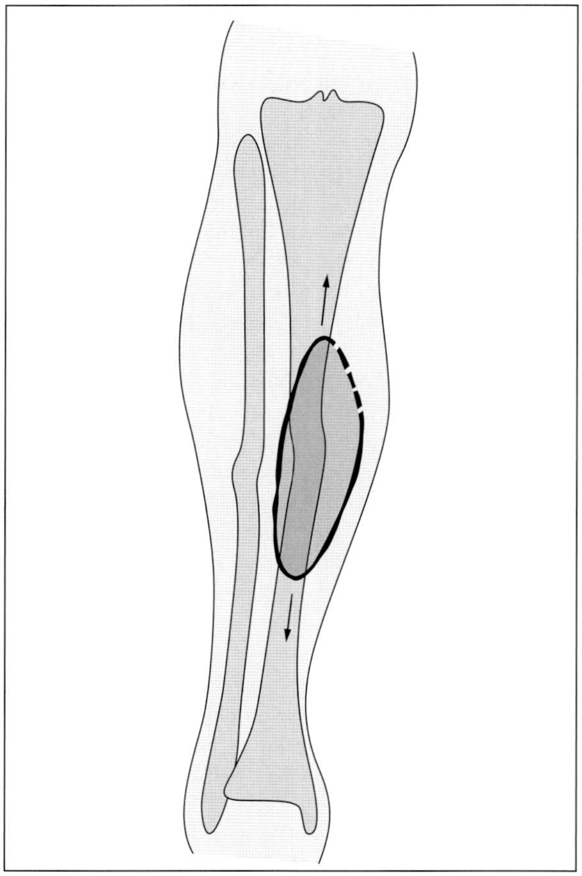

Abb. 15.**101 Kalzifizierte Myonekrose im vorderen Unterschenkelkompartment.** Unterschenkelschaftfraktur vor etwa 25 Jahren. Anschwellung seit etwa 2 Jahren. Tibiadruckarrosion nur auf der seitlichen Röntgenaufnahme sichtbar (*Pfeile* = Ausdehnungsmöglichkeit). (Siehe die „Kalkschale".)

Fibroostosen, Fibroostitiden

Auf den Abb. 15.**102**, Abb. 15.**103** und Abb. 15.**104** sind variable Konturveränderungen, Apatitniederschläge und pathologische Verknöcherungen am Kniegelenk dargestellt, die bestimmten anatomischen Strukturen zugeordnet werden können oder/und deren Pathogenese bekannt ist, darunter Fibroostosen und Fibroostitiden.

Hoffa-Erkrankung

Die Pathomorphologie des Hoffa-Fettkörpers erschöpft sich nicht in Apatitniederschlägen (Abb. 15.**105**), sondern kann vielfältige bildgebende Ursachen im MRT offenbaren:

Spalten und Fragmentationen sind nicht ausschließlich pathologische Befunde. Sie kommen auch als Spielarten des Normalen vor. Infrapatellare Bursaerkrankungen geben sich an nekrobiotischen Verkalkungen, bei der Synovialchondromatose und im MRT (wassersensitive Sequenzen) als (exsudative) Bursitis zu erkennen. Ein Fettkörperödem kann bei Nachbarschaftsverletzungen auftreten. Die Entzündung des infrapatellären Fettkörpers wurde als **Hoffa-Erkrankung** nach Makrotraumen und Überstreckung oder Rotation des Kniegelenks beschrieben. Die Einblutung führt, je nach ihrem Ausmaß, zu seiner resorptiven Entzündung, die auch nach wiederholten Mikrotraumen möglich ist. Im Verlauf dieses repetitiven Prozesses wird die akute Entzündung von chronischen Gewebsveränderungen dominiert. Fibrin- und Hämosiderinniederschläge, Fibroblastenproliferation sowie Makrophageninfiltration führen dann zu einer Vergrößerung („Hypertrophie") des Hoffa-Fettkörpers. Dadurch kommt es zu einem Impingement zwischen Patellaspitze und Femurkondylen, und die Entzündung wird perpetuiert. Gewebsuntergang hat nicht nur eine Fettkörperfibrose zur Folge, sondern löst im Verlauf Apatitniederschläge, fibrokartilaginäre Metaplasie oder sogar Verknöcherungsvorgänge aus. Im Prinzip geben sich pathologische Veränderungen im infrapatellaren Fettkörper an einer hypointensen bis intermediären Signalalteration (im Vergleich zur Muskulatur) und an Flüssigkeitssignalen zu erkennen. Dies gilt auch für proliferative Prozesse (Weichteiltumoren, wie Hämangiome, Fibrome, intraartikuläre Ganglien und die pigmentierte villonoduläre Synovitis). Horizontale und vertikale Spaltbildungen lassen sich vor allem nach intraartikulärer Gadoliniuminjektion darstellen.

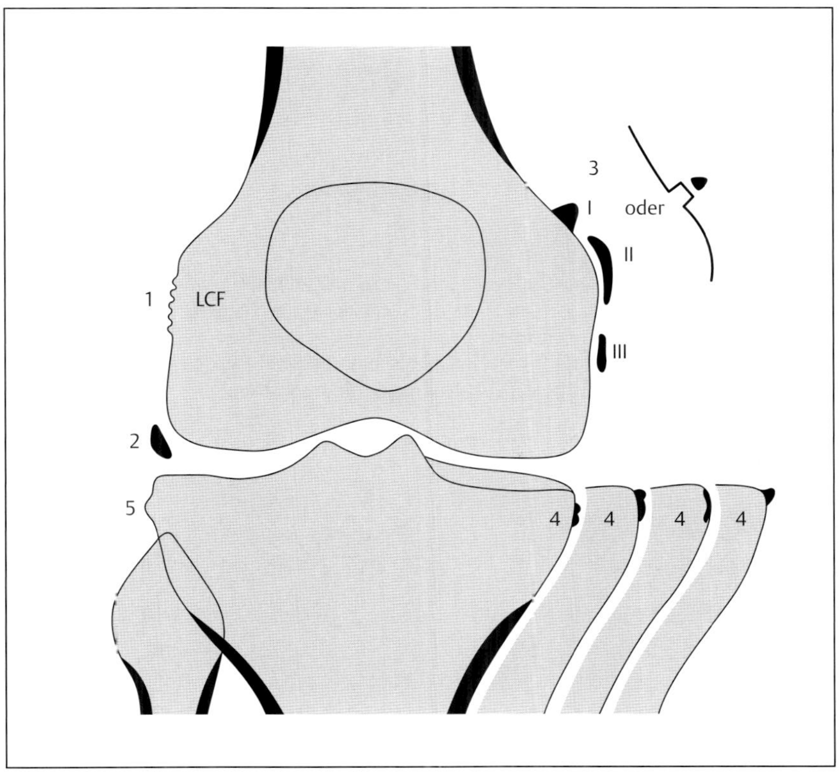

Abb. 15.**102** **Spezielle Konturveränderungen, Apatit- und Knochenschatten am Kniegelenk (Teil 1).**

1 Fibroostosen am Ursprung des Lig. collaterale fibulare (LCF).

2 Apatitniederschläge in der Sehne des M. popliteus oder im LCF. Dadurch *schmerzhafte Schwellung* in seiner Umgebung. *Diagnose:* Tendinitis calcarea (Apatitkrankheit). Bei dieser Beobachtung Resorption in 8 Wochen.

3 **Stieda-Pellegrini-Schatten:**

Typ I: Adductor-magnus-Fibroostose (imponiert als „vergrößertes" Tuberculum adductorium). Dieses Höckerchen ist ein Normalbefund für den Ansatz der genannten Adduktorsehne. *Rechts daneben:* Abriss oder verknöcherter Sehnenausriss oder Tendopathia calcarea (klinisch Tendinitis?) der Adduktorsehne.

Typ II: Schalenförmige metaplastische Verknöcherung (im Sehnengewebe oder Verknöcherung in einem alten Hämatom, aber außerhalb des Kollateralbands), fester Kontakt mit dem Femur möglich.

Typ III: Verknöcherter Kollateralbandabriss (klinisch Wackelknie?) oder knöcherner Bandausriss (passender Kondylusdefekt?).

4 Verschieden geformte **Rauber-Konsole** am inneren oder/und äußeren Tibiakopfrand. Hinweis auf einen älteren Meniskusriss. Diese Aussage gilt nur dann, wenn keine Röntgenbefunde einer Gonarthrose sichtbar sind.

5 Inkonstantes Tuberculum Gerdyi = Insertion des Tractus iliotibialis, daher auch Tuberculum tractus iliotibialis genannt.

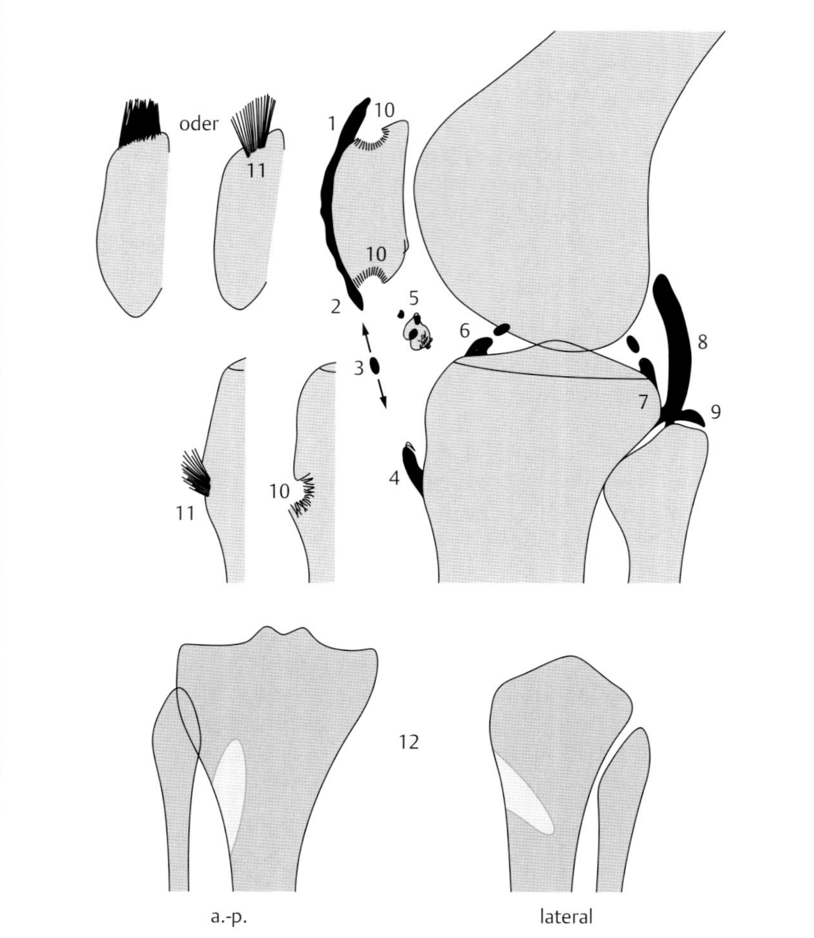

Abb. 15.**103 Spezielle Konturveränderungen, Apatit- und Knochenschatten am Kniegelenk (Teil 2).**

1 Oberer Patellasporn (**Fibroostose am Rektussehnenansatz**).

2 Unterer Patellasporn (**Fibroostose am Ursprung des Lig. patellae**). Zwischen Nr. 1 und 2 ziehen oberflächliche Faserzüge der Sehne des M. quadriceps femoris, die hier degenerativ- oder traumatisch-reparativ verknöchert gezeichnet wurden. Sie setzen sich in das Lig. patellae fort.

3 Knöcherne Metaplasie im Lig. patellae (*Pfeile*: Lokalisationsmöglichkeiten solcher Metaplasien oder von Apatitniederschlägen).

4 **Fibroostose des Lig. patellae an der Tuberositas tibiae**. Sie hat bei regelrecht geformter Tuberositas keine pathogenetischen Beziehungen zum Morbus Osgood-Schlatter.

5 Irregulär geformte, zumeist posttraumatische Apatitniederschläge im **infrapatellären Fettkörper (Hoffa-Fettkörper)**. Posttraumatisch heißt hier beispielsweise auch Zustand nach Patelladislokation und nach Arthroskopie. Differenzialdiagnose s. Text.

6 **Tuberculum intercondylare tertium:** Fibroostose des vorderen Kreuzbands. Oberhalb von 6 und 7 degenerativ- oder traumatisch-reparative Apatitablagerungen in den Kreuzbändern. Totalverknöcherung der Bänder ist sehr selten.

7 **Tuberculum intercondylare quartum:** Fibroostose an der Insertion des hinteren Kreuzbands.

8 Posttraumatisch (?) **verknöchertes Lig. popliteum obliquum** oder **Lig. popliteum arcuatum**. *Morphologische Differenzialdiagnose:* Ersteres verläuft auf der a.-p. Röntgenaufnahme von innen unten nach außen oben, das andere Band vom Fibulakopf nach innen oben.

9 **Persistierender Teil der Fibulaepiphyse**. *Differenzialdiagnose:* knöcherner Ausriss des äußeren Kollateralbands.

10 **Rarefizierende Fibroostitis (Enthesitis)** am Ansatz des M. quadriceps femoris (M. rectus femoris) am oberen Patellapol. Entsprechendes gilt für das Lig. patellae am Apex patellae und an der Tuberositas tibiae. Befund bei Spondylarthropathien.

11 **Produktive Fibroostitis** (Enthesitis) wie bei Nr. 10.

12 Auf der seitlichen Röntgenaufnahme trichterförmige, **ektope intraossäre Insertion des Lig. patellae** (Beall et al. 2006); stressanfällig: MRT-Ödem.

Merke:

1. Die Befundkombination Kalkschatten oberhalb der Patella + Verdickung und Konturauslöschung der Quadrizepssehne (seitliche Knieröntgenaufnahme, Seitenvergleich, Betrachtung vor starker Lichtquelle) sowie Ödem im MRT zeigen die schmerzhafte **Tendinitis calcarea der Quadrizepssehne** an.
2. „-dopathia" = Kalkschatten ohne Weichteilschwellung (Röntgenaufnahme, MRT), „-dinitis" = Kalkschatten mit Weichteilschwellung (MRT, evtl. auch röntgenologisch erkennbar).

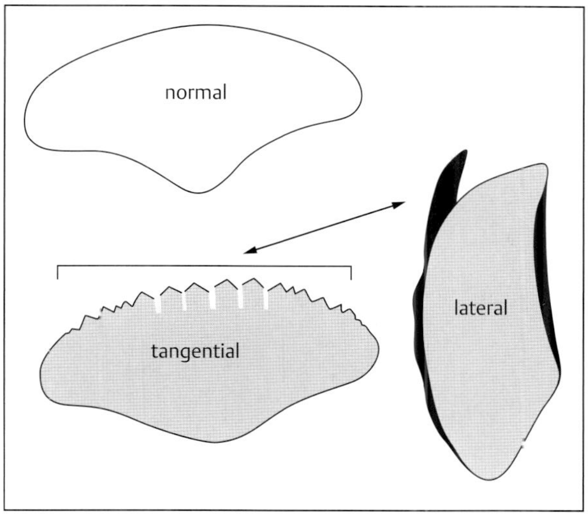

Abb. 15.**104** **Patellafibroostose (oberer Patellasporn) auf der tangentialen und seitlichen Röntgenaufnahme der Kniescheibe.**

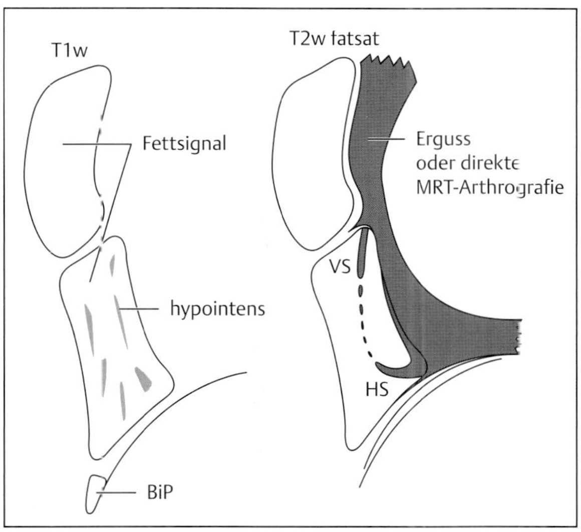

Abb. 15.**105** **Orientierungsskizze des infrapatellaren Hoffa-Fettkörpers im MRT.**

T1w Siehe die hypointensen fibrösen Septen (variabel physiologisch).

T2w fatsat Entweder bei der MRT-Arthrografie oder beim Gelenkerguss (VS = vertikaler Spalt, HS = horizontaler Spalt). Der inkonstante physiologische, von Synovialis ausgekleidete vertikale Spalt geht vom hinteren oberen, der inkonstante physiologische, ebenfalls von Synovialis ausgekleidete horizontale Spalt vom hinteren unteren Aspekt des Fettkörpers unmittelbar unterhalb der Insertion der Plica alaris aus (Saddik et al. 2004). Sie können einzeln auftreten, miteinander und/oder mit dem Gelenkkavum kommunizieren (dann Nachweis beim Gelenkerguss oder bei der direkten MRT-Arthrografie; BIP = Bursa infrapatellaris profunda).

Merke:

Fettkörperspalten in anderen Fettkörperbereichen als VS und HS sind pathologische Befunde, z. B. durch entzündliche oder andersartige Synovialisproliferationen, die sich in den Fettkörper ausdehnen.

Bursitis

Schleimbeutel erleichtern den Gleitvorgang an gelenknahen Sehnen. Am Kniegelenk ist eine größere Anzahl von Bursen bekannt, von denen nicht alle, auch wenn sie erkrankt sind, mit hinreichender Sicherheit identifiziert werden können. Schleimbeutel haben, ebenso wie Gelenke, eine dem Lumen zugewandte Synovialmembran und enthalten im Normalzustand eine wechselnde Menge Synovia. Krankhafte Vorgänge im Schleimbeutel führen zur Exsudation in die Bursa. Sie erscheint dann im MRT als wasserintense Raumforderung. Daher eignen sich T2w- und flüssigkeitsempfindliche fettunterdrückte Sequenzen zu ihrem Nachweis. Allerdings ist es manchmal schwierig, noch normale und pathologische Flüssigkeitsmengen auf diesen Sequenzen voneinander abzugrenzen. Normale Bursa, Bursitis, extraossäre Synovialzyste (Ganglion) oder physiologischer Gelenkrezessus (Ausstülpung der Synovialmembran) gehören daher zu den diagnostischen und differenzialdiagnostischen Überlegungen beim Nachweis einer umschriebenen kleinen, hyperintensen Raumforderung am Kniegelenk, deren Einordung durch den lokalisierten schmerzhaften Palpationsbefund begünstigt wird. Außerdem erleichtern Hinweise des Patienten auf bestimmte berufliche und sportliche Tätigkeiten bzw. Aktivitäten die Einordung, da mechanische Überbeanspruchung der zugehörigen Sehne die Hauptursache der isolierten Bursitis ist. Abweichungen von der üblichen ovalen Bursadarstellung, beispielsweise die „dreieckige“ Bursa infrapatellaris auf Sagittalschnitten oder die „kommaförmige“ Konfiguration der Bursa tibiosemimembranosa (in Meniskushöhe auf Sagittalschnitten) helfen bei der Identifizierung des jeweiligen Schleimbeutels.

Bei der *akuten* Bursitis bläht die Exsudation den Schleimbeutel auf und gibt hyperintense T2w- und hypointense T1w-Signale.

Die *chronische* Bursitis führt zu einer Wandverdickung und dort zu einer Signalanhebung bei T1w. Nekrotische Gewebsreste können zu Aussparungen in der Flüssigkeit auf T2w-Sequenzen führen.

Besonderheiten (Abb. 15.**106a**; Vahlensieck et al. 2001): Unter der Ursprungssehne des *medialen* Gastroknemiuskopfs in der Fossa poplitea des medialen Femurkondylus ist die *Bursa subtendinea m. gastrocnemii medialis* aufzufinden. Sie liegt zwischen der Gelenkkapsel und dieser Sehne und kommuniziert häufig mit dem Gelenkkavum. Außerdem steht sie oft mit der benachbarten *Bursa m. semimembranosi* in Verbindung und bildet dann mit ihr die *Bursa gastrocnemio-semimembranosa.*

Beide morphologischen Alternativen können sich wahrscheinlich über einen Ventilmechanismus oder eine Synovialhernie durch die fibröse Gelenkkapsel, oft bei einem aus *vielfältigen* Gründen entstandenen (chronischen) Gelenkerguss, mit der Zeit nach hinten vorwölben. Dann entsteht die **Baker-Zyste** (**Popliteazyste**, **Arthrozele**, s. Abb. 15.**106a**). Manchmal bildet sich die Baker-Zyste aus den nicht kommunizierenden Schleimbeuteln. Sie fällt als prall-elastische Anschwellung im medialen

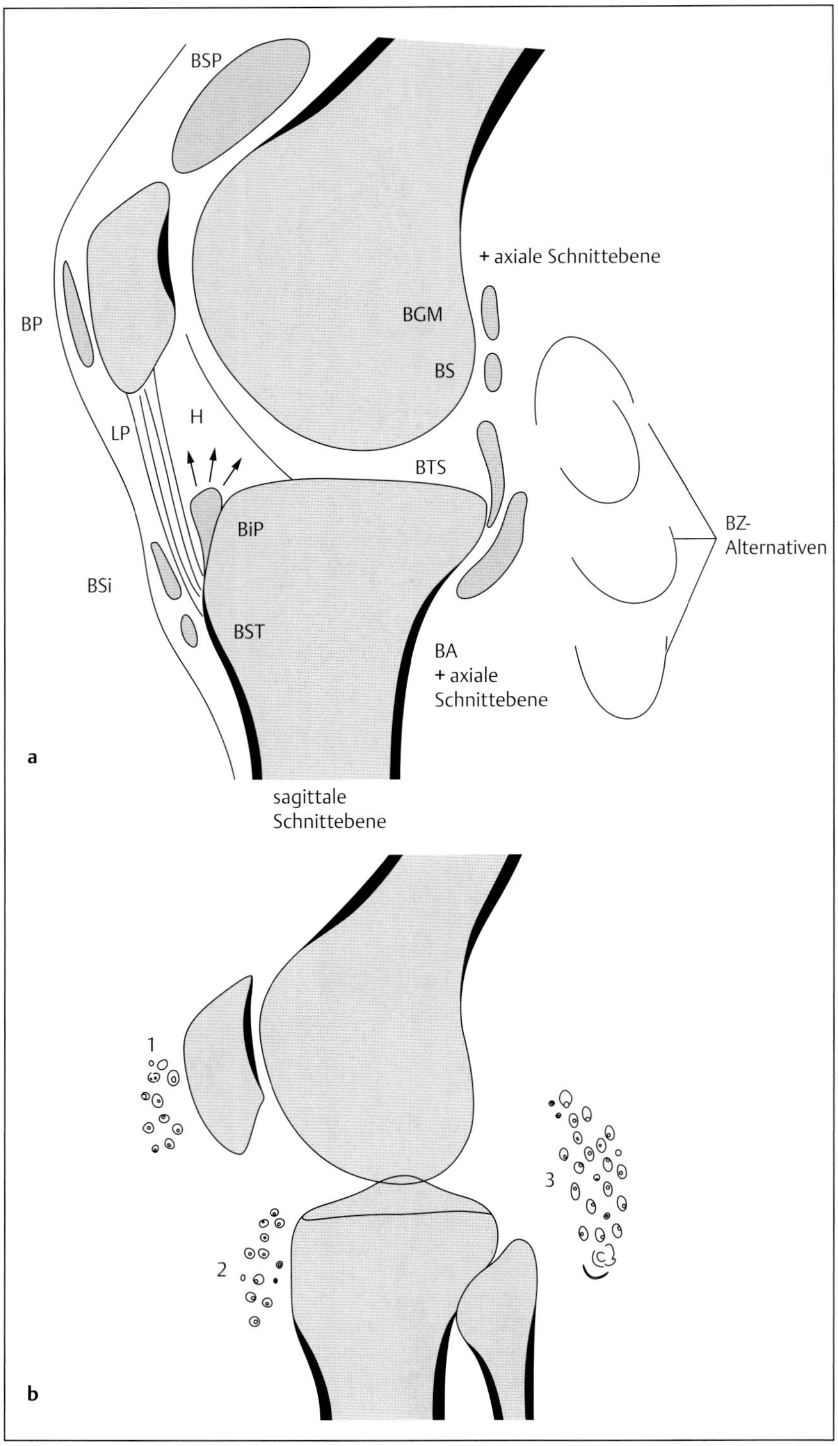

Abb. 15.**106a, c Schleimbeutel am Kniegelenk.**

a MRT-Infoskizze. Gezeichnet wurde die sagittale Schnittführung. In der Regel ist eine Schnittführung in der 2. Ebene (koronar, axial) zur genauen Lokalisation und damit zur Bursaidentifizierung notwendig.

BSP **Bursa (evtl. Recessus) suprapatellaris.** siehe arthritische Weichteilzeichen.

BP **Bursa praepatellaris:** Aus anatomischer Sicht werden bei der BP unterschieden: Bursa subcutanea p., Bursa subfascialis p. und Bursa subtendinea p. Mechanische Überlastung bei kniender Tätigkeit ist die Hauptursache der entzündlichen Reaktion oder Einblutung mit resorptiver Bursitis. Der entzündete Schleimbeutel stellt sich unscharf begrenzt dar, da das umgebende Bindegewebe mitreagiert.

BIP **Bursa infrapatellaris profunda.** Bei sagittaler Schnittführung stellt sie sich „dreieckig" dar. Diese Bursa kann beim Laufen und Springen überlastet werden. Sie liegt zwischen der Tibia und dem Lig. patellae (LP). Einerseits kann sich das mögliche peribursale Ödem bei der (akuten) Bursitis in den infrapatellaren Hoffa-Fettkörper (H) ausdehnen *(Pfeile)*. Andererseits kommt es beim Morbus Osgood-Schlatter vor, dass seine Nachbarschaft, wie die Bursa infrapatellaris profunda, die **Bursa subcutanea infrapatellaris** (BSI), der Hoffa-Fettkörper und das Lig. patellae, verdickt sind bzw. das Baufett, darunter auch das peribursale, vom Ödem im Projektionsradiogramm ausgelöscht wird und im MRT auf fettunterdrückten, flüssigkeitssensitiven Sequenzen Signale aussendet. BSI kann bei Anpralltraumen mit Einblutung resorptiv entzündlich reagieren.

BST **Bursa subcutanea tuberositatis tibiae**, gefährdet bei kniender Tätigkeit.

BA Die **Bursa anserina** liegt unter dem fächerförmig um den medialen Femurkondylus nach vorn unten zur Tuberositas tibiae verlaufenden Ansatzsehne der Mm. sartorius, gracilis und semitendinosus. Diese Sehnenplatte bildet den Pes anserinus superficialis („Gänsefuß"). Zwischen ihm und dem Lig. collaterale tibiale liegt die Bursa anserina. Zur sicheren bildgebenden Lokalisation ist eine zusätzliche axiale Schnittebene üblich, obwohl bereits auf dem Sagittalschnitt diese Bursa typisch lokalisiert ist. *Klinische Differenzialdiagnose* der Bursitis anserina zum Innenmeniskusschaden: Druckschmerz bei Letzterem in Höhe des Gelenkspalts, bei Ersterem dicht unterhalb der Tibiakopfkante.

BTS Die **Bursa tibiosemimembranosa** stellt sich bei sagittaler Schnittführung mit typischem kommaförmigem Aspekt und weiter nach proximal reichend als die BA dar (Vahlensieck et al. 2001).

BS **Bursa m. semimembranosi** zwischen der Ansatzsehne des M. semimembranosus und dem medialen Gastroknemiuskopf in Höhe des Condylus medialis femoris.

(Fortsetzung siehe nächste Seite)

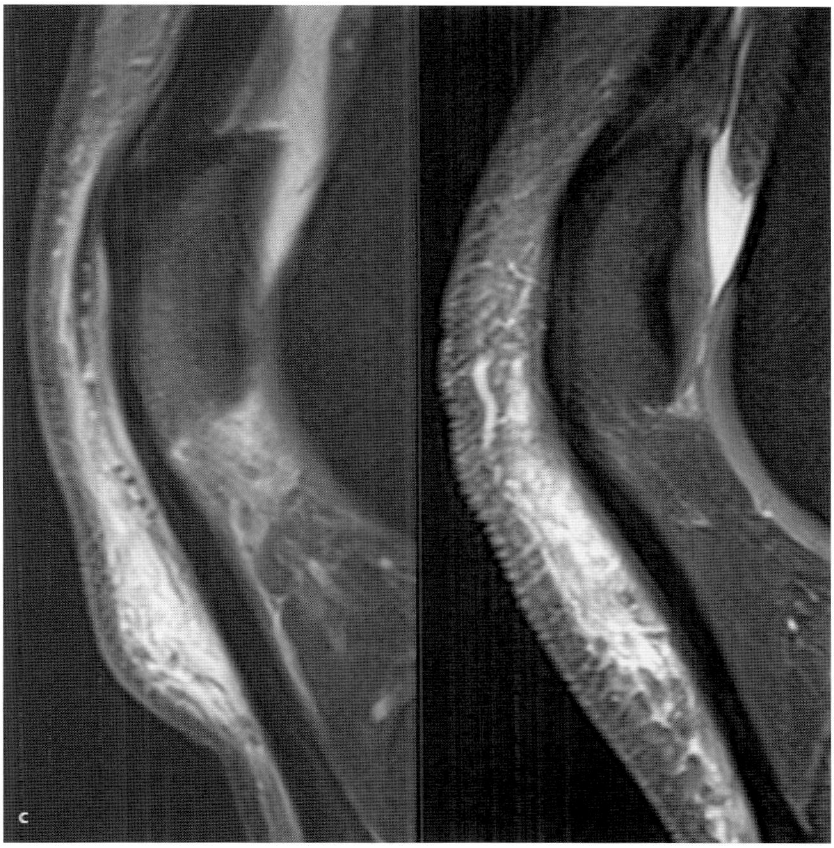

Abb. 15.**106b, c** (Fortsetzung)

BGM **Bursa subtendinea m. gastrocnemii medialis** zwischen medialem Femurkondylus und medialer Ursprungssehne des M. gastrocnemius.

BZ Baker-Zyste.

Unterer Bildteil: **Bursale Chondromatose.**

1 Präpatellar.

2 Infrapatellar.

3 In der Baker-Zyste.

c **Morell-Lavallée-Läsion**, d. h. extrabursale, diffuse subkutane (traumatische) Flüssigkeitsdurchtränkung (Borrero et al. 2008), die sich klinisch an einer präpatellaren Anschwellung zu erkennen gibt.
2 Patienten.
PDw fatsat *(links)*: Subkutane Flüssigkeitsansammlung mit starker Signalgebung auf flüssigkeitssensitiver Sequenz. Geringes Ödem im Hoffa-Fettkörper und Erguss im Kniegelenk.
PDw fatsat *(rechts)*: Diffuse prä- und infrapatellare Flüssigkeitsdurchtränkung im Sinne der Morell-Lavallée-Läsion bei einem Ringer.

Kniekehlenbereich auf, kann sich nach distal, selten an die Unterschenkelvorderfläche ausdehnen und asymptomatisch bleiben oder vielfältige Symptome auslösen. Baker-Zysten können in Abhängigkeit von ihrer Größe zur Druckschädigung vorbeiziehender Nerven (N. tibialis, N. peroneus communis) führen: Parästhesien, motorische Ausfälle. Manchmal wird die A. poplitea komprimiert: Claudicatio intermittens. Kompression der V. poplitea: Unterschenkel-Fuß-Ödem. Die traumatische Ruptur der Baker-Zyste löst klinische Beschwerden wie eine akute Thrombophlebitis in den Wadenvenen aus.

Auf dem Projektionsradiogramm zeigen sich der *obere* und der untere Rand der Baker-Zyste manchmal durch intrakapsuläres oder peribursales Baufett als nach kranial/kaudal konvexer „schwarzer Bogen" (s. Abb. 15.**23** und Abb. 15.**106a**). Zu partiellen Wandverkalkungen und intrabursalen Kalkschatten s. Abb. 15.**72**.

Zur *Differenzialdiagnose* der Baker-Zyste in der Kniekehle gehören (Sonografie, MRT):

- Aneurysma der A. poplitea
- Varixknoten
- (tuberkulöser) Abszess
- abgekapseltes Hämatom
- Weichteiltumor
- akzessorischer Muskel: M. tensor fasciae suralis (Montet et al. 2002)

Zur Differenzialdiagnose präpatellarer Bursaerkrankungen vgl. Abb. 15.**106**.

Zwischen dem Tractus iliotibialis, dem Verstärkungszug der Fascia lata, und dem lateralen Femurepikondylus befindet sich *kein Schleimbeutel* (Muhle et al. 1999). Dies begünstigt vor allem bei Sportlern mit langzeitiger rhythmischer Kniebeugung und -streckung, beispielsweise bei Langstreckenläufern, Skilangläufern und Radrennfahrern, die Entstehung des **Tractus-iliotibialis-Friktionssyndroms.** Dieses Beschwerdebild gehört zur Differenzialdiagnose der lateralen Knieschmerzen und tritt als Folge des Scheuerns des Traktus am Epikondylus auf. Das Reiben vergleichsweise vulnerabler Faserstrukturen am „harten" Epikondylus führt zur Überlastung, zur Schädigung und schließlich zur resorptiven Entzündung („durch Reibung entsteht Feuer"). An der Kontaktstelle sammelt sich ein fibrinöses Exsudat an, das durch Granulationsgewebe abgekapselt wird und sich dann im MRT auf flüssigkeitssensitiven Sequenzen als Hyperintensität zu erkennen gibt (Abb. 15.**107** und Abb. 15.**108**). Ein Knochenmarködem im Epikondylus/Kondylus tritt oft hinzu. Der entzündliche Prozess kann den Tractus iliotibialis auf 5 und mehr Zentimeter anschwellen lassen.

Osgood-Schlatter-Erkrankung

Der Osgood-Schlatter-Erkrankung (Abb. 15.**109**) liegt ein traktionsbedingter Überlastungsschaden der schnabelförmigen Tibiaapophyse zugrunde. Sie wird überwiegend im späten Kindesalter und in der Adoleszenz (ca. 8.-15. Lebensjahr, ♂:♀ ≈ 3:1) bei sportlich aktiven Individuen beobachtet. Die Überlastung geht auf repetitive kräftige Quadrizepskontraktionen zurück, die – fortgeleitet über das Lig. patellae – die Bandinsertion in der Apophyse erreichen und dort schließlich zu einem knorpeligen oder knöchernen oder beide Gewebsarten umfassenden Ausriss führen. Knöchern meint in Zusammenhang mit dem Morbus Osgood-Schlatter einen Ausriss aus sekundären Ossifikationszentren in der Tibiaapophyse.

Klinik: Örtliche Schmerzen und Anschwellung, manchmal bilaterales Auftreten.

Projektionsradiografie: Eine Röntgendiagnose wird erst möglich, wenn ein Knochenausriss vorliegt, dieser etwas nach vorn-proximal disloziert ist und sich die Ausrissstelle als muldenförmiger Konturdefekt im Profil zu erkennen gibt. Eine multizentrische Apophysenossifikation ist normal, wenn die Knochenzentren *innerhalb* der harmonischen schnabelförmigen Apophyse liegen. Das *Frühstadium* des Morbus Osgood-Schlatter und der Insertionstendopathie des Lig. patellae können nach dem Röntgenbild und der Klinik nicht unterschieden werden, da sie röntgenokkult sind. Als Zustand nach unbefriedigend behandeltem Morbus Osgood-Schlatter sind kleine Knochenschatten zu betrachten, die aus der Tuberositas tibiae nach vorn-proximal disloziert sind und im Erwachsenenalter dort persistieren. Als Spätfolge des Morbus Osgood-Schlatter ist außerdem die Patella alta bekannt.

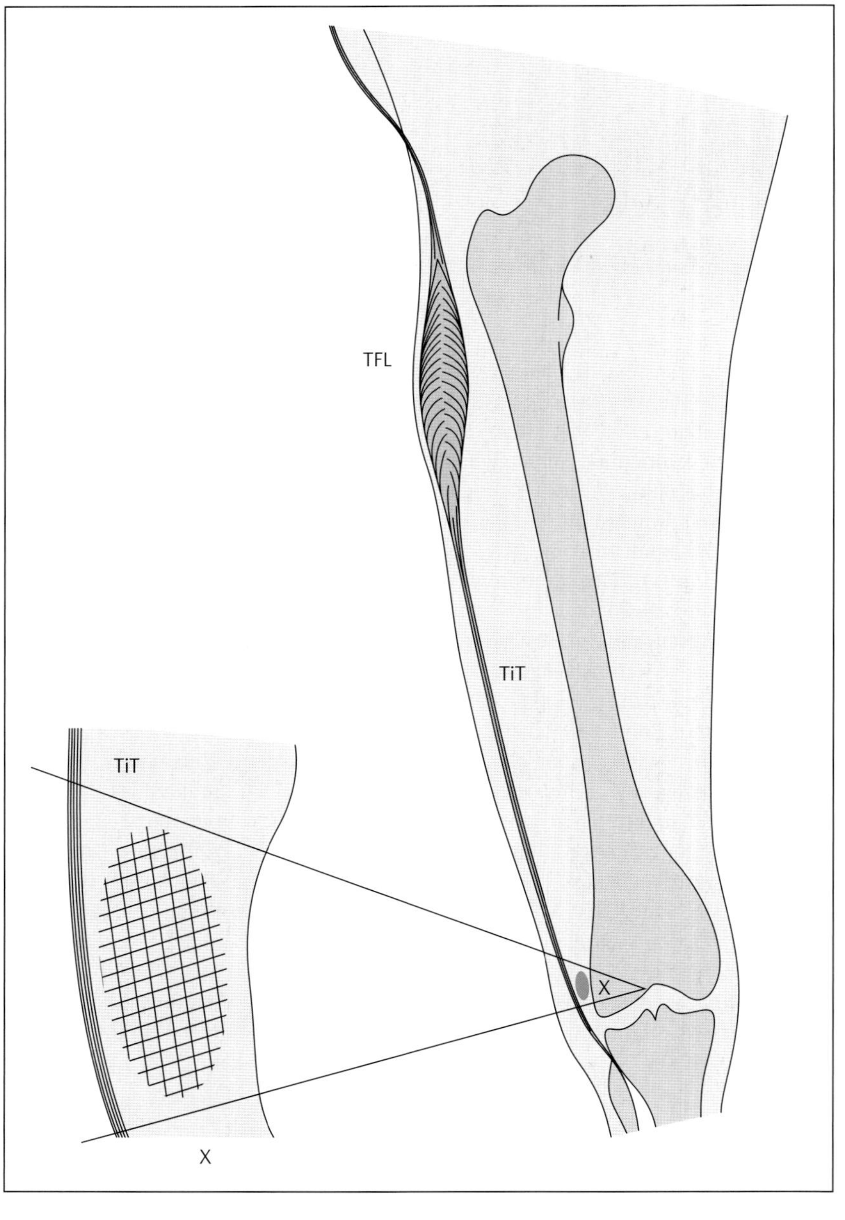

Abb. 15.**107** **„Bursa" iliotibialis (x) beim Tractus-iliotibialis-Friktionssyndrom.** Profilansicht des Traktus (keine Bursaaffektion).

TFL M. tensor fasciae latae.

TiT Tractus iliotibialis.

TiT Setzt dicht unterhalb der lateralen Tibiakopfkante an. Dort befindet sich das inkonstante Tuberculum Gerdyi (s. Abb. 15.**102**).

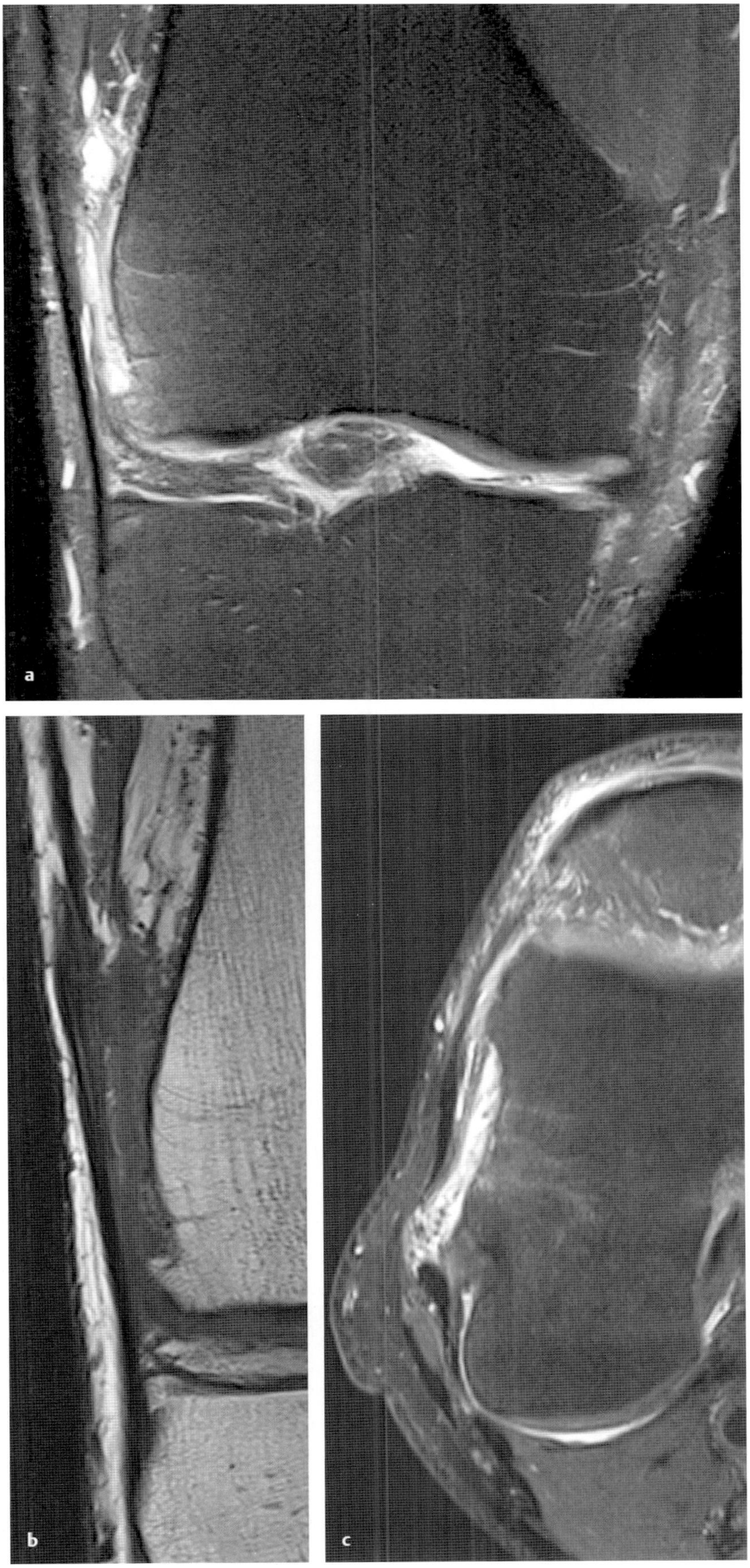

Abb. 15.**108a–c Tractus-iliotibialis-Friktionssyndrom** (Patient 58 Jahre alt, männlich).

a PDw fatsat: Zwischen dem lateralen Femurkondylus (Knochenmarködemsignal) und dem Tractus iliotibialis lässt sich entzündliches sog. Reizgewebe (fibrinöses Exsudat mit teilweise abkapselndem, signalintensivem fibrovaskulärem Granulationsgewebe nachweisen.

b T1w: Hypointensität entsprechend dem Reizgewebe (**a**).

c Axial PDw fatsat: Signalreiche Darstellung des Reizgewebes. Auch das Knochenmarködem gibt sich zu erkennen. (Verlust des Innenmeniskus.)

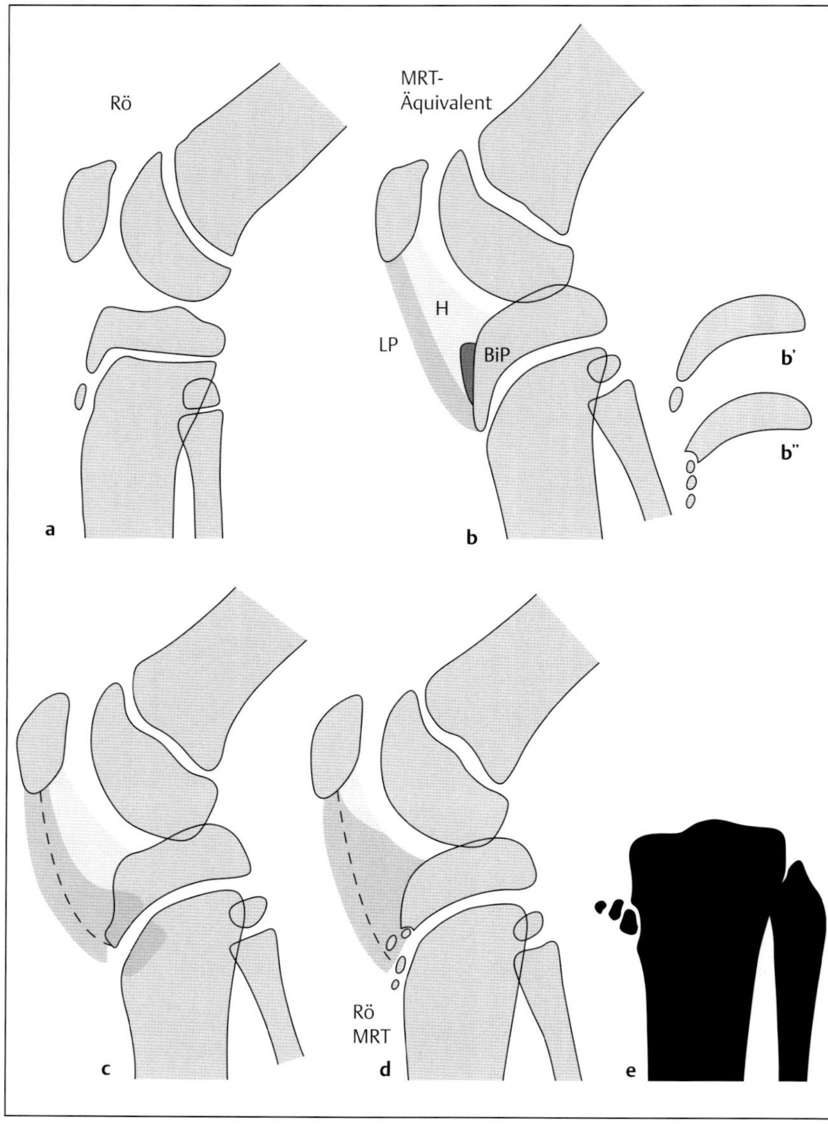

Abb. 15.**109a–e Bildgebende Informationen beim Morbus Osgood-Schlatter** (Rö = röntgenologisch bzw. MRT-erfassbar).

a Normale Entwicklung der schnabelförmigen Apophyse der proximalen Tibia. Unizentrisches Verknöcherungszentrum.

b Mittels MRT erfassbare Weichteilstrukturen, die beim Morbus Osgood-Schlatter eine Rolle spielen (LP = Lig. patellae, H = Hoffa-Fettkörper, BIP = Bursa infrapatellaris profunda).
Mono- und polyzentrische Verknöcherungsinseln in der schnabelförmigen Apophyse (**b'**, **b''**).

c Im Einzelfall wechselnd ausgeprägte Ödemausbreitung, die von der Insertion des Lig. patellae an der Apophyse ausgeht.

d Weitere Ödemausbreitung im Hoffa-Fettkörper. Siehe die charakteristische, allerdings nicht immer röntgenologisch und im MRT erkennbare Dislokation eines (oder mehrerer) Verknöcherungszentren nach vorn-proximal: „Es tanzt aus der Reihe.“

e Zustand nach Morbus Osgood-Schlatter – beobachtet bei einem unbehandelten Erwachsenen. Siehe die dislozierten, isoliert gebliebenen Verknöcherungszentren.

MRT: Im frühen, bereits schmerzhaften Stadium des Morbus Osgood-Schlatter zeigt sich ein Ödem an der Insertionsstelle des Lig. patellae, um sich bald auszubreiten. Es dehnt sich auf die ganze Apophyse einschließlich der Ossifikationszentren aus, erfasst kleinere oder größere Anteile des Lig. patellae („Tendinitis“), des infrapatellaren Hoffa-Fettkörpers und des periapophysären Knochenmarks, und auch die Bursae infrapatellaris profunda und subcutanea infrapatellaris reagieren exsudativ (Bursitis) unter Anschwellung. Die im Einzelfall wechselnd ausgeprägte Ödembildung ist mit fettunterdrückten flüssigkeitssensitiven Sequenzen zu erfassen. Auch der Ausriss, seine Dislokation und sein Bett sind durch die MRT zu identifizieren. Zusätzlich zu diesen Veränderungen des Morbus Osgood-Schlatter wurde durch die MRT der Beginn des Ausrissgeschehens beobachtet (Hirano et al. 2002): Im betroffenen sekundären Ossifikationszentrum entsteht ein zunächst partieller Riss, wodurch sich dieses wie eine Muschel aufklappt (Abb. 15.**110**). Dieser Befund ist hoch spezifisch, jedoch wenig sensitiv.

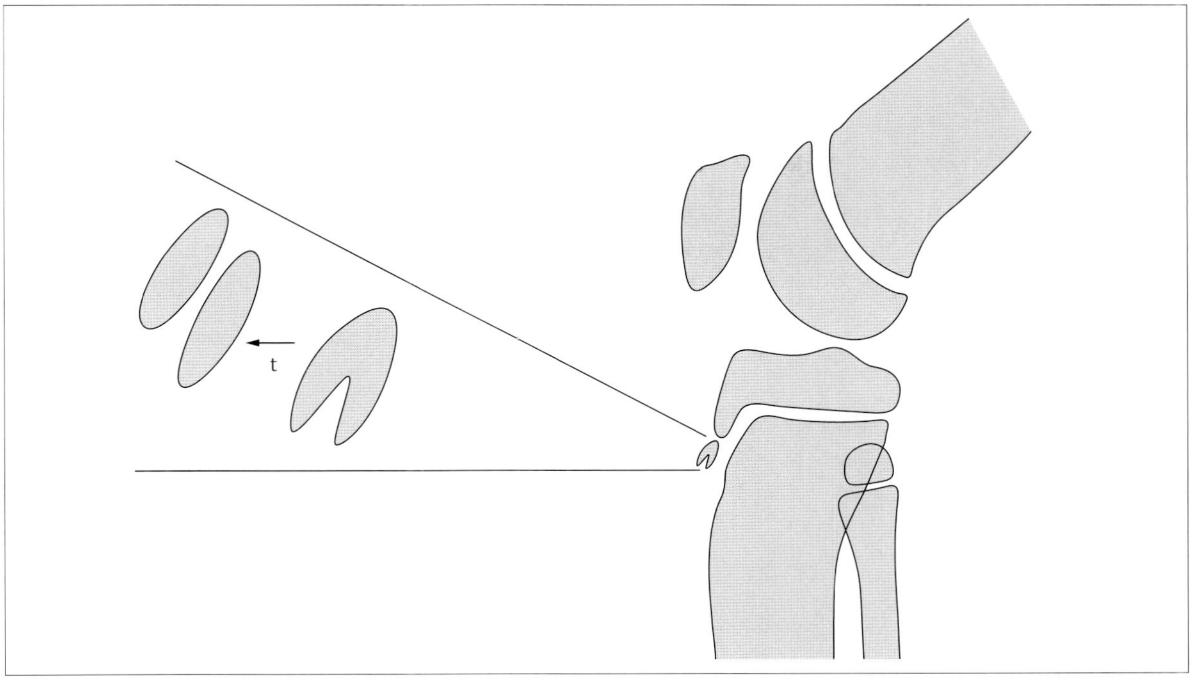

Abb. 15.**110** **MRT-Aspekt der „aufgeklappten Muschel", d. h., ein Teil der „aufgeklappten Muschel" erscheint bereits nach vorn disloziert.** Im Verlauf ist eine völlige Separation des sekundären Ossifikationszentrums zu erwarten *(ganz links)* und damit die Dislokation nach vorn-proximal (t = Zeit, Verlauf).

Stressläsionen in der Knieumgebung

Bei Stressläsionen (s. Kap. 12 „Ellenbogengelenk", Abschnitt „Stressbefunde am Unterarm") gibt auch an langen Röhrenknochen der unteren Extremitäten die sportliche, berufliche, militärische oder onkologische *Anamnese* Hinweise auf ihre Pathogenese und zu erwartende Lokalisation. Beispielsweise birgt der Lauf- und Sprungsport Risiken für die Entstehung von Stressläsionen an der Tibia und der Fibula.

Die *Skelettszintigrafie* hat die höchste Sensitivität der bildgebenden Diagnosetechniken. Das gilt auch für die kürzeste Zeitdifferenz zwischen dem Entstehen der Stressläsionen, dem Schmerzbeginn und der Anfärbung durch den Tracer. Der Skelettszintigrafie kommt jedoch die niedrigste differenzialdiagnostische Spezifität zu. Die zeitgenössische Bildgebung kann auf die szintigrafische Darstellung einer Stressläsion verzichten. Lediglich bei Verdacht auf eine tumorbedingte pathologische Fraktur versus Stressfraktur kann sie eine oligo-/polytope, zurzeit noch asymptomatische Filialisierung im Skelett diagnostisch richtungweisend aufdecken.

Die *Projektionsradiografie* bringt Stressläsionen erst etwa 3 Wochen nach Beschwerdenbeginn in der Spongiosa und Kompakta der langen Röhrenknochen zur Abbildung. In der kompakten Knochensubstanz fällt zuerst eine zarte benigne, d. h. nicht unterbrochene Periostlamelle auf, die sich in Abhängigkeit vom Zeitpunkt der Röntgenuntersuchung nach Schmerzbeginn verbreitert und schließlich mit der Kompakta verschmilzt – sie umschrieben und *exzentrisch* verdickt (vgl. Abb. 10.**1**). Eine exzentrische Kompaktaverdickung findet sich weniger auffallend auch am Schaftendost. In der Spongiosa ist überwiegend die metaphysäre Region der Sitz von Stressläsionen, und zwar von bandförmigen Verdichtungen, die mehr oder weniger senkrecht zur Längsachse der langen Röhrenknochen verlaufen oder ovale (eiförmige) oder kugelige Gestalt haben (Abb. 15.**111**). Adaption dient dem Stressabbau.

! Merke

Die periostale und endostale Knochenneubildung und die histomorphologischen Merkmale der Spongiosaverdichtung, nämlich Trabekelhypertrophie oder/und trabekulärer Mikrokallus (s. Kap. 10 „Stressfolgen am Skelett", Abschnitt „Konstruktive und insuffiziente Stressadaptation"), sind *konstruktive Adaptationen*. Erst wenn innerhalb der konstruktiven Stressadaptation eine Kontinuitätsunterbrechung oder eine intraossäre Aufhellungslinie bzw. lineare Signalabsenkung (MRT) sichtbar wird, handelt es sich um eine *insuffiziente Adaptation (Adaptationsversagen)*, die gemeinhin als *Stressfraktur* bezeichnet wird!

Im *CT* (Abb. 15.**112**) sind die adaptive Knochenneubildung und die Frakturlinie auf axialen Schnitten zu identifizieren. Außerdem fehlt bei Stressfrakturen die bei Tumoren häufig zu beobachtende girlandenförmige, exzentrische Arrosion der inneren Kompakta, das sog. Scalloping (CT). Eine optimale Bildgebung von Stressläsionen gelingt mit der *MRT*. In der täglichen Praxis schließt sie sich dem Projektionsradiogramm an. Die MRT (s. Abb. 15.**112**) bringt das früheste und konstanteste, an sich unspezifische Knochenmark-, Spongiosa-, Periost- und periossäre Weichteilödem einerseits zur Darstellung, führt andererseits seine schon diagnostisch richtungweisende *exzentrische* Lage vor Augen und bildet den Frakturspalt (lineare Signalabsenkung) ab.

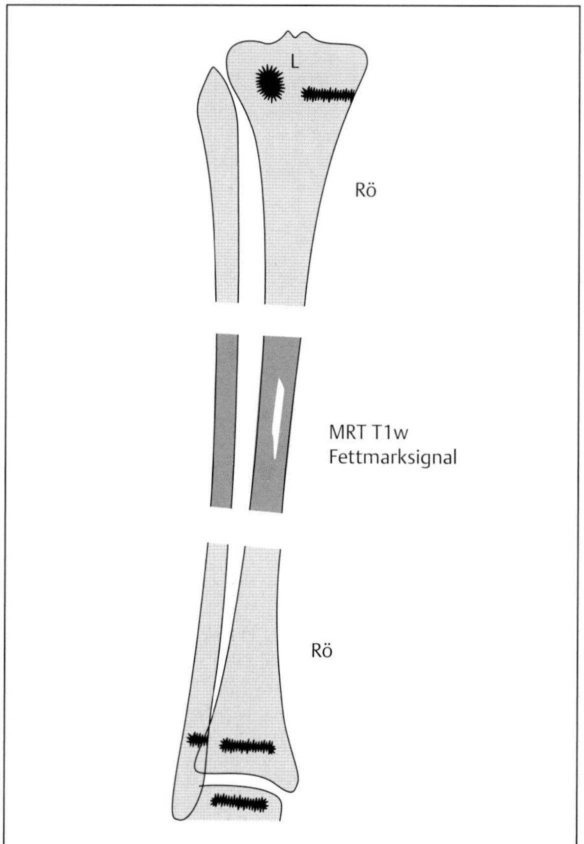

Abb. 15.**111** **Konstruktive Stressadaptationen in der Spongiosa an typischen Stellen von Tibia, Fibula und Talusrolle.**
Zur konstruktiven Stressadaptation s. Kap. 10 „Stressfolgen am Skelett", Abschnitt „Konstruktive und insuffiziente Stressadaptation". Die bandartige Spongiosaverdichtung entspricht in 3-dimensionaler Sicht einer „Scheibe". Sie ist daher auch auf dem Projektionsradiogramm in der 2. Ebene als verdichtetes Band zu erkennen. Entsprechendes gilt für die ovale Form der konstruktiven Stressadaptation. Der mittlere Unterschenkelanteil wurde im MRT mit T1-Gewichtung wiedergegeben. Der hypointense Spalt (**longitudinale Stressfraktur**) kommt zur Darstellung (**insuffiziente Stressadaptation**). Bei T2w fallen das periostale (und endostale) Ödem auf, im Projektionsradiogramm eine lamelläre oder solide Periostadaptation (Rö = Projektionsradiogramm).

Merke:

Solange innerhalb der konstruktiven Stressadaptation keine intraossäre lineare Signalabsenkung bzw. Aufhellungslinie sichtbar ist (MRT, CT, Rö), darf nicht von einer Stressfraktur gesprochen werden.

Splint-Syndrome

Der mehr oder weniger in kraniokaudaler Richtung verlaufende Canalis nutricius an langen Röhrenknochen der unteren Extremitäten muss von der Stressfraktur und der traumatischen Fraktur, z. B. nach Implantation der Schaftkomponente einer TEP des Hüftgelenks, differenzialdiagnostisch abgegrenzt werden (s. Abb. 4.**3b**). Darüber hinaus sind die sog. **Splint-Syndrome der Tibia** (**Shin Splint**) und des **Femurs** (**Thigh Splint**) von bildgebendem Interesse (s. Abb. 15.**112**).

Der Shin Splint ist auch als **Tibiakantensyndrom** oder **Periostitis tibiae** bekannt. Dieses Syndrom entsteht durch Faszienzug am medialen Tibiarand dort, wo ein Teil des M. soleus entspringt.

! *Merke*
Der Tibiakantenschmerz des Tibiakantensyndroms (spontan, bei Belastung, bei der Palpation) erstreckt sich über die Ansatzlänge von etwa 10 cm Länge.

Durch die Folgen von Rissbildungen in den Sharpey-Fasern, die besonders dicht an den Ansätzen von Sehnen und Bändern vorkommen und grundsätzlich vom Periost in die Kompakta einstrahlen, treten die Schmerzen auf. Offensichtlich reicht die adaptative, nicht sehr ausgeprägte *periostale Knochenapposition* nicht aus, den Ansatzstress abzubauen. Noch vor der Periostapposition ist im MRT sie begleitend ein peri- und intraossäres Ödem festzustellen. Als Endzustand des inadäquat behandelten, da zunächst nicht erkannten Tibiakantensyndroms ist eine longitudinale Stressfraktur der Tibia zu erwarten.

Dem **Thigh Splint** – dem **Ausrisssyndrom der Adduktorinsertion** – liegt eine *Stressläsion am Adduktorenansatz*, vornehmlich des M. adductor brevis, im mittleren Drittel des Femurs zugrunde (s. Abb. 15.**112**). Der Faserausriss löst eine exzentrische, dem Sehnenansatzbereich entsprechende lamelläre, im Verlauf solide benigne Periostapposition aus. Sie wird durch ein Periostödem angeregt. Oft ist auch eine endostale Knochenadaptation im Röhrenknochenschaft zu erkennen. Im Verlauf führen sowohl die Periost- als auch die Endostapposition zu einer umschriebenen Kompaktaverdickung (Röntgenaufnahme, CT). Im MRT zeigt sich bei (fettsupprimierter) T2w-Gewichtung eine hyperintense Signalgabe entlang der medialen Femurseite, also exzentrisch, sowohl im Periost und in der juxtakortikalen Weichteilumgebung als auch in der Knochenmarkhöhle. Differenzialdiagnostisch wichtig ist das Fehlen jeglicher Arrosion an der inneren und äußeren Oberfläche im erkrankten Femurabschnitt (z. B. CT), wie sie beim Tumorwachstum zu erwarten wäre.

Beim Oberschenkel-Splint (engl.: Splint = Schiene, offensichtlich abgeleitet aus der „schienenden" adaptativen Periostappositon) entwickelt sich keine bildgebend nachweisbare Stressfrakturlinie.

Stressläsionen in Knienähe sind sowohl an der Tibia und der Fibula (Abb. 15.**113**), an der Patella und am Femur zu erwarten, und zwar als Ermüdungsstress, beispielsweise beim Lauf- und Sprungsport, und als Insuffi-

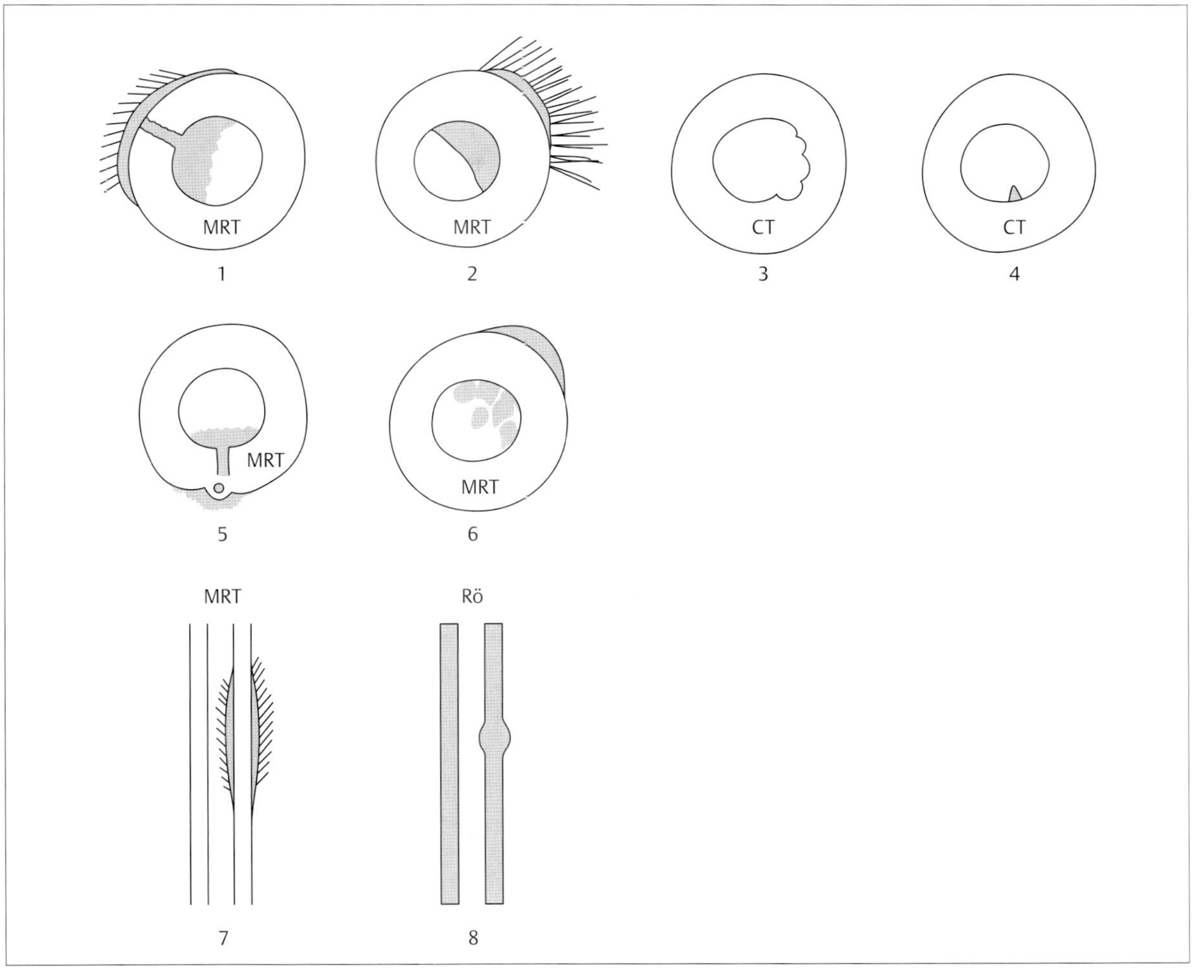

Abb. 15.**112** **„Mosaiksteine" zur bildgebenden Diagnose und Differenzialdiagnose der Stressläsionen im Schaft langer Röhrenknochen** ***(schematisch).*** Axiale (transversale) und koronare Schnittführung im MRT.

1 MRT (fettsupprimierende) T2w, Stressfraktur: lineare transossäre Signalanhebung, *exzentrisches* Periost- und Schaftmarködem, flaches juxtaossäres Ödem *(gestrichelt)*.
2 MRT T2w, Malignom, z. B. Ewing-Sarkom; Periostödem wie Nr. 1, das jedoch von enhancendem Malignomgewebe umgeben ist, das sich weit in das periossäre Gewebe, z. B. die Muskulatur, ausbreiten kann – im Gegensatz zum juxtaossären kontrastmittelanreichernden, flachen, breitbasig aufsitzenden reparativen Bindegewebe der Stressfraktur (s. Nr. 1). Scharfe Abgrenzung des Gemischs aus Tumorgewebe und Ödem vom Fettmark.
3 CT > MRT; die girlandenförmige endostale Arrosion (Scalloping) ist ein Tumorzeichen.
4 CT, inkonstante knöcherne „Lippe" etwas oberhalb/unterhalb des Canalis nutricius, die in den Markraum vorspringt. Falls nicht nachweisbar, dann bei längs bzw. schräg verlaufendem oder spiralförmigem Spalt im Schaft (Gefäßkanal? Longitudinale Stressfraktur?) im MRT nach Ödem fahnden (fehlt beim Gefäßkanal). Der Spalt stellt sich in beiden Alternativen nur dann im Projektionsradiogramm dar, wenn er tangential von den Röntgenstrahlen getroffen, also orthograd abgebildet wird.
5 Postgadolinium-MRT, Stressfraktur nur über eine kurze Strecke abgebildet, enhancende Nutritialarterie in kleinem Sulkus. Das ist ein topischer Zufallsbefund (Duplizität) unter Berücksichtigung der Beobachtung, dass die langen Röhrenknochen gewöhnlich 2 Nutritialgefäße besitzen und die Kompakta schräg von ihnen durchsetzt wird. Beim Verdacht auf eine Nutritialarterie oder zu ihrem Ausschluss mehrere eng beieinander liegende axiale (transversale) Schnitte (kontinuierlicher Gefäßverlauf länger als Stressfraktur) legen. Außerdem fehlt beim Ernährungsgefäß ein Ödem, *hier* periostal und endostal gezeichnet.
6 Postgadolinium-MRT T1w, Stressläsion, und zwar konstruktive Stressadaptation, daher kein Bruchspalt. Nodulär enhancendes Marködem.
7 MRT beim Ausrisssyndrom der Adduktoreninsertion (Thigh Splint) im mittleren Drittel der Femurinnenseite. Siehe das periostale und endostale Ödem. Eine Frakturlinie („Spalt") ist nicht zu erwarten, da es sich um Sehnenfaserausrisse ohne knöcherne Komponente handelt. Im Verlauf kommt es im Röntgenbild zu einer lamellären, später soliden benignen Periostapposition.
8 Projektionsradiogramm, umschriebene Verdickung der Kompakta an typischer Stelle beim Thigh Splint. *Fragestellung:* aktiver Prozess (MRT = Periost-, Endostödem?) oder Thigh-Splint-Narbe (= kein Ödemnachweis im MRT).

Merke:

Zum Röntgenbild der Stressfraktur in der Diaphyse von Röhrenknochen gehören die (an langen Röhrenknochen exzentrische, an kurzen Röhrenknochen exzentrische oder konzentrische) Periostadaptation, die endostale Lamelle oder Verdickung und die Aufhellungslinie in der Kompakta (zwischen Periost und Endost). Fehlt nur einer der Befunde dieser Trias, namentlich die Aufhellungslinie, so muss ein originäres oder abgesiedeltes Malignom im Frühstadium ausgeschlossen werden (MRT).

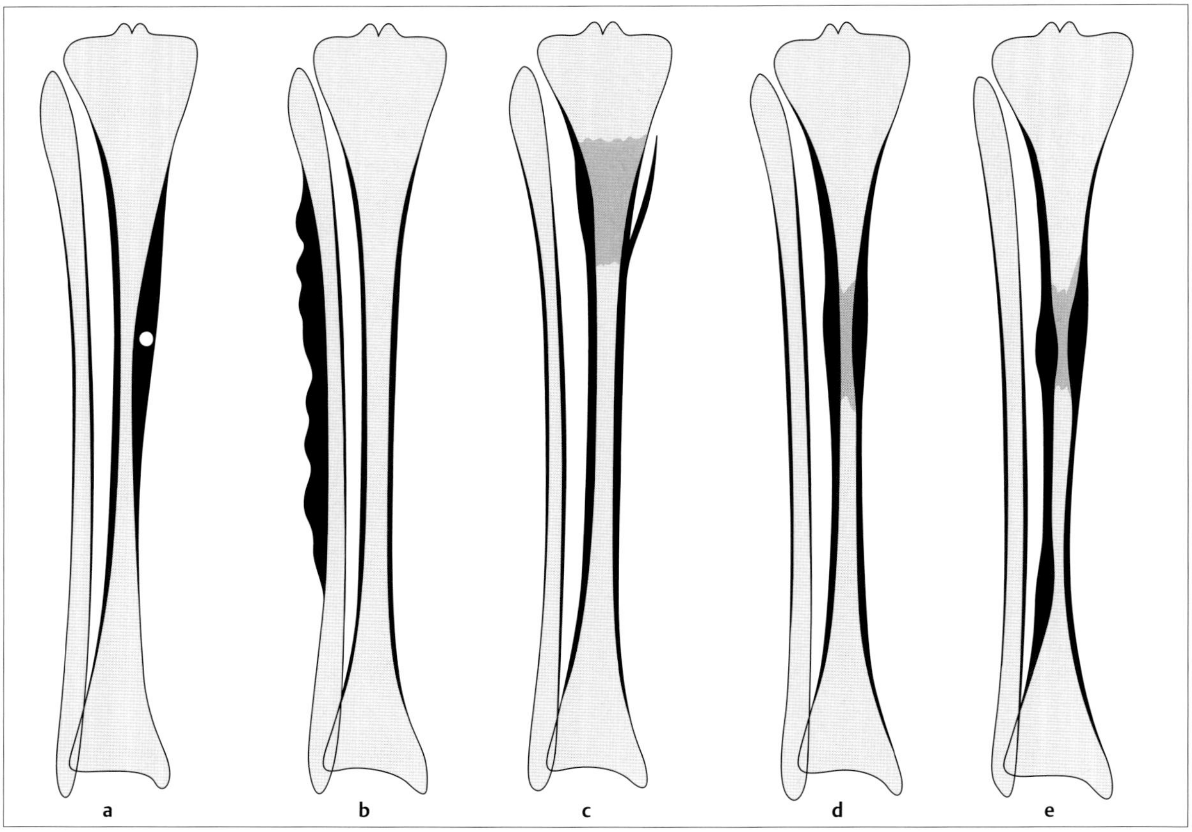

Abb. 15.**113a–e Beispiele für röntgenologisch erkennbare periostale oder/und endostale Kompaktaverdickungen an großen Röhrenknochen.**

a **Osteoidosteom** (Nidus!).

b **Melorheostose.**

c **Schmerzhaftes Stressphänomen**, Einordnung als konstruktive Adaptation (vgl. Abb. 10.**1**).

d, e **Morbus Ribbing**, d. h. postpubertär einsetzende, hereditäre, multiple diaphysäre Sklerose. Wahrscheinlich milde Spielart der symmetrischen, progressiven, diaphysären Dysplasie Camurati-Engelmann (klinische Trias: Gangstörung, Muskelhypoplasie und Gliederschmerzen; bei etwa der Hälfte der Patienten Osteosklerose der Schädelbasis mit möglichen Innervationssstörungen der Hirnnerven II, VII und VIII, häufig auch Osteosklerose im Stirnbein- und Mandibulabereich). Die überwiegend bilateral-symmetrische spindelförmige Verdickung der Diaphysenkompakta durch periostale und/oder endostale Knochenbildung kann im Schaftbereich mono- (**d**) oder bizentrisch (**e**) auftreten. *Morbus Ribbing ist entweder ein Zufallsbefund oder mäßig schmerzhaft.* Im Skelettszintigramm Traceraffinität.

zienzstress. Zu den Stressläsionen gehört das Knochenmarködem (im Prinzip bei T2w hyperintense, bei T1w hypointense Signalalteration). Dieses Ödem ist ein unspezifischer Befund; denn es dominiert anfangs sowohl beim originären oder abgesiedelten Knochenneoplasma als auch bei der Osteomyelitis. Die Unterschiede des adaptativen Stressödems zum Tumorödem liegen in seiner differenten Konfiguration (Pauleit et al. 1999): Das stressbedingte Knochenmarködem setzt sich vom normalen Fettmark unscharf begrenzt ab; das Tumorödem ist dagegen begrenzt. Allenfalls kann der hohe Kontrastunterschied zwischen Ödem und Umgebung bei fettunterdrückenden Sequenzen das Verhalten von Tumorgewebe vortäuschen. Dem wird begegnet, wenn sich nach Kontrastmittelinjektion bei axialer Schnittführung und T1-Gewichtung Tumorgewebe inhomogen mit nekrotischen Arealen abbildet und Kompaktaarrosionen darstellt. Außerdem gehört die unterbrochene, d. h. von Tumorzellen durchwachsene Periostapposition natürlich nicht zu den Stressphänomenen. Das entscheidende bildgebende Kriterium für die Bezeichnung „Stressfraktur" ist die lineare Signalabsenkung in einem signalreichen Ödem auf wassersensitiven oder Postkontrastsequenzen. Das Alter der Stressfraktur zum Zeitpunkt der MRT-Untersuchung nimmt allerdings Einfluss auf ihr Signalverhalten. An den Rändern der Stressfraktur spielen sich, ebenso wie bei der Reparation von traumatischen Frakturen, resorptive feingewebliche Vorgänge durch Aktivierung von Osteoklasten und Ausbildung eines lockeren ödematösen Kallusgewebes ab. Dieses Gewebe ist kontrastmittelaffin. Im weiteren Heilungsverlauf nimmt es einerseits fibrösen und knöchernen Charakter an. Das heißt, dann gibt es sich signalarm auf T2w-Sequenzen zu erkennen (Pauleit et al. 1999). Zum Verlauf gehört auch die Rückbildungstendenz des Knochenmarködems, und die zunächst lamelläre konstruktive Stressadaptation zeigt eine solide, aber immer benigne Form. Andererseits gilt für kleine noch eher als für lange Röhrenknochen, dass jede unbehandelte Stressfraktur in eine traumatische Fraktur einmünden kann.

Gelenktraumen

Wegen großer Hebelverhältnisse sind Weichteilverletzungen, insbesondere Bandverletzungen, am Kniegelenk sehr häufig. Seltener kommt es zu Frakturen am Tibiakopf, am distalen Femur, an der Patella oder an der proximalen Fibula. Das Kniegelenk wird als Scharniergelenk durch die Seitenbänder (Kollateralbänder) gegen eine varische oder pathologische valgische Achsenveränderung oder seitliche Verschiebung geschützt. Die Kreuzbänder verhindern eine Translokation in der sagittalen Ebene. Die Menisken vergrößern und adaptieren die inkongruent konvexbogigen Knorpelflächen von Femur und Tibia. Den passiv stabilisierenden Bändern treten Muskeln zur Seite, die in Kniegelenksnähe inserieren. Hierzu zählen der M. semimembranosus, der M. semitendinosus, der M. gracilis, der M. popliteus, der M. biceps femoris, aber auch der Tractus iliotibialis.

Die häufigsten **Bandverletzungen** am Kniegelenk sind die *vordere Kreuzbandruptur* und die *mediale Kollateralbandruptur*. Sehr viel seltener sind das hintere Kreuzband, das laterale Kollateralband, das mediale Patellaretinakulum, die Patellarsehne oder die Quadrizepssehne von Rupturen betroffen.

Geräte, die am Knie- und oberen Sprunggelenk für Stressröntgenaufnahmen zur Prüfung der Bandstabilität eingesetzt werden, sind seit Einführung der anatomischen MRT-Bandanalytik weitgehend obsolet geworden (vgl. Abb. 15.**4**).

Vordere Kreuzbandruptur

Die vordere Kreuzbandruptur führt zur anterioren, anteromedialen oder anterolateralen Instabilität bei der klinischen Untersuchung (z.B. Lachman-Test [Abb. 15.**114a**]) und entsteht durch Valgus- und Außenrotationsstress in Beugestellung. Während der Verletzung kommt es in der Regel im lateralen Kompartment zur Dislokation des Femurs hinter das Schienbein. Röntgenübersichtsaufnahmen schließen eine Fraktur aus. Bei klinischem Verdacht auf vordere Kreuzbandruptur erfolgt die weitere Abklärung mit der MRT. Genauso wichtig wie der Nachweis der Ruptur des vorderen Kreuzbands ist im Rahmen dieser Untersuchung die Darstellung von begleitenden Traumen. Hierzu zählen Meniskusverletzungen, Verletzung der Kollateralbänder (besonders des medialen Ligaments), posterolaterale Band-/Kapselverletzungen sowie Knorpelverletzungen und osteochondrale Frakturen.

Das vordere Kreuzband verläuft von der hinteren lateralen Wand der Fossa intercondylaris nach vorn in den Interkondylenbereich der Tibia. Es besteht aus 2 wesentlichen Bandanteilen, von denen der eine nach medial, der andere weiter nach lateral an den Tibiakopf zieht, wo das vordere Kreuzband flächig am Tibiakopf inseriert. Es verläuft normalerweise vollständig gestreckt, sodass ein „Lineal" an die Fasern anlegt werden kann – weitgehend parallel zur **Blumensaatlinie**. Diese Linie (ein Sklerosierungsstreifen) zeigt sich auf seitlichen Röntgenaufnahmen des Kniegelenks bei 30° Beugung durch die Tangente an die Kortikalis des Daches der Fossa intercondylaris. Die Signalintensität des vorderen Kreuzbands ist wegen Fetteinlagerungen zwischen den Faserbündeln höher als diejenige des fast signalfreien hinteren Kreuzbands.

In der MRT gibt es direkte und indirekte Zeichen einer vorderen Kreuzbandruptur. Zu den *direkten Zeichen* zählen:

- Diskontinuität des Bandes meist im mittleren oder proximalen Drittel
- welliger, nicht geradliniger Faserverlauf
- flüssigkeitsähnliches *hohes Signal* im vorderen Kreuzband
- Volumenvermehrung, Signalerhöhung und unscharfe Abgrenzbarkeit des Bandes
- abgeflachter Verlauf am Boden des Kniebinnenraums mit Winkelbildung zur Blumensaatlinie

Zu den *indirekten* Zeichen gehören:

- vordere Schublade im lateralen Kompartment von mehr als 5 mm ohne Berücksichtigung der Dicke des hyalinen Gelenkknorpels (s. Abb. 15.**5**)
- Posteriorverlagerung des Außenmeniskus; d.h., eine Tangente an die posterolaterale Tibia schneidet das Hinterhorn des Außenmeniskus
- vermehrt anguliertes, leicht elongiert verlaufendes hinteres Kreuzband (Seepferdchenaspekt, „Hyperbuckled posterior Cruciate Ligament")
- Knochenkontusionsfrakturen an der posterolateralen Tibia und am femoropatellaren „Sulkus" (Gleitlageranteil) des lateralen Femurkondylus

Typische *Begleitverletzungen* sind:

- Innenbandläsion
- vertikale Quetschverletzung des Innenmeniskus basisnahe am Hinterhorn
- posterolaterale Kapselverletzung mit Verletzung des sog. Lig. arcuatum
- Segond-Fraktur, d.h. Avulsionsfraktur des posterolateralen Gelenkkapselbereichs aus dem Tibiakopf; kleines schmales, vertikal orientiertes Fragment dicht unterhalb des Gelenkknorpelniveaus; Assoziation mit Ruptur des vorderen Kreunzbands (75–100%) und Meniskusriss (60–70%)
- Abscherverletzungen des Hoffa-Fettkörpers

Die indirekten Zeichen der vorderen Kreuzbandruptur sind für die Diagnostik von Bedeutung. Sie liegen allerdings nicht obligat vor. Das heißt, es gibt vollständige vordere Kreuzbandrupturen ohne diese indirekten Zeichen. Daher ist ihre Sensitivität mit etwa 60% nicht sehr hoch. Sie sind allerdings sehr charakteristisch. Zum Beispiel zeigen Knochenkontusionen im lateralen Kompartment die stattgehabte Luxation an, die nur bei erfolgter Kreuzbandruptur oder seiner bestehenden Insuffizienz erfolgen kann. Auch das vordere Schubladenphänomen ist nur bei

Insuffizienz oder Ruptur des vorderen Kreuzbands möglich.

Ausrisse des Interkondylenmassivs (Abb. 15.**114b**) oder seiner Anteile (Area intercondylaris anterior bzw. posterior, Eminentia intercondylaris, Tuberculum intercondylare mediale bzw. laterale) erfordern immer ein „Kreuzband-MRT".

In mehr als 50 % der Fälle kommt es bei Kreuzbandrupturen zur begleitenden Verletzung des medialen Meniskus. Diese Verletzung kann arthroskopisch übersehen werden, da es sich um meist vertikale Quetschverletzungen basisnahe im Hinterhorn des Innenmeniskus handelt. In mehr als ⅓ der Fälle ist auch das mediale Kollateralband beteiligt. Je ausgedehnter die Begleitverletzungen sind, desto unübersichtlicher wird das Bild und desto eher werden einzelne Verletzungen übersehen.

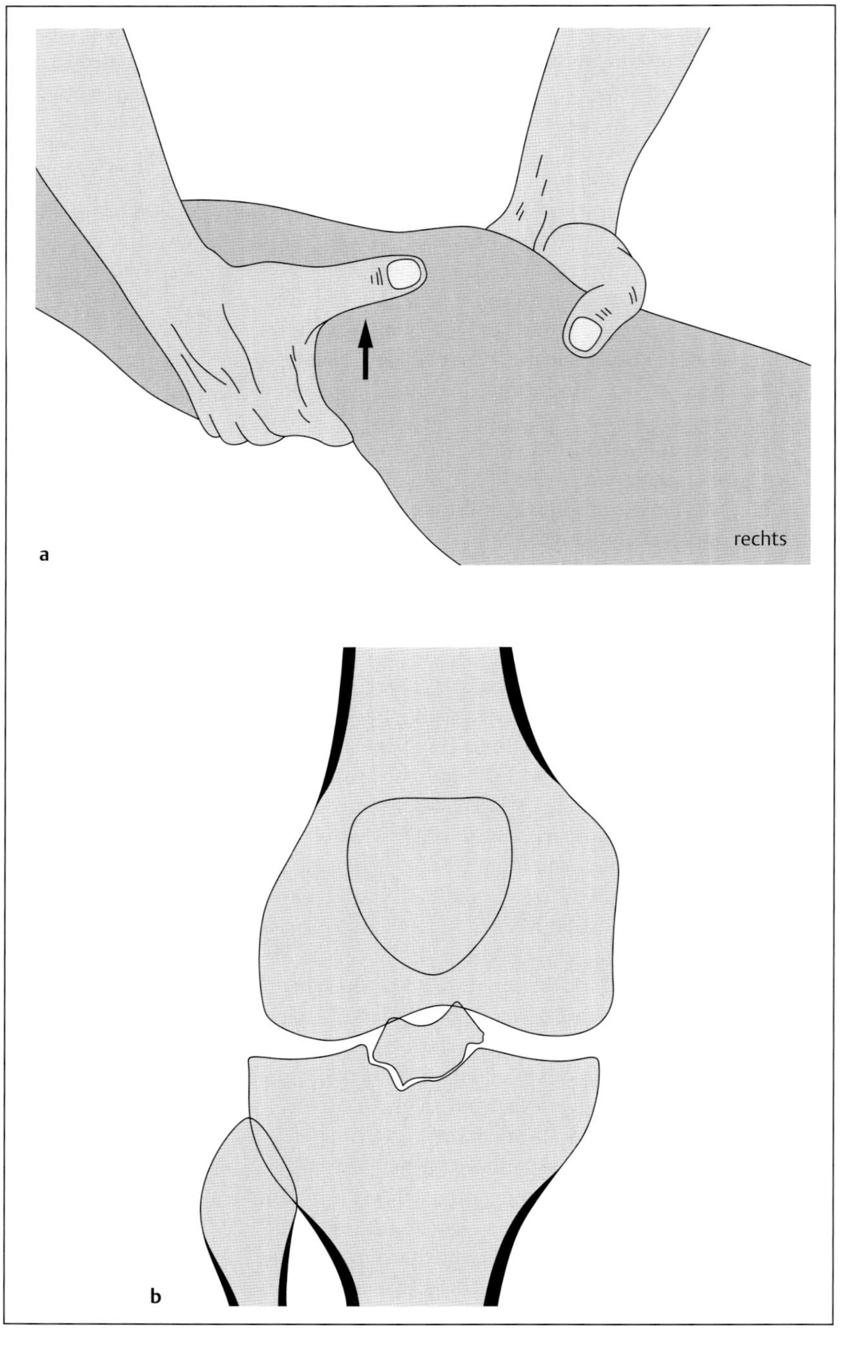

Abb. 15.**114a, b** **Vordere Kreuzbandruptur.**
- **a Durchführung des Lachman-Tests.** Eine Hand umfasst und fixiert den Oberschenkel oberhalb des Kniegelenkspalts, dabei Kniegelenk leicht gebeugt. Die andere Hand versucht, die Tibia nach vorn zu verschieben *(Pfeil)*.
- **b Interkondylartraumen bergen Kreuzbandrisiken.**

Innenbandverletzungen

Innenbandverletzungen sind die häufigsten Bandtraumen am Kniegelenk und treten isoliert oder im Rahmen einer Mehrfachverletzung („Unhappy Triad“: Innenbandruptur, Innenmeniskusverletzung, vordere Kreuzbandruptur) auf. Das Innenband setzt sich aus verschiedenen Anteilen zusammen:

- *oberflächliche Schicht*, die der Fortsetzung der Muskelfaszie des M. vastus medialis/M. quadriceps femoris entspricht
- *eigentliches Innenband*, das den Gelenkspalt vom medialen Epikondylus kommend überspannt und an der proximalen Tibia in unterschiedlichen Bereichen bis etwa 6–8 cm distal des Gelenkspalts inseriert
- *tiefe Schicht*, die der eigentlichen Gelenkkapsel entspricht, von meniskofemoralen, meniskotibialen und femorotibialen Fasern gebildet wird und fest mit dem Hinterhorn des Innenmeniskus verwachsen ist

Innenbandverletzungen werden in 3 Schweregrade unterteilt. Komplette Verletzungen sind seltene Ereignisse. In der Regel erfolgt eine Teilruptur der vorderen und medialen Faseranteile.

- *Grad I:* Banddehnung. Die Faserstrukturen sind durchgängig und signalarm erhalten; im angrenzenden Fettgewebe lässt sich eine geringfügige Flüssigkeitseinlagerung erkennen; oft ist die Randkontur unscharf.
- *Grad II:* Partialruptur. Sie ist die häufigste Innenbandverletzung; die Bandstrukturen sind durch Einblutungen und ein Ödem volumenvermehrt, signalerhöht und etwas aufgetrieben abgebildet; es sind durchgängige Faserzügel darzustellen.
- *Grad III:* vollständige Ruptur. An keiner Stelle sind durchgängige Faserzüge nachzuweisen. Manchmal sind Bandstümpfe dargestellt, die selten eingeschlagen sein können. Es besteht eine mechanische Instabilität mit innenseitiger Aufklappbarkeit des Kniegelenkspalts.

Da es sich beim Innenband um eine breite, aus zahlreichen Faseranteilen aufgebaute Struktur handelt, können sogar ausgedehnte Verletzungen vorliegen, ohne dass eine Diskontinuität des Bandes erkennbar wäre, weil Faserzüge an verschiedenen Stellen des Bandes reißen. MR-tomografisch fällt nur eine Signalerhöhung und Auftreibung auf, ohne dass eine eindeutige Rupturstelle erkennbar wäre. Trotzdem kann es sich bei diesen Verletzungen um sehr ausgedehnte Innenbandteilrupturen handeln. Wegen einer partiellen Anheftung des Innenmeniskus an das Innenband (vor allem im Hinterhornbereich) können Innenbandverletzungen den Innenmeniskus beteiligen. Da Innenbandverletzungen fast ausnahmslos konservativ behandelt werden, kommt der MRT-Diagnostik daher im Wesentlichen die genaue Darstellung von Begleitverletzungen zu.

Posterolaterale Kapsel-/Bandverletzungen

Diese haben besonders im Rahmen von vorderen Kreuzbandrupturen eine Bedeutung. Das laterale Kollateralband verläuft vom lateralen Epikondylus schräg nach dorsal zum Caput fibulae. Hier setzt es gemeinsam mit der (dorsal gelegenen) Biceps-femoris-Sehne an. Außenbandverletzungen sind sehr viel seltener als Innenbandverletzungen. Jedoch kommen *umschriebene vollständige* Rupturen z. B. mit Ablösung vom Caput fibulae vor. Das Lig. arcuatum (N.A. Lig. popliteum obliquum) entspricht einer hinteren Kapselverstärkung mit schräg nach außen aufsteigendem Verlauf und kann im Rahmen einer vorderen Kreuzbandruptur ebenfalls verletzt werden.

Hintere Kreuzbandruptur

Eine hintere Kreuzbandruptur ist viel seltener als die Verletzung des vorderen Kreuzbands. Häufig wird die Verletzung zufällig auf MR-tomografischen Aufnahmen erkannt, ohne dass eine wesentliche klinische Symptomatik oder Instabilität bestehen würde. Die Verletzungen heilen in der Regel konservativ aus. Im MRT ist das normalerweise in allen Pulssequenzen signalfreie hintere Kreuzband dann signalerhöht, aufgetrieben und volumenvermehrt. Manchmal ist eine vollständige Diskontinuität zu erkennen. Im Gegensatz zur vorderen Kreuzbandruptur, bei der häufig ein vorderes Schubladenphänomen ausgelöst werden kann, besteht bei der hinteren Kreuzbandruptur selten eine hintere Schublade. Knochenkontusionen am distalen vorderen Femur und an der anterioren proximalen Tibia können auf eine Hyperextensionsverletzung mit Läsion am hinteren Kreuzband hinweisen. Häufiger als bei einer vorderen Kreuzbandverletzung kann es zu einer knöchernen Avulsion (Abriss, Ausriss) der tibialen Insertion kommen.

Meniskusrupturen

Diese Rupturen (vgl. „Meniskopathien“) können ebenfalls durch ein akutes Kniegelenkstrauma verursacht werden. Sie sind allerdings wesentlich häufiger degenerativ bedingt und treten auch während eines Traumas häufig in einem degenerativen Vorschaden auf. Klinisch von Bedeutung ist die Unterscheidung zwischen *symptomatischer* und *asymptomatischer* Meniskusläsion.

Grundsätzlich wird ein Meniskusriss nach der Verlaufsrichtung des Risses beurteilt. Es werden Risse in *longitudinaler* Richtung, d. h. im Verlauf der Faserstrukturen des Meniskus, von queren, sog. *radiären* Rissen unterschieden. Bei den longitudinalen Rissen wird in *horizontale* Risse (von der tibiaseitigen Unterfläche oder selten der femurseitigen Oberfläche eintretend und schräg verlaufend) und *vertikale* Risse unterteilt. Bei den vertikalen Rissbildungen gibt es *Lappenrisse*, die eine longitudinale und eine radiäre Risskomponente aufweisen. Ein vertikaler Longitudinalriss, der basisnahe große Teile des Meniskus ablöst und nach zentral zum Kniebinnenraum einschlägt, wird *Korbhenkelriss* genannt.

Die inneren ⅔ des Meniskus sind gefäßfreier Faserknorpel bis rein fibröses Gewebe. In diesem als *weiße Zone* bezeichneten Bereich des Meniskus können Meniskusläsionen nicht spontan ausheilen. Das äußere Meniskusdrittel wird als *rote Zone* bezeichnet, da es durchblutet ist. Dort lassen sich nämlich Gefäßeinsprossungen, die von der Gelenkkapsel ausgehen, nachweisen. Meniskusverletzungen in der roten Zone können daher grundsätzlich ausheilen. Eine typische posttraumatische Verletzung ist die vertikal basisnahe Quetschverletzung des Hinterhorns des Innenmeniskus im Rahmen einer vorderen Kreuzbandruptur oder auch die meniskokapsuläre Separation des Innenmeniskus. Horizontale Risse, die von der Pars intermedia durch das Hinterhorn an der tibiaseitigen Unterfläche verlaufen, treten gewöhnlich auf dem Boden einer vorbestehenden Degeneration, aber auch nach einem akuten Trauma auf. Dislokationen von Meniskusfragmenten, z. B. zwischen Tibiakante und medialem Kollateralband, gehören zu den symptomatischen Läsionen.

Röntgenologisch ist die **Rauber-Konsole** ein indirekter Hinweis auf eine (ältere) Meniskusverletzung (s. Abb. 15.**102**).

Ruptur der Quadrizepssehne

Die Ruptur der Quadrizepssehne (Abb. 15.**115**) wird durch Alter, Adipositas oder Kortisontherapie, durch die rheumatoide Arthritis und den Lupus erythematodes disseminatus, durch chronische Niereninsuffizienz beziehungsweise Dauerhämodialyse (Meneghello u. Bertoli 1983), durch Hyperparathyreoidismus, Diabetes mellitus oder Gicht, durch lokale Infektion und durch Tumorinfiltration begünstigt oder sogar hervorgerufen (Nance Jr. u. Kaye 1982). Die aktive Streckmöglichkeit des Beines ist dann aufgehoben. Außer einer Zerreißung der Quadrizepssehne oberhalb der Patella können für diesen klinischen Befund auch eine Patellafraktur mit Fragmentdiastase (vgl. Abb. 15.**127**), eine Ruptur des Lig. patellae oder ein Ausriss der Tuberositas tibiae (-Apophyse) verantwortlich sein (Abb. 15.**116**). Die Position der Patella gibt darüber Aufschluss (Seitenvergleich!). Der Apophysenabriss ist gewöhnlich die Folge einer plötzlichen, starken Quadrizepssehnenkontraktion bei gebeugtem Knie und tritt z. B. als Sportverletzung auf. Blutungen bei Ruptur des Lig. patellae oder bei Aus- und Abriss der Tuberositas tibiae (-Apophyse) können den infrapatellaren Fettkörper durchsetzen und ihn auf diese Weise wasseräquivalent machen (s. Tab. 1.**1**). Dann kann er nicht mehr vom Schatten des Lig. patellae abgegrenzt werden (vgl. Abb. 15.**109b**).

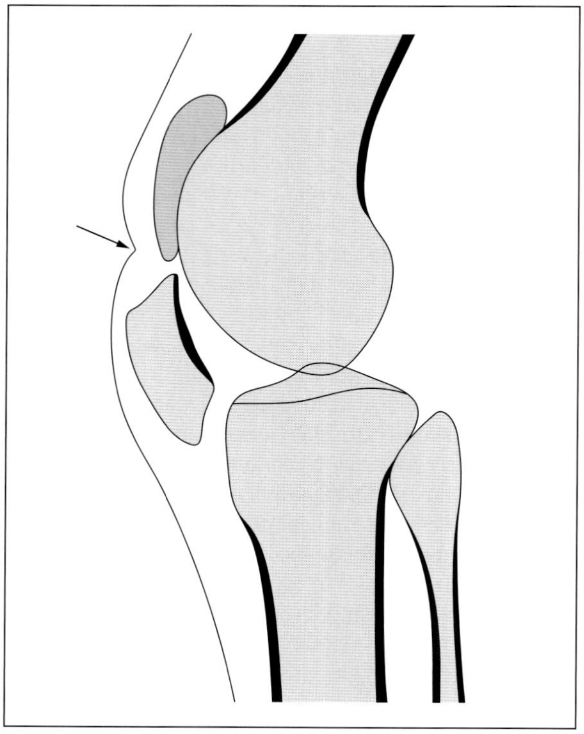

Abb. 15.**115** **Ruptur der Quadrizepssehne.** Tiefstand der Patella (Seitenvergleich!), Erguss in der Bursa suprapatellaris und typische, auch an der Haut sicht- und tastbare Delle oberhalb der Kniescheibe *(Pfeil)*.

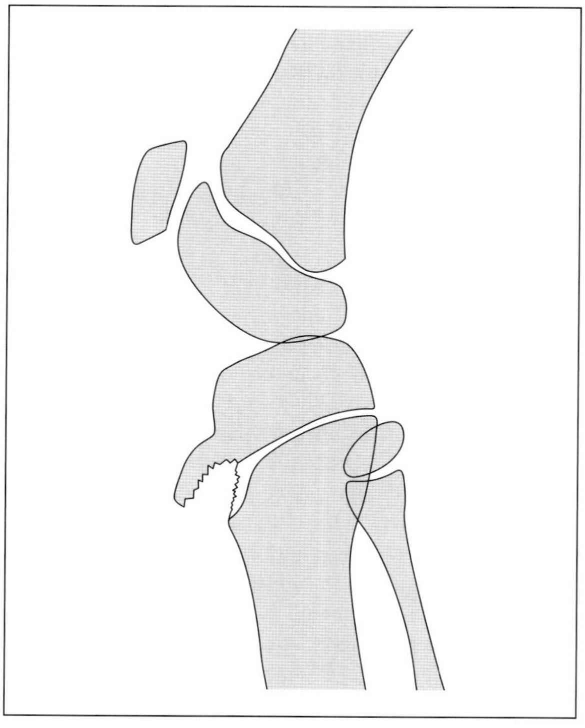

Abb. 15.**116** **Traumatischer Abriss der Tuberositas tibiae, dadurch Patellahochstand** (14-jähriger Patient). Die röntgenologische Differenzialdiagnose des unter Deformierung verheilten Tuberositasabrisses gegenüber dem Zustand nach Osgood-Schlatter-Erkrankung kann später Schwierigkeiten bereiten.

Traumatische Patellaluxation

Diese Luxation (Abb. 15.**117**) ist entweder die Folge einer erheblichen Gewalteinwirkung, oder es besteht ein Maltracking der Patellarsehne nach lateral und eine Dysplasie des femoralen Gleitlagers und der retropatellaren Gelenkfläche. Die Luxation erfolgt weit überwiegend nach lateral. Sehr selten können Luxationen nach medial, um die

Längsachse (*Rotationsluxation* bis 180°) oder um die quere Achse (*Horizontalluxation* nach Sehnen- oder Bandabriss, s. Abb. 15.**117**, Nr. 5) auftreten. Zum Nachweis von möglichen Knorpelverletzungen an der retropatellaren und der femoralen Gleitlagerfläche („Trochleagraben") ist eine MRT durchzuführen. Neben Schäden am hyalinen Gelenkknorpel sind auf diese Weise auch partielle oder vollständige Ausrisse am medialen Patellaretinakulum sowie knöcherne Verletzungen am fibroossären Übergang an der medialen Patellaseite darzustellen (Abb. 15.**118a**). Im seitlichen Bereich des lateralen Femurkondylus ist bei diesen Traumen typischerweise auf wassersensitiven Aufnahmen eine Prellmarke mit Knochenkontusionsödem zu erkennen. Bei der **habituellen Patellaluxation** genügt schon eine geringfügige Krafteinwirkung, um eine Luxation auszulösen. Hier stehen die Dysplasie am femoropatellaren Gleitlager sowie das Maltracking der Patellarsehne nach lateral mit Patellalateralisation als auslösende Ursachen im Vordergrund. Die Abb. 15.**118b** zeigt das MRT einer Aussprengung aus dem Retropatellarknorpel durch Patellaluxation.

Kniegelenkluxation

Bei der traumatischen Kniegelenkluxation erfolgt eine Dislokation der Tibia gewöhnlich in 2 Richtungen (Abb. 15.**119**). Gefäß- und Nervenverletzungen werden klinisch erkannt. Bei klinischem Verdacht erfolgt eine Femoralisangiografie (evtl. auch mittels CT oder MRT) zur Darstellung der A. poplitea und von Extravasationen. Neben Röntgenübersichtsaufnahmen ist eine MRT z. B. zur Darstellung eingeschlagener Kapsel-Band-Anteile oder von freien Gelenkkörpern erforderlich.

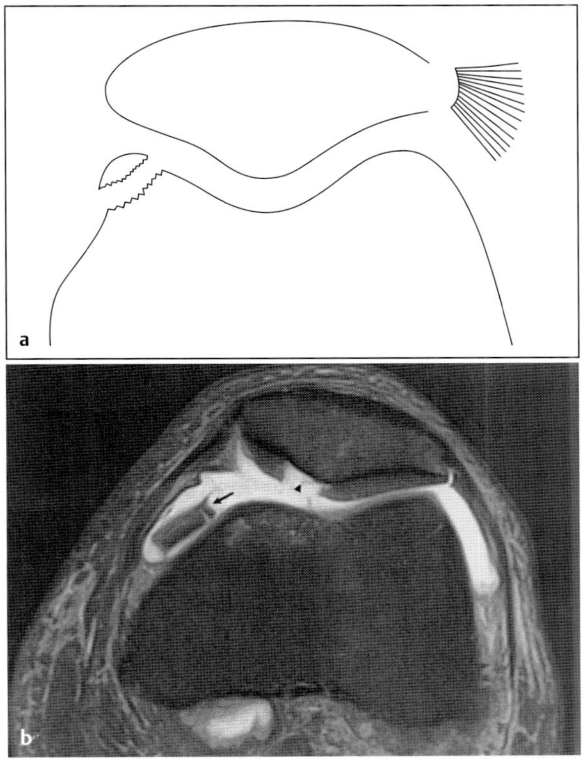

Abb. 15.**118a** **Typische knöcherne Zusatzverletzungen nach Patellaluxation, die auf der Patellatangentialaufnahme nach der Reposition entdeckt werden:** Ausriss der Patellakante *(röntgenologisch invisible fibröse Strukturen mitgezeichnet)* und Abscherung eines Knorpel-Knochen-Fragments vom Femurkondylus.
b **Posttraumatische Aussprengung aus dem Retropatellarknorpel** *(Pfeilspitze)*, die im Erguss „schwimmt" *(Pfeil)*. Geringes Ödem im Femur. PDw fatsat-Sequenz.

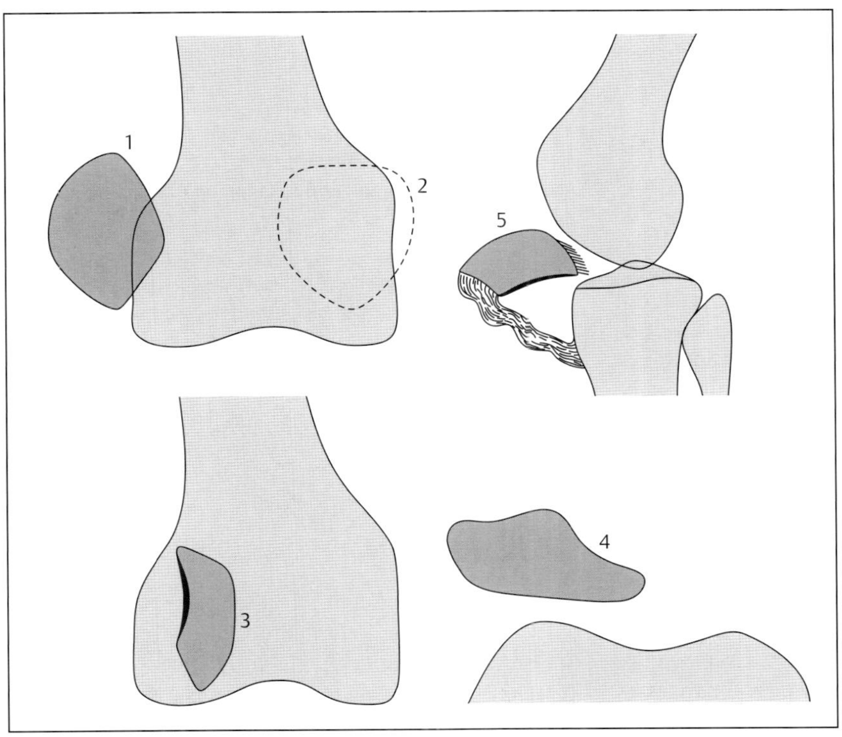

Abb. 15.**117** **Traumatische Kniescheibenluxationen** *(gezeichnet am rechten Bein).*
1 Lateralluxation (dabei auch leichte Abweichung aus der Frontalebene).
2 Medialsubluxation.
3 Rotationssubluxation (90° um die Patellalängsachse).
4 Laterale Drehluxationen (180° um die Patellalängsachse; dabei ist eine ausgedehnte Kapselruptur des Kniegelenks zu erwarten beziehungsweise Voraussetzung); Tangentialaufnahme.
5 Horizontalluxation (90° um die Patellaquerachse) nach Ruptur der Quadrizepssehne gezeichnet (ligamentäre Infoskizze), aber auch nach Riss des Lig. patellae möglich.

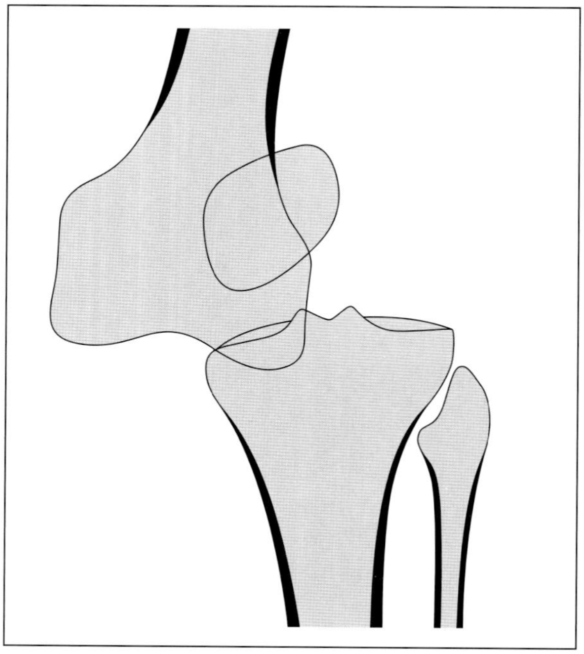

Abb. 15.**119** **Kniegelenkluxation** nach lateral und nach anterior (letztere Dislokationsrichtung erkennbar auf der seitlichen, hier nicht gezeichneten Röntgenaufnahme) sowie nach kranial mit Rotationskomponente (s. die Stellung der Tibia in der Projektion des Tibiofibulargelenks).

Luxation des Fibulakopfs

Die Luxation des Fibulakopfs im proximalen Tibiofibulargelenk tritt häufiger bei Unterschenkelfrakturen („Maisonneuve-Mechanismus") als isoliert auf (Abb. 15.**120**). Es werden unterschieden:

- Subluxationen
- anterolaterale Luxation
- posteromediale Luxation
- kraniale Luxation

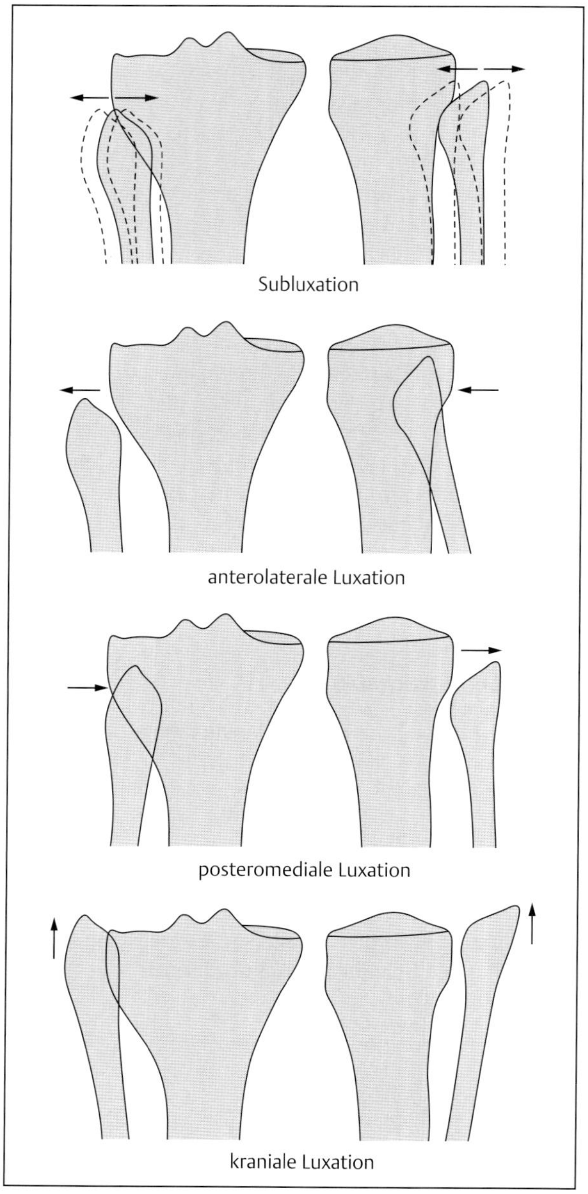

Abb. 15.**120** **Subluxation und Luxation im Tibiofibulargelenk.**

Merke:

Bei jeder traumatisch oder sonstig bedingten Instabilität im Tibiofibulargelenk kann der N. peroneus (communis) verletzt werden, vor allem aber bei der posteromedialen Luxation. Außerdem wird die Subluxation und Luxation im Tibiofibulargelenk bei Erkrankungen beobachtet, die mit vermehrter Bandlaxität und Hypermobilität der Gelenke einhergehen, beispielsweise beim Ehlers-Danlos-Syndrom.

Suprakondyläre Oberschenkelfrakturen

Diese Frakturen (Abb. 15.**121**) gefährden das Kniegelenk nur bei sehr weit nach proximal reichender suprapatellarer Bursa (selten), die bei ihrer Verletzung zum Hämarthros führt. Auch traumatische Epiphysenlösungen am distalen Femur und an der proximalen Tibia, die infrakondylären Tibiafrakturen und die isolierten Tibiakopffrakturen sind in der Regel kniegelenknahe Frakturen *ohne* Beteiligung des Kniegelenks.

Kniegelenkfrakturen mit Gelenkbeteiligung oder Ausrissen von Binnenbändern

Zu den Kniegelenkfrakturen *mit* Gelenkbeteiligung oder Ausrissen von Binnenbändern gehören (Abb. 15.**122** und Abb. 15.**123**):

- Kondylenabbrüche des Femurs
- mono- oder bikondyläre Frakturen mit V-, Y- oder T-förmigen Frakturverläufen
- Trümmerfrakturen
- dorsale Kondylusfraktur des Oberschenkels

Bei Gelenkstufen besteht das Risiko einer posttraumatischen Gonarthrose. Deformierungen und eine schlechte Adaptation und Anheilung der Fragmente führen zu Funktionseinschränkungen bei vermehrter Varus- oder Valgusstellung.

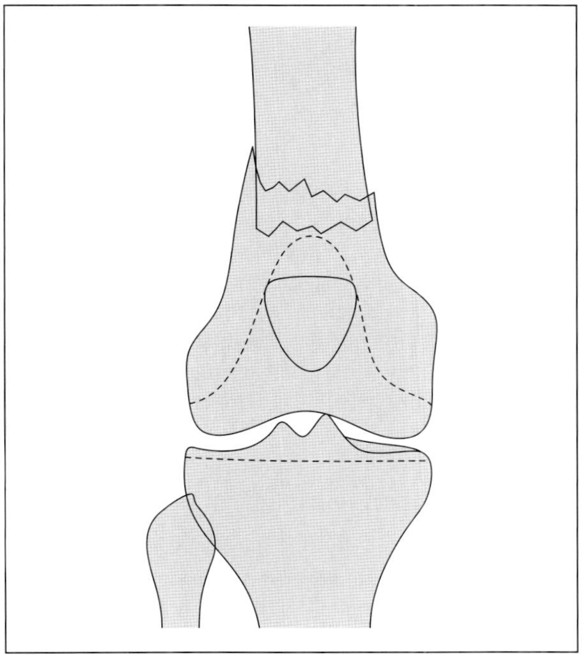

Abb. 15.121 **Suprakondyläre Femurfraktur.** *Gestrichelt* eingezeichnet wurden der Verlauf des Gelenkkapselsansatzes an der Vorderfläche des Femurs und der vordere und hintere Kapselansatz an der Tibia. Der hintere Kapselansatz am Femur *(nicht eingezeichnet)* reicht nicht so weit nach kranial wie der vordere Kapselansatz. Vor allem bei der suprakondylären Femurfraktur, in wechselndem Ausmaß aber auch bei mono- und bikondylären Brüchen, führt der Gastroknemiuszug zu einer Dorsalkippung des Kondylenfragments.

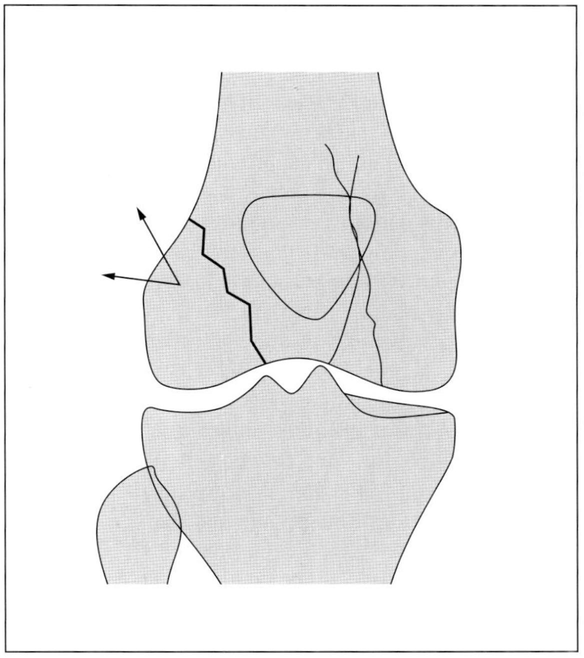

Abb. 15.122 **Monokondyläre Femurfraktur.** Gezeichnet wurde ihr häufigster Sitz (im Condylus lateralis). Die *Pfeile* zeigen die Dislokationshauptrichtungen des Fragments an. Ist das Fragment stärker nach seitlich verlagert, so spricht man von einem Spaltbruch. Monokondyläre Fissuren im Condylus medialis.

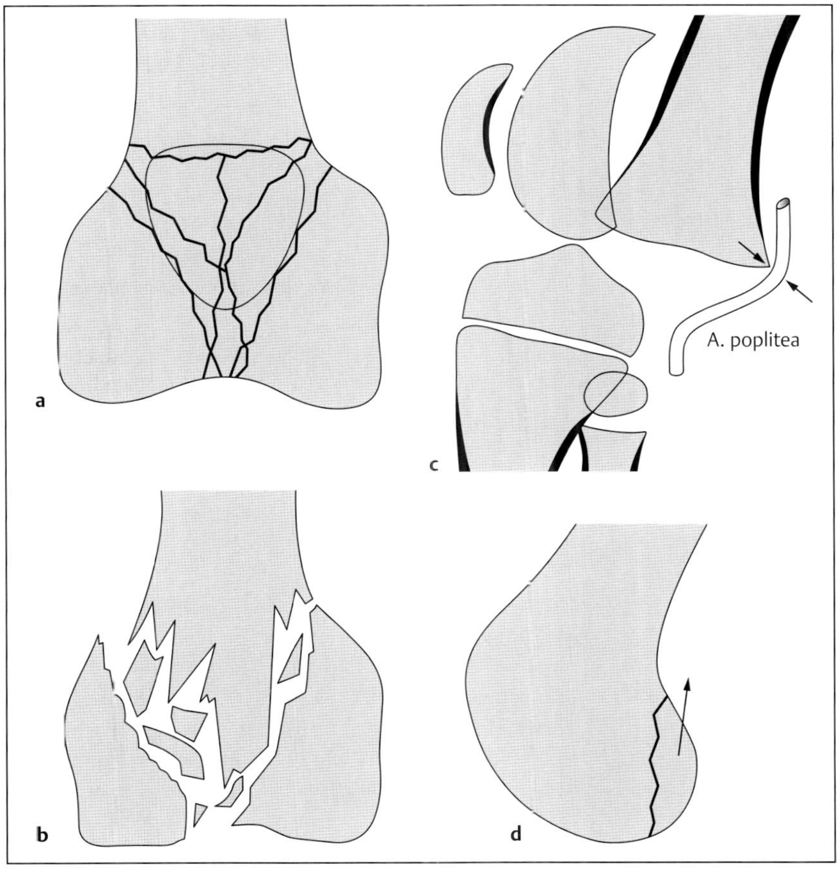

Abb. 15.**123a–d** **Distale Femurfrakturen.**

- **a Prinzipieller Verlauf** der V-, Y-, und T-förmigen Frakturspalten bei bikondylären Oberschenkelbrüchen.
- **b Bikondylärer Splitterbruch.**
- **c Schwere Form (Dislokation) der Epiphysenlösung am distalen Femurende.** In diesen Fällen drohen durch das kniekehlenwärts verschobene proximale Fragment Komplikationen vonseiten der A. poplitea *(Pfeile)*.
- **d Dorsale Rollenfraktur des Oberschenkels** mit Dislokationstendenz des Fragments *(Pfeil)*.

Tibiakopffrakturen

Diese sind häufiger als Frakturen der Femurkondylen. Mit etwa 70–80% ist die laterale Tibiakopffraktur die häufigste proximale Tibiafraktur. Bikondyläre Verletzungen oder isolierte mediale Tibiakopffrakturen kommen seltener vor. Ihre Klassifikation hängt davon ab, ob ein *intraartikulärer* oder ein *extraartikulärer* Verlauf der Fraktur zu erkennen ist, ob eine *1-* oder eine *Mehrfragmentfraktur* besteht und ob *Impressionen* oder *Depressionen* der Gelenkfläche vorliegen (Abb. 15.**124**). Bikondyläre Tibiakopffrakturen haben V-, Y- und T-förmige Bruchspalten (Abb. 15.**125**), können Rekurvation oder Antekurvation, Valgus- oder Varusstellung zeigen und müssen oft als Splitter- oder Trümmerbrüche eingeordnet werden. Verletzung der A. poplitea und Nervenläsionen sind Begleitverletzungen von Tibiakopffrakturen, die über die Gebrauchsfähigkeit des Kniegelenks und die Erhaltung des Unterschenkel-Fuß-Bereichs entscheiden. Offene Verletzungen können zu Osteomyelitis und Kniegelenksempyem führen. Das Ausmaß einer zu erwartenden posttraumatischen Arthrose hängt von der erreichbaren anatomischen Rekonstruktion der Gelenkfläche und der möglichen Wiederherstellung des Kapsel-Band-Apparats ab.

Fibulakopffrakturen

Diese gehören zu den gelenknahen Brüchen. Sie treten als Begleitverletzung von Tibiakopffrakturen (s. Abb. 15.**124**) oder als isolierte Ereignisse auf und sind wegen ihren Komplikationen, wie Verletzung des N. peroneus (communis – er verläuft hinter dem Caput fibulae), und wegen eines möglichen Spannungsverlusts des fibularen Kollateralbands, der zur Instabilität des Kniegelenks führt, von klinischer Bedeutung.

Fabellafraktur

Vor der Annahme einer Fabellafraktur muss eine doppelt angelegte Fabella ausgeschlossen werden (im MRT Ödemnachweis bei Fraktur): Eine bipartite Fabella hat glatte Konturen. Beide Teile liegen dicht beieinander und sind nur durch einen schmalen Zwischenraum getrennt. Ein frakturiertes Sesambein hat irreguläre Konturen; beide Fragmente können distanziert sein. Eine anlagemäßig bipartite Fabella ist gewöhnlich größer als die Fabella der Gegenseite.

Wachstumsaltertraumen

Im Wachstumsalter sind in der Kniegelenkumgebung traumatische Epiphysenlösungen, evtl. auch Epiphysenbrüche des Femurs und der Tibia, häufiger als die vergleichbaren Frakturen Erwachsener. Epiphysenverletzungen führen in seltenen Fällen zur Wachstumsstimulation oder -hemmung und damit zur Verbiegung, Verkürzung und/oder Verformung des betroffenen Knochens (Abb. 15.**126**).

Patellafrakturen

Diese Frakturen treten als Quer-, Stück-, Schräg-, Längs-, Stern- und Trümmerfraktur auf (Abb. 15.**127**). Ferner sind Fissuren, kleine Absprengungen und Abrisse der Gelenkfacetten sowie die seltenen Brüche in der Frontalebene

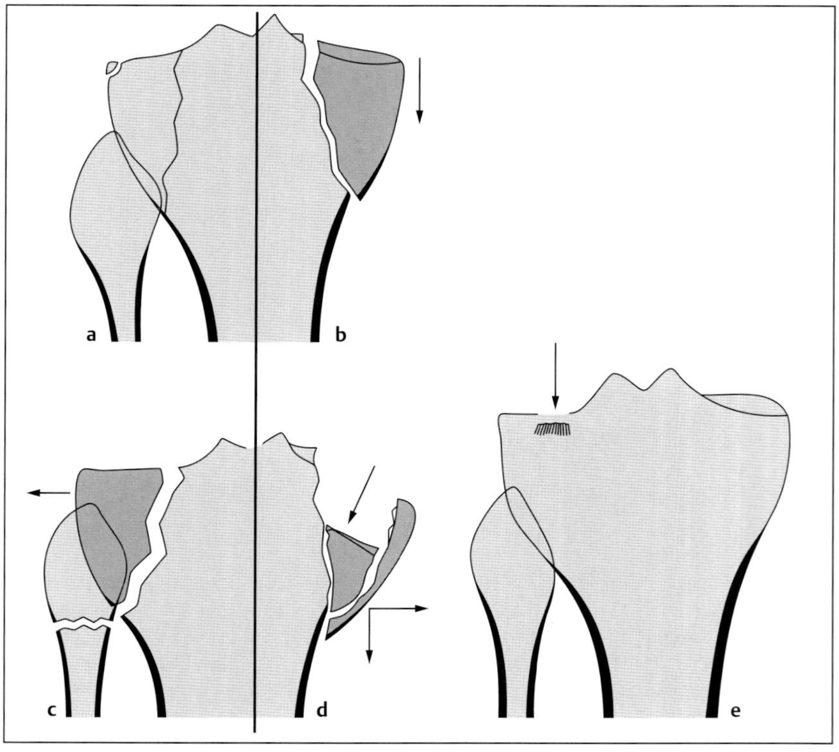

Abb. 15.**124a–e** **Monokondyläre Tibiakopfbrüche.**
- a **Monokondyläre Fissur und kleiner Abriss.**
- b **Monokondyläre Tibiakopffraktur** mit geringer Distalverlagerung des Fragments (**Depressionsfraktur**).
- c **Spaltbruch des Tibiakopfs.** Zusätzlich Fibulakopffraktur.
- d **Monokondylärer Spalt- und Depressionsbruch** mit schwerer zusätzlicher Impression.
- e **Impressionsfraktur.** Impressionen des (lateralen) Tibia-Plateaus sind überhaupt erst ab etwa 5 mm Tiefe röntgenologisch zu diagnostizieren, daher bei Verdacht, z. B. Hämarthros, CT/MRT-Untersuchung erforderlich. Die *Pfeile* zeigen die Dislokationsrichtung der Fragmente an. Kombinationsfrakturen kommen vor.

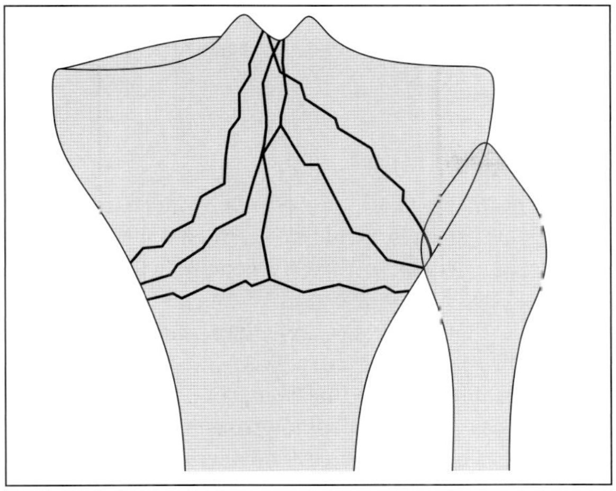

Abb. 15.**125** **Bikondyläre Tibiakopfbrüche (prinzipieller Verlauf der V-, Y- und T-förmigen Frakturspalten).** Auf der seitlichen Aufnahme achte man darauf, ob der proximale Tibiakopfanteil nach vorn oder hinten abgekippt ist, und spreche dann von bikondylären Tibiakopffrakturen mit Retro- oder Antekurvation. Kommt es zu ausgedehnten Zersplitterungen oder Zertrümmerungen und ist der typische Frakturspaltverlauf nicht mehr auszumachen, so handelt es sich um einen Splitter- oder Trümmerbruch des Tibiakopfs, evtl. mit dem Attribut „bikondylär" oder „infrakondylär", je nach Lokalisation und Ausdehnung der Knochenzertrümmerung.

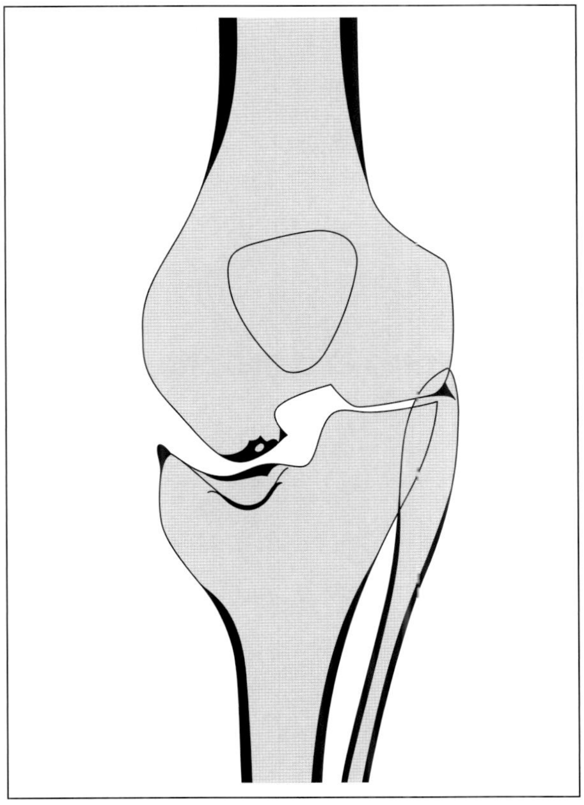

Abb. 15.**126** **Zustand nach bikondylärer Tibiakopftrümmerfraktur im Kleinkindesalter mit Gonarthrose nach 20 Jahren bei schwerer Verformung der artikulierenden Knochen (= präarthrotische Deformität).** Das knöcherne Trauma am Tibiakopf hat nicht nur dort, sondern auch am Femur und an der Fibula Entwicklungs- und Wachstumsstörungen ausgelöst.

bekannt. Bei klinischem Verdacht auf Patellafraktur sind 3 Röntgenaufnahmen erforderlich: die p.-a. und die seitliche Kniegelenksaufnahme sowie die tangentiale Patellaaufnahme. Selten ist nach einer Patellafraktur die Exzision der Patella erforderlich. Brüche der Patellaspitze liegen extraartikulär.

Lipohämarthros

Das Lipohämarthros (s. Abb. 15.**6**) zeigt im Kniegelenk an, dass entweder der infrapatellare Fettkörper oder die fetthaltigen Plicae alares zerquetscht sind oder dass Knochenmarkfett in das Gelenk eingedrungen ist. Letzteres setzt eine traumatische Fissur voraus und sollte durch eine CT/MRT weiter abgeklärt werden.

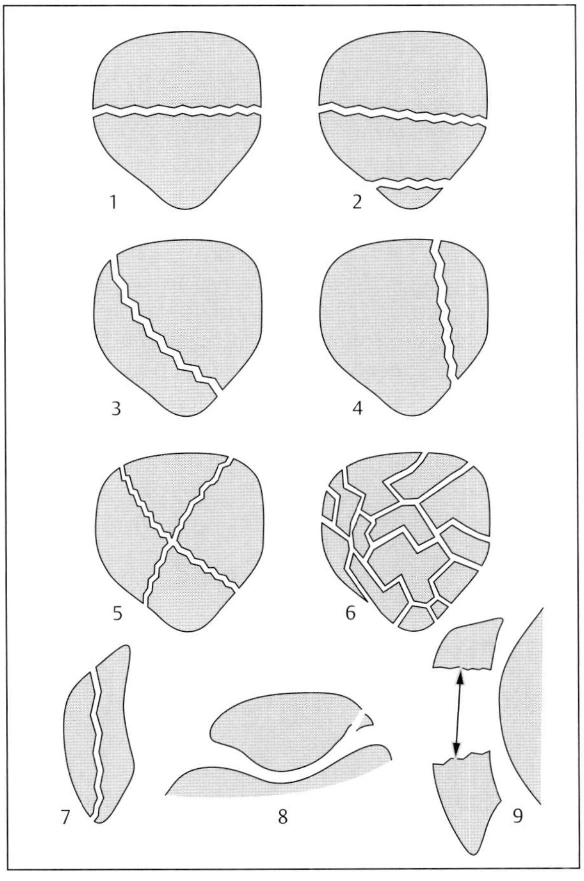

Abb. 15.**127** **Röntgenmorphologie der Patellafrakturen** (Differenzialdiagnose gegenüber der Patella bipartita, s. Abb. 15.**8**).

1 Querfraktur.
2 Stückfraktur.
3 Schrägfraktur.
4 Längsfraktur.
5 Sternfraktur.
6 Trümmerfraktur.
7 Frontalfraktur.
8 Kleine Absprengung – nur auf der Tangentialaufnahme oder CT/MRT erkennbar.
9 Eine Diastase der Fragmente bei Quer-, Stück-, Schräg-, Stern- und Trümmerfraktur weist darauf hin, dass der sog. Reservestreckapparat des Kniegelenks zerrissen ist.

16 Gelenke des Fußes einschließlich des oberen Sprunggelenks

Mindestens 4 verschiedene Projektionsradiogramme sind erforderlich, um über die hier zu besprechenden Gelenke und Knochen eine bildgebende Basisinformation zu erhalten:

- Dorsoplantare Vorfußaufnahme.
- Dorsoplantare Schrägaufnahme des Fußes (1. Strahl filmnahe oder 5. Strahl filmnahe: je kleiner der Objekt-Film-Abstand, desto schärfer die Zeichnung der Konturen und Strukturen).
- Tibiofibulare Aufnahme des seitlichen Rückfußes mit oberem Sprunggelenk. Die Einstellung mit dem Zentralstrahl senkrecht auf den Gelenkspalt des oberen Sprunggelenks 1 cm oberhalb der Spitze des Malleolus medialis gewährleistet die Abbildung des oberen und unteren Sprunggelenks, der Chopart-Gelenklinie (s. Abb. 16.**139c**) und des Fersenbeins seitlich.
- A.-p. Aufnahme des oberen Sprunggelenks (unter Beininnenrotation um 15–20°; dadurch ist der Abstand zwischen den Hinterrändern *beider* Malleolen und der Filmkassette identisch als Voraussetzung für eine „echte" a.-p. Aufnahme des oberen Sprunggelenks).

Speziellen klinischen Fragestellungen bleiben verschiedenen *Zusatzröntgenaufnahmen* des Fußes bzw. von Fußanteilen vorbehalten. Dazu gehören vor allem:

- plantodorsale oder dorsoplantare („axiale") Fersenbeinaufnahme (vgl. Abb. 16.**3**)
- Fußaufnahme seitlich im jeweiligen Einbeinstand
- tangentiale Vorfußaufnahme zur Freiprojektion der metatarsalen Sesambeine (vor allem des *MTP I*) und der Metatarsuskapita (s. Abb. 16.**68**)
- manuell oder apparativ geführte Stressaufnahmen zur Prüfung des aus 4 Teilen bestehenden inneren Knöchelbands (Lig. mediale sive deltoideum) und der 3 äußeren Knöchelbänder (immer Seitenvergleich)

Für die normale und gestörte Morphologie und Funktion des Fußes ist das physiologische Zusammenspiel seiner knöchernen, ligamentären und muskulär-tendinösen Komponenten von großer Bedeutung. Nach der Basisinformation durch die Röntgenaufnahme(-n) präzisiert sehr häufig erst das MRT – exemplarisch genannt seien T1w Spin-Echo-Sequenzen und T2w fettgesättigte bzw. STIR-Sequenzen – die Information über entzündliche, degenerative, posttraumatische, stressbedingte und tumoröse/tumorähnliche Läsionen oder offenbart diese überhaupt erst bildgebend.

Varianten, Anlagestörungen, angeborene und erworbene Gelenkfehlstellungen

Aplasie (angeborene Synostose) des distalen Interphalangealgelenks V, Formvariante am MT I

Diese Aplasie ist ein häufiger Befund ohne Krankheitswert (vgl. Abb. 16.**13**). Aplasien anderer PIP- und DIP-Gelenke sind jedoch selten.

Auf der dorsoplantaren Vorfußaufnahme gibt sich manchmal, zumeist als bilateral-symmetrische Normvariante am Metatarsuskopf I (Abb. 16.**1**), ein kleiner Fortsatz zu erkennen, der keine Beziehungen zu Arthroseosteophyten bzw. zur Hallux-rigidus-Arthrose (s. Abb. 16.**15**) hat.

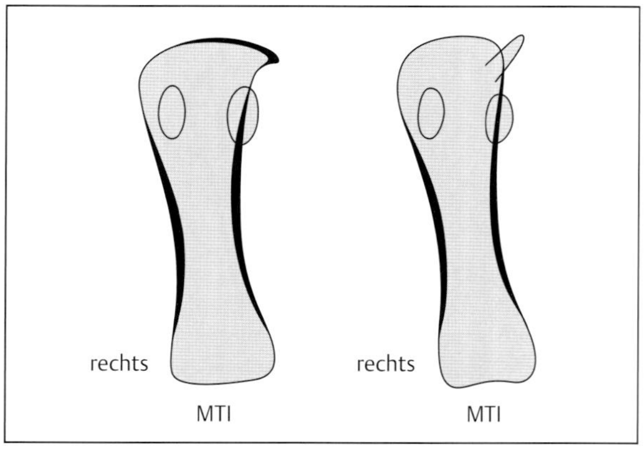

Abb. 16.**1** **Formvariante am Caput ossis metatarsalis I** (dorsofibularer Fortsatz nach Fischer).

Brachymetapodie

Unter der Bezeichnung „Brachymetapodie" werden Brachymetakarpien und -metatarsien zusammengefasst. Im Einzelfall bleibt zu klären, ob die Verkürzung der Mittelhand- und/oder Mittelfußknochen im Rahmen von Missbildungssyndromen oder als isolierte Anomalie, oft in Verbindung mit Brachydaktylie I, aufgetreten ist. Die meisten Brachymetapodien werden dominant weitergegeben – allerdings mit variabler Penetranz. Brachymetatarsien sind seltener als Brachyphalangien und -metakarpien. Dies gilt beispielsweise auch für den Pseudohypoparathyreoidismus und den Pseudo-Pseudohypoparathyreoidismus (s. dort). Sporadische Fälle von Brachymetapodien, die wahrscheinlich auf Neumutationen zurückgehen, sind ebenfalls beobachtet worden.

Pathologische Vergrößerung des Processus peronaeus

Der Talus und der Kalkaneus artikulieren über 2 synovial und kapsulär getrennte Gelenke („Kammern"), die aus funktionellen Gründen als **unteres Sprunggelenk** zusammengefasst werden. Die hintere Kammer bildet die **Articulatio subtalaris.** In ihr artikulieren die hintere Gelenkfazetten des Talus und des Kalkaneus miteinander. Die vordere Kammer des unteren Sprunggelenks bilden die vordere und die mittlere Gelenkfazette (Abb. 16.**2**) sowie das Os naviculare: **Articulatio talocalcaneonavicularis,** deren anatomische plantare Lücke zwischen Kalkaneus und Kahnbein statt von Kapselgewebe vom sog. Pfannenband (Lig. calcaneonaviculare plantare, „Spring Ligament") geschlossen wird. Zwischen der vorderen und der hinteren Kammer des unteren Sprunggelenks befindet sich *medial* das balkonartige Sustentaculum tali. Es trägt die mittlere Gelenkfazette des unteren Sprunggelenks. Unter dem Sustentakulum ziehen die Sehne und die Sehnenscheide des M. flexor hallucis longus im entsprechenden Sulkus. *Lateral* verlaufen Sehne und Sehnenscheide des M. peronaeus longus in einer Rinne (Sulkus) um die Trochlea peronaealis. Der Sulcus calcanei ist eine Rinne zwischen mittlerer und hinterer Gelenkfläche, der Sinus tarsi eine Grube zwischen Collum tali und Kalkaneus (Abb. 16.**3**).

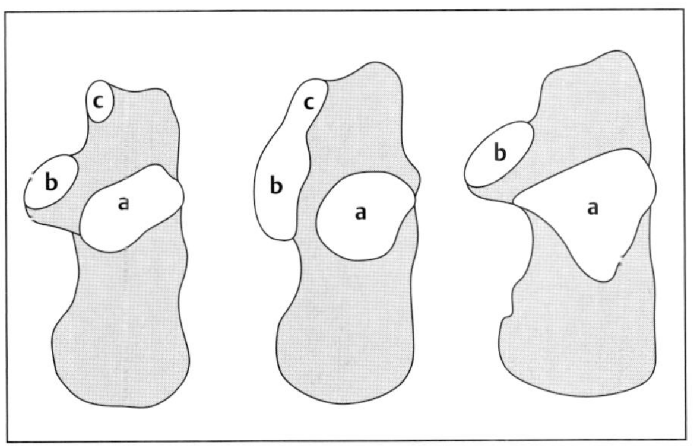

Abb. 16.**2a–c** **Varianten der Facies articulares des unteren Sprunggelenks *(rechtes Fersenbein von oben).*** Hintere (**a**), mittlere (**b**) und vordere Gelenkfazette (**c**), denen die korrespondierenden Gelenkflächen des Talus aufliegen.

Der **Processus peroneus** (s. Abb. 16.**3**), ohne Nomen anatomicum, verläuft am lateralen Aspekt des Fersenbeins von hinten oben nach vorn unten und besteht aus 2 Komponenten. Erstere liegt unmittelbar hinter dem Sulkus für die Sehne/Sehnenscheide des M. peronaeus longus. Die andere anatomische Komponente ist die Trochlea peronaealis oberhalb des Sulkus für die Sehne/Sehnenscheide des langen Peronäalmuskels zwischen den Sehnen des oberhalb der Trochlea verlaufenden kurzen und des langen Peronäalmuskels. Die Trochlea kann angeboren oder erworben, z. B. traumatisch, vergrößert sein und dann ungünstigen mechanischen Einfluss auf die Peronäalsehnen bzw. -sehnenscheiden nehmen. Letzteres äußert sich an einem Impingement dieser Sehnen und führt in dessen Gefolge zu einer Tenosynovitis oder/und einer partiellen Sehnenruptur. Dann treten Beschwerden im lateralen Rückfuß und in der seitlichen Sprunggelenkregion auf. Sie sind an sich unspezifisch, sollten jedoch auch an die Folgen einer Hypertrophie bzw. Deformierung des Processus peronaeus denken lassen.

Den 1. bildgebenden Hinweis auf seine pathologische Vergrößerung (normale Vorwölbung nicht mehr als 3 mm; Boles et al. 1997) gibt die „axiale" (dorsoplantare) Fersenbeinaufnahme.

Angeborene tarsale Fusionen (Koalitiones)

Angeborene tarsale Fusionen – Koalitiones genannt – kommen auf fibröser (syndesmotischer), kartilaginärer (synchondrotischer) und knöcherner (synostotischer) Grundlage vor und werden etwa zur Hälfte bilateral beobachtet. Sie können asymptomatisch bleiben, aber auch mit Beschwerden einhergehen. Diese treten gewöhnlich im 2. Dezennium auf; denn in dieser Zeit kann die fibröse, vor allem aber die knorpelige in eine knöcherne Koalition umgewandelt werden. Die Knochenbrücken führen zu einer „starren", d. h. bewegungsbehindernden Knochenverbindung. Dadurch werden die Eversion, die Inversion und das Gleiten des Fersenbeins im Verhältnis zum Talus nach vorn eingeschränkt bis aufgehoben. Außerdem können ein kontrakter Plattfuß oder Knickplattfuß, ein Tarsaltunnelsyndrom und ein entzündlicher Reizzustand der Peronäalsehnen auf eine Tarsalkoalition hinweisen.

Ebenso wie die angeborenen Koalitionen sind manchmal auch erworbene Synostosen (Ankylosen), beispielsweise posttraumatisch, postoperativ, entzündlich-rheumatisch, infektiös oder arthrotisch entstanden, der Anlass für Bewegungsstörungen im unteren Sprunggelenk.

! Merke

Es gilt grundsätzlich peronaeus = peroneus (und umgekehrt).

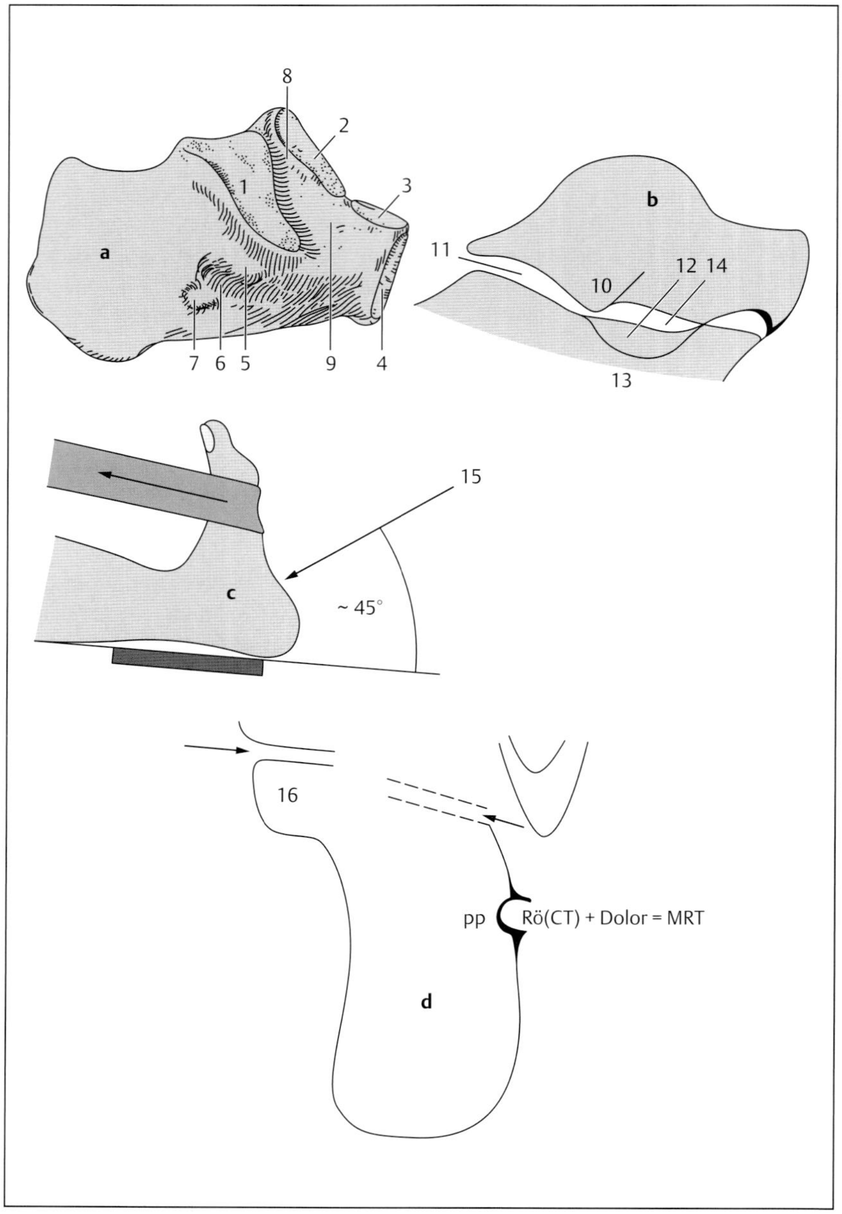

Abb. 16.**3a–d** **Anatomie des unteren Sprunggelenks und Einstellung zur Kalkaneusabbildung in der 2. Ebene.**

a **Anatomische Situationsskizze des rechten Kalkaneus** von *lateral*. Hintere (1), mittlere (2) und vordere Gelenkfazette (3) des unteren Sprunggelenks am Fersenbein zur Artikulation mit der entsprechenden Facies articularis des Talus; Gelenkfläche des Kalkaneus für das Kuboid (4).
1 Subtalargelenk (hinterer Anteil des unteren Sprunggelenks).
2, 3 und 4 Articulatio talocalcaneonavicularis (vorderer Anteil des unteren Sprunggelenks; gezeichnet wurden nur die Gelenkfazetten des Kalkaneus).
5 Trochlea peronaealis (Höcker oberhalb von Nr. 6).
6 Sulcus tendinis m. peronaei longi (Rinne unterhalb von Nr. 5).
7 Retrotrochleare Eminenz unmittelbar hinter Nr. 6 (Boles et al. 1997).
8 Sulcus calcanei (Rinne zwischen Nr. 1 und 2). Mit seinem Taluspendant zusammen, dem Sulcus tali, bildet er den knöchernen **Canalis tarsi**, der lateral in den Sinus tarsi einmündet.
9 **Sinus tarsi** (Grube zwischen Collum tali und Kalkaneus).

b **Diagnostische Leitkonturen** auf dem seitlichen tibiofibularen Projektionsradiogramm.
10 Processus lateralis tali.
11 Subtalarer Gelenkspalt.
12 Sinus tarsi zwischen mittlerer und hinterer Gelenkfläche des unteren Sprunggelenks.
13 Projektion des Sustentaculum tali unter der Facies articularis calcanea media (s. den Gelenkspalt [14]).

c **Einstellung zur plantardorsalen („axialen") Röntgenaufnahme** des *(hier)* linken Fersenbeins. Der Zentralstrahl (15) soll möglichst senkrecht zur Längsachse des Kalkaneus einfallen.

d **Projektionsradiogramm** des *(hier)* rechten Fersenbeins bei Einstelltechnik wie in **c** (*linker Pfeil:* Facies articulares mediae, *rechter Pfeil:* Facies articulares posteriores; pp = vergrößerter Processus peronaeus).
16 Sustentaculum tali des Fersenbeins.

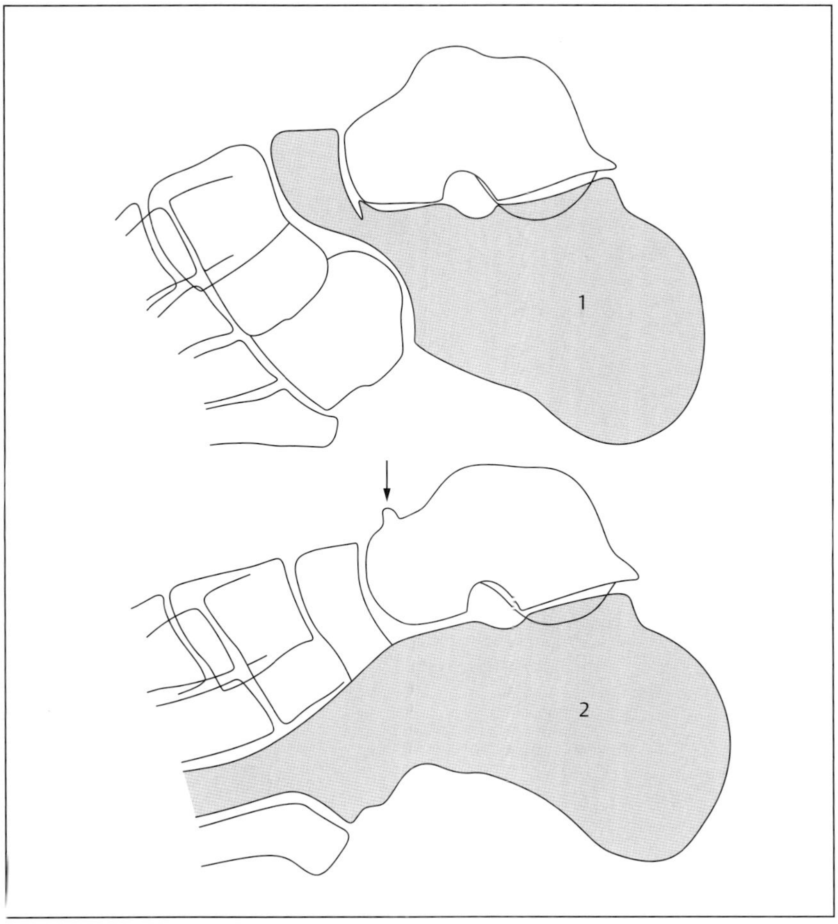

Abb. 16.**4** **Angeborene knöcherne Koalitionen, die bereits auf Schrägaufnahmen des Fußes zu erkennen sind.**

1 **Coalitio calcaneonavicularis**, s. die Hypoplasie des Caput tali und die Verformung (Verschmälerung, Ausziehung) des vorderen oberen Kalkaneusanteils zur sog. Ameisenbärschnauze. Bei fibröser oder knorpeliger Koalition zeigt sich im CT ein irregulärer, verschmälerter Gelenkspalt mit begleitender Spongiosasklerose (axiale Schnittführung in der langen Kalkaneusachse oder in der sagittalen Schnittebene).

2 **Coalitio calcaneocuboideometatarsea IV**. *Pfeil:* Die **Talusnase** ist ein Insertionsvorsprung für die Kapsel des Talokruralgelenks und des Lig. talonaviculare. Sie ist eine Spielart des Normalen, deren Entstehung und Größe wahrscheinlich durch biomechanische Überlastung der Insertion begünstigt wird, beispielsweise bei Balletttänzern, Sprungsportlern und Fußballspielern (vgl. Abb. 16.**6** = Röntgenaspekt des **Talusschnabels**).

Alle Tarsalia können miteinander „koalieren" (Abb. 16.**4** und Abb. 16.**5**), jedoch werden die kalkaneonavikuläre und die talokalkaneale, und zwar die die mittlere Fazette dieser beide Tarsalia betreffende angeborene Koalition am häufigsten angetroffen. Bestimmte, auf Röntgenaufnahmen auffallende Befunde sind mögliche Indikatoren einer fehlenden oder eingeschränkten Beweglichkeit im unteren Sprunggelenk (Abb. 16.**6**). Bei ihrem Nachweis muss in erster Linie an angeborene Koalitionen gedacht werden. Der einzelne oder simultane Röntgennachweis dieser Verdachtsbefunde sollte immer der Anlass zum Einsatz computerassistierter Schnittbildverfahren sein:

- Dorsaler Talusschnabel und/oder konkave untere Kontur des Talushalses.
- Das talokrurale Kugelgelenk (engl.: Ball-and-Socket Ankle) kommt nicht nur bei Tarsalkoalitionen vor, sondern auch bei frühkindlich erworbenen poliomyelitischen Paresen, möglicherweise auch als primäre Missbildung bzw. bei Erbsyndromen.
- Verbreiterung und Abflachung des Processus lateralis tali.
- Verschmälerung (Höhenminderung) des subtalaren Gelenkspalts und/oder Fehlen des Gelenkspalts der mittleren talokalkanealen Fazetten (vgl. Abb. 16.**3a**).
- C-Zeichen (Lateur et al. 1994): Dieser Röntgenbefund beweist das Vorliegen einer talokalkanealen knöchernen Brücke zwar nicht (Brown et al. 2001), sollte aber *immer* der Anlass zum Einsatz von computerassistierten Schnittbildverfahren sein. Das vollständige C-Zeichen entspricht einer harmonischen bogigen Knochenkontur (C-förmig), die von der hinteren Talusrolle bis zum Sustentaculum tali reicht.

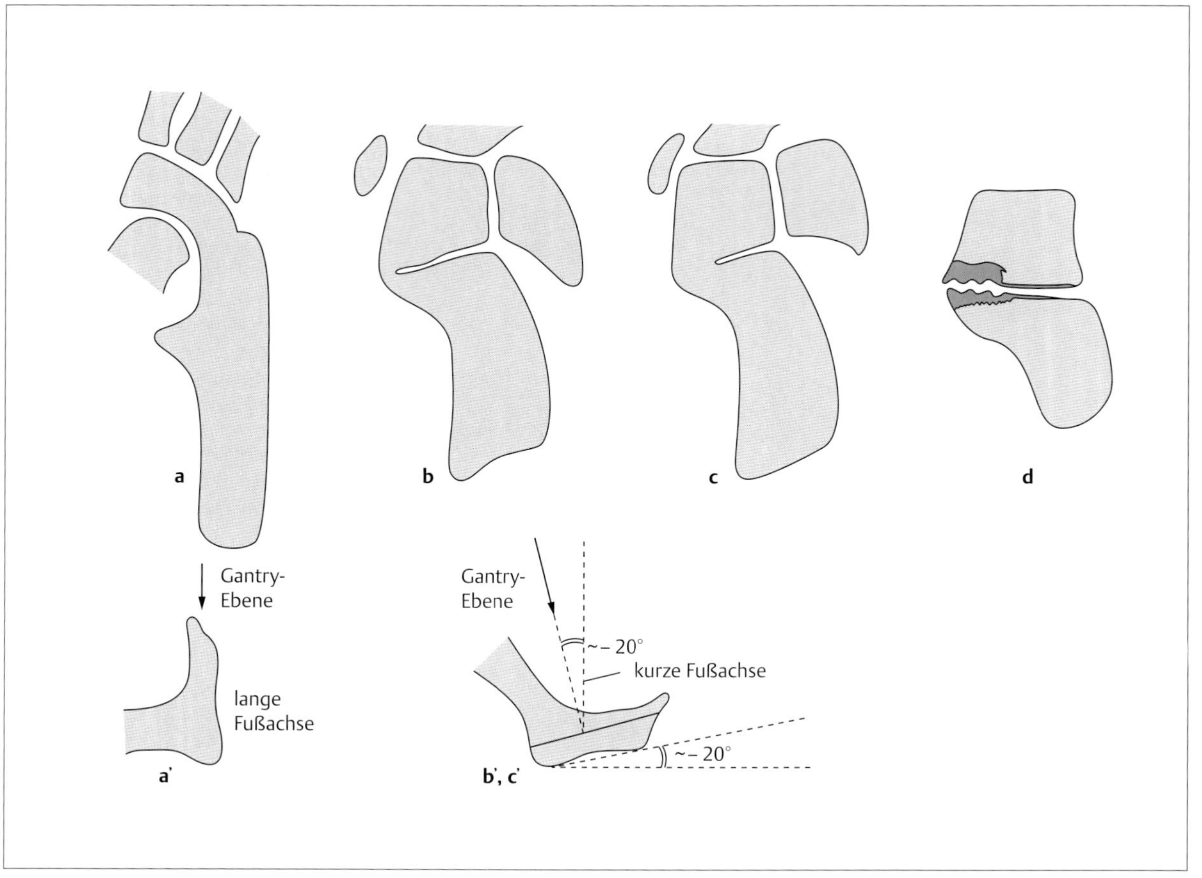

Abb. 16.**5a–d Schematische computertomografische Aspekte von knöchernen Koalitionen im Tarsalbereich, außerdem Regel von Wechsler et al. 1994.**

Merke:

Basisinformation: Projektionsradiogramm.
CT: Aussage, ob knöcherne oder nicht knöcherne Tarsalkoalition.
MRT: Knöcherne Koalition, dann kontinuierlicher Übergang des Knochenmarks über die knöcherne Brücke. Verdacht auf knorpelige Koalition besteht, wenn der Gelenkspalt fehlt, jedoch sich eine kontinuierliche Signalintensität wie Knorpelgewebe oder Flüssigkeit darstellt. Verdacht auf fibröse Koalition, wenn beide Tarsalia von „Brücken" mit intermediärer bis niedriger Signalintensität verbunden sind (Regel von Wechsler).

a Coalitio calcaneonavicularis. Die axiale Schnittführung soll entlang der kalkaneonavikulären Achse (lange Fußachse) führen, s. **a'**. Eine sagittale Schnittführung ist auch möglich.

b und **c Knöcherne Koalition** zwischen den korrespondierenden *mittleren* Gelenkflächen von Talus und Kalkaneus. Wiedergabe in koronarer Schnittebene in **b'** und **c'** (kurze Fußachse senkrecht zur langen Fußachse). Entsprechendes gilt für die MRT. Siehe das hyperplastische Sustentaculum tali in **c**.

d Die unregelmäßigen, wie erodiert erscheinenden Konturen im Bereich der mittleren talokalkanealen Gelenkflächen und die angrenzende Spongiosasklerose sind im CT höchst suspekt auf eine nicht knöcherne Koalition, treten dabei aber nicht obligat auf.

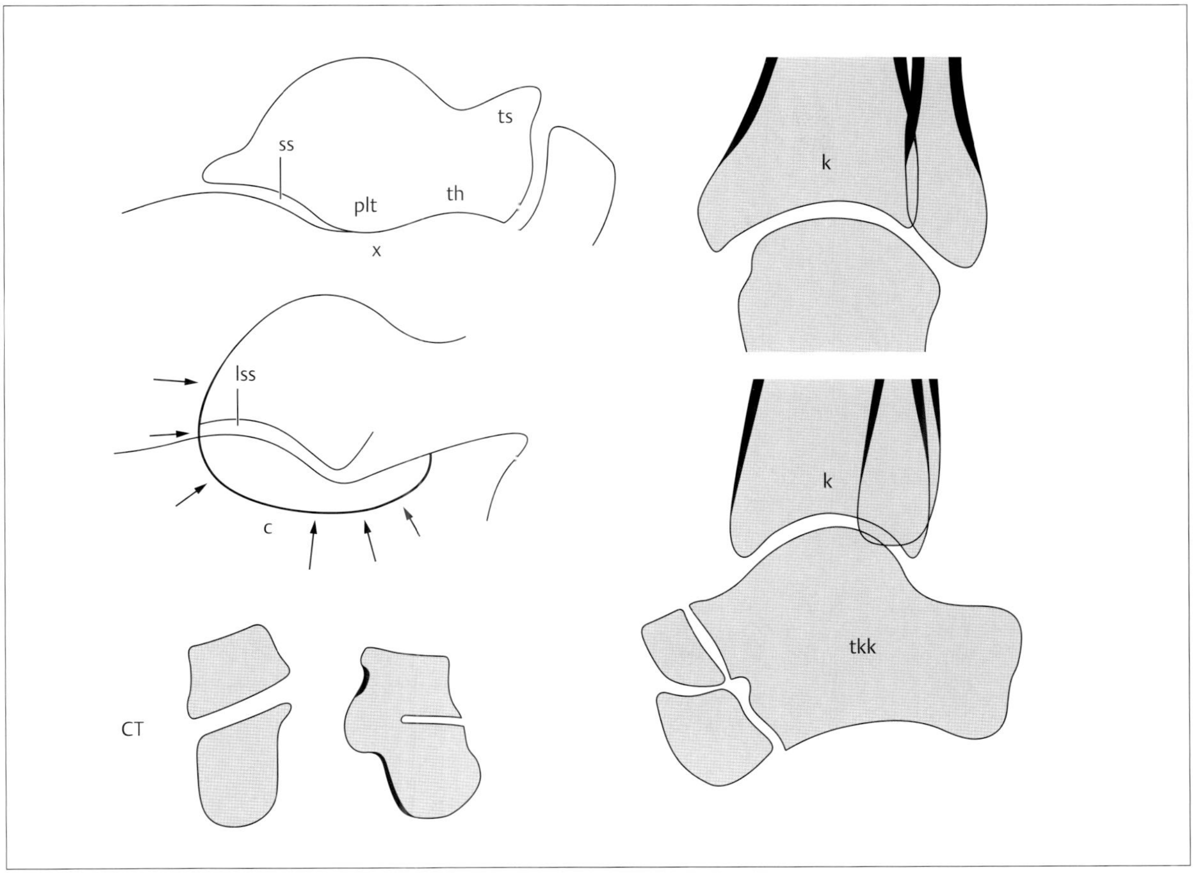

Abb. 16.6 **Mögliche Sekundärbefunde bei talokalkanealen Koalitionen bzw. zeigen diese Befunde eine eingeschränkte oder aufgehobene Beweglichkeit im unteren Sprunggelenk an.** Sekundärarthrosen wurden nicht eingezeichnet.

ts Talusschnabel.

ss Verschmälerter Spalt des Subtalargelenks (= hinterer Anteil des unteren Sprunggelenks).

lss Wenn dieser Spalt bei positivem C-Zeichen sichtbar ist, dann ist der laterale Aspekt des Subtalargelenks von der Koalition nicht betroffen (Lateur et al. 1994).

plt Verbreiterung und Abflachung des Processus lateralis tali (vgl. Abb. 16.**3b**).

th Konkave untere Kontur des Talushalses.

x Fehlender Gelenkspalt zwischen den mittleren Gelenkfazetten (vgl. Abb. 16.**3b**).

c Vollständiges C-Zeichen *(Pfeile)*. Bei Koalitionen zeigt es eine nicht unterbrochene knöcherne Brücke (Kontur) zwischen dem medialen Anteil der Talusrolle und dem hyper- oder manchmal hypoplastischen Sustentaculum tali des Fersenbeins an.

CT Das Computertomogramm *(Ausschnitt)* gibt links einen Normalbefund, am gegenseitigen unteren Sprunggelenk eine knöcherne Koalition der mittleren talaren und korrespondierenden kalkanealen Gelenkfläche bei einem hyperplastischen Sustentakulum wieder.

k, tkk Talokrurales Kugelgelenk bei angeborener, vollständiger, talokalkanealer knöcherner Koalition. Siehe die Umgestaltung zur Taluskugel und die Reduktion des Außenknöchels. Die Patienten werden am häufigsten wegen der assoziierten Beinverkürzung und/oder der tarsalen Bewegungsbehinderung vorstellig.

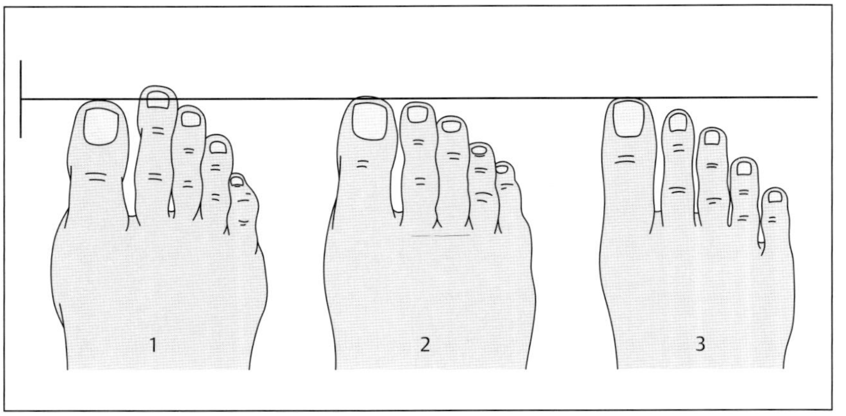

Abb. 16.7 **Vorfußvarianten, die von der Zehenlänge abgeleitet werden und Einfluss auf Zehenfehlstellungen nehmen sollen.**
1 Griechische Fußform (II. Zehe am längsten).
2 Annähernd gleiche Länge der I. und II. Zehe (rechteckige Fußform).
3 Ägyptische Fußform (I. Zehe am längsten).

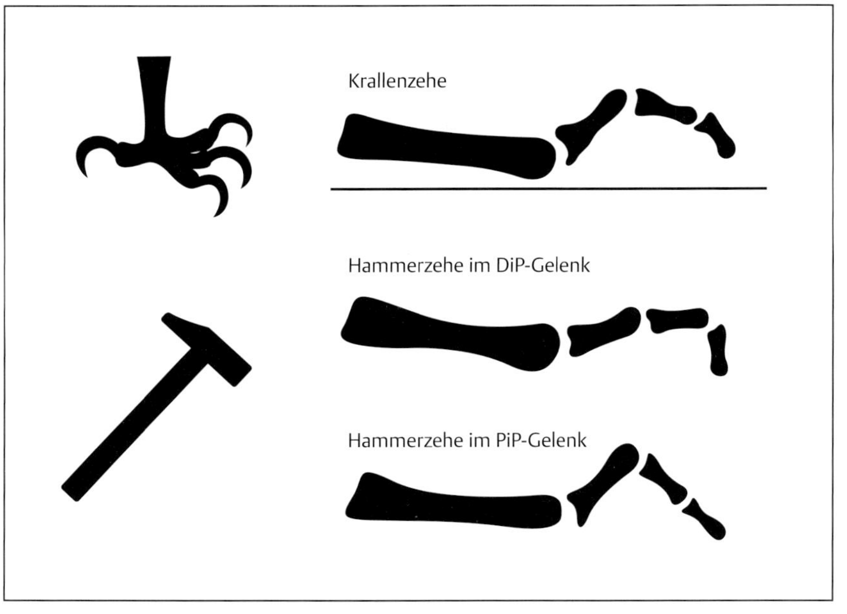

Abb. 16.8 **Prinzipielle Fehlstellungen bei der Krallen- und Hammerzehe.**

Merke:

Bei der Hammerzehe kann das Endglied gerade, flektiert oder extendiert stehen.

Zehenfehlstellungen

Die angeborenen Zehenfehlstellungen sind gewöhnlich schon ohne Röntgenuntersuchung zu erkennen (Abb. 16.**7**). Das Projektionsradiogramm dokumentiert jedoch den Befund und gibt Hinweise für das therapeutische Vorgehen. Zu den angeborenen Zehenfehlstellungen – die meisten von ihnen kommen auch erworben vor – gehören:

- **Krallenzehe** (Abb. 16.**8**): Überstreckung bis hin zur Luxation im MTP-Gelenk, Beugekontraktur im PIP- und DIP-Gelenk; das Endglied hat keinen Kontakt mit der Unterlage mehr.
- **Hammerzehe** (s. Abb. 16.**8**): Überstreckung im MTP-Gelenk und Beugekontraktur entweder im DIP- oder im PIP-Gelenk. Hammerzehen treten nicht nur an den Langzehen auf, sondern auch als **Hallux malleus** (Flexionskontraktur der Großzehe im IP-Gelenk).
- **Digitus superductus:** Bei ihm besteht eine starke Adduktion im Grundgelenk, sodass die dorsalflektierte und außenrotierte Zehe der medialen Nachbarzehe aufliegt.
- **Phalanx distalis vara congenita (Varuszehe), Phalanx distalis (hallucis) valga congenita:** Beide Formen treten wahrscheinlich als Folgen einer einseitigen Längenwachstumsstörung des Zehenendglieds auf. Die Valgisierung betrifft das Endglied der großen Zehe; die Varisierung wird auch an den anderen Zehen beobachtet. Dabei kann das *abgebogene Endglied* unter der Nachbarzehe zu liegen kommen.
- **Hallux valgus congenitus, Hallux varus congenitus:** Beide Fehlstellungen sind gewöhnlich mit anderen Fußmissbildungen kombiniert.

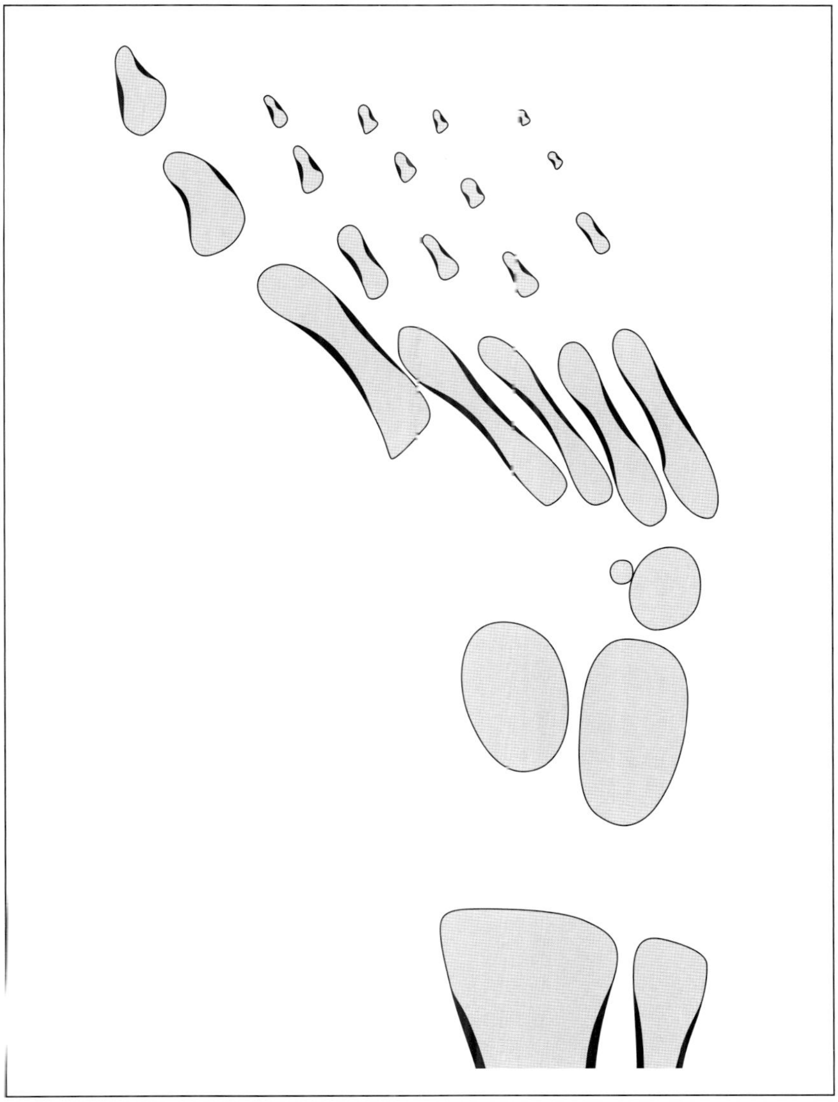

Abb. 16.**9** **Pes adductus congenitus (Metatarsus varus congenitus, Sichelfuß).** Nur der Vorfuß steht in Adduktionsfehlstellung, d.h., der Vorfuß mit den Zehen „schaut" stark einwärts.

Pes adductus congenitus (Metatarsus varus congenitus, Sichelfuß)

Dieser ist eine auf den Vorfuß beschränkte Adduktionsfehlstellung (Abb. 16.**9**). Im Projektionsradiogramm fällt eine mediale Abknickung (Varusstellung) der Metatarsalia in den TMT-Gelenken auf. Sie ist am ausgeprägtesten am Metatarsale I – Taluslängsachse und Metatarsale-I-Längsachse bilden einen nach tibial offenen stumpfen Winkel – und nimmt vom 2.-5. Mittelfußknochen kontinuierlich ab. Der Rückfuß steht im Gegensatz zum Klumpfuß normal.

Angeborener Klumpfuß (Pes equinovarus congenitus)

Die Deformierungen beim angeborenen Klumpfuß – Pes equinovarus congenitus – lassen sich in 5 Einzelkomponenten zerlegen, von deren unterschiedlichem Ausmaß die Behandlung abhängt:

- Pes adductus (Vorfußadduktion, die beim Sichelfuß erst distal vom Os naviculare beginnt. Beim Klumpfuß ist der Hauptfehler eine Supination im unteren Sprunggelenk, die durch Hohlfuß und Pes adductus gleichsinnig ergänzt wird.)
- Pes varus (Fersensupination im unteren Sprunggelenk)
- Pes equinus (durch Spitzfußstellung, d. h. Steilstellung, im oberen Sprunggelenk)
- Pes cavus (Spitzfußstellung in der Chopart-Gelenklinie zwischen Talus und Kalkaneus auf der einen Seite und Kuboid und Navikulare auf der anderen Seite, dadurch erhöhte Längswölbung)
- Außenrotation der Malleolengabel

Abb. 16.**10** **Röntgenometrie zur Diagnose des Säuglingsklumpfußes.**
Laterale Aufnahme: Die Tibialängsachse schneidet den Talus (Tal) im hinteren Drittel *(beim Klumpfuß befindet sich der Talus vor der Tibialängsachse)*. Der Winkel zwischen Talus- und Kalkaneuslängsachse liegt um 40° *(beim Klumpfuß wesentlich unter 40°)*. Beim Klumpfuß ist der Sinus tarsi des Kalkaneus (Kal) nicht zu erkennen (s. u.).
Dorsoplantare Aufnahme: Die Längsachse des Talus zieht annähernd zum Metatarsale I *(beim Klumpfuß trifft sie das Metatarsale I nicht, sondern bildet mit seiner Längsachse einen nach tibial [medial] offenen Winkel, dessen Größe vom Ausmaß der Vorfußadduktion abhängt)*.
Die Kalkaneuslängsachse trifft das Kuboid (Kub) und verläuft annähernd parallel zum Metatarsale V *(beim Klumpfuß trifft sie das Kuboid nicht, zieht stark seitwärts und schneidet das Metatarsale V)*. Der Winkel zwischen Talus- und Kalkaneuslängsachse (Talokalkanealwinkel) liegt zwischen 30–40° *(beim Klumpfuß <30° oder sogar negative Winkelwerte)*.
Außerdem: Die Knochenkerne treten am Klumpfuß später auf und sind kleiner als auf der gesunden Seite. Auf der seitlichen Aufnahme wird am Kalkaneus die Eindellung des Sinus tarsi nach wenigen Lebenswochen sichtbar, beim Klumpfuß jedoch nicht. Der Talus ist beim Klumpfuß nach vorn über den Kalkaneus gerutscht.

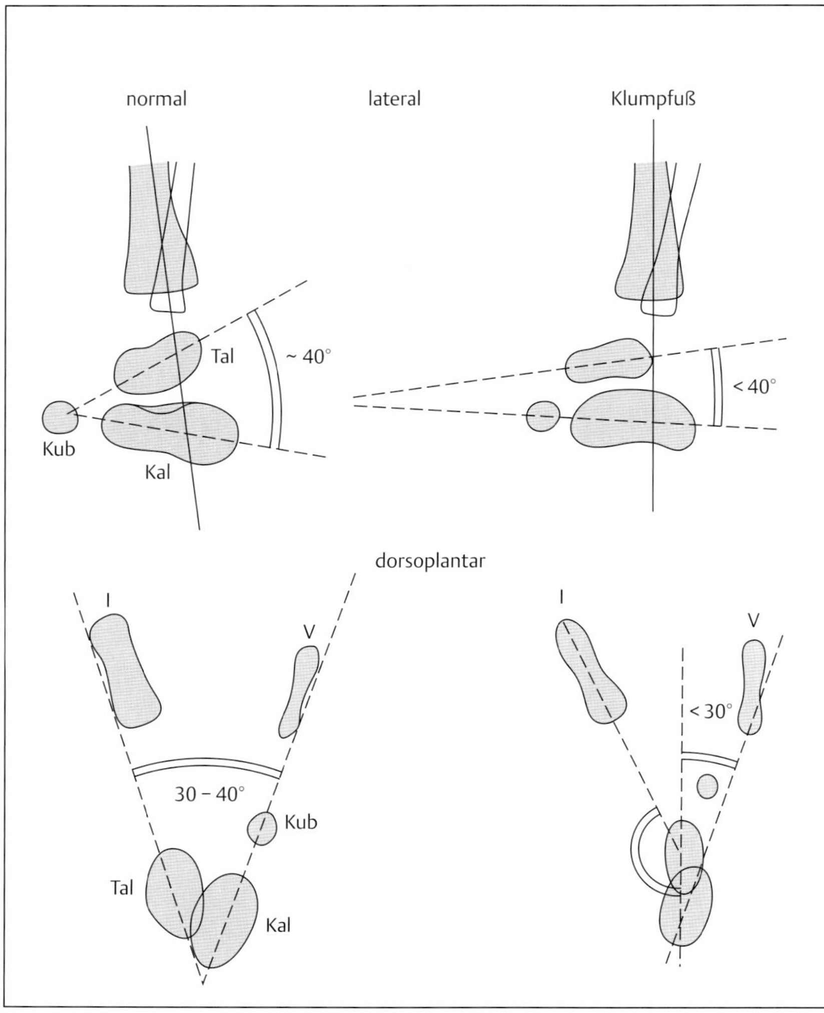

Die Abb. 16.**10** zeigt die wichtigsten Linien und Winkel am normalen Fuß und am Klumpfuß des *Säuglings* auf der seitlichen (tibiofibularen) und der dorsoplantaren (bei etwa 30° kopfwärts geneigtem Zentralstrahl exponierten) Röntgenaufnahme *in gehaltener Korrekturstellung bzw. in zusätzlicher maximaler Spitzfußstellung* (zur dorsoplantaren Aufnahme).

In der Mehrzahl der Fälle liegt ein **genuiner Klumpfuß** vor. Die Skelettteile sind dann normal angelegt; der Fuß bietet das klinische Bild einer Kontraktur der Weichteile. Beim **teratogenetischen Klumpfuß** bestehen primäre Skelettanomalien oder angeborene Störungen des ZNS mit spastischen oder schlaffen Lähmungen. Der **erworbene Klumpfuß**, der Spitzfuß und andere Fußdeformitäten können sich nach erworbenen schlaffen oder spastischen Lähmungen ausbilden oder sich nach Traumen oder über Gewohnheitshaltungen, beispielsweise nach nicht ausgeglichener Beinverkürzung, entwickeln.

Angeborener Hackenfuß (Pes calcaneus congenitus, Pes calcaneovalgus congenitus)

Bei diesem kann der Fußrücken an die Unterschenkelvorderfläche gelegt werden. Die Plantarflexion ist dagegen erheblich eingeschränkt. Durch diese Kontraktur unterscheidet sich der angeborene Hackenfuß von dem bei der Geburt hochgeschlagenen Fuß (Ursachen: Lageanomalie, allgemeine Muskelschwäche bei verzögert einsetzender Muskelaktivität). Die Befunde sind beim Neonatus und Säugling klinisch ebenso leicht zu diagnostizieren wie der durch Lähmung oder Achillessehnenverletzung usw. erworbene Hackenfuß (s. auch Hackenhohlfuß). Alles, was die Wadenmuskulatur schwächt, kann zum Hackenfuß führen. Formal ist der Hackenfuß das Gegenstück zum Spitzfuß.

Plattfuß

Der Begriff „Plattfuß" ist ein Sammelbegriff für Fußgewölbeveränderungen. Der Knickplattfuß zeichnet sich durch die Senkung des Längsgewölbes mit Valgisierung der Ferse aus. Die Knickkomponente wird am besten beim Betrachten des stehenden Fußes von hinten erkannt (Valgusknick = zur Fibula offener Winkel, Varusknick = nach medial offener Winkel).

Die Röntgenuntersuchung spielt bei der Diagnose des angeborenen Knickplattfußes (**Pes planovalgus congenitus, kongenitaler vertikaler Talus, kongenitale Talonavikularluxation**) eine wichtige Rolle.

Vom angeborenen Knickplattfuß muss der **erworbene Knickplattfuß (erworbener vertikaler Talus)** abgegrenzt werden, der beispielsweise nach langzeitiger Bettimmobilisation, nach Klumpfußoperation oder als Spätkomplikation nach Verbrennungen im Säuglings- und Kleinkindesalter, bedingt durch Narbenkontraktur – Anamnese, klinischer Befund –, gesehen wird. Der angeborene und der erworbene Knickplattfuß mit dem *steilgestellten Talus* geben auf der seitlichen (tibiofibularen) Fußaufnahme ein typisches Bild (Abb. 16.**11**). Das wahre Ausmaß erworbener Senkungen des Fußlängsgewölbes – des **erworbenen** oder **konstitutionellen Plattfußes (Pes planus, Pes planovalgus)** – wird erst auf der seitlichen Aufnahme im Stehen (also unter Belastung) dargestellt. Erworbene Gewölbesenkungen können die Folge von Lähmungen, von Fersenbeinfrakturen, von Rachitis sowie von verschiedenen Erkrankungen der Fußgelenke und -knochen sein. Eine konstitutionelle Schwäche der gewölbeerhaltenden Muskeln und Bänder führt ebenfalls zum Missverhältnis zwischen Tragfähigkeit und Beanspruchung des Fußgewölbes, also zum Plattfuß. Übergewicht und dauerndes (berufliches) Stehen sind zusätzliche Faktoren, die einer Senkung des Fußgewölbes Vorschub leisten und namentlich am tiefergetretenen Kahnbein ebenfalls den Gelenkknorpelverschleiß begünstigen.

> **! Merke**
> Frühindikator einer Fußgewölbesenkung ist die szintigrafisch sichtbare, pathologisch vermehrte Akkumulation osteotroper Radionuklidverbindungen im Navikulare (Stressnavikulare, s. Abb. 16.**108**).

Beim versteiften – also kontrakten – Plattfuß kann eine zugrunde liegende Coalitio calcaneonavicularis, aber ebenso eine ursächliche entzündliche Gelenk- und Knochenerkrankung auch röntgenologisch erkannt werden. Eine ligamentäre oder muskuläre Kontraktur ist bei der klinischen Untersuchung festzustellen.

Die Plattfußklassifizierung berücksichtigt zum Teil morphologische, zum Teil auch funktionelle Gesichtspunkte. Daher ist eine gute Zusammenarbeit zwischen dem zur Röntgenuntersuchung überweisenden Arzt und dem Radiologen auch in diesem Fall unerlässlich (Abb. 16.**12**).

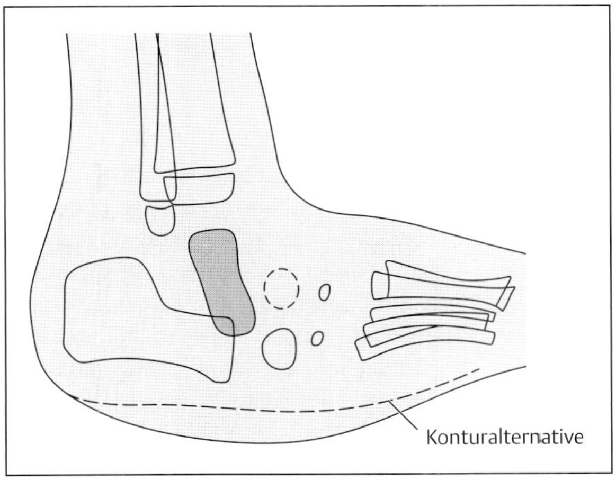

Abb. 16.**11** **Angeborener Knickplattfuß mit typischer Steilstellung der Taluslängsachse (vertikaler Talus).** Der Talus ist außerdem nach medial verlagert, der Kalkaneus gekippt. Die Navikulareanlage – in diesem Fall noch nicht ossifiziert (*gestrichelt*) – liegt dorsolateral vom Talus, ist also „luxiert". Als Merkmal des Talus verticalis behält das Navikulare seine Dislokation auch auf der seitlichen Fußaufnahme in *stärkster Plantarflexion* bei. Das mediale Kuneiforme beginnt früher zu ossifizieren als das Navikulare. Daher kann bei stärkster Plantarflexion aus der Lagebeziehung des medialen Kuneiformeknochenkerns zum Talus auf die Lage des Navikulare geschlossen werden. Etwa die Hälfte der Tali verticales tritt bilateral auf. Häufig kommen zusätzliche Anomalien vor.

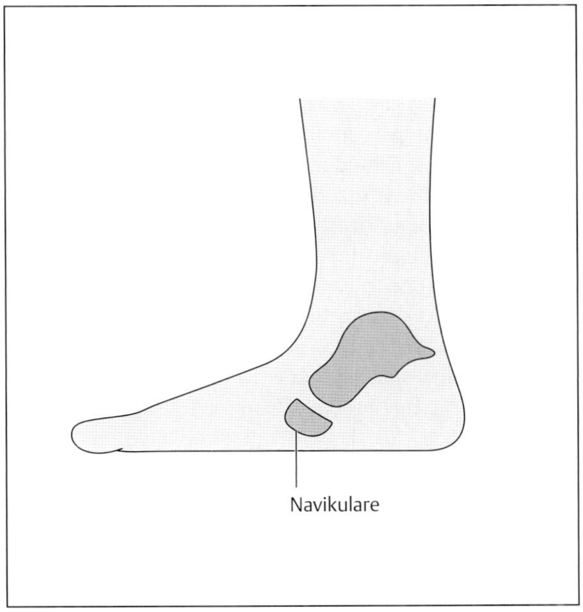

Abb. 16.**12** **Beim Plattfuß ist die Längswölbung des Fußes völlig aufgehoben, in schweren Fällen konvex nach unten durchgebogen.** Typisch für diese Deformität ist das Vorspringen des Navikulare, seltener des Caput tali, nach plantar und medial. Die *seitliche Röntgenaufnahme im Stehen* offenbart, ob die Deformität fixiert ist und sich daher im unbelasteten Zustand nicht verringert.

Hohlfuß (Pes cavus)

Der Hohlfuß (Pes cavus) ist formal das Gegenstück zum Plattfuß. Klinisch unterscheidet sich der Pes cavus vom „Fuß mit hohem Spann" durch die supinierte Ferse und den proniert, d. h. knickfußartig eingestellten Vorfuß. Als wichtigster Röntgenbefund sei für beide Fälle der *steil stehende Kalkaneus* genannt. Das Navikulare kann sich keilförmig darstellen. Außerdem fällt auch im Röntgenbild die (fixierte) Equinusstellung des Vorfußes gegenüber dem Rückfuß auf.

Der erworbene **Hackenhohlfuß (Pes calcaneus excavatus)** entsteht beispielsweise bei Parese des M. triceps surae, aber auch iatrogen (z. B. durch übermäßige operative Verlängerung der Achillessehne bei Spitzfußkorrektur). Der Tuberbereich des Fersenbeins dient beim Hackenfuß als Auftrittsfläche. Ebenso wie beim Pes calcaneus congenitus bleibt die Stellung der einzelnen Knochen des Mittel- und Rückfußes zueinander meist normal.

Spreizfuß (Pes transversoplanus)

Der Spreizfuß (Pes transversoplanus, Abb. 16.**13**) ist einerseits die häufigste Begleitdeformität bei anderen Fußdeformitäten. Andererseits bestehen enge pathogenetische Beziehungen zwischen Spreizfuß und Hallux valgus, da zum Spreizfuß eine mediale Abweichung des Metatarsale I gehört. Der Spreizfuß spiegelt die Insuffizienz des Kapsel-Band-Apparats des Vorfußes wider, dessen Querwölbung dann unter dem Gewicht des Körpers abgeflacht wird. Die V Metatarsalia werden nach distal zunehmend auseinander gedrückt *(gespreizt)*, und dadurch wird der Vorfuß verbreitert. Die Hauptlast tragen dann nicht mehr die Metatarsale I und V, sondern die Metatarsale II und III. Da diese beiden Mittelfußknochen der unphysiologischen Belastung bei der Senkung des Fußquergewölbes manchmal nicht gewachsen sind, treten an ihren Schäften besonders häufig Ermüdungsfrakturen auf.

Der Spreizfuß wird zum Krankheitspotenzial bzw. bekommt Krankheitscharakter, wenn das Missverhältnis zwischen der Traginsuffizienz des in die Breite drängenden Vorfußes und der Gegendruck durch (modisches) Schuhwerk, das den Vorfuß mit den Zehen zusammenpresst, biomechanisch zur Dekompensation führt. Folgen sind der Hallux valgus (s. dort) und der Digitus quintus varus (s. dort). Die äußeren Zehen verdrängen die inneren, die sich gegenseitig bedrängen und dadurch zu Krallen- und Hammerzehen verformt werden. An den Druckstellen treten Klavi auf: schmerzhafte Hühneraugen entstehen dort, wo der Knochen unter der Haut gegen den Schuh drückt.

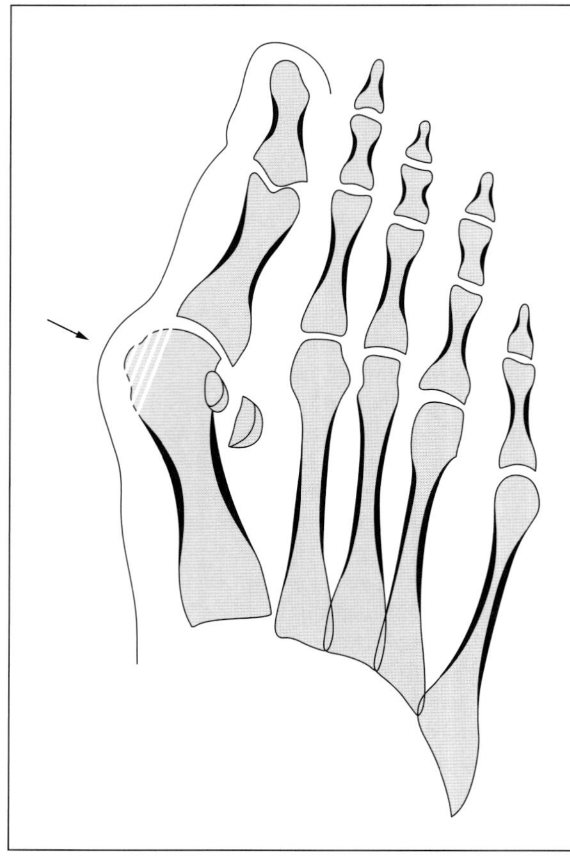

Abb. 16.**13** **Die Vorfußröntgenaufnahme führt die biomechanischen Beziehungen zwischen Spreizfuß, Hallux valgus und Digitus quintus varus vor Augen.** *Pfeil:* Druckschwiele, chronische Bursitis oder nur Vorwölbung als Folge der Pseudoexostose des Metatarsale I *(gestrichelt)* beim Hallux valgus.
Nebenbefund: Aplasie des DIP-Gelenks V.

Hallux valgus

Diese Verformung (s. Abb. 16.**13**) wird als häufigste Zehenfehlstellung beobachtet. Normalerweise bildet die Längsachse der Großzehe die gerade Fortsetzung des Metatarsale I, und der Fuß ist im Zehenbereich am breitesten. Dieser Normalfuß passt jedoch in keinen geschlossenen Konfektionsschuh hinein! Eine leichte Achsenabweichung der Großzehe nach lateral gehört daher zu den Begleiterscheinungen der Zivilisation. Der Hallux valgus wird definiert als Achsenstörung bis Subluxation im MTP-I-Gelenk mit lateraler Abweichung der Großzehe (Valgusstellung) und medialer Deviation des 1. Metatarsale (Varisierung im TMT-Gelenk I und Supination des Metatarsale I). In Abhängigkeit vom Ausmaß der Valgusfehlstellung rotiert die Basis der Grundphalanx I um ihre Längsachse. Diese Fehlstellungen führen zu einer Veränderung der am 1. Strahl angreifenden Muskelkräfte. Die Verlagerung der Großzehensesambeine spiegelt dies wider; denn das mediale Sesambein ist u. a. in die Sehnen des M. abductor hallucis und des Caput mediale m. flexoris hallucis brevis, das laterale Sesambein in das Caput laterale m. flexoris hallucis brevis und in den M. adductor hallucis eingelagert. Beim ausgeprägten Hallux valgus tritt das mediale Sesambein mit der fibularen Fazette des Metatarsale-I-Kopfs in Kontakt. Das laterale Sesambein wird nach fibular-dorsal verlagert und kann dort eine neue Gelenkfläche bilden. Diese Neukontakte der Sesambeine führen zu Fehlbelastungen und begünstigen die frühzeitige Knorpeldegeneration und die reaktiven arthrotischen Veränderungen. Sie springen auf der dorsoplantaren Röntgenaufnahme nicht ins Auge; daher die häufig geäußerte Fehlannahme, dass sich die MTP-I-Arthrose verhältnismäßig spät entwickelt.

Das verlagerte mediale Sesambein zeigt an, dass der M. abductor hallucis nach plantar disloziert ist und damit zum Flexor geworden ist. Dies begünstigt die *zunehmende* Valgusfehlstellung.

Die frühesten Beschwerden beim Hallux valgus werden gewöhnlich durch die Varisierung vom medialen Metatarsale-I-Kopf, der als sog. **Pseudoexostose** vorspringt, ausgelöst. Dort liegt dem Kaput die inkonstante Bursa subcutanea capitis ossis metatarsalis I an. Der Gegendruck des Schuhes kann zu einer chronischen Bursitis oder zu einer Druckschwiele mit entsprechend lokalisiertem Beschwerdenbild führen, evtl. zur (infizierten) Ulzeration oder Fistelung.

Die Entstehung des Hallux valgus wird durch zu enges, spitzes und hochhackiges (modisches) Schuhwerk begünstigt, wenn nicht induziert. Seine Gynäkotropie soll damit in Zusammenhang stehen. Darüber hinaus lassen sich beim Hallux-valgus-Patienten manchmal verschiedene röntgenologisch erkennbare anatomische Besonderheiten nachweisen, und außerdem sprechen der seltene angeborene Hallux valgus, aber auch seine Entstehung bei Kindern und Jugendlichen und gelegentliches familiäres Auftreten gegen seine grundsätzliche Ätiologie durch zu enges Schuhwerk. Dies gilt auch für die Valgusfehlstellung und andere Fußdeformitäten bei der rheumatoiden Arthritis.

Folgende morphologischen Befunde sollen zum Hallux prädisponieren (Mann u. Coughlin 1981; Abb. 16.**14**):

- starke Rundung des Metatarsuskopfs I
- schräger, nach lateral gerichteter Verlauf des Gelenkspalts im Gelenk zwischen Metatarsale I und dem inneren Kuneiforme
- bogiger Verlauf des Metatarsale-I-Kuneiforme-Gelenks
- nach lateral sich zur Basis des Metatarsale II exostosenartig ausdehnende Fazette der Metatarsale-I-Basis
- Metatarsalwinkel (MTW) I/V beim Spreizfuß > 10–15°, MTW I/II < 10°, Metatarsus primus varus > 10° (Werte nach Hellinger 1995)

Bei höchstens 20% der Patienten mit Hallux valgus nimmt auch das MTP-Gelenk II Valgusfehlstellung ein.

Hallux rigidus

Dem Hallux rigidus (starre Großzehe) liegt eine schleichend einsetzende schmerzhafte Einschränkung der Dorsalflexion im ersten MTP-Gelenk zugrunde, die von einer Arthrose begleitet wird. Mit der Zeit kommt es zu einer Beugekontraktur von 10–20° im MTP-Gelenk I und zu einer Hyperextensionskontraktur im IP-Gelenk des Hallux (Abb. 16.**15**). Dadurch wird der Abrollvorgang des medialen Fußstrahls nachhaltig gestört. Der primäre Hallux rigidus zeichnet sich durch seine Androtropie aus.

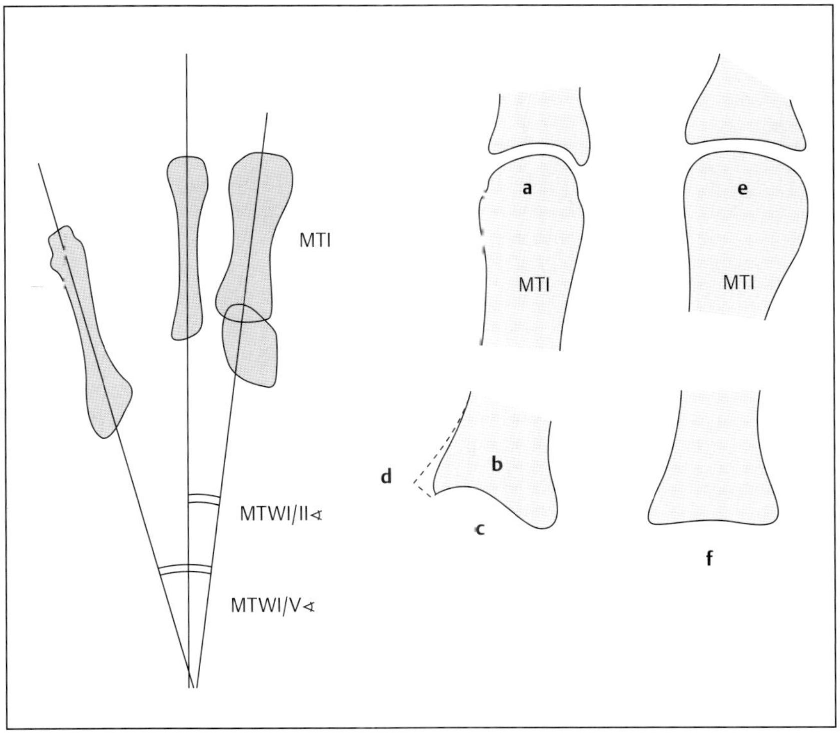

Abb. 16.**14a–f** **Metatarsale Winkel (MTW I/II, MTW I/V) zur Spreizfußerkennung und Graduierung sowie Formveränderungen am Metatarsale I, die zum Hallux valgus prädisponieren.**

- **a** **Starke Rundung** der artikulierenden MTP-I-Konturen begünstigt die Entwicklung eines Hallux valgus.
- **b, c** **Bogiger und schräger Verlauf** der Gelenkkontur Metatarsus-I-Kuneiforme: Hallux-valgus-Prädisposition.
- **d** **Basal-laterale Fazette** oder exostosenartiger Vorsprung *(gestrichelt)* an der Basis des Metatarsale I: Hallux-valgus-Prädisposition.
- **e** **Abgeflachte** MTP-I-Konturen: keine Hallux-valgus-Prädisposition.
- **f** **Flacher Gelenkverlauf** von **b** und **c**: keine Hallux-valgus-Prädisposition.

Von der Deformität werden bereits Jugendliche, manchmal sogar Kinder, betroffen. Mit zunehmendem Lebensalter steigt die Häufigkeit dieser Großzehenverformung an. Der sekundäre Hallux rigidus kann als Folgezustand von Traumen, Stoffwechselstörungen (Hyperurikämie/Gicht) und Arthritiden auftreten.

Röntgenmorphologisch lassen sich beim Hallux rigidus 3 Stadien unterscheiden:

- **Hallux limitus** ist das Anfangsstadium, bei dem marginale Osteophyten am dorsalen und lateralen Gelenkrand die Dorsalflexion im MTP-Gelenk I einschränken.
- Im Stadium des **Hallux flexus** drängen die an Größe zunehmenden Arthroseosteophyten die Großzehe in eine mäßige Plantarflexion.
- Im Stadium des **Metatarsus primus elevatus** führen die Plantarflexion und die arthrotische Verformung zu einer stärkeren Belastung des lateralen Fußrands und zu einer Vorfußsupination, d. h., die Großzehe ist angehoben.

Die beschriebenen Fußdeformitäten sind Beispiele aus einer Vielzahl solcher Veränderungen, die manchmal kombiniert, manchmal als Einzelkomponente auftreten, beispielsweise als Knickfuß (Pes valgus). Außerdem gibt es Fehlstellungen mit besonderen, gelegentlich subjektiv gefärbten Ausdrücken, wie z. B. Kletterfuß (Pes supinatus), Flossenfuß (Pes abductus), Hakenfuß (Pes curvatus) und Klauenzehe, und „verkürzte" Synonyme, wie Pes adductus (= Pes metatarsus) oder Pes varus congenitus für den angeborenen Sichelfuß. ■

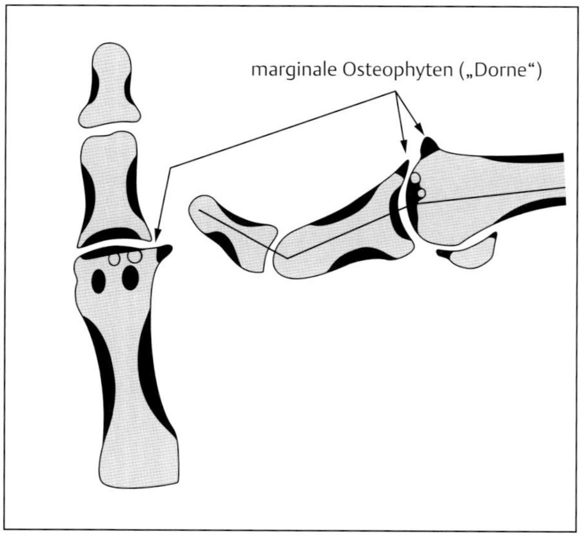

Abb. 16.**15** **Hallux-rigidus-Arthrose;** s. die typischen Gelenkfehlstellungen und dornartigen marginalen Arthroseosteophyten.

Kuneiforme-Exostose

Kuneiforme-Exostose (Abb. 16.**16**) wird ein sicht- und tastbarer knöcherner Vorsprung an der Dorsalseite des medialen (seltener des intermediären) Keilbeins genannt. An der benachbarten Basis des 1. Mittelfußknochens findet sich gewöhnlich ebenfalls eine nicht so ausgeprägte Vorwölbung. Diese auf der seitlichen Röntgenaufnahme erkennbaren Formabweichungen kommen bei Patienten mit einer Senkung des Fußgewölbes, aber auch beim Hohlfuß und schließlich ebenfalls bei Personen ohne Fußformstörungen vor. Die Kuneiforme-Exostose kann der Anlass für Beschwerden sein, namentlich durch den Gegendruck des Schuhwerks. Es wird außerdem diskutiert, ob zu enge oder zu harte Schuhe (Holzschuhe) überhaupt der Anlass dieser dann reaktiv vom Periost ausgehenden Knochenbildung seien.

Darüber hinaus entsteht die Kuneiforme-Exostose auch aus anderen Gründen:

- als Extremvariante der normalen Form des medialen Kuneiforme und des Metatarsale I
- als 2. Ossifikationszentrum des medialen Kuneiformes
- als Ausdruck eines isoliert bleibenden oder synostosierten akzessorischen Knöchelchens (Os metatarsale)
- als Folge arthrotischer Veränderungen im Gelenk zwischen dem medialen Kuneiforme und dem Metatarsale I ■

Os tibiale externum

Ein klinisch wichtiges, da gelegentlich Schmerzen verursachendes inkonstantes Skelettelement des Fußes – ein **Akzessorium** – liegt in unmittelbarer Nähe des Os naviculare und wird gewöhnlich als Os tibiale externum bezeichnet (Abb. 16.**17**). Die anatomische Analyse ergibt, dass dieses akzessorische Ossikel 2 morphologische Elemente widerspiegelt (Lawson et al. 1984).

- *Erstens* kann es ein Sesambein im Hauptteil der Sehne des M. tibialis posterior sein – *oval* oder *rund*, glatt konturiert, 2–6 mm Durchmesser, bis zu 5 mm medial und hackenwärts vom Navikulare entfernt.
- *Zweitens* kann es ein Ossikel sein, das einem akzessorischen Ossifikationszentrum für die Tuberositas ossis navicularis entspricht, aber nicht mit dem übrigen Os naviculare verschmilzt.

Der „2. Typ" des Os tibiale externum ist mit dem Os naviculare synchondrotisch (evtl. MRT) verbunden, stellt sich *dreieckig* oder *herzförmig* mit den Ausmaßen von etwa 9–12 mm Durchmesser dar und liegt 1–2 mm medial und rückfußwärts vom Navikulare entfernt. Beschwerden macht gewöhnlich nur der „2. Typ" des Os tibiale externum. Dann werden dort osteotrope Radionuklidverbindungen vermehrt akkumuliert und zeigen eine histologisch nachzuweisende Stressfraktur an (Lawson et al. 1984); deshalb ist evtl. der Versuch eines CT-/MRT-Nachweises des Frakturspalts angezeigt. Sicherer gelingt jedoch die Darstellung des in diesem Fall als Stressphänomen aufzufassenden Knochenmarködems.

Os naviculare cornutum

Wenn der Tuberositaskern mit dem eigentlichen Navikulareknochenkern knöchern verschmilzt, kann das Os naviculare cornutum entstehen. Formal ist es das „Endstadium" des Typs 2 des Os tibiale externum. Ein großes „Navikularehorn" führt durch den Gegendruck des Schuhwerks manchmal zu einer schmerzhaften Schwiele.

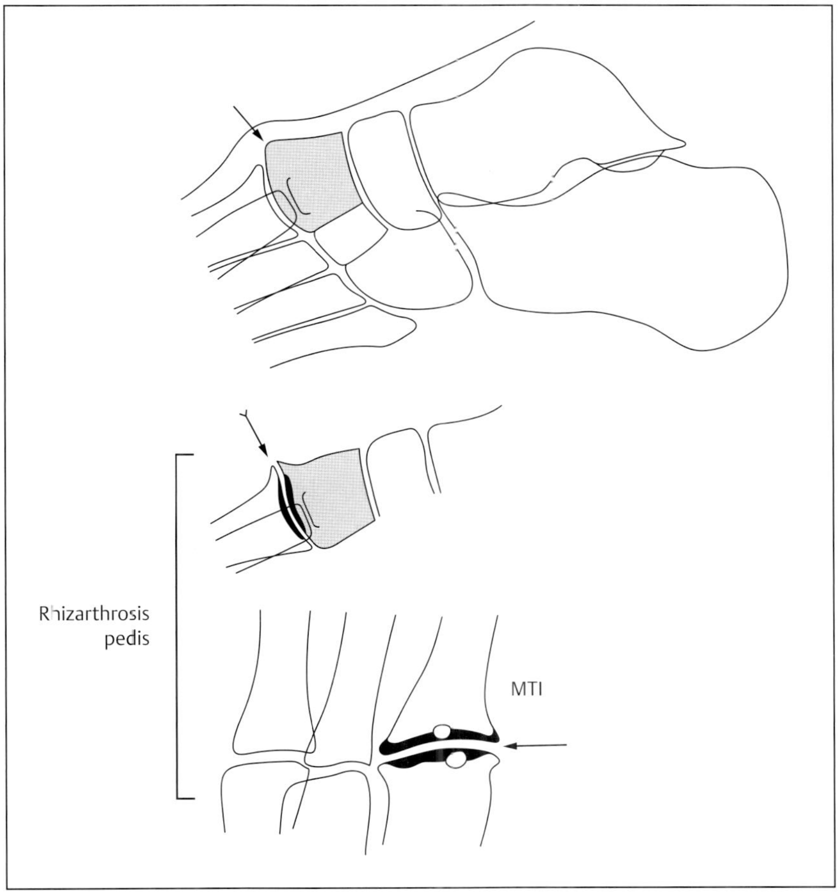

Abb. 16.**16** **Kuneiforme-Exostose** *(Pfeil)*. Im *unteren* Abbildungsteil ist eine Arthrose im Gelenk zwischen dem medialen Kuneiforme und dem Metatarsale I die Ursache dieser Deformierung des Fußrückens. Die Kuneometatarsalarthrose I wird auch **Rhizarthrosis pedis** *(geschwänzter Pfeil)* genannt.

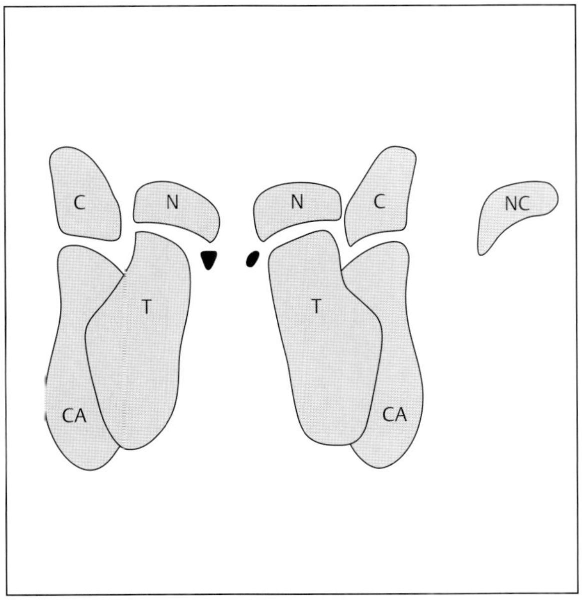

Abb. 16.**17** **Differenzialaspekte der 2 „Typen" des Os tibiale externum.** Dieses Knöchelchen ist das häufigste inkonstante Skelettelement. Vergleiche die dreieckige, evtl. symptomatische, mit der ovalen sesamoiden, in der Regel asymptomatischen Form; s. Text. Siehe das **Os naviculare cornutum** (NC, *rechts*). Formal entsteht es durch Verschmelzen eines inkonstanten größeren Knochenkerns der Tuberositas navicularis mit dem eigentlichen Navikularekern (C = Würfelbein, CA = Ferseinbein, T = Talus).

Merke:

Selten können im Navikulare (N) 2 Knochenkerne auftreten, die miteinander verschmelzen. Unterbleibt dies, so entsteht das **Os naviculare bipartitum des Erwachsenen**. Der „Persistenzspalt" zieht von dorsal-distal nach plantar-proximal. *Differenzialdiagnose* des schmerzhaften, oft mit Weichteilschwellung einhergehenden Os naviculare bipartitum: Ermüdungsfraktur (*CT:* Spaltbeurteilung; *MRT:* Ödemausdehnung) bzw. Spätzustand nach Fraktur oder Morbus Köhler I. Die Differenzialdiagnose wird hinsichtlich des 2-geteilten Navikulare durch Bilateralität und die Anamnese erleichtert, erschwert jedoch, wenn das 2-geteilte Kahnbein verschmälert ist, zusammengedrückt erscheint und dorsal und medial das Fußskelett überragt.

Arthritis

Arthritische Weichteilzeichen treten als Röntgenindikator einer intraartikulären Volumenzunahme (Erguss, Synovialisproliferation) an verschiedenen Gelenken des Fußes einschließlich des oberen Sprunggelenks auf (Abb. 16.**18** bis Abb. 16.**22**). Sie springen besonders bei Betrachtung vor einer Grellleuchte ins Auge. *Diagnostische Stichworte:* spindelförmige Anschwellung der IP-Gelenke. MTP-Gelenke: Veränderung der Metatarsalkopfdistanzen (normal: ⅘ > oder < oder = ½ > ¾ > ⅔). Sie werden quantitativ vom Quergewölbe des Fußes beeinflusst. Die angegebenen Relationen bleiben jedoch weitgehend konstant. Die Metatarsalfettstreifen werden nur dann sichtbar, wenn genug Baufett für die Bildung dieser keilförmigen Strukturen vorhanden ist. Sie sind also inkonstante Befunde (am häufigsten zu erkennen zwischen MTP-Gelenk I/II und IV/V). Die Bursitis medial vom MTP-Gelenk I kann röntgenologisch von der MTP-Arthritis I unterschieden werden (s. Abb. 16.**21**).

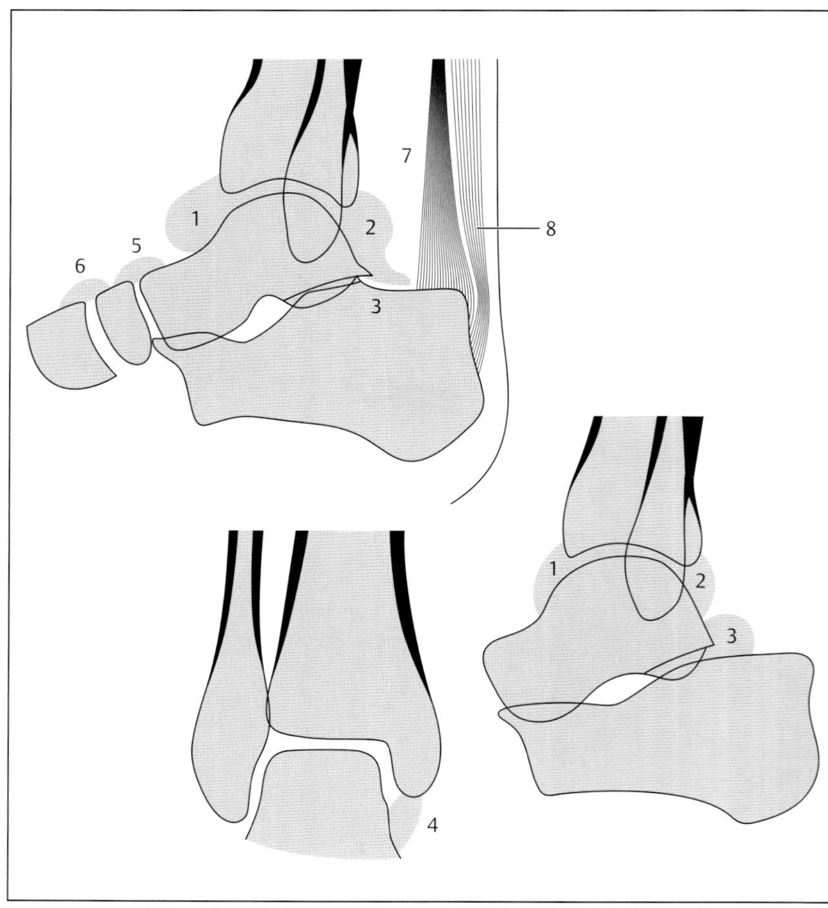

Abb. 16.**18 Weichteilzeichen am oberen und unteren Sprunggelenk und Umgebung.** Betrachtung der Röntgenaufnahme vor einer Grellleuchte.

1, 2 Volumenzunahme im Talokruralgelenk. Die Vorwölbung kann bei einem großen Erguss, z. B. posttraumatisch, zu einer „Aussackung" führen, die im vorderen Gelenkrezessus grundsätzlich häufiger zu erkennen ist als im hinteren. Der normale Kapselverlauf *(gestrichelt)* fällt nur selten auf.

2, 3 Der Erguss setzt sich durch eine inkonstante Verbindung vom oberen Sprunggelenk in das Subtalargelenk, die hintere Kammer des unteren Sprunggelenks, fort (Weston 1958).

3 Die Volumenzunahme im Subtalargelenk wölbt sich in die periartikulären Weichteile vor.

4 Weichteilverdichtung zwischen dem Malleolus medialis und dem Ansatz der Gelenkkapsel am Talus. Dieses Weichteilzeichen ist gewöhnlich nur dann zu erkennen, wenn der Erguss bzw. die Synovialisproliferation reichlich Blut enthält; denn Eisen schwächt die Röntgenstrahlen stärker als ein blutfreier Erguss oder übliche Synovialisproliferationen.

5 Der Erguss wölbt sich im Talonavikulargelenk nach dorsal vor.

6 Erguss im Kuneonavikulargelenk.

7 **Retromalleoläres Kager-Fettdreieck**, Synonym: **präachillärer Triangel** (Kager 1939), das auf seitlichen Röntgenaufnahmen als dreieckförmige, retromalleoläre, suprakalkaneale Schwärzungszone imponiert (schmale Basis, sich nach proximal verjüngend 10–15 cm erstreckend, hinterer Rand schärfer konturiert als der Vorderrand). Morphologische Grundlage ist retrotibiales Fettgewebe. Rupturen der Achillessehne sowie ödematöse oder blutige Durchtränkungen dieses Fettgewebes löschen das Dreieck mehr oder weniger aus, da es dadurch „wasseräquivalent" wird (s. Tab. 1.**1**).

8 Achillessehne (Ansatzsehne des M. triceps surae am Tuber calcanei).

Falls nähere Informationen über Nr. 1–8 gewünscht werden: MRT (vgl. auch Abb. 16.**122**).

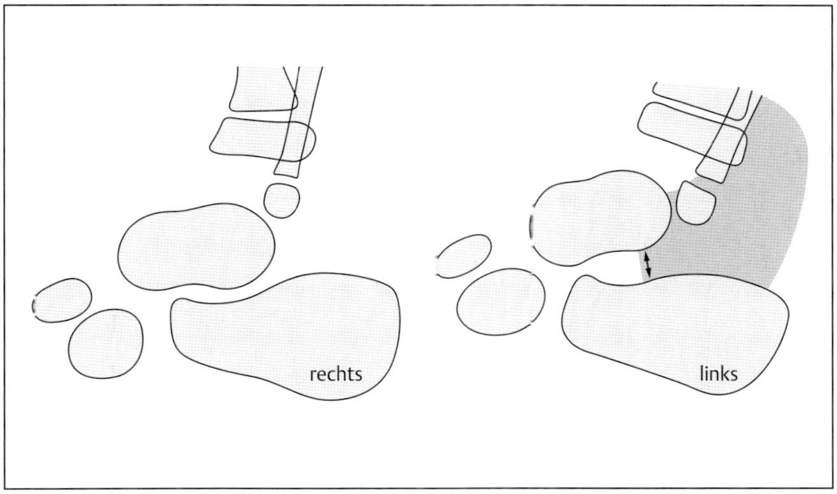

Abb. 16.**19** **Infektiöse Arthritis im linken Subtalargelenk und ausgedehnte retromalleoläre Anschwellung.**
Röntgenbefund: Distraktion der erkrankten Anteile des linken unteren Sprunggelenks *(Pfeil mit Doppelspitze)*. Das periartikuläre Unterschenkelödem hat das Kager-Fettdreieck weitgehend durchtränkt („ausgelöscht"), d. h. wasseräquivalent gemacht. Normalbefund am gesunden rechten Bein (etwa 2 Jahre altes Kleinkind. Röntgenbefund, wenn auch nicht so ausgeprägt, im Seitenvergleich erkennbar bis in das frühe Schulalter).

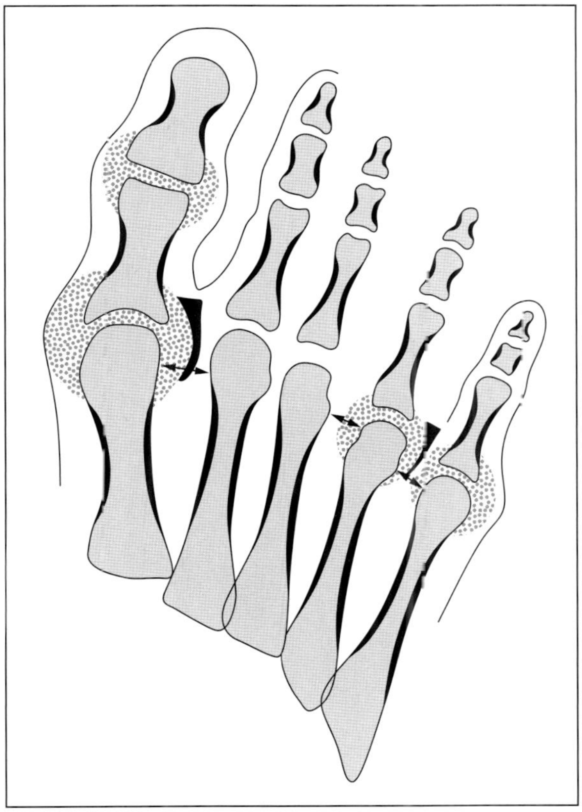

Abb. 16.**20** **Weichteilzeichen einer asymmetrischen, polytopen, nicht erosiven Arthritis.** Die gelenkbezogenen Gelenkschwellungen dreier MTP-Gelenke, die pathologische entsprechende Metatarsuskopfdistanzierung, die spindelförmige Anschwellung des IP-Gelenks der Großzehe sowie die Verlagerung bzw. Verformung („Verschlankung", Verdünnung) zweier Metatarsalfettstreifen *(schwarz)* zeigen die Arthritis an.

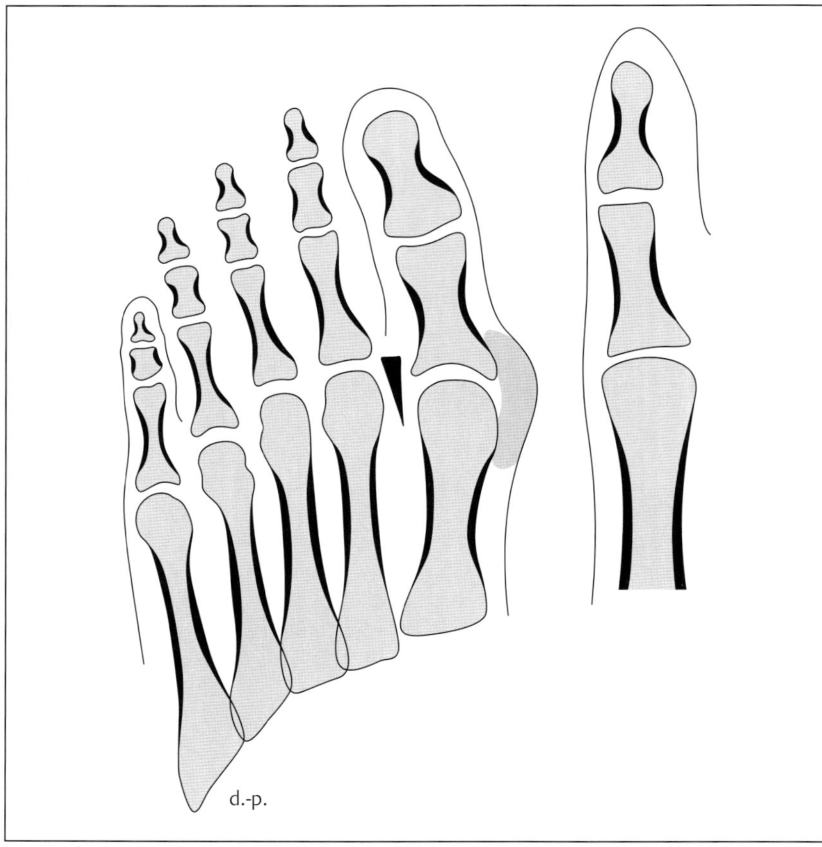

Abb. 16.**21** **Röntgenaspekt der Bursitis subcutanea capitis ossis metatarsalis I** (linker Fuß des Patienten von Abb. 16.**20**).

1. Dichte *halbmondförmige* Anschwellung medial und leicht asymmetrisch zum MTP-Gelenkspalt I.
2. Auf der Schrägaufnahme keine Anschwellung im Gelenkbereich, d. h. extraartikuläre Lage der Anschwellung. Bei einer MTP-I-Arthritis müsste der Gelenkerguss zirkulär, also auch dorsal vom MTP-Gelenk I auf der Schrägaufnahme sichtbar sein.

Der interartikuläre Metatarsalfettstreifen I/II ist nicht verlagert oder ausgelöscht.

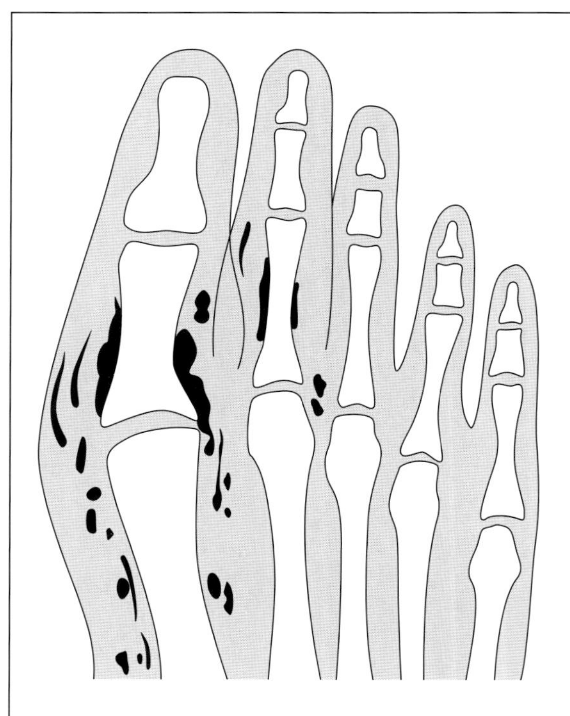

Abb. 16.**22** **Clostridiuminfektion im medialen Zehen-Mittelfuß-Bereich** mit starker Weichteilanschwellung und teilweise blasiger Gasausbreitung *(schwarz)* zwischen Muskeln und Sehnen.

Merke:

Jedes banale Fußtrauma mit Hautperforation, vor allem aber Wunden mit ausgeprägten Gewebszerreißungen, können mit gasbildenden Mikroorganismen infiziert werden. Bei unbekannter Eintrittspforte sollte auch an eine Kolonerkrankung gedacht werden (Divertikelkrankheit, okkultes Kolonkarzinom).

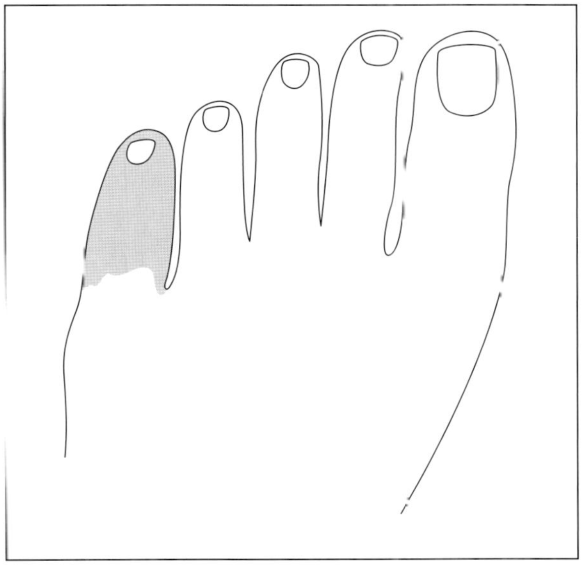

Abb. 16.**23** **Visueller Aspekt der Daktylitis der V. Zehe (Wurstzehe).** Die *Rasterung* soll die Hautrötung andeuten (Harnsäureserumspiegel im Normbereich).

Die **Wurstzehe (Daktylitis)** spiegelt eine massive, zumeist mit starker Rötung einhergehende Zehenschwellung wider (Abb. 16.**23**). Sie geht entweder von einer Mehretagenarthritis mit starkem Begleitödem und/oder einer akuten Flexorentenosynovitis aus und muss von der hoch akuten Gichtattacke und der akuten Phlegmone, z. B. nach Hundebiss, differenzialdiagnostisch unterschieden werden. Bei diesen beiden Erkrankungen setzt sich die Anschwellung oft weit auf den Fußrücken fort.

Vor allem bei folgenden Erkrankungen sind Daktylitiden (der Zehen bzw. Finger) bekannt:

- periphere Arthritiden der Spondylarthropathien, darunter die reaktive Arthritis einschließlich des Reiter-Syndroms und die Arthritis psoriatica
- Lyme-Borreliose
- Sarkoidose
- Weichteilinfektionen mit oder ohne Gelenkbefall
- Osteomyelitis
- entsprechend lokalisierte Traumen
- neuropathische Osteoarthropathien

Über die massive Weichteilschwellung der Großzehe beim akuten Gichtanfall und bei der akuten Phlegmone s. dort.

Der Röntgenbefund bei den **arthritischen Kollateralphänomenen** (Abb. 16.**24** und Abb. 16.**25**) hängt auch am Fuß von der Aktivität (vom klinischen Verlauf) der Arthritis ab. Die gelenknahe Demineralisation imponiert umso fleckiger und die Spongiosastruktur ist umso unschärfer (wie „verwaschen"), je akuter-subakuter die Gelenkentzündung verläuft (Abb. 16.**26**). Im chronischen Arthritisstadium dominiert die diffuse Demineralisation mit verdünnten, aber scharf konturierten Spongiosatrabekeln. Der ausschließliche Nachweis einer gelenknahen Demineralisation, also ohne gelenkbezogene Weichteilzeichen oder/und arthritische Direktzeichen, reicht zur Röntgendiagnose „Arthritis" nicht aus. Vielmehr müssen dann klinische und bildgebende Differenzialdiagnosen gegenüber dem akuten und chronischen Knochendefizit durch längere Ruhigstellung eines Skelettteils, d. h. der *Inaktivitätsdemineralisation*, sowie gegenüber den *Reflexdystrophien* (Sudeck-Syndrom und „Sudeck-Varianten" [s. dort]) und dem *Knochenmarködemsyndrom* (s. dort) gestellt werden.

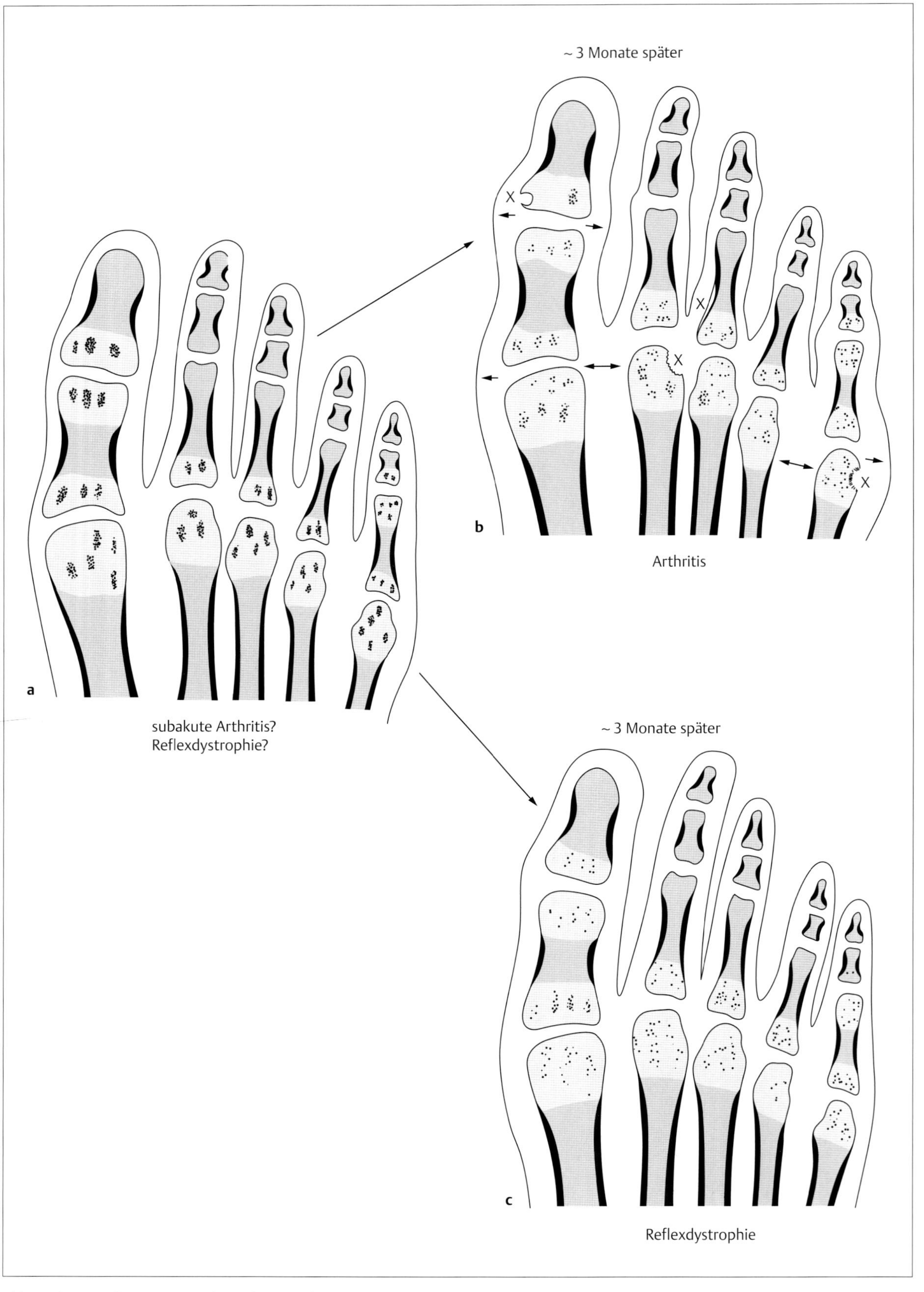

Abb. 16.**24a–c** *(Fortsetzung siehe nächste Seite)*

◀ Abb. 16.**24a–c** **Röntgendifferenzialdiagnose einer Arthritis im Vorfußbereich – ausgehend von der gelenknahen fleckigen Entkalkung.**

a **Die fleckige Demineralisation** *ohne* arthritische Weichteil- oder Direktzeichen erlaubt keine röntgenologische Differenzialdiagnose zwischen den beiden Alternativen „Arthritis" oder „Reflexdystrophie". Beschwerden seit etwa 4 Wochen. Anamnestisch konnte eine Inaktivitätsdemineralisation ausgeschlossen werden.

b **Arthritisdiagnose gesichert**, da arthritische Weichteilzeichen *(Pfeile)* und diskrete arthritische Direktzeichen (X) sichtbar sind.

c **Reflexdystrophie und Knochenmarködemsyndrom** bzw. transitorische Osteoporose (s. dort), da spontane Remineralisationstendenz bereits erkennbar; *keine* gelenkbezogenen Weichteilschwellungen, *keine* arthritischen Direktzeichen sichtbar.

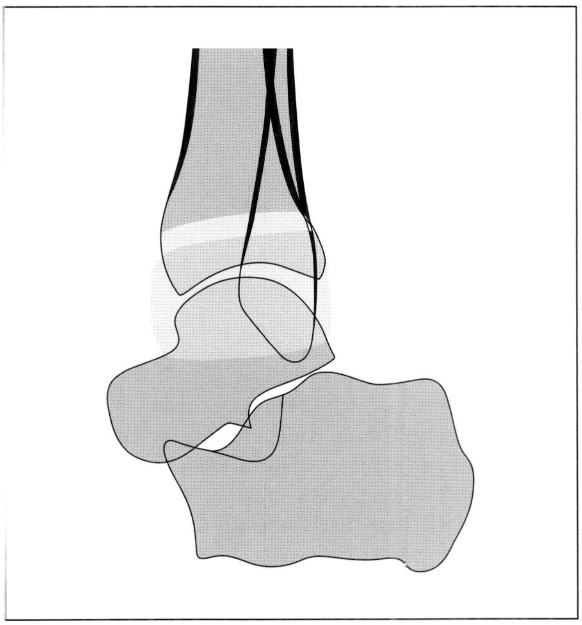

Abb. 16.**25** **Subakute Arthritis im Talokruralgelenk mit Erguss und kollateraler Demineralisation der gelenknahen Knochenanteile.** Siehe die bandförmige Demineralisationszone im Bereich der *ehemaligen (geschlossenen)* distalen Tibiawachstumsfuge.

Merke:

Beim klinischen und bildgebenden Nachweis einer isolierten, bilateralen (sub-)akuten Talokruralarthritis mit oder ohne Erythema nodosum sollte auch an das Löfgren-Syndrom (akute oder subakute Sarkoidose), eine yersinieninduzierte reaktive Arthritis sowie an eine Assoziation mit Morbus Crohn gedacht werden.

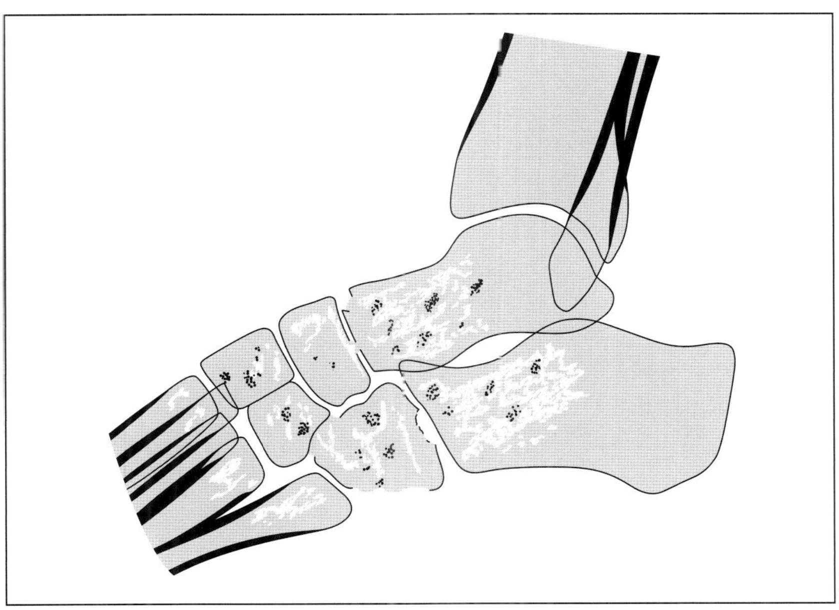

Abb. 16.**26** **Akute hämatogene pyogene Tarsalarthritis nach eitriger Tonsillitis.** Röntgenaufnahme 3 Wochen nach Beginn der Schmerzen, jetzt Anschwellung und Rötung des Fußrückens.

Röntgenbefunde: Fleckiges, zum Teil bandförmiges, subchondrales *arthritisches Kollateralphänomen* (Demineralisation), *Verschmälerung der Gelenkspalten*, partielle Auslöschung der *subchondralen* Grenzlamelle, flache *Erosionen*.

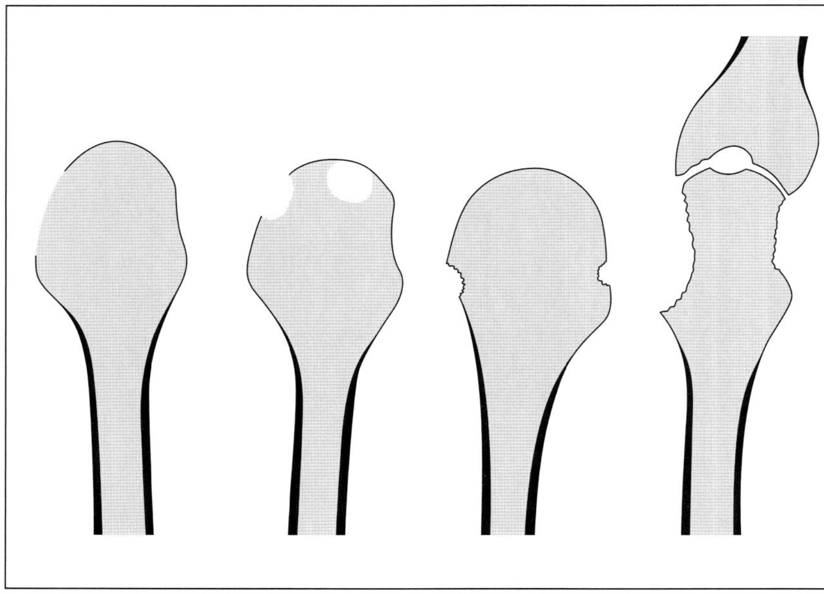

Abb. 16.**27** **Arthritische Direktzeichen an MTP-Gelenken** (*von links nach rechts:* partielle Auslöschung der subchondralen Grenzlamelle [Präerosion]; Erosion und arthritische Begleitzyste; marginale Erosionen; ausgedehnte erosive Zerstörung der knöchernen Gelenksockel; zentrale Erosionen, Gelenkspaltverschmälerung, Gelenkfehlstellung).

Merke:

Zur röntgendiagnostischen Definition der Präerosion, der floriden, heilenden, geheilten (kortikalisierten), restaurierten Erosion, der Proliferosion usw. s. Kap. 3 „Einführung in die Arthritis- bzw. Synovitisdiagnostik", Abschnitt „Arthritische Direktzeichen und ihre Differenzialdiagnose".

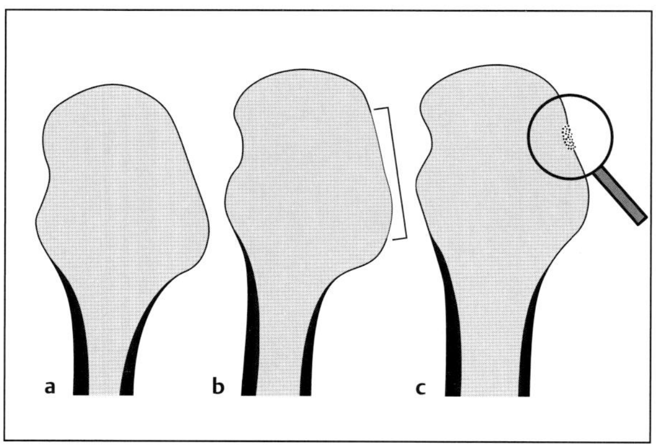

Abb. 16.**28a–c** **Arthritische Veränderungen der subchondralen Grenzlamelle (Präerosion) an Metatarsusköpfen.**
a **Normalbefund.**
b **Segmentale „Verdünnung"** (loco typico), *markiert.*
c **Umschriebene Veränderung mit zarter Spongiosaverdichtung** unter der geschwundenen Grenzlamelle.

Merke:

Veränderungen der subchondralen Grenzlamelle sind vor allem an konvexen Gelenkkonturen zu erkennen. Zur Beurteilung der subchondralen Grenzlamelle sollte immer ein bilateral-symmetrischer Seitenvergleich und ein Vergleich mit den benachbarten Metatarsusköpfen angestellt werden; evtl. Lupenbetrachtung.

Auch die **Fußphlegmone**, also die eitrige Weichteilinfektion, kann zu einer fleckigen, später homogenen Demineralisation führen, evtl. auch zu Periostreaktionen an den Röhrenknochen, zur Knochenarrosion und durch entsprechendes Übergreifen zu erosiven Arthritiden.

Die **arthritischen Direktzeichen** spiegeln den Beginn der eigentlichen Zerstörung des Gleit- und zugehörigen Stützgewebes wider und setzen sich, falls unbeeinflusst, bis zum völligen Gelenkausfall fort. Die Erosion (Abb. 16.**27**) und die nicht immer eindeutig erkennbare Präerosion (Abb. 16.**28**) sind die wichtigsten bildgebenden Indikatoren einer drohenden morphologischen und funktionellen Gelenkvernichtung.

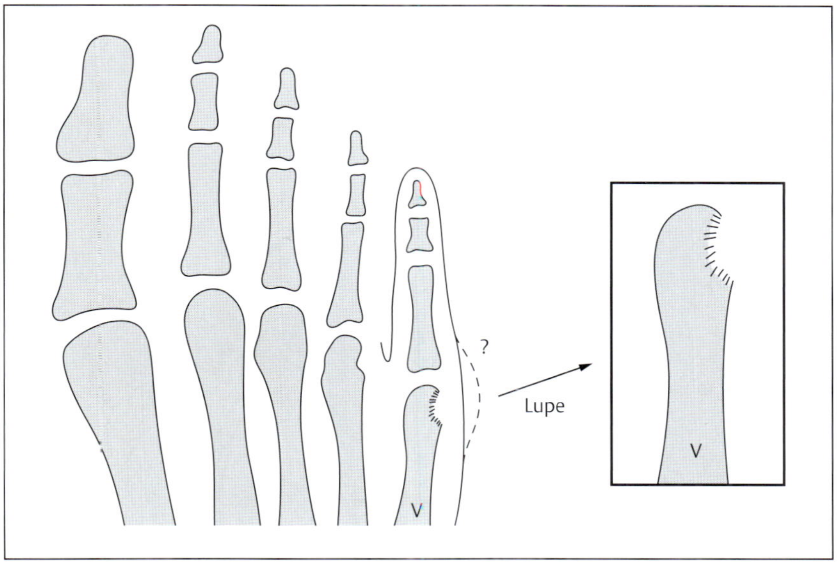

Abb. 16.**29** **Arthritische Früherosion am Metatarsuskopf V bei rheumatoider Arthritis.** *Insert:* Vergrößerung zur besseren Erkennbarkeit (Grellleuchte, Lupe). Die periartikuläre Anschwellung *(gestrichelt, Fragezeichen)* zeigt die Aktivität der Arthritis an. Manchmal ist die Früherosion nur auf der Schrägaufnahme zu erkennen!

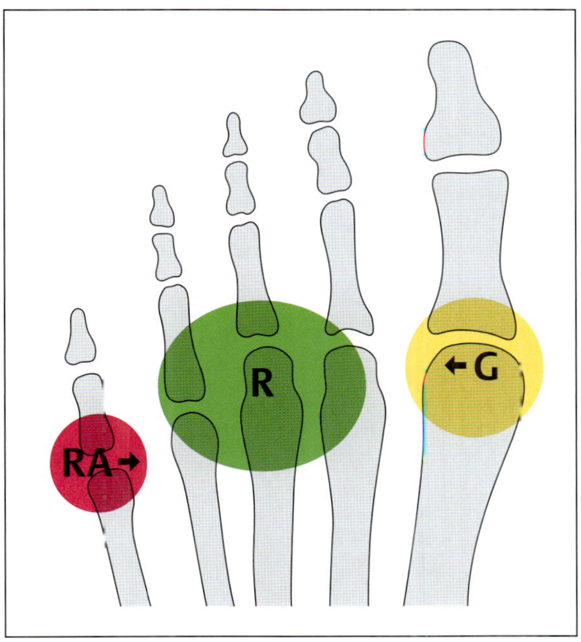

Abb. 16.**30** **Regel von der Prädilektionstopik und Ausbreitungstendenz an den MTP-Gelenken.**

G Gicht (*Pfeil*: Ausbreitungstendenz)

R Reiter-Syndrom bzw. reaktive Arthritis mit akutem bis subakutem Gelenkbefall

RA Adulte rheumatoide Arthritis (*Pfeil*: Ausbreitungstendenz)

Rheumatoide Arthritis des Erwachsenen

Bei der rheumatoiden Arthritis des Erwachsenen sind Erosionen im Vorfußbereich bei der Mehrzahl der Erkrankten eher zu erwarten als an den Händen. Der *Früherosion des Metatarsuskopfs am MTP-Gelenk V* (Abb. 16.**29**) sollte besondere Beachtung geschenkt werden (Betrachtung vor der Grellleuchte). Grundsätzlich gehört die Röntgenuntersuchung der Hände *und* Vorfüße zum Informationsprogramm beim klinischen Verdacht auf die rheumatoide Arthritis. Über die erwähnte Früherosion am MTP-Gelenk V hinaus müssen auch die MTP-Gelenke II-IV und das IP-Gelenk der Großzehe genau beurteilt werden, zumal an der Konvexseite der Metatarsusköpfe die Präerosion, d. h. die Veränderungen der subchondralen Grenzlamelle (s. Abb. 16.**28b**), besonders gut beurteilt werden können. Außerdem offenbart die adulte rheumatoide Arthritis an den MTP-Gelenken eine *regelhafte Ausbreitungstendenz* (Abb. 16.**30**) von lateral nach medial, die Gichtarthropathie dagegen an diesen Gelenken von medial nach lateral. Die *Präferenztopik* der akuten/subakuten reaktiven Arthritis betrifft die MTP-Gelenke II-IV.

Die MTP-Gelenke gehören bei der rheumatoiden Arthritis und der juvenilen idiopathischen Arthritis zu denjenigen Gelenken, bei denen manchmal arthritische Direktzeichen röntgenologisch auffallen und trotzdem keine Schmerzen auslösen *(„asymptomatische Gelenke bzw. Arthritiden")*.

Im Krankheitsverlauf kann jedes Gelenk, jede Sehnenscheide und jede Ligamentstruktur am Fuß vom rheumatoid-arthritischen Prozess befallen werden. Dies äußert sich klinisch an lokaler Druckdolenz. Schmerzen werden dann durch aktive Supinations- und Pronationsbewegungen im Rück-Mittelfußbereich ausgelöst, die durch passive Ausnutzung des gesamten Bewegungsumfangs verstärkt werden. Zu den häufigsten Fußdeformitäten im Verlauf der rheumatoiden Arthritis gehören der Pes planovalgus (Rück-Mittelfuß), der Pes transversoplanus mit Hallux valgus und Digitus quintus varus sowie der Rückfußvalgus häufiger als der Rückfußvarus. Die Abb. 16.**31** bis Abb. 16.**34** geben die verschiedenen Lokalisationen und das Ausmaß der Zerstörung durch die **rheumatoide Arthritis** am Fuß einschließlich des Talokruralgelenks und die Differenzialdiagnosen wieder.

Abb. 16.**31** **Arthritisch bedingte Gelenkfehlstellungen und Senkung des Quergewölbes im Vorfußbereich bei fortgeschrittener rheumatoider Arthritis** (Valgisierung, Varisierung, Luxation). Erosionen auch am lateralen Großzehensesambein.

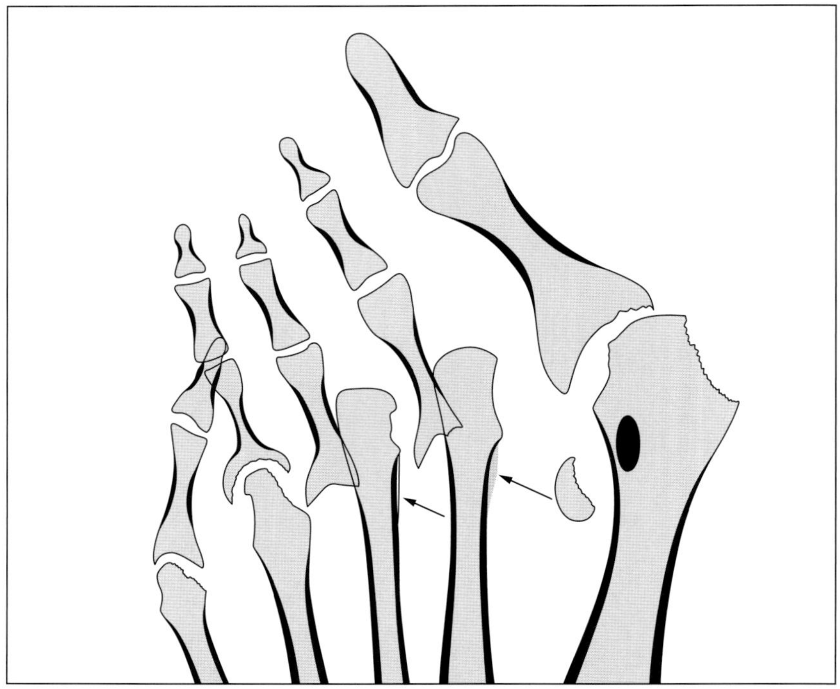

Merke:

Periostale Apposition *(Pfeile)* an Metatarsus- und/oder Unterschenkeldiaphysen, namentlich der Tibia, sind bei der adulten rheumatoiden Arthritis seltene Befunde. Folgende differenzialdiagnostischen Regeln gelten:

1. Periostreaktion als Folge des Ödems, das vom benachbarten, arthritisch erkrankten Gelenk (Ätiologie?) aus das Diaphysenperiost erreicht.
2. Bei fortgeschrittenem erosivem Gelenkbefall können periostale „Stützstreben“ als konstruktive Stressphänomene die Tragfähigkeit der demineralisierten Mittelfußschäfte erhöhen.
3. Periostappositionen spiegeln eine Periostvaskulitis im Rahmen der rheumatoiden Arthritis wider. Je weiter entfernt eine Periostreaktion von einem erosiv erkrankten Gelenk am Mittelfuß oder/und an den Unterschenkelknochen auftritt, desto wahrscheinlicher liegt ihr eine Periostvaskulitis zugrunde.

Abb. 16.**32** **Arthritisches Mutilationsstadium einer seit 18 Jahren bestehenden rheumatoiden Arthritis.** Die artikulierenden Knochen der MTP-Gelenke erscheinen wie „abgelutscht“. Geringer ausgeprägte Entzündungszeichen im IP-Gelenk der Großzehe, das bei der rheumatoiden Arthritis häufiger erkrankt als die anderen IP-Gelenke. *Röntgendifferenzialdiagnose* der Mutilationen zur neurogenen Osteoarthropathie durch arthritische Röntgenbefunde anderer Gelenke und durch die jahre- bis jahrzehntelange Polyarthritisanamnese (vgl. Abb. 16.**87**).

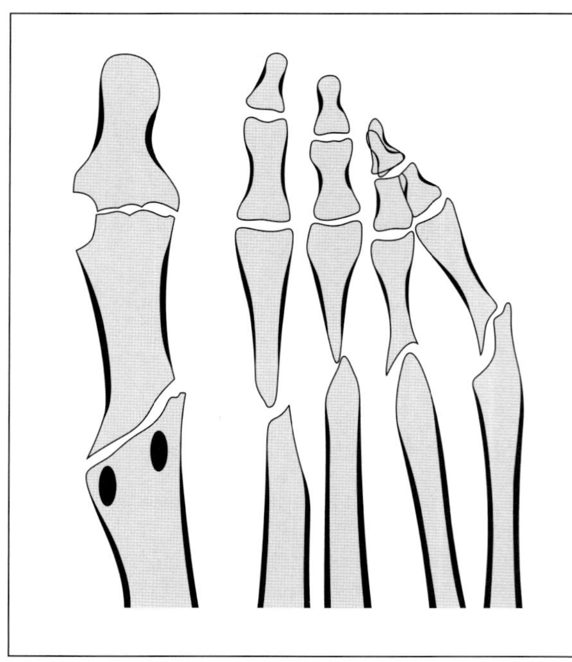

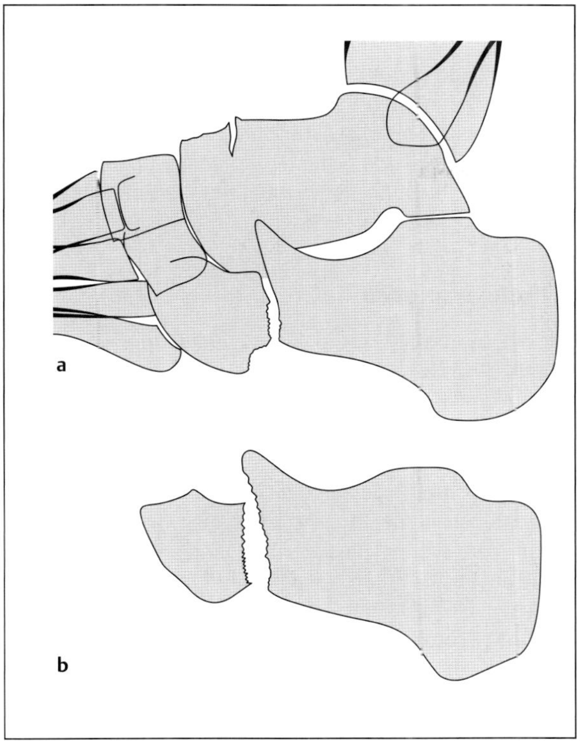

Abb. 16.**33a, b** **IT- und TMT-Gelenkbefall bei rheumatoider Arthritis.**

a **Im Vordergrund stehen die Gelenkspaltverschmälerung und -verödung**, die mit der Zeit zum sog. **arthritischen Os tarsale** führen. Lediglich im Kalkaneokuboidgelenk erkennt man Erosionen. Am Fußrücken zarte Zeichen der Sekundärarthrose (Osteophyten).

b **An wenig beweglichen Gelenken** kann durch ausgedehnte marginale Erosionen der röntgenologische Gelenkspalt „erweitert" erscheinen.

Merke:

Erosiv-arthritisch erkrankte IT- und TMT-Gelenke sind auch bei bilateralem Auftreten als *Erstbefunde* am Fuß sehr seltene Manifestationen der rheumatoiden Arthritis. Daher Differenzialdiagnose gegenüber den Spondylarthropathien stellen, bei Unilateralität auch an die Tuberkulose und bei ein- oder beidseitigem Auftreten an eine beginnende neurogene Osteoarthropathie denken.

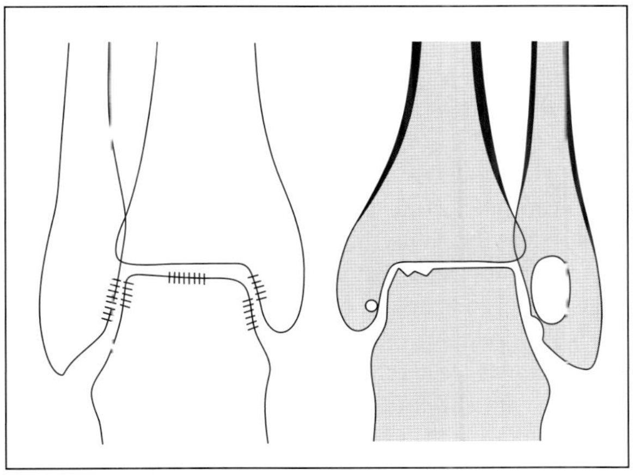

Abb. 16.**34** **Arthritische Direktröntgenzeichen am oberen Sprunggelenk.**
Links: Prädilektionsstellen für Erosionen am oberen Sprunggelenk bei der rheumatoiden Arthritis.
Rechts: Arthritische Gelenkspaltverschmälerung, Erosionen, arthritische Begleitzysten.
Die Röntgenbefunde sind an sich unspezifisch-arthritisch, daher klinisch begründete Differenzialdiagnose stellen (vor allem rheumatoide Arthritis, Spondylarthropathie, Sarkoidose, Tuberkulose).

Arthritische Signalzysten (s. Kap. 3 „Einführung in die Arthritis- bzw. Synovitisdiagnostik", Abschnitt „Zystische [kugelige] arthritische Osteolysen und ihre Differenzialdiagnose"), nicht dagegen arthritische Begleitzysten (s. Abb. 16.**34**), in unmittelbarer Nähe des oberen Sprunggelenks müssen differenzialdiagnostisch u. a. von intraossären Ganglien (s. Kap. 3 „Einführung in die Arthritis- bzw. Synovitisdiagnostik", Abschnitt „Zystische [kugelige] arthritische Osteolysen und ihre Differenzialdiagnose") abgegrenzt werden, da die Umgebung dieses Gelenks zu den Vorzugslokalisationen dieser zystisch imponierenden Gebilde gehört.

Auch am Fuß kommen bei der rheumatoiden Arthritis Fisteln vor – **fistelnder Rheumatismus** (s. Kap. 11 „Gelenke der Hand", Abschnitt „Dissekate [Sequester]"). Über aseptische Fisteln entleeren sich kleine nekrotische Dissekate, die bei der arthritischen Gelenkzerstörung entstehen können, und zwar an Gelenken mit dünnem Weichteilmantel, beispielsweise an den MTP. Eine bakterielle Sekundärinfektion ist in solchen Fällen allerdings bald zu erwarten. Bei der Gicht sind ebenfalls über befallenen Gelenken Fisteln bekannt, über die Mononatriumuratmonohydrat in Form weißer Massen abgestoßen wird.

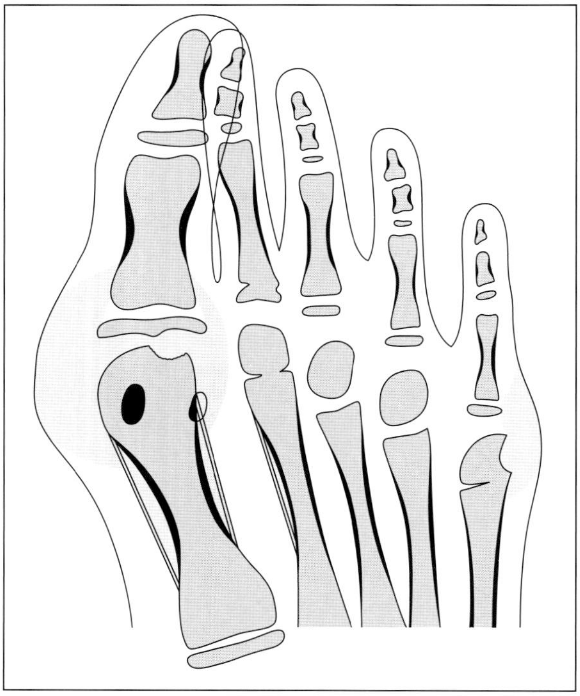

Abb. 16.**35** **Juvenile idiopathische Arthritis seit 2 Jahren, Patient jetzt 10 Jahre alt.** Weichteilschwellung und -verdichtung am 1. und 5. MTP-Gelenk, Erosionen am MTP-Gelenk I und am Metatarsuskopf V, lamelläre Periostreaktionen, die sich weit auf die Diaphyse ausdehnen am Metatarsale I und II, Valgusfehlstellung und des Großzehengrundgelenks. Röntgenzeichen der Wachstumsalterarthritis in der Umgebung des 2. und 5. MTP-Gelenks (vorzeitiger Wachstumsfugenschluss).

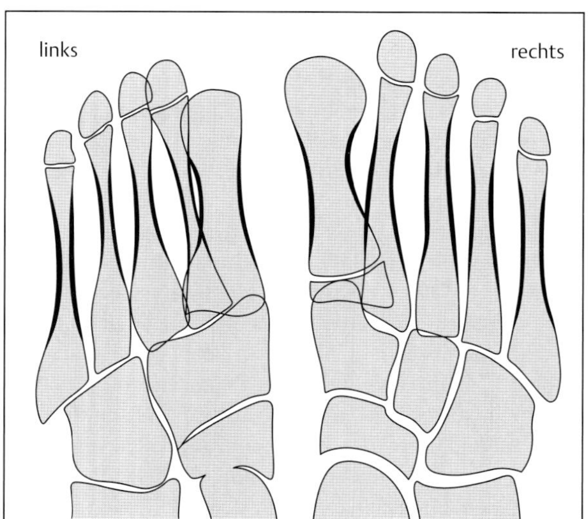

Abb. 16.**36** **Wachstumsalterarthritis-Röntgenbefunde.** Beginn der juvenilen idiopathischen Arthritis im 9. Lebensjahr, Patient jetzt 16 Jahre alt. Am *linken* Fuß besteht eine IT- und TMT-Arthritis (Gelenkspaltverschmälerung, knöcherne Ankylose). Darüber hinaus Zeichen der arthritischen Wachstumsstörung (vorzeitiger Schluss der Großzehenwachstumsfuge, Verschmächtigung der Metatarsusschäfte). Bei langjährigem aktivem Verlauf entwickelt sich eine zeitlebens bestehende hypertrophische Knochenatrophie (s. dort) mit strähnigem Spongiosaumbau.

Juvenile idiopathische Arthritis

Die Abb. 16.**35** und Abb. 16.**36** zeigen grundsätzliche Röntgenbefunde und den Charakter der **juvenilen idiopathischen Arthritis** als Wachstumsalterarthritis im Vor- und Mittelfuß. Siehe die starke exsudative Komponente (Weichteilschwellung, Periostreaktion als Folge des arthritisch ausgelösten Periostödems).

Arthritis psoriatica

Diese Erkrankung (s. Kap. 11 „Gelenke der Hand", Abschnitt „Psoriasis – Arthritis psoriatica") zeichnet sich im Fußbereich vor allem durch folgende Merkmale aus:

- Häufig werden die IP-Gelenke befallen (Abb. 16.**37** und Abb. 16.**38**). Bei der rheumatoiden Arthritis erkrankt lediglich das IP-Gelenk der Großzehe mit Regelmäßigkeit. Ebenso wie an der Hand kann ohne Zwang auch am Vorfuß ein Transversaltyp und ein Axialtyp des Gelenkbefalls unterschieden werden, d. h., auch an den Zehen gibt es eine **DIP-Prädominanz** und eine **DIP-PIP-MTP-Konkordanz** (vgl. Kap. 11 „Gelenke der Hand", Abschnitt „Arthritis psoriatica").
- Wenn die Knochenresorption dem arthritischen Gelenkknorpelabbau vorauseilt, erscheint der IP-Gelenkspalt manchmal erweitert = **Pseudoerweiterung des Gelenkspalts** (s. Abb. 16.**37**, IP-Gelenk der Großzehe, *ganz links*).
- Das Mutilationsstadium *kann* schon in wenigen Jahren erreicht werden (Abb. 16.**39**, s. auch Abb. 16.**37**). In der unmittelbaren Nachbarschaft mutilierter Gelenke sind oft andere Gelenke knöchern ankylosiert (s. Abb. 16.**37**, 1. und 5. Zehe, *rechts im Bild*), d. h., es liegt ein sog. Nebeneinander von Mutilation und knöcherner Ankylose an einem Strahl von Zehen und Fingern vor.
- Bei den Spondylarthropathien, zu denen auch die Arthritis psoriatica gehört, besteht an den Extremitäten die Tendenz zur gelenknahen und -fernen Knochenneubildung. Sie geht vor allem vom Periost aus. Manchmal reagiert die Spongiosa hyperostotisch, sodass am Fuß (oder der Hand) die **Elfenbeinphalanx** entsteht (s. Abb. 16.**39**). Dann wird auch vom (röntgenologisch) weißen Knochen gesprochen. Abgesehen von benignen, z. B. lamellären, planen oder unregelmäßig konturierten Periostappositionen treten außer an der Hand auch an den Zehen die sog. **Protuberanzen** auf (vgl. Kap. 11 „Gelenke der Hand", Abschnitt „Arthritis psoriatica", und Abb. 16.**37**, Abb. 16.**38** und Abb. 16.**39**; vgl. mit Abb. 16.**40**: dort langstreckige unregelmäßige Periostreaktion, jedoch keine Protuberanzen). Diese kleinen Osteoproliferationen sind fibroostitischer Genese, können aber auch extrakapsulär auftreten. Sie sind hoch spezifisch für die Arthritis psoriatica. Selten werden sie beim chronischen Reiter-Syndrom und in vergröberter Form bei der Gicht beobachtet.
- Die Nagelfortsätze der Endphalangen können (teil-) resorbiert werden (s. Abb. 16.**37**, Abb. 16.**38** und Abb. 16.**39**).

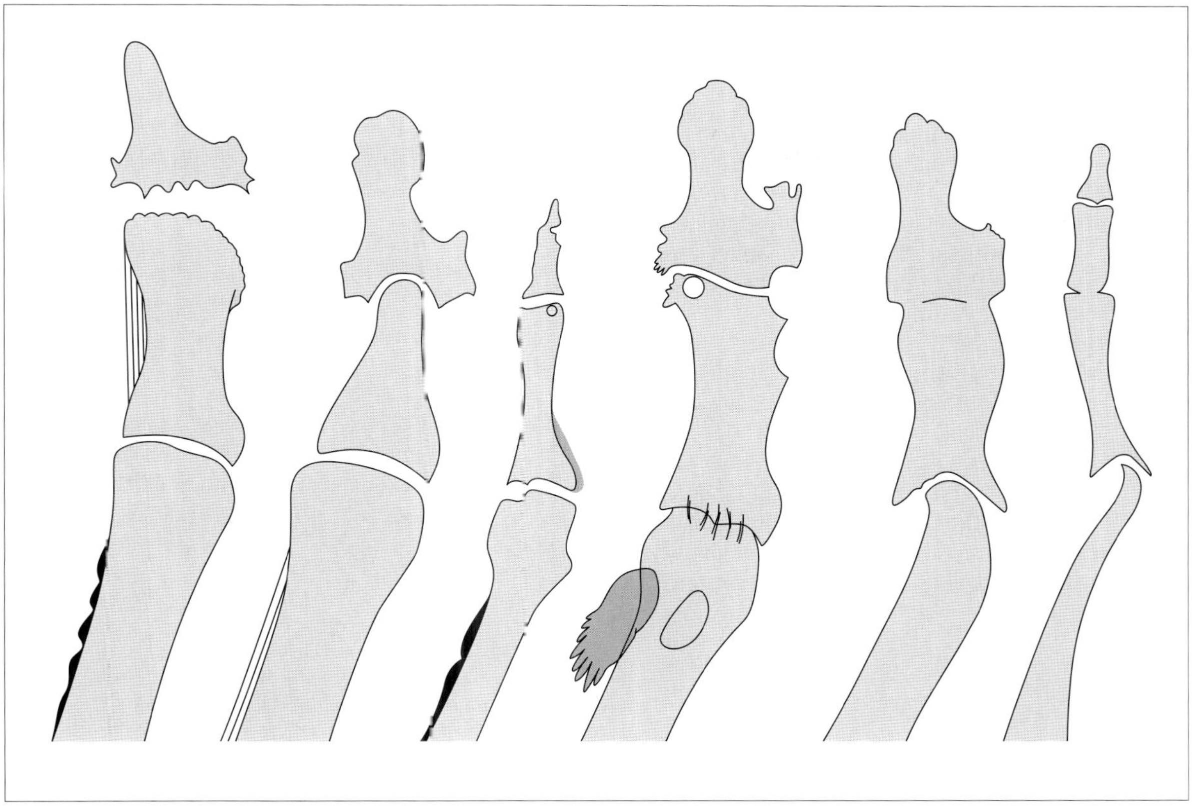

Abb. 16.**37** **Vorfußröntgenbefunde bei Arthritis psoriatica.** Die Röntgendiagnose stützt sich auf die Kombination der Einzelzeichen (s. Text) und auf das Befallsmuster (vgl. Abb. 11.10). Siehe auch die produktive Fibroostitis (s. Kap. 9 „Enthesiopathien", Abschnitt „Fibroostitis") am lateralen Sesambein der Großzehe und die Pseudoerweiterung des IP-Gelenks der Großzehe *(ganz links)*.

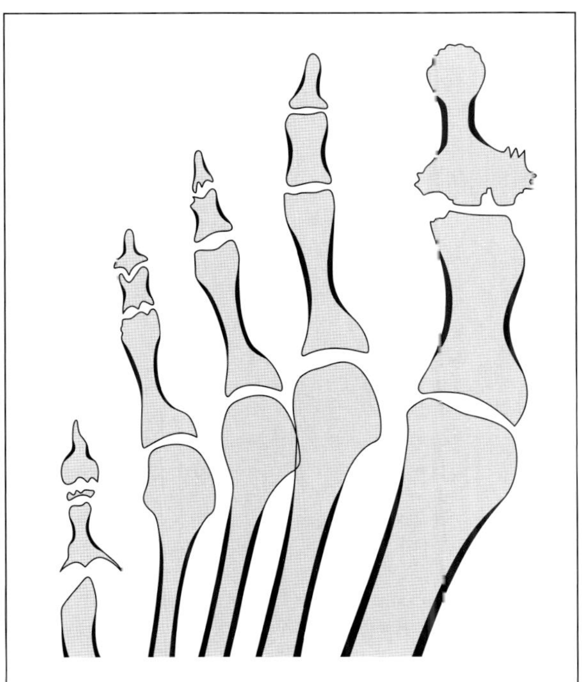

Abb. 16.**38** **Nach dem Röntgenbild (vgl. Abb. 16.37) typische Arthritis psoriatica** (Befall der distalen IP-Gelenke [in diesem Fall] III, IV und V, Protuberanzen am Großzehen-IP-Gelenk, Mutilation im MTP-Gelenk V, Nagelfortsatzosteolyse V, entsprechende, aber *asymmetrische* Gelenkbefunde am nicht gezeichneten anderen Vorfuß). Der Patient leidet jedoch (noch) nicht an der Schuppenflechte, also **Arthritis psoriatica prae** (vor) sive (oder) **sine (ohne) psoriase**.

- Die Spondylarthropathien neigen zur **Calcaneopathia rheumatica** (s. Kap. 11 „Gelenke der Hand", Abschnitt „Enthesitis- [Fibroostitis-]assoziierte juvenile Arthritis"). Bei der rheumatoiden Arthritis ist sie ein sehr seltener Befund. Außerdem kommen bei den Spondylarthropathien Fibroostitiden grundsächlich häufig vor (s. Abb. 16.**37**).
- Die arthritisch ausgelöste gelenknahe Demineralisation – das arthritische Kollateralphänomen – ist bei der Arthritis psoriatica seltener zu erkennen als bei der rheumatoiden Arthritis.
- Die gelenkbezogene Weichteilschwellung tritt bei der Arthritis psoriatica sehr häufig stärker auf (Abb. 16.**41**) als bei der rheumatoiden Arthritis. Dies gilt auch für die Hautrötung über einem kleinen Gelenk. Die Weichteilschwellung kann den Charakter der Daktylitis (Wurstzehe, Wurstfinger) annehmen (s. dort). Die rheumatoide Arthritis kommt dann differenzialdiagnostisch nicht infrage. Fast jeder 2. Patient gibt bei der Arthritis psoriatica einen akuten oder subakuten Arthritisbeginn an.

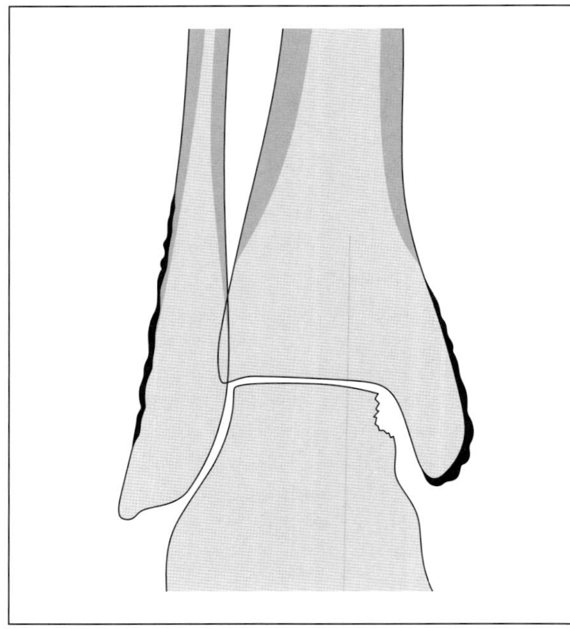

Abb. 16.**40** **Röntgenbefund einer chronischen Arthritis im Talokruralgelenk.** Wegen der *periostalen Reaktion* an den Malleoli und am distalen Fibulaschaft ist eine adulte rheumatoide Arthritis weniger wahrscheinlich als eine Arthritis psoriatica oder eine andere Erkrankung aus der Gruppe der Spondylarthropathien. *Klinisch:* Arthritis psoriatica.

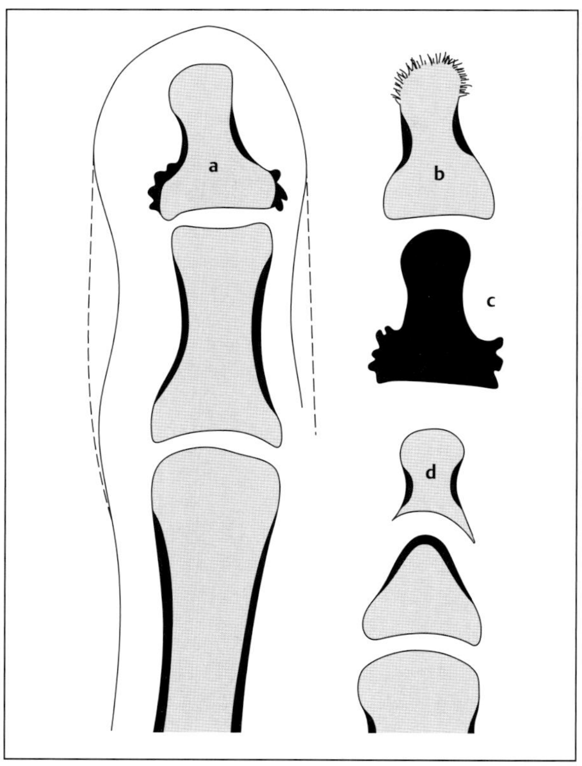

Abb. 16.**39a–d** **Röntgenzeichen der Arthritis psoriatica, die am Fuß besonders häufig in der Umgebung des IP-Gelenks der Großzehe auffallen.**

a **Extraartikuläre Protuberanzen** (s. Kap. 11 „Gelenke der Hand", Abschnitt „Arthritis psoriatica") und starke Weichteilschwellung der Großzehe; *gestrichelt:* Wurstzehe, s. Text.

b **Akroosteolytische Vorgänge** haben am Nagelfortsatz zur *Morgensternform* geführt.

c **Elfenbeinphalanx** (Resnick u. Broderick 1977) mit Protuberanzen. Die Elfenbeinphalanx ohne Protuberanzen kommt selten auch bei anderen Spondylarthropathien vor.

d **Grundsätzlicher Mutilationsaspekt** am IP-Gelenk der Großzehe

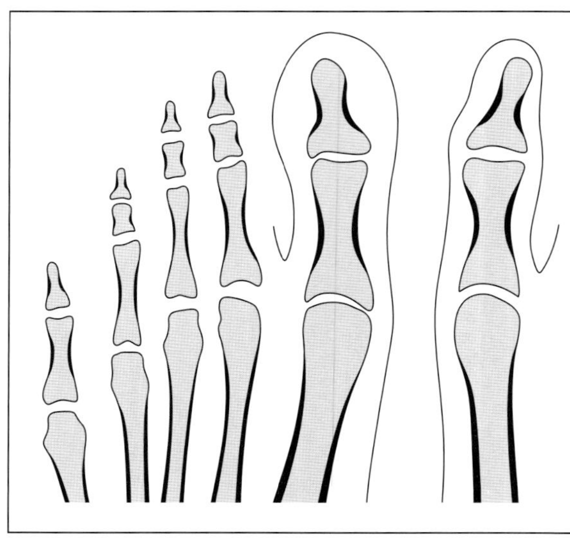

Abb. 16.**41** **Erster akuter Schub einer Arthritis psoriatica im Bereich der linken Großzehe mit Hautrötung und gelenkbezogener starker Weichteilschwellung.** Die Differenzialdiagnose fällt leicht, da es sich 1. um eine Frau handelt – die Gicht tritt beim weiblichen Geschlecht selten auf; 2. ist die Schuppenflechte seit 5 Jahren anamnestisch bekannt, und 3. werden an der Hand dieser Patientin arthritische Veränderungen vom Typ der Arthritis psoriatica (vgl. Abb. 11.**38** und Abb. 11.**39**) seit 2 Jahren behandelt.

Reaktive Arthritis/Reiter-Syndrom

Der reaktiven Arthritis und ihrem systemischen Spezialfall Reiter-Syndrom (s. Kap. 11 „Gelenke der Hand", Abschnitt „Andere dermatoseassoziierte Gelenkerkrankungen") liegen komplexe immunologische Erreger-Wirt-Interaktionen zugrunde. Gesichert ist, dass der Urogenital-, der Intestinal- und der Respirationstrakt die häufigsten Infektionsportale sind, dass im befallenen Gelenk kein *vermehrungsfähiger* Erreger nachzuweisen ist und eine bestimmte genetische Konstellation des Patienten bei den häufigsten reaktiv-arthritogenen Erregern das Risiko offenbart, an einer solchen Gelenkentzündung einschließlich des komplexeren Reiter-Syndroms zu erkranken. Bis zu 80% der Patienten tragen nämlich das Histokompatibilitätsantigen HLA-B27 (s. Kap. 11 „Gelenke der Hand", Abschnitt „Reiter-Syndrom") in den allermeisten kernhaltigen Zellen. Daher wird die reaktive Arthritis/Reiter-Syndrom auch als (HLA-B27-assoziierte) Spondylarthropathie eingeordnet.

Jedes Gelenk kann mono-, oligo- oder polytop befallen werden, jedoch dominiert die *asymmetrische Oligoarthritis an den Vorfüßen*. Sie tritt gewöhnlich akut/subakut auf und offenbart sich postinfektiös mit arthritischen Weichteilzeichen, Kollateralphänomenen und arthritischen Direktzeichen. Aber auch andere anatomische Strukturen des Gleitgewebes, wie Sehneninsertionen, Sehnen und Sehnenscheiden sowie Schleimbeutel, können bei der reaktiven Arthritis bzw. beim Reiter-Syndrom und anderen Spondylarthropathien erkranken (vgl. Calcaneopathia rheumatica).

Ein wichtiger bildgebender Verdachtsbefund der reaktiven Arthritis bzw. des Reiter-Syndroms mit klinisch-serologischen diagnostischen Konsequenzen ist die in Abhängigkeit von der Arthritisaktivität 10–14 Tage nach Erkrankungsbeginn röntgenologisch nachweisbare epi-/meta-/diaphysäre Periostlamelle an den Grundphalangen (Füße > Hände; Abb. 16.**42**).

Besonders polyartikuläre Manifestationen der reaktiven Arthritis neigen zu chronischen oder rezidivierenden Krankheitsverläufen, die gewöhnlich mit der Zeit zu schweren Gelenkzerstörungen führen (Abb. 16.**43**).

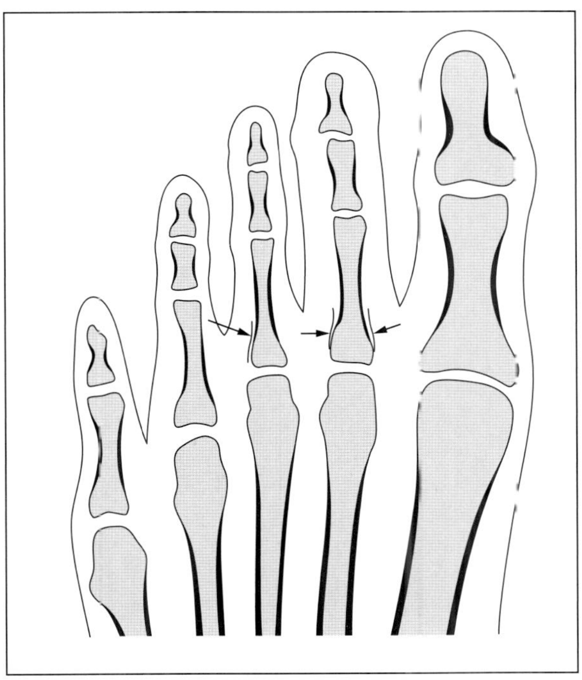

Abb. 16.**42** **Akute, oligoartikuläre arthritische Erstmanifestation bei einem Reiter-Syndrom.** Röntgenuntersuchung 9 Tage nach Krankheitsbeginn. Fußbeschwerden, Schmerzen beim Wasserlassen und leichter Urethraausfluss sowie „Augenbrennen" (*Reiter-Trias*, s. dort) führten den Patienten zum Arzt.
Röntgenbefund: Starke Weichteilanschwellung der ganzen 2. Zehe vom Typ Daktylitis, **zarte Periostlamellen am proximalen Teil der Grundphalanx dieser Zehe** *(Pfeile)*. Auch an der Grundphalanx III entsprechende monolamelläre Periostreaktion *(Pfeil)*. Ohne Symptome vonseiten des Urogenitaltrakts und der Konjunktiva spricht der Röntgenbefund für eine „einfache" reaktive Arthritis.
Differenzialdiagnose: akut einsetzende Arthritis psoriatica.

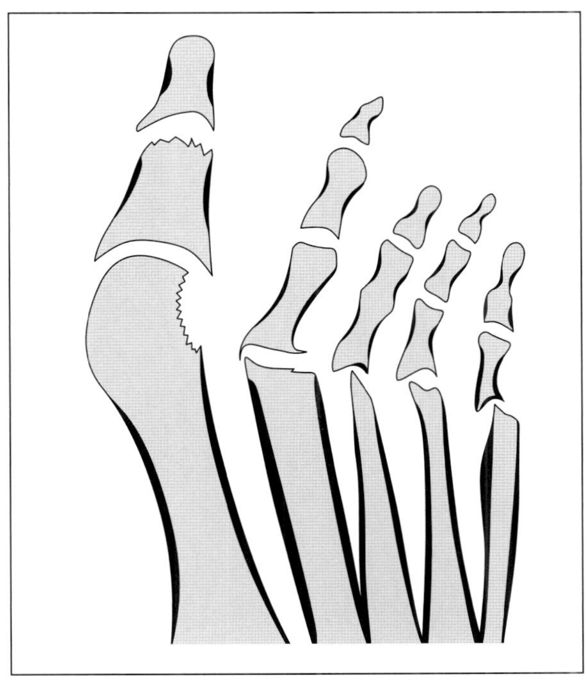

Abb. 16.**43** **Fortgeschrittene Polyarthritis bei chronifiziertem Reiter-Syndrom.** Erosionen, Mutilationen, Ankylose, Fehlstellungen, wie sie auch bei der langjährigen rheumatoiden Arthritis zu erwarten wären. *Gegen* die Annahme einer rheumatoiden Arthritis sprechen die verdickten Schäfte der Metatarsalia II und V, die durch verschmolzene, periostale lamelläre Appositionen entstanden sind. Diese Befunde sind in erster Linie beim chronischen Reiter-Syndrom und bei der Arthritis psoriatica zu erwarten, *äußerst selten* dagegen bei der adulten rheumatoiden Arthritis.

Arthritiden bei Morbus Crohn und Colitis ulcerosa

Die peripheren enteropathischen Arthritiden und der Achsenskelettbefall beim Morbus Crohn und bei der ulzerösen Kolitis sind überwiegend HLA-B27-negativ. Sie teilen jedoch verschiedene bildgebende Reaktionsweisen mit den HLA-B27-assoziierten entzündlichen Gleit- und Stützgewebserkrankungen und werden daher den Spondylarthropathien zugezählt. Dazu gehört die Neigung zu Periostreaktionen mit oder ohne peripheren Gelenkbefall. Sie nehmen manchmal das Ausmaß der hypertrophischen Osteoarthropathie an (Abb. 16.**44**).

Spondylitis ankylosans

Die Gliedmaßenarthritis bei der Spondylitis ankylosans befällt am häufigsten die Gelenke der unteren Extremitäten. Am Vorfuß erkranken vor allem die MTP-Gelenke II-V. Außerdem gehört die Calcaneopathia rheumatica ebenso zum bildgebenden Merkmal wie bei anderen Spondylarthropathien. Der klinische und bildgebende Aspekt spannt sich von der nicht erosiven Synovitis bis zu schweren destruktiven oder mutilierenden chronischen Verläufen, wie sie beispielsweise auch vom chronifizierten Reiter-Syndrom bekannt sind. Im Gegensatz zur serösen oder serofibrinösen, oft rezidivierenden, nicht erosiven Gonarthritis als „Vorbote“ der Spondylitis ankylosans *bei jungen Männern*, also noch ohne Beschwerden vonseiten der Wirbelsäule oder der Sakroiliakalgelenke, offenbart sich die Vorfußarthritis in der Regel erst bei bekanntem Achsenskelettbefall. Im Gegensatz zur rheumatoiden Arthritis besteht nicht nur die Neigung zu Periostreaktionen, sondern manchmal auch ein „isolierter“ mono- oder oligotoper Gelenkbefall mit starker Progredienzneigung zur arthritischen Mutilation, wie in Abb. 16.**45** wiedergegeben.

Die **Panarthritis ankylosans** wird in den meisten Lehrbüchern nicht besonders hervorgehoben, sondern vielmehr als Extremform der juvenilen Spondylitis ankylosans mit peripherer Gelenkbeteiligung *oder* als extrem seltene „maligne“ Variante der juvenil beginnenden Psoriasisarthritis/-spondylitis geschildert, Letzteres, da die Patienten häufig auch an einer psoriasiformen Dermatose erkrankt sind. *Außerdem* wird die ankylosierende Panarthritis gelegentlich als „bösartige“ Erscheinungsform der juvenilen idiopathischen Arthritis aufgefasst. Im Gan-

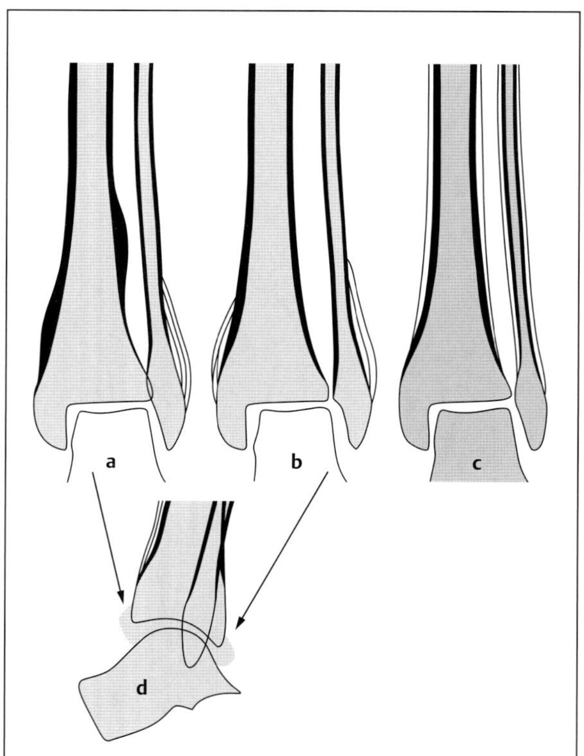

Abb. 16.**44a–d** **Talokrural-, Tibia- und Fibularöntgenbefunde bei Enteritis regionalis Crohn oder Colitis ulcerosa.** Arthritischer Röntgenbefund am Talokruralgelenk, *hier:* Erguss (**d**). Lamelläre (**a–d**) oder massive, mit der Kompakta verschmolzene (**a**, Tibia) Periostreaktionen. Selten wird bei diesen Darmerkrankungen der Röntgenaspekt der hypertrophischen Osteoarthropathie angetroffen.

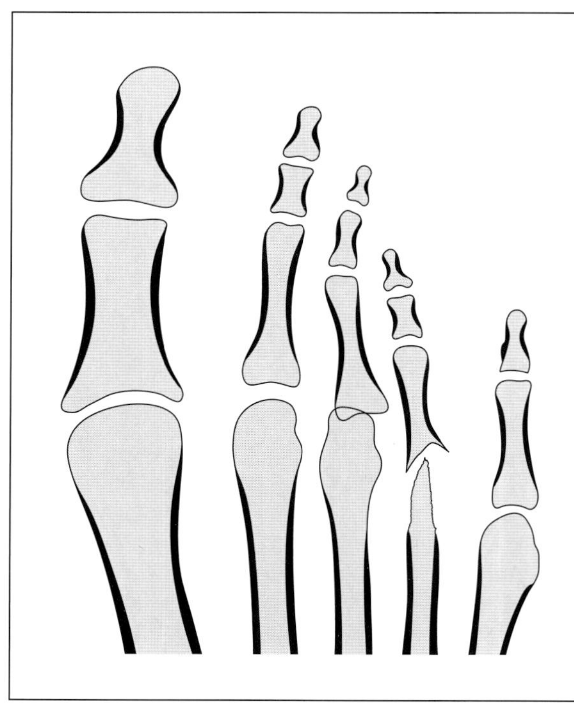

Abb. 16.**45** **Spondylitis ankylosans mit peripherer Gelenkbeteiligung.** Das Röntgenbild kann am Fuß den Befunden der rheumatoiden Arthritis völlig gleichen. Im *hier gezeichneten* Fall offenbart sich die periphere Arthritis an einem für die rheumatoide Arthritis *atypischen* Bild, nämlich monotope (evtl. oligotope) Mutilation des MTP-Gelenks IV und Gelenkfehlstellung im 3. MTP-Gelenk des *rechten* Fußes (am linken Fuß normaler Röntgenbefund, nicht wiedergegeben). Bei dieser „isolierten“ Form der schweren arthritischen Gelenkzerstörung liegt mit sehr hoher Wahrscheinlichkeit eine periphere Manifestation der Spondylitis ankylosans oder eine chronifizierte reaktive Arthritis vor.

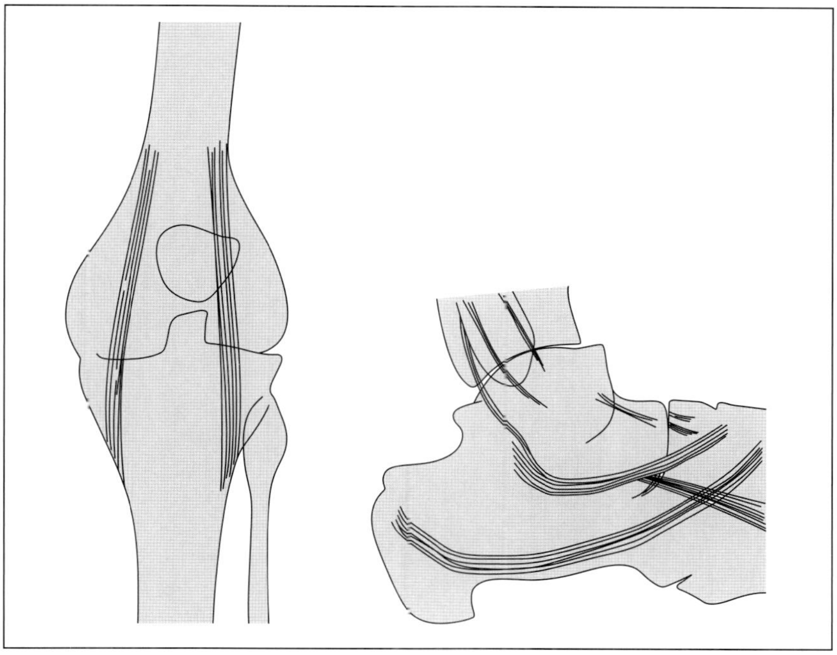

Abb. 16.**46** **Ankylosierende Panarthritis** (nach dem klinischen Befund). Beginn mit 15 Jahren, Patient jetzt 30 Jahre alt. Die gezeichneten Gelenke sind knöchern ankylosiert, hochgradige Demineralisation der synostosierten Knochen, Umbau der Spongiosa zur sog. hypertrophischen Atrophie (Verstärkung der belasteten Spongiosazüge, weitgehender Abbau der entlasteten Spongiosazonen und Verdünnung der Kompakta). Die Formstörung der Fossa intercondylaris (s. z.B. Abb. 15.**41**), der Trochlea tali und des Tuber calcanei sowie die hypertrophische Knochenatrophie weisen auf den Beginn der Erkrankung im Wachstumsalter hin.

zen gesehen ist ihre Ätiologie bzw. ihre nosologische Einordnung nicht gesichert. Ihr wichtigstes diagnostisches Element bleibt das möglichst frühe Erkennen der Tendenz, ankylosierend nach und nach alle Knochenverbindungen zu befallen. Im Zeitalter der Gelenkprothetik wird auf diese Weise der Patient teilweise davor bewahrt, zu einem „Holzmenschen" zu werden, d.h. ihn völlig unbeweglich, wie aus einem Block geschnitzt, umzuformen. Den Beginn im Wachstumsalter (2. Dezennium) zeigen die Verbildung der artikulierenden Knochen und die strähnige hypertrophische Knochenatrophie an (Abb. 16.**46**).

Jaccoud-Arthritis, Ehlers-Danlos-Syndrom

Die Jaccoud-Arthritis (und ihre Synonyme) wurden in Kap. 11 „Gelenke der Hand", Abschnitt „Rheumatisches Fieber, poststreptokokkenreaktive Arthritis, Jaccoud-Arthritis [Jaccoud-Arthropathie, Rheumatismus fibrosus, chronisches rheumatisches Fieber]", beschrieben. Die Abb. 16.**47** zeigt die krankheitstypische Diskrepanz zwischen *schweren* Gelenkfehlstellungen und *fehlenden* oder *geringfügigen* erosiven Veränderungen an den gelenktragenden Knochen – bedingt durch die dominierende kapsuläre und perikapsuläre Fibrose dieses Krankheitsbilds. Über das Ehlers-Danlos-Syndrom s. Kap. 3 „Einführung in die Arthritis- bzw. Synovitisdiagnostik", Abschnitt „Gelenkfehlstellungen und beeinträchtigte Gelenkbeweglichkeit".

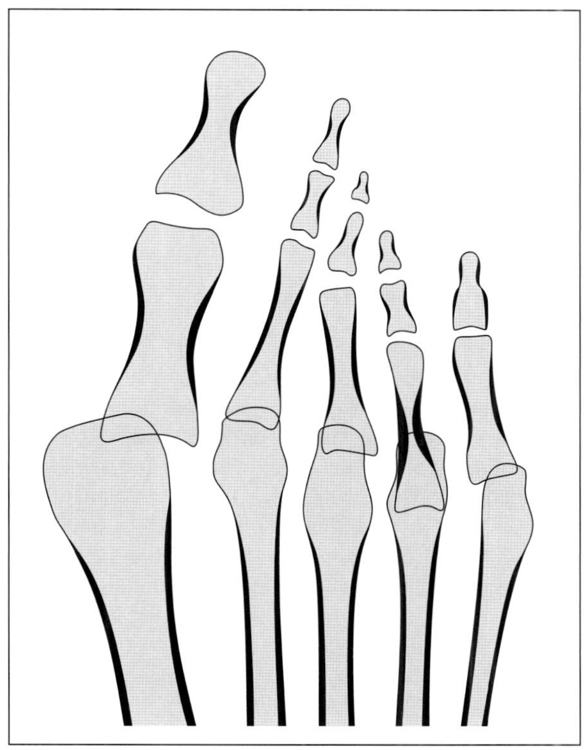

Abb. 16.**47** **Jaccoud-Arthritis** (nach dem klinischen Befund, s. Kap. 11 „Gelenke der Hand", Abschnitt „Rheumatisches Fieber, poststreptokokkenreaktive Arthritis, Jaccoud-Arthritis [Jaccoud-Arthropathie, Rheumatismus fibrosus, chronisches rheumatisches Fieber]"). Schwere MTP-Fehlstellungen *ohne* erosive Gelenkveränderungen *bei entzündlicher Gelenksymptomatik und Serologie*. Klinische Differenzialdiagnose gegenüber dem systemischen Lupus erythematodes (s. Kap. 11 „Gelenke der Hand", Abschnitt „Klassische Kollagenosen, systemische Vaskulitiden, Mischkollagenose, andere Immunopathien, enzymogene oder mutationsbedingte Erkrankungen mit Beteiligung des Stütz- und Gleitgewebes").

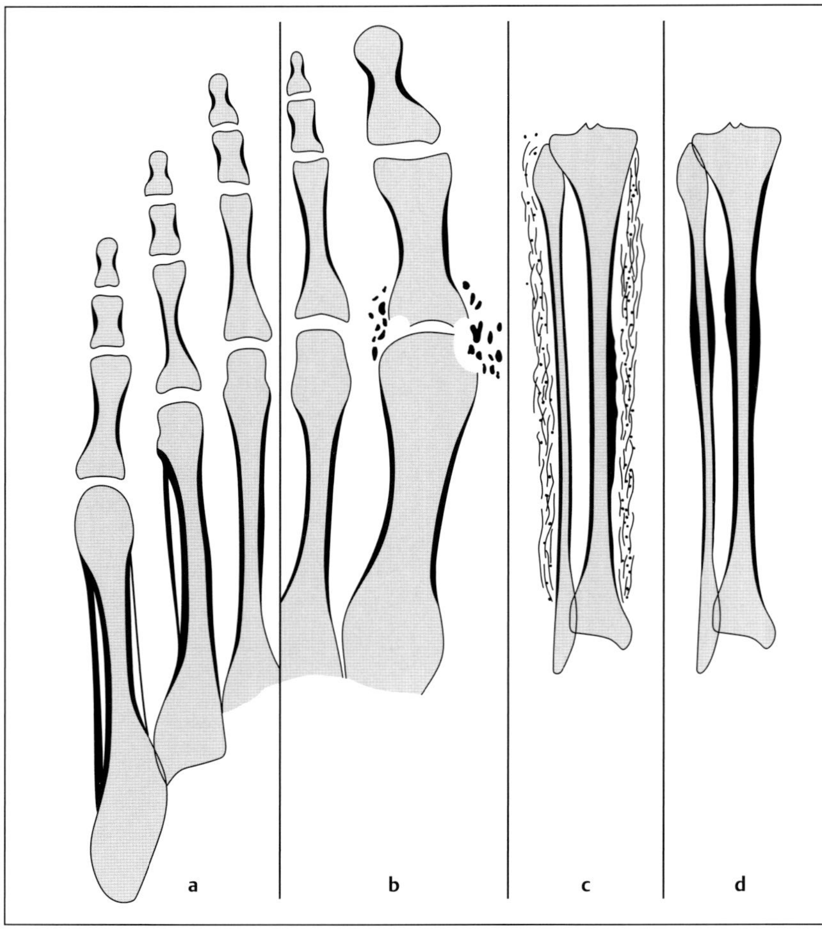

Abb. 16.**48a–d** **Beispiele für extraartikuläre (a, c, d) und artikuläre (b) Röntgenbefunde im Unterschenkel-Fuß-Bereich bei den klassischen Kollagenosen und beim Sharp-Syndrom.**

Merke:

Schmerzhafte, mit Weichteilschwellung einhergehende Periostreaktionen – undulierend oder manschettenartig – kommen bei der Panarteriitis am häufigsten an der *Tibia*, an der Fibula und am Femur vor.

a, c, d Periostreaktionen am häufigsten bei der Panarteriitis nodosa (Polyarteriitis nodosa).

b Erosive MTP-Arthritis mit krümeliger Calcinosis interstitialis localisata (*hier* aufgetreten bei progressiver systemischer Sklerose).

c Calcinosis interstitialis universalis am Unterschenkel (*hier* aufgetreten bei Dermatomyositis). Zur Röntgendifferenzialdiagnose s. auch Legende der Abb. 15.**99**.

Klassische und Mischkollagenosen

Die klassischen Kollagenosen (s. Kap. 11 „Gelenke der Hand", Abschnitt „Klassische Kollagenosen, systemische Vaskulitiden, Mischkollagenose, andere Immunopathien, enzymogene oder mutationsbedingte Erkrankungen mit Beteiligung des Stütz- und Gleitgewebes") und die Mischkollagenose (Sharp-Syndrom, s. Kap. 11 „Gelenke der Hand", Abschnitt „Klassische Kollagenosen, systemische Vaskulitiden, Mischkollagenose, andere Immunopathien, enzymogene oder mutationsbedingte Erkrankungen mit Beteiligung des Stütz- und Gleitgewebes") offenbaren sich am Gleit- und Stützgewebe des Fußes seltener als an der Hand, aber auch hier mit handanalogen Röntgenbefunden (Abb. 16.**48**). Die Neigung des systemischen Lupus erythematodes zu ischämischen Osteonekrosen zeigt sich auch am Fußskelett (Abb. 16.**49**).

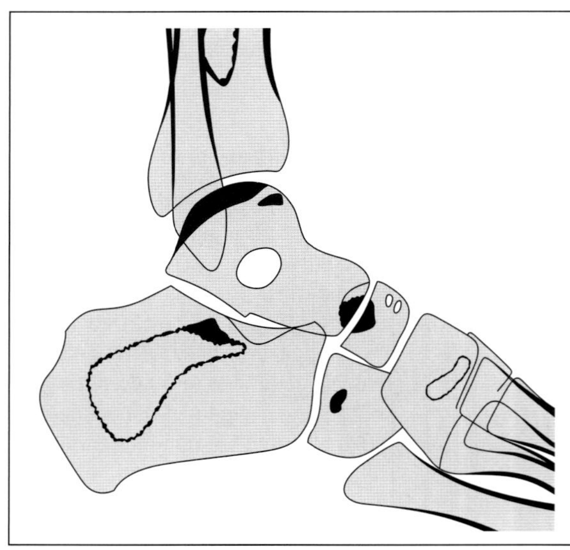

Abb. 16.**49** **Röntgenologische Darstellung der Spätfolgen von Knochenmark-/Knochenischämien** (Knochen[-mark-]infarkten) *(hier)* bei systemischem Lupus erythematodes unter oder ohne Langzeittherapie mit Kortikosteroiden.

Merke:

Röntgenologisch negative oder zweifelhafte Frühbefunde solcher schmerzhaften Ischämien stellen sich im MRT als Doppellinienzeichen, auch Doppelbandzeichen genannt, dar (s. Abb. 14.**91**).

Rezidivierende Polychondritis

Bei der rezidivierenden Polychondritis (s. Kap. 11 „Gelenke der Hand“, Abschnitt „Klassische Kollagenosen, systemische Vaskulitiden, Mischkollagenose, andere Immunopathien, enzymogene oder mutationsbedingte Erkrankungen mit Beteiligung des Stütz- und Gleitgewebes“) treten selten *erosive* Arthritiden auf, und zwar auch im Vorfußbereich. Klinisch-diagnostisch entscheidend sind jedoch der Befall des Ohrmuschel- und des Nasenknorpels und auch dessen visuell erkennbare Folgen. Außerdem bedarf die Differenzialdiagnose, ob es sich um Arthritiden im Zusammenhang mit der rezidivierenden Polychondritis handelt oder um *koinzidente* entzündlich-rheumatische Erkrankungen oder Autoimmunkrankheiten, besonderer Überlegungen.

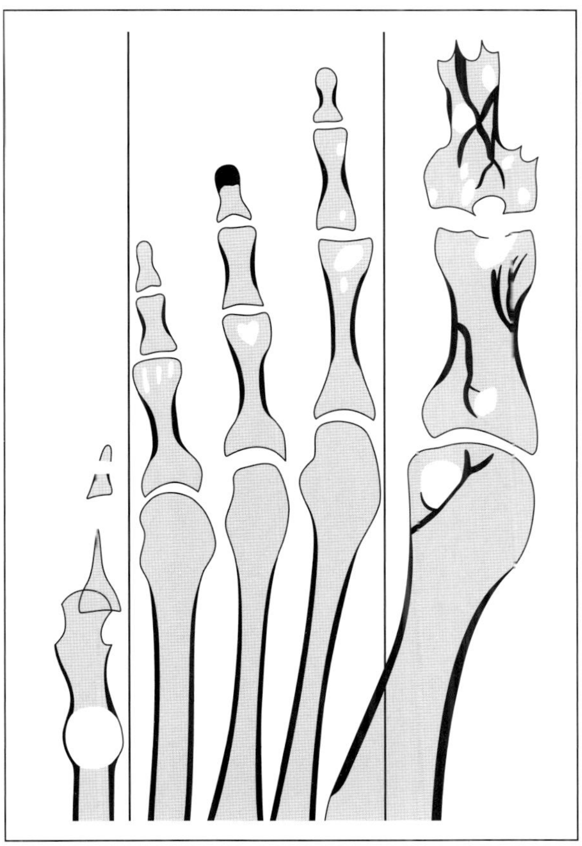

Abb. 16.**50** **Röntgenbefunde bei chronischer Sarkoidose im Vorfußbereich.**

I. Strahl: Trabekulärer Umbau, zystische Osteolysen, zum Teil mit Gelenkeinbruch; beginnende Akroosteolyse.

II.–IV. Strahl: Knochenmarkgranulome haben zu **kreisrunden, *kartenherzförmigen*** und **ovalen Osteolysen** geführt, die entweder keinen (oder nur einen zarten) Randsaum zeigen. Osteosklerose in der distalen Hälfte der Endphalanx III.

V. Strahl: Sarkoidosemutilation, umschriebene Auftreibung im V. Metatarsale durch Granulomexpansion.

Sarkoidose

Die nicht verkäsenden Epitheloidzellgranulome der Sarkoidose (s. Kap. 11 „Gelenke der Hand“, Abschnitt „Skelettsarkoidose“) geben sich an den Gelenken und Knochen des Fußes (Abb. 16.**50** und Abb. 16.**51**) in identischer Weise röntgenologisch zu erkennen wie an der Hand. *Lytische*, permeative und destruktive Läsionen bilden den

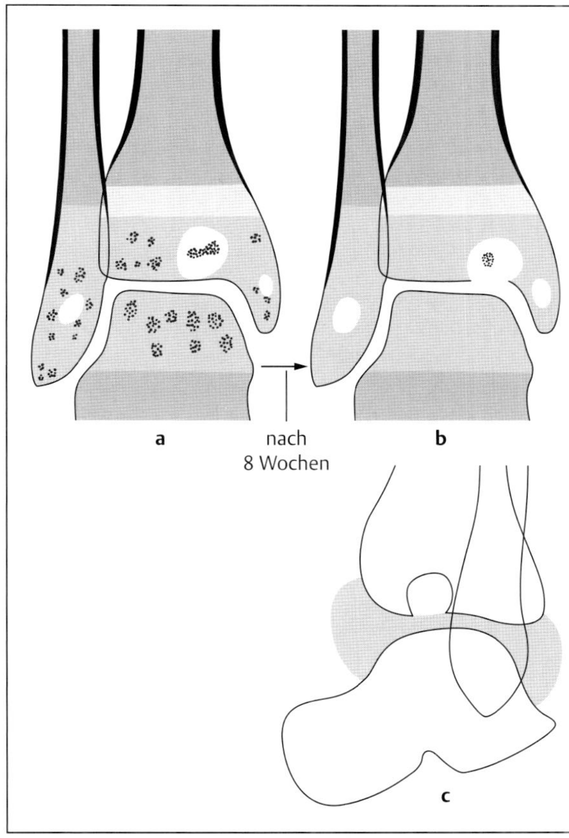

Abb. 16.**51a–c** **Osteoartikuläre Sarkoidose des Talokruralgelenks.**

a **Subchondrale zystenartige Osteolysen**; die größte zeigt einen Sequester (nicht verkäsende Epitheloidzellgranulome haben einen kleinen nekrotischen Knochenanteil nicht zur Resorption gebracht). Als entzündliche Folge der Synovialgranulome sind eine fleckige subchondrale Demineralisation der 3 artikulierenden Knochen sowie eine bandförmige Entkalkung im Bereich der ehemaligen distalen Tibiawachstumsfuge entstanden. Also: subakute Talokruralarthritis mit arthritischem Kollateralphänomen. Die Erkrankung geht von gelenknahen Knochen aus.
Röntgenologische Differenzialdiagnose: Tuberkulose, Sarkoidose, larvierte unspezifische Osteomyelitis mit Gelenkbeteiligung.

b **Nach 8 Wochen ohne adäquate Therapie** haben sich die granulombedingten Osteolysen vergrößert. Eine ist in das Talokruralgelenk eingebrochen. Die gelenknahe Demineralisation hat ihren fleckigen Charakter verloren und erscheint jetzt homogen (weil chronifizierter Prozess).

c **Seitliche Röntgenaufnahme zum Zeitpunkt b.** Eindeutiger Ergussnachweis. Er wölbt sich nach vorn und hinten vor. Nach dem inzwischen erbrachten röntgenologischen Nachweis einer bihilären Lymphadenopathie und bei negativer Tuberkulinreaktion wird der Befund im Talokruralgelenk als Verlauf einer osteoartikulären Sarkoidose eingeordnet.

Röntgenaspekt, denen *trabekulär verdickte* Spongiosazüge zur Seite treten. Die kurzen Röhrenknochen der Hand und des Fußes sind die Prädilektionsstellen der Skelettsarkoidose. Seltener manifestiert sich die Erkrankung im Karpal- und Tarsalbereich, in den langen Röhrenknochen, in den Wirbeln und an flachen Knochen. Manchmal beherrscht zystenartiger Knochenabbau das Bild. Zuweilen zeigt sich eine permeative Umstrukturierung des Knochens (vgl. Abb. 3.**55**). Während der zystische Knochenabbau zu schweren Zerstörungen des Knochens führen *kann*, treiben permeative Läsionen den befallenen (kleinen) Röhrenknochen manchmal mehr oder weniger gleichmäßig auf.

Das Talokruralgelenk wird von der Synovialsarkoidose am häufigsten befallen, und zwar unabhängig davon, ob die Sarkoidose mit oder ohne Erythema nodosum verläuft.

! Merke

Namentlich bei Frauen mittleren Alters sollte jede mit einem Erythema nodosum einhergehende Mono- oder Biarthritis des Talokruralgelenks – entweder dabei normaler Röntgenbefund oder Ergussnachweis, gelenknahe Demineralisation, (seltener) erosive Veränderungen – der Anlass zur Thoraxröntgenuntersuchung (bihiläre Lymphadenopathie?) und zur Durchführung einer Tuberkulinreaktion (negativ?) sein!

Akute bakterielle Arthritis

Die Annahme einer akuten bakteriellen Arthritis im Vorfußbereich setzt, namentlich bei Männern, den Ausschluss der Gicht – Podagra – voraus. Weichteilschwellung und Hautrötung können sich bei der akuten Gicht auch auf die extraartikulären Weichteile ausdehnen, sodass sogar die Fehldiagnose „Phlegmone" droht. Außerdem wird bei *akuten* und *subakuten* Monarthritiden im Fußbereich die Differenzialdiagnose zwischen pyogener Infektion und dem monartikulären Beginn einer entzündlich-rheumatischen Affektion, beispielsweise des Reiter-Syndroms oder der Arthritis psoriatica, gestellt. *Chronische Monarthritiden* im Fußbereich erfordern eine Differenzialdiagnose, die vor allem auf die tuberkulösen und entzündlich-rheumatischen Gelenkentzündungen ausgerichtet ist. In diesem Zusammenhang sollte ebenfalls daran gedacht werden, dass ein atypischer monartikulärer Beginn der adulten rheumatoiden Arthritis bei 5–10% der Patienten beobachtet wird.

Das Talokruralgelenk ist der häufigste Sitz der Fußtuberkulose (Abb. 16.**52**). An 2. Stelle steht die Kalkaneustuberkulose (Röntgendifferenzialdiagnose: vor allem chronische pyogene Infektion, Aktinomykose, Osteoklastom, Osteosarkom). Die ossäre Tuberkulose der Metatarsalia (Metakarpalia) und der Phalangen verläuft bei Kindern, seltener bei Erwachsenen, vor allem unter dem Bild der **Spina ventosa** (Abb. 16.**53**).

Röntgendifferenzialdiagnose dieser expansiven tuberkulösen Infektion:

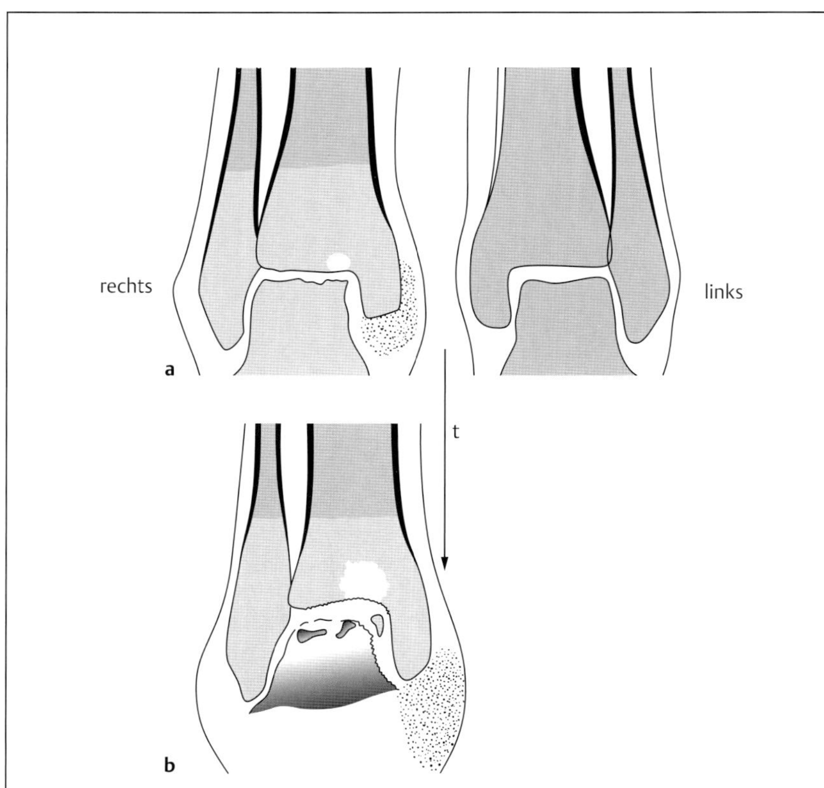

Abb. 16.**52a, b** **Chronische erosive Arthritis im rechten Talokruralgelenk** (Progredienz [t = Zeit] von **a** nach **b**). Die darüber hinausgehende Annahme einer **Talokruraltuberkulose** stützt sich auf amorphe periartikuläre Verkalkungen (verkalkter Eiter und Weichteildetritus), auf eine *sehr starke* Demineralisation sowie auf die Knocheneinschmelzung (mit Dissektionen und dichteren Sequestern in **b**).

- Sarkoidose
- Dactylitis luica
- Panaritium ossale
- Enchondrom
- angeborene hereditäre Hämoglobinopathie (Sichelzellkrankheit)

Die *synoviale* Tuberkulose des Fußes zeigt ein Mischbild aus röntgenologischen Weichteilzeichen, arthritischen Kollateralphänomenen und Direktzeichen, während aufgrund pathogenetischer Vorstellungen bei der *ossären* Tuberkulose *zunächst* die ossäre Destruktion, die manchmal ein zystisches Bild bietet, im Vordergrund steht (Abb. 16.**54**). Zwischen dem Beginn der schleichend einsetzenden Beschwerden und den ersten pathologischen Röntgenbefunden liegen gewöhnlich mehrere Monate. Daher ist bei klinisch geäußertem Verdacht einer osteoartikulären Tuberkulose, beispielsweise bei aktiver oder kurz- oder mittelfristig anamnestisch bekannter anderer Organtuberkulose, ein MRT/CT indiziert. Mit der weiteren Progredienz der (inadäquat behandelten) Fußtuberkulose, einschließlich des Talokruralgelenks, treten Dissektionen und Sequester sowie verkalkter Eiter und Weichteildetritus – amorphe Kalkschatten – in der unmittelbaren Gelenkumgebung auf, und schließlich kommt es zum Zusammenbruch des Rückfußskeletts (Abb. 16.**55**, vgl. mit Abb. 16.**56**). Periostreaktionen und *stärkere* Randsklerosen um Knochenherde sowie Fisteln erwecken bei *gesicherter* tuberkulöser Arthritis den Verdacht einer *Superinfektion*.

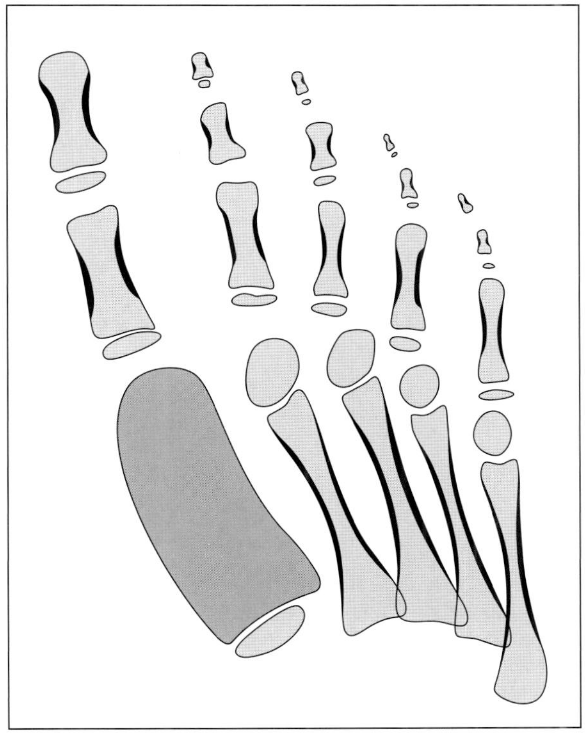

Abb. 16.**53** **Typisches expansives Bild der Spina ventosa (des Metatarsale I).** *Differenzialdiagnose* s. Text.

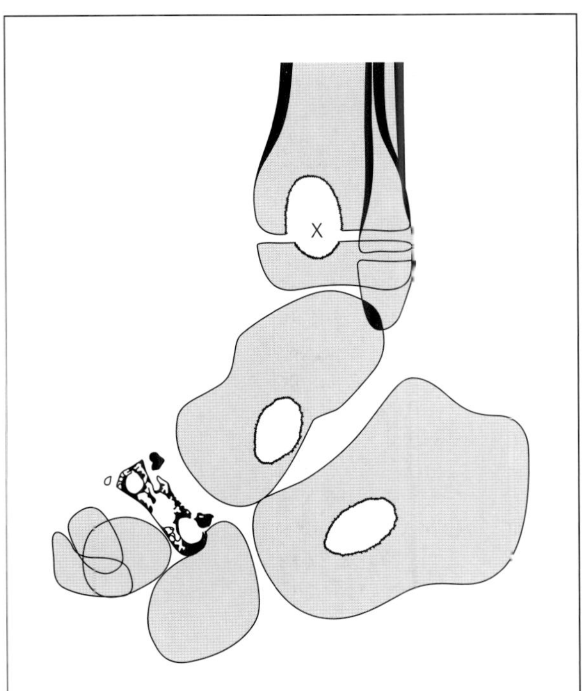

Abb. 16.**54** **Zystische tuberkulöse Knochenherde mit zarter Randsaumverdichtung.** Das Os naviculare zeigt außer den zystischen tuberkulösen Herden „Zerbröckeln“ bzw. „Zusammenbruch“ und Verdichtungen (Osteonekrosezeichen). Bei röntgenologisch *monotopem* Befund muss die Röntgendifferenzialdiagnose gegenüber der ischämischen Osteonekrose (Morbus Köhler I) gestellt werden. Entsprechende Überlegungen gelten für die Annahme der ischämischen Osteonekrose des Metatarsuskopfs II (III; Morbus Köhler II) und einer dort lokalisierten ossären Tuberkulose. Erwähnt sei hier, dass sich der neuropathische Fuß, z. B. beim Diabetes mellitus, röntgenologisch zunächst als Morbus Köhler maskieren kann. Tritt die zystenartige Osteolyse (X, beiderseits der offenen Wachstumsfuge) als *Einzelbefund* auf, so muss die Differenzialdiagnose gegenüber dem benignen (epiphysären) Chondroblastom gestellt werden (s. dort).

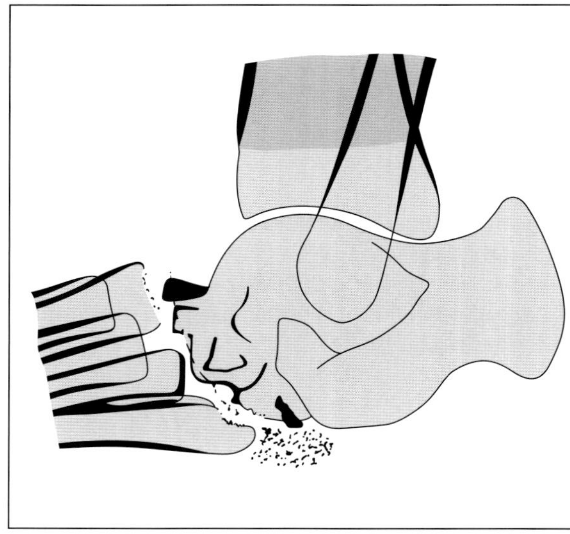

Abb. 16.**55** **Fortgeschrittene Tarsaltuberkulose, die bei einer Patientin mit Diabetes mellitus auftrat und als (neurogene) diabetische Osteoarthropathie fehlgedeutet wurde.** Die statisch-mechanische, kraniokaudal ausgerichtete „Zerstampfung" und „Zerquetschung" der Tarsalia kommt zwar bei diesen beiden Erkrankungen vor, jedoch sprechen *Erosionen*, *Sequester*, die an der ausgeprägten *Demineralisation* nicht teilnehmen, sowie die amorphen *Verkalkungen* unmittelbar dorsal von der Tuberositas ossis metatarsalis quinti (*verkalkter* Abszesseiter und Weichteildetritus) in 1. Linie für Tuberkulose bzw. für eine chronische bakterielle Infektion.

Im diagnostischen Zweifelsfall MRT zur Frage von Entzündungsherden und Eiter (Flüssigkeit) im Rückfuß und in den angrenzenden Unterschenkelknochen notwendig.

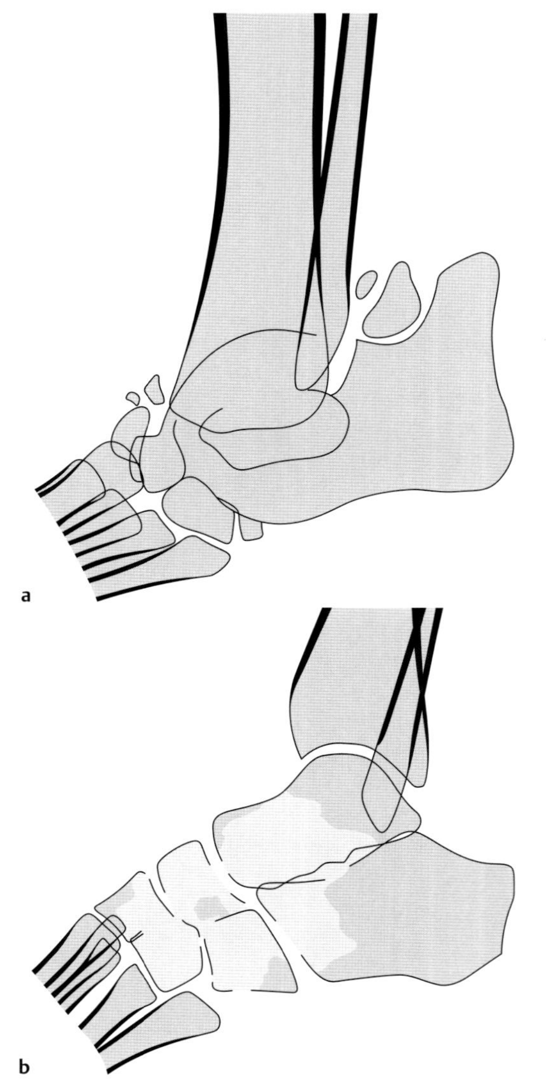

a

b

Abb. 16.**56a, b** **Zur röntgenologischen Differenzialdiagnose der „Rückfußzerstampfung" (a) und der lokalisierten Tarsaldemineralisation mit teilweise erhaltener subchondraler Grenzlamelle (b); vgl. Abb. 16.55.**

a **Rückfußzerstampfung und -zerquetschung** mit Knochenbröckel (+ neurologische Ausfälle) = **neurogene Osteoarthropathie** (vgl. Abb. 16.**85** und Abb. 16.**86**).

Merke:

Röntgenbefunde im Tarsalbereich, die mit Zerquetschen und Zerbröckeln von Knochen einhergehen, sind verdächtig auf eine neurogene Erkrankung (Klinik, Anamnese).

b **Lokalisierte Strukturauslöschung**, die an (mehreren) Tarsalia den Eindruck einer starken Demineralisation (ohne Randsklerose) hervorruft und mit teilweise erhaltener subchondraler Grenzlamelle einhergeht, ist mit oder ohne Malignomanamnese höchst suspekt auf eine Metastasierung (MRT, evtl. Ganzkörperszintigrafie mit osteotropem Tracer).

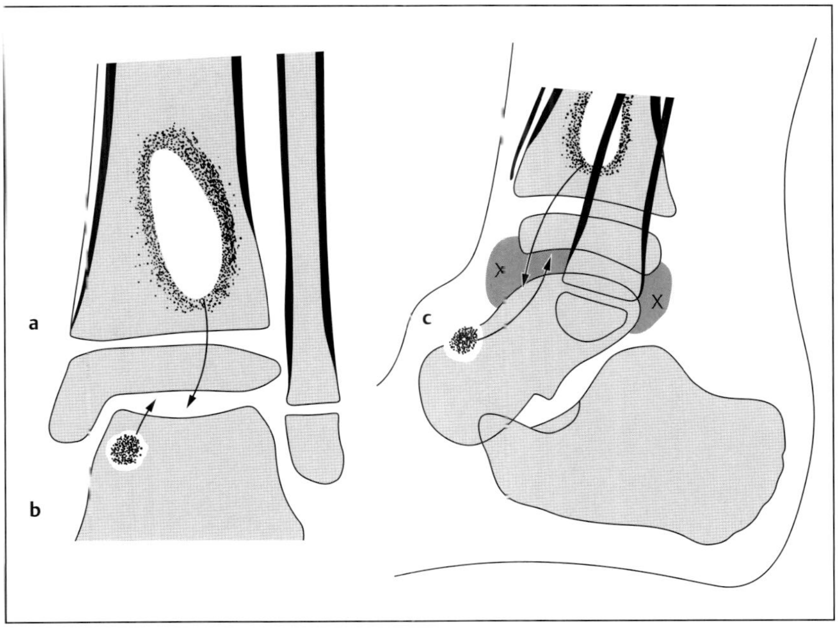

Abb. 16.**57a–c** **Osteomyelitis/ Osteoidosteom.**

a Hämatogene Osteomyelitis vom Typ Brodie-Abszess bei einem Schulkind (metaphysäre Einschmelzung mit breitem Skleroserandsaum, Periostlamelle). Starke Schmerzen beim Bewegen des Talokruralgelenks. Seröses, zellarmes, bakteriell-steriles Punktat. *Diagnose:* Brodie-Abszess der Tibia mit sympathischer Arthritis im Talokruralgelenk (X = Erguss; evtl. Betrachtung vor einer Grellleuchte).

b Röntgenaspekt des Osteoidosteoms in spongiösem Knochen (Talusrolle), das ebenfalls eine sympathische Arthritis auslösen kann. Der Nidus ist kalkhaltig und von einer dünnen Aufhellungszone umgeben; keine perifokale Sklerose. Typische nächtliche Schmerzzunahme.

c Subperiostales Osteoidosteom mit Weichteilschwellung (Talus). Der verkalkte Nidus liegt in einer Mulde und erscheint wie „ausgestoßen".

Die *Pfeile* zeigen an, dass die 3 gezeichneten Befunde (**a–c**) eine **sympathische Talokruralarthritis** auslösen können; **a führt gewöhnlich zu einer serösen Arthritis, b und c eher zu einer chronischen lymphofollikulären Synovitis.**

Merke:

Typisch für das Osteoidosteom sind lokale Schmerzen, die sich oft nachts verstärken und durch Aspiringabe (in der Regel gilt dies allgemein für Antiphlogistika-Antirheumatika) „dramatisch" gebessert werden.

Sympathische Talokruralarthritis

Schmerzen und Bewegungseinschränkung im Talokruralgelenk mit periartikulärer Weichteilschwellung ohne Hautrötung, bei denen eine überwiegend metaphysär sitzende Knocheneinschmelzung mit mehr oder weniger breitem Skleroserandsaum zu erkennen ist, sollen zur Frage geprüft werden, ob sich im oberen Sprunggelenk ein röntgenologisch erkennbarer Gelenkerguss (Abb. 16.**57**) bei normal weitem, glatt konturiertem Gelenkspalt nachweisen lässt und ob vor allem bei Kindern an der Tibia (Fibula) eine lamelläre Periostreaktion auffällt. In diesem Fall ist in erster Linie an eine sterile sympathische Talokruralarthritis zu denken, die in Zusammenhang mit einer subakuten bis chronischen Osteomyelitis (plasmazelluläre Osteomyelitis, Brodie-Abszess) entstanden ist. Auch ein gelenknaher Knochentumor, z. B. das Osteoidosteom, kann eine sympathische Arthritis auslösen (s. Abb. 16.**57**).

Peditis

Bei (älteren) Menschen mit *peripheren Durchblutungsstörungen* und/oder diabetischer Stoffwechsellage entwickelt sich manchmal über eine banale Verletzung, beispielsweise nach unsachgemäßer Fußpflege, eine torpide, sich *mit der Zeit* auf den ganzen Fuß ausbreitende, mit Anschwellung des Fußrückens einhergehende Infektion, die auch das Stütz- und Gleitgewebe erfasst und sich im Röntgenbild dort diskontinuierlich zu erkennen gibt (Abb. 16.**58**). Tatsächlich zeigt sich im MRT durchaus ein kontinuierlicher Infektionsweg von distal nach proximal. Dabei dient vor allem das zentrale (intermediäre) Fußkompartment (s. Kap. 15 „Knie- und Tibiofibulargelenk", Abschnitt „Kompartmentsyndrome [Logensyndrome]") als Leitschiene dieser aszendierenden „Peditis".

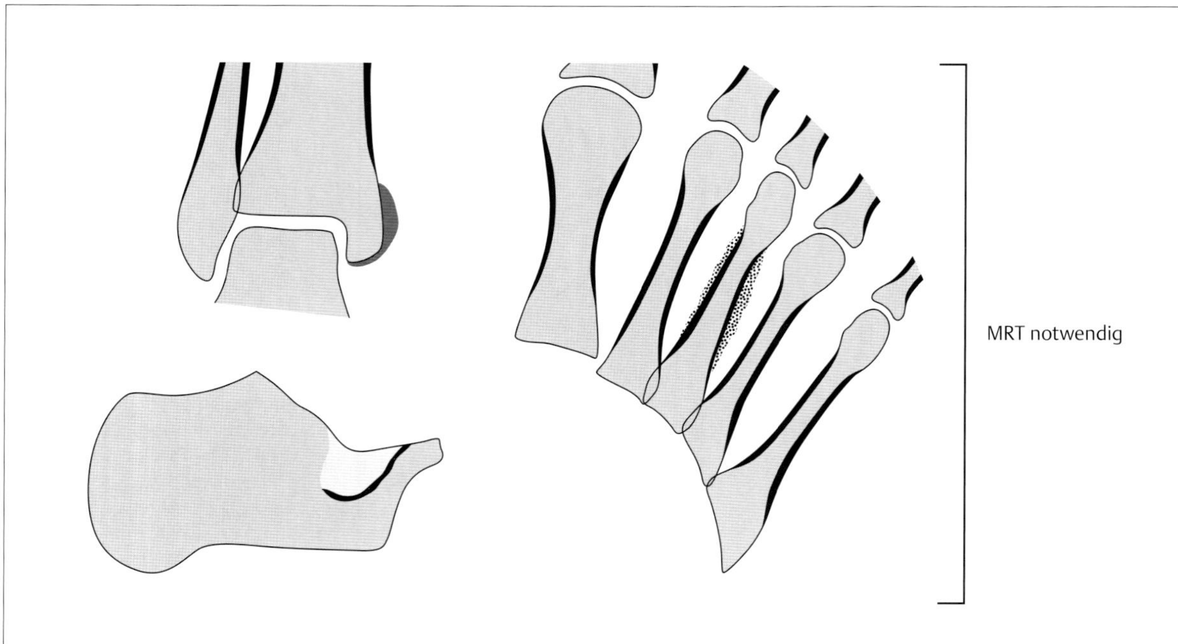

Abb. 16.**58** **Röntgenzeichen der schleichend verlaufenden pyogenen Fußinfektion („Peditis").** Vor etwa 4 Monaten leichte Verletzung beim Herausschneiden eines eingewachsenen Zehennagels. Seitdem mäßige Schmerzen, Anschwellung am Fußrücken. **Patient leidet an peripheren Durchblutungsstörungen.** Erste Röntgenuntersuchung etwa 4 Monate nach der Verletzung: *ossifizierende Periostitis* am Schaft des III. Metatarsale und am Innenknöchel sowie *knöcherne Einschmelzung* im Fersenbein, teilweise mit Randsklerose. Die Präparation des im Unterschenkel abgesetzten Beines ergab u. a. Gelenkempyem im Talokruralgelenk und in den Gelenken des Rückfußes, außerdem im Fersenbein und in anderen Fußwurzelknochen osteomyelitische Herde – die pathologischen Röntgenbefunde waren also nur die „sichtbare Spitze des Eisbergs". Das ist typisch für diese Art der bakteriellen Fußinfektion, daher „Peditis". Ein MRT würde statt der röntgenologischen Diskontinuität die Kontinuität der Fußinfektion aufzeigen.

Differenzialdiagnose „Fußphlegmone" versus „neurogene Osteoarthropathie"

Eine entsprechende diagnostische Bedeutung mit therapeutischen Folgerungen hat die *MRT* bei der Unterscheidung zwischen **Fußphlegmone** und vorauseilendem oder randbegleitendem Ödem und bei der Differenzierung der aseptischen von der infizierten diabetischen oder sonstigen **neurogenen Osteoarthropathie**. Es ist zu berücksichtigen (Craig et al. 1997):

- Das aseptische Knochenmarködem lässt sich im MRT vom eitrigen Exsudat nicht zuverlässig unterscheiden. Allerdings: Je stärker die Signalintensität (Wasseräquivalenz) bei schnellen fettsupprimierten T2w und STIR-Sequenzen ausfällt, desto wahrscheinlicher ist ein eitriges Exsudat. Die Randanfärbung nach Kontrastmittelinjektion kommt sowohl beim Ödem als auch bei der Osteomyelitis vor.
- Im MRT nachweisbare „Abszedierungen" und auch visuell bereits erkennbare Ulzera werden ebenfalls beim aseptischen Knochenmarködem beobachtet, besitzen also keine absolute Spezifität.
- Fokale oder diffuse Flüssigkeitsdurchtränkung des Unterhautfettgewebes kann eine aseptische oder infektiöse Pathogenese haben.
- Knochenarrosion oder erodierte Gelenkkonturen zeigen mit hoher Wahrscheinlichkeit einen infektiösen Prozess an.
- Sequester (nekrotische Knochenanteile) geben kein Signal (T2w, STIR-Bild).

! *Merke*

Für die Praxis gilt (Kapoor et al. 2007): Am Fuß einschließlich des Knöchels ist die MRT die vergleichsweise sicherste bildgebende Methode, um eine Osteomyelitis nachzuweisen oder auszuschließen. *Fokale* Areale im Knochenmark mit herabgesetzter Signalintensität bei T1w und mit verstärkter Signalgabe auf fettsupprimierten T2w oder STIR-Bildern sind beim gleichzeitigen Nachweis von Erosionen und/oder Arrosionen die wichtigsten MRT-Kriterien infektiöser Prozesse.

Arthrosis deformans

Arthrosen können sich im Fußbereich einerseits posttraumatisch an jedem Gelenk entwickeln, sei es über eine direkte Gelenkschädigung, sei es über eine bleibende Achsenstörung (Abb. 16.**59**). Andererseits gibt es dort an atraumatisierten Gelenken eine Präferenztopik und bestimmte Besonderheiten:

- Der Hallux rigidus (Abb. 16.**15**) und der Hallux valgus (Abb. 16.**13**) sind die häufigsten Fußarthrosen. Die podalen DIP-Polyarthrosen II-V (Abb. 16.**60**) und die Rhizarthrosis pedis (s. Abb. 16.**16**) kommen dagegen nur selten vor.
- In den TMT-Gelenken beiderseits der TMT-Lisfranc-Gelenklinie und in den IT-Gelenken artikulieren die Flächen der Kuneiformia und das Kuboid mit den Basen der Mittelfußknochen bzw. die Metatarsaliabasen miteinander. Durch kräftige, sie verbindende Bandzüge wird die Beweglichkeit der einzelnen Gelenke stark eingeschränkt. Sie sind daher Amphiarthrosen (straffe Gelenke). Außerdem verklammern und gewährleisten starke Bandzüge das Fußquergewölbe. Die TMT-Gelenke unterliegen starken Druckbelastungen, die bei Senkung des Fußgewölbes zunehmen. Daher neigt der Gelenkknorpel dort zu Überlastungsschäden. Bei der Röntgendiagnose „Arthrosis deformans" spielen die reaktiven Phänomene (marginale

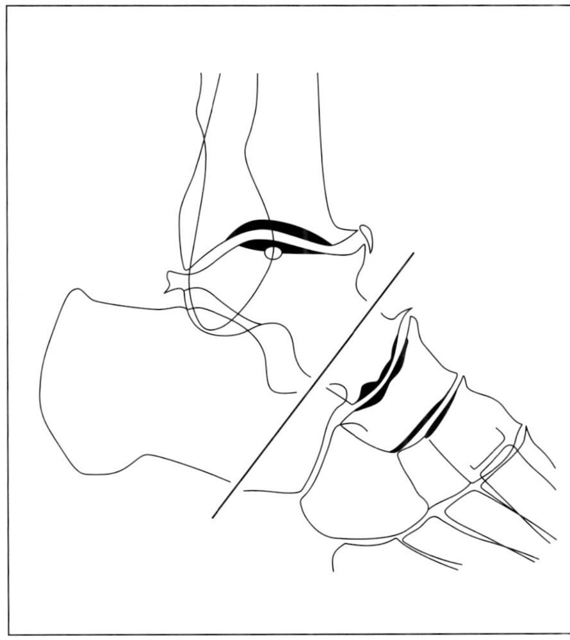

Abb. 16.**59** **Röntgenbefunde bei der Talokrural- und IT-Arthrose bei 2 Patienten.** Posttraumatische Talokruralarthrose etwa 8 Jahre nach konservativ versorgter bimalleolärer Luxationsfraktur. Die Abflachung der Talusrolle ist ein typischer Befund der fortgeschrittenen Talokruralarthrose. Der Processus posterior tali kann sowohl bei der Arthrose des oberen als auch des unteren Sprunggelenks deformiert werden.

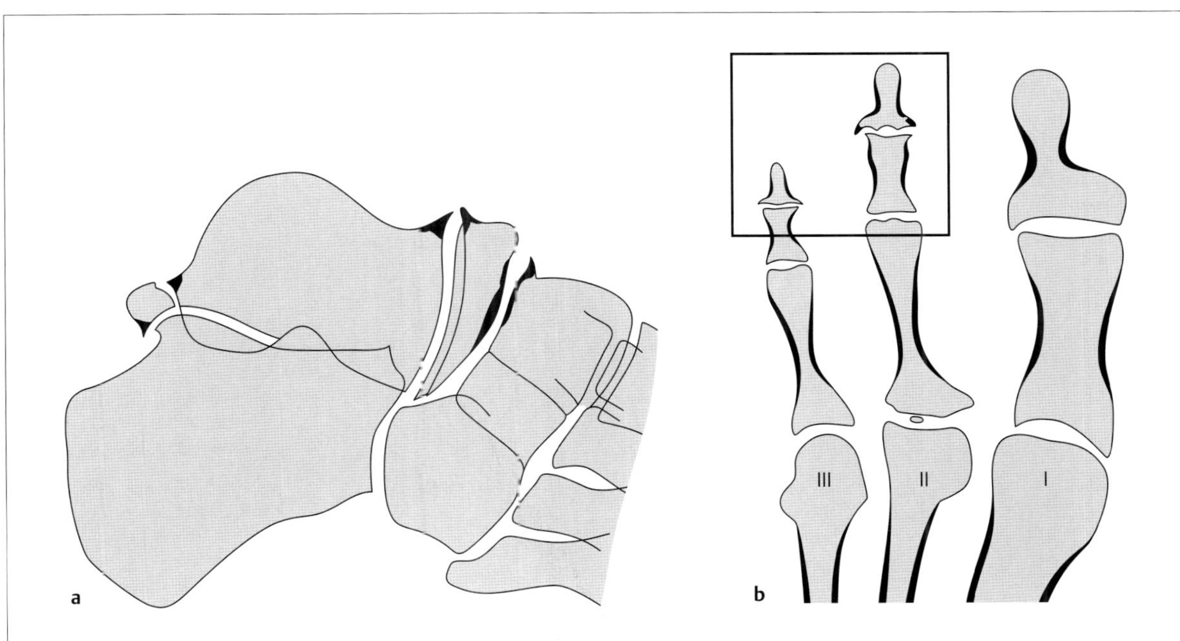

Abb. 16.**60a, b** **Podale DIP-Polyarthrosen** (Insert).

a **Unter Deformierung revaskularisiertes Navikulare (Zustand nach Morbus Köhler I) mit Sekundärarthrose.** Arthrotisch verändertes Os trigonum tabi (Subtalararthrose).

b **Distale IP-Arthrose II und III und revaskularisierte Ischämie des Metatarsus-II-Kopfs (Morbus Köhler II) mit Sekundärarthrose.** Der Wiederaufbau des Metatarsuskopfs ist schon längere Zeit abgeschlossen, da die Basis der artikulierenden Grundphalanx sich adaptiv verbreitert, d. h. dem Metatarsuskopf angepasst hat. Eine MTP-Arthrose nach Morbus Köhler II ist ein Spätbefund oder gibt sich röntgenologisch überhaupt nicht zu erkennen. Bei der röntgenpositiven Arthrose fällt vor allem die Verschmälerung des Gelenkspalts auf.

Osteophyten, subchondrale Spongiosasklerose) eine wichtige Rolle. Ihre Entwicklung hängt mit der Bewegung im Gelenk zusammen (s. Kap. 5 „Arthrosis deformans"). Daher wird bei der durch Gelenkknorpeldetritus aktivierten, therapierefraktären, schmerzhaften TMT-Arthrose sehr häufig ein normaler Röntgenbefund beobachtet! Die starken Beschwerden werden dann unzureichend als direkte Folge der Gewölbesenkung gedeutet. In solchen Fällen ist die MRT wegen des hohen Leidensdrucks indiziert. Sie deckt einen Gelenkerguss und ein subchondrales Knochenmarködem auf und ordnet beide Befunde topografisch korrekt zu. Das Mehrphasenstudium bei der Szintigrafie hat eine identische Sensitivität, jedoch eine geringere Spezifität. Die *isolierte* vermehrte Radionuklidakkumulation im Os naviculare ist dagegen ein röntgenokkulter Stressbefund bei asymptomatischer/symptomatischer Senkung des Fußlängsgewölbes (vgl. Abb. 16.**108**).

- Der **„struppige Fuß"** (s. Abb. 16.**78**) sollte der Anlass zur Bestimmung des Harnsäureserumspiegels sein, da er bei Menschen mit chronischer Hyperurikämie bzw. Gicht häufiger vorkommt als bei Menschen ohne diese Stoffwechselstörung. Er geht auf Arthroseosteophyten und Fibroostosen am Fußrücken zurück.
- Der Processus posterior tali (Abb. 16.**61**) ist ein breiter Fortsatz dorsalwärts und unterhalb der walzenartigen Talusrolle. Auf die Unterfläche seines Tuberculum laterale setzt sich der Gelenkknorpel der hinteren Gelenkfazette des unteren Sprunggelenks fort. Das Tuberculum laterale und das Os trigonum (s. u.) gehören daher zum Subtalargelenk und werden bei der Subtalararthrose deformiert auf der seitlichen Röntgenaufnahme des Rückfußes sichtbar. Deren Verformung ist häufig der erste Röntgenbefund bei der Subtalararthrose (s. Abb. 16.**60**). Diese Arthrose gibt sich klinisch u. a. als **Retroachillärschmerz** zu erkennen. Sie teilt diese Schmerzlokalisation vornehmlich mit 3 anderen krankhaften Befunden, nämlich mit dem Os-trigonum-Syndrom, der Tenosynovitis/Tendopathie des M. flexor hallucis longus (die Sehne/Sehnenscheide verlaufen in einem Sulkus unmittelbar medial vom Tuberculum laterale tali) und der Achillobursitis (N.A. Bursa tendinis calcanei [Achillis]).

Os-trigonum-Syndrom

Das Os trigonum ist ein uni- oder bilaterales akzessorisches Knöchelchen (Abb. 16.**62**). Es entsteht als Variante, wenn sich das Tuberculum laterale am Processus posterior tali aus einem eigenen Knochenkern oder mehreren kleinen Knocheninseln entwickelt *und* die knöcherne Verschmelzung mit dem übrigen Teil des Corpus tali unterbleibt. Zur bildgebenden Differenzialdiagnose des Os trigonum gehören (Projektionsradiografie, CT, MRT):

- Frische Fraktur des Tuberculum laterale (*akute* Traumaanamnese, fehlende Kortikalis bzw. gezackte Kontur an der Frakturseite).

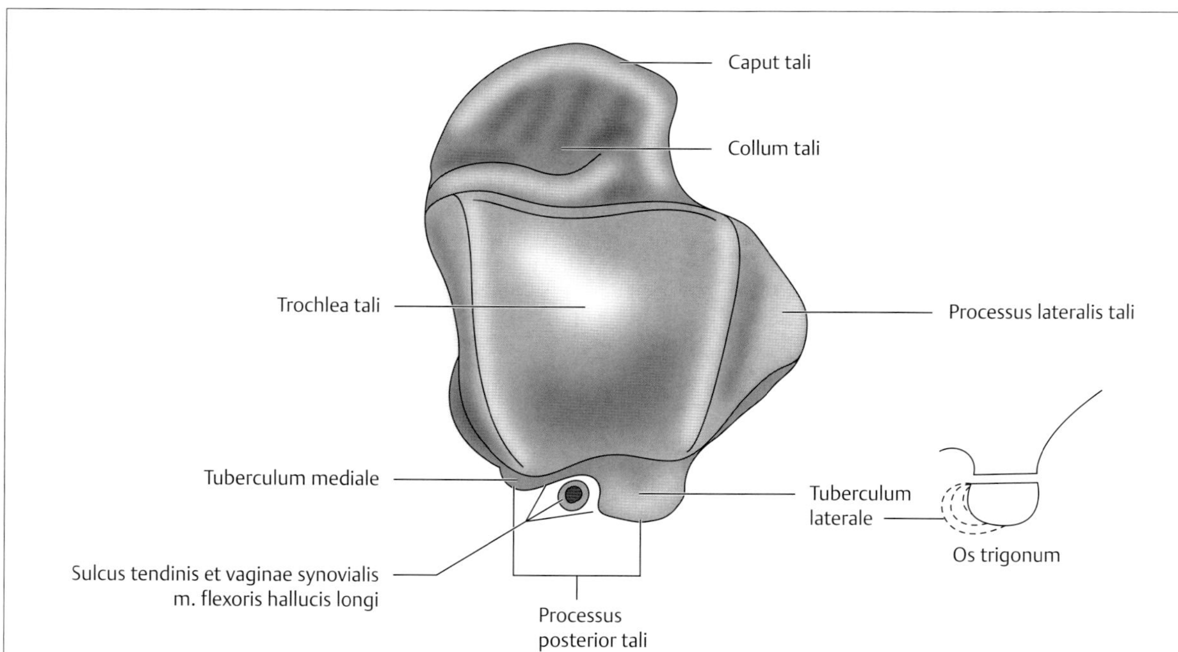

Abb. 16.61 **Topografie und daraus abzuleitende Schnittebene zur Darstellung der Rinne für die Sehne und die Sehnenscheide des langen Halluxbeugers zwischen dem Tuberculum laterale und mediale des hinteren Talusfortsatzes** (*Aufsicht*, rechter Talus). Siehe Os-trigonum-Syndrom, d. h. Folgen einer Sulkusenge durch ein (großes, s. *Strichelung*) Os trigonum oder seine traumatische Dislokation, seine degenerative Deformierung oder durch Einengung des Sulkus durch ein überdimensionales oder traumatisch verformtes Tuberculum laterale oder durch Sehnen- bzw. Sehnenscheidenüberbeanspruchung.

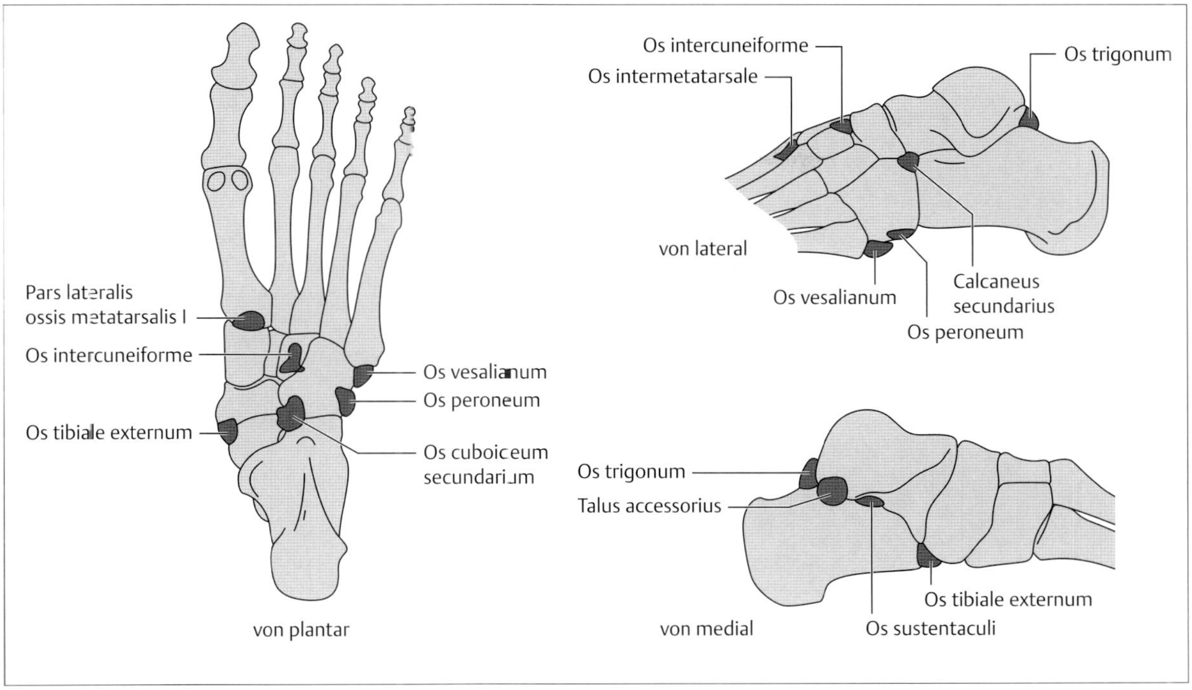

Abb. 16.**62** **Praktisch wichtige Ossa accessoria pedis** (Tillmann 1987d). Die meisten akzessorischen Knöchelchen bleiben asymptomatisch. Manche können symptomatisch werden, s. Os-trigonum-Syndrom. Bei akuter Traumaanamnese bildgebende Differenzialdiagnose gegenüber Akzessorium oder Absprengung stellen (frische Absprengung → dann fehlt bei den Frakturpartnern die abgrenzende Kortikalis; Absprengung und Mutterknochen lassen sich gedanklich harmonisch angleichen; im Zweifelsfall MRT mit traumatischem Knochenmarködem und periossärem Weichteilödem). „Alte" Absprengung → dann Rundumkortikalisierung, die allerdings bei der abgedeckelten Pseudarthrose auch zu erwarten ist. Letztere geht gewöhnlich mit Lokalbeschwerden bei der gezielten Palpation einher. Wenn ein Akzessorium bei der im Abstand erfolgten Kontrollröntgenuntersuchung erstmals „auftaucht", so gibt es 2 Alternativen: posttraumatische heterotope Knochenbildung oder ein loco typico einzuordnendes Akzessorium, das in Knorpelform vorlag, und seine Ossifikation wurde durch die posttraumatische, mit Hyperämie usw. einhergehende Gewebsreaktion in Gang gesetzt.

- „Alte" Fraktur bzw. Traumaanamnese mit geglätteter Rekortikalisierung. Bei stärkerer posttraumatischer Distanzierung des Fragments an Pseudarthrose des Tuberculum laterale denken. Es gilt die Regel: das *asymptomatische* akzessorische Knöchelchen reichert den Tracer bei der Skelettszintigrafie (evtl. SPECT) nicht vermehrt an. Beim *symptomgebenden* Akzessorium ist dagegen eine vermehrte Aktivitätsanreicherung zu erwarten (Lawson 1985). Bei irregulärer Spongiosastruktur mit (oder ohne) kleinen „zystenartigen" Resorptionszonen muss die Frage nach einer posttraumatischen Os-trigonum-Ischämie gestellt werden. Nach lokalem Weichteiltrauma sind heterotope Weichteilossifikationen als trigonumähnliche Spätfolge möglich.
- Stressfraktur des Tuberculum laterale („Frakturlinie" im Knochenmarködem des Os trigonum oder bei sehr kräftig entwickeltem Tuberculum laterale tali).
- Pathologische atraumatische Distanzierung des an sich röntgenologisch unversehrten Os trigonum bei größerem Subtalarerguss im Rahmen einer destruktiven Arthritis, beispielsweise bei Tuberkulose.
- Wenn bei einer atraumatischen Arthrose im oberen Sprunggelenk auch ausgedehnte Verknöcherungen des Kapsel-Band-Apparats auffallen, sollte die Frage nach längerer sportlicher oder professioneller Aktivität als Fußballspieler gestellt werden.

Als **Os-trigonum-Syndrom** (s. Abb. 16.**61**) wird die schmerzhafte Folge eines Impingements – wörtlich: Anprall, Anstoß, pathologischer Kontakt – des Os trigonum (selten eines überdimensional angelegten Tuberculum laterale tali) *bei starker Plantarflexion des Fußes* bezeichnet. Vor allem bei bestimmten Sportarten oder Berufen wird dieses Syndrom, das als Folge eines immer wieder auftretenden Kontakts zwischen Os trigonum und der Hinterkante der Tibia entstehen kann, beobachtet, beispielsweise bei Fußballspielern, Balletttänzern oder Speerwerfern. Diese mechanische Überbeanspruchung begünstigt aber auch die Stressfraktur des Os trigonum.

Klinisch kann das Os-trigonum-Syndrom nicht diagnostiziert werden. Aus diagnostischen und differenzialdiagnostischen Gründen ist daher nach der seitlichen Rückfußaufnahme die MRT-Bildgebung (*am besten in Plantarflexion des Fußes*) indiziert (Wakeley et al. 1996). Dadurch gelingt nicht nur die Lokalisation der Schmerzursache, sondern auch die Aufdeckung der ihr zugrunde liegenden makroanatomischen Befunde am Os trigonum bzw. im Processus posterior tali (Tuberculum laterale) und seiner Weichteilumgebung, vor allem des Knochen-

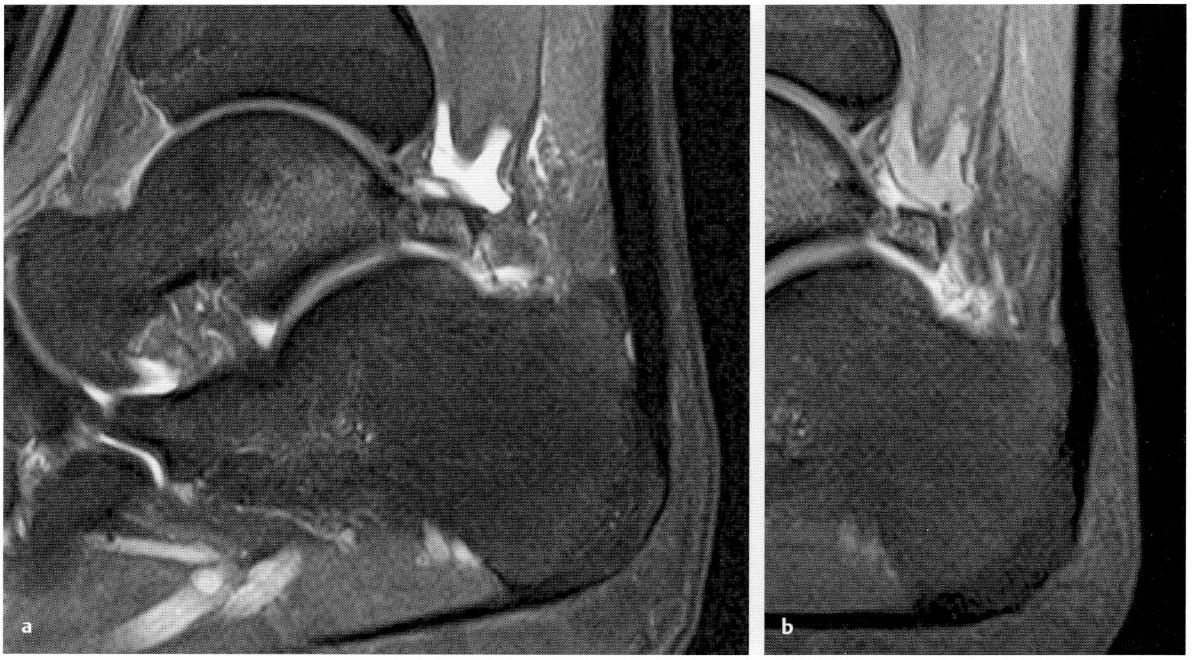

Abb. 16.**63a, b** **Os-trigonum-Syndrom** (Patient 18 Jahre alt, männlich).

a **PDw fatsat:** Fibrös an den Talus angeschlossenes Os trigonum mit Knochenmarködem *(markiert)*.

b **Postkontrast T1w fatsat:** Im Vordergrund steht das entzündliche Enhancement um das Os trigonum.

marködems und des periossären Weichteilödems (Abb. 16.**63**). Die ödematöse Weichteildurchtränkung erfasst nicht nur das umgebende Bindegewebe, sondern kann gleichzeitig auch auf die hintere Gelenkkapsel, auf benachbarte Ligamente sowie die anliegende Sehnenscheide (Erguss, Wandungsverdickung) und Sehne des M. flexor hallucis longus (s. Abb. 16.**61**) übergreifen. Diese Sehne zieht im nach ihr benannten Sulkus (Rinne) zwischen Tuberculum laterale und mediale des Processus posterior tali in unmittelbarem Kontakt zum Os trigonum bzw. bei fehlendem Os trigonum zu den beiden Tuberkula. In der Sehnenscheide/Sehne können auch *ohne* Trigonum-Impingement schmerzhafte degenerative und entzündliche Überlastungsfolgen auftreten, die sich im MRT widerspiegeln, beispielsweise wenn der Sulkus durch anlagebedingt stark ausgeprägte oder traumatisch deformierte Tuberkula knöchern eingeengt wird. Diese **stenosierende Tenosynovitis des M. flexor hallucis longus bzw. Tendopathie (Engpasssyndrom)** ist eine weitere Ursache des Retroachillärschmerzes.

Zur **Achillobursitis**, der 4. Ursache des Retroachillärschmerzes, s. dort.

Präarthrotische Fußdeformitäten mit unterschiedlichem Arthroserisiko

Zu den präarthrotischen biomechanischen Fußdeformitäten mit unterschiedlichem Arthroserisiko gehören:

Morbus Köhler I

Dieses als Ischämiefolge des Os naviculare pedis auftretende Krankheitsbild wird manchmal röntgenologisch diagnostiziert, wenn bei Kindern im Vorschul- und Grundschulalter (etwa im 3.–10. Lebensjahr) ein verdichtetes, strukturloses Navikulare vor allem auf der seitlichen Fußaufnahme zu erkennen ist und das Kind über Mittelfußbeschwerden klagt.

! *Merke*

Dieser so eben geschilderte Röntgenbefund reicht jedoch *nicht* zur Diagnose „Morbus Köhler I“ aus!

Passagere, physiologische oder als Entwicklungsvarianten aufzufassende Verdichtungen kleiner Knochen bzw. Apophysen, beispielsweise die ein- oder mehrkernige Verdichtung der Fersenbeinapophyse im Laufe ihrer Verknöcherung, sind nämlich geläufige Befunde. Erst der schmerzhafte, mit lokaler Schwellung, evtl. auch mit lokaler Hautrötung einhergehende klinische Befund *und* die röntgenologisch auffallende Sinterung, Kompression und Fragmentation des verdichteten Os naviculare erlauben die Diagnose des Morbus Köhler I (Abb. 16.**64**). Im MRT zeigt sich die Ischämie noch *vor* Formveränderungen des Navikulare mindestens an einer Signalauslöschung bei T1w und einer Anhebung der Signalintensität bei T2w. Im Verlauf der spontanen Revaskularisation ist eine persistierende Formveränderung des Navikulare zu erwarten, die sich im Verlauf als präarthrotische Deformität auswirkt (s. Abb. 16.**60**).

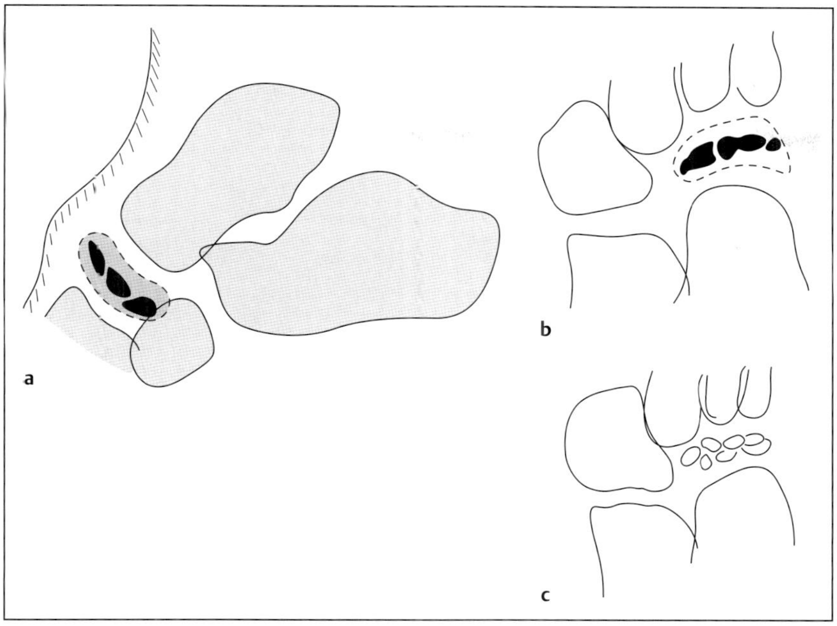

Abb. 16.**64a–c** **Röntgendiagnose und -differenzialdiagnose des Morbus Köhler I (ischämische Navikularenekrose).**
a, b **Verdichtetes, komprimiertes und fragmentiertes Os naviculare pedis.** Siehe die umschriebene Weichteilschwellung dorsal vom ischämischen Knochen. *Gestrichelt:* altersmäßige Form, Größe und Normaldichte des Navikulare.
c **Dorsoplantare Abbildung einer seltenen polytopen Knochenkernbildung.** Die Kerne verschmelzen in der Regel zur normalen Navikulareform. Allenfalls persistiert der eine oder andere Knochenkern. Sie sind nicht dichter als die übrigen Tarsalia.

Nach Fußtraumen kann es in jedem Alter zur Ischämie kommen. Sie fällt zunächst als relative Verdichtung des Navikulare auf, wenn durch Inaktivität oder Sudeck-Syndrom die anderen, normal durchbluteten Fußknochen entkalkt sind.

Zur Differenzialdiagnose des revaskularisierten Navikulare gehören als Variante das Os naviculare pedis bipartitum oder multipartitum, „alte" (Sub-)Luxationsfrakturen (Kompressionsbrüche) des Kahnbeins sowie selten abnorm große Akzessoria im Sinne des Os supra- und infranaviculare.

Analog zum Morbus Köhler I können auch in anderen Tarsalia, beispielsweise in den Kuneiformia, im Talus und im Os trigonum, Osteonekrosen auftreten.

Morbus Köhler II (Morbus Köhler-Freiberg)

Diese gynäkotrope Osteonekrose betrifft weit überwiegend den II. Metatarsuskopf, viel seltener andere Kapita der Mittelfußknochen, und gibt sich im 2. Lebensjahrzehnt mit spontan schleichend einsetzender Schmerzen zu erkennen.

Röntgenbefunde (Abb. 16.**65**, s. auch Abb. 16.**60b**): Fakultativ zeigt sich frühzeitig ein subchondral gelegener schmaler Aufhellungssaum vor allem auf der Schrägaufnahme. Manchmal fallen schon initial kleine Osteoskleroseinseln im Metatarsuskopf auf. In den meisten Fällen sind jedoch bereits bei der ersten Röntgenuntersuchung eine Abflachung, ein Einsinken bzw. eine Absetzung (Dissektion) der Kalotte gegenüber einem verdichteten Randsaum des normal durchbluteten Kopfanteils zu erkennen. Eine Fragmentierung des nekrotischen Metatarsuskopfanteils ist möglich. In der Regel ist der röntgenologische Gelenkspalt durch das Einsinken des ischämischen Kopfanteils „erweitert". Manchmal kommt es am Metatarsusschaft zu einer Periostapposition, die entweder eine stressbedingte, biomechanisch wirksame Stützstrebe oder die Folge eines Periostödems widerspiegelt. Anfangs hat sie einen monolamellären Aspekt. Später verschmilzt sie mit der Kompakta und verdickt den Metatarsusschaft. Eine analoge, anfangs lamelläre metakarpale Periostapposition wird manchmal beim Morbus Dieterich (s. Abb. 11.**74**) beobachtet.

Im weiteren Verlauf setzt die spontane Revaskularisation ein. Bei bleibender charakteristischer Deformierung des Metatarsuskopfs glätten sich die Konturen. Die Spongiosazüge verlaufen mehr oder weniger unregelmäßig und verdickt, sind jedoch scharf begrenzt. Die Basis der entsprechenden Zehengrundphalanx verbreitert sich, adaptiert sich also dem verbreitert verformten Metatarsuskopf. Dies zeigt an, dass die Revaskularisierung schon vor längerer Zeit eingetreten ist.

Als Frühindikator oder Begleitbefund der neurogenen Osteoarthropathien, beispielsweise beim Diabetiker, ist der Morbus Köhler II bekannt (Nguyen et al. 1991). Darüber hinaus kann er sich beim systemischen Lupus erythematodes, unter Kortikosteroidtherapie und nach Fußtraumen, bei denen der Metatarsuskopf nicht direkt betroffen wurde, entwickeln. Bei Verletzungen durch elektrischen Strom kommen in Abhängigkeit von der Körperaustrittsstelle (Erdungsstelle) ischämische Metatarsuskopfnekrosen, Zehenakroosteolysen und Wachstumsstörungen als Spätschäden vor (Kolář u. Vrabec 1960).

Ein MRT zur Diagnose des Morbus Köhler II ist gewöhnlich nicht notwendig, da schon die Konturveränderungen den diagnostischen Hinweis geben. Denkbar wäre die MRT, wenn die lokalen Beschwerden bei normalem Röntgenbefund den klinischen Verdacht erwecken. Als positiven Befund im Hinblick auf die Köhler-II-Diagnose wird die herabgesetzte bis fehlende Signalgabe bei T1w und die starke Signalintensität bei T2w Sequenzen gewertet.

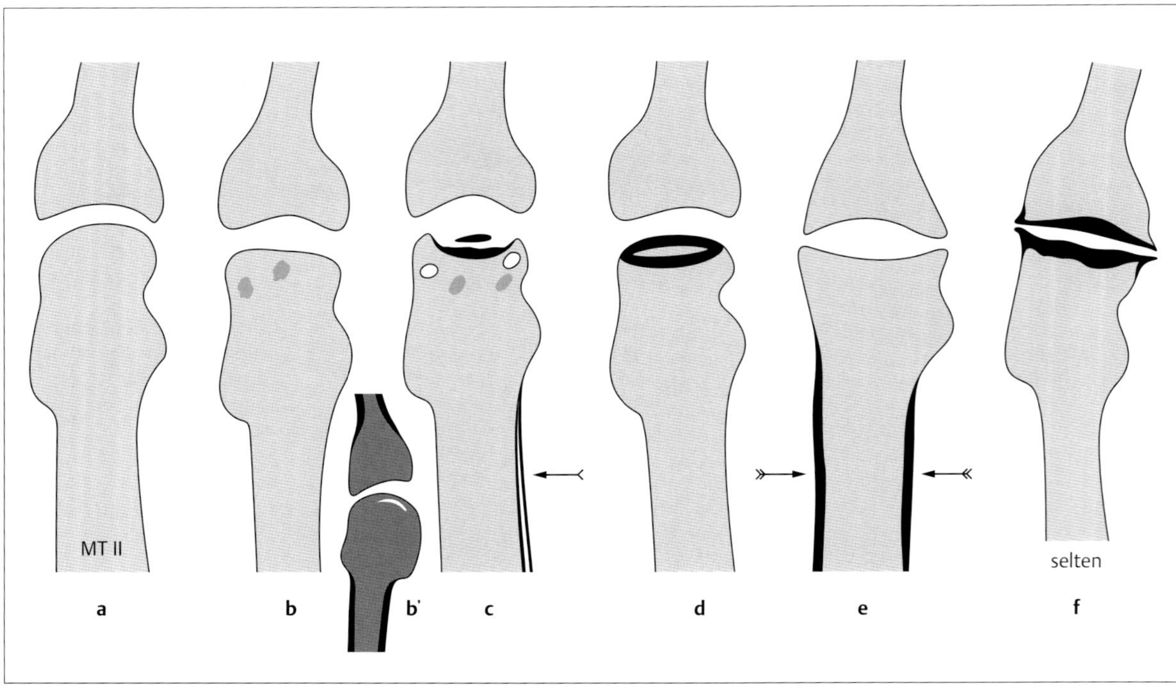

Abb. 16.**65a–f** **Morbus Köhler II im Röntgenbild.** Kontur- und Strukturveränderungen *(in diesem Fall)* am Metatarsale II.

- **a** **Normaler Röntgenbefund** des MTP-Gelenks II und seiner Umgebung.
- **b** **Abflachung der Metatarsale-II-Kalotte**, dadurch „Erweiterung" des röntgenologischen Gelenkspalts. An sich unspezifische, in diesem Zusammenhang jedoch diagnostisch wichtige kleine Osteoskleroseherde im Metatarsuskopf.
  b' Bogenförmige subchondrale Frakturlinie (engl.: Crescent Sign), entstanden durch die biomechanische Insuffizienz des avitalen Knochens, vor allem sichtbar auf der Schrägaufnahme.
- **c** **Einsinken der zentralen Kalottenanteile** mit kleinem Fragment und Randsklerose, „Erweiterung" des Gelenkspalts, diskrete Osteoskleroseherde, kleine Resorptionszysten in der Osteonekrosezone, Periostlamelle am Metatarsusschaft *(geschwänzter Pfeil*, s. Text).
- **d** **Ovalär projizierter Osteonekrosebereich der Kalotte** mit zirkulärer Randverdichtung, „Erweiterung" des Gelenkspalts.
- **e** **Abgeschlossene Revaskularisation** mit glatten Konturen. Die Größenangleichung der Phalanxbasis zeigt an, dass die Revaskularisierung schon vor längerer Zeit erfolgte. Persistierende Gelenkspalterweiterung. Die Periostapposition ist in die Schaftkompakta eingebaut *(doppeltgeschwänzte Pfeile)*, dadurch Schaftverdickung des Metatarsus.
- **f** **Sekundärarthrose** (Gelenkspaltverschmälerung, marginale Osteophyten, subchondrale Osteosklerose).

Ischämische Osteonekrose der proximalen Epiphyse des Metatarsus I

Diese Osteonekrose (Souverijns et al. 2002) zeigt sich – wie auch an anderen Epiphysen und Apophysen – an Kollapstendenz, Verdichtung, möglicher Fragmentation und häufig an einem schmalen subchondralen Aufhellungsband (subchondrale Fraktur, engl.: Crescent Sign). Im Knochenszintigramm akkumuliert die noch nicht verschmolzene ischämische Epiphyse das Radionuklid vermehrt. Im MRT verhält sich die durchblutungsgestörte Epiphyse so, wie beim Morbus Köhler II geschildert wurde. Ergänzend sei das Enhancement im angrenzenden Metaphysenbereich des Metatarsus I auf fettgesättigten T1w Sequenzen nach Gadoliniuminjektion erwähnt sowie der mehr oder weniger auffallende Ödemnachweis in der Epiphyse, in der Metaphyse und geringer ausgeprägt in der Diaphyse auf den Bildern von STIR-Sequenzen.

Iselin-Krankheit

Die Tuberositas ossis metatarsalis V hat ein sekundäres Ossifikationszentrum. Dieser tastbare Vorsprung steht durch den dort ansetzenden M. peroneus brevis unter Zugspannung und ist durch enges Schuhwerk Druckkräften ausgesetzt. Bei sportlich aktiven Kindern kann es durch wiederholte Mikrotraumen zu einer biomechanischen Überlastung des noch nicht verschmolzenen Ossifikationszentrums kommen, ohne dass eine vaskuläre Insuffizienz vorliegen muss. Die Überlastung offenbart sich als **Iselin-Krankheit** (Schwartz et al. 1991) und geht mit einem Einbruch, einer Fragmentation, evtl. einer Dislokation und immer mit einer Verdichtung des Ossifikationszentrums einher. Die spontane Reparation führt zum Wiederaufbau – evtl. unter Resorption einzelner Fragmente und Deformierung. Der „Spalt" zwischen der Tuberositas und der Längsachse des Metatarsus V verläuft parallel, bei der Fraktur dagegen quer zum Metatarsusschaft.

Differenzialdiagnose „ischämische Osteonekrose der Trochlea tali“ versus „Osteochondrosis dissecans“ der Talusrolle

Die ischämische Osteonekrose der Trochlea tali (Abb. 16.**66**) unterscheidet sich von der Osteochondrosis dissecans der Talusrolle (Abb. 16.**67**, s. auch Abb. 16.**66**) nicht nur durch ihre größere Ausdehnung, Lokalisation und ungünstigere Prognose, sondern auch durch die nekrose- und revaskularisationsbedingten pathobiologischen Vorgänge und deren bildgebende Folgen (s. Kap. 15 „Knie- und Tibiofibulargelenk“, Abschnitt „Osteochondrosis dissecans“). Außerdem ist die ischämische Osteonekrose viel häufiger die Manifestation einer Grunderkrankung als die Osteochondrosis dissecans.

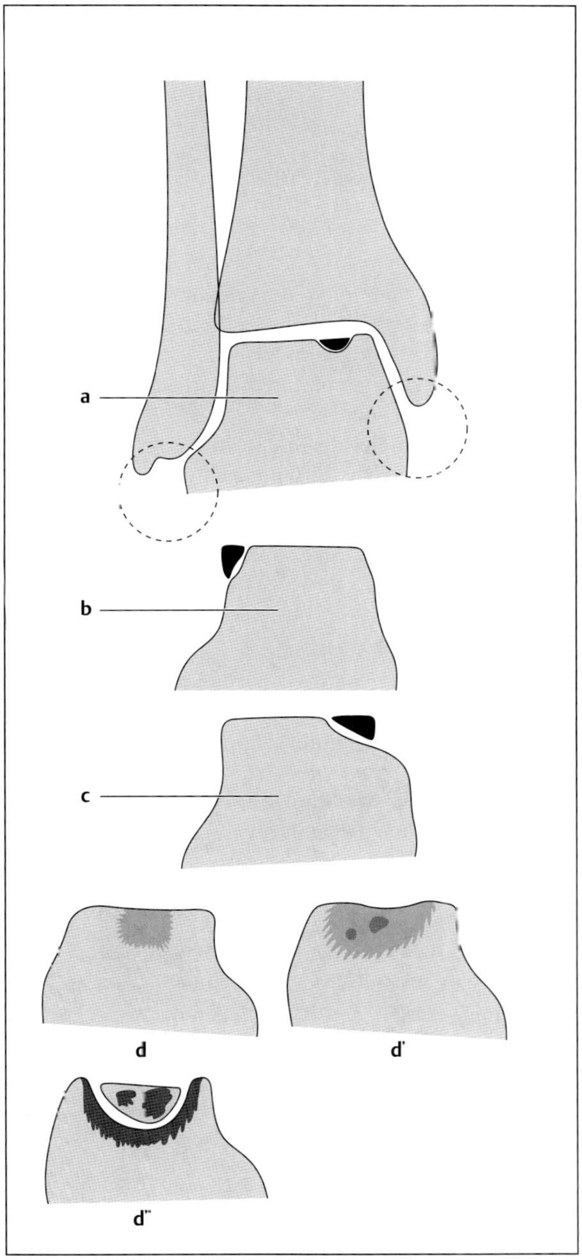

Abb. 16.**66a–d''** **Osteochondrosis dissecans, Entwicklungsstörung und partielle ischämische Osteonekrose der Talusrolle.**
- **a Dissektion gering von der medialen Trochleakante entfernt.** Das Dissekat kann fragmentieren.
- **b Dissektion an der lateralen Kante der Trochlea.**
- **c Entwicklungsstörung der Talusrolle** mit persistierendem atypischem Knochenkern.
- **d Ischämische Osteonekrose der Trochlea tali.** Verlaufsbeobachtung (**d**, **d'** und **d''**), da erst im Spätstadium diagnostiziert. Erste Manifestation als Strukturverdichtung ohne Veränderung der Trochleakontur, evtl. sehr diskrete Randverdichtung. Nach etwa 6 Monaten diskretes Einsinken der Taluskontur; einzelne Knochenschatten abgrenzbar. Nach weiteren 8 Monaten Einsinken (Kollaps) des nekrotischen Trochleafragments, völlige Demarkierung, breite demarkierende Randsklerose. MRT zur Beurteilung des Gelenkknorpels schon bei **d** notwendig (s. Abb. 16.**67**).

Merke:

Ein von der „Gelenkmaus“ verlassenes Knochenbett kann sich mit der Zeit glätten und wird dann röntgenologisch invisibel. Trochleadissekate wandern nur selten aus dem Mausbett heraus. Knochenschatten in den markierten Bezirken *(Kreise)* sind daher nur selten dislozierte „Gelenkmäuse“. Viel eher handelt es sich um Absprengungen aus den Knöchelkanten und aus der Tibiavorderkante, um alte Kapsel-Band-Ausrisse der Knöchelspitzen oder um posttraumatische oder degenerative Gelenkweichteilverkalkungen (-verknöcherungen).

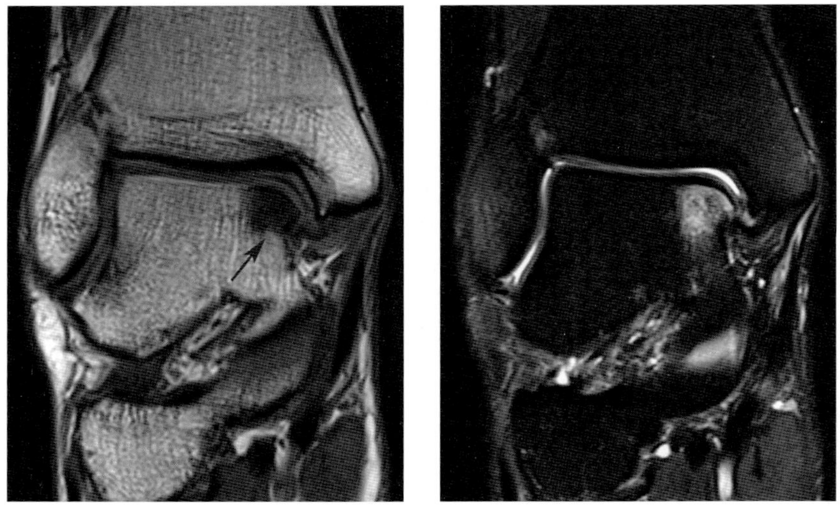

Abb. 16.**67** **Frühform der Osteochondrosis dissecans der medialen Talusschulter.** Patient 48 Jahre alt, männlich.
T1w *(links)*: Subchondraler umschriebener Fettsignalverlust *(Pfeil)*.
PDw fatsat *(rechts)*: Signalintensives Knochenmarködem in derselben Taluszone wie im linken Bildteil. Der darüber ziehende Gelenkknorpel ist erhalten. Kleiner Erguss im oberen Sprunggelenk.

Tibiotalare Abschrägung

Verschiedene Osteochondrodysplasien und Dysostosen, deren Klassifizierung allerdings nicht von den Verbildungen der Knochensockel des oberen Sprunggelenks abgeleitet wird, gehören zu den präarthrotischen Deformitäten.

In diesem Zusammenhang sei die **tibiotalare Abschrägung** (vgl. Abb. 16.**79** und Abb. 16.**81**) genannt, die einerseits bei den konstitutionellen systemischen Osteochondrodysplasien und den dysostotischen, d. h. nur an einzelnen Knochen isoliert oder kombiniert auftretenden Fehlbildungen vorkommt. Andererseits ist sie auch als erworbene Formstörung bekannt, wie z. B. bei der Sichelzellkrankheit, der Hämophilie, der juvenilen idiopathischen Arthritis, bei chronischer Osteomyelitis, als Poliomyelitisfolge, nach Wachstumsfugentrauma, bei der Rachitis, bei der Hypophosphatasie und beim Hyperparathyreoidismus. Nach therapeutischer segmentärer Fibularesektion im Kindesalter zum Gewinnen eines Knochenspans kann eine im Aspekt ähnliche Valgusdeformität der Talusrolle entstehen (Hsu et al. 1974). Das röntgenologische Kriterium der tibiotalaren Abschrägung ist der Verlauf der knöchernen distalen Tibiagelenkkontur von lateral-proximal nach medial-distal und ein verstärktes Wachstum des lateralen Anteils der Talusrolle.

Sesamoidkomplex der Großzehe

Die verschiedenen Fehlstellungen im MTP-Gelenk I führen mit der Zeit zur Arthose, an der die Sesambeine des Großzehengrundgelenks teilnehmen. Erkrankungen dieser Sesambeine sind darüber hinaus als Risikofaktoren für die Arthroseentstehung bekannt. In diesem Zusammenhang sei auf den Sesamoidkomplex der Großzehe (Oloff u. Schulhofer 1996) eingegangen:

Durch umschriebene oder diffuse Schmerzen am Plantaraspekt des 1. MTP-Gelenks gibt sich dieser polyätiologische Komplex klinisch zu erkennen. Beispielsweise droht vor allem bei starker erzwungener Hyperextension im MTP-Gelenk I die akute Sesamoidfraktur. Bei Balletttänzern, Fußballspielern, Läufern und Barfußsportlern sind wegen wiederholter biomechanischer Überlastung eher Stressfrakturen zu erwarten. Darüber hinaus gehören verschiedene andere schmerzhafte Veränderungen zum Sesamoidkomplex der Großzehe.

Als erste bildgebende Untersuchungen werden gewöhnlich die dorsoplantare Übersichtsröntgenaufnahme des Vorfußes zur örtlichen Grobinformation und die Tangentialaufnahme zur überlagerungsfreien Darstellung der konstanten Sesambeine (des MTP-Gelenks I) und der Metatarsusköpfe durchgeführt (Abb. 16.**68** und Abb. 16.**69**). Auf diesen Röntgenaufnahmen können u. a. die als Sesambeine bezeichneten Schaltknochen im MTP-Gelenk I hinsichtlich ihres *Vorhandenseins* (Agenesie?), eines *Sesamoideum bipartitum atraumaticum* oder einer Fraktur, einer *arthrotischen* oder *ischämischen Deformierung* und/oder einer *grob gestörten Spongiosastruktur* oder *Dislokation/Subluxation* eingeschätzt werden.

Die genaue Beurteilung schmerzhafter Sesamoide stützt sich jedoch auf die **MRT** (Abb. 16.**70** und Abb. 16.**71**), die zusätzlich zum genaueren Schaltknochenstatus eine Information über die umgebenden Weichteile und Knochen vermittelt. Zur Abbildung der Knochenmarksignale in den Sesamoiden kommt die T1w mit Gadoliniumapplikation infrage. Die T2-Gewichtung sollte die Fettsuppression oder STIR-Technik umfassen. Post-Gadoliniumsequenzen werden darüber hinaus bei Ischämieverdacht, bei Infektionen und bei Tumoren der Sesambeine empfohlen. Die nachfolgende Beschreibung pathologischer Sesamoidbefunde stützt sich zusammenfassend auf die Beurteilung der Projektionsradiogramme *und* MRT-Bilder.

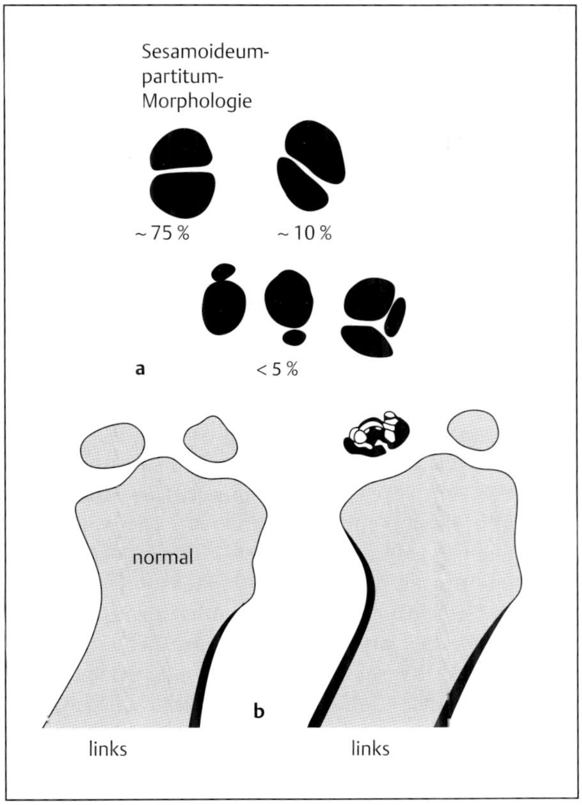

Abb. 16.**68a, b** **Erscheinungsbilder des Sesamoideum bi-/multipartitum (a), Spätstadium der ischämischen Osteonekrose eines Halluxsesamoids (Morbus Renander) im Röntgenbild (b).** Typische ischämische Befunde sind Kollaps, Fragmentation und Nebeneinander von Verdichtungen und Strukturaufhellungen. **Die bildgebende Frühdiagnose des Morbus Renander gelingt mit der MRT.**

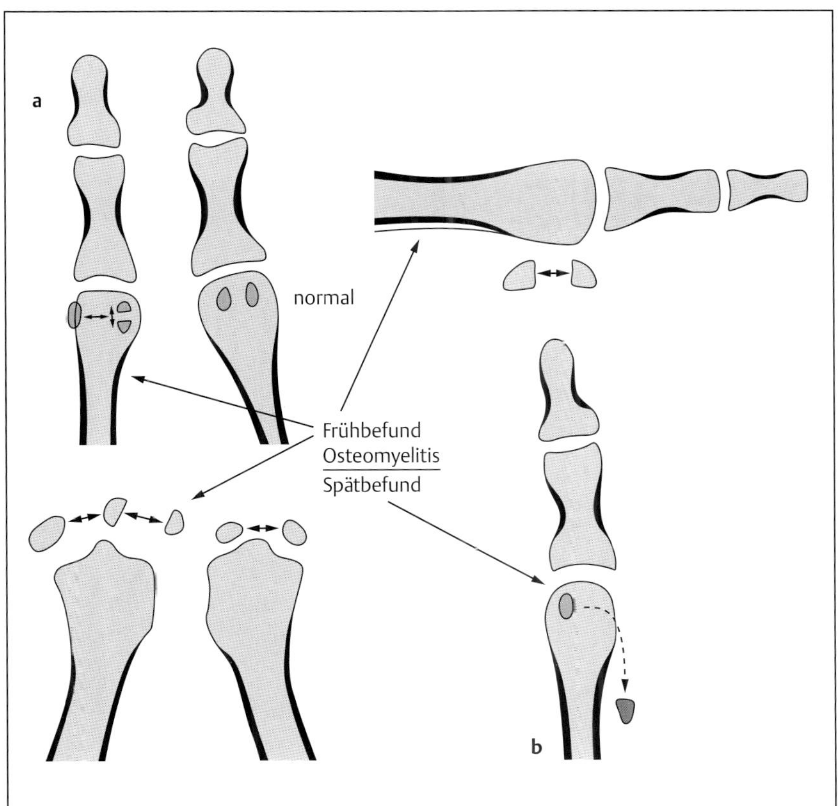

Abb. 16.**69a, b** **Röntgenfrühbefunde (a) und Spätbefund (b) bei der Sesamoidosteomyelitis am MTP-Gelenk I.**

- **a Sesambeindistanzierung** bzw. Diastase der Partes beim Sesamoideum partitum. Periostlamelle am Metatarsusschaft durch Ödem.
- **b Erosion der Konturen möglich**, Fragmentation oder partielle Auflösung des Sesambeins. „Verschwinden" der befallenen Pars bzw. des Sesambeins nach Entleerung über Fistel. Migration sequestrierter (nekrotischer, d. h. dichter) Sesambeinanteile *(gestrichelter Pfeil)*.

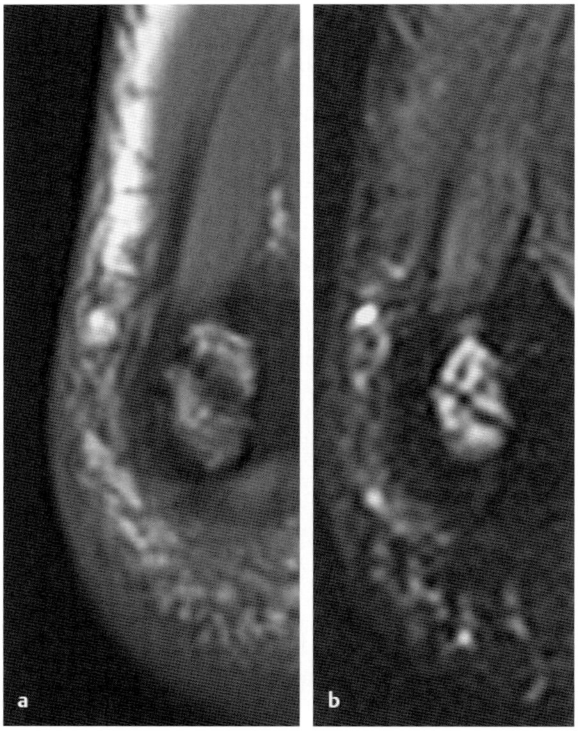

Abb. 16.**70a, b** **Stressphänomen in einem bipartalen medialen Os sesamoideum: suffiziente Stressadaptation.** Starke Schmerzen zeigen klinisch jedoch die Gefahr des Übergangs in die Stressfraktur (insuffizienten Stressadapatation) an (33-jähriger Patient, Marathonläufer).

a *T1w:* Status bipartus. Fettmarksignal noch erkennbar, Teilungslinie und Umgebung signalarm.

b *STIR-Bild:* Knochenmarködem in beiden Partes, glatte Trennfläche.

Frische (akute) Fraktur bzw. röntgenologisch okkulte versus Anlagestörung (Sesamoideum bipartitum, s. Abb. 16.**68**):

- überwiegend querer Bruchspalt
- variable Fragmentgröße (CT bei sehr kleinen Bruchstücken informativer als MRT)
- unregelmäßiger Verlauf des Frakturspalts
- Fragmentecken spitz und scharf
- Dislokation der Bruchstücke durch Kapselruptur
- Information über begleitende Weichteilverletzung

Bei *akuter Fraktur* zeigt sich eine verminderte Signalintensität bei T1-Gewichtung. Das Ödem kann im betroffenen Sesambein längere Zeit persistieren, und zwar auch dann, wenn der Frakturspalt verschwunden ist. Der heilende Frakturrand zeigt verstärkte Signalintensität im Verhältnis zum übrigen Sesamoidmark. Dies fällt besonders nach Kontrastmittelinjektion auf. Die verzögerte Bruchheilung oder Pseudarthrose gibt sich, abgesehen vom Zeitintervall, mit einem hypointensen Frakturrand auf T2w Sequenzen durch dort entstandenes faseriges Bindegewebe bei variablem Marködem zu erkennen. Der traumatisierte Kapsel-Band-Apparat und verletzte Sehnen nehmen das Kontrastmittel verstärkt auf, beispielsweise ein plantarer Kapselriss durch forcierte Hyperextension im MTP I.

Das *Stresssesamoid* zeigt sich klinisch an schleichend einsetzenden Schmerzen. Der normalen oder geringfügig herabgesetzten Signalintensität bei T1w steht eine starke Signalgabe bei T2w oder STIR-Bildern gegenüber. Dieser Befund ist jedoch nicht spezifisch, da er auch bei der Sesamoiditis und der ischämischen Sesamoidnekrose auftreten kann.

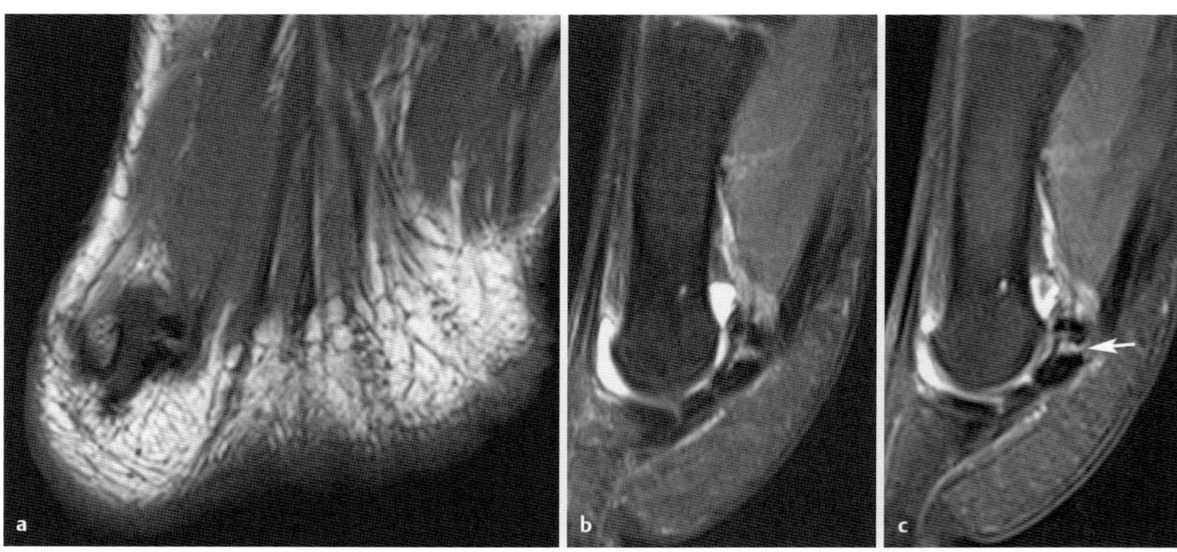

Abb. 16.**71a–c** **Sesambeinosteonekrose (Patientin 23 Jahre alt).**

a *T1w:* Zweigeteiltes laterales Sesambein der Großzehe mit weitestgehendem Signalverlust.

b *PDw fatsat:* In der wassersensitiven Sequenz erfolgt eine Darstellung des Spaltes zwischen den Partes, die selbst keine Signale geben, da ihre Durchblutung unterbrochen ist. Erguss im MTP I.

c *Postkontrastbild:* Anreicherung im Spalt, keine Kontrastmittelanfärbung im 2-geteilten Sesambein *(Pfeil).*

Das *Bipartitum* gibt sich gewöhnlich größer als ein ungeteiltes Sesambein zu erkennen. Sein Spalt und die Diastase sind glatt begrenzt mit abgerundeten Ecken. Eine traumatische oder infektiös-entzündliche Dislokation der beiden Bipartitumanteile ist möglich. Jede traumatische Dislokation der Sesambeine setzt eine Ruptur der intersesamoidalen Faserknorpelplatte voraus.

Sesamoidischämie (idiopathisch: *Renander-Krankheit*): Im fortgeschrittenen Osteonekrosestadium kommt es im Röntgenbild zum Sesamoidkollaps mit Abflachung, Fragmentation, kleinen Verdichtungsherden und zystischen Resorptionshöhlen (s. Abb. 16.**68**). Das Frühstadium offenbart sich manchmal mit starken Schmerzen und Weichteilschwellung, die differenzialdiagnostisch an den akuten Gichtanfall denken lassen.

Im MRT wird eine fehlende bis niedrige Signalintensität bei T1w und eine variable, zumeist fehlende oder revaskularisationsbedingte hyperintense Signalgabe auf T2w und wassersensitiven STIR-Sequenzen beobachtet (s. Sesamoiditis). Das klassische Doppellinienzeichen ist nur selten nachzuweisen (Karasick u. Schweitzer 1998).

! Merke
Es gilt: Die normale Signalintensität des Knochenmarks bei T1w und T2w schließt am Sesambein die Osteonekrose aus.

So genannte Sesamoiditis: Diese Krankheitsbezeichnung leitet sich von einer schmerzhaften aseptischen Entzündung des Sesamoids *und* seiner Weichteilumgebung ab, die sich nach wiederholten Drucktraumen entwickelt hat. Diese Pathogenese ähnelt derjenigen bei Stressphänomenen. Entsprechend gibt es ähnliche Signalmuster im MRT. Als diagnostisch sicherstes MRT-Verhalten gelten die normale Signalintensität auf T1w und Hyperintensität auf STIR-Bildern (Karasick u. Schweitzer 1998).

Osteomyelitis und *infektiöse Arthritis* können auch die Sesambeine befallen. Erstere kann beispielsweise über Plantarulzera oder Fisteln entstehen. Zur Beteiligung bei der infektiösen Arthritis kommt es durch die kapsuläre Fesselung der Sesamoide. In Abhängigkeit vom Zeitfaktor sind Hinweise auf eine Sesamoidosteomyelitis dem Röntgenbild (s. Abb. 16.**69**) zu entnehmen. Genauere Informationen liefert das MRT. Unter Berücksichtigung des klinischen Bildes sind Foci niedriger Signalintensität bei T1w und Hyperintensität bei T2w und STIR-Sequenzen zu erwarten. Auf die Entzündung weist auch das starke Signal-Enhancement nach Gadoliniuminjektion hin (Hyperämie, Exsudation, Kollateralphänomen). Für einen primären arthritischen Prozess, welcher Ätiologie auch immer, spricht das mehr oder minder ausgedehnte Übergreifen der Synovialisanfärbung auf die Weichteilumgebung und der Nachweis eines größeren Gelenkergusses bei den entsprechenden Gewichtungen.

Kälteschäden

Kälteschäden auf den Zehengelenken manifestieren sich ähnlich wie an den Fingern (s. Kap. 11 „Gelenke der Hand", Abschnitt „Kältetraumen") als juxtaartikuläre oder in das Gelenk eingebrochene zystische Defekte (Abb. 16.**72**), die sich teilweise zurückbilden können. Außerdem werden an den kleinen Röhrenknochen reversible, zarte lamelläre Periostreaktionen gesehen (kältetraumatische Periostödemfolge, örtliche Infektionsfolge?). Die Defekte und manchmal auch umschriebene Verdichtungszonen entwickeln sich etwa 5–12 Monate nach dem Kälteschaden. Ihr Auftreten hängt nicht vom Erfrierungsgrad ab (Blair et al. 1957). Auf die betroffenen Gelenke beschränkte Arthrosen entwickeln sich erst Jahre bis Jahrzehnte nach dem Kälteschaden.

Mikrogeodensyndrom der Finger- und Zehenphalangen

Das Mikrogeodensyndrom der Finger- und Zehenphalangen (s. Kap. 11 „Gelenke der Hand", Abschnitt „Kältetraumen") wird überwiegend bei Kindern, seltener bei Erwachsenen (Sato et al. 1995) beobachtet. Ihm liegt wahrscheinlich eine transitorische periphere Zirkulationsstörung zugrunde, die zu *fokalen* Osteonekrosen und Knochenmarknekrose (Abb. 16.**73**) mit spontaner Heilungstendenz innerhalb von Wochen (klinisch) bis Monaten (Röntgenbefund) führt. Bei der überwiegenden Patientenmehrzahl tritt die Erkrankung im Anschluss an ein *lokales Kältetrauma* auf. Klinisch gibt sich das Syndrom als eine wenig schmerzhafte, spindelförmige Weichteilschwellung des betroffenen Fingers oder der Zehe zu erkennen. Eine begleitende lokale Erwärmung und eine Hautrötung werden häufig beobachtet. Differenzialdiagnostisch sind, namentlich bei Patienten ohne Kältetrauma, die Sarkoidose und die Tuberkulose abzugrenzen, da bei diesen Erkrankungen u. a. Osteolysen vom Typ des Honigwabenmusters vorkommen (s. auch Kap. 11 „Gelenke der Hand", Abschnitt „Skelettsarkoidose").

Zur Röntgendiagnose der Kashin-Beck-Krankheit unter Berücksichtigung des Talus s. Abb. 11.**75**.

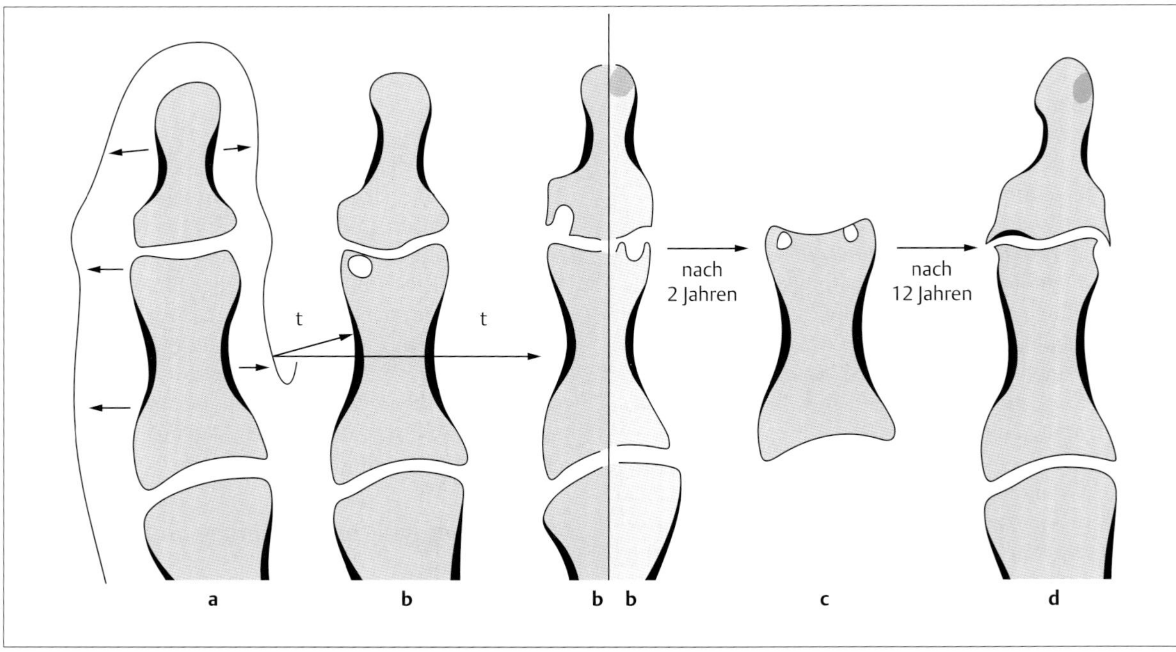

Abb. 16.**72a–d** **Kältetrauma des Großzehen-IP-Gelenks.** Es läuft in eine Arthrosis deformans aus. Die bei schweren Kälteschäden an den Zehen und Fingern vorkommende Akroosteolyse erfolgt im Rahmen der sich abstoßenden Weichteilnekrose. Der *Kälteschaden im Wachstumsalter* führt (an den Zehen) auch zur Verkürzung (durch vorzeitigen Schluss der Wachstumsfuge) und Formalteration sowie zur Epiphysenfragmentation der Phalangen = Folge des Kälteschadens am Wachstumsknorpel (t = Zeitablauf).

a **Frischer Kälteschaden** mit ausgedehnter Weichteilschwellung *(Pfeile)*. Ableitung der Diagnose aus der Anamnese.

b **Etwa 1 Jahr nach Erfrierung**; s. auch die Verdichtungszone (Nagelfortsatz). Manchmal kommt es im 1. Jahr zu einer ausgeprägten Demineralisation der betroffenen Knochen.

c und **d** **Verkleinerung der rundlichen, lochartigen Osteolysen oder randständigen Defekte**; späterer Ausgang in Arthrose möglich. Fehlstellungen nach Weichteilkälteschaden (nicht gezeichnet) treten auch unabhängig von den Knochen- und Gelenkschäden auf.

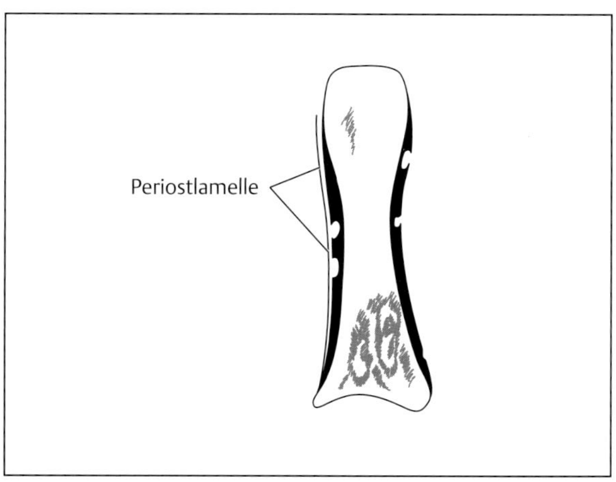

Abb. 16.**73** **Grundphalanx bei (transitorischem) phalangealem Mikrogeodensyndrom.** Die Grundphalanx der Zehen und Finger ist der Prädilektionsort für das Syndrom. Die strahlenluzenten Mikrogeoden (um 1 mm Durchmesser) springen besonders ins Auge, wenn sie im Profil abgebildet werden. Darüber hinaus kommt es zu einer metaphysären Strukturrarefizierung ohne typischen Geodenaspekt, manchmal auch zur Periostreaktion.

Osteoarthropathien

Gichtosteoarthropathie

Das MTP-Gelenk I (Abb. 16.**74** bis Abb. 16.**77**) ist das Testgelenk der Gichtosteoarthropathie (s. Kap. 6 „Arthropathien und Osteoarthropathien“).

Bei etwa 50 % der Gichtkranken setzt nämlich der *erste akute Anfall* im Großzehengrundgelenk ein. Im weiteren Krankheitsverlauf berichten sogar etwa ¾ der Patienten über Gichtanfälle in diesem Gelenk. Gichtanfälle werden in abnehmender Häufigkeit ebenfalls in den übrigen Gelenken des Fußes einschließlich des Talokruralgelenks, im Kniegelenk und auch im Handwurzel-Finger-Bereich beobachtet.

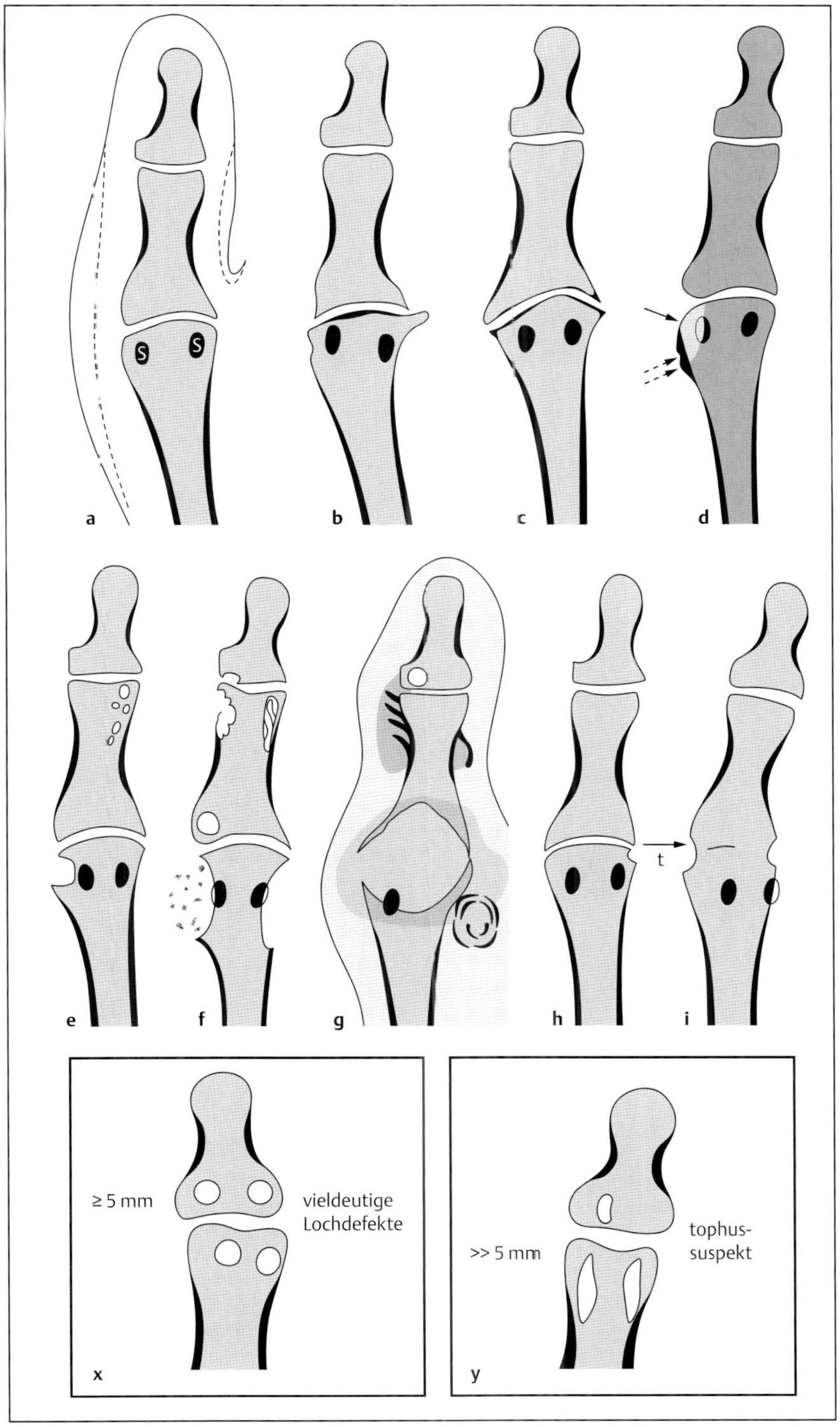

Abb. 16.**74a–i** **Röntgenbefunde bei der Gicht im Großzehenbereich (Gichtosteoarthropathie).** Über die Pathogenese s. Abb. 6.**1** (Menge-Zeit-Quotient der Uratpräzipitation und seine bildgebenden Folgen).

a **Klassischer hoch akuter Gicht(-erst-)anfall (Podagra).** Starke Rötung und nicht gelenkbezogene Schwellung über dem Fußrücken bis zum oberen Sprunggelenk möglich. Weichteilschwellung des I. Fußstrahls *(Normalkontur gestrichelt).* Kein pathologischer Röntgenbefund an den artikulierenden Knochen (S = Großzehensesambeine).

b **Hallux-rigidus-Arthrose** (seitlicher Röntgenaspekt s. Abb. 16.**15**). Dieser Befund tritt häufig auch bei Patienten mit Gicht auf, sodass, namentlich bei Männern, eine Bestimmung des Harnsäureserumspiegels nicht unterlassen werden sollte.

c **Röntgenzeichen wie bei banaler Großzehengrundgelenkarthrose.**

Merke:

Hinter jedem Arthrosebild (am Großzehengrundgelenk), das ohne wesentliche Fehlstellung auftritt, kann sich eine Gicht oder Hyperurikämie verbergen, und zwar vor allem bei Männern mittleren Alters! Die ausgeprägte Fingerpolyarthrose sollte bei Männern ebenfalls grundsätzlich Anlass zur Prüfung des Harnsäureserumspiegels sein!

d **Umschriebene Transparenzerhöhung** *(Pfeil)* bei gleichzeitiger *Verdünnung* oder *Auslöschung der Spongiosabälkchen* (Lupe!). Dieser Befund kann in Verbindung mit einer entsprechenden klinischen Symptomatik bzw. im interkritischen Stadium der Gicht, d. h. zwischen den akuten Attacken, das Röntgenfrühzeichen eines Knochenmarktophus sein. Die zarte, erkerartige Knochenapposition am medialen, distalen Metatarsusanteil *(gestrichelte Pfeile)* ist ohne Gelenkfehlstellung ein Röntgenverdachtszeichen der Gicht.

e **Randständiger Tophusdefekt.** Außerdem kleine rundliche Osteolysen im Kopf der Grundphalanx, *die sich bis auf die Diaphyse ausdehnen* (vgl. auch **f**).

f **Tophusbedingte Hellebardenform** des Metatarsuskopfs, außerdem Tophusdefekte in der Umgebung des Großzehen-IP-Gelenks und an der Grundphalanxbasis; Tophusverkalkungen, auch in der benachbarten Bursa.

g **Tophusmutilation („Becherung")** im Grundzehengrundgelenk. Ein Tophus hat das laterale Großzehensesambein zerstört (aufgetrieben, *balloniert*, manchmal auch *„Eierschalenaspekt"*). Tophusinduzierte Periostreaktionen an der Grundphalanx (**Tophusstachel** = *medial*, **überhängender Knochenrand** = *lateral*). Lochdefekt > 5 mm Durchmesser in der Endphalanx. MRT-CT-Regel des Gichttophus (Liu et al. 2003): Expansive Osteolyse mit niedriger Signalintensität auf T2w-Bildern (FSE) und Kalkschatten im CT → dann den Gichttophus differenzialdiagnostisch bedenken (vgl. Kap. 3 „Einführung in die Arthritis- bzw. Synovitisdiagnostik", Abschnitt „Gichttophus").

h **Chronische Gichtarthritis** im MTP-Gelenk I (reaktionslose Gelenkspaltverschmälerung, zarte Erosion).

i **Die Befunde von h führen zur knöchernen Ankylose** (t = Zeit, Verlauf).

xy *(Inserts)* Röntgendiagnostische Einschätzung von Gelenkbeschwerden + subchondrale Lochdefekte oder subchondrale längsovale Osteolysen.

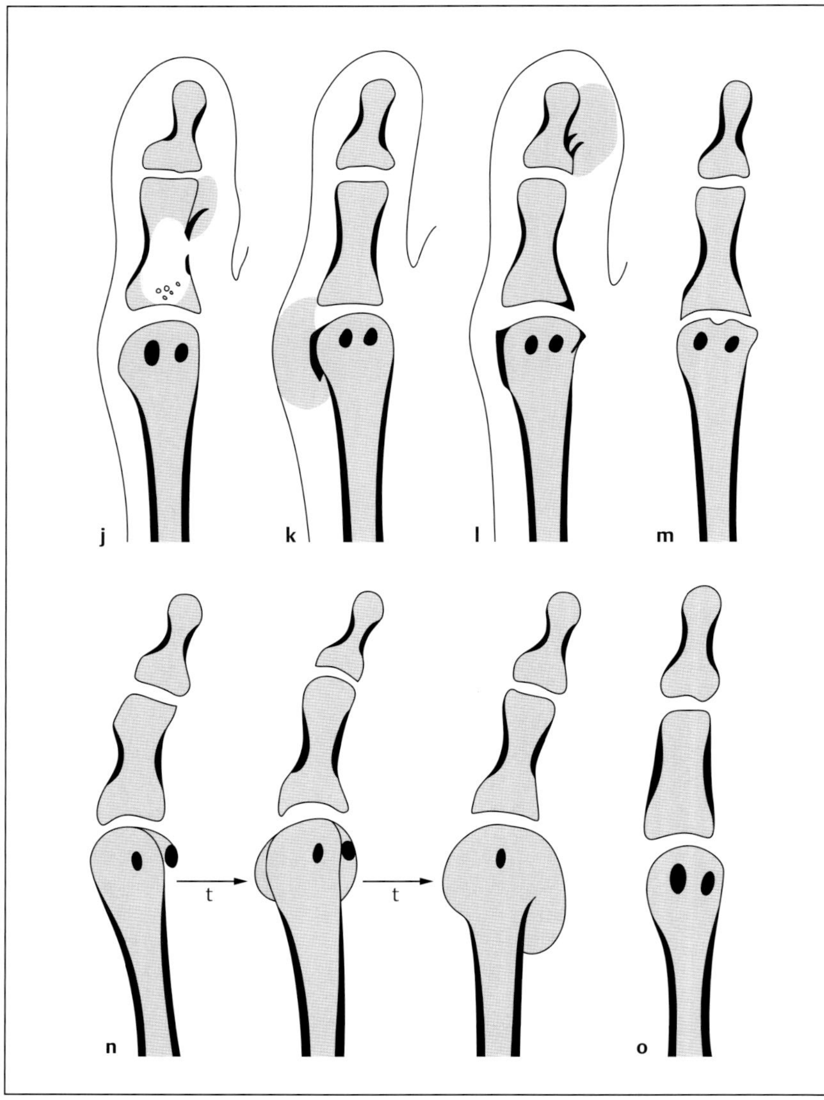

Abb. 16.**75j–o** **Röntgenbefunde bei der Gicht im Großzehenbereich (Gichtosteoarthropathie;** Fortsetzung von Abb. 16.**74**).

- j **Große Tophusosteolyse**, evtl. mit Kalziumstippchen, in der Grundphalanx der Großzehe. Röntgendifferenzialdiagnose gegenüber einem Enchondrom (s. Abb. 6.**3**) durch den klinischen Gichtnachweis (s. auch den Perioststachel mit verdichteter Weichteilumgebung = Tophus).
- k **Metatarsus-I-Erker** mit umgebender Weichteilverdichtung *ohne* Halluxfehlstellung (Tophus [in der Bursa?]).
- l **Metatarsus-I-Erker** bei geringgradiger Arthrosis deformans im Großzehengrundgelenk, Tophusstachel an der Endphalanx.
- m **Arthrosis deformans** des MTP-Gelenks I mit sog. zentraler Erosion des Metatarsuskopfs („Mausbett", Dissekat resorbiert).

Merke:

Großzehengrundgelenkarthrosen mit zentraler Erosion sollten immer der Anlass zur Bestimmung des Harnsäureserumspiegels sein.

- n **Uratinduzierte osteoplastische Reaktion** am Metatarsuskopf I, die nach mehrjähriger Verlaufsbeobachtung (t) zur sog. **Pilzform des Metatarsuskopfs** führt (Dihlmann u. Fernholz 1974). Das Sesamoid wird in den Verknöcherungsprozess miteinbezogen.
- o **Umbau des Großzehengrundglieds zur Kolbenphalanx**; d. h., eine langsam entstehende Periostreaktion verschmilzt sogleich mit der Kompakta und gibt der Phalanx dadurch eine Kolbenform. Differenzialdiagnose s. Abb. 11.**38**.

Merke:

Größere Tophi spiegeln sich innerhalb der Weichteile (der Zehen bzw. Finger) als Verdichtungen wider. Die gezeichneten Röntgenbefunde können grundsätzlich, wenn auch mit geringerer Wahrscheinlichkeit, an jeder Zehe und jedem Finger (s. Abb. 11.**80** und Abb. 11.**81**) auftreten.

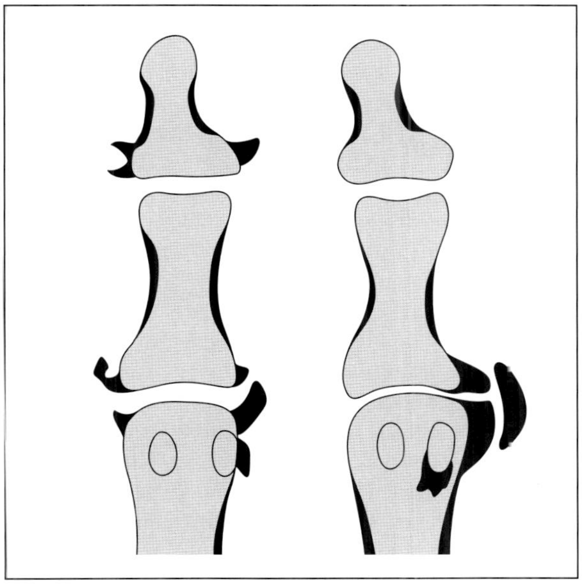

Abb. 16.76 **Der Gichttophus bzw. Niederschläge von Mononatriumuratmonohydrat** lösen nicht nur chondroosteolytische Vorgänge aus, sondern können auch zu osteoplastischen Reaktionen führen (vgl. Abb. 16.**74** und Abb. 16.**75**). Siehe am DIP-Gelenk I *(links) sehr grobe* Protuberanzen. Die Protuberanzen bei der Arthritis psoriatica sind „zarter" und treten bei ihr viel häufiger auf als bei der Gicht. *Rechts* sind ausgedehnte Kapselossifikationen bei chronischer Gichtarthritis im Großzehengrundgelenk wiedergegeben.

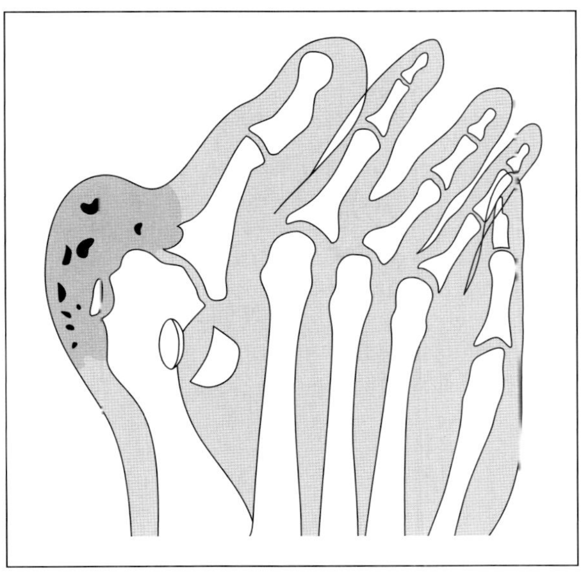

Abb. 16.**77** **Chronisch-tophöse Gichtosteoarthropathie am I. Fußstrahl.** Erosive, dissezierende chronische Arthritisröntgenbefunde im MTP-Gelenk I. Die dichte und starke Weichteilschwellung medial vom MTP-Gelenk I entspricht einer Bursitis urica. Im Tophus haben sich Kalziumsalze niedergeschlagen. Hallux valgus, Valgusfehlstellung auch in den Gelenken MTP II–IV; der leichte Digitus quintus varus und der Spreizfuß sind unspezifische Begleitbefunde.

Auch die *chronische Gicht* ergreift die Gelenke der unteren Extremitäten häufiger als die Gelenke im oberen Extremitätenbereich. Für die Gicht gilt die Regel, dass der MTP-Befall vom I. Gelenk sich nach und nach bis zum V. MTP-Gelenk ausbreitet. Bei der rheumatoiden Arthritis geht die Befall- und Ausbreitungstendenz vom V. in Richtung zum I. MTP-Gelenk, also umgekehrt wie bei der Gicht (s. Abb. 16.**30**).

> **! *Merke***
> Der Tophus – Gichtknoten – ist das wichtigste Merkmal der chronischen Gicht.

Er spiegelt die Gewebsreaktion auf ein massives Uratdepot wider. Zwischen dem ersten Gichtanfall und dem Tophusnachweis liegen gewöhnlich Jahre. Auch die Tophi treten am häufigsten im Bereich des Großzehengrundgelenks auf. Der Tophus kann seine Wirkung auf das Gleit- und Stützgewebe durch Entstehung im Gelenk, vom subchondralen Knochenmark aus und von den paraartikulären Weichteilen her ausüben. Er ist nicht nur ein relatives Spätsymptom der Gicht, sondern zeigt auch schwere Gewebszerstörungen an.

Über die primäre und sekundäre Gicht, ihre Begleit- und Folgeerkrankungen s. Kap. 6 „Arthropathien und Osteoarthropathien".

Der extrem schmerzhafte **akute Gichtanfall** äußert sich als perakute Entzündung mit massivem Ödem, das über die unmittelbare Gelenknähe hinausgeht. Die Haut (über der stark geschwollenen Großzehe) ist gerötet. Fieber, evtl. sogar Schüttelfrost, und humorale Entzündungsparameter zeigen die begleitende entzündliche Allgemeinreaktion des Organismus an.

Differenzialdiagnose der **(ersten) akuten Gichtattacke** (im MTP-Gelenk I):

- akute pyogene Arthritis
- Phlegmone (akute Zellgewebsentzündung), weil sich die Schwellung beim Gichtanfall sehr häufig auch auf gelenkfernere Weichteile erstreckt
- akute Apatitkrankheit (Periarthritis-Peritendinitis/Tendinitis calcarea)
- iatrogene kristallinduzierte Synovitis (Cristallosynovitis factitia, s. Kap. 7 „Dystope Kalziumniederschläge mit Krankheitspotenzial", Abschnitt „Weichteilverkalkungen/Kalzinosen") nach intraartikulärer Injektion eines mikrokristallinen Kortikosteroids
- Chondrocalcinosis articularis unter dem klinischen Bild des Pseudogichtanfalls (s. Kap. 7 „Dystope Kalziumniederschläge mit Krankheitspotenzial", Abschnitt „Kalziumpyrophosphatarthropathie in Weichteilstrukturen [Chondrocalcinosis articularis]")
- Arthritis psoriatica, akutes Auftreten mit Wurstzehe (Wurstfinger; s. Kap. 11 „Gelenke der Hand", Abschnitt „Arthritis psoriatica")
- Reiter-Syndrom bzw. reaktive Arthritis beispielsweise als akute MTP-Arthritis (s. S. 719)

- rheumatisches Fieber (akuter Gelenkrheumatismus), vorausgesetzt, der Gichtanfall tritt (selten) oligo- oder polyartikulär auf
- Spondylitis ankylosans mit akuter bis subakuter beispielsweise MTP-Arthritis
- palindrome Arthritis (s. Kap. 11 „Gelenke der Hand“, Abschnitt „Rheumatoide Arthritis: Varianten, Assoziationen und phänomenologische Ähnlichkeiten in der Klinik und/oder im Röntgenbild [gemäß ihrer praktischen Bedeutung selektiert]“), da häufig monartikulär
- aktivierte Arthrose (s. Kap. 5 „Arthrosis deformans“, Abschnitt „Klinik der Arthrose“)
- Morbus Renander (s. dort)

Differenzialdiagnose der **chronischen Gicht** (erosive Gelenkerkrankung auch ohne röntgenologisch auffallende Tophusbildung):

- rheumatoide Arthritis
- aktivierte Polyarthrose
- erosive Arthrose (s. Kap. 5 „Arthrosis deformans“, Abschnitt „Destruktive [erosive] Arthrose an den Extremitätenenden“)
- Arthritis psoriatica
- Pyrophosphattophus (s. Kap. 7 „Dystope Kalziumniederschläge mit Krankheitspotenzial“, Abschnitt „Kalziumpyrophosphatarthropathie in Weichteilstrukturen [Chondrocalcinosis articularis]“)
- ischämische Osteonekrose

Über den *„struppigen Fuß“* (Abb. 16.**78**) und seine differenzialdiagnostische Bedeutung im Hinblick auf die Gicht s. Kap. 6 „Arthropathien und Osteoarthropathien“, Abschnitt „Röntgenologisch erkennbare osteoplastische Reaktionen der chronischen Gicht“.

Hämophilieosteoarthropathie

Da besonders die Füße und die Sprunggelenke biomechanischen Belastungen und banalen Traumen ausgesetzt sind, manifestieren sich die Folgen koagulopathischer Erkrankungen (s. Kap. 6 „Arthropathien und Osteoarthropathien“, Abschnitt „Osteoarthropathien bei Blutgerinnungsstörungen“) einerseits häufig an diesen Abschnitten des Stütz- und Gleitgewebes. Andererseits hängen auch dort die Entstehung und der Schweregrad der **Hämophilieosteoarthropathie** von der genetisch determinierten Aktivitätsminderung des entsprechenden Gerinnungsfaktors ab. Die Folgen wiederholter Gelenk- und Knochen(-mark-)einblutungen bestimmen das Röntgenbild, da sich von ihnen Wachstums-, Formstörungen und eine diffuse Demineralisation – bei jüngeren Patienten mit Blutungskomplikationen vom Typ der hypertrophischen Atrophie – ableiten. Weichteilverdichtungen im Röntgenbild durch Hämosiderinablagerungen im Gleitgewebe zeigen sich vor allem dort, wo der physiologische Weichteilmantel dünn ist. Die Abb. 16.**79**, Abb. 16.**80** und Abb. 16.**81** zeigen verschiedene Röntgenbefunde der hämophilen Osteoarthropathie im Sprunggelenk- und Rückfußbereich.

Ochronose

Soweit sich diese (s. Kap. 6 „Arthropathien und Osteoarthropathien“, Abschnitt „Ochronosearthropathie“) an den Gelenken des Fußes (und der Hand) überhaupt klinisch und röntgenologisch zu erkennen gibt, erfolgt dies mit den Röntgenbefunden der Arthrosis deformans.

Angeborene, hereditäre Hämoglobinopathien

Die angeborenen, hereditären Hämoglobinopathien zeigen sich im Fußbereich mit denjenigen pathologischen Befunden, welche auch am Stütz- und Gleitgewebe der Hand beobachtet werden (Abb. 16.**82**, s. Kap. 11 „Gelenke der Hand“, Abschnitt „Hämoglobinanomalien“). Die in Abb. 16.**79** und Abb. 16.**81** – dort bei der Hämophilie – gezeichnete *tibiotalare Abschrägung* tritt als Wachstumsstörung polyätiologisch auf.

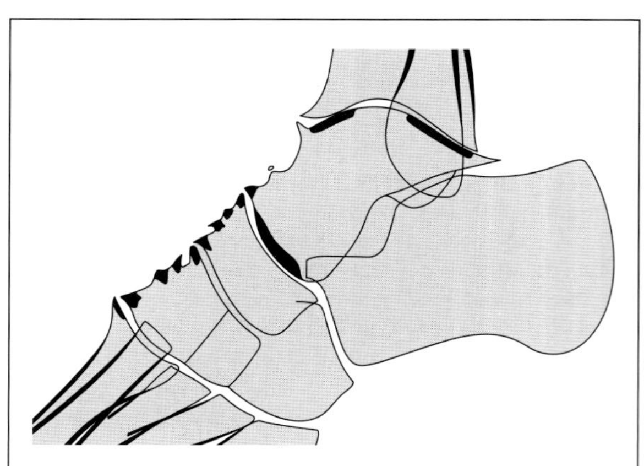

Abb. 16.**78** **Der „struppige Fuß“** *(markiert)* durch Arthroseosteophyten und Fibroostosen an der Fußrückenkontur ist ein für die *Gicht* charakteristischer, wenn auch nicht pathognomonischer Befund (Françon u. Leroy 1962). Im Röntgenbild außerdem Arthrosebefunde im oberen Sprunggelenk (Entrundung der knöchernen Gelenksockel, Verschmälerung des Gelenkspalts, subchondrale Osteosklerose, marginale Osteophyten). Die spitze Ausziehung des Processus posterior tali *(Tuberculum laterale)* zeigt eine (beginnende) Subtalararthrose an (vgl. Abb. 16.**59** und Abb. 16.**60**).

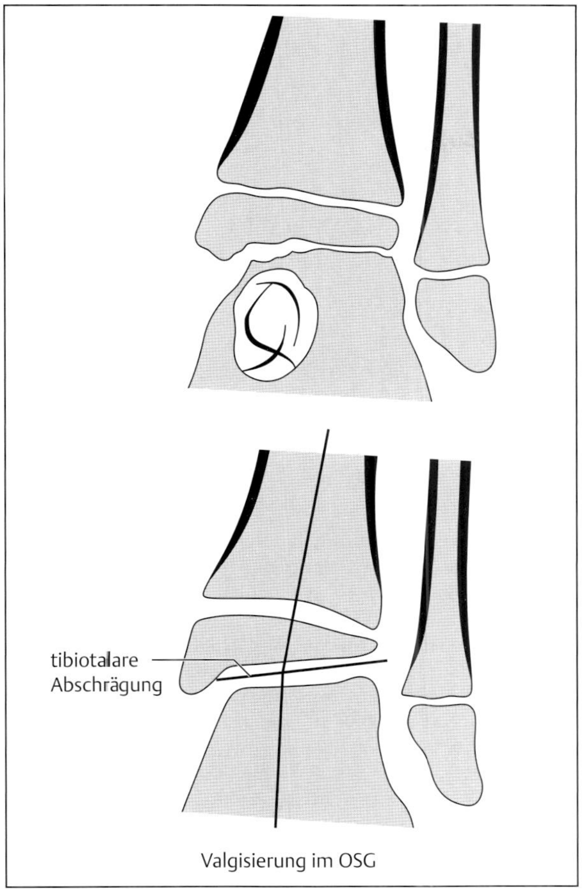

Abb. 16.**79a, b** **Röntgenbefunde der hämophilen Osteoarthropathie.**
a **Blutresorptive erosive Talokruralarthritis** nach wiederholten Einblutungen bei einem Kind mit Hämophilie A. Knochenmarkeinblutungen in die Talusrolle haben zu lokalem Zelluntergang geführt, der resorbiert wurde: **hämophile Resorptionszyste**. Bildgebende Differenzialdiagnose zur Tuberkulose (Bluteranamnese!).
b **Tibiotalare Abschrägung** durch Wachstumsstörung der distalen Tibiaepiphyse, der sich die Trochlea tali anpasst (OSG = oberes Sprunggelenk).

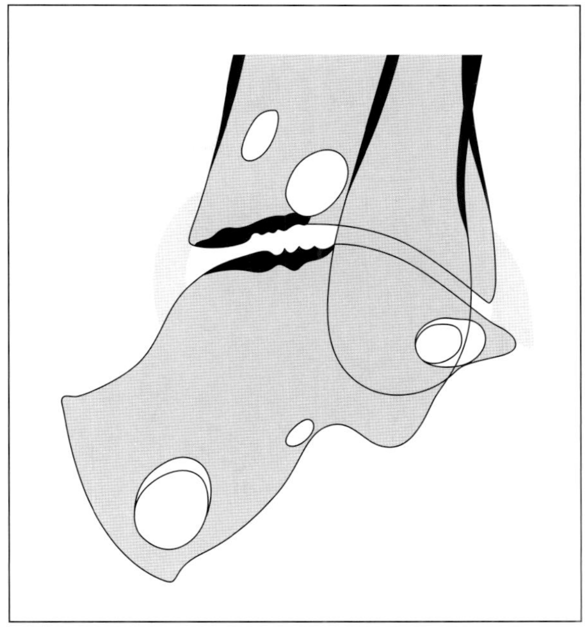

Abb. 16.**80** **Talokrurales Blutergelenk eines jüngeren Erwachsenen.**
Röntgenbefunde: Abgeflachte Talusrolle (Wachstumsstörung), zarte Erosionen an der Tibia und am Talus, subchondrale Spongiosaverdichtungen, größere und kleinere zystische Osteolysen, die nicht immer in der Druckaufnahmezone liegen. Ungewöhnlich *dichte* vordere und hintere Gelenkweichteile. *Also:* Mischbild, das röntgenologisch weder als chronische Arthritis mit Sekundärarthrose noch als reine Arthrose zu identifizieren ist. Bildgebend richtungweisend sind die zystenartigen Osteolysen – hämophile Resorptionszysten als Folgen von Knochenmarkblutungen – und die durch Hämosiderinablagerung sehr dichten Gelenkweichteile.

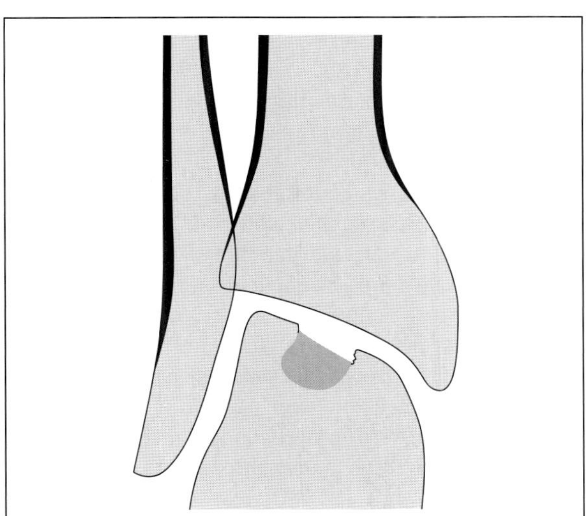

Abb. 16.**81** **Talokrurales Blutergelenk eines Erwachsenen** mit tibiotalarer Abschrägung (s. Abb. 16.79) und Röntgenzeichen der partiellen Talusischämie als Folge erhöhten Binnendrucks im Knochenmark durch intraossäre Einblutungen.

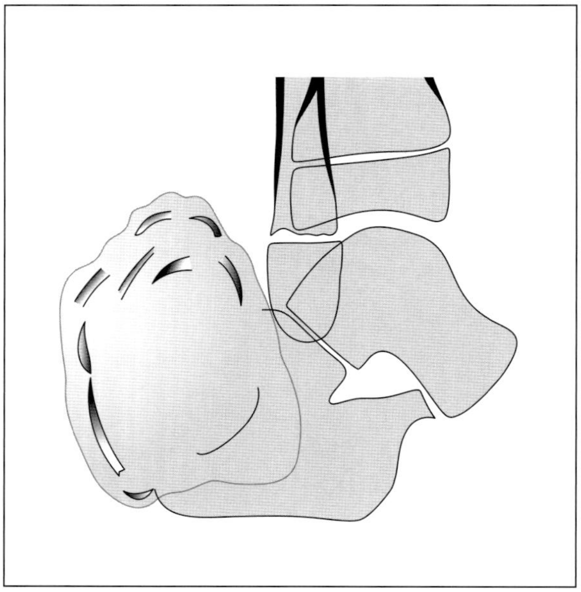

Abb. 16.**82** **Hämophiliepseudotumor** (s. Kap. 6 „Arthropathien und Osteoarthropathien", Abschnitt „Osteoarthropathien bei Blutgerinnungsstörungen"). Auflösung und schalenförmige Auftreibung des hinteren Fersenbeinbereichs und Weichteilverdickung durch intraossäre und subperiostale rezidivierende Blutungen. Ohne Kenntnis der Hämophilieanamnese müsste nach dem Röntgenbefund an einen malignen Tumor gedacht werden. MRT!

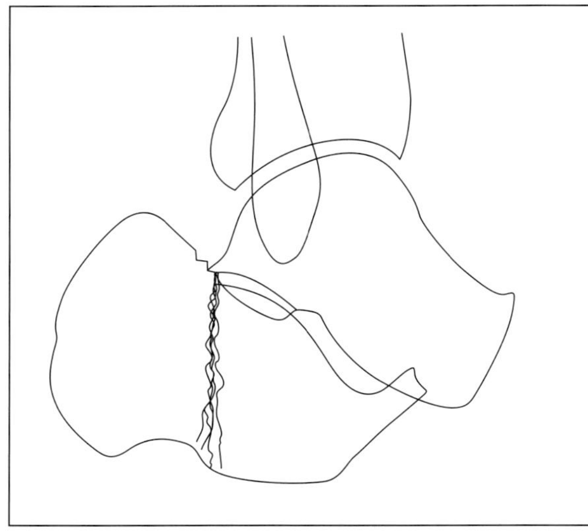

Abb. 16.**83** **Ermüdungsbruch des Fersenbeins als Frühzeichen einer neurogenen Osteoarthropathie (in diesem Fall bei Tabes dorsalis).** Außerdem weist die Sprungbeindislokation auf die gleichzeitige neurogene Schädigung („Erschlaffung") des Kapsel-Band-Apparats hin. Die Annahme einer Stressfraktur (= insuffiziente Stressadaptation) setzt den Nachweis (Röntgenbild, MRT, CT) des Frakturspalts oder einer Konturstufe voraus. Anderenfalls handelt es sich um eine konstruktive Stressadaptation (s. Kap. 10 „Stressfolgen am Skelett", Abschnitt „Konstruktive und insuffiziente Stressadaptation").

Neurogene Osteoarthropathien

Diese Osteoarthropathien (s. Kap. 6 „Arthropathien und Osteoarthropathien") zeichnen sich – kurzgefasst – durch eine Desintegration des betroffenen Gleit- und Stützgewebes sowie des kapsuloligamentären Apparats aus. Die Gewebsdesintegration ist die Folge eines Zustands, der als gestörte Trophik bezeichnet wird. Dieses Substantiv gibt in der medizinischen Nomenklatur den Hinweis auf den Stoffwechselzustand eines Gewebes oder Organs im weiteren Sinne. Die mechanische Belastung begünstigt und prägt zusätzlich das Erscheinungsbild der gestörten Trophik der Gewebe im Fußbereich.

Der **diabetische Fuß (diabetische Podopathie)** ist ein Sammelbegriff für die Erscheinungsformen der durch diabetische Stoffwechsellage ausgelösten Makroangiopathie oder diabetischen Neuropathie mit der Vorzugstopik Füße bzw. der Kombinationsformen beider pathogenetischer Alternativen. Unter den vielfältigen hereditären und anderen erworbenen neuropathischen Erkrankungen des Gleit- und Stützgewebes hat die diabetische neurogene Osteoarthropathie in den Industrieländern die größte praktische Bedeutung. Ihr röntgenologischer Aspekt wird, ebenso wie bei anderen neurogenen Osteoarthopathien, als Charcot-Gelenk (s. Abb. 6.**8**) – auch hypertrophische Form genannt – der atrophischen Form mit Akroosteolysen/Osteolysen (s. Abb. 6.**8**) und Mischphänotypien gegenüber gestellt.

Die neurogenen Osteoarthropathien erhalten am Fuß häufig ihr besonderes Gepräge durch die sog. *Mala perforantia* (s. Abb. 6.**9**). Diese schmerzlosen oder kaum schmerzhaften Geschwüre dienen manchmal als Leitschiene für Infektionen. Außerdem stoßen sich über diese Ulzera zuweilen Knochenfragmente ab, die für indolente Patienten überhaupt erst der Anlass sind, einen Arzt aufzusuchen.

Das Röntgenbild der neben- und nacheinander variabel auftretenden, aseptischen podalen Desintegrationsbefunde lässt sich aus didaktischen Gründen ordnen (Abb. 16.**83** bis Abb. 16.**88**):

- *umschriebene Demineralisation*, z. B. an Metatarsusköpfen, Erosion, Dissektion, Ankylose, reaktionslose konzentrische Osteolyse/Akroosteolyse (Typ „abgelutschte Zuckerstange"), transversale Osteolyse (s. Abb. 6.**8** und Abb. 16.**84**)
- *Folgen gestörter Knochentrophik:* Spontanfraktur, Fragmentation bis Zerbröckeln, Zerquetschung (Abb. 16.**88a**), Stressfraktur
- *Knochenneubildung:* periostal-kallös, periostale „Schienhülse" oder „Stützstrebe" (konstruktive Stressadaptation, s. Kap. 10 „Stressfolgen am Skelett", Abschnitt „Konstruktive und insuffiziente Stressadaptation"), subchondrale Spongiosasklerose, paraossale knöcherne Heterotopien
- *Folgen gestörter Trophik des kapsuloligamentären Apparats:* Instabilität, Subluxation, Luxation
- zum *bildgebenden Nachweis* der sekundär infizierten podalen neurogenen Osteoarthropathie s. S. 728

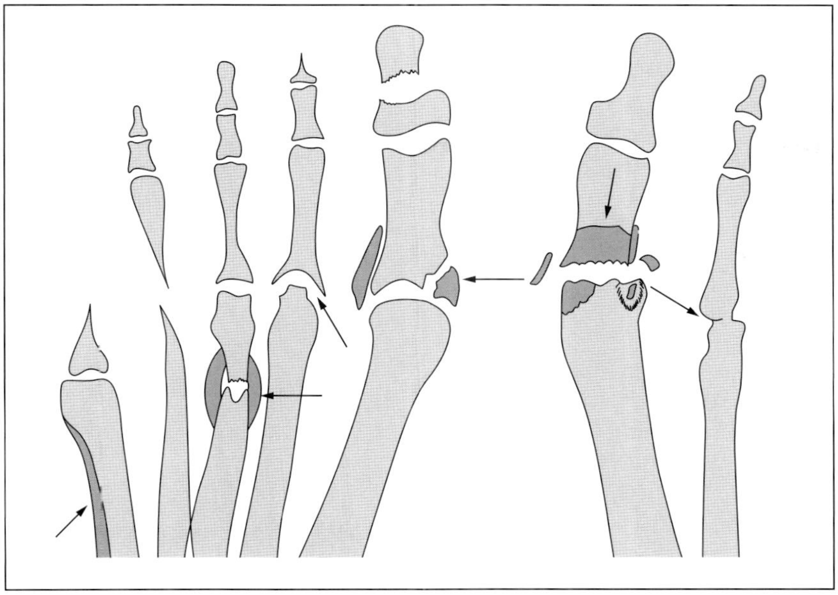

Abb. 16.**84** **Merkmale der aseptischen neurogenen Osteoarthropathie am Vorfuß *(Synopsis).*** Die *Pfeile* zeigen auf Befunde, die – *falls sie isoliert auftreten* – besondere differenzialdiagnostische Schwierigkeiten bereiten können (vgl. z. B. Abb. 16.**32**).

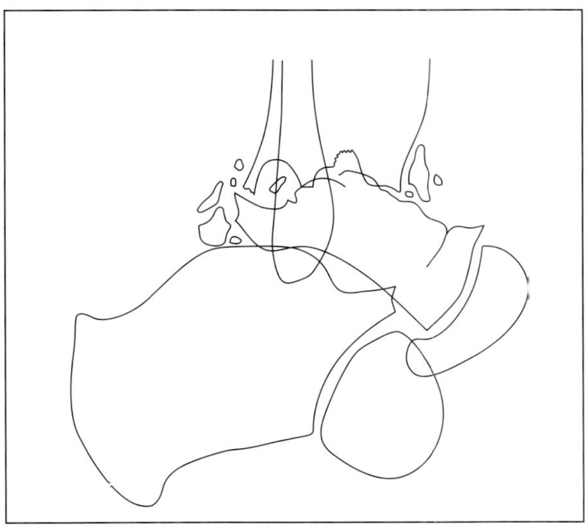

Abb. 16.**85** **Neurogene Osteoarthropathie im Rückfußbereich.** Die Talusrolle und das distale Tibiaende erscheinen wie zerstampft, zerbröckelt. Talus und Navikulare rutschen nach vorn ab.
Klinisch: Schmerzlose Schwellung im talokruralen Übergang, Rückfußverformung, Instabilität im oberen und unteren Sprunggelenk durch den zugehörigen Kapsel-Band-Schaden. Röntgenologische Differenzialdiagnose s. Abb. 16.**55** und Abb. 16.**56**.

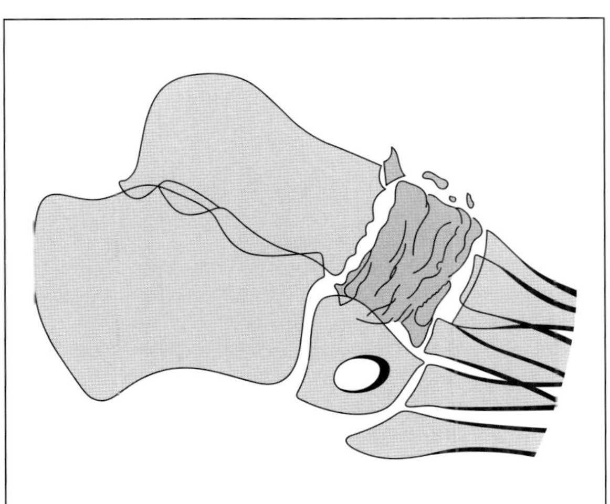

Abb. 16.**86** **Neurogene Osteoarthropathie im Mittelfuß.** Die Kuneiformia und das Navikulare sind zerquetscht und fragmentiert; Senkung des Fußlängsgewölbes. Makrogeode im Kuboid.

Die neurogenen Fußosteoarthropathien können einseitig oder doppelseitig – dann meist asymmetrisch – auftreten. Der diabetische Fuß manifestiert sich bilateral. Bei den vererbten familiären Osteolysen überwiegt ebenfalls die Doppelseitigkeit. Neurogene Osteoarthropathien nach einseitiger Schädigung (Verletzung) peripherer Nerven sind dagegen nur an der betroffenen Extremität zu erwarten. Dies gilt ebenso für posttraumatische Osteolysen, die beispielsweise auch in der Sprunggelenkumgebung nach distalen Unterschenkelbrüchen gesehen wurden (Schüler u. Laschner 1969).

Nach ausgedehnten Verbrennungen können pyogene Gelenkinfektionen auftreten, aber – wie bereits am Kniegelenk erwähnt (s. Kap. 15 „Knie- und Tibiofibulargelenk", Abschnitt „Neurogene Paraosteoarthropathien [neurogene heterotrope Ossifikation]") – auch Gelenkveränderungen, die sich röntgenologisch von neurogenen Osteoarthropathien oder neurogenen Paraosteoarthropathien (s. Abb. 15.**81** und Abb. 16.**113**) nicht unterscheiden lassen.

Die röntgenologische Differenzialdiagnose akroosteolytischer Veränderungen ist der Abb. 11.**85** zu entnehmen. Die Mehrzahl der dort für die Finger gezeichneten Befunde kommt auch an den Zehen vor.

Im Mutilationsstadium einer chronisch-entzündlichen (-rheumatischen) Gelenkerkrankung (s. Abb. Abb. 16.**32**) kann der Röntgenbefund am Vorfuß völlig mit dem Erscheinungsbild neurogener Osteolysen (s. Abb. 16.**87**) identisch sein. Jedoch bereitet in diesen Fällen die richtige Diagnose unter Berücksichtigung der jahrzehntelangen Polyarthritisanamnese und durch die chronisch-entzündlichen Röntgenbefunde *anderer* Extremitätengelenke keine Schwierigkeiten.

Teilgelähmte Kinder mit Missbildungen oder gutartigen Tumoren des Rückenmarks und seiner Häute zeigen am Knie- und Talokruralgelenk röntgenologisch manchmal das Bild unregelmäßig verbreiteter Wachstumsfugen, schmaler Epiphysen und periostaler Knochenneubildung (Abb. 16.**89**). Diese Veränderungen werden auf die ständigen meta-/epiphysären Mikrotraumen der noch gehfähigen, aber im Schmerzempfinden gestörten Patienten zurückgeführt (Gyepes et al. 1965). Im Übrigen ist bekannt, dass Epiphysenlösungen und meta-/diaphysäre Frakturen grundsätzliche Befunde der neurogenen Osteoarthropathien des Wachstumsalters sind.

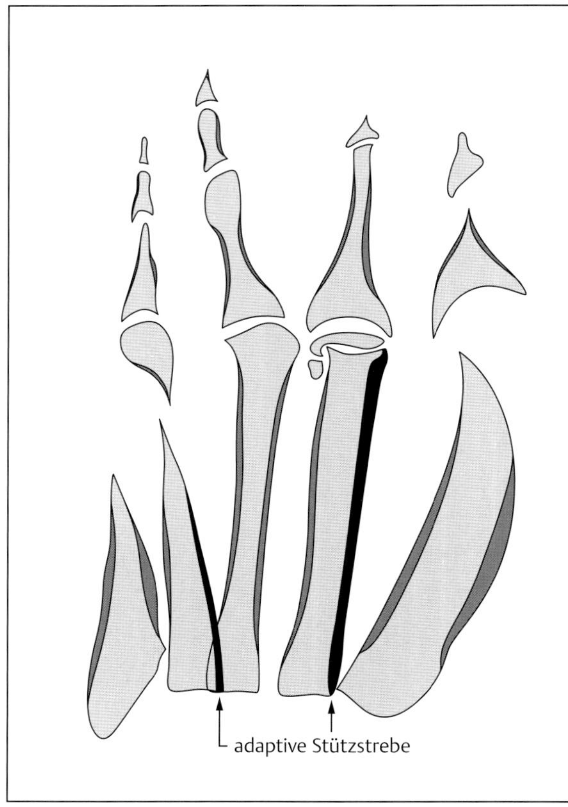

Abb. 16.**87** **Endstadium einer neurogenen Vorfußosteoarthropathie nach jahrzehntelangem Verlauf.** Die ursächliche Krankheit kann aus dem Röntgenbild *nicht* abgelesen werden. Zur röntgenologischen Differenzialdiagnose s. Abb. 16.**32**.

Abb. 16.**88a, b** **Infizierte und nicht infizierte Osteoarthropathie des Fußes.**

a **Fortgeschrittene, nicht infizierte neurogene Rückfußosteoarthropathie** (Patient 47 Jahre alt, männlich; klinisch-bioptisch bestätigte Diagnose).
T1w *(oben)*: Desintegration (Senkung des Fußgewölbes, Alignement-Störung, beginnendes „Zerstampfen" der beteiligten Tarsalia). Gelenkknorpelschädigung, die mit Signalreduktion der betroffenen Tarsalia bzw. Tarsalanteile einhergeht, jedoch keine Erosionen oder Arrosionen an den Gelenken bzw. extraartikulär.
PDw fatsat *(unten)*: Die Zusatzinformation Knochenmarködem zeigt in diesem Fall eine reaktive, aseptische, biomechanisch entstandene Flüssigkeitsdurchtränkung an.

b **Infizierte diabetische Vorfußpodopathie mit Übergreifen auf den Mittelfuß, Zustand nach Mehrfachresektion** (Patient 38 Jahre alt, männlich, Diabetes mellitus Typ I).
T1w *(links)*: Hypointense Darstellung der Weichteilinfektion (Flüssigkeitsdurchtränkung) und im Metatarsale II signalreiche Fettvakuolen nach Fettgewebsnekrosen.
Postkontrast T1w fatsat *(rechts)*: Die infizierten Weichteile reichern das Kontrastmittel an, jedoch kein Enhancement im avaskulären infizierten II. Metatarsale. Gaseinschlüsse (z. B. *Pfeile*) und Metallartefakte. ▶

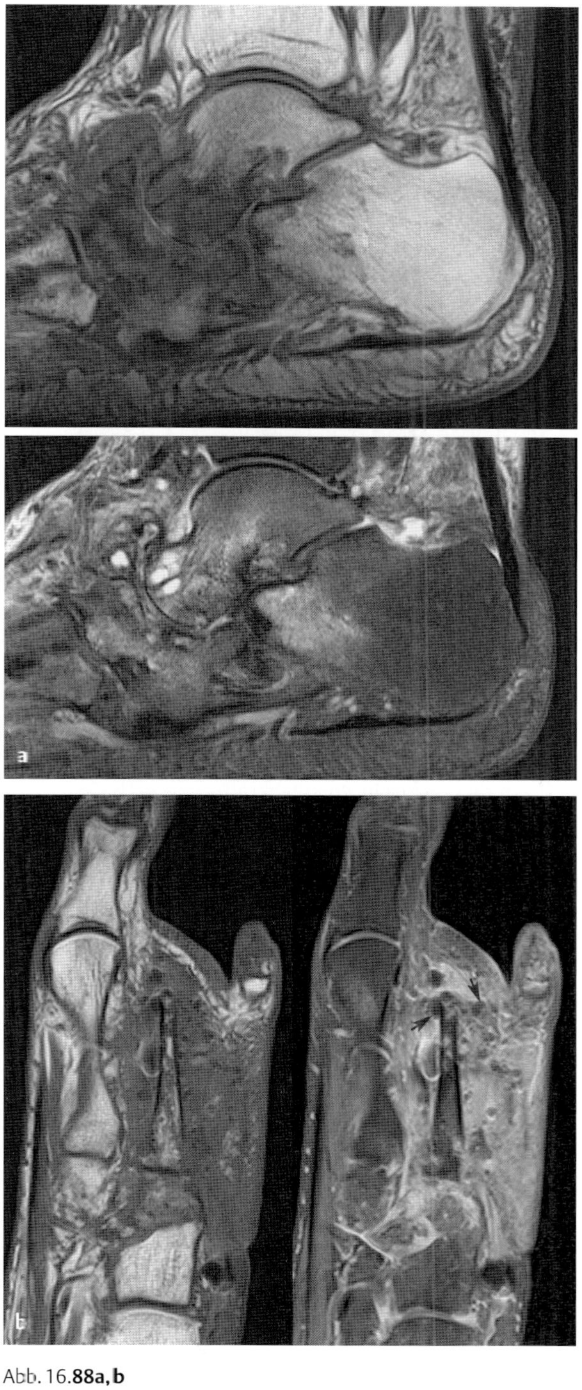

Abb. 16.**88a, b**

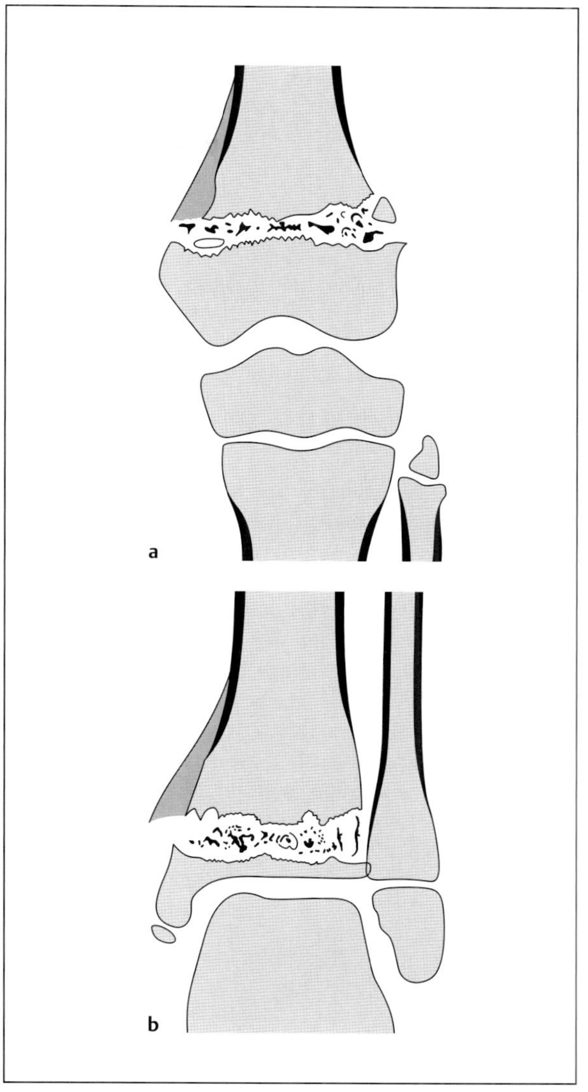

Abb. 16.**89a, b** **Folgen von meta-/epiphysären Mikrotraumen bei teilgelähmten, sensibilitätsgestörten Kindern** mit Missbildungen oder gutartigen Geschwülsten des Rückenmarks und seiner Häute (erweiterte, unregelmäßig konturierte Wachstumszone des Femurs [**a**] und der Tibia [**b**], verschmälerte distale Tibiaepiphyse, periostale Knochenneubildung, verkalktes „Geröll" in der Wachstumszone). Lokale Rötung, Schwellung und mehr oder weniger ausgeprägte Schmerzen sind oft die ersten klinischen Befunde, die in Verbindung mit den Röntgenzeichen die Fehldiagnose „Osteomyelitis" begünstigen (MRT). Tatsächlich spiegeln diese Reaktionen Reparationsphänomene des Wachstumsfugenschadens wider. Die röntgenologischen Veränderungen und die klinischen Erscheinungen bilden sich nach Immobilisationstherapie zurück. Allerdings besteht die Möglichkeit des vorzeitigen Schlusses der Wachstumsfuge.

Ainhum-Syndrom

Das Ainhum-Syndrom – die Dactylolysis spontanea (s. Abb. 6.**14**) – wurde in Kap. 6 „Arthropathien und Osteoarthropathien", Abschnitt „Sekundäre Akroosteolysen/Osteolysen" beschrieben.

Massive Osteolyse Gorham-Stout

Zur Differenzialdiagnose der massiven Osteolyse Gorham-Stout am Unterschenkel vgl. Abb. 15.**82** mit Abb. 16.**90**. Die massive Osteolyse (s. dort) entsteht hauptsächlich im Kindesalter und bei jungen Erwachsenen.

Kongenitale Pseudarthrose

Die in Abb. 16.**90** wiedergegebene kongenitale Pseudarthrose (der Tibia) tritt zwar am häufigsten im 1. Lebensjahr auf, kann sich jedoch grundsätzlich im ganzen 1. Dezennium zu erkennen geben. Die massive Osteolyse geht auch von den Fußknochen aus. Bei der angeborenen Pseudarthrose sind dagegen nur lange Extremitätenknochen betroffen. Die kongenitale Pseudarthrose (vgl. auch Abb. 6.**21**) zeigt eine biologische Minderwertigkeit und mechanische Leistungsschwäche des erkrankten Gliedmaßenabschnitts an, die auch zu Schwierigkeiten nach ihrer operativen Therapie führen können. Nach dem Röntgenaspekt unterscheidet man den dysplastischen Typ, den zystischen Typ und den Mischtyp beider Grundformen der angeborenen Pseudarthrose (Blauth u. Blauth 1981).

Amyloidose

Diese Erkrankung (s. Kap. 6 „Arthropathien und Osteoarthropathien") offenbart sich am Gleit- und Stützgewebe *vor allem* an der Hand, der Schulter, dem Ellenbogen und der Hüfte. Ihre möglichen Röntgenbefunde, nämlich zystische subchondrale Osteolysen, Erosionen in der Umgebung des Gelenkkapselansatzes und artikulär-periartikuläre, bilateral-symmetrische Anschwellungen, können grundsätzlich aber auch im Fußbereich auftreten. An der Hand und am Fuß ist bei diesem Röntgenaspekt, namentlich bei der Dialyseamyloidose (s. Kap. 6 „Arthropathien und Osteoarthropathien", Abschnitt „Bildgebung bei Dialyseamyloidose"), die Differenzialdiagnose gegenüber der rheumatoiden Arthritis zu stellen.

Hämochromatoseosteoarthropathie

Die Hämochromatoseosteoarthropathie (s. Kap. 6 „Arthropathien und Osteoarthropathien") zeigt sowohl bildgebend nicht objektivierbare Polyarthralgien als auch ein Kombinationsröntgenbild von Arthrose oder „arthroseähnlichen" Befunden (s. Abb. 6.**31** und Abb. 11.**88**), Chondrokalzinose und diffuser, also nicht gelenkbezogener Osteoporose (Abb. 16.**91**). Diese Befunde können auch am Fuß beobachtet werden, haben an der Hand jedoch größere diagnostische Aussagekraft – die MTP-Gelenke II und III sind die Testgelenke der Hämochromatoseosteoarthropathie. Generell ist aber auch am Fuß der MTP-Befall häufiger als die Manifestation dieser Eisenüberladungskrankheit an den anderen Fußgelenken (Laborde et al. 1977).

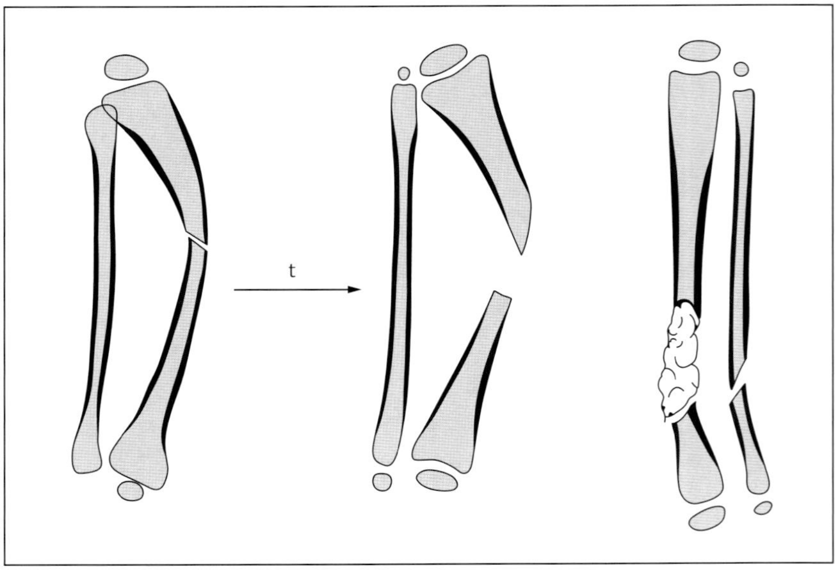

Abb. 16.**90** **Verlaufsbeobachtung einer angeborenen Tibiapseudarthrose, beispielsweise bei Neurofibromatose Typ I oder fibröser Dysplasie *(links, Mitte)*.** *Formaler Verlauf* (t): Verbiegung der Tibia, Ermüdungsbruch, der heilen kann oder in eine Pseudarthrose mit Knochenabbau übergeht. *Röntgendifferenzialdiagnose* gegenüber der massiven Osteolyse Gorham-Stout (s. Abb. 15.**82**) sowie gegenüber idiopathischen Osteolysen (s. Legende der Abb. 6.**21**).
So genannter zystischer Typ der angeborenen Pseudarthrose *(rechts)*.

Wilson-Krankheit (hepatolentikuläre Degeneration)

Mehr als 50% der Patienten, die an der Wilson-Krankheit (der hepatolentikulären Degeneration) leiden, geben Gelenkbeschwerden an (Golding u. Walshe 1977). Dabei können folgende Röntgenbefunde auffallen (Abb. 16.**92**):

- Arthropathie mit subchondraler Sklerose und Zystenbildung sowie mit subchondralen Kortikalisirregularitäten und Gelenkspaltverschmälerung – also Arthrose bzw. atypisches Arthroseröntgenbild (s. Kap. 6 „Arthropathien und Osteoarthropathien", Abschnitt „Hepatolentikuläre Degeneration [Morbus Wilson]")
- subchondrale Knochenfragmentation und knöcherne Metaplasien in den Gelenkweichteilen vom Röntgenaspekt der Corpora libera mit oder ohne „Mausbett"
- Chondrocalcinosis articularis
- Skelettosteoporose, Rachitis bzw. Osteomalazie

Hyperparathyreoidismus

Bei dieser Mineralstoffwechselstörung (s. Kap. 11 „Gelenke der Hand", Abschnitt „Osteoarthropathien an der Hand") hat die Röntgenuntersuchung der Füße nicht die diagnostische Bedeutung der Handröntgenaufnahme. Insbesondere die Röntgenzeichen der subperiostalen Knochenresorption (Abb. 16.**93**, vgl. auch Abb. 11.**90** und Abb. 11.**91**) sind an den Fußphalangen (Lipson u. Williams 1968) seltener zu beobachten als an den entsprechenden Knochen der Hand. Nur die doppelläufigen Mediaverkalkungen (s. Kap. 11 „Gelenke der Hand", Abschnitt „Röntgenbefunde beim Hyperparathyreoidismus") treten an den unteren Extremitäten häufiger auf als an den oberen Gliedmaßen. Frühzeitig verkalkt die Tunica media der A. iliaca interna der 1. Metatarsalarterie (Ritz et al. 1973) sowie der Arterien in den Weichteilen vor und hinter dem Talokruralgelenk. Allerdings sind arterielle Gefäßwandverkalkungen „unspezifische" Befunde.

> **Merke**
> Je peripherer an den Extremitäten arterielle Gefäßwandverkalkungen auftreten, z. B. an Metakarpal-, Metatarsal- und Digitalarterien, desto begründeter ist der Verdacht, dass sich dadurch eine allgemeine Stoffwechselstörung zu erkennen gibt!

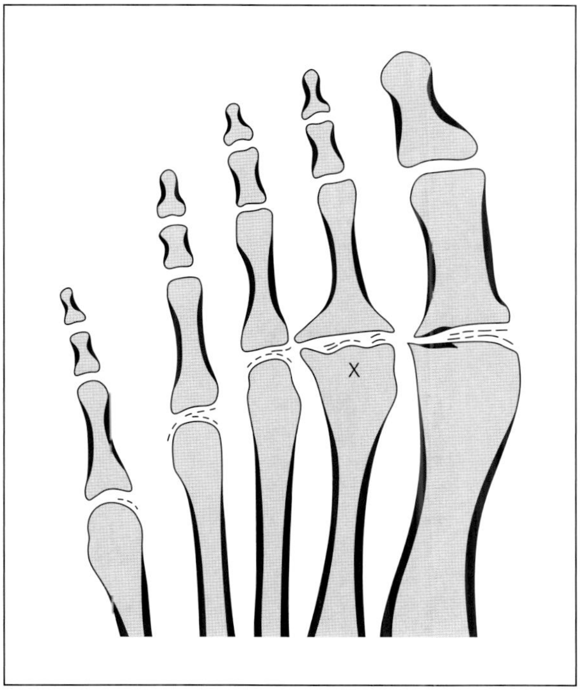

Abb. 16.**91** **MTP-Chondrokalzinose und -Arthrose I bei idiopathischer Hämochromatose.**

X *Zufallsbefund*, nämlich revaskularisierte ischämische Knochennekrose des Metatarsuskopfs II (Morbus Köhler II). (Noch) keine MTP-II-Arthrosebefunde röntgenologisch zu erkennen. Siehe die Formadaption der (nicht von der Ischämie direkt betroffenen) Basis der Grundphalanx II.

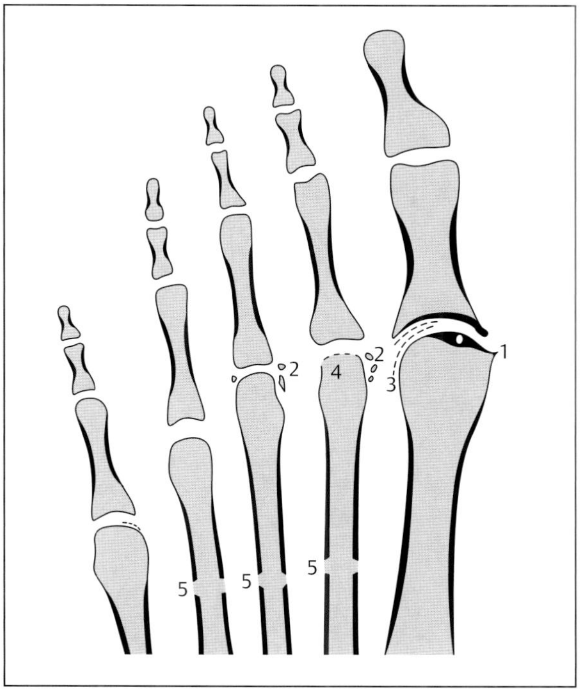

Abb. 16.**92** **Vollbild der Osteoarthropathie bei der Wilson-Krankheit (junger Erwachsener).**

1 Diskrete MTP-Arthrose I.
2 Corpora-libera-Aspekt an den MTP-Gelenken (II und III), und zwar ohne Röntgenzeichen einer durchgemachten ischämischen Knochennekrose vom Typ Köhler II.
3 Chondrokalzinose.
4 Subchondrale Kortikalisirregularitäten (wie „angeknabbert" erscheinende subchondrale Grenzlamelle).
5 Metatarsale Looser-Umbauzonen.

Die Gesamtkombination von Nr. 1–5 ist nicht obligat!

Multizentrische Retikulohistiozytose

Die multizentrische Retikulohistiozytose (s. Kap. 11 „Gelenke der Hand“, Abschnitt „Osteoarthropathien an der Hand“) zeigt auch am Fuß das Röntgenbild einer bilateral-symmetrischen chronischen Polyarthritis (Gold et al. 1975), die im Vergleich zur rheumatoiden Arthritis oft in kurzer Zeit zu schweren Zerstörungen der artikulierenden Knochen führt. Zur Differenzialdiagnose s. Kap. 11 „Gelenke der Hand“, Abschnitt „Diagnostische Kriterien der rheumatoiden Arthritis“.

Akromegalie

Die Röntgenbefunde bei der Akromegalie (s. Kap. 11 „Gelenke der Hand“, Abschnitt „Osteoarthropathien an der Hand“) geben die Abb. 16.**94** und Abb. 16.**95** wieder.

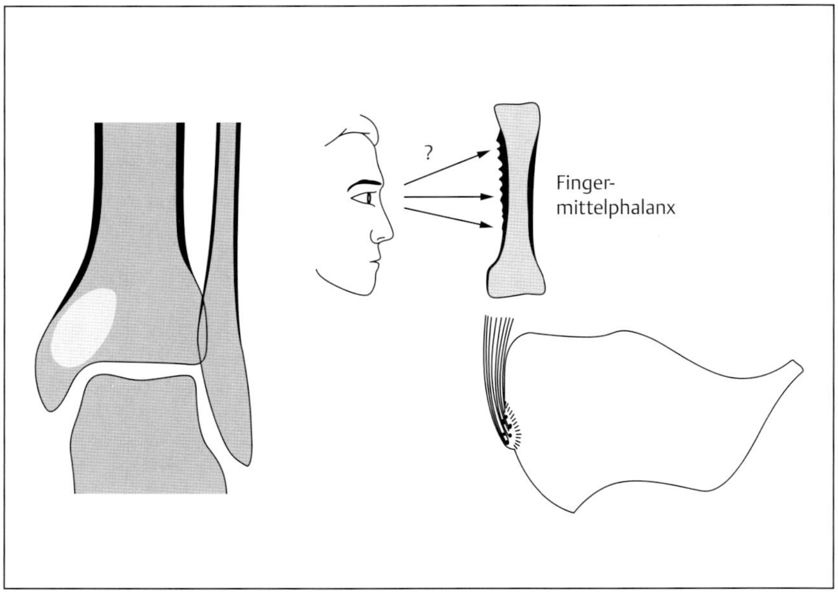

Abb. 16.**93** **Zur bildgebenden Differenzialdiagnose einer distalen Tibiaosteolyse ohne Randsklerose.** Unter anderem brauner Tumor bei bisher nicht diagnostiziertem Hyperparathyreoidismus bzw. bei einem Hämodialysepatienten. Sodann „Blick“ auf die Insertion der Achillessehne und auf die Radialseite der Fingermittelphalangen. *Fragestellung:* Insertionsdefekt der Achillessehne mit oder ohne Kalkstippchen (= **Insertionsdystrophie** bei hyperparathyreoter Stoffwechsellage?). Subperiostale Resorption mit der Prädilektion Radialseite der Fingermittelphalangen bei hyperparathyreoter Stoffwechsellage, s. Kap. 11 „Gelenke der Hand“, Abschnitt „Röntgenbefunde beim Hyperparathyreoidismus“? *Weitere wichtige Differenzialdiagnosen:* fibröse Dysplasie, Chondroblastom, Riesenzelltumor, solitäre Metastase.

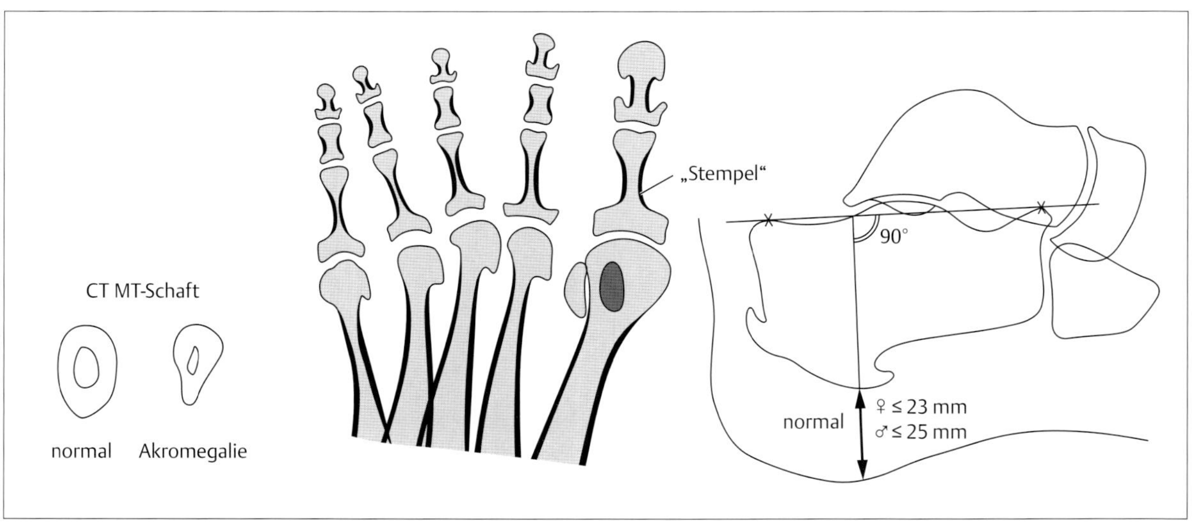

Abb. 16.**94** **Mögliche Röntgenbefunde beim Akromegaliefuß, von distal nach proximal beschrieben.** Nagelfortsatz vergrößert, End- und *Mittelphalangenschäfte* der Zehen eher verdickt, Grundphalangenschäfte eher verschmälert bei breiten Phalanxbasen („Stempelform“), „Hackebeilform“ der Metatarsusköpfe, strähniger Strukturumbau (Demineralisation) der Metatarsusköpfe (nicht gezeichnet), Anspitzung der Metatarsalschäfte, Umbau der ovalen Metatarsusschäfte zur V-Form (CT; Doppman et al. 1988), große Kalkaneusfibroostosen, Fersenweichteilschatten verdickt (Messmethode nach Kho et al. 1970: erwachsene Weiße, ♂ >25 Bildmillimeter, ♀ >23 Bildmillimeter bei einer FFD von 1 m; s. die Messpunkte und den -winkel). Die Fersenweichteile können sich bei Langzeittherapie mit dem Antiepileptikum Diphenylhydantoin ebenfalls verdicken (Kattan 1975).

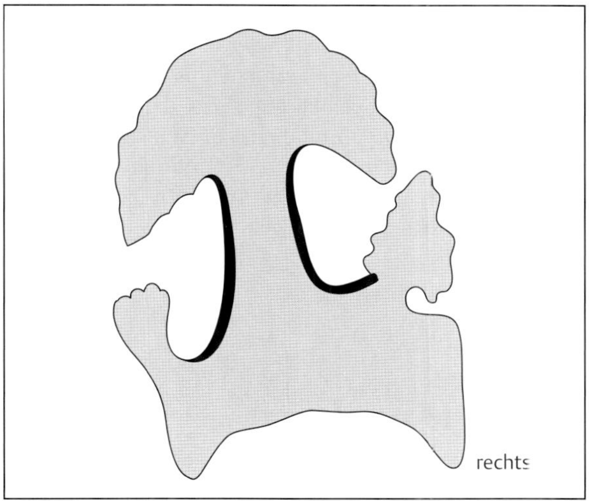

Abb. 16.**95** **Exzessive Umgestaltung der Großzehenendphalanx bei Akromegalie** (s. Legende der Abb. 16.**94**).

Hypertrophische Osteoarthropathie

Die vielfältigen klinischen und röntgenologischen Aspekte der primären und sekundären hypertrophischen Osteoarthropathie wurden in Kap. 11 „Gelenke der Hand", Abschnitt „Paraneoplasien im Gleit- und Stützgewebe", erörtert (Abb. 16.**96**, s. auch Abb. 11.**26**, Abb. 11.**27** und Abb. 11.**28**).

(Thyreogene) Akropachie

An den Metatarsalia und an den Zehenphalangen offenbart sich die (thyreogene) Akropachie (s. Kap. 11 „Gelenke der Hand", Abschnitt „Paraneoplasien im Gleit- und Stützgewebe") in gleicher Weise wie an den Diaphysen der Metakarpalia und der Fingerphalangen (King et al. 1959; s. Abb. 11.**29** und Abb. 16.**96**).

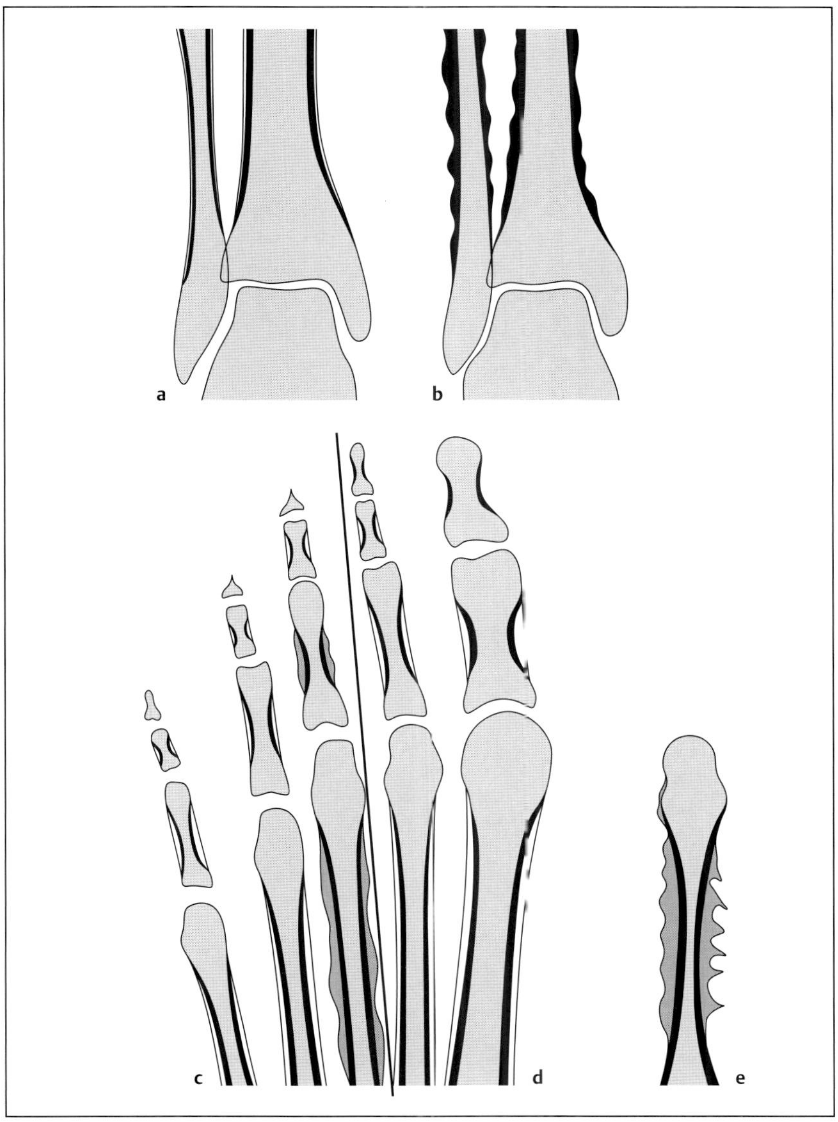

Abb. 16.**96a–e** **Röntgenbefunde bei sekundärer hypertrophischer Osteoarthropathie (Marie-Bamberger-Syndrom; a, d) sowie bei primärer hypertrophischer Osteoarthropathie (Pachydermoperiostose, Touraine-Solente-Golé-Syndrom; b und c).** Im Einzelfall können die Periostreaktionen beider Prozesse identisch sein (vgl. Abb. 11.**29**). Akroosteolysen kommen auch bei der hypertrophischen Osteoarthropathie vor (Joseph u. Chacko 1985). Der Abbildungsteil **e** gibt auf der rechten Seite der Metatarsusschäfte das sog. Hahnenkammprofil der (thyreogenen) Akropachie wieder.

Schäden durch ionisierende Strahlen

Schäden durch ionisierende Strahlen – medizinhistorisch von Interesse – sind am Fuß zu erwarten, wenn Weichteilhämangiome über offenen Wachstumsfugen unsachgemäß bestrahlt werden, also die Dosis zu hoch ist und/oder eine zu kurze Wellenlänge der wirksamen Strahlung gewählt wird. Die betroffenen Knochen zeigen einen Wachstumsrückstand, später – nach Schluss der Knorpelfugen – eine Verkürzung. Außerdem sind auch am Fuß Knorpel- und Knochennekrosen als Spätfolgen der Strahlentherapie gesehen worden (Kolář u. Vrabec 1959). Häufig war in der Nähe ein Strahlenulkus festzustellen. In den angrenzenden Gelenken spiegeln dann evtl. nachweisbare Erosionen und Gelenkspaltverschmälerungen nicht nur fortgeleitete pyogene Arthritiden wider, sondern können auch auf aktinische Knorpel- und subchondrale Knochennekrosen zurückgehen.

Raumforderungen der Gelenke und ihrer Umgebung

Synovialchondromatose

Das Röntgenbild der Synovialchondromatose (deutschsprachiges Synonym: **Reichel-Krankheit**, s. Abb. 11.**102**) zeigt sich an einer Vielzahl von verkalkten oder verknöcherten Knorpelproliferationen, die auf eine Metaplasie unbekannter Ursache der Synovialmembran von Gelenken, Bursen und Sehnenscheiden zurückgeht. In Abhängigkeit von ihrer Menge, ihrer Größe und ihrem Sitz haben sie raumfordernden, d. h. tumorähnlichen Charakter und können den benachbarten Knochen erodieren und extraartikulär arrodieren (Abb. 16.**97**). Solche langsam enstehenden Druckdefekte zeichnen sich grundsätzlich durch eine reaktive Randsklerose bzw. Kortikalis aus. Wird eine solche Randverdichtung an irgendeiner Stelle unterbrochen oder fehlt sie überhaupt, so bedarf dies der histologischen Klärung. Dann muss nämlich die (seltene) maligne Transformation der Synovialchondromatose zum niedriggradigen Chondrosarkom berücksichtigt werden. Eine Raumforderung mit randsklerosiertem Druckdefekt *ohne* Kalkschatten kann ein solider, langsam wachsender, d. h. ein eher gutartiger solider Tumor oder ein zystischer Prozess sein, der beispielsweise von einer Sehnenscheide ausgeht. Bei der Synovialchondromatose überwiegen mengenmäßig die verkalkten/verknöcherten Chondrome die unverkalkten knorpeligen Metaplasien. Im CT sind auch die unverkalkten Knorpelkörper zu erkennen.

> **! Merke**
> Es gilt die Regel: Je größer der Anteil der unverkalkten Synovialchondrome ist, desto aktiver proliferiert der Prozess; und damit wächst das Risiko einer malignen Transformation.

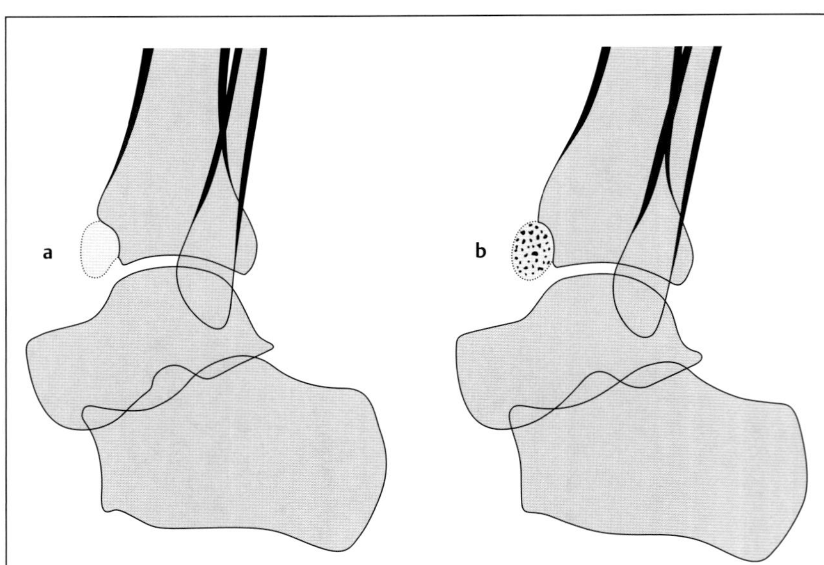

Abb. 16.**97a, b** **Langsam sich vergrößernde Raumforderungen, d. h. Erosion/Arrosion mit Randsklerose bzw. Kortikalis.**
a **Mehr oder weniger im Röntgenbild auffallende umschriebene Weichteilverdichtung** (ohne Kalkschatten), deren langsames Wachstum sich an einer *kortikalisierten* juxtaartikulären Erosion zu erkennen gibt. Nächster diagnostischer Schritt: MRT zur Frage „solider oder flüssiger Inhalt?“, sodann histologische Klärung (vor allem bei „solide“).
b **Röntgenbefund wie a, jedoch mit zahlreichen Kalkfoci:** In erster Linie Synovialchondromatose mit juxtaartikulärem *randsklerosiertem* Druckdefekt, die von einer Extensorensehnenscheide ausgeht (MRT, Operation).

Röntgendifferenzialdiagnose: expansiv wachsendes Weichteilchondrom oder periostales (juxtakortikales) Chondrom; vgl. die bildgebenden und histologischen Überlegungen zum Chondrosarkomkomplex (s. Kap. 3 „Einführung in die Arthritis- bzw. Synovitisdiagnostik“, Abschnitt „Tumoren und Knochengewebe einschließlich des Periosts: Diagnose und Diffenzialdiagnose“).

Im MRT verhalten sich unverkalkte Chondrome bei T1w muskeliscintens. Bei STIR-Sequenz geben sie sich mit hoher Signalintensität zu erkennen.

Synoviales Sarkom

Eine im Röntgenbild bei dünnem Weichteilmantel (wie am Fuß) mehr oder weniger ausgedehnte, umschriebene, beim Palpieren *derbe* Weichteilverdichtung mit Knochenarrosion und wenigen eingestreuten oder fehlenden pleomorphen Kalkschatten ist höchst suspekt auf das synoviale Sarkom (Abb. 16.**98**, Abb. 16.**99** und Abb. 16.**100**). Dieser maligne Tumor ist ein Sarkom mit der Tendenz zur Ausdifferenzierung synovialer Strukturen. Überwiegend liegt er in unmittelbarer Gelenknähe, selten in Kontakt mit der Synovialmembran. Die synovialen Sarkome wachsen langsam, oft über Jahre, ehe sie der histologischen Klärung zugeführt werden. Dadurch entstehen neben Konturdestruktionen auch randsklerosierte Arrosionen und eine inhomogene gelenknahe Demineralisation. Im MRT sind die genaue Ausdehnung der Tumormasse und die Umgebungsinfiltration abzugrenzen, die sich bei T1w signalarm, bei T2w signalintens verhalten.

Arthrose mit Kapselchondromen und -osteomen

Zur formalen bildgebenden Differenzialdiagnose der Synovialchondromatose gehört die Arthrose mit Kapselchondromen und -osteomen. Sie gehen auf chondromatöse Metaplasien in der fibrosierten Gelenkkapsel zurück und treten niemals, wie bei der („primären") Synovialchondromatose, in der Vielzahl auf. Voraussetzung für ihr Entstehen ist ein fortgeschrittenes Arthrosestadium, das den Röntgenaspekt dominiert. Die Synovialchondromatose ist an sich auch als Präarthrose einzuordnen. Allerdings steigt das Arthroserisiko bei ihr in Relation zur Vielzahl der Chondrome und Osteome, deren intrakavitäre Drucksteigerung den Schaden des Gelenkknorpels auslöst.

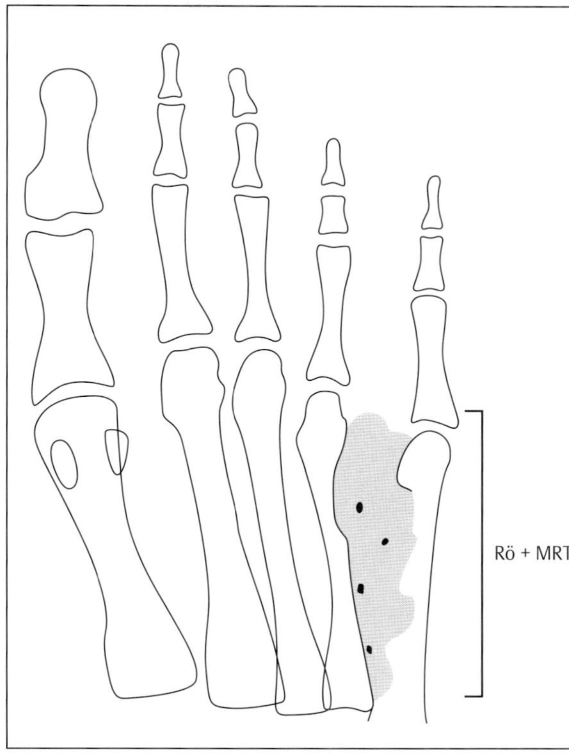

Abb. 16.**99** **Synoviales Sarkom.**
Röntgenbefunde: Umschriebene plantare Weichteilverdichtung mit einzelnen Kalkschatten. Am Metatarsale V Arrosion als Hinweis auf infiltratives (schnelles) Wachstum (fehlende knöcherne Reaktion), am Metatarsale IV Arrosion mit reaktiver Kontaktsklerose (hier als Hinweis auf überwiegend expansiveres Wachstum).

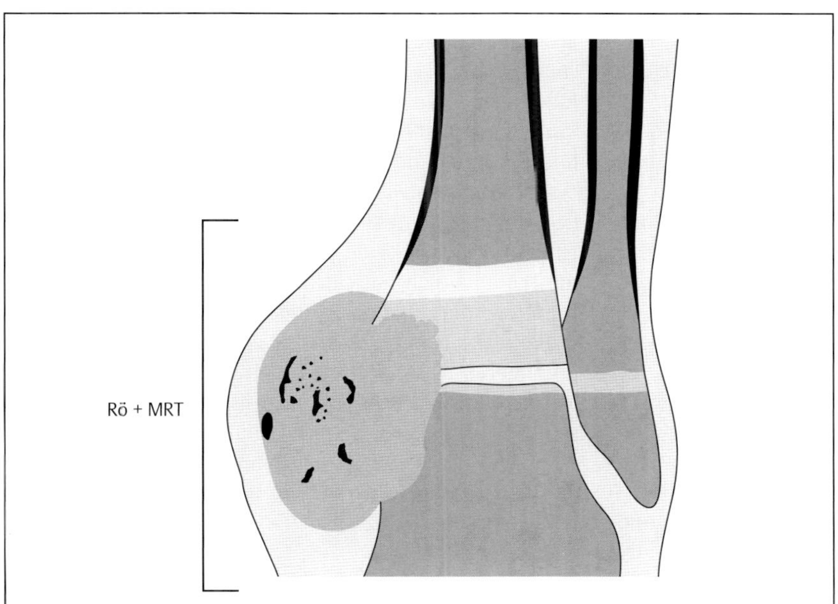

Abb. 16.**98** **Seit mehreren Monaten derbe, nicht fluktuierende, zunehmende Schwellung am Innenknöchel.**
Röntgenbefund: Knochendestruktion, Weichteilverdichtung mit pleomorphen Verkalkungen (**Verdacht auf synoviales Sarkom**). Demineralisation in der Umgebung des oberen Sprunggelenks.

Merke:

Die **derbe, nicht fluktuierende Anschwellung** am Innenknöchel ist in diesem Fall auch für den Röntgenuntersucher ein differenzialdiagnostisch entscheidendes Merkmal zwischen synovialem Sarkom und Tuberkulose, macht jedoch die MRT nicht überflüssig.

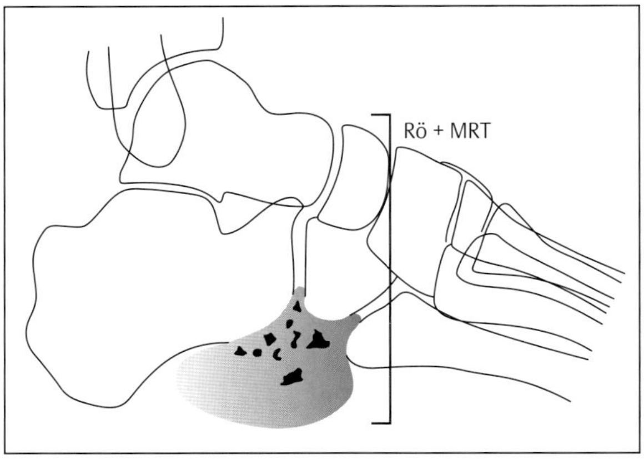

Abb. 16.**100** **Synoviales Sarkom.**
Röntgenbefund: Weichteilverdichtung, die sich von den übrigen Fußweichteilen abhebt. Einzelne Kalkschatten innerhalb der Verdichtung. Diskrete Arrosion angrenzender Fußknochen.
Röntgendiagnose: Maligner, langsam wachsender Tumor, der von den Weichteilen ausgeht; wegen der vereinzelten Kalkschatten Verdacht auf synoviales Sarkom.

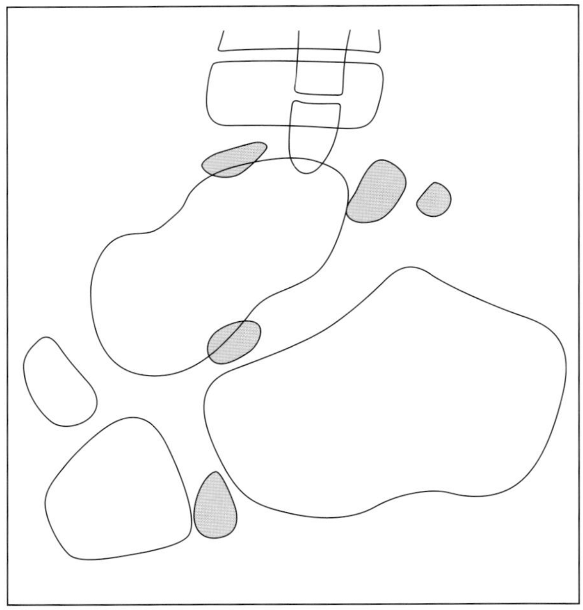

Abb. 16.**101** **Dysplasia epiphysealis hemimelica (Trevor-Krankheit).** Siehe die zusätzlichen Ossifikationszentren, die sich im Verlauf mit den „Mutterknochen" vereinigen oder als „freie" Knochenkörper liegen bleiben (Patient 7 Jahre alt, männlich).

Dysplasia epiphysealis hemimelica (Morbus Trevor)

Die Dysplasia epiphysealis hemimelica (Morbus Trevor) gehört zu den erweiterten bildgebenden Differenzialdiagnosen der Synovialchondromatose und der Osteochondrosis dissecans (mit „eingeebnetem" Mausbett). Ihr liegt eine einseitige, nicht vererbte, knabenwendige Dysregulation der Knorpelproliferation in den betroffenen Epiphysen, Metaphysen, Tarsalia (besonders des Talus) und Karpalia zugrunde, die sich röntgenologisch als exostosenartige oder zusätzliche Verknöcherungszentren (Abb. 16.**101**) zu erkennen gibt. Diese Knochenschatten verschmelzen später mit dem „Mutterknochen" oder persistieren unter dem Aspekt des freien Gelenkkörpers. Wenn mehrere Epiphysen betroffen sind, liegen die Veränderungen gewöhnlich auf der gleichen Seite des Knochensockels – medial häufiger als lateral. Klinisch gibt sich die Trevor-Krankheit als lokale schmerzlose Schwellung überwiegend im Grundschulalter zu erkennen. Im Verlauf können sich Varus- oder Valgusfehlstellung des Kniegelenks, Valgus- und Equinussdeformität des Fußes, je nach dem Epiphysenbefall, sowie Verkürzung oder Verlängerung der befallenen Extremität und selten eine Arthrose entwickeln.

Pigmentierte villonoduläre Synovitis

An den Gelenken kleiner Röhrenknochen der Hände und Füße, gelegentlich auch an Karpalia und Tarsalia, zeigt sich die pigmentierte villonoduläre Synovitis (Abb. 16.**102** und Abb. 16.**103**) sowohl in diffuser als auch in lokalisierter (fokaler, nodulärer) Erscheinungsform (Mischformen!). Beide Formen fallen als Weichteilmasse auf. Bei der nodulären Form zeigt sich ausschließlich ein knotiger Aspekt, während bei dem anderen Erscheinungsbild eine diffuse Ausbreitung zu erwarten ist. Wegen des blutungsbedingten Hämosideringehalts imponiert der Weichteilschatten vergleichsweise dicht. Gewöhnlich ist der Gelenkspalt bei der diffusen, vom Gelenk ausgehenden Form nicht verschmälert.

Eine gelenknahe Demineralisation fehlt, desgleichen in den meisten Fällen eine Periostreaktion. Da die noduläre Form überwiegend von (Finger-)Sehnenscheiden ausgeht, hat sie die *Tendenz zur extraartikulären Knochenarrosion.* Dies ist bei der diffusen pigmentierten villonodulären Synovitis sehr selten der Fall. Beide Erkrankungsformen führen zu Erosionen (oft erst in der 2. Röntgenaufnahmeebene sichtbar) und vor allem zu *zystenartigen Osteolysen* (multizystische Areale oder *Geoden*) auf einer Seite des Gelenkspalts oder in beiden knöchernen Gelenksockeln. Sie haben oft eine Randsklerose und können sich nach der Krankheitsdauer weit in die Diaphyse der kleinen Röhrenknochen ausdehnen und trabekuliert konfluieren. Die zystenartigen Osteolysen dominieren nicht nur an kleinen Knochen den Röntgenaspekt. Unter Berücksichtigung des klinischen Bildes lassen sich die Osteolysen von den arthritischen Signal- oder Begleitzysten z. B. der rheumatoiden Arthritis und den Zerstörungen der Gicht unterscheiden. Über die MRT-Befunde s. S. 392 ff.

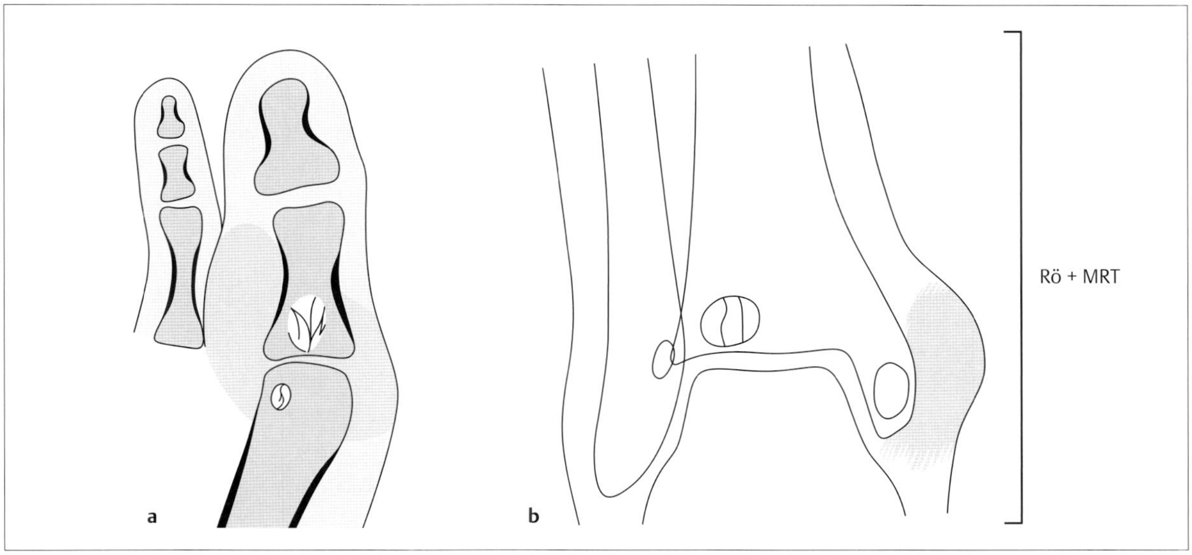

Abb. 16.**102a, b** **Röntgenbefunde bei pigmentierter villonodulärer Synovitis.**
a **Umschriebene Weichteilschwellung und -verdichtung** in der nahen und weiteren Umgebung des Großzehengrundgelenks. Scharf abgesetzte, trabekulierte, zystenähnliche Knochendefekte, *keine* Demineralisation; in dieser Aufnahmeebene keine erodierten Gelenkkonturen, keine Gelenkspaltverschmälerung.
b **Zystische Osteolysen** in der Tibia und der Fibula *und* umschriebene Weichteilschwellung *(ohne Kalkschatten)* am Innenknöchel. Bei **a** und **b** MRT erforderlich (s. Kap. 11 „Gelenke der Hand", Abschnitt „Gelenkgeschwülste im weiteren Sinne").

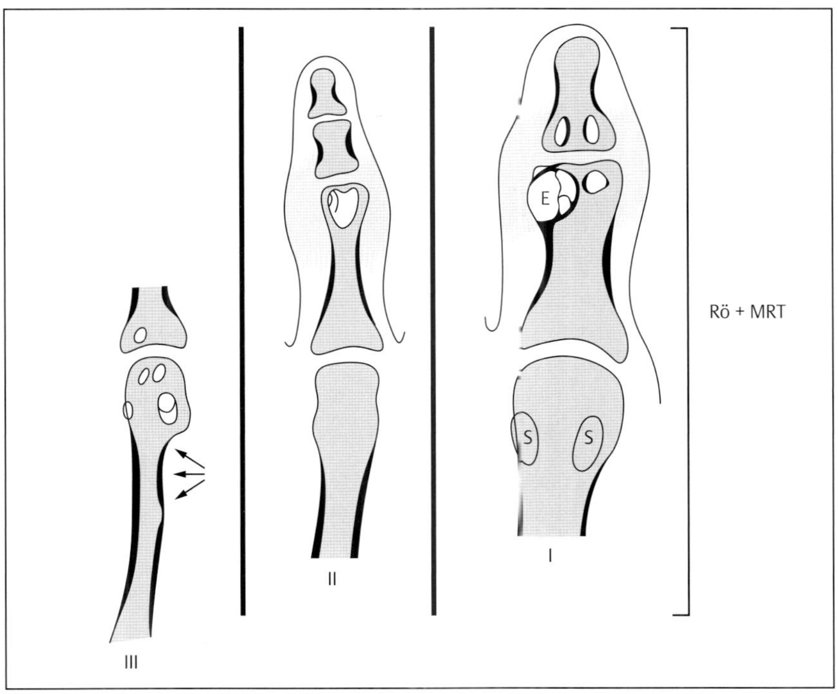

Abb. 16.**103** **Röntgenbildanalyse der pathologischen Befunde im linken Vorfußbereich dreier Patienten in der 4. Lebensdekade.**
I Zystenartige Osteolysen beiderseits der normalen Gelenkkonturen des IP-Gelenks der Großzehe mit mehr oder weniger auffallender, zumeist glatt begrenzter Randsklerose. Die trabekulierte Osteolyse (E) zeigt expansive Vergrößerungstendenz. Periartikuläre dichte Weichteilmasse. *Röntgendiagnose:* Begründeter Verdacht auf **pigmentierte villonoduläre Synovitis** (histologisch bestätigt; S = Sesambein).
II Singuläre, geringfügig trabekulierte Osteolyse mit Randsklerose in der Grundphalanx der II. Zehe. Periartikuläre dichte Weichteilmasse. *Röntgendifferenzialdiagnose:* u. a. **pigmentierte villonoduläre Synovitis** (Biopsie, vorher wie bei Nr. I und III MRT zur Frage nicht invasiven/invasiven Wachstums und der topografischen Zuordnung, die durch einen Gelenkerguss erleichtert würde. Die „herzförmige" Kontur der Osteolyse erfordert den Ausschluss der **Sarkoidose** (s. Abb. 16.**50**).
III **Die noduläre Erscheinungsform ist wahrscheinlicher als die diffuse pigmentierte villonoduläre Synovitis.** Begründung: Beiderseits der unversehrten Gelenkkonturen und des normalen röntgenologischen Gelenkspalts sind mehrere kleine zystenartige Osteolysen am III. MTP-Gelenk zu erkennen. Der extraartikuläre randsklerosierte Konturdefekt *(Arrosion, Pfeile)* begründet den Verdacht einer von der Sehnenscheide ausgehenden nodulären Form, da (extraartikuläre) Arrosionen bei der diffusen pigmentierten villonodulären Synovitis sehr selten sind. Röntgenologisch ist in diesem Fall keine Weichteilverdichtung erkennbar.

Struktur- und Konturveränderungen sowie weichteildichte extraskelettale Raumforderungen am Fuß

Struktur- und Konturveränderungen sowie weichteildichte extraskelettale Raumforderungen am Fuß einschließlich der Region oberhalb des Talokruralgelenks geben die Abb. 16.**104**, Abb. 16.**105** und Abb. 16.**106** wieder. Bei *aktiver* konstruktiver Stressadaptation (s. Kap. 10 „Stressfolgen am Skelett", Abschnitt „Konstruktive und insuffiziente Stressadaptation") fällt die 3-Phasen-Szintigrafie positiv aus (Abb. 16.**107**), desgleichen bei der *aktiven (frischen)* Stressfraktur. Die suffiziente (funktionelle) Stressadaptation des Os naviculare ist ein typischer Szintigrafiebefund (Abb. 16.**108**).

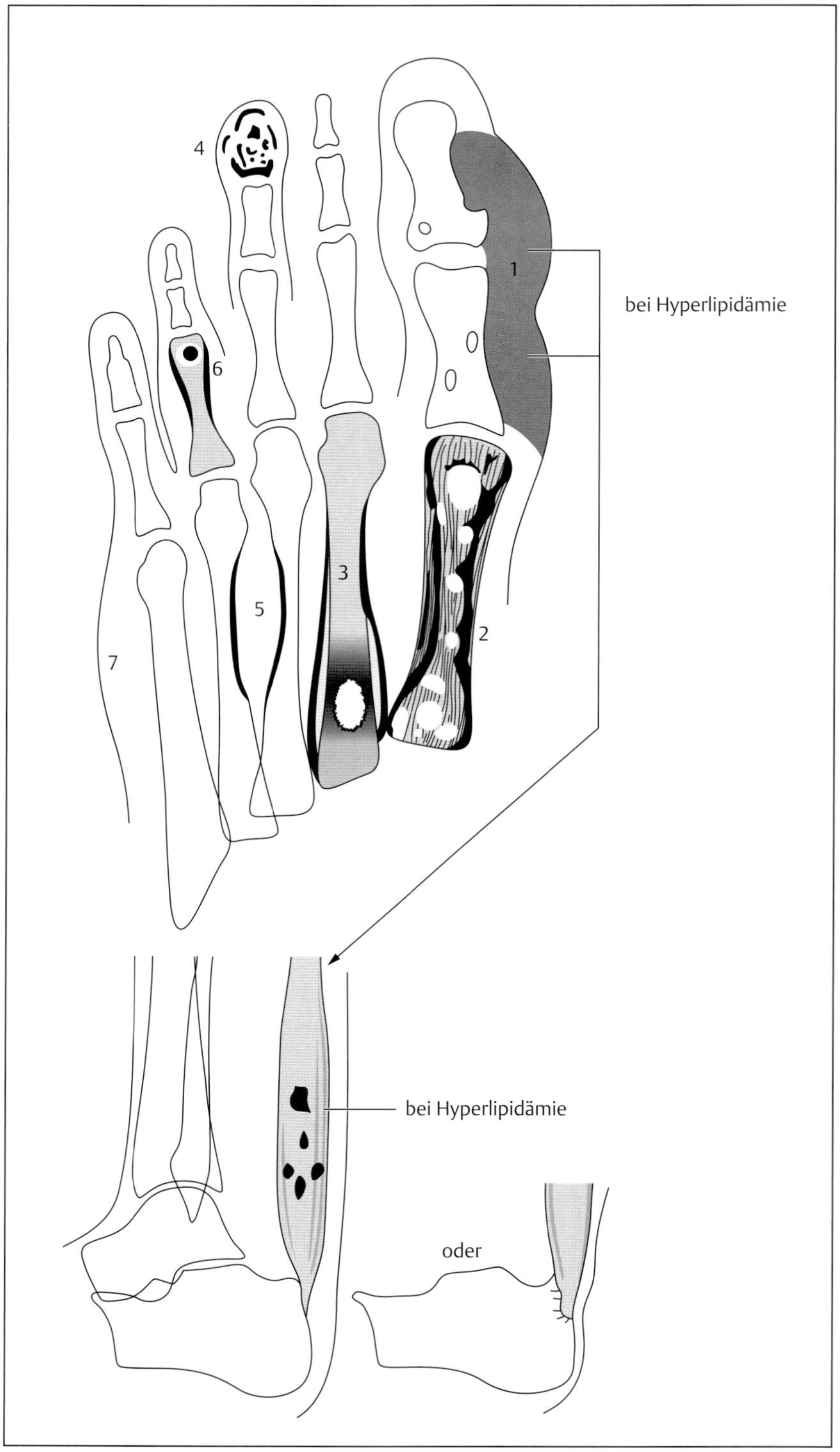

Abb. 16.**104** **Ossäre Struktur- bzw. Konturveränderungen sowie weichteildichte extraossäre Raumforderungen am Fuß.**

1 Weichteilxanthome bei Hyperlipoproteinämie (vgl. Abb. 11.**100**). Pathognomonisch ist die xanthombedingte, *spindelförmige bilaterale* Achillessehnenanschwellung (evtl. mit Kalkherden und Kalkaneusarrosion; vgl. Abb. 11.**103**).
2 **Ostitis deformans Paget** (vgl. Abb. 11.**105**).
3 Chronische Osteomyelitis vom Typ **Brodie-Abszess**.
4 **Primäres Chondrosarkom**; innerhalb der Phalanxdestruktion erkennt man kleine *Kalkschatten*.
5 Druckarrosion durch **gutartige Weichteilgeschwulst** (z. B. Lipom, Fibrom, Neurofibrom; vgl. Abb. 11.**102**).
6 **Spongiöses Osteoidosteom.**
7 Schmerzlose oder schmerzhafte Weichteilanschwellung, *vielfältige* Differenzialdiagnose, vor allem gegenüber Weichteilgeschwülsten und tumorähnlichen Prozessen: MRT, Histologie.

MRT-Suspizia bei soliden Raumforderungen in den Weichteilen (Martin et al. 2009):

- Signalarme Kapsel, dann eher benigne, falls keine anderen MRT-Malignitätskriterien.
- Randunschärfe, Umgebungsinfiltration, starke Inhomogenität sind Malignitätskriterien.
- **Myositis proliferans** zeigt sich als muskuläre Raumforderung (T1w muskelisointens, T2w **kapsellose** Hyperintensität, Signalintensität nach Gadolinium gesteigert), d. h., MRT-Signale wie andere extramuskuläre benigne solide Weichteiltumoren, die jedoch häufig eine signalarme Kapsel aufweisen.
- Differenzialdiagnose zwischen der Myositis proliferans und der ebenfalls pseudosarkomatös genannten **fokalen Myositis** (T1w muskelisointens oder geringgradig hypointens, T2w hyperintens, nach Gadoliniumgabe vor allem verstärkte Umgebungssignalität).

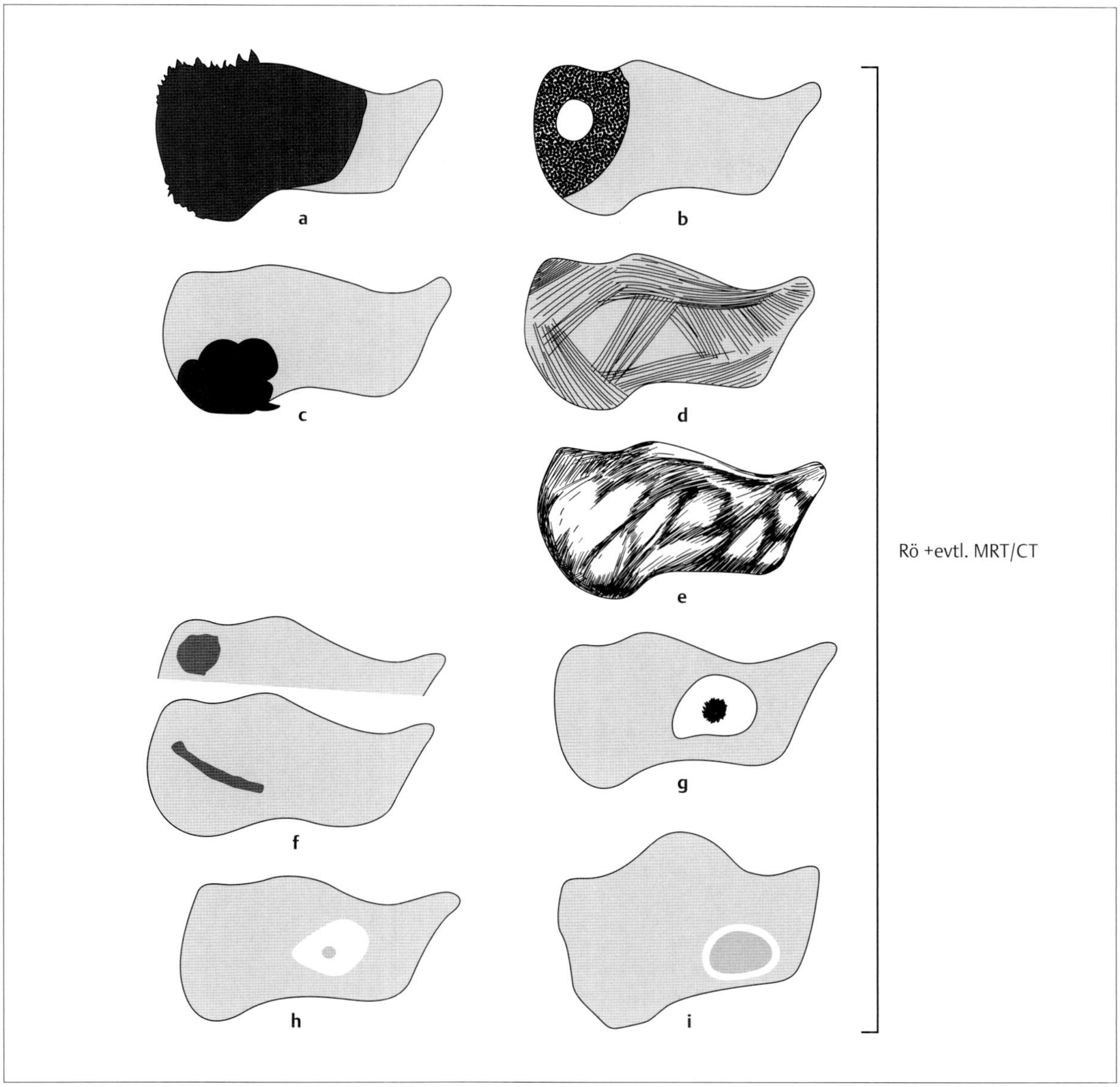

Abb. 16.**105a–i Röntgenologische Differenzialdiagnose der speziellen Kalkaneusbefunde, die mit Struktur-, Dichte- und/ oder Konturveränderungen einhergehen.**

- a **Osteosklerotisches Osteosarkom**, s. Spikula und elfenbeinartige Strukturverdichtung. *Bildgebende Differenzialdiagnose:* osteosklerotisches Ewing-Sarkom.
- b **Brodie-Abszess.** Memo: rundliche bis ovale Aufhellung mit breiter Sklerosezone, röntgenologisch kein Sequester erkennbar.
- c **Osteoplastische Metastase** (Anamnese!) bei zufälliger plantarer Fibroostose. Siehe die polyzyklischen Konturen. Ganzkörperszintigrafie oder -CT (-MRT) zur Frage klinisch stiller Absiedlungen.
- d **Ostitis deformans Paget.**
- e **Fibröse Dysplasie.**
- f **Konstruktive Stressadaptation** (s. Kap. 10 „Stressfolgen am Skelett", Abschnitt „Konstruktive und insuffiziente Stressadaptation") loco typico im Fersenbein (alternativ oder simultan auftretend). *Röntgenmerkmale:* rundliche, ovale, streifen- oder bandförmige Spongiosaverdichtung(-en) in besonders biomechanisch belasteten *Spongiosabereichen*. Dies gilt am Fuß auch für andere Tarsalia und die knöchernen Gelenksockel der kleinen Röhrenknochen. Vgl. Abb. 16.**106**.
- g **Typisches Röntgenbild des intraossären Kalkaneuslipoms:** Loco typico ist das Grenzgebiet zwischen vorderem und mittlerem Drittel des Fersenbeins, d.h im Bereich einer oft als Normvariante auftretenden, strukturarmen dreieckigen Zone („physiologisches Fersenbeindreieck"). Das Lipom gibt sich als ovaläre Osteolyse mit zarter, oft nur partieller Randsklerose *und* zentraler, unregelmäßig geformter dystrophischer Verkalkung oder Verknöcherung zu erkennen. Fehlt Letztere, so lautet die Röntgendiagnose „Fersenbeinzyste", falls nicht im CT Fettdichte gemessen wird. Anderenfalls histologische Klärung erforderlich.
- h **Der innerhalb der Strukturverarmung abgebildete Gefäßkanal** spricht gegen eine Kalkaneuszyste oder ein Kalkaneuslipom, sondern für einen physiologischen Befund.
- i **Verkalkte Kalkaneuszyste.**

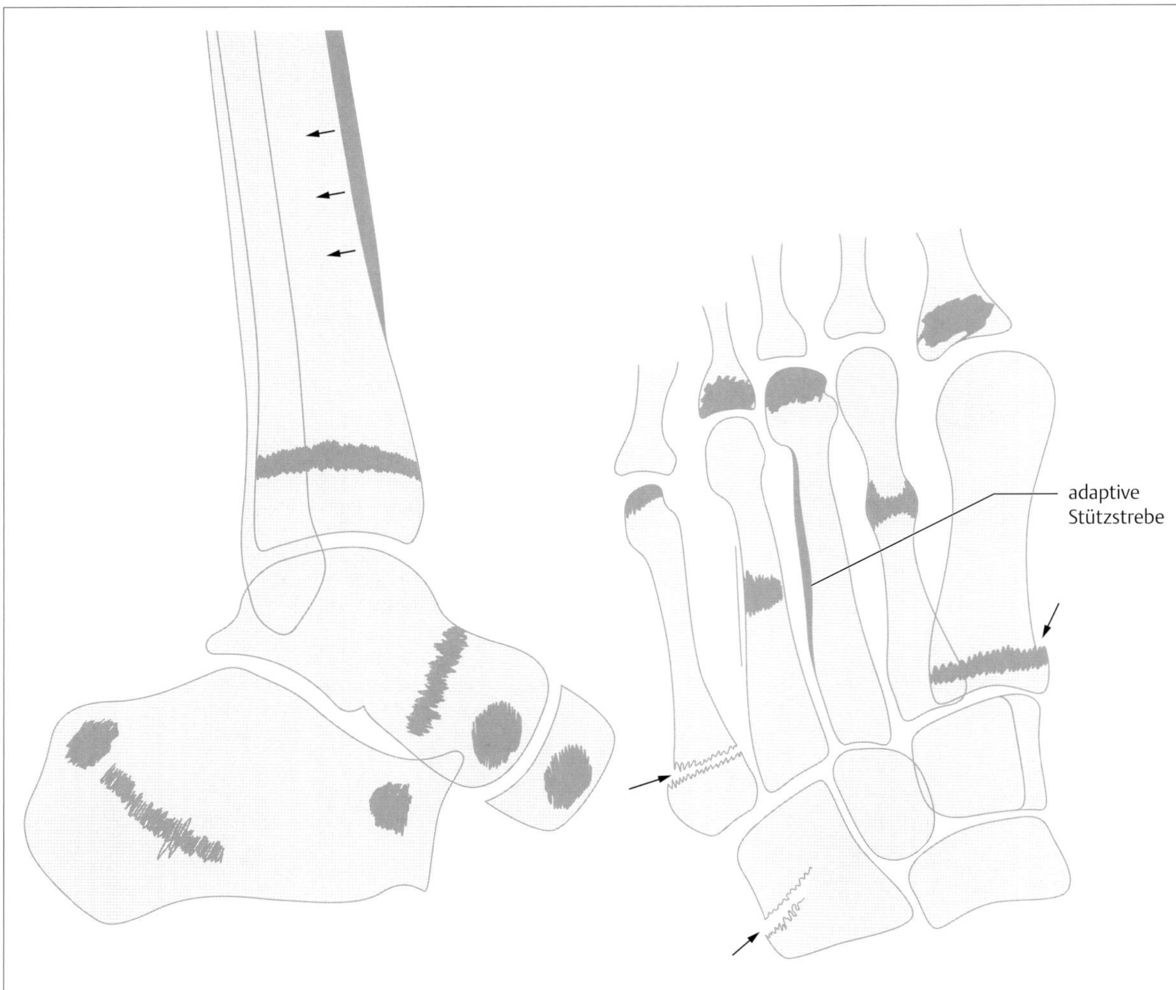

Abb. 16.**106** **Beispiele für Röntgenbefunde bei knöchernen Stressphänomenen am Fuß einschließlich der Sprunggelenkumgebung.** *Konstruktive Stressadaptationen* (s. Kap. 10 „Stressfolgen am Skelett", Abschnitt „Konstruktive und insuffiziente Stressadaptation") zeigen sich im Röntgenbild als bandförmige, rundliche oder ovale Spongiosaverdichtungen (Hyperostosen, Osteosklerosen), am Periost und/oder Endost als manschettenartige oder parallel zur Kompakta ausgerichtete Knochenappositionen. Die Stressfraktur spiegelt eine *insuffiziente Stressadaptation* (s. Kap. 10 „Stressfolgen am Skelett", Abschnitt „Konstruktive und insuffiziente Stressadaptation") wider.

Röntgenbild: Im Röntgenbild fällt zusätzlich oder als Einzelbefund ein atraumatischer Spalt oder eine atraumatisch entstandene Stufenbildung *(Pfeile)* auf.

CT: Einen entsprechenden Befund gibt das CT wieder.

MRT: Hier zeigt sich die Stressfraktur als ein hypointenser linearer Bereich, der von einem Knochenmarködem (evtl. auch Periostödem) umgeben ist; d. h., in T1w Sequenzen erscheint das Ödem signalarm, in T2w und vor allem in STIR-Sequenzen mit hoher Signalintensität. Über den bildgebenden Nachweis der *suffizienten (funktionellen, physiologischen) Stressadaptation* (vgl. Kap. 10 „Stressfolgen am Skelett", Abschnitt „Suffiziente Stressadaptation") s. Abb. 16.**108**.

Die vielfältigen Aspekte der Stressphänomene in einer Abbildung erleichtern ihre pathogenetische Einordnung. Bei Einzelbefunden, z. B. Stressperiostosen im Rahmen der konstruktiven Stressadaptation (s. Tibia) müssen die Differenzialdiagnosen weiter gefasst werden, z. B. Periostvaskulitis bei Autoimmunopathien bzw. Kollagenosen im weiteren Sinne, bei noch diskreten Befunden einer Tumorinduktion oder einer Infektion in der kompakten oder spongiösen Knochensubstanz. Die kurzstreckige, konstruktive stressadaptive Hyperostose im Schaftbereich kann sich auf den gesamten Querschnitt des Röhrenknochen, z. B. der Tibia, ausdehnen *(horizontale Pfeile)*. In diesem Fall ist das Stressphänomen nur eine der Differenzialdiagnosen.

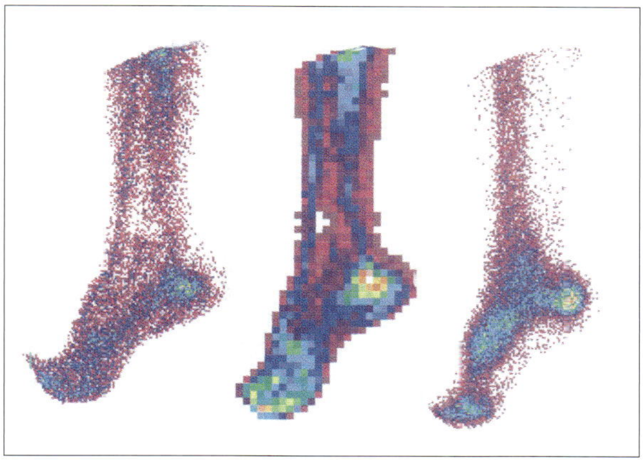

Abb. 16.**107** **Positive 3-Phasen-Szintigrafie mit metastabiler ^{99}Tc-Verbindung bei konstruktiver Stressadaptation im Tuber calcanei** (s. Abb. 16.**105**). *Links* und *Mitte:* Frühphase, *rechts:* Skelettphase.

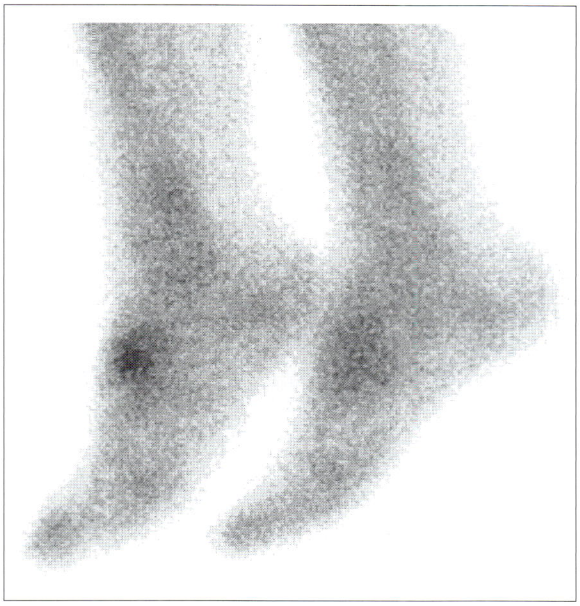

Abb. 16.**108** **Suffiziente (physiologische) Stressadaptation des rechten Os naviculare (Stressnavikulare) bei Abflachung des Fußgewölbes durch den natürlichen Alterungsprozess des Kollagengewebes (Patientin 57 Jahre alt) und/oder Übergewicht (weibliche Patientin).** Keine lokalen Beschwerden beim Tragen weiten Schuhwerks (breiter und länger als in früheren Lebensjahren). Normaler Röntgenbefund. Der erhöhte physiologische Umbau im rechten Navikulare adaptiert (kompensiert) die verstärkte Druck- und Zugbelastung im Kahnbein (Skelettphase, osteotroper Tracer).

Weichteilverkalkungen und -verknöcherungen, Erkrankungen des fibroossären Übergangs, Tendopathien, Bursopathien, Engpasssyndrome

Chondrokalzinose

Die Röntgenbefunde der Chondrokalzinose (s. Kap. 7 „Dystope Kalziumniederschläge mit Krankheitspotenzial") am Fuß sind in den Abb. 16.**91**, Abb. 16.**92** und Abb. 16.**109** wiedergegeben.

Deskriptiv werden 3 Kalzinoseformen unterschieden (s. Kap. 7 „Dystope Kalziumniederschläge mit Krankheitspotenzial", Abschnitt „Weichteilverkalkungen/Kalzinosen"). Die **Calcinosis interstitialis localisata** (sive **circumscripta**) und die **Calcinosis interstitialis universalis** kommen entweder als einziges örtlich erkennbares Substrat oder in Zusammenhang mit einer Grundkrankheit vor (Klinik, Anamnese?). Entsprechendes gilt auch für die **pseudotumoröse interstitielle Kalzinoseform** (Abb. 16.**110**). Die symptomatische, pseudotumoröse interstitielle Kalzinose ist besonders bei Patienten unter Dauerhämodialyse bei terminaler Niereninsuffizienz bekannt. Diese Niederschläge von Kalziumsalzen liegen häufig in Bursen und haben die Tendenz zur Größenzunahme und zur schmerzhaften entzündlichen Reaktion. Die pseudotumoröse Kalzinose (engl.: Tumoral Calcinosis) tritt oft multinodulär (s. Abb. 16.**110**, V. Zehe), evtl. gelappt auf. Die Kalziumsalze liegen als Kalkmilch oder pastenartig vor.

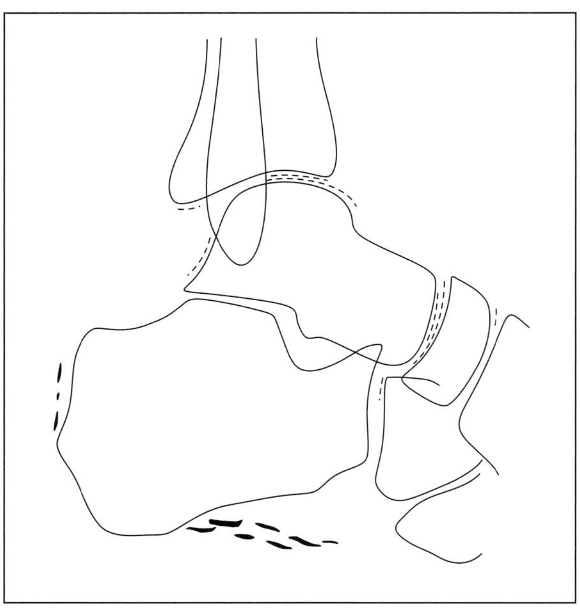

Abb. 16.**109** **Chondrokalzinose im Hyalinknorpel und im Aponeurosen- und Sehnengewebe des Fußes.**

Monotope oder bitop-symmetrische Schleimbeutelverkalkungen entwickeln sich auch am Fuß nach Dauertraumen, beispielsweise auch bei beruflichen oder sportlichen Überlastungen (Abb. 16.**111**). Sie werden aus pathogenetischer Sicht als dystrophisch eingeordnet (s. Kap. 7 „Dystope Kalziumniederschläge mit Krankheitspotenzial", Abschnitt „Weichteilverkalkungen/Kalzinosen").

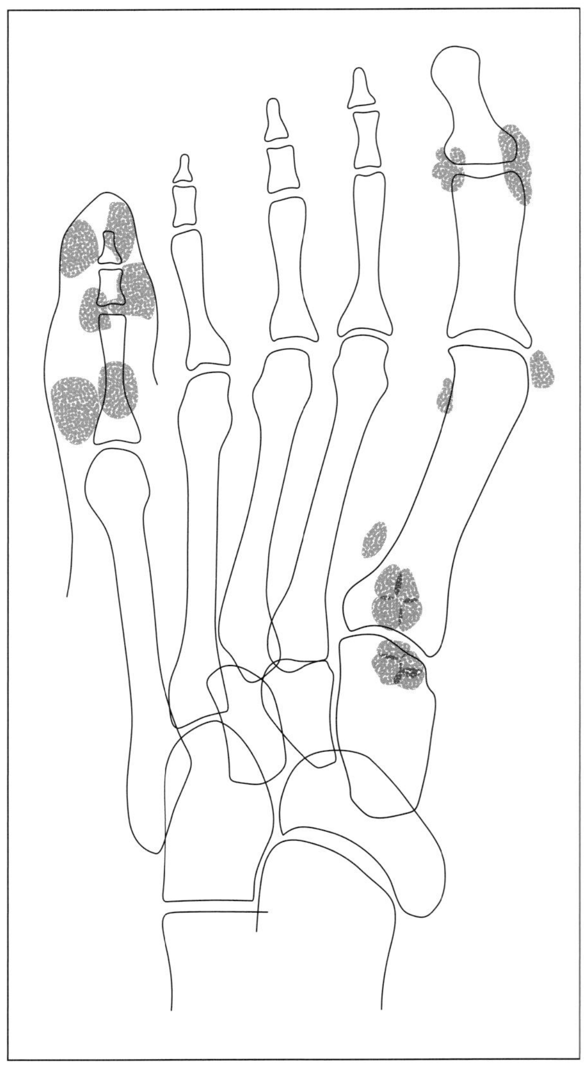

Abb. 16.**110** **Pseudotumoröse (interstitielle) Kalzinose.** Siehe die multinoduläre Tendenz (V. Zehe) und die angedeutete gelappte Form (Metatarsus-I-Basis und mediales Kuneiforme, dort wo die Bursa subtendinea m. tibialis anterioris liegt).

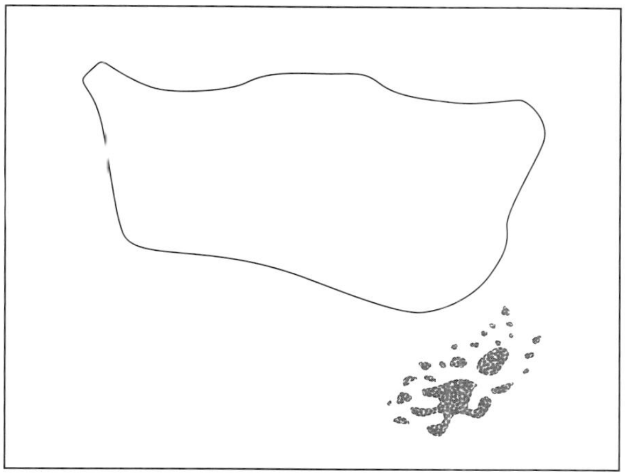

Abb. 16.**111** **Dystrophische Verkalkungen in der (geschwollenen) Bursa subcutanea calcanea.**

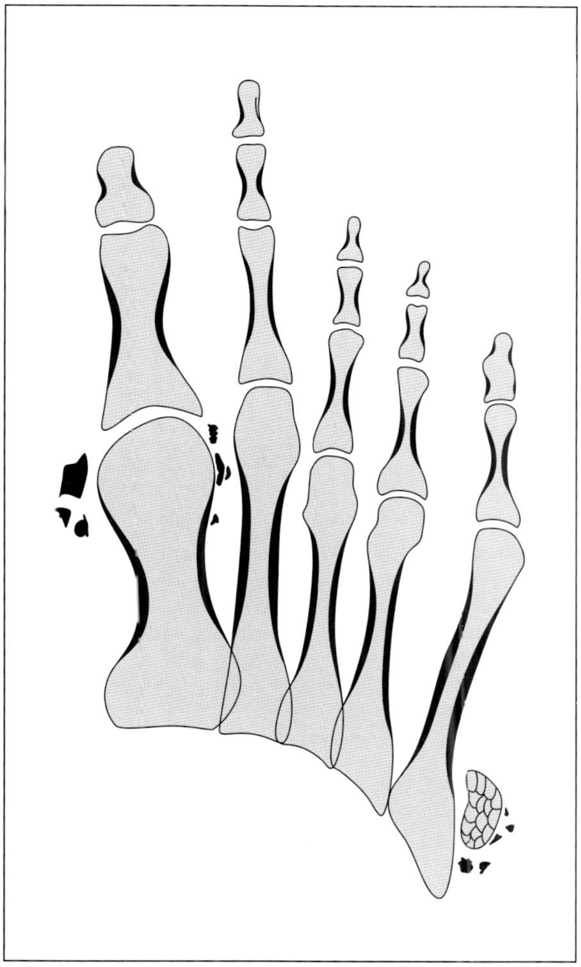

Abb. 16.**112** **Vorfußdysmorphien und Weichteilverkalkungen und -verknöcherung bei Pseudohypoparathyreoidismus und Pseudo-Pseudohypoparathyreoidismus** (vgl. Abb. 11.**108**).

Pseudo-/Pseudo-Pseudohypoparathyreoidismus

Die Bedeutung der Hand- und Fußröntgenbefunde für die Diagnose des Pseudohypoparathyreoidismus und des Pseudo-Pseudohypoparathyreoidismus wurde in Kap. 11 „Gelenke der Hand", Abschnitt „Artikuläre und periartikuläre Weichteilverkalkungen und -verknöcherungen", erwähnt (Abb. 16.**112**). Am Fuß fallen bei diesen kleinwüchsigen Patienten – entsprechend wie an der Hand – verkürzte Mittelfußknochen, Epiphysenverformungen und peri- und extraartikuläre Weichteilverkalkungen auf. Größere Weichteilverkalkungen können verknöchern.

Myositis ossificans localisata traumatica

Der Begriff „Myositis ossificans localisata traumatica" kennzeichnet kalkdichte Schatten in Weichteilen, die im Laufe von Wochen bis Monaten Knochenstruktur annehmen. Sie treten nach Weichteiltraumen mit und ohne Gelenk- und Knochenbeteiligung auf. Selten entstehen die Kalkschatten ohne äußeren Anlass (Myositis ossificans localisata atraumatica). Auf die vielfältigen Pathogenesen und Ätiologien der umschriebenen, synonym auch als heterotope Weichteilverknöcherungen subsumierten Bindegewebsverkalkungen/-verknöcherungen wird in Kap. 6 „Arthropathien/Osteoarthropathien", Abschnitt „Myositis ossificans localisata traumatia/atraumatica", hingewiesen, desgleichen auf die Differenzialdiagnose gegenüber Weichteiltumoren mit Verkalkungs- und Verknöcherungstendenz, z. B. auf das juxtakortikale (paraossale) Osteosarkom (s. Abb. 3.**79**). Neurogene Paraosteoarthropathien (s. Kap. 6 „Arthropathien und Osteoarthropathien", Abschnitt „Neurogene Paraosteoarthropathien [neurogene heterotope Ossifikationen]", und Abb. 6.**23** und Abb. 6.**24**) und Weichteilverknöcherungen, die in Zusammenhang mit der Implantation von Gelenkprothesen (s. Kap. 4 „Bildgebung einschließlich Szintigrafie bei Gelenkendoprothesen") entstehen, gehören ebenfalls zu den heterotopen Ossifikationen, desgleichen motilitätshemmende periartikuläre Weichteilverkalkungen und -verknöcherungen nach Verbrennungen. Sie werden besonders an den Ellenbogen-, den Schulter-, den Knie- und den Talokruralgelenken (Abb. 16.**113**) beobachtet.

Fibrodysplasia ossificans progressiva

Über die Fibrodysplasia ossificans progressiva am Fußskelett kann in Kap. 6 „Arthropathien und Osteoarthropathien", Abschnitt „Neurogene Paraosteoarthropathien (neurogene heterotope Ossifikationen)", nachgelesen werden. Ergänzend seien große vordere und hintere Fersenbeinsporne in Zusammenhang mit der fortschreitenden pathologischen Ossifikation dort ansetzender oder abgehender Sehnen und Aponeurosen erwähnt.

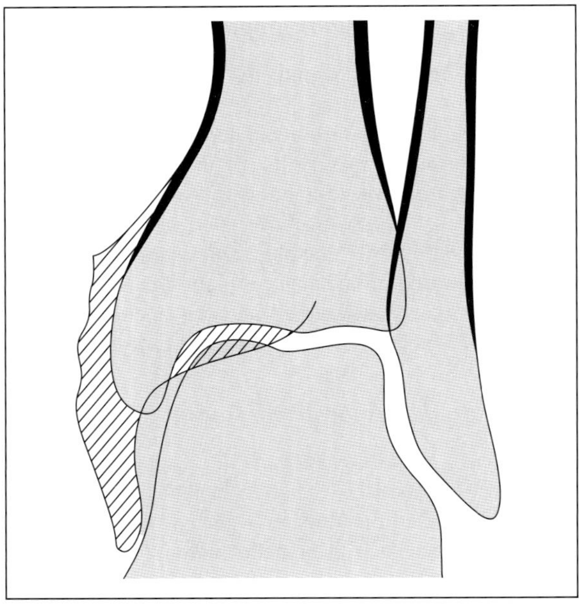

Abb. 16.**113** **Ausgedehnte periartikuläre Weichteilossifikationen am Talokruralgelenk, dem Röntgenaspekt einer neurogenen Paraosteoarthropathie entsprechend.** In diesem Fall Beginn der Verkalkungen bzw. Verknöcherungen 2 Monate post combustionem.

Merke:

Artikuläre Bewegungseinschränkungen nach thermischen Schädigungen haben folgende Ursachen: direkte Schädigung der Gelenkweichteile und ihrer Umgebung (Narben), komplizierende, kontinuierlich fortgeleitete, lympho- oder hämatogene Gelenkinfektion, periartikuläre ossäre Heterotopien (Myositis ossificans localisata), aseptische Gelenkdesintegration vom Aspekt der neurogenen Osteoarthropathie.

Enthesiopathien

Der Kalkaneus und ihm anliegende Schleimbeutel sind Prädilektionsbereiche für fibroossäre Erkrankungen: Enthesiopathien (vgl. Fasciitis plantaris, Kap. 8 „Fasziitisproblem"). Die degenerativ- und (mikro-)traumatisch-reparativen Fibroostosen an der Achillessehneninsertion und an der plantaren Fläche des Fersenbeins sind geläufige Befunde (Abb. 16.**114**, Abb. 16.**115** und Abb. 16.**116**). Die *primär*-entzündliche Fibroostitis (Abb. 16.**117** und Abb. 16.**118**) wird am häufigsten an der plantaren Fläche des Kalkaneus beobachtet, manchmal *isoliert*, in anderen Fällen *in Kombination* mit der **Achillobursitis** und/oder mit einer Periostitis am Tuber calcanei (Abb. 16.**119** bis Abb. 16.**122**). Ebenso können Achillobursitis und/oder Periostitis ohne Fibroostitis auftreten.

! Merke

Die angeführten, primär-entzündlichen Reaktionen werden als **Calcaneopathia rheumatica** zusammengefasst. Ihr (oft bilateraler) Nachweis bei einer Gelenkerkrankung oder, seltener, als Initialbefund vor den Gelenkbeschwerden muss *in 1. Linie* an die Manifestation einer Spondylarthropathie denken lassen!

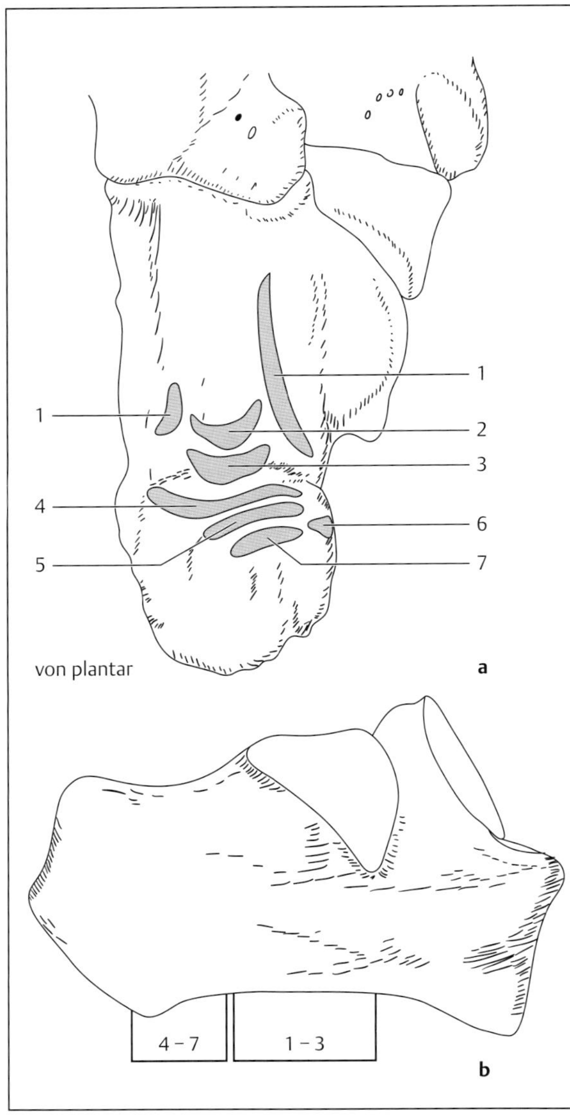

Abb. 16.**114a, b** **Topografische Zuordnung der Fibroostosen und Fibroostitiden an der plantaren Fläche des Fersenbeins (a) und an seiner plantaren Kontur (b).**

a Lokalisation an der plantaren Fläche des Fersenbeins.
1 M. quadratus plantae
2 Lig. calcaneocuboideum plantare
3 Lig. plantare longum
4 M. abductor digiti minimi
5 M. flexor digitorum brevis
6 M. abductor hallucis
7 Aponeurosis plantaris

b Lokalisation der Enthesiopathien gemäß Nr. 1–7 auf der seitlichen Rückfußaufnahme.

(Nach Dihlmann u. Bandick 1995.)

Apatitkrankheit

Den Röntgenbefund „Apatitkrankheit am Fuß" gibt die Abb. 16.**123** wieder.

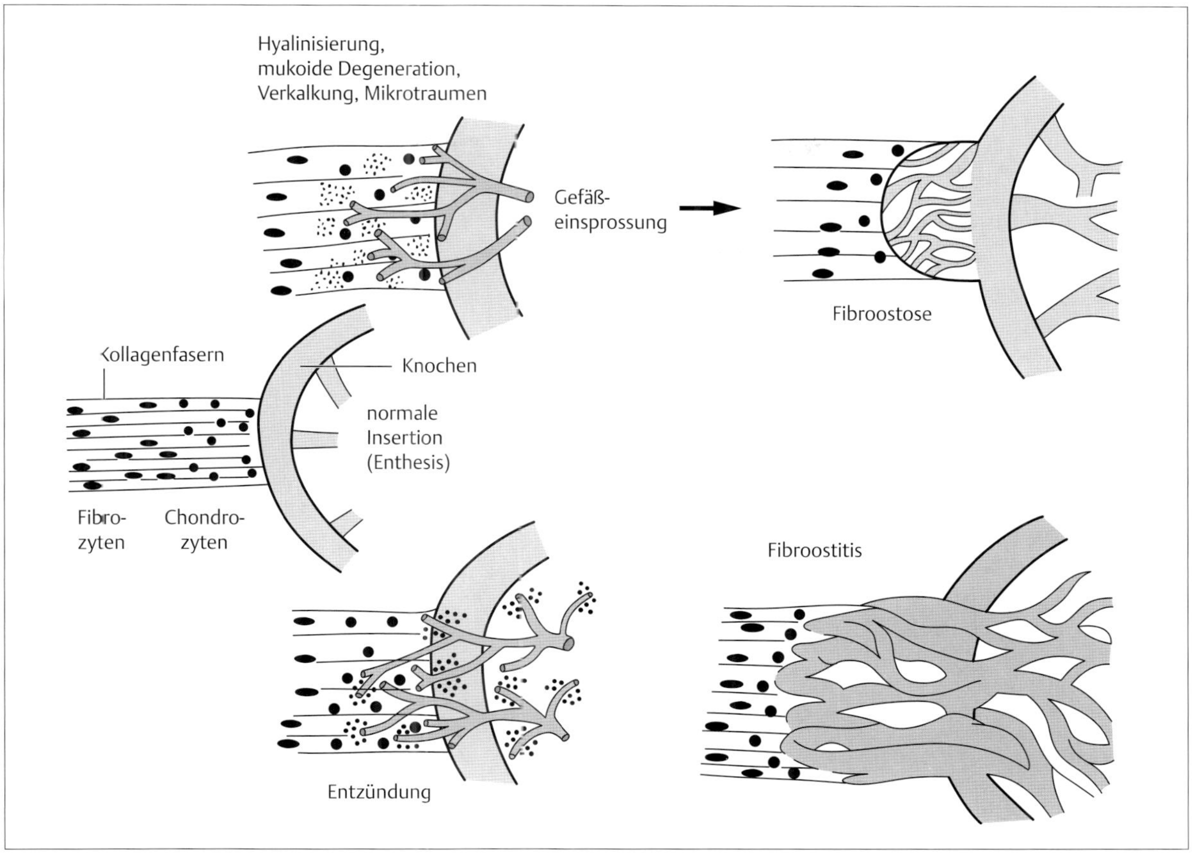

Abb. 16.**115** **Pathogenese und Mikromorphologie der Fibroostose und der Fibroostitis.** Die *apo-* und *epiphysären* Band- und Sehneninsertionen (Höcker, Flächen, Furchen) sind *nicht* von Periost überzogen. Vielmehr strahlt das straffe Fasergewebe dort unter Zwischenschaltung einer Faserknorpelzone, die knochenwärts mineralisiert ist, in den Lamellenknochen ein (s. „normale Insertion").
Biomechanische absolute und alterungsbedingt relative Überlastung kann an den Insertionen zu degenerativen Veränderungen vor allem in der Faserknorpelzone führen (s. „Hyalinisierung, mukoide Degeneration, Verkalkung usw.") und dort auch zu „Mikrotraumen". Diese Gewebsschädigungen lösen eine vom benachbarten Knochenmark ausgehende reparative Reaktion aus, deren Hauptträger „Gefäßeinsprossung" ist. Die Vaskularisation des Faserknorpels (wie von Knorpelgewebe überhaupt) setzt ein komplexes Geschehen in Gang, das zur Insertionsverknöcherung führt (s. „Fibroostose"). Dieser Knochensporn wächst langsam, hat eine glatte Kontur mit zarter Kortikalis und lässt bei genügender Größe eine reguläre Spongiosatextur erkennen. Er zeigt sich im Röntgenbild als knöcherner Sporn, Stift, Buckel oder Wulst. Bereitet er Beschwerden, so gehen diese auf eine Druckschädigung seiner Umgebung, evtl. mit *sekundärer* entzündlicher Reaktion (s. Abb. 16.**116**) zurück. Über andere Ursachen der Fibroostosenentstehung s. Kap. 9 „Enthesiopathien". Zur Fibroostitis sprosst ein *primär*-entzündliches fibrovaskuläres Gewebe aus dem Knochenmark in die Insertionszone ein. Da jedes entzündliche Geschehen als phasenhafter Vorgang mit wechselnder Aktivität – Stop-and-go-Prinzip – abläuft, entsteht im vaskulär invadierten Faserknorpel-Knochen-Bereich ein unregelmäßig geformter, oft plump gestalteter, blasig oder wie ausgefranst erscheinender, manchmal unscharf konturierter Knochensporn: die **produktive Fibroostitis** (s. Abb. 16.**117**). Überwiegt im Insertionsbereich der entzündlich induzierte Knochenabbau, so fällt ein unscharf begrenzter Insertionsdefekt auf: **rarefizierende Fibroostitis**.
Die Fibroostitis offenbart sich im Vergleich zur Fibroostose noch an 3 weiteren bildgebenden Besonderheiten:
1. Sie ist von einer mehr oder minder ausgedehnten Hyperostose (Osteosklerose) im Mutterknochen umgeben (vgl. Abb. 16.**118**).
2. Im MRT zeigt sich bei der aktiven (floriden, wachsenden) Fibroostitis in weiter Ausdehnung ein Knochenmarködem im Rahmen der histologisch nachweisbaren aseptischen Ostitis/Osteomyelitis.
3. Im Szintigramm der aktiven Fibroostitis ist bereits in der Frühphase (Perfusion, Blutpool) eine vermehrte Tracer-Anreicherung zu erkennen, und in der Skelettphase die osteotrope Radionuklidverbindung beispielsweise im gesamten Kalkaneus. Die röntgenologisch nachweisbare Fibroostitis zeigt also an, dass sie lediglich die „Spitze des Eisbergs" ist; denn die zugrunde liegende Krankheit hat zu einem beschleunigten (verstärkten) Knochenumbau bzw. zu einer Zirkulationsstörung im gesamten Zielknochen oder größeren Anteilen desselben geführt. Grundsätzlich gilt: Die Fibroostitis reichert den Tracer mindestens in der Skelettphase vermehrt an; die „banale" (inaktive) Fibroostose akkumuliert ihn jedoch nicht oder bei stärkerer sekundär-entzündlicher Reaktion nur perifokal mit geringer Intensität.

(Nach Dihlmann u. Bandick 1995.**)**

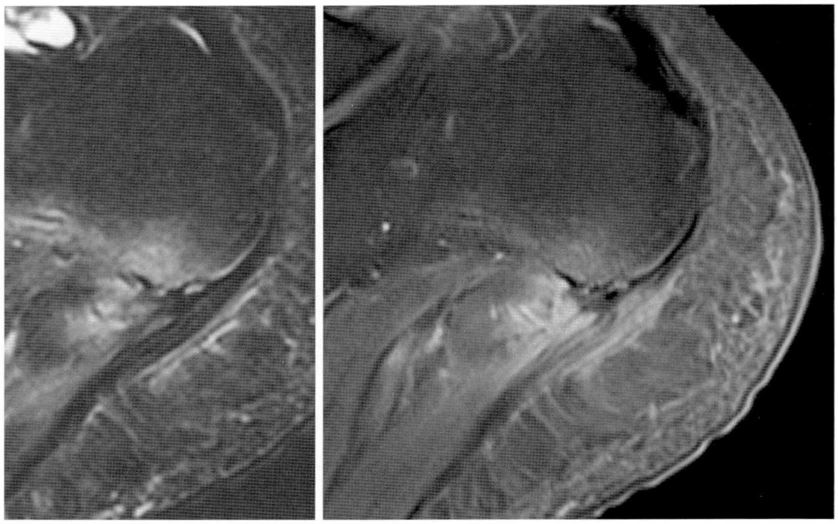

Abb. 16.**116** **Aktivierte, d.h. reaktiv entzündete, schmerzhafte Fibroostose der Plantaraponeurose** (im Schrifttum auch als Fasciitis plantaris bekannt). Patientin 53 Jahre alt.
STIR-Bild *(links):* Unmittelbar perifokales Knochenmarködem, Odemnachweis in der peritendinösen Weichteilumgebung in der wassersensitiven Sequenz.
Postkontrast T1w fatsat *(rechts):* Die Plantaraponeurose ist ansatznahe aufgetrieben und vaskularisiert. Das Weichteil- und das Knochenmarködem nehmen Kontrastmittel auf.

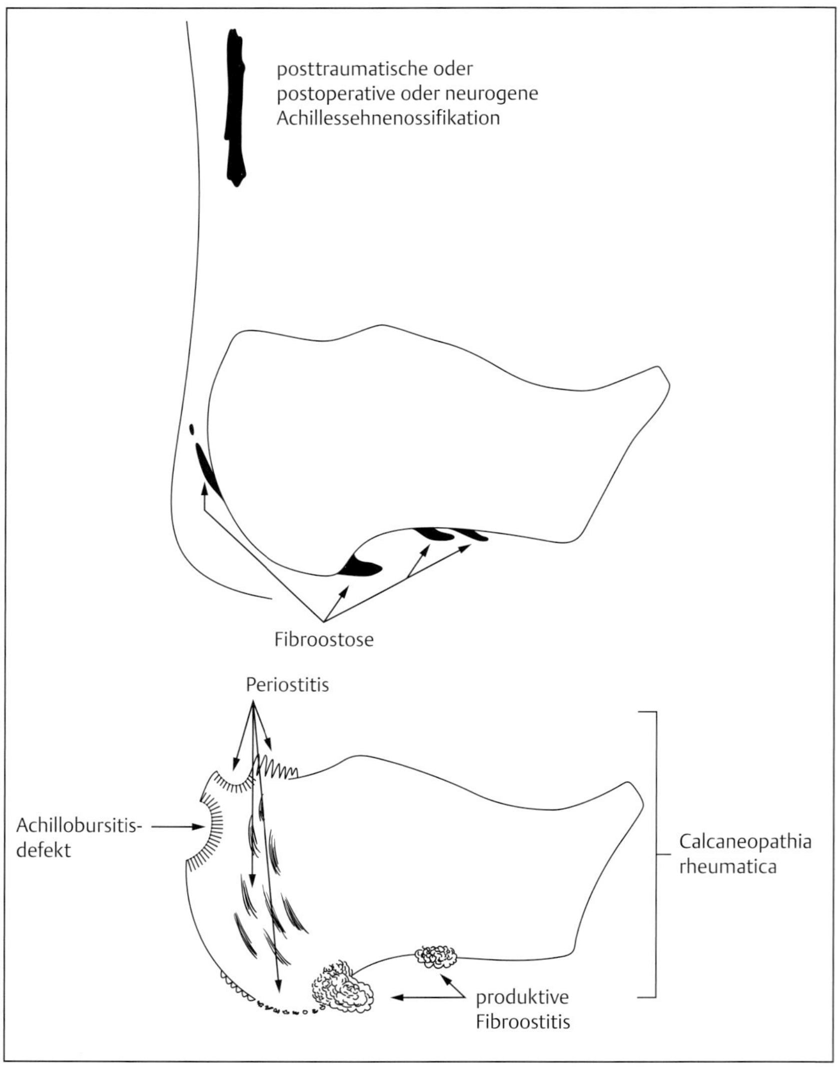

Abb. 16.**117** **Gegenüberstellung der „banalen" Kalkaneusfibroostosen und des primär-entzündlichen Befundkomplexes „Calcaneopathia rheumatica" sowie Darstellung des Achillessehnenknochens.**
Fibroostose (s. Kap. 9 „Enthesiopathien"): stift-, spornartig, glatte Konturen, zarte Kortikalis, reguläre Spongiosastruktur, keine ausgeprägte knöcherne Verdichtung der Insertionsumgebung. *Von links nach rechts:* Insertion der Achillessehne, Aponeurosis plantaris (s. auch Nr. 4–6 in Abb. 16.**114**), Lig. plantare longum, Lig. calcaneocuboideum plantare (s. Nr. 2 und 3 in Abb. 16.**114**).
Produktive Fibroostitis (s. Kap. 9 „Enthesiopathien"): unregelmäßig geformter und ungleichmäßig dichter Sporn, oft unscharfe Konturen, mehr oder weniger ausgedehnte Spongiosaverdichtung in der Umgebung. Wenn außer der entzündlichen Spornbildung oder ausschließlich stattdessen eine Knochenarrosion auftritt: **rarefizierende Fibroostitis**.

Merke:

Die Fibroostitis im Wachstumsalter kann die Kalkaneusapophyse zur perichondralen Ossifikation anregen. Dann setzt sich ein kalkdichter Streifenschatten von der Apophysenkonvexität ab (Hladik 1968). Die entzündlich-rheumatische Kalkaneusperiostitis kann knochenbildend und oberflächlich arrodierend verlaufen.

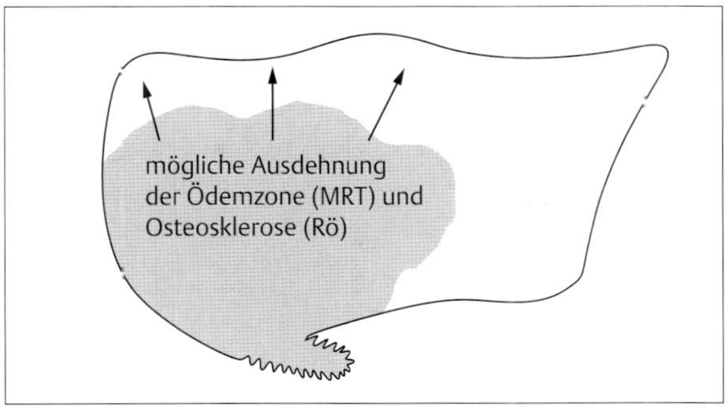

Abb. 16.**118** **Umgebungsosteosklerose/-ödem der Fibroostitis.**

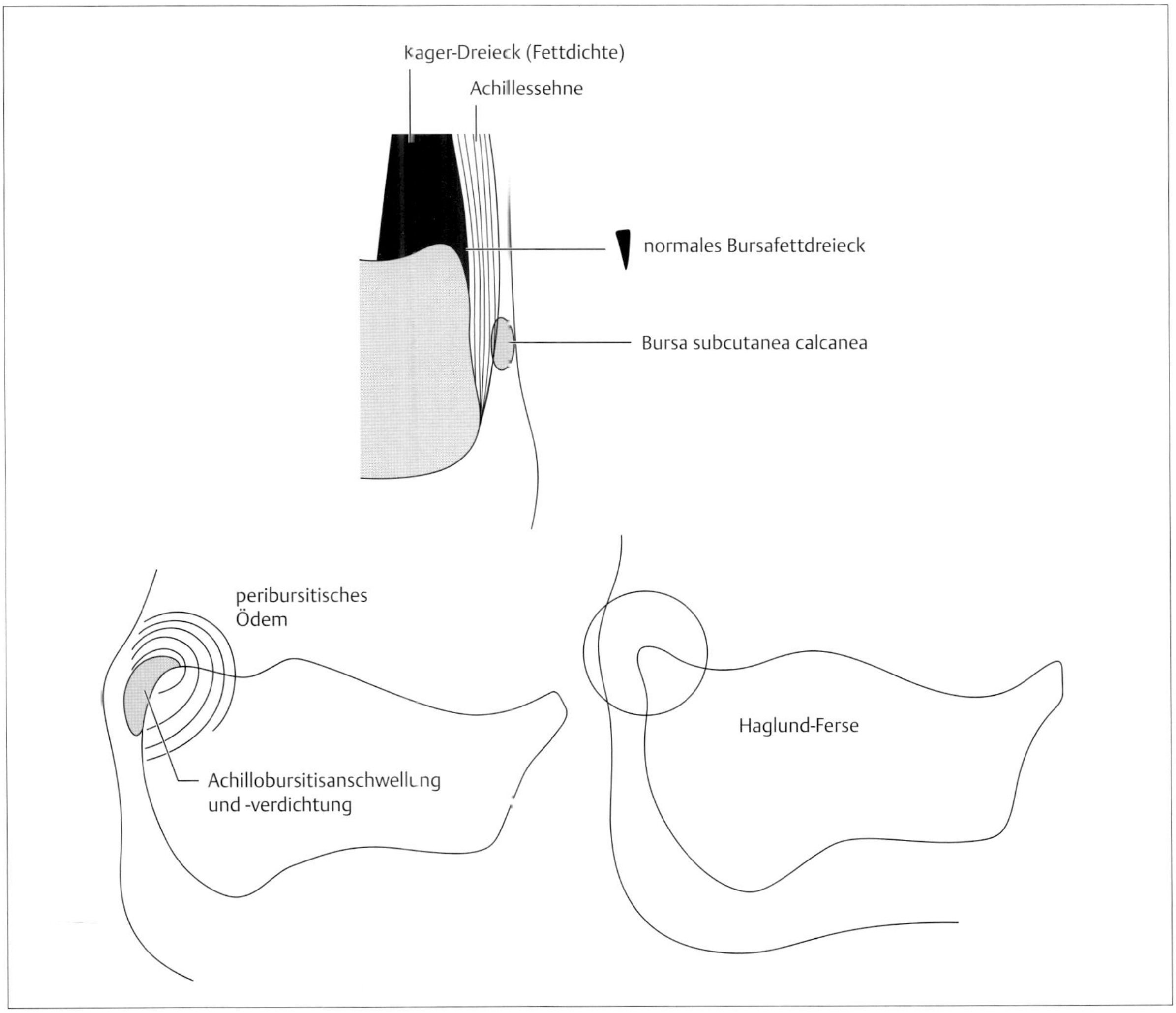

Abb. 16.**119** **Achillobursitis:** Die normale Bursa tendinis calcanei (Achillis) zeigt sich im Röntgenbild als „schwarzes“ *Bursafettdreieck* zwischen der hinteren oberen Tuberkante und der Achillessehne oberhalb ihrer Insertion. Die Bursitis führt zu ihrer Anschwellung und Dichtezunahme; das Bursafettdreieck schwindet dann. Sie wird häufig von einem peribursitischen Ödem im präachillären Kager-Dreieck begleitet (Kager 1939).
Röntgenbild: Ödem macht betroffene Kager-Anteile wasseräquivalent statt der Fettschwärzung.
MRT: Bildgebende wassersensitive Sequenzen; und bei genügender Anschwellung erkennt man auch im Röntgenbild eine Vorwölbung der Hautkontur in Höhe des proximalen Tuber calcanei. Bei chronischer, eitriger oder gichtbedingter Achillobursitis entsteht der Achillobursitisdefekt – eine Arrosion am hinteren oberen Tuberaspekt. Im Verlauf der Achillobursitis kann auch die Bursa subcutanea calcanea mitergriffen werden oder isoliert durch Druckschädigung bei zu engem (hartem) Schuhwerk erkranken. Dann ist sie im MRT (wassersensitive Sequenzen) – von hinten gesehen – vor der Achillessehne nachzuweisen. Die aktive Achillobursitis geht mit einem Knochenmarködem im Tuber calcanei und in der Weichteilumgebung einher (MRT).
Haglund-Ferse: Formvariante des Tuber calcanei mit der Potenz, umliegende Weichteile schmerzhaft zu schädigen, z. B. Entzündung der Bursa tendinis calcanei (Achillis). Die Schmerzen bei der Haglund-Ferse bereitet die Achillobursitis (s. *linker Abbildungsteil*).

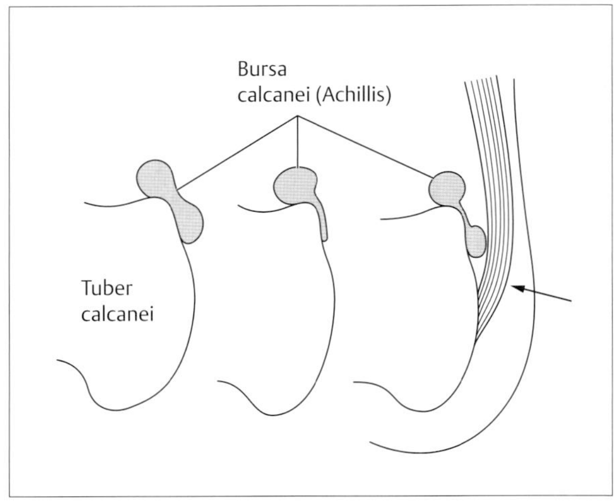

Abb. 16.**120** **Hantelformen der Bursa subachillea und 2 Beispiele für Formvarianten des Schleimbeutels (MRT).** Pathogenetisch kommen vor allem infrage: Bursitis als Reaktion auf eine mechanische Schädigung, z. B. übergewichtige Frauen mit durchgetretenem Fußgewölbe usw., und Spondylarthropathien, selten auch die rheumatoide Arthritis.

Merke:

Die Bursa *subcutanea* calcanei ist der Ansatzzone der Achillessehne *aufgelagert (Pfeil)*. Die normale Bursa ist im MRT nicht immer zu erkennen.

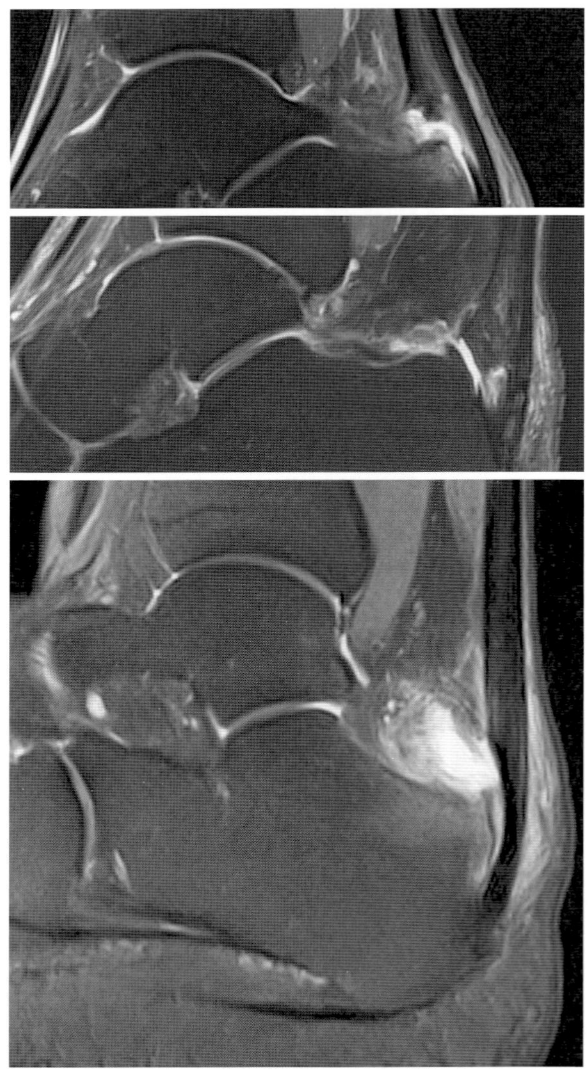

Abb. 16.**121** **Achillobursitisdarstellung mit wassersensitiven Sequenzen.** Umgebungsödem im Knochenmark und in den Weichteilen, beispielsweise auch im Kager-Fettdreieck. Keine klinischen Befunde, die den Verdacht einer Spondylarthropathie erwecken.

Merke:

Achillobursitiden ohne Achillobursitisdefekt können einen mechanisch ausgelösten Überlastungsschaden dieses Schleimbeutels oder eine primäre Bursitis, in erster Linie im Verlauf einer differenzierten oder undifferenzierten Spondylarthropathie, anzeigen. Falls außer dem MRT-Befund ein Achillobursitisdefekt an der hinteren oberen Kalkaneuskontur bereits im Röntgenbild auffällt, ist die primäre Entzündung so gut wie gesichert. Siehe auch das subkutane Ödem („Druckstelle“).

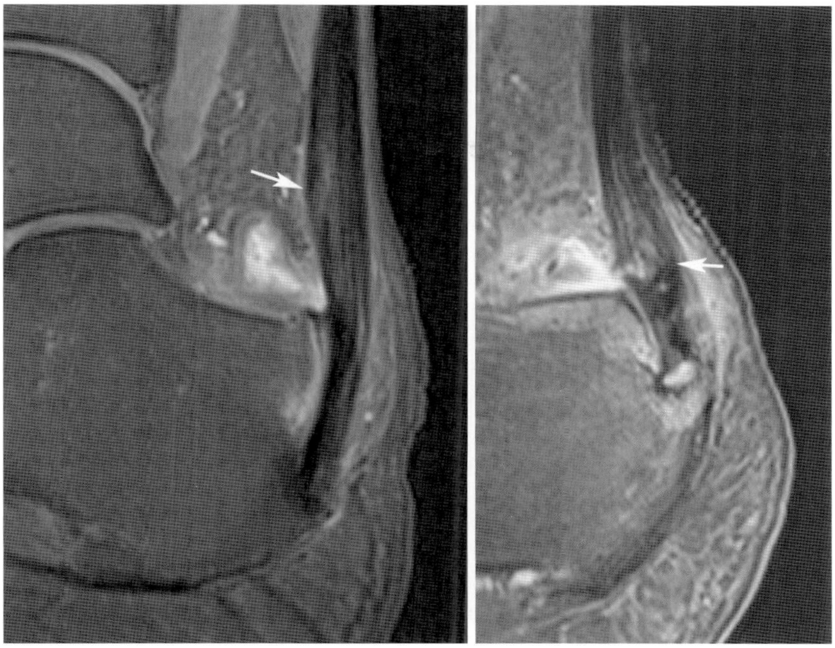

Abb. 16.**122** **Durch mechanische Schädigung entstandene Achillobursitis mit Umgebungsödem, Spondylarthropathie klinisch ausgeschlossen.** Patientinnen 51 und 49 Jahre alt *(von links nach rechts*; Postkontrast T1w fatsat). *Pfeile:* In der Achillessehne zeichnen sich nach der Kontrastmittelinjektion degenerativ-vaskularisierte Areale ab.

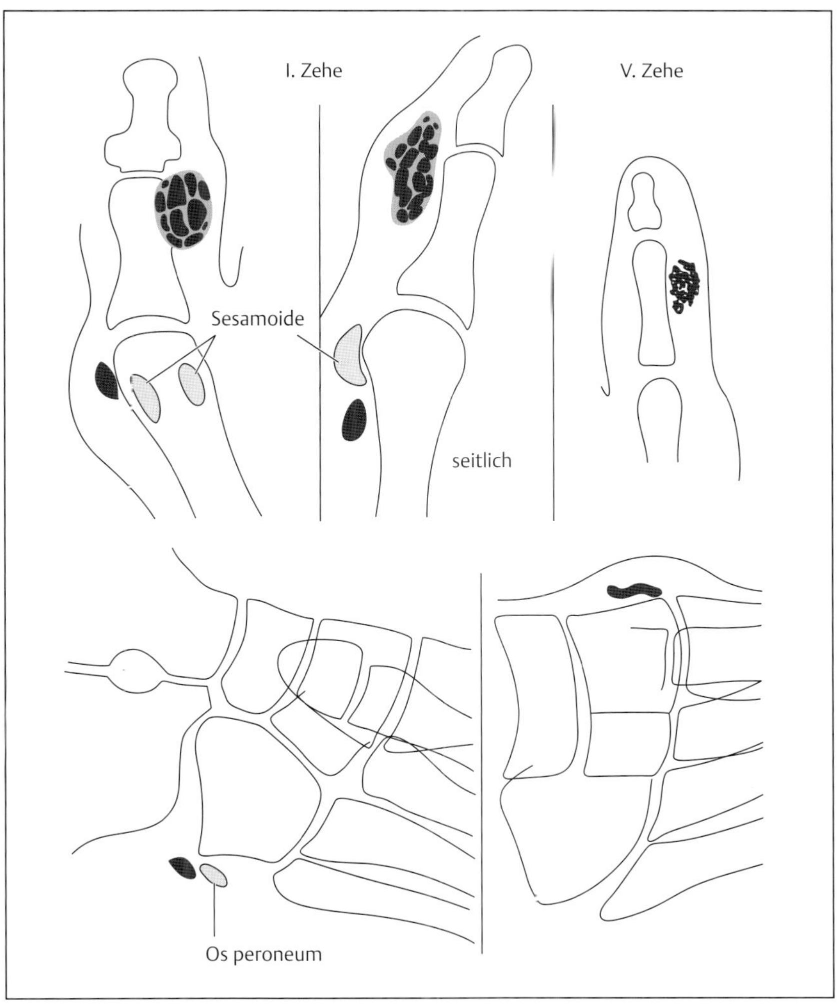

Abb. 16.**123** **Manifestationen der Apatitkrankheit im Sinne der Tendopathia (Tendinosis, Tendinitis, Peritendinitis) calcarea am Fuß** (Nomenklatur s. Kap. 7 „Dystope Kalziumniederschläge mit Krankheitspotenzial“, Abschnitt „Apatitkrankheit“). Der Niederschlag von Kalzium in Form des Hydroxylapatits kann eine akute, subakute *oder* chronische Entzündung auslösen, *oder* die Kristalle liegen inert im Gewebe, *oder* nach Abklingen der entzündlichen Phänomene bleiben die Kristalle asymptomatisch im Gewebe liegen *oder* werden teilweise oder vollständig resorbiert. Je ausgeprägter die kristallinduzierte Entzündung ist, desto ausgedehnter sind die Weichteilschwellung und die mögliche Hautrötung. Je kleiner die befallene Zehe, desto eher ähnelt bzw. gleicht die Schwellung und Rötung der Wurstzehe (s. dort, Differenzialdiagnose!).

Tendopathien

Sehnenscheiden treten dort auf, wo lange Sehnen mit größerer Gleitamplitude aus ihrer Verlaufsrichtung umgelenkt werden oder dicht am Knochen vorbeiziehen. Sie sind synoviale Gleitlager, setzen die Friktion zwischen der Sehne und ihrer Umgebung herab und werden durch Faszienverstärkungen – Retinakula, Haltebänder – so fixiert, dass die abgelenkte Sehnenverlaufsrichtung beibehalten wird. Bei muskulärer, beispielsweise sportlicher Überbeanspruchung sind die Ablenkungsstellen der Sehnen einerseits einer besonderen biomechanischen Belastung ausgesetzt. Dann können degenerative und sekundär entzündliche Veränderungen in der Sehne, der Sehnenscheide und im peritendinösen Bindegewebe entstehen. Andererseits kann das innere Stratum synoviale der Sehnenscheide im Rahmen systemischer Synovitiden/Arthritiden entzündlich mitreagieren. Beide pathogenen Vorgänge führen zu einem räumlichen Missverhältnis zwischen Sehne und Sehnenscheide, sodass die Friktion zwischen beiden Strukturen zunimmt. Dann steigt im zeitlichen Verlauf das Risiko einer auch subjektiv empfundenen Sehnenerkrankung mit uniformer Reaktionsweise des Sehnengewebes im MRT:

- Die normale Sehne wird in allen Pulssequenzen entweder signalfrei („schwarz"), z. B. die Achillessehne, oder signalarm abgebildet. Ursache dafür ist die äußerst kurze T2-Relaxationszeit der dominierenden Kollagenfaserbündel. Diese Feststellung gilt auch für unversehrte Ligamente und Aponeurosen.
- Fusiforme Verdickung der Sehne ohne erhöhte intratendinöse Signalgabe. Dieser Befund kommt auch bei asymptomatischen Individuen vor und wird als Ausdruck einer hypoxischen Schädigung angesehen (Haims et al. 2000).
- Degenerative Veränderungen, wie mukoide Degeneration und Lipidniederschläge, führen zu einer intratendinösen Signalerhöhung in allen Pulssequenzen. Zumeist ist die Sehne dann auch verdickt. Als Reaktion auf degenerative Veränderungen entsteht häufig eine Vaskularisation der Sehne (s. Abb. 16.**122**).
- Nicht mehr ganz frische Einblutungen zeigen sich bei T1w mit hohem intratendinösem Signal.
- Ödematöse und entzündliche Veränderungen (Tendinitis) bilden sich bei T2w mit hohen Signalintensitäten ab. Gleichzeitig ist eine Sehnenverdickung zu erwarten, namentlich bei chronischen Prozessen. Wenn die Sehnenscheide entzündlich mitbeteiligt ist, stellt sich ihr Erguss als peritendinöser signalintenser Saum auf T2w Pulssequenzen dar.

Die Art der Sehnenrisse wurde vor allem von Befunden an der Achillessehne abgeleitet. Die *intratendinöse (interstitielle)* Ruptur verläuft längsorientiert in der Sehne. Die *inkomplette* Ruptur offenbart sich quer zum Verlauf und erreicht nur eine Sehnenoberfläche. Der Sehnenquerschnitt hat die Tendenz zur umschriebenen Verdünnung. Die *komplette* Ruptur zeigt sich als vollständige irreguläre Kontinuitätsunterbrechung mit interponiertem Ödem und Hämorrhagie (im Verlauf auch Granulationsgewebe), die zu einer Verdickung führen. Je frischer eine Ruptur ist und je näher sie zur Insertion liegt, desto häufiger findet sich ein Knochenmarködem in der Insertionszone. An der Sehneninsertion kommen manchmal Erosionen/Arrosionen und/oder Ganglienbildung in der Sehne und im Knochen vor. Bei Sehnen ohne oder mit Sehnenscheide kann ein peritendopathisches Weichteilödem auftreten.

Die biomechanisch oder entzündlich irritierte Sehnenscheide reagiert mit Ergussbildung und Wandverdickung. Bei akuter Tenosynovitis zeigt sich die exsudativ verdickte Wandung vor allem nach Kontrastmittelgabe, bei chronischem Verlauf schon signalintensiv auf nativen T2w Pulssequenzen.

Nach Schilderung der allgemeinen Reaktionsweise von Sehnengewebe wird, soweit noch nicht erwähnt, auf Besonderheiten verschiedener Fußsehnen eingegangen:

Achillessehne

Die Beurteilung der *Achillessehne* im MRT stützt sich auf folgende bildgebende Befunde:

- *Sehnendicke:* Normalerweise liegt in Knöchelhöhe der a.-p. Sehnendurchmesser auf axialen Schnitten bei ≥ 8 mm. Ihr Querschnitt erscheint konkav-konvex oder plan-konvex. Eine konvexe Vorderkontur auf axialen Schnitten soll auf degenerative Sehnenveränderungen hinweisen (Luck et al. 2008).
- *Intratendinöse Signalgebung,* ihre Intensität, Ausdehnung und Ausrichtung: Zu deren Differenzialdiagnose gehören von außen kommende, perforierende und intraachilläre Gefäße, die manchmal Kontrastmittelgabe zur Unterscheidung von degenerativen Befunden mit Vaskularisation erfordern.
- *Extratendinöse pathologische Weichteilsignale:* Es wird nach einem präachillären Ödem, einem peritendinopathischen (peritendinitischen), mehr oder weniger zirkumachillären Ödem und nach einer Ödemausbreitung in das Kager-Baufettdreieck gefahndet (evtl. nach Kontrastmittelinjektion).
- *Flüssigkeitssignale in der Bursa tendinis calcanei (Achillis;* s. Abb. 16.**121** und Abb. 16.**122**).
- *Knochenmarködem in der Insertionszone.*
- *Heterotope Verknöcherung (Sehnenknochen,* s. Abb. 16.**117***).*

> **! Merke**
> Es gilt: Je mehr der angeführten MRT-Befunde nachzuweisen sind, desto sicherer gelingt die diagnostische Einschätzung der Achillessehne.

Komplette Rupturen bekommen bei sagittaler Schnittführung durch die Retraktion der Sehnenstümpfe einen proximalen Korkenzieheraspekt und eine distale Buckelung (Vahlensieck u. Reiser 1997).

Palpable oder nur visuelle Abweichungen von der typischen Projektionsfigur des Kager-Dreiecks und/oder der Achillessehne können durch Traumen (Hämatom), entzündliche Prozesse, Weichteiltumoren, Xanthome der Achillessehne bei Hyperlipoproteinämien sowie durch Gichttophi und Rheumaknoten hervorgerufen werden (vgl. Abb. 11.**103** und Abb. 16.**104**). Anatomische Varianten beispielsweise des M. soleus und des M. gastrocnemius (vgl. Abb. 11.**103c**) tragen ebenfalls zur Maskierung der Dreiecksfigur auf Röntgenaufnahmen bei. Abgesehen von der typischen spindelförmigen Anschwellung der Achillessehne bei Hyper-lipidämiexanthomen auf Projektionsradiogrammen bringt häufig das MRT die diagnostische Klärung (s. Legende der Abb. 11.**103**).

Die MRT-Bildgebung der Achillessehne hat gegenüber der Ultraschallexploration den Vorteil, schon diskrete Strukturveränderungen darzustellen, die im zeitlichen Verlauf zunehmen und in Rupturen einmünden können (Gesundheitsüberwachung von Leistungssportlern).

Sehnendysfunktion des Musculus tibialis posterior

Der *M. tibialis posterior* gehört zu den tiefen Flexoren des Fußes. Hinter dem klinischen Begriff der „Sehnendysfunktion des M. tibialis posterior mit Schmerzen an der Innenseite des Fußes und des oberen Sprunggelenks" verbirgt sich das Risiko des unilateralen erworbenen Plattfußes (Pomeroy et al. 1999, Nallamshetty et al. 2005). Der Sehnendysfunktion liegen Überlastungsschäden der Sehne, der Sehnenscheide, des Insertionsbereichs am Os naviculare und an den Ossa cuneiformia intermedium und laterale zugrunde. Dort können ein Kuboidödem und eine Knochenarrosion die Insertionstendopathie anzeigen (O'Donnell u. Saifuddin 2005). Abgesehen von der Sehneninsertion ist die Umlenkstelle der Sehne mit Sehnenscheide unmittelbar unter und hinter der Spitze des Malleolus internus von biomechanischer Überlastung bedroht. Besonders dort geben sich Überlastungsreaktionen auch am peritendinösen Bindegewebe und am Tibiaperiost zu erkennen (Abb. 16.**124**, Abb. 16.**125** und Abb. 16.**126**). An der Sehne zeigt sich die Überlastung an intratendinöser Degeneration und deren Folgen: Vaskularisation, inkomplette und komplette Ruptur. Beim Teilriss ist gewöhnlich eine lokalisierte Sehnenverdünnung sichtbar, die der Restkontinuität entspricht. Beim Totalriss sind eine Diskontinuität des Sehnenverlaufs und/oder Flüssigkeitssignale zwischen den Stümpfen sowohl im MRT als auch bei der Sonografie zu erwarten.

Die Tendinitis als Reaktion auf degenerative Sehnenveränderungen oder im Rahmen systemischer Erkrankungen, wie z. B. der rheumatoiden Arthritis und von Spondylarthropathien, lässt sich auch mit der 3-Phasen-Skelettszintigrafie positiv nachweisen (Groshar et al. 1997).

Die Differenzialdiagnose des erworbenen einseitigen Plattfußes muss außer der Sehnendysfunktion des M. tibialis posterior noch folgende Entitäten berücksichtigen:

- Tarsalkoalitionen
- entzündlich-rheumatische, infektiöse, arthrotische, neuropathische Gelenkerkrankungen
- traumatische Ligamentschäden im Mittelfußbereich

Peronäalsehnen

Die Umlenkstelle der *Peronäalsehnen* (M. peroneus longus und brevis) liegt in der Nähe der Fibulaspitze (Abb. 16.**127**). Dort werden beide Muskeln aus der kraniokaudalen Verlaufsrichtung fußwärts abgelenkt. Dies begünstigt ihre traumatische Subluxation und Luxation nach lateral hin zur Außenseite der Fibula. Die Dislokationen können in Zusammenhang mit einer Verletzung des Lig. calcaneofibulare, mit Kalkaneusfrakturen und mit einer Schädigung des oberen Peronäalretinakulums auftreten. Bei der Dislokation der Peronäalsehnen oder als isolierter Befund werden intratendinöse (interstitielle)

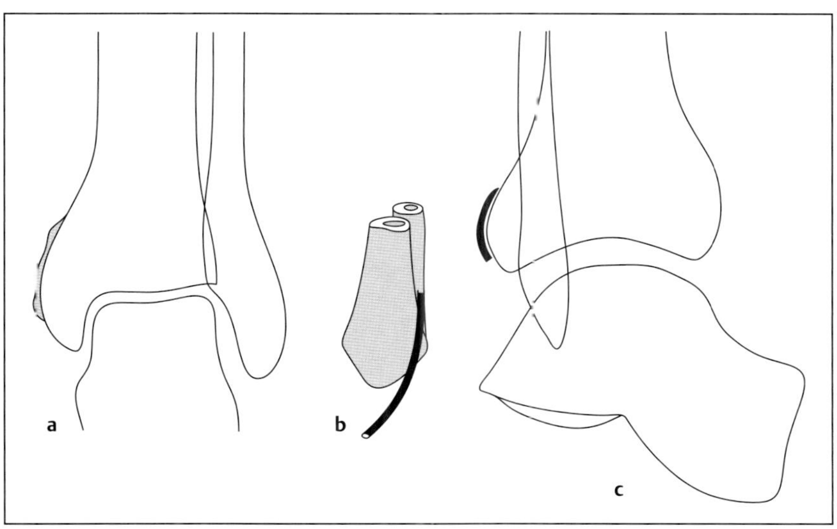

Abb. 16.**124a–c** **Typisch lokalisierte mögliche Periostreaktion (a) bei der chronischen Tenosynovitis des M. tibialis posterior und mögliche schalenförmige Verkalkung/Verknöcherung des traumatisierten Lig. tibiofibulare posterius (c). Topografie der Sehnenscheide des M. tibialis posterior (b).** Die Bandverkalkung/-verknöcherung ist auf der a.-p. Röntgenaufnahme nicht sichtbar, die Tendopathia calcarea jedoch in beiden üblichen Aufnahmeebenen zu erkennen. Die durch einen Erguss oder ein Hygrom aufgeblähte Sehnenscheide des M. tibialis posterior kann schon auf der seitlichen Röntgenaufnahme oberhalb des Talokruralgelenks auffallen.

Längsrupturen vor allem des M. peroneus brevis beobachtet. Im Sehnenquerschnitt ist dann eine intratendinöse (zentrale) Signalanhebung oder Aufspaltung der normalerweise dunklen Sehnenabbildung zu erkennen.

Vor der Insertion der langen Peronäussehne am Os cuneiforme mediale und der I. Metatarsale erfährt diese Sehne eine schräg verlaufende Ablenkung von lateral nach medial-distal zur Planta pedis. Sie liegt dabei in einem osteofibrösen Tunnel, der vom Sulcus tendinis m. peronei longi an der Außen- und Unterseite des Kuboids und einer vom Lig. plantare longum verstärkten Sehnenscheide gebildet wird (Abb. 16.**128**). Die Richtungsumlenkung und die Tunnelpassage (potenzielles Engpasssyndrom!) führen zu einer verstärkten biomechanischen Belastung, die zu ihrer Degeneration mit oder ohne tendinitischer und/oder tenosynovitischer Reaktion, zur inkompletten oder kompletten Ruptur Anlass geben kann.

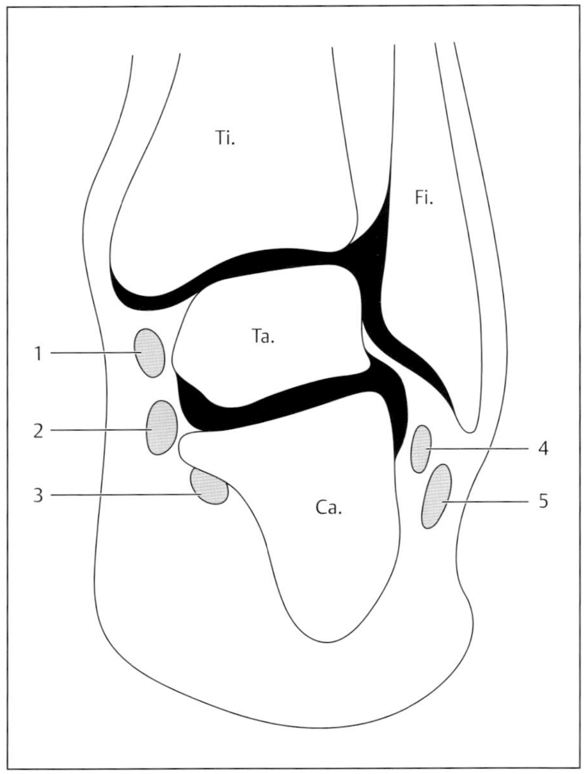

Abb. 16.**125** **Koronare Schnittführung des MRT durch das obere Sprunggelenk und die Articulatio subtalaris.** Ausschließliche Darstellung der Dimensionen dieser Gelenke *(schwarz)* und Identifizierung der Sehnen/Sehnenscheiden gelenknahe verlaufender Muskeln (Ca. = Kalkaneus, Fi. = Fibula, Ta. = Talus, Ti. = Tibia, *schwarz*: Kava des oberen und unteren Sprunggelenks).

1 M. tibialis posterior
2 M. flexor digitorum longus
3 M. flexor hallucis longus unter dem Sustentaculum tali
4 M. peroneus brevis
5 M. peroneus longus

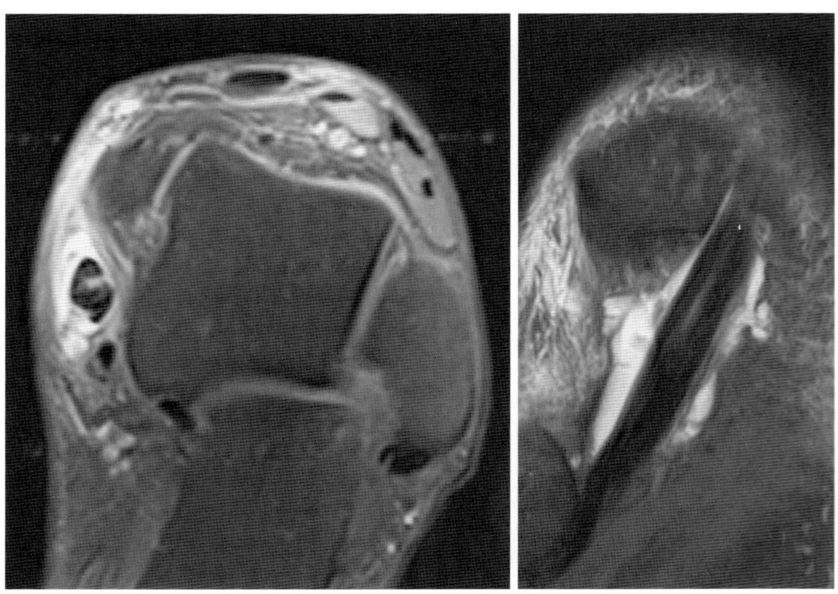

Abb. 16.**126** **Tibialis-posterior-Tendopathie (Tenosynovitis).** Patient 57 Jahre alt, männlich.
Postkontrast T1w fatsat *(links)*: Signalgebende peritendinöse Synovitis der Sehnenscheide. Auftreibung der Sehne des M. tibialis posterior. Sie zeigt mehr als den doppelten Querschnitt der angrenzenden Sehne des M. flexor digitorum longus. Außerdem stellt sich in der Sehne eine Vaskularisation durch Signalerhöhung und Kontrastmittel-Enhancement dar.
Sagittales PDw fatsat-Bild *(rechts)*: Diskrete Binnensignale der Sehne, Erguss in der Sehnenscheide (hyperintense Signalgebung).

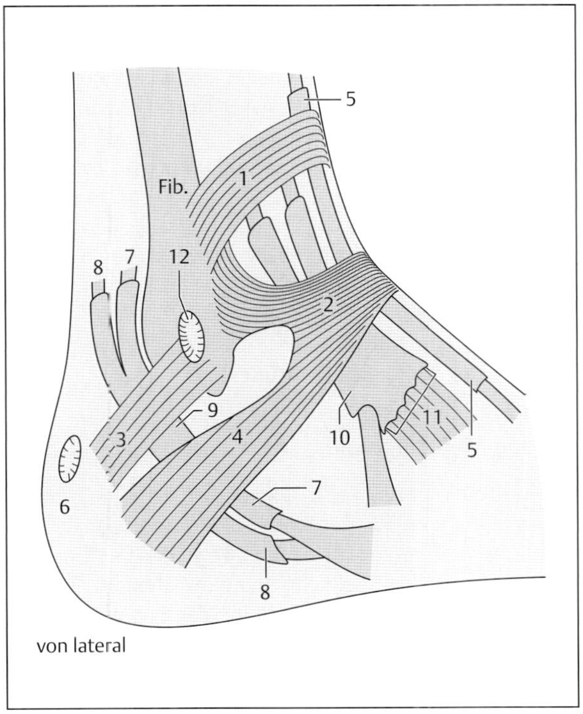

Abb. 16.127 **Topografische Skizze zur Identifizierung und Wahl der MRT-Schnittebene bei klinischem Verdacht auf Sehnen- und Sehnenscheidenschäden der vorderen und lateralen Muskeln des Unterschenkels** (Extensoren- bzw. Peronäusgruppe) in Zusammenhang mit Einengung osteofibröser Logen und Tunnel zwischen den Knochen und Retinakula in der Umgebung des oberen Sprunggelenks (*schematisch*; Fib. = Fibula).

1 Retinaculum mm. extensorum superius
2 Retinaculum mm. extensorum inferius. Nr. 1 und 2 sind Haltebänder für die Streckersehnen (Mm. tibialis anterior, extensor digitorum longus und extensor hallucis longus)
3 Retinaculum mm. peroneorum superius
4 Retinaculum mm. peroneorum inferius. Nr. 3 und 4 sind Haltebänder für die beiden Peronäusmuskeln (Mm. peroneus longus und brevis)
5 Sehnenscheide des M. extensor hallucis longus
6 Bursa tendinis calcanei Achillis
7 Sehnenscheide des M. peroneus brevis
8 Sehnenscheide des M. peroneus longus
9 Kurzstreckige Vagina synovialis peroneorum communis für die Sehnen des langen und kurzen Peronäalmuskels (beginnt etwas proximal des oberen Peronäalhaltebands und reicht bis zum Kuboid)
10 Sehnenscheide des M. peroneus tertius
11 Sehnenscheide des M.extensor digitorum pedis longus
12 Bursa subcutanea malleoli lateralis

Medial von Nr. 5 neben der vorderen Schienbeinkante verlaufen die Sehne und Sehnenscheide des M. tibialis anterior (*nicht gezeichnet*).

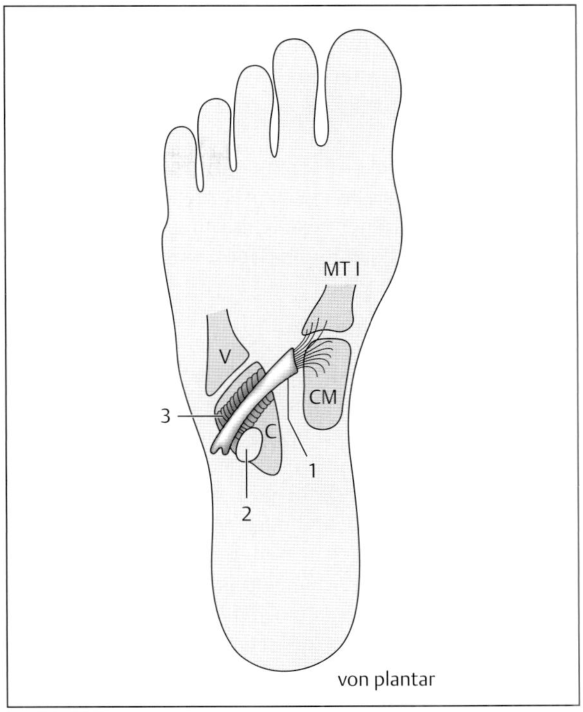

Abb. 16.128 **Topografie des Verlaufs der Sehne/Sehnenscheide des M. peroneus longus an der Planta pedis *(schematisch)*.** Sie (1) überqueren die Planta pedis nach medial-distal in einem osteofibrösen Tunnel. Die Tuberositas ossis cuboidei (2) ist ein Knochenwulst an der Unterseite des Kuboids (C), der als Hypomochlion die Sehne/Sehnenscheide in den Sulcus tendinis mm. peronei longi (3) umleitet. Diese Rinne wird, abgesehen von der Sehnenscheide, vom Lig. plantare longum zu einem osteofibrösen Tunnel überdacht. Insertion der Sehne an der Basis des I. Metatarsale (MT I) und Os cuneiforme mediale (CM). V = Meta tasus V

Sinus-tarsi-Syndrom

An der Unterseite des Talus liegt zwischen der mittleren und hinteren Gelenkfläche für das Fersenbein eine Rinne, der Sulcus tali. Er bildet mit dem korrespondierenden Sulcus calcanei einen Knochenkanal, den *Canalis tarsi*, der nach lateral trichterförmig in den Sinus tarsi überleitet (s. Abb. 16.**3**). Der Taluskanal und der Sinus lassen sich im subtalaren Spalt auf koronaren und sagittalen MRT-Schnitten darstellen. Im Sinus und in Anteilen des Canalis tarsi verlaufen Gefäße, Nerven und Bänder, die in einem bei T1w und T2w SE signalintensen Fettkörper eingebettet sind. Das Lig. talocalcaneum interosseum spannt sich dort zwischen Sprungbein und Fersenbein aus. Dieses Band besteht aus 2 Bandzügen (auf T1w und T2w Sequenzen signallos bis signalarm). Der lateral Gelegene geht vom Fersenbein im seitlichen Abschnitt des Sinus tarsi aus, zieht fächerförmig schräg nach oben und inseriert proximal von der vorderen Gelenkfläche des Sprungbeins an seinem Hals (Collum tali). Im englischen Sprachraum wird dieser Bandzug als „Cervical Ligament" bezeichnet. Retinakulumzüge stellen sich als dünne signallose oder signalarme Streifen lateral vom Fettkörper dar.

Das Beschwerdebild des **Sinus-tarsi-Syndroms** gibt sich an chronischen Schmerzen im seitlichen Fußbereich zu erkennen. Außerdem schildern die Patienten häufig das Gefühl der Rückfußinstabilität. Das Syndrom kann posttraumatisch vor allem nach einem Supinationstrauma oder im Verlauf chronischer, entzündlich-rheumatischer Erkrankungen und der Gicht auftreten.

Beim Sinus-tarsi-Syndrom sind im MRT Signalveränderungen des dortigen Fettkörpers zu erwarten: Durch reparatives oder aggressives Granulationsgewebe, Flüssigkeitsansammlung und Fibrose stellt er sich bei T1w signalarm und bei T2w (STIR) signalreicher als normalerweise dar (evtl. Seitenvergleich). Ein entsprechender Befund wird daher auch bei einem aktiven Entzündungsprozess erwartet.

Sofern das interossäre Ligament beim Sinus-tarsi-Syndrom überhaupt abzugrenzen ist, zeigt es sich imT1w und T2w Bild mit einer Signalanhebung. Rupturen fallen durch Banddiskontinuität und Bandstümpfe auf.

Tarsales Engpasssyndrom

Zu den klinisch bedeutsamen *Engpasssyndromen im Fußbereich* gehört auch die Kompression des N. tibialis bzw. seiner Äste (N. plantaris medialis und lateralis sowie R. calcanei medialis) im Tarsaltunnel (Abb. 16.**129**). Dieses tarsale Engpasssyndrom gibt sich an Parästhesien, wie Kribbeln, Brennen und/oder Missempfindungen an der Fußsohle und den Beugeseiten der Zehen, zu erkennen. Darüber hinaus werden eine *Druckschmerzhaftigkeit des N. tibialis hinter dem Innenknöchel*, eine proximale Schmerzausstrahlung (Wadenschmerzen) sowie manchmal eine Verminderung der Schweißsekretion auf der Fußsohle im Vergleich zur Gegenseite beobachtet. Die anatomischen Strukturen des osteofibrösen Tarsaltunnels einschließlich der Tibialis-posterior-Gefäße lassen sich vor allem auf koronaren und axialen MRT-Schnitten beurteilen. Als Ursachen für das tarsale Engpasssyndrom sind bekannt:

- Traumen der Sprunggelenke
- posttraumatische knöcherne und narbig-fibröse Strukturen
- Tenosynovitiden
- Tumoren oder tumorähnliche Prozesse der Knochen und des Bindegewebes
- variköse Venen
- akzessorische Muskeln
- Valgusdeformität des Rückfußes

Morton-Metatarsalgie

Ein weiteres Beispiel für einen krankheitsweisenden Schmerzdruckpunkt durch eine Kompressionsneuropathie am Fuß ist die Morton-Metatarsalgie. Der klinische Verdacht kommt auf bei Schmerzen im lateralen Fußsohlenbereich und an der Beugeseite der entsprechenden Zehen. Der charakteristische, schmerzauslösende plantare Druckpunkt liegt etwa 2 cm proximal vom Zehengrundgelenk im Intermetatarsalraum vor allem zwischen den Metatarsusköpfen III und IV, seltener II und III. Das

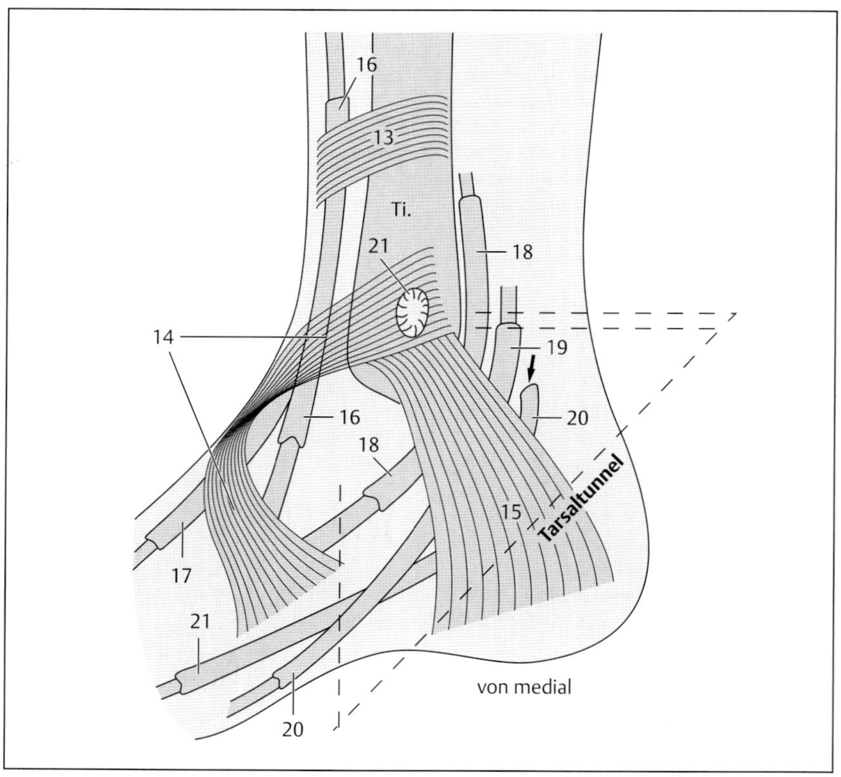

Abb. 16.**129** **Topografie der Sehnen und Sehnenscheiden der Extensoren und tiefen Flexoren in der Umgebung des oberen Sprunggelenks** (s. Legende der Abb. 16.**125**; Fortsetzung von Abb. 16.**127**; Ti. = Tibia).
13 Retinaculum mm. extensorum superius
14 Retinaculum mm. extensorum inferius (für die Streckersehnen, von beiden Knöcheln kreuzförmig verlaufend)
15 Retinaculum mm. flexorum zieht vom Innenknöchel zum Fersenbein und bildet die äußere Überdachung des **Tarsaltunnels**
16 Sehnenscheide des M. tibialis anterior
17 Sehnenscheide des M. extensor hallucis longus
18 Sehnenscheide des M. tibialis posterior
19 Sehnenscheide des M. flexor digitorum pedis longus
20 Sehnenscheide des M. flexor hallucis longus
21 Bursa subcutanea malleoli medialis

Merke:

Der klinische Indikator für einen pathologischen „raumfordernden" Befund im **Tarsaltunnel** *(gestrichelte Umgrenzung)* ist der Kompressionsschaden des N. tibialis *(Pfeil)*; denn dieser Nerv verläuft gemeinsam mit der A. tibialis posterior und ihren Begleitvenen ebenfalls in diesem osteofibrösen Kompartment.

pathoanatomische Substrat ist eine umschriebene perineurale Fibrose im deskriptiven Sinne eines Pseudotumors. Sie entsteht wahrscheinlich reaktiv in Zusammenhang mit statischen Vorfußstörungen. Selten ist ein Neurom des N. digitalis pedis noch vor seiner Aufzweigung in Zehenäste die Ursache der Morton-Metatarsalgie. Ihr bildgebender Nachweis gelingt mittels MRT bei axialer und sagittaler Schnittführung. Wegen des hohen Gehalts an kollagenreichem fibrösem Bindegewebe gibt die Läsion bei T1w und T2w iso- oder hypointense Signale. Erleichtert wird das Erkennen der oft kleinen Strukturen auf fettunterdrückten T1w Sequenzen nach intravenöser Kontrastmittelapplikation (Abb. 16.**130**). Zu den wichtigsten bildgebenden Differenzialdiagnosen der Morton-Metatarsalgie gehören die Interdigitalbursitis, beispielsweise im Verlauf der rheumatoiden Arthritis, und eine nicht erosive MTP-Arthritis, welcher Ätiologie auch immer.

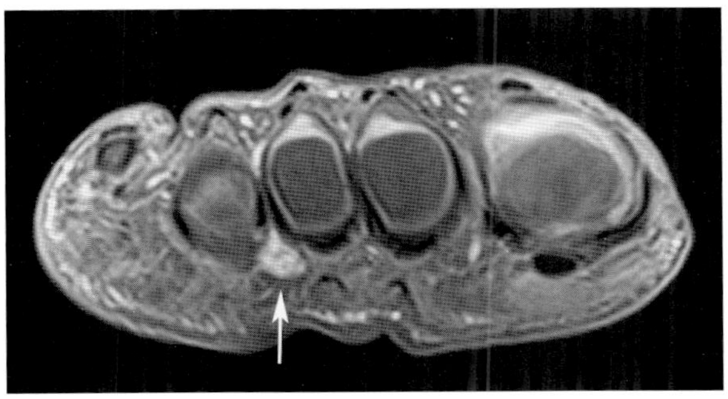

Abb. 16.**130** **Morton-Metatarsalgie** (Neurom histologisch gesichert, *Pfeilspitze).* Patient 57 Jahre alt, männlich. Im axialen Postkontrastbild T1w fatsat: Kontrastmittelanreicherung interdigital III/IV. Gewöhnlich geben sich Morton-Neurome im weiteren Sinne schon auf nativen T1w Aufnahmen zu erkennen.

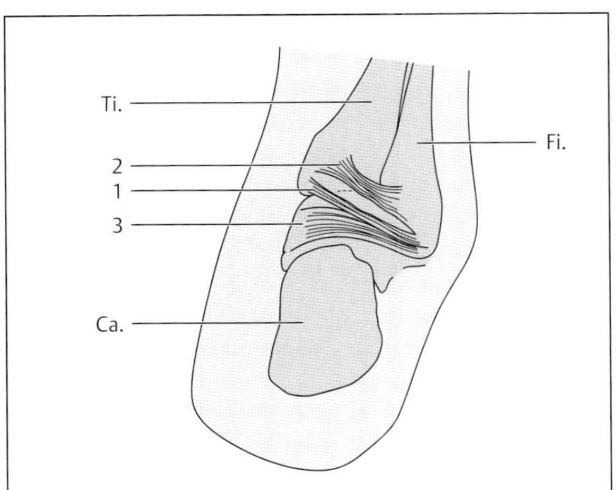

Abb. 16.**131** **Schematische koronare Schnittbildskizze zur Topografie des Lig. intermalleolare posterius** (Ti. = Tibia, Fi. = Fibula, Ca. = Calcaneus).

1 Lig. intermalleolare posterius
2 Lig. tibiofibulare posterius
3 Lig. talofibulare posterius

Talokrurales Impingement-Syndrom

Der Begriff **„Impingement"** (s. Kap. 13 „Gelenke des Schultergürtels", Abschnitt „Impingement-Syndrom") beschreibt die Pathogenese eines schmerzhaften bewegungsabhängigen, d.h. von der Gelenkstellung abhängigen oder permanenten Engpasssyndroms, bei dem sowohl knöcherne Strukturen als auch Weichgewebe mit der Zeit Schaden nehmen. In der Umgebung des oberen Sprunggelenks sind verschiedene pathologische, interossäre oder Weichteile betreffende Kontakt- oder Anstoßphänomene bekannt, die ein Impingement-Syndrom auslösen können.

Der klinische Verdacht auf ein **talokrurales Impingement-Syndrom** kommt auf, wenn sich dort ***beispielsweise*** ein dorsolateral lokalisierbarer Schmerz bei extremer passiver oder im Einbeinstand unter Gewichtsbelastung bei aktiver Plantarflexion reproduzieren lässt: *hinteres talokrurales Impingement-Syndrom*? Bei dieser Symptomatik muss pathogenetisch allerdings in 1. Linie an ein Os-trigonum-Syndrom (s. S. 730 ff) gedacht werden, ferner an eine Abriss- oder Stressfraktur des Processus posterior tali und an freie Gelenkkörper und marginale Arthroseosteophyten – Letztere beiden sind am oberen Sprunggelenk grundsätzliche Impingement-Pathogene. Des Weiteren sollte bei normalem Röntgenbefund im MRT nach dem Impingement des Lig. intermalleolare posterius gefahndet werden (Fiorella et al. 1999). Dieses als Normvariante erkannte Band zieht zwischen dem Lig. tibiofibulare posterius (sichert die Malleolengabel) und dem Lig. talofibulare posterius (spannt sich aus zwischen dem Tuberculum laterale processus posterioris tali [vgl. Abb. 16.**61**] und der Fossa malleoli lateralis). Das normale Lig. intermalleolare posterius (Abb. 16.**131**) zeigt sich im MRT als hypointense Struktur, parallel zwischen den beiden anderen Bändern verlaufend. Das Intermalleolarband ist schmaler als die beiden anderen, etwa gleichkalibrigen Ligamente. Es liegt unterhalb des Lig. tibiofibulare posterius. Bei repetitiver beruflicher (z.B. Balletttänzer) und sportlicher maximaler Plantarflexion kann es mit der Zeit zur Rissbildung und Aufspleißung und reparativ zu einer gelenkwärts gerichteten Verdickung des Bandes kommen. Es stellt sich dann bei koronarer und sagittaler Schnittführung im MRT gleichkalibrig zu den beiden Nachbarbändern dar. Zur MRT-Abbildung pathologischer Sehnen- und Ligamentveränderungen sind gewöhnlich frequenzselektiv fettunterdrückte Pulssequenzen, evtl. mit intravenöser Kontrastmittelinjektion, notwendig. Die gilt auch für das hintere Intermalleolarligament.

Anterolaterales talokrurales Inpingement

Das anterolaterale talokrurale Impingement (Abb. 16.**132**) zeigt sich als ein Weichteilschaden im Raum zwischen der Vorderfläche des distalen Anteils des Malleolus lateralis, der Talusrolle und dem hinteren Aspekt des Lig. talofibulare anterius. Das schmerzhafte Syndrom entsteht gewöhnlich nach einer geringfügigen Verletzung der Kapsel des oberen Sprunggelenks oder des Lig. talofibulare anterius, in deren Gefolge sich chronische synovitische

Abb. 16.**132** **Anterolaterales talokrurales Impingement.** Patientin 37 Jahre alt. Die Beschwerden traten im Anschluss an ein Supinationstrauma auf. In der T1w Postkontrast-fatsat-Darstellung in 2 Ebenen zeigt sich das Lig. fibulotalare intensiv vaskularisiert *(Pfeile)*. Auch im angrenzenden Weichgewebe kommt es zu starkem, fibrovaskulär bedingtem Enhancement.

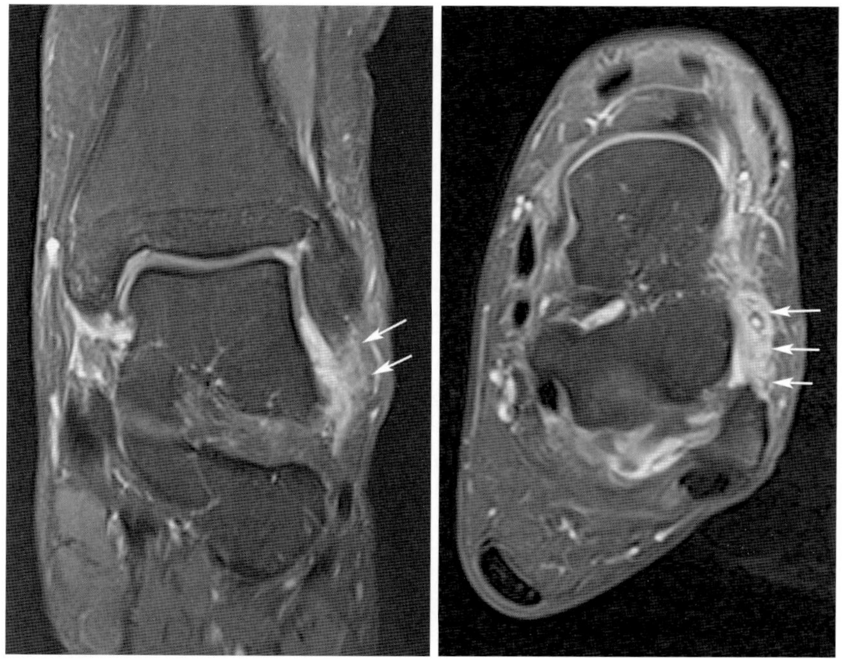

Proliferationen und fibrovaskuläre Gewebsstrukturen ausbilden.

Der MRT-Nachweis des pathologischen Substrats dieses Impingement-Syndroms stützt sich ebenfalls auf die Anwendung frequenzselektiv fettunterdrückter T1w und T2w Pulssequenzen vor allem nach intravenöser Kontrastmittelinjektion. Dadurch gelingt der Nachweis von Flüssigkeit und einer unregelmäßig strukturierten Weichteilvermehrung mit intermediärer bis niedriger Signalgabe in allen Pulssequenzen. Zumeist ist dazu das Ligament verdickt und signalreich abgebildet.

Posteromediales talokrurales Impingement

Das posteromediale talokrurale Impingement (Messiou et al. 2006) geht überwiegend auf ein Supinationstrauma zurück, bei dem posteromediale Bereiche der talokruralen Gelenkkapsel und die Faserzüge der Pars tibiotalaris posterior des Lig. mediale (deltoideum) verletzt wurden. Durch das Trauma und im Verlauf der Reparationsvorgänge kommt es zu verschiedenen Gewebsalterationen, die sich im MRT abbilden lassen:

- talokrurale Synovitis mit Gelenkerguss
- Tenosynovitis mit oder ohne Ergussbildung in den Sehnenscheiden der Mm. tibialis posterior, flexor digitorum pedis longus und/oder flexor hallucis longus
- Sehnendislokation (vgl. Abb. 16.**133** zur Sehnenorthotopie)
- Knochenmarködem

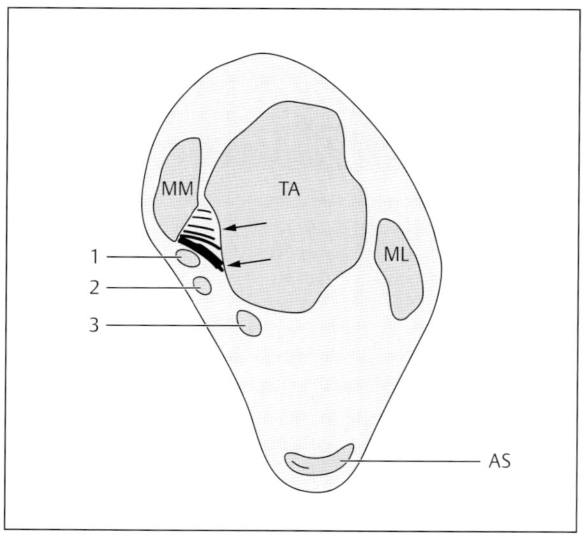

Abb. 16.**133** **Schematische axiale Schnittbildskizze durch den Talus in Höhe der distalen Malleolusabschnitte zur Darstellung der anatomischen Strukturen beim posteromedialen talokruralen Impingement** (TA = Talus, MM = Malleolus medialis, ML = Malleolus lateralis, AS = Achillessehne, rechter Fuß).
Oberer Pfeil: Pars tibiotalaris posterior (tiefe Faserzüge) des Lig. mediale (deltoideum).
Unterer Pfeil: Kapselnahe Faserzüge der Pars tibiotalaris posterior des Deltabands und anliegende posteromediale Gelenkkapselbereiche des oberen Sprunggelenks. Sehnenscheide/Sehne der Mm. tibialis posterior (1), flexor digitorum pedis longus (2) und flexor hallucis longus (3).

Bald entwickelt sich eine Fibrose mit Verdickung der betroffenen Kapselanteile und der ligamentären Faserzüge von meniskusähnlicher Struktur und Konsistenz. Solche „verhärtende" reaktive (reparative) meniskoide Umwandlung stark geschädigten fibrösen Bindegewebes spielt beim Weichteil-Impingement häufig eine pathogenetische Rolle. Beim posteromedialen talokruralen Impingement sind der korrespondierende Talusbereich und der hintere Rand des medialen Knöchels die mechanischen Konfliktpartner. Zur MRT-Darstellung bewährt sich ebenfalls die Anwendung von frequenzselektiv fettunterdrückten Pulssequenzen, und dabei vor allem die axiale und koronare Schnittführung.

Fußtraumatologie einschließlich des oberen Sprunggelenks

Osteochondrosis dissecans der Trochlea tali

Die Osteochondrosis dissecans der Trochlea tali (s. Abb. 16.**66**) ist eine posttraumatische osteochondrale Läsion, die medial sowie lateral auftritt und auch als *Taluskantenläsion* bezeichnet wird. Früher wurde die Osteochondrosis dissecans der Talusschulter aufgrund histologischer Untersuchungen als ischämische Knochennekrose klassifiziert. Inzwischen gilt ein Trauma als wesentliche auslösende Ursache. Durch vermehrte Supination und Pronation konnten Taluskantenläsionen medial bzw. lateral experimentell erzeugt werden (Berndt u. Harty 1959). Rezidivierendes Umknicken, erhöhte sportliche Aktivitäten und ein erhöhtes Körpergewicht begünstigen das Auftreten einer osteochondralen Taluskantenläsion. Klinisch bestehen belastungsabhängige Beschwerden, zum Teil mit Synovitis und Ergussbildung. Selten kommt es zur Herauslösung eines Dissekats und zur Ausbildung eines freien Gelenkkörpers, der dann zu Einklemmungserscheinungen führen kann.

Bone Bruise

Die *MRT* nimmt auch bei der Osteochondrosis dissecans eine Schlüsselrolle in der Bildgebung ein, da *frische* Läsionen, ausschließlich chondrale Verletzungen und subchondrale Knochenmarkveränderungen, fast ausnahmslos *röntgenokkult* sind. Im Rahmen der subchondralen Kontusion kommt es zum subchondralen Knochenödem, zur Einblutung und zu trabekulären Mikrofrakturen (sog. Bone Bruise; vgl. Abb. 16.**67**). Der darüber liegende Knorpel kann intakt sein und/oder zeigt eine Abscherverletzung im Sinne einer Riss- oder Defektbildung. Im weiteren Verlauf droht die Avitalität des subchondralen Knochenbezirks mit fehlendem Knochenmarködem, fehlender Kontrastmittelaufnahme, Sklerosierung bzw. osteosklerotischer Demarkierung. Dann kann sich ein avitales osteochondrales Fragment mit Flüssigkeitseinschluss zwischen Dissekat und sog. „Mausbett" bilden. Der osteonekrotische subchondrale Knochen erscheint oft deformiert oder wird mit entsprechenden Unregelmäßigkeiten an der subchondralen Kortikalis resorbiert. Häufig ist dann eine irreguläre Hypertrophie des darüber liegenden Gelenkknorpels als Kompensationsmechanismus zu erkennen. Schließlich erfolgt eine Defektheilung mit Umbau und/oder Abflachung der Talusschulter.

Frakturen der Processus tali

Zur Fraktur des Processus posterior tali kommt es bei forcierter Plantarflexion in Kombination mit Rotation. Da in der Regel keine nennenswerten Anteile des oberen bzw. unteren Sprunggelenks beteiligt sind, ist die Prognose bei konservativer Therapie gut. Anders verhält es sich mit dem Abriss des **Processus lateralis tali**, einer typischen „Snowboarder"-Verletzung. Im Projektionsradiogramm können diese Verletzungen übersehen werden, obwohl sie große Fragmente des Processus lateralis tali beteiligen und subtalar weit in das untere Sprunggelenk reichen. Aufgrund von Stufenbildungen und Dislokationen ist häufig eine operative Versorgung angezeigt. Die Diagnostik erfolgt am besten computertomografisch. Magnetresonanztomografisch ist eine gezielte hochaufgelöste Schichtuntersuchung zur Darstellung erforderlich, da die Avulsionsfrakturen häufig ohne nennenswertes Frakturödem einhergehen. **Abrissfrakturen bzw. Knochenkontusionen am Caput tali** plantar- und streckseitig kommen häufig im Rahmen von Supinationsverletzungen vor und heilen in der Regel folgenlos aus.

Talushalsfrakturen

Diese entstehen durch große Krafteinwirkung im Rahmen von Luxationsverletzungen mit einer Prädisposition für eine ischämische Osteonekrose. Die Anfälligkeit hängt mit der Blutversorgung des Talus zusammen. Seine Gefäße treten von distal in den Talus ein und verteilen sich nach posterior und superior. Der überknorpelte Dom der Talusrolle ist daher für ischämische Osteonekrosen anfällig. Im Röntgenbild kommt es bei der Osteonekrose des Talus zu einer Verdichtung und im weiteren Verlauf zum Einbruch und zur Abflachung der Talusrolle. In ausgeprägten Fällen tritt der Kollaps mit Fragmentation des Talus ein. Die Einteilung der Talushalsfrakturen nach Hawkins (1970) ermöglicht die Abschätzung des Nekroserisikos (Abb. 16.**134**, Abb. 16.**135** und Abb. 16.**136**):

- *Typ I:* vertikale Fraktur ohne Dislokation (Nekroserisiko: 0–13%)
- *Typ II:* Dislokationen des Talushalses ins subtalare Gelenk (Nekroserisiko: 20–50%)
- *Typ III:* dislozierte Fraktur mit Inkongruenz im oberen Sprunggelenk und im subtalaren Gelenk (Nekroserisiko: 80–100%)

- *Typ IV:* zusätzliche Inkongruenz im Talonavikulargelenk (zusätzliche Nekrosegefährdung für den Taluskopf; nach Canale u. Kelly Jr. 1978).

Das „Hawkins"-Zeichen *im Heilungsverlauf* beschreibt eine bandförmige Entkalkung des subchondralen Talusdoms (Talusrolle) auf a.-p. Aufnahmen durch Hyperämie und Immobilisierung nach Talushalsfrakturen. Das Eintreten dieser Demineralisation hängt von einer intakten Blutversorgung ab. Deshalb kann diese Entkalkung zum Ausschluss einer Talusnekrose am Röntgenbild herangezogen werden. Magnetresonanztomografisch lässt sich durch fehlende Kontrastmittelaufnahme ein nicht durchbluteter Knochenmarkbezirk darstellen.

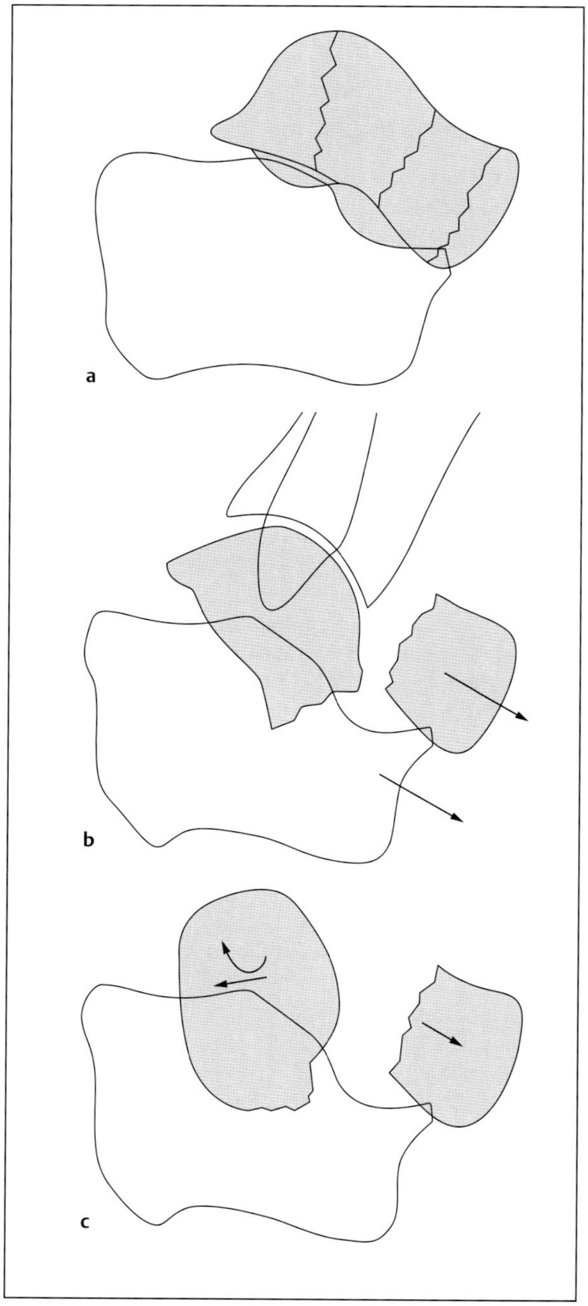

Abb. 16.**134a–c** **Nicht dislozierte, prognostisch günstige Frakturen (a) und 2 Beispiele für Luxationsfrakturen (b, c) im Korpus-Kollum-Übergang des Talus, die in Abhängigkeit vom Ausmaß der Dislokation eine ischämische Nekrose im hinteren Fragment auslösen können.** Die *Pfeile* zeigen die Dislokationsrichtung an.

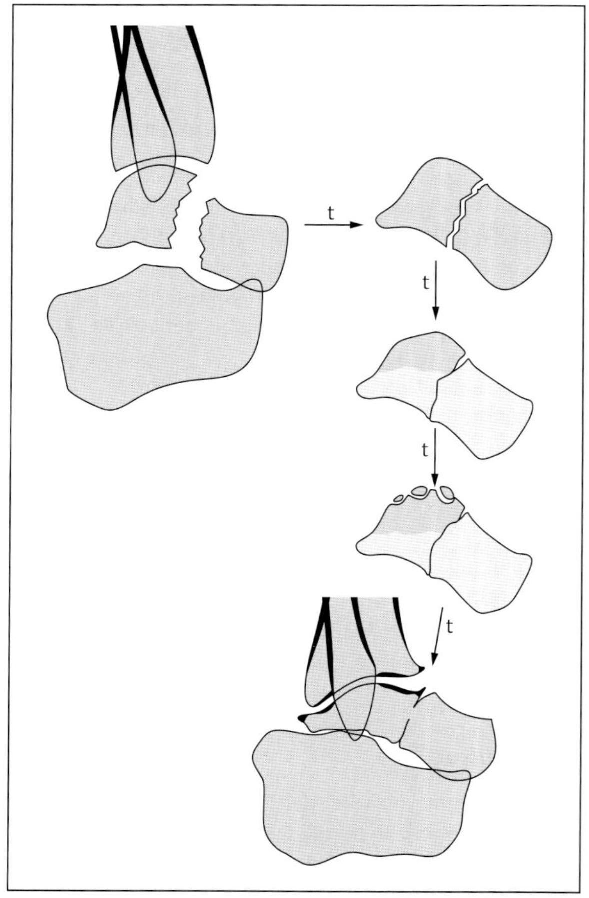

Abb. 16.**135** **Mehrjähriger Verlauf (t) einer Talusluxationsfraktur mit Entwicklung einer partiellen ischämischen Talusnekrose.** Die Nekrosezone nimmt an der Inaktivitätsdemineralisation *(hell getönt)* nicht teil, verformt sich und zerbröckelt unter Belastung. Schließlich entsteht die schwere Talokruralarthrose.

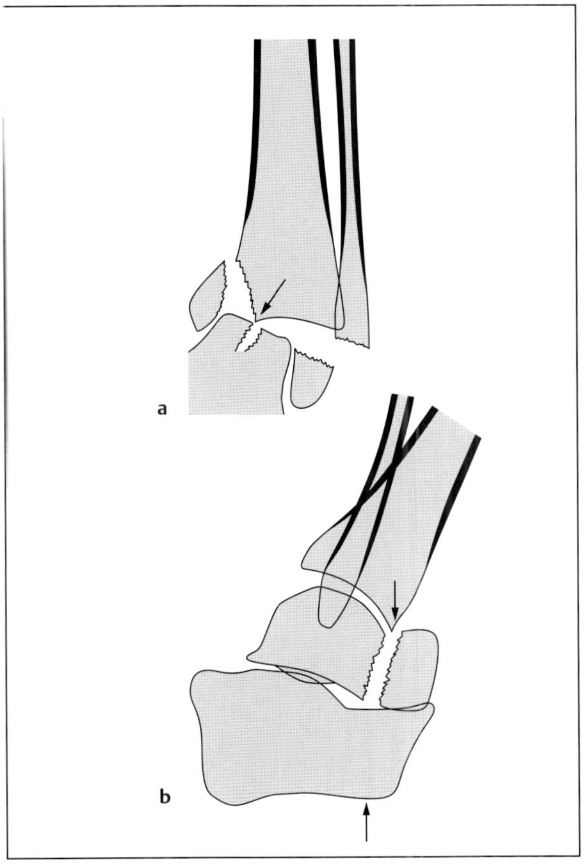

Abb. 16.**136a, b** **Pathomechanismus bei Taluslängs- (a) und -querfrakturen (b).** *Pfeile* zeigen die Richtung der Krafteinwirkungen auf den Talus an.

Taluskopffrakturen

Taluskopffrakturen kommen oft bei Luxationen im unteren Sprunggelenk vor. Zu den Begleitverletzungen dieser Luxation gehören außerdem noch Frakturen des Navikulare, des Kalkaneus und/oder des Kuboids.

Kalkaneusfrakturen

Diese entstehen durch axiale Stauchung, z.B. nach Sturz beim Klettern oder vom Baum. Häufig ist das subtalare Gelenk beteiligt (intraartikuläre Fraktur). Die Frakturverläufe sind komplex und werden nach Essex-Lopresti (1952) in „Joint-Depression-Type" und „Tongue-Type" (Entenschnabelfraktur) eingeteilt. Zur Quantifizierung der Absenkung der subtalaren Gelenksfläche bzw. des Tuberhochstands wird der *Tubergelenkwinkel* (Böhler) im seitlichen Röntgenbild herangezogen. Hierzu werden 2 Tangenten an die kranialen Begrenzungen des Kalkaneus gelegt. Er beträgt normalerweise 35° (30–40°). Bei starken Einstauchungen kann er sogar negativ werden (Abb. 16.**137**). Die Verbreiterung durch Auseinanderdrängen des Fersenbeins wird in der axialen Aufnahme durch den *Axialwinkel*, der normalerweise etwa 15° beträgt, quantifiziert (s. Abb. 16.**137**). Verlagerungen nach lateral können zur mechanischen Alteration der Peronäalsehnen oder zu einem Knochenkontakt mit der Fibulaspitze führen. Aufgrund der meist ausgedehnten Beteiligung des subtalaren Gelenks führen Kalkaneusfrakturen häufig zur Arthrose im posterioren Kompartment des unteren Sprunggelenks und erfordern dann im Intervall eine subtalare Arthrodese. Die **Fraktur des Processus anterior des Kalkaneus** (ohne N.A.) entspricht einer Avulsion des plantaren kalkaneonavikulären Ligaments (engl.: Spring Ligament) und kann auf Übersichtsaufnahmen übersehen werden (vgl. Abb. 8.**1**). Differenzialdiagnostisch abzugrenzen sind posttraumatische Defektzustände, akzessorische Knochen sowie („aktivierte") fibröse kalkaneonavikulare Koalitionen.

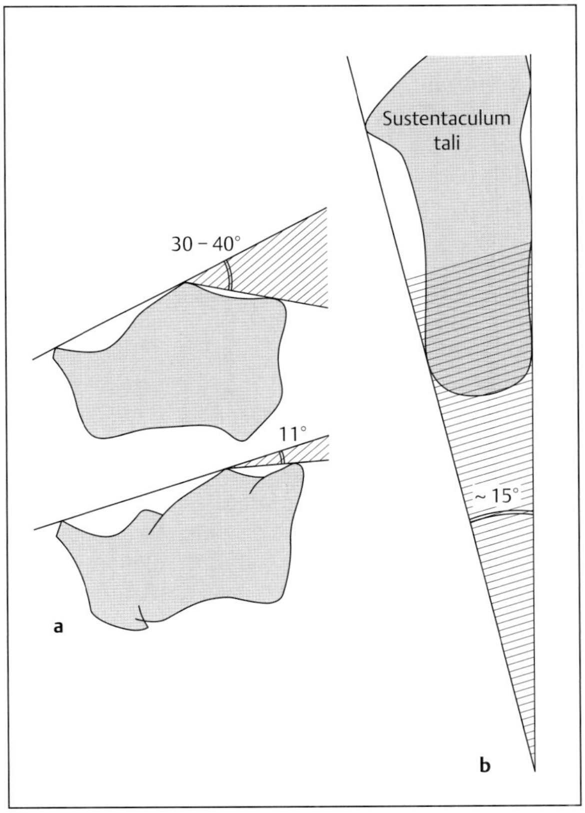

Abb. 16.**137a, b** **Röntgenometrie des Fersenbeins.**
a **Tubergelenkwinkel**, normal zwischen 30 und 40° (tibiofibulare seitliche Aufnahme).
b **Axialwinkel**, normal um 15°.

Merke:

Fersenbeinkörperfrakturen – Impressions- und Berstungsbrüche – gehen in der Regel mit Gelenkbeteiligung einher; daher ist eine exakte Reposition und Fixation erforderlich, um Gelenkinkongruenzen mit ihren arthrotischen Folgen zu vermeiden. Abrissfrakturen des Fersenbeins (sog. Processus anterior calcanei, Tuber calcanei, Entenschnabelfraktur) führen dagegen nur selten zur Gelenkbeteiligung.

Stressphänomene in Tibia und Kalkaneus

Stressphänomene zeigen in der Tibia und im Kalkaneus typische Lokalisationen mit einem charakteristischen, bandförmigen, rundlichen bis ovalen Verdichtungsbezirk in der Spongiosa (s. Abb. 16.**106**). **Frakturen des Os naviculare** (Abb. 16.**138**) können vertikal oder transversal verlaufen. Sie sind im Wesentlichen gegen Stressphänomene mit oder *ohne* Sklerosierungen im Os naviculare abzugrenzen (vgl. Abb. 16.**108**).

Luxationsfraktur im „Lisfranc-Gelenk"

Während der Talus, der Kalkaneus und die Tibia zum Rückfuß zählen, können die distal der Chopart-Gelenklinie liegenden Fußwurzelknochen zum Mittelfuß gerechnet werden, zu dem auch die Metatarsalia gehören. Die **Chopart-Gelenklinie** (Abb. 16.**139**) trennt somit den Rückfuß vom Mittelfuß und verläuft durch das Talonavikulargelenk und das Kalkaneokuboidgelenk, während die Lisfranc-Gelenklinie das TMT-Gelenk I-V darstellt. Im **Chopart-Bereich** kommen **vollständige und partielle Luxationen** (Abb. 16.**140**) vor, in der Regel assoziiert mit zahlreichen Avulsionsfrakturen der straffen Kapsel-Band-Verbindungen am Talus, am Navikulare, am Kalkaneus und am Kuboid. Die häufigste und typische Mittelfußverletzung ist die **partielle oder vollständige Luxationsfraktur im „Lisfranc-Gelenk"**. Es handelt sich dabei um eine schwere Verletzung mit ausgedehnten Bandzerreißungen und multiplen Avulsions- und Stauchungsfrakturen entlang des „Lisfranc-Gelenks" (vgl. Abb. 16.**139**). Obwohl diese Luxationsfrakturen gewöhnlich eine erkennbare Dislokation besonders des II.–V. Strahls nach lateral aufweisen, werden sie auf Projektionsradiografien manchmal nicht erkannt. Häufiger Verletzungsmechanismus ist ein Abknicken nach plantar, evtl. mit Rotationskomponente. Plantarseitig finden sich dann Stauchungsfrakturen, während streckseitig am Fußrücken Avulsionsfrakturen und keilförmige Gelenkspalterweiterungen auffallen. Lisfranc-Luxationsfrakturen können auch nur partiell

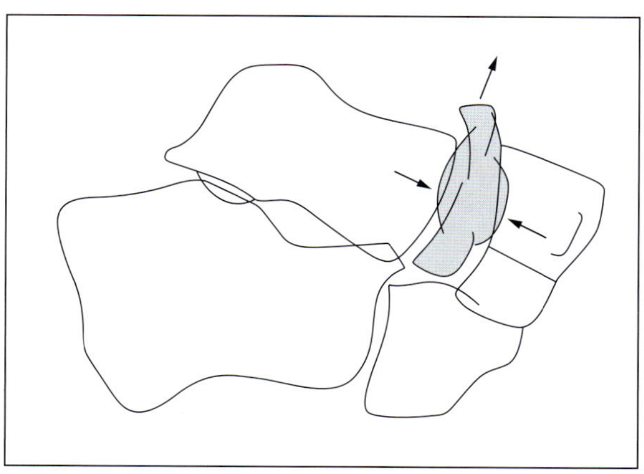

Abb. 16.**138** **Isolierte Luxationsfraktur des Kahnbeins.** Die *Pfeile* zeigen die Kraftrichtung auf das Kahnbein bzw. seinen Dislokationsweg an.

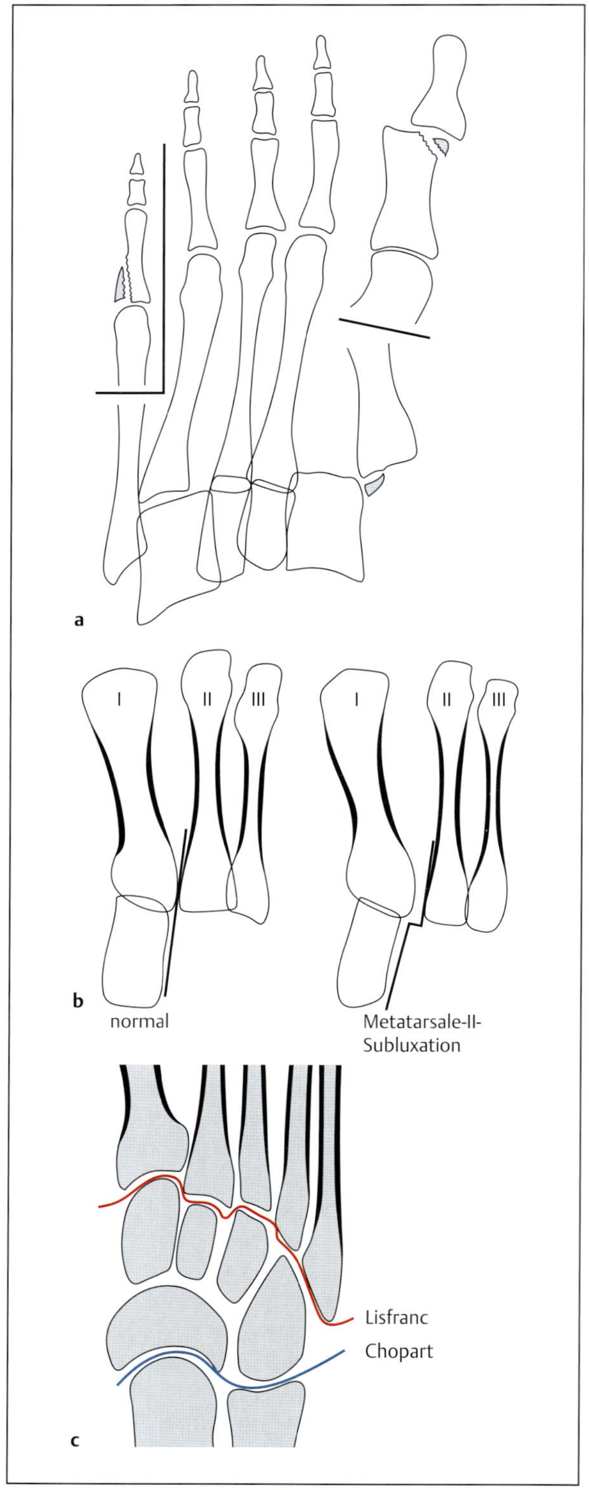

Abb. 16.**139a–c** **Gelenktraumen im Vor- und Mittelfuß.**
a Gelenktraumen am Vorfuß *(von rechts nach links)*: Luxationsfraktur im Großzehen-IP-Gelenk (häufig offene Verletzungen, da meist durch direkte, umschriebene Gewalteinwirkung entstanden); Luxation im I. TMT-Gelenk mit kleinem Knochenausriss; Luxation bzw. Subluxation im V. und IV. TMT-Gelenk; Längsfraktur der Grundphalanxbasis V mit Stufenbildung an der Gelenkfläche.
b Röntgendiagnostik der Metatarsale-II-Subluxation auf der Dorsoplantaraufnahme.
c Definition der Chopart- *(blau)* **und der Lisfranc-Gelenklinie** *(rot)*.

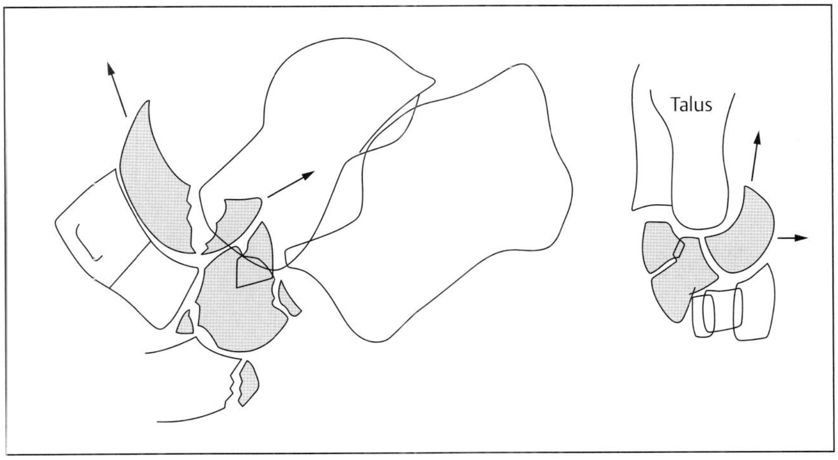

Abb. 16.**140** **Vollständige Luxation (Luxationsfraktur) in der Chopart-Gelenklinie.** Die *Pfeile* markieren die typische Dislokationsrichtung des Mittel- und Vorfußes. Zusätzlicher kleiner Abriss der Tuberositas ossis metatarsalis quinti. Als **Jones-Fraktur** wird die Basisfraktur des Os metatarsale V bezeichnet. Voraussetzung für diese Bezeichnung ist der Verlauf der Frakturlinie distal vom TMT-Gelenk, also *extraartikulär.*

tibia- oder fibulaseitig auftreten, mit partieller Luxation des I. bzw. V. Metatarsalknochens. Das Übersehen einer Lisfranc-Luxationsfraktur führt meist zu dauerhaften Beschwerden bei persistierender Fehlstellung im Mittelfuß mit schwerem Leidensdruck.

Avulsionsfrakturen an der Basis des Metatarsale V werden verhältnismäßig häufig z.B. im Rahmen von Supinationstraumen diagnostiziert. Bei der extraartikulären proximalen Os-metatarsale-V-Fraktur durch die Basis handelt es sich jedoch um eine Fraktur mit Neigung zur Pseudarthrose, die operativ behandelt werden muss.

Zehenluxationen

Unter den Zehenluxationen ist die Halluxluxation das häufigste Ereignis. Die Luxation kann sowohl im MTP- als auch im IP-Gelenk erfolgen. Kantenabsprengungen zeigen sich in den Weichteilen als kleine Knochenschatten (s. Abb. 16.**139**). Auch Einklemungen der Sesambeine sind als Komplikationen bekannt. Bei den seltenen Frakturen eines Sesambeins ist das tibiaseitige/mediale mechanisch stärker exponiert als das fibulaseitige/laterale und daher häufiger betroffen. Abzugrenzen sind Frakturen der Sesambeine von Vitalitätsminderungen/Osteonekrosen und dem Sesamoidkomplex der Großzehe (s. dort).

Bandverletzungen am oberen Sprunggelenk

Diese betreffen die Außenbänder und die vordere Syndesmose. Verletzungen des Innenbands *(Lig. deltoideum)* sind sehr selten und treten meist im Rahmen von Sprunggelenkfrakturen auf. Die häufigste Bandverletzung beim Menschen ist die Außenbandruptur am oberen Sprunggelenk nach Supinationstrauma. Zu den Außenbändern zählen das schwachkalibrige, von der vorderen Fibulaspitze zum Talushals annähernd horizontal verlaufende *Lig. talofibulare anterius*, das schräg von der Fibulaspitze unter den Peronäalsehnen nach dorsal zum Kalkaneus ziehende *Lig. calcaneofibulare* und das kräftige und praktisch nie verletzte *Lig. talofibulare posterius*, das von der dorsalen Fibulaspitze zum dorsalen Talus verläuft (Abb. 16.**141**).

Eine *Außenbandverletzung am oberen Sprunggelenk* erfolgt stadienhaft zunächst mit Ruptur des Lig. talofibulare anterius. Schreitet die Verletzung fort, kann in unterschiedlichem Ausmaß auch das Lig. calcaneofibulare verletzt werden. Die Verletzungen am Lig. calcaneofibulare sind allerdings in der Regel inkomplett.

Außenbandverletzungen am oberen Sprunggelenk können durch gehaltene Aufnahmen diagnostiziert werden. Die gehaltene Aufnahme im a.-p. Strahlengang zeigt eine Erweiterung des oberen Sprunggelenks nach lateral mit sog. *Taluskippung* (Abb. 16.**142**) entsprechend dem Verletzungsmechanismus beim Supinationstrauma (Abb. 16.**143**), die gedrückte Aufnahme im seitlichen Strahlengang den sog. (relativen) *Talusvorschub* an (s. Abb. 16.**141**). Eine genauere Diagnostik des Ausmaßes einer frischen Außenbandverletzung als solches ist wegen der fehlenden Therapierelevanz, der zum Teil erheblichen Schmerzhaftigkeit durch Reproduktion des Verletzungsmechanismus durch die gehaltenen Aufnahmen und die dabei mögliche weitere strukturelle Schädigung klinisch nicht erforderlich. Daher sind gehaltene Röntgenaufnahmen für das obere Sprunggelenk beim Zustand nach *frischer* Supinationsverletzung weitgehend obsolet. Gehaltene Röntgenaufnahmen werden jedoch zur Diagnostik und Dokumentation einer *chronischen* Instabilität angefertigt.

Von Bedeutung für die Bildgebung ist allerdings der klinische Verdacht auf seltene, aber bedeutsame Begleitverletzungen, wie die *Ruptur der vorderen Syndesmose* mit instabiler Malleolengabel oder *osteochondrale Frakturen an den Talusschultern*, namentlich medialseitig.

Die Methode der Wahl zur Abklärung dieser Fragestellungen ist die *MRT*. Für die genaue Darstellung von Knorpelverletzungen ist eine hohe Auflösung erforderlich. Dies wird am besten durch eine dünne Schichtdicke (≤ 2,5 mm), eine erweiterte Messmatrix (384 × 384 oder 448 × 448), ein kleines *FOV*, z.B. 140 mm, ein hohes Magnetfeld (B_0 1,5 oder 3 T) und die Anwendung von Mehrkanalspulen erreicht. Bei der Darstellung osteochondraler Verletzungen sollte geklärt werden, ob das Taluskantenfragment stabil oder instabil ist. Eine Ablösung des Frag-

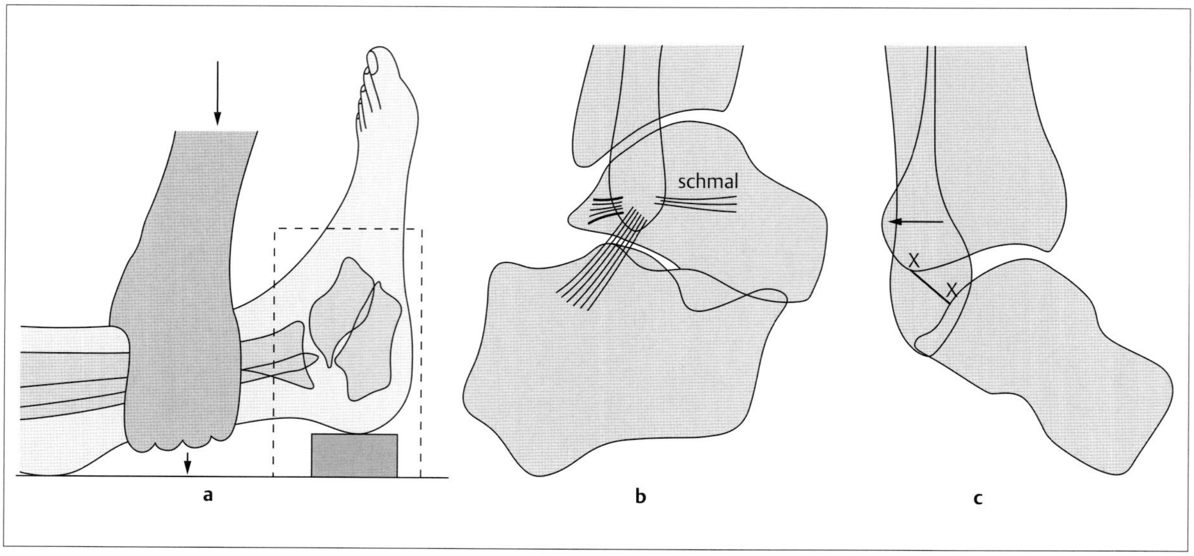

Abb. 16.**141a–c Verletzungen der Außenbänder des oberen Sprunggelenks.**

a Stressaufnahme, hier: gedrückte Aufnahme zum Nachweis einer Außenbandruptur, die mindestens das Lig. talofibulare anterius betroffen hat (seitliche Röntgenaufnahme). Bei starkem Druck auf den distalen Unterschenkel *(Pfeilrichtung)* kommt es bei einer Bandruptur zur Subluxatio tali anterior (**Talusvorschub**). Ein Vorschub von ≥10mm ist als pathologisch anzusehen, Seitendifferenzen von >5mm gelten als Hinweis auf eine Ruptur des Lig. talofibulare anterius.

b Verlauf der 3 Außenknöchelbänder (*von rechts nach links:* Lig. talofibulare anterius, Lig. calcaneofibulare, Lig. talofibulare posterius).

c X-X ≥10mm = höchstwahrscheinlich Außenbandruptur, und zwar *mindestens* des Lig. talofibulare anterius. Die Messpunkte (X) sind der hinterste und tiefste Punkt an der Tibiagelenkkontur und der ihm nächstgelegene Punkt der Talusrolle.

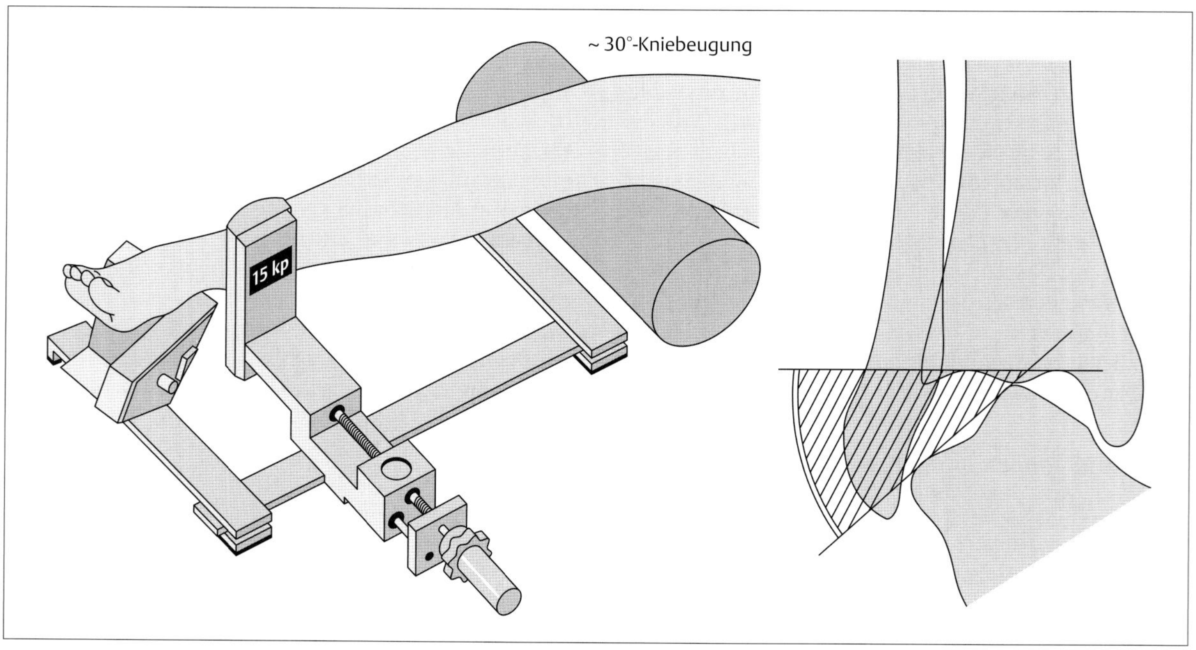

Abb. 16.**142 Mehrzweckgerät für gehaltene Röntgenaufnahmen (Stressaufnahmen) nach Scheuba, hier zur Messung der Taluskippung *(rechts)*.** Der Auflagedruck soll 15kp betragen, die Druckplatte des Supports etwa 2cm oberhalb des Malleolus medialis angelegt werden. Das Mehrzweckgerät eignet sich auch zur Prüfung des Talusvorschubs und des Deltabands sowie zur Prüfung der Kniebänder.

Merke:

Die absoluten Winkelmesswerte der Taluskippung haben geringe Aussagekraft, da der Überschneidungsbereich zwischen konstitutionell bedingt extremer physiologischer und pathologischer Aufklappbarkeit des Talokruralgelenks groß ist. Als Parameter einer fibularen Bandläsion gilt jedoch die *Seitendifferenz* (rechts, links) über 5°.

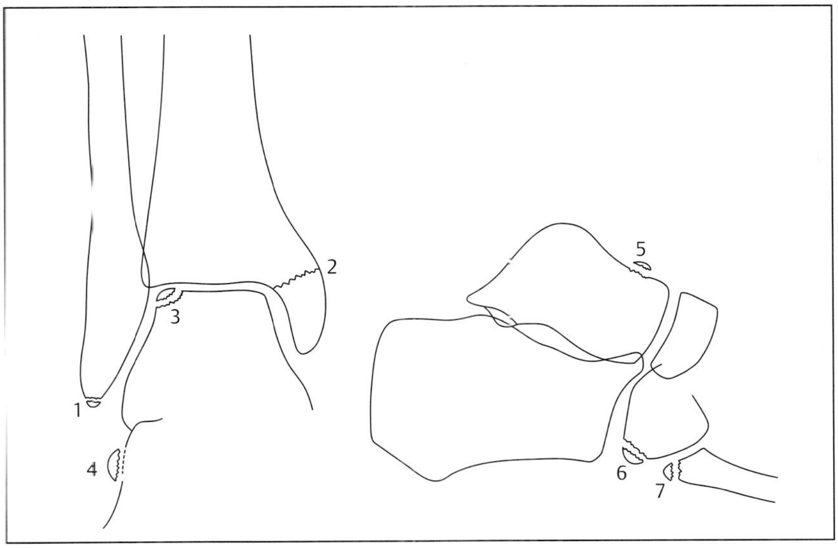

Abb. 16.**143** **So genannte Supinationskette.** Sie zeigt einerseits mögliche knöcherne Begleitverletzungen (1–7) beim Supinationstrauma des oberen Sprunggelenks an, und die knöchernen Verletzungen erwecken andererseits den **Verdacht einer traumatischen Läsion der Außenknöchelbänder.** Nr. 2 gibt eine isolierte Fraktur des Innenknöchels wieder. Bei Nr. 4 handelt es sich um einen knöchernen Ausriss aus dem Fersenbein.

ments aus dem Verband mit Wassersignal zwischen dem osteochondralen Fragment und der Talusschulter gilt als Instabilitätszeichen.

Die bildgebende Diagnostik der *vorderen Syndesmose* erfolgt ebenfalls mit der MRT. Isolierte Verletzungen der vorderen Syndesmose treten z. B. bei Hyperflexionsverletzungen im oberen Sprunggelenk auf („Einspitzeln" z. B. des Fußballs). Die einzelnen Faszikel der vorderen Syndesmose sollten als erkennbare Struktur durchgängig von der Tibia zur Fibula verlaufend abgebildet sein. Bei Ruptur der vorderen Syndesmose kommt es zum Hämatom sowie zu einer fehlenden Kontinuität der Sehnenfaszikel. Die Stabilität der Malleolengabel hängt jedoch von weiteren Faktoren ab. Da es „reine" ligamentäre Verletzungen der hinteren Syndesmose in der Regel nicht gibt, führt die einwirkende inadäquate Kraft zur Fraktur der hinteren Tibiakante (hintere Tibiakantenfraktur, **Volkmann-Dreieck**).

> **! Merke**
> Eine instabile Malleolengabel liegt vor, wenn der Gelenkspalt am Innenknöchel (Distanz zwischen Malleolus-medialis-Innenkontur und Seitenfläche der Talusrolle) erweitert ist.

Besteht außer der Ruptur der vorderen Syndesmose und einer hinteren Tibiakantenfraktur zusätzlich eine partielle oder weitgehende *Verletzung der Membrana interossa* (3. Bandstruktur) mit Einblutung nach proximal, ist ebenfalls von einer *instabilen Malleolengabel* auszugehen.

Supinationstraumata am oberen Sprunggelenk werden häufig nicht nur von Bandverletzungen, sondern auch von *Kapselverletzungen* medial, anterior oder besonders anterolateral begleitet. Für sie charakteristisch ist die Diskontinuität der Kapsel mit der diffusen Einblutung in die angrenzenden Weichteile.

Frakturen am oberen Sprunggelenk

Diese Traumen werden nach Weber (1972) hinsichtlich ihrer Lokalisation an der Fibula und somit nach der Wahrscheinlichkeit einer begleitenden Verletzung der vorderen Syndesmose in Typ A, B oder C eingeteilt.

- *Typ A:* Fibulafraktur distal (unterhalb) des Sprunggelenkspalts (Abb. 16.**144**)
- *Typ B:* Fibulafraktur auf Höhe des tibiotalaren Sprunggelenkspalts (Abb. 16.**145**)
- *Typ C:* Fibulafraktur proximal (oberhalb) des Sprunggelenkspalts (Abb. 16.**146**)

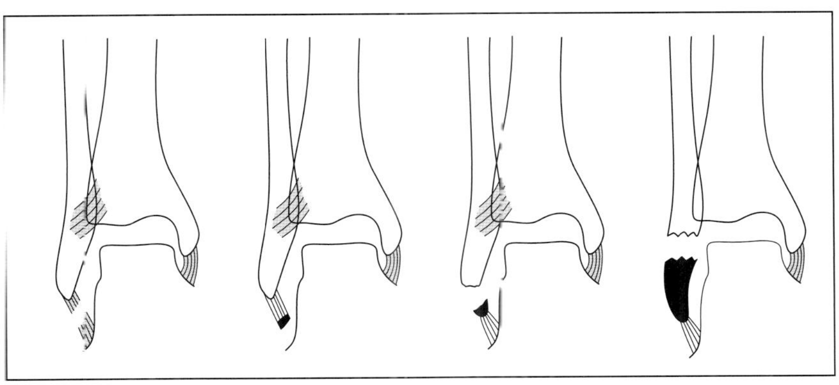

Abb. 16.**144** **Frakturtyp Weber A.**

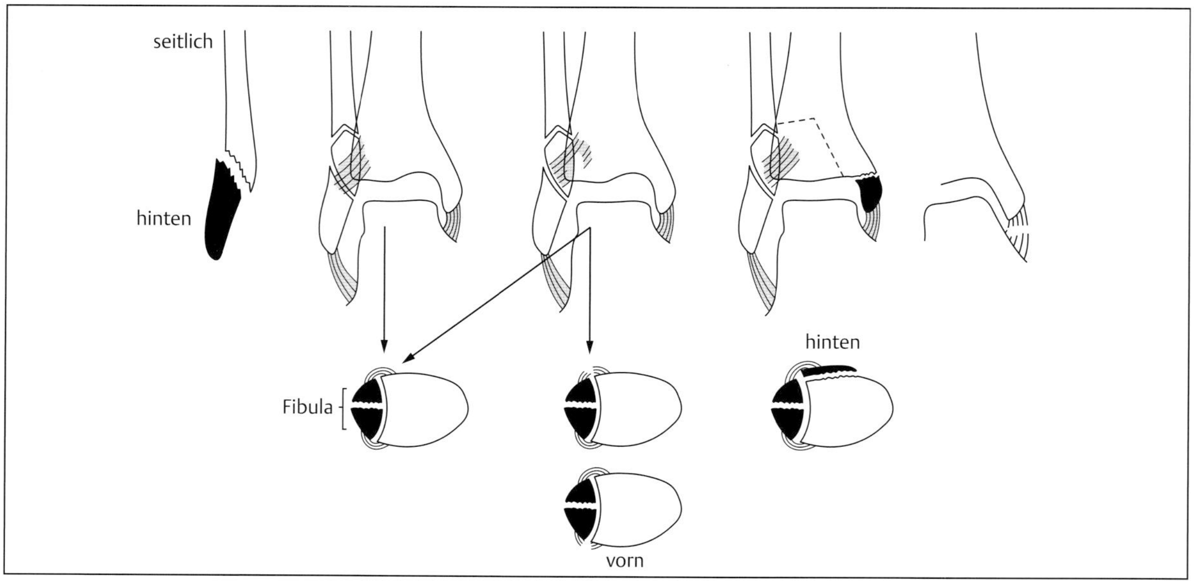

Abb. 16.**145** **Frakturtyp Weber B.**

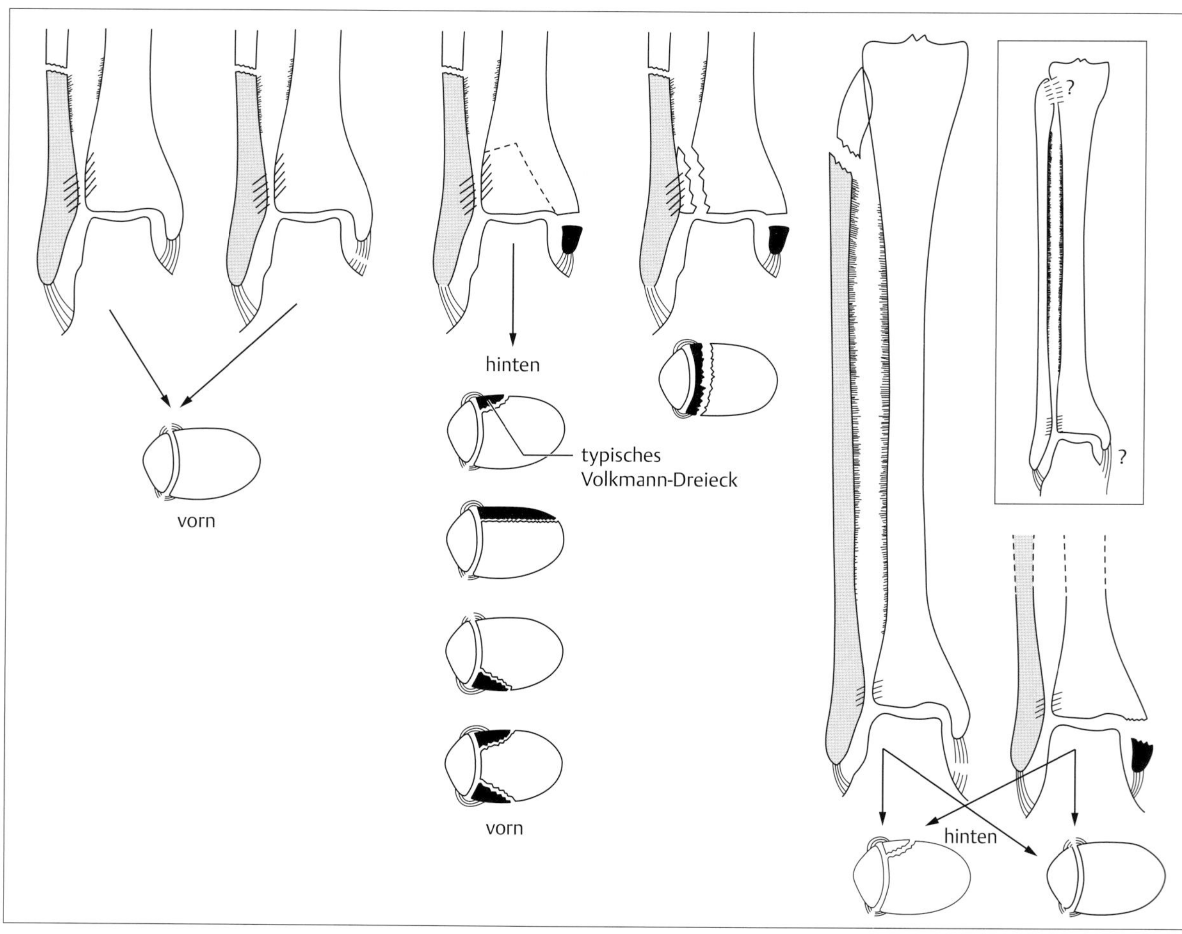

Abb. 16.**146** **Frakturtyp Weber C.**
Insert: So genannte isolierte Gabelsprengung mit Ruptur der Syndesmose, des Deltabands, der Membrana interossea cruris und Distorsion oder Ruptur (Luxation) des Tibiofibulargelenks. Die vollständige Zerreißung der Membrana interossea cruris zeigt sich einige Tage nach dem Trauma an einem ausgedehnten Unterschenkelhämatom.

Merke:

Das Volkmann-Dreieck tritt überwiegend bei Malleolarfrakturen auf. Bei seinem isolierten Nachweis wird von der **Volkmann-Fraktur** gesprochen. In diesem Fall dürfte eine Kompression durch den Talus die intraartikuläre Fraktur hervorrufen.

Bei *Typ-A-Frakturen* handelt es sich um quere Abrisse im Bereich der distalen Fibula. Die Syndesmose ist immer intakt, der Innenknöchel nicht gebrochen, die Malleolengabel stabil. *Typ-B-Frakturen* weisen einen Frakturspalt (Schrägfraktur) auf, der im seitlichen Bild gut erkennbar schräg von ventral in Höhe der Syndesmose (des oberen Sprunggelenkspalts) nach dorsal und proximal bis oberhalb der Syndesmose ansteigt. Die Syndesmose ist unversehrt oder verletzt. Eine begleitende Ruptur des Deltabands oder eine Fraktur des Innenknöchels sowie eine hintere Tibiakantenfraktur können vorliegen. Diese Begleitverletzungen erhöhen das Risiko einer instabilen Syndesmosen-/Malleolengabelverletzung erheblich. *Typ-C-Frakturen* beteiligen die Fibula immer *oberhalb* der Syndesmose. Die Verletzung tritt über die Fibulafraktur ein, zerreißt die Membrana interossea zwischen der Fibulafraktur und der Syndesmose, verletzt die Syndesmose und tritt medial als Innen(-delta-)bandruptur oder Innenknöchelfraktur aus. Besteht eine Weber-C-Fraktur an der proximalen Fibula mit Zerreißung der *gesamten* Membrana interossea und mit instabiler Malleolengabel, so wird die Verletzung als *Maisonneuve-Fraktur* bezeichnet.

Die stabile Malleolengabel mit intakter Syndesmose ist die Voraussetzung für die normale biomechanische Funktion des oberen Sprunggelenks. Bereits eine geringe Aufweitung der Malleolengabel reduziert die Gelenkkontaktfläche im oberen Sprunggelenk erheblich und führt bald zur posttraumatischen Talokruralarthrose. Häufig kommt es zum asymmetrischen Knorpelverlust anteromedial und posterolateral. Röntgenologisch zeigt sich dann das Bild der Valgusarthrose. Besteht der Verdacht auf eine instabile Malleolengabel, ist eine operative Stabilisierung und Rekonstruktion erforderlich. Weber-C-Frakturen werden daher obligat operativ versorgt. Weber-B-Frakturen können nur dann konservativ behandelt werden, wenn sich keine Anzeichen einer Instabilität an der Syndesmose bzw. in der Malleolengabel finden lassen. Weber-A-Frakturen werden konservativ behandelt.

Die *Lauge-Hansen-Klassifikation* (1952) erfolgt nach dem Verletzungsmechanismus:

- Supination/Adduktion (Weber-Typ A)
- Supination/Eversion (Weber-Typ B)
- Pronation/Abduktion (Weber-Typ C)
- Pronation/Eversion (Weber-Typ C)
- Pronation/Dorsalflexion

Stauchungsfrakturen der distalen Tibia

Stauchungsfrakturen der distalen Tibia werden als *„Pilon-tibial"-Frakturen* (Abb. 16.**147**) bezeichnet und beteiligen die *Gelenkfläche der distalen Tibia*. Es kommt zu unterschiedlich ausgeprägten Zerstörungen des Gelenksockels mit Spongiosaimpaktation bis hin zur vollständigen Desintegration der Gelenkfläche. Bei lateral betonten Zerstörungen der Tibia kann die Syndesmose verletzt werden, wenn die Fibula intakt bleibt. Eine multiplanare CT- oder hochaufgelöste MRT-Darstellung der distalen Tibiagelenkfläche, der distalen tibiofibularen Verbindung sowie der Stellung im Talokruralgelenk ist erforderlich. Das Ausmaß der Gelenkbeteiligung beeinflusst das operative Vorgehen sowie die Prognose der Verletzung.

Eine besondere Form der distalen Tibiafraktur ist der knöcherne anterolaterale Ausriss der vorderen Syndesmose mit vertikalem Frakturverlauf in der Epiphyse (also in der koronaren Ebene), die *Tillaux-Fraktur* (Darstellung im axialen CT). Bei Kindern und Jugendlichen mit noch nicht geschlossener Epiphysenfuge tritt diese Fraktur häufiger auf, bei der die vordere Syndesmose allerdings intakt bleibt. Sie entspricht einer Aitken-II-Fraktur (Salter-Harris-III-Fraktur). Da bei der Entstehung dieser Verletzung eine Rotation (Außenrotation) eine pathogenetische Rolle mitspielt, ist auf Fehlstellungen im oberen Sprunggelenk zu achten. Auch diese Frakturen bedürfen einer exakten Abklärung durch multiplanare Schnittbilduntersuchungen.

Epiphysenverletzungen im Wachstumsalter sind an der distalen Tibia verhältnismäßig häufig und werden nach Aitken (1936) und Salter u. Harris (1963) eingeteilt. Traumatische Fugendurchtrennungen, die entsprechend dem normalen Fugenverlauf ziehen, durchsetzen vor allem die Schicht der hypertrophischen Knorpelzellen und lassen die biologisch wichtigen Zonen der ruhenden und proliferierenden Knorpelzellen, die Fugenmatrix, unversehrt. Die Prognose hinsichtlich einer Wachstumsstörung ist daher günstig. Es kommen vor (Abb. 16.**148**):

- Chondroepihysenlösung ohne Knochenbeteiligung
- traumatische Epiphysenlösung mit metaphysärem Keilbruch (Aitken I, Salter-Harris II)
- traumatische Epiphysenlösung mit Fraktur durch die Epiphyse in das Gelenk (Aitken II, Salter-Harris III)
- Fraktur von der Metaphyse durch die Epiphysenfuge und von der Epiphyse in das Gelenk (Aitken III, Salter-Harris IV)
- Quetschung – „Crush" – der Epiphysenfuge, die zum lokalisierten, vorzeitigen oder vollständigen frühzeitigen Schluss der Wachstumsfuge mit Knochenverkürzung führen kann (Salter-Harris V)

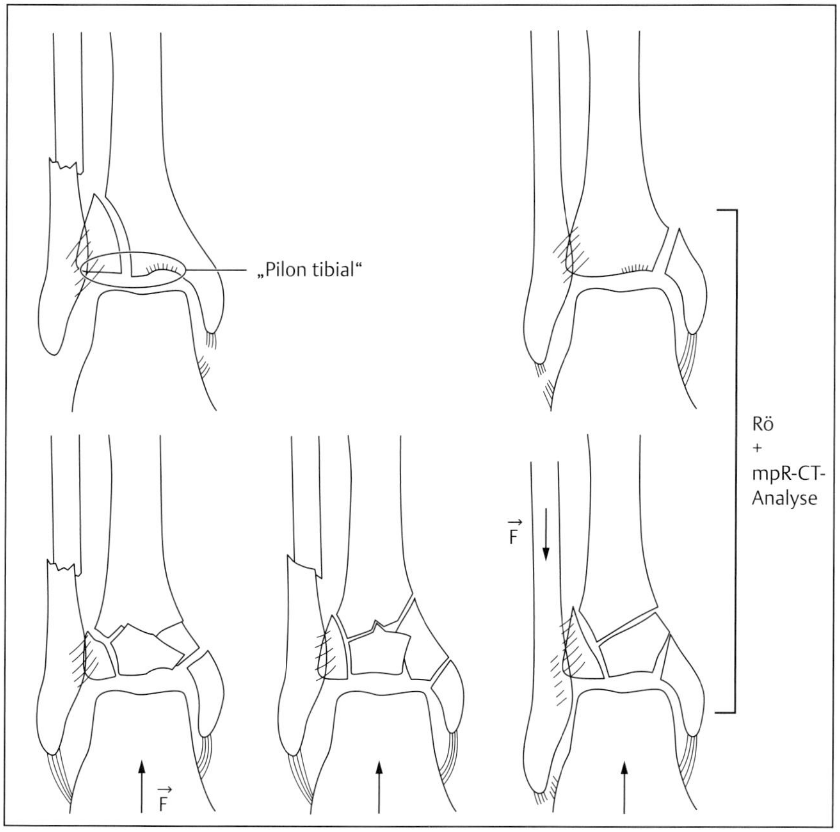

Abb. 16.**147** **Stauchungsfrakturen des distalen Unterschenkels (Frakturen des „Pilon tibial") zeichnen sich durch Verwerfung, Impression und manchmal durch weitgehende Zertrümmerung der distalen Tibiagelenkfläche aus.** Daher handelt es sich um **laterale oder mediale Impressionsstückfrakturen** *(oben im Bild)* und **Impressionstrümmerfrakturen** *(unten im Bild)*.
Trümmerfrakturen durch Längsstauchungen *(Pfeile)* führen immer dann zu einer Syndesmosensprengung, d.h. Ruptur der Ligg. tibiofibularia anterius et posterius, wenn die Fibula nicht bricht.
Bei medialen Stückfrakturen treten ossäre oder ligamentäre Verletzungen am Außenknöchel auf. Die Syndesmose bleibt intakt, wenn die Fibula und Tibia, evtl. auch noch die Talusrolle brechen. Mit anderen Worten: **Laterale Impressionsstückfrakturen des Pilon tibial gehen mit einer Syndesmosenzerreißung einher, falls die Fibula durch das Unfallereignis nicht gebrochen wurde.**

Merke:

Die angeführten Stauchungsfolgen sind zu erwarten, wenn bei einem Sturz aus größerer Höhe bei proniertem und stark dorsiflektiertem Fuß die distale Tibiagelenkfläche durch den Kraftvektor in die epi-/metaphysäre Tibiaspongiosa hineingetrieben wird.

Fugenquetschungen sind oft röntgenologisch *nicht* zu erkennen und werden dann als Distorsion behandelt. Häufig gehen die Fugenquetschungen mit einer Fraktur der Epiphyse (Aitken II) einher und werden dann inkorrekt als dieser Typ klassifiziert. Eine Differenzialdiagnose zu Epiphysenverletzungen sind sog. Epiphysenspalten (Abb. 16.**149**).

Eine typische Verletzung der wachsenden distalen Tibia *kurz vor Schluss der Epiphysenfuge* sind *„Triplane"-Frakturen*, bei denen es sich um Aitken-III-Frakturen mit Frakturverläufen in allen 3 Raumebenen handelt. In der Epiphyse verläuft die Verletzung sagittal (a.-p. Röntgenaufnahme), in der Epiphysenfuge transversal (a.-p., seitlich) und in der Metaphyse als Keilbruch in koronarer Richtung (seitlich). Auch bei dieser Verletzung spielen Rotationskomponenten eine Rolle. Sie sollten daher ebenfalls durch hochauflösende multiplanare Schnittbilder abgeklärt werden.

Eine **traumatische Verbiegung langer Röhrenknochen von Kindern** (sog. Bowing Fracture, plastische Knochenverformung) tritt beispielsweise nach Tibiafrakturen, manchmal als bleibende plastische Verformung der Fibula, ein (Abb. 16.**150**).

Pathologische Tibiatorsion (Maltorsion)

Die pathologische Tibiatorsion – Maltorsion – kann als Folge von Unterschenkelfrakturen, nach Lähmungen im Wachstumsalter, durch Rachitis und angeboren auftreten. Tibiatorsion wird die Verwindung (Verdrehung) des distalen Tibiaabschnitts gegenüber dem proximalen um die Längsachse genannt. Drehfehler der Tibia – pathologische Tibiatorsion – verändern die Beinstatik und können schon dadurch Beschwerden hervorrufen. Außerdem besteht die Gefahr der Arthroseentwicklung im Talokruralgelenk. Die CT eröffnet Möglichkeiten, die Tibiatorsion in vivo zweckmäßigerweise im Seitenvergleich (Abb. 16.**151**) zu messen (Jend et al. 1980).

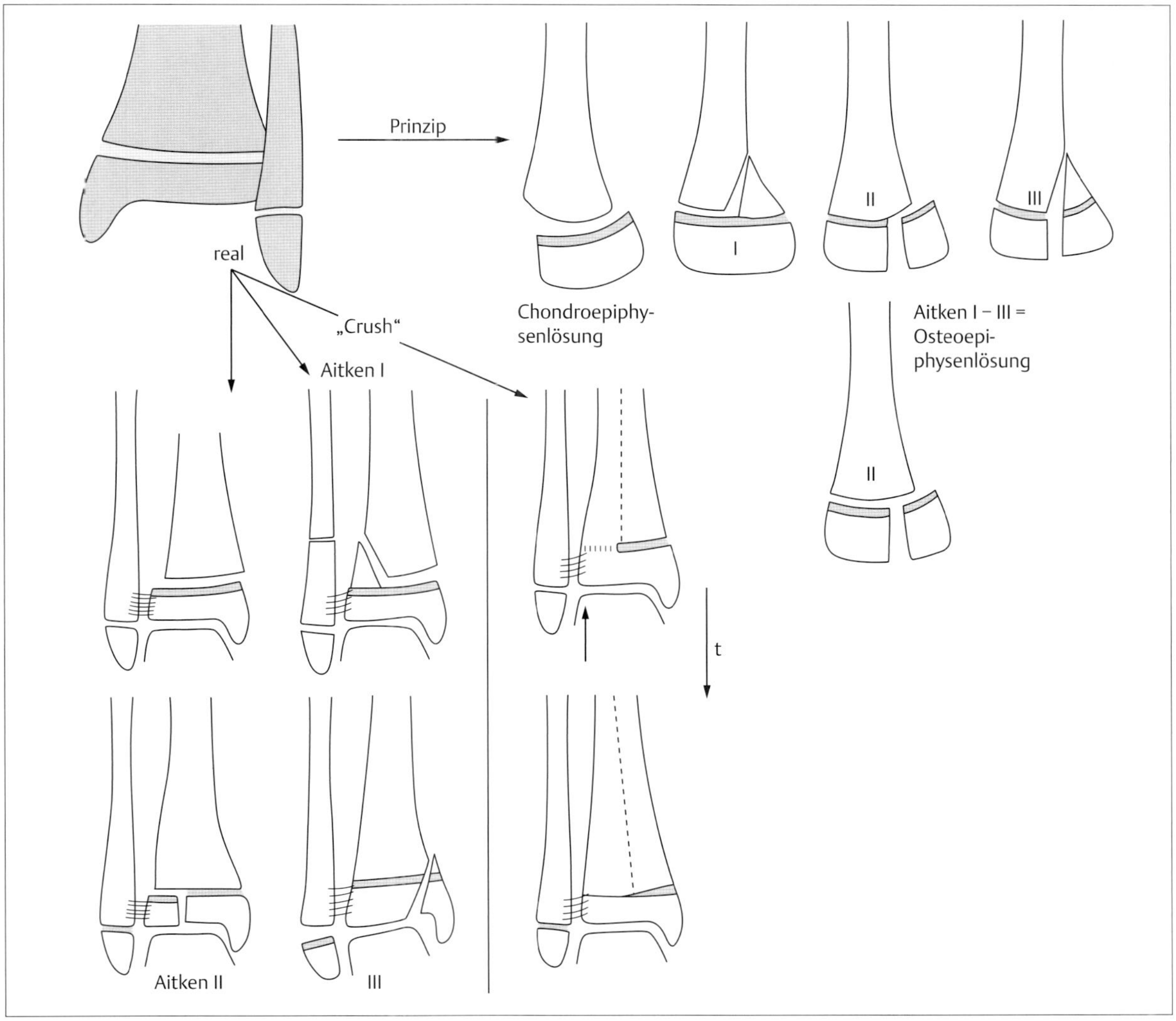

Abb. 16.**148** **Verletzungen der offenen Wachstumsfugen** (Aitken 1936, Salter u. Harris 1963, Weber 1972). Prinzipielle Darstellung und reale Röntgenbefunde am Talokruralgelenk. Die Klassifizierung nach Aitken I-III gibt *prognostische* Hinweise hinsichtlich der Gefahr einer posttraumatischen Wachstumsstörung. Über die Wachstumsfugenquetschung („Crush") s. Text (t = Zeit = Verlaufsbeobachtung).

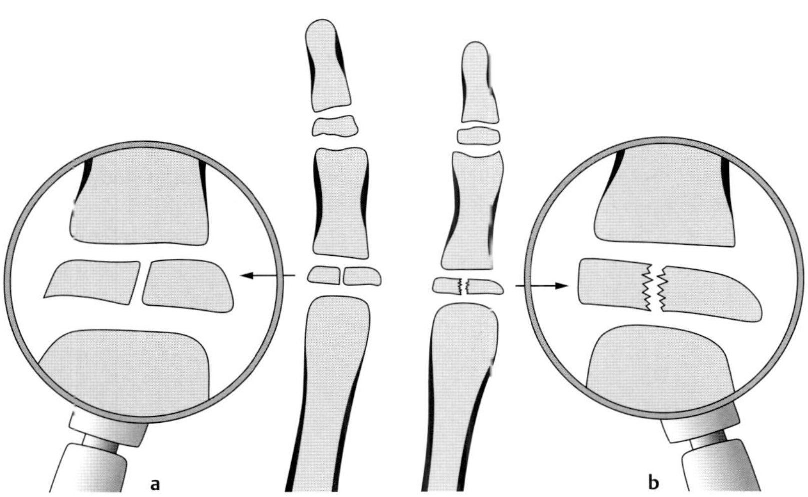

Abb. 16.**149a, b** **Epiphysenspalten zur Differenzialdiagnose der Epiphysenfrakturen.** Diese Varianten (**a**, **b**), die manchmal mit geringfügigen Beschwerden einhergehen, schließen sich spontan in der Pubertät. Sie treten uni- oder bilateral auf. Am häufigsten werden sie an der Epiphyse der Halluxgrundphalanx beobachtet. Bei **a** hat die Variante scharfe Konturen, bei **b** ist sie mit geringen Konturunregelmäßigkeiten dargestellt. Keine Weichteilschwellung!

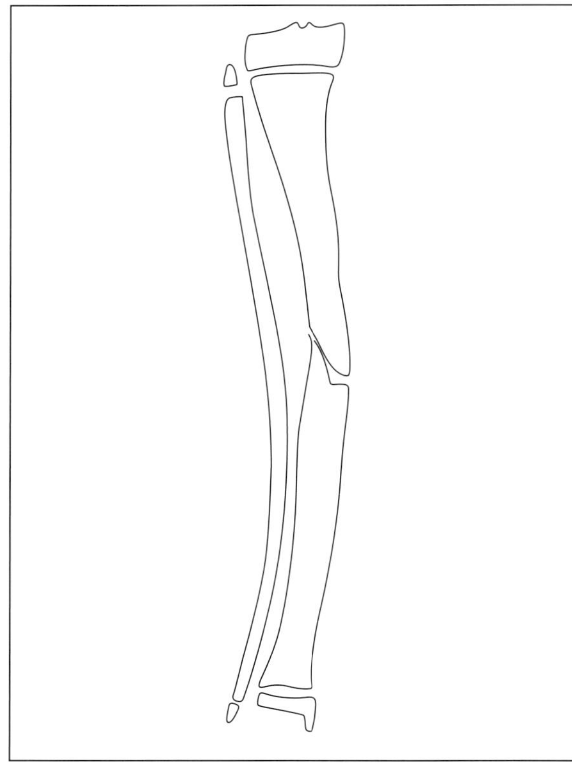

Abb. 16.**150** **Plastische Verformung der kindlichen Fibula bei Tibiaschaftfraktur.**

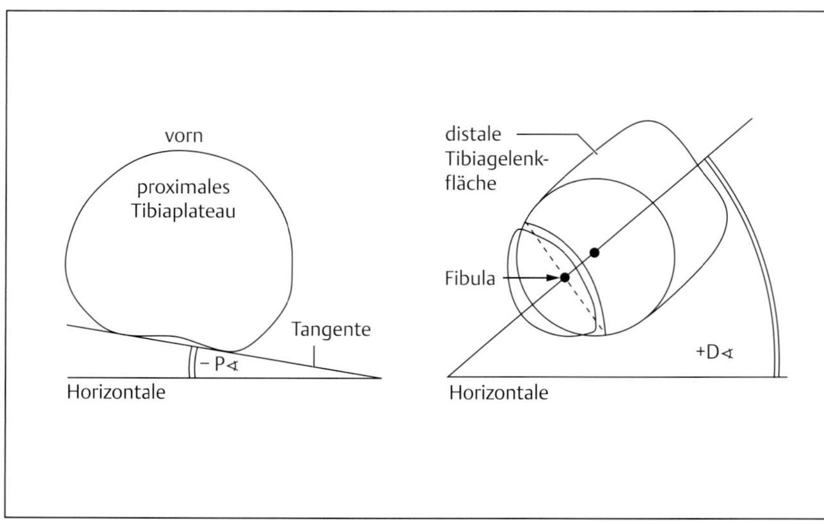

Abb. 16.**151** **Computertomografisch ermittelter, rechtsseitiger Tibiatorsionswinkel (TT-Winkel) nach der Methode von Jend.** Der P-Winkel ist derjenige proximal gemessene Winkel, welcher von der hinteren Tibiakopftangente und der Horizontalen gebildet wird. Der D-Winkel ist von der Horizontalen und einer bestimmten Referenzlinie umschlossen. Diese (letztere) Referenzlinie erhält man, wenn man den Tibiaquerschnitt in Höhe ihrer distalen Gelenkfläche (Pilon tibial) ohne Malleolus medialis in einen Kreis einpasst und dessen Mittelpunkt mit dem Halbierungspunkt der Geraden zwischen beiden Eckpunkten der Incisura fibularis verbindet. Im gezeichneten Beispiel: + D-Winkel – -P-Winkel = TT-Winkel.

Die zeitgenössisch bevorzugten **Sprunggelenktotalendoprothesen** sind Dreikomponentensysteme. Im Prinzip setzen sie sich aus je 1 anatomisch geformten tibial und talar zementfrei fixierten Metallkomponente zusammen, zwischen denen sich ein frei beweglich liegender Polyäthylengleitkern (Inlay) befindet.

Komplikationen

Aseptische Lockerung, Entstehung großer Melleolarzysten, Infektion, Wundheilungsstörung, Hautnekrosen, implantationstechnische Fehlpositionen (Varus-, Valgusdeformität, zu kleines Inlay), Fehldimensionierung der Totalendoprothese, z. B. sog. Overstuffing der tibialen oder talaren Komponente mit nachfolgender Einsteifung durch Arthrofibrose, nicht ausbalancierte Bandführung, überdimensionierte Knochenresektion, (peroperative) Knöchelfraktur, postoperative Stressfrakturen der distalen Tibia, Nervenirritation, Impingement-Probleme, Instabilität bis Dislokation der Komponenten, vorzeitiger Verschleiß des Gleitkerns (Thermann 2010, Rehart et al. 2010).

17 Kiefergelenk (Temporomandibulargelenk)

Anatomie

Die beiden Kiefergelenke (Abb. 17.1) sind normalerweise funktionell-mechanisch miteinander gekoppelte Kondylengelenke. Das bedeutet, die eine Gelenkfläche – das bohnenförmig gekrümmte, annähernd quer verlaufende Caput mandibulae – befindet sich am oberen Ende des Processus condylaris (Kondylus). Der Gelenkpartner ist die konkave Fossa mandibularis, deren hinterer Anteil allerdings extraartikulär liegt. Diese Grube setzt sich nach vorn kontinuierlich in das walzenartige Tuberculum articulare fort. Die artikulierenden Flächen des Kiefergelenks sind von Faserknorpel, im hinteren Bereich des Unterkieferkopfs jedoch von reinem Fasergewebe überzogen. Die Gelenkhöhle wird durch den *Discus articularis*, eine bindegewebig-knorpelige Gelenkscheibe, in 2 getrennte Kammern unterteilt, deren Ränder an die Gelenkkapsel angeheftet sind. Die obere diskotemporale Kammer hat ein größeres Volumen als die untere diskokondyläre. Der Diskus sitzt bei geschlossenem Mund kappenförmig auf dem Caput mandibulae und zeichnet sich durch Verformbarkeit und Verschieblichkeit bei der Gelenkbewegung aus. Er kann daher Inkongruenzen der Gelenkflächen ausgleichen. Die zentrale Zone des Diskus, die *Intermediärzone*, ist 1–2 mm dick. Der Intermediärzone schließt sich nach vorn eine etwa 2–3 mm dicke Randzone des Diskus, das *vordere Band*, an. Es steht mit dem oberen Kopf des M. pterygoideus lateralis in Verbindung. Das hintere Ende der Gelenkscheibe wird *hinteres Band* genannt; es ist etwa 3–4 mm dick. Das ebenfalls faserknorpelige hintere Band liegt bei geschlossenem

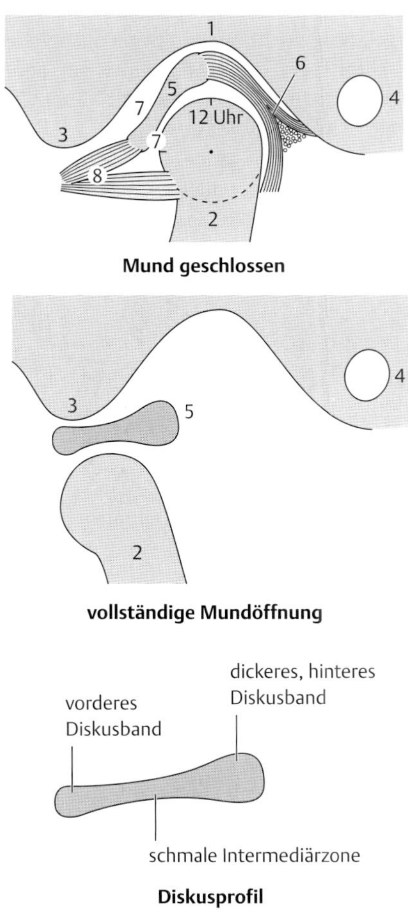

Abb. 17.1 **Anatomie des Kiefergelenks bei Mundschluss und normale Lageveränderung des Discus articularis und des Processus condylaris (Kondylus) bei vollständiger Mundöffnung *(schematisch)*.**

1 Fossa mandibularis.
2 Kondylus (Processus condylaris).
3 Tuberculum articulare.
4 Porus/Meatus acusticus externus.
5 Discus articularis (dickeres hinteres Band, dünneres vorderes Band). Das hintere Band setzt sich im MRT von der bilaminären Zone durch eine Kontur ab. Sie liegt in Relation zum Kondylus in 12-Uhr-Position (s. virtueller Kreis im Kondyluskopf).
6 Bilaminäre Zone, zwischen oberer und hinterer Schicht zahlreiche für die Diskusernährung wichtige Gefäße.
7 Obere und untere Gelenkkammer einschließlich des fibrösen Gelenkknorpels gezeichnet.
8 Oberer Kopf des M. pterygoideus lateralis, der direkt oder über die Gelenkkapsel mit dem Diskus verbunden ist. Der untere Kopf inseriert in der Fovea pterygoidea des Kondylus.

Merke

Steht der Scheitelpunkt des Kondylus mit Diskus bei Mundöffnung unter dem Tuberculum articulare: physiologische Translation; zwischen 12 und 11 Uhr: Translation aufgehoben; zwischen 11 und 9 Uhr: Translation eingeschränkt.

Mund der Gelenkfläche des Mandibulakopfs auf und setzt sich nach hinten in die *bilaminäre Zone* fort. Gemäß ihrem Attribut besteht sie aus 2 übereinander liegenden Schichten. Die obere ist aus kollagenem Bindegewebe und elastischen Fasernetzen aufgebaut und setzt in den Fissurae tympanosquamosa und petrosquamosa an. Die untere Schicht aus kollagenem Bindegewebe inseriert zusammen mit der Gelenkkapsel an der Rückfläche des Collum mandibulae, also unterhalb des Gelenkbelags. Dadurch entsteht ein dorsaler Rezessus der unteren Gelenkkammer, in dem sich pathologische Flüssigkeit frühzeitig zu erkennen geben kann. Zwischen den beiden Lagen der bilaminären Zone lassen sich zahlreiche Gefäße und Nervenendigungen nachweisen. Der unteren Lage der bilaminären Zone schließt sich nach hinten lockeres, fettreiches, stark vaskularisiertes Bindegewebe an – das *retroartikuläre Fettpolster* (Schumacher 1997).

Die weite *Gelenkkapsel* wird auf der Lateral- und Medialseite von Bandzügen verstärkt (Ligg. laterale und mediale). Diese straffen Faserzüge ziehen zum Kondylus und heften somit die Kapsel und den an ihr befestigten Diskus dort an. Dadurch unterstützen sie einerseits die Stabilisierung und Führung. Andererseits limitieren sie den Bewegungsumfang nach lateral und medial und begünstigen das Bewegungsspiel nach vorn und hinten.

Funktion

Im Kiefergelenk sind Bewegungen um transversale, sagittale und vertikale Achsen möglich. Diese physiologischen Bewegungen laufen kombiniert ab. Aus didaktischen Gründen werden sie aus 3 Hauptbewegungen abgeleitet:

- *Abduktion* (Öffnungsbewegung) und *Adduktion* (Schließbewegung) des Unterkiefers: Bei der Mundöffnung kommt es im Kiefergelenk zu einer transversalen Rotation des Caput mandibulae (Kondylus) und zu einer Translation in sagittaler Richtung, also zu einer Dreh-/Gleitbewegung nach vorn unten. Der Unterkiefer senkt sich. Die Rotation erfolgt, vereinfachend geschildert, in der unteren Gelenkkammer zwischen Diskus und Caput mandibulae, die Translation in der oberen Gelenkkammer zwischen Diskus und Fossa/Tuberkulum. Die Kontraktion des 2-köpfigen M. pterygoideus lateralis führt den Mandibulakopf (Kondylus) und den Diskus (oberer Muskelkopf) aus der Fossa mandibularis bis unter das Tuberculum articulare. Die Gelenkscheibe wirkt auch bei dieser Translation aus der Fossa mandibularis heraus als artikulierender Partner des Mandibulakopfs, als „wandernde Gelenkpfanne". Bei der Adduktion durch das Zusammenspiel der Mm. masseter, temporalis und pterygoideus medialis gleiten Mandibulakopf und Gelenkscheibe nach oben hinten in die Fossa mandibularis und erreichen ihre Ruheposition.
- *Protrusion* und *Retrusion:* Die *Protrusion* (Vorschub) *für sich allein betrachtet* ist eine geringfügige *initiale* translative Rotation des Caput mandibulae/Kondylus. Bei der weiteren Mundöffnung kommt es zur oben beschriebenen kombinierten Dreh-/Gleitbewegung.
- Bei der physiologischen Retrusion (Rückschubbewegung) der Mandibula erfolgt eine Umkehr der Vorschubbewegung in die Gelenkgrube zurück – *Okklusion*. Dieser Terminus steht für jeglichen antagonistischen Zahnkontakt (Ahlers u. Jakstat 2001). Statische Okklusion bedeutet, dass der Zahnkontakt beim Mundschluss (Schlussbiss) ohne weitere zusätzliche Bewegung erreicht wird. Zwei physiologische Möglichkeiten der statischen Okklusion seien genannt:
  - *Maximale Interkuspidation:* maximaler Vielpunktkontakt beider Zahnreihen.
  - *Habituelle Okklusion (habituelle Interkuspidation):* Dieser gewohnheitsmäßige Zahnreihenkontakt im Sinne des Schlussbisses kann der maximalen Interkuspidation entsprechen, muss es aber nicht.
- Unter *Ruhelage (Ruheschwebe)* wird die unbewusste Abstandshaltung beider Zahnreihen von wenigen Millimetern verstanden. Der Tonus der Kaumuskeln und der Luftdruck bedingen in der Ruheschwebelage, dass der Mandibulakopf (Kondylus) der hinteren Begrenzung des Tuberculum articulare anliegt: Für die Einstellung des Kiefergelenks zur MRT-Untersuchung und zur Beurteilung ihres Ergebnisses ist die Kenntnis der genannten Schlussbissmöglichkeiten von Bedeutung.
- Die *Laterotrusion* (Seitwärtsbewegung) ist eine bilaterale asymmetrische Mahlbewegung bei leicht geöffnetem Mund. Asymmetrisch bedeutet, dass es in beiden Kiefergelenken zu einem unterschiedlichen Bewegungsablauf kommt. Auf der Arbeitsseite (Seite der Seitwärtsbewegung) dreht sich der „ruhende" Kondylus um eine vertikale Achse und wird etwas nach außen und hinten geführt. Der „schwingende" Kondylus der Gegenseite (Balance-Seite) erfährt dagegen eine Verlagerung nach medial und gleitet nach vorn unten. Die gesamte räumliche Versetzung des Unterkiefers während der Seitwärtsbewegung ist als *Bennett-Bewegung* bekannt.

Technische Differenzialindikationen der Bildgebung

Die beiden Röntgenaufnahmen nach Schüller bei geschlossener Zahnreihe und maximal geöffnetem Mund liefern bei lokalen Traumen erste Informationen. Eine auf diese Weise nachgewiesene Fraktur, eine traumatische Gelenkfehlstellung oder auch nur der Verdacht auf eine knöcherne Verletzung bedürfen der Detaildiagnostik durch ein CT. Diese Untersuchung ist auch dann indiziert, wenn die Divergenz zwischen klinischem Verdacht auf ein knöchernes Trauma und normalem Röntgenbefund diagnostische Zweifel aufkommen lässt. Bei polytraumatisierten Patienten mit möglicher Beteiligung der Temporomandibularregion wird das Mehrschichtspiral-CT als die primäre bildgebende Modalität eingesetzt.

Das MRT ist die adäquate bildgebende Untersuchung bei allen anderen klinischen Fragestellungen hinsichtlich des Kiefergelenks und seiner Umgebung. Bei originären oder abgesiedelten Tumoren kann zur genauen Information über das knochenarrodierende, schädelwärts gerichtete Tumorwachstum ein zusätzliches CT notwendig werden. Umgekehrt informiert ein zusätzliches MRT, namentlich bei dislozierenden Verletzungen des Kiefergelenks, über den Zustand des Discus articularis.

Die Mono- oder Doppelkontrastarthrografie wird nur noch bei speziellen klinischen Fragestellungen durchgeführt, beispielsweise bei therapieresistenten Beschwerden, die trotz normalem MRT auf eine Diskusperforation oder -desinsertion zurückgehen könnten.

Die Orthopantomografie des Kiefergelenks hat stomatologische Spezialindikationen.

Die konventionelle Tomografie/Zonografie ist seit Einführung der computerisierten Schnittbildverfahren nur noch ein bildgebender Notbehelf.

Spielarten des Normalen und Formstörungen

Die Unterscheidung zwischen einer Normalform des Kiefergelenks und seinen Normvarianten Flach- und Konvextyp (Doub u. Henny 1953; Abb. 17.**2**) hat lediglich beschreibende Bedeutung, ohne prognostische Schlüsse zu erlauben. Unter den MRT-Morphometrien am Kondylus, an der Fossa mandibularis einschließlich des Tuberculum articulare usw. (Lemke et al. 2005) lassen nur einzelne Parameter Schlüsse auf die Prädisposition zu chronischen diskoligamentären Schäden im Kiefergelenk zu (s. Abb. 17.**14**). Die Mehrzahl der morphometrisch ermittelten Formabweichungen des Kiefergelenks gestattet nicht zu entscheiden, ob sie Ursache oder Folge einer diskoligamentären Schädigung mit Diskusverlagerung sind.

Am Kiefergelenk gibt es keine Wachstumsfuge. Das Wachstum geht vielmehr von der dicken Knorpeldecke des Gelenkfortsatzes aus.

Eine Fehlbildung des Kiefergelenks kann im Rahmen einer Anlage-, einer Entwicklungs- oder/und einer Wachstumsstörung der gesamten Mandibula oder nur des Processus condylaris, evtl. mit Beteiligung des Diskus und der Gelenkgrube, auftreten. Die Fehlbildung zeigt sich ein- *oder* beidseitig, ohne *oder* in Zusammenhang mit einer Formstörung der gesamten Mandibula und ist entweder angeboren *oder* wird im Wachstumsalter erworben.

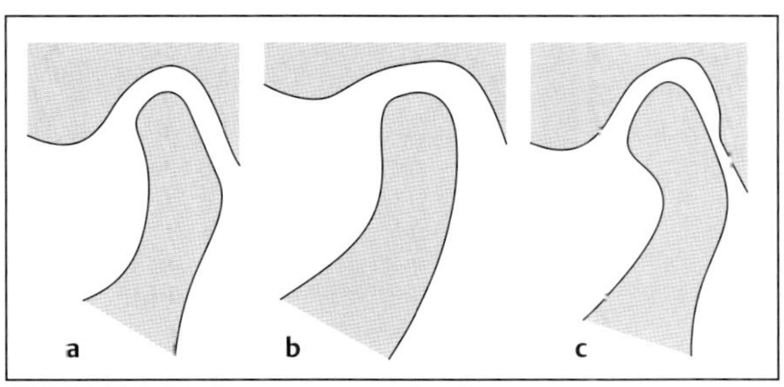

Abb. 17.**2a–c** **Projektion der Spielarten des Normalen auf der Schüller-Röntgenaufnahme (geschlossene Mundposition).** Siehe auch die Konturen der Fossa mandibularis und das Tuberculum articulare.
a Normalform.
b Flachtyp.
c Konvextyp.

Die *angeborenen* Malformationen treten uni-, häufiger jedoch bilateral im Rahmen von verschiedenen Missbildungssyndromen auf, aber auch als isolierte Fehlbildungen.

Folgende Dysostosen, d.h. konstitutionelle Formstörungen einzelner oder miteinander kombinierter mehrerer Knochen, darunter der Mandibula, seien angeführt (Laskin 1995):

Syndrome des 1. und 2. Kiemenbogens

Zu diesen gehören die *mandibulofaziale Dysostose (Treacher-Collins, Franceschetti)* u. a. mit überwiegend bilateraler hypoplastischer Mandibula, kleinen Kondylen, kurzen aufsteigenden Unterkieferästen und **antegonialer Delle** (Abb. 17.**3**) sowie Malokklusion.

Zu dieser Syndromgenese zählt auch die *hemifaziale Mikrosomie* (unilateral und auch beim seltenen bilateralen ungleichmäßigen Auftreten erkennbare Gesichtsasymmetrie, gewöhnlich nur Formstörung des R. mandibulae mit Collum und Caput mandibulae; Malokklusion). Die *okuloaurikulovertebrale Dysostose (Goldenhar)* ähnelt hinsichtlich der Missbildungen und des fazialen Erscheinungsbilds dem Treacher-Collins- bzw. Franceschetti-Syndrom mit Gesichtsasymmetrie und Malokklusion. Zusätzlich werden u. a. epibulbäre Dermoide und Wirbelanomalien sowie bei etwa der Hälfte der Betroffenen Missbildungen kardiovaskulärer Strukturen und des Urogenitalsystems beobachtet.

Die *okulomandibulofaziale Dysostose (Hallermann-Streiff-François)* ähnelt hinsichtlich der Unterkiefermissbildungen dem Treacher-Collins- bzw. Franceschetti-Syndrom. Zusätzlich fallen jedoch eine Mikroophthalmie, eine bilaterale Katarakt und ein proportionierter Kleinwuchs auf. Das Gesicht erscheint im Vergleich zum Hirnschädel klein, und zwar nicht nur durch die Mikrogenie, sondern auch durch die Vorwölbung des Stirnbeins. Die gebogene Nasenform trägt zum Vogelgesicht bei.

Angeborene Doppelungen des Gelenkfortsatzes sind ebenso sehr seltene Befunde wie Aplasien des Kiefergelenks.

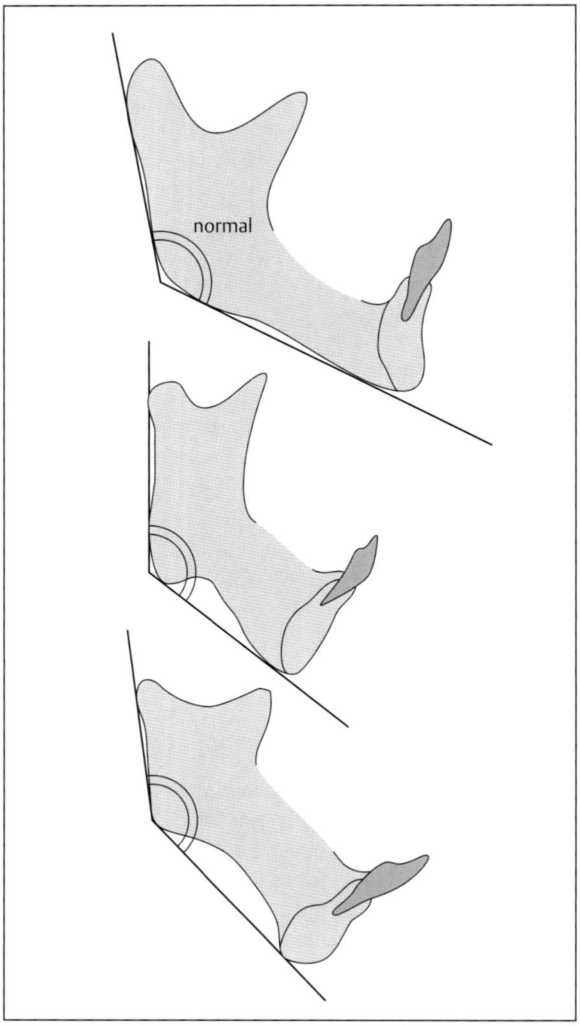

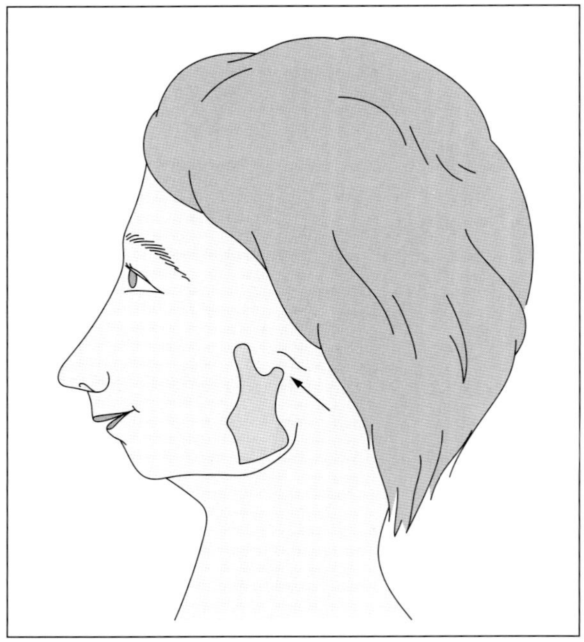

Abb. 17.4 **Zustand nach remittierter juveniler idiopathischer Arthritis im frühen Kindesalter (jetzt junge Erwachsene): Vogelgesicht bei frontaler Gesichtssymmetrie.** Dieser Befund gestattet die Schlussfolgerung, dass die beiderseitige Temporomandibulararthritis den Kondylus bis auf einen stummelförmigen Rest (Pfeil) zerstört und die Fossa mandibularis abgeflacht hat und es dadurch zu einer entstellenden Wachstumsstörung des Mandibulakörpers (Hypoplasie, Mikrogenie), dem **Vogelgesicht**, gekommen ist. Bei „leerer" Anamnese (auch die Eltern fragen) muss an ein Missbildungssyndrom vor allem des 1. Kiemenbogens gedacht und nach anderen Befunden dieser Syndrome gefahndet werden.

Abb. 17.3 **Die antegoniale (präanguläre) Delle der unteren Mandibulakontur *(Mitte, unten)*** wird häufig bei angeborenen Kondylushypoplasien und vielfältigen anderen erworbenen Kondylusformstörungen gesehen.

Kondyläre Hypoplasie – kondyläre Hyperplasie

Die Unterscheidung einer *isolierten angeborenen* Missbildung von einer *erworbenen* Formstörung des Temporomandibulargelenks hängt von der Anamnese ab. Vor allem im frühen Lebensalter aufgetretene gelenknahe Osteomyelitiden können durch eine (sekundäre) sympathische oder fortgeleitete pyogene Arthritis das wachsende Gleitgewebe erheblich schädigen. Die (primäre) Wachstumsalterarthritis wirkt sich umso nachhaltiger auf das Kiefergelenk aus, je jünger der Patient bei Krankheitsbeginn ist. Vor allem der häufig bilaterale Befall der juvenilen idiopathischen Arthritis in den ersten Lebensjahren hat praktische Bedeutung (Vogelgesicht, Abb. 17.**4**). Frakturen der artikulierenden Knochensockel, namentlich des Processus condylaris, in jungen Lebensjahren führen oft zu Fehlbildungen des Kiefergelenks.

Die kondyläre Hypoplasie – sei sie angeboren oder in frühen Lebensjahren erworben – zeigt sich in Abhängigkeit von ihrer Ausprägung klinisch an einem Ausweichen des Kinnes zur betroffenen Seite (Gesichtsasymmetrie) und an einer Malokklusion. Die Unterentwicklung des Kondylus kann von einer Abflachung der Gelenkgrube begleitet werden. Die Kondylushypoplasie tritt außerdem häufig gemeinsam mit einer antegonialen Delle der Mandibula auf (s. Abb. 17.**3**). Bei einem bilateralen Befall des Kiefergelenks im (frühen) Wachstumsalter geht die *bilaterale* Kondylushypoplasie mit einer Unterentwicklung des übrigen Unterkiefers (Mikrogenie) einher. Es entsteht das **Vogelgesicht** (s. Abb. 17.**4**), das bei der Wachstumsalterarthritis und Missbildungssyndromen vorkommen kann, und zwar nicht nur bei den oben erwähnten Dysostosen, sondern auch beim Pierre-Robin-Syndrom (Mandibulahypoplasie, Kiefergaumenspalte, Glossoptose [Zungenrückfall]), mit der Möglichkeit späterer spontaner Rückbildung der auffallenden äußerlichen Formstörung (Smith u. Stowe 1961). Auch bei der Mukopolysaccharidose I-H (Hurler) wird es manchmal gesehen.

Die kondyläre Hyperplasie (Abb. 17.**5**) unbekannter Ursache zeigt sich als Größenzunahme, die sich jenseits der eigentlichen Wachstumsperiode langsam fortsetzt.

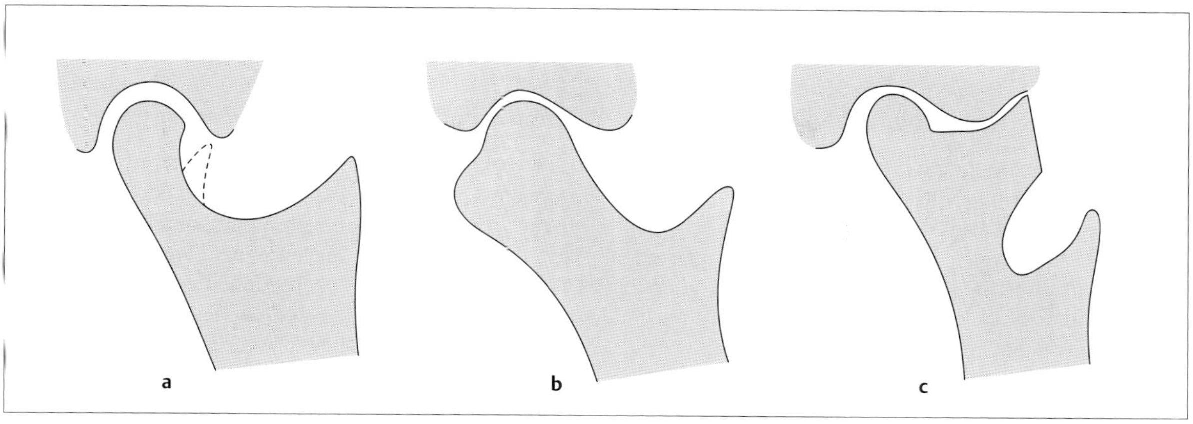

Abb. 17.5a–c **Formanomalien des Processus condylaris mandibulae.**
a **Normalform**, jedoch mit kleiner kartilaginärer Kollumexostose abgebildet *(gestrichelt)*.
b **Hyperplasie des Gelenkfortsatzes** (örtliche Wachstumsstörung, Differenzialdiagnose gegenüber dem *wachsenden* Osteoma spongiosum), dadurch Gesichtsasymmetrie.
c **Große kartilaginäre Exostose** (Osteochondrom) im Kaput-Kollum-Bereich, dadurch Gesichtsasymmetrie.

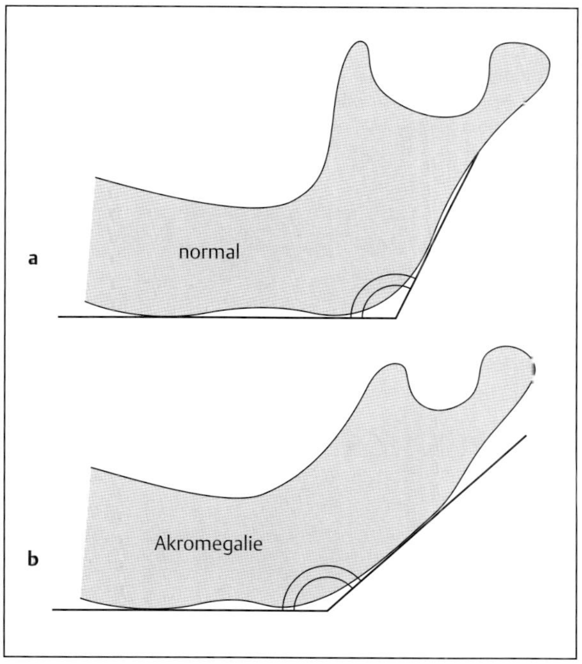

Abb. 17.6a, b **Korpus-Ramus-Winkel** bei Normalpersonen und (fakultativ) vergrößert bei Akromegalie.

Die unilaterale Größenzunahme führt zu einer Gesichtsasymmetrie mit Verschiebung des Kinnes zur nicht betroffenen Seite und zum Kreuzbiss. Auf der befallenen Seite wölbt sich die Unterkante des Mandibulakörpers häufig konvex nach kaudal – im Gegensatz zur antegonialen (konkaven) Delle bei Kondylushypoplasie. Bei differenzialdiagnostischen Erwägungen gegenüber einem Osteochondrom oder Osteom mit identischen klinischen Erscheinungen ist zu berücksichtigen, dass diese den Kondylus asymmetrisch vergrößern, im Gegensatz zur symmetrischen Kondylenhyperplasie (s. Abb. 17.5).

Ostitis deformans Paget

Diese führt zu einer Auftreibung des Gelenkfortsatzes. Die zugehörigen knöchernen Strukturveränderungen erleichtern die Diagnose.

Akromegalie

Bei der Akromegalie kommen fakultativ Mandibulaverformungen, wie eine Größenzunahme mit Progenie (die untere Zahnreihe steht vor der oberen), ein „Auseinanderrücken“ der Zähne und ein vergrößerter Angulus mandibulae (Abb. 17.**6**) vor. Das Caput mandibulae ist an der Formveränderung gewöhnlich nicht beteiligt.

Neurofibromatose Typ I

Diese Phakomatose kann mit einer Unterentwicklung des Unterkiefermuskelfortsatzes – er stellt sich dann als ein Knochenstummel dar –, einem schmächtigen, langen Processus condylaris sowie Defekten des Bodens und der Vorderwand des äußeren Gehörgangs einhergehen.

Cherubismus

Der Cherubismus gibt sich an einer bilateral-symmetrischen Kieferauftreibung und einer nach aufwärts gerichteten Augenstellung visuell zu erkennen. Dieser teils hereditär-dominant weitergegebenen, teils als nicht erblich bedingt auftretenden Erkrankung liegt eine expansive multilokuläre, zystenartige Kieferstrukturveränderung, namentlich des Unterkiefers, zugrunde, die zu einer bukkalen Anschwellung führt. Außerdem gehören verlagerte Milchzähne und ein V-förmig verengtes Gaumendach zum klinischen Befund. Die zystenartigen Kieferauftreibungen enthalten ein fibroblastisches Gewebe mit verstreuten vielkernigen Riesenzellen vom Charakter des reparativen Riesenzellgranuloms. In der Pubertät kommt es zur Involution oder mindestens zum Stillstand.

Arthritis und ihre bildgebende Differenzialdiagnose

Akute pyogene Temporomandibulararthritis

Diese Gelenkentzündung kann über hämatogene Absiedlung oder fortgeleitet von infektiösen Erkrankungen der Umgebung, beispielsweise Otitis media, Gehörgangsfurunkel oder Osteomyelitis, und nach offenen Traumen des Gelenks auftreten. Klinisch sind starke lokale Schmerzen, eine akut entstandene arthritogene Kieferklemme und manchmal eine äußere Umgebungsschwellung zu erwarten. Eventuell nimmt das Gelenk reflektorisch eine Schonstellung ein, die sich an einem leicht geöffneten Mund offenbart. Bei einseitiger Arthritis weicht der Unterkiefer (Kinnmitte) zur gesunden Seite ab. Mögliche bilaterale akute Arthritiden führen zum Vorbiss des Unterkiefers. Unbehandelt (nicht diagnostiziert) oder bei unzureichender Therapie zerstört die eitrige Arthritis in kurzer Zeit das Gleitgewebe. Im Röntgenbild erscheinen die Gelenkkonturen erodiert, der Gelenkspalt verschmälert. Anfangs kann ein ausgeprägter Erguss den Gelentkspalt „erweitern". Dieser Befund ist besonders beim Seitenvergleich zu erkennen, z.B. im koronaren CT (Abb. 17.**7**). Später drohen die fibrös-knöcherne Ankylose und bei Arthritiden im Kindesalter schwere Formstörungen der unter dem Einfluss der Bewegung geglätteten knöchernen Gelenksockel (Abb. 17.**8**).

Chronische Temporomandibulararthritis

Die chronische Temporomandibulararthritis ist eine Domäne des breiten Spektrums der entzündlich-rheumatischen Gelenkerkrankungen, der Spondylarthropathien und der klassischen Kollagenosen, obwohl sie bei ihnen nicht zu deren Vorzugslokalisationen gehört. Gewöhnlich treten zu den bereits bekannten Gelenkbefunden oder/und Wirbelsäulenveränderungen Kaubeschwerden als erste Hinweise auf eine Miterkrankung der Kiefergelenke hinzu. Als Folge einer bilateralen Kiefergelenkarthritis mit erheblicher Destruktion der chondrogenen Wachstumszone des Kondylus im Verlauf der juvenilen idiopathischen Arthritis wurde bereits das Vogelgesicht erwähnt (s. Abb. 17.**4**).

> **! Merke**
> Es gilt die Regel, dass die rheumatoide Arthritis sich vor allem mit Gelenkerosion, -destruktion bis zur -mutilation mit der Tendenz zur Fehlstellung des Kiefergelenks manifestiert und der erosive temporomandibuläre, also extravertebrale Gelenkbefall bei der Spondylitis ankylosans eher zur fibrös-ossären Ankylose neigt.

Bei Patienten mit rheumatoider Arthritis und Kiefergelenksbeteiligung ist häufig auch die Halswirbelsäule befallen und umgekehrt.

Die MRT liefert bei Anwendung fettsupprimierter T1w SE-Sequenzen mit Gadolinium-Enhancement Detailinformationen über die Aktivität und das Ausmaß der entzündlichen Synovialisproliferationen.

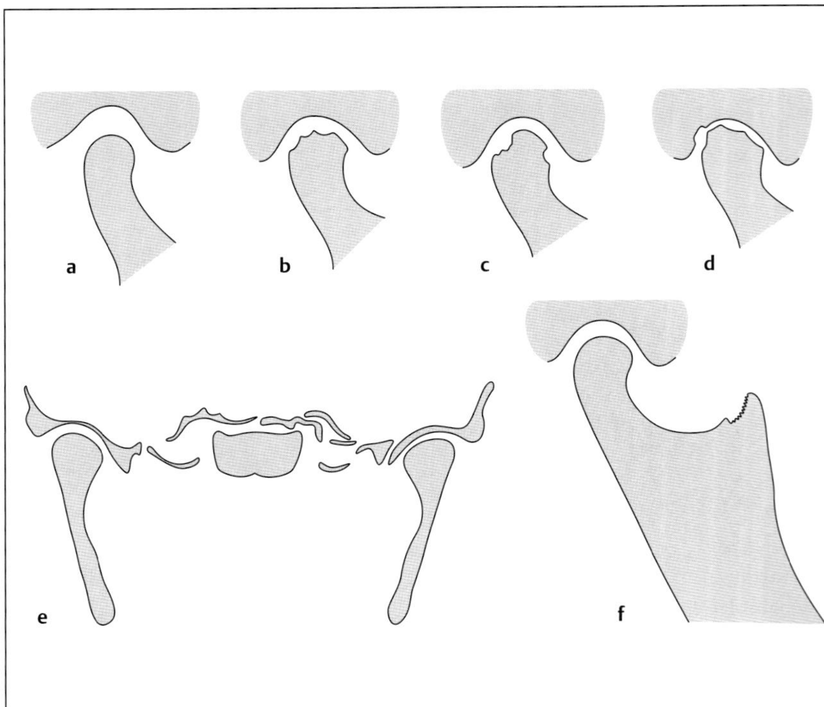

Abb. 17.**7a–f** **Arthritisröntgenbefunde (a–d), normales koronares CT beider Temporomandibulargelenke (e) und rarefizierende Fibroostitis an der Insertion des M. temporalis am Processus coronoideus (f).**
a–d **Bei klinischen Arthritisbefunden** weist **a** („Gelenkspalterweiterung") auf einen Gelenkerguss hin; z.B. Frühbefund ohne oder später mit Erosionen. Röntgenologische Beurteilung der „Erweiterung" nur im Seitenvergleich. Direkter Ergussnachweis durch MRT (auch posttraumatisch).
e **Grundsätzlich ideale beidseitige Beurteilungsmöglichkeit der Kiefergelenke** im koronaren Computertomogramm (Knochenfenster).
f **Rarefizierende Fibroostitis am Processus coronoideus.** Fibroostitiden sind vor allem bei den Spondylarthropathien zu erwarten. Ohne diese klinische Anamnese ist der kleine Konturdefekt ein vieldeutiger Befund.

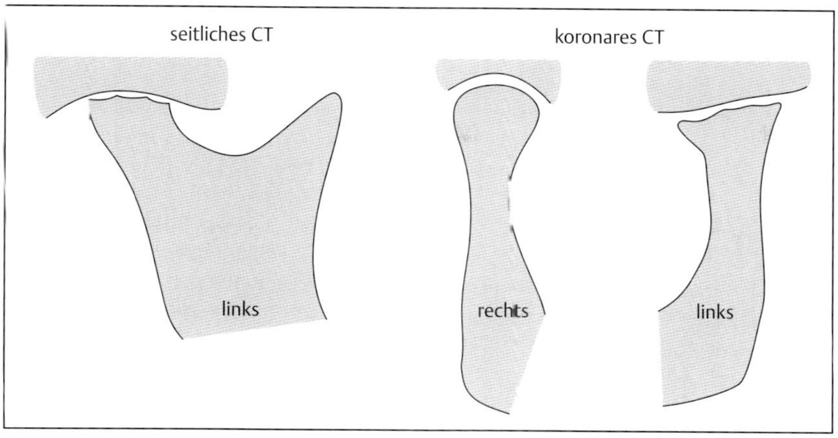

Abb. 17.8 **Zustand nach pyogener oder juveniler idiopathischer Arthritis oder Kondylenfraktur im frühen Kindesalter (ohne Berücksichtigung der Anamnese).** Siehe die geglättete, kortikalisierte Gelenkdestruktion und die lokale Form- und Wachstumsstörung. Der Gelenkspalt ist verschmälert. Unter Berücksichtigung der behinderten Mundöffnung liegt eine fibröse Ankylose nach Zerstörung der Gelenkbinnenstrukturen vor. Dieser Befund spricht in erster Linie für eine abgelaufene Wachstumsalterarthritis.

Eine chronische bakterielle Kiefergelenksarthritis kann sekundär aus einer ungenügend behandelten akuten Arthritis hervorgehen, als Komplikation bei Cholesteatomeiterung oder in Zusammenhang mit einer gelenknahen chronischen Osteomyelitis entstehen.

Sklerodermie

Die **zirkumskripte Sklerodermie** stört bei Kindern und Jugendlichen manchmal das Wachstum der benachbarten Muskulatur und Knochen. Einseitiger Gesichtsbefall führt dann zu einseitiger Mandibulaunterentwicklung und zu einseitiger Dentitionsstörung (Hoggins u. Hamilton 1969).

Die *möglichen* Manifestationen der **progressiven Sklerodermie (der progressiven systemischen Sklerose)** geben sich im Kieferbereich nicht nur an einer fast gleichmäßigen Erweiterung des Periodontalspalts, sondern auch an Osteolysen in der Angulusregion zu erkennen (Seifert et al. 1975; Abb. 17.**9**). Außerdem können auf beiden Seiten die Processus condylaris und coronoideus resorbiert werden, wodurch eine Retrognathie entstehen kann (Osial Jr. et al. 1981).

Gicht

Die Gicht kann jedes Gelenk, also auch das Kiefergelenk, befallen. Der temporomandibuläre Gichtanfall geht mit starken lokalen Schmerzen, mit einer Anschwellung der Parotisregion und mit Fieber einher. Erosionen der artikulierenden Knochen, namentlich des Processus condylaris, sind bei der chronischen Gicht zu beobachten. Tophöse Ablagerungen im Knochenmark können das Caput mandibulae auftreiben.

Hyperparathyreoidismus

Der Hyperparathyreoidismus (sekundärer Hyperparathyreoidismus im Rahmen der renalen Osteopathie) gibt sich manchmal temporomandibulär an einem Schwund der subchondralen Grenzlamelle bzw. Zahnfachkortikalis (s. Abb. 17.**9**), an Erosionen oder sogar an Resorption des Gelenkfortsatzes, an subchondralen Zysten und an einer Verschmälerung des Gelenkspalts, also an „arthritischen" Röntgenbefunden zu erkennen. Die lokalen Beschwerden sind dabei gering oder fehlen. Nach operativen Eingriffen an den Nebenschilddrüsen kann es bei renaler Osteopathie zu einer Rekonstruktion der Gelenkfortsätze kommen.

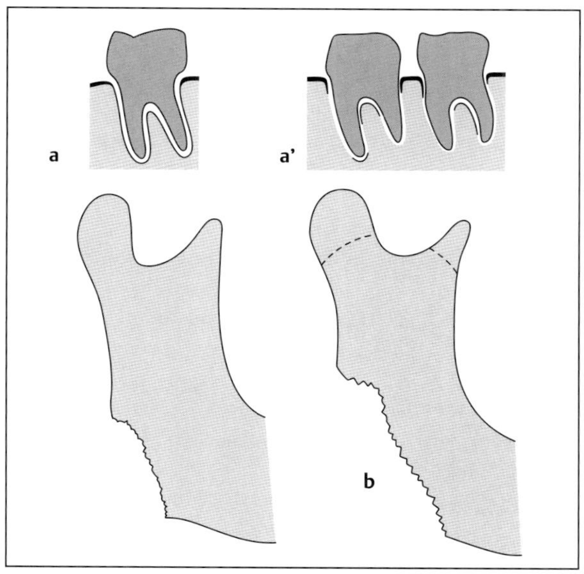

Abb. 17.**9a, b** **Pathologische Befunde im Mandibulabereich bei progressiver systemischer Sklerose und beim Hyperparathyreoidismus.**

a **Annähernd gleichmäßige Erweiterung des Periodontalspalts** bei progressiver systemischer Sklerose (progressiver Sklerodermie). Der Kondylus und der Processus coronoideus können bei dieser Krankheit ebenfalls erodiert, arrodiert oder resorbiert werden (s. **b**).
Der partielle oder (fast) vollständige Schwund der Lamina dura alveolaris (Zahnfachkortikalis; **a'**) ist ein potenziell auftretender Indikator generalisiert erhöhter Knochenresorption vor allem beim **Hyperparathyreoidismus**. Diese Aussage setzt voraus, dass der zu beurteilende Zahn einen Gegenbisszahn hat.

b **Mehr oder weniger ausgedehnte Angulusosteolyse** beim Hyperparathyreoidismus. Entsprechend lokalisierte Osteolysen, aber auch Resorptionsvorgänge an den Processus condylaris und coronoideus mandibulae, sind auch bei der **Vinylchloridkrankheit** bekannt (Jayson et al. 1976).

Gelenkbinnenschaden – Arthrosis deformans

Für primär nicht entzündliche Schäden intraartikulärer Strukturen des Kiefergelenks (s. Abb. 17.**1**) sind verschiedene synonyme Krankheitsbezeichnungen bekannt, darunter „kraniomandibuläre Dysfunktion" (Ahlers u. Jakstat 2001), „diskoligamentäre Dysfunktion mit Binnenschaden" (Vogl u. Abolmaali 2001) oder das aus dem Englischen übernommene Synonym „Internal Derangement". Das Krankheitsbild geht in erster Linie auf eine biomechanische Überbelastung und deren Folgen oder/und ein direktes oder indirektes Trauma des Kiefergelenks zurück. Seine Entstehung wird durch bestimmte Formvarianten der artikulierenden Knochen (vgl. Abb. 17.**14**) begünstigt. Es gründet sich auf Funktionsstörungen infolge Positions-, Form- und Strukturveränderungen der Gelenkbinnenanteile, namentlich des Discus articularis. Seine Dislokation ist formal die Ursache oder Folge einer Überdehnung, einer Rissbildung, einer Perforation oder eines Abrisses des kapsuloligamentären Apparats, namentlich des hinteren Bandes.

Klinisch-anamnestisch gibt sich die Funktionsstörung an einer eingeschränkten Mundöffnung und/oder einer inkompletten Okklusion, an bewegungsabhängigen Schmerzen im Kiefergelenk sowie an Kiefergeräuschen wie Knacken („Klick") in verschiedenen Phasen der Mundbewegung und an Knirschen zu erkennen. Die Spezifität der im Schrifttum angeführten Leitsymptome als Hinweise auf bestimmte Formen des Binnenschadens ist gering. Außerdem kann er asymptomatisch bleiben oder sich nur zeitweise an Symptomen zu erkennen geben. Eine präarthrotische Bedeutung hat nach Langzeitbeobachtungen vor allem die permanente, d. h. sich bei der Mundöffnung nicht reponierende Dislokation nach vorn (De Leeuw et al. 1996).

Dem „Internal Derangement" und seinen klinischen Merkmalen liegt eine *arthrogene* Dysfunktion zugrunde. Differenzialdiagnostisch ist von ihm eine *myogene* Funktionsstörung der Kieferbewegung, das myofasziale (myofaziale) Schmerz- und Dysfunktionssyndrom, abzugrenzen. Dabei hilft folgende klinische Erfahrung (Laskin 1995): Patienten mit „Internal Derangement" zeigen bei der Frage nach der Schmerzlokalisation mit einem *Finger* auf das Kiefergelenk. Beim myofaszialen Schmerz- und Dysfunktionssyndrom würden sie die *Hand* auf die entsprechende Gesichtshälfte legen, d. h., Ersteres geht mit umschriebenen Schmerzen, Letzteres mit flächigen Gesichtsschmerzen einher. Nicht nur die arthrogene, sondern auch die myogene Funktionsstörung schränken die Mundöffnungsweite ein! Im MRT stellen sich bei myogener Funktionsstörung die Binnenstrukturen jedoch regelrecht dar – von Koinzidenzen und Übergängen beider Syndrome bei chronischem Verlauf abgesehen. In absteigender Häufigkeit geht der myogene Schmerz vornehmlich von den Mm. masseter, temporalis oder/und pterygoideus lateralis/medialis aus, die sich am entsprechenden Palpationsschmerz zu erkennen geben. ■

Die Weichteildiagnostik des Kiefergelenks stützt sich auf die statische MRT. Als Ergänzung sind pseudodynamische und unter weiterer Berücksichtigung der technischen Prämissen dynamische Magnetresonanztomogramme mit (ultra-)schnellen Sequenzen (Cine-MRT) möglich. Zur pseudodynamischen MRT werden über die Untersuchung bei Mundschluss und bei vollständiger Mundöffnung hinaus 4 Zwischenschichten mit teilweiser Mundöffnung gelegt, so die Ruheschwebelage (bis etwa 3 mm Zahnreihendistanz), und die 25-, 50- und 75 %ige Mundöffnung (Bisskeilgebrauch o. Ä.). Diese Untersuchungsmethodik hat sich zur Diagnose der Vorverlagerung des Discus articularis mit *frühzeitiger* Reposition bei der Mundöffnung bewährt (de Mot et al. 1994).

Der klinische Verdacht auf einen Gelenkbinnenschaden lässt sich im MRT visuell bestätigen oder ausschließen und morphometrisch quantifizieren (Müller-Leisse et al. 1997, Lemke et al. 2005).

Folgende untersuchungstechnischen Voraussetzungen und Untersuchungsmodi werden empfohlen, um den hohen Weichteilkontrast des MRT am Kiefergelenk auszunutzen. (Hochfeldgeräte von 1,0–1,5 T sind vorausgesetzt):

- Die akquirierten Schichtdicken sollen beim „Internal Derangement" und bei entzündlichen Gelenkreaktionen 3 mm nicht überschreiten. Zur Tumordiagnostik kann die Schichtdicke auf 5 mm gesteigert werden, um die Ausdehnung der Raumforderung vollständig zu erfassen. Spezielle temporomandibuläre Gelenkspulen sind anderen Oberflächenspulen vorzuziehen.
- MRT-Minimalprogramm bei klinischem Verdacht auf „Internal Derangement": 2 Funktionsstellungen des Kiefergelenks kommen bei der statischen Untersuchung infrage, und zwar bei geschlossenem und bei aktiv maximal geöffnetem Mund. Normal ist ein Interinzisalabstand von mehr als 40 mm (Bisskeil o. Ä.). Bei geschlossenem Mund werden 2 *Schnittführungen* gewählt: schräg-sagittal *(senkrecht zur Kondyluslängsachse auf dem Pilot-Scan)* und schräg-koronar *(parallel zum aufsteigenden R. mandibulae)*. Bei geöffnetem Mund wird die schräg-sagittale Schnittführung wiederholt. Zusätzliche Öffnungspositionen sind gemäß der klinischen Fragestellung möglich. Bei einem klinisch vermuteten synovitischen Reizzustand (Erguss? Knochenmarködem?) kommen zur Dokumentation flüssigkeitssensitive Sequenzen infrage. T1w flüssigkeitssensitive Pulssequenzen mit Fettsättigung und nach Kontrastmittelinjektion werden beim „Internal Derangement" als Routinemaßnahmen nicht empfohlen.

! Merke

Als „Internal Derangement" des Kiefergelenks wird die abnorme Beziehung des Discus articularis zum Caput mandibulae, zur Fossa mandibularis und zum Caput mandibulae bezeichnet.

Die MRT des Kiefergelenks kann zu folgenden diagnostischen Aussagen führen:

Diskusposition

Normalposition des Discus articularis liegt vor, wenn sein hinteres Band sich in Relation zum Kondylus bei *geschlossenem Mund* in 10- bis etwa 12-Uhr-Position befindet (s. Abb. 17.**1**). Als virtuelles Zifferblatt dient die Rundung des Caput mandibulae. Die Drehachse des Uhrzeigers ist der virtuelle Mittelpunkt des Caput mandibulae. Das hintere Band – der sog. hintere Diskuspol – setzt sich im MRT (T1w oder PDw) als Grenzkontur von der bilaminären Zone ab. Bei schräg-koronarer Schnittführung – also in der 2. Schnittebene – liegt der Diskus dem Caput mandibulae symmetrisch kappenförmig auf. Die Abb. 17.**1** gibt auch die Diskusposition bei geöffnetem Mund wieder.

Die *Diskusverlagerung* (Abb. 17.**10**) spiegelt eine Schädigung seiner Kapsel-Band-Fesseln wider. Am häufigsten tritt die *anteriore* Verlagerung (Vorverlagerung) als *anteromediale Dislokation* auf. *„Partiell"* wird eine Vorverlagerung genannt, wenn der sog. hintere Diskuspol sich in 11-Uhr- oder noch früherer „Position" befindet. Bei der *kompletten* Vorverlagerung liegt die Gelenkscheibe vor dem Kondylus, und ihr hinterer Pol hat keinen Kontakt mehr zur Gelenkfläche des Caput mandibulae.

Die *posteriore* Diskusverlagerung tritt seltener auf als die Vorverlagerung. Der hintere Diskuspol liegt bei der leichten Dislokation mindestens in 13-Uhr-Position; oder bei fortgeschrittenerer posteriorer Dislokation befindet sich der vordere Diskuspol auf oder hinter dem Zenit der Mandibulakopfkontur. Quere (transversale, horizontale) Diskusverschiebungen sind nach medial oder lateral und in Kombination mit Sagittalverlagerungen möglich.

Klinisch hat die Information Bedeutung, ob der beim Mundschluss als verlagert erkannte Diskus bei der Mundöffnung trotz eingeschränkter Translationsfähigkeit unter dem Tuberculum articulare zu liegen kommt oder nicht. Es gibt daher eine *Diskusverlagerung*, überwiegend eine *anteriore oder* eine *anterolaterale Diskusdislokation, mit oder ohne Reposition bei der Mundöffnung* (s. Abb. 17.**10**). Bei stärkerem „Internal Derangement" hat der Kondylus während der translativen Bewegung den Diskus vor sich hergeschoben, kann ihn aber bei Mundöffnung nicht

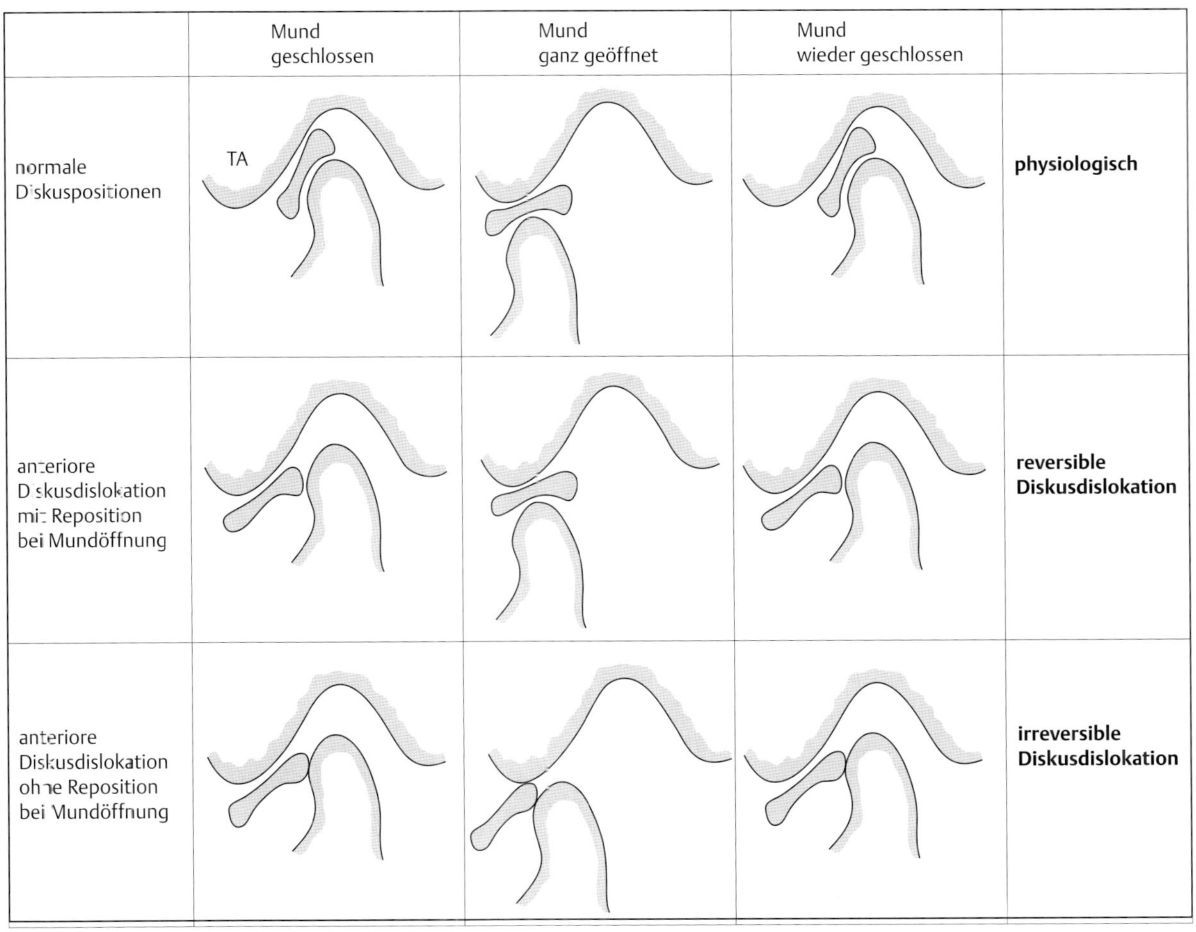

Abb. 17.**10** **Normale Diskusposition bei Mundschluss und bei aktiv ganz geöffnetem Mund.** Anteriore Dislokation mit Reposition des Diskus unter das Tuberculum articulare (TA) bei aktiv ganz geöffnetem Mund; anteriore Dislokation ohne Reposition des Diskus unter das Tuberculum articulare (TA) bei aktiv geöffnetem Mund, jedoch „Rückkehr" des Kondylus in die Gelenkgrube bei Mundschluss *(schematisch)*. Eine mögliche Diskusdeformierung wurde nicht abgebildet (modif. nach Lemke et al. 2005).

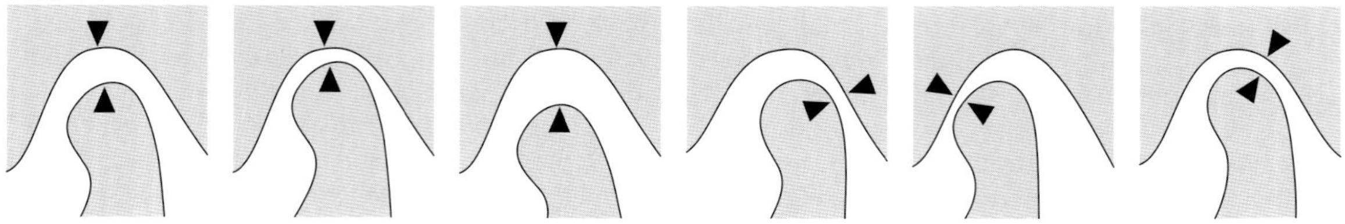

Abb. 17.11 **Lagebeziehungen des Kieferkopfs zur Fossa mandibularis.**

mehr unter das Tuberculum articulare dirigieren: Es liegt eine anteriore Diskusdislokation ohne Reposition bei der Mundöffnung vor. Der Kondylus kann beim Mundschluss seine Ruheposition in der Fossa wieder einnehmen; der Diskus bleibt jedoch irreversibel disloziert. Der Patient gibt eine eingeschränkte aktive Mundöffnung an.

Kondylusverlagerung

Eine Kondylusverlagerung (Abb. 17.**11**) ist am häufigsten in dorsaler oder dorsokranialer Richtung nachzuweisen. Der bildgebende Gelenkspalt erscheint verschmälert. Der Ausdruck *„Kompression"* im engeren Sinne steht für die Kranialverlagerung. Er wird aber auch zusammenfassend für die dorsokranial gerichtete Verlagerung gebraucht. *„Distraktion"* bedeutet eine Kaudalverlagerung des Kondylus mit „erweitertem" Gelenkspalt.

Kondylushypermobilität (Abb. 17.**12**) liegt vor, wenn er bei weiter Mundöffnung, beispielsweise beim Gähnen oder Biss in einen großen Apfel, über das Tuberculum articulare „springt". Beim anschließenden Mundschluss nimmt der Kondylus seine normale Ruheposition in der Gelenkgrube wieder ein. Die physiologische sagittale Kondylenbahn ist bei der Hypermobilität daher verlängert. Ist sie entsprechend verkürzt, wird als Bezeichnung *„Kondylushypomobilität"* gewählt – dann liegt bei der Mundöffnung der Kondylus vor und nicht unter dem Gelenkhöcker.

Die *Kondylusluxation* (s. Abb. 17.**12**) entspricht seiner extremen anterioren Verlagerung vor das Tuberculum articulare, sodass der Patient den Kondylus nicht mehr zurückführen kann. Ein spontaner *Mundschluss* ist nicht möglich – es wird von einer **Kiefersperre (Bisssperre)** gesprochen. Dagegen bedeutet **Kieferklemme** eine Behinderung des *Mundöffnens*, beispielsweise durch intraartikuläre narbige *Adhäsionen* (Verklebungen) oder ungünstigstenfalls durch eine (erworbene) *fibröse, fibroossäre* oder *ossäre Ankylose*. Bei der fibrösen/fibroossären Ankylose ist bildgebend ein verschmälerter Gelenkspalt mit unregelmäßigen Konturen bzw. Gelenkspaltrest zu erkennen. Bei intraartikulären Adhäsionen kann der Mund wegen der noch möglichen Kondylusrotation etwa 25–30 mm geöffnet werden.

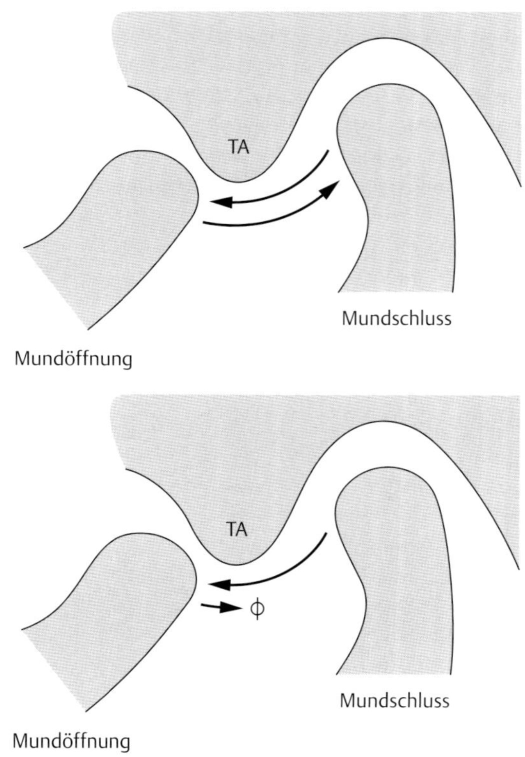

Abb. 17.**12** **Funktionelle Unterscheidung der Kondylushypermobilität *(oben)* von der Kondylusluxation *(unten)*.** In beiden Fällen „springt" der Kondylus über das Tuberculum articulare (TA). Nur bei der Hypermobilität gleitet er bei Mundschluss in die Fossa mandibularis zurück. Bei der Luxation steht der Kondylus *federnd fixiert* vor dem Tuberkulum.

Diskus- und Kondylusmorphologie bei Arthrosis deformans

Mit zunehmender Vorverlagerung und unter Berücksichtigung des Zeitfaktors erleidet der Discus articularis eine Formveränderung. Statt seines hantelförmigen Profils bekommt er eine mehr oder weniger abgerundete, gestauchte (verkürzte, gedrungene) Form. Seine Länge nimmt daher ab. Die Signalintensität des hinteren Bandes erhöht sich. Die bilaminäre Zone erscheint ausgedünnt

(Müller-Leisse et al. 1997). Damit in Zusammenhang steht einerseits die Annäherung des Kondylus an die Fossa mandibularis – die Gelenkspaltverschmälerung. Das Caput mandibulae des Kondylus zeigt bei geschlossenem Mund die Tendenz zur kraniodorsalen Annäherung an die Fossa (zur Dezentrierung). Entsprechend verschmälert sich dort der Gelenkspalt, und die vordere Distanz zwischen Mandibulakopf und Gelenkgrube nimmt zu. Andererseits fördert die Überdehnung der ligamentären Strukturen die Instabilität des Diskus, also seine weitere Tendenz zur anterioren Dislokation. Schließlich birgt die starke Annäherung von Kondylus und Fossa die Gefahr einer *Diskusperforation*, wenn Knochen an Knochen reibt. Eine Perforation kann im MRT vermutet werden, wenn zwischen dem Kondylus und der Gelenkgrube kein (Diskus-)Signal zu erkennen ist.

Die Funktionsstörung der Gelenkbinnenstrukturen wirkt sich mit der Zeit auf den Gelenkknorpelbelag und die Morphologie der knöchernen Gelenkpartner, namentlich auf die des Kondylus, aus. Sowohl im Projektionsradiogramm als auch im MRT erscheint die subchondrale Kortikalis verbreitert; die Gelenkkontur des Mandibulakopfs wird entrundet; marginale Osteophyten vor allem am Vorderrand des Mandibulakopfs, seltener auch subchondrale Zysten treten auf. Das sind die bildgebenden Charakteristika der *Arthrosis deformans* (Abb. 17.**13**). Diese Folge eines Gelenkknorpelschadens kann nicht nur im Verlauf des „Internal Derangements", sondern auch in Zusammenhang mit einer andersartigen Schädigung des Gelenkknorpels auftreten. Auch am Temporomandibulargelenk wird die *inaktive* von der *aktivierten* (ergussinduzierenden) *Arthrose* unterschieden, Letztere als Folge einer in Zusammenhang mit der Arthrose entstandenen Synovitis (pathogenetisch: Synovitis chondrodetritica). Ob es in Zusammenhang mit einer Gelenkbinnenschädigung zur Osteochondrosis dissecans oder zur ischämischen Osteonekrose des Kondylus kommen kann, wird diskutiert (Schellhas et al. 1989).

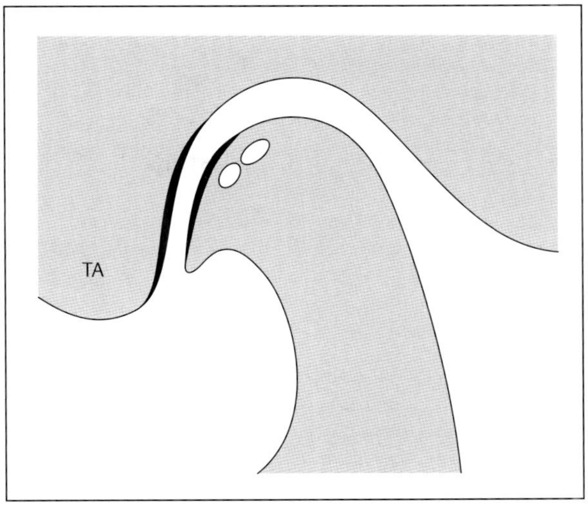

Abb. 17.**13** **Fortgeschrittene Temporomandibulararthrose im sagittalen Profil.**
Bildgebende Befunde: Verschmälerung des Gelenkspalts, osteophytäre Reaktion und Abflachung des Kieferkopfs, bandförmige subchondrale Spongiosaverdichtung beiderseits des Gelenkspalts, kleine subchondrale Geröllzysten (TA = Tuberculum articulare).

Merke:

Als stomatologisches Beispiel für die Arthrosepathogenese sei darauf hingewiesen, dass die Molaren den Kaudruck auffangen. Bei ein- oder doppelseitigem Molarenverlust brechen daher die Stützzonen des Gelenks zusammen. Das Caput mandibulae tritt dann tiefer in die Gelenkgrube ein und übt ein chronisches Drucktrauma auf den Gelenkknorpel und den Diskus aus. Werden die Molaren nicht prothetisch ersetzt, so ist schließlich eine Arthrosis deformans im entsprechenden Kiefergelenk zu erwarten.

Morphometrie

Morphometrisch können Dislokationen des Discus articularis quantifiziert werden (Abb. 17.**14**). Außerdem lässt sich morphometrisch die Prädisposition bestimmter Formvarianten zur Enstehung des „Internal Derangements" ableiten. Folgende 4 Morphometrien seien angeführt (Lemke et al. 2005):

- *Diskuswinkel* (die normale Diskusposition liegt bei einem Winkel zwischen -30 und +10°)
- *Länge des Tuberculum articulare*
- *Tuberkulumneigungswinkel*
- *Höhe des Tuberculum articulare*

Die Auswertung der angeführten Morphometrien ergibt, dass der Diskuswinkel sich von der normalen Diskusvorverlagerung ausgehend über die Diskusvorverlagerung *mit* Reposition bei der Mundöffnung zur Diskusvorverlagerung *ohne* Reposition vergrößert. Dies spiegelt den zunehmenden Grad des Gelenkbinnenschadens wider.

Aus den 3 anderen Parametern lässt sich ableiten, dass mit zunehmender Größe – Protuberanz – des Tuberkulums, ausgedrückt in Länge, Höhe und Tuberkulumneigungswinkel, die Prädisposition zum temporomandibulären Binnenschaden zunimmt.

! Merke

Die möglichen MRT-Befunde bei der progredienten Vorverlagerung des Diskus im Rahmen des „Internal Derangements" seien zusammengefasst wiedergegeben (Müller-Leisse et al. 1996):

- Deformierung des Discus articularis
- Anhebung der Signalintensität des sog. hinteren Diskusbands
- Ausdünnung der bilaminären Zone
- reduzierte Translationsbewegung des Kondylus
- Dorsokranialverlagerung des Kondylus in der Fossa mandibularis
- Deformierung des Kondylus bis zum Bild der Temporomandibulararthrose

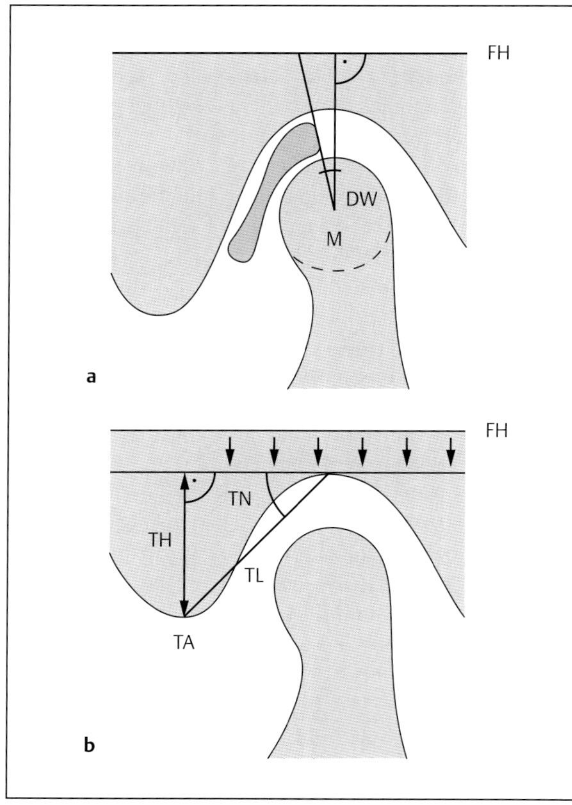

Abb. 17.**14a, b** **Morphometrische Parameter** wie Diskuswinkel (DW in **a**), Tuberkulumhöhe (TH in **b**), Tuberkulumlänge (TL in **b**) und Tuberkulumneigungswinkel (TN in **b**).

DW Die Senkrechte auf der Frankfurter Horizontalen (FH) wird zum virtuellen Kreismittelpunkt (M) des Caput mandibulae gezogen. Von M zieht die Tangente an den hinteren Diskuspol. Die Senkrechte auf FH und die genannte Tangente umschließen den Diskuswinkel.

TH Die Tuberkulumhöhe entspricht der senkrechten Distanz von der FH-Parallele am Scheitel der Fossa articularis zum tiefsten Punkt des Tuberculum articulare (TA).

TN Der Tuberkulumneigungswinkel wird von der FH-Parallele an den Fossascheitel und der Geraden vom Fossascheitel zum TA gebildet.

TL Die Tuberkulumlänge wird zwischen dem Scheitelpunkt der Fossa articularis und dem TA bestimmt.

Nach statistischen Auswertungen steigt mit zunehmender Größe (Protuberanz) des Tuberculum articulare das Risiko zum „Internal Derangement“.

Die Frankfurter Horizontale (FH) wird als Verbindungslinie zwischen dem tiefsten Punkt des Orbitabodens und dem Oberrand des Porus acusticus externus definiert.

Gelenkgeschwülste im weiteren Sinne

Raumfordernde Prozesse des Temporomandibulargelenks geben sich frühzeitig durch Bewegungsbehinderung und an einer präaurikulären Anschwellung zu erkennen. Die Raumnot durch die Einzwängung zwischen Processus condylaris, Fossa mandibularis, Tuberculum articulare, Processus zygomaticus und Pars tympanica führt bald zu Druck- und Infiltrationsphänomenen an den artikulierenden und gelenknahen Knochen. Die CT bringt vornehmlich knöcherne Konturdefekte oder Osteolysen, das MRT (gewöhnlich auch zusätzlich noch Kontrastmittelinjektion) den Tumor in den Weichteilen, im Knochenmark und an Knochenkonturen zur Darstellung. Die Auswahl erfolgt nach dem Schwerpunkt der klinischen Fragestellung.

Das Kiefergelenk ist keine Vorzugslokalisation solcher raumfordernden Prozesse (Abb. 17.**15**, Abb. 17.**16** und Abb. 17.**17**), die grundsätzlich an allen Gelenken auftreten können. Maligne Tumoren erreichen über die kontinuierliche Ausbreitung, beispielsweise vom äußeren Gehörgang, vom Mittelohr und von der Wangenschleimhaut her, und hämatogen das Kiefergelenk. Intraläsionäre Mineralsalzniederschläge können beim Synovialissarkom Zusatzinformationen liefern. Sie gehören aber auch zum Bild der Synovialchondromatose.

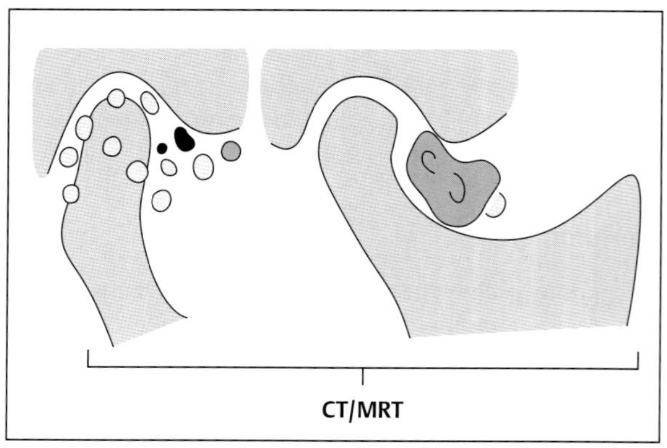

Abb. 17.**15** **Röntgenbefunde bei Synovialchondromatose.** Das Ausmaß der Chondrombildung – verkalkt/unverkalkt – ist erst durch computerassistierte Schnittbildverfahren zu erkennen.

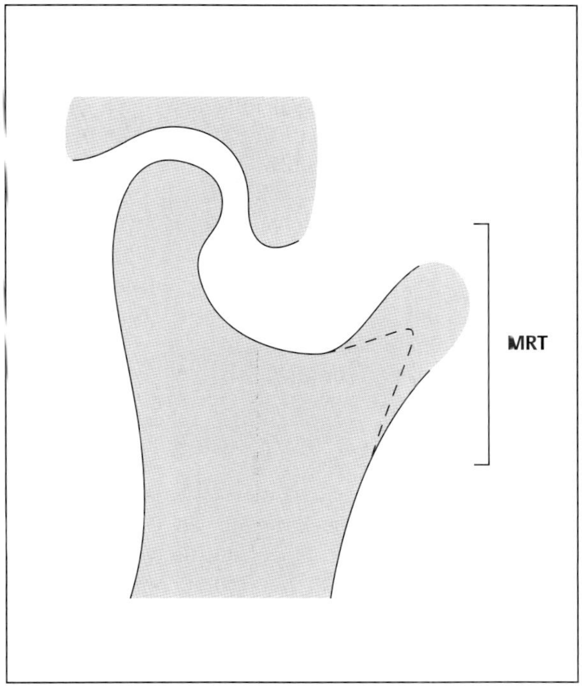

Abb. 17.16 **Osteochondrom des Processus coronoideus.** Das Osteochondrom (kartilaginäre Exostose) wächst aus dem Knochen heraus. Normalerweise sistiert die Größenzunahme mit Abschluss des Körperwachstums. Daher nimmt die Knorpelkappe, von der das Exostosenwachstum ausgeht, von Zentimeter- auf Millimeterdicke ab, um schließlich zu ossifizieren. Die Dimension der Knorpelkappe informiert, namentlich beim Erwachsenen, über ein evtl. noch vorhandenes Potenzial zur Größenzunahme des Osteochondroms (MRT: T2w hyperintens).
Differenzialdiagnose: Hyperplasie des Muskelfortsatzes.

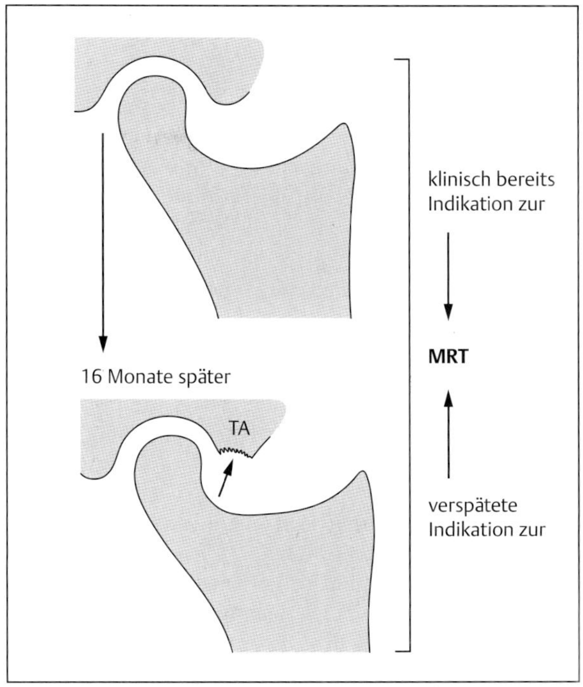

Abb. 17.17 **Verlaufsbeobachtung einer pigmentierten villonodulären Synovitis des Kiefergelenks.** Eine leicht schmerzhafte präaurikuläre Anschwellung führte den Patienten zum Arzt. Im Projektionsradiogramm und im konventionellen Tomogramm Normalbefund (keine Konturveränderungen oder Kalkschatten; *oben*).
Bei zunehmenden Kaubeschwerden Kontrollbildgebung nach 16 Monaten. An sich wäre sofort ein MRT indiziert gewesen. Tatsächlich zunächst konventionelles Tomogramm. Dabei Erosion am Tuberculum articulare (TA, *Pfeil*), daraufhin MRT mit einem Befund kompatibel mit pigmentierter villonodulärer Synovitis (s. Kap. 11 „Gelenke der Hand", Abschnitt „Gelenkgeschwülste im weiteren Sinne"), bestätigt durch die Histologie.

Massive Osteolyse Gorham-Stout

Diese osteolytische Erkrankung führt meist zur ausgedehnten Unterkieferresorption. Anfangs fallen lochartige Osteolysen im Unterkiefer auf. Durch Sekundärinfektion von der Mundhöhle kann der befallene Knochen entzündlich reagieren, beispielsweise am Periost, aber auch in der Spongiosa. Die Knochenresorption begünstigt pathologische Frakturen der Mandibula. Wenn die massive Osteolyse am Alveolarfortsatz beginnt, fallen zunächst die Zähne aus, und im Verlauf stellt sich der Unterkiefer als Knochenspange dar – ähnlich, aber nicht identisch mit dem zahnlosen atrophischen Greisenkiefer. Klinisch ist manchmal die Differenzialdiagnose zur neurogenen Osteolyse zu stellen. Die massive Osteolyse verläuft jedoch ohne neurologische Ausfälle. Marginale Parodontitiden, namentlich die **Parodontitis marginalis profunda generalisata**, können ebenfalls zum Zahn- und Zahnfachverlust führen. Der horizontale und/oder vertikale Knochenabbau lässt sich besonders mittels Orthopantomografie darstellen. Im Gegensatz zur massiven Osteolyse kommt die Parodontitis nach dem Verlust ihres anatomischen Substrats zum Stillstand. Tumorosteolysen entstehen durch radiäres 3-dimensionales Wachstum und imponieren zyklisch oder polyzyklisch begrenzt. Die massive Osteolyse Gorham-Stout dehnt sich entlang der Knochenstruktur, z. B. des Alveolarfortsatzes, aus. Sie führt zu einer typischen „Anspitzung" des befallenen spontanfrakturierten Knochens.

Gelenktraumen

Die funktionelle Einheit beider Temporomandibulargelenke wird durch die Mandibulakontinuität und die Gelenkorthotopie gewährleistet. Daher gibt es nicht nur direkte intra- und extrakapsuläre Traumen des Kiefergelenks, sondern auch Gelenkschäden in Zusammenhang mit gelenkfernen Mandibulaverletzungen.

Kontusion

Die Einwirkung stumpfer Gewalt auf das Temporomandibulargelenk kann zu einem hämorrhagischen oder auch nur serösen Gelenkerguss oder einer Einblutung und zu einem Ödem im Knochenmark (Bone Bruise), namentlich im Kondylus, führen. Ein ausgeprägter Gelenkerguss oder eine Einblutung spiegelt sich oft in einer Gelenkspalterweiterung wider (vgl. Abb. 17.**7**). Die MRT verifiziert nicht nur die intraartikuläre Volumenzunahme, sondern beantwortet auch die Frage nach der posttraumatischen Morphologie und Lage des Discus articularis – vorausgesetzt, diese anatomische Struktur entgeht nicht im Erguss der Bildgebung. Die Fernwirkung einer Stauchungskontusion des Wachstumsalters im Kinnbereich kann das kondyläre Wachstumszentrum so schädigen, dass sich später eine Fehlform des Processus condylaris mit Funktionsstörung offenbart.

Luxation

Die traumatische Luxation des Kiefergelenks tritt, ebenso wie die atraumatische Verrenkung im Gefolge eines Gelenkbinnenschadens (s. dort), vor allem nach vorn ein. Das Caput mandibulae steht *federnd fixiert* vor dem Tuberculum articulare (s. Abb. 17.**12**).

Von einer *habituellen Kieferluxation* ist die Rede, wenn jede maximale Mundöffnung zur Verrenkung führt und es trotzdem zur Spontanreposition beim Schließen des Mundes kommt. Das Auftreten einer rezidivierenden oder der habituellen Luxation wird durch anatomische Abweichungen, wie einen abgeflachten Gelenkhöcker und/oder eine flache Gelenkgrube, begünstigt. Im Kindesalter und im Senium ist das Tuberculum articulare flach und niedrig. In diesen Altersstufen tritt die Kieferluxation nach vorn selten ein, weil der „Rückweg" des dislozierten Kieferkopfs in die Fossa durch die Tuberkulummorphologie nicht versperrt wird. Zur *rezidivierenden Kieferkopfluxation* kann es auch dann kommen, wenn bei der Erstluxation der Kapsel-Band-Apparat bleibend überdehnt wurde.

Zentrale Luxation bedeutet Einstauchung in die Fossa mandibularis. Häufig entsteht sie in Zusammenhang mit einer traumatischen Fraktur der Fossa mandibularis oder tritt als Folge einer pathologischen Fraktur durch Tumorarrosion der Gelenkgrube auf, d. h. als Luxationsfraktur in Richtung mittlere Schädelgrube.

Bei der *lateralen* und *medialen Kieferluxation* bzw. *-luxationskomponente* steht das Caput mandibulae auf der entsprechenden Seite neben der Fossa.

Die *posteriore Kieferluxation* führt den Unterkieferkopf unter den Meatus acusticus externus. Die Mundöffnung ist behindert. Vor allem bei destruktiven Knochenerkrankungen kann das Caput mandibulae in den äußeren Gehörgang einbrechen (Luxationsfraktur).

Traumatische Luxationen erfordern zur Frage knöcherner Nebenverletzungen, aber auch zur genauen Information über das Dislokationsausmaß eine CT. Bei klinischem Verdacht auf eine Diskusdislokation oder -verletzung besteht die Indikation zur MRT.

Fraktur

Erste Informationen liefert die Röntgenuntersuchung (Gesichtsschädel, Schüller-Einstellungen, Orthopantomografie). In jedem Fall ist aus diagnostischen und therapeutischen Gründen eine zusätzliche CT, bei klinischem Verdacht auf einen traumatischen Gelenkbinnenschaden (Discus articularis) eine MRT indiziert.

Die *Fossa mandibularis* wird einerseits bei der zentralen Luxationsfraktur des Kieferkopfs betroffen. Andererseits kann sie bei otobasalen Frakturen mitbeteiligt sein. Dann zieht der Frakturspalt von der Pars squamosa oder/und petrosa des Schläfenbeins in die Gelenkgrube.

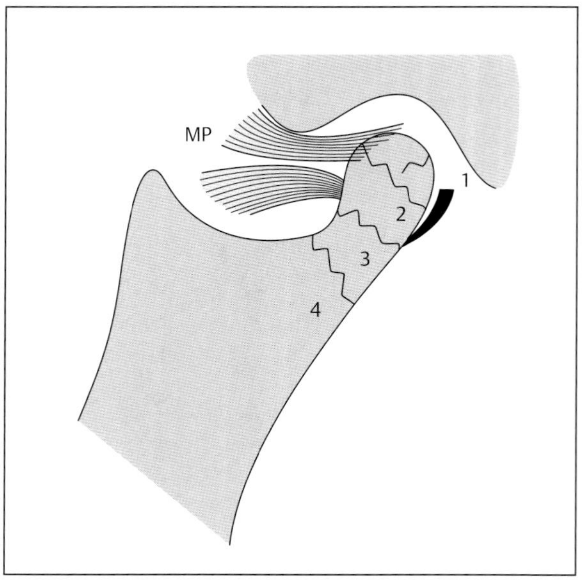

Abb. 17.**18** **Klassifizierung der Frakturen des Gelenkfortsatzes (Kondylus).**

1 Diakapitale (diakapituläre) Fraktur.
2 Hohe Kollumfraktur oberhalb der Insertion des M. pterygoideus lateralis (MP).
3 Mittlere Kollumfraktur unterhalb der Insertion des M. pterygoideus lateralis (MP).
4 Tiefe Kollumfraktur (Basisfraktur des Kondylus). Der Ansatz der Gelenkkapsel am Kondylus ist teilweise hervorgehoben. Die intrakapsulären Fragmente neigen zur Fragmentnekrose, die extrakapsulären zur Dislokation.

Die Frakturen des Processus condylaris werden nach topischen Gesichtspunkten unterteilt (Abb. 17.**18**):

- *Diakapitale (diakapituläre) Fraktur:* Deren Frakturlinie verläuft vom Caput mandibulae an die Gelenkoberfläche.
- *Hohe Kollumfraktur:* Diese bedeutet Abbruch des Kieferkopfs oberhalb der Insertion des M. pterygoideus lateralis.
- *Mittlere Kollumfraktur:* Die Frakturlinie verläuft unterhalb der Insertion des M. pterygoideus lateralis.
- *Tiefe Kollumfraktur:* Dieser Terminus zeigt einen Abbruch des Kondylus an seiner Basis an.

Bei *Frakturen des Processus coronoideus* wird der Abriss vom M. temporalis nach kranial in Richtung zum Jochbogen gezogen.

Die Abb. 17.**19**, Abb. 17.**20** und Abb. 17.**21** geben weitere Informationen über Frakturen im Unterkiefer und deren Folgen wieder.

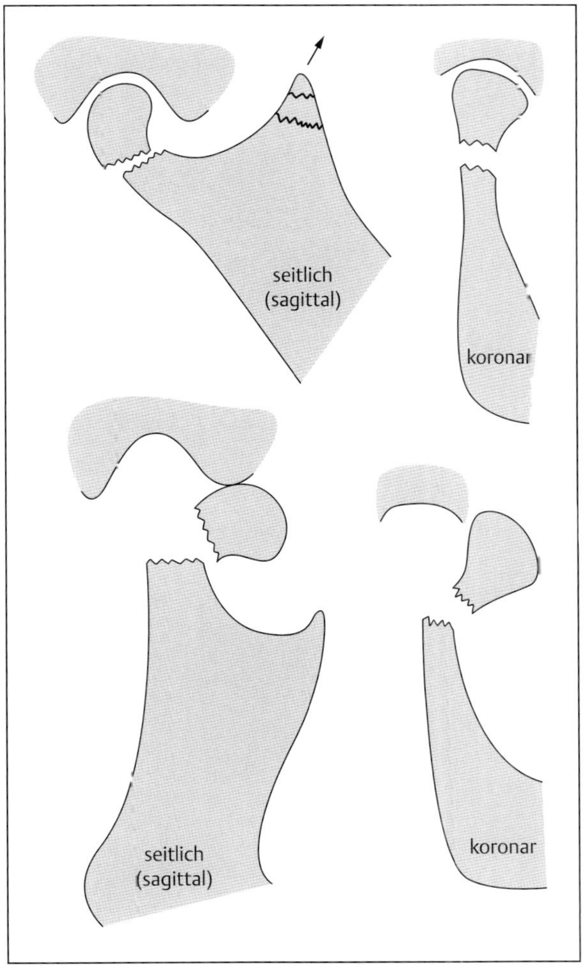

Abb. 17.**19** **Hauptsächliche Dislokationsrichtung bei gelenknahen Kollumfrakturen durch den Zug des M. pterygoideus lateralis.** Dislokationsrichtung der Abrisse des Processus coronoideus durch den Zug des M. temporalis *(Pfeil)*.

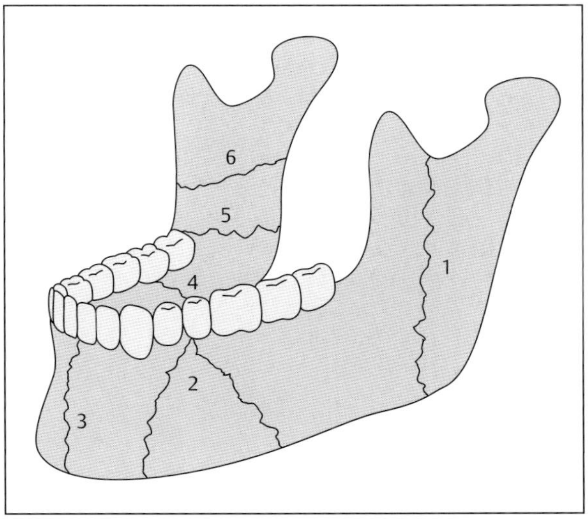

Abb. 17.**20** **Beispiele für Frakturen des Corpus und R. mandibulae mit einem von der Größe des Kraftvektors abhängigen Potenzial zur indirekten Schädigung des Kiefergelenks** *(schematische 3D-Darstellung* ohne Berücksichtigung einer möglichen Mitschädigung der Zähne).

1 Längsfraktur des Ramus (aufsteigender Kieferast)
2 Stückbruch des Unterkiefers
3 medianer oder paramedianer Querbruch
4 Schrägfraktur des Corpus mandibulae
5 Querbruch des R. mandibulae
6 Schrägfraktur des Ramus

Merke:

Auch am Unterkiefer gibt es bei Kindern Grünholzfrakturen.

Abb. 17.**21a–c** **Tripelfraktur der Mandibula mit der Gefahr schwerer Luftnot als Frühkomplikation.**
Begründung: Der M. genioglossus entspringt an der Spina mentalis des Unterkiefers und strahlt fächerförmig in die Zunge ein (**b**). Er zieht die Zunge kinnwärts. Verläuft eine Fraktur durch die Protuberantia mentalis (**a**) und kommt es gleichzeitig zu Frakturen des Collum und des R. mandibulae, so ist mit der Dorsaldislokation der Mandibulafragmente und der frakturbedingten Ineffektivität des M. genioglossus ein Pharynxverschluss durch die zurückfallende Zunge zu erwarten (**c**).

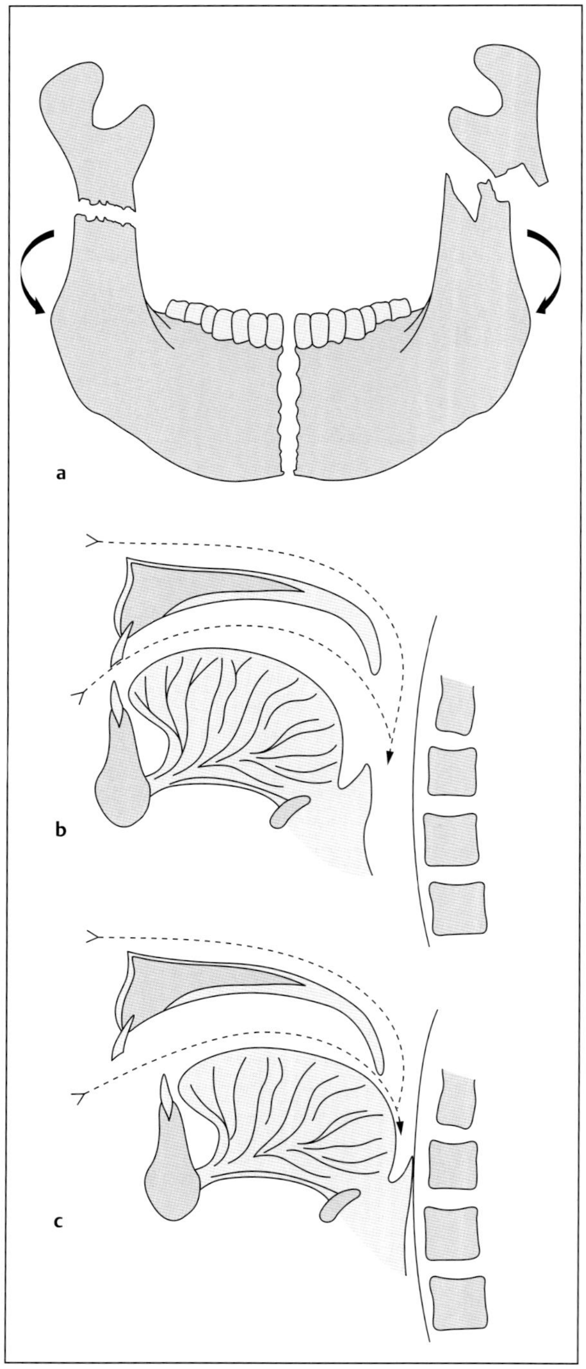

18 Achsenskelett

Funktionen

Die vielfältigen Funktionen der Wirbelsäule spiegeln sich in ihrer Morphologie wider:

Trag- und Stützfunktion

Für die Trag- und Stützfunktion ist sie als exzentrisch gelagerter Achsenstab – Achsenskelett – angelegt. Seine Elemente sind:

- knöcherne Wirbel
- Zwischenwirbelscheibe („Bandscheibe" ist obsoleter Jargon)
- Bänder

Diese nehmen unter dem Einfluss der zunehmenden Belastung von kranial nach kaudal an Mächtigkeit zu. Die verspannenden Ligamente werden entsprechend kräftiger.

Die Kopfgelenke bilden den kranialen Abschluss der Wirbelsäule. Ihre 6 anatomisch getrennten Gelenke am Okzipitale, am Atlas und am Axiswirbel wirken funktionell als Einheit. Aus Sicht der Embryologie setzt sich die Wirbelsäule über die Kopfgelenke hinaus als chordaler Wirbelschädel in den Hinterhauptsbereich fort.

Das kaudale Ende der Wirbelsäule gestaltet sich zum Kreuzbein mit dem Schwanzrudiment Steißbein um. Durch die Aufnahme des Os sacrum in den Beckenring geht die Beweglichkeit der bei Geburt selbstständigen 5 Sakralwirbel verloren, und die zugehörigen Disken sind nicht mehr einer Schubbeanspruchung – dem Erhaltungsreiz für Diskusgewebe – ausgesetzt. Daher kommt es zur Sakrumsynostose und zur physiologischen Diskusverknöcherung, die im 3.–4. Lebensjahr abgeschlossen sind.

Bewegungsfunktion

Die Bewegungsfunktion der zervikalen, thorakalen und lumbalen Wirbelsäulenabschnitte setzt ihre Anlage als gegliederter Achsenstab und ihre Zusammenarbeit mit der zugehörigen Muskulatur voraus. Psychosomatische Impulse, also die geistig-seelische Verfassung des Individuums, beeinflussen die unbewusste Körperhaltung.

Das vertebrale Bewegungssegment ist die kleinste Arbeitseinheit der Wirbelsäule (Abb. 18.**1**). Es umfasst den zwischen 2 Wirbeln liegenden Bewegungsraum, der in 23 von 25 Fällen (Ausnahmen: 0/C1, C1/2) folgende bildgebend beurteilbaren anatomischen Strukturen enthält:

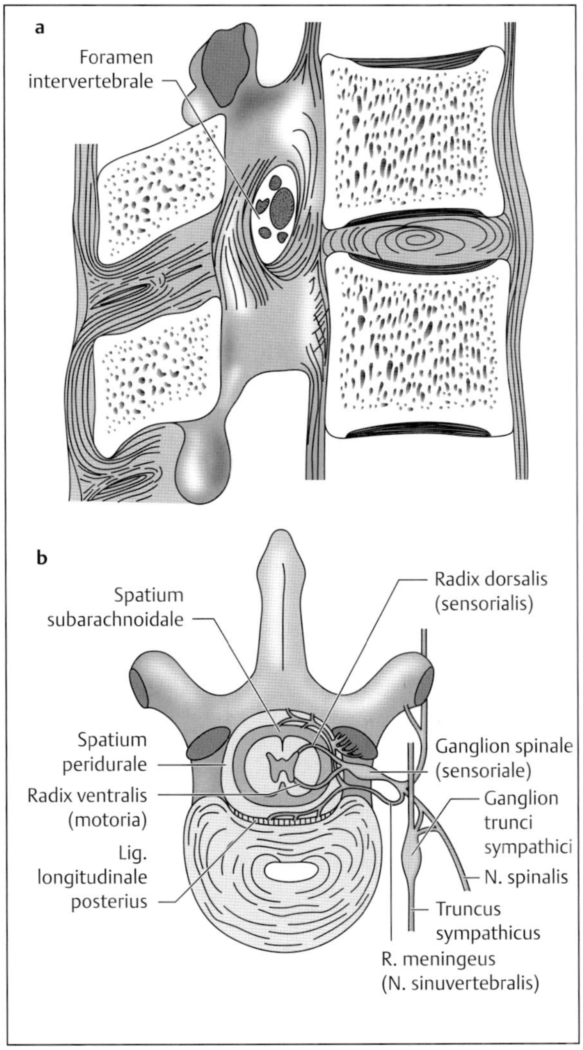

Abb. 18.**1a, b** **Makromorphologie (a) und spezielle Aspekte der sensiblen Innervation (b) des vertebralen Bewegungssegments.** Der N. sinuvertebralis (N.A.: R. meningeus n. spinalis) nimmt die sensiblen Fasern für das hintere Wirbelsäulenlängsband, die epiduralen Venen, die Dura mater, das Periost, die äußeren Anteile des Anulus fibrosus (s. intrinsischer Diskusschmerz) und die Gelenkkapsel der Wirbelbogengelenke auf. Im Foramen intervertebrale liegen das Ganglion spinale und Gefäße. Sie sind in lockeres Binde- und Fettgewebe eingebettet.

- die Zwischenwirbelscheibe (Nucleus pulposus, Anulus fibrosus)
- die beiden hyalin-knorpeligen Abschlussplatten, die sowohl mit der Zwischenwirbelscheibe als auch mit den zugehörigen Wirbelkörpern fest verbunden sind
- das vordere und hintere Wirbelsäulenlängsband
- das rechte und linke elastische Lig. flavum
- die paarigen Wirbelbogengelenke (Synonyma: Intervertebralgelenke, Articulationes zygapophysiales)
- das thorakale und lumbale Inter- und Supraspinalband sowie das zervikale Lig. nuchae und die Intertransversalligamente

Außerdem gehören zum Bewegungssegment die in seinem Bereich liegenden spinalen Meningen und Anteile des Nerven- und Gefäßsystems sowie der Muskulatur.

Mechanische Schutzfunktion

Wirbelkörper und -bogen üben eine mechanische Schutzfunktion gegenüber dem Rückenmark einschließlich der vom I. oder II. Lendenwirbel zusammen mit dem Filum terminale, dem spitz zulaufenden Ende der Medulla spinalis, und der Pia mater abwärts ziehenden Spinalnervenwurzeln (Cauda equina) aus. Diese Schutzfunktion offenbart sich im Bewegungssegment an 2 ringartigen anatomischen Strukturen, dem Foramen vertebrale und den beiden Foramina intervertebralia. Dem knöchern umrandeten Foramen vertebrale – alle Foramina vertebralia werden als Canalis vertebralis zusammengefasst – sind topografisch die paarigen Zwischenwirbellöcher zugeordnet. Sie werden von den übereinander liegenden oberen und unteren Einschnitten (Inzisuren) des Bogenfußes (eigentlich Füßchen = lat.: Pediculus), dem Wirbelkörper, der Zwischenwirbelscheibe und dorsal von den Wirbelbogengelenken gebildet.

Diese überwiegend knöchernen Schutzringe haben nur eine geringe räumliche Toleranz (im Spatium subarachnoidale und peridurale des Foramen vertebrale [s. Abb. 18.**1**], bzw. reichen beide Meningen bis in das Foramen intervertebrale hinein). Raumforderungen, welcher Art auch immer, können sich in Abhängigkeit von ihrer Größe und Entstehungszeit auf das Nervensystem pathogen auswirken. Chronische (wachsende) raumfordernde Prozesse lösen darüber hinaus unter Umständen einen lokalen Knochenumbau mit negativer Bilanz (Konturunregelmäßigkeiten, Arrodierung, Osteolyse) aus.

Knochenmark

In den Maschen der Wirbelspongiosa befindet sich Knochenmark, dessen physiologische Alternativen, nämlich rotes Knochenmark und gelbes Fettmark, bestimmten biologischen Gesetzen unterworfen sind:

In der Kindheit und im Jugendalter dominiert das hämatopoetische rote Knochenmark, um in den Wirbeln bis zum 70. Lebensjahr zu etwa 70% in Fettmark zu konvertieren. In bestimmten pathobiologischen Situationen kann es zu einer Rekonversion des Fettmarks zu hämatopoetischem Knochenmark kommen.

Über die altersmäßige Verteilung des roten und gelben Knochenmarks hinaus kann im MRT die normale und die fokal oder diffus gestörte Balance zwischen Fett- und Nichtfettmark erkannt werden, und zwar spiegelt sich dieses Verteilungsgleichgewicht zwischen hämatopoetischem und fettzelligem Knochenmark in der Signalintensität und -homogenität vor allem auf T1w-SE-Sequenzen wider (Abb. 18.**2a**; Vande Berg et al. 1998). Trotzdem gilt, dass bei MRT-Untersuchungen mindestens 2 verschiedene Sequenzen gefahren werden sollen. Zusätzlich zur T1w-SE-Sequenz kommen bei der Knochenmarkbildgebung beispielsweise T2w-SE-, fettgesättigte schnelle SE-, STIR- und schnelle STIR-Sequenzen zur Anwendung.

Balance-Störungen im Knochenmark

Folgende Möglichkeiten einer quantitativen und qualitativen Balance-Störung im Knochenmark sind bekannt (Vogler u. Murphy 1988):

- unphysiologische Rekonversion, d. h. im Fettmark siedeln sich zunehmend hämatopoetische Zellen an
- Infiltration oder Ersatz der altersmäßigen Zusammensetzung des Knochenmarks durch Invasion von neoplastischen oder entzündlichen Zellelementen
- Reduktion der weißen Blutzellenreihe im roten Knochenmark
- Knochenmarködem, d. h. Zunahme der interzellulären Flüssigkeit im Knochenmark
- Knochenmarkischämie mit Zelltod im Knochenmark und in der Knochensubstanz

Erläuterungen zur Abb. 18.**2a**:

1. Am Achsenskelett kann eine ungleichmäßige fettzellige Konversion ohne klinische Bedeutung den Bildcharakter einer *Reduktion des roten Knochenmarks* vortäuschen.
   - Eine *fokale* Depletion des roten Knochenmarks mit Ersatz durch Fettmark weist ganz allgemein auf einen inaktiven, reaktiven oder narbigen Befund hin. *Beispiele:*
     - im Subdiskalbereich bei Diskusdegeneration
     - Narbenbefund nach Infektionen
     - partielle oder komplette Remission (Rückbildung) von Neoplasmen

- Wirbelhämangiom (T1w- und T2w-hyperintens)
- Lipom
- im Subchondralbereich bei Gelenkerkrankungen

– *Regionale*, den Bestrahlungsfeldern entsprechende Reduktion des roten Knochenmarks kann nach Strahlentherapie auftreten.
– Eine *diffuse* Reduktion des roten Knochenmarks zeigt sich beim aplastischen Syndrom (Knochenmarkinsuffizienz, Panzytopenie), beispielsweise toxisch hervorgerufen, als medikamentöse Nebenwirkung, glukokortikoidbedingt, virogen oder ungeklärter Genese (idiopathisch).

2. Eine zelluläre oder interstitiell-flüssigkeitsbedingte *Knochenmarkinfiltration* bzw. *-durchtränkung* spiegelt sich als mäßige Abnahme der Signalintensität wider, die jedoch noch höher ist als die Wiedergabe der normalen Zwischenwirbelscheiben und der benachbarten Muskeln auf T1w-SE-Sequenzen. Der Übergang vom normalen Knochenmarksignal zum infiltrierten Bereich ist unscharf begrenzt und erfolgt allmählich. Im Fettmark ist das veränderte Signalverhalten leichter zu erkennen als im hämatopoetischen Knochenmark. Die Zunahme von freien Wassermolekülen (Flüssigkeit) – subsumiert als Knochenmarködem – schwächt auf T1w-SE-Sequenzen die Signalintensität, führt bei T2-Gewichtung bzw. flüssigkeitssensitiven Sequenzen jedoch zu starker Signalgabe. Außerdem zeigt sich eine reaktive Markinfiltration an einem homogenen Enhancement nach Injektion von Gadoliniumverbindungen.
   – *Beispiele* für *fokale* reaktive Markinfiltration bzw. -durchtränkung in der Spongiosa: subchondral bei
      - Gelenkerkrankungen
      - Traumen (Kontusion bis Fraktur)
      - transitorischer Osteoporose
      - Reflexdystrophien
      - ischämischer Osteonekrose
      - Infektion

     Im Knochenmark der Diaphysen ist eine reaktive Infiltration bzw. Durchtränkung z. B. bei Frakturen, Metastasen, Infektionen und beim Osteoidosteom zu erwarten.
   – Bei *monossärer* oder *regionaler* (beispielsweise pelviner) Knochenmarkinfiltration muss an den Morbus Paget gedacht werden. Die Signalalteration gibt das Gleichgewicht zwischen normalem Knochenmark und der Osteoidmatrix wieder. Charakteristisch ist, dass zwischen den Bereichen mit Signalabschwächung Areale mit normaler Signalintensität zu erkennen sind, die auf fibrovaskuläres Gewebe, erweiterte Gefäßkanäle und Osteoid im Paget-Knochen zurückgehen.
   – Eine *diffuse* Knochenmarkinfiltration kann besonders im roten Knochenmark des peripheren Skeletts bei Erwachsenen erkannt werden, wenn im Knochenmark der langen Röhrenknochen eine herabgesetzte Signalintensität und in der distalen Epiphyse beider Femora und in den proximalen oder/und distalen Tibiaepiphysen Signalintensitäten wie bei Nichtfettmark auffallen. Namentlich bei der diffusen Knochenmarkinfiltration durch Leukämie- oder Plasmazellen im Achsenskelett können allerdings 10–20% der Patienten dort normale Signalintensitäten aufweisen. Das Signalverhalten bei diffuser Zelleninfiltration des Knochenmarks geht nicht nur auf die Anwesenheit unphysiologischer Zellelemente zurück, sondern kommt auch bei hyperzellulärem, normalem hämatopoetischem Knochenmark vor, beispielsweise bei chronischen Anämien, zyanotischen Herzvitien, chronischen Infektionen und bei der Rekonversion in Zusammenhang mit diffuser Knochenmarkmetastasierung, bei interstitiellen fibrösen Knochenmarkerkrankungen und bei metabolischen Speicherkrankheiten.
3. Der *vollständige Ersatz des hämatopoetischen und fettzellulären Knochenmarks* stellt sich auf T1w-SE-Sequenzen als scharf begrenzte, eindeutige Abnahme der Signalintensität dar, die ungefähr derjenigen benachbarter Muskeln oder normaler Zwischenwirbelscheiben entspricht. Manchmal fällt sie sogar noch geringer aus; aber in jedem Fall gibt sie stärkere Signale als der kompakte Knochen bzw. die Kortikalis.
   – *Fokaler* Knochenmarkersatz kann auf Tumoren, Infektionen, Frakturen, Knochensklerosen (Hyperostosen), ischämische Osteonekrosen oder subchondrale Zysten (Knochenganglien) zurückgehen.
   – Eine *diffuse* Abnahme der Signalintensität ist in Zusammenhang mit Stoffwechselkrankheiten und Thesaurismosen sowie mit Neoplasmen (s. Abb. 18.**2b** und Abb. 18.**2c**) möglich.
4. Der weitgehende *„Signalverlust" des Knochenmarks* geht auf das entsprechende Fehlen mobiler Protonen zurück:
   – Beispielsweise *fokal* bei der Kompaktainsel oder beim Enosteom, bei der intraossären Gasbildung bzw. dem Vakuumphänomen und bei Fremdkörpern.
   – *Diffuser* Signalverlust bzw. diffuse sehr starke Signalabschwächung kommt bei der Hämosiderose beispielsweise bei hämolytischen Anämien, nach zahlreichen Transfusionen und beim AIDS vor. Die komplexe Eisenbindung im Hämosiderin und Ferritin verkürzt die Relaxationszeiten benachbarter Protonen bei T1- und T2-Gewichtung so sehr, dass nur ein sehr schwaches Signal ausgesendet wird, das im MRT „schwarz" erscheint.

Simultane Mischmuster der T1w-Signalintensitäten (Nr. 1–4) können die ursächliche Deutung einer gestörten Balance zwischen rotem und gelbem Knochenmark erschweren. Durch die Wahl zusätzlicher Sequenzen, dem Vergleich mit anderen Möglichkeiten der Bildgebung, z. B. dem Projektionsradiogramm, und unter Berücksichtigung der Patientenanamnese wird jedoch eine hinreichende Genauigkeit der Einschätzung möglich.

Abb. 18.**2a–c Einsatz des MRT zur Differenzierung von gesunden und pathologisch veränderten Knochenmarkanteilen.**

a Schematische Darstellung im MRT auf T1w SE-Sequenzen erkennbarer pathologischer Signalintensitäten im Knochenmark (Vande Berg et al. 1998). Signalalteration, d. h. Störung des physiologischen Gleichgewichts zwischen Fett- und Nichtfettknochenmark, im *Kreis* gezeichnet. Seine Umgebung gibt die Signalintensität der normalen altersabhängigen Balance zwischen hämatopoetischem (rotem) und fettzellulärem (gelbem) Knochenmark wieder.

b Infiltration des 2. Lendenwirbelkörpers durch die Absiedlung eines undifferenzierten Karzinoms (Patient 58 Jahre alt, männlich).
T1w SE *(links)*: Die Tumorzellen haben die Knochenmarkzellen vollständig verdrängt. Ventrales Wirbelgleiten des Lendenwirbelkörpers 5 (Spondylolisthesis, Trapezwirbel).
STIR-Bild *(rechts)*: Im befallenen Lendenwirbelkörper 2 zeigt diese wassersensitive Sequenz nur eine geringe Signalerhöhung.
In beiden Aufnahmesequenzen ist eine geringe Volumenzunahme des 2. Lendenwirbelkörpers zu erkennen.

c Knochenmarkkarzinose bei Mammakarzinom (Patientin 81 Jahre alt).
T1w *(links)*: Vollständiger Ersatz des Knochenmarks – fehlendes Fettsignal – durch signalarmes Tumorgewebe im Lendenwirbelkörper 2 bis zum Sakrum; zum Teil sind osteoplastische Herde zu erkennen (umschriebene signalfreie Bereiche).
STIR-Bild *(rechts)*: Inhomogene Signalerhöhung in den Knochenmarkräumen bei diffuser Tumorzellinfiltration. Ventrales Wirbelgleiten des Lendenwirbelkörpers 4, degenerative Diskopathie.

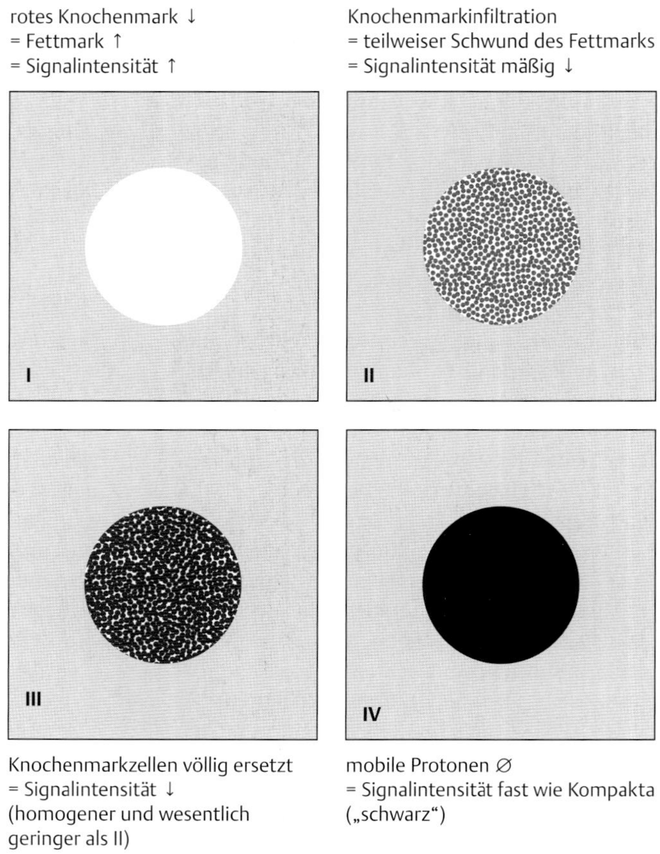

a

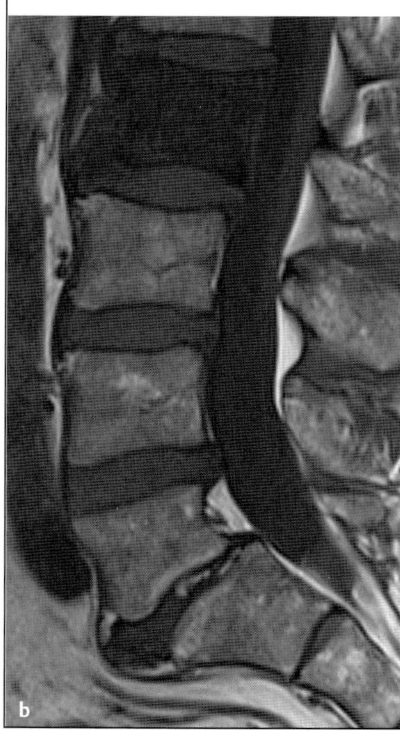
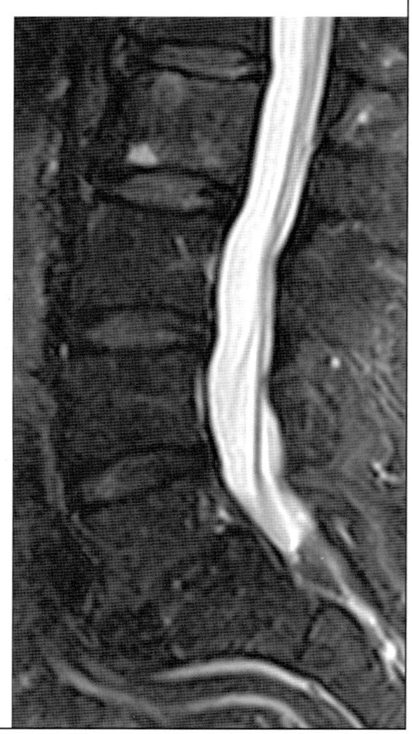

b

► Fortsetzung

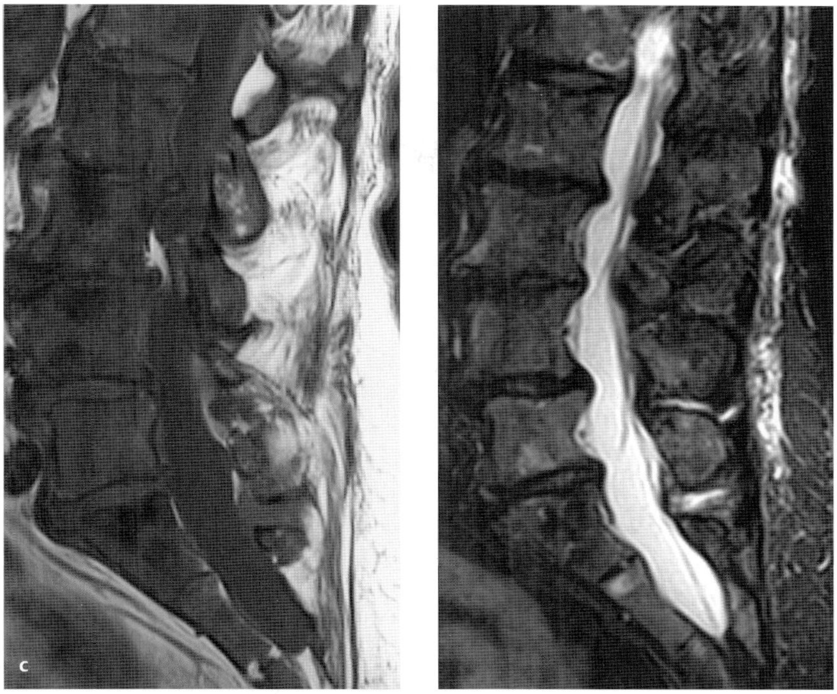

Abb. 18.**2a–c** *Fortsetzung*

Bewegungssegmentale Wirbelfehlstellungen und Fehlhaltungen von Wirbelsäulenabschnitten

Fehlstellungen

Antalgische Fehlstellungen

Zu den *antalgischen* Fehlstellungen im Bewegungssegment gehören (Abb. 18.**3**):

- mono- oder oligosegmentäre Streckstellung
- dorsales Klaffen des Diskusraums
- Güntz-Zeichen

Diese myogenen Fehlstellungen werden über Afferenzen des R. meningeus des jeweiligen Spinalnervs vermittelt (s. Abb. 18.**1**) und zeigen eine körpereigene Ruhigstellung im betroffenen Bewegungssegment, im Extremfall eine Bewegungssperre (vgl. Funktionsröntgenaufnahmen), an. Das dorsale Klaffen des Diskusraums entspricht einer *angulären segmentären Kyphose bei normaler Wirbelkörperform.* Der Gibbus wird als *anguläre Kyphose bei (destruktiv) veränderter Wirbelkörperform* (vgl. Abb. 18.**121**) definiert. Den reflektorisch ausgelösten 3 Phänomenen liegen eine strukturelle Schädigung des Achsenskeletts und deren Folgen zugrunde. Soweit Projektionsradiogramme keine therapeutisch nutzbaren ätiopathogenetischen Detailinformationen liefern (können), ist ein zusätzliches computerassistiertes Schnittbildverfahren unbedingt indiziert.

Akuter Schiefhals (Tortikollis, Grisel-Syndrom)

Die strukturell bedingte sekundär- oder die primär-reflektorisch ausgelöste, fixierte (blockierte), rotatorische atlantoaxiale Subluxation (des Atlas auf der Axis) ist auch als akuter Schiefhals, Tortikollis oder Grisel-Syndrom bekannt (Abb. 18.**4**). Sie wird vor allem bei Kindern, Jugendlichen und jungen Erwachsenen, seltener jenseits dieser Lebensjahre, beobachtet und wurde ursprünglich in Zusammenhang mit Infektionen im Nasen-Rachen-Raum oder nach Operationen in dieser Region beschrieben. Die peripharyngeale Infektion (Weichteilschwellung) erreicht die betroffenen anatomischen Elemente sich kontinuierlich ausbreitend (Abb. 18.**5**) oder hämatogen fortgeleitet über kommunizierende pharyngovertebrale Venenplexus (Parke et al. 1984). Außerdem kann der Schiefhals nach Traumen – vom Bagatelltrauma bis zur Fraktur C 1 und/oder C 2 –, bei entzündlich-rheumatischen Erkrankungen, z. B. im Verlauf der juvenilen idiopathischen Arthritis, und *spontan* ohne bildgebend erkennbare morphologische Schäden auftreten. Im zuletzt genannten Fall steht die primär-reflektorisch ausgelöste Einschränkung der atlantoaxialen Bewegung pathogenetisch im Vordergrund. Die Kapsel der seitlichen Kopfgelenke C 1/2 ist weit und schlaff. Manchmal sehr kräftige Synovialfalten springen in ihre Gelenkhöhlen vor. „Einklemmungen" dieser Falten zwischen den knöchernen Gelenksockeln sollen die primär-reflektorische Bewegungssperre auslösen.

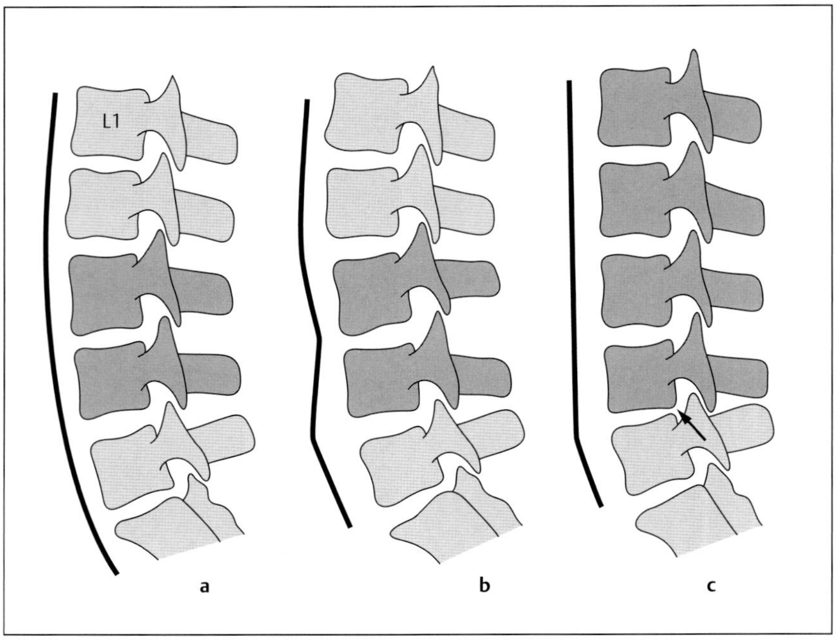

Abb. 18.**3a–c** **Mono- und oligosegmentäre, reflektorisch ausgelöste antalgische Fehlstellungen/-haltungen.**

Merke:

Falls bei dem Patienten (**a–c**) die klinischen Befunde auf eine radikuläre oder spinale Kompression hinweisen: unbedingte Indikation zur MRT/CT. Entsprechendes gilt für Patienten mit lokaler Schmerzsymptomatik und zusätzlichen, bisher ungeklärten serologischen Entzündungsparametern (Frühstadium einer Infektion? MRT).

a Monosegmentäre Streckstellung L3/4.
b Dorsales Klaffen des Diskusraums L3/4 (anguläre Kyphose ohne Wirbelkörperformveränderung, vgl. Definition des Gibbus). Dadurch werden die Recessus laterales erweitert!
c Streckhaltung der Wirbelkörper L1–4 oberhalb der höhengeminderten Zwischenwirbelscheibe L4/5 (Güntz-Zeichen). Die Retrolisthesis L4 *(Pfeil)* gehört ebenso wie der höhengeminderte Diskusraum (L4/5) zu den kausal mit dem Güntz-Zeichen verbundenen Röntgenbefunden.

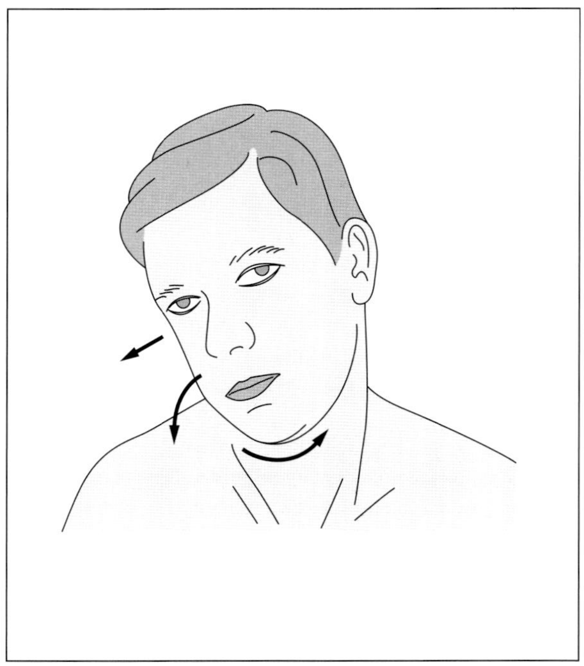

Abb. 18.**4** **Visueller Aspekt beim ausgeprägten akuten Tortikollis** (Schiefhals, Grisel-Syndrom, atlantoaxiale fixierte Rotationssubluxation), d. h. Zwangseinstellung des Kopfes in Seitneigung und Drehung zur Gegenseite, evtl. mit Kippung nach vorn (Kinn gesenkt, einseitiger Hartspann des entsprechenden M. sternocleidomastoideus palpabel?).

Klinisch-diagnostisches Merkmal: behinderte, zumeist schmerzhafte (aktive, passive) Rotation des Okziputs zur Mittellinie.

Bildgebung zur Frage der Ätiologie und Pathogenese: Missbildung, Makrotrauma, Entzündung/Infektion, Tumor, atraumatisch-spontan (d. h. bildgebend negativ).

Merke:

1. Die charakteristische Kopfhaltung beim Grisel-Syndrom wird auch als Cock-Robin-Position bezeichnet.
2. Der manualmedizinische Begriff „Subluxation“ bedeutet, dass ein Wirbel eine Stellung einnimmt, die zwar anatomisch und gelenkmechanisch möglich, jedoch unphysiologisch weitgehend fixiert (blockiert) ist. Die traumatische Subluxation spiegelt dagegen eine Gelenk-stellung wider, die ohne Kapsel-Band-Schaden gar nicht möglich wäre. Bei der traumatischen Luxation haben beide Gelenkflächen den Kontakt völlig verloren.

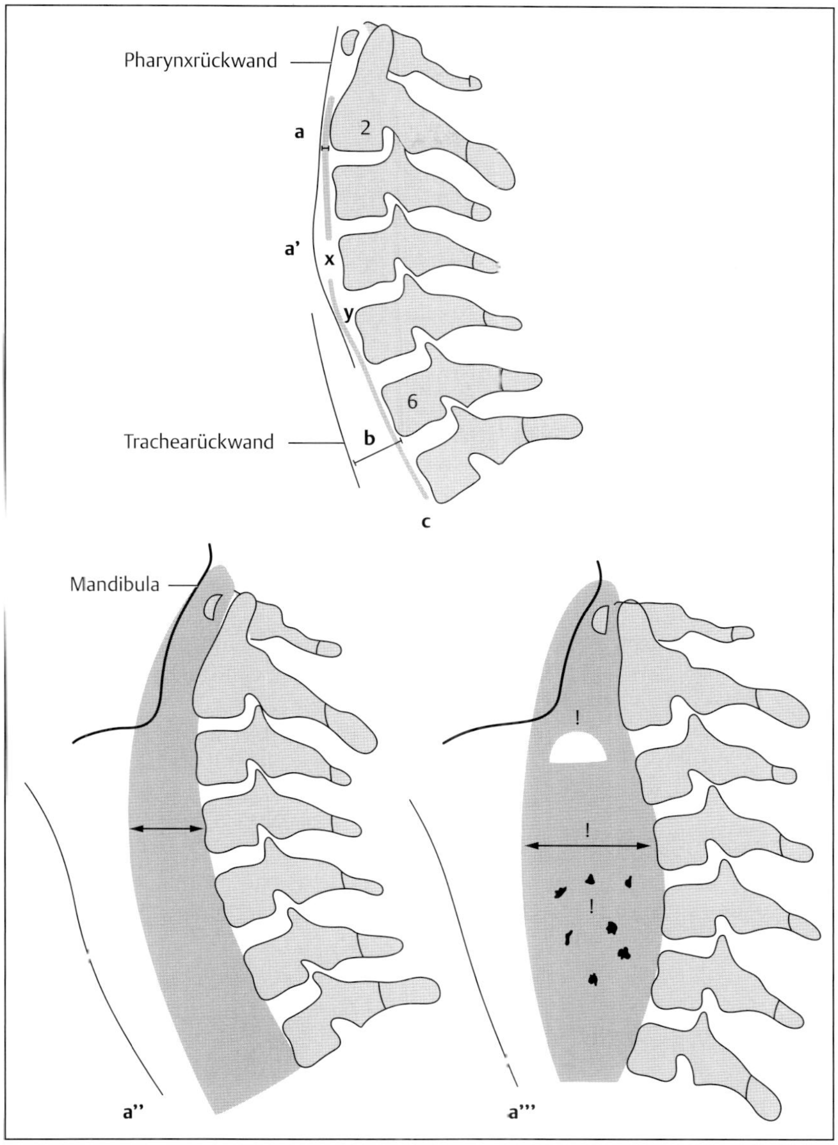

Abb. 18.**5a–c** **Weichteilparameter im seitlichen Projektionsradiogramm der Halswirbelsäule.**

a **Retropharyngealbreite** (gemessen von der unteren vorderen Ecke des Axiskörpers bis zur Pharynxrückwand) bei Kindern und Erwachsenen normal bis zu 7 Bildmillimetern. In Höhe der unteren vorderen Ecke von C3 ist das prävertebrale Bindegewebe normalerweise höchstens 5 mm breit.

a' Röntgenbefund einer *umschriebenen* prävertebralen Weichteilverbreiterung mit Auslöschung (x) oder Verschiebung (y) des prävertebralen Fettstreifens (vgl. **c**).

Differenzialdiagnose (unter Berücksichtigung der Anamnese und Klinik): Hämatom (z. B. bei Trauma, Hämophilie), (entzündliche) Exsudation (spondylodiszitisches [Früh-]Stadium, Weichteilinfektion [durch Grätenverletzung]), Weichteiltumor.

a'' Erhebliche Verbreiterung der Retropharyngealweichteile *(Pfeil mit Doppelspitze)* am ehesten durch Flüssigkeit, beispielsweise Blut bei Hämophilie, Retropharyngealphlegmone.

a''' Ausgeprägte Vergrößerung der Retropharyngealbreite mit Gasbildung und Flüssigkeitsspiegel, evtl. auch pleomorphe Kalkschatten, daher in erster Linie Abszess. Mit zunehmender Retropharyngealverbreiterung streckt sich die Zervikallordose oder geht in eine arkuäre Kyphose über.

Bei **a'–a'''** ist je nach Anamnese und Klinik ein *MRT* optional oder zwingend. Dies gilt auch für **b** u. **c**.

b Retrotrachealbreite (gemessen von der unteren vorderen Ecke C6 bis zur Trachearückwand) bei Kindern (15 Jahre alt und jünger) normal bis 14 mm, bei Erwachsenen normal bis 22 mm. **a** und **b** werden durch ein Hämatom, ein Ödem, einen Abszess oder durch Tumorgewebe verbreitert.

c Prävertebraler Fettstreifen (auf Röntgenaufnahmen schwarzer Streifen, der parallel zum Lig. longitudinale anterius verläuft und lockeres, *fetthaltiges*, prävertebrales Bindegewebe widerspiegelt. Der prävertebrale Fettstreifen wird durch prävertebrale Hämatome, entzündliche Ödeme oder durch aus dem Wirbel herauswachsendes Tumor- oder Granulationsgewebe verlagert oder „ausgelöscht".

Lokalisation eines opaken Fremdkörpers: Bei pharyngoösophagealer Lage ist der Fremdkörper *vor* dem prävertebralen Fettstreifen zu erkennen.

Weitere Basisinformationen über das Bestehen und das Ausmaß einer zervikalen Verletzung mit Weichteilbeteiligung geben Abweichungen des Tracheaverlaufs und eine Larynxverlagerung.

Physiologische und pathophysiologische Besonderheiten der Kopfgelenke

Der **kraniozervikale Übergang** (0/C 1, C 1/2 und der kopfwärts gelegene Anteil von C 2/3) nehmen eine Sonderstellung im Bewegungsapparat ein (Wolff 2005). Diese These gründet sich auf Erfahrung und anatomische und neurophysiologische Untersuchungsergebnisse, *beispielsweise:*

- Es fällt dort die vergleichsweise hohe Dichte an Propriozeptoren und Nozizeptoren auf. Propriozeptoren sind Mechanosensoren zur Wahrnehmung und Kontrolle der aktuellen Körperlage im Raum, darunter der Winkelbeziehung zwischen Kopf und Rumpf. Aktivierte Nozizeptoren melden die Einwirkung und Größe eines Schadreizes nach zentral. Dieser wird als Schmerz empfunden.
- Das Rezeptorenfeld der Nackenregion projiziert über direkte Afferenzen zum Vestibulariskerngebiet und zum ventralen Kochleariskern. Diese Informationen werden mit Impulsen der Bogengänge, des Corti-Organs sowie der Augen und Augenmuskeln „verrechnet", ehe sie die Richtung zum Kortex nehmen.

Zervikoenzephales Syndrom

Wenn es zu einer Störung oder einem Leistungsdefizit der Kopfgelenke und ihrer anatomischen Hilfsstrukturen kommt, entsteht das zervikoenzephale Syndrom (Worff 2005). Zu seinen vielfältigen Beschwerden gehören (Hülse 2005b):

- Nacken- und Hinterhauptschmerzen
- Gangunsicherheit sowie ungerichtetes Schwindelgefühl
- Übelkeit bis Erbrechen
- vertebragene Hörminderung
- Tinnitus
- Visus- und phoniatrische Störungen usw.

Klinisch offenbart sich dieses Syndrom als Folge einer **bewegungssegmentalen vertebralen Dysfunktion**. Dieser Ausdruck wurde anstelle der gebräuchlichen Bezeichnung **„Blockierung"** vorgeschlagen. Ätiologisch kommen beim zervikoenzephalen Syndrom Haltungsüberlastungen, Unfälle, andere Strukturschäden oder Fehlbildungen infrage. Häufig tritt dieses Syndrom *spontan* auf.

KISS-Syndrom

Das Akronym „KISS-Syndrom" steht für eine kopfgelenkinduzierte Symmetriestörung beim Neonatus, Säugling („schiefer Säugling") und Kleinkind. Die Tonusasymmetrie gibt sich an einer zwanghaften Schiefhaltung des Kopfes zu erkennen, die sich in eine funktionelle Rumpfskoliose mit Rippenbuckel und Lendenwulst fortsetzen kann. Gesichtsskoliose, Beckenasymmetrie und Abspreizhemmung der Hüftgelenke werden ebenfalls beobachtet. Die Funktionseinschränkung im Bereich der Kopfgelenke oder anderer Schlüsselregionen für dieses synoviale **Tonus-Asymmetrie-Syndrom** (Hülse u. Coenen 2005), so die Kiefergelenke, der zervikothorakale Übergang und die Sakroiliakalgelenke, kann unbehandelt zu einer vielfältigen Symptomatik führen, die sich manchmal bis in das Vorschul- und Grundschulalter fortsetzt.

Die Entstehung des KISS-Syndroms wird überwiegend auf die Zwangshaltung des Kopfes und des Halses im gekrümmten Geburtskanal zurückgeführt; es wird also eine geburtstraumatische Pathogenese angenommen. Zusammenhänge mit einer intrauterinen Fehllage und dem postpartalen Zeitraum werden seltener postuliert.

Zur *Differenzialdiagnose* des KISS-Syndroms gehören:

- Schädelasymmetrien (Kraniosynostosen)
- knöcherne Missbildungen des kraniozervikalen Übergangs und der übrigen Halswirbelsäule
- entzündliche Prozesse
- Tumoren auch in der hinteren Schädelgrube und im Rückenmarkbereich

Daher ist eine Röntgenuntersuchung und evtl. die Durchführung computerassistierter Schnittbildverfahren angezeigt.

Das Gelenkpaar C 2/3 wird aus Funktionsgründen auch als *3. Kopfgelenk* bezeichnet (Christ u. Huang 2005); denn die Rotationsmöglichkeit der Axis gegenüber C 3 ist geringer als in den kaudal anschließenden zervikalen Bewegungssegmenten. Deshalb bildet der 3. Halswirbel einerseits den Sockel für die Axis und passt sich andererseits nach kaudal der Beweglichkeit der übrigen Halswirbel an.

Projektionsradiografie der Halswirbelsäule in Neutralhaltung (statische Röntgenuntersuchung in 2 Ebenen) mit gleichzeitiger Kopfgelenkdarstellung

Um die *zusätzliche* „Atlasröntgenaufnahme durch den geöffneten Mund" zu vermeiden, empfiehlt sich zur Röntgenuntersuchung der Halswirbelsäule in den 2 Standardebenen die **modifizierte Gutmann-Einstelltechnik** für die a.-p. Abbildung (Abb. 18.**6** und Abb. 18.**7**).

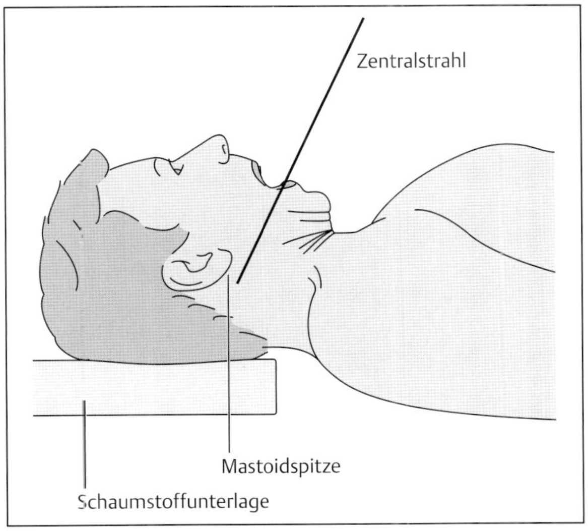

Abb. 18.6 **Einstelltechnik zur modifizierten Gutmann-Röntgenaufnahme der gesamten Halswirbelsäule *(schematisch)*.** Rückenlage, Schaumstoffunterlage für den Kopf, Fokus-Film-Distanz 1 m, Röhrenkippung 20° kopfwärts, Zentralstrahl bei maximal geöffnetem Mund über die Unterlippe auf einen Punkt 2–3 cm unterhalb der Mastoidspitze in Abhängigkeit von der Brustkyphose richten (evtl. den Schädel weiter nach vorn kippen; Blickerfahrung des medizinisch-technischen Röntgenassistenten).

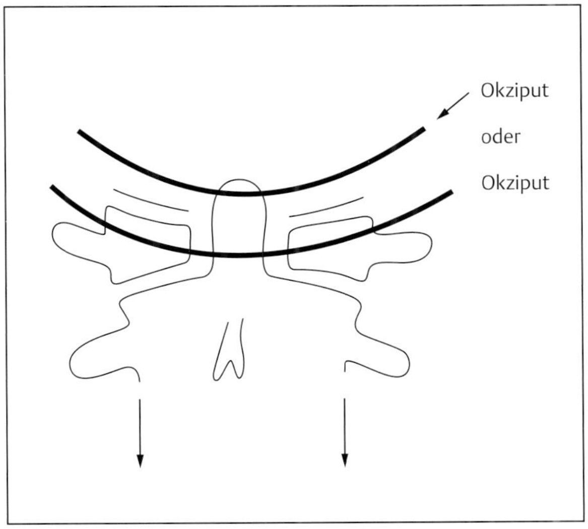

Abb. 18.7 **Projektionsmöglichkeiten der Hinterhauptsschuppe auf der modifizierten Gutmann-Röntgenaufnahme (in Abhängigkeit von der Zervikallordose und Thorakalkyphose).** Die Kopfgelenke 0/C 1 und C 1/2 sind ebenso zu beurteilen wie die übrigen Halswirbel (↓). In Abhängigkeit von der Wirbelsäulenhaltung werden manchmal die unteren Halssegmente nicht optimal abgebildet. Die Unzinati sind trotzdem zu beurteilen, und außerdem verbleiben die Informationen aus der seitlichen statischen Röntgenaufnahme.

Statik der Kopfgelenke

Die Beurteilung der Kopfgelenke auf der *seitlichen* Röntgenaufnahme der Halswirbelsäule in Neutralhaltung (**statische Röntgenaufnahme**) stützt sich vor allem auf die Beantwortung folgender Fragen:

- *Normalstellung des Atlas?* Die Atlasstellung ist normal, wenn der hintere Atlasbogen etwa parallel zur Ebene des Foramen magnum verläuft (Kamieth 1983). Dann bildet die Atlasebene (bestimmt durch die Gerade zwischen dem vorderen Atlasbogen und dem Dornfortsatz, Abb. 18.**8**) mit der McGregor-Linie einen Winkel zwischen 10 und 24° (Decking u. Ter Steege 1975).
- Ist die Bogenabschlusslinie (**Spinolaminarlinie**) des Atlas und der anderen Halswirbel zu erkennen? Falls nicht, dann liegt eine dorsale Bogenspalte oder dort sitzende Osteolyse vor.
- *Fehlstellung der Atlasebene?* Abweichungen von der definierten normalen Atlasposition werden als **Atlas superior** (> 24°) und **Atlas inferior** (< 10°) bezeichnet. Die Einordnung dieser Atlasstellung richtet sich nach folgender Überlegung: Die unbewusste, physiologische horizontale Blickrichtung wird von der Kopfhaltung bestimmt. Der Atlas spielt dabei eine „Vermittlerrolle". Eine unphysiologisch starke Lordose, Streckhaltung oder Kyphose der Halswirbelsäule, aus welchem Grund auch immer, kompensiert der Atlas so, dass über die Atlantookzipitalgelenke der Kopf seine horizontale Blickrichtung beibehält (Abb. 18.**9**). Eine Atlasfehlstellung in der Sagittalebene *ohne* unphysiologische Haltung der Halswirbelsäule ist als pathologisch anzusehen.
- *Wie stellt sich der Gelenkspalt im vorderen Atlantodentalgelenk dar?* Der vordere Atlantodentalspalt wird bei Erwachsenen normalerweise bis 3 mm, bei Kindern und Jugendlichen bis 4 mm breit abgebildet. Die Stabilität im Atlantodentalgelenk hängt vom Lig. transversum und vom Zustand der Gelenkkapsel ab. Die stabilisierende Funktion der fibrösen Gelenkkapseln und Bänder zeigt sich auch bei anderen Fehlstellungen der Kopfgelenke, beispielsweise bei der **transversalen Atlasdislokation (-subluxation)** im Verlauf chronischer Arthritiden (Abb. 18.**10**), bei denen auch die Ligg. alaria mitbetroffen sind.

Manchmal fällt anstelle des planparallelen atlantodentalen Gelenkspalts eine nach kranial offene Winkelstellung *(Atlaskippung)* zwischen der Dorsalkontur des Arcus anterior atlantis und der Densvorderkontur auf (Abb. 18.**11**). Dies zeigt eine leichte, evtl. konstitutionelle Festigkeitsminderung („Bandschwäche") des Lig. transversum an. Als *Einzelbefund* wird diese Winkelstellung so lange nicht als behandlungsbedürftig eingeschätzt, wie ihre größte Distanz 3 mm nicht überschreitet. In Zusammenhang mit klinisch erkannten Mobilitätsstörungen im Kopfgelenkbereich, beispielsweise beim Grisel-Syndrom, ist die Winkelstellung jedoch ein abnormer Befund.

Abb. 18.8 Atlas superior (As), Atlas inferior (Ai), Projektion der Gelenkspalten C 2/3 und C 3/4.

As Winkel zwischen Atlasebene (Ae) und McGregor-Linie (Palatosubokzipitallinie, McG) über 24°.

Pd Palatum durum.

Ok Hinterhauptschuppe.

Ai Winkel zwischen Atlasebene und McGregor-Linie unter 10°.

n, *Pfeil* Die Gelenkflächen C 2/3 divergieren nach dorsal, daher normalerweise keine Abbildung der *Gelenkspalten* auf der seitlichen Röntgenaufnahme.

ab, *Pfeil* Entweder Wirbelrotation oder Dysplasie der Gelenkfortsätze C 2/3. Dann ist der Gelenk*spalt* frei projiziert (und zusätzlich auch der Dornfortsatz C 2 aus der Mittellage abgewichen [a.-p. Aufnahme]?).

n, C 3/4 Normalerweise frontal ausgerichtete Gelenkflächen. Sie sind daher als Spalt abgebildet.

ab, *geschwänzter Pfeil*
Dorsale Atlasbogenspalte, d. h., die Bogenabschlusslinie fehlt.

Differenzialdiagnose:
Osteolyse. Dieser Befund gilt für alle Halswirbel.

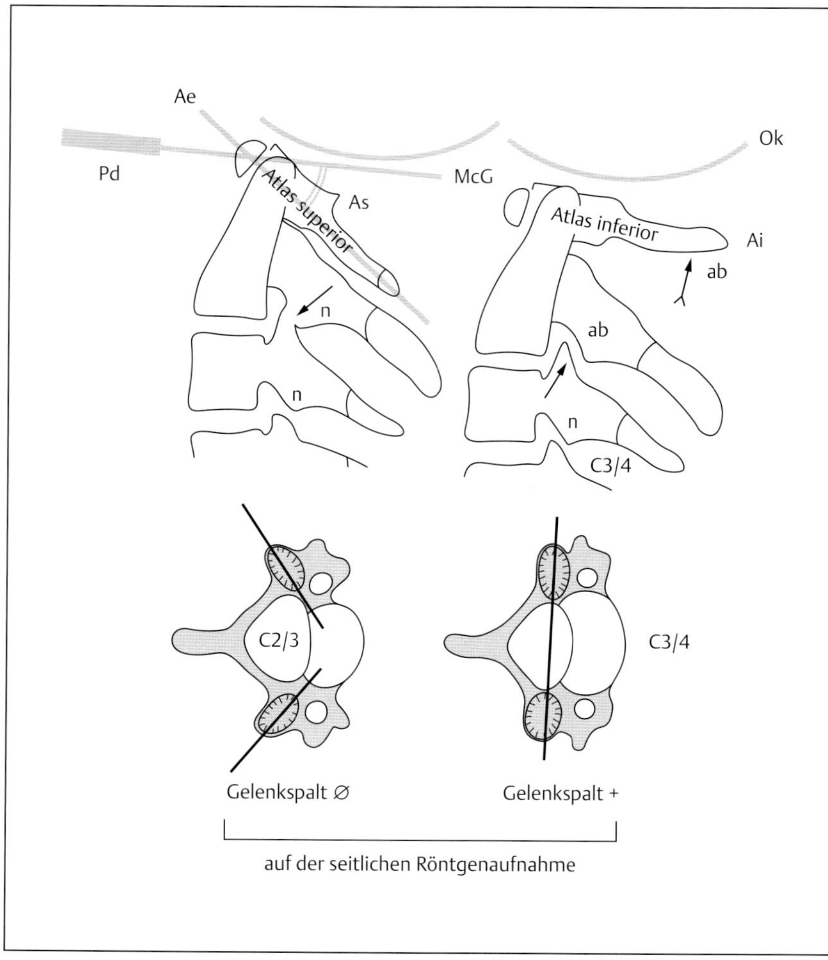

Abb. 18.9a, b Bei Zervikalkyphose (Ky) – welcher Ursache auch immer – kompensiert der Atlas superior (As in b) die Abweichung der horizontalen Blickachse nach unten (Aba). In **a** wäre die horizontale Blickachse *(gestrichelt)* nur durch Kontraktion von Augenmuskeln zu erreichen (Ermüdungspotenzial), oder die Nackenmuskulatur müsste dauerkontrahiert werden. Die unbewusste Superioreinstellung des Atlas verhütet dies *(schematisch)*.

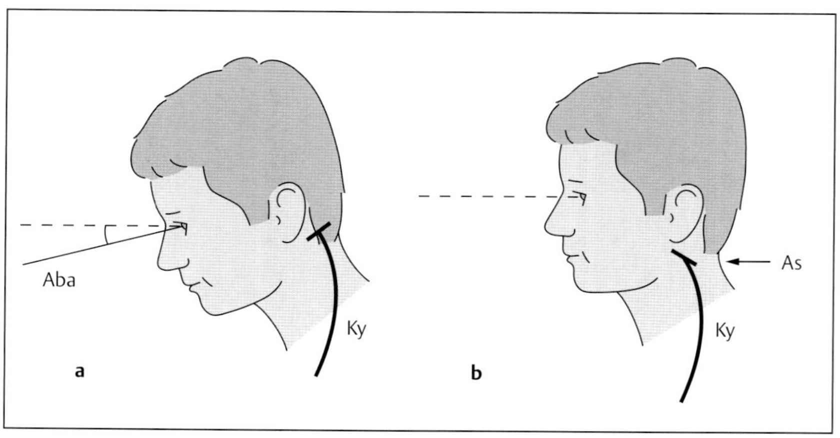

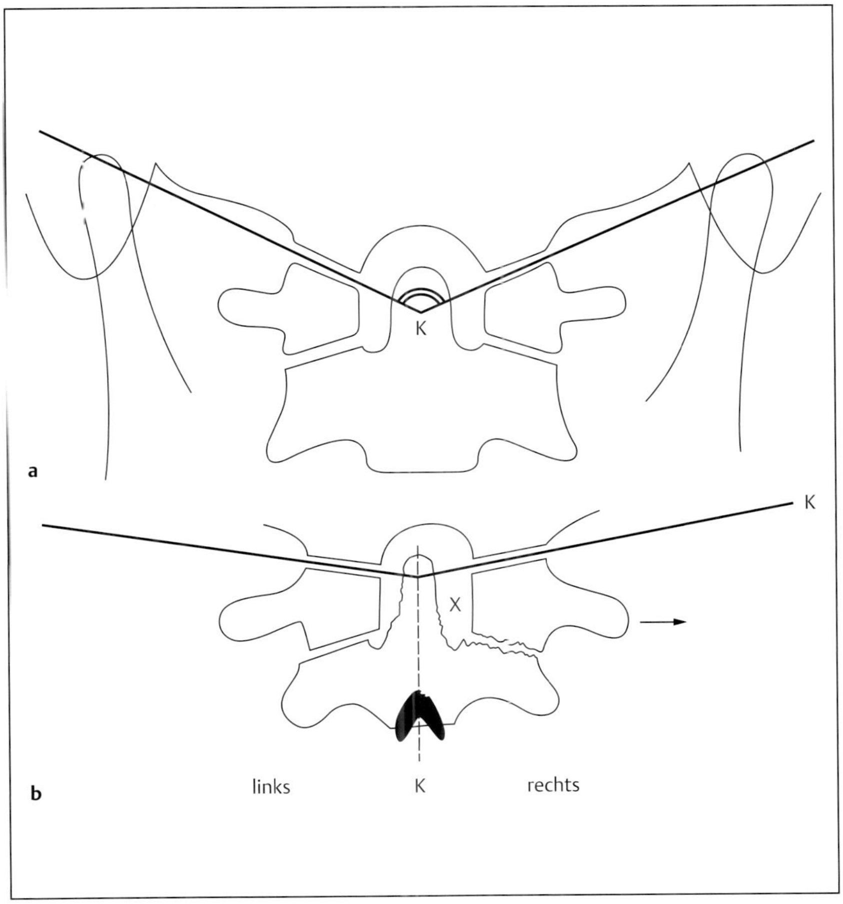

Abb. 18.**10a, b** **Kondylenwinkel (a) und strukturelle transversale Atlasdislokation/-subluxation (b).** Der normale Kondylenwinkel (K) gruppiert sich um 125°. Die kondyläre Hypoplasie, Dysplasien und Anlageasymmetrien führen zur Winkelveränderung. Bei einseitigen kondylären Baustörungen und bei der transversalen Atlasdislokation (**b**, gezeichnet bei erosiver rechtsseitiger Atlantoaxialarthritis mit Schädigung des Lig. alare [x]) liegt der Scheitelpunkt des Kondylenwinkels exzentrisch innerhalb oder außerhalb der Denskontur. Auf den Flügelbandschaden weist auch der mittelständige Dornfortsatz C 2 hin; also keine Rotation der Axis.

Merke:

Die a.-p. Röntgenaufnahme der Halswirbelsäule wird so betrachtet, als ob der Betrachter hinter dem Patienten steht – also aus p.-a. Sicht (Konsens in der Manualmedizin). Dann entspricht die (z. B.) rechte Seite des Patienten auch der rechten Seite des Betrachters, und Rotation bedeutet Drehung im Uhrzeigersinn, bezogen auf den Patienten.

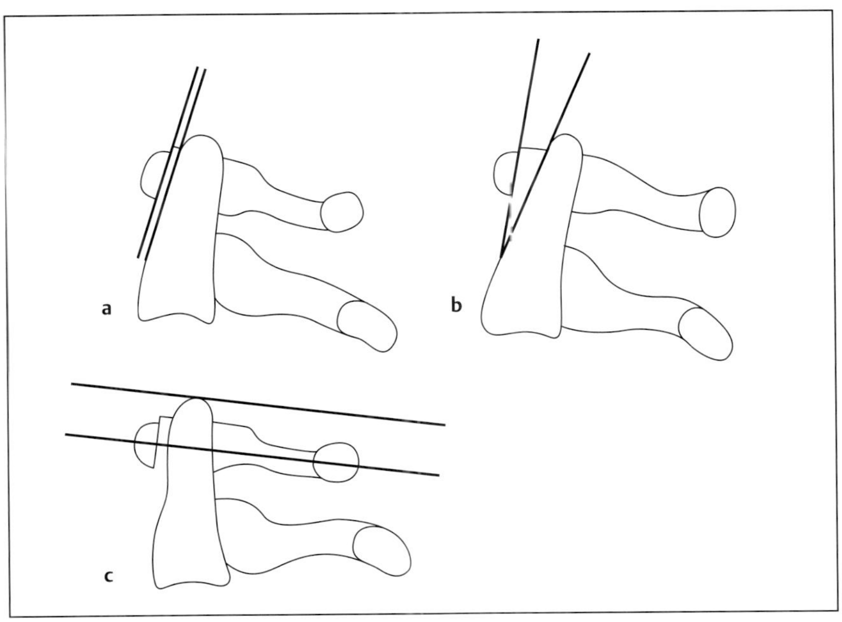

Abb. 18.**11a–c** **Spezielle Röntgenbefunde am vorderen Atlantodentalgelenk.**

- **a** Planparalleler atlantodentaler Spalt.
- **b** Winkeliger atlantodentaler Spalt, auch als Atlaskippung bekannt (s. Text).
- **c** Parallele zum Messen der Vertikalverschiebung der Densspitze (Röntgenaufnahme in Neutralhaltung) bzw. Vertikalverschiebung des Dens (auf der Anteflexionsaufnahme am besten erkennbar). Bei der Anteflexion kann sich der Atlantodentalspalt auch bei Gelenkstabilität im Rahmen der physiologischen Maße geringfügig verbreitern, desgleichen eine Vertikalverschiebung des Dens um höchstens 3 mm auffallen.

Zum Nachweis oder zur klinischen Beurteilung einer **ventralen Atlassubluxation** gelten folgende Regeln:

1. *Normale* oder *pathologische* Atlantodentaldistanz auf der statischen seitlichen Röntgenaufnahme der Halswirbelsäule bei einem Patienten mit bekannter (fortgeschrittener) destruktiver (polyartikulärer) Gelenkerkrankung oder mit kraniozervikalen Fehlbildungen *und* neu aufgetretenen Nackenbeschwerden: Indikation zu zusätzlicher Funktionsröntgenaufnahme in Anteflexion.
2. Die statische seitliche Röntgenaufnahme zeigt eine *grenzwertige* Atlantodentaldistanz (bei Erwachsenen um 3 mm): Indikation zur Anteflexionsaufnahme.
3. *Pathologische* Atlantodentaldistanz bei erstmals aufgetretenen Nackenbeschwerden (*ohne* Anamnese wie unter Nr. 1): Indikation zur Anteflexionsaufnahme, um das wahre Ausmaß der Atlasdislokation zu bestimmen.
4. Die *normale* Atlantodentaldistanz auf der statischen Röntgenaufnahme schließt eine Hypermobilität im unteren Kopfgelenk nicht aus: subjektive Indikation zur Anteflexionsaufnahme für den überweisenden Arzt.
5. Im Einzelfall muss entschieden werden, ob eine Zusatzdiagnostik mit MRT indiziert ist, beispielsweise bei einer gleichzeitigen Kompressionssymptomatik der Medulla (Myelopathie), bei vorangegangenem Trauma (CT/ MRT) oder in jedem Fall der rheumatoiden Arthritis oder anderer Systemerkrankungen des Gleitgewebes mit Nackenbeschwerden (s. Abb. 18.**136** und Abb. 18.**137**).
6. Auf S. 809 wurde das Grisel-Syndrom besprochen. Abb. 18.**4** zeigt seinen charakteristischen visuellen Aspekt. Außer diesem seltenen Spezialfall einer rotatorischen Dysfunktion (Blockierung) der Kopfgelenke gibt es häufigere Beeinträchtigungen der atlantoaxialen Mobilität mit überwiegend schmerzhafter Rotationseinschränkung, und zwar nicht nur in Endstellung, sondern auch im physiologischen, anatomisch vorgegebenen Rotationsbereich. Wenn bei solchen Befunden projektionsradiografisch keine diagnostische Klärung gelingt oder ein atraumatisch entstandenes oder traumatogenes (chronifiziertes) zervikoenzephales Syndrom klinisch diagnostiziert wird, ist die Indikation zu computerassistierten Schnittbildverfahren gegeben. Einerseits gilt es, ursächliche Strukturschäden aufzudecken, beispielsweise entzündlich-rheumatische oder infektiöse Prozesse, Traumen oder Tumoren (Meningeome, Metastasen), oder zu dokumentieren, dass keine bildgebend erfassbare Ursache der Bewegungseinschränkung der Kopfgelenke bzw. des zervikoenzephalen Syndroms vorliegt. Auch in dieser Region wird die CT vor allem zur Beurteilung der knöchernen Anatomie und die MRT mit dem Schwerpunkt Weichteildarstellung eingesetzt – manchmal entsprechend der klinischen Fragestellung beide bildgebenden Verfahren.

Indikation der CT: Bei Frakturen im kraniozervikalen Übergang ist die CT unerlässlich, um Kondylenabrisse oder knöcherne Bandausrisse nicht zu übersehen. Die Wirbelkörperrückwand, der Wirbelkanaldurchmesser, der Wirbelbogen und die Gelenkfortsätze sind im CT genauer zu beurteilen als auf Projektionsradiogrammen einschließlich zusätzlicher Schrägaufnahmen. Diese Feststellung gilt auch für den zervikothorakalen Übergang. Zur Unterscheidung zwischen „echter" Fehlstellung, Anlageasymmetrien und Dysplasien der Kopfgelenkpartner ist die CT (evtl. Sekundärrekonstruktionen, 3D-Reformatierung) verlässlicher als die Röntgenuntersuchung. Dies gilt vor allem für Mobilitätsstörungen im Kopfgelenkbereich. Die dort anzuwendende **Funktions-CT** beurteilt die Rotationsmobilität der Kopfgelenke vornehmlich zur Fragestellung, ob bei Rotation eine bleibende Asymmetrie des Densstands zwischen den Massae laterales atlantis nachzuweisen ist, d. h., sie kann durch Rotation zur Gegenseite nicht ausgeglichen werden: **fixierte (blockierte) Dislokation (Subluxation) im atlantoaxialen Kopfgelenk** (Abb. 18.**12**). Die normale Rotation findet überwiegend im unteren Kopfgelenk nach jeder Seite um etwa 45° statt. Die Rotation wird durch die seitensymmetrischen Ligg. alaria begrenzt. Diese Bänder ziehen vom Dens horizontal und schräg aufsteigend zur Innenseite der Hinterhauptkondylen, evtl. in Anteilen zum Rand des Foramen magnum und/oder zur Massa lateralis. Das kontralaterale Flügelband wird bei der Drehung angespannt und limitiert auf diese Weise die axiale Rotation von C1 um C2. Um aussagekräftige Informationen über die Rotationswinkel zu erhalten, sind untersuchungstechnische Prämissen zu erfüllen (Friedburg 2005). Dazu gehört die weitgehend parallele Einstellung der Gantry-Kippung zur Foramen-magnum- oder Atlasebene, um Überschneidungen von Schädelbasis und Atlas oder von Atlas und Axis zu vermeiden. Beim Funktions-CT werden 3 Schnitte in identischer Ebene durchgeführt, zunächst in Neutralstellung des Atlas und der Axis (Dens), sodann je 1 in maximaler (aktiver) Rotation nach rechts und links. Bei der Winkelmessung muss eine Vordrehung in der Ruheposition mit den Rotationsausschlägen verrechnet werden. Mithilfe der computertomografischen Rotationsprüfung der Kopfgelenke sind fixierte Dysfunktionen (Amobilität) und nicht fixierte Hypomobilitäten nachzuweisen. Einseitige Bewegungsstörungen lassen sich im Seitenvergleich, beidseitige in Anlehnung an die physiologischen Rotationswinkel (s. o.) oder unter Berücksichtigung der Lokalisation der mitgeteilten manualmedizinischen Funktionsprüfung einordnen.

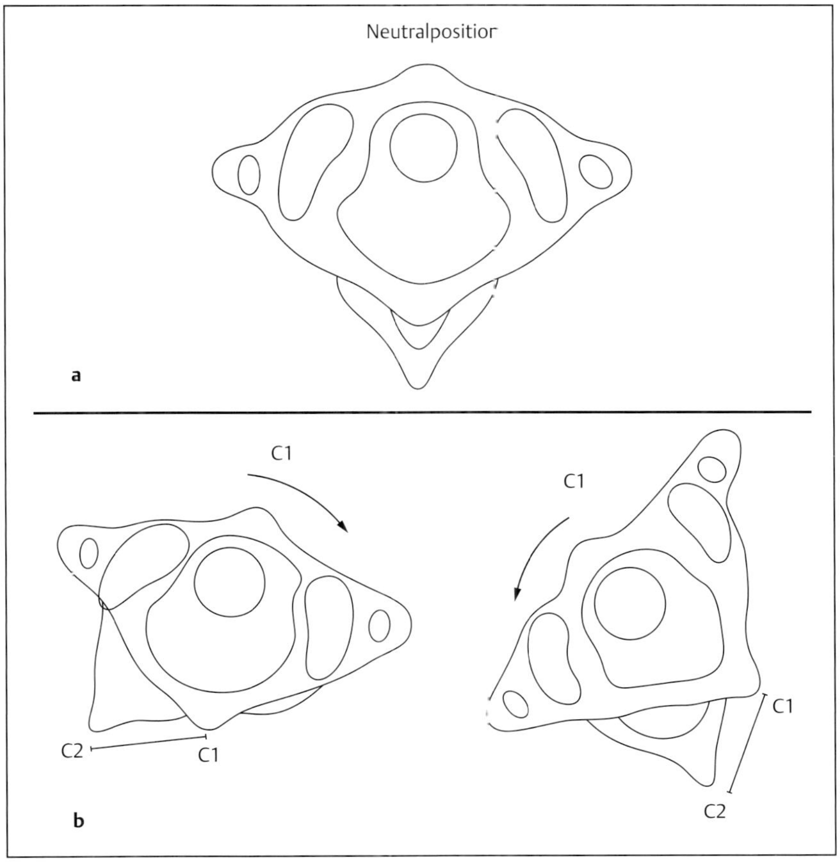

Abb. 18.**12a, b** **Prinzip der rotatorischen Funktions-CT** mit Darstellung der Neutralposition *(oben)* und Befund bei linksseitiger, fixierter (blockierter) atlantoaxialer Rotationssubluxation *(unten; idealisierte Schnittbildskizze).*

a Physiologische Neutralposition von Atlas und Axis.

b Pathologischer Befund (anderer Patient). Bei maximaler aktiver Drehung des Kopfes (Atlas) nach rechts und links fällt die nicht korrigierbare Asymmetrie der seitlichen Atlantodentaldistanzen auf. Außerdem ist zu erkennen, dass Atlas und Axis als „Einheit" rotieren (Rinaldi et al. 1979) anstelle der unabhängigen vorangehenden physiologischen Atlasrotation (s. Text). Im wiedergegebenen pathologischen Befund verändert sich die relative Stellung der Dornfortsätze C1 und C2 beim Rotationsversuch nicht (s. Markierungen).

Basisinformation: Es lässt sich im CT eine persistierende Asymmetrie des Abstands zwischen Dens und Massae laterales bei wechselseitiger Kopfrotation nachweisen. Zusätzlich kann eine ventrale Atlasdislokation (-subluxation) auftreten. Dann ist die vordere Atlantodentaldistanz > 3 mm.

Aus didaktischen Gründen wurde eine *fixierte Subluxation* in maximaler Rotationsstellung gezeichnet. Möglich sind auch Fixierungen innerhalb des normalen Rotationsbereichs, also vor Erreichen der maximalen Drehposition. Außerdem gibt es atlantoaxiale Hypomobilitäten, d. h., trotz fehlender Fixierung wird die Maximalrotation nicht erreicht.

Mobilität und Dysmobilität der Halswirbelsäule

Kopfgelenke

Das Zusammenspiel der Kopfgelenke 0/C1 und C1/2 ermöglicht eine Kopfbeweglichkeit wie in einem Kugelgelenk und eine Teilnahme an der zervikalen Gesamtmobilität.

Die Vorzugsbewegung im Atlantookzipitalgelenk (oberes Kopfgelenk) liegt in der Sagittalebene (Anteflexion, Retroflexion; Synonyme: Inklination bzw. Reklination oder Extension). Außerdem ist eine geringe aktive Seitneigung um 10–15° nach jeder Seite möglich, bei der es zu einer Seitverschiebung der Okzipitalkondylen zur Neigungsrichtung kommt. Eine isolierte *aktive* rotatorische Exkursionsfähigkeit besteht im Atlantookzipitalgelenk nicht.

Die Anteflexion der Halswirbelsäule ist ein 2-phasiges Geschehen. Bei der *initialen* Nickbewegung des Kopfes nach vorn verschieben sich die *Hinterhauptskondylen* nach dorsal-kranial (entsprechend ventral-kranial bei der Retroflexion). Dadurch distanziert sich der hintere Atlasbogen etwas von der Hinterhauptsschuppe. Bei der weiteren *(konsekutiven finalen)* Vorbeugung der Halswirbelsäule nähert sich der hintere Atlasbogen dem Okzipitale wieder, da nun der *Atlas* gegenüber der Hinterhauptsschuppe nach dorsal-kranial gleitet.

! *Merke*

Der hintere Atlasbogen wird daher durch den Vergleich der statischen seitlichen Röntgenaufnahme mit der Anteflexionsaufnahme zum Indikator einer stattgefundenen oder ausgebliebenen Bewegung im Atlantookzipitalbereich (Abb. 18.**13**):

- Eine **Blockierung in den Atlantookzipitalgelenken** liegt vor, wenn der hintere Atlasbogen auf der statischen Röntgenaufnahme und auf der Anteflexionsaufnahme eine identische Stellung einnimmt.
- Eine **reine Atlasblockierung** besteht, wenn die initiale Kondylenbewegung stattfindet, die anschließende Atlasverschiebung jedoch ausbleibt, d. h., der hintere Atlasbogen hat sich bei vollständiger Anteflexion etwas von der Hinterhauptsschuppe entfernt.

Abb. 18.13 **Durch die 2-phasige Sagittalflexion** (gezeichnet: Anteflexion) wird der hintere Atlasbogen auf entsprechenden Funktionsröntgenaufnahmen zum Indikator der Blockierung (= vertebrale segmentale Dysfunktion) im Atlantookzipitalgelenk und der Atlasmobilität (s. die Symbolformeln und den Text).

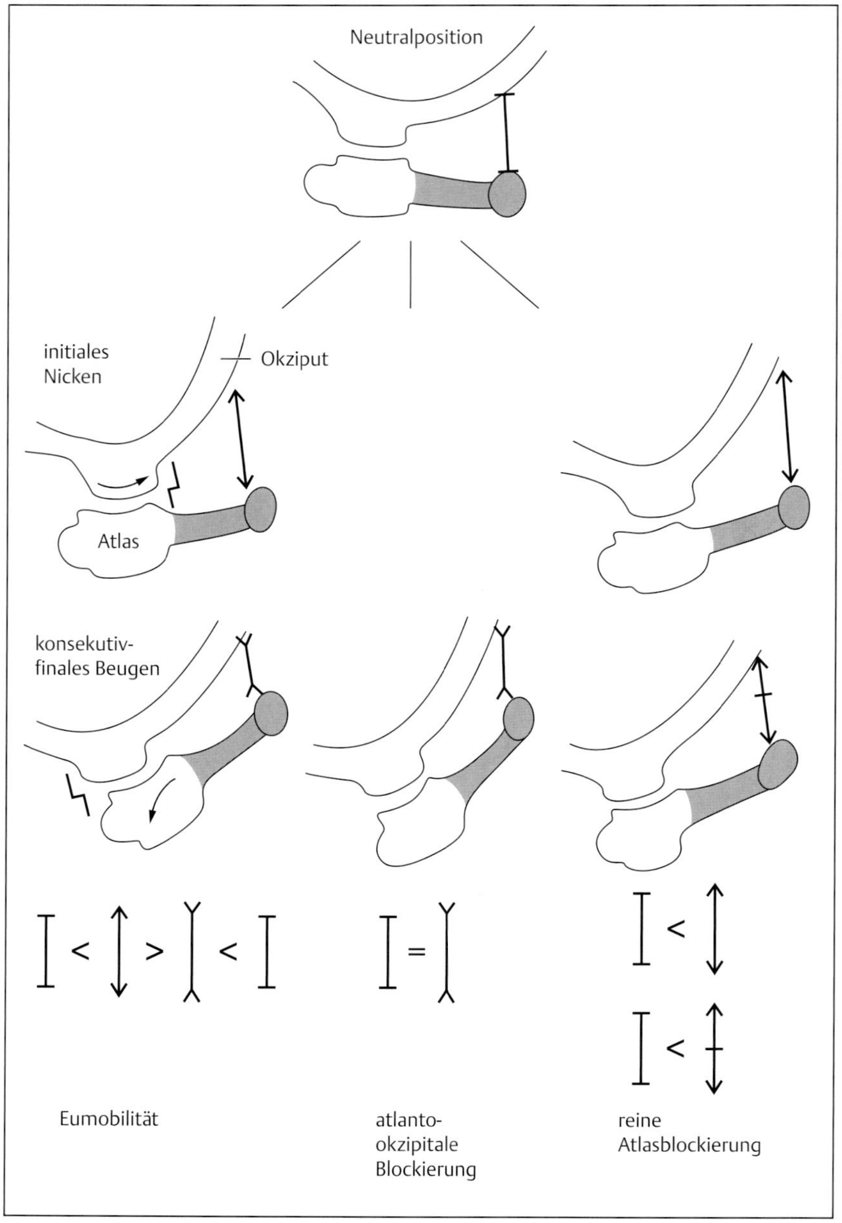

Kopfgelenke und manuelle Medizin/Chirotherapie

Rotation ist der wichtigste Bewegungsablauf im unteren Kopfgelenk (Articulatio atlantoaxialis mediana und lateralis dextra et sinistra). Die Erkenntnisse über die Besonderheiten der Physiologie und Pathophysiologie der Kopfgelenke (s. S. 812ff) haben unter dem Einfluss der manuellen Medizin dazu geführt, auch aus der *statischen a.-p. Röntgenaufnahme* der Halswirbelsäule die bildgebenden Befunde bei der vertebralen Dysfunktion (Blockierung) der Kopfgelenke abzulesen. Dabei kam es zu 3 konsekutiven Erkenntnisschritten:

1. Die abnormen Röntgenbefunde wurden diskutiert und oft widersprüchlich beschrieben.
2. Der 2. Schritt führte zur Erkenntnis: „...die Röntgensymptome (der Atlas- und Axisrotation sowie Stellung der Atlantookzipitalgelenke) sind nicht real, sondern kommen rein projektionsbedingt zustande" (Kamieth 1986; Abb. 18.**14**). Diese Aussage hat umso mehr Gewicht, da der Autor als Radiologe seine Ansicht auch aus Beobachtungen unter Durchleuchtungskontrolle ableitete und die Gesetze der Zentralprojektion bei der Deutung berücksichtigte. Allerdings fehlt bei ihm die dokumentierte Verifizierung durch CT, und schließlich spricht Kamieth von „Faktoren, die eine gewisse Variabilität von Rotationsbefunden bedingen". Das sind Deutungsunsicherheiten, die von der Lagerungsposition des Patienten, von der Röntgeneinstelltechnik und von an sich banalen Entwicklungsasymmetrien abhängen. Dies führte zum nächsten Erkenntnisschritt der zeitgenössischen manuellen Diagnostik und manuellen Therapie/Chirotherapie:
3. Erkenntnisschritt (Tab. 18.**1**):
   - Die atraumatischen sog. Fehlstellungen der Kopfgelenke auf statischen a.-p. Röntgenaufnahmen sind weit überwiegend Bau- oder Stellungsasymmetrien, die als Normvarianten einzuordnen sind. Ziel der manuellen Therapie ist die Wiederherstellung der freien Beweglichkeit, d. h. die Beseitigung der Mobilitätsstörung, bei unveränderter Normvariante oder Dysplasie.
   - Die statische Röntgenuntersuchung der Halswirbelsäule dient vor allem dem Ausschluss oder Nachweis von Strukturschäden oder Missbildungen, denn es wird davon ausgegangen, dass die zervikale vertebrale Dysfunktion durch Gelenk- und Muskelpalpation und manuell geleitete körperliche Funktionsuntersuchung diagnostiziert werden kann (Wolff 2005).
   - Der Radiologe kann einerseits die Diagnose des Manualtherapeuten dokumentieren und andererseits womöglich präzisieren, also richtungweisend ergänzen, oder sogar korrigieren bzw. durch Empfehlung zusätzlicher bildgebender Untersuchungen zur diagnostischer Sicherheit beitragen.
   - Den Erfahrungen der manuellen Diagnostik und Therapie widerspricht nicht grundsätzlich, dass „trotz des Fortbestehens der Bewegungsstörungen (auf Funktionsröntgenaufnahmen) die Beschwerden verschwunden sind und umgekehrt" (Kamieth 1986). Diese Feststellung offenbart Erkenntnislücken oder Fehldeutungen und ist nicht der Ausdruck eines Generalirrtums.

Tab. 18.**1** Erkenntnissequenz bei kraniozervikaler Dysfunktion. Fazit: Die schmerzhafte Bewegungseinschränkung und die sog. kraniozervikale Fehlstellung stehen in keinem kausalen Zusammenhang, sondern spiegeln in den allermeisten Fällen eine Koinzidenz wider. Die Manualtherapie ist auf die schmerzhafte Bewegungsbehinderung fokusiert. Auf die sog. Fehlstellung soll sie keinen direkten Einfluss nehmen.

Subjektiv	Bewegungseinschränkung der Halswirbelsäule – oft schmerzhaft
Klinische Funktionsanalyse	Bewegungssegmentale kraniozervikale Dysfunktion (= Blockierung)
Röntgenuntersuchung der Halswirbelsäule in 2 Ebenen (modifizierte Gutmann-Einstelltechnik):	
• Pathoanatomische Analyse	Arthrose, Entzündung, Raumforderung, posttraumatisch? Aplasie (Assimilation), Dysplasie?
• Stellungsanalyse bei Euplasie	Normalstellung (Stellungssymmetrie) oder sog. Fehlstellung (Stellungs- oder Bauasymmetrie) = Normvariante oder Fixierung (Blockierung usw.) der Gelenkpartner im physiologischen Bewegungsbereich?
Manuelle Therapie bei Euplasie oder diskreter Dysplasie	mit dem Ziel „freie Beweglichkeit bei unveränderter Normvariante oder Dysplasie"

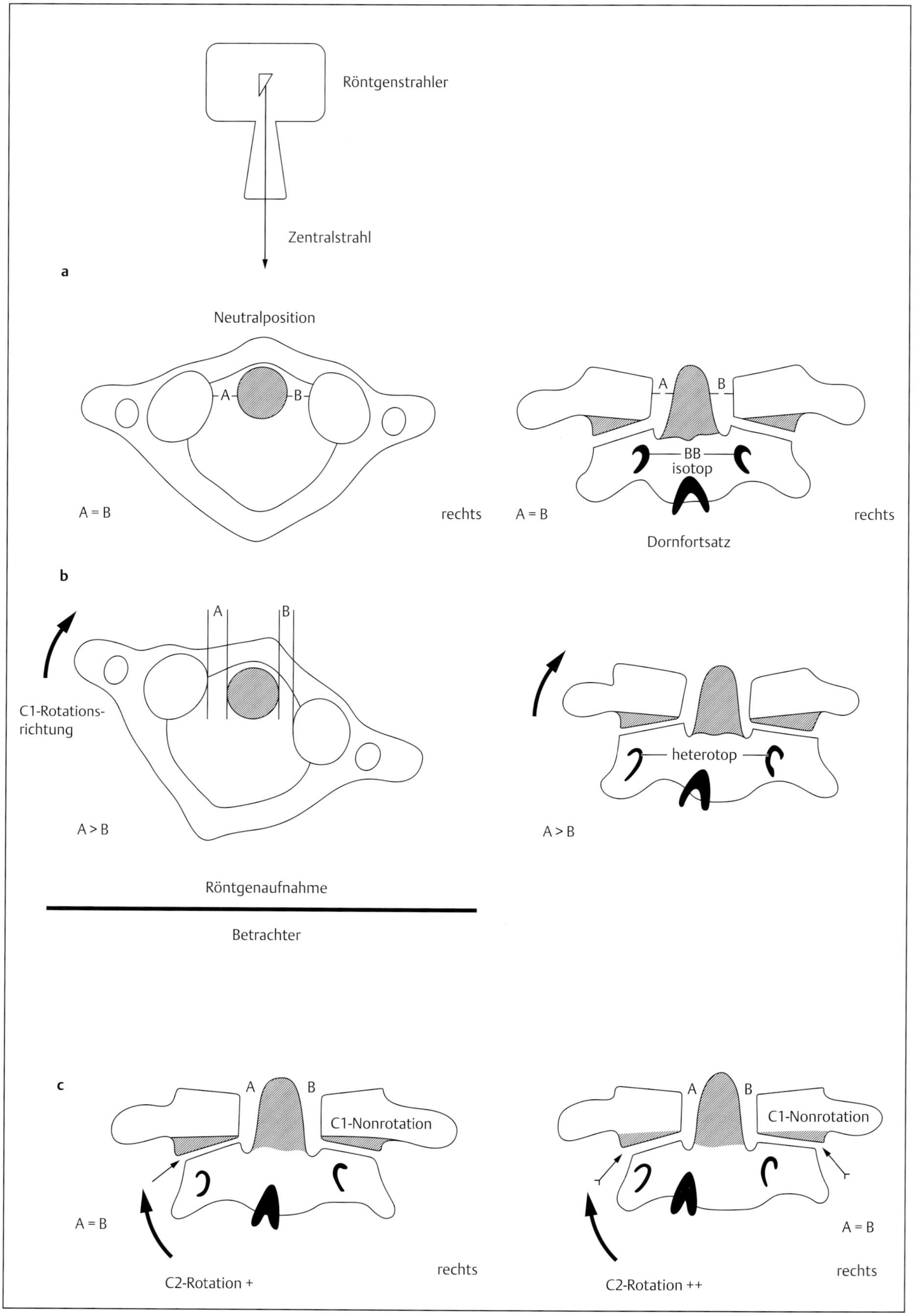

Abb. 18.**14a–c** *(Fortsetzung siehe nächste Seite)*

◄ Abb. 18.**14a–c** **Projektionsbedingte Stellungsveränderungen der Atlantoaxialgelenke bei der Rotation auf der a.-p. Röntgenaufnahme** (Kamieth 1986).

a Wichtige Beurteilungsparameter bei Normalstellung von Atlas (Blick von kranial) sowie Atlas und Axis (Blick auf die a.-p. Röntgenaufnahme von „hinten", dadurch erleichterte Deutung der Rotationsrichtung, da Patient und Filmbetrachter sich gleichsinnig „drehen". Kopf und Atlas rotieren synchron.

1. Atlantodentaldistanz A = B (seitengleich).
2. Seitengleiche Massa-lateralis-Dreiecke *(schwarz)*. Der hintere Atlasbogen überschneidet als flauer Schatten die Massa lateralis von medial-kaudal nach lateral-kranial. Dadurch stellt sich in der Massaabbildung je 1 Dreieck dar. Die Rotations-Offsets entstehen als Folge der physiologischen Rotationsdifferenz von C 1 gegenüber C 2/C 1.
3. *Keine* seitlichen Konturstufen zwischen Atlas und Axis. Vorhandene Konturstufen („Überlappungen") werden als Offsets beschrieben *(Pfeile)*, d. h. *positives Offset* = der Atlas überragt den Axiswirbel, *negatives Offset* = die Axis überragt den Atlas.
   Physiologische Ursache für auftretende Offsets ist die kraniokaudale Reihenfolge der Halswirbelrotation: C 1 rotiert zunächst um etwa 10°. Sodann folgt die Axis gleichsinnig, und danach schließen sich die übrigen Halswirbel an. Grundsätzlich nimmt daher die Rotation von kranial nach kaudal ab. Die Rotationsdifferenz zwischen Atlas und Axis bleibt bestehen. Sie ist die Ursache des negativen Rotations-Offsets, dem sich bei stärkerer Kopfrotation ein kleineres negatives Offset der Rotationsgegenrichtung hinzugesellt.
   Der Dornfortsatz C 2 steht normalerweise in der Medianebene – von Anlageasymmetrien abgesehen. Die projektionsbedingte Verschiebung der sog. Bogenbasen der Axis (BB) zur Rotationsgegenseite hilft, Anlageasymmetrien des Axisbogens auszuschließen.

b Situation bei atlantoaxialer Rotationsfehlstellung auf der a.-p. Röntgenaufnahme (fixierte [blockierte] Rotationsfehlstellung nach rechts).

1. Verkürzung der Atlantodentaldistanz auf der Rotationsseite (in Rotationsrichtung).
2. Das Massa-lateralis-Dreieck auf der Rotationsseite (in Rotationsrichtung) erscheint vergrößert.
3. Negatives Rotations-Offset auf der Rotationsseite (in Rotationsrichtung); erst bei noch stärkerer Atlasrotation ist ein kleineres Rotations-Offset auf der Rotationsgegenseite zu erwarten. Es gilt: Das Rotations-Offset auf der Gegenseite ist immer kleiner als dasjenige der Rotationsseite.
4. Gleichsinniges Ausweichen des Dornfortsatzes C 2 zur Atlasrotationsrichtung; z. B. der C 1-Rotation nach rechts folgt der Axiskörper in gleicher Richtung. Der Dornfortsatz C 2 wandert daher von der Medianstellung nach links. Wenn Atlas und Axis gegensinnig rotiert sind, spricht dies für eine *Axisrotation*.

c Isolierte Axisrotation (bei Normalstellung des Atlas). Dann tritt, je nach der Rotationsstärke des Axiswirbels, zunächst ein positives Rotations-Offset auf der Rotationsseite *(Pfeil linker Bildteil)*, bei stärkerer Axisdrehung ein beidseitiges positives Offset auf *(geschwänzte Pfeile, rechtes Bild)*.

Mittlere und untere Bewegungssegmente der Halswirbelsäule (C2–C7)

Globale Mobilität

! Merke

Die Beurteilungssicherheit der globalen Halswirbelsäulenmobilität nimmt vom visuellen Aspekt über die klinische Untersuchung bis zur Bildgebung zu. Hinsichtlich ihrer Aussagekraft ist die bildgebende Funktionsdiagnostik der statischen Bildgebung überlegen.

Auf zervikalen Funktionsröntgenaufnahmen lassen sich die Sagittalbeweglichkeit, die Rotationsfähigkeit und die Lateralflexibilität (Abb. 18.**15** bis Abb. 18.**18**) abschätzen. Darüber hinaus ist in *sagittaler Bewegungsrichtung* eine Quantifizierung möglich. Allerdings berücksichtigen die Messmethoden der Sagittalmobilität nicht, dass diese Bewegung sich aus 2 Komponenten zusammensetzt, nämlich aus der *Kippbewegung* und der *transversalen Wirbelverschiebung*, und nur die Erstere metrisch erfasst wird. Die kombinierte Bewegungsfolge ist an der Sagittalmobilität nicht in gleicher Stärke beteiligt. Vielmehr nimmt die Kippbewegung in den zervikalen Bewegungssegmenten von C 2 nach C 5 zu. Im mittleren Halswirbelsäulenabschnitt ist die Verschiebungskomponente am ausgeprägtesten. Die verhältnismäßig große Streubreite des segmentären Bewegungsspielraums hängt von der in Grenzen variablen Form der Gelenkfortsätze und der Neigung ihrer Gelenkflächen ab. Außerdem beeinflusst der Zustand der röntgenologisch noch als normal hoch angesehenen Zwischenwirbelscheiben die segmentale Mobilität – eingedenk der Erkenntnisse, dass ihr Wassergehalt (Quellungsdruck des Nucleus pulposus) etwa vom 3. Lebensjahrzehnt an abnimmt, die Rückbildung der Gefäße im äußeren Anulusabschnitt schon im Kindesalter einsetzt und die sekundär auftretenden peripheren Unkovertebralspalten (Töndury 1981) Einfluss auf die Nachgiebigkeit der Zwischenwirbelscheibe nehmen. Trotzdem haben sich Funktionsröntgenaufnahmen in der Praxis bewährt, sofern die Indikation zu ihrer Durchführung besteht. Sie stellt sich, wenn die statischen Röntgenaufnahmen keine Abweichungen abbilden, die nach dem klinischen Ausschluss einer radikulären Symptomatik das Beschwerdebild des Patienten verursachen könnten. Außerdem bedürfen Röntgenbefunde statischer Aufnahmen, die auf eine Bewegungsstörung hinweisen; s. die nachfolgenden Schilderungen einer Präzisierung durch Funktionsröntgenaufnahmen als Voraussetzung einer erfolgversprechenden Therapie.

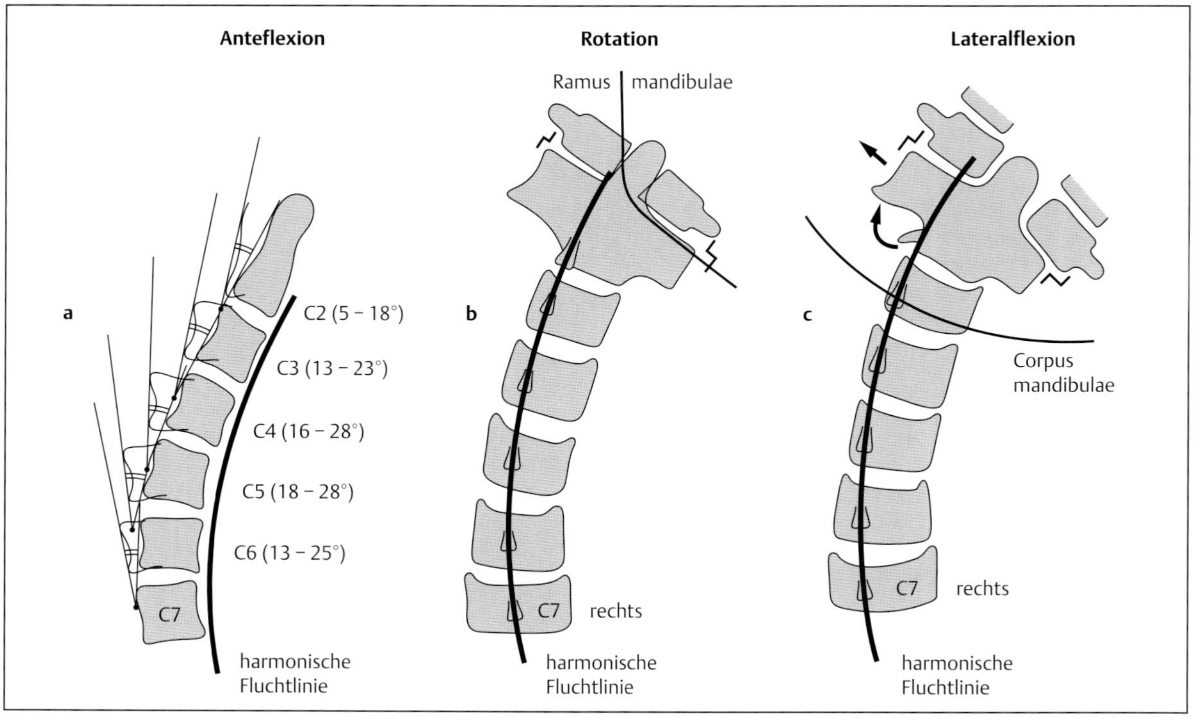

Abb. 18.**15a–c Zervikale Funktionsröntgenuntersuchung (Normalbefunde).**

Merke:

Zur Aufdeckung von Mobilitätsdefiziten helfen einerseits bei der Sagittalbewegung die quantitativen Angaben. Andererseits ist der zu fordernde **harmonische Verlauf der eingezeichneten virtuellen Fluchtlinien** ein verlässlicher Indikator für normale zervikale Mobilität (und umgekehrt). Entsprechend geben die eingezeichneten quantifizierten Stufensymbole (s. Offsets) an den Kopfgelenken Hinweise auf dort vorliegende Normobilität (oder Mobilitätsstörungen).

a Bewegungsspielraum zwischen Ante- und Retroflexion. Normalwerte für Erwachsene bei aktivem, d. h. vom Patienten selbst bestimmtem Bewegungslimit (Buetti-Bäuml 1954).
Methodik: Von der Anteflexionsaufnahme wird eine Wirbelkörperpause auf Transparentpapier angefertigt. Sodann legt man die Pause von C7 auf den 7. Wirbelkörper der Retroflexionsaufnahme, und die Umrisse des 6. Halswirbelkörpers auf der Retroflexionsaufnahme werden in die Pause eingezeichnet. Sodann wird C6 der Pause auf C6 der Retroflexionsaufnahme gelegt und die Lage des 5. Halswirbels eingezeichnet, also generell der tiefer gelegene Wirbelkörper auf Pause und Film zur Deckung gebracht und die Konturen des nächsthöheren Wirbelkörpers der Retroflexionsaufnahme in die Pause eingezeichnet. Ist dies von C7–C2 geschehen, so werden die Tangenten an die Wirbelkörperhinterkonturen gelegt. Sie schneiden sich und umschließen in jedem Bewegungssegment den Exkursionswinkel.

b Zervikale Rotationsfähigkeit. Gezeichnet wurde die Rechtsrotation bei p.-a. Betrachtung der in a.-p. Position des Patienten angefertigten Röntgenaufnahme, d. h., der Betrachter blickt auf die Funktionsröntgenaufnahme so, als ob er hinter dem Patienten stände.
Einstelltechnik zur 45°-Rotationsröntgenaufnahmen (Kamieth 1986): Rückenlage des Patienten, Gesichtsebene 5–10° nach hinten geneigt. Die Gesichtsebene liegt in der Verbindungslinie zwischen Nasenwurzel und Lippen. Röntgenstrahler senkrecht zum Rasteraufnahmetisch. Drehung des Kopfes um 45° nach einer Seite. Markierung des Schnittpunkts Lichtvisierstrahl/Augenbraue nach dieser Rotation.
Um die 2. Röntgenaufnahme mit identischem Rotationswinkel zur Gegenseite anfertigen zu können, wird der Abstand zwischen Nasenwurzel und Augenbrauenmarkierung gemessen und auf die Gegenseite übertragen. Sodann wird der Kopf so weit zur Gegenseite gedreht, bis der Strahl des Lichtvisiers genau die 2. Markierungsstelle trifft.

c Lateralflexionsfähigkeit. Siehe den Unterschied der Stufensymbole an den Kopfgelenken bei Rotation und Lateralflexion. *Pfeile* zeigen die Verschiebungsrichtung der Kondylen und der Axis an, der *gebogene Pfeil* die gleichzeitige Axisrotation.
Einstelltechnik: Rückenlage des Patienten, Gesichtsebene etwa 15° nach hinten geneigt, Röntgenstrahler senkrecht zum Rasteraufnahmetisch, Lateralflexion unter weitgehender Vermeidung bzw. Ausgleich einer Rotation des Kopfes.

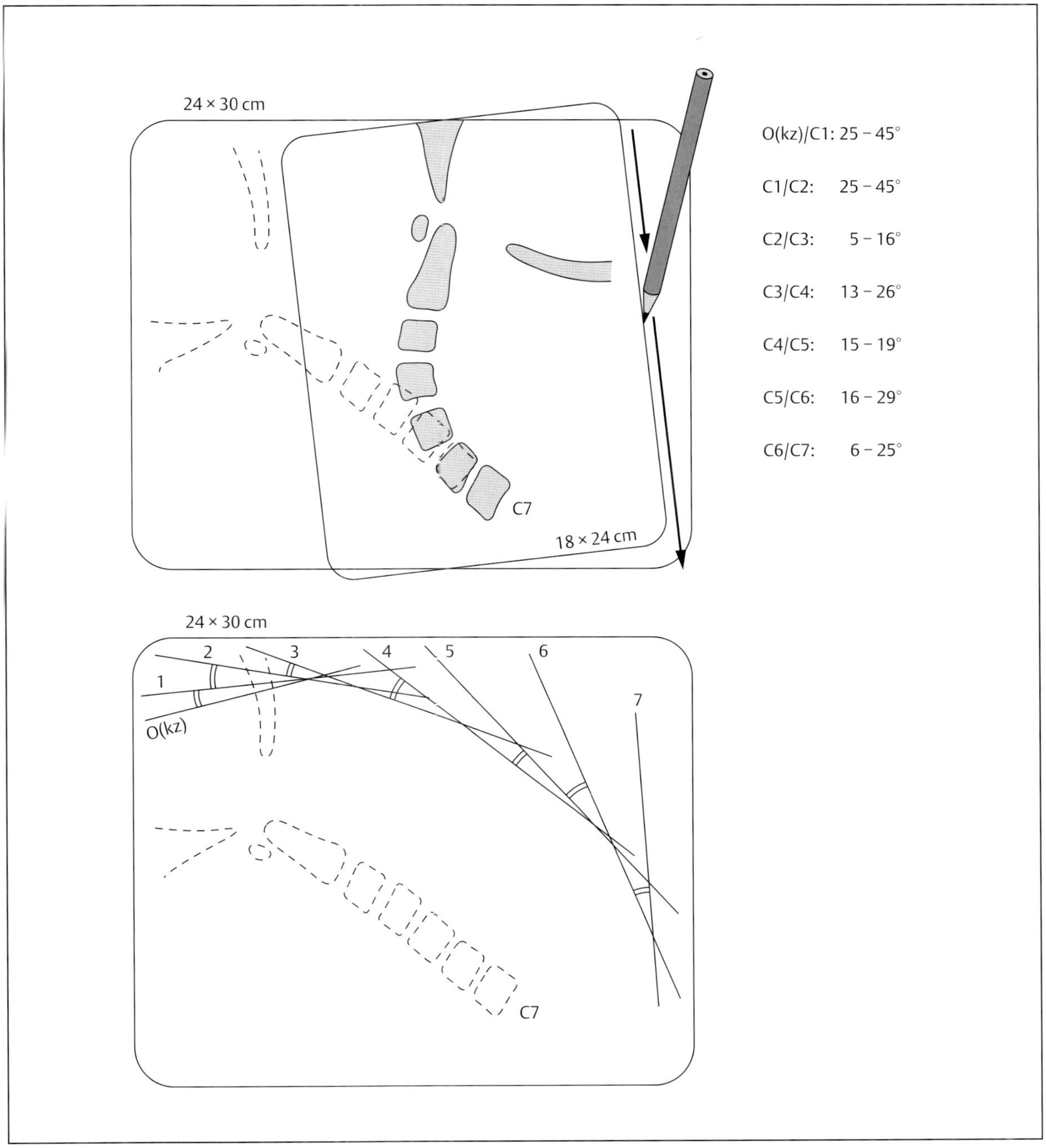

Abb. 18.16 **Zervikale metrische Bewegungsanalyse** (Penning 1978). Zur Halswirbelsäulenaufnahme in maximaler Anteflexion wird ein 24×30-cm-Film, zur Röntgenaufnahme in maximaler Retroflexion ein 18×24-cm-Film benutzt. Sodann legt man die kleinere Röntgenaufnahme auf die größere und bringt die Halswirbelkörper und Dornfortsätze C7 genau übereinander zur Deckung. Anschließend wird eine Linie entlang dem *rechten* Rand des 18×24-cm-Films gezogen. Sodann entsprechend für C6 verfahren (beide Wirbelkörper und Dornfortsätze C6 übereinander legen, Linie am rechten Filmrand ziehen) und diesen Vorgang für alle weiteren Wirbel wiederholen. Die entsprechenden Winkel werden gebildet und gemessen. Die oben stehenden Bewegungsausschläge wurden bei jungen Erwachsenen ermittelt.

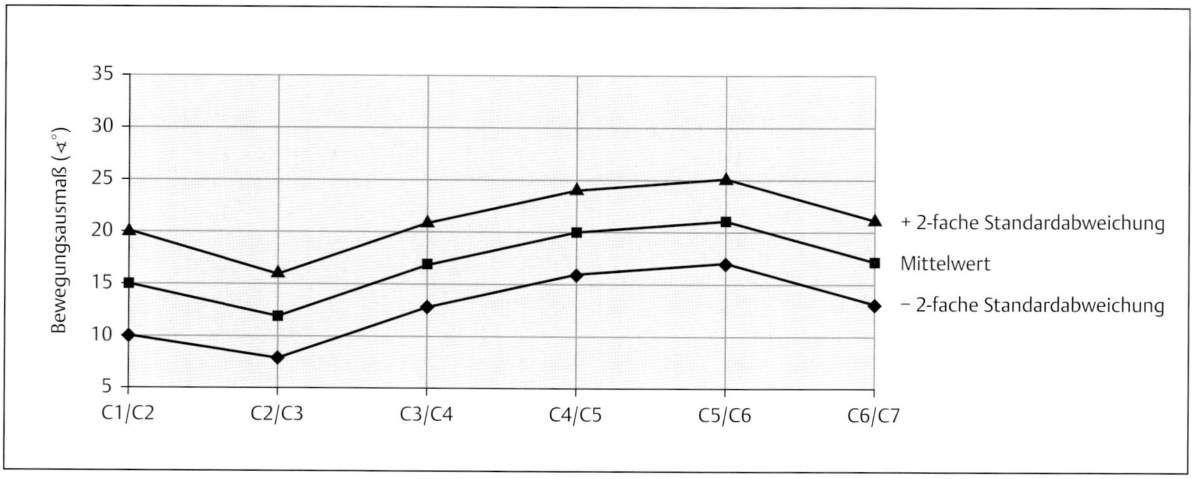

Abb. 18.**17** **Funktionsdiagramme der zervikalen Sagittalbewegung bei beschwerdefreien Personen zwischen dem 20. und 40. Lebensjahr** (Schöps et al. 1999). Passive Bewegungsführung bis zum tolerierten Bewegungslimit der Untersuchung; *Durchführung der Untersuchung unter Bildwandlerkontrolle*, Auswertung nach der Penning-Methode. Diese Untersuchungstechnik wird besonders in der Akuttraumatologie, z. B. bei Beschleunigungsverletzungen, zur Frage nach diskoligamentärer Instabilität empfohlen, da bei zusätzlicher Traktion auch auf Rupturen des Kapsel-Band-Apparats geschlossen werden kann.

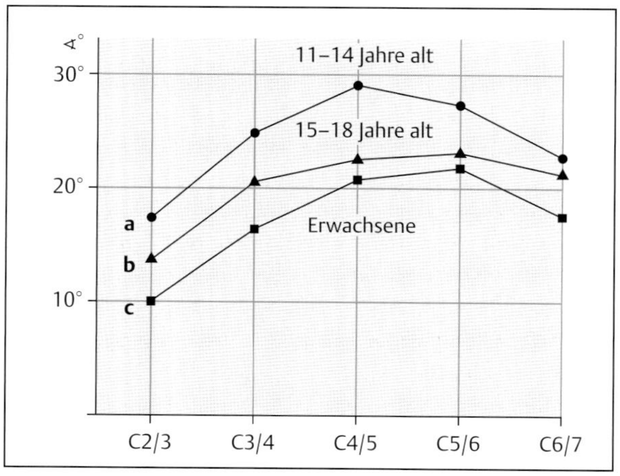

Abb. 18.**18a–c** **Zervikale Beweglichkeit bei Kindern (a), Jugendlichen (b) und Erwachsenen (c)** (Buetti-Bäuml 1954, Zeitler u. Markuske 1962). Die Kurven geben arithmetische Mittelwerte wieder. Unter Berücksichtigung der Einzelstreuung bestehen keine signifikanten Abweichungen zwischen **a** und **b**, jedoch Signifikanz im Bewegungssegment C4/5 zwischen **a** und **c**.

Merke:

Die entscheidenden Beurteilungskriterien hinsichtlich einer bewegungssegmentalen Mobilitätsstörung sind die Verlaufstendenz der Bewegungsdiagramme und herausragende Abweichungen („Spitzen") des Kurvenverlaufs nach oben oder unten.

Die Abb. 18.**15** gibt auch das physiologische Bild der Halswirbelsäule bei der *Rotation* wieder. Die Massae laterales „berühren" oder „überschneiden" geringfügig die Denskonturen. Auf der Rotationsseite (in Rotationsrichtung) treten ein größeres negatives und auf der Rotationsgegenseite ein kleineres negatives, projektionsbedingtes Rotations-Offset auf (Offset s. Abb. 18.**14**). Der Axisdornfortsatz ist, ebenso wie die unterhalb gelegenen Wirbelprozessus, zur Rotationsgegenseite gedreht.

Bei der *Lateralflexion* (s. Abb. 18.**15**) kommt es sofort und nicht erst verzögert, wie bei der Drehbewegung, zu einer Axisrotation zur Neigungsseite. Diese Feststellung gilt auch für die kaudalwärts gelegenen Bewegungssegmente. Ebenso wie bei der Halswirbelsäulenrotation nimmt die Stärke der Mitrotation in kaudaler Richtung ab; vgl. die Auswanderung der Dornfortsätze um die Wirbellängsachse. Die Atlantodentaldistanz vergrößert sich auf der Neigungsseite, da sich außer den Okzipitalkondylen auch die Axis zur Neigungsgegenseite verschiebt (*Pfeile*; Kamieth 1986). Auf der Neigungsseite zeigt sich ein positives, auf der Gegenseite ein kleineres negatives Offset. Diese Offsets sind reale Verschiebungsüberlappungen und keine projektionsbedingten Rotations-Offsets. Erst im Endstadium der Lateralflexion verstärkt ein zusätzliches positives Rotations-Offset die Überlappung von C2 durch C1.

Gestörte bewegungssegmentäre Mobilität

Die Schilderung verschiedener Mobilitäts*störungen* an der Wirbelsäule setzt eine Definition der *normalen* Beweglichkeit ihrer Bewegungssegmente voraus:

Merke

Normomobil und **statisch-stabil** ist eine Wirbelsäule, deren Bewegungssegmente unter physiologischen Belastungen sich nur so weit gegeneinander verschieben, dass die Medulla spinalis und die Radizes der Spinalnerven einschließlich der Cauda equina, also auch die Summe der vom 1. und 2. Lendenwirbel an abwärts ziehenden Spinalnervenwurzeln, weder reversibel noch irreversibel geschädigt werden. Aus klinischer Sicht bedeutet dies die Erhaltung der Tragfähigkeit und der Beweglichkeit ohne Schmerzen und motorische Defizite.

Die Röntgenuntersuchung der (Hals-)**Wirbelsäule** in 2 Ebenen dient zur makromorphologischen Klärung lokaler Beschwerden. Summarisch lassen sich zunächst 2 Schmerzqualitäten unterscheiden:

- Der **Rezeptorenschmerz** geht auf die Aktivierung von bewegungssegmentären Nozizeptoren (und Propriozeptoren) zurück. Deren zentripetale Afferenzen und zentrifugale Efferenzen verlaufen horizontal segmentär, evtl. mit zusätzlicher vertikaler medullärer Ausbreitung, und geben sich örtlich und evtl. „ausstrahlend" als Schmerzerlebnis zu erkennen. Sie werden auch unter dem Attribut „pseudoradikulär" subsumiert. Rezeptorenschmerzen haben keine sensorische oder motorische Komponente.
- Der **radikulär-segmentäre Schmerztyp** folgt dem Ausbreitungsgebiet des jeweiligen Nervs und wird manchmal im Dermatom von Sensibilitätsstörungen, wie Hyp- bis Anästhesie, Parästhesien usw., begleitet. Falls die Kompressionsstelle peripher von der Wurzelvereinigung liegt, kann der Schmerz mit motorischen Ausfällen einhergehen.

Eine weitere Schmerzqualität ist der **intrinsische Diskusschmerz** ohne Bezug zur Nervenwurzel. Mindestens im äußeren Drittel der Zwischenwirbelscheibe lassen sich lebenslang Nervenendigungen (Bogduk et al. 1988) nachweisen, die z. B. für traumatische Schmerzen und bei Diskografien für Schmerzphänomene verantwortlich sein sollen.

Stufenbildungen an der *hinteren* oder vorderen Wirbelkörperkante und segmentäre **Kippstellungen (Angulationen)** sind röntgenologische Indikatoren für Bewegungsstörungen in der Sagittalebene. Die dorsale Stufenbildung heißt **„Retrolisthesis"** des Wirbels *oberhalb* einer Zwischenwirbelscheibe. Die ventrale Stufe wird **„Anterolisthesis (Antelisthesis)"** genannt. Die anguläre bewegungssegmentäre Kippstellung offenbart sich als **kyphotische** oder **lordotische Knickbildung** (Abb. 18.**19** bis Abb. 18.**22**):

1. Monosegmentäre Olisthesen (s. Nr. 2 und 3) von Halswirbeln über 3 mm und Kippstellung (Angulationen) über 11° sind auf statischen Röntgenaufnahmen (White et al. 1975) Hinweise auf Hypermobilität im Bewegungssegment, die einer Analyse auf sagittalen Funktionsröntgenaufnahmen (s. Kap. 2 „Pragmatische Regeln für die Röntgenuntersuchung des Gleit- und Stützgewebes", Abschnitt „Funktionsröntgenaufnahmen") bedürfen. Polysegmentäre zervikale Wirbelverschiebungen innerhalb der genannten Grenzwerte sind physiologisch oder der Ausdruck eines konstitutionellen, allgemeinen, klinisch stummen Hypermobilitätssyndroms, dessen pathologische Extremform als Ehlers-Danlos-Syndrom (s. dort) bekannt ist. Das entzündliche (polyarthritische) sog. Stufenleiterphänomen entsteht vor allem bei langjähriger rheumatoider Arthritis als bildgebend erkennbare Folge von Zerstörungen der zervikalen Wirbelbogengelenke (s. Abb. 18.**136**).
2. Die Stufenbildung an der Fluchtlinie der Wirbelkörper fällt gewöhnlich auf statischen seitlichen Röntgenaufnahmen auf. Ihr wahres Ausmaß, also ihre **Blockierung** (z. B. Abb. 18.**19**), ihre **Endblockierung** (s. Abb. 18.**20**), ihre **Hypomobilität** (z. B. Abb. 18.**21** und Abb. 18.**22**) oder ihre **permanente Hypermobilität**, und damit therapeutisch zu bewertende Informationen liefern jedoch erst Funktionsröntgenaufnahmen in Ante- und Retroflexion. Manchmal gibt sich die Stufe erstmals auf diesen Aufnahmen zu erkennen, und polysegmentäre Stufen fallen sehr häufig nur bei statisch steil gestellter Halswirbelsäule oder bei Anteflexionshaltung auf.
3. Die mono- oder oligosegmentäre Retrolisthesis spiegelt weit überwiegend die Kombination von Alterungs- und Degenerationsfolgen der betroffenen Zwischenwirbelscheibe unter Einfluss der Schwerkraft wider. Makrotraumen und entzündliche Schäden im Bewegungssegment sind seltener der Anlass für die Retrolisthesis. Die Ventraldislokation – Anterolisthesis – tritt vor allem bei leichten Anlagestörungen mit abgeflachten Gelenkebenen der Processus articulares, bei arthritischen Destruktionen, bei spondylarthrotischen Deformierungen der Gelenkfortsätze und bei Spaltbildungen der Wirbelbögen auf (s. Spondylolisthesis, Pseudospondylolisthesis).
4. Die klinische Bedeutung einer röntgenologisch erkannten Retrolisthesis oder Anterolisthesis lässt sich folgendermaßen präzisieren:

Merke

Die Retro- oder Anterolisthesis eines Wirbels zeigt seine Hypermobilität als Ausdruck einer Gefügestörung (Instabilität) im betroffenen Bewegungssegment an, deren Analyse nur durch Funktionsröntgenaufnahmen in der Sagittalebene möglich ist, um therapeutisch richtungweisende Informationen zu erhalten.

5. Bei atraumatischen zervikalen Fehlstellungen sind Durchblutungsstörungen im Sinne der vertebrobasilaren Insuffizienz nicht zu erwarten. In der Vergangenheit wurden jedoch durch grobe Manipulationstechnik mechanische Schädigungen der A. vertebralis gesehen. Sowohl bei Fehlstellungen als auch bei der zeitgenössischen verfeinerten Manipulationstechnik kann es allerdings zur Irritation des periarteriellen vegetativen Plexus vertebralis kommen (Vertebralissyndrom).

Abb. 18.**19a, b Bewegungssegmentäre Blockierungsröntgenbefunde auf statischen Röntgenaufnahmen,** verifiziert durch Röntgenfunktionsaufnahmen in der Sagittalebene (*gezeichnet* wurde die Anteflexionsaufnahme). In der Praxis sind jedoch Funktionsaufnahmen in beiden Bewegungsrichtungen erforderlich, da Bewegungsdefizite entweder in einer Richtung oder in beiden Richtungen, auch in verschiedenen Segmenten, vorkommen. Fixierte (blockierte) Retrolisthesis im Bewegungssegment C4/5 durch die dorsal gerichtete transversale Hypermobilität („Schub", **a**), fixierte (blockierte) in diesem Fall kyphotische Kippbewegung („Knick"; andere Komponente der zervikalen Sagittalflexion, **b**).
Die Markierungen (*Pfeil, geschwänzter Pfeil*, Parallele zur Dorsalkontur) sind auf (funktionelle) Kompensationsphänomene in benachbarten Bewegungssegmenten gerichtet (s. Text). Die Hypermobilität ([blockierte] kyphotische Kippstellung C4/5) ist in einem Segment aufgetreten, in dem schon die reaktiven Röntgenbefunde der Diskusdegeneration (Diskushöhenminderung, subdiskale Spongiosasklerose, marginale Spondylophyten = Osteochondrose) zu erkennen sind.

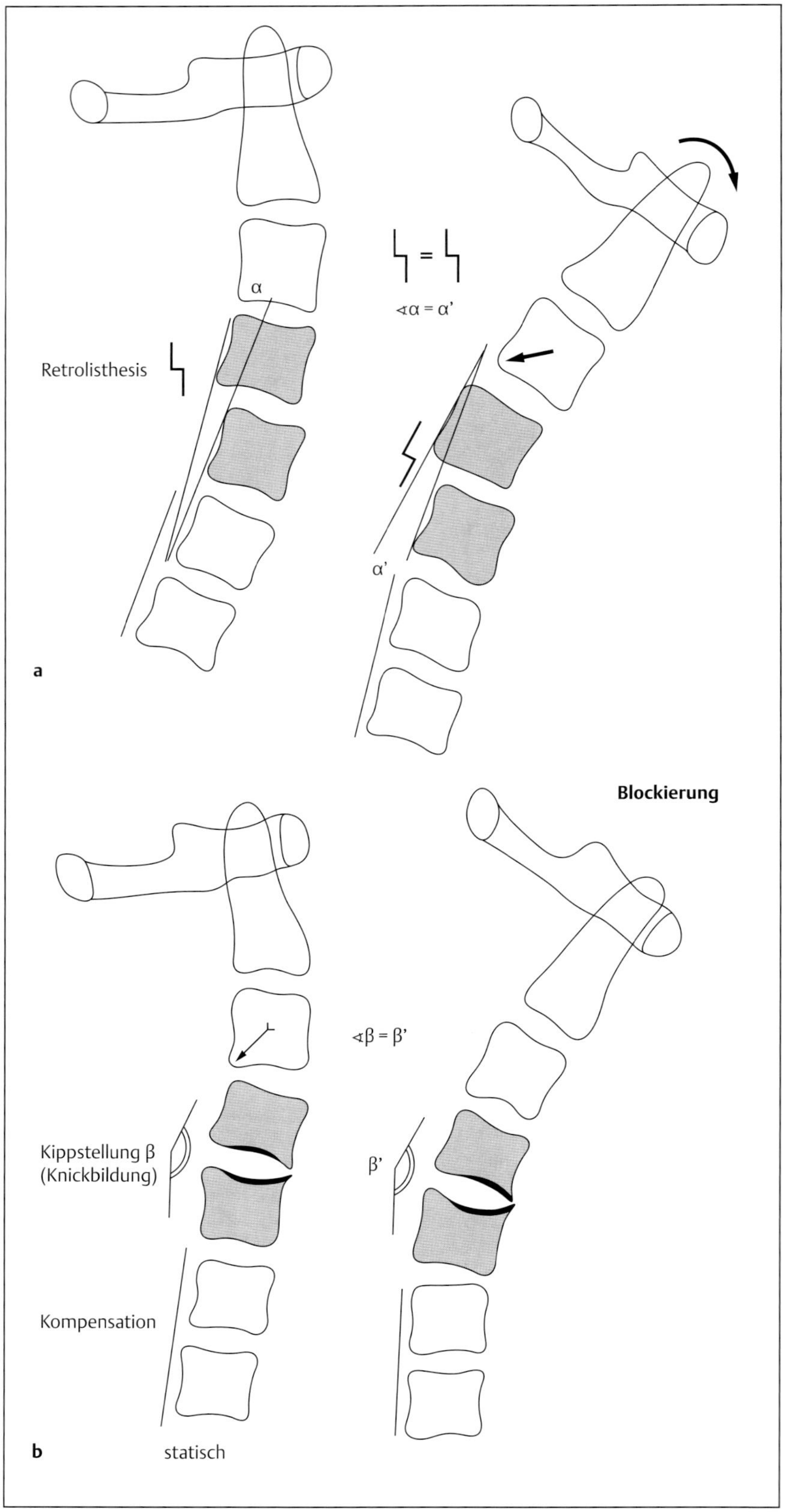

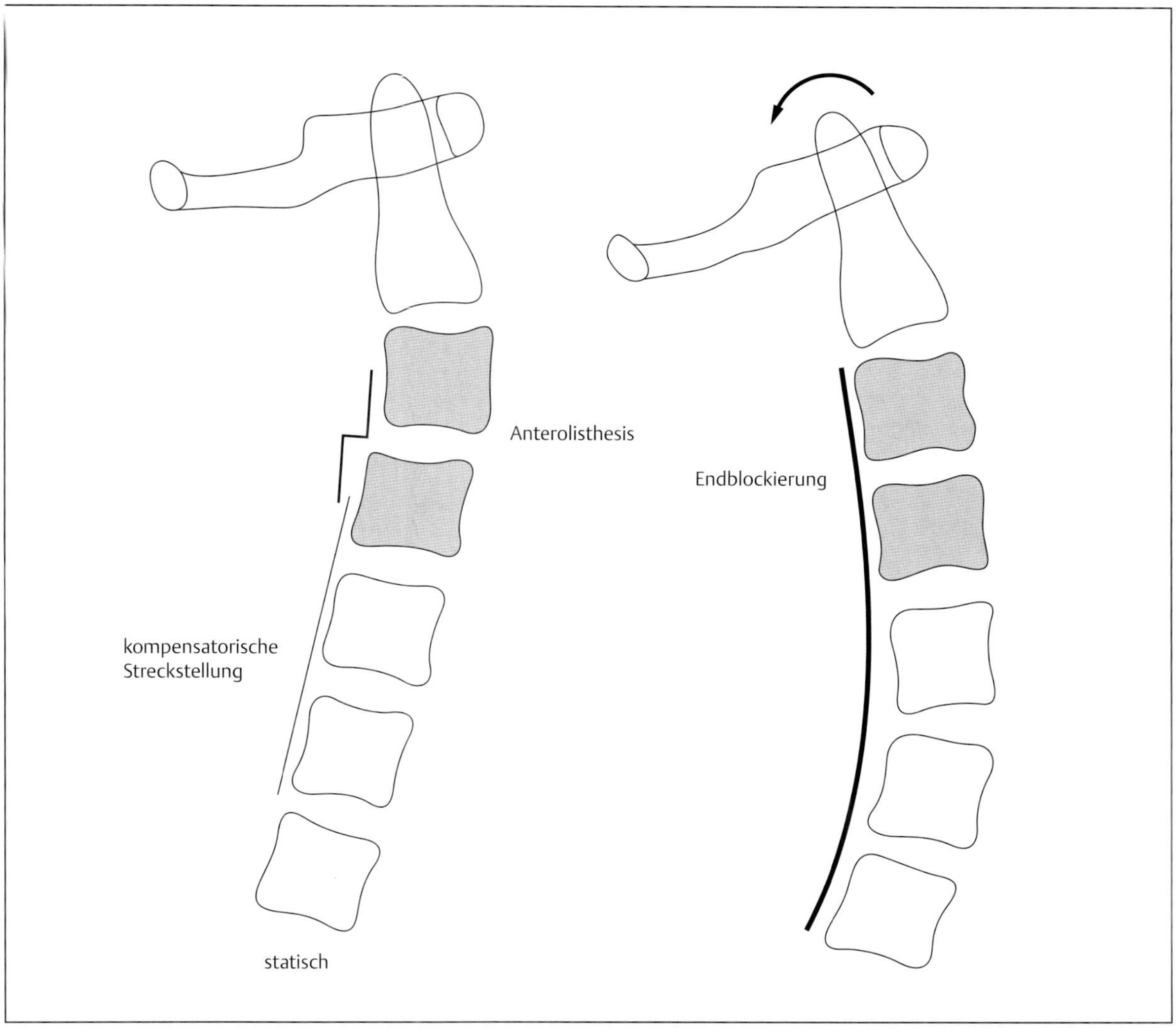

Abb. 18.**20** **Patient mit Zervikalsyndrom.** Die statische und die Funktionsanalyse (Retroflexion) ergeben:
Statisch: Anterolisthesis C3/4 (kein Hinweis für eine Ursache des Wirbelgleiters an den posterioren Wirbelelementen). Kompensatorische (funktionelle) Streckstellung in den 2 unterhalb gelegenen Bewegungssegmenten C4/5 und C5/6 zum Ausgleich des Bewegungsdefizits.
Retroflexion: Endblockierung C3/4, d. h., die Rückbeugung führt nur zu einer Streckstellung (die Tangenten an den Dorsalkonturen der beiden Wirbel bilden eine Gerade) und folgen nicht der normalen, bogenförmigen harmonischen Fluchtlinie der Wirbeldorsalkonturen. Kompensatorische Streckstellung der beiden kaudal gelegenen Bewegungssegmente (s. Text).
Diagnose: Erst die zusätzlichen *Funktionsröntgenaufnahmen* (gezeichnet wurde nur die Retroflexion) offenbaren die algogene Ursache des Zervikalsyndroms (Frühstadium der Diskusdegeneration mit Hypermobilitätsfolgen).

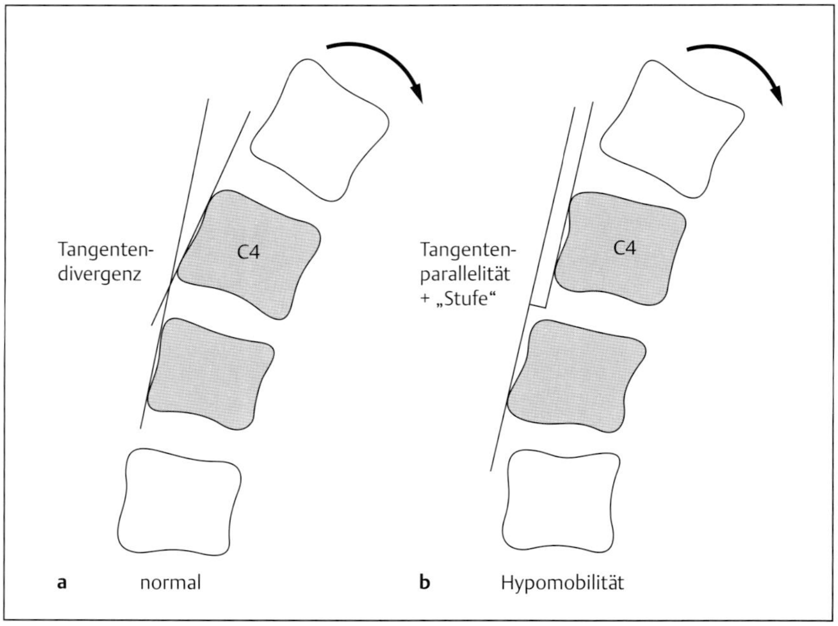

Abb. 18.**21a, b** **Normale Anteflexion (a) und Anteflexionsaufnahme bei Hypomobilität C4/5 (b, Patient mit Zervikalsyndrom).**

a Die Anteflexion zeigt hier eine physiologische (funktionelle) polysegmentäre Hypermobilität („Stufen“).

b Begründung der hier dargestellten Hypomobilität C4/5: Normalerweise divergieren die Tangenten der dorsalen Wirbelkonturen bei Vorwärtsbeugung (s. **a**). Die Bewegungseinschränkung bei der gezeichneten Hypomobilität zeigt einen parallelen Verlauf der genannten Tangenten und eine „Stufe“ (Anterolisthesis), d. h., die Kippkomponente der *zervikalen Mischbewegung* ist bei der Anteflexion behindert, die Transversalverschieblichkeit jedoch erhalten.

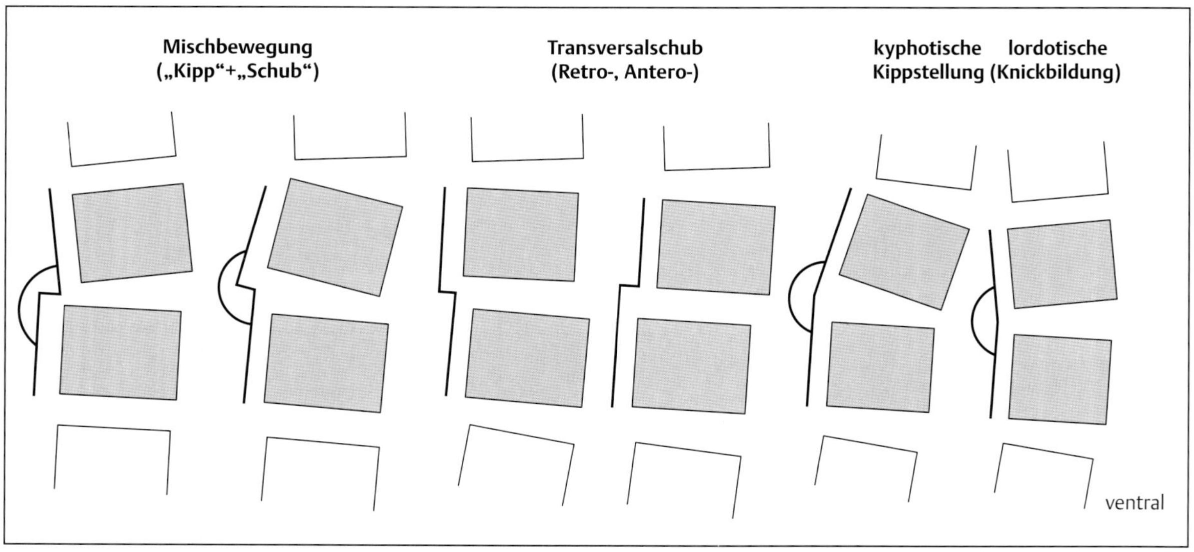

Abb. 18.**22** **Befunde auf seitlichen statischen Röntgenaufnahmen (in Neutralhaltung) der Halswirbelsäule,** die den Verdacht erwecken, ein bewegungssegmentäres Bewegungsdefizit (nämlich Blockierung oder Endblockierung oder Hypomobilität?) widerzuspiegeln. Durch Funktionsröntgenaufnahmen muss geklärt werden, ob dies zutrifft, damit eine adäquate Therapie durchgeführt werden kann.

Gestörte rotatorische Mobilität

Rotatorische segmentäre Fehlstellungen offenbaren sich an folgenden Röntgenbefunden (Abb. 18.**23**):

- Auf der statischen a.-p. Röntgenaufnahme ist ein Abweichen des jeweiligen Dornfortsatzes von der sagittal ausgerichteten Fluchtlinie der Processus spinosi C2–C7 zu erkennen.
- Die seitliche Röntgenaufnahme zeigt, dass im Gegensatz zu den anderen Gelenkspalten zwischen C3 und C7 im rotierten Bewegungssegment ein Gelenkspalt des Wirbelbogengelenkpaars nicht zu sehen ist.
- Desgleichen projizieren sich die Gelenkfortsätze beider Seiten nicht mehr übereinander, sondern mehr oder weniger nebeneinander.
- Bei der Fehlrotation C2/3 ist dort der Gelenkspalt sichtbar (vgl. Abb. 18.**8**).
- Mit oder ohne Fehlrotationsstellung spricht die „Doppelung“ eines Dornfortsatzes für seine Frakturdislokation.

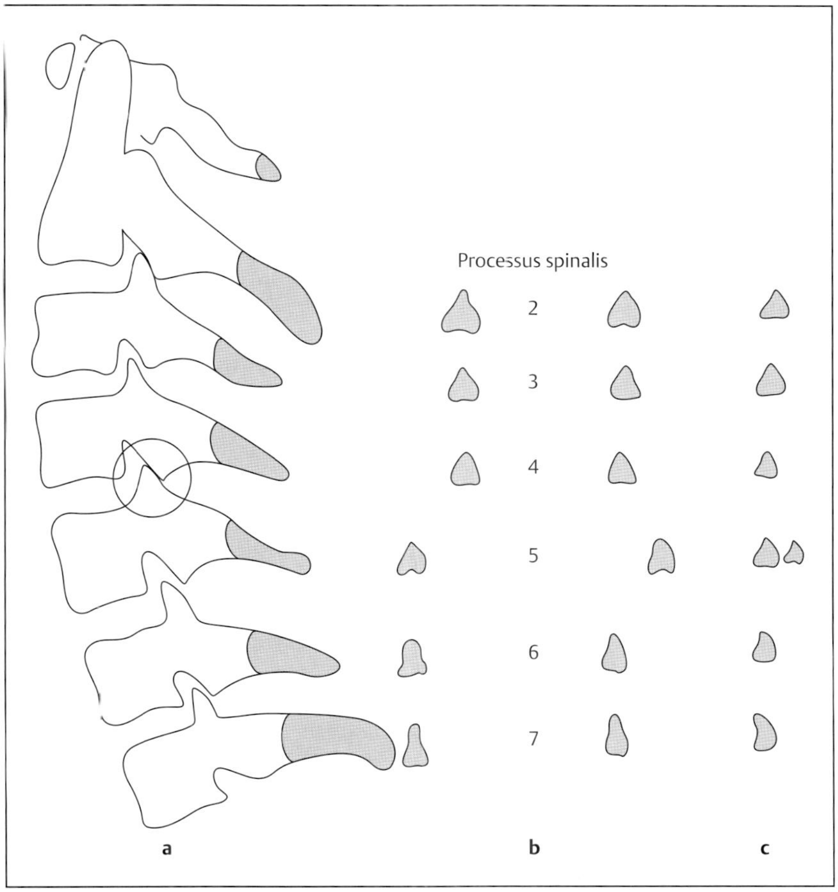

Abb. 18.**23a–c** **Rotatorische bewegungssegmentäre Fehlstellung und Befund bei Dornfortsatzfraktur auf statischen Röntgenaufnahmen.**
a, **b** Auf der seitlichen Aufnahme ist der Gelenkspalt C 2/3 nicht dargestellt (vgl. Abb. 18.**8**). Die anderen Gelenkspalten sind einsehbar bis auf den „fehlenden" Gelenkspalt C 4/5 *(Kreis)*, d. h. Rotationsdislokation in diesem Bewegungssegment; s. auch die Auswanderung des Dornfortsatzes C 5. Der in diesem Fall rechts rotierte Wirbel nimmt die oberhalb gelegenen Wirbel mit, oder die Rotationsdislokation tritt isoliert auf (**b**).
c (Auswanderung und) Doppelkonturierung des Dornfortsatzes C 5 ist mit hoher Wahrscheinlichkeit ein Frakturzeichen (seltene *Differenzialdiagnose*: Anomalie).

Beim Nachweis einer bewegungssegmentären rotatorischen Fehlstellung werden Funktionsröntgenaufnahmen in Lateralflexion nach beiden Seiten zur Frage angefertigt, ob eine fixierte Fehlstellung vorliegt. Diese Funktionsprüfung sollte den Rotationsaufnahmen vorgezogen werden, da bei der Seitneigung die Dornfortsätze stärker auswandern als bei der Rotation (vgl. Abb. 18.**15**). Bei der (vollständigen) Blockierung verändert sich die Fehlstellung gegenüber dem Befund auf der statischen Aufnahme nicht. Bei der Endblockierung „fehlt" die normale Rotation zur Gegenseite.

Wirbelsäulenerkrankungen mit dominierender Fehlhaltung und/ oder abnormem Wirbelaspekt

Morbus Scheuermann

Das Eponym **„Morbus Scheuermann"** oder die Krankheitsbezeichnung **„Adoleszentenkyphose"** (ursprünglich Kyphosis dorsalis juvenilis oder Osteochondritis deformans juvenilis dorsi; Scheuermann 1921) steht für eine sich in der Präpubertät manifestierende, androtrope juvenile Aufbau- und Wachstumsstörung der Wirbelsäule mit dem Schwerpunkt mittlere und untere Brustwirbel und thorakolumbaler Übergang. Formal liegt ihr eine biomechanische Minderwertigkeit der hyalinknorpeligen Wirbelabschlussplatten zugrunde. Sie halten dem präpubertären Wachstumsschub nicht hinreichend stand, da real „ein großräumiger (kollagener) Faserausfall der knorpeligen Wirbelkörperabschlussplatten" (Aufdermaur 1976) begünstigt, dass Teile der Abschlussplatten und Diskusgewebe in die Markräume der Wirbelspongiosa verlagert werden bzw. einbrechen. Außerdem sollen Ossifikationslücken in den knöchernen Abschlussplatten sowie persistierende Gefäßkanäle im Knorpel die Tragfähigkeit reduzieren. Die Vorgänge im Bereich der Faserausfallgebiete führen zu einer Beeinträchtigung des Höhenwachstums der betreffenden Wirbel, da die Wachstumszone des Wirbels in den Faserausfallgebieten verschmälert ist oder völlig fehlt. Außerdem kommt es durch das Eindringen von Anteilen der Abschlussplatten und des Diskusgewebes zu einer „erhöhten Druckbelastung" in den Knochenmarkräumen sowie „zur Zertrümmerung" von Diskusgewebe, Knochenmark und Wirbelspongiosa. Dies löst reaktiv einerseits eine knöcherne Randverdichtung aus, und andererseits sprosst aus dem Knochenmarkraum vaskularisiertes kollagenes Bindegewebe über die Knorpelplattenlücken in die Zwischenwirbelscheibe ein, baut geschädigtes Gewebe ab und löst „eine bindegewebige (und knöcherne) Bandscheibenversteifung" aus (vgl. Abb. 18.**26a**).

Weitere Möglichkeiten der Diskusinsuffizienz (-degeneration) sind die Folge größerer Schmorl-Knoten, seien sie im Rahmen des Morbus Scheuermann oder isoliert entstanden. Das „fehlende“ prolabierte Diskusgewebe, aber auch die grundsätzliche Dehydratation des Nucleus pulposus beim Morbus Scheuermann geben sich im seitlichen Projektionsradiogramm (Diskushöhenminderung) und im MRT (T2w-Signalabnahme) schon im 2. und 3. Dezennium bei Patienten mit Rückenbeschwerden zu erkennen (Paajanen et al. 1989).

Beim lumbalen Morbus Scheuermann weist häufig die Retrolisthesis in erkrankten Bewegungssegmenten auf die degenerative Gefügestörung (Instabilität) hin.

Im mittleren und höheren Lebensalter setzen sich bei einem Teil der Fälle „spondylotische Osteophyten auf das seitliche paravertebrale Gewebe und das vordere Längsband“ fort. Dadurch ist die Wirbelsäule vorn und seitlich wie mit einer Knochenschale bedeckt. Der Befund entspricht der von Forestier und Rotès-Quérol (1950) beschriebenen „senilen ankylosierenden vertebralen Hyperostose“ (zeitgenössische Bezeichnung: „DISH“; s. dort).

Die Auswirkungen des juvenil beginnenden und mit Wachstumsabschluss endenden *„aktiven“* Geschehens und die *reaktiven* Phänomene lassen sich röntgenologisch erkennen.

Frühstadium des Morbus Scheuermann im Röntgenbild (Gekeler 1981):

- Vergleichsweise Diskushöhenminderung, vor allem des ventralen Zwischenwirbelraums, im betroffenen Bewegungssegment.
- Konvexe (tonnenförmige) Wirbelvorderkontur und/ oder leichte Wirbelkeilform.
- Verminderte „Dehnbarkeit“ des Diskus im betroffenen Bewegungssegment, d. h., bei klinischem Verdacht auf Morbus Scheuermann, der durch die übliche Röntgenuntersuchung der Brustwirbelsäule nicht eindeutig verifiziert werden kann, sollte *zusätzlich* zur seitlichen Brustwirbelsäulenaufnahme eine weitere seitliche Röntgenaufnahme der Brustwirbelsäule in *maximal möglicher Überstreckung* angefertigt werden. Im erkrankten Bewegungssegment nimmt die Höhe des Diskusspalts dann nämlich geringer zu als in nicht betroffenen thorakalen Bewegungssegmenten.

Der *klassische Scheuermann-Röntgenbefund* (Abb. 18.**24**) stützt sich auf 3 Merkmale. Jedoch ist die Diagnose schon möglich, wenn 2 der 3 Kriterien nachzuweisen sind. Zur Röntgenuntersuchung führen gewöhnlich die „schlechte“ (brustkyphotische) Haltung des Kindes bzw. Jugendlichen, gepaart mit Insuffizienzerscheinungen der Rückenmuskulatur in Form schmerzhafter Muskelverspannungen:

- Vermehrte, zunächst klinisch ausgleichbare, später fixierte pathologische *Thorakalkyphose*. Potenziell: leichtere Begleitskoliose, thorakolumbaler Flachrücken, hochsitzende oder arkuäre Lumbalkyphose. Selten tritt innerhalb der arkuären Kyphose eine anguläre Kyphose hinzu.
- Wirbelkörperfehlform im Sinne des *Keilwirbels* mit oder ohne vergrößerten Tiefendurchmesser *(Langwirbel)*, „fehlende“ Randleiste des Wirbelkörpers, häufiger noch Limbuswirbel (= retromarginale Diskushernie).
- *Konturirregularität der knöchernen Wirbelabschlussplatten, Diskushöhenminderung, Schmorl-Knoten.*

Schmorl-Knotenkomplex

Intraspongiöse Herniation

Die intraspongiöse Herniation von Diskusgewebe und die Verlagerung von Anteilen knorpeliger Abschlussplatten in den Wirbelkörper wird auch jenseits des Morbus Scheuermann als Schmorl-Knoten (Schmorl 1928) bezeichnet. Bei Autopsien, im CT und im MRT sind diese Befunde häufiger nachzuweisen als im Projektionsradiogramm. Dies hängt mit der Herniengröße und der Ausbildung ihrer knöchernen Randschale zusammen. Jede subdiskale Abnahme der Tragfähigkeit, sei sie durch Fehlentwicklung der knorpeligen und knöchernen Abschlussplatten beim Morbus Scheuermann verursacht, sei sie hervorgerufen durch entzündliche (infektiöse), neoplastische Unterminierung der knorpeligen und knöchernen Abschlussplatte oder durch Umbauvorgänge des Morbus Paget, begünstigt schon bei Normallast oder erst bei verstärkter axialer Wirbelbelastung bis hin zum Makrotrauma den Einbruch von Diskusgewebe. Eine allgemeine Schwächung des Spongiosagerüsts durch Osteoporose, Osteomalazie oder hyperparathyreote Stoffwechselentgleisung birgt das gleiche Risiko (Edgren-Vaino-Zeichen). Schmorl-Knoten mit breitflächiger Kontureinsenkung lösen an der gegenüber liegenden Abschlussplatte sehr häufig eine diskopetale, beulenartige knöcherne Vorwölbung aus: Edgren-Vaino-Zeichen (Edgren u. Vaino 1957; Abb. 18.**25**, s. auch Abb. 18.**24**). Dieser Röntgenbefund hat differenzialdiagnostische Bedeutung; denn bei entzündlichen Abschlussplattendefekten kommt er nicht vor. Das Edgren-Vaino-Zeichen kann jedoch im Rahmen der hyperparathyreoten Stoffwechselstörung (bei renaler Osteopathie) neben ihren anderen vielfältigen Röntgenbefunden an der Wirbelsäule auftreten.

Das prolabierte Gewebe unterliegt häufig Umwandlungen oder löst Reaktionen im umgebenden Knochenmark aus. Dazu gehören eine Nekrose, eine Fibrose, eine hyalinknorpelige Metaplasie, Niederschläge von Kalziumsalzen, das Eindringen von fibrovaskulärem Gewebe (Abb. 18.**26a**) mit oder ohne Resorptionstendenz oder Neigung zur Verknöcherung des Hernienmaterials, und fast immer – mit Ausnahme der diskusnahen floriden (fortschreitenden) Infektion oder der Malignomausbreitung – kommt es mit der Zeit zu einer reaktiven *perifokalen knöchernen Schalenbildung*. Diese Randhyperostose kann wenige Millimeter breit sein oder sich gelegentlich (in Lendenwirbeln) zentimeterweit ausdehnen. Die MRT hat eine andere Reaktion sichtbar gemacht: das *potenziell auftretende (enhancende) perifokale Knochenmarködem.* Der typische Schmorl-Knoten zeigt – wenn vorhanden – mit großer Wahrscheinlichkeit eine abgesetzte, konzent-

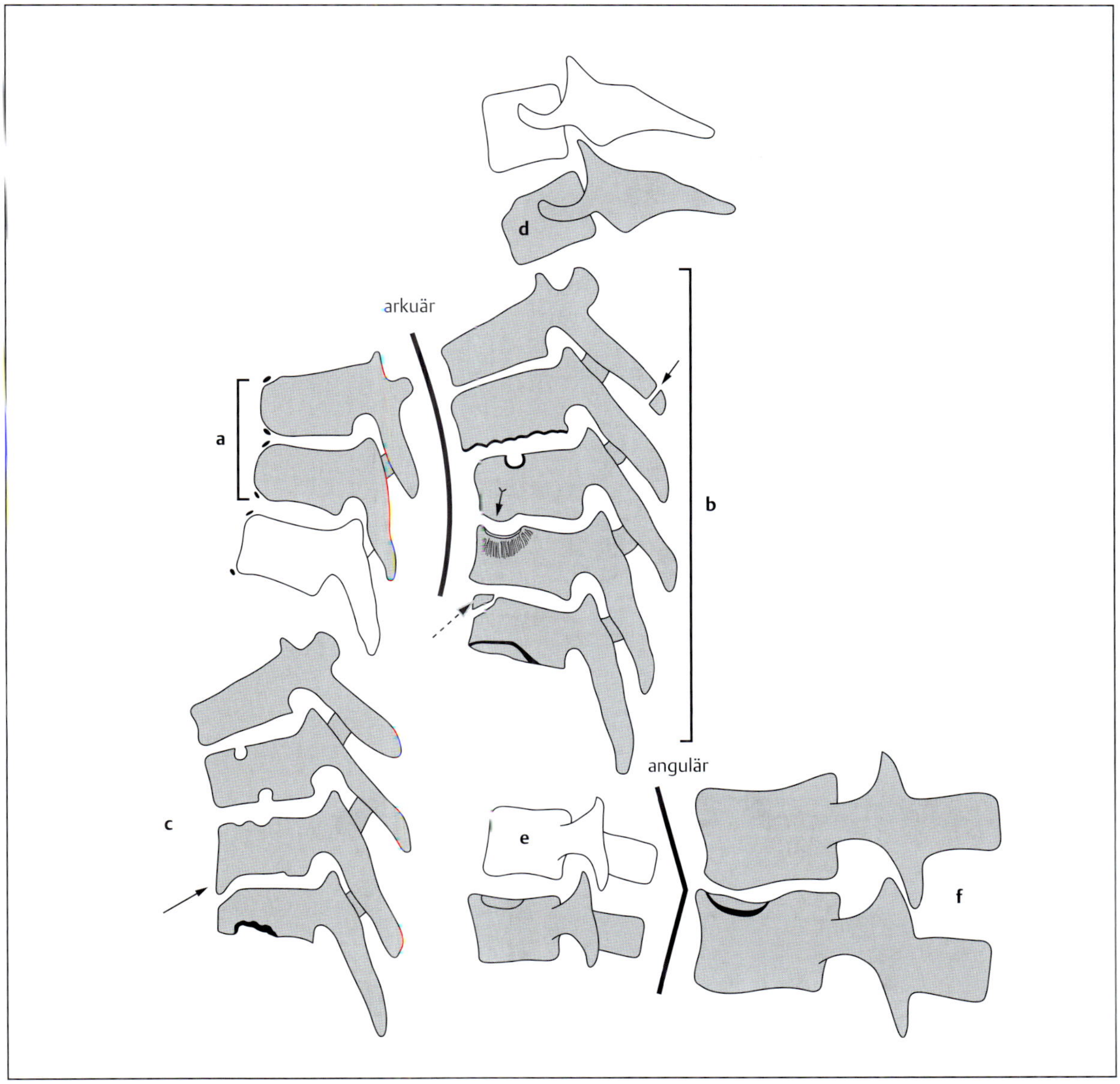

Abb. 18.**24a–f Röntgenbefunde beim Morbus Scheuermann (potenzielle Synopsis).**

a Frühstadium: Ventralbetonte Diskushöhenabnahme in einzelnen Bewegungssegmenten, konvexe Wirbelvorderkontur, leichte Keilform einzelner Wirbel.

b Typische Röntgenbefunde an der Brustwirbelsäule: Verstärkte Thorakalkyphose, Keilwirbel, (ventral betonte) Abnahme der Diskushöhe, vergrößerter Tiefendurchmesser der Wirbelkörper (*Langwirbel*), Konturirregularität der (verdichteten) knöchernen Abschlussplatten, Schmorl-Knoten mit mehr oder weniger breiter knöcherner Randsklerose, hauptsächlicher Sitz im vorderen Drittel des Wirbelkörpers, retromarginale Diskushernie (*gestrichelter Pfeil*, s. Text), *Edgren-Vaino-Zeichen (geschwänzter Pfeil)*, d.h. „Knochenbeule" an der einem breitflächigen Schmorl-Knoten gegenüber liegenden Abschlussplatte. *Das Edgren-Vaino-Zeichen schließt einen entzündlichen Abschlussplattendefekt aus.* In seinem Zusammenhang kann eine anguläre Kyphose auftreten (s. **f**). Als Folge einer ausgeprägten arkuären oder angulären Thorakalkyphose, welcher Genese auch immer, kann eine Stressfraktur des Dornfortsatzes auftreten (*Müller-Zeichen*, *Pfeil*).

c Entweder atypischer Morbus Scheuermann, da die Randleiste des unteren Wirbels mit derjenigen des oberen Wirbels synostoriert ist *(Pfeil) oder* forme fruste einer nicht infektiösen vorderen Wirbelkörperfusion.

d An der Halswirbelsäule werden beim Morbus Scheuermann Flach-, Keilwirbel und Anlage- oder Verknöcherungsstörungen der Randleiste beobachtet.

e Formveränderung eines Lendenwirbels durch einen Schmorl-Knoten, der an die Randleiste heranreichte und deren Entwicklung störte.

f Anguläre segmentäre Kyphose bei großem Schmorl-Knoten. Edgren-Vaino-Zeichen.

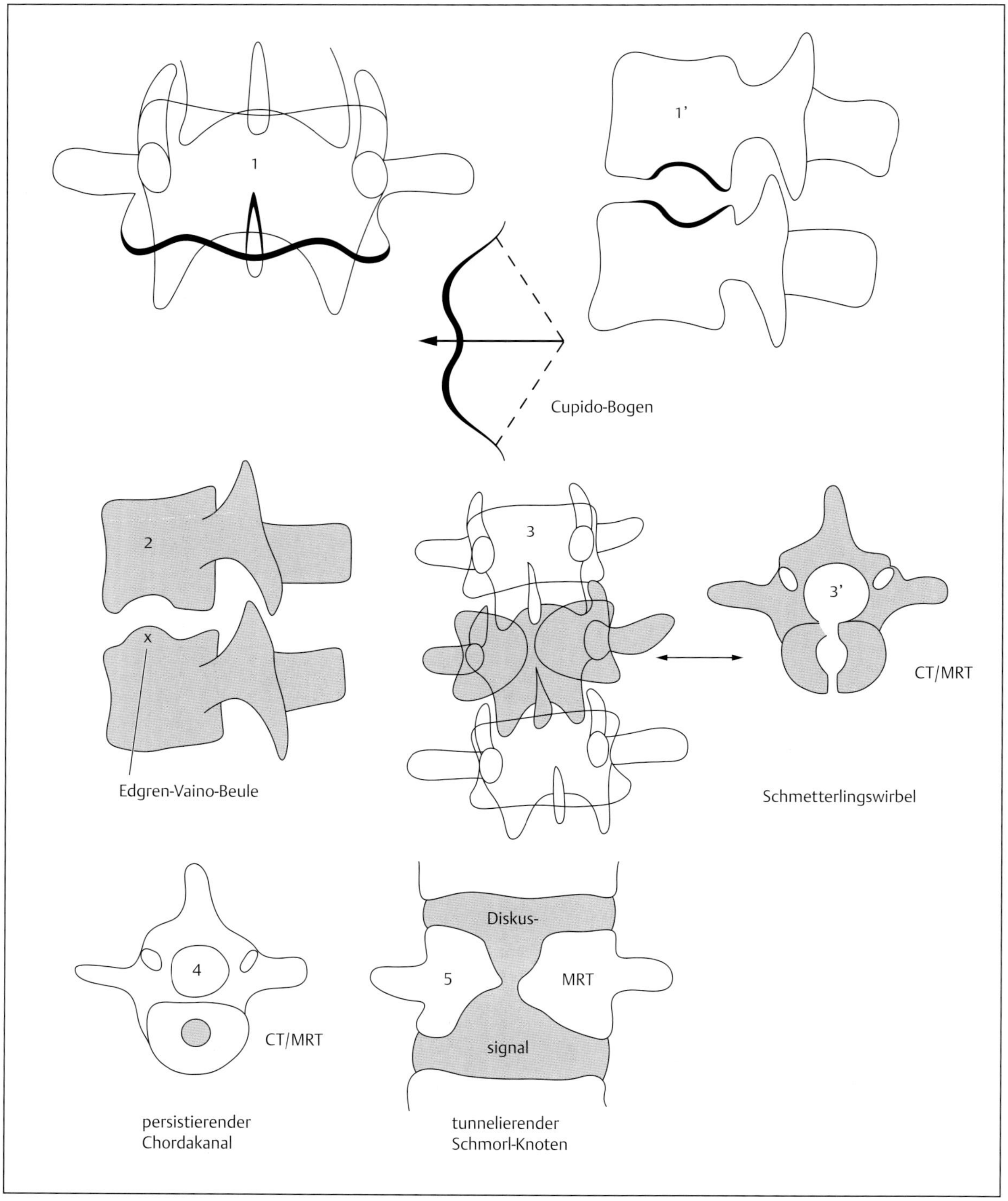

Abb. 18.**25 Diagnostische Besonderheiten und Differenzialdiagnose des Schmorl-Knotens.**

1, 1' Wirbel mit Cupido-Bogen (Spielart des Normalen, s. Text).

2, x Edgren-Vaino-Zeichen = Indikator eines größeren Schmorl-Knotens.

3, 3' Schmetterlingswirbel = Missbildung, wenn 2 Verknöcherungszentren des Wirbelkörpers entstehen und persistieren.

4 Persistierender Chordakanal; enthält Faserknorpel.

5 Tunnelierender Schmorl-Knoten (s. Text).

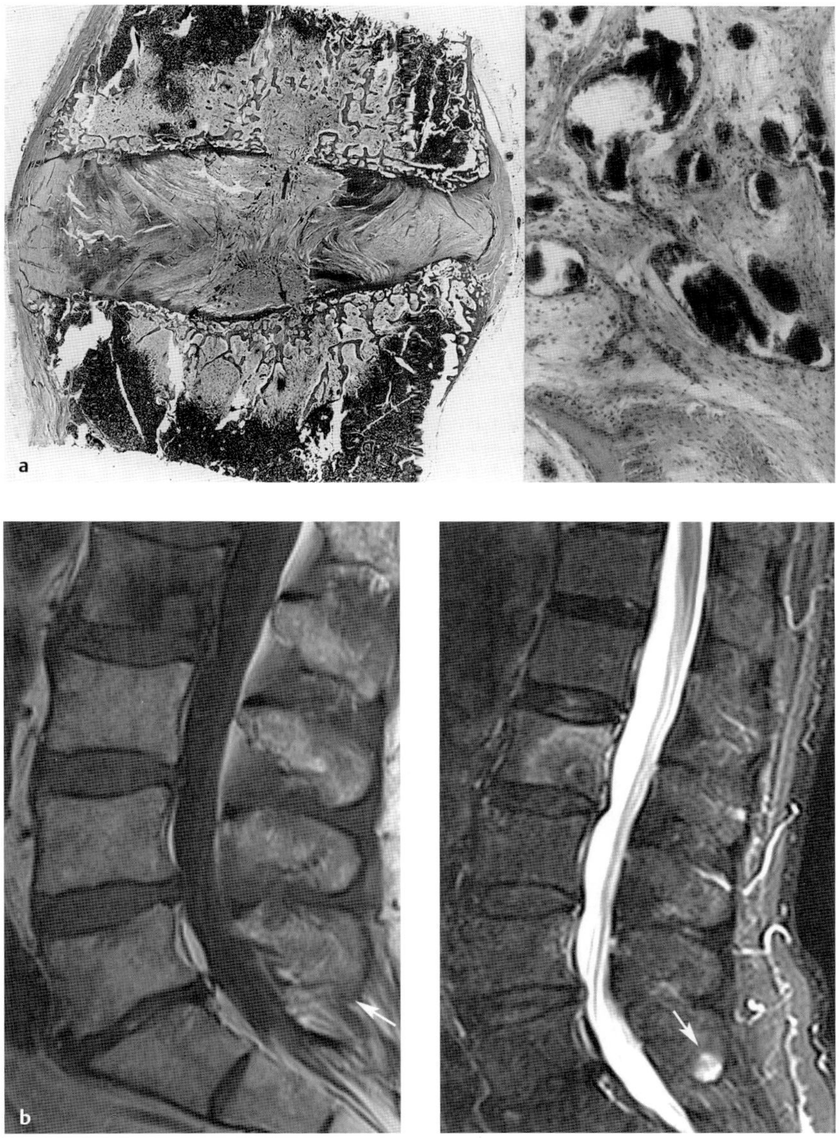

Abb. 18.**26a, b Besonderheiten des Schmorl-Knotens:** Eindringen von fibrovaskulärem Gewebe bzw. Ausbildung eines Knochenmarködems.

a Histologischer Frontalschnitt durch eine thorakale Zwischenwirbelscheibe mit 2 frischeren Schmorl-Knoten (*Pfeile*, s. die Unterbrechung der Wirbelabschlussplatten und das Eindringen von *gefäßreichem* Fasergewebe in den Diskus; *rechts:* Ausschnittsvergrößerung 200-fach, H.-E.-Färbung; Dihlmann 1983b).

b Großer Schmorl-Knoten, der von der Zwischenwirbelscheibe L2/3 ausging, die Grundplatte des Lendenwirbelkörpers 2 durchsetzt hat, zur intraspongiösen Hernie wurde und von einem ausgedehnten Knochenmarködem umgeben ist. Schmorl-Knoten mit zirkumferentem Knochenmarködem werden auch als *aktivierte Schmorl-Knoten* bezeichnet, da sie häufig mit Beschwerden einhergehen.
T1w *(links)*: Ausgedehntes (hypointenses) Knochenmarködem im 2. Lendenwirbelkörper, das sich um den schwach signalgebenden Schmorl-Knoten perifokal gruppiert.
STIR-Bild *(rechts)*: Schmorl-Knoten, der inhomogene Signale gibt, eine knöcherne Randschale hat und mit einem *ausgedehnten* perifokalen Knochenmarködem einhergeht. Siehe auch die auf der wassersensitiven Sequenz signalintensive *Bursitis interspinosa L5/S1 (Pfeil)*; hohlkreuzbedingt?

rische, ringförmige Ödemkonfiguration (Wu et al. 2006). Das perifokale Ödem bei infektiös, makrotraumatisch oder neoplastisch induzierter intraspongiöser Hernienbildung hat dagegen die Tendenz zur unregelmäßig ausgedehnten Ausbreitung. Das langzeitige perifokale Ödem führt zur Markraumfibrose und zur Fettmarkkonversion (Stäbler 2005a). Schmorl-Knoten können in Abhängigkeit von ihrer Größe (>8 mm) und vom Vorhandensein eines ausgedehnten perifokalen Knochenmarködems (s. Abb. 18.**26b**) mit Schmerzen einhergehen (Stäbler et al. 1997).

Tunnelierende Schmorl-Knoten

Bei ausgeprägten Wirbelkompressionen, beispielsweise bei schwerer Osteoporose oder bei Methotrexatosteopathie (= Osteopenie, polytope Insuffizienzstressfrakturen, im Wachstumsalter auch dichte provisorische Verkalkungszonen in Röhrenknochen; Leone et al. 2000) werden manchmal tunnelierende Schmorl-Knoten beobachtet. Sie entstehen, wenn bei korrespondierender Grund- und Deckplattenfraktur eines Wirbels Nucleus-pulposus-Gewebe vertikal in den Wirbel prolabiert und Kontakt miteinander bekommt. Das Diskusgewebe liegt dann in einem „Tunnel", dessen Ränder osteosklerosiert sind und häufig im Gadolinium-MRT ein Rand-Enhancement zeigen. Abgesehen von bestätigenden autoptischen Untersuchungsergebnissen haben beide Disken und der Tunnelinhalt eine identische Signalintensität. Auch dies weist auf eine transvertebrale (tunnelierende) Diskushernie hin. Tunnelierende Schmorl-Knoten heilen gewöhnlich nicht knöchern aus und geben zu Beschwerden Anlass. Sie treten vor allem im thorakolumbalen Übergang und in Lendenwirbeln auf. Im Projektiosradiogramm ist häufig nur die Impression der Abschlussplatten zu erkennen, und erst mittels (konventioneller Schichtuntersuchung oder) computerassistierter Tomografie wird die transvertebrale Tunnelbildung sichtbar.

Cupidos-Bogen-Wirbel

Die harmonische Vertiefung der korrespondierenden knöchernen Abschlussplatten im hinteren Anteil von Lumbalwirbeln oder von Wirbeln im thorakolumbalen Übergang auf der seitlichen Aufnahme wurde ursprünglich als Impression durch einen persistierenden Chordaanteil angesehen. Tatsächlich handelt es sich um eine Anlagevariante ohne Beziehung zu Entwicklungsstörungen oder zu erworbener, beispielsweise osteoporotischer Formveränderung. Für diese Wirbelkörpervariante wurde die Bezeichnung „Cupidos-Bogen-Wirbel" (s. Abb. 18.**25**) eingeführt, da auf der a.-p. Röntgenaufnahme die Grundplatte des Wirbelkörpers eine schießbogenförmige Konfiguration hat und der zugehörige Dornfortsatz dem vom römischen Liebesgott Cupido (Synonym: Amor) abzuschießenden Liebespfeil entspricht.

Retromarginale Diskushernie (Limbuswirbel)

Isoliert oder in Zusammenhang mit den Röntgenbefunden des Morbus Scheuermann kann Diskusgewebe den Weg zwischen der noch nicht mit dem Wirbel synostosierten ringförmigen Randleiste und dem Wirbelkörper nehmen: Retromarginale (vordere oder hintere) Diskushernie, deskriptiv Limbuswirbel (Abb. 18.**27**, s. auch Abb. 18.**24**). Die physiologische knöcherne Verschmelzung der Randleiste mit dem Wirbelkörper beginnt Mitte des 2. Dezenniums und wird erst in der Mitte der 3. Dekade abgeschlossen. Vor diesem Zeitraum kann die Herniation durch Summation von Mikrotraumen oder nach einem Makrotrauma entstehen. Je weiter der physiologische Synostosierungsvorgang fortgeschritten ist, desto eher nimmt das Makrotrauma an pathogenetischer Bedeutung zu. Die Entstehung bei Erwachsenen jenseits des 25. Lebensjahrs wird daher als ein nicht konsolidierter Kantenabbruch eingeordnet und entspricht keinem Diskusprolaps mehr.

Der *hintere* retromarginale Diskusprolaps (Limbuswirbel) kann sich raumfordernd auf den Duralsack auswirken und Anlass zu radikulären Beschwerden geben. *Vordere* und *seitliche* Limbuswirbel bleiben als asymptomatische kortikalisierte Ossikel an typischer Stelle liegen. Frischen, pathogenetisch als Kantenabbruch angesehenen Befunden fehlt die allseitige Kortikalisierung, und im angrenzenden Wirbelkörperbereich zeigt sich gewöhnlich ein Knochenmarködem.

Lokalisatorische Interaktionen oder Mischformen zwischen retromarginalem Diskusprolaps und unmittelbar angrenzendem Schmorl-Knoten gehen manchmal mit einer ausgedehnten Spongiosaverdichtung und/oder einer Veränderung der vorderen Wirbelkörperkontur einher (s. Abb. 18.**24e**).

Juvenile aseptische Osteochondronekrose der vorderen Wirbelkante

Als juvenile aseptische Osteochondronekrose der vorderen Wirbelkante (Randleiste und Umgebung) mit Kantendefekt, ausgedehnter perifokaler Spongiosasklerose sowie harmonischer Stimulation des Wachstums der Wirbelvorderfläche kann ein Befund eingeordnet werden, der ohne klinische und serologische Entzündungsparameter verläuft (Dihlmann u. Bandick 1995). Blutkulturen bleiben steril. Zu seiner Differenzialdiagnose s. Legende der Abb. 18.**28**.

Nicht infektiöse vordere Wirbelkörperfusion bei Kindern und Jugendlichen (Kopenhagen-Syndrom)

Die progrediente, nicht infektiöse vordere Wirbelkörperfusion bei Kindern und Jugendlichen (Kopenhagen-Syndrom), nur selten bei jungen Erwachsenen (Abb. 18.**29**), ist möglicherweise ein genetisch bedingtes Scheuermann-Analogon. In ihrem Bereich oder auch ober- und unterhalb der sich über die Jahre ausbildenden partiellen knöchernen Fusion finden sich häufig Hinweise auf den Morbus Scheuermann (Dihlmann u. Bandick 1995). Bei der **Thalidomidembryopathie** sind progrediente vordere Wirbelfusionen bekannt. Da diese Embryopathie auf die zeitlich begrenzte Einwirkung der medikamentösen Noxe in der Gravidität zurückgeht, werden ähnliche Vergleiche hinsichtlich einer unbekannten Noxe oder eines abnormen Genprodukts gezogen, die sich später als vordere Wirbelkörperfusion manifestieren würde (Smith et al. 1986).

Im thorakolumbalen Übergang ensteht eine arkuäre Kyphose, die gewöhnlich der Anlass zu ärztlicher Konsultation ist (Hughes u. Saifuddin 2006). Nur selten kommt es zur Rückenmarkkompression.

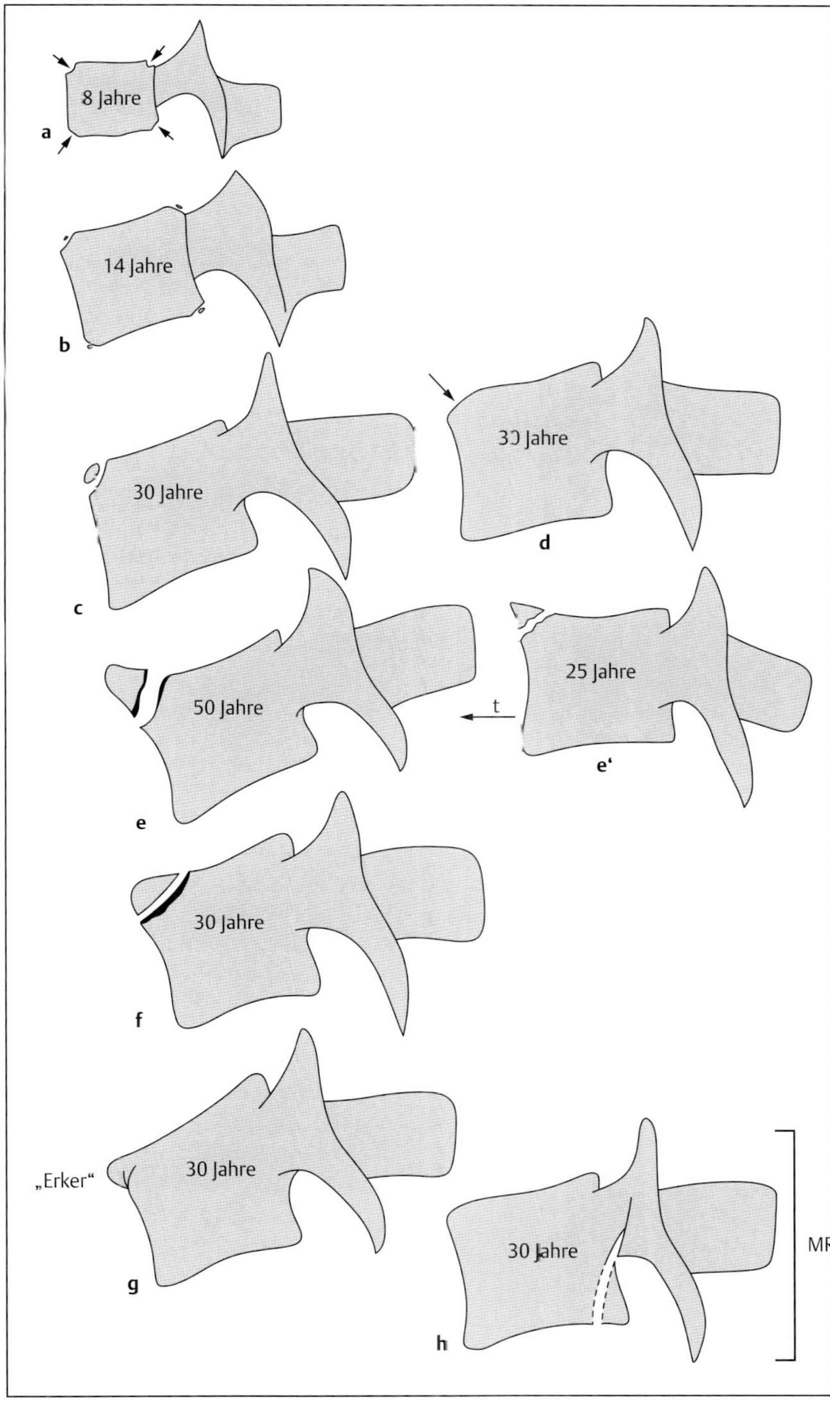

Abb. 18.**27a–h Röntgendifferenzialdiagnose der „abgetrennten" Randleiste.**

a Altersmäßig noch nicht eingetretene Ossifikation der Wirbelkörperrandleiste *(Pfeile)*.

b Physiologische Ossifikationskerne in der Randleiste.

c Ein persistierender Randleistenkern ist wahrscheinlicher als ein retromarginaler Diskusprolaps (keine Dislokation der Randleiste, glatte Konturen).

d Randleistendefekt (= Ossifikationsstörung der Randleiste an der oberen Wirbelkörperkante, *Pfeil*). Dieser Befund kommt am häufigsten an der Halswirbelsäule vor, entweder im Rahmen einer Scheuermann-Krankheit oder als eigenständige Entwicklungsstörung.

e Typischer Röntgenaspekt einer „älteren" Randleistenabtrennung durch retromarginalen Diskusprolaps (häufig geringfügig *nach oben* und meist nach vorn *dislozierte* Randleiste, „klaffender" Spalt zwischen Wirbelkörper und Randleiste, partiell verdichtete Konturen in diesem Bereich, Periostreaktion an der Wirbelvorderfläche möglich).
Auch im Falle nach **e'** leichte Anhebung und Drehung der durch den Prolaps abgetrennten Wirbelkante. Der von **e** ziehende Pfeil (t = Zeit) soll andeuten, dass im Laufe der Zeit nicht nur Verformungen und Sklerosierungen an der abgetrennten Wirbelkante auftreten können, sondern es manchmal auch zu einer weiteren Verlagerung der abgetrennten Randleiste kommt.

f Die Randleistenabtrennung – der retromarginale Prolaps – im Wachstumsalter löst manchmal nicht nur ein Überschusswachstum der Randleiste, sondern auch einen Anbau der Wirbelvorderfläche aus.

g „Ältere" Hyperflexionsfraktur mit typischer „Erkerbildung" *(Pfeil)*, keilförmige Wirbelkörperkompression.

h Hintere untere Wirbelkörperkantenabtrennung (Avulsion). Die Röntgendiagnose ist in diesem Falle als Fraktur (Extensionsfraktur nach Sturz auf das Gesäß) zu stellen, da sich der Frakturspalt in den Wirbelbogen fortsetzt. Ohne adäquaten, anamnestisch zu schildernden Extensionsmechanismus des Traumas und ohne andere Frakturbefunde (z. B. Ausdehnung der Fraktur auf den Wirbelbogen) sind jedoch in 1. Linie ein **dorsaler retromarginaler Diskusprolaps** oder eine **hintere Randleistenpersistenz** anzunehmen. Bei jungen Menschen geht der *lumbale* hintere retromarginale Diskusprolaps häufig mit Rückenschmerzen einschließlich Ischialgien einher (Austritt von Nucleus-pulposus-Gewebe in den Epiduralraum mit Radixbedrängung).

Merke:

Symptomgebende Randleistenabtrennungen (deskriptiv: Limbuswirbel) bedürfen der Klärung durch MRT/CT.

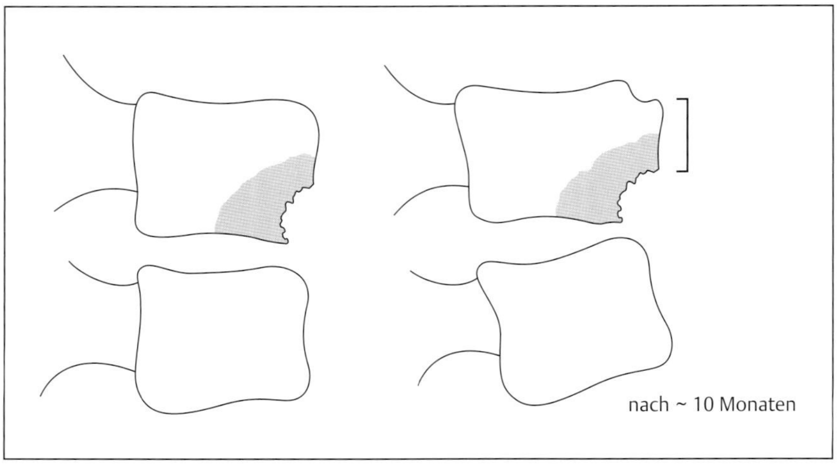

Abb. 18.28 **Mindestens 4 Differenzialdiagnosen zwischen (1.) chronischer rekurrierender multifokaler Osteomyelitis, (2.) juveniler aseptischer Osteochondronekrose der vorderen Wirbelkante, (3.) Plasmazellenosteomyelitis oder (4.) Osteoidosteom.** 10-jähriger Junge, Verlaufsbeobachtung über 10 Monate. *Röntgenbefund:* Unregelmäßig begrenzter Defekt der unteren vorderen Wirbelkante des Lendenwirbels, ausgedehnte perifokale Osteosklerose, dorsal klaffender Diskusraum. Innerhalb des Beobachtungszeitraums entsteht an der erhaltenen Wirbelvorderfläche ein erkerartiger knöcherner Ausbau *(Markierung)*.

Zu 1.: Das Attribut „multifokal" sollte Anlass zur Skelettszintigrafie sein; Fragestellung: klinisch stumme(-r) andere(-r) Herd(-e)? Entzündungsserologie negativ/leicht positiv.

Zu 2.: Im MRT ebenso wie bei den anderen Differenzialdiagnosen bei aktivem Prozess perifokales Ödem, später (perifokales) Fettmark. Entzündungsserologie negativ. Bakterieller Blutbefund mehrmals negativ, bei 1. unsichere bakteriologische Aussage, auch wenn positiv gewesen (Kontamination?). Die Hyperämie bei der Revaskularisierung (2.) und bei perifokaler (entzündlicher und osteoidosteombedingter) Umgebungsreaktion könnte im jugendlichen Organismus die „Erkerbildung" veranlasst haben.

Zu 3. und 4.: CT/MRT (Kontrastmittel) wie auch bei den anderen Differenzialdiagnosen obligat. Bei 3. und 4. notwendige Fragestellung: Einschmelzung? Nidus? Perivertebrales Weichteilödem einschließlich Flüssigkeitsdurchtränkung (von Teilen) der Zwischenwirbelscheibe („Flüssigkeit" auch bei 1., 3. und 4. möglich)? Bei Verdacht auf 4. dann Fragestellung „Nachtschmerz?" und ASS-Test (oder anderes Analgetikum oder Antirheumatikum).

Falls keine eindeutige Diagnosestellung gelingt (und großer Leidensdruck vorliegt), bleibt die (offene) bioptische (histologische, bakterielle) Klärung als Option.

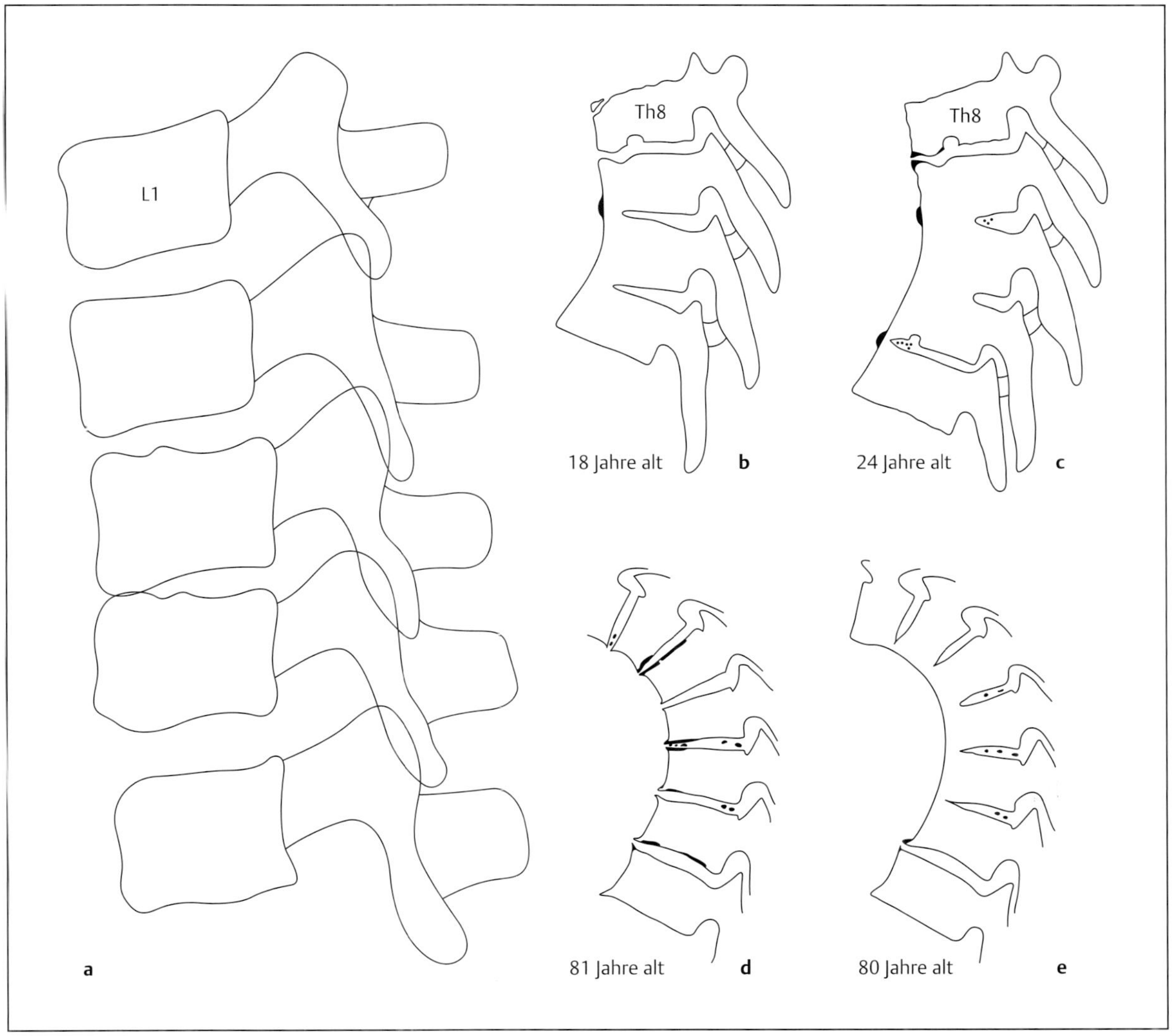

Abb. 18.29a–e **Zur röntgenologischen Differenzialdiagnose von nicht entzündlicher Bewegungseinschränkung + Fehlhaltung.**

Merke:

Bei der **Thalidomidembryopathie** stehen zwar die bei der Geburt erkennbaren peripheren Dysmelien im Vordergrund des klinischen Bildes, jedoch lassen sich bei etwa ⅔ der Beobachtungen auch Wirbelsäulenveränderungen nachweisen – die Teratogenitätsperioden für Extremitäten und Wirbelsäule überschneiden sich also im 1. Trimenon. Diese Missbildungen stellen eine Phänokopie des Morbus Scheuermann oder der postnatal einsetzenden, nicht infektiösen vorderen Wirbelkörperfusion dar.

a Frühstadium einer progredienten, nicht infektiösen vorderen Wirbelkörperfusion im Lumbalbereich. Prädilektionsort ist zwar der thorakolumbale Übergang, jedoch kann die Fusion in Lumbal- und Thorakalsegmenten auftreten. Überwiegend werden mehrere Bewegungssegmente befallen. Manchmal wird eine monosegmentale Lokalisation oder die oligotope Fusion mit dazwischen liegenden normalen Bewegungssegmenten beobachtet. Der 10-jährige Patient klagt über Steifigkeit der Lendenwirbelsäule, keine Schmerzen; keine serologischen Abweichungen. Siehe die erodierten vorderen Abschlussplattenbereiche und die vordere Diskushöhenminderung!

b, c 2 Endstadien der nicht infektiösen vorderen Wirbelkörperfusion nach etwa 10-jähriger Progredienz.
Röntgenokkulte MRT-Befunde: abschlussplattennahes Knochenmarködem oder Fettkonversion (besonders in der Umgebung der vorderen Wirbelkörperkante).

d, e 2 weit fortgeschrittene senile Thorakalkyphosen, *rechts* vordere Wirbelverblockung. Keine osteoporotischen Wirbelformveränderungen, sondern *(links) Kriechverformung* zu Keilwirbeln.

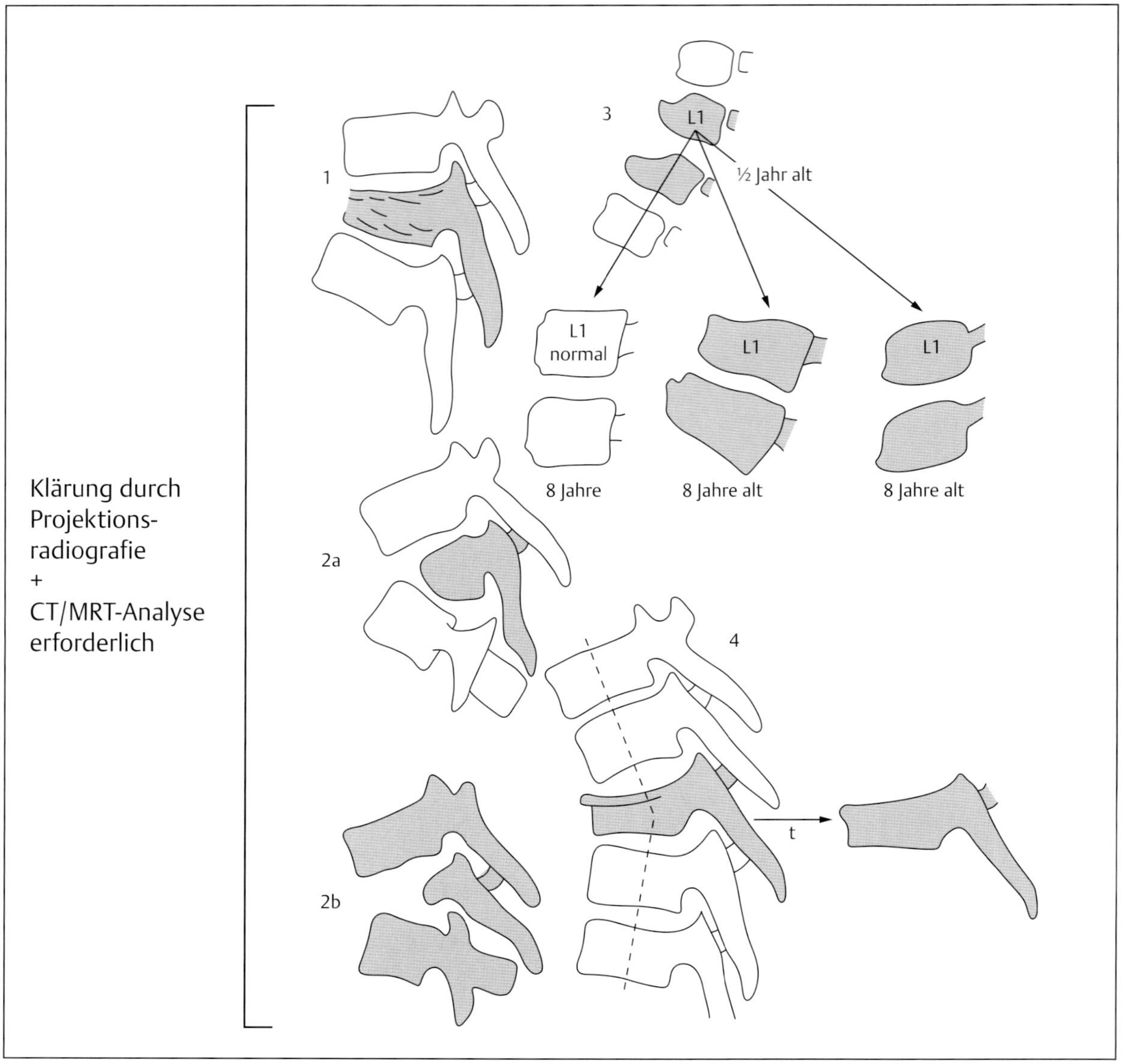

Abb. 18.**30** **Beispiele für anguläre Kyphosen mit Wirbelformveränderung (Gibbus) im thorakolumbalen Übergang und klärende Bildgebung.**

1 Fortgeschrittene Tumorosteolyse im Röntgenbild. In diesem Fall ist die Wirbelabschlussplattenkontur erhalten, die vordere Wirbelkörperkortikalis jedoch partiell ausgelöscht. Röntgenzeichen der pathologischen Fraktur, d. h. veränderte Struktur des zusammengesinterten Wirbelkörpers. Diskusraum im Regelfall nicht höhengemindert. Perivertebraler Weichteilschatten durch herauswachsendes Tumorgewebe? → MRT.

2a, b Wirbelkörperaplasie (Asoma, b); entweder fehlt der Wirbelkörper völlig oder bleibt missgestaltet knorpelig präformiert (MRT). Für die Aplasie b und gegen einen *hinteren Halbwirbel* (a) sprechen: Ausdehnung der Pedikel nach vorn und ihr „Verwachsen" miteinander. Je weiter kaudal der missgebildete Wirbel in der Wirbelreihe liegt, desto ausgeprägter ist die kongenitale anguläre Kyphose.

3 Beim Neonatus und Säugling sind angelhakenförmige Wirbelkörper im thorakolumbalen Übergang durch einen ventrokranialen Ossifikationsdefekt unspezifische Hinweise auf eine pränatale Wachstumsstörung. Sie gleichen sich im weiteren Wachstum aus *(links)*. Bei konstitutionellen Skeletterkrankungen bleibt die Fehlform oft erhalten oder verstärkt sich noch; *Mitte:* unzureichend be-handelte, angeborene Hypothyreose; *rechts:* Mukopolysaccharidose II-Hunter, dabei persistierende infantile Ovoidform der Wirbelkörper. Die Röntgenaufnahme der seitlichen Wirbelsäule (thorakal, lumbal) ist daher im Säuglings-, Kleinkindes- und Schulalter eine wichtige Maßnahme zur Diagnose und Klassifizierung der zahlreichen konstitutionellen Skeletterkrankungen (vgl. Abb. 14.**66**).

4 Verlaufsbeobachtung (t) einer Hyperflexionsfraktur. Es glättet sich der „Erker"; er bleibt jedoch erkennbar.

Pathologische Kyphose

Bei den pathologischen Kyphosen wird die **arkuäre (langbogige)** von der **angulären (kurzbogigen) Kyphose (Gibbus**, Abb. 18.**30**) unterschieden. Erstere umfasst mehrere Bewegungssegmente bis ganze Wirbelsäulenabschnitte. Die arkuäre Kyphose offenbart sich vor allem an der Brustwirbelsäule (Abb. 18.**31**). Sie kann die normale Brustkyphose haltungsbedingt verstärken und ist dann nicht fixiert, also ausgleichbar. Die strukturelle Kyphose dagegen lässt sich nicht ausgleichen (Beispiele in Abb. 18.**29**). Kyphosierende Fehlhaltungen der gesamten Hals- oder Lendenwirbelsäule sind häufig kompensatorisch oder reflektorisch ausgelöste Phänomene. Ein Beispiel für die *extravertebrale* Ursache der Zervikalkyphose ist in Abb. 18.**5** wiedergegeben, und das **Hängekopfsyndrom (Dropped Head Syndrome)** sei erwähnt. Durch die Insuffizienz der Halsextensoren können bei ihm die Patienten den Kopf nicht aufrecht halten. Bei verschiedenen neuromuskulären Erkrankungen, *z. B.* bei der amyotrophischen Lateralsklerose, der Myasthenia gravis pseudoparalytica, der Polymyositis, der Einschlusskörperchenmyositis, den metabolischen Myopathien und bei der entzündlichen Form der „Isolated Neck Extensor Myopathy" (INEM), wird das Hängekopfsyndrom beobachtet. Bei entzündlichen Myopathien mit diesem Syndrom zeigt das MRT eine Flüssigkeitsdurchtränkung („enhancendes Ödem") der Halsextensoren (Gaeta et al. 2006).

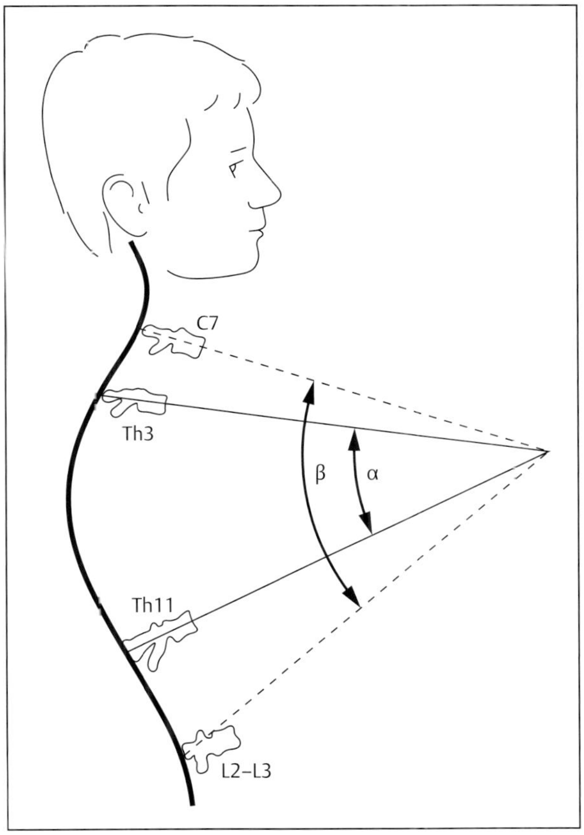

Abb. 18.**31** **Messung der Kyphosewinkel nach Neugebauer** (Hellinger 1995).
α: Kyphosewinkel Th 3–11 (normal um 25°).
β: Kyphosewinkel C 7–L 2 oder 3 (normal um 40°).
Messanleitung: Durch die Mitte von Th 3 und Th 11 werden Hilfslinien gezogen (Hinter- und Vorderkontur halbiert und verbunden). Durch die Kreuzung beider fortgezogener Linien umschließen sie den Kyphosewinkel α. Hilfslinienkonstruktion bei C 7 vom Mittelpunkt der Dornfortsatzhöhe parallel zur Deckplatte C 7 und bei L 2 oder L 3 ebenfalls vom Mittelpunkt der Dornfortsätze zum *vorderen Basispunkt des oberen Gelenkfortsatzes.* Durch die Kreuzung beider fortgezogener Linien umschließen sie den Kyphosewinkel β.

Merke:

Bei einem Kyphosewinkel um 100° besteht das Risiko einer restriktiven Ventilationsstörung – beispielsweise bei osteoporotischen (alten) Frauen.

Pathologische Skoliose

Bildgebende Verfahren – als 1. Schritt dient in der Regel die Projektionsradiografie – dokumentieren die bereits beim Patienten klinisch erkannte Fehlhaltung/-stellung (Abb. 18.**32**) u. a. zur metrischen Verlaufsbeobachtung und sollen die Ätiologie/Pathogenese klären helfen.

Der **lumbale Lordosewinkel** (Fragestellung: pathologische Lordose?) wird von den Tangenten der Deckplatte des Lendenwirbelkörpers 1 und der Grundplatte des Lendenwirbelkörpers 5 umschlossen (Mittelwert: 50° mit größerer Streuung).
Der **Sakrumneigungs**- und der **Sakrumbasiswinkel** (Abb. 18.**33**) lassen auf die Stellung und den Einbau des Kreuzbeins in das knöcherne Becken schließen. Sie spiegeln die Haltung und Statik der Lendenwirbelsäule wider, d. h. das Lordoseausmaß und damit die Belastung/Überlastung der Zwischenwirbelscheiben (Druck, Scherung).

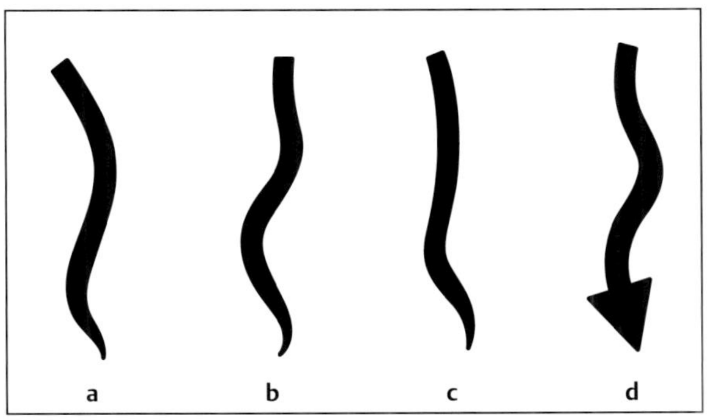

Abb. 18.**32a–d** **Visuell erkennbare Wirbelsäulenfehlhaltungen.** Das auffälligste Merkmal der skoliotischen Thoraxdeformität ist der Rippenbuckel auf der Konvexseite. Er fällt beim Vornüberneigen besonders auf und kommt durch die Wirbelrotation zustande.
a Rundrücken.
b Hohlrundrücken.
c Flachrücken.
d Skoliose.

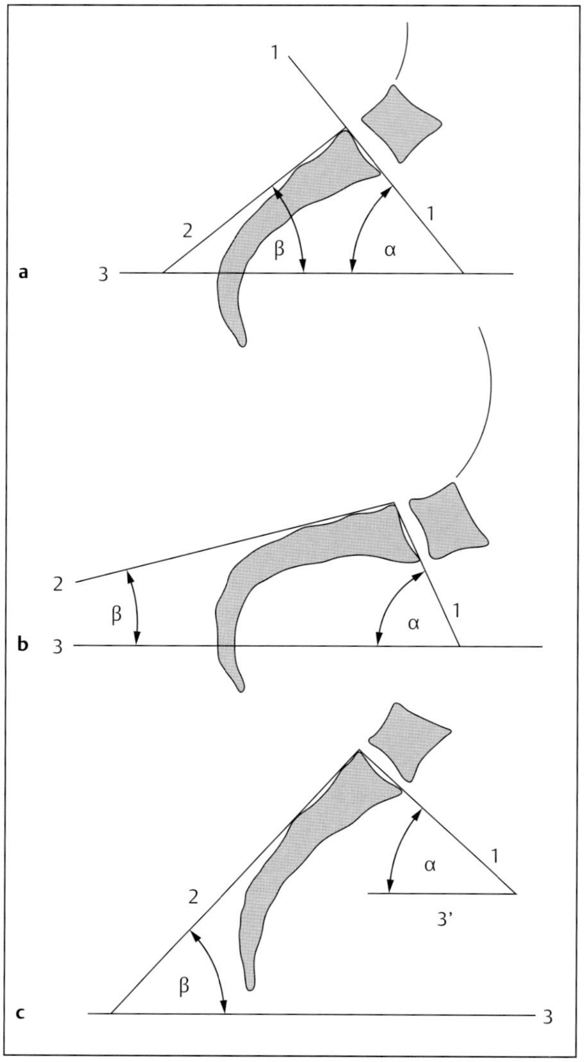

Abb. 18.**33a–c** **Sakrumneigungswinkel (β) und Sakrumbasiswinkel (α) nach Leger** (Hellinger 1995). Der normale Sakrumbasiswinkel liegt bei Frauen zwischen 22 und 43° (Mittelwert 32°) und bei Männern zwischen 20 und 52° (Mittelwert 39°). Je größer der Sakrumbasiswinkel ist, desto stärker wird die Einwirkung der Scherkräfte (Schub) auf den 5. Lendendiskus. Je kleiner sich dieser Winkel darstellt, desto größer wird die Druckbelastung dieser Zwischenwirbelscheibe. Bei kleinem Sakrumbasiswinkel hat die Lendenwirbelsäule die Tendenz zur Streckung, bei großem Sakrumbasiswinkel die Tendenz zum Hohlkreuz.
a Normales Becken.
b Horizontales Becken.
c Steiles Becken.
1 Deckplattentangente S 1.
2 Dorsale Sakrumlinie.
3, 3' Parallelen zum unteren Röntgenfilmrand.

Idiopathische Skoliose

Diese Fehlhaltung ist die häufigste Formveränderung der Wirbelsäule. Sie lässt sich als 3-dimensionale Formabweichung des Achsenorgans mit Seitabweichung, Fehlrotation einer Reihe von Wirbeln und verändertem Sagittalprofil im Sinne einer Abflachung bis Kyphosierung (Kyphoskoliose) oder Lordosierung (Lordoskoliose) beschreiben. Ätiologisch liegt ihr ein multifaktorielles Geschehen zugrunde, bei dem eine Störung der Neuroregulation, desgleichen eine genetische Prädisposition (bei familiärem Auftreten der idiopathischen Skoliose) eine Rolle spielen dürften.

Die idiopathische Skoliose wird überwiegend zwischen dem 10. Lebensjahr bis zum Abschluss der Skelettreifung diagnostiziert: **adoleszente idiopathische Skoliose**, ♀ >> ♂). Seltener ist die idiopathische Wirbelsäulenformveränderung zwischen dem 4. und 9. Lebensjahr augenfällig: **juvenile idiopathische Skoliose** (♀ > ♂, je nach Statistik auch ♂ > ♀). Die **infantile idiopathische Skoliose** (♂ > ♀) zeigt sich vor dem 4. Lebensjahr. Die **adulte Skoliose** manifestiert sich nach Wachstumsabschluss. Bei ihr sollte in jedem Fall geklärt werden, ob sie tatsächlich zur idiopathischen Gruppe gehört.

Die idiopathische Skoliose wird als **strukturell** bezeichnet, d. h., die Seitneigung ist teilfixiert (s. Bending-Test). Bei der strukturellen Skoliose verhindern Muskelkontrakturen, Schrumpfungsvorgänge an den Bändern sowie Veränderungen an den Zwischenwirbelscheiben, den Wirbelkörpern und den Wirbelbogengelenken mehr oder weniger den Krümmungsausgleich. Die infantile idiopathische Skoliose kann sich allerdings in manchen Fällen spontan zurückbilden. Insgesamt werden 5 Klassen der *strukturellen Skoliose* unterschieden:

- *Idiopathische Skoliose:* s. o.
- *Neuromuskuläre Skoliose:* Zwei Gruppen werden hervorgehoben, die *neuropathischen* und die *myopathischen Skoliosen*. Erstere gehen auf Störungen oder Ausfälle im zentralen oder peripheren Motoneuron zurück. Vielfältige Beeinflussung der Muskelfunktion gibt der myopathischen Skoliose ihr Gepräge (s. auch schmerzbedingte Skoliosen). Die neuromuskulären Skoliosen neigen zu langstreckigen, d. h. großbogigen Ausweichungen, zum Beckenschiefstand und zur Fortsetzung auf die Halswirbelsäule.
- *Kongenitale Skoliosen* (Achsenstörungen): Diese treten entweder isoliert oder in Zusammenhang mit anderen Skelett- oder/und extraskelettalen Missbildungen auf. Die osteopathischen kongenitalen Skoliosen entstehen auf dem Boden von Wirbelfehlbildungen und Segmentationsstörungen (Abb. 18.**34**). Zu den kongenitalen Skoliosen gehören auch diejenigen neuropathischen Formen, welche bei Dysraphien und Rückenmarksanomalien gesehen werden, beispielsweise bei der Diastematomyelie (Abb. 18.**35**). Das Röntgenbild kann diese Ursache einer strukturellen Skoliose schon vermuten lassen, wenn bei ihr eine vergrößerte Interpedikulärdistanz und eine segmentale Wirbelfehlbildung sowie eine in der Mitte des Spinalkanals nach dorsal zie-

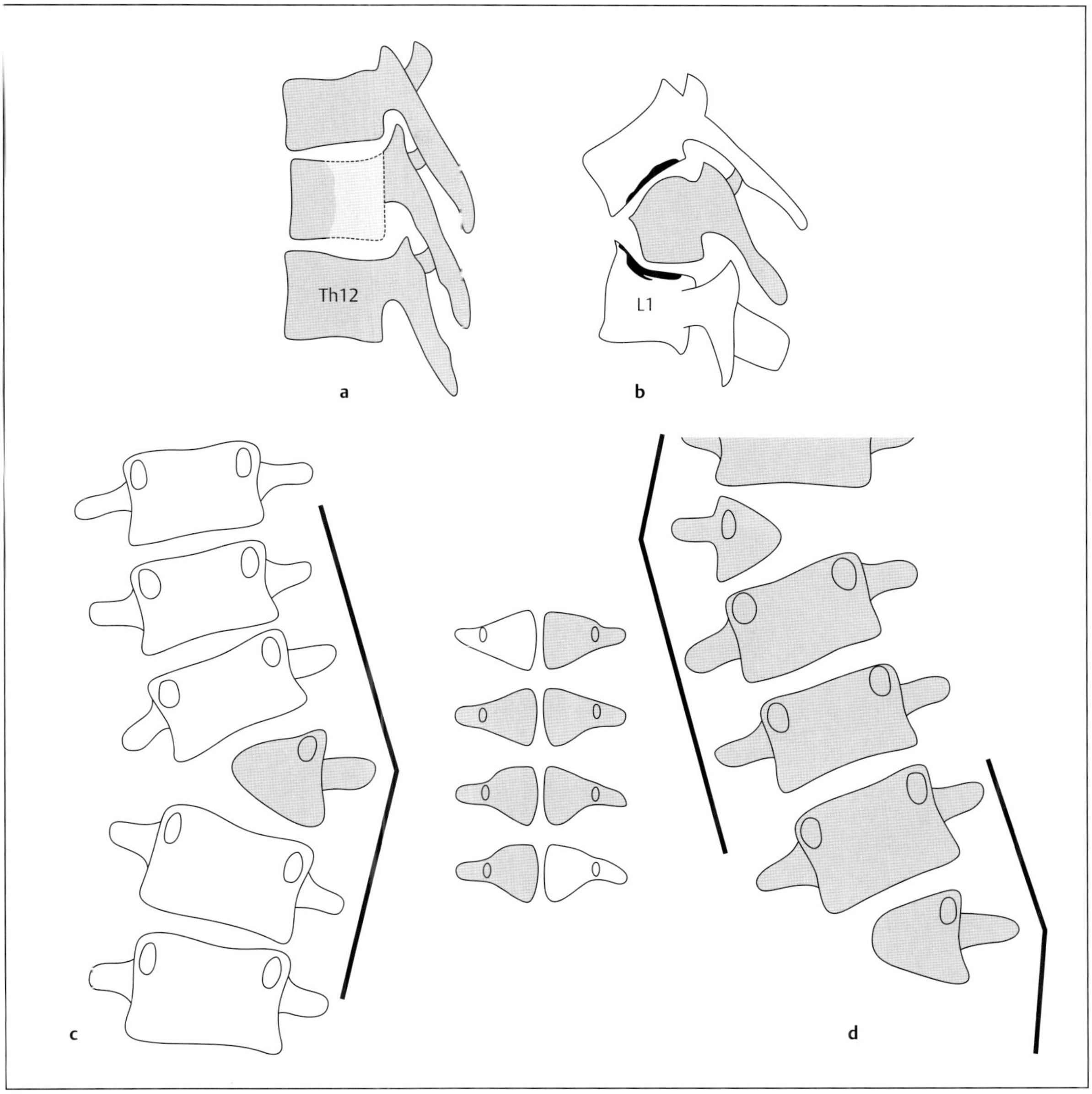

Abb. 18.**34a–d** **Kongenitale anguläre Achsenstörungen.**
a Möglicher vorderer Halbwirbel mit mehr oder weniger auffallender Gibbusbildung. MRT erforderlich.
b Hinterer Halbwirbel. Degenerativ veränderte angrenzende Zwischenwirbelscheiben (älterer Patient).
c Seitlicher Halbwirbel.
d So genannte hemimetamere Segmentverschiebung. Formale Genese: Im frühen Entwicklungsstadium der Wirbelsäule kommt es zu einer segmentüberspringenden Verschmelzung der Wirbelanlagen, sodass oben und unten je 1 seitlicher Halbwirbel übrig bleibt.

hende, knöcherne bzw. osteokartilaginäre Spornbildung vor allem an der Brustwirbelsäule und im Lumbalabschnitt auffallen. Der Kernbefund ist „Spaltung" des Rückenmarks in einem oder mit gedoppeltem Duralsack. Bei der CT-Myelografie treten die „Spaltung" des Rückenmarks, die Spornbildung und die Verdoppelung des Duralsacks zutage. Auch das MRT liefert Weichteilinformationen und ermöglicht eine multiplanare Bildgebung.

- *Skoliosen durch Entwicklungsstörungen*, die sich nicht unmittelbar post partum zeigen: Strukturelle Skoliosen bei verschiedenen Osteochondrodysplasien, Dysostosen und Heteroglykanosen sowie Seitenverbiegungen bei der Neurofibromatose Typ I, beim Marfan-Syndrom und bei den Ehlers-Danlos-Syndromen gehören zu dieser Skolioseklasse (Oestreich et al. 1998).

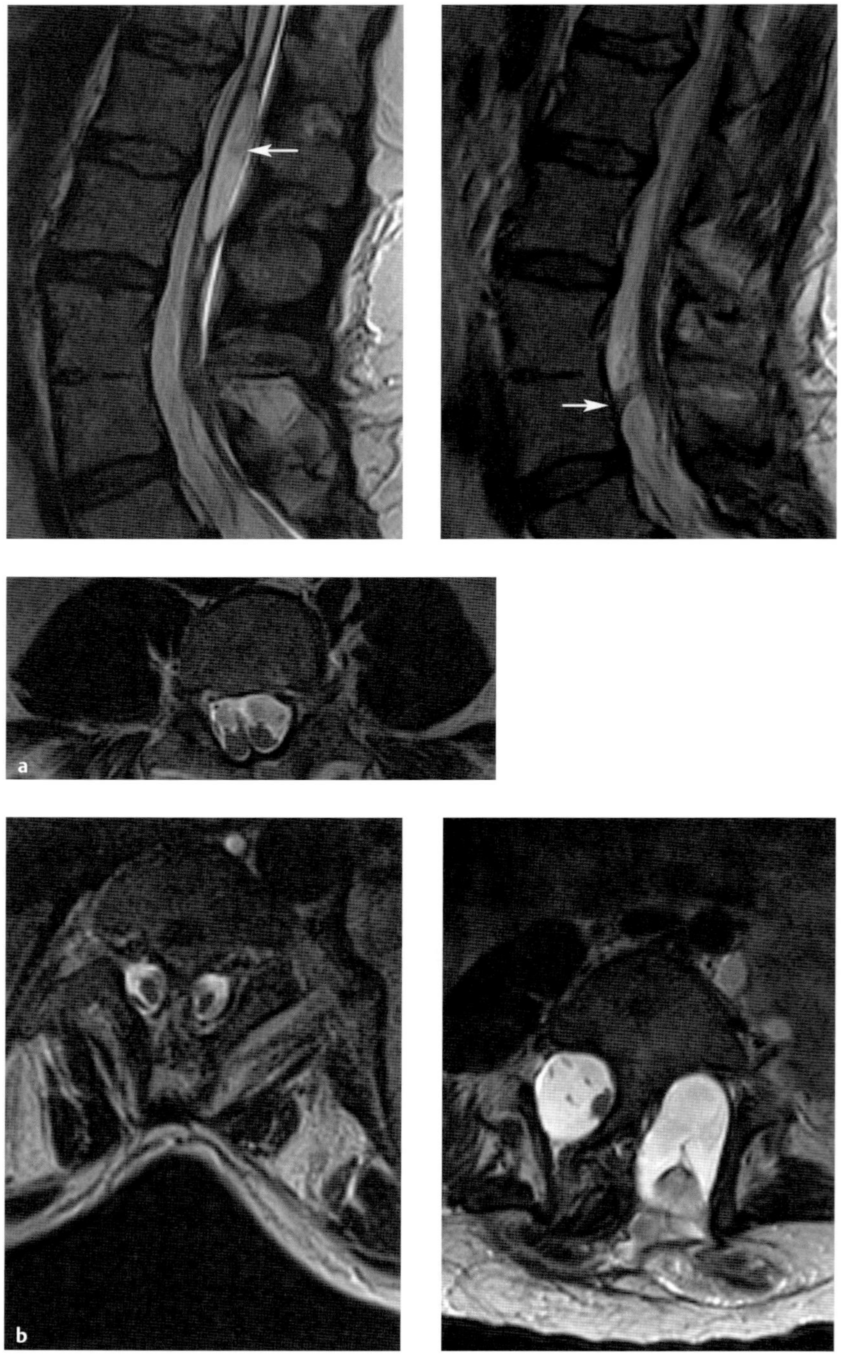

Abb. 18.**35a, b** **Diastematomyelie.**

a Patientin mit Diastematomyelie (45 Jahre alt). Angeborener Blockwirbel Lendenwirbelkörper 3/4, syringomyelische Erweiterung *(Pfeil, links)* bei T2w. Das überwiegend knöcherne Septum *(Pfeil, rechts)* und das 2-geteilte Myelon sind zu erkennen.

b Axiale MRT-Darstellung der Diastematomyelie (T2w) bei 2 Patientinnen (beide 34 Jahre alt). Siehe das unterschiedlich ausgeprägte Septum (griech.: Diastema = Zwischenraum, „Spaltung"). Das Septum kann fibrös, knorpelig oder knöchern ausgebildet sein.

- *Sekundäre Skoliosen:* Diese treten als Folgeerscheinung nach Tumorbestrahlung im (frühen) Wachstumsalter, lokal postinfektiös und posttraumatisch sowie nach chirurgischen Eingriffen, z. B. auch durch ausgedehnte Pleuraschwarten, auf. Sie entstehen ebenfalls in Zusammenhang mit Tumoren der Wirbelsäule, des Spinalkanals und bei extravertebralen Erkrankungen. Bei fortgeschrittenen degenerativen Wirbelsäulenleiden und Stammskelettosteoporosen kommen sekundäre Skoliosen vor.

Schmerzbedingte Skoliosen

Schmerzbedingte Skoliosen, beispielsweise bei frischen Wirbelfrakturen (Abb. 18.**36**), floriden fokalen Wirbelinfektionen, bestimmten Tumoren (Abb. 18.**37** bis Abb. 18.**40**) und akuter Ischialgie, sind in der Regel *nicht strukturell (funktionell)* einzuordnen. Skoliosen bei Beinlängendifferenzen (Beckenschiefstand), wie bei Hüft-, Kniebeuge- und Spitzfußkontrakturen, gehören an sich zur nicht strukturellen Klasse. Sie können jedoch, falls sie nicht ausgeglichen werden, mit der Zeit in strukturelle Skoliosen übergehen.

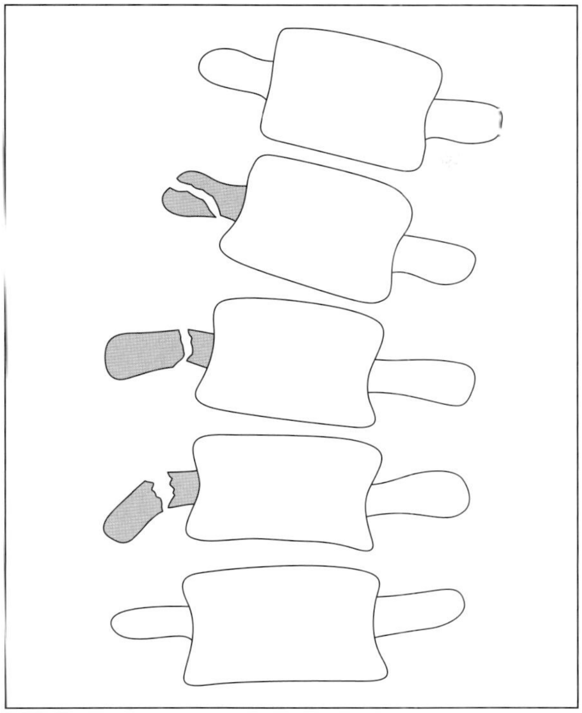

Abb. 18.**36** **Schmerzbedingte Skoliose bei unilateraler Fraktur lumbaler Processus transversi.** Die Konvexität der Skoliose liegt auf der Frakturseite. Wahrscheinlich hängt dies mit einer Insuffizienz des ipsilateralen M. quadratus lumborum zusammen, der sowohl von den (abgebrochenen) Lendenquerfortsätzen ausgeht als auch dort ebenso wie am Darmbeinkamm inseriert.

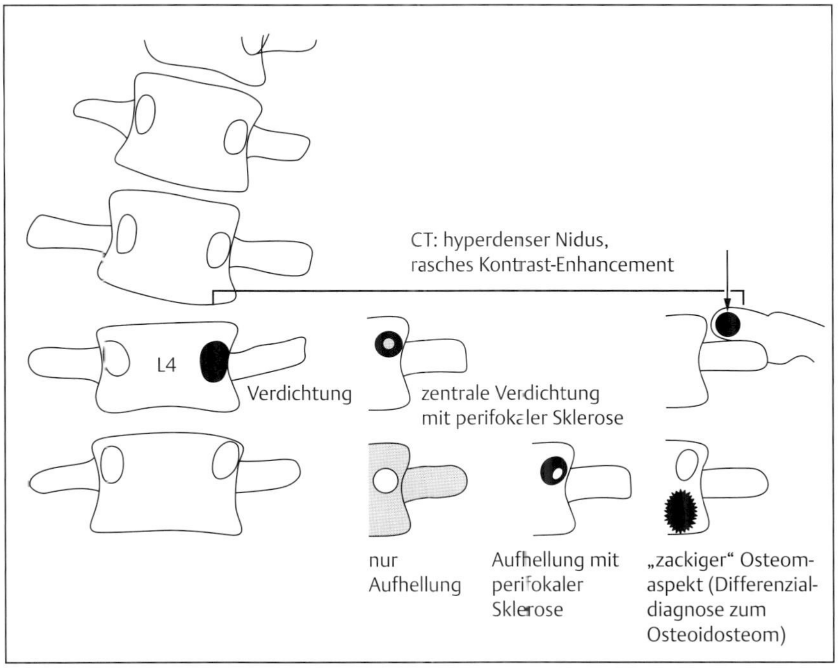

Abb. 18.**37** **Mögliche Lumbalskoliose bei einem exzentrisch im Wirbel lokalisierten Prozess** (hier bei linksseitigem Pedikelosteoidosteom L4 mit seinen verschiedenen röntgenmorphologischen Aspekten; vgl. Abb. 18.**38**, Abb. 18.**39** und Abb. 18.**40**). Auch das Osteoidosteom oder Osteoblastom der wirbelnahen Rippenanteile kann eine Thorakalskoliose auslösen *(Pfeil)*.

Merke:

Beim Osteoidosteom und Osteoblastom sind schmerzhafte paravertebrale Muskelspasmen Ursache der nicht strukturellen Skoliose. Sie gehen auf eine kollaterale Myositis zurück, die mit der Zeit zur Muskelatrophie, -fibrose und zum reaktivem Fettersatz führt (zu verifizieren durch Histologie, MRT, CT). Nach der Tumorentfernung kann die Skoliose persistieren; daher die Annahme, dass dann ein tumorbedingter Wachstumsschaden des Wirbels die strukturelle Umwandlung der Seitverbiegung verursacht. Bei zervikalem Tumorsitz ist nicht nur eine Skoliose, sondern auch ein Tortikollis möglich. Auch bei der aneurysmatischen Knochenzyste und beim eosinophilen Knochengranulom (Histiozytose X) kommen, namentlich im Kindesalter und bei jungen Erwachsenen, schmerzbedingte Skoliosen vor. *Die Konvexität der schmerzbedingten Skoliose liegt auf der Gegenseite des Prozesses.*

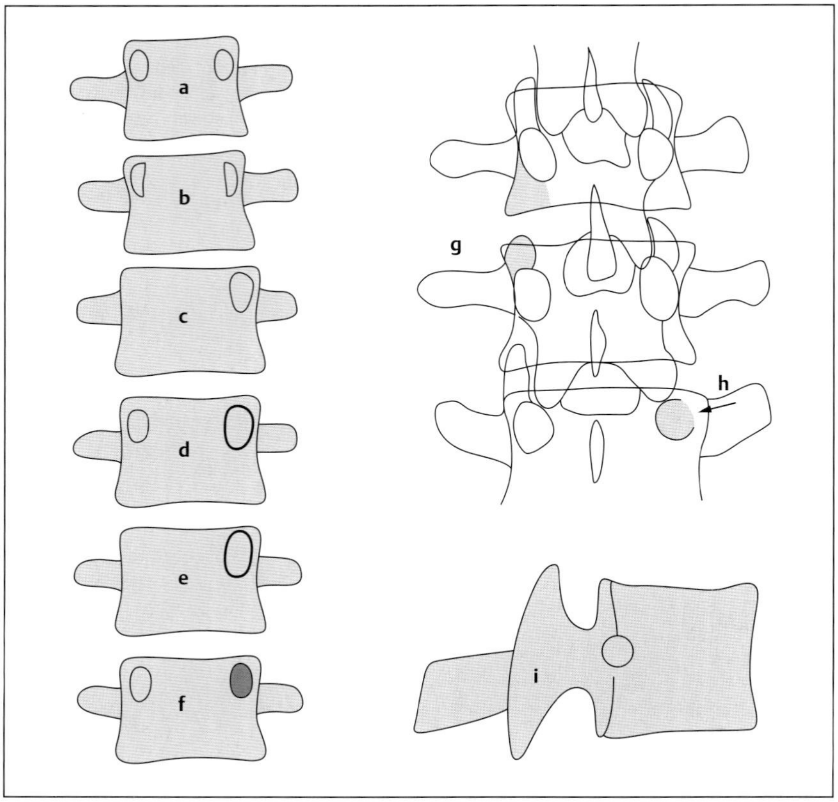

Abb. 18.**38a–i** **Pedikel- und Gelenkfortsatzveränderungen ohne Skoliose oder andere Haltungsstörungen.**

a Normale Pedikelprojektion auf dem a.-p. Projektionsradiogramm.

b Verschmälerte, abgeplattete oder medial konkave Pedikel. Raumforderung im Spinalkanal oder Anomalie? → MRT/CT.

c–e Pedikelauslöschung durch Tumorosteolyse oder Aplasie: MRT/CT. Bei Pedikeldysplasie oder -aplasie auf die oft vorkommende kompensatorische Hypertrophie des kontralateralen Pedikels (Vergrößerung, Kortikalisverdickung **d**, **e**) sowie auf retropedikuläre Fehlbildungen (Hypo- oder Dysplasie des Processus articularis superior (**g**) achten.

f Unilaterale Pedikelsklerose. *Differenzialdiagnose:* Osteoidosteom (vgl. Abb. 18.**37**, Nachtschmerz?), Osteoblastom, Osteom, chronische Osteomyelitis, osteoplastische Metastase, bei Kindern auf der Gegenseite einer unilateralen Spondylolyse mit oder ohne Spondylolisthesis.

g, h Differenzialdiagnose zwischen Anlagestörung und Tumorosteolyse eines Wirbelbogengelenks: Handelt es sich um eine Aplasie, dann fehlen entweder beide Prozessus, oder einer fehlt und der andere ist hypoplastisch. Bei Tumorosteolyse fehlt ein Gelenkfortsatz; evtl. ist der Pedikel schon arrodiert *(Pfeil)*. Anfangs ist der korrespondierende Gelenkfortsatz noch erhalten: CT/MRT. Meningeome können eine Hyperplasie und Sklerosierung des Gelenkfortsatzes auslösen. Bei Gelenkfortsatzdysplasie sind sie manchmal vergrößert, verkleinert, verplumpt oder/und zeigen einen Lochdefekt.

i Kombination von einseitiger Pedikelaplasie (wie e) und atypischem Abgang des ipsilateralen Querfortsatzes (Stelling 1981).

Der klinische Nachweis einer Skoliose bedarf außer der Klärung ihrer Ätiologie noch weiterer Informationen, beispielsweise um bei der idiopathischen Skoliose die Progredienzneigung abschätzen zu können (Hähnel 1994):

- Alter und Geschlecht des Patienten und damit auch Abschätzung der **Skelettreife**: Es gilt beim Risser-Zeichen der Darmbeinkammapophyse (Abb. 18.**41**):
  - Risser-Stadium 1: Wachstum noch etwa 1,5 Jahre
  - Risser-Stadium 2: Wachstum noch etwa 1 Jahr
  - Risser-Stadium 3: Wachstum noch etwa 6 Monate
  - Risser-Stadium 4: Wachstum noch etwa 3 Monate

  Das heißt, die Progredienzneigung ist umso geringer, je näher der Wachstumsabschluss liegt. Das Progredienzrisiko ist beim weiblichen Geschlecht etwa 10-mal höher als beim männlichen. Nach Abschluss des Wachstums hängt die weitere Zunahme der Skoliose vom bis dahin erreichten Skoliosewinkel ab. Liegt dieser Winkel unter 30°, so ist das Progredienzrisiko gering.
- Einfluss des **Krümmungssitzes** auf die Skoliose: Abnahme der Skolioseprogredienz von thorakal über thorakolumbal bis lumbal.
- Einfluss des **Krümmungsverlaufs** auf die Skolioseprogredienz: Abnahme dieses Risikos von doppelbogig (S-förmig) über einbogig (C-förmig) thorakal bis einbogig lumbal. Der Verlauf kann kurzbogig bis angulär oder großbogig imponieren. Angenommen wird, dass die Hauptkrümmung (Primärkrümmung) Sitz der verformenden Kräfte ist. Die Nebenkrümmung (Sekundärkrümmung) würde dann zum Ausgleich der Hauptkrümmung dienen.
- Einfluss des **Skoliosewinkels** auf die Skolioseprogredienz: Die Progredienzneigung geht der Winkelgröße parallel.
- **Diskusdegeneration** und **Stammskelettosteoporose** beeinflussen die bestehende Skoliose ungünstig.

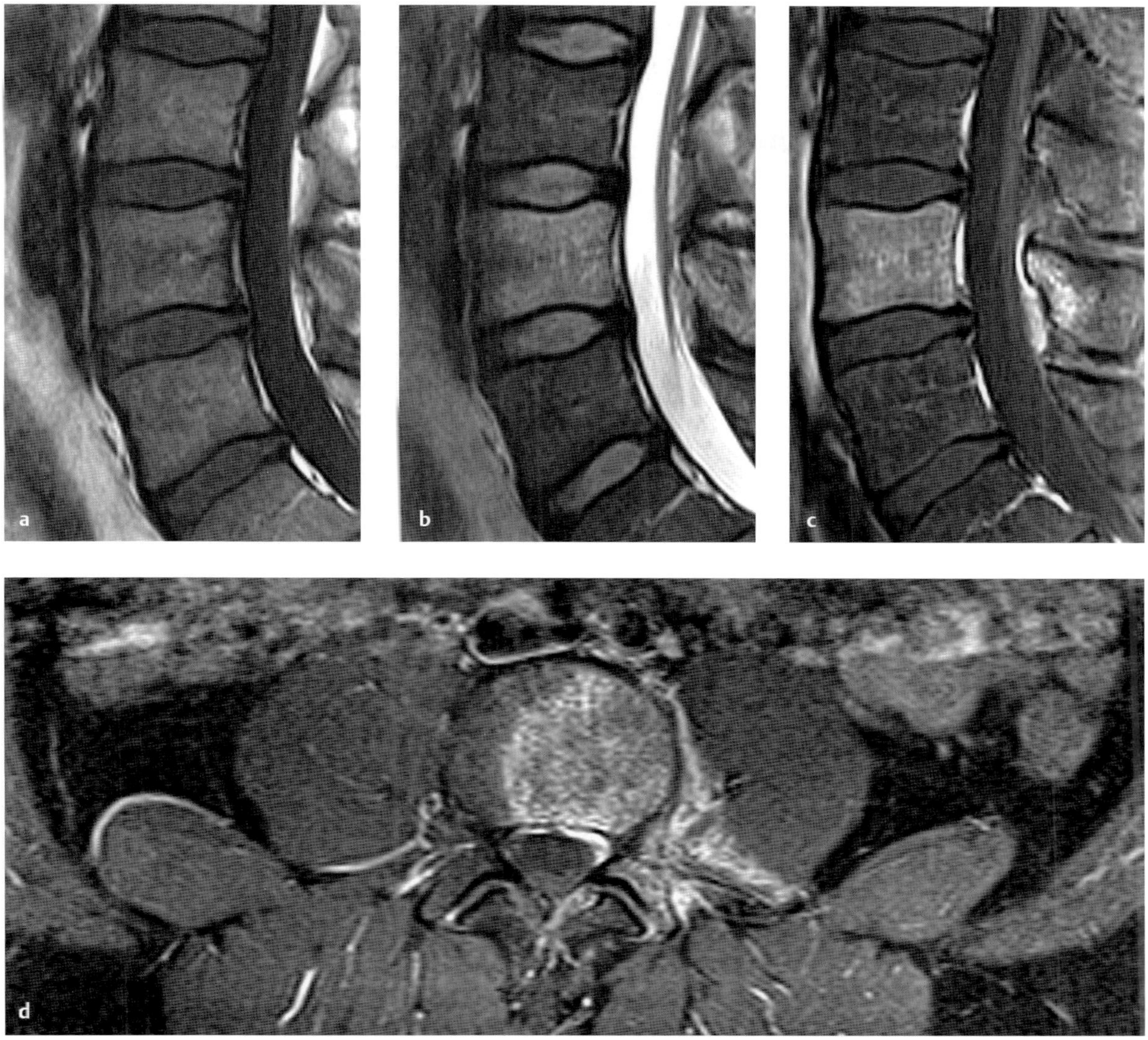

Abb. 18.**39a–d** **Pedikelosteoidosteom im Lendenwirbelkörper 4 links** (Patient 33 Jahre alt, männlich).

a T1w SE: Kaum erkennbares Knochenmarködem im 4. Lendenwirbelkörper (LWK).

b T2w SE: Knochenmarködem im Lendenwirbelkörper 4 und an der Basis seines Dornfortsatzes.

c, d Postkontrast T1w SE fatsat: Intensive Kontrastmittelanreicherung im Knochenmarködem – auch an der Basis des Dornfortsatzes. Im Axialbild (**d**) zeigt sich eine zusätzliche Weichteildurchtränkung im linken Neuroforamen des Lendenwirbelkörpers 4 und in seiner Weichteilumgebung, auch prävertebral. Siehe ebenfalls das Knochenmarködem im Processus articularis.

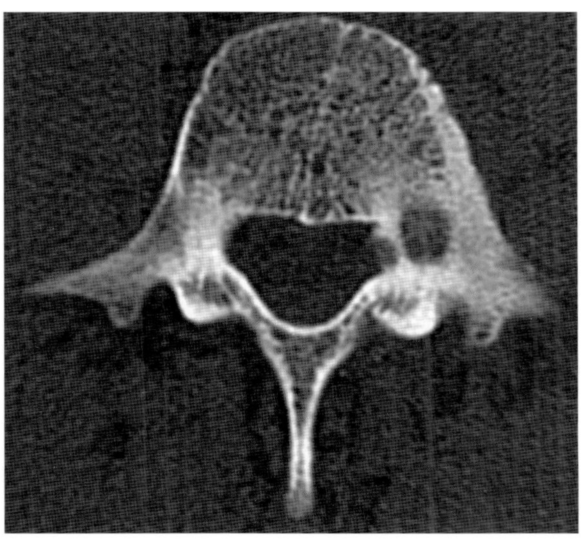

Abb. 18.**40** **CT des Pedikelosteom im Lendenwirbelkörper 4** (Fortsetzung von Abb. 18.**39**). Im Knochenfenster stellt sich der Nidus mit umgebender reaktiver Osteoklerose (Hyperostose) der Spongiosa und Kortikalis dar.

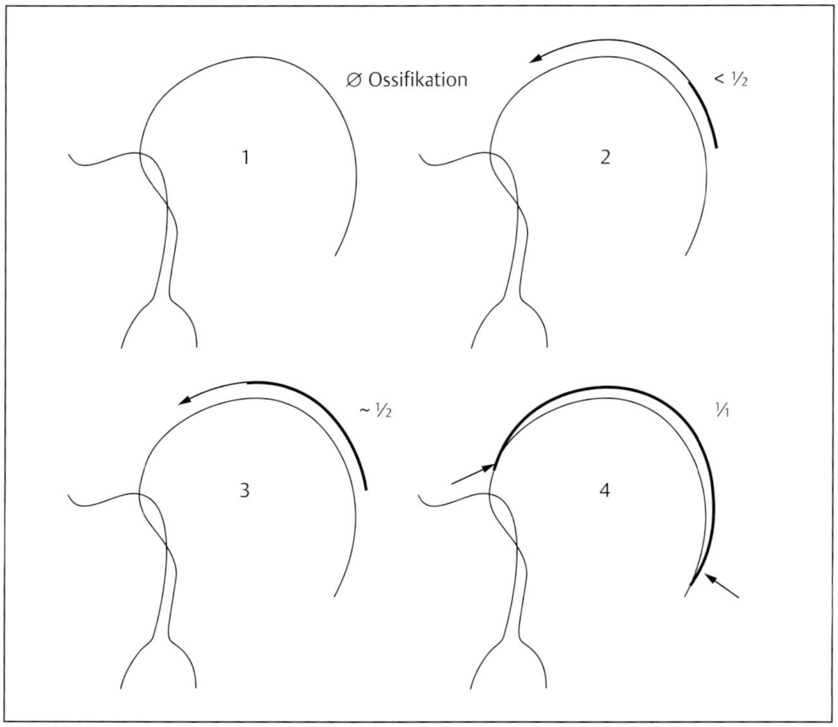

Abb. 18.**41** **Risser-Stadien 1–4** der Ossifikation der Darmbeinkammapophyse als Hinweis auf die knöcherne Reife der Wirbelsäule (Risser 1964). Es gilt, je höher das Stadium, desto näher ist das Wachstumsende, und damit nimmt die Skolioseprogredienz ab. *Nach* Wachstumsabschluss hängt die Progredienz der idiopathischen Skoliose vom erreichten Winkelgrad, von der Form und vom Sitz der Krümmung ab (*kurze Pfeile*: beginnende Apophysenfusion).

Merke:

Das „Schicksal" der idiopathischen Skoliose entscheidet sich in der Pubertät (pubertärer Wachstumsschub!).

Bildgebung

Das vollständige Ausmaß der Skoliose wird auf der *Wirbelsäulenganzaufnahme in 2 Ebenen im Stehen einschließlich der Beckenkämme* sichtbar. Bei weiblichen Patienten, namentlich in der Pubertät, soll sie aus strahlenhygienischen Gründen bei p.-a. Strahlengang (Brustdrüsen!) angefertigt werden. Die digitale Projektionsradiografie (s. dort) ist der konventionellen Projektionsradiografie (mit Linienraster) vorzuziehen. Die entsprechende seitliche Röntgenaufnahme liefert Informationen über die begleitende Kyphose oder Lordose.

Die *Röntgenometrie des Skoliosewinkels* erlaubt die Abschätzung der zu erwartenden Skolioseprogredienz, und auf Vergleichskontrollen kann ihre Progredienz bzw. der Therapieerfolg beurteilt werden. Methodik und vorzuziehende Terminologie:

- Der Skoliosewinkel wird nach der Methode von Cobb gemessen (*Cobb-Winkel*, Abb. 18.**42**).
- Daher werden die beiden *Endwirbel* der skoliotischen Krümmung festgelegt. Sie zeichnen sich durch die *stärkste Neigung zur Konkavität* bzw. zur Horizontalen aus.
- Die Tangente an der Deckplatte des oberen und an der Grundplatte des unteren Endwirbels zieht zur Konkavität oder Konvexität der Skoliose.
- Auf die verlängerten Tangenten werden Senkrechte errichtet. Sie schneiden sich. Der Skoliosewinkel (Cobb-Winkel) lässt sich an beiden Winkeln messen.

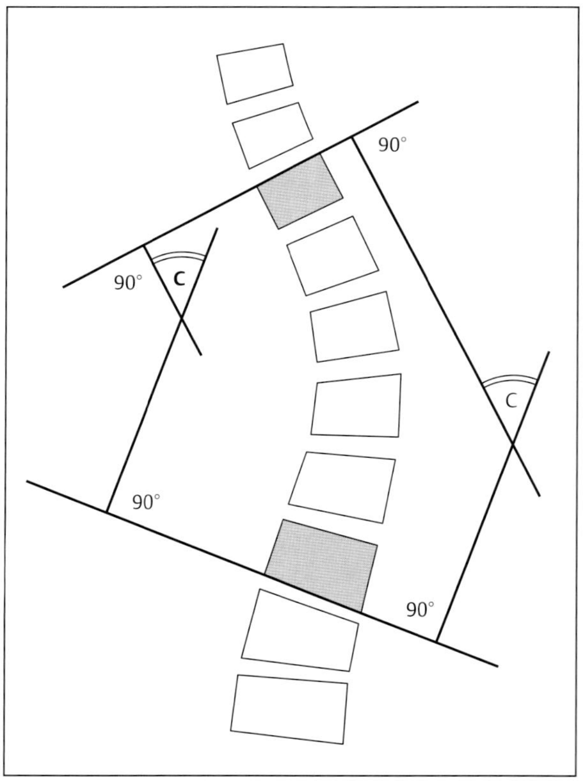

Abb. 18.**42** **Messung des komplementären Skoliosewinkels** (Cobb-Winkel C).

Der *Bending-Test* (Seitbeugung) dient zur Abschätzung der Skolioseflexibilität – strukturelle versus nicht strukturelle Krümmung. Er wird daher – im Zweifelsfall – zur Bestimmung der strukturellen Primär- und der nicht strukturellen Sekundärkrümmung und präoperativ zur Festlegung der Spondylodesestrecke durchgeführt. Zwei zusätzliche Wirbelsäulenganzaufnahmen werden in aktiver maximaler Lateroflexion nach beiden Seiten angefertigt und die Cobb-Winkel zum Vergleich gemessen, oder der Patient wird im Säuglings- und Kindesalter zur orthograden Abbildung des interessierenden Wirbelabschnitts so auf dem Rasteraufnahmetisch gelagert, dass durch die Arme einer Hilfsperson nach dem 3-Punkteprinzip (um ein artefizielles Hypomochlion) ein Zug zur passiven Aufkrümmung der Wirbelsäule erfolgt; evtl. erfolgt eine entsprechende 2. Röntgenaufnahme zum Verhalten der angenommenen Sekundärkrümmung bei der ipsilateralen Seitbeugung.

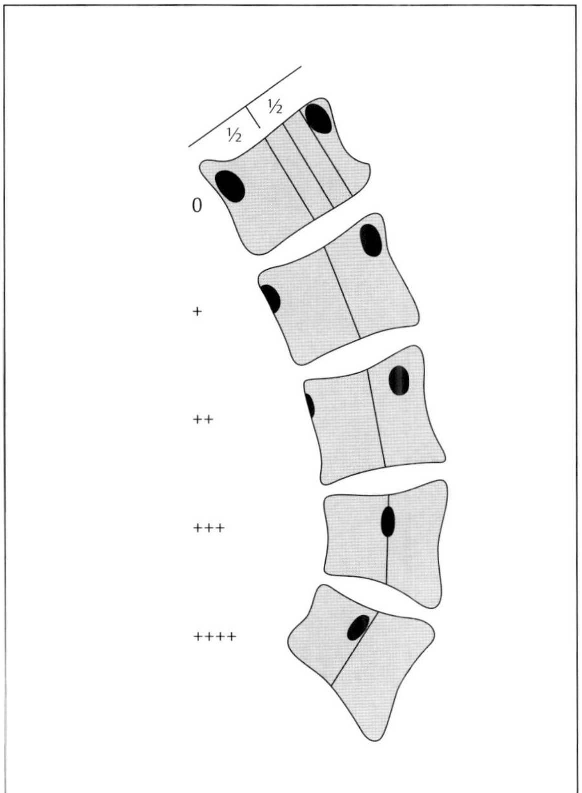

Abb. 18.**43** **Methode nach Nash u. Moe zur Abschätzung der Wirbelrotation bei thorakalen und lumbalen Skoliosen (Rotoskoliosen).** Beurteilt wird die Verschiebung der konvexseitigen Bogenwurzel zur Mittellinie des Wirbelkörpers bzw. zur Drittelung der konvexseitigen Wirbelkörperhälfte.

Grad 0	Symmetrische Abbildung der Bogenwurzeln.
Grad +	Geringe Asymmetrie der Bogenwurzeln.
Grad ++	Die konvexseitige Bogenwurzel stellt sich im mittleren Drittel der entsprechenden Wirbelkörperhälfte dar. Die konkavseitige Bogenwurzel ist gerade noch sichtbar.
Grad +++	Der konvexseitige Pedikel erreicht die Wirbelkörpermittellinie. Die konkavseitige Bogenwurzel ist „verschwunden".
Grad ++++	Die konvexseitige Bogenwurzel hat die Wirbelkörpermittellinie vollständig überschritten.

Die *skoliotische Wirbelrotation* – Drehung der Wirbelkörper um die Wirbelsäulenlängsachse (Rotoskoliose) – zeigt sich an der Brustwirbelsäule am konvexseitigen Rippenbuckel und an der Lendenwirbelsäule am konvexseitigen Lendenwulst. Zur Rotationsabschätzung eignet sich die Methode von Nash Jr. und Moe (1969). Deren Referenz ist die Verschiebung der Bogenwurzelprojektion in Abhängigkeit von der Rotation (Abb. 18.**43** und Abb. 18.**44**).

Zusätzliche Bildgebung: Die *3-dimensionale CT* stellt komplexe kongenitale Wirbelsäulenanomalien (Segmentations- und Bildungsdefekte) anschaulich dar und gibt Informationen über Tumoren, Infektionen und postoperative Komplikationen, z. B. Pseudarthrosen. Die *MRT* liefert über die CT-Abbildung hinaus *zusätzlich* eine Beurteilung des Rückenmarks. In Einzelfällen bringt die SPECT-Untersuchung durch die Eliminierung der Hintergrundradioaktivität eine scharf begrenzte fokale Läsion zur Darstellung, die durch röntgenologische Korrelation als Osteoidosteom identifiziert werden kann (Mentes et al. 1997).

Als **Risiken der Skolioseprogredienz** sind bekannt:

- Einschränkung der körperlichen Leistungsfähigkeit.
- Körperliche Verunstaltung mit der Möglichkeit einer depressiven Stimmungslage.
- Bei thorakalen Skoliosen ab 60° Gefahr obstruktiver und restriktiver Einschränkung der Lungenfunktion (Hähnel 1994).
- Möglichkeit der pulmonalen Hypertonie.
- Sekundäres Cor pulmonale (Insuffizienz des rechten Herzventrikels).
- Diskusdegeneration.
- Konkavseitige Spondylarthrose.

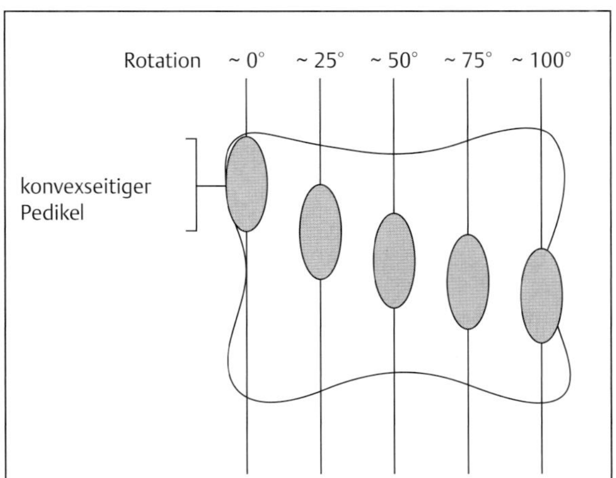

Abb. 18.**44** **Nash-Moe-Schema zur quantitativen Abschätzung der skoliotischen Wirbelrotation.** Die konvexseitigen verlagerten Pedikel wurden aus Gründen der Übersichtlichkeit in ihrer Höhe versetzt gezeichnet.

- **Lumbales skoliotisches Drehgleiten** vornehmlich im Krümmungsscheitel und unterhalb dessen, d.h. bewegungssegmentale Instabilität, falls nicht durch grobe klammernde Spondylophyten (Abb. 18.**45**) restabilisiert. Drehgleiten ist die Folge einer schweren degenerativen Diskusschädigung und Ligamentinsuffizienz. Die Drehkomponente entsteht am seitlichen Gleitwirbel durch die Form und Stellung der zumeist deformierten Gelenkfortsätze. Der Gleitwirbel dreht sich zur Konvexseite der Skoliose. Die Röntgenaufnahme in Rückenlage zeigt daher eine vergrößerte Projektion des Querfortsatzes an der Konkavseite. Der konvexseitige Querfortsatz des abgleitenden Wirbels erscheint dagegen verkürzt und verkleinert, u.a. da sich sein Objekt-Film-Abstand durch die Drehung verringert hat. Bei der **neurogenen Spondylopathie** tritt das seitwärts gerichtete Wirbelgleiten auch ohne stärkere Skoliose auf, da es im Rahmen der knöchernen und weichteilbetreffenden Desintegration zu einer ausgeprägten bewegungssegmentalen Instabilität kommt (Abb. 18.**46**). Traumatisches seitliches Wirbelgleiten ist ein seltener Befund.

Im Vergleich zur idiopathischen Skoliose tragen kongenitale Kyphoskoliosen ein größeres neurologisches Risiko.

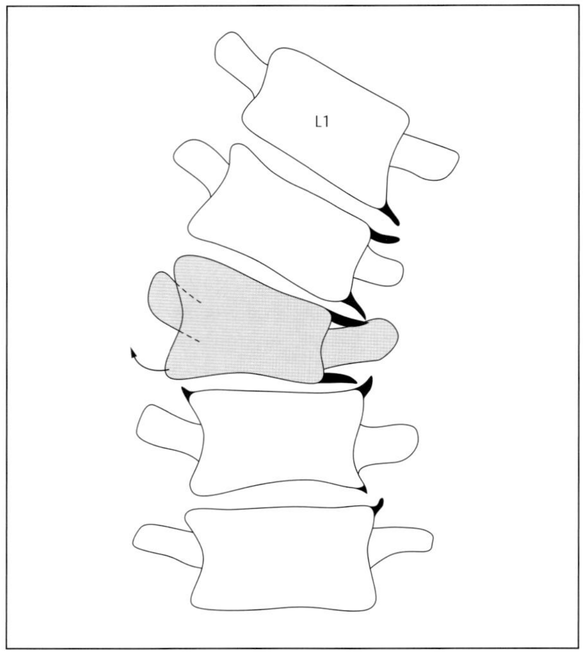

Abb. 18.45 **Drehgleiten L3 *(Pfeil)* bei rechtskonvexer Lumbalskoliose.** Spondylophyten *(schwarz)* entstehen überwiegend an der Konkavseite der Skoliose.

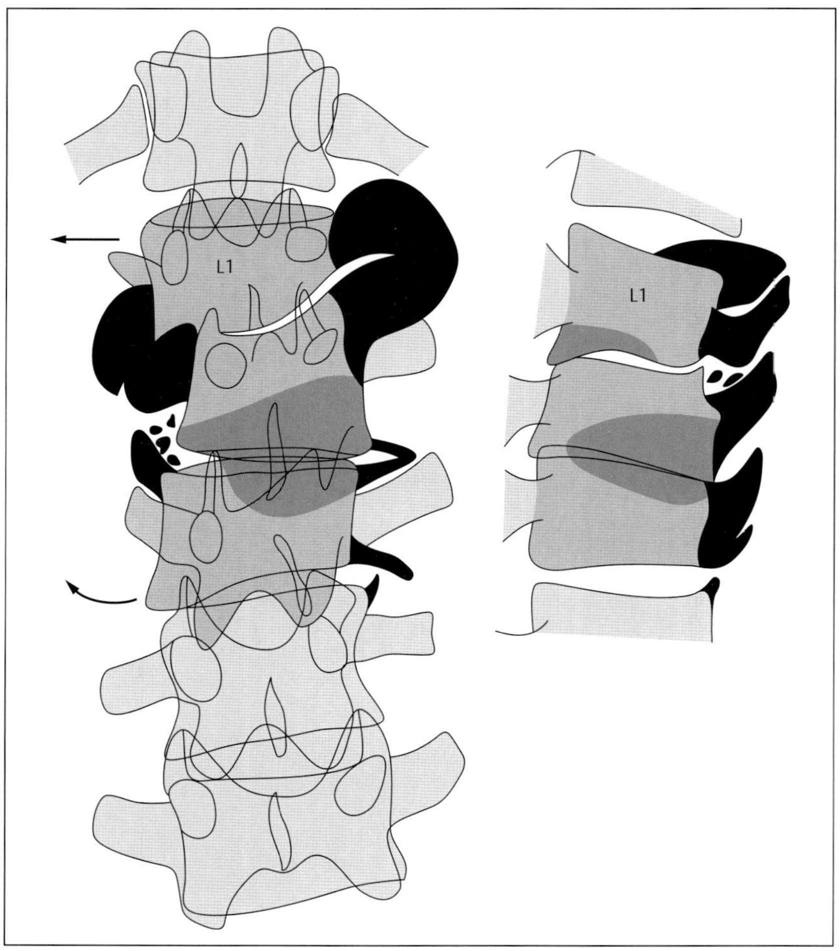

Abb. 18.46 **Fortgeschrittene lumbale neurogene Spondylopathie, beispielsweise bei Tabes dorsalis.** Typisch für die neurogene Spondylopathie ist das „anarchische" Nebeneinander von frakturähnlichem Zusammensintern der Wirbel, die zugleich verdichtet erscheinen und bizarre Knochenauswüchse zeigen, und *Weichteilinstabilität*. Die Beteiligung der Weichgewebe erkennt man an der Verschmälerung bzw. am Schwinden des Diskusspalts und an der *seitlichen Wirbelverschiebung* (L1: nach rechts ohne Drehkomponente abgeglitten, L3: Drehgleiten nach rechts). In diesem Fall ist das seitliche Abgleiten mit geringer Skoliose aufgetreten. Grundsätzlich können die schweren Zerstörungen (Zerbröckeln, Abschleifen usw. der Wirbel und Gelenkfortsätze sowie schwere bewegungssegmentale Weichgewebsschäden) Wirbelverschiebungen nach allen Richtungen auslösen (je *dunkler getönt*, desto dichter [sklerosierter] die Knochensubstanz).

Merke:

Die neurogene Spondylarthropathie kann die 1. Manifestation einer neuropathischen Skeletterkrankung sein.

Differenzialdiagnostische Bedeutung von Wirbelkörperaspekten im Röntgenbild unter Berücksichtigung der Osteoporose

Die Abb. 18.**47** bis Abb. 18.**54** geben verschiedene, ins Auge springende Wirbelformveränderungen und ihre klinischen Folgen sowie Strukturstörungen wieder. Manche von ihnen haben als Solitärbefunde besondere diagnostische Bedeutung.

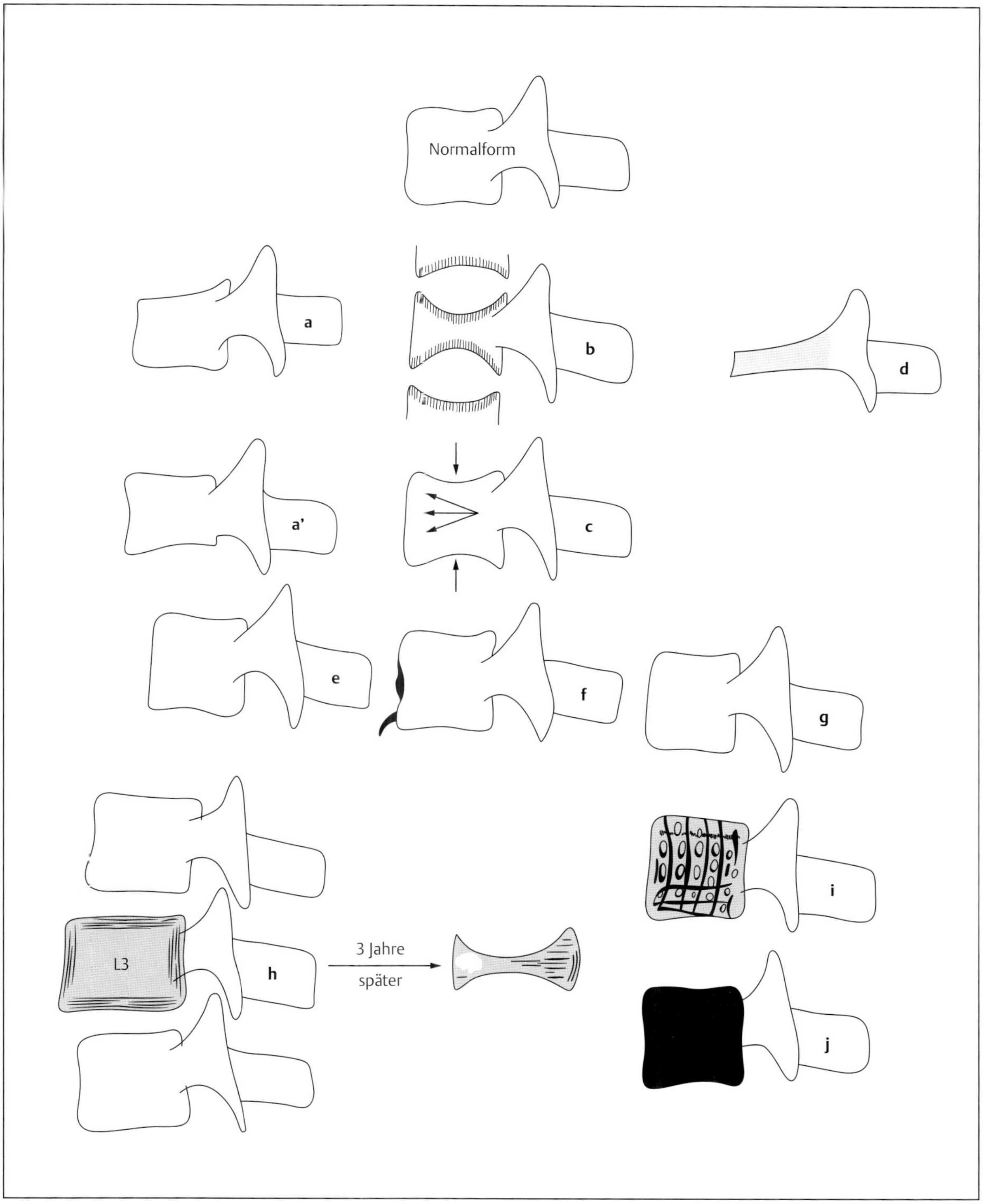

Abb. 18.**47a–j** *(Fortsetzung siehe Seite 848)*

◀ Abb. 18.**47a–j** **Mono-, oligotope oder generalisierte Kontur- und Strukturveränderungen der Wirbel.**

a **Keilwirbel**, d. h. die Höhendifferenz zwischen der Vorder- (**a**) oder Dorsalkontur (**a'**) des Wirbelkörpers beträgt mehr als 3 mm. Bei **a** charakteristisch für die Brustwirbelsäule, **a'** eher an der Lendenwirbelsäule. Beispiele: Morbus Scheuermann, Makrotrauma, pathologische Fraktur (Metastase, Plasmozytom, primärer Tumor, Osteoporose), Infektion, skoliotisches Drehgleiten (Rotoskoliose) mit seitlichem Keilwirbel), Variante, Formenkreis der Osteochondrodysplasien, Dysostosen, Heteroglykanosen.

b **Fischwirbel:** vor allem Osteoporose, Osteomalazie, Metastase, renale Osteopathie, Sichelzellanämie (massive Wirbelinfarkte und erythroblastische Knochenmarkhyperplasie).

c **Die gezeichnete Wirbelkörperverformung** *(Pfeile)* weist auf eine osteomalazische Komponente einer systemischen Osteopathie hin.

d **Flachwirbel**, d. h. die Wirbelhöhe ist im Vergleich zum unveränderten Nachbarwirbel um mindestens 10 % vermindert. Zur Ätiologie erworbener Flachwirbel gehören: Osteoporose, Osteomalazie, eosinophiles Granulom (s. Abb. 18.**49**), Neuroblastom, Leukämien, maligne Lymphome, Metastasen, Morbus Paget (s. **h**). *Platyspondylie* ist die Bezeichnung für die mehr oder weniger generalisierte Höhenminderung (ohne Sinterung) z. B. bei verschiedenen Osteochondrodysplasien. Das Gegenstück zum Flachwirbel ist der *Turmwirbel* (s. Abb. 18.**52**).

e **Kastenwirbel bei Spondylitis ankylosans** entweder durch subperiostale Knochenresorption (glatte Kontur) oder durch Periostreaktion (leichte Konturirregularität, sog. Filling-in).

f **Degenerativer Kastenwirbel.** Diese Formveränderung beginnt gewöhnlich mit einer knopfartigen Konturvorwölbung an der Wirbelvorderfläche und in Zusammenhang mit der Spondylophytenbildung.

g **Tonnenwirbel bei Spondylitis ankylosans.**

h **Der Rahmenwirbel** mit typischer Wirbelvergrößerung beim *Morbus Paget* ist die häufigste Ursache einer Rückenmarkkompression bei dieser Krankheit. Die durch den Knochenumbau mit umschriebenen Rarefizierungen herabgesetzte Tragfähigkeit kann zum Fischwirbelkollaps führen. Der Umbau dehnt sich selten in Richtung Zwischenwirbelscheibe aus (intervertebrale „Verblockung" möglich). Ausbruch von Weichgewebe aus Paget-Knochen mit oder ohne Unterbrechung seiner Konturen und Osteolyse muss nicht immer maligne Transformation bedeuten. Wenn zusätzlich jedoch das Fettsignal des Knochenmarks auf T1w-Sequenzen in Hypointensität umschlägt, steigt der Transformationsverdacht (McNairn et al. 2001).

i **Hämangiomwirbel** (Hämangiohamartom): Röntgenologisch fällt ein vertikal orientierter, grobsträhnig-wabiger Strukturumbau auf; leichte Wirbelvergrößerung möglich, desgleichen Wirbelkompression bis hin zum Fischwirbel. *Symptomatische Wirbelhämangiome erfordern den Einsatz computerassistierter Schichtbildverfahren (MRT, CT).* Intravertebrales Hämangiomgewebe gibt bei T1w und T2w gesprenkelte hyperintense Signale, die stärker als das normale Knochenmarksignal sind und von ihrem Fettgehalt abhängen. Extravertebralen Anteilen fehlt die starke Signalanhebung bei T1w. Kleine Hämangiome im Wirbelkörper stellen sich im Projektionsradiogramm häufig nicht dar. Im axialen CT sind sie als Zufallsbefund an verdickten Trabekeln in Fettmatrix zu erkennen.

j **Elfenbeinwirbel** bedeutet Totalhyperostose mindestens des Wirbelkörpers. Differenzialdiagnostische Schwierigkeiten treten auf bei *solitärem* Vorkommen und „leerer" klinischer und bildgebender Anamnese, z. B. hinsichtlich eines Neoplasmas. Beispiele: osteoplastische Metastase, malignes Lymphom, Morbus Paget, POEMS-Syndrom bzw. (solitärer) osteosklerotischer Plasmozytomtyp, chronische (sklerosierende) infektiöse Spondylitis, AHS.

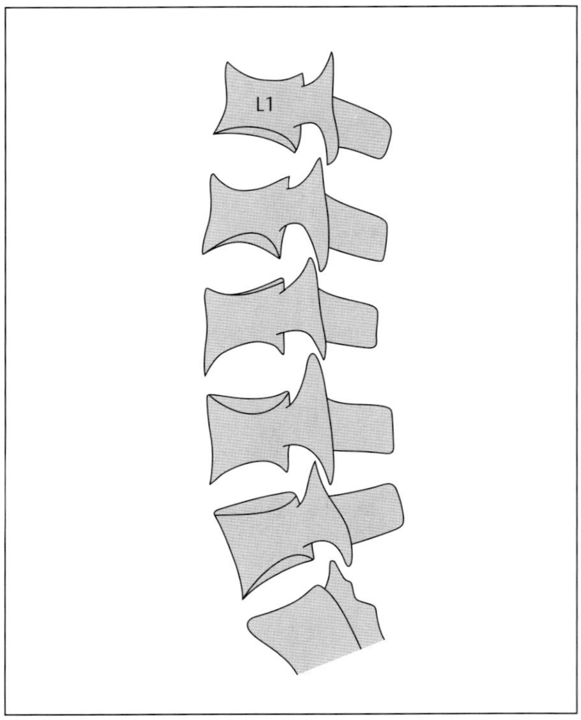

Abb. 18.**48** **Bikonkave Wirbelkörperverformung bis hin zur Ballonierung der Abschlussplatten (Fischwirbel)** ist in der Regel keine mechanische Kompressionsfolge, sondern eine Kriechverformung im Sinne eines Umbaus zum tragfähigeren Kuppelgewölbe. Sie wird vornehmlich an der Lendenwirbelsäule beobachtet (78-jährige Frau mit schwerer Osteoporose).

Die **Osteoporose** (vgl. Kap. 3 „Einführung in die Arthritis- bzw. Synovitisdiagnostik", Abschnitt „Arthritische Kollateralphänomene und die Differenzialdiagnose des regionalen Knochendefizits") zeichnet sich durch herabgesetzte Festigkeit und damit erhöhtes Frakturrisiko des Knochengewebes aus. In Mitteleuropa sind im Verlauf des Lebens jede 3. Frau und jeder 5. Mann von dieser systemischen Skeletterkrankung betroffen. Die Knochendichtemessung (QCT und DXA) wird dort durchgeführt, wo das Frakturrisiko am größten ist, d.h. an der *Wirbelsäule* und am *Oberschenkelhals*. Die Verformung der Wirbelkörper zu **Keil-**, **Fisch-** und **Flachwirbeln** (s. Abb. 18.**47**, Abb. 18.**48** und Abb. 18.**49**) ohne wesentliches Trauma setzt eine stärkere Demineralisation voraus, s. auch Kriechverformung. Die CT und MRT ermöglichen die Beurteilung der Wirbelhinterkante und des Spinalkanals einschließlich der Nervenwurzeln. Die MRT kann darüber hinaus durch den Nachweis eines Knochenmarködems z.B. zur Einschätzung als noch nicht konsolidierte Kompressionsfraktur verhelfen. Auf der Röntgenaufnahme weist das Wiedererscheinen einer durchgezogenen Wirbelkörperkontur auf die (weitgehende) Reparation hin.

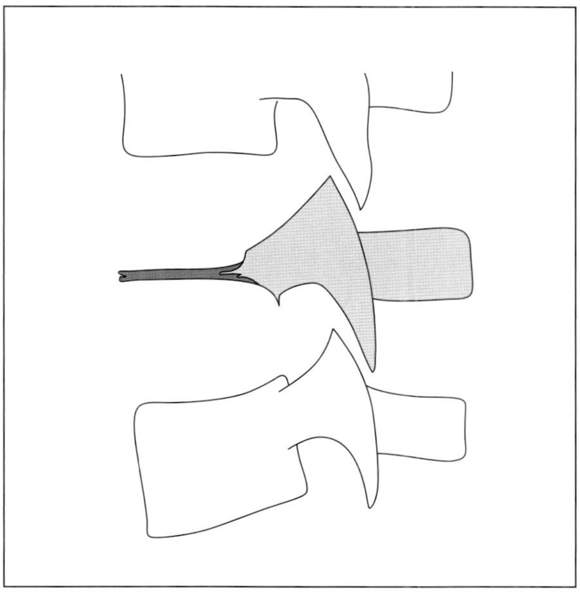

Abb. 18.**49** **Erworbene Vertebra plana (Flachwirbel) als monotoper, sehr selten als oligotoper Röntgenbefund.** In der überwiegenden Mehrzahl der Fälle handelt es sich bei Kindern um die nach osteolytischen Zerstörungen (mit Weichteilausbruch) einsetzende Sinterung durch ein *eosinophiles Granulom*, die solitär-ossäre Manifestation der Langerhans-Zellgranulomatose (Histiozytose X). Im Röntgenbild sieht man einen Wirbelkörperkollaps bei normalem Wirbelbogenbereich. Nach wirksamer Therapie richtet sich der Wirbel wieder auf.
Die *Vertebra plana osteonecrotica Calvé* der Kinder – meist zwischen dem 2.–15. Lebensjahr – ist wahrscheinlich eine seinerzeit nicht diagnostizierte Histiozytose X gewesen.
Der posttraumatische verzögerte Wirbelkollaps (*Kümmell-Verneuil-Fraktur*, s. Kap. 3 „Einführung in die Arthrits- bzw. Synovitisd agnostik", Abschnitt „Reflexdystrophie, Algodystrophie, Sudeck-Syndrom [komplexes regionales Schmerzsyndrom]") zeigt eine Sinterung des Wirbelkörpers vom Aspekt der Vertebra plana.

In Abhängigkeit von Sitz und Anzahl der betroffenen Wirbel kommt es zu (kompensatorischen) Haltungsveränderungen mit möglicher Schmerzsymptomatik (s. Abb. 18.**50** und Abb. 18.**51**): *zervikale* Hyperlordose mit möglicher Einengung der Neuroforamina und entsprechenden

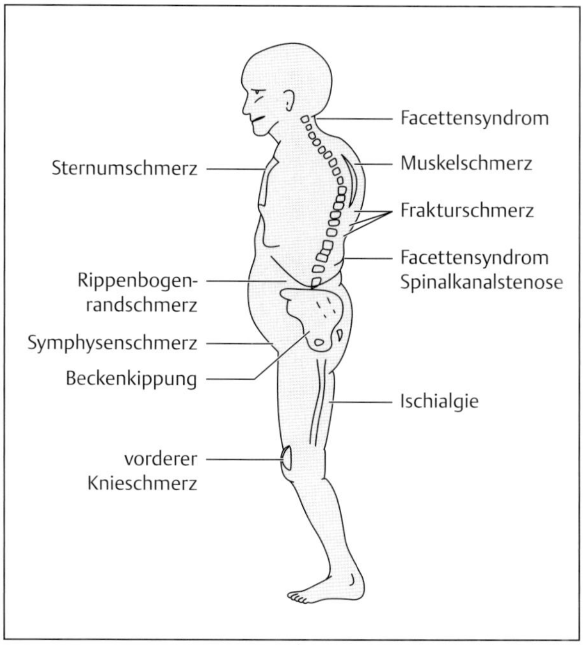

Abb. 18.**50** **Osteoporotische Veränderung des Gestaltprofils mit typischen Schmerzbildern** (Willburger u. Knorth 2003).

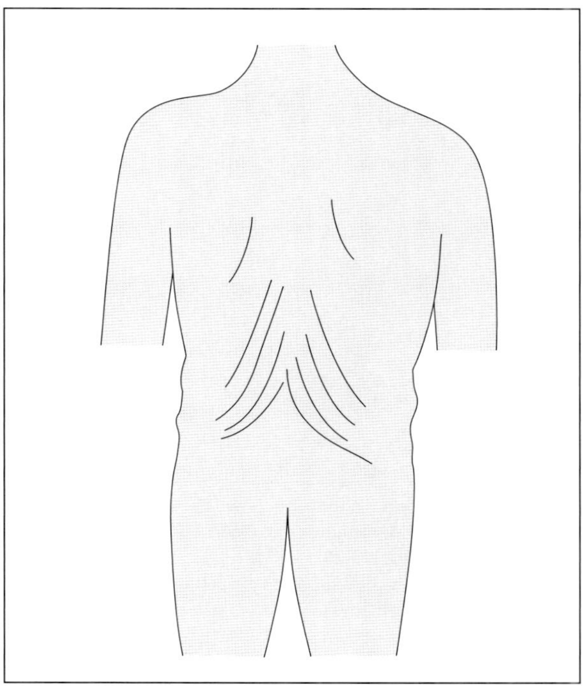

Abb. 18.**51** **So genanntes osteoporotisches Tannenbaumphänome** durch Querfalten der Rückenhaut infolge osteoporotischer „Verkürzung" der Wirbelsäule.

radikulären Reizerscheinungen (vor allem) an C5–C8. Die hyperlordotische Beeinträchtigung der Wirbelbogengelenke kann zu entzündlichen Phänomenen der Gelenkkapseln führen, die mit Nackenbeschwerden und „Referred Pain" in die Schulterregion einhergehen. Die *lumbale* Hyperlordose birgt die Möglichkeit von Kreuzschmerzen mit flächenförmiger pseudoradikulärer oder segmentbezogener radikulärer Symptomatik. Außerdem können Beschwerden (Kreuzschmerzen) von den Wirbelbogengelenken und einer dekompensierten (vorher latenten) Spinalkanalstenose ausgehen. Periostaler Rippenbogenrandschmerz bei Seitneigung des Oberkörpers und vorderer Knieschmerz bei Überlastung des Streckapparats sind ebenfalls als Folgen der osteoporotischen Fehlhaltung der Wirbelsäule bekannt.

Reaktive Wachstumsfolgen nach pathologischer (erworbener) Wirbelhöhenminderung gibt die Abb. 18.**52** wieder: **Turmwirbel**.

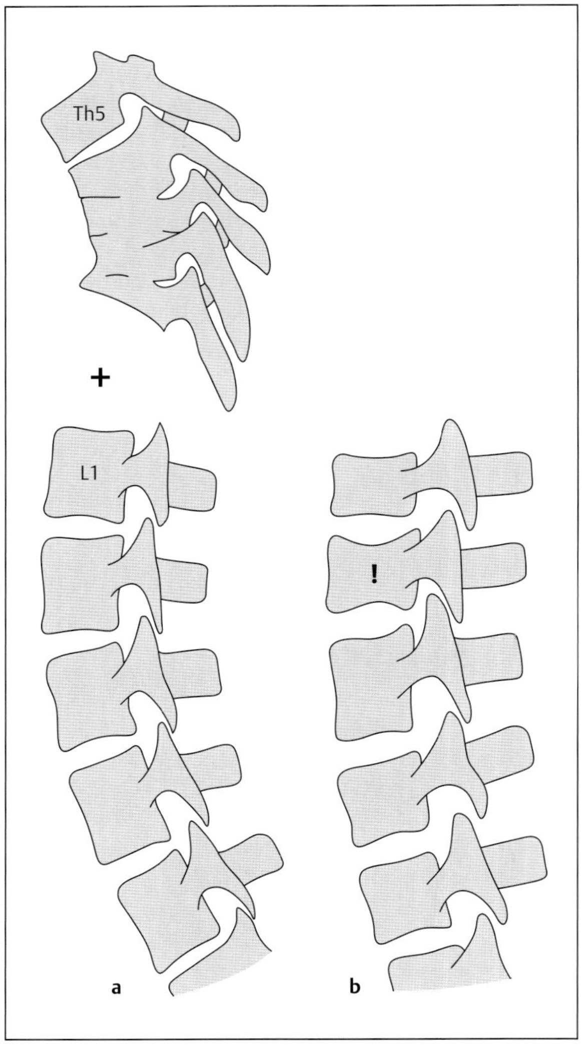

Abb. 18.**52a, b** **Kompensatorische lumbale Turmwirbel (a) nach im Wachstumsalter abgelaufener tuberkulöser Spondylitis Th 7–10** (narbige Wirbelverblockung zu kurzbogiger Kyphose). *Monotope* (oder oligotope) *Turmwirbel* (dieser Terminus bezieht sich auf Wirbel mit vergrößertem Vertikaldurchmesser) können bei der *Sichelzellkrankheit bei Kindern* kompensatorisch entstehen, wenn in Nachbarwirbeln mikrovaskuläre Infarkte zur Kompression (!) geführt haben. Außerdem kommt pathogenetisch eine ausgeprägte Knochenmarkhyperplasie bei der Sichelzellkrankheit infrage, wodurch die Spongiosatrabekeln diffus rarefiziert werden, daher die Formveränderung in Richtung Fischwirbel droht und ein oder mehrere angrenzende Wirbelkörper (vgl. **b**) kompensatorisch an Höhe zunehmen (Marlow et al. 1998).

Merke:

Kompensatorische Turmwirbel liegen *unterhalb* der zu kompensierenden Höhenminderung von Wirbeln.

Abb. 18.**53k–p** **Mono-, oligotope oder generalisierte Kontur- und Strukturveränderungen der Wirbel** (Fortsetzung von Abb. 18.**47**, s. auch Abb. 18.**25**).

k **Buckelwirbel**, vor allem lumbal, sind pathognomonisch für die Dysplasia spondyloepiphysarea tarda. Dazu gehören in der Regel ein schmales, hohes Becken, eine Reduktion der Wirbelhöhe und ein vergrößerter Tiefendurchmesser. Folgen: prämature Osteochondrose sowie Arthrose (vornehmlich der Hüftgelenke).

l **So genannter Phantomwirbel** als Folge einer kindlichen intravenösen Thorotrastinjektion (Thoriumdioxid); entspricht nicht dem Aspekt der Knochen-in-Knochen-Konfiguration.

m **Parallele intravertebrale Abschlussplatten** sind der Ausdruck einer vorübergehenden enchondralen Wachstumsstörung analog den peripheren Wachstumslinien (engl.: Harris Lines), beispielsweise bei systemischen malignen oder schweren infektiösen Erkrankungen, Mangelernährung (z. B. auch Rachitis), längerer allgemeiner Immobilisation, chronischen Intoxikationen (Blei, Wismut, Phosphor), Hypervitaminose D, idiopathischer Hyperkalzämie, möglich auch bei Fluorose und Oxalose. Lokalisiertes Auftreten nach Strahlentherapie und nach chronisch verlaufener Spondylodiszitis. Reversibel bei Säuglingen (physiologisch?). ▶

(Fortsetzung siehe nächste Seite)

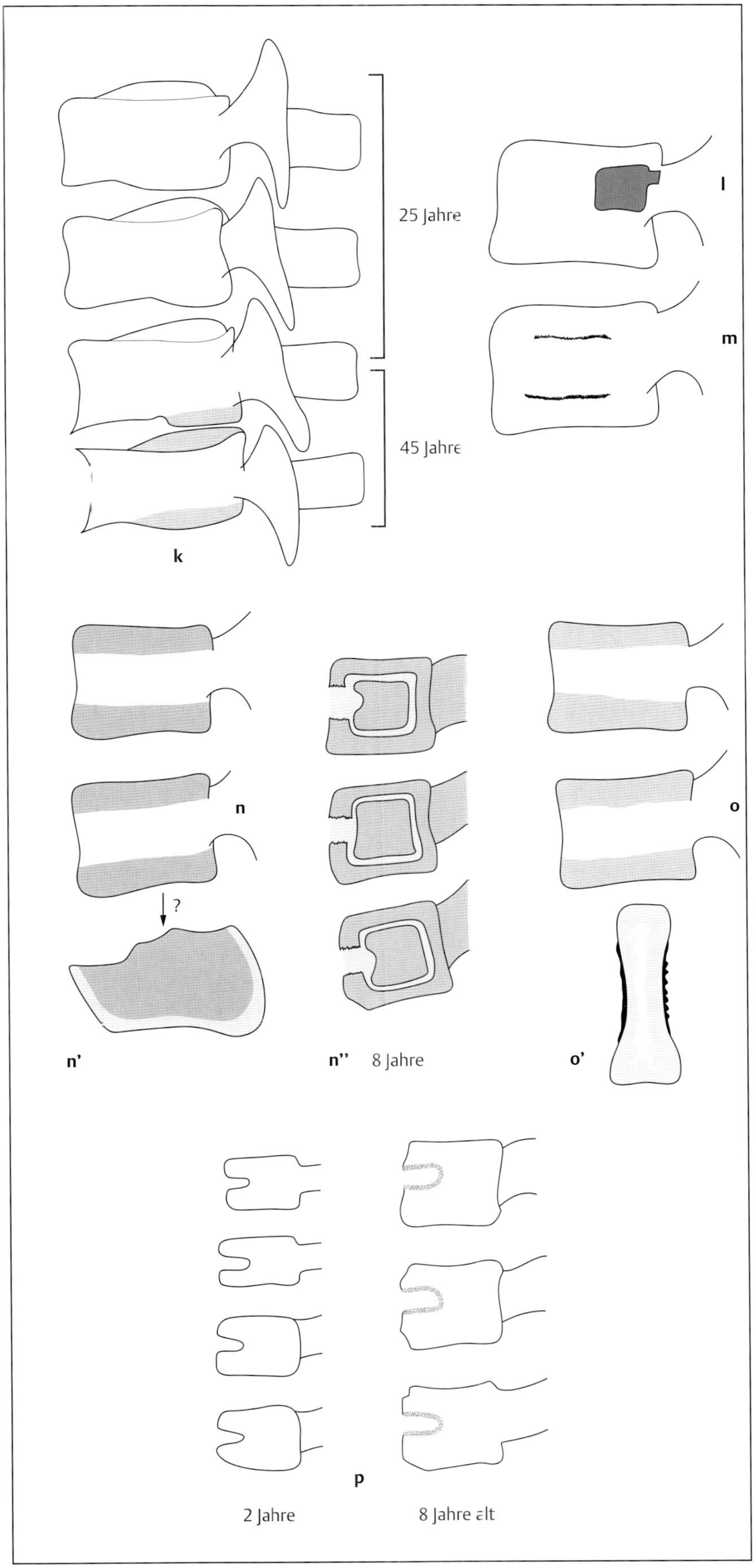

Abb. 18.**53k–p** *(Fortsetzung)*

n, n', o **So genannter Rugger-jersey-Wirbel** (Synonym: *Sandwich-Wirbel*). Differenzialdiagnostische Einordnung durch den Nachweis eines Knochen-in-Knochen-Aspekts (hier abgebildet im Fersenbein [**n'**] bei Osteopetrose) oder beim Hyperparathyreoidismus (renale Osteopathie, **o'**) mit gezähnelter Kontur zuerst an der Radialseite der Fingermittelphalangen (s. Kap. 11 „Gelenke der Hand", Abschnitt „Röntgenbefunde beim Hyperparathyreoidismus"). Bei der (iatrogenen) Fluoridintoxikation überwiegt die Knochenverdichtung; falls besonders in der Abschlussplattennähe, dann breit bandartig, ähnlich wie hier in **n** und **o**. Die sog. Oxalatbänder bei familiärer Oxalose oder bei chronischer Niereninsuffizienz ähneln dem Sandwich-Aspekt. *Osteomyelofibrose (-sklerose)*, selten idiopathisch, eher bei benignen und malignen myeloproliferativen Erkrankungen, ist eine deskriptive Bezeichnung,die von reaktiver (sekundärer) Knochenmarkfibrose und konsekutiver Faserknochenbildung abgeleitet wird. Tendenz zu röntgenologischer Knochenverdichtung; wenn ausgeprägt in Abschlussplattennähe, dann Sandwich-Konfiguration der Wirbel.

n'' Aspekt der infantilen (frühmanifesten) malignen Osteopetrose.

p **Persistenz der variablen vorderen Wirbelkerbe** über das Kleinkindesalter hinaus; dann kommt die Frage auf, ob eine Erkrankung mit vermehrtem Blutbedarf oder venöser Stase im Wirbelknochenmark vorliegt, z. B. Thalassaemia maior, Morbus Gaucher, frühmanifeste (maligne) infantile Osteopetrose (Morbus Albers-Schönberg), metastasierendes Neuroblastom. Die persistierende Wirbelkerbe entspricht der hyperämisch erweiterten Fissura mediana anterior des Rückenmarks. Über sie nimmt die A. centralis aus dem Truncus arteriosus spinalis anterior ihren Weg in die Medulla spinalis. Die entsprechenden ableitenden Venen haben das gleiche Verteilungsmuster wie die zuführenden Arterien.

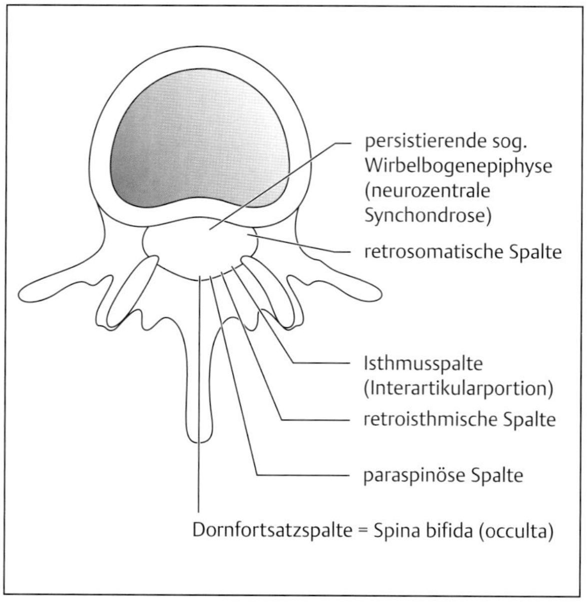

Abb. 18.**54** **Wirbelbogenspalten in Aufsicht,** gezeichnet an einem Lendenwirbel.

Merke:

Die Isthmusspalte (Spondylolysis interarticularis) wird weit überwiegend am 5. und 4. Lendenwirbelbogen beobachtet, viel weniger häufig an den anderen Lumbalwirbeln und an der Halswirbelsäule. Die seltene retrosomatische oder retroisthmische Bogenspalte kann ebenfalls zum ventralen Wirbelgleiten führen. Das Abgleiten setzt eine doppelseitige Spaltbildung voraus. Die Isthmusspalte ist eine Knochenlücke, die mit fibrösem Bindegewebe und eingestreuten Knorpel-Knochen-Inseln gefüllt ist.

Spondylolyse, Interartikulardysplasie, Spondylolisthesis, Pseudospondylolisthesis, Pseudospondylolyse, Spinalkanalstenose, perivertebrales pathologisches Weichgewebe

Der Verdacht einer Strukturstörung der Interartikularportion (Isthmus) eines lumbalen Wirbelbogens (Abb. 18.**55**, s. auch Abb. 18.**54**) ohne oder mit ihrer typischen Komplikation, dem ventralem Wirbelgleiten, sollte bei folgender Anamnese (1.) und folgenden klinischen Untersuchungsbefunden (2.) aufkommen:

1. Der Patient klagt über (lumbale) Rückenschmerzen, befindet sich im Schulkindesalter einschließlich der Adoleszenz, ist häufiger ein Junge als ein Mädchen und berichtet über sportliche Aktivitäten. Vor allem werden Sportarten mit hoher Trainingsintensität (Leistungssport) angegeben, bei denen die forcierte Hyperextension zum Bewegungsbild gehört – wie Kunstturnen, Trampolinspringen, Turmspringen, Gewichtheben, Speerwerfen, Judo, Volleyball usw. Darüber hinaus kann sich die gestörte Morphologie (Spondylolysis interarticularis ohne oder mit Spondylolisthesis und konsekutive degenerative Veränderungen der Disken und/oder Wirbelbogengelenke) erst im Erwachsenenalter zu erkennen geben, sei es mit tief sitzenden Rückenschmerzen, sei es gelegentlich mit radikulären Beschwerden oder Zeichen der Spinalkanalstenose.
2. Charakteristisch, wenn auch nicht bei jedem Patienten nachzuweisen, sind Lendenstrecksteife mit Hyperextensionsschmerz und lumbaler Rüttel- und Wiederaufrichtungsschmerz.

In der Praxis wird der Patient in den meisten Fällen zunächst zur Röntgenuntersuchung der Lendenwirbelsäule überwiesen. Allerdings sind außer den beiden Standardebenen zusätzlich 2 Schrägaufnahmen erforderlich, oder Letztere müssen nachgeholt werden. Lediglich die Spondylolyse des 5. Lendenwirbels und an der Halswirbelsäule ist in der Regel bereits auf der seitlichen Röntgenaufnahme zu erkennen.

> ***! Merke***
>
> Unter Berücksichtigung des individuellen Strahlenschutzes sollte beim Vorliegen der unter Nr. 1 und 2 erläuterten Verdachtsprämissen in jungen Lebensjahren die MRT als bildgebende Erstuntersuchung durchgeführt werden!

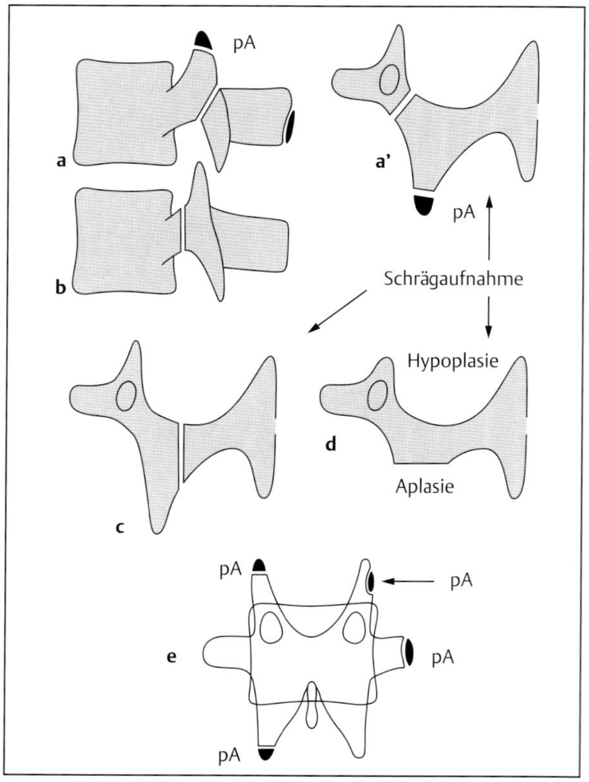

Abb. 18.**55a–e** **Spondylolyse (a, a'), retrosomatische Spalte (b), retroisthmische Spalte (c), Fehlbildungen der Processus articulares (d), persistierende Apophysen (pA), also keine traumatischen Absprengungen.** Der *Pfeil* (**e**) zeigt auf die persistierende Apophyse des Processus mamillaris (rudimentärer Fortsatz am oberen Gelenkfortsatz [von Lendenwirbeln]).

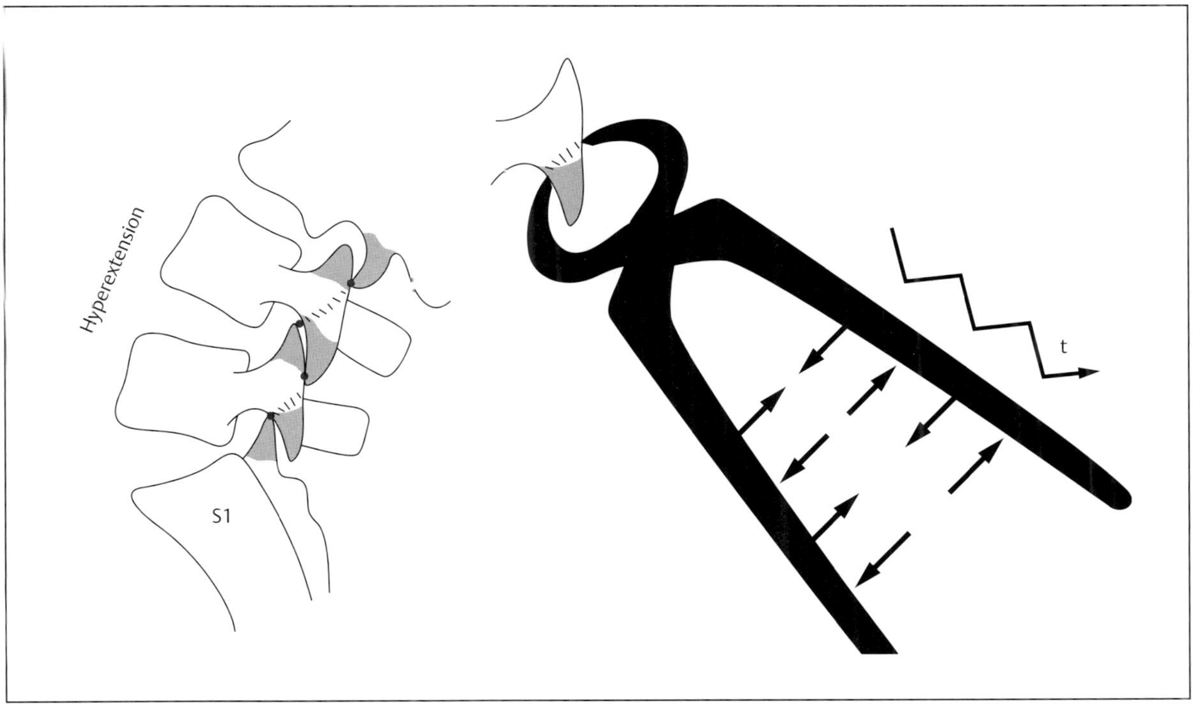

Abb. 18.**56** **Ein „Zangenmechanismus"** bei langzeitiger, repetitiver lumbaler Hyperextension kann zur „Ermüdung" der Interartikularportion des Wirbelbogens führen: Dann wird eine Stressfolge bildgebend sichtbar. Die Zeichnung soll die Pathogenese prinzipiell vermitteln. In der Realität bleibt natürlich die Zange unbewegt, und die wechselnde Wirbelhyperextension wirkt als mikrotraumatisierendes primum movens so, dass die entsprechenden Gelenkfortsätze des oberhalb und unterhalb gelegenen Wirbels die rhythmische Krafteinwirkung auf die Interartikularportion vermitteln (t = Zeitfaktor [Zange zu – Zange auf usw.]).

Ursache: Ermüdungsfraktur

Die zeitgenössischen pathogenetischen Vorstellungen über die Spondylolyse gehen davon aus dass ihr ein Stressphänomen im Sinne der Ermüdungsfraktur zugrunde liegt. Diese monokausale Pathogenese stützt sich auch auf die unter Nr. 1 genannten Risikofaktoren, bei denen ein repetitiver, durch Hyperextension ausgelöster Kneifzangenmechanismus (Abb. 18.**56**) zur insuffizienten Stressadaptation – sprich: Stressfraktur – an der unteren Lendenwirbelsäule führt. Röntgenbefunde an Gleitwirbeln zeigen jedoch oft dyplastische, also konstitutionelle Abweichungen am betroffenen oder benachbarten Wirbel (Abb. 18.**57**) – einerseits als direkter Risikofaktor des Abgleitens, andererseits als Assoziation. Dazu gehört die Interartikulardysplasie (Abb. 18.**58**), die sich als Verschmächtigung und Elongation des Bogenisthmus darstellt. Außerdem fällt häufig, namentlich am Wirbelkörper L5, eine Trapezform (*angeborene* oder erworbene dorsale Keilwirbelbildung) auf – manchmal in Zusammenhang mit einer Wirbelkörperhypoplasie (verringerter Tiefendurchmesser). Dysplastische Processus articulares L5/S1 sind gewöhnlich auch bei der schwersten Form des vertebralen Wirbelgleitens, der **Spondyloptose L5**, zu erkennen (Abb. 18.**59**). Für eine konstitutionell-erbliche Prädispositionskomponente spricht auch das seltene familiäre Auftreten der Spondylolyse.

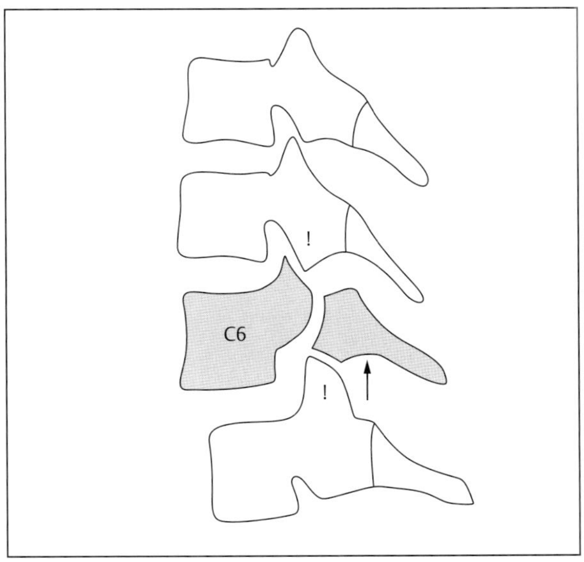

Abb. 18.**57** **Spondylolysis interarticularis mit Spondylolisthesis C6.** An der Halswirbelsäule treten Spondylolyse und Spondylolisthesis weit überwiegend am 5.–7. Wirbel, manchmal begleitet von einer medianen Bogen-Dornfortsatz-Spalte (Spina bifida occulta), auf – die Spinolaminarlinie C6 fehlt dann *(Pfeil)*. Formstörungen der verschiedenen Anteile des ventral dislozierten Wirbels (hypo- oder aplastische Pedikel, Lamina, Gelenkfortsätze) und auch hyperplastische Gelenkfortsätze an den benachbarten beiden Wirbeln (!) sind weitere mögliche Begleitbefunde der zervikalen Spondylolyse-Spondylolisthesis.

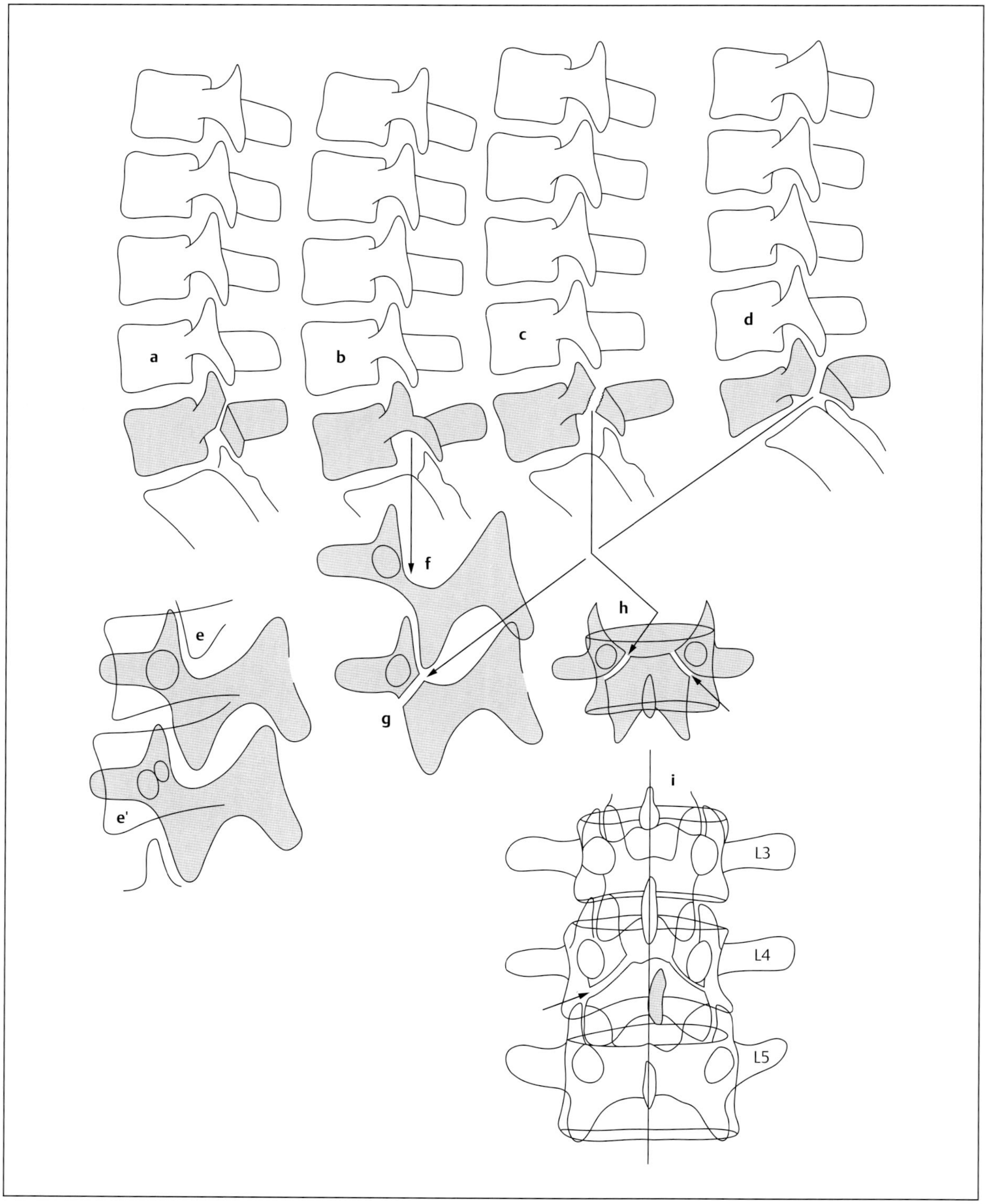

Abb. 18.**58a–i** *(Legende siehe nächste Seite)*

◂ Abb. 18.58a–i **Spondylolysis interarticularis, Interartikulardysplasie, Spondylolisthesis.** Bei symptomatischen Befunden ist die Lumballordose oft abgeflacht (gestreckt).

a **Spondylolysis interarticularis L5** (Spalte im Wirbelbogenisthmus). Die Mehrzahl der Spondylolysen bleibt lebenslang asymptomatisch.

b **Dysplasie der beiden Interartikularportionen des Wirbelbogens.** Als Komplikation ist ein ventrales Wirbelgleiten (Spondylolisthesis) aufgetreten.

c **Spondylolisthesis L5** als Komplikation der Spondylolysis interarticularis.

d **Spondylolisthesis L5**, der als (angeborener) Keilwirbel (Trapezwirbel) ausgebildet ist – praeter oder propter?

e, e' Lachapèle-Hundefigur, auf lumbalen Schrägaufnahmen *(Ausschnitt)* zu erkennen. Auf der seitlichen Lendenwirbelsäulenaufnahme ist die Interartikularportion des 5. Wirbels in der Regel schon zu beurteilen (**a–d**). Das „Auge" der Hundefigur wird durch die Kortikalis des Bogenpedikels hervorgerufen (Brown u. Evans 1973). Die Hundefigur kann 2 „Augen" haben = Folge eines prominenten Processus mamillaris, d. h. eines rudimentären Fortsatzes am oberen Processus articularis der Lendenwirbel (Resnik et al. 1983).

f **Dysplastische Interartikularportion auf der Schrägaufnahme.** Sie ist elongiert und verschmächtigt. Von der Elongation hängt einerseits das Ausmaß des möglichen ventralen Abgleitens ab. Andererseits kann auch in der dysplastischen Interartikularportion eine Ermüdungsfraktur auftreten.

g **Spondylolysis interarticularis** = der „Hund" trägt auf der Schrägaufnahme ein „Halsband".

h **Doppelseitige lumbale Spondylolyse** auf der a.-p. Röntgenaufnahme *(Pfeile)*.

i **Die atraumatische Abweichung** des Dornfortsatzes L4 ist suspekt auf eine Anomalie der Pars interarticularis, sei sie uni- oder bilateral, mit oder ohne Spondylolisthesis aufgetreten. Bei *unilateraler* Spondylolysis interarticularis oder Interartikulardysplasie sowie bei *bilateraler* Spondylolyse mit seitendifferenter Breite der Isthmusspalte *(Pfeil)* rotiert der Dornfortsatz geringfügig zur Seite der kürzeren Pars (Ravichandran 1980).

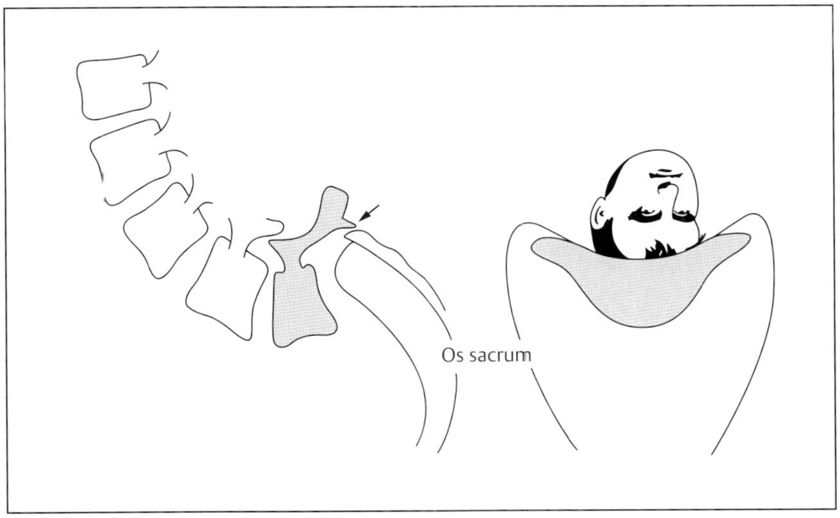

Abb. 18.59 **Schwerste Spondylolisthesis L5** – sog. Spondyloptose – auf der seitlichen Aufnahme und ihre Darstellung auf der a.-p. Röntgenaufnahme *(Bild des umgekehrten „Napoleonhuts")*. In solchen Fällen ist gewöhnlich nur eine dysplastische Ausziehung und Verschmächtigung der Interartikularportion (und keine Spondylolyse) sowie eine Dysplasie (Hypoplasie) der Gelenkfortsätze *(Pfeil)* zu beobachten. Siehe auch die dorsale Keilform des Gleitwirbels (s. Text). Bei Frauen engt ein weit nach ventral abgeglittener Wirbel den Geburtskanal ein.

Ursache: Makrotraumatische Spondylolyseentstehung

Eine solche Pathogenese kommt nur dann infrage, wenn *vor* dem Unfallereignis aus anderen Gründen eine Röntgenuntersuchung (der Lendenwirbelsäule) vorgenommen wurde und auf ihr eine intakte Interartikularportion zu erkennen ist.

Sekundäre Spondylolysen und Spondylolisthesen

Diese sind bei tumorösen und osteomyelitischen Zerstörungen der Interartikularportion des Wirbelbogens, bei der Ostitis deformans Paget, bei neurogenen Spondylopathien, bei der Osteomalazie und der Osteogenesis imperfecta sowie am unteren Übergang operativer Spondylodesen beschrieben worden.

Die überzeugendsten Argumente für die Deutung der allermeisten Spondylolysen als Stressfolge liefern die *CT* und die *MRT*. Im Kap. 10 „Stressfolgen am Skelett" wurde vermittelt, dass der Stressvektor über die biopositiv zu bewertende konstruktive Stressadaptation schließlich zur insuffizienten Stressadaptation (der eigentlichen Stressfraktur) führen *kann*. Besonders im CT wird die konstruktive Stressadaptation an einer Isthmussklerose (Spongiosaverdichtung, evtl. mit adaptiver Periostmanschette) sichtbar (Abb. 18.**60**). Erst der Isthmusspalt zeigt die Stressfraktur (insuffiziente Stressadaption) an. Im günstigsten Fall kann nach konservativ-therapeutischer Ausschaltung des Stressvektors der Spalt wieder verschwinden (ausheilen), evtl. mit Kallusüberschuss. Jedoch ist schon die partielle Durchbauung der Spondylolyse ein Therapieerfolg. Der Übergang in die konservativ-therapeutisch ungünstige Isthmuspseudarthrose wird durch die im CT erkennbare Kortikalisierung der Spondylolyseränder angezeigt.

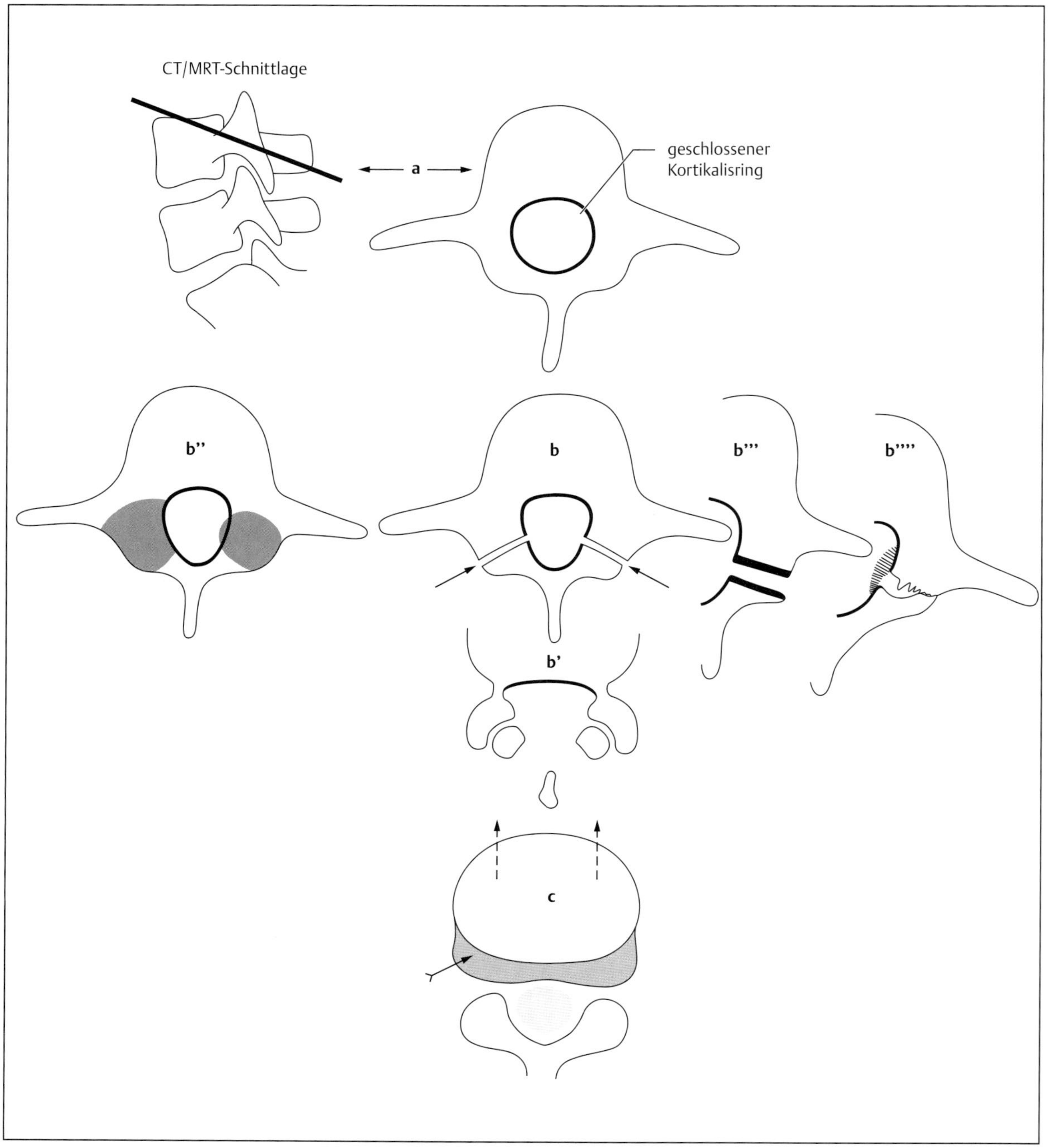

Abb. 18.**60a–c** **CT-Aspekte der Spondylolyse und Spondylolisthesis.**

- **a** **Schnittlage zur Darstellung des normalen „Kortikalisrings"**, d. h. kontinuierliche Wirbelkörper-Wirbelbogen-Zirkumferenz. Dadurch können (1.) eine Verwechslung mit angeschnittenen Wirbelbogengelenken vermieden und (2.) die Spondylolyse und andere Spaltbildungen sicher erkannt werden.
- **b, b'** **Spaltbildungen** *(Pfeile)* **im „Kortikalisring"** = *Spondylolyse* im Sinne einer insuffizienten Stressadaptation (s. Text). Spaltbildung ohne „Kortikalisring" = angeschnittene Wirbelbogengelenke (**b'**).
- **b''** Darstellung der konstruktiven Stressadaptation *(Isthmussklerose)*. Eine leichte Auftreibung *(rechts)* zeigt die gleichzeitige Periostadaptation an. *Differenzialdiagnose:* spontan abgeheilte Spondylolyse.
- **b'''** Kortikalisierte Spondylolyseränder erwecken den Verdacht einer Pseudarthrose.
- **b''''** Partielle Durchbauung („Heilung") der Spondylolyse. *Gestrichelt:* möglicher, sich vorwölbender fibröser Kallus.
- **c** **Der Olisthesiswirbel** *(gestrichelte Pfeile)* gleitet auf der unter ihm liegenden Zwischenwirbelscheibe nach vorn *(geschwänzter Pfeil)*.

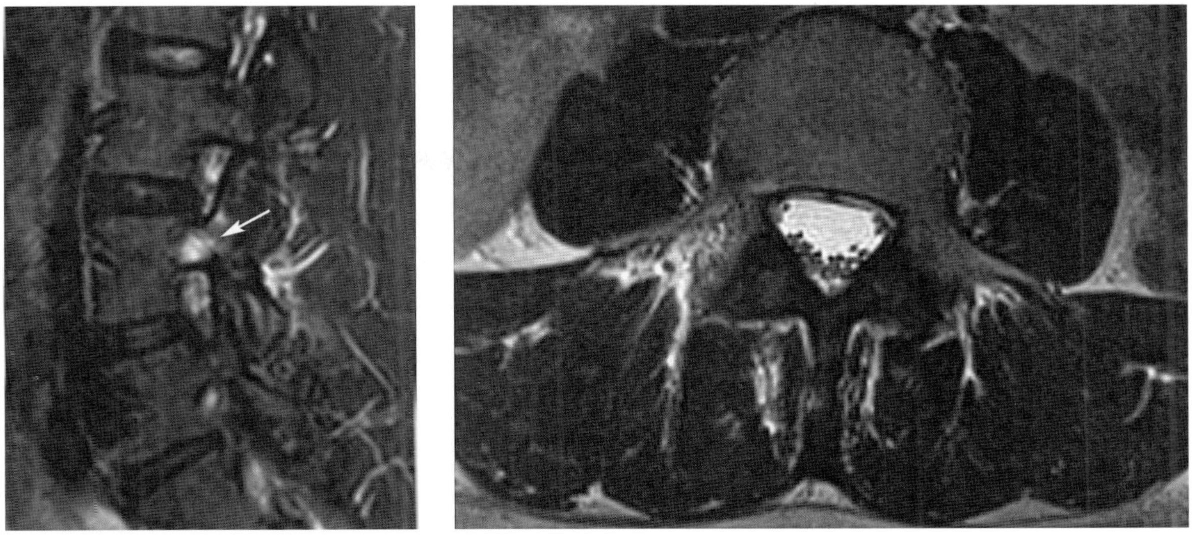

Abb. 18.**61** **Spondylolysis interarticularis imminens rechts im 4. Lendenwirbel** (Patientin 24 Jahre alt).
T1w SE *(rechts)*: Die Pars interarticularis L4 ist unregelmäßig hypointens abgebildet – entsprechend ihrer mäßigen stressadaptiven Sklerosierung in der Röntgenschrägaufnahme (nicht abgebildet). Artefakt.
T2w SE *(links)*: Im sagittalen Schnittbild stellt sich das Ödem in der Pars interarticularis und im Pedikel signalintensiv dar.

Die wichtigste Information der MRT über den Spondylolyse-Spondylolisthesis-Komplex ist der Nachweis eines Knochenmarködems (Abb. 18.**61**) in der Interartikularposition und der Bogenwurzel – evtl. bis in die benachbarten Wirbelkörperanteile und die Weichteilumgebung reichend (Stäbler et al. 2000). Besonders STIR-Bilder, die gestatten, das Signal des Knochenmarks und des nahen epiduralen und paravertebralen Fettgewebes auszugrenzen, sind zu empfehlen.

! Merke

Das Knochenmarködem loco typico ist bei Kindern und Jugendlichen, bei denen degenerative Veränderungen der Wirbelbogengelenke noch nicht zu erwarten sind, ein sensitiver Stressindikator für die drohende Spondylolysis interarticularis. Es zeigt die (algogene) Aktivität der Stressfolgen an.

Das Ödem kann sich zurückbilden oder/und durch lokale Fettmarkkonversion ersetzt werden. Die MRT hat gegenüber der ähnlich sensitiven, schon präspondylolytisch auftretenden computertomografischen Isthmussklerose und der ebenfalls präspondylolytisch-sensitiven Skelettszintigrafie (SPECT) den Vorteil der Bildgebung ohne ionisierende Strahlung.

Die *MRT-Differenzialdiagnose* muss das Osteoidosteom und die Arthritis der Wirbelbogengelenke berücksichtigen. Ein doppelseitiges Knochenmarködem spricht gegen das Osteoidosteom, dessen Nidus im MRT und CT sichtbar werden. Isolierte Arthritiden der Wirbelbogengelenke sind äußerst selten, namentlich bei monosegmentärem Auftreten.

Instabilität im Bewegungssegment des Gleitwirbels ist ein wichtiger Faktor für den subjektiven und objektiven Krankheitscharakter des ventralen Wirbelgleitens: Die Instabilität offenbart sich einerseits, wenn die Verlaufsbeobachtung eine signifikante Zunahme des Abgleitens anzeigt (Abb. 18.**62** und Abb. 18.**63**). Andererseits kann schon beim Erstnachweis des beschwerdenbereitenden Wirbelgleitens die Instabilität erkannt werden (Abb. 18.**64** und Abb. 18.**65**). Stabilität in den Bewegungssegmenten gewährleistet das Zusammenwirken der Zwischenwirbelscheiben, Wirbelbogengelenke und Bänder. Die elastischen Ligg. flava sichern die Stabilität der Wirbelbögen.

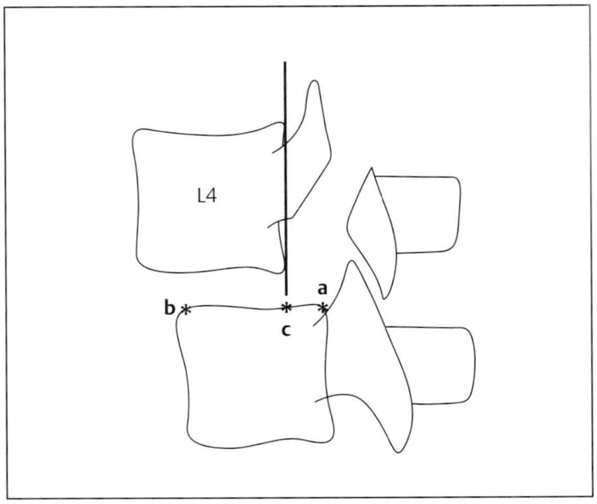

Abb. 18.**62** **Röntgenometrie der Spondylolisthesis (Pseudospondylolisthesis) nach Sim (1973).** Aus dem Verhältnis (ac/ab) 100 ergibt sich das prozentuale Abgleiten des betroffenen Wirbels.

Abb. 18.**63** **Röntgenometrie der Spondylolisthesis (Pseudospondylolisthesis) nach Meyerding (1932).** Die Deckplatte S1 bzw. die des unterhalb der ventralen Wirbeldislokation gelegenen Wirbels wird in 4 gleiche Teile zerlegt. Die Lagebeziehung der hinteren unteren Ecke des dislozierten Wirbels zu dem 1.–3. Viertel der Deckplatte bestimmt den Grad der ventralen Wirbeldislokation; daher gibt es eine Spondylolisthesis (Pseudospondylolisthesis) 1.–4. Grades.

Merke:

Durch die Spondylolyse wird der Wirbel in einen vorderen oberen Anteil (Wirbelkörper, beide Bogenwurzeln [Pedikel], obere Gelenkfortsätze) und in einen hinteren unteren Bereich (untere Gelenkfortsätze, hintere Bogenanteile [Lamina] mit Dornfortsatz) zerlegt.

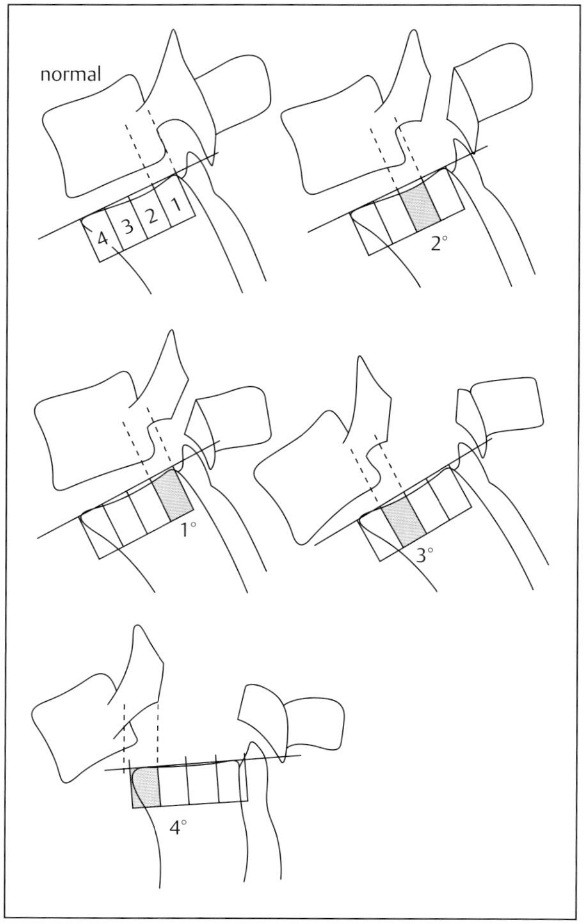

Abb. 18.**64** **Bestimmung des Exkursionswinkels x des Bewegungsspielraums auf Funktionsröntgenaufnahmen der (mittleren und unteren) Lendenwirbelsäule bei Vorwärts- und Rückwärtsbeugung** (Methode von Begg und Falconer) – hier dargestellt bei Spondylolisthesis L5. Die Gleitwirbelkonturen L5 werden genau übereinander gelegt (z. B. horizontales Filmbetrachtungsgerät). Am Rand der oben liegenden Röntgenaufnahme entlang wird eine Linie (Basislinie L5) auf der unteren Aufnahme gezogen. Sie bildet mit der auf gleiche Weise gewonnenen Basislinie S1 den Exkursionswinkel x L5/S1. Beide Linien umschließen den Exkursionswinkel L5/S1. Identisches Vorgehen bei L4 und L3 (in Anlehnung an Penning u. Blickman).

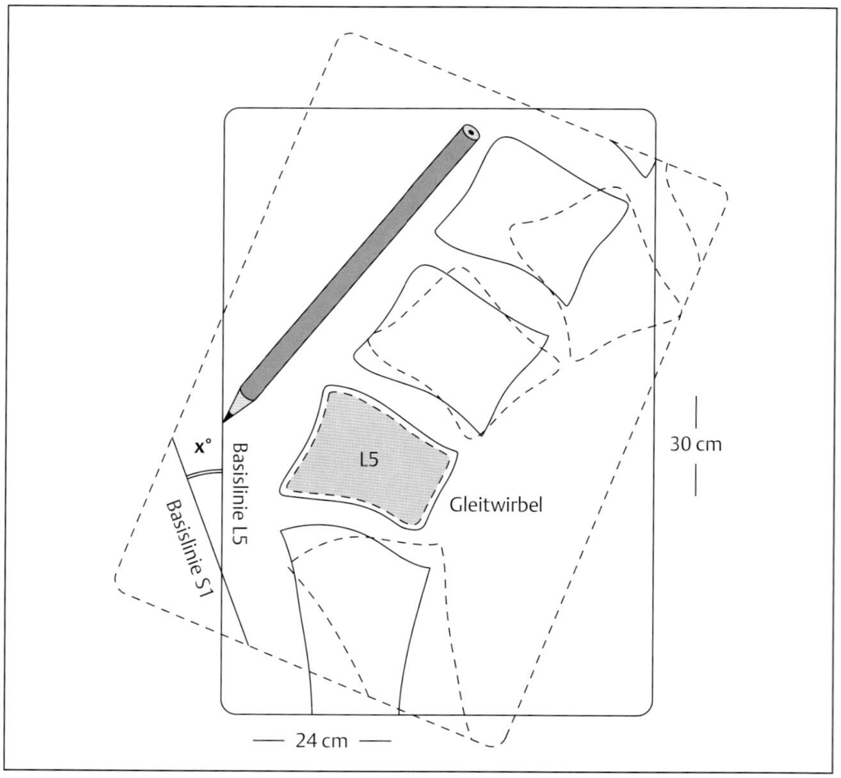

Die visuelle Beurteilung von Röntgenfunktionsaufnahmen in Ante- und Retroflexion (Synonyme: Inklination versus Reklination bzw. Extension) reicht zum sicheren Nachweis der Instabilität einer lumbalen Spondylolisthesis und ihres Ausmaßes nicht aus, namentlich wenn operativ-therapeutische Entscheidungen davon abhängen. Daher sind auf diesen Aufnahmen folgende Röntgenometrien erforderlich:

- Bestimmung des **Exkursionswinkels x** zwischen Ante- und Retroflexion nach der Methode von Begg und Falconer (1949; Abb. 18.**64**). *Ergebnis:* Im mittleren und unteren Lumbalbereich überschreitet der Exkursionswinkel 21° nicht. Bei instabiler Spondylolisthesis übersteigt er mehr oder weniger dieses Ausmaß, d. h., es liegt dann eine Hypermobilität im betroffenen Bewegungssegment vor. Sie wird sehr wahrscheinlich durch die sich entwickelnde Diskusdegeneration im Gleitwirbelsegment hervorgerufen (Penning u. Blickman 1980).
- **Drehachsenbestimmung des Exkursionswinkels x** nach dem Euler-Prinzip (s. dort). Normalerweise gruppieren sich die (queren) Drehachsen um den projizierten Diskusmittelpunkt – um das Bewegungszentrum für die Ante- und Retroflexion. Es liegt bei instabiler Spondylolisthesis dezentriert, d. h. im Diskus verstreut. Dieser Befund ist bei der Diskusdegeneration (ohne Wirbelgleiten) bekannt und wird bei der instabilen Spondylolisthesis ebenso gedeutet.
- Nachweis einer **abnormen intravertebralen Beweglichkeit im Spondylolysespalt.** Dies bezieht sich auf die Veränderung der Spaltbreite auf den Funktionsröntgenaufnahmen sowie auf die gegenseitige Verschiebung der knöchernen Spaltbegrenzungen, und zwar der Bogenkomponente bei Extension nach kranial und bei Flexion nach kaudal (Abb. 18.**65**). Die elastischen Ligg. flava sichern die Stabilität der Wirbelbögen und nehmen keinen wesentlichen Einfluss auf die Wirbelkörper. Die Verschiebung des Gleitwirbelbogens zeigt daher die Insuffizienz dieser Bänder an, wie sie häufig auch bei der Diskusdegeneration angetroffen wird und dabei autoptisch als Defektbildung erkannt wurde (Penning u. Blickman 1980).

Insgesamt erweist sich die Bestimmung der Drehachsenlokalisation des Exkursionswinkels als verlässlichster Indikator zur Beurteilung der Stabilität oder Instabilität einer Spondylolisthesis. Die Instabilität äußert sich als *Hypermobilität* im Gleitwirbelsegment und geht in 1. Linie auf die bei der Spondylolisthesis schon frühzeitig einsetzenden degenerativen Veränderungen der gleitwirbeltragenden Zwischenwirbelscheibe zurück (Penning u. Blickman 1980). Erst wenn bei fortgeschrittener Diskusdegeneration vor allem die reaktiven knöchernen Phänomene einschließlich der Diskusossifikation dominieren (Abb. 18.**66**), kann es zur Bremsung (Restabilisierung) der Hypermobilität kommen. Doch dann prägen gewöhnlich die anderen möglichen Ursachen die Olisthesisbeschwerden. Außerdem kann der Gleitvorgang eine *antalgisch-reflektorische Hypomobilität* aller Lumbalsegmente gleichzeitig auslösen.

Die Abb. 18.**67**, Abb. 18.**68** und Abb. 18.**69** geben röntgenologische Differenzialdiagnosen der Spondylolyse/Spondylolisthesis wieder.

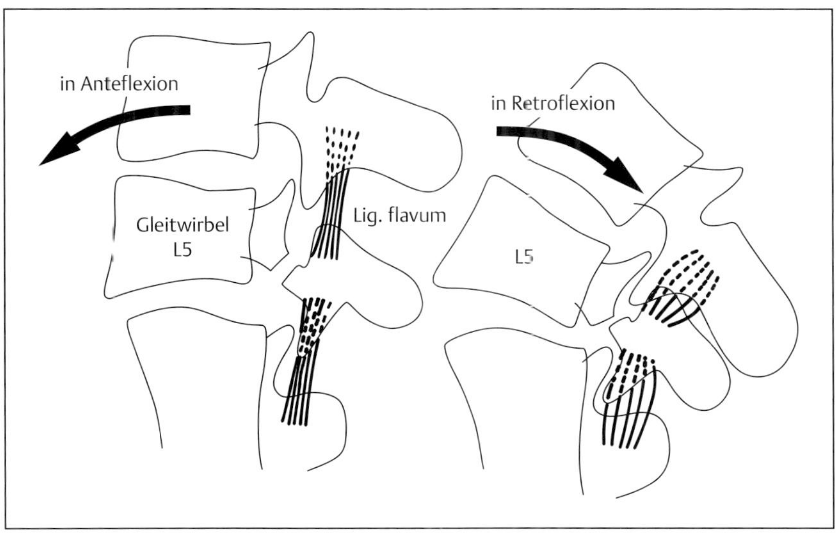

Abb. 18.**65** **Intravertebrale Instabilität im Spondylolysespalt;** s. die Veränderung der Breite des Spondylolysespalts und die gegenseitige Verschiebung der knöchernen Spaltkomponenten bei Ante- und Retroflexion (nach Penning u. Blickman).

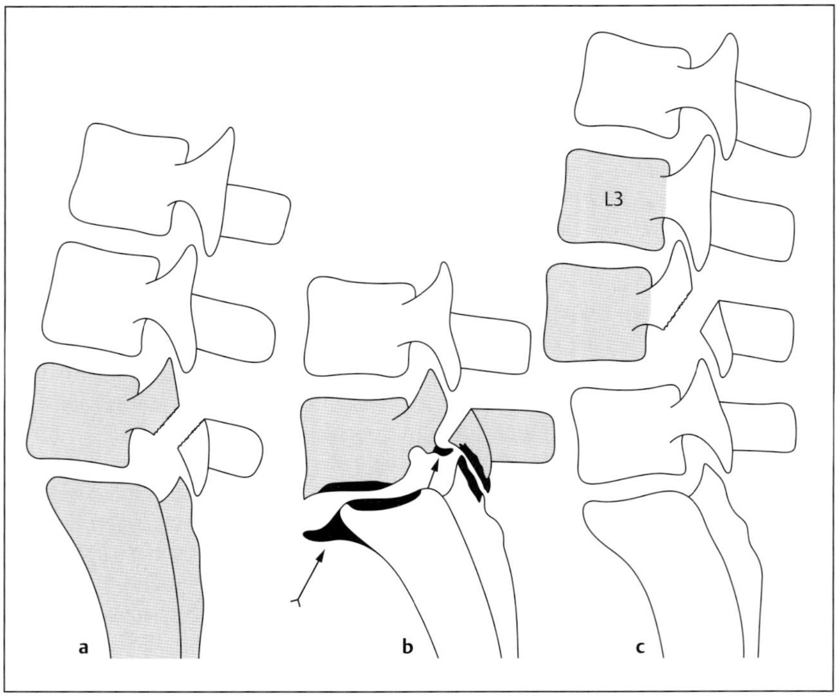

Abb. 18.**66a–c Spondylolyse und Spondylolisthesis auf seitlichen Röntgenaufnahmen der Lendenwirbelsäule.**

a Reflektorische Aufrichtung des Kreuzbeins (Beckens), die dem ventralen Wirbelabgleiten entgegenwirkt. Es gilt: Bei symptomatischen Spondylolysen/Spondylolisthesen wird die Lumballordose mehr oder weniger abgeflacht/gestreckt.

b Typischer submarginaler Sakrumspondylophyt *(geschwänzter Pfeil)*, der das Zeichen der funktionellen Anpassung an den Ventralschub im Sinne einer Zuggurtung des vorderen Längsbands ist. Siehe auch den Osteophyten im Bereich der Spondylolyse L5 *(Pfeil)*. Die lumbosakrale Zwischenwirbelscheibe und die Wirbelbogengelenke sind in diesem Fall erheblich degenerativ verändert (Osteochondrose bzw. Spondylarthrose).

c Die Retrolisthesis L3 weist auf eine degenerative Diskusschädigung im Lumbalsegment L3/4 hin, da normalerweise der Gleitwirbel (*hier:* L4) die oberhalb gelegenen Wirbel nach ventral mitnimmt. Das Bewegungssegment oberhalb des Gleitwirbels neigt darüber hinaus viel häufiger zum Diskusprolaps als die Zwischenwirbelscheibe unterhalb des abgleitenden Wirbels.

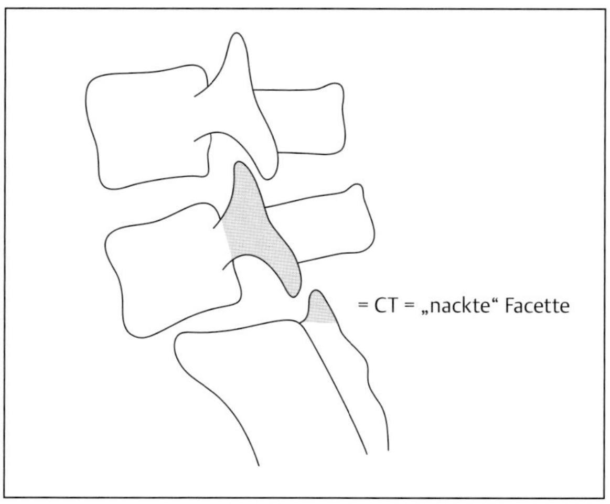

Abb. 18.**67 Die „nackte" Facette zeigt die makrotraumatische vordere Wirbelluxation an**, hat also keine Beziehungen zum ventralen Wirbelgleiten im engeren Sinne. Der Befund kommt an der Lenden- und Halswirbelsäule vor.

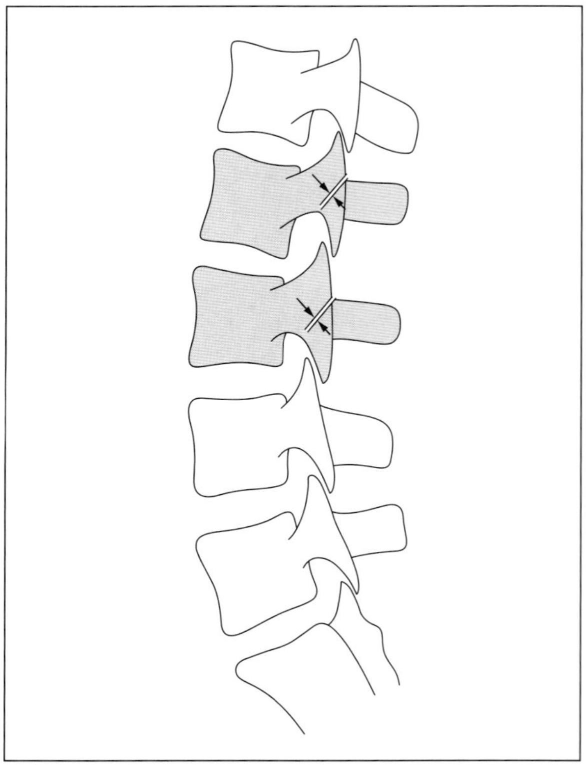

Abb. 18.**68 Pseudospondylolyse L2 und L3** *(Pfeile)*. Dieser Terminus (El-Khoury et al. 1981) steht für ein spaltenförmiges Projektionsphänomen auf streng seitlichen Röntgenaufnahmen der Lendenwirbelsäule (L2 und L3) durch Superposition der Processus transversi dieser Wirbel.

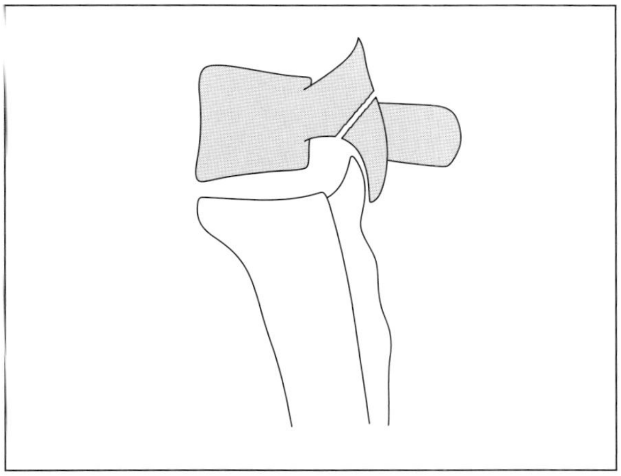

Abb. 18.**69** **Alleinige Spondylolysis interarticularis; Cave Fehlinterpretation als Spondylolyse mit Spondylolisthesis.** Die Trapezform des Spondylolysewirbels L5 und seine Hypoplasie – also Dyplasiezeichen – sind geläufige Begleitbefunde der L5-Spondylolyse/Spondylolisthesis (vgl. Abb. 18.**58d**). Wenn der Dysplasiewirbelkörper sich mit einem verkürzten Sagittaldurchmesser offenbart, täuscht dies ein ventrales Abgleiten vor. Vor dieser Fehleinschätzung bewahrt die Beachtung des normalen Alignements der Wirbelvorderkontur.

Pseudospondylolisthesis

Die Pseudospondylolisthesis (Junghanns 1930) wird als ventrale Wirbelverschiebung bei erhaltener Kontinuität des Arcus vertebrae definiert. Der im englischen Sprachgebrauch synonym benutzte Terminus „degenerative Spondylolisthesis" ist weniger treffend. Die Pseudospondylolisthesis tritt zwar überwiegend bei der **Spondylarthrose** auf (Abb. 18.**70**), kann sich jedoch ebenso nach arthritischer Zerstörung der Processus articulares, beispielsweise bei der rheumatoiden Arthritis, entwickeln. Zur Pseudospondylolisthesis kommt es gewöhnlich erst nach dem 40. Lebensjahr. Der 4. Lumbalwirbel ist am häufigsten betroffen. Die arthrotische Deformierung der Processus articulares – manchmal prädisponiert durch eine Dysplasie der Gelenkfortsätze – kann zu ihrer Abschrägung (Abflachung) führen. Durch diese Formstörung wird das ventrale Abgleiten des betroffenen Wirbels, die Pseudospondylolisthesis, begünstigt. Die Wirbelbogengelenke sind aus anatomischer Sicht Adnexe des Wirbelbogens. Arthrotische Deformierungen dieser Gelenke einschließlich der Pseudospondylolisthesis können daher auf den Inhalt des Spinalkanals und des Neuroforamens raumfordernd einwirken. Sie gehören somit zu den vielfältigen Pathomorphien der **Spinalkanalstenose**.

Jede Raumnot der Medulla spinalis, der Nervenwurzeln und der sie versorgenden Gefäße im Spinalkanal einschließlich seiner Recessus laterales und in den Neuroforamina kann zu einer Kompression neuronaler Strukturen und ihrer Gefäße führen und sich als Spinalkanalstenose im weiteren Sinne offenbaren. Radikulopathien einschließlich des Cauda-equina-Syndroms (schlaffe Paraparesen der unteren Extremitäten, sog. doppelseitige Reithosenanästhesie, Sphinkter- und Potenzstörungen) und pseudoradikuläre Schmerzen gehören zu den möglichen Folgen der Spinalkanalverengung.

Die *pseudoradikulären* Schmerzen gehen, im Gegensatz zur Radikulopathie, nicht auf eine Wurzelirritation zurück und projizieren die Schmerzen daher nicht in die radikulär gebundenen Dermatome. Pseudoradikuläre Schmerzen entstehen über afferente Schmerzreize aus den Wirbelbogengelenken und/oder den Rezeptoren von Band- und Muskelansätzen und tauchen nach nozizeptiver Umschaltung im Rückenmark und über denselben Spinalnerv geleitet als efferente Symptome in der Peripherie wieder auf. Der pseudoradikuläre Schmerz hat daher eine reflektorisch ausgelöste, arthrotendomuskuläre Pathogenese. Die Schmerzen treten zwar häufig in segmentärer Anordnung auf, die jedoch in der segmentär orientierten Topografie von Muskelgruppen einheitlicher Funktion sowie von Nerven und Gefäßen begründet ist. ■

Die Raumnot des Duralsackinhalts sowie der austretenden Nervenwurzeln kann auf folgende Ursachen zurückgehen (Abb. 18.**71** bis Abb. 18.**78**, s. auch Abb. 18.**70**):

- *anlagebedingt* (Osteochondrodysplasien einschließlich Achondroplasie, Heteroglykanosen, Dysraphien) oder *erworben* zustande kommen
- *knöchern* oder durch *Weichgewebe*, monokausal oder kombiniert, hervorgerufen werden
- *partiell* oder *komplett* den Querschnitt verkleinern
- sich *mono-*, *oligo-*, *polysegmentär* bis *generalisiert* manifestieren

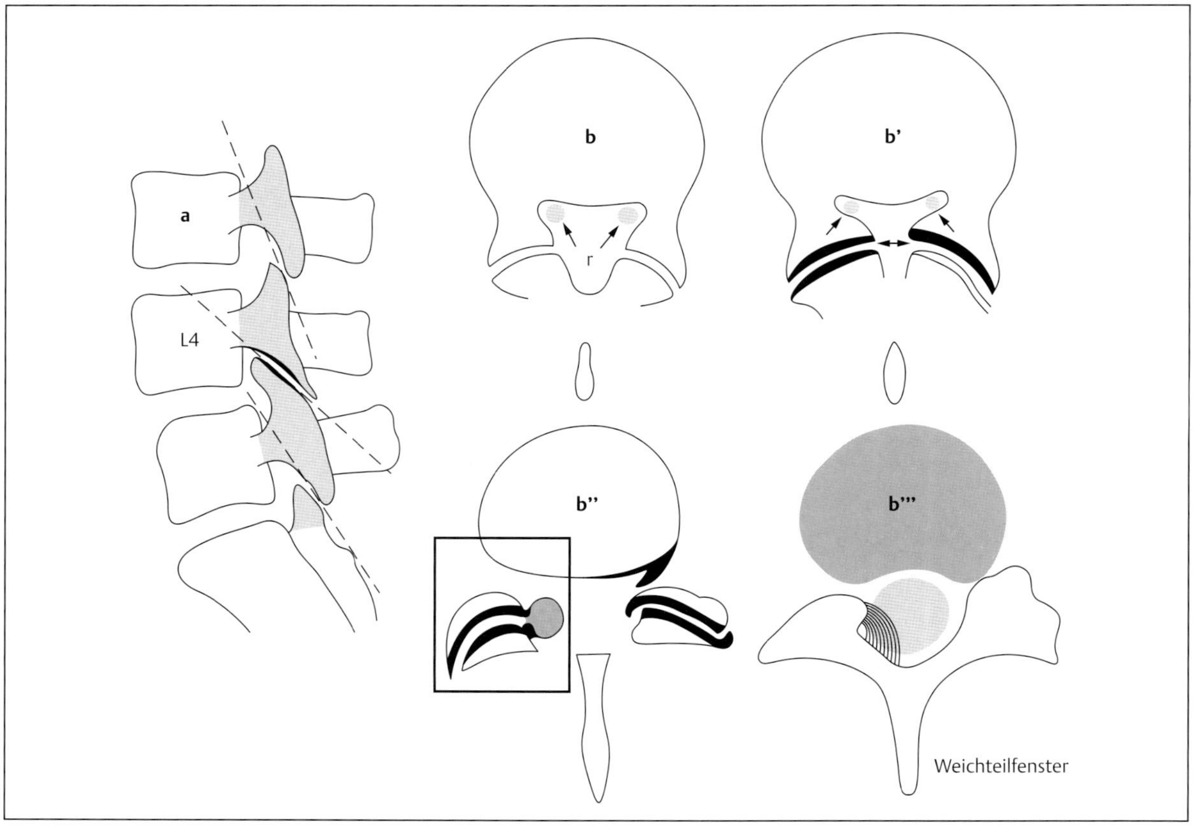

Abb. 18.**70a–b'''** **Pseudospondylolisthesis (a), normaler CT-Befund (b), pathologische CT-Befunde:** erworbene spondylarthrotische Spinalkanalstenose (b'), knöcherne Neuroforamenstenose, Synovialzyste (b''), Neuroforamenstenose und „hypertrophiertes" Lig. flavum (b''').

a Pseudospondylolisthesis L4 durch Spondylarthrose, Grad 1 nach Meyerding. Außer den charakteristischen Arthrosebefunden (subchondrale Spongiosaverdichtung, Osteophyten) fällt die Schrägstellung der Gelenkfortsätze L4/5 auf (primäre Dysplasie mit sekundärer Spondylarthrose *oder* Folge des arthrotischen Umbaus?).

b Normale Form des lumbalen Spinalkanalquerschnitts einschließlich des typischen, steil absteigenden Verlaufs der Nervenwurzeln an der unteren Lendenwirbelsäule in den Recessus laterales (r, *Pfeile*).

b' Komplette knöcherne Einengung des Spinalkanals *(Pfeile, Pfeil mit Doppelspitze)* durch eine bilaterale Spondylarthrose zum kleeblatt- oder schlitzförmigen Spinalkanalquerschnitt. Siehe die Verkürzung und Verbreiterung der Pedikel und Laminae – sie bilden mit den Processus articulares den arthrotisch umgebauten Knochensockel der Wirbelbogengelenke.

b'' Duale Spinalkanalstenose, d. h., 2 verschiedene pathologische Strukturen (*hier:* ein dorsolateraler Spondylophyt und eine Spondylarthrose) rufen eine partielle Spinalkanaleinengung (*hier:* Neuroforamenstenose) hervor.

Inset: Synovialzyste in Zusammenhang mit Spondylarthrose. Sie kommuniziert mit dem Gelenk; Synovialisauskleidung der Ringfigur, Kapselverkalkung und Druckarrosion am Wirbelbogen möglich.

MRT: T2w hyperintens, T1w hypointens; falls bei T2-Gewichtung hypointens = Einblutungshinweis.

b''' Erhebliche Neuroforamenstenose durch einen intraforaminalen Diskusprolaps und Spinalkanalstenose durch ein lipofibrotisch verdicktes Lig. flavum (normal an der Lendenwirbelsäule bis höchstens 6 mm). Eine metaplastische Verknöcherung des gelben Bandes oder seine raumfordernde Imprägnierung mit Pyrophosphatsalz ist bekannt.

Abb. 18.**71** **Visuelle und metrische Röntgenhinweise auf Wirbelkanalstenose und dorsales, ventrales und laterales Scalloping (Wirbelexkavation).**

1 Messmethode nach Babin et al. (1977). Normalerweise beträgt die *lumbale Interpedikulardistanz* (a) mindestens ⅔ des Wirbelquerdurchmessers an seiner engsten Stelle (b). *(Die Linien a und b wurden aus Gründen der Übersichtlichkeit an 2 verschiedenen Wirbeln gezeichnet).*

2 Wenn a weniger als die Hälfte von b ausmacht, kommt der Verdacht auf, dass der Querdurchmesser des *lumbalen* Vertebralkanals verengt ist.

3 Das interapophysär-laminäre Fenster (Vouge 1980) kann einen Hinweis auf den engen Lumbalkanal geben. Dieses fiktive Gebilde auf a.-p. Röntgenaufnahmen der *Lendenwirbelsäule* stellt sich normalerweise von L1–L4 symmetrisch dreieckig (vgl. Nr. 3 *links*), bei L5/S1 oft rautenförmig dar. Seine *Asymmetrie* (vgl. Nr. 3, *Mitte*) erweckt den Verdacht einer unilateralen Deformierung der Gelenkfortsätze *oder* einer Verkürzung der Laminae. Die „Katheten" dieses dreieckigen Fensters stellen sich normalerweise gerade oder leicht lateralkonvex dar. Haben sie eine eindeutig konkave Form (vgl. Nr. 3, *rechts*), so besteht der Verdacht auf eine Querverengung des Spinalkanals. ▶

(Fortsetzung siehe nächste Seite)

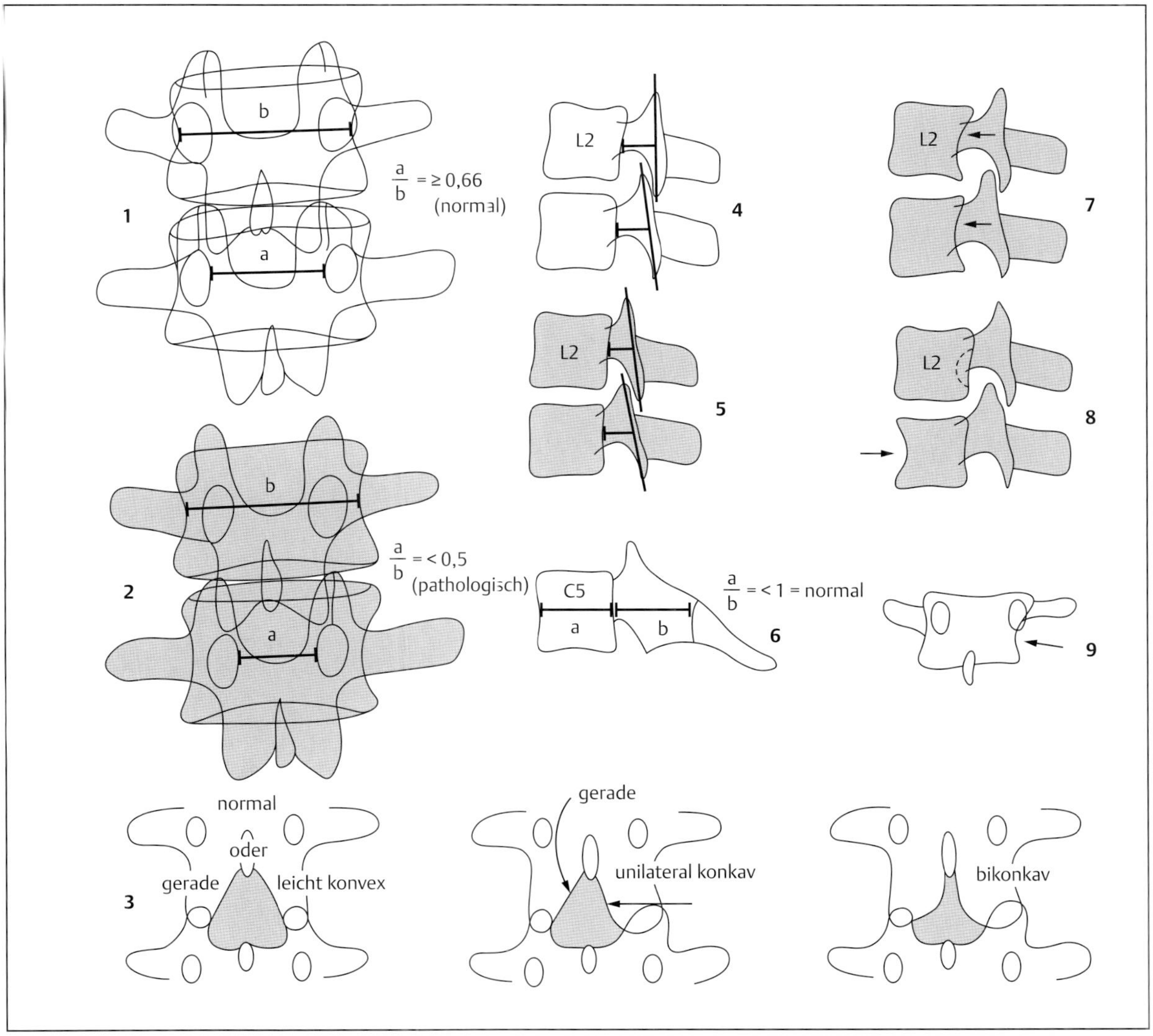

Abb. 18.**71** *(Fortsetzung)*

4 Prinzip der Messung des Sagittaldurchmessers im Bereich des *lumbalen* Vertebralkanals. Seine konkave Hinterwand wird auf seitlichen Röntgenaufnahmen der Lendenwirbelsäule durch eine Gerade bestimmt, die von der Spitze des Processus articularis inferior zur Spitze des oberen Gelenkfortsatzes desselben Wirbels gezogen wird.

5 Verringerter lumbaler Sagittaldurchmesser durch kurze Pedikel auch bei Achondroplasie. Visuelle Einschätzung der Pedikelverkürzung bei fehlendem dorsalem Scalloping möglich (vgl. 4 mit 5).

6 Der Verdacht auf eine konstitutionelle Enge des *zervikalen* Vertebralkanals C3–C7 besteht, wenn der Quotient Tiefendurchmesser des Wirbelkörpers (a) durch Sagittaldurchmesser des Wirbelkanals (b) > 1 ist (normal: < 1; Ritter et al. 1975), vorausgesetzt, es liegt keine Platyspondylie – welcher Genese auch immer – vor.

7 Pathologische dorsale Wirbelexkavation (dorsales Scalloping: Übernahme aus dem englischsprachigen Schrifttum). Dieser Befund kommt z. B. vor: bei langsam wachsenden, größeren intraspinalen Tumoren einschließlich Metastasen, bei Zysten, Syringomyelie, Hydromyelie oder extraduralen Gichttophi, beim kommunizierenden Hydrozephalus, beim Marfan- oder Ehlers-Danlos-Syndrom, bei Neurofibromatose Typ I, beim Neurofibrom (auch bei Neurofibromatose Typ II: Schwannom), bei der Achondroplasie, der Mukopolysaccharidose Typ I-Hurler, der Mukopolysaccharidose Typ IV-Morquio oder der Akromegalie.

8 Ventrales Scalloping *(Pfeil)*: z. B. Aortenaneurysma, paravertebrale Tumoren und Abszessbildung, Wirbeldysplasie. Bei L2 *(gestrichelt) partielles Scalloping*, d. h., die Exkavation betrifft nur einen Teil der Wirbelrückfläche, z. B. bei Tumorwachstum, sodass der nicht betroffene Teil sich mit normaler Kontur zu erkennen gibt.

9 Laterales Scalloping wie bei Nr. 8, ferner bei V.-cava-Thrombose mit ausgeprägten Kollateralen.

Merke:

Jedes (zufällig entdeckte) Scalloping muss weitere klinische und bildgebende Untersuchungen auslösen (MRT, CT).

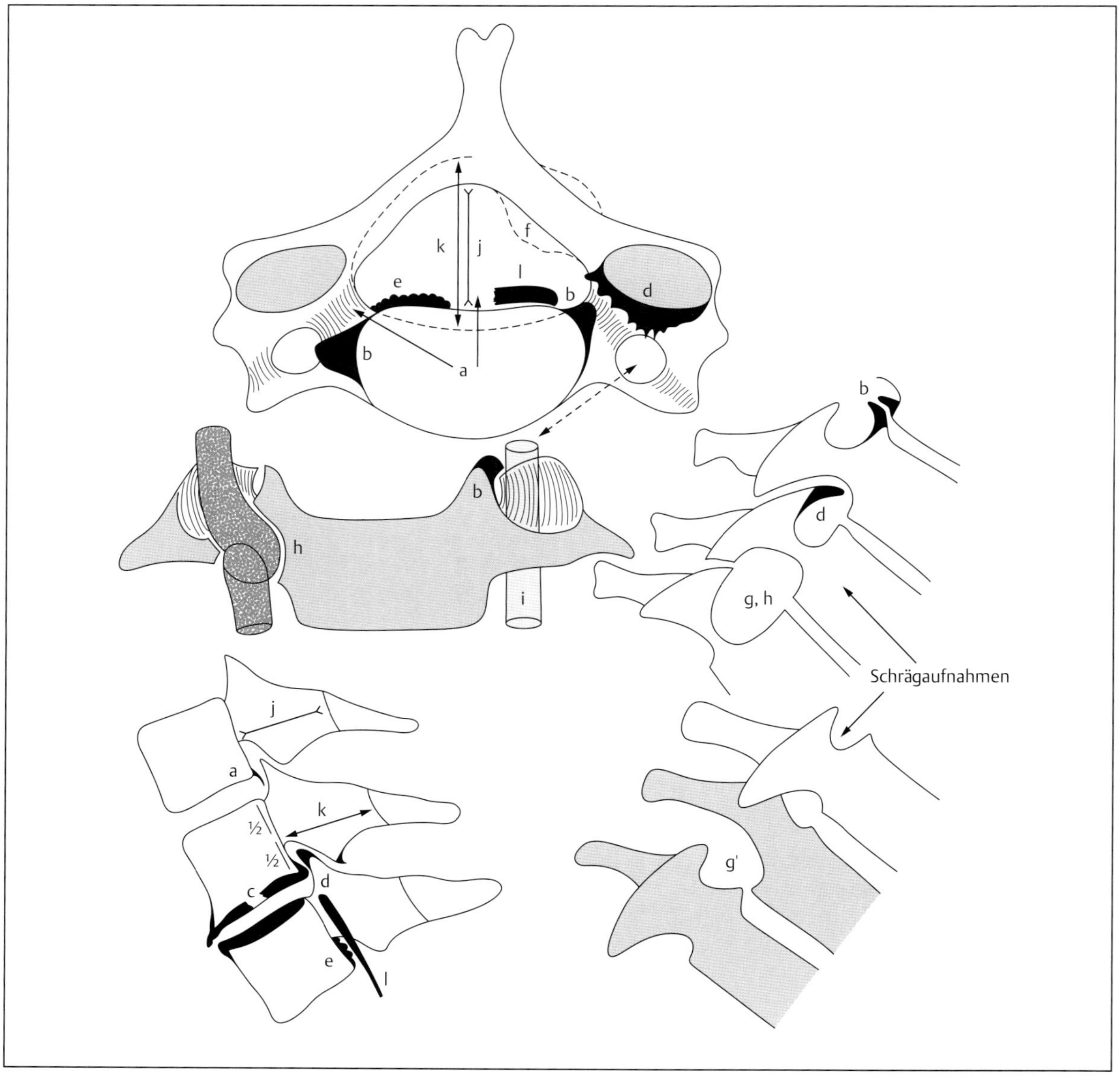

Abb. 18.**72a–l** **Röntgenologisch nachweisbare Ursachen der Einengung oder Erweiterung des zervikalen Spinalkanals und der Neuroforamina.** Die Mehrzahl der hier besprochenen pathologischen Befunde (ausschließlich **b** und **h**) kommt auch an der Brust- und Lendenwirbelsäule vor.

a Dorsomediale und dorsolaterale Diskusverlagerung (Protrusion, Prolaps). Sie ist nur im CT oder MRT direkt sichtbar zu machen, falls nicht eine zarte, bogig verlaufende dorsale Knochenschale oder Spornbildung die „alte" Verlagerung anzeigt – Wahrscheinlichkeitsdiagnose – oder der sequestrierte Prolaps verkalkt ist.

b Unkovertebralarthrose. Je nach der Größe und Lokalisation sind eine radikuläre Symptomatik und/oder eine Beeinflussung der A. vertebralis und des sympathischen Plexus vertebralis *möglich*.

c Osteochondrosis intervertebralis mit Retrolisthesis und ventralem sowie dorsalem spondylophytärem Anbau.

d Spondylarthrosis deformans (vgl. Abb. 18.**70**).

e Osteophytosis maligna (s. Abb. 18.**188**), *hier* nur an der Wirbelkörperhinterfläche gezeichnet. Sie kann grundsätzlich überall dort auftreten, wo Geschwulstzellen sich periostal-subperiostal abgesiedelt haben oder entstanden sind. Röntgendifferenzialdiagnose gegenüber der chronischen Fluorose, die nicht nur Ligamentinsertionen und ganze Bänder ossifiziert, sondern auch die (Wirbel-)Spongiosa verdichtet.

f Auftreibung oder Wulstung des Wirbelbogens (Entsprechendes gilt für den Wirbelkörper) durch den Morbus Paget, nach Frakturen, durch Tumoren, bei Akromegalie und bei (chronischer) Osteomyelitis.

g, g' Erweiterung des Foramen intervertebrale durch eine langsam wachsende Weichteilgeschwulst (sog. Sanduhrgeschwulst, z. B. Neurofibrom, Radixschwannom, Meningeom, Fibrom, Lipom, herniierte Meningozele). Die Foramenerweiterung ist aber auch bei malignen Tumoren und ihren Metastasen zu beobachten Auch das (zervikale) *Chordom* (vgl. Abb. 18.**79**) führt manchmal zur Erweiterung des Neuroforamens. Bei einseitiger Pedikelaplasie einschließlich des Fehlens der zugehörigen Bogenhälfte kann auf der Schrägaufnahme eine Erweiterung des Neuroforamens vorgetäuscht werden (**g'**).

h Wirbelarrosion, oft mit Erweiterung des Neuroforamens, durch sog. *Kinking der A. vertebralis* (engl.: Kink = Knick) mit umschriebener Elongation, Abknickung und Torsion. Eine Arrosion wird auch durch ein Aneurysma der A. vertebralis möglich.

i Normalverlauf der Vertebralarterie.

(Fortsetzung siehe nächste Seite)

◄ **j** Konstitutionell verkürzter Sagittaldurchmesser des zervikalen Spinalkanals auf Röntgenaufnahmen (C2–C7 ≤15 mm, C1 ≤20 mm bei FFD = 150 cm). Zum Ausgleich der vergrößernden Objekt-Film-Distanz (Schulter) auf der seitlichen Röntgenaufnahme wird die große FFD gewählt. *Zusätzliche* Einengungen (z. B. dorsale Spondylophyten, hintere Längsbandossifikation, Diskusverlagerungen, Traumafolgen) wirken sich bei konstitutioneller Enge besonders ungünstig aus.

Merke:

Eine Kompressionssymptomatik ist zu erwarten, wenn auf Röntgenaufnahmen der zervikale sagittale Gesamtdurchmesser des Spinalkanals C3–C7 ≤10 mm beträgt, bei Messwerten von >13 mm ist sie jedoch unwahrscheinlich. Sagittaldurchmesser bei C3–C7 von ≤10 mm sind auch bei der CT als symptomauslösend zu bewerten.

k Vor allem ein mono- oder bisegmental vergrößerter Sagittaldurchmesser des Spinalkanals auf Röntgenaufnahmen (FFD = 150 cm, s. **j**) weist auf einen expansiven Weichteilprozess im Spinalkanal hin. *Pathologisch* sind folgende Sagittaldurchmesser (Boijsen 1954):
C 1 >32 mm (♂) und >30 mm (♀)
C 2 >27 mm (♂) und >26 mm (♀)
C 3 >25 mm (♂) und >23 mm (♀)
C 4 >24 mm (♂) und >22 mm (♀)
C 5 >23 mm (♂) und >22 mm (♀)
C 6 >23 mm (♂) und >21 mm (♀)
C 7 >23 mm (♂) und >21 mm (♀)
Th 1 >23 mm (♂) und >21 mm (♀)
Eine signifikante Altersabhängigkeit besteht bei Erwachsenen nicht (Decking u. ter Steege 1975).

l Verknöcherung des hinteren Wirbelsäulenlängsbands (vgl. Abb. 18.**73**).

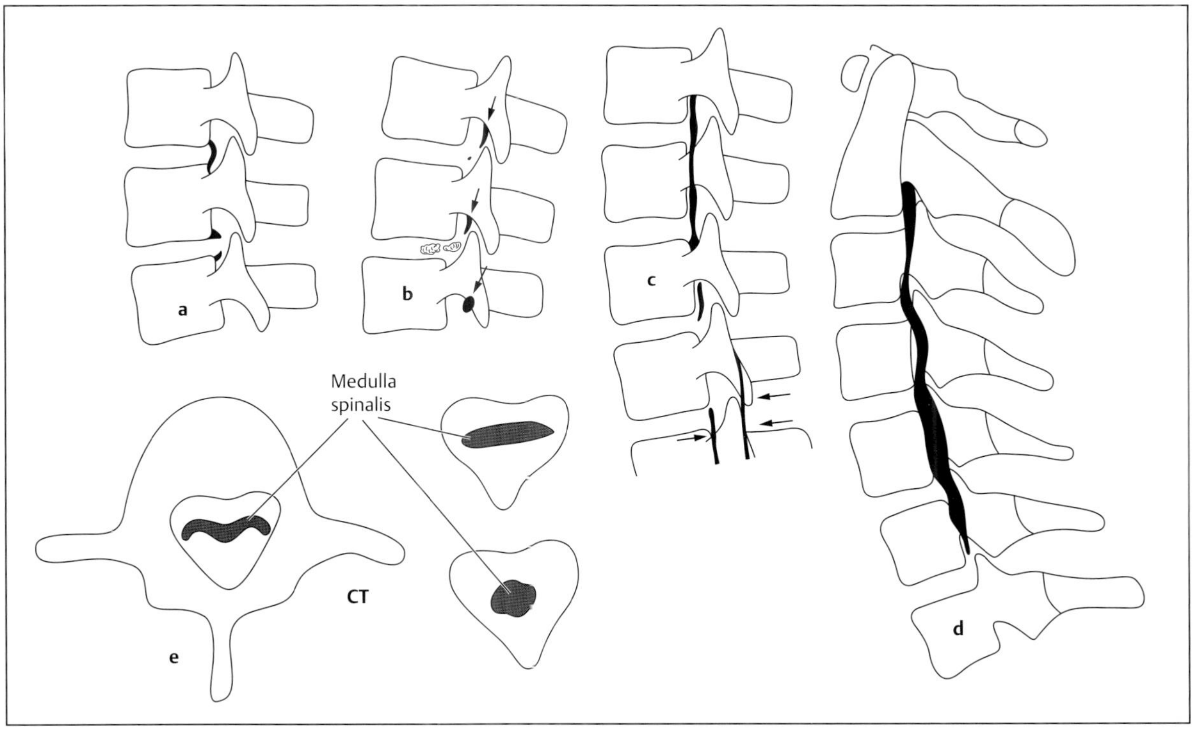

Abb. 18.**73a–e** **Kalk-, Knochenschatten und Lipidakkumulation im Spinalkanal mit Stenosepotenzial.**

Merke:

Bei der progressiven systemischen Sklerose können bizarre, fokal angeordnete perivertebrale und intraspinale Kalzinosen auftreten, Letztere mit Stenosepotenzial (Walden et al. 1990).

a Isolierte knöcherne Sporne, Spangen und Schalen an der Wirbelhinterkante können auf eine „ältere“ dorsale Diskusverlagerung hinweisen.

b Ein verkalkter dorsaler Diskusprolaps stellt sich im nativen Röntgenbild dar. Auch die Retrolisthesis zeigt hier die Diskopathie an. Außerdem wurden partielle Ossifikationen des Lig. flavum *(Pfeile)* eingezeichnet. Lig.-flavum-Verknöcherungen kommen auch im Rahmen der fortgeschrittenen Spondylitis ankylosans vor.

c, d Langstreckige Ossifikation des Lig. longitudinale posterius. Sie entsteht beispielsweise nach Traumen, bei DISH, im Verlauf der Spondylitis ankylosans und bei der endemischen und industriellen Fluorose. Noch häufiger ist die Ursache unbekannt. In Japan wird bei 1,7 % der Patienten mit Zervikalsymptomen eine Ossifikation des hinteren Wirbelsäulenlängsbands gefunden (Onji et al. 1967). Selten treten solche Ligamentossifikationen an der Brust- und Lendenwirbelsäule auf.
Die Ligamentverknöcherungen schränken in Abhängigkeit von ihrer Ausdehnung die Beweglichkeit ein. Sie verlaufen symptomlos oder gehen mit neurologischen Ausfällen einher, z. B. durch Rückenmarkkompression mit den Symptomen der Myelopathie.
Schalen- oder röhrenförmige *Meningealverkalkungen* und *-verknöcherungen* (**c**, *Pfeile*), z. B. nach Meningitis, posttraumatisch bzw. postoperativ (Blutungsfolge), müssen von Längsbandossifikationen der 3 beweglichen Wirbelsäuleabschnitte differenzialdiagnostisch unterschieden werden. Im CT sind sie noch eindeutiger darzustellen (Schild et al. 1983a).

e Epidurale Lipomatose (CT-Skizze). Das komprimierte Rückenmark stellt sich mehr oder weniger konzentrisch von Fettgewebe umgeben mit dem *Möwenzeichen* (S. W. Dihlmann u. Mayer 1995), manchmal *schlitzförmig* oder *zirkulär* verkleinert dar. Thorakale Vorzugstopik. MRT s. Abb. 18.**96**.

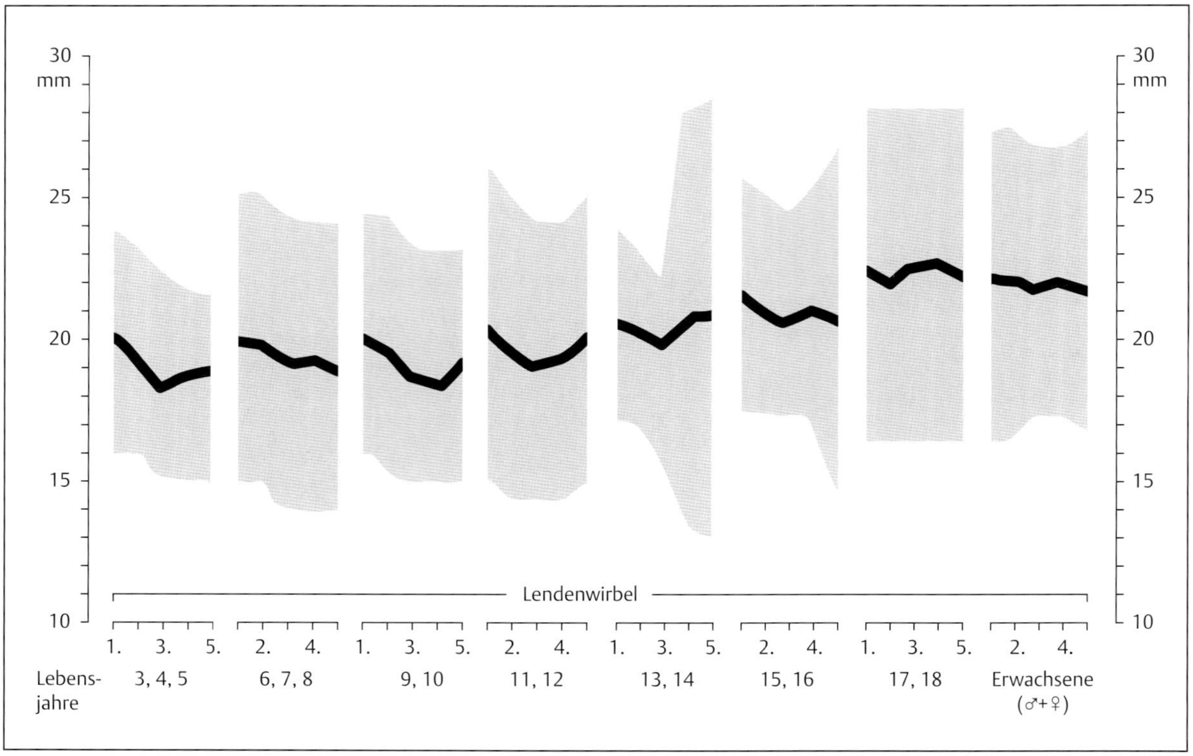

Abb. 18.**74** **Sagittaldurchmesser des lumbalen Vertebralkanals** auf seitlichen Röntgenaunahmen (FFD = 40 Zoll = 101,6 cm), wiedergegeben als Mittelwerte und 90%-Toleranzbereiche (Hinck et al. 1965).

Merke:

Sagittaldurchmesser des lumbalen Vertebralkanals (gemessen auf seitlichen Röntgenaufnahmen), die 25 mm übersteigen oder 15 mm unterschreiten, erwecken unabhängig von der gewählten Fokus-Film-Distanz (FFD) den Verdacht auf einen pathologischen Befund im oder am Spinalkanal: **Indikation zur CT/MRT.**

Den begründeten Verdacht einer knöchernen Spinalkanalstenose vermittelt manchmal bereits das Projektionsradiogramm in den Standardebenen; er wird röntgenometrisch bestätigt und im CT analysiert. Das MRT liefert vor allem Informationen über Weichgewebe, das im normalen Spinalkanal raumfordernd wirkt, z. B. Diskusdislokationen, oder von knöchernen Strukturen oder Baustörungen bedrängt wird.

Zu den Ursachen erworbener Spinalkanalstenosen gehören auch die epidurale Lipomatose beim Morbus Cushing, bei Kortikosteroidtherapie, bei Adipositas per magna oder genuin auftretend, selten auch die Akromegalie und die langstreckige Verknöcherung des hinteren Längsbands (s. Abb. 18.**73**). Postoperative Spinalkanalstenosen können sich z. B. nach Laminektomie, Pseudarthrose oder Instabilität oberhalb von Fusionsoperationen oder nach Nukleotomie entwickeln. Auch posttraumatische bewegungssegmentale Zustände gehören zur Ursache der Spinalkanalstenose.

Claudicatio intermittens spinalis sensu strictu

Als Claudicatio intermittens spinalis sensu strictu wird eine besondere klinische Symptomatik bezeichnet, die mit höherer Spezifität (wenn auch geringerer Sensitivität) auf eine knöcherne lumbale Spinalkanalstenose hinweist und nur selten weichteilbedingt entsteht, z. B. bei einem größeren Diskusprolaps, einer Synovialzyste oder einem Tumor der Cauda equina. Ähnlich wie im Rahmen der vaskulären Claudicatio intermittens bei aortofemoraler Gefäßerkrankung treten nach einer individuellen Gehstrecke Wadenschmerzen in beiden Beinen auf, evtl. eingeleitet oder begleitet von Kribbeln und anderen unangenehmen Sensationen. Sie veranlassen den Patienten stehenzubleiben, da die Beschwerden dann zurückgehen oder sich wesentlich bessern, allerdings beim Weitergehen wieder auftreten. Die vaskuläre Claudicatio intermittens tritt als Folge einer Durchblutungsnot vornehmlich der Unterschenkelmuskulatur beim Gehen auf

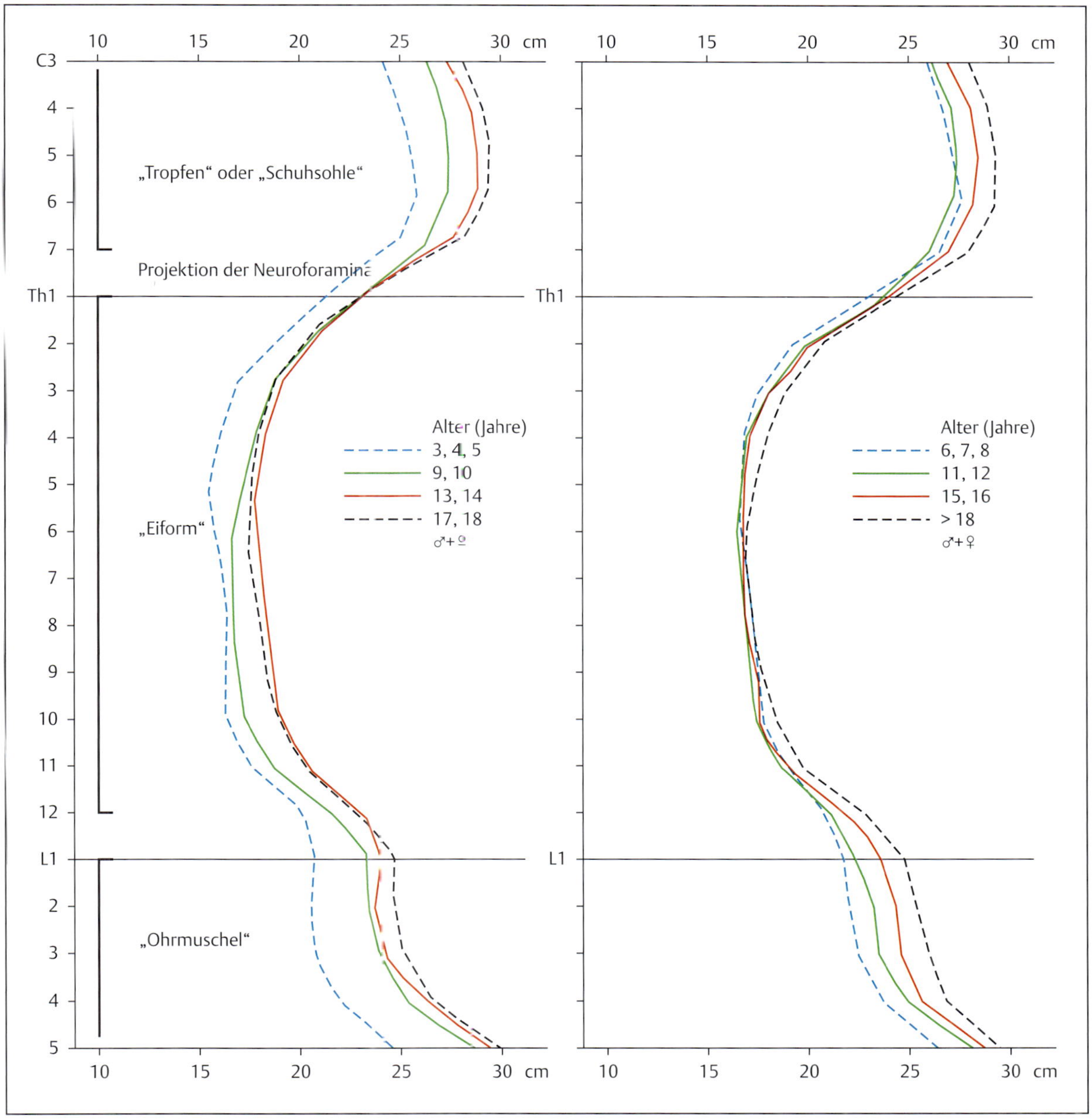

Abb. 18.75 **Röntgenometrie der Bogenwurzeldistanzen** (querer Durchmesser des Wirbelkanals) bei Kindern und Erwachsenen. Projektionsform der Neuroforamina in den Wirbelsäulenetagen (Schrägaufnahmen). Mittelwerte der Bogenwurzeldistanzen (beide Geschlechter, *Altersgruppen 3–5, 9 und 10, 13 und 14 sowie 17 und 18 Jahre;* Werte von Hinck und Mitarbeitern [1966]; FFD = 101,6 cm = 40 Zoll). Die Methode hat nicht so sehr Bedeutung durch ihre *absoluten* Werte erlangt, da deren Ermittlung durch verschiedene Unsicherheitsfaktoren belastet ist, z. B. individuell variable Objekt-Film-Distanz durch Ernährungszustand, Ausgleich der Kyphose und Lordose bei der Lagerung des Patienten, Messfehler bei der Ermittlung des kleinsten Interpedikularabstands usw. Als relative Messmethode wird vielmehr der Verlauf der gemessenen Werte mit der altersabhängigen Normalkurve verglichen.

Merke:

Sprunghafte Abweichungen der Ist- von der Soll-Kurve oder Verläufe entgegen der Normalkurventendenz zeigen mit hoher Wahrscheinlichkeit eine expansive intra- oder extradurale Raumforderung an (*Ausnahmen:* Am Scheitelpunkt von Kyphosen sind die Pedikel häufig hypoplastisch. Bei Torsionsskoliosen werden die Messwerte in Abhängigkeit vom Grad der Haltungsabweichung zunehmend ungenauer).

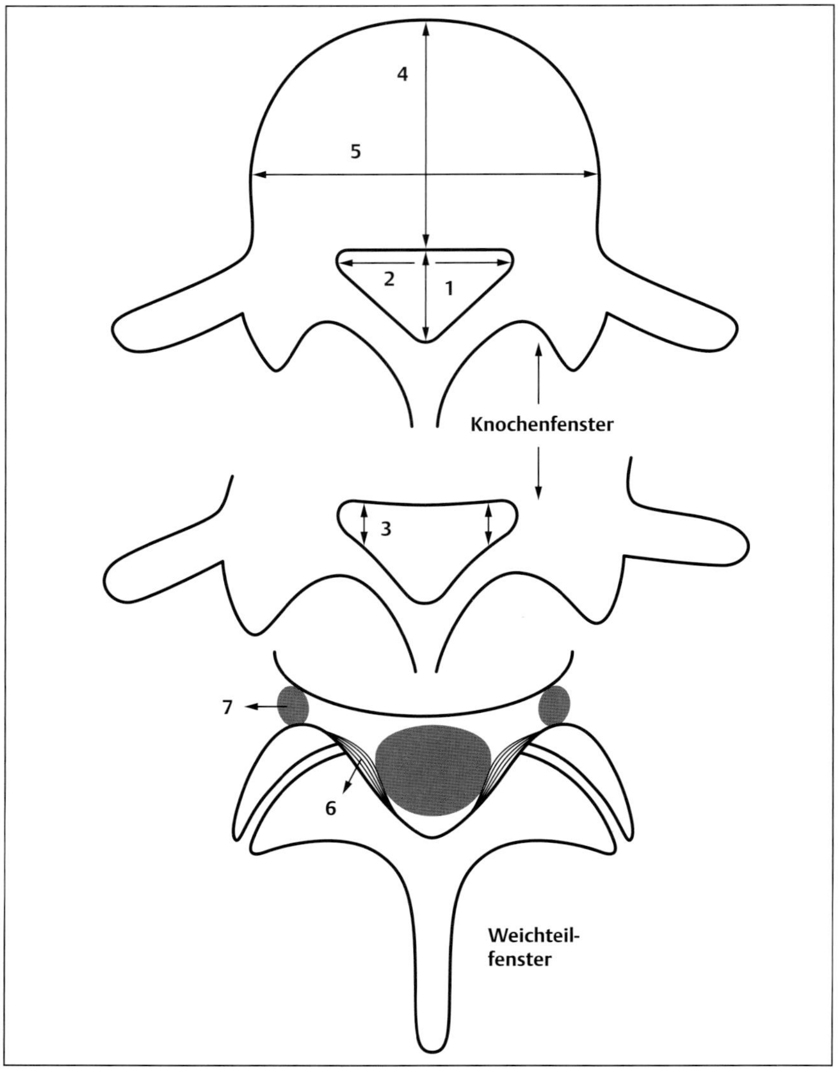

Abb. 18.**76** **CT-Messwerte und -strecken der Lendenwirbel zur Frage einer Spinalkanalstenose.**

1 Mediosagittaldurchmesser des Spinalkanals; normal: >12 mm, relative Stenose: 12–10 mm, absolute Stenose: <10 mm. Identische Werte gelten für die Halswirbelsäule.
2 Interpedikulardistanz, normal: ≥17 mm. Verminderte Distanzen Nr. 1 und 2 vor allem bei konstitutioneller Enge des Spinalkanals und als Teilmerkmal verschiedener Osteochondrodysplasien, namentlich solcher, die mit Zwergwuchs einhergehen, wie beispielsweise Achondroplasie und die konstitutionell-genetische Dysostose Klippel-Feil-Syndrom (Halswirbelsäule).
3 Tiefe des Recessus lateralis; normal: >5 mm, relative Stenose: 5–3 mm, absolute Stenose: <3 mm.
4, 5 Ein *Jones-Thomson-Quotient* 1 × 2 dividiert durch 4 × 5 < 0,22 zeigt die Spinalkanalstenose an.
6 Normale „Dicke“ des Lig. flavum an der Lendenwirbelsäule bis 6 mm, thorakal bis 2 mm, zervikal bis 1,5 mm (Beamer et al. 1973). Diese Grenzwerte gelten auch dann, wenn das Band fibrosiert oder verknöchert ist oder metaplastisch knorpelig umgeformt wird.
7 Durchmesser eines lumbalen Spinalganglions bis 7 mm.

(Muskelarbeit mit vermehrtem Blutbedarf!), während beim Stehenbleiben („Schaufensterkrankheit“) die Durchblutung noch ausreicht und die ischämischen Schmerzen daher schwinden. Bei der spinalen (oder auch neuropathisch genannten) Claudicatio intermittens lässt sich die periphere Durchblutungsstörung einerseits klinisch und bildgebend ausschließen. Andererseits wird sie auf eine passagere spinale Ischämie bei weitgehend asymptomatisch verengtem Spinalkanal zurückgeführt, die besonders beim Bergabwärtsgehen und Treppenabwärtssteigen klinisch zutage tritt bzw. verstärkt wird. Die Intermittenssymptomatik ist Folge der stärkeren physiologischen Vertiefung der Lumballordose beim Gehen gegenüber der Lordose beim Stehen und bei Seitenlage. Die verstärkte Lordosierung engt den Spinalkanal einschließlich der Recessus laterales zusätzlich ein; gleichzeitig vergrößert sich der Blutbedarf in den betroffenen Segmenten (Benini 1989), und es kommt dort zu einer Durchblutungsnot. Eine Schmerzbesserung erreicht der Patient nicht nur durch Stehenbleiben, sondern auch durch Vorwärtsbeugen (Delordosierung), ebenso wie er häufig die Beschwerden durch willkürliche dorsale Hyperflexion provozieren kann.

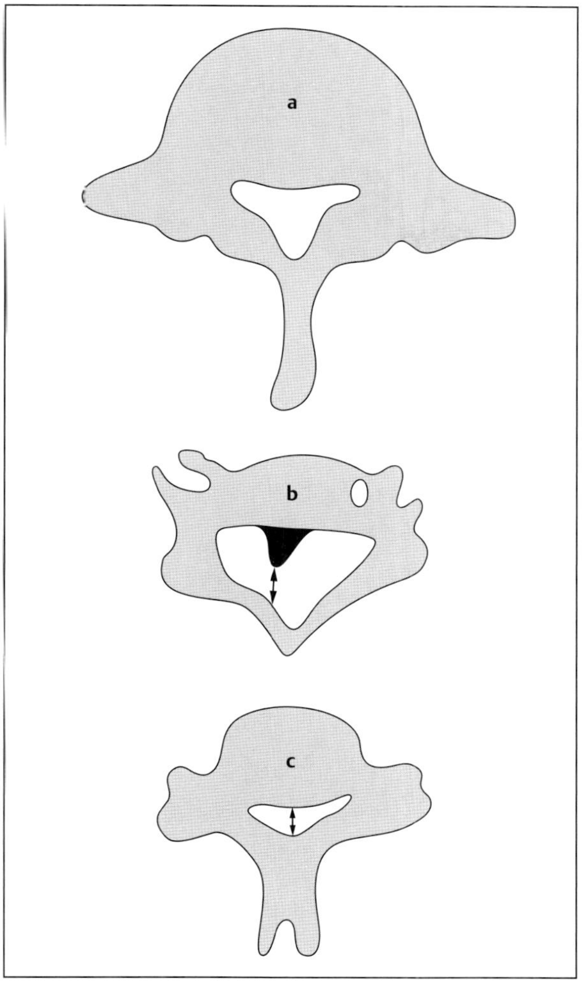

Abb. 18.**77a–c** **CT-Aspekte knöcherner Einengungen des Spinalkanals (im Knochenfenster).**

Merke:

1. Knöcherne Spinalkanaldurchmesser müssen im CT mit dem Knochenfenster gemessen werden.
2. Auch *zervikale* Stenosen können Sphinkter- und Potenzstörungen auslösen.
3. Konstitutionelle Stenosen manifestieren sich klinisch manchmal erst dann, wenn verengende degenerative Veränderungen der Wirbelbogengelenke oder/und der Zwischenwirbelscheiben hinzutreten (kombinierte Spinalkanalstenose).

a Konstitutionelle, relative, unilaterale Stenose (3 mm) eines markierten Recessus lateralis an einem Lumbalwirbel.
b Großer dorsaler Spondylophyt, der den zervikalen Spinalkanal einengt.
c Konstitutionelle schlitzförmige Enge des zervikalen Sagittaldurchmessers (< 10 mm).

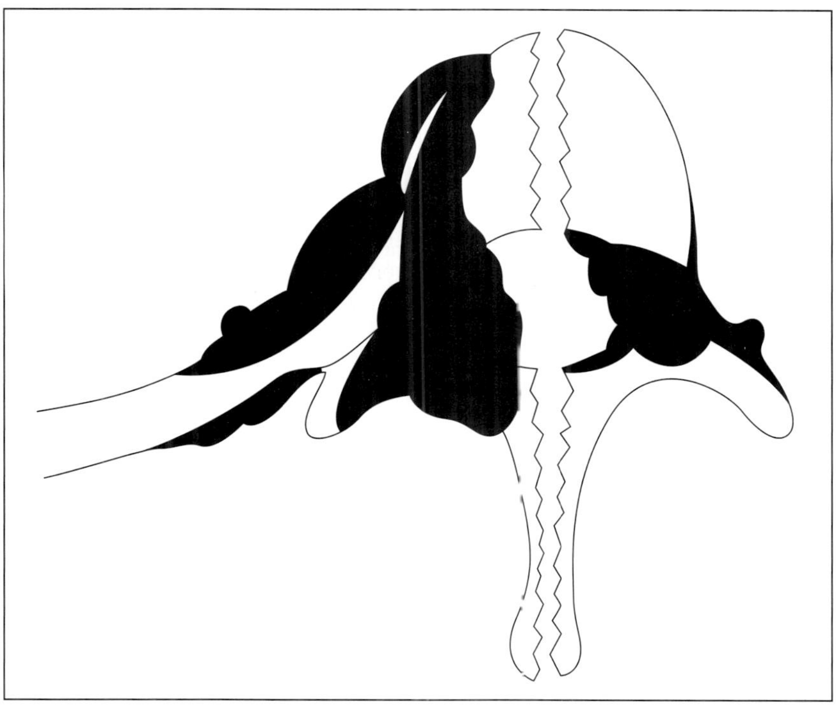

Abb. 18.**78** **Zwei Beispiele für Spinalkanalstenose durch die vertebrale bzw. kostovertebrale Melorheostose.** Ein wichtiges differenzialdiagnostisches Kriterium ist auch am Stammskelett die undulierende Knochenkontur, die den Eindruck herabfließender Kerzentropfen vermittelt. Wegen der Tendenz zur Überschneidung der Versorgungsgebiete der Interkostalnerven ist das mehrsegmentale Auftreten häufiger als die monossäre/monosegmentale Ausdehnung dieser nicht erblichen Osteochondrodysplasie (McCarthy et al. 2004).

Merke:

Bis zu ¾ der Patienten zeigen ossär/segmental assoziierte Weichteilveränderungen, darunter auch intraspinale Lipombildung (MRT; Schellhammer et al. 2006).

Chordom

Zu den Ursachen für eine Erweiterung des Neuroforamens, namentlich an der Halswirbelsäule (s. Abb. 18.**72**), gehört auch das Chordom. Dieser Tumor geht auf die maligne Transformation von *intraossär* persistierenden, fetalen Notochordaresten im Achsenskelett bis hoch zur Sella zurück. Das Chordom ist ein lokal invasiver, jedoch langsam wachsender Tumor mit später Metastasierungstendenz. Letztere offenbart sich vor allem nach mehrfachen Rezidiven. Am häufigsten tritt es in der Sakrokokzygealregion (50–60 %) und im Sphenookzipitalbereich (25–40 %) auf. Unter den *beweglichen* Wirbelsäulenabschnitten überwiegt die Lokalisation in der (oberen) Halswirbelsäule (3–7 %), und zwar von Notochordaresten in Wirbelkörpern ausgehend. Da die Weichteile dem Tumorwachstum gegenüber offenbar weniger resistent sind als die Knochensubstanz, steht bei der Chordomentdeckung oft der perivertebrale Weichteilanteil des Chordoms gegenüber den osteolytischen Wirbelveränderungen ausdehnungsmäßig auch bildgebend im Vordergrund, und je nach Tumorsitz kommt es außer zu Radikulopathien und myelopathischen Befunden bis hin zur Querschnittsymptomatik zu Schluck- und Atembeschwerden und Miktions- und/oder Defäkationsstörungen. Die Tumorausbreitung in der Sphenookziptalregion kann zur Beeinträchtigung der Liquorzirkulation (mit Befunden des chronischen Hirndrucks) und zu Ausfällen im Bereich der Hirnnerven VI und VII sowie zu Sehstörungen und zur Hypophyseninsuffizienz führen.

- *Röntgenbefunde:* Geografische Destruktionen mit unscharf konturierten Rändern, bei etwa der Hälfte aller Chordome amorphe Kalkschatten; Chordomausdehnung über mehrere Bewegungssegmente kommt häufig vor, dabei Diskuszerstörung (Höhenminderung des Diskusraums) möglich, aber nicht zwingend. Die eventuelle Erweiterung des Neuroforamens spiegelt gewöhnlich eine Druckarrosion wider.
- *CT:* Analyse zur Frage nach intratumoralen Kalkschatten, zum Erkennen der genauen Tumorausbreitung in knöchernen Strukturen und in die perivertebrale Weichteilumgebung.
- *MRT:* Die genaueste Weichteilanalyse der Raumforderung wird durch die MRT ermöglicht (Smolders et al. 2003). Ein bildgebendes Charakteristikum gibt es nicht, jedoch sind verschiedene MRT-Befunde hoch suspekt auf ein Chordom (Abb. 18.**79**):
  - *Pilzzeichen* auf Axialbildern, dabei keine Osteolysen erkennbar – da wohl ausgehend von extraossär liegenden Notochordaresten –, sondern nur Erweiterung des Neuroforamens.
  - *Hantelform des Tumors* auf Axialbildern mit Erweiterung des Neuroforamens und starker Auftreibung des Tumorgewebes im Spinalkanal *und* extraforaminal außen.
  - *Kragenknopfzeichen* auf Sagittalschnitten.
  - *Vorhangzeichen* auf Axialschnitten durch dorsalen Ausbruch des Tumors in den Epiduralraum (Kontrastmittelanfärbung).

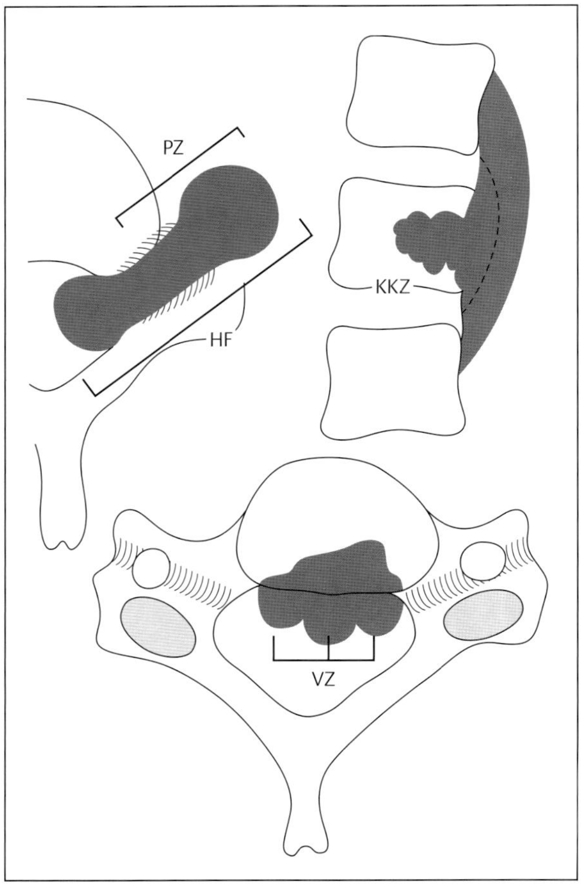

Abb. 18.79 **MRT-Weichteilkonfigurationen mit differenzialdiagnostischer Bedeutung für das Chordom *(schematisch)*.**
PZ Pilzzeichen.
HF Hantelform.
KKZ Kragenkopfzeichen (*gestrichelt:* auch bei geringerer Ausdehnung des Weichteilanteils zeigt sich der Kragenknopfaspekt).
VZ Vorhangzeichen (besonders auffallend nach Kontrastmittelinjektion).

Merke:

Der Tumorweichteilausbruch kann in den Spinalkanal und extravertebral nach lateral und nach vorn erfolgen.

Im Schrifttum wird ein röntgenokkultes und szintigrafisch stummes, nicht destruktiv, ausschließlich intraossär wachsendes (lumbales) Chordom ohne sichtbares Weichteilgewebe diskutiert, das sich erst im MRT zu erkennen gibt (T1w hypointens, T2w hyperintens) und im CT eine weitgehend erhaltene Trabekelarchitektur zeigt. Differenzialdiagnostisch wird an einen großen Notochordarest im Wirbelkörper gedacht. Bei identischer Histologie beider Alternativen führt die Entscheidung „Tumor" versus „Missbildung" zu einem therapeutischen „Dilemma" (Darby et al. 1999).

Merke:

Intra- oder extradural lokalisiertes verkalktes raumforderndes Gewebe im Spinalkanal (CT, seltener auch im Projektionsradiogramm erkennbar) sollte vor allem an ein **kalzifizierndes Meningeom** denken lassen, insbesondere wenn es im MRT (T1w) homogen enhanced (Lee et al. 2010).

Differenzialdiagnose: verkalkendes En-Plaque-Meningeom (wächst flächig), Schwannom (erhöhte Signalintensität bei T2w, oft zystisch, inhomogenes Enhancement), sequestriertes Diskusgewebe (oft ringartiges peripheres Kontrast-Enhancement des prolabierten Gewebes), Osteom.

Das Chordom gibt sich auf allen Sequenzen mit heterogener Signalintensität zu erkennen und zeigt sehr häufig gelappte Konturen. Bei T1-Gewichtung fällt eine isointense oder leicht erhöhte Signalintensität im Vergleich zur Muskulatur auf. Der Tumor erweist sich auf T2w-Sequenzen als hyperintens und wird häufig von hypointensen Streifen („fibrösen Septen") durchsetzt. Nach Gadoliniumkontrastmittelinjektion tritt ein heterogenes, geringes bis mäßiges Enhancement auf, manchmal begleitet von einer ring- oder bogenförmigen Kontrastanfärbung.

Die bildgebende Differenzialdiagnose muss vor allem andere Primärtumoren der Wirbelsäule einschließlich des Plasmozytoms (solitäres Myelom) und auch Metastasen, maligne Lymphome und bakterielle Spondylodiszitiden mit paravertebraler Abszessbildung berücksichtigen.

Die **Paraspinallinie** (Gupta u. Mohan 1979; Abb. 18.**80**) begrenzt einen Schatten, der auf der a.-p. Röntgenaufnahme der Brustwirbelsäule sehr häufig links parallel zu den Wirbelkörpern identifiziert werden kann und sich gewöhnlich von Th4–Th11 (bzw. Th12) erstreckt. Auf der rechten Seite fällt die Paraspinallinie normalerweise nur selten auf. Sie spiegelt die tangential getroffene Grenze zwischen dem posteromedialen Rand der (linken) Lunge und der sie bedeckenden Pleura auf der einen Seite und dem dichteren perivertebralen Bindegewebe auf der anderen Seite wider. Links-lateral von der Paraspinallinie gibt sich oft der Rand der thorakalen Aorta descendens zu erkennen. Die umschriebene Lateralverlagerung der Paraspinallinie zeigt eine „Raumforderung" in der Grenzzone an:

- Tumor, darunter auch das Chordom
- mediastinale Lymphknotenvergrößerungen
- perivertebrales Hämatom (Trauma)
- bakterielle Spondylodiszitis (Abszess, s. Abb. 18.**123**)
- **extramedulläre heterotope Blutbildungsherde im hinteren (unteren) Mediastinum bei chronischen Anämien**, z. B. bei hämolytischen Anämien oder myeloproliferativen Erkrankungen (spindelförmige oder polyzyklische Verlagerung)

Auftreibungen der paravertebralen Rippenanteile bei der Thalassämie spiegeln ebenso die erythroblastische Hyperplasie wider wie paravertebrale, extramedulläre heterotope Blutbildungsherde und ihr bildgebender Einfluss auf die Paraspinallinie. Durch die aufgezählten „Raumforderungen" kann auch die rechte Paraspinallinie sichtbar werden – isoliert oder beidseits. In Höhe von Th12/L1 erkennt man häufig einen spindelförmigen Weichteilschatten, der auf Zwerchfell- und Psoasinsertionen zurückgeht (Pietilä u. Hakasalo 1970) – also einen Normalbefund.

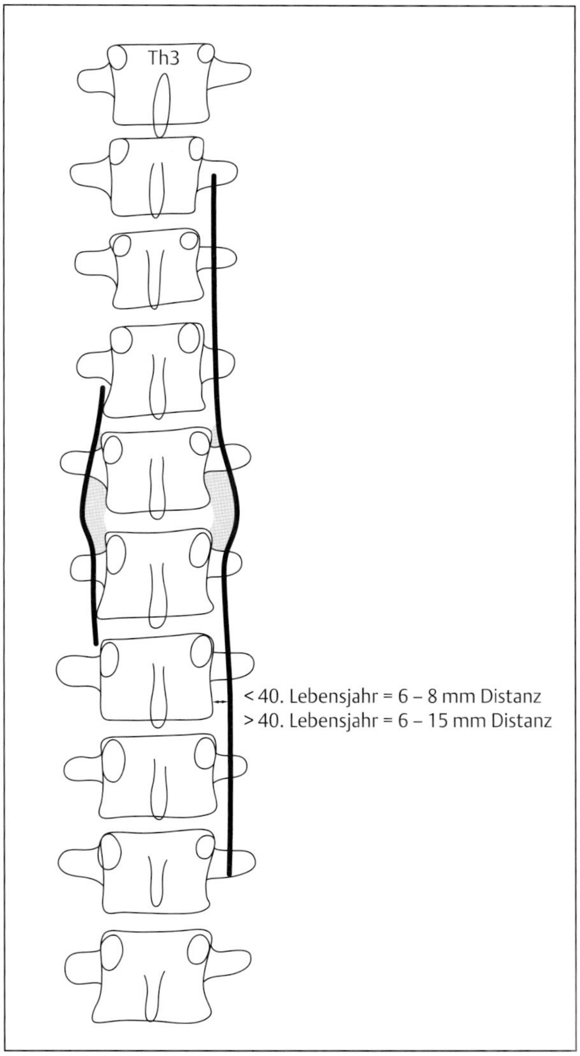

Abb. 18.**80** **Thorakale Paraspinallinie.** Ein traumatisches perivertebrales Hämatom hat in diesem Fall zur umschriebenen Verlagerung der beidseitigen Paraspinallinie geführt (s. Text).

Merke:

1. „Raumforderungen" im hinteren unteren Mediastinum – begleitet von einer chronischen Anämie – müssen nicht nur die Ursache der Blutarmut, sondern können auch ihre Folge sein (**MRT**). Prinzipielle Differenzialdiagnose der extramedullären Hämatopoese: Lymphomerkrankungen (Knochenmarkszintigrafie mit markierten NCA 95-Antikörpern), ferner paraspinale Tumoren, z. B. bei Neurofibromatose Typ I, vom Truncus sympathicus ausgehend.
2. Extramedulläre, *subperiostal* entstandene Blutbildungsherde können im Projektionsradiogramm Oberflächendefekte des Knochens hervorrufen.
3. Bei der Osteomyelofibrose werden extramedulläre heterotope Blutbildungsherde nicht nur in der Leber, der Milz und in Lymphknoten, sondern auch in der Synovialmembran gefunden: Gelenkbeschwerden.

Diskushöhenregel

Die **Regel von den physiologischen Diskushöhensequenzen** besagt, dass die Höhen der Zwischenwirbelräume auf seitlichen Projektionsradiogrammen in Normalhaltung ohne Berücksichtigung des Geschlechts, des Alters, der Röntgenaufnahmemethodik (stehend, liegend) oder des Zeitpunkts der Röntgenaufnahme im Tagesverlauf in einem regelhaften Verhältnis zueinander stehen, und zwar gilt bei visueller Betrachtung (Abb. 18.**81**):

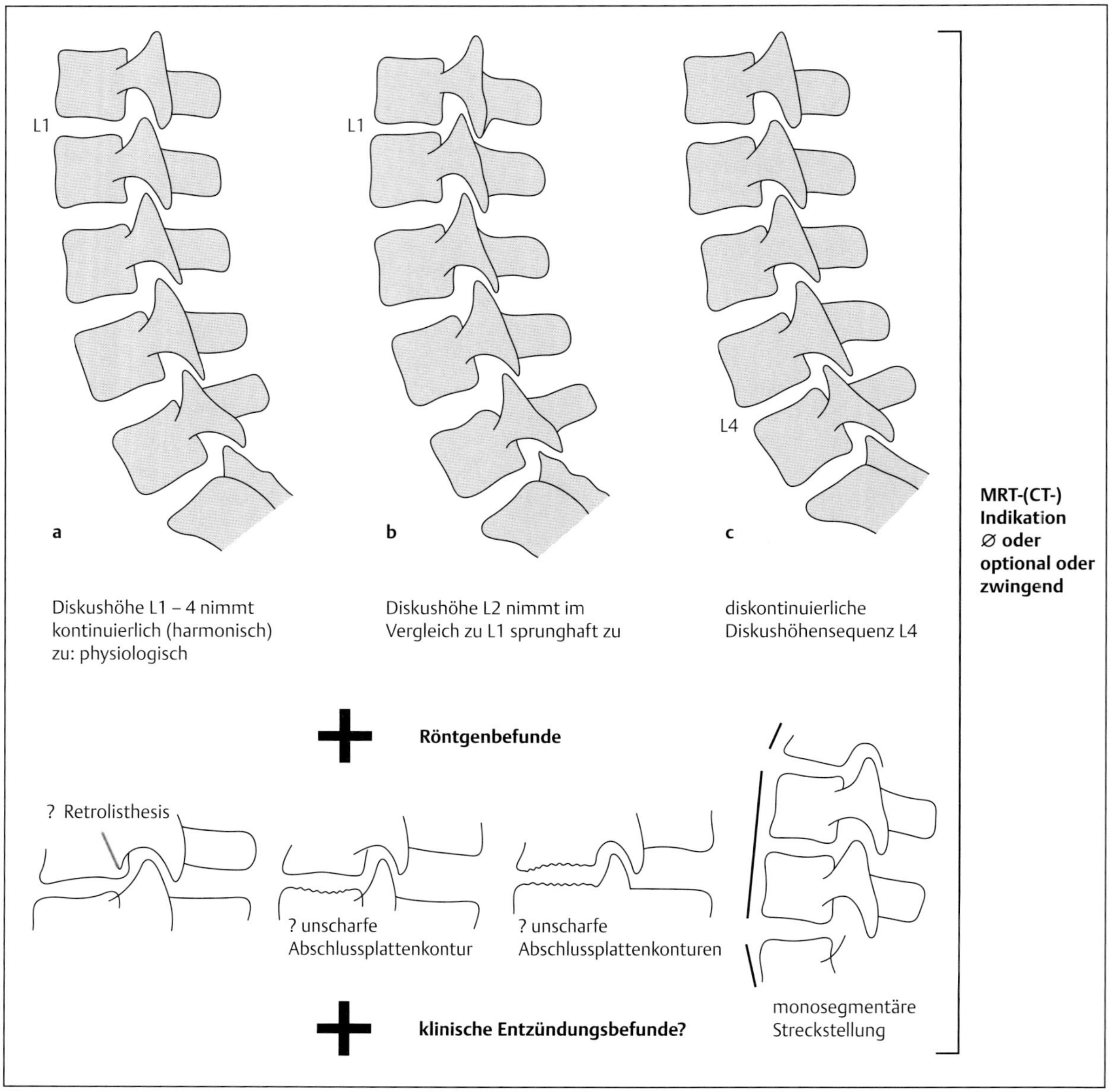

Abb. 18.**81a–c** **Regel von der lumbalen physiologischen Diskushöhensequenz und Beispiele für ihre pathologischen oder normal-variablen Abweichungen.**

Merke:

Jede sprunghafte „Diskushöhenzunahme" kann der Ausdruck einer Diskopathie – welcher Genese auch immer – im darüber gelegenen Bewegungssegment sein (s. **b**).

a Physiologische Diskushöhensequenz, d. h. L 1 < L 2 < L 3 < L 4 ≥ L 5, dabei *kontinuierliche (harmonische)* Zunahme der Diskushöhe von L 1–L 4.

b Sprunghafte, diskontinuierliche „Höhenzunahme" L 2/3, daher Verdacht auf Diskuserkrankung im oberhalb von L 2/3 gelegenen Bewegungssegment L 1/2.

c Gestörte physiologische Diskushöhensequenz der 4. lumbalen Zwischenwirbelscheibe. Das weitere bildgebende Vorgehen wird von suspekten oder pathologischen Zusatzbefunden in der unmittelbaren Umgebung des höhenreduzierten Diskus und von klinischen Abweichungen beeinflusst.

Merke

- Diskusraum C 2/3 < C 3/4 < C 4/5 < C 5/5 ≥ C 6/7
- Diskusraum Th 1/2 ≈ Th 2/3 ≈ Th 11/12 ≈ Th 12/L 1
- Diskusraum L 1/2 < L 2/3 < L 3/4 < L 4/5 ≥ L 5/S 1

An der Hals- und Lendenwirbelsäule nimmt die Höhe des Diskusraums, also der Zwischenwirbelscheibe, *gleichmäßig kontinuierlich (harmonisch)* von C 2/3 nach C 5/6 zu. Dies gilt ebenso für L 1/2–L 4/5. Der letzte zervikale und lumbale Discus intervertebralis weichen jedoch von dieser kaudalwärts ausgerichteten Tendenz ab. Beide Disken können nämlich die gleiche oder eine geringere Höhe haben als die entsprechenden vorletzten Zwischenwirbelscheiben. Eine *diskontinuierliche (sprunghafte)* Veränderung der Diskushöhe zeigt seine Volumenabnahme, d. h. den Masseverlust, an, sei dies durch Degeneration einschließlich des dorsalen Diskusprolaps, durch Entzündung oder aus anderen Gründen, beispielsweise als biologische Variante durch Dysplasie (Hypoplasie), posttraumatisch, postoperativ oder durch einen großen Schmorl-Knoten, entstanden.

Degenerative Veränderungen der Wirbelsäule

Merke

Degeneration bedeutet auch an der Wirbelsäule Abweichung von der Norm mit der Folge einer verschlechterten Funktionsfähigkeit und mit dem Potenzial subjektiven Krankheitsgefühls (Schmerzen usw.) und fordert heraus, klinisch und bildgebend die pathologischen Befunde zu objektivieren.

Funktionelle Morphologie des Bewegungssegments

Die **Zwischenwirbelscheibe (Discus intervertebralis)** gewährleistet die Mobilität im vertebralen Bewegungssegment. Durch die räumliche Ausrichtung der Gelenkflächen an den Processus articulares wird dort die Bewegungsrichtung vorgegeben und gezügelt. Der kapsuloligamentäre Apparat sichert die Statik und den Bewegungsablauf im Segment, und die autochthone Muskulatur der Wirbelsäule und andere Muskeln des Halses und des Rumpfes sind das primum movens. Der Muskeltonus trägt außerdem zur Stabilisierung des Achsenorgans bei.

Funktionell und aus pathologisch-anatomischer Sicht bilden der zirkulär verlaufende, äußere, faserig-lamelläre und der innere faserknorpelige Anteil des **Anulus fibrosus**, der verformbare, aber inkompressible **Nucleus pulposus** und die beiden **hyalinknorpeligen Abschlussplatten** – untere **Grund-** und obere **Deckplatte** – eine Funktionsgemeinschaft, obwohl Letztere entwicklungsgeschichtlich zum Wirbelkörper gehören. Sie bewirken das Höhenwachstum des Wirbelkörpers, persistieren nach Wachstumsabschluss und spielen dann zeitlebens bei der Aufnahme und Verteilung der Druckkräfte als Partner des gallertigen Nucleus pulposus eine Rolle. Die Funktionsgemeinschaft der knorpeligen Abschlussplatten mit dem Anulus fibrosus ist daraus abzuleiten, dass dessen Fasern in den Abschlussplatten verankert sind. Ursprünglich bauen sich die knorpeligen Abschlussplatten der Wirbelkörper wie die Wachstumsfugen der Röhrenknochen auf. Im Wachstumsverlauf wandeln sich die wachstumgenerierenden Abschlussplatten jedoch um. Sie werden zentral dünner und nehmen peripher an Dicke zu. Dieser verdickte Rand der Abschlussplatten bildet die zunächst knorpelige, sodann verknöcherte Randleiste des Wirbelkörpers. In der Mitte des 2. Dezenniums beginnt sie, mit dem Wirbelkörper zu verschmelzen. Die Randleiste wird beim Menschen dann als rudimentäre Epiphyse des Wirbelkörpers bezeichnet, die keinen wesentlichen Wachstumsimpulsen mehr unterliegt. Sie gehört jedoch lebenslang zu den Stabilisatoren im Bewegungssegment, da feste Faserzüge aus den angrenzenden peripheren Anteilen des Anulus fibrosus (Sharpey-Fasern) zur Randleiste ziehen und beide morphologischen Strukturen aneinander fesseln.

Ikonografisch abgeleitete Nomenklatur der Diskusdegeneration

Kooperation und Koordination der morphologischen Elemente sind die Voraussetzungen für die physiologische Statik und Kinetik im Bewegungssegment. Eine Beeinträchtigung dieser Prämissen führt zur potenziell algogenen, bewegungssegmentalen Dysfunktion, die mit dem verallgemeinernden Begriff „Gefügestörung“ (oder mit dem spezielleren Synonym „Gefügelockerung“, Abb. 18.**82**) beschrieben wird, mit möglichen antalgischen Fehlstellungen (s. Abb. 18.**3**) einhergehen kann und sich auch ikonografisch ableiten und präzisieren lässt:

- *diffuse Diskusdegeneration:* Chondrosis und Osteochondrosis intervertebralis, Unkovertebralarthrose
- *Dislokation des Nucleus pulposus und übriger Anteile des Bewegungssegments:* Vorwölbung (Bulging), Protrusion, Extrusion (Synonyme: Prolaps, Hernie, Herniation)
- *insuffiziente Verbindung zwischen Anulus-fibrosus-Peripherie und knöcherner Randleiste des Wirbelkörpers:* Spondylosis deformans
- *intravertebrale Diskontinuität:* Spondylolyse, Spondylolisthesis, Diskusschädigung dabei nicht obligatorisch

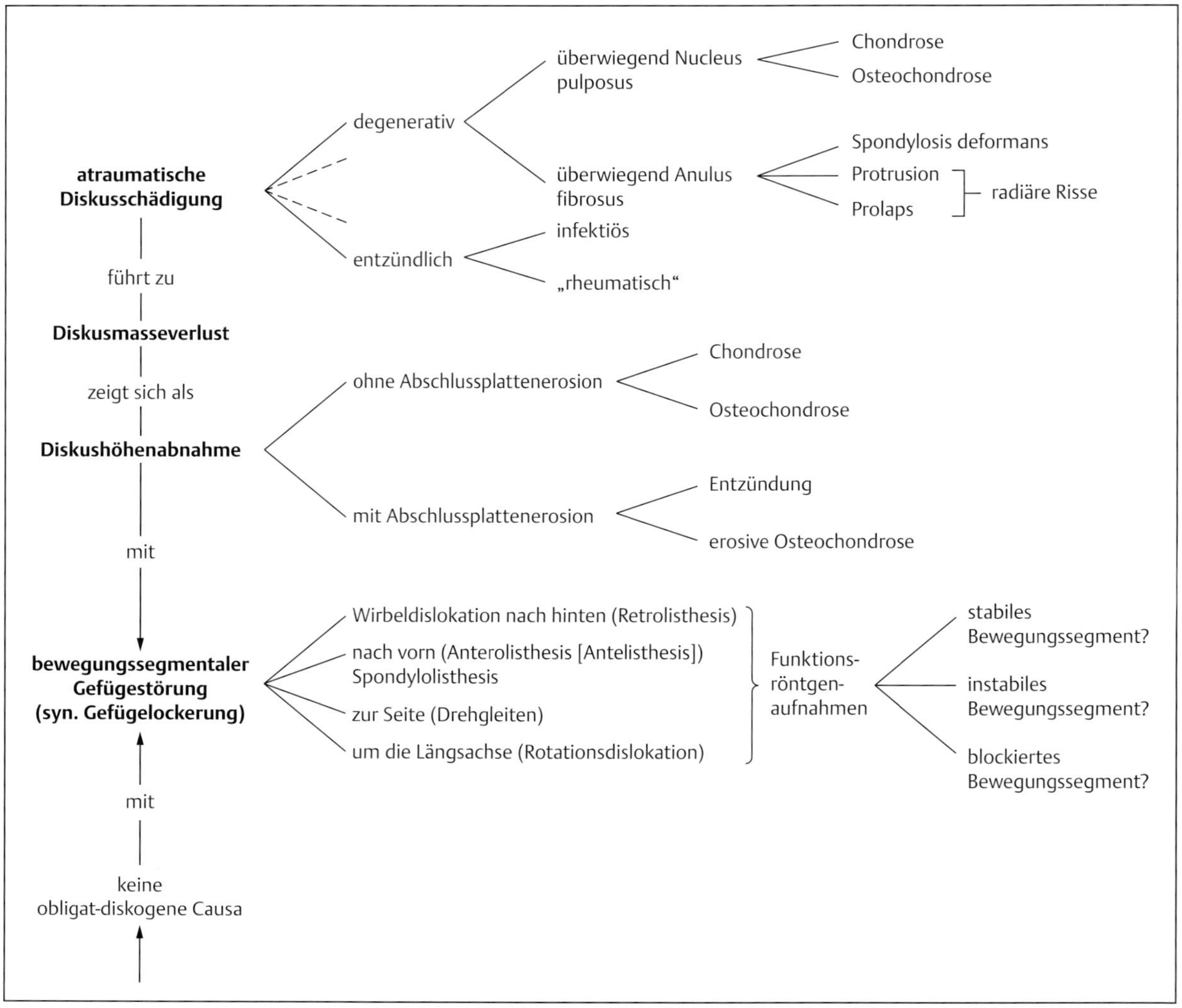

Abb. 18.**82** **Rationaler Diskurs bei der Diskusschädigung ohne ursächliches Makrotrauma bzw. nicht obligat-diskogene Gefügestörung.** An der Brustwirbelsäule verhindert der Rippenverbund eine isolierte Wirbeldislokation als Folge der atraumatischen bewegungssegmentalen Gefügestörung (vgl. Abb. 18.**86**).

- *intervertebrale artikuläre Diskontinuität:* Spondylarthrosis deformans mit Pseudospondylolisthesis, Diskusschädigung dabei nicht obligatorisch

Chondrosis intervertebralis (Chondrose)

Im Kindesalter bilden sich die Gefäße der Zwischenwirbelscheibe zurück. Die komplexen metabolischen Austauschvorgänge im Diskus verlaufen dann über eine verlängerte Transportstrecke. Dies wird simplifizierend mit ungenügender diffusionsgeleiteter Anflutung von Nährstoffen gleichgesetzt. Die physiologische Gefäßrückbildung ist daher ein 1. Schritt zu einem vergleichsweise frühen bionegativen Zustand des Diskusgewebes, der mit **Gewebsalterung** beschrieben wird, auf der Zeitachse gleitend in die **Diskusdegeneration** übergeht und mit ihr interagiert. Makromorphologisch geben sich diese Gewebsalterationen zunächst an einem Flüssigkeitsverlust des Gallertkerns zu erkennen, der als Folge der Abnahme und Komponentenverschiebung bestimmter wasserbindender Proteoglykane und durch Zunahme des Kollagengehalts auftritt und in einen Masseverlust des Gallertkerns einmündet. Die Verringerung des Wasseraufnahmevermögens und die damit in Zusammenhang stehende Dehydrierung des Nucleus pulposus führt nicht nur zur Verarmung am Transportvehikel Wasser, sondern auch zur Turgorreduktion. Durch die zunehmende Abnahme seiner „Prallfüllung“ verliert der Gallertkern daher die Fähigkeit, als Druckpolster („Wasserkissen“, „Stoßdämpfer“) und als *gleichmäßiger* Druckverteiler zu wirken. Außerdem hängt von der Prallfüllung seine „Pumpfunktion“ ab. Die Prallfüllung gewährleistet nämlich, dass es beim Bewegen der Wirbelsäule im selben Segment zu einer Druckzunahme in Bewegungsrichtung und zu einer der Bewegungsrichtung entgegengesetzten Druckentlastung vornehmlich im Diskus kommt. Dies führt zu einem Auspressen bzw. Ansaugen des Transportvehikels, d. h. zu einer biomechanisch *akzelerierten* Diffusion.

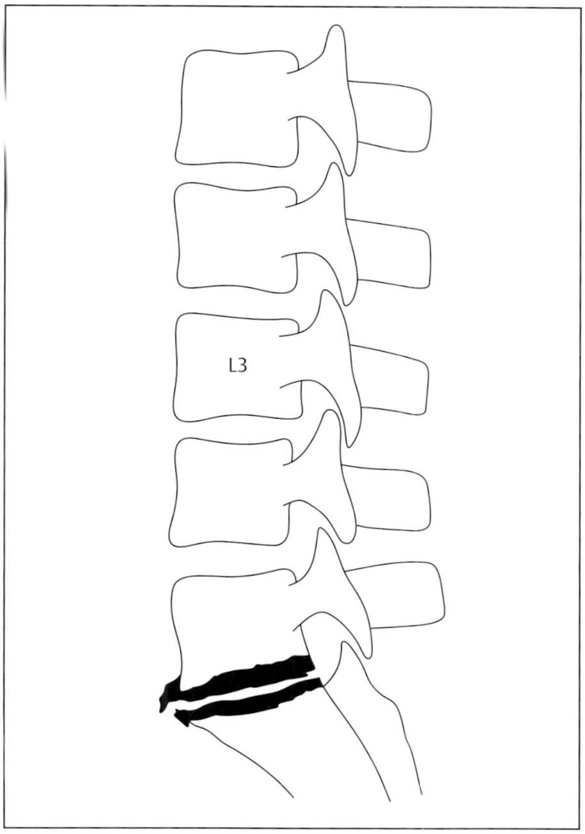

Abb. 18.**83** **Chondrosis intervertebralis L3/4** mit reaktionsloser Diskushöhenabnahme und Retrolisthesis, oberhalb davon reflektorische Streckstellung mehrerer Segmente (Güntz-Zeichen). Osteochondrosis intervertebralis L5/S1 mit typischen Röntgenbefunden (Diskushöhenabnahme, subdiskale Knochenverdichtung, marginale Wirbelosteophyten).

Das geschrumpfte Wasserkissen Gallertkern stört summarisch die Funktion der Zwischenwirbelscheibe so weit, dass die statisch und dynamisch einwirkenden Kräfte unphysiologisch aufgenommen und verteilt werden. Dann erleiden Gallertkern, Anulus fibrosus und die knorpeligen Abschlussplatten Druckbelastungen, die mit der Zeit ihre Toleranzgrenzen überschreiten. Feingeweblich treten nekrobiotische Veränderungen (mukoide Degeneration, Faserhyalinisierung, dystrophische Ablagerungen von Kalziumsalzen usw.) und umschriebene Gewebsnekrosen in den 3 morphologischen Hauptkomponenten auf. Außerdem bilden sich als Folgen der Diskusinsuffizienz zirkuläre und radiäre Diskusrisse. **„Chondrosis intervertebralis"** (**Chondrose**; z. B. Abb. 18.**83** und Abb. 18.**84a**) ist der zusammenfassende Ausdruck für die geschilderte Diskuszerrüttung.

Röntgenikonografisch fällt bei der Chondrose die Höhenabnahme des Diskus(-raums) auf der seitlichen Aufnahme *ohne* Veränderung der knöchernen Abschlussplatten – der tragenden Wirbelkortikalis – auf. Die parallele Annäherung der beiden gegenüber liegenden Wirbelkörper setzt jedoch voraus, dass sich gleichzeitig die Artikulationsflächen der Wirbelbogengelenke gegeneinander verschieben. Dies zeigt sich an der **Retrolisthesis des Wirbels oberhalb der zermürbten Zwischenwirbelscheibe** (s. Abb. 18.**84b**). Das Auftreten und das Ausmaß der Retrolisthesis (Entsprechendes gilt für die seltenere diskogene Anterolisthesis) hängen jedoch nicht nur von der verringerten Diskushöhe ab, sondern sind auch eine Funktion der räumlichen Ausrichtung – vor allem Schrägung – der Gleitflächen an den Processus articulares (Abb. 18.**85**). *Flach* abgeschrägte Gleitflächen führen schon bei geringfügiger oder sogar nicht eindeutig erkennbarer Diskushöhenabnahme zur Retrolisthesis. Je *steiler* die Gelenkebenen zur Horizontalen verlaufen, desto geringer fällt die Retrolisthesis im Vergleich zum Ausmaß der Diskushöhenabnahme aus oder zeigt sich überhaupt nicht eindeutig. Entsprechendes gilt für die diskogene Anterolisthesis.

! Merke

Retrolisthesis ist unter Berücksichtigung der genannten beiden morphologischen Prämissen der Ausdruck einer bewegungssegmentären Gefügestörung (Synonym: Gefügelockerung) im Sinne einer Hypermobilität, denn der Wirbel ist abnorm dorsal „verrutscht". Ob damit eine permanente Gefügelockerung (Instabilität) – ein Hin- und Herrutschen des Wirbels – verbunden oder ob die Fehlstellung stabilisiert (blockiert) ist, kann erst durch (ergänzende) Funktionsröntgenaufnahmen (Abb. 18.**86**, s. auch Abb. 18.**82**) entschieden werden. Dies hat praktische Bedeutung: Das algogene Potenzial der permanenten Gefügelockerung ist einerseits größer als die blockierte (stabilisierte) Fehlstellung. Andererseits korrelieren degenerative Wirbelsäulenbefunde zwar positiv mit dem Lebensalter, jedoch nicht mit Symptomen (Abb. 18.**87**).

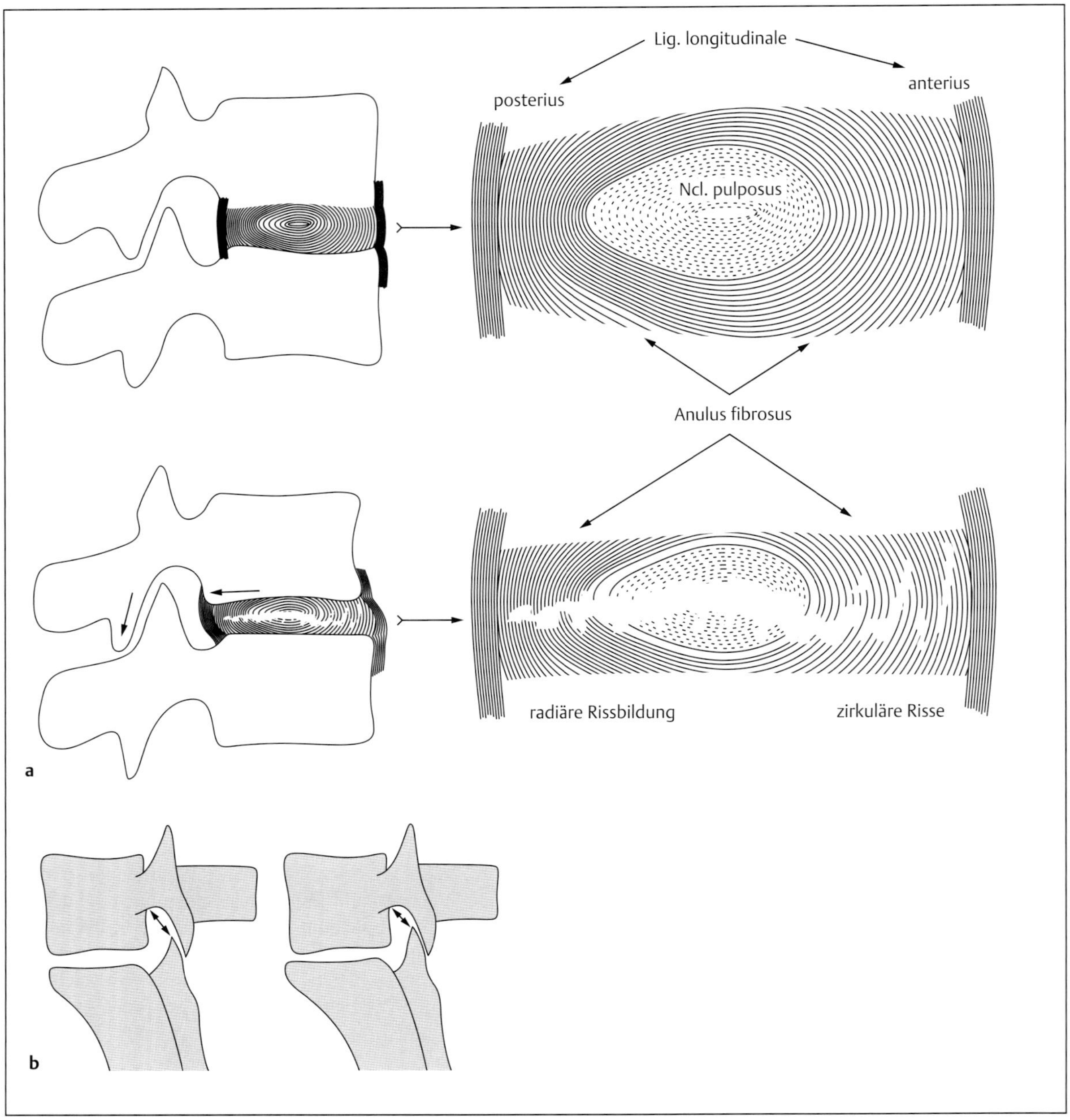

Abb. 18.**84a, b** **Retro- und Pseudoretrolisthesis.**

a Retrolisthesis. Anatomische Situationsskizze der normalen und der zermürbten, dehydrierten, von Rissbildungen durchsetzten Zwischenwirbelscheibe, gezeichnet im Stadium der Chondrose, und der Folgen ihres Masseverlusts im Bewegungssegment. Der Masseverlust des Diskus führt zur Diskushöhenabnahme. Dabei verschieben sich die Gleitflächen in den Wirbelbogengelenken gegeneinander. Durch das Gleiten der Processus articulares verengen sich die Foramina intervertebralia. Eine gleichzeitige spondylarthrotische Deformierung des oberen Gelenkfortsatzes würde das Auftreten einer Wurzelkompression im jeweiligen Neuroforamen weiterhin begünstigen (*lange Pfeile* s. **a** visuelle topische Indikatoren der Hypermobilität = „Verrutschen" des Wirbels nach dorsal durch Zug der elastischen Ligg. flava und durch die Schwerkraft).

b Pseudoretrolisthesis durch verstärkte Assimilation des 1. Sakrumwirbels und Retrolisthesis.
Links: Pseudoretrolisthesis L5 (Abschlussplatte S1<L5; der Abstand zwischen Gelenkfortsatzspitze S1 und Wirbelbogen L5 *[Doppelpfeil]* ist nicht verringert).
Rechts: Echte Retrolisthesis L5 (Abschlussplatte S1 ≈ L5; unphysiologische Annäherung der Gelenkfortsatzspitze S1 an den Wirbelbogen L5 *[Doppelpfeil]*).

Merke:

Die Höhenabnahme des Diskusraums L5/S1 ist kein sicheres Unterscheidungsmerkmal zwischen Retrolisthesis und Pseudoretrolisthesis. Schon normalerweise ist der 5. Zwischenwirbelraum gleich hoch oder niedriger als der 4. Außerdem neigt die lumbosakrale Zwischenwirbelscheibe bei der Pseudoretrolisthesis zur Hypoplasie (zeigt also Assimiliationstendenz).

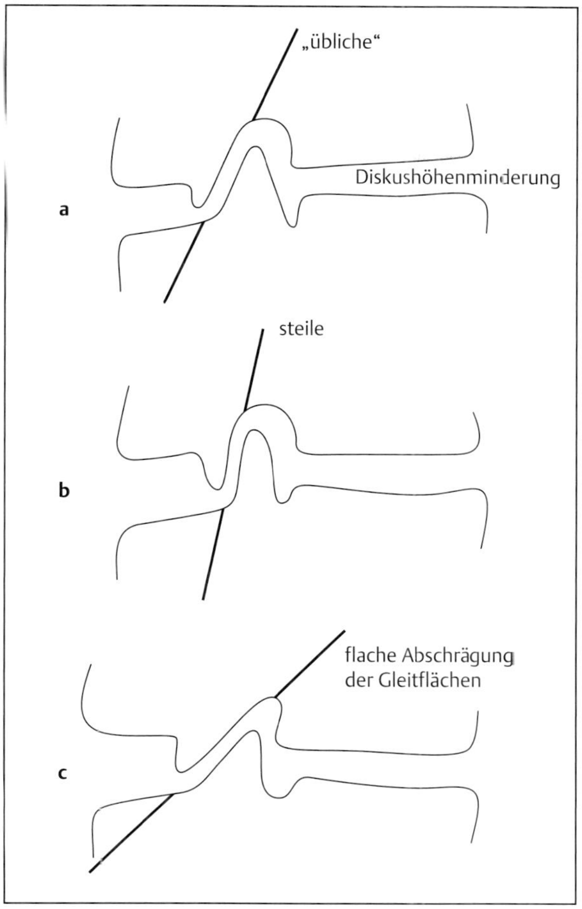

Abb. 18.**85a–c** **Einfluss der Abschrägung der Gleitebene an den Processus articulares auf das Auftreten und Ausmaß der Retrolisthesis.** Je steiler (**b**) die Gleitebene im Rahmen der Spielarten des Normalen verläuft, desto geringer ist die Retrolisthesis, je flacher (**c**), desto ausgeprägter zeigt sich die Retrolisthesis bei annähernd gleicher Höhenminderung des Diskusraums.

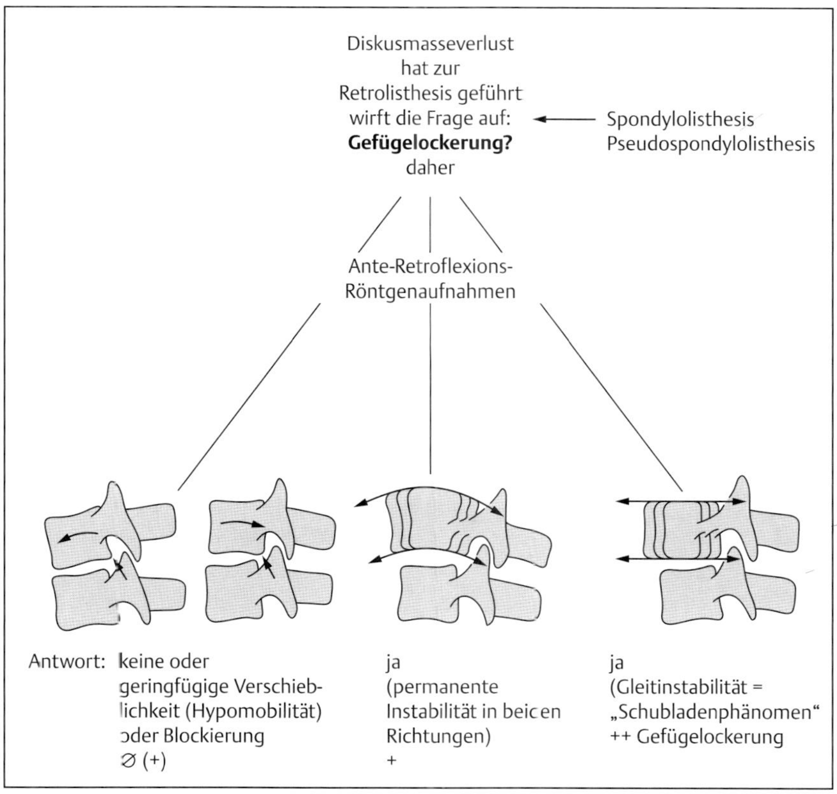

Abb. 18.**86** **Bildgebendes Vorgehen beim Nachweis einer lumbalen Diskusdegeneration mit Retrolisthesis** *(gerade Pfeile)* zur Frage ihrer Stabilität (fast oder völlig) und Instabilität (gering oder ausgeprägt). Hypomobilität bedeutet gerinfügige Verschiebung, aber ohne völligen Ausgleich der Retrolisthesis. Stabilität (Blockierung) meint status idem der Retrolisthesis (oder Anterolisthesis) in Ante- *und* Retroflexion. Im Umkehrschluss stellt sich aus klinischer Sicht manchmal die Frage, ob bei einem Diskusmasseverlust (Höhenabnahme des Diskusraums) *ohne* Retrolisthesis (Entsprechendes gilt für die Anterolisthesis) erst die Funktionsröntgenaufnahmen die Gefügelockerung (Instabilität) aufdecken.

Abb. 18.**87** **Degenerative Veränderungen an der Wirbelsäule** korrelieren positiv mit dem Lebensalter, aber nicht mit Symptomen wie Schmerzen.

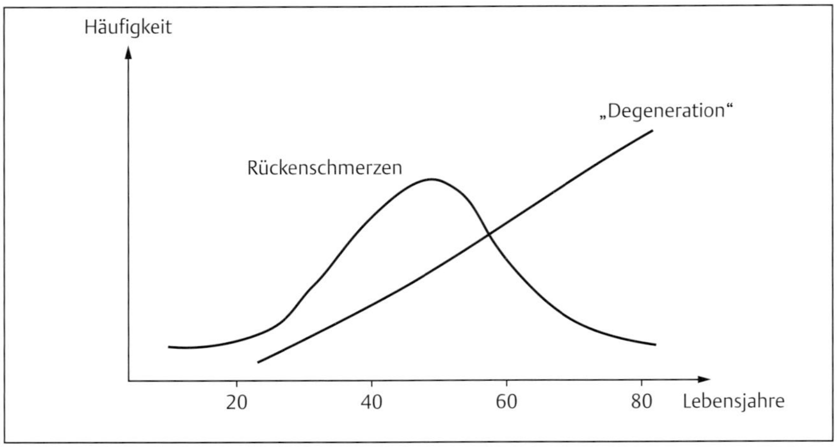

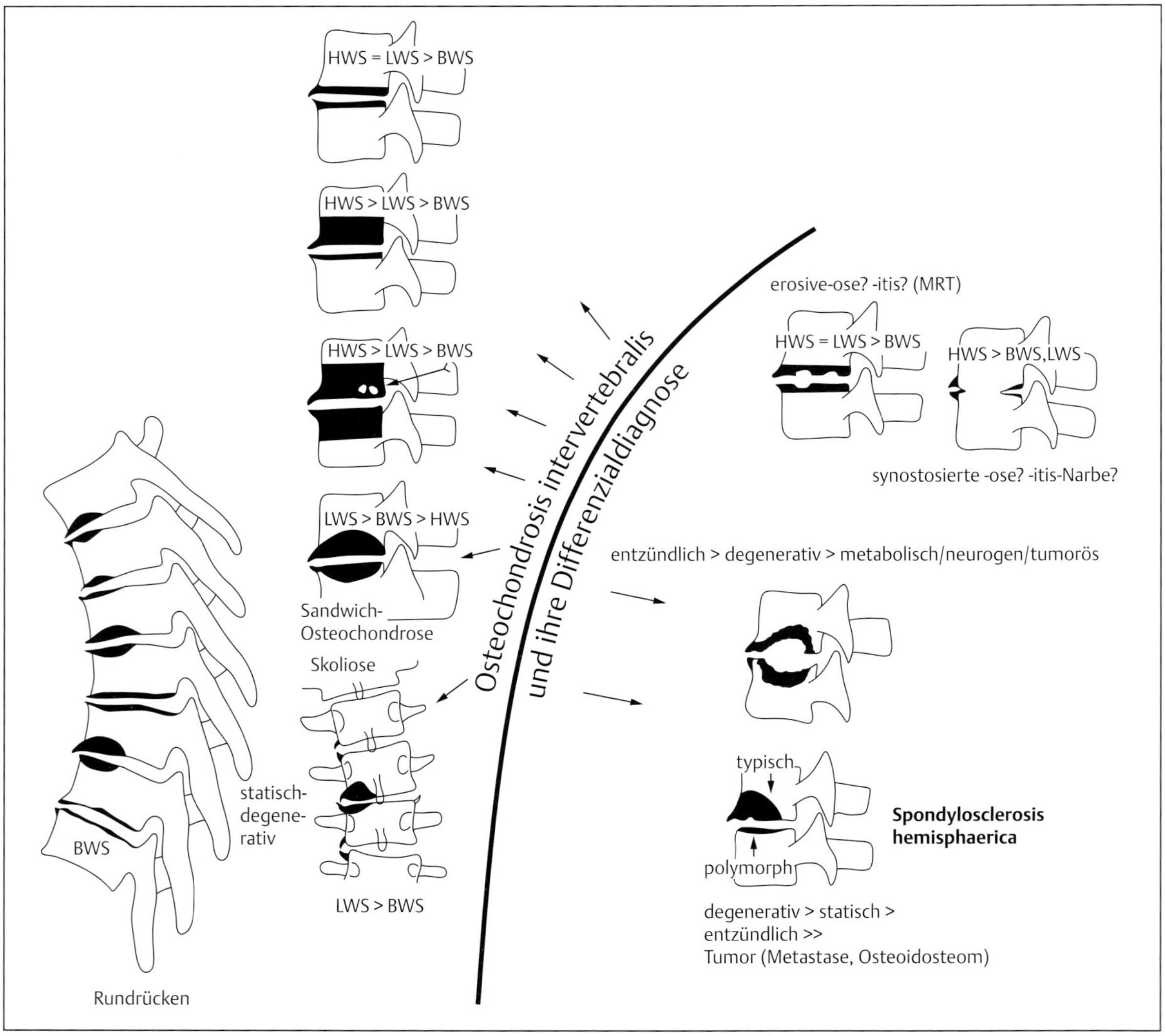

Abb. 18.**88** **Spielarten der subdiskalen Spongiosasklerose im Kontext der Osteochondrose *(links)* und ihre Differenzialdiagnosen *(rechts)*.**
Beurteilungskriterien: Subdiskale Spongiosasklerose, Diskushöhe, Abschlussplattenerosion(-en). „-ose" = Osteochondrose, „-itis" = Entzündung/entzündlich (infektiös, entzündlich-rheumatisch, Anderson-Läsion [entzündlicher, nicht entzündlicher Typ] bei Spondylitis ankylosans, Sarkoidose), metabolisch (renal, hyperparathyreot, Chondrokalzinose, Gicht, Ochronose, Amyloidose), neurogen (u. a. Diabetes mellitus). *Geschwänzter Pfeil:* Geröllzystenanalogon loco typico, vor allem lumbal (> = häufiger als).

Osteochondrosis intervertebralis (Osteochondrose)

Die Osteochondrose lässt sich auf Projektionsradiogrammen als Chondrose + reaktive knöcherne Phänomene beschreiben. Die fortgeschrittene Diskuszerrüttung gibt sich nämlich zusätzlich zu den Chondrosemerkmalen an einer subdiskalen Osteosklerose (Abb. 18.**88**) und einer besonderen Spondylophytenform zu erkennen.

Da die druck- und stoßverteilende und -dämpfende Diskusfunktion zunehmend ausfällt, verdicken sich reaktiv die subdiskale (tragende) Kortikalis und die subdiskalen Spongiosabälkchen. Am häufigsten stellt sich die subdiskale Osteosklerose röntgenologisch mehr oder weniger breit bandförmig diskusparallel dar (Abb. 18.**89**, s. auch Abb. 18.**83**). Die Spondylophyten der Osteochondrose spiegeln *keine* vermehrten Zugspannungen und Zerrkräfte wie die submarginalen Spondylophyten der Spon-

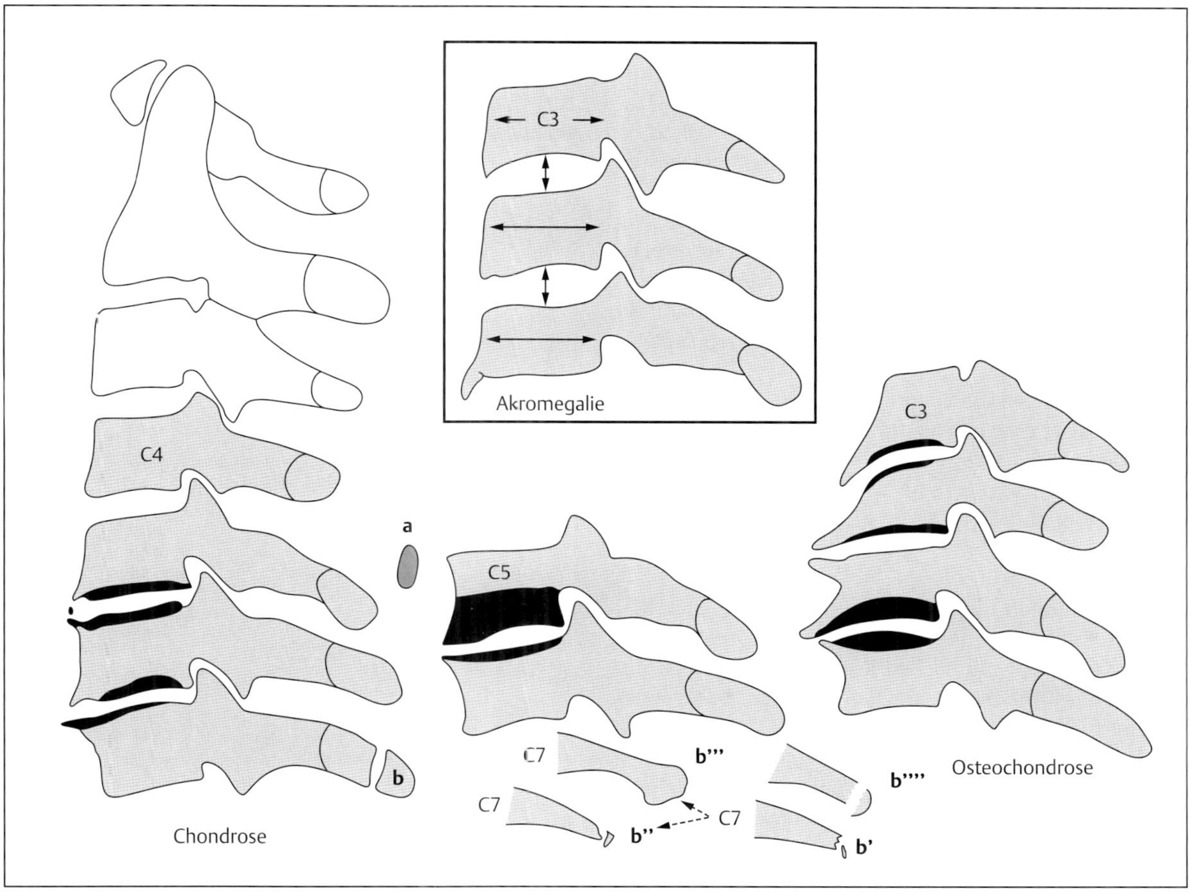

Abb. 18.**89a–b''''** **Röntgenologische Chondrose- (C4/5, *links*), Osteochondroseaspekte (C3/4–C6/7) im Vergleich zum Wirbelkörper-Diskus-Umbau bei Akromegalie. Zervikothorakale Nebenbefunde s. a–b''''.**

Inset: Akromegalie. Der Somatotropinexzess führt an der Wirbelsäule zur Vergrößerung der sagittalen Wirbelkörperdurchmesser, durch Proliferation straffen Bindegewebes zur mehr oder weniger auffallenden Zunahme der Diskushöhe und schließlich zu groben Spondylophyten.

Der *ventrale* Knochenanbau bei der Osteochondrose verläuft parallel zur Höhenabnahme des Diskusraums. Bei der Akromegalie ist dies nicht der Fall. *Differenzialdiagnose* gegenüber der ventralen Knochenapposition bei DISH: Bei der Akromegalie bleibt die Knochenapposition auf die Wirbelkörpervorderfläche beschränkt. Bei der DISH verknöchert das vordere Längsband auch in Höhe des Diskusraums (Aspekt des herabtropfenden Kerzenwachses, „Zuckerguss", s. Abb. 18.**188** und Abb. 18.**191**). Außerdem setzt die Akromegalie bei der Mehrzahl der Patienten in der 3. Lebensdekade ein. DISH ist ein Befund der 2. Lebenshälfte.

a Knöcherne Metaplasie im Lig. nuchae (asymptomatisch).

b Stressbedingte Schipperfraktur C(6)7 oder Th1(2) beim Erwachsenen. Die „Kortikalisierung" zeigt die pseudarthrotische Ausheilung an. Die Schipperfraktur des Erwachsenenalters liegt im mittleren Drittel des Dornfortsatzes. Die Schipperfraktur des Jugendlichen (zwischen dem 14. und 17. Lebensjahr, **b'** und **b''**) sitzt an der Spitze des Dornfortsatzes (am häufigsten Th1) und ist ein Überlastungsschaden der in diesem Alter dort auftretenden Apophyse. Die Ausheilung *(gestrichelte Pfeile)* erfolgt als knöcherne Konsolidierung unter Verplumpung des Dornfortsatzes (**b'''**) oder seltener als „persistierende Apophyse" (kortikalisierte Pseudarthrose, **b''**). **b'** zeigt das floride Stadium (MRT: „Ödem", typische Anamnese: ungewohntes Schippen, Schleppen usw. führt zu lokalen Schmerzen). Die Differenzialdiagnose der juvenilen und adulten Schipperfraktur muss gegenüber der „echten" persistierenden Apophyse des Processus spinosus (*keine* Schmerzen, *keine* typische Arbeitsanamnese, *kein* Trauma, *keine* Deformierung des Dornfortsatzes, *keine* Kaudaldislokation der persistierenden Apophyse) und gegenüber der schalenförmigen Absprengung (nach akutem Trauma, **b''''**) gestellt werden.

dylosis deformans (s. dort) wider, sondern wachsen analog den Arthroseosteophyten primär am Rand der knöchernen Abschlussplatten. Sie setzen den Verlauf der Abschlussplatten mit geringer Tendenz zur kranialen oder kaudalen Richtungsänderung fort: **marginale Spondylophyten** (Dihlmann 1977; s. Abb. 18.**89**). Im weiteren Verlauf der Osteochondrose können sich den arthrotischen Geröllzysten entsprechende, subdiskale kugelige Drucknekrosen manifestieren (s. Abb. 18.**88**) und die zugehörigen Wirbelkörper sich verformen. Ihre Konturen werden begradigt und die Wirbelkörper verplumpend umgebaut. Dadurch kann der Tiefendurchmesser der Wirbelkörper zunehmen (s. Abb. 18.**89**).

In den (osteo-)chondrotischen Rissen und Spalten besteht ein vergleichsweiser Unterdruck, der durch Distraktion (Extension) der Bewegungssegmente verstärkt wird und zum Ausperlen von Stickstoffgas und dessen Ansammlung in den Diskusdehiszenzen führt: **intervertebrales (diskales) Vakuumphänomen** (Abb. 18.**90**). Im CT lässt sich die Gasansammlng häufiger als im Projektionsradiogramm nachweisen. Vakuumphänomene sind manchmal durch fortgeleitetes Stickstoffgas im Epiduralraum zu erkennen und können eine radikuläre Symptomatik auslösen.

Das **intravertebrale Vakuumphänomen** (s. Abb. 18.**90**) setzt eine schwere Strukturstörung und Verformung (Kollaps, Kompression) des Wirbelkörpers vielfältiger Ätiologie voraus. Pathogenetisch wird es als Ischämiefolge (Maldague et al. 1978) oder in Zusammenhang mit einer Stressfraktur in abnormem (leistungsgeschwächtem) Wirbelterrain gedeutet.

Im zermürbten Diskusgewebe schlagen sich auch Kalziumverbindungen nieder, deren röntgenologischer Nachweis von der räumlichen Konzentration und Agglomerationsgröße abhängt. Der Lokalisationsschwerpunkt im Diskus kann von der Projektionsform abgelesen werden (Abb. 18.**91**). Gallertkernverkalkungen stellen sich oval oder rundlich dar, und Anulusimprägnierungen projizieren sich randständig drei- oder viereckig. Die **Discitis calcarea im Kindesalter** (s. Kap. 7 „Dystope Kalziumniederschläge mit Krankheitspotenzial", Abschnitt „Apatitkrankheit", und Abb. 7.**6**) ist ein Beispiel für die *resorbierbare* Verkalkung des Nucleus pulposus und gibt sich daher oval oder rundlich zu erkennen. Je mehr Disken **Ablagerungen von Kalziumsalzen** zeigen und je vollständiger die einzelnen Disken von den Niederschlägen befallen sind, desto dringender muss die Frage nach einer zugrunde liegenden übergeordneten, systemischen, genetisch induzierten oder erworbenen Stoffwechselstörung oder hormonellen Abweichung beantwortet werden. Dann sind anamnestische Hinweise und klinische Untersuchungsbefunde einschließlich serologischer Parameter wichtige ätiologische Indikatoren. Ohne Berücksichtigung des chemischen Aufbaus der niedergeschlagenen Kalziumverbindung, beispielsweise Hydroxylapatit oder Kalziumpyrophosphatdihydrat, seien folgende Ursachen für polysegmentäre Diskusverkalkungen genannt:

- Hyperparathyreoidismus bzw. renale Osteopathie
- Ochronose (Alkaptonurie)
- Hämochromatose
- Morbus Wilson (mutationsbedingte Störung des Kupfertransports in der Leberzelle und der Kupferkoppelung an Zäruloplasmin)
- bestimmte Amyloidosen
- Phosphatstoffwechselstörungen, wie die familiäre hypophosphatämische, Vitamin-D-resistente Rachitis/Osteomalazie

Dem senilen Rundrücken mit polysegmentär verkalkten oder verknöcherten vorderen Drucknekrosen der Zwischenwirbelscheiben liegen vor allem Muskelinsuffizienzen und sog. Kriechverformungen zu Keilwirbeln zugrunde (s. Abb. 18.**29**).

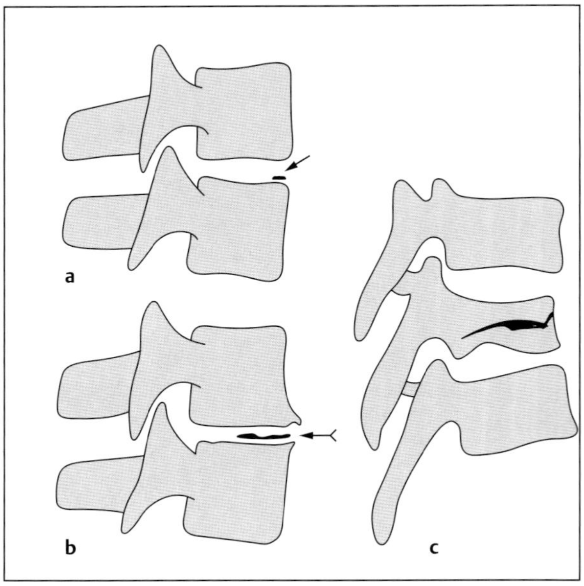

Abb. 18.**90a–c** **Diskale und intravertebrale Vakuumphänomene.**

a Das Vakuumphänomen zeigt sich an derjenigen Stelle, an welcher die Sharpey-Fasern den äußeren Anteil des Anulus fibrosus an der Wirbelkörperrandleiste anheften *(Pfeil)*. Zerreißen diese Fasern durch ein Trauma oder infolge degenerativer Diskopathie, so kann sich dort ein Vakuumphänomen zeigen und in der unmittelbaren Nähe ein Spondylophyt wachsen.

b Vakuumphänomen bei fortgeschrittener Osteochondrosis intervertebralis *(geschwänzter Pfeil)*. Diskale Vakuumphänomene entstehen nicht nur bei den verschiedenen Erscheinungsformen der Diskusdegeneration und meist in mehreren Disken bei der Ochronosespondylopathie, sondern selten auch bei bakteriellen Spondylodiszitiden und nach Traumen.

c Typischer Röntgenaspekt des intravertebralen Vakuumphänomens in einem komprimierten Wirbelkörper (s. Text).

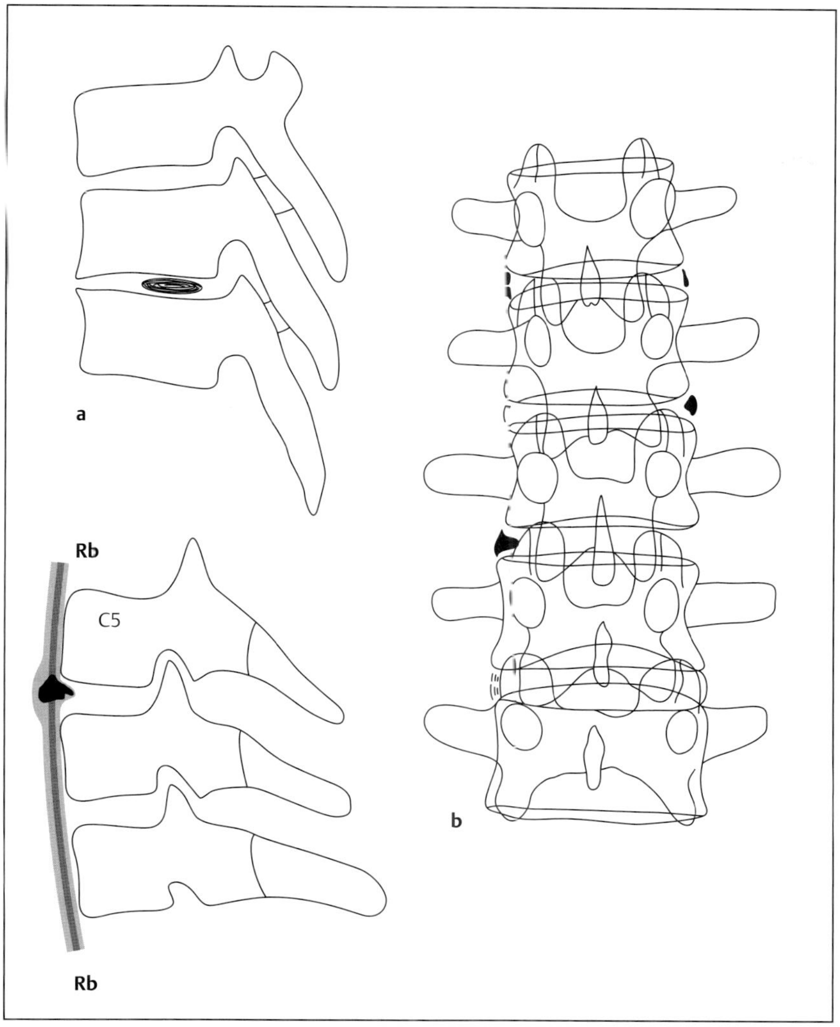

Abb. 18.**91a–c** **Topografie von Kalziumsalzimprägnierungen in Disken.**
a Irreversibel verkalkter, nekrobiotischer oder nekrotischer Nucleus pulposus bei einem Erwachsenen.
b Verkalkter Randleistenanulus.
c Ein (seltener) anteriorer Diskusprolaps gibt sich durch Einlagerung von Kalziumsalzen im Projektionsradiogramm zu erkennen. Die umschriebene Vorwölbung der Retropharyngealbreite (Rb, s. Abb. 18.**5**) würde auch bei einem unverkalkten vorderen Diskusvorfall auffallen und (bei Schluckbeschwerden und/oder zervikalen Bewegungsschmerzen) der Anlass zur MRT sein.

Synostosierende (synostosierte) Osteochondrose

Die völlig zermürbte Zwischenwirbelscheibe ist ein fibrosiertes Gebilde und entspricht einer intervertebralen Narbenplatte. Manchmal baut ein aus dem Knochenmark diskopetal einwachsendes fibrovaskuläres Bindegewebe die Diskusreste völlig ab und/oder bildet metaplastisch Knochengewebe. Die beiden angrenzenden Wirbelkörper werden dann knöchern miteinander verbunden und verschmelzen zur **synostosierenden (synostosierten) Osteochondrose** (Abb. 18.**92**). Es entsteht ein **erworbener Blockwirbel**. Differenzialdiagnostisch muss dieser degenerativ erworbene Blockwirbel einerseits von erworbenen Wirbelverblockungen anderer Ätiologie und andererseits vom **dysontogenetischen Blockwirbel** (Abb. 18.**93**) abgegrenzt werden. Zum Bild des infektiösen Blockwirbels gehören irreguläre Spongiosastrukturen an der Nahtstelle („Knochennarben") und Verkalkungen. Wenn Letztere auch perivertebral auffallen, ist an verkalkte Abszessreste zu denken.

Das Attribut „dysontogenetisch" beschreibt die Wirbelverblockung auf dem Boden einer genetisch induzierten Entwicklungsstörung, die in utero oder postnatal einsetzt oder vollendet wird. Seine typischen Röntgenbefunde sind eine gemeinsame, harmonische konkave Vorderkontur mit der stärksten Konkavität in „Diskushöhe" oder eine dort lokalisierte vordere (und hintere) „Einschnürung", die sog. **Wespentaille**. Gelegentlich geben sich noch ein knöchern eingemauerter hypoplastischer Diskus oder Diskusreste zu erkennen. Die knöcherne Verschmelzung der Dornfortsätze beweist die Dysontogenese eines Blockwirbels.

Die **operative Wirbelverblockung** zeigt sich an der Anamnese und an bildgebend fusionierenden Medien (Knochenspan, Knochenzement oder Metallimplantat).

Die **Unkovertebralarthrose** (Abb. 18.**94**) ist ein zervikal-spezifischer Teilaspekt der Diskusdegeneration von C 2/3–C 7/Th 1. Der Processus uncinatus (N.A. Uncus corporis) gehört entwicklungsgeschichtlich zum Wirbelbogen. Auf ihn geht die sattelartige Form der Deckplatten in den genannten Bewegungssegmenten zurück. Ab C 3 haben *beim Erwachsenen* die Zwischenwirbelscheiben seitliche Spalten, die sich mit der Zeit horizontal in den Anulus fibrosus fortsetzen und den Diskus schließlich in

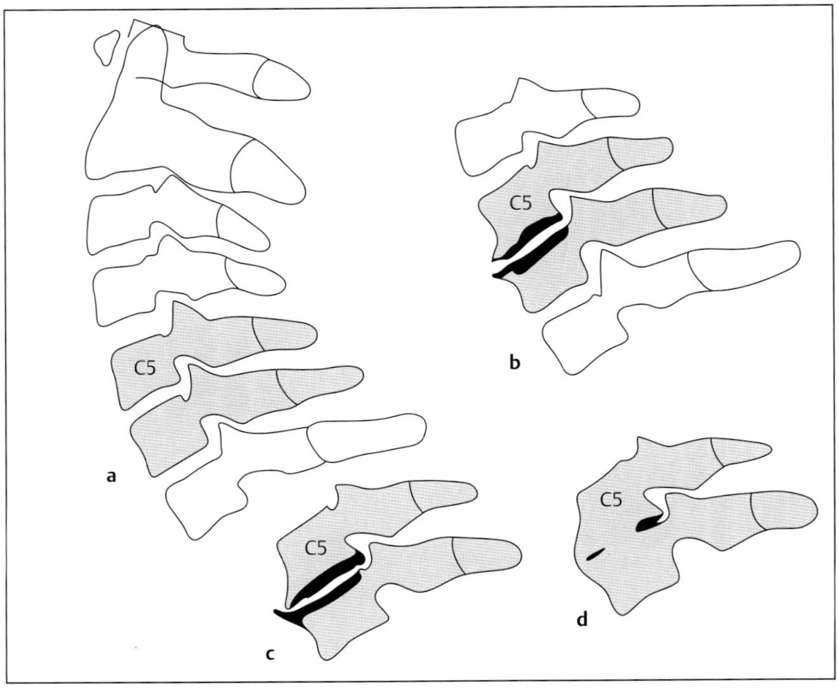

Abb. 18.**92a–d** **Verlauf einer synostosierenden (synostosierten) Osteochondrose.**

a Chondrosis intervertebralis C5/6 mit reaktionsloser Diskushöhenabnahme, Retrolisthesis und geringer segmentärer Streckstellung. Patient 40 Jahre alt.

b Ausgeprägte Osteochondrose C5/6. Die Diskushöhenabnahme ist fortgeschritten, Begradigung der Abschlussplatten, subdiskale bandförmige Verdichtung, grobe knöcherne Randausziehung. Patient 49 Jahre alt.

c Weitere Zunahme der Osteochondrose (Wirbelkörperumbau als Reaktion auf die nicht mehr vorhandene, stoß- und druckauffangende und -verteilende Wirkung der zermürbten Zwischenwirbelscheibe). Patient 52 Jahre alt.

d Jetzt Befund der synostosierten Osteochondrose. Patient 57 Jahre alt.

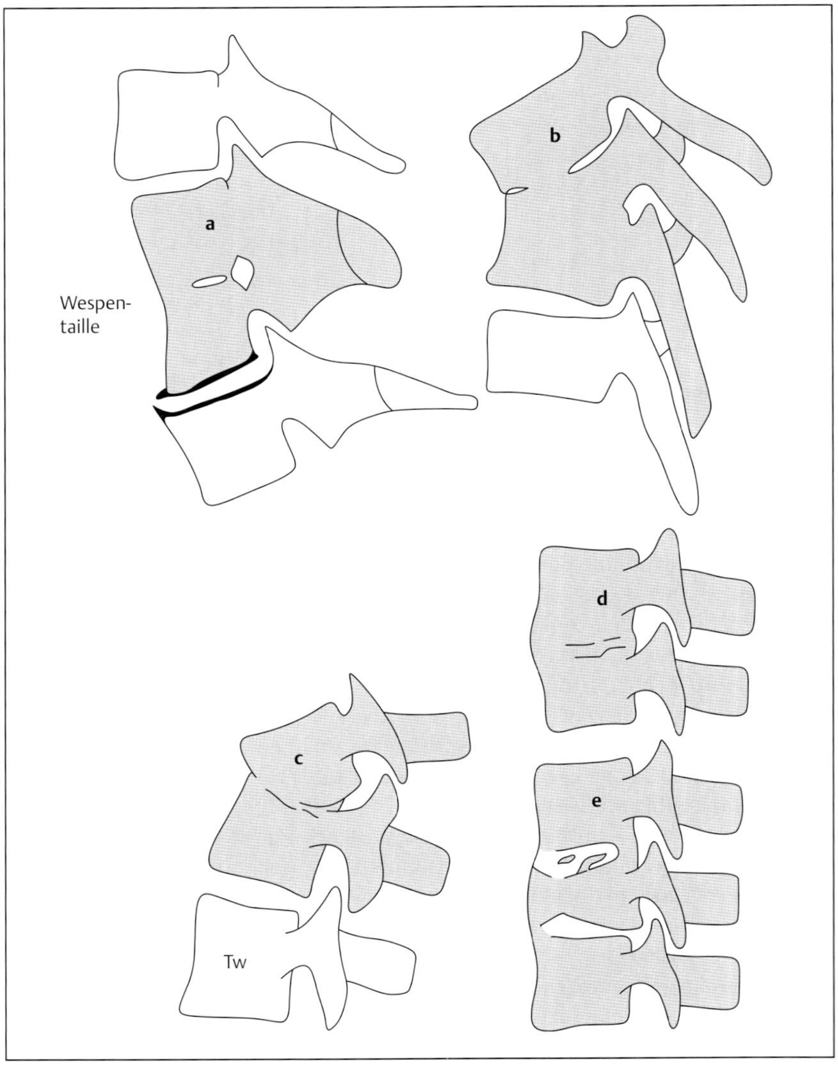

Abb. 18.**93a–e** **Zur röntgenmorphologischen Differenzialdiagnose der synostosierten Osteochondrose: Blockwirbel.**

a Dysontogenetischer Blockwirbel an der Halswirbelsäule. *Beweis:* Auch die Dornfortsätze sind (nicht obligat) synostosiert, und eine (obligate) sog. *Wespentaille* stellt sich in Höhe des (in diesem Fall) noch erkennbaren Diskusrests dar. Die Störung der Wirbelmechanik hat das Auftreten der Osteochondrose im angrenzenden Bewegungssegment begünstigt.

b Dysontogenetischer Blockwirbel durch hinteren Halbwirbel.

c und **d** Entzündlicher Blockwirbel nach tuberkulöser Spondylodiszitis im Wachstumsalter. Kompensatorischer Turmwirbel (Tw, vgl. Abb. 18.**52**).

e Traumatischer Blockwirbel.

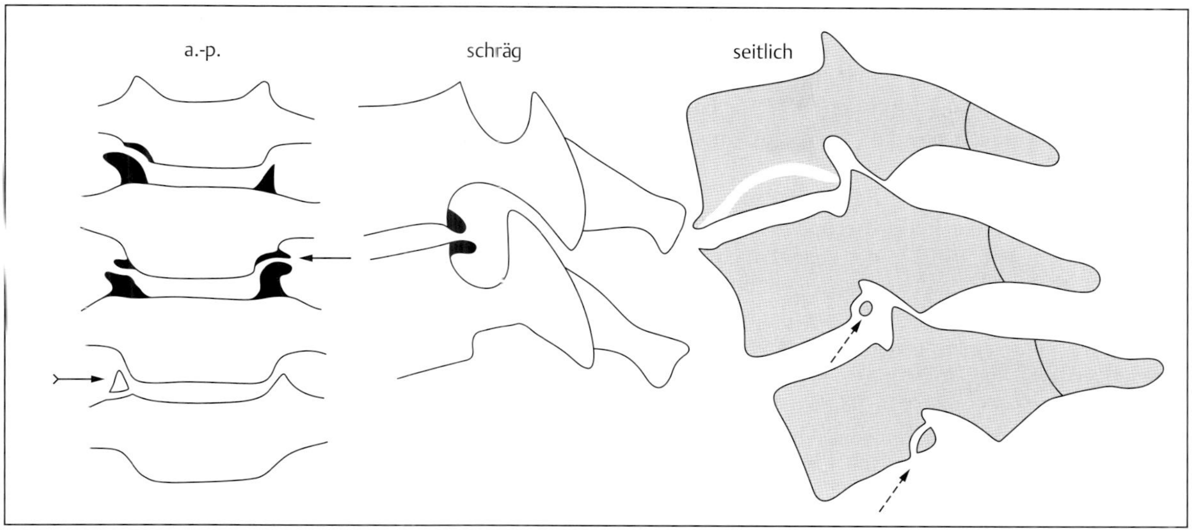

Abb. 18.94 **Unkovertebralarthrose in den 3 Standardebenen.** Auf dem seitlichen Projektionsradiogramm *(rechts)* ist bei der fortgeschrittenen Unkovertebralarthrose häufig der *zervikale Wirbelkörperpseudospalt* zu erkennen. Dieser Pseudospalt – ein Projektionsphänomen (vgl. *Pfeil, links*) – zeigt die vollständige oder doch weitgehende strukturelle Bewegungseinschränkung des betroffenen Segments an. *Geschwänzter Pfeil:* Differenzialdiagnose persistierender Knochenkern des Processus uncinatus, Fraktur oder Osteochondrosis dissecans (Anamnese? Klinik?). *Gestrichelte Pfeile:* Differenzialdiagnose Entwicklungsstörung der Wirbelkörperrandleiste (Persistenz), dorsaler retromarginaler Diskusprolaps, Folge eines Extensionstraumas (Anamnese? Klinik? Evtl. CT/MRT).

2 Teile zerlegen. Diese sekundären Rissbildungen – beim Kind und Jugendlichen fehlen sie – gehen wahrscheinlich auf die bewegungsmechanischen Besonderheiten der Halswirbelsäule zurück, beispielsweise auf die starken Scherkräfte bei der Rotation und Neigung des Halses. Im Verlauf erfahren die lateral gelegenen Spaltenbereiche einen gelenkähnlichen Umbau mit kapselartiger Auskleidung und meniskoiden Falten. Dadurch kommt es im Diskusgefüge zu einer Lockerung, die den ausgeprägten Bewegungsausschlägen der Halswirbelsäule entgegenkommt, auf die Dauer jedoch in eine Diskuszerrüttung mit Diskushöhenabnahme usw. übergeht. Dann wird der Uncus corporis zum Stützorgan zwischen den Halswirbelkörpern (Töndury 1981) und verformt sich dadurch. Außer einer „Anspitzung" oder lippenartigen Wulstung des Unkus oder seiner stierhornartigen Ausbiegung wird bei der fortgeschrittenen Unkovertebralarthrose häufig eine gelenkkopfartige Auftreibung des Unkus beobachtet, die durch ein pfannenartiges oder dachähnliches knöchernes Gebilde des oberen Wirbelkörpers überdeckt wird. Beide „Gelenksockel" sind zunächst mit Faserknorpel überzogen. Dieser Knorpelbelag schwindet im Verlauf, da er der Belastung nicht standhält. In Verbindung mit der Unkusverformung spielt sich dort ein arthroseartiges Geschehen ab. Es verringert nicht nur die segmentäre Beweglichkeit und kann das Neuroforamen mit neuralen Kompressionsfolgen einengen, sondern auch zur mechanischen Irritation des periarteriellen vegetativen Plexus vertebralis führen (s. Vertebralissyndrom). Durch eine gleichzeitige Spondylarthrose und/oder einen Diskusvorfall wird die eventuelle radikulär-algogene Wirkung im Neuroforamen verstärkt (s. Abb. 18.72). Die fortgeschrittene unkovertebralarthrotische Deformierung kann sich am **zervikalen Wirbelkörperpseudospalt** (Dihlmann u. Dörr 1970; s. Abb. 18.94) auf der seitlichen Röntgenaufnahme zu erkennen geben. Er ist ein Indikator für die stark herabgesetzte oder aufgehobene Mobilität im Bewegungssegment.

Erosive Osteochondrose

Die erosive Osteochondrose (Abb. 18.95) ist aus nosologischer Sicht eine nicht entzündliche, destruktive Variante der Osteochondrose, d. h., über die typischen bildgebenden Merkmale der Diskuszerrüttung hinaus geben sich Konturdefekte an den knöchernen Abschlussplatten zu erkennen. Sie reichen von diskreten Erosionen bis zu ausgedehnten Defekten. Die Beschreibung ihrer Pathogenese geht davon aus, dass die degenerativ diskogen eingeschränkte Kraftverarbeitung in den knorpeligen und knöchernen Abschlussplatten die Entstehung von Fissuren, von Einbrüchen (Mikrofrakturen), von Fragmentationen und von umschriebenen Drucknekrosen begünstigt. Diese Gewebsschädigungen lösen in Verbindung mit der erhöhten Sprödigkeit der reaktiv entstandenen subdiskalen Knochenneoformation im umgebenden Knochenmark die Bildung eines fibrovaskulären Granulationsgewebes aus, das revaskularisierend, resorbierend und fibrosierend in das Diskusgewebe hineinwächst und außerdem in der subdiskalen Spongiosa einen Umbau in Gang bringt, der teils mit negativer Bilanz (Knochenabbau), teils mit einem Plus an Knochensubstanz, also mit positiver Bilanz, verläuft. Diese Gewebsreaktionen spielen auch bei der Entstehung der Schmorl-Knoten (s. Abb. 18.26a) eine Rolle. Sie werden allerdings vom geweblichen Umfeld makroskopisch und daher bildgebend so beeinflusst, dass auch röntgenologisch eine Unterscheidung der Alternativen möglich ist (s. Abb. 18.**95**). Metaplastisch im Markraum entstandene und proliferierende, gut durchblutete Inseln und Knospen aus Hyalinknorpel (Stäbler 2005a) tragen ebenfalls zum diskogenen Knochenabbau bei.

Die *wichtigste* Differenzialdiagnose der erosiven Osteochondrose ist die infektiöse Spondylodiszitis, und zwar darunter ebenfalls die in der Regel schleichend verlaufende tuberkulöse Infektion als auch besonders im Antibiotikumzeitalter bekannt gewordene, chronisch-schleichend ablaufende, unspezifisch-bakterielle Infektionen (sog. Low Grade Infections).

Ikonografische Regeln lassen jedoch bildgebend eine diagnostische Näherung oder sogar eine diagnostische Entscheidung zwischen den Alternativen zu (Tab. 18.**2**, s. nachfolgende Stäbler-Kriterien).

MRT-Befundmuster – **Stäbler-MRT-Kriterien** – haben sich bei der Differenzialdiagnose zwischen erosiver Osteochondrose und infektiöser Spondylodiszitis bewährt (Stäbler et al. 1998):

- *Knochenmarködem:*
  - Bei erosiver Osteochondrose nicht sehr ausgebreitet, bevorzugt entlang der knöchernen Abschlussplatte.
  - Bei infektiöser Spondylodiszitis weit in den Wirbelkörper reichend, oft sogar bis zur gegenüber liegenden Abschlussplatte ausgedehnt.
- *Knöcherne Abschlussplatte* (T1w ohne und mit Gadolinium):
  - Bei erosiver Osteochondrose signalarm, weit überwiegend (Regelfall) durchgehend abgrenzbar.
  - Bei infektiöser Spondylodiszitis Auslöschung, wenn auch manchmal nur umschrieben.
- *Knöcherne Abschlussplatte* (T2w):
  - Bei erosiver Osteochondrose abgrenzbar (Regelfall).
  - Bei infektiöser Spondylodiszitis viel seltener sichtbar.
- *Signalintensität des Diskus* (T2w, STIR): Bei erosiver Osteochondrose weit überwiegend verminderte Signalintensität im Zwischenwirbelraum; jedoch sind (größere) Bereiche mit erhöhter Signalgabe möglich. Ursache: (Kontrastmittel enhancendes) stark vaskularisiertes, nicht entzündliches Granulationsgewebe im Anulus fibrosus, im paravertebralen Weichgewebe und/oder im Epiduralraum. Eine *bandförmige* Hyperintensität bzw. ein entsprechendes Kontrastmittel-Enhancement im degenerativ veränderten Diskus, das parallel zur Abschlussplatte ausgerichtet ist, spiegelt eine dort lokalisierte (fokal kapillarreiche) Vaskularisation wider (Abb. 18.**96**). Dieser MRT-Befund geht mit Schmerzen einher (Stäbler et al. 1996).
- *Wasseräquivalente Signalintensität des Diskus* bei T2w und auf STIR-Aufnahmen: Die Wasseräquivalenz zeigt Abszedierung (*Maximum* an freien Protonen) bei infektiöser Spondylodiszitis an.

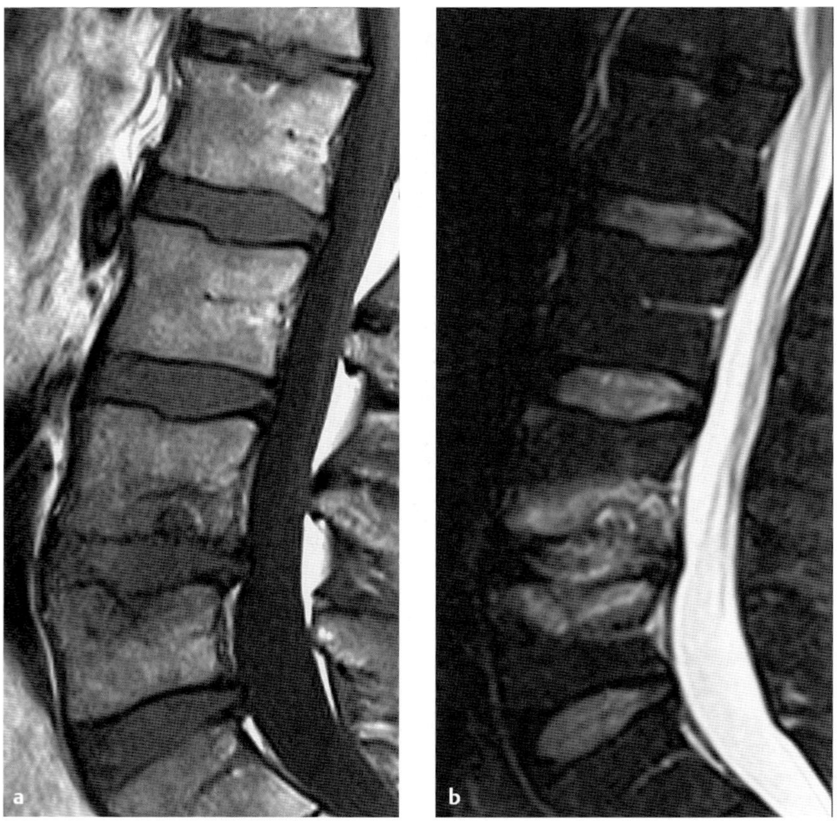

Abb. 18.**95a, b** **Erosive Osteochondrose L4/5** (Patient 45 Jahre alt, männlich).
a T1w SE: Unregelmäßig begrenzte (flach erodierte) Abschlussplatten, an der Grundplatte L4 Schmorl-Knoten. Diskusparallele Hypointensität in beiden Wirbelkörpern.
b STIR-Bild: Die wassersensitive Sequenz gibt bandförmige Knochenmarködeme im Sinne von Modic-I-Veränderungen wieder. Die Vaskularisation des Nucleus pulposus und des Schmorl-Knotens spiegelt sich in unregelmäßig erhöhter Signalintensität wider.

Tab. 18.2 Ikonografische Regeln zum Versuch der differenzialdiagnostischen Unterscheidung zwischen erosiver Osteochondrose und infektiöser Spondylodiszitis auf Projektionsradiogrammen

1. Im Fokus befindet sich ein Bewegungssegment mit Diskushöhenminderung, dessen physiologische Diskushöhensequenz also gestört ist.
2. Je mehr Konturdefekte der knöchernen Abschlussplatten entstanden sind, je tiefer sie sich in den Wirbelkörper ausdehnen, je größer sie sich entlang den Abschlussplatten ausbreiten und je geringer der Querdurchmesser der betroffenen Wirbel ist, desto eher sind die Konturdefekte auf seitlichen Projektionsradiogrammen überhaupt zu erkennen.
3. Noch bevor sich Erosionen auf Röntgenaufnahmen darstellen, können sich die betroffene Abschlussplatte oder Anteile von ihr vergleichsweise unscharf projizieren. Dieser Verdacht/Befund erfordert in jedem Fall ein MRT zur Frage: erosive Osteochondrose oder „frischer" osteochondrotischer Einbruch der Abschlussplatte, frischer traumatischer (osteoporotischer) Einbruch oder Frühstadium erosiver infektiöser Abschlussplattenveränderungen? „Frisch" bedeutet in diesem Zusammenhang, dass noch keine reaktive periläsionelle Randosteosklerose zu erkennen ist.
4. Periläsionelle reaktive Randosteosklerosen können alternativ eine erosive Osteochondrose oder eine blande hämatogene Infektion (Low-Grade-Infektion) widerspiegeln, d. h., der entzündlich induzierte spondylodiszitische Knochenabbau verläuft so langsam, dass bereits reparative Vorgänge zeitlich annähernd parallel dazu in Gang gesetzt worden sind, oder ein Bewegungssegment mit bestehender Osteochondrose erkrankt an einer hämatogenen Infektion. Je schmaler und ausgedehnter ein abschlussplattenparalleler, periläsioneller osteosklerotischer Randsaum ist, desto wahrscheinlicher wird die degenerative Genese der Erosion(-en).
5. Die „erosive Chondrose", d. h. die reaktionslose Diskushöhenabnahme mit nativröntgenologisch erkennbaren Abschlussplattendefekten, ist infektionssuspekter als die Osteochondrose mit erodierten Wirbelkörperabschlussplatten.
6. Der „frische" Schmorl-Knoten im „Scheuermann-Alter" und der „frische" subdiskale Einbruch durch eine subdiskale Tumorosteolyse (Metastase) zeigen keine Randosteosklerose. Bei der Tumorosteolyse hängt die Bildung dieser Knochenreaktion überhaupt von der Geschwindigkeit des Tumorzellwachstums und/oder der Absonderung von Botenstoffen ab, die zur Hemmung der perifokalen Osteoblastenreaktion führen.
7. Laborchemie, z. B. der quantitative CRP-Nachweis, die BSG, die Anamnese und Klinik, z. B. vorangegangene bakterielle Streukrankheit oder der Grundsatz „die Entzündung schläft nicht" (Rückenschmerzen vor allem in körperlicher Ruhe, vor allem zur Nacht) sowie (sub-)febrile Temperaturen sind klinische Differenzialdiagnostika zwischen erosiver Osteochondrose und infektiöser spondylodiszitischer Erkrankung zugunsten Letzterer.

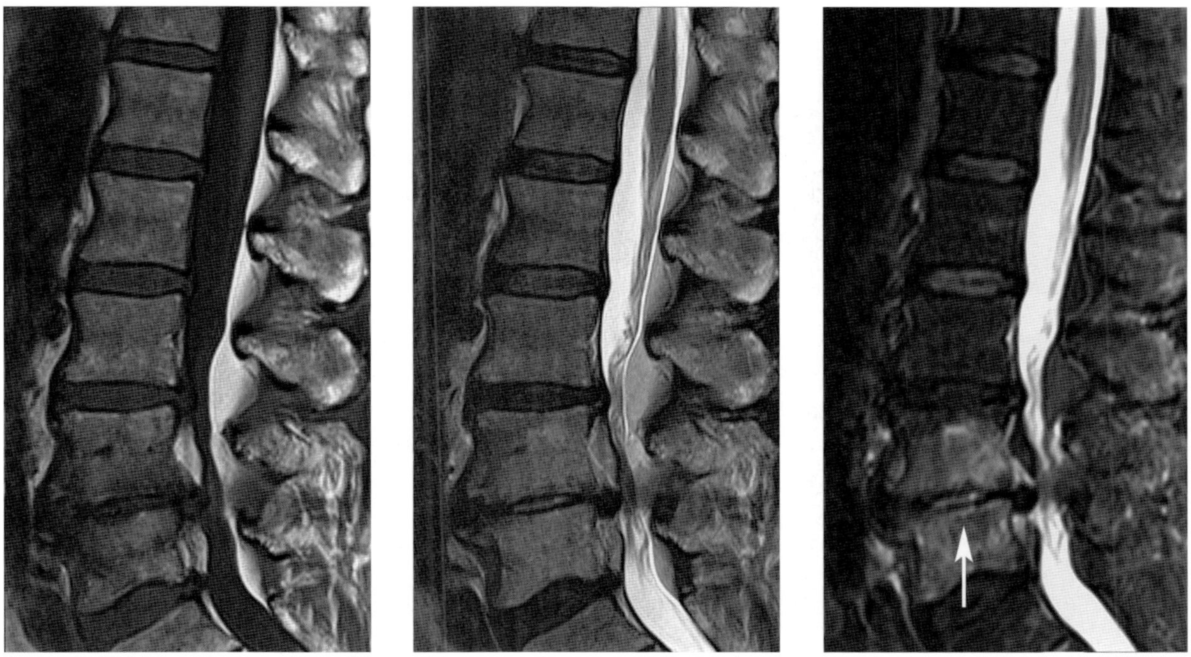

Abb. 18.96 **Spinalkanalstenose L4/5 durch epidurale Lipomatose und zirkuläre Protrusion** (Patientin 56 Jahre alt). Erosive Osteochondrose mit außergewöhnlich ausgedehntem Knochenmarködem. T1w, T2w STIR *(von links nach rechts)*. Der *Pfeil* zeigt auf eine abschlussplattenparallele, bandförmige Hyperintensität im Discus intervertebralis (s. Text).

Folgendes MRT-Befundmuster schließt eine aktive infektiöse Spondylodiszitis mit großer Sicherheit aus (Kramer et al. 1990, Thrush u. Enzmann 1990): Fettkonversion im subdiskalen Knochenmark, dort kein Ödemnachweis, im Diskus Kontrastmittelaufnahme oder fehlende Anfärbung.

Über die differenzialdiagnostische Bedeutung hinaus liefert die MRT weitere diagnostische Informationen über den *Verlauf der Diskusdegeneration*: Der *„Nuclear Cleft" (Kernspalt)* ist ein horizontal verlaufendes signalarmes Band in Gallertkernmitte, das sich auf T2w-Sequenzen von Erwachsenen darstellt (Abb. 18.**97a**). Dieser Befund ist bei Jugendlichen nicht zu erkennen, tritt manchmal bei Erwachsenen zunächst nur an dem einen oder anderen Diskus auf und wird als Hinweis auf den beginnenden Wasserverlust des Nucleus pulposus gedeutet. Dieser in jedem Fall symptomfreie prämorbide Diskuszustand soll eine beidseitige Indentation des nicht mehr prall flüssigkeitsgefüllten Nucleus pulposus durch den Anulus fibrosus anzeigen. Die Diskushöhe ist normal.

> **! Merke**
> Die bildgebend zu bewertende Diskusdegeneration gibt sich im MRT an einer zunehmenden Signalminderung bis hin zum vollständigen Signalverlust auf T2w-Aufnahmen zu erkennen, denen sich die ebenfalls zunehmende Höhenminderung der Zwischenwirbelscheibe hinzugesellt.

Ein Einfluss der Diskuszerrüttung auf das subdiskale hämatopoetische Knochenmark lässt sich magnetresonanztomografisch aufgrund unterschiedlicher Signalintensitäten nachweisen und wurde von Modic klassifiziert (Modic et al. 1988):

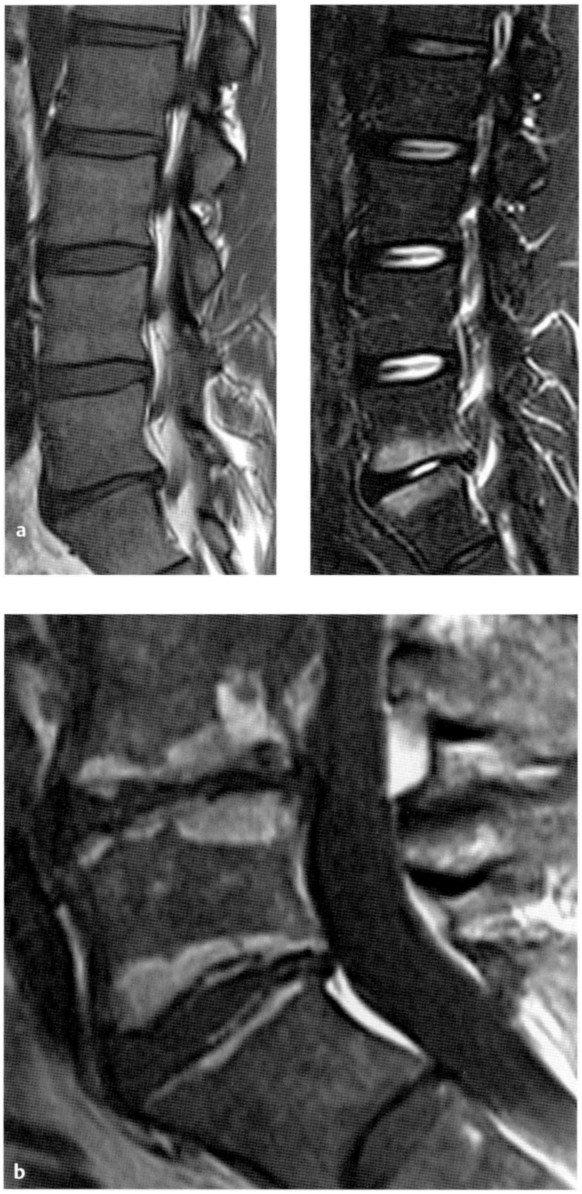

Abb. 18.**97a, b** **MRT-Befunde zum Verlauf der Diskusdegeneration.**

a Chondrosis intervertebralis L5/S1 mit reflektorischer antalgischer Streckhaltung der Bewegungssegmente L3/4 und L4/5 (Patient 36 Jahre alt, männlich).
T1w SE *(links)*: Diskushöhenminderung L5/S1, diskrete inhomogene diskusparallele Hypointensität in beiden Wirbelkörpern. Pseudoretrolisthesis L5 (s. dort).
Wassersensitives STIR-Bild *(rechts)*: Diskushöhenminderung L5/S1, keine vertebralen Osteophyten. Atypisches Signalverhalten des 5. Lumbaldiskus (Restsignal im Nucleus pulposus). Normale Darstellung der Zwischenwirbelscheiben L2–L4 (s. den Kernspalt [„Nuclear Cleft"]). Subdiskale bandförmige Signalerhöhung im Sinne des *Modic-Typs 1*. Antalgische Streckhaltung der nächsten beiden Bewegungssegmente oberhalb der Diskusgeneration.

b Infektiöse Spondylodiszitis Lendenwirbelkörper 3/4 (nicht abgebildet). Patient 61 Jahre alt, männlich.
T1w SE: Osteochondrose im 4. und 5. lumbalen Bewegungssegment. Ins Auge springt vornehmlich die erhöhte subdiskale Signalintensität durch Fettmark *(unspezifischer Narbenbefund Modic-Typ 2)*. Das Signal des hämatopoetischen Knochenmarks ist erniedrigt, da die chronisch verlaufende Infektion die Zellularität erhöht hat. Dadurch wird der Kontrast zwischen dem Fettmarksignal und dem zellulären roten Knochenmark erhöht.

- *Modic-Typ 1:* Das subdiskale Knochenmark gibt sich auf T1-gewichteten Spinechobildern hypointens und bei T2w mit verstärkter Signalintensität zu erkennen (s. Abb. 18.**96** und Abb. 18.**97a**). Dieses Signalverhalten geht auf ein reichlich vaskularisiertes und damit indirekt hyperämisierendes, reaktives und/oder invadierendes Granulationsgewebe mit Extravasation von Flüssigkeit (freien Protonen) zurück, das anstelle des roten Knochenmarks getreten ist. In summa entspricht dieses MRT-Verhalten einem *Knochenmarködem*.
- *Modic-Typ 2:* Diese magnetresonanztomografisch darstellbare Knochenmarkalteration (T1w und T2w hyperintens) spiegelt eine *Fettmarkkonversion* wider. Im Gegensatz zum „instabilen" Typ 1, der sich in Typ 2 umwandeln kann, bleibt der Typ 2 „stabil" und ist ein *unspezifischer Narbenbefund* (s. Abb. 18.**97b**). Diese Markraumverfettung wird nämlich auch nach infektiösen Spondylodiszitiden und Wirbelfrakturen beobachtet.
- *Modic-Typ 3:* Dieser Modic-Typ präsentiert sich auf T1- und T2-gewichteten Bildern mit herabgesetzter Signalintensität, da das verdickte Spongiosagerüst dominiert und der Markraum daher sehr eingeengt ist. Bei den Modic-Typen 1 und 2 besteht dagegen keine gesicherte Korrelation zwischen der jeweiligen Signalintensität und der reaktiven Verdickung des Spongiosagebälks.

Die praktische Bedeutung der Unterscheidung der Modic-Typen 1 und 2 lässt sich folgendermaßen zusammenfassen:

- Der Modic-Typ 1 korreliert mit Kreuzschmerzen und bewegungssegmentärer Hypermobilität in der Sagittalebene (Toyone et al. 1994).
- Die Mehrzahl der Publikationen zum Thema bezieht sich auf die Lendenwirbelsäule, jedoch wurden entsprechende Knochenmarkveränderungen auch an der Hals- und in geringem Maße auch an der Brustwirbelsäule nachgewiesen (Modic et al. 1988).
- Wichtige differenzialdiagnostische MRT-Unterschiede zwischen dem Modic-Typ 1 und der infektiösen Spondylodiszitis sind trotz möglicher identischer Signalintensität des Knochenmarks bei T2-Gewichtung die regelhaft hohe Signalintensität *und* die abnorme Konfiguration der Zwischenwirbelscheibe bei der Spondylodiszitis (s. Stäbler-MRT-Kriterien).
- Auch die Modic-Klassifikation bestätigt, dass die Mehrzahl der lumbalen Diskusdegenerationen einschließlich des Vorfallereignisses im 4. und 5. Bewegungssegment auftritt.

Horizontale Dislokation der Zwischenwirbelscheibe

Im Rahmen der degenerativen Veränderungen können Diskusanteile mit dem Schwerpunkt Gallertkern oder die vollständige Zwischenwirbelscheibe horizontal verlagert werden, d. h., sie verschieben sich über die Grenzen des Diskusraums hinaus. Die *Dorsalverschiebung* birgt das größte Krankheitspotenzial (Tab. 18.**3**, Abb. 18.**98** und Abb. 18.**99**).

Bei der **Diskusvorwölbung (Bulging)** überragen mehr als 50% der Dikuszirkumferenz die Wirbelkonturen. Die dehydrierte Zwischenwirbelscheibe wird vollständig oder partiell zwischen den beiden Wirbelkörpern „herausgequetscht". Das dorsale Bulging kann Beschwerden auslösen, wenn es eine bisher asymptomatische Spinalkanalstenose (vgl. Abb. 18.**70**) verstärkt.

(Dorsale) Protrusion heißt, dass zwischen der Zwischenwirbelscheibe und dem verlagerten Diskusbereich eine mehr oder minder *breitbasige* Kontinuität bildgebend zu erkennen ist und sich in gleicher Höhe wie der Mutterdiskus (nach dorsal) vorwölbt. Als anatomisches Kriterium wird gefordert, dass die peripheren Anteile des Faserrings nicht durchbrochen sind und daher den Übertritt des dislozierten Gallertkerns in den Epiduralraum verhindern.

Tab. 18.**3** Klinische Identifikationshilfen zur Lokalisation der Lumbalwurzeln L3-S1 (nach Finke 1985). Das Trigonum femorale wird vom Leistenband, vom M. sartorius und vom M. adductor longus begrenzt.

Rückenmarkegment	Schmerzen bzw. Sensibilitätsstörungen	Paresen	Eigenreflexstörungen
L3	vom Trochanter maior schräg über die Vorderseite des Oberschenkels und Knies; Abgrenzung gegen Femoralisparese: Areal des rein sensiblen N. saphenus bleibt intakt (Trigonum femorale bis zur medialen Fußseite)	M. quadriceps femoris, M. iliopsoas	Patellarsehnenreflex aufgehoben
L4	von der Oberschenkelaußenseite schräg über die Patella bis zur Innenseite von Unterschenkel und Fuß	M. quadriceps und M. tibialis anterior (Letzteres wichtig zur Abgrenzung gegen Femoralisparese)	Patellarsehnenreflex abgeschwächt
L5	von der Außenseite des Knies schräg über die Unterschenkelvorderseite bis zur Großzehe	M. extensor hallucis longus, evtl. auch M. extensor digitorum brevis	Tibialis-posterior-Reflex aufgehoben
S1	von der Rückseite des Oberschenkels hinten-lateral bis zum lateralen Fußrand und zur Kleinzehe	Mm. peronaei, evtl. auch M. triceps surae	Achillessehnenreflex aufgehoben

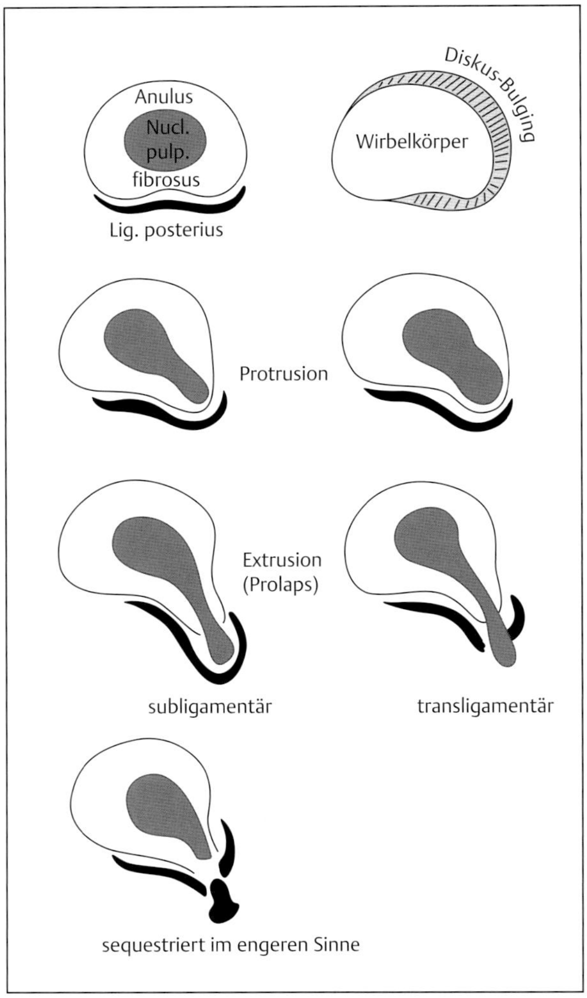

Abb. 18.**98** **Graduierung der horizontalen Diskusverlagerung** (nach Cassar-Pullicino 1998). Gezeichnet wurden die Vorwölbung (Bulging), bei der mehr als 50% des Diskus verlagert sind, sowie die foraminale Protrusion und die subligamentäre, transligamentäre und sequestrierte Extrusion (Prolaps). Das dorsale Wirbelsäulenlängsband wurde aus didaktischen Gründen breiter als normal und von der Dura abgegrenzt gezeichnet. Zur Definition der sequestrierten Extrusion s. Legende Abb. 18.**99**.

Morphologische Voraussetzungen für die Protrusion und **Diskusextrusion** (gleichwertige Synonyma in der Praxis: **Diskushernie, -vorfall; Diskusprolaps**) sind:

- Vom Zentrum der Zwischenwirbelscheibe ausgehende, *radiäre* transanuläre Risse im zerrütteten Faserring, die manchmal auf wassersensitiven Sequenzen ein Flüssigkeitssignal aussenden. Durch die physiologische, dorsal-exzentrische Position des (lumbalen) Nucleus pulposus treten nach hinten gerichtete zentrifugale Risse häufiger auf als solche in andere Richtungen (Friberg u. Hirsch 1949). In diese Dehiszenzen kann sich der dehydrierte Gallertkern zusammen mit abgelösten Faserzügen und herausgerissenen (avuldierten) Fragmenten der hyalin-knorpeligen Abschlussplatten hinein- und hindurchzwängen, sie zu „Straßen" aufweiten und durch das Anulusleck in den Epiduralraum, in das Neuroforamen oder in den Extraforaminalraum eindringen.
- Die *2.* formale Prämisse der Extrusion verlangt, dass sie dabei den Rand des Anulus fibrosus fokal überragt und unter dem schmalen hinteren Längsband *(subligamentär)* oder neben ihm *(paraligamentär)* oder nach dessen Penetration ***transligamentär*** sichtbar wird.

Mithilfe der computerassistierten Bildgebung lassen sich bei *axialer* Schnittführung die mediale, die mediolaterale, die foraminale und die extraforaminale Extrusion unterscheiden. Auf dem axialen Scan sind außerdem der sequestrierte Prolaps und bei sagittaler Schnittebene seine mögliche Kranial- oder Kaudalmigration zu erkennen (Abb. 18.**100**, Abb. 18.**101** und Abb. 18.**102**). Die Richtung der Höhenverschiebung des Sequesters wird vom Zustand der Sharpey-Fasern zwischen dem Faserring und der knöchernen Randleiste beeinflusst. Deren degenerativ bedingte Ablösung oder Ruptur von der knöchernen Grundplatte begünstigt die Kranialmigration, der gleiche Vorgang an der Deckplatte die Kaudalverlagerung des Extrusionssequesters (vgl. Abb. 18.**99**).

Zusätzlich zu den geschilderten beiden Standardebenen der MRT-Bildgebung beim klinischen Prolapsverdacht empfiehlt sich die koronare Schnittebene (Abb. 18.**101**). Sie erfasst zuverlässig die räumliche Beziehung zwischen Extrusion und Nervenwurzel (Medial- oder Lateralverlagerung, Kompression). Außerdem stellt sie potenziell symptomgebende, lumbosakrale Übergangsanomalien (Abb. 18.**103**) dar, mit der Fragestellung: Knochenmarködem im Kontaktbereich?

Die klinische Bedeutung einschließlich des therapeutischen Vorgehens bei nach hinten extrudiertem (prolabiertem) Diskusgewebe lässt sich von seinem **raumfordernden Charakter** und seinem **inflammatorischen Potenzial** ableiten. In der Regel handelt es sich um eine Mischpathogenese.

Die summarische (dorsale, dorsolaterale usw.) Verlagerungsrichtung, das Volumen des extrudierten Materials, die Zeitdimension der Verlagerung, z. B. ein akutes Geschehen, und die präexistente Dimension des Spinalkanals, der lateralen Rezessus und der Neuroforamina sowie der morphologische Zustand der Wirbelbogengelenke und der intraspinalen Ligamente beeinflussen das klinische Erscheinungsbild. Der gemeinsame Verlauf von 2 Nervenwurzeln in einem Wurzelkanal ist eine Spielart des Normalen mit der Möglichkeit der relativen Enge.

Beispiele: Die mechanisch ausgelöste Raumnot für das neurale Gewebe (der Nervenwurzeln einschließlich Cauda equina, des postganglionären Abschnitts des Spinalnervs, prinzipiell auch der Medulla spinalis) führt zur Verlagerung und Kompression, soweit Erstere im knöchernen „Korsett" möglich ist. Als Folge der Kompression treten Strukturschäden der Nervenfasern mit axonaler Degeneration und Demyelinisation auf. Außerdem ist eine intraneurale Mikrozirkulationsstörung mit *intraneuralem Ödem* (im CT und MRT) und *Radixschwellung* zu erwarten. Die chronische Kompression fördert die Entstehung einer funktionsstörenden intra- und extraneuralen Fibrose.

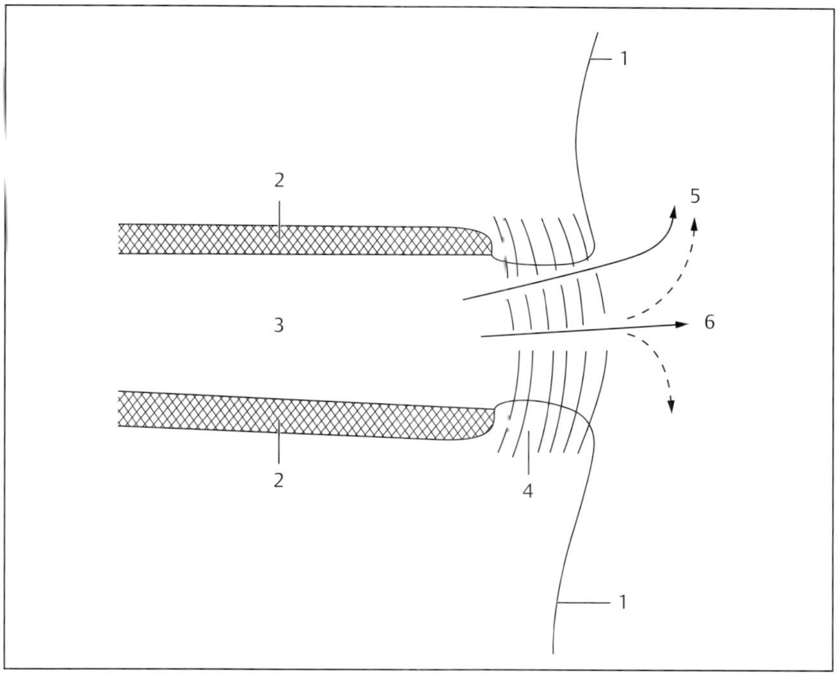

Abb. 18.**99** **Migrationswege der dorsalen Extrusion (= Prolaps).**
1 Dorsale Wirbelkörperkontur.
2 Hyalinknorpelige Abschlussplatte.
3 Zwischenwirbelscheibe.
4 Intakte Sharpey-Fasern, die den Randleistenanulus in der knöchernen Wirbelkörperrandleiste verankern.
5 Rupturen der Sharpey-Fasern leiten den prolabierten Diskusanteil *(hier)* nach kranial (nach kranial sequestrierte Diskusextrusion).
6 Horizontaler Migrationsweg mit möglicher, kranial oder kaudal dislozierter Sequestration.

Merke:

Für den Begriff der **„kranial** oder **kaudal sequestrierten Diskusextrusion"** gibt es 2 morphologisch abgeleitete Definitionen:

1. Der dorsal verlagerte Diskusanteil penetriert abgetrennt vom Mutterdiskus in den Epiduralraum und wandert dort entlang der Wirbelhinterfläche nach kranial oder kaudal.
2. In den meisten Fällen behält der kranial oder kaudal sequestrierte (besser: dislozierte) Diskusanteil jedoch Kontakt mit dem Mutterdiskus.

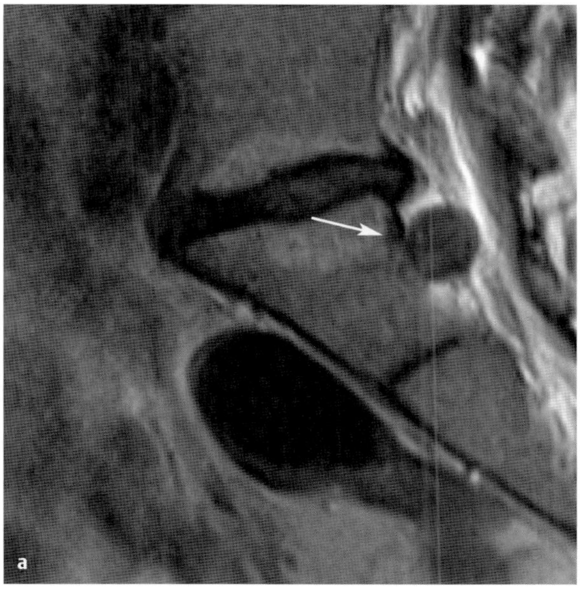

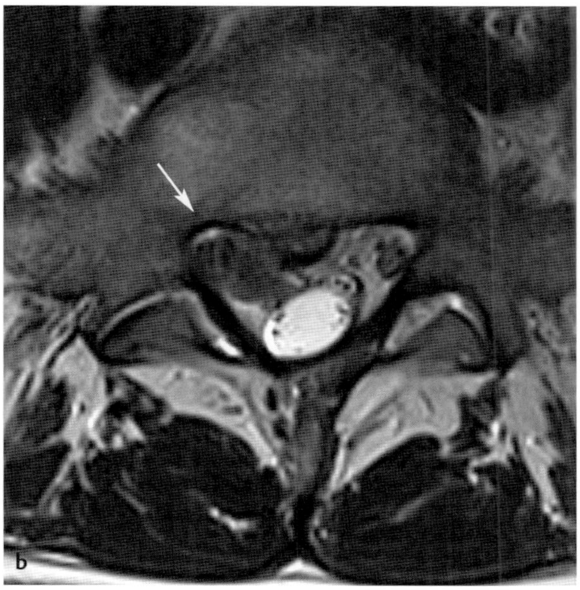

Abb 18.**100 a, b** **Kaudal sequestrierter Diskusprolaps L5/S1 rechts** (Patientin 41 Jahre alt).
a T2w SE: Rundlicher Diskussequester *(Pfeil)*, der den Verlauf der Radix S1 komprimiert. Modic-Typ 1 (bandförmige subdiskale Signalanhebung, die bei T1w hypointens ist [nicht abgebildet]). Weitgehender Signalverlust des Mutterdiskus Lendenwirbelkörper 5/Kreuzbeinwirbelkörper 1.
b T2w SE axial: Signalarmes sequestriertes Diskusgewebe zwischen der rechten Wurzel S1 und der Mittellinie. Der Duralsack ist leicht nach links verlagert.

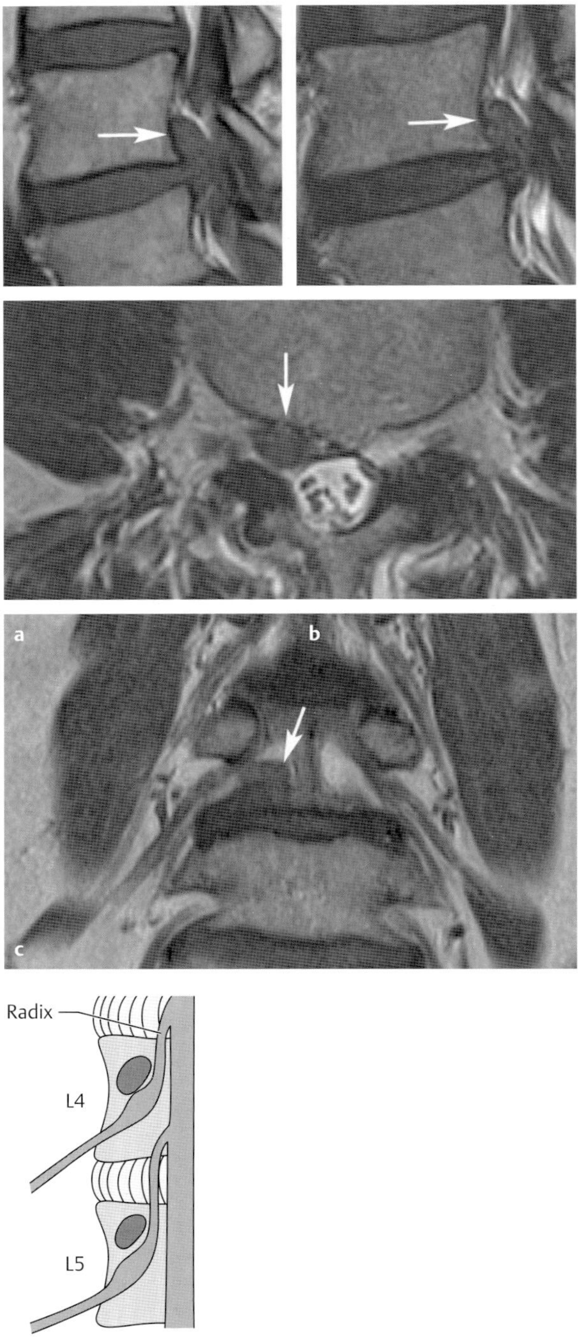

Abb. 18.**101a–d Kranial sequestrierter Diskusprolaps L4/5 mediolateral rechts** (Patient 68 Jahre alt, männlich).

a T1w SE: Weichteiläquivalentes Gewebe, das vom Zwischenwirbelraum ausgeht, ist dorsokranial migriert *(Pfeil)*.

b T2w SE: Der Prolaps stellt sich etwas signalreicher dar als der Mutterdiskus *(Pfeil)*. In **a** und **b** ist die Verdrängung am epiduralen Fettgewebe zu erkennen.

c T2w SE axial: Das Bild gibt den Diskussequester im Fettgewebe des Rezessus und des Neuroforamens und seine Einflussnahme auf die bereits abgegangene Radix L4 wieder *(Pfeil)*.

d PDw koronar: Die räumliche Beziehung des Sequesters zur rechten Radix L4 unter der Pedikelschulter ist sichtbar *(Pfeil)*.

Gezeichnete anatomische Normalsituation bei koronarer Schnittführung.

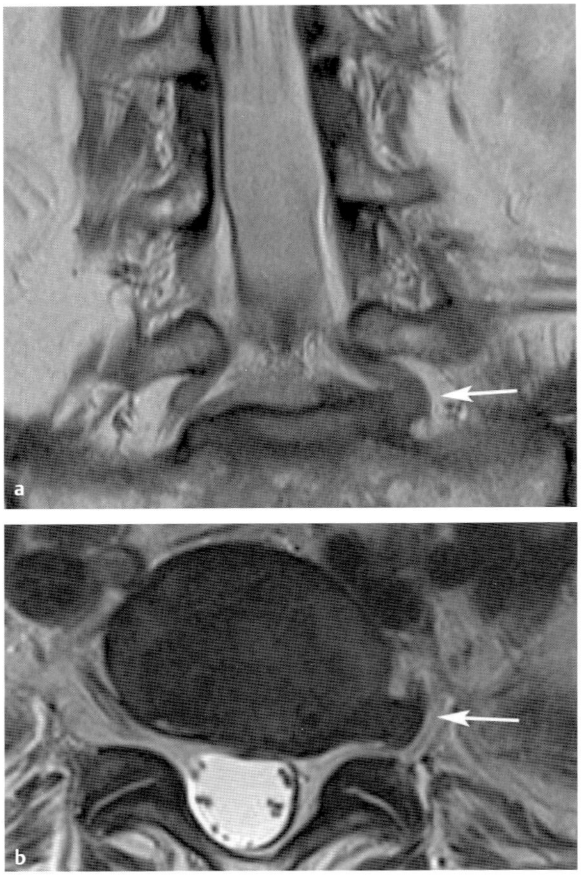

Abb. 18.**102a, b Linksseitiger, lateraler extraforaminaler Diskusprolaps L5/S1** (Patientin 64 Jahre alt).

a Koronare PDw: Siehe den *Pfeil* wie in **b**.

b T2w SE: Der *Pfeil* zeigt auf den Diskusvorfall. Die Kompression der linken Radix L5/S1 ist zu erkennen.

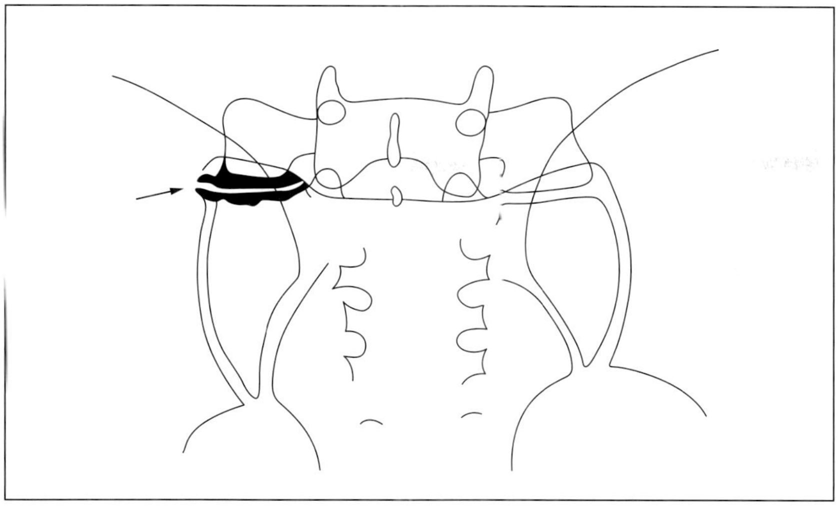

Abb. 18.**103** **Doppelseitiges lumbosakrales Assimilationsgelenk.** Normaler Befund im Bereich der Kontaktzone zwischen dem linken schaufelförmigen Querfortsatz und dem Sakrumflügel. Typische Röntgenmerkmale seiner Degeneration auf der Gegenseite *(Pfeil)*. Schmerzhafte (aktivierte) Assimilationsgelenke gehen häufig mit einem neoarthrosennahen Knochenmarködem (MRT) einher.

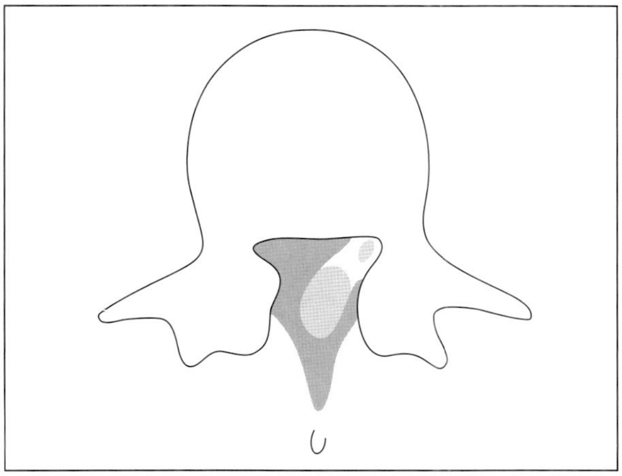

Abb. 18.**104** **Sichelförmiger CT-Aspekt einer ausgedehnten postoperativen Durafibrose nach operativer Prolapsentfernung.**

Der mediale dorsale Diskusprolaps kann sich unter Berücksichtigung der angeführten Prämissen als kurzzeitig entwickelnde Myelopathie, an der Lendenwirbelsäule als **Cauda-equina-Syndrom** zu erkennen geben.

> **!** ***Merke***
> Klinische Alarmsignale der lumbalen Myelopathie sind die motorische Schwäche der Schließmuskeln und/oder der akute Fallfuß.

Die dislozierte, avaskuläre Gallertkernruine exprimiert verschiedene proinflammatorische Biomoleküle und proteolytische Enzyme (Ross 2006). Sie treten in den Epiduralraum über, mit der Möglichkeit, eine **„chemische Radikulitis"** (Rydevik et al. 1984) auszulösen. Diese offenbart sich mit leukotaktischen, einschließlich die Makrophagenbildung stimulierenden sowie permeabilitätsstörenden (und anderen) biologischen Phänomenen, die insgesamt zur Entstehung eines vaskularisierten Granulationsgewebes führen. Diese aseptisch-entzündliche Reaktion beeinflusst maßgeblich den Verlauf der **„Prolapskrankheit"**:

- *Fibrosierende Narbenbildung mit Schrumpfungstendenz*, die aus dem Granulationsgewebe der **„chemischen Radikulitis"** hervorgeht. Die Formanalyse im CT und MRT offenbart ihre strangförmige oder lineare Ausdehnung, eine Maskierung (Einscheidung) der Radix, eine Obliteration des Recessus lateralis (Ersatz des Fettgewebes), ein semizirkuläres Umgreifen eines Duralsacksektors (Abb. 18.**104**), eine Duralsackretraktion oder/und noduläre Narbenproliferation. Siehe unter Postdiskektomiesydrom. Das Granulationsgewebe kann sowohl im CT als auch im MRT, noch deutlicher nach intravenöser Kontrastmittelinjektion, abgegrenzt werden, solange es noch nicht in eine hypovaskularisierte Narbe übergegangen ist.
- *Symptomlose Diskusextrusionen* bei normal Schmerzempfindenden sind bekannt, obwohl das Kriterium Raumforderung bei ihnen erfüllt ist. Seitdem die Freisetzung proinflammatorischer, angiogenetischer und algogener Biomoleküle aus dem prolabierten Diskusgewebe nachgewiesen wurde, bietet sich eine Erklärung für dieses Faktum an: Die in den Epiduralraum exprimierten Moleküle haben eine Wirkungsschwelle. Solange ihre Konzentration diesen Schwellenwert nicht überschreitet, muss sich die raumfordernde Prolapskomponente allein nicht unbedingt klinisch manifestieren. Außerdem werden therapeutische Ansätze zur Beseitigung der angesprochenen Biomoleküle oder zur Stimulation der Makrophagenphagozytose diskutiert (Genevay et al. 2004, Ross 2006).
- Unter dem Begriff **„Postdiskektomiesyndrom"** (engl.: Failed Back Surgery Syndrome) werden verschiedene Komplikationen nach der Entfernung eines Diskusvorfalls, unabhängig von der Art des Eingriffs, zusammengefasst:
  - Einschleppung pathogener Keime durch das instrumentelle Vorgehen. Im zeitlichen Zusammenhang tritt eine bakterielle Infektion im Wundgebiet auf, die sich klinisch an Schmerzen, Hautrötung, Schwellung usw. zu erkennen gibt und mit entzündlichen Laborparametern einhergeht. Das MRT

weist auf wassersensitiven Sequenzen eine mögliche **Abszedierung in der Gewebstiefe** nach, und/oder es offenbart eine **postinterventionelle bakterielle Diszitis oder Spondylodiszitis**.

- Beim Neuauftreten radikulärer/myelopathischer Beschwerden nach einem symptomfreien postoperativen Intervall oder bei prolongierten präoperativen Schmerzen sind folgende Differenzialdiagnosen zu stellen:
  - **Rezidivprolaps oder Folge der Narbenbildung?** Das fibrosierende Narbengewebe (s. o. unter „Prolapskrankheit") geht entweder aus der prolapsinduzierten entzündlichen Reaktion („chemische Radikulitis") hervor und/oder tritt als reparatives Geschehen in Zusammenhang mit dem traumatisierenden operativen Eingriff zur Prolapsentfernung auf. Ausgedehnte Narbenbildung erfolgt manchmal in Zusammenhang mit der Resorption eines größeren intraoperativen Hämatoms, hängt mit dem Ausmaß der Intervention zusammen (Laminektomie ungünstiger als radikale oder partielle Diskektomie) oder geht auf eine konstitutionelle Neigung zur überschießenden fibrosierenden Narbenbildung zurück. Je kürzer das postoperative Intervall bis zum Neuauftreten von Beschwerden ist, desto sicherer gelingt die Unterscheidung zwischen Rezidivprolaps und Granulationsgewebe oder fibrösem Narbengewebe. Eine Kontrastmittelaufnahme (MRT, CT) in den reaktiven Gewebsformationen kann wegen ihrer Tendenz zur Gefäßrückbildung nur in den ersten 6 Monaten erwartet werden. Dies ist ebenso nur eine Regel, wie die resorptive Vaskularisierung des Prolaps manchmal zu seiner Kontrastmittelanfärbung führt und Fehlbeurteilungen begünstigt. Außerdem muss an eine Duplizität beider Alternativen gedacht werden.
    Sofern jedoch die **CT** zur Unterscheidung zwischen lumbalem Rezidivprolaps und Narbenbildung eingesetzt wird, empfiehlt sich unter den densitometrischen Methoden wegen seiner Sensitivität der **Bicolor-Modus** (s. u.; Dihlmann 1985a), falls nicht bereits die Form der Narbe (s. Abb. 18.**104**) auf ihre Identität hinweist.
  - Liegt eine **postoperative Instabilität** im *betroffenen* Bewegungssement vor, die sich schmerzhaft oft erst nach Wiederaufnahme des „Normallebens" zu erkennen gibt?
  - Verursacht eine **neu aufgetretene Diskusextrusion in der angrenzenden Etage** die Symptomatik?
  - Gehen die bald postoperativ angegebenen Beschwerden auf eine nicht berücksichtigte oder falsch bewertete **knöcherne Spinalkanalstenose** zurück und/oder lassen sie sich als **pseudoradikulär** einordnen? Insbesondere betrifft dies die Spondylarthrose. Beispielsweise kann der arthrotisch deformierte obere Processus articularis den lateralen Rezessus einengen und Druck auf die Radix ausüben. Dieser pathologische Befund ist besonders im CT zu erkennen. Abgesehen von den im Zeitverlauf der Spondylarthrose zu erwartenden, manchmal grotesken raumfordernden Verformungen der Gelenkfortsätze mit oder ohne Kapselossifikationen (Abb. 18.**110** und Abb. 18.**111**) kann die *aktivierte* Spondylarthrose schon im frühen Stadium *pseudoradikuläre Schmerzen* auslösen. Im MRT offenbart sich die Aktivierung auf wassersensitiven Sequenzen als Ödem der Gelenkkapsel und ihrer Umgebung, an einem Erguss (kann schon im CT auffallen). Das sog. **Facettensyndrom** durch Spondylarthrose gehört daher grundsätzlich zur klinischen Differenzialdiagnose der dorsalen Diskusextrusion.
  - Summarisch seien noch folgende Komplikationen der interventionellen Therapie des dorsalen Diskusprolaps erwähnt: **Arachnoiditis** und **Liquorfistel** (extraduraler Flüssigkeitsnachweis, vergrößerter epiduraler Venenplexus). Auftreten der Fistel ist schon nach Lumbalpunktion möglich. Die MRT sollte gegenüber der CT vorgezogen werden bzw. ist obligat.

Methodik und Beispiele (Abb. 18.**105** bis Abb. 18.**108**) *des Bicolor-Modus:* Die übliche Prolapsdichte liegt bei ≥+56 HE, die normale Dichte des Spinalkanals eindeutig unterhalb dieser Hounsfield-Einheit. Beim Bicolor-Modus wird die Prolapsdichte messtechnisch zusammen mit der Knochendichte durch Verkleinerung der Fensterbreite von beispielsweise 400 auf 1 HE reduziert und der Fenster-Level – Halbierende der Fensterbreite – wie beim üblichen Diskus-CT bei +55 HE belassen. Dann grenzt sich Gewebe mit einer Dichte ≥+56 HE „weiß" vom normalen „schwarzen" Inhalt des Spinalkanals ab. Der Legende der Abb. 18.**109**) ist das mathematisierte genaue Vorgehen beim Bicolor-Modus zu entnehmen, und zwar unter der Voraussetzung, dass zum Zeitpunkt der computertomografischen Untersuchung der Blutspiegel des Kontrastmittels im jeweiligen Bewegungssegment hoch genug ist. Diese Prämisse wird folgendermaßen erfüllt: 1,5–2 ml/kg Körpergewicht werden intravenös injiziert, und zwar die Hälfte als Bolus, die andere Hälfte als Kurzinfusion. Dann soll die Anhebung der vorher gemessenen Aortendichte um mindestens 20 HE die Verfügbarkeit des Kontrastmittels in Höhe der Schnittebene anzeigen. Bei vaskularisierten Gewebsformationen, wie Granulationsgewebe ohne oder mit Vernarbungs*tendenz* („frischere Narbe") oder gefäßreichem Tumor, ist eine Dichteanhebung von mehr als 10 HE zu erwarten. Beim Bicolor-Modus treten dann „weiße Flecken oder Tupfer" im „schwarzen" Spinalkanal dort auf, wo sich eine vaskularisierte „Raumforderung im weiteren Sinne" befindet. Diese Differenzialdiagnose gilt natürlich auch in diagnostischen Zweifelsfällen beim Erstprolaps. ■

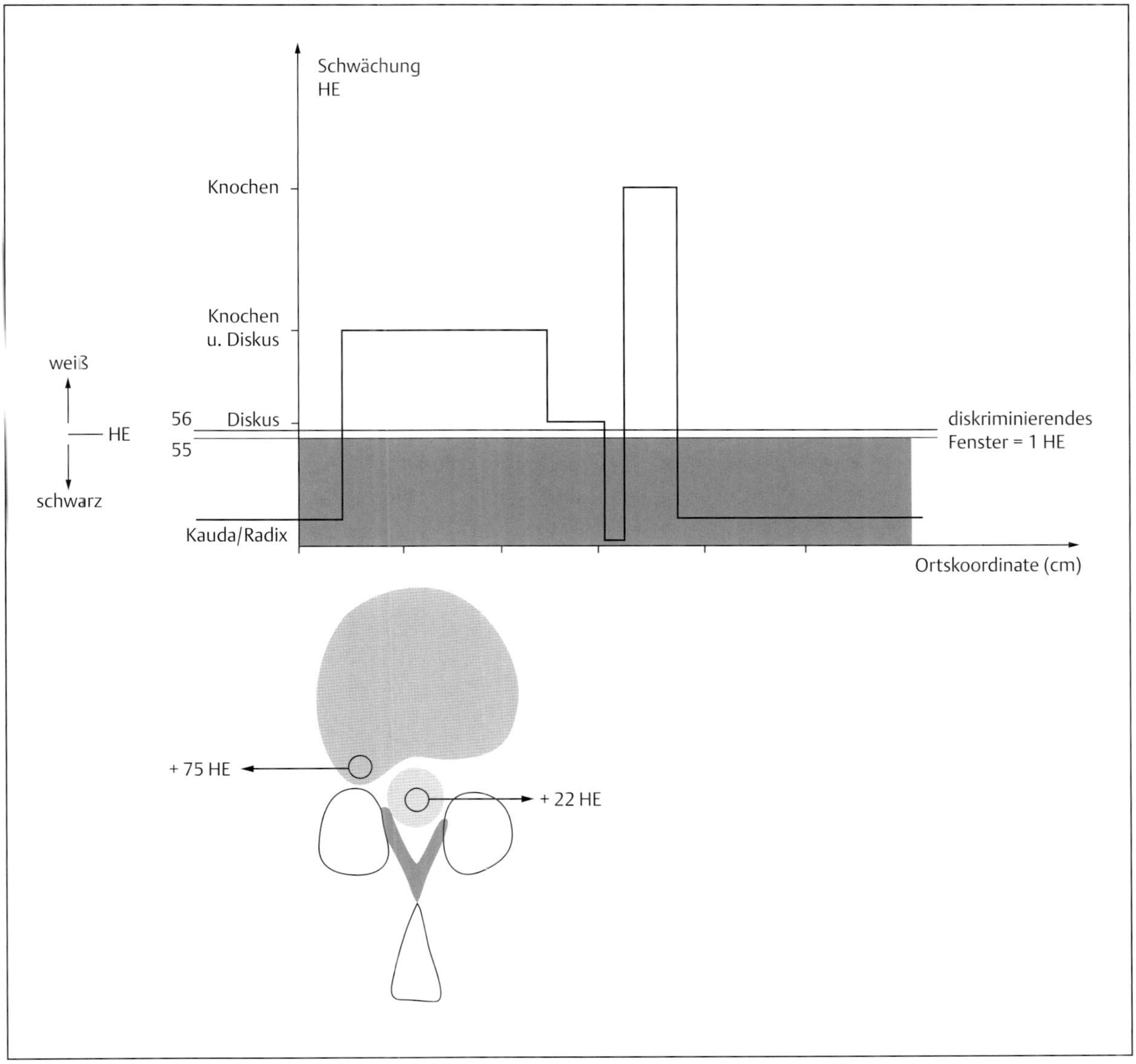

Abb. 18.**105** **Allgemeines Prinzip des Bicolor-Modus** (Dihlmann 1985a). Statt des üblichen breiten, diskriminierenden, elektronischen CT-Fensters von beispielsweise 400 HE wird die Fensterbreite auf 1 HE reduziert. Der sog. Fenster-Level – das ist die Halbierende der Fensterbreite zur Bestimmung der Fensterlage in der Hounsfield-Skala – bleibt wie beim üblichen Diskus-CT bei +55 HE. Dies – die Bicolor-Methode – bewirkt, dass sich alle Gewebsarten mit HE-Werten ≥ +56 HE „weiß" im „schwarzen" Vertebralkanal darstellen. Die „weiße" Qualität wird dadurch quantifiziert (= HE ≥ +56).

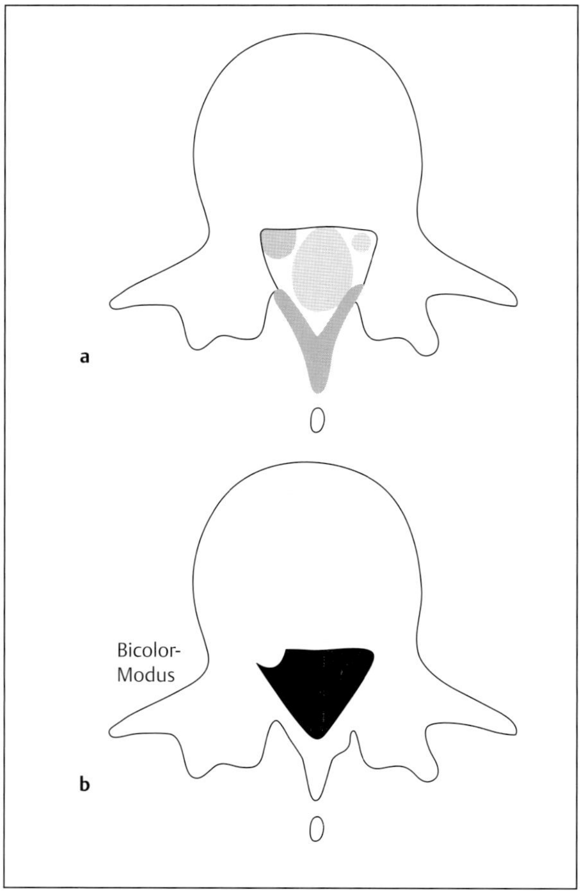

Abb. 18.**106a, b Rechtsseitiger sequestrierter, lateraler dorsaler Diskusprolaps in üblicher CT-Abbildung (a) und im Bicolor-Modus (b).** Die Prolapsdichte wird der Knochendichte „zugeschlagen". Die quantitative Identifizierung der Raumforderung (= Gewebe mit einer Röntgenstrahlenschwächung ≥+56 HE) erfolgt durch Verschmälerung der elektronischen Fensterbreite von 400 auf 1 HE.

Im abgebildeten Fall hatte die Cauda equina verhältnismäßig hohe Schwächungswerte (um +40 HE), sodass die ausschließlich visuelle Untersuchung zwischen Kauda und Prolaps diagnostische Schwierigkeiten bereiten könnte.

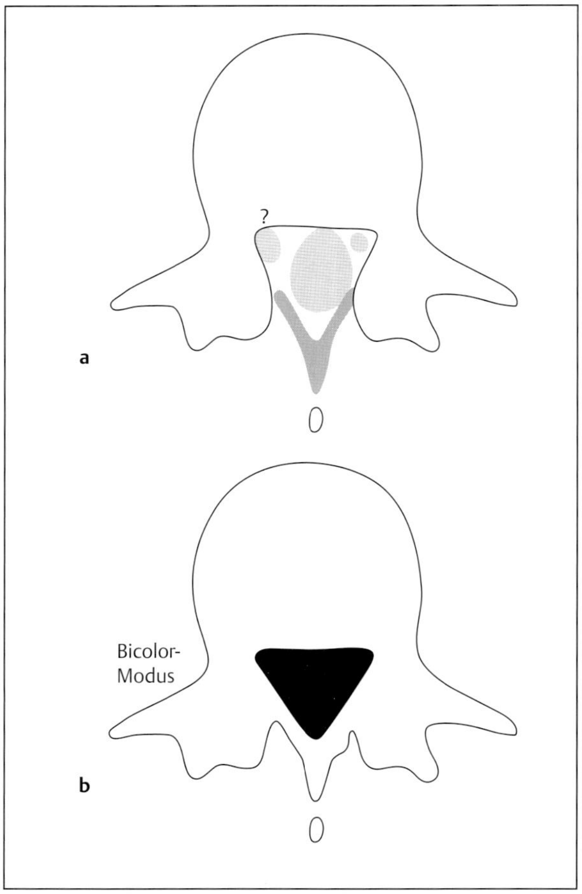

Abb. 18.**107a, b Radixanomalie im üblichen CT-Schnittbild (a) und im Bicolor-Modus (b).** Da die Wurzelanomalie die gleiche Schwächung wie die Kauda und die morphologisch normale Radix hat, taucht sie beim Bicolor-Modus in der Schwärze des Spinalkanalinhalts unter.

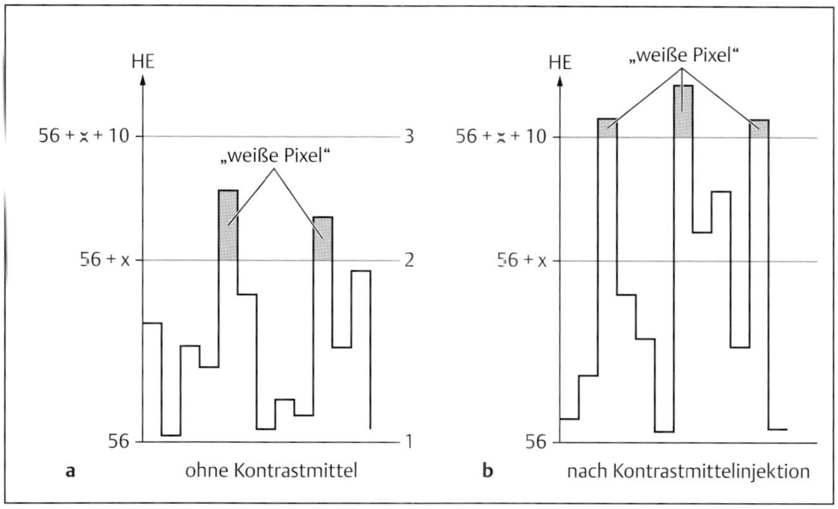

Abb. 18.**108a, b Postoperative Narbe oder Reprolaps?** Differenzierung mittels Bicolor-Modus (grafisch dargestellt).

a Die Frage, ob Narbe oder Reprolaps, ist offen. Die Schwächungswerte der infrage stehenden Verdichtungszone im Spinalkanal eines *wegen Diskusprolaps operierten* Patienten mit erneuten Beschwerden oszillieren über +56 HE.
56+x bedeutet Anhebung des Fenster-Levels von +56 HE an aufwärts, bis der Verdichtungsbezirk sich nur noch im Niveau 2 an einzelnen „weißen" Pixels zu erkennen gibt (x soll hervorheben, dass sich die Anhebung nach den morphologischen Gegebenheiten richtet, sich also auf keinen nummerisch vorgegebenen HE-Wert bezieht).
56+x+10 soll eine weitere Anhebung des Fenster-Levels um 10 HE anzeigen. Dann ist der hinsichtlich seines morphologischen Substrats zu klärende Verdichtungsbezirk nicht mehr an weißen Bildelementen zu erkennen.

b Falls nach Kontrastmittelinjektion (s. Text) im Niveau 3 weiße Pixel auftauchen, so handelt es sich um *vaskularisiertes Gewebe* – also um eine Narbe (oder einen *Tumor*). Fehlt die Anhebung nach Kontrastmittelinjektion, so kann es sich um einen (avaskulären) Reprolaps oder um eine gefäßarme („alte") Narbe handeln. Die Bicolor-Methode würde in einem solchen Fall keine differenzialdiagnostische Klärung bringen.

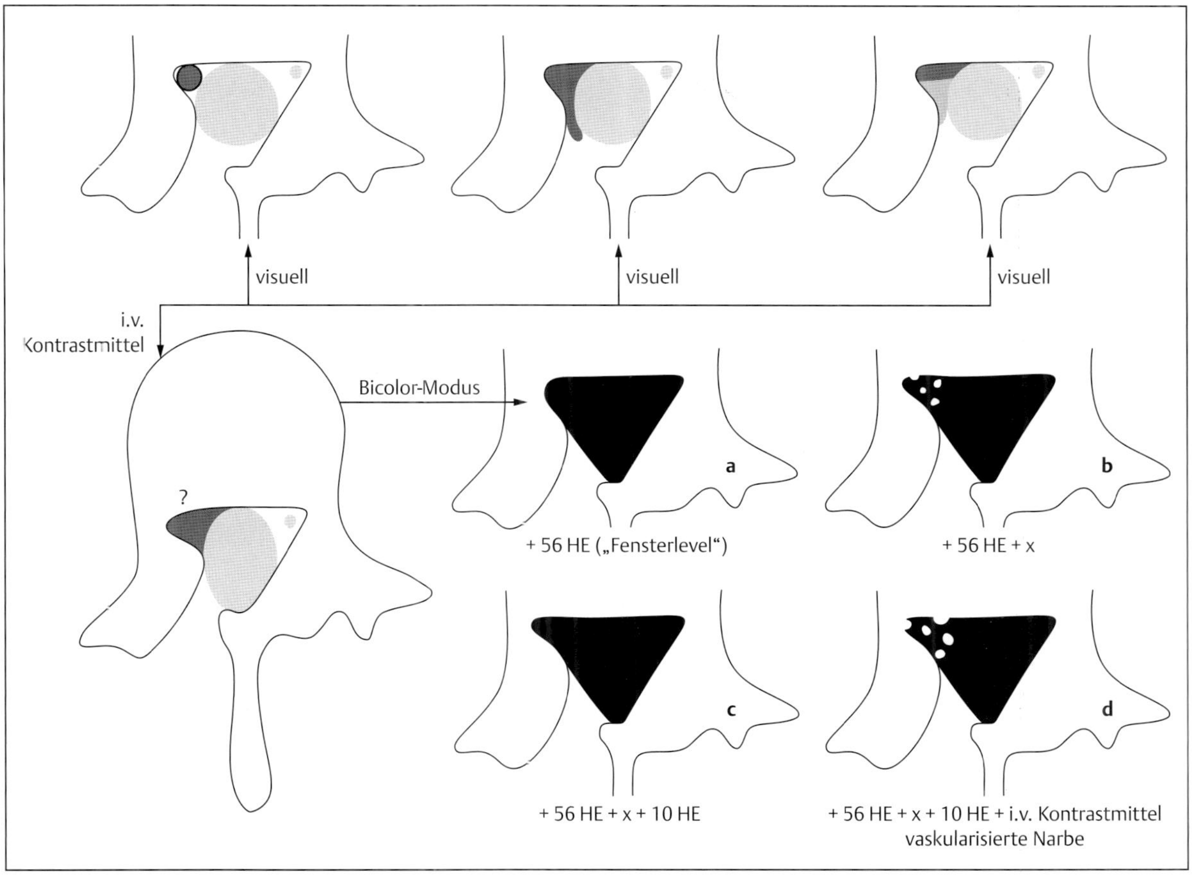

Abb. 18.**109a–d Identifizierung einer postoperativen, gut vaskularisierten Narbe nach intravenöser Kontrastmittelinjektion.**
Oben: Die Anhebung der HE-Werte nach Injektion des Kontrastmittels (KM) wurde in *Schwarz* hervorgehoben. 3 mögliche Formen des visuell erkennbaren Dichteanstiegs sind wiedergegeben.
Unten: Bicolor-Modus (**a–d**), Vorgehen gemäß Abb. 18.**108**. Die Information aus der Rechnung +56 HE + x +10 HE + i. v. KM, nämlich das Erscheinen „weißer Flecken oder Tupfer" (Bildelemente) im Bereich des rechten Recessus lateralis, führt zur Diagnose: vaskularisierte Narbe, kein Reprolaps.

Abb. 18.**110a, b Besonderheiten bei der Spondylarthrosis deformans lumbalis.**

a Lumbosakrale Gelenkfortsatzdysplasie: kolbenförmige kaudale Gelenkfortsätze, die sich mit der Zeit in das Sakrum „eingraben“ können. Der Gelenkspalt verläuft meist in der Frontalebene. Die Entwicklung der rechtsseitigen Spondylarthrose wurde wahrscheinlich durch die leichte Lumbalskoliose begünstigt.

b Kapselossifikation, erosive Komponente. Ohne Beachtung des Kontexts können solche Bilder auch bei der Spondylitis ankylosans vorkommen.

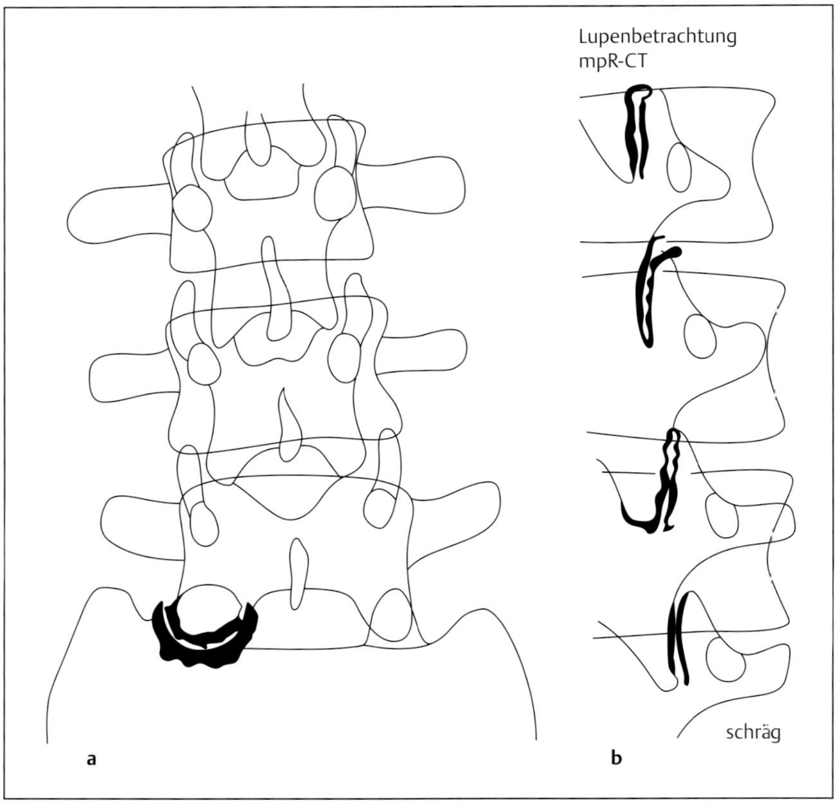

Abb. 18.**111 Spondylarthrosis deformans cervicalis, Atlas superior.**

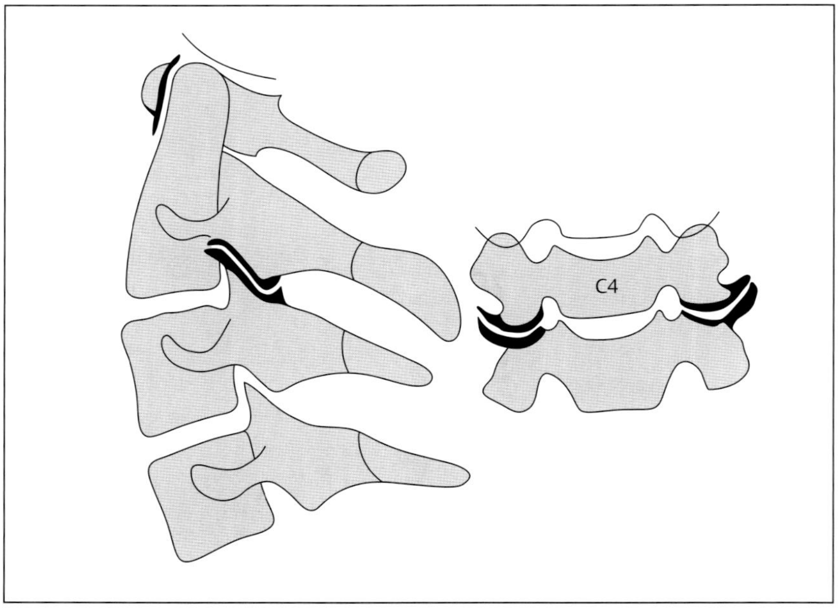

Spondylosis deformans

Die Einstrahlung von Faserzügen des peripheren Anulus fibrosus in die knöcherne Wirbelrandleiste und ihre Bedeutung für die Stabilisierung des Bewegungssegments wurden bereits beschrieben. Durch Gewebsalterung und mechanische Überlastung – *beispielsweise* die Kombination von pathologischem Druck und Schub bei der Torsionsskoliose (s. Abb. 18.**45**) – können diese Fasern (Sharpey-Fasern) ein- und zerreißen. Dann lockert sich der Verbund zwischen Faserring und Randleiste, und Zerrungen und pathologische Zugspannungen treten dort auf. Sie geben sich bildgebend an einem reparativen Segmentstabilisator zu erkennen, nämlich an den Insertionen der tiefen Faserzüge des Lig. longitudinalis anterius an der Randleiste wenige Millimeter unterhalb/oberhalb der Kante an der Vorderfront und den vorderen Seitenflächen. Als Folge der vermehrten Traktion entsteht der **submarginale Spondylophyt** (Abb. 18.**112**); Dihlmann 1977) in einem Bewegungssegment mit zunächst normaler Diskushöhe. Mit der Zeit wird die Spondylophytenbasis allerdings breiter und dehnt sich bis zur Wirbelkörperkante aus. Der submarginale Spondylophyt wächst in typischer Weise zuerst horizontal, sodann kranial- oder kaudalwärts. Das vordere Längsband dient dabei als Leitschiene, unter dessen Fasern sich der Spondylophyt schiebt, bis er die charakteristische Henkelform erreicht hat. Der **spondylotische Schaltknochen** (s. Abb. 18.**112**) ist ein Äquivalent der Spondylosis deformans, dem eine knöcherne Metaplasie im vorderen Längsband oder seiner unmittelbaren Nähe zugrunde liegt. Er hat keinen Kontakt mit dem Wirbelkörper und zeigt seinen größten Durchmesser in kraniokaudaler Richtung.

Dorsale Spondylophyten entwickeln sich seltener als submarginale Spondylophyten loco typico (s. o.). Wahrscheinlich sind anatomische Gegebenheiten dafür die Ursache. Das schmale hintere Längsband setzt nämlich vor allem am Diskus und nur mit zarten Faserzügen am Wirbelkörper an. Es fehlen also die pathogenetischen Voraussetzungen für die Entstehung submarginaler Spondylophyten. Eher noch können sich dort Spondylophyten in Zusammenhang mit dorsaler Diskusverlagerung zu erkennen geben (s. Abb. 18.**73**).

Zu den degenerativen Veränderungen an den Diarthrosen der Wirbelsäule gehören auch die Kostotransversalarthrose und die Caput-costae-Arthrose (Abb. 18.**113**).

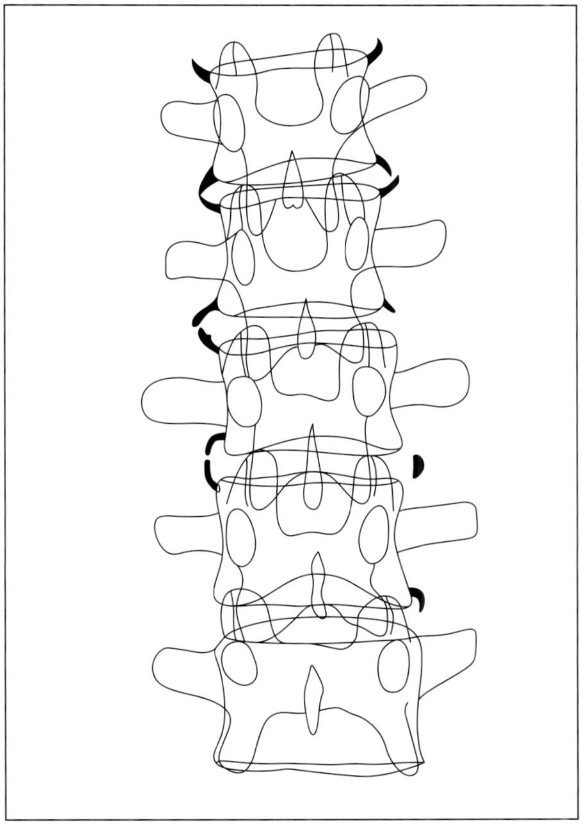

Abb. 18.**112** **Spondylosis deformans lumbalis.** Die hier abgebildeten henkelförmigen, submarginalen Spondylophyten beginnen gemäß ihrer Pathogenese wenige Millimeter ober-/unterhalb der Wirbelkörperkante zu wachsen. Die Diskushöhe ist bei der „reinen" submarginalen Spondylose normal. Erst mit der Zeit dehnt sich ihre Basis bis zur Wirbelkörperkante aus. Siehe den *spondylotischen Schaltknochen (Pfeil).* Die submarginale Spondylose zeigt sich gewöhnlich zuerst und am ausgeprägtesten im thorakolumbalen Übergang.

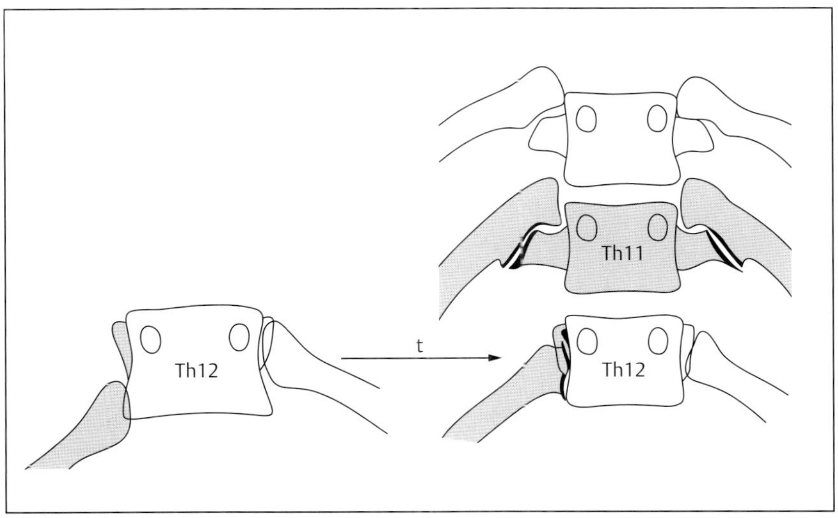

Abb. 18.**113** **Röntgenmerkmale der Arthrose an den Rippen-Wirbel-Gelenken.**
Th 11: Kostotransversalarthrose (Gelenk zwischen Facies articularis tuberculi costae und Processus transversus vertebrae).
Th 12: Caput-costae-Arthrose einige Jahre (t) nach Luxation des rechten Kostovertebralgelenks Th 12. (Gelenk zwischen Rippenkopf und Wirbelkörper mit anliegender Zwischenwirbelscheibe).
Ligamentverknöcherungen und Fibroostosen gehören mit zum Bild der Arthrose dieser Gelenke oder treten dort auch ohne röntgenologisch erkennbare Arthrose auf.

Baastrup-Syndrom (Osteoarthrosis interspinosa)

Die Dornfortsätze der Lendenwirbel haben normalerweise keinen knöchernen Kontakt miteinander. Beim Hohlkreuz kann es, begünstigt durch eine zusätzliche (degenerative) Diskushöhenabnahme, zur permanenten oder rhythmischen Berührung der Processus spinales und dort zur reaktiven Knochen- und Knorpelneubildung kommen. Auch ohne Hyperlordose zeigen sich diese reaktiven Phänomene bei fortgeschrittener Osteochondrose in dem einen oder anderen Bewegungssegment. Außer der Knochenneubildung in der Dornfortsatzspongiosa gehören auch exophytische Knochenproliferationen, die besonders im CT auffallen, zum Bild (Abb. 18.**114**). Darüber hinaus werden zwischen den kontaktierenden Dornfortsätzen metaplastisch gebildete, synoviale und fibrovaskuläre Gewebsstrukturen beobachtet, die sich manchmal zu Bursen formieren, oder die Schleimbeutel sind präexistent. Histologisch können lokale entzündliche Gewebsbefunde gewöhnlich dann nachgewiesen werden, wenn sich das Baastrup-Syndrom an lokalen Schmerzen offenbart. In diesen Fällen mit **aktiviertem Baastrup-Syndrom** reichert sich im MRT das applizierte Gadoliniumkontrastmittel bei T1w im Weichteilgewebe zwischen den Dornfortsätzen an. Diese Ödembildung kann auch in der STIR-Sequenz (s. Abb. 18.**26b**) auffallen. Nach Abklingen der Baastrup-Aktivierung zeigt sich oft eine Fettmarkkonversion in den aneinander grenzenden Processus spinales.

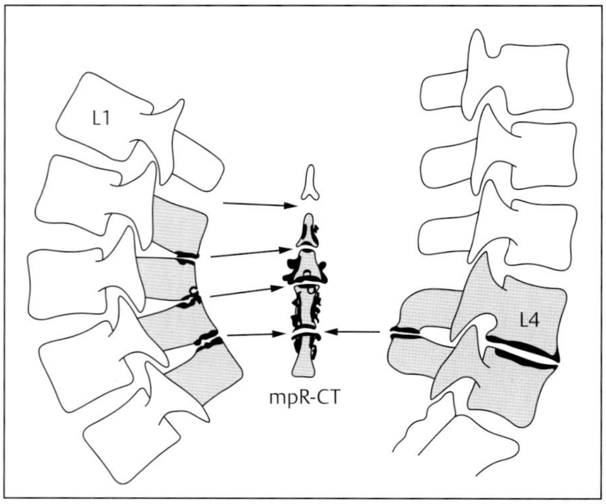

Abb. 18.**114** **Bildgebende Befunde beim Baastrup-Syndrom.** Baastrup-Syndrom L2-L5 bei Hohlkreuz *(links)*, Baastrup-Syndrom L4/5 bei fortgeschrittener Osteochondrose in diesem Bewegungssegment *(rechts)*. Auf dem Computertomogramm *(Mitte)* geben sich Spongiosaosteosklerose und unregelmäßige periostale Exophyten zu erkennen.

Merke:

Das Baastrup-Syndrom tritt ohne Osteochondrose und ohne Hyperlordose auch als Röntgenzeichen der Akromegalie auf.

Spondylosclerosis hemisphaerica (Dihlmann-Syndrom)

Die **hemisphärische Spondylosklerose** (Dihlmann 1981a, Dihlmann u. Delling 1983) ist ein röntgenmorphologisch definiertes, mono- oder selten oligotopes polyätiologisches Syndrom. Ihr namensgebendes und daher *obligatorisches* Merkmal ist eine *halbkugelige* (kuppel- oder helmförmige) Wirbelkörper*osteosklerose* (Abb. 18.**115**), Nr. 1), die im Wirbel oberhalb der Zwischenwirbelscheibe – also *supradiskal* – im vorderen und mittleren Wirbeldrittel entsteht und sich im Verlauf auch auf das hintere Drittel ausdehnen kann.

Zu den *fakultativen* Röntgenbefunden der hemisphärischen Spondylosklerose gehören (s. Abb. 18.**115**), Nr. 2–6):

- Typisch geformter vorderer Vertebralosteophyt.
- Höhenabnahme des Diskusraums mit oder ohne Retrolisthesis.
- Periostreaktion oder Verknöcherung des Lig. longitudinale anterius entlang der hemisphärischen Spondylosklerose.
- *Kleine* Erosion an der Basiskontur, d. h. der knöchernen Abschlussplatte, vorwiegend an der in Abb. 18.**115**, Nr. 5, gezeichneten Stelle, seltener auch mehrere kleine Erosionen an der Abschlussplatte verteilt.
- Diskopetale sockel- oder knopfförmige Knochenneubildung im vorderen Basisbereich der hemisphärischen Spondylosklerose.
- *Infradiskale multiforme* Spondylosklerose mit oder ohne kleine Erosion (Abb. 18.**116**). Die sog. **Sandwich-Osteochondrose** (vgl. Abb. 18.**88**) ist ausschließlich die Folge einer *schweren Diskusdegeneration*. Bei ihr gruppiert sich kranial und kaudal der erheblich höhenreduzierten Zwischenwirbelscheibe *spiegelbildlich* je eine halbkugelige Osteosklerosezone entlang dem gesamten Verlauf der zugewandten Abschlussplatten (Grund- *und* Deckplatte). Diese Folge der Diskusdegeneration entspricht nicht der Definition der Spondylosclerosis hemisphaerica.

Die hemisphärische Spondylosklerose kann ohne Assoziation mit einem anderen, bildgebend erkennbaren pathologischen Befund entstehen. Im MRT zeigt sich dann, ebenso wie im Knochenmark der degenerativ-diskopathischen und der entzündlich-vernarbten hemisphärischen Spondylosklerose, bei T1w eine kongruente halbkugelige, fettäquivalente Signalintensität, die sich histologisch bestätigen lässt (Dihlmann u. Delling 1983). Darüber hinaus tritt oberhalb eines osteochondrotischen Diskus manchmal eine entsprechende halbkugelige, fettäquivalente Zone *ohne knöcherne* halbkugelige Reaktion auf (Weigert u. Reiser 1995). Diese von uns als **„Lipomatosis hemisphaerica"** (Abb. 18.**117**) bezeichnete spezielle Fettmarkkonversion im Wirbel oberhalb einer degenerativ veränderten Zwischenwirbelscheibe – also *supradiskal* auftretend – bildet sich unter dem Einfluss eines formgebenden biomechanischen Faktors, ebenso wie dieser

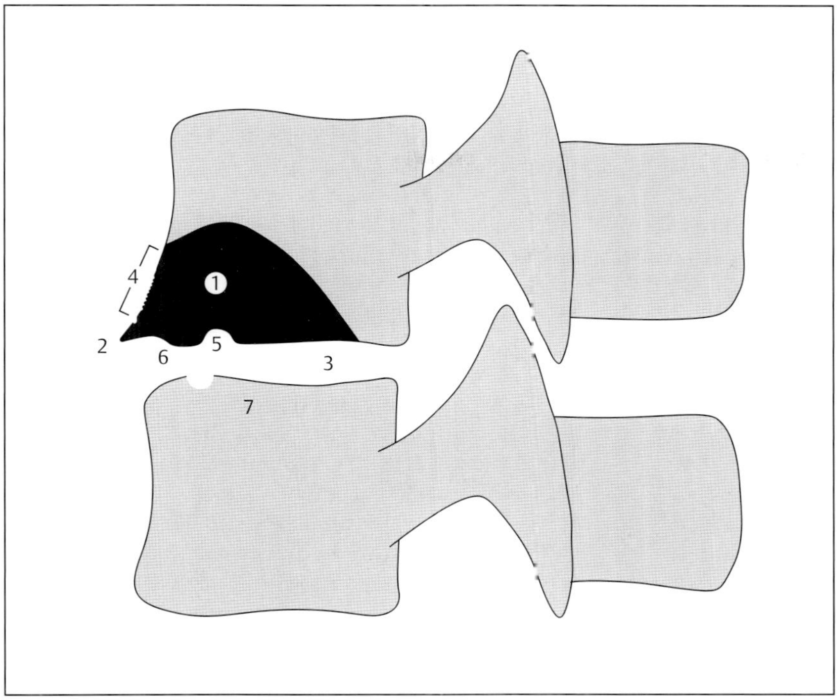

Abb. 18.**115** **Röntgenmorphologische Merkmalsverteilung bei der Spondylosclerosis hemisphaerica.**

1 Obligatorische Osteosklerose in Halbkugel- oder Helmform im vorderen und mittleren Bereich des Wirbels, seltener in das hintere Wirbelkörperdrittel auslaufend.
2 Vertebralosteophyt (Häufigkeit ~90 %).
3 Höhenabnahme des Diskusraums mit oder ohne Retrolisthesis (~90 %).
4 Periostreaktion oder Ossifikation des vordere Längsbands entlang der hemisphärischen Spondylosklerose (~80 %).
5 Mindestens 1 kleine Erosion an der Basiskontur der hemisphärischen Spondylosklerose fast immer an der gezeichneten Stelle (~75 %).
6 Sockel- oder knopfförmige diskopetale Knochenneubildung im vorderen Basisbereich (~70 %).
7 Multiforme infradiskale Osteosklerose.

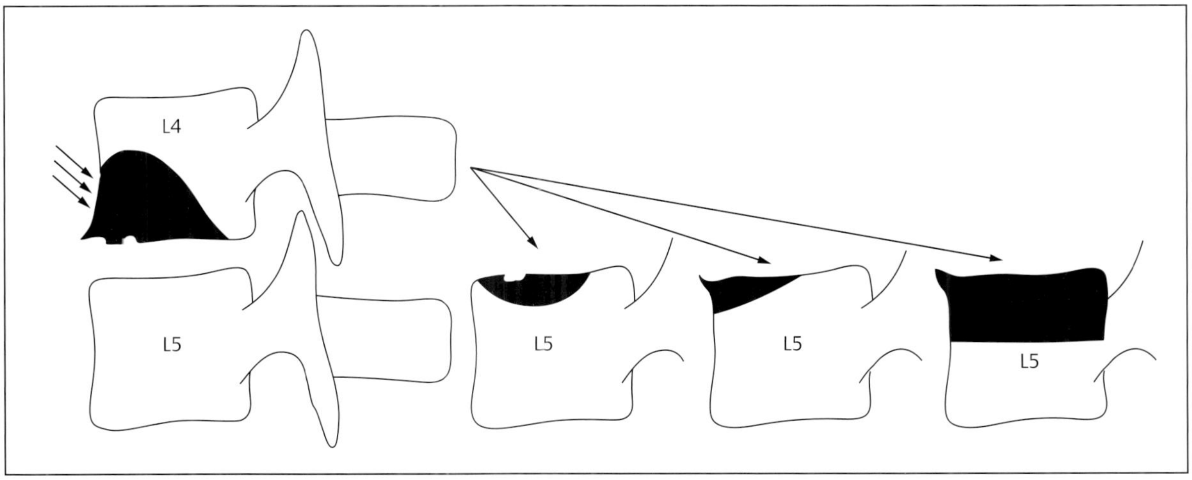

Abb. 18.**116** **Spondylosclerosis hemisphaerica L 4.** Siehe die fehlende oder multiforme infradiskale Osteosklerose.

Faktor durch das Einwirken auf die Osteoblasten-/Osteoklastentätigkeit zur Entstehung der hemisphärischen Spondylosklerose beiträgt. Das Auftreten der Spondylosclerosis hemisphaerica hängt jedoch noch von 2 gleichzeitig einwirkenden weiteren Faktoren ab (s. u.), die bei der Lipomatosis hemisphaerica nicht nachgewiesen wurden. Die *infradiskale* Fettmarkkonversion bzw. Osteosklerose hat eine vielfältige Gestalt (s. Abb. 18.**116** und Abb. 18.**117**); ein spezieller formgebender Faktor fehlt.

Die überwiegende Mehrzahl der röntgenologisch identifizierten hemisphärischen Spondylosklerosen geht mit bildgebend einzuordnenden anderen krankhaften Befunden im selben Bewegungssegment einher. Bei etwa 85 % dieser assoziierten hemisphärischen Spondylosklerosen lassen sich degenerative Wirbelsäulenbefunde nachweisen. Dazu gehören die Osteochondrose, die dorsale Diskusextrusion (Prolaps), der Zustand nach Nukleotomie und schwere Spondylarthrosen. Die übrigen Assoziationen betreffen die Spondylolisthesis oder infektiöse Spondylodiszitiden (Abb. 18.**118** und Abb. 18.**119**), seien sie aktiv unspezifisch-bakteriell oder tuberkulös oder schleichende (larvierte) unspezifische Infektionen im Sinne der „Low-Grade Infections“ (Williams et al. 1968, Miskew et al. 1981) durch hypopathogene Keime und

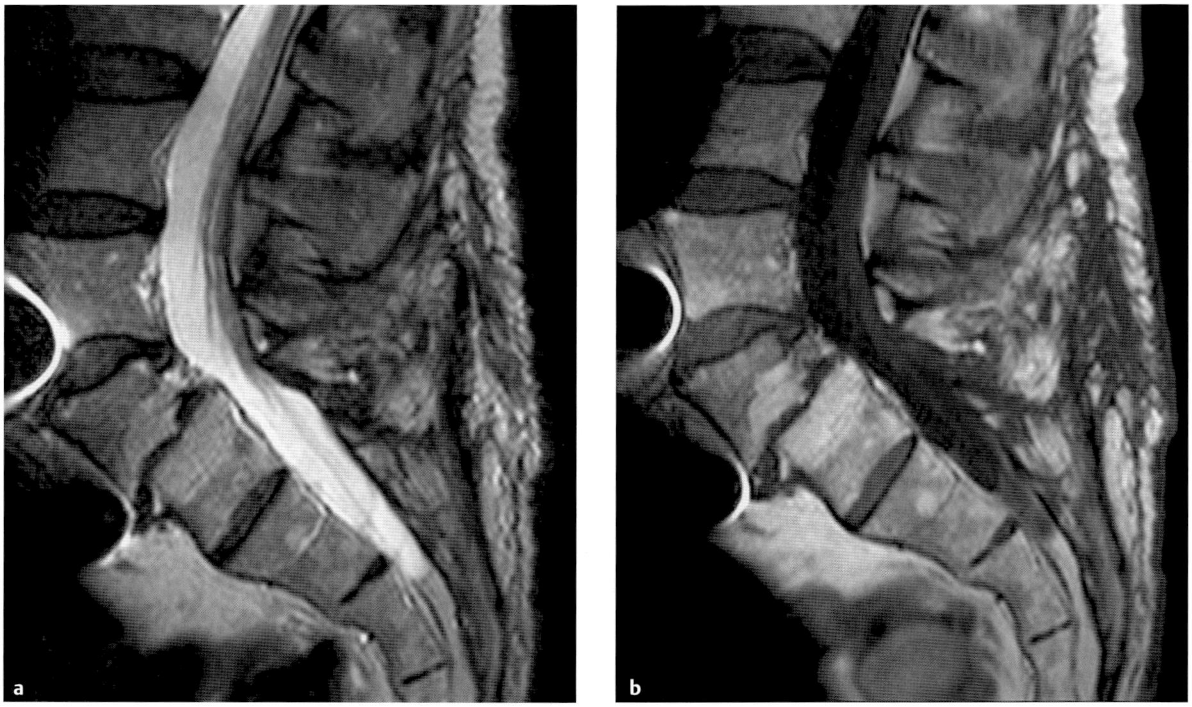

Abb. 18.**117a, b** **Spondylolisthesis des lumbosakralen Übergangswirbels (Trapezform) Grad 2–3 nach Meyerding, flach erosive Osteochondrose, Lipomatosis hemisphaerica;** (T2w: **a**, T1w: **b**; Metallartefakte nach Aorten-Stenting; Patient 80 Jahre alt, männlich).

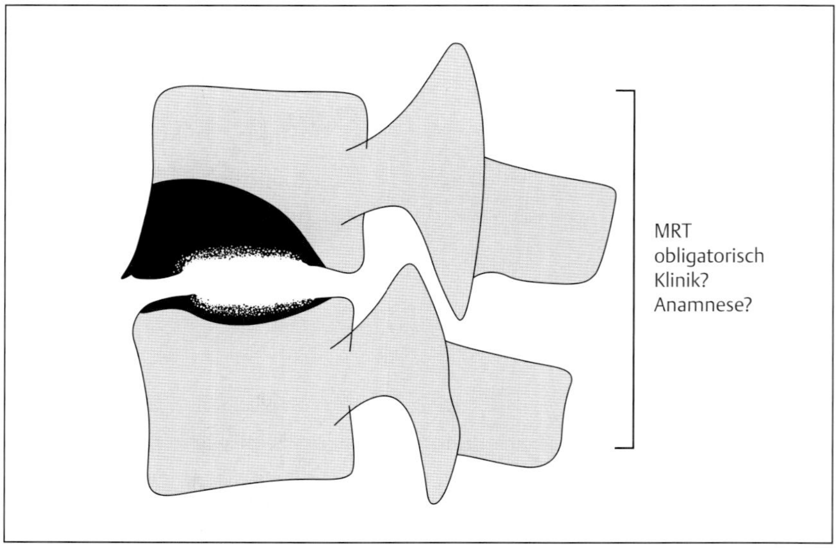

Abb. 18.**118** **Tuberkulöse Spondylodiszitis** unter dem Röntgenbild der hemisphärischen Spondylosklerose.

Merke:

Abweichungen von der charakteristischen Form, Größe und Lokalisation der Basis (s. Abb. 18.**115**, Nr. 5) der hemisphärischen Spondylosklerose erwecken den Verdacht ihrer infektiösen Ätiologie (Klinik? MRT-Befund?).

daher mit geringgradiger Immunantwort. Darüber hinaus kommen Assoziationen mit entzündlich-rheumatischen Erkrankungen (Spondylitis ankylosans), dem AHS und Tumoren (Osteoidosteom, osteoplastische Metastasen) vor. Als Folge einer skoliotischen Fehlstatik kann sich die hemisphärische Spondylosklerose exzentrisch (konkavseitig) im Wirbelkörper entwickeln. Auf dem seitlichen Projektionsradiogramm zeigt sich jedoch die typische Konfiguration.

Bei den röntgenologisch assoziationsfreien hemisphärischen Spondylosklerosen und in klinisch und/oder röntgenologisch infektionsverdächtigen Fällen hat die MRT oft entscheidende differenzialdiagnostische Bedeutung.

Die verschiedenen Assoziationen der Spondylosclerosis hemisphaerica sprechen dafür, dass sie eine besondere Reaktionsweise auf dem Boden gemeinsamer pathogenetischer Prämissen widerspiegelt:

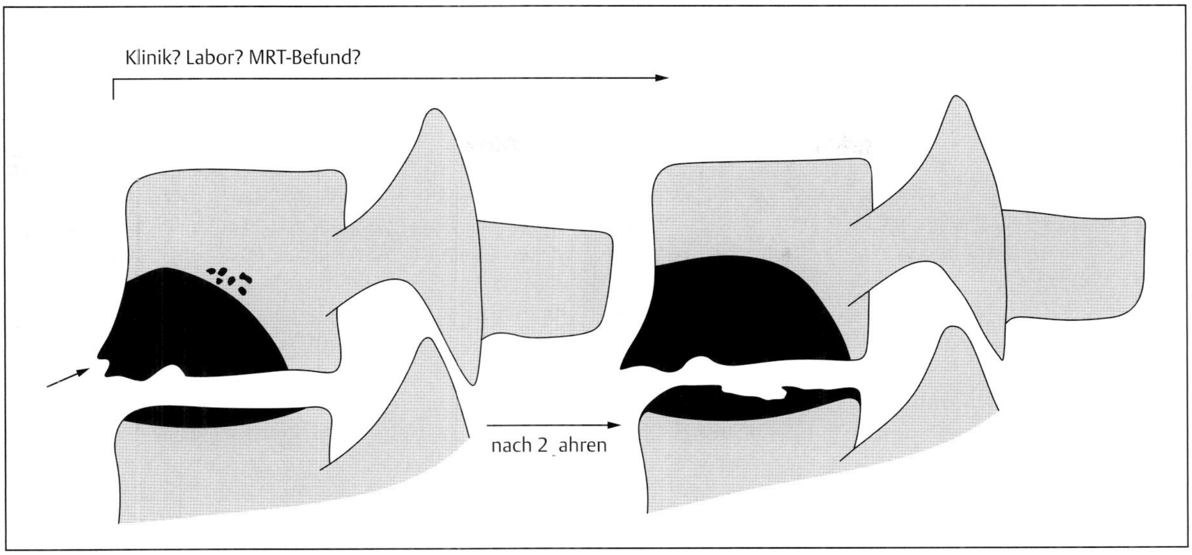

Abb. 18.119 Spondylosclerosis hemisphaerica – Verdacht auf infektiöse Ätiologie. Low-Grade-Infektion?
Begründung: In unmittelbarer Nähe der hemisphärischen Spondylosklerose sind *spritzerartige Kalkfoci* zu erkennen. Sie könnten verkalkte Knochenmarknekrosen durch Bakterienembolien widerspiegeln. Der *Pfeil* zeigt auf einen wachsenden oder erodierten Vertebralosteophyten (röntgenologische Klassifizierung desselben ist nicht möglich). Empfehlung des Radiologen: Klinik? Ergebnis laborchemischer Untersuchungen? MRT-Bildgebung (s. Stäber-MRT-Kriterien.
„Nach 2 Jahren" soll heißen:
1. Die bei der Erstuntersuchung empfohlenen Zusatzuntersuchungen wurden nicht durchgeführt oder erbrachten keine eindeutige Entscheidung hinsichtlich der infektiösen Ätiologie. Eine adäquate antiinflammatorische Therapie der Low-Grade-Infektion unterblieb daher, z. B. niedrig dosierte kombinierte Langzeitbehandlung mit einem Breitbandantibiotikum und zeitgenössischem, nicht steroidalem Antiphlogistikum. Diese Therapie würde die Schmerzen beseitigen und eine Progredienz der Röntgenbefunde verhüten. Für die Low-Grade-Infektion spräche die nur *geringfügige* destruktive und osteoplastische Progredienz. Immerhin lassen die inzwischen aufgetretene *Deckplattenarosion* an atypischer Stelle und ihre Größe keine Zweifel an der entzündlichen Genese mehr zu. Eine (nicht eingezeichnete) sog. Wirbelkantenabschmelzung (Defekt) wäre ebenfalls ein Infektionsindikator.
2. Würde zu diesem Zeitpunkt die hemisphärische Spondylosklerose *erstmals* nachgewiesen, so müsste aus der atypisch lokalisierten *Deckplattenerosion* der Infektionsverdacht geäußert werden. Entsprechende klinische, laborchemische und bildgebende Untersuchungen sind dann notwendig.

- Der formgebende biomechanische Faktor der hemisphärischen Konfiguration wurde bereits erwähnt.
- Auf eine *genetische* Komponente weist hin, dass Frauen etwa doppelt so häufig wie männliche Patienten mit dem Erkrankungsgipfel in der Mitte des 5. Dezenniums erkranken. Bei den Männern verschiebt sich der Peak auf die beginnende 6. Lebensdekade. Bei monozygoten Zwillingen kann, wenn auch zeitlich versetzt, eine isotope hemisphärische Spondylosklerose auftreten.
- Die Spondylosclerosis hemisphaerica kommt in jedem Bewegungssegment vor. Jedoch zeigt sie auch in größeren Beobachtungsserien (S.W. Dihlmann et al. 1994a) ihr nummerisches Maximum im 4. Lendenwirbel, und danach sind in abnehmender Prävalenz L5, L2, L3, L1 und C5 betroffen. Es lassen sich also topische Vorzugslokalisationen nachweisen – namentlich gilt dies für den 4. und 5. Lendenwirbel.
- Selten bildet sich die hemisphärische Spondylosklerose zurück.

Aus statistischer Sicht und aus richtungweisenden Einzelbeobachtungen lässt sich daher ableiten, dass zur Manifestation der Spondylosclerosis hemisphaerica ein obligatorischer *formgebender* Faktor und dazu mit wechselndem Einfluss eine *lokalisatorische* und *genetische* Prämisse wirksam sein müssen. Die gelegentliche Rückbildung des (röntgen-)morphologischen Merkmals lässt, zumindest in diesen Fällen, an eine konstruktive Stressadaptation (s. dort) denken, die nach Schwinden des Stresses ihre biologische Grundlage verliert.

An sich verläuft die hemisphärische Spondylosklerose mit Schmerzen. Falls die jeweilige Assoziation erfolgreich behandelt wurde, gehen auch die Beschwerden der Spondylosklerose zurück. Die assoziationsfreien Fälle verhalten sich jedoch therapieresistenter.

Entzündliche Wirbelsäulenerkrankungen

Infektionen

Wirbelsäuleninfektionen geben sich an verschiedenen Stellen im Bewegungssegment zu erkennen. Dies nimmt Einfluss auf ihre Nomenklatur.

Spondylodiscitis infectiosa

Mikroorganismen, namentlich Bakterien, selten geografisch ubiquitäre oder endemische Fungi und noch seltener Parasiten, wie die Finne des Hundebandwurms, siedeln sich *hämatogen-arteriell* im Knochenmark des Wirbels ab und führen dort zu bakteriell-embolischen Thrombosen oder zur septischen Infarzierung mit Knochenmark- und Knochentod. Eine Infarzierung setzt allerdings Endarterien voraus. Bis in die Pubertät hinein sind die zentralen Wirbelkörperarterien durch Anastomosen mit den peripheren Wirbelarterien verbunden (Imhof et al. 1994; Abb. 18.**120**). Erst zeitlich danach entstehen subdiskale, subperiostale und zentrale Endarterien mit dem Risiko zur Infarzierung. Beschrieben wird auch die *hämatogen-venöse* Einschwemmung von Mikroorganismen in die Wirbelmarkräume. Diese Annahme stützt sich auf die anatomischen Gegebenheiten, dass die obere und untere Hohlvene durch ein klappenloses venöses Netzwerk (Plexus venosi vertebrales externi et interni) entlang der Wirbelsäule zusätzlich miteinander verbunden sind, da diese venösen Blutleiter kranial in Durasinus einmünden (Batson 1957). Die Blutströmung in diesem Venensystem wird nicht durch Venenklappen gesteuert, wie im Azygosstromgebiet. Daher können schon passagere intrathorakale und -abdominale Drucksteigerungen die Richtung des Blutstroms beeinflussen, d. h. über die Venenplexus umleiten. Auf diese Weise würden bei postoperativen Infektionen und urogenitalen Neoplasmen im kleinen Becken durch die kardiofugale Strömungsumleitung eine Verschleppung von Keim- und Zellmaterial in das Knochenmark der (Lenden-)Wirbel und ihr überdurchschnittlich häufiges Auftreten erklärt.

Die allermeisten Wirbelsäuleninfektionen offenbaren sich bildgebend *gleichzeitig* an den Abschlussplattenkonturen ober- und unterhalb des zwischen ihnen liegenden Diskus, obwohl sich in ihm spätestens in der 2. Lebensdekade keine dem Wirbel-zu-Wirbel-Transfer dienenden Gefäße mehr nachweisen lassen. Als Erklärungen bieten sich an:

- Die Keime erreichen die nächste Wirbeletage über Arterien, die im lockeren peridiskalen Bindegewebe unter dem vorderen Längsband von Wirbel zu Wirbel ziehen.
- Die subdiskale Entzündung setzt sich durch die knöcherne und knorpelige Abschlussplatte hindurch per continuitatem transdiskal auf den Nachbarwirbel fort.
- Bei Kindern gestattet die in diesem Alter noch physiologische Diskusvaskularisation die direkte Keimverschleppung in die Zwischenwirbelscheibe, und die dadurch ausgelöste **Discitis infectiosa** könnte sekundär auf die beiden Nachbarwirbel übergreifen.
- Die bereits im frühen Erwachsenenalter und erst recht später mögliche Diskusdegeneration oder die im Scheuermann-Alter entstehenden Schmorl-Knoten haben gewöhnlich zu einer Revaskularisation der Zwi-

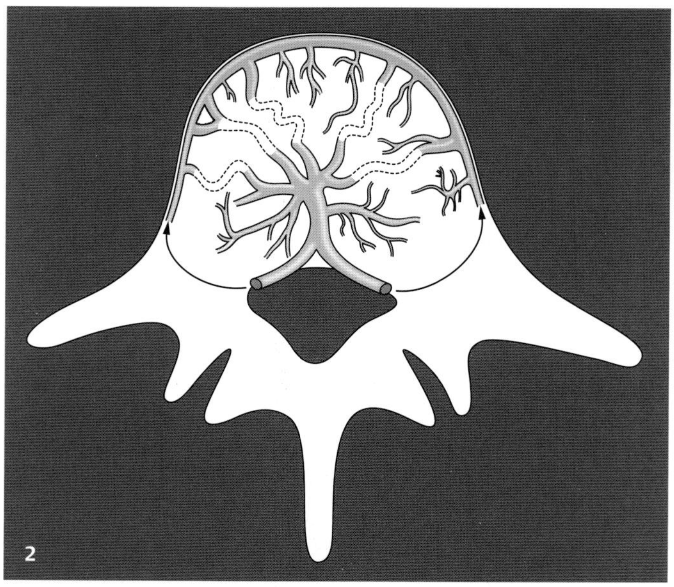

Abb. 18.**120** **Arterielle Gefäßverteilung im Wirbelkörper.** Die Anastomosen zwischen dem zentralen arteriellen Gefäßbaum und den peripheren Arterien sind nach der Pubertät obliteriert *(gestrichelt)* (in Anlehnung an Imhof et al. 1994).

schenwirbelscheibe geführt. Dadurch wird eine transdiskale vasogene Einschwemmung von Mikroorganismen in die Nachbarwirbel möglich. Der medizinische Terminus „*Spondylitis* infectiosa" greift daher in diesen Fällen zu kurz. Der geschilderte Pathomechanismus entspricht der **Spondylodiscitis infectiosa.**

- Über die hämatogene Infektion hinaus können operative Eingriffe, iatrogene Interventionen im oder am Bewegungssegment oder offene Traumen, beispielsweise Schussverletzungen, sowie paravertebrale Infektionen, z. B. ein Retropharyngealabszess, zur Bakterieninokulation führen. Der Zusammenhang zwischen einem *stumpfen* Wirbeltrauma und einer sich in seinem Bereich in zeitlichem Zusammenhang entwickelnden Wirbelinfektion wird kontrovers diskutiert: Es könnte sich um eine Koinzidenz handeln, und das Trauma würde nur als subjektiver Realisator wirksam sein. Nicht auszuschließen ist jedoch, dass traumatische Hämatome und Gewebsschäden als Nährboden für die Ansiedlung zufällig bakteriämischer Keime dienen.

Bildgebung bei der Spondylodiscitis infectiosa einschließlich der Wirbeltuberkulose

Vier Erkenntnisse bilden die Grundpfeiler der bildgebenden Diagnostik:

- Die bildgebende Unterscheidung der pyogenen von der granulomatösen (tuberkulösen, mykotischen usw.) Spondylodiszitis wird allenfalls durch den Rückschluss auf statistische Daten möglich (Abb. 18.**121**), nicht aber durch bestimmte entzündliche Einzelmerkmale.
- Die bildgebende Untersuchung beginnt mit dem Projektionsradiogramm in 2 Ebenen (Imhof et al. 1994). Bei der Erstdiagnostik geben die Röntgenaufnahmen einen differenzialdiagnostisch wichtigen Überblick – sie helfen bei der Krankheitslokalisation und -selektion. Bei der Verlaufsbeurteilung einer Infektion liefern sie ökonomisch erlangte Grobinformationen, die nach klinischen Gesichtspunkten bildgebend ergänzt werden können. Dieser Untersuchung schließt sich die MRT an (in 1. Linie T1w- und T2w-SE-Sequenzen, STIR, T1w mit Gadoliniumkontrastmittelapplikation). Die wichtigste Indikation zur CT ist derzeit die geführte perkutane Probeentnahme, falls sie aus klinisch-therapeutischer Sicht erforderlich ist.
- Die von Wikström und Mitarbeitern (1997) zusammengestellte, praktisch-radiologisch ausgerichtete **MRT-Trias der infektiösen Spondylodiszitis** umfasst folgende pathologische Befunde:
  - In T1w-Sequenzen erleiden die befallenen Wirbelkörper und die zugehörige Zwischenwirbelscheibe einen Signalverlust.
  - Wirbelkörper und Diskus nehmen vermehrt Gadoliniumkontrastmittel auf; die entzündlich ausgelöste Kontrastmittelanfärbung geht auf einsprossendes fibrovaskuläres Gewebe, Hyperämie und erhöhte Permeabilität zurück. Nekrosen, Verkalkungen und Sequester stellen sich auf allen Sequenzen hypointens dar und nehmen kein Kontrastmittel auf.
  - Wirbelkörper, Zwischenwirbelscheibe und perivertebraler Weichteilbefall geben sich in T2w-Sequenzen hyperintens zu erkennen.
- Die **differenzialdiagnostischen Stäbler-MRT-Kriterien** (s. auch Tab. 18.**2**) dienen nicht nur zur Unterscheidung zwischen infektiöser Spondylodiszitis und erosiver Osteochondrose, sondern eignen sich grundsätzlich auch zur Diagnose der Spondylodiszitis.

Weichteilabszedierungen sind bei infektiösen Spondylodiszitiden geläufige Befunde. Auf größere perivertebrale Abszesse kann wegen ihres raumfordernden Charakters schon indirekt auf Projektionsradiogrammen geschlossen werden.

Halswirbelsäule: Auf der seitlichen Röntgenaufnahme gibt die nummerisch definierte Retropharyngealbreite (Abb. 18.**122**, s. auch Abb. 18.**5**) den Hinweis, ob dort eine Raumforderung vorliegt (entzündliches Retropharyngealödem oder -abszess, spondylodiszitischer Abszess, Hämatom, Tumorgewebe).

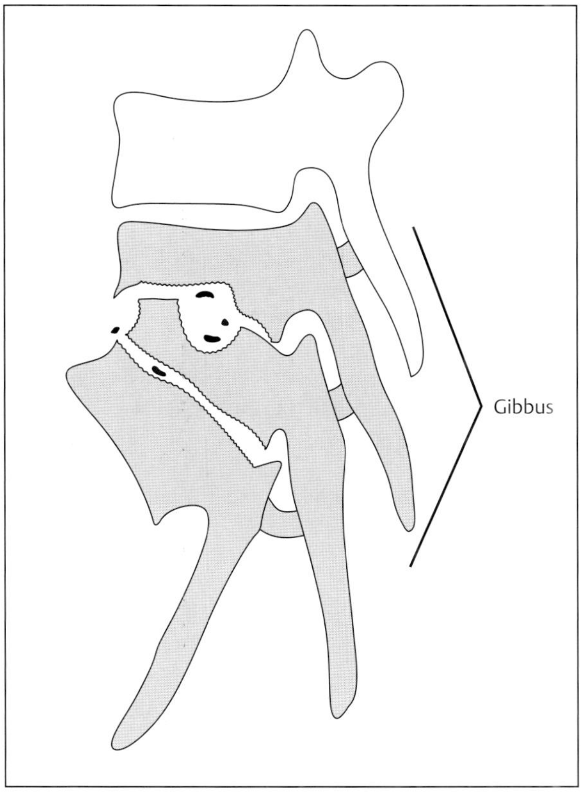

Abb. 18.**121** **Nach der statistisch abgeleiteten Wahrscheinlichkeitsdiagnose handelt es sich um tuberkulöse Spondylodiszitis.** *Begründung:* Für diese Annahme sprechen die *oligotope*, mit *multiplen Sequestern* einhergehende Entzündung, die zu einem *Gibbus* (angulärer Kyphose mit [destruktiver] Formveränderung der Wirbel) geführt hat. Der Patient (Immigrant) klagt seit etwa 1 Jahr über Rückenbeschwerden und wurde inadäquat behandelt.

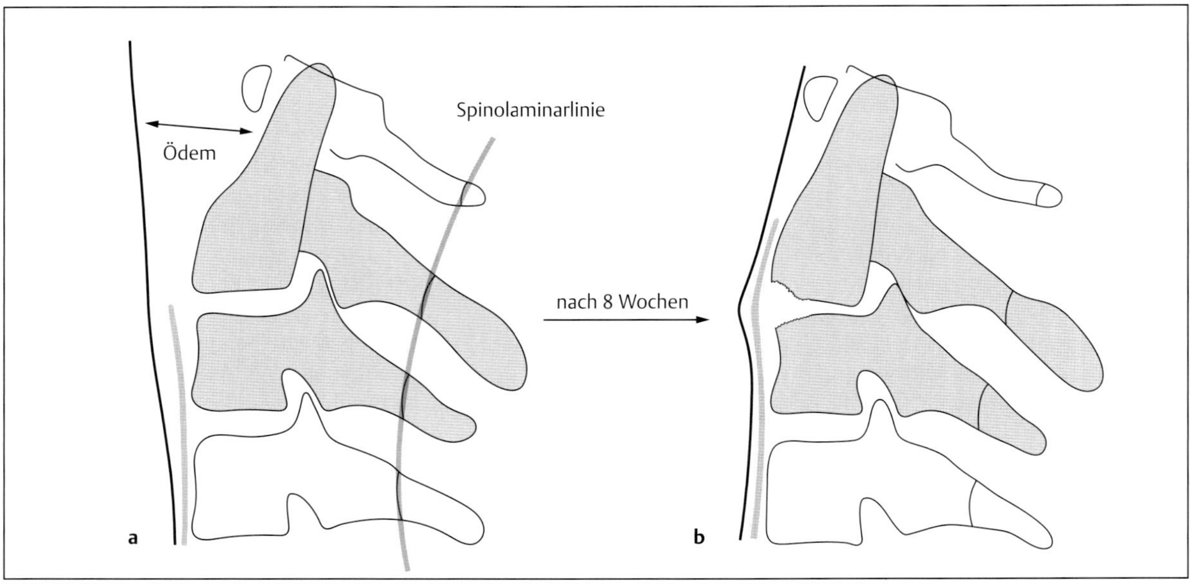

Abb. 18.**122a, b** **Beispiel für prävertebrale pathologische Weichteilparameter an der oberen Halswirbelsäule.** Normale Spinolaminarlinie.

a Zustand nach Grätenverletzung vor 1 Woche: noch immer Spontan- und Schluckschmerz. „Pharynxödem" auf der seitlichen Röntgenaufnahme (vgl. mit Abb. 18.**5**). Daher Beginn einer Antibiotikumbehandlung.

b 8 Wochen später beschwerdefei. Resorption des „Ödems" der Pharynxrückwand, jetzt jedoch Röntgenbefunde der Spondylodiszitisinfektion (Diskushöhenminderung, Erosionen an C2 und C3, umschriebene prävertebrale Weichteilvorwölbung). MRT (nicht abgebildet): Noch Residuen der spondylodiszitischen MRT-Trias, kein Weichteilabszess.

Epikrise: Die Grätenverletzung der Pharynxrückwand hat eine unspezifisch-bakterielle Spondylodiszitis ausgelöst. Sie zeigte sich im Röntgenbild nach der üblichen Latenzzeit. Subjektive Normalisierung unter Antibiotikumtherapie, im MRT jedoch noch nicht eingetretene objektive Abheilung.

> **! Merke**
> Beim Neonatus und in der frühen Kindheit beträgt die Retropharyngealbreite etwa ¾ der Wirbelkörpertiefe.

Wenn die Retropharyngealbreite vergrößert ist, dann kommen außer der Eiteransammlung und dem Retropharyngealhämatom infrage:

- entzündliche Reaktion oder konstitutionelle Hyperplasie des retropharyngealen Lymphgewebes
- zystisches Hygrom
- Hämangiom
- retropharyngeale Ausdehnung der Schilddrüse
- Thymusdystopie
- Tumorwachstum

In jedem Lebensalter zeigt eine *umschriebene* prävertebrale Weichteilvorwölbung an der Halswirbelsäule eine näher zu klärende Raumforderung an. Auf der a.-p. Röntgenaufnahme würde sich nur verkalkter Abszesseiter zu erkennen geben.

Brustwirbelsäule: Röntgenleitbefund ist die Paraspinallinie (Abb. 18.**123** und Abb. 18.**80**). Eiter, Granulationsgewebe, ausbrechendes oder prävertebral entstehendes Tumorgewebe, der Paget-Wirbel (in allen Wirbelsäulenetagen) mit dystopem fibrovaskulärem Knochenmark sowie extramedulläre Blutbildungsherde mit der Vorzugslokalisation unteres hinteres Mediastinum („Merke" zur Legende der Abb. 18.**80**) können zur Verbreiterung (s. Abb. 18.**123**, links) oder zum Sichtbarwerden (s. Abb. 18.**123**, rechts) der Paraspinallinie führen.

Weichteilabszedierungen im M. psoas maior

Lendenwirbelsäule: Röntgenleitbefund ist die **Psoasrandkontur.** Sie wird sichtbar, da dort eine Lage Baufett zu Schwächungsdifferenzen gegenüber der umgebenden Muskulatur führt. Bei entzündlichen, mit Eiterbildung einhergehenden Prozessen der vertebralen Bewegungssegmente, und zwar nicht nur der lumbalen, sondern auch höher gelegener Etagen, sammelt sich Eiter lateral neben den Wirbeln an und erreicht die subfaszialen und intramuskulären Spalträume des M. psoas maior. Der Eiter folgt dem Verlauf des M. psoas bzw. iliopsoas und wird dadurch zum *Senkungsabszess*, der unbehandelt durch die Lacuna mm. hindurch schließlich in der Gegend des Trochanter minor „auftaucht". Der laterale Psoasrand erscheint in Abhängigkeit von der Eiterausbreitung visuell (partiell) „ausgelöscht" oder konvex-lateral vorgewölbt und der Muskel aufgetrieben.

Eingedickter Eiter älterer Abszesse ohne oder mit Niederschlägen von Kalziumsalzen kann durch seine Dichte direkt erkannt werden.

Psoasabszesse entstehen nicht nur in Zusammenhang mit der infektiösen Spondylodiszitis, sondern auch als Komplikation bei der retroperitonäal perforierten Appendizitis, der Enteritis regionalis Crohn, der Colitis ulcerosa, der Pyonephrose und bei perirenalen Infektionen.

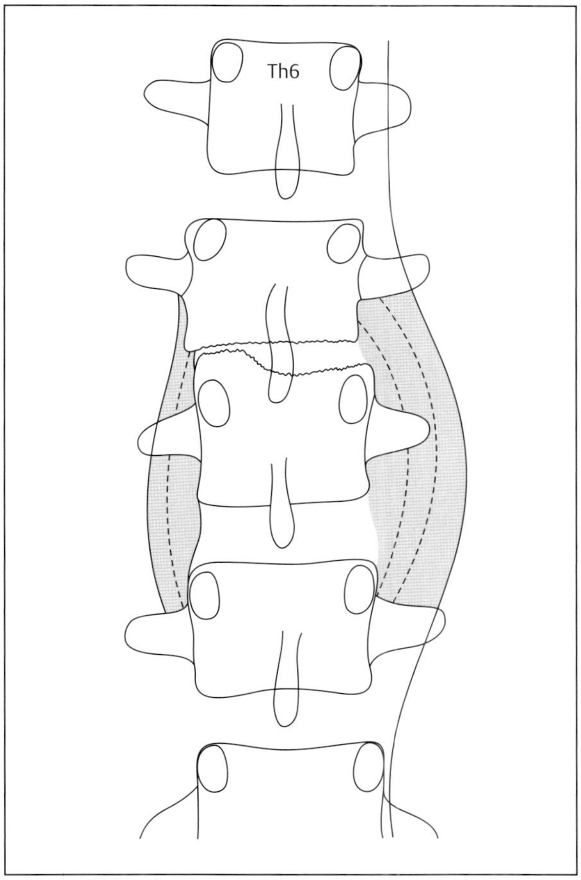

Abb. 18.**123** **Tuberkulöse Spondylodiszitis an der Brustwirbelsäule mit Abszessbildung.** Der Abszess gibt sich an einer spindelförmigen Verbreiterung der linken und durch umschriebenes Sichtbarwerden der rechten Paraspinallinie zu erkennen (Beispiele für kleinere Abszessschatten: *gestrichelt*).

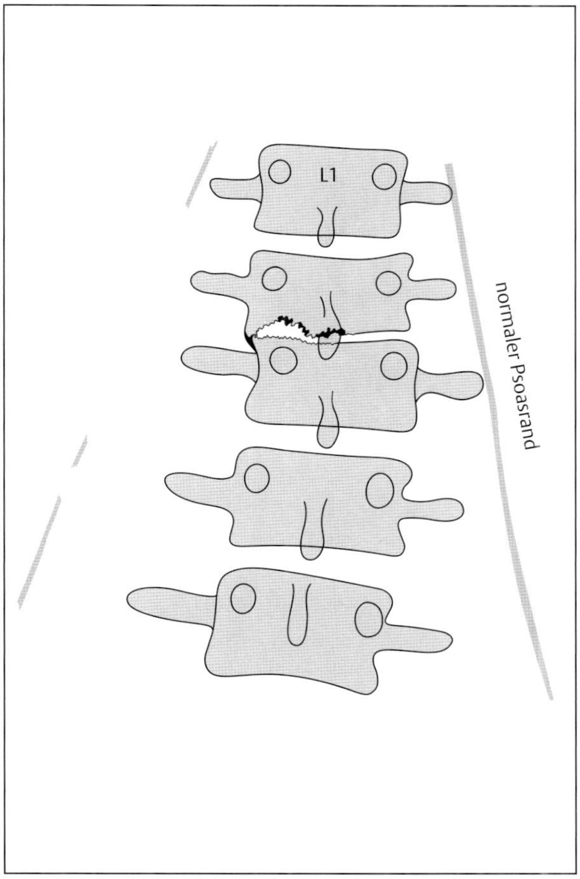

Abb. 18.**124** **Beispiel für eine einseitige partielle „Auslöschung" der Psoasrandkontur durch einen Psoasabszess bei tuberkulöser Spondylodiszitis.**

Hämatome, Retroperitonäaltumoren oder dort aufgetretene (tuberkulöse) Lymphknotenprozesse und Echinokokkusansiedlung verändern die Projektion des Psoasrands bei entsprechender Lokalisation ebenfalls.

Die Abb. 18.**124** und Abb. 18.**125** spiegeln Psoasabszesse auf Projektionsradiogrammen wider; s. auch Abb. 18.**126** (prävertebraler Abszess).

Der M. psoas maior hat enge topografische Beziehungen zu neurologischen „Sensoren" für pathologische Prozesse, die diesen Muskel entweder aus seinem Umfeld erreichen oder in ihm selbst entstehen. Er entspringt mit seiner oberflächlichen Schicht über sehnige Arkaden an den Seitenflächen der Wirbelkörper und der zugehörigen Zwischenwirbelscheiben Th 12–L4 und mit seiner tiefen Schicht von den Querfortsätzen L 1–4. Im lockeren Bindegewebe *zwischen* seinen beiden Anteilen liegt der Plexus lumbalis aus den Wurzeln L 1–4. Seine Spinalnerven verlaufen an der Vorder- und Seitenfläche des Oberschenkels sowie vom Knie an weiter in Richtung mediale Fußseite nach kaudal. Im Retroperitonäalbereich haben die Wurzeln und Spinalnerven des Plexus lumbalis engen Kontakt zum Psoasmuskel, da sie unter ihm und durch ihn hindurch verlaufen und sich auch an seinen Rändern zeigen. Bei jedem peripheren neurologischen Defizit des Plexus lumbalis ist daher aus differenzialdiagnostischen Gründen ebenso eine **computerassistierte Schnittbilduntersuchung der Psoasregion** erforderlich wie bei einer bekannten Spondylodiszitis infectiosa mit Ausfallerscheinungen aus dem Innervationsgebiet Plexus lumbalis oder mit Veränderungen der Psoasrandkontur auf dem Projektionsradiogramm.

- **Psoasabszess:** Zunächst zeigen sich Flüssigkeit oder/und Weichgewebe unmittelbar perivertebral (Abb. 18.**127**). Im MRT stellt sich der Abszess mit Flüssigkeitskern und vor allem im Kontrastmittel-MRT (T1w-Sequenzen nach intravenöser Gadoliniumkontrastmittelgabe) mit hyperintensem Randsaum (Abszessmembran) dar. Fettsuppression verbessert auch beim Abszess die Sensitivität und Abgrenzbarkeit der Läsion. Lufteinschlüsse und kleine Niederschläge von Kalziumsalzen (z. B. Verkalkungen in Metastasen des Kolonkarzinoms) sind mit dem CT nachzuweisen. Größere Kalkagglomerationen zeigen sich im Projektionsradiogramm.

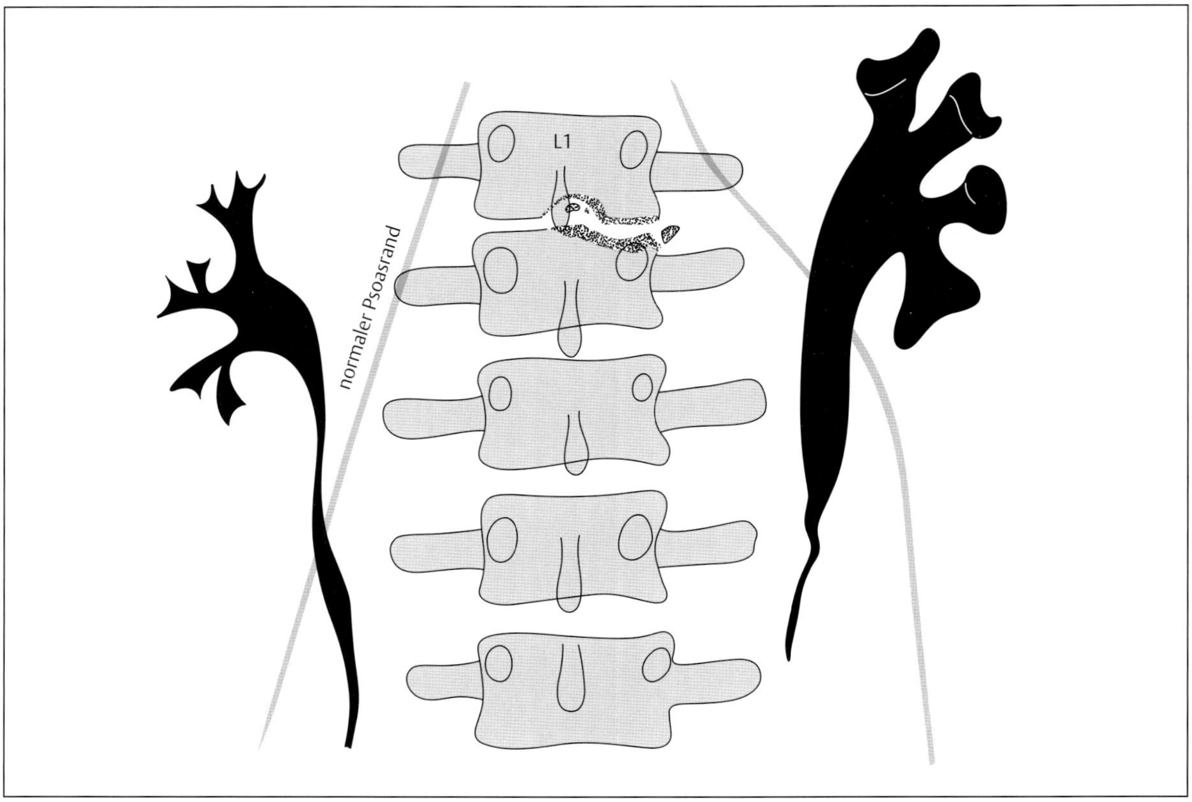

Abb. 18.**125** **Spondylodiscitis tuberculosa L1/2 mit großem linksseitigem Psoasabszess.** Siehe die Lateralverlagerung (Vorbuckelung) des Psoasrands. Als Abszesskomplikation ist eine Hydronephrose entstanden (Nachweis durch Sonografie oder *[hier]* Ausscheidungsurografie).

Merke:

Der laterale Rand des M. psoas maior überschreitet in Höhe von L3 auf Röntgenaufnahmen normalerweise nicht die gedachte Aufwärtsverlängerung des sakroiliakalen Gelenkspalts.

- **Malignomgewebe im M. psoas:** Rhabdomyosarkom, hämatogene Metastasen und der Übergriff retroperitonäaler Prozesse lassen bei T2w eine höhere Signalintensität als normale Muskulatur erkennen. Nach Gadoliniumkontrastmittelinjektion steigt die Signalintensität auf T1w-SE-Aufnahmen an. Fettsättigung verbessert die Sensitivität und Abgrenzungsmöglichkeit der pathologischen Formationen.
- **Psoashämatom (Einblutung):** Traumen (auch in Zusammenhang mit einem operativen Eingriff), Koagulopathien, Antikoagulanzientherapie oder die Ruptur eines lumbalen Aortenaneurysmas können zur diffusen Psoasauftreibung, evtl. mit Spiegelbildung durch Erythrozytensedimentation und Flüssigkeitsüberschichtung (CT), führen. Die Signalintensität im MRT hängt beim Hämatom von seinem „Alter" ab (Tab. 18.**4**).

Auf Abb. 18.**128** sind die CT-Befunde beim Psoasabszess, bei -neoplasmen und beim -hämatom im Beckenbereich widergegeben.

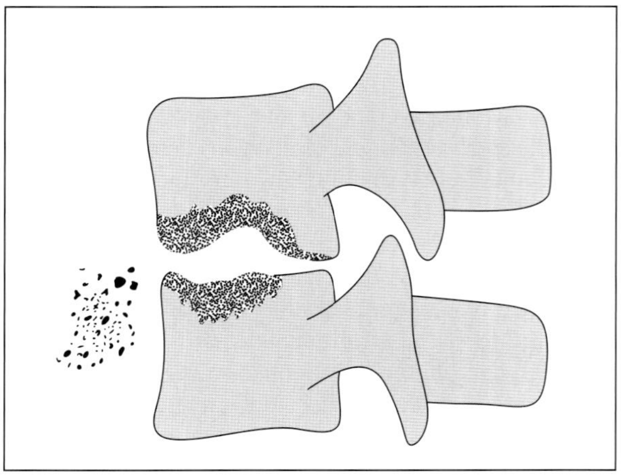

Abb. 18.**126** **Defektheilung einer tuberkulösen Spondylodiszitis mit prävertebralem „älterem" Abszess.** Die Heilung bzw. die fortgeschrittene Heilungstendenz ist aus den *geglätteten* Erosionen der Abschlussplatten, der für eine floride tuberkulöse Infektion zu ausgeprägten subdiskalen Osteosklerose sowie der umschriebenen Ansammlung von niedergeschlagenen Kalziumsalzen und Knochenbröckeln zu vermuten und wird durch fehlende Aktivitätszeichen im MRT sowie durch die Klinik und die wieder normalen Laborparameter bestätigt (medikamentöse Therapie seit 2 Jahren abgesetzt).

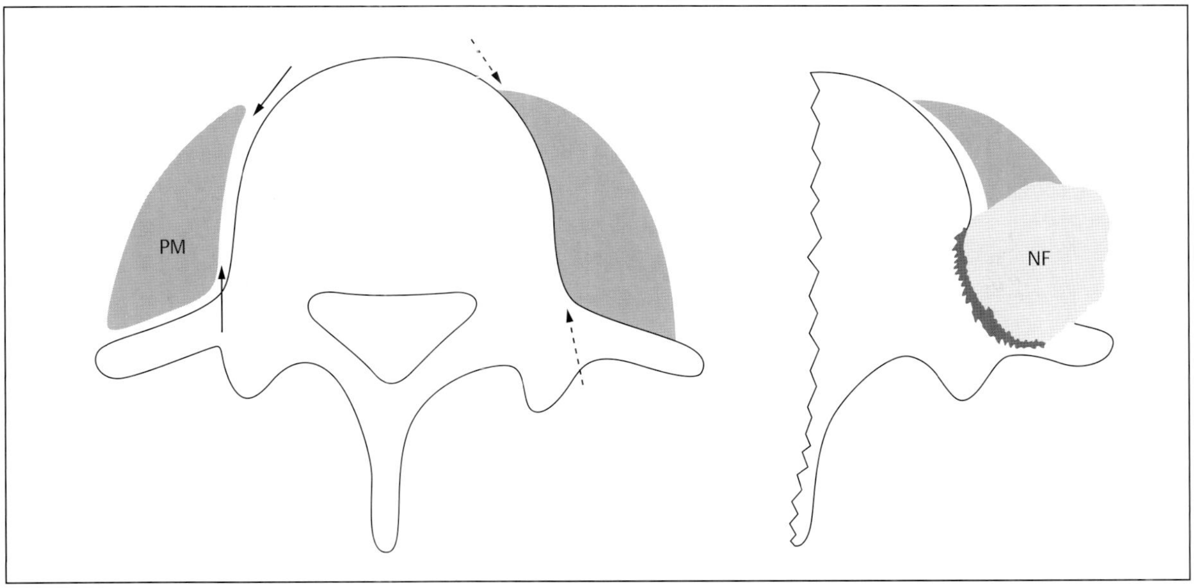

Abb. 18.127 **Sehr frühe (*hier gezeichnet*: CT) perivertebrale Flüssigkeitsausbreitung bei einer infektiösen Spondylodiszitis (Entstehung eines Abszesses?).** Physiologische Baufettlage *(Pfeile)* zwischen Wirbelkörper und medialer Seite des M. psoas maior (PM). Flüssigkeitsdurchtränkung lässt sie schwinden *(gestrichelte Pfeile)*. *Tumorgewebe* (*hier*: Neurofibrom NF mit reaktiver Randsklerose und Druckarrosion) durchwächst die Baufettlage zunächst umschrieben *(rechtes Bild)*. Die Schnittebene soll durch den Arcus vertebrae verlaufen.

Tab. 18.4 Zeitabhängige Änderung der MRT-Signalintensität des Hämatoms in Relation zur Hämoglobinbindung und Erythrozytolyse (nach Burgener et al. 2002).

Frisches Hämatom = Oxyhämoglobin	T1w-SE signalarm, T2w-SE und STIR signalreich
Intrazelluläre Bildung von Desoxyhämoglobin	beginnt etwa 1 Stunde nach dem akuten Ereignis; dadurch vermindert sich zunehmend die Signalintensität im T2w- und STIR-Bild
Intrazelluläre Methämoglobinbildung	beginnt etwa 1 Tag nach dem akuten Ereignis und erhöht zunehmend die Signalintensität im T1w- und STIR-Bild
Extrazelluläre Methämoglobinanreicherung nach Erythrozytolyse	beginnt 1 Woche nach dem akuten Ereignis, evtl. schon früher, und erhöht zunehmend auf dem T1w-, T2w- und STIR-Bild die Signalintensität
Hämosiderinbeladene Makrophagen	akkumulieren in der dadurch signalarmen Hämatomperipherie nach etwa 1 Monat (signalarmer „äußerer Ring" im T1w-, T2w- und STIR-Bild)

Bildgebung begleitend zur Therapie und zur Kontrolle der Heilungsvorgänge

Die Wirbelsäuleninfektion wird *während der Therapie* einerseits im Hinblick auf inzwischen eingetretene Komplikationen, wie Abszessentstehung, intravertebrale Höhlenbildung, Sequestrierung und Fistelung, bildgebend überwacht. Andererseits sollen die klinischen, laborchemischen und *bildgebenden* Untersuchungen Informationen über die Wirksamkeit der Therapie liefern.

Frühestens von der 5. Woche nach Behandlungsbeginn an ist im *Kontroll-MRT* als 1. Hinweis auf das Anschlagen der Therapie eine Änderung des Signalverhaltens zu beobachten. In diesem Zeitraum kündigt sich die Fettmarkkonversion im Randbereich des entzündlich veränderten Wirbelanteils durch das Auftreten kleiner Fettmarkinseln (hyperintenser „Spots") an. Außerdem fällt eine im Vergleich erkennbare Tendenz zur Signalabnahme in (fettsupprimierten) T2w-Sequenzen (durch beginnende Ödemrückbildung) und eine Abnahme der Kontrastmittelanfärbung auf (Kramer et al. 1990). Im weiteren Heilungsverlauf nehmen diese (angestrebten) MRT-Phänomene zu.

Im *Projektionsradiogramm* geben sich verlässliche Heilungszeichen der Spondylodiszitis im Vergleich zu den MRT-Phänomenen verspätet zu erkennen, nämlich einige Monate nach adäquatem Behandlungsbeginn – an den Konturen eher als im Trabekelnverbund. Bei der Wirbeltuberkulose verzögert sich sowohl die Manifestation der Knochendestruktion als auch der Nachweis von reparativen Knochenbefunden noch länger – oft monatelang –, und die Vernarbung ist erst nach Jahren abgeschlossen (s. Abb. 18.**126**).

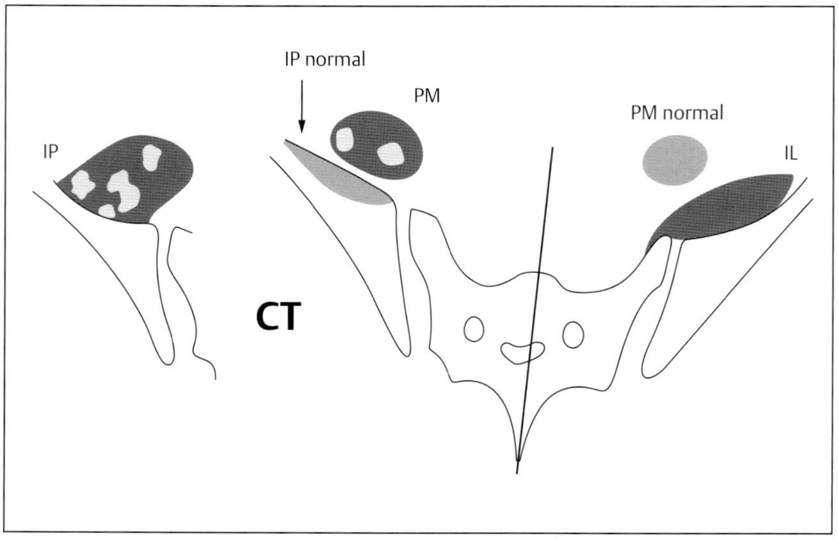

Abb. 18.**128** **Pathologische Psoas- (PM), Iliakus- (IL) und Iliopsoasbefunde (IP) im CT (nach Kontrastmittelinjektion).**
Links und Mitte: Vergrößerter enhancender Querschnitt des M. iliopsoas (IP) mit Hypodensitäten oder entsprechenden Befunden nur im M. psoas maior (PM) kann sein:
1. *Psoasabszess* (evtl. mit Gaseinschlüssen und/oder Kalkniederschlägen. Bei länger bestehendem Abszess nativ oder erst nach Kontrastmittelinjektion Abgrenzung einer peripheren Abszessmembran. „Alte" Abszedierung ist fast mit Wasserdichte abgebildet.
2. *Partiell nekrotisches Neoplasma* (Anamnese?). Manchmal in der Nekrosezone Niederschläge von Kalziumsalzen.
3. *Hämatom* (frisch: isodense bis hyperdense Muskelauftreibung, später: stärker hypodense Areale oder auffallend starke Inhomogenität, evtl. annähernde Aquadensität durch aus den lysierten Erythrozyten herausdiffundiertes Eisen bei Rückbildungstendenz des vergrößerten Psoas- bzw. Iliopsoasquerschnitts).

Rechts: Ein isoliert vergrößerter (homogener) Querschnitt des M. iliacus (IL) kann ein Ödem bei bakterieller Sakroiliitis (CT-Knochenfenster) widerspiegeln; bei Eiteransammlung Befund wie bei Psoasabszess.
Nach dem CT-Nachweis von „Kalk" und „Luft" evtl. additiv MRT.

Merke:

Beim Eintritt des M. psoas maior in das große Becken greift die Psoasfaszie nach lateral auf den M. iliacus über. Sie umhüllt nun den dadurch gebildeten M. iliopsoas.

Folgende *Röntgenbefunde* der behandelten infektiösen Spondylodiszitis sprechen für eine *Heilungstendenz:*

- Partiell oder komplett ausgelöschte knöcherne Abschlussplattenkontur(-en) ist (sind) wieder sichtbar geworden. Einen entsprechenden Heilungsbefund gibt es bei der Reparation von Wirbelfrakturen.
- Unscharf konturierte oder wie „angenagt" erscheinende Abschlussplatten haben sich geglättet und stellen sich scharf konturiert dar.
- Unscharf konturierte Erosionen sind geglättet und damit scharf konturiert, evtl. verkleinert worden und/oder zeigen eine zarte Kortikalis (Abb. 18.**129**). Kleine Erosionen können abheilen („verschwinden").
- Eine entstandene oder vergrößerte perifokale, d. h. um die Erosion angeordnete Osteosklerose, ist einerseits ein lokaler Reparationsbefund. Andererseits kann sie sich auch nach Erosionsabheilung zurückbilden.
- Über die Monate sind *polymorphe Reparationsosteophyten* (Abb. 18.**130**) gewachsen; Sequester des Wirbelkörpers können resorbiert werden (im Gegensatz zu den persistierenden Sequestern in peripheren Knochen).

Der Ausdruck **„reparative Abräumreaktion"** weist darauf hin, dass der infektiös-entzündliche Prozess zur Ruhe gekommen ist und nekrotische Diskus- und Knochensubstanz durch ein nicht entzündliches Granulationsgewebe resorbiert wird. Der Verdacht auf diese „Pseudoprogredienz" kommt auf, wenn sich im Gegensatz zur Normalisierung oder Normalisierungstendenz der Lokalklinik und der entzündlichen Laborparameter der destruktive Röntgenbefund vergrößert hat und eine Tendenz zur Blockwirbelbildung sichtbar wird sowie eine bewegungssegmentäre Fehlstellung, z. B. Gibbus, entstanden ist oder stärker wurde. Das wegen der therapeutischen Folgerungen obligatorisch anzuschließende MRT klärt, ob tatsächlich eine Abräumreaktion vorliegt oder ob die Infektion weiterschwelt (s. das Ausschlussmuster der aktiven Spondylodiszitis von Kramer und Mitarbeitern (1990) sowie Thrush und Enzmann (1990).

Im Einzelfall muss entschieden werden, ob noch ein MRT nach röntgenologisch eingetretenem Narbenstadium (partieller oder kompletter knöcherner Blockwirbel [s. Abb. 18.**93**] mit oder ohne fibrosiertem Diskusrest) angefertigt werden soll, um keinen infektiös-entzündlichen Restherd, evtl. eine kleine Abszedierung, zu übersehen.

Zur Analyse wichtiger MRT-Einzelbefunde der floriden Spondylodiscitis infectiosa, die schon in Frühstadien singulär oder wechselnd nebeneinander zu erwarten sind, s. Abb. 18.**131** und Abb. 18.**132**.

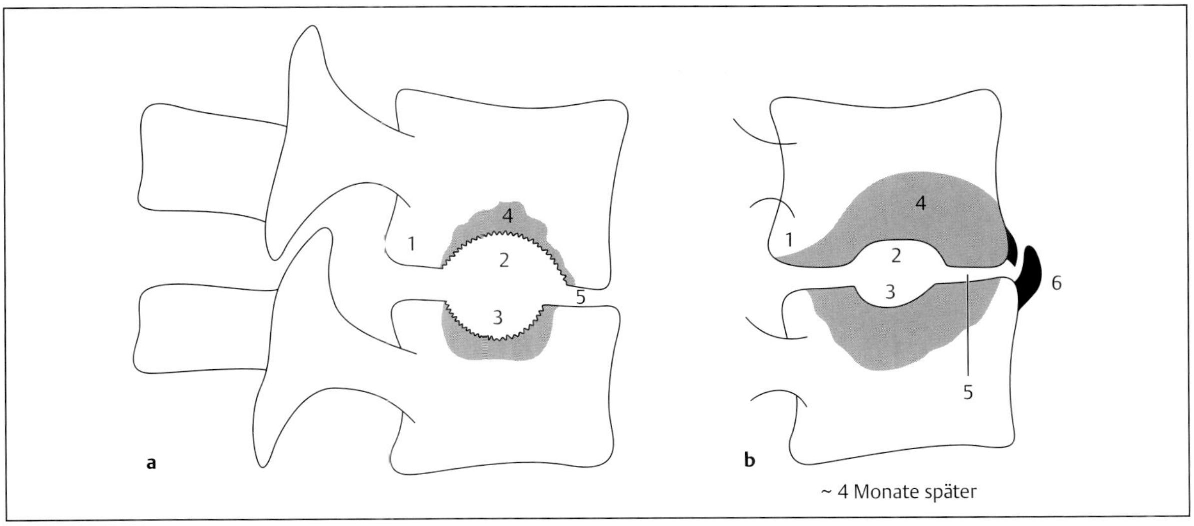

Abb. 18.**129a, b** **Verlauf der erfolgeichen, noch fortzusetzenden Therapie einer akut begonnenen, unspezifisch-bakteriellen Spondylodiszitis lumbalis.**

a Projektionsradiogramm zur Zeit der Diagnosestellung, um 38 °C Fieber, lokale Beschwerden seit etwa 5 Wochen.

b Etwa 4 Monate nach Therapiebeginn:
Röntgenbefunde:
1 Retrolisthesis (unspezifischer Hinweis auf Diskusmasseverlust), reflektorisch ausgelöste anguläre Kyphose, die sich nach 3 Monaten zurückgebildet hat.
2, 3 Heilungsphänomene (Ansprechen auf Therapie), nämlich Erosionsverkleinerung und Glättung der Konturen beider Erosionen. *Die Glättung bis Kortikalisierung der Erosion ist ein besonders verlässliches Röntgenzeichen der in Gang befindlichen Heilungsvorgänge.*
4 Erhebliche Ausdehnung der subdiskalen perifokalen Osteosklerose (die Erreger werden „eingemauert“, die entzündlich geschädigten Trabekel „gestützt“), s. auch Text (völlige Erosionsrückbildung).
5 Zunahme der Diskushöhenreduktion = im Kontext Abräumung nekrotischer Diskusanteile.
6 Beginnendes Wachstum von Reparationsosteophyten.

Merke:

Bakterienanzüchtung aus der Blutprobe kann erfolgreich sein *(wie hier)*, ebenso aber falsch negativ oder falsch positiv. Genauere Resultate sind von der CT-gesteuerten Nadelbiopsie (Kultur [PCR] *und* Histologie) zu erwarten.

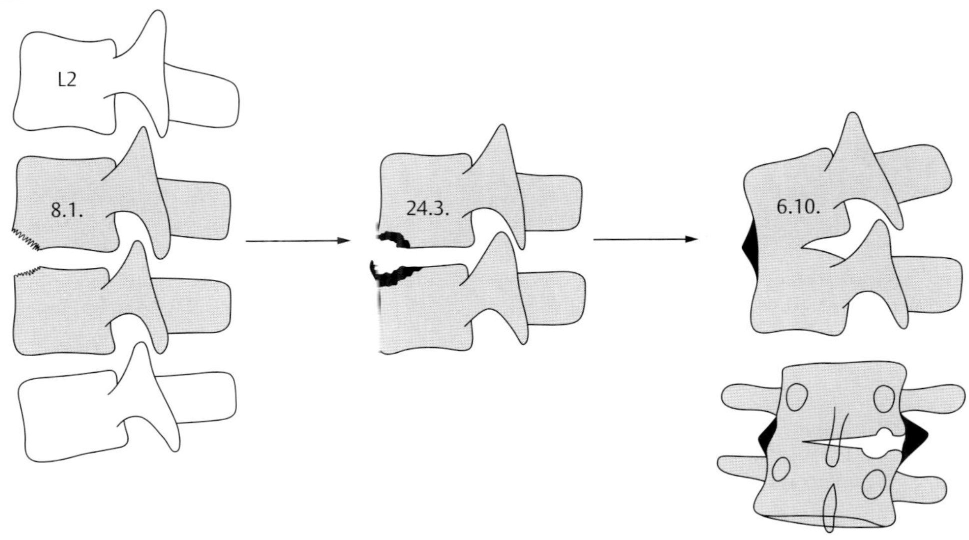

Diagnose und Therapiebeginn 14 Tage nach Auftreten von Schmerzen und Fieber um 38°C

Destruktion mit perifokaler Osteosklerose (Heilungstendenz), keine weitere Diskushöhenabnahme

Stabilisierungsbefunde (partielle Synostose nach Abräumreaktion, Reparationsosteophyten), anguläre Kyphose (reaktiv)

Abb. 18.**130** **Ohne ein an diesen Röntgenbefund (s. Abb. 18.129) anschließendes MRT** kann nur von einer therapiebedingten Stabilisierung der Spondylodiszitis (Infektion nach mehreren Grenzstrangblockaden) gesprochen werden.

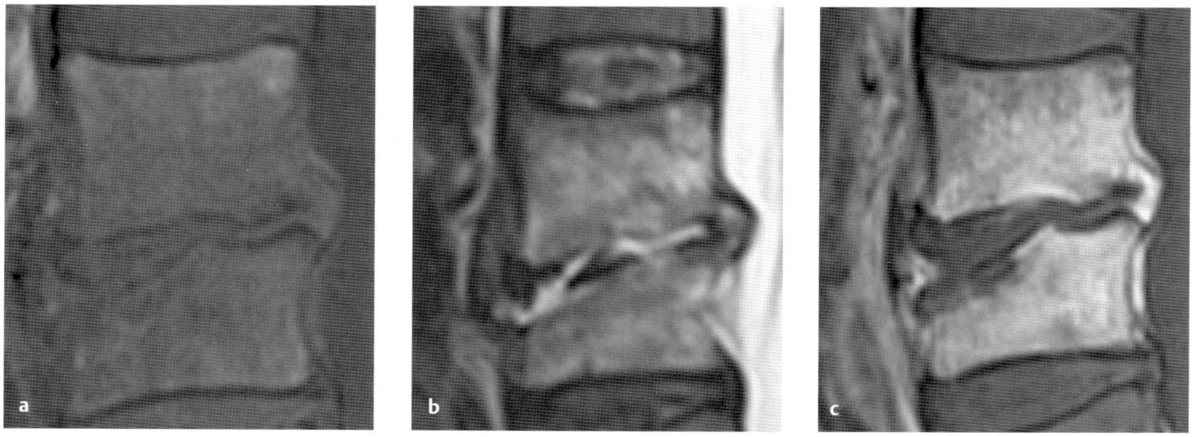

Abb. 18.**131a–c** **Infektiöse Spondylodiszitis L 3/4** (Patient 75 Jahre alt, männlich).

a T1w SE: Ausgeprägte und ausgedehnte Signalabschwächung L 3 und L 4.

b STIR-Bild:Diese Sequenz zeigt die Ausdehnung des *Knochenmarködems* in beiden Wirbelkörpern bis an die gegenüber liegende Abschlussplatte. Im Intervertebralraum enthüllt das Wassersignal die *Abszedierung* in der zerstörten Zwischenwirbelscheibe. *Prävertebral* ist mäßig ausgebildetes und flüssigkeitsdurchtränktes entzündliches Granulationsgewebe zu erkennen. Der Epiduralraum zeigt bis auf die Vorwölbung des Anulus fibrosus keine entzündlichen Phänomene.

c Postkontrast T1w nach frequenzselektiver Fettsignalunterdrückung: Intensive Kontrastmittelaufnahme in den *Ödembezirken* des Knochenmarks. Im *abszedierten* Bereich fehlt die Kontrastmittelanfärbung.

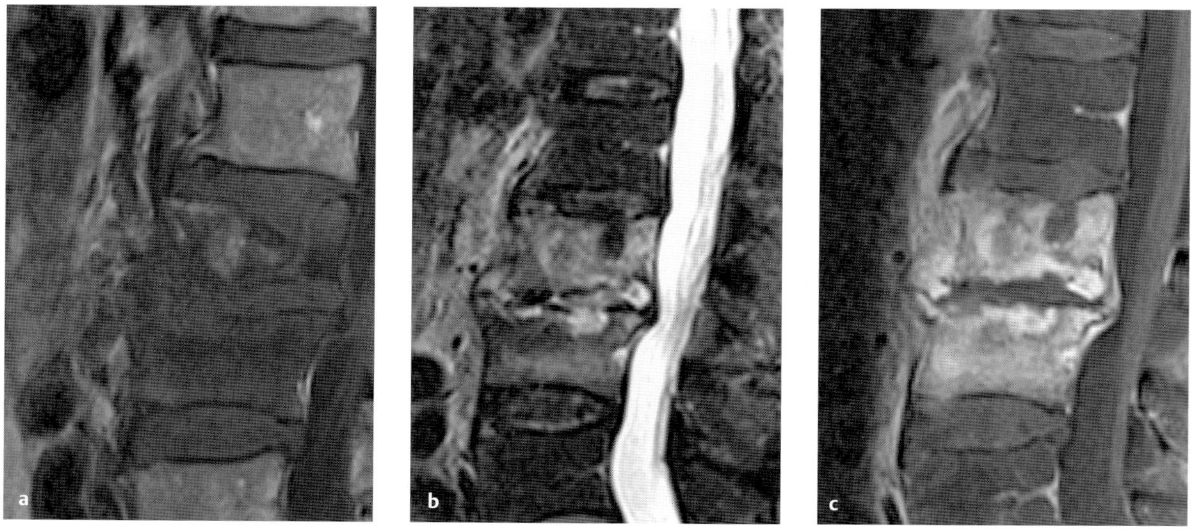

Abb. 18.**132a–c** **Fortgeschrittene infektiöse Spondylodiszitis L 3/4** (Patient 66 Jahre alt, männlich).

a T1w: Fast vollständiger *Verlust des Fettmarksignals* in den Lendenwirbelkörpern 3 und 4. Erhebliche *Erosionen* im Abschlussplattenbereich des Lendenwirbelkörpers 3 und an der Deckplatte des Lendenwirbelkörpers 4. Die signalarmen *Abschlussplatten* sind nur noch teilweise abzugrenzen.

b STIR-Bild: Ausgedehntes *Knochenmarködem* in den destruierten Wirbelkörpern. Granulationsgewebe mit *Flüssigkeitsansammlung prävertebral* und *im Anulus fibrosus*.

c Postkontrast T1w nach frequenzselektiver Fettsignalunterdrückung (fatsat): Intensive Signalverstärkung in den Lendenwirbelkörpern 3 und 4 sowie prävertebral und im vaskularisierten Anulus fibrosus durch entzündliches Granulationsgewebe.

Spondylitis infectiosa im engeren Sinne

Die Spondylitis infectiosa im engeren Sinne (Synonym: **Osteomyelitis vertebrae**) ist eine seltene Wirbelinfektion *ohne* Beteiligung der Zwischenwirbelscheibe. Sie wird erst nach der physiologischen Rückbildung der intravertebralen Gefäßverbindungen möglich (s. Abb. 18.**120**), also etwa nach dem 15. Lebensjahr.

Der auf Projektionsradiogrammen geäußerte Verdacht einer Spondylitis infectiosa (Osteomyelitis vertebrae) geht aus differenzialdiagnostischen Gründen mit hohem ätiologischem Klärungsbedarf einher. Der Einsatz computerassistierter Schnittbildverfahren ist daher unerlässlich. Er wird umso dringender, je weniger auseinander liegende Wirbel gleichzeitig betroffen sind – vor allem aber bei *monotopem* Auftreten. Die im Wirbelkörper ausgelöste osteodestruktive Entzündung führt bald zur Abnahme seiner Tragfähigkeit, die sich zunächst als Abschlussplattenimpression und bei inadäquater Therapie als Wirbelkompression (Wirbelkollaps) im Projektionsradiogramm zu erkennen gibt. Die möglichst bildgebend und nicht erst histomorphologisch zu klärende Diagnose richtet sich vor allem auf die magnetresonanztomografische Abgrenzung des osteoporotischen vom tumorösen (metastatischen, solitär-plasmozytären oder maligne-lymphomatösen) Wirbelkollaps, obwohl der seltene, z.B. diabetische oder idiopathische Wirbelkörperinfarkt mit Blutung einen ähnlichen Wirbelzusammenbruch hervorrufen kann.

Osteoporose: In den ersten Wochen nach Kompressionsbeginn (gemessen am 1. Auftreten der Schmerzen) zeigt sich im MRT ein Ödem im Wirbelkörper (niedrige Signalintensität im SE-T1w-, erhöhte Signalintensität im fettsupprimierten SE-T2w-Bild, homogen erhöhtes Gadolinium-Enhancement bei T1w). Das Ödem kann sich im gesamten Wirbelkörper ausbreiten. Häufig persistiert jedoch ein Areal mit Fettmark. Das Knochenmarködem zeigt mit der Zeit Rückbildungstendenz, und der komprimierte Wirbel nimmt schließlich gleichmäßig (isointens) genauso wie unversehrte Nachbarwirbel Kontrastmittel auf. Im betroffenen Wirbelkörper kann sich dann eine Frakturlinie parallel zur Abschlussplatte zu erkennen geben.

Maligne Wirbelkompression: Beim malignen Kollaps setzt sich häufiger als bei der osteoporotischen Kompression das Ödem auf den Pedikel fort, und es gilt in der Praxis die Regel: Vollständiger Ersatz des Fettmarks bei einer Wirbelkörperfraktur im T1w-MRT-Bild spricht für einen malignen Tumor. Darüber hinaus zeigt der maligne Kollaps eine heterogene fleckige Signalintensität im Knochenmark. Im Kontext sprechen eine dorsal-konvexe Vorwölbung der Wirbelrückwand, enhancendes perivertebrales Weichgewebe, eine enhancende epidurale Raumforderung und eine destruktive Beteiligung des Wirbelbogens für Malignität (s. auch Abb. 18.**2a** [MRT-Analyse des Wirbelmarks]). Außerdem helfen bei der Identifizierung einer malignen Wirbelkompression durch Metastasen bildgebende Absiedlungsbefunde in klinisch und röntgenologisch „stummen" Wirbeln und anderen Skelettabschnitten weiter (beispielsweise die Skelettszintigrafie als „Pfadfinder").

Die Spondylitis infectiosa im engeren Sinne kann sich auch an den hinteren Wirbelabschnitten manifestieren. Dafür wird im Schrifttum ohne Berücksichtigung der Bakteriologie auch die Bezeichnung **„Spondylitis posterior"** gebraucht. Der Pedikel, sei er die primäre Lokalisation im Wirbel, sei er fortgeleitet vom erkrankten hinteren Abschnitt des Wirbelkörpers oder vom Wirbelbogengelenk her befallen, und der isolierte Wirbelbogengelenkbefall mit oder ohne Beteiligung der Lamina des Wirbelbogens sind die Vorzugslokalisationen der Spondylitis posterior. Zur topografischen Diagnose, zur topografischen Abgrenzung und zur Differenzialdiagnose sollten sowohl eine MRT- als auch eine CT-Untersuchung erfolgen. Die erosiven Knochenveränderungen lassen sich im CT am besten darstellen. Ihre scharfen Konturen, bereits erkennbare Osteosklerosen und Sequesterbildung sprechen für eine chronische Entzündung und außerdem gegen Tumorwachstum. Bei der Spondylitis posterior sind als objektivierbare klinische Befunde frühzeitig Hinweise auf eine Affektion des Rückenmarks oder der Cauda equina zu erwarten. Schon aus diesen Gründen ist auch die MRT indiziert, um intraspinale Manifestationen, z.B. einen gewöhnlich über mehrere Etagen ausgedehnten Epiduralabszess oder/und eine paraspinale Weichteilabszedierung, sichtbar zu machen bzw. inflammatorisches Weichgewebe mit Gadoliniumverbindungen anzufärben. Bei der Beteiligung oder beim primärem Sitz der Infektion in den Wirbelbogengelenken sind ein Knochenmarködem und die Ausbreitung des Ödems in die Weichteilumgebung zu erwarten (Gadolinium-Enhancement bei T1w; Ergan et al. 1997).

Spondylitis migrans

Die Spondylitis migrans (Abb. 18.**133** und Abb. 18.**134**) ist eine aszendierende oder/und deszendierende, also polysegmentäre, unspezifisch-bakterielle oder (mischinfizierte) tuberkulöse, manchmal fistelnde Infektion der Wirbelsäule (Glogowski 1959, Dihlmann u. Bandick 1995). Diese Erkrankung wurde besonders nach dem Ende des 2. Weltkriegs im Verlauf der Vertreibungskampagnen und Repatriierung nach jahrelanger östlicher Kriegsgefangenschaft beobachtet. Einerseits mögen unhygienische Zustände, Mangelernährung und schlechte medizinische Versorgung ihre Entstehung begünstigt haben. Andererseits hat sich die Spondylitis migrans nach offenen Traumen (Verwundungen), postoperativ oder nach Punktionen (Injektionen, Anästhesien) an der Wirbelsäule manifestiert. Eine erneute Zunahme dieser an sich seltenen Wirbelsäulenaffektion wird in den vergangenen Jahrzehnten im Rahmen der Süd-Nord-Migrationsbewegung (nach Europa) beobachtet. Die Ausbreitung der nicht diagnostizierten oder erst im fortgeschrittenen Stadium erkannten, über Jahre und Jahrzehnte chronifizierten Erkrankung erfolgt trans- oder perivertebral, beispielsweise unter dem vorderen Längsband. Der osteosklerosierende und synostosierende Prozess kann auf die Wirbelbogengelenke, die Rippen-Wirbel-Gelenke, die

Zwischenwirbelscheiben und im Verlauf seiner Deszension auf ein oder beide Sakroiliakalgelenke übergreifen. Daher müssen bei nicht fistelnden und abszessfreien Verläufen die Spondylitis ankylosans (diagnostisches Stichwort: spinaler Bambusstab) und das AHS (diagnostisches Stichwort: Bambusstabfragment) differenzialdiagnostisch bedacht werden.

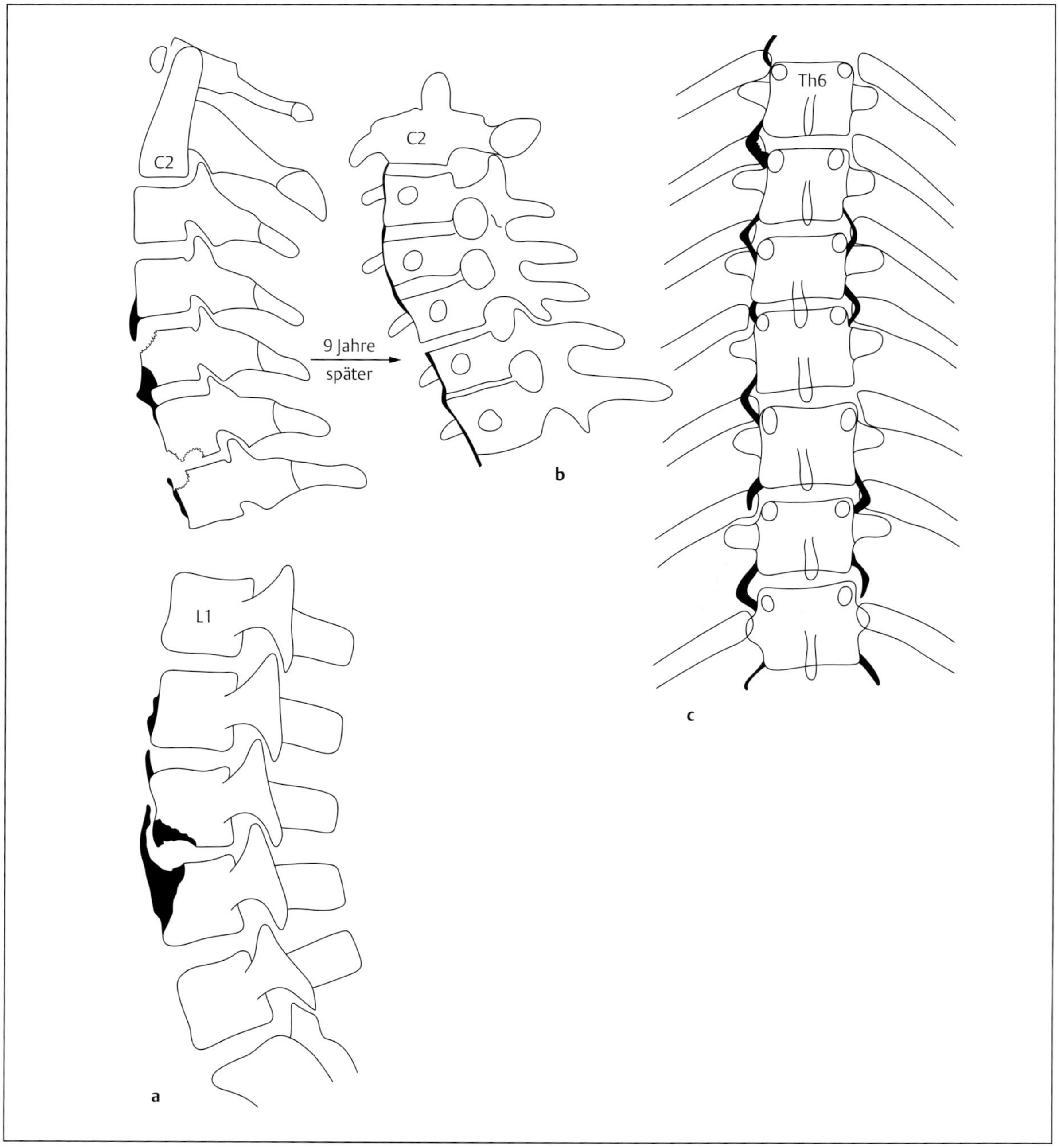

Abb. 18.**133a–c** **Spondylitis migrans.**

a 18 Monate nach Durchführung mehrerer lumbaler Grenzstrangblockaden erkennt man im Lenden- und Halswirbelsäulenbereich 3 sichere entzündliche Läsionen (L3/4, C4/5, C6/7) und außerdem ausgedehnte Vertebralosteophyten bzw. prävertebrale Knochenappositionen.

b, c 9 Jahre später sind die meisten zervikalen Wirbelbogengelenke knöchern ankylosiert. Syndesmophytenartige Vertebralosteophyten an der Halswirbelsäule (Schrägaufnahme). An der Brustwirbelsäule ebenfalls im unteren und mittleren Abschnitt ausgedehnte Vertebralosteophytose (Patient ist jetzt 48 Jahre alt). *Beurteilung:* Spondylitis migrans, die durch bakterielle Inokulation nach mehrfachen lumbalen Grenzstrangblockaden entstand. Die Infektion aszendierte unter dem vorderen Wirbelsäulenlängsband ohne Abszessbildung und breitete sich auch perivertebral aus. Im Laufe der Jahre wurden dadurch die zervikalen Wirbelbogengelenke entzündlich ankylosiert. Diese Befunde bedürfen klinisch röntgenologisch einer Abgrenzung gegenüber der Spondylitis ankylosans.

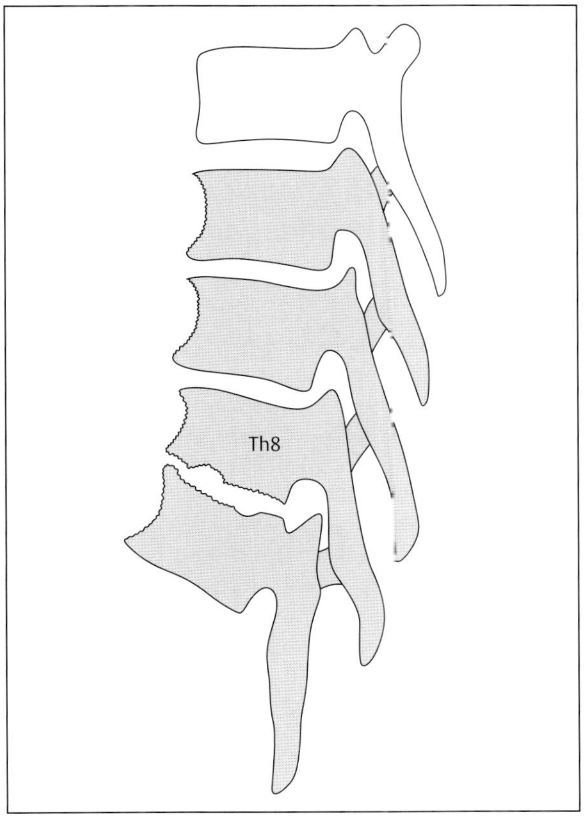

Abb. 18.**134** **Spondylitis migrans**, die von einer (bekannten) tuberkulösen Spondylitis Th 8/9 durch subligamentäre Ausbreitung der Infektion (des Eiters) entstanden ist. Diese Befunde wurden früher als Spondylitis anterior superficialis tuberculosa bezeichnet.

Klinische und anamnestische Zusatzinformation über infektiöse Wirbelsäulenerkrankungen

Die wichtigsten Erreger der Wirbelsäuleninfektion sind in abnehmender Häufigkeit Staphylococcus aureus, Escherichia coli und Streptokokken. Außerdem muss damit gerechnet werden, dass granulomatöse Spondylodiszitiden bzw. Spondylitiden ohne Diskusbeteiligung durch die 4 humanpathogenen Spezies Bruzella über Immigration und Verwandtenbesuche oder bei Urlaubsrückkehrern aus Ländern, in denen die Milch nicht generell pasteurisiert wird, auftreten. Dieser Infektionsmodus kommt bei den Bruzellosen wahrscheinlich häufiger vor als die berufliche landwirtschaftliche Exposition. Die Wirbelsäule und die Sakroiliakalgelenke gehören zu den Prädilektionslokalisationen der *Skelettbruzellosen.*

Die *Salmonellenspondylodiszitis* und die Infektion anderer Skelettteile mit diesen gramnegativen Stäbchenbakterien werden besonders in Zusammenhang mit der Sichelzellkrankheit (Sichelzellanämie, s Kap. 11 „Gelenke der Hand", Abschnitt „Hämoglobinanomalien") gesehen. Darüber hinaus zeigen die Wirbel bei dieser Hämoglobinopathie als Folgen der reaktiven Markhyperplasie sowie von Mikro- und Makroinfarzierungen ein vergröbertes Spongiosamuster mit Verstärkung der Längstrabekeln. In Zusammenhang mit der herabgesetzten Wirbelbelastbarkeit durch den rarefizierenden Strukturumbau kommt es häufig zu gleichmäßiger Höhenreduktion bis zu Flachwirbeln und Abschlussplattenimpressionen bis hin zum Fisch- und Keilwirbel, evtl. sogar zum Wirbelkörperkollaps. Infarzierungen im Wirbelkörper lösen **fokale** und **diffuse Osteosklerosen** aus. Letztere können sogar als *Elfenbeinwirbel* imponieren und an vielfältige Differenzialdiagnosen erinnern. Hier seien stichwortartig, zum Teil noch einmal (s. Abb. 18.**47**), genannt:

- Fluorintoxikation (systemisch, Anamnese)
- osteoplastische Metastasierung und maligne Lymphome (überwiegend fokaler Beginn)
- Morbus Paget (Wirbelvergrößerung)
- renale Osteopathie (diskus-parallel beginnend)
- Osteopetrose Albers-Schönberg (diskus-parallel bis total)
- Osteomyelosklerose (dabei Hepatosplenomegalie)
- Mastozytose, dabei Osteosklerose, diffuse Osteopenie, fokale Osteolyse oder gemischte Läsionen. WHO-Klassifikation dieser klonalen Erkrankung der hämatopoetischen Stammzelle in 7 Kategorien (Horny et al. 2008): Günstigste Prognose haben die makulopapulöse kutane Mastozytose (früher: Urticaria pigmentosa) und die indolente systemische Mastozytose mit Befall zumindest eines extrakutanen Gewebes, vorwiegend des Knochenmarks. Darüber hinaus werden klassifiziert: systemische Mastozytose mit assoziierter hämatologischer, nicht mastozytärer Neoplasie, aggresssive systemische Mastozytose, Mastzellenleukämie, Mastzellsarkom und extrakutanes (benignes) Mastozytom.

Differenzialdiagnosen:

- osteosklerotische Plasmozytomvariante oder POEMS-Syndrom (häufig führen die Symptome der Polyneuropathie beim POEMS-Syndrom den Patienten zum Arzt bzw. Radiologen)
- chronische sklerosierende Osteomyelitis vertebrae
- AHS

Auf die Ansiedlung humanpathogener und opportunistischer Mikroorganismen einschließlich der geografisch ubiquitären Kandidaorganismen im Stütz- und Gleitgewebe, damit auch auf Spondylodiszitismanifestationen, und auf deren begünstigende pathobiologische Prämissen wurde in Kap. 11 „Gelenke der Hand", Abschnitt „Infektarthritis", hingewiesen. Hier seien zusätzliche *hämatogene entzündliche Streukrankheiten* erwähnt, beispielsweise die akute eitrige Tonsillitis, Hautinfektionen, die Kolondivertikulitis und die ulzeröse Kolitis, die einer Wirbelsäuleninfektion in annehmbarem zeitlichem Zusammenhang vorausgingen. Außerdem wirken lange Zeit liegende Venenkatheter und intravenöser Drogenabusus streubegünstigend.

Die klassische hämatogene Streukrankheit ist die **Tuberkulose**. Das Mycobacterium tuberculosis complex wird öfter als das Mycobacterium bovis als Krankheitserreger nachgewiesen, der vom symptomatischen oder asymptomatischen Primärherd (Lunge, Darmwand, extrem selten Haut) ausgeht oder viel häufiger im postprimären Stadium (Primärkomplex, pulmonale und extrapulmonale Tuberkulosen, s. Kap. 11 „Gelenke der Hand", Abschnitt „Mycobacterium tuberculosis complex") in die Blutbahn gelangt und zu (weiteren) Organmanifestationen führt. Die Skeletttuberkulose gehört zu den Spätformen, da sie sich erst Monate bis einige Jahre nach dem Streuereignis klinisch präsentiert und sich als chronische, allenfalls subfebrile Krankheit verzögert im Projektionsradiogramm zu erkennen gibt. Die unspezifische Spondylodiszitis dagegen kann nach einer klinischen Latenzzeit von einigen Wochen bis Monaten als Krankheit empfunden werden und akut (febril), subakut oder chronisch auftreten bzw. verlaufen. Als *statistische* Phänomene, die eher für die Wirbeltuberkulose sprechen, sind bekannt:

- Abszessbildung im Sinne des kalten Abszesses
- Senkungsabszessbildung bei der exsudativ-verkäsenden Tuberkulose
- Neigung zu Kalziumsalzniederschlägen
- demarkierte Knochennekrosen (Sequester, Fistel-Drainagen)
- oligotoper Befall von Bewegungssegmenten

Die Lendenwirbelsäule wird sowohl bei der Tuberkulose als auch von der pyogenen unspezifischen Spondylodiszitis in etwa gleicher Häufigkeit befallen. An der unteren Hälfte der Brustwirbelsäule kommt die Tuberkulose häufiger vor.

Die im 20. Jahrhundert beobachtete Verschiebung des Prävalenzgipfels der Wirbeltuberkulose in die 2. Lebenshälfte, namentlich in das 6. und 7. Lebensjahrzehnt, hängt wahrscheinlich mit den verbesserten hygienischen Verhältnissen in den Industrieländern, mit der Rindersanierung und der BCG-Schutzimpfung zusammen.

Der röntgenologische Nachweis einer **reaktionslosen Diskushöhenminderung** soll bei Kindern und Jugendlichen – in diesem Alter ist eine Chondrose noch nicht zu erwarten – den Verdacht einer Wirbelinfektion erwecken. Dieser Verdacht kann durch die Klagen des Patienten erhärtet werden und dann der Anlass für die Laboruntersuchung und die MRT-Bildgebung sein. Gemeint ist der *„entzündliche Rückenschmerz" („Kreuzschmerz")*, d. h. der seit etwa 3 Monaten bestehende, schleichend eingesetzte Rückenschmerz in der unteren Wirbelsäulenhälfte. Er reißt den Patienten in den späten Nacht- bzw. den frühen Morgenstunden aus dem Schlaf *(Aufwachschmerz)*, „zwingt" ihn zum Aufstehen und zur kurzzeitigen Bewegung (Herumgehen), bessert sich dadurch und erlaubt dann weiteres Schlafen. Diese Schmerzqualität wird jedoch nach dem Aufstehen zur üblichen Zeit von Morgensteifigkeit der Wirbelsäule (> 30 min) gefolgt.

Dieser (tief sitzende) Rückenschmerz wurde ursprünglich als Charakteristikum der Spondylarthropathien, namentlich der Spondylitis ankylosans, beschrieben, ehe erkannt wurde, dass er entzündliche Wirbelsäulenprozesse, also auch infektiöse Spondylodiszitiden, repräsentiert (Sebastiani u. Galas 2001).

„Destruktive" Differenzialdiagnosen der Wirbelsäuleninfektionen

Sarkoidose

Die Wirbelsäulensarkoidose gehört zu den seltenen Lokalisationen dieser histologisch durch nicht verkäsende Epitheloidzellgranulome gekennzeichneten Systemerkrankung. Mehr als 90 % der Sarkoidosepatienten erkranken mit intrathorakalen Manifestationen (Lungen, lymphatisches System). Pathologische Veränderungen an den Bewegungssegmenten der Wirbelsäule bei aktiver oder remittierter intrathorakaler Sarkoidose ohne oder mit extravertebralem Skelettbefall legen den ätiologischen Zusammenhang nahe. Es gibt jedoch Ausnahmen, so das Auftreten der intrathorakalen Sarkoidose *nach* ihrem *initialen* Wirbelsäulenbefall oder die *isolierte* Wirbelsäulensarkoidose (Frank et al. 2007), die nur nach positiver histologischer und negativer bakteriologischer Abklärung diagnostiziert werden kann. Die Beschreibung des sarkoidotischen Wirbelsäulenbefalls mit osteoplastischen und/oder osteolytischen Veränderungen unter Aussparung der Zwischenwirbelscheibe bedarf daher der Ergänzung, dass die Sarkoidose manchmal auch unter dem Röntgenbild der tuberkulös, pyogen oder mykotisch gedeuteten Spondylodiszitis auftritt. Wenn das Granulationsgewebe sich perivertebral ausbreitet, ist dies röntgenologisch nicht vom Abszess oder von Tumorgewebe zu unterscheiden. Daher sollten Tumormetastasen, das multiple Myelom und maligne Lymphome besonders dann in die bildgebende Differenzialdiagnose miteinbezogen werden, wenn osteolytische und/oder osteoplastische Befunde multifokal im Wirbel oder/und in mehreren Bewegungssegmenten auftreten und anamnestische sowie klinische Hinweise auf ein Tumorleiden zu erlangen sind. Allerdings manifestiert sich auch die Wirbelsäulensarkoidose häufig multisegmental.

Im MRT hängt die Signalcharakteristik vom Grad und vom Nebeneinander der sarkoidotischen Infiltration, der Nekrose, der Fibrose und der reaktiven Knochenneubildung ab – ist also unspezifisch. Sie ermöglicht jedoch die Gewebsdifferenzierung, z. B. die Differenzialdiagnose zwischen Abszess und Granulationsgewebe, und kann auch den symptomlosen oder symptomgebenden enhancenden Befall der Meningen bzw. des Rückenmarks und der Cauda equina bei der *bakteriellen Spondylodiszitis* aufdecken.

Destruktive Pyrophosphatspondylarthropathie (-spondylopathie)

Diese Lokalisation gehört zu den seltenen Manifestationen der auch als Chondrokalzinose bekannten Stoffwechselstörung. Im Projektionsradiogramm zeigt sie sich unter dem Aspekt der infektiösen Spondylodiszitis und wurde als Begleitbefund bei verschiedenen endokrinen und metabolischen Grundkrankheiten beschrieben. Sie tritt vor allem in Zusammenhang mit der hyperparathyreoten Stoffwechselentgleisung (Freyschmidt u. Hehrmann 1978) und als polypathogenetischer Kombinationsschaden bei terminaler Niereninsuffizienz (Langzeithämodialysetherapie) auf (vgl. Kap. 7 „Dystope Kalziumniederschläge mit Krankheitspotenzial", Abschnitt „Kalziumpyrophosphatarthropathie in Weichteilstrukturen [Chondrocalcinosis articularis]"). Über ihre unspezifische MRT-Signatur s. die Legende der Abb. 7.**11**. Die MRT-Untersuchung ist von klinischer Bedeutung, um bei der relativen Häufigkeit der nicht destruktiven Chondrokalzinose an anderen Stellen des Stütz- und Gleitgewebes des jeweiligen Patienten die Koinzidenz mit der infektiösen Spondylodiszitis auszuschließen – beispielsweise durch die fehlende perivertebrale und epidurale Abszessbildung bei der destruktiven Pyrophosphatspondylopathie.

Destruktive renalosteopathische Spondylopathie

Die destruktive renalosteopathische Spondylopathie tritt weit überwiegend bei Patienten unter langjähriger Dauerhämodialysetherapie auf, wenn bei ihnen bereits andere Röntgenbefunde der renalen Osteopathie an der Wirbelsäule auffallen (Abb. 18.**135**).

Rezidivierende Polychondritis

Bei dieser Erkrankung (s. Kap. 11 „Gelenke der Hand", Abschnitt „Klassische Kollagenosen, systemische Vaskulitiden, Mischkollagenose, andere Immunopathien, enzymogene oder mutationsbedingte Erkrankungen mit Beteiligung des Stütz- und Gleitgewebes") können auch knorpelige Abschlussplatten und hinzutretende Einbrüche der knöchernen Abschlussplatten mit perifokaler Osteosklerose das Röntgenbild (Johnson et al. 1973) einer erosiven Erkrankung im befallenen Bewegungssegment vermitteln.

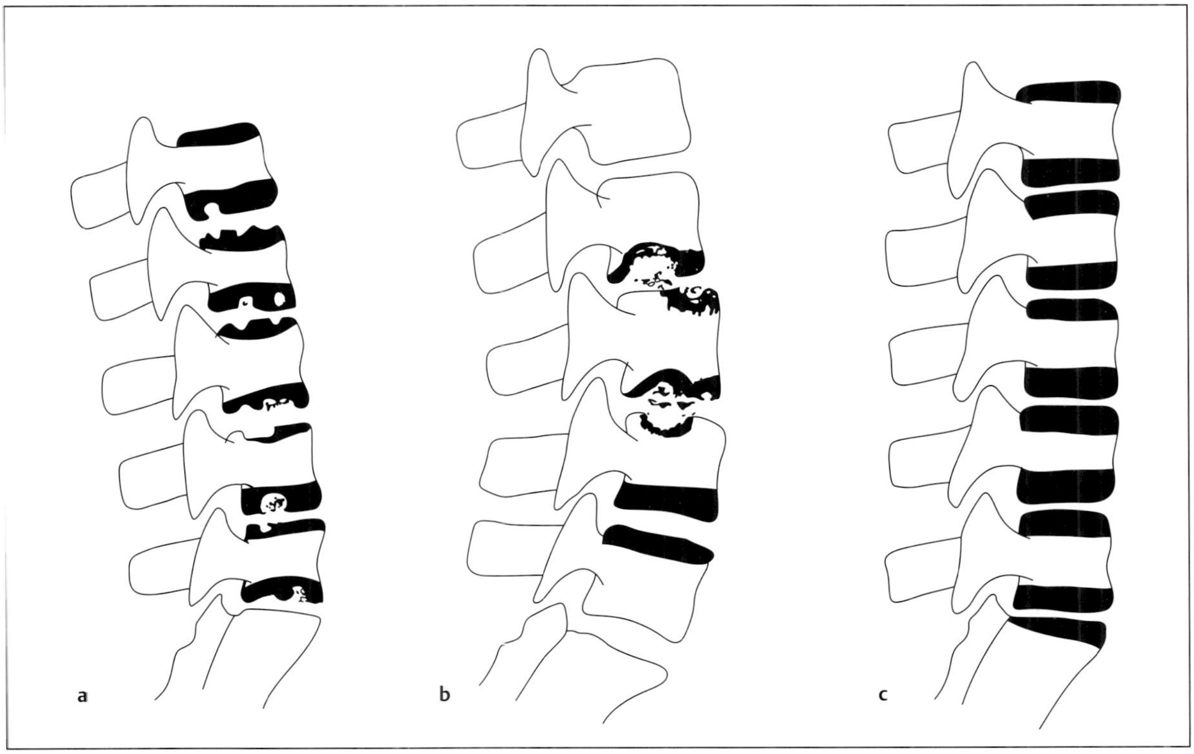

Abb. 18.**135a–c** **Röntgenologische Manifestationen der renalen Spondylopathie (an der Lendenwirbelsäule).** Rugger-jersey-Aspekt (**a–c**, s. Abb. 18.**53** und Abb. 18.**137**).

a Diskushöhenabnahme *(Diskolyse)* mit Abschlussplattenerosionen und Kalziumpyrophosphatniederschlägen.

b In den Bewegungssegmenten L2/3 und L3/4 könnte (isoliert betrachtet) das Röntgenbild schon als koinzidente infektiöse Spondylodiszitis im Reparationsstadium mit Sequestern fehlgedeutet werden (daher evtl. MRT); s. auch die Retrolisthesis.

c Rugger-jersey-Aspekt und reine renale Diskolyse (Dihlmann 1981b; bei diesem Patienten Hämodialyse seit etwa 10 Jahren).

Gicht

Die Erkrankung der Wirbelsäule durch die Gicht ist einerseits selten. Andererseits kann sie asymptomatisch bleiben oder mit lokalen Schmerzen bis hin zur Paraplegie durch Kompression der Medulla spinalis einhergehen. Beim tophösen Wirbelsäulenbefall treten im Projektionsradiogramm destruktive Veränderungen vom Aspekt der Infektion oder der neoplastischen Osteolyse auf. Unter Berücksichtigung einer langjährigen Gichtanamnese oder auch nur einer Hyperurikämie muss aber auch an die diskovertebrale Manifestation dieser Stoffwechselstörung gedacht werden. Die Tophusosteolyse zeichnet sich, wie auch an anderen Skelettabschnitten, durch ihre *scharfrandige* Abgrenzung im Röntgenbild und CT aus.

Im MRT fällt der Gichttophus in den T1w-SE-Sequenzen als muskelisotense Raumforderung auf. Die proteinreiche amorphe Matrix des Tophuskerns zeigt sich in T2-gewichteten TSE-Sequenzen stark hyperintens (Seidl et al. 1996). Das homogene Enhancement nach intravenöser Gadoliniuminjektion soll in T1w-Sequenzen auf reaktiv gebildetes gefäßreiches Granulationsgewebe zurückgehen. Eine sichere Abgrenzung gegenüber neoplastischen (metastatischen) und infektiösen Läsionen oder der erosiven Osteochondrose ist nicht möglich, sodass im Einzelfall eine Nadelaspirationsbiopsie empfohlen wird (vgl. Abb. 6.**4**).

Entzündlich-rheumatische Wirbelsäulenerkrankungen: rheumatoide Arthritis

Grundsätzlich kann jeder mobile Abschnitt der Wirbelsäule von der rheumatoiden Arthritis ergriffen werden. Jedoch ist das Risiko des Halswirbelsäulenbefalls besonders groß. Die rheumatoide Arthritis der Erwachseen verhält sich so – das offenbart die Erfahrung –, als ob dieser Wirbelsäulenanteil die 5. Gliedmaße wäre. Bei der Überzahl der Patienten zeigt sich die Wirbelsäulenmanifestation als Spätbefund, d. h. wenn diese Arthritis an den Extremitätengelenken bereits zu Zerstörungen geführt hat. An den synovialen Gelenken, namentlich der Halswirbelsäule, kann sich die rheumatoide Arthritis jedoch schon im viel früheren Stadium zu erkennen geben. „Spätbefund" bedeutet einerseits ebenfalls, dass der Wirbelsäulenbefall vornehmlich in einem Lebensalter zu erwarten ist, in dem sich auch schon degenerative Diskus- und Intervertebralgelenksveränderungen offenbaren, und dass andererseits die rheumatoide Arthritis an sich und als immobilisierende Krankheit zur Wirbelsäulenosteoporose geführt oder zu ihrer Entstehung beigetragen hat. Diese „extrarheumatoiden" Befunde können daher sowohl die Symptomatik als auch die strukturellen Befunde beeinflussen bzw. mitformen. Tritt beispielsweise bei einem Patienten mit bekannter rheumatoider Arthritis ein Zervikalsyndrom auf, so muss unverzüglich eine Röntgenuntersuchung der Halswirbelsäule in den 2 Standardebenen und dabei die seitliche Aufnahme in Anteflexionshaltung durchgeführt werden (Abb. 18.**136**). Lassen sich darüber hinaus neurologische Defizite nachweisen, so ist die MRT eine zwingende diagnostische Maßnahme.

Auf der Abb. 18.**137** sind die „peridentalen Steinbruchzeichen" einschließlich der Densaureole (s. Abb. 7.**5**) und die „Densaufblähung" aus differenzialdiagnostischen Gründen besonders hervorzuheben. Solche *knöchernen* Metaplasien treten nicht nur bei der rheumatoiden Arthritis und anderen chronisch-arthritischen (entzündlichen) Prozessen auf, darunter die okzipitozervikale Tuberkulose (medizinhistorisches Synonym: Malum suboccipitale), sondern auch als posttraumatische Weichteilossifikationen und Bandausrisse, (senile) degenerative Ligamentverknöcherungen, ferner bei der DISH und in Assoziation mit der Kopfgelenkarthrose.

Differenzialdiagnose: Tendinitis (Tendopathia) calcarea cervicooccipitalis

Eine wichtige bildgebende Differenzialdiagnose der „peridentalen Steinbruchzeichen" ist die schmerzhafte, bewegungseinschränkende, akute oder sich klinisch langsam entwickelnde Tendinitis (Tendopathia) calcarea cervicooccipitalis. Die Beschwerden werden als Retropharyngeal- oder/und Nackenschmerzen empfunden und entwickeln sich überwiegend ohne Makrotrauma und ohne Assoziation mit anderen Gesundheitsstörungen. Diese Erkrankung ist in den meisten Fällen eine Manifestation der **Apatitkrankheit**, seltener der **Chondrokalzinose** (**Kalziumpyrophosphatarthropathie/-spondyloarthropathie**; s. Kap. 7 „Dystope Kalziumniederschläge mit Krankheitspotenzial").

Die Verkleinerung oder völlige Resorption der pleomorphen Kalkschatten unter antiinflammatorischer Behandlung (Kobayashi et al. 2001) spricht eher für die Apatitkrankheit (s. Abb. 7.**4** = M. longus colli und Abb. 18.**137** = Kopfgelenkregion).

Ventrale Atlasdislokation

Die arthritischen oder ligamentären Zerstörungen im Kopfgelenkbereich können, je nach der Entzündungsaktivität, zu einer Instabilität (Gefügelockerung) der Kopfgelenke, am häufigsten zur *ventralen Atlasdislokation* führen. Eine wichtige Voraussetzung für das Entstehen und Fortschreiten der ventralen Atlasdislokation ist die *Insuffizienz des Lig. transversum atlantis*. Diese ligamentäre Insuffizienz entsteht bei der rheumatoiden Arthritis, wenn an den Bandinsertionen rheumatisches Granulationsgewebe auftritt, wenn dieses Band atrophiert, von Granulationsgewebe völlig zerstört und/oder die Denshinterfläche erodiert wird. Die Insuffizienz des Lig. transversum atlantis erlaubt einen ventralen Atlasabrutsch von etwa 5 mm (Ball u. Sharp 1971). Eine darüber hinaus gehende ventrale Atlasverschiebung ist möglich, wenn *zusätzlich* eine Insuffizienz der Ligg. alaria und eine ent-

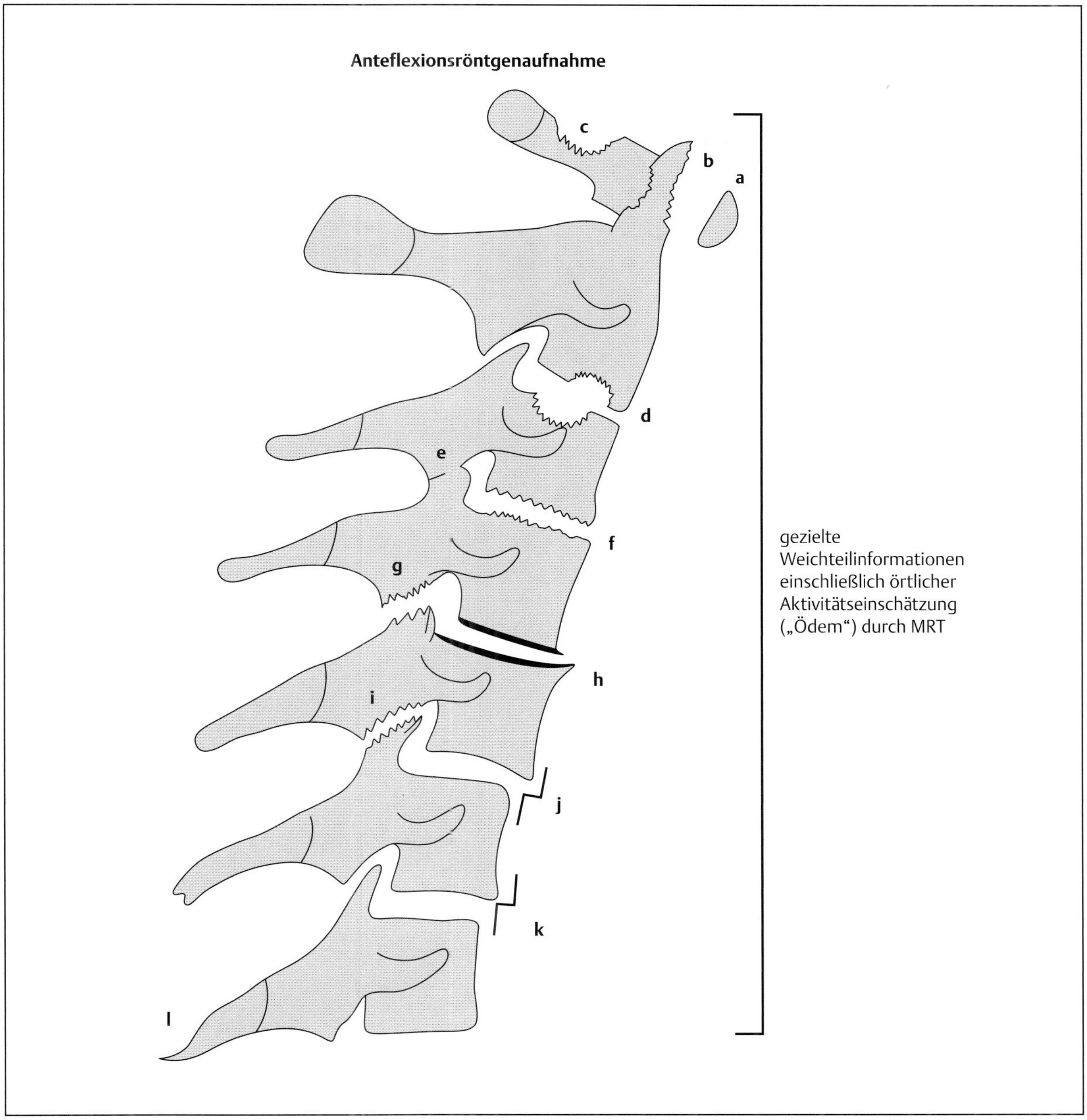

Abb. 18.**136a–l Synopsis der möglichen Halswirbelsäulenbefunde bei adulter rheumatoider Arthritis auf der Funktionsröntgenaufnahme in Anteflexion** (zur Provokation der bewegungssegmentalen Gefügelockerung bzw. zur Beurteilung ihres Ausmaßes).

Über die *vielfältige* Ätiologie der Ventralverschiebung des Atlas s. Kap. 2, Abschnitt „Halswirbelsäulenfunktionsaufnahmen in Ante- und Retroflexion“. Dort findet sich auch der Hinweis auf die ankylosierende Spondylitis, andere entzündlich-rheumatische Erkrankungen, Fehlbildungen, Stoffwechselstörungen usw. als Ursache des einen oder anderen wiedergegebenen Befunds.

a Ventrale Atlasdislokation, Synonym: Atlas(-sub-)luxation (Atlantodentaldistanz >3 mm); s. auch die „Unterbrechung“ der virtuellen harmonischen Spinolaminarlinie bei C 1 und C 2.
b Densarrosion (s. Abb. 18.**137**).
c Wirbelbogenarrosion durch Granulationsgewebe.
d Rheumatische Spondylodiszitis.
e Knöcherne Ankylose der Wirbelbogengelenke.
f Frühstadium der Spondylodiscitis rheumatica (Diskushöhenabnahme mit unscharf konturierten oder erodierten Abschlussplatten); falls als (zervikaler) *Einzelbefund* bei einem Patienten mit (fortgeschrittener) peripherer rheumatoider Arthritis auffallend, dann an Koinzidenz mit Infektion denken (MRT).
g Erosive Wirbelbogengelenkarthritis.
h Typisches Osteochondroseröntgenbild (Koinzidenz).
i, j Erosive Wirbelbogengelenkarthritis mit konsekutiver Anterolisthesis C 5 (Pseudospondylolisthesis). Bei polysegmentärer Wirbelbogengelenkarthritis mit Anterolisthesis ab C 2 wird auch von einem arthritischen (entzündlichen) Stufenleiterphänomen gesprochen (Schilling et al. 1963).
k Anterolisthesis bei Chondrosis intervertebralis oder röntgenokkulter Discitis rheumatica; falls *Einzelbefund* beim Patienten mit rheumatoider Arthritis: MRT erwägen.
l Dornfortsatzosteolyse C 7 (vor allem an der unteren Halswirbelsäule auftretend) durch rarefizierende Fibroostitis, entzündliches Granulationsgewebe oder Bursitis rheumatica (Bywaters 1978).

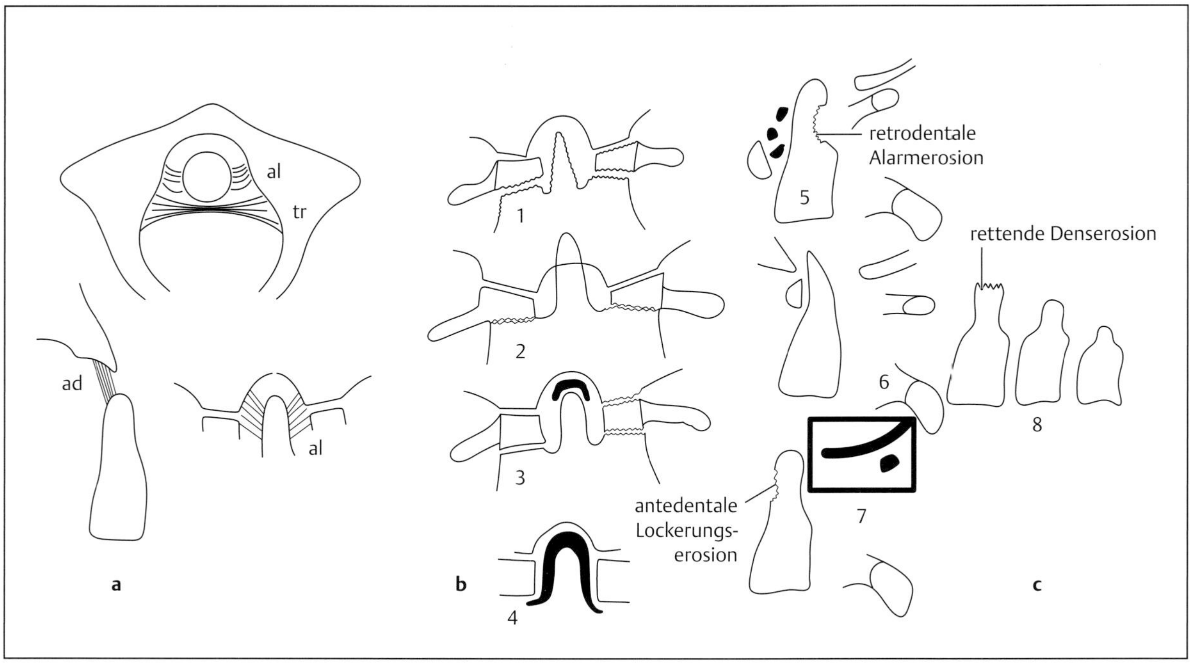

Abb. 18.**137a–c Ligamente, die wesentlich zur Stabilität der Kopfgelenke beitragen (a), und pathologische Befunde dieser Region bei rheumatoider Arthritis und anderen destruktiven Prozessen sowie nach Traumen (b, c).** *Gezeichnet* wie bei *mpR-CT* bzw. *MRT*.

a Topografie der Ligamente:
- al Ligg. alaria.
- tr Lig. transversum (horizontaler Schenkel des Lig. cruciforme atlantis).
- ad Lig. apicis dentis (ursprünglich verlief in ihm die Chorda dorsalis; Reste von ihr können dort erhalten bleiben und zum Ausgangsort eines Tumors werden).

b, c Pathologische Befunde:
1. Ein- oder beidseitige erosive laterale Kopfgelenkarthritis mit struktureller Transversaldislokation (s. Abb. 18.**10**) und Densarrosion durch entzündliches Granulationsgewebe.
2. Vertikale Densdislokation (vgl. basilare Impression) und bilaterale untere Kopfgelenkarthritis.
3. Densaureole (Dirheimer 1977, Skaane u. Klott 1981). Sie gehört zu den „peridentalen Steinbruchzeichen“ und zur „Densaufblähung“ (s. Nr. 4). Bei Instabilität der Kopfgelenkregion durch entzündliche Prozesse und Traumen können solche knöchernen Metaplasien im stark geschädigten Kapsel-Band-Apparat entstehen. *Differenzialdiagnose:* Eine der vielfältigen Manifestationen des (untersten) Okzipitalwirbels im Sinne des Proatlasrudiments: Zufallsbefund. Einseitige obere und untere laterale Kopfgelenkarthritis.
4. „Densaufblähung“ (s. Nr. 3).
5. Die Densspitze überschreitet die Foramen-magnum-Linie (McRae-Linie, s. dort), d. h. vertikale Densdislokation, ferner Atlaskippgleiten, „peridentale Steinbruchzeichen“, retrodentale Alarmerosion.
6. Vertikale Densdislokation mit konzentrischer partieller Densosteolyse („Anspitzung“).
7. Antedentale Lockerungserosion. *Insert:* Manifestation des Okzipitalwirbels = Rudiment des Proatlas (zwischen Okziput und hinteren Atlasbogen, s. Nr. 3.
8. Rettende Denserosion und weitere Stadien der entzündlichen Densosteolyse, s. Text.

zündliche Zerstörung der Kapseln und Gelenkflächen an den medianen und lateralen Atlantoaxialgelenken aufgetreten sind. Der Atlas rutscht dann oft so weit nach vorn ab, dass es zum **Atlaskippgleiten** (s. Abb. 18.**137**) kommt. Der vordere Atlasbogen bewegt sich entsprechend nach kaudal, und der Dens axis „steigt“ nach oben, um manchmal auf seitlichen Aufnahmen die Foramen-magnum-Linie zu überschreiten. Die **vertikale Densdislokation** mit/ohne ventraler Atlasdislokation bzw. Atlaskippgleiten bedroht daher die Medulla oblongata, es sei denn, das entzündliche Granulationsgewebe baut den Dens entweder von oben her ab oder führt durch „konzentrische Attacke“ zu seiner Partial- oder Totalosteolyse oder zur „Anspitzung“ des Dens (s. Abb. 18.**137**), Nr. 6), manchmal auch zur pathologischen Densfraktur. Bestimmte, zunächst am Dens umschrieben auftretende Erosionen seien u. a. aus prognostischen und engrammbildenden Gründen besonders nomenklatorisch hervorgehoben (s. Abb. 18.**137**):

- **Rettende Denserosion:** Sie zeigt den apikalen Densabbau an, sodass sich das Risiko der Medulla-oblongata-Schädigung trotz (zunehmender) vertikaler Densdislokation verringert.
- **Antedentale Lockerungserosion:** Sie ist der Hinweis auf die erosive Arthritis des mittleren Atlantoaxialgelenks und damit auf die drohende oder bereits beginnende/eingetretene ventrale Atlasdislokation.
- **Retrodentale Alarmerosion:** Sie weist auf die Gefahr hin, dass entzündliche Synovialisproliferationen aus dem hinteren Anteil der Articulatio atlantoaxialis mediana, der entweder mit dem vorderen Teil dieses Gelenks kommuniziert oder von ihm völlig abgetrennt ist, die *Medulla spinalis* und das Lig. transversum bedrohen.

Die rettende Denserosion oder/und retrodentale Alarmerosion können auch durch eine pseudotumorös genannte Bindegewebsproliferation im kraniozervikalen Übergang bei der hämodialyseassoziierten Spondyl (-arthro-)pathie entstehen (vgl. Abb. 7.**11**).

Die **dorsale Atlasdislokation** und die **strukturelle transversale (laterale) Atlasdislokation** (s. Abb. 18.**10** und Abb. 18.**137**) setzen bei der rheumatoiden Arthritis (ebenso wie traumatisch oder tumorös ausgelöste Fehlstellungen) stärkere Zerstörungen an den Gelenken, den gelenktragenden Knochen und den Bändern der Kopfgelenkregion voraus. So wird die dorsale Atlasdislokation erst nach weitgehender oder vollständiger Denszerstörung oder nach seiner (pathologischen) Fraktur möglich.

Rheumatische Diszitis/Spondylodiszitis an der Halswirbelsäule

Entzündlich-rheumatisches Granulationsgewebe entsteht an der Halswirbelsäule nicht nur in den Wirbelbogengelenken, im Extraduralraum (Kudo et al. 1984) und an den Dornfortsätzen, sondern auch in den Unkovertebralgelenken (Ball u. Sharp 1971). Von Letzteren kann sich das Granulationsgewebe zertörend auf die gesamte Zwischenwirbelscheibe und auf den Wirbelkörper ausbreiten. Auch auf diese Weise kommt es manchmal zur rheumatischen Diszitis oder Spondylodiszitis (s. Abb. 18.**136**).

Dornfortsatzosteolysen

An den Dornfortsätzen der unteren Halswirbelsäule, oberhalb davon und an der oberen Brustwirbelsäule sind bei fortgeschrittener rheumatoider Arthritis, auch bei der ankylosierenden Spondylitis, Dornfortsatzosteolysen (Abb. 18.**138**, s. auch Abb. 18.**136**) zu erkennen. Sie gehen auf die Einwirkung entzündlichen Granulationsgewebes zurück, das von den Bandinsertionen oder von entzündeten „interspinösen" Bursen – physiologischen Strukturen – ausgeht. Im Extremfall kann es zur Zwangsbeugung des Halses mit Unfähigkeit, die Halswirbelsäule aktiv zu strecken und zu lordosieren, kommen (Peter et al. 1964).

Rheumatoide Arthritis an Brust- und Lendenwirbelsäule

Das im Vergleich zur Halswirbelsäule seltenere Auftreten der rheumatoiden Arthritis an der Brust- und Lendenwirbelsäule wird von örtlichen morphologischen Gegebenheiten mitgeprägt:

An der Brustwirbelsäule verhindert der Rippenverbund das instabilitätsbedingte Wirbelgleiten. Dort kann das rheumatoid-arthritische Granulationsgewebe aus befallenen Rippen-Wirbel-Gelenken in die Zwischenwirbelscheibe und in die zugehörigen knöchernen Abschlussplatten zerstörerisch einsprossen und auch auf diesem Weg eine rheumatische Diszitis oder Spondylodiszitis auslösen (Bywaters 1974). Die *bildgebende* Makromorphologie der rheumatoiden Arthritis wird besonders an der Brust- und Lendenwirbelsäule von der möglichen Komorbidität mit Osteoporose und Diskusdegeneration, desgleichen *von Rheumaknoten im Knochenmark* und diskalem Granulationsgewebe so beeinflusst (Baggenstoss et al. 1952, Shichikawa et al. 1978), dass einerseits ausgeprägte, destruktiv-osteolytische Röntgenbefunde entstehen können → MRT. Entsprechend klärt die MRT, wenn das entzündlich-rheumatische Granulationsgewebe sich aus dem Zwischenwirbelraum und/oder dem Knochenmark heraus perivertebral ausbreitet und beispielsweise an der Halswirbelsäule den prävertebralen Fettstreifen (s. Abb. 18.**5**) verändert oder die Paraspinallinie umschrieben verbreitert (s. Abb. 18.**123**). Diese Röntgenbefunde können im Zusammenhang mit den diskovertebralen Destruktionen als Ausdruck eines Abszesses fehlgedeutet, oder – umgekehrt – tatsächliche bakterielle Infektionen bei Patienten mit rheumatoider Arthritis können als rheumatische Diszitis oder Spondylodiszitis fehlgedeutet werden. Andererseits fällt beim diskovertebralen, rheumatoid-arthritischen Befall der Bewegungssegmente, namentlich der Lendenwirbelsäule, die Befundkonstella-

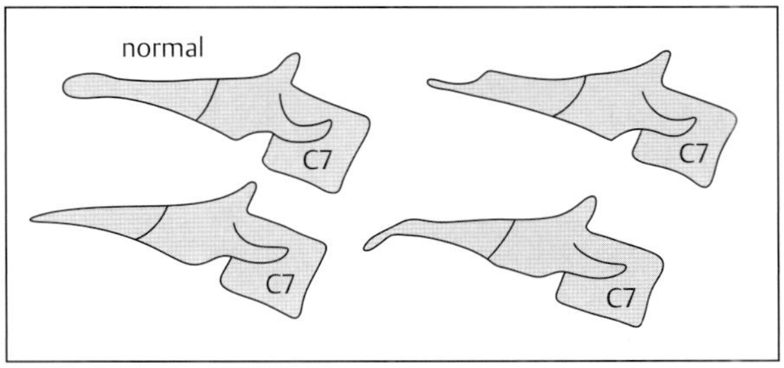

Abb. 18.138 **Dornfortsatzosteolyse an der unteren Halswirbelsäule bei rheumatoider Arthritis** (seltener bei Spondylitis ankylosans).

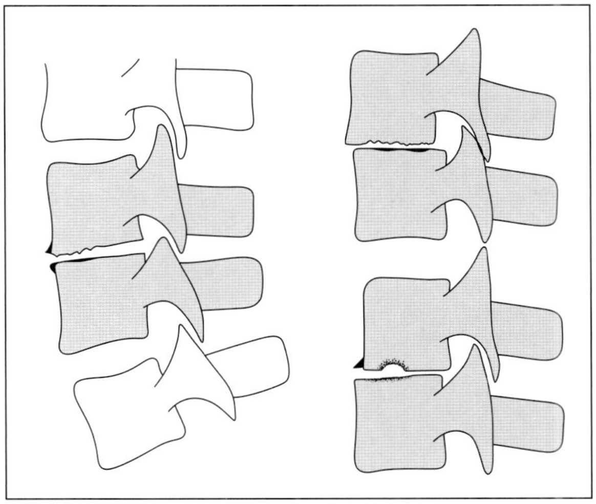

Abb. 18.139 **Lumbale Spondylodiszitis bei rheumatoider Arthritis mit langjährigem Extremitätenbefall.** Beachte die charakteristische Kombination von *starker* Diskushöhenabnahme mit *geringfügigen* oder sogar *fehlenden* Vertebralosteophyten und geringfügiger subdiskaler Spongiosasklerose. Die Diagnose einer Osteochondrose bzw. einer erosiven Osteochondrose ist bei diesen Befunden unwahrscheinlich.

tion *erhebliche* Diskushöhenabnahme, aber nur *geringfügige* oder *fehlende* reaktive Vertebralosteophyten und subdiskale Osteosklerose auf (Abb. 18.**139**). Diese Kombination „passt" beim Patienten mit Diskusdegeneration nicht zum Bild!

In typischer Weise führen die Zerstörungen der rheumatoiden Arthritis an der Wirbelsäule zur bewegungssegmentalen Instabilität (Gefügelockerung). Ankylosen (Synostosen, entzündliche Blockwirbel) sind dagegen seltener (Abb. 18.**140**).

Juvenile idiopathische Arthritis

Die juvenile idiopathische Arthritis (s. Kap. 11 „Gelenke der Hand", Abschnitt „Arthritis") zeigt sich am Achsenskelett in der Regel schon im frühen und mittleren Krankheitsstadium – manchmal sogar initial. Ihre bildgebenden Manifestationen spiegeln nicht nur den Einfluss des pathologischen, entzündlich-rheumatischen Geschehens auf ein „statisches" präformiertes Gewebe wider, sondern interagieren mit einem „dynamischen" Vorgang, der als Entwicklung und Wachstum bezeichnet wird. Dadurch kommt es nicht nur zu Zerstörungen, sondern auch zu Formabweichungen am Achsenskelett. Diese weisen zeitlebens darauf hin, dass die Erkrankung im Wachstumsalter begann und sich entweder in das Erwachsenenalter aktiv fortsetzte oder vorher zum Stillstand kam.

Eine weitere Besonderheit zeichnet die juvenile idiopathische Arthritis gegenüber der adulten rheumatoiden Arthritis aus: Besonders an den Halswirbeln neigen die

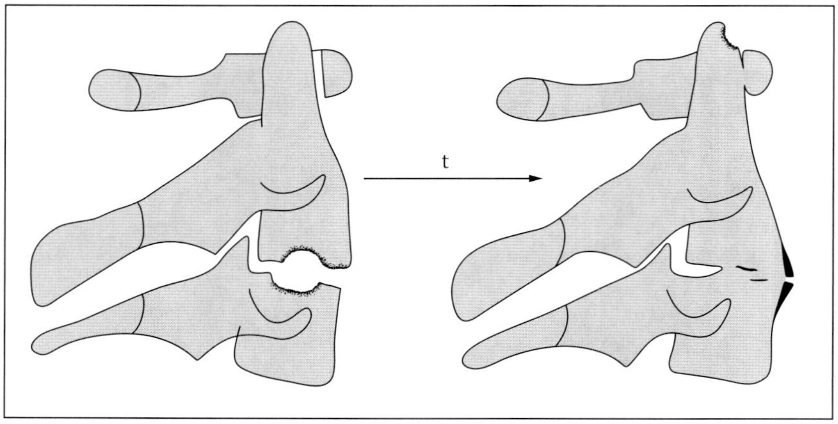

Abb. 18.**140** **Entstehung eines entzündlichen Blockwirbels im Verlauf der rheumatoid-arthritischen Spondylodiszitis C2/3** (t = 6 Jahre). Außerdem ist es zur seltenen knöchernen Ankylose im medialen Atlantoaxialgelenk und zur Densarrosion gekommen.

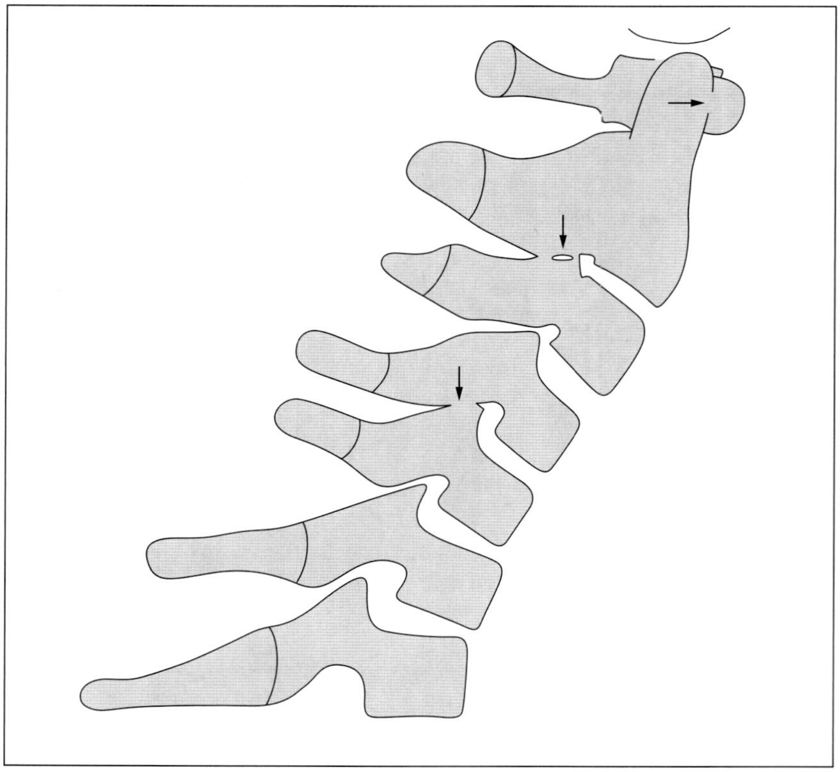

Abb. 18.**141** **Juvenile idiopathische Arthritis.** Im Verlauf dieser Erkrankung trat vor 7 Jahren eine Zervikalarthritis auf (Patient jetzt 14 Jahre alt). Inzwischen ist eine knöcherne Ankylose der Wirbelbogengelenkpaare C2/3 und C4/5 sowie des mittleren Atlantoaxialgelenks eingetreten *(Pfeile)*. Keine Instabilität an den übrigen Bewegungssegmenten auf der Anteflexionsaufnahme. Klinisch ist die Erkrankung remittiert.

betroffenen Bewegungssegmente viel eher zur Ankylose (Synostose, Blockwirbel) als zur permanenten Instabilität (Abb. 18.**141**).

Juvenil-rheumatische Zervikalsynostose

Die polytop zervikal sowohl auf die Wirbelbogengelenke als auch auf die diskovertebralen Verbindungen und Interspinalbänder ausgedehnte *juvenile* idiopathische Arthritis gibt sich im *Erwachsenenalter* als juvenil-rheumatische Zervikalsynostose (Abb. 18.**142**) zu erkennen (Dihlmann u. Friedmann 1977). Der Abb. 18.**142** sind außerdem wichtige bildgebende Differenzialdiagnosen zu entnehmen.

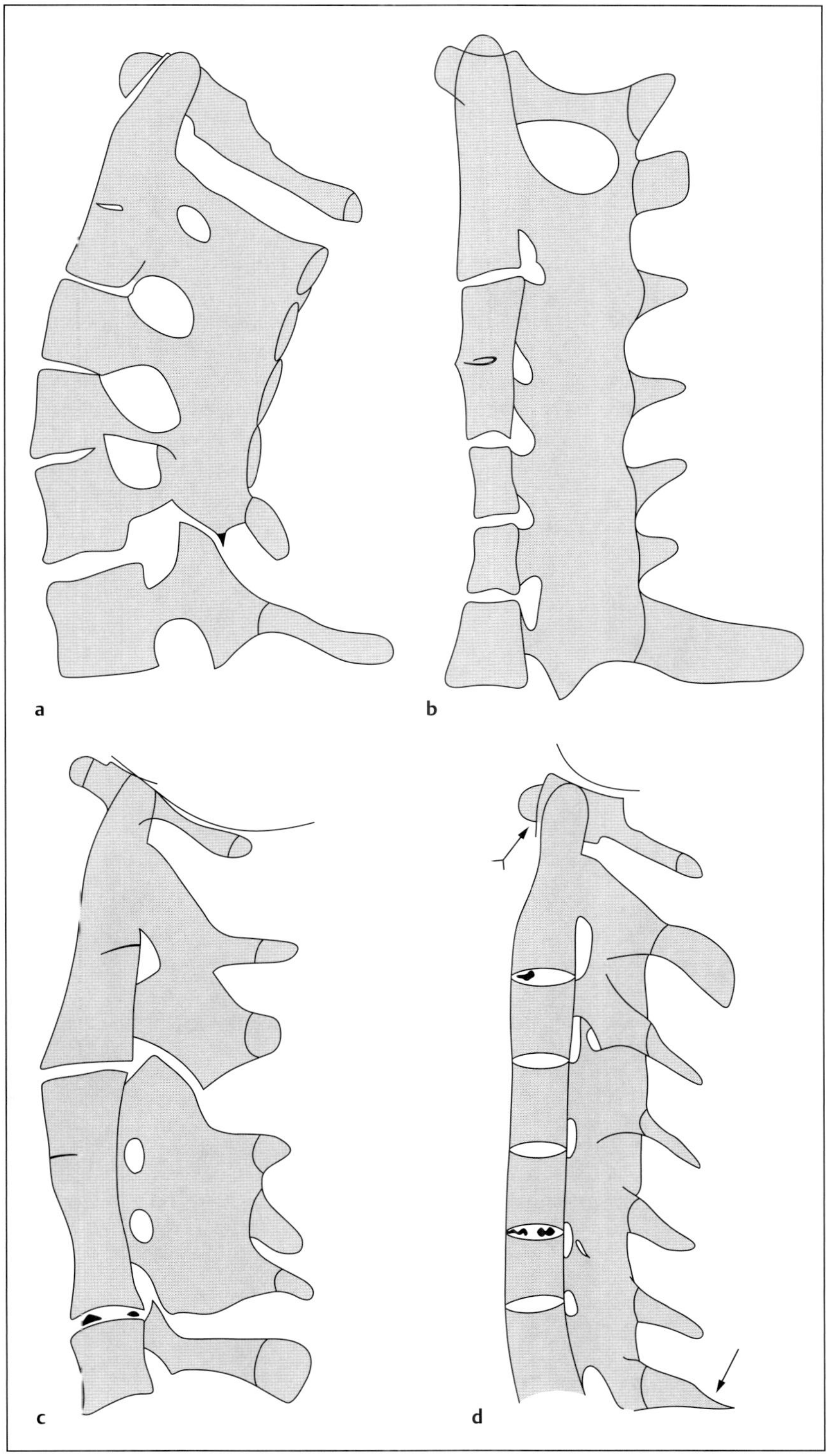

Abb. 18.**142a–d** **Beispiele für knöchernen Fusionen der Halswirbelsäule.**

Merke:

Auch die **Fibrodysplasia ossificans progressiva** (s. Abb. 6.**26**), die sich gewöhnlich im 1. Lebensjahrzehnt manifestiert und im Nackenbereich mit den Weichteilverknöcherungen beginnt, stört ähnlich wie **a–c** die Entwicklung und das Wachstum der (Hals-)Wirbelsäule, desgleichen die **mütterlich induzierte Alkoholembryopathie** (Blockwirbel; Tredwell et al. 1982) und die **progressive pseudorheumatoide Chondrodysplasie**.

a, b Juvenil-rheumatische Zervikalsynostose. Sie zeigt an, dass die erwachsenen Patienten im (Klein-)Kindesalter eine juvenile idiopathische Arthritis mit zervikaler Manifestation durchgemacht haben, die entweder remittiert oder noch im Erwachsenenalter aktiv ist.

c Okzipitozervikales Klippel-Feil-Syndrom. Nicht gezeichnet sind fakultative Befunde wie die partielle knöcherne Destruktion beider Mandibulagelenkfortsätze, die Mandibulahypoplasie, lumbale Turmwirbel oder die knöcherne Sakroiliakalankylose.

d „Bambusstab" der Halswirbelsäule bei etwa 25 Jahre lang ablaufender Spondylitis ankylosans. Der *Pfeil* zeigt auf eine konzentrische Dornfortsatzosteolyse C7 (s. Abb. 18.**138**). Sie kommt bei der ankylosierenden Spondylitis, vor allem aber bei der rheumatoiden Arthritis vor. Atlantoaxialankylose *(geschwänzter Pfeil)*.

Multizentrische Retikulohistiozytose

Diese Erkrankung (s. Kap. 11 „Gelenke der Hand", Abschnitt „Osteoarthropathien an der Hand") befällt auch die Wirbelbogengelenke, deren Processus articulares erodiert oder mutiliert werden können. Die ventrale Atlasdislokation und Densarrosionen sind bei dieser Krankheit ebenso bekannt wie eine ankylosierende Sakroiliitis, eine Symphysendestruktion und erosive Veränderungen an den Rippen-Wirbel-Gelenken.

Entzündlich-rheumatische Wirbelsäulenerkrankungen: Spondylarthropathien

Der Konsensterminus **„Spondylarthropathie"** ersetzt die Krankheitsbezeichnungen „Spondarthritis", „Spondylarthritis", „Spondyloarthritis" usw. und kann die Attribute „HLA-B27-assoziiert" und/oder „seronegativ" implizieren.

Als Spondylarthropathien (Abb. 18.**143**) werden Erkrankungen mit distinkten diagnostischen Leitbefunden – „eigenem Gesicht" – zusammengefasst, deren Manifestationen am Gleit- und Stützgewebe, namentlich am Achsenskelett, sowie am Periost und an fibroossären Übergängen (Enthesen) sich jedoch weitestgehend an der Spondylitis ankylosans (der Ausdruck „Morbus Bechterew" ist obsolet) orientieren; denn diese Krankheit spiegelt den Prototyp der Spondylarthropathien wider, der von den anderen Spondylarthropathien erreicht werden kann, aber nicht muss. Darüber hinaus bestehen zwischen den Spondylarthropathien auch extraartikuläre und extraossäre Symptom- und Befundüberlappungen.

Pathogenese (Konstitution und Milieu)

Die intrafamiliäre Kumulation der *einzelnen* Spondylarthropathien (s. Abb. 18.**143**) und das Auftreten *verschiedener* dieser Entitäten unter Blutsverwandten weisen darauf hin, dass zwischen den Spondylarthropathien und dem *erblichen* Histokompatibilitätsantigen HLA-B27 eine starke Assoziation besteht – allerdings bei den einzelnen Spondylarthropathien in unterschiedlicher prozentualer Häufigkeit (Tab. 18.**5**). Dieses Molekül befindet sich in einer dichtgedrängten Gruppe von Genloci – Haupthistokompatibilitätskomplex genannt (Major Histocompatibility Complex, *MHC*) – auf dem kurzen Arm des Chromosoms 6 kernhaltiger Zellen und wurde (erstmals) auf Leukozyten nachgewiesen, daher Human Leucocyte Anti-

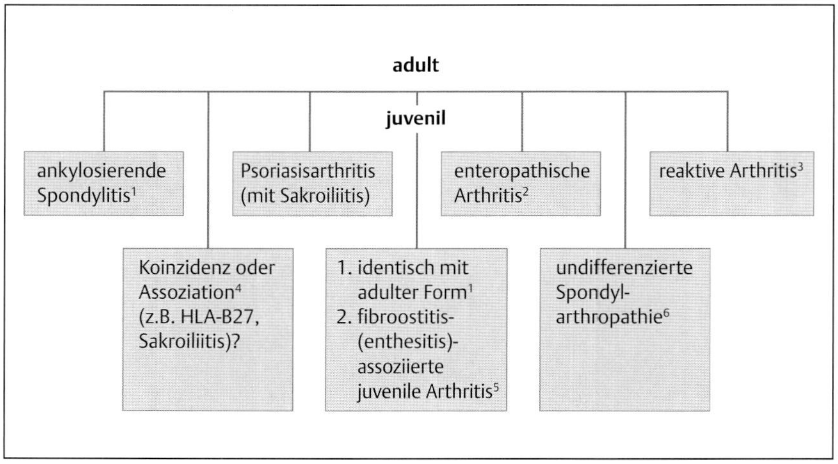

Abb. 18.**143** **Klinische Erscheinungsformen der Spondylarthropathien.**

1 Im 1. Dezennium (seltener auch später) überwiegt bei der Sakroiliitis die *breite, girlandenförmige* Pseudoerweiterung, vgl. auch Regel 5 zur Bildgebung der Spondylarthropathien. Syndesmophytenbildung ist extrem selten vor dem 20. Lebensjahr zu erwarten.

2 Erscheinungsform bei Enteritis regionalis Crohn oder Colitis ulcerosa. Darüber hinaus wurden bei anderen Spondylarthropathien entzündliche asymptomatische Darmläsionen nachgewiesen (s. Text).

3 Erscheinungsform in Zusammenhang mit urogenitalen oder enterogenen Infektionen.

4 Morbus Behçet, Morbus Whipple (schwache Assoziation?), familiäres Mittelmeerfieber (FMF), AHS (SAPHO-Syndrom): schwache Assoziation?.

5 Die fibroostitisassoziierte juvenile Arthritis (Synonyme: enteritisassoziierte juvenile Arthritis, spät einsetzende oligoartikuläre juvenile Arthritis) ist eine Verlaufsform der juvenilen idiopathischen Arthritis (vgl. Kap. 11 „Gelenke der Hand", Abschnitt „Subgruppen der juvenilen idiopathischen Arthritis") mit Übergangspotenzial zur Spondylarthropathie: Arthritis + Fibroostitis (Enthesitis) *oder* Arthritis *oder* Fibroostitis + mindestens 2 der folgenden spondylarthropathischen Befunde: entzündlicher Rückenschmerz, Sakroiliakalschmerz (repräsentiert von [alternierendem] Gesäßschmerz), HLA-B27-Posivität, Spondylarthropathie in der Familie (außer Psoriasis; Häfner 2002).

6 Die *undifferenzierte Spondylarthropathie* ist neben der Spondylitis ankylosans die häufigste Spondylarthropathie. *Als undifferenziert wird eine Erkrankung bezeichnet, die klinische und radiologische Merkmale der Spondylarthropathien aufweist, jedoch die diagnostischen Leitbefunde keiner der als Spondylarthropathie bezeichneten Krankheiten erfüllt*, beispielsweise sich mit der Kombination entzündlicher Rückenschmerz bei *röntgenologisch normalen* Sakroiliakalgelenken und peripherer Arthritis oder/und Calcaneopathia rheumatica und/oder Daktylitis zu erkennen gibt. Etwa 50–60 % der undifferenzierten Spondylarthropathien gehen im Verlauf in eine klassifizierbare differenzierte Spondylarthropathie über.

Merke:

Die *isolierte* HLA-B27-positive einseitige akute anteriore Uveitis (Iridozyklitis) wird als Variante der Spondylarthropathien angesehen.

Tab. 18.**5** HLA-B27-Assoziation der Spondylarthropathien.

Erkrankung	Häufigkeit in %
Spondylitis ankylosans	>90[1]
undifferenzierte Spondylarthropathie	~80
reaktive Arthritis einschließlich Reiter-Syndrom	60–80
juvenile Spondylarthropathie (Beginn vor Vollendung des 16. Lebensjahrs)	≤80[2]
enteropathische Spondylarthropathie	~50[3]
Psoriasisarthritis mindestens mit Sakroiliitis	~60

[1] Weiße. Trotz ethnisch unterschiedlicher Frequenz des Suszeptibilitätsantigens HLA-B27 bleibt die starke positive Korrelation zwischen der Häufigkeit des HLA-B27-Moleküls in der Allgemeinpopulation und der Prävalenz der Spondylitis ankylosans bzw. Sakroiliitis bestehen. Die relative Häufigkeit beider Parameter nimmt in folgender Reihenfolge ab: bestimmte Indianerstämme im Nordamerika und Eskimos > Weiße (Kaukasier) > Schwarze > Orientale ~ Japaner (> = erkranken häufiger, ~ = etwa gleich häufig). In Deutschland sind etwa 9 % der (weißen) Einwohner HLA-B27-positiv, 90 % der Spondylitis-ankylosans-Kranken tragen das angeborene HLA-B27-Merkmal. In Europa lässt sich geografisch ein abnehmendes Gefälle des Suszeptibilitätsantigens nachweisen. Prävalenz der Spondylitis ankylosans in der deutschen Population 0,86 %, aller Spondylarthropathien um 1,9 %, Häufigkeit von ♀ : ♂ *wie 1 : 1,18 bis 2 : 2,6 (Haibel et al. 2002). Bei Frauen treten röntgenologisch nachweisbare Achsenskelettveränderungen im Krankheitsverlauf später auf und sind weniger stark ausgeprägt als bei männlichen Patienten. Altersverteilung des Krankheitsbeginns (Feldtkeller 1999): Die überwiegende Mehrzahl (etwa 90 %) der Spondylarthropathiker (72 % mit Spondylitis ankylosans, 28 % mit anderen Spondylarthropathien mit Achsenskelettbefall) gibt den Beschwerdenbeginn zwischen dem 15. und 40. Lebensjahr, 4 % vor Vollendung des 15. und 6 % nach dem 40. Lebensjahr an.*

[2] s. Abb. 18.**143**.

[3] Manifest als Achsenskelettbeteiligung bei Enteritis regionalis Crohn, Colitis ulcerosa oder klinisch stummen entzündlichen Läsionen im Kolon oder terminalen Ileum. Die zuletzt angeführte Korrelation wird auch als jeweilige klassifizierbare oder undifferenzierte Spondylarthropathie mit asymptomatischer entzündlicher Darmerkrankung aufgefasst (s. Text).

gens (**HLA**). Es kodiert, ebenso wie andere HLA für die molekulare Struktur der Histokompatibilitätsantigene (Zelloberflächenantigene), die in verschiedene Klassen unterteilt sind. Diese Antigene ermöglichen, allgemein ausgedrückt, den immunkompetenten Zellen die Unterscheidung zwischen körpereigenen und körperfremden „Substanzen".

Durch die direkte pathogenetische Steuerung des HLA-B27-Moleküls (und anderer genetischer Parameter) können an sich symbiotische oder pathogene Mikroorganismen bzw. deren Antigene nicht nur in den Organismus eindringen, sondern dort auch durch Wirt-Mikroben-Reaktionen und -Interaktionen an den spondylarthropathietypischen Stellen zu den ebenso typischen Befunden führen.

Allgemein akzeptiertes Detailwissen über die einzelnen molekularbiologischen Schritte und deren Wirkmechanismus fehlt bisher, wird diskutiert oder ist bisher nur oberflächlich bekannt. Dies gilt auch für die Erfahrung, dass die Entwicklung einer Spondylarthropathie bei HLA-B27-positiven Individuen durch ein mechanisches Gelenktrauma oder eine gelenknahe Verletzung über eine innerhalb 1 Monats nach dem Trauma einsetzende initiale Arthritis ausgelöst werden kann (Jun et al. 2000).

In der Tab. 18.**6** sind die Klassifikationskriterien der Spondylarthropathien *mit* Berücksichtigung des HLA-B27-Nachweises, in Abb. 18.**144** *ohne* Gewichtung (Punktzahl) wiedergegeben. Die praktische Bedeutung des HLA-B27-Antigens und der bildgebend verifizierten Fibroostitis in einem unselektierten allgemeinen Krankengut führt Abb. 18.**145** vor Augen.

Neue Klassifikationsschemata zur Spondylarthropathiediagnose – oft mit phantasievollen Akronymen – werden immer wieder vorgeschlagen, natürlich mit dem Hinweis verbesserter Spezifität und Sensitivität –

entzündlicher (tiefsitzender) Rückenschmerz oder/und **Arthritis** (asymmetrisch oder/und hauptsächlich an den unteren Extremitäten)

+

1 oder mehr von den Folgenden:

- **Sakroiliitis** vom Typ **„buntes Bild"** (uni-, bilateral)
- **alternierender Gesäßschmerz**
- **Fibroostitis (Enthesitis)** = röntgenpositiv, röntgenokkult, dann szintigrafisch oder MRT-positiv
- **Spondylarthropathie bei Blutsverwandten** (Krankheit gesichert?)
- **Psoriasis**
- **Colitis ulcerosa**
- **Enteritis regionalis Crohn**
- nichtgonorrhoische **Urethritis** oder **Zervizitis** oder **Diarrhö** (falls akut, dann innerhalb 1 Monats vor Arthritisbeginn)

=

Spondylarthropathie bestätigt (auch ohne Berücksichtigung des HLA-B27-Nachweises)

Abb. 18.**144** **Klassifikationskriterien der Spondylarthropathien** (in Anlehnung an die Europäische Spondylarthropathie-Studiengruppe, Dougados et al. 1991).
Definition des „entzündlichen" (tief sitzenden) Rückenschmerzes (ER): Aufwachschmerz in den späten Nacht- bzw. den frühen Morgenstunden, Morgensteifigkeit (>30 min) mit Besserung durch Bewegung, dagegen nicht durch Ruhe. Diese Symptome setzen langsam ein, dauern mindestens schon 3 Monate an und treten vor dem 40. (45.) Lebensjahr auf. Ein genanntes Merkmal kann fehlen → trotzdem ER.
Definition der Sakroiliitis vom Typ „buntes Bild": s. S. 942.

Tab. 18.6 12-Punkteschema in Anlehnung an Amor und Mitarbeiter (1990) und Amor (1996). Scores ≥6 Punkte: Patient kann als an Spondylarthropathie erkrankt betrachtet werden.

Merke:

Tritt bei einem HLA-B27-positiven Menschen eine Uveitis anterior, eine reaktive Arthritis bzw. ein Reiter-Syndrom, eine Enteritis regionalis oder Colitis ulcerosa oder Psoriasisarthritis auf, so hat er eine erhöhte Anfälligkeit, mit Teilbefunden der Spondylitis ankylosans oder ihrem Vollbild zu erkranken. Entsprechendes gilt für HLA-B27-positive Patienten mit juveniler idiopathischer Arthritis.

1. Nächtlicher Rückenschmerz („nächtlicher Spondylarthropathieschmerz schläft nicht") oder lumbodorsale Morgensteifigkeit	1 Punkt
2. Asymmetrische Oligoarthritis (vornehmlich untere Extremitäten)	2 Punkte
3. Gesäßschmerz, falls seitenalternierend	1 Punkt 2 Punkte
4. Daktylitis (Wurstzehe/-finger)	2 Punkte
5. Fersenschmerz (Fibroostitis, Achillobursitis), sonstiger lokalisatorisch sicher fibroostitischer (enthesitischer) Schmerz	2 Punkte
6. Iritis/Iridozyklitis (vor allem rezidivierende, akute einseitige Uveitis)	2 Punkte
7. Nicht gonorrhoische Urethritis oder Zervizitis im Monat vor Arthritisbeginn	1 Punkt
8. Akute Diarrhö im Monat vor Arthritisbeginn	1 Punkt
9. Psoriasis und/oder Balanitis und/oder entzündliche Darmerkrankung im Sinne der Colitis ulcerosa oder der Enteritis regionalis Crohn	2 Punkte
10. Uni- oder bilaterale Sakroiliitis vom Typ „buntes Bild"	2 Punkte
11. HLA-B27-positiver Patient und/oder (gesicherte) Familienanamnese von Spondylitis ankylosans, urogenitale oder enterogene reaktive Arthritis einschließlich Reiter-Syndrom, Uveitis anterior, Psoriasis oder entzündliche Darmerkrankung (s. Nr. 9)	2 Punkte
12. Eindeutige Besserung der Beschwerden innerhalb von 48 h nach adäquater Einnahme eines nicht steroidalen Antirheumatikums oder rasche Schmerzrückkehr nach Absetzen des Mittels	2 Punkte

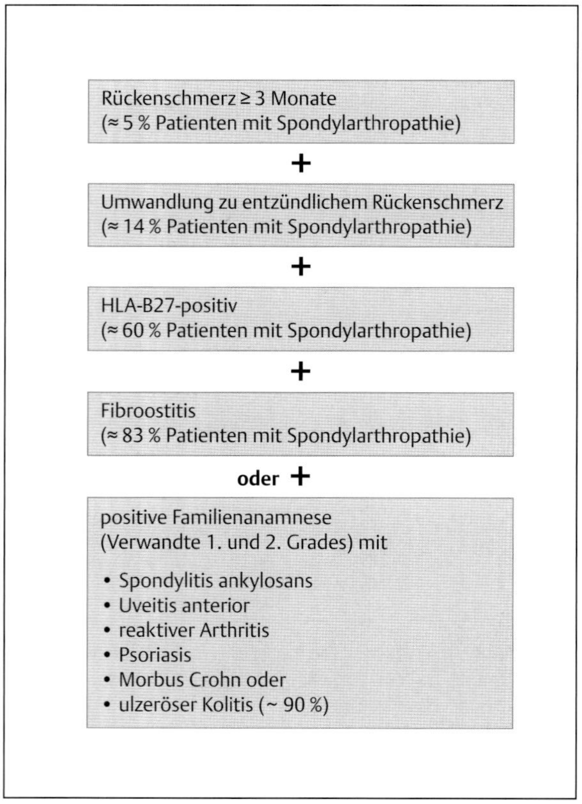

Abb. 18.**145** **Erwartungswahrscheinlichkeit (in %) einer Spondylarthropathie unter den ambulanten Patienten einer Allgemeinpraxis** (nach Haibel et al. 2002).

bis sie irgendwann von noch „besseren" abgelöst werden.

Zu den seltenen Viszerallokalisationen oder -komplikationen der ankylosierenden Spondylitis gehören:

- Herznahe Aortitis.
- Aortenklappeninsuffizienz.
- Vorhofnahe Myokarditis (klinisch: Überleitungsstörungen).
- Perikarditis.
- Zumeist **bilaterale (zystische) Lungenoberlappenfibrose** mit Neigung zur Pilzbesiedlung (Davies 1972) – Cave: Fehldiagnose „Lungentuberkulose".
- Nierenamyloidose (klinisch: Niereninsuffizienz, nach jahrelangem Verlauf der Spondylitis ankylosans, etwa 5 % der Patienten).
- Neurologische Komplikationen durch destruktiv-entzündliche Lockerungen (Dislokationen) im okzipitozervikalen Übergang bis zur zervikalen Myelopathie einschließlich des hohen Querschnittsyndroms und Störungen im Stromgebiet der Aa. vertebrales. Entsprechende klinische Befunde können auch als Komplikationen von mechanischen Traumen der versteiften Halswirbelsäule (oder anderer Wirbelsäulenabschnitte) und der nicht entzündlichen Andersson-Läsion auftreten.
- So genannte **Arachnoideadivertikel** (Abb. 18.**146**) als Folge entzündlich ausgelöster Hirnhautektasien mit Druckarrosionen am Wirbelbogen und -körper zeigen sich als *diagnostische CT-Trias* nach Dihlmann und Josenhans (1986):

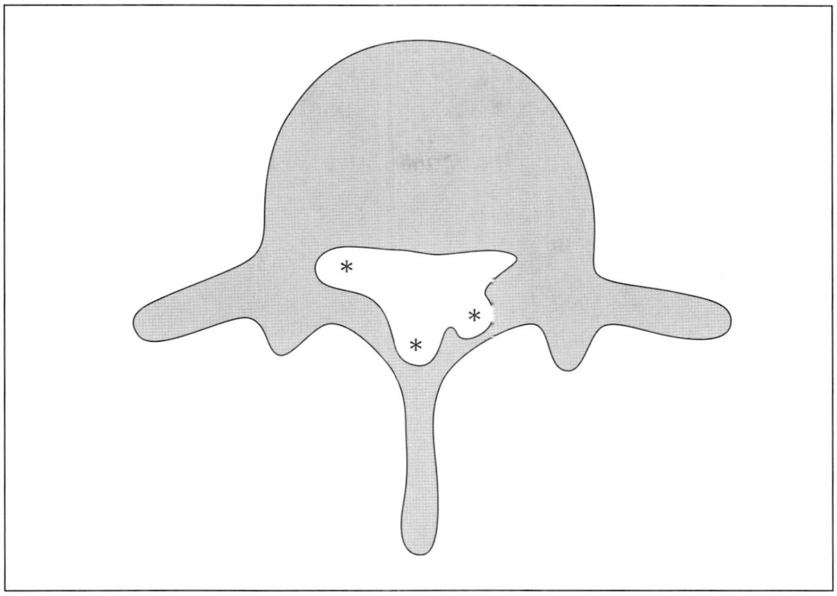

Abb. 18.**146** **CT-Aspekt der sog. Arachnoideadivertikel bei Spondylitis ankylosans.** Druckexpansion markiert (*).

- Erweiterung des Lumbalkanals
- polyzyklische Arrosionen an der Zirkumferenz der Wirbelbogen- und der Wirbelkörperdorsalkontur über mehrere Etagen
- *keine* Einengung der Recessus laterales und der Neuroforamina

- Im **MRT** nachweisbare Flüssigkeitssignale in den Divertikeln.
- Nervenwurzeln nach dorsal verlagert oder in normaler Position in den betroffenen Bewegungssegmenten.
- Klinischer Krankheitsspätbefund in der Regel manifest als Cauda-equina-Syndrom. Dieses Syndrom kann bei der Spondylitis ankylosans infolge entzündlicher Bindegewebsvermehrung im Dura- und Arachnoideagewebe sowie in den Wurzeltaschen auch ohne Divertikelbildung auftreten.

Histomorphologie

Die feingeweblichen Veränderungen des Prototyps der Spondylarthropathien, der **Spondylitis ankylosans**, sind an ihren wichtigsten Lokalisationen am Achsenskelett (Sakroiliakal-, Wirbelbogengelenke [Articulatio zygapophysialis], Kostovertebralgelenk, Ligamente, Syndesmophyt, Wirbelkörper) autoptisch und bioptisch in den verschiedenen Stadien dokumentiert worden, beispielsweise durch Aufdermaur (1953), Wurm (1957), Ball u. Sharp (1971), François (1975), Dihlmann und Mitarbeiter (1977), Ball (1980) und Bollow und Mitarbeiter (2000). Der Abb. 18.**147** ist zu entnehmen, dass sich die morphologischen Basisphänomene in 2 verschiedenen *Befundmustern* (und intra- und interindividuellen Mischformen; Wurm 1957) offenbaren. François (1975) stellte daher die Frage, ob nicht 2 ähnliche Krankheiten in ein *identisches* Endbild, die Bambusstabwirbelsäule, auslaufen würden.

Die Abb. 18.**147**, Abb. 18.**148** und Abb. 18.**149** geben makroskopische und histomorphologische Befunde, entsprechend dem Befundmuster des Typs 2 der Spondylitis ankylosans, wieder.

Visuelle Aspekte der normalen und eingeschränkten Rumpfbeugung

Diese Aspekte, wie sie auch der Radiologe bei zur Bildgebung überwiesenen Patienten sehen kann, sind in Abb. 18.**150** gezeichnet; in Abb. 18.**151** sind Beispiele für autoinformative Möglichkeiten zu erkennen.

Seltene Differenzialdiagnosen der „Wirbelsäulenversteifung"

Schwere Akneformen

Bei den schweren Akneformen – **Acne conglobata** und **Acne fulminans** – kann eine röntgenokkulte **Spondylarthritis der Wirbelbogengelenke** zu einer reversiblen Totalversteifung der Wirbelsäule führen (s. Kap. 11 „Gelenke der Hand", Abschnitt „Andere dermatoseassoziierte Gelenkerkrankungen"). Sie löst sich nach Abheilung der Dermatose. Außerdem kommen akneassoziierte, HLA-B27-negative Achsensklelettveränderungen vor, die dem Röntgenbild der Spondylitis ankylosans völlig gleichen.

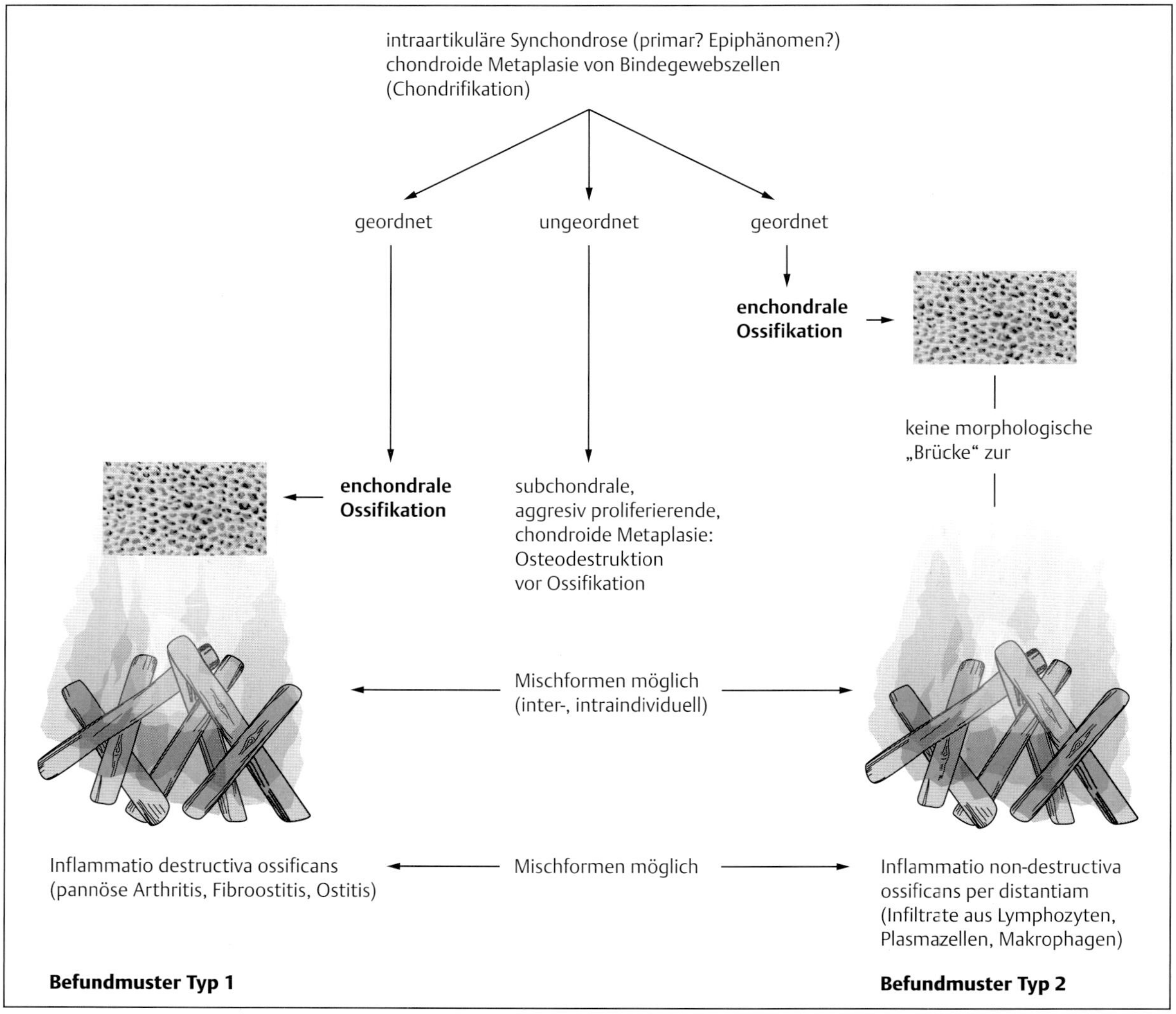

Abb. 18.**147** **Die histomorphologischen Basisphänomene der Spondylitis (Arthritis, Ostitis, Periostitis, Fibroostitis) ankylosans (am Achsenskelett) sind die intra- und extraartikuläre Entzündung und die prädisponierte Lokalisation der pathologischen Ossifikation.** Möglicherweise gehört auch die primär einsetzende pathologische Synchondrose der Gelenkknorpellagen zu den Basisphänomenen (Wurm 1957), oder sie ist nur ein Epiphänomen (Dihlmann et al. 1977). Die pathologische Synchondrose (knorpelige Ankylose nach Aufdermaur) wurde auch am Hüftgelenk des Patienten mit Spondylitis ankylosans nachgewiesen.

Das histomorphologisch nachweisbare entzündliche Befundmuster, das beim Prototyp der Spondylarthropathien, der Spondylitis ankylosans, immer wieder gefunden und abgebildet wird, zeigt *2 voneinander abgrenzbare Typen*:

Typ 1: Dieser Typ zeigt den Ablauf einer ossifizierenden Entzündung (pannösen Arthritis), d. h. entzündliche Zerstörung und reparative Verknöcherung (knöcherne Ankylose) sind miteinander räumlich und zeitlich eng verbunden.

Typ 2: Bei diesem Typ dagegen fallen Infiltrate (Rundzelleninfiltrate) im lockeren perivertebralen Bindegewebe, im Knochenmark und im Gleitgewebe auf, in denen immunhistologische T-Lymphozyten und Makrophagen dominieren und verschiedene Zytokine vorkommen (Bollow et al. 2000). Beim Typ 2 *(rechts im Bild)* sind Entzündung und pathologische Ossifikation räumlich und zeitlich entkoppelt: „hier nicht destruktive Entzündung, dort Ossifikation" an vorbestimmten Stellen. Beispielsweise war bei den Autopsiefällen von van Swaay (1950) die Entzündung längst abgeklungen, jedoch setzte sich die Verknöcherung fort. Daher spricht dieser Autor von *Spondylosis* ankylopoetica.

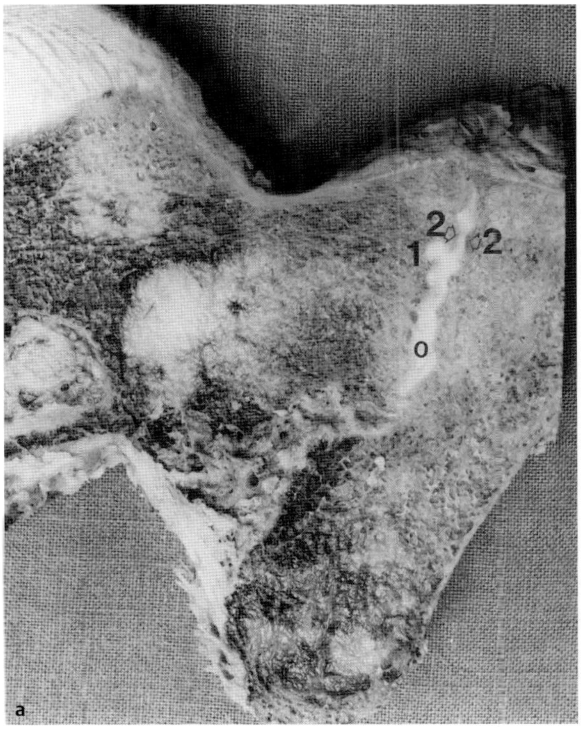

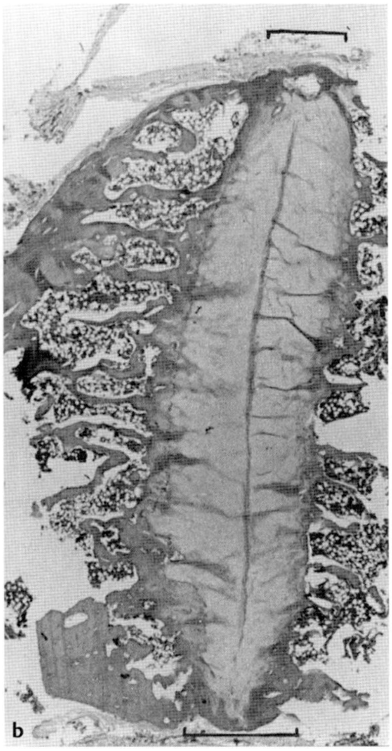

Abb. 18.**148 a, b** **Spondylitis ankylosans.**

a Spondylitis ankylosans, Befundmuster des histomorphologischen Typs 2, rechtes Sakroiliakalgelenk.

0 Pathologische Synchondrose der beiden Gelenkknorpellagen.

1 Größerer subchondraler Herd der aggressiv proliferierenden chondroiden Metaplasie.

2 Opponierende Knochenneubildungen wachsen in den Gelenkknorpel hinein (*offene Pfeile*; Dihlmann et al. 1977).

b Spondylitis ankylosans, Wirbelbogengelenk. Befundmuster Typ 2 (s. Legende der Abb. 18.**147**), daher keine arthritische Gelenkknorpelzerstörung. Das Gelenk ist jedoch durch die zarte Kapselverknöcherung und die pathologische Synchondrose *(markiert)* knöchern ankylosiert. Beginnende, vom subchondralen Knochenmark her einsetzende Knorpelossifikation. Keine Entzündungsphänomene (H.-E. Färbung, Dihlmann 1969a).

Rigid-Spine-Syndrom

Dieses Syndrom (Uitz et al. 1996) löst eine Dauersteifigkeit der progredient fibrosierten Muskulatur aus und gehört nosologisch zu den angeborenen Muskeldystrophien, die sich im Kindes- bis jungen Erwachsenenalter klinisch manifestieren. Der Befall des M. erector spinae steht im Vordergrund der Symptomatik. Im Verlauf erkrankt aber auch die proximale Extremitätenmuskulatur. Dies gibt sich an Muskelschwäche („Ermüdung") nach einer Gehstrecke zu erkennen, die zum Stehenbleiben zwingt (Claudicatio-intermittens-ähnlich). Die zunehmende (schmerzhafte) Motilitätsbehinderung der gesamten Wirbelsäule einschließlich der reduzierten Atembreite (normalerweise liegt die Exkursion in Höhe der Brustwarze bzw. des sternalen Endes der 4. Rippe bei jüngeren Erwachsenen um 8 cm) führt wegen des Verdachts auf Spondylitis ankylosans zur Röntgenuntersuchung. Bildgebende Befunde dieser Erkrankung lassen sich jedoch nicht nachweisen. Muskelenzyme sind im Serum erhöht; das Elektromyogramm kann normal bis pathologisch ausfallen. Zur nosologischen Einordnung als Myopathie trägt gewöhnlich die Muskelbiopsie bei.

Stiff-Man-Syndrom

Dieses Syndrom zeichnet sich durch ein Steifigkeitsgefühl mit zunehmender Einschränkung der willkürlichen Muskelbewegung aus, das von schmerzhaften, gewöhnlich nur minutenlangen Muskelspasmen überlagert wird, die durch plötzliche Bewegungen, Geräusche, „Aufregungen" oder Erschrecken ausgelöst werden. Die muskulären Funktionsstörungen offenbaren sich vor allem am Achsenskelett, wodurch es zur *lumbalen Hyperlordose* kommt, und erst im Verlauf werden die proximalen Extremitätenmuskeln befallen. Noch charakteristischer als die lumbale Hyperlordose dürfte eine Fehlhaltung sein, die mit *„eingefrorenem" Schulterzucken* verglichen wird und auf die Erkrankung kopfwärts gelegener Paravertebralmuskeln („der Hals erscheint in den Schultergürtel hineingezogen") zurückgehen soll (Lorish et al. 1989). Bestimmte laborchemische Untersuchungsergebnisse, elektromyografische Befunde und Testmedikationen dienen zur Abgrenzung gegenüber anderen Syndromen und Erkrankungen mit Rigidität der Rückenmuskulatur.

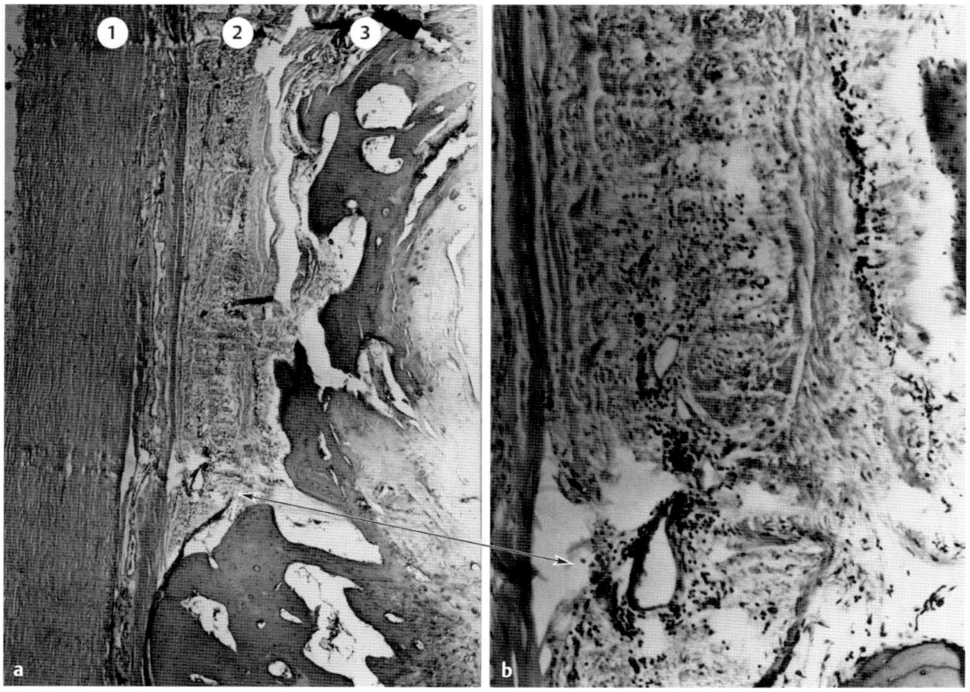

Abb. 18.**149** **Räumliche und zeitliche Dissoziation zwischen Entzündung und pathologischer Verknöcherung (Randleistensyndesmophyt) bei Spondylitis ankylosans des Befundmusters Typ 2** (s. Legende der Abb. 18.**147**).

1 Vorderes Wirbelsäulenlängsband, das keine morphologische Beziehung zur Syndesmophytenbildung hat.

2 Subligamentäre lockere Rundzelleninfiltrate, zum Teil perivaskulär angeordnet *(rechts Ausschnittsvergrößerung)*.

3 Voll ausgebildeter Syndesmophyt (vgl. Abb. 18.**188**).

Der Syndesmophyt ist nicht im entzündeten Bereich (im prädiskalen Raum), sondern daneben (räumlich dissoziiert) im Randleistenbereich der Zwischenwirbelscheibe gewachsen. Die Entzündung überdauert die (abgeschlossene) Syndesmophytenbildung (H.-E.-Färbung, Dihlmann u. Maes 1970).

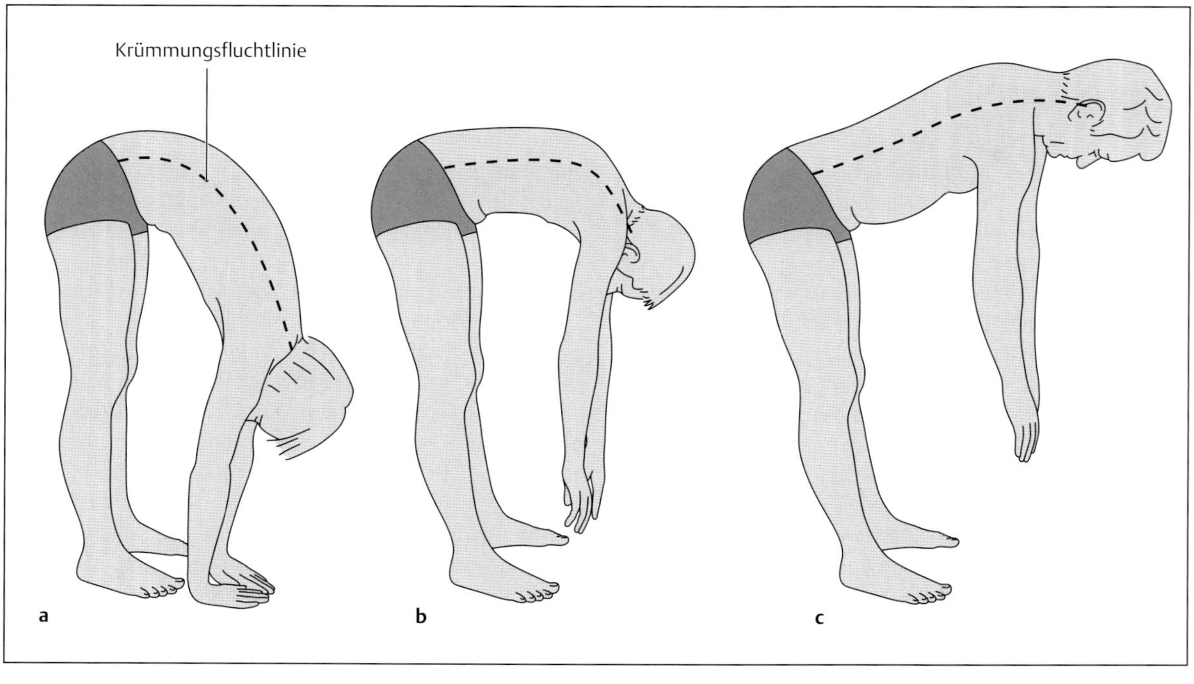

Abb. 18.**150a–c** **Visuelle Aspekte der Rumpfbeugung.**

a Normale zervikothorakolumbale Anteflexion bei einem jüngeren Menschen (s. die harmonisch verlaufende virtuelle Krümmungsfluchtlinie).

b Stadium der Spondylitis ankylosans mit Beeinträchtigung der Lendenanteflexion.

c Fortgeschritteneres Stadium der Spondylitis ankylosans (s. den Verlauf der virtuellen Fluchtlinie).

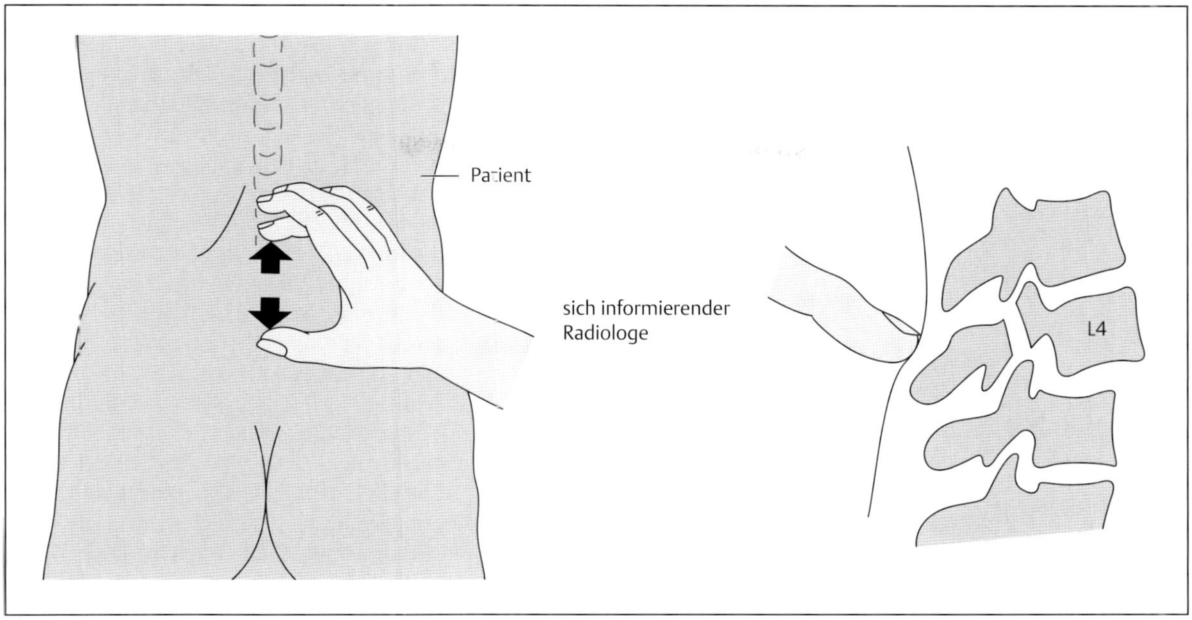

Abb. 18.**151a, b Autoinformationsmöglichkeit des Radiologen bei Adoleszenten und jüngeren Erwachsenen, die wegen thorakolumbaler Steifigkeit zur Bildgebung überwiesen werden.**

a Methode von Wright u. Moll (1976): Die Distraktion oder ihr Fehlen des bei aufrechter Haltung fest aufgedrückten Daumens und Mittelfingers beim maximalen Vorwärtsbeugen des Rumpfes dient zur Abschätzung der Anteflexionsfähigkeit der Lendenwirbelsäule.
Klinische Objektivierung der lumbalen Anteflexion durch das *Schober-Maß* (Markierung je eines Messpunkts auf der Rückenhaut über Dornfortsatz S 1 und 10 cm oberhalb davon bei aufrechter Haltung, sodann maximale Rumpfbeugung, und die Zunahme der Distanz zwischen beiden Markierungen wird gemessen (normal [mindestens] 5 cm). Das *Ott-Maß* informiert über die Anteflexionsfähigkeit der Brustwirbelsäule (aufrechte Haltung, je 1 Hautmarkierung über dem Dornfortsatz C 7 [Vertebra prominens] und 30 cm kaudalwärts davon; beim „Katzenbuckel" vergrößert sich normalerweise die Distanz der Markierungen um 2 cm). Die klinische Untersuchung des Achsenskeletts umfasst noch mehrere Parameter, darunter den Beckenspreiztest in Rückenlage und den Beckenkompressionstest in Seitenlage zur Schmerzprovokation in den Sakroiliakalgelenken. Die lumbale Seitneigung und Rotationsfähigkeit (im Sitzen, evtl. mit zusätzlich im Nacken verschränkten Händen) sind bei der Spondylitis ankylosans frühzeitig, zumeist noch vor der Mobilität in der Sagittalebene eingeschränkt.

b Die Spondylolisthesis kann zu einer reflektorischen Lumbalversteifung führen. Der Gleitwirbel nimmt die oberhalb gelegenen Wirbel mit: sicht- oder tastbare Stufe/Grube zwischen Dornfortsatz des Gleitwirbels und des über ihm liegenden Wirbels.

Kamptokormie

Die Kamptokormie ist eine bei älteren Menschen auftretende, schmerzlose, progrediente lumbale Kyphose. Die Krankheitsbezeichnung geht auf 2 griechische Wörter zurück: campto = aktives Vorwärtsbeugen, cormos = Stamm, Körper (Karras et al. 1996). Der Patient erscheint im Stehen stark gebeugt. Diese Kyphose lässt sich von der fixierten Wirbelsäulenkyphose bei Osteoporosekrankten bzw. dem Altersrundrücken jedoch unterscheiden, denn im Stehen kann der Patient sie nicht ausgleichen, im Liegen geht sie jedoch völlig zurück. Dem zugrunde liegt eine wahrscheinlich familiäre, paravertebrale lumbale Muskeldystrophie (vornehmlich endomysiale Fibrohyalinose). Sie stellt sich im CT als paravertebrale Muskelatrophie mit Fettinfiltration dar. Im MRT zeigen sich ebenfalls die Muskelatrophie und eine inhomogene Signalintensität infolge vermehrten Wassergehalts. Neurologische Ausfälle sind nicht nachzuweisen. Das Elektromyogramm weist auf eine Myopathie hin.

Neun diagnostische Regeln zur Bildgebung der Spondylarthropathien am Achsenskelett

Die zeitgenössischen apparativ-diagnostischen Möglichkeiten – Projektionsradiografie, CT, MRT – erlauben – singulär oder im Verbund eingesetzt –, den Achsenskelettbefall der Spondylarthropathien entweder schon im präklinischen Stadium, beispielsweise bei noch *röntgenologisch* normalen Sakroiliakalgelenken oder *asymptomatischer* Sakroiliitis, jedoch charakteristischen Befunden der Spondylarthropathien an den Extremitäten, beispielsweise Calcaneopathia rheumatica (vgl. Nr. 5 in Tab. 18.6), oder bei der Achsenskelettsymptomatik schon vom „1. Krankheitstag" an nachzuweisen – vorausgesetzt, die Patienten werden rechtzeitig, d. h. frühzeitig zur *adäquaten* Bildgebung überwiesen.

„Erster Krankheitstag" heißt, dass die Beschwerden vonseiten des Achsenskeletts den Patienten zum Arzt führen, dieser klinische und laborchemische Hinweise auf einen entzündlichen Prozess im pelvosakrolumbalen Achsenskelett findet und sich auch mit einem normalen Sakrioliakalgelenkbefund auf dem Projektionsradiogramm nicht zufriedengibt, sondern die computerassistierte Bildgebung (MRT, CT) dieser Gelenke veranlasst. ■

Regel 1

! *Merke*

Bei etwa 99% der Patienten mit Spondylitis ankylosans, dem Prototyp der Spondylarthropathien, zeigen sich die ersten röntgenologisch erkennbaren, krankhaften Stammskelettbefunde zuerst an den Sakroiliakalgelenken.

Kommentar

Diese Regel erlaubt nicht den zweifelsfreien Schluss, dass die Erkrankung an den Sakroiliakalgelenken beginnt und aszendierend die Wirbelsäule „erklimmt". Dagegen sprechen nämlich:

1. Syndesmophyten und/oder Kastenwirbel und/oder die Spondylitis anterior können noch vor den pathologischen Veränderungen an den Sakroiliakalgelenken auftreten (Dihlmann 1965b).
2. Die regelmäßige Erstmanifestation der Syndesmophyten im thorakolumbalen Übergang (Dihlmann 1968b).
3. Die aus histomorphologischen Untersuchungen abgeleitete Feststellung, dass bei der ankylosierenden Spondylitis die Befunde „herdförmig" auftreten, und (Zitat) „es besteht ausdehnungsmäßig keine allmähliche Abnahme der Veränderungen in kranialer Richtung" (Aufdermaur 1953), wie sie bei einem kontinuierlich aszendierenden Prozess zu erwarten wäre.

Die Spondylitis ankylosans ist daher als eine Systemerkrankung der Wirbelsäule aufzufassen, die das gesamte Achsenskelett zwar gleichzeitig befällt, sich aber unter zeitlicher und räumlicher „Schwerpunktbildung", nämlich an den Sakroiliakalgelenken, am thorakolumbalen Übergang und (selten) an den Kopfgelenken, diskontinuierlich röntgenologisch zu erkennen gibt (s. u.).

Bei *ausgedehnter* Bildung von zervikalen Vertebralosteophyten, manchmal DISH-ähnlich bei Patienten in der 1. Lebenshälfte, manchmal syndesmophytenartig *ohne* oder mit nicht sehr ausgeprägtem, evtl. einseitigem Befall der Sakroiliakalgelenke und ohne thorakolumbalen Syndesmophyten, sollte differenzialdiagnostisch an das AHS (s. Kap. 13 „Gelenke des Schultergürtels") gedacht werden. Entsprechende Überlegungen gelten für das thorakolumbale Bambusstabfragment (s. Kap. 13 „Gelenke des Schultergürtels", Abschnitt „Stammskelettmerkmale des akquirierten Hyperostosesyndroms") bei diesem Syndrom.

Die Spondylitis migrans (s. dort) gehört ebenfalls zur röntgenmorphologischen Differenzialdiagnose der ausgedehnten Syndesmophytenbildung ohne oder mit (einseitigen) Sakroiliakalveränderungen.

Regel 2

! *Merke*

Bei der überwiegenden Mehrzahl der Patienten mit Spondylitis ankylosans wird bei der 1. Röntgenuntersuchung ein bilateral-symmetrischer Befall beider Sakroiliakalgelenke aufgedeckt. Nur etwa 10% der Erkrankten weichen von dieser Erfahrungstatsache ab.

Kommentar

Folgende Abweichungen vom sakroiliakalen pathologischen Regelbefund sind möglich:

- bilateral-asymmetrische Sakroiliakalveränderungen
- unilateraler Beginn
- erst Monate später Befall des kontralateralen Gelenks erkennbar (Abb. 18.**152**)

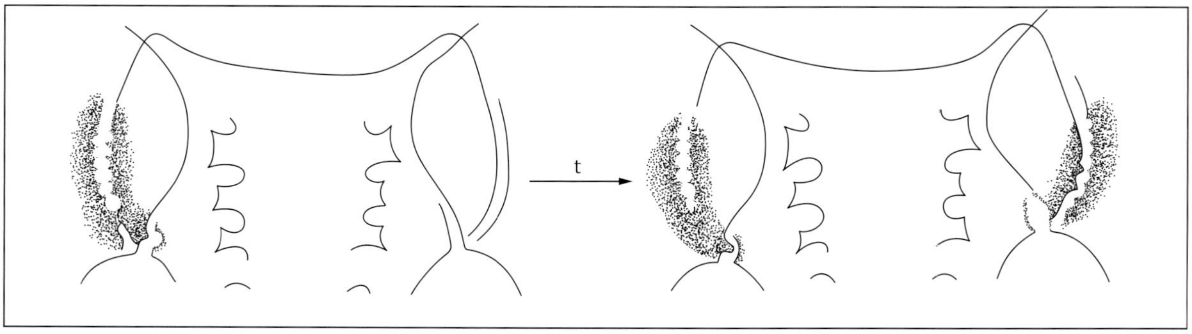

Abb. 18.**152** **Die unilaterale Sakroiliitis bei Spondylarthropathie (Morbus Crohn)** geht im Verlauf von 16 Monaten (t) in bilateralen Sakroiliakalbefall über.

Merke:

Jede **„Perlenschnur"** mit 6 oder mehr aneinander gereihten „Perlen" ist höchst suspekt, eine Sakroiliitis vom Typ „buntes Bild" widerzuspiegeln: MRT/CT-Indikation.

- unilateraler Beginn, Verlauf bis zum Erreichen der unilateralen knöchernen Ankylose, erst dann erstmals Befall des kontralateralen Sakroiliakalgelenks
- eingetretene unilaterale, sakroilitische knöcherne Ankylose und bleibender Normalbefund des anderen Kreudarmbeingelenks

Die bilateral-aysmmetrische Sakroiliitis im Rahmen der ankylosierenden Spondylitis spiegelt im Projektionsradiogramm gewöhnlich die biologische Variabilität des Entzündungsverlaufs wider. Trotzdem sollte sie, ebenso wie die übrigen angeführten Asymmetrien an den Sakroiliakalgelenken, den Gedanken an den Sakroiliakalbefall einer anderen Spondylarthropathie aufkommen lassen. Namentlich die Sakroiliitis bei Psoriasisarthritis und bei reaktiver Arthritis beginnt oder verläuft häufig unilateral und zeichnet sich darüber hinaus durch Beschwerdenarmut aus.

Bei der vor dem vollendeten 16. Lebensjahr einsetzenden juvenilen Spondylarthropathie (vgl. ihre Erscheinungsformen in Abb. 18.**143**) tritt der tief sitzende entzündliche Rückenschmerz nicht mit der Regelmäßigkeit auf wie bei Erwachsenen, und einseitiger Sakroiliakalgelenkbefall wird bei ihr häufiger beobachtet als bei Erwachsenen.

Zur bildgebenden Differenzialdiagnose der unilateralen Sakroiliitis ohne Spondylarthropathiebefunde an der Wirbelsäule und ohne Klinik dieser Krankheitsgruppe gehört die **infektiöse Sakroiliitis** (Abb. 18.**153** bis Abb. 18.**158**). Bei ihr erreichen die Mikroorganismen das Sakroiliakalgelenk *hämatogen* von einem Streuherd im Organismus aus und siedeln sich entweder in der Synovialmembran bzw. der fibrösen Gelenkkapsel oder/und im subchondralen Knochenmark ab. Das sekundäre Übergreifen aus dem subchondral gestreuten, osteomyelitischen Fokus ist manchmal an einem größeren Destruk-

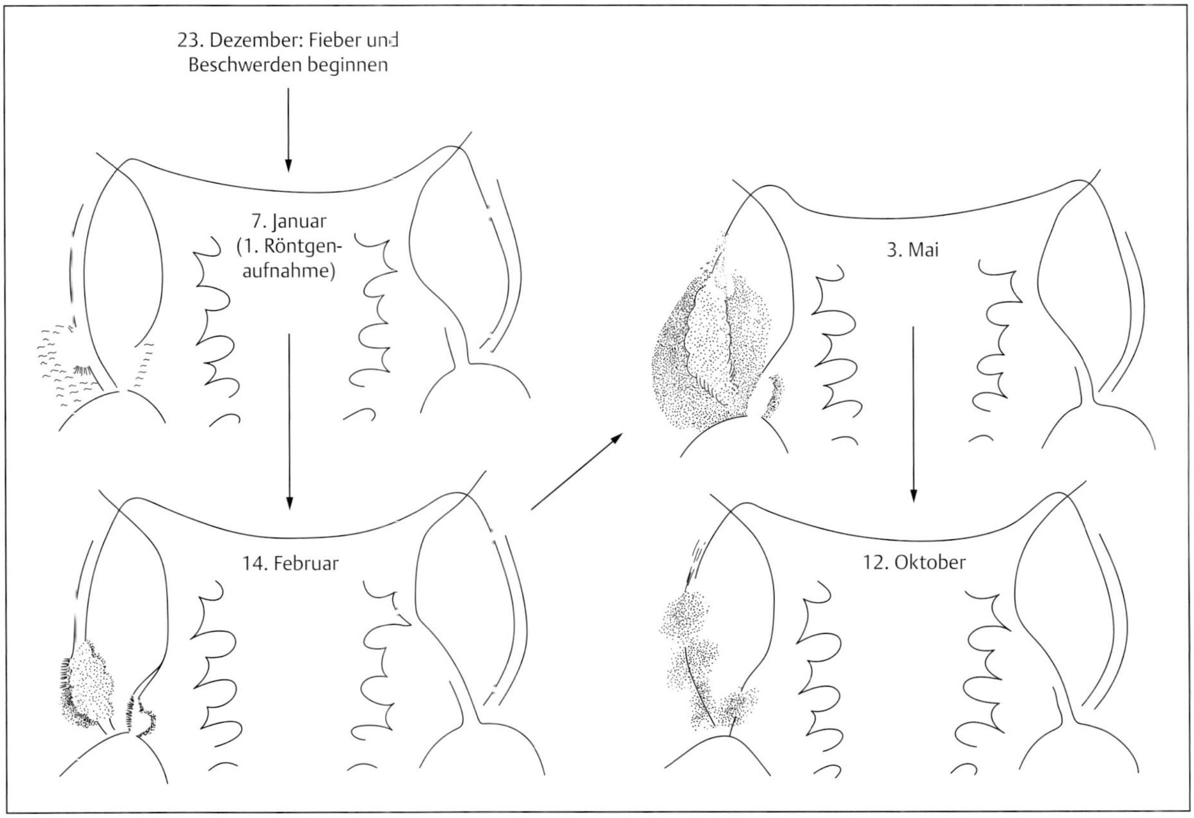

Abb. 18.**153** **Verlauf einer erfolgreich antibiotisch behandelten, fieberhaften, akuten unspezifisch-bakteriellen Sakroiliitis (Streukrankheit: Peritonsillarabszess).** Die Sakroiliitis geht sehr wahrscheinlich von einem *hämatogenen* subchondralen Iliumfokus aus.

7. Januar: Schon größere Erosion, unscharfe Konturen und subchondrale Spongiosastrukturen auf der Röntgenaufnahme. Beginn der Antibiotikumtherapie, Entfieberung innerhalb 1 Woche.

14. Februar: Fortschreiten der umschriebenen Gelenkzerstörung trotz klinischer und serologischer Normalisierung: Diese *„reparative Abräumreaktion"* (s. dort) zeigt das ursprüngliche Ausmaß der infektiösen Zerstörung an.

3. Mai: Weitere Fortsetzung der „Abräumreaktion", jedoch zeigt die perifokale Spongiosasklerose eine Stabilisierung an, d. h. dort; wo sich die Osteosklerose zu erkennen gibt, überwiegt die *Reparation*, und ein weiterer Abbau der Knochensubstanz ist nicht zu erwarten.

12. Oktober: Das „Phantomgelenk" (s. Abb. 18.**165**) ist der Hinweis auf die knöcherne Ankylose *(Narbenstadium)*. Die reaktive Spongiosasklerose wird nach Eintreten der Ankylose nach und nach abgebaut.

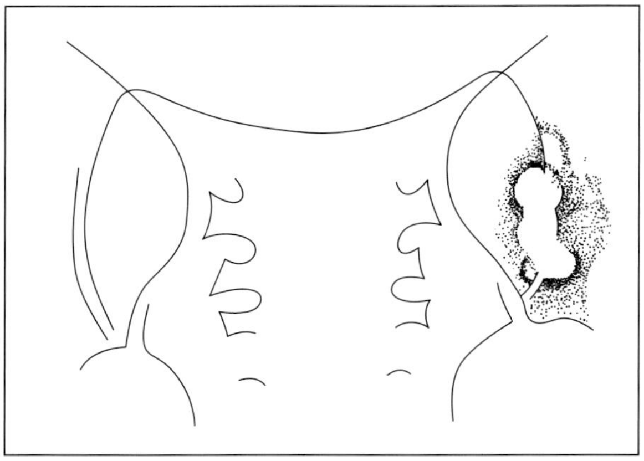

Abb. 18.**154** **Vor 6 Monaten Inzision eines Spritzenabszesses in der linken Glutäalregion.** Seitdem immer noch subfebrile Temperaturen und „bohrende" Schmerzen im linken Sakroiliakalbereich. Die Übersichtsaufnahme offenbart ausgedehnte entzündliche Zerstörungen am linken Sakroiliakalbereich sowie eine leichte Verdichtung der Spongiosa in der Gelenkumgebung.

Beurteilung: Noch *floride (= aktive), chronische unspezifisch-bakterielle Sakroiliitis* links, durch direktes Übergreifen des Glutäalabszesses entstanden (räumliche Kontinuität durch MRT erwiesen).

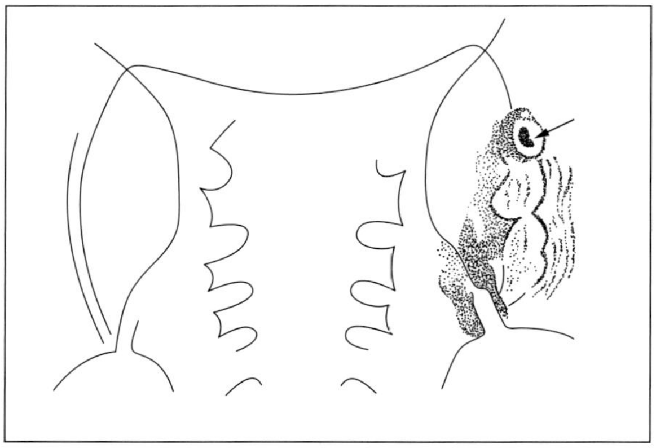

Abb. 18.**155** **Fortgeschrittener, linksseitiger, destruktiver sequestrierender *(Pfeil)*, entzündlicher Sakroiliakalprozess.** Vor 2 Jahren Pleuritis exsudativa (damals keine antituberkulöse Therapie eingeleitet). Seit etwa 5 Monaten linksseitige Kreuzschmerzen, die in den linken Oberschenkel und in die linke Leiste ausstrahlen. Insgesamt bestehen keine Zweifel daran, dass es sich um eine *Sakroiliakaltuberkulose* handelt (durch Ausräumung einschließlich Sequestrotomie zur Heilungsverkürzung bestätigt).

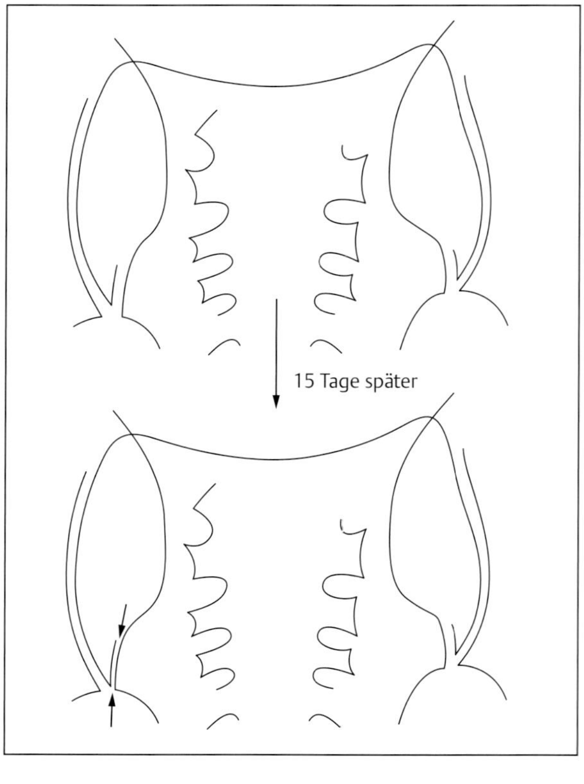

Abb. 18.**156** **Akute rechtsseitige, hämatogene unspezifisch-bakterielle Sakroiliakalarthritis, bei der sich die Bakterien in der Synovialmembran absiedelten.** Die 1. Röntgenaufnahme, angefertigt 2 Tage nach Krankheitsbeginn, zeigt einen Normalbefund. 15 Tage nach Einsetzen der Symptome erkennt man als 1. pathologischen Röntgenbefund eine Verschmälerung des röntgenologischen Gelenkspalts in seinem unteren Anteil, vor allem im sog. Ohrläppchenbereich *(Pfeile)*.

Merke:

Der Ohrläppchenbereich der sakroiliakalen Gelenkflächen wird auf a.-p. Röntgenaufnahmen überwiegend orthograd abgebildet. Er ist daher am besten zu beurteilen, wenn man vom Abbildungsdesiderat peripherer Gelenke ausgeht, vorausgesetzt, der krankhafte Prozess, die Zerstörung (das „Abschmelzen") des Gelenkkorpels – dies gilt auch für die Pseudoerweiterung des röntgenologischen Gelenkspalts –, spielt sich auch dort ab.

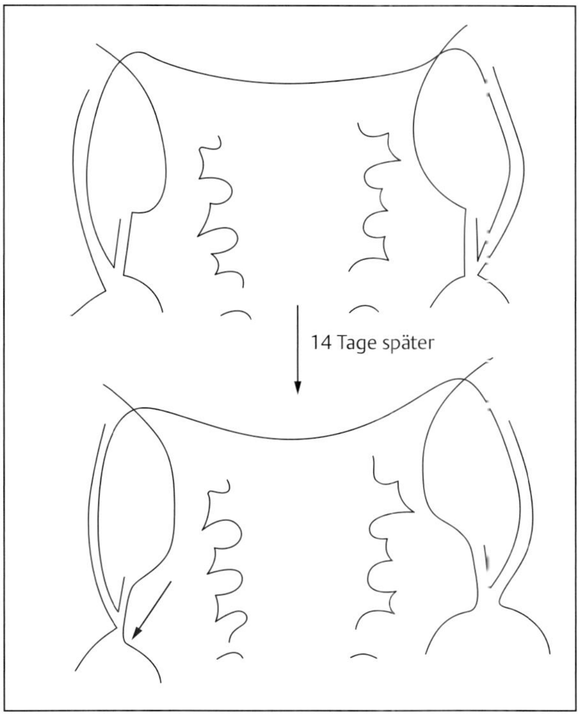

Abb. 18.**157** **Innerhalb von 2 Wochen führt eine bei der 1. Untersuchung *(oben)* fieberhafte, röntgenokkulte, rechtsseitige infektiöse Sakroiliitis zu 2 pathologischen Befunden auf dem Projektionsradiogramm,** die für eine *hämatogene* synoviale/kapsuläre Absiedlung der Mikroorganismen sprechen: Verschmälerung des röntgenologischen Gelenkspalts und Sakrolisthesis, d. h. Gefügelockerung nach Zerstörung des Kapsel-Band-Apparats mit Tiefertreten des gelenkseitigen Sakrumflügels („Stufenbildung", *Pfeil*).

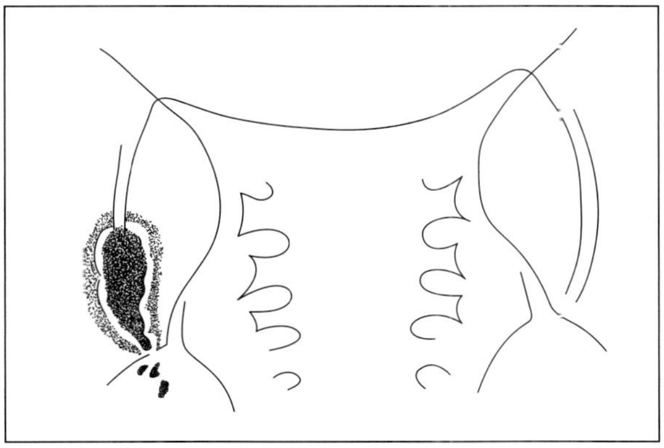

Abb. 18.**158** **Kalkschatten im und am erodierten Sakroiliakalgelenk** erwecken den Verdacht eingedickten und verkalkten Eiters bei (durchgemachter) Sacroiliitis tuberculosa (Migrant aus Afrika, Anamnese leer, offenbar „Spontanheilung").

tionsherd zu erkennen, der die Gelenkzerstörung bleibend beherrscht. Solche fokale Zerstörungsdominanz unterscheidet sich von synovial beginnenden bakteriellen Sakroiliitiden, die sich erst im Verlauf umschrieben in den subchondralen Knochen „eingraben". Aus der Abb. 18.**153** ist der charakteristische pathobiologische Verlauf der bakteriellen Sakroiliitis zu ersehen, d. h. die **Sukzedantrias** ihrer röntgenologisch erkennbaren Phänomene: Zunächst dominiert die *Zerstörung*, sodann schiebt sich unter Berücksichtigung des Zeitablaufs bzw. der adäquaten Therapie als Zeichen der Stabilisierung die *Spongiosasklerose* in den Vordergrund, und mit dem „letzten Schritt" wird die mehr oder weniger vollständig das Sakroiliakalgelenk erfassende knöcherne Ankylose erreicht (vgl. die Simultantrias der spondylarthropathischen Sakroiliitis, Regel 5). Das sakroiliakale Gleitgewebe kann darüber hinaus *fortgeleitet* von infektiösen Umgebungsprozessen einschließlich operativer Eingriffe im kleinen Becken oder über ein lokales offenes Trauma erreicht werden.

Kinder erkranken etwas häufiger als Erwachsene, und das Puerperium und der parenterale Drogenabusus prädisponieren darüber hinaus zur Sacroiliitis infectiosa. Nach dem Errreger und seiner Empfindlichkeit wird zunächst über die Blutkultur gefahndet. Erst bei negativem bakteriologischem Kulturausfall oder unklarem bakteriellem Mischwuchs oder bei Therapieresistenz sollte die CT-gestützte Punktion des erkrankten Sakroiliakalgelenks erwogen werden.

! *Merke*

Nach dem klinischen Bild und Verlauf sowie den histomorphologischen Befunden wird die akute, gewöhnlich hoch fieberhafte Sacroiliitis infectiosa von der subakuten bis chronischen, sub- bis afebrilen infektiösen Erscheinungsform unterschieden.

Akute Krankheitsbilder spiegeln vornehmlich eine Staphylokokken- oder Streptokokkeninfektion wider. Bei den schleichenden, häufig symptomarmen Infektionen muss einerseits an Mykobakterien, vor allem das Mycobacterium tuberculosis complex (s. dort), oder Bruzellen (s. dort) als Erreger gedacht werden. Andererseits wird der klinische Verlauf durch die Virulenz der Erreger und von der (geschwächten) Immunitätslage auch bei sog. unspezifischen Infektionen mitbestimmt.

Die Symptome der unilateralen Sakroiliitis werden als *seitenbetonter* (tief sitzender) Rückenschmerz und/oder seitenbezogener Sakroiliakal-, Glutäal-, Inguinal-, Hüft- und Abdominalschmerz empfunden und – wenn möglich – objektiviert.

Die *Röntgenuntersuchung* und, bei differenzialdiagnostisch unklaren Schmerzen im Unterbauch (retrozökale Appendizitis, Divertikulitis?), die Sonografie sind gewöhnlich die ersten bildgebenden Modalitäten. Die *Erwartungssensitivität* des Projektionsradiogramms wird von der *Kurzzeitanamnese*, d. h. der Röntgenuntersuchung in den ersten 14 Tagen, beeinflusst. Sie richtet sich außerdem nach dem *Verzögerungszeitraum*, d. h. der Röntgen-

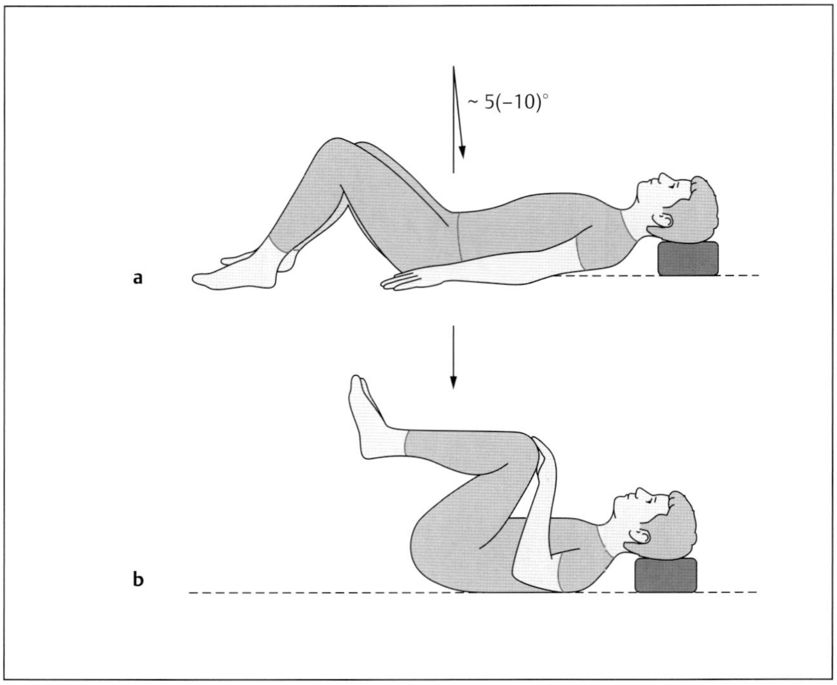

Abb. 18.**159a, b Modifizierte (a) und Originalsteinschnittlage (b) zur Röntgenuntersuchung der Sakroiliakalglenke** (Dihlmann 1967b).

untersuchung später als 14 Tage nach Beginn der ersten Krankheitssymptome.

Die **a.-p. Röntgenuntersuchung der Sakroiliakalgelenke in Rückenlage** ist unter Berücksichtigung der genannten beiden Zeitparameter in der Praxis weniger zur Frühdiagnose der infektiösen und spondylarthropathischen Sakroiliitis geeignet als zur Differenzialdiagnose, Dokumentation und Verlaufskontrolle. Je nach der Symptomatik und Ausdehnung der Beschwerden empfehlen sich die sog. Steinschnittaufnahme oder ihre Modifikation (Abb. 18.**159**), die Beckenübersichtsaufnahme oder die Röntgenaufnahmen der Lendenwirbelsäule in 2 Standardebenen. Erst nach ihrer Auswertung wird entschieden, ob die Diagnose gestellt werden kann oder ob noch andere bildgebende Untersuchungen indiziert sind. Eine der grundsätzlichen Indikationen zur weiterführenden Untersuchung mit computerassistierten bildgebenden Verfahren ist die Diskrepanz zwischen klinisch suspekter Symptomatik oder/und klinischen Untersuchungsbefunden und einem normalen Röntgenbefund der Sakroiliakalgelenke. Dies gilt auch für die spondylarthropathische Sakroiliitis.

Die Abb. 18.**154** bis Abb. 18.**158** geben vorwiegend Sakroiliakalzerstörungen wieder, die bei frühzeitigem Einsatz von MRT/CT und daher frühzeitig möglicher Diagnose nicht erreicht werden müssen.

Die **konventionelle Tomografie der Sakroiliakalgelenke** erbrachte gegenüber der Projektionsradiografie einen erheblichen Informationszuwachs. Inzwischen ist sie von den computerassistierten Schichtverfahren abgelöst worden. Durch sie gelingt es, die Knochenzerstörung entzündlicher und nicht entzündlicher Prozesse der Sakroiliakalgelenke und ihrer Umgebung frühzeitiger (mit hoher Sensitivität und Spezifität) zu erfassen, dort aber auch Weichteilveränderungen sichtbar zu machen.

Der durch die Gelenkinfektion gestörte, physiologische, lokale subchondrale Knochenumbau gibt sich wenige Tage nach Beginn der Symptomatik im **Szintigramm** durch vermehrte Akkumulation des knochensuchenden Radionuklidkomplexes zu erkennen.

Schon normalerweise nimmt die Umgebung der Sakroiliakalgelenke im Vergleich zu anderen Beckenbereichen diese Radionuklidverbindungen vermehrt auf. Daher sollte beim Verdacht auf eine unilaterale bakterielle Sakroiliitis der Patient *in Rückenlage mit der γ-Kamera über sich* untersucht werden. Durch die Abnahme der Strahlungsintensität mit dem Quadrat der (γ-Kamera-)Entfernung springt die seitendifferente Akkumulation des ^{99m}Tc-Phosphatkomplexes bei der 1-Phasenszintigrafie viel besser ins Auge als bei der sonst üblichen Position der γ-Kamera über den Sakroiliakalgelenken des auf dem Bauch liegenden Patienten. Wegen der geringen Spezifität der Sakroiliakalszintigrafie wird diese Untersuchung in der Praxis kaum noch eingesetzt. Auch die im Schrifttum zu findenden verschiedenen Indizes der Aktivitätsbelegung zwischen Sakrum und Sakroiliakalgelenken haben wegen der Inkonstanz der „Normwerte“ an der geringen Spezifität nichts geändert.

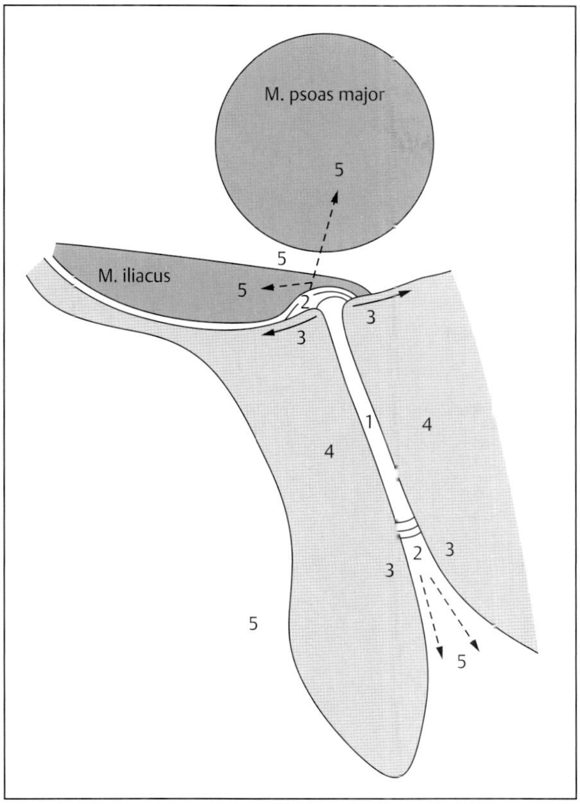

Abb. 18.160 **Mögliche MRT-vermittelte Informationen bei klinischem Verdacht auf infektiöse Sakroiliitis.**

Prinzip: Gelenkstrukturen bei T1w-SE hypointens, bei T2w-SE- und STIR-Sequenzen hyperintens abgebildet. Entzündetes Gewebe zeigt starkes Kontrastmittel-Enhancement – besonders auffallend bei Fettsuppression.

1 Anatomischer Gelenkspalt erweitert (Erguss), im Postkontrastbild starkes Enhancement.

2 Synovialmembran und fibröse Gelenkkapsel: starkes Postkontrast-Enhancement. Bei Kindern ist ein mäßiges lineares Kapsel-Enhancement normal (Bollow et al. 1998).

3 Gelenknahe *subperiostale* Infiltration *(Pfeil)* entlang dem Knochenverlauf, die sich vom vorderen oder hinteren Gelenkbereich fortleitet: *Lavaspaltenphänomen* (Stürzenbecher et al. 2000).

4 Unscharf begrenztes subchondrales Knochenmarködem, enhancende Erosionen an der gelenktragenden Kortikalis (der subchondralen Grenzlamelle), Abszess mit signalarmem bzw. Enhancement-freiem Zentrum und Rand-Enhancement, signalfreie Dissektion am Gelenkrand, intraossäre Sequesterbildung.

5 Gelenküberschreitende Signalveränderungen der Iliopsoasmuskulatur *(gestrichelte Pfeile)* und deren fettgewebshaltigen Faszien. Entsprechendes Signalverhalten im Retroartikularraum *(gestrichelte Pfeile)* mit den Ligg. sacroiliaca interossa, evtl. auch die Glutäalmuskulatur erreichend. Weichteilabszedierung möglich.

Merke:

Die unmittelbare Kombination von genauer Anamneseerhebung und *klinischer Untersuchung + Blutkultur* (falls steril: dann CT-geführte *Punktion [Nadelbiopsie]* des Sakroiliakalgelenks von dorsal zur Bakteriologie, Antibiotikumselektion und [evtl.] Histologie erwägen) + *Kontrastmittel-MRT führen am zeitgünstigsten zur Diagnose und Therapie der infektiösen Sakroiliitis.*

Die **sakroiliakale CT** liefert bei der infektiösen Sakroiliitis folgende Detailinformationen (in Anlehnung an Bollow et al. 2006):

- Unschärfe oder Auslöschung der subchondralen Kortikalis
- subchondrale Dichteminderungen oder Verdichtungen (Spongiosasklerose)
- Erosionen
- Erweiterung oder Verschmälerung des „Gelenkspalts"
- subchondrale intraossäre Sequesterbildung; gelenkrandständige Dissektion
- Gasnachweis (Ausnahme: isolierte **intraspongiöse Pneumatozelen**)
- ventrale oder – seltener – dorsale Weichteilabszedierung oder/und ödematöse Weichgewebsschwellung (einschließlich des gelenknahen Muskelödems)

Abb. 18.**160** zeigt, *wo* bei der infektiösen Sakroiliitis *welche* pathologischen **MRT-Befunde** zu erwarten sind.

Regel 3

! *Merke*

Ein „spezifischer" röntgenologischer sakroiliakaler Einzelbefund der Spondylitis ankylosans und der anderen Spondylarthropathien ist nicht bekannt.

Kommentar

Die unscharf begrenzte, girlandenförmige *Pseudoerweiterung* des Sakroiliakalgelenks (Abb. 18.**161**) wurde ursprünglich als sicheres Röntgenzeichen der Spondylitis ankylosans beschrieben. Dieser Befund entsteht durch *ausgedehnte marginale* Resorption entweder einer Gelenkkontur oder beider das Sakroiliakalgelenk tragender Knochen. Tatsächlich wird dieses pathologische Phänomen an straffen, wenig mobilen Gelenken – Amphiarthrosen, zu denen das Sakroiliakalgelenk durch seine starke Ligamentbestückung gehört – und Fugen, beispielsweise an der Symphysis pubica, beobachtet. Das bedeutet, der Gelenkaufbau begünstigt die Entstehung der Pseudoerweiterung und nicht ausschließlich die zugrunde liegende Erkrankung. Sie tritt daher nicht nur bei den Spondylarthropathien, sondern auch bei bakteriellen Sakroiliitiden, bei der Gicht, bei der Osteomalazie, beim Hyperparathyreoidismus bzw. bei der renalen Osteopathie (Abb. 18.**162** und Abb. 18.**163**), bei der Ostitis deformans Paget und bei Tumorabsiedlungen auf. Die *„echte" Sakroiliakalerweiterung* unterscheidet sich von der Pseudoerweiterung durch die glatt konturierte Diastase, setzt ein schweres Trauma mit Kapsel-Band-Ruptur voraus und geht gewöhnlich mit einer Symphysensprengung einher (s. Abb. 18.**161**).

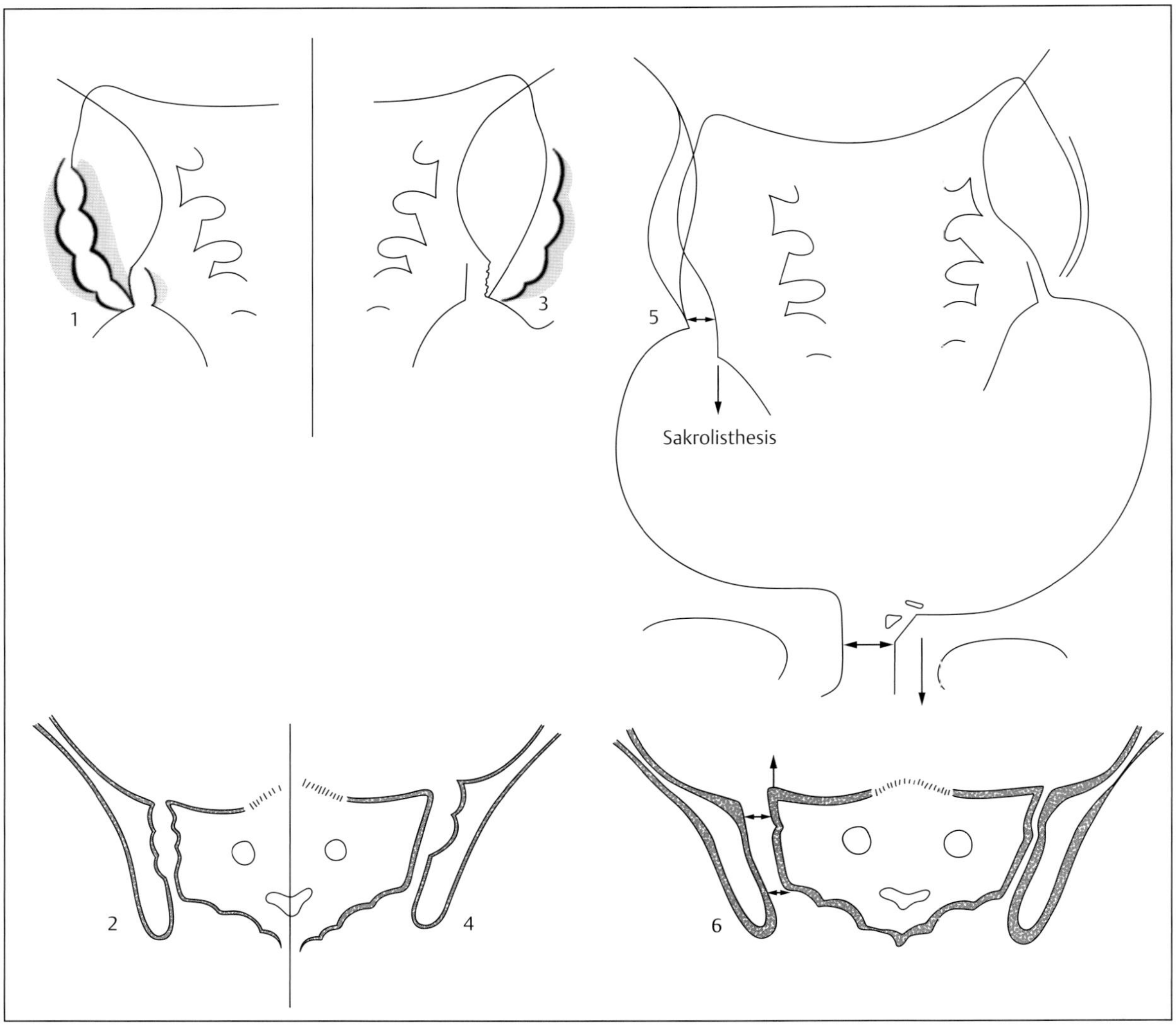

Abb. 18.**161** **Gegenüberstellung der unscharf begrenzten, girlandenförmigen Pseudoerweiterung** im Projektionsradiogramm (1, 3), im Computertomogramm (2, 4) und der entsprechend wiedergegebenen, traumatischen „echten" Gelenkspaltverbreiterung (Diastase mit scharfen Konturen *[doppelköpfige Pfeile]*; 5, 6). Die Pfeile in Nr. 5 und 6 zeigen die Dislokationsrichtung *(Sakrolisthesis)*.

Regel 4

! *Merke*

Die Spondylitis ankylosans und die anderen Spondylarthropathien schöpfen die Reaktionsmöglichkeiten des Sakroiliakalgelenks nahezu vollständig aus. Daher werden im Kontext der spondylarthropathischen Sakroiliitis pathologische Röntgenbefunde gesehen, die – betrachtet als Einzelphänomene – bisher anderen Erkrankungen zugeschrieben wurden.

Kommentar

Die vielfältigen bildgebenden Befunde der Spondylarthropathien an den Sakroiliakalgelenken lassen sich folgendermaßen gruppieren (Abb. 18.**164**):

- Destruktionszeichen
- Sklerosezeichen (Osteosklerosezeichen)
- Ankylosezeichen (Abb. 18.**165**, s. auch Abb. 18.**164**)

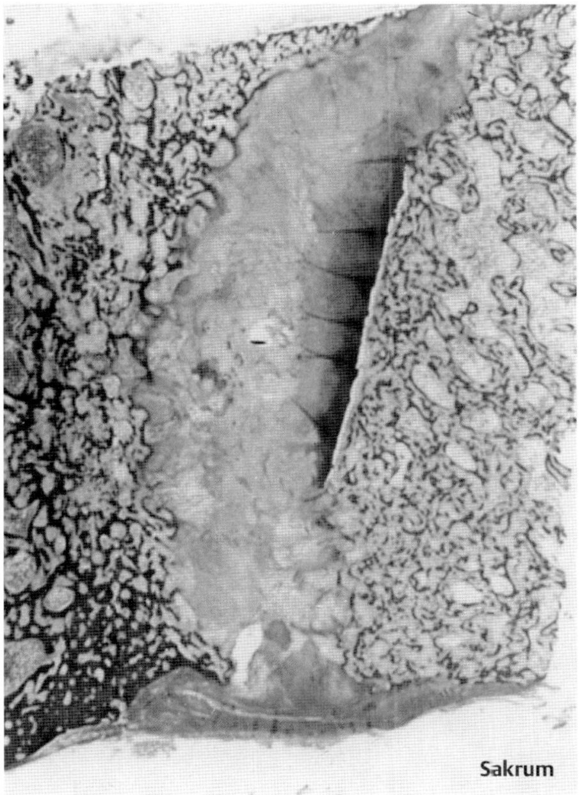

Abb. 18.**162** **Sakroiliakale Pseudoerweiterung bei einem Patienten mit sekundärem Hyperparathyreoidismus** (Dauerhämodialysetherapie wegen globaler Niereninsuffizienz). Das Sakroiliakalgelenk erscheint völlig zerstört (Dihlmann u. Müller 1973): Ein anatomischer Gelenkspalt ist nicht mehr zu erkennen. Der nekrotische Gelenkknorpel wurde durch faserreiches Bindegewebe ersetzt; ausgeprägte dissezierende Fibrosteoklasie, dadurch weitgehende Resorption des subchondralen Knochens einschließlich der gelenktragenden Kortikalis (H.-E.-Färbung).

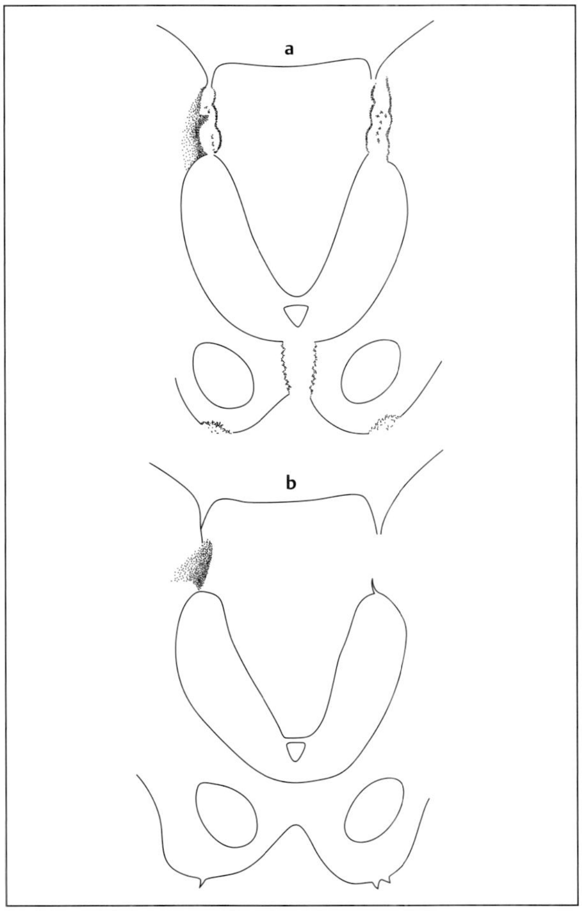

Abb. 18.**163a, b** **Primärer Hyperparathyreoidismus vor (a) und nach (b) Parathyreoidektomie.**

a Röntgenkriterien des „bunten Sakroiliakalbilds" und Knorpelverkalkungen in beiden Sakroiliakalgelenken. Pseudoerweiterung der Schambeinfuge. Hyperparathyeote Insertionsdefekte und -verkalkungen der ischiokruralen Sehnen an beiden Sitzbeinen.

b 1 Jahr nach Parathyreoidektomie sind die 3 Beckenverbindungen synostosiert. Reparative knöcherne Ausfüllung der Insertionsdefekte an den Sitzbeinen. Die Ossifikationsvorgänge setzen sich zum Teil auf die Sehnen fort.

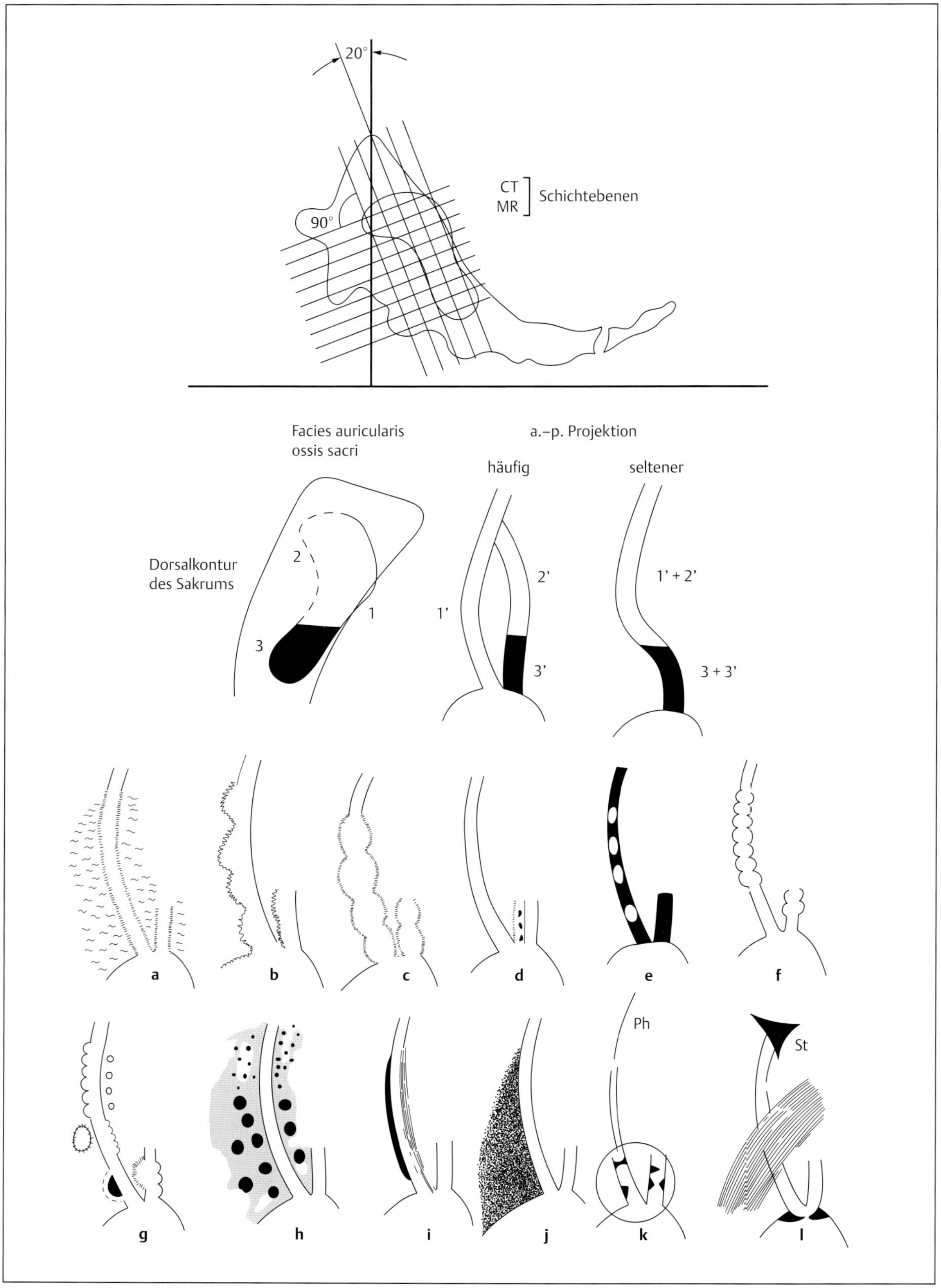

Abb. 18.**164a–l** *(Legende siehe nächste Seite)*

◄ Abb. 18.**164a–l** **Synopsis der Abbildungsebenen bei der sakroiliakalen CT und MRT.** (Prinzip: Facies auriculares in 2 Ebenen möglichst senkrecht zueinander; *oben*).
Mitte: Zuordnung der Facies-auriculares-Konturen auf a.-p. Röntgenaufnahmen einschließlich ihres häufig orthograd abgebildeten „Ohrläppchens“ *(schwarz)*.
Unten: Projektion der sakroiliakalen Destruktions- (**a–f**), Sklerose- (**g–j**) und Ankylosezeichen (**k–l**) auf a.-p. Projektionsradiogrammen in Rückenlage.

Merke:

Die Sakroiliitis bei der Spondylitis ankylosans und den anderen Spondylarthropathien zeigt im Einzelfall ein wechselndes Neben- und Nacheinander nahezu sämtlicher sakroiliakaler Reaktionsmöglichkeiten (Ausnahme s. unter **f**).

a Unscharfe („verwaschene“) Gelenkkonturen und subchondrale Spongiosastrukturen (arthritisches Kollateralphänomen – nur bei akuten Entzündungen zu erwarten).
b, c Girlandenförmige Pseudoerweiterung.
d Pseudoerweiterung bei erhaltener subchondraler Grenzlamelle (nur im „Ohrläppchenbereich“ erkennbar).
e Erosionen an der Facies auricularis auf der Sakrum- und Iliumseite, die jedoch noch nicht deren vorderen (Nr. 1’) Gelenkrand erreicht haben, erscheinen als rundlich-ovale Aufhellungen im glatt konturierten röntgenologischen Gelenkspalt.
f, g Erosionen in der Form der „Perlenschnur“, des „Rosenkranzes“, des „Sägeblatts“ oder der „Briefmarkenrandzähnelung“; subchondrale größere oder kleinere kugelige Osteolysen; randständige Dissektion. *Der intraossär liegende Sequester kommt bei den Spondylarthropathien nicht vor.*
h Diffuse, tüpfelige, kugelige subchondrale Spongiosasklerose.
i Bandförmige subchondrale Spongiosasklerose.
j Dreieckige Sklerosezone im Darmbein (zur Röntgendifferenzialdiagnose vgl. Hyperostosis triangularis ilii).
k Phantomgelenk (Ph), gleichmäßige Gelenkspaltverschmälerung, schmale Knochenbrücke zwischen beiden artikulierenden Knochen, Knochenknospen *(von oben nach unten aufgezählt)*. Im *Kreis* sind die diagnostisch wichtigen frühen Ankylosezeichen wiedergegeben.
l Sternzeichen (St), sehr dicke Kapsel-Band-Ossifikation (vor dem Sakroiliakalgelenk ziehend), Kapselossifikation am Unterrand des Gelenks *(von oben nach unten aufgezählt)*.

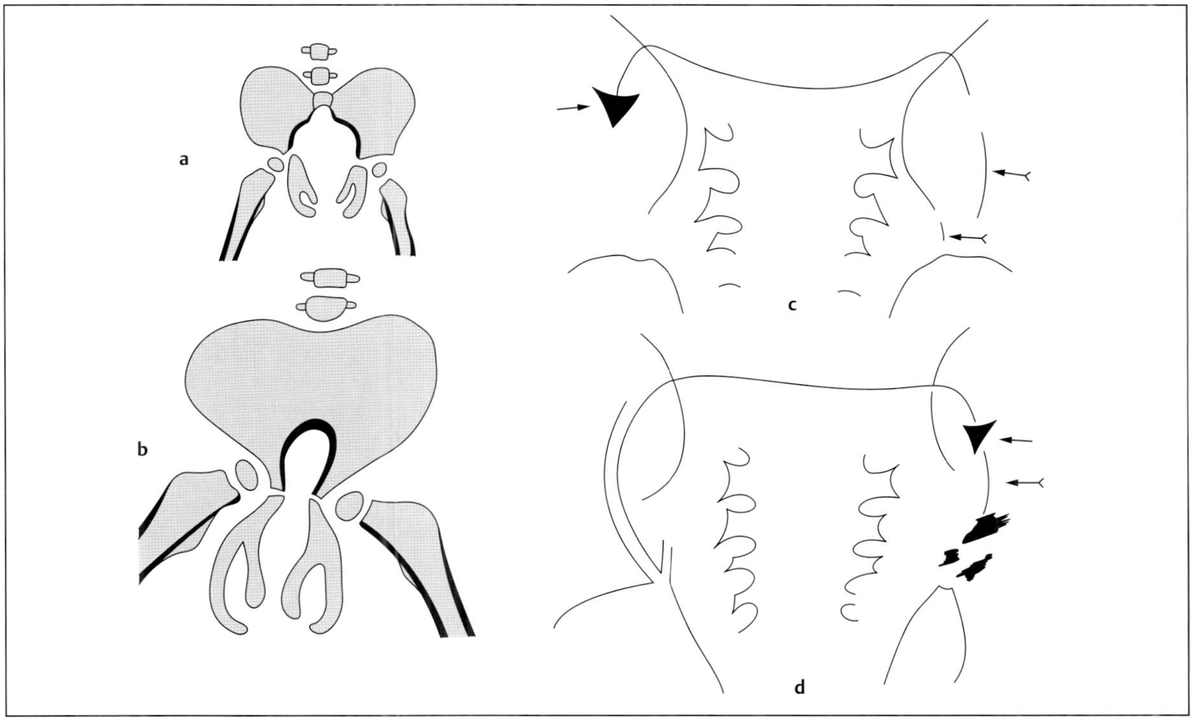

Abb. 18.**165a–d** **Röntgendifferenzialdiagnose zwischen Sakroiliakalgelenkagenesie und erworbener Sakroiliakalankylose.**
a, b Durch überschießende Reduktion der Schwanzsegmente ist es u. a. zur Agenesie der Sakroiliakalgelenke gekommen. Solche kaudale Regression (Synonyma: kaudale Dysplasie, kaudale Hypoplasie) führt nicht nur zur kaudalen Wirbelsäulenagenesie, sondern auch zur Fehl- und Unterentwicklung des Beckens und der Beine. Außerdem treten dabei in wechselndem Ausmaß Innervationsstörungen der glatten und quergestreiften Muskulatur sowie Missbildungen des Urogenitalsystems und Intestinaltrakts auf. Wahrscheinlich kommen Kinder mit kaudalen Regressionen bei diabetischen Müttern häufiger vor als in der Durchschnittsbevölkerung.
c Doppelseitige knöcherne Sakroiliakalankylose, die nach Wachstumsabschluss eingetreten ist. Das Sternzeichen *(Pfeil)* und erhaltene Teile der subchondralen Grenzlamelle – Phantomgelenk *(geschwänzte Pfeile)* – zeigen an, dass es sich um eine erworbene *Ankylose* und nicht um eine Agenesie handelt. Das Sternzeichen entsteht durch die Verknöcherung der vorderen Gelenkkapsel an ihrer oberen Umschlagstelle nach hinten. Das Sakroiliakalgelenk erstreckt sich also nur bis zur Stelle des Sternzeichens nach kranial.
d Schräg verengtes Becken durch im Wachstumsalter erworbenene, einseitige knöcherne Sakroiliakalankylose. Röntgenzeichen der erworbenen Sakroiliakalankylose sind: Sternzeichen, Phantomgelenk, verdichtete Spongiosanarben *(von oben nach unten aufgezählt)*. Diese Befunde ermöglichen die Differenzialdiagnose gegenüber dem *angeborenen*, schräg verengten Becken (Naegele-Becken) bei unilateraler Aplasie des Kreuzbeinflügels.

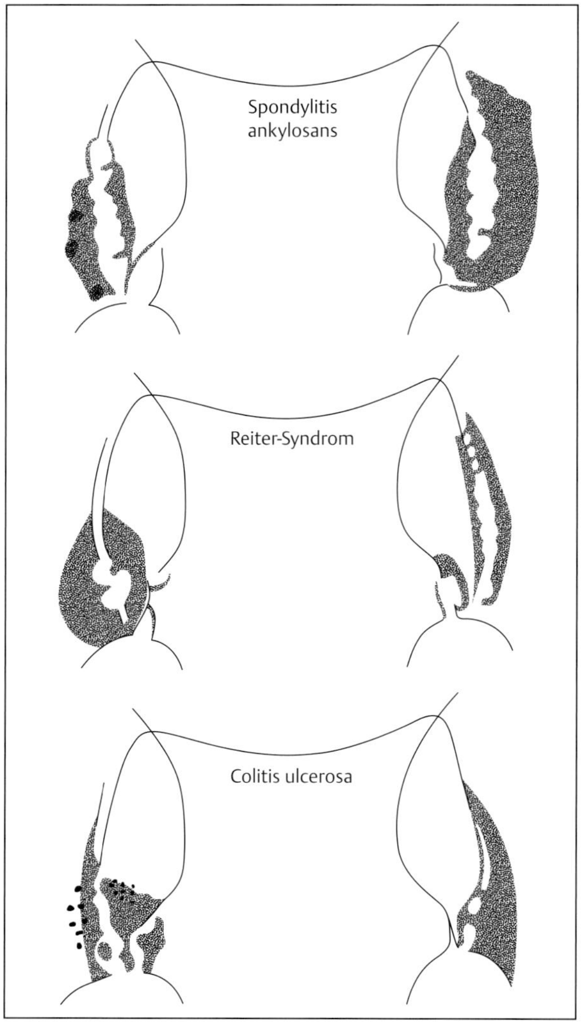

Abb. 18.**166** **„Buntes Sakroiliakalbild" bei 3 verschiedenen Spondylarthropathien auf Projektionsradiogrammen** (s. Abb. 18.**159**). Trotz der *individuellen Variabilität* im *Nebeneinander* der verschiedenen Destruktions-, Sklerose- und Ankylosezeichen bleiben die Kriterien des „bunten Sakroiliakalbilds" gewahrt (vgl. Abb. 18.**164**).

Regel 5

! Merke

Das Röntgenmerkmal aller Spondylarthropathien ist an den Sakroiliakalgelenken das „bunte Bild" (Sakroiliitis vom Typ „buntes Bild"). Im CT lässt sich das „bunte Sakroiliakalbild" frühestens 6 Monate nach Beschwerdebeginn identifizieren, und zwar springen dann nicht nur Sklerosezeichen, sondern auch Erosionen, zarte Knochenknospen und schmale transartikuläre Knochenbrüche ins Auge (vgl. Abb. 18.**168**). Wenn im Jahr 2008 der Kenntnisstand vor der CT-Ära als zeitgenössische Realität beschrieben wird – „immer noch vergehen 5–10 Jahre bis zur Diagnose" – und „die radiologische Sakroiliitis erst im Verlauf von Jahren erkennbar wird" (Akt. Rheumatologie), so spiegelt dies inakzeptables Unwissen wider. Zur gleichen Zeit lässt sich bereits auch die sakroiliakale entzündliche Aktivität im MRT abschätzen.

Kommentar

Die engrammfördernde Metapher „buntes Bild" (Dihlmann 1974a und 1976c) soll hervorheben, dass „Vertreter" aus den 3 röntgenologischen Befundgruppen (s. Regel 4) *von Anfang an nebeneinander*, also „bunt" durcheinander gewürfelt, auftreten = **bildgebende Simultantrias** (Abb. 18.**166** und Abb. 18.**167**) aus destruktiven Sakroiliakalveränderungen (Erosionen, Pseudoerweiterung usw., vgl. auch Abb. 18.**162**), multiformer subchondraler Spongiosasklerose und anfangs diskreten Ankylosezeichen (intraartikuläre Knochenknospen, transartikuläre [schmale] Knochenbrücken von Ilium zum Sakrum, Abb. 18.**168**).

Auf etwa 80% der Projektionsradiogramme (s. Abb. 18.**164**) wird das sog. Ohrläppchen der beiden Facies auriculares orthograd, d. h. als Spalt, abgebildet. Nur in diesem *Gelenkabschnitt* ist das „bunte Sakroilikalbild" im *frühen Stadium* der spondylarthropathischen Sakroiliitis mit hinreichender Sicherheit röntgenmorphologisch zu erkennen.

Aus Abb. 18.**169** ist zu ersehen, dass etwa 80% der Patienten mit Spondylitis ankylosans (spondylarthropathischer Sakroiliitis) nach dem 16. Lebensjahr und bis zum 40.-45. Lebensjahr erkranken. Die Krankheitsmanifestation vorher und später ist ungleich seltener. Je früher die Krankheit auftritt, desto stärker dominiert die sakroiliakale Pseudodilatation. Jenseits des 40.-45. Lebensjahr geht die Manifestationshäufigkeit nicht nur zurück, sondern in diesen Altersstufen verliert der Organismus nach und nach diejenige Reaktionsweise, welche zum typischen „bunten Sakroiliakalbild" führt. Die knöcherne Verlötung der Sakroiliakalgelenke tritt in diesem Alter bei der Spondylitis ankylosans zunehmend vor allem durch Ossifikation der vorderen sakroiliakalen Gelenkkapsel und der Ligg.sacroiliaca ventralia ein. Diese Bandverknöcherungen liegen im Extremfall wie ein „Brett" vor dem erhaltenen sakroiliakalen Gelenkspalt und „löschen" ihn auf Übersichtsröntgenaufnahmen aus. Bei der DISH nehmen sehr häufig die sakroiliakale Gelenkkapsel und ihre Verstärkungsbänder an dem krankheitseigentümlichen überschießenden Verknöcherungsprozess des straffen, fibrösen Bindegewebes teil (Dihlmann u. Freund 1968). Dann erscheinen die Sakroiliakalgelenke auf dem Röntgenbild ebenfalls wie „ausgelöscht", also knöchern ankylosiert.

Sowohl bei der im Senium zunehmenden (altersbedingten) Tendenz zur Verknöcherung des sakroiliakalen Kapsel-Band-Apparats als auch bei DISH-Patienten kann daher manchmal die Röntgendiagnose „senil beginnende Spondylitis ankylosans (spondylarthropathische Sakroiliitis)" nicht gestellt werden. Die CT (Abb. 18.**170**) informiert dann über den Zustand der Sakroiliakalgelenke *hinter* der Kapsel-Band-Ossifikation (Erosion usw.?), oder das MRT gibt zusätzliche Hinweise auf entzündliche Aktivität.

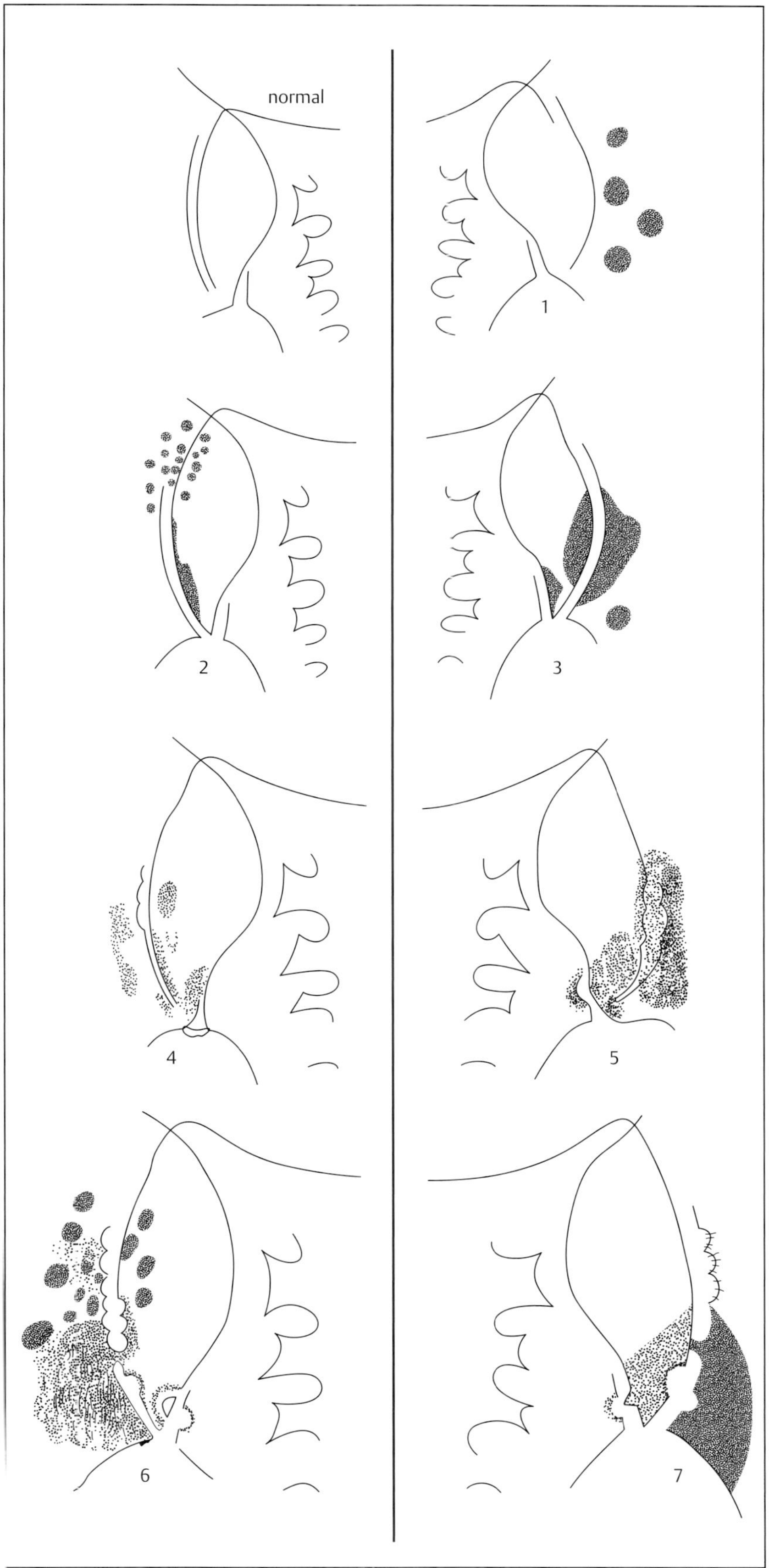

Abb. 18.**167** **Patienten mit entzündlichen (tief sitzenden) Rückenschmerzen mindestens seit 6 Monaten.** Entzündungsserologie positiv. Überweisung zur Röntgenuntersuchung der Sakroiliakalgelenke in modifizierter Steinschnittlage.

1 Kugelige gelenknahe Verdichtungsherde in der Spongiosa (sog. Aspect pommelé französischer Autoren): Verdachtsbefund der spondylarthropathischen Sakroiliitis, daher Indikation zur computerassistierten Tomografie (MRT, CT) zum Nachweis oder Ausschluss des „bunten Sakroiliakalbilds".

2 Vieldeutige subchondrale Sakrumosteosklerose. Tüpfelartige subchondrale Spongiosaverdichtungen im Ilium (sog. Aspect tigré französischer Autoren): Verdachtsbefund der spondylarthropathischen Sakroiliitis, daher Indikation zur computerassistierten Tomografie (MRT, CT) zum Nachweis oder Ausschluss des „bunten Sakroiliakalbilds".

3 Vieldeutige subchondrale Spongiosasklerose mit der Tendenz, sich vom Gelenk weg („horizontal") auszubreiten. Letzteres ist für die arthrotische subchondrale Spongiosasklerose ungewöhnlich, daher unter Berücksichtigung der Symptomatik Indikation zur computerassistierten Tomografie (CT, MRT) zum Nachweis oder Ausschluss des „bunten Sakroiliakalbilds".

4–7 Die Analyse der Projektionsradiogramme deckt die 3 Komponenten des „bunten Sakroiliakalbilds" auf, d. h. das vielfältige Nebeneinander von Destruktions-, Sklerose- und Ankylosezeichen (vgl. Abb. 18.**164**), darunter auch die Ossifikation der Gelenkkapsel (Nr. 4), eine Dissektion (Nr. 6) und die iliakale dreieckige Sklerosefigur. Letztere spiegelt als *Einzelbefund* das Stressphänomen des Sakroiliakalgelenks, die Hyperostosis trangularis ilii, wider. In Zusammenhang mit der spondylarthropathischen Sakroiliitis zeigt der dreieckig projizierte Verdichtungsbereich die entzündliche Schädigung der *physiologischen Iliumecksklerose* (vgl. Abb. 18.**182**) an, die zu einer konstruktiven Stressadaptation geführt hat.

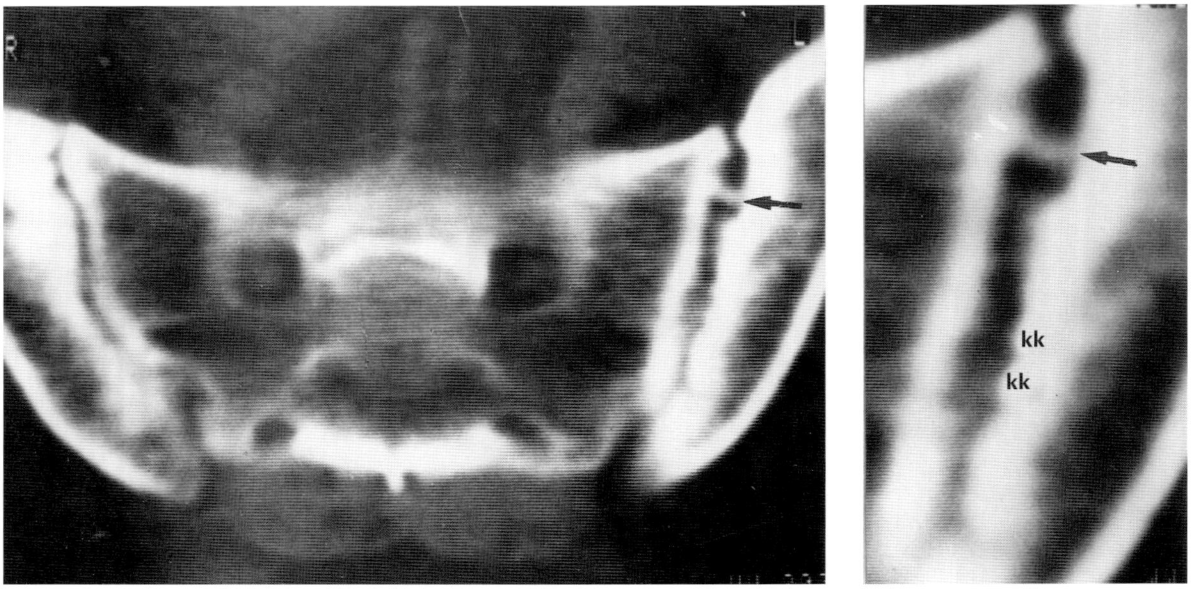

Abb. 18.**168** **Bilaterale spondylarthropathische Sakroiliitis vom Typ „buntes Bild"** (CT mit Ausschnittsvergrößerung).
Destruktionszeichen: Erosionen.
Sklerosezeichen: vor allem auf der Iliumseite.
Ankylosezeichen: Zarte Knochenknospen (kk = Beispiele) wachsen in den Gelenkknorpel hinein. Der *Pfeil* zeigt auf eine *transartikuläre Knochenbrücke*.
Anamnese: nächtlicher Rückenschmerz im Lumbosakralbereich (oft seitenalternierend) seit etwa 6 Monaten; entzündliche Serologie.

Abb. 18.**169** **Relative Häufigkeit des „bunten Sakroiliakalbilds" und der sakroiliakalen Pseudoerweiterung des Gelenkspalts** in Abhängigkeit vom Lebensalter auf Projektionsradiogrammen in Rückenlage des Patienten.
Bewertung als Pseudoerweiterung (s. Abb. 18.**161** und Abb. 18.**163**): Ausdehnung der zusammenfließenden Erosionen *(Randresorption)* mindestens an 1 Gelenk um mehr als die Hälfte seiner kraniokaudalen Gelenkspaltausdehnung.

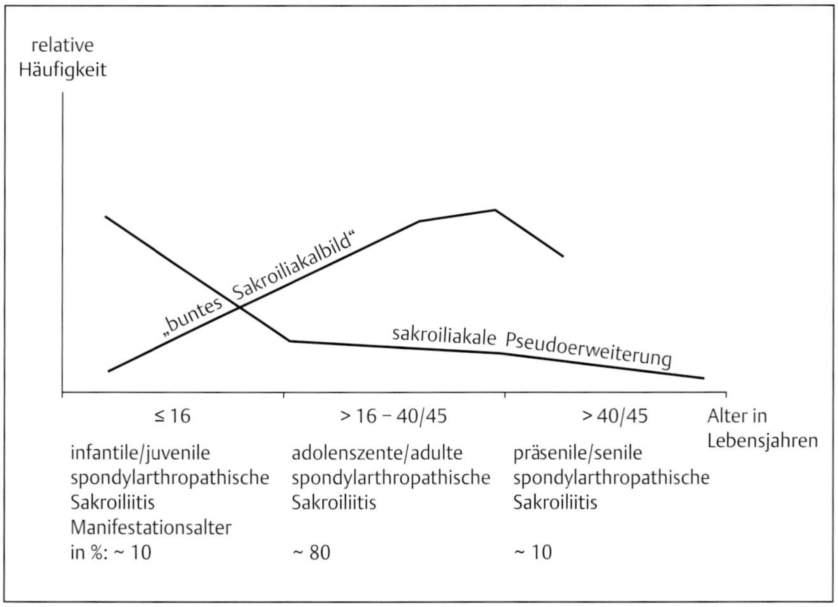

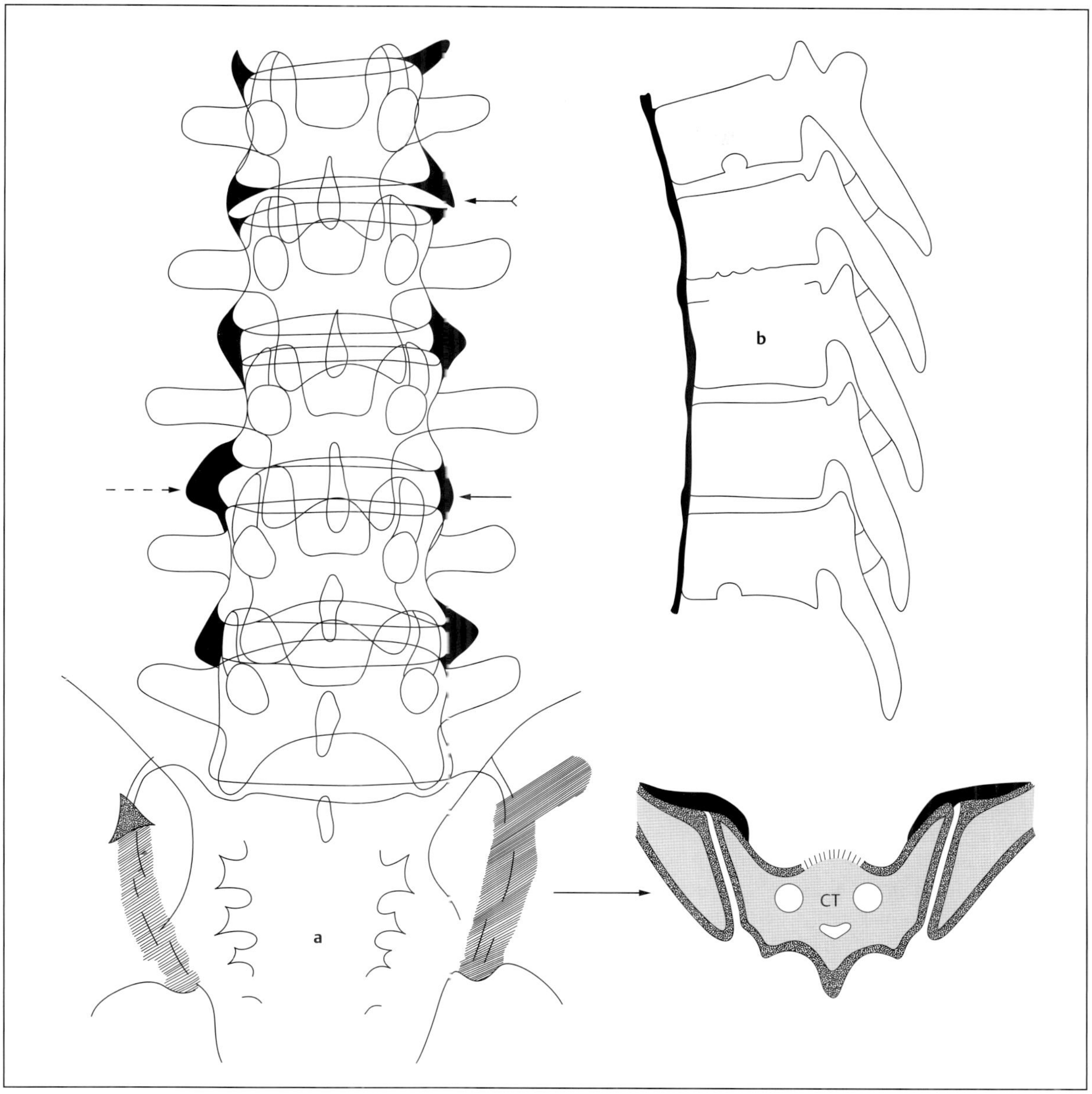

Abb. 18.**170a, b Zur bildgebenden Differenzialdiagnose „senile Spondylitis ankylosans" oder „DISH"** (Patient 67 Jahre alt).
Röntgenmorphologie: Der sakroiliakale Gelenkspalt ist beidseits nicht abzugrenzen (**a**). Sichtbar sind das Sternzeichen rechts und das Phantomgelenk beidseitig. An der Lendenwirbelsäule haben Vertebralosteophyten zum Teil den Aspekt von Syndesmophyten *(Pfeil)*, zum Teil von Mixtaosteophyten *(geschwänzter Pfeil)* und zum Teil von hyperostotischen Spondylophyten *(gestrichelter Pfeil)*. An der Brustwirbelsäule (**b**) Residuen des Morbus Scheuermann (unregelmäßig konturierte Abschlussplatten, Keilwirbel, Schmorl-Knoten), intervertebrale Verknöcherungen, die auch das vordere Längsband erfasst haben.
CT: Im CT beidseits brettartige Verknöcherung der vorderen Gelenkkapsel und des Lig. sacroiliacum ventrale; Gelenkspalt unversehrt.
Diagnose: Die CT enthüllt, dass es sich um DISH handelt und nicht um die senile Spondylitis ankylosans. Eine entsprechende Diagnose würde gestellt, wenn das Röntgenbild der Sakroiliakalgelenke (bei einem älteren Menschen) durch degenerativ- oder traumatisch-reparative Kapsel-Band-Verknöcherungen zustande gekommen wäre.

Merke

Die modifizierten New-York-Kriterien sind, soweit sie sich auf die Bildgebung beziehen, obsolet, da sie sich für die zeitgenössische Frühdiagnose der spondylarthropathischen Sakroiliitis nicht eignen.

Begründung:

- Sie beziehen sich auf die Projektionsradiografie der Sakroiliakalgelenke und sind sich deren grundsätzlicher Abbildungsschwäche für diese Erkrankung nicht ausdrücklich bewusst.
- Sie berücksichtigen nicht die frühdiagnostische Bedeutung des „bunten Sakroiliakalbilds".
- Sie übergehen das frühdiagnostische Potenzial der computerassistierten Schnittbildverfahren, mit deren Hilfe nicht nur die sichere makromorphologische Sakroiliitisdiagnose gelingt, sondern (MRT) auch deren entzündliche Aktivität beurteilt werden kann.

Bei der weit überwiegend einseitigen infektiösen Sakroiliitis – bei der *bilateralen* Infektion steht die Tuberkulose differenzialdiagnostisch an 1. Stelle – treten die 3 Befundgruppen (Regel 4) im Krankheitsverlauf nacheinander, wenn auch überschneidend auf: **sakroiliakale Sukzedantrias**. Die Ankylosezeichen sind bei ihr daher erst im zunehmenden Vernarbungsstadium zu erwarten. Die formal zu den sehr frühen Ankylosezeichen gehörenden intraartikulären (-chondralen) Knochenbrücken bei den Spondylarthropathien spiegeln dagegen eine grundsätzliche Aktionsweise dieser Erkrankungsgruppe wider: **sakroiliakale Simultantrias**. Dafür spricht, dass diese Befunde, namentlich die 1–2 mm schmalen, durch den Gelenkknorpel wachsenden Knochenbrücken, bereits wenige Monate nach Beschwerdenbeginn im CT als 3. Merkmal des „bunten Sakroiliakalbilds" auffallen (nach etwa 6 Monaten bei Dihlmann und Mitarbeitern [1977], nach 6 Monaten bei Bollow und Mitarbeitern [2006; s. dort Abb. 14.**22a** und **b**]; s. Abb. 18.**168**).

Die Ossifikation der beidseitigen Apophyse der Pars lateralis ossis sacri (Kreubeinflügel) erschwert die Beurteilung der Sakroiliakalgelenke auf Projektionsradiogrammen zwischen dem 16. und 20. Lebensjahr (Abb. 18.**171**). Aber auch vor dem Beginn der Apophysenossifikation – zwischen dem 10. und 16. Lebensjahr – kann die Unterscheidung zwischen Normalbefund und entzündlichen Sakroiliakalveränderungen auf Röntgenübersichtsaufnahmen erschwert sein, beispielsweise durch die häufig unscharf abgebildete Iliumkontur oder durch ihre fehlende oder inkomplette Abgrenzbarkeit. Die Seitendifferenz des Sakroiliakalspalts (oder einzelner seiner Abschnitte), der aus dem Gelenkknorpel und dem Wachstumsknorpel der Apophyse besteht, kann eine örtliche Entwicklungsasymmetrie widerspiegeln und muss nicht immer auf ein destruktives Geschehen zurückgehen.

Als **Osteochondrosis („Osteochondritis")** sacri wird die ein- oder doppelseitige vermutliche Ischämiefolge der Pars lateralis beschrieben, die sich während der Apophysenverknöcherung als schmerzhafter, nicht entzündlicher Prozess zu erkennen gibt (Dihlmann 1964a; s. Abb. 18.**171**). Dabei kommt es zu einer unscharf konturierten Fragmentation („Zerbröckelung") der Knochenkerne bei glatter Kontur der Iliumseite des Sakroiliakalgelenks. Sowohl die CT (zur Beurteilung der zerfallenden Knochenkerne) als auch das MRT sind zur differenzialdiagnostischen Abgrenzung gegenüber der juvenilen spondylarthropathischen Sakroiliitis notwendig. Das Knochenmarködem ist bei der *aktiven* Sakroiliitis unabdingbar, bei der Osteochondrosis sacri ein möglicher Befund. Intraartikuläre Knochenknospen und Knorpelproliferationen kommen nur bei der Sakroiliitis vor.

Sakroiliakales MRT-Informationspotenzial

Die sakroiliakale MRT hat gegenüber den bildgebenden Untersuchungsverfahren mittels ionisierender Strahlen grundsätzlich den Vorteil der fehlenden Strahlenexposition. Sie wäre daher auch aus rationaler Sicht zumindest bei Kindern, Jugendlichen und (jungen) Frauen im gebärfähigen Alter das 1. und einzige bildgebende Untersuchungsverfahren bei klinischem Verdacht auf Sakroiliitis und bei Verlaufskontrollen – eine Überlegung, der allerdings auch ökonomische (finanzielle) Realitäten entgegenstehen.

Die sakroiliakale MRT impliziert über die Diagnose der Sakroiliitis hinaus den Informationsvorteil, eine Aussage über die *Sakroiliitisaktivität* machen zu können; das wurde schon erwähnt.

Zur Ausschöpfung des Informationspotenzials der MRT werden bei klinischem Verdacht auf eine spondylarthropathische Sakroiliitis Untersuchungstechniken vorgeschlagen (Bollow et al. 2006), die durch Verwendung hoch auflösender 3D-Sequenzen Schichtdicken von 2 mm ermöglichen, um auch kleinste Erosionen abzubilden. Fettgesättigte GRE-Sequenzen ermöglichen darüber hinaus einen hohen Kontrast im fettreichen Knochenmark.

Als Schichtebenen zur Darstellung der Sakroiliakalgelenke empfehlen sich *paraxiale* Schnitte im Hinblick auf die Längsachse des oberen und mittleren Sakrums mit individueller Angulierung zur Körperlängsachse. Die *koronare* Orientierung der Schichtebenen dient als Untersuchung in der 2. Ebene nach Kontrastmittelinjektion (z. B. 0,1 mml/kg Körpergewicht Gd-DTPA). Sie erfasst zusätzlich die Hüftgelenke und Anteile der Lendenwirbelsäule.

1. paraxiale T1w-2D-TSE-Sequenz
2. paraxiale Knorpelsequenz, z. B. 3D-wasserselektive Spoiled-GRE-Sequenz mit paralleler Bildgebung
3. paraxiale T1w-3D-GRE-Sequenz mit Fettsättigung nach Applikation paramagnetischer Kontrastmittel
4. koronare T1w-3D-GRE-Sequenz mit Fettsättigung nach Kontrastmittelinjektion (wie Nr. 3)

Die angeführten MRT-Sequenzen haben sich bei einem „speziellen" (rheumatologischen) Krankengut bewährt. In der täglichen Praxis mit einem „allgemeinen" Krankengut empfehlen sich folgende, auf die Längsachse des (oberen) Kreuzbeins orientierte Sequenzen:

1. T1w-SE schräg koronar
2. STIR schräg koronar

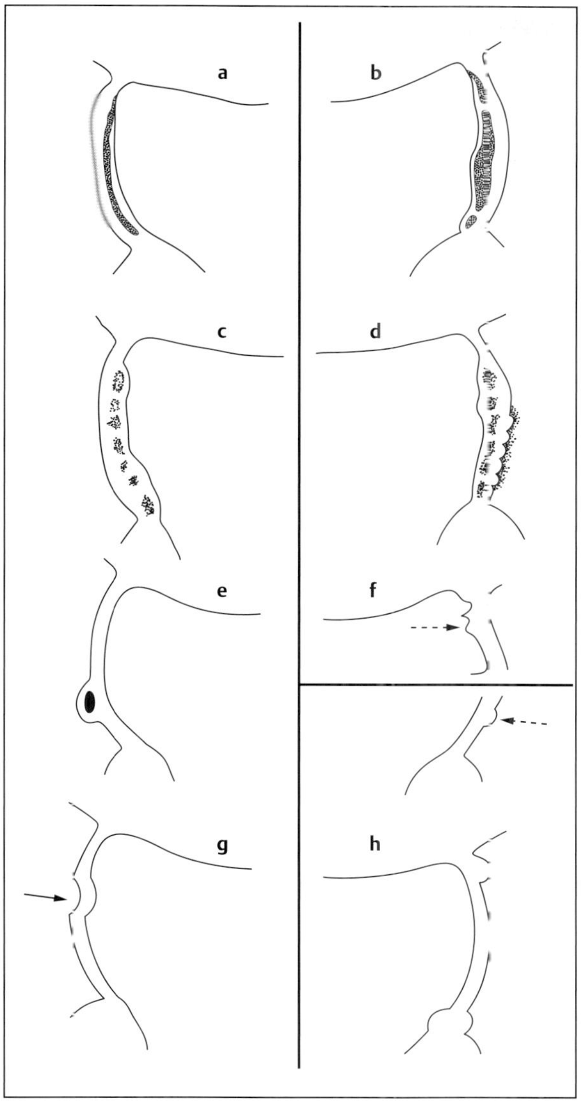

Abb. 18.**171a–h** **Normalbefunde, Spielarten des Normalen und Entwicklungsstörungen am Sakroiliakalgelenk *(schematisiert).***
a,b Normale Apophysenossifikation, beginnende Verschmelzung mit dem Kreuzbeinkörper. Die ossifizierende Apophyse erscheint dichter als die benachbarten Knochen. Das ist bei Apophysenossifikationen – wo auch immer – häufig zu beobachten. Physiologisch unscharfe Iliumkontur.
c Fragmentierte, unscharf konturierte Apophysenknochenkerne beidseits *(nur rechts gezeichnet)*, jedoch *glatte* Iliumkonturen. Klinisch Kreuzschmerzen seit 1 Jahr (Patient jetzt 17 Jahre alt), keine entzündliche Serologie, Wirbelsäulenmotilität normal. *Diagnose:* Osteochondrosis sacri, jedoch MRT/CT zur Sicherung erforderlich (s. Text).
d Röntgenzeichen wie bei der Osteochondrosis sacri + erosive iliakale „Perlenschnur" = spondylarthropathische Sakroiliitis (vgl. Abb. 18.**152**).
e Persistierender (bei der Entwicklung „abgesprengter") Teil der iliakalen Ossifikationszone – dichter als die knöcherne Umgebung. Asymptomatisch.
f So genannte Pseudoerosionen *(gestrichelte Pfeile)* spiegeln diskrete Entwicklungsstörungen wider. Asymptomatisch.
g So genannte Iliumwulst *(Pfeil)* = Spielart des Normalen. Liegt in der Sakrummulde. Asymptomatisch.
h Sulcus paraglenoidalis (juxtaauricularis) *unten* = loco typico, *oben* = seltener oberer Sulkus. Kapselinsertionsgrube.

Falls der Patient mit der klinischen Verdachtsdiagnose „Sakroiliitis" überwiesen wird, so kommen 2 zusätzliche Untersuchungsgänge infrage:
1. Postkontrast-T1w-SE fatsat schräg koronar
2. Postkontrast-T1w-SE fatsat paraxial (schräg axial)

Pathologische MRT-Befunde bei der spondylarthropathischen Sakroiliitis (Abb. 18.**172** und Abb. 18.**173**):
- *Erosionen:* Im Präkontrast-MRT bei T1w hypointense, bei T2w*- und STIR-Sequenzen hyperintense, zum Gelenkbinnenraum gerichtete Konturunterbrechungen der subchondralen Kortikalis. Je kleiner die Erosionen sind, desto häufiger werden sie erst im Postkontrastbild sichtbar. Sie spiegeln einen destruktivwachsenden Pannus wider, der aus dem Knochenmark herauswächst oder vom Kapsel-Synovialis-Ansatz ausgeht. Konfluierende Erosionen führen zur Pseudoerweiterung.
- *Subchondrale Spongiosasklerose:* Saumartige subchondrale, signalarme bis signalfreie Zonen, keine Zunahme der Signalintensität nach Kontrastmittelinjektion.
- *Intraartikuläre Knochenknospen, schmale transartikuläre Knochenbrücken:* Voraussetzungen für diese Knochenneubildungen sind nicht nur eine vorangehende Gelenkknorpelzerstörung, sondern vor allem die chondroide Metaplasie, zum Teil auch die aggressiv proliferierende Metaplasie ortsständiger Bindegewebszellen im subchondralen Knochenmarkraum und in den Gelenkknorpel einsprossende Gefäße; denn erst im vaskularisierten Knorpel kommt die in den Gelenkraum vorwachsende Knochenneubildung (Knospen, Brücken) nach dem Prinzip der enchondralen Ossifikation in Gang (Wurm 1957). Die Knochenneubildungen stellen sich im MRT signalarm bis signalfrei indirekt als Aussparungen dar. Optimal gelingt ihre Darstellung im CT (s. Abb. 18.**168**).
- *Subchondrale Ostitis:* Diese entzündlichen Knochenmarkphänomene zeichnen sich durch native Hypointensität bei T1w und Hyperintensität in wassersen-

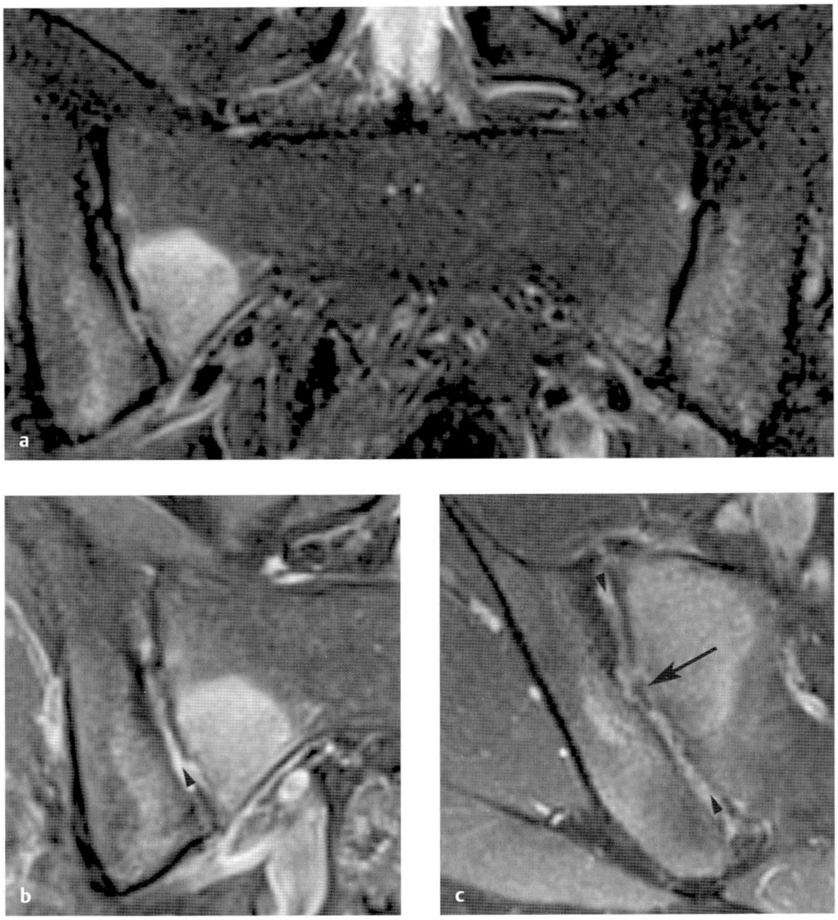

Abb. 18.**172a–c Aktive bilaterale Sakroiliitis vom Typ „buntes Bild" im MRT bei Spondylarthropathie** (23 Jahre alter Patient mit Spondylitis ankylosans).
a STIR-Bild: Subchondrales Knochenmarködem (rechts ausgeprägter als links). Im rechten Sakroiliakalgelenkkavum Flüssigkeitssignale.
b Postkontrast T1w fatsat (schräg koronar, rechtes Gelenk): Stärkere Kontrastierung des entzündlichen Gewebes im Gelenkkavum (*Pfeilspitze*, s. auch **c**). Knochenmarködem.
c Postkontrast T1w fatsat (axial, rechtes Gelenk): In diesem Schnittbild fallen besonders die irregulären Gelenkkonturen (Erodierungen) auf. Gelenkkapselanfärbung. Knöcherne, intraartikulär gerichtete Knochenknospe *(Pfeil)*.

Merke:

Auch im MRT nach den ikonografischen Kriterien des „bunten Sakroiliakalbilds" suchen. Nicht jedes Ödem spiegelt eine Sakroiliitis wider.

sitiven Sequenzen, z. B. STIR-Sequenz, und durch starkes Kontrastmittel-Enhancement aus. Histomorphologisch sind ursächlich die hyperämisierende Entzündung und die Hypervaskularisation einschließlich der Gefäßeinsprossung in den Gelenkraum bestätigt worden.

- *Fettmarknachweis:* Die entzündlichen Vorgänge verdrängen das hämatopoetische (rote) Knochenmark, das dann zunehmend vom robusteren Fettmark ersetzt wird. Mit abklingender Entzündungsaktivität bis hin zur Knochenmarknarbe nimmt die Fettakkumulation zu und kann sich auch in den Knochenknospen und -brücken mit hyperintenser Signalintensität zu erkennen geben.
- *Intrakavitäre Flüssigkeitssignale:* Diese gehen auf ein enhancendes entzündliches Gewebe zurück.

Einen praktikablen **semiquantitativen MRT-Aktivitäts-Score** – die 4-Quadrantenmethode – haben Bollow und Mitarbeiter (2006) angegeben (Abb. 18.**174**): Jedes Sakroiliakalgelenk wird in 4 Quadranten aufgeteilt (Workstation). Auf der fettgesättigten T1w-Sequenz werden nach Kontrastmittelinjektion pathologische Steigerungen der Signalintensität in den 4 Quadranten jedes Gelenks registriert. Zur Vermeidung von Fehlinterpretationen müssen als entzündlich gedeutete Abweichungen auf mindestens 2 Einzelschichten sichtbar sein. Die nummerischen Intensitätssteigerungen in den 4 Quadranten werden addiert. Die Aktivität der Sakroiliitis wird zwischen 2 und 16 ansteigend graduiert. Dieser **Bollow-Score** gibt die *lokale* sakroiliitische Aktivität wieder. Laborchemische Untersuchungsergebnisse, beispielsweise der CRP-Wert und die BSG, zeigen dagegen die *allgemeine* Krankheitsaktivität an.

Die Rippenwirbelgelenke sind entwicklungsgeschichtliche Homologa der Sakroiliakalgelenke (Abb. 18.**175**). Die Partes laterales des Kreuzbeins entstehen durch Verschmelzung der Rippenrudimente (Processus costarii) S 1 und S 2 (und S 3) mit den Anlagen der zugehörigen Querfortsätze und bilden auf jeder Seite die Facies auricularis ossis sacri. Die Auffassung der Spondylitis ankylosans als eine Systemerkrankung mit *gleichzeitigem* Befall des *gesamten* Achsenskeletts, aber röntgenologischer Schwerpunktbildung (s. u.) wird durch MRT-Befunde gestützt. In flüssigkeitssensitiven Sequenzen lassen sich zusammen (oder gering zeitlich versetzt) mit den Sakroiliakalgelenken auch entzündliche Veränderungen der Rippenwirbelgelenke nachweisen, d. h., die Sequenzen zur Sakroiliakalabbildung sollen die unteren Rippenwirbelgelenke miterfassen (s. Abb. 18.**173**).

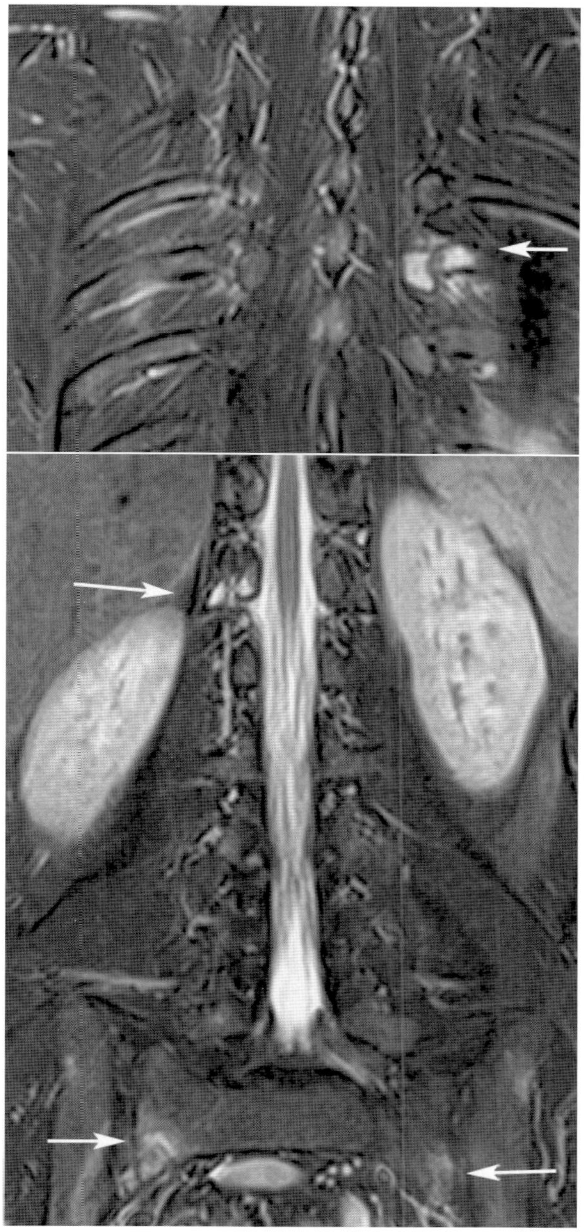

Abb. 18.173 **Spondylarthropathie/Spondylitis ankylosans** (Patientin 31 Jahre alt). Unter anderem Schmerzen bei den Atemexkursionen. Koronares STIR-Bild. Der *Ödemnachweis (Pfeile)* zeigt eine beidseitige Sakroiliitis, eine rechtsseitige Kostovertebralarthritis und eine linksseitige Kostotransversalarthritis an.

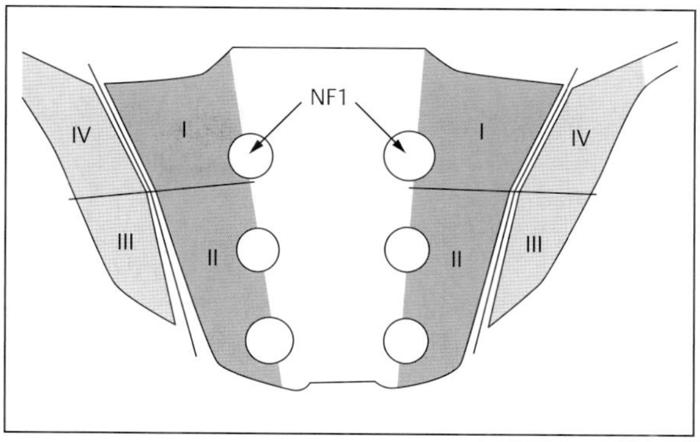

Abb. 18.174 **MRT-Aktivitäts-Score:** Schema der 4-Quadrantenmethode *(oben)* und zugehörige Score-Graduierung zur Bestimmung der sakroiliitischen Aktivität *(unten)*. Der Gelenkspalt teilt jedes Gelenk in 2 iliakale und 2 sakrale Quadranten. Eine virtuelle horizontale Linie, die in der Regel die kaudale Begrenzung des 1. sakralen Neuroforamens tangiert (NF1), halbiert die Gelenkfläche und teilt so in jedem Gelenk 2 ventrale und 2 dorsale Quadranten voneinander ab.

Ss. I–IV = Graduierung der sakroiliakalen Entzündungsaktivität (16 = höchste entzündliche Aktivitätsstufe in jedem Gelenk, s. Text; nach Bollow et al. 2006).

0 Keine Veränderung der Signalintensität.
I Signalvermehrung nur im Gelenkraum, in der Gelenkkapsel oder innerhalb von Erosionen (maximal 10 % der Quadrantenfläche).
II Geringe Signalvermehrung im paraartikulären Knochenmark (11–33 % der Quadrantenfläche).
III Mäßige Signalvermehrung im paraartikulären Knochenmark (34–66 % der Quadrantenfläche).
IV Starke Signalvermehrung im paraartikulären Knochenmark (>66 % der Quadrantenfläche).

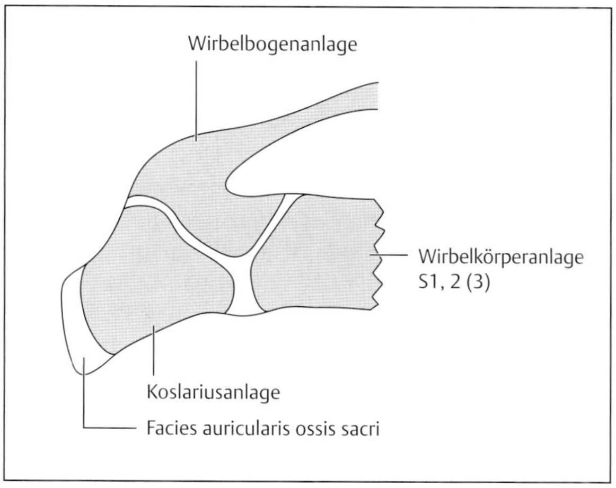

Abb. 18.175 **Sakrumentwicklung in Höhe der Sakroiliakalgelenke** (1-jähriges Kind). Transversalschnitt, schematisch.

Regel 6

Merke

Das „bunte Sakroiliakalbild“ beweist die spondylarthropathische Sakroiliitis noch nicht. Es engt jedoch die Differenzialdiagnose auf wenige, klinisch-anamnestisch abgrenzbare Erkrankungen ein, nämlich auf den Hyperparathyreoidismus bzw. die renale Osteopathie, die Osteomalazie und die neurogene Paraosteoarthropathie bei Hemi-, Para- und Tetraplegikern. Röntgenologisch kann sich bei ihnen ein nicht entzündliches „buntes Bild“ entwickeln.

Kommentar

Schon 3 Monate nach Lähmungseintritt können sich neurogene paraosteoarthropathische Sakroiliakalveränderungen röntgenologisch manifestieren.

Auf entzündliche Sakroiliakalbefunde beim Morbus Behçet, beim Morbus Whipple, beim FMF und beim AHS, die dem „bunten Bild“ entsprechen, wurde in Abb. 18.**143** hingewiesen.

Die Sakroiliakalgelenke können ein- oder beidseitig bei zahlreichen Gelenkerkrankungen oder Krankheiten mit möglichem Gelenkbefall mitergriffen werden, ohne dass sie die diagnostische Schlüsselstellung wie bei den spondylarthropathischen und infektiösen Sakroiliitiden einnehmen. Falls das Ankylosestadium dann überhaupt erreicht wird, tritt es im Verlauf einer Sukzedantrias auf; also zeigen sich zuerst destruktive Phänomene, sodann als Ausdruck der lokalen Prozessstabilisation eine subchondrale Spongiosasklerosierung, und schließlich folgt der Übergang in die mehr oder weniger ausgeprägte knöcherne Ankylose. Falls der Entstehung der Ankylose eine gelenknahe Spongiosasklerose vorausgeht, so wird sie nach eingetretener knöcherner Gelenkdurchbauung nach und nach wieder abgebaut. Nach einer traumatischen Schädigung des sakroiliakalen Gleitgewebes einschließlich des Kapsel-Band-Apparats und des Gelenkknorpels kann eine **Beckenlockerung** oder eine **aseptische, posttraumatische knöcherne Sakroiliakalankylose** eintreten – ein Beispiel für die ohne subchondrale Spongiosasklerose entstehende knöcherne Sakoiliakalankylose.

Nachfolgend wird auf Erkankungen der Sakroiliakalgelenke und/oder ihrer unmittelbaren Umgebung aus differenzialdiagnostischen Gründen näher eingegangen:

Sakroiliitis bei adulter rheumatoider Arthritis

Sie ist ein Spätbefund dieser Erkrankung. Erosionen und Verschmälerung des röntgenologischen Gelenkspalts bis zur knöchernen Ankylose kennzeichnen die adulte rheumatoide Sakroiliitis (vgl. Abb. 18.**139**). Die im Krankheitsverlauf auftretende systemische Osteopenie fällt auch am knöchernen Becken und daher ebenfalls in der Umgebung der Kreuzdarmbeingelenke auf. Subchondrale Spongiosasklerosierungen sind nur dann zu erwarten, wenn sie schon vor dem Sakroiliakalbefall der adulten rheumatoiden Arthritis beispielsweise durch die **Sakroiliakalarthrose** (Abb. 18.**176**) verursacht worden sind. Diese Feststellung gilt auch für Überlastungsschäden des sakroiliakalen Kapsel-Band-Apparats und die Hyperostosis triangularis ilii.

Überlastungsschäden des sakroiliakalen Kapsel-Band-Apparats

Im Verlauf des Menstruationszyklus und viel stärker noch während der Gravidität (Abb. 18.**177**) kommt es zu einer hormonell bedingten Auflockerung des sakroiliakalen Kapsel-Band-Apparats und der Schambeinfuge, die eine (relativ) vermehrte Beweglichkeit und damit auch eine erhöhte Vulnerabilität der Beckenverbindungen zur Folge hat. Der Geburtsvorgang begünstigt ebenfalls Schädigungen der fibrösen Sakroiliakalstrukturen.

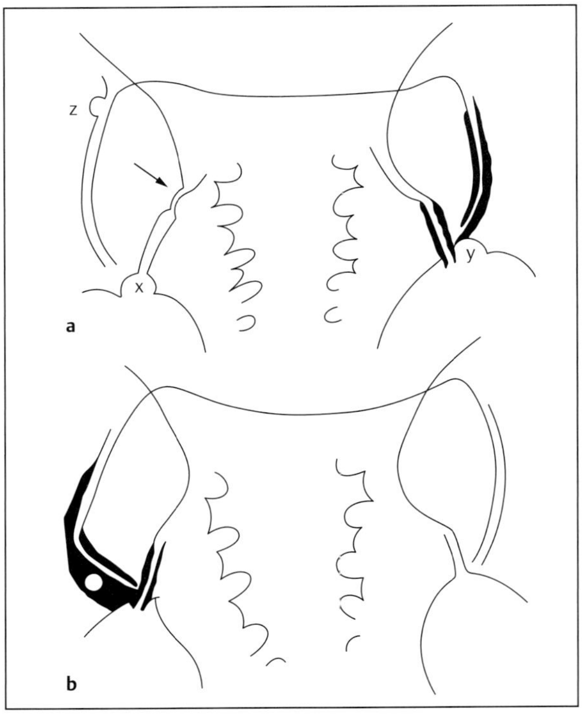

Abb. 18.**176a, b** **Sakroiliakalarthrose.**

a Typischer Röntgenbefund der Arthrosis deformans des linken Sakroiliakalgelenks (Verschmälerung des röntgenologischen Gelenkspalts, bandartig orientierte subchondrale Spongiosaverdichtung, marginale Arthroseosteophyten, selten auch Geröllzysten). Kaudale Arthroseosteophyten projizieren sich häufig in die Beckenweichteile. Sie überbrücken im Gegensatz zu den Kapsel-Band-Verknöcherungen den Gelenkspalt nicht.
- x Sulcus paraglenoidalis am Ilium und Sakrum, bei y nur am Ilium. An dieser Furche, die als Spielart des Normalen auftritt, setzt die fibröse vordere Gelenkkapsel an (Insertionsgrube).
- z Oberer Sulcus paraglenoidalis am Ilium. Akzessorisches Sakroiliakalgelenk zwischen hinterem Darmbeinstachel und Hinterfläche des Kreuzbeinflügels *(Pfeil)*.

b Rechtsseitige Sakroiliakalarthrose bei Sakrumdysplasie (Sakrumskoliose, Fehlbildung des rechten Kreuzbeinflügels).

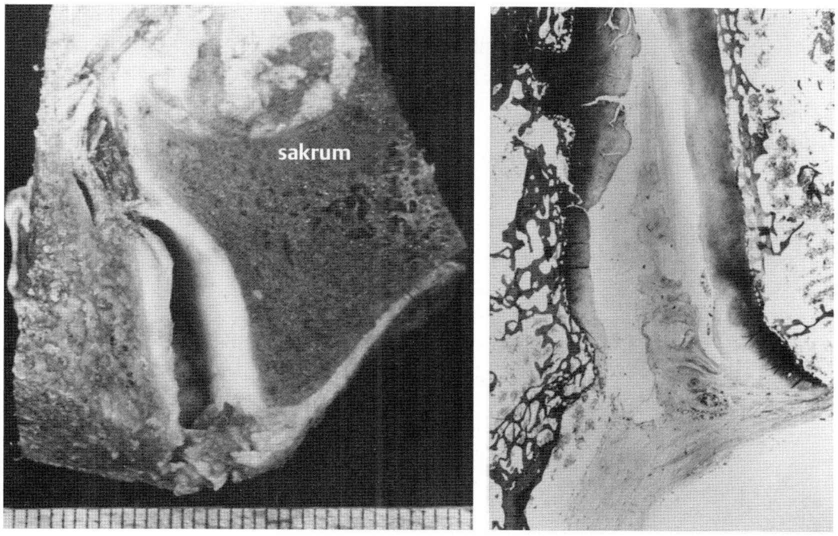

Abb. 18.**177** **Status postpartalis des rechten Sakroiliakalgelenks.** Weitgestelltes Gelenk, hypertrophierte Synovialmembran und verdickte vordere fibröse Gelenkkapsel (Sektionspräparat, histologischer Schnitt, H.-E.-Färbung). Exitus 8 Tage nach der Entbindung, Patientin 18 Jahre alt geworden (Dihlmann 1978).

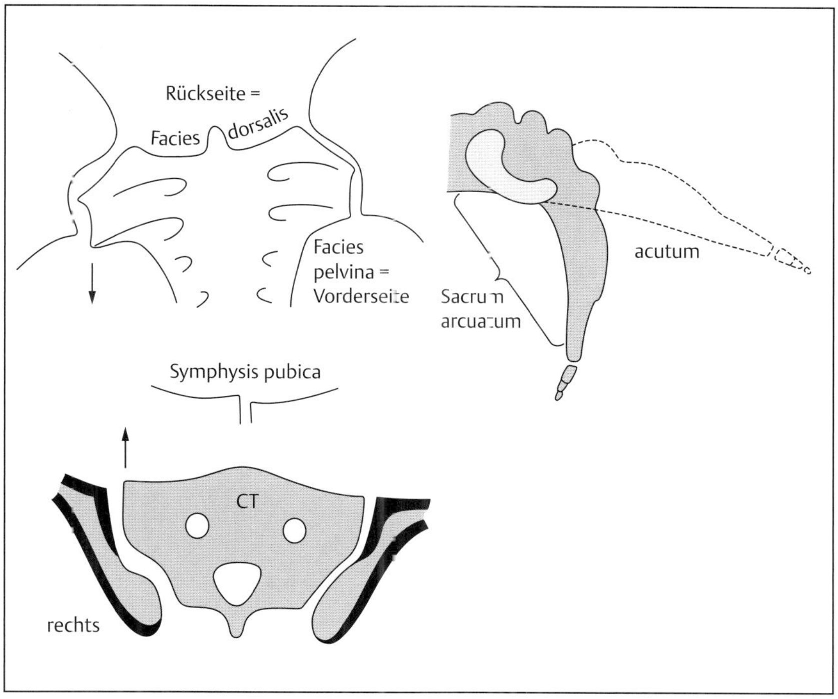

Abb. 18.**178** **Sakrolisthesis rechts.** Besonders eindeutig erkennbares Sakrumgleiten auf der a.-p. Röntgenaufnahme, da sich bei zufälligem *Sacrum arcuatum* oder *acutum* der kraniale Kreuzbeinanteil axial projiziert (s. Stufenbildung, *Pfeil*). Der tiefer getretene (und nach vorn dislozierte) rechte Sakrumanteil nimmt das linke Darmbein über das nicht gelockerte linke Sakroiliakalgelenk fußwärts mit. Dadurch tritt der linke symphysäre Schambeinast tiefer. Bei normal geformtem Kreuzbein kann die Sakrolisthesis röntgenologisch häufig ebenfalls schon erkannt werden oder stellt sich erst im CT dar *(Pfeil)*. Weitere Informationen über die Beckenlockerung liefert die röntgenologische Funktionsprüfung der Beckenverbindungen (Abb. 18.**179**).

Einseitige biomechanische Überlastungen des sakroiliakalen Kapsel-Band-Apparats sind außerdem bei Thorakolumbalskoliosen, bei Beckendeformierungen, bei chronischen Hüftleiden und bei Beinverkürzungen zu erwarten.

Doppelseitige Überlastungsschäden können als Folge einer veränderten Beckenhaltung bei adipösen Bauchdecken sowie bei Paresen und Kontrakturen von Muskeln, die das Becken stabilisieren, auftreten. Schließlich wird der sakroiliakale Kapsel-Band-Apparat auch durch Bagatelltraumen des täglichen Lebens, beispielsweise durch kurz dauernde erzwungene Bewegungen der Sakroiliakalgelenke bei einem Fehltritt auf der Treppe oder bei einem Sturz, geschädigt. Histologisch sind in diesen Fällen Einrisse, Ausrisse und Blutungen am sakroiliakalen Kapsel-Band-Apparat beobachtet worden. In deren Gefolge kommt es entweder zu einer vermehrten, d.h. unphysiologischen Beweglichkeit im betroffenen Sakroiliakalgelenk – **Beckenlockerung** (Dihlmann 1962, 1963) –, oder reparative Verknöcherungsvorgänge am Kapsel-Band-Apparat verriegeln Kreuz- und Darmbein irreversibel miteinander – **Beckenstarre**. Namentlich die Beckenlockerung geht häufig mit Beschwerden – „Kreuzschmerzen" – einher.

Der Beckenübersichtsaufnahme im Liegen sind bereits Hinweise auf die Beckenlockerung oder die Beckenstarre zu entnehmen. Durch die kapsulären Überlastungsschäden an den Sakroiliakalgelenken und nach traumatischen Zerreißungen oder bakteriell-entzündlichen Zerstörungen (s. Abb. 18.**157**) der sakroiliakalen Weichteile kommt es nämlich zu einer typischen Gelenkfehlstellung; denn das Gewicht des Rumpfes drückt das Sakrum in das Becken hinein. Diese **Sakrolisthesis** (Abb. 18.**178**, s. auch Abb. 18.**161**) gibt sich an einer „Stufenbildung" zwischen Ilium und Sakrum in Höhe der Linea arcuata zu erkennen. Außerdem weisen die in Abb. 18.**179** gezeichneten pathologischen Befunde auf die krankhafte Lockerung der Beckenverbindungen hin, wie sie mittels Funktionsröntgenuntersuchung diagnostiziert und analysiert werden kann.

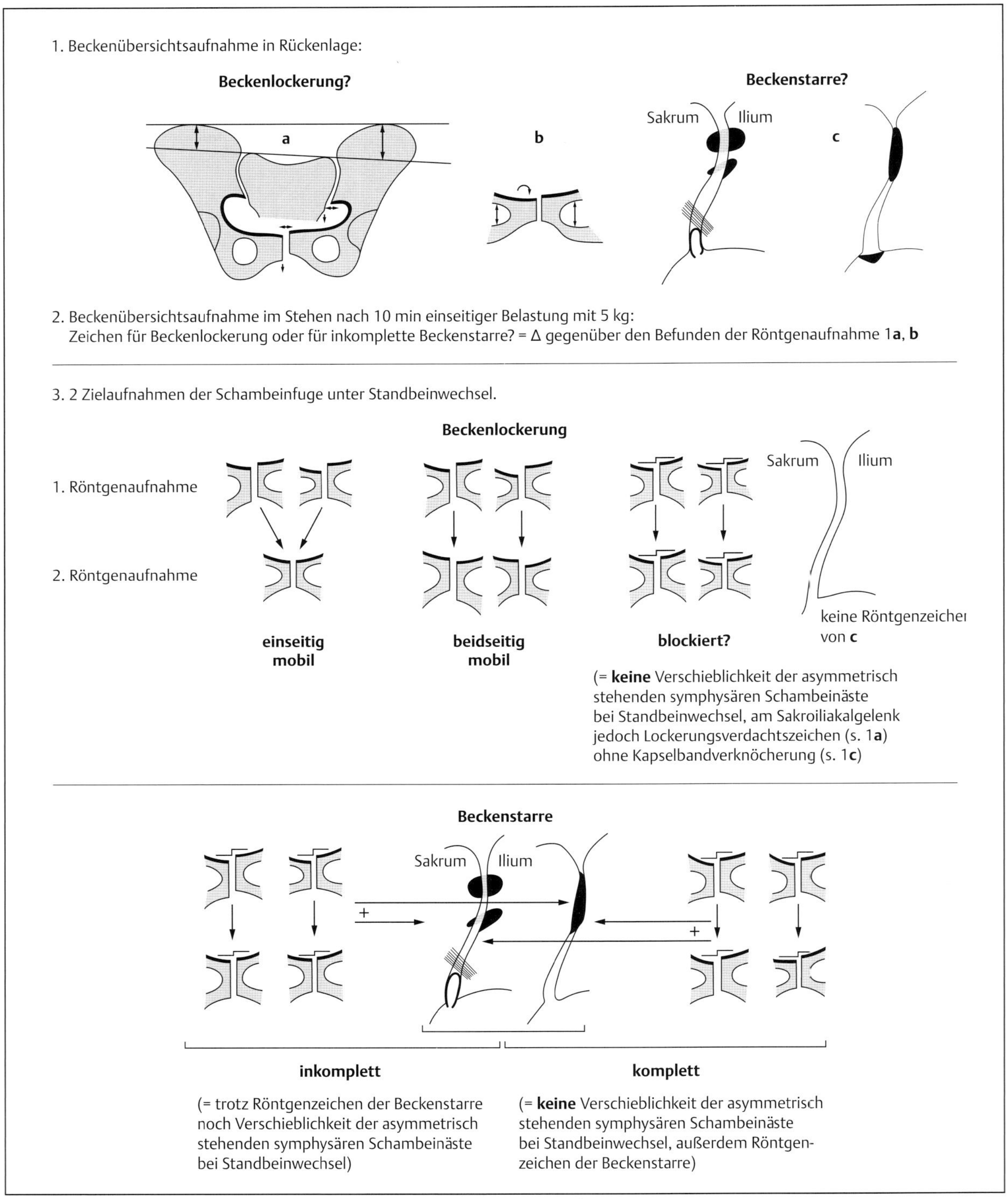

Abb. 18.**179a–c** **Röntgenfunktionsprüfung der Beckenverbindungen (Sakroiliakalgelenke, Schambeinfuge)** nach Trostler (1938) und Schapals (1971). Bei *beidseitiger* Lockerung der Sakroiliakalgelenke distanzieren sich die Ilium- und die Sakrumtangente (**a**) über beiden Gelenken (*gezeichnet* wurde die [einseitige] Lockerung des linken Kreuzdarmbeingelenks).

Röntgenfunktionsprüfung der Beckenverbindungen (Sakroiliakalgelenke, Symphysis pubica)

Prinzip der Methode: Die Schambeinfuge sitzt am langen Hebelarm der Sakroiliakalgelenke. Bewegungsausschläge in diesen Gelenken um eine quere Achse werden bei fixiertem Sakrum in Abhängigkeit von der Länge des Hebelarms daher vergrößert auf die Schambeinfuge übertragen, und die Schambeinfuge bewegt sich dann in der Körperlängsrichtung. Bei der krankhaften Lockerung *eines* Sakroiliakalgelenks oder bei einer seitendifferenten Lockerung *beider* Sakroiliakalgelenke tritt bald auch eine Gefügelockerung der nur durch schwache Bänder gesicherten Schambeinfuge auf. Diese Lockerung offenbart sich an einer gegenseitigen Verschieblichkeit der symphysären Schambeinäste. Eine geringfügige gegenseitige Schambeinverschieblichkeit bzw. -stufe in der Symphyse von etwa 1 mm ist noch physiologisch. In der fortgeschrittenen Gravidität und postpartal kann die Verschieblichkeit vorübergehend wesentlich größer sein.

Anleitung und Erklärung zur Funktionsprüfung der Beckenverbindungen gemäß Abb. 18.**179**:

1. Anfertigung einer Beckenübersichtsaufnahme in *Rückenlage*, auf der nach *Verdachtszeichen einer Lockerung* der Beckenverbindungen (a, b) und nach *gelenkspaltüberbrückenden Knochenspangen* (c) gefahndet wird.
   a. Divergierende Tangenten des Beckenkamms und der oberen Kreuzbeinkontur? Stufenbildung zwischen Kreuzbein und Darmbein an der Linea arcuata? Klaffender unterer sakroiliakaler Gelenkspaltanteil? Stufenbildung am oberen und unteren Schambeinfugenrand, Symphysenspaltverbreiterung?
   b. Rotation einer Hälfte des vorderen Beckenrings (asymmetrische Foramina obturata) und/oder ungleiche Höhe der symphysentragenden Schambeinanteile?
   c. Typische Projektionsformen reparativ verknöcherter sakroiliakaler Kapsel-Band-Schäden, die bei *vollständiger* Überbrückung des Gelenkspalts zur Immobilisation des betroffenen Gelenks (Abb. 18.**180**)) führen (Beckenstarre)?
2. Finden sich Röntgenverdachtszeichen einer Beckenlockerung oder -starre auf der Aufnahme 1 *und/oder* erwecken die klinischen Befunde und Beschwerden des Patienten den Verdacht auf eine Beckenlockerung, so wird eine 2. Beckenübersichtsaufnahme *im Stehen* nach 10-minütiger (einseitiger) Gewichtsbelastung angefertigt. Der Patient nimmt dazu ein Gewicht von 5 kg in die Hand der schmerzdominierenden Seite und geht damit 10 min umher. Eine Beckenlockerung oder eine inkomplette Beckenstarre geben sich an einer Veränderung der gemessenen a- und b-Röntgenzeichen (s. Röntgenaufnahme 1) zu erkennen.
3. Zwei Zielaufnahmen der Schambeinfuge am Durchleuchtungsgerät unter Standbeinwechsel (1. Aufnahme bei Stand auf dem linken Bein, rechtes Bein angehoben; 2. Aufnahme bei Stand auf dem rechten Bein, linkes Bein angehoben, oder umgekehrte Reihenfolge). Mit diesen Aufnahmen kann bestätigt oder festgestellt werden, ob eine auf den Beckenübersichtsaufnahmen 1 und 2 diagnostizierte *Beckenlockerung ein-* oder *beidseitig mobil* ist, ob eine *Blockierung* des gelockerten Sakroiliakalgelenks ohne Kapsel-Band-Verknöcherung vorliegt oder ob eine *Beckenstarre inkomplett* oder *komplett* ist.

In der Regel ist das zum tiefer getretenen oder rotierten symphysären Schambeinast *kontralaterale* Sakroiliakalgelenk gelockert, denn das im gelockerten Sakroiliakalgelenk kaudalwärts verschobene Kreuzbein nimmt über das nicht gelockerte Sakroiliakalgelenk das kontralaterale Darmbein einschließlich Symphyse mit nach kaudal (s. Nr. 1a und b). Eine *beidseitige* Lockerung (s. *„beidseitig mobil“*) darf nur bei einer *stärkeren gegenseitigen* Verschieblichkeit der symphysären Schambeinäste sowie bei *beidseitiger* Distanzierung der Darmbein-Kreuzbein-Tangenten unter Belastung und beim Nachweis anderer beidseitiger sakroiliakaler Lockerungsröntgenzeichen (s. a und b) diagnostiziert werden.

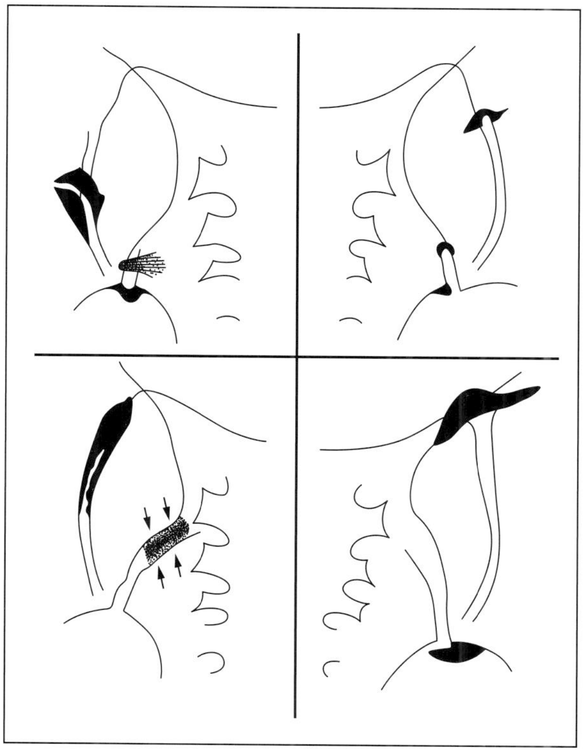

Abb. 18.**180** **Beispiele für degenerativ- oder traumatisch-reparative Kapsel-Band-Verknöcherungen am Sakroiliakalgelenk, die zur Beckenstarre führen können.** Sie werden nach chronischen Überlastungsschäden, nach Makrotraumen, aber auch im *Rahmen des „bunten Sakroiliakalbilds“* – also neben Erosionen, vielgestaltiger subchondraler Spongiosasklerose und intraartikulären Knochenknospen und -brücken – beobachtet. Ligg. sacroiliaca interossea *(Pfeile)*; dort sind auch dystrophische Ablagerungen von Kalziumsalzen möglich.

Je nach der Lokalisation des sakroiliakalen Kapsel-Band-Schadens stellt sich dessen reparative Verknöcherung, die zur Beckenstarre führen kann, an verschiedenen Stellen und mit verschiedenen Aspekten im Projektionsradiogramm dar (s. Abb. 18.**180**).

Hyperostosis triangularis ilii (et sacri): sakroiliakales Stressphänomen

In den Schnitten des normalen Sakroiliakal-CT fällt an der vorderen Iliumgelenkecke eine kleine dreieckige Verdichtungszone auf: die **physiologische Iliumecksklerose** (Abb. 18.**181** und Abb. 18.**182**). Stellt man sich diese dreieckige Knochenverdichtung (Spongiosasklerose oder Hyperostose) 3-dimensional vor – legt man die CT-Schnitte aber virtuell übereinander –, so nimmt sie die Gestalt einer kleinen Pyramide an, die sich nach kranial verjüngt. Wegen ihrer Kleinheit ist die physiologische Iliumecksklerose im Projektionsradiogramm nicht zu erkennen. In dieser Iliumeckverdichtung liegt beim Stand auf beiden Beinen das Druckzentrum der Sakroiliakalgelenke (Pauwels 1965). Daher hat sich dort die Spongiosa in eine mechanisch stärker belastbare, kompaktaähnliche Knochensubstanz umgebaut – analog dem Supercilium acetabuli.

Bei einer Traginsuffizienz der physiologischen Iliumecksklerose kommt es dort zu einer *konstruktiven Stressadaptation*, d. h., sie vergrößert sich unter Beibehaltung ihrer Form (Abb. 18.**183**) und kompensiert dadurch quantitativ und qualitativ ihre reduzierte Belastbarkeit. Auf diese Weise entsteht die **Hyperostosis triangularis ilii**

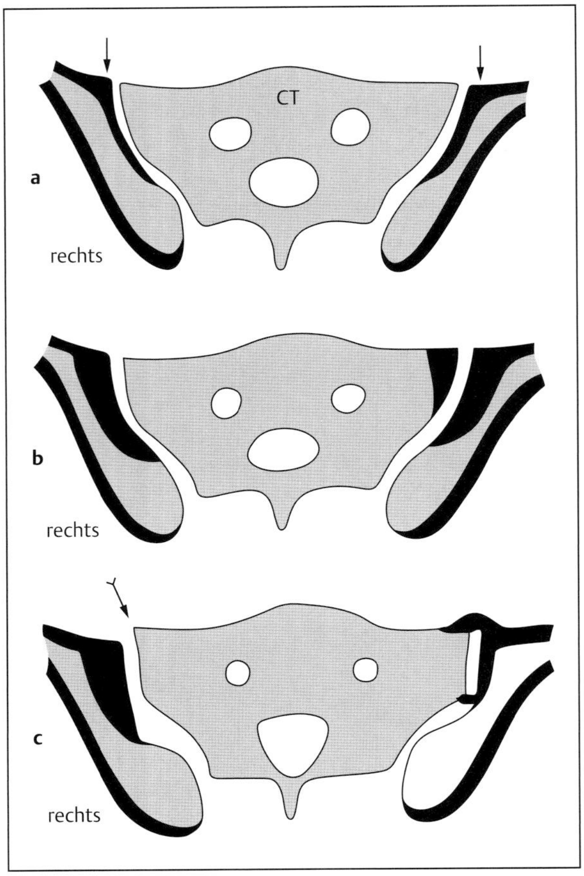

Abb. 18.**181a–c** **CT der Sakroiliakalgelenke.**
a Physiologische Iliumecksklerose *(Pfeile)*, in der beim Stand auf beiden Beinen das Druckzentrum der Sakroiliakalgelenke – ihr Stresszentrum – liegt.
b Vergrößerung der beidseitigen Iliumecksklerose, die sich auf dem a.-p. Projektionsradiogramm als **HTI** (Hyperostosis triangularis ilii) abbilden würde. Polymorphe linksseitige Sakrumstresssklerose.
c Außer der CT-Darstellung der HTI sind 2 weitere Überlastungsbefunde der Sakroiliakalgelenke zu erkennen: degenerativ- oder traumatisch-reparative Verknöcherung der linken Gelenkkapsel und Sakrolisthesis rechts *(geschwänzter Pfeil)*, d. h. Hinweis auf eine Schädigung des sakroiliakalen Kapsel-Band-Apparats.

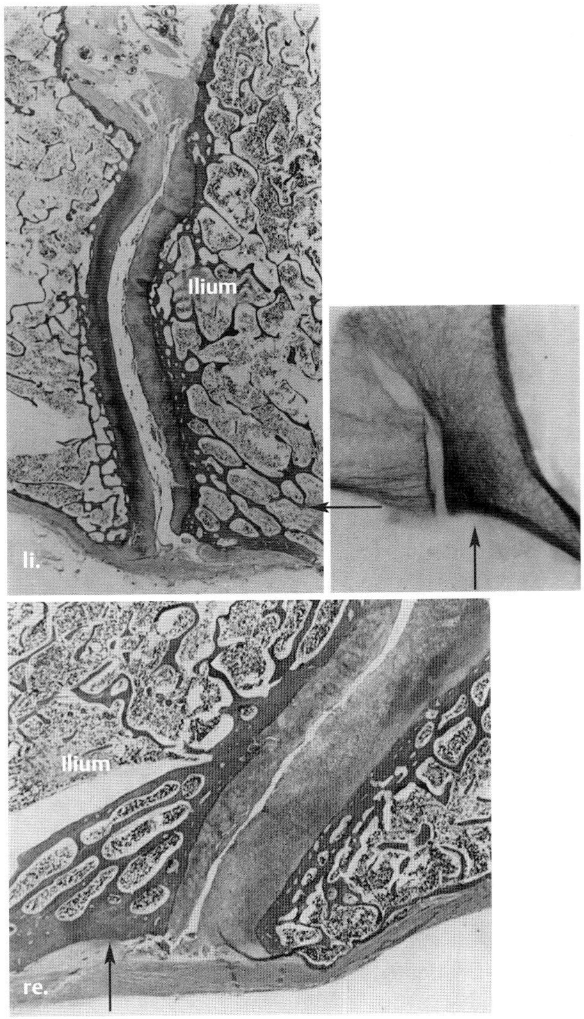

Abb. 18.**182** **Physiologische Iliumecksklerose *(Pfeile)* im histologischen Schnitt (H.-E.-Färbung) und Röntgenaufnahme einer Autopsiescheibe.**
Oben: Patient 89 Jahre alt geworden, fortgeschrittene Osteoporose.
Unten: Patient 47 Jahre alt geworden.

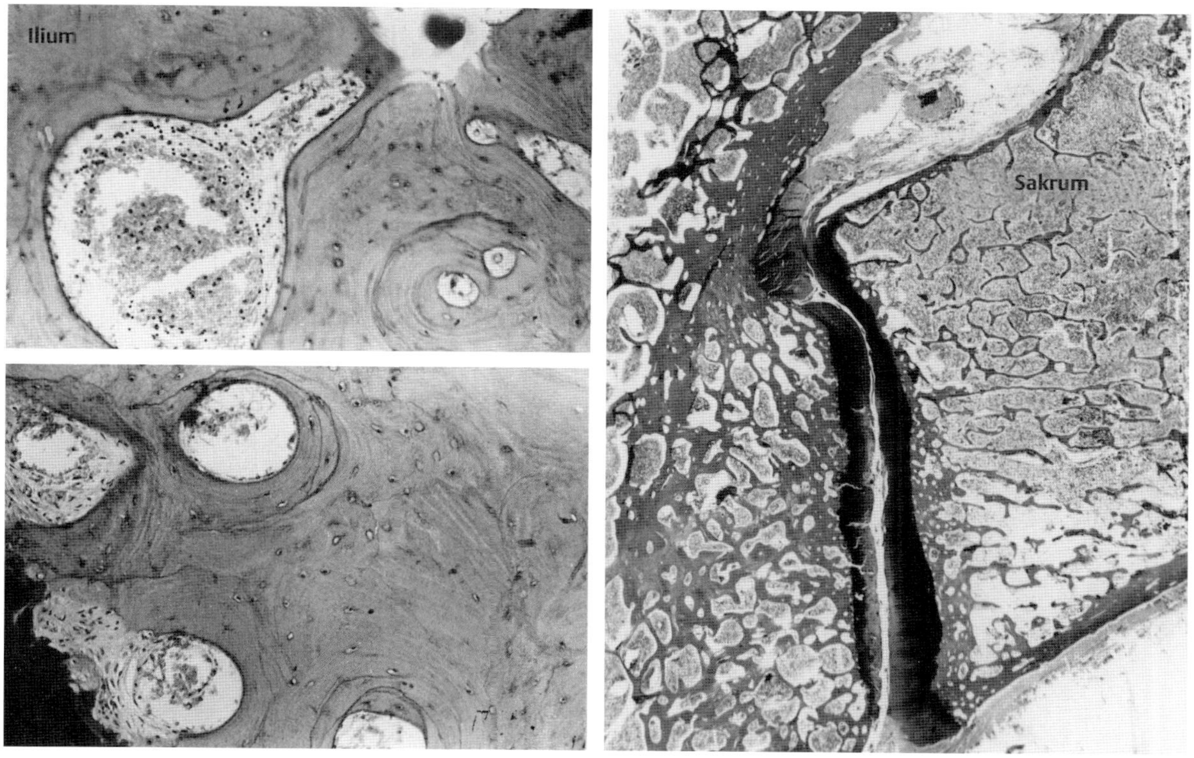

Abb. 18.**183** **Rechtsseitige HTI.** Die physiologische Iliumecksklerose hat sich unter Erhaltung ihrer Grundform im Sinne einer konstruktiven Stressadaptation vergrößert, s. Text. In der iliakalen Hyperostosezone erkennt man lockeres Fasermark mit jugendlichen Bindegewebszellen. Gelegentlich (nicht abgebildet) fallen lockere Rundzelleninfiltrate neben den jugendlichen Bindegewebszellen auf, die jedoch nicht die Ursache, sondern die Folge der Hyperostose sind (*Übersicht, Ausschnittsvergrößerung*, H.-E. Färbung, Dihlmann 1976a u. b).

(**HTI**; Dihlmann 1976a u. b; Abb. 18.**184**), die sich als dreieckige, dichte iliakale Projektionsfigur auf der a.-p. Röntgenaufnahme zu erkennen gibt. In etwa 50% der Fälle wird sie von einer *polymorphen* Sakrumsklerose begleitet; dann wird die Bezeichnung **„Hyperostosis triangularis ilii et sacri"** verwendet.

Eine *absolute* Traginsuffizienz der physiologischen Iliumecksklerose kann eintreten, wenn sie selbst von einer Knochenerkrankung befallen wird, die zu ihrer „Erweichung" führt. Beispiele dafür sind:

- Ostitis deformans Paget (Abb. 18.**185**)
- Osteopetrose Albers-Schönberg
- hyperparathyreote Stoffwechselentgleisung (einschließlich der renalen Osteopathie)
- dort angesiedelte Knochenmetastase
- maligner Primärtumor usw.

Die starke Bandsicherung des Sakroiliakalgelenks gestattet nur eine Kippbewegung um eine kaudal-exzentrisch gelegene Querachse. Beim weiblichen Geschlecht wird der sakroiliakale Kapsel-Band-Apparat im Verlauf des Menstruationszyklus geringfügig, während der Gravidität in stärkerem Maße hormonell aufgelockert (s. Abb. 18.**177**). Dies betrifft auch die Schambeinfuge. Eine vermehrte Beweglichkeit und daher eine gesteigerte Druckbelastung sind die Folgen. Einerseits ist die Mobilitätssteigerung ein reversibles Phänomen; andererseits begünstigt sie mikrotraumatische kapsuloligamentäre Schäden, die manchmal zur irreversiblen pathologischen Hypermobilität – Beckenlockerung, Sakrolisthesis (s. Abb. 18.**178**) – führen oder reparative Ossifikationsvorgänge am Kapsel-Band-Apparat – Beckenstarre – auslösen können (s. o., vgl. Abb. 18.**180**). Die pathologische sakroiliakale Hypermobilität kann der Anlass einer relativen Überlastung der Iliumecksklerosezone werden, die sich als konstruktives Stressphänomen – HTI – offenbart. Sie ist ein gynäkotroper Stressbefund, der bei Frauen knapp doppelt so häufig wie beim männlichen Geschlecht auftritt und im Fortpflanzungsalter – im 4. und 5. Dezennium (Mittelwert: 33,7 Lebensjahre) – einen Häufigkeitsgipfel zeigt: *adulte generative Hyperostosis triangularis* (Nebel et al. 1981). Frauen mit ein- oder doppelseitiger HTI haben häufiger geboren als solche ohne diese dreieckige Knochenverdichtung (Peña Arrebola et al. 1975). Die Pathogenese als Stressfolge begründet ihre potenzielle Rückbildung, wenn der Stress fortfällt, beispielsweise durch Tragen eines Beckengurts oder nach Arthrodese. Frauen haben einen 2. Häufigkeitsgipfel, der sich, ebenso wie bei Männern überhaupt, um das 70. Lebensjahr gruppiert: *senile degenerative HTI*. Sie korreliert positiv mit der Sakroiliakalarthrose. Die generelle Fehldeutung der Knochenverdichtung als primäres Entzündungsphänomen – „Ostitis condensans ilii" – ist obsolet, denn histologisch handelt es sich um eine stressindu-

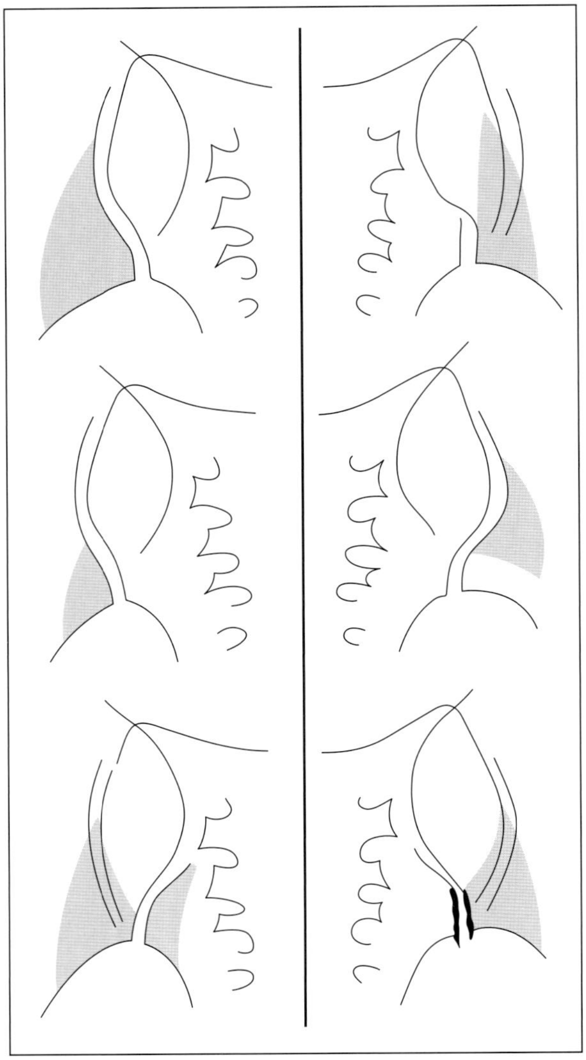

Abb. 18.**184** **Projektionsformen der HTI (et sacri).**
Rechts unten: zusätzlich Röntgenbefunde der Sakroiliakalarthrose im linken Ohrläppchenbereich (subchondrale bandförmige Sklerose, marginale Arthroseosteophyten).

zierte, nicht entzündliche Transformation der Spongiosa in kompaktaähnliche Knochensubstanz (s. Abb. 18.**183**). So genannte Mosaikstrukturen weisen auf diesen Knochenumbau hin.

Auf Abb. 18.**164** wurde eine subchondrale, dreieckig projizierte Iliumhyperostose im Rahmen des „bunten Sakroiliakalbilds" der spondylarthropathischen Sakroiliitis wiedergegeben (s. Abb. 18.**185**). Bei dieser **inflammatorischen HTI** fallen gleichzeitig immer auch andere Röntgenbefunde des „bunten Bildes" auf. Die spondylarthropathische Sakroiliitis hat – dies kann gefolgert werden – dann ebenfalls zu einer Schädigung der physiologischen Iliumecksklerose und damit zu ihrer Traginsuffizienz geführt. Dies löst unter dem Einfluss der Gelenkmechanik und -statik eine stereotype konstruktive Stressadaptation im Sinne der dreieckigen Hyperostose aus. Der Ausdruck „Ostitis" condensans ilii wäre auch in diesem Fall inkorrekt, da die dreieckige Spongiosaverdichtung keine Entzündung direkt widerspiegelt, sondern die Spongiosaadaptation auf entzündlichen Stress im Rahmen der spondylarthropathischen Sakroiliitis.

Als ein sicheres bildgebendes Medium zur Differenzialdiagnose zwischen der originären HTI und der dreieckigen Verdichtungszone im Rahmen der spondylarthropathischen Sakroiliitis hat sich die MRT erwiesen, falls nicht schon das Projektionsradiogramm das „bunte Sakroiliakalbild" offenbart. Das starke sakroiliakale Kontrastmittel-Enhancement im MRT zeigt die entzündliche Pathogenese – eine inflammatorisch induzierte HTI – an. Bei der originären HTI fehlt dieses Enhancement.

Die **Sacroiliitis circumscripta** (Dihlmann u. Schuler 1963, Dihlmann 1964c u. 1965c; Abb. 18.**186** und Abb. 18.**187**) ist eine entzündliche Erkrankung unbekannter Ätiologie. Beidseits des sakroiliakalen Gelenkspalts offenbart sie sich als zyklisch oder polyzyklisch begrenzter Verdichtungsbezirk. Die Gelenkkontur zeigt oberflächliche Erosionen, manchmal auch eine kleine Dissektion. Die knöcherne Durchbauung des Gelenkspalts ist im Bereich der Sacroiliitis circumscripta nicht zu erwarten. Die Differenzialdiagnose der Sacroiliitis circumscripta muss gegenüber umschriebenen, reparativ ossifizierten Überlastungsschäden der vorderen sakroiliakalen Gelenkkapsel und ihrer Verstärkungsbänder (s. Abb. 18.**180**) und gegenüber der Hyperostosis triangularis – sie hat im Ilium eine charakteristische dreieckige Projektionsform – gestellt werden. Die reparativ verknöcherten, kapsuloligamentären Überlastungsschäden liegen überwiegend vor dem Sakroiliakalspalt und überbrücken ihn. Seltener verknöchern auch die hinteren Kapselbereiche.

Die röntgenologischen Differenzialdiagnosen der umschriebenen Sakroiliitis gibt die Abb. 18.**187** wieder (Dihlmann u. Hering 1998).

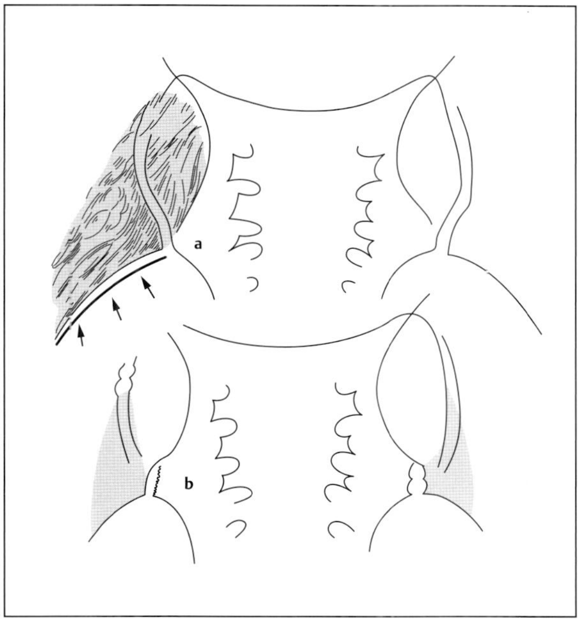

Abb. 18.**185a, b** **Röntgenleitbefund dreieckig projizierte Spongiosaverdichtung auf der Iliumseite des Sakroiliakalgelenks.**

a Die strähnigen Strukturunregelmäßigkeiten einschließlich der Periostlamelle an der Linea arcuata *(Pfeile)* zeigen die Ostitis deformans Paget an. Diese Erkrankung hat (zufällig) auch die Iliumecksklerose (s. Text) betroffen und zu ihrer Traginsuffizienz geführt. Als Ausdruck der konstruktiven Stressadaptation hat sich die Iliumecksklerose vergrößert und projiziert sich im Röntgenbild dreieckig. Darüber hinaus hat sich die strähnige Paget-Transformation auch außerhalb der dreieckigen Verdichtungszone (hinterer Darmbeinstachel) ausgebreitet.

b Außer der dreieckigen Konfiguration der beidseitigen Spongiosaverdichtung im subchondralen Ilium fallen auf: diskrete Perlenschnurerosionen und eine unscharfe Sakrumkontur im rechten Ohrläppchenbereich. Es handelt sich um eine inflammatorische HTI, die im Rahmen des „bunten Bildes" der spondylarthropathischen Sakroiliitis entstanden ist und eine konstruktive Stressadaption der Iliumecksklerose widerspiegelt (s. Text).

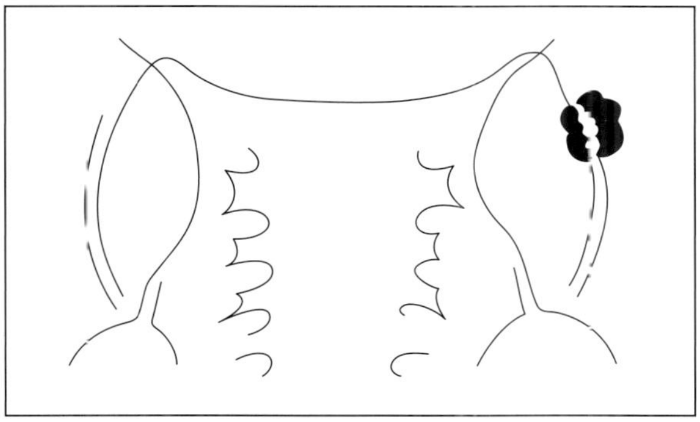

Abb. 18.**186** **Sacroiliitis circumscripta,** d. h. zyklisch oder polyzyklisch begrenzte Verdichtungszone beiderseits des sakroiliakalen Gelenkspalts, erodierte Konturen, keine Ossifikation der Gelenkkapsel, keine Durchbauung des Gelenkspalts, evtl. kleine, manchmal erst computertomografisch erkennbare Dissektion.

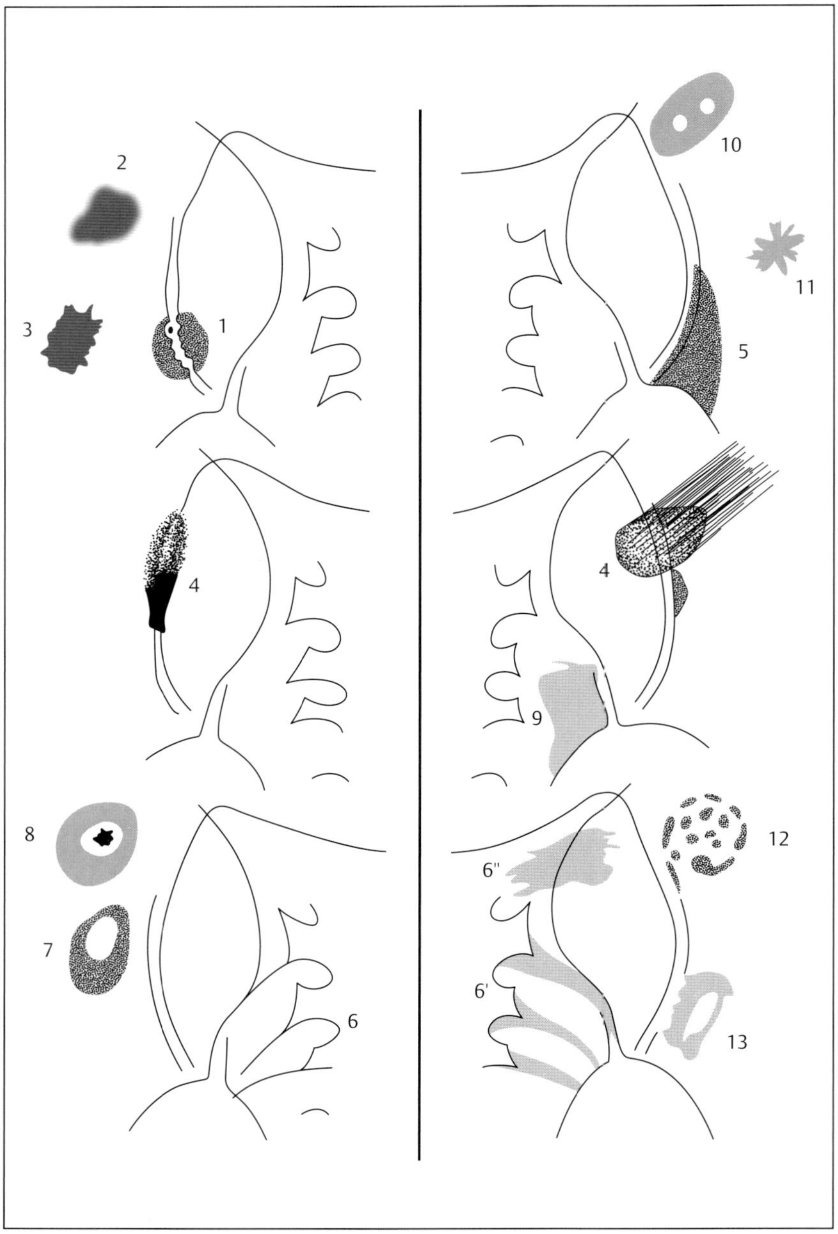

Abb. 18.**187 Gelenknahe herdförmige Strukturverdichtungen, zugleich Differenzialdiagnosen der Sacroiliitis circumscripta.**

1 Sacroiliitis circumscripta (s. die mögliche kleine Dissektion).
2 Zufällig gelenknahe osteoplastische Metastase oder malignes Lymphom (Non-Hodgkin, Hodgkin). Runde oder gelappte Verdichtung, unscharfe Konturen. *Tumorgewebe kann den Sakroiliakalgelenkspalt durchwachsen.*
3 Medulläres Osteom (En[-d-]osteom), scharf begrenzt, Morgenstern- oder Stechapfelbild durch kleine füßchenartige Ausläufer.
4 Reparativ, verknöcherter Überlastungsschaden der vorderen sakroiliakalen Gelenkkapsel und ihrer Verstärkungsbänder (vgl. Abb. 18.**180**).
5 HTI (s. Abb. 18.**184**).
6,6' Normale Abbildung der sog. Sakrumlinien (*links*, 6).
6' Verbreiterte Sakrumlinien sind konstruktive Stressphänomene. Partielle oder totale Auslöschung durch Tumorwachstum.
6'' Irregulär geformter Verdichtungsbezirk = Stressphänomen, CT mit Spalt oder Konturstufe, dann Stressfraktur, dann insuffiziente Stressadaptation (s. Kap. 10 „Stressfolgen am Skelett“, Abschnitt „Konstruktive und insuffiziente Stressadaptation“).
7 Osteomyelitis Typ Brodie-Abszess.
8 Wie Nr. 7, jedoch mit dichtem Sequester. Tuberkulose wahrscheinlicher als unspezifisch-bakterielle Entzündung.
9 Viereckig projizierter Verdichtungsbezirk, wenn in diesem Fall ein Fokus des AHS an 3 Grenzkonturen stößt, sonst ovoid oder rund dargestellt.
10 Osteoidosteom, ovaler oder multiformer Verdichtungsbezirk mit 1 oder 2 Aufhellungen (Nidus).
11 Knochennarbe nach z. B. bakterieller Embolie. Multiforme Projektion: gesprenkelte oder pseudopodienartige Form *ohne* zentrale Verdichtung.
12 Jede Raumforderung mit gesprenkelten Verdichtungen (mehr oder weniger verkalkte Matrix) zeigt eine Knorpelkomponente an (Chondrom, Chondrosarkom).
13 Subchondraler älterer Knochen(-mark-)infarkt z. B. bei Sichelzellkrankheit, mit „Beeinträchtigung“ des Sakroiliakalgelenks (umschriebene Erosion der Gelenkkonturen). Die Sichelzellkrankheit offenbart aber auch eine Neigung zu hämatogenen bakteriellen Osteomyelitiden und Arthritiden – also eine Infektanfälligkeit.

Die fokalen Strukturalterationen Nr. 1–13 erfordern je nach dem klinischen Bild CT-, MRT- oder Skelettszintigrafieergänzung.

Regel 7

! Merke

Als Syndesmophyt wird der Intervertebralosteophyt bei der Spondylitis ankylosans bezeichnet. Die polysegmentäre Syndesmophytose führt zum Bild des „Bambusstabs“. Der Syndesmophyt muss differenzialmorphologisch von anderen Vertebral- und Intervertebralosteophyten abgegrenzt werden.

Kommentar

Die „Fähigkeit“ zur Syndesmophytenbildung bei der Spondylitis ankylosans erlangt der Organismus erst mit Ablauf der 2. Lebensdekade. Vorher wird sie gänzlich vermisst oder bleibt spärlich. Der kraniokaudal ausgerichtete **Syndesmophyt** gibt sich in 2 Formen zu erkennen, und zwar entweder als Randleistensyndesmophyt (Anulus-fibrosus-Syndesmophyt, s. Abb. 18.**149**) oder als prädiskaler Syndesmophyt (Abb. 18.**188**), der *unter* dem vorderen Wirbelsäulenlängsand wächst. Die Syndesmophytenbildung zeigt eine Schädigung der äußeren Lamellen des Anulus fibrosus oder des normalerweise mit lockerem Bindegewebe gefüllten Raumes zwischen vorderem

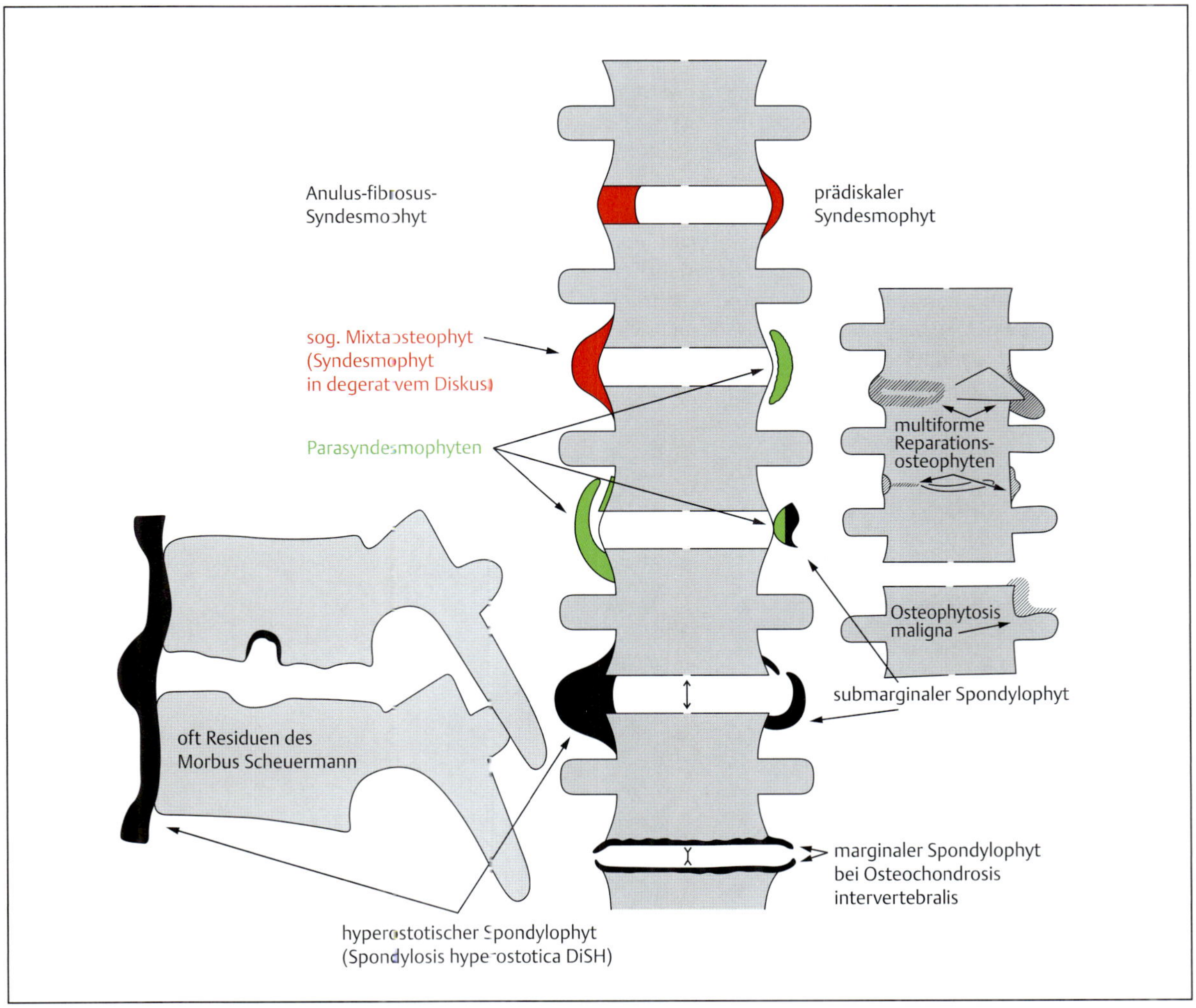

Abb. 18.**188** **Röntgenologische Differenzialmorphologie der Vertebralosteophyten.**

Merke:

Bei den submarginalen Spondylophyten der Spondylosis deformans und den hyperostotischen Spondylophyten der Spondylosis hyperostotica ist der benachbarte Diskusraum *in der Regel* normal hoch. Bei der Spondylosis hyperostotica (Teilbefund der DISH) hängt dies allerdings davon ab, wann dieser Befund entsteht. Je früher er (in der 2. Lebenshälfte) auftritt, desto häufiger werden die Diskushöhen normal sein (und umgekehrt). Marginale Spondylophyten im Rahmen der Osteochondrosis intervertebralis setzen eine Diskushöhenabnahme voraus.

Längsband und Anulus fibrosus an. Daher können Syndesmophyten ebenfalls bei der Spondylodiscitis infectiosa, der Spondylitis migrans, der ochronotischen Spondylopathie und posttraumatisch usw. entstehen. Aus dem klinischen und bildgebenden Kontext kann im Einzelfall die Syndesmophytenätiologie abgeleitet werden. Der Syndesmophyt wächst entweder in Zusammenhang mit der Spondylitis marginalis (s. Regel 8) oder entsteht ohne bildgebenden Defekt im Wirbelkörper und zeigt sich aus statistischer Sicht zuerst im thorakolumbalen Übergang bzw. an der oberen Lendenwirbelsäule (Abb. 18.**189**).

Differenzialmorphologie des Syndesmophyten

- **Mixtaosteophyt:** Dieser Intervertebralosteophyt tritt bei der Spondylitis ankylosans auf, wenn das Syndesmophytenwachstum in einer schon vorher degenerativ veränderten Zwischenwirbelscheibe einsetzt. Es handelt sich daher um eine Mischform („mixta") zwischen Syndesmophyt und Spondylophyt. Der Mixtaosteophyt wächst einerseits in der Längsachse der Wirbelsäule. Andererseits zeigt er eine Formvergröberung und verliert dadurch seine harmonische Gestalt, da er sich etwas nach lateral und/oder vorn vorwölbt.
- **Parasyndesmophyt:** Syndesmophyten entstehen beim Achsenskelettbefall bei allen Spondylarthropathien. Die Stammskelettbeteiligung im Rahmen der Arthritis psoriatica (dann: Spondylitis psoriatica), des Reiter-Syndroms (Morbus Reiter) und beim AHS kann sich mit oder ohne spondylarthropathischer Sakroiliitis aber auch durch eine besondere Form der Vertebralosteophyten röntgenologisch zu erkennen geben: Parasyndesmophyten (Dihlmann 1968b u. 1977). Sie treten in 3 Formen auf, nämlich als ***Stierhorntyp***, als ***paravertebrale Spange ohne knöchernen Wirbelkontakt*** und als ***paradiskales Ossikel*** (Abb. 18.**190**, s. auch Abb. 18.**188**). Das paradiskale Ossikel lässt sich nicht eindeutig vom spondylotischen Schaltknochen unterscheiden. Daher darf von Parasyndesmophytenbildung nur dann gesprochen werden, wenn mindestens 2 Parasyndesmophytenformen überhaupt oder 3 Stierhornformen an einem Wirbelsäulenabschnitt identifiziert werden können. Parasyndesmophyten werden an der Lendenwirbelsäule – vornehmlich auf der a.-p. Röntgenaufnahme –, im thorakolumbalen Übergang und auf der seitlichen Halswirbelsäulenröntgenaufnahme beobachtet. Die Unterscheidung zwischen Syndesmophyt und Parasyndesmophyt erfolgt auch aus prognostischen Gründen hinsichtlich der Wirbelsäulenversteifung. Parasyndesmophyten klammern das befallene Bewegungssegment im Gegensatz zum Syndesmophyten nicht oben *und* unten ab, sondern nur alternativ, d. h. entweder oben *oder* unten oder überhaupt nicht (paravertebrale Spange). Dadurch wird die bewegungssegmentale Motilität vergleichsweise weniger beeinträchtigt. Allerdings sind ausgeprägtere Einschränkungen der Beweglichkeit zu erwarten, wenn Parasyndesmophyten und Syndesmophyten nebeneinander entstehen oder Parasyndesmophyten sich im Krankheitsverlauf in Syndesmophyten umbauen.

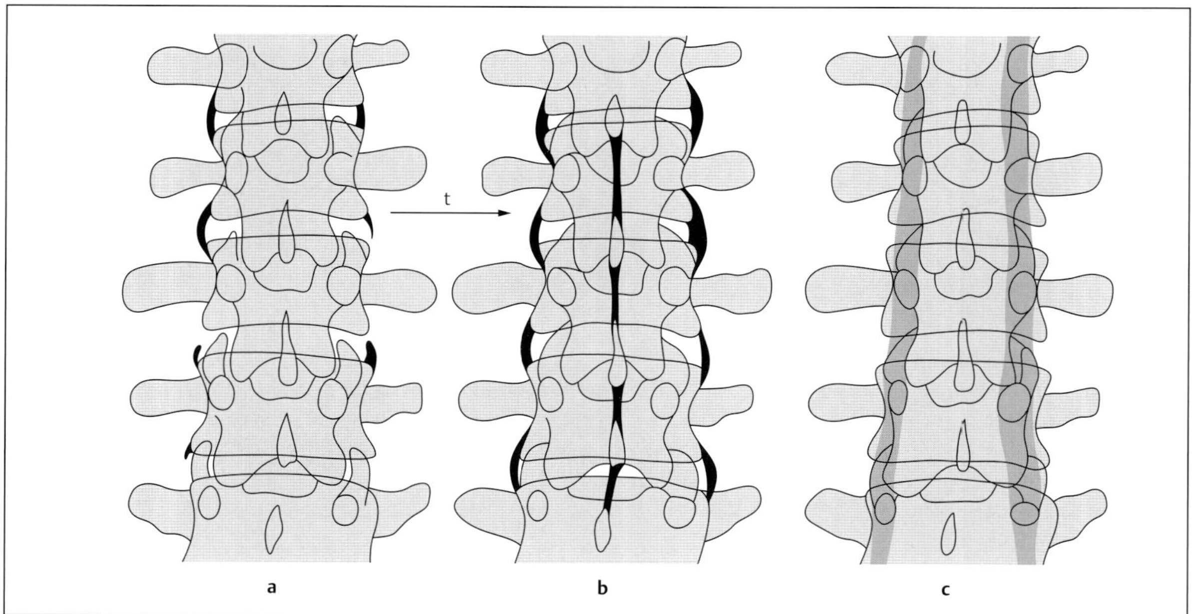

Abb. 18.**189a–c** **Syndesmophyten, Bambusstab, knöcherne Ankylose der Wirbelbogengelenke.**
a, b Verlaufsbeobachtung einer ankylosierenden Spondylitis. Zunächst nur einzelne Syndesmophyten – Schwerpunkt obere Lendenwirbelsäule. Jahre später (t) lumbaler *Bambusstab*, Verknöcherung der Wirbelbogengelenke und Supra- und Interspinalbandossifikation.
c Juvenile Spondylitis ankylosans, Beginn im 15. Lebensjahr, Patient jetzt 23 Jahre alt. Keine Syndesmophyten, jedoch ausgeprägte Verknöcherung der Wirbelbogengelenke einschließlich ihrer Kapseln und des Lig. flavum zur sog. *„2-spurigen Trambahnschiene"*.

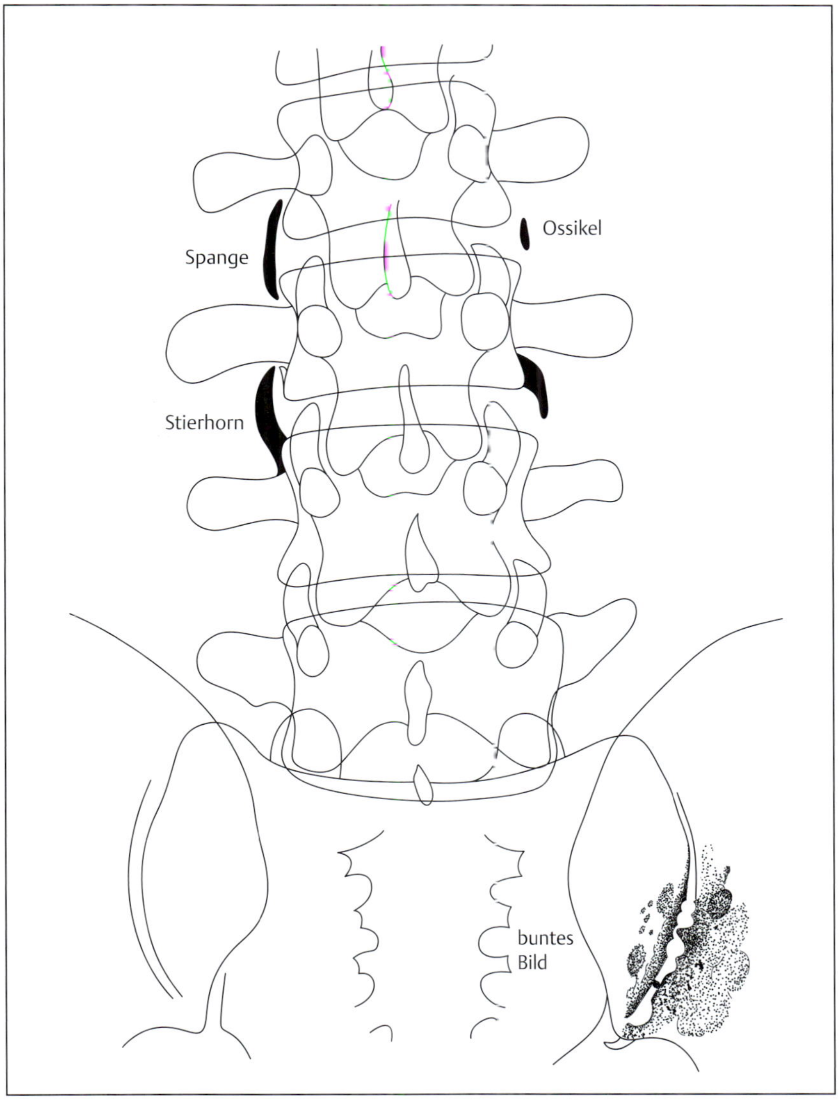

Abb. 18.**190** **Psoriasisspondylitis oder „Reiter-Spondylitis"**, erkennbar an Parasyndesmophyten (alle 3 Formen), und bi- oder unilateraler *(hier)* Sakroiliakalbefall (spondylarthropathische Sakroiliitis).

Merke:

Bei genügender Erfahrung lassen sich die beiden genannten ätiologischen Alternativen unterscheiden. Bei der „Reiter-Spondylitis" sind die Parasyndesmophyten viel gröber (plumper) geformt als bei der Psoriasisspondylitis („zarte" Parasyndesmophyten).

▶ **Hyperostotischer Spondylophyt** (Abb. 18.**191** und Abb. 18.**192**, s. auch Abb. 18.**188**): In der 2. Lebenshälfte zeigt sich im menschlichen Organismus ganz allgemein die Eigenschaft zur Verknöcherung straffen, fibrösen Bindegewebes. Deshalb können die Syndesmophyten in diesem Alter auch eine Verknöcherung des vorderen Wirbelsäulenlängsbands einschließen (s. Abb. 18.**192**), obwohl sie an sich durch pathologische Ossifikation im äußeren Anteil des Anulus fibrosus und/oder zwischen Anulus fibrosus und vorderem Längsband wachsen.

Der hyperostotische Spondylophyt und die **„zuckergussartige" Knochenapposition an der Wirbelvorderfläche** sind die wichtigsten vertebralen Repräsentanten einer konstitutionell begründeten, androtropen Reaktionsweise, nämlich der überschießenden knöchernen Metaplasie des straffen, fibrösen Bindegewebes. Diese in der 2. Lebenshälfte, seltener früher manifeste **osteoplastische Diathese** (Dihlmann 1967b u. 1978) springt vor allem an der (Brust-)Wirbelsäule durch die „überschießende" Verknöcherung des vorderen Längsbands ins Auge und war zunächst der Anlass, von der Spondylosis hyperostotica (Ott 1953) zu sprechen. Jedoch zeigte sich, dass die Verknöcherungstendenz nicht nur auf das Achsenskelett und seine Grenzgelenke (Rippen-Wirbel-, Sakroiliakalgelenke) beschränkt bleibt, sondern sich auch an *peripheren* Band- und Sehneninsertionen (ausgeprägte Fibroostosenbildung) sowie Kapsel-Band-Ossifikationen offenbart. Daher wurde die übergeordnete Krankheitsbezeichnung **„DISH"** (Resnick et al. 1975) vorgeschlagen.

! *Merke*

DISH-Definition: Es handelt sich im Minimum um einen Spondylophytenexzess einschließlich einer „überschießenden" Verknöcherung des vorderen Wirbelsäulenlängsbands („herabfließender Kerzenwachsvergleich") an mindestens 4 aneinander grenzenden Wirbeln mit normaler oder leicht verringerter Diskushöhe. **Diffuse idiopathische Skeletthyperostose (DISH).**

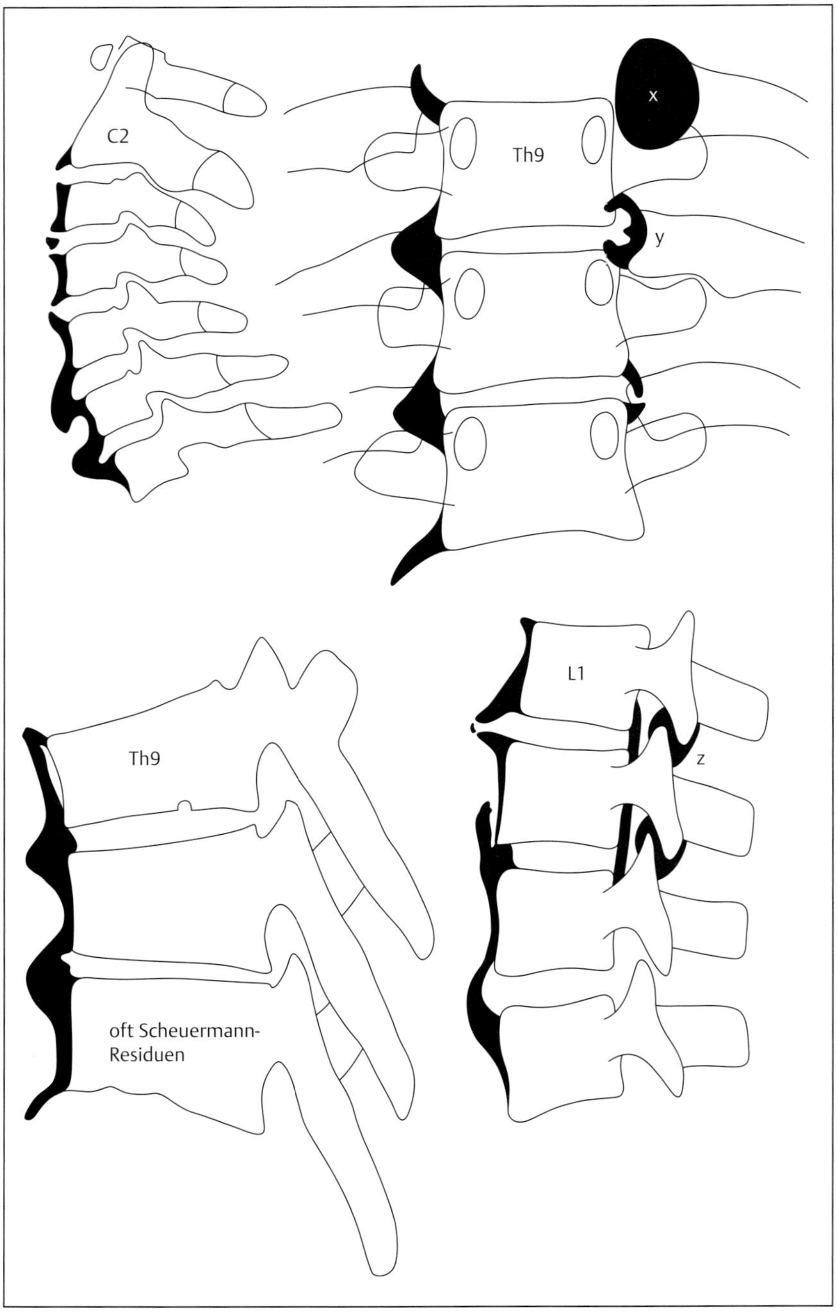

Abb. 18.**191** **Vertebrale Röntgenbefunde bei der DISH. Pathologische Ossifikationen *(schwarz)*.** Die zugrunde liegende konstitutionelle osteoplastische Diathese (s. Text) zeigt sich an der Brustwirbelsäule häufiger als an der Hals- und Lendenwirbelsäule. An der mittleren und unteren Brustwirbelsäule wachsen die hyperostotischen Spondylophyten hauptsächlich rechts. Links behindern offenbar die Aortenpulsationen das Wachstum dieser Vertebralosteophyten. In 1. Linie kommt es bei DISH zur massiven Verknöcherung des vorderen Längsbands, seltener zur Ossifikation des hinteren Längsbands, der äußeren Diskusanteile, der Kapseln der Rippen-Wirbel-Gelenke (y) und der Wirbelbogengelenke (z). Die Hyperostose der Rippenköpfe (x) ist die seltenere Folge einer überschießenden Verknöcherung des kostovertebralen Kapsel-Band-Apparats und kann zu einer osteomartigen Auftreibung und Verdichtung des Caput costae führen (Fischer u. Stecher 1972).

Außerdem ist bekannt geworden, dass *DISH-Assoziationen* mit anderen Konstitutionsanomalien, wie hyperglykämischer Stoffwechsellage bzw. Diabetes mellitus (Schoen et al. 1969), Hyperurikämie bzw. Gicht (Schilling et al. 1965), wahrscheinlich auch Hypertonie, vorkommen, ferner dass DISH-Träger häufig *Residuen des Morbus Scheuermann* aufweisen bzw. bei ihnen auffallend *viele Schmorl-Knoten* zu erkennen sind und sich nach langjähriger oraler Vitamin-A- bzw. Retinoidtherapie als Nebenwirkung der Aspekt einer *DISH-Forme-fruste* oder einer *DISH* oder *Super-DISH* (Dihlmann u. Bandick 1995) entwickeln kann: **Retinoid-Hyperostose**.

Die Bezeichnung Super-DISH soll betonen, dass die hyperostotische Toxizität der langjährigen Vitamin-A- bzw. Retinoidtherapie nicht nur zur Verknöcherung des vorderen und hinteren Längsbands, sondern auch zur überschießenden Verknöcherung der Kapseln von (lumbalen) Wirbelbogengelenken und Ligg. flava (Röntgenbild der „2-spurigen Trambahnschiene") führen kann. ■

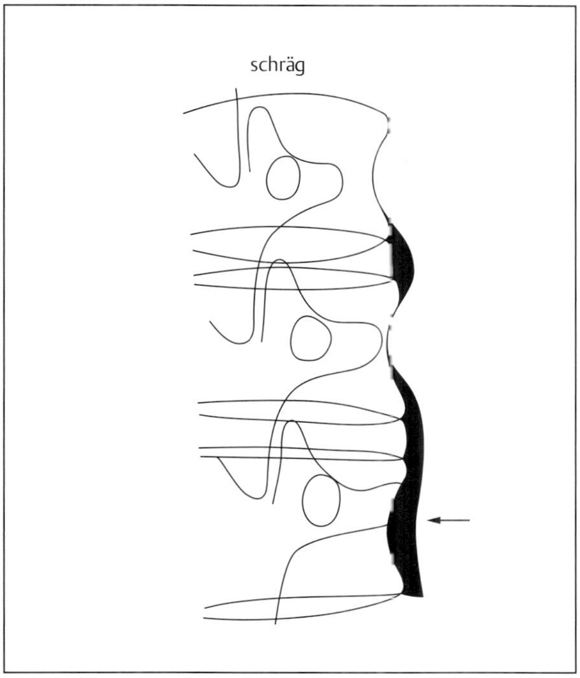

Abb. 18.**192** **Das vordere Wirbelsäulenlängsband verknöchert bei der Spondylitis ankylosans in der Regel nicht.** Jedoch gibt es 2 Ausnahmen: Bei Spondyilits-ankylosans-Patienten im (Prä-) Senium treten nicht nur gehäuft Mixtaosteophyten auf, sondern bei ihnen kann die Verknöcherung des Randleistenanulus und/oder des prädiskalen Raumes auf das vordere Längsband übergreifen. Zweitens wird bei Patienten mit Spondylitis ankylosans, die zufällig Träger der konstitutionell begründeten *osteoplastischen Diathese* (s. Text) sind, im Verlauf der Syndesmophytenbildung das vordere Längsband häufig miteinbezogen. Der Wirbel verliert dann auf Schrägaufnahmen seine „Taillierung" *(Pfeil)*.

Merke:

Beim seltenen Beginn der Spondylitis ankylosans nach dem 50. Lebensjahr – (Prä-)Senium – offenbart sich auch bei diesen Patienten die allgemeine Tendenz des alternden/alten Organismus zur Ossifikation straffen fibrösen Bindegewebes. Bei der spondylarthropathischen Sakroiliitis steht dann sehr häufig die Verknöcherung der vorderen Gelenkkapsel und des vorderen Sakroiliakalbands im Vordergrund des Röntgenbilds. Die Reaktionsweisen des „bunten Sakroiliakalbilds" gehen zunehmend verloren. Stattdessen zeigen sich im CT hinter der vorderen Kapsel-Band-Ossifikation ein Schwinden (verknöcherndes „Veröden") des Gelenkspalts und im MRT die Entzündungsaktivität als Knochenmarködem.

- **Reparationsosteophyt** (s. Abb. 18.**188**): Dieser ersetzt – repariert – durch Entzündung, Trauma usw. zerstörtes Diskus- und Wirbelkörpergewebe. Deshalb hat er keine so charakteristische und konstante Konfiguration wie die Spondylophyten, Syndesmophyten oder Parasyndesmophyten. Seine Form und damit seine Röntgenmorphologie passen sich der gegebenen Situation an. *Der Reparationsosteophyt ist daher ein multiformes knöchernes Gebilde.*
- **Osteophytosis maligna** (s. Abb. 18.**188**): Vertebralosteophyten dieser Art werden vom Wirbelperiost gebildet, wenn die Knochenhaut durch (sub-)periostale Absiedlung oder Entstehung maligner Tumoren zur Knochenneubildung angeregt wird. Es entsteht ein spikula- oder hahnenkammartiger Röntgenbefund an der betroffenen Wirbelkontur.

Bei verschiedenen hereditären, sporadischen oder sekundär auftretenden Erkrankungen mit Störungen des Mineralhaushalts kommt es im Verlauf zu *unspezifischen* Wirbelosteophyten von unterschiedlichem Röntgenaspekt (Syndesmophyten, Parasyndesmophyten oder hyperostotischen Spondylophyten ähnlich), zu Fibroostosen und zu Bandverknöcherungen (darunter auch der Wirbelsäulenlängsbänder), zu Gelenkkapselossifikationen und zur Chondrokalzinose (im Hyalin- und Faserknorpel sowie in den periartikulären Weichteilen). Laborchemische Abweichungen sowie verschiedene Skelettveränderungen und das eventuelle familiäre Auftreten summieren sich zu *spezifischen* Krankheitsbildern, sodass beispielsweise diese Vertebralosteophyten keinen Fehldiagnosen Vorschub leisten sollten.

Als Beispiele, die mit den geschilderten unspezifischen Veränderungen am Stütz- und Gleitgewebe einhergehen können, seien angeführt:

- Die Bezeichnung **„Vitamin-D-resistente Rachitis/Osteomalazie"** (Flanagan et al. 2010) steht für die Folgen *verschiedener* renal-tubulärer Funktionsstörungen. Dazu gehört die *X-chromosomal-dominante Rachitis* (mit vermehrter renaler Phosphatausscheidung, Hypophosphatämie).
- Auch die autosomal-rezessiv erbliche kindliche und adulte Form der **Hypophosphatasie** (subnormaler Serumspiegel der alkalischen Serumphophatase, Hypophosphatämie, vermehrte renale Ausscheidung des Phosphoäthanolamins) führen zur Rachitis/Osteomalazie.
- **Kongenitale Hyperphosphatasie** ist das namensgebende Merkmal einer heterogenen Gruppe von generalisierten Skelettdysplasien mit sich überschneidenden Phänotypen, z. B. Markraumektasie *und* erhöhter Blutspiegel der alkalischen Phosphatase. Die Hyperphosphatasie spiegelt einen gesteigerten Knochenumbau in Zusammenhang mit vermehrter osteoklastischer Aktivität wider (McCarthy u. Sack 2007). Die Bezeichnung „Hyperphosphatasie" umfasst den juvenilen Morbus Paget, die expansile Skeletthyperphosphatasie, die Hyperostosis generalisata mit Striationen (dichten Streifenbildungen in den expandierten Röhrenknochen) und die Lamurati-Engelmann-Krankheit Typ II.
- Beim idiopathischen oder postoperativen **Hypoparathyreoidismus** kann die Wirbelsäulenbeweglichkeit durch vertebrale Knochenspangen vom Typ der hyperostotischen Spondylophyten, der Syndesmophyten und der Parasyndesmophyten eingeschränkt werden. Abgesehen von den Blutparametern weisen symmetrische Verkalkungen der zerebralen Basalganglien, der

Augenlinse und in der Subkutis den diagnostischen Weg.

Regel 8

! Merke

Im Verlauf der Spondylitis ankylosans treten an der Wirbelsäule auch destruktive, d. h. mit Knochenabbau einhergehende Veränderungen auf: Kastenwirbel, Tonnenwirbel, Romanus-Läsion und Andersson-Läsion (sog. Spondylodiszitis).

Kommentar

Der **Kastenwirbel** (Squaring-Phänomen, Abb. 18.**193** und Abb. 18.**194**) wird auf der seitlichen Röntgenaufnahme der Lendenwirbelsäule an seiner begradigten Vorderkontur erkannt (s. Abb. 18.**47**). An der Hals- und Brustwirbelsäule kommen *begradigte* Vorderkonturen von Wirbeln auch als Spielart des Normalen vor. Dort haben sie daher nicht die diagnostische Bedeutung wie an der Lendenwirbelsäule.

Der **Tonnenwirbel** (s. Abb. 18.**193** und Abb. 18.**194**) zeigt sich an seiner *konvexen* Vorderkontur. Verschiedene feingewebliche Vorgänge führen zum Kasten- und Tonnenwirbel (Abb. 18.**195**):

- glatter Kortikalisschwund (Ott u. Wurm 1957)
- Wirbelkantenablösung
- periostale Reaktion (sog. Filling in)
- Entstehung in Zusammenhang mit der Spondylitis marginalis (anterior)

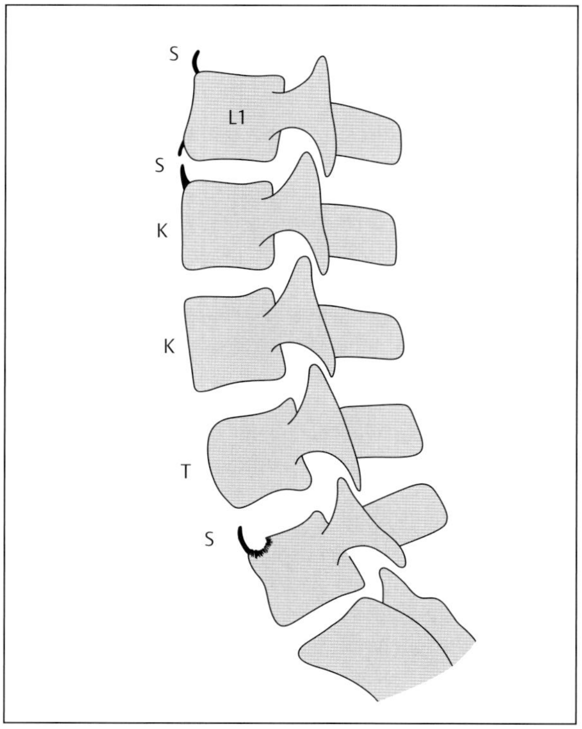

Abb. 18.**193** **Kastenwirbel, Tonnenwirbel und Syndesmophyten bei der Spondylitis ankylosans (Synopsis).** Kastenwirbel (K) *können* zeitlich noch vor den Syndesmophyten (S) auftreten. Syndesmophyten entstehen ohne und in Zusammenhang mit der Spondylitis marginalis (anterior). Tonnenwirbel (T) setzen ein fortgeschrittenes Stadium der Erkrankung voraus.

Romanus-Läsion (Romanus u. Yden 1952) oder **Spondylitis marginalis** (sive **anterior, posterior**) wird ein kleiner Konturdefekt an der vorderen bzw. hinteren Wirbelkante genannt (s. Abb. 18.**194**). Er ist gewöhnlich von einer perifokalen Spongiosaverdichtung umgeben. Eine solche Wirbelkantensklerose entsteht manchmal auch ohne Defektbildung; dann wird sie **„glänzende Ecke"** genannt (s. Abb. 18.**194**). Eine Romanus-Läsion wird nur bei etwa 10% der Patienten mit Spondylitis ankylosans beobachtet. Der Syndesmophyt ist dagegen ein weit häufigeres Phänomen der adulten Spondylitis ankylosans. Dies widerspricht der gelegentlich geäußerten Meinung, der Syndesmophyt entstehe generell in Zusammenhang mit der knöchernen Reparation der Spondylitis marginalis (anterior).

Im MRT ist eine Signalreduktion der „glänzenden" knöchernen Randleiste bei T1w und *anfangs* in der wassersensitiven STIR-Sequenz eine Steigerung der Signalintensität und im *späteren* Verlauf bei T1w eine hyperintense, postentzündliche (narbige) lokale Knochenmarkverfettung zu erkennen. Sie kann sich im Wirbelkörper weiter ausdehnen als die röntgenologisch sichtbare perifokale Spongiosaverdichtung bzw. „glänzende Ecke" (Abb. 18.**196**).

Andersson (1937) wies als Erster darauf hin, dass im Krankheitsverlauf der Spondylitis ankylosans Destruktionen auftreten können, die Diskus und Wirbel erfassen. Unter dem Eindruck der *röntgenmorphologischen* Ähnlichkeit, wenn nicht Identität dieser destruktiven Befunde mit dem Erscheinungsbild der bakteriellen Spondylitis wurde von einer **Spondylodiszitis** im Verlauf der Spondylitis ankylosans gesprochen.

Die röntgenmorphologische Analyse und histologische Untersuchungsergebnisse haben jedoch gezeigt, dass es 2 Typen der Spondylodiszitis (besser: **Andersson-Läsion**) im Verlauf der Spondylitis ankylosans gibt, nämlich den *Entzündungstyp* und den *nicht entzündlichen Typ* (Dihlmann u. Delling 1978).

Der entzündliche Typ der Andersson-Läsion gibt sich im Röntgenbild an einem umschriebenen Defekt an einer Abschlussplatte (s Abb. 18.**195**) oder an beiden korrespondierenden Wirbelkonturen zu erkennen. Am zugehörigen Discus intervertebralis kann eine Höhenabnahme auffallen. Eine *breite* perifokale Verdichtungszone umgibt den Wirbeldefekt. Wirbelsäulen mit (mehreren) solchen entzündlichen Konturdefekten fallen durch ihre Syndesmophytenarmut oder durch völliges Fehlen von Syndesmophyten auf. Der Entzündungstyp der Andersson-Läsion entwickelt sich vornehmlich in den ersten 9 Jahren des Krankheitsverlaufs (Dihlmann u. Delling 1978).

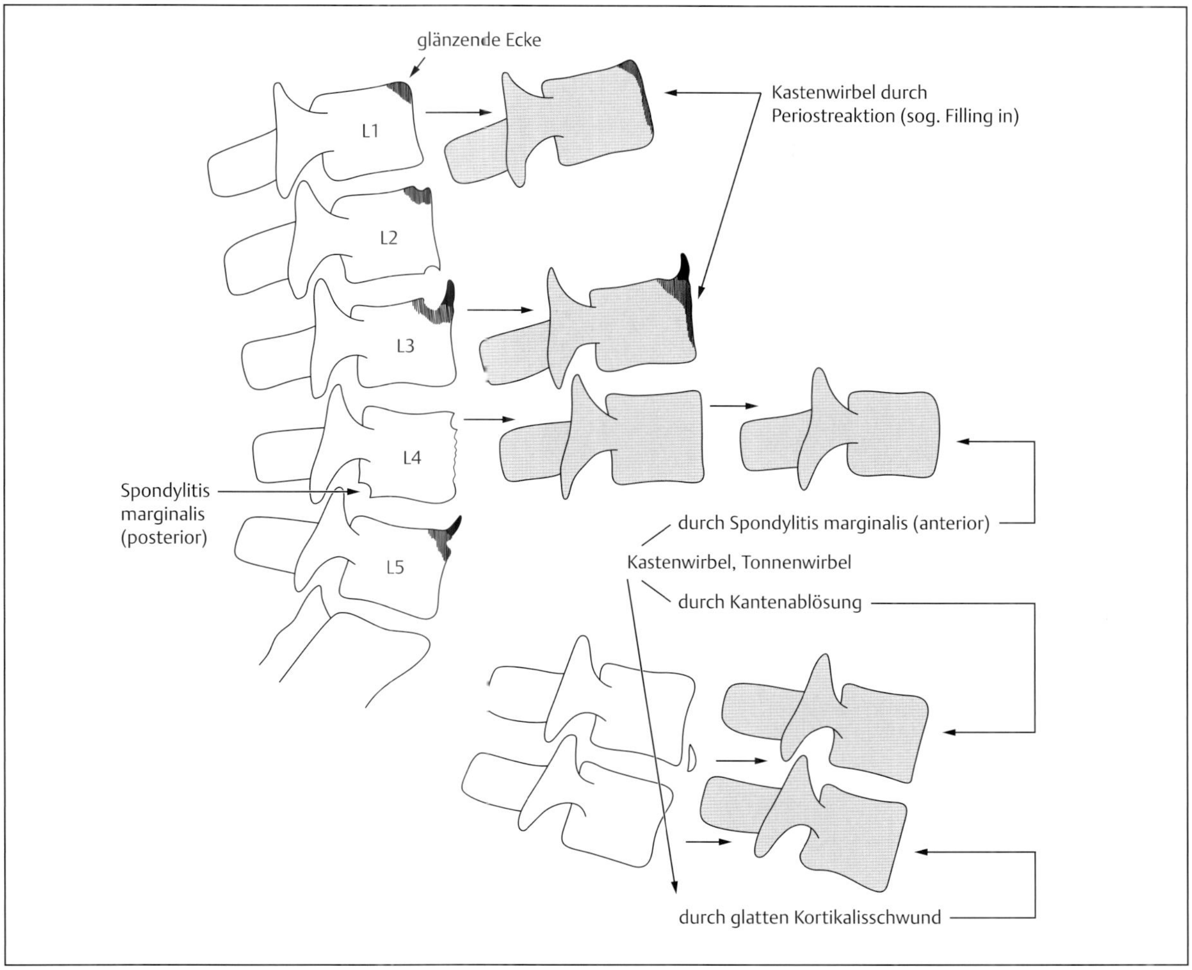

Abb. 18.**194** **Ikonografie** der Entstehung des Kasten- und Tonnenwirbels, Erscheinungsformen der Spondylitis marginalis (anterior, posterior; s. L2–5), „glänzende Ecke".

Im MRT stellen sich die als entzündlich typisierten Defekte bei T1w hypointens, auf flüssigkeitssensitiven Sequenzen (mit Fettsättigung) im Postkontrastbild als stark enhancende, lineare, abschlussplattenparallele oder -erodierende Läsionen des diskovertebralen Übergangs dar (Bollow et al. 2006). Oft dominiert, entsprechend der halbkugeligen perifokalen Verdichtungszone des Röntgenbilds um den Defekt, das halbkugelig ausgebreitete, perifokale entzündliche Knochenmarködem. Im Gegensatz zur infektiösen Spondylodiszitis sind Signalabweichungen in der diskovertebralen Umgebung (Epiduralraum, Intrathekalraum und paraspinale Muskeln einschließlich des M. psoas maior) beim entzündlichen Typ der Andersson-Läsion *nicht* zu erwarten. Das heißt, eine Ausdehnung entzündlicher MRT-Befunde über die bei der Spondylitis ankylosans zu erwartenden anatomischen Grenzen hinaus muss bei Patienten mit ankylosierender Spondylitis den begründeten Verdacht einer koinzidierenden bakteriellen Infektion aufkommen und entsprechend diagnostische Maßnahmen folgen lassen (s. Stäbler-MRT-Kriterien).

Der nicht entzündliche Typ der Andersson-Läsion (Abb. 18.**197** und Abb. 18.**198**) tritt aus statistischer Sicht später im Krankheitsverlauf der ankylosierenden Spondylitis auf als der entzündliche Typ. Er spiegelt einen transdiskalen oder -vertebralen Ermüdungsbruch und seine häufige Folge – eine (fibröse) Pseudarthrose – wider (Abb. 18.**199** und Abb. 18.**200**). Oft führt ein Bagatelltrauma zur klinischen Manifestation und damit vor allem zu neurologischen Symptomen, die häufig auf Kompressionserscheinungen des Rückenmarks oder der Cauda equina zurückgehen. Vorzugslokalisationen sind die thorakolumbale und zervikothorakale Region (Altenbernd et al. 2009).

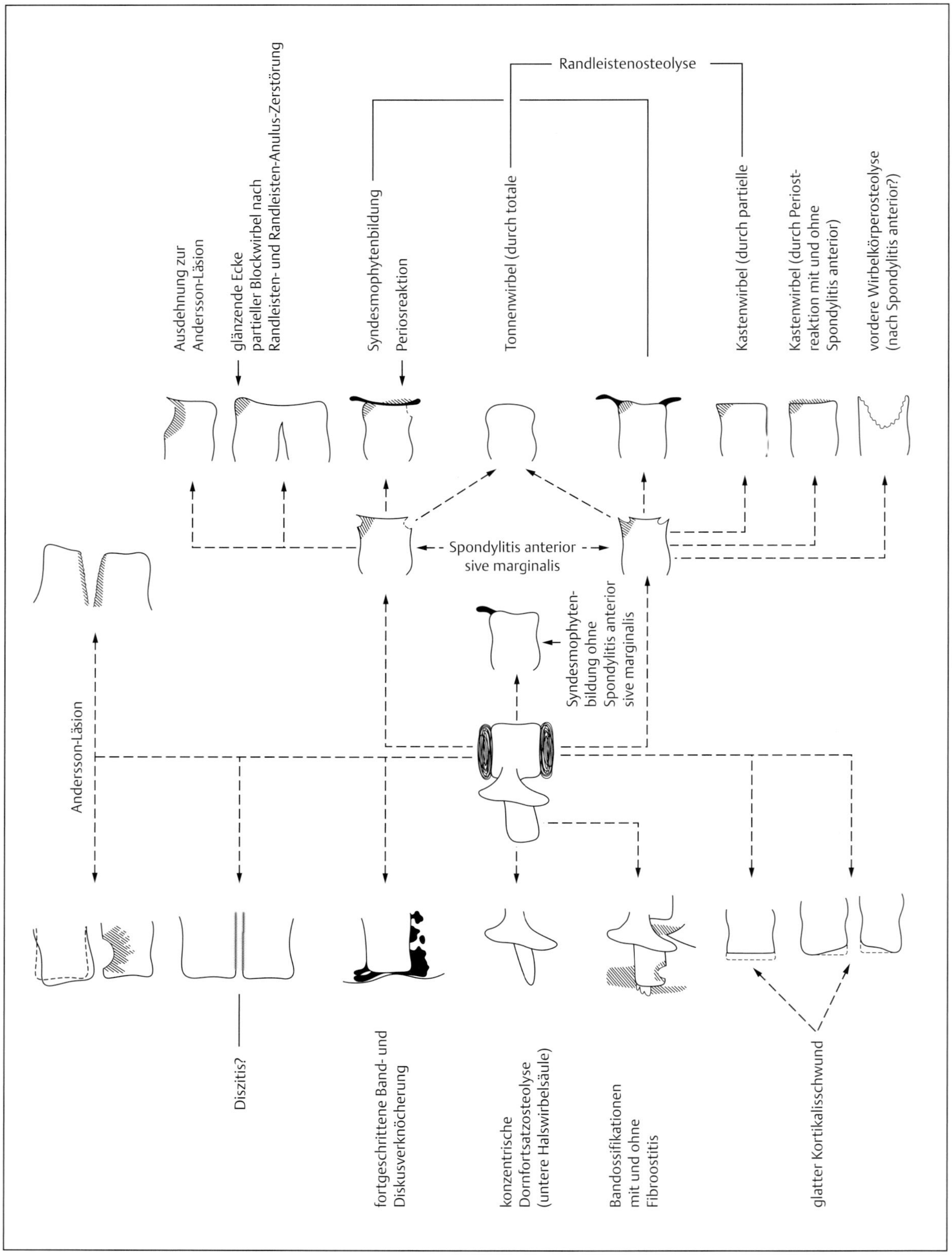

Abb. 18.**195** **Schematische Synopsis der bisher beobachteten destruktiven und osteoplastischen Wirbelsäulenbefunde bei der Spondylitis ankylosans** (dargestellt auf *seitlichen* Wirbelsäulenaufnahmen).

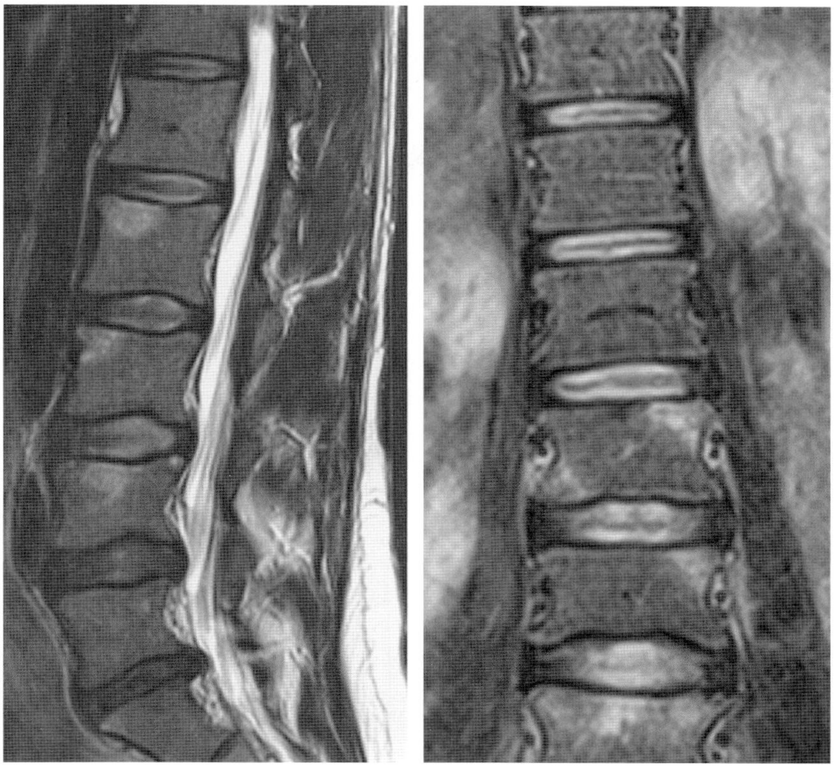

Abb. 18.**196** **Spondylitis ankylosans** (Patientin 35 Jahre alt). Lendenwirbelsäule mit „glänzenden Ecken" (im nicht abgebildeten Projektionsradiogramm). Im sagittalen bzw. koronaren STIR-Bild stellen sich die MRT-Äquivalente der „glänzenden Ecken" viel ausgedehnter dar als auf Röntgenaufnahmen und zeigen signalintensive Ödembezirke an. Nach Abklingen dieser entzündlichen Phänomene geben die entsprechenden knöchernen Randleisten der Wirbel bei T1w Fettsignale (postentzündliche, umschriebene Knochenmarkverfettung). Unter der Grundplatte des 4. Lendenwirbels sind hyperintense Signale zu erkennen. Bei normaler Abbildung der Zwischenwirbelscheibe dürften sie ebenfalls entzündliche Vorgänge im subchondralen Knochenmark anzeigen.

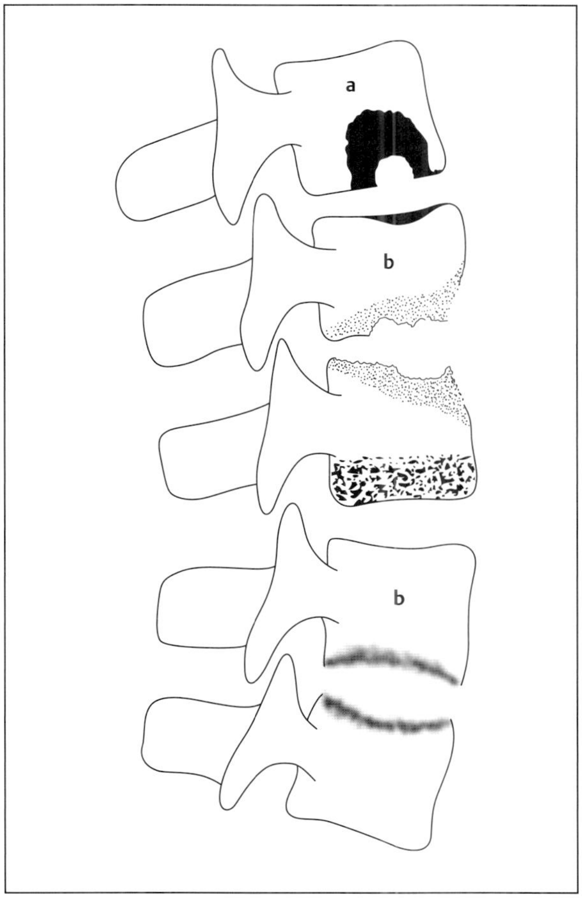

Abb. 18.**197a, b** **Differente Röntgenmorphologie der Andersson-Läsion bei Spondylitis ankylosans (Synopsis).**
a „Entzündlicher Typ".
b „Nicht entzündlicher Typ". Die übrigen Röntgenbefunde der ankylosierenden Spondylitis wurden nicht eingezeichnet. Die destruktiven Phänomene des nicht entzündlichen Types der Andersson-Läsion können sich auf die hinteren Wirbelelemente ausdehnen (s. Abb. 18.**198**).

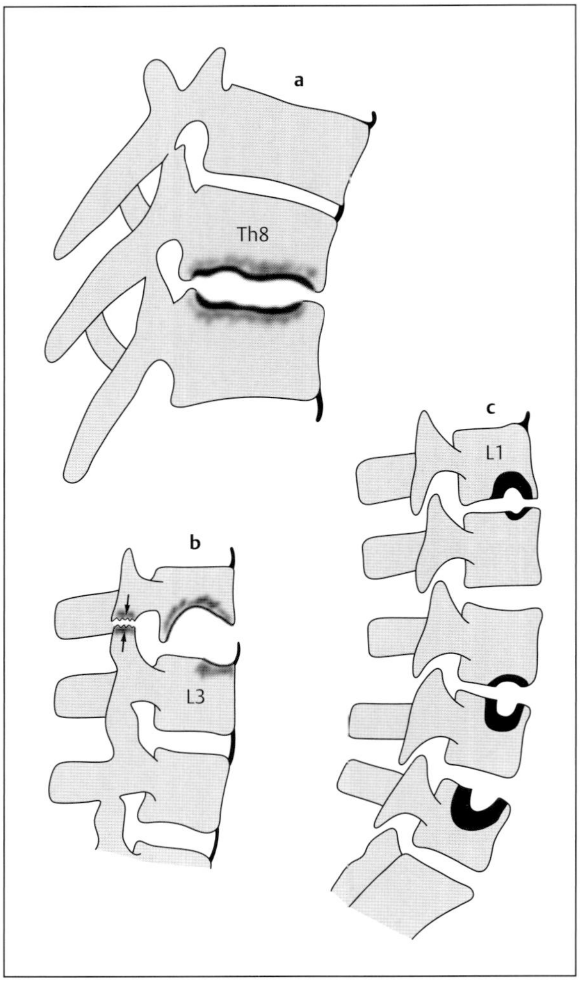

Abb. 18.**198a–c Andersson-Läsionen bei Spondylitis ankylosans** (Fortsetzung von Abb. 18.**197**).

a Langjährige Spondylitis ankylosans. Der diskovertebrale Destruktionsprozess Th 8/9 wird röntgenologisch als nicht entzündlich identifiziert. Siehe den fehlenden Syndesmophyten im betroffenen Bewegungssegment.

b Nicht entzündliche Andersson-Läsion L 2/3 bei langjähriger Krankheitsanamnese und fast völliger Wirbelsäulenversteifung. Siehe auch den Frakturspalt durch die ankylosierten Gelenkfortsätze *(Pfeile)*.

c Entzündlicher Typ der Andersson-Läsion an mehreren Bewegungssegmenten der Lendenwirbelsäule; 5-jährige Krankheitsanamnese, an den Sakroiliakalgelenken „buntes Bild", bisher nur 1 Syndesmophyt Th 12/L 1.

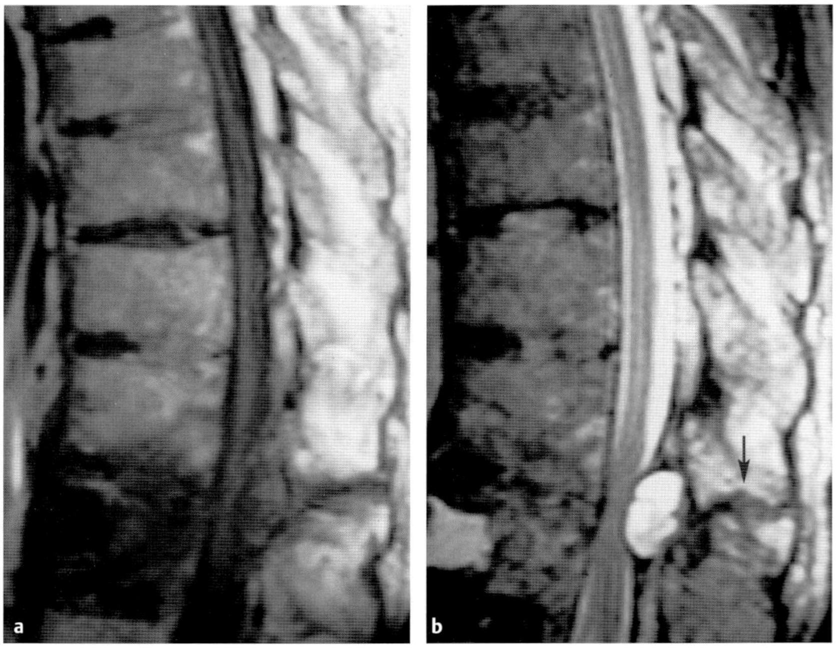

Abb. 18.**199a, b Nicht entzündliche Andersson-Läsion des XII. Brustwirbels (Stressfraktur, Pseudarthrose).** Patient 54 Jahre alt. Jahrzehntelang ablaufende Spondylitis ankylosans, weitgehend versteifte Wirbelsäule.

a T 1w: Signalarme Darstellung des 12. Brustwirbels.

b T 2w: Hier zeigt sich der Defekt im 12. Brustwirbelkörper mit Flüssigkeit ausgefüllt. Der *Pfeil* ist auf die Frakturlinie, dargestellt in ihren posterioren Elementen, gerichtet. An den Intervertebralgelenken hat sich eine Synovialiszyste mit Einengung des Spinalkanals gebildet. Signalreiche Zwischenwirbelscheiben spiegeln Verknöcherungen (Fettmark) wider.

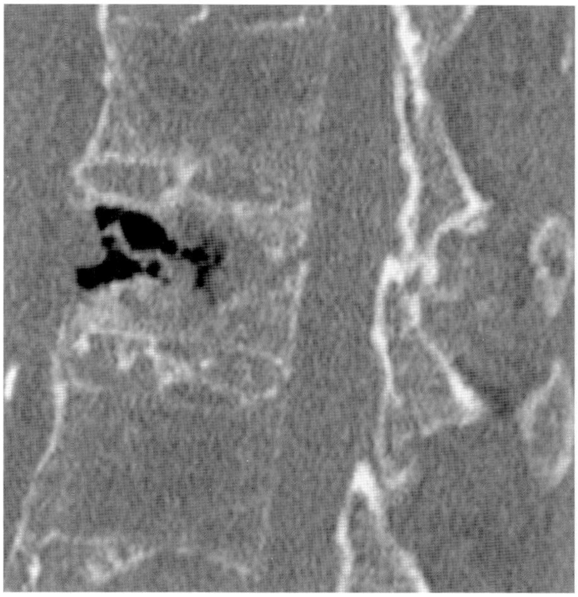

Abb. 18.**200** **Nicht entzündliche Andersson-Läsion im 12. Brustwirbel** (sagittale multiplanare Reformatierung, mpR-CT; Patient der Abb. 18.**199**). Die Fraktur hat den gesamten Wirbelkörper durchsetzt. Ausgeprägtes Vakuumphänomen im weiten Bruchspalt.

Pathogenetische Vorstellungen über die nicht entzündliche Anderson-Läsion:

- Auf ein zufällig nicht knöchern versteiftes Bewegungssegment, also ohne Syndesmophytenbildung und/oder (vollständige) knöcherne Ankylose der Wirbelbogengelenke, konzentriert sich der Bewegungsstress – eine Wackelbewegung –, wenn die Bewegungssegmente ober- und unterhalb knöchern immobilisiert sind. In dieser instabilen und durch langjährigen Krankheitsverlauf bedingten osteoporotischen Gewebssituation geht das mechanisch überbeanspruchte Diskusgewebe zugrunde und wird durch faseriges Narbengewebe ersetzt. Bei weiterhin einwirkender Kraft dehnt sich die Zerstörung nicht nur auf die beiden angrenzenden Wirbelkörper (s. Abb. 18.**198**), sondern auch auf die hinteren Wirbelelemente, beispielsweise transartikulär, aus.
- In einem versteiften Bewegungssegment des osteoporotischen Achsenskeletts kommt es durch fortgeleitete Wackelbewegung, segmentäre Fehlstellung oder Abschnittsfehlhaltung zu einer mechanischen Überlastung und zur traumatischen Fraktur oder Stressfraktur, die als Pseudarthrose ausheilen kann (Abb. 18.**201**).

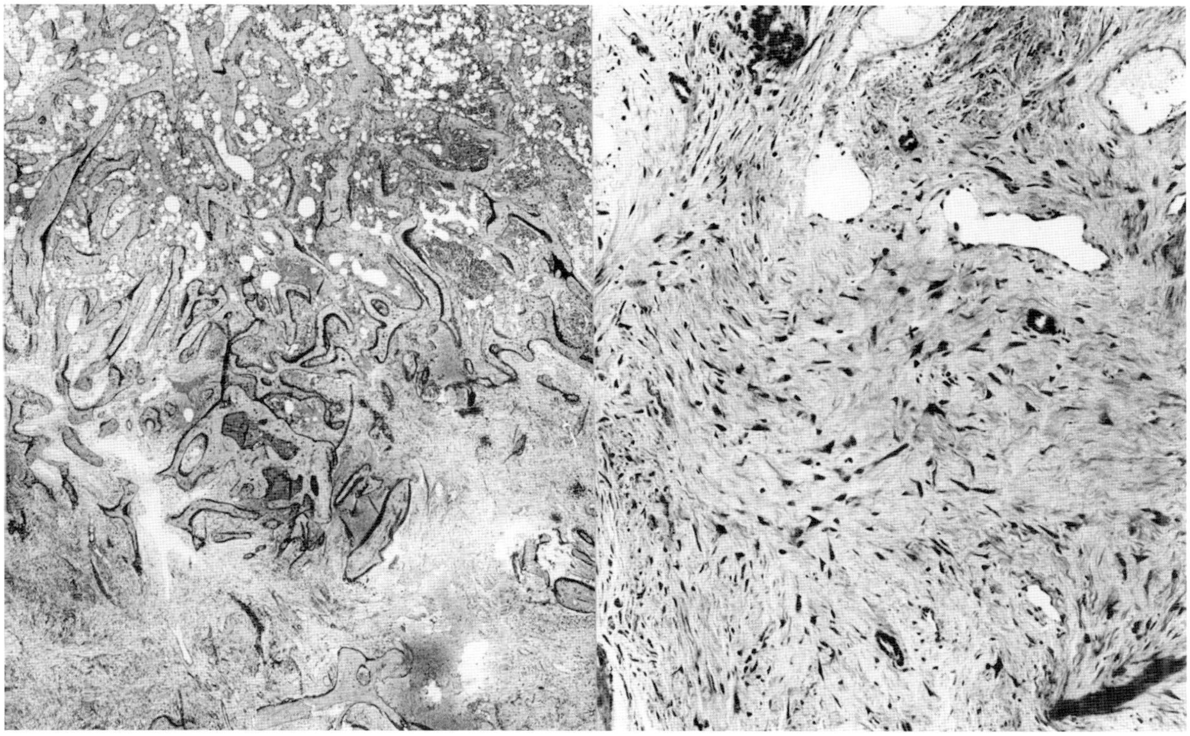

Abb. 18.**201** **Histologische Schnitte aus einer nicht entzündlichen Andersson-Läsion L 3/4 bei weit fortgeschrittener Spondylitis ankylosans** (Goldner-Färbung, nicht entkalkt). Reaktive Osteoporose mit Übergang in zellarmes fibröses Bindegewebe, „Knochentrümmer" in der Grenzzone, keine Entzündungszeichen (Dihlmann u. Delling 1978).

Regel 9

> **! *Merke***
>
> Im Verlauf der Spondylitis ankylosans kommt es teils obligat, teils potenziell zu röntgenologisch erfassbaren pathologischen Befunden im Becken-Wirbelsäulen-Brustkorb-Bereich, die jedoch für ihre *röntgenologische* Frühdiagnose keine Bedeutung haben. Dazu gehören:
>
> - Wirbelbogengelenke (Intervertebralgelenke, Abb. 18.**202**)
> - Kostovertebralgelenke (Articulationes capitis costae und Articulationes costotransversariae, Abb. 18.**203**, s. jedoch Abb. 18.**173**)
> - Wirbelsäulenligamente
> - Knorpelfugen (Synchondrosis manubriosternalis, Symphysis pubica)

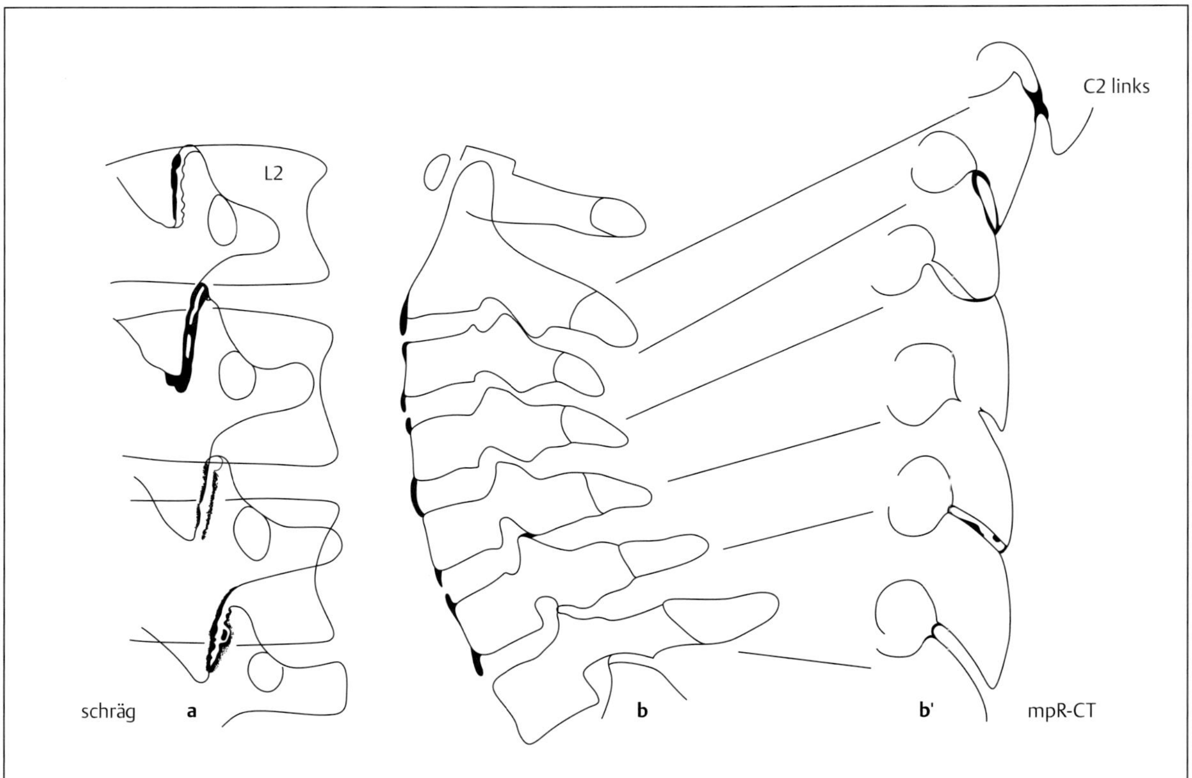

Abb. 18.**202a–b' Röntgenologisch erkennbare Veränderungen an den Wirbelbogengelenken bei Spondylitis ankylosans.**

a Schrägaufnahme der Lendenwirbelsäule (bei Spondylitis ankylosans zur Frühdiagnose obsolet). Die periartikulären und intraartikulären Röntgenbefunde vor Erreichen der Totalankylose ähneln den Röntgenbefunden bei der Spondylarthrosis deformans. Siehe besonders die Kapselossifikationen beider Erkrankungsbilder.

b Langjährig bekannte Spondylitis ankylosans mit zervikalen Syndesmophyten. Die Wirbelbogengelenke sind auf dieser seitlichen Röntgenaufnahme nicht eindeutig auf Krankheitsbefall zu beurteilen. MpR-CT-Darstellung der linken Wirbelbogengelenke (**b'**).

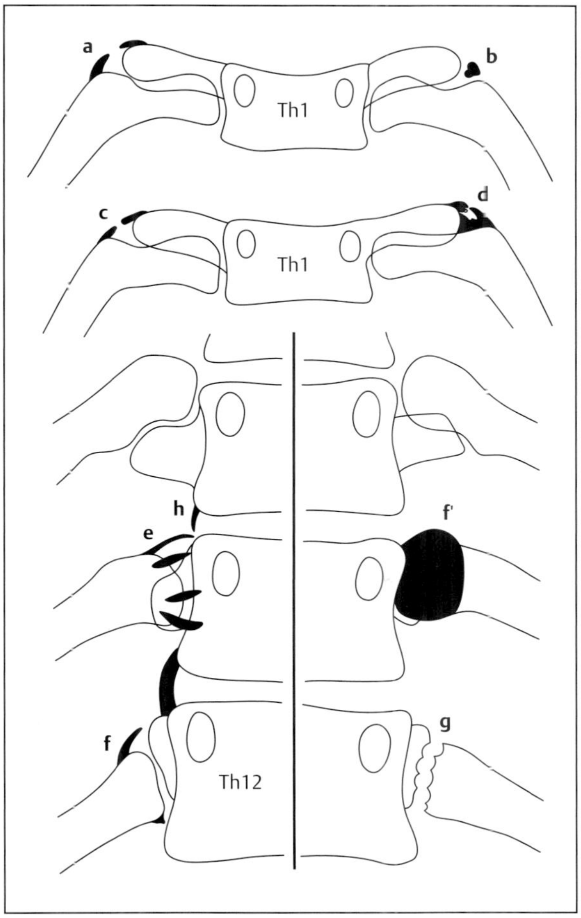

Abb. 18.**203a–h Röntgenbefunde der Rippen-Wirbel-Gelenke bei Spondylitis ankylosans.**

a–c Verknöcherungsvorgänge im Lig. costotransversarium laterale kommen sowohl bei der Spondylitis ankylosans als auch bei degenerativen Gelenkveränderungen und aus unbekannter Ursache (Überlastungsschaden?) vor.

d Ligamentäre und intraartikuläre Verknöcherungsvorgänge.

e, f Spangenförmige Kapselossifikationen sind nur bei gleichzeitigem Syndesmophytennachweis als Röntgenzeichen der Spondylitis ankylosans zu bewerten, da sie auch bei der Arthrose und aus unbekannten Gründen (Kapselüberlastungsschaden?) auftreten.

f' Vollständige Kapsel-Gelenk-Ossifikation bei Spondylitis ankylosans (Totalankylose). Über den Röntgenaspekt der Rippenkopfhyperostose bei DISH s. Abb. 18.**191**.

g Entzündliche Erosionen an den Gelenkflächen.

h Syndesmophyt.

Kommentar

Der versteifende Prozess der Wirbelbogengelenke offenbart sich bei der Spondylitis ankylosans überwiegend als Kapselossifikation – anfangs bei erhaltenem „röntgenologischem Gelenkspalt" (s. Abb. 18.**148**). Viel seltener lassen sich auf Röntgenaufnahmen, beispielsweise auf (lumbalen) Schrägaufnahmen, erodierte Konturen nachzuweisen. Knöcherne Ankylosen, also Spätbefunde, sind dagegen gut zu erkennen.

An den *Kostovertebralgelenken* fallen röntgenologisch ebenfalls Kapsel-Band-Verknöcherungen und selten Erosionen sowie im Endstadium der Erkrankung knöcherne Ankylosen auf. Diese Befunde (Kapsel-Band-Ossifikationen und Erosionen) sind besonders an den Gelenkpaaren Th 1–3 und Th 10–12 augenfällig (vgl. Abb. 18.**173** und Abb. 18.**175**). Klinisch offenbart sich der Befall der Rippen-Wirbel-Gelenke an der reduzierten Atembreite zwischen maximaler Inspiration und Exspiration. Sie wird mit einem zirkulär angelegten Bandmaß in Höhe des sternalen Ansatzes der 4. Rippe gemessen (Normalwert altersabhängig mindestens 6–8 cm). Kapsel-Band-Ossifikationen kommen nicht nur bei der Spondylitis ankylosans vor, sondern an den Kostovertebralgelenken auch mit oder ohne Zusammenhang zur Arthrosis deformans.

Jedes *Wirbelsäulenligament* kann vom verknöchernden Prozess der ankylosierenden Spondylitis ergriffen werden. Klinische Bedeutung haben schmerzhafte Fibroostitiden (Enthesitiden). Deren entzündliches Substrat ist röntgenologisch okkult. Im MRT, auf wassersensitiven Sequenzen, evtl. erst nach Kontrastmittelinjektion, stellen sie sich entsprechend ihrer Aktivität signalreich dar.

Die Beteiligung der beiden *Knorpelfugen* (s. Abb. 19.**11** und Abb. 20.**2**) beginnt erodierend, zumeist mit Randosteosklerose und läuft in die knöcherne Durchbauung aus. Falls aus klinischen Gründen die bildgebende Differenzialdiagnose mit der Fragestellung (z. B.) Fremdgewebekoinzidenz gestellt wird, ist die Indikation zur MRT-/CT-Untersuchung gegeben.

Anomalien und Röntgenometrien mit Schwerpunkt kraniozervikaler Übergang

Die okzipitozervikale Übergangsregion zeigt eine Entwicklungslabilität, die sich an Segmentationsstörungen, als Hypoplasie, Aplasie oder Dysplasie einzelner Bausteine sowie an dysraphischen Missbildungen in vielfältiger Kombination, aber auch als Einzelabweichung zu erkennen gibt. Zur genauen Ein- und Zuordnung ist die Projektionsradiografie mit Röntgenometrie, im Einzelfall eine zusätzliche CT und/oder MRT erforderlich. Durch klinische Untersuchungen und Bildgebung lassen sich 4 verschiedene klinische Befundkomplexe pathomorphologisch abgrenzen (von Torklus u. Gehle 1987):

- *Kompressionsfolgen* am Kleinhirn, am Hirnstamm, an kaudalen Hirnnerven, an der Medulla oblongata und an langen Rückenmarkbahnen, wie Pyramidenbahn und Hinterstränge
- *Durchblutungsstörungen* im Sinne der vertebrobasilaren Insuffizienz, Irritation des vegetativen (sympathischen) Plexus vertebralis, venöse Abflussstauungen, Liquorzirkulationsstörungen
- *Stellungsabweichungen* und *Mobilitätsstörungen* der Halswirbelsäule
- Folgen von *begleitenden Anomalien des Rückenmarks, seiner Häute* und der *Gefäße*

Das Os occipitale geht aus der Verschmelzung von 4 oder 5 Wirbelanlagen hervor. Daher wird dieser Schädelabschnitt als **Spondylokranium** bezeichnet. An dem am weitesten kaudal gelegenen Wirbel des Spondylokraniums können sich Entwicklungsstörungen zu erkennen geben, die als **Manifestationen des Okzipitalwirbels** zusammengefasst werden (Abb. 18.**204**, Abb. 18.**205** und Abb. 18.**206**). Diese Entwicklungssstörungen zeigen sich als Segmentierungsanomalien und als Manifestationen des Okzipitalwirbels im engeren Sinne.

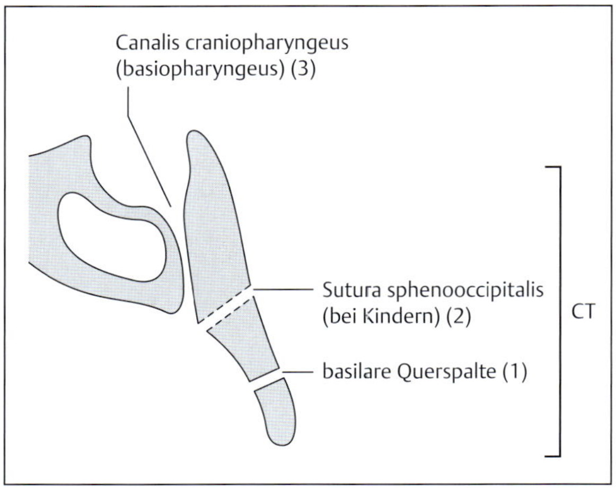

Abb. 18.**205** **Bildgebende Differenzialdiagnose** zwischen der basilaren Querspalte – Rest der phylogenetischen Segmentierung in der Okzipitalregion (1) –, der physiologischen sphenookzipitalen Naht (2) und dem persistierenden Canalis craniopharyngeus (sive basiopharyngeus, 3). Der Canalis craniopharyngeus birgt das Risiko rezidivierender basaler Meningitiden bei Infektionen der oberen Luftwege: Infektionsleitschiene.

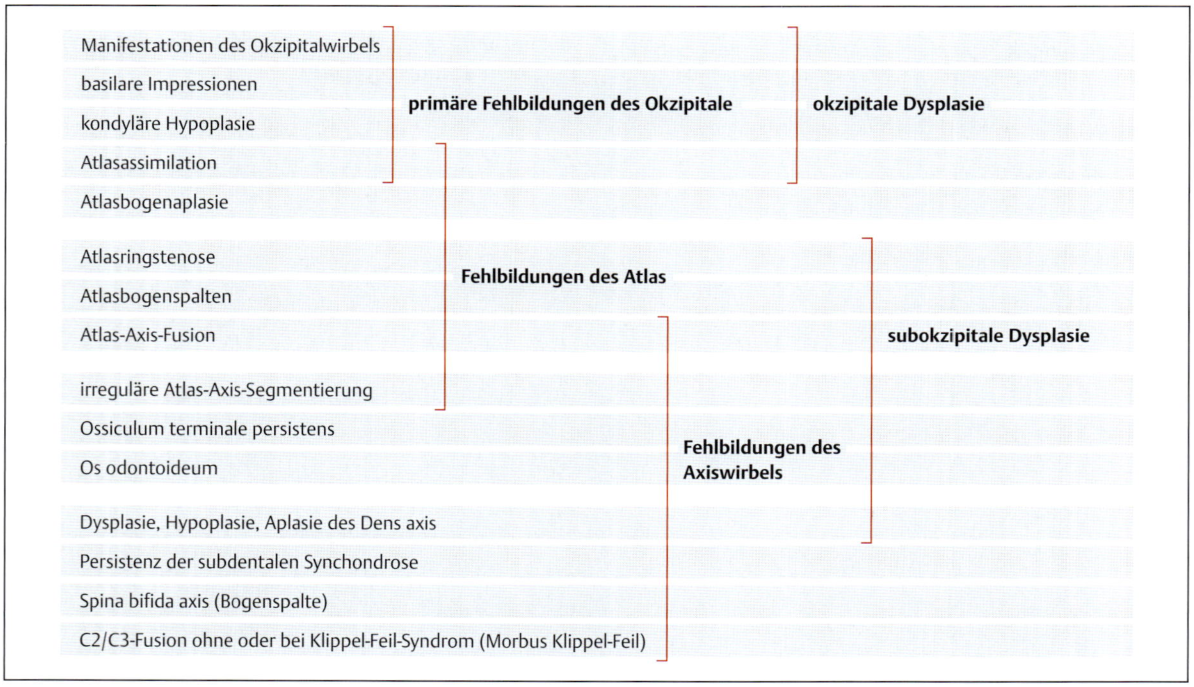

Abb. 18.**204** **Systematik der Entwicklungsstörungen im okzipitozervikalen Bereich** (von Torklus u. Gehle 1987).

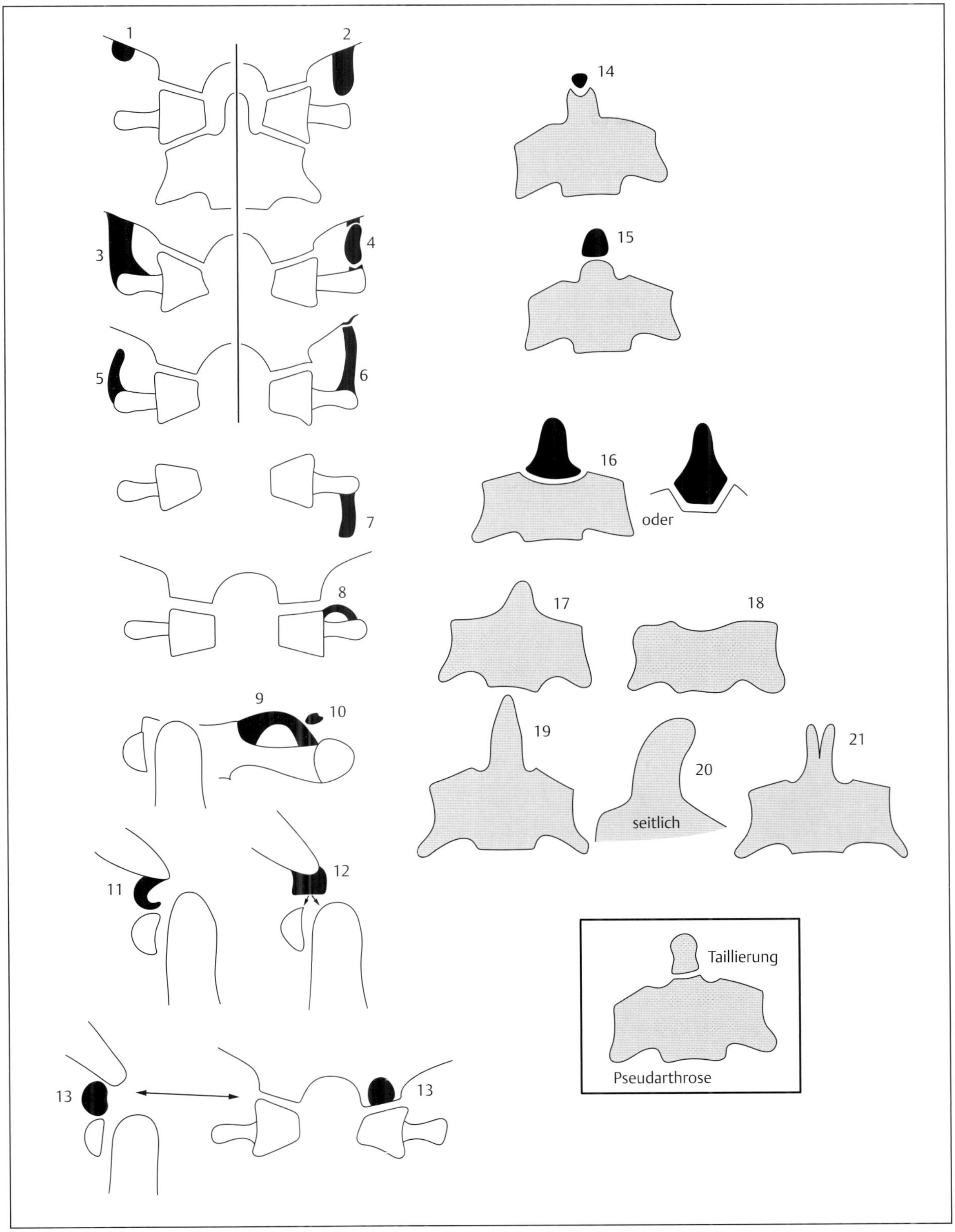

Abb. 13.**206** *(Legende siehe nächste Seite)*

◄ Abb. 18.**206** **Manifestationen des Okzipitalwirbels und atraumatische Axisformstörungen.**

1–3 Processus paracondylicus.
4 Massa paracondylica (Zwischenform von Nr. 2 und 6).
5, 6 Processus epitransversus.
7 Processus infratransversus.
8 Ponticulus atlantis lateralis (überspannt die A. vertebralis).
9 Ponticulus atlantis posterior umschließt das Foramen arcuale zum Durchtritt der A. vertebralis, der Begleitvenen und des N. suboccipitalis.
10 Os suboccipitale sive Os Kerckringi. Differenzialdiagnose gegenüber metaplastischen Ligamentverknöcherungen stellen.
11 Arcus praebasioccipitalis; Rest der vorn liegenden hypochordalen Spange des Proatlas.
12 Condylus tertius, evtl. mit dem Dens oder vorderem Atlasbogen artikulierend *(Pfeile)* oder selbstständiges Knöchelchen. Rest der hypochordalen Spange des Proatlas.
13 Processus basilaris (doppel-, einseitig). Persistierender Rest der hypochordalen Spange des Proatlas.
14 Physiologisches Ossiculum terminale Bergmann beim Kind, knöcherne Fusion mit dem Dens bis zum 12. Lebensjahr. Das Ossikel stammt aus dem Zentrum des Proatlas.
15 Das (orthotope) Os odontoideum in Verbindung mit der Denshypoplasie spiegelt eine entgleiste Entwicklung des Ossiculum terminale wider. Das dystope Os odontoideum zeigt sich dem Klivus mehr oder weniger angelagert. Fragestellung beim Os odontoideum: stabil/instabil? Daher Funktionsröntgenaufnahmen in Ante- und Retroflexion.
16 Os odontoideum verum. Das echte Os odontoideum geht auf die Persistenz der subdentalen Synchondrose zurück.
17 Denshypoplasie.
18 Densaplasie oder frühkindliche infektiöse Totalzerstörung des Dens (Anamnese? Eltern fragen).
19 Densdysplasie: Dolichodens.
20 Densdysplasie: Denshyperlordose (Dens recurvatus).
21 Densdysplasie: Dens bicornis.

Insert: Denspseudarthrose (Taillierung auf dem a.-p. Bild erhalten, bei Nr. 15 fehlt sie; v. Torklus u. Gehle 1987).

Tab. 18.**7** Manifestationen des *Okzipitalwirbels* (von Torklus u. Gehle 1987). Der Atlas ist nicht der 1., sondern der 5. oder 6. Primärwirbel. Das Basiokzipitale entsteht durch Fusion von 4 oder 5 primären Wirbelanlagen. Der *Proatlas* ist der oberhalb des Atlas gelegene Okzipitalwirbel. Ein vollständiger Okzipitalwirbel wurde beim Menschen bisher nicht beobachtet.

Segmentierung am Basiokzipitale	• **basilare Querspalte** (Spaltbildung im Klivus) • **geteilter Canalis hypoglossi** *(der Hypoglossuskanal entspricht dem Foramen intervertebrale)*
Rudimente an der Randzone des Foramen magnum (Leisten, Vorsprünge, Höcker)	• **Arcus praebasioccipitalis (vorn, paramedian),** persistierende hypochordale Spange des Proatlas • **Condylus tertius** (vorn, median, kompakt, evtl. mit C 1 oder C 2 artikulierend) • **Processus basilares** (vorn, paramedian) • **dystopes Os odontoideum** am Basiokzipitale, evtl. mit dem Klivus verwachsen • **Labia foraminis magni** (hinten, paramedian) • **Processus suboccipitalis** (Knochenvorsprung am Hinterrand des Foramen magnum)
Verknöcherungen zwischen Okziput und Atlas	• **Processus paracondylicus** (Abgang lateral vom Condylus occipitalis, plump, zieht zum freien Ende des Querfortsatzes C 1); Cave Verwechslung mit dem schlanken Processus styloideus des Schläfenbeins • **Processus epitransversus** (Abgang vom Querfortsatz C 1 nach oben, grazil) • **Os suboccipitale**(= **Os Kerckringi**, kleines subokzipitales Knöchelchen, evtl. mehrfach)
Varianten am Atlas	• **Ponticulus atlantis posterior** (spangenförmig auf der seitlichen Aufnahme, von der Massa lateralis ausgehend, den Sulcus arteriae vertebralis überbrückend), bildet das Foramen arcuale • **Ponticulus atlantis lateralis** (spangenförmig auf der a.-p. Aufnahme, von der Massa lateralis zum Querfortsatz C 1 ziehend); überspannt die A. vertebralis • **Zweiteilung der Foveae articulares antlantis**
reguläre/irreguläre Denssegmentierung	• **Ossiculum terminale Bergmann** an der Densspitze: das apikale Ossifikationszentrum entsteht aus dem Körper des Proatlas; es verschmilzt bis zum 12. Lebensjahr; tritt die physiologische Fusion nicht ein, so bildet sich das Bergmann-Knöchelchen, bleibt die Ossifikation des apikalen Denskerns aus, so wird der **Dens bicornis** beobachtet • **Ossiculum terminale persistens** (keine physiologische Fusion bis zum 12. Lebensjahr) • **orthotopes Os odontoideum** (kein isolierter Dens, sondern Denshypoplasie mit Os odontoideum; Letzteres ist eine Fehlbildung des Ossiculum terminale, das sich nach Ausbleiben der Fusion und Denshypoplasie eigengesetzlich vergrößert; Differenzialdiagnose zum **„erworbenen Os odontoideum“** nach frühkindlichem Trauma oder nach frühkindlicher entzündlicher Denszerstörung und „hypertrophiertem“ Ossiculum terminale durch Anamnese)

Die Möglichkeiten von Fehlbildungen im okzipitozervikalen Übergang gehen über die Manifestationen des Okzipitalwirbels weit hinaus (Tab. 18.**7**, Abb. 18.**206**, vgl. Abb. 18.**207**). Entsprechend vielseitig ist die klinische Symptomatik der zur Bildgebung kommenden Patienten, bei denen der klinische Verdacht auf eine Störung im Kleinhirn, im Bereich des Hirnstamms, der Hirnnerven oder/und der Medulla oblongata besteht oder die wegen allgemeinen Hirndrucksymptomen oder Zervikalbeschwerden ärztliche Hilfe suchen. Außerdem gehört häufig zur Differenzialdiagnose der Encephalomyelitis disseminata, der Syringomyelie bzw. -bulbie und der amyotrophen Lateralsklerose die bildgebende Fahndung nach symptomgebenden Entwicklungsstörungen im okzipitozervikalen Übergang – insbesondere weil sich diese Fehlbildungen wegen ihrer langsamen Progredienz manchmal nicht bereits in früheren, sondern erst in späteren Lebensjahren klinisch zu erkennen geben. Schließlich können degenerative Veränderungen an den Strukturen der Halswirbelsäule das Auftreten der Beschwerden bei okzipitozervikalen Entwicklungsstörungen begünstigen, beispielsweise durch Höhenreduktion der Halswirbelsäule infolge degenerativer Diskopathien. Darüber hinaus sind nervale Fehlbildungen bekannt, die häufig gemeinsam mit der basilaren Impression oder der Atlasassimilation auftreten. Dazu gehören der **Arnold-Chiari-Syndromkomplex** (Stichwort: Tieftreten von Kleinhirnanteilen [Kleinhirntonsillen] durch das Foramen magnum in den Spinalkanal) und das **Dandy-Walker-Syndrom** (Stichwort: angeborene Atresie der unpaaren Liquorabflussöffnung des 4. Ventrikels [Apertura mediana ventriculi quarti N.A., Foramen Magendii]).

Das fakultativ familiär auftretende **Klippel-Feil-Syndrom** (s. Abb. 18.**142**) ist der Extremfall einer vielgestaltigen okzipitozervikalen Segmentations- und Formationsstörung. Definitionsgemäß muss es mehr als 2 benachbarte Bewegungssegmente umfassen. Auch der zervikothorakale Übergang kann von dieser Segmentationsstörung betroffen sein. Zu den in nennenswerter Häufigkeit nachweisbaren begleitenden Missbildungen gehören die überwiegend einseitige **Sprengel-Deformität** – Skapulahochstand –, das **Os omovertebrale** (knöcherne Brücke von der hoch stehenden Skapula zu einem unteren Halswirbel) und Halsrippen (Abb. 18.**208**). Das gemeinsame Vorkommen des Klippel-Feil-Syndroms mit Taub-

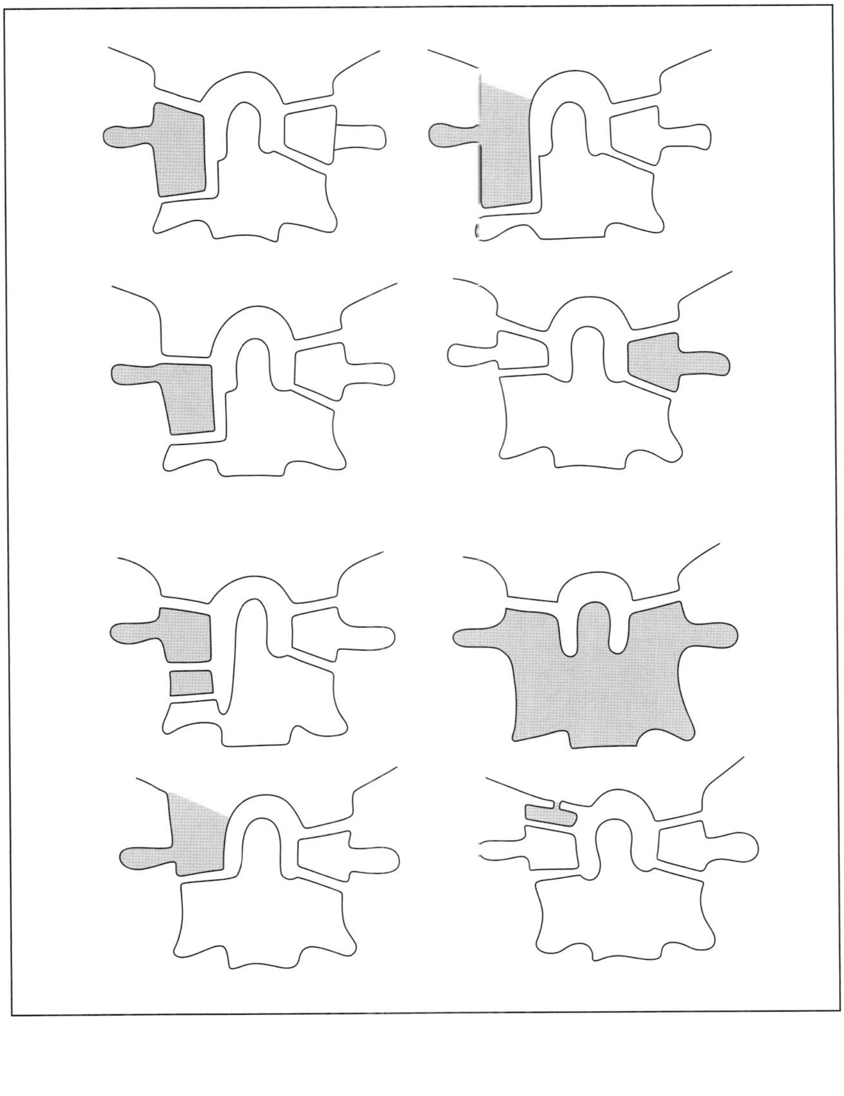

Abb. 18.**207** **Pathologische (irreguläre) Kondylus-Atlas-Axis-Segmentierungen und Vertebralisation des rechten Condylus occipitalis** (*gezeichnet* nach Abbildungen im Schrifttum).

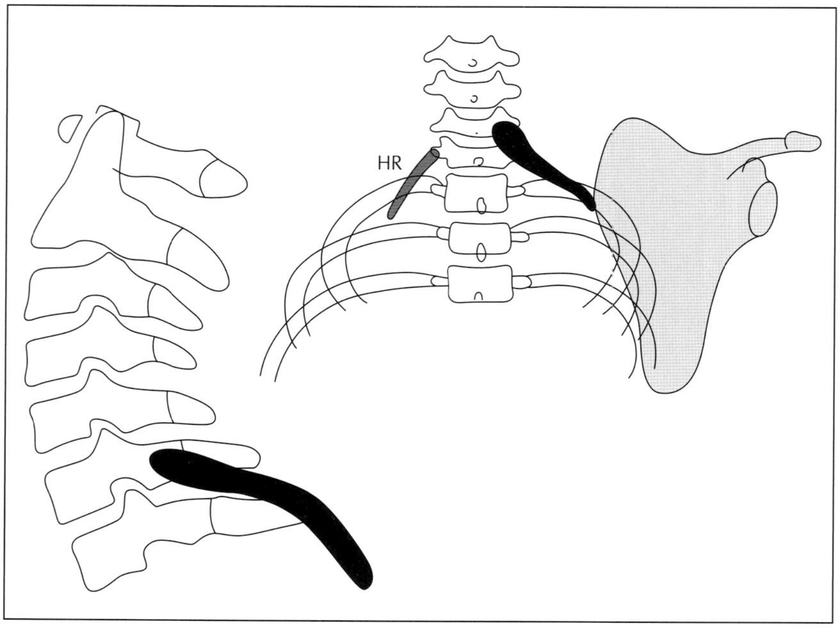

Abb. 18.**208** **Omovertebralknochen,** der mit der Skapula – *hier:* Sprengel-Deformität – und den hinteren Wirbelelementen knöchern oder knorpelig gelenkartig oder fibrös verbunden ist. Die Kombination mit Halsrippen (HR) und dem Klippel-Feil-Syndrom wird beobachtet.

heit und Retrusion des Augapfels wird als **Wildervanck-Syndrom (Zervikookuloakustikussyndrom)** bezeichnet.

Das Klippel-Feil-Syndrom gibt sich bereits beim Betrachten des Patienten zu erkennen: gedrungener (breiter, verkürzter) Hals (Nacken) mit flügelartigem Halsansatz (Pterygium colli) und tiefer hinterer Haargrenze. Das Flügelfell kommt allerdings auch beim Bonnevie-Ullrich-Syndrom und (Ullrich-)Turner-Syndrom (Gonadendysgenesie) und der Kurzhals bei der basilaren Impression vor.

! Merke

In jedem Fall eines den Arzt aufsuchenden Klippel-Feil-Patienten ist eine MRT-Untersuchung zur Frage eines medullären Engpasses und einer das Rückenmark gefährdenden Instabilität erforderlich, und erst daran anschließend kommen Funktionsröntgenaufnahmen in Ante- und Retroflexion infrage.

Der Ausdruck **„angeborene (primäre) basilare Impression“** ist eine Fehlbezeichnung, da sie keine trichterförmige Einstülpung der Schädelbasis in das Schädelinnere widerspiegelt, sondern ihr eine okzipitale Hypoplasie zugrunde liegt. Eher noch trifft der Terminus „erworbene (sekundäre) basilare Impression“, besser noch **„basilare Invagination“**, zu, wenn sie tatsächlich auf eine „erweichende“ Strukturstörung des Knochens zurückgeht, beispielsweise auf den Morbus Paget, die fibröse Dysplasie, die Osteogenesis imperfecta, die Osteomalazie oder auf den Hyperparathyreoidismus. Die Kombinationsfehlbildung Platybasie (annähernd horizontaler Klivusverlauf bzw. verringerte Senkung des Basiokzipitale) mit oder ohne basilare Impression, mit Klippel-Feil-Syndrom und Sprengel-Deformität ist als **Furst-Ostrum-Syndrom** bekannt.

Formal werden 2 Formen der basilaren Impression unterschieden, nämlich die vordere basilare Impression durch Hypoplasie des Basiokzipitale (vor dem Foramen magnum) und die paramediane (auch medial genannte) Form mit Hypoplasie der beiden Exokzipitalia (lateral vom Hinterhauptsloch). Diese Einteilung hat nur eine untergeordnete klinische Bedeutung, da Mischformen beider Alternativen überwiegen (von Torklus u. Gehle 1987).

Der röntgenologische Nachweis der basilaren Impression stützt sich auf die Kraniometrie und das Erkennen von Formabweichungen im okzipitozervikalen Übergang (häufig geht die basilare Impression mit anderen, dort lokalisierten Entwicklungsstörungen einher).

Die Kraniometrie soll pathomorphe Relationen in okzipitozervikalen Übergang anzeigen. Sie wird auf Röntgenaufnahmen in 2 Ebenen versucht und wurde vor allem auf konventionellen Tomogrammen abgeleitet (Abb. 18.**209**). Genaue Informationen über den morphologischen Zustand dieser Region und damit über das Risikopotenzial möglicher pathomorpher Abweichungen liefern jedoch erst das mpR-CT und/oder das MRT.

Stylohyoidale Kette

Die Zungenbeinkette reicht von der Schädelbasis (Os temporale) bis zum Schildknorpel. Ein Teil dieses fibroossären Stranges, der Processus styloideus und das Lig. stylohyoideum, wird auch als **stylohyoidale Kette** (Abb. 18.**210**) bezeichnet und kann der Anlass vielfältiger Beschwerden werden. Voraussetzung für die Realisierung dieses Risikos ist die Überlänge des Styloidfortsatzes, der normalerweise 25 mm nicht überschreitet, und/oder die

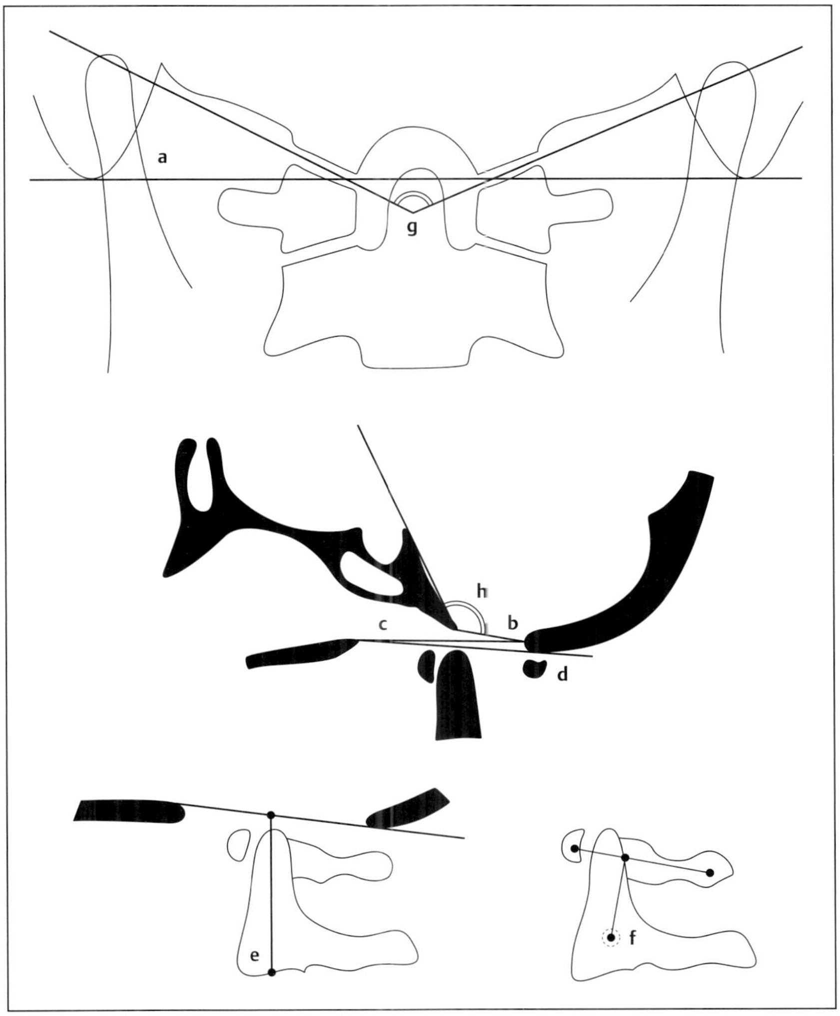

Abb. 18.**209a–h Röntgenometrie der basilaren Impression (a–e) und kondylären Hypoplasie.**

a Die Bimastoidlinie verbindet die Spitzen beider Warzenfortsätze. Die Densspitze überragt diese Linie normalerweise um höchstens 10 mm.

b Foramen-magnum-Linie (McRae-Linie) vom Vorderrand (Basion) zum Hinterrand (Opisthion) des Hinterhauptlochs. Sie wird im Normalfall von der Densspitze nicht überschritten.

c Palatookzipitallinie (Chamberlain-Linie) vom hinteren oberen Rand des harten Gaumens zum Hinterrand des Foramen magnum. Die Densspitze steht gewöhnlich ganz dicht unterhalb der Linie (= 1 ± 3,6 mm).

d Die Palatosubokzipitallinie (Basallinie, McGregor-Linie) zieht vom hinteren oberen Rand des harten Gaumens zum tiefsten Punkt der Hinterhauptschuppe. Die Densspitze soll diese Linie nicht um mehr als 5 mm übersteigen.

e Der Redlund-Johnell/Petterson-Distanz (Redlund-Johnell u. Petterson 1984) gebührt Interesse, wenn die Densspitze nicht eindeutig zu erkennen ist. Die Distanz zwischen der Grundplattenmitte C2 und der McGregor-Linie beträgt bei Männern mindestens 34 mm, bei Frauen 29 mm: anderenfalls vertikale Densdislokation, welcher Ursache auch immer.

f Ranawat-Distanz: Die Verbindungslinie zwischen den Mittelpunkten der Projektionsfigur des vorderen und hinteren Atlasbogens hat normalerweise von der Bogeninsertionsmitte C2 einen Abstand von 17 ± 2 mm, bei Frauen von 15 ± 2 mm.

g Der normale atlantookzipitale Gelenkachsenwinkel (Kondylenwinkel, Schmidt u. Fischer 1960) zeigt Werte um 125°. Die kondyläre Hypoplasie führt zu einer Winkelveränderung. Bei symmetrischem Kondylenbau liegt der Winkelschnittpunkt etwa in der Densmitte, anderenfalls wandert er zur Seite aus. Der Gelenkachsenwinkel der Säuglinge und Kinder ist größer als bei Erwachsenen.

h Boogaard-Winkel (zwischen der Klivusebene und der Ebene des Foramen magnum), normal zwischen 120–130°. Bei Platybasie nimmt der Winkel zu.

partielle oder totale Verknöcherung des Stylohyoidbands. In Abhängigkeit von der Lokalisation der variablen Ligamentossifikation können sowohl Zweige der Hirnnerven V, VII, IX und X als auch die Karotiden und ihre Äste komprimiert werden. Die traumatische Fraktur des Processus styloideus und/oder des verknöcherten Stylohyoidbands (Miloro 1994) kann ebenfalls den nerval oder vaskulär ausgelösten Beschwerdenkomplex hervorrufen, der sich klinisch als **klassisches Eagle-Syndrom (Styloid-Stylohyoid-Syndrom)** oder, davon klinisch unterschieden, als **A.-carotis-Syndrom** zu erkennen gibt. Bei älteren Patienten verursachen manchmal degenerativ-reparative Bandverknöcherungen vor allem im mittleren und kaudalen Abschnitt und bei juvenilen und adoleszenten Personen Bandossifikationen, die in Zusammenhang mit dem nach ventral gerichteten Mandibulawachstum entstehen (Krennmair et al. 2001), die Kompressionssymptomatik. Für die Kompressionsfolgen im Karotisbereich dagegen ist in 1. Linie der elongierte und im Verlauf atypische Processus styloideus verantwortlich.

Die Elongation des Styloidfortsatzes und die Verknöcherung in kranialen Anteilen des Lig. stylohyoideum bergen vor allem das Risiko von Schmerzen im Hals-, Rachen- und Hinterhauptsbereich. In Zusammenhang mit Verknöcherungen im mittleren Ligamentabschnitt werden vor allem Beschwerden bei den Halsbewegungen und in der Kiefergelenksregion angegeben. Diese beiden Beschwerdenkomplexe gehören zum klassischen Eagle-Syndrom.

Abb. 18.**210** **Stylohyoidale Kette und variable Verlängerung des Styloidfortsatzes und Bandverknöcherungen.** Zwischen den kleinen Ossa, dem Processus styloideus und dem kleinen Horn des Zungenbeins können Synchondrosen eingeschaltet sein.

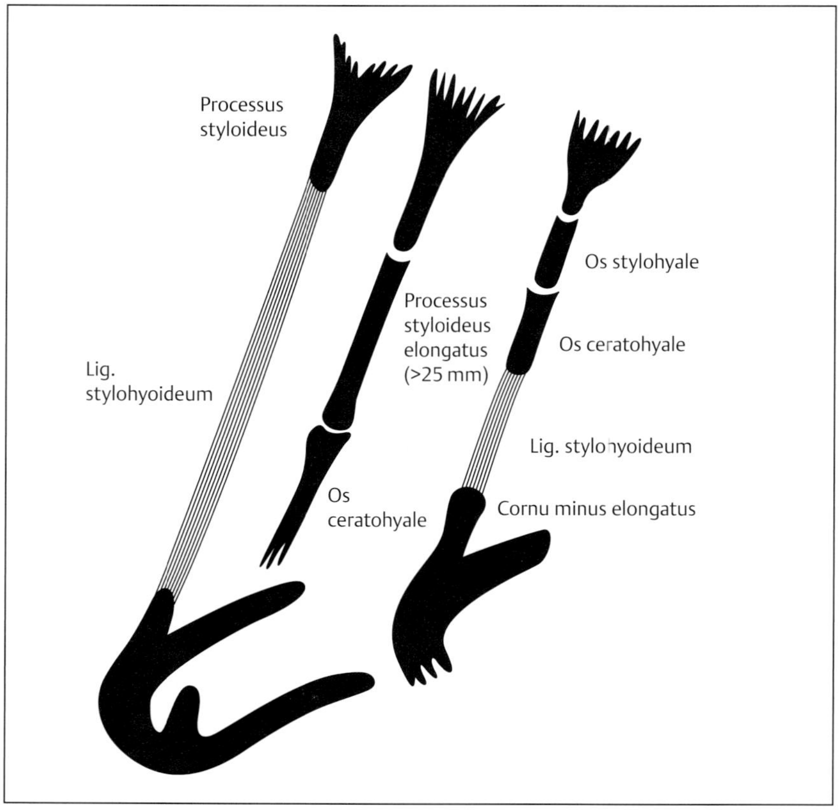

Traumatologie des Achsenskeletts

Traumatologie des kraniozervikalen Übergangs

Frakturen der Hinterhauptkondylen

Die seltenen Frakturen der Hinterhauptkondylen sind projektionsradiografisch häufig nicht zu erkennen und zuverlässig nur durch computerassistierte Schnittbildverfahren darzustellen, beispielsweise Kondylenimpressionen und Avulsionen aus den Okzipitalkondylen auf Reformatierungen von dünnschichtigen CT-Untersuchungen in koronarer Schichtebene. In Autopsiestudien werden Frakturen der Hinterhauptkondylen dagegen häufiger diagnostiziert als in vivo (Saternus 1987). Die Frakturen werden nach Anderson und Montesano (1988) in 3 Typen eingeteilt:

- *Typ I:* Impaktationsfrakturen des Kondylus
- *Typ II:* Schädelbasisfrakturen, die sich in einen Hinterhauptskondylus fortsetzen
- *Typ III:* Avulsionsfrakturen (des Lig. alare) inferomedial

Typ I und Typ II sind stabile Frakturen. Typ-III-Verletzungen werden potenziell instabil eingeschätzt. Sie erfordern eine wirksame Immobilisierung während der Heilungsphase. Bei weitem am häufigsten kommen inferomediale Avulsionen (Typ III) vor. Sie machen 75% aller Frakturen aus. 77% der Frakturen von Hinterhauptkondylen werden einseitig beobachtet, 23% der Frakturen treten bilateral auf (Hanson et al. 2002). Nur etwas mehr als die Hälfte aller Patienten erfahren einen glatten klinischen Heilungsverlauf der knöchernen Verletzung. Bei ⅓ der Fälle sind dagegen assoziierte Verletzungen an der Halswirbelsäule festzustellen. Bilaterale Frakturen und Zeichen der Instabilität erfordern eine kraniozervikale operative Refixation.

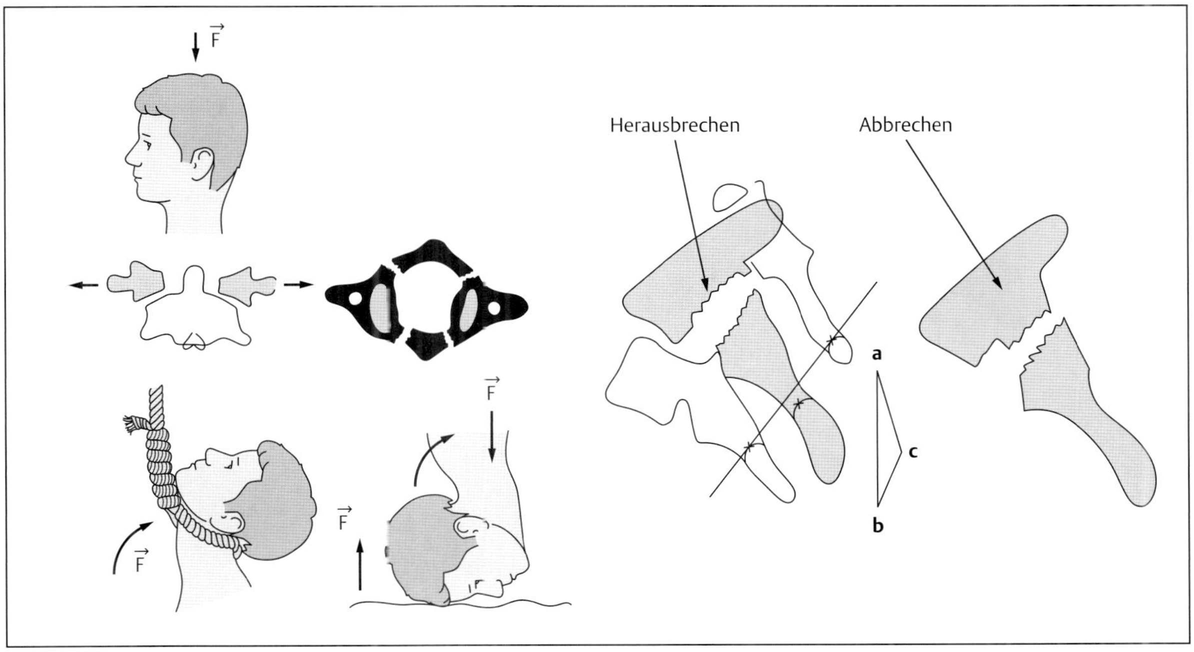

Abb. 18.**211** **Frakturen des Atlas.**
Links: Jefferson-Fraktur (4-facher Atlasberstungsbruch) nach axial einwirkendem Kraftvektor (F). Typischer Röntgenbefund ist das bilaterale seitliche Atlas-Offset um mehrere Millimeter. Dieser Atlasüberhang kommt auch bei pathologischen Frakturen, bei Größendisparität zwischen Atlas und Axis sowie in Zusammenhang mit der ventralen Atlasdislokation und mit der nach vorn gerichteten Verlagerung des abgebrochenen Dens vor. In den beiden zuletzt genannten Fällen spiegelt das Offset einen geometrischen Vergrößerungseffekt – Zunahme der Objekt-Film-Distanz – des nach vorn dislozierten Atlas auf Röntgenaufnahmen in Rückenlage wider.
Rechts: Klassischer Hangman-Frakturtyp. Das schwere Hyperextensionstrauma des Unterkiefers und des Schädels gegenüber der oberen Halswirbelsäule führt zum Heraus- oder Abbrechen der Bogenwurzeln, zur Ventralverlagerung des Axiskörpers und zur Dorsalverlagerung der übrigen Bogenanteile (s. die „Dorsalverschiebung" der Spinolaminarlinie [c] von C2 um mindestens 2 mm im Vergleich zur Tangente a–b). Dann besteht die Indikation zur CT, da eine „Dorsalverschiebung" durch eine Variante vorgetäuscht werden und bei einem weniger schweren Trauma die Axisluxation unterbleiben kann.
Typische Beispiele für die Pathogenese des schweren Hyperextensionstraumas (Erhängen mit rite submentalem Strickknoten, Kopfsprung in unvermutet flaches Wasser oder Sturz kopfüber in eine tiefe Grube).

Frakturen des Atlas

Frakturen des Atlas durch seinen knöchernen Ring treten im Bereich der vorderen und hinteren Atlasspange auf. Bei zusätzlicher axialer Stauchung kommt es zur Berstung des Atlasrings mit Auseinanderweichen der Massae laterales (**Jefferson-Fraktur**, Abb. 18.**211**) Außerdem kann es zur Impressionsfraktur der Massa lateralis kommen. Werden bei der Jefferson-Fraktur die Massae laterales um mehr als 6,9 mm auseinandergedrängt, so ist zusätzlich eine Ruptur des Lig. transversum anzunehmen (Spence et al. 1970). Zur Beurteilung einer Jefferson-Fraktur gelten als wichtige Messgrößen der laterale Überhang der Massa lateralis sowie der Atlantodentalabstand gegenüber dem Axiswirbel (pathologisch: 2–4 mm).

Atlasberstungsfrakturen führen in der Mehrzahl nicht zu neurologischen Ausfällen. Neben Halsmarkverletzungen können manchmal jedoch ipsilaterale Läsionen der Hirnnerven IX, X, XI und XII auftreten (**Collet-Sicard-Syndrom**; Connolly et al. 2000). Sehr selten kommt es zu Verletzungen der A. vertebralis mit Verschluss der Arterie, Ausbildung von Pseudoaneurysmen oder Auftreten von arteriovenösen Fisteln (Ashley et al. 2006). Gefäßkomplikationen an der A. vertebralis sind am besten bildgebend darzustellen (Song et al. 1994). Verschlüsse der A. vertebralis können auch MR-tomografisch abgebildet werden (Veras et al. 2000).

Frakturen an der hinteren Atlasspange sind auf seitlichen oder schrägen Übersichtsaufnahmen gewöhnlich gut zu erkennen. Zur Darstellung von Frakturen der vorderen Atlasspange ohne Berstung des Atlasrings ist jedoch eine CT erforderlich.

Frakturen des Dens axis

Diese Frakturen (Abb. 18.**212**) werden nach Anderson und D'Alonzo (1974) in 3 Typen eingeteilt:

- *Typ-I-Frakturen:* seltene schräge Avulsionsfrakturen an der Densspitze.
- *Typ-II-Frakturen:* Sie verlaufen an der Densbasis und kommen am häufigsten vor. Etwa ⅔–¾ der Frakturen werden nämlich als Typ II klassifiziert. Sie gelten als schwierig zu prognostizieren, da in etwa ⅓ der Fälle keine Ausheilung, sondern eine Pseudarthrose zu erwarten ist.

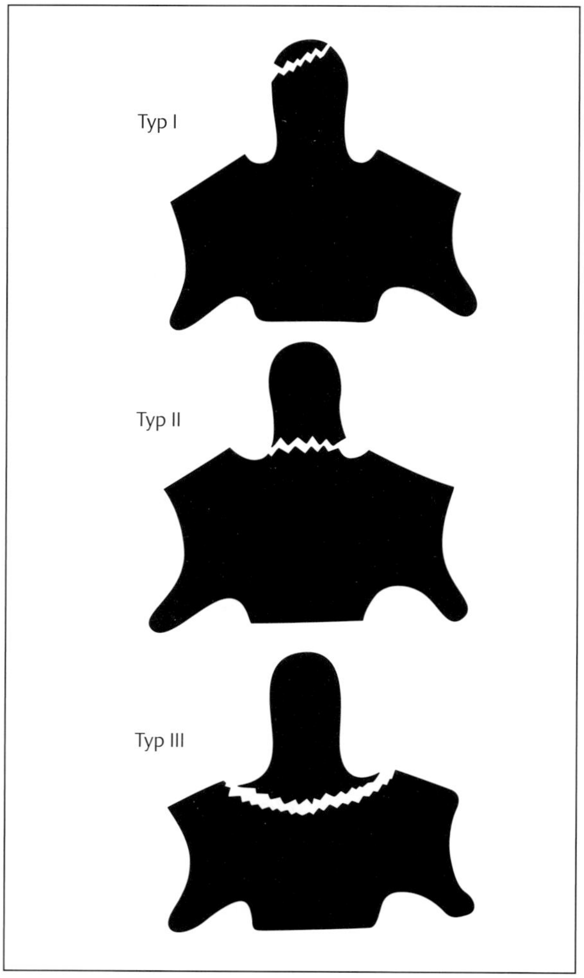

Abb. 18.**212** **Densfrakturen Typ I–III.**

- *Typ-III-Frakturen:* Es handelt sich um Densfrakturen mit Ausbruch eines Teils des Axiskörpers. Wegen der großen Frakturfläche heilen diese Frakturen in der überwiegenden Mehrzahl knöchern aus.

Mit Verbesserung der CT-Technik konnten im Rahmen von Typ-II-Densfrakturen Trümmerzonen mit zusätzlichen Frakturfragmenten besonders in den anterioren Frakturbereichen nachgewiesen werden. Da diese Frakturen als besonders instabil gelten, werden sie auch als Untergruppe (Typ IIA) klassifiziert (Hadley et al. 1988). Daher sollten Densfrakturen mit hoch auflösenden Mehrzeilen-CT-Untersuchungen abgeklärt werden (Barker et al. 2006). Die Schichtdicke der Primärschichten muss dann unter 1 mm liegen.

Neurologische Defizite treten im Rahmen von Densfrakturen in etwa 25 % der Fälle auf, eine dauerhafte Querschnittlähmung allerdings nur in etwa 3 % der Fälle. Bildet sich eine Denspseudarthrose aus, besteht die Gefahr einer Instabilität mit Myelonkompression und Myelopathie im Sinne einer zusätzlichen Gefährdung bei einem erneuten Trauma. Trotz dieses Risikos sind Denspseudarthrosen meist symptomarm oder symptomlos und zeigen wenig Progredienz hinsichtlich ihrer Symptomatik oder ihrer radiologisch ableitbaren Instabilität (Hart et al. 2000).

Densfrakturen werden im 1. Schritt gewöhnlich auf Übersichtsaufnahmen der Halswirbelsäule diagnostiziert. Eventuell muss eine Zielaufnahme durch den geöffneten Mund nachgeholt werden, da die Densbasis in beiden Projektionsrichtungen abgrenzbar sein muss. Eine retropharyngeale Einblutung führt zur Verbreiterung des prävertebralen Weichteilschattens im seitlichen Röntgenbild. Seine Verbreiterung auf mehr als 7 mm in Höhe der Basis des Axiswirbels gilt als pathologischer Richtwert. Die Sensitivität in dieser Höhe wird hierbei mit 59 %, bei einer Spezifität von 84 %, angegeben (DeBehnke u. Havel 1994). Die MRT dient nur bedingt zur Diagnose von Densfrakturen, da das Frakturödem sehr diskret sein kann. Die MRT ist jedoch die Methode der Wahl zur Darstellung des Spinalkanals und möglicher Myelonschäden.

Hangman-Fraktur

Der Ausdruck „Hangman-Fraktur“ (s. Abb. 18.**211**) beschreibt den beidseitigen Wirbelbogenbruch am 2. Halswirbel. Die Verletzung wird auch als traumatische Spondylolisthesis der Axis bezeichnet. Meistens brechen die Bogenwurzeln aus dem Axiskörper heraus, und es kommt zur Erweiterung des Spinalkanals durch anteriore Verlagerung des Axiskörpers und zur relativen Dorsalverlagerung der Bogenanteile. Zwischen dem 2. und 3. Halswirbel tritt eine häufig vollständige diskoligamentäre Zerreißung auf. Wesentlicher Unfallmechanismus ist die *forcierte Hyperextension*, die auch beim Erhängen (Hangman), vor allem aber bei entsprechenden Unfallmechanismen, wie Kopfsprung in flaches Wasser, Sturz in eine tiefe Grube usw., pathogenetisch wirksam wird. Die Häufigkeit neurologischer Komplikationen bei den *Unfallüberlebenden* ist niedrig (6,5 %), obwohl die Verletzung mechanisch instabil ist. Die Bogenfrakturen sind beidseits obligat, evtl. asymmetrisch ausgebildet, und es können manchmal Teile des Axiskörpers mitausgerissen werden. Dabei treten unterschiedliche Rotationsstellungen des Axiskörpers auf. So kann der Axiskörper nach dorsal rotiert, nach anterior verlagert oder nach vorn rotiert sein. Häufig wird ein vorderes Randkantenfragment abgesprengt (**„Tear-Drop“-Fraktur** der Axis und auch subaxial, vgl. Abb. 18.**214**). Überlebte Hangman-Frakturen heilen trotz Dislokation und Instabilität in der Regel knöchern aus.

Eine *nicht dislozierte* Hangman-Fraktur lässt sich röntgenologisch schwierig darstellen. Im sagittalen Strahlengang ist die Verletzung nicht zu erkennen; im seitlichen Strahlengang hilft die Tangente an die Spinolaminarlinie: Ist die innere Dornfortsatzkortikalis des 2. Halswirbels mindestens 2 mm von der Tangente an die innere Dornfortsatzkortikalis des 1. und 3. Halswirbels nach dorsal entfernt, besteht der Verdacht auf eine Hangman-Fraktur. Das Ausmaß der Dislokation des Axiskörpers gegenüber dem 3. Halswirbel zeigt das Ausmaß der diskoligamentären Zerreißung an. Computertomografisch werden nicht dislozierte Wirbelbogenfrakturen am 2. Halswirbel und die spongiöse Beteiligung am Axiskörpers dargestellt. Für traumatische Bandscheibenhernien sowie zur Darstellung der ligamentären Verletzungen ist die MRT die Untersuchungsmethode der Wahl.

Atlantookzipitale Luxation (0/C 1-Luxation)

Eine atlantookzipitale Luxation (0/C1-Luxation) ist eine fast immer tödliche Verletzung. Die pathomorphologische Analyse stützt sich daher vornehmlich auf Autopsien. Die Ligg. alaria sind rupturiert oder aus den Hinterhauptkondylen herausgerissen. Außer einer Ruptur der Membrana tectoria kommt es zu unterschiedlich ausgedehnten Verletzungen der Vertebralarterien, der Karotiden, der basalen Hirnnerven und des Myelons. Röntgenologisch sind bei einer 0/C1-Dislokation keine Frakturen zu erkennen; jedoch scheint Weichgewebe zwischen den Hinterhauptkondylen und dem Atlas interponiert zu sein, d. h., die Hinterhauptkondylen sind vom Atlas distanziert. Computertomografisch bringen multiplanare Reformationen die 0/C1-Dislokation zur Darstellung. Die MRT gibt die erheblichen Weichteilverletzungen wieder (Ahuja et al. 1994, Hamai et al. 2006). Atlantookzipitale Dislokationen mit zusätzlich erkennbaren Veränderungen bei der computerassistierten Untersuchung sind gewöhnlich instabil und benötigen eine operative Stabilisierung.

Traumatologie der subaxialen Halswirbelsäule

Vom 2. Halswirbel bis zum 1. Brustwirbel ist ein gleichförmiges Bauprinzip der Bewegungssegmente zu erkennen, und die Verletzungen in diesen Segmenten verlaufen daher nach grundsätzlichen Prinzipien. Folgende Mechanismen zur Auslösung von Verletzungen werden unterschieden:

- Flexion/Extension
- Kompression/Distraktion
- modifizierende Kräfte wie Rotation/seitliche Krafteinwirkung

Aus den Grundkräften ergeben sich die Möglichkeiten einer *kompressiven Hyperflexion* bzw. einer *kompressiven Hyperextension* sowie einer *distraktiven Hyperflexion* und einer *distraktiven Hyperextension*. Frakturen an den Wirbelkörpern oder im Bereich der posterioren Elemente (an den Wirbelbögen und den Gelenkfortsätzen) können auftreten. Diskoligamentäre Zerreißungen oder eine Kombination aus Frakturen mit diskoligamentären Zerreißungen sind möglich.

Diskoligamentäre Verletzungen

Diese Verletzungen (Abb. 18.**213** und Abb. 18.**214**) werden in **Hyperextensions-** und **Hyperflexionsverletzungen** unterteilt. Durch die Hyperextension kommt es vor allem zur Überdehnung oder Zerreißung des vorderen Längsbands, zum Zerreißen des vorderen Anulus fibrosus (Abb. 18.**215**), zu einer Ruptur durch die Zwischenwirbelscheibe und im weiteren Verlauf zusätzlich zur Zerreißung des hinteren Anulus fibrosus und auch des hinteren Längsbands. Der Transit der traumatisierenden Kraft durch das hintere Längsband entscheidet in der Regel über die Ausbildung einer Querschnittsymptomatik. Nach vollständiger Durchtrennung des hinteren Längsbands wird die basale Wirbelkörperhinterwand bei der dorsalen Dislokation des Wirbelkörpers gegenüber der Oberkante des darunter liegenden Wirbels abgeschert und bedroht trotz möglicher spontaner Reposition das Rückenmark. Das heißt, ohne wesentliche röntgenologische Auffälligkeiten können diskoligamentäre Hyperextensionstraumen instabil sein und mit einer Querschnittsymptomatik einhergehen (Cintron et al. 1981, Davis et al. 1991). Unterschiedliche Stadien der Hyperextensionsverletzungen sind bekannt. Sie reichen vom Riss des vorderen Anulus fibrosus ohne/mit Erweiterung des Zwischenwirbelraums bis zum Riss durch den Zwischenwirbelraum. Dabei kann es zum knöchernen Ausriss des vorderen Längsbands mit Ausbildung einer „Tear-Drop"-Fraktur kommen. Bei intakter Zwischenwirbelscheibe verläuft manchmal die Verletzung zwischen Wirbelkörperabschlussplatte und Nucleus pulposus entlang der hyalinen Knorpelplatte (Harris u. Yeakley 1992).

Röntgenologisch kann bei diskoligamentären Traumen bis auf eine prävertebrale Weichteilschwellung durch die Einblutung (s. Abb. 18.**5**) ein unauffälliger Befund erhoben werden (Edeiken-Monroe et al. 1986). Die mögliche Einblutung in die prävertebralen Weichteile wird *MR-tomografisch* präzisiert. Der Zwischenwirbelraum erscheint sehr häufig ventral erweitert; an der Bodenplatte sind kleine knöcherne Avulsionsfrakturen (knöcherne Ausrisse) möglich. Das genaue Ausmaß der Verletzung des hinteren Längsbands kann jedoch nur MR-tomografisch dargestellt werden. Außerdem ist nur mittels MRT die Verletzung des Rückenmarks sicher zu erkennen oder auszuschließen.

Diskoligamentäre Hyperflexionsverletzungen offenbaren sich bildgebend an partiellen oder vollständigen Rupturen der Bandstrukturen in den dorsalen Wirbelanteilen (Lig. supraspinale bzw. nuchae, Lig. interspinale, Ligg. flava) sowie der Wirbelgelenkkapseln. Die Zerreißung der posterioren Bandstrukturen führt zur bewegungssegmentalen Erweiterung des Dornfortsatzabstands und zu einer unterschiedlich ausgeprägten Subluxation im Bereich der Wirbelgelenke, die dann nur noch zu 50 % oder weniger eine Überdachung ihrer Gelenkflächen zeigen. Im Extremfall kommt es zur Luxation an den Wirbelgelenken mit Verhakung der Gelenkfortsätze. Dann liegt der untere Gelenkfortsatz vor dem oberen Processus articularis des darunter liegenden Wirbels (Abb. 18.**216**). Schon

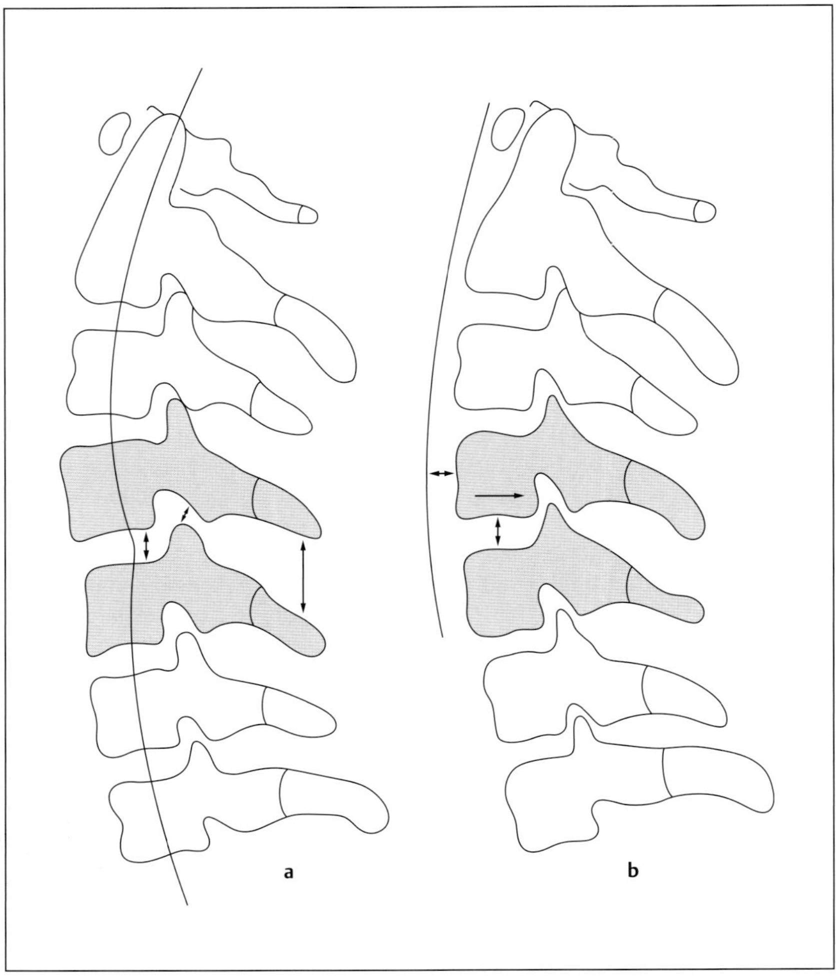

Abb. 18.**213a, b Nativröntgenologisch zu äußernder Verdacht auf eine zervikale Hyperflexions- (a) und Hyperextensionsverletzung (b).** Zwingende Indikation zur MRT/CT.

Merke:

Unmittelbar nach einem Halswirbelsäulentrauma sollen keine Funktionsröntgenaufnahmen angefertigt werden, da mithilfe der MRT/CT viel genauere therapieweisende Informationen erhalten werden.

a Anamnestisch: Heckauffahrttrauma. *Röntgenbefund:* Leichte anguläre Kyphose („Knick"), geringe Ventralsubluxation C4, dorsales Klaffen des Diskusraums und der Dornfortsätze C4/5 sowie leichte Distanzierung der Processus articulares dieses Bewegungssegments.

b Anamnestisch: Sturz in eine tiefe Grube. Prellmarken an der Stirn und über dem rechten Jochbein. Schwächegefühl in beiden Beinen. *Röntgenbefund:* Retrolisthesis C4 *(Pfeil)*, Diskusraum C4/5 „erweitert", geringe prävertebrale Weichteilverbreiterung (vgl. Abb. 18.**5**). *Doppelpfeile* zeigen in dieser Abbildung eine „Erweiterung/Verbreiterung" an.

die anteriore Subluxation kann zu einer instabilen Situation führen, da im weiteren Verlauf eine Zunahme der Subluxation mit Abkippen der kranial gelegenen Bewegungssegmente möglich ist. Auch durch dieses verzögerte Abkippen kann es zur Myelopathie mit Auftreten von neurologischen Komplikationen kommen (Green et al. 1981).

In Abhängigkeit vom Ausmaß zusätzlicher Kompressionskräfte sind begleitende Verletzungen der Hyperflexionstraumen in den vorderen Wirbelabschnitten zu erwarten.

Luxationsverletzungen der Halswirbelsäule

Diese treten im Rahmen von diskoligamentären Verletzungen auf und können mit Frakturen einhergehen. Durch einen Achsenversatz des Spinalkanals ist das Risiko einer irreversiblen Querschnittschädigung sehr hoch. Bei Hyperflexionstraumen kann im Rahmen einer Luxationsverletzung der sog. „rettende Wirbelbogenbruch" eine Querschnittsymptomatik verhindern. In diesen Fällen frakturiert die Lamina beidseits, und der Dornfortsatz bleibt in Position, während die übrigen Anteile des Wirbelbogens und der Wirbelkörper nach vorn luxieren. Es kommt zur „Verhakung" der Gelenkfortsätze der Wirbelgelenke.

Wirbelgelenkluxation

Die Wirbelgelenkluxation kann beidseits auftreten oder nur einseitig entstehen. Eine *einseitige* Wirbelgelenkluxation geht selten mit einer Querschnittsymptomatik einher. Im seitlichen Röntgenbild entsteht eine Doppelkontur entlang der Wirbelkörperhinterkante von einem Segment zum nächsten durch bewegungssegmental eingetretene Rotation durch die Wirbelgelenkluxation, und die Gelenkfortsätze stellen sich mehr oder weniger nebeneinander dar (s. Abb. 18.**214**). Genauen Aufschluss gibt eine MpR-CT oder eine MRT. Am häufigsten ist das Bewegungssegment C6/7 betroffen. Selten kann es zur begleitenden Verletzung der A. vertebralis kommen. Häufiger sind jedoch Frakturen an den unteren oder oberen Gelenkfortsätzen im Rahmen einer Wirbelgelenkluxation.

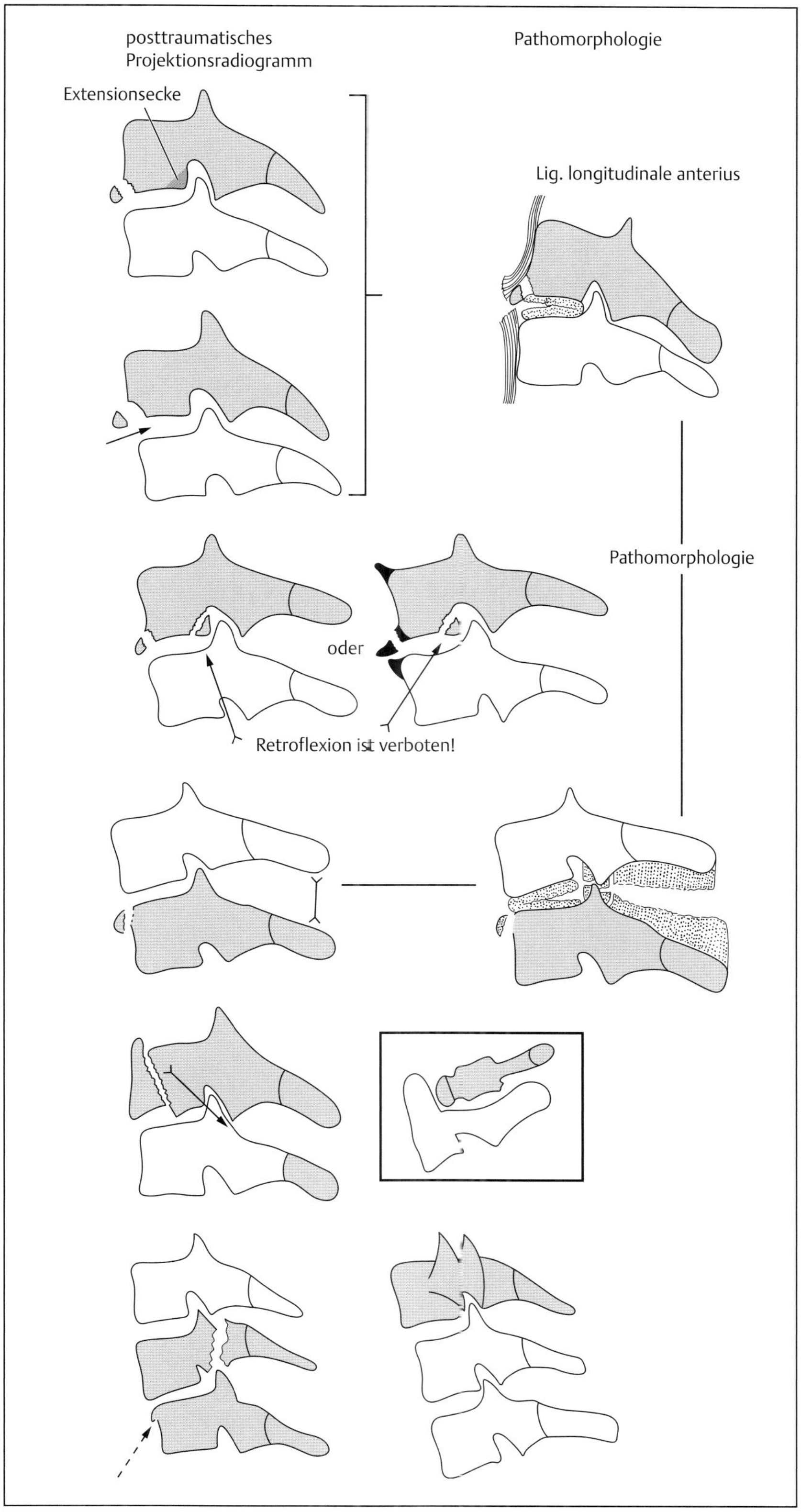

Abb. 18.**214** **Diskoligamentäre Zervikaltraumen** (Hyperextensions-, Hyperflexionsverletzungen). Zur Selbstanalyse des Lesers (Bild-Legendentext-Identifizierung).

- Der *„Tränentropfen" (Tear Drop)* entsteht sowohl bei Hyperextensions- als auch bei Hyperflexionstraumen (s. Pathomorphologie).
- Der Wirbel „weint" über die zerrissenen Weichteile im Bewegungssegment.
- Der abgebrochene Spondylophyt ist ein „Tränenanalogon".
- Der spondylotische Schaltknochen muss vom „Tränentropfen" beim traumatisierten Patienten differenzialdiagnostisch abgegrenzt werden.
- Je größer die „Träne", desto größer ist die Kompressionsgefahr für die Medulla spinalis durch die (abgescherte) Hinterkante des Wirbelkörpers (s. die *langen geschwänzten Pfeile*).
- Die „Träne" bei einem gleichzeitigen Hinterkantenabbruch (**„Extensionsecke"**) zeigt die Hyperextensionskomponente des Traumas an (Differenzialdiagnose s. Abb. 18.**94**).
- Zervikaltrauma mit/ohne „Tränentropfen" + (vorn) klaffender Zwischenwirbelraum → MRT zur bewegungssegmentären Weichgewebsanalyse.
- Hyperextensionstrauma. Fraktur durch die meißelartig einwirkenden Gelenkfortsätze, dabei Luxation des betroffenen Wirbels nach vorn und vordere Deckplattenstauchung *(gestrichelter Pfeil)* des unterhalb gelegenen Wirbelkörpers.
- Unilaterale Wirbelgelenkluxation (Nebeneinanderprojektion der beiden Gelenkfortsätze, jedoch normales Processus-articularis-Bild im unterhalb gelegenen Wirbel).
- Bewegungssegmentäre Erweiterung des Dornfortsatzabstands *(doppelt gegabelter Strich)*; s. auch die „mangelhafte" Überdachung der Gelenkfortsätze (Subluxation) = Verdacht auf diskoligamentäres Hyperflexionstrauma (zwingende MRT-Indikation bei traumatisierten Patienten).
- Differenzialdiagnose zwischen traumatischer Dorsalluxation des Atlas ohne Densabbruch bzw. Anteriorluxation des Axiswirbels nach Trauma oder Anomalie *(Inset)*.

Merke:

Bei **Lateroflexionstraumen** können Frakturen der Processus uncinati – Röntgendifferenzialdiagnose gegenüber persistierendem Kern des Unkus (s. Abb. 18.**94**) – und Querfortsatzfrakturen (meist bei C 3–6), seltener seitliche traumatische Keilwirbel auftreten.

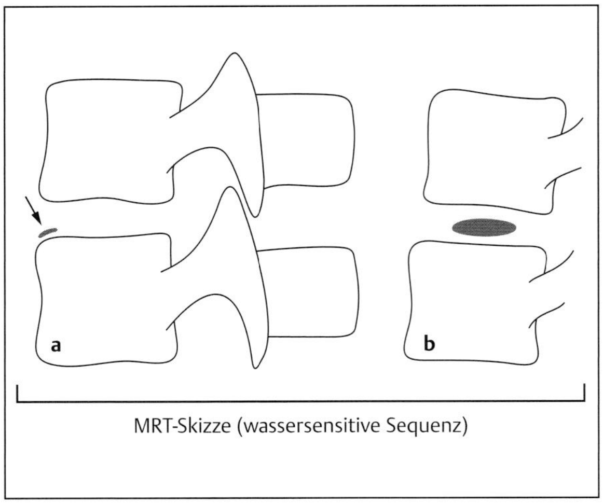

Abb. 18.**215a, b** **Frühstadien von Traumen der Zwischenwirbelscheiben im Sinne von Hyperextensionsfolgen (MRT).** Das Spektrum der zervikalen Hyperextensionstraumen reicht von schmerzhaften Muskelzerrungen bis zur vollständigen diskoligamentären Zerreißung (nicht nur des vorderen, sondern auch einschließlich des hinteren Längsbands). Zwei Beispiele sind in **a** und **b** wiedergegeben (MRT).

a Abriss/Ausriss der Sharpey-Fasern des Anulus fibrosus aus der knöchernen Wirbelkörperrandleiste *(Pfeil)*. Im MRT ist bei T2w- oder auf STIR-Bildern ein Flüssigkeitssignal nachzuweisen. Auf seitlichen Röntgenaufnahmen zeigt manchmal ein identisch lokalisiertes Vakuumphänomen diese Verletzung an.

b Die erhöhte Signalintensität des Nucleus pulposus beweist die Verletzung der Zwischenwirbelscheibe.

Horizontale Fazette

Der Begriff „horizontale Fazette" (Abb. 18.**217**) kennzeichnet einen Verletzungsmechanismus der zervikalen posterioren Wirbelelemente als Folge der anatomisch schrägen Verlaufsrichtung der Wirbelbogengelenke. Bei einer erheblichen Dezeleration des Kopfes werden die kranial gelegenen Wirbelsegmente gegenüber den kaudalen Segmenten nach vorn verlagert. Der inferiore Gelenkfortsatz gleitet wie auf einer schrägen Rampe bei dieser Vorwärtsbewegung am oberen Gelenkfortsatz des darunter liegenden Wirbels nach oben. Zum einen kann es so zur vorgenannten Wirbelgelenkfehlstellung kommen. Zum anderen erzeugt die ventrale Verlagerung ein Drehmoment auf den Gelenksockel, dem der superiore und der inferiore Gelenkfortsatz eines Wirbels aufsitzen. Durch das entstehende Drehmoment kann der Gelenksockel sowohl ventral an der Bogenwurzel als auch in der Lamina brechen. So wird das Gelenkmassiv mobil und kann rotieren. Durch die von dorsal einwirkende Kraft des inferioren Gelenkfortsatzes wird der Gelenksockel in eine horizontale Position gedreht. „Horizontale Facetten" treten in der Regel einseitig auf und erzeugen durch die anteriore Verlagerung ebenfalls eine Rotation der Wirbelsäule in axialer Richtung (wie bei einseitiger Wirbelgelenkluxation). Gelenkfrakturen werden häufig auf Übersichtsaufnahmen nicht eindeutig dargestellt und erfordern eine hoch aufgelöste CT. Das Ausmaß der Instabilität einer Wirbelgelenkfraktur kann nur magnetresonanztomografisch dargestellt werden (Halliday et al. 1997).

Abb. 18.**216** **Subluxation, Luxation und Luxationfraktur der Processus articulares.** Indikation zum CT (multiplanare Reformation) oder/und MRT.

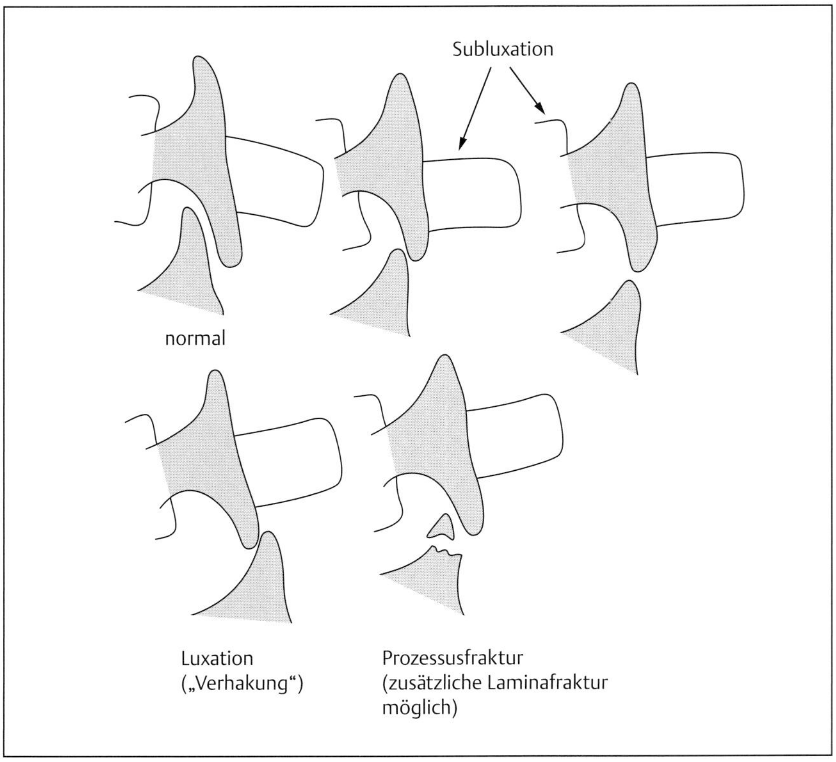

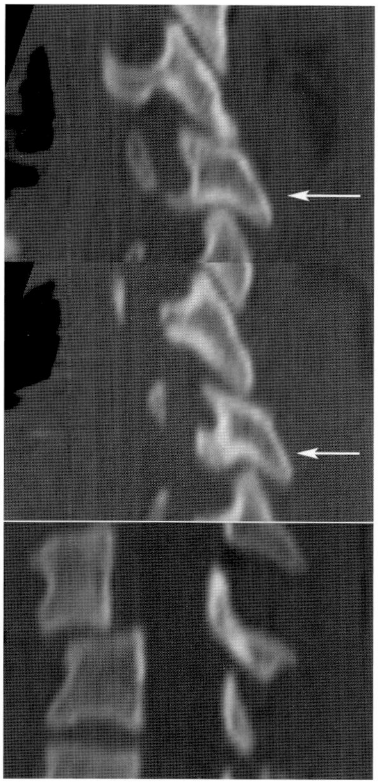

Abb. 18.**217** **MpR-CT-Darstellung der „horizontalen Fazette" *(Pfeile)*.** Patient 28 Jahre alt. Durch den im Text geschilderten Verletzungsmechanismus hat sich nach Fraktur des knöchernen Gelenksockels in der Lamina und am Pedikel das Gelenkmassiv so in horizontale Position gedreht, dass der untere Gelenkfortsatz der „Spitze" des Processus articularis superior des unterhalb gelegenen Wirbels aufsitzt. Der Wirbelkörper ist um 4 mm nach vorn luxiert.

Verletzungen der Halswirbelsäule können in 2 grundsätzliche Kategorien – „wesentliche" und „geringfügige" Verletzungen – unterteilt werden (Daffner et al. 2000). Die röntgenologischen und computertomografischen Kriterien eines „wesentlichen" zervikalen Wirbelsäulentraumas sind folgende:

- Dislokation von mehr als 2 mm in einer beliebigen Richtung
- verbreiteter Wirbelkörper in einer beliebigen Ebene
- erweiterter Dornfortsatzabstand
- erweiterte Wirbelgelenkspalten
- unterbrochene hintere Wirbelkörperlinie
- erweiterter Zwischenwirbelraum
- vertebrale Trümmerfraktur
- einseitig oder beidseitig luxierte oder „gedrehte" (schwebende) Wirbelgelenke
- Hangman-Fraktur
- Densfraktur
- Typ-III-Hinterhauptkondylusfraktur

Alle anderen Frakturklassifikationen oder Frakturtypen werden als „geringfügig" eingestuft.

Traumatologie der Brust- und Lendenwirbelsäule

Verletzungen der Brust- und Lendenwirbelsäule (Tab. 18.**8**) werden entsprechend eines Vorschlags von Magerl und Mitarbeitern (1994) eingeteilt. Grundlage dieser Klassifikation ist das 3-Säulenmodell von Denis (1983):

- Die *vordere Säule* (Abb. 18.**218**) beinhaltet die vorderen ⅔ des Wirbelkörpers, die entsprechenden Abschlussplattenanteile den anterioren Anulus fibrosus und das vordere Längsband.
- Die *mittlere Säule* umfasst die hinteren Wirbelkörperbereiche, die Bogenwurzeln, den posterioren Anulus fibrosus und das hintere Längsband.
- Die *hintere Säule* besteht aus den Wirbelbogenabschnitten mit Wirbelbogengelenken, Lamina und Dornfortsatz sowie den Bandstrukturen (Ligg. flava, Lig. interspinale und Lig. supraspinale) (vgl. auch Tab. 18.**8**).

Das Grundgerüst zur Fraktureinteilung nach Magerl und Mitarbeitern (Tab. 18.**9**) ist neben dem 3-Säulenmodell das 3-3-3-Schema der AO-Frakturklassifikation. Drei Grundtypen von Frakturen werden unterschieden: Typ A, Typ B und Typ C. Wichtige Kriterien für die Einteilung sind die wesentlichen Verletzungsmechanismen und prognostische Aspekte hinsichtlich des Heilungspoten-

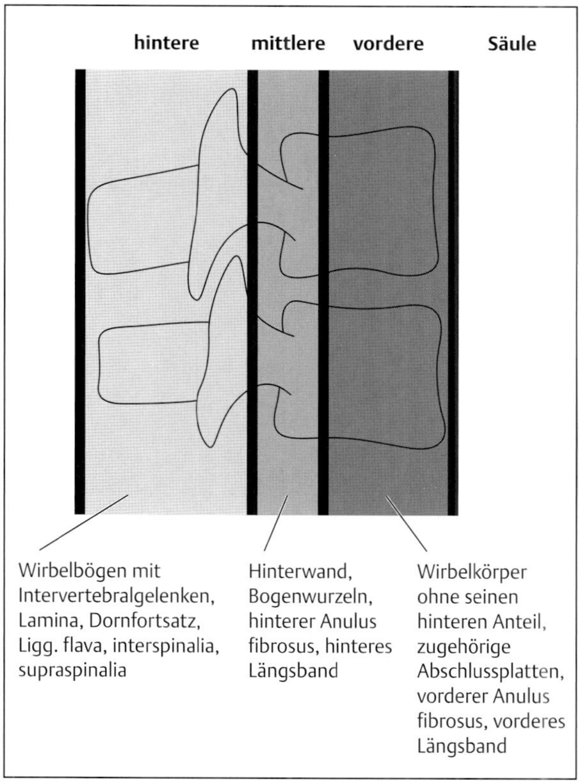

Abb. 18.**218** **Dreisäulenmodell der thorakolumbalen Wirbelfrakturen.**

zials. Die grundsätzlichen Verletzungsmechanismen sind Kompression, Distraktion und axiale Verdrehung. Typ-A-Verletzungen fokussieren auf Verletzungsmuster des Wirbelkörpers (Wirbelkörperkompressionsfrakturen), Typ-B-Verletzungen sind Distraktionsfrakturen der vorderen oder hinteren Säule und durch eine transversale Zerreißung „anterior" oder „posterior" gekennzeichnet. Typ-C-Verletzungen beschreiben Traumen der vorderen und/oder hinteren Elemente mit Rotation, häufig assoziiert mit den Verletzungsmustern der Typen A und B. Die Verletzungsgruppen werden jeweils in 3 Untertypen unterteilt (z. B. A1, A2 oder A3), die zusätzlich nach besonderen Kriterien weiter unterteilt werden:

Tab. 18.**8** Instabilitätshinweise bei Wirbelsäulentraumen (bildgebende Präferenz mpR-CT; nach v. Smekal 1998).

Vordere Säule (sagittale Reformationen)	• Höhenminderung des Wirbelkörpers > 50 % • Kippung des Wirbelkörpers > 10° nach kaudal oder kranial im Vergleich zu den benachbarten Segmenten • Ausriss des vorderen Längsbands („Tear Drop")
Mittlere Säule (sagittale und koronare Reformationen)	• Konturunregelmäßigkeit der Wirbelkörperhinterwand (Cave V. basivertebralis) • Höhenminderung der Wirbelkörperhinterwand • Verschiebung der Wirbelkörperhinterwand • Asymmetrie bzw. Distanzierung der Bogenwurzeln
Hintere Säule (sagittale koronare und dem Verlauf der Wirbelbogengelenke [Intervertebralgelenke] angepasste Reformationen)	• Distanzierung und Divergenz der Dornfortsätze • Frakturen im Bereich der Bogenwurzeln, Bögen oder Wirbelbogengelenke • Lateralverschiebung der Gelenkfortsätze • Subluxation der Wirbelbogengelenke mit Kongruenz der Gelenkflächen < 50 % • Luxation (evtl. Verhakung) der Wirbelbogengelenke

Tab. 18.**9** Magerl-Klassifikation der thorakalen und lumbalen Wirbelfrakturen (aus Stäbler 2005b).

Typ	Gruppe	Untergruppe
A Wirbelkörperkompression	1. Impaktationsfraktur	1. Endplatteninfraktion 2. symmetrischer Wirbelkörperkollaps 3. keilförmige Impaktation
	2. Spaltfraktur	1. sagittale Spaltung 2. koronare Spaltung 3. Kneifzangenfraktur
	3. Berstungsfraktur	1. partielle Berstungsfraktur 2. Berstungsspaltfraktur 3. komplette Berstungsfraktur
B Verletzung der vorderen und hinteren Säule mit Distraktion	1. posteriore Zerreißung, ligamentär	1. mit transversaler Zerreißung der Zwischenwirbelscheibe 2. mit Wirbelkörperkompression
	2. posteriore Zerreißung, knöchern	1. mit transversaler Zerreißung durch den Wirbelkörper 2. mit transversaler Zerreißung durch die Zwischenwirbelscheibe 3. mit Kompression des Wirbelkörpers
	3. ventrale Zerreißung	1. mit Hyperextensionsluxation der Wirbelgelenke 2. mit Hyperextensionsspondylolyse 3. mit Wirbelgelenkluxation
C Verletzung der vorderen und hinteren Säule mit Rotation	1. Wirbelkörperkompression mit Rotation	1. Impaktation 2. Spaltung 3. Berstung
	2. Distraktion mit Rotation	1. posteriore Zerreißung, ligamentär 2. posteriore Zerreißung, knöchern durch den Wirbelbogen 3. anteriore Zerreißung der Zwischenwirbelscheibe
	3. Rotationsabscherverletzung	1. „Slice-Fraktur" des Wirbelkörpers 2. schräge Wirbelkörperfraktur

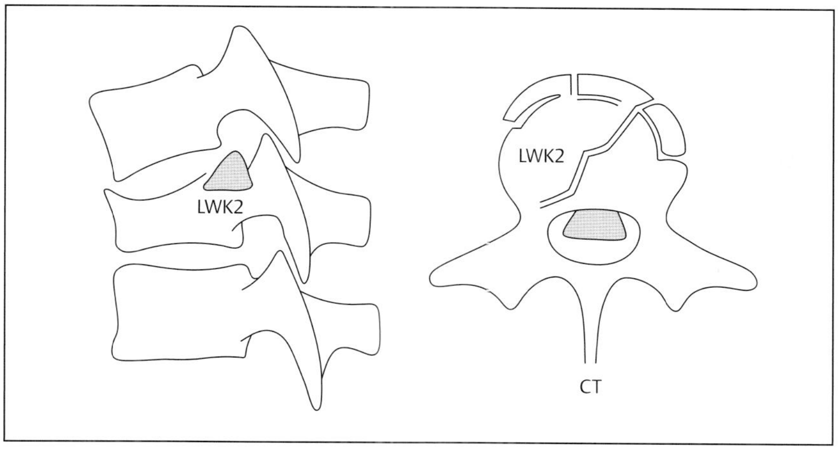

Abb. 18.**219** **Instabile Wirbelkörperfraktur des Lendenwirbelkörpers 2 im seitlichen Projektionsradiogramm und im CT.** Die mittlere Säule ist beteiligt. Siehe die typische Konfiguration des in den Vertebralkanal dislozierten Fragments aus dem hinteren oberen Wirbelkörperanteil, nämlich dreieckig auf der seitlichen Röntgenaufnahme und trapezförmig im Computertomogramm.

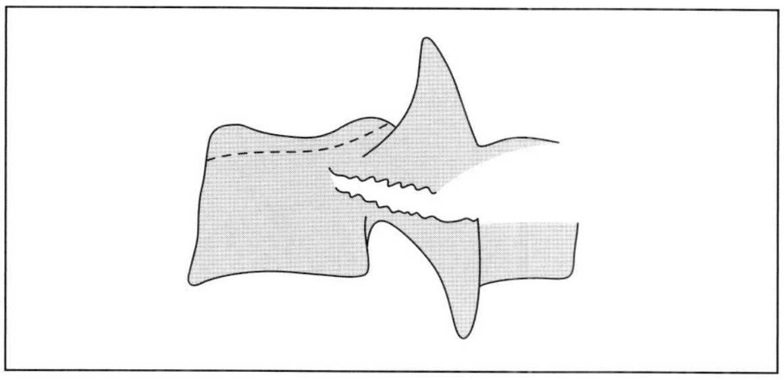

Abb. 18.**220** **Die Chance-Fraktur im engeren Sinne ist eine reine Distraktionsverletzung (Typ B).** Tritt eine bildgebende Kompressionskomponente hinzu, so wird die Fraktur als „Seat-Belt"-Verletzung klassifiziert.

Typ-A-Verletzungen

Diese Traumen sind Wirbelkörperkompressionen mit Wirbelkörpererniedrigung. *Impaktationsfrakturen (A1)* zeigen eine symmetrische oder asymmetrische Einstauchung der Deck- oder Grundplatte, zum Teil mit Kortikalisstufe oder Wulstbildung an der Vorderkante. *Spaltfrakturen (A2)* verlaufen in kraniokaudaler koronarer oder sagittaler Richtung durch den Wirbelkörper. *Berstungsfrakturen (A3)* verbreitern den Wirbelkörper. Werden die Bogenwurzeln auseinander gedrängt, so handelt es sich um eine komplette Berstungsfraktur (A3.3).

Typ-B-Verletzungen

Typ-B-Verletzungen sind Wirbelsäulentraumen mit Distraktion (Abb. 18.**219**), meistens durch die hintere Säule. Die Zerreißung kann die ligamentären Strukturen erfassen. Gewöhnlich kommt es auch zur flächigen Avulsionsfraktur an den Querfortsätzen und den Bogenwurzeln durch Ausriss der ligamentären Strukturen. Häufig sind Distraktionsfrakturen mit einer Kompressionskomponente in der vorderen Säule kombiniert (Flexions-/Distraktionsverletzung). Man spricht dann von einem Sicherheitsgurtmechanismus (**„Seat-Belt"-Verletzung**; Abb. 18.**220**). Bei diesen Verletzungen kann die morphologische Veränderung in der mittleren Säule nur diskret ausgeprägt sein. Deshalb ist eine fehlerhafte Klassifikation als Typ-A-Verletzung möglich. Quere Zerreißungen durch den vorderen Wirbelsäulenabschnitt (den Wirbelkörper oder den Zwischenwirbelraum) kommen vor, sind aber selten.

Typ-C-Verletzungen

Diese Verletzungen zeichnen sich durch einen zusätzlichen Rotationsmechanismus, in der Regel mit Translation und Achsenversatz im Bereich des Spinalkanals, aus. Typ-C-Verletzungen sind häufig mit einem Flexions-/Distraktionsmechanismus vergesellschaftet (Typ B). Die Klassifikation von Typ-C-Verletzungen orientiert sich nach der Unterteilung von Typ-A- und Typ-B-Verletzungen jeweils in Kombination mit einer rotatorischen oder einer translatorischen Komponente. Typ-C-Verletzungen haben häufig ein neurologisches Defizit im Sinne einer Querschnittsymptomatik.

Das Ausmaß einer Wirbelsäulenverletzung muss in der Primärdiagnostik rasch, zuverlässig und für den Patienten ohne weitere negative Folgen bestimmt werden. Die *Projektionsradiografie* verliert bei Berücksichtigung dieser Prämissen an Bedeutung. Mit der Verfügbarkeit von *Mehrschicht-Computertomografen* sollte daher die radiologische Abklärung primär computertomografisch mit der Anfertigung sekundärer Reformationen erfolgen. Die CT ist die Methode der Wahl zur Klassifikation einer Wirbelsäulenverletzung hinsichtlich ihrer Zuordnung in die Frakturgruppen Typ A-C. Die MRT ist darüber hinaus in der Lage, röntgenokkulte Frakturen, besonders im Bereich der mittleren und oberen Brustwirbelsäule, sensitiv anhand des Frakturödems nachzuweisen. Bei ursächlich unklaren, posttraumatischen neurologischen Defiziten muss bei nicht konklusiver CT-Untersuchung eine MRT der Spinalkanals zum Ausschluss einer intraspinalen Blutung oder einer andersartigen Raumforderung erfolgen.

Zervikales Schleudertrauma – Informationen für den Radiologen

Die Schleudertraumen sind 1953 unter der Bezeichnung „Common Whiplash Injuries of the Neck“ bekannt geworden und werden seitdem vor allem aus medikolegalen Gründen kontrovers diskutiert. Das Attribut „common“ (gewöhnlich) soll hervorheben, dass es sich um keine schweren morphologischen Verletzungen handelt. Der Verletzungsmechanismus wird als eine unvorbereitete und kraftvolle Beugung und Überstreckung oder alleinige Beugung (Thomann u. Rauschmann 2004) der Halswirbelsäule beschrieben. Inzwischen ist die Peitschenschlagverletzung durch den Terminus „Schleudertrauma“ ersetzt worden, das sowohl in Zusammenhang mit einer *Akzeleration* ([positive] Beschleunigung) als auch einer *Dezeleration* (negative Beschleunigung, starke Verzögerung) auftritt. Das bekannteste Beispiel für die Akzelerationsverletzung ist der Auffahrunfall im Fahrzeug des Unfallopfers. Als Beschleunigungsfolge kommt es initial zu einer schnellen Bewegung, die von einer Gegen- bzw. Rückbewegung gefolgt wird. Die initiale Beschleunigung bzw. Verzögerung ist die energiereichere Krafteinwirkung, und sie führt maßgeblich zur Traumatisierung. Nach der üblichen Klassifikation handelt es sich um eine diskoligamentäre Verletzung durch zervikale Hyperflexion und -extension, deren bewegungsmechanische Analyse durch Schiefhaltung oder Rotation im Augenblick des Unfalls erschwert wird. Grundsätzlich kann durch den geschilderten Unfallmechanismus eine schwere, auch knochenstrukturelle Verletzung entstehen. Das eigentliche Schleudertrauma zeichnet sich gegenüber anderen Halswirbeltraumen jedoch durch 2 Besonderheiten aus:

1. röntgenmorphologischer Normalbefund oder Minimaltraumatisierung der knöchernen Anteile der Halswirbelsäule
2. Möglichkeit von nachfolgenden psychosomatischen (psychoneurotischen) Aspekten und versicherungsrechtlichen Folgen

Zu Nr. 2: Als *primäre* Unfallfolgen werden im Schrifttum vor allem die folgenden angeführt, die aus ärztlicher Sicht in erster Linie auf muskuläre Zerrungen und Überdehnungen an der Halswirbelsäule zurückgehen:

- eingeschränkte aktive und passive Beweglichkeit des Halses
- schmerzbedingte Abwehr auf Muskeldehnung und Druckpalpation
- erhöhte Muskelspannung, lokalisierbare Verhärtung von Muskeln
- Schluckbeschwerden, Verspannung der Kaumuskeln, Schmerzen im Bereich der Kiefergelenke
- Schluckbeschwerden (Hämatomfolge im Pharynxbereich)

Die Beschwerden, darunter auch das Gefühl des steifen Halses oder seiner Haltungsschwäche, und die Bewegungseinschränkungen können unmittelbar nach dem Trauma auftreten oder verzögert, z. B. nach 24 oder mehr Stunden, einsetzen und bilden sich gewöhnlich nach 1–2 Wochen zurück. Eine darüber hinausgehende Heilungsverzögerung ist vornehmlich dann zu erwarten, wenn das Schleudertrauma eine degenerativ vorgeschädigte Halswirbelsäule getroffen hat.

Bei manchen Unfallfolgen kommt es jedoch nicht nur zu einer verzögerten Heilung nach Monaten, sondern bei ihnen entwickelt sich eine therapieresistente, chronische zentrale Beschwerdensymptomatik. Abgesehen von bildgebend nicht zu dokumentierenden zervikalen Bewegungseinschränkungen werden posttraumatisch aufgetretene Abweichungen geschildert, die psychoneurotische Züge tragen. Dazu gehören *beispielsweise:*

- vegetative Symptome
- depressive Verstimmungen oder/und das Gefühl, den Beruf nicht mehr ausüben zu können
- Kopfschmerzen
- Gleichgewichtsstörungen
- Tinnitus
- Einschränkung der Gedächtnisleistung

Manche dieser Symptome werden auch bei funktionellen Störungen der Kopfgelenke beobachtet (s. S. 812ff), die als reine Afferentationsstörungen aus dem Kopfgelenkbereich gedeutet werden. Daraus folgert Hülse (2005a), dass solche Afferentationsstörungen aus den tiefen Halsmuskeln als Folge von Halswirbelsäulentraumen entstehen können, vorausgesetzt, medulläre und mesenzephale morphologische Abweichungen lassen sich klinisch und bildgebend *nicht* nachweisen. Wenn daher die Folgen eines Schleudertraumas ausschließlich „organisch“ interpretiert werden, so muss die Diskrepanz zwischen dem subjektiven Leiden und den objektivierbaren Befunden auffallen und Misstrauen zwischen dem erfolglos behandelten Patienten und seinem Arzt bzw. seinen Ärzten säen sowie Konfliktstoff zwischen dem Patienten und dem Kostenträger, z. B. der Haftpflichtversicherung, bergen. „Das Verständnis für die *psychosomatischen* Zusammenhänge ist gewachsen, medizinisch ist es (jedoch) in allen Ländern ungelöst, in denen der Betroffene hierfür eine Entschädigung einklagen kann“ (Thomann u. Rauschmann 2004).

19 Symphysis pubica und ihre nahe Umgebung

Bildgebende Informationen über die Schambeinfuge liefern die p.-a. und die axiale Röntgenaufnahme. Auch ihre a.-p. Projektion auf der Beckenübersichtsaufnahme lässt eine hinreichende Beurteilung der Symphysenspaltbreite (aus dem faserknorpeligen Discus interpubicus mit dem Spatium symphyseos und dem pubischen hyalinen Knorpel), der Knochenkonturen und der Spongiosastrukturen zu. Über Funktionsröntgenaufnahmen der Symphysis pubica (und der Sakroiliakalgelenke) s. Abb. 18.**179**. MRT und CT dienen vornehmlich zur bildgebenden Beurteilung der Weichteilumgebung.

Symphysendiastase

Die angeborene Diastase der Schambeine (Symphysendiastase, Abb. 19.**1**) kommt vor bei:

- Blasenekstrophie
- Epispadie
- Hypospadie
- Analatresie
- Anlagestörungen der Bauch- und Beckenmuskulatur
- Dysplasia cleidocranialis
- im Zusammenhang mit anderen Missbildungen bzw. Missbildungskomplexen

Je ausgeprägter die Diastase ist, desto weniger haben sich die beiderseitigen Schambeinkonturen – das Symphysenknorpelwiderlager – formmäßig einander angeglichen.

Ohne klinische Bedeutung sind die in Abb. 19.**2** wiedergegebenen persistierenden Knochenkerne im Symphysenbereich.

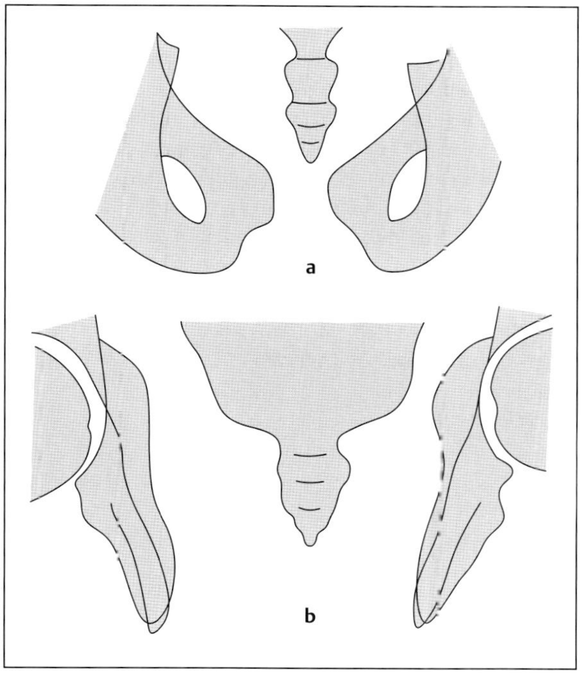

Abb. 19.**1a, b** **Angeborene Symphysendiastase.**
a Als Kind wegen Hypospadie operiert (Patient jetzt 51 Jahre alt).
b Diastase bei Blasenekstrophie (Erwachsener).

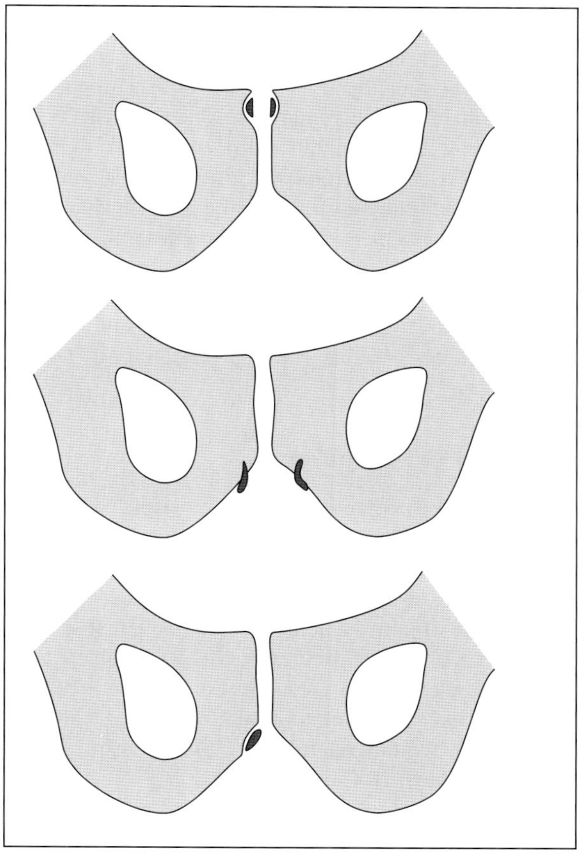

Abb. 19.**2** **Persistierende Knochenkerne im Symphysenbereich** – Differenzialdiagnose gegenüber asymmetrisch angeordneten kleinen Avulsionen. (Tönung der Knochenkerne aus didaktischen Gründen).

Schambeinaplasie/-hypoplasie versus Schambeinosteolyse

Die einseitige Schambeinaplasie oder Schambeinhypoplasie ist ein seltener Befund. Falls sie erst im Erwachsenenalter entdeckt wird, muss die Differenzialdiagnose gegenüber einer fortgeschrittenen malignen oder benignen Schambeinosteolyse gestellt werden. Für beidseitige parasymphysäre Schambeinosteolysen gelten die nachfolgenden Differenzialdiagnosen ebenso wie für die einseitigen:

- **Neoplasma:** am häufigsten Metastase(-n) → Tumoranamnese? Eventuell Skelettszintigrafie zur Frage klinisch okkulter Skelettabsiedlungen; zur Frage des Tumorausbruchs Beurteilung der Schambeinweichteilumgebung; natives MRT, Postkontrast-MRT, CT.
- **Schambeinosteomyelitis:** beispielsweise nach Operation der Beckenweichteile.
- So genannte **Ostitis pubis**: In ihrem Verlauf kann eine parasymphysäre Knochenresorption auftreten (vgl. Abb. 19.**10**).
- Posttraumatische Schambeinosteolyse nach:
  - Lokalem banalem Trauma, auch nach röntgenokkulter Fissur.
  - In Zusammenhang mit Sakrumfraktur beispielsweise bei Osteoradionekrose des Sakrums.
  - Nach ein- oder doppelseitiger parasymphysärer Insuffizienzstressfraktur, dann keine Traumaanamnese; Sakrumstressphänomene? Oft übergewichtige, postmenopausale Frauen mit Osteoporose; normale Laborbefunde des Mineralhaushalts. Im histologischen Schnitt fallen manchmal Befunde wie bei verzögerter Frakturheilung auf, beispielsweise unreife Knorpelelemente und Knochenstrukturen in der Osteolysezone, die einerseits nicht für den Ausdruck eines niedrigmalignen Tumors gehalten werden dürfen und andererseits anzeigen, dass noch nach Jahren konservativer Behandlung eine knöcherne Heilung erwartet werden darf (Matsumoto et al. 1997).

Neurogene Osteoarthropathie

Die neurogene Osteoarthropathie, beispielsweise bei Paraplegikern, offenbart sich im Symphysenbereich gewöhnlich als neurogene Beckenosteolyse (vgl. Abb. 6.**24**), d. h., größere Abschnitte des knöchernen Beckens und evtl. der proximalen Femora werden im Verlauf von der Osteolyse erfasst – die röntgenologische Differenzialdiagnose muss die massive Osteolyse Gorham-Stout berücksichtigen. Manchmal treten in Zusammenhang mit Paraplegien nur Symphysenerosionen, Spaltverschmälerung und knöcherne Brückenbildung auf.

Traumatische Symphysenrupturen

Diese Verletzungen gehen häufig mit begleitenden knöchernen Ausrissen, die sich in den klaffenden Fugenspalt hineinprojizieren, einher. Bei Geburtstraumen (Abb. 19.**3**) ist dies gewöhnlich nicht der Fall, da die aufgelockerte Schambeinfuge dann eher durchreißt, als dass an den Anheftungsstellen des Fugenknorpels Knochenstücke herausgerissen werden. Die gestativen Auflockerungsvorgänge offenbaren sich gelegentlich an einem Vakuumphänomen im Cavum symphyseos. Bei vorderen Beckenringfrakturen zeigt sich ein Symphysenschaden häufig erst *später* an einer Verschmälerung des Fugenspalts mit subchondraler bandförmiger Sklerosierung und reparativer Ligamentverknöcherung (Abb. 19.**4**).

Die symphysären Schambeinäste lassen sich im Fugenbereich bei Standbeinwechsel normalerweise höchstens um 1–2 mm gegeneinander verschieben und um bis zu 3° rotieren. Die normale Spaltbreite der Symphysis pubica überschreitet bei Frauen und Männern an ihrem Oberrand auf Beckenübersichtsaufnahmen im Liegen 8 Bildmillimeter nicht (Dihlmann u. Heinrichs 1992).

Bei der Mehrzahl der Fälle mit einem über die Grenzwerte hinausgehenden Fugenspalt ist dieser Befund als pathologisch einzuschätzen. Eine Ausnahme bilden Multipara, bei denen sich der Fugenspalt nicht nur permanent über den Grenzwert hinaus darstellt, sondern auch autoptisch (histologisch) ein Symphysengelenk mit bleibend weitem Gelenkspalt nachgewiesen wurde (Dihlmann 1978).

Die auch bildgebend erkennbaren gelenkmechanischen Beziehungen zwischen der Schambeinfuge und den Sakroiliakalgelenken lassen sich folgendermaßen erklären: Die Schambeinfuge sitzt am langen Hebelarm der Sakroiliakalgelenke. Eine abnorme Beweglichkeit dieser Gelenke um eine quere Achse oder eine kraniokaudale Verschiebung oder die erzwungene Flügeltürbewegung um eine Achse in der Körperlängsrichtung werden vergrößert auf die Symphysis pubica übertragen.

Umgekehrt begünstigen Unterbrechungen des Hebelarms im Bereich der Symphyse oder in Symphysennähe (im vorderen Beckenring) unphysiologische Bewegungsausschläge der Kreuzdarmbeingelenke um die genannten Achsen bzw. mit der Gefahr von Kapsel-Band-Zerreißungen.

> **! Merke**
> Es gilt, dass beim schweren Trauma einer der 3 Beckenverbindungen immer die beiden anderen bildgebend mituntersucht werden müssen, und zwar über die Projektionsradiografie hinaus mit der CT (Abb. 19.**5**) bzw. der MRT.

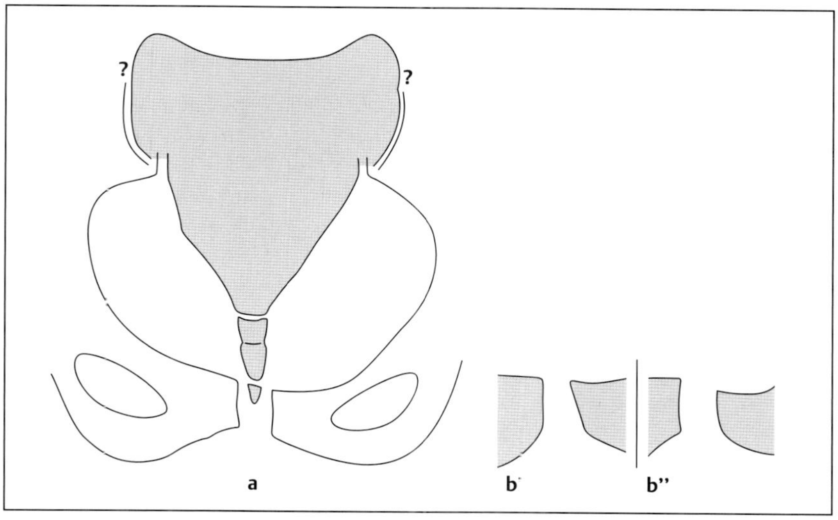

Abb. 19.**3a–b''** **Klinischer Verdacht auf Partalschaden der Beckenverbindungen.** Geburt vor 3 Wochen, seitdem rechtsseitige ischialgiforme Schmerzen bis in die Rückseite des Oberschenkels. Kapsel-Band-Schaden des rechten Sakroiliakalgelenks?
Bildgebung: Beckenübersichtsaufnahme im Liegen (**a**): Klaffender Symphysenspalt (16 Bildmillimeter) mit asymmetrischem Stand der symphysären Schambeinäste. Sakroiliakalgelenke regelrecht abgebildet.
Konsekutive Bildgebung: Funktionsröntgenaufnahmen der Beckenverbindungen (**b'**, **b''**) bei Standbeinwechsel (s. Abb. 18.**179**): Die Verschieblichkeit und die Rotation des linken symphysären Schambeinasts in der Symphysis pubica weisen auf eine Schädigung der Schambeinfuge und des *rechten* sakroiliakalen Kapsel-Band-Apparats hin. Die Funktionsröntgenaufnahmen der Sakroiliakalgelenke zeigen jedoch keine Lockerung dieser Knochenverbindungen (nicht abgebildet).
Wegen der Symptomatik daher Durchführung einer *MRT-Untersuchung* (nicht abgebildet): Vermehrte Flüssigkeit im interpubischen Raum und Signalvermehrung des Knochenmarks im fugennahen Schambein beidseits in wassersensitiven Sequenzen. Vermehrte Flüssigkeit im Gelenkspalt, in den Weichteilen und im subchondralen Knochenmark des *rechten* Sakroiliakalgelenks.
Beurteilung (in Anlehnung an Hermann et al. 2007): Die 3 Informationen, nämlich die von der Patientin geschilderte Symptomatik (1), die eindeutig, auch postpartal als pathologisch zu bewertende symphysäre Spaltbreite über 10 Bildmillimeter (2) und der Flüssigkeitsnachweis (Hämatom) im Fugen- und Gelenkspalt (3) erlauben die Diagnose **„partale Symphysenruptur und geburtstraumatischer Schaden des rechten Sakroiliakalgelenks"**. Eine *alleinige* Flüssigkeitsansammlung im fugen- und/oder gelenknahen Knochenmark würde dagegen nur die Diagnose „Stressphänomen" oder „Knochenkontusion" erlauben und kommt sowohl bei beschwerdefreien als auch bei symptomatischen Entbundenen vor. Jeder Fugenspalt über 10 Bildmillimeter ist rupturverdächtig und erfordert eine MRT mit wassersensitiven Sequenzen, z. B. STIR.

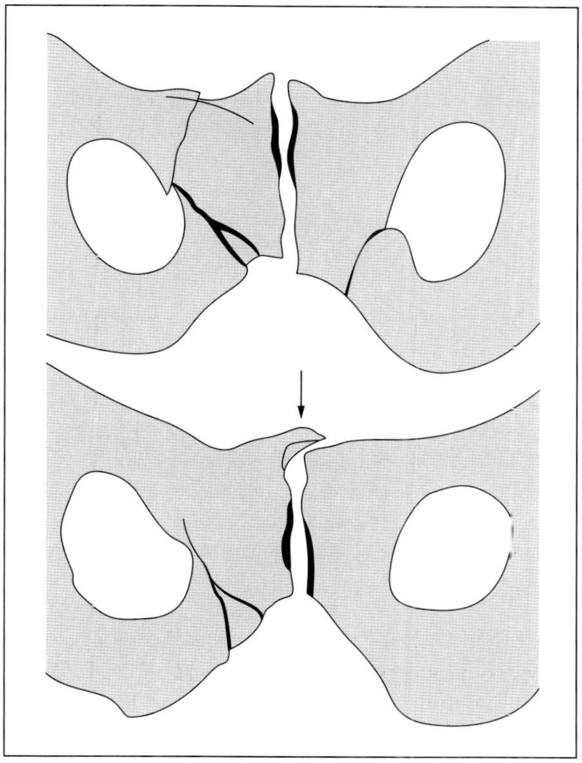

Abb. 19.**4** **Posttraumatische Symphysenveränderungen (degenerative Symphyseopathie) nach vorderer Beckenringfraktur.** Der *Pfeil* zeigt auf eine reparative Ossifikation des Lig. pubicum superius.

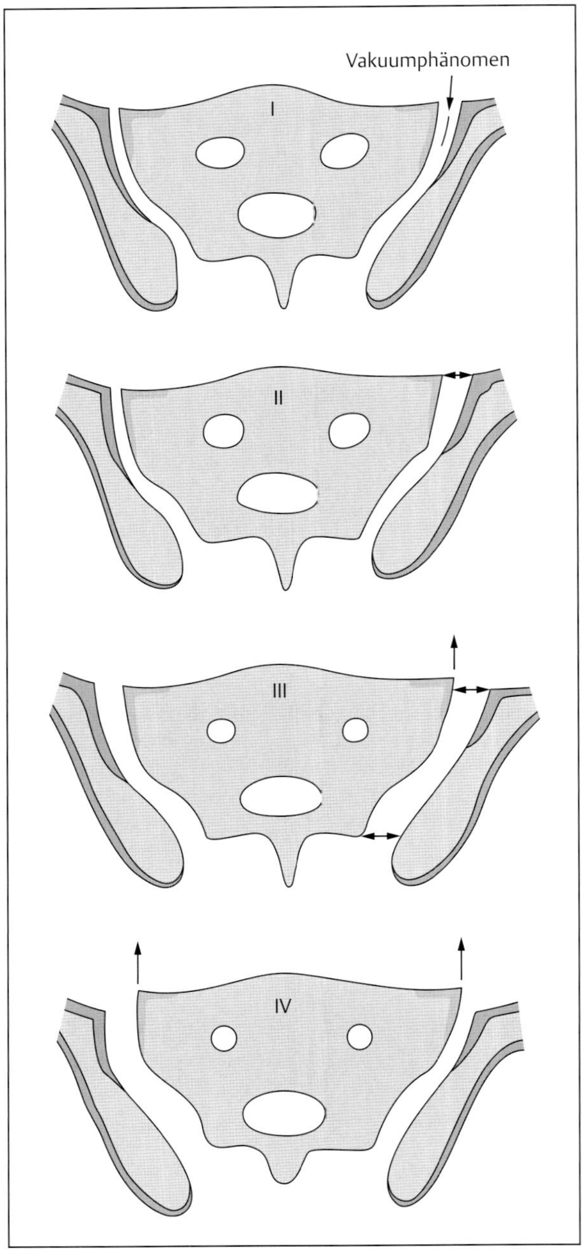

Abb. 19.**5** **Schematische computertomografische Darstellung akut-traumatischer Kapsel-Band-Schäden der Sakroiliakalgelenke.** Bei den Traumen II-IV den vorderen Beckenring einschließlich Symphysis pubica beachten. Beim „Flügeltürmechanismus", z. B. auch bei der a.-p. Kompressionsverletzung, sind auch die gleichseitige Pars lateralis des Kreuzbeins, die Ligg. sacrospinale und sacrotuberale sowie das Sitzbein bedroht. Stadieneinteilung I-IV nach Heller und Jend (1986). Hauptdislokationsrichtung(-en) – soweit aus der CT-Schichtebene erkennbar – durch *Pfeile* angegeben:

Stadium I Vakuumphänomen *(gestrichelter Pfeil)* nach Traumaeinwirkung = Banddehnung ohne Kapsel-Band-Ruptur.

Stadium II Vorderer Kapsel-Band-Apparat unilateral zerrissen, hintere Bänder erhalten („Flügeltürmechanismus").

Stadium III Ruptur des unilateralen vorderen und hinteren Kapsel-Band-Apparats; falls gleichzeitige Symphysensprengung, dann halbseitige Beckenluxation genannt.

Stadium IV Bilaterale Zerreißung des vorderen und hinteren Kapsel-Band-Apparats (isolierte Sakrumluxation), evtl. mit Symphysensprengung (= doppelseitige Beckenluxation).

Merke:

Als *stabil* wird eine Beckenfraktur eingeordnet, solange der *hintere* Beckenring nicht vollständig durchtrennt ist oder eine Fraktur im *vorderen* Beckenring den Schambein-/Sitzbeinbereich nur einseitig betrifft. Bei unversehrten Ligg. sacroiliaca dorsalia ist eine Sprengung des Sakroiliakalgelenks inkomplett und noch stabil (MRT-Indikation). Die Stabilität eines Beckenringtraumas schließt begleitende Organ-, Nerven- und Gefäßverletzungen nicht aus.

Degenerative Symphysenveränderungen (Symphyseopathia degenerativa)

Belastungsasymmetrien durch *einseitige*, angeborene oder im frühen Wachstumsalter erworbene Beckenerkrankungen, beispielsweise durch den Formenkreis „kongenitale Hüftluxation", durch infektiöse Koxitiden, Sakroiliitiden oder Osteomyelitiden des vorderen Beckenrings, aber auch durch Muskellähmungen, führen zu einer Hypoplasie des symphysentragenden gleichseitigen Schambeins, wenn nicht zu einer Unterentwicklung der gesamten betroffenen Beckenhälfte. In diesen Fällen, bei denen also das knöcherne Widerlager der Symphyse seitendifferent ausgebildet ist, kommt es mit der Zeit zur Symphysenlockerung und potenziell zur Symphysendegeneration.

Degenerative Symphysenveränderungen (Symphyseopathia degenerativa, Abb. 19.**6**) kommen wegen der geschilderten physiologischen Lockerungsvorgänge vor allem bei Frauen vor, werden aber auch seltener bei Männern beobachtet. Besonders bei männlichen Patienten sollte bei ihnen an ursächliche Stoffwechselstörungen gedacht werden:

Ochronose

Diese manifestiert sich an der Schambeinfuge als verschleißfördernde Stoffwechselstörung. Dabei werden Konturdefekte, Spaltverschmälerung, Spongiosasklerosierung, Randzacken, unscharfe Konturen und unscharfe Spongiosastrukturen beobachtet (Abb. 19.**7**).

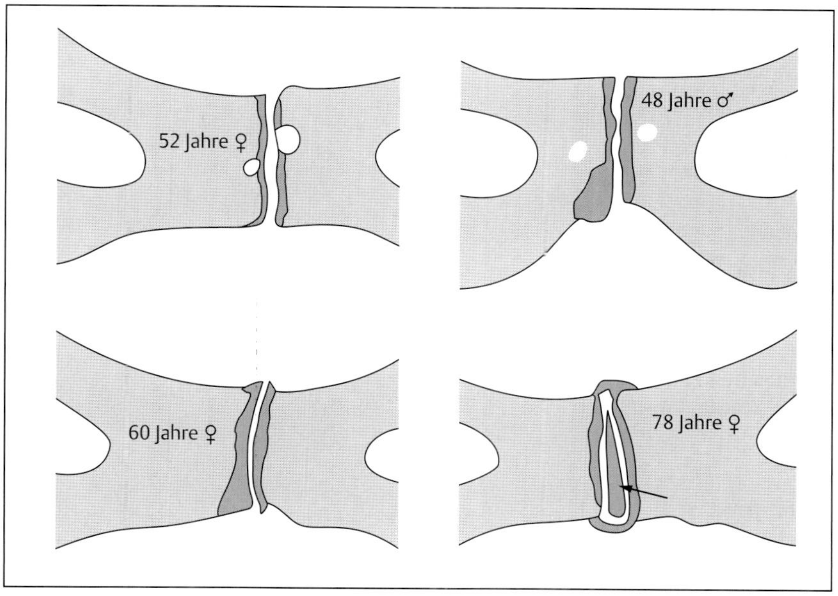

Abb. 19.**6** **Degenerative Symphyseopathie (Arthroseäquivalent).** Verschmälerung des Fugenspalts (Synostose möglich), subchondrale Spongiosaverdichtung, randständige Osteophyten, rundliche parasymphysäre Aufhellungen (Geröllzysten oder *Analoga der vertebralen Schmorl-Knoten*), Ossifikation des Lig. pubicum superius und/oder des Lig. arcuatum pubis, Verkalkung des Faserknorpels im Sinne (deskriptiv gemeint) der Chondrokalzinose *(Pfeil)*

Merke:

In der subchondralen Spongiosa der Sakroiliakalgelenke werden bei Arthrosen und bei normalen Gelenkbefunden manchmal im CT gas- oder wassergefüllte kleine (rundliche) Hohlräume ohne klinische Bedeutung nachgewiesen: **Pneumatozelen (Pneumatozysten)** oder flüssigkeitsgefüllte gelenknahe **Knochenganglien**.

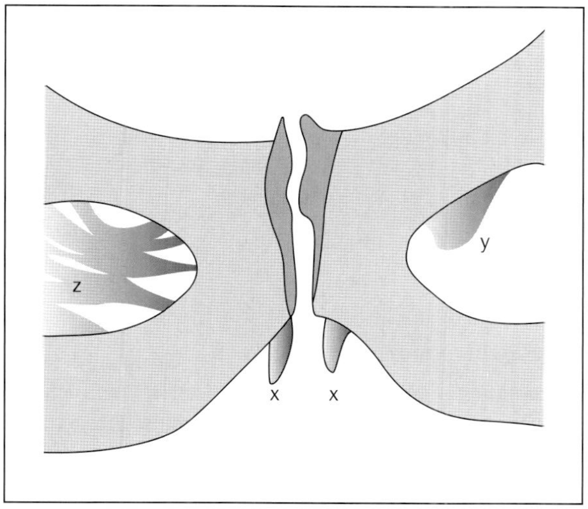

Abb 19.**7** **Ochronotische Symphyseopathie** (Röntgenaspekt der Symphysendegeneration), außerdem große Grazilisfibroostose beiderseits (x) sowie Fibroostose des Obturatorius-externus-Ursprungs (y) und Ossifikation der Membrana obturatoria (z). Die Fibroostosehäufigkeit und -mächtigkeit bei der Ochronose wurde in Kap. 6 „Arthropathien und Osteoarthropathien", Abschnitt „Ochronosearthropathie (-spondylopathie)" erwähnt. Bauer-Kienböck-Herde (s. dort) kommen paraemphysär vor.

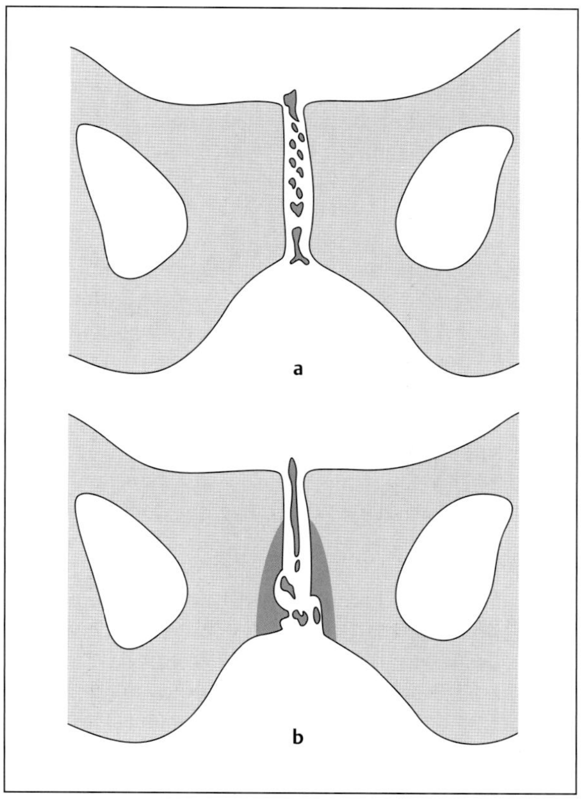

Abb. 19.**8a, b** **Chondrokalzinose der Schambeinfuge.**
a Kalziumpyrophosphatniederschläge im Faserknorpel der Symphyse.
b Destruktive, mit Knochenfragmentation einhergehende Symphyseopathie bei Chondrokalzinose.

Chondrocalcinosis articularis

Die Chondrocalcinosis articularis gibt sich an der Symphysis pubica viel häufiger als an den Sakroiliakalgelenken zu erkennen (Abb. 19.**8**, s. auch Abb. 19.**6**).

Idiopathische Hämochromatose, Hyperparathyreoidismus (renale Osteopathie)

Symptomatische Symphysenverkalkungen sind bei der idiopathischen Hämochromatose und beim Hyperparathyreoidismus bekannt. Der Hyperparathyreoidismus bzw. die fortgeschrittene renale Osteopathie lösen durch marginalen Knochenabbau darüber hinaus eine unscharf begrenzte Pseudoerweiterung des Symphysenspalts – analog den Vorgängen an den Sakroiliakalgelenken – aus (vgl. Abb. 18.**162**). Bei der postoperativen Heilung eines primären Hyperparathyreoidismus kann sich die Pseudoerweiterung über eine Reossifikation weitgehend zurückbilden oder sogar in eine Synostose einmünden (s. Abb. 18.**163**).

Entzündliche Prozesse der Schambeinfuge

Sie sind die Folgen einer lokalen Infektion oder treten im Rahmen einer entzündlich-rheumatischen Systemerkrankung auf.

Hämatogene bakterielle Osteomyelitiden

Die parasymphysären Abschnitte der beiden Schambeine, dort, wo im Wachstumsalter die Knochenkerne erscheinen, sind metaphysenähnlich aufgebaut. Im Kindesalter gehen von dort – analog wie an Röhrenknochen – akute hämatogene bakterielle Osteomyelitiden aus, die auf die Schambeinfuge übergreifen und transsymphysär auch das andere Schambein erreichen können. Frühzeitig geben sich eine kollaterale Demineralisation und Konturunregelmäßigkeiten bis hin zu -defekten zu erkennen. Darüber hinaus kann es zur Sequesterbildung und zur Abszedierung kommen. Die begleitende Weichteilreaktion einschließlich ödematöser Muskeldurchtränkung und Abszedierung ist ebenso genau wie die Entzündung im Knochenmark im MRT zu identifizieren. Kleine Sequestrierungen und Periostreaktionen sind im CT besser als im MRT abzugrenzen. Das MRT-Programm nach der projektionsradiografischen Basisinformation umfasst die T1w-SE-Sequenz, wassersensitive Sequenzen, z. B. STIR, und Postkontrast-T1w-fatsat-Sequenzen.

Die akute hämatogene Osteomyelitis im Schambeinfugenbereich gibt sich, ebenso wie die unmittelbar benachbart auftretende **Osteomyelitis der ischiopubischen Synchondrose**, mit Fieber, Leukozytose, an erhöhten CRP-Werten und einer Beschleunigung der BSG zu erkennen. Schmerzen werden bei beiden Infektionen im vorderen Beckenbereich angegeben. Der schmerzverstärkende Tastbefund ist jedoch different, da sich die Schmerzsteigerung der Symphysis pubica durch äußere Palpation und die Synchondrosis ischiopubica besonders gut per rectum provozieren lässt. Das Ergebnis der Blutkultur oder der Aspiration engt die Antibiotikumwahl ein.

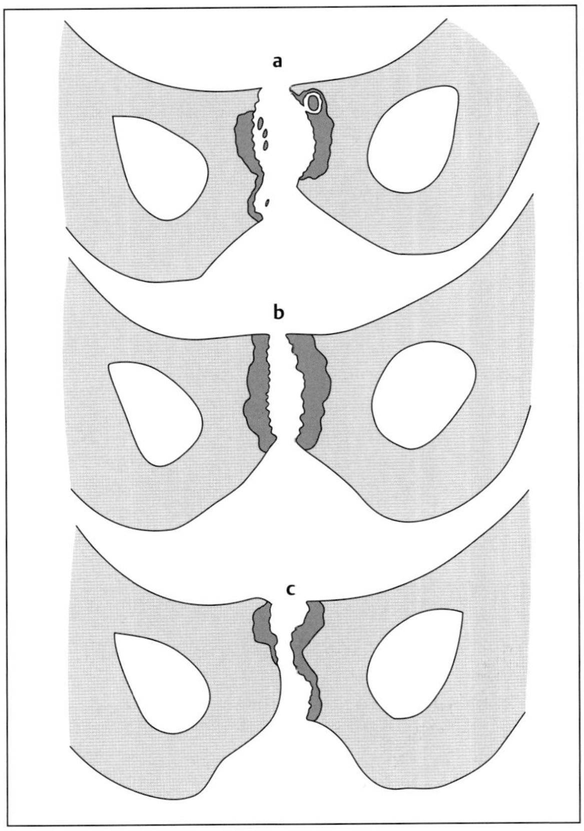

Abb. 19.**9a–c** **Röntgenbefunde bei chronisch-entzündlicher Symphysenzerstörung.** Die nosologische Zuordnung (**a** = Tuberkulose, **b** = unspezifisch-bakterielle Osteomyelitis, **c** = gummöse Zerstörung) gelingt meist nur unter Berücksichtigung der Anamnese, der klinischen Befunde, der serologischen Untersuchungsergebnisse usw. oder erst nach Probeexzision. Sequestrierung (randständige Dissektion) und Kalkschatten in den Weichteilen sprechen eher für eine tuberkulöse Erkrankung als für eine chronisch verlaufende, unspezifisch-bakterielle Infektion.

Chronische Symphyseninfektionen

Diese Infektionen (Abb. 19.**9**) erfordern namentlich **im Anfangsstadium** die Differenzialdiagnose gegenüber einem osteolytisch wachsenden Osteosarkom (MRT bis hin zur Biopsie). Auch an das Ewing-Sarkom und das eosinophile Granulom (Histiozytose X) muss gedacht werden.

An den platten Knochen gehen die *röntgenologisch* sichtbaren, reaktiven spongiosklerosierenden Knochenveränderungen der chronischen Entzündung weniger vom Periost als von der Spongiosa aus und zeigen sich als Spongiosasklerose, die demineralisierte und destruierte Bezirke umgibt und durchsetzt. Sequester und Dissektion lassen sich im *CT* besser nachweisen als im nativen Röntgenbild. Fistelbildung kann auf eine Tuberkulose hinweisen (Bakteriennachweis), kommt aber auch bei unspezifisch-bakteriellen Infektionen vor.

Im *MRT* fallen vor allem die Weichteilphänomene (Ödem, Abszess) auf. Die nosologische Zuordnung der chronisch-entzündlichen bildgebenden Befunde gelingt nur unter Berücksichtigung der Anamnese, der Klinik, der

Ergebnisse der Laboruntersuchungen und häufig erst des feingeweblichen Bildes.

Ostitis pubis

Die sog. Ostitis pubis (Abb. 19.**10**) ist unter nachfolgenden Prämissen und Erkenntnissen als ein eigenständiges schmerzhaftes Krankheitsbild zu betrachten:

- Eine bakterielle Infektion, einschließlich der „Low-Grade-Infektion" durch hypovirulente Keime und/oder bei sehr günstiger Abwehrlage, muss auch um der Therapie Willen – Antibiotikum versus nicht steroidales Antiphlogistikum – ausgeschlossen werden. Diese Vorbedingung ist besonders hervorzuheben, da die Ostitis pubis sehr häufig als „Zweitschlag" nach einem operativen Eingriff im kleinen Becken, beispielsweise einer Prostatektomie, einer gynäkologischen Operation oder einer abdominosakralen Rektumamputation, auftritt, aber auch nach Leistenbruchoperation, Fehlgeburt und stumpfen Beckentraumen beobachtet wird.
- Im *Röntgenbild* zeigt sich die Ostitis pubis frühestens 2 Wochen nach Schmerzbeginn an einer Konturunschärfe und einer zunehmend unscharf konturierten Erosionsbildung, die von einer symphysennahen Demineralisation begleitet oder gefolgt wird. Häufig führt die resorptive Glättung der Erosionen zu einer sog. Pseudoerweiterung des Fugenspalts. Die spontane Heilungstendenz der Ostitis pubis gibt sich im Verlauf von einigen Monaten an Rekalzifizierung, am Übergang in subsymphysäre Spongiosaverdichtungen und an *scharf begrenzten* Konturdefekten zu erkennen und mündet in eine glatt konturierte Fugenspaltverschmälerung oder nach Jahren in das Bild der degenerativen Symphyseopathie (s. Abb. 19.**6**) ein oder führt zu inkompletter oder kompletter Fugensynostose.
- Das *MRT* gibt einerseits in wassersensitiven Sequenzen die Flüssigkeitszunahme im Knochenmark und in den symphysären und parasymphysären Weichteilen wieder. Andererseits hilft es differenzialdiagnostisch weiter, da zur Ostitis pubis keine Abszessbildung oder Sequestrierung (evtl. CT) gehört, und außerdem lassen sich damit bildgebende Nachbarschaftserkrankungen aufdecken, die die Diagnose und die Therapie in ganz andere Richtungen lenken können.

! Merke
Nach Ausschluss der infektiösen Ätiologie wird im Schrifttum überwiegend die Meinung vertreten, dass es sich bei der Ostitis pubis um einen aseptischen, entzündlich-neurozirkularischen Knochenumbau handelt.

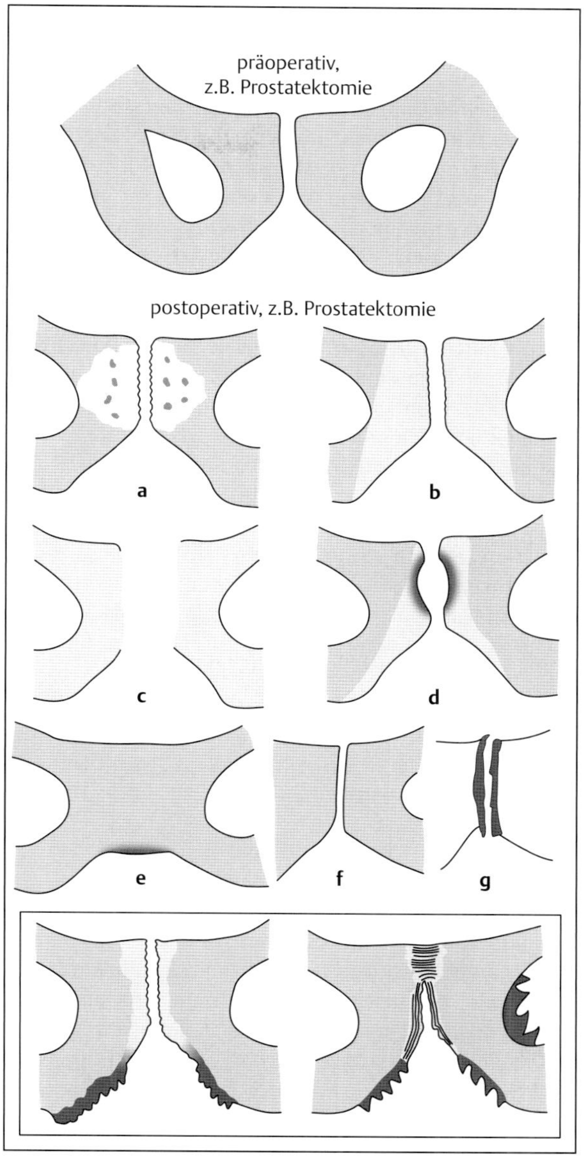

Abb. 19.**10a–g** **Ostitis pubis, mögliche (variable) postoperative Röntgenbefunde einschließlich Endstadien.**
a Symphysenkonturen unscharf, subchondral diffuse, zum Teil fleckige Demineralisation und unscharfe Spongiosastrukturen.
b Die Veränderungen von **a** – insbesondere die Entkalkung – haben sich in Richtung Sitzbein ausgedehnt.
c Die Glättung von Erosionen durch marginale Resorption führt zur Pseudoerweiterung des Fugenspalts.
d Nach **a** und **b** kann es zur Erodierung kommen.
e Synostotische Ausheilung (Jahre nach Beginn).
f Bis auf eine Fugenspaltverschmälerung hat sich das Bild wieder normalisiert.
g Degenerative Symphyseopathie als Spätfolge, beispielsweise auch Jahre nach **f**.
Insert: Dieser Befund: erodierende Symphysenprozess + Fibroostitis ischiopubica et obturatoria = an die Sehneninsertionen fortgeleitete Symphyseninfektion → *keine* aseptische Ostitis pubis.

Symphysitis bei Spondylitis ankylosans

Der häufig schmerzlose Symphysenbefall – Symphysitis bei Spondylitis ankylosans oder viel seltener bei anderen Spondylarthropathien – ist gewöhnlich ein Spätbefund (Abb. 19.**11**) und kündigt sich oft mit einer rarefizierenden Fibroostitis des Lig. arcuatum pubis an. Marginale Knochenresoption kann eine Erweiterung des Fugenspalts hervorrufen. Die Konturdefekte sind von einer Spongiosaverdichtung umgeben. Mit der Zeit sprossen Knochenbälkchen in den Fug
enspalt hinein; der Spalt verschmälert sich, und schließlich tritt die Fugensynostose ein.

Symphysenveränderungen werden bei Frauen mit Spondylitis ankylosans nicht häufiger beobachtet als bei männlichen Patienten.

Rheumatoide Arthritis

Diese entzündlich-rheumatische Erkrankung gibt sich an der Symphysis pubica durch Erosionen und mäßige subchondrale Spongiosaverdichtung zu erkennen. Ein knöcherner Durchbau ist nur selten zu beobachten.

Gicht

Gichtbefall der Schambeinfuge kann zu ihrer Synostose führen.

Osteoradionekrose der Schambeinfuge

Die nur noch selten zu beobachtende Osteoradionekrose der Schambeinfuge zeigt einerseits Röntgenbefunde wie bei einer chronischen infektiösen/nicht infektiösen Erkrankung der Symphysis pubica. Andererseits werden zusätzliche Veränderungen im Röntgenbild sichtbar, die – abgesehen von der anamnestisch bekannten Strahlentherapie – die Osteoradionekrose signieren, nämlich verkalkte Knochenmarknekrosen und Fragmentation („Zerbröckeln") der abgestorbenen Knochenbereiche.

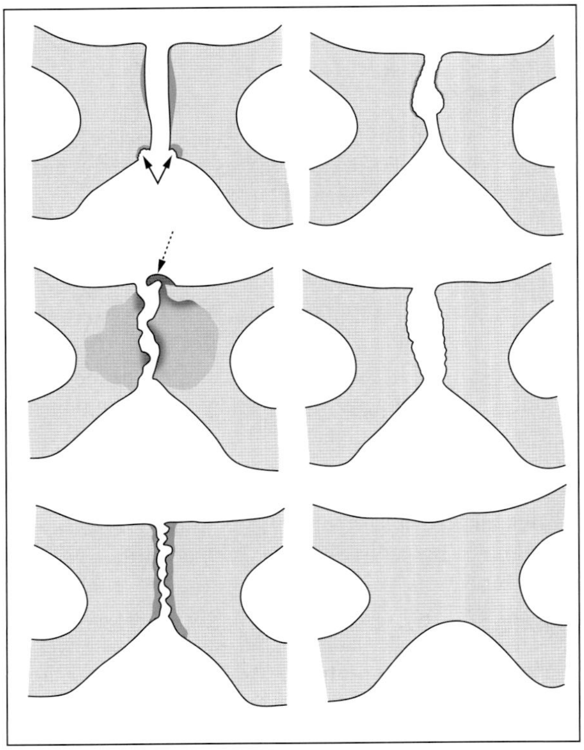

Abb. 19.**11** **Befall der Schambeinfuge bei der Spondylitis ankylosans oder einer anderen Spondylarthropathie.** Röntgenfrühzeichen ist oft eine rarefizierende Fibroostitis des Lig. arcuatum pubicum *(Pfeile)*. Teilossifiziertes Lig. pubicum superius *(gestrichelter Pfeil)*.

Merke:

Synchondrosen zeichnen sich bei (entzündlichen) Erkrankungen durch ihre Reaktionsmonotonie aus. Die bildgebende Diagnose muss daher klinische und anamnestische Daten aus differenzialätiologischen Gründen besonders berücksichtigen oder sogar bioptisch verifizieren lassen. Auch die Veränderungen der Schambeinfuge bei der renalen Osteopathie bzw. beim Hyperparathyreoidismus sind dort von entzündlichen Befunden nicht zu unterscheiden (z. B. Erosionen, Pseudoerweiterung).

Ostitis deformans Paget

Die Abb. 19.**12** gibt den charakteristischen Aspekt der Ostitis deformans Paget am symphysetragenden Schambein wieder.

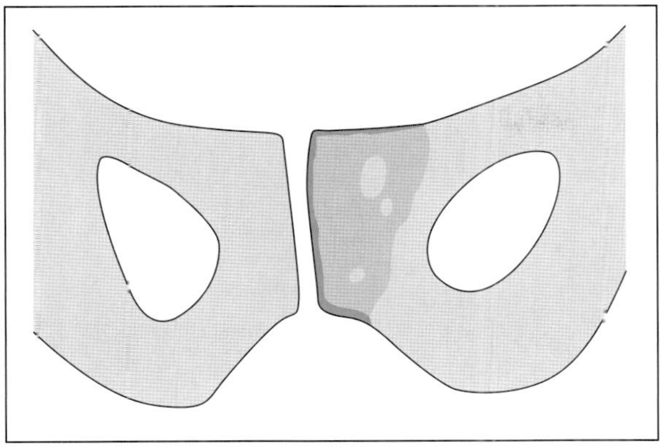

Abb. 19.**12** **Ostitis deformans Paget des Schambeins.** Die Röntgendifferenzialdiagnose gegenüber chronischer Osteomyelitis und osteoplastischer Metastase gelingt *vor allem* durch die *gleichmäßige Größenzunahme* des betroffenen Knochenanteils als Folge des periostalen Knochenanbaus (-umbaus) des Morbus Paget.

Sehnenansatzschäden im vorderen Beckenbereich

Schmerzen im knöchernen Bereich des vorderen Beckenrings gehen auf vielfältige Ursachen zurück, beispielsweise auf Stressphänomene (s. Kap. 14 „Hüftgelenk", Abschnitt „Stressfolgen am knöchernen Becken"), auf Fibroostitiden bei den Spondylarthropathien (s. dort) und auf mechanische Überlastungsschäden an Sehneninsertionen. Diese Ansatzschäden im vorderen Beckenbereich sind unter verschiedenen Synonymen im Schrifttum bekannt geworden:

- **Pubalgie** oder **Sportlerpubalgie** (Albers et al. 2001)
- **Schambeinsyndrom**
- **Grazilissyndrom**
- **Osteonecrosis pubica posttraumatica**

In Abb. 19.**13** werden Muskelinsertionen abgebildet, die bei diesem Syndrom pathogenetisch eine Rolle spielen. Diese Muskeln sind über Sehnen mit kleinem Ansatzquerschnitt in einem verhältnismäßig kleinen Schambeinareal verankert. Bei Sportlern, beispielsweise Fußballspielern, Hürdenläufern oder Fechtern, äußert sich die mechanische Überlastung der genannten Muskeln mit Schmerzen im vorderen Beckenring einschließlich der Schambeinfuge mit Ausstrahlung in die Leistenregion und das untere Abdomen. Die Abb. 19.**13** gibt das Röntgenbild dieser ein- oder beidseitig auftretenden Ansatzschäden wieder und weist auch auf Begleitschäden der Schambeinfuge hin.

Sports Hernia

Im englischen Sprachgebrauch bezieht sich der Ausdruck „Sports Hernia" nach klinischem Ausschluss von Eingeweidehernien auf *röntgenokkulte* muskuläre, tendinöse, aponeurotische und faszienbetreffende Überlastungsschäden, die überwiegend bei Leistungssportlern und professionellen Sportlern, beispielsweise Fußballspielern, auftreten und sich mit Schmerzen in der Leistenregion zu erkennen geben. Im MRT lassen sich diese Weichteilveränderungen lokalisieren und identifizieren. Lokalisatorisch kommen hauptsächlich die Adduktoren, die beiden Obturatoren und die Mm. pectineus, rectus abdominis und iliopsoas infrage. Die pathologischen Befunde gruppieren sich um pathologische Flüssigkeit (Ödem, Blutung), Sehnenabriss, Muskelriss, Muskelatrophie, Verschmächtigung und/oder fokale, nach außen konvexe Vorwölbung („Protrusion") muskulofaszialer Strukturen (axial, T1w-SE), ferner Flüssigkeitsnachweis in der Schambeinfuge und im symphysen- und insertionsnahen Knochenmark (Albers et al. 2001).

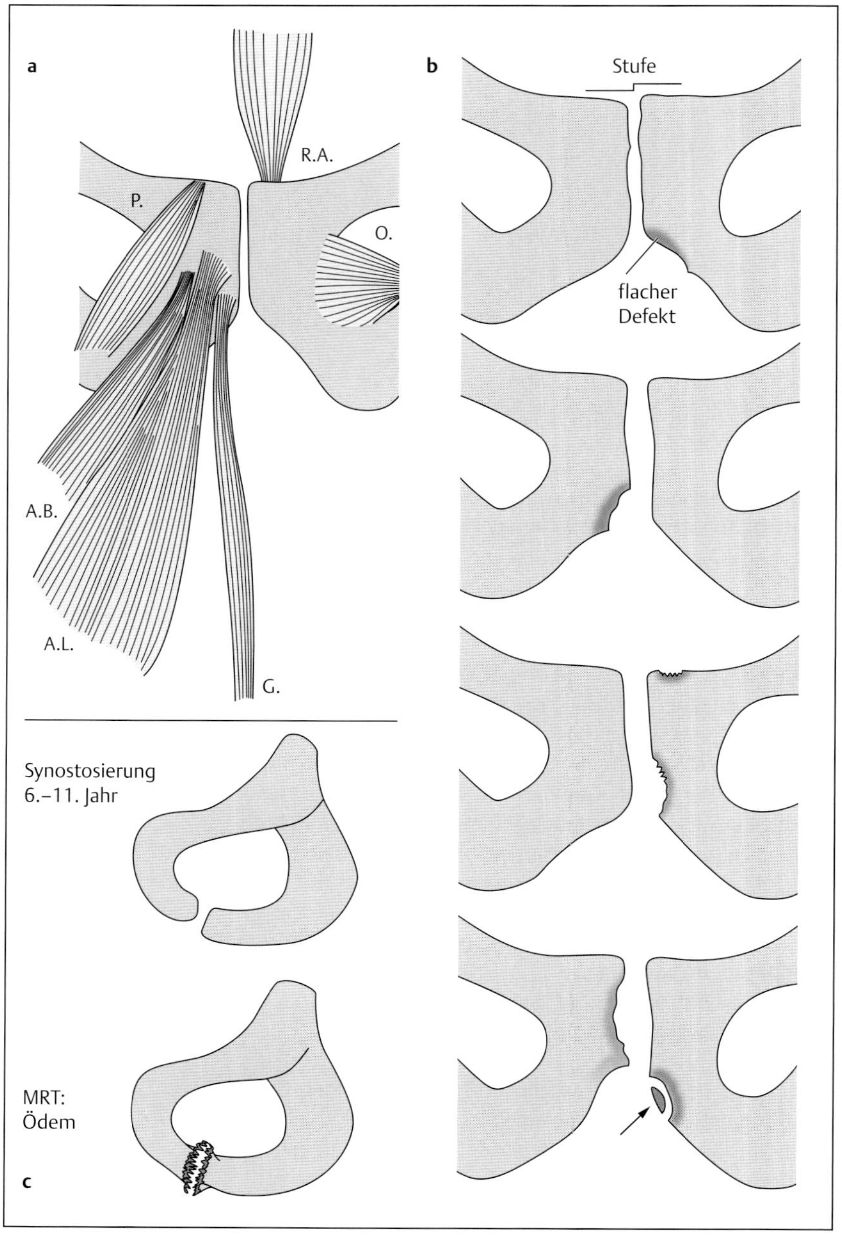

Abb. 19.**13a–c Schmerzhafte Überlastungsschäden in der Leistenregion, die sich an symphysennahen Sehneninsertionen manifestieren (a, b).**

- **a Insertion des M. rectus abdominis** (zwischen Schambeinfuge und Tuberculum pubicum, R.A.; P. = M. pectineus, A.B. = M. adductor brevis, A.L. = M. adductor longus, G. = M. gracilis, O. = Mm. obturatorii).
- **b Die Insertionsdefekte (rarefizierende Fibroostosen)** treten vor allem bei Leistungssportlern auf. Im Projektionsradiogramm sind sie von einer perifokalen Spongiosasklerose umgeben. Im MRT lässt sich ein Umgebungsödem des Knochenmarks nachweisen, das sich auf die Gegenseite ausbreiten kann. Im Konturdefekt sind manchmal nekrotische „Knochenbröckel" zu erkennen *(Pfeil)*. Außerdem können diese Überlastungsschäden von einem vermehrten Flüssigkeitsgehalt und/oder von Lockerungsbefunden der Schambeinfuge (auch im Röntgenbild) begleitet werden.
- **c Die ischiopubische Knorpelfuge des wachsenden Skeletts schließt sich zwischen dem 6. und 11. Lebensjahr.** Von schmerzlosen Varianten (Auftreibungen) der sich schließende Knorpelfuge unterscheidet sich ihre schmerzhafte aseptische (avaskuläre) Nekrose (**Van-Neck-Syndrom**) durch ein mit wassersensitiven MRT-Sequenzen nachweisbares Knochenmarködem. Dieses Syndrom tritt vornehmlich bei adipösen Knaben im Alter von 6–10 Jahren auf.

20 Synchondroses sternales

Zwischen dem Manubrium und dem Corpus sterni befindet sich die obere Sternumfuge: **Synchondrosis manubriosternalis.** Außerdem begrenzen das Corpus sterni und der Processus xiphoideus die untere Sternumfuge: **Synchondrosis xiphosternalis.** Definitionsgemäß gehören beide zu den Hyalinknorpelfugen (gelegentlich in anatomischen Lehrbüchern auch als „Symphysis manubriosternalis" bezeichnet; dieser Terminus setzt allerdings die Annahme einer Faserknorpelfuge voraus) Beiden Fugen wohnt die Tendenz zur spontanen partiellen oder kompletten Synostosierung inne – bei der oberen bei etwa 10%, bei der unteren bei etwa 50% der Menschen.

Die normale Entwicklung des Brustbeins verläuft über die Verschmelzung der beidseitigen Sternalleisten an den vorderen Enden der Rippenanlagen. Außer diesem Modus entstehen der obere und der mittlere Anteil des Manubriums sowie die Sternoklavikulargelenke und die Suprasternalgebilde aus einem interklavikulären Blastem.

Die Sternumossifikation geht von zahlreichen, etagenartig angeordneten segmentalen Knochenkernen aus, beginnt während der Fetalzeit und erfolgt in kraniokaudaler Reihenfolge.

Die erwähnten Entwicklungsvorgänge können in der zeitlichen Abfolge, in Form und Lokalisation variieren oder gestört werden (Abb. 20.**1**). Besonders sei die Kombination von angeborenen Herzfehlern mit Entwicklungsvarianten und -störungen des Brustbeins erwähnt.

Zu den *Spielarten des Normalen* bzw. zu den *Varianten* werden folgende Abweichungen gezählt:

- Sternumasymmetrie
- Ossa suprasternalia
- Ossiculum parasternale
- Verschmelzungsatypien:
  - prämature Knochenkernverschmelzung
  - Hyper-, Hyposegmentierung
  - inkomplette Knochenkernverschmelzung mit „Lochbildung"
  - Segmentverschiebung

Als Sternumanomalien (Missbildungen) seien angeführt:

- Sternumaplasie
- mediane partielle und komplette Brustbeinspalte
- akzessorische Fugen *(Sternum multipartitum)*
- abnorme Länge oder Krümmung des Xiphoidfortsatzes
- *Pectus carinatum (Hühnerbrust)*
- kielartiges Vorspringen des Sternums mit muldenartiger Eindellung der Thoraxseiten, beispielsweise bei angeborenen Herzfehlern oder idiopathisch
- *Pectus excavatum (Trichterbrust)*
- Einziehung des unteren Brustbeinanteils, d. h. Annäherung des kaudalen Sternums an die Wirbelsäule

Die Projektionsradiografie des Brustbeins liefert in den meisten Fällen nur ungenaue Informationen über seine (Patho-)Morphologie. Bessere Aussagen sind durch die konventionelle Tomografie zu erlangen, die allerdings kaum noch zur Verfügung steht. Die computerassistierten Schnittbildverfahren, also die **CT**, vor allem als **multiplanare Reformation** (Abb. 20.**2**), und/oder die **MRT**, bestimmen den zeitgenössischen Standard der Bildgebung des Brustbeins.

Auch für die Synchondrosis manubriosternalis gilt, dass ihre Reaktion auf verschiedene Noxen verhältnismäßig monoton ausfällt, und außerdem muss bei der Beurteilung von bildgebenden Abweichungen an die Möglichkeit der spontanen Synostosetendenz gedacht werden. Klinische Befunde und anamnestische Informationen, z. B. irgendeine aktive Organtuberkulose in der (jüngeren) Vergangenheit, müssen vor allem bei der nosologischen Einordnung erosiver Veränderungen berücksichtigt werden.

Die Miterkrankung der Synchondrose bei bereits diagnostizierter entzündlich-rheumatischer Erkrankung gibt sich an lokalen Schmerzen und an erosiven Konturdefekten, an parafugaler Spongiosasklerose, an einem Knochenmarködem (wassersensitives MRT) sowie an der Tendenz zur Spaltverschmälerung und zur Synostose zu erkennen. Diese Beschreibung gilt besonders für die Spondylarthropathien, namentlich die Spondylitis ankylosans, aber auch für die rheumatoide Arthritis.

> **! Merke**
> Unscharf konturierte Fugenerosionen und nur geringfügige subfugale Spongiosaverdichtung weisen auf einen aktiven Prozess hin.

Schmerzhafte Weichteilschwellung über der Fuge kommt bei aseptischen und infektiösen Fugenentzündungen vor. Abszedierung (MRT) zeigt die infektiöse Ätiologie einer erosiven Fugenerkrankung (eitrige Entzündung, Osteomyelitis) an, desgleichen eine starke Hautrötung über der Weichteilschwellung.

Nach *Sternotomie* können 2 bildgebende Lokalkomplikationen auftreten:

- Zunahme einer Sternumdehiszenz mit Bruch der Draht-Cerclagen
- Sternotomieinfektion (mit oder ohne Dehiszenz)

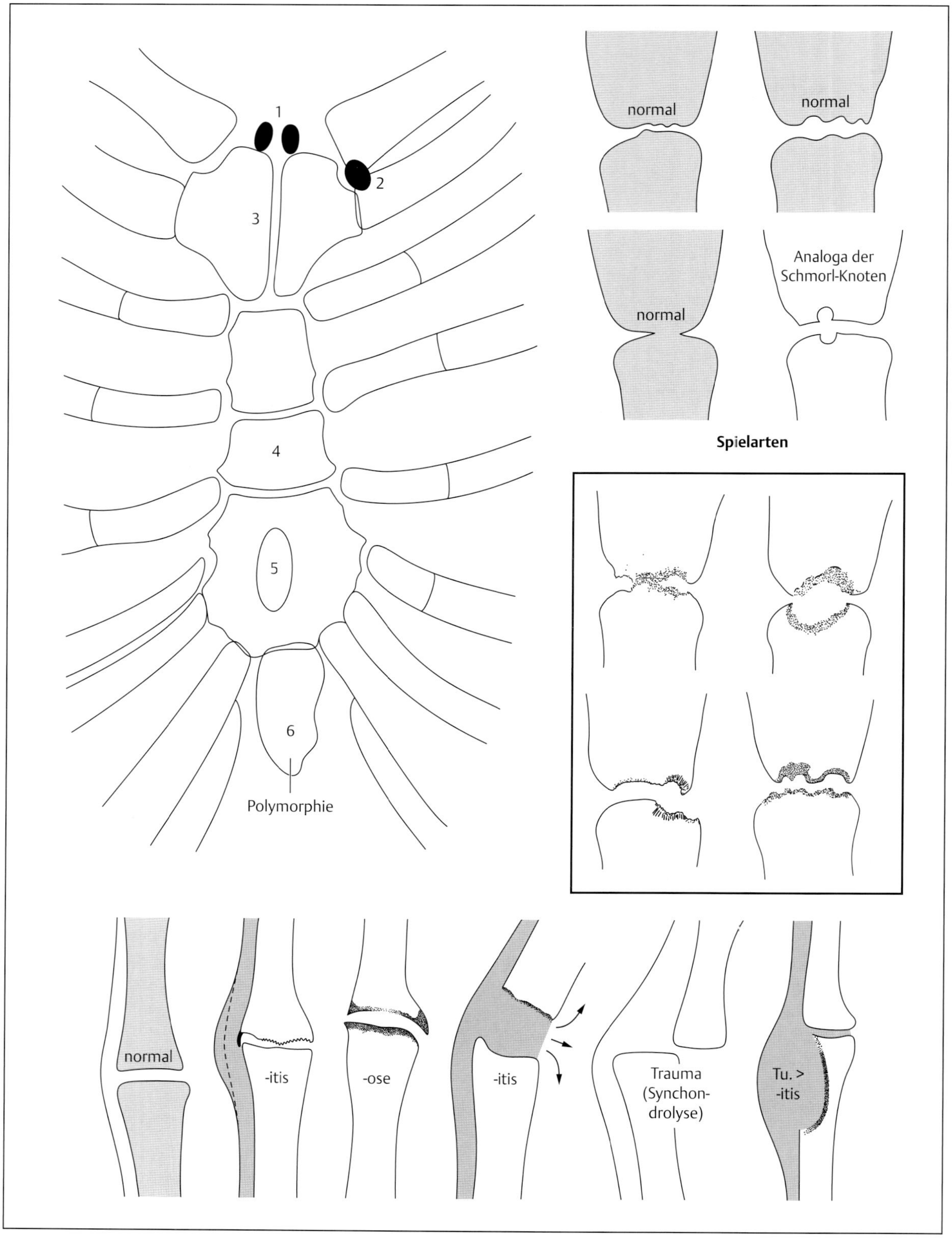

Abb. 20.1 **Beispiele für Sternumvarianten (1, 2, 5) und Sternumanomalien (Missbildungen; 3, 4), Spielarten der normalen Sternumfuge. Insert: entzündliche Erosionen. Seitliche pathologische Aspekte.**

1 Ossa suprasternalia
2 Ossiculum parasternale
3 Fissura sterni incompleta (partielle Brustbeinspalte)
4 Sternum multipartitum
5 Inkomplette Knochenkernverschmelzung („Lochbildung", auch im Processus xiphoideus [6] möglich)

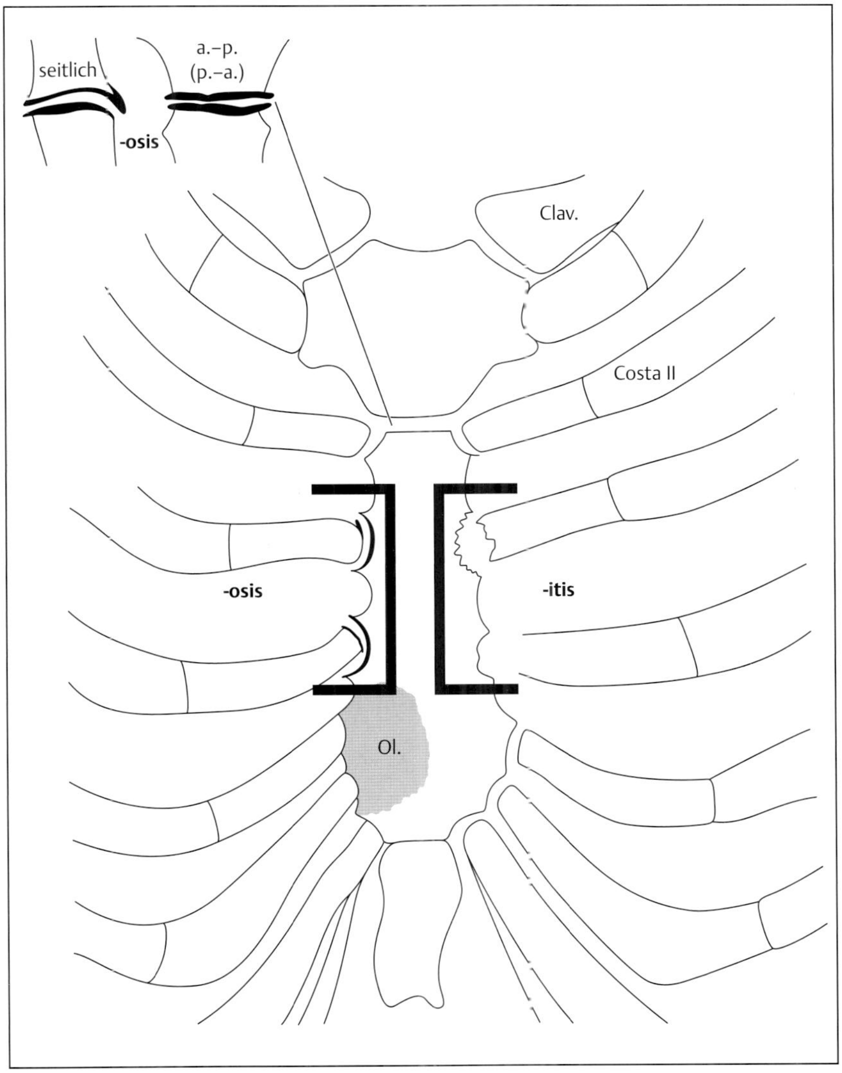

Abb. 20.**2** **Sternumdarstellung *(schematisch)* wie mittels CT in multiplanarer Reformation.**
„*-osis*": **Degenerative Fugenveränderungen** (in 2 Ebenen), **Sternokostalarthrose**, s. die Osteophyten, Gelenkspaltverschmälerung. Costae I, VI und VII bilden mit dem Brustbein eine Synchondrose und haben daher keinen Gelenkspalt (Clav. = Klavikula).
„*-itis*": **Erosive Sternochondritis** (weit überwiegend bei entzündlich-rheumatischen Erkrankungen).
Ol. Osteolyse (Metastase, Primärtumor) mit *Kortikalisdurchsetzung*; zur Frage des Ausbruchs in die Umgebung: MRT, CT in der 2. Ebene (axial). Bei Osteolysen mit Randsklerose kommen auch ein gutartiger Tumor oder der Brodie-Abszess differenzialdiagnostisch infrage, beim Seifenblasenbild auch der zystische Echinokokkus. Unscharf konturierte Osteolyse: Sternumtuberkulose möglich.

Zunächst spricht der klassische entzündliche Lokalbefund für die Infektion. Retrosternale Entzündungsphänomene mit möglicher (eitriger, abszedierender Mediastinitis werden im MRT sichtbar. Sequester (Dissektionen) fallen vor allem im CT auf.

Chondritis/Perichondritis der oberen Sternumfuge

Diese Diagnose ist prinzipiell zweifelhaft, da histologische Untersuchungen (nicht entzündliches Fasergewebe, fragmentierter Fugenknorpel) nur in wenigen Fällen vorliegen. Lokale Schmerzen mit mäßiger, nicht flukturierender Weichteilschwellung und normale, laborchemische und sterile mikrobiologische Untersuchungsbefunde lassen an einen Überlastungsschaden (insuffiziente Stressadaptation) denken. Bildgebend stellt sich eine Erodierung mit dichter fugennaher Spongiosasklerose dar; ein Knochenmarködem ist möglich, desgleichen die vermehrte Anreicherung eines osteotropen Tracers im Spätszintigramm. Dabei muss berücksichtigt werden, dass der tastbare Knick zwischen Manubrium und Corpus sterni (Angulus Ludovici) sich bei einem Teil der sternumgesunden Personen durch vermehrte Radionuklidaufnahme zu erkennen gibt.

Akquiriertes Hyperostosesyndrom

Über die diagnostische Einordnung von bildgebenden komplexen Veränderungen in der Sternokostoklavikularregion beim AHS s. Kap. 13 „Gelenke des Schultergürtels".

Degenerative Fugenveränderungen

Diese geben sich an Spaltverschmälerung, an bandförmiger, scharf abgesetzter parafugaler Spongiosaverdichtung, an Osteophyten an der Fugenrück- und Vorderseite und evtl. an intrafugalen Knochenbrücken zu erkennen.

Sternokostalarthrose/-arthritis

Die Verbindungen zwischen Brustbein und Rippen sind teils synoviale Gelenke, teils Synchondrosen. Ein Gelenkspalt lässt sich gewöhnlich nur im Bereich der 2.-5. Rippe nachweisen. Erosionen der Konturen und ein Knochenmarködem im Sternum (**Arthritis sternocostalis**) kommen bei entzündlich-rheumatischen Systemerkrankungen vor. Subchondrale bandförmige Verdichtungen und zarte marginale Osteophyten kennzeichnen das Bild der **Sternokostalarthrose** (s. Abb. 20.**2**).

Metastasen/maligne Systemerkrankungen

Herdförmige (osteolytische) Läsionen des Sternums ohne oder mit Beteiligung der oberen Sternumfuge sollen in 1. Linie an Metastasen und die Manifestation maligner Systemerkrankungen denken lassen (Anamnese). Unscharf begrenzte Osteolysen mit Kortikaliszerstörung sind der Leitbefund. Auch Primärneoplasmen kommen infrage, sind jedoch vergleichsweise ebenso seltene Befunde wie gutartige Sternumtumoren (scharfkonturierte Osteolyse, evtl. Knochenexpansion) und die fibröse Dysplasie.

Sternumfrakturen

Sternumfrakturen nach direkter Gewalteinwirkung oder indirekt nach Brustwirbelsäulentraumen sind bei jüngeren Personen meistens **Synchondrolysen (Fugensprengungen) mit oder ohne (Sub-)Luxation** (s. Abb. 20.**1**).

Stressfrakturen des Brustbeins

Diese kommen als *Insuffizienzfrakturen* bei älteren Menschen mit schwerer osteoporotischer, pathologischer Kyphosierung der Brustwirbelsäule vor (Cooper 1988).

Tietze-Syndrom

Das Tietze-Syndrom ist eine Ausschlussdiagnose, die bei Erwachsenen und, seltener, Kindern erwogen werden muss, wenn sich eine spontan schmerzende und druckschmerzhafte Anschwellung im kostochondralen Übergang der Rippen II–IV nachweisen lässt und keine andere Erkrankung der sternokostoklavikulären Umgebung oder entzündlich-rheumatische Systemerkrankung einschließlich des AHS abläuft. Die Beschwerden gehen auf eine röntgenokkulte, sich selbst limitierende, isoliert aufgetretene unspezifische Entzündung, die **Kostochondritis** der oberen Rippen, zurück. Histologisch lässt sich eine Hypervaskularisation erkennen (Yang et al. 1994), die zur sensitiven, aber wenig spezifischen Anreicherung des knochensuchenden Tracers ^{99m}Tc-MDP (planar, Pinhole) beiträgt und sich auf wassersensitiven MRT-Sequenzen zu erkennen gibt. Im CT kann eine Knorpelanschwellung auffallen.

Literatur

Abel MS, Smith GR. The case of the disappearing pelvis. Radiology 1974; 111: 105–106
Abelanet R, Forest M, Postel M et al. Les aspects anatomo-cliniques de coxopathies destructrices rapides. A propos de 172 observations. Arch Anat Path 1974; 22: 165–182
Adams JE, Davies M. Paravertebral and peripheral ligamentous ossification. An unusual association of hypoparathyroidism. Postgrad Med J 1977; 53: 167–172
Ahlbäck S, Bauer GC, Bohne WH. Spontaneous osteonecrosis of the knee. Arthritis Rheum 1968; 11: 705–733
Ahlers MO, Jakstat HA. Klinische Funktionsanalyse. Interdisziplinäres Vorgehen mit optimierten Befundbögen. 2. Aufl. Hamburg: DentaConcept; 2001
Ahuja A, Glasauer FE, Alker Jr. GJ et al. Radiology in survivors of traumatic atlanto-occipital dislocation. Surg Neurol 1994; 41: 112–118
Ahuja SC, Bullough PG. Osteonecrosis of the knee. A clinicopathological study in twenty-eight patients. J Bone Joint Surg Am 1978; 60: 191–197
Ahvonen P, Sievers K, Aho K. Arthritis associated with Yersinia enterocolitica infection. Acta Rheumatol Scand 1969; 15: 232–253
Aichroth P, Branfoot AC, Huskisson EC et al. Destructive joint changes following kidney transplantation. Report of a case. J Bone Joint Surg 1971; 53B: 488–494
Aitken AP. The end results of the fractured distal tibial epiphysis. J Bone Joint Surg 1936; 18: 685–691
Alarcón-Segovia D, Ward LE. Marked destructive changes occuring in osteoarthritic finger joints after intra articular injection of corticosteroids. Arthr Rheum 1966; 9: 443–449
Albers SL, Spritzer CE, Garrett Jr. WE et al. MR findings in athletes with pubalgia. Skeletal Radiol 2001; 30: 270–277
Albert J, Ott H. Three brothers with algodystrophy of the hip. Ann rheum Dis 1983; 42: 421–424
Altenberndt, J, Bitu S, Lemburg S et al. Wirbelfrakturen bei Patienten mit Spondylitis ankylosans: Eine retrospektive Analyse von 66 Patienten. Fortschr Röntgenstr 2009; 181: 45–53
Amin A, Singh V, Saifuddin A et al. Ulnar stress reaction from crutch use following amputation for tibial osteosarcoma. Skeletal Radiol 2004; 33: 541–544
Amor B, Dougados M, Mijiyawa M. Critères de classification des spondylarthropathies. Rev Rhum 1990; 57: 85–89
Amor B. Datenmanagement bei Spondylarthropathien. Rheumatologie in Europa 1996; 25: 92–96
Anderson DE, Davidson JK, Catto ME. Case report 227 (Primary hyperoxaluria [oxalosis]). Skelet Radiol 1983; 9: 266–271
Anderson LD, D'Alonzo RT. Fractures of the odontoid process of the axis. J Bone Joint Surg Am 1974; 56: 1663–1674
Anderson MW, Greenspan A. Stress fractures. Radiology 1996; 199: 1–12
Anderson PA, Montesano PX. Morphology and treatment of occipital condyle fractures. Spine 1988; 13: 731–736
Anderson PJ, Hall CM, Evans RD et al. Hand anomalies in Crouzon syndrome. Skeletal Radiol 1997; 26: 113–115
Andersson O. Röntgenbilden vid spondylarthritis ankylopoetiea. Nord Med T 1937; 14: 2000–2002
Andrén L, Theander G. Tarsoid and gonoid malformations of upper limbs. Radiologe 1975; 15: 53–58
Angerstein W. Filmverbrauch in der diagnostischen Radiologie. Fortschr Röntgenstr 2008; 180: 503–504
Angerstein W. Filmverbrauch und Bestand an CT- und KST-Geräten. Fortschr Röntgenstr 2009; 181: 181–182
Ansell BM, Bywaters EGL. Histiocytic bone and joint disease. Ann Rheum Dis 1957; 16: 503–507
Ansell BM. Case report 40 (Acute lymphoblastic leukemia). Skelet Radiol 1977; 2: 113–115
Aoki T, Nakata H, Watanabe H et al. The radiological findings in chronic expanding hematoma. Skeletal Radiol 1999; 28: 396–401
Arlart I, Bargon G. Periostale Knochenneubildung bei Colitis ulcerosa im jugendlichen Alter. Fortschr Röntgenstr 1981; 135: 577–582
Arlet J, Ficat P, Durroux R et al. Observations anatomo-cliniques de coxites rhumatismales isolées. Rev Rhum 1971; 38: 107–115
Arlet J, Ficat P, Durroux R et al. Histopathologie des lésions osseuses et cartilagineses dans l'algodystrophie sympathique réflexe du genou. A propos de 16 observations. Rev Rhum 1981; 48: 315–321
Arlet J, Ficat P. Phlébographie transosseuse, pression intramédullaire et oxymétrie du sang osseux au cours des algodystrophies sympathiques réflexes. Rev Rhum 1982; 49: 883–885
Armbuster TG, Guerra Jr. J, Resnick D et al. The adult hip: an anatomic study. Part I: the bony landmarks. Radiology 1978; 128: 1–10
Armstrong RD, Crisp AJ, Grahame R et al. Hypertrophic osteoarthropathy and purgative abuse. Brit Med J 1981; 282: 1836
Arnett FC. Revised criteria for the classification of rheumatoid arthritis. Bull Rheum Dis 1989; 38: 1–6
Arroyo IL, Barron KS, Brewer Jr. EJ. Spinal cord compression by epidural lipomatosis in juvenile rheumatoid arthritis. Arthritis Rheum 1988; 31: 447–451
Artz TD, Posch JL. The carpometacarpal boss. J Bone Joint Surg 1973; 55A: 747–752
Arvio MA, Rapola MH, Pelkonen PM. Chronic arthritis in patients with aspartylglucosaminuria. J Rheumatol 1998; 25: 1131–1134
Ashley Jr. WW, Rivet D, Cross 3rd DT et al. Development of a giant cervical vertebral artery pseudoaneurysm after a traumatic C1 fracture: case illustration. Surg Neurol 2006; 66: 80–81
Aufdermaur M. Die pathologische Anatomie der Spondylitis ankylopoetica. Docum rheumatol 2. Basel: Geigy; 1953
Aufdermaur M. Pathologische Anatomie der peripheren Gelenke bei der progredient chronischen Polyarthritis (PCP) und bei der Spondylitis ankylopoetica Bechterew (Sp.a.). Radiol Clin Biol 1974; 43: 992–1303
Aufdermaur M. Morbus Scheuermann. Pathologische Anatomie und Pathogenese der Scheuermann-Kyphose. Wirbelsäule in Forschung Praxis. Stuttgart: Hippokrates; 1976: 55–66
Aufdermaur M. Pathologische Knochenstrukturen. Fortschr Röntgenstr 1977; 127: 322–326
Babin E, Capesius P, Maitrot D. Signes radiologiques osseux des variétés morphologiques des canaux lombaires étroits. Ann Radiol 1977; 20: 491–499
Bäckdahl M. The caput ulnae syndrome in rheumatoid arthritis. A study of the morphology, abnormal anatomy and clinical picture. Act Rheum Scand 1963; Suppl. 5: 1–75
Bado JL. The Monteggia lesion. Clin Orthop 1967; 50: 71–86
Baggenstoss AHW, Bickel H, Ward LE. Rheumatoid granulomatous nodules as destructive lesions of the vertebrae. J Bone Joint Surg 1952; 34A: 601–609

Balen PF, Helms CA. Bony ankylosis following thermal and electrical injury. Skeletal Radiol 2001; 30: 393–397
Ball J. Enthesopathy of rheumatoid and ankylosing spondylitis. Ann Rheum Dis 1971; 30: 213–223
Ball J, Sharp J. Rheumatoid arthritis of the cervical spine. Mod Trends Rheumatol 1971; 2: 117–138
Ball J. Pathology and pathogenesis. In: Moll JMH, ed. Ankylosing spondylitis. Edinburgh: Churchill Livingstone; 1980: 96–112
Ballou SP, Khan MA, Kushner I. Diffuse intervertebral disk calcification in primary amyloidosis. Ann Intern Med 1976; 85: 616–617
Balzereit F, Tänzer A. Paraartikuläre Ossifikation als Problem in der Intensivpflege. Verh Dtsch Ges Inn Med 1968; 74: 890–893
Bancroft LW, Berquist TH. Erdheim-Chester disease: radiographic findings in five patients. Skeletal Radiol 1998; 27: 127–132
Barakat MH, Karnik AM, Majeed HW et al. Familial Mediterranean fever (recurrent hereditary polyserositis) in Arabs – a study of 175 patients and review of the literature. Q J Med 1986; 60: 837–847
Bard CC, Sylvestre JJ, Dussault R. G. Hand osteoarthropathy in pianists. J Canad Ass Radiol 1984; 35: 154–158
Barker L, Anderson J, Chesnut R et al. Reliability and reproducibility of dens fracture classification with use of plain radiography and reformatted computer-aided tomography. J Bone Joint Surg Am 2006; 88: 106–112
Barrow MV, Holubar K. Multicentric reticulohistiocytosis. A review of 33 patients. Medicine (Baltimore) 1969; 48: 287–305
Bartuseviciene A, Samuilis A, Skucas J. Camurati-Engelmann disease: imaging, clinical features and differentialdiagnosis. Skeletal Radiol 2009; 38: 1037–1043
Bassiouni M, Kamel M. Bilharzial arthropathy. Ann Rheum Dis 1984; 43: 806–809
Batsakis JG, el-Naggar AK. Pseudosarcomatous proliferative lesions of soft tissues. Ann Otol Rhinol Laryngol 1994; 103: 578–582
Batson OV. The vertebral vein system. Caldwell lecture, 1956. Am J Roentgenol 1957; 78: 195–212
Bauer J, Kienböck R. Zur Kenntnis der Knochen- und Gelenksveränderungen bei Alkaptonurie. Osteoarthrosis alcaptonurica (ochronotica). Fortschr Röntgenstr 1929; 40: 32–42
Baumann E. Zur Behandlung der Brüche des distalen Humerusendes beim Kind. Chir Praxis 1960; 4: 317–324
Baumgartl F. Das Kniegelenk. Erkrankungen, Verletzungen und ihre Behandlung mit Hinweisen für ihre Begutachtung. Springer: Berlin; 1964
Bayerl W, Fischer K. Das Pronator teres Syndrom. Klinik, Pathogenese und Therapie des nicht traumatischen Kompressionssyndroms des Nervus medianus in Höhe des Ellenbogengelenkes. Handchirurgie 1979; 11: 91–97
Beall DP, Ponder CE, Kirby A et al. Intramedullary insertion of the patella tendon. Skeletal Radiol 2006; 35: 122–125
Beamer YB, Garner JT, Shelden CH. Hypertrophied ligamentum flavum. Clinical and surgical significance. Arch Surg 1973; 106: 289–292
Beck M. Lysosomale Speicherkrankheiten. Nosologie, Diagnostik, Therapieansätze. Dtsch Ärztebl 1993; 90: C1916–1921
Beck M, Kalhor M, Leunig M et al. Hip morphology influences the pattern of damage to the acetabular cartilage. J Bone Jt Surg (Br) 2005; 87B: 1012–1018
Begg AC, Falconer MA. Plain radiography in intraspinal protrusion lumbar intervertebral disks; a correlation with operative findings. Br J Surg 1949; 36: 225–239
Bell SN, Campbell PE, Cole WG et al. Tibia vara caused by focal fibrocartilaginous dysplasia. Three case reports. J Bone Joint Surg Br 1985; 67: 780–784
Bély M. Entzündliche Lungenveränderungen bei chronischer Polyarthritis. Akt Rheumatol 1987; 12: 212–216
Benamour S, Zeroual B, Alaoui F-Z. Manifestations articulaires de la maladie de Behçet. Etude de 340 patients. Rev Rhum 1998, 65: 323–332
Benhamou CL, Chamot AM, Kahn MF. Synovitis-acne-pustulosis hyperostosis-osteomyelitis syndrome (SAPHO). A new syndrome among the spondyloarthropathies? Clin Exp Rheumatol 1988; 6: 109–112
Benini A. Radikuläre und medulläre spondylogene Kompressionssyndrome. In: Fehr K, Miehle W, Schattenkirchner M et al., Hrsg. Rheumatologie in Praxis und Klinik. Stuttgart: Thieme; 1989: 13.37–13.58
Benz H-J. Die Entwicklung der Epiphysen und Knochenkerne bei der hämophilen Arthropathie des Ellenbogens. Fortschr Röntgenstr 1980; 133: 305–311
Berens DL, Lockie LM, Ru-Kan Lin et al. Roentgen changes in asymptomatic joints in rheumatoid arthritis. Arthr Rheum 1966; 9: 491
Bergin D, Schweitzer ME. Indirect magnetic resonance arthrography. Skeletal Radiol 2003; 32: 551–558
Bernau A. Tübinger Lagerungsgerät für Défilé-Aufnahmen der Patella. Z Orthop 1981; 119: 78–79
Bernau A. Orthopädische Röntgendiagnostik – Einstelltechnik. 2. Aufl. München: Urban & Schwarzenberg; 1990
Berndt AL, Harty M. Transchondral fractures (osteochondritis dissecans) of the talus. J Bone Joint Surg 1959; 41A: 988–1020
Berry DJ, Wold LE, Rand JA. Extensive osteolysis around an aseptic, stable, uncemented total knee replacement. Clin Orthop 1993; 293: 204–207
Bertoli CL, Stassi J, Rifkin MD. Ainhum – an unusual presentation involving the second toe in a white man. Skeletal Radiol 1984; 11: 133–135
Bertoni F, Biscaglia R, Bacchini P. Giant cell reparative granuloma of the phalanx of the hand with aggressive radiographic features. Skeletal Radiol 1998; 27: 584–587
Bessler W, Müller ME. Zur Röntgendiagnose der Coxa valga und Coxa vara. Radiol Clin (Basel) 1963; 32: 538–548
Bianchi S, Abdelwahab IF, Garcia J. Partial transient osteoporosis of the hand. Skeletal Radiol 1999; 28: 324–329
Bigliani LU, Morrison DS, April EW. The morphology of the acromion and rotator cuff impingement. Orthop Trans 1986; 10: 228 (abstract)
Bjarnason DF, Forrestier DM, Swezey RL. Destructive arthritis of the large joints. A rare manifestation of sarcoidosis. J Bone Jt Surg 1973; 55A: 618–622
Bjerkreim I. Secondary dysplasia and osteoarthrosis of the hip joint in functional and in fixed obliquity of the pelvis. Acta Orthop Scand 1974; 45: 873–882
Bjorkengren AG, Weisman M, Pathria MN et al. Neuroarthropathy associated with chronic alcoholism. Am J Roentgenol 1988; 151: 743–745
Blair JR, Schatzki R, Ott KD. Sequelae to cold injury in one hundred patients. Follow-up study four years after occurence of cold injury. J Am Med Ass 1957; 163: 1203–1208
Blanco FJ, Guitian R, Vazquez-Martul E et al. Osteoarthritis chondrocytes die by apoptosis. A possible pathway for osteoarthritis pathology. Arthritis Rheum 1998; 41: 284–289
Blanford AT, Keane SP, McCarty DJ et al. Idiopathic Charcot joint of the elbow. Arthr Rheum 1978; 21: 723–726
Blank NM, Steininger H, Kalden JR et al. Symptomatic bone lesion of the tibia head as onset manifestation of sarcoidosis. J Rheumatol 1999; 26: 936–937
Blank N, Max R, Autschbach F et al. Familial early onset sarcoidosis with bone cysts and erosions. Skeletal Radiol 2007; 36: 891–893
Blankenbaker DG, Tuite MJ. The painful hip.New concepts. Skeletal Radiol 2006; 35: 352–370
Blauth W, Blauth M. Zur Theorie und Praxis der angeborenen Unterschenkelpseudarthrosen. Z Orthop 1981; 119: 36– 53
Bley TA, Uhl M, Markl M et al. Magnetresonanztomographie der Arteriitis temporalis Horton. Fortschr Röntgenstr 2007; 179: 703–711
Bloch-Michel H, Benoist M, Peyron J. Ostéonécroses aseptiques au cours de la corticothérapie du pemphigus. Rev Rhum 1959; 26: 648–659
Bloom R, Pattinson JN. Osteochondromatosis of the hip joint. J Bone Joint Surg 1951; 33B: 80–84
Bobechko WP, Harris WR. The radiographic density of avascular bone. J Bone Joint Surg 1960; 42B: 626–632

Boegard T, Rudling O, Petersson IF et al. Correlation between radiographically diagnosed osteophytes and magnetic resonance detected cartilage defects in the patellofemoral joint. Ann Rheum Dis 1998; 57: 395–400
Bogduk N, Windsor M, Inglis A. The innervation of the cervical intervertebral discs. Spine 1988; 13: 2–8
Bohndorf K Fischer W. Knochenläsionen im Röntgenbild. Stuttgart: Thieme; 1995
Bohndorf K, Stoker DJ. Röntgenmorphologie der ossären Veränderungen bei der pigmentierten villonodulären Synovitis der Gelenke Fortschr Röntgenstr 1987; 147: 6–10
Bohrer SP. Growth disturbances of the distal femur following sickle cell bone infarcts and/or osteomyelitis. Clin Radiol 1974; 25: 221–235
Boijsen E. The cervical spinal canal in intraspinal expansive processes. Acta Radiol 1954; 42: 101–115
Boles MA, Lomasney LM, Demos TC et al. Enlarged peroneal process with peroneus longus tendon entrapment. Skeletal Radiol 1997; 26: 313–315
Bollow M, Biedermann T, Kannenberg J et al. Use of dynamic magnetic resonance imaging to detect sacroiliitis in HLA-B27 positive and negative children with juvenile arthritides. J Rheumatol 1998; 25: 556–564
Bollow M, Fischer T, Reisshauer H et al. Quantitative analyses of sacroiliac biopsies in spondyloarthropathies. T cells and macrophages predominate in early and active sacroiliitis – cellularity correlates with the degree of enhancement detected by magnetic resonance imaging. Ann Rheum Dis 2000; 59: 135–140
Bollow M, Braun J, Hermann K-G. Sakroiliakalgelenke (mit Exkurs: Spinale Entzündungsmuster rheumatischer Erkrankungen). In: Vahlensieck M, Reiser M, Hrsg. MRT des Bewegungsapparates. 3. Aufl. Stuttgart: Thieme; 2006
Bono CM, Vaccaro AR, Fehlings M et al. Measurement techniques for upper cervical spine injuries: consensus statement of the Spine Trauma Study Group. Spine 2007; 32: 593–600
Borden 4th. S. Roentgen recognition of acute plastic bowing of the forearm in children. Am J Roentgenol 1975; 125: 524–530
Borenstein D. Epidemiology, etiology, diagnostic evaluation, and therapy of low back pain. Curr Opin Rheumatol 1994a; 6: 217–222
Borenstein D. Siliconosis. A spectrum of illness. Semin Arthritis Rheum 1994b; 24 (Suppl. 1): 1–7
Borrero CG, Maxwell N, Kavanagh E. MRI findings of prepatellar Morel-Lavallée effusions. Skeletal Radiol 2008; 37: 451–455
Both M, Reinhold-Keller E, Müller-Hülsbeck S et al. Entzündliches Aortenbogensyndrom: Stenosediagnostik mittels kontrastmittelverstärkter 3D-MR-Angiographie im Vergleich mit der DSA. Fortschr Röntgenstr 2004; 176: 48–55
Bouillet R, Vermeuten. Présentation de deux cas de nécrose aseptique partielle de la tête du fémur, attribuée à un traitement cortisonique prolongé. Acta Orthop Belg 1963; 29: 531–538
Braunschweig R, Bilow H, Rether JR . Computertomographische Funktionsdiagnostik der Wirbelsäule. Akt Traumatol 1995; 25: 97–103
Bray JF. The "inverted V" sign of pneumoperitoneum. Radiology 1984; 151: 45–46
Breuninger H, Wienert V. Acne inversa. Dtsch Ärzteblatt 2001; 98: C2293–2296
Bridges AJ. Silicone implant controversy continues. Lancet 1994; 344: 1451–1452
Briem D, Rueger JM, Klauser W et al. Endoprothetik des Schultergelenkes. Hamburger Ärztebl 01/2009: 11–16
Brinn LB, Khilnani MT. Epidermolysis bullosa with characteristic hand deformities. Radiology 1967; 89: 272–274
Brodey PA, Wolff SM. Radiographic changes in the sacroiliac joints in familial Mediterranean fever. Radiology 1975; 114 331–333
Brossmann J, Plötz GM, Steffens J-C et al. MR-Arthrographie des Labrum acetabulare – radiologisch-anatomische Korrelation an 20 Leichenhüften. Fortschr Röntgenstr 1999; 171 143–148
Brower AC, Sweet DE, Keats TE. Condensing osteitis of the clavicle. A new entity. Am J Roentgenol 1974; 121: 17–21
Brown RC, Evans ET. What causes the "eye in the Scotty dog" in the oblique projection of the lumbar spine? Amer J Roentgenol 1973; 118: 435–437
Brown GA, Osebold WR, Ponseti LV. Congenital pseudarthrosis of long bones. A clinical, radiographic, histologic and ultrastructural study. Clin Orthop 1977; 128: 228–242
Brown RR, Rosenberg ZS, Thornhill BA. The C sign. More specific for flatfoot deformity than subtalar coalition. Skeletal Radiol 2001; 30: 84–87
Brown KT, Kattapuram SV, Rosenthal DI. Computed tomography analysis of bone tumors, patterns of cortical destruction and soft tissue extension. Skeletal Radiol 1986; 15: 448–451
Bruce HE, Harvey JP, Wilson Jr. JC. Monteggia fractures. J Bone Joint Surg Am 1974; 56: 1563–1576
Brückl R, Hepp WR, Tönnis D. Eine Abgrenzung normaler und dysplastischer jugendlicher Hüftgelenke durch den Hüftwert. Arch Orthop Unfall-Chirurgie 1972; 74: 13–32
Bruckner FE, Kendall BE. Neuroarthropathy in Charcot-Marie-Tooth disease. Ann Rheum Dis 1969; 28: 577
Bruk M. 1. Articular and vascular manifestations of polymyalgia rheumatica. Ann Rheum Dis 1967; 26: 103–116
Brunt PW. Unusual cause of Charcot joints in early adolescence (Riley-Day-syndrome). Brit Med J 1967/IV: 277–278
Brunzlow H, Loreck D, Neumann J. Beitrag zum Iso-Kikuchi-Syndrome. Kongenitale Onychodysplasie. Radiol Diagn (Berl) 1987; 28: 773–781
Bücheler E, Dihlmann SW, Dihlmann W. Supercilium acetabuli. Streßindikator des Hüftgelenkknorpels. Fortschr Röntgenstr 1990; 152: 639–643
Buetti-Bäuml C. Funktionelle Röntgendiagnostik der Halswirbelsäule. Stuttgart: Thieme; 1954
Buge A, Hubault A, Rancurel G. Les arthropathies de l'intoxication par le bismuth. Rev Rhum 1975; 42: 721–729
Bunker TD, Anthony PP. The pathology of frozen shoulder. A Dupuytren-like disease. J Bone Joint Surg Br 1995; 77: 677–683
Burgener FA, Tan RK, Meyers SP et al. Differenzialdiagnose in der MRT. Stuttgart: Thieme; 2002
Burson JS, Graña J, Varela J et al. Laminar periostitis and multiple osteonecrosis in systemic lupus erythematosus. Clin Rheumatol 1990; 9: 535–538
Buskila D, Sukenik S, Klein M et al. Polyarthritis associated with hydatid disease (echinococcosis) of the liver. Clin Rheumatol 1992; 11: 286–287
Busse J, Gasteiger W, Tönnis D. Die Bedeutung des Hüftwerts für die Diagnose und Prognose deformierter Hüftgelenke. Arch Orthop Unfall-Chirurgie 1972; 72: 245–252
Bywaters EGL. The relation between heart and joint disease including "rheumatoid heart disase" and chronic postrheumatic arthritis (type Jaccoud). Brit Heart J 1950; 12: 101–131
Bywaters EGL. Heel lesions of rheumatic arthritis. Ann rheum Dis 1954; 13: 42–54
Bywaters EGL. Fistulous rheumatism. A manifestation of rheumatoid arthritis. Ann Rheum Dis 1953; 12: 114–121
Bywaters EG. Rheumatoid discitis in the thoracic region due to spread from costovertebral joints. Ann Rheum Dis 1974; 33: 408–409
Bywaters EG. Origin of cervical disc disease in RA. Arthritis Rheum 1978; 21: 737–739
Cabanel G, Phelip X, Gras JP et al. Lésions osseuses macrogéodiques au cours de la polyarthrite rhumatoide. Rev Rhum 1973; 40: 259–263
Caffey J. The early roentgenographic changes in essential coxa plana; their significance in pathogenesis. Am J Roentgenol 1968; 103: 620–634
Cahill BR. Osteolysis of the distal part of the clavicle in male athletes. J Bone Joint Surg 1982; 64A: 1053–1058
Cahir J, Saifuddin A. Calcific tendonitis of pectoralis major. CT and MRI findings. Skeletal Radiol 2005; 34: 234–238
Calabrese LH. Human immunodeficiency virus (HIV) infection and arthritis. Rheum Dis Clin North Am 1993; 19: 477–88

Calabro JJ. Cancer and arthritis. Arthr Rheum 1967; 10: 553–567
Campbell WL, Feldman F. Bone and soft tissue abnormalities of the upper extremity in diabetes mellitus. Am J Roentgenol 1975; 124: 7–16
Camus JP, Crouzet J, Prier A et al. L'ostéomalacie hypophosphorémique de tumeurs du tissu conjonctif. Rev Rhum1982; 49: 301–306
Canale ST, Kelly Jr. FB. Fractures of the neck of the talus. Long-term evaluation of seventy-one cases. J Bone Joint Surg Am 1978; 60: 143–156
Canigiani G, Pusch G. Radiologischer Beitrag zur aseptischen Kopfnekrose im Humerus- und Femurbereich. Radiologe 1969; 9: 222–226
Canigiani G, Zweymüller K. Skelettveränderungen im Spätstadium der Dermatomyositis. Radiol Clin Biol (Basel) 1972; 41: 99–114
Canigiani G, Wickenhauser J, Czech W. Beitrag zur Osteochondrosis dissecans im Foramen supratrochleare. Fortschr Röntgenstr 1972; 117: 66–68
Cantatore FP, Carrozzo M, Loperfido MC. Post biliopancreatic bypass arthritis dermatitis syndrome. Clin Rheumatol 1991; 10: 449–451
Cardinal E, Buckwalter KA, Capello WN et al. US of the snapping iliopsoas tendon. Radiology 1996; 198: 521–522
Carette S.Chronic pain syndromes. Ann Rheum Dis 1996; 55: 497–501
Cassar-Pulliccno VN. MRI of the ageing and herniating intervertebral disc. Eur J Radiol 1998; 27: 214–228
Catterall RD, Wright V, Cook JB. Arthritis and genital infection in paraplegic patients. Brit J Vener Dis 1967; 43: 81–88
Cayla J, Chaouat Y, Labrousse CL et al. La forme décalcifiante de la chondromatose de la hanche. A propos de 3 observations. Rev Rhum 1965; 32: 646–653
Chamot AM, Benhamou CL, Kahn MF et al. Le syndrome acné pústulose hyperostose ostéite (SAPHO). Résultats d'une enquête nationale. 85 observations. Rev Rhum 1987; 54: 187–196
Chamot AM, Kahn MF. Das Sapho-Syndrom. Z Rheumatol 1994; 53: 234–242
Chandler GN, Jones DT, Wright V et al. Charcot's arthropathy following intra-articular hydrocortisone. Brit Med J 1959/I: 952–953
Chandnani VP, Bradley YC. Achilles tendon and miscellaneous tendon lesions. Magn Reson Imaging Clin N Am 1994; 2: 89–96
Chen A, Wong LY, Sheu CY et al. Distinguishing multiple rice body formation in chronic subacromial-subdeltoid bursitis from synovial chondromatosis. Skeletal Radiol 2002; 31: 119–121
Chen CK, Yeh LR, Pan HB et al. Intra-articular gouty tophi of the knee. CT and MR imaging in 12 patients. Skeletal Radiol 1999; 28: 75–80
Chevrant-Breton J, Laudren A, Mazéas D et al. Maladie de Fabry. Lymphoedèma et acropathie ulcéro-mutilante – un cas. Ann Dermatol Venereol 1981; 108: 899–902
Christ B, Huang R. Ontogenese: Molekulare Aspekte der Entwicklung und Entwicklungsstörungen. In: Hülse M, Neuhuber W, Wolff H-D, Hrsg. Die obere Halswirbelsäule. Pathophysiologie und Klinik. Heidelberg: Springer Medizin; 2005: 45–54
Christ F, Anders G. Die Röntgenmorphologie der Arthrogryposis multiplex congenita. Fortschr Röntgenstr 1981; 135: 592–596
Christophers E, Mrowietz U. Psoriasis – ein vielgestaltiges Krankheitsbild. Dtsch Ärzteblatt 1999, 96: C1651–1654
Chu C-J, Tsui T-Y. Pathologic study of metacarpo-interphalangeal joints in Kaschin-Beck disease. Chin Med J 1978; 4: 309–318
Cicuttini FM, Spector TD. Genetics of osteoarthritis. Ann Rheum Dis 1996; 55: 665–667
Cintron E, Gilula LA, Murphy WA et al. The widened disk space: a sign of cervical hyperextension injury. Radiology 1981; 141: 639–644
Clark M, Sack K. Deforming arthropathy complicating primary biliary cirrhosis. J Rheumatol 1991; 18: 619–621
Clarke S, Barnsley L, Peters M et al. Hypertrophic pulmonary osteoarthropathy without clubbing of the digits. Skeletal Radiol 2001; 30: 652–655
Compston JE, Laker MF, Woodhead JS et al. Bone disease after jejuno ileal bypass for obesity. Lancet 1978; II: 1–4
Cone 3rd. RO, Resnick D, Danzig L. Shoulder irnpingement syndrome. Radiographic evaluation. Radiology 1984; 150: 29–33
Connell D, Padmanabhan R, Buchbinder R. Adhesive capsulitis: role of MR imaging in differential diagnosis. Eur Radiol 2002; 12: 2100–2106
Connemann BJ, Steinhoff J, Benstein R et al. Sakroiliitis bei familiärem Mittelmeerfieber.Dtsch Med Wochenschr 1991, 116: 1778–1783
Connolly B, Turner C, DeVine J et al. Jefferson fracture resulting in Collet-Sicard syndrome. Spine 2000; 25: 395–398
Cooper KL. Insufficiency fractures of the sternum. A consequence of thoracic kyphosis? Radiology 1988; 167: 471–472
Cooper W. Calcareous tendinitis in the metacarpophalangeal region. J Bone Joint Surg 1942; 24: 114–122
Cornelius 3rd. CE, Shelley WB. Pincer nail syndrome. Arch Surg 1968; 96: 321–322
Cortet B, Flipo RM, Duquesnoy B et al. Bone tissue in rheumatoid arthritis (2). Pathophysiologic data, pathologic findings, and therapeutic implications. Rev Rhum Engl Ed 1995a; 62: 205–211
Cortet B, Flipo RM, Remy-Jardin M et al. Use of high resolution computed tomography of the lungs in patients with rheumatoid arthritis. Ann Rheum Dis 1995b; 54: 815–819
Costa MM, Romeu JC, da Costa T. Pachydermodactyly: A rare cause of finger joint swelling. J Rheumatol 1995; 22: 2374–2375
Craig JG, Amin MB, Wu K et al. Osteomyelitis of the diabetic foot. MR imaging-pathologic correlation. Radiology 1997; 203: 849–855
Cramer BM, Kramps H-A, Laumann U et al. CT-Diagnostik bei habitueller Schulterluxation. Fortschr Röntgenstr 1982; 136: 440–443
Crasselt C. Die Akroosteolyse. 1. Teil. Zur Differentialdiagnose der generalisierten Akroosteolyse. Z Orthop 1960; 93: 540–564
Crasselt C. Die Akroosteolyse. 2. Teil. Zur Differentialdiagnose der lokalisierten Akroosteolyse und die Ätiologie des Akroosteolysesyndroms. Z Orthop 1961; 94: 33–50
Cuéllar ML, Silveira LH, Espinoza LR. Fungal arthritis. Ann Rheum Dis 1992; 51: 690–697
Cuéllar ML, Gluck O, Molina JF et al. Silicone breast implant-associated musculoskeletal manifestations. Clin Rheumatol 1995; 14: 667–672
Cunningham T, Farrell J, Veale D et al. Anterior mediastinal fibrosis with superior vena caval obstruction complicating the synovitis-acne-pustulosis-hyperostosis-osteomyelitis syndrome. Br J Rheumatol 1993; 32: 408–410
Curtiss Jr. PH, Kincaid WE. Transitory demineralisation of the hip in pregnancy. A report of three cases. J Bone Joint Surg 1959; 41A: 1327–1333
Daffner RH, Brown RR, Goldberg AL. A new classification for cervical vertebral injuries: influence of CT. Skeletal Radiol 2000; 29: 125–132
Dähnert W, Ahlers J, Rudigier J. Ungewöhnliche Muskelvariante zur Differentialdiagnose gegenüber einem Weichteiltumor. Röntgen-Bl 1983; 36: 425–427
Dalinka MK, Stewart V, Bomalaski JS et al. Periarticular calcifications in association witn intra-articular corticosteroid injections. Radiology 1984; 153: 615–618
Dalton AD, Harcourt-Webster JN, Keat ACS.Synovium in AIDS.A postmortem study. Brit Med J 1990; 300: 1239–1240
Dandy DJ. Chronic patellofemoral instability. J Bone Joint Surg Br 1996; 78: 328–335
Danielsson LG. Incidence and prognosis of coxarthrosis. Acta Orthop Scand 1964; Suppl.: 66
Danielsson L, Hernborg J. Morbidity and mortality of osteoarthritis of the knee (gonarthrosis) in Malmö, Sweden. Clin Orthop 1970; 69: 224–226
Darby AJ, Cassar-Pullicino VN, McCall IW et al. Vertebral intraosseous chordoma or giant notochordal rest? Skeletal Radiol 1999; 28: 342–346
Davies D. Ankylosing spondylitis and lung fibrosis. Q J Med 1972; 41: 395–417

Davis GM, Rubin J, Bower JD. Digital clubbing due to secondary hyperparathyroidism. Arch Intern Med 1990; 150: 452–454
Davis SJ, Teresi LM, Bradley Jr. WG et al. Cervical spine hyperextension injuries: MR findings. Radiology 1991; 180: 245–251
Deák P. Die Arthroosteosklerose. Fortschr Röntgenstr 1953; 89: 59–66
DeBehnke DJ, Havel CJ. Utility of prevertebral soft tissue measurements in identifying patients with cervical spine fractures. Ann Emerg Med 1994; 24: 1119–1124
de Beuckeleer LH, De Schepper AM, Ramon F. Magnetic resonance imaging of cartilaginous tumors. Is it useful or necessary? Skeletal Radiol 1996; 25: 137–141
Decking D, ter Steege W. Röntgenologische Parameter der Halswirbelsäule im seitlichen Strahlengang. Wirbelsäule in Forschung und Praxis, Bd. 64. Stuttgart: Hippokrates; 1975
de Cuveland E. Zur Differentialdiagnose inkonstanter Skelettelemente der Hand. Fortschr Röntgenstr 1955; 83: 847–849
DeFriend DE, Brown AE, Hutton CW et al. Mannosidosis. An unusual cause of a deforming arthropathy. Skeletal Radiol 2000; 29: 358–361
Dekel S, Papaioannou T, Rushworth G et al. Idiopathic carpal tunnel syndrome caused by carpal stenosis. Br Med J 1980; 280: 1297–1299
de la Sota M, Maldonado Cocco JA. Jaccoud's arthropathy in knees in systemic lupus erythematosus. Clin Rheumatol 1989; 8: 416–417
Delaunay S, Dussault RG, Kaplan PA et al. Radiolographic measurements of dysplastic adult hips. Skeletal Radiol 1997; 26: 75–81
DeLee JC, Evans JA, Thomas J. Anterior dislocation of the hip and associated femoral-head fractures. J Bone Joint Surg Am 1980; 62: 960–964
de Leeuw R, Boering G, van der Kuijl B et al. Hard and soft tissue imaging of the temporomandibular joint 30 years after diagnosis of osteoarthrosis and internal derangement. J Oral Maxillofac Surg 1996; 54: 1270–1280
Dellestable F, Péré P, Blum A et al. The "small-patella" syndrome. Hereditary osteodysplasia of the knee, pelvis and foot. J Bone Joint Surg Br 1996; 78: 63–65
Delling G, Hahn M, Vogel M. Pathophysiologie der Osteoporose. Radiologe 1993; 33: 433–438
Demharter J, Bohndorf K, Michl W et al. Chronic recurrent multifocal osteomyelitis. A radiological and clinical investigation of five cases. Skeletal Radiol 1997; 26: 579–588
de Mot B, Casselman J, DeBoever J. Pseudodynamic magnetic resonance imaging in the diagnosis of temporomandibular joint dysfunction. J Prosthet Dent 1994; 72: 309–313
Denis F. The three column spine and its significance in the classification of acute thoracolumbar spinal injuries. Spine 1983; 8: 817–831
de Palmer PES, Thomas JEP. Osteopetrosis with unusual changes in the skull and digits. Brit J Radiol 1958; 31: 705–708
Dequeker J, Geusens P, Verstaeten A et al. Vertebral crush fracture syndrome and reflex sympathetic dystrophy. Bone 1986; 7: 89–94
Dequeker J, Mokassa L, Aerssens J. Bone density and osteoarthritis. J Rheumatol Suppl 1995; 43: 98–100
Dequeker J, Boonen S, Aerssens J et al. Inverse relationship osteoarthritis-osteoporosis. What is the evidence? What are the consequences? Br J Rheumatol 1996; 35: 813–818
Dertwinkel R, Zenz M, Donner R et al. Posttraumatischer Schmerz, Ursachen und therapeutische Möglichkeiten. Orthopäde 1999; 28: 509–517
Destouet JM, Murphy WA. Guitar player acro-osteolysis. Skeletal Radiol 1981; 6: 275–277
Dhondt E, Oudenhoven L, Khan S et al. Nora's lesion, a distinct radiological entity? Skeletal Radiol 2006; 35: 497–502
Dieckmann C, von Kodolitsch Y, Rybczynski M et al. Das Marfan-Syndrom. Pathogenese, Phänotypien und Stellenwert bildgebender Verfahren. Fortschr Röntgenstr 2003; 175: 1482–1489
Dieppe PA, Crocker P, Huskisson EC et al. Apatite deposition disease. A new arthropathy. Lancet 1976; I: 266–269
Dieppe P, Billingham M. Symposium: Arthrose Rheumatol in Europa 1998; 27: 44–45
Diethelm U, Schlumpf U, Musy JP. Parzelläre Algodystrophie. Schweiz Med Wochenschr 1986; 116: 1674–1680
Dihlmann A. Röntgenometrie an der Hand unter besonderer Berücksichtigung des Seniums [Dissertation]. Universität Hamburg; 1996
Dihlmann A, Dihlmann W, Bücheler E. Vergleichende Röntgenometrie der Hand im Senium. Akt Radiol 1996; 6: 249–256
Dihlmann SW, Vogel M, Phillips F et al. Die Supinatorfettlinie – Ihre Darstellbarkeit und Validität. Aktuelle Radiol 1991; 1: 185–188
Dihlmann SW, Cruz Filho A, Mayer HM. Espondilosclerose hemisférica (ESH). Uma reação de estresse da coluna vertebral. Rev Bras Reumatol 1994a, 34: 56–60
Dihlmann SW, Ochsner PE, Pfister et al. Wanderungsanalyse verschraubter Hüftpfannen nach Revisionsarthroplastiken am Hüftgelenk. Ergebnisse der Einbildröntgenanalyse (EBRA). Z Orthop 1994b; 132: 286–294
Dihlmann SW, Mayer HM. Die lumbale epidurale Lipomatose. Z Rheumatol 1995; 54: 417–423
Dihlmann W, Liebaldt G, Undeutsch W. Die Kapillaraussprossung als Reparationsprinzip bei örtlichen Strahlenschäden. Strahlentherapie 1961; 114: 552–564
Dihlmann W. Röntgendiagnostische Studien an den Kreuzdarmbeingelenken. I. Degenerative Veränderungen. Fortschr Röntgenstr 1962; 96: 812–822
Dihlmann W. Typische Überlastungsschäden der vorderen ileosakralen Gelenkkapsel und ihrer Bänder (Röntgendiagnostische Studien an den Kreuzdarmbeingelenken V). Fortschr Röntgenstr 1963; 99: 667–681
Dihlmann W, Peter E. Beitrag zur Differentialdiagnose von Kalkschatten in den Weichteilen auf Lendenwirbelsäulen- und Beckenaufnahmen. Fortschr Röntgenstr 1963; 99: 838–840
Dihlmann W, Schuler B. Die umschriebene, primär ossifizierende, nicht ankylosierende Ileosakralarthritis (Röntgendiagnostische Studien an den Kreuzdarmbeingelenken III). Fortschr Röntgenstr 1963; 98: 134–140
Dihlmann W. Entwicklungsstörungen der Kreuzdarmbeingelenke einschließlich der sog. Osteochondritis sacri (Röntgendiagnostische Studien an den Kreuzdarmbeingelenken VI). Fortschr Röntgenstr 1964a; 101: 285–295
Dihlmann W. Über ein besonderes Coxarthrosezeichen (Pseudofrakturlinie) im Röntgenbild (Kritik des sogenannten Mach-Effektes). Fortschr Röntgenstr 1964b; 100: 383–388
Dihlmann W. Weitere Untersuchungen zur Diagnose und Differentialdiagnose der Sacroiliitis circumscripta (Röntgendiagnostische Studien an den Kreuzdarmbeingelenken IV). Deutscher Röntgenkongress 1963, Teil A. Stuttgart: Thieme; 1964c: 210–214
Dihlmann W. Die Beckenstarre. Gynäk Rdsch 1965a; 2: 51–62
Dihlmann W. Das Röntgenbild des atypischen Morbus Bechterew. Deutscher Röntgenkongress 1964, Teil A. Stuttgart: Thieme; 1965b: 271–274
Dihlmann W. Sacroiliitis circumscripta. Beitrag zur Differentialdiagnose entzündlicher Erkrankungen der Kreuzdarmbeingelenke. Z Rheumaforsch 1965c; 24: 125–129
Dihlmann W, Peter E. Die diagnostische Bedeutung des glockenförmigen Femurkopfes. Fortschr Röntgenstr 1965: 102: 306–309
Dihlmann W. Calcaneopathia rheumatica (röntgenologischer Nachweis, Differentialdiagnose). Fortschr Röntgenstr 1967a; 107: 271–276
Dihlmann W. Röntgendiagnostik der Iliosakralgelenke und ihrer nahen Umgebung. Stuttgart: Thieme; 1967b: 11, 72
Dihlmann W. Der Processus styloideus – ein röntgenologischer Indikator für chronische rheumatische Polyarthritiden. Fortschr Röntgenstr 1968a; 109: 199–202
Dihlmann W. Spondylitis ankylopoetica – die Bechterewsche Krankheit. Stuttgart: Thieme; 1968b: 37, 42
Dihlmann W, Freund U. Die Iliosakralveränderungen bei der nicht-entzündlichen Wirbelsäulenversteifung (Hyperostose ankylosante vertébrale sénile, Spondylosis hyperostotica). Z Rheumaforsch 1968; 27: 284–291

Dihlmann W. Anwendung der Röntgenbildanalyse zur Erkennung der feingeweblichen Veränderungen bei der Spondylitis ankylopoetica. Verh Dtsch Ges Rheumatol 1969a; 1: 21–32
Dihlmann W. Über die Arthritis reformans. Fortschr Röntgenstr 1969b; 111: 245–251
Dihlmann W, Cen M. Die ankylosierende dysostotische Arthritis. Fortschr Röntgenstr 1969; 110: 246–248
Dihlmann W, Fernholz H-J. Gibt es charakteristische Röntgenbefunde bei der Gicht? Dtsch Med Wschr 1969; 94: 1909–1911
Dihlmann W, Dörr WM. Der zervikale Pseudospalt nach D. Schoen bei der Spondylosis uncovertebralis. Spezielle, weniger beachtete Röntgenbefunde am Stütz- und Gleitgewebe 1. Fortschr Röntgenstr 1970; 113: 522–527
Dihlmann W, Maes HJ. Theorie der Syndesmophyten. Z Rheumaforsch 1970; 29: 219–226
Dihlmann W, Greiling H, Kisters R, Stuhlsatz HW. Biochemische und radiologische Untersuchungen zur Pathogenese der Alkaptonurie. Dtsch med Wschr 1970; 95: 839–844
Dihlmann W, Frik W. Das Plaquezeichen am Hüftgelenk. Spezielle, weniger beachtete Röntgenbefunde am Stütz- und Gleitgewebe 2. Fortschr Röntgenstr 1971; 114: 297–304
Dihlmann W, Hopf A. Das Wiberg-Zeichen, ein Hinweis auf gestörte Hüftgelenksmechanik. Spezielle, weniger beachtete Röntgenbefunde am Stütz- und Gleitgewebe 3. Fortschr Röntgenstr 1971; 115: 572–581
Dihlmann W. Richtungweisende Röntgenzeichen bei der disseminierten Lipogranulomatose (Morbus Farber). Fortschr Röntgenstr 1972; 117: 47–51
Dihlmann W, Müller G. Sacroiliacalbefunde beim Hyperparathyreoidismus (Röntgenologie, Histomorphologie). Radiologe 1973; 13: 160–163
Dihlmann W. Das „bunte" Sakroiliakalbild – das röntgenologische Frühkriterium der ankylosierenden Spondylitis. Fortschr Röntgenstr 1974a; 121: 564–570
Dihlmann W. Fibroostosis und Fibroostitis (Terminologie, Röntgenmorphologie, Traceruntersuchungen). Z Orthop 1974b; 112: 1242–1248
Dihlmann W. Über den Einfluß von Knochenerkrankungen auf die Gelenkmorphologie (Lunatummalazie und sakroiliakale Pseudoerweiterung bei der renalen Osteopathie). Verh Dtsch Ges Rheum 1974c; 3: 164–167
Dihlmann W, Fernholz H-J. Osteoplastische Reaktionen bei chronischer Gicht. Fortschr Röntgenstr 1974; 120: 216–218
Dihlmann W. Die Hyperostosis triangularis ilii – das sakroiliakale knöcherne Streßphänomen. 1. Teil (Terminologie, Definition, Morphologie). Fortschr Röntgenstr 1976a; 124: 1–6
Dihlmann W. Die Hyperostosis triangularis ilii – das sakroiliakale knöcherne Streßphänomen. 2. Teil (Inzidenz, Prognose, Pathogenese, Ätiologie, Tracerstudium, Differentialdiagnose). Fortschr Röntgenstr 1976b; 124: 154–160
Dihlmann W. Röntgendiagnostische Basisinformation. Das „bunte" Sacroiliacalbild. Akt Rheumatol 1976c; 1: 17–21
Dihlmann W. Röntgendiagnostische Basisinformation. Vertebralosteophyten. Akt Rheumatol 1977; 2: 139–142
Dihlmann W, Friedmann G. Die Röntgenkriterien der juvenilrheumatischen Zervikalsynostose im Erwachsenenalter. Fortschr Röntgenstr 1977; 126: 536–541
Dihlmann W, Lindenfelser R, Selberg W. Sakroiliakale Histomorphologie der ankylosierenden Spondylitis als Beitrag zur Therapie. Dtsch Med Wochenschr 1977; 102: 129–132
Dihlmann W. Röntgendiagnostik der Iliosakralgelenke und ihrer nahen Umgebung. 2. Aufl. Stuttgart: Thieme; 1978
Dihlmann W, Delling G. Disco-vertebral destructive lesions (so-called Andersson lesions) associated with ankylosing spondylitis. Skelet Radiol 1978; 3: 10–16
Dihlmann W, Fernholz H-J. Die sympathische Arthritis – Beitrag zur Plasmazellenosteomyelitis. Fortschr Röntgenstr 1978; 129: 26–33
Dihlmann W. Current radiodiagnostic concept of ankylosing spondylitis. Skeletal Radiol 1979; 4: 179–188
Dihlmann W, Nebel G, Lingg G. Marginale Osteophyten als röntgenologisch-klinische Indikatoren der Femoropatellararthrose. Fortschr Röntgenstr 1979; 131: 632–635
Dihlmann W. Hemispherical spondylosclerosis – a polyetiologic syndrome. Skelet Radiol 1981a; 7: 99–106
Dihlmann W. Hyperparathyreoidismus und Discus intervertebralis. Fortschr Röntgenstr 1981b; 135: 353
Dihlmann W. Periarthropathia calcificans (röntgenologisch-histologische Synopsis, Terminologie). Z Rheumatol 1981c; 40: 261–263
Dihlmann W. CT analysis of the upper end of the femur: The asterisk sign and ischaemic bone necrosis of the femoral head. Skelet Radiol 1982; 8: 251–258
Dihlmann W. Kritik der Sacroiliitis-Stadieneinteilung („grading", „staging") bei Spondylitis ankylosans. Z Rheumatol 1983a; 42: 49–57
Dihlmann W. Morbus Scheuermann und Darwinismus. Röntgen-Bl 1983b; 36: 423–424
Dihlmann W, Delling G. Spondylosclerosis hemisphaerica. Röntgenmorphologischer und histomorphologischer Beitrag zu diesem Syndrom. Fortschr Röntgenstr 1983; 138: 592–599
Dihlmann W, Nebel G. Computed tomography of the hip joint capsule. J Comput Assist Tomogr 1983; 7: 278–285
Dihlmann W, Thomas W. Diagnostischer Algorithmus für die transitorische Hüftosteoporose – unter Einbeziehung der Computertomographie. Fortschr Röntgenstr 1983; 138: 214–219
Dihlmann W. Lumbale Computertomographie im Bicolor-Modus. Fortschr Röntgenstr 1985a; 142: 263–266
Dihlmann W. Röntgenatlas rheumatischer Krankheiten. Stuttgart: Thieme; 1985b
Dihlmann W, Delling G. Ist die transitorische Hüftosteoporose eine transitorische Osteonekrose? Z Rheumatol 1985; 44: 82–86
Dihlmann W, Heller M. Asterisk-Zeichen und adulte ischämische Femurkopfnekrose. Fortschr Röntgenstr 1985; 142: 430–435
Dihlmann W, Josenhans G. Beitrag der Computertomographie zur Klärung neurologischer Komplikationen bei Spondylitis ankylosans (CT-Trias beim Cauda equina-Syndrom). Z Rheumatol 1986; 45: 126–128
Dihlmann W. Gelenke – Wirbelverbindungen. Klinische Radiologie einschließlich Computertomographie. Diagnose, Differentialdiagnose, 3. Aufl. Stuttgart: Thieme; 1987
Dihlmann W, Bandick J. Computertomographie (CT) der Schulterweichteile. Teil 1. Synovialisreaktionen. Fortsch Röntgenstr 1987a; 147: 1–5
Dihlmann W, Bandick J. Computertomographie (CT) der Schulterweichteile. Teil 2. Rotatorenmanschette. Fortsch Röntgenstr 1987b; 147: 147–151
Dihlmann W, Hering L, Bargon GW. Das akquirierte Hyperostose-Syndrom (AHS). Synthese aus 13 eigenen Beobachtungen von sternokostoklavikulärer Hyperostose und über 300 Fällen aus der Literatur – Teil 1. Fortschr Röntgenstr 1988a; 149: 386–391
Dihlmann W, Hering L, Bargon GW. Das akquirierte Hyperostose-Syndrom (AHS). Synthese aus 13 eigenen Beobachtungen von sternokostoklavikulärer Hyperostose und über 300 Fällen aus der Literatur – Teil 2. Fortschr Röntgenstr 1988b; 149: 596–602
Dihlmann W, Peters A, Tillmann B. Bursa iliopectinea – eine morphologisch-computertomographische Studie. Fortschr Röntgenstr 1989; 150: 274–279
Dihlmann W, Dihlmann SW, Hering L. Alloarthroplastik des Hüftgelenks. Radiologische Diagnostik der Lockerung und Infektion bei zementierten Totalendoprosthesen. Radiologe 1991; 31: 496–505
Dihlmann W, Heinrichs V. Pelvine Röntgenometrie der dritten Art: Alters- und geschlechtsbezogene Meßergebnisse im Erwachsenenalter. Fortschr Röntgenstr 1992; 156: 420–424
Dihlmann W, Höpker W-W. Adhäsive (retraktile) Kapsulitis des Hüftgelenkes bei Diabetes mellitus. Röntgenologisch-histomorphologische Synopsis. Fortschr Röntgenstr 1992; 157: 235–238
Dihlmann W, Tillmann B. Perikoxale Fettstreifen und Hüftgelenkkapsel. Anatomisch-radiologische Korrelation. Fortschr Röntgenstr 1992; 156: 411–414

Dihlmann W. Akquiriertes Hyperostose-Syndrom (sogenannte pustulöse Arthroosteitis). Literaturübersicht einschließlich 73 eigener Beobachtungen. Wien Klin Wschr 1993; 105: 127–138

Dihlmann W, Schnabel A, Gross WL. The acquired hyperostosis syndrome: a little known skeletal disorder with distinctive radiological and clinical features. Clin Investig 1993; 72: 4–11

Dihlmann W. Das „Eisberg"-Prinzip. Röntgendiagnostik bei entzündlich-rheumatischen Erkrankungen. Dtsch Ärzteblatt 1995; 92 B: 701–707

Dihlmann W, Bandick J. Die Gelenksilhouette. Das Informationspotential der Röntgenstrahlen. Berlin: Springer; 1995

Dihlmann W, Dihlmann SW, Hering L. Acquired hyperostosis syndrome – AHYS – (sternocostoclavicular hyperostosis, pustulotic arthro-osteitis, SAPHO-syndrome): bone scintigraphy of the anterior chest wall. Clin Rheumatol 1997; 16: 13–24

Dihlmann W, Dihlmann A. Osteoklastische Fingerarthrose – Subtyp der Handpolyarthrose. Fortschr Röntgenstr 1998; 168: 128–132

Dihlmann W, Hering L. Dense bone around the sacroiliac joint. A radiological review of the differential diagnosis. Eur J Radiol 1998; 27: 241–249

Dijkstra PF, Gubler FM, Maas M. The cystic form of rheumatoid arthritis. Fortschr Röntgenstr 1988; 149: 383–385

Diller W, Lamoth G. Carpaltunnelsyndrom durch atypisches Knochenelement. Fortschr Röntgenstr 1966; 105: 123–124

Dirheimer Y. The caniovertebral region in chronic inflammatory rheumatic diseases. Berlin: Springer; 1977

Docquier C, Majois F, Mitine C. Palmar fasciitis and arthritis. Association with endometrial adenocarcinoma. Clin Rheumatol 2002; 21: 63–65

Dolan AL. Asymmetric rheumatoid vasculitis in a hemiplegic patient. Ann Rheum Dis 1995; 54: 532

Doppman JL, Sharon M, Gorden P. Metatarsal penciling in acromegaly. A proposed mechanism based on CT findings. J Comput Assist Tomogr 1988; 12: 708–709

Doub HP, Henny FA. Radiological study of the temporomandibular joints. Radiology 1953; 60: 666–674

Dougados M, van der Linden S, Juhlin R et al. The European Spondylarthropathy Study Group preliminary criteria for the classification of spondylarthropathy. Arthritis Rheum 1991; 34: 1218–1227

Drenth JP, Haagsma CJ, van der Meer JW. Hyperimmunoglobulinemia D and periodic fever syndrome. The clinical spectrum in a series of 50 patients. International Hyper-IgD Study Group. Medicine 1994; 73: 133–144

Duncan H, Frame B, Frost HM et al. Migratory osteolysis of the lower extremities. Ann Intern Med 1967; 66: 1165–1173

Duncan JW, Nasca R, Schrantz J. Idiopathic chondrolysis of the hip. J Bone Joint Surg 1979; 61A: 1024–1028

Dunlap K, Shands Jr. AR, Hollister Jr. LC et al. A new method for determination of torsion of the femur. J Bone Joint Surg 1953; 35A: 289–311

Dunstan CR, Evans RA, Somers NM. Bone death in transient regional osteoporosis. Bone 1992; 13: 161–165

Dupuis PR, Yong-Hing K, Cassidy JD et al. Radiologic diagnosis of degenerative lumbar spinal instability. Spine 1985; 10: 262–276

Dvorak J, Froehlich D, Penning L et al. Functional radiographic diagnosis of the cervical spine. Flexion/extension. Spine 1988; 13: 748–755

Dymock IW, Hamilton EBD, Laws JW et al. Arthropathy of haemochromatosis. Clinical and radiological analysis of 63 patients with iron overload. Ann Rheum Dis 1970; 29: 469–476

Earwaker J. Posttraumatic calcification of the annular ligament of the radius. Skeletal Radiol 1992; 21: 149–154

Echtermeyer V, Oestern HJ. Kompartment-Syndrom. Ätiologie – Pathophysiologie – Lokalisation – Diagnostik – Therapie. Hefte Unfallheilk 1983; 162: 75–96

Eckardt A, Karbowski A, Schwitalle M et al. Radiologische Veränderungen nach Implanation zweier unterschiedlicher zementfreier Hüftschaftsysteme. Fortschr Röntgenstr 1997; 167: 355–360

Eckardt JJ, Ivins JC, Perry HO et al. Osteosarcoma arising in heterotopic ossification of dermatomyositis. Case report and review of the literature. Cancer 1981; 48: 1256–1261

Edeiken J, Hodes PJ. Roentgen Diagnosis of Diseases of Bone, 2nd ed. Vol. I and II. Baltimore: Williams & Wilkins; 1973

Edeiken-Monroe B, Wagner LK, Harris Jr. JH. Hyperextension dislocation of the cervical spine. Am J Roentgenol 1986; 146: 803–808

Edgren W, Vaino S. Osteochondrosis juvenilis lumbalis. Acta Chir Scand 1957; Suppl. 227: 1–48

Edlund E, Johnsson U, Lidgren L et al. Palmoplantar pustulosis and sternocostoclavicular arthro-osteitis. Ann Rheum Dis 1988; 47: 809–815

Ehara S, Kattapuram SV, Khurana JS et al. Case report 551. Intraosseous ganglion of olecranon with vacuum phenomenon. Skeletal Radiol 1989; 18: 329–330

Ehrlich GE. Antecubital cysts in rheumatoid arthritis – a corollary to popliteal (Baker's) cysts. J Bone Joint Surg 1972; 54A: 165–169

El-Khoury GY, Yousefzadeh DK et al. Pseudospondylolysis. Radiology 1981: 139: 72

Elliott AM, Evans JA, Chudley AE et al. The duplicated longitudinal epiphysis or "kissing delta phalanx". Evolution and variation in three different disorders. Skeletal Radiol 2004; 33: 345–351

Ellis BI, Shier CK, Leisen JJ et al. Acne-associated spondylarthropathy. Radiographic features. Radiology 1987; 162: 541–545

Emig EW, Schweitzer ME, Karasick D et al. Adhesive capsulitis of the shoulder: MR diagnosis. Am J Roentgenol 1995; 164: 1457–1459

Engelhardt P. Juvenile Hüftkopflösung und Koxarthrose. Stuttgart: Enke; 1984

Engelhardt P. Die Spätprognose des Morbus Perthes: Welche Faktoren bestimmen das Arthroserisiko? Z Orthop 1985; 123: 168–181

Erbe W, Stephan G, Böttcher H. Das Muster der Skelettveränderungen bei der Akromegalie. Fortschr Röntgenstr 1975; 122: 317–322

Ergan M, Macro M, Benhamou CL et al. L'arthrite septique interapophysaire postérieure. A propos des sic cas à l'étage lombaire. Rev Rhum 1997; 64: 449–459

Ergan M, Macro M, Benhamou et al. L'arthrite septique interapophyssaire postériour. A propos de six cas à l'étage lumbaire. Rev Rhum 1997; 64: 449–459

Erggelet C, Steinwachs M, Reichelt A. Die Behandlung von Gelenkknorpeldefekten. Dtsch Ärztebl 1998; 95: A-1379–1382

Erickson SJ, Kneeland JB, Komorowski RA et al. Post-traumatic osteolysis of the clavicle. MR features. J Comput Assist Tomogr 1990; 14: 835–837

Eriksen J. A case of carpal tunnel syndrome on the basis of an abnormally long lumbrical muscle. Acta Orthop Scand 1973; 44: 275–277

Essex-Lopresti P. The mechanism, reduction technique, and results in fractures of the os calcis. Br J Surg 1952; 39: 395–419

Ettrich U, Fengler H, Dressler F et al. Überblick über den aktuellen Stand der meßbaren Parameter des Körperstoffwechsels in verschiedenen Körperflüssigkeiten. Z Rheumatol 1998; 57: 375–391

Eulert J. Kompressionssyndrome. Schultergürtel. In: Witt AN, Rettig H, Schlegel KF (Hrsg.). Orthopädie in Praxis und Klinik, Bd. VI, 1, 2. Aufl. Stuttgart: Thieme; 1983: 11.1–11.8

Fam AG, Sugai M, Gertner E et al. Cholesterol „tophus". Arthritis Rheum 1983; 26: 1525–1528

Fam AG, Kolin A. Unusual metacarpophalangeal osteoarthritis in a jackhammer operator. Arthritis Rheum 1986; 29: 1284–1288

Farge D, Remy P, Poignet JL et al. Isolated bone-end sclerosis simulating osteonecrosis after renal transplantation. Arthritis Rheum 1990; 33: 1444–1445

Fassbender HG. Pathologie rheumatischer Erkrankungen. Berlin: Springer; 1975

Fassbender HG. Das Krankheitsbild der Rheumatoiden Arthritis als Ergebnis unterschiedlicher Pathomechanismen. Z Rheumatol 1985; 44: 33–40

Fassbender HG. Die Bedeutung entzündlicher Prozesse bei der Osteoarthrose. Z Rheumatol 1983; 42: 145–151
Fassbender HG. Strukturelle Grundlagen der Osteoarthropathia psoriatica. In: Schilling F, Hrsg. Arthritis und Spondylitis psoriatica. Darmstadt: Steinkopff; 1986: 31–44
Feindt W. Beitrag zur Röntgendiagnose von Dekompressionsfolgen am Skelett. Arbeitsmed Sozialmed Präventivmed 1974; 9: 14–16
Feldtkeller E. Erkrankungsalter und Diagnoseverzögerung bei Spondylarthropathien. Z Rheumatol 1999; 58: 21–30
Feller ER, Schumacher HR. Osteoarticular changes in Wilson's disease. Arthr Rheum 1972; 15: 259–266
Fenn S, Datir A, Saifuddin A. Synovial recesses of the knee: MR imaging review of anatomical and pathological features. Skeletal Radiol 2009; 38: 317–328
Ficat P. Pathologie fémoro-patellaire. Paris: Masson; 1970
Fick R. Handbuch der Anatomie und Mechanik der Gelenke unter Berücksichtigung der bewegenden Muskeln, 1. Teil. Jena: Fischer; 1904
Fines BP, Stacy S. Stress fracture of the ulna in an adolescent baton twirler. Skeletal Radiol 2002; 31: 116–118
Fink B, Assheuer J, Enderle A et al. Avascular osteonecrosis of the acetabulum. Skeletal Radiol 1997; 26: 509–516
Fink B, Rüther W, Tillmann K. Die OSG-Endoprothese. Entwicklung und Ergebnisse. Akt Rheumatol 1999; 24: 95–101
Finke J. Neurologie für die Praxis. Stuttgart: Hippokrates; 1985
Fiorella D, Helms CA, Nunley 2nd. JA. The MR imaging features of the posterior intermalleolar ligament in patients with posterior impingement syndrome of the ankle. Skeletal Radiol 1999; 28: 573–576
Fischer E, Stecher W. Die Hyperostose der Rippenköpfchen, ein Teilbild der perivertebralen Hyperostose. Fortschr Röntgenstr 1972; 117: 336–342
Fischer E. Akroosteosklerose der Finger, eine normale geschlechts- und altersabhängige endostale Reaktion. Fortschr Röntgenstr 1982; 137: 384–388
Fischer E. Beidseitige radiale karpale Synostosen als Spätfolge einer Reflexdystrophie nach sukzessiver beidseitiger Radiusfraktur. Radiologe 1986; 26: 230–232
Fisher MS. An unusual change in acromegaly. Skeletal Radiol 1978; 3: 177–178
Flanagan AM, Delaney D, O'Donnell P. Benefits of molecular pathology in the diagnosis of musculoskeletal disease. Part II of a two-part review: bone tumors and metabolic disorders. Skeletal Radiol 2010; 39: 213–224
Forestier J, Rotès-Quérol J. Hyperostose ankylosante vertébrale sénile. Rev Rhum 1950; 17: 525–534
Forgács S. Bones and joints in diabetes mellitus. The Hague: Nijhoff; 1982
Forrester DM, Kirkpatrick J. Periostitis and pseudoperiostitis. Radiology 1976; 118: 597–601
Foster DR, Park WM, McCall IW et al. The supinator notch sign in rheumatoid arthritis. Clin Radiol 1980; 31: 195–199
Fournié B, Granel J, Heraud A et al. HLA-B et rhematisme psoriatique. Rev Rhum 1991; 58: 269–273
François RJ. Le rachis dans la spondylarthrite ankylosante. Bruxelles: Editions Arscia S.A.; 1975
Françon F, Leroy J. Le »pied hérissé« hors de la goutte. Rev Rhum 1962; 29: 12–17
Frank M, Matthes G, Rademacher G. Isolierte vertebrale Sarcoidosis – eine seltene Differentialdiagnosise osteolytischer Wirbelsäulenläsionen. Fortschr Röntgenstr 2007; 179: 858–860
Frayha R, Stevens MB, Bayless TM. Destructive monarthritis and granulomatous synovitis as the presenting manifestations of Crohn's disease. Johns Hopkins Med J 1975; 137: 151–155
Freemont AJ, Hampson V, Tilman R et al. Gene expression of matrix metalloproteinases 1, 3, and 9 by chondrocytes in osteoarthritic human knee articular cartilage is zone and grade specific. Ann Rheum Dis 1997; 56: 542–549
Freitag P, Gückel C, Fournier PJ et al. Vergleichende Untersuchung der Abbildungsqualität und Aufnahmedosis eines neuen konventionellen Film-Folien-Systems für die Skelettdiagnostik. Fortschr Röntgenstr 1995; 163: 297–302
Fresko I, Soy M, Hamuryudan V et al. Genetic anticipation in Behçet's syndrome. Ann Rheum Dis 1998; 57: 45–48
Fretz CJ, Jungi WF, Neuweiler J et al. Maligne Degeneration eines Morbus Gorham-Stout? Fortschr Röntgenstr 1991; 155: 579–581
Freyschmidt J, Hehrmann R. Primärer Hyperparathyreoidismus als Differentialdiagnose von schweren Skelettdestruktionen. Röntgen-Bl 1978; 31: 495–502
Freyschmidt J, Saure D, Dammenhain S. Der fibröse metaphysäre Defekt (fibröser Kortikalisdefekt, nicht ossifizierendes Knochenfibrom). 1. Mitteilung. Untersuchung zur Häufigkeit. Fortschr Röntgenstr 1981a; 134: 169–177
Freyschmidt J, Ostertag H, Saure D et al. Der fibröse metaphysäre Defekt (fibröser Kortikalisdefekt, nicht-ossifizierendes Knochenfibrom). 2. Mitteilung. Zur Differentialdiagnose. Fortschr Röntgenstr 1981b; 134: 392–400
Freyschmidt J, Freyschmidt G. Haut-, Schleimhaut- und Skeletterkrankungen. SKIBO-Diseases. Berlin: Springer; 1996
Freyschmidt J. Skeletterkrankungen. Klinisch-radiologische Diagnose und Differentialdiagnose. 2. Aufl. Berlin: Springer; 1997
Freyschmidt J, Kasperczyk A. Das „Stierkopf-Zeichen" – szintigraphisches Muster bei sternocostoclaviculärer Hyperostose und Pustulöser Arthroosteitis. Z Rheumatol 1997; 56: 136–143
Friberg S, Hirsch C. Anatomical and clinical studies on lumbar disc degeneration. Acta Orthop Scand 1949; 19: 222–242
Fried K. Neurotrophische Osteoarthropathien als Folge einer Unterbrechung der peripheren Nerven. Radiol Diagn (Berl.) 1969; 10: 77–85
Fried K, Kalná N. Multiple neurotrophische Arthropathie als Folge einer Polyradikulomyelitis. Fortschr Röntgenstr 1980; 132: 447–449
Friedburg H. Bildgebende Verfahren und ihre Wertigkeit. Klinische Diagnostik. In: Hülse M, Neuhuber W, Wolff H-D, Hrsg. Die obere Halswirbelsäule. Pathophysiologie und Klinik. Heidelberg: Springer Medizin; 2005: 183–191, 193–204
Fritze E, Schroeder W, Dickmans H. Rheumatische Reaktionslage und Pneumokoniose. Rundherdpneumokoniose bei Rheumatismus nodosus. Z Rheumaforsch 1962; 21: 61–70
Frykman G. Fracture of the distal radius including sequelae-shoulder-hand-finger syndrome, disturbance of the distal radio-ulnar joint and impairment of nerve function. A clinical and experimental study. Acta Orthop Scand 1967; Suppl. 108: 30–31
Fu LL, Maffulli N, Yip KM et al. Articular cartilage lesions of the knee following immobilisation or destabilisation for 6 or 12 weeks in rabbits. Clin Rheumatol 1998; 17: 227–233
Fujimoto H, Nishimura G, Tsumurai Y et al. Hyperostosis generalisata with striations of the bones. Report of a female case and a review of the literature. Skeletal Radiol 1999; 28: 460–464
Futami T, Itoman M. Extensor carpi ulnaris syndrome. Findings in 43 patients. Acta Orthop Scand 1995; 66: 538–539
Gächter A. Die rezidivierende Hüftprothesenluxation. Orthopäde 1989; 18: 533–539
Gaeta M, Mazziotti S, Toscano A et al. "Dropped-head" syndrome due to isolated myositis of neck extensor muscles. MRI findings. Skeletal Radiol 2006; 35: 110–111
Ganschow R, Grabhorn E, Schumacher Jr. HR. Differentialdiagnostik von Immundefekten im Kindes- und Jugendalter. Hamburg Ärztebl 2002; 56: 10–13
Garancis JC, Cheung HS, Halverson PB et al. "Milwaukee shoulder" – association of microspheroids containing hydroxyapatite crystals, active collagenase, and neutral protease with rotator cuff defects. III. Morphologic and biochemical studies of an excised synovium showing chondromatosis. Arthr Rheum 1981; 24: 484–491
Garcia J. MRI in inflammatory myopathies. Skeletal Radiol 2000; 29: 425–438
Gardner D, Toth J, Aube M. Neuropathic arthropathy associated with chronic inflammatory demyelinating polyradiculoneuropathy. Can Assoc Radiol J 1989; 40: 117–118
Garver P, Resnick D, Niwayama G et al. Epiphyseal sclerosis in renal osteodystrophy simulating osteonecrosis. Am J Roentgenol 1981; 136: 1239–1241

Gasco J, Del Pino JM, Gomar-Sancho F. Double patella. A case of duplication in the coronal plane. J Bone Joint Surg Br 1987; 69: 602–603

Gekeler J. Die Hüftkopfepiphysenlösung. Radiometrie und Korrekturplanung. Stuttgart: Enke; 1978

Gekeler J. Morbus Scheuermann. Zum Krankheitsbild und Krankheitswert der Osteochondrosis spinalis adolescentium. Dtsch Med Wschr 1981; 106: 1585–1591

Genant HK, Kozin F, Beokerman C et al. The reflex sympathetic dystrophy syndrome. A comprehensive analysis using fine-detail radiography, photon absorptiometry, and bone and joint scintigraphy. Radiology 1975; 117: 21–32

Genevay S, Stingelin S, Gabay C. Efficacy of etanercept in the treatment of acute, severe sciatica. A pilot study. Ann Rheum Dis 2004; 63: 1120–1123

Genth E, Kaufmann S, Mierau R. Das Anti-(Aminoacyl-tRNA-) Synthetase-Syndrom (Jo-1-Syndrom). Ein eigenständiges Autoantikörper-assoziiertes Krankheitsbild mit Myositis fibrosierender Alveolitis und Polyarthritis. Akt Rheumatol 1993; 18: 113–119

Genth E, Mierau R. Diagnostische Bedeutung Sklerodermie- und Myositis-assoziierter Autoantikörper. Z Rheumatol 1995; 54: 39–49

Gerster JC, Lagier R, Livio JJ. Propionibacterium acnes in a spondylitis with palmoplantar pustulosis. Ann Rheum Dis 1990; 49: 337–338

Gerster JC, Valceschini P. Destructive arthropathy of fingers in primary hypothyroidism without chondrocalcinosis. Report of 3 cases. J Rheumatol 1992; 19: 637–641

Gibbon WW, Long G. Ultrasound of the plantar aponeurosis (fascia). Skeletal Radiol 1999; 28: 21–26

Giedion A, Holthusen W, Masel LF et al. Subacute and chronic "symmetrical" osteomyelitis. Ann Radiol 1972; 15: 329–342

Giedion A. Idiopathische Osteolysen (IO). In: Frommhold W, Dihlmann W, Stender H-S et al., Hrsg. Schinz Radiologische Diagnostik in Klinik und Praxis, Bd.VI/2. 7. Aufl. Stuttgart: Thieme; 1991a: 825–830

Giedion A. Konstitutionell-genetische Skeletterkrankungen. In: Frommhold W, Dihlmann W, Stender H-S et al., Hrsg. Schinz Radiologische Diagnostik in Klinik und Praxis, Bd.VI/2. 7. Aufl. Stuttgart: Thieme; 1991b: 575–796

Giedion A. Osteochondrodysplasien. In: Frommhold W, Dihlmann W, Stender H-S et al., Hrsg. Schinz Radiologische Diagnostik in Klinik und Praxis, Bd.VI/2. 7. Aufl. Stuttgart: Thieme; 1991c: 581–796

Giedion A. Larsen-Syndrom (LS) und andere Syndrome mit multiplen Luxationen. In: Frommhold W, Dihlmann W, Stender H-S et al. (Hrsg.). Schinz. Radiologische Diagnostik in Klinik und Praxis, Bd, VI/2, 7. Aufl. Stuttgart: Thieme; 1991d: 652–655

Gigante MC, Santori FS, Zoppini A et al. Familial erosive arthritis associated with camptodactyly. Scand J Rheumatol 1990; 19: 239–244

Gilula LA, Bliznak J, Staple TW. Idiopathic nonfamilial acroosteolysis with cortical defects and mandibular ramus osteolysis. Radiology 1976; 121: 63–68

Ginsburg WW, Cohen MD, Hall SB et al. Seronegative polyarthritis in giant cell arteritis. Arthr Rheum 1985; 28: 1362–1366

Glajchen N, Schweitzer M. MRI features in de Quervain's tenosynovitis of the wrist. Skeletal Radiol 1996; 25: 63–65

Glick EN. Asymmetrical rheumatoid arthritis after poliomyelitis. Brit Med J 1967/III; 26–28

Glimcher MJ, Kenzora LE. The biology of osteonecrosis of the human femoral head and its clinical implications. I. Tissue biology. Clin Orthop 1979a; 138: 284–309

Glimcher MJ, Kenzora LE. The biology of osteonecrosis of the human femoral head and its clinical implications. II. The pathological changes in the femoral head as an organ and in the hip joint. Clin Orthop 1979b; 139: 283–312

Glimcher MJ, Kenzora LE. The biology of osteonecrosis of the human femoral head and its clinical implications. III. Discussion of the etiology and genesis of the pathological sequelae; comments on treatment. Clin Orthop 1979c; 140: 273–312

Glogowski G. Röntgenologischer Nachweis der Entstehung erscheinungsbildlich vom Morbus Bechterew nicht zu unterscheidender Krankheitsbilder durch generalisierte Osteomyelitis. Zugleich ein Beitrag zur gutachterlichen Beurteilung des Bechterew unter Berücksichtigung neuester Erkenntnisse. Z Orthop 1959; 91: 50–65

Gloor HJ, Wetterwald O, Truniger B. Medikamentöse Fluorose bei Myelom. Schweiz Med Wschr 1980; 110: 807–812

Gold RH, Metzger AL, Mirra JM et al. Multicentric reticulohistiocytosis (lipoid dermatoarthritis). An erosive polyarthritis with distinctive clinical, roentgenographic and pathologic features. Am J Roentgenol 1975; 124: 610–624

Gold RH, Tong DJ, Crim JR et al. Imaging the diabetic foot. Skeletal Radiol 1995; 24: 563–571

Goldberg RP, Zulman JI, Genant HK. Unilateral primary osteoarthritis of the hand in monoplegia. Radiology 1980; 135: 65–66

Goldbloom RB, Stein PB, Eisen A et al. Idiopathic periosteal hyperostosis with dysproteinemia. A new clinical entity. New Engl J Med 1966; 274: 873–878

Golding DN. The musculo-skeletal features of hypothyroidism. Postgrad Med J 1971; 47: 611–614

Golding DN, Walshe JM. Arthropathy of Wilson's disease. Study of clinical and radiological features in 32 patients. Ann Rheum Dis 1977; 36: 99–111

Goldman AB, Davidson D, Pavlov H et al. "Popcorn" calcifications. A prognostic sign in osteogenesis imperfecta. Radiology 1980; 138: 351–358

Gomez-Jorge JT, Donahue F, Ganz W et al. Osseous manifestations of bacillary angiomatosis. Skeletal Radiol 1996; 25: 505–508

Goñi MA, Scheines EJ, Paira So et al. Rheumatoid nodulosis. A puzzling variant of rheumatoid arthritis. Clin Rheumatol 1992; 11: 396–401

Goodman TA, Merkel PA, Perlmutter G et al. Heterotopic ossification in the setting of neuromuscular blockade. Arthr Rheum 1997; 40: 1619–1627

Gore DR. Iatrogenic avascular necrosis of the hip in young children. J Bone Joint Surg1974; 56A: 493–502

Gorman JB, Stone R, Keats TE. Changes in the sternoclavicular joint following radical neck dissection. Amer J Roentgenol 1971; 111: 584–587

Gorres G, Stoeckli TC, Kaim A et al. Diagnostik der infektiösen Spondylitis. Wertigkeit der Knochenmarkszintigraphie mit 99mTC monoklonalen Granulozyten Antikörpern in Kombination mit 99mTc-DPD Skelettszintigraphie. Röntgenpraxis 1996; 49: 235–238

Gortvai P. Deformities of the hands and feet in Parkinsonism and their reversibility by operation. J Neurol Neurosurg Psychiat 1963; 26: 33–36

Graf J, Bernd L, Pauschert R et al. Das seltene Auftreten einer villonodulären Synovialitis an beiden Schultergelenken. Z Rheumatol 1991; 50: 46–48

Grahame R, Hakim AJ. Hypermobility. Curr Opin Rheumatol 2008; 20: 106–110

Grampp S, Henk CB, Mostbeck GH. Overuse edema in the bone marrow of the hand. Demonstration with MRI. J Comput Assist Tomogr 1998; 22: 25–27

Gray RG, Poppo MJ, Gottlieb NL. Primary familial bilateral carpal tunnel syndrome. Ann Intern Med 1979; 91: 37–40

Green JD, Harle TS, Harris Jr. JH. Anterior subluxation of the cervical spine: hyperflexion sprain. Am J Neuroradiol 1981; 2: 243–250

Green P, Whittaker RP. Benign chondroblastoma. Case report with pulmonary metastasis. J Bone Joint Surg 1975; 57A: 418–420

Greenfield GB. Radiology of Bone Diseases. Philadelphia: Lippincott; 1969

Greenspan A, Azouz EM, Matthews 2nd J et al. Synovial hemangioma: imaging features in eight histologically proven cases, review of the literature, and differential diagnosis. Skeletal Radiol 1995; 24: 583–590

Griffin Jr. CN. Severe erosive arthritis of large joints in ehronic renal failure. Skeletal Radiol 1984; 12: 29–33

Griffiths HJ, Rossini AA. A case of lipoatrophic diabetes. Radiology 1975; 114: 329–330

Griffiths HJ, Utz R, Burke J et al. Adhesive capsulitis of the hip and ankle. Am J Roentgenol 1985; 144: 101–105
Grokoest AW, Snyder AI, Ragan C. Some aspects of juvenile rheumatoid arthritis. Bull rheum Dis 1957; 8: 147–148
Groshar D, Liberson A, Alperson M et al. Scintigraphy of posterior tibial tendinitis. J Nucl Med 1997; 38: 247–249
Gross F, Hainke H, Idelberger K. Die Antetorsion des coxalen Femurendes bei ausschließlich funktioneller Behandlung der Hüftdysplasie. Arch Orthop Unfall-Chir 1969; 65: 293–312
Gross WL. Primäre systemische Vaskulitiden. Teil I: Allgemeine Übersicht. Internist (Berl) 1999a; 40: 779–794
Gross WL. Primäre systemische Vaskulitiden. Teil II: Krankheitsbilder. Internist (Berl) 1999b; 40: 951–968
Grosshans EM. SAPHO. The impossible acronym. Dermatology 1993; 186: 161–162
Grote R, Elgeti H, Saure D. Bestimmung des Antetorsionswinkels am Femur mit der axialen Computertomographie. Röntgenblätter 1980; 33: 31–42
Gruen TA, McNeice GM, Amstutz HC. "Modes of failure" of cemented stem-type femoral components. A radiographic analysis of loosening. Clin Orthop 1979; 141: 17–27
Grunert S, Brückl R, Rosemeyer B. Die röntgenologische Bestimmung des reellen CCD- und AT-Winkels nach Rippstein und Müller. Teil 1. Korrektur der Umrechnungstabelle und Untersuchung der Einflüsse von Lagerungsfaktoren. Radiologe 1986; 26: 293–304
Gubler FM, Maas M, Dijkstra PF et al. Cystic rheumatoid arthritis. Description of a nonerosive form. Radiology 1990; 177: 829–834
Guest CM, Jacobson HG. Pelvic and extrapelvic osteopathy in rheumatoid spondylitis. A clinical and roentgenographic study of ninety cases. Am J Roentgenol 1951; 65: 760–768
Gupta SK, Mohan V. The thoracic paraspinal line. Further significance. Clin Radiol 1979; 30: 329–335
Gutiérrez-Ureña S, Molina J, Molina JF et al. Poststreptococcal reactive arthritis, clinical course, and outcome in 6 adult patients. J Rheumatol 1995; 22: 1710–1713
Guyer PB, Brunton FJ, Wren MWG. Pachydermoperiostosis with acro-osteolysis. A report of five cases. J Bone Joint Surg 1978; 60B: 219–223
Gyepes MT, Newbern DH, Neuhauser EBD. Metaphyseal and physeal injuries in children with spina bifida and meningomyeloceles. Am J Roentgenol 1965; 95: 168–177
Haage H. Die Arthrographie des Handgelenkes. 1. Radiologe 1966; 6: 50–57
Hachulla E, Houvenagel E, Mingui A et al. Reactive arthritis after hepatitis B vaccination. J Rheumatol 1990; 17: 1250–1251
Hackenbroch M. Die Arthrosis deformans der Hüfte. Grundlagen und Behandlung. Leipzig: Thieme; 1943
Hadley MN, Browner CM, Liu SS et al. New subtype of acute odontoid fractures (type II A). Neurosurgery 1988; 22: 67–71
Häfner R, Truckenbrodt H. Juvenile chronische Arthritis. Dtsch Ärzteblatt 1991; 88: B1958–1964
Häfner R. Juvenile idiopathische Arthritis. Die neue Nomenklatur und Klassifikation der chronischen Arthritis im Kindesalter. Akt Rheumatol 2002; 27: 18–21
Hähnel H. Idiopathische Skoliosen – Übersicht zur Klassifizierung und operative Therapie. In: Weber U, Schwertlick G, Hrsg. Wirbelsäulenerkrankungen Wirbelsäulenverletzungen. Operative Therapie – Stabilisierungsverfahren. Stuttgart: Thieme; 1994: 55–64
Haibel H, Rudwaleit M, Braun J et al. Epidemiologie und Versorgung im Bereich der Spondylarthropathien. Z Rheumatol 2002; 61: 30–38
Haims AH, Schweitzer ME, Patel RS et al. MR imaging of the Achilles tendon. Overlap of findings in symptomatic and asymptomatic individuals. Skeletal Radiol 2000; 29: 640–645
Halliday AL, Henderson BR, Hart BL et al. The management of unilateral lateral mass/facet fractures of the subaxial cervical spine: the use of magnetic resonance imaging to predict instability. Spine 1997; 22: 2614–2621
Halverson PB, Garancis JC, McCarty DJ. Histopathological and ultrastructural studies of synovium in Milwaukee shoulder syndrome – a basic calcium phosphate crystal arthropathy. Ann Rheum Dis 1984; 43: 734–741
Hamai S, Harimaya K, Maeda T et al. Traumatic atlantooccipital dislocation with atlantoaxial subluxation. Spine 2006; 31E: 421–424
Hammoudeh M, Siam AR. Familial hypertrophic synovitis. Clin Rheumatol 1993; 12: 401–404
Hamoir XL, François RJ, van den Haute V et al. Arthritis and hidradenitis suppurativa diagnosed in a 48-year-old man. Skeletal Radiol 1999; 28: 453–456
Hannequin JR, Schwingt E, Schmutz G. Chondrolyse articulaire après algodystrophie. Rheumatologie 1985; 37: 313–316
Hannon RC, Limas C, Cigtay OS et al. Bone and joint involvement in primary amyloidosis. J Canad Ass Radiol 1975; 26: 112–115
Hanson JA, Deliganis AV, Baxter AB et al. Radiologic and clinical spectrum of occipital condyle fractures: retrospective review of 107 consecutive fractures in 95 patients. Am J Roentgenol 2002; 178: 1261–1268
Harlow CL, Kilcoyne RF, Aeling J et al. Skin and bones. Dermatologic conditions with skeletal abnormalities. Skeletal Radiol 1997; 26: 201–213
Harris JH, Yeakley JW. Hyperextension-dislocation of the cervical spine. Ligament injuries demonstrated by magnetic resonance imaging. J Bone Joint Surg Br 1992; 74: 567–570
Harris JH, Lee JS, Coupe KJ et al. Acetabular fractures revisited: part 1, redefinition of the Letournel anterior column. Am J Roentgenol 2004a; 182: 1363–1366
Harris JH, Coupe KJ, Lee JS et al. Acetabular fractures revisited: part 2, a new CT-based classification. Am J Roentgenol 2004b; 182: 1367–1375
Harris JH, Coupe KJ, Lee JS et al. Acetabular fractures revisited: a new CT-based classification. Semin Musculoskelet Radiol 2005; 9: 150–160
Harrison RB, Keats TE, Frankel CJ et al. Radiographic clues to fractures of the unossified medial humeral condyle in young children. Skeletal Radiol 1984; 11: 209–212
Hart R, Saterbak A, Rapp T et al. Nonoperative management of dens fracture nonunion in elderly patients without myelopathy. Spine 2000; 25: 1339–1343
Hashimoto S, Ochs RL, Komiya S et al. Linkage of chondrocyte apoptosis and cartilage degradation in human osteoarthritis. Arthr Rheum 1998; 41: 1632–1638
Hauzeur J-P, Perlmutter N, Appelboom T et al. Medullary impairment at early stage of non-traumatic osteonecrosis of the femoral head. Rheumatol Int 1991; 11: 215–217
Haverbusch TJ, Wilde AH, Hawk Jr. WA et al. Osteolysis of the ribs and cervical spine in progressive systemic sclerosis (scleroderma). J Bone Joint Surg 1974; 56A: 637–640
Hawkins LG. Fractures of the neck of the talus. J Bone Joint Surg Am 1970; 52: 991–1002
Hedayati B, Saifuddin A. Focal lesions of the patella. Skeletal Radiol 2009; 38: 741–749
Heller M, Dihlmann W. Computertomographie der Paget-Koxopathie. Fortschr Röntgenstr 1983; 138: 427–434
Heller M, Jend H-H. Pelvic injuries. In: Heller M, Jend H-H, Genant HK. Computed Tomography of Trauma. Stuttgart: Thieme; 1986: 89–102
Hellinger J. Meßmethoden in der Skelettradiologie. Linien, Distanzen Winkel und ihre klinische Bedeutung. Stuttgart: Thieme; 1995
Hench PS, Rosenberg EF. Palindromic rheumatism. A "new", oftrecurring disease of joints (arthritis, periarthritis, paraarthritis) apparently producing no articular residues – Report of thirty-four cases; its relation to "angioneural arthrosis", "allergic rheumatism" and rheumatoid arthritis. Arch Intern Med 1944; 73: 293–321
Hepp WR. Radiologie des Femoro-Patellargelenkes. Stuttgart: Enke; 1983
Herber S, Kalden P, Kreitner K-F et al. MRT bei chronischer Epicondylitis humeri radialis an einem 1,0 T-Gerät – Kontrastmittelgabe notwendig? Fortschr Röntgenstr 2001; 173: 454–459

Hermann G, Shapiro R, Abdelwahab IF et al. Extraosseous extension of Gaucher cell deposits mimicking malignancy. Skeletal Radiol 1994; 23: 253–256
Hermann KG, Halle H, Reisshauer A et al. Peripartale Veränderungen des Beckenrings. Wie sinnvoll ist die Magnetresonanztomographie? Fortschr Röntgenstr 2007; 179: 1243–1250
Hernandez RJ, Poznanski AK. Distinctive appearance of the distal phalanges in children with primary hypothyroidism. Radiology 1979; 132: 83–84
von Hessling P. Einseitig doppeltes Sitzbein. Fortschr Röntgenstr 1983; 138: 494
Heuck F, Buchenhofer M. Röntgenbefunde einer Paraosteoarthropathie nach Intensivbehandlung infolge Intoxikation. Radiologe 1974; 14: 470–477
Heuck F. Radiologie des gesunden Skelettes. In: Frommhold W, Dihlmann W, Stender H-S et al., Hrsg. Schinz Radiologische Diagnostik in Klinik und Praxis Bd.VI/1. 7. Aufl. Stuttgart: Thieme; 1989: 57
Heyden G, Kindblom LG, Nielsen JM. Disappearing bone disease. A clinical and histological study. J Bone Joint Surg Am 1977; 59: 57–61
Heymer B. Histomorphologie der Entzündung. Z Rheumatol 1988; 47: 189–194
Hilal G, Martel-Pelletier J, Pelletier JP et al. Osteoblast-like cells from human subchondral osteoarthritic bone demonstrate an altered phenotype in vitro: Possible role in subchondral bone sclerosis. Arthr Rheum 1998; 41: 891–889
Hilgenreiner H. Zur Frühdiagnose und Frühbehandlung der angeborenen Hüftgelenkverrenkung. Med Klin 1925; 24 1385–1389, 1425–1429
Hilker A, Schmidt K. Endoprothetische Versorgung des Ellenbogengelenkes. Akt Rheumatol 2009; 34: 27–37
Hille E, Dries S, Flügge K et al. Indikation zum künstlichen Gelenkersatz an Hüfte und Knie. Akt Rheumatol 2003; 28: 328–333
Hinck VC, Hopkins CE, Clark WM. Sagittal diameter of the lumbar spinal canal in children and adults. Radiology 1965; 85: 929–937
Hinck VC, Clark Jr. WM, Hopkins CE. Normal interpediculate distances (minimum and maximum) in children and adults. Am J Roentgenol 1966; 97: 141–153
Hirano A, Fukubayashi T, Ishii T et al. Magnetic resonance imaging of Osgood-Schlatter disease: the course of the disease. Skeletal Radiol 2002; 31: 334–342
Hladik M. Vorzeitige entzündliche perichondrale Verkalkung und Verknöcherung im Kindesalter. Fortschr Röntgenstr 1968; 108: 758–760
Hodler J, Resnick D. Current status of imaging of articular cartilage. Skeletal Radiol 1996; 25: 703–709
Höffken W. Eine Varietät der Ulna und ihre Täuschungsmöglichkeit. Fortschr Röntgenstr 1952; 76: 259–260
Hofmann S, Engel A, Neuhold A et al. Bone-marrow oedema syndrome and transient osteoporosis of the hip. An MRI-controlled study of treatment by core decompression. J Bone Joint Surg Br 1993; 75: 210–216
Hofmann S, Kramer J, Leder K et al. Die nichttraumatische Hüftkopfnekrose des Erwachsenen. Teil I: Pathophysiologie, Klinik und therapeutische Möglichkeiten. Radiologe 1994; 34: 1–10
Hoggins GS, Hamilton MC. Dentofacial defects associated with scleroderma. Oral Surg 1969; 27: 734–736
Holden CP, Holman J, Herman MJ. Pediatric pelvic fractures. J Am Acad Orthop Surg 2007; 15: 172–177
Holobinko JN, Damron TA, Scerpella PR et al. Calcific myonecrosis: keys to early recognition. Skeletal Radiol 2003; 32: 35–40
Holtz U, Gerstenberg E. Zur Isomorphie primärer und sekundärer Knochengeschwülste im Röntgenbild. Röntgen-Bl 1975; 28: 553–559
Hornstein OP. Klinische Pathologie der Haut bei rheumatischen Erkrankungen. Z Rheumaforsch 1967; 26: 273–290
Horny H-P, Sotlar K, Valent P et al. Die Mastozytose. Eine Erkrankung der hämopoetischen Stammzelle. Dtsch Ärztebl 2008; 105: 686–692
Horusitzky A, Dumont D, Valeyre D et al. Osteoartikuläre Manifestationen bei Sarkoidose. Rheumatologie in Europa 1998; 27: 108–111
Hosono M, Kobayashi H, Fujimoto R et al. MR appearance of parasymphseal insufficiency fractures of the os pubis. Skeletal Radiol 1997; 26: 525–528
Hsien-Chi F. Periostitis of the os calcis. An osteo-periosteal manifestation of rheumatoid arthritis. Chin Med J 1948; 66: 57–65
Hsu LC, O'Brien JP, Yau AC et al. Valgus deformity of the ankle in children with fibular pseudarthrosis. Results of treatment by bone-grafting of the fibula. J Bone Joint Surg Am 1974; 56: 503–510
Hughes RJ, Saifuddin A. Progressive non-infectious anterior vertebral fusion (Copenhagen Syndrome) in three children. Features on radiographs and MR imaging. Skeletal Radiol 2006; 35: 397–401
Hülse M. Das so genannte Schleudertrauma der HWS. In: Hülse M, Neuhuber W, Wolff H-D, Hrsg. Die obere Halswirbelsäule. Pathophysiologie und Klinik. Heidelberg: Springer Medizin; 2005a: 215–221
Hülse M. Die Bedeutung vertebragener Störungen im HNO-Bereich. In: Hülse M, Neuhuber W, Wolff H-D, Hrsg. Die obere Halswirbelsäule. Pathophysiologie und Klinik. Heidelberg: Springer Medizin; 2005b: 111–163
Hülse M, Coenen W. Funktionelle Störungen der Wirbelsäule vom Säuglings- bis zum Kindesalter, das „Tonus-Asymmetrie-Syndrom". In: Hülse M, Neuhuber W, Wolff H-D, Hrsg. Die obere Halswirbelsäule. Pathophysiologie und Klinik. Heidelberg: Springer Medizin; 2005: 173–182
Hunder GG, Kelly PJ. Roentgenologic transient osteoporosis of the hip. A clinical syndrome? Ann Intern Med 1968; 68: 539–552
Hüner A, Hornstein OP, von den Driesch P. Pyoderma gangraenosum. Klinik, assoziierte Erkrankungen und Therapiemöglichkeiten. Dtsch Ärzteblatt 1995; 92C: 1295–1299
Huppertz H-J. Viren und Arthritis. Dtsch Ärzteblatt 1995; 92C: 938–942
Hur J, Damron TA, Vermont AI et al. Fibroma of tendon sheath of the infrapatellar fat pad. Skeletal Radiol 1999; 28: 407–410
Ichikawa T, Nakajima Y, Fujimoto H et al. Giant calcifying epithelioma of Malherbe (pilomatrixoma). Imaging features. Skeletal Radiol 1997; 26: 602–605
Idelberger K, Frank A. Über eine neue Methode zur Bestimmung des Pfannendachwinkels beim Jugendlichen und Erwachsenen. Z Orthop 1952; 82: 571–577
Ikegawa S, Nagano A, Satoyoshi E. Skeletal abnormalities in Satoyoshi's syndrome. A radiographic study of eight cases. Skeletal Radiol 1993; 22: 321–324
Im JG, Chung JW, Han SK et al. CT manifestations of tracheobronchial involvement in relapsing polychondritis. J Comput Assist Tomogr 1988; 12: 792–793
Imhäuser G. Die physiologische intrapelvine Vorragung des Hüftpfannenbodens. Ein Beitrag zur Entwicklung des Hüftgelenkes. Z Orthop 1952; 81: 161–179
Imhäuser G. Frühdiagnose und Frühbehandlung der jugendlichen Hüftkopflösung. Therapiewoche 1969; 19: 810–813
Imhof H, Kramer J, Rand T et al. Knochenentzündungen (einschließlich Spondylitis). Orthopäde 1994; 23: 323–330
Imhof H, Breitenseher M, Kainberger F et al. Degenerative joint disease. Cartilage or vascular disease? Skeletal Radiol 1997; 26: 398–403
Insall J, Salvati E. Patella position in the normal knee joint. Radiology 1971; 101: 101–104
Irlenbusch U, Enders E-M, Traut H. Epidemiologische Untersuchungen zur Generalisierten Osteoarthrose an einer städtischen und ländlichen Population. Akt Rheumatol 1999; 24: 27–34
Ishikawa H, Hirohota K, Kashiwagi D. A case report of patellal cubiti. Z Rheumatol 1976; 35: 407–411
Isu T, Miyasaka K, Abe H et al. Atlantoaxial dislocation associated with neurofibromatosis. Report of three cases. J Neurosurg 1983; 58: 451–453

Jacqueline F. Résorptions osseuses massives et brusques au cours des coxarthroses destructrices rapides. Étude radiologique et anatomique. Rev Rhum 1979; 46: 619–627
Jambhekar N, Desai SS, Puri A et al. Florid reactive periostitis of the hands. Skeletal Radiol 2004; 33: 663–665
Jansen HH. Kortikoidschäden aus pathologisch-anatomischer Sicht. Therapiewoche 1967; 17: 1907–1913
Jawad ASM, Burrel M, Lim KL et al. Erosive arthritis in relapsing polychondritis. Postgrad Med J 1990; 66: 768–770
Jayson M, Lloyd-Jones K, Berry DC et al. Resorption of the mandible in vinyl chloride acro-osteolysis. Arthr Rheum 1976; 19: 971
Jelinek JS, Murphey MD, Aboulafia AJ et al. Muscle infarction in patients with diabetes mellitus. MR imaging findings. Radiology 1999; 211: 241–247
Jend H-H, Heller M, Schöntag H et al. Eine computertomographische Methode zur Bestimmung der Tibiatorsion. Fortschr Röntgenstr 1980; 133: 22–25
Jend H-H, Heller M, Bücheler E. Computertomographie des Beckens, des Schultergürtels und der Extremitäten. Orthopäde 1984; 13: 151–168
Johanning K. Coxa vara infantum. 1. Clinical appearance and aetiological problems. Acta Orthop Scand 1951/52; 21: 273–299
Johnson C, Graham CB, Curtis FK. Roentgenographic manifestations of chronic renal disease treated by periodic hemodialysis. Am J Roentgenol 1967; 101: 915–926
Johnson TH, Mital N, Rodnan GP et al. Relapsing polychondritis. Radiology 1973; 106: 313–315
Joseph B, Chacko V. Acro-osteolysis associated with hypertrophic pulmonary osteoarthropathy and pachydermoperiostosis. Radiology 1985; 154: 343–344
Joseph L, Hing SN, Presneau et al. Familial tumoral calcinosis and hyperostosis-hyperphosphataemia syndrome are different manifestations of the same disease: novel missense mutations in GALNT3. Skeletal Radiol 2010; 39: 63–68
Judet R, Judet J, Letournel E. Fractures of the acetabulum: Classification and surgical approaches for open reduction. Preliminary report. J Bone Joint Surg Am 1964; 46: 1615–1646
Jun JB, Kim TH, Jung SS et al. Seronegative spondyloarthropathy initiated by physical trauma. Clin Rheumatol 2000; 19: 348–351
Junghanns H. Spondylolisthesen ohne Spalt im Zwischengelenkstück („Pseudospondylolisthesen"). Arch Orthop Unfall-Chir 1930; 29: 118–127
Jurik AG. Seronegative arthritides of the anterior chest wall: a follow-up study. Skeletal Radiol 1991; 20: 517–525
Kager H. Zur Klinik und Diagnostik des Achillessehnenrisses. Chirurg 1939; 11: 691–695
Kahn M-F, Kahn MA. The SAPHO-syndrome. Baillière's Clin Rheumatol 1994; 8: 333–362
Kahn M-F. Das Synovitis-Akne-Pustulose-Hyperostose-Osteitis-Syndrom (Sapho). Rheumatologie in Europa 1996; 25: 24–26
Kákosy T. Vibration disease. Bailliere's Clin Rheumatol 1989; 3: 30–50
Kamieth H. Röntgenbefunde von normalen Bewegungen in den Kopfgelenken. Stuttgart: Hippokrates; 1983
Kamieth H. Röntgenfunktionsdiagnostik der Halswirbelsäule. Stuttgart: Hippokrates; 1986
Kämmerer K, Dihlmann W, Dörstelmann D. Rudimentärzeichen der tuberösen Sklerose am Skelett. Fortschr Röntgenstr 1971; 115: 306–312
Kamphuis AG, Geerlings W, Hazenberg BP et al. Annual evaluation of hip joints and hands for radiographic signs of a beta 2M-amyloidosis in long-term hemodialysis patients. Skeletal Radiol 1994; 23: 421–427
Kang YS, Rosen K, Clark OH et al. Localization of abnormal parathyroid glands of the mediastinum with MR imaging. Radiology 1993; 189: 137–141
Kapoor A, Page S, Lavalley M et al. Magnetic resonance imaging for diagnosing foot osteomyelitis: a meta-analysis. Arch Intern Med 2007; 167: 125–132
Karam AR, Birjawi GA, Sagich S et al. Generalized dysplasia epiphysealis hemimelica with contralateral sacro-iliac joint involvement. Skeletal Radiol 2008; 37: 1147–1152
Karasick D, Schweitzer ME. Disorders of the hallux sesamoid complex. MR features. Skeletal Radiol 1998; 27: 411–418
Karjalainen PT, Soila K, Aronen HJ et al. MR imaging of overuse injuries of the Achilles tendon. Am J Roentgenol 2000; 175: 251–260
Karras D, Vassilakos J, Kassimos D. Camptocormia or cormoptosis? The etymology of the word. Ann Rheum Dis 1996; 55: 858
Kasperczyk A, Freyschmidt J, Ostertag H. Tumorsimulierende Knochenläsionen bei sternoklavikulärer Hyperostose und Pulstulosis palmoplantaris. Fortschr Röntgenstr 1990; 152: 10–15
Kassarjian A, Llopis E, Palmer WE. Distal clavicular osteolysis. MR evidence for subchondral fracture. Skeletal Radiol 2007; 36: 17–22
Kattan KR. Thickening of the heel-pad associated with long-term Dilantin therapy. Am J Roentgenol 1975; 124: 52–56
Kattapuram TM, Suri R, Rosol MS et al. Idiopathic and diabetic skeletal muscle necrosis. Evaluation by magnetic resonance imaging. Skeletal Radiol 2005; 34: 203–209
Katz JF, Siffert RS. Skeletal maturity in Legg-Calve-Perthes disease. Determination based on bone age of carpal centres. Int Orthop (SICOT) 1977; 1: 227–230
Katzer A, Löhr JE. Frühlockerung von Hüftgelenkprothesen. Dtsch Ärzteblatt 2003; 100A: 384–390
Kaufman LD, Izquierdo Martinez M, Serrano JM et al. 12-year followup study of epidemic Spanish toxic oil syndrome. J Rheumatol 1995; 22: 282–288
Kaushansky K, Finerman GAM, Schwabe AD. Chronic destructive arthritis in familial Mediterranean fever. The predominance of hip involvement and its management. Clin Orthop 1981; 155: 156–169
Keats TE. The distal anterior femoral metaphyseat defect. An anatomic variant that may simulate disease. Am J Roentgenol 1974; 121: 101–102
Keats TE, Joyce JM. Metaphyseal cortical irregularities in children. A new perspective on a multifocal growth variant. Skeletal Radiol 1984; 12: 112–118
Kegel M, Zaun H. Über eine weitere Beobachtung von Hydrops articularis bei Dermatitis herpetiformis Duhring. Z Hautkr 1984; 59: 1673–1676
Kelman CG, Disler DG, Kremer JM et al. Xanthomatous infiltration of ankle tendons. Skeletal Radiol 1997; 26: 256–259
Keser G, Karabulut B, Oksel F et al. Two siblings with juvenile hyaline fibromatosis. Case reports and review of the literature. Clin Rheumatol 1999; 18: 248–252
Kessler I, Silberman Z. An experimental study of the radiocarpal joint by arthrography. Surg Gynec Obstet 1961; 112: 33–40
Keysser M, Weber J. Wirbelsäulenbeteiligung beim Behçet-Syndrom (BS). Akt Rheumatol 1984; 9: 169–171
Khermosh O, Wientroub S. Dysplasia epiphysealis capitis femoris. Meyer's dysplasia. J Bone Joint Surg Br 1991; 73: 621–525
Kho KM, Wright AD, Doyle FH. Heel pad thickness in acromegaly. Brit J Radiol 1970; 43: 119–125
Kijima H, Okada K, Ito H et al. Nodular fasciitis of the finger. Skeletal Radiol 2005; 34: 121–123
Kim HA, Choi KW, Song YW. Arthropathy in Behçet's disease. Scand J Rheumatol 1997; 26: 125–129
Kim YS, Yeh LR, Trudell D et al. MR imaging of the major nerves about the elbow. Cadaveric study examining the effect of flexion and extension of the elbow and pronation and supination of the forearm. Skeletal Radiol 1998; 27: 419–426
Kindermann G, Weber F, Wenderoth H. Ungewöhnliche Knochenschäden nach Cortison. Med Klin 1969; 64: 1919–1923
King LR, Braunstein H, Charnbers D et al. A case study of peculiar soft-tissue and bony changes in association with thyroid disease. J Clin Endocr 1959; 19: 1323–1330
Kingsmore SF, Kingsmore DB, Hall BD et al. Cooccurrence of collagenous colitis with seronegative spondyloarthropathy. Report of a case and literature review. J Rheumatol 1993; 20: 2153–2157

Klages F. Metaplastische Knochenneubildungen im Verlaufe einer chronischen Thalliumvergiftung. Arch Klin Chir 1941; 210: 663–676

Klemp P, Halland AM, Majoos FL et al. Musculoskeletal manifestations in hyperlipidaemia: a controlled study. Ann Rheum Dis 1993; 52: 44–48

Klemperer P, Pollack AD, Baehr G. Diffuse collagen disease. Acute disseminated lupus erythematosus and diffuse scleroderma. J Am Med Ass 1942; 119: 331–332

Klümper A, Lohmann V, Uehlinger E et al. Aseptische Knochennekrosen des Oberschenkelkopfes nach Glucocorticoidbehandlung. Fortschr Röntgenstr 1967; 107: 96–112

Knelles D, Barthel T, Karrer A et al. Prevention of heterotopic ossification after total hip replacement. A prospective, randomized study using acetylsalicylic acid, indomethacin and fractional or single-dosis irradiation. J Bone Jt Surg Br 1997; 79: 596–602

Knitzer RH, Needleman BW. Musculoskeletal syndromes associated with acne. Semin Arthr Rheum 1991; 20: 247–255

Kobayashi Y, Mochida J, Saito I et al. Calcification of the alar ligament of the cervical spine. Imaging findings and clinical course. Skeletal Radiol 2001; 30: 295–297

Kocer N, Dervisoglu S, Ersavasti G et al. Case report 867: Membranous lipodystrophy (polycystic lipomembranous osteodysplasia). Skeletal Radiol 1994; 23: 577–579

Kocyigit H, Hizli N, Memis A et al. A severely disabling disorder. Fibrodysplasia ossificans progressiva. Clin Rheumatol 2001; 20: 273–275

Kohler E, Babbitt D, Huizenga BA et al. Hereditary osteolysis. A clinical, radiological and chemical study. Radiology 1973; 108; 99–105

Köhler H, Uehlinger E, Kutzner J. Sterno-kosto-klavikuläre Hyperostose – ein bisher nicht beschriebenes Krankheitsbild. Dtsch Med Wschr 1975; 100: 1519–1523

Koischwitz D, Marsteller HJ, Lackner K et al. Veränderungen der Hand- und Fingerarterien bei der Vinylchloridkrankheit. Fortschr Röntgenstr 1980; 132: 62–68

Kolář J, Vrabec R. Gelenkknorpelschäden nach Röntgenbestrahlung. Fortschr Röntgenstr 1959; 90: 717–721

Kolář J, Vrabec R. Röntgenologische Knochenbefunde nach der Hochstromverletzung. Fortschr Röntgenstr 1960; 92: 385–394

Kolář J, Vrabec R. Strahlenbedingte Knochenschäden. In: Diethelm L, Heuck F, Olsson O et al., Hrsg. Handbuch der medizinischen Radiologie, Bd. V/I. Berlin: Springer; 1976: 389–512

Kolář J, Zidková H, Vohralik M et al. Langfristige Teilremission des Gorhamschen Syndroms. Fortschr Röntgenstr 1981; 134: 214–215

Kölbel R, Bergmann G, Rohlmann A. Eine Röntgenaufnahmetechnik zur reproduzierbaren Darstellung des femoropatellaren Gleitlagers (FPG). Z Orthop 1979; 117: 60–66

Kölle G. Die juvenile rheumatoide Arthritis (juvenile chronische Polyarthritis) und das Still-Syndrom. Eine klinische und katamnestische Dokumentation. Rheumaforum 4. Karlsruhe: Braun; 1975

Komiya S, Inoue A, Sasaguri Y et al. Rapidly destructive arthropathy of the hip. Studies on bone resorptive factors in joint fluid with a theory of pathogenesis. Clin Orthop 1992; 284: 273–282

Konishi E, Kusuzaki K, Murata H et al. Extraskeletal osteosarcoma arising in myositis ossificans. Skeletal Radiol 2001; 30: 39–43

Kooijmans-Coutinho MF, Markuse HM, Dijkmans BAC. Infecticus arthritis caused by Propionibacterium acnes. A report of two cases. Ann Rheum Dis 1989; 48: 851–852

Kosowicz J. The carpal sign in gonadal dysgenesis. J Clin Endocr 1962; 22: 949–952

Kötter I, Stübiger N. Aktuelle Aspekte der Diagnostik und Therapie des Morbus Behçet. Akt Rheumatol 1999; 24: 51–57

Kramer J, Schratter M, Pongracz N et al. Spondylitis. Erscheinungsbild und Verlaufsbeurteilung mittels Magnetresonanztomographie. Fortschr Röntgenstr 1990; 153: 131–136

Kramer J, Scheurecker A, Mohr E. Osteochondrale Läsionen. Radiologe 1995; 35: 109–116

Krammer PH. Apoptose. Dtsch Ärztebl 2000; 97A: 1752–1759

Kransdorf MJ, Temple HT, Sweet DE. Focal myositis. Skeletal Radiol 1998; 27: 283–287

Kransdorf MJ, Murphey MD, Sweet DE. Liposclerosing myxofibrous tumor. A radiologic-pathologic-distinct fibro-osseous lesion of bone with a marked predilection for the intertrochanteric region of the femur. Radiology 1999; 212: 693–698

Krennmair G, Lenglinger F, Lugmayr H. Ossifikationsvarianten der stylohyoidalen Kette. Fortschr Röntgenstr 2001; 173: 200–204

Krepler P, Mazoch R, Schwägerl W. Diagnosis and relevance of suspected dysplasia of the hip joint, radiologic investigation starting with the age of 3 months. Arch Orthop Traum Surg 1982; 101: 29–37

Kricun ME, Resnick D. Elbow abnormalities in renal osteodystrophy. Am J Roentgenol 1983; 140: 577–579

Krosch H. Ein Fall von periostaler Hyperostose. Fortschr Röntgenstr 1955; 83: 546–553

Kruse H-P, Kuhlencordt F, Ringe J-D. Ergebnisse einer Langzeittherapie der primären Osteoporose mit Natriumfluorid. Dtsch Med Wschr 1978; 103: 248–252

Kubica T, Rüsch-Gerdes S. Die Tuberkulose wird unterschätzt. Ein klinischer Leitfaden zeigt auf, mit welchen diagnostischen Methoden der Verdacht erhärtet werden kann. Dtsch Ärztebl 2004; 101C: 738–739

Kudo H, Iwano K, Yoshizawa H. Cervical cord compression due to extradural granulation tissue in rheumatoid arthritis. A review of five cases. J Bone Joint Surg Br 1984; 66: 426–430

Kuhlencordt F, Kracht J. Chronischer Hyperparathyreoidismus mit C-Zellenhyperplasie der Schilddrüse. Überlegungen zur Einteilung des Hyperparathyreoidismus. Dtsch Med Wschr 1968; 93: 2411–2415

Kühne JH, Wirth CJ, Refior HJ et al. Szintigraphische Verläufe und röntgenologische Befunde nach zementfreier Implantation des PM-Schaftes im Rahmen des Hüftgelenksalloarthroplastik. Fortschr Röntgenstr 1990; 153: 442–445

Kumar R, Swischuk LE, Madewell JE. Benign cortical defect. Site for an avulsion fracture. Skeletal Radiol 1986; 15: 553–555

Kung Ihnat DH, McIlvain-Simpson G, Conard K et al. Inflammatory arthropathies in children with chromosomal abnormalities. J Rheumatol 1993; 20: 742–746

Kuntz Jr. DG, Baratz ME. Fractures of the elbow. Orthop Clin North Am 1999; 30: 37–61

Kuzmich PV, Ecker GA, Karsh J. Rheumatic manifestations in patients with myelodysplastic and myeloproliferative diseases. J Rheumatol 1994; 21: 1649–1654

Kyriakides T, Langton Hewer R. Hand contractures in Parkinson's disease. J Neurol Neurosurg Psychiatry 1988; 51: 1221–1223

Laasonen EM, Lahdenranta U. Lipomembranous polycystic osteodysplasia with progressive dementia. J Comput assist Tomogr 1981; 5: 580–582

Laasonen L, Gripenberg M, Leskinen R et al. A subset of systemic lupus erythematosus with progressive cystic bone lesions. Ann Rheum Dis 1990; 49: 118–120

Laborde JM, Green DL, Askari AD. Arthritis in hemochromatosis. A case report. J Bone Joint Surg 1977; 59A: 1103–1107

Lagier R, Bouvier CA, van Strijthem N. Skeletal changes in congenital fibrinogen abnormalities. Skeletal Radiol 1980; 5: 233–239

Lagier R. Post-traumatic Sudeck's dystrophy localized in the metatarso-phalangeal region. An anatomico-radiological study of a case. Fortschr Röntgenstr 1983; 138: 496–499

Lagier R, Mac Gee W. Spondylodiscal erosions due to gout. Anatomicooradiological study of a case. Ann Rheum Dis 1983; 42: 350–353

Lagier R, Arroyo J, Fallet GH. Sternocostoclavicular hyperostosis. Radiological and pathological study of a specimen with ununited clavicular fracture. Pathol Res Pract 1986; 181: 596–603

Lamy M, Maroteaux P. Acro-osteolyse dominante. Arch Franc Pediat 1961; 18: 693–702

Landwehr P, Barthel S. Os acetabuli posterius bilaterale – seltene Möglichkeit der Verwechslung mit einer Fraktur. Fortschr Röntgenstr 1988; 149: 227–228

Langenskiöld A, Riska EB. Tibia vara (osteochondrosis deformans tibiae). A survey of seventy-one cases. J Bone Joint Surg 1964; 46A: 1405–1420
Langloh ND, Hunder GG, Riggs BL et al. Transient painful osteoporosis of the lower extremities. J Bone Joint Surg 1973; 55A: 1188–1196
Lányi A, Geryk B. Verknöcherungen der Ansatzstellen einiger Sehnen und Bänder und ihr differentialdiagnostischer Wert. Radiol Diagn (Berlin) 1970; 11: 493–499
Lanzer P, Shanahan C. Morbus Mönckeberg. Gefäße als zweites Skelett. Dtsch Ärztebl 2000; 97B: 1376–1480
Larsen EH, Reimann J. Calvé Perthes disease. Acta Orthop Scand 1973; 44: 426–438
Larson RC, Sierra RJ, Sundaram M et al. Calcific myonecrosis: a unique presentation in the upper extremity. Skeletal Radiol 2004; 33: 306–309
Laskin DM. The clinical diagnosis of temporomandibular disorders in the orthodontic patient. Semin Orthod 1995; 1: 197–206
Lateur LM, van Hoe LR, van Ghillewe KV et al. Subtalar coalition. Diagnosis with the C sign on lateral radiographs of the ankle. Radiology 1994; 193: 847–851
Lauge-Hansen N. Fractures of the ankle. IV. Clinical use of genetic roentgen diagnosis and genetic reduction. AMA Arch Surg 1952; 64: 488–500
Lawson JP, Ogden JA, Sella E et al. The painful accessory navicular. Skeletal Radiol 1984; 12: 250–262
Lawson JP. Symptomatic radiographic variants in extremities. Radiology 1985; 157: 625–631
Lecompte M, Blais G, Bisson G et al. Schnitzler's syndrome. Skeletal Radiol 1998; 27: 294–296
Lee AH, Levinson AI, Schumacher Jr. HR. Hypogammaglobulinemia and rheumatic disease. Semin Arthr Rheum 1993; 22: 252–264
Lee BW, Yap HK. Polyarthritis resembling juvenile rheumatoid arthritis in a girl with chronic granulomatous disease. Arthr Rheum 1994; 37: 773–776
Lee JW, Lee JS, Choi K-U et al. CT and MRI findings of calcified spinal meningiomas: correlation with pathological findings. Skeletal Radiol 2010; 39: 345–352
Le Gars L, Savy J-M, Orcel P et al. Le syndrome intitulé »ostéonécrose du plateu tibial interne« peut être lié à une fracture de contrainte. Aspect IRM chez treize sujets. Rev Rhum 1999; 66: 323–330
Le Goff P. Poncet-tuberculose. Rev Rhum 1994; 61: 567
Lejeune E, Daumont A, Deplante JP. Association maladie périodique – spondylarthrite ankylosante. Nouv Presse Méd 1975; 4: 2949–2950
Lemke AJ, Griethe M, Peroz I et al. Morphometrische Analyse des Kiefergelenks anhand von 320 Gelenken mit der MRT. Fortschr Röntgenstr 2005; 177: 217–228
Lenoch F, Vonková A, Králik V et al. Befall des Hüftgelenkes bei der primär chronischen Polyarthritis. Z Rheumaforsch 1966; 25: 343–350
Lentz MW, Noyes FR. Osseous deformity from osteomyelitis variolosa. A case report. Clin Orthop 1979; 143: 155–157
Leone A, Cerase A, Equitani F et al. Tunneling Schmorl's nodes in an elderly woman treated for acute lymphoblastic leukemia. Skeletal Radiol 2000; 29: 660–663
Leone A, Sundaram M, Cerase A et al. Destructive spondyloarthropathy of the cervical spine in long-term hemodialyzed patients. A five-year clinical radiological prospective study. Skeletal Radiol 2001; 30: 431–441
Leone J, Vilque J-P, Pignon B et al. Avascular necrosis of the femoral head as a complication of chronic myelogenous leukaemia. Skeletal Radiol 1996; 25: 696–698
Lequesne M. Die Erkrankungen des Hüftgelenkes beim Erwachsenen. 1. Bau, Funktion und Untersuchung des Hüftgelenkes. Folia Rheum (Basel) 1967; 17
Lequesne M. Transient osteoporosis of the hip. A nontraumatic variety of Sudeck's atrophy. Ann Rheum Dis 1968; 27: 463–471
Lequesne M, de Sèze S, Amouroux J. La coxarthrose destruotrice rapide. Rev Rhum 1970; 37: 721–733
Lequesne M. La nécrose de la tête femorale avec chondrolyse rapide. J Belge Rhum 1972; 27: 152–161
Lequesne M, Fallut M, Coulomb R et al. L'arthropathie destructrice rapide de l'épaule. Rev Rhum 1982; 49: 427–437
Lesch M, Nyhan WL. A familial disorder of uric acid metabolism and central nervous system function. Am J Med 1964; 36: 561–570
Letournel E. Acetabulum fractures: classification and management. Clin Orthop 1980; 151: 81–106
Leu HJ, Brunner U. Osteolysierende Hämangiomatose nach Trauma. Gorham syndrome, "Syndrome of disappearing bone". Dtsch Med Wochenschr 1981; 106: 1424–1428
Leventhal LJ, Straka PC, Schumacher Jr. HR. Jaccoud arthropathy and acroosteolysis in KID syndrome. J Rheumatol 1989; 16: 1274–1277
Levine AH, Pais MJ, Berinson H. The soleal line. A cause of tibial pseudoperiostitis. Radiology 1976; 119: 79–81
Levinson ED, Ozonoff MB, Royen PM. Proximal femoral focal deficiency (PFFD). Radiology 1977; 125: 197–203
Lewkonia RM. The arthropathy of hereditary arthroophthalmopathy (Stickler syndrome). J Rheumatol 1992; 19: 1271–1275
Liebling MR, Arkfeld DG, Michelini GA et al. Identification of Neisseria gonorrhoeae in synovial fluid using the polymerase chain reaction. Arthr Rheum 1994; 37: 702–709
Liessi G, Cesari S, Spaliviero B et al. The US, CT and MR findings of cubital bursitis: a report of five cases. Skeletal Radiol 1996; 25: 471–475
Lindenfelser R, Dihlmann W, Mann H et al. Resorptives Riesenzellgranulom und sekundärer Hyperparathyreoidismus. Fortschr Röntgenstr 1974; 121: 584–590
Lingg G, Heinemeier G. Morbus Friedrich – aseptische Knochennekrose des sternalen Klavikulaendes. Beobachtung von 6 Fällen. Fortschr Röntgenstr 1981; 134: 74–77
Lingg G, von Torklus D. Röntgenzeichen der azetabulären Hüftdysplasie beim Erwachsenen. Radiologe 1981; 21: 291–295
Lingg G, Nebel G. Röntgenologische Frühdiagnostik der Koxarthrose. Beziehung zwischen Knorpelläsion und Femurkopfosteophytose (einschließlich des sogenannten Plaquezeichens). Z Rheumatol 1982; 41: 57–62
Lingg G, Hering L. Computertomographie und pathogenes Potential der Plca parapatellaris medialis. Fortschr Röntgenstr 1984; 140: 561–566
Lingg G, Jevtic V, Schacherl M. Bildgebende Verfahren bei der Arthritis psoriatica. Akt Rheumatol 2000, 25: 123–131
Linovitz RJ, Resnick D, Keissling P et al. Tumor-induced osteomalacia and rickets: a surgically curable syndrome. Report of two cases. J Bone Joint Surg Am 1976; 58: 419–423
Liou C-H, Huang G-S, Taylor JAM et al. Eosinophilic fasciitis in a military recruit. MRI evaluation with clinical correlation. Skeletal Radiol 2003; 32: 52–57
Lipson RL, Williams LE. The "connective tissue disorder" of hyperparathyroidism. Arthr Rheum 1968; 11: 198–205
Liu PT, Leslie KO, Beauchamp CP et al. Chronic expanding hematoma of the thigh simulating neoplasm on gadolinium-enhanced MRI. Skeletal Radiol 2006; 35: 254–257
Liu SZ, Yeh L, Chou YJ et al. Isolated intraosseous gout in hallux sesamoid mimicking a bone tumor in a teenaged patient. Skeletal Radiol 2003; 32: 647–650
Lodwick GS. Solitary malignant tumors of bone. The application of predictor variables in diagnosis. Semin Roentgenol 1966; 1: 293–313
Lodwick GS, Wilson AJ, Farrell C et al. Determining growth rates of focal lesions of bone from radiographs. Radiology 1980a; 134: 577–583
Lodwick GS, Wilson AJ, Farrell C et al. Estimating rate of growth in bone lesions. Observer performance and error. Radiology 1980b; 134: 585–590
Lohan DG, Seeger LL, Motamedi K et al. Cam-type femoral-acetabular impingement: is the alpha angle the best MR arthrography has to offer? Skeletal Radiol 2009; 38: 855–862
Lohman M, Kivisaari A, Vehmas T et al. MRI abnormalities of foot and ankle in asymptomatic, physically active individuals. Skeletal Radiol 2001; 30: 61–66

Lohse P. Autoinflammatorische (Fieber-) Syndrome – Klinik, Genetik und Therapie. Akt Rheumat 2007; 32: 154–161
López-Larrea C, Torre Alonso JC, Rodriguez Perez A et al. HLA antigens in psoriatic arthritis subtypes of a Spanish population. Ann Rheum Dis 1990; 49: 318–319
Lorenz R, Fiedler V. Der Navikularefettstreifen (NFS): Bedeutung für die Erkennung von Frakturen des Os naviculare. Fortschr Röntgenstr 1982; 137: 286–290
Lorish TR, Thorsteinsson G, Howard Jr. FM. Stiff-man syndrome updated. Mayo Clin Proc 1989; 64: 629–636
Löser H. Erkennungsmerkmale der Alkoholembryopathie. Dtsch Ärztebl 1982; 79B: 34–39
Löser H. Alkoholeffekte und Schwachformen der Alkoholembryopathie. Dtsch Ärztebl 1991; 88B: 2278–2285
Lotz W, Ebert M, Fasske E. Die massive Osteolyse (Gorham-Stout-Syndrom) mit lokaler Neurofibromatose. Überlegungen zu einem seltenen Krankheitsbild mit kasuistischem Beitrag. Fortschr Röntgenstr 1982; 137: 55–62
Louis DS, Hartwig RH, Poznanski AK. Case report 116 (Carpal fusion following ischemic contracture of the forearm). Skeletal Radiol 1980; 5: 127–128
Lubrano E, Ciacci C, Ames PRJ et al. The arthritis of coeliac disease. prevalence and pattern in 200 adult patients. Br J Rheumatol 1996; 35: 1314–1318
Lück MD, Gordon AG, Blebea JS et al. High association between accessory soleus muscle am Achilles tendonopathy. Skeletal Radiol 2008; 37: 1129–1133
Luderschmidt C. Diagnostische und prognostische Parameter der progressiven systemischen Sklerodermie. Akt Rheum 1996; 21: 171–177
Luhmann SJ, Jones A, Schootman M et al. Differentiation between septic arthritis and transient synovitis of the hip in children with clinical prediction algorithms. J Bone Joint Surg Am 2004; 86: 956–962
Lundbaek K. Stiff hands in long-term diabetes. Acta Med Scand 1957; 158: 447–451
Lynch C, Pont A, Weingarden SI. Heterotopic ossification in the hand of a patient with spinal cord injury. Arch Phys Med 1981; 62: 291–293
Lyons CW, Berquist TH, Lyons JC et al. Evaluation of radiographic findings in painful hip arthroplasties. Clin Orthop 1985; 195: 239–251
Magee TH, Rowedder AM, Degnan GG. Intraosseus ganglia of the wrist. Radiology 1995; 195: 517–520
Magerl F, Aebi M, Gertzbein SD et al. A comprehensive classification of thoracic and lumbar injuries. Eur Spine J 1994; 3: 184–201
Maghraoui AE, Tabache F, Bezza A et al. A controlled study of sacroiliitis in Behçet's disease. Clin Rheumatol 2001; 20: 189–191
Magyar E, Talerman A, Feher M et al. Giant bone cysts in rheumatoid arthritis. J Bone Joint Surg 1974; 56B: 121–129
Mahnken AH, Bücker A, Adam G et al. MRT der Osteomyelitis. Sensitivität und Spezifität der STIR-Sequenz im Vergleich zur Kontrast angehobenen T1-Spinechosequenz. Fortschr Röntgenstr 2000; 172: 1016–1019
Major NM, Helms CA. Absence or interruption of the supra-acetabular line: a subtle plain film indicator of hip pathology. Skeletal Radiol 1996; 25: 525–529
Maldague BE, Noel HM, Malghem JJ. The intravertebral vacuum cleft. A sign of ischemic vertebral collapse. Radiology 1978; 129: 23–29
Mann RA, Coughlin MJ. Hallux valgus – etiology, anatomy, treatment and surgical considerations. Clin Orthop Relat Res 1981; 157: 31–41
Mannerfelt L, von Raven M. Die Ätiologie und Bedeutung der Radiuskrypte im rheumatischen Handgelenk. Verh Dtsch Ges Rheumatol 1978; 5: 94–96
Manzi S, Urbach AH, McCune AB et al. Systemic lupus erythematosus in a boy with chronic granulomatous disease. Case report and review of the literature. Arthr Rheum 1991; 34: 101–105
Marlow TJ, Brunson CY, Jackson S et al. "Tower vertebra". A new observation in sickle cell disease. Skeletal Radiol 1998; 27: 195–198
Marmolya G, Yagan R, Freehafer A. Acro-osteolysis of the fingers in a spinal cord injury patient. A case report. Spine 1989; 14: 137–139
Martel W. The overhanging margin of bone. A roentgenologic manifestation of gout. Radiology 1968; 91: 755–756
Marth T, Feurle GE. Infektion mit Tropheryma whipplei. Diagnose, Pathogenese, Therapie. Dtsch Ärzteblatt 2002; 99C: 2562–2566
Martin CE, Schweitzer ME. MR imaging of epicondylitis. Skeletal Radiol 1998; 27: 133–138
Martin T, Florek HJ, Kittner T. Myositis proliferans – eine seltene Differenzialdiagnose bösartiger Weichteiltumoren. Fortschr Röntgenstr 2009; 181: 74–76
Marx F, Kolář J, Kácl J et al. Skelettveränderungen als Folge posttraumatischer Gefäßzustände. Fortschr Röntgenstr 1962; 96: 82–86
Mason RM, Barnes CG. Behçet's syndrome with arthritis. Ann Rheum Dis 1969; 28: 95–103
Masshoff W, Täger KH. Fokale Lipodystrophie im Knochenmark. Dtsch med Wschr 1975; 100: 84–87
Massry SG, Bluestone R, Klinenberg JR et al. Abnormalities of the musculoskeletal system in hemodialysis patients. Semin Arthr Rheum 1975; 4: 321–349
Mathias K, Ludwig U. Idiopathische multizentrische Osteolyse mit Kraniodysplasie und Schwachsinn. Ein neues Syndrom? Fortschr Röntgenstr 1977; 127: 255–261
Matsumoto K, Hukuda S, Ishizawa M et al. Pubic osteolysis mimicking a malignant lesion. Report a case with a fracture dislocation of the sacroiliac joint. Skeletal Radiol 1997; 26: 438–442
Maurer RM, Langford OL. Rothmund's syndrome. A cause of resorption of phalangeal tufts and dystrophic calcification. Radiology 1967; 89: 706–708
Mautner VF, Lindenau M, Kaufmann D. Klinik und Genetik der Neurofibromatose. Dtsch Ärzteblatt 1995a; 92B: 1293–1296
Mautner VF, Tatagiba M, Lindenau M et al. Spinal tumors in patients with neurofibromatosis type 2. MR imaging study of frequency, multiplicity, and variety. Am J Roentgenol 1995b; 165: 951–955
Maxwell JR, Yao L, Eckardt JJ et al. Case report 878 (Densely calcifying synovial sarcoma of the hip metastatic to the lungs). Skeletal Radiol 1994; 23: 673–675
Mayet W-J, Hermann E, Wandel E et al. Rheumatologische und radiologische Symptome des sekundären Hyperparathyreoidismus. Retrospektive Langzeitstudie an 175 chronischen Hämodialysepatienten. Z Rheumatol 1991; 50: 313–319
McCann PD, Herbert J, Feldman F et al. Neuropathic arthropathy associated with neurofibromatosis. A case report. J Bone Joint Surg Am 1992; 74: 1411–1414
McCarthy M, Mehdian H, Fairbairn KJ et al. Melorheostosis of the tenth and eleventh thoracic vertebrae crossing the facet joint. A rare cause of back pain. Skeletal Radiol 2004; 33: 283–286
McCarthy EF, Sack GH. Hyperphosphatasia with massive osteoectasia. A 45-year follow-up. Skeletal Radiol 2007; 36 (Suppl. 1): 2–6
McCarty Jr. DJ, Kohn NN, Faires JS. The significance of calcium phosphate crystals in the synovial fluid of arthritic patients. The "pseudogout syndrome". 1. Clinical aspects. Ann Intern Med 1962; 56: 711–737
McCarty DJ, Halverson PB, Carrera GF et al. "Milwaukee shoulder" – association of microspheroids containing hydroxyappatite crystals, active collagenase, and neutral protease with rotator cuff defeets. 1. Clinical aspects. Arthr Rheum 1981; 24: 464–473
McCarty DJ, O'Duffy JD, Pearson L et al. Remitting seronegative symmetrical synovitis with pitting edema. RS3PE syndrome. JAMA 1985; 254: 2763–2767
McCarty DJ, McCarthy G, Carrera G. Intraarticular corticosteroids possibly leading to local osteonecrosis and marrow fat induced synovitis. J Rheumatol 1991; 18: 1091–1094

McCormick CC. Case report 20 (Sezary's syndrome – mycoses fungoides group). Skeletal Radiol 1977; 1: 183–184
McEachern A, Janzen DL, O'Connell JX. Shoulder girdle lipomatosis. Skeletal Radiol 1995; 24: 471–473
McKee MD, Jupiter JB. A contemporary approach to the management of complex fractures of the distal humerus and their sequelae. Hand Clin 1994; 10: 479–494
McNairn JD, Damron TA, Landas SK et al. Benign tumefactive soft tissue extension from Paget's disease of bone simulating malignancy. Skeletal Radiol 2001; 30: 157–160
McNally EG. Imaging assessment of anterior knee pain and patellar maltracking. Skeletal Radiol 2001; 30: 484–495
McNulty JG, Pim P. Hyperphosphatasia. Report of a case with 30 year follow-up. Am J Roentgenol 1972; 115: 614–618
Medsger Jr. TA, Dixon JA, Garwood VF. Palmar fasciitis and polyarthritis associated with ovarian carcinoma. Ann Intern Med 1982; 96: 424–431
Meema HE. Recognition of cortical bone resorption in metabolic bone disease in vivo. Skeletal Radiol 1977; 2: 11–19
Meijers KAE, Paré DM, Loose H et al. Periarteritis nodosa and subperiosteal new bone formation. J Bone Joint Surg 1982; 62B: 592–596
Meister K, Thesing J, Montgomery WJ et al. MR arthrography of partial thickness tears of the undersurface of the rotator cuff: an arthroscopic correlation. Skeletal Radiol 2004; 33: 136–141
Melhem RE, Saber TJ. Erosion of the medial cortex of the proximal humerus. A sign of leukemia on the chest radiograph. Radiology 1980; 137: 77–79
Melish ME, Hicks RV. Kawasaki syndrome. Clinical features. Pathophysiology, etiology and therapy. J Rheumatol Suppl 1990; 24: 2–10
Mellado J, Rosenberg ZS, Beltran J. Low incorporation of soleus tendon. A potential diagnostic pitfall on MR imaging. Skeletal Radiol 1998; 27: 222–224
Melloni P, Valls R, Yuguero M et al. Mucoid degeneration of the anterior cruciate ligament with erosion of the lateral femoral condyle. Skeletal Radiol 2004; 33: 359–362
Melzer E. Röntgenologische Untersuchungstechnik und Diagnostik der kindlichen Hüfte. Röntgen-Bl 1977; 30: 91–96
Meneghello A, Bertoli M. Neuropathic arthropathy (Charcot's joint) in dialysis patients. Fortschr Röntgenstr 1984; 141: 180–184
Menerey KA, Eider W, Brewer GJ et al. The arthropathy of Wilson's disease. Clinical and pathologic features. J Rheumatol 1988; 15: 331–337
Menkes C-J, Simon F, Chouraki M et al. Les arthropathies destructices de la chondrocalcinose. Rev Rhum 1973; 40: 115–123
Mens J, van der Korst JK. Calcifying supracoracoid bursitis as a cause of chronic shoulder pain. Ann Rheum Dis 1984; 43: 758–759
Mentes M, Leitha T, Windhager R et al. Nachweis eines im plantaren Knochenszintigramm negativen Osteoidosteoms mittels MRT und SPECT. Fortschr Röntgenstr 1997; 167: 537–539
Messiou C, Robinson P, O'Connor PJ et al. Subacute posteromedial impingement of the ankle in athletes. MR imaging evaluation and ultrasound guided therapy. Skeletal Radiol 2006; 35: 88–94
Meurer M. Das Antiphospholipidsyndrom. Hautarzt 1994; 45: 729–738
Meyerding HW. Spondylolisthesis. Surg Gynec Obstet 1932; 54: 371–377
Mickelson MR, El-Khoury GY, Cass JR et al. Aseptic necrosis following slipped capital femoral epiphysis. Skeletal Radiol 1979; 4: 129–133
Milazzo SC. Chondrocalcinosis and other crystal induced arthropathies. Aust NZJ Med 1978; 8 (Suppl. 1): 152–154
Milgram JW. Radiological and pathological manifestations of osteochondritis dissecans of the distal femur. Radiology 1978; 126: 305–311
Miller JL, Soltani K, Tourtellotte CD. Psoriatic acro-osteolysis without arthritis. A case study. J Bone Surg Jt 1971; 53A: 371–374
Miloro M. Fracture of the styloid process. A case report and review of the literature. J Oral Maxillofac Surg 1994; 52: 1073–1077
Mishra MB, Ryan P, Atkinson P et al. Extra-articular features of benign joint hypermobility syndrome. Brit J Rheumatol 1996; 35: 861–866
Miskew D, McCellan J, Rodriguez J. Pseudoinfection of the lumbar spine. A report of two cases. Spine 1981; 6: 39–42
Mitchell MD, Kundel HL, Steinberg ME et al. Avascular necrosis of the hip: comparison of MR, CT, and scintigraphy. Am J Roentgenol 1986; 147: 67–71
Mitchell MD, Rao MV, Dalinka MK et al. Femoral head avascular necrosis: correlation of MR imaging, radiographic staging, radionuclide imaging and clinical findings. Radiology 1987; 162: 709–715
Mithal A, Trivedi N, Gupta SK et al. Radiological spectrum of endemic fluorosis: relationship with calcium intake. Skeletal Radiol 1993; 22: 257–261
Mitrovic DR. Synthesis of abnormal articular cartilage proteoglycans in rapidly destructive arthropathy (osteoarthritis). Rheumatol Int 1991; 11: 55–61
Modic MT, Steinberg PM, Ross JS et al. Degenerative disk disease. Assessment of changes in vertebral body marrow with MR imaging. Radiology 1988; 166: 193–199
Mohr W, Dihlmann W, Wilke W et al. Kalziumpyrophosphat-Arthropathie (CPPA). Diagnose und pathogenetische Bedeutung der Kristallablagerungen. Akt Rheumatol 1981; 6: 37–43
Mohr W, Regel E. Die Entwicklung der Randexostosen bei der Koxarthrose. Akt Rheumatol 1985; 10: 119–124
Mohr W, Bilger S. Morphologische Grundstrukturen der kalzifizierten Tendopathie und ihre Bedeutung für die Pathogenese. Z Rheumatol 1990; 49: 346–355
Mohr W. Pathogenese der Gelenkzerstörung bei der chronischen Polyarthritis. Radiologe 1996; 36: 593–599
Mohr W, Görz E, Krämer B et al. Synoviale Manifestation der kalzifizierten urämischen Arteriolopathie bei Hyperparathyreoidismus. Eine Differenzialdiagnose zur Hyperparathyreoidismus-assoziierten Arthropathie. Akt Rheumatologie 2000; 25: 177–183
Mohr W, Wisseler HM. Eosinophile Fasziitis. Akt Rheumatol 2001; 26: 237–241
Mohr W. Arthropathie als Pankreatitis-Folge. Akt Rheumatol 2002a; 27: 38–41
Mohr W. Fremdkörpersynovialitiden. Akt Rheumatol 2002b; 27: 152–154
Mohr W. Apatititkrankheiten. Ihr pathohistologisches Substrat in Abhängigkeit von der Gewebsaufbereitung und Erörterungen zur Pathogenese. Akt Rheumatol 2003a; 28: 53–58
Mohr W. Synovialitis assoziiert mit Bakterium-Calmette-Guérin (BCG)-Therapie. Akt Rheumatol 2003b; 28: 113–116
Moll LMH, Wright V. Psoriatic arthritis. Semin Arthr Rheum 1973; 3: 55–78
Montet X, Sandoz A, Mauget D et al. Sonographic and MRI appearance of tensor fasciae suralis muscle, an uncommon cause of popliteal swelling. Skeletal Radiol 2002; 31: 536–538
Morag Y, Jacobson JA, Shields G et al. MR-arthrography of rotator intervall, long head of the biceps brachii, and biceps pulley of the shoulder. Radiology 2005; 235: 21–30
Morales-Piga A, Elena-Ibañez A, Zea-Mendoza AC et al. Rheumatoid nodulosis. Report of a case with evidence of intraosseous rheumatoid granuloma. Arthr Rheum 1986; 29: 1278–1283
Morein G, Goldschmidt Z, Pauker M et al. Spontaneous tendon ruptures in patients treated by chronic hemodialysis. Clin Orthop 1977; 124: 209–213
Morrey BF. Current concepts in the treatment of fractures of the radial head, the olecranon, and the coronoid. Instr Course Lect 1995; 44: 175–185
Morrison WB, Schweitzer ME, Wapner KL et al. Osteomyelitis in feet of diabetics. Clinical accuracy, surgical utility, and cost-effectiveness of MR imaging. Radiology 1995; 196: 557–564

Moss GD, Goldman A, Sheinkop M. Case report 219 (bilateral stress fractures of the distal end of the radius). Skeletal Radiol 1982; 9: 148–150

Muhle C, Ahn JM, Yeh LR et al. Iliotibial band friction syndrome: MR imaging findings in 16 patients and MR arthrographic study of six cadaveric knees. Radiology 1999; 212: 103–110

Müller ME, Nazarian S, Kock P et al. The Comprehensive Classification of Fractures of Long Bones. New York: Springer; 1990

Müller-Leisse C, Augthun M, Roth A et al. Diskusverlagerung des Kiefergelenks. Korrelation von Magnetresonanztomographie und klinischem Untersuchungsbefund. Fortschr Röntgenstr 1996; 165: 264–269

Müller-Leisse C, Augthun M, Bauer W et al. Kiefergelenksmorphologie und morphometrische Befunde in Abhängigkeit vom Grad der Diskusverlagerung. Vergleichende magnetresonanztomographische Untersuchung. Radiologe 1997; 37: 152–158

Murphy SB, Simon SR, Kijewski PK et al. Femoral anteversion. J Bone Joint Surg Am 1987; 69: 1169–1176

Murphy WA, Siegel MJ. Elbow fat pads with new signs and extended differential diagnosis. Radiology 1977; 124: 659–665

Murphy WA, Siegel MJ, Gilula LA. Arthrography in the diagnosis of unexplained chronic hip pain with regional osteopenia. Am J Roentgenol 1977; 129: 283–287

Murray RO. Steroids and the skeleton. Radiology 1961; 77: 729–743

Murray RO. Iatrogenic lesions of the skeleton. Am J Roentgenol 1976; 126: 5–22

Murray RO, McCredie J. Melorheostosis and the sclerotomes: A radiological correlation. Skeletal Radiol 1979; 4: 57–71

Mutlu H, Silit E, Pekkafali Z et al. Multiple rice body formation in the subacromial-subdeltoid bursa and knee joint. Skeletal Radiol 2004; 33: 531–533

Nallamshetty L, Nazarian LN, Schweitzer ME et al. Evaluation of posterior tibial pathology. Comparison of sonography and MR imaging. Skeletal Radiol 2005; 34: 375–380

Nance Jr. EP, Kaye JJ. Injuries of the quadriceps mechanism. Radiology 1982; 142: 301–307

Nash Jr. CL, Moe JH. A study of vertebral rotation. J Bone Joint Surg 1969; 51A: 223–229

Nault P, Lassonde M, St-Antoine P. Acne fulminans with osteolytic lesions. Arch Dermatol 1985; 121: 662–664

Nebel G, Hering L, Lingg G. Die adulte generative und senile degenerative Hyperostosis triangularis ilii. Fortschr Röntgenstr 1981; 135: 478–481

Nebel G, Lingg G. Sind die Formvarianten der Patella nach Wiberg Präarthrosen? Radiologe 1981; 21: 101–103

Nekula J, Urbanek K, Buresova J. Radiologische Befunde bei Pseudohypoparathyreodismus. Fortschr Röntgenstr 1992; 157: 34–36

Nguyen VD, Keh RA, Daehler RW. Freiberg's disease in diabetes mellitus. Skeletal Radiol 1991; 20: 425–428

Nguyen VD. Rapid destructive arthritis of the shoulder. Skeletal Radiol 1996; 25: 107–112

Nicol RO, Williams PF, Hill DJ. Transient osteopenia of the hip in children. J Pediat Orthop 1984; 4: 590–592

Nielsen P, Fischer R, Engelhardt R. Neue Möglichkeiten in der Diagnose der hereditären Hämochromatose. Dtsch Ärzteblatt 1998; 95A: 2912–2921

Niepel GA, Kostka AD, Kopecký Š et al. Enthesopathy. Act Rheum Balneol Pistiniana 1966; 1: 1–64

Nishii T, Nakanishi K, Sugano N et al. Acetabular labral tears: contrast-enhanced MR imaging under continuous leg traction. Skeletal Radiol 1996; 25: 349–356

Nixon JE. Bilateral Madelung's disease of the wrist. A familial condition? J Roy Soc Med 1983; 76: 313–315

Norman A, Dorfman HD. Osteoid-osteoma inducing pronounced overgrowth and deformity of bone. Clin Orthop 1975; 110: 233–238

Oberstein A, Schwickert H. Gasbildende Infektionen der Extremitäten. Fortschr Röntgenstr 1992; 156: 172–177

O'Donnell P, Saifuddin A. Cuboid oedema due to peroneus longus tendinopathy. A report of four cases. Skeletal Radiol 2005; 34: 381–388

O'Donnell P, Johnstone C, Watson M et al. Evaluation of patellar tracking in symptomatic and asymptomatic individuals by magnetic resonance imaging. Skeletal Radiol 2005; 34: 130–135

O'Driscoll SW, Bell DF, Morrey BF. Posterolateral rotatory instability of the elbow. J Bone Joint Surg Am 1991; 73: 440–446

Oestreich AE, Ahmad BS. The Afghan turban sign of healing relapsed rickets – example and historic note. Fortschr Röntgenstr 1994; 160: 372–373

Oestreich AE, Young LW, Poussaint TY. Scoliosis circa 2000: radiologic imaging perspective. II. Treatment and follow-up. Skeletal Radiol 1998; 27: 651–656

Oestreich AE. Letter to the editors. Skeletal Radiol 2010; 39: 397

Olivieri I, Barozzi L, Favaro L et al. Dactylitis in patients with seronegative spondylarthropathy. Assessment by ultrasonography and magnetic resonance imaging. Arthr Rheum 1996; 39: 1524–1528

Oloff LM, Schulhofer SD. Sesamoid complex disorders. Clin Podiatr Med Surg 1996; 13: 497–513

Olson JC, Bender JC, Levinson JE et al. Arthropathy of Down syndrome. Pediatrics 1990; 86: 931–936

Onji Y, Akiyama H, Shimomura Y et al. Posterior paravertebral ossification causing cervical myelopathy. A report of eighteen cases. J Bone Joint Surg Am 1967; 49: 1314–1328

Orzincolo C, Castaldi G, Scutellari PN et al. The "lamellated" skull in beta-thalassaemia. Skeletal Radiol 1989; 18: 373–376

Orzincolo C, Scutellari PN, Castaldi G. Growth plate injury of the long bones in treated beta-thalassemia. Skeletal Radiol 1992; 21: 39–44

Osial Jr. TA, Avakian A, Sassouni V et al. Resorption of the mandibular condyles and coronoid processes in progressive systemic sclerosis (scleroderma). Arthr Rheum 1981; 24: 729–733

Oster H. Die familiäre Dysautonomie. Dtsch Med Wschr 1957; 82: 2038–2040

Ott VR. Über die Spondylosis hyperostotica. Schweiz Med Wschr 1953; 83: 790–799

Ott VR, Wurm H. Spondylitis ankylopoetica (Morbus Strümpell-Marie-Bechterew). 2. Aufl. Darmstadt: Steinkopff; 1957

Otte P. Verkalkungs- und Entkalkungsprozesse im Schulterbreich (Anmerkungen zu Reischauers neuraler Theorie). Z Orthop 1964; 98: 405–419

Otte P. Über das Wachstum der Gelenkknorpel. Heidelberg: Hüthig; 1965

Otte P. Das Wesen der Perthesschen Erkrankung unter besonderer Berücksichtigung der Pathogenese und des röntgenologischen Bildes. In: Lange M. Verhandlungen der deutschen orthopädischen Gesellschaft, 54. Kongress. Stuttgart: Enke; 1968a: 140–158

Otte P. Degeneration des Gelenkknorpels. Klinische und radiologische Aspekte. Münch Med Wschr 1968b; 110: 2677–2683

Otte P. Die Pathophysiologie der Arthrosen. Therapiewoche 1971; 21: 2723–2755

Otte P. Pathophysiologische Grundlagen präarthrotischer Faktoren. Z Orthop 1974; 112: 541–547

Otte P, Seybold HA. Die Rolle der Coxa vara als präarthrotischer Faktor des Hüftgelenkes. Z Orthop 1974; 112: 597–599

Otte P, Schiller H, Schilling F. Arthritis und Spondylarthritis bei Akne fulminans. Akt Rheumatol 1982; 7: 33–35

Otte P. Arthrose. Pathogenetisches Konzept und Interpretation der Symptome. Akt Rheumatol 1983a; 8: 54–58

Otte P. Ätiologische und pathogenetische Vorstellungen bei der Arthrose. Z Rheumatol 1983b; 42: 242–248

Outerbridge RE. The etiology of chondomalacia patellae. J Bone Jt Surg Brit 1961; 43: 752–757

Outerbridge RE. Further studies on the etiology of chondromalacia patellae. J Bone Joint Surg 1964; 46B: 179–190

Ozonoff MB, Clemett AR. Progressive osteolysis in progeria. Am J Roentgenol 1967; 100: 75–79

Paajanen H, Alanen A, Erkintalo M et al. Disc degeneration in Scheuermann disease. Skeletal Radiol 1989; 18: 523–526
Pablos JM, Valdés JC, Gavilán F. Bilateral lunate intraosseous ganglia. Skeletal Radiol 1998; 27: 708–710
Pageaut G, Guidet M, Carbillet L-P et al. Anatomie pathologique de l'ochronose (Etude d'une observation et revue générale). Rev Rhum 1971; 38: 277–287
Paice EW, Wright WF, Hill AGS. Sternoclavicular erosions in polymyalgia rheumatica. Ann Rheum Dis 1983; 42: 379–383
Paira SO, Roverano S. The rheumatic manifestations of leprosy. Clin Rheumatol 1991; 10: 274–276
Paira SO, Roverano S, Iribas JL et al. Joint manifestations of Fabry's disease. Clin Rheumatol 1992; 11: 562–565
Paira S, Graf C, Roverano S et al. Remitting seronegative symmetrical synovitis with pitting oedema. A study of 12 cases. Clin Rheumatol 2002; 21: 146–149
Palladino SJ, Chan R. Adhesive capsulitis of the ankle. J Foot Surg 1987; 26: 484–492
Papadopulos JS. Osteolytische Druckdefekte am Schenkelhals und Hüftkopfkern bei extremer Spreizbehandlung. Z Orthop 1972; 110: 1182–186
Papo T, Musset L, Bardin T et al. Cryocrystalglobulinemia as a cause of systemic vasculopathy and widespread erosive arthropathy. Arthr Rheum 1996; 39: 335–340
Parellada AJ, Gopez AG, Morrison WB et al. Distal intersection tenosynovitis of the wrist: a lesser-known extensor tendinopathy with characteristic MR imaging features. Skeletal Radiol 2007; 36: 203–208
Pardalidis NP, Papatsoris AG, Kosmaoglou EV et al. Two cases of acute polyarthritis secondary to intravesical BCG adjuvant therapy for superficial bladder cancer. Clin Rheumatol 2002; 21: 536–537
Park WM, Ward D, Ball J et al. Rheumatoid disease and rib defects. Ann Rheum Dis 1971; 30: 466–475
Park Y-K, Park JS, Han C-S. Tuberculosis manifesting as multifocal lytic cortical lesions in the femur. Skeletal Radiol 2004; 33: 244–247
Parkash S, Kumar K. Fibrodysplasia ossificans traumatica. A case report. J Bone Joint Surg 1972; 54A: 1306–1308
Parke WW, Rothman RH, Brown MD. The pharyngovertebral veins. An anatomical rationale for Grisel's syndrome. J Bone Joint Surg Am 1984; 66: 568–574
Pasero G, Olivieri I, Gemignani G et al. Urticaria arthritis syndrome. Report of four B51 positive patients. Ann Rheum Dis 1989; 48: 508–511
Pastakia B, Fink IJ, Morrish K. Nutrient foramina in the phalanges of the hands. J Can Assoc Radiol 1984; 35: 369–371
Pastershank SP, Resnick D. "Hook" erosions in Jaccoud's arthropathy. J Canad Ass Radiol 1980; 31: 174–175
Paterson DE. Bone changes in leprosy their incidence, progress, prevention and arrest. Int J Leprosy 1961; 29: 393–422
Pauleit D, Sommer T, Textor J et al. MRT-Diagnostik longitudinaler Stressfrakturen: Differentialdiagnose zum Ewing-Sarkom. Fortschr Röntgenstr 1999; 170: 28–34
Pauwels F. Gesammelte Abhandlungen zur funktionellen Anatomie des Bewegungsapparates. Berlin: Springer; 1965
Pauwels F. Atlas zur Biomechanik der gesunden und kranken Hüfte. Prinzipien, Technik und Resultate einer kausalen Therapie. Berlin: Springer; 1973
Pauwels F. Die kausale Therapie der Coxarthrose. Dtsch Ärztebl 1976; 73: 2795–2802
Pearcy M, Shepherd J. Is there instability in spondylolisthesis? Spine 1985; 10: 175–177
Pečina M, Borič I, Antičevič D. Intraoperatively proven anomalous Struthers' ligament diagnosed by MRI. Skeletal Radiol 2002; 31: 532–535
Peic S. Die Köhlersche Tränenfigur und ihre Bedeutung in der Röntgendiagnostik. Fortschr Röntgenstr 1971; 114: 305–316
Pelker RR, Drennan JC, Ozonoff MB. Juvenile synovial chondromatosis of the hip. A case report. J Bone Am Surg 1983; 65: 552–554
Peña Arrebola A, Garcia López A, de la Prada M. Revisión clinica de las osteitis condensantes del iliaco. Rev Esp Reum 1975; 2: 22–33
Penning L. Normal movements of the cervical spine. Am J Roentgenol 1978; 130: 317–326
Penning L, Blickman JR. Instability in lumbar spondylolisthesis. A radiologic study of several concepts. Am J Roentgenol 1980; 134: 293–301
Penttinen R, Sipola E, Kouvalainen K et al. An arthropathic form of osteogenesis imperfecta. Acta Paediat Scand 1980; 69: 263–267
Pertuiset E, Menkès CJ, Lenoir G et al. Les arthrites de la mucoviscidose. 4 nouvelles observations et revue de la littérature. Rev 1991; 58: 157–162
Peter E, Schuler B, Dihlmann W. Veränderungen der Wirbeldornfortsätze bei Arthritis mutilans. Dtsch Med Wochenschr 1964 89: 1990–1993
Peterfy C, Li J, Zaim S et al. Comparison of fixed-flexion positioning with fluoroscopic semi-flexed positioning for quantifying radiographic joint-space width in the knee: test-retest reproducibility. Skeletal Radiol 2003; 32: 128–132
Petersson CJ, Gentz CF. Ruptures of the supraspinatus tendon. The significance of distally pointing acromioclavicular osteophytes. Clin Orthop 1983; 174: 143–148
Petersson CJ. Spontaneous medial dislocation of the tendon of the long biceps brachii. An anatomic study of prevalence and pathomechanics. Clin Orthop 1986; 211: 224–227
Petersson IF. Epidemiologische Risikofaktoren für die Arthrose peripherer Gelenke. Rheumatologie in Europa 1998; 27: 45–46
Petrie JG. A case of progressive joint disorders caused by insensitity to pain. J Bone Joint Surg 1953; 35B: 399–401
Petrovitch A, Mückley T, Böttcher J et al. Der interessante Fall – die habituelle vordere Luxation des Sternoklavikulargelenkes – bildgebende Funktionsdiagnostik und funktionelle Morphologie. Fortschr Röntgenstr 2006; 178: 1032–1034
Pettersson T. Rheumatic features of sarcoidosis. Curr Opin Rheumatol 1997; 9: 62–67
Pietilä K, Hakasalo I. Ein auf dem thorakolumbalen Gebiet befindlicher, einen paravertebralen Abszeß simulierender Weichteilschatten. Fortschr Röntgenstr 1970; 113: 248
Pineda CJ, Weisman MH, Bookstein JJ et al. Hypothenar hammer syndrome. Form of reversible Raynaud's phenomenon. Am J Med 1985; 79: 561–570
Pipkin G. Treatment of grade IV fracture-dislocation of the hip. J Bone Joint Surg Am 1957; 39A: 1027–1042
Polisson RP, Martinez S, Khoury M et al. Calcification of entheses associated with X-linked hypophosphatemic osteomalacia. N Engl J Med 1985; 313: 1–6
Pomeroy GC, Pike RH, Beals TC et al. Acquired flatfoot in adults due to dysfunction of the posterior tibial tendon. J Bone Joint Surg Am 1999; 81: 1173–1182
Pongratz DE. Entzündlicher Muskel- und Weichteilrheumatismus. Dtsch Ärzteblatt 1995; 92C: 1498–1502
Ponseti 1st V. Legg-Perthes disease. Observations on pathological changes in two cases. J Bone Joint Surg 1956; 38A: 739–750
Pope FM. Ehlers-Danlos syndrome. Baillière's Clin Rheumatol 1991; 5: 321–349
Posch TJ, Puckett ML. Marrow MR signal abnormality associated with bilateral avulsive cortical irregularities in a gymnast. Skeletal Radiol 1998; 27: 511–514
Pöschl M. Wachstum an abgesprengten Epiphysen und Knochenstückchen. Fortschr Röntgenstr 1957; 87: 756–760
Poznanski AK, Werder EA, Giedion A. The pattern of shortening of the bones of the hand in PHP and PPHP – a comparison with brachydactyly E, Turner syndrome, and acrodysostosis. Radiology 1977; 123: 707–718
Prato N, Banderali A, Neumaier CE et al. Calcific tendinitis of the rotator cuff as a cause of drooping shoulder. Skeletal Radiol 2003; 32: 82–85
Priem S, Franz J, Krause A. Ätiologie und Pathogenese bakteriell bedingter Arthritiden. Infektöse Arthritis, reaktive Arthritis, Lyme-Arthritis. Internist (Berl.) 1999; 40: 936–944

Puett DW, Fuchs HA. Arthritis after Bacillus Calmette-Guerin therapy. Ann Intern Med 1992; 117: 537–538

Putterman C, Rubinow A. Reactive arthritis associated with Clostridium difficile pseudomembranous colitis. Semin Arthr Rheum 1993; 22: 420–426

Qteishat WA, Whitehouse GH, Hawass NE. Acro-osteolysis following snake and scorpion envenomation. Br J Radiol 1985; 58: 1035–1039

Queyrel V, Hachulla E, Cardon T. Arthritis in primary antiphospholipid syndrome? J Rheumatol 1996; 23: 1305–1306

Rabinov D. Acromutilation of the fingers following severe burns. Radiology 1961; 77: 968–973

Raghunath M, Nienaber C, von Kodolitsch Y. 100 Jahre Marfan-Syndrom – eine Bestandsaufnahme. Dtsch Ärztebl 1997; 94A: 821–830

Raschke G. Über den Zusammenhang der Akrodermatitis chronica atrophicans Pick-Herxheimer und der Akroosteolyse. Derm Wschr 1958; 137: 217–221

Rascu A, Kraetsch H-G, Grünke M et al. Ein ungewöhnlicher Fall einer Heberden-Arthrose bei einem jungen Mann. Z Rheumatol 1999; 58: 95–99

Rathbun JB, Macnab I. The microvascular pattern of the rotator cuff. J Bone Joint Surg 1970; 52B: 540–553

Rautenstrauch H. Inkomplettes Felty-Syndrome mit Manifestation der Arthritis nach jahrelangem Krankheitsverlauf. Z Rheumatol 1988; 47: 58–61

Ravichandran G. A radiologic sign in spondylolisthesis. Am J Roentgenol 1980; 134: 113–117

Ray TD, Lowe WD, Anderson LD et al. Periarticular heterotopic ossification following pharmacologically induced paralysis. Skeletal Radiol 1995; 24: 609–612

Redlund-Johnell I, Pettersson H. Vertical dislocation of the C1 and C2 vertebrae in rheumatoid arthritis. Act Radiol (Stockh.) 1984; 25: 133–141

Regan W, Morrey B. Fractures of the coronoid process of the ulna. J Bone Joint Surg Am 1989; 71: 1348–1354

Reginato AJ, Schumacher HR, Allan DA et al. Acute monoarthritis associated with lipid liquid crystals. Ann Rheum Dis 1985; 44: 537–543

Rehart S, Grebe P, Schill et al. Endoprothetik am rheumatisch destruierten oberen Sprunggelenk – Historie und Zukunftsoptionen. Akt Rheumatol 2010; 35: 117–121

Reichenberger M, Löhnert J. Osteosis cutis multiplex. Hautarzt 1971; 22: 73–77

Reinhardt K. Pseudocystische Aufhellung in beiden Patellae. Fortschr Röntgenstr 1969; 111: 262–269

Reinhardt K. Der diabetische Fuß. Diabetische Arthropathien und Osteopathien. Stuttgart: Enke; 1983

Reinhold-Keller E, Herlyn K. Interdisziplinäre Betreuung von Vaskulitis-Patienten. Der Internist/Rheumatologe. Z Rheumatol 2001; 60: 208–218

Reinus WR, Kyriakos M, Gilula LA et al. Plasma cell tumors with calcified amyloid deposition mistaken for chondrosarcoma. Radiology 1993; 189: 505–509

Reiser M, Kuhn F-P, Debus J. Duale Reihe – Radiologie. Stuttgart: Thieme; 2004

Renström P, Johnson RJ. Overuse injuries in sports. A review. Sports Med 1985; 2: 316–333

Resnik CS, Smithson LV, Bradshaw JA et al. The two-eyed Scotty dog. A normal anatomic variant. Radiology 1983; 149: 680

Resnick D, Shaul SR, Robins JM. Diffuse idiopathic skeletal hyperostosis (DISH). Forestier's discase with extraspinal manifestations. Radiology 1975; 115: 513–524

Resnick D, Broderick TW. Bony proliferation of terminal toe phalanges in psoriasis. The "ivory" phalanx. J Canad Ass Radiol 1977; 28: 187–189

Resnick D, Newell JD, Guerra Jr. J et al. Proximal tibiofibular joint. Anatomic-pathologic-radiographic correlation. Am J Roentgenol 1978; 131: 133–138

Rezai-Delui H, Mamoori G, Sadri-Mahvelati E et al. Progressive pseudorheumatoid chondrodysplasia. A report of nine cases in three families. Skeletal Radiol 1994, 23: 411–419

Richin PF, Kranik A, van Herpe L et al. Congenital pseudarthrosis of both bones of the forearm. J Bone Joint Surg 1976; 58A: 1032–1033

Richter F, Krause FJ. Primäre Diaphysentuberkulose der langen Röhrenknochen. Fortschr Röntgenstr 1983; 139: 549–552

Riddell RJ, Louis CJ, Bromberger NA. Pulmonary metastases from chondroblastoma of the tibia. Report of a case. J Bone Joint Surg 1973; 55B: 848–853

Rinaldi I, Mullins Jr. WJ, Delaney WF et al. Computerized tomographic demonstration of rotational atlanto-axial fixation. Case report. J Neurosurg 1979; 50: 115–119

Rippstein J. Zur Bestimmung der Antetorsion des Schenkelhalses mittels zweier Röntgenaufnahmen. Z Orthop 1955; 86: 345–360

Risser JC. Scoliosis. Past and present. J Bone Joint Surg 1964; 46A: 167–199

Ritter D. Gestationsdiabetes. Z Allg Med 1993; 69: 1066–1068

Ritter G, Rittmeyer K, Hopf HC. Konstitutionelle Enge des zervikalen Spinalkanals. Radiologische und klinische Befunde. Dtsch Med Wschr 1975; 100: 358–361

Ritz E, Kuhn HM, Krempien B et al. Röntgenologische Zeichen gestörten Calciumstoffwechsels bei Dialysepatienten. II. Beziehung der Röntgensymptome zu möglichen pathogenetischen Faktoren. Fortschr Röntgenstr 1973; 119: 194–202

Robertson PL, Page PJ, McColl GJ. Inflammatory arthritis-like and other MR findings in wrists of asymptomatic subjects. Skeletal Radiol 2006; 35: 754–764

Rogers LF, Malave Jr. S, White H et al. Plastic bowing, torus and greenstick supracondylar fractures of the humerus: radiographic clues to obscure fractures of the elbow in children. Radiology 1978; 128: 145–150

Rohlfing BM, Basch CM, Genant HK. Acro-osteolysis as the sole skeletal manifestation of rheumatoid vasculitis. Brit J Radiol 1977; 50: 830–833

Rohner E. Pagetoider Umbau des Knochens („Remaniement pagétoide post-traumatique" von Lièvre). Virchows Arch Path Anat 1957; 329: 628–655

Roig-Escofet D, Rodriguez-Moreno J, Ruiz Martin JM. Concept and limits of the reflex sympathetic dystrophy. Clin Rheumatol 1989; 8 (Suppl. 2): 104–108

Romanus R, Ydén S. Destructive and ossifying spondylitic changes in rheumatoid ankylosing spondylitis (pelvoospondylitis ossificans). Acta Orthop Scand 1952; 22: 88–99

Romas E, Finlay M, Woodruff T. The arthropathy of fibroblastic rheumatism. Arthr Rheum 1997; 40: 183–187

Rosenbloom AL, Grgic A, Frias JL. Diabetes mellitus, short stature and joint stiffness – a new syndrome. Pediatric Res 1974; 8/4: 441

Rosenbloom AL, Silverstein JH, Lezotte DC et al. Limited joint mobility in childhood diabetes mellitus indicates increased risk for microvascular disease. N Engl J Med 1981; 305: 191–194

Rosenbloom AL. Limited joint mobility in insulin dependent childhood diabetes. Eur J Pediatr 1990; 149: 380–388

Rosenstein ED, Kramer N. Felty's and pseudo-Felty's syndromes. Semin Arthr Rheum 1991; 21: 129–142

Rosenthal DI, Rosenberg AE, Schiller AL et al. Destructive arthritis due to silicone. A foreign-body reaction. Radiology 1983; 149: 69–72

Rosin AJ. Ectopic calcification around joints of paralysed limbs in hemiplegia, diffuse brain damage, and other neurological diseases. Ann Rheum Dis 1975; 34: 499–505

Rosner IA, Richter DE, Huettner TL et al. Spondyloarthropathy associated with hidradenitis suppurativa and acne conglobata. Ann Intern Med 1982; 97: 520–525

Ross JS. Non-mechanical inflammatory causes of back pain. Current concepts. Skeletal Radiol 2006; 35: 485–487

Rothenberg SJ, Karchmer S, Schnaas L et al. Lead arthropathy. A cause of delayed onset lead poisoning. International programme on chemical safety evaluation, Monograph on lead, inorganic. 2007; 64: 288 [www.who.int/ipcs/poisons/pim_lead.pdf]

Roy BR, Binns MS, Horsfall H. Radiological diagnosis of abductor denervation after hip surgery. Skeletal Radiol 2001; 30: 117–118

Rozeik C, Wieschen A, Deininger HK. Spätmanifestation einer chronisch septischen Granulomatose bei einer heterozygoten Konduktorin. Fortschr Röntgenstr 1994; 161: 180–182

Rubinstein HM, Brooks MH. Aseptic necrosis of bone in myxedema. Ann Intern Med 1977; 87: 580–581

Rudman DP, Damron TA, Vermont A et al. Intracortical chondroma. Skeletal Radiol 1998; 27: 581–583

Rüdt R. Die reaktive Arthritis bei Parasiteninfestation. Akt Rheumatol 1986, 11: 19–22

Rupprecht M, Mensing CH, Barvencik F et al. Skelettale und kutane Charakteristika des Basalzellkarzinomsyndroms (Gorlin-Goltz-Syndrom). Ergebnisse von 8 Patienten aus 12 Jahren. Fortschr Röntgenstr 2007; 179: 618–626

Rutishauser E, Jacqueline F. Die rheumatischen Koxitiden. Eine pathologisch-anatomische und röntgenologische Studie. Docum Rheum (Basel) 1959; 16

Rutishauser E, Rohner A, Held D. Experimentelle Untersuchungen über die Wirkung der Ischämie auf den Knochen und das Mark. Virchows Arch Path Anat 1960: 333: 101–118

Rüttner JR. Pathologie von Arthrosen. Akt Rheumatol 1984 (Sonderheft); 512–516

Ryder CT, Crane L. Measuring femoral anteversion. The problem and a method. J Bone Joint Surg 1953; 35A: 321–328

Rydevik B, Brown MD, Lundborg G. Pathoanatomy and pathophysiology of nerve root compression. Spine 1984; 9: 7–15

Saal JG, Wojatschek C, Rautenstrauch H. HLA-B27-negative Sacroiliitis als Komplikation entzündlicher Akneformen. Fallberichte und Literaturübersicht. Z Rheumatol 1988; 47: 405–412

Saal JG. Virusassoziierte Arthritiden. Z Rheumatol 1995; 54: 391–404

Saddik D, McNally EG, Richardson M. MRI of Hoffa's fat pad. Skeletal Radiol 2004; 33: 433–444

Saeger W, Röcken C, Linke RP. Amyloiddiagnostik in der klinischen Pathologie. Hamburger Ärzteblatt 1993; 47: 9–14

Sahin V, Karakas ES, Aksu S et al. Traumatic dislocation and fracture-dislocation of the hip: a long-term follow-up study. J Trauma 2003; 54: 520–529

Salter RB, Harris WR. Injuries involving the epiphyseal plate. J Bone Joint Surg 1963; 45: 587–622

Salvarani C, Cantini F, Olivieri I et al. Polymyalgia rheumatica: a disorder of extraarticular synovial structures? J Rheumatol 1999; 26: 517–521

Sánchez Alegro ML, Marin C, Mardones GG. Duplication of the scapula. Skeletal Radiol 2003; 32: 728–730

Sanders KM, Resnik CS, Owen DS. Erosive arthritis in Cronkhite-Canada syndrome. Radiology 1985; 156: 309–310

Sargent EN, Turner AF, Jacobson G. Superior marginal rib defects. An etiologic classification. Am J Roentgenol 1969; 106: 491–505

Sasaki T, Ono H, Nakajima H et al. Lipoatrophic diabetes. J Dermatol 1992; 19: 246–249

Saternus KS. Bruchformen des Condylus occipitalis. Z Rechtsmed 1987; 99: 95–108

Sato K, Maruyama I, Maruyama Y et al. Arthritis in patients infected with human T lymphotropic virus type I. Clinical and immunopathologic features. Arthr Rheum 1991; 34: 714–721

Sato K, Sugiura H, Aoki M. Transient phalangeal osteolysis (microgeodic disease). Report of a case involving the foot. J Bone Joint Surg Am 1995; 77: 1888–1890

Satoh M, Ajmani AK. Acute exacerbation mimicking "pseudoseptic" arthritis in rheumatoid arthritis could be caused by abrupt discontinuation of glucocorticoid. J Rheumatol 1993; 20: 1441–1442

Schacherl M, Schilling F. Zur Differentialdiagnose erworbener und angeborener Carpalsynostosen. Fortschr Röntgenstr 1965; 102: 68–77

Schacherl M, Schilling F. Röntgenbefunde an den Gliedmaßengelenken bei Polyarthritis psoriatica. Z Rheumaforsch 1967; 26: 442–450

Schacherl M, Schilling F. Die destruierende Polyarthrose. Fortschr Röntgenstr 1970; 113: 551–560

Schacht E. Die Differentialtherapie von Osteoporosen – ein Überblick auf der Basis neuerer Erkenntnisse zur Pathogenese. Z Rheumatol 1994; 53: 274–298

Schaeverbeke T, Fatout E, Marce S et al. Remitting seronegative symmetrical synovitis with pitting oedema. Disease or syndrome? Ann Rheum Dis 1995; 54: 681–684

Schajowicz F, Clavel Sainz M, Slullitel JA. Juxta-articular bone cysts (intra-osseous ganglia): a clinicopathological study of eighty-eight cases. J Bone Joint Surg Br 1979; 61: 107–116

Schapals G. Röntgenologische und klinische Untersuchungen über die krankhafte Lockerung der Beckenverbindungen [Dissertation]. Aachen: Rheinisch-Westfälische Technische Hochschule; 1971

Schapira D, Nachtigal A, Scharf Y. Arthritis as the presenting symptom of diverticulitis. Clin Rheumatol 1997; 16: 310–313

Schellhammer F, Rapp M, Saleh A. Melorheostose der HWS bei einem intraspinalen Lipom. Fortschr Röntgenstr 2006; 178: 822–823

Schellhas KP, Wilkes CH, Fritts HM et al. MR of osteochondritis dissecans and avascular necrosis of the mandibular condyle. Am J Roentgenol 1989; 152: 551–560

Schenk JP, Limberg B, Grauer A et al. Chronisch rekurierende multifokale Osteomyelitis (CRMO). Diaphysärer Befall mit progredienter Hyperostose. Fortschr Röntgenstr 1998; 168: 624–627

Scheuermann H. Kyphosis dorsalis juvenilis. Z Orthop Chir 1921; 41: 305–317

Schiessel A, Zweymüller K. The nutrient artery canal of the femur: a radiological study in patients with primary total hip replacement. Skeletal Radiol 2004; 33: 142–149

Schild H, Mueller HA, Schreiber G. Das Halbmondzeichen bei distaler Humerusfraktur. Röntgen-Bl 1981a; 34: 417–420

Schild H, Neuhaus G, Gerlach F. Dactylolysis spontanea (Ainhum). Z Orthop 1981b; 119: 320–322

Schild H, Menke W, Kuhn FP. Arachnoiditis ossificans der LWS. Röntgen-Bl 1983a; 36: 158–159

Schild H, Mueller HA, Klotter HJ et al. Die traumatische Knochenverbiegung: eine besondere Skelettverletzung. Röntgen-Bl 1983b; 36: 241–243

Schilling F, Schacherl M, Bopp A. Veränderungen der Halswirbelsäule (Spondylitis cervicalis) bei der chronischen rheumatischen Polyarthritis und bei der Spondylitis ankylopoetica. Radiologe 1963; 3: 483–501

Schilling F, Schacherl M, Gamp A et al. Die Beziehungen der Spondylosis hyperostotica zur Konstitution und zu Stoffwechselstörungen. Med Klin 1965; 60: 165–169

Schilling F. Die bei chronischen rheumatischen Erkrankungen mögliche Beteiligung des Nervensystems. Polyneuropathie, periphere und medulläre Kompressionssyndrome. Therapiewoche 1974; 24: 2950–2959

Schilling F, Stadelmann M-L. Definition und Nosologie, Typeneinteilung und klinisches Bild der Arthritis und Spondylitis psoriatica. In: Schilling F, Hrsg. Arthritis und Spondylitis psoriatica. Darmstadt: Steinkopff; 1986: 1–21

Schilling F, Fassbender HG, Stiehler T. Spondarthritis hyperostotica pustulo-psoriatica. In: Schilling F, Hrsg. Arthritis und Spondylitis psoriatica. Darmstadt: Steinkopff; 1986: 289–296

Schilling F, Schweden F. Die lumbo-sakro-iliakale Hyperostose mit retroperitonealer Fibrose bei Spondarthritis hyperostotica pustulo-psoriatica mit sterno-kosto-klavikularer Hyperostose und mit oberem und unterem venösen Obstruktionssyndrom: Pathogenetische Hypothese einer Fibro-Osteopathia psoriatica. Z Rheumatol 1996; 55: 331–347

Schilling F. Das „periodische Fieber". Vom Ätiocholanolon zum Immunglobulin-D – Langzeitbeobachtung einer Patientin mit adultem Morbus Still. Akt Rheumatol 1997; 22: 217–226

Schilling F, Kessler S. Das SAPHO-Syndrom: Klinisch-rheumatologische und radiologische Differenzierung und Klassifizierung eines Krankengutes von 86 Fällen. Z Rheumatol 2000; 59: 1–28

Schindlmaisser H, Kotz R. Röntgenologische Beurteilung der Pfannenbodendicke des Hüftgelenkes. Wien Med Wschr 1972; 122: 430–432
Schlansky R, Kucer KA, DeHoratius RJ et al. Arthritis and distal tuft resorption associated with keratosis palmaris et plantaris. Arthr Rheum 1981; 24: 726–728
Schlecht I, Mäurer J, Schulte-Overberg U et al. Zystische Angiomatose. Erscheinungsbild im Magnetresonanztomogramm. Fortschr Röntgenstr 1997; 167: 325–329
Schmidt H, Fischer E. Die okzipitale Dysplasie. Stuttgart: Thieme; 1960
Schmitt HG. Pagetoider Umbau des Knochens (Remaniement pagétoide). Fortschr Röntgenstr 1957; 87: 269–270
Schmitt R, Lanz U, Hrsg. Bildgebende Diagnostik der Hand. Stuttgart: Hippokrates; 1996
Schmorl G. Über Knorpelknötchen an den Wirbelbandscheiben. Fortschr Röntgenstr 1928; 38: 265–279
Schnabel A, Reinhold-Keller E, Wolff HH et al. Fasziitis-Sklerodermie-Eosinophilie-Syndrom durch Tryptophan. Dtsch Med Wochenschr 1991; 116: 1180–1185
Schneider PG, Lichte H. Arthrosis deformans nach ultraphysiologischen Gelenkbelastungen. Z Orthop 1970; 107: 287–303
Schneider R, Goldman AB, Bohne WH. Neuropathic injuries to the lower extremities in children. Radiology 1978; 128: 713–718
Schneider U, Thomsen M, Kasperk C et al. Zellbiologische Untersuchungen bei der Gonarthrose. Akt Rheumatol 1998; 23: 6–10
Schoen D, Eggstein M, Vogt W. Ist die hyperostotische Spondylosis deformans eine diabetische Osteopathie? Fortschr Röntgenstr 1969; 110: 524–539
Schönland SO. Fortschritte in der Diagnostik und Therapie der Amyloidosen. Dtsch Ärztebl 2006; 103A: 2237–2244
Schöps P, Stäbler A, Petri U et al. Relabilität von Röntgenfunktionsanalysen der HWS-Flexion/-Extension. Unfallchirurg 1999; 102: 548–553
Schorn C, Lingg GM. Schrägaufnahmen der Hände in der Rheumatologie. Akt Rheum 2002; 27: 306–310
Schouten JS, van den Ouweland FA, Valkenburg HA et al. Insulin-like growth factor-1. A prognostic factor of knee osteoarthritis. Br J Rheumatol 1993; 32: 274–280
Schüler K-H, Laschner W. Zur Differentialdiagnose osteolytischer Prozesse. Arch Orthop Unfall-Chir 1969; 65: 146–167
Schulte-Altedorneburg G, Gebhard M, Wohlgemuth WA et al. MR arthrography: pharmacology, efficacy and safety in clinical trials. Skeletal Radiol 2003; 32: 1–12
Schumacher G-H. Anatomie für Zahnmediziner. Lehrbuch und Atlas. 3. Aufl. Heidelberg: Hüthig; 1997
Schumacher HR, Miller JL, Ludivico C et al. Erosive arthritis associated with apatite crystal deposition. Arthr Rheum 1981; 24: 31–37
Schumacher Jr. HR, Michaels R. Recurrent tendinitis and achilles tendon nodule with positively birefringent crystals in a patient with hyperlipoproteinemia. J Rheumatol 1989; 16: 1387–1389
Schümichen C. Szintigraphische Diagnostik entzündlicher Knochen- und Gelenkerkrankungen. Nuklearmediziner 1997; 20: 231–243
Schwartz B, Jay RM, Schoenhaus HD. Apophysitis of the fifth metatarsal base. Iselin's disease. J Am Podiatr Med Assoc 1991; 81: 128–130
Schwartzenberg JM, Smith DD, Lindsley HB. Bacillus Calmette-Guérin associated arthropathy mimicking undifferentiated spondyloarthropathy. J Rheumatol 1999; 26: 933–935
Sebastiani GD, Galas F. Spondylodiscitis due to Candida tropicalis as a cause of inflammatory back pain. Clin Rheumatol 2001; 20: 435–437
Seelen JL, Bruijn JD, Kingma LM et al. Radiographic evaluation of developing instability of the Mecron cementless, threaded acetabular prostheses. Fortschr Röntgenstr 1995; 163: 197–202
Seidl G, Ullrich R, Trattnig S et al. MR-Bildgebung bei der Gicht. Radiologe 1996; 36: 632–636
Seif FJ. Autoimmunthyreoiditis und extrathyreoidale Erkrankungen. Nuklarmediziner 1993; 16: 183–190
Seifert MH, Steigerwald JC, Cliff MM. Bone resorption of the mandible in progressive systemic sclerosis. Arthr Rheum 1975; 18: 507–512
Sethi S, Sequeira W. Sparing effect of hemiplegia on scleroderma. Ann Rheum Dis 1990; 49: 999–1000
Severini A, Beilomi M, Cozzi G et al. Rib erosion. Late complication of long-standing biliary-drainage catheters. Radiology 1984; 150: 666
Seymour EQ. Osteolysis of the clavicular tip associated with repeated minor trauma to the shoulder. Radiology 1977; 123: 56
Shapiro RF, Resnick D, Castles JJ et al. Fistulization of rheumatoid joints. Spectrum of identifiable syndromes. Ann Rheum Dis 1975; 34: 489–498
Sharma BG. Duplication of the clavicle with triplication of the coracoid process. Skeletal Radiol 2003; 32: 661–664
Sharma S, Häfner R. Die Adoleszentenchondrolyse. Eine wichtige Differentialdiagnose zu rheumatischen Erkrankungen im Kindesalter. Akt Rheumatol 2000, 25: 193–200
Sharp GC, Irvin WS, Tan EM et al. Mixed connective tissue disease – an apparently distinct rheumatic discase syndrome associated with a specific antibody to an extractable nuclear antigen (ENA). Am J Med 1972; 52: 148–159
Sherry DD, Rothstein RRL, Petty RE. Joint contractures preceding insulin-dependent diabetes mellitus. Arthr Rheum 1982; 25: 1362–1364
Shichikawa K, Matsui K, Oze K et al. Rheumatoid spondylitis. Int Orthop 1978; 2: 53–60
Shulman LE. Diffuse fasciitis with hypergammaglobulinemia and eosinophilia: A new syndrome? J Rheumatol 1974; Suppl. 1: 46
Silveira LH, Seleznick MJ, Jara LJ et al. Musculoskeletal manifestations of human immunodeficiency virus infection. J Intensive Care Med 1991; 6: 106–116
Sim GPG. Vertebral contour in spondylolisthesis. Brit J Radiol 1973; 46: 250–254
Singh A, Dass R, Singh Hayreh S et al. Skeletal changes in endemic fluorosis. J Bone Jt Surg 1962; 44B: 806–815
Singleton JD, West SG, Nordstrom DM. "Pseudoseptic" arthritis complicating rheumatoid arthritis. A report of six cases. J Rheumatol 1991; 18: 1319–1322
Sissons HA, Nuovo MA, Steiner GC. Pathology of osteonecrosis of the femoral head. A review of experience at the Hospital for Joint Diseases, New York. Skeletal Radiol 1992; 21: 229–238
Sixou L, Lassoued S, Attal M et al. Ostéonécroses symptomatiques et allogreffe de moelle osseuse. Rev Rhum 1995; 62: 379–383
Skaane P, Klott KA. Die peridentale Aureole (crowned odontoid process) bei der vorderen Atlantodentalarthrose. Fortschr Röntgenstr 1981; 134: 62–68
Skruodies B, Schaefer B, Meiss L. Operative Behandlung der Hüftdysplasie nach Schweregrad und Alter. Hamburger Ärztebl 1994; 48: 40–44
von Smekal U. Skelett und Bewegungsapparat. In: Galanski M, Prokop M, Hrsg. Ganzkörper-Computertomographie. Stuttgart: Thieme; 1998: 471–499
Smith JL, Stowe FR. The Pierre Robin syndrome (glossoptosis, micrognathia, cleft palate). A review of 39 cases with emphasis on associated ocular lesions. Pediatrics 1961; 27: 128–133
Smith JR, Martin IR, Shaw DG et al. Progressive non-infectious anterior vertebral fusion. Skeletal Radiol 1986; 15: 599–604
Smolders D, Wang X, Drevelengas A et al. Value of MRI in the diagnosis of non-clival, non-sacral chordoma. Skeletal Radiol 2003; 32: 343–350
Sofka CM, Ciavarra GA, Hannafin JA et al. Magnetic resonance imaging of adhesive capsulitis: correlation with clinical staging. HSS J 2008; 4: 164–169
Sohar E, Gafni J, Pras M et al. Familial mediterranean fever. A survey of 470 cases and review of literature. Am J Med 1967; 43: 227–253
Soila K, Karjalainen PT, Aronen HJ et al. High-resolution MR imaging of the asymptomatic Achilles tendon: new observations. Am J Roentgenol 1999; 173: 323–328
Sokoloff L, Fincham JE, du Toit GT. Pathologic features of the femoral head in Mseleni disease. Hum Pathol 1985; 16: 117–120

Sokoloff RM, Farooki S, Resnick D. Spontaneous osteonecrosis of the knee associated with ipsilateral tibial plateau stress fracture: report of two patients and review of the literature. Skeletal Radiol 2001; 30: 53–56

Solnica J. Manifestations articulaires des tumeurs carcinoides tube digestif. Rev Rhum 1976; 43: 591–594

Sommer B, Pauleit D, Altmann D. Stressfraktur des Os sacrum bei einem Basketball-Leistungssportler. Fortsch Röntgenstr 2003; 175: 569–570

Song WS, Chiang YH, Chen CY et al. A simple method for diagnosing traumatic occlusion of the vertebral artery at the craniovertebral junction. Spine 1994; 19: 837–839

Sonozaki H, Mitsui H, Miyanaga Y et al. Clinical features of 53 cases with pustulotic arthro-osteitis. Ann Rheum Dis 1981a; 40: 547–553

Sonozaki H, Kawashima M, Hongo O et al. Incidence of arthro-osteitis in patients with pustulosis palmaris et plantaris. Ann Rheum Dis 1981b; 40: 554–557

Sorg M, Krüger K, Schattenkirchner M. Das Pincer-Nail-Syndrom – eine seltene Differentialdiagnose des Fingerendgelenk-/Nagelbefalls. Z Rheumatol 1989; 48: 204–206

Soriano M, Manchón F. Radiological aspects of a new type of bone fluorosis, periostitis deformans. Radiology 1966; 87: 1089–1094

Souverijns G, Peene P, Cleeren P et al. Avascular necrosis of the epiphysis of the first metatarsal bone. Skeletal Radiol 2002; 31: 366–368

Spech HJ, Olah AJ. Symptome und neuere Befunde beim Pseudohypoparathyreoidismus. Med Klin 1974; 69: 387–394

Spence Jr. KF, Decker S, Sell KW. Bursting atlantal fracture associated with rupture of the transverse ligament. J Bone Joint Surg Am 1970; 52: 543–549

Spinner RJ, Desy NM, Amrami KK. Sequential tibial and peroneal intraneural ganglia arising from the superior tibiofibular joint. Skeletal Radiol 2008; 37: 79–84

Spranger J, Albert C, Schilling F et al. Progressive pseudorheumatoid arthritis of childhood (PPAC). A hereditary disorder simulating rheumatoid arthritis. Eur J Pediatr 1983; 140: 34–40

Spranger M. Die therapeutische Ruhigstellung als Präarthrose. Z Ortho 1974; 112: 574–576

Stäbler A. Der pathophysiologische Entstehungsmechanismus der destruierenden Handgelenksarthropathie bei Pseudogicht. Fortschr Röntgenstr 1992; 156: 73–76

Stäbler A, Beck R, Bartl R et al. Vacuum phenomena in insufficiency fractures of the sacrum. Skeletal Radiol 1995; 24: 31–35

Stäbler A, Weiss M, Scheidler J et al. Degenerative disk vascularization on MRI. Correlation with clinical and histopathologic findings. Skeletal Radiol 1996; 25: 119–126

Stäbler A, Bellan M, Weiss M et al. MR imaging of enhancing intraosseous disk herniation (Schmorl's nodes). Am J Roentgenol 1997; 168: 933–938

Stäbler A, Baur A, Krüger A et al. Differentialdiagnose der erosiven Osteochondrose und bakteriellen Spondylitis in der Magnetresonanztomographie (MRT). Fortschr Röntgenstr 1998; 168: 421–428

Stäbler A, Paulus R, Steinborn M et al. Die Spondylolyse im Stadium der Entstehung. Diagnostischer Beitrag der MRT. Fortschr Röntgenstr 2000; 172: 33–37

Stäbler A. Degenerative Wirbelsäulenerkrankungen. In: Stäbler A, Hrsg. Handbuch diagnostische Radiologie. Muskuloskelettales System 3. Berlin: Springer; 2005a: 356–418

Stäbler A. Traumatologie Achsenskelett. In: Stäbler A, Hrsg. Handbuch diagnostische Radiologie. Muskuloskettales System 1. Berlin: Springer; 2005b: 149–183

Stecken A. Akroosteolysis bei einem Geiger. Fortschr Röntgenstr 1954; 80: 405–407

Steere AC, Malawista SE, Snydman DR et al. Lyme arthritis. An epidemic of oligoarticular arthritis in children and adults in three connecticut communities. Arthr Rheum 1977; 20: 7–17

Steere AC, Duray PH, Butcher EC. Spirochetal antigens and lymphoid cell surface markers in Lyme synovitis. Comparison with rheumatoid synovium and tonsillar lymphoid tissue. Arthr Rheum 1988; 31: 487–495

Steere AC. Diagnosis and treatment of Lyme arthritis. Med Clin North Amer 1997; 81: 179–194

Stein G, Jühe S, Lange C-E et al. Bandförrnige Osteolysen in den Endphalangen des Handskeletts. Fortschr Röntgenstr 1973; 118: 60–63

Stein HB, Schlappner OLA, Boyko W et al. The intestinal bypass arthritis-dermatitis syndrome. Arthr Rheum 1981; 24: 684–690

Steinborn M, Heuck A, Jessel C et al. Magnetic resonance imaging of lateral epicondylitis of the elbow with a 0.2-T dedicated system. Eur J Radiol 1999a; 9: 1376–1380

Steinborn M, Heuck A, Maier M et al. MR-Tomographie der Plantarfasziitis. Fortschr Röntgenstr 1999b; 170: 41–46

Steinbrocker O, Argyros TG. The shoulder-hand syndrome: present status as a diagnostic and therapeutic entity. Med Clin N Am 1958; 42: 1533–1553

Stelling CB. Anomalous attachment of the transverse process to the vertebral body: An accessory finding in congenital absence of a lumbar pedicle. Skeletal Radiol 1981; 6: 47–50

Stender H-S. Leitlinien der Bundesärztekammer zur Qualitätssicherung in der Röntgendiagnostik. Qualitätskriterien röntgendiagnostischer Untersuchungen. Überarbeitete und ergänzte Fassung. Dtsch Ärztebl 1995; 92B: 1691–1703

Štépán J, Pitrová Š, Pazderka V. Cystinosis with crystal-induced synovitis and arthropathy. Z Rheumatol 1976; 35: 347–355

Stögmann W, Oser W. Das röntgenologische Erscheinungsbild des Pseudohypoparathyreoidismus und Pseudo-Pseudohypoparathyreoidismus und seine Pathogenese. Fortschr Röntgenstr 1974; 120: 192–200

Stovell PB, Ahuja SC, Inglis AE. Pseudarthrosis of the proximal femoral epiphysis in juvenile rheumatoid arthritis. A case report. J Bone Joint Surg Am 1975; 57: 860–861

Stürzenbecher A, Braun J, Paris S et al. MR imaging of septic sacroiliitis. Skeletal Radiol 2000; 29: 439–446

Sudeck H, Horstmann R. Gentest ermöglicht Diagnose des Familiären Mittelmeerfiebers. Dtsch Ärzteblatt 1999, 96C: 1002–1004

Sudeck P. Ueber die akute trophoneurotische Knochenatrophie nach Entzündungen und Traumen der Extremitäten. Dtsch Med Wochenschr 1902; 28: 336–338

Sudeck P. Kollaterale Heilentzündung – Dytrophie – Atrophie der Gliedmaßen. Fortschr Röntgenstr 1943; 68: 1–15

Sugimoto H, Takeda A, Hyodoh K. Early-stage rheumatoid arthritis. Prospective study of the effectiveness of MR imaging for diagnosis. Radiology 2000; 216: 569–575

Sukenik S, Horowitz J, Boehm R et al. Cervical spine involvement in familial Mediterranean fever. J Rheumatol 1985; 12: 603–604

Sundaram M, Wang LL, Rotman M et al. Florid reactive periostitis and bizarre parosteal osteochondromatous proliferation: prebiopsy imaging evolution, treatment and outcome. Skeletal Radiol 2001; 30: 192–198

Sundt H. Arthro-syphilis congenita tardiva et acquisita et arthrometasyphilis. Act Derm Venerol (Stockh.) 1948; Suppl. 20

Sung MS, Kang HS, Lee HG. Regional bone changes in deep soft tissue hemangiomas. Radiographic and MR features. Skeletal Radiol 1998; 27: 205–210

Šváb V. Knochen- und Gelenkveränderungen durch Hitze und Kälte. In: Diethelm L, Heuck F, Olsson O et al., Hrsg. Handbuch der Medizinischen Radiologie, Bd.V/1. Berlin: Springer; 1976: 307–344

Tan J, Göğüş F, Sepici V. "Pencil-in-cup" deformity in Behçet's disease. Br J Rheumatol 1993; 32: 644–648

Tanaka H, Araki Y, Yamamoto H et al. Intraosseous ganglion. Skeletal Radiol 1995; 24: 155–157

Tannast M, Siebenrock KA, Anderson SE. Femoroacetabular impingement: Radiographic diagnosis – what the radiologist should know. Amer J Roentgenol 2007; 188: 1540–1552

Telaranta T, Solonen KA, Tallroth K et al. Bone cysts containing silicone particles in bones adjacent to a carpal silastic implant. Skeletal Radiol 1983; 10: 247–249

Thermann H. Revisionen nach Sprunggelenksendoprothetik. Akt Rheumatol 2010; 35: 122–128

ter Borg EJ, Disch FJ, Kallenberg CGM. Erosive polyarthritis as presenting manifestation of Wegener's granulomatosis. Clin Rheumatol 1995; 14: 551–553

Théron J. Angiography in Legg-Calve-Perthes disease. Radiology 1980; 135: 81–92

Thomann KD, Rauschmann M. Schleudertrauma und "railway spine". Versicherungsmedizin 2004; 56: 131–135

Thomas G. Die dysplastische Hüftpfanne. Ihre Biomechanik und ihre operativen Behandlungsmethoden. In: Lange, M, Hrsg. Bücherei des Orthopäden, Bd. 1. Stuttgart: Enke; 1969

Thompson M, Bywaters EGL. Unilateral rheumatoid arthritis following hemiplegia. Ann Rheum Dis 1962; 21: 370–377

Thrush A, Enzmann D. MR imaging of infectious spondylitis. Am J Neuroradiol 1990; 11: 1171–1180

Thurner J, Caruso AM. Die Knochensporne am Darmbeinkamm (Ihre Morphologie und Klinik mit vergleichenden pathophysiologischen Untersuchungen). Z Orthopädie 1959; 91: 209–224

Tiddia F, Cherchi GB, Pacifico L et al. Yersinia enterocolitica causing suppurative arthritis of the shoulder. J Clin Pathol 1994; 47: 760–761

Tillmann B, Brade H. Morphologische und biomechanische Untersuchungen an der Facies articularis patellae. Orthop Prax 1980; 16: 462–467

Tillmann B, Thomas W. Anatomie typischer Sehnenansätze, -ursprünge und Engpässe. Orthop Prax 1982; 18: 910–917

Tillmann B, Tichy P. Funktionelle Anatomie der Schulter. Unfallchirurg 1986; 89: 389–397

Tillmann B. Quergestreifte Skelettmuskulatur. In: Tillmann B, Töndury G, Hrsg. Rauber/Kopsch Anatomie des Menschen, Bd. I. Bewegungsapparat. Stuttgart: Thieme; 1987a: 129–171

Tillmann B. Skelettsystem. In: Tillmann B, Töndury G, Hrsg. Rauber/Kopsch Anatomie des Menschen, Bd. I. Bewegungsapparat. Stuttgart; Thieme; 1987b: 51–127

Tillmann B. Untere Extremität. In: Tillmann B, Töndury G, Hrsg. Rauber/Kopsch Anatomie des Menschen, Bd. I. Bewegungsapparat. Stuttgart: Thieme; 1987c: 445–651

Tillmann B. Untere Extremität. In: Tillmann B, Tönburg GG, Hrsg. Anatomie des Menschen. Bd. II. Stuttgart: Thieme; 1987d: 490

Tillmann B, Töndury G. Obere Extremität. In: Tillmann B, Töndury G, Hrsg. Rauber/Kopsch Anatomie des Menschen, Bd. I. Stuttgart: Thieme; 1987: 309–443

Tillmann B, Töndury G, Zilles K. Bd. I. Bewegungsapparat. Stuttgart: Thieme; 1987

Tillmann B, Schünke M. Pathology of osteoarthrosis. In: Hirchata K, Mizuno K, Matsubara T, eds. Trends in research and treatment of joint diseases. Tokyo: Springer; 1992: 20–28

Tillmann B, Kolts I. Ruptur der Ursprungssehne das Caput longum musculi bicipitis brachii. Struktur und Blutversorgung der Bizepssehne. Oper Orthop Traumatol 1993; 5: 107–111

Tillmann K, Binzus G. Der Energiestoffwechsel der Gelenke bei Arthrose und Arthritis und seine medikamentöse Beeinflußbarkeit. In: Witt AN, Hrsg. Verhandlungen der Deutschen Gesellschaft für Orthopädie und Traumatologie, 55. Kongreß. Stuttgart: Enke; 1969: 221–227

Tilly G, Audran M, Le Bodic MF et al. Ostéite condensante de l'extremite interne de la clavicule. A propos d'un nouveau cas. J Radiol Electrol Med Nucl 1978; 59: 223–226

Tolat V, Carty H, Klenerman L et al. Evidence for a viral aetiology of transient synovitis of the hip. J Bone Joint Surg Br 1993; 75: 973–974

Tomiak C. Prognose des primären Sjögren-Syndroms unter besonderer Berücksichtigung des Lymphomrisikos. Akt Rheumatol 2008; 33: 325–336

Töndury G. Angewandte und topographische Anatomie. 5. Aufl. Stuttgart: Thieme; 1981

Tönnis D, Brunken D. Eine Abgrenzung normaler und pathologischer Hüftpfannendachwinkel zur Diagnose der Hüftdysplasie. Auswertungen von 2294 Pfannendachwinkeln kindlicher Hüftgelenke. Arch Orthop Unfall-Chir 1968; 64: 197–228

Torbiak RP, Dent PB, Cockshott WP. NOMID – a neonatal syndrome of multisystem inflammation. Skeletal Radiol 1989; 18: 359–364

Torg JS, Steel HH. Sequential roentgenographic changes occurring in massive osteolysis. J Bone Joint Surg Am 1969; 51: 1649–1655

von Torklus D, Gehle W. Die obere Halswirbelsäule. Regionale Morphologie, Pathologie und Traumatologie. Praktischer Röntgenatlas und Systematik. 3. Aufl. Stuttgart: Thieme; 1987

Tosti A, Morelli R, D'Alessandro R et al. Carpal tunnel syndrome presenting with ischemic skin lesions, acroosteolysis, and nail changes. J Am Acad Dermatol 1993; 29: 287–290

Toyone T, Takahashi K, Kitahara H et al. Vertebral bone-marrow changes in degenerative lumbar disc disease. An MRI study of 74 patients with low back pain. J Bone Joint Surg Br 1994; 76: 757–764

Tredwell SJ, Smith DF, Macleod PJ et al. Cervical spine anomalies in fetal alcohol syndrome. Spine 1982; 7: 331–334

Trentham DE, Masi AT, Bale GF. Arthritis with an inflammatory dermatosis resembling Sweet's syndrome. Report of a unique case and review of the literature on arthritis associated with inflammatory dermatoses. Am J Med 1976; 61: 424–432

Trigkilidas D, Lidder S, Delaney D et al. Neuritis ossificans of the peroneal nerve: a case report. Skeletal Radiol 2009; 38: 1115–1118

Trostler IS. Slipping sacro-iliac joints. Radiology 1938; 31: 363–364

Trueta J. The three types of acute haematogenous osteomyelitis. A clinical and vascular study. J Bone Joint Surg 1959; 41: 671–680

Tschauner Ch, Klapsch W, Graf R. Das sonographische Neugeborenencreening des Hüftgelenkes – Luxus oder Notwendigkeit? Monatsschr Kinderhlkd 1990; 138: 429–433

Tyler T, Rosenbaum HD. Idiopathic multicentric osteolysis. Am J Roentgenol 1976; 126: 23–31

Tyson LL, Daughters Jr. TC, Ryu RK et al. MRI appearance of meniscal cysts. Skeletal Radiol 1995; 24: 421–424

Uehlinger E. Hyperostosis generalisata mit Pachydermie (Idiopathische familiäre generalisierte Osteophytose Friedreich-Erb-Arnold). Virchows Arch Path Anat 1942; 308: 396–444

Uehlinger E. Aseptische Knochennekrosen (Infarkte) nach Prednisonbehandlung. Schweiz Med Wschr 1964; 94: 1527–1530

Uehlinger E. Bone changes in rheumatoid arthritis and their pathogenesis. In: Müller W, Harweth HG, Fehr K. Rheumatoid arthritis. Pathogenic mechanisms and consequences in therapeutics. London: Academic Press; 1971

Uehlinger E. Die pathologische Anatomie der Gicht. Therapiewoche 1975; 25: 4400–4405

Uhrin Z, Stein H. Rheumatoid-like deformities in Parkinson's disease. J Rheumatol 1998; 25: 177–179

Uhthoff HK, Sarkar K, Maynard JA. Calcifying tendinitis. A new concept of its pathogenesis. Clin Orthop 1976; 118: 164–168

Uhthoff HK, Sarkar K. Calcifying tendinitis. Its pathogenetic mechanism and a rationale for its treatment. Int Orthop 1978; 2: 187–193

Uhthoff HK, Sarkar K, Hammond I. Die Bedeutung der Dichte und der Schärfe der Abgrenzung des Kalkschattens bei der Tendopathia calcificans. Radiologe 1982; 22: 170–174

Uitz E, Aglas F, Hermann J et al. Mögliche Fehldiagnose „Morbus Bechterew". Wien Med Wochenschr 1996; 146: 468–471

Umans H, Liebling MS, Moy L et al. Slipped capital femoral epiphysis: a physeal lesion diagnosed by MRI, with radiographic and CT correlation. Skeletal Radiol 1998; 27: 139–144

Vahlensieck M, Reiser M. MRT des Bewegungsapparats. Stuttgart: Thieme; 1997

Vahlensieck M, Linneborn G, Schild HH et al. Magnetresonanztomographie (MRT) der Bursae um das Kniegelenk. Fortschr Röntgenstr 2001; 173: 195–199

Valeri G, Ferrara C, Ercolani P et al. Tendon involvement in rheumatoid arthritis of the wrist. MRI findings. Skeletal Radiol 2001; 30: 138–143 van Beuningen HM, van der Kraan PM, Arntz OJ. Transforming growth factor beta 1 stimulates articular chondrocyte proteoglycan synthesis and induces osteophyte formation in the murine knee joint. Lab Invest 1994; 71: 279–290

Vande Berg BC, Malghem J, Lecouvet FE et al. Classification and detection of bone marrow lesions with magnetic resonance imaging. Skeletal Radiol 1998; 27: 529–545

Van de Perre S, Vanhoenacker FM, De Schepper AM. Thigh splints in a skeletally immature boy. Fortschr Röntgenstr 2003; 175: 1582–1584

Van de Perre S et al. Perineal modular swelling in a recreational cyclist: diagnosis and discussion. Skeletal Radiol 2009; 38: 933–934

Vanhoenacker FM, de Grave C, Catry F. Cutis verticis gyrata associated with periventricular calcifications. Fortschr Röntgenstr 2007; 179: 1074–1075

Van Santen-Hoeufft M. Typical fibromyalgia. Clin Rheumatol 1996; 15: 233–235

Van Swaay H. Spondylosis ankylopoëtica. Een pathogenetische studie. Leiden: Leiden University; 1950

Veras LM, Pedraza-Gutiérrez S, Castellanos J et al. Vertebral artery occlusion after acute cervical spine trauma. Spine 2000; 25: 1171–1177

Verbruggen LA, Buyck R, Handelberg F. Clavicular periosteal new bone formation in ulcerative colitis. Clin Exp Rheumatol 1985; 3: 163–166

Verma UN, Misra R, Radhakrisnan S et al. A syndrome of fibrosing pleuritis, pericarditis, and synovitis with infantile contractures of fingers and toes in 2 sisters. "Familial fibrosing serositis". J Rheumatol 1995; 22: 2349–2355

Vernon-Roberts B, Barnes CG, Revell PA. Synovial pathology in Behçet's syndrome. Ann Rheum Dis 1978; 37: 139–145

Viau MR, Pedersen HE, Salciccioli GG et al. Ectopic calcification as a late sequela of compartment syndrome. Report of two cases. Clin Orthop 1983; 176: 178–180

Vidal JJ, Ruiz J, Santiago T et al. Case report 106 (ichthyosiform erythroderma associated with osteolysis of the terminal tufts of the hands [and feet]). Skeletal Radiol 1979; 4: 251–252

Vilar J, Parra JL, Monzo E. Case report 124 (Pseudotumor of fibula secondary to thrombocytopenic purpura). Skeletal Radiol 1980; 5: 197–199

Vinker S, Dgani R, Lifschitz-Mercer B et al. Palmar fasciitis and polyarthritis associated with ovarian carcinoma in a young patient. A case report and review of the literature. Clin Rheumatol 1996; 15: 495–497

Vogel H, Thomä J, Jungbluth KH. Nativdiagnostik der Schultereckgelenkssprengung. Röntgen-Bl 1980; 33: 564–570

Vogelhuber M, Georgi J, Landthaler M. Die idiopathische Osteolyse (Gorham-Stout) mit Gelenkbeteiligung? Akt Rheumatol 1996; 21: 21–26

Vogl TJ, Abolmaali N. Magnetresonanztomographie des Temporomandibulargelenks. Untersuchungstechnik, Ergebnisse, Indikationsstellung. Fortschr Röntgenstr 2001; 173: 969–979

Vogler 3rd JB, Murphy WA. Bone marrow imaging. Radiology 1988; 168: 679–693

Volkmann R. Die ischämischen Muskellähmungen und -kontrakturen. Zbl Chir 1881; 8: 801–803

Vouge K. Interapophysolaminar spaces (IALS) of the lumbar spine and their utility in the diagnosis of narrow lumbar canal. In: Wackenheim A, Babin E, eds. The narrow lumbar canal. Radiologic signs and surgery. Berlin: Springer; 1980: 23–25

Wagener P. Die Häufigkeit einer akralen Nodulosis unter Methotrexat-Langzeittherapie bei Patienten mit entzündlich-rheumatischen Erkrankungen. Z Rheumatol 1994; 53: 346–350

Wagenhäuser FJ. Diagnose und Differentialdiagnose rheumatischer Krankheiten. Bern: Huber; 1967

Wagner A, Schaaf J. Untersuchungen über Größe und Häufigkeit der Sesambeine bei Akromegalie. Fortschr Röntgenstr 1963; 99: 215–219

Wagner H. Revisionsprothese für das Hüftgelenk. Orthopäde 1989; 18: 438–453

Wakeley CJ, Johnson DP, Watt I. The value of MR imaging in the diagnosis of the os trigonum syndrome. Skeletal Radiol 1996; 5: 133–136

Walden CA, Gilbert P, Rogers LF et al. Case report 620 (Progressive systemic sclerosis [PSS] with paraspinous and intraspinous calcifications). Skeletal Radiol 1990; 19: 377–378

Waldvogel FA, Medoff G, Swartz MN. Osteomyelitis: a review of clinical features, therapeutic considerations and unusual aspects (first of three parts). N Engl J Med 1970; 282: 198–206

Walker CW, FitzRandolph RL, Collins DN et al. Arthrography of painful hips following arthroplasty. Digital versus plain film subtraction. Skeletal Radiol 1991; 20: 403–407

Wang XL, De Schepper AM, Vanhoenacker F et al. Nodular fasciitis. Correlation of MRI findings and histopathology. Skeletal Radiol 2002; 31: 155–161

Wang Y, Yang Z, Gilula LA et al. Kashin-Beck disease. Radiographic appearance in the hands and wrists. Radiology 1996; 201: 265–270

Watson Jones R, Roberts RE. Calcification, decalcification, and ossification. Brit J Surg 1933/34: 21: 461–499

Watt I. Images. Ann Rheum Dis 1997; 56: 378–381

Weber BG. Zur Behandlung kindlicher Femurschaftbrüche. Arch Orthop Unfall-Chir 1963; 54: 713–723

Weber BG. Die Verletzungen des oberen Sprunggelenkes. 2. Aufl. Bern: Huber; 1972

Wechsler B, Davatichi F, Mizushima Y et al. Criteria for diagnosis of Behçet's disease. International study group for Behçet's disease. Lancet 1990; 335: 1078–1080

Wechsler RJ, Schweitzer ME, Deely DM et al. Tarsal coalition. Depiction an characterization with CT an MR imaging. Radiology 1994; 193: 447–452

Wehking E. Das komplexe regionale Schmerzsyndrom (CRPS) in Abgrenzung psychogener Störungen. Versicherungsmedizin 2007; 59: 16–19

Weigand H, Sarfert D, Schweikert CH et al. Die reine traumatische Hüftluxation des Erwachsenen. Analyse von 24 nachuntersuchten Fällen. Unfallheilkunde 1978; 81: 20–27

Weigert F. Reiser M. Veränderungen im Zwischenwirbelraum. In: Reiser M, Peters PE, Hrsg. Radiologische Differenzialdiagnose der Skeletterkrankungen. Stuttgart: Thieme; 1995: 496–543

Weiner DS, Macnab I. The "fabella syndrome". An update. J Pediat Orthop 1982; 2: 405–408

Weiske R, Lingg GM, Glüer C-C. Hrsg. Osteoporose. Atlas der radiologischen Diagnostik und Differentialdiagnose. Stuttgart: Fischer; 1998

Weiss SW, Kelly WD. Bilateral destructive synovitis associated with alpha-mannosidase deficiency. Am J Surg Pathol 1983; 7: 487–494

Weisstein JS, Steinbach LS, Diamond CA et al. Pseudo-osteomyelitic crisis upon presentation of Gaucher disease. Skeletal Radiol 2001; 30: 407–410

Weizman Z, Tennenbaum A, Yatziv S. Interphalangeal joint involvement in Gaucher's disease, type 1, resembling juvenile rheumatoid arthritis. Arthr Rheum 1982; 25: 706–707

Westacott CI, Webb GR, Warnock MG et al. Alteration of cartilage metabolism by cells from osteoarthritic bone. Arthr Rheum 1997; 40: 1282–1291

Weston WJ. Traumatic effusions of the ankle and posterior subtaloid joint. Brit J Radiol 1958; 31: 445–447

Weston WJ. The extrasynovial and capsular fat pads on the posterior aspect of the knee joint. Brit J Radiol 1971; 44: 277–283

White 3rd AA, Johnson RM, Panjabi MM et al. Biomechanical analysis of clinical stability in the cervical spine. Clin Orthop 1975; 109: 85–96

White SP, Blom AW, Lee M et al. The crescent sign: dissociation of the polyethyline liner from a modular acetabular component in total hip arthroplasty. Skeletal Radiol 2005; 34: 620–624

Whyte MP, Murphy WA, Fallon MD et al. Mixed sclerosing bone dystrophy. Report of a case and review of the literature. Skeletal Radiol 1981; 6: 95–102

Wiberg G. Studies on dysplastic acetabula and congenital subluxation of the hip joint with special reference to the complication of osteo-arthritis. Act Chir Scand 1939; Suppl. 58
Wiberg G. Roentgenographic and anatomic studies on the femoropatellar joint with special reference to chondromalacia patellae. Act Orthop Scand 1941; 12: 319–410
Wikström M, Vogel J, Rilinger N et al. Die infektiöse Spondylitis. Eine retrospektive Auswertung der MRT-Merkmale. Radiologe 1997; 37: 139–144
Willburger RE, Knorth H. Osteoporose der Wirbelsäule. Therapieoption und Präventionsstrategien. Dtsch Ärztebl 2003; 100A: 1120–1131
Williams JL, Moller GA, O'Rourke TL. Pseudoinfections of the intervertebral disk and adjacent vertebrae? Am J Roentgenol 1968; 103: 611–615
Williams M, Laredo J-D, Setbon S et al. Unusual longitudinal stress fractures of the femoral diaphysis: report of five cases. Skeletal Radiol 1999; 28: 81–85
Williams PL, Smibert JG, Cox R et al. Imaging study of the painful heel syndrome. Foot Ankle 1987a; 7: 345–349
Williams WV, Johnson A, Wilson D. Hypothenar hammer syndrome presenting as bilateral Raynaud's phenomenon. Arthr Rheum 1987b; 30: 234–235
Willich E, Englert M. Das Metakarpalzeichen. Fortschr Röntgenstr 1973; 119: 443–450
Wilson AJ, Murphy WA, Hardy DC et al. Transient osteoporosis: Transient bone marrow edema? Radiology 1988; 167: 757–760
Wilson RH, McCormick WE, Tatum CF et al. Occupational acroosteolysis. Report of 31 cases. JAMA 1967; 201: 577–581
Winchester P, Grossman H, Lim WN et al. A new acid mucopolysaccharidosis with skeletal deformities simulating rheumatoid arthritis. Am J Roentgenol 1969; 106: 121–128
Wingstrand H, Bauer GCH, Brismar J et al. Transient ischaemia of the proximal femoral epiphysis in the child. Interpretation of bone scintimetry for diagnosis in hip pain. Acta Orthop Scand 1985; 56: 197–203
Wirth W, Mihicic J. Arthrographie. In: Frommhold W, Dihlmann W, Stender H-A et al. (Hrsg.). Schinz. Radiologische Diagnostik in Klinik und Praxis, Bd. VI/1, 7. Aufl. Stuttgart: Thieme; 1989: 291–394
Wissing H, Buddenbrock B. Rotationsfehlerbestimmung am Femur durch axiale Computertomographie im Vergleich zu klinischer und konventioneller radiologischer Bestimmung. Unfallchirurgie 1993; 19: 145–157
Wissinger HA, McClain EJ, Boyes JH. Turret exostosis. Ossifying hematoma of the phalanges. J Bone Joint Surg Am 1966; 48: 105–110
Wissler H. Über eine besondere Form sepsisähnlicher Krankheiten (Subsepsis hyperergica). Mschr Kinderheilk 1943; 94: 1–15
Wittkop B, Davies AM, Mangham DC. Primary synovial chondromatosis and synovial chondrosarcoma: a pictorial review. Eur Radiol 2002; 12: 2112–2119
Wolff H-D. Allgemeiner Teil. Grundlagen/Systemtheorie. Klinik. Unfallbezogene Problematik usw. In: Hülse M, Neuhuber W, Wolff H-D, Hrsg. Die obere Halswirbelsäule. Pathophysiologie und Klinik. Heidelberg: Springer Medizin; 2005: 3–15, 33–44, 93–110, 223–228
Wollenhaupt J, Zeidler H. Frühe chronische Polyarthritis. Möglichkeiten und Grenzen der Hemmung der Gelenkdestruktion. Internist (Berl.) 1993; 34: 307–315
Wollenhaupt J, Sieper J. Erreger- und infektorientierte Differentialdiagnostik der reaktiven Arthritis. Akt Rheumatol 1997; 22: 191–197
Wollina U, Barta U. Arthritis psoriatica – Zum Spektrum von Haut- und Gelenkbefall. Akt Rheumatol 2000, 25: 108–112
Wood BP, Reading GP. Case report 30 (Longitudinally bracketed diaphysis ["delta phalanx" anomaly]). Skeletal Radiol 1977; 1: 259–260
Woodlief RM. Superior marginal rib defeets in traumatic quadriplegia. Radiology 1978; 126: 673–674
Woodward HR, Chan DPK, Lee J. Massive osteolysis of the cervical spine. A case report of bone graft failure. Spine 1981; 6: 545–549
Wörtler K, Blasius S, Hillmann A et al. MR-Morphologie der primären aneurysmatischen Knochenzyste. Retrospektive Analyse von 38 Fällen. Fortschr Röntgenstr 2000; 172: 591–596
Wright GD, McCullagh CD, Walsh IK et al. Digital necrosis with Ogilvie's syndrome. Ann Rheum Dis 1997; 56: 224–225
Wright V, Moll JMH. Seronegative Polyarthritis. Amsterdam: North-Holland; 1976
Wu HT, Morrison WB, Schweitzer ME. Edematous Schmorl's nodes on thoracolumbar MR imaging. Characteristic patterns and changes over time. Skeletal Radiol 2006; 35: 212–219
Wurm H. Pathologische Anatomie der entzündlichen Wirbelsäulenversteifung. In: Ott VR, Wurm H, Hrsg. Spondylitis ankylopoetica (Morbus Strümpell-Marie-Bechterew). 2. Aufl. Darmstadt: Steinkopff; 1957: 127–229
Wynne-Davies R, Hall C, Ansell BM. Spondylo-epiphysial dysplasia tarda with progressive arthropathy. A „new" disorder of autosomal recessive inheritance. J Bone Joint Surg Br 1982; 64: 442–445
Yagan R, Radivoyevitch M, Khan MA. Double cortical line in the acetabular roof: a sign of disuse osteoporosis. Radiology 1987; 165: 171–175
Yamamoto T, Bullough PG. Subchondral insufficiency fracture of the femoral head and medial femoral condyle. Skeletal Radiol 2000; 29: 40–44
Yamamoto T, Kurosaka M, Mizuno K et al. Phalangeal microgeodic syndrome. MR appearance. Skeletal Radiol 2001a; 30: 170–172
Yamamoto T, Schneider R, Bullough PG. Subchondral insufficiency fracture of the femoral head. Histopathologic correlation with MRI. Skeletal Radiol 2001b; 30: 247–254
Yang W, Bahk YW, Chung SK et al. Pinhole skeletal scintigraphic manifestations of Tietze's disease. Eur J Nucl Med 1994; 21: 947–952
Yu JS. Pathologic and post-operative conditions of the plantar fascia. Review of MR imaging appearances. Skeletal Radiol 2000; 29: 491–501
Yune HY, Vix VA, Klatte EC. Early fingertip changes in scleroderma. J Amer med Ass 1971; 215: 1113–1116
Zanetti M, Bruder E, Romero J et al. Bone marrow edema pattern in osteoarthritic knees. Correlation between MR imaging and histologic findings. Radiology 2000; 215: 835–840
Zea-Mendoza AC, Alonso-Ruiz A, García-Vadillo A et al. POEMS syndrome with neuroarthropathy and nodular regenerative hyperplasia of the liver. Arthr Rheum 1984; 27: 1053–1057
Zeitler E, Markuske H. Röntgenologische Bewegungsanalysen der Halswirbelsäule bei gesunden Kindern und Jugendlichen. Fortschr Röntgenstr 1962; 96: 87–93
Zeuner M, Straub RH, Rauh G et al. Relapsing polychondritis. Clinical and immunogenetic analysis of 62 patients. J Rheumatol 1997; 24: 96–101
Zink C. Pschyrembel. Klinisches Wörterbuch mit klinischen Syndromen und Nomina Anatomica. 256. Aufl. Berlin: De Gruyter; 1990
Žitnan D, Sit'aj Š. Chondrocalcinosis articularis. Section 1: Clinical and radiological study. Ann Rheum Dis 1963; 22: 142–152
Zuber M, Braun C, Pfreundschuh M et al. Ulnar deviation is not always rheumatoid. Ann Rheum Dis 1996; 55: 786–788
Zunino A, Morera G, Mian M et al. Enteropathic arthritis in association with collagenous colitis. Clin Rheumatol 1998; 17: 253–255

Sachverzeichnis

C

F

G

J

K

M

Q

R

S

U

X

Y

Z